APARELHO DIGESTIVO
Clínica e Cirurgia 1
3ª Edição

CIRURGIA E CLÍNICA CIRÚRGICA

Outros livros de interesse

Abaunza e Rasslan – Problemas Complexos em Cirurgia Abdominal (edição em espanhol)
Alcidarta – Cirurgia Dermatológica em Consultório
Alcino Lázaro – Tratamento do Câncer Reto-Anal
Almiro – Dessangramento e Garroteamento dos Membros Inferiores - Suas Aplicações em Cirurgia Segmentar e Ortopédica
Aun – Cirurgia Endócrina
Birolini – Cirurgia de Emergência – Com Testes de Auto-Avaliação
Bogossian – O Choque 3ª ed.
Bogossian – Choque Séptico
Bogossian – Traumatismo Torácico
Brasilino de Carvalho – Fundamentos e Prática da Cirurgia da Cabeça e do Pescoço
Browse – Exame Clínico do Paciente Cirúrgico – Fundamentos Diagnósticos
Burihan – Condutas em Cirurgia – Departamento de Cirurgia da Escola Paulista de Medicina, UNIFESP
Cabrera e Lacoste – Cirurgia da Insuficiência Cardíaca Grave
CBC (Colégio Brasileiro de Cirurgiões) – Clínicas Brasileiras de Cirurgia
  Vol. 1/96 – Marcos Moraes – Princípios Gerais de Cirurgia Oncológica
  Vol. 2/96 – Fernando Barroso – Cirurgia da Doença Péptica Gastroduodenal
  Vol. 3/96 – João Marchesini – Doença do Refluxo Gastroesofágico
  Vol. 1/97 – Alcino Lázaro – Hérnias da Parede Abdominal
  Vol. 2/97 – Ximenes e Saad Jr. – Cirurgia Torácica
  Vol. 3/97 – Habr-Gama – Doença Inflamatória Intestinal
  Vol. 2/98 – Savassi e Rodrigues – Complicações em Cirurgia do Aparelho Digestivo
  Vol. 1/99 – José Antonio – Cirurgia Ambulatorial
  Vol. 2/99 – Margarido – Aspectos Técnicos em Cirurgia
  Vol. 3/99 – Oliveira – Cirurgia Cardiovascular
Cesaretti – Assistência em Estomaterapia – Cuidando do Ostomizado
Condon e Nyhus – Manual de Diagnóstico e Terapêutica em Cirurgia
Dan – Nutrição Oral, Enteral e Parenteral na Prática Clínica 3ª ed. (2 vols.)
Dancini – Noções Básicas para o Residente em Cirurgia Cardíaca
Delta Madureira – Técnicas Avançadas em Cirurgia Laparoscópica
Drummond – Dor Aguda – Fisiopatologia, Clínica e Terapêutica

Evandro Freire – Trauma: A Doença do Século (2 vols.)
Fernando Paulino – Cirurgia das Vias Biliares
Fortuna – O Pós-Operatório Imediato em Cirurgia Cardíaca – Guia para Intensivistas, Anestesiologistas e Enfermagem Especializada
Furtado – Transradial, Diagnóstico e Intervenção Coronária
Gayotto e Avancini – Doenças do Fígado e Vias Biliares (2 vols.)
Goffi – Técnica Cirúrgica 4ª ed.
Isac Filho – Cirurgia Geral – Pré e Pós-Operatório
Josias de Freitas e Figueiredo – Atlas de Cirurgia de Ambulatório 2ª ed.
Margarido – Técnica Cirúrgica Prática – Bases e Fundamentos
Marques Vieira, Pacheco e Marcus – Clínica Cirúrgica – Fundamentos Teóricos e Práticos (2 vols.)
Marques Vieira e Rodrigues – Condutas em Cirurgia – Gástrica, Biliar, Hepática, Pancreática, Endócrina, Esofagiana
Martins e Cury – Temas de Cirurgia Pediátrica
Matos de Sá – Diagnóstico e Tratamento dos Tumores da Cabeça e Pescoço
Morimoto e Birolini – Normas e Condutas em Cirurgia do Trauma – Hospital das Clínicas – FMUSP
Novais – Como Ter Sucesso na Profissão Médica 2ª ed.
Parra e Saad – Instrumentação Cirúrgica 3ª ed.
Parra e Saad – Noções Básicas das Técnicas Operatórias
Pinotti – Acesso ao Esôfago Torácico por Transecção Mediana do Diafragma
Protásio da Luz – Nem só de Ciência se Faz a Cura
Rasslam – O Doente Cirúrgico na UTI
Rasslam – Emergências Traumáticas e Não Traumáticas – Manual do Residente e do Estudante
Rocha e Silva – Choque (Série Clín. Bras. Med. Intens.)
Saad – Atlas de Cirurgia do Fígado
Silva e Friedman – Sepse (Série Clín. Bras. Med. Intens.)
Speranzini – Tratamento Cirúrgico das Hérnias das Regiões Inguinal e Crural – Estado Atual
Stolf e Jatene – Tratamento Cirúrgico da Insuficiência Coronária
Touloza – Metodologia Cirúrgica – Conhecimento e Arte
Tozzi e Reina – Manual de Condutas Cirúrgicas do Hospital Universitário da USP

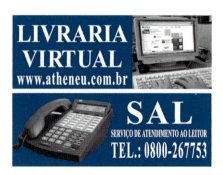

APARELHO DIGESTIVO
Clínica e Cirurgia 1

3ª Edição

JÚLIO CEZAR UILI COELHO

Professor Titular e Coordenador da Disciplina de Cirurgia do Aparelho Digestivo da Universidade Federal do Paraná, UFPR. Mestre, Doutor em Medicina (PhD) e Ex-clinical Fellow da Universidade de Illinois, Chicago, Estados Unidos. Doutor em Medicina pela Universidade de Limburg, Maastricht, Holanda. Doutor em Medicina e Ex-professor Visitante da Universidade de Heidelberg, Alemanha. Pós-doutoramento e Ex-professor Assistente Visitante da Universidade do Texas, Houston, Estados Unidos. Livre-docente pela Universidade de São Paulo, USP, Ribeirão Preto, São Paulo.

Com a colaboração de 311 notáveis especialistas

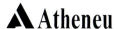

São Paulo • Rio de Janeiro • Ribeirão Preto • Belo Horizonte

EDITORA ATHENEU

São Paulo —	*Rua Jesuíno Pascoal, 30*
	Tels.: (11) 3331-9186 • 3223-0143 •
	3222-4199 (R. 25, 27, 28 e 30)
	Fax: (11) 3223-5513
	E-mail: edathe@terra.com.br
Rio de Janeiro —	*Rua Bambina, 74*
	Tel.: (21) 2539-1295
	Fax: (21) 2538-1284
	E-mail: atheneu@atheneu.com.br
Ribeirão Preto —	*Rua Barão do Amazonas, 1435*
	Tel.: (16) 636-8950 • 636-5422
	Fax: (16) 636-3889
	E-mail: editoratheneu@netsite.com.br
Belo Horizonte —	*Rua Domingos Vieira, 319 — Conj. 1.104*

PROJETO GRÁFICO: Equipe Atheneu

PRODUÇÃO EDITORIAL: Milena Viana

CAPA: Ofício Estúdio

Dados Internacionais de Catalogação na Publicação (CIP)
(Câmara Brasileira do Livro, SP, Brasil)

Coelho, Júlio Cezar Uili
    Aparelho digestivo: clínica e cirurgia/Júlio Cezar Uili
Coelho. — São Paulo: Editora Atheneu, 2006.

    ISBN 85-7379-709-6

    1. Aparelho digestivo — Cirurgia 2. Aparelho digestivo
— Doenças 3. Clínica médica I. Título.

	CDD-616.3
04-5704	NLM-WI 100

Índices para catálogo sistemático:
1. Aparelho digestivo: Clínica e cirurgia: Medicina   616.3

APARELHO DIGESTIVO — Clínica e Cirurgia — 3ª Edição
Coelho, J. C. U.

©*Direitos reservados à Editora ATHENEU — São Paulo, Rio de Janeiro, Ribeirão Preto, Belo Horizonte, 2006.*

COLABORADORES

AbuShady El-Rooby

Professor Titular e Chefe do Departamento de Medicina Tropical da Universidade do Cairo, Egito

Adávio de Oliveira e Silva

Professor Livre-docente da Faculdade de Medicina da Universidade de São Paulo, FMUSP

Adérson Omar Mourão Cintra Damião

Assistente-doutor do Departamento de Gastroenterologia da Faculdade de Medicina da Universidade de São Paulo, FMUSP

Adrian D. Montenovo

Instrutor de Clínica Cirúrgica da Faculdade de Ciências Médicas da Universidade Nacional de Rosário, Rosário, Argentina

Ajácio Bandeira de Mello Brandão

Professor Adjunto de Gastroenterologia da e Mestre em Hepatologia pela Fundação Faculdade Federal de Ciências Médicas de Porto Alegre, FFFCMPA. Hepatologista do Grupo de Transplante Hepático, Irmandade Santa Casa de Misericórdia de Porto Alegre, ISCMPA-FFFCMPA

Åke Danielsson

Professor Titular e Chefe da Disciplina de Gastroenterologia da Universidade de Umeå, Uppsala, Suécia

Alessandro Osvaldt

Mestre e Doutor em Cirurgia pela Universidade Federal do Rio Grande do Sul, UFRGS. Cirurgião do Grupo de Vias Biliares e Pâncreas do Hospital de Clínicas de Porto Alegre

Alexander Porley Hornos

Médico pela Fundação Faculdade Federal de Ciências Médicas de Porto Alegre, FFFCMPA. Estagiário do Serviço de Gastroenterologia e Hepatologia da FFFCMPA/Santa Casa de Porto Alegre. Bolsista da Fundação de Amparo à Pesquisa do Estado do Rio Grande do Sul, FAPERGS

Alexandre Coutinho Teixeira de Freitas

Médico do Serviço de Transplante de Pâncreas do Hospital de Clínicas da Universidade Federal do Paraná, UFPR. Mestre em Clínica Cirúrgica pela UFPR. Doutor em Clínica Cirúrgica pela Universidade Federal do Paraná e Universidade de Yale, Estados Unidos. Ex-fellow do Departamento de Transplante de Órgãos da Universidade de Yale

ALEXANDRE LAGES SAVASSI-ROCHA

Cirurgião Geral. Membro do Grupo de Esôfago, Estômago e Duodeno e do Grupo de Urgência do Instituto Alfa de Gastroenterologia do Hospital das Clínicas da Universidade Federal de Minas Gerais, HC-UFMG

ALFREDO FLORO CANTALICE NETO

Professor Adjunto de Pediatria da Fundação Faculdade Federal de Ciências Médicas de Porto Alegre, FFFCMPA. Gastroenterologista e Hepatologista Pediátrico do Hospital da Criança Santo Antônio, Irmandade Santa Casa de Misericórdia de Porto Alegre, ISCMPA-FFFCMPA

ÁLVARO ANTÔNIO BANDEIRA FERRAZ

Mestre e Doutor pela Universidade Federal de Pernambuco, UFPE. Professor Adjunto do Departamento de Cirurgia da UFPE. Professor Livre-docente da Universidade de São Paulo, USP, Ribeirão Preto. Chefe da Unidade de Transplantes do Hospital das Clínicas da Universidade Federal de Pernambuco, HC-UFPE

ALVARO ZÚNIGA DÍAZ

Professor do Departamento de Cirurgia Digestiva da Faculdade de Medicina da Pontifícia Universidade Católica do Chile, Santiago, Chile

ANA CRISTINA BORDÓN DE CORVALÁN

Professora Assistente da Primeira Cátedra de Clínica Cirúrgica da Universidade Nacional de Assunção, Paraguai. Mestre e Doutora pelo Programa de Pós-graduação de Cirurgia da Universidade Federal do Paraná, UFPR

ANDRÉ LYRA

Doutor em Gastroenterologia. Médico do Serviço de Gastro-hepatologia do Hospital São Rafael e do Hospital Aliança, Salvador, Bahia

ANDREA FRILLING

Professor do Departamento de Cirurgia Geral e Transplante da Universidade de Essen, Essen, Alemanha

ANDRES T. BLEI

Professor Titular de Medicina Interna, Seção de Gastroenterologia e Hepatologia da Northwestern University, Chicago, EUA

ANGELITA HABR-GAMA

Professora Titular da Faculdade de Medicina da Universidade de São Paulo, FMUSP

ÂNGELO ALVES DE MATTOS

Professor Titular da Disciplina de Gastroenterologia da Fundação Faculdade Federal de Ciências Médicas de Porto Alegre, FFFCMPA. Livre-docente em Gastroenterologia. Vice-coordenador do Curso de Pós-graduação em Hepatologia da FFFCMPA

ANNE KAROLINE GROTH

Médica do Serviço de Cirurgia do Aparelho Digestivo do Hospital das Clínicas da Universidade Federal do Paraná, HC-UFPR

ANTONIO CARLOS LIGOCKI CAMPOS

Professor Titular e Coordenador do Programa de Pós-graduação de Cirurgia da Universidade Federal do Paraná, UFPR. Professor Adjunto do Departamento de Nutrição da UFPR.
Ex-Professor Assistente e Ex-fellow do Departamento de Cirurgia da State University of New York.
Ex-fellow do Departamento de Cirurgia da Universidade de Montpellier, Montpellier, França. Mestre e Doutor em Medicina pelo Departamento de Cirurgia da UFPR

ANTONIO CELSO BUSNARDO

Professor Adjunto do Departamento de Anatomia da Universidade Estadual de Londrina. Doutor em Medicina (PhD) pela Faculdade de Medicina de Ohio, Toledo, EUA

ANTONIO FREDERICO NOVAES DE MAGALHÃES

Professor Titular da Disciplina de Gastroenterologia do Departamento de Clínica Médica da Faculdade de Ciências Médicas da Universidade Estadual de Campinas, Unicamp

ANTONIO LINARES RODRIGUEZ

Professor Titular e Chefe do Departamento de Clínica Médica da Universidade de Oviedo, Oviedo, Espanha

ANTONIO NOCCHI KALIL

Professor Adjunto-doutor do Departamento de Cirurgia Geral da Fundação Faculdade Federal de Ciências Médicas de Porto Alegre, FFFCMPA, e da Universidade Luterana do Brasil. Chefe dos Serviços de Cirurgia Geral da Santa Casa e Cirurgia Oncológica do Hospital Santa Rita. Coordenador do Grupo de Transplante Hepático Infantil da Santa Casa. Diploma Universitário de Cirurgia Hepatobiliar e Transplante Hepático da Universidade de Paris XI

ANTONIO SÉRGIO BRENNER

Médico do Hospital de Clínicas da Universidade Federal do Paraná, HC-UFPR. Professor Adjunto em Clínica Cirúrgica da Faculdade Evangélica de Medicina do Paraná. Mestre e Doutor em Clínica Cirúrgica pela UFPR

ANTONY T. R. AXON

Gastroenterologista Consultante da Leeds General Infirmary, Leeds, Inglaterra

ARNALDO DE JESUS DOMINICI

Professor Adjunto da Disciplina de Gastroenterologia da Universidade Federal do Maranhão, UFMA. Coordenador do Serviço de Gastroenterologia do Hospital Universitário Presidente Dutra da UFMA

ARNULF THIEDE

Chefe da Clínica Cirúrgica da Universidade de Würzburg, Alemanha

AYTAN MIRANDA SIPAHI

Assistente-doutor do Departamento de Gastroenterologia da Faculdade de Medicina da Universidade de São Paulo, FMUSP

BEATRIZ DEOTI SILVA RODRIGUES

Residente de Coloproctologia do Hospital das Clínicas Samuel Libânio, Pouso Alegre, Minas Gerais

BERNARDO DUARTE

Professor Adjunto de Cirurgia e Chefe do Serviço de Emergência da Universidade de Illinois, Chicago, EUA

BERNARDO GUTIÉRREZ CUEVAS

Professor Titular de Pós-graduação do Departamento de Cirurgia da Universidade do México. Médico Adjunto da Unidade de Coloproctologia da Cidade do México

BERNARDO DE TOLEDO BARROS CHATAGNIER

Professor Voluntário do Departamento de Cirurgia da Universidade Federal de Santa Catarina, UFSC. Cirurgião do Hospital Governador Celso Ramos. Associado do Colégio Brasileiro de Cirurgiões

BRIAN J. ROWLANDS

Professor Titular e Chefe do Departamento de Cirurgia da Queen's University de Belfast, Irlanda do Norte

CARLOS BARROS MOTT

Professor Associado Livre-docente e Chefe do Grupo de Pâncreas da Disciplina de Gastroenterologia Clínica da Universidade de São Paulo

CARLOS FERNANDO DE MAGALHÃES FRANCESCONI

Professor Adjunto do Departamento de Medicina Interna da Universidade Federal do Rio Grande do Sul, UFRGS, e da Pontifícia Universidade Católica do Rio Grande do Sul. Chefe do Serviço de Gastroenterologia do Hospital de Clínicas de Porto Alegre

CARLOS QUINTANA VILLAR

Professor Titular de Medicina na Divisão de Gastroenterologia da Pontifícia Universidade Católica do Chile, Santiago, Chile

CARLOS SANDOVAL GONÇALVES

Chefe do Serviço de Gastroenterologia do Hospital Universitário Cassiano Antonio de Moraes. Professor Adjunto do Centro Biomédico da Universidade Federal do Espírito Santo, UFES

CARLOS ZASLAVSKY

Mestre e Doutor em Gastroenterologia pela Universidade Federal do Rio Grande do Sul, UFRGS. Gastroenterologista do Hospital da Criança Santo Antonio, Irmandade Santa Casa de Misericórdia de Porto Alegre, ISCMPA, e do Hospital Materno-infantil Presidente Vargas, Porto Alegre

CAROLINA GOMES GONÇALVES

Médica do Hospital Nossa Senhora das Graças de Curitiba

CAROLINE POSSA MARRONI

Residente de Clínica Médica da Fundação Faculdade Federal de Ciências Médicas de Porto Alegre, FFFCMPA

CARY GENTRY

Fellow da Clínica de Cólon e Reto de Orlando, Flórida, EUA

CEDRIC G. BREMNER

Professor de Cirurgia da Divisão de Cirurgia Torácica e de Aparelho Digestivo Alto, Keck School of Medicine, University of Southern California, EUA

CHARLES B. ROSEN

Diretor da Divisão de Transplante Hepático da Faculdade de Medicina Mayo e da Clínica e Fundação Mayo, Rochester, Minnesota, EUA

CHRIS E. FORSMARK

Professor Assistente e Chefe do Serviço de Endoscopia Diagnóstica e Terapêutica da Divisão de Gastroenterologia, Hepatologia e Nutrição da Universidade da Flórida, Gainesville, Flórida, EUA

CHRISTIAN HERFARTH

Professor Emérito e Ex-chefe do Departamento de Cirurgia da Universidade de Heidelberg, Alemanha

CHRISTOPH ERICH BROELSCH

Professor e Chefe do Departamento de Cirurgia Geral e Transplante da Universidade de Essen, Essen, Alemanha

CLAUDIO AUGUSTO MARRONI

Professor Adjunto de Gastroenterologia da Fundação Faculdade Federal de Ciências Médicas de Porto Alegre, FFFCMPA. Mestre em Farmacologia pela FFFCMPA. Doutor em Gastroenterologia pela Faculdade de Medicina da UFRGS. Hepatologista do Grupo de Transplante Hepático, Irmandade Santa Casa de Misericórdia de Porto Alegre, ISCMPA-FFFCMPA

CLAUDIU SUPURAN

Professor de Gastroenterologia do Centro Médico de Pesquisa e Assistência da Romênia, Silvaniei-Salaj, Romênia

CLEBER DARIO PINTO KRUEL

Professor Adjunto do Departamento de Cirurgia da Faculdade de Medicina da Universidade Federal do Rio Grande do Sul, UFRGS. Coordenador do Curso de Pós-graduação — níveis mestrado e doutorado da Faculdade de Medicina da UFRGS. Chefe do Serviço de Cirurgia Geral do Hospital de Clínicas de Porto Alegre da UFRGS

CLEBER ROSITO PINTO KRUEL

Mestrando de Cirurgia Geral da Faculdade de Medicina da Universidade Federal do Rio Grande do Sul, UFRGS. Especialista em Cirurgia Geral

CLEMENTINO ZENI NETO

Médico do Hospital de Clínicas da Universidade Federal do Paraná, UFPR. Mestre e Doutor pelo Curso de Pós-graduação em Cirurgia pela UFPR

CRISTINA FLORES

Médica Contratada do Serviço de Gastroenterologia do Hospital de Clínicas de Porto Alegre e Mestre em Gastroenterologia pela Universidade Federal do Rio Grande do Sul, UFRGS

CRISTINE LENGLER

Médica Gastroenterologista do Grupo de Doença Inflamatória Intestinal do Hospital São Luiz, São Paulo

DAN L. WAITZBERG

Professor Associado da Disciplina de Cirurgia do Aparelho Digestivo do Departamento de Gastroenterologia da Faculdade de Medicina da Universidade de São Paulo, FMUSP. Coordenador do Laboratório de Metabologia e Nutrição em Cirurgia da FMUSP – LIM 35

DANIEL CZARNEVICZ

Professor Adjunto do Departamento de Cirurgia da Faculdade de Medicina da Universidade de Montevidéu, Uruguai

DANIELA LEMOS MARQUES

Médica pela Fundação Faculdade Federal de Ciências Médicas de Porto Alegre, FFFCMPA. Bolsista do CNPq

DARIO BIROLINI

Professor Titular do Departamento de Cirurgia da Faculdade de Medicina da Universidade de São Paulo, FMUSP

DAVID C. HITCH

Professor Titular de Cirurgia Pediátrica da State University of New York, Syracuse, EUA

DAVID K. A. MAGEE

Fellow *do Departamento de Cirurgia da Universidade da Flórida, EUA*

DÉCIO CHINZON

Disciplina de Gastroenterologia Clínica do Hospital das Clínicas da Universidade de São Paulo, USP. Doutor em Gastroenterologia pela USP

DELTA MADUREIRA FILHO

Professor Adjunto do Departamento de Cirurgia da Universidade Federal do Rio de Janeiro, UFRJ

DINARTE JOSÉ GIRALDI

Professor Titular de Pediatria. Departamento de Pediatria da Universidade Federal do Paraná, UFPR

DIRK J. GOUMA

Professor Titular do Departamento de Cirurgia da Universidade de Amsterdam, Holanda

DOMINIQUE ARAÚJO MUZZILLO

Professora Adjunta da Disciplina de Gastroenterologia da Universidade Federal do Paraná, UFPR. Médica do Serviço de Hepatologia do Hospital de Clínicas da UFPR. Doutorado (PhD) pela Universidade de Nagoya, Japão

DOMINIQUE LARREY

Professor do Serviço de Hepatologia e Unidade de Pesquisas de Fisiopatologia Hepática, Hospital Beaujon, Clichy, França

DORINA BARBIERI

Livre-docente em Pediatria pela Universidade de São Paulo, USP. Ex-chefe da Unidade de Gastroenterologia do Instituto da Criança do Hospital das Clínicas da USP

DULCE R. GUARITA

Médica Assistente do Grupo de Pâncreas da Disciplina de Gastroenterologia da Universidade de São Paulo, USP

EDGARDO TORTEROLO

Professor Agregado do Departamento de Cirurgia da Faculdade de Medicina da Universidade de Montevidéu, Uruguai

EDMUNDO MACHADO FERRAZ

Professor Titular de Técnica Cirúrgica e Cirurgia do Aparelho Digestivo da Universidade Federal de Pernambuco, UFPE. Chefe do Serviço de Cirurgia Geral do Hospital das Clínicas da UFPE

EDNA STRAUSS

Professora da Faculdade de Medicina da Universidade de São Paulo, FMUSP. Livre-docente em Gastroenterologia. Médica do Serviço de Cirurgia e Transplante do Fígado da FMUSP

EDUARDO BRAGA

Mestrando da Universidade Federal da Bahia, UFBA. Médico do Serviço de Gastro-hepatologia do Hospital São Rafael, Salvador, Bahia

EDUARDO GARCIA VILELA

Professor Substituto do Departamento de Clínica Médica da Faculdade de Medicina da Universidade Federal de Minas Gerais, UFMG. Mestre e Doutorando em Gastroenterologia pela UFMG. Gastroenterologista e Membro dos grupos de Transplante de Órgãos do Aparelho Digestivo e de Proctologia e Intestino do Instituto Alfa de Gastroenterologia do Hospital das Clínicas da UFMG e Membro do Serviço de Gastroenterologia do Hospital Felício Rocho, Minas Gerais

EDUARDO RAMOS

Fellow do Departamento de Cirurgia da Universidade Estadual de New York, Syracuse, EUA

EDUARDO SAMPAIO SIQUEIRA

Mestre e Doutor pela Universidade Federal de São Paulo, Unifesp. Médico dos Setores de Endoscopia da Universidade Federal de Pernambuco, UFPE, e Real Hospital Português de Beneficência em Pernambuco

EDVALDO FAHEL

Professor Titular de Clínica Cirúrgica da Escola Baiana de Medicina e Saúde Pública. Professor Adjunto de Clínica Cirúrgica da Faculdade de Medicina da Universidade Federal da Bahia, UFBA. Doutor em Cirurgia pela Fundação Faculdade Federal de Ciências Médicas de Porto Alegre, FFFCMPA. Chefe do Serviço de Cirurgia Geral I do Hospital São Rafael, HSR. Chefe do Programa de Residência Médica em Cirurgia do HSR. Membro da Comissão de Pós-graduação em Cirurgia da Faculdade de Medicina da UFBA. Titular do Colégio Brasileiro de Cirurgiões. Titular do Colégio Brasileiro de Cirurgia Digestiva. Titular da Sociedade Brasileira de Videocirurgia

EDWARD ARTHUR BENSON

Cirurgião Consultante Sênior da Leeds General Infirmary da Universidade Leeds, Leeds, Inglaterra

EIKE SEBASTIAN DEBUS

Doutor em Medicina pela Universidade de Kiel, Alemanha. Livre-docente pela Universidade de Würzburg, Alemanha

ELEAZAR CHAIB

Professor Livre-docente do Serviço de Cirurgia do Fígado e Hipertensão Portal do Hospital das Clínicas da Faculdade de Medicina da Universidade de São Paulo, HC-FMUSP

ERIC G. WEISS

Cirurgião do Departamento de Coloproctologia da Cleveland Clinic Florida, Ft. Lauderdale, EUA

ESTHER BUZAGLO DANTAS-CORRÊA

Gastroenterologista do Hemocentro de Santa Catarina e do Hospital Universitário da Universidade Federal de Santa Catarina, UFSC. Mestre em Medicina Interna pela UFSC. Subcoordenadora do Núcleo de Estudos de Gastroenterologia e Hepatologia do Departamento de Clínica Médica da UFSC

EULER AZARO

Coordenador de Coloproctologia do Serviço de Cirurgia Geral I do Hospital São Rafael. Professor Assistente de Cirurgia da Escola Baiana de Medicina e Saúde Pública. Doutor em Cirurgia pela Fundação Faculdade Federal de Ciências Médicas de Porto Alegre, FFFCMPA. Titular do Colégio Brasileiro de Cirurgiões. Titular do Colégio Brasileiro de Cirurgia Digestiva

EVALDO DACHEUX DE MACEDO FILHO

Chefe do Serviço de Endoscopia do Hospital Nossa Senhora das Graças, Curitiba

FÁBIO GUILHERME C. M. DE CAMPOS

Doutor pela Faculdade de Medicina da Universidade de São Paulo, FMUSP. Médico Assistente da Disciplina de Coloproctologia do Departamento de Gastroenterologia do Hospital das Clínicas da FMUSP. Titular da Sociedade Brasileira de Coloproctologia. Vice-presidente da Sociedade Paulista de Cirurgia Videolaparoscópica, Sobracil-São Paulo. Secretário Geral da Sociedade Brasileira de Videocirurgia, Sobracil Nacional

FÁBIO LUIZ WAECHTER

Cirurgião do Aparelho Digestivo e Mestre em Medicina pela Universidade Federal do Rio Grande do Sul, UFRGS

FATHI ISKANDER BOULOS

Professor Titular e Chefe do Departamento de Cirurgia da Universidade do Cairo, Egito

FAUSTO EDMUNDO LIMA PEREIRA

Professor Titular de Patologia da Universidade Federal do Espírito Santo, UFES. Núcleo de Doenças Infecciosas, CBM, UFES

FERNANDO CORDEIRO

Professor Titular da Disciplina de Clínica Cirúrgica da Faculdade de Medicina do Centro de Ciência da Vida, CCV, da Pontifícia Universidade Católica de Campinas, PUC-Campinas. Mestre do Capítulo de São Paulo do Colégio Brasileiro de Cirurgiões

FERNANDO HINTZ GRECA

Professor Titular de Disciplina de Técnica Operatória da Pontifícia Universidade Católica do Paraná, PUC-PR. Professor Adjunto do Departamento de Cirurgia da Universidade Federal do Paraná, UFPR. Doutor em Medicina pelo Curso de Pós-graduação em Cirurgia Experimental da Escola Paulista de Medicina, São Paulo. Ex-fellow do Departamento de Cirurgia do General Hospital da Universidade de Birmingham, Inglaterra

FERNANDO TARCÍSIO MIRANDA CORDEIRO

Professor Titular de Gastroenterologia da Universidade Federal de Pernambuco, UFPE

FIDEL RUIZ MORENO

Professor Titular do Departamento de Cirurgia da Universidade do México. Presidente Honorário Vitalício da Sociedade Mexicana dos Cirurgiões do Reto e Cólons. Membro Emérito da Academia Mexicana de Cirurgia. Diretor da Unidade de Coloproctologia da Cidade do México

FLAIR JOSÉ CARRILHO

Professor Titular da Disciplina de Gastroenterologia Clínica da Faculdade de Medicina da Universidade de São Paulo, FMUSP

FLÁVIO ANTONIO QUILICI

Professor Titular da Disciplina de Gastroenterologia e Coordenador do Curso de Pós-graduação da Faculdade de Medicina do Centro de Ciência da Vida, CCV, da Pontifícia Universidade Católica de Campinas, PUC-Campinas. Presidente da Sociedade Brasileira de Endoscopia Digestiva. Ex-presidente da Sociedade Brasileira de Coloproctologia

FLORENTINO DE A. CARDOSO FILHO

Cirurgião Geral e Oncológico. Mestre em Cirurgia pela Faculdade de Medicina da Universidade Federal do Ceará, UFCE. Membro Titular do Colégio Brasileiro de Cirurgiões. Diretor Geral do Hospital Geral de Fortaleza, SESA/SUS

FRANCISCO SÉRGIO PINHEIRO REGADAS

Professor Titular e Coordenador da Disciplina de Clínica Cirúrgica do Departamento de Cirurgia da Faculdade de Medicina da Universidade Federal do Ceará, UFCE. Diretor da Unidade de Serviços Cirúrgicos do Hospital das Clínicas da UFCE

FRANK G. MOODY

Professor Emérito do Departamento de Cirurgia da Universidade do Texas, Houston, EUA

G.E. COREMANS

Professor Titular do Departamento de Gastroenterologia do Hospital Universitário de Gasthuisberg, Leuven, Bélgica

GARY C. VITALE

Professor Adjunto do Departamento de Cirurgia da Universidade de Louisville, EUA

GEORGE H. GREELEY JR.

Professor Titular do Departamento de Cirurgia da Universidade do Texas, Galveston, EUA

GERHARD F. BUESS

Professor e Chefe da Seção de Cirurgia Minimamente Invasiva da Universidade Eberhard-Karls, Tuebingen, Alemanha

GIACOMO PIERO BASADONNA

Professor Titular e Chefe do Serviço de Transplante da Universidade de Massachusetts, Massachusetts, EUA

GIOVANI A. BEMVENUTI

Professor Adjunto em Clínica Médica da Universidade Federal do Rio Grande do Sul, UFRGS

GIOVANNA M. DA SILVA

Fellow *do Departamento de Coloproctologia da Cleveland Clinic Florida, Ft. Lauderdale, EUA*

GUILHERME M. R. CAMPOS

Chefe Assistente de Unidade da Divisão de Cirurgia Torácica e de Aparelho Digestivo Alto, Departamento de Cirurgia, Keck School of Medicine, University of Southern California, EUA

GUILLERMO GOMEZ

Professor Adjunto do Departamento de Cirurgia da Universidade do Texas, Galveston, EUA

Gustavo Justo Schulz

Mestrando do Programa de Pós-graduação de Cirurgia da Universidade Federal do Paraná, UFPR

Hannelore T. Loevy

Professora Titular do Departamento de Odontopediatria da Faculdade de Odontologia da Universidade de Illinois, Chicago, EUA

Harry M. Richter III

Professor de Cirurgia do Departamento de Cirurgia da Universidade de Illinois, Chicago, EUA

Hee Sik Sun

Professor Titular e Chefe do Departamento de Clínica Médica do Hospital St. Mary da Universidade Católica, Seul, Coréia

Hélio Moreira

Professor Titular do Departamento de Cirurgia da Faculdade de Medicina da Universidade Federal de Goiás, UFGO. Chefe do Serviço de Coloproctologia

Hélio Moreira Júnior

Médico Assistente Voluntário do Serviço de Coloproctologia do Departamento de Cirurgia da Faculdade de Medicina da Universidade Federal de Goiás, UFGO

Henri Bismuth

Professor da Universidade de Paris e Chefe do Serviço Centro Hepatobiliar, Hospital Paul-Brousse, Paris, França

Henri Joyeux

Professor Titular de Cirurgia da Universidade de Montpellier I, França. Chefe do Departamento de Cirurgia e Nutrição e do Centro de Pesquisas em Nutrição e Cancerologia Experimental do Centro Regional de Luta contra o Câncer de Montpellier Centre Val D'Aurelle, Paul Lamarque, França

Henrique Walter Pinotti

Professor de Cirurgia do Aparelho Digestivo da Faculdade de Medicina da Universidade de São Paulo, FMUSP, São Paulo

Humberto Arenas Marques

Professor do Departamento de Cirurgia da Clínica de Hiperalimentação e Cirurgia de Guadalajara, Guadalajara, México

Huug Obertop

Professor Titular e Chefe do Departamento de Cirurgia da Universidade de Amsterdam, Amsterdam, Holanda

IAN C. LAVERY

Cirurgião do Departamento de Coloproctologia da Cleveland Clinic, Cleveland, Ohio, EUA

IDÍLIO ZAMIN JÚNIOR

Especialista em Gastroenterologia pela Federação Brasileira de Gastroenterologia. Especialista em Endoscopia Digestiva pela Sociedade Brasileira de Endoscopia Digestiva. Mestre em Hepatologia pela Fundação Faculdade Federal de Ciências Médicas de Porto Alegre, FFFCMPA

IOAN PUSCAS

Professor Titular e Chefe do Departamento de Gastroenterologia do Hospital Simleu Silvaniei, Salaj, Romênia

ISAC JORGE FILHO

Doutor em Cirurgia. Coordenador do Grupo de Cirurgia do Curso de Medicina da Universidade de Ribeirão Preto. Chefe do Serviço de Gastroenterologia da Santa Casa de Ribeirão Preto

ISAO NAKANO

Professor Titular do Segundo Departamento de Medicina Interna da Universidade de Nagoya, Japão

ISMAEL MAGUINIK

Professor Adjunto do Departamento de Medicina Interna da Universidade Federal do Rio Grande do Sul, UFRGS. Chefe da Unidade de Endoscopia Digestiva do Hospital de Clínicas de Porto Alegre

IVAN CECCONELLO

Professor Associado da Disciplina de Cirurgia do Aparelho Digestivo, Departamento de Gastroenterologia da Faculdade de Medicina da Universidade de São Paulo, FMUSP. Diretor do Serviço de Cirurgia do Esôfago do Hospital de Clínicas da FMUSP

IZRAIL CAT

Professor Titular de Pediatria. Departamento de Pediatria, Universidade Federal do Paraná, UFPR

IWAN AUGUSTO COLLAÇO

Professor Adjunto, Mestre de Clínica Cirúrgica do Setor de Ciências da Saúde da Universidade Federal do Paraná, UFPR. Coordenador da Disciplina de Cirurgia do Trauma da UFPR. Coordenador do Serviço de Cirurgia do Trauma do Pronto-Socorro do Hospital do Trabalhador da UFPR

J. HEIN ALLEMA

Professor Titular do Departamento de Cirurgia da Universidade Amsterdã, Holanda

J. W. A. J. REEDERS

Professor Titular do Departamento de Radiologia da Universidade de Amsterdã, Holanda

JAIME NATAN EISIG

Disciplina de Gastroenterologia Clínica do Hospital das Clínicas da Universidade de São Paulo, USP. Doutor em Gastroenterologia pela USP

JAMES CHRISTENSEN

Professor Titular de Gastroenterologia da Universidade de Iowa, Iowa, EUA

JINRYO TAKEDA

Professor Adjunto do Primeiro Departamento de Cirurgia da Universidade de Karume, Japão

JOÃO BATISTA MARCHESINI

Mestre e Doutor em Clínica Cirúrgica pela Universidade Federal do Paraná, UFPR. Responsável pelo Grupo de Cirurgia Bariátrica do Serviço de Cirurgia Geral do Hospital de Clínicas da UFPR. Ex-residente e Ex-chefe dos Residentes do Departamento de Cirurgia do Graduate Hospital da Universidade da Pennsylvania, EUA

JOÃO CAETANO DALLEGRAVE MARCHESINI

Mestre em Clínica Cirúrgica pela Universidade Federal do Paraná, UFPR, e Especialista em Endoscopia pela Sociedade Brasileira de Endoscopia Digestiva, Sobed. Ex-residente da Disciplina de Cirurgia do Aparelho Digestivo da UFPR

JOÃO CARLOS PROLLA

Professor Titular em Clínica Médica da Universidade Federal do Rio Grande do Sul, UFRGS

JOÃO GILBERTO MAKSOUD

Professor Titular de Cirurgia Pediátrica da Faculdade de Medicina da Universidade de São Paulo, FMUSP. Chefe do Serviço de Cirurgia Pediátrica do Instituto da Criança do Hospital das Clínicas da FMUSP. Chefe da Unidade de Transplante Hepático do Instituto da Criança

JOÃO GUSTAVO CELANI DUARTE

Professor Auxiliar de Cirurgia da Faculdade de Medicina da Universidade Estácio de Sá. Mestrando de Cirurgia da Universidade Federal do Rio de Janeiro, UFRJ

JOAQUIM GAMA-RODRIGUES

Professor Titular da Disciplina de Cirurgia do Aparelho Digestivo da Faculdade de Medicina da Universidade de São Paulo, FMUSP. Diretor da Divisão de Clínica Cirúrgica II do Hospital de Clínicas da FMUSP

JOAQUIM JOSÉ FERREIRA

Professor Adjunto do Departamento de Cirurgia da Faculdade de Medicina da Universidade Federal do Rio de Janeiro, UFRJ. Ex-presidente da Sociedade Brasileira de Coloproctologia

JOHN F. WELKIE

Chefe dos Residentes do Departamento de Cirurgia da Faculdade de Medicina de Ohio, Toledo, Ohio, EUA

John H. Barker

Professor Adjunto do Departamento de Cirurgia da Universidade de Louisville, Louisville, EUA. Doutor em Medicina pela Universidade de Heidelberg, Alemanha

John L. Bell

Professor Titular do Departamento de Cirurgia da Universidade do Tennessee, Nashville, EUA

John L. Rombeau

Professor Titular e Diretor do Serviço de Nutrição do Departamento de Cirurgia da State University of Pennsylvania, Philadelphia, EUA

Jorge Eduardo Fouto Matias

*Médico do Serviço de Cirurgia do Aparelho Digestivo e Transplante Hepático do Hospital de Clínicas da Universidade Federal do Paraná, UFPR. Mestre em Clínica Cirúrgica pela UFPR. Doutor em Cirurgia Digestiva e Ex-*clinical Fellow *da Universidade de Montpellier I, Montpellier, França. Ex-cirurgião Assistente do Institute Pierre et Marie Curie, Paris, França*

Jorge M. Moroni

Professor Titular de Clínica Cirúrgica da Faculdade de Ciências Médicas da Universidade Nacional de Rosário, Rosário, Argentina

Jorge Massayuki Yokochi

Radiologista do Hospital Vita de Curitiba

Jorge Pereira-Lima

Professor Titular do Curso de Pós-graduação em Hepatologia da Fundação Faculdade Federal de Ciências Médicas de Porto Alegre, FFFCMPA

Jorge R. Ribas Timi

Professor Adjunto de Cirurgia Vascular da Universidade Federal do Paraná, UFPR. Doutor em Cirurgia pela UFPR. Cirurgião Vascular do Hospital Nossa Senhora das Graças, Curitiba. Membro Titular do Colégio Brasileiro de Cirurgiões

José Alfredo dos Reis Júnior

Professor Assistente de Cirurgia da Pontifícia da Universidade Católica de Campinas. Mestre em Cirurgia pela Universidade Federal de São Paulo, Unifesp

José Alfredo dos Reis Neto

Professor Titular de Clínica Cirúrgica da Pontifícia da Universidade Católica de Campinas. Livre-docente de Cirurgia da Universidade Estadual de Campinas, Unicamp. Presidente da Associação Latino-americana de Cirurgia

José Antonio Carrasco Rojas

Chefe do Serviço de Suporte Nutricional do Hospital Angeles Del Pedregal, México

José Artur Sampaio

Cirurgião do Aparelho Digestivo e Mestre em Medicina

José de Ribamar Sabóia de Azevedo

Professor Adjunto de Cirurgia da Universidade Federal do Rio de Janeiro, UFRJ. Mestre e Doutor em Cirurgia pela UFRJ

José Eduardo Monteiro da Cunha

Professor Associado da Faculdade de Medicina da Universidade de São Paulo, FMUSP. Diretor do Serviço de Cirurgia de Vias Biliares e Pâncreas do Hospital das Clínicas da FMUSP

José Félix Patiño Restrepo

Professor Honorário de Cirurgia da Universidade da Colômbia, Bogotá, Colômbia. Professor Clínico de Cirurgia da Faculdade de Medicina da Universidade de Yale, New Haven, Connecticut, EUA. Chefe do Departamento de Cirurgia da Fundação Santa Fé de Bogotá, Bogotá DC, Colômbia

José Hyppolito da Silva

Professor Livre-docente de Cirurgia do Aparelho Digestivo, Coloproctologia. Departamento de Gastroenterologia do Hospital das Clínicas da Faculdade de Medicina da Universidade de São Paulo, HC-FMUSP

José Jukemura

Médico Assistente Doutor do Serviço de Cirurgia de Vias Biliares e Pâncreas do Hospital das Clínicas da Faculdade de Medicina da Universidade de São Paulo, HC-FMUSP

José Luiz de Godoy

Mestre e Docteur en Sciences (PhD) da Université Paris V (René Descartes), Paris, França. Ex-assistant Étranger de l'Université Claude Bernard, Hôpital Debrousse, Lyon, França. Ex-médecin Résident Étranger du Collège de Médecine des Hôpitaux de Paris, Paris, França. Ex-chirurgien Attaché-Associé à l'Hôpital d'Enfants Armand Trousseau, Paris, França. Cirurgião Pediatra da Disciplina de Cirurgia Pediátrica e Cirurgião do Serviço de Transplante Hepático do Hospital de Clínicas da Universidade Federal do Paraná, UFPR

José Márcio Neves Jorge

Professor Associado da Disciplina de Coloproctologia da Faculdade de Medicina da Universidade de São Paulo, FMUSP

José Paulo Teixeira Moreira

Membro do Serviço de Coloproctologia do Departamento de Cirurgia da Faculdade de Medicina da Universidade Federal de Goiás, UFGO

JOSÉ ROBERTO LAMBERTUCCI

Professor Titular da Disciplina de Doenças Infecciosas e Parasitárias do Departamento de Clínica Médica da Faculdade de Medicina da Universidade Federal de Minas Gerais, UFMG, Belo Horizonte

JOSÉ VICENTE MARTINS CAMPOS

Professor de Gastroenterologia Geral e Pediátrica do Instituto Brasileiro de Estudos e Pesquisas em Gastroenterologia. Professor de Pós-graduação de Gastroenterologia Pediátrica da Faculdade de Ciências Médicas da Santa Casa de São Paulo

JOSEPH R. BLOOMER

Professor Titular da Divisão de Gastroenterologia, Hepatologia e Nutrição da Universidade de Minnesota, Minneapolis, EUA

JÚLIO CARLOS PEREIRA-LIMA

Professor Adjunto do Serviço de Gastroenterologia e Hepatologia da Fundação Faculdade Federal de Ciências Médicas de Porto Alegre, FFFCMPA. Santa Casa de Porto Alegre. Mestre e Doutor em Medicina. Pesquisador do CNPq

JÚLIO CESAR PISANI

Professor Adjunto e Chefe da Disciplina de Gastroenterologia da Universidade Federal do Paraná, UFPR

JÚLIO RAFAEL MARIANO DA ROCHA

Médico Assistente-doutor do Serviço de Cirurgia do Esôfago do Hospital de Clínicas da Faculdade de Medicina da Universidade de São Paulo, HC-FMUSP

JÚLIO RICARDO TORRES BERMUDEZ

Especialista em Cirurgia Geral. Cirurgião do Centro de Cirurgia Endoscópica do Hospital Universitário Geral Calixto Garcia, Havana, Cuba

JUNJI MACHI

Professor de Cirurgia da Universidade do Havaí, EUA. Mestre e Doutor pela Universidade de Illinois, Chicago, EUA. Ex-fellow do Departamento de Cirurgia da Universidade de Illinois, Chicago, EUA

JURANDIR MARCONDES RIBAS FILHO

Professor Adjunto de Clínica Cirúrgica da Faculdade Evangélica de Medicina do Paraná. Mestre e Doutor em Clínica Cirúrgica pela Universidade Federal do Paraná, UFPR

K. V. NARAYANAN MENON

Professor Assistente e Senior Associate Consultant da Faculdade de Medicina da Fundação e Clínica Mayo, Rochester, Minnesota, EUA

KAREN A. JOHNSON

Chefe dos Residentes do Departamento de Cirurgia do Hospital St. Raphael, New Haven, Connecticut, EUA

KEN KIMURA

Professor Titular e Diretor do Serviço de Cirurgia Pediátrica do Departamento de Cirurgia da Universidade de Iowa, Cidade de Iowa, EUA

KEVEN R. WEDGWOOD

Cirurgião Consultante do Hospital de Hull, Hull, Inglaterra

KHURSHEED N. JEEJEEBHOY

Professor Titular do Departamento de Clínica Médica da Universidade de Toronto, Toronto, Canadá

KIYOSHI HASHIBA

Professor Livre-docente do Departamento de Cirurgia da Faculdade de Medicina da Universidade de São Paulo, FMUSP. Chefe do Serviço de Endoscopia Geral do Hospital Universitário da Universidade de São Paulo, USP

KLAUS W. SCHAARSCHMIDT

Professor Livre-docente e Chefe da Divisão de Cirurgia Pediátrica da Universidade de Münster, Alemanha

KUNIO TSUKADA

Professor Assistente do Departamento de Cirurgia da Universidade de Medicina de Odontologia de Tóquio, Japão

LLOYD M. NYHUS

Professor de Cirurgia da Universidade de Illinois, Chicago, EUA

LORETE MARIA DA SILVA KOTZE

Professora Adjunta do Curso de Medicina da Pontifícia Universidade Católica do Paraná, PUC-PR. Professora Adjunta (aposentada) da Disciplina de Gastroenterologia do Departamento de Clínica Médica da Universidade Federal do Paraná, UFPR. Doutora em Medicina, Área de Gastroenterologia Clínica, pela Universidade Federal de São Paulo, Unifesp. Membro Internacional do Colégio Americano de Gastroenterologia. Chefe do Serviço de Gastroenterologia do Hospital Universitário Cajuru. Membro Titular e Vice-presidente da Academia Paranaense de Medicina. Títulos de Especialista em Gastroenterologia, Gastroenterologia Pediátrica e Clínica Médica

LUCAS PEREIRA-LIMA

Médico pela Fundação Faculdade Federal de Ciências Médicas de Porto Alegre, FFFCMPA. Bolsista do CNPq

Luciano Coelho de Souza

Especialista em Clínica Médica pela Universidade Federal de Minas Gerais, UFMG. Residente de Gastroenterologia do Hospital Felício Rocho, Belo Horizonte

Luciano Dias de O. Reis

Chefe do Departamento de Cirurgia do Hospital Municipal de Santo Antônio da Platina, Paraná. Ex-residente de Cirurgia da Enfermaria Geral de Leeds, Universidade de Leeds, Inglaterra

Luis Barneo Serra

Professor Adjunto da Universidade de Oviedo. Médico Adjunto da Cirurgia Geral do Hospital Nossa Senhora de Cavadonga de Oviedo, Espanha

Luis Estrada González

Professor Titular da Universidade de Oviedo. Chefe do Departamento de Cirurgia Geral do Hospital Nossa Senhora de Cavadonga de Oviedo, Espanha

Luiz Alberto Rodrigues de Moraes

Professor Adjunto e Chefe do Serviço de Cirurgia Geral do Hospital Universitário João de Barros Barreto da Universidade Federal do Pará, UFPR

Luiz Augusto Carneiro D'Albuquerque

Professor Associado do Departamento de Gastroenterologia da Faculdade de Medicina da Universidade de São Paulo, FMUSP

Luiz Felipe de Paula Soares

Professor Adjunto da Disciplina de Gastroenterologia do Departamento de Clínica Médica da Universidade Federal do Paraná, UFPR

Luiz Gonzaga Vaz Coelho

Professor Titular do Departamento de Clínica Médica da Faculdade de Medicina da Universidade Federal de Minas Gerais, UFMG. Subchefe do Instituto Alfa de Gastroenterologia do Hospital das Clínicas da UFMG, Belo Horizonte

Luiz Lyra

Professor Titular e Chefe do Serviço de Gastro-hepatologia da Faculdade de Medicina da Universidade Federal da Bahia, UFBA

Luiz Pereira-Lima

Professor Titular de Cirurgia da Fundação Faculdade Federal de Ciências Médicas de Porto Alegre, FFFCMPA

Luiz Renato Teixeira de Freitas

Professor Adjunto da Disciplina de Gastroenterologia da Universidade Federal do Paraná, UFPR

LUIZ ROBERTO LOPES

Professor Assistente-doutor da Disciplina de Moléstias do Aparelho Digestivo, Departamento de Cirurgia, Faculdade de Ciências Médicas da Universidade Estadual de Campinas, Unicamp, São Paulo

LUIZ ROHDE

Professor Titular do Departamento de Cirurgia da Faculdade de Medicina da Universidade Federal do Rio Grande do Sul, UFRGS. Coordenador do Mestrado/Doutorado em Cirurgia da Universidade Federal do Rio Grande do Sul

M. ISABEL T. D. CORREIA

Professora Adjunta do Departamento de Cirurgia da Universidade Federal de Minas Gerais, UFMG. Doutora em Cirurgia do Aparelho Digestivo pela Universidade de São Paulo, USP. Coordenadora do Grupo de Nutrição do Instituto Alfa do Hospital das Clínicas da UFMG. Coordenadora do Serviço de Terapia Nutricional da Associação dos Amigos Mario Penna, Belo Horizonte, MG

MAGALY GEMIO TEIXEIRA

Professora Livre-docente pela Faculdade de Medicina da Universidade de São Paulo, FMUSP. Médica-supervisora da Disciplina de Coloproctologia do Departamento de Gastroenterologia do Hospital das Clínicas da FMUSP. Titular da Sociedade Brasileira de Coloproctologia

MARCEL CERQUEIRA CESAR MACHADO

Professor Titular do Departamento de Cirurgia da Universidade de São Paulo, USP

MARCELO AUGUSTO F. RIBEIRO JÚNIOR

Doutor em Cirurgia pela Universidade Federal de São Paulo, Escola Paulista de Medicina, Unifesp-EPM. Médico Colaborador do Serviço de Cirurgia do Fígado e Hipertensão Portal do Hospital das Clínicas da Faculdade de Medicina da Universidade de São Paulo, HC-FMUSP

MARCELO AVERBACH

Doutor em Cirurgia pela Faculdade de Medicina da Universidade de São Paulo, FMUSP. Cirurgião e Colonoscopista do Hospital Sírio-libanês

MARCELO CURY

Pós-graduando da Disciplina de Gastroenterologia da Universidade Federal de São Paulo, Unifesp

MARCO AURÉLIO D'ASSUNÇÃO

Médico-chefe do Serviço de Endoscopia do Hospital São Camilo, Pompéia, São Paulo. Médico-assistente do Serviço de Endoscopia do Hospital Sírio-libanês, São Paulo. Membro Titular da Sobed

MARCO AURÉLIO M. L. LACERDA

Chefe do Setor de Gastroenterologia do Hospital Nossa Senhora das Graças de Curitiba. Ex-fellow Pesquisador em Hepatologia da Universidade de Minnesota, Minneapolis, EUA. Ex-fellow Clínico em Hepatologia da Clínica Mayo, Rochester, Minneapolis, EUA

MARCO AURÉLIO RAEDER DA COSTA

Mestre em Clínica Cirúrgica pela Universidade Federal do Paraná, UFPR. Fellow do Serviço de Transplante de Órgãos da Universidade de Massachusetts, Estados Unidos

MARCOS DE ABREU BONARDI

Residente Sênior de Coloproctologia da Unidade de Coloproctologia do Serviço de Cirurgia Geral do Hospital de Clínicas da Universidade Federal do Paraná, UFPR. Membro Filiado da Sociedade Brasileira de Coloproctologia

MARCOS F. MORAES

Professor de Cirurgia Oncológica da Universidade Gama Filho. Professor e Diretor do Programa de Oncobiologia da Universidade Federal do Rio de Janeiro, UFRJ. Vice-presidente da World Federation of Surgical Oncology Societies. Membro Titular da Academia Nacional de Medicina

MARCOS FORTES

Professor Auxiliar de Ensino da EBMSP. Preceptor do Internato de Cirurgia Geral do Hospital São Rafael. Preceptor da Residência de Cirurgia Geral do Hospital São Rafael. Membro do Grupo Brasileiro de Melanoma. Titular do Colégio Brasileiro de Cirurgia Digestiva. Membro Efetivo e Especialista da Sociedade Brasileira de Cancerologia

MARIA DE LOURDES ABREU FERRARI

Professora Auxiliar do Departamento de Clínica Médica da Faculdade de Medicina da Universidade Federal de Minas Gerais, UFMG. Membro do Grupo de Proctologia e Intestino do Instituto Alfa de Gastroenterologia do Hospital das Clínicas da UFMG

MARIA DE LOURDES P. BIONDO-SIMÕES

Professora-doutora da Universidade Federal do Paraná, UFPR e Pontifícia Universidade Católica do Paraná, PUC-PR

MARIA HELENA ITAQUI LOPES

Professora Adjunta do Departamento de Medicina Interna da Faculdade de Medicina da Pontifícia Universidade Católica do Rio Grande do Sul, PUC-RS. Doutora em Clínica Médica

MARIA DA PENHA ZAGO-GOMES

Professora Assistente do Centro Biomédico da Universidade Federal do Espírito Santo, UFES

MÁRIO BENEDITO COSTA MAGALHÃES

Professor de Gastroenterologia da Faculdade de Ciências Médicas da Universidade do Vale do Sapucaí, Minas Gerais, e da Faculdade de Ciências da Saúde da Universidade de Alfenas, Minas Gerais. Mestrado em Gastroenterologia

MÁRIO SÉRGIO BORGES DA COSTA

Cirurgião do Setor de Emergência e do Grupo de Vias Biliares e Pâncreas do Hospital de Clínicas de Porto Alegre. Mestre pela Universidade Federal do Rio Grande do Sul, UFRGS

MARVIN L. CORMAN

Chefe do Departamento de Cirurgia do Cólon e Reto do Long Island Jewish Medical Center, New York, EUA

MASAKO NAGASHIMA

Professor do Departamento de Cirurgia do Hospital Infantil de Pesquisa da Faculdade de Medicina de Quioto, Japão

MASSIMO MALAGÓ

Professor do Departamento de Cirurgia Geral e Transplante da Universidade de Essen, Alemanha

MICHAEL HOROWITZ

Professor de Medicina da Universidade de Adelaide, Austrália

MICHAEL J. EDWARDS

Professor Titular do Departamento de Cirurgia da Universidade de Louisville, Kentucky, EUA

MICHAEL M. ABECASSIS

Professor Assistente de Cirurgia e Diretor do Programa de Transplante de Fígado da Northwestern University, Chicago, EUA

MICHAEL M. MEGUID

Professor Titular e Diretor do Serviço de Nutrição e Metabolismo do Departamento de Cirurgia da State University of New York, Syracuse, EUA

MICHAEL R. B. KEIGHLEY

Professor Titular e Chefe do Departamento de Cirurgia do General Hospital da Universidade de Birmingham, Inglaterra

MÔNICA BEATRIZ PAROLIN

Hepatologista. Coordenadora Clínica do Serviço de Transplante Hepático do Hospital de Clínicas da Universidade Federal do Paraná, UFPR. Doutora em Medicina Interna pela UFPR

MOUNIR AZMY RIZK-ALLAH

Professor Assistente do Departamento de Cirurgia do Hospital Escola Bilharz, Cairo, Egito

MOYSÉS MINCIS

Professor Titular da Disciplina de Gastroenterologia da Universidade Federal de São Paulo, Escola Paulista de Medicina, Unifesp-EPM. Professor Titular da Disciplina de Gastroenterologia da Faculdade de Ciências Médicas de Santos

Neil R. Thomford

Professor Emérito do Departamento de Cirurgia da Faculdade de Medicina de Ohio, Toledo, EUA

Nelson Adami Andreollo

Professor Livre-docente e Associado da Disciplina de Moléstias do Aparelho Digestivo, Departamento de Cirurgia, Faculdade de Ciências Médicas da Universidade Estadual de Campinas, Unicamp

Nelson Ary Brandalise

Professor Livre-docente e Associado da Disciplina de Moléstias do Aparelho Digestivo, Departamento de Cirurgia, Faculdade de Ciências Médicas da Universidade Estadual de Campinas, Unicamp

Nelson Augusto Rosário Filho

Professor Titular de Pediatria, Departamento de Pediatria da Universidade Federal do Paraná, UFPR

Nicolau Gregori Czeczko

Professor Doutor da Universidade Federal do Paraná, UFPR, e da Faculdade Evangélica do Paraná. Membro do Colegiado do Programa de Pós-graduação em Princípios da Cirurgia da Faculdade Evangélica do Paraná. Membro da Comissão Nacional de Avaliação de Programas da CAPES. Mestre do Capítulo do Paraná do Colégio Brasileiro de Cirurgiões

Nils Roman Frühauf

Professor do Departamento de Cirurgia Geral e Transplante da Universidade de Essen, Essen, Alemanha

Norbert Senninger

Professor Titular e Chefe do Departamento de Cirurgia da Universidade de Muenster, Alemanha

Norman W. Weisbrodt

Professor Titular do Departamento de Fisiologia da Universidade do Texas, Houston, Texas, EUA

Olival de Oliveira Jr.

Mestre em Cirurgia pela Universidade Federal do Paraná, UFPR. Professor Voluntário de Cirurgia Colorretal da Pontifícia Universidade Católica do Paraná. Membro Titular da Sociedade Brasileira de Coloproctologia

Olival Ronald Leitão

Professor Titular de Clínica Médica II da Faculdade Evangélica de Medicina do Paraná

Orlando de Castro e Silva Júnior

Professor Associado, Livre-docente, Coordenador do Grupo de Fígado e Transplante Hepático da Disciplina de Gastroenterologia do Departamento de Cirurgia e Anatomia da Faculdade de Medicina de Ribeirão Preto da Universidade de São Paulo

ORLANDO JORGE MARTINS TORRES

Professor Livre-docente do Departamento de Cirurgia da Universidade Federal do Maranhão, UFMA. Mestre e Doutor em Clínica Cirúrgica pela Universidade Federal do Paraná, UFPR. Coordenador da Disciplina de Clínica Cirúrgica III e do Mestrado em Clínica Cirúrgica da UFMA

OSVALDO MALAFAIA

Professor Titular do Departamento de Cirurgia do Setor de Ciências da Saúde da Universidade Federal do Paraná, UFPR. Professor Titular de Metodologia Científica e Coordenador do Programa de Pós-graduação em Princípios de Cirurgia da Faculdade Evangélica do Paraná. Vice-coordenador do Curso de Pós-graduação em Clínica Cirúrgica da UFPR. Livre-docente e Doutor pela UFPR

PAOLO ROGÉRIO DE OLIVEIRA SALVALAGGIO

Mestre e Doutor em Cirurgia pelo Curso de Pós-graduação em Cirurgia da Universidade Federal do Paraná, UFPR. Pós-doutorado em Imunologia de Transplante pela Yale University, New Haven, EUA. Atual Clinical Fellow em Cirurgia de Transplante da Northwestern University, Chicago, EUA

PATRÍCIA LOFÊGO GONÇALVES

Serviço de Gastroenterologia do Hospital Universitário Cassiano Antônio de Moraes da Universidade Federal do Espírito Santo, UFES

PAUL ANGULO

Professor de Medicina da Divisão de Gastroenterologia e Hepatologia da Faculdade de Medicina da Clínica Mayo, Rochester, Minnesota, EUA

PAULO A.F.P. CORRÊA

Cirurgião e Colonoscopista do Hospital Sírio-libanês

PAULO AFONSO NUNES NASSIF

Mestre e Doutor em Clínica Cirúrgica pela Universidade Federal do Paraná, UFPR. Professor Adjunto da Faculdade Evangélica do Paraná

PAULO AMARAL

Professor Adjunto de Clínica Cirúrgica da Escola Baiana de Medicina e Saúde Pública. Coordenador do Serviço de Cirurgia Geral I do Hospital São Rafael. Doutor em Cirurgia da Fundação Faculdade Federal de Ciências Médicas de Porto Alegre, FFFCMPA. Supervisor do Programa de Residência em Cirurgia Geral do Hospital São Rafael. Membro da Comissão Científica da Sobracil. Titular do Colégio Brasileiro de Cirurgia Digestiva. Titular do Colégio Brasileiro de Cirurgiões

PAULO CESAR ANDRIGUETTO

Médico do Hospital das Clínicas da Universidade Federal do Paraná, UFPR. Cirurgião do Hospital Nossa Senhora das Graças, Curitiba. Preceptor Geral da Residência Médica do Hospital Nossa Senhora das Graças. Ex-fellow do Departamento de Cirurgia da Universidade de Montpellier, França

PAULO ROBERTO ARRUDA ALVES

Professor-doutor do Serviço de Cirurgia do Cólon e Reto do Hospital das Clínicas da Universidade de São Paulo

PAULO ROBERTO OTT FONTES

Professor Livre-docente. Mestre e Doutor em Cirurgia. Departamento de Cirurgia da Fundação Faculdade Federal de Ciências Médicas de Porto Alegre, FFFCMPA. Coordenador do Curso de Pós-graduação em Hepatologia da FFFCMPA

PAULO ROBERTO SAVASSI-ROCHA

Professor Titular do Departamento de Cirurgia da Faculdade de Medicina da Universidade Federal de Minas Gerais, UFMG. Chefe do Instituto Alfa de Gastroenterologia do Hospital das Clínicas da UFMG. Presidente do Colégio Brasileiro de Cirurgia Digestiva. Pesquisador do CNPq

PETER FUNCH-JENSEN

Professor Adjunto do Departamento de Cirurgia Gastroenterológica. Chefe do Laboratório de Motilidade Gastrointestinal da Universidade de Aarhus, Dinamarca

PETER THOMMESEN

Professor Titular do Departamento de Radiologia da Universidade de Aarhus, Dinamarca

PHILLIP P. TOSKES

Professor Titular, Chefe Associado dos Serviços Clínicos e Diretor da Divisão de Gastroenterologia, Hepatologia e Nutrição da Universidade da Flórida, Gainesville, Flórida

RAMA R. DANDAMUDI

Fellow do Departamento de Cirurgia da Universidade de Illinois, Chicago, EUA

RAPHAEL E. POLLOCK

Professor Adjunto do Departamento de Cirurgia do M.D. Anderson Cancer Center, da Universidade do Texas, Houston, EUA

RAQUEL SUSANA M. DE MIRANDA TORRINHAS

Bióloga Chefe do Laboratório de Metabologia e Nutrição em Cirurgia da Faculdade de Medicina da Universidade de São Paulo, FMUSP. Doutoranda em Ciências pelo Programa de Oncologia da FMUSP

RAUL CHATAGNIER FILHO

Professor Titular de Cirurgia da Universidade Federal de Santa Catarina, UFSC. Chefe do Serviço de Cirurgia do Hospital Universitário da UFSC. Chefe do Serviço de Cirurgia do Hospital Gov. Celso Ramos. Titular do Colégio Brasileiro de Cirurgiões

RAUL CUTAIT

Professor Associado do Departamento de Cirurgia da Faculdade de Medicina da Universidade de São Paulo, FMUSP. Diretor Geral do Centro de Oncologia do Hospital Sírio-libanês. Responsável pelo Setor de Colonoscopia do Hospital Sírio-libanês

RAÚL HUMBERTO FELIX CAMACHO

Professor Adjunto do Departamento de Cirurgia da Universidade do México. Médico Adjunto da Unidade de Coloproctologia da Cidade do México

REGINALD V. N. LORD

Professor Assistente de Cirurgia, Serviço de Cirurgia Torácica e Digestiva Alta, Departamento de Cirurgia, Keck School of Medicine, University of Southern California, EUA

REGINALDO CENEVIVA

Professor Titular e Chefe da Disciplina de Gastroenterologia Cirúrgica do Departamento de Cirurgia e Anatomia da Faculdade de Medicina de Ribeirão Preto da Universidade de São Paulo, USP

REGINALDO WERNECK LOPES

Professor Sênior do Departamento de Clínica Médica da Universidade Federal do Paraná, UFPR

RENATO ARAÚJO BONARDI

Professor Adjunto-doutor do Departamento de Cirurgia da Universidade Federal do Paraná, UFPR, e da Pontifícia Universidade Católica do Paraná. Chefe da Unidade de Coloproctologia do Serviço de Cirurgia Geral do Hospital de Clínicas da UFPR. Membro Titular da Sociedade Brasileira de Coloproctologia. Fellow da American Society of Colon and Rectal Surgeons

RENATO FERREIRA DA SILVA

Professor-doutor do Departamento de Cirurgia da Faculdade de Medicina de São José do Rio Preto, FAMERP, SP. Diretor da Unidade de Cirurgia e Transplante de Fígado do Hospital de Base FUNFARME/FAMERP, SP. Research Fellow da Universidade de Birmingham, Reino Unido

RENATO GONÇALVES MARTINS

Chefe do Serviço de Oncologia Clínica do Instituto Nacional de Câncer. Mestre pela Universidade de Harvard

RENATO VALMASSONI PINHO

Chefe do Serviço de Coloproctologia do Hospital Nossa Senhora das Graças de Curitiba. Ex-residente do Departamento de Cirurgia do Washington Hospital Center, Washington D.C., EUA

RENÉ ADAM

Professor da Universidade de Paris, Centro Hepatobiliar, Hospital Paul-Brousse, Paris, França

RICARDO C. ROCHA MOREIRA

Cirurgião Vascular. Diplomado pelo American Board of Surgery. Doutor em Cirurgia pela Universidade Federal do Paraná, UFPR. Chefe do Serviço de Cirurgia Vascular do Hospital Nossa Senhora das Graças, Curitiba, Paraná. Membro Titular e Ex-mestre do Capítulo do Paraná do Colégio Brasileiro de Cirurgiões

RICARDO MINCIS

Professor Mestre da Disciplina de Gastroenterologia da Faculdade de Ciências Médicas de Santos. Mestre em Gastroenterologia pelo Instituto Brasileiro de Estudos e Pesquisas em Gastroenterologia

RICARDO ZASLAVSKY

Médico pela Universidade Federal do Rio Grande do Sul, UFRGS

RITA DE CÁSSIA MARTINS ALVES DA SILVA

Professora-doutora do Serviço de Gastroenterologia do Departamento de Medicina Integrada da Faculdade de Medicina de São José do Rio Preto, FAMERP, SP. Hepatologista Chefe da Unidade de Cirurgia e Transplante de Fígado do Hospital de Base, FUNFARME/FAMERP, SP. Research Fellow da Universidade de Birmingham, Reino Unido

ROB FRASER

Professor de Medicina da Universidade de Adelaide, Adelaide, Austrália

ROBERTO DA SILVEIRA MORAES

Médico do Serviço de Cirurgia do Aparelho Digestivo do Hospital das Clínicas da Universidade Federal do Paraná, UFPR. Doutor em Cirurgia Experimental pela Escola Paulista de Medicina

ROBERTO DE CLEVA

Professor Livre-docente da Disciplina de Gastroenterologia Clínica da Faculdade de Medicina da Universidade de São Paulo, FMUSP. Chefe da Unidade de Terapia Intensiva do Hospital das Clínicas da Faculdade de Medicina da Universidade de São Paulo, HC-FMUSP

ROBERTO OLIVEIRA DANTAS

Professor-doutor da Disciplina de Gastroenterologia do Departamento de Clínica Médica da Faculdade de Medicina de Ribeirão Preto, Universidade de São Paulo

ROBERTO RUHMAN DAHER

Professor Titular-doutor do Instituto de Patologia Tropical e Saúde Pública, IPTSP, da Universidade Federal de Góias, UFGO. Diretor do IPTSP 1978-1982/1988-1992. Membro Fundador da Sociedade Brasileira de Hepatologia (SBH). Presidente da SBH 1981-83. Membro Fundador da Academia Goiana de Medicina. Presidente da Academia Goiana de Medicina 1999-2000

ROBERTO SAAD JR.

Professor Titular da Disciplina de Cirurgia Torácica do Departamento de Cirurgia da Faculdade de Ciências Médicas da Santa Casa de São Paulo

RODRIGO M. DE MELLO VIANNA

Professor Assistente de Clínica Cirúrgica da Divisão de Transplante Hepático e Multivisceral da Universidade de Miami

ROGÉRIO ANTUNES PEREIRA FILHO

Professor Associado da Disciplina de Gastroenterologia do Departamento de Clínica Médica da Faculdade de Ciências Médicas da Universidade Estadual de Campinas, Unicamp

RONALD L. E. THOMPSON

Research Fellow *do Departamento de Cirurgia da Queen's University de Belfast, Irlanda do Norte*

RONALDO MÁFIA CUENCA

Mestre e Doutor pela Universidade Federal do Paraná, UFPR. Titular do Colégio Brasileiro de Cirurgia Digestiva e Colégio Brasileiro de Cirurgiões

ROSÂNGELA PASSOS DE JESUS

Professora Assistente da Escola de Nutrição da Universidade Federal da Bahia, UFBA. Doutoranda em Ciências pelo Programa de Fisiopatologia Experimental da Faculdade de Medicina da Universidade de São Paulo, FMUSP

SAMI KAMAL ABDELMALEK

Professor Assistente do Departamento de Cirurgia do Hospital Escola Ahmed, Maher, Cairo, Egito

SAMIR RASSLAN

Professor Titular da Disciplina de Cirurgia de Emergência do Departamento de Cirurgia da Faculdade de Ciências Médicas da Santa Casa de São Paulo

SANG YONG CHOO

Professor Titular e Diretor do Departamento de Cirurgia do Hospital St. Mary da Universidade Católica, Seul, Coréia

SCHLIOMA ZATERKA

Professor Convidado Gastrocentro da Universidade Estadual de Campinas, Unicamp. Presidente do Núcleo Brasileiro de Estudos do H. pylori. *Doutor em Medicina pela Faculdade de Medicina da Universidade de São Paulo, FMUSP*

SENDER JANKIEL MISZPUTEN

Professor Adjunto e Chefe da Disciplina de Gastroenterologia da Escola Paulista de Medicina da Universidade Federal de São Paulo, Unifesp

SÉRGIO BRENNER

Professor Titular e Chefe do Serviço de Cirurgia Geral do Hospital de Clínicas da Universidade Federal do Paraná, UFPR. Professor Adjunto e Chefe do Serviço de Cirurgia Geral do Hospital Universitário Evangélico de Curitiba

SERGIO W. LARACH

Professor Associado do Departamento de Cirurgia da Universidade da Flórida, EUA

SEUNG JIN YOO

Professor Adjunto do Departamento de Cirurgia do Hospital St. Mary da Universidade Católica, Seul, Coréia

SILVÂNIA PIMENTEL

Surgical Fellow da Divisão de Transplante Hepático do Departamento de Cirurgia da Clínica Mayo, Rochester, Minnesota, EUA

SIMON G. ALLAN

Professor Titular de Oncologia do Palmerston North Hospital, Palmerston North, Nova Zelândia

SÔNIA PENTEADO

Médica Assistente Doutora do Serviço de Cirurgia de Vias Biliares e Pâncreas do Hospital das Clínicas da Faculdade de Medicina da Universidade de São Paulo, HC-FMUSP

STEVEN D. WEXNER

Diretor Clínico da Cleveland Clinic da Flórida. Diretor do Departamento de Cirurgia Colorretal da Cleveland Clinic da Flórida. Diretor do Programa de Residência em Cirurgia Colorretal da Cleveland Clinic da Flórida

STHELA MARIA MURAD REGADAS

Mestre em Cirurgia. Pós-graduanda (Nível de Doutorado) da Faculdade de Medicina da Universidade Federal do Ceará, UFCE. Especialista em Coloproctologia e Titular da Sociedade Brasileira de Coloproctologia

SUZANE KIOKO ONO-NITA

Professora-doutora Docente da Disciplina de Gastroenterologia Clínica da Faculdade de Medicina da Universidade de São Paulo, FMUSP

SVEN DAHLGREN

Professor Titular e Chefe do Departamento de Cirurgia da Universidade de Umeå, Uppsala, Suécia

TELESFORO BACCHELLA

Professor Associado Livre-docente do Departamento de Gastroenterologia da Universidade de São Paulo, USP

TERUO KAKEGAWA

Professor Titular e Chefe do Primeiro Departamento de Cirurgia da Universidade de Karume, Japão

THOMAS P. RÜEDI

Professor Titular e Chefe do Departamento de Cirurgia do Hospital Regional de Chur, Suíça

TOM R. DEMEESTER

The Jeffrey P. Smith Professor e Chefe do Departamento de Cirurgia, Keck School of Medicine, University of Southern California, EUA

TORBJØRN LØTVEIT

Professor Titular do Departamento de Cirurgia do Hospital Nacional da Universidade de Oslo, Noruega

ULRICH ANDREAS DIETZ

Mestre e Doutor em Clínica Cirúrgica pela Universidade Federal do Paraná, UFPR. Doutor em Medicina pela Universidade de Würzburg, Alemanha. Professor Adjunto da Faculdade Evangélica do Paraná

ULYSSES G. MENEGHELLI

Professor Titular do Departamento de Clínica Médica da Faculdade de Medicina de Ribeirão Preto da Universidade de São Paulo, USP

VANDACK NOBRE

Professor Assistente da Disciplina de Doenças Infecciosas e Parasitárias do Departamento de Clínica Médica da Faculdade de Medicina da Universidade Federal de Minas Gerais, UFMG

VANISE DALLAVECCHIA D'ASSUNÇÃO

Médica responsável pelo Serviço de Fisiologia Digestiva da UniGastro, Campinas. Médica responsável pelo Serviço de Endoscopia e Fisiologia Digestiva do Instituto Médico e Diagnóstico de Salto e Itu

VENKATACHALA I. SREENIVAS

Professor Assistente de Cirurgia da Universidade de Yale. Diretor do Programa de Cirurgia do Hospital St. Raphael, New Haven, EUA

VIRGÍNIO CÂNDIDO TOSTA DE SOUZA

Professor Titular do Departamento de Clínica Cirúrgica da Faculdade de Ciencias Médicas da Universidade do Vale do Sapucaí, Minas Gerais. Coordenador Didático Pedagógico em Clínica Cirúrgica da Faculdade de Ciências da Saúde da Universidade de Alfenas, Unifenas

WALDOMIRO DANTAS

Professor Titular Voluntário do Departamento de Clínica Médica da Universidade Federal de Santa Catarina, UFSC. Professor do Curso de Pós-graduação em Ciências Médicas da UFSC. Coordenador do Núcleo de Estudos de Gastroenterologia e Hepatologia do Departamento de Clínica Médica da UFSC

WERVISTON L. DE FARIA

Research Associate *da Divisão de Transplante Hepático e Multivisceral da Universidade de Miami, EUA*

WILLIAM ABRÃO SAAD

Professor Titular da Faculdade de Medicina da Pontifícia Universidade Católica, PUC, de Sorocaba. Professor Titular da Faculdade de Medicina da Universidade de Santo Amaro. Professor Associado do Departamento de Gastroenterologia da Faculdade de Medicina da Universidade de São Paulo, FMUSP. Professor Livre-docente do Hospital das Clínicas da FMUSP, HC-FMUSP. Diretor do Serviço de Cirurgia do Fígado e Hipertensão Portal do HC-FMUSP

WILLIAM ABRÃO SAAD JÚNIOR

Mestre em Cirurgia do Aparelho Digestivo do Serviço de Cirurgia do Fígado e Hipertensão Portal do Hospital das Clínicas da Faculdade de Medicina da Universidade de São Paulo, HC-FMUSP

WOLFGANG TIMMERMANN

Doutor em Medicina pela Universidade de Kiel, Alemanha. Livre-docente pela Universidade de Würzburg, Alemanha. Professor de Cirurgia da Universidade de Würzburg, Alemanha

YONG F. LI

Professor Adjunto do Departamento de Cirurgia da Universidade do Texas, Houston, Texas, EUA

YONG-RAN ZHU

Professor Adjunto do Departamento de Cirurgia do Hospital Hua-Shan, Universidade Médica de Shanghai, China

YOSHIO MISHIMA

Professor Titular e Chefe do Departamento de Cirurgia da Universidade de Medicina de Odontologia de Tóquio, Japão

ZACARIAS ALVES DE SOUZA FILHO

Professor Titular de Clínica Cirúrgica do Setor de Ciências da Saúde da Universidade Federal do Paraná, UFPR. Professor Titular de Clínica Cirúrgica do Centro de Ciências Biológicas e da Saúde da Pontifícia Universidade Católica do Paraná, PUC-PR. Professor Livre-docente de Técnica Operatória e Cirurgia Experimental da UFPR. Membro Titular do Colégio Brasileiro de Cirurgiões

Este livro é dedicado aos professores

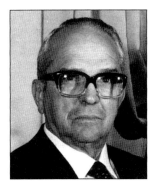

Giocondo Villanova Artigas
Professor Emérito do Departamento de Cirurgia da Universidade Federal do Paraná, Curitiba, Brasil

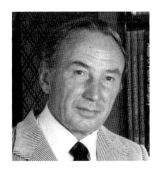

Frank G. Moody
Professor Titular do Departamento de Cirurgia da Universidade do Texas, Houston, EUA

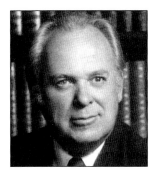

Lloyd M. Nyhus
Professor Titular do Departamento de Cirurgia da Universidade de Illinois, Chicago, EUA

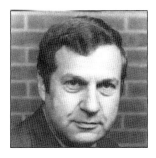

Bernard Sigel
Professor Titular do Departamento de Cirurgia do Medical College of Pennsylvania, Philadelphia, EUA

cujas vidas têm sido devotadas à excelência da medicina, à pesquisa e à formação de médicos.

PREFÁCIO DA 3ª EDIÇÃO

O progresso científico acelerado de todas as áreas da cirurgia nas últimas décadas levou à criação de várias especialidades que gradativamente se desmembraram da cirurgia geral, de modo que, atualmente, esta praticamente se restringe à Cirurgia do Aparelho Digestivo. Um enorme benefício surgiu com a criação dessa especialidade: houve uma maior integração entre clínicos, cirurgiões e endoscopistas que se dedicam ao estudo e tratamento das doenças do aparelho digestivo. Atualmente, estes participam e cooperam intimamente em reuniões clínicas, congressos e sociedades dessa especialidade. Em algumas escolas médicas brasileiras foi criado o Departamento de Doenças do Aparelho Digestivo, no qual uma equipe multidisciplinar trabalha harmonicamente. O maior beneficiado é, sem dúvida alguma, o paciente.

Refletindo essa nova realidade, foram editadas as duas primeiras edições deste livro-texto em 1990 e 1996. Com o rápido avanço médico e a ampla aceitação desta obra, resolvemos editar a sua terceira edição, destinada a todos aqueles interessados nos diversos aspectos clínicos e cirúrgicos das doenças do aparelho digestivo e estruturas anatômicas relacionadas. O livro divide-se em 157 capítulos, agrupados em 11 partes. As principais técnicas cirúrgicas, inclusive as de videolaparoscopia, foram incluídas, facilitando a compreensão e o aprendizado, sem a necessidade de um livro específico de técnica operatória. A biologia molecular aplicada à gastroenterologia, um dos maiores avanços científicos dos últimos anos, foi adicionada.

Uma outra inovação em termos de livro-texto de medicina nacional é a cooperação de um número expressivo de renomados professores do exterior. Colaboradores de 25 países estrangeiros gentilmente participaram da elaboração de 73 capítulos desta obra.

Agradecemos aos autores dos capítulos pela dedicação e elevada qualidade científica. Esta obra é um produto da participação e do empenho de todos os professores das Disciplinas de Gastroenterologia e Cirurgia do Aparelho Digestivo da Universidade Federal do Paraná. Nossos sinceros agradecimentos aos residentes e doutorandos do Departamento de Cirurgia do Hospital de Clínicas e do Hospital Nossa Senhora das Graças, em especial a Drª Carolina Gomes Gonçalves, pelo auxílio incansável nas várias etapas deste livro. Agradecemos à Giuliana Coelho pela elevada qualidade artística e criatividade na escolha da ilustração para a capa do livro.

Minha gratidão aos meus pais, Fábio e Nefege, pelo carinho e amor constantes.

À minha esposa Karla, que contribuiu intensamente na padronização dos capítulos, e às minhas filhas Caroline e Christine, pela compreensão, incentivo e amor diuturnos.

APRESENTAÇÃO

A especialidade de gastroenterologia clínica e cirúrgica continua a progredir a passos rápidos, impulsionada por uma explosão virtual de novos conhecimentos e tecnologia durante as duas últimas décadas. Júlio Coelho e seus colaboradores, no texto *Aparelho Digestivo — Clínica e Cirurgia*, descreveram as características essenciais do diagnóstico e tratamento das afecções que comprometem o aparelho digestivo. Além disso, eles fornecem uma base estrutural e funcional de cada sistema no seu estado normal. A definição do normal é de máxima importância, não somente para o cirurgião que deve tratar lesões avançadas de cada órgão mas também para o gastroenterologista e o radiologista, que devem diagnosticar uma disfunção através da comparação de resultados obtidos com uma variedade de procedimentos de imagem e exames bioquímicos com aqueles que podem ser observados em uma pessoa hígida.

O livro será útil não somente para os médicos em prática, mas também para os estudantes em vários níveis de formação. Estamos satisfeitos de observar a ênfase cirúrgica, desde que a maioria das doenças do aparelho digestivo requer tratamento cirúrgico quando não responde à terapêutica médica. Embora 157 capítulos possam representar uma obra extensa tanto para escrever como para ler, o livro com certeza será um dos textos mais completos desse assunto. Os capítulos abrangem tópicos específicos, desde doenças periodônticas a hemorróidas, o que o torna um texto abrangente sobre as afecções comuns e incomuns do adulto e da criança.

Desejamos cumprimentar o Professor Júlio Coelho e seus colaboradores por essa excelente contribuição a essa importante área da medicina, e estamos orgulhosos de termos tido a oportunidade de trabalhar intimamente com ele durante os anos de sua formação como cirurgião do aparelho digestivo. Ele representa, do nosso ponto de vista, um modelo para o futuro: um cirurgião que é igualmente seguro e eficiente no laboratório, à beira do leito, na clínica e no centro cirúrgico no que diz respeito aos cuidados necessários ao paciente.

Frank G. Moody
Lloyd M. Nyhus
Bernard Sigel

FOREWORD

The field of digestive surgery continues to evolve at a rapid pace, thrust forward by a virtual explosion of new knowledge and technology during the past two decades. Coelho and his authors in their text, Clinical and Surgical Gastroenterology, *bring forward the essential features of the diagnosis and treatment of the pathologic entities that affect the digestive tract and its appendages. Furthermore, they provide a structural as well as a functional background for each system in its normal state. Definition of the normal is of utmost importance, not only for the surgeon who must treat advanced lesions within each organ system, but also for the radiologist and gastroenterologist who must diagnose dysfunction by comparing a variety of imaging techniques and biochemical analyses to those which would be anticipated in a well person.*

The text will be useful not only to clinicians in practice, but also to students at various levels of their education. We were pleased to see a surgical emphasis, since most disease states within the digestive system require an operative approach when neglected or unresponsive to a medical approach. While 157 chapters may represent an awesome undertaking in both writing and reading, the book clearly will emerge as the most comprehensive text on the subject. The chapters address specific topics from periodontic diseases to hemorrhoids, making it an authoritative text on the common and the unusual digestive disorders of the adult and child.

We wish to compliment Professor Coelho and his associates for this outstanding contribution to this important field and are proud that we had an opportunity to work closely with him during his formative years as a digestive surgeon. He represents, from our point of view, a role model for the future, a surgeon who is equally comfortable and effective in the laboratory, at the bedside, in the clinic, and in the operating room in serving the needs of the patient.

Frank G. Moody
Lloyd M. Nyhus
Bernard Sigel

SUMÁRIO

VOLUME 1

PARTE 1 — CAPÍTULOS GERAIS

1 Biologia Molecular: Noções Básicas e Aplicações nas Doenças do Aparelho Digestivo, 3
Eduardo Ramos
Michael M. Meguid

2 Marcadores Tumorais do Aparelho Digestivo, *15*
Ulrich Andreas Dietz
Paulo Afonso Nunes Nassif
Eike Sebastian Debus
Wolfgang Timmermann
Arnulf Thiede

3 Hormônios (Peptídeos) Gastrointestinais, *24*
Guillermo Gomez
George H. Greeley Jr.

4 Nutrição
Aspectos Gerais, *40*
Antonio Carlos Ligocki Campos
M. Isabel T. D. Correia
Michael M. Meguid
John L. Rombeau
Humberto Arenas Marques

Terapia Nutricional em Câncer do Aparelho Digestório, *72*
Dan L. Waitzberg
Rosângela Passos de Jesus
Raquel Susana M. de Miranda Torrinhas

5 Farmacologia Clínica do Aparelho Digestivo
Farmacologia dos Antidiarréicos, *85*
Ismael Maguinik
Cristina Flores

Farmacologia dos Laxativos, *87*
Carlos Fernando de Magalhães Francesconi
Maria Helena Itaqui Lopes

Farmacologia dos Antieméticos, *91*
Simon G. Allan

Farmacologia dos Antiulcerosos, **97**
Ioan Puscas
Claudiu Supuran

6 Tratamento Adjuvante das Neoplasias do Aparelho Digestivo, *131*
Marcos F. Moraes
Renato Gonçalves Martins

7 Hemorragia Digestiva, *145*
Paulo Roberto Ott Fontes
Ângelo Alves de Mattos
Idílio Zamin Júnior

8 Endoscopia Digestiva Alta, *161*
Olival Ronald Leitão
Luiz Felipe de Paula Soares
Luiz Renato Teixeira de Freitas
Kiyoshi Hashiba
Júlio Cesar Pisani

9 Endoscopia Digestiva Baixa, *174*
Raul Cutait
Marcelo Averbach
Paulo A.F.P. Corrêa

10 Abdômen Agudo, *192*
Samir Rasslan
Roberto Saad Jr.

11 Trauma Abdominal, *208*
Dario Birolini

12 Fístula Digestiva, *232*
Antonio Carlos Ligocki Campos
Michael M. Meguid
Isac Jorge Filho
José Antonio Carrasco Rojas

13 Videocirurgia, *267*

Júlio Cezar Uili Coelho
Paulo Cesar Andriguetto
Gustavo Justo Schulz

PARTE 2 — CAVIDADE ORAL

14 Halitose, *283*

Carlos Fernando de Magalhães Francesconi
Maria Helena Itaqui Lopes

15 Doenças da Cavidade Oral, *288*

Hannelore T. Loevy

PARTE 3 — ESÔFAGO

16 Anatomia e Fisiologia do Esôfago, *301*

Zacarias Alves de Souza Filho
Iwan Augusto Collaço

17 Avaliação do Paciente com Doença do Esôfago, *310*

Guilherme M. R. Campos
Cedric G. Bremner

18 Anomalias Congênitas do Esôfago, *321*

José Luiz de Godoy

19 Distúrbios da Motilidade do Esôfago, *333*

Ulysses G. Meneghelli
Roberto Oliveira Dantas

20 Megaesôfago Chagásico, *346*

Ivan Cecconello
Júlio Rafael Mariano da Rocha
Joaquim Gama-Rodrigues
Henrique Walter Pinotti

21 Doença do Refluxo Gastroesofágico e Hérnias Diafragmáticas, *360*
Guilherme M. R. Campos
Reginald V. N. Lord
Tom R. DeMeester

22 Lesões Corrosivas do Trato Digestivo, *386*
Julio Cezar Uili Coelho
Evaldo Dacheux de Macedo Filho
Yong F. Li

23 Esofagite Infecciosa e Granulomatosa, *396*
Ana Cristina Bordón de Corvalán

24 Membranas e Anéis Esofágicos, *406*
Peter Funch-Jensen
Peter Thommesen

25 Divertículos do Esôfago, *409*
Júlio Cezar Uili Coelho
Norbert Senninger
Christian Herfarth

26 Corpo Estranho do Esôfago, *415*
Álvaro Antônio Bandeira Ferraz
Eduardo Sampaio Siqueira
Fernando Tarcísio Miranda Cordeiro

27 Trauma (Perfuração) e Fístula do Esôfago, *421*
Nelson Adami Andreollo
Luiz Roberto Lopes
Nelson Ary Brandalise

28 Síndrome de Mallory-Weiss e Síndrome de Boerhaave, *429*
Sven Dahlgren
Åke Danielsson

29 Tumores do Esôfago, *433*
Osvaldo Malafaia
Jurandir Marcondes Ribas Filho
Nicolau Gregori Czeczko
Paulo Afonso Nunes Nassif
Ronaldo Máfia Cuenca

PARTE 4 — ESTÔMAGO E DUODENO

30 Anatomia e Fisiologia do Estômago e do Duodeno, *455*
Júlio Cezar Uili Coelho
John H. Barker

31 Avaliação do Paciente com Doença do Estômago e do Duodeno, *462*
Ioan Puscas

32 Anomalias Congênitas do Estômago e do Duodeno, *478*
Klaus W. Schaarschmidt

33 Distúrbios da Motilidade Gástrica, *490*
Rob Fraser
Michael Horowitz

34 Dispepsia, *503*
Carlos Quintana Villar

35 Gastrites, *509*
Luiz Gonzaga Vaz Coelho

36 Úlcera Péptica, *522*
Décio Chinzon
Jaime Natan Eisig
Marcelo Cury
Schlioma Zaterka

37 Tratamento Cirúrgico da Úlcera Péptica, *544*
Harry M. Richter III
Lloyd M. Nyhus
Rama R. Dandamudi

38 Síndromes Pós-Operações Gástricas (Síndromes Pós-Gastrectomias), *556*
Reginaldo Ceneviva
Júlio Cezar Uili Coelho
Junji Machi

39 Doenças Infecciosas e Granulomatosas do Estômago, 573

Edvaldo Fahel
Paulo Amaral
Euler Azaro
Marcos Fortes

40 Pólipos e Divertículos do Estômago e do Duodeno, 584

Luiz Alberto Rodrigues de Moraes

41 Dilatação Aguda, Ruptura e Vólvulo do Estômago, 590

João Batista Marchesini
João Caetano Dallegrave Marchesini

42 Bezoar, 595

Júlio Cezar Uili Coelho
Carolina Gomes Gonçalves
Delta Madureira Filho

43 Tumores do Estômago e do Duodeno, 600

Junji Machi
Jinryo Takeda
Teruo Kakegawa

44 Tratamento Cirúrgico da Obesidade Mórbida, 622

João Batista Marchesini
João Caetano Dallegrave Marchesini
Alexandre Coutinho Teixeira de Freitas

PARTE 5 — INTESTINO DELGADO

45 Anatomia e Fisiologia do Intestino Delgado, 635

Júlio Cezar Uili Coelho
Norman Weisbrodt

46 Avaliação do Paciente com Doença do Intestino Delgado, 641

Rogério Antunes Pereira Filho
Antonio Frederico Novaes de Magalhães

47 Anomalias Congênitas do Intestino Delgado, *653*
Masako Nagashima

48 Distúrbios da Motilidade do Intestino Delgado, *663*
Júlio Cezar Uili Coelho
Norman W. Weisbrodt

49 Diarréia, *668*
Eduardo Garcia Vilela
Maria de Lourdes Abreu Ferrari
Luciano Coelho de Souza

50 Síndrome de Má Absorção Intestinal, *683*
Lorete Maria da Silva Kotze

51 Doença Celíaca, *703*
Lorete Maria da Silva Kotze

52 Espru Tropical, *725*
José Vicente Martins Campos

53 Perda Protéica Gastrointestinal, *731*
Adérson Omar Mourão Cintra Damião
Aytan Miranda Sipahi
Cristine Lengler

54 Intolerância a Carboidratos e a Proteínas (Alergia Alimentar), *737*
Dorina Barbieri

55 Doenças Infecciosas e Parasitárias do Intestino Delgado, *750*
Sender Jankiel Miszputen

56 Divertículos do Intestino Delgado, *766*
Torbjørn Løtveit

57 Doença de Crohn, *772*
Fábio Guilherme C. M. de Campos
Magaly Gemio Teixeira

58 Síndrome do Intestino Curto e Síndrome da Alça Cega, *786*
Khursheed N. Jeejeebhoy

59 Obstrução do Intestino Delgado, *794*
Cleber Dario Pinto Kruel
Cleber Rosito Pinto Kruel

60 Doenças Vasculares do Intestino Delgado, *800*
Ricardo C. Rocha Moreira
Jorge R. Ribas Timi

61 Tumores do Intestino Delgado, *811*
John L. Bell
Michael J. Edwards
Raphael E. Pollock

62 Transplante do Intestino Delgado e Multivisceral, *821*
Rodrigo M. de Mello Vianna
Werviston L. de Faria

PARTE 6 — APÊNDICE, INTESTINO GROSSO E ÂNUS

63 Anatomia e Fisiologia do Intestino Grosso e do Ânus, *835*
José Marcio Neves Jorge
Steven D. Wexner

64 Avaliação do Paciente com Doença do Intestino Grosso e do Ânus, *853*
Antonio Sérgio Brenner
Sérgio Brenner

65 Apendicite Aguda, *862*
Thomas P. Rüedi

66 Tumores do Apêndice e Mucocele, *869*
Kunio Tsukada
Yoshio Mishima

67 Anomalias Congênitas do Intestino Grosso e do Ânus, *877*

David C. Hitch
Antonio Carlos Ligocki Campos

68 Distúrbios da Motilidade do Intestino Grosso e Síndrome do Intestino Irritável, *886*

James Christensen
Júlio Cezar Uili Coelho
Carolina Gomes Gonçalves
Anne Karoline Groth

69 Constipação Intestinal, *902*

G. E. Coremans

70 Megacólon Chagásico, *916*

Raul Cutait
José Hyppolito da Silva

71 Obstrução do Intestino Grosso, *927*

José Alfredo dos Reis Neto
José Alfredo dos Reis Júnior

72 Doenças Inflamatórias Inespecíficas do Intestino Grosso, *941*

Ian C. Lavery

73 Doenças Infecciosas e Parasitárias do Intestino Grosso, *959*

Fidel Ruiz Moreno
Bernardo Gutiérrez Cuevas
Raúl Humberto Felix Camacho

74 Enterocolite Pseudomembranosa, *976*

Flávio Antonio Quilici
Fernando Cordeiro
Marco Aurélio D'Assunção
Vanise DallaVecchia D'Assunção

75 Enterite Pós-Irradiação, *982*

Alvaro Zúniga Díaz

76 Doenças Vasculares do Intestino Grosso, *989*
Angelita Habr-Gama
Paulo Roberto Arruda Alves

77 Divertículos do Intestino Grosso, *997*
Júlio Cezar Uili Coelho
Antonio Carlos Ligocki Campos

78 Endometriose Intestinal, *1013*
Virgínio Cândido Tosta de Souza
Mário Benedito Costa Magalhães
Beatriz Deoti Silva Rodrigues

79 Corpo Estranho no Intestino Grosso e Ânus, *1021*
Francisco Sérgio Pinheiro Regadas
Sthela Maria Murad Regadas

80 Fístula Retovaginal, *1025*
Júlio Cezar Uili Coelho
Renato Valmassoni Pinho

81 Traumatismo de Intestino Grosso e Ânus, *1029*
Nicolau Gregori Czeczko
Maria de Lourdes P. Biondo-Simões
Roberto da Silveira Moraes
Ulrich Andréas Dietz
Ronaldo Máfia Cuenca

82 Pólipos Intestinais, *1037*
Giovani A. Bemvenuti
João Carlos Prolla

83 Tumores do Intestino Grosso, *1045*
Júlio Ricardo Torres Bermudez
Gerhard F. Buess

84 Hemorróidas, *1070*
Marvin L. Corman
Renato Araújo Bonardi
Olival de Oliveira Jr.
Marcos de Abreu Bonardi

85 Abscessos e Fístulas Anais, *1084*
Hélio Moreira
José Paulo Teixeira Moreira
Hélio Moreira Júnior

86 Fissura Anal, *1095*
Renato Valmassoni Pinho

87 Cisto Pilonidal, *1100*
José Hyppolito da Silva

88 Prurido Anal, *1110*
Fernando Hintz Greca

89 Incontinência Anal e Prolapso Retal, *1115*
Michael R. B. Keighley

90 Estenose Anal, *1145*
Sergio W. Larach
Cary Gentry

91 Doenças Anorretais Sexualmente Transmissíveis, *1148*
Giovanna M. da Silva
Eric G. Weiss
Steven D. Wexner

92 Outras Doenças Anorretais, *1161*
Joaquim José Ferreira

93 Tumores da Região Anal, *1167*
Sergio W. Larach
David K. A. Magee

94 Tumores Retrorretais, *1178*
Jorge Eduardo Fouto Matias
Henri Joyeux

Índice Remissivo, *i1*

VOLUME 2

PARTE 7 — FÍGADO

95 Anatomia e Fisiologia do Fígado, *1185*
Charles B. Rosen
Silvânia Pimentel

96 Avaliação do Paciente com Doença Hepática, *1193*
Edna Strauss

97 Icterícia, *1206*
Jorge Pereira-Lima
Júlio Carlos Pereira-Lima
Lucas Pereira-Lima
Alexander Porley Hornos
Daniela Lemos Marques

98 Ascite, *1238*
Luiz Lyra
Eduardo Braga
André Lyra

99 Peritonite Bacteriana Primária, *1246*
Esther Buzaglo Dantas-Corrêa
Waldomiro Dantas

100 Encefalopatia Hepática, *1254*
Mônica Beatriz Parolin
Reginaldo Werneck Lopes
Júlio Cezar Uili Coelho

101 Insuficiência Hepática Fulminante, *1264*
Paolo Rogério de Oliveira Salvalaggio
Michael M. Abecassis
Andres T. Blei

102 Hipertensão Portal, *1274*
Antonio Nocchi Kalil
Julio Cezar Uili Coelho
René Adam
Henri Bismuth

103 Doenças Infecciosas e Parasitárias do Fígado, *1294*
Roberto Ruhman Daher

104 Doenças Hepáticas Causadas por Medicamentos e Agentes Químicos, *1310*
Dominique Larrey

105 Doença Hepática Alcoólica, *1330*
K. V. Narayanan Menon
Silvânia Pimentel

106 Doença Hepática Gordurosa Não-Alcoólica, *1338*
Paul Angulo
Silvânia Pimentel

107 Cirrose Hepática, *1344*
Moysés Mincis
Ricardo Mincis

108 Cirrose Biliar Primária, *1371*
Marco Aurélio M. L. Lacerda
Joseph R. Bloomer

109 Colangite Esclerosante Primária, *1375*
Marco Aurélio M. L. Lacerda

110 Doença Hepática Esquistossomótica, *1379*
José Roberto Lambertucci
Vandack Nobre

111 Doenças Hepáticas Metabólicas e Infiltrativas, *1397*
Claudio Augusto Marroni
Ajácio Bandeira de Mello Brandão
Caroline Possa Marroni
Alfredo Floro Cantalice Neto
Carlos Zaslavsky
Ricardo Zaslavsky

112 Hepatite Viral, *1420*
Suzane Kioko Ono-Nita
Flair José Carrilho

113 Hepatite Auto-Imune, *1439*

Dominique Araújo Muzzillo
Isao Nakano

114 Cistos Hepáticos, *1459*

Edgardo Torterolo
Daniel Czarnevicz

115 Abscesso Hepático, *1470*

Sami Kamal Abdel Malek
Mounir Azmy Rizk-Allah
Fathi Iskander Boulos
AbuShady El-Rooby

116 Doenças Vasculares Hepáticas, *1482*

Mônica Beatriz Parolin
Reginaldo Werneck Lopes

117 Tumores Hepáticos Primários, *1502*

Carlos Sandoval Gonçalves
Maria da Penha Zago-Gomes
Patrícia Lofêgo Gonçalves
Fausto Edmundo Lima Pereira

118 Tratamento Cirúrgico do Hepatocarcinoma e Tumores Hepáticos Secundários

Tratamento Cirúrgico do Hepatocarcinoma, *1537*
William Abrão Saad
Eleazar Chaib
Marcelo Augusto F. Ribeiro Júnior
William Abrão Saad Júnior

Tumores Hepáticos Secundários, *1549*
William Abrão Saad
Luiz Augusto Carneiro D'Albuquerque
Adávio de Oliveira e Silva
Eleazar Chaib
Roberto de Cleva
Marcelo Augusto F. Ribeiro Júnior
William Abrão Saad Júnior

119 Transplante Hepático, *1568*

Rodrigo M. de Mello Vianna

PARTE 8 — VIAS BILIARES EXTRA-HEPÁTICAS

120 Anatomia e Fisiologia das Vias Biliares Extra-Hepáticas, *1603*
Júlio Cezar Uili Coelho
Orlando de Castro e Silva Júnior

121 Avaliação do Paciente com Doença das Vias Biliares Extra-Hepáticas, *1611*
Jorge M. Moroni
Adrian D. Montenovo

122 Doenças das Vias Biliares Extra-Hepáticas na Infância, *1623*
João Gilberto Maksoud

123 Estenoses Benignas da Via Biliar Principal, *1643*
Luiz Pereira-Lima
Fábio Luiz Waechter
José Artur Sampaio

124 Colesterolose, Pólipo e Adenomiomatose da Vesícula Biliar, *1656*
Alexandre Lages Savassi-Rocha
Paulo Roberto Savassi-Rocha

125 Litíase Vesicular e Colecistite Crônica Calculosa, *1662*
Júlio Cezar Uili Coelho

126 Colecistite Aguda Calculosa, *1679*
John F. Welkie
Neil R. Thomford
Antonio Celso Busnardo

127 Colecistite Acalculosa, *1684*
Yong-Ran Zhu

128 Colecistite em Condições Especiais, *1688*
Venkatachala I. Sreenivas
Karen A. Johnson

129 Coledocolitíase, *1693*

Edward Arthur Benson
Keven R. Wedgwood
Antony T. R. Axon
Luciano Dias de O. Reis

130 Fístula Biliar e Íleo Biliar, *1706*

Luiz Rohde
Alessandro Osvaldt
Mário Sérgio Borges da Costa

131 Disfunção do Esfíncter de Oddi (Síndrome Pós-Colecistectomia), *1710*

Júlio Cezar Uili Coelho
Frank G. Moody

132 Colangites, *1722*

Ronald L. E. Thompson
Brian J. Rowlands

133 Hemobilia, *1733*

Renato Ferreira da Silva
Rita de Cássia Martins Alves da Silva

134 Drenagem Biliar, *1738*

Dirk J. Gouma
J. W. A. J. Reeders
Huug Obertop

135 Tumores do Trato Biliar Extra-Hepático, *1753*

Christoph Erich Broelsch
Nils Roman Frühauf
Andrea Frilling
Massimo Malagó

PARTE 9 — PÂNCREAS

136 Anatomia e Fisiologia do Pâncreas, *1771*

Gary C. Vitale
John H. Barker

137 Avaliação do Paciente com Doença Pancreática, *1781*

Chris E. Forsmark
Phillip P. Toskes

138 Doença Pancreática na Infância, *1795*

Izrail Cat
Dinarte José Giraldi
Nelson Augusto Rosário Filho

139 Pancreatite Aguda, *1806*

Seung Jin Yoo
Hee Sik Sun
Sang Yong Choo

140 Pancreatite Crônica, *1825*

Luís Barneo Serra
Antonio Linares Rodriguez
Luís Estrada González

141 Lesões Císticas do Pâncreas, *1841*

Marcel Cerqueira Cesar Machado
Carlos Barros Mott
José Jukemura
José Eduardo Monteiro da Cunha
Dulce R. Guarita
Telesforo Bacchella

142 Necrose e Abscesso do Pâncreas, *1853*

José Eduardo Monteiro da Cunha
Sonia Penteado
José Jukemura
Marcel Cerqueira Cesar Machado

143 Fístula e Derrames Cavitários Pancreáticos, *1860*

Júlio Cezar Uili Coelho
Jorge Massayuki Yokochi

144 Tumores Exócrinos do Pâncreas, *1867*

J. Hein Allema
Dirk J. Gouma
Huug Obertop

145 Tumores Endócrinos do Pâncreas, *1879*
Bernardo Duarte

146 Transplante de Pâncreas, *1893*
Alexandre Coutinho Teixeira de Freitas
Giacomo Piero Basadonna
Marco Aurélio Raeder da Costa

PARTE 10 — PERITÔNIO E PAREDE ABDOMINAL

147 Anomalias Congênitas do Peritônio e da Parede Abdominal, *1907*
Ken Kimura

148 Doenças Adquiridas do Umbigo, *1914*
Clementino Zeni Neto

149 Peritonite, *1917*
José de Ribamar Sabóia de Azevedo
João Gustavo Celani Duarte

150 Abscessos Intra-Abdominais, *1929*
Álvaro Antônio Bandeira Ferraz
Edmundo Machado Ferraz

151 Doenças Inflamatórias da Parede Abdominal, *1940*
Júlio Cezar Uili Coelho
Jorge Eduardo Fouto Matias

152 Hematoma da Bainha do Músculo Reto Abdominal, *1943*
Orlando Jorge Martins Torres
Arnaldo de Jesus Dominici

153 Tumores do Peritônio e da Parede Abdominal, *1947*
Jorge Eduardo Fouto Matias
Henri Joyeux

154 Hérnias Abdominais, *1951*
José Félix Patiño Restrepo

PARTE 11 — RETROPERITÔNIO, MESENTÉRIO E OMENTO

155 Cistos do Retroperitônio, Mesentério e Omento, *1969*

Raul Chatagnier Filho
Bernardo de Toledo Barros Chatagnier

156 Tumores do Retroperitônio, Mesentério e Omento, *1975*

Marcos F. Moraes
Florentino de A. Cardoso Filho

157 Hematoma e Fibrose do Retroperitônio, *1981*

William Abrão Saad
Eleazar Chaib
William Abrão Saad Júnior
Marcelo Augusto F. Ribeiro Júnior

Índice Remissivo, *i1*

CAPÍTULOS GERAIS

PARTE 1

2

Biologia Molecular
Noções Básicas e Aplicações nas Doenças do Aparelho Digestivo

CAPÍTULO 1

Eduardo Ramos
Michael M. Meguid

Durante os últimos 20 anos, um significativo progresso a nível molecular, no entendimento da estrutura e função dos genes e cromossomos, tem modificado o perfil das pesquisas na área médica[6]. Esses avanços estão sendo aplicados em muitas situações clínicas, permitindo novas técnicas no tratamento de doenças genéticas, elaboração de novas drogas que agem de forma mais específica e o início da terapia gênica. O objetivo deste capítulo é apresentar uma revisão sobre aspectos de biologia molecular e organização do genoma humano, necessários para o entendimento da genética humana na medicina. Não temos a pretensão de fornecer extensiva descrição de biologia molecular ou de doenças de aspecto hereditário, mas sim apresentar ao cirurgião conhecimentos básicos para se manter atualizado na literatura médica. Atualmente, técnicas de biologia molecular são utilizadas em, praticamente, todas as pesquisas experimentais na área cirúrgica e, sem um conhecimento básico de biologia molecular, torna-se praticamente impossível manter-se atualizado. Outro fato importante é a iminência da publicação da seqüência completa do genoma humano, o que fará com que quase totalidade das doenças seja classificada e relacionada a alterações no genoma humano.

INTRODUÇÃO À BIOLOGIA MOLECULAR

Estima-se que o ser humano possui aproximadamente 100 trilhões de células, todas, surpreendentemente, contendo o mesmo material genético. Porém, a expressão dos genes no interior de cada célula é variável de tecido para tecido. Como exemplo, um oncogene que esteja relacionado a determinada neoplasia está presente em todas as células humanas, porém se expressa apenas em um órgão ou tecido específico, como em uma neoplasia colônica. Para o entendimento da importância da biologia molecular na área cirúrgica, é necessário, inicialmente, a compreensão da natureza do material hereditário e sua forma de transmissão às próximas gerações.

O corpo humano é constituído de células somáticas, com 46 cromossomos (23 pares) e células germinativas, com 23 cromossomos. Macroscopicamente, o cromossomo é constituído de um centrômero e dois braços, um menor, denominado p (*petit*), e outro maior, chamado de q, e o conjunto de cromossomos forma o cariótipo humano. Cada par de cromossomo apresenta um segmento de origem materna e outro de origem paterna, ambos chamados de cromossomos homólogos, pois possuem os mesmos genes e são dispostos em uma mesma seqüência (Fig. 1.1). Os genes se apresentam de forma linear nos cromossomos, e cada gene possui uma localização definida, chamada *locus*. O gene localiza-se em um *loci* específico em ambos os cromossomos homólogos, e a associação de ambos é chamada de alelos. O mapa genético é a representação gráfica da localização dos genes no interior dos cromossomos. O principal objetivo da biologia molecular, atualmente, é o mapeamento dos genes nos cromossomos humanos através do Projeto Genoma[17].

O genoma humano consiste em uma grande quantidade de ácido desoxirribonucléico (DNA), que contém as informações genéticas responsáveis por manter o ser humano vivo. O genoma possui aproximadamente 50.000 genes (o número não está totalmente definido) codificados no DNA; esses genes, juntamente com proteínas cromossômicas, localizam-se dentro do núcleo celular na forma de cromatina. A cromatina distribui-se no núcleo de forma relativamente homogênea. Durante a divisão celular, o material nuclear torna-se condensado, permitindo uma melhor visualização através de microscopia óptica.

As células germinativas dividem-se através do processo de mitose, resultando duas células-filhas com o mesmo material genético da célula-mãe (células diplói-

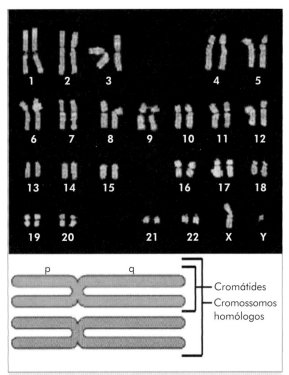

Fig. 1.1 — *Cariótipo e cromossomo humano. O cromossomo é constituído de um braço menor (p) e outro maior (q). O par cromossômico, um de origem materna e outro paterna, constitui os cromossomos homólogos.*

des). As células da linhagem germinativa se reproduzem através da meiose, resultando em gametas com 23 cromossomos (haplóides). A importância da meiose é assegurar o mesmo número de cromossomos da célula progenitora para a próxima geração. Erro nesse processo dá origem a indivíduos com número anormal de cromossomos, apresentando defeitos de desenvolvimento e retardo mental, como na síndrome de Down. Erros no processo de mitose, como, por exemplo, erros na segregação de cromossomos em células que se dividem rapidamente, como no cólon humano, são freqüentes nas neoplasias[2].

DNA humano

A estrutura helicoidal do DNA foi inicialmente descrita em 1953 por James Watson e Francis Crick. O ácido desoxirribonucléico (DNA) é um polímero composto de vários nucleotídeos. Cada nucleotídeo possui três unidades: um açúcar de 5 carbonos, uma base nitrogenada e um grupo fosfato. O DNA é constituído de duas bases purínicas, adenina (A) e guanina (G), e duas bases pirimidínicas, timina (T) e citosina (C). Os nucleotídeos se polimerizam em longas cadeias através de pontes fosfodiéster no sentido 5'-3', este representando o carbono 5 e, em seguida o carbono 3 da próxima unidade de desoxirribose. Essas cadeias de polinucleotídeos adquirem o tamanho de 50 a 250 milhões de pares de bases, apresentando formato de dupla hélice e constituindo a estrutura de cada cromossomo (Fig. 1.2). A estrutura helicoidal é composta de duas cadeias de polinucleotídeos que seguem em direções opostas, sempre no sentido 5'-3', unidas por pontes de hidrogênio[20,30]. Assim, o conhecimento da seqüência de bases de uma fita do DNA permite o reconhecimento das bases na cadeia oposta, fazendo com que o DNA se replique ou que o RNA seja formado de maneira precisa, como será descrito posteriormente.

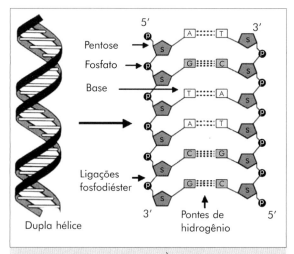

Fig. 1.2 — *Estrutura do DNA. À esquerda, estrutura em dupla hélice do DNA, com as barras horizontais representando os pares de bases (C-G e T-A). À direita, representação dimensional dos nucleotídeos, que se unem através de ligações fosfodiéster, no sentido 5'-3'. As duas fitas do DNA se orientam de forma antiparalela.*

Cromossomo Humano

O cromossomo humano consiste em uma seqüência de DNA em formato de dupla hélice, juntamente com proteínas cromossômicas, histonas e não-histonas, localizadas dentro do núcleo celular na forma de cromatina. Existem basicamente 5 grandes famílias de histonas responsáveis pela adequada condensação da cromatina durante a divisão celular. Duas moléculas de histonas H2A, H2B, H3 e H4 formam um octâmero, envolto pela dupla fita de DNA em forma de espiral. Cada octâmero está associado a 140 pares de bases, correspondendo a duas voltas do DNA. Após 20 a 40 pares de bases aparece um novo octâmero. Essa associação do DNA com as histonas nucleares é denominada nucleossomo, e estes se unem através de um quinto tipo de histona (H1), formando, assim, uma cadeia de nucleossomos (Fig. 1.3). Essas cadeias (~10 nm) são compactadas em uma estrutura helicoidal secundária da cromatina, o que lhe confere a espessura de ~30 nm, tornando-se uma fibra de aspecto solenóide. Os solenóides são, por sua vez, organizados de forma circular, e mantêm-se aderidos em intervalos de 100 kb (100 mil pares de bases) ou juntam-se a proteínas não-histonas. Assim, a estrutura do cromossomo é extremamente complexa e se modifica de acordo com o grau de condensação da cromatina, ou seja, durante a divisão celular, apresentando no total 50 a 250 milhões de pares de bases [20,30].

Síntese Protéica

O ácido ribonucléico (RNA) possui estrutura química similar ao DNA, exceto pelo fato de apresentar um açúcar ribose e a base uracila (U), em vez da timina (T). Outra diferença é que o RNA se apresenta na forma de cadeia única. O dogma central da biologia molecular baseia-se na propriedade do DNA de proporcionar a síntese do RNA e, este, de proporcionar a síntese de uma seqüência de polinucleotídeos constituindo as proteínas, estando determinadas proteínas relacionadas à síntese e ao metabolismo tanto do DNA quanto do RNA (Fig. 1.4).

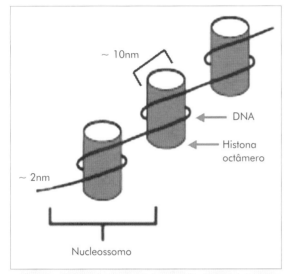

Fig. 1.3 — *Estrutura do nucleossomo, formado por DNA e proteínas histonas.*

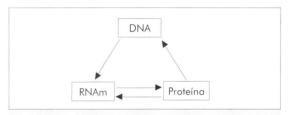

Fig. 1.4 — *Dogma central da biologia molecular.*

Além do cromossomo encontrado no núcleo, existe uma pequena quantidade localizada no interior da mitocôndria, o cromossomo mitocondrial. As moléculas do DNA mitocondrial apresentam aspecto circular e comprimento de 16 kb, sendo responsáveis pela codificação apenas de algumas dezenas de genes. A importância do cromossomo mitocondrial advém do fato de esses genes serem herdados, exclusivamente, de origem materna[10].

A informação genética é armazenada no DNA de forma codificada, na qual a seqüência de bases determina a formação de um RNAm (RNA mensageiro) através do processo de transcrição. O RNAm, nos ribossomos, é submetido a processo de translação, que forma como produto final uma proteína (Fig. 1.5). Esse processo complexo é constituído de diversas fases que estão sujeitas a erros e mutações, relacionadas a diversas doenças genéticas.

Transcrição

O RNA mensageiro (RNAm) é formado através de uma seqüência de bases de uma fita do DNA, no interior

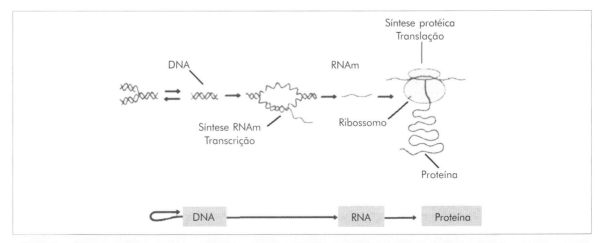

Fig. 1.5 — *Síntese protéica.*

do núcleo celular. A transcrição se inicia pela ação de RNA polimerases e procede sempre na direção 5' para 3', devido às ligações fosfodiéster que unem os nucleotídeos, enquanto o gene que está sendo transcrito é lido da direção 3' para 5'. A fita de DNA que está sendo utilizada na formação do RNAm chama-se não-codificadora, e a fita que não está sendo transcrita chama-se codificadora, pois possui a mesma seqüência de bases do RNAm que está sendo formado, exceto por apresentar a base uracila, não existente no DNA (Fig. 1.6). A transcrição do RNAm inicia e termina além dos códons (seqüência de três bases) que serão responsáveis pelo primeiro e último aminoácido de uma proteína a ser formada. Inicia-se em um local determinado e estende-se ao longo do DNA, passando por íntrons e éxons, e a codificação vai além do códon do último aminoácido. Éxons são regiões que codificam a produção de um aminoácido, e íntrons são regiões que não codificam, como será descrito posteriormente. A seqüência de bases do DNA, antes e após formado o polipeptídeo, regula todo o processo de transcrição, como será descrito posteriormente.

O RNA transcrito sofre adição de uma estrutura química chamada "cap" na extremidade 5', e termina em um local específico na extremidade 3', através de mecanismo ainda não exatamente determinado. No lo-

importância de descrever com detalhes o processo de trancrição é devido estar ele relacionado à expressão gênica, que será descrita posteriormente.

Translação

Esse processo ocorre no interior do ribossomo, estruturas constituídas de diversas proteínas e de RNA ribossômico (RNAr). Os RNA transportadores (RNAt) são moléculas com a função de transferir o aminoácido para a correta posição ao longo do RNAm, formando assim a cadeia polipeptídica. O RNAt possui o anticódon, seqüência de três bases que complementam as três bases do códon do RNAm. A interação do códon com o anticódon faz com que o aminoácido apropriado venha até o ribossomo e, através de ligação peptídica, se una ao aminoácido anterior, formando a cadeia polipeptídica (Fig. 1.8). Posteriormente, o ribossomo movimenta-se ao longo do RNAm exatamente 3 bases, trazendo o próximo códon para reconhecimento do RNAt, que traz o próximo aminoácido. Uma das principais características do processo de translação é que cada códon codifica um determinado aminoácido. Como, para a formação de um códon, são necessárias três bases, e existem 4 bases disponíveis (Adenina (A), Uracila (U), Citosina

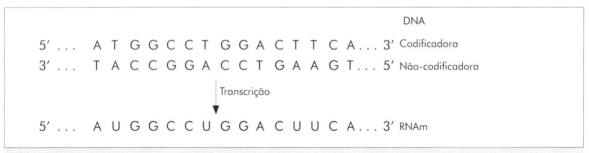

Fig. 1.6 — *Processo de transcrição. A fita de RNAm é formada no sentido 5' para 3', a partir de uma fita de DNA não-codificadora.*

cal de término do RNAm existe uma poliadenilação, ou seja, uma seqüência repetida de bases adenina, o que confere estabilidade ao RNA. O que determina esse processo é uma seqüência AAUAAA, geralmente encontrada na extremidade 3' de uma porção do DNA que não sofre translação. Após modificação nas extremidades 3' e 5' do RNA transcrito, os íntrons são removidos e os segmentos representados pelos éxons se unem, formando o RNAm maduro, possuindo somente as porções codificadoras de proteínas do gene (Fig. 1.7). Esse processo é denominado *splicing*, e é regulado por seqüências específicas do DNA em ambas as extremidades 5' e 3' dos íntrons, processo não descrito neste capítulo. Em seguida, o RNAm é transportado para o citoplasma para iniciar o processo de translação. Ou seja, o RNAm, ao chegar no citoplasma, apresenta a seqüência exata de bases necessárias para a codificação de uma proteína. A

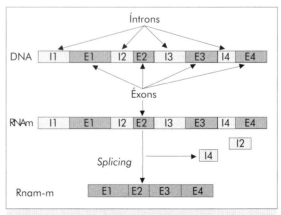

Fig. 1.7 — *Processo de splicing, pelo qual os íntrons são removidos e somente os éxons formam o RNAm maduro.*

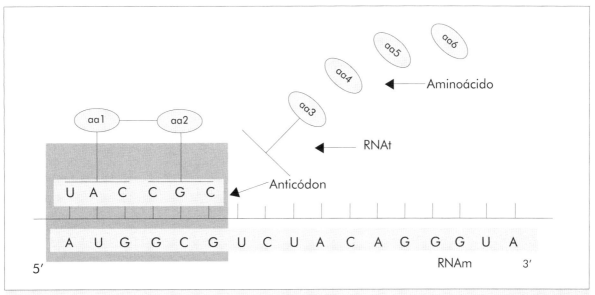

Fig. 1.8 — *Processo de translação no interior do ribossomo. O RNA transportador (RNAt) tem a função de transferir o aminoácido para a correta posição ao longo do RNAm, formando assim a cadeia polipeptídica. O RNAt possui o anticódon, seqüência de três bases que complementam o códon, formado por três bases do RNAm.*

(C) e Guanina (G)), é possível quatro³ possibilidades de combinações, constituindo 64 tipos de códons diferentes. O conjunto desses 64 códons constitui o chamado código genético. Como existem somente 20 aminoácidos, a maioria destes são específicos a mais de um códon, fazendo com que o código genético seja chamado de degenerado. Somente os aminoácidos metionina e o triptofano são específicos a um único tipo de códon.

A translação do RNAm inicia-se sempre com o códon AUG, denominado códon iniciador, que codifica o aminoácido metionina, que vem a ser o primeiro aminoácido de uma cadeia polipeptídica. Porém, na maioria das vezes, ele é eliminado antes que a síntese da proteína se complete. Existem três códons denominados terminais, ou *stop códons* (UGA, UAA e UAG), porque determinam o final da translação no RNAm. Os códons iniciadores e terminais, como os próprios nomes representam, são de extrema importância para a correta formação de uma proteína. Assim, a cadeia polipeptídica é liberada do ribossomo, tornando-se disponível para iniciar a síntese de uma nova proteína[20].

Compreendendo o processo do dogma central da biologia molecular, ou seja, o processo DNA, RNA e formação de proteína, é possível entender que a biologia molecular pode e deve ser estudada segundo esses três aspectos. O ramo da genética que estuda os cromossomos e sua estrutura é denominado citogenética. Dentro da citogenética, o estudo dos genes é denominado genômica. Como determinado gene pode codificar mais de uma proteína e esta ser codificada por mais de um gene, atualmente existe um campo da bioquímica responsável pela análise da estrutura e função das proteínas, sendo denominado proteonômica. Assim, além de determinar o gene relacionado a determinada doença, é necessário estudar os produtos (RNAm e proteínas) formados por esse gene, suas quantidades e funções, para assim compreender o processo saúde–doença.

Gene: Estrutura e Organização

Gene é definido, de forma simples, como sendo um segmento da molécula de DNA que contém uma seqüência de códigos responsáveis pela formação de uma cadeia polipeptídica de aminoácidos, ou seja, uma proteína. Os genes são constituídos de regiões codificadoras, isto é, regiões que proporcionam a codificação de um aminoácido, sendo chamadas de éxons. As regiões não-codificadoras, chamadas de íntrons, são inicialmente transcritas para o RNAm, mas não estão presentes no RNAm maduro no citoplasma, como foi descrito anteriormente. Assim, as informações contidas nos íntrons não são codificadas para a formação de proteínas, e as contidas nos éxons são utilizadas para a síntese protéica, já descrita.

O gene é composto de outras seqüências de nucleotídeos responsáveis pela sua expressão, ou seja, pela produção correta do RNAm em quantidade adequada e no momento necessário. Dentre esses nucleotídeos, existem os promotores, localizados na extremidade 5' (inicial), compostos por uma seqüência de bases responsáveis pelo início da transcrição. Existem diversos tipos de promotores no genoma humano que, juntamente com outros elementos reguladores, como *enhancers*, *silencers* e regiões controladoras, permitem que o gene se expresse em intensidade variável em diferentes tecidos. Na extremidade 3' existe o códon terminal, responsável pelo término da transcrição, fazendo com que no final do RNAm, seja adicionada uma seqüência repetida de bases adeninas, o que representa a extremidade final do RNAm.

Existem genes constituídos de seqüências de DNA que não produzem RNAm nem codificam proteínas, não possuindo função; são os denominados pseudogenes. Os pseudogenes são freqüentes no genoma humano e são semelhantes aos genes funcionantes. Alguns respondem pela retrotransposição, ou seja, têm a propriedade de gerar uma cópia de DNA que é reintegrada ao DNA nativo, o que pode aumentar ou diminuir a expressão de um gene[15].

A grande maioria dos 50.000 genes estimados no ser humano são representados por cópias únicas de DNA, ou seja, a seqüência de nucleotídeos que representa o gene aparece somente uma vez para cada genoma haplóide (espermatozóide ou óvulo). O restante do genoma consiste de várias seqüências de nucleotídeos, repetindo-se milhares de vezes no interior do genoma, podendo estar localizadas em um mesmo local ou dispersas no seu interior.

Genoma pode ser definido como a seqüência completa do DNA que contém toda a informação genética de um gameta, de um indivíduo ou de uma espécie. Regiões do genoma que possuem características semelhantes de organização, replicação e expressão tendem a estar localizadas juntas, fazendo com que o DNA não seja apenas uma coletânea de genes. Determinadas regiões dos cromossomos são repletas de genes, enquanto outras apresentam pequena ou nenhuma quantidade. Assim, as anormalidades na estrutura do genoma dependem do local e de quais genes estão envolvidos para poder desencadear uma doença.

Expressão Gênica

A regulação da expressão gênica dos cerca de 50.000 genes codificados no genoma humano envolve uma complexa inter-relação de diferentes níveis: replicação e segregação cromossômica, estrutura do gene, transcrição, estabilidade do RNAm, translação, síntese protéica e degradação de proteínas. Existem genes em que as variações da expressão não são relevantes, porém há outros cujas variações de expressão podem levar a doenças clínicas, como no desenvolvimento de neoplasias malignas. Em resumo, a quantidade, estabilidade e função do RNAm determinam a expressão de um gene.

A expressão de um gene é regulada de diversas formas, sendo influenciada por promotores, elementos regulatórios como *enhancers*, *silencers* e regiões controladoras no interior do *locus*. Proteínas chamadas de fatores de transcrição, que interagem em regiões específicas do gene, aumentam ou diminuem a expressão gênica. Alterações na seqüência dos pares de bases dos promotores ou de outros elementos reguladores levam a uma redução aguda da quantidade de RNAm transcrito, diminuindo assim a expressão gênica. *Enhancers* são seqüências de elementos que estimulam a transcrição

gênica a distância, ou seja, podem se localizar em qualquer posição do gene, ao contrário dos promotores, que se localizam no início do gene. Os *enhancers* são ativos somente em determinados tecidos e, juntamente com fatores de transcrição, alteram o nível de expressão de vários genes[18].

Mutações na seqüência de bases nos íntrons e éxons podem desencadear um defeito durante o processo de *splicing* do RNA, com redução da quantidade de RNA maduro responsável pela codificação de uma proteína. Outro fator importante é a correta formação da poliadenilação na extremidade distal do RNAm, regulada, em parte, por uma seqüência de bases AAUAAA que se situa aproximadamente 20 pares de bases antes do local da poliadenilação. Mutação nas bases que regulam a poliadenilação levam à formação de um RNAm instável, diminuindo, assim a expressão gênica[14,18].

Outra forma de controle da expressão gênica está relacionada à forma com que o DNA e os genes são armazenados no interior dos cromossomos[8], conforme já descrito.

TÉCNICAS EM BIOLOGIA MOLECULAR

Atualmente, grande parte das pesquisas experimentais realizadas por cirurgiões utilizam técnicas de biologia molecular, pois o entendimento molecular de mutações que levam às mais diversas doenças tem propiciado novas formas de diagnóstico e tratamento.

Um dos principais avanços na biologia molecular foi a descoberta das enzimas de restrição, que possuem a função de reconhecer determinada seqüência de bases na dupla fita de DNA e dividi-la no local ou perto da seqüência de bases reconhecidas. Uma das mais conhecidas enzimas de restrição, a EcoRI, reconhece a seqüência 5'-GAATTC-3' e quebra a molécula de DNA entre as bases G e A, originando dois fragmentos lineares, cada um com quatro bases em suas extremidades. Essas extremidades são úteis para a formação de DNA recombinante, ou seja, inserção de um outro segmento de DNA de outra espécie, ou mesmo de ser humano, que, através da utilização de enzimas chamadas DNA ligases, criam uma nova molécula de DNA, que apresenta uma extremidade derivada do DNA original e outra de outra espécie (Fig. 1.9). Existem mais de 1.000 enzimas de restrição que fragmentam o DNA nos mais diversos tamanhos e com diversas finalidades. A importância do DNA recombinante é que essa técnica de biologia molecular permite que determinada seqüência de bases ou um gene relacionado a uma doença hereditária ou a tumor do aparelho digestivo possa ser replicado e estudado *in vitro* ou *in vivo*, como veremos a seguir.

Sendo possível criar um DNA recombinante com uma seqüência de DNA de interesse, é possível transferir esse material genético para o interior de células ou de organismos que, através de meios de culturas específi-

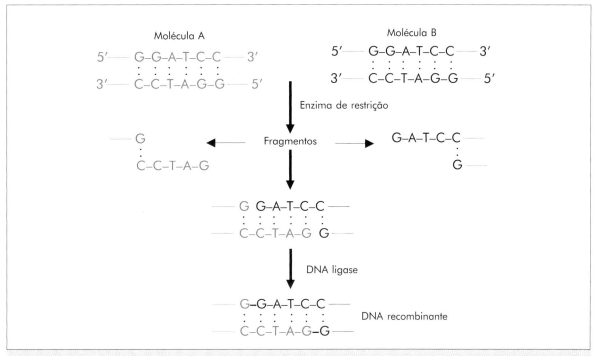

Fig. 1.9 — *DNA recombinante. Utilização de enzimas de restrição que dividem o DNA originando dois fragmentos lineares com quatro bases em suas extremidades. Enzimas DNA ligases permitem a união de dois fragmentos diferentes de DNA, formando, assim, o DNA recombinante.*

cos, se reproduzem juntamente com seu próprio DNA. Assim, grande número de cópias de um gene de interesse podem ser obtidas em laboratório, pois os vetores com a seqüência de interesse podem se multiplicar de forma autônoma no interior do organismo, e esse, pode se multiplicar indefinidamente em um meio de cultura. Vetor, de forma simples, é a molécula de DNA em que será inserido o gene em estudo, através de técnica de DNA recombinante. O entendimento sobre a estrutura, função e formas de ação dos vetores é de suma importância para compreensão de terapia gênica, que será descrita posteriormente.

Dentre os vetores utilizados, destacam-se os plasmídios, moléculas de DNA em dupla-hélice que se replicam fora do cromossomo, no interior de bactérias e fungos. Estes foram descobertos através do estudo da transferência de resistência bacteriana, no qual moléculas de DNA circulares com genes de resistência a antibióticos eram transmitidas entre as bactérias. É importante salientar que um plasmídio é uma estrutura atualmente desenvolvida pela engenharia genética, com determinada seqüência de bases, possuindo um local para originar a replicação, um ou mais marcadores (como resistência bacteriana) e um ou mais locais que permitem a sua fragmentação, sendo assim utilizado para efetuar a ligação com o fragmento de DNA ou gene a ser estudado. Os plasmídios permitem o estudo de seqüência de bases de até, aproximadamente, 6 kb. Outro vetor muito utilizado são os bacteriófagos lambda, vírus que atuam em bactérias e se multiplicam de forma espantosa, produzindo assim um maior número da seqüência de DNA de interesse. Outra vantagem, em relação aos plasmídios, é que permitem a criação de um DNA recombinante de maior tamanho, de até 20 kb. Para o estudo de fragmentos de DNA maiores, utilizam-se vetores chamados *cosmids*, que são, basicamente, grandes segmentos de plasmídios que usam a habilidade do bacteriófago lambda de infectar uma bactéria. Após infectar a bactéria de forma similar ao vírus lambda, os *cosmids* se replicam e tomam a forma circular assim como os plasmídios, porém com um tamanho de 20 a 50 kb de comprimento. Atualmente, existem plasmídios de grandes dimensões como 100 a 300 kb, chamados de cromossomos bacterianos artificiais. O vetores de maior tamanho são os chamados cromossomos artificiais de fungos, que permitem a clonagem e isolamento de fragmentos de DNA de até 1.000 a 2.000 kb de comprimento[26].

Análise de Ácidos Nucléicos

Quando se analisa o DNA do genoma humano, é necessário saber localizar uma seqüência específica de bases dentro dos cerca de 3 bilhões existentes; como, por exemplo, no diagnóstico de um paciente que possui a seqüência de bases anômala responsável pelo quadro clínico de anemia falciforme. Outro fator importante na análise de ácidos nucléicos é saber detectar e quantificar determinado RNAm, que codificará determinada proteína que está sendo produzida em excesso ou de forma deficiente, como na distrofia muscular de Duchene. A seguir, serão sumarizadas algumas técnicas básicas de biologia molecular utilizadas na grande maioria das pesquisas experimentais[9,20,26].

"Southern Blotting"

Inicialmente, isola-se o DNA de uma célula ou tecido que está sendo estudado. Utilizam-se enzimas de restrição que reconhecem uma seqüência específica do DNA e o fragmentam em mais de 1 milhão de pedaços de diferentes tamanhos. Esses pedaços são submetidos em seguida, à eletroforese em gel de agarose, que separa as moléculas de DNA de acordo com o seu tamanho. Através da eletroforese, fragmentos de grande tamanho se movimentam de forma mais lenta, e os de pequeno tamanho de forma mais rápida. Em seguida, a dupla hélice de DNA é desnaturada para separar as suas duas fitas complementares, que, agora em forma de fita única, são transferidas do gel para um pedaço de papel de nitrocelulose ou filtros de náilon, através de capilaridade. Posteriormente, o filtro é incubado com um probe específico (seqüência de bases marcadas e conhecida; como, por exemplo, uma seqüência que seja complementar ao gene da doença celíaca), o qual detecta a presença da seqüência complementar na única fita de DNA que está sendo estudada, através do correto pareamento de bases nitrogenadas (A-T, C-G). Somente a fita de DNA com a seqüência de bases complementares às do probe permanecerá estável na solução. Posteriormente, lava-se o filtro para remover os probes que não se ligaram, e expõe-se o filtro ao raio X. Como o probe é radiomarcado, permite localizar bandas radioativas correspondentes ao segmento de DNA que está sendo pesquisado (Fig. 1.10).

"Northern Blotting"

Tem o mesmo princípio do *Southern bloting*, porém é utilizado para análise de RNA.

"Western Blotting"

O *Western blotting* é realizado de forma semelhante ao *Southern* e *Nothern blotting*, porém, para individualização de proteínas, pois, além da individualização da mutação de um gene, é importante reconhecer como o defeito no gene altera a codificação protéica. Essa técnica permite analisar o tamanho e a quantidade de uma proteína mutante produzida em pacientes com doenças genéticas. De forma resumida, as proteínas celulares são separadas de acordo com o tamanho através de eletroforese em um gel, sendo em seguida transferidas a uma membrana. Esta é incubada com anticorpos que reconhecem de forma específica a proteína a ser analisada. Posteriormente, utilizam-se anticorpos secundários marcados, que se ligam aos anticorpos primários, permitindo assim a visualização da proteína que está sendo investigada.

Oligonucleotídeo alelo específico

Utiliza-se um probe constituído de oligonucleotídeos em que as bases nitrogenadas combinam-se precisamente a uma determinada seqüência do DNA, permitindo a diferenciação de genes em até mesmo uma única base nitrogenada. Assim, o probe sintetizado se hibridiza somente com a seqüência de bases complementar a ele. Esse método permite o reconhecimento de uma alteração em uma única base nitrogenada, o que, de modo geral, não pode ser reconhecido através do *Southern blotting*.

Reação em Cadeia da Polimerase (PCR)

Através da técnica de PCR, é possível criar milhões de cópias de uma simples molécula de DNA ou RNA. Baseia-se na utilização de *primers*, em que as extremidades 3' (final) se direcionam para a mesma seqüência-

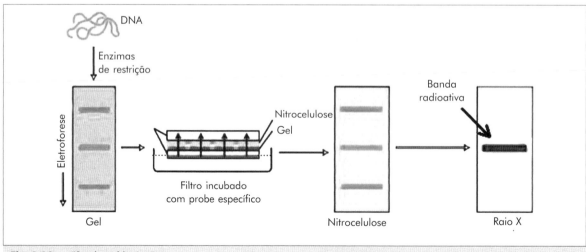

Fig. 1.10 — *"Southern blotting"*.

alvo que está sendo estudada. Ciclos repetidos de desnaturação, hibridização com os *primers* e síntese enzimática de DNA resultam em amplificação exponencial da seqüência que está sendo estudada (Fig. 1.11). Quando aplicado na avaliação de RNA, utiliza-se a enzima transcriptase reversa, que transforma o RNAm em cDNA (DNA sintetizado a partir de um RNA mensageiro), para posteriormente serem adicionados *primers* que, com a ação da DNA polimerase, formam vários segmentos de cDNA. Atualmente, o PCR é o método mais utilizado na análise de DNA e RNA em laboratórios de pesquisa, por possuir alta especificidade e sensibilidade.

genético de existir especificidade e afinidade entre as bases nitrogenadas (C-G, A-U e A-T). De forma resumida, em cada uma de nossas células existem códigos para a expressão de 10.000 a 30.000 proteínas. Esses códigos estão na forma de RNAm. Os métodos tradicionais, já descritos aqui, avaliam alterações gene por gene, ou seja, um gene de cada vez. Através dessa técnica, é possível avaliar aproximadamente 40.000 RNAm simultaneamente, através de programas de computador. Assim, é possível determinar quais são os genes ativados após determinado estímulo, como exemplo, quais genes são ativados durante uma neoplasia, doenças clínicas

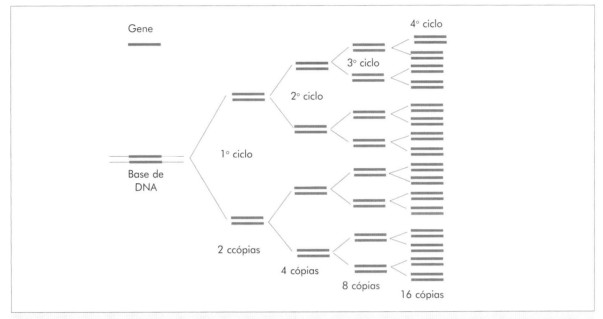

Fig. 1.11 — *Reação em cadeia da polimerase. Através de repetidos ciclos, um segmento do DNA é amplificado de forma exponencial.*

Seqüenciamento do DNA

Através dessa técnica, que conferiu o Prêmio Nobel a Fred Sanger e Walter Gilbert em 1980, é possível determinar a seqüência exata de bases de qualquer segmento de DNA. Atualmente, o seqüenciamento é realizado de forma automática e vem sendo utilizado para análise de genes normais ou alterados, permitindo individualizar novos genes, identificar alterações gênicas nas mais diversas doenças e confeccionar *primers* para serem usados em reações de PCR. Vem sendo utilizado, principalmente, no projeto Genoma Humano, para obter a seqüência de nucleotídeos dos 3 bilhões de bases do genoma humano.

Microarray ou GeneChip

Esta é a uma das técnicas mais novas dentro da biologia molecular. Baseia-se na propriedade do código

como infarto do miocárdio, trauma, ou seja, em qualquer condição clínica. Isso permitirá o surgimento de novas drogas e novas técnicas de tratamento baseadas em biologia molecular[4,7].

BIOLOGIA MOLECULAR E DOENÇAS DO APARELHO DIGESTIVO

Atualmente, sem exceção, todas as doenças do aparelho digestivo, desde a cavidade oral às doenças do canal anal, estão sendo estudadas a nível molecular, principalmente as neoplasias. Assim, citaremos alguns aspectos de biologia molecular relacionados às doenças do aparelho digestivo, apenas com a finalidade de ambientar o cirurgião nessa nova linguagem.

As neoplasias malignas caracterizam-se por um processo incontrolável de proliferação celular, formando uma massa ou tumor, com a propriedade de metastatizar.

Atualmente, a despeito de o câncer se apresentar de forma esporádica em um indivíduo, ou se repetir em vários membros de uma família, ele é considerado uma doença genética. Será descrito a seguir, resumidamente, alguns princípios de biologia molecular relacionados às neoplasias.

Basicamente, a neoplasia maligna surge de mutações nos genes que controlam a proliferação e morte celular. As mutações acontecem em uma única célula que começa a se replicar indefinidamente, e essas mutações podem ser herdadas e estar presentes em todas as células do corpo, ou iniciar em uma célula somática, como no epitélio colônico. Oncogenes são genes cuja função ou expressão resultam em um estímulo anormal para divisão e proliferação celular. Antes de serem ativados, são chamados de proto-oncogenes, e, para sua ativação, é necessário que somente um único alelo mutante seja alterado, demonstrando assim o seu aspecto dominante. Outros oncogenes bloqueiam a apoptose, ou seja, a morte celular. Genes supressores bloqueiam o desenvolvimento do tumor através do controle do crescimento celular. A falta das proteínas codificadas por genes supressores faz com que a célula cresça e se divida de forma incontrolável, ou a impede de realizar apoptose[2].

Polipose Familiar do Cólon

Aproximadamente 15% dos tumores de cólon são de origem familiar, incluindo a polipose familiar do cólon e a síndrome de câncer hereditário sem polipose. A polipose familiar do cólon é uma síndrome autossômica dominante que predispõe ao tumor de cólon devido à mutação no gene *APC* (*adenomatous polyposis coli gene*). Atualmente, sabe-se que mais de 80% dos tumores de origem não-familiar apresentam mutação do gene *APC*. Esse gene é responsável, direta ou indiretamente, pela regulação das funções de transcrição, aderência celular, estrutura microtubular do citoesqueleto, migração celular, apoptose, divisão de criptas e proliferação celular. Para a formação do adenoma, ambos os alelos devem estar inativos, o que pode acontecer devido à perda da heterozigose, mutação no interior do gene, inativação de transcrição e, raramente, efeito negativo do alelo herdado sobre o outro alelo. Em mais de 95% das vezes, mutações no interior do gene *APC* desencadeiam a produção inadequada de proteína Apc, resultando, de forma resumida, na expressão gênica inapropriada. Além das alterações no gene *APC*, são necessárias outras alterações para originar o câncer, as quais, na polipose familiar, ocorrem em 7% dos indivíduos com 21 anos e em 87% com 45 anos de idade. A transição de adenoma para carcinoma acontece em aproximadamente 23 anos. Dentre essas outras alterações, destacam-se ativação dos oncogenes *Ki-ras* ou *N-ras*, inativação do gene supressor tumoral no *18q*, inativação do gene *TP53* e alteração na metilação, o que leva a alteração na transcrição dos silenciadores que fazem parte dos genes de supressão tumoral[23,25]. Assim, não é somente a alteração de um gene, seja oncogene ou de supressão tumoral, que desencadeia o surgimento de uma neoplasia.

Síndrome de Câncer Colônico Hereditário sem Polipose

Caracteriza-se por ser uma doença autossômica dominante, correspondendo a aproximadamente 3 a 8% dos tumores de cólon. Homens heterozigotos apresentam risco de aproximadamente 90% de desenvolver tumor de cólon, e mulheres de aproximadamente 70% de desenvolver o tumor de cólon e risco de 40% para tumor de endométrio. Existe um risco adicional de 10 a 20% de desenvolver outros tipos de câncer, como nas vias biliares, estômago, pâncreas, intestino delgado, ovário ou sistema urinário. É causada por mutações em genes reparadores, genes responsáveis pelo reparo de segmentos de DNA em que o correto pareamento das bases (A-T e C-G) foi violado. Esses genes, *MLH1*, *MSH2*, *PMSL1*, *PMSL2* e *MSH6*, são responsáveis pelos 5 tipos de tumor de cólon hereditário não-polipóide, e os mais freqüentes são o *MLH1* e o *MSH2*, correspondendo a 60% a 70% dos casos. A herança autossômica dominante é representada pela presença de um alelo mutante seguido de mutação ou inativação do alelo normal nas células somáticas em um dos cinco genes já descritos aqui, o que acontece em aproximadamente 80% dos casos. A penetrância e a expressividade dessa doença dependem de fatores hereditários e ambientais. Através da história clínica de uma família, é possível identificar pacientes que possuem a alteração genética e iniciar colonoscopia anual a partir de 25 anos de idade, o que aumenta a expectativa de vida em 13,5 anos. Proctocolectomia, se realizada em pacientes com 25 anos, aumenta a expectativa de vida em 15,6 anos, demonstrando a importância do aconselhamento genético[1,20,24].

Rim Policístico

Pacientes com doença renal policística podem apresentar cistos hepáticos, pancreáticos e esplênicos, e são encaminhados para avaliação com gastroenterologistas e cirurgiões. Caracteriza-se por ser uma doença autossômica dominante em que aproximadamente 85% dos pacientes apresentam mutação no gene *PKD1* (*polycystic kidney disease*), e o restante, principalmente modificação no gene *PKD2*. Algumas famílias não possuem alterações nesses genes, sugerindo a existência de mais genes relacionados a essa doença. Ambos os genes codificam proteínas chamadas de policistina-1 e policistina-2, respectivamente. Por ser uma doença autossômica dominante, requer que ambos os alelos percam a sua função para a doença se expressar, e o mecanismo pelo qual a falta das proteínas codificadas está relacionada à formação de cistos não está completamente definido[29].

Deficiência de α-1 antitripsina

Doença autossômica recessiva responsável por cirrose hepática e doença pulmonar obstrutiva crônica. No cromossomo 14, o *locus* α-1AT (*antitrypsin*) é responsável pela produção e secreção da proteína α-1AT no plasma, cuja função biológica principal é inibir diversos tipos de proteases, como tripsina, quimiotripina e elastase pancreática. A produção de α-1AT em menor quantidade ou de forma inadequada determina a presença da doença. A proteína α-1AT, no pulmão, tem a função de inibir a enzima elastase produzida por neutrófilos, que, se não inibida, destrói as proteínas conectivas (principalmente a elastina), causando dano alveolar. No fígado, o mecanismo de dano celular parece ser diferente. A secreção da proteína α-1AT é prejudicada, levando ao seu acúmulo no interior do retículo endoplamático rugoso, que, acumulando-se nos hepatócitos, desencadeia a cirrose[22]. O gene que leva à deficiência de α-1AT é altamente polimórfico, ou seja, apresenta vários alelos relacionados à doença, dentre os quais se destacam os chamados *M1*, *M2*, *M3*, *S* e *Z*. Alteração no alelo *Z* (Glu342Lys), ou seja, a alteração no alelo *Z* que determina substituição do aminoácido glutamina por lisina no aminoácido 342 da cadeia polipeptídica, é a mais comum[27].

Tumor de pâncreas

O tumor de pâncreas está relacionado a oncogenes, como *K-ras*, *ATK2* e *erbB2*, e genes supressores, *p16*, *p53* e *DCP4*[3,5,12]. Além desses oncogenes, a família de proteínas de fatores de crescimento de fibroblastos (FGF), como FGF-1, FGF-2, FGF-5 e FGF-7, estão presentes em maior quantidade (maior expressão) em aproximadamente 50% desses tumores[16,19,31]. Esses fatores de crescimento têm alta afinidade por receptores de tirosina (FGFR-1 a FGFR-4), e mais de 90% dos adenocarcinomas possuem alta expressão do receptor FGFR-1α[16]. O entendimento desses defeitos genéticos que desencadeiam o desenvolvimento do câncer tem ajudado no desenvolvimento de drogas antitumorais e, futuramente, na utilização de terapia gênica no tratamento adjuvante de adenocarcinoma de pâncreas.

Fibrose Cística

Doença autossômica recessiva no transporte epitelial de íons devido a uma mutação no gene *CFTR* (*cystic fibrosis transmembrane conductance regulator gene*), localizado no cromossomo *7q31* (braço curto do cromossomo 7, posição 31). Esse gene é responsável pela regulação do transporte de canais de cloro, que mantém a hidratação das secreções nas mais diversas partes do organismo. Disfunção no gene *CFTR* afeta todos os órgãos produtores de muco, incluindo o aparelho respiratório, sistema biliar, pâncreas, intestino, glândulas salivares e genitália masculina. Disfunção do *CFTR* desencadeia alteração na proteína codificada por esse gene, responsável pela regulação dos canais de cloro na membrana apical das células epiteliais. A perda da função dessa proteína faz com que o cloro se mantenha no interior dos ductos que, devido à sua carga negativa, faz com que o sódio não atravesse a membrana apical da célula epitelial, sendo ambos secretados pelo suor. As mutações no gene *CFTR* podem ocorrer em um ou em ambos os alelos, sendo atualmente descritos mais de 900 tipos de mutações[28,32,33].

TERAPIA GÊNICA

Futuramente, o tratamento de doenças causadas por alterações em um único gene será realizado através de terapia de transferência gênica ou reposição da proteína defeituosa, melhorando assim a sua função e diminuindo os danos que essa deficiência pode estar causando. Para doenças de causas multifatoriais, ou seja, causas genéticas múltiplas e ambientais, será mais difícil obter o tratamento gênico, pois a etiologia não está completamente elucidada a nível molecular, como diabetes, aterosclerose coronariana e muitas doenças mentais.

O termo terapia gênica significa a inclusão de um gene no interior de uma célula através da utilização de tecnologia de DNA recombinante, já descrita aqui, com objetivos terapêuticos. Baseia-se na introdução de um gene em células somáticas visando modificar o fenótipo de determinada doença. Também, a terapia gênica pode ser capaz de compensar a função de um gene ausente ou defeituoso, como na fenilcetonúria, na qual a introdução de genes que aumentem a produção de fenilalanina pode mudar o fenótipo da doença sem, necessariamente, agir no gene que está alterado. Outra forma de tratamento, porém mais difícil de realizar, baseia-se na substituição ou inativação dos produtos de um gene (RNAm) que causam determinada doença. Como exemplo, na doença de Huntington, em que o gene codifica um RNAm que possui várias seqüências repetidas de bases CAG, é possível realizar uma "cirurgia" para modificar ou degradar esse RNAm, sem precisar atuar diretamente no gene responsável pela doença. Outro exemplo seria a degradação seletiva do RNAm que codifica o tipo de colágeno causador da osteogênese imperfeita. Uma terceira forma de terapia gênica baseia-se na utilização de genes que atuem como se fossem medicamentos, ou seja, atuem contra os efeitos causados pelo gene em determina doença, constituindo uma área de grande interesse das indústrias farmacêuticas: a farmacogenômica.

Porém, o modo como realizar a terapia gênica, ou seja, determinar em que células deve ser implantado o DNA recombinante para que se possa alterar o fenótipo de uma doença sem alterar o restante do organismo humano, constitui um dos principais desafios atuais.

A introdução de genes em células-tronco, como as da medula óssea, resulta na expressão do gene transferido em uma grande quantidade de células-filhas. Assim, pode-se realizar um transplante de medula óssea com células-tronco modificadas, que, posteriormente, circularão por todo o organismo, podendo ser uma forma de tratamento para anemia falciforme, talassemias, doenças de defeitos de armazenamentos como Tay-Sachs, Lesh-Nyhan e mucopolissacaridoses. Outra forma de tratamento seria a transferência de genes para células endotelias, que, por estarem em contato com o fluxo sangüíneo, podem fazer com que a proteína produzida pelo gene seja liberada na circulação, apresentando assim um efeito sistêmico.

Também, como forma de tratamento, pode ser transferido um gene no interior de um vírus criado geneticamente. Como exemplo, pode ser criado um *spray* com uma carga viral modificada geneticamente que, após inalado, atue no epitélio alveolar de pacientes com fibrose cística, modificando o gene responsável pela doença[11]. Ainda, outra forma de tratamento seria a utilização DNA recombinante em vírus que atuem no sistema nervoso central, infectando células que possuem as alterações gênicas responsáveis pela doença de Alzheimer. Outros vetores que não sejam vírus vêm sendo estudados, como plasmídios, lipossomos, proteínas a até mesmo cromossomos artificiais[13,20,21].

Apesar dos avanços na área de biologia molecular, a terapia gênica ainda está no início do seu desenvolvimento, apenas com alguns estudos em seres humanos. Ainda não existem resultados em médio e longo prazos de possíveis reações adversas, ou confirmando se um protooncogene pode ser ativado ou se um gene de supressão tumoral pode ser inativado, e quais são os efeitos nas células germinativas que serão responsáveis pela próxima geração.

REFERÊNCIAS BIBLIOGRÁFICAS

1. Aaltonen LA, Salovaara R, Kristo P, Canzian F, Hemminki A, Peltomaki P *et al*. Incidence of hereditary nonpolyposis colorectal cancer and the feasibility of molecular screening for the disease. *N Engl J Med* 338:1481-7, 1998.
2. Balmain A, Gray J, Ponder B. The genetics and genomics of cancer. *Nat Genet* 33:238-44, 2003.
3. Berrozpe G, Schaeffer J, Peinado MA, Real FX, Perucho M. Comparative analysis of mutations in the p53 and K-ras genes in pancreatic câncer. *Int J Cancer* 58:185-91, 1994.
4. Brown PO, Botstein D. Exploring the new world of the genome with microarray. *Nature Genetics* 21:33-7, 1999.
5. Caldas C, Hahn SA, da Costa LT, Redston MS, Schutte M, Seymour AB *et al*. Frequent somatic mutations and homozygous deletions on the p16 (MTS1) gene in pancreatic adenocarcinoma. *Nat Genet* 8:27-31, 1994.
6. Childs B. Genetics in the medical curriculum. *Am J Med Genet*, 13:319-24, 1982.
7. Cole J, Isik F. Human genomics and microarrays: implications for the plastic surgeon. *Plast Reconstr Surg* 110:849-58, 2002.
8. Cunliffe VT. Memory by modification: the influence of chromatin structure on gene expression during vertebrate development. *Gene* 305:141-50, 2003.
9. Davies K. *Human Gentics Diseases Analysis: A practical Approach*, 2nd ed. IRL Press, Oxford, 1995.
10. DiMauro S, Schon EA. Mitochondrial DNA mutations in human disease. *Am J Med Genet* 106:18-26, 2001.
11. Gautam A, Waldrep JC, Densmore CL. Aerosol gene therapy. *Mol Biotechnol* 23:51-60, 2003.

12. Hahn SA, Schutte M, Hoque AT, Moskaluk CA, da Costa LT, Rozenblum E *et al*. DPC4, a candidate tumor-supressor gene at 18q21.1. *Science* 271:350-353, 1996.
13. Hauses M, Schackert HK. Gene therapy and gastrointestinal cancer: concepts and clinical facts. *Langenbecks Arch Surg* 384:479-88, 1999.
14. Jaenisch R, Bird A. Epigenetic regulation of gene expression: how the genome integrates intrinsic and environmental signals. *Nat Genet* 33:245-54, 2003.
15. Kazazian HH, Moran JV. The impact of L1 retrotransposons on the human genome. *Nat Genet* 19:19-24, 1988.
16. Leung HY, Gullick WJ, Lemoine NR. Expression and functional activity of fibroblast growth factors and their receptors in human pancreatic cancer. *Int J Cancer* 59:667-75, 1994.
17. Lindah R. Molecular medicine: a primer for clinicians. Part XIII: The human genome project and the practice of medicine. *SDJ Med* 54:405-10, 2001.
18. Lipps HJ, Jenke AC, Nehlsen K, Scinteie MF, Stehle IM, Bode J. Chromosome-based vectors for gene therapy. *Gene* 304:23-33, 2003.
19. Mason IJ. The ins and outs of fibroblasts growth factors. *Cell* 78:547-52, 1994.
20. Nussbaum RL, McInnes RR, Willard HF. Thompson and Thompson — *Genetics in Medicine*, 6th ed. WB Saunders Company, Philadelphia, 2001.
21. Palmer DH, Chen MJ, Kerr DJ. Gene therapy for colorectal cancer. *Br Med Bull* 64:201-25, 2002.
22. Perlmutter DH. Liver injury in alpha1-antitrypsin deficiency: an aggregated protein induces mitochondrial injury. *J Clin Invest* 110:1579-83, 2002.
23. Powell SM, Petersen GM, Krush AJ, Booker S, Jen J, Giardiello FM *et al*. Molecular diagnosis of familial adenomatous polyposis. *N Engl J Med* 329:1982-7, 1993.
24. Ramesar RS, Madden MV, Felix R, Harocopos CJ, Westbrook CA, Jones G *et al*. Molecular genetics improves the management of hereditary non-polyposis colorectal cancer. *S Afr Med J* 90:709-14, 2000.
25. Saha D, Roman C, Beauchamp RD. New strategies for colorectal cancer prevention and treatment. *World J Surg* 26:762-6, 2002.
26. Sambrook J, Russel D. *Molecular Clonning: A Laboratory Manual*, 3rd ed. Cold Spring Harbor Laboratory, Cold Spring Harbor, New York, 2001.
27. Sansom ME, Ferry BL, Sherrell ZP, Chapel HM. A preliminary assessment of alpha-1 antitrypsin S and Z deficiency allele frequencies in common variable immunodeficiency patients with and without bronchiectasis. *Clin Exp Immunol* 130:48, 2002.
28. Stern RC. The diagnosis of cystic fibrosis. *N Engl J Med* 336:487-91, 1997.
29. Sutter M, Germino GG. Autosomal dominant polycystic kidney disease: Molecular genetics and pathophysiology. *J Lab Clin Med* 141:91-101, 2003.
30. Therman E, Susman M. *Human Chromosomes: Structure, Behavior, Effects*, 3rd ed. Springer-Verlag, New York, 1993.
31. Vickers SM, MacMillan-Crow LA, Green M, Ellis C, Thompson JA. Association of increased immunostaining for inducible nitric oxide syntheses and nitrotyrosine with fibroblast growth factor transformation in pancreatic cancer. *Arch Surg* 134:245-51, 1999.
32. Zielenski J. Genotype and phenotype in cystic fibrosis. *Respiration* 67:117-33, 2000.
33. Zielenski J, Bozon D, Kerem B, Markiewicz D, Durie P, Rommens JM *et al*. Identification of mutations in exons 1 through 8 of the cystic fibrosis transmembrane conductance regulator (CFTR) gene. *Genomics* 10:229-35, 1991.

Marcadores Tumorais do Aparelho Digestivo

CAPÍTULO 2

Ulrich Andreas Dietz
Paulo Afonso Nunes Nassif
Eike Sebastian Debus
Wolfgang Timmermann
Arnulf Thiede

DEFINIÇÕES

Marcadores tumorais são substâncias próprias do organismo, cujo aparecimento ou aumento são indicativos da presença e/ou estado de disseminação de tumores. Marcadores tumorais podem ser usados para acompanhar a remissão tumoral após tratamento e, em alguns casos, auxiliam na diferenciação de diversos tipos histológicos de tumores.

Podem ser humorais (em circulação no sangue periférico) ou celulares. Os marcadores tumorais celulares podem ser diferenciados em marcadores morfológicos (diferenciação de órgãos), marcadores imuno-histológicos (tumores pouco diferenciados, como linfomas, carcinomas, sarcomas e melanomas), marcadores de superfície de neoplasias hematológicas e os marcadores biológicos de anomalias genéticas (oncogenes, genes supressores tumorais) (Tabela 2.1)[22, 34, 36].

Os marcadores tumorais humorais podem ser de natureza protéica, lipídica/glicolipídica ou carboidrática e, são produzidos ao redor, no interior ou na superfície de células tumorais. Marcadores tumorais humorais podem ser detectados como antígenos circulantes no plasma sangüíneo, ascite ou exsudato pleural. A importância desses marcadores humorais reside na sua correlação com o diagnóstico e acompanhamento prognóstico de diversos tumores[24]. A maioria desses marcadores tumorais é detectada através de técnicas laboratoriais estandardizadas usando anticorpos monoclonais.

A concentração sérica de marcadores tumorais está em relação direta com a massa e vascularização tumoral. Há diversas variáveis que podem interferir na inter-pretação clínica dos valores obtidos: produção do marcador tumoral, liberação do marcador tumoral, massa tumoral, vascularização, ritmo circadiano, posição corporal no momento da coleta sangüínea, fatores iatrogênicos (colonoscopia, toque retal) e catabolismo do marcador tumoral (função renal e hepática, colestase). Determinações seriadas de marcadores tumorais séricos permitem uma interpretação mais acurada da significância por oferecerem valores referenciais durante o acompanhamento clínico (cinética do marcador tumoral). Pode-se definir assim o tempo de meia-vida e/ou o tempo de duplicação do marcador tumoral. Os valores de referência (*cut-off*) para determinado marcador tumoral são fornecidos pelo fabricante do *kit*, sendo o valor do limite superior de normalidade correspondente ao 95º percentil (especificidade diagnóstica) (Tabela 2.2). Para cada paciente individualmente, é importante que seja definido o valor "básico" e os "limites de variância" do marcador tumoral; assim, quando o valor extrapolar a variância individual do paciente, têm-se fortes indícios de progressão da doença.

A maioria dos marcadores tumorais conhecidos pode ser encontrada em baixas concentrações em probandos sadios ou até em altas concentrações em doenças benignas. O CEA pode estar aumentado em fumantes, o CA 19-9 na colestase e o SCC em dermatoses (psoríase) e nefropatias.

Hormônios e produtos do metabolismo

Além dos marcadores tumorais propriamente ditos, concentrações de hormônios ou produtos do metabolis-

Tabela 2.1
Principais Marcadores Tumorais Relevantes ao Aparelho Digestivo

Marcador tumoral	Indicação
CEA	Carcinoma colorretal
	Carcinoma medular da tireóide
	(carcinoma de mama)
AFP	Carcinoma hepatocelular
	(carcinomas de células
	germinativas)
CA19-9	Carcinoma de pâncreas e de vias biliares
CA72-4	Carcinoma gástrico
	(carcinoma de ovário)
SCC	Carcinoma de células escamosas
NSE	Tumores neuroendócrinos
	(enolase neuroespecífica)

Sensibilidade diagnóstica é a razão dos testes verdadeiramente positivos pelo número de pacientes; nos estágios iniciais. A sensibilidade diagnóstica dos marcadores tumorais é pequena (10-30%), aumentando com a doença manifesta (30-50%) e disseminada (70-90%), isto é, progressivamente com o estadiamento tumoral.

A especificidade diagnóstica é a razão entre os testes verdadeiramente negativos à população de probandos (não-doentes). Considera-se internacionalmente como *cut-off* da especificidade o nível de 95%. A especificidade diagnóstica tem valor quando a população de probandos for bem conhecida com relação às suas doenças benignas.

O valor preditivo positivo fornece informações sobre a probabilidade de um paciente com aumento do marcador tumoral ser portador do referido tumor. O valor preditivo negativo refere-se à probabilidade de um paciente com resultado negativo realmente não ser portador do tumor. Esses valores variam na dependência da prevalência da doença na referida população (Fig. 2.1)[36].

Tabela 2.2
Tempo de Meia-Vida e Valores de Referência dos Principais Marcadores Tumorais do Aparelho Digestivo

Marcador tumoral humoral	Tempo de meia-vida (dias)	Valor referencial superior (95%)
CEA	2 — 8	3 mg/l (ng/ml)
AFP	2 — 8	9 U/l (ng/ml)
CA19-9	4 — 8	37 U/ml
CA72-4	3 — 7	4 U/ml
SCCA	< 1	1,5 mg/l (ng/ml)
NSE	< 1	12 ng/ml

mo são de grande importância no diagnóstico de tumores neuroendócrinos do aparelho digestivo (Tabela 2.3). À exceção do carcinóide, a maioria dos demais tumores hormonais do aparelho digestivo têm sua origem no pâncreas e cursam com hiperparatireoidismo em aproximadamente 90% das NEM do tipo I (neoplasia endócrina múltipla).

Critérios de validade estatística

A importância dos marcadores tumorais para o diagnóstico e acompanhamento terapêutico das doenças tumorais reside na sensibilidade e especificidade diagnósticas. Esses valores relacionam-se a amostras homogêneas de populações com a doença (sensibilidade) ou sem a doença (especificidade).

INDICAÇÕES DIAGNÓSTICAS

As principais indicações para a determinação de marcadores tumorais são o diagnóstico precoce, a localização tumoral, o diagnóstico primário do tumor, prognóstico, monitoramento do tratamento e reconhecimento de recidiva tumoral.

Devido à sua baixa sensibilidade e especificidade e à baixa prevalência de tumores na população geral, a maioria dos marcadores tumorais não está indicada para a realização de *screening* tumoral. Uma exceção é o PSA (antígeno prostático específico), o qual é recomendado nos Estados Unidos como *screening* para homens acima de 50 anos. Tratando-se de um grupo de risco, o *screening* passa a ter certa relevância: ainda na determinação da calcitonina em familiares de pacientes portadores de

Tabela 2.3
Hormônios e Produtos do Metabolismo como Marcadores Tumorais em Tumores Endócrinos do Aparelho Digestivo

Tumor	Teste laboratorial e/ou marcador hormonal
Carcinóide	• Serotonina sérica • Ácido 5-hidroxiindolacético (urina de 24h)
Gastrinoma (síndrome de Zollinger-Ellison)	• Gastrina sérica • Teste da estimulação da secretina
Insulinoma	• Insulina sérica • Glicemia • Pró-insulina sérica • Teste do jejum
Glucagonoma	• Glucagon no plasma • Glicemia
Somatostatinoma	• Somatostatina sérica
VIPoma	• VIP (peptídeo vasoativo intestinal) sérico

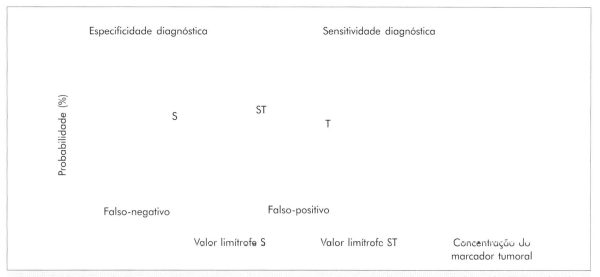

Fig. 2.1 — *Dependência da especificidade diagnóstica de determinado marcador tumoral em relação à população de probandos. "S" representa a curva de probandos sadios e "ST" a curva de uma população de pacientes com doenças benignas não-tumorais e uma curva de pacientes com tumor "T". Como valor limítrofe superior do valor de referência "S", define-se o 95º percentil da população "S"*[36].

carcinoma medular da tireóide ou MEN-II, carcinoma hepatocelular em pacientes cirróticos com aumento de AFP ou exclusão de carcinoma de pâncreas em pacientes com grandes perdas ponderais e sintomas gastroenterológicos inespecíficos (CA 19-9).

A maioria dos marcadores tumorais não permite conclusões sobre a localização do tumor, pois à exceção de PAP e PSA para a próstata (e HCC) e de TG (tireoglobulina) para os carcinomas foliculares e papilíferos da tireóide, os demais marcadores não são órgão-específicos.

A contribuição dos marcadores tumorais no diagnóstico primário de tumores é, em regra, muito pequena. Métodos de imagem, endoscopia e o diagnóstico histológico são muito mais eficientes. A principal importância da determinação dos marcadores tumorais no diagnóstico primário de tumores é o estabelecimento do prognóstico.

O prognóstico, isto é, o intervalo sem doença após tratamento curativo, é o aspecto mais interessante para a aplicação dos marcadores tumorais. O risco de recidiva correlaciona-se fortemente com o aumento dos níveis de determinado marcador tumoral após este ter-se reduzido inicialmente após o tratamento curativo. Isso é principalmente relevante nos casos de carcinomas colorretal e gástrico (CEA), após a ressecção de metástase hepática solitária de carcinoma colorretal (CEA) ou do carcinoma hepatocelular (AFP e DCP), por exemplo.

Alterações pós-terapêuticas dos níveis séricos de marcadores tumorais correlacionam-se fortemente com remissão (queda superior a 50%), progressão (aumento superior a 25%) ou evolução inalterada (valores constantes ou variação inferior a 25%) e servem para sinalizar a eficiência ou ineficiência de determinado tratamento, seja ele radio ou quimioterapia, terapia hormonal ou cirurgia. Variações nos níveis dos marcadores tumorais podem alertar o médico sobre progressão tumoral até 6 meses antes de que esta possa ser diagnosticada por métodos de imagem. Para a interpretação correta dos valores obtidos, é fundamental que se conheça o tempo de meia-vida do referido marcador. Após tratamento cirúrgico curativo (R0), é esperado que os níveis séricos do marcador tumoral retornem ao normal em 4 a 8 semanas.

A persistência de valores elevados ou um aumento destes sugerem doença residual, metástases ou ineficiência do tratamento adjuvante. Aumento do marcador tumoral durante intervalos de tratamento pode sugerir o retorno da doença; a não- redução dos marcadores pode sugerir que os quimioterápicos em uso em determinado paciente não estão sendo eficientes. Alterações nos valores dos marcadores tumorais podem influenciar decisões de reestadiamento, tratamento adjuvante ou readequação dos intervalos de acompanhamento. Para tanto é de fundamental importância que os exames de acompanhamento pós-tratamento sejam realizados sempre no mesmo laboratório ou, ao menos, pelo mesmo teste de imunoensaio, para evitar que variações de laboratório interfiram na interpretação do curso da doença[4,22,34].

As principais indicações para a determinação dos marcadores tumorais estão listadas na Tabela 2.4.

Tabela 2.4
Indicações Gerais para Determinação de Marcadores Tumorais Relacionados ao Aparelho Digestivo

- Antes do tratamento primário (cirurgia, quimioterapia, radioterapia, hormonoterapia)

- No pós-operatório (ou após início do tratamento conservador)
    — 2 a 10 dias após o início do tratamento (dependendo do tempo de meia-vida)
    — A cada 3 meses nos primeiros 2 anos
    — A cada 6 meses até o 5° ano
    — Antes de cada alteração no protocolo de tratamento

- Sempre que houver suspeita de recidiva ou de metástases

- No reestadiamento

- 2 a 4 semanas após detectado um primeiro aumento nas situações precedentes

---

A determinação de diversos marcadores tumorais simultaneamente tem indicações precisas: é obrigatória em tumores germinativos (AFP, HCG), recomendável no carcinoma de mama (marcadores de mucina e CEA) ou gástrico (CA72-4 e CA 19-9) e dispensável na combinação de antígenos correlatos[34].

CEA (ANTÍGENO CARCINOEMBRIONÁRIO)

O antígeno carcinoembrionário é uma glicoproteína da membrana celular de peso molecular médio de 180 kDa; a quantidade carboidrática de sua molécula pode variar de 45-60% de sua fração protéica homogênea e é formada por uma cadeia peptídica única[37]. Os antígenos da família do CEA estão codificados no braço longo do cromossoma 19. O primeiro anticorpo anti-CEA foi produzido em 1964 por Gold e Friedman[14]. O CEA está presente na mucosa colorretal do adulto numa concentração de 1 mg/g de tecido não-desidratado. No carcinoma primário de cólon ou reto, bem como nas suas metástases hepáticas, o valor do CEA pode ser até 500 vezes maior. Em tumores de outras localizações, a concentração do CEA é muito menor; assim, pequenos aumentos na concentração de CEA em tumores gástricos, de mama ou brônquicos significam geralmente estágios avançados da doença. Por outro lado, o CEA pode estar presente em cistos benignos de mama, no líquido sinovial de pacientes com artrite reumatóide, na urina em casos de infecção urinária bacteriana, em até 30% dos pacientes com cirrose hepática, 10-15% dos pacientes com hemorróidas ou pólipos intestinais, 15% dos pacientes com doenças inflamatórias intestinais e em até 15% dos pacientes com infecções broncopulmonares. Esses achados demonstram que o CEA não é produzido apenas em tumores.

Entre os tumores malignos, a sensibilidade diagnóstica do CEA é maior no carcinoma colorretal e no carcinoma medular da tireóide. Aumentos de CEA (em %) estão assim distribuídos segundo o estadiamento clínico: Dukes: A: 0-20%, Dukes B: 40-60%, Dukes C: 60-80%, Dukes D: 80-85%. O valor preditivo positivo do CEA determinado como *screening* numa população geral é de 1:400, isto é, um diagnóstico positivo de tumor colorretal para cada 400 testes positivos (falso-positivos). Por outro lado, 50% dos pacientes com carcinoma colorretal não são identificados pelo CEA[7]. Isso significa que não se justifica o uso do CEA como *screening* nem tampouco para o diagnóstico diferencial de tumores primários do aparelho digestivo[4].

Para o diagnóstico diferencial de tumores hepáticos, o CEA é útil na identificação de metástases de carcinomas colorretais. Aumentos do CEA de 8-10 vezes estão presentes em doenças benignas do fígado apenas raramente e no carcinoma hepatocelular em 6% dos casos. Metástases hepáticas do carcinoma colorretal cursam, todavia, com aumento do CEA em 50-60% dos casos[4,6,10,12,15,18,26].

O CEA é de valor prognóstico quando no acompanhamento de pacientes com tumores do aparelho digestivo; um aumento de 8 a 10 vezes acima do referencial pode significar doença metastática ou recidiva locorregional (carcinomas colorretal e medular de tireóide). Medições de CEA devem ser feitas a cada 3 a 6 meses durante os primeiros 3 anos após a operação. Consideram-se concentrações elevadas do CEA como sinal prognóstico desfavorável; a não-redução ou mesmo aumento pós-operatório do CEA pode significar permanência de doença residual. No acompanhamento pós-operatório, o valor preditivo positivo do CEA é de 65-70%, e o valor preditivo negativo é de 85-90%, o que demonstra sua utilidade para o acompanhamento desses pacientes. Todavia, não se deve fazer a indicação de revisão (*second-look*) apenas pelo aumento do CEA, pois sabe-se que há número relativamente alto de valores falso-positivos[2,24,25,26,28,30,31,32,40,45].

AFP
(ALFA-1-FETOPROTEÍNA)

A AFP é uma glicoproteína (4% de carboidratos) com peso molecular de 70 kDa e tendência migratória eletroforética α_1, e foi demonstrada inicialmente no soro fetal em 1956. Em crianças acima de 2 anos e em adultos, aceita-se um valor de referência superior a 10-15 ng/ml (1 U/I = 1,21 ng/ml — WHO). Na gestante ocorre tipicamente um aumento máximo da AFP próximo à 16ª semana (até $3,5 \times 10^{-4}$ ng/ml), com redução para níveis de 500 ng/ml após a 32ª semana. A AFP é um importante marcador tumoral no diagnóstico do carcinoma hepatocelular e no carcinoma de células germinativas, principalmente em pacientes de risco (cirrose hepática, enduração de testículo). A indicação da determinação da AFP é absoluta nos casos de suspeita de carcinoma hepatocelular ou de células germinativas (gônadas)[38]. Indicação relativa é o acompanhamento de pacientes com cirrose hepática ou pacientes com risco elevado de carcinoma de células germinativas (ex., criptorquidia, gêmeo univitelínico de paciente com tumor de testículo, pós-operatório de orquiectomia unilateral). A AFP não é indicada como técnica de *screening* tumoral na população geral.

Aumento da AFP menor do que 100 ng/l (750 U/l) é comum em aproximadamente 60% dos casos de doenças benignas que cursam com alterações desse marcador; apenas em 1% das doenças benignas a AFP está acima de 500 ng/l. Após hepatites virais a AFP retorna ao normal em 6 a 10 semanas[19]. Em se tratando de paciente do sexo feminino com aumento de AFP e suspeita de tumor, sempre se deve afastar a hipótese de gravidez.

Concentrações séricas elevadas de AFP estão presentes em 90-95% dos casos de carcinoma hepatocelular (sensibilidade e especificidade diagnóstica de 95 a 100%). Em 40% dos casos a elevação da AFP é acima de 10 mg/l (até 10.000 mg/l), em 51% dos casos acima de 1 mg/l, em 60% acima de 100 ng/l. Todavia, aproximadamente 10% dos pacientes com carcinoma hepatocelular não apresentam aumento da AFP sérica. Em

aproximadamente 20% dos pacientes com carcinoma colorretal, carcinoma gástrico, pancreático ou de vias biliares, assim como carcinomas brônquico e mamário, observa-se aumento da AFP, porém, como nas doenças hepáticas benignas, em níveis abaixo de 500 ng/ml.

No acompanhamento prognóstico de pacientes com elevação de AFP e carcinoma hepatocelular inoperável, observa-se um aumento exponencial dos valores séricos; esse aumento, todavia, não se relaciona apenas ao crescimento tumoral, porém também à diminuição do catabolismo da AFP pela destruição do parênquima hepático. Após tratamento cirúrgico ou quimiorradioterápico, pode ocorrer um aumento inicial nos valores séricos de AFP, sendo a queda proporcional ao tempo de meia-vida (2-8, em média 5 dias)[1,13,19,23,31,33,34,39].

CA 19-9
(ANTÍGENO CARBOIDRATO 19-9; SINÔNIMO: GICA = *GASTROINTESTINAL CANCER ANTIGEN*)

Descrito inicialmente em 1979 (anticorpo monoclonal murino IgG_1), é um glicolipídio com uma molécula de 36 kDa relacionado ao grupo sangüíneo Lewis a. Apesar de sua grande importância clínica, o CA 19-9 não é um antígeno específico para determinado órgão ou tumor. Sua aplicação principal (indicação absoluta) é o diagnóstico e acompanhamento terapêutico de pacientes com carcinoma de pâncreas, hepatobiliar e gástrico (em combinação com o CEA). O teste de ELISA baseia-se num anticorpo murino monoclonal (anti-CA 19-9) e os valores de referência no plasma variam de 0-37 U/l. As principais causas benignas de aumento do CA 19-9 (geralmente valores abaixo de 37 U/l) são icterícia obstrutiva (20%), colelitíase (22%), colangite, hepatite tóxica (14%), hepatite crônica ativa (34%), cirrose hepática (19%), necrose hepática fulminante (60%) e mucoviscidose.

Para o diagnóstico do adenocarcinoma de pâncreas, aceitam-se valores acima de 70 U/l como significativos (sensibilidade 70-95%, especificidade 72-90%, valor preditivo positivo 92%). Em 10-20% dos casos de pancreatite crônica agudizada, pode-se observar aumento do CA 19-9 acima de 70 U/l (até 500 U/l)[11,31,34].

Dependendo do estadiamento tumoral do adenocarcinoma gástrico, a sensibilidade diagnóstica do CA 19-9 varia de 26-60%; recomenda-se aqui, para melhora da sensibilidade diagnóstica, a combinação com o CEA. Comportamento semelhante observa-se no carcinoma colorretal, em que sensibilidade diagnóstica varia de 18-54%, dependendo do estágio clínico de Dukes.

Como para os demais marcadores tumorais, o CA 19-9 também é de grande valia no acompanhamento do tratamento. Elevações de CA 19-9 podem sinalizar recidiva tumoral com uma antecedência de até 7 meses; em se tratando de adenocarcinoma de pâncreas e de vias biliares, monitoramento do CA 19-9 é mais seguro e sensível do que exames de imagem em mais de 90% dos casos[36]. Dessa forma o CA 19-9 é um marcador adequado para o monitoramento da eficácia ou não de esquemas paliativos de tratamento (ex., quimioterapia).

A comparação de valores de CA 19-9 de laboratórios diferentes é problemática, devido à grande variabilidade na realização dos exames. Assim, no acompanhamento pós-operatório as determinações devem ser feitas preferencialmente no mesmo laboratório. Mulheres têm tendência a apresentar valores discretamente maiores em relação aos homens. Pacientes com grupo sangüíneo Lewis –a/–b (3 a 7% da população) não apresentam CA 19-9 devido à falta de uma sialiltransferase[3]. Por ser um epitopo de grupo sangüíneo normal, o CA 19-9 pode estar presente em altas concentrações nas células mucosas e suas secreções (ex.: no mecônio e nas fezes, leite, saliva, secreção brônquica, líquido seminal, suco gástrico e outros); apenas no plasma e seus derivados (derrame pleural, ascite, líquor) as concentrações costumam ser "fisiologicamente baixas"[31,34,35].

CA 72-4
(ANTÍGENO CARBOIDRATO 72-4)

Glicoproteína semelhante à mucina de peso molecular até 400 kDa foi inicialmente descrita em 1981[8]. O Ca 72-4 está aumentado acima do valor de referência (4 U/ml) em diversas doenças benignas: pancreatite aguda (20%), cirrose hepática (22%), doenças pulmonares (32%), colagenoses (26%) e doenças ginecológicas (25%). Quanto ao adenocarcinoma gástrico, apresenta alta especificidade diagnóstica em relação a doenças benignas (95%) e sensibilidade entre 28-85%. A principal indicação do CA 72-4 é relacionada ao diagnóstico e acompanhamento terapêutico do adenocarcinoma gástrico, como marcador secundário em combinação com o CEA ou o CA 19-9[5,34].

SCCA
(SQUAMOUS CELL CARCINOMA ANTIGEN)

O SCCA está indicado como acompanhamento de tratamento de tumores da faringe, esôfago e canal anal, bem como da cérvix uterina e dos pulmões. Foi descrito inicialmente em 1977 por Kato e Torigoe e é uma gicoproteína com peso molecular de 42 kDa que se apresenta nas frações ácida e neutra[20]. Enquanto a fração neutra é encontrada tanto em células malignas quanto em não-malignas, a fração ácida é observada apenas nas células tumorais. Por ser um inibidor da serina, o SCCA parece ter efeito na gênese de metástases[34]. O SCCA não é um marcador específico para carcinoma de células escamosas. Devido à baixa especificidade e sensibilidade diagnósticas, seu uso não está indicado como *screening* desses tumores.

Nos tumores de esôfago, a sensibilidade diagnóstica varia de 30-39%, sendo proporcional ao estagiamento clínico. Após tratamento curativo de tumores de esôfago, pode-se observar redução do SCCA a níveis de valores de referência (1,5 mg/l ou ng/ml); a persistência ou o aumento dos valores séricos de SCCA no transcurso do acompanhamento clínico correlacionam-se fortemente com a recidiva tumoral[21,27,34].

RESUMO DAS INDICAÇÕES DOS MARCADORES TUMORAIS SÉRICOS
(Tabela 2.5)

Tabela 2.5	
Indicações dos Principais Marcadores Tumorais Sorológicos do Aparelho Digestivo	
Tumor	*Marcador tumoral*
Carcinoma colorretal	• *Screening* e diagnóstico precoce: CEA não é recomendado; não há outro marcador disponível • Prognóstico: CEA para estagiamento • Acompanhamento: CEA
Carcinoma de esôfago	• Diagnóstico: SCCA, CEA e CA 19-9 • Prognóstico: os mesmos marcadores precedentes • Acompanhamento: os mesmos marcadores precedentes
Câncer gástrico	• Diagnóstico: CA 72-4, CA 19-9, CEA • Acompanhamento: CA 72-4
Carcinoma hepatocelular	• *Screening* e diagnóstico precoce: AFP anualmente em pacientes de risco (cirrose e hepatite crônica) • Prognóstico: AFP • Acompanhamento: AFP
Carcinoma de pâncreas	• Diagnóstico: CA 19-9 não é recomendado, não há outro marcador disponível • Prognóstico: CA 19-9

Modificado de Seregni et al.[34]

MARCADORES PARA TUMORES NEUROENDÓCRINOS

Um marcador genérico para todos os tumores neuroendócrinos do pâncreas é a cromogranina-A sérica. A cromogranina-A é parte integrante da membrana dos grânulos secretórios de células neuroendócrinas e sua concentração sérica é diretamente proporcional à secreção ou hipersecreção microgranular. É importante apenas como teste inespecífico no diagnóstico primário, sendo sua validade no acompanhamento clínico discutível.

A serotonina é o principal hormônio produzido pelos tumores carcinóides. Aumento da serotonina sérica ocasiona hipersecreção e hipermotilidade intestinal, explicando assim a diarréia, principal sintoma desses pacientes. Tumores carcinóides têm sua origem em células enterocromafins do sistema APUD (*amine precursor uptake and decarboxilation system*) da tela submucosa. A maior parte dos tumores carcinóides localiza-se no apêndice vermiforme e no íleo (intestino médio). O ácido 5-hidroxiindolacético é o principal metabólito da serotonina e pode ser determinado na urina de 24h. Valores acima de 15 mg/24h são altamente sugestivos de carcinóide. Como a secreção de serotonina pelo tumor é ocasional, valores negativos isolados podem ser falso-negativos. Por outro lado, valores falso-positivos podem ser obtidos pelo uso concomitante de diversos medicamentos (acetaminofen, cafeína, fluouracil, reserpina e outros mais) ou alimentos (abacaxi, banana, abacate, tomate e outros mais)[22].

O gastrinoma é o terceiro tumor endócrino do aparelho digestivo mais comum, após o carcinóide e o insulinoma. O diagnóstico de gastrinoma (síndrome de Zollinger-Ellison) baseia-se na determinação da gastrina sérica após estimulação com secretina. A gastrina é um hormônio peptídeo produzido pelas células G do antro gástrico e por células endócrinas do intestino delgado proximal. Gastrina estimula a liberação de HCl pelo estômago, e, no gastrinoma, ocorre produção autônoma de gastrina (perda da auto-regulação) mesmo com o pH gástrico abaixo de 2. Valores de gastrina basal acima de 1.000 pg/ml são altamente sugestivos de gastrinoma. O segundo teste indicado é o da secretina, o qual se baseia no aumento paradoxal da gastrina sérica após administração endovenosa de secretina (geralmente aumento acima de 200 pg/ml). Em pacientes sem gastrinoma a injeção de secretina leva a uma redução nítida da gastrina sérica.

Para o diagnóstico do insulinoma (tumor das células beta das ilhotas pancreáticas), pode-se usar diversos testes. Ao lado da determinação da secreção de insulina, pode-se estimar sua secreção pelo estudo do peptídeo C (produzido pelas células beta em quantidade equimolecular à insulina), os testes da fome, da tolbutamina ou do glucagon. A incidência de glucagonoma (tumor das células alfa das ilhotas pancreáticas, concentração sérica de glucagon elevada), somatostatinoma (tumor de ilhotas pancreáticas, concentração sérica de somatostatina aumentada) ou VIPoma (aumento sérico de VIP) é rara[22].

MARCADORES TUMORAIS CELULARES E GENÉTICOS

Diversos tumores têm sua origem em alterações genéticas. O principal exemplo no aparelho digestivo é o carcinoma colorretal, em que a seqüência adenoma-carcinoma está relacionada a mutações seqüenciais em genes supressores tumorais e em proto-oncogenes. No caso do carcinoma colorretal, o gene *APC* representa um supressor tumoral; ocorrendo uma mutação de um de seus dois alelos, ocorre uma hiperproliferação do epitélio normal. Uma segunda mutação do mesmo gene *APC* leva à perda de sua função, levando à formação de um adenoma. Com o aumento do tamanho do adenoma, ocorrem alterações no gene k-*ras*, ocasionando a transdução de determinados sinais celulares; nessa fase, o adenoma assume forma polipóide. Com a perda da heterozigosidade no gene DOC por delação, o adenoma passa à fase de displasia. Finalmente, a última mutação ocorre ao nível do gene *TP53*, levando ao desenvolvimento típico de carcinoma[34]. Também na polipose adenomatosa familiar (gene APC) e no carcinoma colorretal hereditário não-polipóide (alterações nos mecanismos de reparo do DNA), o diagnóstico genético é de importância.

Para os carcinomas de esôfago, foi demonstrada instabilidade microssatélite em seqüências de DNA no cromossoma 3p, assim como uma expressão aumentada do gene referente à ciclina D1, bem como delações do *p16* ou baixo nível de *p27* (carcinoma de Barrett). As principais alterações genéticas no carcinoma gástrico estão relacionadas a mutações dos genes da família *ras*, mutações do *TP53*, fatores de crescimento e alterações microssatélites. No carcinoma hepatocelular a angiogênese tem importância fundamental, encontrando-se freqüentemente o gene que codifica o fator de crescimento do endotélio vascular (VEGF). Os principais marcadores tumorais celulares e genéticos relativos ao aparelho digestivo estão listados na Tabela 2.6.

Anticorpo SC-1 no tratamento do câncer gástrico

Aproximadamente 50% dos carcinomas gástricos expressam duas formas de CD55/DAF em sua superfície celular: a isoforma normal com 70 kDa, com função protetora contra o sistema do complemento; e o receptor de apoptose CD55/SC-1, isoforma da molécula CD55 recentemente descrito e com grande probabilidade de ser específico de tumores gástricos. O CD55/SC-1 tem peso molecular de aproximadamente 82 kDa. O anticorpo IgM SC-1 induz apoptose em células gástricas *in vitro* e *in vivo*, podendo assim ser usado de forma terapêutica nesses casos, como recentemente demonstrado[16,43]. A apoptose induzida pelo anticorpo SC-1 é desencadeada através da destruição da estrutura intracelular das citoquinas. Em biópsias de medula óssea de pacientes com carcinoma gástrico foram encontradas

Tabela 2.6
Marcadores Tumorais Celulares e Genéticos de Importância Clínica em Tumores do Aparelho Digestivo

Tumor	Marcador tumoral
Carcinoma colorretal	• Genes: DCC, TP53, Bcl-2, TS e Tp (APC, k-ras e HER-2 em estudo) • Análise de instabilidade microssatélite em diversos locos • Proteínas: Bcl-2, p27, TS e TP
Carcinoma de esôfago	• Genes: p16 e p27 • Proteínas: cíclina D1 e p27 (HER-2 em estudo)
Câncer gástrico	• Genes: TP53 e TS (c-ras e c-myc em estudo) • Análise de instabilidade microssatélite em diversos locus • Proteínas: p53, ciclina E, p21, p27 e TS (CD55/SC-1 em estudo)
Carcinoma hepatocelular	• Genes: (Survivin em estudo) • Perda de heterozigosidade em diversos locus • Proteínas: receptores esteroidais e p53
Carcinoma de pâncreas	• Genes: k-ras, TP53, família Bcl e p16 (SMAD em estudo) • Proteínas: k-ras, p53 e ciclina D1
GIST	• Genes: v-kit • Proteínas: CD 117 (c-kit)

GIST = gastrointestinal stromal tumor.
Modificado de Seregni et al. [34]

células que exprimem CK-20 concomitante ao receptor SC-1, o que por sua vez permite o diagnóstico imuno-histoquímico específico de carcinoma gástrico, ao mesmo tempo em que abre a perspectiva futura de indução de apoptose em células tumorais disseminadas[17,42,44].

Inibitor da tirosinaquimose (CD 117) no tratamento de GIST (*gastrointestinal stroma tumor*)

Tumores GIST (*gastrointestinal stromal tumors*) apresentam uma grande variedade morfológica e têm como característica patognomônica a expressão do receptor CD 117 (c-kit) na membrana celular. O c-kit é o homólogo celular do oncogene v-kit e corresponde a um receptor de tiroquinase do tipo III[29]. Diversas alterações genéticas ocasionam a ativação continuada desse receptor de tirosina, levando à gênese de tumores do tipo GIST (mutação ativadora ou *gain of function* do CD 117). Aproximadamente a metade dos pacientes com GIST apresentam metástases quando do diagnóstico (principalmente fígado e peritônio), com uma sobrevida média de 9 a 18 meses. Atualmente está à disposição um inibidor da tirosinaquinase para tratamento sistêmico, um derivado da fenilamino-pirimidina (Imatinib). O Imatinib ainda se encontra em fase experimental de tratamento sistêmico de pacientes com GIST metastático, porém 59% dos pacientes apresentam remissão, contra 26% de estagnação e 13% de progressão. Tempo de tratamento e adequação da dose ainda não estão bem definidos[9,41].

CONCLUSÃO

Marcadores tumorais do aparelho digestivo são úteis para o estudo prognóstico, acompanhamento do tratamento bem como monitoramento de recidivas dos respectivos tumores. Devido à reduzida especificidade anatômica, os marcadores tumorais não são indicados para o diagnóstico precoce (*screening*) em populações com baixa prevalência do referido tumor. Sempre que realizadas, as determinações devem ser seriadas e obedecerem à qualidade técnico-laboratorial estritamente homogênea, para permitir a interpretação comparativa dos resultados.

REFERÊNCIAS BIBLIOGRÁFICAS

1. Abelev GI. Alpha-fetoprotein: 25 years of study. *Tumor Biol* 10:63-74, 1998.
2. American Society of Clinical Oncology. Clinical practice guidelines for the use of tumor markers in breast and colorectal cancer. *J Clin Oncol* 14:2843-2877, 1996.
3. Brockhaus M, Wysocka M, Magnani JL, Steplewski Z, Korporowski H, Ginsburg V. Normal salivary mucin contains the gastrointestinal cancer-associated antigen defined by monoclonal antibody 19-9 in the serum of mucin patients. *Vox Sang* 48:34-38, 1995.
4. Bruinvels DJ, Stiggelbout AM, Kievit J, van Houwelingen HC, Habbema DF, van de Velde CJH. Follow-up of patients with colorectal cancer. A meta-analysis. *Ann Surg* 219:174-182, 1994.
5. Byrne DJ, Browning MC, Cushieri A. CA 72-4: a new tumor marker for gastric cancer. *Br J Cancer* 77:1010-1013, 1990.
6. Carl J, Bentzen SM, Norgaard-Pedersen B, Kronberg O. Prognostic value of CEA in colorectal carcinoma. *Tumor Biol* 11:88, 1990.

7. Clemmesen J. Statistical studies in malignant neoplasms. *V Acta Pathol Microbiol Scand* (suppl. 261), 1977.

8. Colcher D, Horan Hand P, Nuti M, Schlom JA. A spectrum of monoclonal antibodies reactive with human mammary tumor cells. *Proc Natl Acad Sci USA*, 78:3199-3203, 1981.

9. Demetri GD, Mehren Mv, Blanke CD *et al*. Efficacy of imantib mesylate in advanced gastrointestinal stromal tumors. *NEJM*, 347:472-480, 2002.

10. Desch ChE, Benson III AB, Smith TJ, Flynn PJ, Krause C, Loprinzi CL, Minsky BD, Petrelli NJ, Pfister DG, Somerfield MR. Recommended colorectal cander surveillance guidelines by the American Society of Clinical Oncology. *J Clin Oncol* 17:1312-1321, 1999.

11. Duffy MJ. CA 19-9 as a marker for gastrointestinal cancers: a review. *Ann Clin Biochem* 35:364-370, 1998.

12. Duffy MJ. Carcinoembryonic antigen as a clinical marker for colorectal cancer: is it clinically useful? *Clin Chem* 47:624-630, 2001.

13. Gitlin D. Normal biology of alpha-fetoprotein. Ann NY Acad Sci 259:7-16, 1975.

14. Gold P, Fredman SO. Demonstration of tumor specific-antigens in human colonic carcinoma by immunological tolerance and absorption techniques. *J Exp Med* 121:439-562, 1965.

15. Goslin R, Steele G, Macintyre J. The use of preoperative plasma CEA levels for the stratification of patients after curative resection of colorectal cancer. *Ann Surg* 192:747-751, 1980.

16. Hensel F, Hermann R, Schubert C, Abe N, Schmidt K, Franke A, Shevchenko A, Mann M, Muller-Hermelink HK, Vollmers HP. Characterization of glycosylphosphatidylinositol-linked molecule CD55/Decay-accelerating factor as the receptor for antibody SC-1-induced apoptosis. *Cancer Res* 59:5299-5306, 1999.

17. Hensel F, Hermann R, Brandlein S, Krenn V, Schmausser B, Geis S, Muller-Hermelink HK, Vollmers HP. Regulation of the new coexpressed CD55 (decay-accelerating factor) receptor on stomach carcinoma cells involved in antibody SC-1-induced apoptosis. *Lab Invest* 81:1553-1563, 2001.

18. Hohenberger P, Schlag P, Gerneth T, Herfarth Ch. Pre- and postoperative CEA determination in hepatic resection for colorectal metastases. Predictive value and implications for adjuvant treatment based on multivariate analysis. Ann Surg 219:135-143, 1994.

19. Karwoutzis GG, Redeker AG. Relation to alpha-fetoprotein in acute hepatitis to severity and prognosis. Ann Int Med 80:156, 1974.

20. Kato H, Torigoe T. Radioimmunoassay for tumor antigen of human cervical squamous cell carcinoma. *Cancer* 40:1621-1628, 1977.

21. Kato H. Expression and function of squamous cell carcinoma antigen. *Anticancer Res* 16:2149-2154, 1996.

22. Lamerz R, Stieber P. Tumormarker. *Onkologe* 4:1067-1076, 1998.

23. Lamerz R. AFP isoforms and their clinical significance (overview). *Anticancer Res* 17:2927-2930, 2000.

24. Loprinzi CL, Hayes D, Smith T. Doc, shouldn't we be getting some tests? *J Clin Oncol* 18:2345-2348, 2000.

25. Lundin J, Robert PJ, Kuusela P, Haglund C. The prognostic value of preoperative serum levels of CA 19-9 and CEA in patients with pancreatic cancer. *Br J Cancer* 69:515:519, 1994.

26. MacDonald JS. CEA screening: pros and cons. *Semin Oncol* 26:556-560, 1999.

27. Mealy K, Feely J, Reid I, McSweeney J, Walsh T, Hennessy TP. Tumor marker detection in oesophageal carcinoma. *Eur J Surg Oncol* 22:505-507, 1996.

28. Nakane Y, Okamura S, Akehira K, Boku T, Okusa T, Tanaka K, Hioki K. Correlation of pre-operative CEA levels and prognosis of gastric cancer patients. *Cancer* 73:2703-2708, 1994.

29. Pidhorecky I, Cheney RT, Kraybill WG, Gibbs JF. Gastrointestinal stromal tumors: current diagnosis, biologic behaviour and management. *Ann Surg Oncol* 7:705-712, 2000.

30. Reiter W, Stieber P, Reuter C, Nagel D, Cramer C, Pahl H, Fateh-Moghadam A. Preoperative levels of CEA and CA 19-9 and their prognostic significance in colorectal carcinoma. *Anticancer Res* 17:2935-2938, 1997.

31. Ritts RE Jr, Nagorney DM, Jacobsen DJ, Talbot RW, Zurawski VR Jr. Comparison of preoperative serum CA 19-9 levels with results of diagnostic imaging modalities in patients undergoing laparotomy for suspected pancreatic and gallbladder disease. *Pancreas* 9:706-716, 1994.

32. Rosen M, Chan L, Beart RW Jr, Vukasin P, Anthone G. Follow-up of colorectal cancer, a meta-analysis. *Dis Colon Rectum* 41:1116-1126, 1998.

33. Sato Y, Nakata K, Kato Y, Shima M, Ishii N, Koji T, Taketa K, Endo Y, Nagataki S. Early recognition of hepatocellular carcinoma based on altered profiles of alpha-fetoprotein. *NEJM* 328:1802-1806, 1993.

34. Seregni E, Ferrari L, Marinetti A, Bombardieri E. Diagnostic and prognostic tumor markers in the gastrointestinal tract. Semin. Surg Oncol 20:147-166, 2001.

35. Steinberg W. The clinicak utility of the CA 19-9 tumor associated antigen. Am J Gastroenterol 85:350-355, 1990.

36. Thomas L, Stieber P. Tumormarker/Maligne erkrankungen. *In*: Thomas L (ed). *Labor und Diagnose*, 5. ed. Frankfurt/Main, TH-Books; pp. 956-961.

37. Thompson J, Zimmermann W. The CEA gene family: structure, expression and evolution. *Tumor Biol* 9:63-83, 1988.

38. Toner GC, Geller NL, Tan C, Nisselbaum J, Bosl GJ. Serum tumormarker half-life during chemotherapy allows early prediction of complete response and survival in nonseminomatous germ cell tumors. *Cancer Res* 50:5904-5910, 1990.

39. Tumor markers in gastrointestinal cancers — EGTM recommendations. *Anticancer Res* 19(4A):2811-2815, 1999.

40. Umehara Y, Kimura T, Yoshida M, Oba N, Harada Y. Comparison of doubling times of serum CEA produced by various metastatic lesions in recurrent gastric and colorectal carcinomas. *Cancer* 71:4055-4059, 1993.

41. van Oosterom AT, Judson I, Verweij J, Stroobants S, Donato di Paola E, Dimitrijevic S, Martens M, Webb A, Sciot R, Van Glabbeke M, Silberman S, Nielsen OS; European Organisation for Research and Treatment of Cancer Soft Tissue and Bone Sarcoma Group. Safety and efficacy of imantib (STI571) in metastatic gastrointestinal stromal tumours: a phase I study. *Lancet* 358(9291):1421-1423, 2001.

42. Vogel I, Kalthoff H. Disseminated tumour cells. Their detection and significance for prognosis of gastrointestinal and pancreatic carcinomas. *Virchows Arch* 439:109-117, 2001.

43. Vollmers HP, Hensel F, Hermann R, Dammrich J, Wozniak E, Gessner P, Herrmann B, Zimmermann U, Muller-Hermelink HK. Tumor-specific apoptosis by the human monoclonal antibody SC-1: a new therapeutical approach for stomach cancer. *Oncol Rep* 5:35-40, 1998a.

44. Vollmers HP, Zimmermann U, Krenn V, Timmermann W, Illert B, Hensel F, Hermann R, Thiede A, Wilhelm M, Ruckle-Lanz H, Reindl L, Muller-Hermelink HK. Adjuvant therapy for gastric adenocarcinoma with the apoptosis-inducing human monoclonal antibody SC-1: first clinical and histopathological results. Oncol Rep 5:549-552, 1998b.

45. Wolmark FB, Wieand S, Henry RS. Prognostic significance of preoperative CEA test for monitoring patients with resected colon cancer. *JAMA* 270:943-947, 1993.

CAPÍTULO 3

Hormônios (Peptídeos) Gastrointestinais*

Guillermo Gomez
George H. Greeley Jr.

INTRODUÇÃO

Bayliss e Starling descobriram o primeiro hormônio (peptídeo) gastrointestinal, secretina, em 1902. A descoberta desse hormônio deu nascimento à endocrinologia e ao conceito de mensageiros químicos ou hormônios, os quais são carreados na corrente sangüínea para tecidos-alvo a distância onde exercem seus efeitos. Nas décadas seguintes, mais dois hormônios ou peptídeos foram descobertos: a gastrina e a colecistoquinina.

Durante as últimas duas décadas, a lista de peptídeos encontrados no trato gastrointestinal e pâncreas tem crescido exponencialmente, da secretina, gastrina e colecistoquinina para a lista de pelo menos 40 peptídeos. Os peptídeos intestinais podem ser agrupados dentro de famílias, baseados nas semelhanças das seqüências de aminoácidos. Além disso, alguns dos peptídeos intestinais ocorrem em múltiplos tamanhos, por exemplo, colecistoquinina-8, colecistoquinina-22, colecistoquinina-33 e colecistoquinina-58.

Os peptídeos intestinais exercem seus efeitos nos tecidos-alvo de várias maneiras: neurotransmissor (neurócrino-neuromodulador), autócrino, parácrino e endócrino (Fig. 3.1). A ação dos peptídeos de modo autócrino exerce seus efeitos sobre suas próprias células, ao passo que os peptídeos parácrinos afetam células adjacentes às células em que se originam. Como as células dos peptídeos intestinais são dispersas amplamente por todo o intestino, os peptídeos que agem de modo parácrino influenciam uma significativa porção do intestino. Os peptídeos parácrinos podem também influenciar células endócrinas vizinhas. Os peptídeos parácrinos podem ser transportados de sua célula de origem para uma célula muito próxima por meio de extensões citoplasmáticas

ou pés (pseudópodos). Alguns peptídeos intestinais são encontrados primariamente em nervos e agem como um neurotransmissor ou neuromodulador (também chamado neurócrino); tais neuropeptídeos são liberados próximo de seu tecido-alvo e por difusão simples passam para o espaço extracelular e para os seus tecidos-alvo. Os neuropeptídeos podem influenciar a liberação de peptídeos endócrinos ou parácrinos.

Os peptídeos endócrinos são liberados dentro da circulação geral e, finalmente, atingem todos os tecidos do corpo; suas ações iniciam devido à presença de receptores específicos para cada peptídeo particular. Os peptídeos endócrinos incluem a gastrina, enteroglucagon, neurotensina, polipeptídeo pancreático, peptídeo YY, motilina, polipeptídeo inibidor gástrico, secretina e possivelmente a pancreatina. Os neuropeptídeos incluem o polipeptídeo ativador da adenilato ciclase hipofisária, peptídeo gene-relacionado à calcitonina, galanina, neuropeptídeo, encefalinas, bombesina, peptídeo liberador de gastrina e peptídeo intestinal vasoativo. A substância P, colecistoquinina e somatostatina estão contidas em células endócrinas e elementos neurais. A somatostatina é também um peptídeo parácrino. Outras características dos peptídeos das células intestinais é que eles estão dispersos individualmente por todo o trato gastrointestinal e não são encontrados em um único grupo altamente concentrado como estão as células endócrinas de outros sistemas. Dois tipos básicos de células endócrinas no intestino secretam peptídeos — o tipo aberto e o fechado de células endócrinas.

O tipo aberto de células freqüentemente tem seu lado da mucosa coberto por microvilosidades, permitindo que essas células se comuniquem diretamente com o conteúdo da luz intestinal. Estas células respondem à presença de nutrientes, secreções intestinais (bile, suco pancreático), mudanças de pH ou outros fatores estimuladores ou inibitórios contidos no quimo. O tipo fechado de células endócrinas libera seu conteúdo de

---

*Capítulo traduzido pelos Drs. Leandro Coelho e Carolina Gomes Gonçalves.

Hormônios (Peptídeos) Gastrointestinais

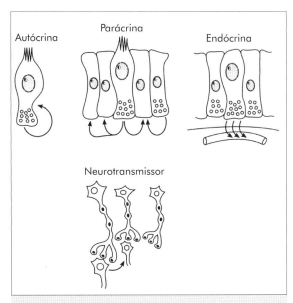

Fig. 3.1 — *Mecanismos de ação dos peptídeos regulatórios.*

peptídeos via processos citoplasmáticos para células epiteliais muito próximas; portanto tais peptídeos provavelmente agem de um modo parácrino. As células endócrinas intestinais podem variar na forma, sendo algumas em forma de frasco e outras são em forma de cesto. Além disso, as células endócrinas do trato gastrointestinal relacionam-se a um amplo sistema dispersor chamado células de captação e descarboxilação do precursor amina (APUD= A*mine* P*recursor* U*ptake* D*escarboxylation*), e podem secretar aminas biogênicas. Outra denominação aplicada para as células endócrinas intestinais é o sistema endócrino gastroenteropancreático. O termo deriva do fato de que três das quatro células endócrinas pancreáticas são também encontradas no epitélio intestinal, que são as células produtoras de glucagon, polipeptídeo pancreático e somatostatina.

Os peptídeos intestinais exercem muitas ações diferentes no trato gastrointestinal que são essenciais para a manutenção da vida, com papéis na regulação da secreção intestinal, absorção, digestão, motilidade e trofismo (crescimento tecidual). Em contraste com a colecistoquinina, gastrina e secretina, muitos desses peptídeos recentemente isolados do intestino e pâncreas podem nunca qualificar-se como hormônios, porque um dos critérios para a qualificação como tal é que o peptídeo deve ser detectado na circulação geral. Os peptídeos intestinais são encontrados em concentrações extremamente baixas na circulação sangüínea, portanto, sua mensuração passa a ser muito difícil. Além disso, a mensuração de um peptídeo na circulação sangüínea nem sempre indica que um peptídeo particular é um hormônio, porque essa observação, embora realizável, pode ser inconsistente com a localização e modo de ação do peptídeo. Por exemplo, um peptídeo intestinal pode ser primariamente encontrado em elementos neurais e sua detecção no sangue simplesmente reflete a liberação do sistema nervoso entérico. Talvez, peptídeos intestinais seriam mais bem denominados peptídeos reguladores como um grupo e não como hormônios peptídeos.

COLECISTOQUININA

Estrutura

A colecistoquinina é um polipeptídeo aminoácido-linear que ocorre em várias formas moleculares bioativas. A primeira forma molecular de colecistoquinina isolada foi o peptídeo com 33 resíduos de aminoácidos. Outras formas maiores de colecistoquinina são a colecistoquinina-8, colecistoquinina-22, colecistoquinina-39 e colecistoquinina-58, embora outras formas tenham sido relatadas. O DNA que codifica o receptor da colecistoquinina pancreática também já foi descrito.

Distribuição

A colecistoquinina está presente em células endócrinas (células I) do tipo aberto, localizadas nas glândulas mucosas do jejuno e duodeno. As células endócrinas produtoras de colecistoquinina são numerosas no duodeno e diminuem gradualmente em direção ao íleo. Quantidades desprezíveis de imunorreatividade para a colecistoquinina são encontradas na mucosa do íleo distal. Os neurônios contendo colecistoquinina são abundantes no plexo mioentérico de Auerbach e no plexo submucoso de Meissner no cólon.

Liberação

A colecistoquinina é liberada após ingestão de alimentos, por produtos da digestão de gorduras e proteínas dentro da luz intestinal[26]. A digestão de triglicerídeos pelo suco pancreático, mas não a presença de sais biliares, é necessária para a dieta gordurosa estimular a liberação de colecistoquinina[24]. Os ácidos graxos de cadeia longa de 10 a 18 carbonos e L-isômeros de aminoácidos, especialmente fenilalanina e triptofano, são potentes estimulantes da liberação de colecistoquinina.

A liberação de colecistoquinina é independente de influências colinérgicas. Estudos em mamíferos conscientes, incluindo humanos, têm mostrado que nem a vagotomia nem a atropina interferem com a liberação de colecistoquinina, ao contrário da anestesia geral. Estimulantes da bombesina e inibidores da somatostatina liberam colecistoquinina.

A tripsina inibe a liberação de colecistoquinina. A secreção endógena de sais biliares dentro da luz intestinal inibe, de maneira fisiológica, a liberação de colecistoquinina. Informações atuais indicam que ambas as formas moleculares bioativas, grande e pequena, de colecistoquinina são liberadas dentro da circulação sistêmica e portal.

Ações

As ações fisiológicas da liberação da colecistoquinina são a estimulação da contração da vesícula biliar e secreção de enzimas pancreáticas. As evidências que sustentam o papel fisiológico da colecistoquinina nessas ações são sumarizadas em: (1) liberação da colecistoquinina e a resposta da vesícula biliar e do pâncreas para uma estimulação endógena correlacionada em uma relação temporal; (2) as mesmas respostas são evocadas por infusões sistêmicas do peptídeo, o qual reproduz os níveis plasmáticos de colecistoquinina estimulada pela refeição; (3) as ações estimulatórias da colecistoquinina endógena e exógena são inibidas pelos antagonistas dos receptores da colecistoquinina; e (4) a magnitude da resposta da vesícula biliar e do pâncreas é alterada pela modulação (aumentada ou diminuída, respectivamente) da liberação de colecistoquinina endógena, a qual implica que a contração vesicular e a secreção de enzimas pancreáticas são normalmente submáximas porque a liberação de colecistoquinina (sujeita a um controle por retroalimentação) é normalmente submáxima. Usando alguns desses critérios, vários estudos também propõem um papel fisiológico da colecistoquinina na inibição do esvaziamento gástrico, estimulação do crescimento pancreático e na liberação de polipeptídeos pancreáticos.

Outras ações da colecistoquinina (ainda não provadas como fisiológicas) envolvem a estimulação da liberação de insulina, glucagon, somatostatina e do peptídeo YY e estimulação do fluxo da bile hepática, motilidade intestinal, fluxo sangüíneo na artéria mesentérica superior, secreção de pepsinogênio das glândulas gástricas e secreção de bicarbonato do estômago e duodeno. A colecistoquinina é um fraco estimulante da secreção gástrica e pode agir como um antagonista competitivo da gastrina na estimulação da secreção ácida gástrica. Ao contrário, a colecistoquinina relaxa o esfíncter esofágico inferior e o esfíncter de Oddi *in vivo*, e diminui a pressão arterial sistêmica. A colecistoquinina possui efeitos de saciedade e embora seu papel fisiológico na saciedade não tenha sido estabelecido, é de interesse notar que a sua liberação reduzida tem sido encontrada em pacientes com bulimia nervosa[22].

GASTRINA

Estrutura

A gastrina foi descoberta por Edkins em 1905 como um agente presente em extratos de antro gástrico que estimulava a secreção ácida gástrica. A gastrina existe em várias formas moleculares bioativas, as quais podem ser não-sulfatadas (Gastrina I) ou sulfatadas (Gastrina II) no resíduo tirosina, a 6 aminoácidos do carbono terminal. A primeira e principal forma de gastrina foi o peptídeo de 17 resíduos de aminoácidos, G-17 ou pequena gastrina. A segunda maior forma molecular de gastrina é o peptídeo de 34 resíduos de aminoácidos, G-34 ou grande gastrina. A gastrina G-34 é considerada a pró-

forma da gastrina G-17, mas ambas as formas de gastrina são biologicamente ativas e quase eqüipotentes para a estimulação da secreção gástrica ácida, além de contribuírem para uma resposta ácida total para a gastrina plasmática. O tetrapeptídeo carboxil-terminal (G-4) da molécula da gastrina possui toda a ação biológica da molécula de gastrina. A gastrina origina-se da clivagem pós-tradução de um único precursor pré-pró-gastrina. A pré-pró-gastrina consiste em 101 aminoácidos. O DNA que codifica o receptor da célula parietal gástrica já foi descrito[39].

Distribuição

A gastrina está contida em grânulos secretórios citoplasmáticos, do tipo aberto de células endócrinas, designadas como células G ou gastrina. A maioria da população de células G é encontrada no antro gástrico, onde elas estão localizadas na superfície mucosa das glândulas pilóricas. As células G também estão presentes em pequenas quantidades na mucosa duodenal. O duodeno é a maior fonte de gastrina extra-antral.

Liberação

A gastrina é liberada por estímulos químicos, neurais ou mecânicos agindo via pólo luminal ou basolateral das células G. Os alimentos, proteínas parcialmente digeridas, alguns aminoácidos (especialmente fenilalanina e triptofano), etanol e sais biliares no lúmen gástrico estimulam a liberação de gastrina. Os íons cálcio administrados por via oral ou endovenosos podem estimular a liberação de gastrina. A bombesina ou peptídeo liberador da gastrina, pode participar do mecanismo de liberação da gastrina. O sistema beta-adrenérgico também pode participar na regulação da liberação de gastrina. A administração endovenosa de adrenalina estimula a liberação de gastrina, um efeito que é inibido pelo bloqueador do receptor beta-adrenérgico. A esse respeito, níveis aumentados de gastrina plasmática têm sido encontrados em pacientes com feocromocitoma.

A liberação de gastrina está sujeita a um complexo controle vagal-colinérgico estimulatório e inibitório. Por exemplo, a refeição simulada e a hipoglicemia induzida pela insulina estimulam a liberação de gastrina pela ativação de reflexos vagal-colinérgicos. Grandes doses de atropina ou a denervação antral inibem esse efeito da refeição simulada e hipoglicemia. Ao contrário, a vagotomia aumenta o nível sérico da gastrina estimulada pela alimentação, como também o daquela não estimulada pela alimentação. A hipergastrinemia ocorre prontamente após a vagotomia, sugerindo que a vagotomia interrompe a via vagal inibitória. Realmente, os níveis estimulados de gastrina sérica são aumentados pela vagotomia seletiva proximal, e essa observação sugere que a inibição vagal da liberação de gastrina é desencadeada, pelo menos em parte, no estômago proximal. Além disso, baixas doses de atropina podem acentuar a liberação da gastrina estimulada pela refeição simulada e pela hipoglicemia induzida pela insulina. Ao contrário, baixas doses de atropina podem inibir a liberação de gastrina estimulada por uma refeição rica em aminoácidos. Dessa forma, os mecanismos colinérgicos podem facilitar a resposta da gastrina para nutrientes intragástricos.

A liberação da gastrina é inibida pela acidificação da luz antral abaixo do pH 3. A somatostatina é um potente inibidor da liberação de gastrina e secreção do ácido gástrico. A liberação de gastrina é inibida pela secretina, glucagon, polipeptídeo inibidor gástrico e peptídeo intestinal vasoativo. Esses peptídeos da família da secretina de hormônios intestinais também podem estimular a liberação de somatostatina, a qual, por sua vez, pode ser o mediador da inibição da secreção de gastrina. A prostaglandina sintética, enprostil e a calcitonina também inibem a liberação de gastrina.

Em pacientes com síndrome de Zollinger-Ellison e gastrinoma, a secretina estimula uma profunda liberação de gastrina. A secretina também libera gastrina das culturas de tecido de gastrinoma. Essa resposta paradoxal dos gastrinomas para a secretina é de grande valor para o diagnóstico diferencial entre síndrome de Zollinger-Ellison e outras condições de hipergastrinemia, tais como hiperfunção primária das células G, antro retido após gastrectomia Billroth II ou hiperplasia primária de células da gastrina (ver Capítulo 145). Testes provocativos com secretina podem ser usados para monitorar o sucesso da ressecção cirúrgica, bem como a recorrência de gastrinomas.

Ações

A maior ação fisiológica da gastrina é a estimulação da secreção ácida do estômago pelas células parietais. A gastrina também estimula a secreção de pepsina e fator intrínseco e aumenta o fluxo sangüíneo da mucosa. A gastrina exerce efeitos tróficos sobre o trato gastrointestinal, estimula a proliferação celular e a síntese protéica de DNA e RNA na mucosa fúndica gástrica, mucosa do intestino delgado e cólon, e em menor extensão, no pâncreas. Hipertrofia e hiperplasia da mucosa gástrica têm sido documentadas em pacientes com síndrome de Zollinger-Ellison. O tratamento prolongado com omeprazol causa hipergastrinemia e é possível que a gastrina tenha ação trófica sobre a neoplasia colônica[60,61].

SECRETINA, PEPTÍDEO INTESTINAL VASOATIVO, POLIPEPTÍDEO INIBIDOR GÁSTRICO, PEPTÍDEO HISTIDINA-ISOLEUCINA, PEPTÍDEO ATIVADOR DA ADENILATO-CICLASE PITUITÁRIA E A FAMÍLIA DO ENTEROGLUCAGON

O conceito de uma família de peptídeos secretina-relacionados está baseado na sua estrutura primária, a qual mostra que vários peptídeos presentes no intestino possuem uma estrutura homóloga à da secretina. A família de peptídeos da secretina têm seis membros: (1) secretina; (2) peptídeo intestinal vasoativo (VIP); (3) polipeptídeo inibidor gástrico (GIP); (4) peptídeo amino-terminal histidina e carboxil-terminal isoleucina (PHI); (5) peptídeo ativador da adenilato-ciclase pituitária (PACAP); e (6) enteroglucagon. Os peptídeos não-intestinais que apresentam semelhança estrutural com a secretina incluem o glucagon pancreático e o fator de liberação do hormônio do crescimento.

SECRETINA

Estrutura

A secretina é composta de 27 resíduos de aminoácidos; curiosamente, ao contrário de alguns outros peptídeos intestinais, tais como a colecistoquinina, a molécula intacta de secretina deve estar necessariamente em ordem para exibir atividade biológica completa. A secretina é um peptídeo linear de configuração helicoidal.

Distribuição

Estudos imunorreativos têm demonstrado que as concentrações de secretina são mais elevadas no duodeno, seguido pelo jejuno. Relativamente, pequenas concentrações são encontradas no íleo. A secretina está localizada quase que exclusivamente nas células endócrinas da mucosa; a secretina não é encontrada nos nervos entéricos do intestino. As células endócrinas tipo aberto que contêm secretina em humanos são conhecidas como células S. O DNA que codifica o peptídeo precursor da secretina e o receptor da secretina têm sido descritos.[36,39]

Liberação

O maior fator fisiológico que leva à liberação de secretina é a acidificação do duodeno. Níveis plasmáticos de secretina aumentam após uma refeição variada, e esse aumento depende da quantidade de ácido endógeno liberado para o duodeno.

Foi demonstrado que inúmeros fatores adicionais, além do baixo pH duodenal podem estimular a liberação de secretina. Esses fatores incluem: (1) infusão duodenal de oleato; (2) instilação duodenal de sais biliares; (3) ingesta de álcool; e (4) ingesta de 1-fenilpentanol (um produto químico encontrado em molhos indianos). A liberação de secretina parece ser independente de impulsos vagais.

Ações

A ação mais bem documentada de um aumento na secretina plasmática é a estimulação da secreção pancreática de bicarbonato. A secretina parece agir sobre o pâncreas estimulando a liberação de bicarbonato via um processo mediado pelo AMP-cíclico.

Uma outra ação da secretina parece ser também a de neutralizar a acidificação duodenal. A secretina estimula a produção de bicarbonato pelo fígado e pelas glândulas de Brunner duodenais.

A secretina parece modular a função gástrica de maneira a limitar a quantidade de ácido gástrico que entra no duodeno. Especificamente, a secretina (1) diminui a liberação gástrica estimulada pela refeição em controles sadios; (2) diminui a produção ácida; e (3) inibe o esvaziamento gástrico. A secretina também estimula a secreção de pepsina gástrica.

A administração de secretina sozinha resulta somente em menor liberação de secreção de enzimas pancreáticas e crescimento pancreático. Contudo, a administração de secretina claramente aumenta a secreção de enzimas pancreáticas estimuladas pela colecistoquinina e o crescimento pancreático de um modo sinérgico. Adicionado a isso, a colecistoquinina pode potencializar ações primárias da secretina, tais como a estimulação da produção de bicarbonato pancreático.

Atualmente, os usos clínicos aceitos da secretina são limitados a estudos diagnósticos. O teste da secretina-colecistoquinina é um dos muitos testes úteis para a determinação de doença pancreática (ver Capítulo 137). Um outro teste envolvendo a secretina é importante no diagnóstico de pacientes com síndrome de Zollinger-Ellison. Pacientes com síndrome de Zollinger-Ellison apresentam aumento na gastrina sérica e produção de ácido gástrico em resposta à infusão de secretina. Ao contrário, indivíduos normais ou pacientes com úlceras duodenais não têm níveis elevados de gastrina em resposta à infusão de gastrina.

Peptídeo Intestinal Vasoativo

Estrutura

O peptídeo intestinal vasoativo é um peptídeo linear composto de 28 resíduos de aminoácidos com uma estrutura helicoidal. Há um grau considerável de semelhanças entre os resíduos de aminoácidos do peptídeo intestinal vasoativo e da secretina.

Distribuição

Diferentemente da secretina (na qual se encontram os critérios de um clássico hormônio), o peptídeo intestinal vasoativo não é encontrado nas células endócrinas da mucosa do trato gastrointestinal de mamíferos. É aceito, geralmente, que o peptídeo intestinal vasoativo é um neurotransmissor limitado ao tecido nervoso e periférico. Fibras nervosas contendo peptídeo intestinal vasoativo são encontradas ao longo do trato gastrointestinal, glândulas salivares e pâncreas. O tecido nervo-so contendo o peptídeo intestinal vasoativo é encontrado em todas as camadas do intestino (incluindo gânglios intramurais), gânglios mesentéricos e vasos sangüíneos intestinais.

Liberação

Vários estudos demonstraram aumento nos níveis periféricos e portais do peptídeo intestinal vasoativo em resposta a inúmeros estímulos intraluminais. A liberação do peptídeo intestinal vasoativo é estimulada por solução salina hipertônica intramural, ácido clorídrico, etanol e gorduras. Esse aumento nos níveis sistêmicos de peptídeo intestinal vasoativo em resposta a estímulos intraluminais, não são aceitos para indicar um papel fisiológico do peptídeo intestinal vasoativo como hormônio; ao contrário, os aumentos são aceitos para representar o "transbordar" da ação do peptídeo intestinal vasoativo como um neurotransmissor. O aumento observado no peptídeo intestinal vasoativo, contudo, sugere que o peptídeo pode também agir de um modo parácrino. Em humanos, os níveis plasmáticos do peptídeo intestinal vasoativo foram encontrados aumentados após 2 horas da ingesta de uma refeição.

Estímulos elétricos sobre o nervo vago liberam o peptídeo intestinal vasoativo. Essa liberação é bloqueada pelo hexametônio, mas não pela atropina. A liberação de peptídeo intestinal vasoativo pode ser também induzida pela injeção de acetilcolina. Portanto, os neurônios contendo peptídeo intestinal vasoativo parecem ser inervados por fibras excitatórias colinérgicas pré-ganglionares.

Ações

Como é esperado pela distribuição do peptídeo intestinal vasoativo, o peptídeo tem inúmeras ações biológicas diversas.

Semelhante à secretina, a maioria das ações do peptídeo intestinal vasoativo parece ser iniciada pela ligação a um receptor da membrana celular, o qual por sua vez, desencadeia a produção de um mensageiro secundário, AMP cíclico. Estudos com cobaias indicam que o peptídeo intestinal vasoativo pode se ligar a dois tipos de receptores sobre o pâncreas, um com alta afinidade pela secretina e o outro com uma alta afinidade pelo peptídeo intestinal vasoativo. A gastrina do músculo liso e a do epitélio intestinal possuem um tipo singular de receptor para o peptídeo intestinal vasoativo com uma afinidade relativamente alta para o peptídeo intestinal vasoativo em relação à secretina.

O peptídeo intestinal vasoativo parece ser um importante mediador e regulador do transporte iônico intestinal e da água. O peptídeo intestinal vasoativo é um potente estimulador da secreção intestinal, 1.000 vezes mais que a secretina. Especificamente, o peptídeo intestinal vasoativo estimula a secreção clorídrica e inibe a absorção de sódio, levando a um aumento da secreção de íons e água.

HORMÔNIOS (PEPTÍDEOS) GASTROINTESTINAIS

O peptídeo intestinal vasoativo também parece ser um importante mediador da motilidade intestinal. Em baixas concentrações, o peptídeo intestinal vasoativo resulta no relaxamento da musculatura circular do duodeno e íleo, ao passo que, em altas concentrações, o peptídeo intestinal vasoativo estimula o tônus do esfíncter esofágico. Além disso, o peptídeo intestinal vasoativo pode mediar a produção de bicarbonato pelo pâncreas exócrino estimulada pelo vago.

Outras ações relatadas ao peptídeo intestinal vasoativo incluem a estimulação da produção de bicarbonato e bile pelo fígado. O peptídeo intestinal vasoativo é também um potente vasodilatador, especialmente dos vasos esplâncnicos; daí o nome de peptídeo intestinal vasoativo. Devido à semelhança estrutural entre o peptídeo intestinal vasoativo e o glucagon, não é surpresa que estudos examinando os efeitos do peptídeo intestinal vasoativo exógeno relatem aumento na glicose plasmática e nos níveis de ácidos graxos.

Os tumores secretores do peptídeo intestinal vasoativo podem causar uma síndrome clínica de diarréia aquosa, hipocalemia e acloridria (ver Capítulo 145).

POLIPEPTÍDEO INIBIDOR GÁSTRICO

Estrutura

O polipeptídeo inibidor gástrico é um dos maiores peptídeos da família da secretina, consistindo em 42 resíduos de aminoácidos. Quinze dos primeiros 26 aminoácidos tomam parte com o glucagon, enquanto 9 dos primeiros 26 estão na mesma posição da secretina.

Distribuição e Liberação

A imunorreatividade do polipeptídeo inibidor gástrico é mais alta no duodeno e jejuno. O polipeptídeo inibidor gástrico é encontrado nas células endócrinas da mucosa chamadas de células K. O DNA que codifica o precursor do polipeptídeo inibidor gástrico já foi clonado.

Há inúmeros estímulos que levam à liberação do polipeptídeo inibidor gástrico incluindo glicose e ingesta de gorduras, juntamente com aminoácidos intraduodenais. Outros hormônios, tais como o glucagon e a insulina, juntamente com o sistema nervoso autônomo, parecem modular a liberação do polipeptídeo inibidor gástrico estimulada por nutrientes.

Ações

Desde o isolamento do polipeptídeo inibidor gástrico, o peptídeo tem sido investigado como uma possível enterogastrona. Enterogastrona é uma substância liberada pela mucosa intestinal (em resposta ao ácido, solu-

ções hipertônicas ou gordura) cuja ação inibe a motilidade e secreção ácida gástrica. O papel do polipeptídeo inibidor gástrico como uma enterogastrona permanece controverso.

O polipeptídeo inibidor gástrico parece desempenhar um importante papel na regulação das secreções intestinais. Doses fisiológicas do polipeptídeo inibidor gástrico em voluntários humanos resultam em um aumento na secreção clorídrica e uma redução da absorção de sódio no jejuno.

Outro papel fisiológico do polipeptídeo inibidor gástrico é agir como um modulador da secreção pancreática de insulina. Baseado em sua atividade insulinotrópica, o polipeptídeo inibidor gástrico é também conhecido como peptídeo insulinotrópico glicose-dependente. O polipeptídeo inibidor gástrico parece agir como uma "incretina" ou fator de liberação de insulina. A liberação do polipeptídeo inibidor gástrico pelos nutrientes intestinais é aceita para atuar sobre as células das ilhotas do pâncreas endócrino, para facilitar a liberação de insulina na presença de glicose.

PEPTÍDEO HISTIDINA-ISOLEUCINA

Estrutura

A sigla peptídeo histidina-isoleucina é derivada da estrutura de 27 aminoácidos peptídeos, a qual contém um C-terminal na histidina e um N-terminal na isoleucina. O peptídeo histidina-isoleucina tem uma semelhança marcante na seqüência de aminoácidos com o peptídeo intestinal vasoativo. Da mesma maneira que o peptídeo intestinal vasoativo, o peptídeo histidina-isoleucina não é encontrado nas células endócrinas da mucosa e parece comportar-se como um neuromodulador. O peptídeo histidina-isoleucina e o peptídeo intestinal vasoativo parecem estar co-localizados em células ganglionares, sugerindo a existência de um precursor comum para os dois peptídeos. No intestino, a imunorreatividade do peptídeo histidina-isoleucina é mais alta no íleo e no cólon. Semelhante ao peptídeo intestinal vasoativo, o peptídeo histidina-isoleucina estimula a secreção de líquido intestinal e eletrólitos aparentemente via mesmo receptor de membrana. O peptídeo histidina-isoleucina é também um estimulante relativamente fraco para a produção de bicarbonato pancreático. O peptídeo histidina-isoleucina tem uma ação fisiológica sobre as células gástricas antrais.

PEPTÍDEO ATIVADOR DA ADENILATO-CICLASE PITUITÁRIA (PACAP)

Estrutura

O peptídeo ativador da adenilato-ciclase pituitária é um peptídeo relacionado ao peptídeo intestinal vasoati-

29

vo isolado recentemente do hipotálamo de ovinos, baseado na sua habilidade de estimular a atividade da adenilato-ciclase em cultura de células da hipófise anterior. O peptídeo ativador da adenilato-ciclase pituitária pode ocorrer sob duas formas: peptídeo ativador da adenilato-ciclase pituitária-27 e peptídeo ativador da adenilato-ciclase pituitária-38. Locais obrigatórios para o peptídeo ativador da adenilato-ciclase pituitária foram descritos, inclusive células epiteliais da mucosa intestinal. O peptídeo ativador da adenilato-ciclase estimula a secretina exócrina e a proliferação celular de um tumor pancreático da linha celular AR42J, relaxa a musculatura lisa e inibe a secreção ácida gástrica. O DNA que codifica o peptídeo ativador da adenilato-ciclase pituitária e o tipo receptor-I já foi descrito.

ENTEROGLUCAGONS (GLICENTINA E OXINTOMODULINA)

Estrutura

Enteroglucagons é um termo usado para descrever peptídeos produzidos no intestino, os quais são estruturalmente relacionados ao glucagon pancreático. Os dois maiores peptídeos semelhantes ao glucagon presentes no intestino são a glicentina (69 aminoácidos) e a oxintomodulina (37 aminoácidos). Ambos, glicentina e oxintomodulina, possuem a inteira seqüência de 29 aminoácidos do glucagon pancreático dentro de sua estrutura. O DNA que codifica os membros da família do peptídeo enteroglucagon e seus receptores já foi descrito.

O carbono terminal do pré-pró-glucagon contém 2 peptídeos semelhantes ao glucagon, GLP-1 e GLP-2. O GLP-1 pode ocorrer em várias formas e pode ter função fisiológica como a maior "incretina" intestinal, uma substância intestinal que aumenta a liberação de insulina estimulada pela refeição oral.

O RNAm do pré-pró-glucagon do intestino e o do pâncreas são idênticos, entretanto, o processo pós-tradução da transcrição primária difere nos dois tecidos. No pâncreas, o pró-glucagon é primariamente processado para pró-glucagon 1-30 (peptídeo pancreático relacionado à glicentina; GRPP), glucagon e um fragmento de carbono terminal contendo a seqüência de peptídeos semelhantes ao glucagon (GLP-1) e peptídeo 2-relacionado à glicentina (GLP-2). No intestino, o pró-glucagon é primariamente processado para pró-glucagon 1-69 (glicentina) e dois pequenos peptídeos, GLP-1 e GLP-2. O GLP-1 ocorre em, pelo menos, duas formas (1-37, 7-37). O peptídeo mais curto é alfa-amidado no carboxil terminal. O amido GLP-1 (7-36) é secretado pelo intestino. Além de ter ação insulinotrópica, o GLP-1 inibe o glucagon e a secreção gástrica.

Distribuição e Liberação

A glicentina e a oxintomodulina estão localizadas nas células endócrinas do tipo aberto (células-L), com a mais alta concentração no íleo. A glicose intraluminal e triglicerídeos são aceitos como desencadeadores da liberação de enteroglucagons.

Ação

O papel do glucagon pancreático como um regulador maior do metabolismo energético é bem reconhecido. Não está claro ainda se a glicentina ou a oxintomodulina contribuem de alguma maneira fisiológica para os efeitos metabólicos classicamente atribuídos ao glucagon pancreático. Uma possível ação dos enteroglucagons é como inibidores da secreção ácida gástrica. A glicentina e a oxintomodulina parecem ser mais potentes que o glucagon pancreático na inibição da secreção ácida gástrica. Os enteroglucagons podem também participar na regulação da proliferação das células epiteliais intestinais.

Inúmeros estudos têm documentado os efeitos do glucagon exógeno sobre o sistema gastrointestinal. A administração de glucagon inibe a liberação de gastrina, motilidade, secreção exócrina pancreática e relaxa o esfíncter de Oddi. Não se sabe ainda se os níveis de glucagon endógeno circulantes são capazes de obter esses efeitos.

FAMÍLIA DOS PEPTÍDEOS LIBERADORES DA GASTRINA/BOMBESINA

Distribuição

A bombesina é um peptídeo de 14 aminoácidos originalmente obtidos de extratos de pele de dois sapos europeus, *Bombina bombina* e *Bombina variegata*. Outros peptídeos estruturalmente relacionados à bombesina, derivados da pele do sapo incluem a alitensina, litorina e ranatensina. Os peptídeos bombesina derivados de mamíferos incluem peptídeos contendo 10, 23 e 27 aminoácidos. Durante o isolamento dos peptídeos de mamíferos, eles demonstraram ter atividade de liberação da gastrina; portanto, eles foram chamados de peptídeos liberadores de gastrina. A imunorreatividade para a bombesina ou similares do peptídeo liberador de gastrina tem sido encontrada na maioria de todas as espécies examinadas, e é distribuída por todas as partes do trato gastrointestinal e pâncreas. Em mamíferos, a imunorreatividade para a bombesina ou peptídeo liberador de gastrina é limitada primariamente às células nervosas e seus elementos. Em humanos, a bombesina/peptídeo liberador de gastrina é encontrada no fundo e antro gástricos, piloro e pâncreas, com baixas quantidades no duodeno, jejuno, íleo terminal e cólon. A proximidade de nervos contendo bombesina/peptídeo liberador de gastrina com músculos intestinais e células ganglionares sugere um papel na regulação da motilidade gastrointestinal. Além disso, os corpos das células nervosas contendo bombesina/peptídeo liberador de gastrina são vistos no plexo mioentérico e fibras contendo peptídeo liberador de gastrina parecem ter localização intramural. A bombesina/peptídeo liberador de gastrina tem prováveis funções como um neuropeptídeo, regulando o tônus do músculo liso, secreção e absorção intestinal, e não exerce nenhuma influência via circulação sistêmica (isto é, não é um hormônio). No carcinoma de pequenas células do pulmão, a bombesina é suspeita de ter uma ação proliferativa endócrina. O DNA que codifica a bombesina e o peptídeo liberador da gastrina já foi descrito.

Ações

A bombesina intravenosa tem uma variedade de efeitos sobre o trato gastrointestinal e pâncreas, incluindo a liberação de hormônios intestinais e estimulação da motilidade intestinal e pancreática, secreções gástrica e intestinal. Embora a bombesina possa estimular a liberação de motilina, esta inibe a ação da motilina (peristalse medida pelo complexo motor migratório interdigestivo). A bombesina pode estimular a secreção ácida gástrica diretamente ou por liberação de gastrina. Também estimula a secreção exócrina pancreática diretamente ou por liberação de colecistoquinina. A bombesina intravenosa estimula a contração da vesícula biliar; entretanto, tal contração pode ser devida à liberação de colecistoquinina. Em humanos, a bombesina intravenosa pode aumentar a atividade espontânea, comandar potenciais e causar contração no estômago e intestino delgado. O aumento induzido pela bombesina nos potenciais do marcapasso resulta em uma diminuição na peristalse por causa de uma queda da propagação normal e falta da atividade coordenada. Os receptores para a bombesina são encontrados no trato gastrointestinal e pâncreas, e antagonistas sintéticos da bombesina têm sido desenvolvidos. A bombesina ou o peptídeo liberador de gastrina pode atuar como importante regulador neural da liberação de gastrina antral. Muitas evidências *in vivo* indicam que a bombesina ou o peptídeo liberador de gastrina mediados por nervos não-colinérgicos liberam gastrina, mas, provavelmente, não têm participação na gastrina liberada pelo estímulo alimentar. Isolados de células de gastrina canina respondem à bombesina ou peptídeo liberador de gastrina, sugerindo que os receptores da bombesina estão também sobre a célula gástrica.

Vários laboratórios desenvolveram antagonistas potentes do receptor da bombesina. Além disso, o cDNA que codifica 2 subtipos de receptores para a bombesina diferentes farmacologicamente, um receptor específico para o peptídeo liberador de gastrina e um receptor específico neuromedina B, bem como outros cDNA's que codificam receptores órfãos de bombesina, foi descrito.

POLIPEPTÍDEO PANCREÁTICO, PEPTÍDEO YY E FAMÍLIA DE NEUROPEPTÍDEOS PROTUBERANTES (FAMÍLIA PP)

Distribuição

O peptídeo YY e o neuropeptídeo NPY são peptídeos estruturalmente semelhantes ao polipeptídeo pancreático. Esses peptídeos são constituídos de uma cadeia linear de 36 aminoácidos com uma tirosina amidada no carboxil-terminal. O polipeptídeo pancreático foi isolado como um constituinte menor durante a purificação da insulina do pâncreas. As células contendo polipeptídeo pancreático são encontradas primariamente nas ilhotas pancreáticas da periferia, com células PP mais concentradas na cabeça, e menos freqüentemente no corpo e cauda do pâncreas. As células PP estão também dispersas no pâncreas exócrino.

As células contendo o peptídeo YY são primariamente encontradas na mucosa do jejuno terminal, íleo, cólon e reto, em células endócrinas do tipo aberto com poucas células PYY no intestino proximal (isto é, estômago, duodeno e jejuno) ou pâncreas. O peptídeo YY pode estar co-localizado com o enteroglucagon no cólon. Relatos recentes indicam que o peptídeo YY pode ser encontrado em elementos neurais do trato gastrointestinal, fazendo deste um neuropeptídeo entérico. Pequenas formas de peptídeo YY (PYY 3-36) têm sido isoladas do sangue e extratos de tecidos.

O neuropeptídeo NPY é encontrado no plexo neural mioentérico do trato gastrointestinal proximal e cólon distal. Elementos neurais contendo o neuropeptídeo NPY são também encontrados no pâncreas. Os cDNA's que codificam o peptídeo YY, neuropeptídeo NPY, polipeptídeo pancreático e receptores foram descritos.

Liberação

A liberação do polipeptídeo pancreático é regulada por uma variedade de agentes extracelulares e mediada por várias vias intracelulares. Os níveis plasmáticos de polipeptídeo pancreático aumentam em resposta à ingesta oral de refeições ricas em proteínas, hormônios intestinais intravenosos, bem como outros nutrientes, e por reflexos colinérgicos vagais. A liberação do polipeptídeo pancreático estimulada pela hipoglicemia induzida pela insulina ou refeição simulada é abolida pela atropina no homem. A ingesta de alimentos resulta em uma liberação bifásica do polipeptídeo pancreático. A primeira fase da secreção do polipeptídeo pancreático é devida à estimulação vagal central e é chamada de fase cefálica da liberação do polipeptídeo pancreático, e a segunda, mais longa e duradoura, é a fase de liberação do polipeptídeo pancreático chamada de fase gastrointestinal. Os aminoácidos (fenilalanina/triptofano) administrados no duodeno liberam o polipeptídeo pancreático. Uma refeição primariamente de carboidratos causa somente uma liberação marginal de polipeptídeo pancreático e a glicose oral tem um pequeno efeito estimulatório. Desde que a liberação de polipeptídeo pancreático não é influenciada por nutrientes circulantes, a segunda fase da liberação do polipeptídeo pancreático, a qual está associada com a presença de alimentos no intestino, é provavelmente mediada via sinais enteropancreáticos indiretos, os quais podem ser tanto neurais como hormonais. As gorduras e proteínas podem estimular a liberação de polipeptídeo pancreático indiretamente, pelo menos em parte, por sua estimulação da liberação de colecistoquinina. As gorduras são quase tão efetivas quanto as proteínas na estimulação da fase prolongada gastrointestinal de liberação do polipeptídeo pancreático.

As vias colinérgicas vagais são importantes na regulação da liberação de polipeptídeo pancreático. A liberação do polipeptídeo pancreático é abolida pela transecção cirúrgica do vago e pelo bloqueio muscarínico colinérgico com atropina. O tratamento com atropina pode também deprimir ou bloquear a liberação do polipeptídeo pancreático em resposta a outros tipos de estímulos. A estimulação elétrica do nervo vago também resulta na liberação do polipeptídeo pancreático, que é diminuída pela atropina e abolida pelo hexametônio em suínos. As vias adrenérgicas e dopaminérgicas podem influenciar a liberação de polipeptídeo pancreático. Os beta-receptores parecem participar na liberação do polipeptídeo pancreático, ao passo que agonistas dopaminérgicos diminuem a liberação do polipeptídeo pancreático em resposta aos alimentos. A administração intravenosa de somatostatina (SRIF) diminuirá a liberação de polipeptídeo pancreático. A bombesina estimula a liberação do polipeptídeo pancreático, e esse efeito estimulatório é inibido pela atropina. Os níveis basais de polipeptídeo pancreático aumentam com a idade. Em humanos normais e pacientes com úlcera duodenal, níveis circulantes de polipeptídeo pancreático flutuam durante o jejum, com o pico de polipeptídeo pancreático coincidindo com uma secreção ácida gástrica máxima. Vários exercícios e a privação do sono aumentam os níveis basais do polipeptídeo pancreático em humanos. Em cães, a administração intraduodenal de um ácido graxo, oleato de sódio ou de uma mistura de aminoácidos causa elevação nos níveis plasmáticos de polipeptídeo pancreático, semelhante àquela vista após uma refeição variada. A administração intraduodenal de ácido é inefetiva. Durante o estado de jejum, níveis basais de polipeptídeo pancreático aumentam de um modo cíclico semelhante àquele que aparece com a motilina. Os níveis de polipeptídeo pancreático estão elevados em resposta à motilina intravenosa em humanos, e o polipeptídeo pancreático pode diminuir os níveis plasmáticos de motilina. Embora um papel fisiológico do polipeptídeo pancreático não tenha sido estabelecido, a administração intravenosa de polipeptídeo pancreático em cães, em doses que reproduzem níveis plasmáticos de polipeptídeo pancreático menores do que aquelas observadas após uma refeição, resulta em uma acentuada inibição da secreção pancreática, sugerindo que o polipeptídeo pancreático tem um

papel na regulação da secreção exócrina do pâncreas. O polipeptídeo pancreático pós-prandial pode também participar na regulação das motilidades intestinal e biliar.

Os níveis plasmáticos de peptídeo YY aumentam prontamente após ingestão de uma refeição variada e de infusão seletiva de nutrientes dentro do duodeno. Os mais potentes nutrientes para a liberação de peptídeo YY são as gorduras e glicose. Desde que os níveis de peptídeo YY se elevam rapidamente após uma refeição, a liberação de peptídeo YY é aparentemente controlada, em parte, por um mecanismo neuroendócrino. Essa idéia não leva em conta os efeitos estimulatórios sobre a liberação de peptídeo YY pela presença de nutrientes intraluminais no intestino terminal e outros fatores, mas a liberação precoce de peptídeo YY ocorre antes de o quimo passar dentro da luz do íleo e cólon, nos quais a maioria de células PYY estão contidas. A administração intravenosa de bombesina, colecistoquinina-8 e peptídeo ativador da adenilato-ciclase pituitária estimula a liberação de peptídeo YY, e a somatostatina intravenosa inibe a liberação do peptídeo YY. Refeições progressivamente maiores no café da manhã, almoço e jantar causam elevações graduais no peptídeo YY plasmático. O peptídeo YY responde a uma última refeição noturna por, pelo menos, 5 horas. A ordem de capacidade para a liberação do peptídeo YY em homens é creme duplo>bacalhau defumado>solução de glicose. Várias vias evidentes intracelulares participam na liberação do peptídeo YY.

Desde que o neuropeptídeo NPY é primariamente um polipeptídeo neural, a detecção do neuropeptídeo NPY na circulação geral em indivíduos normais pode ser de pequena relevância, e simplesmente reflete o transbordar da ação do sistema nervoso entérico e periférico. Em pacientes com alguns tipos de tumores endócrinos, os níveis circulantes do neuropeptídeo NPY são mensuráveis.

Ações

A despeito da sua disponibilidade por mais de 20 anos, nenhum papel fisiológico significativo do polipeptídeo pancreático em homens foi descrito. O polipeptídeo pancreático parece estar envolvido na regulação da secreção exócrina pancreática e contração da vesícula biliar. Em cães, o polipeptídeo pancreático pode ter um efeito relaxante sobre a vesícula biliar e uma moderada ação estimulatória sobre o tônus do esfíncter de Oddi, e sem efeito sobre o fluxo biliar. O polipeptídeo pancreático é um fraco estimulante da secreção ácida gástrica basal e um fraco inibidor da secreção ácida estimulada pela pentagastrina. A administração intravenosa de polipeptídeo pancreático em cães, em doses que mimetizam os níveis plasmáticos de polipeptídeo pancreático, resulta em uma inibição acentuada da secreção pancreática, sugerindo que o polipeptídeo pancreático tem um papel na regulação do pâncreas exócrino. O polipeptídeo pancreático pós-prandial pode também participar nas motilidades biliar e intestinal.

Semelhante ao polipeptídeo pancreático, o peptídeo YY é um inibidor da secreção pancreática exócrina em parte pela inibição da liberação de colecistoquinina. O peptídeo YY também pode inibir a secreção ácida gástrica estimulada pela pentagastrina. O peptídeo YY também pode inibir o esvaziamento gástrico, trânsito intestinal e contrações migratórias interdigestivas do estômago inervado. Desde que o peptídeo YY inibe a acidez gástrica e secreção exócrina pancreática, ele foi aceito como o fator ativo da pancreatona. Esta inibe a contração da vesícula biliar, mas o peptídeo YY não. Devido a essas atividades inibitórias sobre a secreção ácida gástrica e o esvaziamento gástrico, o peptídeo YY é uma suposta enterogastrona. O peptídeo YY tem também sido implicado no fenômeno chamado de "freio ileal"[44] (Fig. 3.2). A dieta gordurosa que atinge o íleo estimula a liberação do peptídeo YY, o qual retarda o esvaziamento gástrico, trânsito intestinal e, provavelmente, secreção de sucos gástrico e pancreático. Ambos, neuropeptídeo NPY e peptídeo YY, estimulam uma livre absorção de água e eletrólitos.

PPomas são relatados raramente. Em pacientes com pancreatite crônica ou fibrose cística, a liberação de polipeptídeo pancreático é reduzida. No diabetes, a redução da liberação do polipeptídeo pancreático é presumivelmente devida à neuropatia autonômica. A liberação do peptídeo YY é exagerada em pacientes com *dumping*, malabsorção ou síndrome do intestino curto.

O peptídeo YY e o neuropeptídeo NPY parecem ter receptores comuns no trato gastrointestinal. Esses receptores são classificados como Y-1, Y-2 e Y-3, conforme o receptor mostre uma preferência (isto é, alta afinidade) para o peptídeo YY ou neuropeptídeo NPY, ou para análogos do neuropeptídeo NPY e peptídeo YY. Provavelmente existem outros receptores para o peptídeo YY e o neuropeptídeo NPY além dos receptores Y-1, Y-2 e Y-3. Um novo receptor, que tem uma alta afinidade para todos os três membros dos peptídeos PP-congregados, neuropeptídeo NPY, polipeptídeo pancreático e peptídeo YY, também aparece na mucosa colônica e pode participar na mediação das ações anti-secretóri-

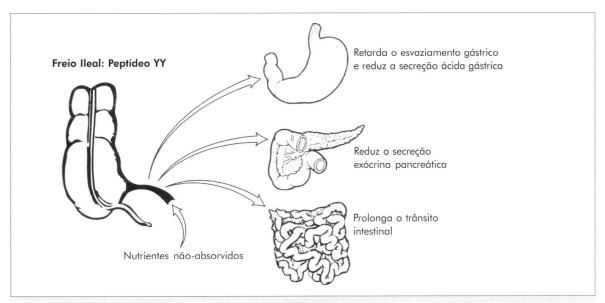

Fig. 3.2 — *O conceito de "freio ileal" refere-se ao esvaziamento gástrico retardado e ao trânsito intestinal prolongado quando nutrientes não absorvidos, especialmente gordura, alcançam a mucosa ileal.*

Desde que o peptídeo NPY é um neuropeptídeo, a maioria dos efeitos intestinais do neuropeptídeo NPY é neural. O neuropeptídeo NPY age provavelmente como um vasoconstritor eferente sobre vasos sangüíneos. Desde que as fibras contendo o neuropeptídeo NPY são encontradas em todas as camadas da parede intestinal, o neuropeptídeo NPY pode ter múltiplas funções, tais como regulação da atividade neural intramural e tônus da musculatura lisa, bem como o fluxo sangüíneo local.

Em pacientes com tumores endócrinos (por exemplo, insulinoma, glucagonoma, síndrome da diarréia aquosa, síndrome de Zollinger-Ellison), os níveis plasmáticos do polipeptídeo pancreático estão elevados. Os as do peptídeo YY no cólon. Os receptores relacionados ao peptídeo YY são primariamente encontrados nas pequenas cristas intestinais.

OUTROS PEPTÍDEOS GASTROINTESTINAIS

NEUROTENSINA

Distribuição

A neurotensina é um tridecapeptídeo descoberto por Carraway e Leenan em 1973, como um subproduto do isolamento da substância P do hipotálamo bovino. A neurotensina intestinal bovina e a humana são idênticas. A neurotensina é estruturalmente semelhante a um peptídeo da pele de anfíbios, xenopsina e a um hexapeptídeo do cordão espinhal suíno chamado neuromedina-N. A neurotensina está primariamente contida em uma célula endócrina tipo N na mucosa ileal, com pequenas quantidades na mucosa do jejuno.

A atividade biológica da neurotensina depende do C-terminal. A neurotensina (2-13) exibe 100% de atividade biológica da neurotensina (1-13), ao passo que a neurotensina (8-13) e a neurotensina (1-9) têm 55% e menos de 0,2% de atividade, respectivamente. O DNA que codifica o peptídeo neurotensina e receptores já foi descrito. Uma proteína precursora de 169-170 resíduos de aminoácidos codifica a neurotensina e a neuromedina-N, um peptídeo de 6 aminoácidos estruturalmente relacionado. Um antagonista não-peptídeo do receptor neurotensina foi também relatado.

Liberação

A ingesta de gordura é o mais potente estímulo para a liberação da neurotensina. A glicose oral, aminoácidos e solução salina são inefetivas ou causam somente pequenas elevações nos níveis de neurotensina plasmática. A gordura intravenosa não estimula a liberação de neurotensina. A administração de lipídios dentro do jejuno produz uma elevação na neurotensina plasmática, ao passo que infusões ileais e colônicas são inefetivas.

A bombesina intravenosa também estimula a liberação de neurotensina. A atropina não faz bloqueio da liberação de neurotensina estimulada pela bombesina. Em contraste com a liberação de neurotensina estimulada pela bombesina, a liberação de neurotensina estimulada pela refeição parece ser colinérgico-dependente. A atropina pode deprimir a liberação precoce de neurotensina, mas níveis basais ou liberação integrada para gordura não são afetados significativamente. A vagotomia não afeta a liberação de neurotensina.

Ações

Alguns dos primeiros efeitos farmacológicos descritos da neurotensina são devidos a sua capacidade de causar vasodilatação, hipotensão, cianose e aumento da permeabilidade vascular. Efeitos intestinais da neurotensina incluem vasodilatação mesentérica, inibição da secreção ácida estimulada pela pentagastrina, diminuição da pressão no esfíncter esofágico inferior, inibição do esvaziamento gástrico e peristalse do intestino delgado e uma diminuição no fluxo sangüíneo da mucosa gástrica em humanos.

A neurotensina intravenosa também estimula a secreção exócrina pancreática diretamente e aumenta a ação da liberação endógena e exógena da colecistoquinina e secretina em pâncreas de cães. A neurotensina, em combinação com ácido administrado intraduodenalmente (liberação da secretina), potencializa os efeitos do ácido sobre a secreção de suco e bicarbonato, ao passo que aminoácidos intraduodenais (liberação de colecistoquinina) em combinação com a neurotensina interagem de um modo aditivo. A neurotensina intravenosa não causa liberação de gastrina, secretina ou colecistoquinina; contudo, os níveis plasmáticos de polipeptídeo pancreático estão elevados. A neurotensina intravenosa relaxa a vesícula biliar, estimula a defecação e causa aumento na motilidade retossigmóidea.

Outras ações da neurotensina intravenosa envolvem hiperglicemia, hipoinsulinemia, hiperglucagonemia e elevações nos níveis plasmáticos do hormônio de crescimento, prolactina, hormônio adrenocorticotrófico, hormônio luteinizante e hormônio folículo-estimulante. Embora a neurotensina plasmática se eleve após uma refeição, sugerindo ser um peptídeo endócrino, um papel fisiológico definido para a neurotensina como um hormônio não foi provado. Admite-se que a neurotensina participe como uma mediadora hormonal para numerosos eventos fisiológicos que são sensíveis à ingesta de gordura. Estes incluem a inibição do esvaziamento gástrico, secreção gástrica, estimulação da secreção exócrina pancreática e uma mudança no fluxo sangüíneo. A neurotensina pode ser uma enterogastrona fisiológica, um fator hormonal que participa na inibição da secreção ácida após ingestão de gordura.

Em humanos com síndrome de *dumping* após cirurgia gástrica por doença ulcerosa péptica, a neurotensina liberada em resposta à ingesta oral de glicose é elevada em comparação com humanos com uma operação semelhante, mas sem sintomas. A neurotensina, contudo, não reproduz os sintomas da síndrome de *dumping*. Em pacientes com anastomose jejunoileal para obesidade mórbida, o movimento de glicose ou gordura para o íleo causa liberação de neurotensina. A neurotensina é produzida por uma variedade de tumores endócrinos gastrointestinais e pulmonares. Usualmente, esses pacientes se apresentam sem sintomas específicos atribuídos para altos níveis de neurotensina em seu sangue. A neurotensina pode também ter uma ação proliferativa na mucosa intestinal, podendo desempenhar também um papel como um fator de crescimento autócrino em certos cânceres de cólon.

PEPTÍDEO GENE-RELACIONADO À CALCITONINA

Estrutura

O peptídeo gene-relacionado à calcitonina é um peptídeo de 37 aminoácidos encontrado em elementos neurais do pâncreas e trato gastrointestinal. O peptídeo gene-relacionado à calcitonina provavelmente age como neurotransmissor e como um agente parácrino. O peptídeo gene-relacionado à calcitonina pode inibir a secreção pancreática, ao passo que estimula a liberação de

HORMÔNIOS (PEPTÍDEOS) GASTROINTESTINAIS

amilase de preparações ácidas. Outras ações do peptídeo gene-relacionado incluem a inibição da liberação de insulina e inibição da secreção ácida gástrica no cão e rato. O peptídeo gene-relacionado à calcitonina parece ser um transmissor inibitório do músculo liso esofagiano. Receptores para o peptídeo gene-relacionado à calcitonina têm sido localizados no pâncreas exócrino e sobre células musculares lisas do estômago.

SOMATOSTATINA

Estrutura

As duas maiores formas de somatostatina encontradas no intestino são um tetradecapeptídeo, somatostatina-14, e uma molécula de 28 aminoácidos, somatostatina-28. O grande peptídeo contém a seqüência completa de aminoácidos do tetradecapeptídeo em posições 15 até 28. Ambas as formas de somatostatina tem uma estrutura cíclica devido a uma ligação sulfúrica entre os dois resíduos de cisteína. O DNA que codifica o peptídeo e seu receptor já foi descrito. Por causa dos benefícios terapêuticos potenciais da somatostatina, inúmeros análogos sintéticos da somatostatina, os quais são relativamente resistentes à degradação, têm sido desenvolvidos. A somatostatina é muitas vezes referida como fator inibidor da liberação de somatotropina (SRIF).

Distribuição

A imunorreatividade da somatostatina é encontrada por toda a parte do sistemas nervoso central, genitourinário e gastrointestinal. Em estudos com tecido gastrointestinal humano, as mais altas concentrações de somatostatina foram encontradas no duodeno e pâncreas, com baixos níveis nas regiões pilórica e antral do estômago até o jejuno. No duodeno, pâncreas e regiões antral e pilórica do estômago, a forma dominante parece ser de somatostatina-14. Ao contrário, a somatostatina-28 é encontrada em altas concentrações no jejuno e no corpo do estômago.

A somatostatina parece ser encontrada em 3 tipos distintos de células: neurócrinas, parácrinas e endócrinas. A somatostatina é encontrada nos neurônios e fibras do plexo mioentérico. No estômago, parte da somatostatina é encontrada em células do tipo parácrino com longos processos citoplasmáticos. A maioria da somatostatina do intestino está localizada em células endócrinas clássicas (tipo aberto), as quais são encontradas na mucosa do estômago e intestino delgado. Celulas D do tipo endócrino do intestino primariamente contêm somatostatina-28, ao passo que, em neurônios e fibras nervosas do intestino predomina a somatostatina-14.

No pâncreas, a somatostatina é encontrada nas células D das ilhotas de Langerhans. Caracteristicamente, as células D são encontradas na periferia das ilhotas e parecem agir de um modo parácrino.

Liberação

Numerosos agentes humorais e certos metabólicos têm sido demonstrados modular a liberação da somatostatina. Aumentos no plasma de imunorreatividade semelhante à somatostatina têm sido demonstrados ocorrer em resposta a uma refeição variada. Em particular, gorduras e proteínas parecem ser potentes estimuladores da liberação da somatostatina. Curiosamente, a liberação de somatostatina estimulada pela refeição é bloqueada pelo antagonista do receptor opióide, naloxone.

O peptídeo gene-relacionado à calcitonina, gastrina, glucagon e bile intraluminal estão entre os muitos agentes demonstrados como capazes de liberar somatostatina. Estudos com perfusão de isolados de estômago de rato têm mostrado que a substância P e a serotonina inibem a liberação de somatostatina. Agonistas beta-adrenérgicos levam à liberação de somatostatina, ao contrário da acetilcolina e do estímulo vagal, que parecem inibi-la.

Ações

A somatostatina inibe uma ampla variedade de funções gastrointestinais classicamente associadas com a digestão de uma refeição. A somatostatina inibe a liberação da maioria dos peptídeos intestinais. De fato, muitos dos efeitos inibitórios da somatostatina podem ser o resultado indireto da inibição da liberação de peptídeos intestinais. Contudo, muitas das ações inibitórias da somatostatina são também devidas, pelo menos em parte, ao efeito inibitório direto da somatostatina sobre alvos gastrointestinais.

A somatostatina inibe a liberação de gastrina, secretina, colecistoquinina, polipeptídeo inibidor gástrico, motilina, enteroglucagon e peptídeo intestinal vasoativo. A somatostatina também inibe a liberação de insulina, glucagon e polipeptídeo pancreático.

A somatostatina inibe a produção de inúmeras secreções digestivas, incluindo a salivar, a gástrica (ácido, pepsina e fator intrínseco), a pancreática (enzima e bicarbonato) e a intestinal (bicarbonato). A somatostatina também suprime o fluxo sangüíneo intestinal e a absorção de nutrientes.

A somatostatina modula a motilidade gastrointestinal. O esvaziamento gástrico e o tempo de trânsito intestinal são prolongados. A contração da vesícula biliar é diminuída.

Tumores secretores de somatostatina (somatostatinomas) são observados raramente. Sinais e sintomas de somatostatinomas incluem *diabetes mellitus*, esteatorréia, colelitíase e baixo peso (ver Capítulo 145).

Análogos da somatostatina têm benefícios terapêuticos para uma variedade de problemas clínicos. Pacientes com acromegalia, apudomas, sangramento de varizes de esôfago e síndrome de *dumping* se beneficiam da terapia com somatostatina. Vários estudos com o uso de análogos da somatostatina para o tratamento da pancreatite aguda não demonstraram melhora na morbidade e na mortalidade.

MOTILINA

Distribuição

A motilina é amplamente distribuída no trato gastrointestinal, do esôfago ao cólon, incluindo a vesícula biliar e o trato biliar; é encontrada nas células endócrinas enterocromafins e não-enterocromafins.

Liberação

Dados sobre a liberação de motilina são algo divergentes e difíceis de colocar dentro de um grande quadro. A liberação de motilina tem sido demonstrada após ingesta oral ou infusão intravenosa de lipídeos, mas não seguida de infusão intraduodenal de gordura em humanos. Ao contrário, a ingestão de uma refeição variada não mostrou efeito sobre a liberação de motilina em humanos, mas inibiu a liberação de motilina em cães. Administrações oral ou intravenosa de glicose e intravenosa de aminoácidos mostraram efeitos supressivos sobre os níveis plasmáticos de motilina. Aumentos nos níveis plasmáticos de motilina estão associados com atividade frontal (fase III do complexo motor migratório interdigestivo) iniciado no estômago e no duodeno. A estimulação elétrica do vago estimula a liberação de motilina, e a atropina suprime a elevação dos níveis plasmáticos de motilina associados com a fase III desse complexo. A vagotomia troncular, contudo, não afeta a liberação de motilina. A bombesina estimula a liberação de motilina, ao passo que a somatostatina a inibe.

Ações

Uma ação fisiológica suposta da motilina é a estimulação do tipo III da atividade mioelétrica no estômago e no duodeno. A administração de motilina, contudo, pode estimular a alimentação, e esta, por sua vez, interrompe a geração de complexos mioelétricos interdigestivos. A motilina estimula a contração do músculo liso do intestino delgado, vesícula biliar, esfíncter de Oddi e esfíncter esofágico inferior. Níveis plasmáticos de motilina estão diminuídos durante o íleo pós-operatório e estão aumentados no cólon irritável, síndrome do *dumping* e diarréia infecciosa aguda.

PANCREASTATINA

A pancreastatina é um peptídeo de 49 resíduos isolado recentemente do pâncreas de porco. A pancreastatina tem uma ampla distribuição com possível papel parácrino e endócrino. A imunorreatividade da pancreastatina é encontrada na circulação geral, glândulas adrenais, pâncreas, hipófise anterior e por toda parte do trato gastrointestinal do porco e de humanos. Originalmente, mostrou-se que a pancreastatina inibe a liberação de insulina estimulada pela glicose e isolados de pâncreas de rato perfundidos, contudo, outras ações da pancreastatina incluem uma inibição e estimulação da secreção ácida gástrica e uma inibição da secreção exócrina pancreática. A pancreastatina é extremamente semelhante a uma região média de uma grande proteína chamada cromogranina-A. A cromogranina-A é encontrada em quase todas as células endócrinas e neuroendócrinas que secretam peptídeos ou polipeptídeos, e a cromogranina-A é aparentemente a proteína precursora da pancreastatina.

SUBSTÂNCIA P

Estrutura

A porção do C-terminal da substância P é relacionada a uma classe de peptídeos chamados taquicininas. Desde a descoberta das taquicininas em anfíbios e moluscos, outros peptídeos semelhantes às taquicininas além da substância P têm sido isolados de mamíferos. Recentemente, inúmeros antagonistas da substância P têm sido desenvolvidos, podendo melhorar nossa compreensão do peptídeo.

A substância P é encontrada no sistema nervoso central, periférico e entérico. A imunorreatividade da substância P está presente em toda parte de todo o trato gastrointestinal com as mais altas concentrações encontradas no intestino delgado proximal. Algumas células endócrinas intestinais contêm substância P. De fato, uma pequena percentagem de células enterocromafins contendo serotonina na mucosa intestinal contém substância P. Contudo, a maioria da substância P presente no intestino parece ser em tecido nervoso no qual pode coexistir com encefalina.

Picos nos níveis plasmáticos de substância P são observados 15 minutos após ingestão de uma refeição sólida. Contudo, desde que a distribuição de substância P fortemente sugere um papel neurócrino ou parácrino, a significância fisiológica do aumento nos níveis plasmáticos permanece incerto. Peptídeos tais como neurotensina e colecistoquinina têm sido eficazes em liberar substância P de íleo de cobaia. A substância P é um dos poucos peptídeos conhecidos que inibem a liberação de somatostatina.

A substância P tem uma variedade de efeitos sobre o trato gastrointestinal, como a estimulação da peristalse intestinal. A substância P pode agir sobre o músculo liso diretamente, através de receptores de membrana, ou indiretamente, através da estimulação da liberação de acetilcolina. A substância P também parece modular a contração do esfíncter esofágico inferior. Estudos farmacológicos revelam que a substância P estimula a contração da vesícula biliar. A substância P inibe a absorção intestinal aparentemente pelo estímulo da secreção clorídrica e inibição da absorção de sódio. Os peptídeos substância P relacionados estão ligados diretamente às células pancreáticas acinares. Estudos indicam que a substância P é capaz de estimular a secreção exócrina pancreática. Contudo, a substância P reduz a amilase estimulada pela colecistoquinina produzida pelo pâncreas.

A substância P tem propriedades de potente vasodilatador e pode tomar um papel na regulação do fluxo sangüíneo intestinal. Curiosamente, altos níveis de substância P foram encontrados em feocromocitomas e tumores carcinóides do intestino. Têm-se especulado que a substância P pode mediar o rubor e outros sinais e sintomas da síndrome carcinóide.

A substância P atua em vários tecidos não-gastrointestinais, tais como o sistema nervoso central, sistema nervoso periférico, tireóide, linfócitos, tratos brônquico e genital. O cDNA que codifica o receptor da substância P já foi relatado.

GALANINA

Distribuição

A galanina é um neuropeptídeo de 29 aminoácidos encontrado primariamente em nervos e células ganglionares submucosas de origem intrínseca e no plexo mioentérico ao longo do trato gastrointestinal. A galanina é também vista em fibras nervosas que inervam as ilhotas pancreáticas. O cDNA que codifica o peptídeo galanina já foi descrito. O receptor CNS da galanina foi purificado.

Ações

No pâncreas de rato perfundido, a galanina inibe a secreção de insulina sem afetar a secreção de glucagon e somatostatina, sugerindo um efeito discreto sobre a célula beta. De fato, os receptores da galanina têm sido identificados em um tumor pancreático de células beta em *hamster*. A galanina também inibe a resposta contrátil da *Taenia coli* de cobaia à estimulação elétrica. A galanina pode causar contração ou relaxamento do músculo liso e pode atuar como um neurotransmissor simpático no pâncreas endócrino.

POLIPEPTÍDEO AMILÓIDE DAS ILHOTAS

O polipeptídeo amilóide das ilhotas ou amilina é um peptídeo de 37 aminoácidos purificado de depósitos amilóides de pâncreas de pacientes com diabetes tipo-2 e de depósitos de amilóide de um insulinoma humano. A estrutura primária do polipeptídeo amilóide das ilhotas é consideravelmente homóloga ao peptídeo gene-relacionado à calcitonina, um peptídeo de 37 resíduos. O polipeptídeo amilóide das ilhotas pode inibir a secreção de insulina de um pâncreas isolado e perfundido; a amilina humana não afeta o pâncreas exócrino.

ENTEROSTATINA

As enzimas pancreáticas são usualmente secretadas do pâncreas exócrino como formas precursoras inativas em resposta à ingesta de dieta gordurosa. Na luz intestinal, a digestão de gorduras é acompanhada pela ação da lipase pancreática e do seu co-fator protéico, a colipase. A colipase é secretada como uma forma precursora, pró-colipase, e é mandatória para a digestão da dieta gordurosa. A colipase ativa a lipase pancreática. A ativação da pró-colipase para colipase pela tripsina resulta na liberação de um pequeno pentapeptídeo de N-terminal da pró-colipase. Esse peptídeo é chamado enterostatina e tem a seqüência de aminoácidos de Val-Pro-Asp-Pro-Arg em muitas espécies de mamíferos.

A enterostatina diminui a absorção quando administrada perifericamente ou diretamente dentro do terceiro ventrículo do cérebro de ratos. Curiosamente, quando é dada uma escolha de macronutrientes (i.e., gorduras, proteínas e carboidratos) a animais experimentais, a enterostatina pode especificamente diminuir a entrada da gordura. No porco, a enterostatina pode inibir a secreção enzimática pancreática quando dada intraduodenalmente. A enterostatina, quando administrada intraduodenalmente, não afeta os níveis circulantes de insulina, glucagon e polipeptídeo pancreático no porco.

REFERÊNCIAS BIBLIOGRÁFICAS

1. Battey JF, Way JM, Corjay MH, Shapira H, Kusano K, Harkins R, Wu JM, Slattery T, Mann E, Feldman RI. Molecular cloning of the bombesin/gastrin-releasing peptide receptor from Swiss 3T3 cells. *Proc Natl Acad Sci USA* 88:395-9, 1991.
2. Battey J, Wada E. Two distinct receptor subtypes for mammalian bombesin-like peptides. *Trends Neurosci* 14:524-8, 1991.
3. Barada KA, Saade NE, Atweh SF *et al*. Neural mediation of vasoactive intestinal polypeptide inhibitory effect on jejunal alanine absorption. *Am J Physiol* G822-8, 1998.
4. Beauchamp RD, Townsend CM Jr. Neurotensin. In: Thompson JC, Greeley GH Jr, Rayford PL, Townsend CM Jr (eds). *Gastrointestinal Endocrinology*. New York, McGraw-Hill Book Co pp. 300-10, 1987.
5. Bennett CF. Antisense oligonucleotides: Is the glass half full or half empty? *Biochem Pharmacol* 55:9-19, 1998.
6. Berlinger C, Koehler F, Born W, Fischer JA, Keller U, Hanssen LE, Gyr K. Effect of calcitonin and calcitonin gene-related peptide on pancreatic functions in man. *Gut* 29:243-8, 1988.
7. Böttcher, Sjöberg J, Ekman R, Håkanson R, Sundler F. Peptide YY in the mammalian pancreas: immunocytochemical localization and immunochemical characterization. *Regul Pept* 43:115-30, 1993.
8. Böttcher G, Ekblad E, Ekman R, Håkanson R, Sundler F. Peptide YY. A neuropeptide in the gut. Immunocytochemical and immunochemical evidence. *Neuroscience* 55:281-90, 1993.
9. Buscail L, Cambillau C, Seva C, Scemama JL, de Neef P, Robberecht P, Christophe J, Susini C, Vaysse N. Stimulation of rat pancreatic tumoral AR4-2J cell proliferation by pituitary adenylate cyclase-activating peptide. *Gastroenterology* 103:1002-8, 1992.
10. Cao T, Pinter E, Al-Rashed S *et al*. Neurokinin-1 receptor agonists are involved in mediating neutrophil accumulation in the inflamed, but not normal, cutaneous microvasculature: An in vivo study using neurokinin-1 receptor knockout mice. *J Immunol* 164:5424-9, 2000.

11. Cho WK, Boyer JL. Vasoactive intestinal polypeptide is a potent regulator of bile secretion from rat cholangiocytes. *Gastroenterology* 117:420-8, 1999.

12. Corjay MH, Dobrzanski DJ, Way JM, Viallet J, Shapira H, Worland P, Sausville EA, Battey JF. Two distinct bombesin receptor subtypes are expressed and functional in human lung carcinoma cells. *J Biol Chem* 266:18771-9, 1991.

13. Doyle H, Greeley GH Jr, Mate L, Sakamoto T, Townsend CM Jr, Thompson JC. Distribution of neurotensin in the canine gastrointestinal tract. Surgery 97:337-41, 1985.

14. Drucker DJ. Glucagon-like peptides. *Diabetes* 47:159-69, 1998.

15. Erlanson-Albertsson C. Enterostatin. The pancreatic procolipase activation peptide?a signal for regulation of fat intake. *Nutr Rev* 50:307-10, 1992.

16. Erlanson-Albertsson C, Mei J, Okada S, York D, Bray GA. Pancreatic procolipase propeptide, enterostatin, specifically inhibits fat intake. *Physiol Behav* 49:1191-4, 1991.

17. Evans HF, Shine J. Human galanin: molecular cloning reveals a unique structure. *Endocrinology* 129:1682-4, 1991.

18. Evers BM, Rajaraman S, Chung DH, Townsend CM Jr, Wang X, Graves K, Thompson JC. Differential expression of the neurotensin gene in the developing rat and human gastrointestinal tract. *Am J Physiol* 265:G482-90, 1993.

19. Evers BM, Ishizuka J, Chung DH, Townsend CM Jr, Thompson JC. Neurotensin expression and release in human colon cancers. *Ann Surg* 216:423-31, 1992.

20. Fathi Z, Corjay MH, Shapira H, Wada E, Benya R, Jensen R, Viallet J, Sausville EA, Battey JF. BRS-3: A novel bombesin receptor subtype selectively expressed in testis and lung carcinoma cells. *J Biol Chem* 268:5979-84, 1993.

21. Furness JB, Clerc N. Responses of afferent neurons to the contents of the digestive tract, and their relation to endocrine and immune responses. *Prog Brain Res* 122:159-72, 2000.

22. Geracioti TD Jr, Liddle RA. Impaired cholecystokinin secretion in bulimia nervosa. *N Engl J Med* 319:683-8, 1988.

23. Giladi E, Nagalla SR, Spindel ER. Molecular cloning and characterization of receptors for the mammalian bombesin-like peptides. *J Mol Neurosci* 4:41-54, 1993.

24. Gomez G, Lluis F, Guo Y-S, Greeley GH Jr, Townsend CM Jr, Thompson JC. Bile inhibits release of cholecystokinin and neurotensin. *Surgery* 100:363-8, 1986.

25. Gomez G, Townsend CM Jr, Maani R, Singh P, Greeley GH Jr, Thompson JC. Down-regulation of pancreatic growth and gallbladder contractility by bile salts. *Am J Surg* 157:20-6, 1989.

26. Gomez G, Upp JR Jr, Lluis F, Alexander RW, Poston GJ, Greeley GH Jr, Thompson JC. Regulation of the release of cholecystokinin by bile salts in dogs and humans. *Gastroenterology* 94:1036-46, 1988.

27. Greeley GH Jr, Gomez G, Hashimoto T, Hill FLC, Thompson JC. Stimulation of peptide YY secretion by the foregut. *Gastroenterology* 94:A154, 1988.

28. Greeley GH Jr, Hill FLC, Spannagel A, Thompson JC. Distribution of peptide YY in the gastrointestinal tract of the rat, dog, and monkey. *Regul Pept* 19:365-72, 1987.

29. Greeley GH Jr, Jeng Y-J, Gomez G, Hashimoto T, Hill FLC, Kern K, Kurosky T, Chuo H-F, Thompson JC. Evidence for regulation of peptide-YY release by the proximal gut. *Endocrinology* 124:1438-43, 1989.

30. Greeley GH Jr, Jeng Y-J, Kern K, Hill FLC, Hashimoto T, Gomez G, Thompson JC. Cholecystokinin stimulates release of peptide YY. *Gastroenterology* 96:A182, 1989.

31. Greeley GH Jr, Newman J: Enteric bombesin-like peptides. *In* Thompson JC, Greeley GH Jr, Rayford PL, Townsend CM Jr.: *Gastrointestinal Endocrinology.* New York, McGraw-Hill Book Co, pp. 322-9, 1979.

32. Greeley GH Jr, Thompson JC. Insulinotropic and gastrin-releasing action of gastrin-releasing peptide (GRP). *Regul Pept* 8:97-103, 1984.

33. Greeley GH Jr, Thompson JC, Ishizuka J, Cooper CW, Levine MA, Gorr S-U, Cohn DV. Inhibition of glucose-stimulated insulin release in the perfused rat pancreas by parathyroid secretory protein-I (chromogranin-A). *Endocrinology* 124:1235-8, 1989.

34. Hazelwood RL. The pancreatic polypeptide (PP-fold) family: Gastrointestinal, vascular, and feeding behavioral implications (43511G). *Proc Soc Exp Biol Med* 202:44-63, 1993.

35. Hwa JJ, Witten MB, Williams P et al. Activation of the NPY Y5 receptor regulates both feeding and energy expenditure. *Am J Physiol* 277:R1428-34, 1999.

36. Ishihara T, Nakamura S, Kaziro Y, Takahashi T, Takahashi K, Nagata S. Molecular cloning and expression of a cDNA encoding the secretin receptor. *EMBO J* 10:1635-41, 1991.

37. Ishizuka J, Martinez J, Townsend CM Jr, Thompson JC. The effect of gastrin on growth of human stomach cancer cells. *Ann Surg* 215:528-35, 1992.

38. Kogire M, Ishizuka J, Thompson JC, Greeley GH Jr. Inhibitory action of islet amyloid polypeptide and calcitonin gene-related peptide on release of insulin from the isolated perfused rat pancreas. *Pancreas* 6:459-63, 1991.

39. Kopin AS, Lee Y-M, McBride EW, Miller LJ, Lu M, Lin HY, Kolakowski LF Jr, Beinborn M. Expression cloning and characterization of the canine parietal cell gastrin receptor. *Proc Natl Acad Sci USA* 89:3605-9, 1992.

40. Laburthe M. Peptide YY and neuropeptide Y in the gut. Availability, biological actions, and receptors. *Trends Endocrinol Metab* 1:168-74, 1990.

41. Lee CC, Miller RJ. Is there really an NPY Y3 receptor? *Regul Pept* 75/76:71-8, 1998.

42. Mezey É, Palkovits M. Localization of targets for anti-ulcer drugs in cells of the immune system. *Science* 258:1662-5, 1992.

43. Masel SL, Brennan BA, Turner JH *et al.* Pancreatic vasoactive intestinal polypeptide-oma as a cause of secretory diarrhoea. *J Gastroenterol Hepatol* 15:457-60, 2000.

44. Pinski J, Yano T, Rekasi Z, Cai R-Z, Radulovic S, Schally AV. High potency of a new bombesin antagonist (RC-3095) in inhibiting serum gastrin levels; comparison of different routes of administration. *Regul Pept* 41:185-93, 1992.

45. Pironi L, Stanghellini V, Miglioli M, Corinaldesi R, de Giorgio R, Ruggeri E, Tosetti C, Poggioli G, Labate AMM, Monetti N, Gozzetti G, Barbara L, Go VLW. Fat-induced ileal brake in humans: A dose-dependent phenomenon correlated to the plasma levels of peptide YY. *Gastroenterology* 105:733-9, 1993.

46. Pisegna JR, Wank SA. Molecular cloning and functional expression of the pituitary adenylate cyclase-activating polypeptide type I receptor. *Proc Natl Acad Sci USA* 90:6345-9, 1993.

47. Rehfeld JF. Processing of precursos of gastroenteropancreatic hormones: Diagnostic significance. *J Mol Med* 76:338-45, 1998.

48. Rehfeld JF. The new biology of gastrointestinal hormones. *Physiol Rev* 78:1087-108, 1998.

49. Rubin DC. Nutrient regulation of intestinal growth and adaptation: Role of glucagon-like peptide 2 and the enteroendocrine cell [editorial; comment]. *Gastroenterology* 117:261-3, 1999.

50. Salomon R, Couvineau A, Rouyer-Fessard C, Voisin T, Lavallée D, Blais A, Darmoul D, Laburthe M. Characterization of a common VIP-PACAP receptor in human small intestinal epithelium. *Am J Physiol* 264:E294-300, 1993.

51. Sandvik AK, Waldum HL. CCK-B (gastrin) receptor regulates gastric histamine release and acid secretion. *Am J Physiol* 260:G925-8, 1991.

52. Segre GV, Goldring SR. Receptors for secretin, calcitonin, parathyroid hormone (PTH)/PTH-related peptide, vasoactive intestinal peptide, glucagonlike peptide 1, growth hormone-releasing hormone, and glucagon belong to a newly discovered G-protein-linked receptor family. *Trends Endocrinol Metab* 4:309-14, 1993.

53. Smith SL, Branton SA, Avino AJ *et al.* Vasoactive intestinal polypeptide-secreting islet cell tumors: A 15-year experience and review oft he literature. *Surgery* 124:1050-5, 1998.

54. Takeda Y, Chou KB, Takeda J, Sachais BS, Krause JE. Molecular cloning, structural characterization and functional ex-

pression of the human substance P receptor. *Biochem Biophys Res Commun* 179:1232-40, 1991.

55. Thompson JC, Marx M. Gastrointestinal hormones. Curr Prob Surg 21:1-80, 1984.

56. Upp JR Jr, Poston GL, MacLellan DG, Townsend CM Jr, Barranco SC, Thompson JC. Mechanisms of the trophic actions of bombesin on the pancreas. *Pancreas* 3:193-8, 1988.

57. Usdin TB, Mezey E, Button DC, Brownstein MJ, Bonner TI. Gastric inhibitory polypeptide receptor, a member of the secretin-vasoactive intestinal peptide receptor family, is widely distributed in peripheral organs and the brain. *Endocrinology* 133:2861-70, 1993.

58. Vita N, Laurent P, Lefort S, Chalon P, Dumont X, Kaghad M, Gully D, Le Fur G, Ferrara P, Caput D. Cloning and ex-

pression of a complementary DNA encoding a high affinity human neurotensin receptor. *FEBS* 317:139-42, 1993.

59. Yasui A, Naruse S, Yanaihara C et al. Corelease of PHI and VIP by vagal stimulation in the dog. *Am J Physiol* 253:G13-9, 1987.

60. Wahlestedt C, Regunathan S, Reis DJ. Identification of cultured cells selectively expressing Y1-, Y2, or Y3-type receptors for neuropeptide Y/peptide YY. *Life Sci* 50:PL-7-12, 1991.

61. Wolfe MM. Hypergastrinemia and colonic neoplasia: Coincidental or related? *Gastroenterology* 103:1361-3, 1992.

62. Wolfe MM, Chang R, Mailliard ME, Karnik PS. The effects of peptide histidine isoleucine on antral gastrin and somatostatin. *Mol Cell Endocrinol* 84:89-97, 1992.

CAPÍTULO 4

Nutrição

Aspectos Gerais e Terapia Nutricional

ASPECTOS GERAIS

Antonio Carlos Ligocki Campos

M. Isabel T. D. Correia

Michael M. Meguid

John L. Rombeau

Humberto Arenas Marques

INTRODUÇÃO

Nas últimas três décadas, a nutrição parenteral e as pesquisas clínicas e experimentais motivadas pela introdução da terapia nutricional na prática médica originaram novos conceitos e mudaram substancialmente o prognóstico de diversas afecções gastroenterológicas. É possível hoje sobrevida prolongada, talvez definitiva, mesmo na ausência completa dos intestinos. A desnutrição pode ser revertida com segurança na maioria das condições clínicas. Em conseqüência desses avanços, o uso da terapia nutricional tornou-se parte integrante do tratamento de diversas afecções gastroenterológicas, antes mesmo que estudos científicos bem controlados pudessem confirmar os seus méritos como terapia primária ou adjuvante no tratamento dessas afecções. É pouco provável que tais estudos venham a ser realizados, porque seria eticamente inaceitável randomizar pacientes desnutridos onde o grupo-controle seria mantido em jejum prolongado. Estudos em animais nem sempre conseguem reproduzir todo o espectro de variáveis clínicas observado na prática médica.

Dessa forma, algumas conclusões sobre os benefícios do uso da terapia nutricional são baseadas em estudos retrospectivos, nos quais os resultados são comparados com séries históricas. Tais estudos, apesar de suas conclusões não serem inválidas, devem ser interpretados com precaução, pois devido aos seus riscos e custos elevados, o uso racional continuado da terapia nutricional dependerá da percepção criteriosa dos seus resultados.

Este capítulo é dividido em duas partes: a inicial aborda as bases da terapia nutricional. São revistos su-cintamente aspectos básicos da absorção dos nutrientes, da composição corporal, dos métodos de avaliação nutricional, da resposta fisiológica ao jejum e das alterações metabólicas presentes no paciente hipercatabólico. Também, são apresentadas as bases e os princípios da nutrição enteral e da nutrição parenteral.

Na segunda parte são analisados as indicações e os resultados do uso de terapia nutricional parenteral ou enteral em gastroenterologia, baseados, sempre que possível, em estudos controlados. Em algumas áreas, a terapia nutricional é aceita como parte integral do tratamento. No entanto, ainda existem controvérsias quanto à melhor forma de terapia nutricional a ser utilizada, se enteral ou parenteral, e às soluções mais apropriadas a serem administradas. Esses pontos controversos na literatura serão ressaltados e criteriosamente analisados.

BASES DA TERAPIA NUTRICIONAL

Digestão e Absorção Normal dos Nutrientes

A unidade funcional do intestino delgado é constituída por criptas e por vilosidades intestinais. As vilosidades são compostas por camadas simples de células epiteliais, membrana basal e lâmina própria, com vários tipos de células. As criptas são extensão da mucosa para dentro da submucosa e são constituídas por um dos grupos celulares de mais rápida proliferação do organismo. As células epiteliais emergem a partir das criptas e migram em direção às vilosidades, onde atingem a maturidade em termos de produção de enzimas hidrolíticas e de função absortiva. A cada 3-5 dias ocorre renovação completa de toda a camada de células epiteliais[132]. As células epiteliais são então eliminadas para a luz intestinal, onde sofrem digestão. Seus componentes são posteriormente reabsorvidos no tubo digestivo. Em razão da necessidade de reposição celular constante, deficiências nutricionais afetam drasticamente a capacidade absortiva do intestino por interferirem com a replicação celular e, conseqüentemente, reduzirem o comprimento das vilosidades. Adicionalmente, déficits nutricionais ocasionam diminuição da atividade da dissacaridase e de outras enzimas intestinais[187].

A membrana das células epiteliais apresenta reentrâncias e saliências, conhecidas como microvilosidades, que aumentam a superfície absortiva. Essas projeções de membrana são cobertas por camada de glicocálix, cuja função aparentemente é fixar pequenas moléculas, tais como os dissacarídeos, peptídeos e outros componentes dietéticos para serem mais facilmente hidrolisados e transportados para os espaços intercelulares, onde se encontram os capilares endoteliais. Dessa forma, a maior parte dos nutrientes absorvidos é transportada diretamente para o sangue portal e daí para o fígado. Pode-se concluir, portanto, que boa parte de digestão ocorre na luz intestinal e não na célula epitelial. Na Fig. 4.1 estão sumarizadas as principais etapas da digestão intraluminal dos carboidratos, proteínas e gorduras. Os pacientes com doenças que afetem a fase intraluminal da digestão podem ser tratados com dietas ou fórmulas de nutrição enteral que sejam pré-digeridas e prescindam dessa fase da digestão.

sa intestinal normal, permanecem ativas mesmo durante diversas doenças intestinais[15], o problema da hiperosmolaridade pode ser parcialmente resolvido com o uso de oligossacárides contendo de quatro a oito moléculas de glicose. Assim, é possível administrar idêntica quantidade de calorias glicídicas com acentuada redução da osmolaridade em diversas afecções intestinais[169].

Fórmulas contendo aminoácidos cristalinos são indicadas quando existe comprometimento de digestão de proteínas na luz intestinal. À semelhança dos carboidratos, pode-se evitar a hiperosmolaridade pela administração simultânea de oligopeptídeos. Há evidências de que existam carreadores específicos tanto para peptídeos como para aminoácidos[114], sugerindo que não há competição por carreadores entre esses diferentes compostos nitrogenados e que, portanto, não há inconveniente na sua administração simultânea. Por outro lado, sabe-se que a absorção de oligopeptídeos é mais efetiva do que de aminoácidos cristalinos.

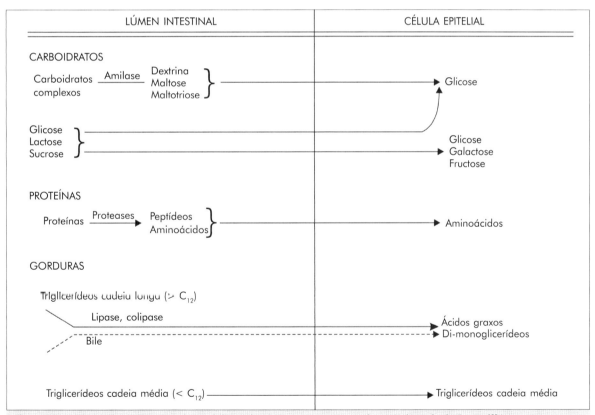

Fig. 4.1 — *Esquema da digestão intraluminal dos carboidratos, proteínas e gorduras. (Adaptado de Greene[132].)*

Pequenas moléculas de carboidratos, como glicose ou frutose, são efetivamente absorvidas pelos enterócitos, sem dependerem da fase luminal da digestão. Entretanto, o seu uso em fórmulas de nutrição enteral aumenta muito a osmolaridade, o que pode não ser bem tolerado pelos pacientes. Como as dextrinas, presentes na muco-

A assimilação de lipídios parece ser a função digestiva mais complexa, justificando a freqüência relativamente alta de pacientes com dificuldades na absorção de gorduras. A maioria dos lipídios dietéticos são triglicerídeos compostos por ácidos graxos de cadeia longa (mais de 16 átomos de carbono na molécula). Os esteróis e os fosfolipídios correspondem a apenas 1 a 2% do total da ingesta de lipídios. A absorção desses triglicerídeos requer a presença de lipases, de sais biliares e de um pH apropriado para que possa ocorrer a formação de micelas. Uma vez no enterócito, sofrem esterificação com o glicerol, são incorporados em quilomícrons e ganham a circulação após serem transportados pela linfa. Por outro lado, os triglicerídeos de cadeia média não necessitam ser reesterificados após sua absorção, pois são transportados diretamente pela veia porta até o fígado, onde constituem fonte abundante de calorias por serem rapidamente oxidados. Dessa forma, a substituição de parte dos triglicerídeos de cadeia longa por triglicerídeos de cadeia média apresenta vantagens tanto pela absorção mais fácil como por serem eficiente fonte calórica. No entanto, a administração enteral ou parenteral de ácidos graxos de cadeia longa é indispensável para o suprimento adequado de ácidos graxos essenciais, uma vez que estes não estão presentes nos triglicerídeos de cadeia média.

Composição Corporal e Avaliação Nutricional

As reservas corporais de carboidratos e de nitrogênio são relativamente fixas. Em condições fisiológicas normais, o glicogênio não pode ser armazenado, fazendo com que o excesso de carboidratos na dieta seja convertido e armazenado como gordura. De forma semelhante, o conteúdo de nitrogênio do organismo também é relativamente constante, desde que seja ingerido em quantidades adequadas e acompanhado de suficiente ingestão calórica. A menos que o indivíduo esteja em crescimento ou praticando exercícios ativamente, a ingestão protéica que exceda as necessidades de reposição das perdas diárias de nitrogênio é excretada na urina como uréia, e outros compostos nitrogenados são oxidados ou são convertidos em carboidratos e armazenados como gorduras. Dessa forma, as gorduras são o compartimento corpóreo mais susceptível a variações. Na Fig. 4.2 estão apresentadas as reservas corporais normais dos diferentes nutrientes em condições basais nas diversas faixas etárias.

As inter-relações entre os diferentes compartimentos corpóreos são bastante dinâmicas, e os diversos nutrientes sofrem constante síntese e degradação. Parte dos aminoácidos liberados durante a degradação tissular fisiológica é reutilizada em síntese, enquanto os restos metabólicos da degradação dos aminoácidos, como uréia, creatinina, ácido úrico e outros produtos nitrogenados são excretados na urina.

Avaliação Nutricional

A quantificação das reservas de nutrientes de determinado indivíduo assume vital importância na avaliação da capacidade de este sobreviver a período de jejum, agravado ou não, por estado hipercatabólico. A avaliação nutricional compreende as medidas antropométricas, determinações laboratoriais e avaliação imunológica, além de novos métodos, como a avaliação global subjetiva e outros atualmente em investigação.

Medidas Antropométricas

O fundamento das medidas antropométricas é que as alterações fisiológicas decorrentes das variações na ingestão de nutrientes correlacionam-se com variações morfológicas. A relação peso–altura reflete o estado nutricional como um todo. Para a determinação da composição corpórea são utilizadas as pregas cutâneas, para a avaliação das reservas em gordura, e a circunferência braquial, para avaliar reservas de proteína somática.

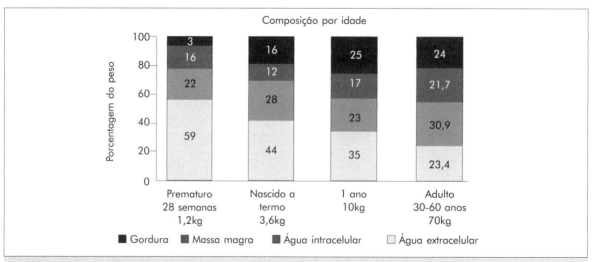

Fig. 4.2 — Composição corporal de acordo com a faixa etária (Adaptado de Brandão MA & Aguiar, ER Macronutrientes. In: Campos ACL (ed) Nutrição em Cirurgia. Clínica Brasileira de Cirurgia VII, v I, 2001. pp 25-42.)

Medição do Peso e da Altura

O peso e a altura do indivíduo são cuidadosamente determinados e em seguida comparados com tabelas padronizadas. As tabelas mais utilizadas são aquelas desenvolvidas pela Companhia de Seguros de Vida Metropolitana, nos Estados Unidos, em 1959[218]. A medida da circunferência do pulso permite determinar a constituição física do indivíduo, melhorando a comparação com os valores padronizados apresentados nas tabelas. Também, por meio do peso e altura, obtém-se o Índice de Massa Corpórea (peso/altura^2), também chamado de Índice de Quetelet. A faixa situada entre 18 kg/m^2 e 27 kg/m^2 é considerada segura em relação ao risco de desenvolvimento de doenças associadas ao estado nutricional.[7] Outra forma de avaliação utilizada é a comparação do peso atual com o peso habitual do indivíduo. Uma perda superior a 10% é freqüentemente interpretada como sinal de desnutrição[32]. Esse método apresenta o inconveniente de que o peso habitual referido pelo paciente está associado a erros de até ± 3,6 kg[222]. Deve-se ressaltar que determinações diárias do peso corpóreo, no paciente hospitalizado, refletem mais modificações transitórias do estado de hidratação do que perda ou ganho real da massa corporal. Modificações significativas do peso corporal só devem ser assim consideradas quando se avalia o peso obtido em três dias consecutivos, com o paciente adequadamente hidratado. Medido dessa forma, pode-se esperar um ganho real diário de 100 a 300 g durante terapia nutricional efetiva, com o paciente em anabolismo.

Prega Cutânea Tricipital (PCT)

Mede-se a prega cutânea utilizando-se paquímetros ou *calipers*. O local mais utilizado é a porção média tricipital do braço não-dominante. Entretanto, a determinação simultânea da prega cutânea em outros locais, como a região subescapular, o bíceps e a crista ilíaca, aumenta a sensibilidade da estimativa das reservas em gordura, as quais são a principal fonte calórica em períodos de jejum. Como a tela subcutânea representa aproximadamente 50% das reservas de gordura do organismo, a medida das pregas é um parâmetro razoável da quantidade de gordura corpórea total. A técnica é fácil e não-dispendiosa. A maior crítica a essas medidas é a grande variabilidade que apresentam, de acordo com quem as executa, salientando a importância de serem realizadas por pessoa bem treinada. Outras críticas são que a medida das pregas cutâneas oferecem dados de compartimentos corpóreos, enquanto o efeito das doenças é determinado por função tecidual, ou seja, essas medidas podem representar boa correlação entre esses dois segmentos em indivíduos sadios, mas não em doentes. Além disso, a comparação das medidas encontradas é feita com tabelas de percentis criadas através de estudos populacionais, podendo, assim, classificar um indivíduo de maneira errônea do ponto de vista nutricional caso este se encontre fora do padrão esperado apenas por apresentar um biotipo diferente. Consideram-se de valor prognóstico negativo, todavia, medidas que se encontrem abaixo do percentil 10 [229].

Circunferência Muscular do Braço (CMB)

Com a medida da circunferência braquial, realizada mediante uso de uma fita métrica maleável convencional, pode-se estimar a circunferência muscular do braço, subtraindo-se a camada de gordura pela medida da prega cutâneas através da seguinte equação:

$$CMB = \text{circunferência braquial (cm)} - [0,314 \times PCT \text{ (mm)}]$$

Esse dado fornece, também por aproximação, o conteúdo da massa magra corpórea, já que a musculatura esquelética representa 60% do conteúdo total de proteína corporal. O interesse em se determinar a massa de músculo esquelético é que este é a principal fonte fornecedora de aminoácidos em períodos de estresse e jejum[229]. Entretanto, essa estimativa supõe que o braço seja simetricamente redondo e que os compartimentos muscular e de gordura sejam concêntricos. A aplicação da tomografia computadorizada em pacientes desnutridos demonstrou que essa fórmula subestima a massa muscular em cerca de 15 a 25%[144].

Considera-se o valor abaixo do percentil 10 de uma única medida de área muscular do braço ou, então, da medida da circunferência abaixo do percentil 5, como sendo significativamente associado a estado nutricional deficiente[229].

Proteínas Plasmáticas

Os elementos mais freqüentemente utilizados na avaliação nutricional são as proteínas plasmáticas, dentre as quais a albumina. As proteínas plasmáticas, no entanto, são bastante insensíveis e inespecíficas como método de avaliação nutricional, especialmente na desnutrição crônica. A albumina sérica cuja vida-média é muito longa (21 dias), tem seus níveis plasmáticos dependentes de alterações tanto da síntese hepática como da degradação, tornando a sua dosagem pouco sensível nas fases iniciais da desnutrição ou nos indivíduos hepatopatas. Independentemente da etiologia multifatorial que possa ter, a albumina sérica abaixo de 3 g/dl está associada com aumento significativo da morbimortalidade nos doentes hospitalizados[306]. Outras proteínas plasmáticas de vida média curta têm sido investigadas como índices de avaliação do estado nutricional. A transferrina possui uma vida média de oito dias, refletindo mais rapidamente alterações agudas do estado nutricional. Entretanto, a transferrina depende também dos níveis de ferro sérico. A pré-albumina possui vida média de 24 horas. A proteína carreadora do retinol possui vida média de 10 horas, porém depende também dos níveis plasmáticos de vitamina A.

Testes Imunológicos

Os testes cutâneos de sensibilidade retardada a diversos antígenos apresentam correlação com o estado nutricional[162]. Os mais utilizados são a tuberculina, candidina, estreptoquinase-estreptodornase e tricofitina. A induração deve ser medida em milímetros em 24 e 48 horas. Anergia a esses antígenos significa alteração da imunidade celular, cuja causa mais comum é a desnutrição. A contagem linfocitária absoluta também reflete o estado de defesa imunológica e está diminuída em estados de desnutrição. Todos esses dados, contudo, podem estar alterados em outras doenças que não apenas desnutrição, tal como em neoplasias, doenças imunológicas, hepatopatias e nefropatias.

Índices Nutricionais

A falta de especificidade e de sensibilidade de muitos dos parâmetros nutricionais levou alguns autores a combinarem os resultados desses testes mediante regressões lineares múltiplas de forma a obter índices prognósticos nutricionais que melhor se relacionassem com os resultados cirúrgicos. Mullen *et al.*[227] desenvolveram um índice prognóstico nutricional utilizando os níveis séricos de albumina (ALB, g/dl) e transferrina (TFR, mg/dl), a prega cutânea tricipital (PCT, mm) e o teste de sensibilidade cutânea retardada (TSCR, anérgico = 0; induração parcial = 1; induração completa = 2) através da seguinte equação:

IPN= 158 – 16,6 (ALB) – 0,78 (PCT) – 0,2 (TFR) – 5,8 (TCSR)

Essa equação foi aplicada prospectivamente em 100 pacientes submetidos a cirurgias gastrointestinais[42]. Na população de baixo risco (IPN < 40) a incidência de complicações foi de 8%; no grupo intermediário (IPN = 41 — 49) foi de 30%, e na população de alto risco (IPN > 50), 46% dos pacientes apresentaram complicações. A mortalidade operatória foi de 3, 4,3 e 33%, respectivamente.

Outro índice, utilizando albumina sérica, TCSR, presença de sepse e diagnóstico de câncer, permitiu prever mortalidade hospitalar em 72% dos casos[138]. O índice de avaliação nutricional instantânea, utilizando apenas contagem linfocitária absoluta e albumina sérica, apresentou uma sensibilidade de 75% em prever mortalidade[268].

Outros Métodos de Avaliação da Composição Corporal

Os métodos sofisticados de determinação da composição corporal mais utilizados são a hidrodensitome-

tria, a medida da água corporal total por diluição isotópica múltipla, a determinação do nitrogênio, potássio ou do cálcio corporal total por ativação de nêutrons e a análise de imagens através da tomografia axial computadorizada ou ressonância magnética. No entanto, esses métodos dependem de equipamentos dispendiosos e só podem ser realizados em laboratórios especializados. Recentemente, tem sido avaliada a aplicabilidade dos métodos de análise da impedância bioelétrica na determinação da composição corporal, por depender de instrumento facilmente transportável e, portanto, passível de ser utilizado em estudos clínicos. Esse método baseia-se na aplicação de corrente elétrica pelo corpo, o qual contém líquidos e eletrólitos intra e extracelulares que funcionam como condutores elétricos, e membranas celulares, que funcionam como capacitores elétricos. Como a massa celular magra tem conteúdo hidroeletrolítico maior do que a gordura, esse método permite a estimativa da massa celular através da medida da resistência elétrica à corrente aplicada. A validade da análise da impedância bioelétrica em medir a composição corporal foi confirmada por estudos de densitometria[284] e por técnicas de diluição isotópica[181]. A sua validade foi também confirmada por modelo *in vitro*[208] e aplicada clinicamente com bons resultados[51].

Avaliação Clínica

Recentemente foi demonstrado em estudos controlados que apenas o julgamento clínico criterioso pode ser superior a qualquer parâmetro isolado como método de prever complicações hospitalares relacionadas a estado nutricional comprometido[17,91]. Nos últimos anos a avaliação global subjetiva (AGS) tem ganho adeptos na medida em que permite a avaliação do estado nutricional de um paciente mediante abordagem ampla. A história clínica é realizada de forma convencional, salientando-se a moléstia atual, o tempo de evolução, os sintomas gastrointestinais associados às alterações de peso e de ingestão de alimentos, assim como mudanças na capacidade funcional, ou seja, se o indivíduo continua exercendo suas atividades habituais, se as diminui ou se está acamado. Detsky *et al.* mostraram claramente a positividade de concordância de diagnósticos do estado nutricional, entre examinadores treinados, usando a avaliação global subjetiva, com um índice de 91% de acerto entre dois observadores avaliando o mesmo paciente [92]. Segundo esse autor, a avaliação global subjetiva deverá abordar perda de peso nos últimos 6 meses, considerando menos do que 5% de perda como pequena, entre 5 e 10% como perda potencialmente significante e acima de 10% como perda definitivamente significante. O segundo parâmetro a ser analisado deverá ser a história de ingestão alimentar em relação ao habitual do paciente, considerando como base: jejum, dieta líquida, dieta líquida completa, dieta sólida em quantidade inferior ao habitual e, finalmente, dieta convencional. Questiona-se, posteriormente, sobre a presença de sintomas gastrointestinais, tais como anorexia, náuseas, vômitos e diarréia, tendo como resultado significante a presença de qualquer um deles por período superior a 15 dias. A capacidade funcional deverá ser o próximo item a ser analisado, valorizando-se esta, em termos de atividades físicas, perguntando-se ao paciente se tem estado acamado ou exercendo suas atividades habituais. Valorizase, finalmente, a doença atual do paciente no que toca às demandas metabólicas. O exame físico deverá averiguar três dados básicos: perda de tela subcutânea no nível da região do tríceps e da região subescapular; perda de massa muscular dos quadríceps e deltóides; presença de edema de tornozelo e na região sacra, assim como ascite. Após analisar-se os resultados do citado questionário, o paciente será classificado como bem nutrido, com risco de desnutrição ou moderadamente desnutrido ou desnutrido grave[80].

Resposta Metabólica ao Jejum Prolongado

Durante o jejum não complicado, a diminuição da ingestão alimentar resulta em diminuição da absorção de glicose, aminoácidos e gorduras no intestino. O fígado deixa de remover glicose do sangue portal e passa a produzir glicose a partir do glicogênio e de outros precursores glicogênicos, na tentativa de manter os níveis glicêmicos estáveis. As necessidades calóricas diminuem devido ao decréscimo fisiológico do metabolismo basal. Como as reservas de carboidrato, na forma de glicogênio hepático e muscular, são muito escassas, os mecanismos de gliconeogênese hepática tornam-se ativos já nas fases iniciais do jejum, procurando suprir as necessidades mínimas de glicose ao sistema nervoso central e a outros tecidos consumidores obrigatórios de glicose. Os níveis baixos de insulina, as concentrações elevadas de glucagon e o aumento dos níveis de hormônio do crescimento fornecem ao fígado os precursores necessários para a produção de glicose, especialmente através de proteólise do músculo esquelético. A mobilização de gordura vai fornecer energia para os tecidos adaptados a utilizarem ácidos graxos ou corpos cetônicos como fonte calórica. A relação molar existente entre insulina e glucagon é fundamental na regulação dos mecanismos de adaptação ao jejum. Baixos níveis de insulina com níveis elevados de glucagon vão facilitar a liberação de glicose pelo fígado, gliconeogênese a partir de aminoácidos glicogênicos, degradação de aminoácidos cetogênicos, liberação periférica de ácidos graxos e aumento da produção de corpos cetônicos. A energia necessária para essas atividades metabólicas é oriunda principalmente da oxidação das gorduras, que constituem assim a principal fonte calórica durante o jejum. O fígado obtém energia a partir da oxidação incompleta dos ácidos graxos, dando origem aos corpos cetônicos. A maior disponibilidade de corpos cetônicos nos tecidos periféricos e sua conseqüente maior oxidação como fonte calórica é importante mecanismo poupador de glicose. Adicionalmente, o cérebro passa progressivamente a se adaptar ao consumo de corpos cetônicos como fonte calórica, o que diminui ainda mais as necessidades de glicose. Esses dois mecanismos permitem ao organismo

em jejum poupar as proteínas como fonte de glicose. O aumento dos corpos cetônicos circulantes estimula as células beta do pâncreas a produzirem insulina, permitindo, com isso, inibir a lipólise periférica. Esse mecanismo de regulação é importante para prevenir acidose metabólica por aumento exagerado de corpos cetônicos circulantes[233]. Outro mecanismo poupador de energia fundamental no jejum prolongado é a redução do metabolismo basal, o qual pode diminuir em até 40%.

Como as proteínas são o principal substrato gliconeogênico durante o jejum, a sobrevida do indivíduo vai depender da capacidade adaptativa ao uso de corpos cetônicos como fonte calórica e de conservação da massa protéica através dos mecanismos já expostos. Se o ritmo de consumo de proteínas como fonte de glicose continuasse igual ao observado nas fases iniciais de jejum, não seria possível sobrevida em jejum maior do que 10 dias, porque perdas de nitrogênio superiores a 30-50% são incompatíveis com a vida[106]. A produção de glicose a partir de aminoácidos reduz-se de 90 g por dia nas fases iniciais de jejum para aproximadamente 15 g por dia após 5-6 semanas, enquanto a produção de glicose a partir do lactato e do glicerol permanece constante durante o mesmo período[44].

Clinicamente, a rápida perda de peso observada a princípio diminui gradativamente. A proteólise ocorre não apenas no músculo esquelético periférico, mas também nas miofibrilas cardíacas[121] e nos músculos respiratórios[95]. Essa intensa proteólise acompanha-se de aumento da excreção urinária de uréia, além da perda de cálcio, potássio e magnésio. Ocorrem diminuição dos níveis séricos da albumina e de outras proteínas circulantes. As imunoglobulinas também diminuem com o jejum, e a imunidade celular torna-se deficiente, aumentando os riscos de infecção.

Resposta Metabólica ao Trauma

O jejum no paciente que sofreu trauma recente, complicado ou não por infecção sistêmica, suscita do organismo resposta metabólica diversa daquela observada no jejum não complicado. Enquanto no jejum simples ocorre diminuição do metabolismo basal, este está marcadamente elevado após o trauma. Os mecanismos poupadores de nitrogênio são menos eficazes após o trauma do que após o jejum não complicado. O aumento do metabolismo basal é proporcional à extensão do trauma, refletindo-se por grande perda da massa corporal, especialmente muscular, desproporcional ao período de jejum. O balanço nitrogenado é normalmente bastante negativo no paciente com trauma grave, a menos que ele esteja recebendo terapia nutricional.

O aumento do metabolismo basal acompanha-se de aumento do consumo de oxigênio. Esse aumento ocorre em todos os tecidos do organismo e não apenas nos tecidos lesados. Através da medida do consumo de oxigênio e da produção de dióxido de carbono, foi demonstrado existir aumento do metabolismo basal de 15 a 30% após fratura de ossos longos, de 30 a 50% em pacientes politraumatizados ou com peritonite grave e de até 100% no grande queimado[172]. A intensidade do catabolismo protéico também reflete o grau do trauma[191]. Na Fig. 4.3 estão representados os níveis de elevação do metabolismo basal conseqüentes a diversas situações clínicas.

férica parecem contribuir para o fornecimento de glicose aos tecidos lesados. Nas feridas, a glicose é metabolizada anaerobicamente até lactato. O ácido lático produzido é liberado na circulação e reconvertido em glicose no fígado, no que é conhecido como ciclo de

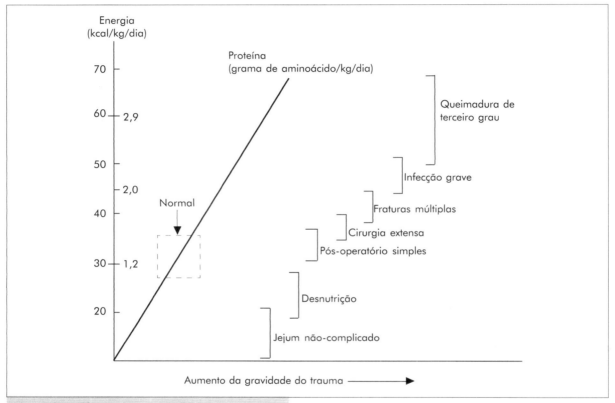

Fig. 4.3 — *Efeitos do jejum e do trauma sobre as necessidades de calorias e nitrogênio no jejum e em diversas situações clínicas. (Adaptado de Elwyn DH Nutritional requirements of adult surgical patients. Crit Care Med, 1980;8:9-29.)*

Cori. As concentrações plasmáticas de catecolaminas[212,312], de glicocorticóides e de glucagon[207] estão bastante elevadas nos pacientes hipermetabólicos, enquanto os níveis de insulina estão inapropriadamente baixos em relação aos níveis glicêmicos[204]. Nos pacientes nos quais o trauma é agravado por infecções, as citocinas liberadas como as interleucinas e o fator de necrose tumoral (TNF) e outras substâncias que são produzidas pelas bactérias e pelos tecidos infectados agem diretamente nos diversos órgãos ou indiretamente através do sistema nervoso central, e são responsáveis pela resposta neuroendócrina à infecção[13]. A excessiva estimulação dos macrófagos resulta em produção e liberação aumentadas de citocinas e de outros produtos que exercem efeitos deletérios locais e sistêmicos. As principais citocinas aumentadas são a interleucina-1, interleucina-6, interleucina-8, fator de necrose tumoral alfa e fator de necrose tumoral gama. Essas citocinas, quando injetadas em animais ou em seres humanos produzem várias manifestações clínicas sistêmicas, imunológicas e metabólicas características da sepse[8,17,112,281]. Além do mais, os níveis dessas citocinas estão elevados em pacientes com

Em pacientes com funções renal e hepática normais, o aumento da proteólise reflete-se pelo aumento da ureogênese e pelo aumento da excreção urinária de nitrogênio. Durante peritonite grave, por exemplo, a excreção de nitrogênio urinário pode superar 20g por dia, o que corresponde a cinco vezes mais do que a observada em igual período de jejum não complicado[191]. Essa perda corresponde a cerca de 0,5kg de músculo por dia.

Os pacientes hipercatabólicos caracterizam-se por apresentarem hiperglicemia persistente, refletindo a rápida mobilização do glicogênio hepático[192]. Persistindo o trauma, ocorre intensa gliconeogênese a partir dos aminoácidos musculares e de outros precursores gliconeogênicos. Apesar da disponibilidade de glicose, o fígado não diminui sua produção de glicose após o trauma. A hiperglicemia e a relativa resistência insulínica peri-

inflamação, com ou sem infecção[68, 86,135,149]. Vários estudos sugerem que oTNF, mais do que as interleucinas, é o mensageiro que inicia e controla a resposta inflamatória[281]. Normalmente, quantidades adequadas de citocinas são essenciais para a atividade imunológica e antimicrobiana, cicatrização das feridas e resposta metabólica adequada ao trauma. Entretanto, o excesso de citocinas produz os seguintes efeitos deletérios: destruição tecidual local, lesão microvascular (extravasamento capilar), hipermetabolismo excessivo e insuficiência hemodinâmica, que pode evoluir para choque.

Normalmente, o processo inflamatório é benéfico para o organismo. Ele opera dentro de uma área restrita para conter e erradicar agentes infecciosos e para remover tecidos lesados, restos celulares e de corpos estranhos. Entretanto, se ocorrer descontrole da resposta inflamatória e esta se tornar sistêmica, excessiva e prolongada, pode evoluir para síndrome de disfunção de múltiplos órgãos e sistemas. No trauma não-infectado, os efeitos sistêmicos parecem ser mediados pelo sistema nervoso central, uma vez que anestesia local ou geral ou a denervação prévia podem abolir algumas dessas respostas[104].

Os neutrófilos desempenham papel de maior importância na defesa do organismo contra bactérias. Entretanto, quando estimulados excessivamente, podem produzir lesões sistêmicas na microcirculação[107]. Proteases e produtos oxidantes lesam o endotélio, com formação de espaço intercelular, aumento da permeabilidade e da migração de neutrófilos. Além disso, ocorre aumento da aderência e agregação dos neutrófilos, o que pode ocluir as vênulas pós-capilares e causar isquemia. O complexo glicoproteína da membrana CD-11/CD-18 é o principal mediador da aderência e agregação dos neutrófilos.

O fator de ativação plaquetária é produzido pelos neutrófilos, macrófagos, plaquetas, células endoteliais e fibroblastos e causa agregação plaquetária, agregação e degranulação de neutrófilos e alterações no tônus da musculatura lisa vascular. Esse fator pode ocasionar lesão microvascular pela estase e isquemia.

Outra substância em investigação atualmente é o óxido nítrico. Várias células, incluindo células endoteliais, macrófagos neutrófilos e neurônios, são capazes de produzir óxido nítrico em resposta a certos estímulos do N da guanidina da arginina. O óxido nítrico é considerado um fator mediador da endotoxina que contribui para a hipotensão arterial através da indução de vasodilatação. O óxido nítrico também causa alguns efeitos benéficos, como inibição do crescimento tumoral e de bactérias. Entretanto, ainda não está determinado se a administração suplementar de arginina causa aumento na produção de óxido nítrico e se o seu aumento é benéfico ou não.

Os ácidos graxos livres também se encontram elevados após o trauma, ocorrendo níveis mais elevados nos traumas mais graves. À semelhança do que ocorre com a glicose, o aumento dos ácidos graxos livres ocorre independentemente de oferta calórica exógena durante as fases iniciais do trauma. Os triglicerídeos hepáticos também se encontram elevados, o que sugere que a origem dos ácidos graxos seja a lipólise periférica e não hepática. Existe diminuição do colesterol e dos fosfolipídios. A diminuição do colesterol resulta provavelmente do aumento da síntese de esteróides após o trauma.

A albumina sérica normalmente diminui após cirurgia extensa ou trauma. Essa diminuição reflete extravasamento de albumina sérica para o compartimento extravascular, além da perda de plasma por exsudação de feridas. Entretanto, a síntese hepática de albumina está aumentada de duas a três vezes em relação ao normal, e a fase de maior catabolismo da albumina coincide com a fase de maior excreção urinária de nitrogênio.

Existem evidências de que muitas das alterações metabólicas observadas nos pacientes hipermetabólicos, como a intensa gliconeogênese e a oxidação de ácidos graxos, não são suprimíveis pela administração exógena de nutrientes, como se observa nos pacientes em jejum não complicado. Além disso, suprimento excessivamente elevado de glicose exógena pode representar carga metabólica maior para o paciente já hipermetabólico, por estimular maior produção de dióxido de carbono e de água e por aumentar o consumo de oxigênio[12,37], o que pode agravar ainda mais a função cardiopulmonar desses pacientes, já freqüentemente comprometida.

Indicações de Terapia Nutricional

Segundo o conceito inicial clássico de Dudrick, a terapia nutricional está indicada naqueles pacientes que "não podem comer, não devem comer, não comem o suficiente ou não querem comer". O curso clínico de um paciente hospitalizado geralmente reflete o prognóstico da sua doença de base. Entretanto, a presença concomitante de desnutrição agrava significativamente o risco de complicações sérias, podendo influenciar decisivamente no prognóstico final do paciente. Estudos sobre o jejum prolongado mostraram que diversas funções orgânicas deterioram-se quando o indivíduo perde mais de 10% de sua massa celular[85]. Pacientes desnutridos são mais suscetíveis a infecções[14] e a desenvolver falências orgânicas[1,2, 111].

O Inquérito Brasileiro de Avaliação Nutricional Hospitalar (IBRANUTRI) mostrou que pacientes desnutridos apresentaram incidência de complicações de 27,0%, enquanto os nutridos apresentaram uma taxa de 16,8%[80]. A aplicação de análise un variada identificou, em pacientes desnutridos, risco relativo para o desenvolvimento de complicações infecciosas de 1,93 (IC = 1,33-2,80; p < 0,01). A mortalidade no grupo de pacientes desnutridos também foi significativamente aumentada em relação ao grupo de nutridos (12,4 *versus* 4,7%). Os pacientes desnutridos ficaram internados em média 16,7 ± 24,5 dias (mediana de nove dias), enquanto os nutridos ficaram internados por 10,1 ± 11,7 dias (mediana de seis dias). A presença de desnutrição foi um dos fatores de risco que contribuem significativamente para o desenvolvimento de complicações, aumento da taxa de mortalidade e tempo de internação, quando feita a análise estatística multivariada[80].

Assim, se um período prolongado de jejum é inevitável, como o que ocorre no tratamento de diversas afecções gastrointestinais, a terapia nutricional deveria ser iniciada prontamente, visando evitar o desenvolvimento de desnutrição. Nos pacientes gravemente desnutridos, a terapia nutricional é freqüentemente obrigatória, inclusive no pré-operatório.

A terapia nutricional no paciente hospitalizado tem duas funções principais: prover calorias e aminoácidos necessários para o anabolismo, juntamente com água, eletrólitos, vitaminas e oligoelementos necessários para o funcionamento normal do organismo, e, pela sua estimulação da secreção de insulina, normalizar a relação insulina-glucagon, procurando com isso reverter as alterações hormonais catabólicas freqüentemente presentes nesses pacientes e torná-los mais propensos ao anabolismo.

Inúmeras decisões devem ser tomadas quando se vai iniciar a terapia nutricional em determinado paciente. Deve-se, inicialmente, confirmar se a indicação da terapia nutricional é acertada. Para tanto, a determinação do estado nutricional é importante e, para tal, utiliza-se a avaliação nutricional, conforme visto anteriormente. Após o diagnóstico nutricional, devem ser calculadas as necessidades nutricionais, de maneira individualizada para cada paciente. O cálculo da necessidade calórica do paciente pode ser feito com precisão através da medida do gasto calórico com o uso da calorimetria indireta. No entanto na prática clínica diária, esta não é rotineiramente utilizada, frente ao alto custo do aparelho e às particularidades do teste. Por muitos anos, a fórmula de Harris-Benedict, que calcula o gasto energético basal, foi usada em conjunto com o fator de estresse (de acordo com a enfermidade do paciente) e o fator atividade, para estimar as necessidades calóricas.

Para homens:

$$GEB^* = 66,4730 + 13,7516 \times peso + 5,0033 \times altura - 6,7530 \times idade$$

Para mulheres:

$$GEB^* = 655,0955 + 9,5634 \times peso + 1,8496 \times altura - 4,6756 \times idade$$

* GEB = Gasto Energético Basal

Atualmente, tem-se usado muito a chamada fórmula rápida de 25 a 30 Kcal/kg/dia. As necessidades protéicas vão de 0,8 a 2,0 g/kg/dia (TNT, 2003). O peso usado para a estimativa das necessidades nutricionais deve ser o atual, à exceção dos pacientes obesos, nos quais se deve usar o peso ideal, ou de pacientes edemaciados, nos quais se pode usar o peso usual (prévio à enfermidade atual).

Em seguida, estima-se o provável número de dias em que o paciente estará impossibilitado de se alimentar adequadamente e avalia-se a melhor via de acesso para a terapia nutricional, considerando-se a funcionalidade do trato gastrointestinal. Deve-se considerar qual a forma de terapia mais adequada para a administração de nutrientes (oral/enteral, parenteral ou ambas) e qual o tipo de solução nutricional mais adequada para cada caso. O método mais fisiológico de terapia nutricional é a ingestão oral voluntária de uma dieta balaceada. No entanto, apesar de muitos hospitais fornecerem dietas adequadas, o ambiente hospitalar normalmente torna os pacientes apreensivos e angustiados. Os exames complementares muitas vezes interferem com os horários das refeições. Dor, desconforto e anorexia secundários à doença de base ou ao tratamento instituído são fatores adicionais que contribuem para que a via oral exclusiva seja freqüentemente inadequada ou insuficiente para suprir as necessidades nutricionais do paciente. As alternativas mais comumente utilizadas são as vias enteral e parenteral. A seleção entre nutrição enteral ou parenteral vai depender do grau de integridade do trato digestivo, das necessidades nutricionais do paciente e do seu estado nutricional, da doença de base, das facilidades disponíveis no hospital e da experiência do médico.

Finalmente, devem existir, na literatura médica, evidências suficientes de que a terapia nutricional está bem indicada na doença em questão. Por exemplo, terapia nutricional não deve ser iniciada no paciente com câncer terminal, sem perpectivas de qualquer outro tratamento efetivo para sua doença, salvo raras e peculiares circunstâncias, que devem ser discutidas com o doente, a família e toda a equipe médica responsável[296].

Nutrição Enteral

Nos pacientes nos quais o trato digestivo está íntegro, a nutrição enteral deve ser preferida à nutrição parenteral. Inúmeros estudos experimentais e clínicos têm demonstrado que a nutrição enteral preserva a integridade tanto da massa como da função do intestino e órgãos anexos. Diversos estudos observaram redução da produção de enzimas digestivas[187], de reatividade linfocitária intestinal[29], e de IgA secretória[190] no intestino desfuncionalizado pelo uso exclusivo de nutrição parenteral. Esses achados sugerem que a flora endógena pode desempenhar papel importante na patogenia das infecções em doentes graves através de possível translocação de bactérias intestinais para a circulação[34,59,89]. Essas alterações da fisiologia intestinal são reversíveis com a utilização da nutrição enteral[261]. Adicionalmente, a nutrição enteral dispensa a presença de cateter venoso central, diminuindo o risco de complicações infecciosas relacionadas com este nos doentes submetidos a essa forma de terapia nutricional.

As soluções para uso em nutrição enteral podem ser classificadas em quatro grupos principais: as dietas artesanais, as dietas modulares, as dietas poliméricas e as

NUTRIÇÃO

dietas oligo/monoméricas. Além disso, existem dietas adequadas a cada tipo de enfermidade. As formulações conhecidas como dietas artesanais, à base de alimentos naturais, têm sido tradicionalmente utilizadas nos pacientes com tubo digestivo íntegro. São dietas que demandam grande manipulação e, com isso, apresentam risco aumentado de contaminação exógena. As dietas modulares, à base de leite ou de soja, permitem que se administrem módulos definidos dos diversos macronutrientes a um custo reduzido e têm sido largamente utilizadas nos pacientes hospitalizados com trato digestivo anatômica e funcionalmente íntegro. Também são dietas que possuem risco aumentado de contaminação exógena, pela grande manipulação dos diversos módulos. As dietas poliméricas são as mais usadas, possuem os macronutrientes nas suas formas complexas e são apresentadas na forma líquida ou em pó. Em geral são completas e contêm todas as vitaminas e oligoelementos. As dietas oligo/monoméricas são constituídas por aminoácidos ou oligopeptídeos, glicose e monossacarídeos, di ou triglicerídeos, podendo ser utilizadas mesmo em pacientes com função intestinal comprometida, por serem parcialmente digeridas e, conseqüentemente, facilmente absorvidas. Exemplos do seu uso incluem casos de pancreatites, doenças inflamatórias intestinais e pacientes hipercatabólicos pós-trauma grave[48,293]. As dietas específicas para determinadas doenças foram desenvolvidas para atender a pacientes em situações especiais, como na insuficiência hepática, no diabete melito, ou quando as necessidades protéicas estão muito aumentadas, como é o caso dos pacientes hipercatabólicos. Embora parte das dietas enterais disponíveis comercialmente seja flavorizada, os pacientes raramente conseguem ingerir oralmente os volumes necessários para suprir suas necessidades nutricionais. A infusão contínua ou periódica das dietas por meio de sondas nasogástrica, nasoentérica, de gastrostomia ou jejunostomia torna-se imperativa na maioria dos casos. A escolha da melhor via de acesso ao tubo digestivo vai depender de vários fatores: estado de consciência do paciente, função pulmonar, presença ou não de refluxo gastroesofágico, quantidade e estado funcional do intestino delgado e presença de operações prévias, especialmente ressecções gástricas[56]. Em pacientes comatosos e naqueles portadores de refluxo gastroesofágico é preferível a administração intestinal à infusão gástrica pelo risco de broncoaspiração. Em presença de função pulmonar comprometida, deve ser evitada a sonda na faringe. Recentemente foi publicado importante consenso norte-americano sobre aspiração pulmonar em pacientes críticos[197]. As medidas mais importantes para a prevenção da broncoaspiração estão listadas na Tabela 4.1. A infusão gástrica tem a vantagem de diluir soluções hiperosmolares ou retardar o seu trânsito, diminuindo os riscos de *dumping* ou de diarréia.

A gastrostomia é freqüentemente utilizada em pacientes com lesões de orofaringe ou de esôfago. É opção segura e eficaz em pacientes debilitados, em caráter temporário ou definitivo. A gastrostomia pode ser realizada mesmo com anestesia local, com morbidade bastante reduzida[50,213]. Mais recentemente, tem-se utilizado a confecção de gastrostomias por via percutânea, com o auxílio da endoscopia[182].

Tabela 4.1
Medidas mais Importantes para a Prevenção da Broncoaspiração em Pacientes Recebendo Nutrição Enteral
• Posicionar a sonda distalmente ao ligamento de Treitz
• Minimizar o uso de sedativos e narcóticos
• Manter a cabeceira do leito elevada entre 30 e 45°
• Preferir infusão contínua e não em bolo
• Manter higiene oral adequada
• Evitar volume residual gástrico superior a 500 ml
• Usar agentes pró-cinéticos

Adaptado de McClave et al., 2002[197].

As jejunostomias permitem acesso ao jejuno proximal, porção mais inferior do tubo digestivo, onde a administração de dietas enterais pode ser feita com segurança e eficácia. A técnica tradicionalmente empregada é a jejunostomia tipo Witzel que consiste na tunelização da sonda por segmento de 10-15 cm de jejuno, fixando-se na parede abdominal. Mais recentemente, têm-se empregado com maior freqüência as jejunostomias por punção com agulha[90], realizadas através da confecção de túnel submucoso com agulha de maior calibre, através da qual é introduzido o cateter de nutrição enteral, posteriormente fixado à parede abdominal. As jejunostomias por via endoscópica ou laparoscópica também têm sido muito usadas nos pacientes que não necessitam submeter-se a nenhum procedimento cirúrgico específico.

A posição da sonda em relação ao piloro influi na decisão da dieta a ser utilizada. Em geral, mesmo as dietas hiperosmolares podem ser administradas com segurança no estômago. Quando a sonda se encontra no duodeno ou jejuno, dietas hiperosmolares podem causar diarréia, distensão, cólicas abdominais e depleção do espaço extracelular. O regime de infusão é importante na tolerância do paciente. Deve-se iniciar a infusão lentamente, com volumes de 20 a 60 ml por hora. O volume deve ser progressivamente aumentado, até que se atinjam as necessidades nutricionais calculadas. As infusões podem ser mantidas de forma contínua, ao longo de 24 horas ou de maneira intermitente, a cada 3 ou 4 horas. Quando se opta por administração intermitente, em geral são feitas infusões de 50 a 300 ml a cada 2, 3 ou 4 horas. Em alguns serviços, é rotina a verificação do

49

volume residual a cada 4-6 horas, através de aspiração pela sonda, porém isso aumenta o risco de obstrução das sondas. Recomenda-se o posicionamento adequado do paciente, normalmente reclinado a 30-45° durante todo o período de infusão da dieta.

Complicações da Nutrição Enteral

As complicações da nutrição enteral podem ser divididas em mecânicas, gastrointestinais e metabólicas[41,55]. As complicações mecânicas são aquelas relacionadas com a presença da sonda. As mais freqüentes são oclusão da sonda ou sua retirada acidental. Quando mal fixada, esta pode causar necrose da asa do nariz ou peritonite por extravasamento intraperitoneal nos casos de gastrostomia ou jejunostomia. As complicações gastrointestinais incluem diarréia, náuseas e vômitos, distensão abdominal, cólicas e refluxo gastroesofágico, o que pode levar à aspiração pulmonar[197]. Diminuição do ritmo e/ou da forma de infusão, oferta de fibras solúveis e administração de elixir paregórico, loperamida ou difenoxilato normalmente auxiliam no manejo da diarréia, quando esta não tiver outro fator etiológico. Entre as complicações metabólicas, a mais grave é a desidratação acompanhada de uremia pré-renal. Essa complicação manifesta-se clinicamente por letargia progressiva até coma, resultante de hiperosmolaridade. A administração de volume adequado de água livre juntamente com a dieta previne essa complicação. Em diabéticos ou pacientes hipercatabólicos podem ocorrer hiperglicemia e glicosúria, manejadas com administração de insulina ou de fórmula específica, caso esta ainda não esteja sendo usada. Deficiências de nutrientes, oligoelementos e vitaminas são evitadas pela administração suplementar desses elementos, sempre que não estejam presentes na composição da dieta em uso.

Nutrição Parenteral

Por nutrição parenteral, entende-se a administração intravenosa de todos os nutrientes necessários para manter o estado nutricional de um indivíduo ou mesmo restaurar depleções nutricionais. Para atingir tal objetivo com segurança e eficiência, algumas etapas devem ser cumpridas, seguindo-se o protocolo de rotina adaptado às peculiaridades próprias para cada caso. Esse protocolo inclui a indicação precisa, a escolha da via de acesso venoso a ser utilizada, a solução de aminoácidos e a fonte calórica mais apropriada, assim como a provisão de quantidades adequadas de água, eletrólitos, vitaminas e oligoelementos. Os cuidados de assepsia devem ser seguidos cuidadosamente durante o preparo das soluções, a obtenção da via de acesso e a manutenção do cateter.

Via de Acesso Venoso

A via de acesso venoso mais comumente utilizada é a punção percutânea infraclavicular de veia subclávia.

Essa via foi descrita inicialmente por Aubaniac, na França, em 1952[14], que a utilizava para o acesso venoso rápido de pacientes com ferimentos de guerra. O uso dessa via para as infusões das soluções hiperosmolares normalmente utilizadas em nutrição parenteral foi proposto inicialmente por Dudrick, em 1969[14]. Subseqüentemente, foram descritos o acesso supraclavicular para punção da veia subclávia, dissecção ou punção da veia jugular interna, veia jugular externa, veia cefálica ou basílica, veia femoral para acesso à veia cava inferior[85], fístulas arteriovenosas e até acesso direto ao átrio direito. A punção ou dissecção das veias jugulares internas ou externas e da veia cefálica, nos casos em que se prevê uso prolongado de terapia nutricional, como na nutrição parenteral prolongada[205], nos transplantes de medula óssea[146] ou na nutrição parenteral domiciliar, têm sido advogadas[216].

Mais recentemente, também tem sido indicado o uso de veias periféricas para a infusão de nutrição parenteral. Nestes casos, a fórmula nutricional é menos hiperosmolar e utilizam-se drogas adicionadas a ela, que parecem diminuir a probabilidade de lesão vascular, tais como heparina e corticóides. Outra opção é a colocação de cateter longo, em veia central, através de acesso periférico. Este é denominado cateter central de inserção periférica, conhecido pela sigla em inglês PICC.

Técnica de Punção Infraclavicular da Veia Subclávia

A punção deve ser sempre realizada como procedimento eletivo. Apesar de não haver evidência de aumento do índice de infecção quando o posicionamento do cateter é feito na enfermaria, alguns serviços recomendam que ele seja feito em centro cirúrgico. O paciente deve ser colocado em posição de Trendelenburg suave, com ou sem coxim colocado no dorso, entre as escápulas. A cabeça deve ser voltada em direção oposta ao lado da punção. São feitas ampla tricotomia e desinfecção com uso de soluções anti-sépticas. Após infiltração anestésica local, realiza-se a punção na região do terço médio da clavícula. Nessa posição, a veia subclávia encontra-se superior e lateral à primeira costela. A ponta da agulha deve ser orientada obliquamente em direção ao manúbrio esternal, aspirando-se a seringa freqüentemente enquanto a agulha é introduzida. Uma vez obtido refluxo sanguíneo, retira-se a seringa e introduz-se através da agulha o cateter ou o guia metálico, dependendo do tipo de cateter que se utilize. A ocorrência do fluxo retrógrado pelo cateter após aspiração suave, ou espontaneamente, quando o equipo é colocado abaixo do átrio, sugere o seu correto posicionamento. Deve-se obter, rotineiramente, radiografia de tórax após esse procedimento, para se certificar do correto posicionamento do cateter e para descartar a possibilidade de pneumotórax ou outra complicação pleuromediastinal. O cateter pode ou não ser fixado à pele através de ponto com fio inabsorvível, devendo ser imediatamente protegido com curativo estéril.

Técnica de Dissecção da Veia Jugular Externa e Jugular Interna

O posicionamento do paciente e o preparo da pele são semelhantes aos utilizados na punção da veia subclávia. No entanto, o procedimento deve ser realizado em centro cirúrgico. Na posição de Trendelenburg e com o paciente em estado adequado de hidratação, a veia jugular externa é facilmente visível na porção lateral do músculo esternocleidomastóideo. Realiza-se pequena incisão na fossa supraclavicular e disseca-se a veia jugular externa. Após confecção de túnel subcutâneo de 10-15 cm até a parede anterior do tórax, o cateter é introduzido pela porção proximal da veia até a veia cava superior. A extremidade distal da veia é ligada, e a incisão, fechada.

Para a dissecção da veia jugular interna, realiza-se incisão de 2-3 cm entre os ramos esternal e clavicular do músculo esternocleidomastóideo, 2 cm acima da clavícula. Progride-se a dissecção até a parede anterior da veia jugular interna, a qual é facilmente identificada e dissecada, não havendo necessidade de dissecar sua parede posterior. A veia é puncionada após a confecção de túnel subcutâneo, e o cateter é introduzido. A confecção de sutura em bolsa com fio vascular antes da punção torna o procedimento mais exangue. Naturalmente a veia jugular não deve ser ligada. Apesar de os acidentes de punção serem excepcionais sob visualização direta[47], a radiografia de controle deve ser rotineiramente utilizada. O cateter é fixado no ponto de saída na parede torácica anterior e é protegido com curativo asséptico.

Formulações Utilizadas em Nutrição Parenteral

Uma vez obtida a via venosa, deve-se decidir pela composição da nutrição parenteral a ser administrada ao paciente. As variáveis a serem consideradas incluem os aminoácidos, os carboidratos, as gorduras, os eletrólitos, as vitaminas e os oligoelementos que vão ser usados na solução parenteral, bem como a velocidade de infusão. Um exemplo de fórmula utilizada em nutrição parenteral está apresentada na Tabela 4.2.

Proteínas

Apesar de estudos recentes visando ao emprego de dipeptídeos em nutrição parenteral, a forma correntemente utilizada para a administração de proteínas são os aminoácidos cristalinos. Como o organismo é incapaz de sintetizar os aminoácidos essenciais, estes devem ser obrigatoriamente incluídos nas soluções parenterais. Existem controvérsias quanto à capacidade do organismo sintetizar arginina e histidina. É possível que apenas quantidades reduzidas desses aminoácidos sejam produzidas em situações de estresse ou crescimento. Portanto, esses aminoácidos, ditos semi-essenciais, estão presentes nas soluções comerciais de aminoácidos. Ou-

Tabela 4.2
Exemplo de Solução-Padrão de Nutrientes para Uso em Nutrição Parenteral

Componente	Quantidade
Líquidos	3 litros
"Proteína"	0,02-0,30 g/nitrogênio/kg
Calorias	25-40 kcal/kg
Glicose	70% do total de calorias
Lipídios	30% do total de calorias
Ácidos graxos essenciais	>2% do total de calorias
Sódio	100 mEq
Potássio	100 mEq
Cloro	130 mEq
Acetato/gluconato	90 mEq
Cálcio	15 mEq
Magnésio	20 mEq
Fósforo	300 mg
Zinco	5 mg
Cobre	1,5 mg
Iodo	120 mg
Selênio	100 mg
Crômio	15 mg
Manganês	2 mg
Ácido ascórbico	100 mg
Tiamina	3 mg
Riboflavina	3,6 mg
Niacina	40 mg
Ácido pantotênico	15 mg
Piridoxina	4 mg
Biotina	60 mg
Ácido fólico	400 mg
Cianocobalamina	5 mg
Vitamina A	4.000 IU
Vitamina D	400 IU
Vitamina E	15 mg
Vitamina K	200 mg

tro aminoácido dito condicionalmente essencial, a glutamina, está disponível comercialmente na forma de dipeptídeo para uso endovenoso. Apesar de o conteúdo em aminoácidos essenciais ser importante, a relação existente entre eles também é importante, pois o metabolismo dos diversos aminoácidos está freqüentemente inter-relacionado. Também é possível a utilização de soluções especiais de aminoácidos em determinadas situações clínicas, como na insuficiência renal, insuficiência hepática e no trauma, quando são utilizadas soluções que contêm concentrações maiores de aminoácidos essenciais ou de aminoácidos de cadeia ramificada.

Amincácidos Condicionalmente Essenciais

A possível utilização de nutrientes específicos com função imunomoduladora ou de estimulação do trofismo intestinal tem sido investigada, tanto por via enteral como parenteral. A seguir serão discutidos alguns aspectos relevantes relacionados à investigação desses aminoácidos.

Glutamina

A glutamina, o aminoácido mais abundante do espaço intracelular, encontra-se reduzida no músculo esquelético e no sangue em estados hipercatabólicos. Os enterócitos utilizam o esqueleto carbônico da glutamina como fonte de energia e excretam a amônia pela veia porta para a síntese de uréia e reincorporação pelo glutamato, formando novamente a glutamina. A glutamina também participa da citrulina, que é transportada ao rim onde participa do ciclo da uréia[279,280].

Durante estados de estresse metabólico existe consumo acelerado de glutamina pelo intestino, contribuindo para os baixos níveis da recuperação do intestino em situações de hipercatabolismo. O cortisol aumentado nessas condições acelera a proteólise e a saída de glutamina do músculo esquelético e aumenta a captação de glutamina pelo intestino, promovendo a recuperação do trofismo intestinal e diminuindo a probabilidade de translocação bacteriana. Se o estado hipercatabólico for prolongado o paciente apresentará deficiência de glutamina.

Foi demonstrado que a suplementação parenteral ou enteral de glutamina promove preservação da massa intestinal e proteção do intestino na enterocolite[113,154]. A suplementação de glutamina também melhora a imunidade intestinal[6,37]. Griffiths et al. avaliaram, num estudo randomizado, a oferta ou não de glutamina em pacientes críticos e sua influência na evolução destes[133]. Observaram que a mortalidade hospitalar e ao longo de seis meses foi menor no grupo suplementado com glutamina. Além disso, o tempo de internação foi reduzido no grupo com glutamina, e os custos foram significativamente mais baixos, com relação de quase 50%.

Novak et al. mostraram, em recente metaanálise envolvendo 14 estudos com pacientes cirúrgicos e críticos, que o uso de glutamina diminuiu a incidência de complicações, a taxa de mortalidade e o tempo de internação hospitalar[238]. O grupo que mais se beneficiou foi aquele que recebeu a glutamina por via parenteral em dose superior a 20 g dia.

Assim, sugere-se que o uso de glutamina parenteral em pacientes críticos tem suas bases fundamentadas, a despeito do alto custo da solução. Por via enteral também parece haver benefícios.

Arginina

Arginina é um aminoácido semi-essencial que possui efeitos benéficos tanto imunológicos como metabólicos. A suplementação dietética com arginina reduz o catabolismo protéico e aumenta a resposta imunológica em ratos após trauma[20,271]. Recentemente, Léon et al.[186] demonstraram em ratos com sepse induzida por E. coli que a suplementação com arginina resulta em aumento significativo da albumina sérica e da síntese protéica hepática quando comparada aos controles.

O mecanismo de ação da arginina não é totalmente conhecido. Ela aumenta a síntese e liberação do hormônio de crescimento e da prolactina pela hipófise, os quais têm influência positiva na resposta imunológica. A arginina também induz a liberação de insulina.

A estimulação imunológica da arginina foi demonstrada em ratos por Madden et al.[199] Em modelo experimental de peritonite induzida por ligadura e perfuração cecal, esses autores demonstraram maior resistência à infecção nos ratos que receberam suplementação com arginina.

A arginina tem sido incorporada às chamadas fórmulas imunomoduladoras, que contêm também RNA, ácidos graxos ômega-3 e glutamina. Apesar de os inúmeros trabalhos que avaliaram o uso dessas fórmulas sugerirem efeitos benéficos, ainda existem controvérsias sobre o real papel da arginina nestas. O principal problema está associado ao efeito da arginina na produção de óxido nítrico, o que em pacientes sépticos pode corroborar com os efeitos deletérios da síndrome de resposta inflamatória sistêmica. A possível justificativa para explicar esse raciocínio é que os melhores resultados com o uso dessas fórmulas foram encontrados em pacientes que as receberam no pós-operatório precoce de cirurgias eletivas, sem infecções e não nos grupos de pacientes críticos, provavelmente já infectados.

Carboidratos

A fonte de carboidratos mais utilizada em nutrição parenteral é a glicose. Outros carboidratos investigados, na tentativa de contornar alguns dos inconvenientes da glicose, como a hiperosmolaridade devido ao baixo peso molecular e à dependência da insulina para o seu metabolismo, incluem a frutose, galactose, xilitol, sorbitol e maltose. No entanto, a glicose parece ser o carboidrato ideal pela sua grande capacidade poupadora de nitrogênio, seu alto valor calórico e baixo custo.

Lipídios

As emulsões de lipídios mais utilizadas são as compostas por triglicerídeos de cadeia longa (TCL). A principal vantagem dos triglicerídeos de cadeia longa é a sua alta concentração de energia (9 kcal/g). Por terem metabolismo energético independente da insulina, são úteis em situações de intolerância à glicose. Os triglicerídeos de cadeia longa são eficientes como poupadores de proteína, e sua oxidação produz menos dióxido de carbono do que a oxidação de quantidades equivalentes de glicose. Adicionalmente, os ácidos graxos poliinsaturados, que fazem parte das emulsões de triglicerídeos de cadeia longa, são precursores das prostaglandinas, tromboxanos e leucotrienos, os quais apresentam efeitos benéficos na função pulmonar por aumentarem a fluidibilidade das membranas e secreções e por estimularem a síntese de surfactante pulmonar[275]. Por serem isotônicos, diminuem o risco de flebites e tromboses venosas[118].

As desvantagens das emulsões de triglicerídeos de cadeia longa incluem sua lenta metabolização, especialmente em crianças e pacientes hipercatabólicos[139], e sua necessidade de carnitina para a oxidação completa[16]. Além disso, os triglicerídeos de cadeia longa são preferentemente reesterificados no fígado, diminuindo a sua disponibilidade como fonte calórica. Durante situações de estresse, foi demonstrado que a mobilização endógena dos triglicerídeos de cadeia longa supera a capacidade de oxidação destes, resultando em hipertrigliceridemia, reesterificação e transporte para tecidos periféricos, o que é conhecido como ciclo fútil dos triglicerídeos de cadeia longa[236] e que resulta em maior demanda metabólica para indivíduos já estressados pela doença de base.

Procurando superar algumas dessas limitações do uso dos triglicerídeos de cadeia longa, diversos estudos clínicos e experimentais têm procurado avaliar as possibilidades de utilização dos triglicerídeos de cadeia média por via parenteral. Os triglicerídeos de cadeia média apresentam diversas vantagens em relação aos triglicerídeos de cadeia longa. Como eles não podem ser armazenados, e como seu metabolismo é independente da carnitina, os triglicerídeos de cadeia média são completamente oxidados no fígado, resultando em fonte rápida de energia[160]. No entanto, soluções puras de triglicerídeos de cadeia média não incluem os ácidos graxos essenciais, e sua rápida oxidação pode resultar em cetose e acidose metabólica. Procurando adicionar as vantagens dos triglicerídeos de cadeia longa e dos triglicerídeos de cadeia média, uma alternativa atraente é a utilização de emulsões contendo ambos os triglicerídeos. Em estudo experimental com cães, uma solução contendo 50% de triglicerídeos de cadeia longa e 50 % de triglicerídeos de cadeia média foi superior como fonte calórica do que soluções puras de triglicerídeos de cadeia longa ou 25% de triglicerídeos de cadeia média e 75% de triglicerídeos

de cadeia longa, segundo os seguintes critérios: eliminação mais rápida da circulação, cetogênese adequada, ausência de deposição no fígado e não-interferência com o metabolismo do ácido linoléico[82]. Outra possibilidade recente é o uso de triglicerídeos estruturados, formados por distribuição casual de ácidos graxos de cadeia longa e média acoplados a uma mesma molécula de glicerol[15]. Outros estudos têm avaliado experimentalmente a infusão de triglicerídeos de cadeia curta, com resultados promissores[59].

Estudos recentes têm demonstrado que os componentes lipídicos da dieta têm importância na resposta imunológica. Os ácidos graxos poliinsaturados (PUFA), em particular do tipo ômega-6, têm efeitos nocivos em diversos aspectos do sistema imunológico. Esses aspectos foram extensamente revisados recentemente[104]. O mecanismo de ação dos PUFA ômega-6 parece ser através dos eicosanóides, os quais modulam vários aspectos da imunidade humoral e celular. Os principais tipos de eicosanóides são os prostenóides e os leucotrienos.

Uma opção como fonte de lipídios atualmente em investigação são os óleos de peixe, ricos em PUFA ômega-3. A substituição de PUFA ômega-6 por PUFA ômega-3 reduz a síntese de prostaglandinas e, conseqüentemente, a resposta inflamatória. A administração oral de óleo de peixe aumenta significativamente a sobrevida de cobaias recebendo endotoxinas, provavelmente por reduzir a produção de eicosanóides[123] Pesquisas futuras deverão definir a relação mais apropriada de PUFA ômega-6 e PUFA ômega-3 para a nutrição enteral, de forma a assegurar o melhor desempenho do sistema imunológico.

Os ácidos graxos de cadeia curta também tem sido objeto de pesquisas recentes Eles são formados no trato gastrintestinal dos mamíferos por fermentação microbiana de fibras, onde são rapidamente metabolizados. Além de servirem como fonte calórica, eles estimulam o fluxo sangüíneo colônico, estimulam as secreções pancreáticas, promovem absorção de sódio e água e estimulam o trofismo colônico[108]. A infusão intracolônica de ácidos graxos de cadeia curta aumentou a resistência da anastomose colônica em ratos[160], bem como o conteúdo de DNA na mucosa e reduziu a atrofia associada à nutrição parenteral em modelo de intestino curto[107]. A potencial aplicabilidade clínica dos ácidos graxos de cadeia curta foi revisada e permanece em investigação[35].

Eletrólitos

Sódio, potássio, magnésio, cálcio e fósforo são adicionados rotineiramente às soluções de nutrição parenteral. As soluções devem ser preparadas por farmacêutico devido aos problemas de solubilidade, especialmente das soluções contendo cálcio, as quais precipitam facilmente. As necessidades de potássio podem ser elevadas, especialmente nos indivíduos em franco anabolismo, por ser este o principal íon intracelular. As concentrações plasmáticas dos eletrólitos devem ser determinadas diariamente nas fases iniciais da terapia nutricional.

Vitaminas

Dentre as vitaminas hidrossolúveis, o ácido ascórbico (vitamina C) é essencial para a formação do tecido conectivo e, portanto, para a cicatrização de feridas, devendo ser administrado de rotina durante nutrição parenteral, principalmente nos pacientes que se recuperam de cirurgias ou traumatismos extensos. Sua deficiência está também relacionada com defeitos capilares, podendo se manifestar por petéquias e equimoses generalizadas, caracterizando quadro de escorbuto. As vitaminas do complexo B participam do metabolismo dos carboidratos, sendo necessárias para a completa oxidação da glicose. As deficiências dessas vitaminas são raras na prática médica diária, exceto nos alcoólatras e em pacientes com enteropatias crônicas. Sinais clínicos de deficiência de vitaminas do complexo B incluem queilose, glossite, neuropatia periférica e dermatite. Dentre as vitaminas lipossolúveis (vitaminas A, D, E e K), a deficiência mais comumente encontrada nos pacientes hospitalizados é a de vitamina K. São cadidatos à deficiência de vitamina K pacientes portadores de doenças hepáticas crônicas ou com obstrução ao fluxo biliar. O tempo de ativação da protrombina encontra-se elevado nesses pacientes. Se a administração parenteral de vitamina K não reverter a anormalidade do tempo de ativação da protrombina, é possível que haja disfunção hepática associada, interferindo com a produção normal de protrombina. Há inúmeros preparados multivitamínicos para o uso em nutrição parenteral. A maioria deles contém as vitaminas do complexo B e a vitamina C. Atualmente, já se encontram no mercado compostos vitamínicos que contêm ácido fólico, vitamina B_{12} e as vitaminas A, D e E. A vitamina K é normalmente administrada por via parenteral, semanalmente ou de acordo com a necessidade.

Oligoelementos

Os oligoelementos são íons essenciais que estão presentes em quantidades diminutas na dieta, mas que não podem ser sintetizados pelo organismo. Exemplos de oligoelementos administrados em nutrição parenteral são o ferro, magnésio, zinco, cobre, flúor, cobalto, manganês e crômio. Há evidências de que o molibdênio e o selênio também sejam essenciais. Destes, os mais importantes são o ferro, o magnésio e o zinco. Deficiências de ferro resultam em anemia hipocrômica microcítica, e sua deficiência pode ser prevenida ou tratada com injeções intramusculares ou intravenosas de ferro rotineiramente durante programas de nutrição parenteral. No entanto, na fase crítica de um doente, quando há risco de infecção ou esta já faz parte do quadro, é contra-indicada a administração de ferro, pois o mesmo favorece o crescimento bacteriano. O magnésio é o quarto cátion mais importante do organismo, após o sódio, o potássio e o cálcio, em termos de milequivalentes. Deficiências de magnésio e de zinco têm sido relatadas freqüentemente durante nutrição parenteral prolongada.

Previne-se a deficiência de oligoelementos através da administração rotineira de soluções de oligoelementos ou através das transfusões de sangue ou plasma.

Administração

É importante que as calorias sejam infundidas simultaneamente às proteínas, pois a administração seqüencial de ambas vai resultar em grande perda urinária de nitrogênio. A solução de nutrição parenteral deve ser infundida lentamente no início e a velocidade da infusão aumentada progressivamente até serem atingidas as necessidades diárias. Esse procedimento é especialmente importante nos pacientes hipercatabólicos, que terão que se adaptar a altas infusões proteicocalóricas. Eletrólitos e glicemia devem ser monitorizados diariamente no início da infusão. A relação caloria/nitrogênio deve ser mantida entre 100 e 200 calorias, para cada grama de nitrogênio, de acordo com cada doente, prevenindo assim a utilização de proteína como fonte calórica.

Complicações da Nutrição Parenteral

As complicações da nutrição parenteral são normalmente agrupadas em três tipos principais: mecânicas, metabólicas e infecciosas. Numa coletânea de quatro trabalhos sobre complicações da nutrição parenteral[163,243,307,314], nos quais foram avaliados 2.050 pacientes, a incidência de complicações mecânicas foi de 6,7%, metabólicas de 25,7% e complicações infecciosas ocorreram em 4,7% dos casos.

Complicações Mecânicas

As complicações são mais comumente associadas à introdução do cateter, especialmente durante a punção da veia subclávia. As mais freqüentemente relatadas são pneumotórax, hemo-hidrotórax e punção arterial acidental. Para evitar a embolia gasosa durante a punção, além da posição de Trendelemburg, é útil solicitar ao paciente que realize manobra de Valsalva no momento em que se remove a seringa e se introduz o cateter pela agulha. Numa revisão mundial sobre a freqüência de complicações mecânicas dos cateteres, foram avaliados 39.180 cateteres venosos centrais[40]. Complicações mecânicas observadas após a inserção do cateter incluíram mal posicionamento em 6% dos casos, lesão arterial (1,4%), pneumo-hidro-hemotórax (1,1%), tromboses venosas (0,35%), tromboflebite (0,1%) e embolismo do cateter (0,1%). Essas complicações devem ser diagnosticadas e tratadas imediatamente. Para tanto, é importante o estudo radiológico de rotina após a introdução do cateter. Complicações mecânicas tardias associadas ao cateter incluem deslocamento, retirada acidental, migração com embolia e extravasamento do cateter. A incidência dos chamados acidentes de punção tende a diminuir com a maior experiência de quem a realiza.

NUTRIÇÃO

Complicações Metabólicas

As complicações metabólicas mais freqüentes da nutrição parenteral são a intolerância à glicose e as alterações das provas de função hepática. Menos comumente observam-se hipertrigliceridemia, hipoglicemia, deficiência dos ácidos graxos essenciais, hiperinsulinemia, aumento da norepinefrina sérica, hipercapnia e hipervolemia.

Intolerância à glicose é observada em cerca de 25% dos pacientes[256], manifestando-se por hiperglicemia, glicosúria, podendo, se não manejada adequadamente, evoluir para coma hiperosmolar não-cetótico. O tratamento consiste basicamente em diminuição da infusão de glicose através da substituição da infusão de parte das calorias glicídicas por soluções lipídicas e administração exógena de insulina.

A etiologia das alterações hepáticas decorrentes da nutrição parenteral não é bem conhecida, mas é certamente multifatorial[47]. Um dos fatores mais comumente relacionados às alterações hepáticas durante a nutrição parenteral é o excesso de glicose nas formulações de nutrição parenteral. O excesso de glicose origina excesso de acetil-CoA, a qual é precursora da síntese de ácidos graxos e de triglicerídeos. Nutrição parenteral tendo como fonte calórica apenas glicose acompanha-se de alterações nas provas de função hepática em 33% dos casos, aumentando essa incidência para 60%-80% com a administração de nutrição parenteral por mais de dois meses. Num estudo prospectivo randomizado onde um terço das calorias diárias foi substituído por lipídios, a incidência de intolerância à glicose e de alteração das provas de função hepática foi de 78% e 60%, respectivamente, no grupo recebendo exclusivamente glicose como fonte calórica[204].

O risco de desenvolver cálculos biliares está aumentado com o uso de nutrição parenteral prolongada, provavelmente devido à falta de estímulo para a liberação de colecistoquinina para a contração vesicular que se segue à alimentação normal. A conseqüência dessa falta de estimulação é a estase biliar. Num grupo de 60 adultos que receberam nutrição parenteral por mais de 20 meses, 35% deles desenvolveram cálculos biliares, apesar de 75% desses pacientes também apresentarem alterações ou ressecção do íleo terminal[244]. Também pode ocorrer colecistite aguda alitiásica, devido à falta de estímulo para a contração de vesícula biliar[49].

Raramente a nutrição parenteral pode ocasionar a doença metabólica óssea. Ela se manifesta por hipercalcemia e perda excessiva de cálcio e fósforo na urina. O exame histopatológico dos ossos desses pacientes revela sinais de osteomalacia[279]. Estudos recentes sugerem que essa anormalidade não decorre de defeitos de mineralização, mas sim da diminuição na formação de matriz óssea[270].

Deficiência de ácidos graxos essenciais pode ser observada após poucas semanas do uso de nutrição parenteral sem lipídios[303], apesar de as manifestações clínicas, como lesões de pele, poderem levar meses para se manifestar. Foram relatados casos de pacientes que desenvolveram polimiopatia aguda, dor muscular e elevações de fosfocreatinoquinase sérica durante o uso de nutrição parenteral sem lipídios, cujos sintomas e alterações enzimáticas desapareceram com a infusão de lipídios[287].

Complicações Infecciosas

A incidência de sepse relacionada ao cateter no início da experiência com nutrição parenteral era bastante elevada, chegando a 30% dos casos[200]. Com o desenvolvimento das equipes e pessoal especializado em terapia nutricional, esta reduziu-se para 5,5%[232]. Uma das primeiras manifestações de sepse nos doentes recebendo nutrição parenteral é a intolerância à glicose. Uma vez descartada a possibilidade de outro foco infeccioso através de exame bacteriológico de urina, sangue, escarro ou ferida operatória, o cateter deve ser avaliado, até prova em contrário, como causa da febre. A conduta mais freqüentemente utilizada é a retirada do cateter, o envio de sua ponta para cultura e a manutenção dos níveis glicêmicos através da infusão periférica de glicose. O método de cultura quantitativa do sangue colhido pelo cateter e por via periférica simultaneamente, enquanto o cateter permanece *in situ* é uma boa opção para diagnosticar a infecção relacionada a ele[224]. Num estudo prospectivo avaliando-se essa conduta em 113 pacientes, em 36 casos houve suspeita de sepse originária do cateter. Esses casos foram submetidos a cultura, como já descrito. Em oito casos houve diferença significativa entre a cultura obtida pelo cateter e a do sangue periférico. Em todos os casos, a retirada do cateter resolveu o episódio febril. Em 18 casos as culturas do sangue obtido pelo cateter e por punção periférica foram semelhantes. Nove desses cateteres foram retirados sem melhora clínica. Nos nove pacientes nos quais o cateter foi mantido, identificou-se e tratou-se posteriormente outro foco infeccioso, sem a necessidade de remoção do cateter.

TERAPIA NUTRICIONAL EM GASTROENTEROLOGIA

Devido à natureza deste livro, a análise das indicações e resultados do uso da terapia nutricional neste capítulo ficará restrita à gastroenterologia.

TERAPIA NUTRICIONAL PRÉ E PÓS-OPERATÓRIA

Pacientes com doenças benignas ou malignas envolvendo o trato digestivo apresentam prevalência de desnutrição que varia de 40% a 70% dos casos no momento da operação[147,226,230], e esta varia dependendo da natureza da doença e da sua localização. A incidência de

55

complicações pós-operatórias cresce linearmente com a desnutrição, chegando a 60% nos casos de carcinomatose peritoneal e câncer de esôfago ou pâncreas, e a cerca de 30%, quando o tumor está localizado em outros órgãos (Fig. 4.4).

deste capítulo. Outro estudo procurou relacionar o período de ingestão nutricional pós-operatória inadequada, definida como o número de dias pós-operatórios, até o paciente ingerir 60% das suas necessidades calóricas, o estado nutricional e o diagnóstico de base do paciente

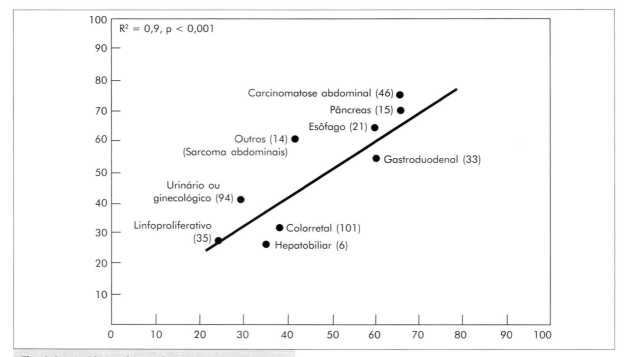

Fig. 4.4 — *Incidência de complicações pós-operatórias em relação à incidência de desnutrição. Os números em parênteses correspondem ao número absoluto de pacientes para cada diagnóstico. (Reproduzido de Meguid MM & Meguid V. Cancer (suppl) 55(1):258-262, 1985. Com permissão.)*

Devido a essa alta prevalência de desnutrição nos pacientes submetidos a cirurgias gastroenterológicas e considerando-se as implicações da desnutrição no desenvolvimento das complicações pós-operatórias, algumas questões devem ser respondidas: (1) É possível antes da operação identificar os pacientes com alto risco de desenvolver complicações pós-operatórias devido a déficits nutricionais? (2) A terapia nutricional pré-operatória é capaz de reduzir a morbimortalidade pós-operatória relacionada com a desnutrição? (3) O uso de terapia nutricional apenas no pós-operatório é suficiente para reduzir a morbimortalidade dos pacientes desnutridos?

Para tentar responder à primeira questão, alguns autores tentaram combinar alguns parâmetros nutricionais de forma a estabelecer índices prognósticos nutricionais. A validade desses índices em relacionar estado nutricional pré-operatório e complicações pós-operatórias foi examinado na sessão "Avaliação Nutricional"

com o desenvolvimento de complicação pós-operatórias[208]. A análise por regressão linear dos resultados em 465 pacientes submetidos a operações do trato digestivo permitiu identificar três grupos de pacientes: o primeiro, composto por pacientes de alto risco, inclui pacientes desnutridos de qualquer idade com câncer de esôfago, de estômago, de vias biliares e fígado, de pâncreas ou carcinomatose abdominal. Nesses pacientes, a terapia nutricional perioperatória foi capaz de diminuir as complicações pós-operatórias. O segundo grupo inclui pacientes bem nutridos abaixo de 40 anos, sem especificação da localização da doença. Nestes, a terapia nutricional será raramente empregada. O terceiro grupo inclui pacientes bem nutridos acima dos 40 anos ou pacientes desnutridos de qualquer idade com tumores de origem linfoproliferativa, ginecológica, urinária ou colorretal. Esses pacientes devem ser monitorizados cuidadosamente, e a terapia nutricional deve ser instituída precocemente na presença de complicações, pois pode-se prever um longo período de ingestão inadequada no pós-operatório.

Para responder à segunda pergunta, alguns autores procuraram determinar, através de estudos randomizados prospectivos, se a nutrição pré-operatória é capaz de diminuir as complicações pós-operatórias nas afec-

NUTRIÇÃO

ções gastrointestinais. A seguir estão sumarizados a maioria dos trabalhos prospectivos randomizados publicados em língua inglesa que investigaram o uso de terapia nutricional pré-operatória em cirurgia gastroenterológica.

Holter e Fischer[147] utilizaram 2-3 dias de nutrição parenteral pré-operatória em um grupo de 56 pacientes que apresentavam pelo menos 4,5 kg de perda de peso. A incidência de complicações pós-operatórias foi semelhante nos pacientes que receberam ou não terapia nutricional pré-operatória. Moghissi et al.[220] estudaram 15 pacientes com câncer de esôfago para receberem nutrição parenteral ou dieta oral por 5-7 dias antes da operação. Todos os pacientes do grupo que recebeu nutrição parenteral reverteram e permaneceram em balanço nitrogenado positivo durante o período pós-operatório, enquanto o grupo alimentado por via oral apresentou balanço nitrogenado persistentemente negativo. Os autores não fornecem resultados estatísticos dos resultados, mas afirmam que a recuperação pós-operatória foi mais satisfatória no grupo que recebeu nutrição parenteral. Bellantone et al.[26] randomizaram 100 pacientes para receberem, por sete dias no período pré-operatório, nutrição parenteral ou dieta oral. A incidência de sepse pós-operatória foi significativamente menor no grupo que recebeu nutrição parenteral (21% vs. 53,3%). No entanto, a mortalidade foi semelhante em ambos os grupos. Williams et al.[311] randomizaram 70 pacientes com diagnóstico de câncer gástrico para receberem 7-10 dias de nutrição parenteral pré-operatória ou dieta oral rica em proteínas. Houve redução significativa na incidência de infecção da ferida operatória no grupo que recebeu nutrição parenteral. No entanto, não houve diferença na morbimortalidade pós-operatória. Heatley et al.[139] randomizaram 74 pacientes com diagnóstico de câncer esofágico ou gástrico para receberem nutrição parenteral ou dieta oral por 7-10 dias antes da operação. A incidência de infecção da ferida operatória foi significativamente reduzida no grupo que recebeu nutrição parenteral. No entanto, a incidência de fístula anastomótica foi semelhante em ambos os grupos.

Muller et al.[230] randomizaram 125 pacientes com câncer gastroenterológico para receberem nutrição parenteral ou dieta oral por 10 dias antes da operação. Foram incluídos tanto pacientes desnutridos como em estado nutricional adequado. A incidência pós-operatória de abscessos intra-abdominais, peritonite, fístulas anastomóticas ou íleo pós-operatório prolongado foi significantemente reduzida no grupo que recebeu nutrição parenteral. A mortalidade operatória também se reduziu significativamente com o uso de nutrição parenteral (11% vs. 3%). Lim et al.[190] randomizaram 24 pacientes com disfagia total para receberem, durante três semanas terapia nutricional pré-operatória através de nutrição parenteral ou enteral, utilizando gastrostomia. O ganho de peso foi significativamente superior no grupo que recebeu nutrição parenteral. A albumina sérica aumentou significativamente em ambos os grupos. A morbimortalidade foi menor no grupo que recebeu nutrição

parenteral, porém a diferença não foi estatisticamente significante.

Em 1991, foi publicado um estudo prospectivo randomizado e multicêntrico realizado nos hospitais de Veteranos dos Estados Unidos[301]. Foram estudados 395 pacientes desnutridos submetidos a laparotomia ou a toracotomia para cirurgia não-cardíaca, para receberem por 7-15 dias nutrição parenteral pré-operatória, ou então foram operados imediatamente. Quando se avaliou o grupo de pacientes como um todo não houve diferença entre os grupos com relação à incidência de complicações não-infecciosas e mortalidade. A incidência de complicações infecciosas foi maior no grupo que recebeu nutrição parenteral (14,4% vs. 6,4%, p < 0,01). Entretanto, quando foi avaliado o subgrupo de pacientes considerados gravemente desnutridos, houve redução significativa das complicações não-infecciosas (43% vs. 5%, p < 0,03), com o uso de nutrição parenteral pré-operatória.

Alguns aspectos devem ser discutidos à luz dos resultados apresentados. Todos os trabalhos aqui relatados usaram a nutrição parenteral como forma de nutrir os pacientes. Não houve padronização do regime nutricional usado, ou seja, não existiu controle da quantidade total de calorias recebidas. Mais importante também foi que, entre a década de 80 e 90, havia tendência a oferecer grandes aportes calóricos, o que provavelmente favoreceu a ocorrência de hiperglicemia. Nenhum desses trabalhos indicou quantos pacientes apresentaram níveis elevados de glicose sangüínea. Atualmente, sabe-se que níveis de glicose elevados estão diretamente relacionados com o desenvolvimento de complicações infecciosas. O próprio estudo dos Hospitais de Veteranos permitiu que os pacientes, além de nutrição parenteral, recebessem dieta via oral, o que certamente aumentou o valor calórico total recebido e conseqüentemente, os riscos de hiperglicemia. Outro estudo sobre nutrição parenteral pré-operatória comparou dois tipos de fórmulas parenterais: uma com glicose e aminoácidos e outra acrescentando lipídios. Verificou-se que a fórmula contendo apenas glicose e aminoácidos esteve associada a maior acúmulo de água e sódio endógenos, proporcionando aumento de peso significativo, o que se correlacionou diretamente com maior incidência de complicações pulmonares pós-operatórias. Assim sendo, a terapia nutricional pré-operatória deverá ser avaliada com muito cuidado, antes de se atribuir qualquer possível benefício ou malefício. No entanto, pela análise dos resultados pode-se concluir que 2-3 dias de nutrição parenteral pré-operatória não são suficientes para diminuir as complicações pós-operatórias[148]. Nutrição parenteral por 5-7 dias antes da operação pode influenciar os resultados[139-220]. Entretanto, o uso de pelo menos 7-10 dias de nutrição parenteral pré-operatória resulta em redução significativa de morbidade e mortalidade pós-operatórias, principalmente em doentes desnutridos graves[26,227,311]. Seria mais racional a utilização de critérios de repleção nutricional adaptáveis a cada paciente. Como a desnutrição grave está associada com atrofia muscu-

57

lar, um teste que poderia ser estudado na avaliação da repleção nutricional seria a função do músculo adutor do polegar. Foi demonstrado que as curvas de força-freqüência e a velocidade de relaxamento após estimulação elétrica desse músculo, alteradas nos pacientes desnutridos, podem ser normalizadas no pré-operatório através da administração de nutrição parenteral[210]. Finalmente, alguns desses estudos não relatam o estado nutricional dos pacientes e utilizam perda de peso como critério isolado de desnutrição[147,220].

Terapia nutricional pré-operatória deveria ser utilizada para tratar desnutrição, e, se for efetiva em reduzir complicações e mortalidade pós-operatórias, deve fazê-lo reduzindo as complicações relacionadas com a desnutrição. Os resultados do estudo multicêntrico dos hospitais de Veteranos dos Estados Unidos sugerem que a nutrição parenteral não deve ser empregada indiscriminadamente para pacientes com desnutrição leve ou moderada. Entretanto, quando utilizada por 7-15 dias antes da operação em pacientes gravemente desnutridos, esta é capaz de reduzir de maneira significativa a morbimortalidade pós-operatória.

É importante ressaltar que, no pós-operatório, a maioria dos pacientes passa por um período variável de ingestão inadequada de nutrientes, porque a alimentação oral precoce após operações do trato digestivo, é considerada indesejável ou inviável por causar náuseas, vômitos ou distensão abdominal, ainda que estudos recentes tenham mostrado o contrário[282]. Esses autores mostraram, em pacientes submetidos a operações de cólon, que a associação de analgesia epidural pós-operatória e dieta no primeiro dia representou evolução favorável, com menos dor, boa tolerância à dieta e alta precoce. No entanto, em pacientes já previamente desnutridos, esse período de ingestão baixa piora o estado nutricional e aumenta o risco de complicações associadas. Embora a maioria dos pacientes tolere esse período de jejum pós-operatório sem conseqüências indesejáveis, alguns autores procuraram investigar se a administração precoce de terapia nutricional enteral ou parenteral no pós-operatório seria capaz de reduzir a incidência de complicações pós-operatórias.

Dois estudos avaliaram o uso de nutrição parenteral pós-operatória. Em um estudo[77], o grupo que recebeu nutrição parenteral teve tempo de permanência hospitalar reduzido e cicatrização mais rápida da ferida perineal. Em outro estudo[247], a administração de nutrição parenteral não foi efetiva em reduzir a incidência de fístulas anastomóticas após colectomias, apesar de a maioria dos pacientes não ser desnutrida.

Os estudos já citados aqui com freqüência defrontam-se com limitações devido ao reduzido número de pacientes estudados. Uma forma de obviar esse inconveniente é mediante o emprego de metaanálise. Trata-se de avaliação por técnicas estatísticas de vários trabalhos existentes na literatura sobre a mesma questão. Um estudo metaanalítico sobre nutrição parenteral pré-operatória publicado em 1987 permitiu concluir que a nutrição

parenteral é capaz de reduzir os riscos de complicações em 20,7% e o risco de óbito em 32,4%[92]. Um segundo estudo envolvendo 13 trabalhos publicados, prospectivos e randomizados, envolvendo 1.250 pacientes que receberam nutrição parenteral no pré-operatório documentou redução do risco de complicações na ordem de 10%[175].

Uma alternativa para a nutrição parenteral no pós-operatório precoce é o uso de nutrição enteral precoce através de sondas colocadas no jejuno. Esse procedimento baseia-se no fato de que, apesar de as disfunções gástrica e colônica serem prolongadas no pós-operatório, em média 48 e 72 horas, respectivamente, o intestino delgado parece não perder integralmente a sua motilidade. Alguns dos estudos que avaliaram o uso de nutrição enteral no pós-operatório demonstraram vantagens importantes no seu uso, como redução da perda de peso, melhor balanço nitrogenado e níveis mais elevados de transferrina, pré-albumina e circunferência muscular do baço[211,257,316]. Também foram relatados diminuição de infecção pós-operatória e do tempo de permanência hospitalar com o uso de nutrição enteral. As dietas poliméricas podem ser tão efetiva quanto nutrição oligomérica no pós-operatório[108]. Alguns estudos controlados compararam o uso da nutrição enteral com a nutrição parenteral no pós-operatório[3,35,143,225]. A conclusão desses estudos é que ambas as formas de terapia nutricional são igualmente efetivas em manter o estado nutricional no período pós-operatório. Considerando-se o menor custo da nutrição enteral em relação à parenteral, o menor risco de infecção e as recentes evidências de que a nutrição enteral é mais fisiológica do que a nutrição parenteral[258,294], esses resultados sugerem que a nutrição enteral deva ser preferida à nutrição parenteral no pós-operatório de doentes desnutridos submetidos a operações esofagogástricas, biliopancreáticas ou colorretais, ou após laparotomia por trauma. Mais recentemente, um estudo comparando a nutrição enteral precoce com a nutrição parenteral no pós-operatório de pacientes com neoplasias do trato digestivo confirmou os resultados de outros autores. Nesse estudo, a incidência de complicações pós-operatórias foi de 34% dos pacientes que receberam nutrição enteral *versus* 49% naqueles com nutrição parenteral (p < 0,01). A motilidade intestinal, avaliada através da eliminação de flatos e presença de evacuações, foi mais eficiente nos pacientes com nutrição enteral. O tempo de internação foi significativamente maior no grupo com nutrição parenteral. No entanto, as complicações relacionadas com a terapia nutricional, ainda que discretas, foram maiores no grupo que recebeu nutrição enteral e vários pacientes desse grupo (9%) tiveram que passar a receber nutrição parenteral[36]. Esse trabalho corrobora a tese de que nutrição enteral precoce estimula a motilidade intestinal e parece estar associada a menor incidência de complicações. No entanto, deverá ser avaliada com cuidado em pacientes que apresentem intolerância a ela ou estejam instáveis hemodinamicamente. Se necessário, a nutrição parenteral deverá ser usada concomitantemente.

NUTRIÇÃO

As potenciais desvantagens da nutrição pré-operatória são os riscos inerentes à técnica de terapia nutricional e os custos. Com relação aos riscos, uma vez que a nutrição é indicada eletivamente, antes de operação bem planejada, estes são bastante reduzidos. Com relação ao custo, o foco deve ser buscar a melhor relação custo/benefício do procedimento. Para que essa relação seja mantida baixa é necessário que os pacientes sejam cuidadosamente selecionados para receberem nutrição pré-operatória, e esta deve ser indicada naqueles em que a probabilidade de redução do risco de complicações pela nutrição pré-operatória seja bem evidente[57].

Imunonutrição

Vários nutrientes, como a arginina, glutamina, nucleotídeos e ácidos graxos ômega-3, isolados ou em combinação, têm sido demonstrados, em estudos clínicos e experimentais, como capazes de influenciar o estado nutricional, imunológico e diversos parâmetros inflamatórios. Por esse motivo, inúmeros estudos prospectivos e randomizados avaliaram os resultados da chamada imunonutrição sobre os parâmetros citados. Em duas situações clínicas específicas essas substâncias têm sido avaliadas como potencialmente benéficas: no pós-operatório de cirurgia eletiva e em pacientes críticos. Os vários estudos prospectivos foram submetidos a metanálises ou a revisões sistemáticas da literatura recentemente[22,142,145]. A conclusão desses estudos é que a imunonutrição está associada a menores índices de complicações pós-operatórias, principalmente de natureza infecciosa. A imunonutrição também está associada à redução do tempo de permanência hospitalar. Já com relação aos pacientes criticamente enfermos, não foi possível demonstrar efeito benéfico em termos de mortalidade, complicações infecciosas e tempo de permanência em ventilação mecânica e na terapia intensiva. Por esse motivo não se recomenda imunonutrição de rotina em pacientes críticos.

TERAPIA NUTRICIONAL NAS PANCREATITES

Pancreatite é a denominação geral de doença que pode apresentar-se com amplo espectro clínico, que varia desde episódios leves autolimitados de lesão edematosa até pancreatites necrotizantes, complicados ou não por infecção e hemorragia, associadas com alta mortalidade. Conseqüentemente, qualquer tentativa para definir o papel da terapia nutricional nas pancreatites deve distinguir precisamente os diferentes quadros clínicos. Por exemplo, é evidente que formas de pancreatite edematosa, que em geral se resolvem em uma semana, não vão demandar terapia nutricional. No entanto, casos graves que precisam de operações iterativas e que estão associados a períodos prolongados de íleo adinâmico necessitarão terapia nutricional para que o paciente possa suportar esse período de grande demanda metabólica.

O componente central na patogênese da pancreatite aguda é a ativação de enzimas pancreáticas, com autodigestão do pâncreas e tecidos peripancreáticos. O pâncreas humano produz de 1.500 a 2.500 ml de fluido incolor e inodoro, com pH entre 8,0 e 8,3. Esse fluido é secretado pelas células acinares e centroductais em resposta à estimulação da secretina. As enzimas pancreáticas são secretadas na forma inativa de pró-enzimas e são convertidas posteriormente na forma ativa. Sua secreção é regulada por meio de mecanismo reflexo e por influência de hormônios secretados pela mucosa intestinal[84]. Após desencadeado o processo de agressão ao pâncreas, ocorre auto-ativação das enzimas pancreáticas com autodigestão da glândula e dos tecidos peripancreáticos. Assim, o manejo desses pacientes com terapia nutricional visa à redução da secreção pancreática exócrina na tentativa de promover "repouso pancreático", além de reposição nutricional. A ingestão de nutrientes estimula a secreção pancreática através de 3 mecanismos: (1) reflexo enteropancreático; (2) liberação de hormônios enterais; e (3) efeito direto no pâncreas após a absorção. Com a nutrição parenteral consegue-se abolir os 2 primeiros. A influência da nutrição parenteral sobre as secreções pancreáticas foi avaliada no cão e no homem, com resultados conflitantes. Em alguns trabalhos no cão, a nutrição parenteral sem lipídios aumentou o volume das secreções pancreáticas em relação aos animais-controle[168,176]. Em outro, o volume das secreções pancreáticas não se modificou com a nutrição parenteral[115] e, em outro, o volume diminuiu em relação ao grupo-controle[160]. Os estudos no homem foram realizados em pacientes portadores de fístulas pancreáticas puras. A administração de nutrição parenteral sem lipídios em dois estudos resultou em diminuição do volume de drenagem da fístula[30,174]. Quando se infundiram lipídios juntamente com a nutrição parenteral foi relatado em um estudo aumento da secreção pancreática em relação ao volume de drenagem prévia da fístula[174], enquanto em dois outros estudos a drenagem manteve-se inalterada[30]. A relação etiológica de hipertrigliceridemia em alguns pacientes com pancreatite aguda é bem aceita. Isso tem levado muitos autores a evitar o uso de lipídios endovenosos nesses pacientes. Existem vários estudos que mostram que infusão endovenosa de lipídios não aumenta a secreção exócrina do pâncreas[3,12]. Com relação à nutrição enteral, um estudo mostrou que a infusão de nutrição enteral aumenta a drenagem da fístula[29]. Entretanto tal achado não foi confirmado em outro estudo utilizando modelo semelhante[129].

Clinicamente, alguns estudos retrospectivos demonstraram redução da mortalidade da pancreatite aguda com a utilização da nutrição parenteral. Feller et al.[107] relataram 14% de mortalidade em 85 pacientes com pancreatite aguda com o uso de nutrição parenteral. Esse resultado foi significativamente menor quando comparado com série histórica da mesma instituição, na qual a mortalidade em pacientes semelhantes havia sido de 22%. Blackburn et al.[32] relataram sua experiência no tratamento de 13 pacientes portadores de pancreatite aguda grave com o uso de nutrição parenteral. Houve apenas dois óbitos entre esses pacientes gravemente enfermos. Esses resultados foram considerados melhores do que os observados em séries históricas, incluindo pacientes semelhantes tratados na mesma instituição, e foram atribuídos ao uso da terapia nutricional.

Robin et al.[250] avaliaram o uso de nutrição parenteral em 156 pacientes com pancreatite aguda. Os autores observaram uma melhora no quadro nutricional dos pacientes, com aumento do peso corporal, assim como aumento dos níveis séricos de albumina. Nesse estudo houve apenas 8 óbitos, com uma taxa de mortalidade de 5,1%. Os autores concluíram que nutrição parenteral pode ser administrada seguramente, e esta deve ser iniciada precocemente nos pacientes com déficit nutricional. Entretanto, outros autores, também avaliando os resultados de estudos retrospectivos, não observaram redução significativa na morbimortalidade da pancreatite aguda com o uso de terapia nutricional[121,130].

Sax et al.[261] realizaram estudo prospectivo randomizado, incluindo 54 pacientes portadores de pancreatite aguda. O grupo-controle recebeu terapia convencional, e o grupo-estudo recebeu terapia convencional e nutrição parenteral, iniciada nas primeiras 24 horas após o internamento. Nesse estudo, o uso de nutrição parenteral por 6 dias após a admissão não resultou em diminuição significativa das complicações da pancreatite. Os autores também observaram incidência maior de infecção dos cateteres utilizados para a infusão da nutrição parenteral nos pacientes portadores de pancreatite aguda (10,5%), quando comparado com pacientes com outros diagnósticos recebendo nutrição parenteral na mesma instituição e no mesmo período (1,5%). No entanto, nesse estudo os níveis terapêuticos de nutrição parenteral só foram atingidos após 2-3 dias de tratamento. Além disso, pacientes que não se alimentavam até o 7º dia no grupo-controle passavam a receber nutrição parenteral como parte do tratamento. Finalmente, os autores não relataram o índice de recorrência da pancreatite quando os pacientes reiniciaram alimentação oral.

Sitzmann et al.[274], em estudo prospectivo, avaliaram o impacto de 3 fórmulas de nutrição parenteral específicas (base lipídios, base glicose e lipídios e base sem lipídios) em 73 paciente com pancreatite aguda grave. Oitenta por cento dos pacientes tinham sinais de desnutrição (níveis baixos de albumina, transferrina e linfócitos). Após o uso de nutrição parenteral, 81% dos pacientes tiveram melhora nutricional. Entretanto o achado mais interessante foi a relação entre o balanço nitrogenado e a mortalidade. Pacientes que, apesar do tratamento, permaneceram com balanço nitrogenado negativo, tiveram aumento significativo da mortalidade de 2,5% para 21%. Os resultados desse trabalho sugerem que a melhora no estado nutricional, em pacientes com pancreatite aguda grave que receberam nutrição parenteral, esteve associado à redução da mortalidade.

Mais recentemente, o uso de nutrição enteral em pacientes com pancreatite aguda grave tem sido advogado. Kalfarentzos et al. randomizaram 38 pacientes com pancreatite aguda grave para receberem nutrição enteral via sonda colocada no jejuno, nas primeiras 48 horas após o episódio, ou nutrição parenteral via cateter central[165]. Houve boa tolerância à nutrição enteral, com menor número de complicações nesse grupo, principalmente de complicações sépticas. Ambos os grupos receberam o mesmo aporte de proteínas e tiveram balanço nitrogenado semelhante. Por outro lado, os custos com a nutrição enteral foram reduzidos em cerca de três vezes. Windsor et al. avaliaram a incidência de síndrome de resposta inflamatória sistêmica (SIRS) em 34 pacientes com pancreatite aguda moderada e grave, que foram randomizados para receber nutrição enteral ou nutrição parenteral, por 7 dias[313]. Esses autores também avaliaram a incidência de septicemia, falência de órgãos e tempo de internação. Os resultados obtidos mostraram que a resposta inflamatória sistêmica foi diminuída no grupo que recebeu nutrição enteral, assim como houve redução do número de complicações e do tempo de internação, ainda que estas últimas sem diferença estatística significativa. No entanto, nesse estudo os pacientes em nutrição parenteral receberam mais calorias e maior quantidade de lipídios, o que dificultava a análise correta dos resultados. Outros autores também avaliaram o uso de nutrição enteral através de sonda jejunal, em pacientes com pancreatite aguda, sempre mostrando resultados positivos[198]. É importante ressaltar, no entanto, que, nos citados estudos os pacientes tinham formas menos graves da doença. As evidências atuais sugerem que a nutrição enteral precoce em pacientes com pancreatite aguda grave é factível, desde que a via de acesso (sonda nasoentérica ou ostomia) seja colocada distalmente ao ângulo duodenojejunal.

Existem relatos de alterações nos níveis de aminoácidos circulantes em várias condições clínicas hipermetabólicas, inclusive pancreatite aguda. Echenique et al.[102] estudaram o aminograma de 5 pacientes com pancreatite aguda grave e observaram diminuição na concentração de 3 aminoácidos de cadeia ramificada (leucina, isoleucina e valina) e aumento de aminoácidos aromáticos (tirosina e fenilalanina). Sabe-se que os aminoácidos de cadeia ramificada são preferencialmente oxidados pelo músculo esquelético e servem como substrato calórico durante estados hipermetabólicos. A administração de soluções de nutrição parenteral enriquecidas com aminoácidos de cadeia ramificada em outros grupos de pacientes hipermetabólicos é capaz de corrigir as distorções do aminograma[8]. É possível que pacientes com pancreatite aguda possam se beneficiar do uso de nutrição parenteral enriquecida com aminoácidos de cadeia ramificada, porém nenhum estudo mostrou especificamente isso. Vários estudos demonstraram que nutrição parenteral associada à somatostatina reduz o tempo de fechamento de fístulas pancreáticas. Entretanto, existem poucos trabalhos usando somatostatina no manejo de pancreatite aguda. Choi et al.[74] realizaram estudo prospectivo para avaliar a eficácia da somatostatina no tratamento da pancreatite aguda. Foram estudados 71 pacientes, divididos em 2 grupos: grupo-controle (36 pacientes) e grupo que recebeu somatostatina (35 pacientes). Não houve diferença significante entre os 2 grupos com relação à mortalidade, porém o grupo que recebeu somatostatina teve menos complicações locais. Estudos futuros deverão determinar o papel de somatostatina ou de seus análogos no tratamento da pancreatite aguda.

A glutamina, assim como outros nutrientes imunomoduladores, têm sido utilizados em pacientes críticos. Ainda que vários estudos mostrem vantagens de sua utilização, em pacientes com pancreatite aguda apenas a glutamina foi usada e os resultados foram conflitantes[102]. Há, por conseguinte, necessidade de mais pesquisas que justifiquem o seu uso rotineiro nesse grupo de pacientes.

A partir desses resultados, pode-se concluir que a terapia nutricional deve ser considerada como tratamento coadjuvante de rotina sempre que a pancreatite não se resolver num prazo de 5-7 dias ou quando for suficientemente grave que permita antever período prolongado de jejum já no momento da internação. Dessa forma, é possível prevenir o desenvolvimento da desnutrição e suas conseqüências deletérias. No entanto, a análise da literatura não permite avaliar seguramente se a nutrição parenteral realmente promove *repouso pancreático*, o que a tornaria terapêutica primária no tratamento da pancreatite aguda. Por outro lado, a nutrição enteral precoce, através de sonda colocada no jejuno, deverá ser avaliada como primeira opção. Caso haja intolerância e/ou não se consiga atingir as necessidades nutricionais, deverá associar-se à nutrição parenteral.

As indicações cirúrgicas na pancreatite crônica são normalmente dor incapacitante ou para tratar complicações, tais como pseudocisto. Como a incidência de desnutrição nos portadores de pancreatite crônica é elevada, esses pacientes são freqüentemente candidatos a terapia nutricional pré-operatória. Além disso, reposição nutricional e *repouso pancreático* prolongado podem ser úteis no tratamento de algumas complicações da pancreatite aguda ou crônica, como ascite pancreática[314], fístulas pancreáticas[140] e *heamosuccus pancreaticus*[223]. Na ascite pancreática, a nutrição parenteral pode ser necessária por período de tempo de 4 a 6 semanas antes da decisão por tratamento cirúrgico.

TERAPIA NUTRICIONAL NA INSUFICIÊNCIA HEPÁTICA

A desnutrição faz parte do quadro clínico da maioria dos doentes com hepatopatias crônicas devido ao quadro hipercinético característico dos estados de falência hepática e às alterações do metabolismo dos carboidratos, lipídios e proteínas que ocorrem nesses pacientes[79]. Mendenhall *et al.*[215] realizaram avaliação nutricional completa em 284 pacientes portadores de hepatite alcoólica e em 21 pacientes alcoólatras sem

evidências de alterações hepáticas. Todos os pacientes portadores de lesões hepáticas apresentavam anormalidades dos parâmetros nutricionais avaliados, e a gravidade da desnutrição foi proporcional à intensidade do acometimento hepático. Mesmo entre os alcoólatras sem lesões hepáticas, 62% deles apresentaram anormalidades dos parâmetros nutricionais. O componente crítico da dieta dos hepatopatas crônicos são as proteínas, pela sua capacidade de originar encefalopatia hepática. No entanto, sua administração é fundamental para que se possa manter ou mesmo restaurar a massa corporal.

Nos pacientes portadores de encefalopatia hepática, ocorrem diminuição dos níveis plasmáticos da valina, leucina e isoleucina, que são aminoácidos de cadeia ramificada e aumento da fenilalanina e da tirosina, que são aminoácidos de cadeia aromática, além de aumento do triptofano livre[109]. Como esses dois grupos de aminoácidos utilizam o mesmo sistema de transporte para vencer a barreira hemoliquórica[254], essas alterações plasmáticas poderiam levar ao acúmulo de aminoácidos de cadeia aromática no sistema nervoso central. Essas alterações no metabolismo dos aminoácidos que ocorrem nos hepatopatas crônicos são a base da teoria dos falsos neurotransmissores cerebrais[110]. Essa teoria relaciona a encefalopatia hepática ao desequilíbrio que ocorre nos neurotransmissores adrenérgicos decorrente do acúmulo de aminoácidos de cadeia aromática, tóxicos ao sistema nervoso central, os quais dão origem aos falsos neurotransmissores (ß-hidroxifeni etilaminas), com diminuição dos neurotransmissores normais (dopamina e norepinefrina) e aumento das indolaminas[115]. As alterações metabólicas do cirrótico, com aumento da glucagonemia, resultam em aumento da lipólise periférica[278], o que incrementa ainda mais os aminoácidos de cadeia aromática, além de aumentar os níveis de triptofano livre. O acúmulo de amônia no sistema nervoso central resulta na necessidade de sua desintoxicação para normalizar os níveis de glutamina, a qual utiliza o mesmo sistema-L de transporte dos aminoácidos neutros[156]. A saída de glutamina do cérebro permite a entrada de mais aminoácidos de cadeia aromática, resultando em aumento da serotonina e dos falsos neurotransmissores e diminuição da dopamina e norepinefrina. Essas alterações estão associadas à piora da encefalopatia.

Com base nessa teoria, a administração de soluções de aminoácidos enriquecidos com aminoácidos de cadeia ramificada teria várias vantagens: (1) diminuir a liberação de aminoácidos de cadeia aromática do músculo por reduzir o hipercatabolismo; (2) normalizar o aminograma plasmático por permitir a incorporação dos aminoácidos de cadeia aromática na síntese protéica resultante da infusão apropriada de aminoácidos e calorias durante a terapia nutricional; e (3) aumentar a competição entre os aminoácidos de cadeia ramificada e os aminoácidos de cadeia aromática na barreira hemoliquórica, favorecendo a normalização dos níveis de dopamina e norepinefrina cerebrais.

Nos últimos anos, alguns estudos prospectivos procuraram avaliar a eficácia das soluções de nutrição pa-

61

renteral enriquecidas com aminoácidos de cadeia ramificada em pacientes portadores de encefalopatia hepática[70,71,123,254,288,303]. Infelizmente esses estudos analisaram grupos de pacientes muito heterogêneos, incluindo diversos tipos de cirrose, graus diferentes de gravidade da encefalopatia hepática e critérios variados de avaliação dos resultados. A concentração de aminoácidos de cadeia ramificada na solução de nutrição parenteral variou de 35% a 100% do total de aminoácidos infundidos. O tipo de controle utilizado também variou entre os diversos trabalhos. Entretanto, com exceção do trabalho de Wahren *et al.*[303], o qual utilizou lipídios como fonte calórica, a melhora da encefalopatia com a infusão de soluções enriquecidas com aminoácidos de cadeia ramificada foi tão ou mais efetiva e freqüentemente mais rápida em relação àquela obtida nos pacientes dos grupos-controle, submetidos a tratamento convencional (neomicina, lactulose) ou placebo. Esses resultados validam o uso dos aminoácidos de cadeia ramificada nos portadores de encefalopatia hepática.

Alguns estudos avaliaram os efeitos da administração enteral de dietas enriquecidas com aminoácidos de cadeia ramificada nos pacientes portadores de insuficiência hepática crônica[103,150,240]. O objetivo desses trabalhos foi administrar quantidades adequadas de proteína para restaurar a massa corporal, com melhora do estado nutricional e imunológico dos hepatopatas crônicos, sem precipitar episódios de encefalopatia hepática. Apesar de os resultados iniciais serem otimistas, há necessidade de mais pesquisas nessa área para que se possa identificar qual a população de hepatopatas que poderia beneficiar-se dessa terapêutica, em que fase da doença deveria ser utilizada e a proporção mais adequada de aminoácidos de cadeia ramificada a ser administrada.

É importante ressaltar que com o advento e os bons resultados obtidos com os transplantes hepáticos, os pacientes com doenças hepáticas crônicas devem ser avaliados sempre como potenciais candidatos a esse procedimento. Assim sendo, o estado nutricional desses pacientes deverá ser avaliado rotineiramente e a terapia nutricional ser parte integral do seu tratamento, em vistas de a desnutrição estar relacionada a aumento de morbidade e mortalidade, em pacientes submetidos a tratamento cirúrgico[58]. Miki *et al.* mostraram que a desnutrição pode piorar os resultados de pacientes submetidos a transplante hepático. Os pacientes desnutridos, conseqüentemente com depleção dos estoques de glicogênio, apresentaram aumento da razão lactato/piruvato plasmático durante a fase anepática, o que esteve associado a aumento exagerado de citocinas (fator de necrose tumoral, interleucinas 1 e 6).

TERAPIA NUTRICIONAL NA OBESIDADE MÓRBIDA E CIRURGIA BARIÁTRICA

Define-se obesidade quando o índice de massa corpórea (kg/m^2) é superior a 30[76]. A prevalência da obesidade vem aumentado em todo o mundo, e tornou-se um problema de saúde pública nos países desenvolvidos do Mundo Ocidental[6,69,125,179]. Nos Estados Unidos, um estudo epidemiológico demonstrou que a obesidade aumentou de 25,4% para 33% dos adultos entre os anos de 1980 e 1991[179]. Quando o índice de massa corpórea (IMC) ultrapassa 40, denomina-se obesidade mórbida. Nessas condições, o paciente pode apresentar uma série de co-morbidades, tais como hipertensão arterial, *diabetes mellitus*, doença vascular periférica e coronariana, hiperlipidemia, apnéia do sono, estase venosa crônica, refluxo gastroesofagiano, dentre outras[19,214].

O tratamento conservador da obesidade é capaz de induzir perda de peso temporariamente, porém a recidiva da obesidade ocorre na imensa maioria dos casos. Nesse contexto, a cirurgia bariátrica tornou-se importante método de tratamento da obesidade mórbida. Além de promover significativa e permanente perda de peso, a cirurgia é capaz de reverter várias das co-morbidades relatadas anteriormente. Ela está indicada quando o IMC é superior a 40, ou quando é superior a 35 desde que associado a co-morbidades.

A rápida e importante perda de peso que ocorre após a cirurgia da obesidade pode levar a importantes distúrbios nutricionais. A probabilidade de ocorrer alterações nutricionais está relacionada com o tipo de procedimento empregado. A seguir serão relatados brevemente as principais técnicas empregadas e os distúrbios nutricionais associados com cada uma delas.

Restrição Gástrica

Os procedimentos de restrição gástrica diminuem a capacidade do estômago mediante o grampeamento vertical da pequena curvatura gástrica e a colocação de uma banda para produzir um estreitamento para o esvaziamento da pequena bolsa gástrica remanescente. O procedimento é relativamente simples de ser realizado e a morbimortalidade é muito baixa. A eficácia dos procedimentos restritivos em induzir perda ponderal é relativamente limitada. A perda de peso é mais expressiva nos pacientes que se alimentam com grandes refeições salgadas. Entretanto pacientes que comem doces de consistência amolecida (pudins, sorvetes, *shakes*, etc.) não sentem a restrição e, conseqüentemente, não apresentam perda de peso significativa[76] Este procedimento é o que menos apresenta distúrbios metabólicos e raramente necessita de suplementação dietética no pós-operatório.

Uma variante dessa técnica é a colocação da banda gástrica por laparoscopia. Trata-se de colocação de uma banda ajustável ao redor do fundo gástrico criando uma pequena bolsa gástrica, com restrição à passagem dos alimentos. O procedimento é muito popular na Europa, porém seu uso ainda é limitado nos Estados Unidos, principalmente pela freqüente falha em induzir e manter perda de peso significativa. Os distúrbios nutricionais com a banda gástrica ajustável são raramente observados.

Associação de Restrição Gástrica com Anastomose Gastrojejunal (*Bypass* Gástrico)

Nessa operação é realizada a restrição gástrica por grampeamento conforme descrito anteriormente. Após a confecção da bolsa gástrica, esta é anastomosada ao jejuno proximal. Dessa forma, o alimento ingerido irá atingir diretamente o jejuno. Portanto, além da limitação volumétrica obtida com a restrição gástrica, se o paciente ingerir alimentos hiperosmolares (doces) irá apresentar sintomas gastrointestinais, como náuseas, vômitos e diarréia, além de sintomas sistêmicos como taquicardia, sudorese, hipotensão, semelhantes à síndrome de *dumping*.

A perda de peso após o *bypass* gástrico é mais efetiva do que a obtida com os procedimentos restritivos puros. Por outro lado, a ocorrência de deficiências nutricionais também é maior, em particular de ferro, vitamina B_{12}, ácido fólico, cálcio e vitaminas lipossolúveis (A,D,E e K)[195,289]. Por esse motivo a suplementação destes nutrientes deve iniciar-se precocemente no pós-operatório e deve ser mantida em longo prazo em todos os pacientes.

Associação de Restrição Gástrica com Malabsorção Intestinal

Essa operação, também conhecida como derivação biliopancreática, consiste em uma gastrectomia distal com anastomose gastroileal. Dessa forma, o alimento ingerido, restrito pela gastrectomia, atinge diretamente o intestino distal, onde irá receber o suco biliopancreático. A absorção dos alimentos fica limitada ao segmento distal do íleo, criando um estado disabsortivo. Essa operação é a mais efetiva para induzir a perda de peso, e normalmente é empregada nos superobesos (índice de massa corpórea > 50). Ocorre esteatorréia em 14% dos casos, contribuindo ainda mais para aumentar a perda de peso[196]. Conseqüentemente, a probabilidade de esses pacientes desenvolverem desnutrição é bastante grande, e a suplementação de vitaminas e minerais é mandatória. As principais deficiências são de ferro, cálcio, vitamina B_{12} e vitaminas lipossolúveis. Alguns pacientes podem evoluir com perdas protéicas importantes e hipoalbuminemia. A maioria deles pode ser tratada com suplementação oral, porém cerca de 5% dos pacientes vão necessitar reversão do procedimento por desnutrição proteicocalórica intratável[196].

Pelo exposto, conclui-se que a cirurgia para o tratamento da obesidade mórbida é efetiva em promover perda de peso expressiva e permanente. Além da perda de peso, a cirurgia melhora ou elimina diversas co-morbidades, como a hipertensão arterial, o *diabetes mellitus*, a hiperlipidemia e a apnéia do sono, melhorando significativamente a qualidade de vida. Entretanto a ocorrência de distúrbios nutricionais não é negligenciável, em particular após as operações que combinam restrição gástrica com procedimentos disabsortivos. Essas observações ressaltam a necessidade dos cuidados desses pacientes por equipe multiprofissional, incluindo clínicos e cirurgiões, nutricionistas e psicólogos. Os melhores resultados serão obtidos quando a indicação cirúrgica e a técnica a ser empregada levam em consideração os hábitos alimentares do paciente e a presença de co-morbidades. O reconhecimento precoce dos distúrbios alimentares e a prevenção da desnutrição vão assegurar o sucesso e a perda de peso permanente e saudável.

TERAPIA NUTRICIONAL NOS PACIENTES HIPERCATABÓLICOS

Trauma complicado ou não por sepse origina resposta metabólica e endócrina integrada ao sistema nervoso central, que se caracteriza por estado catabólico que poupa seletivamente órgãos vitais. As características fundamentais dessa resposta fisiológica do organismo foram sumarizadas na seção "Resposta Metabólica ao Trauma", deste capítulo. Em condições normais, a resposta fisiológica é benéfica e permitirá superar a fase de agressão metabólica por prover aos órgãos vitais nutrientes e calorias necessárias para a síntese de tecidos de reparação e para a defesa imunológica. No entanto, se a agressão se prolongar muito ou for agravada por complicação do tipo infeccioso, ocorre um descontrole da resposta inflamatória com excesso da liberação de citocinas que acentuam a destruição tecidual local e lesão microvascular. Essa resposta metabólica torna-se perniciosa ao organismo, resultando em perda maciça das reservas energéticas e disfunção de órgãos e sistemas vitais, como o fígado, rins, coração, sistema nervoso central e sistema imunológico.

Nessas situações de estresse metabólico, a terapia nutricional é parte fundamental do tratamento desses pacientes. Não seria eticamente aceitável a randomização de pacientes onde um grupo receberia terapia nutricional e o outro seria mantido em jejum prolongado. No entanto, a composição da nutrição parenteral que melhor se adapta a essas condições ainda é motivo de controvérsia na literatura. Dois componentes básicos das soluções de terapia nutricional podem ser modulados de forma a melhor se adaptar às alterações hormonais características dos estados hipercatabólicos: a fonte de calorias, onde a substituição de glicose por lipídios pode ser vantajosa, devido às alterações que ocorrem no metabolismo dos carboidratos, e a fonte de aminoácidos, onde os aminoácidos de cadeia ramificada (AACR) assumem importância por apresentarem propriedades que os distinguem dos outros aminoácidos essenciais. Essas propriedades incluem: (1) capacidade de oxidação periférica, servindo como substrato energético para o metabolismo muscular; (2) fornecem grupos aminados para produzir alanina, a qual, através da gliconeogênese hepática, resultará em glicose, no que foi denominado ciclo da alanina–glicose–aminoácidos de cadeia ramificada; e (3) são capazes de bloquear a saída de aminoácidos do músculo esquelético[116,239]. No entanto, a oxidação acelerada dos aminoácidos de cadeia ramificada nessas situações de estresse vai resultar em depleção do compartimento de células musculares, ocasionando desnutrição aguda. Não é possível melhorar esse *autocanibalismo* protéico característico dos estados hipercatabólicos com soluções convencionais de aminoácidos utilizadas em nutrição parenteral[73]. A infusão de soluções de nutrição parenteral enriquecidas com aminoácidos de cadeia ramificada seria teoricamente vantajosa nessas condições devido à sua capacidade de estimular a síntese e diminuir a degradação protéica.

Em estudo prospectivo randomizado duplo-cego incluindo 23 pacientes hipercatabólicos, Cerra *et al.*[72] compararam a infusão de nutrição parenteral convencional (AACR=24%) com a infusão de nutrição parenteral enriquecida com aminoácidos de cadeia ramificada (AACR=45%) por 7 dias. O grupo que recebeu a solução enriquecida com aminoácidos de cadeia ramificada apresentou melhor balanço nitrogenado, elevação da contagem linfocitária absoluta, da transferrina sérica e reversão dos testes cutâneos de sensibilidade retardada em 60% dos casos. No entanto, não houve diferença entre os dois grupos em termos de complicações ou mortalidade.

Em outro estudo randomizado prospectivo duplo-cego incluindo 12 pacientes, Van Way *et al.*[299] compararam os efeitos metabólicos do uso de solução convencional de aminoácidos com solução enriquecida com aminoácidos de cadeia ramificada. Apesar de a solução enriquecida com aminoácidos de cadeia ramificada ter resultado em elevação dos níveis plasmáticos de aminoácidos de cadeia ramificada, os autores não observaram vantagens com o uso desta, em termos de excreção de 3-metil-histidina, balanço nitrogenado ou morbimortalidade.

Jimenez *et al.*[159] publicaram estudo prospectivo semelhante avaliando a eficácia das soluções de nutrição parenteral enriquecidas com aminoácidos de cadeia ramificada, porém com casuística maior. Oitenta pacientes sépticos foram alocados alternadamente para receberem nutrição parenteral semelhante quanto ao aporte calórico e diferindo apenas na concentração de aminoácidos de cadeia ramificada. O grupo que recebeu a solução enriquecida apresentou maior retenção de nitrogênio e balanço nitrogenado positivo, redução mais acentuada do índice de estresse, aumento da pré-albumina e da proteína carreadora do retinol, melhora do índice creatinina/altura e diminuição da excreção de 3-metil-histidina. Esse estudo demonstrou vantagens importantes com o uso de soluções enriquecidas com aminoácidos de cadeia ramificada em pacientes sépticos: balanço nitrogenado positivo, redução do catabolismo muscular e melhor recuperação do compartimento protéico muscular e visceral. No entanto, os autores não relatam a evolução clínica dos pacientes, nem se esses benefícios nutricionais foram capazes de reduzir a morbimortalidade. Outro estudo multicêntrico espanhol, em pacientes críticos com sepse, recebendo fórmulas contendo 45% de aminoácidos de cadeia ramificada mostrou que houve melhora dos parâmetros de estado nutricional e diminuição da taxa de mortalidade no grupo que recebeu soluções enriquecidas com AACR[120].

Em conclusão, avaliando a literatura sobre o emprego dos aminoácidos de cadeia ramificada em estados hipermetabólicos, observa-se que persistem controvérsias quanto à sua validade. Os estudos experimentais demonstram, de forma inequívoca, os benefícios nutricionais do emprego dessas soluções. Os estudos clínicos são menos uniformes na demonstração desses benefícios, talvez pela diversidade dos pacientes, com graus de catabolismo variáveis e pela própria variabilidade das soluções empregadas, tanto na concentração total dos aminoácidos como nos de cadeia ramificada. Alguns estudos prospectivos e randomizados demonstraram vantagens do emprego dessas soluções, principalmente no tocante ao tempo de internação e melhora dos parâmetros nutricionais, porém as taxas de mortalidade não diminuíram. No entanto, as vantagens observadas em termos de balanço nitrogenado e reversão da anergia justificam investigação futura nessa área, procurando identificar população de pacientes hipercatabólicos que possam se beneficiar significativamente com o uso de soluções enriquecidas com aminoácidos de cadeia ramificada na nutrição parenteral.

Com respeito à fonte calórica, a substituição de parte das calorias glicídicas por lipídios evitaria as complicações resultantes do excesso de glicose, como aumento de produção do CO_2 e do consumo de O_2, levando a aumento da ventilação e, eventualmente, falência respiratória, esteatose hepática, aumento do gasto energético basal, hiperglicemia e hiperosmolaridade. A redução do aporte calórico glicídico e sua substituição por lipídios permite evitar esses inconvenientes do excesso de glicose. Além disso, a infusão de lipídios é fundamental para o fornecimento de ácidos graxos essenciais. Estudos realizados por Askanazi *et al.*[12] e subseqüentemente por Nordenström *et al.*[236] demonstraram que um mínimo de 50 a 150 g de glicose ou cerca de 2 g/kg devem ser administrados diariamente, devendo ser utilizados lipídios para completar as necessidades calóricas diárias. Com esse esquema é fornecida glicose para o sistema nervoso central, evitando-se acidose e cetose metabólica, e mantendo-se os níveis de insulina estáveis. Com isso é possível reduzir a gliconeogênese e estimular a mobilização de lipídios.

As emulsões lipídicas também têm a vantagem de serem em isosmolares e terem o metabolismo independente de insulina. Além disso, se não forem infundidas durante nutrição parenteral pode ocorrer deficiência de ácidos graxos essenciais. Também foi demonstrado que as complicações hepáticas relacionadas à nutrição parenteral podem ser reduzidas com o emprego de solução balanceada contendo emulsões lipídicas[48,154]. Entretanto, existem evidências de que a administração parenteral excessiva de emulsões lipídicas na forma de triglicerídeos de cadeia longa resulta em acúmulo de lipídios no sistema retículo-endotelial, com resultante depressão da função imunológica[237]. Num estudo em cobaias, o clareamento bacteriano pelo sistema retículo-endotelial e o seqüestro de bactérias, tanto por órgãos abdominais como pelo pulmão, foi maior quando os lipídios contribuíram com 75% ou mais das calorias administradas[276]. No entanto, quando parte dos triglicerídeos de cadeia longa foi substituída por triglicerídeos de cadeia média, ocorreu diminuição da hepatoesplenomegalia e do seqüestro pulmonar de bactérias em relação ao grupo que recebeu exclusivamente triglicerídeos de cadeia longa nas mesmas proporções. Esses resultados sugerem que tanto a quantidade quanto a qualidade da emulsão lipídica podem modificar a função reticuloendotelial e a imunidade específica do hospedeiro.

Além das vantagens imunológicas, a utilização de emulsões lipídicas contendo triglicerídeos de cadeia média por via parenteral mostrou-se vantajosa em termos de balanço nitrogenado, síntese protéica e redução da infiltração gordurosa do fígado quando comparada com a glicose ou triglicerídeos de cadeia longa, tanto no rato[285] como no cão[82]. Em estudos clínicos em pacientes submetidos a operações eletivas, a utilização de emulsões lipídicas contendo triglicerídeos de cadeia longa e triglicerídeos de cadeia média resultou em melhor balanço nitrogenado e em níveis plasmáticos menores de triglicerídeos e ácidos graxos[88,191].

As emulsões lipídicas contendo triglicerídeos de cadeia média são fonte calórica efetiva, pois são rapidamente oxidadas, resultando em efetiva liberação de energia. A rápida oxidação faz com que o clareamento plasmático seja mais rápido do que o dos triglicerídeos de cadeia longa, resultando em menor acúmulo no sistema retículo-endotelial e, conseqüentemente, não interferindo nos mecanismos imunológicos de defesa. Também foi demonstrado, *in vitro,* estímulo na função das células *natural killer* e da produção de prostaglandina pelos macrófagos[55].

TERAPIA NUTRICIONAL NA SÍNDROME DO INTESTINO CURTO

A síndrome do intestino curto é definida como uma variedade de alterações metabólicas e fisiológicas que ocorrem devido a uma extensa disfunção do intestino delgado e/ou grosso. Pode ser secundária à ressecção maciça, derivação cirúrgica ou doença intrínseca do intestino[164,246]. Em geral, define-se síndrome do intestino curto quando restam menos de 150 cm de intestino delgado funcionante[164]. As seqüelas da síndrome do intestino curto incluem: má digestão, malabsorção, desnutrição, desidratação e alterações metabólicas potencialmente graves. As consequências metabólicas da síndrome do intestino curto variam amplamente e dependem de diversos fatores, tais como: extensão e localização do intestino ressecado, preservação da válvula ileocecal, capacidade funcional do intestino delgado remanescente, capacidade de adaptação do intestino resi-

dual e estado funcional do estômago, cólon, fígado e pâncreas. O objetivo geral do tratamento dos pacientes com síndrome do intestino curto é manter um estado de anabolismo mediante apoio nutricional adequado.

Fisiologia

A extensão do intestino delgado no adulto varia devido ao tônus muscular e de acordo com o método de medição, e varia de 365 a 600 cm. Também depende da estatura e do sexo, sendo ligeiramente maior no homem. Diariamente circulam no intestino delgado do homem de 7 a 9 litros de líquido rico em nutrientes. A área de absorção do intestino delgado é de aproximadamente 200 m², dividida em 3 partes: pregas circulares, vilosidades e microvilosidades. Dentro de cada vilosidade se encontra uma rede extensa de vasos sangüíneos e capilares linfáticos. A grande superfície de contato das células do intestino delgado está constituída de colunas de células altamente polarizadas, cuja principal função é a absorção de água, eletrólitos e nutrientes. A capacidade de absorção do intestino delgado foi estimada entre 200 e 400 ml/hora, e sua eficiência é tal que do total de 7 a 9 litros que circulam diariamente por ele, apenas 100 a 200 ml são excretados diariamente[298].

Má Absorção

A consequência imediata da ressecção do intestino delgado é a redução da superfície mucosa, a qual é responsável pela absorção do conteúdo intraluminal. De 40% a 50% do intestino delgado podem ser ressecados sem nenhum dano ao estado nutricional. Entretanto, o segmento anatômico ressecado é um fator importante no prognóstico da malabsorção. Se o duodeno for ressecado, por exemplo, pode ocorrer malabsorção de ferro, cálcio e ácido fólico. A ressecção do jejuno proximal causa diarréia de intensidade limitada, uma vez que o íleo e o cólon podem reabsorver o excesso de líquido e eletrólitos, e o íleo pode absorver nutrientes para suprir a função do jejuno. Em casos de ressecção ampla, pode ocorrer intolerância à lactose pela diminuição da lactase intestinal. Ressecção inferior a 100 cm de íleo pode ocasionar diarréia aquosa porque os sais biliares são absorvidos de maneira incompleta pelo íleo remanescente. Se a ressecção é de mais de 100 cm, ocorre esteatorréia grave, a qual se associa à perda de vitaminas lipossolúveis. O íleo também é o local de absorção do fator intrínseco unido à vitamina B_{12}, sais biliares conjugados e possivelmente da vitamina D. A ressecção cirúrgica da válvula ileocecal pode aumentar a diarréia e a malabsorção de gorduras. Por esse motivo, a perda do íleo acompanha-se de repercussões nutricionais mais profundas do que a perda de segmento semelhante de jejuno[263]. A colectomia total ou parcial acompanhada de ressecção da válula ileocecal contribui para a diarréia, desidratação, hipovolemia e déficit de eletrólitos[309].

Adaptação Intestinal

A adaptação do tubo gastrointestinal remanescente após a ressecção do intestino delgado é importante na manutenção do estado nutricional adequado. Esta se manifesta por hiperplasia celular, hipertrofia das vilosidades, alargamento do intestino, alterações hormonais e motilidade alterada o que resulta em incremento da capacidade de absorção intraluminal. Essa resposta de adaptação freqüentemente requer mais de um ano para alcançar seu efeito máximo[310].

A adaptação intestinal ocorre pela interação de diversos fatores. Os nutrientes orais, juntamente com as secreções biliopancreáticas, estimulam a hiperplasia da mucosa[188]. Alguns hormônios, como o enteroglucagon, também são importantes na adaptação intestinal[185]. A idade também é um fator importante, tanto que a tolerância às grandes ressecções é bastante limitada em pacientes acima dos 65 anos de idade[122].

Manejo

O manejo dos pacientes com síndrome do intestino curto deve ser individualizado para cada caso, considerando a etiologia e a capacidade funcional residual. Geralmente pode-se apreciar 3 períodos. O período inicial pós-operatório necessita de um monitoramento freqüente de eletrólitos e do estado nutricional, e dura em geral de semanas a meses. A segunda fase é de estabilização e adaptação, e pode durar de meses a anos. A adaptação máxima ocorre na terceira fase, quando é possível realizar, em alguns casos o desmame completo da nutrição parenteral e a restituição da autonomia intestinal[246].

O sucesso do manejo dos pacientes portadores da síndrome do intestino curto vai depender de diversos fatores que afetam o prognóstico, e que devem ser adequadamente considerados ao se planejar a terapia nutricional desses pacientes. Esses fatores estão resumidos na Tabela 4.3.

Manejo Agudo

O tratamento pós-operatório inicial visa manter os equilíbrios hidro e eletrolítico adequados. A nutrição parenteral (NP) deve ser iniciada precocemente para permitir balanço nitrogenado positivo e para prevenir perda de peso muito acentuada. A NP também aumenta a sobrevida em longo prazo[9,157]. Esta deve continuar até que o processo de adaptação seja completado ou então deve ser mantida indefinidamente se o paciente não lograr adaptação intestinal completa. A estimativa cuidadosa dos requerimentos calóricos e protéicos é importante, e estes devem ser reavaliados continuamente, de acordo com a resposta nutricional do paciente. Os eletrólitos devem ser avaliados diariamente na fase inicial, até que ocorra a estabilização.

Na ausência de complicações pós-operatórias, a nutrição enteral pode ser iniciada 5 a 10 dias após a operação, em associação à NP. Deve-se iniciar com dieta polimérica. Se esta não for bem tolerada deve ser oferecida dieta oligomérica, proporcionando cerca de 1.000 kcal/dia nos primeiros dias. A infusão deve ser inferior a 60 ml/hora, sempre com utilização de bomba de infusão e de maneira contínua nas 24 horas. Se o paciente não apresentar vômitos ou diarréia, o volume infundido deve ser progressivamente aumentado até se atingirem as necessidades nutricionais, em geral após os 15 primeiros dias. É aconselhável permitir interrupções na infusão de nutrição enteral para estimular a alimentação oral[81].

A absorção de calorias em um paciente com síndrome do intestino curto é de aproximadamente 65% do total de calorias administradas, mas tem grande variabilidade, na dependência da anatomia intestinal. Entretanto, pelo menos a terça parte das calorias administradas é absorvida. Dessa maneira, o paciente deve aumentar sua ingestão diária para compensar esse déficit na absorção. Messing et al. demonstraram que uma ingestão 2,5 vezes maior do que o gasto energético basal compensa as perdas da ressecção intestinal[217].

Tabela 4.3 Fatores Prognósticos após as Ressecções Intestinais		
Fator	Favorável	Desfavorável
Extensão remanescente	> 80%	< 80%
Intestino remanescente	Livre de doença	Acometido
Local da ressecção	Jejuno	Íleo
Válvula ileocecal	Presente	Ausente
Cólon	Presente	Ausente
Estômago	Presente	Ausente

Adaptado de Jorge Filho, I[164]

Foi reportado que o hormônio do crescimento, a glutamina e as fibras fermentáveis estão relacionadas e estimulam a adaptação intestinal em pacientes com síndrome do intestino curto[43]. Byrne *et al.* estudaram o efeito da combinação dessa terapia com a absorção de nutrientes em 4 pacientes que tinham síndrome do intestino curto por vários anos[43]. Depois de uma semana de controle, os autores administraram hormônio de crescimento por via endovenosa (0,14 mg/kg/dia), NP enriquecida com glutamina (0,43 g/kg/dia) e uma dieta rica em fibra. Eles observaram importante modificação na consistência das fezes, além de aumento de 30% na absorção de água, sódio e nitrogênio, 12% de aumento na absorção de calorias e 15% de redução no peso das fezes. Esses resultados levaram os autores a concluir que essa tríplice combinação parece melhorar a absorção de nutrientes no intestino delgado após a ressecção intestinal extensa. No entanto, outros estudos não conseguiram demonstrar resultados semelhantes[263].

Manejo Crônico

Após o paciente ter se recuperado do fator causal inicial da síndrome do intestino curto e encontrar-se clinicamente estável, deve ser iniciado regime de NP de forma cíclica noturna[11]. Isso permite a transição do hospital para o domicílio, permitindo um estilo de vida mais próximo do normal. As deficiências de vitaminas e de oligoelementos devem ser monitorizadas e estes devem ser repostos de maneira adequada. Deficiências de zinco, cobre, cromo, magnésio, selênio e molibdênio foram documentadas em pacientes com NP, as quais podem ser clinicamente aparentes em períodos de semanas ou meses[11]. A composição da NP deve ser individualizada e alterada quando necessário. Pode ser necessário suplementação especial de cálcio, magnésio e ferro, uma vez que estes são malabsorvidos nos pacientes com síndrome do intestino curto. A absorção de vitamina B_{12} e de vitaminas lipossolúveis (A, D, E, K) diminui em proporção à quantidade de íleo terminal ressecado.

Gouttebel *et al.* recomendam a redução da NP em pacientes com síndrome do intestino curto de maneira protocolada[124]. De acordo com a ingestão oral do paciente, reduzem a freqüência da NP para dias alternados por uma semana, somente a cada 3 dias durante a semana seguinte e somente 2 vezes por semana durante a terceira semana. Se o paciente perder 1 kg ou mais por semana, se a diarréia exceder a 600 g/dia ou se ocorrerem anormalidades laboratoriais o paciente deve regressar ao programa de NP inicial.

Algumas substâncias têm sido avaliadas com o intuito de melhorar a adaptação intestinal. Dentre elas, o uso do peptídeo-2 tipo glucagon (GLP-2) foi recentemente estudado em 8 pacientes com intestino curto, por um período de 35 dias, com resultados positivos no tocante a aumento de energia ingerida, do peso e do balanço nitrogenado[158].

Conclusões

A síndrome do intestino curto é uma enfermidade complexa e multifacetada que requer cuidado sistematizado e preciso. O tratamento nutricional deve ser fundamentado na fisiopatologia da síndrome e na quantidade e qualidade do intestino remanescente. No momento atual, a terapia nutricional adequada tem permitido a melhora da qualidade de vida e da sobrevida dos pacientes com síndrome do intestino curto. Novas substâncias, como a glutamina, o hormônio do crescimento, o GLP-2 tem contribuído para acelerar o processo adaptativo. No futuro é possível que a NP seja utilizada temporariamente, até que o paciente possa receber um transplante intestinal, o que permitirá autonomia intestinal completa[291].

TERAPIA NUTRICIONAL NAS DOENÇAS INFLAMATÓRIAS INTESTINAIS

A depleção nutricional é complicação comum das doenças inflamatórias intestinais (DII), porque o efeito central dessas doenças é sobre o funcionamento normal do intestino. A gravidade dos distúrbios nutricionais em pacientes com doenças inflamatórias intestinais pode variar desde alterações discretas dos níveis dos oligoelementos até estados óbvios de desnutrição grave, com grande perda de peso. O retardo do crescimento é uma manifestação comum de desnutrição em crianças. A prevenção e tratamento da desnutrição é componente fundamental no tratamento tanto da doença de Crohn como da retocolite ulcerativa idiopática.

Nesta seção serão revistos suscintamente os seguintes aspectos da relação da nutrição com as doenças inflamatórias intestinais: prevalência e etiologia da desnutrição nas doenças inflamatórias intestinais, retardo do crescimento, avaliação nutricional e necessidades nutricionais, uso de nutrição enteral e de nutrição parenteral nas doenças inflamatórias intestinais, uso de terapia nutricional domiciliar e os recentes avanços no uso de suplementos dietéticos.

Desnutrição e Doenças Inflamatórias Intestinais

Pode ocorrer ampla variedade de anormalidades nutricionais em pacientes com doenças inflamatórias intestinais. Desnutrição crônica é mais comum em pacientes com doença de Crohn cronicamente ativa, pois esses pacientes apresentam uma série de deficiências nutricionais quando comparados com os pacientes acometidos de episódios agudos. As manifestações de desnutrição mais freqüentes na doença de Crohn incluem perda de peso, hipoalbuminemia, anemia, balanço nitrogenado negativo e deficiências de vitaminas[304]. A Tabela 4.4 relata a prevalência destas e de outras anormalidades demonstradas em pacientes com doenças inflamatórias intestinais. Perda de peso e hipoalbuminemia têm sido extensivamente estudadas como índices de desnutrição. Foram relatados índices de até 75% de perda de peso em portadores da doença de Crohn[96]. Até 80% das crianças com doença de Crohn apresentam perda de peso[265] Níveis baixos de albumina sérica ocorrem em 25-80% dos adultos com doença de Crohn, em 25-50% dos pacientes com retocolite ulcerativa e em 59% das crianças com doença de Crohn[265].

Anemia é comum tanto na doença de Crohn como na retocolite ulcerativa[99,292]. Ela resulta de vários fatores na doença de Crohn, como deficiência de ferro, folato e vitamina B_{12}, enquanto, na retocolite ulcerativa, a causa primária é a deficiência de ferro. A avaliação das reservas de ferro na medula óssea é a melhor forma de documentar a anemia ferropriva. A anemia megaloblástica é comum em pacientes com doença de Crohn[99,100]. A malabsorção é considerada a causa primária da anemia megaloblástica em pacientes com doença de Crohn[79]. A gravidade da malabsorção de vitamina B_{12} em pacientes com doença de Crohn vai depender da extensão e do acometimento do íleo terminal. Vários trabalhos sugeriram que a superpopulação bacteriana também desempenha papel importante na malabsorção tanto das gorduras como da vitamina B_{12}[170,255].

Os mecanismos responsáveis pela desnutrição nos portadores de doenças inflamatórias intestinais são inúmeros. Os fatores envolvidos no desenvolvimento da desnutrição nas doenças inflamatórias estão listados na Tabela 4.5. A diminuição da ingestão é importante nas fases iniciais da doença. As causas da ingestão deficiente nas doenças inflamatórias intestinais são inúmeras, e incluem: dor pós-prandial, diarréia, alterações do paladar e do olfato e restrições alimentares necessárias ao tratamento. As ressecções cirúrgicas e o acomentimento

Tabela 4.4
Prevalência de Deficiências Nutricionais em Doenças Inflamatórias Intestinais

Deficiência	Prevalência(%)	
	Doença de Crohn	Retocolite ulcerativa
Perda de peso	65-75	18-62
Hipoalbuminemia	25-80	25-50
Perda intestinal de proteína	75	ND*
Anemia	69	ND
Balanço nitrogenado negativo	25-85	66
Deficiência de ferro	39	81
Deficiência de B_{12}	48	5
Deficiência de ácido fólico	67	30-40
Deficiência de cálcio	13	ND
Deficiência de magnésio	14-33	ND
Deficiência de potássio	5-20	ND
Deficiência de vitamina A	11	NR**
Deficiência de vitamina C	ND	NR
Deficiência de vitamina D	75	35
Deficiência de vitamina K	ND	NR
Deficiência de zinco	50	ND
Deficiência de cobre	ND	

NR: descrita, porém incidência não relatada.
ND: não descrita.

extenso do intestino pela doença diminuem a superfície absortiva. Além destes, outros fatores têm sido implicados, como supercrescimento bacteriano, fístulas, obstruções intestinais parciais e desconjugação dos sais biliares. Também foi demonstrada a importância da enteropatia perdedora de proteína na gênese da desnutrição das doenças inflamatórias intestinais[283]. Alguns medicamentos também podem interferir na absorção de cálcio, folato, gorduras e vitaminas lipossolúveis[265].

Tabela 4.5
Causas da Desnutrição nos Pacientes Portadores de Doenças Inflamatórias Intestinais

- *Ingestão oral inadequada:*
  — Dor abdominal, anorexia, náuseas e vômitos, restrições alimentares, oferta dietética inadequada, efeito dos medicamentos

- *Malabsorção:*
  — Comprometimento intestinal, ressecções cirúrgicas, deficiência de sais biliares, proliferação bacteriana, fístula digestiva, efeito dos medicamentos

- *Aumento das perdas intestinais:*
  — Fístulas intestinais, diarréia, enteropatia com perdas protéicas e de sais biliares, eletrólitos e vitaminas, sangramento

- *Aumento das necessidades calóricas:*
  — Período de crescimento, inflamação, sepse, fístulas, febre, renovação celular, hipermetabolismo

Adaptado de Campos et al.[67]

Em crianças com doenças inflamatórias intestinais é freqüente encontrar hipercatabolismo, o qual resulta em aumento das necessidades nutricionais e retardo do crescimento, e ocorre em 40% das crianças com doença de Crohn e em 20% dos jovens com retocolite ulcerativa. A desnutrição é reconhecida como uma causa primária de retardo do crescimento[23,167]. Diversos outros mecanismos podem explicar o retardo do crescimento, como o uso de corticóides e deficiências hormonais e de zinco. Entretanto, o fator mais importante para explicar o retardo do crescimento nas doenças inflamatórias intestinais parece ser a ingestão dietética inadequada. Portanto, o manejo nutricional é reconhecido como o principal fator capaz de promover o crescimento nas crianças com doenças inflamatórias intestinais.

Nutrição Parenteral (NP) nas Doenças Inflamatórias Intestinais

Há três indicações para o uso de NP em pacientes portadores de doenças inflamatórias intestinais: reposi-ção nutricional, preparo pré-operatório e terapia primária. O uso de NP em pacientes com doenças inflamatórias intestinais é essencialmente similar ao seu uso em outras doenças. Entretanto, o médico deve estar alerta para as deficiências específicas de nutrientes que podem estar presentes nestes pacientes, sobretudo na presença de sepse. Vários estudos clínicos não conseguiram demonstrar benefício do uso de NP pré-operatória em pacientes portadores de doenças inflamatórias intestinais. A NP pode ser utilizada como terapia primária nas doenças inflamatórias intestinais associadas ao "repouso intestinal" e às medicações antiinflamatórias. É necessário ressaltar que o conceito de "repouso intestinal" em pacientes com doenças inflamatórias intestinais tem sido reavaliado devido aos possíveis fatores adversos da falta de nutrientes sobre a superfície absortiva intestinal, sobre a atividade enzimática do intestino e sobre a sua possível importância em promover a translocação bacteriana e a transmigração de endotoxinas através da parede intestinal. Nesta seção são revistos o uso da NP tanto na retocolite ulcerativa como na doença de Crohn, NP como terapia primária na doença de Crohn e na retocolite ulcerativa, uso pré-operatório da NP tanto na retocolite ulcerativa como na doença de Crohn e o uso da NP na doença de Crohn com fístula.

Poucos estudos avaliaram o uso da NP como terapia primária na doença de Crohn. O primeiro estudo prospectivo do uso de NP na doença de Crohn é de 1980[94]. O seguimento dos pacientes em longo prazo nesse estudo revelou que apenas 1 dentre 16 pacientes que receberam NP permanecia livre dos sintomas. Em estudo subseqüente[105], 20 pacientes com doença de Crohn tratados com NP por 36 dias apresentaram 75% de remissão durante a hospitalização. Em outro estudo controlado envolvendo pacientes com doença de Crohn não-responsiva a outros tratamentos, os autores relataram remissão de 71% no grupo que recebeu NP[131]. Esses mesmos autores também obtiveram índices similares de remissão com a nutrição enteral, utilizando dieta elementar. A conclusão é que a NP pode ser utilizada efetivamente na doença de Crohn ativa. Entretanto, seu uso como terapia primária na doença de Crohn deve ser restrito aos pacientes que não tolerem dieta enteral.

Poucos estudos avaliaram a efetividade da NP na retocolite ulcerativa. Os resultados desses estudos são menos encorajadores do que nos pacientes com doença de Crohn. O menor acometimento intestinal dos pacientes com retocolite ulcerativa, quando comparado com a doença de Crohn pode ser responsável pela menor resposta destes à NP. Em um estudo incluindo 24 pacientes com retocolite ulcerativa e que receberam NP, foram observadas 9 remissões, das quais apenas 4 ficaram livres dos sintomas por períodos que variaram de 6 a 120 meses de seguimento[228]. Em um estudo controlado subseqüente, em pacientes com retocolite ulcerativa grave, foram obtidos resultados similares entre os pacientes que receberam NP e o grupo-controle recebendo dieta oral.[119] Em conclusão, a maioria dos estudos demonstra resposta nutricional positiva com o uso de NP como terapia primária em pacientes com retocolite ulcerativa. Entretanto, resposta clínica positiva é menos freqüente. A avaliação em longo prazo revela remissão em cerca de 20% dos pacientes. Portanto, não parece justificado o uso de NP na retocolite fulminante, quando a cirurgia é o tratamento primário, ou em casos nos quais a colectomia é realizada de maneira eletiva na ausência de desnutrição.

O uso de NP pré-operatória tem sido defendido como uma forma capaz de melhorar a integridade dos tecidos, simplificar a ressecção cirúrgica, limitar a extensão da dissecção, por diminuir a área afetada e manter o paciente em estado de anabolismo[155]. Entretanto, a maioria dos estudos são retrospectivos e não-controlados. O benefício do uso de NP pré-operatória em pacientes com doença de Crohn e que necessitaram de resseções do intestino delgado foi bem documentado[173]. Entretanto, quando o paciente necessita de operações sobre o cólon não foi demontrado benefício da utilização de NP. Nenhum dos trabalhos revistos demonstrou redução das complicações pós-operatórias em pacientes que receberam NP antes da operação. Pode-se concluir que a NP pré-operatória deve se restringir aos pacientes que estão gravemente desnutridos e que não toleram dieta enteral.

Pacientes com doença de Crohn que desenvolvem fístula merecem destaque, porque muitos destes não respondem à terapia nutricional. A análise da literatura revela índices de fechamento médio das fístulas na doença de Crohn apenas de 38%, pelo que se conclui que a NP não promove fechamento da fístula na maioria dos casos. O uso da NP em pacientes com doença de Crohn com fístula deve se restringir aos pacientes com fístulas anastomóticas pós-operatórias ou a pacientes em mal estado geral para suportar tratamento cirúrgico. Alguns estudos recentes têm sugerido o uso de anticorpos monoclonais contra determinadas citocinas que se encontram com os níveis elevados em portadores de doenças inflamatórias intestinais. Em particular, o Infliximab, anticorpo monoclonal antifator de necrose tumoral (TNF) que tem sido empregado com sucesso em casos selecionados de pacientes com fístulas decorrentes de doença de Crohn com resultados promissores[153].

Terapia Nutricional Domiciliar

Em pacientes com doenças inflamatórias intestinais há duas indicações básicas para o terapia nutricional domiciliar: síndrome do intestino curto e fístulas entéricas. Em um estudo incluindo 497 pacientes que receberam NP domiciliar entre l984 e 1987, a mortalidade no período foi de 3% e a sobrevida em 10 anos foi de 70%[151]. Foi relatado índice de complicações de apenas 2,8% por paciente e por ano. Metade das complicações estava associada à sepse. Após um ano de terapia, mais de 50% dos pacientes estavam aptos a receber dieta enteral. Em outro estudo, incluindo 41 pacientes com doença de Crohn e que receberam NP dimiciliar, os autores relata-

ram melhora significativa nos índices de qualidade de vida com a NP domiciliar[75]. Pode-se concluir, portanto, que a NP domiciliar é um importante avanço no tratamento de pacientes com doença de Crohn que necessitaram de terapia nutricional prolongada. Sua indicação é absoluta em pacientes com síndrome do intestino curto ou com estomas com alto débito. Entretanto, o médico deve estar alerta para a alta incidência de complicações, principalmente sépticas, associadas com o método.

Nutrição Enteral nas Doenças Inflamatórias Intestinais

Como foi relatado com relação à NP nas doenças inflamatórias intestinais, o número de estudos prospectivos e controlados avaliando a nutrição enteral nas doenças inflamatórias intestinais também é reduzido, dificultando a avaliação da eficácia do método no tratamento dessas doenças. Além disso, muitos não apresentam os resultados em longo prazo. No primeiro estudo prospectivo e randomizado sobre o assunto foram avaliados 21 pacientes, comparando-se a prednisona (10 pacientes) com o uso de dieta oligomérica (11 pacientes) por 4 semanas[242]. Foram documentadas 8 remissões no grupo com prednisona e 9 no grupo com dieta oligomérica. Em 1985 foi publicado estudo comparando prednisolona com dieta oligomérica, mais antibióticos não-absorvíveis, em pacientes com doença de Crohn ativa[260]. Foram observados índices de remissão semelhantes entre os grupos (16 pacientes com prednisolona e 15 pacientes no grupo com dieta oligomérica). Um pequeno estudo em 1989 comparou 6 pacientes que receberam dieta oligomérica ou corticosteróides e repouso intestinal[241]. A resposta clínica foi semelhante. Entretanto, o grupo que recebeu dieta enteral apresentou pequeno aumento do nitrogênio corporal, o qual diminuiu no grupo que recebeu corticóides. Vários estudos demonstraram eficácia da nutrição enteral na doença de Crohn[245]. Foram documentadas melhora do crescimento e diminuição da atividade da doença com a administração intermitente de nutrição enteral em um grupo de 6 crianças com doença de Crohn[245]. Nesse estudo, houve aumento do peso e da altura, e foi possível diminuir a dose de prednisona. Trinta e dois pacientes foram avaliados em um estudo prospectivo comparando dieta enteral polimérica e corticóides em pacientes com doença de Crohn ativa[126]. Os índices de remissão e as recorrências foram similares entre os grupos. Os autores concluíram que as dietas poliméricas foram tão efetivas e seguras quanto os corticóides em induzir remissão na doença de Crohn ativa. Em outro estudo, 42 pacientes com doença de Crohn sem tratamento prévio foram estratificados para receber dieta oligomérica ou corticóides. Foram documentados índices de remissão similares entre os grupos. Entretanto, o tratamento com corticosteróides foi mais efetivo em prevenir recaída em longo prazo. Um estudo de 1993 demonstrou eficácia maior da nutrição enteral em relação à NP na colite ulcerativa[127]. Os índices de remissão e a necessidade de colostomia foram semelhan-

70

tes entre os grupos. Os efeitos adversos relacionados à terapia nutricional foram menos freqüentes no grupo que recebeu nutrição enteral. Os índices de complicações infecciosas foram muito mais freqüentes no grupo que recebeu NP. Os autores concluem que a nutrição enteral foi mais segura e efetiva como tratamento primário da retocolite ulcerativa aguda.

Em conclusão, as dietas enterais induzem remissão em índices similares à NP na doença de Crohn ativa. As considerações relativas aos custos e à incidência de complicações fazem da nutrição enteral a modalidade mais atraente no tratamento da doença de Crohn. Poucos estudos avaliaram a nutrição enteral na retocolite ulcerativa. Estudos iniciais demonstraram pequena diminuição dos índices de remissão em pacientes com retocolite ulcerativa que receberam dietas enterais quando comparados com pacientes que receberam NP. Entretanto, estudos mais recentes demonstraram uma série de vantagens com o uso da nutrição enteral na retocolite ulcerativa ativa[126]. Estudos futuros são necessários para confirmar esses achados.

Suplementos Dietéticos

Ácidos graxos de cadeia curta (AGCC) são produzidos no cólon pela fermentação de polissacarídeos. Eles servem de fonte primária de energia para os colonócitos. As indicações potenciais do seu uso incluem pacientes com retocolite ulcerativa, síndrome do intestino curto e enterite do reservatório ileal *pouchitis*. Um estudo avaliou os efeitos do butirato, um dos ácidos graxos de cadeia curta sobre a mucosa colônica[262]. Após a irrigação do butirato, a freqüência de evacuações diminuiu e cessou a perda de sangue em 9 de 10 pacientes avaliados. Corticóides, mesalamina e enemas de ácidos graxos de cadeia curta foram comparados em outro estudo[267]. Os três tratamentos foram equivalentes, o que torna os ácidos graxos de cadeia curta o tratamento de escolha pelo seu menor custo. Outro estudo relatou diminuição da excreção fecal de ácidos graxos de cadeia curta em pacientes com reservatórios ileais anastomosados ao ânus e que apresentavam episódios de *pouchitis*[203].

O uso de ácidos graxos ômega-3, presentes em óleo de peixe, em pacientes com doenças inflamatórias intestinais é outro tópico que tem sido objeto de inúmeras pesquisas devido à sua propriedade de inibir a produção de prostaglandinas e leucotrienos. Recentemente foi documentada a efetividade da suplementação com óleo de peixe em reduzir os íncides de leucotrieno B$_4$ nas fezes, além de promover melhora histológica e ganho de peso em pacientes com retocolite ulcerativa[286]. Outro estudo documentou melhora dos índices clínicos da doença em pacientes portadores de retocolite ulcerativa de moderada a grave, porém não demonstraram diminuição nos níveis de leucotrieno B$_4$[13]. Almallah *et al.* demonstraram recentemente que o óleo de peixe melhora a atividade clínica da doença e reduz os escores endoscópicos e histológicos quando comparado ao óleo de girassol. Além disso, o óleo de peixe reduz os níveis séricos de células *natural killer* ou células *killer* ativadas por linfocinas em pacientes com RCUI[4]. De maneira semelhante, Beluzzi *et al.* observaram índices de remissão com o uso de ácidos graxos ômega-3 na doença de Crohn de 59% contra 26% com placebo[27].

Suplentação de cálcio também foi relatada como capaz de reduzir a proliferação de células da cripta e de abolir os efeitos tóxicos tópicos da bile e dos ácidos graxos sobre a mucosa intestinal[39]. Em outro estudo foi demonstrada redução da freqüência das evacuações e diminuição da proliferação de células da cripta em pacientes que receberam suplementação com cálcio após proctocolectomia total com anastomose ileoanal com reservatório ileal[21].

Em 1995, uma proteína chamada fator anti-secretório mostrou-se benéfica em diminuir a inflamação e a hipersecreção em animais. Posteriormente, Björk *et al.* avaliaram a produção do fator anti-secretório em 50 pacientes com doenças inflamatórias intestinais (Crohn e retocolite), após alimentá-los, por 4 semanas, com cereais processados hidrotermicamente ou com placebo (cereais não processados)[31]. O grupo tratado teve o fator anti-secretório aumentado e subjetivamente, referiu melhora importante do estado geral.

Conclusão

A desnutrição é comum em pacientes com doenças inflamatórias intestinais. Diversos mecanismos contribuem para esse estado carencial. A doença de Crohn pode induzir retardo do crescimento em crianças, necessitando terapia nutricional adequada para correção das deficiências. A presença de desnutrição em pacientes com doenças inflamatórias intestinais é mais bem documentada por avaliação nutricional subjetiva global. Tanto a nutrição enteral como a NP podem ser utilizadas eficientemente em pacientes com doenças inflamatórias intestinais. Se o intestino puder ser utilizado, a nutrição enteral deve ser o tratamento de escolha nas doenças inflamatórias intestinais. Terapia nutricional domiciliar permanece sendo importante modalidade de tratamento em pacientes com doença de Crohn que necessitam de terapia nutricional em longo prazo, apesar dos altos custos envolvidos. Pesquisas recentes tem investigado a eficácia da suplementação com dietas contendo nutrientes específicos para o intestino, substâncias orgânicas antiinflamatórias e cálcio. Infelizmente muitos estudos apresentam delineamentos diversos, bem como diferentes formulações e dosagens de nutrientes. Sem dúvida, a utilização clínica e experimental de nutrientes tróficos como a glutamina, ácidos graxos de cadeia curta e nucleotídeos, além de substâncias imunomoduladoras como os ácidos graxos ômega-3, trouxe novas perspectivas de tratamento aos pacientes portadores de doenças inflamatórias intestinais. Entretanto, os resultados preliminares otimistas requerem estudos prospectivos controlados que comprovem sua eficácia e estabeleçam seu papel no manuseio desses pacientes[67].

TERAPIA NUTRICIONAL EM CÂNCER DO APARELHO DIGESTÓRIO

Dan L. Waitzberg
Rosângela Passos de Jesus
Raquel Susana M. de Miranda Torrinhas

Perda de peso progressiva, que culmina em caquexia, é uma manifestação comum em câncer avançado do aparelho digestório. Em pacientes com câncer do aparelho digestório a desnutrição energético-protéica (DEP) manifesta-se em 30% a 40% dos casos particularmente nos cânceres gástrico, esofágico e pancreático[14], cuja origem é multifatorial.

Pacientes portadores de tumor, principalmente pancreático e gástrico podem desenvolver caquexia, síndrome caracterizada por perda maciça de músculo esquelético e tecido adiposo, levando à redução acentuada de peso corpóreo. A perda de peso superior a 30% nesses pacientes está associada a prognóstico adverso com curto período de sobrevida[38].

Os ácidos graxos e aminoácidos provenientes da degradação tecidual, induzida pelo tumor, são convertidos à glicose por meio de gliconeogênese hepática. O estímulo dessa via catabólica nos pacientes com câncer possibilita o uso da glicose como substrato energético preferencial para promover rápida proliferação celular[33]. É fácil compreender a causa da caquexia nos casos de obstrução mecânica do tubo digestivo pela massa tumoral, pois pacientes com neoplasia maligna da faringe e esôfago, podem apresentar disfagia e/ou odinofagia por obstrução total ou parcial da luz. Doentes com câncer gástrico freqüentemente têm sintomas de plenitude gástrica e vômitos, por menor capacidade de armazenamento ou por dificuldade do esvaziamento gástrico. Nesse sentido Saito et al.[30] estudaram, por meio de regressão linear múltipla, 75 pacientes portadores de câncer esofágico e 58 com câncer gástrico. Os autores encontraram associação estatisticamente significante entre idade, sexo, estagiamento da doença e grau de disfagia e câncer no esôfago. Para o adenocarcinoma gástrico a idade e o estagiamento associaram-se à desnutrição proteicocalórica. Os tumores intestinais e a carcinomatose peritoneal podem obstruir parcialmente o trato gastrointestinal, interferindo negativamente na absorção de nutrientes. O câncer do pâncreas, se localizado na cabeça do órgão, pode dificultar o esvaziamento duodenal ocasionando obstrução digestiva alta. Se o tumor acometer o corpo e a cauda pode causar deficiências enzimáticas exócrinas e síndrome de má absorção. No entanto a relação da caquexia com a massa tumoral, estagiamento da doença e histologia tumoral não é sempre consistente[3].

Anorexia associa-se à doença maligna do aparelho digestório, estando presente em 60% dos tumores gástricos e em 37% dos colônicos[34]. Alem da anorexia, contribuem para a caquexia do câncer fatores metabólicos, hormonais e parácrinos. Dentre as várias alterações fisiológicas predisponentes à anorexia encontram-se as anormalidades na percepção do paladar[14], deficiência de zinco, anormalidades no metabolismo central da serotonina, aumento da disponibilidade de triptofano e presença de citocinas[26].

Embora a anorexia esteja freqüentemente presente, parece que a redução da ingestão alimentar isoladamente não pode ser responsável pela intensa perda de peso, porque a suplementação nutricional ou utilização de estimuladores de apetite isoladamente não são capazes de reverter o processo catabólico do músculo esquelético[35,37].

As décadas de 70 e 80 testemunharam grandes esforços para identificar as alterações no metabolismo intermediário decorrentes da presença do câncer, como maior produção de glicose em jejum, aumento da degradação da proteína corpórea total, aumento da lipólise e redução da massa magra. Especificamente em carcinomas do trato gastrointestinal humano e utilizando sofisticadas técnicas de balanço e cinética de aminoácidos marcados, Hagmuller et al.[18] observaram que o anabolismo de tumores colônicos é intenso, sendo 4 a 8 vezes maior que o dos tecidos normais proliferativos. Verificaram ainda que o tumor de cólon atua como uma armadilha de nitrogênio (nitrogen-trap), particularmente para aminoácidos de cadeia ramificada e glutamina, o que poderia, pelo menos teoricamente, contra-indicar o seu uso em oncologia. Gunther et al.[16] estudaram o metabolismo intermediário do adenocarcinoma de cólon e verificaram que esses tumores têm na glicose a sua maior fonte energética, com conseqüente grande liberação de lactato. Dessa maneira, a glicólise, embora seja um modo ineficiente de produção energética, tem grande importância, especialmente nos estágios tumorais avançados com suprimento sanguíneo desigual. Os corpos cetônicos podem ser também utilizados pelo tumor, na dependência do suprimento arterial. É interessante notar que pacientes com tumores gastrointestinais têm seu gasto energético variando de hipo a hipermetabolismo, independentemente da localização do tumor, estado nutricional e duração da doença[13].

Em virtude do tratamento preferencialmente cirúrgico dos tumores do aparelho digestório, os processos de armazenamento, digestão e absorção dos alimentos podem estar comprometidos. É o caso das esofagogastrectomias e gastrectomias totais, das ressecções pancreáticas e das grandes ressecções intestinais. Por outro lado, regimes de poliquimioterapia, adotados nos cânceres do aparelho digestório tem como efeitos colaterais anorexia, náuseas, vômitos, diarréia e mucosites, que prejudicam a ingestão alimentar e comprometem o estado nutricional[43]. Assim, medidas profiláticas corretivas devem ser adotadas para impedir, nessas condições, maior comprometimento do estado nutricional.

A desnutrição no paciente com câncer está associada com aumento de morbidade e mortalidade pós-operatória (menor capacidade de cicatrização, maior

NUTRIÇÃO

permanência hospitalar) e menor tolerância a procedimentos de quimio e radioterapia. Existe também associação entre desnutrição pré-operatória, redução de imunocompetência e a má evolução pós-operatória em pacientes neoplásicos[12].

O tratamento efetivo do câncer do aparelho digestório é a melhor maneira de controlar a desnutrição a ele associada. Contudo, tendo em vista os efeitos adversos relacionados à desnutrição, esforços têm sido dirigidos para a sua reversão, buscando a reconstituição da massa magra corpórea, melhor resposta imunológica e melhores resultados de tratamento, particularmente o cirúrgico.

Uma crítica teórica ao uso de terapia nutricional em câncer é o seu possível estímulo primário ao crescimento tumoral e metastático. Apesar de esse estímulo ter sido demonstrado em estudos animais[43], medidas objetivas de crescimento tumoral, metástases e síntese protéica tumoral não se modificaram com o uso de nutrição parenteral total na espécie humana.

Do ponto de vista prático, sempre que o tubo digestivo de alguma forma for acessível (sonda nasoenteral, gastrostomia ou jejunostomia), deve-se preferir a nutrição enteral com dietas poliméricas. Na impossibilidade de uso da via enteral, aplicam-se os regimes tradicionais de nutrição parenteral total central ou periférica. Apesar dos esforços da pesquisa experimental, não existe até o momento nenhuma formulação de nutrição parenteral total específica para o tratamento de câncer, notadamente do aparelho digestório[43].

No entanto, a avaliação crítica dos resultados obtidos nos últimos 20 anos mostrou ser extremamente difícil documentar a reversão da desnutrição do câncer em uma base individual ou retrospectiva. Dos 10 trabalhos prospectivos apresentados na Tabela 4.6, que estudaram os efeitos da nutrição parenteral total pré-operatória em câncer, geralmente esofagogástrico, apenas 7 analisaram grupos com mais de 50 pacientes, o que dificulta a sua interpretação analítica. Os trabalhos metodologicamente bem conduzidos apontam menor morbimortalidade pós-operatória com o uso de nutrição parenteral total no pré-operatório. Recentemente uma grande pesquisa prospectiva envolvendo 459 pacientes (231 com nutrição parenteral total e 228 controles) hospitalizados no Veterans Administration Hospital revelou não haver diferença significativa com o uso de nutrição parenteral total quanto à mortalidade, e ocorreu piora da morbidade representada pela maior freqüência de pneumonia e infecção da ferida operatória no grupo que recebeu nutrição parenteral total[9]. Entretanto, nesse mesmo estudo, no subgrupo de pacientes gravemente desnutridos, o uso de nutrição parenteral total foi benéfico.

Analisando esses aspectos, existe indicação para o uso de terapia nutricional parenteral pré-operatória frente a um paciente com câncer do aparelho digestório, portador de desnutrição proteicocalórica grave e candidato

Tabela 4.6
Trabalhos Prospectivos Controlados Avaliando o Uso de Nutrição Parenteral Pré-Operatória em Câncer

Autor/Ano	Total de Pacientes	Dias de NPT Pré-Operatório	Tipo de Câncer	Complicações		Óbito	
				NPT %	Controle %	NPT %	Controle %
Bozzetti (2002)	90	10	Gastrointestinal	37	57	0	5
Foschi (1986)	64	20	Com icterícia	18	47	3	12
Mueller (1986)	110	10	Gastroesofágico	8	17	4	11
Thomsom (1981)	41	5-14	Gastrointestinal	17	11	0	0
Lim (1981)	19	21	Esofágico	30	50	10	20
Sako (1981)	69	8-32	Cabeça–pescoço	50	56	50	25
Simms (1980)	40	7-10	Gastroesofágico	ND	ND	0	10
Heatley (1979)	74	7-10	Gastroesofágico	28	25	15	22
Moghissi (1977)	15	5-7	Esofágico	0	20	7	8
Holter (1977)	56	2-3	Gastrointestinal	13	19	7	8

NPT: nutrição parenteral total.
ND: não-disponível.
* $p < 0,05$.
Modificado de Redmont HP & Daly JM. Preoperative nutritional therapy in cancer patients is beneficial. In: Debates in Clinical Surgery, Simmons R (ed). Mosby Year Book, ST Louis, 1991.

a intervenção cirúrgica de grande porte, com caráter curativo.

Em termos de quimioterapia, os resultados disponíveis desencorajam o uso rotineiro de nutrição parenteral total adjuvante, conforme aponta a metanálise realizada por MaGeer et al.[27] O mesmo se pode dizer quanto à radioterapia. Por outro lado, o emprego de nutrição parenteral total domiciliar, associada a novos regimes de quimioterapia para câncer de cólon mostrou resultados animadores[23]. É possível, pois, que, no futuro, sejam identificados subgrupos de pacientes com câncer do aparelho digestório que venham a se beneficiar de formulações específicas de terapia nutricional e metabólica ao lado do tratamento convencional do câncer.

ALTERAÇÕES METABÓLICAS NO PACIENTE COM CÂNCER

Metabolismo dos Carboidratos

Células tumorais, assim como as demais células vivas, são potencialmente preparadas para proliferação, diferenciação, interrupção do ciclo celular e apoptose. No entanto, os mecanismos que induzem a tumorigênese apresentam alterações metabólicas associadas a cada fase e relacionadas à redistribuição de substratos para síntese de macromoléculas e disponibilidade de energia[2].

As células neoplásicas priorizam a glicose para processos anabólicos, como síntese de nucleotídios e ribose necessários para produção de RNA e DNA, capacitando-as a rápida proliferação, mesmo em condições de hipoxia[2,17].

Essas células são capazes de captar glicose cerca de 10 a 50 vezes mais em relação às células normais próximas ao tumor. Experimentalmente verificou-se que o aumento da taxa de captação de glicose pelas células tumorais está fortemente relacionado com grau de malignidade e poder de invasão celular[12,17].

Pacientes com câncer desenvolvem importantes alterações no metabolismo da glicose secundárias ao intenso *turnover* da glicose corpórea devido ao uso preferencial desse nutriente como fonte de energia pelas células tumorais[33]. Observam-se, nesses pacientes, redução do uso da glicose pelo tecido muscular e aumento da produção hepática de glicose e do ciclo de Cori para compensar a acidose metabólica conseqüente à produção de lactato devido à utilização da glicose via anaeróbica[1].

As alterações genéticas, crescimento desorganizado dos vasos sangüíneos do tumor e a hipoxia intratumoral estimulam superexpressão do fator induzido por hipoxia (HIF-1) na grande maioria dos cânceres humanos em relação ao tecido normal em torno do tumor. O HIF-1 é ativado no início do crescimento tumoral, pelo reduzido fluxo sangüíneo e disponibilidade de oxigênio e está fortemente relacionado ao aumento do grau de vascularização e proliferação tumoral[31,32].

Metabolismo Protéico

As alterações metabólicas observadas no câncer conduzem à perda acentuada de proteína corpórea, refletida pelo aumento da excreção de nitrogênio urinário e presença de balanço nitrogenado negativo. A degradação muscular está relacionada com a redução da síntese protéica e aumento da proteólise, em particular das proteínas miofibrilares com elevação da liberação de aminoácidos como alanina e glutamina. Esses aminoácidos liberados na corrente sangüínea são captados pelo fígado e utilizados na síntese de proteínas de fase aguda ou convertidos em substratos energéticos por meio da gliconeogênese, resultando em resposta catabólica, desgaste e fadiga dos músculos esqueléticos com conseqüente piora da evolução clínica e prognóstico do paciente com câncer de sistema digestório[19,35].

No câncer, o catabolismo do músculo esquelético ocorre sobretudo por três vias proteolíticas:

- Sistema lisossomal que envolve sobretudo a degradação de proteínas extracelulares e receptores de superfície de membranas;

- Sistema citossólico dependente de cálcio que atua em situações de trauma tecidual, necrose e autólise através da quebra das moléculas protéicas;

- Via ubiquitina dependente de energia, responsável pela acelerada proteólise em condições de estresse, como jejum, sepse, acidose metabólica, diabetes e caquexia do câncer[20,24,35]. Essa via envolve três diferentes etapas com a utilização de energia (ATP), resultando em elevado gasto energético comum nos pacientes que apresentam caquexia do câncer[35].

Recentemente foi isolada de esplenócitos de ratos com adenocarcinoma uma glicoproteína sulfatada de baixo peso molecular, que induz o catabolismo do músculo esquelético e caquexia *in vivo*. Essa proteína denominada fator de indução de proteólise (PIF) também foi isolada na urina de pacientes com caquexia do câncer, mas não estava presente na urina de indivíduos normais nem em pacientes com perda do peso devido a trauma, nem em pacientes oncológicos com manutenção do peso[10,40].

A degradação da proteína em condições de catabolismo é mediada principalmente pela via proteolítica ubiquitina-proteasoma, estimulada pelo PIF nos pacientes com câncer. A apoptose também está envolvida na perda protéica muscular durante a fase tardia da caquexia[37].

A expressão gênica e a detecção urinária de PIF em pacientes com tumores gastrointestinais correlacionam-se com a perda de peso observada nos pacientes estudados. Esses dados fornecem a primeira evidência direta de que os tumores são a principal fonte de PIF nos seres humanos[10].

Esses resultados confirmam que o PIF atua diretamente estimulando a via proteasoma nas células musculares, constituindo-se elemento-chave para o catabolismo protéico na caquexia do câncer[25].

Em pacientes com câncer, a associação da terapia nutricional a estimulantes do apetite de efeito central e inibidores dos fatores tumorais pode ser eficaz no tratamento da caquexia do câncer[37].

Metabolismo Lipídico

A perda de tecido adiposo em pacientes com câncer vem acompanhada por aumento da concentração plasmática de glicerol e ácidos graxos livres, evidenciando aumento de lipólise e diminuição de síntese de lipídios no tecido periférico[36].

Recentemente, foi isolada na urina de pacientes com caquexia, substância ausente em pessoas saudáveis, que recebeu o nome de fator de mobilização de lipídios (FML)[41]. O FML é produzido pela célula tumoral e está associado com extensa atividade lipolítica. É encontrado em pacientes portadores de tumor com perda de tecido adiposo, desencadeando a lipólise através da estimulação da adenilato-ciclase em processo dependente de guanidina tirosina fosfato (GTP), de maneira homóloga aos hormônios lipolíticos[21,22].

Ácidos graxos provenientes da lipólise podem ser utilizados por diferentes vias, incluindo síntese de energia, através da reação de beta-oxidação na mitocôndria, síntese de fosfolípides, utilizados na composição de membranas celulares, e síntese de eicosanóides, mediadores inflamatórios[11].

Para serem utilizados como fonte de energia, os ácidos graxos provenientes da degradação tecidual, induzida pelo tumor, são preferencialmente convertidos à glicose por meio de gliconeogênese hepática. A baixa utilização de ácidos graxos de cadeia longa em relação ao uso acentuado de glicose para síntese de energia pode ser resultado da evolução da célula tumoral. A oxidação de ácidos graxos de cadeia longa leva à síntese de corpos cetônicos, cuja utilização para produção de ATP requer presença mínima de oxigênio que é incipiente nas condições de hipoxia, comum em tumores sólidos de crescimento rápido[39].

A síntese de eicosanóides a partir de ácidos graxos poliinsaturados, especialmente aqueles oriundos do metabolismo do ácido araquidônico, pode contribuir para o crescimento e invasão tumoral. Esses mediadores lipídicos bioativos estão envolvidos em diferentes etapas da angiogênese que incluem degradação da membrana basal vascular e matriz intersticial por enzimas proteolíticas como colagenase tipo IV, proliferação e migração de células endoteliais e formação de capilares[29].

A utilização dos ácidos graxos provenientes da degradação do tecido adiposo ocorre por diferentes vias, na dependência do tipo de tumor e das necessidades das células neoplásicas que sofrem, através da produção de fatores catabólicos, alterações metabólicas para otimizar o aproveitamento desses nutrientes e garantir suas capacidades de proliferação e invasão.

NUTRIENTES IMUNOMODULADORES NO CÂNCER

O uso de nutrientes imunomoduladores está associado à melhora do estado nutricional, função imune e a resposta ao tratamento oncológico dos pacientes com câncer do aparelho digestório. A suplementação da NPT e NE com imunonutrientes como glutamina, arginina e ácidos graxos ômega-3 (ω-3) pode ter efeito benéfico na redução tumoral e no estado nutricional com conseqüente melhora da resposta clínica e qualidade de vida desses pacientes.

A administração de dieta enteral suplementada com arginina, RNA e ácido graxo ω-3 durante sete dias antes da cirurgia, em pacientes com neoplasia colorretal, do estômago ou do pâncreas, reduziu significativamente o nível de infecção pos-operatória e duração da hospitalização nos pacientes submetidos a cirurgia por câncer[6].

Trabalho clínico bem controlado, desenvolvido por Braga *et al.* (1996) com 78 pacientes submetidos a cirurgia curativa para câncer gástrico ou pancreático, recebendo NE suplementada com nutrientes imunomoduladores (arginina, RNA e ácidos graxos ω-3), demonstrou resultados satisfatórios. As variáveis nutricionais (concentração de albumina, proteína carreadora de retinol (RBP), hipersensibilidade cutânea, capacidade fagocítica de monócitos) foram recuperadas mais rapidamente no grupo que recebeu dieta suplementada, quando comparada com o grupo que recebeu NE–padrão ou NPT no pós-operatório. No entanto, não houve diferença significativa entre as taxas de infecção respiratória entre os três grupos, e a gravidade desta complicação era menos intensa no grupo com NE suplementada. Os autores concluíram que a administração de NE precoce foi bem tolerada, tendo a solução enriquecida com nutrientes imunomoduladores possibilitando recuperação das variáveis nutricionais e imunológicas mais rapidamente que as alternativas de nutrição[8].

Para avaliar o impacto da suplementação oral com arginina e ácido graxo ω-3 sobre resposta imune, oxigenação intestinal e nível de infecção pós-operatória, 200 pacientes com neoplasia colorreta foram classificados aleatoriamente para receber suplementação oral ou enteral com ácidos graxos ω-3 e arginina no pré, peri e pós-operatório, comparados com grupos-controle sem suplementação. Os pacientes que receberam dieta imunomoduladora obtiveram testes para resposta imune e oxigenação intestinal, significativamente melhor quando comparados aos controles. A taxa de infecção total foi 12% para o grupo suplementado no pré-operatório, 10% suplementado no perioperatório e de 32% no grupo-controle. Esses dados confirmam que a suplementação oral pré e perioperatória de arginina e ácidos graxos ω-3 melhora a resposta imunometabólica e reduz a taxa de infecção pós-operatória. No entanto, o prolongamento do tratamento pós-operatório com dieta imunomoduladora não oferece benefício adicional[5,15].

O ácido graxo eicosapentaenóico (ω-3) pode atenuar o desenvolvimento da perda do peso nos pacientes

Tabela 4.7
Necessidades Diárias de Energia e Proteína para o Paciente com Câncer Gastrointestinal

Variável	Gravidade da Doença		
	Baixa	Moderada	Alta
Calorias			
Manutenção do peso	20 Kcal/kg	25 Kcal/kg	30 Kcal/kg
Ganho de peso	25 Kcal/kg	30 Kcal/kg	35 Kcal/kg
Proteínas			
Manutenção/ganho de peso	1,2 g/kg	1,5 g/kg	2,0 g/kg
Relação calorias/nitrogênio	150:1	100:1	80:1

Modificado de Waitzberg DL et al.

com câncer pancreático. Quando o ácido graxo eicosapentaenóico é administrado associado com suplemento energético, observa-se aumento do peso e da massa magra corpórea de pacientes com caquexia do câncer. Assim o ácido eicosapentaenóico pode ser eficaz no tratamento do catabolismo protéico comum no câncer[37].

Em 48 pacientes com câncer gastrointestinal que receberam dieta suplementada com glutamina, arginina e ácidos graxos ω-3, 48 horas após a cirurgia até o oitavo dia pós-operatório, observou-se que a resposta imune foi melhor no grupo suplementado em relação ao grupo que recebeu dieta-padrão, confirmando que a suplementação da nutrição enteral com nutrientes imunomoduladores modulou positivamente a resposta imunossupressora e inflamatória pós-operatória[45].

A administração de fórmula enteral suplementada com arginina, ácidos graxos ω-3 e RNA nos períodos pré e perioperatórios reduziu a morbidade pós-operatória de pacientes desnutridos submetidos à cirurgia eletiva para ressecção de tumores gastrointestinais. O nível de complicações pós-operatórias e permanência hospitalar foram menores no grupo que recebeu a dieta imunomoduladora nos períodos peri e pós-operatórios quando comparado ao grupo controle sem suplementação nutricional[7].

Pacientes submetidos a grandes cirurgias abdominais que receberam NPT suplementada com glutamina no período pós-operatório foram beneficiados com manutenção da concentração plasmática de glutamina, economia de substâncias nitrogenadas, recuperação dos linfócitos e na redução da estada hospitalar[28].

Na Tabela 4.7 encontram-se esquematizadas as recomendações nutricionais e a relação calorias/nitrogênio adequadas para o paciente portador de neoplasia do aparelho digestório, considerando-se os diferentes níveis de gravidade da doença.[44]

Apesar de muito estudada, a relação entre câncer do aparelho digestório e variáveis nutricionais necessita de maiores esclarecimentos, porque não sabemos ainda quais os nutrientes que de fato atuam como agentes moduladores do câncer gastrointestinal. No entanto, os benefícios da terapia nutricional administrada aos pacientes no período pré-operatório já estão bem estabelecidos. A terapia nutricional pode atenuar a repercussão do câncer sobre o estado nutricional, melhorar resultados clínicos pós-operatórios, favorecer a terapêutica antineoplásica e melhorar a qualidade de vida dos pacientes tratados.

REFERÊNCIAS BIBLIOGRÁFICAS

Aspectos Gerais e Terapia Nutricional em Gastroenterologia

1. Abel RM, Beck Jr CH, Abbott WM et al. Improved survival from acute renal failure after treatment with intravenous essential L-amino acids and glucose. N Engl J Med 288:695, 1973.
2. Abel RM, Fischer JE, Buckley JJ et al. Malnutrition in cardiac surgical patients. Arch Surg 111:45-50, 1976.
3. Adams S, Dellinger EP, Wertz JJ et al. Enteral versus parenteral nutritional support following laparotomy for trauma: A randomized prospective study. J Trauma 26:882-891, 1986.
4. Almallah YZ, Richardson S, O'Hanrahan T et al. Distal procto-colitis, natural cytotoxicity and essencial fatty acids. Am J Gastroenterol 93: 804-9, 1998.
5. Alvarez-Cordeiro R. Final reflections: wellness after obesity surgery. World J Surg 22:1018-1021, 1998.
6. Alverdy JC. Effects of glutamine-supplemented diets on immunology of the gut. J Parent Ent Nutr 14(suppl):103-107, 1990.
7. Anjos LA. Índice de massa corporal magra como indicador do estado nutricional de adultos: revisão da literatura. Revista da Saúde Pública 6:431-36, 1992.
8. Arai K, Lee F, Miyajima A et al. Cytokines: coordinators of immune and inflammatory responses: Annu Rev Biochem 59:783-836, 1990.
9. Arenas MH et al. Nutrición Parenteral en el Hogar: Una realidad en México? Rev. Med. IMSS (Méx) 28:133-136, 1990.
10. Arenas MH. Nutrición Parenteral en el Hogar (NPH). In: Nutrición Enteral y Parenteral. Villazón A, Arenas H (eds). Mc Graw Hill, México pp. 279-281, 1993.
11. Arenas MH, López NF, Gutierrez RJL. Los Oligoelementos en la Nutrición Artificial. In: Nutrición Enteral y Parenteral. Villazón A, Arenas H (eds). Mc Graw-Hill. México pp. 75-78, 1992.
12. Askanazi J, Carpentier YA, Elwyn DH et al. Influence of total parenteral nutrition on fuel utilization in injury and sepsis. Ann Surg 191:40-46, 1980.

NUTRIÇÃO

13. Aslan A, Triadafilipoulos G. Fish oil fatty acid supplementation in active ulcerative colitis: A double-blind, placebo-controlled, crossover study. Am J Gastroenterol 87:432-437, 1992.

14. Aubaniac R. L'injection intraveineuse sous-clav-iculaire: avantages et technique. Presse Med 60:1456-1457, 1952.

15. Babayan V.K. Medium chain length fatty acid esters and their medical and nutritional applications. J Am Oil Chem Soc 58:49A-51A, 1981.

16. Bach AL, Babayan VK. Medium-chain triglycerides: an update. Am J Clin Nutr 36:950-962, 1982.

17. Baker JP, Detsky AS, Wesson DE et al. Nutritional assesment: A comparison of clinical judgment and objective measurements. N Engl J Med 306:969-972, 1982.

18. Balkwill FR, Burke F. The cytokine network. Immunology Today 10:299-304, 1989.

19. Balsiger BM, Murr MM, Poggio JL, Sarr MG. Bariatric surgery. Surgery for weight control in patients with morbid obesity. Med Clin North Am 84:477-489, 2000.

20. Barbul A, Wasserkrig HL, Yoshimura NN et al. High arginine levels in intravenous hyperalimentation abrogate post-traumatic immune suppression. J Surg Res 36:620-624, 1984.

21. Barsoum GH, Winslet M, Youngs D et al. Influence of dietary calcium supplements in ileoanal pouch function and cytokinetics. Br J Surg 79:129-132, 1992.

22. Beale RJ, Bryg DJ, Bihari DJ. Immunonutrition in the critically ill: a systematic review of clinical outcome. Crit Care Med 27:2799-2805, 1999.

23. Belli DC, Seidman E, Bouthillier L et al. Chronic intermittent elemental diet improves growth failure in children with Crohn's disease. Gastroenterology 94:603-610, 1988.

24. Beisel WR. Impact of infection on nutritional status of the host. Am J Clin Nutr 30:1203, 1977.

25. Beisel WR. Metabolic response to infection. Ann Rev Med 26:9, 1975.

26. Bellantone R, Doglietto GB, Bossola M et al. Preoperative parenteral nutrition in the high risk surgical patient. J Parent Ent Nutr 12:195-197, 1988.

27. Beluzzi A. Lipid treatment in inflammatory bowel disease. In: Inflammatory bowel diseases. Bistrian (BR; Walker-Smith JA (eds), vol 2, pp. 199-215, 1999.

28. Benson JA, Culver PJ, Ragland S et al. The d-xylose absorption test in malabsorption syndromes. N Engl J Med 256:335-339, 1957.

29. Birkham RH, Renk CM. Immune response and leucine oxidation in oral and intravenously fed rats. Am J Clin Nutri 39:45-53, 1984.

30. Bivens BA, Bell RM, Rapp RP, et al. Pancreatic exocrine response to parenteral nutrition. Jpen 8:34-3684, 1984.

31. Björk S, Bosaeus I, Ek E et al. Food induced stimulation of the antisecretory factor can improve symptoms in human inflammatory bowel disease: a study of a concept. Gut 20615-20, 2000.

32. Blackburn GL, Bistrian BR, Maini BS et al. Nutritional and metabolic assessment of the hospitalized patient. J Parent Ent Nutr 1:11, 1977.

33. Blackburn GL, Williams LF, Bistrian BR, et al. New approaches to the management of severe acute pancreatitis. Am J Surg 131:114-124, 1976.

34. Border JR, Hasset J, Laduca J et al. The gut origin septic states in blunt multiple trauma (NSS=40) in the ICU. Ann Surg 206:427-448, 1987.

35. Bower RH, Talamini JA, Sax HC et al. Postoperative enteral vs parenteral nutrition: A randomized controlled trial. Arch Surg 121:1040-1045, 1986.

36. Bozzetti F, Braga M, Gianotti L et al. Postoperative enteral versus parenteral nutrition in malnourished patients with gastrointestinal cancer: a randomised multicentre trial. Lancet 358:1487-92, 2002.

37. Burke DJ, Alverdy JA, Aoys E et al. Glutamine suplemented TPN improves gut immune function. Arch Surg 124:1396, 1399.

38. Burke JF, Wolfe RR, Mulliany CJ et al. Glucose requirements following burn injury. Ann Surg 190:274, 1979.

39. Buset M, Lipkin M, Winawer S et al. Inhibition of human colonic epithelial cell proliferation in vivo and in vitro by calcium. Cancer Res 46:5426-5430, 1986.

40. Burri C, Ahnefeld FW. The Caval Cat neter. New York, Springer-Verlag, 1978.

41. Butters M, Campos AC, Meguid MM et al. The high frequency-low morbidity mechanical complications are the real everyday villians of tube feeding. Arch Surg, 1988.

42. Buzby GP, Mullen JL, Matthews DC et al. Prognostic nutritional index in gastrointestinal surgery. Am J Surg 139:160-167, 1980.

43. Byrne T, Morrissey T, Ziegler T et al. Growth hormone, glutamine and fiber enhance adaptation of the remnant bowel following massive intestinal resection Surg. Forum 43:151, 1992.

44. Cahlill Jr, GF, Herrera MG, Morgan AP et al. Hormone-fuel interrelationships during fasting. J Clin Invest 45:1751-1769, 1966.

45. Campos ACL, Alves MR, Urdiales AIA, Mota, ARTCS, Coelho JCU. Morbidade e mortalicade da pancreatite aguda biliar. Rev Bras Cir 86:297-301, 1996.

46. Campos ACL, Andrade DF, Campos GMR, Matias JEF, Coelho JCU. A multivariate model to determine prognostic factors in gastrointestinal fistulas. J Am Col Surg 188: 483-490, 1999.

47. Campos ACL, Andriguetto PC, Brenner S et al. Complicações hepáticas e da vesícula biliar conseqüentes à nutrição parenteral. In: Borba Jr O. (ed) Gastroenterologia. MEDSI Editora Médica & Científica. Rio de Janeiro pp 335-341, 1986.

48. Campos ACL, Buffara VA, Hayashi CA et al. Nutrição enteral elementar: uma opção em pacientes com função intestinal comprometida. Nutrition 4:68(abstract), 1988.

49. Campos ACL, Buffara VA, Troian EL et al. Dissecção da veia jugular interna em nutrição parenteral. Rev Bras Nutr Parent Ent 3:15-19, 1986.

50. Campos ACL, Butters M, Meguid MM. Home enteral nutrition via gastrostomy in advanced head and neck cancer patients. Head and Neck 12:137-142, 1990.

51. Campos ACL, Chen M, Meguid MM. Comparison of body composition derived from anthropomorphic and bioelectrical impedance methods. J Am Coll Nutr 8:189-195, 1989.

52. Campos ACL, Coelho JCU. Pré, per e pós-operatório. In: Waitzberg DL. (ed). Nutrição oral, enteral e parenteral na prática clínica, 3 ed. Atheneu, São Paulo. pp. 1339-1346.

53. Campos ACL, Coelho JCU. Suporte nutricional na sepse e falências orgânicas. In: Jorge Filho I. (ed). Cirurgia Geral-Pré e Pós-Operatório. Atheneu, São Paulo, pp 264-269, 1995.

54. Campos ACL, Coelho JCU. Suporte e Resposta Nutricional na Sepse. In: Ferraz E. (ed) MEDSI, Rio de Janeiro, 1997.

55. Campos ACL, Joyeux H. The subclavian vein puncture. Advantages and technique. Prospective overview. Nutrition 6:1141, 1990.

56. Campos ACL, Marchesini JB. Recent avances in the placement of tubes for enteral nutrition. Curr Op Clini Nutri Metab Care 2:265-269, 1999.

57. Campos ACL, Matias JEF. Terapia Nutricional Perioperatória. In: Campos ACL (Ed). Nutrição em Cirurgia. Clin Bras Cir ano VII, vol I, pp. 127-139, 2001.

58. Campos ACL, Matias JEF, Coelho JCU. Nutritional support in liver transplantation. Curr Op Clin Nutr Metab, Care 5:297-307, 2002.

59. Campos ACL, Matias JEF, Kotze LMS, Nadi K, Coelho JCU. Translocação bacteriana em ratos recebendo nutrição parenteral com ou sem oclusão intestinal. Rev Col Bras Cir 21:34-40, 1994.

60. Campos ACL, Máttar JA. Alterações Metabólicas e Suporte Nutricional no Doente Hipermetabólico. In: Máttar JA. (ed) Atualização em Medicina Intensiva de Adulto e Pediátrica. Atheneu, São Paulo, 1996.

77

61. Campos ACL, Meguid MM. Short chain fatty acids: present prospect — future alternative? J Parent Ent Nutr 12:51-54, 1988.

62. Campos ACL, Oler A, Meguid MM, Chen TY. Liver biochemical and histological changes with graded amounts of total parenteral nutrition. Arch Surg 125:447-50, 1990.

63. Campos ACL, Paluzzi M, Meguid MM. Clinical use of total nutrition admixtures. Nutrition, 6:347-356, 1990.

64. Campos ACL, Rosenfeld RS. Particularidades da terapia nutricional no paciente cirúrgico grave. In: Rasslan, S. (Ed.) O doente cirúrgico na UTI. São Paulo, Atheneu. Clínicas Brasileiras de Medicina Intensiva 6(10), pp. 91-105, 2001.

65. Campos ACL, Vic P, Crastes De Paulet P, Astre C, Liu YY, Saint-Aubert B, Crastes De Paulet A, Joyeux H. Beneficial Effect of Lipid Infusion During Liver Regeneration in the Dog. In: Kleinberger G, Ferenci P, Riederer H, Thaler H, (eds). Advances in Hepatic Encephalopathy and Urea Cycle Diseases. Basel S Karger pp. 720-724, 1984.

66. Campos ACL, Waitzberg DL, Meguid MM. A Comparison of the Changes in Carbohydrate, Fat and Protein Metabolism with Malignant and Benign Tumors and the Impact of Nutritional Support. In: Alfin-Slater and Kritchevsky (eds) Cancer and Nutrition, a volume in Human Nutrition: a Comprehensive Treatise — New York, Plenum, pp 69-95, 1991.

67. Campos FGCM, Waitzberg DL, Habr-Gama A. Terapia nutricional nas doenças inflamatórias intestinais. In: Campos ACL (Ed). Nutrição em Cirurgia. Clin Bras Cir ano VII, vol I, pp. 185-211, 2001.

68. Cannon JG, Tompkins RG, Gelfand JA et al. Circulating interleukin-1 and tumor necrosis factor in septic shock and experimental endotoxin fever. J Infect Dis 161:79-84, 1990.

69. Carmichael AR. Treatment for morbid obesity. Postgrad Med J 75:7-12, 1999.

70. Cerra FB, Cheung NK, Fischer JE et al. A multi-center trial of branched chain amino acid infusion (F080) in hepatic encephalopathy. Hepatology 2:699-702, 1982.

71. Cerra FB, Cheung NK, Fischer JE et al. Disease-specific amino infusion (F080) in hepatic encephalopaty: a prospective, randomized, double blind controlled study. J Parent Ent Nutr 9:288-295, 1985.

72. Cerra FB, Mazuski JE, Chute E et al. Branched chain metabolic support. A prospective, randomized, double-blind trial in surgical stress. Ann Surg 199:286-291, 1984.

73. Cerra FB, Siegel JH, Coleman R et al. Septic autocanibalism. A failure of exogenous nutritional support. Ann Surg 192:570-579, 1980.

74. Choi TK, Mok F, Zhan WH et al. Somastotatin in the treatment of acute: a prospective randomized controlled trial. Gut 30:223-227, 1989.

75. Clausen MR, Tvede M, Mortensen PB. Short-chain fatty acids in pouch contents from patients with or without pouchitis after ileal pouch-anal anastomosis. Gastroenterology 103:1144-1153, 1992.

76. Coelho JCU, Campos ACL. Surgical treatment of morbid obesity. Curr Opin Clin Nutr Metab Care 4:201-206, 2001.

77. Collins JP, Oxby CG, Hill GL. Intravenous amino acids and intravenous hyperalimentations as protein-sparing therapy after major surgery. A controled clinical trial. Lancet 1:788-791, 1978.

78. Conn HO. Nutritional management of advanced liver disease. In: Winters RWA & Greene HL. Nutritional Management of the Seriously III patient. Academic Press, New York, pp. 107-132, 1983.

79. Cooke WT, Cox EV, Meynell MJ et al. Importance of the ileum in the absorption of vitamin B12. Lancet II: 1231, 1957.

80. Correia MITD, Waiztberg DL. The impact of malnutrition on morbidity, mortality, length of hospital stay and costs evaluated through a multivariate model analysis. Clinical Nutrition, in press.

81. Cosnes J, Parquet M, Gendre JP et al. L'Alimentation enterale continue réduit la diarrhéa et la stéatorrhée des résections iléales. Gastroenterol. Clin Biol 4:695-699, 1980.

82. Cotter R, Taylor CA, Johnson R, Rowe WB. A metabolic comparison of a pure long-chain triglyceride lipid emulsion (LCT) and various medium chain triglyceride (MCT)- LCT combination emulsion in dogs. Am J Clin Nutr 45:927-939, 1987.

83. Crowe PJ, Dennison AR, Royle GT. A new intravenous emulsion containing medium-chain triglyceride: studies of its metabolic effects in perioperative period compared with a conventional long-chain triglyceride emulsion. J Parent Ent Nutr 9:720-724, 1985.

84. Cukier C, Magnoni D, Campos ACL. Terapia nutricional em Pancreatite Aguda. In: Campos ACL (ed). Nutrição em Cirurgia. Clin Bras Cir ano VII, vol I, pp. 141-150, 2001.

85. Curtas S, Bonaventura J, Meguid MM. Cannulation of the inferior vena cava for long term central venous access: Techniques and results. Surg Gynecol Obstet 168:121-124, 1989.

86. Damas P, Reuter A, Gysen P et al. Tumor necrosis factor and interleukin-1 serum levels during severe sepsis in humans. Crit Care Med 17:975-978, 1989.

87. Daws TA Concolazio CF, Hiltz SL et al. Evaluation of cardiopulmonary function of work performance in man during caloric restriction. J Appl Physiol 33:211, 1972.

88. Dawes RFH, Royle GT, Dennison AR, Crowe PF, Ball M. Metabolic studies of a lipid emulsion containg medium-chain triglyceride in perioperative ant total parenteral nutrition infusions. World J Surg 10:38-46, 1986.

89. Deitch EA, Mc Intyre PB, Bridges R. Effect of stress and trauma on bacterial translocation from the gut. J Surg Res 42:536-542, 1987.

90. Delaney HM, Carnevale NJ, Carvey JW. Jejunostomy by a needle catheter techique. Surgery 73:786-790, 1973.

91. Detsky AS, Baker JP, Mendelson RA et al. Evaluation of accurary of nutritional assessment techniques applied to hospitalized patients: Methodology and comparisons. J Parent Ent Nutr 8:153-159, 1984.

92. Detsky AS, Baker JP, O'Rourke K, Goel V. Perioperative parenteral nutrition: a meta-analysis. Ann Int Med 107:195, 1987.

93. Detsky AS et al. What is subjective global assessment of nutritional status? JPEN 11: 8-13, 1997.

94. Dickinson RJ, Ashton MG, Axon ATR et al. Controlled trial of intravenous hyperalimentation and total bowel rest as adjunct to the routine therapy of acute colitis. Gastroenterology 89:1199-1204, 1980.

95. Doekel Jr RC, Zwillich CW, Scoggin CH. Clinical semi-starvation. Depressin of hypoxic ventilatory response. N Engl J Med 295:358-361, 1976.

96. Driscoll RH, Rosenberg IH. Total parenteral nutrition in inflammatory bowel disease. Med Clin North Am 62:185-201, 1978.

97. Dudrick SJ, Wilmore DW, Vars HM et al. Can intravenous feeding as the sole means of nutrition support growth in the child and restore weight loss in an adult? An affirmative answer. Ann Surg 169:974-984, 1969.

98. Durnin JUGA, Womersley J. Body fat assessed from total body density and its estimation from skinfold thicknes: measurements on 481 men and women aged from 16 to 72 years. Br J Nutr 32:77-97, 1974.

99. Dyer HH, Child JA, Mollin DL et al. Anemia in Crohn's disease. Q J Med 164:419-436, 1972.

100. Dyer NH, Dawson NM. Malnutrition and malabsorption in Crohn's disease with reference to the effect of surgery. Br J Surg 60:134-140, 1973.

101. Eckerwall G, Andersson R. Early enteral nutrition in severe pancreatitis. A way of providing nutrients, but barrier protection, immunomodulation, or all of them? Scan J Gastroenterol 5:449-58, 2001.

102. Echenique MM, Bistrian BR, Moldawer IL. Improvement in amino acid use in the critically ill with parenteral formulas enriched with branched chain amino acids. Surg Gynecol Obstet 159:233-241, 1984.

103. Egberts EH, Schomerus H, Hamster W et al. Branched chain amino acids in the treatment of latent portosyestemic encephalopathy. A double blind placebo-controlled crossover study. Gastroenterol 88:887-895, 1985.

104. Egdahl RH, Meguid MM, Aun F. The importance of the endocrine and metabolic responses to shock and trauma. Crit Care Med 5:257, 1977.

105. Elson CO, Layden TJ, Nemchausku BA et al. An evaluation of total parenteral nutrition in the management of inflammatory bowel disease. Dig Dis Sci 25:42-48, 1980.

106. Felig P, Owen OE, Wahren J et al. Amino acid metabolism during prolonged starvation. J Clin Invest 48:584-594, 1969.

107. Feller JH, Brown RA, Toussaint GP et al. Changing methods in the treatment of severe pancreatitis. Am J Surg 127:196-201, 1974.

108. Fick TE, Van Rooyen W, Schattenkerk ME et al. A nonelemental versus an elemental diet for early postoperative enteral feeding by needle catheter jejunostomy. Clin Nutr 5:105-107, 1986.

109. Fischer JE. Amino acids in hepatic coma. Dig Dis Sci 27:97-102, 1982.

110. Fischer JE, Baldessarini RJ. False neurotransmitters and hepatic failure. Lancet 2:75-80, 1971.

111. Fischer JE, Rosen HM, Ebeid AM et al. The effect of normalization of plasma amino acids on hepatic encephalopathy in man. Surgery 80:77-91, 1976.

112. Fong Y, Moldawer LL, Shires GT, Lowry SF. The biologic characteristics of cytokines and their implications in surgical injury. Surg Gynecol Obstet 170:363-378, 1990.

113. Fox AD, Kripke SA, Berman JR, Settle RG, Rombeau JL. Reduction of the severity of enterocolitis by glutamine-supplemented enteral diets. Surg Forum 38:43, 1987.

114. Freeman HJ, Kin YS. Digestion and absorption of protein. Annu Rev Med 29:99-116, 1978.

115. Freund H, Dienstag J, Lehrich J et al. Infusion of branched-chain enriched amino acid solution in patients with hepatic encephalopathy. Ann Surg 196:209-220, 1982.

116. Freund H, Yoshinura N, Fischer JE. The effect of branched-chain amino acids and hypertonic glucose infusions on post-injury catabolism in the rat. Surgery 87:401-408, 1980.

117. Fried GM, Ogden WD, Rhea A et al. Pancreatic protein secretion and gastrointestinal hormone release in response to parenteral amino acids and lipds in dogs. Surgery 92:902-905, 1982.

118. Fujiwara, T, Kawarasaki, H, Fonkalsrud, E.W. Reduction of postinfusion venous endothelial injury with Intralipid. Surg Gynecol Obstet 158:57-65, 1984.

119. Galandiuk S, O'Neil M, McDonald P et al. A century of home parenteral nutrition for Crohn's disease. Am J Surg 159:540-544, 1990.

120. Garcia-de-Lorenzo A, Ortiz-Leyba C, Planas, M et al. Parenteral administration of different amounts of branch-chain amino acids in septic patients: clinical and metabolic aspects. Crit Care Med 25:418-24, 1997.

121. Garnett ES, Barnard DL, Ford J et al. Gross fragmentation of cardiac myofibrils after therapeutic starvation for obesity. Lancet 1:914-916, 1969.

122. Gillanders L et al. Dietary management of the patient with massive enterectomy. NZ Med J 103:322-323, 1990.

123. Gluud C, Dejgaard A, Hardt F et al. Preliminary treatment results with balanced amino acid infusion to patients with hepatic encephalopathy. Scand J Gastroenterol, 18(Supp 86):19-21, 1983.

124. Gouttebel MC, Saint-Aubert B, Astre C et al. Total parenteral nutrition needs in different types of short bowel syndrome. Dig Dis Sci 31:718-723, 1986.

125. Greenway FL. Surgery for obesity. Endocrinol Metab Clin North Am 25:1005-1027, 1996.

126. Gonzalez-Huiz F, De Leon R, Fernandez-Banares F et al. Polymeric enteral diets as primary treatment of active Crohn's disease: A prospective steroid controlled trial. Gut, 1993.

127. Gonzalez-Huiz F, Fernandez-Banares F, Esteve-Comas M et al. Enteral versus parenteral nutrition as adjunct therapy in acute ulcerative colitis. Am J Gastroenterol 88:227-232, 1993.

128. Goodgame JT, Fischer JF. Parenteral nutrition in the treatment of acute pancreatitis: Effect on complications and mortality. Ann Surg 186:651-658, 1977.

129. Grant JP, Davey-McCrae J, Snyder PJ. Effect of enteral nutrition on human pancreatic secretions. J Parent Ent Nutr 11:302-304, 1987.

130. Grant JP, James S, Grabwoski J et al. Total parenteral nutrition in pancreatic disease. Ann Surg 200:627-631, 1984.

131. Greenberg GR, Fleming R, Jeejeebhoy KN et al. Controlled trial of bowel rest and nutritional support in the management of Crohn's diseade. Gut 29:1309-1315, 1988.

132. Greene HL. A pathophysiologic approach to dietary management in patients with protected diarrhea and malnutrition. In: Winters RWA & Greene HL (eds). Nutritional Support of the Seriously III Patient. Academic Press, New York pp. 181-194, 1983.

133. Grifiths RD, Jones C, Palmer TE. Infection, multiple organ failure, and survival in the intensive care unit: influence of glutamine-supplemented parenteral nutrition on acquired infection. Nutrition 13:295-302, 1997.

134. Grundfest S, steiger E, Selinkoff P et al. The effect of intravenous fat emulsions in patients with pancreatic fistula. J Parent Ent Nutr 4:27-31, 1980.

135. Hack CE, Groot ER, Felt-Bersma RJ et al. Increased plasma interleukin-6 in sepsis. Blood 74:1704-1710, 1989.

136. Han PD, Burke A, Baldassano RN, Rombeau JL, Lichtenstein GR. Nutrition in inflammatory bowel disease. Gastroenterol Clin 28(2), 1999.

137. Harris JA, Benedict FG. A biometric study of human basal metabolism. Proc Natl Acad Sci 4:370-373, 1918.

138. Harvey KB, Moldawer BS, Bistrian BR et al. Biologic measures for the formulation of a hospital prognostic index. Am J Clin Nutr 34:2013-2022, 1981.

139. Heatley RV, Williams RHP, Lewis MH. Preoperative intravenous feeding: A controlled trial. Postgrad Med J 55:541-545, 1979.

140. Heij HA, Bruining HA, Verschoor LR. A comparison of two somatostatin analogues in a patient with an external pancreatic fistula. Pancreas 1:188-190, 1986.

141. Heird WL, Grundy SM, Hubbard VS. Structured lipids and their use un clinical nutrition Am J Clin Nutr 43:320-324, 1986.

142. Heyland Dk, Novak F, Drover JL et al. Should immunonutrition become routine in critically ill patients? A systematic review of evidence. JAMA 286: 944-953 2001.

143. Heylen AM, Lybeer MB, Penninckx FM et al. Parenteral versus needle jejunostomy nutrition after total gastrectomy. Clin Nutr 6:131-136, 1987.

144. Heymsfield SB, Olafson RP, Kutner MH et al. A radiographic method of quantifying protein-calorie malnutrition. Am J Clin Nutr 32:693-702, 1979.

145. Heys SD, Walker LG, Smith I, Eremin O. Enteral nutrition supplementation with key nutrients in patients with critical illness and cancer: a metaanalysis of randomized controlled clinical trials. Ann Surg 229:467-477, 1999.

146. Hickman RO, Buckner CD, Clift, RA et al. A modified right atrial catheter for acess to the venous system in marrow transplant recipients. Surg Gynecol Obstet 148:871-875, 1979.

147. Holter AR, Fischer JE. The effects of perioperative hyperalimentation on complications in patients with carcinoma and weight loss. J Surg Res 23:31-34, 1977.

148. Holter RR, Rosen HM, Fischer JE. Effects of hyperalimentation on major surgery in patients with malignant disease: A prospective study. Acta Chir Scand 466(suppl):86:87, 1977.

149. Hooks JJ, Moutsopoulos HM, Geis SA et al. Immune interferon in the circulation of patients with autoimmune disease. N Engl J Med 301:5-8, 1979.

150. Horst D Grace HD. Comparison of dietary protein with an oral BCAA suplement in chronic portal-systemic encephalopathy. Hepatology 4:279-287, 1984.

151. Howard L, Claunch C, Fleming R et al. The outcome of Crohn's patients on home parenteral nutrition as showm in three years of national registry data. Paper presented at Digestive Disease Week, 90th Annual Meeting of the American Gastroenterological Association, Washington, DC, 1989.

152. Hughes CA, Dowling RH. Speed and onset of adaptative mucosal hypoplasia and hypofunction in the intestine of parenterally fed rats. Clin Sci 59:317-327, 1980.

153. Hurd LB, Lichtenstein GR. Therapeutic potential of infliximab in inflammatory bowel disease. Gastroenterol Nurs 22:199-208, 1999.

154. Hwang TL, O'Dwyer ST, Smith RJ, Wilmore DW. Preservation of small bowel mucosa using glutamine-enriched parenteral nutrition. Surg Forum 38:56, 1987.

155. Jacobs DO, Rollandelli R, Fried R, Rombeau JL. Malnutrition and inflammatory bowel disease: Indications for and complications of parenteral nutrition support. In: Rombeau JL and Caldwell MD (eds). Clinical nutrition. vol II: Parenteral nutrition, Philadelphia, WB Saunders pp. 380-400, 1984.

156. James JH, Jeppsson B, Ziparo V et al. Hyperammonemia, plasma amino acid imbalance, and blood-brain amino acid transport: a unified theory of portal-systemic encephalopathy. Lancet, 2:772-775, 1979.

157. Jeejeebhoy KN, Zoharab WJ, Langer B et al. Total parenteral nutrition at home for 23 months, without complication, and with good rehabilitation: A study of technical and metabolic features. Gastroenterology 65:811-820, 1973.

158. Jeppesen PB, Hartmann B, Thulesen J et al. Glucagon-like peptide 2 improves nutrient absorption in short bowel patients with no colon. Gastroenterology 120:806-15, 2001.

159. Jimenez FJJ, Leyba CO, Mendez SM, Perez MB, Garcia JM. Prospective study on the efficacy of branched chain amino acids in septic patients. JPEN 15:252-261, 1991.

160. Johnson LR, Schanbacther LM, Dudrick SJ et al. Effect of long term parenteral feeding on pancreatic secretion and serum secreting. Am J Physiol 233:E524-E529, 1977.

161. Johnson RC, Cotter R. Metabolism of medium chain triglyceride lipid emulsion. Nutr Int 2:150-158, 1986.

162. Johnson WC, Ulrich F, Meguid MM et al. Role of delayed hypersensitivity in predicting postoperative morbidity and mortality. Am J Surg 137:536-542, 1979.

163. Jones KW, Seltzer MH, Slocum BA et al. Parenteral nutrition complications in a voluntary hospital. J Parent Ent Nutr 8:385-390, 1984.

164. Jorge Filho I. Terapia Nutricional na Síndrome do Intestino Curto. In: Campos ACL (ed). Nutrição em Cirurgia. Clínica Brasileira de Cirurgia ano VII, vol 1 pp 213-240, 2001.

165. Kalfarentzos F, Kehagias N, Mead K, et al. Enteral nutrition is superior to parenteral nutrition in severe acute pancreatitis: results of a randomized prospective trial. Br J Surg 84:1665-9, 1997.

166. Kaminski VM, Deitel M. Nutritional support in the management of external fistulas of the alimentary tract. Br J Surg 62:100-103, 1975.

167. Kelts DG, Grand RJ, Shen G et al. Nutritional basis of growth failure in children and adolescents with Crohn's disease. Gastroenterology 76:720-727, 1979.

168. Kelly GA, Nahrwold DL. Pancreatic secretion in response to an elemental diet and intravenous hyperalimentation. Surg Gynecol Obstet 143:87-91, 1976.

169. Kernzer B, Sloan HR, Haase G et al. The jejunal of pancreatic enzymes. Pediatr Res 15:250-254, 1981.

170. King CE, Toskes PP. Small intestine bacterial overgrowth. Gastroenterology 76:1035-1055, 1979.

171. Kinney JM. Calories-Nitrogen Disease and Injury Relationships. AMA Symposium on Total Parenteral Nutritional. Nashville, Tennessee, 1972.

172. Kinsella JE, Lokesh B. Dietary lipids, eicosanoids, and the immune system. Crit Care Med 18:141-160, 1990.

173. Kirschner BS, Klich JR, Kalman SS et al. Reversal of growth retardation in Crohn's disease with therapy emphasizing oral nutrition restriction. Gastroenterology 80:10-15, 1981.

174. Klein E, Shnebaum S, Ben-Ari G et al. Effects of total parenteral nutrition on exocrine pancreatic secretion. Am J Gastroenterol 78:31-33, 1983.

175. Klein S, KinneYJ, Jeejeebhoy K et al. Nutrition support in clinical practice: review of published data and recommendations for future research directions. Summary of a Conference sponsored by the National Institutes of Health, American Society for Parenteral and Enteral Nutrition and American Society for Clinical Nutrition. Ma J Clin Nutr 66: 683, 1997 & JPEN 21: 133, 1997.

176. Konturek SJ, Tasler J, Dieszkowski M et al. Intravenous amino acids and fat stimulate pancreatic secretion. Am J Physiol 236:E676-E684, 1979.

177. Koruda MJ, Rolandelli RH, Settle RG et al. Effect of parenteral nutrition supplemented wirh short chain fatty acids on adaptation to massive bowel resection. Gastroenterology 95:715-720, 1988.

178. Kripke SA, Fox DA, Berman JM et al. Stimulation of intestinal mucosal growth with intracolonic infusion of short chain fatty acids. J Parent Ent Nutr 109-116, 1989.

179. Kuczmarski RJ, Flegal KM, CAmpbell SM et al. Increasing prevalence of overweight among US adults. The National Health and Nutrition Examination Surveys. 1960-91. JAMA 272:205-211, 1994.

180. Kudsk KA, Stone JM, Carpenter G et al. Enteral and parenteral feeding influences mortality after hemoglobin-E. coli peritonitis in normal rats. J Trauma 23:605-607, 1983.

181. Kushner R, Scjoeller DA. Estimation of total body water by bioelectrical inpedance analysis. Am J Clin Nutr 44:417-424, 1986.

182. Larsson DE, Burton DO, Schroeder KW et al. Percutaneous endoscopic gastrostomy. Indications, success, complications and mortality in 314 consecutive patients. Gastroenterology 93:48-52, 1987.

183. Lashner BA, Evans AA, Hanauer SB. Preoperative total parenteral nutrition for bowel resection in Crohn's disease. Dig Dis Sci 34:741-746, 1989.

184. Lebenthal E, Lee PC. Glucoamylase and disacharidase activities in normal subjects and in patients with mucosal injury of the small intestine. Pediatrics 97:389-394, 1980.

185. Lentze MJ. Intestinal adaptation in short bowel syndrome. Eur J Pediatr 148:294-299, 1989.

186. Léon P, Redmond HP, Stein TP et al. Arginine supplementation improves histone and acute-phase protein synthesis during gram-negative sepsis in the rat. J Parent Ent Nutr 15:503-508, 1991.

187. Levine GM, Durin JJ, Steiger E et al. Role of oral intake in maintenance of gut mass and disaccharide activity. Gastroenterology 67:975-982, 1974.

188. Levine GM et al. Small bowel resection. Oral intake is the stimulus for hyperplasia. Dig Dis 21:542-546, 1976.

189. Lim GM, Sheldon GE, Mucroy J. Biliary secretory IgA levels in rats with protein-calorie malnutrition. Ann Surg 207:635-640, 1988.

190. Lim STK, Choa RG, Lam KH et al. Total parenteral nutrition versus gastrostomy in the preoperative preparation of patients with carcinoma of the oesophagus. Br J Surg 68:69-72, 1981.

191. Long CL, Kinney JM, Broell JR et al. Contribution fo protein to calorie expenditure. Surgery 68:168-174, 1970.

192. Long CL, Spencer JR, Kinney JM et al. Carbohydrate metabolism in man: Effect of elective operations and major injury. J Appl Physiol 31:110-116, 1971.

193. Lukaski HC. Methods for the assessment of human body composition: traditional and new. Am J Clin Nutr 46:537-556, 1987.

194. Mac Fadyen Jr BV, Dudrick SJ, Ruberg RL. Management of gastrointestinal fistulas with parenteral hyperalimentation. Surgery 74:100-105, 1973.

195. Maclean LD, Rhode BM, Nohr CW. Late outcome of isolated gastric bypass. Ann Surg 231:524-528, 2000.

196. Marceau P, Hould FS, Simard S, et al. Biliopancreatic diversion with duodenal switch. World J Surg 22:947-954, 1998.

197. McClave SA, DeMeo MT, DeLegge MH et al. North American Summit on Aspiration in the critically ill patient: Consensus Statement. J Parent Ent Nutr 26 (6) Suppl: S80-S85, 2002.

198. McClave SA, Green L, Snider H et al. Comparison of the safety of early enteral versus parenteral nutrition in mild acute pancreatitis. J Parent Enteral Nut 21:14-20, 1997.

199. Madden HP, Breslin RJ, Wasserkrug HL et al. Stimulation of T-cell immunity by arginine enhances survival in peritonitis. J Surg Res 44:658-663, 1988.

200. Maki D, Goldman DA, Rham FS. Infection control in intravenous therapy. Ann Interm Med 79:867-887, 1973.

201. Mascioli E, Leader L, Flores E et al. Ebhanced survival to endotoxin in guinea pig fed IV fish oil emulsions. In: Polyunsatured Fatty Acids and eicosanoids. Lands WEM (ed). Cahmpaing, American Oil Chemists Society, pp 139-147, 1987.

202. Mayr JM, Schober PH, Weissensteiner U, Hollwarth ME. Morbidity and mortality of the short bowel syndrome. Eur J Pediatr Surg 9: 231-235, 1999.

203. McIntyre PB, Powell-Tuck J, Wood SR et al. Controlled trial of bowel rest in the treatment of severe acute colitis. Gut 27:481-485, 1986.

204. Meguid MM. Blood insulin responses to blood glucose levels in high output sepsis and septic shock. Am J Surg 135:577-583, 1978.

205. Meguid MM, Akahoshi MP, Hill LR. Evaluation of the practice of using a hyperalimentarion catheter for multiple pourposes. Nutr Int 2:45-52, 1986.

206. Meguid MM, Akahoshi MP, Jeffers S et al. Amelioration of metabolic complications of conventional total parenteral nutrition. Arch Surg 119:294-299, 1984.

207. Meguid MM, Brennan MD. Hyperglucagonemia after burns. Lancet 1:319, 1974.

208. Meguid MM, Campos AC, Lukaski HC, Kiell C. A new single cell in-vitro model determine volume and sodium concentration changes by bioelectrial impedance analysis. Nutrition 4:363-366, 1988.

209. Meguid MM, Campos AC, Meguid V et al. IONIP: A criterion of surgical outcome and patient selection for perioperative nutritional support. Br J Clin Prac 42:8-14, 1988.

210. Meguid MM, Curtas S, Chen M et al. Aductor pollicis muscle tests to detect and correct subclinical malnutrition in preoperative cancer patients. Am J Nutr 45:843, 1987.

211. Meguid MM, Curtas S, Meguid V, Campos AC. Effects of preoperative TPN on surgical risk: preliminary status report. Br J Clin Prac 42:53-58, 1988.

212. Meguid MM, Moore MC, Fitzpatrick G et al. Norepinephrine-induced insulin and substrate changes in normal man: Incomplete reversal by phentolamine. J Surg Res 18:365-369, 1975.

213. Meguid MM, Williams LF. The use of gastrostomy to correct malnutrition. Surg Gynecol Obstet 149:27-32, 1979.

214. Melissas J, Cristodoulakis M, Spyridakis M et al. Diisorders associated with clinically severe obesity: significant improvement after surgical weight reduction. South Med J 91:1143-1148, 1998.

215. Mendenhall CL, Anderson S, Wessner RE et al. Protein-calorie malnutrition associated with alcoholic hepatitis. Am J Med 76:211-222, 1984.

216. Messing B, Pietra-Cohen S, Deburee A et al. Antibiotic-lock technique: a new approach to optimal therapy for catheter-related sepsis in home parenteral nutrition patients. J Parent Ent Nutr 12:185-189, 1988.

217. Messing B, Pigot R, Rongier M et al. Intestinal absorsion of free oral hyperalimentation in the very short bowel syndrome. Gastroenterology 100:1502-1508, 1991.

218. Metropolitan Life Insurance Company. New weight standards for men and women. Statis Bull 40:1, 1959.

219. Miki C, Iriyama K, Mayer AD et al. Energy storage and cytokine response in patients undergoing liver transplantation. Cytokine 11:244-8, 1999.

220. Moghissi K, Hornshaw J, Teasdale PR et al. Parenteral nutrition in carcinoma of the oesophagus treated by surgery: nitrogen balance and clinical studies. Br J Surg 64:128, 1977.

221. Moore EE, Jones TN. Nutritional assessment and preliminary report on early support of the trauma patient. J Am Nutr 2:45-54, 1983.

222. Morgan DB, Hill GL, Burkershaw L. The assessment of weight loss from a single measurement of body weight. The Problems and limitations. Am J Clin Nut 33:2101-2105, 1980.

223. Morse JM, Reddy KR, Thomas E. Hemosuccus pancreaticus: a case of obscure gastrointestinal bleeding- diagnosis by endoscopy and successful management by total parenteral nutrition. Am J Gastroenterol 73:572-574, 1983.

224. Mosca R, Curtas S, Forbes B, Meguid MM. The benefit of isolator cultures in the management of suspected catheter sepsis. Surgery 102:718, 1987.

225. Muggia-Sullam M, Bower RH, Murphy RF et al. Postoperative enteral versus parenteral nutritional support in gastrointestinal surgery. A matched prospective study. Am J Surg 149:106-112, 1985.

226. Mughal MM, Meguid MM. The effect of nutritional status on morbidity after elective surgery for benign gastrointestinal surgery. J Parent Ent Nutr 11:140-143, 1987.

227. Mullen JL, Buzby GP, Waldman TF et al. Prediction of operative morbidity and mortality by preoperative nutritional assessment. Surg Forum 30:80-82, 1979.

228. Mullen JL, Hargrove WC, Dudrick SJ et al. Ten years experience with intravenous hyperalimentation and inflammatory bowel disease. Ann Surg 187:523-529, 1978.

229. Mullen JL, Smith LC. Nutritional assessment and indications for nutritional support. Surg C in North Am 71:449-57, 1991.

230. Muller JM, Dienst C, Brenner U et al. Preoperative parenteral feeding in patients with gastrointestinal carcinoma. Lancet 1:68-71, 1982.

231. Neale G, Gompertz D, Schonsby H et al. The metabolic and nutritional consequences of bacterial overgrowth in the small intestine. Am J Clin Nutr 25:1409-147, 1972.

232. Nehme A. Nutritional support of the hospitalized patient. The team concept. JAMA 243:1905-1908, 1980.

233. Newsholme EA, Start C. Regulation in metabolism. London, John Wiley and Sons, 1973.

234. Nightingale JMD, Lennard-Jones JE. The short bowel syndrome: What's new and old. Dig Dis 11:12-31, 1993.

235. Nordenstrom J, Askanazl J, Elwyn DH et al. Nitrogen balance during total parenteral nutrition. Ann Surg 197:27-33, 1983.

236. Nordenstrom J, Carpentier YA, Askarazi J et al. Free fatty acid morbilization and oxidation during total parenteral nutrition, trauma and infection. Ann Surg 198:725-735, 1983.

237. Nordestron J, Jastrand C, Wiernik A. Decreased chemotatic and random migration of leukocytes during intralipid infusion. Am J Clin Nutr 32:2416-2422, 1979.

238. Novak F, Heyland DK, Avenell A et al. Glutamine supplementation in serious illness: a systemic review of the evidence. Crit Care Med 30:2022-9, 2002.

239. Odessey R, Khairallah EA, Goldberg AL. Origin and possible significance of alanine production by skeletal muscle. J Biol Chem 249:623-629, 1974.

240. O'Keefe SJD, Ogden J, Dicker T. Enteral and parenteral branched-chain amino acid-supplemented nutritional support in patients with encephalopathy due to alcoholic liver disease. J Parent Ent Nutr 11:447-453, 1987.

241. O'Keefe SJD, Ogden J, Rund J, Potter P. Steroids and bowel rest versus elemental diet in the treatment of patientes with Crohn's disease: The effect of protein metabolism and immune function. J Parent Ent Nutr 13:455-460, 1989.

242. O'Morain C, Segal AW, Levi AJ. Elemental diet as primary treatment of acute Crohn's disease: A controlled trial. Br Med J 288:1859-1862, 1984.

243. Padberg Jr FT, Ruggiero J, Blackburn GL et al. Central venous catheterization for parenteral nutrition. Ann Surg 193:264-270, 1981.

244. Pitt HA, King W, Mann LL et al. Increased risk of cholelithiasis with prolonged total parenteral nutrition. Am J Surg 145:106-112, 1983.

245. Polk DB, Hattner JAT, Kerner JA. Improved growth and disease activity after intermittent administration of a defined formula diet in children with Crohn's disease. J Parent Enter Nutr 16:499-504, 1992.

246. Pordum PP, Kirby DF. Short bowel syndrome: "A review of the role of nutritional support. J Parent Ent Nutr 15:93-101, 1991.

247. Preshaw RM, Attisha RP, Hollings-Worth WJ et al. Randomized sequential trial of parenteral nutrition in healing of colonic anastomoses in man. Canad J Surg 22:437-439, 1979.

248. Reber HA, Roberts C, Way LW et al. Management of external gastrointestinal fistulas. Ann Surg 188:460-547, 1978.

249. Regan PT. Medical treatment of acute pancreatitis. Mayo Clin Proc 54:432-434, 1979.

250. Robin AP, Campbell R, Palani CK. Total parenteral nutrition during acute pancreatitis: clinical experience with 156 patients. World J Surg 14:572-578, 1990.

251. Rocchio MA, Mocha C, Haas KF et al. Use of chemically defined diets inthe management of patients with acute inflammatory bowel disease. Am J Surg 127:469-475, 1974.

252. Rolandelli RH, Koruda MJ, Settle RG, Rombeau JL. Effects of intraluminal infusion of short cahin fatty acids on the healing of colonic anastomosis in the rat. Surgery 100:198-203, 1986.

253. Rose D, Yarborough MF, Canizaro PL et al. One hundred and fourteen fistulas of the gastrointestinal tract treated with total parenteral nutrition. Surg Gynecol Obstet 163:345-350, 1986.

254. Rossi-Fanelli Riggio O, Cangiano C et al. Branched-chain amino acids vs. laclatulose in the treatment of hepatic coma: a controlled study. Dig Dis Sci 27:929-934, 1982.

255. Rutgeerts P, Choos Y, Vantrappen G, Eyessen H. Ileal dysfunction and bacterial overgrowth in patients with Crohn's disease. Eur J Clin Invest 11:199-206, 1981.

256. Ryan Jr JA. Complications of total parenteral nutrition. In: Fischer JE. (ed). Total Parenteral Nutrition. Boston, Little, Brow and Co pp 55-100, 1986.

257. Sagar S, Harland P, Shields R. Early postoperative feeding with elemental diet. Br Med J 1:293-295, 1979.

258. Saito H, Trochi O, Wesley-Alexander J et al. The effect of the route of nutrient administration on the nutritional state, catabolic hormone secretion and gut mucosal integrity after burns injury. J Parent Ent Nutr 11:1-7, 1987.

259. Salvalaggio PRO, Zeni Neto C, Tolazzi ARD, Gasparetto EL, Coelho JCU, Campos ACL. Oral glutamine does not prevent bacterial translocation in rats subjected to intestinal obstructin and Escherichia coli challenge but reduces systemic bacteria spread. Nutrition 18:334-337, 2002.

260. Saverymuttu S, Hodgson HJF, Chadwick VS. Controlled trial comparing prednisone with an elemental diet plus non-absorbable antibiotics in active Crohn's disease. Gut 26:994-998, 1985.

261. Sax HC, Warner BW, Talamini MA et al. Early total parenteral nutrition in acute pancreatitis: lack of beneficial effects. Am J Surg 153:117-124, 1987.

262. Scheppach W, Sommer H, Kirschner T et al. Effect of butyrate enemas on the colonic mucosa in distal ulcerative colitis. Gastroenterology 102:1445-1446, 1992.

263. Scolapio JS. Treatment of short bowel syndrome. Curr Opin Clin Nutr Met Care 4:557-60, 2001.

264. Segal KR, Gusini B, Presta E et al. Estimations of human body composition by bioelectrial impedance methods: a comparative study. J Appl Physiol 58:1565-1571, 1985.

265. Seidman EG. Nutritional management of inflammatory bowel disease. Gastroenterol. Clin North Am 17:129-155, 1989.

266. Seidman EG, Roy CC, Weber AM et al. Nutrition therapy of Crohn's disease in childhood. Dig Dis Sci 32:82S-88S, 1987.

267. Senagore AJ, Mackeigan JM, Schneider M et al. Short-chain fatty acid enemas: A cost-effective alternative in the treatment of nonspecific proctosigmoiditis. Dis Colon Rectum 35:928-932, 1992.

268. Seltzer MH, BAstidas JA, Cooper DM et al. Instant nutritional assessment. J Parent Ent Nutr 3:157-159, 1979.

269. Shike M, Harrinson JE, Sturtridge WC et al. Metabolic bone disease in patients receiving long-term total parenteral nutrition. Ann Intern Med 92:343-350, 1980.

270. Shike M, Shils ME, Heller A et al. Bone disease in prolonged parenteral nutrition: osteopenia without mineralization defect. Am J Clin Nutr 44:89-98, 1986.

271. Sietger E, Rettura G, Barbul A et al. Arginine:an essential amino acid for injured rats. Surgery 84:224-230, 1978.

272. Silberman H. The role of perioperative parenteral nutrition in cancer patients. Cancer 55:254-257, 1985.

273. Sitges-Serra A, Jaurrieta E, Sitges-Creus A. Management of postoperative enterocutaneous fistulas: the roles of parenteral nutrition and surgery. Br J Surg 69:147-150, 1982.

274. Sitzman JZ, Steiboin PA, Zinner MS. TPN and alternative energy substrates in the treatment of severe acute pancreatitis. Surg Gynecol Obstet 168:311-317, 1989.

275. Skeie B, Askanazi J, Rothkopf MM et al. The benefical effects of fat on ventilation and pulmonary function. Nutrition 3:149-154, 1987.

276. Sobrado J, Moldawer LL, Pomposelli JJ, Masciolo EA, Babayan VK, Bistrian BR, Blackburn GL. Lipid emulsione and reticuloendothelial system function in healthy and burned guinea pigs. Am J Clin Nutr 42:855-863, 1985.

277. Soeters PB, Ebeid AM, Fischer JE. Review of 404 patients with gastrointestinal fistulas. Ann Surg 190:189-202, 1970.

278. Soeters PB, Fischer JE. Insulin, glucagon, amino acid imbalance and hepatic encephalopathy. Lancet 2:880-882, 1976.

279. Souba WW, Smith RJ, Wilmore DW. Glutamine metabolism by the intestinal tract. J Parent Ent Nutr 9:608-617, 1985.

280. Souba WW, Roughneen PT, Goldwater DL, Williams JC, Rowlands RJ. Postoperative alterations in interorgan glutamine exchange in enterectomized dogs. J Surg Res 42:117-125, 1987.

281. Starnes HF, Warren RS, Jeevanandam M et al. Tumor necrosis factor and the acute metabolic response to tissue injury in man. J Clin Invest 82:1321-1325, 1988.

282. Steinberg BS, Spenser SL, Christopher LV et al. Comparison of ropivacaine-fentanyl patient controlled epidural analgesia with morphine intravenous patient controlled analgesia for perioperative analgesia and recovery after open colon surgery. J Clin Anest 4;571-6, 2002.

283. Steinfield JL, Davidson JD, Gordon RS, Greene FE. The mechanism of hypoproteinemia in patients with regional enteritis and ulcerative colitis. Am J Med 29:405-415, 1960.

284. Steiger E, SRP F, Helbley MI et al. Home Parenteral Nutrition, vol. 2, Rombeau, J.C, Caldwell, M.D. (eds). WB Saunders, Philadelphia, 2 vol, pp 654-679, 1986.

285. Stein TP, Presti ME, Leskiw MJ, Torosian ME, Settle RG, Buzby GP, Schluter MD. Comparison of glucose, LCT and LCT plus MCT as caloric sources for parenterally nourished rats. Am J Physiol 246:277-287, 1984.

286. Stenson WF, Cort D, Rodgers J et al. Dietary supplementation with fish oil in ulcerative colitis. Am Intern Med 116:609-614, 1992.

287. Stewart PM, Hensley WN. Br Med J 283:1578, 1981.

288. Strauss E, Santos WR, Da Silva EC et al. A randomized controlled clinical trial for the evaluation of the efficacy of an enriched branched-chain amino acid solution compared to neomycin in hepatic encephalopathy. Hepatology 3:862-864, 1983.

289. Sugerman HJ, Kellum JM, Engle KM, et al. Gastric bypass for treating severe obesity. Am J Clin Nutr 55(suppl 2):560-566, 1992.

290. Thomas RJ. The responce of patients with fistulas of the gastrointestinal tract to parenteral nutrition. Surg Gynecol Obstet 153:77-80, 1981.

291. Thompson JS. Intestinal transplantation. Experience in the United Sates. Eur J Pediatr Surg 9:271-273, 1999.

292. Thompson ABR, Burst R, Mam A et al. Iron deficiency in inflammatory bowel disease: Diagnostic efficacy of serum ferritin. Am J Dig Dis 23:705-709, 1978.

293. Thompson AG, Stephens RV, Randall HT et al. Use of the "space-diet" in the management of a patient with extremely short bowel syndrome. Am J Surg 117:449, 1969.

294. Thompson JS, Vaughan WP, Forst CF et al. The effect of the route of nutrient delivery on gut structure and diamine oxidase levels. J Parent Ent Nutr 11:28-32, 1987.

295. TNT — Terapia Nutricional Total. Federação Latino-Americana de Nutrição Parenteral e Enteral. São Paulo, 2003.

296. Torelli GF, Campos ACL, Meguid MM. Use of TPN in terminally III cancer patients. Nutrition 15:665-667, 1999.

297. Torosian MH, Daly JM. Nutritional support in the cancer-bearning host. Effects on host and tumor. Cancer 58:1915-1929, 1986.

298. Trier JS, Winter HS. Anatomy, embriology and developmental abnormalities of the small intestine and colon. In: Gastrointestinal disease: Pathophysiology, diagnosis, and management, Sleisenger MH, Fordtran JS. (eds), WB Saunders, Philadelphia, pp. 991-1021, 1989.

299. Van Way CW, Moore EE, Allo M et al. Comparison of total parenteral nutrition with 25% and 45% branched chain amino acids in stressed patients. Am Surg 51:609-616, 1985.

300. Variyon EP. Central vein hyperalimentation in pancreatic ascites. Am J Gastroenterol 78:178-181, 1983.

301. Veterans Affairs Total Parenteral Nutrition Cooperative Study Group. Perioperative parenteral nutrition in surgical patients. N Eng J Med 325: 525, 1991.

302. Voitk A, Brown RA, Echave V et al. Use of an elemental diet in the treatment of complicated pancreatitis. Am J Surg 125:223-227, 1973.

303. Wahren JJ, Desurmont P et al. Is intravenous administration of branched-chain amino acids effective in the treatment of hepatic encephalopathy? Hepatology 3:475-478, 1983.

304. Wall AJ, Kirsner JB. Ulcerative colitis and Crohn's disease of the colon: Symptoms, signs and laboratory aspects. In: Kirsner JB, Shorter RG. (eds): Inflammatory Bowel Disease. Philadelphia, Lea & Febiger pp 101-108, 1975.

305. Waydhas C, Nast-Kolb D, Jochum M et al. Inflammatory mediators, infection, sepsis, and multiple organ failure after severe trauma. Arch Surg 127:460-467, 1992.

306. Webb Jr RS. Jr. Correlaction of malnutrition in surgical patients. Surg Clin North Am 44:141, 1964.

307. Weinsier RL, Bacon J, Butterworth CE. Central venous alimentation: A prospective study of the frequency of metabolic abnormalities among medical and surgical patients. J Parent Ent Nutr 6:421-425, 1982.

308. Wene JD, Connor WE, Der Besten L. The development of essential fatty acid deficiency in healthy men fed fat-free diets intravenously and orally. J Clin Inves 56:127, 1975.

309. Weser E, Urban E. The Short Bowel Syndrome. In: Gastroenterology. Beut et al (ed) pp. 1792-1802, 1985.

310. Williams NS, Evans P, King RFGJ. Gastric acid secretion and gastrin production in the short bowel syndrome. Gut 26:914-919, 1985.

311. Williams RHP, Heatley RV, Lewis MH et al. A randomized controlled trial of preoperative nutrition in patients with stomach cancer. Br J Surg 63:667, 1976.

312. Wilmore DW Long JM, Mason Jr AD et al. Catecholamines: Mediator of the hypermetabolic response to thermal injury. Ann Surg 1980:653-668, 1974.

313. Windsor AC, Kanwar S, Li A, et al. Compared with parenteral nutrition, enteral feeding attenuates the acute phase response and improves disease severity in acute pancreatitis. Gut 42:431-5, 1998.

314. Wolfe BM, Ryder MA, Nishikawa RA. Complications of parenteral nutrition. Am J Surg 152:93-99, 1986.

315. Yamada N, Koyama H, Hioki K et al. Effect of postoperative total parenteral nutrition (TPN) as an adjunct to gastrectomy for advanced gastric carcinoma. Br J Surg 70:267-274, 1983.

316. Yeung CK, Smith RD, Hill GL. Effects of an elemental diet on body composition: comparison with intravenous nutrition. Gastroenterology 77:652-657, 1979.

Terapia Nutricional em Câncer do Aparelho Digestório

1. Argiles JM, Busquets S, Lopez-Soriano FJ. Metabolic inter-relationships between liver and skeletal muscle in pathological states. Life Sci 69(12):1345-61, 2001.

2. Boros LG, Lee WN, Go VL. A metabolic hypothesis of cell growth and death in pancreatic cancer. Pancreas 24(1):26-33, 2002.

3. Bozzetti F, Migliavacca S, Scotti A, Bonalumi MG, Scarpa D, Baticci F, Ammatuna M, Pupa A, Terno G, Sequeira C, Masserini C, Emanuelli H. Impact of cancer, type, site, stage and treatment on the nutritional status of patients. Ann Surg 196:170, 1982.

4. Bozzetti F, Gavazzi C, Miceli R, Rossi N, Mariani L, Cozzaglio L, Bonfanti G, Piacenza S. Perioperative total parenteral nutrition in malnourished, gastrointestinal cancer patients: a randomized, clinical trial. JPEN J Parenter Enteral Nutr, 24(1):7-14, 2000.

5. Braga M, Gianotti L, Nespoli L, Radaelli G, Di Carlo V. Nutritional approach in malnourished surgical patients: a prospective randomized study. Arch Surg 137(2):174-80, 2002.

6. Braga M, Gianotti L, Radaelli G, Vignali A, Mari G, Gentilini O, Di Carlo V. Perioperative immunonutrition in patients undergoing cancer surgery: results of a randomized double-blind phase 3 trial. Arch Surg 134(4):428-33, 1999.

7. Braga M, Gianotti L, Vignali A, Carlo VD. Preoperative oral arginine and n-3 fatty acid supplementation improves the immunometabolic host response and outcome after colorectal resection for cancer. Surgery 132(5):805-14, 2002.

8. Braga M; Vignali A; Gianotti L Cestari A; Profili M; Di Carlo V. Immune and Nutritional Effects of Early Enteral Nutrition after Major Abdominal Operation. Eur J Surg 162:105-112, 1996.

9. Buzby GP. The Veterans Affairs TPN Cooperative Study Group: Perioperative TPN in surgical patients. N Engl J Méd 325:525-532, 1991.

10. Cabal-Manzano R, Bhargava P, Torres-Duarte A, Marshall J, Bhargava P, Wainer IW. Proteolysis-inducing factor is expressed in tumours of patients with gastrointestinal cancers and correlates with weight loss. Br J Cancer 15;84(12): 1599-601, 2001.

11. Calder PC, Deckelbaum RJ. Dietary lipids: more than just a source of calories. Curr Opin Clin Nutr Metab Care 2(2):105-7, 1999.

12. Campos AC, Meguid M. A critical appraisal of the use of perioperative nutritional support. Am Clin Nutr 55:117-130, 1992.

13. Dempsey DT, Feurer ID, Knox LS, Crosby LO, Buzby GP, Mullen JL. Energy expenditure in malnourished gastrointestinal cancer patients. Cancer 53:1265-1273, 1984.

14. Dewys WE, Begg C, Lavin PT. Prognostic effect of weight loss prior to chemotherapy in cancer patients. Am J Med 69:491-497, 1980.

15. Gianotti L, Braga M, Nespoli L, Radaelli G, Beneduce A, Di Carlo V. A randomized controlled trial of preoperative oral supplementation with a specialized diet in patients with gastrointestinal cancer. Gastroenterology 122(7):1763-70, 2002.

16. Gunter HJ, Hagmuller E, Kollmar E, Saeger HD, Holm E. "In vivo" investigation of substrate exchange concerning energy-metabolism by human colon carcinomas. Clin Nutr 11:17, 1992.

17. Guppy M, Leedman P, Zu X, Fussell V. Contribution by different fuels and metabolic pathways to the total ATP turnover of proliferating MCF-7 breast cancer cells Biochem J 364: 309-15, 2002.

18. Hagmuller E, Gunther HL, Kollmar H, Saeger HD, Ghoos Y. "In vivo" investigations of protein metabolism in human colon carcinomas using a modified tracer technique with ^{13}C-leucine. Clin Nutr 11:16, 1992.

19. Hasselgren PO, Fischer JE. The ubicuitin-proteasome pathway: review of a novel intracellular mechanism of muscle protein breakdown during sepsis and other catabolic conditions. Ann Surg 225(3):307-16, 1997.

20. Hershko A, Ciechanover A. The ubiquitin system for protein degradation. Annu Rev Biochem 61:761-807, 1992.

21. Hirai K, Hussey HJ, Barber MD, Price SA, Tisdale MJ. Biological evaluation of a lipid-mobilizing factor isolated from the urine of cancer patients. Cancer Res 58(11):2359-65, 1998.

22. Islam-Ali B, Khan S, Price SA, Tisdale MJ. Modulation of adipocyte G-protein expression in cancer cachexia by a lipid-mobilizing factor (LMF). Br J Cancer 85(5):758-63, 2001.

23. Levin RD, Gordon JH, Simonich W, Mellijor A, Sanchez R, Williams RM. Phase I clinical trial with floxuridine and high-dose continuous infusion of leucovorin calcium. J Clin Oncol 9:94-99, 1991.

24. Lecker SH, Solomon V, Mitch WE, Goldberg AL. Muscle protein breakdown and the critical role of the ubiquitin-proteasome pathway in normal and disease states. J Nutr 129(1S Suppl):227S-37S, 1999.

25. Lorite MJ, Smith HJ, Arnold JA, Morris A, Thompson MG, Tisdale MJ. Activation of ATP-ubiquitin-dependent proteolysis in skeletal muscle in vivo and murine myoblasts in vitro by a proteolysis-inducing factor (PIF). Br J Cancer 20;85(2):297-302, 2001.

26. Meguid M. Mechanism underlying anorexia and cachexia in experimental tumors. ESPEN Congress Book, 1993.

27. McGeer AJ, Detsky AS, O'ROURKE K. Parenteral nutrition in patients undergoing cancer chemotherapy: A meta-analysis. Nutrition 6:233-240, 1990.

28. Morlion BJ, Stehle P, Wachtler P, Siedhoff HP, Koller M, Konig W, Furst P, Puchstein C. Total parenteral nutrition with glutamine dipeptide after major abdominal surgery: a randomized, double-blind, controlled study. Ann Surg 227(2):302-8, 1998.

29. Rose D, Connoly J. Regulation of tumor angiogenesis by dietary fatty acids and eicosanoids. Nutrition and Cancer 37: 119-27, 2000.

30. Saito T, Kuwahara A, Shigemitsu Y, Kinoshita T, Shinoda K, Miyahara M, Kobayashi M, Shimaoka A. Factors related to malnutrition in patients with esophageal cancer. Nutrition 7(2):117-121, 1991.

31. Semenza GL. Angiogenesis in Ischemic and Neoplastic Disorders. Annu Rev Med 2002; [epub ahead of print]. [Abstract].

32. Semenza GL, Artemov D, Bedi A, Bhujwalla Z, Chiles K, Feldser D, Laughner E, Ravi R, Simons J, Taghavi P, Zhong H. 'The metabolism of tumours': 70 years later. Novartis Found Symp 240:251-60; discussion 260-4, 2001.

33. Smith JS & Souba WW. Nutritional Support. Chapter 56.2: Supportive Care and Quality of Life. In: DeVita Jr, Hellman S, Rosenberg SA. Cancer & Practice of Oncology. Ed JB Lippincott Company, Pensilvania vol. 2, pp 3012-31, 2001.

34. Tchekmedyian NS, Zahina D, Halpert C. Clinical staging of nutritional status of cancer patients (Abst 1388) Proc Am Clin Oncol 11:398, 1992.

35. Tisdale MJ. Cancer anorexia and cachexia. Nutrition 17:438-42, 2001.

36. Tisdale, MJ. Wasting in cancer. J Nutr 129: 243S-46S, 1999.

37. Tisdale MJ. Biochemical mechanisms of cellular catabolism. Curr Opin Clin Nutr Metab Care 5(4):401-5, 2002.

38. Tisdale MJ, McDevitt TM, Todorov PT, Cariuk P. Catabolic factors in cancer cachexia. In Vivo 10(2):131-6, 1996.

39. Tisdale MJ, Brennan RA. Loss of acetoacetate coenzyme A transferase activity in tumours of peripheral tissues. Br J Cancer 47(2):293-7, 1983.

40. Todorov P, Cariuk P, McDevitt T, Coles B, Fearon K, Tisdale M. Characterization of a cancer cachectic factor. Nature 22;379(6567):739-42, 1996.

41. Todorov PT, Mcdevitt TM, Meyer DJ, Ueyama H, Ohkubo I, Tisdale MJ. Purification and characterization of a tumor lipid-mobilizing factor. Cancer Res Jun 1; 58(11):2353-8, 1998.

42. Waitzberg DL. Câncer. In: Terapia nutricional Parenteral e Enteral, 2ª ed. Riella MC (ed). Guanabara Koogan pp 253-267, 1993.

43. Waitzberg DL, Goncalves EL, Faintuch J, Bevilacqua LR, Rocha CL, Cologni AM. Effect of diets with different protein levels on the growth of Walker 256 carcinoma in rats. Braz J Med Biol Res 22(4):447-455, 1989.

44. 44. Waitzberg DL, Jesus RP, Alves CC. Atualização nutricional no câncer do aparelho digestório. In: Atualização em Cirurgia do Aparelho Digestivo e Coloproctologia (Gastrão — 2002). Ed Frôntis Editorial, São Paulo, pp 135-64.

45. Wu GH, Zhang YW, Wu ZH. Modulation of postoperative immune and inflammatory response by immune-enhancing enteral diet in gastrointestinal cancer patients. World J Gastroenterol 7(3):357-62, 2001.

Farmacologia Clínica do Aparelho Digestivo

FARMACOLOGIA DOS ANTIDIARRÉICOS

Ismael Maguinik

Cristina Flores

INTRODUÇÃO

A diarréia é um sintoma prevalente na prática clínica em todo o mundo. A diarréia aguda infecciosa é responsável por alta morbimortalidade, principalmente entre crianças nos países subdesenvolvidos[8,19,35,46]. Como a diarréia é um sintoma decorrente de uma doença subjacente, a terapêutica deve sempre ser direcionada à patologia subjacente[19]. Os fármacos antidiarréicos devem ser encarados como adjuvantes e nunca utilizados como terapêutica principal em detrimento da reidratação oral e outras medidas reconhecidamente eficazes[4,8,16,17,35]. Em muitas situações, essas drogas não oferecem nenhum benefício em relação ao placebo e não são livres de efeitos adversos[3,8]. Porém, em alguns casos, os antidiarréicos podem ser utilizados para o controle sintomático. Na diarréia aguda infecciosa a diminuição das evacuações pode ser conveniente socialmente, mas torna mais vagarosa a eliminação de microorganismos, aumentando a morbidade de um processo geralmente autolimitado[3,8,14,26,46]. Existem vários grupos de fármacos antidiarréicos que serão abordados separadamente no decorrer deste capítulo.

FÁRMACOS ANTIMOTILIDADE

São os opióides (codeína e tintura de ópio) e seus derivados sintéticos (difenoxilato e loperamida). Diminuem o volume da diarréia, porém seus mecanismos de ação são incompletamente entendidos[40]. Esses fármacos induzem mudanças na freqüência, amplitude e ritmicidade das contrações fásicas da musculatura longitudinal e circular na parede intestinal que são importantes para a diminuição do trânsito intestinal. Os opióides agem nos receptores *m* do plexo mioentérico, o que leva à inibição do trânsito intestinal proximal[37,39,40]. De uma forma ou de outra a diminuição da motilidade prolonga o tempo de trânsito intestinal permitindo maior tempo de contato com a mucosa para absorção de água e eletrólitos[20,26,41]. Vários estudos tem mostrado superioridade da loperamida como droga antidiarréica[6,11,18,29,30,40], talvez por ela ser o único fármaco desse grupo que, além de diminuir a motilidade intestinal, inibe a secreção do intestino delgado[2,22,40]. Esse efeito não-opióide da loperamida ocorre através da inibição da calmodulina, uma proteína reguladora dependente de cálcio, e do bloqueio dos canais de cálcio, diminuindo a liberação de acetilcolina para os receptores intestinais[27,40,41].

Os opióides sintéticos são os antidiarréicos preferidos pela maior duração de ação e menor indução de dependência. O difenoxilato e a loperamida apresentam a vantagem de ter uma ação maior sobre o trato gastrointestinal e menor efeito central. O fosfato de codeína é amplamente absorvido, atinge pico plasmático em minutos e tem a desvantagem de ultrapassar a barreira hematoencefálica. Por outro lado, a loperamida é pouco absorvida (1%), possui um grande metabolismo de primeira passagem pelo fígado, sendo reexcretada na bile; por isso apresenta poucos efeitos centrais. Além da superioridade da loperamida demonstrada em vários trabalhos[6,11,18,29], ela tem a vantagem de não ter sua formulação associada à atropina, como ocorre com o difenoxilato, sendo um fator importante para o uso em homens com hipertrofia prostática, evitando o desencadeamento da retenção urinária[8,19,22,27,40,47]. Esses fármacos devem ser evitados em doença inflamatória intestinal[17]. Sintomas gastrointestinais, como náuseas, cólicas e dispepsia podem ocorrer, no entanto, podem estar mais relacionados com a patologia de base do que propriamente com o uso dessas drogas[11].

Posologia: Loperamida, 4 mg de dose de ataque, seguidos de 2 mg após cada evacuação diarréica até uma dose diária máxima de 16 mg. Tintura de ópio (elixir paregórico) 2,5 a 5 ml de 4 em 4 horas. Codeína 15 a 30 mg de 6 em 6 horas. Difenoxilato com atropina, dose inicial de 5 mg, seguidos de 2,5 mg após cada evacuação até 20 mg por dia.

FÁRMACOS HIDROFÍLICOS (FORMADORES DE BOLO FECAL)

São fármacos paradoxalmente utilizados no tratamento da constipação. O muciloide de *psyllium* parece ser útil em pacientes com diarréia crônica, principalmente naqueles com resposta variável ou incompleta aos opióides. Não possuem efeitos adversos importantes. Têm por objetivo aumentar a consistência das fezes; no entanto, não diminuem a perda fecal de água e aumentam a quantidade de sódio e potássio excretada. Não existem ensaios clínicos bem controlados comparando esses agentes com placebo [8,13,39]. São utilizados com maior freqüência nos pacientes com síndrome do intestino irritável e para melhorar a consistência do efluente da ileostomia e da colostomia [39].

FÁRMACOS ADSORVENTES

Caolim, pectina, alumínio, atapulgita, compostos à base de cálcio e colestiramina são adsorventes inespecíficos, adsorvem nutrientes, medicações, enzimas, água e sais minerais [8,25]. Não são absorvidos sistemicamente. Sua eficácia é duvidosa; não diminuem a perda de água e a freqüência das evacuações quando comparados com o placebo; apenas aumentam a consistência das fezes [8,14,17,19,32]. Devem ser evitados em lactentes e crianças devido aos relatos de aumento das perdas fecais de sódio e potássio [23]. Podem reduzir a biodisponibilidade de outras medicações, devendo ser administrados 1 hora antes ou 3 horas depois. A dose de caolim com pectina é de 15 a 30 ml 3 ou mais vezes ao dia.

A colestiramina é uma resina permutadora de íons que se liga avidamente aos ácidos biliares na luz intestinal. É efetiva no tratamento da diarréia induzida por ácidos biliares, como ocorre nos pacientes após ressecção ileal e vagotomia [8,27,39]. A dose de colestiramina é 4 g 3 vezes ao dia, administrados pouco antes das refeições, podendo-se elevar a dose até 24 g por dia.

FÁRMACOS ANTI-SECRETORES

São considerados fármacos anti-secretores o subsalicilato de bismuto, octreotide e racecadotril.

O mecanismo de ação do subsalicilato de bismuto não está completamente elucidado, porém sabe-se que possui ação anti-secretória, antimicrobiana e antiinflamatória [4,7,19,48]. Reduz o número de evacuações com fezes malformadas em aproximadamente 50% [7]. Produz alívio das náuseas e cólicas abdominais na diarréia dos viajantes e de origem viral [1,5,8,10,14,17,19]. Apesar de o subsalicilato de bismuto ser eficaz no alívio dos sintomas da diarréia dos viajantes, existem vários estudos científicos demonstrando a superioridade da loperamida nessa situação [6,18,19,29]. A dose necessária é bastante elevada, podendo produzir níveis tóxicos de salicilato, os pacientes devem ser orientados a evitar o uso concomitante de ácido acetilsalicílico. Deve ser usado com prudência em crianças, naqueles com hipersensibilidade ao salicilato e naqueles com desordens hemorrágicas [8,17]. A dose de subsalicilato de bismuto é de 30 ml ou 2 comprimidos a cada meia hora até completar 8 doses.

Octreotide, um análogo sintético da somatostatina, possui diversos efeitos sobre o sistema digestório. Inibe a secreção gástrica de ácido e pepsinogênio, inibe as secreções endócrinas (por exemplo: gastrina, colecistocinina, secretina, VIP e motilina), inibe a secreção de fluidos e bicarbonato intestinais e diminui a contratilidade da musculatura lisa do intestino. Sabe-se que receptores de somatostatina são amplamente distribuídos pelo cérebro, tubo digestivo, pâncreas exócrino e endócrino [21]. Suas principais indicações são nos quadros de diarréia secretória, síndrome carcinóide, ileostomias, síndrome do intestino curto, colites por radiação. A meia-vida do octreotide é de aproximadamente 90 minutos. Tratamentos de curta duração geralmente não estão associados com efeitos adversos significativos; podem ocorrer náuseas e desconforto gastrointestinal. Em terapêuticas prolongadas, há possibilidade de colelitíase. Octreotide deve ser administrado em doses de 50 a 100 mg de 8 em 8 horas, subcutâneas, sendo a dose máxima de 500 mg.

Racecadotril (acetorfan) é um inibidor da encefalinase, prevenindo a degradação de opióides endógenos (encefalinas) que reduzem a hipersecreção intestinal, sem ação sobre a motilidade. Age através da diminuição do AMP cíclico, reduzindo, assim, a secreção de água e eletrólitos. Sua ação ocorre apenas na hipersecreção; não atua nos estados de secreção basal. Seu uso é seguro em adultos e crianças, sem efeitos adversos significativos [24,32,35]. Diversos estudos têm demonstrado que o racecadotril é eficaz, aliviando a diarréia aguda tão rapidamente quanto a loperamida, e os sintomas associados mais rapidamente do que esta última. A dose de racecadotril é 100 mg (1 comprimido) de 8 em 8 horas por 3 dias.

ANTIDIARRÉICOS NA DIARRÉIA AGUDA

A diarréia é um mecanismo de defesa do organismo, realizado para minimizar o tempo de contato do patógeno com a mucosa intestinal. Diante dessa visão, parece claro que as drogas que diminuem a motilidade intestinal rompem esse mecanismo de defesa e podem propiciar a ocorrência de bacteremia com sua complicações, sendo responsáveis por febre prolongada e sintomas sistêmicos mais acentuados [8,38]. Apesar disso, o uso dos antidiarréicos na diarréia aguda é controverso [10,46]. Os estudos controlados diferem em seus resultados: alguns não recomendam o uso dessas drogas, principalmente em crianças [9,26,35]; já outros mostram que a loperamida proporciona um efeito adicional muito pequeno quando comparado ao uso de ciprofloxacin isoladamente [44]; e, finalmente, há aqueles que demonstram que o uso de fármacos antimotilidade não prolongam a excreção de patógenos nem aumentam a gravidade da doença, juntamente com os trabalhos que mostram o valor da associação destes fármacos com antimicrobianos na diarréia dos viajantes[12,14,18,19,37,43]. Teoricamente, a terapêutica combinada de antimicrobianos e antidiarréicos proporciona uma cura mais rápida porque o efeito antimotilidade proporciona altas concentrações dos antimicrobianos no intestino [10]. A conduta mais adequada parece ser a utilização de antidiarréicos na diarréia aguda sem sintomas sistêmicos acentuados e sem evidências de germes invasivos (sangue ou pus nas fezes) e somente quando associados aos antimicrobianos. Esses fármacos são definitivamente proscritos nos pacientes com febre e/ou disenteria[7,10,19]. A OMS não recomenda o uso de antidiarréico em crianças em nenhum tipo de apresentação da diarréia aguda[35].

ANTIDIARRÉICOS NA DIARRÉIA CRÔNICA

A diarréia crônica deve ser manejada através do entendimento da etiopatogenia e fisiopatologia da doença de base, por controle dietético e uso racional de fármacos dirigidos à alteração que está determinando o aparecimento desse sintoma. Os fármacos antidiarréicos podem ser utilizados inicialmente nos pacientes muito sintomáticos até que o médico possa avaliar a adesão às modificações da dieta. Não devem ser utilizados por longo prazo, nem isoladamente com o intuito apenas de diminuir o desconforto do paciente. Na diarréia crônica a causa deve sempre ser determinada para que o tratamento específico seja adotado[39,45]. As principais situações em que há provável benefício no uso de antidiarréicos na diarréia crônica seriam: pósvagotomia; por irradiação; alimentação enteral; diabetes; tumores diarreicogênicos e nas diarréias crônicas sem causas definidas[39].

FARMACOLOGIA DOS LAXATIVOS

Carlos Fernando de Magalhães Francesconi
Maria Helena Itaqui Lopes

INTRODUÇÃO

Constipação, definida como uma evacuação irregular, difícil ou lenta é um sintoma muito prevalente na população em geral[1]. Nos Estados Unidos da América do Norte é a queixa com maior prevalência em consultas médicas (2%)[6]. Em Porto Alegre (RS), num estudo de 100 pacientes consecutivos que consultaram um ambulatório de gastroenterologia de um hospital universitário, 8% deles queixavam-se de constipação, tanto como queixa principal quanto sintoma secundário[7]. A venda de laxativos representa um mercado de milhões de reais, por serem drogas de venda não controlada e pelos conceitos equivocados da população do que é um hábito intestinal normal. Pessoas idosas, principalmente, as criadas dentro da cultura da teoria da auto-intoxicação, tendem a abusar do uso de laxantes[6].

CAUSAS

Não é objetivo deste capítulo uma revisão mais detalhada das causas de constipação. Para uma revisão mais profunda do assunto recomendamos o capítulo correspondente num livro clássico em gastroenterologia[6].

Em termos operacionais podemos dividir as causas de constipação em orgânicas (estenoses, processos inflamatórios, seqüelas de radioterapia, doenças que afetam nervos periféricos ou fibras musculares colônicas, retoceles, lesões de canal anal, volvo, hérnias, lesões isquêmicas colônicas) e por alterações da motilidade colônica secundárias a distúrbios metabólicos (por exemplo: diabetes, uremia, hipocalemia), endócrinos (por exemplo: hipotireoidismo, hipercalcemia), neurogênicos centrais (por exemplo: doença de Parkinson, acidentes vasculares, isquemias, tumores cerebrais, lesões medulares, esclerose múltipla, Shy-Drager), neurogênicos periféricos (hipo ou aganglionose, neuropatia periférica, paraneoplásica ou pseudo-obstrutiva, doença de Chagas), secundários a drogas (opióides, anticolinérgicos, antidepressivos, antiácidos à base de alumínio, colestiramina, bário, bismuto, anticonvulsivantes, antiparkinsonianos). Distúrbios funcionais colônicos do tipo intestino irritável e constipação funcional provavelmente estão relacionados a uma diminuição do número de células intersticiais de Cajal 2. É evidente que, com tal variedade de fatores etiológicos, somente se deve utilizar laxantes, para regularizar hábito intestinal, após uma cuidadosa avaliação clínica do paciente, quando várias dessas causas descritas podem ser diagnosticadas ou suspeitadas após história e exame físico adequados, seguidos de investigação complementar, quando indicada.

CLASSIFICAÇÃO

Os laxativos podem ser classificados segundo o efeito esperado nas dosagens convencionais[2]. Não existe uma classificação farmacológica porque para muitos deles o mecanismo de ação não é bem entendido (Tabela 5.1).

Drogas Formadoras do Bolo Fecal

Os farelos, constituintes dessas drogas, podem ser formados de diferentes tipos de fibra vegetal. Essas fibras não sofrem processo de digestão no intestino delgado e são compostas de polissacarídeo (celulose, hemicelulose, mucilagem e pectina) ou ligninas. As preparações farmacológicas usam produtos mais refinados e concen-

Tabela 5.1
Classificação e Composição dos Laxativos Representativos de Acordo com a Intensidade e Latência do Efeito

Amolecimento das fezes 1 a 3 dias	Fezes amolecidas ou semifluídas 6 a 8 horas	Evacuação aquosa 1 a 3 horas

a) Formadores do bolo
  1. Farelo
  2. *Psilium*
  3. Metilcelulose
	a) Derivados de difenilmetânicos
	  1. Fenolfataleína
	  2. Bisacodil
		a) Catárticos salinos
		  1. Fosfato de sódio
		  2. Sulfato de magnésio
		  3. Leite de magnésia
		  4. Citrato de magnésio

b) Docusatos	b) Derivados antraquinona	b) Óleo de rícino
c) Lactulose	c) Óleo mineral	c) Manitol
d) Sorbitol	d) Picossulfato de sódio	d) Solução eletrólica com polietilenoglicol
		e) Picossulfato de sódio

Modificado de Brunton L[2].

trados, sendo geralmente mais eficientes. As substâncias utilizadas nesses produtos são *Psilium*, celulose semi-sintética e goma.

Atualmente, acredita-se que essa droga tem seu efeito laxativo provocado pela produção de ácidos graxos não-voláteis, gerados pela ação de bactérias nas fibras vegetais que chegam ao cólon. Esses ácidos estimulam a secreção de cloro e água pelo epitélio colônico. Essa ação seria mais importante do que a sua propriedade de retenção de água responsável pela formação de uma massa gelatinosa que distenderia o reto, estimulando assim o reflexo evacuatório[6]. Existe uma relação direta entre a quantidade de fibra ingerida e o peso das fezes. O efeito final desejável é o de tornar o trânsito intestinal mais rápido, estando essas drogas indicadas como reeducadores do hábito intestinal. Dez gramas de *Psilium* aumentam o peso das fezes em aproximadamente, 45 g.

• *Contra-Indicação:* Lesões estenosantes do tubo digestivo.

• *Efeitos Colaterais:* Quando ingeridas em grande quantidade podem produzir distensão por aumento de gases principalmente no cólon. A celulose diminui a absorção de digoxina, salicilatos e nitrofurantoína. O *Psilium* pode diminuir a absorção de cumarínicos. Pela quantidade de sódio que contêm, essas drogas devem ser usadas com cautela nas situações em que o paciente está com dieta hipossódica[4]. Os pacientes devem ser orientados também a ingerir quantidade aumentada de água para diminuir o risco de obstrução por formação de fecalomas.

Docusato (dioctilsulfossuccinato)

São ânions surfactantes que agem diminuindo a consistência das fezes ao mesmo tempo que apresentam uma ação de contato (inibem a absorção e estimulam a secreção de água pela luz intestinal, bem como, provavelmente estimulam a motilidade). Estudos sugerem ser uma droga pouco eficiente em pacientes idosos e acamados. A ação motora da droga pode estar relacionada com a observação de que alguns pacientes apresentam cólicas intestinais como efeito colateral do seu uso[3].

• *Dose Habitual:* 50 a 500 mg/dia.

Lactulose

É um dissacarídeo semi-sintético não absorvível pelo epitélio intestinal. Trata-se basicamente de um laxante osmótico que, dependendo da dose em que é ingerido, provoca amolecimento das fezes ou diarréia franca. Bactérias intestinais podem fermentar a lactulose produzindo ácidos orgânicos, alguns dos quais podem ser absorvidos ou acidificar o lúmen colônico e provocar a secreção de água. O efeito acidificante provavelmente está relacionado ao benefício de seu uso em pacientes com encefalopatia hepática por inibir a absorção de amônia que será transformada em amônio como conseqüência da diminuição do pH colônico. Dependendo da dose empregada, pode ser um laxante "formador de bolo" ou catártico osmótico.

Como efeito colateral, pode desencadear, nos pacientes que a utilizam, náuseas, vômitos, desconforto abdominal, cólica e flatulência. Também pode provocar espoliação de potássio ou induzir diarréias volumosas[2].

• *Dose Habitual:* A lactulose é apresentada em solução de 10 g/15 ml. Pode-se administrá-la em dose única de 15 a 60 ml/dia ou dividida em 3 tomadas. Doses acima de 100 g/dia (150 ml) produzem diarréia muito volumosa.

Derivados difenilmetânicos

Os representantes desse grupo são a fenolftaleína e o bisacodil.

Fenolftaleína

A fenolftaleína age através da inibição da absorção de água pelo intestino delgado e cólon por efeito nas prostaglandinas, quininas e, possivelmente, na ATPase sódio e potássio-dependente.

Bisacodil

Praticamente não é absorvido e age através de estímulo da secreção de água e eletrólitos para a luz colônica ao mesmo tempo que estimula o peristaltismo intestinal[2,3].

- *Efeitos Colaterais:* A fenolftaleína pode provocar reações dermatológicas em pacientes sensíveis. Pelo fato de sofrer circulação êntero-hepática, sua ação pode demorar vários dias. Pode também alterar a cor das fezes e da urina. Foi retirada de uso nos Estados Unidos por preocupações de possível potencial oncogênico.

O bisacodil pode apresentar cólicas como efeito colateral mais desagradável[2].

- *Dose Habitual:* Fenolftaleína — geralmente faz parte da fórmula de laxantes com formulação mista, não sendo usada isoladamente. Bisacodil — 10 a 20 mg VO ou 10 mg via retal.

Derivados da Antraquinona

A Senna e a Cáscara são, provavelmente, os laxantes mais usados pela população. Fazem parte da formulação de vários chamados "produtos naturais", junto com outros elementos ou isoladamente. Esses produtos para se tornarem ativos, devem ser metabolizados por bactérias entéricas que agem preferencialmente no íleo terminal e cólon. Promovem, dessa forma, a liberação de prostaglandinas e ativam o AMP cíclico dos enterócitos, que, por sua vez, secretam cloreto e água. Suas ações na motilidade colônica ou nos plexos mioentéricos parecem ser importantes. Devemos ter cautela com o seu uso pelos efeitos colaterais que podem apresentar em longo prazo: graves distúrbios da motilidade ("cólon catártico"), levando à constipação de difícil tratamento clínico[2,6].

- *Efeitos Colaterais: Melanose coli*, isto é, pigmentação escura da mucosa colônica que desaparece em 6 meses após interrupção das drogas. Cólicas abdominais e diarréia intensa são comuns. Como são excretadas pelo leite materno podem provocar diarréia no lactente.
- *Dose Habitual: Senna* — Conforme a quantidade do extrato de que foi produzida, deve-se seguir orientação do laboratório fabricante. *Cáscara* — a dose é de 30 g/dia.

Esse grupo de laxantes (derivados da antraquinona, bisacodil, dioctilsulfassuccinato e fenolftaleína) também são conhecidos como laxantes de contato.

Óleo Mineral

Constitui uma mistura de hidrocarbonetos alifáticos derivados do petróleo. É um produto não-digerível e muito pouco absorvido. Geralmente necessita de 2 a 3 dias para apresentar o efeito emoliente do bolo fecal. Por mecanismo desconhecido, inibe a absorção de água no cólon.

- *Efeitos Colaterais:* Pode provocar má-absorção de vitaminas lipossolúveis, quando usado cronicamente, escape anal de material gorduroso, bem como granulomas de corpo estranho na mucosa e sistema fagocítico monocitário, e pneumonite lipoídica. Deve ser usado com cautela em pacientes acamados.
- *Dose Habitual:* 115 a 45 ml/dia por via oral e 120 ml por via retal.

Picossulfato

É uma droga semelhante do ponto de vista químico, à fenolftaleína e ao bisacodil, apresentando, provavelmente, o mesmo mecanismo de ação. A intensidade da ação laxativa é dose-dependente e, assim, pode ser usada tanto como formador de bolo quanto como catártico poderoso para uso em constipações graves ou preparo de cólon para procedimentos diagnósticos.

- *Efeitos Colaterais:* Desidratação e desequilíbrio hidroeletrolítico quando usado como catártico. Cólicas abdominais podem ocorrer.
- *Dosagem Habitual:* Nos casos de constipação simples, iniciar com dose de 4 mg. No preparo do cólon para realização de procedimentos, doses de 10 mg, dissolvidas em 200 ml de líquido, 2 ou 3 vezes podem ser tomadas dentro de 24 horas antes do procedimento.

Laxantes Osmóticos — Catárticos Salinos

São substâncias que retêm água no interior do lúmen colônico por seu poder osmótico, porque são inabsorvíveis no intestino delgado.

As substâncias mais usadas são:

a) Leite de magnésia (suspensão aquosa de hidróxido de magnésio de 7,0 a 3,5%) — dosagem habitual: 15 a 60 ml.

b) Citrato de magnésio — dosagem habitual: 200 ml (equivalente a 4 g de hidróxido de magnésio)[2].

c) Sulfato de magnésio (Sal de Epson) — dosagem habitual: 10 a 15 g [2].

d) Manitol — dosagem habitual: manitol a 20% 500 ml adicionados a 500 ml de um suco ou refrigerante para diminuir o gosto excessivamente doce da solução. Ingerir no intervalo de 1 hora[2].

e) Solução com polietilenoglicol (PEG) misturada com sulfato de sódio, bicarbonato de sódio, cloreto de sódio e cloreto de potássio em uma solução isosmótica que contém 60 g de PEG. Dosagem habitual: 3 a 4 litros dessa solução ingeridos em 3 horas[2].

f) Fosfato de sódio — pode ser usado tanto por via oral como retal[2].

- Dosagem habitual do produto e disponível em nosso meio: 118 ml da solução por via retal.

g) Sorbitol.

- Dosagem habitual: 15 a 45 ml até 3 vezes por dia de uma solução a 25%.

Óleo de Rícino (Ácido Ricinoléico)

É um triglicerídeo hidrolisado no intestino delgado quando, então, o ácido ricinoléico é liberado e passa a agir estimulando secreção de água e eletrólitos, diminuindo absorção de água e provocando um aumento do peristaltismo intestinal.

É uma droga de difícil tolerância pelo seu paladar desagradável[2,3]. Dose habitual: 15 a 60 ml para adultos[2].

Agentes Procinéticos

Do ponto de vista estritamente farmacológico não são consideradas drogas laxativas, mas, atualmente, são utilizadas no tratamento de alguns tipos de constipação.

Cisaprida é uma droga procinética com efeitos objetivos demonstrados na motilidade colônica. Tem efeito motor discreto beneficiando apenas pacientes com constipação leve.

- *Mecanismo de Ação:* É um derivado benzamídico, com ação agonista parcial dos receptores da serotonina do tipo 4 e inibidor parcial do tipo 3, provocando aumento da liberação entérica de acetilcolina[4].

- *Efeitos Colaterais:* Diarréia e dor abdominal. Tem o seu uso limitado por eventos adversos graves no coração, provocando arritmias, sobretudo em pacientes com antecedentes de cardiopatia ou em uso de certas drogas, como antibióticos macrolídeos, antifúngicos e antiarrítmicos cardíacos.

- *Dose Habitual:* 5 a 40 mg/dia administrados 2 a 3 vezes/dia[4].

Tegaserode

É um agonista altamente seletivo dos receptores tipo 4 da serotonina, com efeito bem definido no tubo digestivo. Sua estrutura molecular é muito semelhante à da serotonina. Não atravessa a barreira hematoencefálica nem tem ação no sistema nervoso central. É uma droga que age através dos seguintes mecanismos: (a) provoca secreção de água para o tubo digestivo através do estímulo da secreção de cloretos pelas criptas; (b) modula a sensibilidade visceral, diminuindo estímulos sensitivos aferentes; e (c) estimula a motilidade de todo o tubo digestivo.

- *Efeito Colateral:* diarréia.

- *Dose Habitual:* 6 mg 2 vezes/dia.

ESCOLHA DE LAXANTES

A escolha do laxante no tratamento da constipação deverá ser individualizada de acordo com a situação clínica enfrentada. Na prática, as seguintes situações são mais comuns:

a) Constipação crônica com provável inércia colônica.

Se o paciente ingere fibras vegetais em quantidades adequadas deve-se primeiro orientá-lo em termos educacionais para melhora do hábito intestinal[6]. Recomenda-se:

1. Evacuar após uma refeição (aproveitando o reflexo gastrocólico).

2. Evacuar de preferência em casa e sem pressa (evitar o "bloqueio" que advém do sistema nervoso central).

3. Tentar o uso de laxantes osmóticos (leite de magnésia ou lactulose) como primeira escolha.

4. Tentar tegaserode (em casos de constipação associada à dor abdominal) como segunda instância.

Se a questão do custo financeiro não for importante pode-se inverter a ordem de uso de drogas e inicialmente usar tegaserode.

b) Constipação secundária a maus hábitos dietéticos.

Pacientes que ingerem fibras vegetais em quantidades inadequadas devem ser orientados, primeiramente, a mudar seus hábitos dietéticos. Deve-se estimular a ingestão de frutas, verduras, legumes e farelos. A suplementação de formadores de bolo será utilizada caso não haja respostas a essas medidas dietéticas[6].

Laxantes osmóticos e docusatos poderão ser utilizados em casos mais difíceis.

c) Pacientes acamados (idosos, seqüelados de acidentes vasculares cerebrais, politraumatizados, pós-operatório prolongado).

Individualizar com cautela a droga a ser utilizada. Não usar laxativos potentes em pacientes que não podem ser deslocados da cama ou que se encontram clinicamente instáveis. Utilizar laxantes osmóticos, enemas de limpeza ou laxantes via retal de acordo com a situação clínica[3].

d) Preparo do cólon para cirurgia ou exames radiológicos e/ou endoscópicos[2,6].

e) Utilizar laxantes osmóticos do tipo manitol, picossulfato ou solução eletrolítica com PEG. O manitol é de tolerância mais difícil pela quantidade, em termos de volume a ser ingerido, necessário para sua ação efetiva. Alguns autores contra-indicam o uso de manitol em colonoscopia quando se antecipa a necessidade de polipectomias endoscópicas pelo risco de explosão (o manitol é fermentado por bactérias colônicas, podendo gerar concentrações potencialmente explosivas de hidrogênio e metano). Na prática, os endoscopistas têm maior confiança no uso dessa droga, uma vez que é possível trabalhar com segurança, utilizando corrente diatérmica no interior do cólon, desde que se troque o ar colônico com insuflação e aspiração repetidas[5].

f) Pós-infarto do miocárdio.

Evitar o esforço evacuatório utilizando laxantes osmóticos ou dioctil sulfossuccinato[3].

g) Puerpério (episiotomias), cirurgias proctológicas ou patologias proctológicas agudas.

Utilizar laxantes de contato ou osmóticos[3].

CONTRA-INDICAÇÕES AO USO DE LAXANTES

a) *Pacientes com Problemas de Deglutição ou Risco de Aspiração:* Não utilizar óleo mineral pelo risco de desenvolvimento de pneumonite lipoídica que é uma complicação de difícil tratamento[2].

b) *Pacientes com Estenose no Tubo Digestivo:* Não utilizar drogas formadoras de bolo pelo risco de desenvolvimento de quadros obstrutivos[2,3,6].

c) *Pacientes Idosos:* Utilizar manitol ou ácido ricinoléico com cautela, pelo risco de desidratação e insuficiência renal[3].

d) *Pacientes com Constipação Crônica:* Evitar o uso em longo prazo de antraquinona, pelo risco potencial de dano aos plexos mioentéricos[6].

e) *Pacientes com Constipação Rebelde:* Usar laxantes com cautela (principalmente formadores do bolo) até que se exclua alguma patologia clinicamente significativa (doença de Hirshprung) [6].

f) *Pacientes com Quadros Oclusivos ou Semi-Oclusivos Colônicos:* Não utilizar catárticos de qualquer natureza, caso se contemple a necessidade de algum exame diagnóstico dos cólons.

Usar, com cautela enema de limpeza[3].

g) *Pacientes com Insuficiência Renal:* Evitar laxantes à base de magnésio por ser esse íon absorvível e poder acumular-se em níveis tóxicos nesses pacientes[2].

h) *Pacientes com Abdômen Agudo:* Os laxantes estão contra-indicados nos casos de constipação decorrente de íleo por irritação peritoneal[4].

i) *Pacientes com Fecalomas:* Não utilizar formadores de bolo até que o problema tenha sido resolvido com o uso de enemas e fragmentação digital, se necessário. Posteriormente, caso se decida utilizá-los tentando reeducar o hábito intestinal, deve-se estar atento para que a evacuação seja satisfatória e para que não se formem novos fecalomas.

FARMACOLOGIA DOS ANTIEMÉTICOS*

Simon G. Allan

Introdução

Náuseas e vômitos, freqüentemente observados na cinetose, gravidez ou quimioterapia, são extremamente desagradáveis à maioria das pessoas. As náuseas e os vômitos são a principal preocupação de pacientes que serão expostos à quimioterapia ou submetidos a cirurgia. O aumento no conhecimento da fisiopatologia das náuseas e vômitos contribui para melhorar a sua terapêutica. É importante entender as náuseas e os vômitos como sintomas e, dessa forma, identificar sua causa específica, permitindo tratamento específico.

FISIOLOGIA E NEUROFARMACOLOGIA DO PROCESSO DE VÔMITO

O esvaziamento do conteúdo gástrico através do vômito pode proteger o organismo dos efeitos nocivos da ingesta de toxinas. Existem sensores no trato gastrointestinal e no sistema nervoso central adaptados para detectar vários estímulos nocivos e efetuar o esvaziamento do conteúdo gastrointestinal. As náuseas podem servir para reduzir a ingestão adicional de um alimento particular ou toxina. As náuseas o gosto e o odor agem como poderosos agentes condicionadores para auxiliar nesse mecanismo protetor. Como ilustra a Fig. 5.1, a lista de estímulos eméticos é grande e sugere a sua diversidade na neurofisiologia, com uma provável via final comum para induzir ao vômito.

O centro emético na medula é o principal centro de ativação para vômitos, quer por ser a via de estimulação química na zona do gatilho quimiorreceptora no assoalho do IV ventrículo (área póstrema), quer pelo impulso aferente do ouvido interno ou pelo impulso aferente do revestimento gástrico via nervo vago. Brizzee e Mehler[6] propuseram que existe um centro na região medular lateral, cuja função é coordenar a atividade aferente e es-

---

* *Capítulo traduzido pelos Drs. Christiano M. P. Claus e Danielle Duck.*

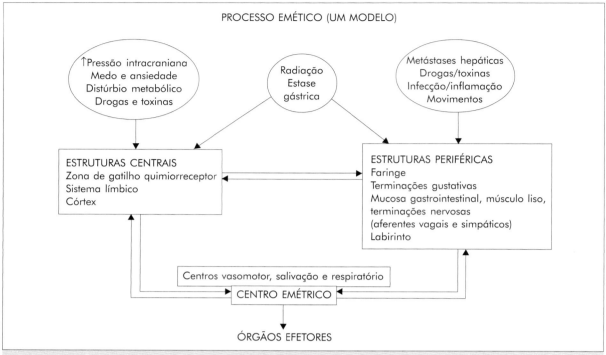

Fig. 5.1 — *Um modelo de processo de vômito. (Reproduzido com permissão de Allan SG), 1993[2].*

timular a vômito e os centros respiratório e vasomotor. A zona do gatilho quimiorreceptora contém quimiorreceptores que analisam o sangue e o líquido cerebroespinhal. Há ligações diretas com o centro emético com predominância de receptores D_2 dopaminérgicos (D_2) e receptores da 5-hidroxitriptamina$_3$ (5-HT_3). O centro emético por si só tem uma predominância de receptores colinérgicos muscarínicos, histamínicos e encefalina. Os receptores colinérgicos muscarínicos e histamínicos predominam no núcleo ambíguo e no núcleo vestibular lateral. O núcleo ambíguo tem um importante papel em receber atividade vagal aferente do estímulo emético, agindo sobre o trato gastrointestinal superior. Drogas com atividades anti-histamínica e anticolinérgica reduzem as náuseas da cinetose e, possivelmente, agem bloqueando a atividade aferente do núcleo vestibular lateral.

Há diferenças nas vias de vômito entre as espécies animais. Cães, gatos, macacos e outros animais têm sido utilizados como modelos de vômito e sua prevenção. Em gatos e cães cuja área póstrema foi destruída, drogas de ação central, tais como a apomorfina, não causam mais vômitos. Esses modelos têm demonstrado que muitas drogas, incluindo a maior parte das empregadas na quimioterapia citotóxica, estimulam o vômito na zona do gatilho quimiorreceptora. Existem nocirreceptores, quimiorreceptores e mecanorreceptores no trato gastrointestinal alto; os aferentes desses receptores localizam-se principalmente no nervo vago, embora alguns também o façam via gânglios da cadeia dorsal simpática. Agentes que atuam perifericamente (nocirreceptores gástricos), como, por exemplo, sulfato de cobre, podem produzir vômito mesmo em animais em que a área póstrema foi destruída, demonstrando que, pelo menos, esses agentes podem estimular vômitos via mecanismo periférico.

O neurotransmissor que causa relaxamento gástrico e, dessa forma, náuseas não foi determinado. Williams & Lefebvre[26] argumentam que não é a dopamina o neurotransmissor e, sim, o peptídeo intestinal vasoativo (VIP). Existem no nervo vago fibras colinérgicas excitatórias pré-ganglionares que, após serem estimuladas, liberam neurotransmissores, causando relaxamento gástrico. Williams & Lefebvre também notaram que o relaxamento gástrico, espasmo duodenal e antiperistalse são inibidos pela vagotomia e pelo agente bloqueador ganglionar hexametônio[26]. Contrações antiperistálticas e o espasmo duodenal persistem após a administração de somente atropina, o que contraria a existência de um sistema de controle colinérgico.

Andrews & Hawthorn[4] descreveram três fases do processo de vômito. Na fase de pré-ejeção há relaxamento gástrico, retroperistalse com salivação, mudanças vasomotoras e alterações de comportamento. O esforço para vomitar é acompanhado de contrações sincrônicas dos músculos abdominais, diafragma e músculos intercostais contra a glote fechada. Posteriormente, o conteúdo gástrico flui livremente entre o estômago e o esôfago.

A fase de ejeção resulta do relaxamento do esfíncter esofágico inferior, com contrações intensas da musculatura abdominal. A fase pós-ejetiva, é caracterizada por fraqueza dos músculos, letargia, tremores e, em casos graves, perda de eletrólitos e declínio acelerado da temperatura corporal.

A alta diversidade de entrada e saída no processo de vômito demanda coordenação mais sofisticada. Um modelo de ativação "seqüencial" foi proposto (Fig. 5.2). Esse modelo propõe que uma seqüência de eventos efetores amplifica o processo de vômito. Um estímulo pode, dessa forma, desencadear náuseas, mas pode ser insuficiente para causar vômitos. Esse modelo pode explicar por que alguns antieméticos auxiliam em alguns aspectos do vômito, mas falham em desativar outros, como, por exemplo, vômitos sem náuseas.

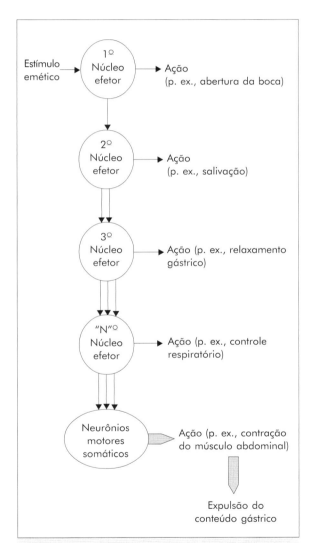

Fig. 5.2 — *Seqüência de ativação do modelo de vômitos. (Reproduzido, com permissão, de Davis CJ, 1986[26].*

A diversidade na neurofarmacologia/fisiologia também implica que pode ser impossível encontrar um agente antiemético único capaz de inibir todos os estímulos do vômito.

A Tabela 5.2 resume as indicações dos antieméticos, conforme os estímulos que causam náuseas e vômitos e a Tabela 5.3 especifica as estratégias antieméticas adequadas para pacientes com câncer em estágio muito avançado. A Fig. 5.3 esboça o local de ação das drogas antieméticas.

FENOTIAZINAS E BUTIROFENONAS

Fenotiazinas

- *Agentes:* Proclorperazina, tietilperazina, clorpromazina e metotrimeprazina.

- *Ação:* Antagonistas do receptor D_2 na zona do gatilho quimiorreceptora. Alguns sedativos fenotiazínicos, que têm atividade anti-histamínica/anticolinérgica, agem também na via aferente vestíbulo-vagal.

- *Uso:* A proclorperazina e a tietilperazina têm ampla aceitabilidade como antieméticos gerais. Sua ação é mais eficaz para estímulos que agem através da zona do gatilho quimiorreceptora, isto é, vômito induzido por drogas, náuseas e vômitos da gravidez, além de alguma atividade contra os vômitos induzidos por irradiação. A proclorperazina também tem eficácia nos vômitos da cinetose ou induzida através de estímulos no ouvido interno. Nos vômitos induzidos por citotóxicos, a proclorperazina tem se mostrado melhor do que o placebo e, em altas doses, tão efetiva quanto a metoclopramida em altas doses[7]. A metotrimeprazina tem propriedades sedativas e co-analgésicas, fazendo-se útil em pacientes com câncer em fase terminal quando coexiste agitação.

- *Efeitos Secundários:* Efeitos antidopaminérgicos, isto é, distonia e discinesia, são os mais importantes efeitos secundários, embora efeitos anticolinérgicos, anti-histamínicos e antiadrenérgicos possam ser observados dependendo da sensibilidade individual à fenotiazina.

Butirofenonas

Essa classe de drogas tem ação e uso semelhantes aos das fenotiazinas. O **haloperidol** produz uma alta taxa de sintomas e sinais extrapiramidais. Essa droga, contudo, pode ser útil para os vômitos de pacientes terminais, em doses variando de 1,5 mg todas as noites a 5-10 mg por infusão contínua automática subcutânea.

O **droperidol** tem um papel comprovado nas náuseas e vômitos pós-operatórios, mas sua ação sedativa e prolongada faz com que outras alternativas, tais como metoclopramida, ciclizina e ondansetron, sejam preferíveis. A associação com a difenidramina, além de melhorar o controle dos sintomas (63% para grupo placebo *versus* 94% para o uso das medicações combinadas), é útil para diminuir os efeitos extrapiramidais[9], ação anticolinérgica da difenidramina

APARELHO DIGESTIVO. CLÍNICA E CIRURGIA

Tabela 5.2
Resumo das Indicações de Antieméticos

Estímulo para náuseas e vômitos	Antiemético
Pós-anestesia	*Ciclizina, *ondansetron, droperidol, metoclopramida
Cinetose	*Escopolamina, *ciclizina, proclorperazina
Induzido por citotóxicos e radioterapia	*Antagonistas do receptor 5-HT3, *Corticosteróides, domperidona, fenotiazina, metoclopramida
Gravidez	*Proclorperazina, *tietilperazina, metoclopramida
Esvaziamento gástrico tardio	*Domperidona, *metoclopramida, cisaprida?
Obstrução intestinal aguda	*Ciclizina (em associação com outros tratamentos apropriados)
Metabólico	Lidar com o problema metabólico ± antagonistas do receptor D_2 da dopamina
Induzido por drogas	Rever medicação, tipo de droga, dose, horário. Se necessário, adicionar antagonistas D_2
Psicogênico	Benzodiazepínicos (considerar técnicas de descondicionamento)
Metástases cerebrais	*Dexa/betametasona, *metilprednisona
Metástases hepáticas	*Corticosteróides, *acetato de megestrol

*Droga de escolha para a maioria dos casos graves.

Tabela 5.3
Antieméticos Empregados no Câncer em Estágio Muito Avançado

Estímulo para náuseas e vômitos	Antiemético
Metástases cerebrais	Dexa/betametasona ≤ 16 mg/dia. Metilprednisona (menos toxicidade em longo tempo)
Metástases hepáticas	Prednisona 20-40 mg diariamente Acetato de megestrol 160 mg diariamente
Obstrução intestinal	a. Ciclizina 100-200 mg SC por 24 horas b. Metoclopramida 100-300 mg SC por 24 horas c. Haloperidol 1-5 mg SC por 24 horas d. Metiltrimeprazina 50-200 mg por 24 horas (sedativo)
Metabólico-hipercalcemia	a. Corrigir com bifosfonatos* b. Corticosteróides ± antagonistas D_2 da dopamina
Uremia	Antagonistas D_2 da dopamina
Náuseas crônicas (várias causas)	Prednisona 20 mg diariamente Metilprednisona 4 mg 2 vezes ao dia Acetato de megestrol 160 mg diariamente ± antagonista D_2 da dopamina
Esforço para vomitar intratável	a. Hioscina hidrobromida 1-2 mg SC por 24 horas b. Metiltrimeprazina 50-200 mg SC por 24 horas (sedativo)

*Tratamento de escolha após hidratação.

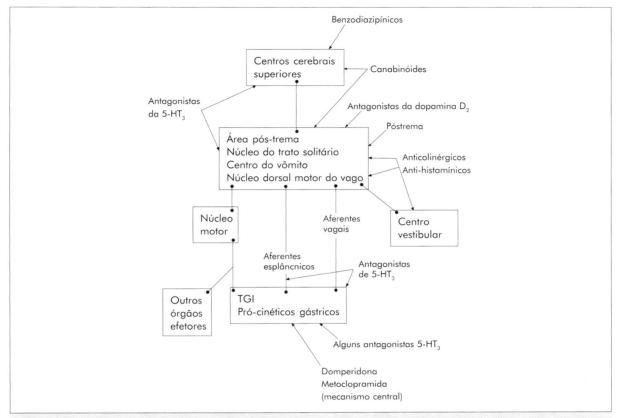

Fig. 5.3 — *Locais de ação das drogas antieméticas. (Reproduzido, com permissão, de Allan SG "Anti-Emetics", Gastrointestinal Pharmacology: Gastroenterology Clinics of North America, vol 21, 1992, pp. 597-611.*

METOCLOPRAMIDA E DOMPERIDONA

Essas drogas são antagonistas do receptor da dopamina D_2, agindo sobre a zona do gatilho quimiorreceptora. Os seus efeitos no estômago podem ser devidos aos seus efeitos procinéticos, já que os receptores da dopamina não são encontrados no trato gastrointestinal superior. Altas doses de metoclopramida causam antagonismo do receptor 5-HT3 por causa de alguma semelhança molecular com os antagonistas 5-HT3. A principal diferença entre essas drogas é a ausência relativa de efeitos secundários extrapiramidais com a domperidona. A domperidona em altas doses intravenosas pode causar parada cardíaca e, portanto, não é produzida para uso intravenoso.

Metoclopramida

- *Uso:* As indicações da metoclopramida, no refluxo gastroesofágico e estase gástrica, devem-se aos efeitos benéficos sobre o tônus do esfíncter gastroesofágico, acelerando o esvaziamento gástrico e relaxando o esfíncter pilórico. É também utilizada quando o estímulo por droga/toxina na zona do gatilho quimiorreceptora é a causa dos vômitos.

  Tem um papel definido nos vômitos induzidos por citotóxicos, particularmente em altas doses de 3-10 mg/kg em 24 horas[13,25] e, especialmente se combinada com dexametasona[2,9]. Seu papel aqui é diminuído devido ao antagonismo específico do receptor 5-HT3. Pode ser utilizada para tratamento dos sintomas associados à gastroparesia diabética ou idiopática e para os sintomas da dispepsia funcional

- *Efeitos Secundários:* Efeitos colaterais ocorrem em 15 a 30% dos pacientes. Os sintomas mais importantes são relacionados ao sistema nervoso central. Sonolência é comum e a incidência aumenta com a dose. Distonias agudas e discinesias tendem a ser mais comuns em mulheres jovens (12-19 anos) e parkinsonismo é mais comum em pacientes idosos. Esses efeitos são idiossincrásicos e não são necessariamente piores com o aumento da dose, embora a acinesia se acentue. Esses efeitos extrapiramidais são prontamente reversíveis com a administração de drogas anticolinérgicas, embora a discinesia tardia ocasional seja persistente.

  Galactorréia e ginecomastia são ocasionalmente induzidas pela liberação de prolactina.

Domperidona

- *Uso:* Embora sua penetração no cérebro seja pequena, a domperidona exerce antagonismo do receptor D^2 na zona do gatilho quimiorreceptora e promove esvaziamento gástrico. Seu uso é similar ao da metoclopramida, embora não seja administrada para o vômito pós-operatório. Devido à falta de efeitos extrapiramidais, têm sido usada como antiemético adjuvante em crianças recebendo quimioterapia citotóxica.

- *Efeitos Secundários:* Devido à baixa penetração na barreira hematoencefálica, os sintomas relacionados ao SNC, como acinestesia e discinesia, são raros. Mastalgia, galactorréia e ginecomastia têm sido ocasionalmente relatadas.

ANTI-HISTAMÍNICOS

As drogas desse grupo mais comumente usadas são a ciclizina, difenidramina, cinarizina, dimenidrinato e prometazina. Seu uso como antiemético é limitado principalmente para os vômitos pós-operatórios e da cinetose.

Apesar de seu papel estar estabelecido para essas indicações, apresenta valor limitado. A difenidramina é inefetiva na redução das náuseas e vômitos isoladamente. Quando associada ao droperidol, reduz significativamente a incidência de náuseas e vômitos pós-operatórios[9]. Essas drogas agem sobre vias aferentes vestibulares ao nível de tronco cerebral.

Ciclizina

Tem efeitos adicionais antimuscarínicos o qual se soma ao seu valor e faz dela adequada no tratamento dos vômitos que surgem de aferentes esplâncnicos, como, por exemplo, obstrução intestinal ou câncer abdominal. A ciclizina pode também inibir os vômitos causados pela administração de opiáceos.

ANTICOLINÉRGICOS

Escopolamina (Hioscina Hidrobromida)

- *Uso:* Este permanece como um dos melhores agentes para as náuseas e vômitos associados à cinestose e ao pós-operatório. Por si só não tem papel nos vômitos induzidos por drogas citotóxicas, mas reduz os vômitos causados pela administração de opiáceos. Como paliativo, é útil para controle das náuseas e vômitos causados por obstrução intestinal e para controle no esforço para vomitar incontrolável. Doses acima de 2 mg, infundidos contínua e automaticamente por via subcutânea por 24 horas, podem ser administradas com uma mistura de morfina se necessário. Sonolência, boca seca e taquicardia são comuns.

ANTAGONISTAS DO RECEPTOR 5-HT3

Vários antagonistas 5-HT3 têm sido agora desenvolvidos, com importantes efeitos contra náuseas e vômitos induzidos por drogas citotóxicas e no pós-operatório. Ondansetron (Zofran®), granisetron e tropisetron são os três antagonistas 5-HT3 atualmente comercializados. Eles são, cada um, altamente seletivos como antagonista dos receptores 5-HT3, agindo a nível da zona do gatilho quimiorreceptora e perifericamente, sobre nervos autonômicos e entéricos. Os receptores 5-HT3 são distribuídos no cérebro (incluindo a zona do gatilho quimiorreceptora), nervos autonômicos e sistema nervoso entérico.

- *Uso:* Vômitos induzidos por drogas citotóxicas — essas drogas são atualmente as de primeira escolha como antieméticos para os vômitos causados pela quimioterapia, com uma alta eficácia contra os vômitos induzidos pela cisplatina[20,21].

    Maior eficácia tem sido obtida pela adição de dexametasona[24] e do antagonista do receptor D^2, metopromazina[14], aos antagonistas do receptor 5-HT3.

    Os antagonistas do receptor 5-HT3 têm sido utilizados na prevenção das náuseas e vômitos pós-operatórios. O ondansetron é a droga mais estudada, porém, assim como o granisetron e o tropisetron, são efetivos na prevenção de vômitos pós-operatórios[5,15,23].

- *Efeitos Secundários:* Existem poucos efeitos secundários relatados, dentre os quais se incluem cefaléia frontal e constipação, e um aumento transitório nas transaminases hepáticas pode ocorrer.

DROGAS DIVERSAS

Corticosteróides

Prednisona, dexametasona, betametasona e metilprednisona têm potente efeito antiemético em certas circunstâncias. Seu mecanismo de ação não está claro, exceto quando o efeito antiemético é produzido pela redução do edema peritumoral, tais como nas metástases cerebrais ou obstrução intestinal devido à neoplasia.

- *Uso:* Os corticosteróides são importantes no alívio imediato e tardio de náuseas e vômitos induzidos por drogas citotóxicas[12]. Junto com os antagonistas dos receptores 5-HT3 são os anti-eméticos mais efetivos e com menos efeitos colaterais. Essas medicações são utilizadas em associação para prevenção e controle dos sintomas para pacientes submetidos a regimes quimioterápicos potencialmente indutores de náuseas e vômitos[11].

Em pacientes com vômitos devidos a metástases cerebrais a dexametasona ou betametasona são altamente efetivas em reduzir o edema cerebral e aliviar os vômitos. O câncer intra-abdominal extenso pode levar à obstrução do intestino delgado e/ou grosso e aqui, novamente os corticosteróides potentes podem trazer alívio dos sintomas, pelo menos temporariamente.

A administração profilática de corticoesteróides reduz significativamente a incidência de náuseas e vômitos pós-operatórios e a necessidade de outras drogas antieméticas. A gravidade dos sintomas é reduzida e ocorre um aumento na taxa de pacientes assintomáticos[19].

As náuseas devido à doença hepática podem responder bem aos corticosteróides, como, por exemplo, prednisona 20 mg diariamente. O apetite também pode ser estimulado por essa via.

Acetato de Megestrol

Esse progestágeno, que é usado no tratamento do câncer de mama avançado, tem comprovada propriedade estimulante do apetite. Tem sido usado em pacientes com qualquer câncer avançado, para estimular o apetite, e pode reduzir as náuseas e vômitos em tais pacientes[17]. O mecanismo de ação é desconhecido.

Benzodiazepínicos

Quando fatores psicogênicos ocorrem em pacientes com vômitos induzidos por citotóxicos, então as propriedades ansiolíticas e amnésicas de alguns benzodiazepínicos, como, por exemplo, lorazepam são de auxílio. Sua ação antiemética pode ser ao nível do sistema límbico. Eles tendem a ser combinados com outros antieméticos para obtenção do efeito máximo[12].

Macrolídeos

A eritromicina, um antibiótico bem conhecido, aumenta a taxa de esvaziamento gástrico em pacientes com gastroparesia diabética ou idiopática. Entretanto, além de produzir contrações antrais, promove peristaltismo intestinal, cólicas abdominais e diarréia. Menos de 30% dos pacientes com gastroparesia que utilizam a eritromicina toleram os efeitos colaterais.

Apesar de novos medicamentos antieméticos e anestésicos a incidência de náuseas e vômitos pós-operatórios permanece alta. É mais comum em jovens, no sexo feminino, pacientes com história de náuseas e vômitos em operações prévias, em pacientes obesos ou com história de gastroparesia. A sua incidência também depende da duração e tipo da operação e de fatores relacionados com a anestesia. A suplementação de oxigênio intra-operatório parece ser eficaz na prevenção de náuseas e vômitos pós-operatórios[1].

FARMACOLOGIA DOS ANTIULCEROSOS*

Ioan Puscas

Claudiu Supuran

INTRODUÇÃO

Por muitas décadas, a terapêutica antiulcerosa consistiu em antiácidos e anticolinérgicos não-seletivos. Pesquisas clínicas e farmacológicas recentes resultaram no desenvolvimento de um grande número de agentes ativos. O presente capítulo tem como proposta apresentar muitas dessas drogas, mas não todas, e aspectos atuais da terapia médica das úlceras pépticas, com maior ênfase nos dados clínicos já bem estabelecidos.

Classificação dos Agentes Antiulcerosos

A classificação mais aceita para os agentes antiulcerosos compreende três classes maiores: agentes que modificam o meio intragástrico por neutralização ácida, agentes anti-secretórios verdadeiros e drogas que aumentam os mecanismos protetores e, ainda, os agentes compostos (Tabela 5.4).

Embora tal classificação tenha certa utilidade prática e popularidade, é obviamente artificial porque agentes anti-secretores devem ter efeitos protetores da mucosa gástrica e, ao contrário, agentes protetores devem agir como anti-secretores. A inconsistência dessa classificação é óbvia se nos fixarmos na lista de doenças relacionadas à agressão ácida que se beneficiam da mesma terapia (Tabela 5.5).

Apesar das inúmeras opções terapêuticas, vários agentes e novas classes de substâncias estão em pesquisas clínicas e farmacológicas intensas; muitos deles terão lugar certo no tratamento da úlcera péptica (Tabela 5.6).

Como está claro na tabela, muitos esforços são dirigidos para agentes que possam agir cada vez mais seletivamente, fato que poderia resolver, pelo menos em parte, muitos dos efeitos colaterais que atualmente são os inconvenientes do tratamento antiulceroso prolongado.

AGENTES QUE MODIFICAM O MEIO INTRAGÁSTRICO

Agentes com Ação Extracelular: Antiácidos

Os antiácidos são compostos quimicamente diferentes que, quando administrados isoladamente ou em

---

Capítulo traduzido pelos Drs. Christiano M. P. Claus e Danielle Duck.

Tabela 5.4
Classificação dos Agentes Antiulcerosos

I) Agentes modificadores do meio gástrico (secreção de ácido e pepsina)
   1. Ação extracelular: antiácidos*
   2. Ação sobre receptores:
      — anticolinérgicos*
      — antigastrinas
      — bloqueadores H_2*
   3. Ação intracelular (inibidores enzimáticos):
      — inibidores da anidrase carbônica*
      — inibidores da H^+/K^+ATPase

II) Agentes protetores da mucosa gástrica:
   1. Carbenoxolona sódica
   2. Subcitrato de bismuto coloidal**
   3. Sucralfato**
   4. Análogos das prostaglandinas**

III) Agentes de ação central (SNC):
   1. Antidepressivos tricíclicos
   2. Sedativos

*Compostos que também contam com ação citoprotetora associada.
**Compostos que também contam com ação anti-secretora associada.

Tabela 5.5
Outras Doenças que Podem Beneficiar-se do Tratamento Antiulceroso

1. Esofagite de refluxo

2. Gastrite crônica/aguda

3. Profilaxia e tratamento das lesões por estresse

4. Alterações gástricas causadas por antiinflamatórios não-esteróides

5. Dispepsia não-ulcerosa

6. Duodenite crônica/aguda

Tabela 5.6
Drogas Atualmente sob Investigação Clínica e Experimental

1. Novos antagonistas H_2: mifentidine, nizatidine, SKF 93479

2. Novos anticolinérgicos seletivos: telenzepina

3. Novos inibidores da anidrase carbônica com ação tópica e seletiva

4. Compostos de zinco orgânico: Zn acexamato, Zn aspartato

5. Inibidores do transporte vesicular de K^+: SCH 80280

6. Bloqueadores dos canais de Ca^{++}: verapamil, diltiazem, nifedipina

7. Hormônios: análogos da somatostatina, secretina, EGF

8. Antioxidantes

9. Análogos das prostaglandinas com ação tópica, seletiva e de longa duração

10. Antidepressivos tetracíclicos

combinação, neutralizam a secreção ácida e aumentam temporariamente o pH gástrico. Com base empírica, eles foram amplamente usados no passado.

Assim, tem sido mencionado que Plinius, no primeiro século a.C., usou "coral triturado para dispepsia", enquanto, no último século Rokitansky usou leite e giz no tratamento dos sintomas dispépticos[239]. Os antiácidos entraram decisivamente na terapia de tais doenças em 1911, quando Sippy prescreveu a associação de antiácidos com leite, em administração contínua[141].

A despeito do progresso referente aos tipos de tratamento, os antiácidos ainda representam, em muitos países, a terapia fundamental das gastrites, duodenites e até de úlceras gastroduodenais.

São gastos aproximadamente 5 bilhões de dólares por ano nos Estados Unidos da América em do-enças digestivas; mais de um bilhão é gasto em antiácidos[144].

Estudos clínicos acompanhados por controle endoscópico, realizados entre 1964 e 1975 demonstra-

FARMACOLOGIA CLÍNICA DO APARELHO DIGESTIVO

ram a eficácia da terapia com antiácidos[40], levando à reavaliação de sua composição químico-farmacológica (Tabela 5.7).

Entre os antiácidos mais freqüentemente usados, merecem menção o hidróxido de alumínio ($Al(OH)_3$), o hidróxido de magnésio ($Mg(OH)_2$) e o trissilicato de alumínio magnésio. Muitas preparações de antiácidos são atualmente associadas com o objetivo de minimizar os efeitos colaterais e aumentar a capacidade de neutralização.

A reação rápida dos antiácidos depende de sua composição e da quantidade de ácido livre[66]. Os antiácidos agem neutralizando o ácido gástrico através de mecanismos aniônicos e catiônicos. A capacidade de neutralização *in vivo* e *in vitro* e a combinação com o ácido clorídrico para o antiácido são diferentes. A secreção ácida é um processo contínuo com aumento no período pós-prandial em 2 a 3 horas.

dia)[19] e dose mínima (120-175 mmol/dia)[19,122] são igualmente eficientes, obtendo-se cicatrização de úlceras duodenais em 85% e 74-77% dos casos respectivamente[87]; e ainda evitam de certa forma os efeitos colaterais da terapêutica com altas doses.

O aumento temporário do pH intragástrico acima de 6, inativação da pepsina, ligação dos sais biliares e lisolecitina e estimulação da secreção biliar e pancreática[86] são os mecanismos de ação responsáveis pela cicatrização; todos eles são completados pelo efeito citoprotetor recentemente descrito[87].

O efeito sintomático dos antiácidos é imediato, e este fato constitui o principal benefício dessa terapêutica e a razão pela qual os antiácidos são tão freqüentemente associados com outras drogas ativas[217,242].

A administração dos antiácidos na forma líquida é preferível a tabletes, sendo mais eficiente na neutralização pós-prandial da secreção ácida gástrica[90,242].

Tabela 5.7
Farmacologia dos Antiácidos

	Bicarbonato[1] de Na$^+$	Carbonato[1] de Ca^{++}	Hidróxido[2] de Mg^{+-}	Hidróxido[2] de alumínio
Mecanismo de ação	Aniônico	Aniônico	Catiônico	Catiônico
Capacidade de neutralização (1g/ml Hcl 0,1 N)	120	210	430	250
Componente absorvível	NaCl	$CaCl_2$	$MgCl_2$	Al^{+++} (Abs.mín.)
Velocidade de reação	Rápida	Rápida	Lenta	Lenta
Reações secundárias intestinais	–	+	+	+
Rebote ácido	–	+	+	–
Alcalose sistêmica	Possível	Possível	Nunca	Nunca

1. Raramente utilizados atualmente.
2. Grande variedade de preparações disponíveis, com diferentes capacidades de neutralização, conteúdo de sódio e formas farmacêuticas.

Fordtran *et al* [60,61] mostraram que, em pacientes com úlcera duodenal, doses de 140 mmol de antiácido são necessárias para diminuir a secreção pós-alimentar, devendo a dose ser administrada 1 e 3 horas após as refeições, representando, portanto, uma dose diária total de aproximadamente 1.000 mmol. A terapia com altas doses de antiácidos provou ter valor na cicatrização da úlcera duodenal (78% contra 45% com placebo), mas tais doses são de difícil ingestão e têm certo risco de efeitos colaterais[61].

As desvantagens dos regimes com altas doses de antiácidos levaram à reavaliação de sua posologia e, recentemente, estudos repetidos mostram que a dose média (capacidade de neutralização de 280-500 mmol/

Estudos a respeito dos efeitos colaterais dos antiácidos quando comparados ao placebo e aos bloqueadores dos receptores H_2, mostraram que a diarréia foi relatada com uma incidência variando de l% a 70%[114,140] em associações com preparados com a presença de magnésio, dependendo da dose e duração do tratamento[13,247]. Ao contrário, os antiácidos à base de alumínio ou cálcio podem causar constipação. A síndrome do leite-álcali tem se tornado muito rara porque grande quantidade de leite não é mais recomendada, enquanto antiácidos à base de cálcio estão praticamente desaparecendo.

Comparado com a terapia anti-secretória, o tratamento da doença ulcerosa péptica com antiácidos é geralmente menos conveniente, menos palatável e menos

99

efetivo. Além disso, os antiácidos mais que os outros anti-secretores causam efeitos colaterais como diarréia e constipação.

Os efeitos colaterais da terapia com antiácidos e seu significado clínico são apresentados na Tabela 5.8. Todos os antiácidos devem ser utilizados com cuidado em pacientes com insuficiência renal.

binado de antiácidos e anticolinérgicos oferece a vantagem da necessidade de menores doses, obtendo da mesma maneira taxa de cicatrização satisfatória após 4-6 semanas[239].

Um estudo com 240 pacientes comparando a cimetidina aos antiácidos no tratamento de úlcera gástrica, mostrou que as duas terapêuticas têm eficácia semelhante[55].

Tabela 5.8
Efeitos Colaterais e Problemas Encontrados com a Terapia Antiácida

Efeitos Colaterais	Características do antiácido ideal
1. Rebote ácido[1]	1. Reação rápida com o HCl
2. Alcalose metabólica	2. Alta capacidade de neutralização
3. Carga catiônica $(Ca^{++},Mg^{++},Al^{+++},Na^+)$[2]	3. Efeito sob pH na faixa de 3,5
4. Distúrbios do trânsito intestinal[3]	4. Ausência de efeitos colaterais
5. Interações farmacológicas pela neutralização do HCl[4]	5. Ausência de interações medicamentosas
6. Síndrome leite-alcali[5]	6. Ausência de rebote ácido
7. Hipoacidez persistente[6] (tabletes preferencialmente)	7. Sabor agradável
	8. Fácil administração e transporte
	9. Baixo custo

1. Relevância clínica somente com $CaCO_3$ e $Mg(OH)_2$.
2. Risco quando associada à hipertensão arterial, insuficiência cardíaca ou renal, cirrose etc.
3. Freqüentes com altas dosagens. Pode ser limitante.
4. Absorção reduzida de fenotiazinas, isoniazida, ácido nalidíxico, nitrofurantoína, sulfonamidas, cimetidine.
5. Praticamente inexistente com os modernos antiácidos.
6. Elevado risco de infecções intestinais, biliares ou pulmonares após uso prolongado de altas doses. Risco muito mais teórico do que prático.

Medicamentos que Interagem com os Antiácidos

Há muitas interações e elas incluem interferências clínicas, absorção, motilidade gastrointestinal e interferências com o *clearance* de drogas.

D'Arcy e McEbray têm estudado minuciosamente esse problema tanto *in vitro* como *in vivo* (Tabela 5.9) [46]. Os antiácidos podem modificar a absorção de: ciprofloxacina, isoniazida, cloroquina, warfarin, digoxina, quinidina, antiinflamatórios não-esteróides, cimetidina, ranitidina, sulfato ferroso e teofilina[78,155].

Também tem sido demonstrado que os antiácidos podem reduzir a concentração sérica de fenitoína, um fato importante a ter em mente para pacientes epilépticos que usam antiácidos junto com fenitoína.

Os anticolinérgicos seletivos e não-seletivos prolongam o efeito dos antiácidos[225]. O tratamento com-

Com relação à úlcera duodenal, os dados estatísticos mostram a superioridade do tratamento com antiácidos quando comparados ao placebo[119,163,247], e valor semelhante em relação aos antagonistas dos receptores H_2 na cicatrização de úlceras duodenais[82,99]; a taxa de recidiva após as duas terapias também não mostra diferença estatisticamente significativa.

Estudos recentes têm apresentado novas evidências com relação à eficácia de pequenas doses de antiácidos na indução da citoproteção gástrica[87], bem como no tratamento de úlceras duodenais e na prevenção de recidivas quando comparados aos antagonistas do receptor H_2[106,119,141,163,257]. Essa evidência sugere que a neutralização do HCl induzida por antiácidos não é o único mecanismo para explicar a cicatrização de úlceras após essa terapia.

Essa idéia é sustentada pelo fato de não haver nenhuma correlação entre a capacidade de tamponamento dos antiácidos e a taxa de cicatrização das úlceras gastroduodenais.

FARMACOLOGIA CLÍNICA DO APARELHO DIGESTIVO

Estudos recentes em animais têm demonstrado também que os antiácidos protegem a mucosa gástrica contra lesões químicas independente de sua capacidade de tamponamento[113,222,246]. Esses resultados sugerem o envolvimento de fatores de crescimento no processo[113] e um efeito dos antiácidos na angiogênese da mucosa lesada[233], na neutralização de ácidos biliares, na inibição da atividade da pepsina[246] e na supressão, mas não erradicação completa do *Helicobacter pylori*.

Tabela 5.9
Evidências de Interações Potenciais *In Vivo* ou *In Vitro*

Droga	Interação	Resultado
Ampicilina	Hidróxido de Mg^{++}	Diminuição dos níveis séricos máximos de anticorpos em coelhos
Aspirina	Carbonatos de Mg^{++} e Al^{+++}	Aumento da dissolução de dosagem sólida a fim de dar níveis plasmáticos máximos de jejum
Cloroquina	Carbonato de Ca^{++}; Trissilicato de Mg^{++}	Diminuição da absorção *in vitro* Diminuição da biodisponibilidade *in vivo*
Clorpromazina	Hidróxido de Al^{+++}-Mg^{++} Gel; Trissilicato hidróxido de Mg^{++}	Redução das concentrações urinárias e séricas
Cimetidina	Hidróxido de Al^{+++} e/ou Mg^{++}	Concentrações sangüíneas máximas estão diminuídas
Digoxina	Hidróxido de Al^{+++}-Mg^{++} Trissilicato de Mg^{++}	Dados conflitantes com qual dos dois há diminuição da absorção
Sulfato ferroso	Bicarbonato de Na^+; Carbonato de Ca^{++}	Redução do ferro plasmático
Isoniazida	Hidróxido de Al^{+++}	Diminuição dos níveis sangüíneos máximos e redução da área debaixo da curva
Lítio	Bicarbonatos e outros álcalis	Diminuição dos níveis séricos pelo aumento da excreção urinária
Contraceptivos orais	Hidróxido de Al^{+++} Gel; Trissilicato de Mg^{++}	Pode reduzir a atividade do contraceptivo pela adsorção oral dos contraceptivos
Penicilamina	Hidróxido de Al^{+++}-Mg^{++}; dimeticona	Diminuição da absorção
Fenitoína	Vários antiácidos, *i.e.*, Hidróxido de Al^{+++}, Óxido de Mg^{++}	Aumentam as evidências que sustentam uma diminuição da concentração sérica, mas sem evidência a longo prazo
Prednisona	Hidróxido de Al^{+++}-Mg^{++}	Diminuição significante da absorção
Procainamida	Fosfato de alumínio	Diminuição da biodisponibilidade
Pirimetamina	Carbonato de Ca^{++}; Trissilicato de Mg^{++}	Diminuição da absorção *in vitro*
Quinidina	Vários antiácidos	Resultados conflitantes na literatura
Tetraciclinas	Vários antiácidos, fosfato dicálcico, hidróxido de Al^{+++}-Mg^{++}	Diminuição da absorção secundária à quelação do metal pesado
Teofilina	Hidróxido de Al^{+++}-Mg^{++}; Carbonato de Mg^{++}	Redução dos níveis séricos abaixo dos níveis terapêuticos
Ácido valpróico	Hidróxido de Al^{+++}-Mg^{++}	Possível aumento nos níveis da droga

Os principais problemas de efeitos colaterais dos antiácidos continuam a ser: diarréia pelo excesso de magnésio, retenção de água pelo excesso de sódio, hipercalcemia, hipergastrinemia e acidez rebote pela ingestão de cálcio, que pode ser seguida por alcalose e insuficiência renal.

AGENTES QUE AGEM NOS RECEPTORES

Anticolinérgicos Seletivos e Não-Seletivos

Os anticolinérgicos clássicos foram os primeiros compostos anti-secretores usados na terapia antiulcerosa, tanto naturais (atropina, 1-hiosciamina) ou drogas sintéticas (oxifenônio, propantelina, glicopirrolato). Essas drogas bloqueiam a pós-sinapse dos receptores muscarínicos M_1 das células parietais, interrompendo os mecanismos colinérgicos da fase cefálica e gástrica da secreção ácida[77,176]. O efeito anti-secretor dos anticolinérgicos é variável com cada droga; a secreção basal geralmente é reduzida a 40-50%, secreção estimulada por pentagastrina a 30-40% e aquela estimulada por ingestão simulada de alimentos reduzida a 80-90%[57,239]. Os anticolinérgicos não-seletivos aumentam o efeito anti-secretor da cimetidina e prolongam o efeito dos antiácidos.

Com relação à eficácia terapêutica dos agentes anticolinérgicos clássicos pode ser afirmado que, embora eles tenham sido usados por um longo tempo, muito menos é conhecido a seu respeito do que sobre os antagonistas dos receptores H2 ou sobre os inibidores de prótons. Certamente, a aplicação da terapia anticolinérgica em um período em que sua eficácia terapêutica podia unicamente ser demonstrada radiologicamente limitou, por certo espaço de tempo, estudos mais convincentes.

Existem ao menos cinco razões para diminuição do uso dos anticolinérgicos não-seletivos:

a) absorção inconstante;

b) efeito anti-secretor variável;

c) ausência de estudos clínicos usando parâmetros modernos;

d) presença de efeitos colaterais em cerca de 50-60% dos pacientes: inibição da secreção salivar, distúrbios gastrointestinais e motilidade genitourinária, distúrbios de acomodação visual, agravação do glaucoma, taquicardia e taquiarritmia;

e) possibilidade atual de inúmeras terapias seletivas.

A freqüência dos efeitos colaterais como uma conseqüência da falta de seletividade deu início a estudos que levaram à descoberta de drogas com efeito seletivo.

Entretanto, as tentativas para renascer essa terapia anti-secretória primitiva, eclipsada, primeiro, pelos antagonistas dos receptores H_2 e, depois, pelos inibidores da bomba de prótons, provaram que ele é tudo, menos fácil.

Anticolinérgicos seletivos. A identificação dos receptores muscarínicos do tipo M_1 nas células parietais, reviveu o interesse pela terapia com anticolinérgicos[34,77,83,219]. A pirenzepina é um composto tricíclico (Fig. 5.4) cuja estrutura é semelhante àquela dos antidepressivos, mas sem o efeito psíquico dos mesmos.

Os efeitos exercidos sobre a secreção salivar, biliar e pancreática e na motilidade gastrointestinal são mínimos; a taxa de atividade comparada àquela da atropina é

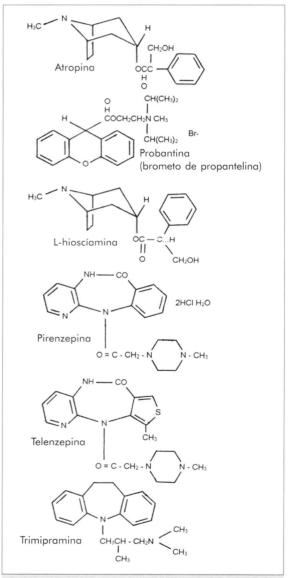

Fig. 5.4 — *Apresentação das estruturas dos anticolinérgicos clássicos (atropina, probantina e 1-hiosciamina) e dos agentes anticolinérgicos seletivos (pirenzepina, telenzepina). Comparação com a estrutura do antidepressivo tricíclico imipramina.*

1/20-1/30. Administrada em doses orais de 50-100 mg/dia, a pirenzipina inibe a secreção basal em 53-66%, a secreção estimulada pela pentagastrina em 30%, a secreção pós-insulina em 40% e a secreção provocada pela alimentação em 46-58%[104,174,235].O efeito anti-secretor é semelhante àquele da cimetidina e ranitidina[213]. O efeito citoprotetor da pirenzipina está bem documentado. Esta droga inibe ainda a anidrase carbônica na mucosa gástrica[174] e aumenta o fluxo sangüíneo através da mucosa[225].

Entre 1978-1987, a pirenzipina foi avaliada por mais de 100 estudos controlados, sendo a maioria na Itália, Alemanha Ocidental, Brasil e Polônia[17,19,225,235]. Esses estudos mostram que doses de 100-125-150 mg/dia de pirenzipina por 4-8 semanas levam à cicatrização de úlceras duodenais em cerca de 45-75% (100 mg) e, respectivamente, 70-80% (150 mg), sendo superior ao placebo e comparável com bloqueadores H2. A terapia de manutenção com 50-100 mg/dia por um ano reduz a incidência de recidivas de modo semelhante àquela da cimetidina[34,225].

Existem alguns efeitos colaterais e, em um estudo com 3.300 casos tratados com pirenzipina, há relatos de cefaléia em 1,9%, confusão mental em 1,5%, distúrbios da acomodação visual em 2%, sonolência em 0,5%; a freqüência total de efeitos colaterais foi de 4%, determinando o término da terapia em 0,1-0,8% dos casos. A terapia combinada com pirenzipina e bloqueadores H_2 pode ser mandatória em úlceras refratárias e na síndrome de Zollinger-Ellison[225,235].

Telenzepina — um produto mais recente entre os anticolinérgicos seletivos provou ser 3 a 10 vezes mais forte na inibição da secreção ácida gástrica em animais e preparações celulares[15]. A administração de telenzepina em pacientes com úlcera duodenal em doses de 1,5, 3 e 5 mg ao dia, respectivamente, foi examinada em um estudo multicêntrico[53]; mostrou que, após 4 semanas, as úlceras duodenais foram curadas na proporção de 65%, 85% e 78%, respectivamente, com a taxa de cura sendo significativamente melhor com doses de 3 mg ao dia.

Outros estudos multicêntricos realizados mais recentemente compararam os efeitos da telenzepina (3 mg/dia) àqueles da ranitidina (300 mg/dia) em pacientes com úlceras gástricas, mostrando taxas de cura de 64 e 59%, respectivamente, após 4 semanas, enquanto após 8 semanas as taxas de cura foram de 85% e 89%, respectivamente[201].

Estudos comparativos com pirenzipina e cimetidina mostraram taxas de cura similares no tratamento de úlceras gastroduodenais[62].

Antagonistas dos Receptores H_2 da Histamina

O efeito estimulante da histamina na secreção ácida gástrica tem sido estudado desde 1920[165]. O papel fisiológico da histamina na secreção ácida gástrica foi escla-

recido somente após a descoberta dos bloqueadores H_2 da histamina[22]. Para saber de que forma o mecanismo de secreção ácida gástrica está envolvido, têm sido elaboradas opiniões conflitantes em duas concepções:

1. A teoria do mediador final comum[42], em que a histamina é o mediador final de outros secretagogos, bem como (gastrina, acetilcolina), implicando que a célula parietal tem receptores apenas para a histamina;

2. A teoria de Grossman-Konturek, ou a teoria dos receptores a qual postula que todos os três secretagogos (histamina, gastrina e acetilcolina) estimulam a célula parietal diretamente e que cada um deles potencializa o efeito do outro. De acordo com essa teoria, os três receptores estão em uma interação dinâmica em que um receptor aumenta a sensibilidade dos outros para agonistas específicos, enquanto a inibição de um receptor reduz a sensibilidade dos outros receptores para antagonistas (Fig. 5.5).

Se isso é verdade, a histamina também tem um papel de amplificar ou potenciaizar os efeitos ativadores independentes e diretos da gastrina e acetilcolina sobre as células oxínticas.

Considerando todos os dados avaliados, pode ser correto que a histamina tem um papel central na regulação da secreção ácida gástrica.

Estudos recentes têm mostrado que a histamina é produzida e liberada pelas células neuroendócrinas na mucosa gástrica fúndica, enquanto a gastrina e o vago estimulam a formação e liberação de histamina das células neuroendócrinas[240] (Fig. 5.6).

Além disso, a gastrina e o vago estimulam a proliferação das células neuroendócrinas, e um aumento da densidade de células neuroendócrinas pode pelo menos parcialmente explicar o aumento da secreção ácida gástrica em pacientes com úlceras duodenais e síndrome de Zollinger-Ellison.

A baixa potência dos bloqueadores H_2 em pacientes com síndrome de Zollinger-Ellison é provavelmente devida a um aumento da liberação de histamina de uma massa aumentada de células neuroendócrinas.

A hipergastrinemia intensa e prolongada pode levar a carcinomas gástricos originados nas células neuroendócrinas.

A gastrina estimula a síntese de histamina nas células neuroendócrinas, esta última apresentando receptor para a gastrina. Alguns autores pensam que desde que as células neuroendócrinas têm receptores para a gastrina, do ponto de vista funcional não há necessidade de possuir um receptor gastrírico sobre a célula parietal[130,240,242].

A liberação de gastrina é influenciada não somente pela histamina,[190,241] mas também pelo vago[187] ou pela administração de drogas colinérgicas, bem como pela somatostatina[189] e prostaglandinas[188].

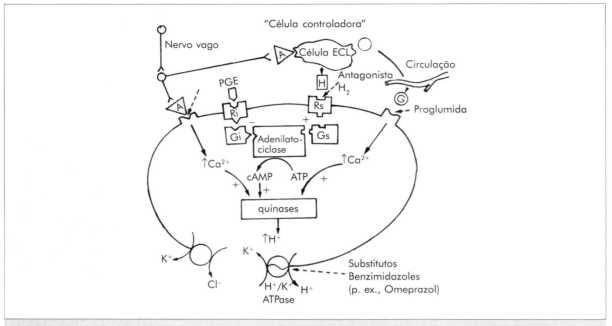

Fig. 5.5 — *A célula parietal e suas conexões. Os principais secretagogos e as vias intracelulares de estimulação da secreção ácida gástrica. A — acetilcolina; PGE — A prostaglandina na série E; HS — histamina; G — gástrico; Rs e Ri 0ù sítios de ligação estimulatória e inibitória; Gg e Gi — nucleotídeo guanina ligado às proteínas estimulatória e inibitória; ECL — células semelhantes às células enterocromafins.*

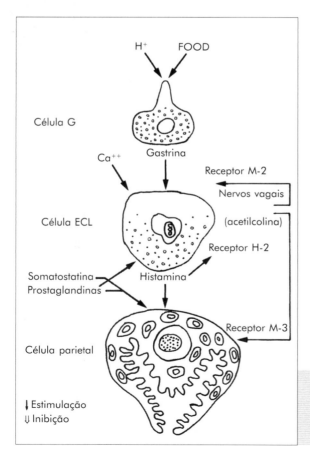

Estudos de Soll[209] mostraram que a cimetidina não inibe o efeito estimulante direto da gastrina sobre as células parietais.

Quanto à relação com o cálcio, é notável que o aumento da concentração do cálcio inibe a liberação de histamina estimulada pela gastrina, a qual também induz a inibição da secreção ácida gástrica. Algumas vezes, os valores de cálcio sangüíneo não influenciam a secreção ácida gástrica estimulada pela histamina[39].

Tem sido sugerido que a liberação de histamina induzida pela gastrina não é mediada pelo AMPc. A gastrina aumenta os níveis de cálcio intracelular em glândulas gástricas[39] e em células da mucosa gástrica[151], aumentando também o *turnover* do fosfoinositol nas células da mucosa gástrica, um aspecto compatível com a ativação da C-fosfolipase na membrana.

A acetilcolina induz a liberação de histamina pelas células isoladas de coelho[158].

Com relação ao receptor H_2 da histamina, tem sido recentemente solubilizado e purificado[180]; ele pertence à superfamília de receptores unidos com a proteína G, cujo líder é o receptor beta-adrenérgico[51].

Fig. 5.6 — *A célula semelhante à célula enterocromafim e suas relações. A célula semelhante à célula enterocromafim é designada como célula controladora devido à presença de receptores da gastrina e acetilcolina, e o domínio da via da histamina.*

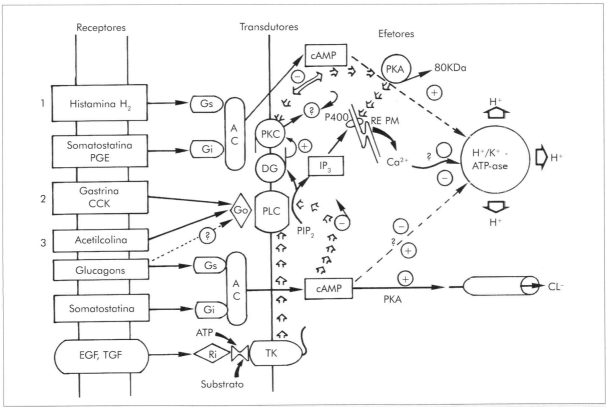

Fig. 5.7 — *As mais notáveis vias de transmissão na célula parietal. Aqui estão esquematizados: (1) a via adenilato-ciclase-AMPc; (2) o sistema IP3-cálcio-proteinoquinase; (3) tirosinoquinase-PGE (prostaglandina da série E); CCK-colecistoquinina; AC-adenilato-ciclase; sua proteína de estimulação Gs e sua proteína de inibição Gi; PKA-proteinoquinase A; PKC-proteinoquinase C; DG-diacilglicerol; PLC- fosfolipase; IP3-inositol-trifosfato; TK-tirosinoquinase.*

A informação da superfície da célula atinge o receptor de membrana de onde é transmitido por três vias: (1) adenilato-ciclase, respectivamente guanilato-ciclase; (2) o sistema IP3 cálcio-diacil-glicerol-proteíno-quinase C; (3) tirosinases[11,18,69,70,233] (Fig. 5.7).

A adenilato-ciclase é uma enzima de membrana composta de um subgrupo catalítico C e dois subgrupos de regulação: proteína estimulante Gs e proteína inibidora Gi. O papel da proteína Gs é estimular a formação de AMPc, e a de Gi é inibi-la. A histamina (como "ligante") é ligada aos receptores H_2 e produz um acoplamento entre a parte citoplasmática do receptor e o subgrupo alfa da proteína Gs.

A proteína Gs é composta de 3 subgrupos alfa, beta e gama.

O subgrupo alfa confere subunidade funcional entre o receptor (em nosso caso, H_2) ativado pelo "ligante" (em nosso caso, histamina) e a estimulação ou inibição da ciclase (Gs-alfa ou Gi-alfa) (Fig. 5.8)[69].

Essa interação permite ao GTP, na presença de magnésio, deslocar o GDP ligado ao subgrupo alfa e produzir um complexo GTP que se dissocia dos subgrupos beta e gama. Assim, o subgrupo $alfa_s$ liberado é capaz de acoplar-se de modo idêntico com a adenilato-ciclase e estimular a atividade basal da última, ou com $alfa_s$ GDP para ser ligada novamente a beta e gama. Nessa via, o complexo ternário $alfa_s$ reconstituído, beta e gama pode iniciar um novo ciclo de ativação do receptor H_2 através da histamina. Na mucosa gástrica oxíntica, prostaglandinas e somatostatina não inibem competitivamente a atividade dos receptores histaminérgicos H_2, como se segue: prostaglandinas e somatostatina ativam receptores diferentes especificamente acoplados com a proteína Gi da guanilato-ciclase, induzindo inibição dessa enzima, e diminuem a produção de AMPc, com redução da secreção ácida gástrica.

A identificação dos receptores H_2 da histamina e a comercialização da cimetidina, em 1976, levaram a um grande aumento nas pesquisas clínicas e farmacológicas. Uma grande variedade de compostos ativos foi sintetizada, muitos dos quais com importância clínica. Atualmente, quatro antagonistas dos receptores H_2 estruturalmente diferentes têm sido mais comumente usados (Fig. 5.9). São eles: cimetidina, ranitidina, famotidina e a nizatidina.

As propriedades farmacológicas desses agentes são apresentadas no Tabela 5.10.

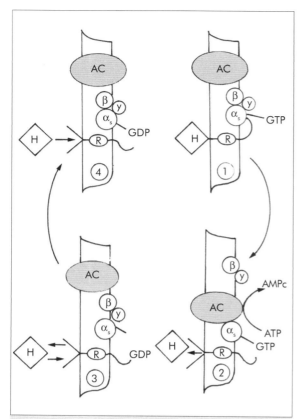

Fig. 5.8 — O receptor (R) para a histamina (H) sobre a célula parietal ligado à proteína Gs sob a forma de subunidades α_s, β, γ. AC- adenilato-ciclase. Explicações no texto.

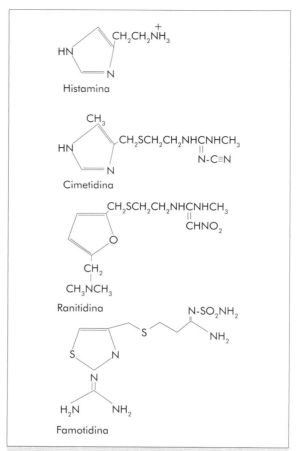

Fig. 5.9 — Estrutura química dos bloqueadores H_2 utilizados na terapia antiulcerosa.

Estrutura

A cimetidina é um imidazol, a ranitidina um furane, a famotidina um tiazol, enquanto a nizatidina é uma estrutura combinada de famotidina e ranitidina.

Absorção e Distribuição

Todas essas 4 substâncias são facilmente absorvidas por via oral; sua absorção é reduzida a 10-20% se antiácidos ou sucralfato são associados. A absorção não é influenciada pelos alimentos. O pico de concentração sérica é atingida após 1-3 horas em todos os órgãos, incluindo líquido cerebroespinhal; eles atravessam a barreira placentária e são excretados no leite materno[58,210].

A distribuição da cimetidina no líquido cerebroespinhal é mais alta em pacientes com insuficiência hepática, que aumenta seus efeitos colaterais no sistema nervoso central[58,194].

Os antagonistas dos receptores H_2 da histamina atingem o receptor H_2 na membrana da célula parietal[103], realizando bloqueio do tipo inibição competitiva[29].

Testes realizados em vários sistemas biológicos mostraram que a ranitidina é 13 vezes mais potente do que a cimetidina, enquanto a famotidina é 40-100 vezes mais ativa do que a cimetidina[14].

Os bloqueadores H_2 suprimem a secreção ácida basal assim como a secreção ácida estimulada pelos alimentos. Quando administradas à noite, essas medicações são efetivas no controle da secreção ácida noturna. Esse efeito é particularmente importante, porque a taxa de cura para úlcera péptica com a terapia anti-secretora correlaciona-se fortemente com a redução da acidez gástrica noturna.

O efeito anti-secretor de doses equivalentes de cimetidina, ranitidina e famotidina é comparável em intensidade, mas diferente na duração devido às diferenças farmacológicas.

- *Cimetidina:* doses orais de 200-300 mg de cimetidina inibem a secreção basal em 80%, secreção pós-histamínica em 76%, após pentagastrina em 68-80% e pós-insulínica em 70%[174,235]. A secreção pós-alimentar é reduzida em 37-70% em 3-4 horas, sendo variável[138]. A secreção ácida noturna é reduzida em 70-80% em 4-7 horas[137], elevando o pH gástrico acima de 5.

FARMACOLOGIA CLÍNICA DO APARELHO DIGESTIVO

Tabela 5.10			
Farmacologia Clínica dos Antagonistas dos Receptores H$_2$			
	Cimetidina	Ranitidina	Famotidina
Dose via oral (mg)	200-300-400	100-150-300	20-40
Biodisponibilidade (%)	63-78	46-87	37
Níveis plasmáticos (ng/ml)	700-1500	360-560	50-60
Meia-vida plasmática (h)	1,7-2,1	2,1-3,1	3
Ligação protéica (%)	13-26	15	15-21
Clearance renal (ml/min)	293	480-510	390
Clearance plasmático total (l/h)	33-38	34-43	?
Via de eliminação	Rins: 60%-83% Fezes: 10% Bile: 5%	Rins: 75% Fezes: 15%	Rins: 29%

- *Ranitidina:* Doses orais de 150 mg inibem a secreção basal em cerca de 70% por 5 horas e em 38% por 10 horas; a secreção pós-alimentar é diminuída em cerca de 44% e a secreção noturna em 90% por 6-8 horas[235].

- *Famotidina:* Doses orais de 20-40 mg/dia têm efeitos similares, mas estes são prolongados devido ao mais intenso bloqueio dos receptores H$_2$[202].

Com relação às vantagens terapêuticas descritas na literatura, deve ser mencionado que: a cimetidina em doses de 1.000-1.200 mg/dia por 4 a 6 semanas leva à cicatrização de úlceras duodenais em cerca de 60-90% dos casos, quando comparada com placebo que tem taxas de 30-60%[19,43,83,100,202,225,235,258]. O prolongamento do tratamento até 8-12 semanas aumenta essas taxas para 90-95%[19,43]. A dose diária é administrada em tabletes de 200-300 mg durante as refeições e 400-600 mg ao deitar.

O efeito da cimetidina é menor em úlceras gástricas, e doses de 800-1.000 mg/dia são pouco superiores na terapia em relação ao placebo[83,225,235].

O tratamento de manutenção contínuo com cimetidina administrada de várias maneiras (2 x 200 mg, 2 x 300 mg, 400 ou 800 mg ao deitar) efetivamente previne a recidiva de úlceras duodenais em cerca de 55-80% dos casos em um ano[83,225,235], e estudos recentes relatam que a cimetidina administrada por 3-5 anos constitui uma terapia eficaz e segura[258]. Após o término da terapia de manutenção, entretanto, existe recidiva em aproximadamente 80% dos casos, e em cerca de um terço destes a recidiva é precoce, e, ainda, aproximadamente 35-60% são assintomáticos[174].

A ranitidina, administrada em doses de 2 x 150 mg ou 300 mg/dia à noite por 4-6 semanas, leva à cicatrização de úlceras duodenais em cerca de 85-90% dos casos[23,75,109,122,225,235]; resultados semelhantes são obtidos em úlceras gástricas.

Doses de 150 mg ao deitar, como tratamento de manutenção, reduzem a incidência de recidiva para 18-38%[1,84], outro estudo mostra que esse regime de tratamento diminui a recidiva de úlceras gástricas para 7%[1].

A famotidina, quando administrada em doses de 2 x 20 mg, 2 x 40 mg, ou simplesmente 40 mg/dia ao deitar, por 4-6 semanas, apresenta resultados semelhantes àqueles obtidos com 2 x 150 mg de ranitidina, apresentando cicatrização de úlcera duodenal em cerca de 85-90% dos casos[184,202]; e úlceras gástricas apresentam cicatrização após 8 semanas em cerca de 97% dos casos[149]. Um estudo multicêntrico recente, realizado na Europa, relata que 20 mg de famotidina ao deitar são eficientes na prevenção de recidiva de úlceras duodenais[19].

O conhecimento do controle da acidez gástrica noturna é um passo importante para a cura da úlcera péptica; investigações subseqüentes demonstram que esquemas com dose única noturna são tão efetivos quanto esquemas com múltiplas doses para o tratamento da doença ulcerosa péptica.

A incidência dos efeitos colaterais dos bloqueadores H$_2$ é em torno de 2%. A importância clínica desses efeitos colaterais é variável, muitos deles são discretos e outros necessitam da parada da administração do medicamento. Os efeitos colaterais e as interações farmacológicas dos receptores H$_2$ da histamina são apresentados na Tabela 5.11.

Estudos mais recentes, com observações resultantes e extensas experiências com relação a essa terapia, têm enriquecido nosso conhecimento a respeito dos seus efeitos colaterais. Eles serão mencionados resumidamen-

Tabela 5.11
Efeitos Colaterais e Problemas com o Uso de Antagonistas H2

A) Queixas subjetivas[1]:	Cefaléia, fadiga, tontura, diarréia, constipação, mialgia
B) Alterações gástricas:	Hiperplasia de células parietais[2] Hiper-sensibilidade a secretagogos endógenos[3] Carcinogênese[4] Infecções bacterianas, virais, micóticas[5]
C) Alterações extragástricas:	Renais: aumento temporário da creatinina, sem nefrotoxicidade Endócrinas: efeito antiandrogênico, ginecomastia, impotência, hiperprolactinemia Neurológicas: confusão mental, sonolência, desorientação, alucinação, convulsão[7] Cardiovasculares: bradicardia (após administração EV rápida) Hematológicas: leucopenia, trombocitopenia, agranulocitose[8] Hepáticas: elevação de transaminases, inibição da citocromo P-450 Imunológicas: aumento nos testes de hipersensibilidade cutânea
D) Interações farmacológicas[10]:	Absorção alterada: aspirina, tetraciclina, cetoconazol, penicilina, cápsulas ácido-resistentes Eliminação hepática reduzida: anticoagulantes, betabloqueadores, nifedipina, lidocaína, diabetostáticos Eliminação renal reduzida: procainamida, atenolol

1. Ocorrem em 1-3% dos casos. Raramente influencia na terapia.
2. Provada experimentalmente; não comprovada em seres humanos.
3. Possivelmente envolvida com as recorrências precoces após a terapia.
4. Negada após cuidadosos estudos em humanos.
5. Raramente ocorrem; após terapia de longa duração.
6. Importante com cimetidina; raro com ranitidina; nunca com famotidina.
7. Mais propensos: adolescentes, jovens e idosos.
8. Extremamente rara, mas grave.
9. Semelhante ao item 6.
10. De significado clínico variável; podem ser antecipadas pelo ajuste nas dosagens e nos horários.

te, assim completando a Tabela 5.14. Efeitos adversos podem ser devidos tanto ao bloqueio dos receptores H_2 em outros órgãos, que não o estômago, quanto aos efeitos idiossincrásicos de cada droga, independente de bloqueio do receptor H_2.

Apesar de o risco de interações medicamentosas ser maior com o uso da cimetidina (ver a seguir), nenhuma vantagem significativa está estabelecida em relação aos quatro bloqueadores H_2.

Metabolismo Hepático

A biodisponibilidade da cimetidina, ranitidina e famotidina administradas por via oral é reduzida a 30-60% pelo metabolismo hepático.

Ao contrário, a nizatidina não sofre metabolização hepática de primeira passagem e a biodisponibilidade aproxima-se de 100% após administração oral.

A administração intravenosa dessas medicações evita a metabolização hepática de primeira passagem.

A meia-vida da cimetidina é prolongada pela insuficiência hepática[58], que requer a redução da dose, recomendada por alguns autores apenas quando a insuficiência renal também está presente[58].

Excreção Renal

Os bloqueadores H_2 são excretados via metabolismo hepático e renal, exceto a nizatina que é primariamente eliminada por via renal.

A cimetidina e a ranitidina competem com a creatinina pela secreção tubular renal, e, com isso, esses bloqueadores H_2 causam um discreto aumento da creatinina[58].

Em pacientes com insuficiência hepática, o clareamento renal é reduzido a 50% para todos os quatro antagonistas H_2 e com a famotidina é muito prolongado[58].

O clareamento de cimetidina, ranitidina, famotidina e nizatidina é baixo em crianças e idosos, sendo necessária redução da dose nesses casos[58,256].

Os efeitos antiandrogênicos da cimetidina podem causar ginecomastia e impotência, são reversíveis e podem ser explicados pelo antagonismo entre a cimetidina e os androgênios no receptor deste último[58]. Esses efeitos são raros em pacientes submetidos a tratamento por curto prazo, porém pacientes tratados cronicamente e com altas doses de cimetidina em até metade dos casos apresentam sintomas antiandrogênicos. O efeito antiandrogênico parece ser específico para a cimetidina, não sendo observado com os outros antagonistas dos receptores H_2.

Efeitos no Sistema Imune

Os receptores H_2 têm sido responsabilizados por exercer um efeito supressor nos linfócitos T[117].

Diversos pesquisadores têm apontado para o fato de que o bloqueio dos receptores H_2 aumenta a função imune. Pacientes submetidos a transplante de órgãos tratados com essas medicações podem apresentar um aumento na incidência de rejeição pós-transplante.

Esse efeito imunomodulador pode refletir uma ação singular do imidazol[208]; o problema requer estudos futuros. O aparecimento de nefrite intersticial e de polimiosites tem também sido descrito[117,235], bem como ocorrência de febre após a associação de cimetidina com ranitidina[166].

Efeitos no Sistema Nervoso Central

O tempo freqüentemente favorece o aparecimento de efeitos no sistema nervoso central após tratamento com antagonistas H_2[31], sendo confusão mental o sintoma mais freqüentemente mencionado.

Efeitos semelhantes ocorrem não apenas após a cimetidina, mas também após ranitidina e famotidina[33,58,170].

O mecanismo pelo qual os antagonistas H_2 induzem efeitos colaterais no SNC pode ser resultante da interação com receptores histamínicos H_2 cerebrais; entretanto, essa explicação permanece sem sustentação até agora.

Interações

Os estudos realizados até agora mostram que as interações de antagonistas do receptor H_2 da histamina não estão ligadas com o receptor H_2.

Assim, por exemplo, o omeprazol e a cimetidina inibem o metabolismo da fenitoína, diazepam e warfarin, enquanto o metabolismo do propranolol e teofilina é inibido pela cimetidina, mas não pelo omeprazol[6,19,182].

A associação da ranitidina com teofilina pode induzir efeitos tóxicos[186,203], enquanto a associação com fenitoína aumenta a concentração sérica do último[27].

Cimetidina, ranitidina e nizatidina, mas não a famotidina, inibem a desidrogenase alcoólica, aumentando a concentração alcoólica no plasma[49,182].

A ligação da cimetidina cercada em parte do citocromo P-450, tendo uma função oxidativa mista, altera a metabolização hepática de no mínimo 41 drogas, entre as quais as mais importantes são warfarin, teofilina e fenitoína. Deve ser mencionado que a ranitidina, embora 4-10 vezes mais potente que a cimetidina, torna-se ligada 5-10 vezes mais fragilmente ao sistema do citocromo P-450, alterando menos gravemente a metabolização hepática de outras drogas[7,59].

A famotidina[7] e nizatidina[179] não estão ligadas ao sistema enzimático do citocromo P-450, possuindo portanto, uma capacidade limitada para inibir o metabolismo de outras drogas.

Todos os bloqueadores dos receptores H_2 afetam a absorção de certas drogas, pelo aumento do pH gástrico.

Com relação às interações com antiácidos, os hidróxidos de magnésio e alumínio reduzem em 30-40% a biodisponibilidade da cimetidina[204], ranitidina[108] e famotidina[25], se administradas concomitantemente. Entretanto, quando a associação é necessária, os antiácidos devem ser administrados 2 horas após os bloqueadores H_2.

A ranitidina aumenta a absorção de bismuto do dicitrato tripotássico de bismuto (De Nol)[157].

O propanteline aumenta a absorção dos bloqueadores H_2, enquanto a metoclopramida a reduz[105].

A concomitante administração de cimetidina e fenobarbital leva ao aumento da metabolização hepática da cimetidina de 40% e à redução de sua biodisponibilidade em 20%[211].

Tolerância

Tolerância aos efeitos anti-secretores dos bloqueadores H_2 desenvolve-se rápida e freqüentemente. Em um estudo com 12 voluntários sadios, estes receberam infusão intravenosa de ranitidina por 72 horas, o pH gástrico excedeu 4 por 67% no dia 1 comparado com 43% no dia 3. Os mecanismos de tolerância não são conhecidos, mas alguns estudos sugerem que estão associados a um aumento na atividade das células enterecromafins que cursa com hipergastrinemia, induzida pela supressão ácida.

AGENTES COM AÇÃO INTRACELULAR (INIBIDORES ENZIMÁTICOS)

Inibidores da Anidrase Carbônica

Papel da Anidrase Carbônica na Secreção Ácida Gástrica

A anidrase carbônica (CA) é uma enzima que contém zinco e que foi descoberta por Davemport em 1939, o qual também propôs a primeira teoria sobre a secreção ácida[48]. As isoenzimas da anidrase carbônica estão presentes em grande quantidade na mucosa gástrica onde podem ser identificadas por métodos histoquímicos, citoquímicos e imuno-histoquímicos[34]. Nas células parietais, a enzima está localizada nas vizinhanças do canalículo secretor, sugerindo um papel específico na secreção dos íons H^+.

A presença de isoenzimas anidrase carbônica na membrana celular (CA IV), no citosol (CA II), na mitocôndria (CA V), nas paredes dos capilares (CA I) e nos músculos esqueléticos (CA III) prova a participação da anidrase carbônica nos processos fisiológicos e patológicos do organismo.

Na célula parietal, a anidrase carbônica catalisa a hidratação do CO_2, um processo que leva à formação de H^+ requerido na formação do HCl.

Os estudos de nossa equipe têm mostrado que a anidrase carbônica não é um mero catalisador de hidratação do CO_2; a enzima também é ativada ou inibida por mecanismo direto por vários processos fisiológicos ou patológicos, estímulos endógenos ou exógenos que aumentam ou reduzem a atividade da anidrase carbônica junto de suas ligações a receptores específicos na membrana celular[172].

A modificação do pH induzida pela ativação ou inibição da anidrase carbônica pode, provavelmente, influenciar a ambas: a ligação de estímulos aos receptores de membrana e à proteína G e a atividade de outras enzimas intracelulares com algum papel no processo secretório. A ativação direta da anidrase carbônica pela histamina foi descrita por nós em 1978[179], sendo mais tarde confirmada por outros autores[249], oferecendo explicações alternativas dos mecanismos bioquímicos da ação da histamina que é compatível com absorção celular da amina. A gastrina e a acetilcolina também ativam a anidrase carbônica, enquanto a somatostatina e a calcitonina inibem a atividade desta[172]. Os agonistas alfa e beta adrenérgicos aumentam a atividade da anidrase carbônica, enquanto seus antagonistas a reduzem[177]. Pesquisas recentes realizadas por nós têm mostrado que, tanto *in vitro* como *in vivo*, nenhuma droga antiinflamatória não-esteróide, como a indometacina, aspirina etc.,

prostaglandinas vasoconstritoras (PGF_2alfa), tromboxano A_2, leucotrienos B_4 e C_4, e endotelina-1 estimulam a atividade da anidrase carbônica, enquanto as prostaglandinas PGE_1, PGE_2, PGI_2 diminuem a atividade basal da anidrase carbônica e antagonizam os efeitos ativadores de substâncias do primeiro grupo[172] (Fig. 5.10).

Dados Relativos à Farmacologia dos Inibidores da Anidrase Carbônica

Os dados relacionados à farmacologia clínica dos inibidores da anidrase carbônica são apresentados na Tabela 5.12. O efeito terapêutico favorável dos inibidores da anidrase carbônica (Fig. 5.11) na cicatrização de úlceras gastroduodenais é o resultado da combinação dos efeitos anti-secretor e gastroprotetor[173,174].

Nossos resultados recentes mostram que o efeito anti-secretor da acetazolamida é devido à inibição das anidrases carbônicas CA IV e CA II, na membrana e, respectivamente, no citosol da célula parietal, seguida da redução da secreção ácida gástrica. Esse efeito combina com a inibição da atividade da anidrase carbônica CA I nos capilares, que induz a um aumento do fluxo sangüíneo na mucosa gástrica[172].

Com doses de 25 mg/kg/dia de acetazolamida, a inibição da atividade da anidrase carbônica ocorre após 3-4 dias de tratamento.

O efeito anti-secretor das sulfonamidas inibidoras da anidrase carbônica foi estudado primeiro por Ianowitz[97], sendo mais tarde confirmado por outros autores[54].

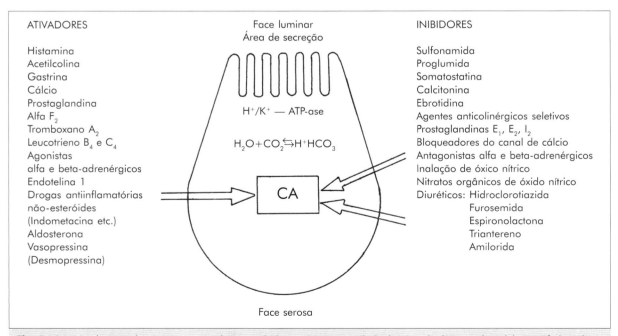

Fig. 5.10 — *Anidrase carbônica; seus ativadores e inibidores. (Puscas I et al. Carbonic anhydrase and modulation of physiologic and pathologic processes in the organism. Enzime activators and inhibitors, 105-137. Ed. Helicon, Timisoara, Romania, 1994.)*

Farmacologia Clínica do Aparelho Digestivo

**Tabela 5.12
Farmacologia Clínica dos Inibidores da Anidrase Carbônica**

	Acetazolamida	Etoxizolamida	Metazolamida
Dose via oral (mg)	250-500	125-250	50-150
Níveis plasmáticos (mg/ml)	3-35	10-20	2-20
Ligação protéica (%)	93	95	55
Meia-vida plasmática (h)	5	6	14
Clearance renal (ml/min)	200	20	20
Excreção renal (%)	100	40	25

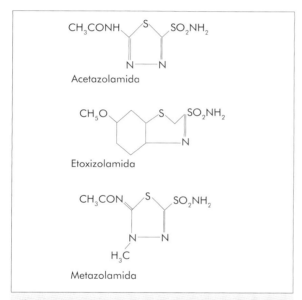

Fig. 5.11 — *Estrutura química dos principais agentes inibidores da anidrase carbônica.*

Em um estudo realizado em um grupo de 2.260 pacientes com úlcera duodenal, a secreção basal diminuiu em 83,3% após 5 dias e em 94,5% após 10 dias; 88% dos pacientes praticamente não apresentaram secreção ácida após esse período[171]. A secreção estimulada pela histamina diminuiu, após 5 dias, em 67,5% e, após 10 dias, em 84,5%; e a secreção estimulada pela pentagastrina em 64,5%, em 5 dias, e em 91,6% após 10 dias; e, ainda, a secreção, após administração de insulina, diminuiu em 70,5% após 5 dias e 86,2% após 10 dias. A secreção noturna é inibida em 80-85% durante todo o período. Após o término do tratamento, a secreção ácida permanece baixa por um período de 7 a 10, o que corresponde à baixa dissociação do complexo inibidor enzimático, e a recuperação da secreção ácida é progressiva e sem efeito rebote. Os barbitúricos, antidepressivos tricíclicos e antimuscarínicos potencializam o efeito anti-secretor dos inibidores da anidrase carbônica, permitindo um ajuste de doses.

O efeito diurético dos inibidores da anidrase carbônica é leve e autolimitado; após 3-4 dias de tratamento, o pH urinário torna-se alcalino, diminui a citratúria favorecendo a dissolução de cálculos de ácido úrico. Sabendo-se desses outros efeitos dos inibidores da anidrase carbônica, introduz-se esses medicamentos para tratamento de úlceras gástricas e duodenais com acetazolamida, em associação com um composto alcalino com sódio e potássio, que de certa forma compensa as perdas eletrolíticas e alterações mínimas no equilíbrio ácido-básico, bem como a depleção de citratos. O produto romeno original chamado Ulcosilvanil foi colocado no mercado em 1976 cerca de 100.000 pacientes foram tratados na última década em nosso departamento. Administrado em doses de 25-35 mg/kg/dia, a acetazolamida tem grande efeito sintomático, com desaparecimento da dor epigástrica em 90-95% dos casos após 3-5 dias do início do tratamento, com inibição da secreção ácida. O seguimento endoscópico mostrou que úlceras duodenais cicatrizam completamente após 2 semanas em 85-90% dos casos; em 94-95% dos casos, após 3 semanas e ainda em 97-98% após 4 semanas[4,16,73,234,237].

Em úlceras gástricas a cicatrização ocorre em 91-94% após 3 semanas, e em 95-98% dos casos, após 4 semanas[173,234].

A persistência do efeito anti-secretor e a cicatrização histologicamente completa permitem um tratamento de manutenção intermitente, que pode e deve ser individualizado de acordo com a gravidade de cada caso. Doses de 15-20 mg/kg/dia de acetazolamida são administradas por 7 a 10 dias por mês, em casos graves, ou ainda de acordo com a necessidade individual[171].

Úlceras gástricas e duodenais gigantes, úlceras pós-bulbares, úlceras com hemorragia recente ou perfuração, úlceras que causam obstrução pilórica, todas devem ser tratadas com 40-50 mg/kg/dia de acetazolamida por 5-6 semanas[163,164], o que leva à cicatrização em 90% no caso de úlceras gigantes; há recuperação em casos de

111

obstrução pilórica em 65-73% dos casos. O tratamento de manutenção é realizado nesses casos mensalmente, por 6-12 meses ou enquanto for necessário.

Os efeitos colaterais do tratamento com inibidores da anidrase carbônica são apresentados na Tabela 5.13. É importante a menção de parestesias de face e membros, facilmente toleradas pelos pacientes se forem informados antes de iniciar o tratamento; esse fenômeno diminui ao longo do tratamento.

Certamente, é improvável que a acetazolamida será a terapia antiulcerosa ideal, mas seu mecanismo duplo

gia liberada do metabolismo do ATP a fim de transportar o H^+ através da membrana em troca de K^+ [93,253] (Fig. 5.13).

Durante a fase de repouso secretor da célula parietal, a enzima é armazenada na membrana túbulo-vesículo-citoplasmática, impermeável ao K^+, na qual a bomba é inativa [81,205] (Fig. 5.13a).

Durante a secreção ácida, as vesículastúbulo-citoplasmáticas são movidas para a zona apical da célula parietal, onde elas são transformadas dentro de canalículos secretores[81,205], que transportam o H^+ dentro

---

Tabela 5.13
Efeitos Colaterais e Problemas Encontrados com o Uso de Iinibidores da Anidrase Carbônica

A) Queixas Subjetivas:[1]
— Parestesias de membros inferiores (31, 5-35, 3% dos casos)
— Cefaléia (5, 69-8, 7%)
— Sonolência (6,37-7, 89%)
— Fadiga (10-11, 4%)
— Diarréia (3,5-6,2%)
— Mialgias (4,3-7,1%)
— Mudanças no paladar (17-26%)

B) Efeitos Renais:
— Ação diurética: leve, autolimitada
— Solubilização e eliminação de cálculos de urato (cólicas - 2% dos casos)[2]

C) Hipersensibilidade a sulfonamidas (menos de 1% dos casos)[3]

D) Interações Farmacológicas:[4]
— Compostos de Ca^{++} (VO ou EV) interferem com a ação anti-secretória das sulfonamidas
— Antibióticos e contrastes iodados reduzem o efeito anti-secretório das sulfonamidas
— Administração simultânea de aspirina desloca a acetazolamida das proteínas plasmáticas e deve ser evitada.

1. Efeitos transitórios; mais freqüentes nos primeiros dias de tratamento. Nenhuma influência no nível de tolerância.
2. Cessam com antiespasmódicos; deve-se retomar a terapêutica após uma breve interrupção de 1-2 dias.
3. Gravidade variável; poderá ser feita troca no tipo de sulfonamida usada, sem recorrência da alergia (p.ex., etoxizolamida/acetazolamida).
4. Importância clínica; podem ser evitadas através de indicações terapêuticas precisas.

---

de ação, isto é, inibição da secreção ácida gástrica, associado com o aumento do fluxo sangüíneo na mucosa gástrica, constitui uma terapêutica nova provando que as úlceras gastroduodenais podem ser curadas em alta proporção e em um curto espaço de tempo. É possível, entretanto, que um novo e mais seletivo inibidor da anidrase carbônica, sem os efeitos colaterais da acetazolamida, mas conservando seus efeitos anti-secretores e propriedades vasculares, constituirá uma terapia enzimática com boas perspectivas.

Inibidores da H^+/K^+ ATPase (IBPs)

A Secreção Ácida Gástrica e a H^+/K^+-ATP-ase

A secreção ácida gástrica, afinal, depende da atividade da bomba de prótons (Fig. 5.12)[93,94], que usa ener-

do lúmen do canalículo intracelular em troca de K^+ (Fig. 5.13b).

A enzima parece ser ativada nas vesículas tubulares igualmente, mas a quantidade de ácido secretada durante o repouso é pequena, devido à baixa concentração luminal de K^+ requerida em troca de H^+.

Durante a secreção, a célula parietal é capaz de secretar em pH 1, que representa uma concentração de H^+ 1 milhão de vezes mais alta do que a concentração plasmática.

O Mecanismo de Ação do Omeprazol

O omeprazol é o primeiro derivado de benzimidazol que, pela inibição da H^+/K^+-ATPase na célula parietal, reduz a secreção ácida gástrica[96] (Fig. 5.14).

Farmacologia Clínica do Aparelho Digestivo

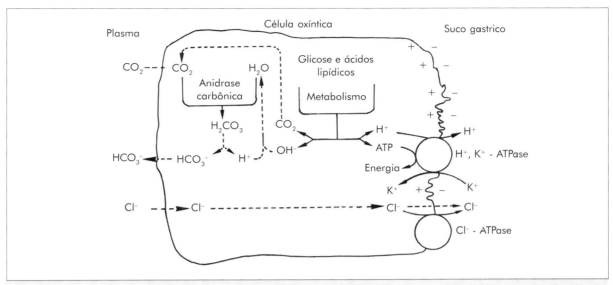

Fig. 5.12 — As enzimas da célula parietal. A anidrase carbônica catalisa a hidratação do CO_2, produzindo HCO_3^- e H^+. As enzimas do metabolismo oxidativo da glicose e ácidos graxos providenciam H^+, ATP, CO_2 e OH^-. A H^+/K^+ ATPase na hidrólise de ATP canalicular secretório, em sobras para conseguir a transferência de H^+ no suco gástrico contra um importante gradiente (de $[H^+] = 10^{-7}$ mol na célula, para $[H^+] = 10^{-2}$ mol no suco gástrico).

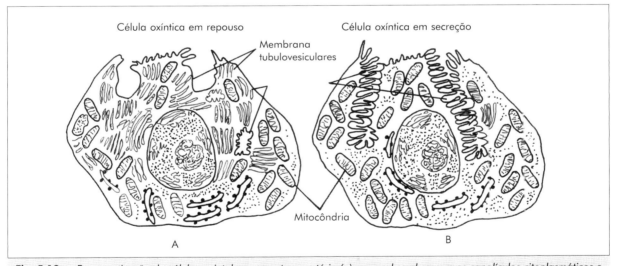

Fig. 5.13 — Esquematização da célula parietal na resposta secretória (a), na qual se observam os canalículos citoplasmáticos e a membrana tubulovesicular, no estágio ativo (b), canalículos secretórios são formados no citoplasma da célula parietal, a qual envolve uma grande extensão da superfície da membrana apical.

Os inibidores da bomba de prótons gástrica foram primeiro descritos primeiramente em 1977[101], e os primeiros estudos foram publicados em 1982[161], enquanto o omeprazol é o segundo inibidor da bomba de prótons estudado no homem[132].

No meio dos canalículos das células parietais gástricas que secretam ativamente, o composto é exposto a um pH de 2; sendo protonado, deixa de ser lipofílico e é armazenado e concentrado (Fig. 5.15).

O omeprazol como tal não inibe a H^+/K^+-ATP-ase, sendo inativo. Ele se torna ativo apenas em baixo pH, quando, pela protonação, sofre conversão para uma sulfonamida catiônica que representa a forma ativa da droga[134,139] (Fig. 5.15).

Nessa passagem, em um pH ácido, o omeprazol é convertido de uma pró-droga em uma sulfonamida intermediária, tendo um grupo sulfidril ativo.

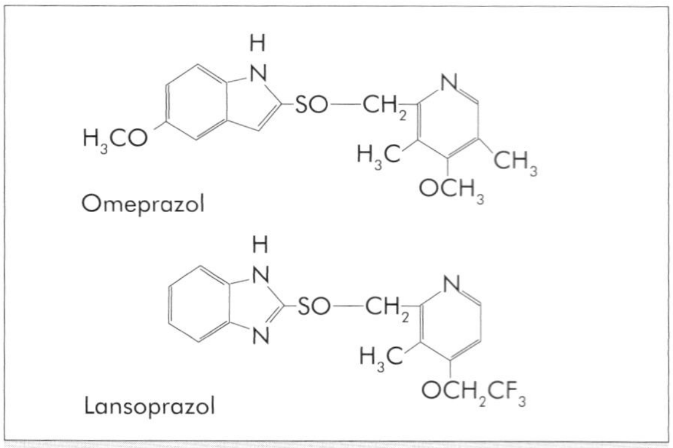

Fig. 5.14 — *Comparação das estruturas dos inibidores da H⁺/K⁺-ATPase, omeprazol e lansoprazol.*

Absorção, Concentração Plasmática, Resposta Secretória

Visto que o omeprazol é lábil em meio ácido, será inativado se deixado para dissolver no suco gástrico. Por isso os grânulos para administração oral são revestidos com uma camada que dissolve somente em pH superior a 6, semelhante ao do intestino, onde a droga é absorvida.

Após a administração de uma dose oral de suspensão, o omeprazol é rapidamente absorvido; a concentração plasmática máxima é atingida em 30 minutos, sendo a meia-vida de 1 hora[37].

A absorção dos grânulos revestidos alcança um pico de concentração plasmática após 1-3 horas, e o ome-

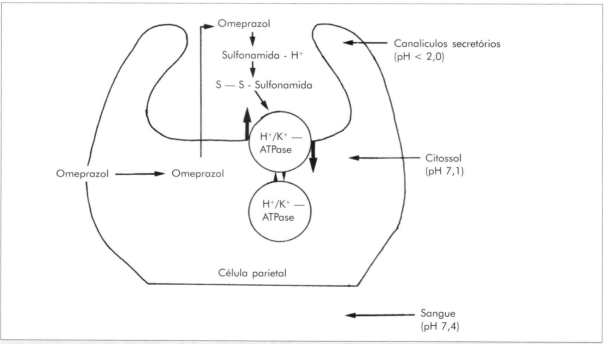

Fig. 5.15 — *Representação esquemática da ativação do omeprazol como uma conseqüência do baixo pH nos canalículos secretórios (pH 2,0), por protonação, o omeprazol é convertido em um cátion sulfonamida, o qual, a seu tempo, começa a ser transformado em um cátion dissulfonamida.*

Essa sulfonamida ativada, junto com os derivados sulfônicos do omeprazol, formará um dissulfito que é covalentemente ligado a uma cisteína da cadeia alfa da H⁺/K⁺-ATPase, inativando a enzima. Esse dissulfito pode ser fracionado por agentes redutores, que levam ao restabelecimento da atividade da ATPase.

A inativação da H⁺/K⁺-ATPase é irreversível e é responsável pelos efeitos anti-secretores do omeprazol e pela sua duração prolongada. A restauração da secreção ácida gástrica requererá nova síntese de ATPase.

prazol permanece detectável por 8 horas[169]. Isso prova que o efeito anti-secretor prolongado da droga não é devido à meia-vida prolongada, mas à inativação irreversível da ATPase, visto que sua meia-vida é apenas de 1 hora. Os estudos com respeito à biodisponibilidade do omeprazol mostram um aumento da eficácia da droga junto à sua administração, com um aumento progressivo do efeito inibitório sendo assim atingido; ele se torna evidente após 5 dias de tratamento oral[37,169], um efeito que está ausente após administração endovenosa da droga.

As explicações com relação ao aumento progressivo da eficácia do omeprazol podem ser provenientes da redução da atividade da ATPase. A ativação da anidrase carbônica induzida pelo omeprazol aumentando a gastrinemia poderia também contribuir para a manutenção de um pH baixo nos canalículos da célula parietal, necessária para a formação de bissulfonamida.

Recentemente, tem sido demonstrado que o omeprazol é duas vezes mais potente quando administrado por via endovenosa do que por via oral, tanto em pacientes curados, como em pacientes com úlceras duodenais[36]. O grau de redução da atividade intragástrica em 24 horas é mais alto em pacientes com úlcera duodenal do que em sujeitos curados. A administração endovenosa induz efeitos imediatos, a partir do primeiro dia.

A dose inicial é de 40 mg; a manutenção pode ser atingida com doses endovenosas de 10 mg/dia. Essa dose é necessária para manter uma inibição contínua de nova produção enzimática nas membranas secretoras.

A administração endovenosa de 40 mg do omeprazol no primeiro dia não é suficiente para manter o pH intragástrico acima de 4,0, sendo necessárias doses mais altas e mais freqüentes[36].

Em pacientes com hemorragia digestiva e obstrução ulcerosa piloroduodenal, é comum administrar um bolo inicial de 80 mg, seguido de perfusão contínua de 8 mg/h.

Em voluntários sadios, doses de 20 mg de omeprazol induzem inibição forte da secreção ácida gástrica de 95%[123], o efeito inibitório sendo 10-100 vezes mais forte do que após doses-padrão de antagonistas H2[123].

As variações individuais da resposta secretória ocorrem após a administração de pequenas doses; com doses altas, que inibem intensamente a produção ácida, as variações individuais tornam-se negligenciáveis[116].

Não há aumento imediato da secreção ácida gástrica após suspensão do tratamento com omeprazol[123].

A eficácia dos inibidores de bomba de próton na inibição da secreção ácida é limitada se forem administrados durante o período de jejum, quando apenas 5% das bombas de próton estão ativadas. Após o estímulo dos alimentos, 60 a 70% das bombas de próton estão ativadas[10]. Esse fato explica por que os IBPs são mais efetivos quando administrados imediatamente antes das refeições. A administração concomitante de outros agentes anti-secretórios, como, por exemplo, antagonistas dos receptores H2, somatostatina ou outros inibidores, reduz os efeitos anti-secretórios do omeprazol por manter a célula parietal em repouso[39,240].

Metabolismo

No plasma, os dois metabólitos do omeprazol são sulfonas e hidroxiomeprazol[37], mas nenhum desses compostos tem um efeito anti-secretório significante. Em torno de 80% desses metabólitos aparecem na urina, enquanto 20% aparecem nas fezes pela secreção biliar[37,181].

Visto que o omeprazol é largamente metabolizado pelo citocromo P-450, as interações com outras drogas podem ocorrer.

Em pacientes com função hepática ou renal alterada, a cinética do omeprazol é ligeiramente modificada, o metabolismo é mais lento, enquanto a biodisponibilidade é mais alta do que em adultos sadios[37], o que não requer mudança na dosagem da droga[91].

Outras Ações e Efeitos Colaterais do Omeprazol e Hipergastrinemia

Enzimas semelhantes à H^+/K^+-ATPase gástrica são também encontradas no cólon e no rim[124], mas visto que essas enzimas não estão situadas em meio ácido, o omeprazol não é ativado nessas células.

O omeprazol não inibe a secreção do fator intrínseco e não influencia a absorção de vitamina B_{12} em voluntários sadios[109,110] o que sugere vias separadas de produção.

O omeprazol reduz a secreção de pepsina a 40%, mas não a anula[109].

Visto que o omeprazol induz a uma evidente inibição da secreção ácida gástrica, ele influencia a liberação de gastrina pela célula G antral. Sob circunstâncias fisiológicas, o aumento do pH intragástrico estimula a produção de gastrina, enquanto o decréscimo do pH a inibe.

A administração de grandes doses de omeprazol em ratos aumenta a concentração plasmática de gastrina[52] e reduz a produção de somatostatina[44,124].

Os estudos realizados em animais mostram que o omeprazol produz hiperplasia das células oxínticas, gastrínicas e células semelhantes às células enterocromafins, levando a tumores carcinóides. Após a administração de omeprazol 140 mg/kg/dia por mais de 2 anos, 40% de ratos fêmeas desenvolvem carcinóides gástricos, o que, entretanto, não acontece nos machos[52]. A antrectomia corrige a hipergastrinemia, bem como a resposta das células semelhantes às células enterocromafins ao omeprazol. É importante observar que modificações semelhantes são reversíveis após 1 ano de tratamento, mas a continuação do tratamento com omeprazol por 2 anos consecutivos pode levar ao desenvolvimento de tumores carcinóides[52].

Os estudos realizados com outros agentes anti-secretores potentes, como o Loxtidine, um antagonista H_2[41] ou SK & F 9378[18], mostrou que essas drogas também induzem hipergastrinemia, hiperplasia de células semelhantes às células enterocromafins e tumores carcinóides gástricos.

A fundectomia também produz hipergastrinemia, hiperplasia de células semelhantes às células enterocromafins e carcinóide[143]. Outros estudos mostram que o omeprazol pode ser carcinogênico, não apenas pela hipergastrinemia, mas também por um efeito direto no DNA em células progenitoras na mucosa gástrica[51].

A hipergastrinemia e a hipersecreção das células semelhantes às células enterocromafins também estão presentes na atrofia gástrica com ou sem anemia perniciosa, enquanto a prevalência de tumores carcinóides ocorre em 5% destes casos[24,216].

Na síndrome de Zollinger-Ellison, caracterizada pela hipergastrinemia, a incidência de hiperplasia das células semelhantes às células enterocromafins e de carcinóide atinge 3%[206].

De fato, 90% dos carcinóides aparecem em associação com neoplasia endócrina múltipla (NEM-1) e não com a síndrome de Zollinger-Ellison. Eles sugerem o envolvimento de outros fatores, além do gástrico no seu desenvolvimento[206,216].

Alguns estudos demonstram a cura dos carcinóides pela antrectomia em pacientes com anemia perniciosa[162,183].

Após a administração de omeprazol a pacientes com úlceras duodenais, em doses de 20-40 mg, a hipergastrinemia ocorre em todos os casos; já a resposta individual varia da duplicação do valor a valores 10 vezes mais altos do que o inicial[80,122,133].

Outros estudos apontam que a elevação da gastrinemia após 20 mg de omeprazol é similar aos níveis de gastrina plasmática em pacientes com vagotomia proximal[133].

Com relação ao efeito do omeprazol no desenvolvimento das células semelhantes às células enterocromafins, estudos realizados em pacientes que receberam um tratamento em curto prazo com omeprazol mostraram que a droga não induziu modificações, ao contrário do observado em pacientes submetidos a tratamento em longo prazo (1-2 anos), nos quais houve significante aumento das células semelhantes às células enterocromafins[207].

Descobertas recentes provam que, em 50% dos pacientes com síndrome de Zollinger-Ellison tratados com omeprazol por 7 anos, há um aumento da densidade de células semelhantes às células enterocromafins e das células antrais gástricas, sugerindo que a redução prolongada da acidez causa proliferação das células semelhantes às células enterocromafins e das células gástricas[32]. Outros estudos mostraram que o surgimento de carcinóides aparece associado com neoplasia endócrina múltipla-1[128].

Em pacientes com síndrome de Zollinger-Ellison, hipergastrinemia e hiperplasia das células semelhantes às células enterocromafins, o omeprazol não causa aumento adicional de gastrina e hiperplasia das células semelhantes às células enterocromafins[80,129].

O grau e a duração da hipergastrinemia requerida para produzir hiperplasia das células semelhantes às células enterocromafins e carcinóide no homem são desconhecidos.

O risco de desenvolvimento de carcinóides gástricos tem que ser pesado contra o risco da cirurgia, especialmente em pacientes jovens. Em tais casos, a administração de terapia intermitente com omeprazol (3 dias por semana), ou de alta dose e tratamento contínuo com omeprazol associado com antrectomia, pode evitar a hipergastrinemia[252].

A inibição da secreção ácida gástrica após o omeprazol está associada com o aumento de bactérias gástricas e nitrosaminas[197,199], mas seu significado clínico não tem sido bem esclarecido até agora.

Apesar de geralmente bem tolerado, efeitos colaterais graves, como insuficiência renal e hepática tem sido relatados. A absorção de cálcio diminui 80% em pacientes com acloridria. A utilização de IBPs pode levar a hipocalcemia e tetania secundária[152].

Concluindo sobre o papel do omeprazol no tratamento das úlceras gastroduodenais, pode ser afirmado que: (a) o omeprazol cura úlceras gástricas e duodenais em percentagem mais alta do que os antagonistas H_2, inclusive úlceras resistentes a outras terapias; (b) atualmente é o mais eficiente tratamento na síndrome de Zollinger-Ellison; (c) são as medicações mais efetivas na prevenção e tratamento de úlceras induzidas por antiinflamatórios não-esteroidais[251]; (d) é superior a outras terapias no tratamento da esofagite de refluxo, tanto no alívio dos sintomas quanto na melhora endoscópica das lesões[50]; (e) a longa duração dessa terapia, especialmente em pacientes jovens, não está livre de riscos, havendo até mesmo o receio de carcinogênese gástrica; (f) seus defeitos estão principalmente ligados à alta taxa de recidivas após suspensão do tratamento, que requer uma terapia de manutenção muito longa, cujos custos não estão ao alcance de todos os pacientes.

Lanzoprazol

O lanzoprazol é outro inibidor da H^+/K^+-ATPase, estruturalmente semelhante ao omeprazol (Fig. 5.14).

Ele difere do omeprazol pelo trifluoro-cetoxi na posição 4 do núcleo piridínico, e pela ausência do grupo metil e metóxi no núcleo piridínico e benzimidazólico[102,116].

Estudos comparando-o com o omeprazol mostraram potência semelhante do lanzoprazol na inibição da H^+/K^+-ATPase em células parietais, e efeitos anti-secretórios semelhantes[191,192], ou duas vezes tão potentes quanto aqueles do omeprazol[154].

Estudos executados em ratos, nos quais as úlceras foram induzidas pelo estresse, aspirina, etanol ou cistiamina, o lanzoprazol provou ser 2-4 vezes mais eficiente do que o omeprazol[98,191]. O lanzoprazol preveniu as lesões induzidas pela aspirina em voluntários sadios[197].

Quando comparado com a ranitidina (300 mg/dia), o lanzoprazol (30 mg/dia) cicatrizou úlceras duodenais após 4 semanas em 95% dos pacientes, enquanto a ranitidina somente cicatrizou 85%; taxas de recidiva, entretanto, foram semelhantes com ambas as drogas (20-22%)[136].

Alguns dos estudos recentes apontam que o lanzoprazol é mais eficiente do que o omeprazol no tratamento de pacientes com síndrome de Zollinger-Ellison[85,148].

Farmacologia Clínica do Aparelho Digestivo

Outros estudos multicêntricos comparativos recentemente executados na esofagite de refluxo têm reproduzido resultados iguais em terapias em curto prazo para o omeprazol e lanzoprazol[79].

A utilização do lansoprazol em curto ou em longo prazo é bem tolerada, com mínimos efeitos adversos. Os efeitos colaterais mais comuns são cefaléia (8,8%), diarréia (3,5-8,8%), náuseas (2%) e tontura (1,6%). A diarréia é decorrente de uma colite microscópica, geralmente leve, desaparecendo após a descontinuação do lansoprazol[226].

Pantoprazol

Assim como os outros IBPs, o pantoprazol demonstra efeitos dose-dependentes. A dose de 40 mg diariamente promove intenso e eficaz controle do pH gástrico.

O pantoprazol tem o menor pH de ativação entre os IBPs e demonstra maior estabilidade que o lansoprazol, rabeprazol e omeprazol em condições ácidas moderadas. Essa combinação de maior estabilidade e menor pH de ativação fazem com que o pantoprazol seja mais gastrosseletivo que os demais IBPs[231].

É efetivo e seguro para o tratamento da úlcera duodenal e gástrica, refluxo gastroesofágico sintomático e esofagite erosiva.

Rabeprazol

O rabeprazol é um novo inibidor de bomba de próton, sendo a inibição ácida dose-dependente.

O rabeprazol apresenta início de ação similar ou mais rápido que o omeprazol e o pantoprazol. Além disso, o rabeprazol tem maior efeito anti-secretório após 24 horas que os demais IBPs e duração de ação maior que 24 horas. A biodisponibilidade do omeprazol parece aumentar com múltiplas doses, variando de 35%, após a primeira dose até 60% após doses repetidas. Ao contrário, a biodisponibilidade do rabeprazol não parece alterar com doses múltiplas. O resultado é um grande efeito anti-secretor durante o primeiro dia da terapia. Porém, a importância clínica dessa observação no tratamento da doença ulcerosa péptica é mínima. Assim como o omeprazol, produz um aumento nos níveis de gastrina diretamente relacionado ao aumento do pH.

Diferente do omeprazol e lansoprazol, múltiplos estudos em voluntários têm demonstrado que o rabeprazol não é metabolizado no citocromo P-450. Seu metabolismo é realizado por vias não-enzimáticas. Essa característica faz com que, exceto as interações pH-dependentes, o rabeprazol não tenha significantes interações clínico-medicamentosas[35].

Outra diferença em relação aos demais IBPs é que o rabeprazol apresenta uma ligação/bloqueio reversível da K+ATPase. As conseqüências clínicas dessa diferença não são conhecidas.

A administração de alimentos pode lentificar sua absorção, porém não altera a quantidade de droga absorvida. Aproximadamente 90% são excretados pelos rins. O tempo de meia-vida é de 1 a 2 horas[35,65].

No tratamento da úlcera péptica, como parte do esquema tríplice, o rabeprazol 20 a 40 mg/dia, tem se mostrado eficaz na erradicação do H. pylori (maior que 90%). Recentes séries randomizadas têm demonstrado que o rabeprazol é tão efetivo quanto o omeprazol e o lansoprazol.

Para a cicatrização da úlcera péptica e alívio dos sintomas, o rabeprazol é tão eficiente quanto o omeprazol e mais eficiente que a ranitidina e o grupo placebo.

Dados preliminares de um estudo pequeno e não-comparativo indicam que o rabeprazol em doses superiores a 120 mg/dia, pode resolver e prevenir a recorrência dos sintomas e das lesões endoscópicas associadas à síndrome de Zollinger-Ellison.

Os efeitos colaterais são raros e incluem cefaléia, diarréia, náuseas, faringite e dor abdominal. Algum grau de hiperplasia das células semelhantes às células enterocromafins é encontrado após tratamento com duração superior a 2 anos, porém sem evidência de displasia ou neoplasia.

A dose do rabeprazol não necessita ser ajustada em pacientes idosos, com insuficiência renal ou insuficiência hepática leve ou moderada.

A utilização do rabeprazol, assim como dos demais IBPs, deve ser realizada com cautela em associação com digoxina e cetoconazol (ver a seguir em interações medicamentosas).

Esomeprazol

O esomeprazol é o isômero S do omeprazol, estruturalmente similar aos outros IBPs, porém é o primeiro inibidor da bomba de próton composto apenas do isômero ativo, o que pode melhorar as características farmacocinéticas e farmacodinâmicas, resultando em uma supressão ácida mais potente.

A meia-vida do esomeprazol é de 1 a 1,5 horas. Sofre metabolização hepática via sistema enzimático (citocromo P-450). A taxa de metabolização do esomeprazol é menor que a do omeprazol, o que acarreta aumento dos níveis plasmáticos, que está diretamente correlacionado com o efeito anti-secretor e maior supressão da secreção ácida gástrica. Aproximadamente 80% da dose são excretados pelos rins como metabólicos inativos, sendo o restante eliminado pelas fezes[2,224].

Não é necessário proceder a ajustes na dose em pacientes idosos ou com insuficiência renal. Pacientes com insuficiência hepática grave necessitam de ajustes nas doses.

O esomeprazol isolado apresenta baixa atividade bactericida, taxa de erradicação do H. pylori de 0 a 5%.

117

Quando utilizado no esquema tríplice de erradicação/cura da úlcera péptica, a taxa de cura é de 84% a 91%[118,224]. Apesar de apresentar um maior efeito inibitório na secreção ácida gástrica, os resultados para o tratamento da doença ulcerosa péptica são semelhantes aos demais IBPs.

O esomeprazol é geralmente bem tolerado e sem diferenças significativas do omeprazol em relação à segurança e à tolerabilidade. Na gravidez, é considerado um medicamento classe 2. A excreção do esomeprazol no leite materno não é conhecida, apesar de ser o omeprazol detectado nesta. Como tem sido relatado algum potencial carcinogênico do omeprazol em ratas, deve ser discutida a interrupção dessas medicações.

Interações Medicamentosas

A elevação no pH induzida pelos IBPs pode afetar a absorção de várias medicações. Entretanto, esta raramente têm importância clínica, exceto quando os IBPs são utilizados com cetoconazol ou digoxina. O cetoconazol requer acidez para absorção e pode não ser absorvido efetivamente após inibição ácida gástrica induzida pelos IBPs. Ao contrário, a elevação do pH gástrico facilita a absorção da digoxina, resultando em aumento nos níveis plasmáticos. Os IBPs, exceto o rabeprazol, sofrem metabolização hepática via citocromo P-450, o que pode interferir na metabolização de outras medicações que utilizam essa via, como diazepam, fenitoína, ciclofosfamida e alguns antidepressivos tricíclicos.

AGENTES GASTROPROTETORES

Carbenoxolona

A carbenoxolona sódica é um sal sintético do ácido glicirrizínico, um derivado da *radix liquiritiae*. Essa droga age através de mecanismos protetores multifatoriais; aumenta a vida média das células epiteliais em 50% e reduz a descamação celular, aumenta a resistência da mucosa à retrodifusão do H^+, possui atividade antiinflamatória, reduz o efeito agressivo dos sais biliares e inibe as enzimas que degradam as prostaglandinas na mucosa gástrica[33,75,86,195]. Administrada em doses de 300 mg/dia, a carbenoxolona acelera a cicatrização de úlceras gástricas e duodenais. Devido ao seu efeito aldosterônico, essa droga induz em 30-50% dos casos a retenção de água e sal, hipertensão e hipopotassemia que limita muito o seu uso na prática diária.

Bismuto

O bismuto é amplamente utilizado atualmente na terapia contra o *Helicobacter pylori*. Ele se apresenta nas formas: (a) subcitrato de bismuto coloidal (De-Nol); (b) subsalicilato de bismuto (Pepto Bismol).

Subcitrato de Bismuto Coloidal

É um complexo de sal de bismuto e ácido cítrico que forma uma solução coloidal de água. Em meio ácido, essa droga exerce uma ação protetora complexa. Como não influencia a secreção ácida, o subcitrato de bismuto propicia um pH abaixo de 5,0, formando cristais muito delicados de citratos e oxiclorido de bismuto que se aderem ao fundo da úlcera; inativa a pepsina e previne a ativação de pepsinogênio. Através da formação de complexos com mucoglicoproteínas, uma barreira de difusão H^+ é formada. Essa droga estimula a produção endógena de prostaglandinas[111] e tem efeito bactericida contra o *Helicobacter pylori*[142]. Todos esses efeitos são específicos para o subcitrato de bismuto e não ocorrem com outros compostos que contêm bismuto. Inicialmente produzida em forma líquida, atualmente essa droga é comercializada na forma de comprimido contendo 120 mg de subcitrato de bismuto, o qual deve ser ingerido 30-60 minutos antes das refeições. Vários estudos[19,44,127,174,231] mostraram que o subcitrato de bismuto administrado por 4 semanas leva à cicatrização em 78-84% dos casos de úlceras duodenais, sendo superior ao placebo e semelhante aos bloqueadores H_2; após 8 semanas, a cicatrização aumenta para 93%. O subcitrato de bismuto pode ser útil em pacientes resistentes à cimetidina, e a terapêutica combinada com cimetidina leva a resultados superiores quando comparada ao tratamento com essas drogas isoladamente. Resultados na cicatrização de úlceras gástricas são também comparáveis aos bloqueadores H_2[235]. No tratamento de manutenção, o subcitrato de bismuto é superior à cimetidina. Devido à reconstituição histológica completa para mucosa normal, recidivas após o término do tratamento com subcitrato de bismuto são menos freqüentes que aquelas observadas com a cimetidina.

Subsalicilato de Bismuto

O subsalicilato de bismuto é um complexo insolúvel contendo 250 mg de salicilato e 303 mg de bismuto em uma solução de 30 ml[72]. Esse complexo de bismuto reage com o pH intragástrico e, em um pH mais baixo do que 3,5, é adequado para formar oxiclorido de bismuto, com liberação do salicilato, o qual é rapidamente absorvido.

No cólon, os sais de bismuto reagem com H_2S, formando bissulfito de bismuto que é eliminado nas fezes[72].

Em relação à ação biológica do bismuto, alguns autores assumem que isso é devido aos íons livres de bismuto (Bi^{3+})[208]. De fato, os metais pesados são conhecidos por suas propriedades antiulcerosas[72,74] e pela atividade antimicrobiana potencial, o mais importante efeito sendo a supressão do *Helicobacter pylori*[72,147].

Efeitos Colaterais do Bismuto

A intoxicação com bismuto ocorre pelo aumento da absorção; o resultado da terapia prolongada com altas doses do bismuto subgálico.

FARMACOLOGIA CLÍNICA DO APARELHO DIGESTIVO

Com respeito às formas de apresentação descritas aqui, a mais alta absorção ocorre com o subcitrato de bismuto coloidal.

Os antagonistas do receptor H_2 da histamina aumentam a absorção do bismuto coloidal; após 6 semanas de tratamento, o nível sérico do bismuto atinge um valor pré-crítico de 5 mg/ml.[238]

A administração de uma única dose de bismuto pode aumentar seu nível plasmático para valores de aproximadamente 100 mg/ml,[156] ainda que, nenhuma intoxicação com bismuto foi descrita após doses terapêuticas.

Após o tratamento com bismuto, sua excreção na urina permanece alta por 3 meses.[67] Entretanto, a terapia intermitente com bismuto é preferível do que a contínua. O bismuto pode ser dado continuamente na insuficiência renal, bem como em casos de reação alérgica.[174]

Sucralfato

O sucralfato é um polissacarídeo sulfatado, uma sucrose octossulfatada com hidróxido de alumínio. O sucralfato previne a lesão química aguda, levando a úlcera a cicatrizar sem modificação significante da secreção ácida gástrica, e sem significante tamponamento da acidez gástrica[89,146].

Há várias teorias com respeito ao seu mecanismo de ação. A primeira assume um mecanismo semelhante àquele dos antiácidos, explicado pela presença do hidróxido de alumínio[88,89].

Outra teoria sustenta que o sucralfato inibe a atividade péptica ligando-se aos sais biliares, estimulando a produção de prostaglandinas[77,88,89], estimulando a angiogênese e a formação de tecido de granulação[221].

Essas ações são compartilhadas com outros fatores de crescimento, tais como fator de crescimento de fibroblastos e ligações com sucralfato com alta afinidade[120]. Finalmente, o sucralfato é confinado na base da úlcera, formando uma barreira protetora e reduzindo o acesso de ácido e de pepsina. Essa sucrose octassulfatada, pelos seus grupos sulfidrílicos pode também ter um papel na redução de lesões oxidativas das células epiteliais. É administrado em 4 doses de 1 g/dia[17].

Estudos controlados revelaram que o sucralfato é superior ao placebo e semelhante aos bloqueadores dos receptores H_2 na cicatrização de úlceras gástricas e duodenais[78,88,120]. O tratamento combinado com sucralfato e cimetidina pode trazer benefícios. O sucralfato tem mostrado ser superior à cimetidina no tratamento de manutenção nos casos de úlceras duodenais por 6-12 meses; essa droga tem ação sistêmica e possui boa tolerância. Os efeitos colaterais são mínimos (Tabela 5.17), e a freqüência global desses efeitos é de apenas 2,2%. Menos de 5% do sucralfato administrado são absorvidos, não parecendo apresentar toxicidade sistêmica. Interações medicamentosas são raras.

Tabela 5.14
Efeitos Colaterais e Problemas Encontrados com o Uso de Sucralfato

A) Queixas Subjetivas:[1]
— Constipação, náuseas, indigestão, diarréia, xerostomia.

B) Absorção de Alumínio:[2]

C) Interações Farmacológicas:[3]
— Absorção reduzida de tetracidiras, fenitoína, cimetidina, warfarin, cigoxina

D) Hipofosfatemia por Quelação de Fósforo.

E) Formação de Bezoares Gástricos.[4]

1. Incidência semelhante ao placebo.
2. Não foi comprovado nenhum significado clínico.
3. Evitadas pela administração com, pelo menos, 2 horas de antecedência.
4. Apenas alguns casos esporádicos já relatados.

Com essas propriedades, o sucralfato é uma alternativa segura e eficiente na terapia anti-secretora.

Prostaglandinas

As prostaglandinas são ácidos graxos poliinsaturados amplamente distribuídos no organismo, e grande quantidade de derivados das prostaglandinas é encontrada na mucosa gastroduodenal, onde são produzidas a partir do ácido araquidônico livre pela cicloxigenase, dando origem às prostaglandinas específicas da mucosa gastroduodenal. Vários estudos mostram que as prostaglandinas endógenas estão implicadas na regulação da secreção ácida no estômago. Essas drogas ainda possuem um amplo espectro de efeitos protetores.

Pacientes com úlcera péptica têm, ao menos durante as fases ativas, níveis diminuídos de prostaglandinas na mucosa e no suco gástrico[115]. A propriedade das prostaglandinas na prevenção de lesões agudas da mucosa gástrica foi definida inicialmente como agente citoprotetor, fato que traz muitas controvérsias: Szabo propôs, recentemente, o termo de gastroprotetor para enfatizar os mecanismos particulares do órgão-alvo[220]. As prostaglandinas naturais são rapidamente degradadas pelas enzimas da mucosa gástrica; entretanto, não são usadas na terapêutica de úlceras gástricas e duodenais. Os derivados sintéticos possuem um efeito anti-secretor e o efeito gastroprotetor dos produtos naturais. Daqueles compostos listados na Tabela 5.15, o misoprostol e o enprostil são selecionados para a terapia da úlcera péptica.

O misoprostol (Cytotec®) é um 15-desoxi-15-hidroxi-16-metil análogo da prostaglandina E_1; tem um modesto efeito anti-secretório sobre a secreção ácida gástrica basal e estimulada pela alimentação, e secreção estimulada pela histamina, pentagastrina[150,248].

APARELHO DIGESTIVO. CLÍNICA E CIRURGIA

Tabela 5.15
Análogos Sintéticos das Prostaglandinas e seu Espectro de Ação

Derivados Sintéticos das Prostaglandinas	Mecanismo de Ação[1]
1. Arbaprostil: 15(R)-15-metil-PGE$_2$	1. Efeito anti-secretor
2. Misoprostil:(+)-16(R)-15-desoxi-16-OH-15-metil-PGE$_1$	2. Efeito citoprotetor: — Aumento da secreção mucosa — Aumento da secreção de bicarbonato de sódio — Aumento no fluxo sangüíneo mucoso Promoção da reconstituição epitelial Inibição da anidrase carbônica Aumento no transporte de Cl⁻
3. Enprostil:(+)-4,5-di-hidro-161-fenoxi-tetranor-PGE$_2$	3. Estimulação da motilidade digestiva
4. Rioprostil: 15-metil-1,11-alfa-16-(RS)-tri-hidroxi-PGE$_1$	
5. Trimoprostil: 11(R)-16-16-trimetil-PGE$_2$	

1. A contribuição desses mecanismos é variável relativamente a cada uma das prostaglandinas sintéticas.

As doses terapêuticas comumente usadas são 400-800 mg/ml, sendo aplicados para prevenir lesões gastroduodenais induzidas por drogas antiinflamatórias não-hormonais. Apesar de apresentar eficácia comparável ao omeprazol para o tratamento das úlceras induzidas por AINEs, seu uso só está aprovado para prevenção de úlcera gástrica induzida por AINEs em pacientes de alto risco para complicações.

Sua ação anti-secretora é exercida diretamente nas células parietais, sendo provavelmente mediada por receptores específicos e pela inibição da anidrase carbônica. Nossos estudos demonstraram que doses anti-secretoras são de 50-200 mg em pacientes normais e de 200-400 mg em pacientes com úlceras duodenais; a duração da ação é de 3-4 horas. Experimentalmente tem efeito gastroprotetor em vários modelos experimentais (danos induzidos pelo etanol, aspirina, indometacina, estresse, ligadura do piloro em ratos). No homem, previne lesões induzidas por drogas antiinflamatórias não-esteróides endoscopicamente demonstradas. Estudos clínicos usando 4x 200 ou 2 x 400 mg mostram cicatrização de úlceras duodenais após 4 semanas em 53-77%, sendo semelhante aos resultados obtidos com a cimetidina. Resultados semelhantes foram obtidos por vários estudos multicêntricos em úlceras gástricas. O efeito colateral dominante é a diarréia que ocorre em 13,1% dos casos (Tabela 5.16).

O enprostil é um derivado de sidro PGE$_2$ que age na adenilato-ciclase das células parietais. Em doses de 35-70 mg, reduz a secreção basal em 71%, a secreção estimulada pela pentagastrina em 46% e em pacientes com úlcera duodenal, reduz a secreção da gastrina pós-

Tabela 5.16
Efeitos Colaterais e Problemas Encontrados com o Uso de Prostaglandinas Sintéticas

A) Queixas Subjetivas:	Misoprostol	Enprostil
— Dor abdominal	17,2%	3%
— Diarréia	7,2-13,1%	8%
— Náuseas	2,4-4,2%	2%
— Vômitos	0,9-3,1%	1%
— Constipação	1,5-1,9%	3%
— Flatulência	1,8-2,7%	2%
— Cefaléia	1,8-2,1%	2%
B) Alterações da função hepática[1]		
C) Problemas encontrados em estudos experimentais:[2] — Discreta hemossiderose em ratos — Hiperplasia epitelial em cachorros		

1. Ocorrem em 8,5% dos casos tratados com Misoprostol.
2. Terapia de curto prazo não induz esses tipos de alterações em humanos; não existem avaliações durante a terapia de manutenção.

120

prandial, o que não ocorre com outras prostaglandinas. A inibição da secreção noturna é prolongada por 3-12 horas, superior a outras prostaglandinas. A ação protetora é exercida através da vasodilatação, estimulação da secreção de muco e da reconstituição epitelial. Doses diárias de 35-70 mg duas vezes ao dia levam à cicatrização de úlceras duodenais em 51-74%, após 4 semanas, e em 82%, após 8 semanas. A cicatrização de úlceras gástricas é de 63%, após 4 semanas e de 91%, após 8 semanas. Com doses de 35 mg, o enprostil pode prevenir recidivas de úlceras duodenais[244]. Os efeitos colaterais são descritos na Tabela 5.16.

O efeito tópico parece muito importante na administração oral da prostaglandina E_2, garantindo aumento da inibição gástrica.

Com respeito ao mecanismo de ação das prostaglandinas, recentes estudos têm mostrado que a PGE_1 e a PGE_2 inibem a anidrase carbônica I[83], uma enzima localizada na parede capilar[250]. A inibição da anidrase carbônica I induz vasodilatação, aumenta o fluxo sangüíneo e grandemente o efeito citoprotetor[172].

A inibição da isoenzima anidrase carbônica II no citossol da célula parietal e da anidrase carbônica IV na membrana, com a isoenzima tendo um papel na produção de suco gástrico H^+ [58], pode ser responsável pelos efeitos anti-secretórios das prostaglandinas, efeitos muito maiores com a PGE_2 quando comparados à PGE_1. Além disso, as prostaglandinas estimulam a secreção de muco e bicarbonato.

A diarréia, o efeito colateral mais freqüente do tratamento com PGE_1 e PGE_2, depende das doses[20,73], forçando pelo menos 5% dos pacientes a deixar o tratamento.

O mecanismo pelo qual a PGE_1 e a PGE_2 produzem diarréia está ligado à inibição da anidrase carbônica no intestino. A inibição da anidrase carbônica induzida por prostaglandinas abole a produção intracelular de H^+ e HCO_3^-, tanto que a troca com Na^+ e Cl^- luminais não ocorre. A falta de reabsorção de NaCl e sua ligação isosmótica levam à diarréia com depleção salina. Os mesmos sintomas baseados em mecanismos comuns são encontrados após tratamento com a acetazolamida[172].

AGENTES COM AÇÃO CENTRAL

Antidepressivos Tricíclicos

Representam uma classe heterogênea de drogas. Agindo a nível central, inibem moderadamente a secreção basal estimulada. O efeito anti-secretor é um resultado global da ação central e anticolinérgica, inibição da anidrase carbônica[160,174] e modulação da liberação central do neuromediador. O composto com melhor resultado é a trimipramina, uma droga antiulcerosa usada nos países escandinavos; esse resultado é comparável aos obtidos com doxepin, e, de acordo com nossa experiência, a nortriptilina e a amitriptilina mostraram ser as dro-

gas de maior eficácia. A trimipramina, administrada em doses não-psiquiátricas de 25-50 mg/dia por 4-6 semanas, induz a cicatrização de úlceras duodenais em 60-70% e de úlceras gástricas em aproximadamente 60% dos casos, sendo superior quando comparada ao placebo e semelhante quando comparada aos antiácidos ou cimetidina[153]. O tratamento combinado com trimipramina e cimetidina pode trazer benefícios suplementares. Com o tratamento de manutenção, 25 mg de trimipramina por dia ao deitar, observa-se um efeito semelhante ao da cimetidina[12]. O doxepin administrado em doses de 50 mg/dia por 4 semanas leva à cicatrização de úlceras duodenais em cerca de 83% dos casos[253]. A nortriptilina obtém 62% e a amitriptilina, 54% contra 35% de cicatrização com placebo[174]. A ação antidepressiva dessas drogas é uma vantagem devido à freqüente associação de úlceras pépticas com depressão[153]. As doses antiulcerosas são apenas 1/3 daquelas psicoativas. Efeitos colaterais são semelhantes às manifestações anticolinérgicas e, ocasionalmente, podem limitar o uso de antidepressivos. A cardiotoxicidade é muito rara com as doses usadas e ocorre em casos com doença cardíaca preexistente. Muitas novas drogas tetracíclicas antidepressivas não têm efeito anticolinérgico, porém possuem um efeito anti-secretor comparável (mianserin), estando ainda em investigação em nosso departamento.

SELEÇÃO DE PACIENTES, DROGAS E REGIME DE TRATAMENTO

Os princípios básicos no tratamento clínico da úlcera péptica são o desaparecimento dos sintomas, cicatrização da úlcera e prevenção de recidivas, complicações e óbitos pela doença; conseqüentemente, qualquer terapia que se destine à cura da doença e melhore a história natural da doença. A cicatrização de úlceras ativas é obtida com terapia em curto prazo, com duração de 2 a 8 ou 12 semanas, sendo esta variável com a gravidade da doença e forma de terapia. O espectro da terapia antiulcerosa é amplo, cada classe de drogas tendo suas limitações e predomínio de eficácia, resultados esses obtidos com investigações clínicas. A extrapolação rigorosa de estudos controlados é, entretanto, errônea, porque, em um caso específico, uma boa resposta pode ser obtida com qualquer droga, se o diagnóstico está correto, a dose é respeitada e o acompanhamento é seguido rigorosamente. Por outro lado, estudos controlados são úteis para o bom entendimento da ação das drogas e sua segurança. A seleção ou preferência por determinada droga para o tratamento é influenciada por peculiaridades pessoais do paciente, experiência do médico, custo e duração do tratamento, relação com a vida social e profissional, viabilidade local da droga etc. Existem drogas que propiciam uma cicatrização rápida (inibidores da anidrase carbônica, omeprazol) e outras que propiciam uma cicatrização lenta (antiácidos, drogas protetoras). De modo geral, as úlceras refratárias são aquelas que não cicatrizam em um prazo de 2-3 meses com tratamento correto. A diferenciação entre a cicatrização lenta e a

Tabela 5.17	
Fatores que Induzem uma Cicatrização Lenta ou Refratariedade e Terapias Clínicas Alternativas	
Fatores que Influenciam a Cicatrização[1]	*Alternativas Terapêuticas*
1. Ulcerações de forma peculiar (gigantes, lineares, irregulares, justapilóricas)	1. Aumento da dose ou troca de regime penetrantes, terapêutico
2. Gastrite e/ou duodenite	2. Terapia combinada (Bloqueador H_2 + antiácidos, antiácidos + antimuscarínicos, inibidores da AC+ antimuscarínicos etc.)
3. História familiar positiva	
4. Aparecimento precoce da úlcera (antes dos 20 anos idade)	3. Mudança de droga: Mesma classe — cimetidina/ranitidina; acetazolamida/etoxizolamida
5. Tabagismo	Outra classe — cimetidina/inibidores AC ou omeprazol
6. Drogas antiinflamatórias não-esteróides	
7. Fatores ocupacionais	4. Passagem de uma terapia anti-secretora para uma citoprotetora
8. Infecções por *Candida* ou *Campylobacter pylori*	
9. Fatores psicológicos, mentais e sociais	5. Monoterapia com agentes intracelulares: omeprazol, inibidores da AC
10. Hipersecreção ácida diurna ou noturna	6. Mudanças no estilo de vida, dieta, aumento da ingesta de fibras, parada de tabagismo e do etilismo, melhora no nível de estresse, retirada de drogas ulcerogênicas
11. Hiperpepsinogenemia	
12. Alterações farmacocinéticas e farmacodinâmicas das drogas antiulcerosas	
13. Doenças crônicas associadas (pulmonares, hepáticas, pancreáticas, cardíacas)	
14. Tratamento incompleto	7. Cirurgia: somente nos casos em que as 6 tentativas anteriores falharam
15. Terapias prévias incorretas	
16. Hemorragia ou perfuração prévias	
17. Obstrução pilórica ou duodenal	

1. Devem existir muitos outros fatores que agem sobre alguns pacientes em particular ou certos grupos populacionais.

refratariedade ao tratamento é artificial, porque, em muitos casos, essas duas condições estão associadas e em continuidade. A Tabela 5.17 apresenta muitos dos fatores que podem levar à resistência ao tratamento. Enfatizamos que a ocorrência de um período refratário durante a história natural da úlcera péptica não é uma indicação para tratamento cirúrgico; existem, sim, muitas alternativas apresentadas na Tabela 5.17, e a cirurgia é considerada como a última escolha a ser aplicada após a falha no tratamento clínico.

Muito freqüentemente, alterações no modo de vida, abandono do hábito de fumar, doses de drogas adaptadas a fatores patogênicos individuais ou interações adequadas de drogas ou, ainda, tratamentos combinados podem resolver a refratariedade; esta é, de acordo com conceitos atuais, uma parte da história natural das úlceras pépticas[130], que, em nossa opinião, pode ser tratada e prevenida como outras complicações da doença.

A associação entre úlcera péptica e infecção pelo *H. pylori* tem trazido novos conceitos e formas de tratamento para a doença ulcerosa péptica (ver Capítulo 36).

TRATAMENTO DE MANUTENÇÃO

As estratégias no tratamento de manutenção são ainda mais controversas. A gravidade da doença ulcerosa péptica é variável, existindo formas leves, moderadas e graves; formas assintomáticas e outras refratárias ao tratamento ou, ainda, úlceras complicadas. A proporção dessa forma é variável entre as populações, idade, sexo, e pode ser abordada de diferentes maneiras no que se refere à terapia de manutenção. Esta pode ser tanto contínua, quanto intermitente ou, ainda, variar de acordo com a necessidade (quando aparecem sintomas). Os critérios para escolha dessas formas de manutenção não são estabelecidos, e, além da eficácia, uma terapia em longo prazo deve ser segura. Levando-se em conta a natureza heterogênea da doença, a duração da terapia de manutenção não é definida. Como no caso de tratamento em curto prazo, muitos fatores predisponentes para recidiva foram identificados (Tabela 5.18), fato que justifica a terapia de manutenção contínua.

Por outro lado, outros critérios, se estivessem todos presentes, permitem um tratamento de manutenção intermitente (Tabela 5.18). As drogas anti-secretoras reduzem a incidência de recidiva, mas implicam riscos, como a hipocloridria prolongada, que pode adicionar-se aos efeitos colaterais específicos de cada droga. Muitas drogas protetoras provaram ser úteis na terapia em longo prazo, mas sua segurança não foi estudada de maneira conclusiva, especialmente em relação à absorção dos metais. Uma manutenção adequada assegura uma boa evolução, no entanto, é variável de acordo com a gravidade da doença, classe cultural e social e estilo de vida do paciente. Muitas terapias interferem com o estilo habitual de vida do paciente devido ao regime do tratamento e seus efeitos colaterais. Os custos pessoais e financeiros da terapia são fatores determinantes para a escolha da

FARMACOLOGIA CLÍNICA DO APARELHO DIGESTIVO

Tabela 5.18
Recomendações para o Uso Intermitente ou Continuado de Terapias de Manutenção de Longa Duração.

A) Tratamento Continuado[1]	B) Tratamento Intermitente[2]
1. Úlceras gástricas ou duodenais de longa história e relapsos freqüentes 2. História familiar positiva 3. Complicações prévias (hemorragia, perfuração, obstrução) 4. Cirurgia prévia (ulcerorrafia, ligadura de vaso sangrante) 5. Uso de agentes antiinflamatórios esteróides ou não-esteróides 6. Pacientes tabagistas ou alcoolistas inveterados 7. Associação com DPOC, cirrose, artrite reumatóide, insuficiência renal crônica, pancreatite crônica, cirurgia prévia para o tratamento de obesidade (bypass), desordens genéticas raras[3].	1. Idade abaixo de 50 anos 2. História de curta duração, relapsos infreqüentes (1-2 vezes ao ano) 3. Sem história de hemorragia, perfuração ou cirurgia prévia 4. Sem abuso de álcool ou cigarro 5. Ausência de tratamento com agentes ulcerogênicos 6. Ausência de doenças crônicas associadas 7. Ausência de falhas terapêuticas anteriores

1. Regime terapêutico preferido pela maioria dos autores desde que qualquer uma das condições de 1-7 esteja presente.
2. Regime terapêutico preferido se os itens de 1-7 estiverem todos ou em sua maioria presentes. A mudança para um esquema continuado é sempre possível desde que a história natural da doença ou fatores ambientais forcem tal mudança.
3. Deve ser ressaltada a importância da escolha adequada do tipo de droga e de suas dosagens, com relação às terapias medicamentosas das doenças associadas, com especial atenção para as possíveis interações medicamentosas

terapia a ser instituída. Embora o custo da terapia de manutenção seja relativamente elevado, geralmente é exagerado. Em países desenvolvidos, o custo de 25-30 anos de terapia com cimetidina é menor do que o custo total de uma vagotomia, sem levar em consideração os custos da morbidade operatória[236]. Devido à baixa morbidade, mortalidade e custos, o tratamento clínico é preferível ao tratamento cirúrgico em úlceras não-complicadas[174,225,236], e pode ser interrompido se ocorrerem efeitos colaterais, enquanto a cirurgia é definitiva e suas complicações, imprevisíveis. Um médico atualizado com as medidas terapêuticas atuais e um paciente que possa colaborar com o tratamento, conhecendo a história natural de sua doença, geralmente devem optar pelo tratamento clínico, mesmo sabendo-se que não existe, pelo menos ainda, uma terapia ideal para o tratamento da úlcera péptica.

REFERÊNCIAS BIBLIOGRÁFICAS

Farmacologia dos Antidiarréicos

1. Awouters F, Niemegeers JE, Jansen PAJ. Pharmacology of antidiarrheal drugs. *Ann Rev Pharmacol Toxicol* 23:279-301, 1983.
2. Burleigh DE. Opioid and Non-pioid actions of loperamide on cholinergic nerve function in human isolated colon. *Eur J Pharmacol* 152:39-46, 1988.
3. Cutting WAM. Self prescribing and promotion of antidiarrhoeal drugs. Lancet 1(8646):1080-1081, 1989.
4. Cutting WAM, Elliot KM. Antidiarrhoeal drugs for acute diarrhoea in children. BMJ 304: 445-446, 1992.
5. Dupont HL, Sullivan P, Pickering LK *et al*. Symptomatic treatment of diarrhea with bismuth subsalicylate among students attending a Mexican University. *Gastroenterol* 73:715-719, 1977.

6. Dupont HL, Sanchez JF, Ericsson CD, Gomez JM *et al*. Comparative efficacy of loperamide hydrochloride and bismuth subsalicylate in the management of acute diarrhea. *Am J Med* 88(suppl 6A):15s-19s, 1990.
7. Dupont HL, Ericsson CD. Prevention and treatment of travelers diarrhea. *NEJM* 328(25):1821-1827, 1993.
8. Dijohn D, Levine MM. Tratamento da diarréia. Infect *Dis Clin North Am* 3:759-785, 1988.
9. Ericsson CD, Patterson TF, Dupont HL. Clinical Presentation as a guide to therapy for traveler s diarrhoea. *Am J Med Sci* 30:757-60, 1987.
10. Ericsson CD, Dupont HL, Mathewson JJ, West S *et al*. Treatment of traveler s diarrhea with sulfamethoxazole and trimetoprim and loperamide. Jama 263(2):257-261, 1990.
11. Ericsson CD, Johnson PC. Safety and efficacy of loperamide. *Am J Med* 88(suppl 6A):10s-14s, 1990.
12. Ericsson CD, Nicholls-Vasquez I, Dupont HL, Mathewson JJ. Optimal dosing of trimethoprim-sulfamethoxazole when used with loperamide to treat traveler s diarrhea. *Antimicrob Agents Chemother* 36:2821-2824, 1992.
13. Eherer AJ, Santa Ana CS, Porter J, Fordtran JS. Effect of Psyllium, calcium polycarbophil and wheat bran on secretory diarrhea induced by phenolphthalein. *Gastroenterol* 104:1007-1012, 1993.
14. Flores GF. Diarrea. *Rev Gastroent Peru* 11:62-70, 1991 .
15. Gardiner KR, Anderson NH, McCaigue MD, Erwin PJ *et al*. Adsorvents as antiendotoxin agents in experimental colitis. *Gut* 34:51-55, 1993.
16. Gutierrez G, Guiscafre H, MUÑOZ O. Strategies for improving the therapeutic patterns used in acute diarrhea in primary medical care units. X conclusions and research perspectives. *Arch Invest Med Mex* 19:437-443, 1988
17. Heit HA. Use of antidiarrheals in ulcerative colitis. Gastroenterol 94:1520, 1988.
18. Johnson PC, Ericsson CD, Dupont HL, Morgan DR, Bitsura JAN. Comnparison of loperamide with bismuth subsalicylate for the treatment of acute traveler s diarrhea. *Jama* 255:757-60, 1986.
19. Johnson PC, Ericsson CD. Acute diarrhea in developed countries: A rationale for self-treatment. *Am J Med* 88(suppl 6A):5s-9s, 1990.

20. Kawali F, Adriaens L, Huang ML, Woestenurghs R *et al.* Dose proporcionality study of loperamide following oral administration of loperamide oxide. *Eur J Clin Pharmacol* 42:693-694, 1992.

21. Lamberts, SWJ, Van der Lely A, Herder, WW, Hofland LJ Octreotide. *NEJM* 334:246-254, 1996.

22. Lauritsen K, Laursen LS, Rask-Madsen J. Clinical pharmacokinetics of drugs in the treatment of gastrointestinal disease (Part II). *Clin Pharmacokinet* 19(2):94-125, 1990.

23. Ludan AC. Current management of acute diarrhoeas. Use and abuse of drug therapy. *Drugs* 36(suppl 4):18-25, 1988.

24. Matheson AJ; Noble S. Racecadotril. *Drugs* 59(4):829-35, discussion 836-7, 2000.

25. McClung HJ, Beck RD, Powers P. The effect of a kaolin-pectin adsorbent on stool losses of sodium, potassium and fat during a lactulose intolerant diarrhea in rats. *J Pediatr* 96:769-771, 1980.

26. Motala C, Man MD, Bowie MD. Effect of loperamide on stool output and duration of acute infectious diarrhea in infants. *J Pediatr* 117:467-471, 1990.

27. Brien JD, Thompson DG, McIntyre A, Burnham WR, Walker E. Effect of codeine and loperamide on upper intestinal transit and absorption in normal subjects and patients with postvagotomy diarrhoea. *Gut* 29:312-318, 1988.

28. Olm M, Gonzalez FJ, Garcia-Valdecasas JC, Fuster J, Certran A, Milla J. Necrotising colitis with perforation in diarrhoic patients treated with loperamide. *Eur J Clin Pharmacol* 40:415-416, 1991.

29. Palmer KR, Corbett CL, Holdsworth CD. Double-blind crossover study comparing loperamide, codeina and diphenoxylate in the treatment of chronic diarrhea. *Gastroenterol* 79:1272-1275, 1980.

30. Pelemans W, Vantrappen GA. A double blind crossover comparison of loperamide with diphenoxylate in the synptomatic treatment of chronic diarrhea. *Gastroenterol* 70:1030-34, 1976.

31. Pietrusko R. Drug therapy reviews: Pharmacotherapy of diarrhea. *Am J Hosp Pharm* 36:757-67, 1979.

32. Portnoy BL *et al.* Antidiarrheal agents in the treatment of acute diarrhea in children. *Jama* 236:844-851, 1976.

33. Prado D. A multinational comparison of racecadotril and loperamide in the treatment of acute watery diarrhoea in adults. *Scand J Gastroenterol* 37(6):656-61, 2002.

34. Qvitzau S, Matzen P, Madsen. Treatment of chronic diarrhoea: Loperamide versus Ispaghula Husk and Calcium. *Scand J Gastroenterol* 23:1237-1240, 1988.

35. Blanco RA. Concepts of pharmacy emplooyees concerning the management of diarrhea in children. Bol Med Hosp Infant Mex 46:463-9, 1989.

36. Salazar-Lindo E, Santisteban-Ponce J, Chea-Woo E, Gutierrez M. Racecadotril in the treatment of acute watery diarrhea in children. *NEJM* 343:463-467, 2000.

37. Schiller LR, Santa Ana CA, Morawksi SG, Fordtran JS. Mechanism of the antidiarrheal effect of loperamide. Gastroenterol 86:1475-80, 1984.

38. Smith DF, Smith CC, Douglas JG, Reid MS, Goudd M. Severe Salmonellosis related to oral administration of anti-diarrhoeal drugs. *Scot Med J* 35:176-177, 1990.

39. Sleisenger MH, Fordtran JS. *Gastrointestinal Disease: Pathophysiology, Diagnosis, Management*, 6th ed. Philadelphia, WB Saunders Company, 1998.

40. Steadman CJ, Phillips SF, Camillerl M, Talley NJ *et al.* Control of muscle tone in the human colon. *Gut* 29:312-318, 1988.

41. Stacher G, Steinringer H, Schneider C, Vacariu-Granser GV *et al.* Effects of the prodrug loperamide oxide, loperamide and placebo on jejunal motor activity. *Dig Dis Sci* 37:198-204, 1992.

42. Szüle E. Moderation of urinary and faecal incontinence with loperamide. *Ther Hung* 37:234-36, 1989.

43. Tanhauser M, Barros HMT. Antidiarréicos. *R AMRIGS* 26:159-60, 1982.

44. Taylor DN, Sanchez JL, Candler W *et al.* Treatment of Travelers diarrhea: ciprofloxacin plus loperamide compared with ciprofloxacin alone. *An Intern Med* 114:731-734, 1991.

45. Treem WR. Chronic Nonspecific diarrhea of childhood. *Clin Pediatr Phila* 31:413-20, 1992.

46. Van Loon FPL, Bennish ML, Speelman P, Butler C. Double blind trial of loperamide for treating acute watery diarrhoea in expatriates in bangladesh. *Gut* 30:492-495, 1989.

47. Wolfe MS. Acute diarrhea associated with travel. Am J Med 88 (suppl 6A):34s-37s, 1990.

48. Wolf D, Gianella R. Antibiotic therapy for bacterial enterocolitis. *Am J Gastroenterol* 88:1667-1683, 1993.

Farmacologia dos Laxativos

1. Bolander A. The New Webster's Medical Dictionary, 1st ed. Hartford, (Connecticut), The Lewtan Line, 1991.

2. Brunton LL. Agents affecting gastrointestinal water flux and motility, digestants, and bile acids. In: Goodman and Gilman's. The Pharmacological Basis of Therapeutics, 8th ed. New York, Pergamon Press; pp 914-32, 1990.

3. Carboni M, Gurney MS. Anticonstipation agents. In: Van Ness MM, Gurney MS. Handbook of Gastrointestinal Drug Therapy, 1st ed. Boston, Little Brown Company; pp 302-19, 1989.

4. Coremans GEJ. Chronic idiopathic constipation: causes and treatments. In: Heading RC, Wood JD. Gastrointestinal Dysmotility Focus on Cisapride. 1ST ed. New York, Raven Press Ltd; pp 289-306, 1992.

5. Cotton P, Williams C. Practical Gastrointestinal Endoscopy. 3rd ed. Oxford, Blackwell Scientific Publications,1990.

6. Lennard-Jones JE. Constipation In: Sleisenger and Fortram. Gastrointestinal Diseases Pathophysiology, Diagnosis, Management, 6ª ed. Philadelphia, WB Saunders Company, pp 174-97, 1998.

7. Lopes MH, Francesconi CF *et al.* Entidades Prevalentes no Serviço de Gastroenterologia em um Hospital Geral de Porto Alegre. Apresentação oral, V Jornada de Gastroenterologia dos Países do Prata, Porto Alegre (RS), setembro 1978.

Farmacologia dos Antieméticos

1. Akca O, Sessler DI. Supplemental oxygen reduces the incidence of postoperative náusea and vomiting. Minerva Anestesiol 68:166-70, 2002.

2. Allan SG. Nausea and Vomiting. Oxford Textbook of Palliative Medicine. Doyle, Hanks, MacDonald (eds). Oxford University Press pp 282-90, 1993.

3. Allan SG, Cornbleet MA, Warrington PS *et al.* Dexamethasone & high dose metoclopramide: efficacy in controlling cisplatin induced vomiting. British Medical Journal 289:878-9, 1984.

4. Andrews PLR, Hawthorn J. The neurophysiology of vomiting. Ballieres Clinical Gastroenterology, 1988; 2:141-68.

5. Bartlett N, Koczwara B. Control of nausea and vomiting after chemotherapy: what is the evidence? Intern Med J 32:401-7, 2002.

6. Brizzee KR, Mehler WR. The central nervous connections involved in the vomiting reflex. In: Davis CJ; Lake-Bakaar GV & Grahame-Smith, DG (eds). Nausea and Vomiting: Mechanisms & Treatment. Springer-Verlag, Berlin pp 31-5, 1986.

7. Carr BI, Bertrand M, Browning S *et al.* A comparison of the anti-emetic efficacy of prochlorperazine & metoclopramide for the treatment of cisplatin induced emesis. Journal of Clinical Oncology 3:1127-32, 1985.

8. Cox F. Systematic review of ondasetron for prenention and treatment of postoperative nausea and vomiting in adults. Br J Thertre Nurs 9:556-63, 1999.

9. Eberhart LHJ, Seeling W, Hartschuh T, Morin AM, Georgieff M. Droperidol and dimenhydrinate alone or in combination for the prevention of post-operative nausea and vomiting after nasal surgery in male patients. Eur J Anesthesiol 790-5, 1999.

10. Eberhart LHJ, Mauch M, Morin MA, Wulf H, Geldner G. Impact of multimodal anti-emetic prophilaxis on patient satisfaction in hifh-risk patients for postoperative nausea and vomiting. Anaesthesia 57:1022-7, 2002.

11. Fauser AA, Felhauer M, Hoffmann M, Link H; Schimok G, Gralla RJ. Guidelines for anti-emetic therapy: acute emesis. Eur J Cancer 35:361-70, 1999.

12. Gralla RJ. Anti-emetic Therapy. Cancer: Principles & Practice of Oncology. DeVita, Hillman, Rosenberg (eds). JB Lippincott, Philadelphia, 4th, edition pp 2338-48, 1993.

13. Gralla RJ, Itri LM, Pisko SE et al. Anti-emetic efficacy of high dose metoclopramide: Randomized trials with placebo & prochlorperazine in patients with chemotherapy induced nausea and vomiting. New England Journal of Medicine 305:905-9, 1981.

14. Herrstedt J, Singsgaard T, Boesgaard M, Jensen TP, Dombernowsky P. Ondansetron plus metopimazine compared with ondansetron alone in patients receiving moderately emetogenic chemotherapy. New England Journal of Medicine 328:1076-80, 1993.

15. Janknegt R, Pinckaers JWM, Rohof MHC, Auserms MEM, Arbouw MEL, van der Velden RW, Brouwers JRBJ.Double-blind comparative study of droperidol, granisetron and granisetron plus dexametasone as prophylactic anti-emetic therapy in patients undergoing abdominal, gynaecological, breast or otolaryngological surgery. Anaesthesia 54:1059-68, 1999.

16. Kris MG, Gralla RJ, Tyson LB et al. Improved control of cisplatin induced emesis with high dose metoclopramide, dexamethasone and diphenydramine. Cancer 55:527-34, 1985.

17. Loprinzi CL, Ellison NM, Schaid DJ et al. Controlled trial of megestrol acetate for the treatment of cancer anorexia and cachexia. Journal of the National Cancer Institute 82:1127-32, 1990.

18. Kraut L, Fauser AA. Anti-emetics for cancer chemotherapy-induced emesis. Drugs 61:1553-62, 2001.

19. Lee Y, Lin Y S, Chen Y H. The effect of dexamethasone upon patient-controlled analgesia-related nausea and vomiting. Anaesthesia 57:705-9, 2002.

20. Milne RJ, Heel RC. Ondansetron: Therapeutic use as antiemetics. Drugs 41:574-95, 1991.

21. Plosker GL, Goa KL. Granisetron: A review of its pharmacological properties and therapeutic use as an anti-emetic. Drugs 42:805-24, 1991.

22. Rowbothan DJ. Post-operative Nausea &Vomiting. Current management of post-operative nausea & vomiting. British Journal of Anaesthesia 69(suppl 1):46S-59S, 1992.

23. Russell D, Kenny GNC. 5-HT3 antagonists in post-operative nausea and vomiting. British Journal of Anaesthesia 69(suppl 1):63S-8S, 1992.

24. Smyth JF, Coleman R, Nicholson M et al. Dexamethasone enhances ondansetron's control of acute cisplatin induced emesis. British Medical Journal 303:1423-6, 1992.

25. Warrington PS, Allan SG, Cornbleet A et al. Optimising anti-emesis in cancer chemotherapy — efficacy of high dose metoclopramide continuous vs intermittent infusion in cisplatinum induced emesis. British Medical Journal 293:1334-7, 1986.

26. WilliamsJ L, Levebre RA. Peripheral nervous pathways in nausea and vomiting. Davis CJ, Lake-Bakaar GV, Grahame-Smith DG (eds). Nausea and Vomiting: Mechanisms of Treatment, Springer-Verlag, Berlin pp 56-64, 1986.

Farmacologia dos Antiulcerosos

1. Alsted EM; Ryan FP, Holdsworth Cd, Ashton MG, Moore M. Ranitidine in the prevention of gastric and duodenal ulcer relapse. Gut 24:418-20, 1983.

2. Anderson T, Röhss E, Hassan-AEn M. Pharmacokinetics and pharmacodynamics of esomeprazole, the S-isomer of omeprazole. Aliment Pharmacol Ther 10:1563-69, 2001.

3. Asgharnejad M, Powell J-l, Donn Kh, Danis M. The effect of cimetidine dose timing on oral propranolol kinetics in adults. J Clin Pharmacol 28:339, 1988.

4. Axon ATR. Potencial Hazards of Hypochlorhydria. Non-Systemic Therapy With De-Nol: Efficacy and Tolerance, Ed K Gibinski. Amsterdam, Hong Kong, Princeton, Sydney, Tokyo, Excerpta Medica pp 18-26, 1986

5. Baciewicz AM. Carbamazepine drug interactions. Ther Drug Monit 8:305, 1986.

6. Baciewicz AM, Baciewicz FA. Effect of cimetidine and ranitidine on cardiovascular drugs. Am Heart J 118:144, 1989.

7. Baciewicz AM; Morgan FJ. Ranitdine warfarin interaction. Am Intern Med 112:76, 1990.

8. Barbarino F, Togâne E, Brilinschi C. The effect of acetazolamide and of ethoxzolamide on gastric microcirculation in rats (histochemical study). Anr Y Acad Sci N 429:601-63, 1984.

9. Bardhan KD. Refractory duodenal ulcer: a review. Topics in Peptic Ulcer Disease, Ed G Bianchi-Porro, K D Bardhan. New York, Cortina International Verona/Raven Press pp 69-115, 1987.

10. Barrison AF, Jarbor LA, Wolfe MM. Patterns of proton pump inhibitor use in clinical practice. Am J Med 111:469-73, 2001.

11. Berridge MJ, Irvine RF. Inositol phosphates and cell signaling. Nature 341:197-205, 1989.

12. Berstad A, Aadland E, Bjerke K, Carsen E. Relapse of duodenal ulcer after treatment with trimipramine/antacids or cimetidine antacids. Scand J Gastroenterol 16:933-7, 1981.

13. Berstad A, Rydning A, Aadland E et al. Controlled clinical trial of duodenal ulcer healing with antacid tablets. Scand Gastroenterol 17:953, 1982.

14. Bertaccini G, Coruzzi G. Extragastric H2-Receptors. J Clin (suppl 1): 57-71, 1983.

15. Bertaccini G, Gorazzi G. Control of gastric acid Secretion by histamine H2-receptor antagonists and anticholinergics. Pharmacol Rev 21:339, 1989.

16. Bettarello A. Anti-ulcer treatment: past to present. Dig Dis Sci 30(Suppl 11):365-435, 1985.

17. Bettarello A, Zatereca S. Efficacy of Firenzepine In: The Treatment of Gastric Ulcer. Pirenzepine Knowledge And New Trends. Ed R Cheli, F Molinan, New York , Cortina International Verona-Raven Press pp 17-21, 1986.

18. Betton GR, Dormer CS, Wells T, Pert P, Prince CA, Buckley P. Gastric Ecl cell hyperplasia and carcinoids in gastroenterol. Rodents Following Chronic Acministration of H2-antagonists ake 93479 and oxmetidine and omeprazole. Toxicol Pathol 16:288, 1988.

19. Bianchi-Porro G, Lazzaroni M, Parente F, Petrillo M. Medical Treatment of Duodenal Ulcer: Present Status. Topics in Peptic Ulcer Disease. Ed G Bianchi-Porro, KD Bardhan. New York, Cortina International Verona Raven Press pp 35-69, 1987.

20. Bianchi-Porro G, Parente F. Side effects of anti-ulcer prostaglandins: an overview of the worldwide clinical experience. Scand J Gastroenterol 24:224, 1989.

21. Bigard MA, Jonbert M, De Meyvard C. Complete prevention by Lansoprasole of Aspirinin irduced gastric lesions in healthy subjects. Gastroenterology 100:A 34, 1991.

22. Block JW, Duncan Wam, Durar Gj, Ganellin Ch; Parson Me. Definition and antagonism of Histamine H2-receptor. Natu-re 236:385-90, 1972.

23. Body EJS, Wilson JA, Wormsley KG. Review of ulcer treatment: role of Ranitidine. J Cli Gastroenterol 5(suppl):1, 1983.

24. Borch K, Renvall H, Liedberg G. Gastric endocrine cell hyperplasia and carcinoid tumors in pernicious anemia. Gastroenterology 88:638, 1985.

25. Borsaghi N, Gatti G, Crema F, Ferucca E. Impaired bioavaliability of Famotidine given concurrently with a potent antacid. J Clin Pharmacol 29:670, 1989.

26. Bortle WR, Wolker SE, Shapero T. Dose dependent effect of cimetidine on phenytoin kinetics. Clin Pharmacol Ther 33:649, 1983.

27. Bramhall D, Levine M. Possible interaction of Ranitidine with phenytoin. Drug Inter Clin Pharm 22:979, 1988.
28. Branner G, Crentzfeld W, Harke V, Lamberts R. Therapy with omeprazole in patients with peptic ulcerations resistant to extended high dose ranitidine treatment. *Digestion* 39:80, 1988.
29. Brittain RT; Jack D. Histamine H2-antagonists—Past, present and future. *J Clin Gastroenterol* 5(Suppl 1):71-81, 1983.
30. Britton Ml, Waller ES. Control nervous system toxicity associated with concurrent use of triazolam and cimetidine. Drug Inter Clin Pharm 19:666, 1985.
31. Burlinson B. An in vivo unscheduled Dna synthesis (Uds) assay in the rat gastric mucosa: preliminary development. *Carcinogenesis* 10:1425, 1989.
32. Cadiot G, Lehy T, Ruszniewski P, Bondils S, Mignon M. Gastric endocrine cell evolution in patients with Zollinger-Ellinson syndrome. Influence of gastrinoma growth and long-term omeprazole treatment. Dig Dis Sci 7:1307, 1993.
33. Cantu TG, Korek JS. Central neurons system reactions to histamine-2-receptor blokers. *Ann Intern Med* 114:1027, 1991.
34. Carmine AA, Brodgen RN, Pirenzepine, a review of its pharmacodynamic and pharmacokinetic properties and therapeutic efficacy in peptic ulcer disease and other allied diseases. *Drugs* 30:85-126, 1985.
35. Carswell CI, GOA Kl. Rabeprazole — an update of its use in acid-related disorders. *Drug* 61:2327-56, 2001.
36. Cederberg C. Clinical Pharmacology of Intravenous Omeprazole. Experimental Studies In Healthy Subjects And Duodenal Ulcer Patients. Göteborg, 1992.
37. Cederberg C, Anderson T, Skaanley I. Omeprazole: pharmacokinetics and metabolism in man. *Scand J Gastroenterol* 24(suppl 166):33, 1989.
38. Chan FKL, Sung JJY et al. Celecoxib versus Diclofenac and Omeprazol in reducing the risk or recurrent bleeding in patients with artrits. *Nejm* 347:2104-10, 2002.
39. Chew CS. Chocecystokinin, carbochol, gastrin, histamine and forskolin increase (Ca^{2+}) in gastric glands. J Physiol 250: G814-G823, 1986.
40. Christensen E, Juhl E, Tygstrup N. Trea*tment of duodenal ulcer. Randomized clinical trials of a decade (1964-1974).* Gastroenterology 73:1170-8, 1977.
41. Clissold S, Compoli-Richards DM. Omeprazole: a preliminary review of its pharmacodynamic and pharmacokinetic properties, and therapeutic potential in peptic ulcer disease and Zollinger-Ellison syndrome. *Drugs* 32:15, 1986.
42. Code CF. Histamine and gastric secretion. In: Wolstenholme GEW et al. Eds Ciba Foundation Symposion on Histamine. London, JA Churchill p 219, 1989.
43. Colin-Jones DG. Medical Treatment of Peptic Ulcer. Diseases of the Gut and Pancreas. Ed JJ Misiewicz, RE Pounder CW Oxford, Venables, Blackwell Scientific Publ pp 288-315, 1987.
44. Crentzfeld W, Stockman F, Conlon J;, Folsch Vr, Bonatz G, Wulfrath M. Effect of short and long-term feeding of omeprazole on rat gastric endocrine cells. *Digestion* 35(suppl 1):84, 1986.
45. Cupit GC. Interactions of Pheophylline with Cimetidine and ranitidine: a critical analysis of the literature. *Adv Ther* 5:168, 1988.
46. D'arcy Mcelroy JC. Drug-antacid interactions: assessment of clinical omportance. *Drug Inter Clin Pharm* 21:607, 1987.
47. Davenport HW. Gastric carbonic anhydrase. *J Physiol* 97:32-43, 1939.
48. Di Padova C, Roine R, Frezza M, Gentry RT, Baraona E, Lieber CS. Effects of ranitidine on blood alcohol levels after ethanol ingestion. *Jama* 267:83, 1992.
49. Dohlman HG, Caron MG, Strader CD, Amlaiky N, Lefkwitz RJ. Inhibition and sequence of a binden; site peptides of the beta-2-adrenergic receptor. *Biochemistry* 27:1813-17, 1988.
50. Edwards Sj, Lind T, Lundell L. Systematic review of proton pump inhibitor for the acute treatment of reflux oesophagitis. *Aliment Pharmacol Ther* 15:1729-36, 2001.

51. Ekman L, Hansson E, Havu N, Carlsson E, Lundberg C. Toxicological studies on omeprazole. Scand J Gastroenterol, 20(suppl 108):53, 1985.
52. Eltze M, Gonne A, Riedel R, Schlotke B, Schudt L, Simion WA Pharmacological evidence for selective inhibition of gastric acid secretion by telenzepine, a new antimuscarinic drug. *Eur J Pharmacol* 112:211, 1985.
53. Emas S. Effect of Acetazolamide on Histamine-stimulated and gastrin-stimulated gastric secretion. *Gastroenterology* 43:557-63, 1962.
54. Englert E, Freston JW, Raham DY, Finkelstein W, Kruss DM, Priest RJ, Raskin JB, Rhodes JB, Rogers AI, Wenger J, Wilcox LL, Crossley RJ. Cimetidine, antacid and hospitalization in the treatment of benign gastric Ulcer. *Gastroenterology* 74:416-25, 1978.
55. Epstein CM, Sawyer WT. Phenytoin interactions with cimetidine and ranitidine: a critical analysis of the literature. *Adv Ther* 55, 1988.
56. Feldman M. Inhibition of gastric acid secretion by selective and non-selective anticholinergics. *Gastroenterology* 86:361, 1984.
57. Feldman M, Burton ME. Histamine-2-receptor antagonists. Standard therapy for acid-peptic diseases. *N Engl J Med* 323:1672-1749, 1990.
58. Fernandes E; Melewicz Fm. Ranitidine and Theophylline. *Ann Intern Med* 100:459, 1984.
59. Fordtran JS; Collyns J. Antacid pharmacology in duodenal ulcer. *N Engl J Med* 274:921, 1966.
60. Fordtran JS; Morawski SG; Richardson CT. In vivo and Iin vitro evaluation of liquid antacids. *N Engl J Med* 288:923-8, 1973.
61. Fritsch WP, Scholten TH, Muller J, Hengles KJ, Hanrath KD. The effect of 100 mg pirenzepine treatment on acid secretion and serum gastrin. *Scand J Gastroenterol* 17(suppl 72):173, 1982.
62. Frucht H; Maton PN; Jensen RT. The Use Of Omeprazole In Patients With The Zollinger-Ellison Syndrome. Dig Dis Sci 36:405, 1991.
63. Fryklund J, Gedda K, Wallmark B. Specific labeling of gastric H^+/K^+-ATPase by omeprazole. Bioche*m Pharmacol* 37:2543, 1988.
64. Gagler R. Clinical pharmacology of antacids in the eighties. In: Symposium On Antacids XI International Congress of Gastroenterology, IV European Congress of Digestive Endoscopy, Hamburg pp 6-28, 1980.
65. Gardner JD, Sloan S, Robinson M. Integrated acidity and rabeprazole pharmacology. *Aliment Pharmacol Ther* 16:455-64, 2002.
66. Gavey CJ, Szeto M L, Nwokolo CV, Sercombe J, Pounder RE. Bismuth accumulates in the body during treatment with tripotassium dicitrato bismuthate. *Aliment Pharmacol Ther* 3:21, 1989.
67. Gespach C, Emami S, Chastre E. Membrane receptors in the gastrointestinal tract. Bio Sci Rep 8:199-232, 1988.
68. Gespach C, Emami S, Di Gioia T, Chastre E. La secretion acide de l'estomach et les antagonists des recepteurs H2 de l'histamine. *Gastroent Clin Biol* 14:982-94, 1990.
69. Gespach C, Launey JM, Emami S, Bondoux D, Dreux C. Biochemical and pharmacological characterization of histamine-mediated upregulation of human platelet serotonin uptake. Evidence for a subclass of histamine H2-receptors (H2$_h$) highly sensitive to H2-receptor antagonists. *Agents Actions* 18:115-9, 1986.
70. Giorgio-Conciato M, Daniotti S, Ferrari PA, Gaetani M, Petrin G, Sola P, Valentini P. Efficacy and safety of pirenzepine in oeptic ulcer and in non-ulcerous gastroduodenal disease. A multicentre controlled clinical trials. Scand J *Gastroenterol* 19(Suppl 81):1-42, 1982.
71. Gorbach SL. Bismuth therapy tn gastrointestinal diseases. *Gastroenterology* 99:963, 1990.
72. Graham DY, Agrawul MM, Roth SH. Prevention of Hsaid-induced gastric ulcer with misoprostol: multicentre, double-blind, placebo-controlled trial. Lancet 2:1277, 1988.

FARMACOLOGIA CLÍNICA DO APARELHO DIGESTIVO

73. Graham DY, Lew GM, Malaty HM *et al*. Factors influencing the erradication of helicobacter pylori with triple therapy. *Gastroenterology* 102:493, 1992.

74. Gustavsson S, Adami H, Lööf L. Rapid healing of duodenal ulcers with omeprazole. Double-blind dose comparative trial. *Lancet* 1:124-5, 1983.

75. Gutfeld MB, Welage LS, Walawander CA, Wilton J, Harrison NJ. The influence of intravenous cimetidine dosage regimens on the disposition of Theophylline. *J Clin Pharmacol* 29:665, 1989.

76. Guth P, Aures D, Paulsen G. Topical aspirin plus Hcl gastric lesions in the rat: cytoprotective effect of prostaglandin, cimetidine and probanthine. *Gastroenterology* 76:88-93, 1979.

77. Hammer R, Berrie CP, Birdsall NJM, Burgen ASV, Hulme EC. Pirenzepine distinguishes between different subclasses of muscarinic receptors. *Nature* 283:90-92, 1980.

78. Harcourt RS, Hamburger M. The effect of magnesium sulfate in lowering tetracycline blood levels. *J Lab Clin Med* 59:464, 1957.

79. Hatlebakk JG, Berstad A, Carling L *et al*. Lansoprazole versus omeprazole in short-term treatment of reflux oesophagitis. Results of a Scandinavian multicenter trial. *Scand J Gastroenterol* 28:224, 1993.

80. Helander HF. Oxyntic mucosa histology in omeprazole treated patients suffering from duodenal ulcer or Zollinger-Ellison syndrome. *Digestion* 35(Suppl):123, 1986.

81. Helander HF, Hirschowitz BJ. Quantitative ultrastructural studies on inhibited and partly stimulated gastric parietal cells. *Gastroenterology* 67:447, 1974.

82. Hentschel E, Schuetze K, Dufek W. Relapse rates of duodenal ulcer healed with concentrated antacid or cimetidine. *Hepatogastroenterology* 31:266, 1984.

83. Hetzel DJ. H2-Receptor antagonists in the clinical management of peptic ulcer. Drugs And Peptic Ulcer. Ed C J Pfeiffer, Crc Press, Boca Raton, vol 1, pp 29-47, 1982.

84. Hirschowitz BI. Lessons from the US multicenter trial of ranitidine treatment for peptic ulcer. *J Clin Gastroenterol* 5(Suppl 1):115-23, 1983.

85. Hochlaf S, Vatier J, Ruszniewski P, Protevin C, Lewin MJM, Mignon M. Is Lansoprazole as effective as omeprazole in patient. *With Logy* 100:A84, 1991.

86. Hollander D. A multicenter, double-Blind trial of sucralfate in duodenal ulcer therapy. *Scand J Gastroenterol* 18(suppl 83):25-31, 1983.

87. Hollander D, Cumming D, Krausen WJ, Gergely H, Zipser RD. Are antacids neutralizers only? Histologic, ultrastructural and functional changes in normal gastric mucosa induced by antacids. *Gastroenterology* 86:1276, 1984.

88. Hollander D, Tarnawski A. The protective and therapeutic mechanisms of sucralfate. *Scand J Gastroenterol* 25:1, 1990.

89. Hollander D, Tarnawski A, Krause WJ, Gergely H. Protective effect of sucralfate against alcohol-induced gastric mucosal injury in the rat. *Gastroenterology* 88:366, 1985.

90. Holtermüller K, Herzog P. Antacids: pharmacology and clinical efficacy — a critical evaluation. Drugs and peptic ulcer. Ed CJ Pfeiffer, Crc Press, Boca Raton, vol I, pp 105-123.

91. Howden CW, Payton DD, Meredoth PA, Hughes DMA, Macdongall AJ, Reid JL, Forrest AJH. Antisecretory effect and pharmacokinetics of omeprazole in patients with chronic renal failure. Eur J Clin Pharmacol 28:637, 1985.

92. Huttemann W, Schneider A. Dose-finding study of telenzepine (1,5 vs 5 mg once daily) in acute duodenal ulcer therapy: a randomized, double-blind, multicenter parallel-grup comparison. *Medizinsch Klin* 84:574, 1989.

93. Iachs G. The parietal cell as a therapeutic target. Scand J Gastroenterol 21(Suppl 118):110, 1986.

94. Iachs G, Carlsson E, Lindberg P, Wallmark B. The gastric H+/K+Atpase as a therapeutic target. Ann Rev Pharmacol Toxicol 28:269, 1988.

95. Iachs G, Chang HH, Rabon E, Schackmann R, Lewin M; Iaccomani G. A nonelectrogenic H+ pump in plasma membranes of dog gastric mucosa. J Biol Chem 251:7690, 1976.

96. Iachs G, Munson K, Hall K, Hersey SJ. Gastric H+/K+Atpase as a therapeutic target in peptic ulcer disease. Dig Dis Sci 35:1537, 1990.

97. Ianowitz HD, Dreiling DA, Roblir HL, Hollander F. Inhibition of the formation of hydrochloric acid in the lumen stomach by diamox: the role of carbonic anhydrase in gastric secretion. *Gastroenterology* 33:378, 1957.

98. Inatomi N, Satoh H, Nagaya H Inade T, Sino A, Maki Y. Antiulcer activity of Ag-1749, a proton pump inhibitor. *Jpn J Pharmacol* 43(suppl):235p., 1987.

99. Ippoliti A, Elashoff J, Valenzuela J *et al*. Recurrent ulcer after successful treatment with cimetidine or antacid. *Gastroenterology* 85:875, 1983.

100. Ippoliti A, Sturdevant RAL, Isenberg JI, Binder M, Camacho R, Cano R *et al*. Cimetidine versus intensive antacid therapy for duodenal ulcer, a multicenter trial. *Gastroenterology* 74:393-5, 1978.

101. Iundeell G, Tjöstrand S, Olbe L. Gastric antisecretory effects of H83/69 a benzamidatolyl-pyricylmethyl-sulphoxide. *Acta Pharmacol Toxicol* 41(Suppl 4)77, 1977.

102. Iwahi T, Satoh H, Nakao M *et al*. Lansoprazole, a novel benzimidazole proton pump inhibitor, and its related compounds have selective ativity against helicobacter pylori antimicrob. *Agents Chemother* 35:490, 1991.

103. Jacobson ED, Levine JS. Clinical Gi Physiology for the exam takes, Saunders, 1991.

104. Jaup BH. Moderate reduction of gastric acid secretion in the treatment of peptic ulcer. Scand J Castroenterol 20(Suppl 111)36-40, 1985.

105. Kanto J, Allonen H, Jaloner H, Mantyla R. The effect of metoclopramide and propantheline or the gastrointestinal absorption of cimetidine. Br J Clin Pharmacol 11:629, 1981.

106. Kassir Z. Endoscopic controlled trial of four drug regimens in the treatment of chronic duodenal ulceration. Ir Med J 78:153, 1985.

107. Kaunitz JD, Sachs G. Identification of a vanadate sensitive potassium dependent protor pump from rabbit colon. J Biol Chem 261:14005, 1986.

108. Kirch W, Hoensh H, Janisch HD. Interactions and non-interactions with ranitidine. Clin Pharmacokinetics 9:493, 1984.

109. Kittang E, Aadland E, Schunsby H. Effect of Omeprazole on the secretion of intrinsec factor gastric acid and pepsin in man. *Gut* 26:594, 1985.

110. Kittang E, Aadland E, Schunsby H, Rohss K. The effect of omeprazole on gastric acidity and absorption of liver cobalamins. *Scand J Gastroenterol* 22:156, 937.

111. Konturek SJ. Clinical Aspects of Gastric Cytoprotection. Non-Systemic Ulcer Therapy with De-Nol Efficacy and Tolerance, Ed K Gibinski, Amsterdam, Hong Kong, Princeton, Sydney, Tokyo, Excerpta Medica pp 2-11, 1986.

112. Konturek SJ. Prostaglandins In Pathophysiology of peptic ulcer disease. Dig Dis Sci 30(suppl 1):1085-1055, 1985.

113. Konturek SJ, Brzozowski T, Grozdowicz D, Dembinski A, Nanert C. Healing of chronic gastroduodenal ulcerations by antacids. *Dig Dis Sci* 25:1121, 1990.

114. Korman MG, Shaw RG, Hansky J *et al* Influence of smoking on healing rate of duodenal ulcer in response to cimetidine of high dose antacid. Gastroenterology 80 1451, 1981.

115. Kowalsky SF. Lidocaine interaction with cimetidine and ranitidine: a critical analysis of the literature. Adv Ther 5:229, 1988.

116. Kubo K, Oda K;, Kaneko T, Satoh N, Nohara A. Synthesis of 2 (4-fluoroalkoxy-2-pyridyl-methyl-sulfinyl-1h-benzimidazoles) as antiulcer agents. Chem Pharm Full (Tokyo)38:2853, 1990.

117. Kuman, A. Cimetidine: An Immunomodulator. Ann Pharmacother 24:289, 1980.

118. Laine L. Esomeprazole in the treatment of Helicobacter pylori. Aliment Pharmacol Ther 16: 15-8, 2002.

119. Lam SK, Lai ST, Kan YS, Chan AYT. Sucralfate compared with ranitidine in the short-term healing of duodenal ulcers. J Int Med Res 13:338-341, 1985.

120. Lam SK, Lam KC, Lai CL *et al*. Treatment of duodenal ulcer with antacid and sulpiride: a double blind controlled study. *Gastroenterology* 76:315, 1979.

121. Langstry HD, Grant SM, Goa KL. Famotidine an updated review of its pharmacodynamic and pharmacokinetic properties therapeutic use in peptic ulcer disease and other allied disease. *Drugs* 38:551, 1989.

122. Lanza FL, Sibley CM. Role of antacids in the management of disorders of the upper gastrointestinal tract. Review of clinical experience 1975-1985. *Amer J Gastroenterol* 82:1223-41, 1987.

123. Lanzon-Miller S, Pounder RE, Hamilton MR *et al*. Twenty-four hour intragastric acidity and plasma gastrin concentration before and during treatment with either ranitidine or omeprazole. *Aliment Pharmacol Ther* 1: 239, 1987.

124. Larsson H, Hakanson R, Mattson H, Ryberg B, Sundler F, Carlsson E. Omeprazole: its influence on gastric acid secretion, gastrin and ecl cells. *Toxicol Pathol* 16:267, 1988.

125. Lauritsen K, Havelund T, Laursen LS, Bytzer P, Kjaergaard J, Rask-Madsen J. Enprostil and ranitidine in the prevention of duodenal ulcer relapse: one year double-blind comparative trial. Br Med J 294:932, 1987.

126. Lauritsen K, Laursen SK, Havelung T. Enprostil and Ranitidine in duodenal ulcer healing: a double-blind comparative trial. *Br Med J* 292:864-6, 1986.

127. Lee FI, Samloff IM, Hardman M. Tripotassium dicitrato bismuthate (Tdb) tablets compared with ranitidine in the acute healing and relapse of duodenal ulcers. *Lancet* 1:1299, 1985.

128. Lehy T, Cadiot G, Ruszniewski P, Bonfils S. Influence of multiple endocrine neoplasia type I on gastric cells in patients with the Zollinger-Ellison syndrome. *Gut* 9:1275, 1992.

129. Lehy T, Mignon M, Cadiot G. Gastric endocrine cell behavior in Zollinger-Ellison patients upon long-term potent antisecretory treatment. *Gastroenterology* 96:1029, 1989.

130. Leth R, Olbe L, Haglund V. The pentagastrin induced gastric Aacid response in humans. *Scand J Gastroenterol* 23:244-8, 1988.

131. Levant JA, Walsh JH, Isenberg JI. Stimulation of gastric secretion and gastrin release by single oral doses of calcium carbonate in man. *N Engl J Med* 289:555, 1973.

132. Lind T, Cederberg C, Ekenved G, Haglund U, Olbe L. Effect Of Omeprazole — a gastric proton pump Inhibitor on pentagastrin stimulated acid secretion in man. *Gut* 24:270-276, 1983.

133. Lind T, Cederberg C, Forsell H, Olonsson M, Olbe L. Relationship between reduction of acid secretion and plasma gastrin concentration during omeprazole treatment. *Scand J Gastroenterol* 23:1259, 1988.

134. Lindberg P, Nordberg P, Alminger T, Brandstrom A, Wallmark B. The Mecanism of action of the gastric acid secretion inhibitor omeprazole. *J Med Chem* 29:1327, 1986.

135. Lipsy RJ, Fenney B, Fagan TC. Clinical review of histamine-2-receptor antagonists. *Arch Intern Med* 150:745, 1990.

136. Londong W, Barth H, Dammann HG *et al*. Dose-related healing of duodenal ulcer with the proton pump inhibitor lansoprazole. *Aliment Pharmacol Ther* 5:245, 1991.

137. Longstreth GF, Golv W, Malagelada JR. Cimetidine supression of nocturnal gastric secretion in active duodenal ulcer. N Engl J Med 294:801-4, 1976.

138. Longstreth GF, Golv W, Malagelada JR. Postprandial gastric, pancreatic and biliary response to histamine H2-Receptor antagonists in active duodenal ulcers. *Gastroenterology* 72:9-12, 1977.

139. Lorentzon P, Jackson R, Wallmark B, Iachs G. Inhibition of H^+/K^+-AtPase by omeprazole in isolated gastric vesicles requires proton transport. Biochem Biophys Acta 897: 41, 1987.

140. Lux G, Hentschel H, Rohner HG *et al*. Treatment of duodenal ulcer with low-dose antacids. Scand J Gastroenterol 21:1063, 1986.

141. Malagelada JR, Carlson GL. Pharmakologische Frundlagen and Klinische Anwendung van Antazida. In: Pathogenese und Therapie der Ulcusekrankungr. (Ed Holtermuller KH, Malagelada JR, Herzag P.) Excerpta Medica Amsterdam pp 268-279, 1981.

142. Marshall BJ, Armstrong JA, Francis GK, Nokes NT, Wee SH. Antibacterial action of bismuth in relation to Campylobacter pyloridis colonization and gastritis. *Digestion* 32 (Suppl 2):16-31, 1987.

143. Mattson H, Havu N, Carlsson K, Brantigan J, Lundell L, Carlsson E. Partial gastrric corpectomy results in hypergastrinemia and the development of gastric ecl-cell carcinoids in the rat. *Gastroenterology* 100:311, 1991.

144. Mccarthy D. Antacids in the nineties. Pract Gastroenterol 4(Suppl) XV:7, 1991.

145. Mc Carthy DM. Prevention and treatment of gastrointestinal symptoms and complications due to Nsaids. *Best Pract Res Clin Gastroenterol* 15:755-73, 2001.

146. Mccasty DM. Sucralfate. N Engl J Med 325:1017, 1991.

147. Mcnulty CAM, Gearty JC, Crump B *et al*. Campylobacter pyloridis and associated gastritis: investigator-blind, placebo-controlled trial of bismuth salicylate and erythromycin ethylsuccinate. *Br Med J* 293:645, 1986.

148. Metz DC, Pisegna JR, Ringham GL *et al*. Prospective study of efficacy and safety of lansoprazole in Zollinger-Ellison syndrome. *Dig Div Sci* 38:245, 1993.

149. Miyoshi A, Muto H, Miwa T *et al*. Clinical studies of famotidine in patients with gastric ulcer: double blind comparison with cimetidine. *Jpn Archs Intern Med* 31:109-127, 1984.

150. Monk JP, Clissold SP. Misoprostol — a preliminary review of its pharmacodynamic and pharmacokinetic properties and therapeutic efficacy in the treatment of peptic ulcer disease. *Drugs* 33:1, 1987.

151. Muallem S, Sachs G. Changes in cytosolic free Ca^{2+} inisolated parietal cells. Differential effects of secretagoges. Biochem *Biophys Acta* 805:181-5, 1984.

152. *Myers Rp, Mc Laughlin K, Hollomby DJ. Am J Gastroenterol* 96:3428-31, 2001.

153. Myren J. Tricyclic Antidepressants In Treatment Of Peptic Disease. In: Progress In The Pathophysiology And Treatment Of Gastric And Duodenal Ulcers. Ed I Puscas, G Buzas. Acad Publ House, Bucuresti, 1988.

154. Nagaya H.; Satch H; Maki Y. Possible Mechanism For The Inhibition Of Acid Formation By The Proton Pump Inhibitor Ag1749 In Isolated Canine Pareital Cells. J. Pharmacol. Exp. Ther 252:1289, 1990.

155. Neuvonen PJ, Gothoni G, Hackman R *et al*. Interference of iron with the absorbtion of tetracyclin in man. *Br Med* 4:532, 1970.

156. Nwokolo CU, Gavey CJ, Smith JT, Pounder RE. The absorbtion of bismuth from oral doses of tripotassium dicitrato bismuthate. Aliment Pharmacol Ther 3:29, 1989.

157. Nwokolo CU, Prewett EJ, Sawyerr AM, Hudson M, Pounder RE. Bismuth pharmacokinetics following dosing with three bismuth containing ulcer-healing compound: the effect of H2-blockade. *Gastroenterology* 98:(suppl A97):Abstract, 1990.

158. Nylander O, Berggvist E, Obrink KJ. Dual Inhibitory actions of somatostatin on isolated gastric glands. Acta Physiol Scand 125:111-9, 1985.

159. Ofman J, Wallace J, Chion Cf, Henning J, Lawe L. The costeffectiveness of competing strategies for prevention or recurrent ulcer hemorrhage. *Aliment Pharmacol Ther* 97:1941-50, 2002.

160. O'langhlin JC, Ivey KJ. Anticholinergics in peptic ulcer disease current status. In: Drugs and Peptic Ulcer. Ed CJ Pfeiffer, CRC. Press Boca Raton, Florida pp 1, 79, 1982.

161. Olbe L, Haglund U, Leth R, Lind T, Cederberg C, Ekenved G, Elander, B; Fellenius E, Lundberg P, Wallmark B. Effect of substituted benzimidazole (H149/94) on Gastric acid secretion in humans. *Gastroenterology* 83:193-198, 1982.

162. Olbe L, Lundell L, Sundler F. Antrectomy in a patients with Ecl-cell gastric carcinoids and pernicious anemia. *Gastroenterol* Int 1(suppl 1):340, 1988.

163. Peterson W, Sturdevant RAL, Franke HD *et al*. Healing of duodenal ulcer with an antacid regimen. *N Engl J Med* 297:341, 1977.

164. Pointer D, Pick CR, Harcourt RA *et al* Association of long lasting insurmountable histamine H2 blockade and gastric carcinoids tumors in the rat. *Gut* 26:1284, 1985.

165. Popielsti LB. Imidazolathylamin and die Oxygan Extrakte. I B Imidazolathylamin als Machtiger Erreger der Magendrüsen. *Pfluegers Arch* 178:214-36, 1920.

166. Potter HP, Byrne EB, Lebovitz S. Fever after cimetidine and ranitidine. *J Clin Gastroenterol* 8:275, 1985.

167. Powell JR, Donn KH. The pharmacokinetic basis for H2-antagonist drug interactions: concepts and implications. *J Clin Gastroenterol* 5:95, 1983.

168. Price AH Brogden RN. Nisatidine: a preliminary review of its pharmacodynamic and pharmacokinetic propertied and its therapeutic use in peptic ulcer disease. *Drugs* 36:521, 1988.

169. Prichard PJ, Yeomans ND, Mihaly GW, Jones DB, Buckle PJ, Smatlrood RA, Louis WJ. Omeprazole: a study of its inhibition of gastric Ph and oral pharmacokinetics after morning or evening dosage. *Gastroenterology* 88:64, 1985.

170. Prince W, Coli L, Brandstetter RD, Gotz VP. Ranitidine-associated hallucinations. Eur J Clin Pharmacol 29:375, 1985.

171. Puscas I *et al*. Treatment Of The Gastroduodenal Ulcers By Ulcosilvanil. Ed Cent Ind Bucuresti, 1982.

172. Puscas I *et al*. Carbonic Anhydrase and Modulation of Physiologic and Pathologic Processes In The Organism. Enzime Activators And Inhibitor. Ed Helicom, Timisoara, 1994.

173. Puscas I. Carbonic anhydrase inhibitors in the Treatment of gastric and duodenal ulcers. In: New Pharmacology of Peptic Ulcer Disease. Ed S Szabó, Gy Mózsik. New York, Elsevier Science Publ, pp 164-179, 1987.

174. Puscas I. Treatment of gastroduodenal ulcers with carbonic anhydrase inhibitors. Ann N Y Acad Sci 429-592, 1984.

175. Puscas I, Buzas G. Treatment of duodenal ulcer with ethoxzolamide. *Gastroenterology* 84:1278 (Abstract), 1983.

176. Puscas I, Buzas GH Farmacologia da úlcera péptica. Aparelho Digestivo. Ed Coelho J pp 1371-85, 1990.

177. Puscas I, Buzas GH, Moldovan A, Puscas C. Effect of beta adrenergic agonisis and antagonists on carbonic anhydrase. *Rev Roum Bioc*hem 22:157-63, 1985.

178. Puscas I, Chin A, Turi Z *et al*. Carbonic anhydrase and histamine H2-Receptors. Rev Roum Biochem 18:60-75, 1980.

179. Puscas I, Contrasiu P, Buzas G. New concepts concerning the mechanism of stimulation of gastric acid secretion by histamine, Vol 1st World Congress of Gastroenterology Madrid, 213 (Abstract), 1978.

180. Rayl-Demars F, Cherifi T, Le Romancer M, Digeon C, Le Roux S, Lewin MJM. Solubilisation, purification et caracterisation moleculaire du recepteur, histamique H2 à partir dea cellules tumorales gastriques humaines Ngt-1, C R Acad Sci, (Dj Paris) 1991 (In Press).

181. Regardh CG. Pharmacokinetics and metabolism of omeprazole in man. *Scand. J. Gastroenterol* 21(suppl 118):99, 1986.

182. Reynolds JC. The Clinical Importance of drug interactions with antiulcer therapy. *J Clin Gastroenterol* 12:554, 1990.

183. Richards AT, Hinder RA, Harrison AC. Gastric carcinoid tumors associated with hypergastrinemia By antrectomy. *Afr Med* J 72:51, 1987.

184. Rohner HG, Eugler R. Treatment of active duodenal ulcers with famotidine. A double blind comparison with ranitidine. *Am J Med* 8(suppl 413): 13-17, 1986.

185. Roszkowski AP, Garay GL, Bakes S Schuler M, Carter H. Gastric antisecretory and antiulcer properties of enprostil (+/-)-11 alpha, 15 alpha-dihidroxy-16-phenoxy-17,18,19,20-tetranor-9-oxoprosta-4,5,13 (+)-trienoic acid methyl ester. *J Pharmacol Exp Ther* 239:282, 1986.

186. Roy AK, Cuda MP, Levine RA. Induction of theophylline toxicity and inhibition of clearance rates by ranitidine. *Am J Med* 85:525, 1988.

187. Sandvik AK, Kleveland PM, Waldum. Muscarinic H2 stimulation release histamine in the totally isolated vascularly perfused rat stomach. *Scand J Gastroenterol* 23:56-1049, 1988.

188. Sandvik AK, Waldum HL. The effect of misoprostol baseline and stimulated acid secretion and on gastric and histamine release in the totally isolated vascularly perfused rat stomach. *Scand J Gastroenterol* 22:696-700, 1988.

189. Sandvik AK, Waldum HL. The effect of somatostatin on baseline and stimulated acid secretion and vascular histamine release from the totally isolated vascularly perfused rat stomach. *Regul Pept* 20:233-9, 1988.

190. Sandvik AK, Waldum HL, Kleveland PM, Sognen B. Gastrin process an immediate and dose dependent histamine release proceding acid secretion in the totally isolated, vasculary perfused rat. Scand J Gastroenterol 22:803-8, 1987.

191. Satoh H, Inatomi N, Nagaya H *et al*. Antisecretory and antiulcer activities of a novel proton pump inhibitor Ag-1749 in dogs and rats. *J Pharmacol Exp Ther* 248:806, 1989.

192. Satoh H, Inatomi N, Nagaya H, Inade I, Nohara A, Maki Y. Anti-secretory activity of Ag1749, a proton pump inhibitor. Jpn J Pharmacol 40(suppl):226p, 1986.

193. Sax MJ, Randolph WC, Peace KE *et al*. Effect of two cimetidine regimens on prothrombin time and warfarin pharmacokinetics during long-term warfarin therapy. *Clin Pharm* 6:492, 1987.

194. Schentag JJ, Cerra FB, Calleri GM, Leising ME, French M.A, Berhard H. Age disease and cimetidine disposition in healthy subjects and chronically Ill patients. *Clin Pharmacol Ther* 29:737, 1981.

195. Schwartz JC, Arrang JM, Garbarg M, Pollard H, Ruat M. Histaminergic transmission in the mammalian brain. *Physiol Rev* 71:1, 1991.

196. Scott LJ, Dunn CJ, MallarKey G, Sharpe M. Esomeprazole: a review of its use in the treatment of acid-related disordera. *Drug* 62:1503-38, 2002.

197. Sharma B, Axelson M, Pounder RP *et al*. Acid secretory capacity and plasma gastrin cor centration after administration of omeprazole to normal subjects. *Aliment. Pharmacol Ther* 1:67, 1987.

198. Sharma HK, Denashmend TK, Hawthorne AB, Bhaskor NK, Hawkey CJ. Human gastric mucosal protection by Ag 1749, a new potent proton pump inhibitor. *Gastroenterology* 96:A 464, 1989.

199. Shavma BK, Santana IA, Wood EC. Intragastric acterial activity and nitrosation before during and after treatment with omeprazole. *Br Med J* 289:717, 1984.

200. Silver BA, Bell WR. Cimeticine Potentiation of the hypoprothrombinemic effect of warfarin. *Ann Intern Med* 90:348, 1979.

201. Simion B, Reinicke HG, Dammann HG, Muller P. Telenzepine 3 Mg at night In the Ttherapy of gastric ulcer: a double-blind comparative trial with ranitidine 300 Mg nocte. *Z Gastroenterol* 28:90, 1990.

202. Simon B, Dammann HG, Jakob G. Famotidine versus ranitidine for the short-term treatment of duodenal ulcer. *Digestion* 32:32-7, 1985.

203. Skinner MM, Lener L, Blaschke TF. Theophylline toxicity subsequent ranitidine administration: a possible drug interaction. *Am J Med* 86:129, 1989.

204. Smith MS, Bengunes MC Biornsson TD, Shand DG, Pritchett EL. Influence of cimetidine on verapamil kinetics and dynamics. *Clin Pharmacol Ther* 36:551, 1984.

205. Smolka A, Helander HF, Sachs G. Monoclonal antibodies against H+/K+ AtPase. *Am J Physiol* 245:65-89, 1983.

206. Solcia E, Capella C, Fiocca R, Cornaggia M, Bosi F. The gastroenteropancreatic endocrine system and related tumors. *Gastr Clin N Am* 18:671, 1989.

207. Solcia E, Rindi G, Havu N, Elm G. Quantitative studies of gastric endocrine cells in patients treated long-term with omeprazole. Scand J Gastroentero 24 (suppl 166):129, 1989.

208. Soll AH. Gastric, duodenal and stress ulcer. In: Gastrointestinal Disease. Ed Sleisenger, Fordtran, Saunders, 1993.

209. Soll AH, Amirian DA, Thomas LP, Reedy TJ, Elashoff JD Gastrin receptors on isolated canine parietal cells. *J Clin Invest* 73:1434-47, 1984.

210. Somogyi A, Eugler R. Clinical pharmacokinetics of cimetidine. *Clin pharmacokinetics* 8:463, 1983

211. Somogyi A, Thielscher S, Gugler R. Influence of phenobarbital treatment on cimetidine kinetics. *Eur J Clin Pharmacol* 19:343, 1981.

212. Somogyi A, Mclean A, Heinzow B. Cimetidine-procainamide pharmacokinetic interaction. In: Man, Evidence of Competition for Tubular Secretion of Basic Drugs. *Eur J Clin Pharmacol* 25:339, 1983.

213. Sondong W, Sondong V, Eberl H. Interaction of Pirenzepine and ranitidine-pharmacodynamic secretory studies in man. *Gut* 24:A 974, 1983.

214. Sontag SJ, Mazure PA, Pontes FJ, Beker SG, Dejani EZ. Misoprostol in the treatment of duodenal ulcer: a multicenter double-blind placebo controlled study. *Dig Dis Sci* 30(suppl 1)159s-164s, 1985.

215. Steinberg WM, Lewis JH, Katz DM. Antacids inhibit absorbtion of cimetidine. *N Engl J Med* 307:400, 1982.

216. Stockbrugger RW, Menon CG, Beilby JOW, Mason, RR, Cotton PB. Gastroscopic screening in 80 patients with pernicious anemia. *Gut* 24:1141, 1983.

217. Sturdevant RAL, Isenberb JI, Secrist D, Ansfield J. Antacid and placebo produced similar pain relief in duodenal ulcer patients. *Gastroenterology* 72:1-5, 1977.

218. Sung JL, Wang CY, Chen DS. A placebo-controlled double blind study of sucralfate in the short-term treatment of duodenal ulcer. *Scand J Gastroenterol* 18(suppl 83):21, 1983.

219. Symposium: Advances In Gastroenterology with the Selective Antinus Carinic Compound Pirezepine. Dukvall G (ed). Amsterdam, Excerpta Medica pp 1-253, 1982.

220. Szabo S. Gastroprotective drugs and their mechanism of action. In: Progress in the pathophysiology and treatment of gastric and duodenal ulcers Ed Puscas I, Buzas G. Acad Publ House, Bucuresti, 1988.

221. Szabo S; Vattay P, Scarbrough E, Folkman J. Role of vascular factors, incluing angiogenesis, in the mechanisms of action of sucralfate. *Am J Med* 91:2a-1589, 1991.

222. Tarnawski A, Hollander D, Gergely H. Antacids: new perspectives in cytoprotection. *Scand J Gastroenterol* 25:9, 1990.

223. Tarnawski A, Stachura J, Sarfeh IJ, Lexhon S, Krause WJ, Gergery H. Prostacyclin, endothelial cell growth factor and antacid stimulate angiogenesis in injured gastric mucosa (abstract). *Gastroenterology* 100:A 174, 1991.

224. Thomas JJ, Dennis HD. Esomeprazole: a clinical review. *Am J Health Syst Pharm* 59:1333-9, 2002.

225. Thompson ABR, Mahachai V. Pharmacological Management of patients with peptic ulcer disease: prospects for the late 1980's. Clin Invest Med 10:152-71, 1987.

226. Thomson RD, Lestina LS, Bensen SP, Ratcliffe NR. *Am J Gastroenterol* 97:2908-19, 2002.

227. Thompson ABR, Navert H, Halvorsen L, Maxton L, Archamboult A, Sutherland LR, Lee SP; Sevelius H. Treatment of duodenal ulcer with enprostil, a prostaglandin E_2 analogue. *Amer J Med* 81(suppl 2a):59-64, 1986.

228. Tonini M, Vignen S, Savarino V, Scarpignato C. Clinical pharmacology and safety profile or esomeprazol, the first enantiomerically pure proton pump inhibitor. *Dig Liver Dis* 33:600-6, 2002.

229. Toon S, Hopkins KJ, Garstang FM, Diqnet B, Gill TS, Rowland M. The warfarin cimetidine interaction: stereo-chemical considerations. Br J Clin Pharmacol 21:245, 1986.

230. Tutuian R, Katz PO, Castell DO. Dose-dependent control of intragastric Ph by pantoprazole, 10, 20 or 40 Mg, in healthy volunteers. *Aliment Pharmacol* Ther 16:829-36, 2002.

231. Tytgat GNJ. Colloidal bismuth subcitrate in peptic ulcer a review. *Digestion* 37(suppl 2):31, 1987.

232. Tytgat GNJ. Long-term use of proton pump inhibitors in gord-help or hindrance? *Aliment Pharmacol Ther* S2 6-9, 2001.

233. Ulrich A, Schessinger J. Signal transduction by receptors with tyrosine kinase activity. Cell 61:203-12, 1990.

234. Valean S, Vlaicu R, Ionescu G. Treatment of gastric ulcer with carbonic anhydrase inhibitors. *Ann N Y Acad Sci* 429,597, 1984.

235. Valenzuela JE, Cohen H. Clinical pharmacology and therapy of peptic ulcer disease. In: Topics in Clinical Pharmacology and Therapeutics. Ed R F Marode, New York, Berlin, Heidelberg, Tokyo, Springer Verlag pp 151-75, 1986.

236. Venables CW. The value of long-term maintenance treatment in peptic ulcer. In: Topics in Peptic Ulcer Disease. Ed G Bianchi-Porro, K D Bardhan, Cortina Intern. New York, Verona-Raven Press p 15, 1987.

237. Voicu L, Dindelegan D, Contrasiu P. Duodenal ulcer treatment with acetazolamide. Multicenter study. *Gastroenterology* 84:1344, 1983 (abstract).

238. Wagstaff AJ, Benfield P, Monk JP. Colloidal bismuth subcitrate. A review of its pharmacodynamic and its therapeutic use in peptic ulcer disease. *Drugs* 36:132, 1988.

239. Walan A. Antacids and anticholinergics in the treatment of duodenal ulcer. *Clin Gastroenterol* 13:473, 1984.

240. Waldum HL, Brena E. Role des cellules enterochomaffinlike et de l'histamine dans la regulation de la secretion gastrique acide. *Gastroenterol Clin Biol* 15:65-72, 1991.

241. Waldum HL, Sandvik AK. Histamine and the stomach. *Scand J Gastroenterol* 24:130-9, 1989.

242. Waldum HL, Sandvik AK, Brenna E, Petersen H. Gastrin histamine sequence in the regulation of acid secretion. *Gut* 32:698-701, 1991.

243. Wallmark B, Larsson H, Humble L. The relationship between gastric acid secretion and gastric H^+/K^+ Atpase activity. *J Biol Chem* 260:136-81, 1985.

244. Walt RP. Double-blind clinical trial comparing nocte enprostil with ranitidine in duodenal ulcer. *Gastroenterology* 90: 1683, 1986.

245. Watson AJS, Dalbow MH, Itachura J, Frangola JA, Rubin MF, Watson RM, Bourke E. Immunologic studies in cimetidine-induced nephropaty and polymyositis. *N Engl J Med* 308:142, 1983.

246. Weberg R, Berstad K, Berstad A. Acute effects of antacids on gastric juice components in duodenal ulcer patients. *Eur J Clin Invest* 20:511, 1990.

247. Weberg R, Berstad A, Lange O *et al*. Duodenal ulcer healing with four antacid tablets daily. *Scan. J Gastroenterol* 20:1041, 1985.

248. Wilson DE. Therapeutic aspects of prostaglandins in the treatment of peptic ulcer disease. *Dig Dis Sci* 31:428, 1986.

249. Winik AJ, Klaff LJ;, Heldsinger A. A comparison of potency of acid secretagogues in the activation of carbonic anhydrase (Ca) in Guinea Pig parietal cells. *Clin Res* 27:636 A, 1979.

250. Wistrand PJ, Lonerholm G. Distribution and possible function of carbonic anhydrase in the gastrointestinal tract. Progress in the Pathophysiology and treatment of Gastric and duodenal Ulcers. Ed Puscas, I Roum. Bucuresti, Acad Publ House, 1990.

251. Wolfe F, Anderson J, Burke T, Pettitt D. Gastroprotective therapy and gastrointestinal ukcers: risk reduction by COX-2 therapy. *J of Rheumatol* 29:467-73, 2002.

252. Wolfe MM. *Gastrointestinal Pharmacotherapy*. Saunders, 1993.

253. Wolosin JM. Ion transport studies with H^+/K^+ AtPase rich vesicles. *Am Physiol* 248:G 595, 1985.

254. Wormsley KG. Problems in the medical treatment of peptic ulcer. J Royal Coll Phys (London),14:169, 1980.

255. Yeomans MD. Management of peptic ulcer disease not related to Helicobacter. *J Gastroenterol Hepatol* 17:488-94, 2002.

256. Young CJ, Daneshmend TK, Roberts CJC. Effects of cirrhosis and aging on the elimination and biovailability of ranitidine. *Gut* 23: 819, 1982.

257. Zaterka S, Cordiero F, Lyra LGC *et al*. Very-low dose antacid in treatment of duodenal ulcer: comparison with cimetidine. Dig Dis Sci 36:1377, 1991.

258. Zell S, Carmichel JM, Reddy AN. Rational approach to long-term use of H2-antagonists. Amer J Med 84772:796-801, 1987.

Tratamento Adjuvante das Neoplasias do Aparelho Digestivo

CAPÍTULO 6

Marcos F. Moraes
Renato Gonçalves Martins

INTRODUÇÃO

A cirurgia é o tratamento indicado nos tumores do aparelho digestivo com a finalidade curativa e, na maioria das vezes, quando se tem por objetivo paliar os sintomas. A exceção é reservada para o carcinoma epidermóide do canal anal em que a radioterapia combinada à quimioterapia é o tratamento de escolha, reservando a cirurgia para o insucesso do tratamento conservador.

O estadiamento dos tumores do aparelho digestivo é baseado no sistema TNM, em que são avaliados o tamanho e a penetração do tumor na parede do órgão (T), comprometimento linfonodal (N) e metástases a distância (M). Tendo em vista que o diagnóstico precoce é muito pouco freqüente no nosso meio, sendo os tumores T3 e T4 os de maior incidência, torna-se difícil obter resultados efetivos na cura desses tumores. A cirurgia curativa é possível em um grupo muito limitado de pacientes portadores de tumores do aparelho digestivo. Kelsen, em avaliação de séries de grandes números, mostra que somente 30 a 40% dos pacientes operados tiveram cirurgia curativa[43].

A terapia antineoplásica adjuvante é definida como tratamento adicional para os pacientes que foram submetidos à cirurgia potencialmente curativa, em que toda a doença macroscópica foi ressecada, na ausência de metástases a distância e com margens cirúrgicas livres de neoplasia.

A quimioterapia neoadjuvante foi introduzida por Muggia e Gill[58]. Essa técnica é realizada no pré-operatório, objetivando a indução da regressão do tumor primário e, portanto, aumentando o controle locorregional, com subseqüente cirurgia e/ou radioterapia e possibilitando a realização de um procedimento locorregional mais conservador. Permite identificar a resposta pessoal do paciente ao esquema, para o subseqüente tratamento adjuvante.

PRICÍPIOS DE QUIMIOTERAPIA

Os quimioterápicos têm sua ação em alguma fase da divisão celular. Os principais quimioterápicos utilizados na quimioterapia adjuntiva nas neoplasias do tubo digestivo são:

Fluorouracil (5-Fluorouracil, 5-FU)

É um agente antimetabólico pirimidínico ciclo celular específico da fase de síntese (S).

Foi concebido e sintetizado em 1957 por Heidelberg na Universidade de Wisconsin, ao observar que certas células malignas usavam a base uracil mais eficazmente que células da mucosa intestinal de ratos. A partir dessa observação desenvolveu uma série de análogos dessa base substituindo e colocando fluoro na posição 5.

Mecanismo de Ação

Para exercer suas ações é necessário que o 5-FU seja transformado em nucleotídeos:

- 5-Trifosfato de Fluoridina (FUTP)
- 5' Monofosfato de 5-Fluoro 2' Desoxiuridina (FdUMP)

Várias enzimas pertencentes ao metabolismo das pirimidinas são requeridas para a conversão do 5-FU em nucleotídeos, existindo duas vias: a direta, através da orotatofosforribosiltransferase (via OPRT) e a indireta através da uridinefosforilase (via FUR).

Farmacocinética

A farmacocinética do 5-FU depende da forma de administração utilizada. Quando se emprega a via en-

131

dovenosa em *bolus*, o 5-FU apresenta um pico plasmático elevado que declina rapidamente com tempo de meia-vida de 10 a 15 minutos. A degradação é realizada pela ação da diidrouracil desidrogenase, enzima existente principalmente no fígado e pulmões, deduzindo-se daí a importância desses órgãos na degradação e eliminação do 5-FU. Apenas 10 a 20% da droga são recuperados na urina em 24 h, 90% desta na primeira hora após a administração. Quando se emprega a via endovenosa em infusão contínua, o 5-FU apresenta um valor de clareamento muito elevado 2-6 l/min que excede consideravelmente o fluxo hepático de 1,5 1/min e se aproxima do débito cardíaco. Esse alto índice de clareamento pode ser explicado pela elevada extração pulmonar.

Infusão contínua é a única forma capaz de influenciar a resposta celular à radioterapia, muito embora o mecanismo pelo qual acontece a radiossensibilização seja desconhecido. O aumento da citotoxicidade é diretamente dependente da concentração do 5-FU e da duração da exposição, sendo necessário, para ocorrer o sinergismo com a radioterapia, infusão de aproximadamente 48 horas.

Toxicidade

Depende muito da forma de administração, se em *bolus* ou em infusão contínua intravenosa.

Elas são hematológicas, mucosas, síndrome mão-pé, náuseas e vômitos.

Mitomicina (Mitomicina C, MTC)

É um antibiótico antineoplásico isolado do *Streptomyces caespitosus*. É ciclo celular inespecífico, parecendo ser mais ativo na fase inicial de G1 e na fase de síntese S.

Mecanismo de Ação

Quando ativada pelos sistemas enzimáticos intracelulares, age de forma semelhante a um agente alquilante bifuncional, com ligações covalentes cruzadas com as cadeias do DNA. Em grandes concentrações, pode também inibir o RNA e a síntese protéica.

Farmacocinética

É comumente administrada via endovenosa, com ampla distribuição nos tecidos. É rapidamente retirada da circulação, com tempo de meia-vida de 10 minutos. É metabolizada no fígado.

Toxicidade

As toxicidades podem ser hematológicas, gastrointestinais, hepáticas, pulmonares, cutaneomucosas e síndrome hemolítico-urêmica.

Cisplatina (CDDP, cis-diaminodicloroplatina)

A cisplatina foi o primeiro composto contendo um metal pesado no qual se evidenciou atividade antineoplásica. Foi observado que a divisão celular da *E. coli* era inibida perto do eletrodo de platinum. Após esforços para explicar esse fenômeno, esses investigadores isolaram um complexo metálico, cisplatina, que se tornou o modelo para uma nova classe de compostos terapêuticos.

Mecanismo de Ação

Embora o exato mecanismo de ação da CDDP ainda permaneça desconhecido, parece que ela exerce seus efeitos citotóxicos através da ligação direta com o DNA, podendo ocorrer ligações inter ou entre as hélices do DNA. A atividade da CDDP depende de sua geometria molecular. A ação tumoral só se verifica na configuração cis. CDDP parece não apresentar dependência de nenhuma fase do ciclo celular. Há indicações de que a CDDP seja um composto alquilante bifuncional.

Farmacocinética

Após uma única dose endovenosa, CDDP se concentra no fígado, rins, intestino delgado e grosso, apresentando um decréscimo trifásico na meia-vida plasmática a 0,3, 1,0 e 24 h. Quando em infusão de 6 h, o decréscimo plasmático é bifásico às 0,46 e 42,2 h. Quando administrado em infusão contínua, a CDDP parece existir em três compartimentos: livre, ligado a proteínas plasmáticas e ligado aos eritrócitos. Aproximadamente 90% de CDDP são eliminados pelos rins no período que vai de poucas horas após a administração até dias. Pequenas quantidades de CDDP podem ser detectadas no liquor após administração venosa em *bolus*. Ainda não se sabe se esses níveis são capazes de exercer efeito terapêutico.

Toxicidade

Parece envolver tanto o mecanismo central quanto o periférico relacionados com a êmese.

Observam-se nefrotoxicidade, ototoxicidade, neurotoxicidade, toxicidade hematológica, náuseas e vômitos e reações de hipersensibilidade.

Paclitaxel

Paclitaxel é um agente quimioterápico novo, que age na fase da intérfase do ciclo celular e interfere na função celular de mitose, inibindo a reorganização dos microtúbulos.

Mecanismo de Ação

O paclitaxel promove a reunião dos microtúbulos a partir dos dímeros de tubulina e estabiliza os microtúbulos por prevenir a despolimerização. Essa estabilidade resulta na inibição da reorganização dinâmica normal dos microtúbulos, a qual é essencial para a intérfase e para a função celular de mitose.

Farmacocinética

Após a administração endovenosa do taxol paclitaxel, a concentração plasmática declina de maneira bifásica. O declínio inicial rápido representa a distribuição ao compartimento periférico e a eliminação da droga. A fase tardia é devido ao efluxo relativamente lento do paclitaxel a partir dos tecidos periféricos.

Após a administração intravenosa de doses de 15-275 mg/m² de taxol como infusões de 1, 6 ou 24 h, valores médios para a eliminação da droga intacta pela urina varia de 1,3% a 12,6% da dose, indicando claramente clearamento não-renal extenso. Estudos *in vitro* com enzimas microssomais hepáticas humanas mostrou que o paclitaxel é metabolizado primeiramente a 6a-hidroxipaclitaxel pela isoenzima CYP2C8 do grupo das citocromo P450, e a dois metabólicos menores, 3'-r-hidroxipaclitaxel e 6a,3'-r-diidroxipaclitaxel, pela CYP3A4. *In vitro* o mecanismo da paclitaxel é inibido por uma série de agentes como cetoconazol, verapamil, diazepam etc.

Toxicidade

Os principais efeitos tóxicos do paclitaxel são os hematológicos, podendo causar supressão medular, sendo que a neutropenia é o efeito colateral mais importante. A suspensão medular é dose-dependente. Também podem ocorrer febre, reações de hipersensibilidade, eventos cardiovasculares, neuropatia, artralgia, entre outro menos comuns.

Irinotecan (CPT-11)

Irinotecan é um inibidor da topoisomerase I, sendo citotóxico. É usado principalmente no tratamento de câncer de cólon e reto.

Mecanismo de Ação

O irinotecan é um derivado semi-sintético da comptotecina, que é um alcalóide citotóxico extraído de plantas como as *Camptotheca acuminata*. Irinotecan e seu metabólito ativo, SN-38, inibem a ação da topoisomerase I, uma enzima que produz quebras reversíveis no DNA durante sua replicação, e essas quebras permitem o procedimento de replicação do DNA. Irinotecan e seu metabólito SN-38 ligam-se ao complexo topoisomerase I-DNA e impedem a religação da fita do DNA, resultando em quebra da fita dupla do DNA e conseqüente morte celular. Irinotecan é uma droga fase específica do ciclo celular, agindo na fase S[68].

Farmacocinética

Administrada via oral, é rapicamente absorvida, com picos de concentração plasmática em 1 a 2 horas. O metabolismo é primariamente hepático, sendo o irinotecan rapidamente convertido ao metabólito ativo SN-38 por enzimas carboxilesterases hepáticas, sendo metabólitos inativos SN-38 glucoronídeo e ácido carboxílico aminopentano. A excreção é biliar e urinária.

Efeitos Colaterais

Possíveis efeitos colaterais incluem: alergia, neutropenia, bradicardia, náuseas, anorexia, constipação, alteração da fosfatase alcalina etc[78].

Drogas Não-Citotóxicas

Uma nova geração de drogas antineoplásicas está sendo alvo de intensa pesquisa e em breve estará no mercado. Elas são drogas que interferem com o fenótipo da célula tumoral. Esses quimioterápicos têm uma estratégia de desenvolvimento e mecanismo de ação completamente diferentes de tudo que tem sido usado até agora. Os quimioterápicos utilizados pelos oncologistas clínicos têm como objetivo matar a célula maligna. Contudo, essas drogas também provocam danos nas células normais, sendo esse dano responsável pela sua toxicidade.

Novas classes de antineoplásicos, como os inibidores da angiogênese, inibidores de farnesil transferase e inibidores de metaloproteinases são alguns exemplos de agentes desenvolvidos a partir do entendimento dos processos neoplásicos que permitem o aparecimento do câncer. As metaloproteinases são enzimas capazes de causar proteólise de colágeno e outras proteínas de sustentação celular, permitindo, inclusive, que a célula maligna atravesse a membrana basal, etapa fundamental no processo metastático. Além disso, de uma forma mais ampla, as metaloproteinases parecem estar ligadas à criação de um microambiente capaz de sustentar o crescimento da célula tumoral e angiogênese. Para maior detalhamento sobre metaloproteinases, indicamos ao leitor a excelente revisão de Nelson *et al*[60].

O primeiro estudo demonstrando benefício de IMMP em câncer foi apresentado no encontro da Sociedade Americana de Oncologia Clínica (ASCO) de 2000[24]. Nessa pesquisa, 369 pacientes com câncer gástrico avançado foram randomizados entre marimastat, um IMMP, ou placebo. Os pacientes tratados com marimastat tiveram uma sobrevida mediana de 167 dias, enquanto os pacientes que receberam placebo tiveram uma sobrevida mediana de 135 dias, sem diferença estatística (p=0,07). Contudo, 9 pacientes não chegaram a receber nem placebo nem marimastat e se eles forem excluídos da análise, o valor de p passa a ser 0,04. Sem entrar em considerações estatísticas sobre essa exclusão de pacientes randomizados, mas não tratados, desrespeitando o critério de análise por intenção de tratar, o estudo também demonstrou que a sobrevida livre de progressão e a sobrevida mediana dos pacientes que já tinham recebido quimioterapia foram superiores no grupo tratado com marimastat. Analisado como um todo, esse estudo sugere fortemente que o uso de marimastat melhora a sobrevida de pacientes com câncer gástrico avançado.

Esse estudo traz aspectos incomuns em seu desenho quando comparado a outras pesquisas em oncologia. Um deles é a utilização de placebo em um estudo duplo-cego. Até hoje poucos estudos utilizavam placebos porque os quimioterápicos têm tantos efeitos colaterais que seria óbvio perceber quem estava recebendo placebo ou a droga estudada. Além disso, é fundamental para o médico seguir de perto os efeitos colaterais de tratamento e importante saber se ele está efetivamente sendo administrado. Novas drogas, como IMMP, anti-angiogênicos e inibidores de farnesil transferase não possuem efeitos colaterais tão significativos como os quimioterápicos clássicos, permitindo o uso de placebo.

Outro aspecto inédito na utilização desses novos quimioterápicos é que eles não necessariamente causam diminuição do tumor. Enquanto os quimioterápicos citotóxicos têm a sua eficácia inicialmente medida pela capacidade de diminuir a massa tumoral em 50% (definição de resposta em estudos clínicos), as novas drogas interferem no processo de progressão neoplásica e podem levar à lentificação do crescimento, interferência na capacidade de produzir metástases etc. O valor de tais ações provavelmente só será observado quando a sobrevida for o objetivo avaliado. Com isso começaremos a ver drogas passando da fase I, determinação de dose, para a fase III, determinação de melhora de sobrevida *versus* terapia convencional, sem passar pelos estudos de fase II. O estudo de marimastat em câncer gástrico nem mesmo descreve as taxas de resposta.

Princípios de Radioterapia
Princípios Gerais da Radioterapia
Técnica Radioterápica

O uso das radiações ionizantes com finalidade terapêutica pode ser classificado em dois tipos: a braquiterapia, quando a fonte está em contato com os tecidos orgânicos, e a telecobalterapia quando a fonte está a distância do indivíduo.

A braquiterapia pode ser por contato, como, por exemplo, em tumores de pele ou a fonte pode ser colocada dentro do organismo. Nesse caso, pode ser intracavitário como no colo uterino, ou intersticial como, por exemplo, no câncer do pâncreas.

Na teleterapia são atualmente utilizados os aceleradores lineares que geram feixes de alta energia, permitindo a irradiação dos tecidos mais profundos e poupando as camadas mais superficiais.

A dose de radioterapia é definida como a quantidade de energia depositada por unidade de massa de tecido. A unidade mais empregada é o RAD que equivale a 100 erg/g. Mais recentemente passou-se a adotar o *gray* (GY). A escolha da dose a ser usada é função principalmente do efeito desejado, da radiossensibilidade tumoral e das complicações possíveis. Escolhida a dose, o paciente é levado ao simulador. Esse aparelho simula *in vivo* as condições do tratamento (projeção dos raios), determinando assim os campos a serem delimitados [42,53].

Radiobiologia Geral

A ação da radioterapia sobre a célula é complexa e pode ser direta e indireta. No efeito direto, há lesão da molécula de DNA por transferência de energia. No efeito indireto, há a ionização da água com liberação de H e OH sob forma de radicais livres. Estes, ávidos por energia, atingem a cadeia de DNA. As lesões determinadas no DNA podem ser irreversíveis.

A curva relacionando a fração de células sobrevivente com a dose de radioterapia exibe um baixo percentual de morte celular que, com incremento de dose, cresce exponencialmente. Isso mostra que em doses individuais pequenas, a capacidade letal das irradiações é baixa devido aos mecanismos de reparo celular. Nas doses elevadas, esses mecanismos estão saturados de modo a acumular-se o dano celular com o aumento da dose. Isso seria explicado pelo fato de cada dose ter o efeito de um tiro e o acúmulo de tiros levar à morte tumoral. Quatro processos celulares participam no efeito das irradiações, os chamados quatro "R" da radioterapia: a reparação, a redistribuição, a repopulação e a reoxigenação. A reparação seria o processo em que o dano ao DNA seria reparado, não levando, portanto, à morte celular. Na redistribuição, entre as doses de radioterapia há continuação do ciclo de divisão celular, e outras células atingem a fase de mitose, quando o material nuclear é mais suscetível à ação das radiações ionizantes. Assim, na próxima dose há um favorecimento do efeito. O processo de repopulação corresponde ao mecanismo de duplicação celular tumoral entre as doses de radioterapia. A reoxigenação ocorre a partir da necrose tumoral com nova distribuição do fluxo sangüíneo [34,53].

Aspectos da Radioterapia Pré-Operatória

Aspectos Radiobiológicos

A vantagem teórica da radioterapia pré-operatória está indiscutivelmente ligada ao fator oxigenação. O oxigênio é um importante modificador biológico do efeito das irradiações ionizantes. Seu efeito não está completamente esclarecido, porém estudos experimentais sugerem que, em situações de hipoxia, os radicais livres têm uma vida média mais curta e, conseqüentemente, há um menor efeito letal indireto[34,53].

Um modelo experimental bastante conhecido é a irradiação de tumores em animais até permanecer um resíduo tumoral hipóxico. Essas células viáveis e radiorresistentes são transplantadas para uma área rica em oxigênio e passam a responder à radioterapia como as células iniciais. Portanto, o efeito não está ligado a fatores de herança genética, mas à hipoxia tissular. Aplicando esses achados à cirurgia do reto, sabe-se que, no pós-operatório, a utilização da radioterapia se faz sobre uma área pobre em oxigenação e, conseqüentemente, com menor efeito. Outro aspecto interessante é que, em decorrência da lesão celular na área periférica do tumor, que é melhor oxigenada, há uma chance menor de implantação tumoral de células viáveis no leito cirúrgico[11].

Pelo mesmo motivo, as células tumorais disseminadas por via hematogênica e linfática durante o ato operatório têm menor chance de desenvolver metástases[11,62].

Outro dado experimental importante é o efeito da radioterapia sobre o leito de implantação. Estudos em animais mostraram ser mais difícil a implantação de células tumorais viáveis no leito irradiado[11,53,62].

Aspectos Clínicos

Sischy[77] concluiu que, definitivamente, há uma menor incidência de recidiva local com uso adjuvante da radioterapia, não podendo afirmar se há alteração na sobrevida final. Mostrou, também, que esse efeito é relacionado à dose, isto é, com doses mais elevadas, há maior chance de sucesso. Contudo, apontou como ainda indefinido o melhor regime de tratamento. A radioterapia pré-operatória tem a seu favor a redução no tamanho do tumor no pré-operatório, um menor percentual de linfonodos acometidos nas peças operatórias, a redução na possibilidade de disseminação local e a distância no ato operatório e uma menor chance de enterite actínica pós-tratamento. O principal atrativo da radioterapia pós-operatória é sua seletividade, isto é, permite sua utilização baseada em critérios histopatológicos. Sua principal desvantagem é o risco de enterite actínica relacionada diretamente à dose empregada. Outra desvantagem seria ter um efeito atenuado por atuar num campo hipóxico. A técnica de sanduíche é utilizada por aqueles que desejam colher os benefícios de baixas doses pré-operatórias somadas a doses elevadas, quando indicadas, no pós-operatório.

A oxigenação é um fator importante no efeito radioterápico e, portanto, a integridade vascular pré-operatória é fundamental.

Atualmente pode-se definir critérios de escolha, pois, conforme já citado, já existem exames que permitem estadiar a doença locorregionalmente e a distância no pré-operatório. A complicação actínica mais freqüente é a enterite. Ela é rara com o uso de radioterapia pré-opera-

tória. O uso de doses baixas pré-operatórias ou a técnica de sanduiche não mostraram benefício evidente em vários estudos[53].

Efeitos Radiobiológicos das Radiações Ionizantes sobre o Tubo Digestivo

As células do tubo digestivo são bastante sensíveis à radiação, uma vez que a renovação celular é muito grande, o que significa que, quanto maior for a velocidade de duplicação da célula, mais sensível ela será à radiação. Essa afirmação deve-se ao fato de que as radiações agem diretamente sobre o DNA e dependem da sua replicação para desencadear seus efeitos.

Existe diferença na sensibilidade entre os diversos tipos de mucosa que revestem o tubo digestivo desde a cavidade oral até o reto. Dentre essas mucosas, a do intestino delgado é a de maior sensibilidade, uma vez que sua replicação é muito rápida. Existem alguns fatores com os quais os efeitos colaterais podem variar: a taxa de dose, a dose total e o volume irradiado. As reações adversas variam proporcionalmente a esses fatores.

Os efeitos deletérios das radiações sobre o tubo digestivo podem ser divididos em agudos e tardios.

Entre os primeiros, podemos citar diarréias, dor abdominal em cólica, náuseas, vômitos e disfagia, chegando — nos casos mais graves — a ulcerações e hemorragias. Tais efeitos são geralmente transitórios e cessam alguns dias após o término do tratamento ionizante. Os efeitos tardios são mais difíceis de tratar porquanto são complicações crônicas e desgastantes. A mucosa intestinal torna-se friável, devido à vasculite tardia causada pelas radiações, por conseguinte diminuindo a sua nutrição sanguínea. Ocorre também uma exsudação na serosa, podendo ocorrer bridas e quadros de suboclusão, ou até obstrução total. No reto freqüentemente são observados sangramentos por retite actínica[8,53].

TRATAMENTO ADJUVANTE DOS TUMORES GASTROINTESTINAIS

O tratamento quimioterápico dos tumores gastrointestinais tem maior importância no câncer colorretal, onde ele é utilizado na terapia neoadjuvante (carcinoma de reto), adjuvante e paliativa. Nos outros tumores do trato gastrointestinal a quimioterapia é utilizada, quase que exclusivamente em pacientes com doença avançada com o intuito de diminuir sintomas e, possivelmente prolongar a sobrevida. Contudo essa realidade pode estar mudando.

Sem dúvida a oncologia clínica vive o seu momento mais estimulante desde o início da utilização de quimioterápicos há mais de 50 anos. Os grandes investimentos em pesquisa, principalmente a partir dos anos 70 quan-

135

do o governo americano iniciou a "guerra contra o câncer", estão começando a dar frutos reais. A década de 90 viu a chegada de vários novos quimioterápicos, a utilização de imunoterapia com anticorpos (Herceptina® e Rituximab®) e o surgimento de drogas não-citotóxicas que interferem diretamente no processo neoplásico.

Câncer de Esôfago

A esofagectomia é sempre considerada como o tratamento de escolha para as neoplasias esofágicas ressecáveis, mas os índices de cura são baixos. Dessa forma o uso de terapias adjuvantes, na forma de quimioterapia, radioterapia ou quimioterapia e radioterapia associadas, têm sido bastante investigado em vários estudos a fim de melhorar a sobrevida desses pacientes.

Radioterapia

A radioterapia vem sendo empregada há muitos anos no tratamento do câncer de esôfago. Avanços nas técnicas de radioterapia reduziram a mortalidade e a morbidade, embora a disfagia persista por um breve período, que varia de 3 a 6 meses.

As maiores toxicidades causadas pela radioterapia continuam sendo: esofagite, fibrose pulmonar e mielossupressão, que normalmente é leve.

Várias séries históricas relataram seus resultados usando apenas radioterapia externa. Muitas dessas séries incluíam pacientes com características desfavoráveis como a presença de doença em estágio T4. De forma geral, a taxa de sobrevida em 5 anos em pacientes tratados apenas com radioterapia, é de 0 a 10%. Assim, a radioterapia externa isolada, atualmente, apenas é reservada para pacientes que não possuem condições clínicas de receber quimioterapia.

Em termos de terapia adjuvante, estudos randomizados não demonstraram aumento da sobrevida com o uso pré ou pós-operatório de radioterapia isolada[4,83].

Recentemente, tem sido associada à radioterapia convencional curativa a radioterapia intraluminal (braquiterapia), que é realizada por meio de introdução de sondas com radioterápico, dentro da luz do órgão, podendo aumentar mais 1.500 rads, sem aumentar a toxidade, com maior controle local. Vem sendo considerada uma técnica mais efetiva, mas ainda se faz necessário observar os resultados por um maior período[70].

A braquiterapia isolada é um tratamento paliativo e resulta em taxas apenas de 25% a 35% de controle local, com média de sobrevida de aproximadamente 5 meses[80]. Apesar de seu provável benefício adicional à radioterapia ou à terapia combinada, ainda não existem dados que comprovem sua eficácia.

Estudos investigacionais com tratamento neo-adjuvante, sugerem vantagens potenciais em todos os procedimento quer sejam quimioterápicos e/ou radioterápicos. A maior vantagem teórica da radioterapia está no procedimento cirúrgico planejado e na capacidade de aumentar a possibilidade de ressecção. Entretanto, radioterapia bem como cirurgia são tratamentos para tumores menores, isto é, para doença localizada e não diminuem os riscos de metástases sistêmicas.

Três estudos prospectivos randomizados, envolvendo radioterapia neo-adjuvante e cirurgia comparada com cirurgia exclusiva, foram relatados. Launois[47] tratou 124 pacientes com 4.000 rads, seguido de cirurgia comparado com cirurgia isolada. Não houve diferença estatística quanto ao número de pacientes que foram explorados cirurgicamente, ao se considerar a ressecabilidade, a mortalidade e a sobrevida. Em um segundo estudo da EORTC [28], avaliaram 208 pacientes divididos em dois grupos. No primeiro, os pacientes eram irradiados com 3.300 rds e, em seguida, submetidos a cirurgia; no segundo, os pacientes eram submetidos apenas a cirurgia. Novamente, não existiram diferenças no percentual de pacientes tratados nos dois grupos. Finalmente, Wang[89] tratou 360 pacientes divididos em dois grupos; num deles, os pacientes recebiam 4.000 rads associados à cirurgia e, no outro, cirurgia isolada. Aqui também não houve benefício na sobrevida com radioterapia neo-adjuvante.

Quimioterapia

A cirurgia, seguida de quimioterapia adjuvante, é um tratamento comum e efetivo para a maioria dos tumores sólidos; entretanto, pacientes com câncer esofágico freqüentemente apresentam co-morbidades, e a sua evolução e condição pós-operatória são comprometidas, de forma que a quimioterapia pós-operatória é pouco realizada. A quimioterapia neo-adjuvante, por outro lado, é mais atrativa por várias razões: é mais tolerada, o suprimento sangüíneo do tumor está intacto e a quimioterapia pode facilitar a cirurgia por reduzir o estágio do tumor.

Tem se encontrado um número limitado de drogas quimioterápicas, com ação efetiva no adenocarcinoma e carcinoma epidermóide de esôfago. As drogas mais ativas são: methotrexato (MTX), 5-fluouracil (5-Fu), cisplatina (CCDP), mitomicina, bleomicina, entre outras. O carboplatinum demonstrou ser menos efetivo que o cisplatinum[2]. Dentre os novos agentes estudados, o paclitaxel, a vinorelbina e a lovaplatina demonstraram ação no câncer de esôfago[12,75].

A combinação de 5-fluorouracil (5-FU) e cisplatina é considerada uma terapia aceitável. É a mais investigada e o regime quimioterápico mais usado em pacientes com carcinoma de esôfago. As taxas de resposta a esse regime variam de 20% a 50%[2]. Paclitaxel foi identificado como uma medicação bastante ativa no tratamento do câncer de esôfago. Como agente único, o paclitaxel causa regressões objetivas em aproximadamente um terço dos pacientes, tanto com adenocarcinoma como carcinoma de células escamosas. Paclitaxel combinado com

5-FU e cisplatina também é efetivo em carcinoma de células escamosas e adenocarcinoma.

A combinação de irinotecam (CPT-11) e cisplatina parece ter atividade principalmente nos carcinomas de células escamosas do esôfago[20].

A quimioterapia pode ser utilizada como tratamento paliativo para alguns pacientes com carcinoma locorregional avançado. Entretanto, outras técnicas, como a terapia combinada (radio e quimioterapia combinadas), são mais efetivas para esse propósito.

Estudos clínicos randomizados de fase II têm utilizado quimioterapia pós-operatória adjuvante com o objetivo de acessar o risco de recorrência da doença, utilizando paclitaxel e cisplatina, após ter sido completada quimiorradioterapia pré-operatória e cirurgia. A toxicidade e a intolerância à quimioterapia pós-operatória são os principais fatores que dificultam esse tipo de tratamento[32].

O carcinoma de células escamosas parece ser mais sensível à quimioterapia do que o adenocarcinoma de esôfago, mas não há diferenças quanto à evolução em longo prazo em pacientes com os 2 tipos histológicos.

Uma metanálise recente comparando quimioterapia neo-adjuvante associada à cirurgia isolada para o câncer de esôfago não mostrou benefícios quanto à sobrevida[85].

Quimioterapia e Radioterapia Combinadas

Estudos preliminares sugeriram que a quimiorradioterapia adjuvante poderia aumentar a sobrevida tanto em adenocarcinoma quanto em carcinoma de células escamosas do esôfago. Porém, a maioria desses estudos não era randomizado e os grupos controles não eram adequados[38,87,88]. Estudos randomizados subseqüentes demonstraram que tanto a quimioterapia como a radioterapia adjuvantes, combinadas ou isoladas, não mostraram melhora significativa nas taxas de sobrevida para o câncer de esôfago[3]. Entretanto, estudos mais atuais mostram dados evidenciando que as pacientes que recebem terapia neo-adjuvante (quimio e radioterapia combinadas) podem ser curados, apresentar maior período livre de doença ou, até mesmo, maior sobrevida[25,88]. Apesar de toda as investigações sobre a quimiorradioterapia pré-operatória, a sobrevida média em 5 anos é de 25 a 35%, e, de acordo com estudos randomizados até agora realizados, os dados permanecem conflitantes.

Existem duas possíveis estratégias para a terapia combinada: a primeira envolve o uso da quimioterapia (geralmente por 1 ou 2 ciclos) antes da radioterapia definitiva (geralmente 50 a 60 Gy); a segunda utiliza o uso simultâneo de quimioterapia e radioterapia.

O uso de terapias adjuvantes no carcinoma de esôfago oferece uma oportunidade para a melhora do tratamento. Entretanto, as próprias terapias trazem uma morbidade significativa, e, apesar de poderem produzir regressão tumoral, ainda são necessárias demonstrações conclusivas de que a regressão tumoral leva a uma melhora da sobrevida do paciente[88]. Estudos clínicos recentes comparando a terapia combinada (quimioterapia e radioterapia) associada à cirurgia e a cirurgia isolada em pacientes com tumores ressecáveis mostraram resultados conflitantes[10,57,84]. Dessa forma, apesar de essa terapia ter muitos fundamentos e bons resultados a seu favor, ainda permanece como método em investigação, a ser utilizada principalmente em ensaios clínicos.

Conclusão

Em resumo, a terapia adjuvante para carcinoma de esôfago pode ser dividida em três principais planos terapêuticos: 1) quimioterapia pré-operatória; 2) quimioterapia e radioterapia combinadas pré-operatórias; e 3) quimioterapia e radioterapia sem cirurgia. Existem poucos estudos sobre a utilização de quimioterapia pós-operatória sem tratamento pré-operatório, não havendo dados conclusivos.

Além disso, há um grande interesse no desenvolvimento de técnicas de biologia molecular que irão predizer a evolução desses tumores. Estudos como a citogenética, amplificação de oncogenes ou expressão de oncogenes têm sido realizados. Esses estudos são de suma importância para o desenvolvimento de planos de tratamento quimioterápico individuais, de acordo com as características de resistência dos pacientes.

Novos agentes sistêmicos, não apenas baseados na citotoxicidade, mas principalmente na sua habilidade em prevenir invasão e metástases ou bloqueio do desenvolvimento de novos vasos sangüíneos (agentes antiangiogênicos), também têm sido utilizados em ensaios clínicos. Inibidores de metaloproteinases da matriz, como o marimastat, e agentes antiangiogênicos como o TNP470, já têm estudos preliminares em tumores sólidos. Possivelmente, essas novas medicações também poderão ser utilizadas como agentes terapêuticos adjuvantes, testando a hipótese de que agentes citostáticos isolados ou em combinação com drogas citotóxicas vão diminuir os índices de recorrência.

Câncer Gástrico

O adenocarcinoma gástrico é uma doença com prognóstico bastante pobre. Mesmo em estágio I, a sobrevida é de aproximadamente 50%; já em estágio IV, menos de 5% dos pacientes sobrevivem a esse período. A utilização de quimioterapia adjuvante tem sido explorada como uma estratégia capaz de melhorar a sobrevida, tratando a doença micrometastática. Contudo, após anos de pesquisa, não existe evidência sólida de que a utilização de quimioterapia pós-operatória seja eficaz com relação à sobrevida[18]. Da mesma forma, a utilização de radioterapia adjuvante também não faz parte do tratamento padrão do câncer gástrico [30]

137

O tratamento primário curativo dos carcinomas gástricos é a ressecção cirúrgica. Independentemente da técnica cirúrgica utilizada, a efetividade da ressecção cirúrgica é pequena. A sobrevida média de pacientes com linfonodos positivos examinados após gastrectomia é de 30%[35,49,50]. Dessa forma, esses pacientes seriam excelentes candidatos para terapia adjuvante pós-gastrectomia, objetivando destruir as metástases microscópicas.

Uma das descobertas mais importantes no câncer gástrico nos últimos 15 anos foi que, em pacientes apresentando doença residual evidente, o uso da terapia combinada associando radioterapia a pirimidinas fluorinadas (FU), usadas como radiossensibilizantes, poderia resultar em controle completo (cura aparente) da pequena porção de tumor residual ou câncer gástrico recorrente (*Gastrointestinal Tumor Study Group*)[27]. Ensaios clínicos randomizados comprovaram que o intervalo livre de doença e a sobrevida são significativamente melhores com o uso da terapia combinada usando radioterapia, 5-FU e leucovorin[49,50].

Pode ser atualmente recomendado que pacientes com margens negativas (ressecção R0) e nenhuma evidência de carcinoma metastático após a gastrectomia sejam apenas observados, sem receber nenhum tratamento adjuvante. Se as margens forem positivas (R1), deve ser oferecido ao paciente a radioterapia (45 a 50 Gy) associada ao 5-FU. Pacientes com doença residual macroscópica, na ausência de metástases, podem receber as seguintes terapias adjuvantes: 1) radioterapia associada à 5-FU; 2) tratamento suportivo, se as condições clínicas forem desfavoráveis; 3) entrar em ensaios clínicos; ou 4) quimioterapia combinada, baseada em 5-FU ou cisplatina.

A quimioterapia tem efeitos paliativos em alguns pacientes com carcinoma gástrico incurável, resultando em melhor qualidade de vida. O número de agentes quimioterápicos com atividade estabelecida nos carcinomas gástricos avançados é pequeno, incluindo o 5-fluorouracil, mitomicina, etoposídio e cisplatina. A quimioterapia combinada é superior à quimioterapia com agentes únicos em carcinomas gástricos avançados na terapia paliativa, com tratamentos baseados em cisplativa ou 5-FU.

Novos agentes e suas combinações têm mostrado atividade contra o carcinoma gástrico e incluem o paclitaxel[19], irinotecan[14], UFT (combinação de uracil e tegafur)[82].

A radioterapia em doses moderadas (35 a 40 Gy), quando usada com quimimioterapia (5-fluorouracil), aumenta a sobrevida nos cânceres gástricos.

Um estudo randomizado recente envolvendo os grupos cooperativos de pesquisa americanos, na área de oncologia, avaliou 556 pacientes elegíveis com câncer gástrico estágio Ib até IV, ressecados com intenção curativa. Comparou-se os grupos acompanhamento *versus* tratamento concomitante com 5-FU associado à radioterapia (4.500cGy) seguido de 2 ciclos de 5-FU isolado[50]. Oitenta por cento dos pacientes tinham doença nodal. Os resultados demonstraram uma sobrevida livre de doença em 3 anos de 49% no grupo tratado e 32% no grupo-controle (p=0,001), e sobrevida global em 3 anos de 41 e 52% para os grupos controle e tratamento, respectivamente (p=0,03). Esses resultados demonstram uma melhora de 28% na sobrevida com o tratamento adjuvante.

Baseado na solidez desses resultados, o uso de 5-FU e radioterapia deve ser considerado padrão para a maioria dos pacientes com câncer gástrico ressecados com intenção curativa.

Câncer Colorretal Metastático

Apesar de todos os avanços no tratamento oncológico, tanto na técnica cirúrgica como na incorporação de terapias adjuvantes, uma percentagem significativa dos pacientes que desenvolvem carcinoma colorretal vem a falecer dessa patologia. Além disso, nos Estados Unidos, aproximadamente 15% dos pacientes são inicialmente diagnosticados com doença metastática. No Brasil essa percentagem deve ser maior, um reflexo das dificuldades de acesso aos cuidados de saúde, principalmente preventivos.

Uma revisão do tratamento paliativo com quimioterapia em pacientes com câncer colorretal deve sempre ser iniciada, lembrando que a primeira pergunta a ser respondida é se o paciente é candidato à ressecção cirúrgica de suas metástases. Considerações com relação ao tempo livre de progressão, número de metástases e sítios onde a metastatectomia está indicada estão além dos objetivos deste capítulo.

Durante quase 40 anos, 5-fluorouracil (5-FU) permaneceu como a única opção quimioterápica para pacientes com câncer colorretal. 5-FU foi inicialmente identificado como um inibidor da enzima timidilato sintetase (TS), bloqueando, portanto, a síntese de DNA[33]. Um derivado do composto é diretamente incorporado no RNA, interferindo com a síntese protéica. A inibição de TS parece ser o mecanismo de ação predominante quando a droga é administrada em infusão contínua, enquanto a incorporação no RNA é o mecanismo de ação postulado quando a droga é administrada em bolo.

Até bem pouco tempo, as drogas moderadamente ativas e aquelas sem efetividade podiam ser enumeradas na Tabela 6.1. Apesar de mitomicina e nitrosuréias possuírem alguma atividade, elas não foram incorporadas no tratamento do câncer colorretal. Essa realidade começou a se alterar durante os anos 90, quando grande número de compostos ativos chegaram ao mercado. A Tabela 6.2 enumera essas novas drogas e sua aplicação clínica.

A primeira dessas drogas a chegar ao Brasil foi o irinotecam, pertencente à classe dos inibidores da topoisomerase I. A droga inibe a religação do DNA após clivagem por essa enzima.

Em um estudo fase II feito por Von Hoff *et al*, o irinotecam demonstrou uma resposta de 23% em pacientes com progressão de doença após 5-fluorouracil[68].

TRATAMENTO ADJUVANTE DAS NEOPLASIAS DO APARELHO DIGESTIVO

Tabela 6.1
Drogas Moderadamente Ativas
e sua Efetividade no Câncer Colorretal

Drogas Moderadamente Ativas até os Anos 90	Drogas Inativas
5 — Fluorouracil Mitomicina Nitrosuréias	Cisplatina, Carboplatina, Ciclofosfamida, Ifosfamida, Doxorrubicina, methotrexato, Etoposide, Vincristina, Vimblastina, Ara-C, Interferon, Tamoxifeno, Strepzotocina, Bleomicina, Interleucina-2, Tioguanina

Tabela 6.2
Novas Drogas Utilizadas no Câncer Colorretal

Novas Drogas	Aplicação Clínica
Irinotecam	Segunda linha para doença metastática ? primeira linha junto com 5-FU+LV
Raltitrexate	? Primeira linha no lugar de 5-FU
S1	Primeira linha no lugar de 5-FU
UFT+LV	? Primeira linha no lugar de 5-FU Junto com radioterapia no lugar de 5=FU IC
Capecitabina	Primeira linha no lugar de 5-FU Junto com radioterapia no lugar de 5=FU IC
Oxiliplatina	Segunda linha +/- 5-FU+LV ?primeira linha junto com 5-FU+LV

LV: Leucovorim; ?: indicação ainda sendo investigada; IC: infusão contínua.

Apesar da resposta relativamente baixa, a sobrevida mediana foi de 10 meses, considerada boa para pacientes que já haviam falhado ao tratamento com 5-fluorouracil. Trinta e um por cento dos pacientes apresentaram doença estável por mais de 4 meses, e isso pode explicar, em parte, a sobrevida obtida.

Duas recentes publicações compararam o irinotecam com cuidados paliativos[13] ou com fluorouracil infusional[69] em pacientes com progressão de doença após o uso de 5-fluorouracil. Ambos os estudos demonstraram uma melhora da sobrevida mediana estatisticamente significativa. Quando comparado com cuidados paliativos, o irinotecam também leva a uma melhora na qualidade de vida.

Baseado nesses resultados, o irinotecam é a terapia de escolha para pacientes com carcinoma colorretal metastático resistentes a 5-fluorouracil e que não tenham a opção de participar de um estudo clínico.

A atividade do irinotecam como segunda linha levou a droga a ser explorada como primeira linha. A estratégia escolhida foi a incorporação da nova droga ao esquema-padrão de 5-FU mais leucovorim. Resultados preliminares de estudos randomizados sugeriram que a combinação incluindo o irinotecam apresenta ganho de sobrevida quando comparado com o esquema-padrão[71]. Contudo, quando esse esquema foi utilizado em grandes estudos de fase III, taxas de toxicidades fatais superiores as inicialmente descritas foram observadas.

Todavia, os estudos incorporando na primeira linha drogas ativas em segunda linha sofrem de um problema comum a quase todos eles. Quando se comprova que a incorporação da droga C (ativa em segunda linha) à combinação-padrão AB (ABC) é superior a AB não está respondido se utilizar AB seguido de C é melhor ou pior que ABC. Essa conclusão só é possível quando na publicação final, o número de pacientes tratados com C após a falha de AB vem descrito. Se esse número for muito grande e mesmo assim há melhora de sobrevida, existe uma sugestão forte de que C deve ser incorporado inicialmente.

A segunda classe de drogas com eficácia já comprovada é a das fluoropirimidinas orais, representada pela capecitabina e UFT, este último combinado com leucovorim (LV). 5-FU não pode ser administrado por via oral porque o intestino possui níveis elevados de diidropirimidina desidrogenase (DPD), a enzima mais importante no seu metabolismo. Isso causa uma biodisponibilidade errática e grandes variações nos níveis séricos entre os pacientes. Tanto capecitabina quanto UFT utilizam diferentes mecanismos para diminuir a metabolização intestinal. UFT é uma combinação de tegafur (uma pró-droga do 5-FU) e uracil (um inibidor competitivo de DPD). Essa combinação maximiza a quantidade de 5-FU que chega ao tecido tumoral. Já a capecitabina necessita de três conversões enzimáticas até chegar a 5-FU. A etapa final envolve a enzima timidina fosforilase, sendo esta expressa em níveis mais elevados nas células tumorais, permitindo uma seletividade de ação maior do que a obtida com outras fluoropirimidinas.

UFT combinado com LV foi estudado como opção de tratamento de primeira linha em pacientes com câncer colorretal metastático. Um estudo randomizado tratou mais de 800 pacientes com 5-FU mais LV no esquema descrito pela Mayo Clinic ou com UFT mais LV administrado diariamente por 28 dias com 7 dias de intervalo entre os ciclos. Esse estudo, desenhado como um estudo de equivalência, não foi capaz de demonstrar que UFT não era inferior a 5-FU em termos de sobrevida. Contudo UFT foi menos tóxico, principalmente com respeito à toxicidade hematológica e mucosite[6]. Baseado nos dados de sobrevida UFT ainda não conseguiu ser aprovado nos Estados Unidos.

Por outro lado, a capecitabina conseguiu demonstrar sua equivalência quando comparada com 5-FU mais LV, sendo menos tóxica para pacientes com câncer colorretal avançado[37]. Baseado nesses dados, e deixando considerações econômicas de lado (as drogas orais são muito mais caras), a utilização de 5-FU+LV para esse grupo de pacientes não mais se justifica, uma vez que o tratamento com fluoropirimidinas orais é tão eficaz e menos tóxico. Com relação ao custo, é importante lembrar que a utilização de drogas orais menos tóxicas pode permitir que o paciente continue trabalhando e evite internações, diminuindo o custo social e o do tratamento, respectivamente.

As novas fluoropirimidinas orais têm sido investigadas também na terapia adjuvante. Estudos utilizando UFT e capecitabina em pacientes com câncer de cólon B2 e C estão em curso. Uma grande vantagem potencial dessas drogas é na terapia adjuvante do câncer de reto, durante a fase de quimio e radioterapia combinadas. Do ponto de vista farmacológico, as drogas orais se comportam de modo similar ao 5-FU infusional, permitindo maior conveniência e diminuição de custo, evitando o uso de cateter venoso central e bomba de infusão.

Raltitrexato é um novo potente inibidor da enzima timidilato sintetase. Em estudos de fase I, doses de 3 a 5 mg/m^2 demonstraram astenia, diarréia e mielossupressão como as toxicidades mais importantes. Na dose de 3 mg/m^2 administrada a cada 3 semanas, respostas em 26% dos pacientes foram observadas[91]. Contudo, em um estudo conduzido nos Estados Unidos, o raltitrexato demonstrou ser inferior, em termos de sobrevida, quando comparado com 5-FU e LV [64].

Outra nova droga ainda não disponível no Brasil é S1. Essa droga é uma combinação de tegafur (também presente em UFT) e CDHP um inibidor de DPD, 200 vezes mais potente que o uracil (UFT). Além disso, a droga também inclui ácido oxínico, que inibe a fosforilação gastrointestinal de 5-FU, etapa que parece contribuir para a diarréia associada a esse quimioterápico. Em um estudo de fase II conduzido no Japão pacientes sem tratamento prévio apresentaram uma taxa de resposta de 36%[5].

Apesar de carboplatina e cisplatina não terem eficácia em câncer colorretal, oxaliplatina, outro análogo de platina, tem demonstrado eficácia com segunda linha, isolado ou combinado com 5-FU (mesmo em paciente já tratado com essa droga) e também no tratamento inicial de pacientes com doença metastática[7,51]. Em recente estudo norte-americano, N9741, a combinação de oxaliplatina com infusão contínua de 5-FU e leucovorin mostrou-se superior a outras combinações testadas [29].

Câncer do Fígado

A cirurgia permanece como a única modalidade terapêutica curativa para o carcinoma hepatocelular[23,86].

Pacientes com doença irressecável e aqueles sem condições clínicas para cirurgia podem ser submetidos a tratamentos alternativos que incluem tratamento suportivo, quimioembolização, terapia ablativa (álcool, crioterapia, ablação por radiofreqüência), radioterapia e quimioterapia, como integrantes de ensaios clínicos. A quimioembolização, as ablações e a radioterapia ajustada têm conseguido controle local efetivo em alguns pacientes.

Pacientes com doença metastática devem ser submetidos a tratamento suportivo ou estimulados a participar de ensaios clínicos.

Muitos tratamentos farmacológicos têm sido testados para o hepatocarcinoma, a maioria deles pertencendo a 3 categorias: agentes quimioterápicos, terapia hormonal e imunoterapia. Nenhum agente isolado ou quimioterapia combinada demonstrou vantagem com reprodutibilidade em termos de sobrevida; dessa forma, a quimioterapia, seja sistêmica ou intra-arterial, não deve ser considerada como tratamento-padrão para pacientes com hepatocarcinoma[15].

Cirurgiões e oncologistas têm desenvolvido estudos clínicos para investigar o papel da terapia pré-operatória (neoadjuvante) para aumentar a ressecabilidade dos tumores, assim como estudos para avaliar a terapia pós-operatória (adjuvante) para tratar micrometástases e reduzir a incidência de recorrência.

Terapia Neo-Adjuvante

O desenvolvimento de novos agentes quimioterápicos para tratar o carcinoma colorretal levou à investigação do uso da terapia combinada para aumentar a ressecabilidade dos tumores hepáticos.

Um estudo chinês de 150 pacientes com carcinoma hepatocelular irressecável utilizou tratamento quimioterápico combinado usando cisplatina, alfa-interferon, doxorrubicina e 5-FU; 15 pacientes (10%) obtiveram redução significativa do volume tumoral e puderam ser submetidos à hepatectomia parcial[46].

Os resultados dos vários estudos clínicos usando terapias neo-adjuvantes para tumores hepáticos primários e metastáticos, a fim de torná-los ressecáveis, indicam que apenas 10% a 20% dos pacientes vão realmente apresentar redução do estágio do tumor e poder ser submetidos à ressecção. A maioria dos pacientes apresenta doença disseminada ou não responderá suficientemente ao regime quimioterápico pré-operatório. Novos estudos sobre a quimioterapia combinada neo-adjuvante estão em andamento, visando aumentar o número de pacientes que podem ter acesso ao tratamento cirúrgico definitivo e melhorar o prognóstico desses pacientes.

Terapia Adjuvante

De forma semelhante à quimioterapia neo-adjuvante, não existe regime único ou combinado que seja aceito clinicamente como superior como terapia adjuvante dos tumores metastáticos ou primários do fígado.

Estudos utilizando a infusão intra-arterial do agente ^{131}I-lipiodol [45,48] mostraram melhora significativa do intervalo livre de doença no grupo tratado, além disso, em um dos estudos a sobrevida em 3 anos foi significativamente maior no grupo tratado em relação ao grupo controle: 86,4% contra 46,3%.

Os ensaios clínicos utilizando terapias neo-adjuvante e adjuvante demonstraram que um número aumentado de pacientes deverão ser considerados para a ressecção com o uso do tratamento pré-operatório agressivo, podendo o intervalo livre de doença e a sobrevida ser melhorados com o uso da terapia adjuvante pós-operatória.

A radioterapia nos tumores hepáticos é limitada pela baixa tolerância do parênquima hepático à radiação. A dose tolerada fica abaixo da necessária para uma efetiva ação antitumoral e controle da lesão, porém, temporariamente, alivia os sintomas. O risco de hepatite e lesão no parênquima hepático normal é elevado, limitando ainda mais o emprego dessa terapêutica.

Somente um número limitado de drogas tem sido avaliado nos esquemas de quimioterapia sistêmica no carcinoma hepatocelular. Numerosos estudos têm demonstrado respostas comparáveis em pequenos grupos de pacientes [21,22]. Várias drogas foram utilizadas, além do 5-FU sem demonstrarem resposta efetiva. Uma das drogas mais ativas até o momento é a desorrubicina, como tem sido demonstrado em vários trabalhos [61]. A despeito da limitada atividade de drogas isoladas no hepatocarcinoma, algumas combinações de drogas têm sido estudadas [21].

A quimioterapia intra-arterial demonstra ter maior concentração da droga com menor efeito tóxico sistêmico. O floxuridine (FUDR) é uma das drogas mais empregadas nessa técnica, com toxicidade acima da desejada e com respostas semelhantes à quimioterapia sistêmica; entretanto, novos agentes, como o [131]lipiodol, têm sido empregados com bons resultados como terapia adjuvante [9,45].

Câncer das Vias Biliares

Carcinomas do trato biliar são raros e permanecem ainda como um desafio para os oncologistas. Infelizmente, a grande maioria desses tumores não são ressecáveis no momento do diagnóstico, e os pacientes com doença avançada apresentam um prognóstico desfavorável. Os índices de sobrevida em 5 anos são de 7,5% a 27% para os carcinomas de trato biliar [59]. O uso de regimes quimioterápicos sistêmicos utilizando 5-fluorouracil, mitomicina-C e cisplatina tem se mostrado relativamente ineficaz para esses tumores.

Em 1984, o sucesso na combinação de 5-Fu, mitomicina C e desorrubicina foi divulgado, porém não surgiu nenhuma outra observação que viesse confirmar os resultados [76]. Uma tentativa controlada examinando a ação de várias nitrosouréias associada a 5-FU não de-

monstrou aumento significativo acima dos 8% da resposta observada com 5-FU como único agente isolado [31].

Gencitabina, isolada ou em combinação com outros agentes ativos sinérgicos como a cisplatina, a carboplatina e a capecitabina, vem sendo atualmente estudada como regime quimioterápico nos tumores biliares, com o objetivo de aumentar a eficácia terapêutica e a sobrevida. Índices de resposta superiores a 53% têm sido encontrados com a combinação gencitabina-cisplatina, com sobrevida média maior que 11 meses. Apesar de tantos estudos, ainda não foi determinado o regime quimioterápico ideal para o tratamento de tumores biliares avançado [17,63,73].

Nos pacientes com carcinoma de vesícula biliar submetidos a ressecção cirúrgica, a terapia adjuvante pós-operatória deve incluir regimes quimioterápicos baseados no 5-fluorouracil e na radioterapia associados [44]. Existem ensaios clínicos que sugerem benefícios inclusive na sobrevida em pacientes submetidos a regimes quimioterápicos adjuvantes com 5-FU e mitomicina após ressecção cirúrgica [81].

Pacientes com colangiocarcinomas intra e extra-hepáticos que tiveram seus tumores ressecados, porém com margens comprometidas, podem ser submetidos a terapias adjuvantes, como terapias ablativas, crioterapia ou radioterapia associada à quimioterapia baseada em regimes com 5-FU ou gencitabina. Entretanto, nenhum ensaio clínico obteve dados significativos para definir um regime terapêutico ideal.

Alguns autores utilizaram a radioterapia após cirurgia quando o volume tumoral residual foi mínimo, havendo nesses casos uma melhor ação com emprego de menores doses de radiação e com menor número de complicações [39]. Alguns relatos sugerem que a radioterapia adjuvante pós-operatória pode ser até mesmo mais efetiva que a quimioterapia para os carcinomas do trato biliar [55,65]. A braquiterapia tem demonstrado ser bem tolerada, alcançando altas doses no tumor e menores doses nos tecidos adjacentes [36].

Câncer Pancreático

Em pacientes com adenocarcinoma pancreático, a ressecção cirúrgica isolada resulta em uma sobrevida média de aproximadamente 12 meses [90]. Os índices de recorrência são elevados.

Menos de 20% dos pacientes com câncer de pâncreas apresentam-se com doença macroscopicamente confinada ao pâncreas, e cerca de 40% já possuem doença local avançada. Baseados em dados do Grupo de Estudo de Tumor Gastrointestinal, a terapia adjuvante com radioterapia e 5-FU tornou-se o tratamento adjuvante padronizado. Entretanto, tratamentos adjuvantes mais efetivos ainda precisam ser descobertos.

Dessa forma, intensificaram-se os estudos sobre terapias adjuvantes, a fim de melhorar a sobrevida e a qualidade de vida desses pacientes.

A terapia adjuvante para as neoplasias pancreáticas inclui a radioterapia externa, quimioterapia citotóxica e a terapia combinada, podendo todas ser administradas de forma adjuvante ou neo-adjuvante.

Radioterapia

Antes do desenvolvimento da irradiação de mega-voltagem, acreditava-se que os carcinomas pancreáticos eram tumores radiorresistentes. A radioterapia externa foi estudada em vários trabalhos, com resultados pouco satisfatórios. A radioterapia intra-operatória tem sido usada com o benefício teórico de permitir maior dosagem de irradiação sobre o tumor, evitando causar lesão em outros órgãos. Vários estudos mostram que a sobrevida média permanece de 12 a 13 meses, porém há uma diminuição da morbidade durante o tratamento após a radioterapia intra-operatória[56].

Quimioterapia Citotóxica

O câncer pancreático é relativamente resistente às drogas quimioterápicas. Nenhum agente isolado tem atividade antitumoral potente contra o carcinoma pancreático. O primeiro medicamento relatado com atividade nos carcinomas de pâncreas foi o 5-FU, que permanece como o agente mais importante nos regimes quimioterápicos para essas neoplasias[1].

Leucovorin, alfa-interferon ou a combinação de leucovorin e alfa-interferon têm sido utilizados em combinação com 5-FU para pacientes com câncer pancreático avançado[74]. Gencitabina, um inibidor Ara-C, mostrou resposta clínica subjetiva favorável em alguns pacientes e permanece ainda em estudo[54,66].

Quimioterapia Associada à Radioterapia

Há poucos dados de ensaios clínicos randomizados que possam sustentar o uso de terapia pós-operatória em carcinomas pancreáticos. Um estudo realizado pelo Grupo de Estudo de Tumores Gastrointestinais (Gastrointestinal Tumor Study Group) mostra modesto aumento da sobrevida com o uso de radioterapia (40 Gy) associada ao 5-FU[41]. Estudos ainda em andamento têm utilizado gencitabina e fluorouracil como quimioterapia sistêmica após a ressecção cirúrgica e terapia combinada com radioterapia e 5-FU.

Radioterapia associada à administração de 5-FU (quimiorradioterapia) demonstrou prolongar a sobrevida em pacientes com adenocarcinoma de pâncreas localmente avançado em alguns trabalhos[41,55], de forma que a quimiorradioterapia tornou-se o principal tratamento oferecido aos pacientes que apresentam recuperação rápida após o procedimento cirúrgico nos Estados Unidos. Entretanto, os dados evidenciados nos diversos ensaios clínicos não são suficientes para o seu uso de rotina como terapia adjuvante pós-operatória.

O uso de novos agentes como terapia adjuvante, incluindo inibidores das metaloproteinases da matriz, o marimast e vacinas direcionadas contra as proteínas ras e outros antígenos, além do uso de quimioterapia e radioterapia associadas no pré-operatório têm sido objeto de várias investigações clínicas[40].

REFERÊNCIAS BIBLIOGRÁFICAS

1. Ahlgren JD. Chemotherapy for advanced upper gastrointestinal malignancy (esophagul, stomach, pancreas). *In:* Wanebo (ed). Surgery for Gastrointestinal Cancer. A Multidiscliplicary Approach. Philadelphia, Lippincott-Raven pp 467-80, 1997.
2. Ajani JA. Contribution of chemotherapy in the treatment of carcinoma of the esophagus: Results and commentary. *Semin Oncol* 21:474-82, 1994.
3. Ando N, Iizuka T, Kakegawa T *et al.* A randomized trail of surgery with and without chemotherapy for localized squamous carcinoma of the thoracic esophagusthe Japan clinical oncology group study. *J Thorac Cardiovasc Surg* 114:205-9, 1997.
4. Arnott SJ, Duncan W, Kerr GR *et al.* Low-dose preoperative radiotherapy for carcinoma of the oesophagus: Results of a randomized clinical trial. *Radiother Oncol* 24:108-113, 1992.
5. Baba H, Ohtsu A, Sakata Y *et al.* Late phase II study of S-1 in patients with advanced colorectal cancer in Japan. *Proc Am Soc Clin Oncol* 17:226 a (abstract), 1997.
6. Baron JA, Cole BF, Sandler RS *et al.* A Randomized Trial of Aspirin to Prevent Colorectal Adenomas. *N Engl J Med* 348:891-899, 2003.
7. Becouarn Y, Ychou M, Ducreux M *et al.* Phase II trail of oxaliplatin as first-line chemotherapy in metastatic colorectal cancer patients. *J Clin Oncol* 16:2739-44, 1998.
8. Berthrong M, Fapardo LF. Radiation injury in surgical pathology: part II; alimentary tract. *Am J Surg Pathol* 153-7, 1981.
9. Brans B, Van Laere K, Gemmel F *et al.* Combining iodine-131 Lipiodol therapy with low-dose cisplatin as a radiosensitiser: preliminary results in hepatocellular carcinoma. *Eur J Nucl Med Mol Imaging* 29:928-32, 2002.
10. Burmeister BH, Smithers BM, Fitzgerald L *et al.* A randomized phase III trial of preoperative chemoradiation followed by surgery (CR-S) versus surgery alone (S) for localized resectable cancer of the esophagus. *Proc ASCO* 21:130a, 2002.
11. Cady B. Preoperative radiation. *Surg Gynecol Obstet* 128:851-65, 1968.
12. Conroy T, Etienne PL, Adenis A *et al.* Phase II trial of vinorelbine in metastatic squamous cell esophageal carcinoma. *J Clin Oncol* 14:164-170, 1996.
13. Cunningham D. James RD, Herait P *et al.* Randomized trial of irinotecan plus supportive care versus suppoetive care alone after fluorouracil failure for patients with metastic colorectal cancer. *Lancet* 352:1413-18, 1998.
14. Dambe M, Wakui A, Nakao I *et al.* A late phase II study of irinotecan (CPT-11) in patients with advanced gastric cancers (abstract). *Proc Am Soc Clin Oncol* 12:198, 1993.
15. Di Maio M, De Maio E, Perrone F, et al. Hepatocellular carcinoma: systemic treatments. *J Clin Gastroenterol* 35(S 2):S109-14, 2002.
16. Douillard J-Y, Hoff PM, Skillings JR, et al. Multicenter phase III study of uracil/tegafur and oral leucovorin versus fluorouracil in patients with previously untreated metastatic colorectal cancer. *J Clin Oncol* 20:3605-16, 2002.
17. Doval DC, Sekhon JS, Gupta SK *et al.* Chemotherapy in biliary tract carcinomas: results in India. *Semin Oncol* 29(S 20):46-50, 2002.

18. Earle CC, Maroun JA. Adjuvant chemotherapy after curative ressection for gastric cancerin non-Asian patients: revisiting a meta-analysis of randomies trials. *Eur J Cancer* 35:1059-64, 1999.

19. Einzing AI, Lipsitz S, Wiernik PH et al. Phase II trial of Taxol in patients with adenocarcinoma of the upper gastrointestinal tract: The Eastern Cooperative Oncology Group (ECOG) results. *Invest New Drugs* 13:223-7, 1995.

20. Enzinger PC, Lison DH, Saltz LB *et al*. A phase II trial of cisplatin and irinotecan in patients with advanced esophageal cancer (abstract). *Proc Am Soc Clin Oncol* 17:282a, 1998.

21. Falkson F, Ryan LM, Johnson LA *et al*. A random phase II study of mitoxantrone and cisplatinun in patients with hepatocellular carcinoma. An ECOG study. *Cancer* 60:2141-5, 1987.

22. Falkson G, Moertel CG, Lavin P *et al*. Chemotherapy studies in primary liver cancer; a prospective randomized clinical. *Cancer* 42:2149-56, 1978.

23. Farmer DG, Busuttil RW. The role of multimodal therapy in the treatment of hepatocellular carcinoma. *Cancer* 73:2669-70, 1994.

24. Fielding J, Scholefield J, Stuart R *et al*. A randomized double-blind placebo-controlled study of Marimastat in patients with inoperable gastric adenocarcinoma. *Proc Am Soc Clin Oncol*, 19:(abstract), 2000.

25. Forastiere AA, Heitmiller RF, Lee DJ *et al*. Intensive chemoradiation followed by esophagectomy for squamous cell and adenocarcinoma of the esophagus. *Cancer J Sci Am* 3:144-52, 1997.

26. Franklin R, Steiger Z, Vaishampayan G *et al*. Combined modality therapy for esophageal squamous cell carcinoma. *Cancer* 51:1062-71, 1983.

27. Gastrointestinal Tumor Study Group. A comparison of combination chemotherapy and combined modality therapy for locally advanced gastric carcinoma. *Cancer* 49:1771-7, 1982.

28. Gignoux M, Roussel A, Paillot B *et al*. The value of preoperative radiotherapy in esophageal cancer: results of a study the EORTC. *World J Surg* 11:426-32, 1987.

29. Goldberg RM, Morton RF, Sargent DJ *et al*. N9741: oxaliplatin (oxal) or CPT-11 + 5-fluorouracil (5-FU)/leucovorin or oxal+CPT-11in advanced colorectal cancer. *Proc Am Soc Clin Oncol* 21:128a, 2002.

30. Hallisey M, Dunn J, Ward L *et al*. The second British Stomach Cancer Group trial of adjuvant radiotherapy or chemotherapy in resectable gastric cancer: five year follow-up. *Lancet* 343:1309-12, 1994.

31. Harvey JH, Smith FP, Schein PS. 5-Fluorouracil, mitomycin and doxorubian (FAM) in carcinoma of the biliary tract. *J Clin Oncol* 2:1245-8, 1984.

32. Heath EI, Burtness BA, Heitmiller RF *et al*. Phase II evaluation of preoperative chemoradiation and preoperative adjuvant chemotherapy for squamous cell and adenocarcinoma of the esophagous. *J Clin Oncol* 18:868-76, 2000.

33. Heidelberger C, Chaudhari NK, Danneberg P. Fluorinaed pyrimidine. A new class of tumor inhibitory Referências Bibliográficas compounds. *Nature* 179:663-66, 1957.

34. Helman S. Principles of radiation therapy. In: De Vita V. Cancer Principles and Practice of Oncology, 2nd. ed. Philadelphia; JB Lippincott pp 227-256, 1985.

35. Hermans J, Bonenkamp JJ, Boon MC *et al*. Adjuvant therapy after curative resection for gastric cancer: Meta-analysis of randomized trials. *J Clin Oncol* 11:1441-7, 1993.

36. Herskovic A, Heaston D, Engler MJ *et al*. Irradiation of biliary carninoma. *Radiology* 139:219-22, 1981.

37. Hoff PM, Ansari R, Batist G *et al*. Comparison of oral capecitabine versus intravenous fluorouracil plus leucovorin as first-line treatment in 605 pacientswith metastatic colorectal cancer: results of a randomized phase III study. *J Clin Oncol* 19:2282-92, 2001.

38. Hoff SJ, Stewart JR, Sawyers JL *et al*. Preliminary results with neoadjuvant therapy and resection for esophageal carcinoma. *Ann Thorac Surg* 56:282-7, 1993.

39. Hudgens PT, Meoz RT. Radiaticn therapy of obstructive jaundice secon-dary to tumor malignancy. Int J *Radiat Oncol Biol Phys* 1:1195, 1976.

40. Ilson DH. Adjuvant therapy for noncolorectal cancers. *Curr Opin Oncol* 13:287-90, 2001.

41. Kaiser MH, Ellenberg SS. Pancreatic cancer. Adjuvant combined radiation and chemotherapy following curative ressection. *Arch Surg* 120:899-903, 1985.

42. Keller BE, Rubin P. Basic concepts of radiation physics. In: Clinical Oncology: for medical students and physicians, a multidisplinary approach, 6th. ed. Atlanta; American Society pp 72-81, 1983.

43. Kelsen D, Atiq OT. Therapy of upper gastrointestinal tract cancers. *Curr Probl Cancer* 15:258-94, 1991.

44. Kim S, Kim SW, Bang YJ, et al. Role of postoperative radiotherapy in the management of extrahepatic bile duct cancer. *Int J Radiat Oncol Biol Phys* 54:414-9, 2002 .

45. Lau WY, Leung TW, Ho SK *et al*. Adjuvant intra-arterial iodine-131-labelled lipiodol for resectable hepatocellular carcinoma: a prospective randomised trial. *Lancet* 353:797-801, 1999.

46. Lau WY, Leung TW, Lai BS *et al* Preoperative systemic chemoimmunotherapy and sequential resection for unresectable hepatocellular carcinoma *Ann Sur* 233:236-41, 2001.

47. Launois B, Delarue D, Campion P, Kerbaol M. Preoperative radiotherapy for carcinoma of the esophagus. *Surg Gynecol Obstet* 153:690-2, 1981.

48. Launois B, Maddern G. Hepatocellular carcinoma and adjuvant intra-arterial [131I]Lipiodol. *Br J Surg* 89:1345-6, 2002.

49. Macdonald JS, Fleming TR, Peterson RF *et al*. Adjuvant chemotherapy with 5-FU, ad-iamycin, and mitomycin-C (FAM) versus surgery alone for patients with locally advanced gastric adenocarcinoma: A Southwest Oncology Group study. *Ann Surg Oncol* 2:488-94, 1995.

50. Macdonald JS, Smalley S, Benedetti J *et al*. Postoperative combined radiation and chemotherapy improves disease-free survival (DFS) and overall survival (OS) in resected adenocarcinoma of the stomach and G.E. junction. Results of Intergroup Study INT-0113 (SWOG 9008). *Proc Am Soc Clin Oncol* 19:1a. (abstract), 2000.

51. Machover D, Diaz-Rubio E, de Gramont A *et al*. Two randomized phase II studies of oxaliplatin (L-OHP) for treatment of patients with advanced colorectal carcinoma who were resistant to previous treatment with fluoropyrimidines. *Ann Oncol* 7:95-8, 1996.

52. Mahe M, Romestaing P, Talon B *et al*. Radiation therapy in extrahepatic bile duct carcinoma. *Radiother Oncol* 21:121-7, 1991.

53. Melo ELR. Da importância da radicterapia pré-operatoria no adenocarcinoma do reto localmente avançado. Rio de Janeiro, 1989. Dissertação (mestrado em cirurgia geral) — Departamento de Cirurgia, Universidade Federal do Rio de Janeiro, 1989.

54. Michael M, Moore M. Clinical experience with gemcitabine in pancreatic carcinoma. *Oncology (Huntingt)* 11:1615-22, 1997.

55. Moertel CG, Frytak S, Hann RG *et al*. Therapy of locally unresectable pancreatic carcinoma. A randomized comparison of high dose (6000 rads) radiation alone, moderate dose radiation (4000 rads) — 5-fluorouracil, and high dose radiation + 5-fluorouracil. The Gastrointestinal Tumor Study Group. *Cancer* 48:1705-10, 1981.

56. Morganti AG, Valentini V, Macchia G *et al*. Adjuvant radiotherapy in resectable pancreatic carcinoma. *Eur J Surg Oncol* 28:523-30, 2002.

57. MRC Oesophageal Cancer Working Party. Surgical resection with or without preoperative chemoterapy in oesophageal cancer: A randomized controlled trial. *Lancet* 359:1727-33,2002.

58. Muggia F, Gill I. Primary chemotherapy in principles and practive of oncology. *Update* 4(2):1, 1990.

59. Nagorney DM, Donohue JG, Farnell MB *et al*. Outcome after curative resection of cholangiocarcinoma. *Arch Surg* 128:871-9, 1993.

60. Nelson AR, Fingleton B, Rothenberg ML, and Matrisian LM, Matrix Metalloproteinases: Biologic activity and clinical implications. *J Clin Oncol* 18:1135-49, 2000.

61. Nerenstone S, Friedman M. Medical treatment of hepatocellular carcinoma. *Gastroenterol Clin North Am* 6:603-12, 1987.

62. Nias AHW. Radiobiological aspects of preoperative irradiation. *Br J Radiol* 40:166-69, 1967 .

63. Okusaka T. Chemotherapy for biliary tract cancer in Japan. *Semin Oncol* 29(S 20):51-3, 2002.

64. Padzur R, Vincent M Raltitrexed (Tomudex) versus 5-fluororacil and leucovorin (5-FU+LV) in patients with advanced colorectal cancer (ACC): results of a randomized, multicenter, North American trial. *Proc Am Soc Clin Oncol* 16:228 a (abstract), 1997.

65. Rich TA, Evans DB, Curley AS, Ajani JA. Adjuvant radiotherapy and chemotherapy for biliary and pancreatic cancer. *Ann Oncol* 5(S3):75-80, 1994.

66. Rothenberg ML, Burris HA III, Andersen JS *et al*. Gemcitabine: Effective palliative therapy for pancreas cancer patients failing 5-FU (abstract). *In: Proceedings of the American Society of Clinical Oncology* p 98, 1995.

67. Rothenberg ML, Kuhn JG, Schaaf LJ *et al*. Alternative dosing schedules for irinotecan. *Oncology (Huntington)* 12(S 6):68-71, 1998.

68. Rothenberg ML, Kuhn JG, Von Hoff D *et al*. Phase II trial of Irinotecan in patients with progressive or rapidly recurrent colorectal cancer. *J Clin Oncol* 141:128-35, 1996.

69. Rougier P, Awad L, Jacques C *et al*. Randomized trial of Irinotecan versus fluorouracil by continuos infusion after fluorouracil failure in patients with colorectal cancer. *Lancet* 352:1407-12, 1998.

70. Rowland CG, Pagliero KM. Intracavitary irradiation palliation of carcinoma of oesophagus and cardia. *Lancet* 2(8462): 981, 1985.

71. Saltz L, Douillard J, Pirotta N *et al*. Combined analysis of two phase III randomized trials comparing Irinotecan, Fluorouracil, Leucovorin vs Fluorouracil alone as first-line therapy of previoously untreated metastatic colorectal cancer. *Proc Am Soc Clin Oncol*, 19 (abstract).

72. Sandler RS, Halabi S, Baron JA *et al*. A Randomized Trial of Aspirin to Prevent Colorectal Adenomas in Patients with Previous Colorectal Cancer. *N Engl J Med* 348:883-890, 2003.

73. Scheithauer W, Pfeffel F, Kernek G *et al*. A phase II trial of fluorouracil, leucovorin and recombinant alpha-2B-interferon in advanced adenocarcinoma of the pancreas. *Cancer* 70:1864, 1992.

74. Scheithauer W. Review of gemcitabine in biliary tract carcinoma. *Semin Oncol* 29(S 20):40-5, 2002.

75. Schmoll HJ, Kohne CH, Papageorglou E *et al*. Single-agent lobaplatin is active in patients with oesophageal carcinoma: A phase II evaluation (abstract). *Proc Am Soc Clin Oncol* 14:201, 1995.

76. Sindelar WF, Tepper J, Travis EL. Tolerance of bile duct to intraoperative irradiation. *Surgery* 92:533-40, 1982.

77. Sischy B. The place of radiotherapy in the management of rectal carcinoma. *Cancer* 50:2631-37, 1982.

78. Slatter JG, Schaaf LJ, Sams JP *et al*. Pharmacokinetics, metabolism, and excretion of irinotecan (CPT-11) following I.V. infusion of [(14)C]CPT-11 in cancer patients. *Drug Metab Dispôs* 28:423-33, 2000.

79. Sur RK, Donde B, Levin VC *et al*. Fractionated high dose rate intraluminal brachytherapy in palliation of advanced esophageal cancer. *Int J Radiat Oncol Biol Phys* 40:447-53, 1998.

80. Sur RK, Donde B, Levin VC *et al*. Fractionated high dose rate intraluminal brachytherapy in palliation of advanced esophageal cancer. *Int J Radiat Oncol Biol Phys* 40:447-53, 1998.

81. Takada T, Amano H, Yasuda H *et al*. Is postoperative adjuvant chemotherapy useful for gallbladder carcinoma? A phase III multicenter prospective randomized controlled trial in patients with resected pancreaticobiliary carcinoma. *Cancer* 95:1685-95, 2002.

82. Takiuchi T, Ajani JA. UFT (uracil-tegafur) in gastric cancer: A comprehensive review. *J Clin Oncol* 16:2877-85, 1998.

83. Teniere P, Hay JM, Fingerhut A *et al*. Post-operative radiation therapy does not increase survival after curative resection for squamous cell carcinoma of the middle and lower esophagus as shown by a multicenter controlled trial: French University Association for Surgical Research. *Surg Gynecol Obstet* 173:123-30, 1991.

84. Urba SG, Orringer MB, Turrisi A *et al*. Randomized trial of preoperative chemoradiation versus surgery alone in patients with locoregional esophageal carcinoma. *J Clin Oncol* 19:305-13, 2001.

85. Urschel JD, Vasan H, Blewett CJ. A meta-analysis of randomized controlled trials that compared neoadjuvant chemotherapy and surgery to surgery alone for resectable esophageal cancer. *Am J Surg* 183:274-9, 2002.

86. Venook AP. Treatment of hepatocellular carcinoma: Too many options? *J Clin Oncol* 12:1323-34, 1994.

87. Vogel SB, Mendenhall WM, Sombeck MD *et al*. Downstaging of esophageal cancer after preoperative radiation and chemotherapy. *Ann Surg* 221:685-95, 1995.

88. Walsh TN, Noonan N, Hollywood D *et al*. A comparison of multimodal therapy and surgery for esophageal adenocarcinoma. *N Engl J Med* 335:462-7, 1996.

89. Wang L, Huang G. Combined preoperative irradiation and surgery versus surgery alone for carcinoma of the mid thoracic esophagus: a prospective randomized study of 360 patients. In: *World Congress of International Society of Diseases of the Esophagus* 4. Abstracts, p 63, 1989.

90. Warshaw AL, Fernandez-del Castillo C. Pancreatic carcinoma. *N Engl J Med* 326:455-65, 1992.

91. Zalcberg J, Cunningham D, Van Cutsem E *et al*. ZD 1694: A novel thymidylate syntetase inhibitor with substantial activity in the treatment of patients with advanced colorectal cancer. *J Clin Oncol* 14:716-21, 1996.

Hemorragia Digestiva

CAPÍTULO 7

Paulo Roberto Ott Fontes
Ângelo Alves de Mattos
Idílio Zamin Júnior

HEMORRAGIA DIGESTIVA ALTA (HDA)

O sangramento digestivo alto continua sendo um tema relevante. Nos últimos 25 anos, tem-se verificado que, em média, somente 4% dos sangramentos altos são devidos a varizes esofágicas e a mortalidade verificada atualmente não tem apresentado melhoras significantes. Uma das explicações para esse dado seria que hoje, em torno de 27% dos casos verificam-se em pacientes de idade mais avançada por volta dos 80 anos[148].

Várias são as doenças implicadas na HDA: a doença ulcerosa péptica (DUP) é responsável por 40 a 50% dos casos; as erosões gastroduodenais por 20 a 30% e as varizes esofágicas por 10 a 20%. Diversas outras causas (síndrome de Mallory-Weiss; esofagite; duodenite; neoplasia gástrica; gastropatia da hipertensão porta; hemobilia; fístula aortoentérica e anomalias vasculares entre outras) são ainda responsabilizadas pelo percentual restante[58,61,62].

Na Inglaterra, de longe o sangramento por DUP é a causa mais comum de HDA que contribui com 35% dos casos conforme referido por Rockall et al[138].

O sangramento é a complicação mais comum da DUP. Hemorragia clinicamente significativa pode ocorrer em até aproximadamente 25% dos casos, em alguma época da evolução da doença e sua manifestação é dependente do calibre do vaso sangrante[123,148].

A incidência da DUP aumenta com o avanço da idade[52,123], apresentando maior mortalidade nos idosos[52,71,73,123,148]. Ao redor de 70% dos pacientes hospitalizados por complicações de DUP têm 60 anos ou mais, e 80% das mortes ocorrem em pacientes acima de 65 anos. A mortalidade média de DUP complicada nos idosos é de 30%[52,123].

A incidência de sangramento digestivo alto nos Estados Unidos é de 50 a 100 em 100.000 habitantes por ano, permanecendo estável ao longo dos anos, embora o número total de internações, cirurgias e óbitos causados pela DUP em geral tenha diminuído, decorrente talvez de uma diminuição na incidência da DUP[61,97,115,123].

Apesar dos avanços no diagnóstico e tratamento, a taxa média de mortalidade da DUP sangrante permanece constante, girando ao redor de 10%[12,73,150], com uma variação entre 2% e 17%[63,71,73,123]. Essa variação é decorrente da heterogeneidade das casuísticas avaliadas, que incluem desde pacientes cujo sangramento cessa de forma espontânea até aqueles com sangramento persistente em uma população de pacientes mais idosos[63]. O fato de a mortalidade permanecer inalterada a despeito do avanço terapêutico, em parte se explica por cada vez mais serem avaliados pacientes mais idosos e com doenças associadas[148].

Embora o sangramento pela DUP cesse espontaneamente em 70% a 90% dos casos, o seu controle e avaliação são fundamentais[115,123]. Nos 20% de pacientes que continuam a sangrar e que ressangram durante a hospitalização, a mortalidade pode atingir níveis que giram ao redor de 35%[28].

MANIFESTAÇÕES CLÍNICAS

Pacientes com HDA habitualmente se apresentam com hematêmese e/ou melena, ou ainda, sangramento retal com sinais e sintomas de instabilidade hemodinâmica de graus variáveis. Hematêmese caracteriza-se por vômitos em "borra de café", se o sangue permaneceu tempo suficiente para a secreção ácida converter a hemoglobina em meta-hemoglobina ou sangue vivo. Melena caracteriza-se por fezes algo pastosas de coloração preta e com odor forte. Essas características se devem à oxidação do heme por enzimas de bactérias intestinais, indicando que a fonte do sangramento é mais provavelmente acima da válvula íleoceca[148].

145

FISIOPATOLOGIA

O sangramento ocorre quando a base da úlcera erosa uma artéria do trato gastrointestinal[175]. Nesse contexto é de grande relevância o estudo de Swain *et al*[157], demonstrando, histologicamente, que a artéria que atravessa a base da úlcera não é um vaso terminal. Desta forma, sangramento contínuo ou recorrente é mais provável de ocorrer já que a úlcera erosa uma parede da artéria. Assim, é produzida uma lesão excêntrica no vaso, ao contrário do que ocorreria se houvesse transecção completa deste. Quando esta ocorre, particularmente nos vasos de pequeno calibre, há contração da artéria e conseqüentemente o sangramento pára. Nas artérias em que há lesão apenas da parede lateral, o mecanismo de vasoconstrição não é efetivo[157].

Como o vaso sangrante com freqüência apresenta uma arterite, fica explicada a dificuldade dos mecanismos de coagulação em prevenir o ressangramento. Por outro lado, o trombo quando formado pode recanalizar, favorecendo assim a hemorragia[157].

MANEJO INICIAL

O manejo inicial adequado do paciente com sangramento digestivo alto inclui avaliação da gravidade e da fonte da hemorragia, suporte imediato naqueles com instabilidade hemodinâmica, medidas terapêuticas específicas e antecipação de uma possível internação nos pacientes com hemorragia persistente ou recorrente[61,71].

Uma rápida história, tentando identificar a causa do sangramento, pesquisando doenças associadas, identificando uma história familiar; um exame físico priorizando a avaliação dos sinais vitais, dos sinais de descompensação hemodinâmica, dos estigmas de doença hepática crônica, um acesso venoso adequado devem ser obtidos imediatamente[21,61].

Os exames laboratoriais a serem solicitados incluem hemograma, plaquetas, tipagem sangüínea, tempo de protrombina, KTTP, uréia, creatinina e eletrólitos[100]. Conforme individualizada a situação clínica, outros poderão ser solicitados. Assim, justificaríamos a solicitação de provas de função hepática em paciente com suspeita de hepatopatia crônica.

A decisão de admitir ou não o paciente em UTI deve ser tomada precocemente. Alguns serviços admitem qualquer paciente com sangramento digestivo alto, a não ser quando jovens, sem doenças associadas e sem instabilidade hemodinâmica[61]. O risco de ressangramento em DUP é da ordem de 15-30% e aquele decorrente de varizes ou úlcera de estresse, de 50%[100]. Obviamente os mais idosos ou com comprometimento clínico devem sempre ser internados em UTI[61], já que pacientes com mais de 60 anos e com doenças associadas apresentam uma mortalidade ao redor de 47%[100].

No sangramento digestivo alto, o estado hemodinâmico é o melhor indicador da gravidade do sangramento, já que muitas vezes a história clínica é falha ou de difícil obtenção, e também pelo fato de o hematócrito só retratar a realidade da perda após 12 a 24 horas da hemorragia[61].

A presença de hipotensão postural (diminuição da pressão sistólica em 20 a 30 mmHg) ou aumento da freqüência do pulso radial em 25 batimentos por minuto representa perda de 1 l ou mais da volemia e pode ser usada como parâmetro inicial[61]. Nos pacientes idosos alterações posturais significativas podem ser causadas por menor perda volêmica[100].

Uma avaliação mais completa da gravidade da hemorragia pode ser observada na Tabela 7.1, cujos dados foram estabelecidos pelo comitê de trauma do Colégio Americano de Cirurgiões[105].

Tabela 7.1 Classificação da Gravidade da Hemorragia Digestiva Alta		
Grau	Sinais Clínicos	% de Perda da Volemia
I	Taquicardia	15
II	Hipotensão postural	20-25
III	Hipotensão supina/oligúria	30-40
IV	Obnubilação/colapso cardiovascular	> 40

Quando em UTI, medidas rigorosas para controle da pressão arterial e monitorização cardíaca devem ser tomadas[61].

Após definirmos a gravidade do sangramento, anteriormente ou concomitante à investigação etiológica, torna-se fundamental equilibrar hemodinamicamente o paciente.

O volume intravascular pode ser estimado pela medida dos sinais vitais, débito urinário e sinais de baixo débito ao exame físico. Embora muitos utilizem a pressão venosa central (PVC) para monitorizar as perdas volumétricas e detectar ressangramento, outros preferem utilizar motorização através de cateter de Swan-Ganz, já que em pacientes com doença cardiopulmonar associada, a PVC não reflete adequadamente a pressão de enchimento do ventrículo esquerdo[61].

A decisão inicial entre utilizar soluções de cristalóides ou de colóides é controversa; no Estados Unidos a tendência é utilizar *ab initio* as soluções de cristalóides[61]. No entanto, dependendo da gravidade do processo, deve ser utilizada a que se consegue com maior presteza.

No paciente hipotenso deve-se administrar fluidos até atingir pressão sistólica ao redor de 100 mmHg. Se a hipotensão persiste após 2 l de solução salina, a transfusão sangüínea deve ser imediatamente considerada. A restauração da pressão sangüínea não necessariamente implica a correção do choque, podendo persistir a má perfusão tecidual. Sinais periféricos da vasoconstrição como extremidades frias e *livedo reticularis*, devem ser procurados[61].

A necessidade de transfusão sangüínea deve ser avaliada individualmente, e embora se preconize que o hematócrito deva ser mantido em torno de 30%, esse nível é arbitrário, não devendo ser aplicado a todos os casos[61,71,100].

Nos casos de hemorragia maciça a reposição deve ser iniciada com sangue total o mais rapidamente possível, e os fluidos endovenosos são utilizados de forma exclusiva somente até a sua obtenção. Naqueles pacientes em que o sangramento cessou e cujo volume já foi expandido com solução salina, deve ser utilizada preferentemente transfusão de glóbulos[21,61].

A reposição volêmica em pacientes com sangramento decorrente de ruptura de varizes esofágicas deve ser extremamente criteriosa, sendo preferível que o paciente fique "hipovolêmico", evitando-se assim o ressangramento. Essa conduta decorre do fato de a hiperexpansão do volume plasmático poder elevar a pressão porta de forma significativa e favorecer o sangramento[106].

A lavagem gástrica, quando realizada, tem a finalidade de remover o sangue do estômago, facilitando o exame endoscópico e prevenindo a aspiração, mas não parece ter valor terapêutico específico[61,122,177].

A passagem inicial da sonda nasogástrica poderia servir como guia prognóstico ao indicar a presença de sangramento ativo, bem como, no caso de sangramento em paciente com hepatopatia crônica, ao possibilitar a aspiração do sangue, diminuir a possibilidade de esses pacientes entrarem em encefalopatia portossistêmica[100].

INVESTIGAÇÃO

Para o diagnóstico da fonte de sangramento, a endoscopia é mais precisa do que o estudo radiológico contrastado, mesmo utilizando duplo contraste[122]. A presença de bário no estômago prejudica a investigação posterior em curto prazo por endoscopia ou arteriografia; além do que, quando o exame radiológico apontar mais de duas lesões potencialmente sangrantes, não discrimina a causa da hemorragia. Assim, graças à endoscopia foi possível determinar que, quando sangravam percentagem significativa de pacientes com varizes de esôfago, o faziam por outras causas[164].

Mais de 90% das úlceras gástricas e duodenais são identificadas à endoscopia, enquanto somente 50% das duodenais o são ao exame baritado[61,122].

Há poucas indicações para o uso da arteriografia no diagnóstico etiológico da HDA, já que a endoscopia geralmente revela a doença de base. Ocasionalmente quando o sangramento é maciço, dificultando a visuali-

zação endoscópica, poderá ser utilizada a arteriografia seletiva para localização da fonte de sangramento. Ressalve-se que para ser utilizada com eficácia deve haver sangramento ativo de no mínimo 0,5 ml/mim[122]. Assim ocorrendo, ela identifica o foco da hemorragia em 70 a 80% dos casos[122].

Os estudos com radioisótopos também têm um papel limitado na HDA, sendo desprovidos de valor se o sangramento não for ativo. Quando o sangramento for maciço, a arteriografia parece oferecer melhor resultado[122].

TRATAMENTO CLÍNICO E ENDOSCÓPICO

No tratamento médico da HDA, os antiácidos têm sido utilizados "rotineiramente". Entretanto, não há dados demonstrando que seu uso diminua o sangramento, a necessidade de transfusões e de cirurgias ou a mortalidade nesses pacientes[122].

Evidências fisiológicas suportam a premissa de que os antagonistas dos receptores H_2 (antagonistas H_2) poderiam favorecer o curso do sangramento digestivo. Estudos *in vitro* demostram que os mecanismos de coagulação são pH dependentes. À medida que o pH se torna inferior a 7, há um progressivo prolongamento do tempo de coagulação e da agregação plaquetária, a qual se deteriora mais pela presença da pepsina[70]. No entanto, os estudos clínicos realizados não nos permitem afirmar que drogas como os antagonistas H_2 tenham um efeito benéfico em controlar os episódios de sangramento agudo[177].

Em vista dos resultados obtidos com diversas drogas estudadas e pelo fato de o sangramento cessar espontaneamente em aproximadamente 70 a 90% dos casos, o objetivo primordial do tratamento farmacológico limita-se a prevenir a sua recorrência[44,115,123].

Diversos autores estudando os antagonistas H_2 observaram que essas drogas não oferecem vantagens em relação ao uso de placebo no tratamento da HDA por DUP, não havendo diferenças em relação ao número de transfusões, ao momento em que houve a parada do sangramento e à necessidade de cirurgia[177,178]. Também não foi demonstrado que o uso de antagonistas H_2 diminua a morbidade ou a mortalidade em pacientes com HDA secundária a DUP[28,122].

Em 1985, Collins & Langman[39] analisaram 27 estudos clínicos randomizados totalizando 2.500 pacientes, e observaram redução de 10% no sangramento persistente ou recorrente com a utilização de antagonistas H_2, o que não foi estatisticamente significativo. A mortalidade foi reduzida em 20%. Somente os pacientes com úlcera gástrica apresentaram uma diminuição significativa na continuidade do sangramento, na necessidade de cirurgia e na mortalidade.

No tratamento específico da úlcera péptica sangrante, agentes farmacológicos incluindo antiácidos, antagonistas H_2, omeprazole, sucralfate, vasopressina, e seu análogo sintético 1-desamino-(8-D-arginina)-vasopressina, (DDAVP), somatostatina, secretina, prostaglandinas e ácido tranexânico têm sido avaliados, mas nenhum foi claramente efetivo[28,29,45,89,96,99,104,122,123,132,147,169,177,178].

Como regra, os agentes que agem diminuindo a acidez intragástrica ou promovendo vasoconstrição do vaso sangrante são inefetivos.

É proposto que a prevenção do ressangramento requer redução dos níveis de ácido até valores próximos à acloridria, o que pode ser atingido através da infusão EV constante de antagonistas H2 isoladamente ou com suplementação de antiácidos[117,125]. O tratamento contínuo diminui a chance de toxicidade em relação ao uso do antagonista H2 administrado em bolo, mantém o pH intragástrico constantemente elevado e reduz os custos[177]. Peterson et al[124], no entanto, publicaram um estudo avaliando o efeito da acloridria mantida (cimetidina contínua mais antiácidos por infusão através de sonda nasogástrica) não demonstrando resultados significativos no que tange ao ressangrante, quando comparado aos dos pacientes que utilizaram cimetidina de forma intermitente.

Mais recentemente, Khuroo et al.[91] mostraram redução significativa de sangramento com a utilização de omeprazol 40 mg a cada 12 horas durante 5 dias. Por outro lado tem sido referido que a somatostatina reduz o risco de sangramento continuado em DUP[141].

Em paciente cuja documentação sorológica ou por biópsia evidencia a presença de Helicobacter pylori o tratamento da erradicação deve ser instituído tão breve quanto possível[148].

Observe-se que o tratamento clínico das demais lesões responsáveis pela HDA (exceto aquelas decorrentes da hipertensão porta) em tudo se sobrepõe ao da DUP.

Do ponto de vista clínico os achados preditivos de sangramento poderiam ser subdivididos em maiores e menores. Os primeiros compreenderiam aquela população que apresenta instabilidade hemodinâmica; necessidade de transfusão continuada; hematêmese com sangue "vivo" e enterorragia[142]. A presença de sangramento ativo aumenta em 2 a 3 vezes a mortalidade desses pacientes[100]. Os achados preditivos considerados menores implicam sangramento que se iniciou durante a hospitalização; que ocorre em pacientes com mais de 60 anos; e que acomete enfermos com doenças associadas e casos de ressangramento durante a hospitalização[142].

Na última década, no entanto, houve grande evolução do papel da endoscopia no manejo da HDA, revestindo-se agora de maior importância ao proporcionar, além do diagnóstico da causa do sangramento, a identificação de sinais preditivos de ressangramento e ao possibilitar a realização do tratamento endoscópico da lesão sangrante[61,100].

Os achados endoscópicos preditivos de "má evolução" de uma úlcera incluem a sua localização (úlcera gástrica alta, úlcera duodenal posterior), o seu tamanho e o seu aspecto (presença de estigmas de sangramento recente)[123,156,175].

Sangramento ativo em jato está associado com uma possibilidade de ressangramento que atinge a 85% dos casos[100].

Naqueles pacientes em que o sangramento diminui ou cessou, o risco de hemorragia se correlaciona com a aparência endoscópica da úlcera. A presença de coágulo aderido à base da úlcera ou gotejamento de seu leito prevê ressangramento em 20% e 30% respectivamente[44,115,123,149,166]. Alguns sugerem que a presença de "pontos pretos" aderidos ao fundo da úlcera é sinal de bom prognóstico[22,175]. A maior chance de ressangramento ocorre, no entanto, quando há identificação do vaso visível na base da úlcera[16,21,22,32,44,58,102,115,116,123,149,157,166]. Nesses casos é sugerido um risco de ressangramento de aproximadamente 40% e se houver sangramento concomitante de 50%[100,118,157,166].

Recentemente, o doppler endoscópico tem sido utilizado para prever a ocorrência de ressangramento[16,123,175].

Hemostasia Endoscópica

O tratamento endoscópico pode utilizar a coagulação térmica (fotocoagulação a laser, eletrocoagulação multipolar e cateter térmico-heater probe) ou agentes químicos locais.

Coagulação Térmica

A coagulação térmica favorece a constrição do colágeno com conseqüente vasoconstrição ou aderência das paredes opostas do vaso sangrante e edema do tecido circundante, o que também favorece a hemostasia. A terapia com laser ao fazer a hemostasia sem um contato direto com o tecido, embora assim com menos efeitos colaterais, não faz o processo de coaptação (aproximação das paredes do vaso), tornando-se menos eficaz quando o sangramento é proveniente de vaso calibroso[175].

Coagulação a Laser

A coagulação a laser com argônio ou neodímio é mais efetiva em lesões gotejantes, obtendo-se hemostasia em 90% dos casos (deve-se considerar que a hemostasia espontânea ocorre em 70%)[123]. O fato de ser um tratamento caro, tecnicamente complexo, e de os resultados obtidos não serem tão bons quanto sugeridos inicialmente, limitam o seu uso, havendo inclusive discordância sobre seu real benefício, mesmo quando utilizado em lesões com vaso visível[123,160]. Outros estudos, no entanto, confirmam sua eficácia [43,63,78,102,154,155].

Coagulação por Calor

O efeito hemostático do cateter multipolar e do heater probe é obtido inicialmente através de uma ação mecânica direta do cateter sobre o vaso sangrante e, posteriormente, por geração de calor alcançando bons resultados no tratamento da HDA[43,63,64,78,85,87,93,115,116,120,123].

Nos diversos estudos realizados, a eficácia dos três métodos é semelhante[175].

O tratamento endoscópico que nos parece mais conveniente e econômico baseia-se na utilização de substâncias vasoconstritoras e/ou esclerosantes ao redor e no próprio local do sangramento[12,34,115,123,150,177].

Hemostasia por Noradrenalina e Álcool

A noradrenalina age através da vasoconstrição e do edema que se forma ao redor do vaso sangrante. A lesão tecidual é pequena e, geralmente, não há trombose vascular. Os esclerosantes (álcool a 98%, polidocanol a 1%) causam desidratação e contração dos tecidos vizinhos, bem como inflamação do vaso sangrante, levando à formação de trombos[175].

Em nosso meio utiliza-se com maior freqüência a noradrenalina e o álcool. Provavelmente a solução de noradrenalina ou adrenalina a uma diluição de 1/10.000 seja a mais utilizada[43]. Injetam-se 0,2 a 0,5 ml ao redor do sítio sangrante e na própria borda e base da úlcera, até um total de 10 ml[12]. O álcool absoluto também pode ser utilizado, em aplicações de 0,1 ml até atingir um máximo de 1-2 ml[43,142,175]. O emprego de mais de um agente químico de forma combinada tem sido eventualmente recomendado. Assim, pode-se optar por uma associação de noradrenalina com álcool ou com os esclerosantes utilizados para o tratamento de varizes[43,142]. Essa associação parece efetiva, principalmente em sangramento ativo, quando é difícil o aproveitamento da injeção de álcool no lugar desejado[175].

Quando avaliada a eficácia do procedimento e comparada com o tratamento clínico, observa-se que a utilização de agentes químicos por via endoscópica propiciou a interrupção do sangramento, diminui o ressangramento, a necessidade de cirurgia e o número de unidades de sangue transfundidas, embora nem sempre se observe redução na taxa de mortalidade[10,12,33,34,35,61,100,131,143].

Alguns estudos demostram não haver diferenças nos resultados entre os métodos que utilizam o calor e o tratamento injetável com substâncias químicas em relação a ressangramento, duração da hospitalização e necessidade de cirurgia, embora o custo seja mais elevado com os primeiros[35,63,78,94,167,175].

Muitos estudos randomizados controlados têm sido realizados avaliando o tratamento endoscópico da úlcera péptica sangrante, mas os resultados ainda não são definitivos. Cook *et al*[40] analisaram 30 estudos publicados na literatura entre 1981 e 1990, totalizando 2.412 pacientes (13 estudos: contato térmico × controles; 13 estudos: *laser* × controles; 7 estudos: agentes químicos × controles). Verificaram que as diferenças nos resulta-

dos decorriam da diversidade dos critérios de inclusão, das diferenças nas características dos pacientes, da metodologia utilizada e da pequena amostragem em cada estudo. Observaram que o tratamento endoscópico diminui os índices de ressangramento, de indicação cirúrgica e da mortalidade nos pacientes com HDA que apresentem sinais endoscópicos preditivos de sangramento persistente ou recorrente (sangramento ativo ou vaso visível). Quando as diversas formas de terapia foram analisadas de forma isolada, somente o *laser* influiu na mortalidade.

Duas novas técnicas de hemostasia que têm chamado a atenção são a injeção de cola de fibrina e o emprego de microclipes no vaso sangrante. A injeção de cola de fibrina consiste em injetar, simultaneamente, trombina e fibrinogênio utilizando uma seringa dupla com agulha única. Já os *clipes*, também chamados hemoclipes são aplicados ao vaso visível através do canal de trabalho endoscópico com um aplicador próprio[148].

Por sua simplicidade, pelo baixo custo e pelos resultados obtidos, o tratamento com substâncias químicas pode ser considerado como primeira opção terapêutica em pacientes com sangramento ativo ou com estigmas de ressangramento[175].

TRATAMENTO CIRÚRGICO

É estimado que a cirurgia seja necessária em 15 a 30% dos pacientes com sangramento digestivo, incluindo 10 a 15% dos pacientes com DUP[62].

Quando um cirurgião se depara com um paciente com sangramento digestivo alto, deve analisar os seguintes fatores sinalizadores para uma possível operação:

1   Eficácia e tempo de duração do tratamento clínico;

2) Localização e características do local sangrante;

3) Idade, estabilidade hemodinâmica, condição médica geral do paciente[36].

Usualmente as indicações cirúrgicas na hemorragia digestiva se devem aos seguintes fenômenos:

1) Hemorragia maciça que determine exsanguinação;

2) Necessidade de infusão de três ou mais unidades de sangue para manutenção de níveis pressóricos;

3) Ressangramento;

4) Paciente com idade superior a 60 anos com sinais vitais instáveis ou sangramento maciço;

5) Falha da terapêutica clínica e endoscópica;

6) Úlcera péptica crônica com sangramento anterior e novo sangramento apesar de tratamento adequado[79].

Úlcera Péptica

A hemorragia permanece como a complicação mais comum da úlcera péptica sendo também a de maior mortalidade apesar dos avanços da terapêutica clínica, endoscópica e cirúrgica[36]. O sangramento por úlcera gástrica tem o dobro da mortalidade por úlcera duodenal[79].

A mortalidade determinada por um único episódio de hemorragia é baixa, porém aumenta significativamente conforme o número de sangramentos, sobretudo em doentes de idade mais avançada, quase sempre apresentando outras doenças associadas o que faz crescer a morbimortalidade[19,36].

Alguns estudos que compararam cirurgia de urgência com tratamento clínico não verificaram diminuição da mortalidade no grupo operado. Entretanto, esses mesmos estudos, com a inclusão de pacientes com doenças associadas verificaram que houve uma significativa diminuição dos óbitos, quando esses pacientes eram tratados por endoscopia e operados de forma eletiva mas precocemente, portanto fora do período de doença aguda. Assim, se a endoscopia cessa o sangramento, os pacientes que são considerados de risco para um novo sangramento podem se beneficiar dessa conduta[36].

Já Pimpl *et al* [127] preconizam cirurgia dentro do período de 24h após controle endoscópico principalmente em pacientes que têm estigmas endoscópicos de ressangramento, pois o tratamento endoscópico, se efetivo num primeiro momento, agrava o episódio de hemorragia na recidiva.

Hunt[79] demonstrou, avaliando prospectivamente 633 pacientes por 10 anos, que uma combinação de medidas de suporte agressivas, diagnóstico endoscópico rápido e cirurgia eletiva mas precoce afetaram favoravelmente o prognóstico dos pacientes em comparação com 142 doentes operados na década anterior a esse estudo, quando ainda não era adotada essa conduta. A mortalidade encontrada por esse autor caiu de 17,6% para 12% comparando os dois grupos.

Pacientes que se apresentam hipovolêmicos, com pressão sistólica abaixo de 100 mmHg, com sangramento recorrente ou idade acima de 60 anos, em geral devem ser tratados com cirurgia precoce. Isoladamente, a pressão sistólica abaixo de 100 mmHg é o fator preditivo mais importante para a indicação cirúrgica[79].

Segundo Kovacs e Jensen[92] existe uma nítida correlação entre os achados endoscópicos e a necessidade de intervenção cirúrgica; aqueles, em resumo, seriam os seguintes:

1) 60% dos casos têm base da úlcera limpa, coágulo não-sangrante, pontos pretos ou vermelhos, 10% ressangram e 5% precisam de cirurgia.

2) 20% dos casos tem vaso visível não-hemorrágico. 50% ressangram e 40% têm indicação cirúrgica.

3) 15% apresentam sangramento ativo. 80% ressangram e 70% vão a cirurgia.

4) 5% estão em choque e não há acesso ao foco hemorrágico. 100% ressangram e 100% necessitam de cirurgia.

O procedimento cirúrgico realizado tem relação direta com a mortalidade. Alternativas mais conservadoras e, portanto, menos mutilantes têm os menores índices de morbimortalidade. As operações preconizadas vão desde a simples rafia do ponto sangrante até as ressecções gástricas. Evidentemente que as operações mais conservadoras têm o ônus da maior recidiva da doença péptica, embora com menor mortalidade, quando realizadas no período agudo de sangramento[36,79,111].

Úlcera Duodenal

A vagotomia troncular e piloroplastia com sutura da lesão sangrante era considerada a melhor alternativa para operações de emergência ou eletivas em pacientes de risco com úlcera duodenal sangrante; entretanto, essa opção tem sido questionada já que alguns[125,131,148] referem que a vagotomia superseletiva ou simplesmente a rafia do vaso sangrante seriam a melhor opção. Entretanto, esses mesmos autores[125,131,148] referem que atualmente poucos cirurgiões têm intimidade com a vagotomia superseletiva e, ainda, esta é uma operação cirúrgica dependente. Por outro lado a simples rafia do vaso sangrante também é referida como causa de ressangramento[148].

Welch *et al.*[170] analisaram 240 doentes com sangramento por úlcera e concluíram que a mortalidade média variou com a idade, a condição médica geral do doente e o tipo de operação realizada. Nessa série, esses autores encontraram uma mortalidade de 42% para pacientes acima de 70 anos e 10,6% em pacientes mais jovens, com ressangramento de 0,5% na vagotomia com antrectomia e 4,3% após vagotomia e piloroplastia.

Úlcera Gástrica

Schein e Gecelter[144] aplicando o escore APACHE II em hemorragias maciças verificaram que em pacientes com HDA decorrente de úlcera gástrica que apresentando escore superior a 10, a gastrectomia parcial trazia uma mortalidade de 22%. Na simples rafia ou vagotomia troncular com drenagem gástrica a mortalidade era de 9%.

Um dado importante em relação a ulceração gástrica é que a presença de neoplasia deve ser afastada de forma inequívoca[36]. Herrington e Davidson[76] recomendam o seguinte manejo cirúrgico nas diversas situações a seguir:

1) Úlcera pré-pilórica ou antral — realizar hemigastrectomia distal com vagotomia troncular e reconstrução do trato gastrointestinal à Billroth I.

2) Úlcera gástrica ao longo da pequena curvatura na altura da incisura sem instabilidade hemodinâmica — realizar hemigastrectomia distal, estendida, se necessário, à porção alta da pequena curvatura para incluir a úlcera e reconstrução à Billroth I.

HEMORRAGIA DIGESTIVA

3) Sangramento oriundo de úlcera alta na pequena curvatura — duas são as alternativas: a primeira consiste em múltiplas biópsias, rafia da úlcera e vagotomia troncular com antrectomia e reconstrução a Billroth I; a segunda compreende uma gastrectomia distal com uma ampliação da zona de ressecção para que alcance a úlcera sangrante, sendo esta, assim, removida com a peça operatória.

4) Sangramento por úlcera gástrica com instabilidade hemodinâmica — gastrotomia e sutura do ponto sangrante e a seguir gastrectomia com reconstrução a Billroth I. No entanto, para pacientes mais enfraquecidos, politransfundidos, de idade mais avançada e com doenças associadas, observa-se que uma rafia da ulceração, múltiplas biópsias da lesão, com uma vagotomia troncular e um procedimento de drenagem gástrica é por vezes a conduta mais prudente já que com menor mortalidade, embora com um maior índice de recidiva.

Embora alguns cirurgiões preconizem seletivamente a vagotomia gástrica proximal e a excisão da ulceração em úlceras pré-pilóricas, esse procedimento além de ter um alto índice de recidiva pode se tornar difícil de realizar, já que as biópsias da úlcera de pequena curvatura podem lesar o nervo de Latarjet. Da mesma forma, o processo inflamatório dessa zona pode modificar a anatomia da região dificultando essa alternativa[36,76].

Gastrite Erosiva

Habitualmente em torno de 10% das gastrites erosivas agudas necessitam de tratamento operatório para cessamento da hemorragia. Esse tipo de manejo está indicado quando, apesar do tratamento clínico agressivo, o sangramento é contínuo a ponto de apresentar instabilidade hemodinâmica ou naqueles casos em que existe sangramento recorrente que exija várias transfusões para manter o volume sanguíneo[18,31,111].

Pelo fato de essa entidade ter diminuído sua incidência como fonte de hemorragia digestiva nos últimos anos, dado um melhor conhecimento da sua fisiopatologia e medidas profiláticas, e ainda, por não haver muita experiência de um único cirurgião nessa afecção, muitas são as operações propostas sendo alvo de controvérsia qual a melhor proposta cirúrgica[18,50,77,172].

Apesar de ser bem definido o objetivo da cirurgia, ou seja parar o sangramento com uma baixa mortalidade operatória e sem recorrência, uma variedade grande de operações são encontradas na literatura[18,31,77,111,172]. Menguy et al[110] propõem gastrectomia total como operação efetiva, já que é alta a recorrência do sangramento. Entretanto, outros preferem opções mais conservadoras como a vagotomia troncular e algum procedimento de drenagem gástrica ou a hemigastrectomia, a simples ligadura de pontos de maior sangramento ou ainda, a desvascularização gástrica seletiva deixando somente os vasos curtos como nutridores do estômago[18,50,111,134].

Se, com os procedimentos conservadores, houver recorrência do sangramento a reoperação se impõe e a gastrectomia total está justificada[111].

Hemorragia por Varizes Esofágicas

A cirurgia, na vigência de sangramento por varizes, raramente tem sido indicada, salvo no insucesso dos métodos anteriormente propostos. O sangramento por varizes se constitui na complicação mais dramática da hipertensão portal. Apesar de somente um terço dos pacientes apresentar sangramento a probabilidade de um segundo sangramento é de 70% e a mortalidade varia de 22 a 84%, dependendo da doença básica, da função hepática e do tempo em que é instituído o tratamento[19,137].

Os estudos da cirurgia para varizes esofágicas se devem a Whipple[171] e a Blakemore e Lord[20], que publicaram seus resultados iniciais com derivações portocava e esplenorrenais mostrando desde então a efetividade desse procedimento. Em 1967, Warren et al[168] introduziram o conceito de descompressão seletiva com a realização da derivação esplenorenal distal que descomprime o território varicoso esofágico, mas mantém o fluxo portal inalterado, diminuindo assim a chance de desenvolvimento da encefalopatia portossistêmica

Uma alternativa às derivações é a operação proposta por Sugiura e Futagawa[151] que promove uma extensa desvascularização esofagogástrica combinada com esplenectomia e transecção esofágica. Atualmente, essa transecção esofágica pode ser realizada empregando-se suturas mecânicas[19]. Para maiores detalhes ver Capítulo 102.

Outras Causas Menos Comuns de Hemorragia Digestiva Alta

Síndrome de Mallory-Weiss

Essa situação é decorrente de episódios de vômitos incoercíveis que costumam acometer pacientes etilistas (ver Capítulo 28). A lesão básica consiste num desgarro da mucosa esofágica ou da cárdia que sangra. Embora não seja uma causa incomum de HDA, perde em parte a sua importância pelo fato de, em geral, a hemorragia cessar espontaneamente. Quando isso não ocorre, muitas opções são descritas como a eletrocoagulação multipolar ou, mesmo compressão da junção esofagogástrica com o balão de Sengstaken-Blakemore. Cirurgia para sutura da lesão sangrante era freqüentemente indicada antes do advento da endoscopia, no entanto atualmente essa conduta está praticamente abolida[18,38].

Lesão de Dieulafoy

Essa causa rara consiste numa lesão punctiforme arterial usualmente assentada no fundo gástrico e responsável por hemorragias maciças. A sua patogênese não é conhecida, mas acredita que o ponto sangrante seja devido a uma artéria de longo e tortuoso percurso pela submucosa. O seu tratamento é inicialmente endoscópico, mas terapêutica cirúrgica pode ser requerida para realizar simples ligadura do ponto sangrante, ressecção gástrica proximal ou ressecção em cunha da parede gástrica[5,72,88].

Hemobilia

A hemobilia se deve na maior parte das vezes a trauma abdominal, mas pode ser decorrente até de operações eletivas sobre o fígado, vias biliares ou pâncreas. A clássica tríade de dor em hipocôndrio direito, icterícia e sangramento gastrointestinal deve alertar o médico para a possibilidade de hemobilia[88].

Atualmente a terapia por arteriografia vem se mostrando de superior eficácia sobre a cirurgia. Entretanto, por vezes o operação está indicada e o estancamento da hemorragia pode ser obtido em mais de 75% dos casos[18,88].

Fístula Aortoduodenal

Fístula aortoduodenal representa 80% das comunicações aortoentéricas e são muito raras (menos de 1%), mas representam uma situação de extrema gravidade. Para que se obtenha um bom resultado nessa situação, um alto índice de suspeição deve ser exercitado. Na grande maioria das vezes, está associada a um aneurisma de aorta abdominal, mas pode estar relacionada a aneurismas micóticos, sífilis e tuberculose entre outras situações. Em geral, a maioria dos pacientes sobrevivem a um primeiro episódio de sangramento que cessa espontaneamente, contudo um terço deles morre nas 6 a 12 horas seguintes por hemorragia de grande intensidade. O tratamento cirúrgico nessa situação é o da doença básica[88].

Ectasia Vascular de Antro Gástrico

O também chamado estômago em melancia é uma causa rara, porém importante de hemorragia. Normalmente acomete pacientes de idade mais avançada por volta dos 70 anos e a primeira tentativa deve ser não-cirúrgica e realizada pela endoscopia podendo mesmo chegar até o emprego de Nd:YAG *laser* que parece ser o método mais efetivo[88,158]. Na recorrência da hemorragia a repetição da terapia endoscópica está ainda indicada, mas alguns doentes necessitarão de antrectomia para cessação do sangramento[18,88].

Malformações Arteriovenosas Gastroduodenais

Essas alterações idiopáticas têm sido descritas como ectasias vasculares, anormalidades vasculares da mucosa e displasia vascular entre outras denominações. Também aqui a terapia endoscópica tem lugar assegurado e somente em raras oportunidades e em casos muito selecionados tem a cirurgia sua indicação. Cabe ressaltar que o objetivo do tratamento é somente parar o sangramento agudo, pois a cura só é obtida se for possível remover a causa predisponente[18,88].

Tratamento da Hemorragia por Ruptura de Varizes de Esôfago

Quando avaliamos os pacientes com hepatopatia crônica, ao redor de 30% daqueles com doença compensada e 60% dos que apresentavam doença descompensada apresentam varizes gastroesofágicas (VGE). Dessa população, cerca de 30% irão sangrar em algum momento da evolução de sua doença. Por outro lado, a taxa de ressangramento em 1 ano gira em torno de 70%[69,74].

A mortalidade decorrente do sangramento de varizes diminuiu nas últimas décadas[107]. O diagnóstico mais eficaz da causa do sangramento, medidas de suporte mais efetivas e um tratamento precoce certamente contribuíram para esse avanço. No entanto, observa-se que a mortalidade dos pacientes com sangramento é ainda elevada, entre 30 e 50%[15,47,114,119].

Nesta revisão abordaremos o tratamento do sangramento agudo decorrente da ruptura das varizes. As propostas terapêuticas da profilaxia primária ou secundária serão abordadas em outro capítulo desta obra.

Tendo em vista o mau prognóstico que a hemorragia digestiva por ruptura de varizes empresta ao paciente com hepatopatia crônica, é importante que ele seja atendido em uma unidade de tratamento intensivo. A mortalidade dos pacientes com hemorragia por ruptura de varizes é maior do que aquela decorrente do infarto do miocárdio, sendo maior o risco nos primeiros 7-10 dias, o que justifica plenamente a internação rotineira desses pacientes em uma UTI[47].

É fundamental que as condições hemodinâmicas sejam mantidas, no entanto deve ser lembrado que uma hiperexpansão do volume plasmático pode elevar a pressão ao nível do sistema portal de forma significativa e favorecer o sangramento. Dessa forma, mantém-se o hematócrito entre 25 e 30%[60].

Pode ser de interesse a realização de aspiração gástrica, pois esta prepararia o paciente para a realização de uma endoscopia de forma adequada, diminuiria a possibilidade de encefalopatia portossistêmica, bem como a de aspiração pulmonar e teria um papel prognóstico, já que, em caso de sangramento ativo, este seria mais empobrecido[69].

A presença de infecção está associada com falha de controle do sangramento e deve ser considerada na conduta a ser adotada. Nos pacientes que sangram a infecção pode estar presente em mais de 50% dos casos e está associada a uma mortalidade ao redor de 30%. A

152

HEMORRAGIA DIGESTIVA

infecção poderia favorecer a falha do controle da hemorragia por liberar endotoxinas que atuariam ativando mediadores inflamatórios intravasculares, tais como citocinas, óxido nítrico, leucotrienos, fator de ativação plaquetário etc. Essas substâncias poderiam produzir danos estruturais e funcionais no trato digestivo, bem como alterações hematológicas[67]. Está comprovado, por trabalho de metanálise, que a profilaxia com quimioterápicos aumenta a sobrevida desses pacientes, devendo ser utilizada em todos os cirróticos que sangram, após coleta dos respectivos exames bacteriológicos, por um prazo de sete dias[17].

A profilaxia da encefalopatia portossistêmica deve ser feita rotineiramente, podendo ser utilizada a lactulose por via oral ou através de enemas[60,69].

Diferentes modalidades terapêuticas têm sido empregadas para controlar a hemorragia por VGE. Destacamos o papel das drogas vasoativas, do tamponamento por balão, da escleroterapia, da ligadura elástica, do TIPS (*transjugular intrahepatic porto-systemic shunt*) e da cirurgia de emergência. Nenhuma dessas modalidades terapêuticas tem resultado plenamente eficaz. Ressalve-se ser o transplante hepático o único tratamento definitivo para essa situação, devendo ser sempre lembrado quando há falha terapêutica, desde que preenchidos os critérios de sua indicação[81].

No estágio atual do conhecimento, dentre as drogas vasoativas a serem consideradas estão a somatostatina, o octreotide e a glipressina. Vejamos pois:

A somatostatina atua diminuindo a pressão portal, sem os efeitos colaterais de outros fármacos que atuam em nível sistêmico. Causa uma vasoconstrição esplâncnica seletiva, provavelmente devida à inibição de peptídios vasodilatadores esplâncnicos como o glucagon, o peptídio intestinal vasoativo e a substância P. Além disso, por inibir a secreção gástrica, poderia evitar a dissolução do coágulo no local da hemostasia das varizes, a qual depende de um pH ácido[26,145,159].

Dois trabalhos clássicos da literatura comparando a eficácia da somatostatina com placebo, no sangramento agudo de VGE, obtiveram resultados conflitantes; o primeiro, um estudo multicêntrico americano[159], não mostrou efeito benéfico da somatostatina, ressalvado o fato de ter apresentado um índice muito elevado de controle do sangramento no grupo placebo (83%). Já o trabalho inglês, do Royal Free Hospital[27], demonstrou que a somatostatina é significativamente mais eficaz que o placebo no controle do sangramento por VGE. Em ambos os estudos, a taxa de controle da hemorragia com a somatostatina foi semelhante (65% e 64%, respectivamente), apesar de esta ter sido utilizada por somente 30 horas no primeiro trabalho e durante 5 dias no segundo.

Estudos randomizados mostraram que a somatostatina e seu análogo sintético, o octreotide, são mais eficazes que a vasopressina[47,80] e têm a mesma eficácia da terlipressina[57,121,161,165], do balão de Sengstaken-Blakemore[9,82] e da escleroterapia[56,83,128,145,152] no controle do

sangramento agudo por varizes esofágicas, tendo como principal mérito o fato de seus efeitos colaterais, quando presentes, serem discretos.

D'Amigo *et al*[47], em uma metanálise, mostraram não haver diferença entre o tratamento farmacológico e a escleroterapia no que tange ao controle do sangramento e à mortalidade. Avgerinos[6], ao referendar esses achados, chama a atenção para o maior índice de complicações nos pacientes que realizaram escleroterapia.

A utilização isolada de somatostatina/octreotide foi comparada ao seu uso combinado à ligadura elástica de varizes[153] e à escleroterapia[13] e essa associação mostrou eficácia superior, reduzindo a taxa de ressangramento, embora sem traduzir melhora na sobrevida. No entanto, recentemente[163] foi demonstrado que o uso combinado apresenta vantagens à utilização isolada de somatostatina principalmente em pacientes com alto risco de insucesso com o uso da terapia farmacológica, ou seja, em pacientes em choque ou naqueles com sangramento ativo durante a endoscopia.

Ressalve-se existir estudo que preconiza a utilização da droga de forma precoce, antes da avaliação endoscópica, revestindo-se essa conduta em benefício ao paciente[8]. Da mesma forma, a utilização de um esquema terapêutico mais agressivo, com uma maior dose da medicação, não só conseguiu proporcionar um maior controle nos pacientes com sangramento ativo, como também uma maior sobrevida[112].

Pelo exposto, a terapia farmacológica deveria ser iniciada imediatamente após a suspeita de sangramento decorrente da hipertensão portal, sendo aconselhado que a droga seja mantida por um período de cinco dias[23,109].

Deve-se, no entanto, ressalvar o fato de que o octreotida parece não ter a mesma eficácia que a somatostatina[6,7,23,46]. Estudos em ratos demonstram que essa droga teria seu maior efeito diminuindo o fluxo sangüíneo colateral porta, com ação menos significativa na redução da pressão portal[59]. Uma explicação para a discrepância de ação entre as duas drogas poderia estar baseada no fato de que o efeito da somatostatina na redução da pressão portal ou da pressão das varizes seria mediado por receptores, aos quais o octreotide teria uma menor afinidade[1,6].

A despeito do resultado favorável a essa droga em recente metanálise realizada[42], em um estudo prospectivo, controlado com placebo, avaliando o efeito do octreotida em pacientes com hipertensão portal, demonstrou-se que a injeção em *bolo* ou seguida por infusão contínua apresentava somente um efeito transitório sobre a pressão portal. Por outro lado, a injeção em *bolo* administrada de forma repetida tinha efeito mais transitório e menos marcado que a injeção inicial (taquifilaxia), e, quando a droga era administrada exclusivamente por infusão contínua não se observava efeito[55]

Quando comparamos a eficácia da somatostatina e da escleroterapia no sangramento digestivo proveniente da ruptura de varizes do esôfago observamos que ocor-

153

reu falha terapêutica em 48 h e 7 dias, respectivamente, em 26,3% e 35,7% no grupo da escleroterapia e em 23,8% e 21,4% no da somatostatina. A necessidade de transfusão e a mortalidade também foram semelhantes, o que nos permitiu concluir que a somatostatina é tão efetiva quanto a escleroterapia, devendo ser considerada no tratamento do sangramento agudo decorrente de ruptura de varizes do esôfago[130].

A glipressina (terlipressina) é um análogo sintético da vasopressina que por ter uma maior atividade biológica não necessita ser administrada em infusão venosa contínua. Sua maior vantagem sobre a vasopressina é que é muito mais tolerada, raramente causando efeitos colaterais[23]. Nos estudos randomizados com placebo, foi à única droga a mostrar aumento de sobrevida nos pacientes[47]. Seu efeito é superior ao da vasopressina e parece ser semelhante ao da somatostatina e ao do tamponamento por balão[46,47]. Em recente estudo multicêntrico, foi demonstrado seu papel como droga de primeira linha na hemorragia digestiva, quando comparada de forma prospectiva e randomizada com a escleroterapia[54].

A escleroterapia, como procedimento isolado, era a opção clássica a ser oferecida aos pacientes com sangramento por varizes. Quando avaliamos a evolução hospitalar de uma população de 55 pacientes cirróticos com sangramento de varizes submetidos a escleroterapia endoscópica, observamos que a despeito de controlar o sangramento em 84% dos casos, a mortalidade foi de 47%[174]. Esses resultados sugerem a necessidade de uma complementaridade na ação terapêutica ou a busca de novas opções.

A ligadura endoscópica com bandas elásticas, quando comparada à escleroterapia, em uma metanálise[48], mostrou-se igualmente efetiva, embora exista estudo[101] seguindo superioridade da ligadura elástica. Em regra, os autores acham que, na vigência do sangramento, a ligadura é mais difícil, em decorrência da redução do campo visual proporcionado pelo adaptador de bandas.

Naqueles pacientes em que não se consegue o controle do sangramento, ou quando este recorre após 2 sessões da terapia endoscópica em um período de 5 a 7 dias, considera-se ter havido falha terapêutica. Nesses casos, poder-se-ia indicar a colocação de TIPS. Ressalve-se que a mortalidade dos pacientes mais graves pode ser muito elevada[11].

A utilização do balão estaria reservada para os pacientes com sangramento incontrolável. No entanto, o balão nunca deve ser visto como terapia definitiva e sim como ponte para outra forma de tratamento.

No insucesso do controle do sangramento com as medidas propostas, desde que as condições clínicas do paciente o permitam, seria válida a opção cirúrgica.

Na última reunião de consenso realizada na Itália, Baveno III[60], concluíram os estudiosos, em linhas gerais, que, na suspeita de sangramento por ruptura de varizes de esôfago, dever-se-ia iniciar precocemente com drogas vasoativas (mantidas por cinco dias) mesmo an-

tes da endoscopia, que deveria ser realizada nas primeiras 12 horas, ocasião em que, especialmente nos casos de alto risco, proceder-se-ia a ligadura ou escleroterapia das varizes. Os resultados do tratamento combinado foram confirmados recentemente em metanálise com 939 pacientes[14].

HEMORRAGIA DIGESTIVA BAIXA

Considera-se como hemorragia digestiva baixa (HDB) o sangramento que ocorre devido à lesão situada distalmente ao ângulo de Treitz, e, dependendo de suas características, é classificada como aguda, oculta ou obscura.

Hemorragia Digestiva Baixa Aguda

A HDB aguda tem um amplo espectro de apresentação clínica, variando desde um sangramento mínimo e autolimitado até uma hemorragia grave com importante comprometimento hemodinâmico[3]. A HDB ocorre com menor freqüência que a HDA, sendo responsável por aproximadamente 25% de todos os casos de hemorragia digestiva[126]. Porém, sua incidência aumenta com a idade, sendo uma situação comum em idosos, provavelmente devido à alta prevalência de doença diverticular e vascular nessa população[126].

Existem inúmeras doenças que podem produzir HDB (Tabela 7.2), sendo as mais comuns descritas na literatura a doença diverticular e as angiodisplasias[86,136]. Por outro lado, é muito importante salientar que, em 6-27% dos pacientes com HDB, nenhuma fonte de sangramento é identificada mesmo após uma investigação apropriada[38,86,103,136]. A respeito da etiologia da HDB, Makela et al[103] observaram que o sangramento de origem anorretal é a principal etiologia em pacientes com menos de 50 anos de idade, enquanto a doença diverticular é o principal sítio de sangramento em pacientes com mais de 70 anos.

A abordagem inicial dos pacientes com HDB é semelhante àquela realizada na hemorragia digestiva alta, com obtenção de história clínica, na qual informações a

Tabela 7.2 Causas de Hemorragia Digestiva Baixa	
Causas comuns	Causas menos freqüentes
Doença diverticular	Neoplasia
Angiodisplasia	Hemorróidas
	Colite isquêmica
	Colite actínica
	Lesões em intestino delgado

respeito de doenças prévias, hábito intestinal, história de hemorróidas, medicação em uso, cirurgias prévias, realização de radioterapia, entre outras são extremamente úteis tanto para uma orientação inicial como para o diagnóstico etiológico. O exame físico, incluindo avaliação dos sinais vitais, inspeção do períneo e toque retal, é extremamente importante não só para obter uma estimativa da gravidade da hemorragia, como também para o diagnóstico diferencial e etiológico. Também faz parte da abordagem inicial e imediata de todo paciente com hemorragia digestiva a estabilização hemodinâmica, com reposição de volume proporcional às perdas estimadas e transfusão de sangue caso seja necessário.

A abordagem diagnóstica do paciente com HDB aguda é controversa e não está totalmente padronizada. De maneira geral, recomenda-se que a investigação seja realizada de acordo com a intensidade da hemorragia (moderada ou grave) e de sua freqüência (contínua ou recorrente)[49].

A maioria dos pacientes apresentam HDB considerada de grau moderado, que se caracteriza por sangramento agudo com cessação espontânea ou com sangramento contínuo mas de baixo débito[24]. Caracteristicamente, esses pacientes estão estáveis ou apresentam mínima instabilidade hemodinâmica e, dessa forma, há tempo suficiente para realizar um preparo adequado do cólon para o exame endoscópico[146]. A maioria dos autores recomenda que, inicialmente, esses pacientes sejam investigados com anoscopia a retossigmoidoscopia, que são exames de fácil realização e baixo custo e podem ser realizados após enema de limpeza[49,146,162]. Dessa forma, consegue-se identificar lesões perianais, hemorróidas e lesões do reto e do sigmóide, como úlceras varizes divertículos e neoplasia. Caso esses exames sejam negativos, ou detectem lesões que não justifiquem a hemorragia, recomenda-se então, que seja realizada a colonoscopia[49,146,162]. Porém, muitos autores acreditam que a colonoscopia deva ser realizada em todos os pacientes com HDB, pois a identificação de uma lesão distal não exclui a presença de uma lesão proximal concomitante, principalmente pela possibilidade de neoplasia[3,68,75,98]. A esse respeito, Eckardt et al.[53] realizaram estudo prospectivo em 4.265 pacientes consecutivos encaminhados para realizar colonoscopia, sendo que em 468 dos quais a indicação do procedimento foi hematoquezia. Esses pacientes foram comparados com um grupo semelhante de pacientes sem hemorragia e sem fatores de risco para neoplasia intestinal. Os autores observaram neoplasia de cólon em 18% dos pacientes com hematoquezia e em 7,5% dos controles. Entretanto, a grande maioria das lesões foram distais, ao alcance do retossigmoidoscópio. Dessa forma concluem que sangramento "vivo" pelo reto raramente é causado por lesão proximal do colon. No entanto, isso não costuma ocorrer em pacientes com sangramento oculto ou com sangue escuro nas fezes, quando então a presença de lesão proximal precisa ser descartada[53].

A HDB aguda é considerada grave quando o paciente se apresenta com instabilidade hemodinâmica ou choque. Nessa situação a abordagem diagnóstica deve ser realizada o mais precocemente possível[140,146]. Nesse sentido, a colonoscopia é importante tanto para o diagnóstico como para a terapêutica, com a realização de procedimentos hemostáticos no local do sangramento. Angiodisplasias, pólipos e tumores são exemplos de lesões em que, geralmente, consegue-se realizar hemostasia endoscópica, enquanto em hemorragia proveniente de divertículos a abordagem endoscópica costuma ser difícil e associada a maior risco de complicações[25]. No entanto, recentemente, alguns autores têm obtido bons resultados com a injeção de adrenalina e/ou eletrocoagulação bipolar em hemorragia diverticular[84].

Existe discussão na literatura, entretanto, em relação ao melhor momento para realização da colonoscopia, pois alguns autores consideram que a presença de resíduos fecais e coágulos na luz do cólon tornam a realização do procedimento menos segura e eficaz e recomendam que a colonoscopia seja realizada após cessar o sangramento e com a realização de um preparo adequado do cólon[3,176]. Porém, recentemente, vários estudos que realizaram a colonoscopia de "emergência" demonstraram que o procedimento além de ser seguro nessa situação, também apresenta índices elevados de detecção de sangramento ativo permitindo atuação terapêutica. A esse respeito, Jensen et al.[86] identificaram uma lesão responsável pela hemorragia em 59 (74%) de 80 pacientes com HDB grave Os autores demonstraram também que, comparada a coloroscopia, a angiografia apresenta um índice de sucesso apenas de 14%. Porém esses métodos podem ser complementares já que em algumas situações a colonoscopia foi negativa e a angiografia detectou uma lesão hemorrágica[86].

Outros estudos também observaram que a colonoscopia realizada na vigência da hemorragia aguda apresenta eficácia para identificar a lesão hemorrágica em 76-90% dos pacientes[129,136]. A esse respeito, Colacchio et al.[38] identificaram a origem do sangramento em 85% dos pacientes quando realizaram a colonoscopia durante a hemorragia aguda, e apenas em 48% quando o procedimento foi realizado eletivamente.

A cintilografia é outro método que pode ser útil em sangramento de menor porte ou intermitente. Pode ser realizada em pacientes com sangramento de até 0,1 ml/min e pode indicar a sede mas não a causa do sangramento[51]. O método apresenta a vantagem de ser de baixo custo e não-invasivo porém não tem capacidade terapêutica e apresenta índices elevados de falso-negativo[51]. A cintilografia pode ser útil para auxiliar a realização da angiografia, mas sua indicação na HDB permanece controversa.

A angiografia das artérias mesentéricas pode identificar o sangramento, porém é limitada a um débito mínimo de 0,5-1,0 ml/min[37]. Além de método diagnóstico, pode ter aplicação terapêutica e obter a hemostasia através da injeção de vasopressina ou embolização de vasos sangrantes[37]. Entretanto é um método invasivo e ocasionalmente pode apresentar complicações graves[37].

155

Dessa forma, a arteriografia deve ser reservada para hemorragia grave, em que não se conseguiu a hemostasia endoscópica e que não tenha cessado espontaneamente, ou para hemorragia recorrente sem um sítio identificado[37].

Em aproximadamente 60% dos pacientes com HDB o sangramento cessa espontaneamente nas primeiras 48 h, porém, em 20% dos pacientes, ocorre recidiva e, em uma parcela menor, o sangramento é contínuo[84,136,162]. Brandt et al.[25], estudando prospectivamente 80 pacientes com HDB aguda grave, observaram que, em 51 pacientes (64%) foi necessária uma medida terapêutica para o controle do sangramento agudo ou da recorrência. A colonoscopia terapêutica foi realizada com sucesso em 31 pacientes (39%). Porém em 19 pacientes (24%) foi necessária a realização de cirurgia para o controle da HDB.

Embora e endoscopia terapêutica e a angiografia tenham reduzido a necessidade de cirurgia, esse procedimento ainda é necessário em 13-24% dos pacientes com HDB moderada ou grave, na forma aguda ou recorrente[24,86,103,136,162].

Hemorragia Digestiva Oculta

A perda oculta crônica de sangue pelo trato digestivo é a principal causa de anemia ferropriva (AF) em homens adultos e em mulheres pós-menopausa[66,139]. A possibilidade de neoplasia do trato digestivo como etiologia dessa perda de sangue, sobretudo em pacientes com mais de 50 anos, torna obrigatória a investigação endoscópica de todo paciente com AF, exceto quando outra fonte óbvia de sangramento estiver presente[66,139].

Em pacientes com AF, a pesquisa de sangue oculto fecal tem demonstrado baixa sensibilidade, especificidade e valor preditivo positivo e os autores recomendam que os pacientes com AF sejam investigados endoscopicamente a despeito dos resultados desses exames[66,90].

Em relação ao local de início da investigação, ou seja, trato alto ou baixo, ainda há controvérsia na literatura. Alguns estudos não observaram correlação entre a presença de sintomas e a correlação anatômica da lesão[66,108]. No entanto, Rockey et al[139], estudando prospectivamente 100 pacientes com anemia, observaram haver correlação entre a presença de sintomas e a probabilidade de identificação de uma lesão e concluíram que a presença de sintomas específicos deveria orientar o início da investigação. Porém, os pacientes assintomáticos, principalmente idosos, deveriam realizar inicialmente a colonoscopia já que a probabilidade de neoplasia de cólon é elevada[139].

Alguns autores sugerem que o cólon deva sempre ser examinado em pacientes com AF pois observaram uma incidência de neoplasia de 5-16%[90,108,139]. A esse respeito Cook et al.[4], estudando prospectivamente idosos com AF, observaram que 16% dos pacientes que apresentavam lesões benignas no trato alto tinham neoplasia de cólon concomitante.

A endoscopia digestiva alta deve ser realizada caso a colonoscopia seja negativa. Ackerman et al[2] recomendam que seja realizado biópsia de intestino delgado rotineiramente para exclusão de doença celíaca pois observaram essa doença em 11% dos pacientes que realizaram investigação de AF.

Caso a colonoscopia e a endoscopia digestiva alta sejam negativas, os autores recomendam que o intestino delgado seja investigado com exames radiológicos contrastados ou com enteroscopia[65]. Estudos recentes com enteroscopia tem identificado lesões em 6-27% desses pacientes[30,95].

Cabe salientar que em 14-40% dos pacientes, nenhuma fonte de sangramento é identificada mesmo após investigação apropriada[66,90,108,139]. Nesses casos, recomenda-se que seja realizada a reposição com sulfato ferroso[66,90,108,139]. A esse respeito, Rockey et al.[139] seguiram prospectivamente 38 pacientes com AF nos quais não foi identificada nenhuma lesão após a investigação de todo o trato digestivo e observaram que a anemia se resolveu em 83% desses casos após terapia com sulfato ferroso.

Hemorragia Digestiva de Origem Obscura

A hemorragia é definida como obscura quando ocorrer um sangramento agudo, crônico ou recorrente e nenhum sítio definido for identificado como etiologia dessa hemorragia, após a realização de endoscopia alta e colonoscopia[113,135]. Há várias razões que tornam o sítio de sangramento difícil de ser identificado, como a hemorragia proveniente de difícil avaliação endoscópica como o intestino delgado[135]. Também a presença de lesões concomitantes, como angiodisplasia e diverticulose, pois na ausência de sangramento ativo ou sinais de sangramento recente, torna-se difícil precisar qual das lesões deu origem à hemorragia[113,135]. Cirurgias com derivações intestinais ou a presença de lesões pequenas e superficiais são outros fatores que dificultam a identificação da origem do sangramento[135].

Na abordagem desses pacientes, com exames iniciais negativos, a realização de novo exame endoscópico, principalmente se realizado na vigência de sangramento ativo, pode estabelecer o diagnóstico[173].

Nos pacientes com exames endoscópicos negativos, principalmente aqueles que persistem com hemorragia ativa, a realização de cintilografia ou angiografia pode auxiliar na identificação do sítio de sangramento[113].

Em pacientes com exames repetitivamente negativos o foco de atenção deve ser o intestino delgado. Os exames radiológicos do intestino delgado apresentam baixa sensibilidade, pois a principal causa de hemorragia no delgado são as angiodisplasias, e como são superficiais, não são detectadas através desses exames. Outras lesões como neoplasia, divertículo e úlceras podem ser diagnosticadas pelo exame radiológico[113,135,173].

A realização de enteroscopia, quando disponível, pode auxiliar no diagnóstico da hemorragia em 24-74% dos pacientes com sangramento obscuro[30,65,95,173]. Recentemente, um novo método para o diagnóstico de lesões no intestino delgado tem se mostrado promissor: trata-se da cápsula endoscópica, que consiste na ingestão de uma pequena cápsula com microcâmara que vai colhendo imagens do tubo digestivo durante seu trânsito; posteriormente, essas imagens são processadas e analisadas em programa de informática[4].

Para pacientes com sangramento obscuro recorrente ou persistente, necessitando transfusões freqüentes, a realização de laparotomia exploradora com endoscopia transoperatória pode ser uma alternativa eficaz[133].

REFERÊNCIAS BIBLIOGRÁFICAS

1. Abraldes JG, Bosch J. Somatostatin and analogues in portal hypertension. *Hepatology*, 35:1305-12, 2002.
2. Ackerman Z, Eliakim R, Stalnikowicz R et al. Role of small bowel biopsy in the endoscopy evaluation of adults with iron deficiency anemia. *Am J Gastroenterol*, 91:2099-2102, 1996.
3. American Society for Gastrointestinal Endoscopy. The role of endoscopy in the patient with lower gastrointestinal bleeding. *Gastrointest Endosc* 48:685-688, 1998.
4. Appleyard M, Fireman Z, Glukhovsky A et al. A randomized trial comparing wireless capsule endoscopy with push enteroscopy for the detection of small- bowel lesions. *Gastroenterology* 119:1431-1438, 2000.
5. Arora A, Mehrotra R, Patnaik PK et al. Dieulafoy's lesion: a rare cause of massive upper gastrointestinal haemorrage. *Trop Gastroenterol* 12:25-30, 1991.
6. Avgerinos A. Approach to the management of bleeding esophageal varices: role of somatostatin. Digestion 59:1-22, 1998.
7. Avgerinos A, Armonis A, Rekoumis G, Manalakopoulos S, Argirakis G, Raptis S. The effect of somatostatin and octreotide on intravascular oesophageal variceal pressure in patients with cirrhosis. *J Hepatol* 22: 379-80, 1995.
8. Avgerinos A, Nevens F, Raptis S, Fevery J and the ABOVE Study Group. Early administration of somatostatin and efficacy of sclerotherapy in acute oesophageal variceal bleeds: the european acute bleeding oesophageal variceal episodes (ABOVE) randomized trial. Lancet 350:1495-9, 1997.
9. Avgerinos A, Klonis C, Rekoumis G, Gouma P, Papadimitrus N, Raptis S. A prospective randomized trial comparing somatostatin, balloon tamponade and the combination of both methods in the management of acute variceal haemorrhage. J Hepatol 13: 78-83, 1991.
10. Avgerinos A, Rekoumis G, Argirakis G et al. Randomized comparison of endoscopic heater probe electrocoagulation, injection of adrenalin and no endoscopic therapy for bleeding peptic ulcers. *Gastroenterol* 96:718, 1989.
11. Azoulay D, Castaing D, Majno P, Saliba F, Ichaï P, Smail A, Delvart V, Danaoui M, Samuel D and Bismuth H. Salvage transjugular intrahepatic portosystemic shunt for uncontrolled variceal bleeding in patients with decompensated cirrhosis. J Hepatol 35:590-597, 2001.
12. Balanzó J, Sainz S, Such J, et al. Endoscopic hemostasis by local injection of epinephrine and polidocanol in bleeding ulcer. A prospective randomized trial. *Endoscopy* 20:289-91, 1988.
13. Balanzó J, Villanueva C, Novella MT, Ortiz J, Pamplona J, Sáinz S, Soriano G, Torres X, Vilardell T. Octreotide vs. Sclerotherapy and octreotide for acute variceal bleeding. A Pilot Study. *Gastrointest Endosc* 43:331A, 1996.

14. Bañares R, Albillos A, Rincón D, Alonso S, González M, Ruiz-del-Arbol L, Salcedo M, Lus-Miguel Molinero. Endoscopic treatment versus endoscopic plus pharmacologic treatment for acute variceal bleeding: A meta-analysis (*Human Study*). *Hepatology* 35:609-15, 2002.
15. Bass, NM & Somberg, KA Portal hypertension and gastrintestinal bleeding. In: Sleilenger MH, Fortran JS *Gastrointestinal Disease*, Pathophysiology/Diagnosis/Management, 6thed. Philadelphia, WB Saunders Company pp 1284-1309, 1998.
16. Beckly DE, Casebow MP. Prediction of rebleeding from peptic ulcer — experience with an endoscopic dopller device. *Gut* 27:96-9, 1986.
17. Bernard B, Grangé JD, Khac EN, Amiot X, Opolon P, Poynard T. Antibiotic prophylaxis for the prevention of bacterial infectios in cirrhotic patients with gastrointestinal bleeding: a meta-analysis. *Hepatology* 29 1655-6, 1999.
18. Bernuau J, Nouel O, Belghiti J et al. Severe upper gastrointestinal bleeding: Part III: Guidelines for treatment. *Clin in Gastroenterol* 10:38-59, 1981.
19. Birkett DH. Sangramento do trato gastrointestinal: Dilemas comuns no tratamento. *Clin Cir Am Norte* 6:1339-1349, 1991.
20. Blakemore AH, Lord JW Jr. The technic of using vitalium's tubes in establishing portocaval shunts for portal hypertension. Ann Surg 122:476-478, 1945.
21. Bogoch A. Bleeding. In: Berk JE. Bockus Gastroenterology, 4th ed. Philadelphia, WBSC pp 65-110, 1985.
22. Bornman PC, Theodorou NA, Shuttleworth RD et al. Importance of hypovolaemic shock and endoscopic signs in predicting recurrent hemorrhage from peptic ulceration: a prospective evaluation. *Br Med J* 291:245-47, 1985.
23. Bosch J. Medical treatment of portal hypertension. Digestion 59:547-55, 1998.
24. Bramley PN, Masson JW, McKnight G et al. The role of an open-access bleeding unit in the management of colonic haemorrhage. A 2-year prospective study. *Scan J Gastroenterol* 31:764-769, 1996.
25. Brandt LJ, Boley SJ. The role of colonoscopy in the diagnosis and management of lower intestinal bleeding. Scand J Gastroenterol 102:61-70, 1984.
26. Burroughs AK. Pharmacological treatment of acute variceal bleeding. *Digestion* 59:28-36, 1998.
27. Burroughs AK, McCormick PA Hughes MD. Randomized, double-blind, placebo-controlled trial of somatostatin for variceal bleeding. Emergency control and prevention of early variceal rebleeding. *Gastroenterology* 99 1388-95, 1990.
28. Carstensen HE, Bulow S, Hansen OH et al. Cimetidine for severe gastroduodenal hemorrhage: a randomized controlled trial. *Scand J Gastroent* 15:103-05, 1980.
29. Cauritsen K, Laursen LS, Havelund T et al. Controlled trial of arbaprostil in bleeding peptic ulcer. *Br Med J* 291:1093, 1985.
30. Chak A, Cooper GS, Canto MI et al. Enteroscopy for the initial evaluation of iron deficency. *Gastrointest Endosc* 47:144-148, 1998.
31. Chamberlain CE. Acute hemorrhagic gastritis. Gastroenterol Clin of North Am 22:843-873, 1993.
32. Chang-Chien C, Wu C, Chem P et al. Different implications of stigmata of recent hemorrhage in gastric and duodenal ulcers. Dig Dis Sci 33:400-04, 1988.
33. Chiozzini G, Bortoluzzi F, Pallini P et al. A controlled trial of absolute ethanol vesus epinephrine as injection agent in gastro-intestinal bleeding. *Gastroenterol* 96:486, 1989.
34. Chung SCS, Leung JWC, Steele RJC et al Endoscopic injection of adrenaline for actively bleeding ulcers: a randomised trial. Br Med J 296:1631-33, 1988.
35. Chung SCS, Lewng JWC, Sung JY et al. Injection or heat probe for bleeding ulcer ? *Gastroenterol* 100:33-37, 1991.
36. Cochran TA. Bleeding peptic ulcer: surgical therapy. *Gastroenterol Clin of North Am* 22:751-778, 1993.
37. Cohn SM, Moller BA, Zieg PM et al. Angiography for preoperative evaluation in patients with lower gastrointestinal bleeding: are the benefits worth the risks? *Arch Surg* 133:50-55, 1998.

38. Colacchio TA, Forde KA, Patsos TJ et al. Impact of modern diagnostic methods on the management of active rectal bleeding. Ten year experience. Am J Surg 143:607-610, 1982.

39. Collins R, Langman M. Treatment with histamine H2 antagonists in acute upper gastrointestinal hemorrahge. N Engl J Med 313:660-66, 1985.

40. Cook DJ, Guyatt GH, Salema BJ et al. Endoscopic therapy for acute nonvariceal upper gastrointestinal hemorrhage: a meta-analysis. Gastroenterology 102:139-48, 1992.

41. Cook IJ, Pavli P, Riley JW et al. Gastrintestinal investigation of iron deficiency anaemia. Br Med J Clin Res Ed 1380-1382, 1986.

42. Corley DA, Cello JP, Adkisson W, Ko W-F, Kerlikowske K. Octreotide for acute esophageal variceal beeding: a meta-analysis. Gastroenterology 120:946-54, 2001.

43. Cotton, P.B., Willians, C.B. Therapeutic upper endoscopy. In:___ Pratical Gastrointestinal Endoscopy, 3rd ed., Oxford, Blackwell, pp. 56-84, 1990.

44. Dancygier, H., Classem, M. Endoscopy of peptic ulcer. In: Brooks F. Peptic Ulcer Disease, 1st ed. N York, Churchill Livingstone, pp 17-30, 1985.

45. Dawson J, Cockel R. Ranitidine in acute upper gastrointestinal hemorrahge. Br Med J 285:476-77, 1982.

46. D'Amico G, Pagliaro L, Bosch J. Pharmacological treatment of portal hypertension: na evidence-based approach. Sem Liver Dis 19:475-505, 1999.

47. D'Amico G, Pagliaro L, Bosch J. The treatment of portal hypertension. A meta-analytic review. Hepatology 22:332-54, 1995.

48. De Franchis, Roberto MD Primignani, Massimo M.D. Endoscopic Treatments for Portal Hypertension. Sem Liver Dis 19:439-455, 1999.

49. DeMarkles MP, Murphy JR. Acute lower gastrointestinal bleeding. Med Clin North Am 77:1085-1100, 1993.

50. Durham RM, Shapiro MJ. Revisão da gastrite de estresse. Clin Cir Am Norte 4:841-861, 1991.

51. Dusold R, Burke K, Carpentier W et al. The accuracy of technetium-99m-labeled red cell scintigraphy in localizing gastrointestinal bleeding. Am J Gastroenterol 89:345-348, 1994.

52. Egan JV, Jensen DM. Long-term management of patients with bleeding ulcers: rationale, results, and economic impact. Gastrointest Endosc Clin of North Am 1:367-86, 1991.

53. Eckardt VF, Schmitt T, Eckardt AJ et al. Does scant hematochezia necessitate the performance of total colonoscopy? Endoscopy 34:599-603, 2002.

54. Escorsell A, Arbol LRD, Planas R, Albillos A, Bañares R, Calès P, Pateron D, Bernard B, Vinel JP, Bosch J and TEST Study Members. Multicenter randomized controlled trial of terlipressin versus sclerotherapy in the treatment of acute variceal bleeding: the TEST study. Hepatology 32:471-76, 2000.

55. Escorsell A, Bandi JC, Andreu V, Moitinho E, García-Pagán JC, Bosch J, Rodes J. Desensitization to the effects of intravenous octreotide in cirrhotic patients with portal hypertension. Gastroenterology 120:161-9, 2001.

56. Escorsell A, Bordas JM, del Arbol LR, Jaramillo JL, Planas R, Banares R, Albillos A, Bosch J. Randomized controlled trial of sclerotherapy versus somatostatin infusion in the prevention of early rebleeding following acute variceal hemorrhage in patients with cirrhosis. J Hepatol 29:779-88, 1998.

57. Feu F, Arbol LR, Bañares R, Planas R, Bosch J and Members of the Variceal Bleeding Study Group. Double-blind randomized controlled comparing terlipressin and somatostatin for acute variceal hemorrhage. Gastroenterology 111:1291-9, 1996.

58. Fleischer D. Etiology and prevalence of severe persistent upper gastrointestinal bleeding. Gastroenterol 84:583-43, 1983.

59. Fort J, Oberti F, Pilette C, Veal N, Gallois T, Dovay O, Rouselet MC, Rosenbaum J, Calès P. Antifibrotic and hemodynamic effects of early and chronic administration of octreotide in two models of liver fibrosis in rats. Hepatology 28:1525-31, 1998.

60. Franchis R. Updating consensus in portal hypertension: report of the Baveno III consensus worshop on definitions, methodology and therapeutic atrategies in portal hypertension. J Hepatol 33:846-52, 2000.

61. Freemam ML. The current endoscopic diagnosis and intensive care unit management of severe ulcer and other nonvariceal upper gastrointestinal hemorrhage. Gastrointest Endosc Clin of North Am 1:209-240, 1991.

62. Fridman LS, Martin P. The problem of gastrointestinal bleeding. Gastroenterol Clin of North Am 22:717-21, 1993.

63. Fullarton GM, Birnie GG, MacDonald A et al. Controlled trial of heater probe in treatment in bleeding peptic ulcers. Br J Surg 76:541-44, 1989.

64. Fullarton GM, Birnie GG, Murray WR. Controlled study of heater probe in bleeding peptic ulcers. Gastroenterol 94:A138, 1988.

65. Gordon S, Bensen S, Smith R. Long-term follow-up of older patients with iron deficiency anemia after a negative GI evaluation. Am J Gastroenterol 91:885-889, 1996.

66. Gordon SR, Smith RE, Power GC. The role of endoscopy in the evaluation of iron deficiency anemia in patients over the age of 50. Am J Gastroenterol 89:1963-1967, 1994.

67. Goulis J, Armonis A, Patch D, Sabin C, Greenslade L, Burroughs AK. Bacterial infection is independendently associated with failure to control bleeding in cirrhotic patients with gastrointestinal hemorrhage. Hepatology 27:1207-12, 1998.

68. Goulston KJ, Cook I, Dent OF. How important is rectal bleeding in the diagnosis of bowel cancer and polyps? Lancet 2:261-264, 1986.

69. Grace ND, Groszmann RJ, Garcia-Tsao G, Burroughs A, Pagliaro L, Makuch RW, Bosch J, Stiegmann GV, Henderson JM, Franchis R, Wagner JL, Conn HO, Rodes J. Portal hypertension and variceal bleeding: An AASLD single topic symposium. Hepatology 28:868-80, 1998.

70. Green FW, Kaplan MM, Curtis, LE et al. Effects of acid and pepsin on blood coagulation and platelet agregation. Gastroenterol 74:38, 1978.

71. Greenberger, N.J. Colon. In:___ Gastrointestinal Disorders, 4th ed. Chicago, YBMP pp. 189-252, 1990.

72. Greenberger, NJ Gastrointestinal bleeding. In: Moody, FG Surgical Treatment of Digestive Disease, 2nd ed. Chicago, Year Book Medical Publisher, Inc, pp. 19-29, 1990.

73. Greenberger, NJ Stomach and duodenum. In:___ Gastrointestinal Disorders. 4a ed., Chicago, YBMP pp 50-120, 1990.

74. Groszmann, RJ & Franchis R. Portal hypertension. In: Schiff L, Schiff ER Disease of the Liver. 8th ed JB Philadelphia, Lippincott Company pp.387-442, 1999.

75. Helfand M, Marton KI, Zimmer-Gembeck MJ et al. History of visible rectal bleeding in a primary care population. Initial assessment and 10-year follow-up. JAMA 277:44-48, 1997.

76. Herrington JL, Davidson J. Bleeding gastroduodenal ulcers: Choice of operations. World J Surg 11:304-314, 1987.

77. Hubert JP Jr, Kiernan PD, Welch JS et al. The surgical management of bleeding stress ulcer. Ann Surg 191:672-675, 1980.

78. Hui WM, Ng, MMT, Lok ASF et al. A randomized comparative study of laser photocoagulation, heater probe, and bipolar electrocoagulation in the treatment of actively bleeding ulcers. Gastrointest Endosc 37:299-304, 1991.

79. Hunt PS. The surgical management of bleeding chronic peptic ulcer: A 10 year prospective study. Ann Surg 199:44-50, 1984.

80. Imperiale TF, Teran JC, McCullough AJ. A Meta-analysis of somatostatin versus vasopressin in the management of acute esophageal variceal hemorrhage. Gastroenterology 109:1289-94, 1995.

81. Iwatsuki S., Starzl TE, Todo S. Liver transplantation in the treatment of bleeding esophageal varices. Surgery 104:697-705, 1988.

82. Jaramillo JL, Mata M, Miño G, Costán G, Gómez-Camacho F. Somatostatin versus Sengstaken ballon tamponate for primary haemostasia of bleeding esophageal varices. J Hepatol 12:100-5, 1991.

83. Jenkins SA, Shields R, Davies M, Elias, E, Turnbull AJ, Bassendin MF, James OFW, Iredade JP, Vyas SK, Arthur MJP, Kingsnorth AW, Sutton R. A multicentre randomised trial comparing octreotide and injection sclerotherapy in the management and outcome of acute variceal haemorrhage. Gut 41:526-33, 1997.

84. Jensen DA, Machicado GA, Jutabha R *et al*. Urgent colonoscopy for the diagnosis and treatment of severe diverticular hemorrhage. *N Engl J Med* 342:78-82, 2000.

85. Jensen DM. Heater probe for endoscopic hemostasis of bleeding peptic ulcers. *Gastrointest Endosc Clin of North Am* 1:319-39, 1991.

86. Jensen DM, Machicado GA. Diagnosis and treatment of severe hematochezia. The role of urgent colonoscopy after purge. *Gastroenterology* 95:1569-1564, 1988.

87. Jensen DM, Machicado GA, Kovacs TOG *et al*. Controlled randomized study of heater probe and BICAP for hemostasis of severe ulcer bleeding. *Gastroenterol* 94:A208, 1988.

88. Katz PO, Salas L. Less frequent causes of upper gastrointestinal bleeding. *Gastroenterol Clin of North Am* 22:875-889, 1993.

89. Kayasseh L, Keller U, Gyr K *et al*. Somatostatin and cimetidine in peptic-ulcer hemorrhage. Lancet 1:844-46, 1980.

90. Kepczyk T, Kadakia SC. Prospective evaluation of gastrointestinal tract in patients with iron-deficiency anemia. *Dig Dis Sci* 40:1283-1289, 1995.

91. Khuroo MS, Yattoo GN, Javid G, Khan BA, Shah AA, Gulzar GM, Sodi JS. A comparison of omeprazole and placebo for bleeding peptic ulcer. *N Engl J Med* 336:1054-8, 1997.

92. Kovacs TOG, Jensen DM. Endoscopic control of gastroduodenal hemorrhage. Annu Rev Med 38:267-277, 1987.

93. Laine L. Bipolar-multipolar electrocoagulation of bleeding ulcers. Gastrointest Endosc Clin of North Am 1:291-302, 1991.

94. Laine L. Multipolar electrocoagulation versus injection therapy in the treatment of bleeding peptic ulcers. *Gastroenterol* 99:1303-6, 1990.

95. Landi B, Tkoub M, Gaudric M *et al*. Diagnostic yield of push-type enteroscopy in relation to indication. *Gut* 42:421-425, 1998.

96. Langmam MJS. Upper gastrointestinal bleeding: the trials of trials. Gut 26:217-20, 1985.

97. Lieberman D. Gastrointestinal bleeding: intial management. Gastroenterol. *Clin of North Am* 22:723-36, 1993.

98. Lieberman DA, de Garmo PL, Fleischer DE *et al*. Patterns of endoscopy use in the United States. *Gastroenterology* 118:619-624, 2000.

99. Limberg B, Kommerell B. Somatostatin for cimetidine resistant gastroduodenal hemorrhage. *Lancet* 2:916-17, 1980.

100. Lin HJ, Lee FY, Kang WM *et al*. Heat probe thermocoagulation and pure alcohol injection in massive peptic ulcer hemorrhage: A prospective, randomired controlled trial. *Gut* 31:753-757, 1990.

101. Lo G, Lai K, Cheng J, Lin C, Huang J, Hsu P, Chiang H Emergency banding ligation versus sclerotherapy for the control of active bleeding from esophageal varices. *Hepatology* 29:1101-4, 1997.

102. MacLeod IA, Millis PR, Mackenzie JF, et al. Neodymium yttrium aluminium garnet laser photocoagulation for major hemorrhage from peptic ulcers and single vessels: a single blind controlled study. Br Med J 286:345-48, 1983.

103. Makela JT, Kiviniemi H, Laitinen S *et al*. Diagnosis and treatment of acute lower gastrointestinal bleeding. *Scan J Gastroenterol* 28:1062-1066, 1993.

104. Mannucci PM, Remuzzi G, Pusineri F *et al*. Deamino-8-d-arginine vasopressin shortens the bleeding time in uremia. *N Engl J Med* 308:8-12, 1983.

105. Marino, P.L. Hemorrhage and hypovolemia. In____ The ICU Boock, 1ᵗᵉd. Pensylvania, Lea Febiger pp 142-57, 1991.

106. Matloff DS. Treatment of acute variceal bleeding. *Gastroenterol Clin of North Am* 21:103-18, 1992.

107. McCormick PA, O'Keefe C. Improving prognosis following a first variceal haemorrhage over four decades. *GUT* 49:682-685, 2001.

108. McIntyre AS, Long RG. Prospective survey of investigation in outpatients referred with iron deficiency anaemia. Gut 34:1102-1107, 1993.

109. Mc Cormack G, Mc Cormick A. A practical guide the management of oesophageal varices. *Drugs* 5:327-35, 1999.

110. Menguy R, Gadacz T, Zajtchuk R. The surgical management of acute gastric mucosal bleeding: Stress ulcer, acute erosive gastritis, and acute hemorrhagic gastritis. *Arch Surg* 99:198-201, 1969.

111. Miller TA, Victor BE. Castritis and gastric ulcer. In: Moody FG. Surgical Treatment of Digestive Disease, 2ⁿᵈ ed. Chicago, Year Book Medical Publisher, Inc, pp 174-196, 1990.

112. Moitinho E, Planas R, Bañares R, Albillos A, Ruiz-del-Arbol L, Gálvez C, Bosch J and Variceal Bleeding Study Group. Multicenter randomized controlled trial comparing different schedules of somatostatin in the treatment of acute variceal bleeding. *J Hepatol* 35:712-718, 2001.

113. Mujica VR, Barkin JS. Occult gastrointestinal bleeding. General overview and approach. *Gastrointest Endosc Clin North Am* 6:833-846, 1996.

114. Nader A, Grace N. Pharmacologic intervention during the acute bleeding episode. *Gastrointest Endosc Clin N Am* 9:287-299, 1999.

115. NIH, Consensus Conference. Therapeutic endoscopy and bleeding ulcers. JAMA 262:1359-72, 1989.

116. O'Brien JD, Day SJ, Burnham WR. Controlled trial of small bipolar probe in bleeding peptic ulcers. *Lancet* 1:464-67, 1986.

117. Ostro MJ, Russell JA, Soldin SJ *et al*. Control of gastric pH with cimetidine: boluses versus primed infusions. Gastroenterol 89: 537-7, 1985.

118. Oxner RB, Simmonds NJ, Gertner DJ *et al*. Controlled trial of endoscopy injection treatment for bleeding fron peptic ulcers with visible vassel. Lancet 339:966-8, 1992.

119. Pagliaro L, D'Amico G, Luca A, Pasta L, Politi F, Aragona E, Malizia G. Portal Hypertension: diagnosis and treatment. J Hepatol 23:36-44, 1995.

120. Papp, JP Endoscopic treatment of gastrointestinal bleeding: electrocoagulation. In: Sivak MV. Gastroenterol. Endosc, 1ᵗ ed. Philadelphia, WBSC pp 143-57, 1987.

121. Pedretti G, Elia G, Calzetti C, Magnan G, Fiaccadori F. Octreotide versus terlipressin in the acute variceal hemorrhage in liver cirrhosis. Clin Investig 72:653-9, 1994.

122. Pelot, D., Hollander, D. Complications of peptic ulcer disease. In: Berck J E. Bockus Gastroenterology. 4ᵗʰ ed. Philadelphia, WBSC, pp 1155-85, 1985.

123. Peterson WL. Bleeding peptic ulcer. Epidemiology and non-surgical management. Gastroenterol Clin of North Am 19:155-70, 1990.

124. Peterson WL, Hartless K, Meadows T. Prevention of recurrent ulcers bleeding: double-blind, randomized trial of a regim designed to produce sustained achlorhydria. Gastroenterol 98:A706, 1990.

125. Peterson WL, Richardson CT. Sustained fasting achlohydria: A comparision of medical regimens. Gastroenterol 88:666-9, 1985.

126. Peura DA, Lanza FL, Gostout, CJ, et al. The american college of gastroenterology bleeding registry: preliminary findings. *Am J Gastroenterol* 92:924-928, 1997.

127. Pimpl W, Boeckel O, Heinermann M *et al*. Emergency endoscopy: a basis for therapeutic decisions in the treatment of severe gastroduodenal bleeding. World J Surg 13:592-597, 1989.

128. Planas R, Quer JB, Boix J, Conet T, Armergol M, Cobre E, Pintand T, Humbert P, Oller B, Broggi MA, Jassul, MA. A prospective randomized trial comparing somatostatin and scleroterapy in the treatment of acute variceal bleeding. Hepatology 20:370-5, 1994.

129. Potter GD, Sellin JH. Lower gastrointestinal bleeding. *Gastroenterol Clin North Am* 17: 341-346, 1988.

130. Ramires RP, Zilz CK, Mattos AA. Escleroterapia versus somatostatina na hemorragia digestiva alta por ruptura de varizes esofágicas. *Arq Gastroenterol* 37:112-118, 2000.

131. Rajgopal C, Palmer KR. Endoscopic injection sclerosis: enjective treatment for bleeding peptic ulcer. *Gut* 32:727-9, 1991.

132. Raskin JB, Camara DS, Levin BA *et al*. Effect of 15 (R) — 15-methylprostaglandin E2 on acute upper gastrointestinal hemorrhage. *Gastroenterol* 88:1550, 1985.

133. Ress AM, Benacci JC, Sarr MG. Efficacy of intraoperative enteroscopy in diagnosis and prevention of recurrent, occult gastrointestinal bleeding. *Am J Surg* 163:94-98, 1992.

134. Richardson JD, Aust JB. Gastric devascularization: A useful salvage procedure for massive hemorrhagic gastritis. *Ann Surg* 185:649-652, 1977.

135. Richter JM. Occult gastrointestinal bleeding. *Gastroenterol Clin N Am* 23:53-66, 1994.

136. Richter JM, Christensen MR, Kaplan LM, et al. Effectiveness of current *technology in the diagnosis and management of lower gastrointestinal hemorrhage. Gastrointest Endosc* 41:93-98, 1995.

137. Rikkers LF, Gongliang J. Variceal hemorrhage: Surgical therapy. Gastroenterol. *Clin of North Am* 22:821-842, 1993.

138. Rockall TA, Logan RFA, Devlin HB, Northfield TC. Incidence of and mortality From acute upper gastrointestinal haemorrhage in the United Kingdom. Br Med J 311:222-6, l995.

139. Rockey DC, Cello JP. Evaluation of the gastrointestinal tract in patients with iron-deficiency anemia. N Engl J Med 329:1691-1695, 1993.

140. Rossini FP, Ferrari A, Spandre M *et al*. Emergency colonoscopy. World J Surg 13:190-192, 1989.

141. Roudebush Veterans Affairs, Indianopolis, Indiana USA. Somatostatin or octreotide compared with H2 antagonists and placebo in the management of acute nonvariceal upper gastrointestinal haemorrhage: a meta-anlysis. *Ann Intern Med* 127:1062-71, 1997.

142. Ruskoski CJ, Sanowski RA Injection therapy for hemostasis of bleeding peptic ulcers. Gastrointest Endosc Clin of North Am 1:303-18, 1991.

143. Rutgeerts P, Gever AM, Hiele M *et al*. Endoscopic injection therapy to prevent rebleeding from peptic ulcers with a protruding vessel: a controlled comparative trial. *Gut* 34:348-50, 1993.

144. Schein M, Gecelter G. Apache II score in massive upper gastrointestinal hemorrhage from peptic ulcer: Prognostic value and potential clinical applications. *Br J Surg* 76:733-736, 1989.

145. Shields R, Jenkins SA, Baxter JN, Kingsnorth AN, Ellenbogen S, Makin CA, Gilmore I, Morris AI, Ashby D, West CR A prospective randomized controlled trial comparing the efficacy of somatostatin with injection sclerotherapy in the control of bleeding oesophageal varices. *J Hepatol* 16:128-37, 1992.

146. Schrock TR. Colonoscopic diagnosis and treatment of lower gastrointestinal bleeding. *Surg Clin N Am* 69:1309-1325, 1989.

147. Stael Von, Holstein CCS, Ericksson SB, Kallen R. Tranexamic acid as an aid to reducing blood transfusion requirements in acid and duodenal bleeding. Br Med J 294:7-10, 1987.

148. Steele, RJC Acute non-variceal upper gastrointestinal bleeding. In: Paterson-Brown S. Core Topics in General and Emergency Surgery, 2nd ed. Edimburgh, Saunders WB Company pp 101-125, 2001.

149. Storey DE, Bown SG, Swian CP et al. Endoscopic prediction of recurrent bleending in peptic ulcers. *N Engl J Med* 305:15-6, 1981.

150. Sugawa C, Fujita Y, Ikeda T *et al*. Endoscopic hemostasis of bleeding of the upper gastrointestinal tract by local injection of ninety-eight per cent dehydrated ethanol. *Surg Gynecol Obstet* 162:159-163, 1986.

151. Sugiura M, Futagawa S. A new technique for treating esophageal varices. J Thorac Cardiovasc Surg 66:677-669, 1973.

152. Sung JJ, Chung SC, Lai CW, Chan FK, Leung JW, Yung MY, Kassianides C, Li AK. Octreotide Infusion or Emergency Sclerotherapy for Variceal Haemorrhage. Lancet 342:637-41, 1993.

153. Sung JJ, Chung SCS, Yung MY, Lai CW, Lou JYW, Lee YT, Leung VKS, Li MKK, Li AKC. Prospective randomized study of effect of octreotide on rebleeding from oesophageal varices after endoscopic ligation. Lancet 346:1666-9, 1995.

154. Swain CP, Bown SG, Storey DW *et al*. Controlled trial of argon laser photocoagulation bleeding peptic ulcers. Lancet 2:1313-16, 1981.

155. Swain CP, Yag, ND. Laser for treatment of bleeding ulcers. *Gastrointest Endosc Clin of North Am* 1:341-366, 1991.

156. Swain CP, Salmon PR, Northfield TC *et al*. Does ulcer position influence presentation or prognosis of acute gastrointestinal bleeding ? *Gut* 27:632, 1986.

157. Swain CP, Storey DW, Bown SG *et al*. Nature of the beeeding vessel in recurrently bleeding gastric ulcers. *Gastroenterol* 90:596-608, 1986.

158. Tsai HH, Smith J, Danesh BJ. Successful control of bleeding from gastric antral vascular ectasia (watermelon stomach) by laser photocoagulation. *Gut* 32:93-94, 1991.

159. Valenzuela JE, Schubert T, Fogel MR. A multicenter, randmized doble- blind trial of somatostatin in the management of acute hemorrhage from esophageal varices. *Hepatology* 10:958-61, 1989.

160. Vallon AG, Cotton PB, Laurence BH *et al*. Randomised trial of endoscopic argon laser photocoagulation in bleeding peptic ulcers. *Gut* 22:228-233, 1981.

161. Variceal Bleeding Study Group. Double-blind comparison of somatostatin infusion vs glipressin injection in the treatment of acute variceal haemorrhage in patients with cirrhosis. *J Hepatol* 18:1, 1993.

162. Vernava AM, Moore BA, Longo WE *et al*. Lower gastrointestinal bleeding. *Dis Colon Rectum* 40:846-858, 1997.

163. Villanueva C, Ortiz J, Sàbat M, Gallego A, Torres X, Soriano G, Sáinz S, Boadas J, Cussó X, Guanner C, Balanzó J. Somatostatin alone or combinated with emergency sclerotherapy in treatment of acute esophageal variceal bleeding: a prospective randomized trial. *Hepatology* 30:384-9, 1999.

164. Waldram R, Davis M, Nunnerley H *et al*. Emergency endoscopy after gastrointestinal hemorrhage in 50 patients with portal hipertension. *Br Med J* 4:94-6, 1974.

165. Walker S, Kreichgauer HP, Bode JC. Terlipressin vs somatostatin in bleeding esophageal varices: a controlled double-blind study. *Hepatology* 15:1023-30, 1992.

166. Wara P. Endoscopic prediction of major bleeding. A prospective study of stigmata of hemorrhage on bleeding ulcer. *Gastroenterol* 88:1209-14, 1985.

167. Waring JP, Sanowski RA, Sawyer RL *et al*. A randomized comparision of multipolar electrocoagulation and injection sclerosis for the treatment of bleeding peptic ulcer. *Gastrointest Endosc* 37:295-98, 1991.

168. Warren WD, Zeppa R, Fomon, JJ. Seletive transssplenic decompression of gastroesophageal varices by distal splenorenal shunt. *Ann Surg* 166:437-439, 1967.

169. Watson ASJ, Keogh JAB. Effect of 1-deamino-8-D-arginine vasopressin on the prolonged bleeding time in chronic renal failure. *Nephron* 32:49-52, 1982.

170. Welch CE, Rodkey GV, von Ryll-Gryska P. A thousand operations for ulcer disease. An*n Surg* 204:454-467, 1986.

171. Whipple AO. The problem of portal hypertension in relatio to the hepatosplenopathies. *Ann Surg* 122:449, 1945.

172. Wilson WS, Gadacz T, Olcott CIII *et al*. Superficial gastric erosions. Response to surgical treatment. *Am J Surg* 126:133-136, 1973.

173. Zaman A, Katon RM. Push enteroscopy for obscure gastrointestinal bleeding yields a high incidence of proximal lesions within reach of a standard endoscope. *Gastrointest Endosc* 47:372-376, 1998.

174. Zanette M, Marroni CA, Pereira-Lima JC, Mattos AA, Cassal AP, Emerim E, Lopes CV, Alvarez R. Evolução Intra-hospitalar dos pacientes cirróticos com sangramento agudo por varizes esofágicas submetidas a escleroterapia endoscópica. GED 19:188-192, 2000.

175. Zuccaro G. Bleeding peptic ulcer: pathogenesis and endoscopic therapy. *Gastroenterol Clin of North Am*, 1993; 22:737-50.

176. Zuccaro G. Management of the adult patient with acute lower gastrointestinal bleeding. *Am J Gastroenterol* 93:1202-1208, 1998.

177. Zuckerman GR, Buse PE. Current medical and surgical management of nonvariceal upper gastrointestinal bleeding. *Gastrointest Endosc Clin of North Am* 1:263-889, 1991.

178. Zuckerman GR, Welch R, Douglas A *et al*. Controlled trial of medical therapy for active upper gastrointestinal bleeding and prevention of rebleeding. *Am J Med* 76:361-66, 1984.

Endoscopia Digestiva Alta

CAPÍTULO 8

Olival Ronald Leitão
Luiz Felipe de Paula Soares
Luiz Renato Teixeira de Freitas
Kiyoshi Hashiba
Júlio Cesar Pisari

ESOFAGOSCOPIA

Histórico

As primeiras tentativas de realizar uma esofagoscopia remontam ao ano de 1806, quando Bozzini, em Frankfurt, usou um "condutor" para explorar diversas cavidades do corpo humano, especialmente a uretra, a bexiga e o reto. Esse aparelho rudimentar compunha-se de uma série de tubos adaptáveis e era iluminado por uma vela.

Efetivamente, a primeira esofagoscopia foi realizada há um século, não só com propósitos diagnósticos como também terapêuticos. No ano de 1868, Kussmaul, estimulado pela exibição de um engolidor de espadas, imitou essa proeza e introduziu um tubo rígido no esôfago de um paciente. Como fonte de iluminação usou gasogênio. Mackencie, em 1890, agregou um espelho a seu esofagoscópio, que era composto por varetas de ferro unidas por anéis móveis. O método foi popularizado por Mikulicz, um ano depois. Houve para a época um progresso notável e em 1896, Leiter aplicou pela primeira vez, como fonte de iluminação uma lâmpada elétrica, e um sistema óptico foi incorporado a esses tubos. A partir de 1932, ficou claro que o sistema de exames com tubo rígido deveria ser modificado. A descoberta por Wolf e Schindler, de que era possível ver através de um sistema curvo com lentes de curta distância focal modificou completamente o conceito de endoscopia. Esse fato representou um marco e os endoscópios semiflexíveis dominaram até 1958, quando, nos Estados Unidos, utilizou-se um aparelho totalmente flexível com sistema de transmissão de imagem através de fibras de vidro. A partir desse ano a endoscopia passou a ser feita também por especialistas na área de Gastroenterologia. Embora o método de início tenha sido utilizado nos Estados Unidos, foi efetivamente no Japão nos anos 60, que houve um maior desenvolvimento tecnológico. Primeiro com a gastrocâmara e, posteriormente, com os panendoscópios, que permitiam exames dos três segmentos digestivos: esôfago, estômago e duodeno.

A evolução desses aparelhos se fez no sentido de tornar o exame mais confortável com diminuição de calibre, melhor mobilidade, incorporação de recursos para instrumentação terapêutica e novos modelos adaptados para exames em outros segmentos do aparelho digestivo. Em 1983 a imagem passou a ser transmitida através de um sistema conhecido como CCD (*charge-couple device*), chegando até monitores de televisão, melhorando sensivelmente a qualidade e documentação de exames.

Técnica

O preparo do paciente começa com uma explanação a respeito do procedimento e do desconforto que este irá lhe causar. Em seguida a orofaringe é anestesiada com Xylocaína *spray* 10% e uma sedação é obtida com um benzodiazepínico, podendo ser dispensada caso o paciente se sinta calmo. A introdução do endoscópico é feita sob visão direta em decúbito lateral esquerdo.

Aparelhos

Os aparelhos normalmente utilizados são de visão frontal com comprimento de 100 cm, flexíveis, e todos os modelos possuem um canal por onde se pode passar uma pinça para biópsia, citologia ou procedimentos terapêuticos. Embora tenham vantagens sob os instrumentos rígidos, mostram alguns inconvenientes: dificuldade ou impossibilidade de aspiração de certos resíduos e limitações do ponto de vista operatório. O fragmento de biópsia é menor e nem sempre diagnóstico, a ultrapassagem de estenoses e a retirada de corpos estranhos são mais difíceis em função do menor tamanho das pinças.

Indicações

O esôfago é rotineiramente examinado quando se realiza um procedimento diagnóstico de estômago e duodeno. Entretanto, existem indicações específicas como:

a. Avaliação do grau de envolvimento inflamatório

b. Suspeita de neoplasia

c. Investigação de estenoses

d. Avaliação de hemorragia

e. Procedimentos terapêuticos

Esôfago Normal

A mucosa normal do esôfago é lisa e de coloração rósea, lembrando muito a da boca. O comprimento num adulto normolíneo é de 40 cm, tomando-se como referência a arcada dentária superior e a transição esofagogástrica. O diâmetro varia de segmento para segmento. Na região cervical aparece colapsado, devendo-se insuflar ar para abrir sua luz. No tórax permanece aberto durante a inspiração e fechado na expiração. Junto ao hiato esofagiano a situação se inverte e a abertura inspiratória da luz desaparece. A medida é feita em inspiração máxima ou através de insuflação, comparando-se com o calibre do endoscópio. O esôfago possui três estreitamentos fisiológicos, ao nível do esfíncter esofágico superior (cricofaríngeo), aorticobrônquico e do esfíncter esofágico inferior. A motilidade pode ser observada na endoscopia: as ondas primárias são induzidas pelo contato do aparelho, e as secundárias podem ser vistas mesmo em pacientes anestesiados, e quando ausentes sugerem patologias como esclerodermia e acalasia. Contrações não-peristálticas aparecem nos terços médio e inferior com a insuflação de ar, e outras segmentares são encontradas em doenças inflamatórias de origem péptica. Os distúrbios motores são, entretanto, mais bem avaliados através de outros métodos, como a manometria. A mudança de epitélio no segmento distal é delimitada por uma linha irregular que coincide com o pinçamento diafragmático.

COMPLICAÇÕES DA ESOFAGOSCOPIA

A mais freqüente e importante é a perfuração. Com o uso cada vez maior de endoscópios totalmente flexí-

veis e com diâmetro menor, as perfurações são raras. Ocorrem em situações como o megaesôfago com desvio de eixo, o que torna a transposição do cárdia difícil. Hemorragia pós-biópsia ou escleoterapia também podem ocorrer.

ESOFAGOSCOPIA EM SITUAÇÕES CLÍNICAS ESPECÍFICAS

Hérnia de Hiato e Esofagite

O refluxo gastresofágico nem sempre é bem estudado durante uma endoscopia. O esforço de vômito provocado pela presença do aparelho cria uma situação artificial. Em alguns casos, entretanto, ele é bem evidente, e mesmo com o paciente em repouso é comum, já no início do exame, observar certa quantidade de líquido gástrico depositado no segmento distal.

Os parâmetros endoscópicos para avaliar a presença de hérnia são a distância da transição esofagogástrica à arcada dentária superior e a mudança de epitélio em relação ao pinçamento diafragmático. No primeiro caso, em indivíduos normais situa-se ao redor de 40 cm e no segundo deve coincidir com a mudança de epitélio (linha "Z"). O encontro desta em posição alta, 2 ou mais cm, é compatível com hérnia de hiato do ponto de vista endoscópico. Existem controvérsias quanto a este parâmetro, que por si só nem sempre confirma o diagnóstico.

Alterações inflamatórias no segmento distal muitas vezes dificultam sua delimitação correta. A hérnia de hiato é a causa mais freqüente de refluxo e este por sua vez vai determinar alterações locais que são proporcionais a sua intensidade. A endoscopia colabora de maneira efetiva no seu diagnóstico não só pelo aspecto macroscópico, mas também através da retirada dos fragmentos para estudo histopatológico ou citológico. Savary-Miller apresentaram uma classificação de esofagite de fácil entendimento para clínicos e cirurgiões:

• Grau I. Erosões isoladas com eritema

• Grau II. Erosões e exulcerações não-confluentes

• Grau III. Erosões e exulcerações confluentes sem comprometimento da circunferência

• Grau IV. Exulcerações e ulcerações determinando fibrose e diminuição de calibre.

Outras causas devem ser citadas além das provocadas pelo refluxo, como é o caso daquelas causadas por fungos, a mais importante das quais é a monilíase. Sua principal característica é a presença de placas esbranquiçadas que, quando removidas, mostram superfície avermelhada hemorrágica.

A forma bacteriana pode ser resultado de uma infecção descendente provocada por problemas respiratórios ou, ainda, por disseminação hematogênica, caracterizando-se por friabilidade, hiperemia e placas de fibrina.

O refluxo crônico de material gástrico para o esôfago determina uma metaplasia do epitélio e a endoscopia mostra uma invasão pela mucosa do estômago. Essa alteração, após confirmação histopatológica, considerada como pré-maligna, é chamada de epitélio de Barrett.

Tumores

Os tumores apresentam-se com predomínio do componente ulcerado ou infiltrativo. Seu diagnóstico não oferece dificuldades ao endoscopista experiente, aparecendo como uma lesão irregular, endurecida, que sangra ao toque da pinça de biópsia. A retirada de fragmentos nem sempre é fácil, pois a pinça desce paralela à lesão, o que dificulta sua operacionalidade. A citologia realizada concomitantemente aumenta as chances de um diagnóstico correto. O uso em larga escala da endoscopia como método de diagnóstico fez com que lesões pequenas fossem diagnosticadas precocemente.

Os tumores benignos são pouco freqüentes, e os mais encontrados são os leiomiomas e papilomas. Estes têm um aspecto verrucóide e podem ser removidos com a pinça de biópsia. Já os miomas caracterizam-se por ocuparem espaços na luz esofagiana com superfície mucosa lisa normal; por essa razão, não tem sentido a biópsia.

Estenoses

Estenoses não-neoplásicas podem ser congênitas ou inflamatórias. A primeira é caracterizada por membranas observadas nos primeiros meses de vida, quando se muda a consistência de alimentação. O refluxo crônico leva à fibrose com diminuição de calibre, provocando sintomas como disfagia e apresenta características diferentes dos processos malignos.

A ingestão de cáusticos é ainda um problema, embora medidas preventivas tenham sido tomadas alertando sobre os perigos de sua manipulação. A soda cáustica constitui-se no agente mais importante, produzindo uma necrose liquefativa nas paredes do esôfago e estômago. O paciente que ingere um cáustico pode ter sintomas variando de leves a graves, com choque. Raramente a lesão esofagiana ocorre sem comprometimento oral. Uma esofagoscopia confirma se houve ou não envolvimento do esôfago, complementado por um estudo radiológico, informando o grau de estenose, permitindo uma programação terapêutica.

Esofagite corrosiva localizada pode ocorrer após a ingestão de alguns comprimidos e caracteriza-se pela presença de exulceração, ocupando parte da luz, rasa, bem delimitada, causando odinofagia e disfagia.

Varizes

O diagnóstico de varizes, feito através da endoscopia, é caracterizado por dilatação venosa, que é semelhante a um colar de pérolas e ocupa todo o esôfago desde seu terço proximal. São classificadas como de pequeno, médio e grosso calibres e a identificação das primeiras nem sempre é fácil. São também encontradas no fundo gástrico e podem ser confundidas com pregas. Quando rompem, provocam sangramento abundante.

ESOFAGOSCOPIA TERAPÊUTICA

Os recursos técnicos incorporados aos endoscópios permitiram uma contribuição importante no que diz respeito à terapêutica. A engenharia desenvolveu aparelhos com notável sofisticação óptica e operacional, de maneira que a abordagem de uma área potencialmente cirúrgica é realizada através de endoscopia sem necessidade de abertura de cavidades. A morbimortalidade e a morbidade para os diferentes procedimentos é menor que a observada nas cirurgias, e a facilidade do manejo endoscópico permite acesso em diferentes regiões, particularmente no esôfago.

TRATAMENTO ENDOSCÓPICO DAS VARIZES DE ESÔFAGO

O sangramento por ruptura de varizes de esôfago é um problema que muitas vezes foge ao controle clínico e cirúrgico. Há muito tempo que se busca uma solução para esse problema, porém até hoje não se dispõe de um tratamento realmente efetivo. A contribuição da endoscopia iniciou-se na década de 30, com Crafoord e Freckner. Eles descreveram o caso de uma jovem com hipertensão portal que apresentou hemorragia digestiva após esplenectomia, tendo sido então tratada com uma série de injeções de quinino. Os estudos feitos com bário demonstraram o desaparecimento das varizes, e a paciente não sangrou por 3 anos. Na oportunidade foi utilizado um tubo rígido e a injeção foi feita através de uma janela lateral.

A partir desse evento outros trabalhos foram publicados com diferentes tipos de substâncias injetadas, seguindo também as mais diversas técnicas. O método ganhou boa aceitação e foi incorporado nos dias de hoje como de escolha no tratamento do episódio hemorrágico e como profilaxia deste. O fato decorreu em parte devido ao desapontamento em relação às cirurgias de derivação. Tecnicamente consiste na injeção de substância esclerosante dentro ou fora do vaso, sendo as substâncias mais utilizadas o oleato de etanolamida e o morruato de sódio. Na vigência do sangramento injeta-se diretamente no vaso que sangra. Após o controle programam-se novas sessões repetidas vezes, o quanto necessário. Os resultados têm sido melhores nos pacientes com esquistossomose mansônica do que nos cirróticos. Ao redor de 80% param de sangrar quando da primeira injeção (sangramento agudo).

Uma alternativa à esclerose é a ligadura elástica. Trata-se de um método mais simples e com menos compli-

163

cações. Exige, entretanto, equipamento adequado com um conjunto de 5 elásticos. O preço ainda constitui-se em fator limitante.

Estenose (ver também Capítulo 22)

A dilatação de qualquer estenose de esôfago traz um alívio da disfagia. Nas de etiologia inflamatória, utiliza-se hoje mais o dilatador de Savary-Gilliard. Inicialmente, localiza-se a lesão com um panendoscópio; em seguida, passa-se um fio de aço através do canal de biópsia e, com controle radioscópico, localiza-se a ponta no duodeno. Introduzem-se as velas feitas de material plástico previamente montadas num condutor. O método funciona bem para as estenoses de etiologia péptica ou pós-cirúrgica, porém não é aplicável às de origem cáustica, por serem estas de longo tratamento e mais bem controladas com gastrostomia e dilatação com sondas de Plummer, menos traumáticas, mais baratas e de menor risco.

O tumor de esôfago, pela sua localização, constitui-se numa doença de difícil tratamento. Mais de 50% dos pacientes apresentam-se, na primeira consulta, sem condições de abordagem cirúrgica curativa e acabam tendo que se submeter a um tratamento paliativo. Entre os vários procedimentos disponíveis, a colocação de prótese é uma das melhores opções. Em 1927, Soutar descreveu um tubo rígido dito de "pulsão", uma vez que era empurrado através do tumor. Dificuldades de ordem técnica na sua colocação fizeram com que o método fosse abandonado. Em 1956 Mosseau voltou a utilizá-las, dessa vez tracionando-as através de uma gastrostomia. Os resultados foram razoáveis e surgiram muitos trabalhos mostrando sua eficácia. O procedimento cirúrgico *per si* cria uma situação de risco, pois é necessário fazer uma laparotomia num paciente que irá submeter-se a um tratamento paliativo e que, normalmente apresenta-se em condições físicas difíceis.

Com o advento da endoscopia flexível, foram propostas modificações da técnica inicialmente descrita por Soutar; utilizam-se agora próteses auto-expansíveis que são capazes de oferecer um diâmetro maior com menor risco de complicação. É importante o preparo do endoscopista e a estrutura do serviço para obtenção de bons resultados.

Estenoses resultantes de anastomose com o esôfago podem ser tratadas através de incisão endoscópica com alças diatérmicas dispensando-se a dilatação.

Retirada de Corpo Estranho

Vários tipos de pinças e alças são disponíveis para retirada de corpos estranhos. Alguns requerem o emprego de endoscópio rígido para sua remoção. Ver o Cap. 26 para maiores detalhes.

Tratamento Endoscópico da Doença do Refluxo

Com um *kit* apropriado é possível fazer uma plicatura endoscópica peroral no esôfago inferior, criando uma barreira anti-refluxo. Trata-se de uma técnica em desenvolvimento e os resultados dependem ainda de futuras análises. A injeção de polímeros ou o uso de radiofreqüência também se aplicam no tratamento da doença do refluxo e estão enquadrados na mesma condição da plicatura.

GASTRODUODENOSCOPIA

Úlcera Duodenal

O exame radiológico de estômago e duodeno foi por muitos anos considerado o melhor método para o diagnóstico de úlcera. Entretanto, tem-se demonstrado que esse método está associado a um alto índice de resultados falso-negativos para úlcera gástrica, principalmente de lesões superficiais. Em relação à úlcera duodenal, as limitações da técnica radiológica são devidas à deformidade duodenal, gerando falsa impressão de nicho ulceroso e, mesmo, incapacidade de detectar mais de uma lesão.

A evolução dos aparelhos endoscópicos, no que se refere à qualidade de imagem, e a melhor documentação principalmente com o uso da videoendoscopia, que fez deste método o mais eficiente e escolhido como o principal exame tanto para o diagnóstico como para o acompanhamento de cicatrização das lesões gastroduodenais. Entretanto, o estudo radiológico de estômago e do duodeno permanece como método útil principalmente quando são empregadas técnicas de duplo contraste, com as quais se consegue grande sensibilidade para detecção de pequenas lesões da mucosa gástrica. A literatura, principalmente a japonesa, confirma essa afirmativa, demonstrando que mesmo em casos de carcinoma superficial, a radiografia pode superar a endoscopia em termos de diagnóstico. Em estudos comparativos entre a radiografia e a endoscopia, nota-se que a primeira é a mais disponível, mais aceitável pelo paciente e tem melhor documentação. Por outro lado, a endoscopia é mais sensível e permite biópsias das lesões. Os inconvenientes da endoscopia estariam ligados a raros casos de intolerância ao exame, à necessidade de sedação e eventuais riscos. Todavia, a experiência atual mostra que com o uso de aparelhos modernos, menos calibrosos e com campo visual maior, bem como melhor definição de imagem endoscópica, assim como pela documentação fotográfica, a tolerância e a sensibilidade diagnóstica são extremamente eficazes.

O exame endoscópico do duodeno é possível, na grande maioria dos casos, e raras situações como espasmo funcional do piloro, podem dificultar a passagem do aparelho. Aconselha-se, nesses casos, o uso de medicamentos, como a metoclopramida ou o bromopride, que facilitam sua abertura.

A úlcera duodenal tem um ciclo vital semelhante ao da úlcera gástrica. Todavia, nos casos de lesões crônicas, a presença de deformidade pode dificultar o correto estagiamento da lesão. Não é infreqüente o endoscopista observar mais de uma lesão. Mais de 50% das úlceras duodenais encontram-se na parede anterior. Repetidos surtos de reagudização levam, muitas vezes, a subestenoses mediais do duodeno, deformidades pilóricas e formações pseudodiverticulares. Esses achados devem fazer parte do relatório endoscópico para caracterização da cavidade do processo.

As lesões associadas como duodenite e erosões difusas da mucosa duodenal, podem ser observadas, e mesmo, persistir após a cicatrização da úlcera, denotando ainda lesão da mucosa. Em casos de deformidades extensas, o endoscopista pode encontrar dificuldades no exame do duodeno, principalmente em úlceras apicais, onde há possibilidade de não se observar lesão.

O tamanho da úlcera duodenal visto endoscopicamente, é variável, sendo a média de 0,5 a 2,0 cm. Raramente, podem ser muito grandes, ocupando toda a parede duodenal, apresentando-se com fundo fibrinoso, com coágulos recentes, vermelhos ou negros, mais velhos. As grandes úlceras são geralmente penetrantes.

Em condições de estresse, podem se observar úlceras agudas duodenais, em geral múltiplas e superficiais, que podem estar associadas a lesões agudas da mucosa gástrica[33]. São causas freqüentes de hemorragia digestiva. Todavia, em condições de estresse, observam-se igualmente lesões profundas, com erosões de vasos mais calibrosos, principalmente as úlceras de parede posterior duodenal, dando origem a sangramento importante de difícil controle pelos métodos conservadores e mesmo com o uso de métodos endoscópicos, como a eletrocoagulação ou a alcoolização.

Úlcera Gástrica

A úlcera gástrica é resultado da ação cloridropéptica sobre a mucosa gástrica, havendo perda circunscrita da mucosa desde o revestimento epitelial até camadas mais profundas, passando pela muscular da mucosa, muscular e, mesmo, penetrando em toda a extensão da parede gástrica, levando à total perfuração do órgão; sua freqüência é menor que da úlcera duodenal, sendo de 2% da população geral, principalmente entre a 4ª e a 6ª décadas.

O estudo radiológico é de grande sensibilidade no diagnóstico da úlcera gástrica, principalmente com o uso da técnica de duplo contraste.

No Brasil, essa técnica é praticada de rotina em poucos serviços de radiologia. Mesmo após o diagnóstico de uma lesão gástrica ter-se estabelecido pela radiografia, é necessária a análise endoscópica da lesão para realização de biópsias de suas bordas e coleta para a citologia gástrica, com intuito de excluir a presença de neoplasia ulcerada. O seguimento da úlcera gástrica

deve também ser feito pela endoscopia. Aconselha-se igualmente, na fase de cicatrização, a realização de novas biópsias dessa área para surpreender eventual malignidade da lesão. Sabe-se que algumas neoplasias superficiais podem se apresentar ulceradas e sofrer o ciclo vital da úlcera péptica, evoluindo para total cicatrização. Os carcinomas avançados, tipo Borrmann II e III, mais dificilmente podem ser confundidos com uma lesão péptica (ver Capítulo 43).

Endoscopicamente a úlcera gástrica é uma escavação da mucosa, com base de cor esbranquiçada, recoberta de fibrina clara ou cinza-esbranquiçada. A sua forma em geral é oval, redonda, ou mais raramente de bordas retas ou de forma triangular. Sua localização mais freqüente é na pequena curvatura, sobre a incisura angular ou na porção antral horizontal da pequena curvatura.

O antro é área freqüente de sede da úlcera gástrica, tanto na parede anterior como na posterior ou mesmo em região pré-pilórica. Os antiinflamatórios com freqüência produzem úlceras múltiplas, geralmente superficiais na mucosa antral.

A localização das úlceras gástricas é freqüentemente possível em todas as porções do estômago, em algumas ocasiões com o auxílio de aparelhos de visão lateral.

Desde a descrição feita por Sakita do ciclo vital da úlcera gástrica (Fig. 8.1) foi adotada essa padronização endoscópica em grande número de centros de endoscopia, servindo como critério para o estadiamento da úlcera gástrica. Assim, a úlcera pode evoluir de um grande estágio ativo A, passar para o estágio de cicatrização H (healing) e chegar ao estágio de cicatriz S (scar).

O estágio A divide-se em A_1 e A_2, ambos mostrando a lesão coberta por fibrina espessa. Em A_1, a úlcera apresenta fibrina espessa e restos necróticos ou de pequenos coágulos, margens talhadas a pique, contornos irregulares, bordas eritematosas e mucosa circunjacente edemaciada. Não há convergência de pregas e halo de eritema da lesão. Em A_2, a fibrina do fundo da lesão é mais clara, sem restos necróticos ou coágulos.

No estágio de cicatrização H, subdividido em H_1 e H_2, observa-se fina camada de fibrina no fundo da lesão. Observam-se, também, os fenômenos de reparação epitelial nas bordas da lesão e a acumulação da convergência de pregas que são regulares. O estágio H_2 mostra a lesão com as mesmas características do H_1, mas a epitelização das bordas é mais acentuada e a lesão é ligeiramente mais rasa.

No estágio S, observa-se o fechamento total da úlcera conseqüente à união das bordas pela proliferação do tecido de cicatrização, resultando de uma linha amarelada, com pregas circunjacentes convergentes e mucosa eritematosa e com erosões, mostrando o final do processo de reparação (S_1). Finalmente, no estágio S_2, permanece a cicatriz branca, sem maiores fenômenos inflamatórios periulcerosos.

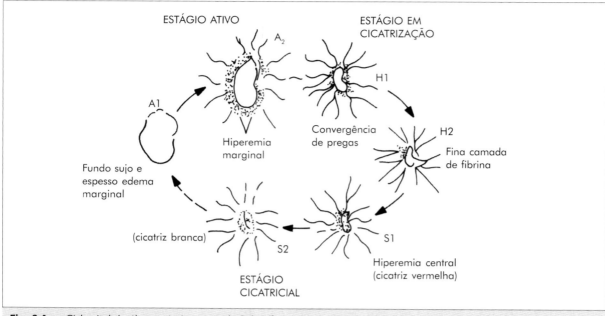

Fig. 8.1 — *Ciclo vital da úlcera péptica segundo Sakita[43].*

Gastrite Pós-Gastrectomia

O exame endoscópico do estômago operado tem mostrado alterações sofridas pela mucosa gástrica. Já desde 1955, Schindler, usando gastroscópio convencional, observou alterações da mucosa do coto gástrico.

Em 147 casos de gastrectomias tipo Billroth II, apenas 21 foram considerados endoscopicamente normais. Tivemos oportunidade de estudar 70 pacientes gastrectomizados por úlcera duodenal, através de endoscopia e de biópsia. A incidência de fenômenos inflamatórios observados pela endoscopia na boca anastomótica foi de 88,5% em comparação a 60% encontrados no corpo gástrico. O estudo histopatológico demonstrou igualmente maior incidência de gastrite crônica na boca anastomótica (75,5%) que no corpo gástrico (60%). A instalação de gastrite atrófica no corpo gástrico se faz de maneira muito rápida. Gastrectomizados após 1 ano, já apresentavam 65% de gastrite atrófica (17 casos). Esse fato é diferente do observado no estômago não operado, no qual a instalação de gastrite atrófica, segundo Siurala se faz entre 17 e 20 anos.

A etiologia das gastrites crônicas no estômago não operado é ainda pouco compreendida. Muitos fatores são discutidos, como os mecânicos, térmicos, químicos, deficiência nutricional, imunológicos e endócrinos. Na gastrite atrófica da anemia perniciosa, aparecem os anticorpos contra fator intrínseco em 2/3 dos casos, sendo quase específicos para essa condição. Também são descritos os anticorpos contra as células parietais, observados em 20 a 40% das gastrites atróficas. Glass *et al.* conseguiram, experimentalmente, provocar gastrite atrófica em estômago de ratos, com injeções repetidas de anticorpos contra células parietais. A positividade desses anticorpos em pacientes gastrectomizados é bem menor, sendo de 7% de anticorpos contra as células parietais e ausência de anticorpos contra fator intrínseco, demonstrando que o fator imunológico não interfere na patogenia da gastrite atrófica do estômago operado.

Assim, a etiopatogenia da gastrite pós-gastrectomia estaria relacionada a 2 fatores principais: 1) atrofia da mucosa pela ausência de gastrina conseqüente à retirada do antro gástrico; 2) o refluxo de bile para o coto gástrico, provocando alteração da barreira mucosa e retrodifusão do íon H^+.

O intenso eritema observado na boca anastomótica parece estar relacionado com a ação irritante dos sais biliares sobre a mucosa, produzindo vasodilatação capilar. Quando se deriva essa secreção biliar por anastomose em Y de Roux, esse eritema desaparece. Todavia, a atrofia da mucosa gástrica que já se tenha estabelecido é irreversível.

Câncer Gástrico

Em 1962, a Sociedade Japonesa de Endoscopia Digestiva definiu e classificou o câncer gástrico superficial, e esses conceitos são universalmente aceitos.

O câncer gástrico superficial ou precoce é aquele em que a invasão neoplásica atinge somente até a camada mucosa ou a mucosa e a submucosa, independentemente da presença de metásteses ganglionares.

A larga difusão dos endoscópios, com a facilidade em seu manejo, as excelentes imagens que fornecem, auxiliados pela indispensável possibilidade de colheita de material da lesão ou de suas vizinhanças, determinou uma predominante posição do estudo endoscópico sobre o radiológico para o estudo da patologia neoplásica gástrica.

O exame endoscópico da cavidade gástrica deve sempre ser meticuloso. As anormalidades encontradas devem ser bem evidenciadas para seu estudo detalhado. As lesões ulceradas ou vegetantes devem ser diferenciadas das neoplasias, tanto pelo exame macroscópico como pela colheita de material histocitológico.

Um mínimo de seis fragmentos deve ser retirado, sendo quatro das bordas da lesão e dois de seu fundo. Essa conduta deve também ser seguida quando da endoscopia de controle com a colheita de inúmeros fragmentos da cicatriz ulcerosa, pois é estimado que 1% das úlceras que inicialmente foram benignas com base na endoscopia e na biópsia será maligno quando repetido o exame ao tempo da sua cicatrização.

Câncer Gástrico Precoce

Baseando-se nos achados macroscópicos, sejam eles endoscópicos, radiológicos ou anatomopatológicos, a Sociedade Japonesa de Endoscopia Digestiva estabeleceu sua classificação macroscópica em 3 tipos principais: o tipo I (protruso), o tipo II (superficial) e o tipo III (escavado). O tipo II apresenta 3 subtipos, assim denominados: IIa (elevado), IIb (plano), IIc (deprimido). Há a possibilidade de esses tipos se combinarem entre si, surgindo os chamados tipos mistos, em que a denominação inicial é o componente predominante, e o subseqüente, o secundário. Têm-se, por exemplo, os tipos mistos IIc + III ou III + IIc ou IIa + IIc, e assim por diante (ver Capítulo 43).

Tipo I — Protruso ou Polipóide

Como o próprio nome está dizendo, trata-se de uma lesão elevada polipóide, de implante séssil, superfície irregular e friável. Seu diâmetro é variável, segundo foi diagnosticado, podendo atingir diâmetro maior que 2,0 cm.

O diagnóstico diferencial será feito com os pólipos gástricos benignos, o câncer avançado Bormann I e os tumores submucosos.

Tipo II — Superficial

Subtipo IIa — Elevado

Esse subtipo apresenta uma área pouco elevada em relação à mucosa normal, sua superfície é irregular, podendo ser friável, como também recoberta por fina película de fibrina ou acompanhada de erosões. Suas características a tornam saliente frente à mucosa normal. Frisa-se a necessidade de examinar cuidadosamente toda a cavidade gástrica e usar constantemente o precioso auxílio da pinça de biópsia.

Deve ser diferenciada com áreas de gastrite crônica com metaplasia intestinal ou de adenoma plano.

Subtipo IIb — Plano

Sendo macroscopicamente uma lesão plana, tem o seu diagnóstico dificultado pela ausência do componente de escavação ou protrusão. Sua superfície é irregular, com coloração mais pálida do que a habitual, e pode ou não estar acompanhada de erosões. Uma tentativa para sua melhor evidenciação é que as áreas suspeitas sejam tingidas por corantes vitais, como o azul-de-metileno, que não tinge as células neoplásicas, ao contrário das da gastrite crônica, que constantemente circundam a lesão. Esse artifício auxilia também o local para a tomada das biópsias.

Áreas de gastrite crônica com metaplasia intestinal são levadas para o diagnóstico diferencial.

Subtipo IIc — Deprimido

Se sua aparência é típica, o diagnóstico não será difícil. Deve-se sempre examinar o fundo da lesão, suas bordas e as convergências de pregas, caso estas existam. O fundo mostra várias alterações como o vestígio de sangue, depósito de fibrina ou de material necrótico, e elevações de seu leito. As bordas são bem nítidas — uma linha de margem é claramente demarcada.

O estudo do pregueado é fundamental, pois suas alterações são de capital importância para o diagnóstico. As principais são afilamento em ponta de lápis, a terminação abrupta ou roída, o espessamento em baqueta e a fusão de pregas.

Pequenas lesões desse subtipo podem não apresentar convergências de pregas e sim simples erosões lineares avermelhadas, e na desatenção serem confundidas com linhas cicatriciais avermelhadas (S_1) da úlcera péptica.

Seu diagnóstico diferencial deve ser feito com as ulcerações benignas em atividade ou em cicatrização.

Tipo III — Escavado

Na forma pura, esse tipo mostra somente uma escavação, sem elevação ou depressão. Pode atingir as camadas profundas da parede gástrica, porém a infiltração neoplásica nunca vai além da camada submucosa: se o for, não se trata mais de uma lesão precoce ou superficial, e sim de uma lesão avançada.

Essa forma pura é de diagnóstico diferencial difícil com a ulceração benigna e novamente refere-se a importância do complemento histológico da área afetada para responder a esse quesito.

Tipos Mistos

Freqüentemente mais de um tipo puro de lesão se instala; surgem então os chamados tipos mistos, em que o componente predominante é descrito primeiramente para vir a seguir o secundário.

Os mais encontrados são: IIc + III ou III + IIc ou IIa+ IIc, e assim por diante.

O tipo IIc + III é o mais comum, macroscopicamente apresenta-se como uma ulceração profunda, central, circundada de outra mais extensa e superficial. Os degraus da ulceração podem ser bem avaliados pelo endoscopista de relativa experiência. A diferenciação será com as ulcerações benignas em fase de cicatrização (H_2). O estudo do pregueado deverá seguir o proposto anteriormente.

O tipo III + IIc é de mais difícil caracterização em relação ao anterior, porque o componente superficial pode estar escondido por entre o material necrótico da ulceração profunda principal.

Pode ser confundida com as ulcerações benignas em período final de atividade (A_2) ou de cicatrização (H_2).

Câncer Gástrico Avançado

O câncer gástrico avançado é definido como aquele em que a infiltração neoplásica ultrapassa a camada submucosa da parede gástrica, chegando à muscular ou além, quando então o prognóstico evolutivo será sombrio. Em 1926, Borrmann classificou o câncer gástrico avançado em: Tipo I ou polipóide ou vegetante; tipo II ou ulcerado; tipo III ou ulcerado infiltrante; e tipo IV ou infiltrante (Fig. 8.2)[6].

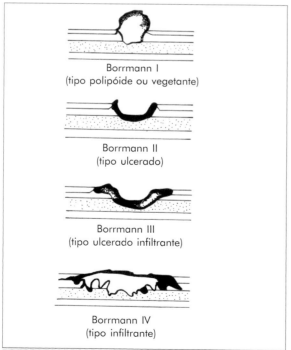

Fig. 8.2 — *Representação esquemática da classificação de Borrmann para o câncer gástrico avançado.*

COLANGIOPANCREATOGRAFIA ENDOSCÓPICA

A duodenoscopia, realizada com aparelhos específicos, de visão lateral, possibilita o exame detalhado da papila duodenal maior e menor. Isso torna possível o cateterismo seletivo das vias biliares e pancreáticas e as imagens obtidas com a injeção de contraste constituem-se na colangiopancreatografia endoscópica.

Detalhes Técnicos

O método é realizado nas condições habituais, nas quais é feito o exame endoscópico rotineiro do tubo digestivo alto, podendo ser aplicado também em criança de pouca idade. Os aparelhos são específicos e denominam-se duodenoscópios, dos quais existem vários modelos, criados mais para atender necessidades de ordem terapêutica. A analgesia ideal é realizada hoje com propofol, podendo-se entretanto utilizar uma sedação com benzodiazepínico e meperidina. É também interessante contar com cânulas de determinações diferentes para que se tenha maior índice de sucesso. As de extremidades afilada, por exemplo, são fundamentais para o cateterismo da papila duodenal menor. Também é importante contar com equipamento radiológico de boa qualidade. Dele depende, muitas vezes, o estabelecimento do diagnóstico de uma lesão neoplásica precoce, justamente a de maior importância. É preciso ressaltar ainda que as boas condições de aparelhagem radiológica protegem o endoscopista e o material endoscópico, que se for dotado de fibra de vidro, deteriora-se com a exposição aos raios X.

Como ocorre com os demais atos endoscópicos, principalmente terapêuticos, é muito importante que os aparelhos e acessórios sejam desinfetados, seja para evitar a contaminação dos sistemas, seja para evitar a transmissão de moléstias, como a hepatite e a AIDS. Para isso podem ser usados agentes químicos, líquidos ou gases. O mais utilizado atualmente é o glutaraldeído.

Um endoscopista experiente, embora atinja a região da papila rapidamente, nunca deixa de observar o estado das áreas mais proximais para detectar lesões concomitantes e/ou para verificar alterações, sobretudo duodenais, que podem alterar a condição do procedimento. É o caso, por exemplo, das fístulas biliares.

O cateterismo do óstio da papila duodenal maior é um processo facilmente realizado e a canulação seletiva dos sistemas biliar e pancreático é que obriga a realização de manobras direcionais. O sistema mais facilmente cateterizado é o pancreático. Para o cateterismo seletivo das vias biliares é necessário que o cateter incida no óstio papilar de baixo para cima, no sentido crânio-caudal, na direção entre 10 e 12 horas no mostrador de um relógio. As incidências transversais não conduzem à canulação. O posicionamento adequado é mais fácil e freqüentemente obtido com o duodenoscópio retificado e com o paciente em decúbito ventral. Já o canal pancreático pode ser cateterizado em uma incidência mais frontal, geralmente na direção entre 12 e 2 horas. Nessas manobras é necessário maior atenção com o trajeto da ponta do catéter, pois embora se impulsione o tubo numa direção, é possível que a extremidade, perante a curvatura da cânula, não esteja atingindo o local que se deseja.

Nos casos em que não se esteja obtendo a pancreatografia com imagens habituais, é importante ver se não estão sendo contrastados apenas alguns ramos finos, que correspondem ao pâncreas ventral. Nessa situação é interessante tentar a contrastação do sistema pancreático através da papila duodenal menor podendo-se evidenciar a existência de *pancreas divisum*. Nos doentes com gastrectomia de reconstrução do tipo Billroth II, é interessante o uso inicial de um aparelho de visão frontal.

As condições em que não se consegue a colangiopancreatografia endoscópica não são freqüentes e representam menos de 2% na maioria das estatísticas atuais. Ocorrem, na maior parte das vezes, pela existência de alterações que impedem o acesso adequado à papila duodenal maior ou ao seu óstio, como é o caso dos tumores da papila, dos divertículos, das alterações de forma do duodeno, em conseqüência de tumores ou de pancreatite ou da alça aferente longa nos gastrectomizados à Billroth II.

Indicações

A colangiopancreatografia endoscópica deve ser indicada nos casos suspeitos de afecção biliopancreática em que os exames menos invasivos não oferecem informações claras e, à vezes, para confirmar esses dados. Criada no fim dos anos 60, a colangiopancreatografia endoscópica foi considerada como exame de eleição para o estudo de pacientes com suspeita de lesão biliopancreática. Essa posição era decorrente da maior invasividade da colangiografia percutânea, feita na ocasião com agulhas mais calibrosas do que atualmente, e pela ausência de um método por imagem para estudo anatômico do pâncreas cujos resultados fossem mais convincentes do que o estudo contrastado do estômago e duodeno e a arteriografia seletiva.

Com a disponibilidade de processos mais avançados no arsenal de métodos propedêuticos por imagem, como é o caso da ultra-sonografia e da tomografia computadorizada, métodos menos invasivos que a endoscopia, preferiu-se torná-los a primeira opção diagnóstica. O que não tem sido considerado é que, pelo menos por enquanto, esses exames enfrentam condições que os tornam menos precisos e que também têm limitações de resolução. São sem dúvida a primeira escolha, mas não devem ser considerados a opinião final. Essa posição deve ser atribuída à colangiopancreatografia endoscópica, que também tem suas falhas. Assim, muitos doentes têm confirmada a hipótese de obstrução da via biliar pela ultra-sonografia e pela tomografia ou pela ressonância magnética, mas a natureza do obstáculo só é estabeleci-

da pela colangiopancreatografia endoscópica. Esta também poderá detectar uma neoplasia do pâncreas quando os outros exames não forem esclarecedores e deve ser indicada principalmente se o quadro clínico for sugestivo. Há também, condições que tornam imperativa a indicação da colangiopancreatografia endoscópica, como é o caso das icterícias no pós-operatório imediato em cirurgias da via biliar e no trauma abdominal em que pode ter ocorrido lesão pancreática. Aliás, temos insistido na realização da colangiopancreatografia endoscópica nas condições em que há suspeita de trauma do pâncreas, já pré-operatoriamente. Esse procedimento permite que se tome uma conduta adequada e definitiva na primeira intervenção, já que, freqüentemente, a laparotomia só permite ver um hematoma nada esclarecedor. O método também tem sido útil no planejamento do tratamento cirúrgico nos casos de pancreatite crônica avançada.

Resultados

A maior parte das falhas nas informações relativas à colangiopancreatografia endoscópica depende da interpretação. Muito raramente surgem casos de lesões biliopancreáticas que não foram detectadas. Existem, por exemplo, tumores pancreáticos que não são demonstrados na pancreatografia por não atingirem o canal principal e também por não ter sido feito um enchimento adequado do sistema. Os achados mais freqüentes são apresentados na Fig. 8.3.

Contra-Indicações

A contra-indicação relativa à colangiopancreatografia endoscópica é a pancreatite aguda não-biliar. É preciso ressaltar que a pancreatite aguda de origem biliar é indicação precisa para o procedimento, já que a colangiopancreatografia endoscópica pode ser seguida da papiloesfincterotomia, terapia de eleição para esses casos. O estado geral isoladamente não pode ser obstáculo à indicação da colangiopancreatografia endoscópica, sendo importante lembrar que alguns casos muito graves, como os de colangite supurativa, são indicação precisa para a realização da colangiopancreatografia endoscópica, também pela possibilidade de ser complementada pela papiloesfincterotomia.

Complicações

O índice de complicações é bastante baixo, cerca de 1 a 2%. A mais freqüente é sem dúvida, a pancreatite aguda. Ela decorre do aumento de pressão intraductal e ocorre mais freqüentemente quando injeções sucessivas são feitas no sistema pancreático, na tentativa de contrastar as vias biliares. Existem alguns modos de contornar essa situação, mas é conveniente dizer que o endoscopista experimentado tem sensibilidade para perceber o posicionamento da direção do cateter ou por outros sinais indiretos, como a profundidade da canula-

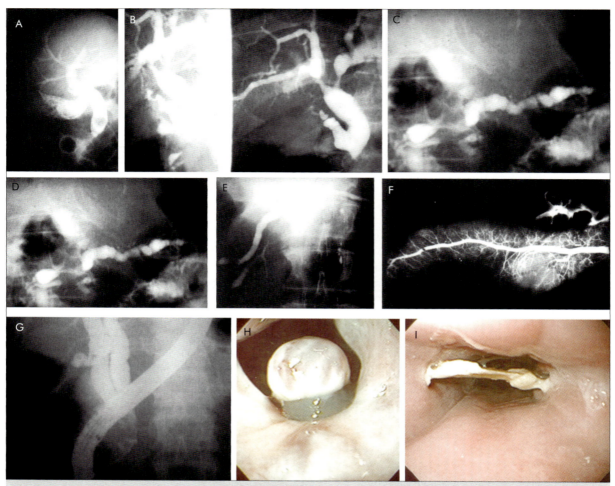

Fig. 8.3 — A-Colangiografia endoscópica demonstrando cálculos no ducto biliar comum e na vesícula biliar. B- Neoplasia localizada na origem dos ramos hepáticos. Há, ainda, compressão do colédoco. C- Neoplasia da cabeça do pâncreas, notando-se estenose irregular do ducto pancreático principal, com dilatação a montante e a amputação de ductos secundários. D- Pancreatite crônica avançada. E- Pancreas divisum. F- Pancreatografia de peça de necropsia. Observa-se "zona-fria", onde os canais secundários não têm distribuição regular e estão deformados. G- Duplicação de colédoco com cálculos. H- Ligadura elástica de varizes (pós-ligadura). I- Corpo estranho de esôfago.

ção. Assim, sabe-se que, certamente, uma canulação mais profunda só é possível na via biliar. Tem sido útil o uso de ponta metálica no cateter, pois, como geralmente o canal pancreático pode ser reconhecido, a localização radiológica da peça metálica dispensa a injeção de contraste e até pode servir de orientação quanto à incidência da cânula.

É importante lembrar, entretanto, que a possibilidade de ocorrer pancreatite aguda, que representa cerca de 60% das complicações, não deve impedir a injeção de contraste para a visualização adequada dos canais pancreáticos, principalmente quando o objetivo for excluir câncer, que pode não atingir o canal principal e aparecer apenas como uma "zona fria" (Fig. 8.3).

O problema da contaminação nem sempre pode ser contornado. O que é preciso ter em mente é que ela ocorre quando existe estagnação em algum ponto do sistema contrastado. Assim, recomenda-se que os pseudocistos não sejam preenchidos e que as vias biliares obstruídas sejam drenadas precocemente após a colangiopancreatografia endoscópica. As demais complicações são muito menos freqüentes.

PAPILOESFINCTEROTOMIA ENDOSCÓPICA

A papiloesfincterotomia endoscópica é, ao lado da hemostasia, uma das mais importantes contribuições da endoscopia no tratamento das afecções do aparelho digestivo. O conhecimento desse procedimento é de particular interesse, pois pode isoladamente, resolver certas situações, como é o caso das papilites. A sua maior im-

ENDOSCOPIA DIGESTIVA ALTA

portância, entretanto, reside no fato de ser o procedimento inicial de muitos atos endoscópicos terapêuticos, entre os quais se destaca a extração de cálculos da via biliar e colocação de próteses nesse sistema e nas vias pancreáticas. Constituindo-se num ato endoscópico complexo, só deve ser executado pelos endoscopistas que tenham grande experiência em colangiopancreatografia e eletrocirurgia endoscópicas.

Detalhes Técnicos

Como a colangiopancreatografia endoscópica, a papiloesfincterotomia endoscópica é realizada com aparelho específico, o duodenoscópio, que não se aplica aos exames rotineiros do tubo digestivo alto. É de particular interesse o uso de aparelhos que têm visão retrógrada, como os videoendoscópios. Os instrumentos de "corte" mais utilizados são os papilótomos, tipo "Classen-Demling", cuja extremidade toma forma de um arco, quando se traciona o fio de aço, cujo segmento distal faz a secção. Os papilótomos modernos permitem a passagem de fios-guia. É necessário introduzir esse acessório na via biliar, deixando-se 1/3 a 1/4 do fio cortante exteriorizado na luz duodenal, quando se inicia o "corte". Devem ser feitos estímulos de coagulação e corte sucessivamente, até que se atinja a extensão desejada para a abertura. Essa secção é feita, geralmente, até a prega transversal e proximal da papila duodenal maior. Essa descrição corresponde à situação mais comum, havendo condições, não muito freqüentes, em que outras manobras técnicas devem ser realizadas.

Uma primeira condição é aquela em que não se consegue introduzir o papilótomo na via biliar, mesmo quando a papila duodenal maior é acessível. Isso pode ocorrer porque o canal biliar é estreito e pouco elástico e/ou porque houve retração fibrótica da qual resultou grande tortuosidade. Nessa situação, pode-se fazer um corte inicial, sem a penetração no sistema, que é, por alguns, chamada de "pré-corte". Esse procedimento pode ser feito com um estilete, quando geralmente é feita uma secção mais ampla, ou com uma das variantes do papilótomo clássico. A partir dessa pequena secção ou após um período variável, ao redor de duas semanas. Após esse período, raramente não se consegue cateterizar a via biliar seletivamente. Um caso particular de dificuldade na canulação do óstio é o da papila pseudotumoral, em que há obstrução da via biliar na altura da própria papila e, então, ela se apresenta com o volume bastante aumentado, muito abaulado. É o caso dos cálculos encravados na papila. A situação é facilmente contornada por uma punção com estilete, em condições de fazer eletrocoagulação. Essa punção realizada na porção abaulada, situada proximalmente ao orifício, cria uma abertura que permite um grande fluxo do conteúdo da via biliar para o duodeno, às vezes até de pequenos cálculos, e é complementada pela papilotomia clássica como tratamento definitivo.

Uma outra condição desfavorável para a realização da papilotomia rotineira é a gastrectomia do tipo Billroth II, mesmo quando é possível atingir a zona da papila. Na maioria das vezes, o papilótomo tipo "Classen-Demling" não é útil pela dificuldade de colocação adequada. Podem ser usados acessórios com desenho especial, como é o caso do papilótomo de Soehendra, um procedimento que pode ser recomendado nessa condição, por ser aplicado a todos os casos de gastrectomizados com reconstrução do tipo Billroth II, em que a via biliar possa ser cateterizada. Consiste em fazer a secção com estilete sobre um cateter previamente inserido na via biliar. Na realidade, é a manobra realizada por muitos cirurgiões, mas por via endoscópica.

Essa mesma manobra também tem sido utilizada no mesmo serviço para a realização da papilotomia em pacientes com via biliar com drenagem através de dreno de Kehr. O cateter-guia é passado pelo trajeto do dreno de Kehr e pelo colédoco, exteriorizando-se para o duodeno. Nessas condições, a vantagem reside em não se expor o equipamento endoscópico aos raios X e em não haver necessidade de realizar a canulação.

Lançando-se mão de todos esses recursos, muito raramente não se consegue realizar a papiloesfincterotomia endoscópica. Esse insucesso ocorre em menos do que 2% dos casos, em quase todas as estatísticas. Como já foi referido, a papiloesfincterotomia endoscópica, na maior parte dos casos, é complementada por outro procedimento, como, por exemplo, a retirada de cálculos. Nos casos de cálculos pequenos e médios, a utilização do balonete pneumático tipo Fogarty é bastante útil, já que esse acessório dispensa o controle radiológico para inserção na via biliar, oferecendo risco mínimo. Além disso, o balão de oclusão permite que se avaliem as reais dimensões da concreção e da nova comunicação da via biliar com o duodeno. Se essas manobras não forem satisfatórias, ou se os cálculos forem de tamanho grande, deve-se lançar mão da cesta. Nesses casos, quando a abertura não permite que a cesta desloque o cálculo para o duodeno sob visão endoscópica, só será possível extrair o cálculo mediante a tração do aparelho endoscópico, tendo-se o cuidado de manter sempre a pinça de Dormia muito tracionada, de tal modo que o cálculo fique sempre muito junto ao aparelho, evitando-se uma laceração proximal grande na região do "corte". É claro que essa manobra só deve ser realizada após a avaliação da viabilidade de extrair o cálculo íntegro para o duodeno.

Os cálculos com eixo transversal maior do que 2 cm devem ser reduzidos a um tamanho menor, o que pode ser feito com cestas chamadas de litotriptores mecânicos, suficientemente fortes para triturá-los, ou por meios mais sofisticados, como ondas eletro-hidráulicas, aplicadas por via endoscópica. Existem outros meios, como a onda de choque extracorpórea e éter tercmetilbutílico, uma substância de alto porto de vaporização que, instilada na via biliar, procede à dissolução dos cálculos (ver Capítulo 129). Apesar da existência de todos esses recursos para extração de cálculos da via biliar, é preciso considerar que a maior parte dos cálculos pequenos e médios — mais de 50% deles — é eliminada espontaneamente.

Outro procedimento complementar à papilotomia é a colocação de próteses para drenagem. Isso é feito freqüentemente nos tumores não-ressecáveis e em algumas situações benignas, como as estenoses cirúrgicas. As próteses plásticas de 7Fr, que os duodenoscópios comuns permitem colocar, não têm sido eficientes por sofrerem obstrução rapidamente. As mais adequadas são as de 11,5 Fr, que devem ser colocadas com aparelhos de canal amplo, que recebem a denominação de jumbo. Entretanto, as que conseguem um diâmetro maior são as auto-expansíveis metálicas, que têm como fator limitador o preço e a impossibilidade de uma futura retirada.

Indicações

A papiloesfincterotomia endoscópica deve ser indicada sempre que houver sinais claros, clínico-laboratoriais e radiológicos, de obstrução no sistema biliar. Assim, constitui-se em passo inicial em vários procedimentos importantes, como a extração de cálculos da via biliar e pancreática e colocação de próteses e dilatação de estenoses nesses sistemas. Deve-se destacar que é o procedimento de eleição, em qualquer idade, para o tratamento da colangite aguda e da pancreatite biliar. Pode-se discutir a sua indicação em pacientes jovens, principalmente aqueles que se candidatam à laparotomia por apresentarem cálculos na vesícula biliar e que não estejam com um quadro de colangite. Somente o controle tardio dos pacientes submetidos à papiloesfincterotomia endoscópica é que irá esclarecer definitivamente a questão. Se mesmo esses doentes nada apresentarem em decorrência da papiloesfinterotomia endoscópica, não parece haver contra-indicações ao procedimento.

Resultados

Quando a papila duodenal maior pode ser atingida, as margens de insucesso são mínimas em mãos experientes, que possam utilizar os vários recursos que permitem realizá-la. Não será demais recomendar que não se deixe de cogitar em realizar o procedimento completo em duas sessões, como nas colangites supurativas graves, quando o prolongamento do primeiro ato, que visa à drenagem, pode trazer sérios prejuízos ao doente.

Complicações

As complicações precoces da papiloesfincterotomia endoscópica não são freqüentes e as taxas situam-se entre 5 a 10% nos serviços de maior experiência. Indubitavelmente, a pancreatite aguda e a hemorragia constituem as maiores dessas complicações. A primeira decorre do trauma causado pela eletrocoagulação, que é feita durante a fase de secção. É claro que a pancreatite pode ser

evitada seguindo-se as recomendações técnicas de maneira rigorosa.

A hemorragia ocorre geralmente quando são ultrapassados os limites habituais de "corte", o que é muito freqüente quando é feita uma ampliação da papilotomia. Apesar de ser um sangramento profuso no início, ele geralmente diminui de intensidade espontaneamente e pode ser controlado por meio endoscópico com aplicação de balões ou por injeção local de agentes vasoconstritores e esclerosantes. São, portanto, raras as vezes em que há necessidade de realizar a laparotomia para coibir o sangramento.

Situação semelhante é vivida nas perfurações, que geralmente têm evolução favorável com o tratamento conservador. Essas perfurações são pouco freqüentes e ocorrem, na maioria das vezes, quando a secção não é feita exatamente no sentido proximal, porém mais lateralmente. Alguns autores citam a colangite como complicação importante, mas ela só ocorre quando a via biliar não é adequadamente drenada. Após a papiloesfincterotomia endoscópica a via biliar deve ser drenada, ainda que seja pela aplicação de dreno nasobiliar. O que talvez não se possa evitar é a impactação de um cálculo não percebido. Isso pode ocorrer, pois as colangiografias realizadas imediatamente após a papiloesfinterotomia endoscópica nem sempre são claras, já que há ar dentro dos canais. Contudo, a colangite que ocorre nessa situação é, invariavelmente, de fácil resolução e alguns casos resolvem espontaneamente, antes da reintervenção endoscópica.

As complicações tardias são menos freqüentes ainda. Os índices ficam em níveis inferiores a 0,5% e são representados por estenose da neocomunicação da via biliar com o duodeno. Em nosso meio vale destacar a entrada de áscaris dentro da via biliar em muitas áreas como complicação importante, pois essa parasitose é endêmica. Os índices de mortalidade são de 1 e 2% nas maiores casuísticas, níveis freqüentemente menores do que os correspondentes ao mesmo tratamento realizado através de laparotomia. Em vista disso, a papiloesfincterotomia endoscópica, associada aos procedimentos complementares, tem sido sempre lembrada na terapêutica de muitas afecções biliopancreáticas, tornando-se o método de eleição em pacientes idosos e de alto risco.

REFERÊNCIAS BIBLIOGRÁFICAS

1. Ad Hoc Committee on Risk Management, American Society for Gastrointestinal Endoscopy: Risk Management. An Information Resource Manual. Manchester, MA, American Society for Gastrointestinal Endoscopy 1990.
2. Appleyard M, Fireman Z, Glukhovsky A et al. A randomized trial comparing wireless capsule endoscopy with push enteroscopy for the detection of small-bowel lesions. Gastroenterology 119:1431,2000.
3. de Franchis R, Primignani M. Endoscopic treatments for portal hypertension. Semin Liver Dis 19:439, 1999.
4. Filipi CJ, Lehman GA, Rothstein RI, Raijman I, Stiegmann GV, Waring P et al. Trandal, flexible endoscopic suturing for treatment of GERD: a multicenter trial. Gastrointest Endosc 53:416-22, 2001.

5. Froehlich F, Gonvers JJ, Fried M. Conscious sedation, clinically relevant complications and monitoring of endoscopy: Result of a nationwide survey in Switzerland. Endoscopy 26:231, 1994.

6. Helmy A, Hayes PC. Review article: Current endoscopic therapeutic options in the management of variceal bleeding. Aliment Pharmacol Ther 15:575, 2001.

7. Inoue H, Tani M, Nagai K et al. Treatment of esophageal and gastric tumors. Endoscopy 31:47, 1999.

8. Kodama M, Kakegawa T. Treatment of superficial cancer of the esophagus: A summary of responses to a questionnaire on superficial cancer of the esophagus in Japan. Surgery 123:432, 1998.

9. Koutsomanis D. Endoscopic clipping for bleeding varices. Gastrointest Endosc 40:126-7, 1994.

10. Ladas SD, Giorgiotis C, Pipis P et al. Sedation for upper gastrointestinal endoscopy: Time for reappraisal? Gastrointest Endosc 36:417, 1990.

11. Laine L, Cook D. Endoscopic ligation compared with plus sclerotherapy for treatment of esophageal varices. A meta analysis. Ann Intern Med 123:280, 1995.

12. Lee JG, Leung JW, Cotton PB. Acute cardiovascular complications of endoscopy: Prevalence and clinical characteristics. Dig Dis 13:130, 1995.

13. Lee T, Hsueh P, Yeh W et al. Low frequency of bacteremia after endoscopic mucosal resection. Gastrointest Endosc 52:223, 2000.

14. Makuuchi H, Kise Y, Shimada H et al. Endoscopic mucosal resection for early gastric cancer. Semin Surg Oncol 17:108, 1999.

15. Newcomer MK, Brazer SR. Complications of upper gastrointestinal endoscopy and their management. Gastrointest Endosc Clin North Am 4:551, 1994.

16. Technology Assessment Committee: Transmission of infection by gastrointestinal endoscopy. Gastrointest Endosc 39:885, 1993.

17. Technology Assessment Committee, American Society for Gastrointestinal Endoscopy: Disposable endoscopic accessories. Gastrointest Endosc 42:618, 1995.

18. Technology Assessment Committee, American Society for Gastrointestinal Endoscopy: Electrocautery use in patients with implanted cardiac devices. Gastrointest Endosc 40:794, 1994.

19. Shim CS, Cho JY, Park YJ et al. Mini-detachable snare ligation for the treatment of esophageal varices. Gastrointest Endosc 50:673, 1999.

20. Standards of Practice Committee, American Society for Gastrointestinal Endoscopy: Sedation and monitoring of patients undergoing gastrointestinal endoscopic procedures. Gastrointest Endosc 46:626, 1995.

21. Standards of Practice Committee, American Society for Gastrointestinal Endoscopy: Infection control during gastrointestinal endoscopy. Gastrointest Endosc 49:836, 1999.

22. Standards of Practice Committee, American Society for Gastrointestinal Endoscopy: Antibiotic prophylaxis for gastrointestinal endoscopy. Gastrointest Endosc 42:630, 1995.

23. Zuckerman GR, O'Brien J, Halstead R. Antibiotic prophylaxis in patients with infectious risk factors undergoing gastrointestinal endoscopic procedures. Gastrointest Endosc 40:538, 1994.

CAPÍTULO 9

Endoscopia Digestiva Baixa

Raul Cutait
Marcelo Averbach
Paulo A.F.P. Corrêa

INTRODUÇÃO

O interesse pela avaliação das cavidades do corpo remonta aos tempos de Hipócrates[68]. Contudo, foi apenas em meados do século passado, com o desenvolvimento de sistemas de iluminação, ainda que precários, como o de Désormeaux[38], que se tornou possível desenvolver os primeiros equipamentos direcionados para a endoscopia em geral e, conseqüentemente, para a endoscopia digestiva baixa. Em 1895, Kelly descreveu um retossigmoidoscópio rígido, o qual se constitui essencialmente no modelo que tem sido utilizado até os tempos atuais[69]. Na década de 60, ocorreu outro grande avanço na endoscopia digestiva, que foi o desenvolvimento dos fibroendoscópios. Com a evolução desses aparelhos, tornou-se possível avaliar endoscopicamente todo o intestino grosso[146].

De acordo com o equipamento utilizado, classifica-se a endoscopia digestiva baixa em quatro categorias: anoscopia, retossigmoidoscopia, sigmoidoscopia flexível e colonoscopia. Através desses procedimentos, é possível não só realizar o diagnóstico das diversas patologias anorretocólicas, como também proceder ao tratamento de algumas delas. Além disso, através de exames programados, pode-se fazer o acompanhamento evolutivo de determinadas afecções, a avaliação de tratamentos instituídos e a prevenção ou o diagnóstico precoce de neoplasias em populações de maior risco para câncer.

ANOSCOPIA

A anoscopia constitui-se no primeiro passo do estudo endoscópico do trato digestivo baixo e faz parte do exame proctológico. Através dela, é possível avaliar a região anal e os últimos centímetros do reto. Esse exame é executado com aparelhos de distintos modelos, permanentes ou descartáveis. Devido ao baixo custo e ao receio de transmissão de infecções, têm-se empregado cada vez mais os anoscópios descartáveis.

Preparo

Como rotina, não há a necessidade de qualquer preparo para a realização da anoscopia. Aliás, quando se pesquisa sangramento, é preferível realizar o exame sem preparo, com o intuito de caracterizar o tipo de sangue eventualmente encontrado na ampola retal.

Indicações

Diagnóstico

A anoscopia é empregada com a finalidade de diagnosticar as lesões anais e do reto distal através da visualização das alterações decorrentes das diferentes afecções que acometem essa área. Além disso, a introdução do anoscópio propicia a feitura de biópsias e coleta de material. Dentre as várias afecções que acometem essa região, salientam-se, por sua freqüência, as hemorróidas, responsáveis pelo sangramento referido por muitos pacientes[54]. Porém, de acordo com as características da perda de sangue, deve-se proceder à investigação endoscópica ou radiológica do cólon e reto, uma vez que outras doenças podem ser responsáveis por esse sintoma.

Tratamento

Com a exposição da região anal obtida com a colocação do anoscópio, torna-se factível a realização de procedimentos terapêuticos, tais como a esclerose ou a ligadura elástica de mamilos hemorroidários e a cauterização de condilomas anais, entre outros. Esses e outros pequenos procedimentos são rotineiramente realizados em caráter ambulatorial.

174

Acompanhamento Evolutivo

A evolução das afecções orificiais e do seu tratamento cirúrgico ou não-cirúrgico é comumente feita com anoscopias seriadas, cuja periodicidade depende da afecção e da preferência do médico.

RETOSSIGMOIDOSCOPIA

Com os tubos rígidos, metálicos ou descartáveis, de iluminação frontal ou distal, é possível visualizar até os 25 a 30 cm distais do intestino grosso. Mais comumente, contudo, alcançam-se 15 a 20 cm. A retossigmoidoscopia pode ser realizada na posição lateral de Sims ou na posição genupeitoral. A vantagem da posição de Sims é o menor desconforto para o paciente, ao passo que a posição genupeitoral facilita a introdução mais profunda dos aparelhos.

Preparo

É nossa rotina realizar a retossigmoidoscopia sem preparo, pois, quando do exame, muitos pacientes estão com o reto adequadamente limpo. Além disso, o que nos parece de grande importância, é que, dessa maneira, fica mais fácil identificar a presença de sangue na ampola retal, misturado ou não com as fezes, fato esse que orienta para indicar a investigação propedêutica complementar. Contudo, quando necessário, indicamos a feitura de clister, com enema Fleet ® ou Minilax ®, de meia a uma hora antes da endoscopia, lembrando que esse preparo pode causar discreta hiperemia da mucosa.

Indicações

Diagnóstico

É considerável o número de pacientes com lesões do intestino grosso que podem ser diagnosticadas através da retossigmoidoscopia rígida. Algumas, como as doenças inflamatórias e infecciosas, comumente apresentam, no reto e no sigmóide distal, alterações que, por si sós ou com o auxílio de biópsias, definem a etiologia do processo. Nessa condição, incluem-se também as poliposes intestinais. Já as formações tumorais, benignas ou malignas, podem ser identificadas desde que estejam ao alcance do tubo rígido, o que acontece com 60 a 70% dos casos de câncer do intestino grosso e 27 a 45,5% dos pólipos em estudos de autópsia[13,15]. Biópsias podem completar a avaliação diagnóstica.

Também diagnosticável pela retossigmoidoscopia é a úlcera solitária de reto, que se caracteriza por ser plana, de formato irregular e localizada na face anterior do reto, entre 5 e 10 cm acima da borda anal. Outra condição em que a retossigmoidoscopia se mostra útil é no trauma de reto, pois permite identificar a extensão e o nível das lesões.

Um outro grupo de patologias diagnosticáveis pela retossigmoidoscopia é o das doenças sexualmente transmitidas, que comumente causam proctite. Dentre elas destacam-se:

a. *Gonorréia* — quando dessa infecção, observa-se o reto com mucosa congesta ou hemorrágica, recoberta por um exsudato purulento[2].

b. *Herpes simples* — pode causar edema, eritema e congestão da mucosa retal. Comumente, evidencia-se secreção mucosa e, às vezes, até sanguinolenta. No entanto, o mais freqüente é a identificação de vesículas muito dolorosas no tegumento perianal[19].

c. *Citomegalovírus* — essa infecção, não raro identificada em portadores de AIDS, causa hiperemia, congestão, granulação, gera ulcerações e, com freqüência, compromete não só o reto, mas também todo o cólon, de maneira contínua ou segmentar, em especial a região do cecoascendente[11].

d. *Criptosporíase* — a infestação pelo protozoário *Cryptosporidium* sp. é relativamente comum em pacientes imunodeprimidos e em portadores de AIDS, e causa pequenas ulcerações e o aparecimento de formações pontilhadas de coloração escura ao longo do cólon[5,95].

e. *Linfogranuloma venéreo* — a infecção causada pela *Clamydia trachomatis* pode provocar desde granulação da mucosa retal até intensa congestão com hiperemia. Evolutivamente, o reto pode chegar à estenose. O quadro endoscópico habitualmente se assemelha à doença de Crohn[111].

f. *Tuberculose* — a infecção pelo bacilo de Koch acomete em especial o íleo distal e o ceco e, a seguir, o reto. Os achados mais comuns são lesões ulceradas rasas ou apenas o aspecto de processo inflamatório nas fases mais agudas. Raramente é identificada estenose[2].

Tratamento

A retossigmoidoscopia é utilizada na abordagem terapêutica das seguintes condições:

a. *Pólipos retais* — através de tubos rígidos não-condutores, introduzem-se pinças de polipectomias para ressecção de pólipos ou, então, pinças de fulguração, que permitem retirar material para exame anatomopatológico e fulgurar pólipo remanescente no caso de lesões de até 3 mm de diâmetro. Entretanto, devido à possibilidade de se encontrar ao longo do cólon pólipos ou mesmo carcinomas sincrônicos, pode-se deixar a ressecção do pólipo retal para ser realizada durante uma colonoscopia, como será comentado mais adiante. No caso de pólipo único em crianças, do tipo juvenil, a abordagem com retossigmoidoscopia é suficiente.

b. *Tumores retais* — com retossigmoidoscópios especialmente desenhados, com diâmetro maior do que

175

dos empregados para simples exames, é possível proceder à exérese local de tumores vilosos ou adenocarcinomas de até 3 a 4 cm de diâmetro [59].

c. *Retirada de corpos estranhos do reto* — esse procedimento torna-se exeqüível utilizando-se tubos largos e pinças de polipectomia ou de biópsia [119].

d. *Distorção de volvo de sigmóide* — essa condição, relativamente comum em nosso meio, devido ao caráter endêmico da doença de Chagas, responsável pelo megacólon chagásico, é facilmente resolvida com a feitura de manobras que permitem a introdução de tubos rígidos. O procedimento é realizado preferencialmente com o paciente em posição genupeitoral[113,125].

e. *Dilatação de estenose* — anastomoses colorretais ou coloanais podem necessitar de dilatações, as quais podem ser feitas com o auxílio de retossigmoidoscópios rígidos. Eventualmente, também se utilizam velas de Hegar para essa finalidade.

Acompanhamento Evolutivo

A eficácia de esquemas terapêuticos, assim como as alterações evolutivas de algumas doenças, pode ser avaliada através de retossigmoidoscopias de controle. Assim, realiza-se esse exame no seguimento de portadores de retocolite ulcerativa, doença de Crohn e retite actínica[115]. Outra condição em que a retossigmoidoscopia é importante como método de acompanhamento é na avaliação periódica de anastomoses colorretais pós-ressecção de câncer de reto, visando-se diagnosticar precocemente recidivas locais[107]. Finalmente, a avaliação do coto retal pós-anastomose ileorretal por retocolite ulcerativa ou polipose familiar, por meio de endoscopias periódicas, que podem ser realizadas com tubos rígidos, permite programar mais precocemente as condutas quando da presença de alterações locais [22,137].

RETOSSIGMOIDOSCOPIA FLEXÍVEL

A retossigmoidoscopia flexível é realizada com equipamentos construídos com fibras ópticas. A sua extensão de 60 cm permite a avaliação endoscópica parcial ou total do sigmóide e, muitas vezes, também do cólon descendente distal. Esses aparelhos têm como vantagem sobre os tubos rígidos o seu maior alcance, o que, conseqüentemente, favorece um maior número de diagnósticos. Dessa forma, a retossigmoidoscopia flexível tem permitido realizar o diagnóstico de câncer e de pólipos em proporção três a quatro vezes maior do que com os tubos rígidos [16,144]. Além disso, esse procedimento possibilita o diagnóstico de doença diverticular[16]. A desvantagem do retossigmoidoscópio flexível em relação aos tubos rígidos é o seu custo, o que onera a investigação propedêutica.

Preparo

Para a realização da retossigmoidoscopia flexível, é necessária a limpeza adequada do cólon esquerdo, a qual é facilmente obtida com o enema Fleet®, 1 ou 2 horas antes do exame[81].

Indicações e Contra-Indicações

As indicações da retossigmoidoscopia flexível são superponíveis às da retossigmoidoscopia rígida, exceto quanto à possibilidade de elucidar dúvidas geradas pelo enema opaco em sigmóide. O diagnóstico de pólipos constitui-se em indicação para a colonoscopia total, com o intuito de identificar pólipos ou câncer sincrônicos, devendo a polipectomia ser, como rotina, postergada para quando for realizada a colonoscopia, com preparo completo do cólon, a fim de evitar risco de explosão[7].

Uma outra indicação é para o rastreamento de câncer em populações de alto risco, associada ou não à pesquisa de sangue oculto nas fezes[121]. Dois recentes estudos utilizaram a colonoscopia para estimar a sensibilidade da sigmoidoscopia em pacientes assintomáticos, permitindo o diagnóstico de 70% a 80% dos casos com neoplasia avançada[64,84]. A combinação da pesquisa de sangue oculto eleva discretamente a sensibilidade[85].

São contra-indicações da retossigmoidoscopia o megacólon tóxico, a forma fulminante da retocolite ulcerativa, a diverticulite aguda grave, a peritonite, o preparo inadequado do cólon e a falta de colaboração do paciente[67].

COLONOSCOPIA

Os fibrocolonoscópios foram desenvolvidos há cerca de 30 anos, a partir de esofagofibroscópios[37,104]. Desde então, têm sido constantemente aperfeiçoados, de modo que os novos modelos apresentam maior facilidade de introdução, associada a uma melhor visualização da luz intestinal. Através da colonoscopia, é possível avaliar endoscopicamente todo o intestino grosso, sendo o ceco alcançável, em mãos hábeis, em mais de 95% das vezes[36].

No final da década de 1980, foram introduzidos no mercado os videoendoscópios, que apresentam inúmeras vantagens sobre os fibroendoscópios clássicos: a) *visualização* — a colonoscopia pode ser acompanhada simultaneamente por diversos observadores e, inclusive, ser transmitida *on line* para auditórios em qualquer parte do mundo; b) *documentação* — os exames podem ser documentados através de fotografias registradas instantaneamente em papel ou em computadores e, mais do que isso, podem ser gravados em vídeos ou CDs; c) *ensino* — devido às características já expostas, os videoendoscópios facilitam o ensino da colonoscopia.

Mais recentemente, foram desenvolvidos videoendoscópios de alta resolução, que permitem melhor definição da imagem, e aparelhos com magnificação, que permitem ampliar as imagens até 35 vezes nos aparelhos de foco fixo e até 170 vezes nos aparelhos de foco variável.

Preparo

Classicamente, o preparo do cólon para colonoscopia é anterógrado, obtido à custa da associação de dieta líquida, laxante do tipo óleo de rícino ou bisacodil na véspera do exame e limpeza mecânica com soluções orais hipertônicas de manitol a 10%, de polietilenoglicol (PEG) ou de fosfosoda[21,33,42].

O preparo retrógrado, com enteroclismas de água morna ou soro fisiológico, tem sido menos utilizado, reservando-se sua indicação para pacientes com quadro oclusivo ou suboclusivo, cardiopatas ou nefropatas graves, crianças pequenas ou, então, quando o paciente ou o médico optam por esse tipo de preparo[34]. Nosso grupo, em estudo prospectivo, pôde comprovar a melhor aceitação dos pacientes ao preparo com manitol em relação aos enteroclismas[10].

Como rotina, preparamos nossos pacientes de maneira anterógrada, das seguintes formas:

a) *preparo hospitalar*: a partir do almoço da véspera, dieta líquida sem resíduos; bisacodil no fim da tarde da véspera do exame; manitol a 10% com gelo e limão no hospital na manhã do exame, em geral 1.000 ml divididos em doses de 150 ml, com intervalos de 10-15 min entre elas;

b) *preparo domiciliar* (para comodidade do paciente ou, então, para contenção de custos): dieta líquida também a partir do almoço da véspera; bisacodil no início da tarde; manitol a 10% a partir do final da tarde, da maneira já descrita.

Indicações

Com a experiência desenvolvida ao longo de mais de três décadas, ficaram bem definidas as indicações da colonoscopia nas seguintes áreas: diagnóstico, tratamento e acompanhamento evolutivo.

Diagnóstico

A colonoscopia é, na atualidade, método diagnóstico imprescindível na investigação propedêutica das afecções do intestino grosso.

Esclarecimento de Alteração do Hábito Intestinal

Até antes do advento da colonoscopia, as alterações do hábito intestinal eram rotineiramente investigadas pelo enema opaco. Com o tempo, o método endoscópico substituiu o exame radiológico, pela possibilidade de não só se visualizar a mucosa intestinal, mas também de permitir biópsias e retirada de pólipos, como será discutido mais adiante.

Entretanto, o enema opaco continua sendo uma boa opção nos casos de suboclusão ou oclusão intestinal, diverticulite aguda e de doenças inflamatórias, quando se pretende avaliar a morfologia da parede intestinal.

Esclarecimento de Hemorragia Digestiva Baixa

A origem de sangramento por via retal nem sempre é definida pela exploração propedêutica clássica. Nessa condição clínica, a colonoscopia permite a elucidação diagnóstica entre 70 e 90% dos casos, excluindo-se o diagnóstico de moléstia diverticular, quando rarissimamente se observa sangramento ativo durante o exame (Fig. 9.1). As lesões mais comumente identificadas nesse grupo de pacientes são câncer, em 9 a 11% dos enfermos, e pólipos, em 12 a 23% dos casos[8].

No algoritmo da investigação propedêutica da hemorragia digestiva baixa, a colonoscopia é o exame de eleição tanto para os casos de sangramento leve ou moderado, quanto para os de hemorragia maciça. Nessas situações, a colonoscopia permite a elucidação diagnóstica em até 77% dos casos. Em 164 casos de hemorragia maciça (com queda do hematócrito abaixo de 28% e necessidade de hemotransfusão), pudemos elucidar a causa do sangramento em 103 pacientes (63%), sendo em 48 deles (47%) realizados procedimentos terapêuticos endoscópicos que permitiram coibir o sangramento.

Esclarecimento de Estenose Radiológica

Não raro, são observadas estenoses ao enema opaco, cuja etiologia, que pode ser neoplásica, inflamatória, anatômica ou funcional, não fica adequadamente esclarecida. Nesses casos, a colonoscopia permite a elucidação diagnóstica por visualização direta ou pelas informações obtidas através de biópsias ou citologia esfoliativa[24] (Fig. 9.2).

Aspectos Diagnósticos Peculiares

Câncer

O câncer aparece, em geral, como lesão vegetante, de superfície irregular e comumente ulcerada, e pode envolver desde parte até toda a circunferência da luz intestinal (Fig. 9.3). A colonoscopia é útil no diagnóstico de neoplasias colorretais nas seguintes situações:

• *Imagem radiológica suspeita* — embora o enema opaco com duplo contraste seja elucidativo na grande maioria das vezes, existem casos em que a imagem radiológica deixa dúvidas, por distensibilidade inadequada, dificuldade de avaliação do relevo mucoso ou estenose de origem duvidosa. Nesses casos, pode-se esclarecer o diagnóstico através da visualização direta da área suspeita ou, então, por meio de biópsias ou citologia esfoliativa.

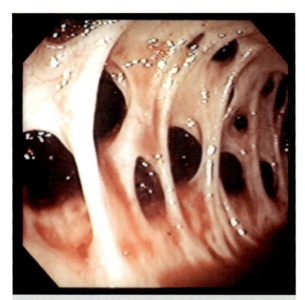

Fig. 9.1 — *Imagem de colonoscopia em paciente portador de moléstia diverticular do cólon que teve sangramento intestinal recente. Nota-se a presença de coágulos no interior dos divertículos.*

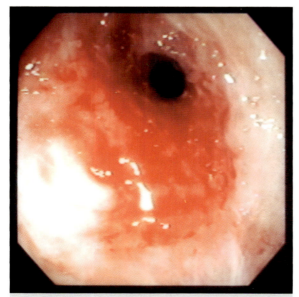

Fig. 9.2 — *Estenose em doença inflamatória. As biópsias, ou pelo menos, a citologia esfoliativa, são fundamentais para o diagnóstico do câncer, que ocorre em até 20% desses casos.*

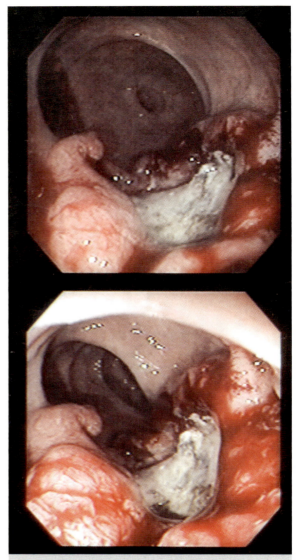

Fig. 9.3 A e B — *Adenocarcinoma do cólon.*

- *Diagnóstico diferencial com moléstia diverticular hipertônica* — em decorrência do processo inflamatório ou de espasmo, torna-se muitas vezes difícil afastar a presença de neoplasia ou pólipos associados à doença diverticular. Essa condição, presente em 20 a 36% dos casos de enema opaco inconclusivo, pode ser elucidada com o exame colonoscópico[33,99].
- *Hemorragia digestiva baixa* — conforme já discutido, o câncer é responsável por 9 a 11% dos casos de hemorragia baixa de origem obscura diagnosticada por colonoscopia[8].
- *Esclarecimento de anemia* — uma das causas de anemia é o câncer, em especial do cólon direito, e seu diagnóstico pode passar despercebido ao enema baritado, sobretudo quando a lesão é relativamente pequena ou não se utiliza a técnica de duplo contraste[70].

Para os pacientes com essa alteração, impõe-se a colonoscopia, que é, em geral, elucidativa.

- *Câncer e displasia em retocolite ulcerativa* — como será comentado mais adiante, a retocolite constitui-se em doença pré-cancerosa e, através de exames periódicos com biópsias, pode-se fazer o diagnóstico do câncer assestado no intestino grosso ou, então, de displasia grave[57].

Pólipos

Os pólipos distribuem-se ao longo de todo o cólon, mas são mais freqüentes no cólon sigmóide[13,33]. Quanto às suas características, podem ser sésseis ou pediculados, com pedículo longo ou curto e de superfície lisa ou bocelada (Fig. 9.4). A presença de manchas ou faixas esbranquiçadas em sua superfície sugere lesão de etiologia inflamatória ou hamartomatosa. Quanto ao seu tamanho, variam desde alguns milímetros até centímetros de diâmetro, sendo os com menos de 1 cm de diâmetro aqueles que têm índice diagnóstico maior com a colonoscopia do que com o enema opaco[88,98,141].

Com a colonoscopia, têm-se encontrado lesões adicionais em cerca de 30% dos casos com diagnóstico prévio de pólipo colorretal[142]. Conforme será tratado mais adiante, é possível executar a ressecção dos pólipos por meio da colonoscopia[36].

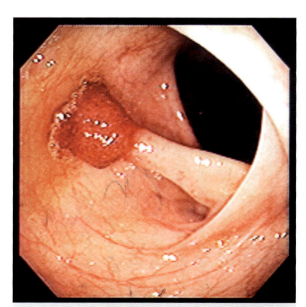

Fig. 9.4 — *Pólipo pediculado do cólon. Percebe-se o longo pedículo, estando a porção cefálica do pólipo encostada na parede contrária ao seu pedículo.*

Lesões Elevadas Planas e Deprimidas

Essas lesões, cujo desenvolvimento aparentemente não obedece à seqüência adenoma-carcinoma, tendo sua origem direta da mucosa colônica, foram inicialmente descritas pela escola japonesa e são classificadas em: tipo protruso(Ip, Is e Isp), tipo superficial (quando plana IIa e quando deprimida, IIc, havendo os tipos mistos: IIa+IIc ou IIc+IIa, dependendo do padrão que predomina) e de crescimento lateral (LST)[76] (Fig. 9.5).

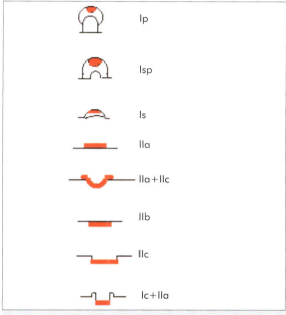

Fig. 9.5 — *Classificação macroscópica do câncer colorretal precoce.*

As lesões planas, especialmente as que apresentam área deprimida, são mais importantes que as polipóides no que diz respeito à presença de tecido carcinomatoso, por se relacionarem à invasão precoce da submucosa[76,127,128] (Fig. 9.6).

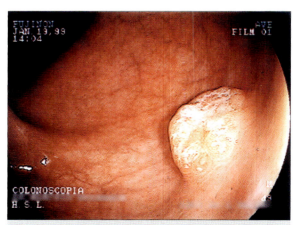

Fig. 9.6 — *Câncer precoce do tipo deprimido — (IIC) com invasão maciça da submucosa, mimetizando pólipo com erosão. É importante mencionar que essa lesão tem apenas 8 mm.*

Assim, lesões tipos I, IIa e IIb apresentam cerca de 1,4% de infiltração de submucosa, enquanto as lesões com pelo menos uma área deprimida, isto é, as tipos IIc, IIc+IIa e IIa+IIc, apresentam infiltração de submucosa em cerca de 16,1% dos casos[76,127,128]. Já as do tipo LST exibem invasão de submucosa em 9,3% das vezes[76].

As principais alterações endoscópicas que devem alertar o examinador na procura dessas lesões são: a alteração da coloração, a friabilidade, o desaparecimento da trama vascular da mucosa, além de deformidade da parede.

A utilização de corantes de superfície permite identificar e caracterizar melhor as lesões em questão, sendo o índigo-carmim, o azul-de-metileno e o cresil violeta os mais empregados.

Mais recentemente, com o emprego dos aparelhos de magnificação, tornou-se possível identificar as aberturas das glândulas cólicas, denominadas *pits*, e fazer uma melhor associação entre os achados endoscópicos e histopatológicos (Figs. 9.7 e 9.8).

As *pits* são classificadas em seis diferentes tipos[76].

- Tipo I — Redonda — observada em mucosa normal
- Tipo II — Estelar — relacionada a lesões hiperplásicas
- Tipo IIIs — Tubular pequena — relacionada a adenomas deprimidos

- Tipo IIIL — Tubular larga — observada em adenomas polipóides
- Tipo IV — "em *girus*" — característica dos adenomas vilosos
- Tipo V — Irregular — identificadas nos tumores invasivos de submucosa e tumores avançados.

Cerca de 10% dessas neoplasias que atingem a submucosa apresentam comprometimento linfonodal[66,75]. É muito importante definir que tipos de lesões levam à metástase linfonodal, para que o tratamento correto possa ser instituído.

Doenças Inflamatórias

A suspeita de moléstia inflamatória ditada pela história clínica pode ser comprovada pela retossigmoidoscopia, desde que haja envolvimento do reto. Porém, mesmo nesses casos, impõe-se a colonoscopia, pela necessidade de avaliar o cólon e o íleo terminal. Biópsias dos diversos segmentos comprometidos auxiliam no diagnóstico diferencial entre retocolite ulcerativa e doença de Crohn[138]. Na Tabela 9.1, encontram-se os aspectos endoscópicos mais relevantes dessas duas enfermidades.

São aspectos significativos da retocolite o envolvimento freqüente do reto, a mucosa granulosa friável e a continuidade do processo inflamatório na mucosa (Fig 9.9).

Tabela 9.1
Aspectos Endoscópicos Relevantes da Retocolite Ulcerativa e da Doença de Crohn

Aspecto	RCUI	Doença de Crohn
1. Envolvimento da mucosa	Contínuo	Descontínuo
2. Envolvimento do reto	Comum	Eventual
3. Ulcerações rasas	Em mucosa alterada	Em mucosa "normal"
4. Úlceras aftóides	–	+
5. Ulcerações lineares	–	+
6. Superfície calcetada	–	+
7. Granulação	++	+
8. Friabilidade	++	+
9. Pseudopolipose	+	+
10. Ponte mucosa	+	+
11. Septo inter-haustral espessado	+	+
12. Estreitamento da luz	+	+
13. Estenose	+	+

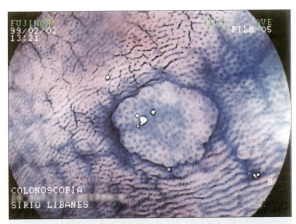

Fig. 9.7 — Lesão hiperplásica (Pits II) — uso de corante de superfície (índigo-carmim) e magnificação de imagem (30 a 40x).

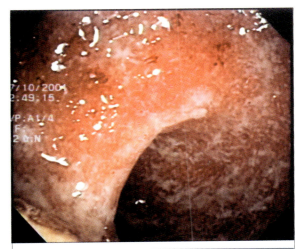

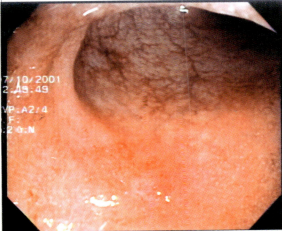

Fig. 9.9 — RCUI — Comprometimento contínuo da mucosa, microulcerações e área de transição com a mucosa sã.

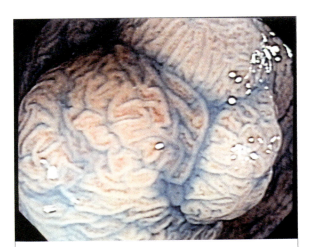

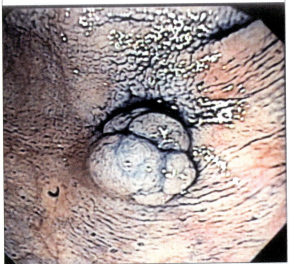

Fig. 9.8 A e B — Adenoma viloso (Pits IV) — observado com aparelho de magnificação (até 100x) após instilação de corante sobre a lesão.

As ulcerações, quando presentes estão sempre localizadas em áreas de mucosa com processo inflamatório evidente. Já na doença de Crohn, o reto tende a se apresentar com mucosa de aspecto normal ou, então, com discretas ulcerações e edema. É característica dessa doença o envolvimento descontínuo e assimétrico da mucosa ao longo do cólon (Fig. 9.10).

As ulcerações observadas podem ser circulares ou elípticas, rasas ou profundas, e com certa freqüência, formam trajetos lineares. Ulcerações do tipo aftóide são também encontradas na Doença de Crohn. A mucosa algumas vezes adquire o aspecto calcetado, pelo comprometimento da submucosa. Em ambas as doenças, pseudopólipos ou pólipos inflamatórios denotam cronicidade. Estenoses podem representar processo cicatricial ou, então, neoplasia, a qual ocorre em até 20% delas[62].

Com a confecção rotineira de bolsas ileais no tratamento cirúrgico da retocolite ulcerativa, têm-se identi-

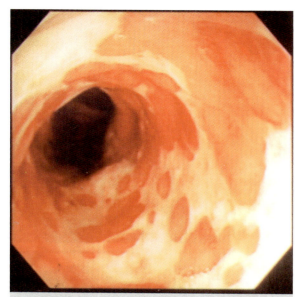

Fig. 9.10 — *Doença de Crohn do cólon. Áreas sãs separadas por ulcerações recobertas de fibrina.*

ficado 7% a 42% dos pacientes com inflamação da mucosa ileal (bolsite), em graus variados[43]. Assim, pode-se observar eritema, pontos de sufusão hemorrágica e ulcerações superficiais focais, que, em alguns casos podem se tornar profundas. Eventualmente, identificam-se úlceras do tipo aftóide, semelhantes a da doença de Crohn. Não raras vezes, as alterações estendem-se inclusive à montante do reservatório[132].

Doenças Infecciosas

O diagnóstico etiológico das infecções colorretais ganhou maior relevância com a disseminação da AIDS. Este é firmado não só pelos achados endoscópicos, mas também com o estudo histopatológico de biópsias e cultura de material. A seguir, serão comentadas as principais características de distintas infecções que comprometem o intestino grosso, as quais, não raro, assemelham-se às alterações endoscópicas observadas nas doenças inflamatórias.

Esquistossomose

Na esquistossomose mansônica, a mucosa pode se apresentar granulosa, friável, com petéquias. Pólipos inflamatórios são relativamente comuns e apresentam, em geral, entre 0,5 e 1 cm de diâmetro. Os tumores esquistossomóticos são vegetantes, volumosos e confundem-se com os adenocarcinomas. Esporadicamente, evidenciam-se varizes, localizadas quase que exclusivamente no reto[23]. Na esquistossomose japônica, as alterações endoscópicas da mucosa se sobrepõem às da retocolite ulcerativa. Já na forma hepatoesplênica da esquistossomose, é comum encontrar algumas das alterações endoscópicas supracitadas[149].

Tuberculose

A área mais comumente comprometida é a ileocecal, e as alterações visualizadas na tuberculose lembram as da moléstia de Crohn. Assim, observam-se desde edema, ulcerações difusas e lineares e, até mesmo, certo aspecto calcetado, com deformidade da parede, diminuição da sua distensibilidade e eventual estenose[14,73].

Amebíase

Na fase aguda da moléstia, evidenciam-se edema, friabilidade e granulosidade da mucosa, que podem ser confundidos endoscopicamente com a retocolite ulcerativa. Na fase crônica, as ulcerações observadas são discretas, com bordas irregulares, recobertas por um exsudato amarelado, podendo causar certa confusão com a doença de Crohn[32,131]. Nessa fase é quando se encontram os amebomas, localizados preferencialmente no ceco, que aparecem como lesão tumoral, podendo levar inclusive ao estreitamento da luz intestinal[90].

Blastomicose

As lesões intestinais que se apresentam por essa infecção são ulcerações difusas, podendo lembrar a retocolite ulcerativa[106]. Às vezes, a blastomicose apresenta-se como massa tumoral ou, então, leva à estenose da luz, em decorrência do processo cicatricial.

Colite pseudomembranosa

Relacionada com a utilização de antibioticoterapia sistêmica, e é a manifestação maior causada pela infecção pelo *Clostridium difficile*. O aspecto endoscópico é de friabilidade e sufusões hemorrágicas ao longo do intestino grosso, bem como de deposição de placas branco-amareladas sobre a mucosa[136] (Fig. 9.11).

Salmonelose

As alterações iniciais são edema, hiperemia e granulosidade da mucosa. Evolutivamente, podem aparecer petéquias hemorrágicas e friabilidade da mucosa. Comumente, o reto é poupado[111].

Shigelose

Nas formas mais graves, observam-se friabilidade e aspecto hemorrágico da mucosa, estando o reto habitualmente comprometido[136]. O diagnóstico diferencial deve ser realizado com a retocolite ulcerativa.

Yersinia

As manifestações endoscópicas da *Yersinia* são variáveis. Em cerca de 50% dos pacientes infectados, a

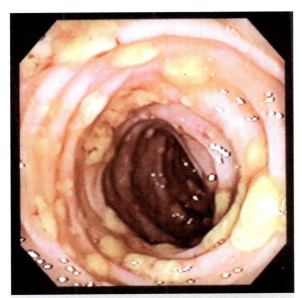

Fig. 9.11 — *Colite pseudomembranosa. Pseudomembranas branco-amareladas recobrindo a mucosa. Ao serem removidas causam sangramento (são tampões das áreas ulceradas).*

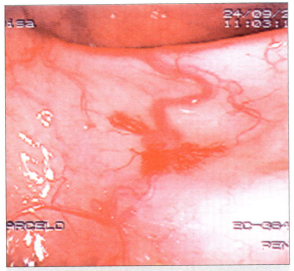

Fig. 9.12 — *Angiodisplasia do cólon direito. Aspecto teleangiectásico.*

mucosa colorretal encontra-se edemaciada, eritematosa e friável, sugerindo retocolite ulcerativa[134]. Em outro grupo de pacientes, as lesões podem ser ulceradas, inclusive do tipo aftóide, localizando-se no cólon direito e, eventualmente, no íleo distal[139].

Campylobacter

Na infecção por *Campylobacter fectus jejuni*, as alterações endoscópicas podem mimetizar tanto a retocolite ulcerativa, quanto a doença de Crohn[89]. É sua característica o envolvimento habitual do reto e apenas esporádico do cólon direito.

Citomegalovírus

O citomegalovírus é encontrado em cerca de 30% dos pacientes imunodeprimidos com diarréia[11]. O quadro endoscópico observado nesses pacientes é extremamente variável, porém o achado mais freqüente é de processo inflamatório com ulcerações em número e tamanho variáveis, em geral de bordas enantemáticas discretamente elevadas, semelhantes às da doença de Crohn, podendo formar inclusive pontes mucosas[9,50,55]. O diagnóstico é firmado pelos achados histopatológicos. A biópsia é imperativa, uma vez que essa infecção está presente em até 6% dos pacientes com mucosa de aspecto normal[11].

Histoplasmose

Apesar de a histoplasmose raramente afetar o cólon, as alterações de mucosa por ela causada situam-se principalmente no cólon direito e se traduzem por ulcerações com bordas elevadas e aspecto perláceo podendo lembrar as lesões da doença de Crohn, da tuberculose e da blastomicose[9,56,60,139].

Balantidium coli

Esse tipo de infecção causa modificações de mucosa semelhantes às observadas na amebíase, em geral localizadas no ceco[74].

Microcolites

As microcolites são afecções que acometem geralmente mulheres de meia-idade ou idade avançada, manifestando-se clinicamente como diarréia aquosa profusa de causa indeterminada. Ao exame endoscópico praticamente não apresentam alterações significativas. Quando muito, observa-se discreto processo inflamatório inespecífico. Nesses pacientes, múltiplas biópsias ao longo do íleo distal e do cólon são obrigatórias, uma vez que os achados histopatológicos ajudam a definir os diferentes tipos de colites: a colágena, a linfocítica e a eosinofílica[29].

Alterações Vasculares

Vários são os aspectos da mucosa e da submucosa colorretais relativos às diferentes afecções de origem vascular.

Angiodisplasia

Referida também como ectasia vascular, é mais comum após a 6ª década de vida. Aparece como lesão única ou, mais comumente, sob a forma de múltiplas formações, localizadas mais freqüentemente no ceco e no cólon ascendente e, em menor escala, no sigmóide[17,114] (Fig. 9.12). Estima-se que, em 15% dos casos, ocorra sangramento maciço[18]. As angiodisplasias correspondem à cerca de 30% das causas de hemorragia diagnosticadas endoscopicamente [8].

Hemangioma

Essa malformação congênita é rara e pode comprometer os segmentos distais do intestino grosso ou todo ele. As lesões são identificadas por serem elevadas e de cor azulada[8].

Colite isquêmica

As alterações endoscópicas da colite isquêmica são variáveis de acordo com a gravidade do processo isquêmico[120]. Assim, pode-se visualizar mucosa pálida, com edema discreto e perda do padrão vascular nos casos com alterações iniciais. Na evolução das alterações isquêmicas, observa-se inicialmente mucosa friável, com aspecto hemorrágico. Concomitantemente, podem aparecer ulcerações, as quais variam desde as do tipo aftóide até aquelas irregulares ou lineares (Fig. 9.13).

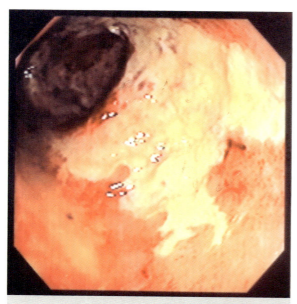

Fig. 9.13 — Colite isquêmica. Úlcera na face contramesenterial do cólon, com bordas hiperemiadas.

Quando ocorre a necrose de toda a parede, caracterizando a gangrena, a mucosa adquire coloração azulada.

Após ter-se instalado o processo de cicatrização, podem aparecer estenoses segmentares da luz cólica. Com o processo cicatricial, as ulcerações podem se retrair e se recobrir de uma "pseudomembrana". Quando essas alterações são segmentares, deve-se fazer o diagnóstico diferencial com a doença de Crohn.

Retocolite actínica

As alterações intestinais decorrentes da radioterapia variam em extensão, comprometendo quase que exclusivamente o reto quando esse método terapêutico é indicado para neoplasias de colo uterino, reto, bexiga e próstata. A intensidade das alterações é variável, e estas se manifestam precoce ou tardiamente. Como reação de caráter agudo, observam-se na mucosa: edema, granulação e, eventualmente, pontos de sufusão hemorrágica. Cronicamente, aparecem friabilidade de mucosa e telangiectasias (Fig. 9.14). Além disso, o processo cicatricial pode levar à estenose, a qual deve ser diferenciada de câncer[110]. Menos freqüentemente, percebem-se áreas de necrose, que são identificadas pelo aspecto amarelado homogêneo. Nessa situação, está contra-indicada a realização de biópsias, pois a necrose pode ser transmural, existindo, portanto, o risco de perfuração.

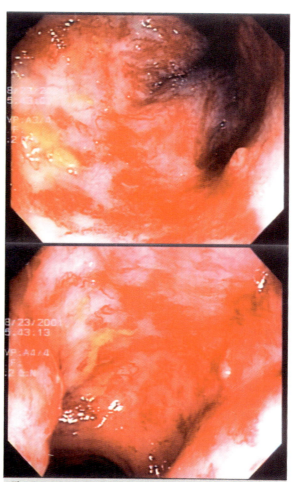

Fig. 9.14 A e B — Retite actínica. Nota-se a mucosa branco-nacarada (cicatricial) e vasos de neoformação (telangiectasias).

Moléstia Diverticular

A moléstia diverticular pode ser classificada em: a) hipertônica — manifesta-se no cólon esquerdo, em especial no sigmóide (em japoneses e chineses, o comprometimento é do cólon direito). Nesses casos, identificam-se divertículos de colo estreito, e o sigmóide, com certa freqüência está hipertônico, com a luz apresentando maior ou menor tortuosidade. A complicação associada a essa forma é a infecção, podendo levar à formação de abscesso parietal, estenose ou perfuração; b) hipotônica, em que os divertículos são de colo largo, com sua distribuição ao longo de todo o cólon. A complicação relativa a essa forma é o sangramento; c) mista, que é a coexistência das duas formas supradescritas.

Conforme já comentado, é preferível não indicar a colonoscopia nos casos de diverticulite aguda, pelo risco de perfuração ou de desbloquear eventual perfuração existente. Nesses casos, o enema com contraste hidrossolúvel sem preparo propicia as informações morfológicas necessárias[35].

COLONOSCOPIA TERAPÊUTICA

Logo nos seus primeiros anos, a colonoscopia mostrou ser um método que permitia procedimentos terapêuticos endoscópicos, simplificando o tratamento de diversas afecções, como será exposto a seguir.

Polipectomias

Com o desenvolvimento dos colonoscópios, das alças de polipectomia e de eletrofulguração (*hot biopsy fórceps*), tornou-se viável a ressecção endoscópica dos pólipos localizados ao longo de todo o cólon, com índices de ressecabilidade de 97% das lesões encontradas[33,36,51,143,148].

Em princípio, todos os pólipos devem ser tratados, inclusive os pequenos, devido ao caráter pré-canceroso dos pólipos neoplásicos[101]. Atualmente, alguns autores sugerem que não sejam ressecados pólipos do tipo hiperplásico definidos pela magnificação[78].

De um modo geral, são ressecáveis endoscopicamente as lesões pediculadas e as sésseis com base de implantação de até 2 cm de diâmetro. A ressecção de pólipos sésseis com base de implantação acima desse tamanho implica maior risco de necrose e perfuração do cólon. Além disso, pólipos com bases amplas apresentam maior possibilidade de estarem já com processo degenerativo instalado. Nesses casos, o procedimento terapêutico de eleição é a colectomia. No caso de lesões do reto, lesões maiores podem corresponder a pólipos vilosos e, assim sendo, lesões de até 5 cm podem ser ressecadas endoscopicamente, pela técnica de fatiamento[25,26].

Taticamente, costumamos tratar as lesões menores à medida que elas são encontradas, devido à possibilidade de não reencontrá-las quando da retirada do colonoscópio. Por sua vez, as lesões maiores são ressecadas durante a retirada do aparelho após a avaliação endoscópica de todo o cólon.

Pólipos com até 3 mm de diâmetro são rotineiramente tratados com as pinças de eletrofulguração, ao passo que os maiores são ressecados com o auxílio das alças diatérmicas.

A técnica de *strip biopsy*, descrita por Deyhle em 1973, consiste na aplicação de alça de polipectomia em lesões artificialmente elevadas através da injeção de solução fisiológica na submucosa, e vem sendo empregada nos casos de ressecção de lesões planas[25,26,36,40,77].

Em 4% a 26% dos pólipos endoscopicamente ressecados, identificam-se alterações de caráter degenerativo[31,33,103,122]. Essa condição é mais comum em pólipos com mais de 2 cm de diâmetro, sendo o potencial degenerativo progressivamente maior para pólipos tubulares, vilotubulares e vilosos[122]. A conduta a ser tomada depende das características histopatológicas observadas. Quando as alterações são apenas atipias ou quando o carcinoma não invade a *muscularis mucosae* (carcinoma in situ, intra-epitelial ou intramucoso), a ressecção endoscópica é considerada curativa e, portanto, definitiva[48,147] (Figs. 9.15 e 9.16).

Quando, porém, o carcinoma é do tipo invasivo, isto é, que ultrapassa o nível da *muscularis mucosae*, considera-se o tratamento endoscópico como adequado desde que o tumor não seja pouco diferenciado, não esteja próximo à linha de ressecção e que não se evidenciem êmbolos tumorais linfáticos ou venosos[123].

Caso se observe alguma dessas condições, impõe-se a colectomia complementar.

A ressecção endoscópica da mucosa ou mucosectomia, ou *strip biopsy* deve ser reservada às lesões planas ou deprimidas suspeitas de serem neoplásicas, lesões polipóides de base larga e no câncer polipóide, que deve ser ressecado com margem de segurança[77].

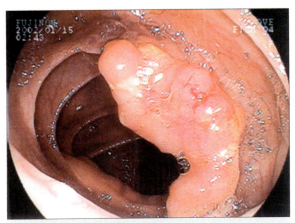

Fig. 9.15 — Carcinoma in situ em lesão elevada plana do tipo "LST" (crescimento lateral).

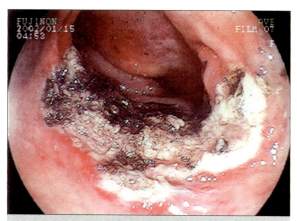

Fig. 9.16 — *Aspecto da ressecção endoscópica (mucosectomia fatiada) da lesão da Fig. 9.15.*

Abordagem das Lesões Hemorrágicas e Vasculares do Cólon

O tratamento endoscópico do sangramento cólico é realizado através de diferentes métodos, dentre eles: a eletrofulguração monopolar, a injeção de agentes esclerosantes ou vasoconstritores, o *heater probe*, o *bicap* e o *golden probe*, a ligadura elástica, o *laser* e, mais recentemente, o plasma de argônio (APC). A preferência por cada método se dá segundo a disponibilidade deste, tipo de afecção abordada e experiência do examinador com o método[8].

Em casos de sangramento maciço, mesmo que o tratamento possa não ser definitivo, consegue-se tempo para melhorar as condições clínicas do paciente.

Resolução da Síndrome de Ogilvie

A pseudo-obstrução aguda do cólon define-se pela dilatação acentuada do cólon direito e transverso, sem evidência de obstrução mecânica distal do cólon, podendo levar à necrose isquêmica ou rotura do ceco (ver Capítulo 71). Introduzindo-se o colonoscópio até o ceco ou, pelo menos, proximal à flexura esplênica, pode-se aspirar o ar da luz intestinal e, com isso, promover a resolução clínica do caso. Algumas vezes, há necessidade de realizar mais de uma colonoscopia para manter o cólon descomprimido, embora em cerca de 69% das vezes seja possível fazê-lo com um só procedimento. Por esse motivo, a cecostomia percutânea por colonoscopia, advogada como método descompressivo em situações de difícil resolução por colonoscopia de repetição, tem indicação bastante restrita[30].

Distorção de Volvo de Sigmóide

O volvo de sigmóide, em nosso meio conseqüente ao megacólon chagásico, é comumente distorcido com o retossigmoidoscópio rígido[125]. Contudo, quando nas poucas vezes em que o eixo de rotação do volvo não está ao alcance do tubo rígido, pode-se empregar o colonoscópio para tentar desfazê-lo[30].

Abordagem Endoscópica dos Tumores

Portadores de tumores colorretais estão sujeitos a evoluir com algum grau de obstrução intestinal, sendo estimado que esse evento ocorra em cerca de 8 a 29% desses pacientes, gerando maior mortalidade pós-operatória[53,97,109,145]. O tratamento endoscópico dos tumores obstrutivos pode ser indicado previamente ao tratamento cirúrgico definitivo ou em pacientes cujo estadiamento do tumor ou as condições clínicas contra-indiquem o tratamento cirúrgico.

O arsenal terapêutico inclui o *laser*, o coagulador de plasma de argônio, as dilatações com sondas ou balões e, mais recentemente, a utilização de endopróteses, que conseguem desobstruir agudamente os pacientes em 90% dos casos[58,96]. As principais complicações das endopróteses são a perfuração do cólon, o deslocamento da prótese e a obstrução.

Retirada de Corpos Estranhos

Corpos estranhos localizados no cólon, acima do alcance do retossigmoidoscópio, podem eventualmente ser retirados com o auxílio de alças de polipectomia ou de pinças tipo "Tripod" ou "Dormia"[135].

Acompanhamento Evolutivo

A colonoscopia tem sido habitualmente empregada no acompanhamento evolutivo de pacientes com diferentes condições clínicas.

Câncer

Pacientes operados por câncer colorretal devem ser submetidos a colonoscopias periódicas, em geral a cada dois ou três anos, com o intuito de diagnosticar lesões metacrônicas, pólipos ou um novo câncer, o que ocorre em até 5% dos casos[102]. Uma outra indicação é para identificar recidiva em linha de anastomose, embora esse evento seja muitíssimo mais freqüente em anastomoses colorretais[20].

Pólipos

Pólipos metacrônicos são detectados em 30 a 60% dos pacientes seguidos com colonoscopia, sendo o risco de aparecimento de novas lesões maior em pacientes com mais de um pólipo quando do primeiro exame[28,105,142].

ENDOSCOPIA DIGESTIVA BAIXA

Levando-se em conta que o tempo mínimo para aparecer um pólipo e acontecer sua degeneração é de três anos, é coerente que as endoscopias de controle sejam realizadas com intervalos bienais ou trienais[45]. Entretanto, devido à possibilidade de lesões polipóides passarem despercebidas em cerca de 15% dos exames, vários grupos, entre os quais nos incluímos, sugerem um primeiro controle após um ano[28].

Retocolite Ulcerativa

O caráter de malignização dessa moléstia faz com que haja um risco crescente de desenvolvimento de câncer em pacientes com mais de 10 anos de evolução clínica, principalmente naqueles em que o início da doença se fez quando muito jovens, nas formas mais graves e de maior área de acometimento do cólon (nas "pancolites") e quando há associação de colangite esclerosante[39,72,80,133]. Dessa forma, os pacientes com esse tempo de história devem ser submetidos a colonoscopias de controle, de preferência em caráter anual ou bianual, com duas finalidades: a) identificar neoplasia já instalada, o que nem sempre é factível, devido ao caráter infiltrativo apresentado pelo adenocarcinoma nessa doença, que pode não conferir à mucosa as alterações características do câncer; b) diagnosticar displasia grave, a qual, embora pouco freqüente, sugere a presença de lesão cancerosa no intestino grosso[57,71,82,100]. Para isso, quando da colonoscopia, devem ser executadas biópsias seriadas, a cada 10 cm, ao longo do cólon e reto. Evidentemente, quando do controle endoscópico, todas as áreas suspeitas devem ser sistematicamente biopsiadas.

Doença de Crohn

Alguns estudos mais recentes sugerem que o câncer na doença de Crohn, quando esta compromete todo o cólon e é de longa existência (>10 anos), tem maior incidência que o câncer esporádico do cólon, quase sempre comprometendo o reto. Dessa forma, advoga-se o rastreamento desses pacientes da mesma forma como se faz com a RCUI, com exames bi ou anuais, também a partir de 10 anos do seu diagnóstico[46,47].

Ureterossigmoidoscopia

O seguimento de pacientes submetidos a ureterossigmoidostomia tem mostrado o aparecimento de câncer em até 6% dos casos operados[124]. Embora o tempo médio de aparecimento da neoplasia seja de 25 anos após a cirurgia, existem relatos de pacientes com tumor e que haviam sido operados há menos de 10 anos[126]. Assim, é aconselhável a realização de colonoscopia de controle a cada dois anos, iniciando-se de 8 a 10 anos após a ureterossigmoidostomia.

DIAGNÓSTICO PRECOCE E PREVENÇÃO DO CÂNCER COLORRETAL

Com o reconhecimento de populações de alto risco para o desenvolvimento do câncer colorretal, torna-se imperioso que se estabeleçam programas de diagnóstico precoce e de prevenção do câncer para essas populações, algumas delas já abordadas neste capítulo: pacientes operados por câncer, submetidos a polipectomias, portadores de retocolite ulcerativa e portadores de ureterossigmoidostomia. Contudo, existem ainda duas outras condições em que o exame endoscópico é de grande importância para a prevenção e o diagnóstico precoce de câncer do intestino grosso: o câncer colorretal hereditário não-polipose e a polipose adenomatosa familiar.

Câncer Colorretal Hereditário Não-Polipose (HNPCC)

O câncer colorretal hereditário não-polipose (HNPCC) corresponde a cerca de 10% de todos os casos de adenocarcinoma do intestino grosso[93]. Essa síndrome genética é de caráter autossômico dominante, com penetrância de cerca de 80%[91,92]. Assim, é importante que os membros das famílias comprovadamente com HNPCC ou com forte suspeita sejam examinados por colonoscopia a cada dois anos, a partir dos 35 anos de idade[93].

Polipose Adenomatosa Familiar (PAF)

Essa síndrome, caracterizada pela presença de mais de uma centena de pólipos ao longo do cólon e do reto, é também de transmissão autossômica dominante, com penetrância de 100%. Membros de famílias com PAF devem ser examinados por retossigmoidoscopias periódicas, a cada dois anos, a partir dos 14 anos de idade, uma vez que 65 a 69% dos pacientes sintomáticos apresentam câncer ao longo de suas vidas[1,22,65]. Por outro lado, apenas 3% dos pacientes seguidos endoscopicamente de maneira periódica apresentam câncer ao longo dos anos. No caso de se encontrar algum pólipo, deve-se proceder à colonoscopia para avaliação integral do cólon.

Complicações

As complicações da colonoscopia estão relacionadas com o preparo, com a sedação, com a execução do exame e com os procedimentos terapêuticos.

Complicações com o Preparo

A limpeza do cólon com laxantes e, principalmente, substâncias hipertônicas pode ocasionar desidratação, hipovolemia e distúrbios hidroeletrolíticos, em geral sem maiores repercussões clínicas[94]. No entanto, existem alguns relatos de complicações maiores, como arritmias, infarto do miocárdio e até óbitos atribuídos a essa forma de preparo intestinal[21,116]. Contudo, a complicação mais significativa é aquela observada quando se prepara o paciente ocluído ou subocluído de maneira anterógrada, pois aí existe o risco real de rompimento da parede intestinal.

Complicações com a Sedação

Embora pouco freqüente, a complicação mais relevante relacionada com a sedação é a depressão respiratória, que habitualmente está mais associada ao uso abusivo de opióides.

Em alguns centros, esse evento pode chegar a ocorrer em até 10% dos casos[140].

Em nosso grupo, para minimizá-lo, utilizamos, de rotina, um oxímetro não-invasivo para controle do paciente e aumentamos a oferta de oxigênio por meio de cateter nasal.

Uma outra complicação, menos importante, mas relativamente freqüente e que admoesta os pacientes, é a flebite que se instala no trajeto das veias utilizadas para a administração de drogas, em especial o diazepam.

Complicações Relacionadas com a Execução do Exame

As complicações decorrentes da execução da colonoscopia são raras. A mais relevante é a *perfuração* do cólon, descrita antes do advento dos aparelhos mais modernos, e que, nos dias de hoje, ocorre em 0,06 a 0,3% dos exames diagnósticos, sendo mais freqüentes nas mãos de endoscopistas menos experientes[49,130,140].

A perfuração é facilitada pela presença de bridas decorrentes de cirurgia abdominal prévia, de moléstia diverticular hipertônica ou por estenose segmentar decorrente de tumor ou moléstia inflamatória[63].

Perfurações associam-se, também, à ressecção de pólipos, ocorrendo em 0,11 a 2% das polipectomias[27,130]. Nesses casos, elas ocorrem por excesso de corrente de cauterização ou, então, quando se engloba a camada muscular com a laçada do pólipo.

O *esgarçamento* da parede intestinal é fenômeno habitualmente não constatado, por ser assintomático. Esse tipo de lesão da parede era mais comum com o emprego de aparelhos de gerações mais antigas, que, para sua introdução, necessitavam "deslizar" pela parede do cólon[86].

Sangramento após colonoscopia diagnóstica é bastante raro, da ordem de 0,05%, ocorrendo, em geral, após a feitura de biópsias. Sua tendência é cessar espontaneamente[12,51].

Outras complicações infreqüentes descritas na literatura são: rotura de baço, relacionada com a dificuldade de passagem do aparelho ou com a presença de massa ou pólipo ao nível de flexura esplênica[44,112,129]; encarceramento de hérnia, imputado à hiperinsuflação durante o exame[108]; enfisema subcutâneo, retroperitoneal e mediastinal e pneumotórax, conseqüentes à perfuração[3,61,118], volvo de ceco ou de sigmóide, relacionado com a hiperinsuflação[4]; reação vasovagal, caracterizada por hipotensão e bradicardia, conseqüente ao estiramento do mesocólon[123]. Finalmente, deve-se comentar a possibilidade de bacteremia, descrita após 0 a 9% das colonoscopias[41,87]. A bacteremia é, em geral, inócua, porém pode ser significativa em portadores de próteses valvulares ou em pacientes com endocardite bacteriana por *Streptococcus* sp. específicos, para os quais advoga-se o uso profilático de antibióticos[87].

ECOENDOSCOPIA

Empregada inicialmente nas afecções do trato digestivo alto, a ecoendoscopia passou a ser também utilizada na avaliação das lesões colorretais, em especial nas seguintes situações:

1. Estadiamento das neoplasias do reto — O objetivo é caracterizar a invasão do tumor e, assim, orientar na definição de tratamento neo-adjuvante[52,117]. A acurácia do método é de 87%, para a avaliação da infiltração da parede retal (T), e de 74% para a identificação de linfonodos comprometidos (N)[79]. No nosso grupo, em 196 casos examinados, a acurácia para T foi de 92% e para N de 65%.

2. Identificação de tumores submucosos — A ecoendoscopia permite a avaliação de lesões submucosas, identificando a sua origem. Os tumores submucosos mais freqüentes no cólon e reto são os leiomiomas, os lipomas, os leiomiossarcomas e o carcinóide[6].

3. Avaliação de endometriose — A finalidade do emprego da ecoendoscopia em portadoras de endometriose pélvica é a mensuração dos focos da doença e a verificação das relações anatômicas entre estes e a parede retal, propiciando o planejamento da via de acesso a ser utilizada, laparotômica ou laparoscópica[150].

4. Avaliação da parede intestinal em doenças inflamatórias — Existem alguns autores que têm utilizado a ecoendoscopia no estudo de pacientes portadores de doença inflamatória intestinal, examinando a parede do intestino e verificando se o processo inflamatório restringe-se à mucosa ou acomete as demais camadas da parede e órgãos adjacentes. Porém, os resultados iniciais dessas séries têm sido desapontadores[83].

REFERÊNCIAS BIBLIOGRÁFICAS

1. Alm T. Surgical treatment of hereditary adenomatosis of the colon and rectum in Sweden during the last 20 years. *Acta Chir Scand* 141:218-237, 1975.
2. Alves PRA. Colites específicas. *In* Quilici FA. *Colonoscopia*. São Paulo, Lemos-Editorial, 2000.
3. Amshel AL, Shonberg IL, Gopal KA. Retroperitoneal and mediastinal emphysema as a complication of colonoscopy. *Dis Colon Rect* 25:167-168, 1982.
4. Anderson JR, Spence RAJ, Wilson BG, Hanna WA. Gangrenous caecal volvulus after colonoscopy. *Br Med J* 286:439-440, 1983.
5. Anônimo. Cryptosporidiosis: assessment of chemotherapy of males with acquired immune deficiency syndrome (AIDS). *Morbidity Mortality Weekly Report* 31:589-592, 1982.
6. Arguello L, Pellise M, Miguel R. Utility of echoendoscopy in the evoluation of submucosal tumors and extrinsic compressions of the digestive tract. *Gastroenterol Hepatol* 25:13-8, 2002.
7. Asge. Flexible sigmoidoscopy. Guidelines for clinical application. *Gastroint Endosc* 34(suppl):16-17, 1988.
8. Averbach M, Corrêa PAFP, Cutait R. Hemorragia Digestiva Baixa. *In* SOBED(ed.) *Endoscopia Digestiva*, 3ª ed. Rio de Janeiro, Medsi, pp. 259-272, 2000.
9. Averbach M, Cutait R, Corrêa PAFP, Duarte MIS, Leite K, Borges JL. Afecções colorretais em portadores da síndrome de imunodeficiência adquirida e suas manifestações endoscópicas. *Arq Gastroenterol* 35:104-9, 1998.
10. Averbach M, Sozumi T, Bataglia MP, Cutait R. Preparo de cólon para colonoscopia por manitol. *Rev Bras Colo-Proct* 7:142-144, 1987.
11. Averbach M. Alterações colonoscópicas em portadores da Síndrome da Imunodeficiência Adquirida com diarréia. Tese de Doutorado, Faculdade de Medicina da USP, 1995.
12. Berci G, Panish JF, Schapiro M, Corlin R. Complication of colonoscopy and polypectomy. *Gastroenterology* 67:584-585, 1977.
13. Berge T, Ekelund G, Mellner C, Phil B, Wenckert A. Carcinoma of the colon and rectum in a defined population. *Acta Chi Scand* 438 (suppl):9-86, 1973.
14. Bhargava DK, Tandon HD, Chawla TC, Shriniwas, Tandon BN, Kapur BML. Diagnosis of ileocecal and colonic tuberculosis by colonoscopy. *Gastrointestinal Endoscopy* 31:68-70, 1985.
15. Blatt LJ. Polyps of the colon and rectum: Incidence and distribution. *Dis Colon Rect* 4:277-282, 1961.
16. Bohlman TW, Katon RM, Lipshutz GR, Mcool MF, Smith FW, Clifford SM. Fiberoptic pansigmoidoscopy. *Gastroenterology* 72:644- 644, 1977.
17. Boley SJ, Samartano R, Adams A, Di Biase AL, Kleinhaus S, Sperayregen S. On the nature and etiology of vascular ectasias of the colon. *Gastroenterology* 72:650-660, 1977.
18. Boley ST, Brandt LJ. Vascular ectasias of the colon. *Dig Dis Sci*, 31 (suppl):26S-42S, 1986.
19. Brar, HS, Gottesman L, Surawicz C. Anorectal pathology in AIDS. *Gastrointest Endosc Clin North AM* 8(4):913-931, 1998.
20. Buhler H, Seefeld U, Deyhle P, Buchman P, Matzger U, Ammann R. Endoscopic follow-up after colorectal cancer surgery. *Cancer* 54:791-793, 1984.
21. Bujanda L, Munoz C, Sanchez A, Iriondo C, Ramos F, Sanchez Llona B, Alkiza ME. Tolerance to and colon cleansing with 2 preparations: Polyethylene glycol or sodium phosphate. *Gastroenterol Hepatol* 24:9-12, 2001.
22. Bullow S. The risk of developing rectal cancer after colectomy and ileorectal anastomosis in Danish patients with polyposis coli. Dis Colon Rect 27:726-729, 1984.
23. Cerri GG, Cutait R, Zeitune JMR. Esquistossomose mansônica: aspectos radiológicos e endoscópicos. *Gastroenterol Endosc Dig* 3:69-72, 1984.
24. Chen YL. The diagnosis of colorectal cancer with cytologic brushings under direct vision a fiberoptic colonoscopy. A report of 59 cases. *Dis Colon Rect* 30:342-344, 1987.
25. Christie JP, Shinya H. Technique of colonoscopic polypectomy. *Surg Clin N Am* 62:877-387, 1982.
26. Christie JP. Colonoscopic removal of sessile colonic lesions. *Dis Colon Rect* 21:11-14, 1978.
27. Clements RH, Jordan LM, Webb WA. Critical decisions in the management of endoscopic perforations of the colon. *Am Surg* 66(1): 91-93, 2000.
28. Cohen LB, Waye JD. Treatment of colonic polyps-Pratical considerations. *Clin Gastroenterol* 15:9-376, 1986.
29. Corrêa PAFP, Averbach M, Cutait R. Doenças inflamatórias do cólon e suas complicações. *In* Ferrari Jr AP *Atlas de Endoscopia Digestiva*. São Paulo, Fundo Editorial BYK, pp. 170-212, 2000.
30. Corrêa PAFP, Paccos JL. Pseudo-obstrução e vólvulo. In Quilici, F.A. Colonoscopia, São Paulo, Lemos Editorial: 309-324, 2000.
31. Coutsoftides T, Sivar Jr MV, Benjamin SP, Jagelman D. Colonoscopy and the management of polyps containing invasive carcinoma. Ann Surg 188:638-641, 1978.
32. Crowson R, Hines C. Amebiasis diagnosed by colonoscopy. *Gastrointest Endosc* 24:254.255, 1978.
33. Cutait R, Calache JE, Lourenção JL, Borges JLA, Manzione A, Kiss DR, Silva JH, Cutait DE. Polipectomia e colonoscopia: indicações, técnica e resultados. *Rev Ass Med Brasil* 27:157-162, 1981.
34. Cutait R. Colonoscopia. *In*: Dani F, Castro LP. *Gastroenterologia Clínica*. Rio de Janeiro, Guanabara Koogan, pp. 222-224, 1988.
35. Cutait R, Costacurta MA, Sheng PY, Pini MA, Borges JLA, Carone E, Averbach M, Corrêa PAFP, Cutait DE. Diagnóstico de diverticulite aguda pelo enema opaco com contraste hidrossolúvel. *Rev Bras Colo Proct* 10:96-99, 1990.
36. Cutait R, Rossini GF. Pólipos e síndromes polipóides. *In*: Quilic FA. *Colonoscopia*. São Paulo, Lemos Editorial, pp. 139-150, 2000.
37. Dean ACB, Shearman DJC. Clinical evaluation of a new fiberoptic colonoscope. *Lancet* 1:550-552, 1970.
38. Désormeaux AJ. *De l'endoscope et ses applications au diagnostic et au traitement des affections de l'urèthe et de vessie.* Paris, Balliäre, 1985.
39. Devroede GJ, Taylor WF, Sauer WG et al. Cancer risk and life expectancy of children with ulcerative colitis. N Engl J Med 285:17-21, 1971.
40. Deyhle P, Jenny S, Fumagalli I. Endoscopic polypectomy in the proximal colon. A diagnostic, therapeutic (and preventive?) intervention. *Dtsch Med Wocherschr* 2:219-220, 1973.
41. Dickman MD, Farrell R, Higgs RH, Wright LE, Humphries TJ, Wojcik JD, Chappelka R. Colonoscopy associated bacteremia. *Surg Gynecol Obstet* 142:173-176, 1976 .
42. Dipama JA, Brady CE, Stewart DL, Karlin DA, Mckinney MK, Clement DJ, Coleman TW, Pierson WP. Comparison of colon cleansing methods in preparation for colonoscopy. *Gastroenterology* 86:856-860, 1984.
43. Dozois RR, Goldberg SM, Rothenberg DA, Utsonomya J, Nicholls RJ, Cohen A, Hulten LAG, Moscowitz RL. Symposium: Restorative proctocolectomy with ileal reservoir. Int J Colorect Dis U 2:19, 1986.
44. Ellis WR, Harrison JM, Williams RS. Rupture of spleen at Colonoscopy. Br Med J 1:307-308, 1979.
45. Fenoglio-Preiser CM, Hutter EVP. Colorectal polyps: pathologic diagnosis and clinical significance. *CA* 35:322-359, 1985.
46. Freeman HJ. Colorectal cancer complicating Crohn's Disease. *Can J Gastroenterol* 15:231-236, 2001.
47. Friedman S, Rubin PH, Bodian C, Goldstein E, Harpaz N, Present D. Screening and surveillance colonoscopy in chronic Crohn's colitis. Gastroenterology 120:20-826, 2001.
48. Fucini C, Spencer RJ. An appraisal of endoscopic removal of malignant colonic polyps. *Mayo clin Proc* 61:123-126, 1986.

49. Gatto NM, Frucht H, Sundararajan V, Jacobson JS, Grann VR, Neugut AI. Risk of perforation after colonoscopy and sigmoidoscopy: A population-based study. *J Natl Cancer Inst* 95:230-236, 2003.

50. Gertler SC, Pressman J, Price P, Brozinsky S, Miyai K. Gastrointestinal cytomegalovirus infection in a homosexual man with severe acquired imunodeficiency syndrome. *Gastroenterology* 85:1403-1406, 1983.

51. Ghazi A, Grossman M. Complications of colonoscopy and polipectomy. Surg Clin North Am 62:889-896, 1982.

52. Giovannini M, Bardou VJ, Barclay R, et al. Anal Carcinoma: Prognostic Value of Endorectal Ultrasound (EURS). Results of a Prospective Multicenter Study. *Endoscopy* 33:231-36, 2001.

53. Goligher I, Hafner CD. The treatment of acute obstruction or perforation with carcinoma of the colon and rectum. *Br J Surg* 450:270-274, 1957.

54. Goligher J. *Surgery of the anus, rectum and colon*. 5a. edição. Londres, Baillière Tindall, pp. 98-149, 1984.

55. Goodman Z, Boitrott J, Yardley J. Perforation of the colon associated with cytomegalovirus infection: *Dig Dis Sci* 24:376, 1979.

56. Gouveia OF, Valentin JB. Processos inflamatórios específicos dos intestinos. In Dani R, Castro LP *Gastroenterologia Clínica*. Rio de Janeiro, Guanabara Koogan, pp. 872-885, 1988.

57. Granqvist S. Gabrielsson N, Sundelin P, Thorgeirsson T. Precancerous lesions in the mucosa in ulcerative colitis. *Scand. J Gastroent* 5:289-296, 1980.

58. Harris GJC, Senagore AJ, Lavery IC, Fazio VW. The management of neoplastic colorectal obstruction with colonic endolumenal stenting devices. *Am J Surg* 181:499-506, 2001.

59. Hawley PR, Ritchie JK. Indication, technique and results of transanal tumour excision in cases of lower rectal carcinoma. *In*: Reifferscheid H, Hawley PR, Ritchei JK. *Indication, technique and LANGER S. Der Mastdarm* Krebs, Stuttgart, Thieme, pp 46-48, 1980.

60. Haws CC, Long RF, Caplan GE. Histoplasma capsulatum as a cause of ileo-colitis. Am J Roentegenol, 128:692-694, 1977.

61. Humphrey F, Hewetson JA, Dellipiani WE. Massive subcutaneous emphysema following colonoscopy. *Endoscopy* 16:160-161, 1984.

62. Hunt R, Teague R, Swarbrick E, Williams C. Colonoscopy in the management of colonic structures. *Br Med J* 3:360-361, 1975.

63. Hunt RH. Towards safer colonoscopy. *Gut* 24:371-375, 1983.

64. Imperiale TF, Wagner DR, Lin CY, Larkin GN, Rogge JD, Ransohoff DF. Risk of advanced proximal neoplasm in asymptomatic adults according to the distal colorectal findings. *N Engl J Med* 343:169-174, 2000.

65. Jagelman DG. Familial polyposis coli. Surg Clin N Am 63:117-128,1983.

66. Kariya A *et al*. A case of early colonic cancer Type IIc associated with familial polyposis coli. *I to Cho* 12:1359, 1977.

67. Katon RM, Keefe EB, Melnyk CS. *Flexible sigmoidoscopy*. Orlando, Grune & Stratton, 1985.

68. Keele KD. *The evolution of clinical methods in medicine*. London, Pitman, 1963.

69. Kelly HA. A new method of examination and treatment of diseases of the rectum and sigmoid flexure. Ann Surg, 21:468-469, 1985.

70. Kelvin FM, Gardiner R, Vas W. Colorectal carcinoma missed on double contrast barium enema study. A problem in perception. *Am J Radiol* 137:307-313, 1981.

71. Kelvin FM, Woodward BH, McLeod ME, Fetter BF, Jones RS. Prospective diagnosis of dysplasia (precancer) in chronic ulcerative colitis. *AJR*, 138: 347-349, 1980.

72. Kewenter J, Ahlman H, Hulten L. Cancer risk in extensive ulcerative colitis. *Ann Surg* 188:824-828, 1978.

73. Koo J, Ho J, Ong GB. The value of colonoscopy in the diagnosis of ileo-cecal tuberculosis. *Endoscopy* 14:48-50, 1982.

74. Kright R. Giardiasis, isosporiasis and balantidiasis. Clin Gastroenterol 7:31-47, 1978.

75. Kudo S, Kashida H, Nakajima T, Tamura S, Nakajo K. Endoscopic treatment of early colorectal cancer. *World J Surg* 21:694-701, 1997.

76. Kudo S. *Early colorectal cancer: detection of depressed types of colorectal carcinomas*. Igaku-Shoin, New York — Tokio, 1996.

77. Kudo S. Endoscopic mucosal resection of flat and depressed types of early colorectal cancer. *Endoscopy* 25:455-461, 1993.

78. Kudo, Comunicação Pessoal

79. Kwok H, Bisset IP, Hill GL. Preoperative staging of rectal cancer. *Int J Colorectal Dis* 15:9-20, 2000.

80. Lashner BA. Colorectal Cancer Surveillance en patients with IBD. Gastrointest Endosc Clin Am 12:135-143, 2002.

81. Leicester RJ, Pollet WG, Hawley PR, Nicholls RJ. Flexible fiberoptic sigmoidoscopy as an outpatient procedure. *Lancet* 1:34-35, 1982.

82. Lennard-Jones JE, Misiewicz JJ, Parrish JA. *e al*. Prospective study of outpatients with extensive colitis. *Lancet* 1:1065-1067, 1974.

83. Lew RJ, Ginsberg GG. The role of endoscopic ultrasound in inflammatory bowel disease. Gastrointest. *Endosc Clin N Am* 12:561-571, 2002.

84. Lieberman DA, Weiss DG, Bond JH, Ahnen DJ, Garewal H, Chejfec G. Use of colonoscopy to screen asymptomatic adults for colorectal cancer. *N Eng J Med* 343:162-8, 2000.

85. Lieberman DA, Weiss DG, for the Veterans Affairs Cooperative Study Group 380. One-time screening for colorectal cancer with combined fecal occult-blood test and examination of the distal colon. *N Engl J Med* 345:555-560, 2001.

86. Livstone EM, Cohen GM, Troncale FJ, Touloukian RJ. Diastatic serosal lacerations; an unrecognized complication of colonoscopy. *Gastroenterology* 67:1245-1247, 1974.

87. London MT, Chapman BA, Faoagali JL. Colonoscopy and bacteraemia: An experience in 50 patients. *NZ Med J* 99:269-271, 1986.

88. Loose HWC, Williams CB. Barium enema versus colonoscopy. *Proc R Soc Med* 67:1033-1036, 1974.

89. Loss R Jr., Mangla J, Pereira M. Campylobacter colitis presenting as inflammatory bowel disease with segmental colonic ulcerations. *Gastroenterology* 79:138-140, 1980.

90. Luterman L, Alsumait AR, Daly DS, Goresky CA. Colonoscopic features of cecal amebomas. *Gastrointestinal Endoscopy* 31:204-206, 1985.

91. Lynch HT, Lynch PM. The cancer-family syndrome: a pragmatic basis for syndrome identification. *Dis Colon Rect* 22:106-110, 1979.

92. Lynch HT, Lynch PM, Albano WA, Lunch JF. The cancer family syndrome: a status report. *Dis Colon Rect* 24:311-321, 1981.

93. Lynch HT, Chapelle A. Hereditary Colorectal Cancer. *N Engl J Med* 348:919-932, 2003.

94. Macrae FA, Tan KG, Williams CB. Towards safer colonoscopy: A report on the complications of 5000 diagnostic or therapeutic colonoscopies. *GUT* 24:376-383, 1983.

95. Mathan MM, George R, Venkatesan S e cols. Cryptosporidium and diarrhea in southern Indian children. *Lancet* 1:172-175, 1985.

96. Mellow MH, McCoy GA. Endoscopic laser therapy in the palliative treatment of colorectal carcinoma. A case report. OSMA J 184:383-386, 1984.

97. Messmer P, Thoni F, Ackermann C, Herzog U, Schuppiser JP, Tondelli P. Preoperative morbidit and mortality of colon resection in colonic carcinoma. *Scheweiz Med Wochenschr* 122:1011-1014, 1992.

98. Miller RE. Barium enema versus colonoscopy. *Gastrointestinal Endoscopy* 28:40-41, 1982.

99. Morini S, DE Angelis P, Manurita L, Colavolpe V. Association of colonic diverticula with adenomas and carcinomas. A colonoscopic experience. *Dis Colon Rect* 31:793-796, 1988.

100. Morson BC, Pang LSC. Rectal biopsy as an aid to cancer control in ulcerative colitis. *GUT* 8:423-434, 1967.

101. Morson BC. The large intestine. In Symmers WS. *Systemic Pathology* 2ª. ed., Edinburgh, Churchill Livingstone, pp. 1099-1151, 1978.

102. Muto T, Bussey JH, Morson BC. The evolution of cancer of the colon and rectum. *Cancer*, 36:2251-2270, 1975.

103. Muto T, Kamiya J, Sawada T, Kusama S, Itai Y, Ikenaga T, Yamashiro M, Hino Y, Yamanaghil S. Colonoscopic polypectomy in the diagnosis and treatment of early carcinoma of the large intestine. *Dis Colon Rect* 23:68-75, 1980.

104. Nagasako K, Endo M, Takemoto T, Kondo T, Kimura K. The insertion of fibercolonoscope into the cecum and the direct observation of the ileocecal valve. *Endoscopy* 2:123-126, 1970.

105. Neugut AI, Johnsen CM, Forde KA, Treat MR. Recurrence rates for colorectal polyps. *Cancer* 55:1586-1589, 1985.

106. Penna FJ. Blastomicosis of the colon resembling clinically ulcerative colitis. *Gut* 20:896.899, 1979.

107. Phillips RKS, Hittinger R, Glesovsky L, Fry JS. Local recurrence following curative surgery for large bowel cancer. I - The overall picture. *Br J Surg* 71:12-16, 1984.

108. Rees BI, Williams LA. Incarceration of hernia after colonoscopy. *Lancet* 12:371, 1977.

109. Regland JJ Londe AM, Spratt JS. Correlation of the prognosis of obstructing colorectal carcinoma with clinical and pathologic variables. Am J Surg 121:552-556, 1971.

110. Reichelderfer M, Morrissey JF. Colonoscopy in radiation colitis. *Gastrointestinal Endoscopy* 26:41- 43, 1980.

111. Reinus JF, Brandt LJ. Diarrhea. In Raskin JB Nord HJ. *Colonoscopy — Principles and Techniques*. New York, Igaku-Shoin, pp. 241-263, 1995.

112. Reynolds FS, Moss LK, Majeski JA, Lamar Jr. C. Splenic rupture following colonoscopy. *Gastrointestinal Endoscopy* 32:307-308, 1986.

113. Rezende JM. Manifestações digestivas da doença de Chagas. *In*: Dani R, Castro LP. *Gastroenterologia Clínica*. Rio de Janeiro, Guanabara Koogan, pp. 1387-1411, 1988.

114. Richter JM, Hedberg SE, Athanasoulis CA, Schapiro RH. Angiodysplasia. Clinical presentation and colonoscopic diagnosis. *Dig Dis Sci* 29:481-485, 1984.

115. Rosenstock EJ, Sivak Jr MV, Petras R, Rankin GB, Famer RG, Sullivan Jr. BH. Colonoscopic surveillance for dysplasia and cancer in chronic ulcerative colitis. *Gastrointes Endosc* 30:145, 1984.

116. Rogers BHG, Silvis SE, Nebel OT, Sugawa C, Mandelstam P. Complications of flexible fiberoptic colonoscopy and polypectomy. *Gastrointestinal Endoscopy* 22:73-77, 1975.

117. Saitoh Y, Obara T, Einami K, Nomura M, Taruishi M, Ayabe T, Ashida T, Shibata Y, Kohgo Y. Efficacy of high-frequency ultrasound probes for the preoperative staging of invasion depth in flat and depressed colorectal tumors. *Gastointest Endosc* 44:34-49, 1996.

118. Schmidt G, Borsch G, Wwgener M. Subcutaneous Emphisema and Pneumothorax complicating diagnostic colonoscopy. *Dis Colon Rect* 29:136-138, 1986.

119. Schofield PF. Foreign bodies in the rectum: a review. *J R Soc Med*, 73:510-513, 1980.

120. Scowcroft C, Sanowski R, Kozarek R. Colonoscopy in ischemic colitis. *Gastrointest Endosc* 27:156-161, 1981.

121. Selby JV, Friedman GD, Quesenberry CP, Weiss NS. A case-control study of screening sigmoidoscopy and mortality from colorectal cancer. N Engl J Med 326:653-7, 1992.

122. Shinya H, Wolff WI. Morphology, anatomic distribution and cancer potential of colonic polyps. An analysis of 7000 polyps endoscopically removed. Ann Surg 190:679-683, 1979.

123. Shinya H. *Colonoscopy: Diagnosis and treatment of colonic diseases*. New York, Igaku-Shoin, 1982.

124. Shipper H, Decter A. Carcinoma of the colon arising at ureteral implant sites despite early external division: pathogenic and clinical implications. *Cancer* 47:2062, 1981.

125. Simonsen OS. Tratamento do volvo de sigmóide. *In*: Raia AA. *Manifestações digestivas da moléstia de Chagas*. São Paulo, Sarvier, pp. 267-272, 1983.

126. Spence AM, Hoffman WW, Foxmire GP. Tumor of the colon as a late complication of uretеrosigmoidostomy for exostrophy of the bladder. *Brit J Urol* 51:466-470, 1979.

127. Tanaka S, Haruma K, Teixeira CR. Tatsuta S, Ohtsu N, Hiraga Y, Yoshihara M, Sumii K, Kajiyama G, Shimamoto F. Endoscopic treatment of submucosal invasive colorectal carcinoma with special reference to risk factors for limph node metastasis. *J Gastroenterol* 30:710-717, 1995.

128. Teixeira CR, Tanaka S, Harumа KK, Yoshihara MM, Sumii KK, Kaliyama GG, Shimamoto FF. Flat-elevated colorectal neoplasms exhibit a high malignant potential. *Oncology* 53:89-93, 1996.

129. Telmos AJ, Mittal VK. Splenic rupture following colonoscopy (letter) *JAMA* 237:2718, 1977.

130. Tran DQ, Rosen L, Kim R, Riether RD, Stasik JJ, Khubchandani IT. Actual colonoscopy: what are the risks of perforation? *Am Surg* 67:845-847, 2001.

131. Tucker P, Webster P, Zachary M, Kilpatrick A. Amebic colitis mistaken for inflammatory bowel disease. *Arch Int Med* 135:681-685, 1975.

132. Tytgat GNJ, Van Deventer SJH. Pouchitis. Int J Colorect Dis 3:226.228, 1988.

133. Ulman TA. Cancer in IBD. *Curr Treat Options Gastroenterol* 5:163-171, 2002.

134. Vanfrappen G, Agg HO, Ponette E, Geboes K, Bertrand PH. Yersinia enteritis and enterc colitis: gastroenterological aspects. *Gastroenterology* 72:220.227, 1977.

135. Vicecont G, Vicecont GW, Fogliolo G, Pietropaulo V, Dell'anna A, Montoril A. Endoscopic removal of foreign bodies in the large bowel. *Endoscopy* 14:176-177, 1982.

136. Vipond MN, Dudley HAF. *Infective colitis. Postgraduate Adv Colorectal Surg* 4:1-11, 1988.

137. Watts J. Mck, Hughes Esr. Ulcerative colitis and Crohn's disease: results after colectomy and ileorectal anastomosis. *Br J Surg* 64:77-83, 1977.

138. Waye J. The role of colonoscopy in the differential diagnosis of inflammatory bowel disease. *Gastrointes Endosc* 23:150-154, 1977.

139. Waye JD. Endoscopy in idiopathic inlammatory bowel disease. *In*: Kirsner JB, Shorter FG. *Inflammatory bowel disease*, 3rd. ed. Philadelphia, Lea & Febiger, pp. 353-376,1988.

140. Wexner SD, Garbus JE, Singh JJ. A Prospective analysis of 13.580 colonoscopies. Reevaluation of credentialing guidelines. *Surg Endosc* 15:251-261, 2001.

141. Williams CB, Hunt RH, Loose H, Riddell RH, Sakai Y, Swarbrick ET. Colonoscopy in the management of colon polyps. *Br J Surg* 61:673-682, 1974.

142. Williams CB, Macrae FA, Bartram CI. A prospective study of diagnostic methods in adenoma follow-up. *Endoscopy* 14:74-78, 1982.

143. Williams CB. Diathermy-biopsy- a technique for the endoscopic management of small polyps. *Endoscopy* 5:215-218, 1973.

144. Winnan G, Berci G, Panish J, Talbot TM, Overholt BF, McCallum RW. Superiority of the flexible to the rigid sigmoidoscope in routine proctosigmoidoscopy. *N Engl J Med* 302:1011-1012, 1980.

145. Witzig JA, Morel P, Erne M, Borst F, Rohrer A. Chirurgie des cancers digestifs des patients de plus de 80 ans. *Helv Chir Acta*, 59:767-769, 1993.

146. Wolff WI, Shinya H. Colonofiberoscopy: diagnostic modality and therapeutic application. *Bull Soc Int Chir* 5:525-527, 1971.

147. Wolff WI, Shinya H. Definitive treatment of malignant polyps of the colon. *Ann Surg* 182:516-524, 1975.

148. Wolff WII, Shinya H. Colon-fiberoscopy. *JAMA* 217:1509-1512, 1971.

149. Zeitune JMR. *Colonoscopia na esquistossomose mansônica*. Forum Int. Endosc, São Paulo, janeiro 1980.

150. Zwas FR, Lyon DT. Endometriosis. An important condition in clinical gastroenterology. *Dig Dis Sci* 36:353-64, 1991.

CAPÍTULO 10

Abdômen Agudo

Samir Rasslan
Roberto Saad Jr.

INTRODUÇÃO

É difícil conceituar abdômen agudo. Existem inúmeras definições, porém a maioria é incompleta. Segundo Dorland[10], o abdômen agudo refere-se a qualquer afecção aguda no interior do abdômen que necessite uma operação imediata. Para Alves[3], essa síndrome caracteriza-se pelo aparecimento súbito de uma dor abdominal, ocorrendo em pleno estado de saúde ou ainda como complicação de uma doença conhecida ou não, indicando uma intervenção cirúrgica de urgência. Esses autores entendem que o único tratamento possível do abdômen agudo é o cirúrgico, e deve ser instituído imediatamente após o diagnóstico.

Moore[22] define o abdômen agudo como aquele que requer uma decisão aguda. Muito embora esse conceito espelhe uma verdade, é sucinto, não permitindo uma compreensão exata dos fenômenos que caracterizam essa síndrome.

O abdômen agudo refere-se a um estado clínico em que o paciente tem uma afecção intra-abdominal que é mais bem tratada com uma intervenção operatória[19]. Esse conceito, além de impreciso, sugere também uma conduta imprecisa.

O abdômen agudo é toda condição dolorosa de início súbito[1]. Assim, uma cólica biliar ou mesmo uma gastroenterocolite será rotulada como abdômen agudo.

O termo abdome agudo traduz uma manifestação súbita espontânea não-traumática localizada na região abdominal, caracterizada por dor e com freqüência por uma intervenção operatória de urgência[17].

Embora seja difícil um conceito que preencha todos os aspectos, entendemos que o abdômen agudo é uma síndrome dolorosa abdominal aguda que leva o doente a procurar médico ou serviço de emergência e requer um tratamento imediato, clínico ou cirúrgico. Não tratado, evolui com piora dos sintomas e progressiva deteriora-

ção do estado geral. Esse conceito traduz a gravidade dessa síndrome e mostra a necessidade de um tratamento rápido mesmo não se conhecendo a sua etiologia. Verifica-se ainda que qualquer órgão abdominal, intra ou retroperitoneal, poderá ser responsável por essa entidade clínica.

Várias são as afecções que podem em, determinado momento, manifestar-se como abdômen agudo, porém essa síndrome exibe um quadro clínico característico apesar das diferentes etiologias[14,29,36]. De um modo geral, os sintomas permitem o diagnóstico da síndrome de abdômen agudo e também do fator causal.

Em função da sua etiopatogenia, classifica-se o abdômen agudo em cinco grupos: inflamatório, perfurativo, obstrutivo, circulatório ou vascular e hemorrágico, cada um deles com suas particularidades clínicas e terapêuticas (Tabela 10.1).

Algumas vezes é feita referência ao abdômen agudo traumático. No entanto, o trauma abdominal — embora se manifeste por hemorragia, perfuração e possa evoluir com peritonite e quadro vascular — constitui uma entidade à parte, sendo desencadeado por diferentes mecanismos envolvendo avaliação diagnóstica e terapêutica específicas.

É importante salientar que algumas afecções manifestam-se com dor abdominal, sugerindo quadro de falso abdômen agudo. São de grande interesse, uma vez que podem confundir o clínico ou cirurgião, levando-os a um diagnóstico incorreto e como conseqüência a um tratamento inadequado. Essas afecções não se apresentam com sinais de irritação peritoneal e normalmente melhoram com a terapêutica medicamentosa[36].

Na Tabela 10.2 estão representadas algumas das afecções que podem simular abdômen agudo e que são responsáveis por eventuais laparotomias não-terapêuticas.

Tabela 10.1
Tipos de Abdômen Agudo

- Inflamatório/Infeccioso
- Obstrutivo
- Perfurativo
- Vascular
- Hemorrágico

Tabela 10.2
Afecções que Podem Simular Abdômen Agudo

- Pleuropulmonares
  - Pneumonia de base
  - Pleurite/derrame pleural

- Cardíacas
  - Infarto do miocárdio (diafragmático)
  - Pericardite constritiva

- Aparelho urinário
  - Pielonefrite aguda
  - Calculose urinária
  - Infecção urinária

- Gastrointestinais
  - Gastroenterocolite aguda
  - Febre tifóide
  - Tuberculose peritoneal

- Processos infecciosos
  - *Tabes dorsales*
  - Herpes zoster

- Hematológica
  - Anemia falciforme

- Metabólicas
  - Diabetes
  - Saturnismo
  - Porfiria aguda
  - Uremia

- Colagenoses
  - Peliarterite nodosa
  - Lúpus eritematoso sistêmico

MECANISMOS DA DOR ABDOMINAL[8]

As vísceras ocas intraperitoneais exibem uma inervação sensitiva, cujos impulsos são transmitidos pelo sistema autônomo, principalmente o simpático. Por esse motivo o estímulo para dar início à dor deverá ser adequado, isto é, o estímulo adequado para despertar a dor em uma víscera oca é a distensão e contração desta. A partir de fibras nervosas nuas situadas na víscera, os impulsos são transmitidos pelas fibras simpáticas até os gânglios das raízes posteriores, quando através dos ramos comunicantes brancos, chegam à substância cinzenta do corno posterior. Aqui, os impulsos passam para um segundo neurônio, que sobe até o tálamo e, daí, por um terceiro neurônio, chegam ao córtex cerebral. A dor resultante exibe o caráter de cólica, e sua localização é mal definida, situando-se, de modo geral, na linha média do abdômen. Não existe a participação dos nervos espinhais e, por isso mesmo, não se acompanha de defesa muscular (Fig. 10.1). Esse tipo de dor é chamada dor visceral pura ou verdadeira. É o que ocorre nos primeiros momentos de uma apendicite ou colecistite aguda, quando existe distensão do órgão sem ter ainda iniciado a sua inflamação.

Um segundo tipo de dor é a chamada dor referida ou visceroparietal, que é desencadeada a partir de estímulos mais intensos que o descrito. É o que acontece quando ocorre inflamação da víscera comprometida. Os impulsos aí originados chegam ao cortex cerebral através do sistema nervoso autônomo (simpático) e do sistema nervoso cerebroespinhal (somático).

As fibras sensitivas aferentes, pertencentes ao sistema nervoso central, estão localizadas na víscera afetada, porém as fibras aferentes somáticas que também participam desse fenômeno doloroso não estão situadas na víscera, mas sim no tegumento corpóreo correspondente. Esses dois tipos de fibra, no entanto, ao alcançarem a medula, comunicam-se com o mesmo neurônio secundário, no corno posterior. Por isso, quando os impulsos conduzidos por fibras viscerais chegam ao córtex, a dor é interpretada como procedente de neurônios cutâneos, cuja inervação somática emana do mesmo segmento medular (Fig. 10.2).

Em geral, a dor referida é aguda, pouco definida e não permite localizar a víscera inflamada. Por existir a participação do sistema nervoso cerebroespinhal, está também muitas vezes presente a defesa muscular. A dor referida anuncia o começo da inflamação visceral. Os impulsos conduzidos por fibras viscerais chegam ao córtex cerebral, porém a dor é interpretada como procedente do neurônio 1, cutâneo, cuja inervação emana do mesmo segmento medular.

A inflamação visceral, na sua evolução, acaba por comprometer o peritônio parietal, que é inervado pelos nervos da parede abdominal adjacente, e portanto, por nervos aferentes somáticos ou cerebroespinhais. Esse fato permite que essa serosa responda prontamente a qualquer estímulo. A dor que se estabelece é intensa e localiza com eficiência a origem da irritação peritoneal, o que é uma característica da dor somática (diferente da dor visceral). A região ântero-lateral do abdômen é mais sensível, e a posterior e a pélvica, menos, devido à diferença da quantidade de fibras presentes nessas regiões. Por outro lado, estímulos dolorosos aplicados à parte central do peritônio diafragmático são referidos no ombro ou no pescoço em consequência da irritação das terminações do nervo frênico que se origina no 3º ou no 4º espaço cervical.

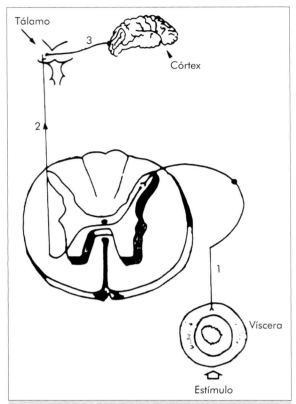

Fig. 10.1 — *Dor visceral verdadeira. (De Bockus HL, modificado.) (1) Neurônio que recebe impulsos dolorosos na víscera e alcança a substância cinzenta do corno posterior; (2) neurônio cujo corpo celular está no corno posterior; cruza o lado oposto da medula e sobe até o tálamo; e (3) neurônio que, após sinapse, dirige-se ao córtex cerebral.*

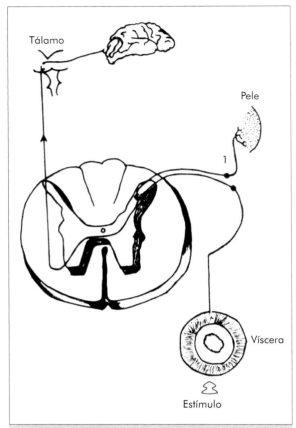

Fig. 10.2 — *Dor referida ou visceroparietal. (De Bockus HL, modificado.)*

Por apresentarem o peritônio e a parede muscular adjacente a mesma inervação, os mesmos estímulos capazes de provocar a dor provocam também contratura muscular sobre a área inflamada (defesa muscular involuntária). É a chamada dor peritoneal parietal, sendo geralmente aquela que o doente apresenta quando procura o médico com quadro de abdômen agudo. Quando a infecção, por exemplo, no apêndice também alcança o peritônio parietal, seja por perfuração ou exsudação do órgão, suas fibras sensitivas cerebroespinhais são imediatamente estimuladas. Provocam dor mais intensa que as descritas e sobre o sítio da infecção. Nesse mesmo momento ocorre o espasmo muscular reflexo, isto é, a defesa abdominal que no caso da apendicite localiza-se no flanco direito (Fig. 10.3).

Quadro Clínico

De modo geral, a despeito da etiopatogenia, alguns sintomas são comuns aos portadores de afecções abdominais agudas. A dor, náuseas e/ou vômitos, parada de eliminação de gases e fezes são referidos em diferentes situações. É possível, pela análise dos principais sintomas, caracterizar o diagnóstico sindrômico na grande maioria dos casos. Algumas dificuldades surgem quando as doenças se apresentam de forma atípica ou nas situações em que o tempo de evolução é longo. Em doentes idosos, desnutridos, imunodeprimidos, transplantados, na vigência de antibioticoterapia, quimioterapia ou corticoterapia, as manifestações clínicas nem sempre são *clássicas*, exigindo argúcia e experiência para o diagnóstico correto[13,40].

Todo sintoma deve ser valorizado e o diagnóstico de abdômem agudo suspeitado mesmo quando a queixa não é tão acentuada ou é atípica. Muitas vezes existe um intenso comprometimento intracavitário, até mesmo uma verdadeira "catástrofe" abdominal sem grandes repercussões palpatórias.

Além dos sinais e sintomas outros aspectos relevantes da história são importantes para ajudar no diagnóstico (Tabela 10.3):

a) *História Prévia:* O abdômen agudo pode ser conseqüência da evolução de uma doença crônica ou pré-existente, como, por exemplo, a colecistite aguda,

ABDÔMEN AGUDO

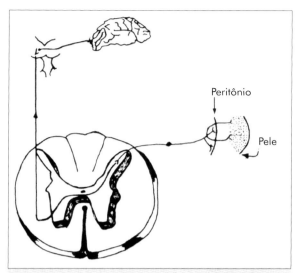

Fig. 10.3 — Dor peritoneal ou peritônio-parietal. (De Bockus HL,, modificado.)

Tabela 10.3
Aspectos Relevantes para o Diagnóstico

a) História prévia de afecção gastrointestinal

b) Operação abdominal anterior

c) Uso de medicamentos

d) Doenças associadas

e) Problemas ginecológicos

Tabela 10.4
Achados à Inspeção Abdominal Importantes para o Diagnóstico

- Aumento de volume
- Abaulamentos
- Cicatriz operatória
- Equimoses/sufusão hemorrágica
- Movimentos peristálticos
- Hérnias da parede
- Tumor ou massa visível

em portador de calculose vesicular sintomática, e a perfuração de uma úlcera gastroduodenal crônica ou a complicação de uma doença intestinal previamente diagnosticada.

b) *Operação Abdominal Anterior*: A afecção atual pode ser decorrente de uma laparotomia prévia, como uma obstrução intestinal por bridas.

c) *Uso de Medicamentos*: Têm implicações com urgências abdominais agudas, como anticoagulantes provocando sangramento ou hematoma intracavitário; anticoncepcional com trombose venosa mesentérica; corticóides e antiinflamatórios levando à perfuração gastroduodenal.

d) *Doenças Associadas:* A presença de afecções sistêmicas pode estar relacionada com a ocorrência de abdômen agudo. A doença pulmonar crônica obstrutiva se acompanha de uma maior incidência de úlcera péptica, que pode apresentar-se com perfuração como primeira manifestação. Ateroesclerose, diabetes, doenças do colágeno, entre outras, são condições comumente associadas à insuficiência vascular intestinal aguda.

e) *Problemas Ginecológicos*: Atraso menstrual, corrimento vaginal, endometriose, cisto de ovário e mioma uterino alertam para o diagnóstico de abdome agudo de causa genital.

Quanto ao exame físico, apenas em relação à inspecção alguns achados podem contribuir para o diagnóstico (Tabela 10.4). O aumento do volume do abdômen pode ser secundário à distensão de alças intestinais ou líquido intracavitário. Abaulamentos localizados sugerem coleções ou abscessos. A presença de cicatriz operatória pode ser relacionada com obstrução intestinal por bridas ou aderências. Da mesma forma, equimoses ou sufusões hemorrágicas periumbilicais ou em regiões da parede abdominal lembram a possibilidade de sangramento intracavitário.

De todos os quadros abdominais agudos, o inflamatório ou infeccioso é o mais comum. Os quadros infecciosos podem ser primários ou secundários, manifestando-se de forma localizada ou generalizada. As infecções primárias são aquelas cuja fonte de infecção nem sempre é perfeitamente identificada, não havendo evidência de sua origem no abdômen, estando geralmente associada à infecção das vias aéreas superiores ou do pulmão. Representam menos que 1% das peritonites, acometendo mais freqüentemente crianças. A infecção ocorre, provavelmente, por via hematogênica, sendo a flora quase sempre monomicrobiana geralmente pneumococos e estreptococos hemolíticos, e ocorrem ocasionalmente em adultos, particularmente com infecção pulmonar e em hepatopatas que se apresentam com abdômen agudo por ascite infectada. Além dos cirróticos, os nefróticos e portadores de colagenoses constituem grupos de doentes também suscetíveis a esse tipo de infecção.

As peritonites secundárias são decorrentes de lesões do trato genital, urinário e, principalmente, do tubo digestivo, devidas à necrose, à infecção, a trauma ou à perfuração de vísceras, podendo ser classificadas em sépticas ou assépticas (peritonite química). Na peritonite

195

asséptica, a irritação peritoneal na fase inicial é de natureza química, provocada pelas enzimas digestivas. O sangue, que pode ocasionar uma peritonite química, não é tão irritante como a bile e o suco gástrico, o que é facilmente comprovado pelas diferenças clínicas na palpação do abdômen. A peritonite química com o passar das horas, apresenta contaminação secundária, transformando-se em peritonite bacteriana.

Uma série de sintomas e sinais orienta o diagnóstico. O diagnóstico de peritonite baseia-se no exame físico, sendo a etiologia baseada na história clínica. Afecção recente aguda ou crônica, trauma e operação anterior contribuem para o diagnóstico. A história enfatiza sintomas da afecção, mas algumas vezes, episódios anteriores da doença tendem a ser minimizados pelo doente, que se acha totalmente concentrado no seu problema atual[20]. A sintomatologia inicial da peritonite corresponde geralmente à molestia que lhe deu origem.

A dor é o sintoma-guia, e sua caracterização — início, localização, irradiação, disseminação e evolução — faz-se necessária. O agravamento da dor, com a movimentação e as incursões respiratórias, é quase constante na peritonite. Nos processos localizados está intimamente relacionada com a topografia do órgão comprometido.

A febre é outro dado importante. Nos abscessos evolui em picos elevados diários, caracterizando a chamada febre tipo supurativa. No entanto, pode ser contínua, baixa e até inexistente nos doentes desnutridos, em condições gerais precárias ou na vigência da antibioticoterapia. Náuseas, vômitos e soluços com freqüência acompanham o quadro infeccioso e são reflexos ou secundários ao processo irritativo da víscera inflamada.

O exame físico fornece elementos para o diagnóstico de infecção intraperitoneal. O estado geral do doente varia em função de uma série de fatores e, basicamente, depende da gravidade da infecção. Assim, podemos encontrar doentes em condições regulares e até nas mais críticas situações. A febre, taquicardia e taquipnéia evidenciam a infecção.

A palpação do abdômen sugere infecção pela presença dos sinais de irritação peritoneal, traduzidos por defesa localizada ou generalizada e pela dor à descompressão. A maior reação peritoneal é geralmente observada na topografia do órgão originalmente afetado. Na peritonite generalizada, a dor é difusa, e o abdômen pode apresentar-se com defesa ou contratura, sensível à palpação superficial e profunda. Com a evolução do processo e pelo íleo funcional, a distensão intestinal determina certo relaxamento da parede abdominal, persistindo, no entanto, dor difusa à palpação (Tabela 10.5).

As infecções ditas localizadas constituem os abscessos simples ou múltiplos que, basicamente, podem ser divididos em intraperitoneais, retroperitoneais ou viscerais. Inúmeras são as localizações anatômicas dos abscessos intraperitoneais, sendo as principais as subfrênicas, pélvicas e as situadas entre as vísceras[2,19,39]. Na sua formação dois fatores são importantes: ou surgem

Tabela 10.5
Dados Clínicos no Abdômen Agudo Inflamatório

1. Intervalo de tempo entre o início dos sintomas e a procura de atendimento, geralmente longo.

2. Dor de início agudo, de média intensidade, insidiosa, que se acentua progressivamente.

3. Febre

4. Sinais de infecção ou sepse

5. Quadro abdominal de peritonite evidente

6. Hemograma infeccioso

7. Radiografia do abdômen, com opacidade, velamento, líquido na cavidade, íleo adinâmico

como complicação na evolução de uma peritonite difusa, ou se desenvolvem em torno do órgão comprometido, quando os mecanismos de defesa do peritônio entram em jogo, impedindo a generalização ou disseminação do processo. Entre os abscessos viscerais, pela importância e freqüência, destacam-se os de fígado, pâncreas e baço.

O abdômen agudo perfurativo é secundário à perfuração por processos de natureza traumática, inflamatória ou neoplásica do trato gastrointestinal ou, então, decorrente da ingestão de corpos estranhos.

As manifestações estão na dependência do local e do tempo de evolução da perfuração. Algumas vezes a sintomatologia não é tão exuberante, ou é então *mascarada* por sintomas decorrentes de afecções associadas, levando a um retardo diagnóstico, fato particularmente observado em doentes idosos. As perfurações podem apresentar-se de forma bloqueada, com a dor e os sinais peritoneais localizados, correspondentes à topografia da víscera comprometida.

A dor é de início súbito, com difusão precoce para todo o abdômen, piorando com a movimentação e incursões respiratórias. A dor geralmente é em *facada*, lancinante, persistente, de forte intensidade, obrigando o doente a procurar atendimento imediato. Com freqüência, existe referência de dor no ombro, traduzindo irritação do nervo frênico pela presença de gás na cavidade.

O exame físico revela doente com fácies de *sofredor*, sudorese fria e respiração tipo costal. Na perfuração sem bloqueio, a palpação abdominal revela contratura generalizada, caracterizando o abdômen em tábua. A ausência de macicez à percussão é sugestiva de pneumoperitônio.

Nas perfurações de estômago e porção proximal do intestino, em função da composição da flora gastroduodenal, a peritonite é inicialmente de natureza química. Com o passar das horas e o contínuo extravasamento de secreção através da perfuração ocorre uma invasão bac-

ABDÔMEN AGUDO

teriana. Se o doente não for tratado numa fase inicial, instala-se a peritonite bacteriana com as manifestações descritas da infecção peritoneal. Em relação à perfuração de delgado distal e intestino grosso o quadro é séptico desde o início, com repercussões locais e sistêmicas. As perfurações de cólon direito pela presença de fezes mais líquidas acompanham-se de disseminação mais rápida (Tabela 10.6).

Tabela 10.6
Dados Clínicos no Abdômen Agudo Perfurativo
1. O intervalo de tempo entre o início dos sintomas e a procura de atendimento é geralmente curto.
2. Dor de início súbito de forte intensidade, com difusão precoce para todo o abdômen
3. Pode apresentar sinais de infecção
4. Hipotensão pode estar presente
5. Palpação abdominal com sinais evidentes de peritonite. Abdômen em tábua
6. Percussão com ausência de macicez hepática
7. Radiografia de abdômen com pneumoperitônio

No abdômen agudo obstrutivo, vários aspectos são fundamentais na avaliação clínica. O primeiro deles é se a obstrução é mecânica ou paralítica. Na mecânica existe uma causa orgânica levando à obliteração total ou parcial da luz, e na paralítica, o distúrbio é de ordem funcional, estando na dependência de fatores locais ou sistêmicos. No presente capítulo, a discussão fica limitada à obstrução de causa mecânica, que pode ser dividida, do ponto de vista clínico, em alta ou baixa. Na obstrução alta, o processo está localizado ao nível do intestino proximal (jejuno), enquanto a baixa compromete as porções mais inferiores do tubo digestivo (íleo terminal, cólon e reto).

Os sintomas são representados por dor abdominal, geralmente em cólica, com parada de eliminação de gases e fezes, náuseas e vômitos, associados à distensão intestinal. Na obstrução alta não é observada distensão e os vômitos são precoces e freqüentes, enquanto, na oclusão baixa, não ocorrem ou são mais tardios, podendo, no entanto, por causa reflexa, surgir na fase inicial da doença.

Com a evolução, as cólicas vão-se intensificando, diminuindo os períodos de acalmia, surgindo distensão abdominal mais acentuada e vômitos com característica fecalóide.

No exame físico, os elementos mais importantes para o diagnóstico são a presença de distensão abdominal, percussão com timpanismo acentuado e auscul-

ta com ruídos hidroaéreos aumentados. Em certas ocasiões, é possível a visualização de movimentos peristálticos, traduzindo a *luta* intestinal na tentativa de vencer o obstáculo.

É fundamental caracterizar a existência de comprometimento vascular do intestino obstruído. A presença de febre, taquicardia, sinais de irritação peritoneal e leucocitose indica sofrimento intestinal.

Stewardson *et al.*, analisando os quatro achados, leucocitose (maior que $10.000/mm^3$), febre (superior a $37,8°$ C), taquicardia (pulso acima de 96 bpm) e defesa abdominal, verificaram que nenhum doente na ausência desses dados tinha sofrimento do intestino[41]. Por outro lado, se dois ou mais deles estavam presentes, a possibilidade de existência de comprometimento vascular era elevada. Entretanto, Shantila *et al.* compararam um grupo de 53 doentes com obstrução simples com outro de 50 doentes com sofrimento intestinal e relataram ausência de taquicardia, febre ou leucocitose em muitos pacientes do último grupo[38]. Isso levou os autores a concluírem que a diferenciação entre os dois grupos por meios clínico e laboratorial era difícil e muitas vezes impossível. Embora os parâmetros possam falhar, fica claro que esses dados clínicos são mais prevalentes em doentes com sofrimento de alça do que com obstrução simples. Clinicamente, outros elementos podem contribuir para a diferenciação. A presença de dor contínua, mau estado geral, mudança nos achados de palpação abdominal, presença de sangue no vômito ou toque retal são indicadores de comprometimento vascular. Na ocorrência de invaginação pode haver sofrimento intestinal sem sinais de peritonite, pois a alça comprometida está envolvida por intestino viável (Tabela 10.7).

Tabela 10.7
Dados Clínicos no Abdômen Agudo Obstrutivo
1. O intervalo entre o início dos sintomas e a procura de atendimento é variável
2. Dores em cólica
3. Náuseas/vômitos
4. Parada de eliminação de gases e fezes
5. Distensão abdominal
6. Eventualmente peristaltismo visível
7. Palpação flácida, mas dolorosa difusamente
8. Sinais de peritonite = sofrimento de alça
9. Ruídos hidroaéreos aumentados
10. Radiografia com aspectos característicos

O abdômen agudo vascular é uma das mais dramáticas situações que o cirurgião enfrenta na urgência, traduzindo uma verdadeira catástrofe abdominal, com evolução rápida e freqüentemente fulminante.

A dor inicial é súbita, secundária ao espasmo intestinal, com características de cólica, difusa por todo o abdômen, tornando-se posteriormente contínua, sendo a manifestação principal e presente na totalidade dos casos. O exame do abdômen após o início da dor não mostra os sinais evidentes de irritação peritoneal. Mas a observação do doente já mostra o comprometimento do seu estado geral com fácies de sofredor, sudorese, palidez cutânea, e constatamos, freqüentemente, hipotensão ou choque.

À medida que o sofrimento intestinal vai-se acentuando, surge a distensão acompanhada de seqüestração de líquidos na área esplâncnica, na luz das alças dilatadas, seguindo-se hipovolemia e hemoconcentração. O colapso circulatório logo se instala, superajuntando a sepse pela necrose intestinal extensa. O exame clínico revela agora um doente em precárias condições gerais e a peritonite já instalada. Anemia aguda pode ser verificada quando ocorre necrose total com sangramento para a luz intestinal e cavidade peritoneal. Embora esse cortejo sintomático ocorra em poucas horas, muitas vezes pode ser mais prolongado o intervalo entre o início da dor e a chegada a essa condição.

Em função do fator etiopatogênico do infarto intestinal, decorrem as manifestações clínicas. Enquanto na embolia de artéria mesentérica superior a dor é súbita, na trombose pode ter um início não tão "violento". Quando o infarto é secundário à doença vascular não-oclusiva, os sintomas dolorosos abdominais podem durar alguns dias. Um outro aspecto a ser realçado é a diferença entre as tromboses arterial e venosa. Enquanto naquela os sintomas são mais exuberantes, na trombose venosa o quadro é, de início, lento, insidioso, progressivo, evoluindo como suboclusão até deflagrar a necrose intestinal.

Podem surgir ainda vômitos e diarréia acompanhando o episódio agudo. Segundo Mavor *et al.*, vômitos com sangue são verificados em 10% dos casos, com 1/3 dos doentes apresentando sangue na luva ao toque retal[21].

Muitos dados ajudam a orientar o diagnóstico. Assim, metade dos doentes com trombose aguda tem história pregressa compatível com angina abdominal (dor intermitente pós-prandial, perda de peso e sintomas gastrointestinais — diarréia e vômitos) (Tabela 10.8)

A manifestação dolorosa súbita em paciente com arritmia cardíaca é altamente sugestiva de embolia mesentérica. Para Bergan *et al.*, na presença da febre, leucocitose e passado de embolização periférica, o diagnóstico de embolia é virtualmente certo[6,7].

Excluídos o trauma e as afecções ginecológicas (em especial a gravidez ectópica rota), as hemorragias intraperitoneais espontâneas são pouco freqüentes ou mesmo raras.

Tabela 10.8
Dados Clínicos do Abdômen Agudo Vascular

1. Intervalo de tempo entre o início dos sintomas e a procura de atendimento é geralmente curto

2. Dor de início súbito com aumento progressivo de intensidade

3. Tendência à hipotensão ou choque

4. Sinais de irritação peritoneal

5. Ausência de ruídos hidroaéreos

De modo geral, os sintomas e sinais são clássicos, não oferecendo dificuldades para o diagnóstico. A dor é de início súbito, sendo muito curto o intervalo de tempo decorrido entre o começo dos sintomas e a chegada do doente ao serviço de emergência. Por vezes, quando a hemorragia é de pequeno volume, as manifestações podem não ser tão intensas, fazendo o doente procurar atendimento mais tardiamente.

No abdômen agudo hemorrágico predominam os sintomas da hipovolemia, traduzidos por hipotensão postural (lipotimia) e sudorese fria. No exame físico o doente apresenta-se com palidez cutaneomucosa, extremidades frias, taquicárdico, pulso fino, hipotensão ou em choque.

Como o sangue em função do seu pH não é tão irritante ao peritônio, no exame físico o abdômen apresenta-se flácido, mais doloroso difusamente à palpação com sinais de irritação peritoneal com dor à descompressão subita (sinal de Blumberg), mas sem defesa ou contratura. A dor piora com a mobilização ou mudança de decúbito. Nos casos de grande sangramento existe aumento de volume do abdômen com sinais de líquido intracavitário (macicez móvel). Nos de evolução mais longa, ocorre distensão abdominal por íleo paralítico.

Pode haver também referência de dor no ombro por irritação do nervo frênico pela presença do sangue. Embora raros e tardios, são descritos alguns sinais como equimoses ou sufusões hemorrágicas periumbilicais, que sugerem sangramento intracavitário. Na mulher, o exame ginecológico é intensamente doloroso, revelando abaulamento do fundo-de-saco posterior, pelo acúmulo de sangue.

Quando a hemorragia intraperitoneal não é tão intensa (sangramento pequeno progressivo), o doente pode apresentar-se com alguns dias de evolução, queixando-se apenas de dor abdominal de fraca intensidade e tonturas ou lipotimia. Não existem alterações circulatórias acentuadas, mas as queixas associadas à anemia e taquicardia orientam o diagnóstico de hemoperitônio (Tabela 10.9).

Em função de todos os aspectos clínicos referidos, observamos que os doentes com abdômen agudo por

ABDÔMEN AGUDO

infecção ou inflamação, perfuração, obstrução com sofrimento ou quadros intestinais de causa vascular primária ou hemorrágicos têm como produto final uma peritonite *senso lato*. As manifestações clínicas dependem fundamentalmente da doença básica, tempo de evolução do quadro agudo, faixa etária, presença de afecções associadas etc.

Tabela 10.9
Dados Clínicos no Abdômen Agudo Hemorrágico

1. O intervalo de tempo entre o início dos sintomas e a procura de atendimento é geralmente curto

2. Dor de início súbito com difusão precoce

3. Quadro de choque hemorrágico

4. Abdômen doloroso difusamente. Dor à descompressão

5. Hematócrito e hemoglobina baixos

Muitas vezes os diagnósticos sindrômicos se superpõem. Um doente com apendicite aguda pode evoluir com perfuração na base do apêndice e apresentar-se com diagnóstico inicial de abdômen agudo perfurativo. Da mesma forma, um doente com aneurisma de aorta roto tem o diagnóstico de abdômen agudo vascular e também hemorrágico.

Na Tabela 10.10 estão representadas as afecções mais comuns que determinam abdômen agudo.

A simples análise da dor permite caracterizar o diagnóstico sindrômico. Dor súbita de forte intensidade, que obriga um atendimento imediato, sugere processo perfurativo ou vascular. A dor em cólica sugere afecção obstrutiva e a dor de evolução lenta, progressiva, quadro infeccioso. A presença de hipotensão ou choque é justificada por perdas externas, seqüestração interna, hemorragia ou sepse.

Normalmente, nos portadores de afecção aguda de evolução mais longa ou nos abdomens agudos ditos *abandonados*, não existe dificuldade em caracterizar um grave problema intra-abdominal. No entanto, o diagnóstico etiológico nem sempre é possível de ser feito, mas nesse momento, esse aspecto torna-se secundário.

Nos doentes com processos agudos avaliados numa fase inicial é comum o cirurgião não ter condições ou segurança para definir o diagnóstico sindrômico de abdômen cirúrgico e muito menos sua etiologia. Aqui, sem dúvida, os exames complementares laboratoriais e radiológicos são indispensáveis, fornecendo elementos importantes para o diagnóstico, permitindo uma conduta cirúrgica precoce e evitando a deterioração do doente com o aparecimento de manifestações sistêmicas.

Tabela 10.10
Causas mais Comuns de Abdômen Agudo

Inflamatórias/infecciosas
- Apendicite aguda
- Colecistite aguda
- Pancreatite aguda
- Diverticulite de sigmóide
- Doença inflamatória pélvica

Obstrutivas
- Intestino delgado
  - Bridas/aderências
  - Hérnia interna
  - Hérnia de parede abdominal
- Intestino grosso
  - Tumores

Perfurativas
- Úlcera perfurada
- Doença inflamatóric intestinal
- Diverticulite aguda
- Corpo estranho

Vasculares
- Insuficiência arterial não-odusiva
- Trombose/embolia ce artéria mesentérica superior
- Trombose venosa mesentérica

Hemorrágicas
- Prenhez tubária rota
- Cisto de ovário roto
- Rotura espontânea ce baço
- Rotura de tumor hepático
- Aneurisma roto

ALTERAÇÕES SISTÊMICAS NO ABDÔMEN AGUDO

Nas primeiras horas os sintomas do portador de abdômen agudo são eminentemente locais, caracterizados pelos sinais abdominais de peritonite ou de obstrução. Com a evolução acaba predominando a infecção traduzida não só pelos sinais à palpação abdominal, mas por conhecidas e graves manifestações sistêmicas.

Na presença de contaminação, as células mesoteliais do peritônio liberam substâncias vasoativas, que, agindo principalmente ao nível de pequenas veias, aumentam a sua permeabilidade, com seqüestração para a cavidade peritoneal de líquido rico em proteína e de forma tão intensa que uma peritonite difusa pode ser comparada a uma queimadura, com comprometimento de até 30% de área de superfície corporal. Essa intensa seqüestração interna, associada às perdas ao nível da luz intestinal pelo íleo funcional que acompanha as peritonites, explica a desidratação, acidose e o choque de doentes com infecção peritoneal.

Nos doentes gravemente infectados o quadro clínico é dramático, predominando além dos sinais e sintomas da infecção primária, depressão do nível de

199

consciência, taquipnéia, taquicardia, hipertermia, cianose, icterícia, extremidades frias, hipotensão e acidose grave.

A dor e a distensão abdominal dificultam as incursões respiratórias, levando à hipoventilação, possibilitando atelectasia e infecção pulmonar. Nos obesos, portadores de doença pulmonar prévia e doentes debilitados, esses aspectos são verificados mais intensamente. A taquicardia, a dificuldade respiratória e as alterações na dosagem dos gases arteriais sugerem insuficiência respiratória.

As complicações renais nas infecções peritoneais estão na dependência da hipovolemia, da hipotensão e do aumento da atividade simpática com vasoconstrição da arteríola renal aferente. Numa fase mais avançada, essas alterações obedecem às lesões químicas e estruturais secundárias ao choque, devendo ser observado cuidado especial no emprego de antibióticos. Alguns são nefrotóxicos, podendo predispor à falência renal ou agravá-la.

O comprometimento do miocárdio pode ocorrer também na vigência da infecção generalizada, e as manifestações são às vezes discretas, passando mesmo despercebidas. Em outras, são acentuadas com dispnéia, taquicardia, arritmias e desenvolvimento de insuficiência cardíaca congestiva. Nos idosos, ou pacientes com lesões cardíacas prévias, a descompensação ocorre mais freqüentemente. De início, pela hipovolemia devida à seqüestração peritoneal e, depois pela sepse que determina retorno venoso ineficiente, o débito cardíaco mostra-se alterado. Alterações metabólicas e circulatórias associadas à peritonite têm sido objeto de estudos[11,12]. O estado hipercatabólico, a energia despendida e o esforço aumentado do sistema respiratório, além dos efeitos locais peritoneais pelo processo inflamatório, determinam maior solicitação do sistema circulatório. Dessa forma, a elevada atividade metabólica necessita de débito cardíaco alto para permitir metabolismo celular adequado.

Surgem as conseqüências da sepse para o lado do fígado, dos fatores de coagulação com o comprometimento progressivo de órgãos e sistemas.

Em algumas situações, as manifestações sistêmicas predominam no quadro clínico, e o cirurgião deve estar alerta para esse fato, evitando, assim, retardo ainda maior no diagnóstico e terapêutica[22].

Os doentes com obstrução intestinal, particularmente aqueles com grande distensão merecem atenção e cuidados respiratórios especiais. Doentes com sepse grave e/ou desnutridos correm o risco de aspiração dos vômitos para a árvore respiratória (em especial durante a indução anestésica), determinando pneumonite por inundação e irritação pelos sucos digestivos, agravando mais a situação do doente obstruído. Além disso, a distensão abdominal com elevação e dificuldade de mobilização das cúpulas diafragmáticas determina hipoven-

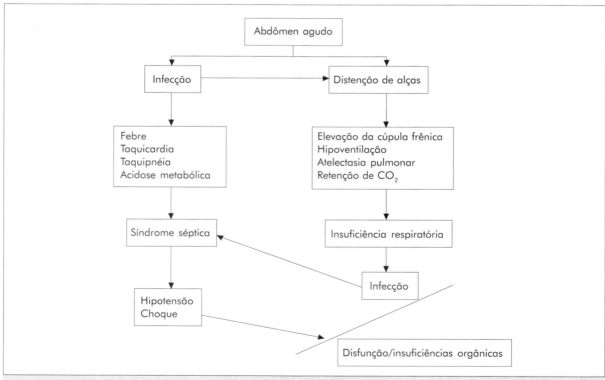

Fig. 10.4 — Alterações sistêmicas no abdômen agudo.

tilação, levando à atelectasia e infecção pulmonar pós-operatória com risco elevado, particularmente para os idosos.

O conhecimento e a valorização dos problemas metabólicos e sistêmicos do portador de abdômen agudo (Fig. 10.4) permitem melhor orientação terapêutica, contribuindo para a diminuição da morbidade e mortalidade.

EXAMES COMPLEMENTARES

Exames Laboratoriais

Os exames laboratorias no abdômem agudo servem para complementar a impressão clínica, contribuir para determinada hipótese diagnóstica e avaliar o estado geral do doente. O laboratório permite caracterizar a existência de infecção, intensidade de um sangramento ou, então, refletir as repercussões sistêmicas. Não existem exames patognomônicos, mas alguns podem ser específicos, como as dosagens de amilase e lipase séricas e amilasúria, que podem diagnosticar uma pancreatite aguda. No entanto, algumas outras afecções podem apresentar aumento de amilase sérica. Pequenas elevações nos valores da amilase sérica podem ser observadas em portadores de necrose intestinal, úlcera perfurada, colecistite aguda e até mesmo quadros ginecológicos[17].Ela tem um significado para o diagnóstico de pancreatite aguda quando atinge níveis acima de três a cinco vezes o seu valor normal, mas níveis normais não excluem a doença. Da mesma forma, as dosagens de glicemia e cálcio sérico podem refletir o grau e a extensão do comprometimento pancreático. Assim, glicemia elevada e cálcio baixo traduzem afecção grave.

O exame de urina com sedimento quantitativo orienta para o diagnóstico de infecção urinária, mas, em certas ocasiões, pode haver associação com abdômen agudo.

No mais, os exames contribuem para a identificação e interpretação dos distúrbios hidroeletrolíticos e alterações metabólicas, caracterizando risco cirúrgico e orientando a terapêutica pré-operatória.

Os exames devem ser solicitados em função do quadro clínico, evitando-se exames em excesso ou desnecessários. Uma avaliação mais rigorosa e minuciosa fica reservada para idosos e portadores de quadros graves com alterações sistêmicas mais acentuadas. São importantes a gasometria, dosagem de eletrólitos, uréia, creatinina, glicemia, transaminases, bilirrubinas e coagulograma. Na suspeita de processos isquêmicos, a leucocitose e a acidose metabólica contribuem para o diagnóstico.

Alterações laboratoriais, como leucocitose acentuada, hipoxia, elevação da uréia, acidose metabólica, elevação de bilirrubina e transaminases, indicam a gravidade do processo e falam a favor de mau prognóstico.

Métodos de Imagem

As radiografias simples de abdômen contribuem com informações importantes nos portadores de abdômen agudo, e os achados dependem não só da etiologia do processo, mas também do tempo de evolução da doença[24] (Tabela 10.11). Devem ser feitas radiografias com o doente em posição ortostática (pé) e decúbito dorsal (deitado), associadas também à radiografia de tórax. Assim, podemos observar:

- pneumoperitônio
- elevação de cúpula frênica
- opacidade ou velamentos
- líquido intracavitário
- distensão de intestino delgado
- dilatação dos cólons
- íleo regional
- níveis líquidos
- imagens de abscessos
- corpos estranhos

Tabela 10.11
Exames Radiológicos no Abdômen Agudo

RX simples de abdômen e tórax
- pneumoperitônio
- distensão de alças/níveis líquidos
- aerobilia
- opacidade/coleções/abscessos
- elevação da cúpula frênica
- corpos estranhos

Radiografia com contraste
- Trânsito intestinal → nível/causa da obstrução
- Enema opaco → obstrução baixa/etiologia
- Estudo angiográfico → isquemia intestinal

Ultra-sonografia
- Afecção do fígado/via biliar
- Coleção intracavitária

Tomografia computadorizada
- Coleção abdominal/retroperitoneal
- Afecção pancreática

Nos processos infecciosos localizados podemos detectar áreas de maior opacidade, deslocamento de alças, velamento do músculo psoas, escoliose antálgica, presença de nível liquido. Quando as coleções são subdiafragmáticas, verificamos elevação do hemidiafragma do lado comprometido e a radiografia de tórax freqüentemente é acompanhada de derrame pleural e atelectasia segmentar. Nos quadros difusos, observamos distensão intestinal por íleo paralítico, generalizado ou regional, edema de parede de alças, níveis líquidos e a presença de velamento de todo o abdômen com ou sem desaparecimento da imagem do músculo psoas, caracterizando a presença de líquido na cavidade peritoneal.

No abdômen agudo perfurativo a presença de pneumoperitônio no exame radiológico confirma o diagnóstico. As perfurações gástricas e do cólon comumente se acompanham de pneumoperitônio que, às vezes, assume grandes proporções, enquanto as perfurações de delgado não costumam apresentá-lo. A falência na identificação do gás na presença de perfuração representa um falso-negativo justificado por aderências, ausência de gás intraluminal, obstrução do orifício por restos alimentares ou, então, tamponamento por epíploon ou estruturas vizinhas.

O pneumoperitônio pode ser óbvio ou, então, demonstrado em função de um exame dirigido para seu diagnóstico. O método mais sensível para detectá-lo é a radiografia simples de abdômen, feita com o doente em posição de pé por 5-10 minutos, com raios horizontais incidindo tangencialmente ao diafragma. Quando existe forte suspeita de perfuração e o pneumoperitônio não foi observado, a radiografia com o doente em decúbito lateral esquerdo pode evidenciar gás entre a parede abdominal e o fígado. Rigler[32], descreveu um sinal que leva o seu nome, indicador da presença de gás fora da víscera pela perfeita visualização da parede intestinal delimitada pelo gás do seu interior e o da cavidade abdominal.

Nas perfurações gástricas, o pneumoperitônio ocorre em 60 a 80% dos casos. A ausência da bolha de ar do estômago é um sinal indireto de perfuração. Na ausência de pneumoperitônio, o exame pode ser complementado com passagem de sonda gástrica seguida de insuflação de ar ou injeção de contraste hidrossolúvel.

As imagens radiológicas na obstrução intestinal são muito características. Nas obstruções de delgado encontramos distensão das alças com válvulas coniventes bem visíveis, níveis líquidos, ausência de gás em cólon e, algumas vezes, velamento na porção do abdômen, pela presença de líquido no interior das alças.

Um tipo especial de obstrução é a em *alça fechada*, com o segmento intestinal ocluído em dois pontos do seu trajeto. Como exemplo, estão o volvo do intestino (tanto delgado, como cólon) e a obstrução baixa do cólon com a válvula ileocecal continente. Radiologicamente, aparece uma acentuada dilatação do cólon com ausência de gás em delgado.

Em doente obstruído, a presença de alça de intestino delgado dilatada com a parede lisa, sem a visualização das válvulas coniventes, sugere a existência de sofrimento. No entanto, a caracterização dessa alça dita *careca* nem sempre é fácil, e a ocorrência de alça lisa em radiografia isolada não traduz de forma sistemática sofrimento intestinal.

No abdômen agudo vascular, os aspectos radiológicos são variáveis, podendo evidenciar dilatação de delgado e cólon, como se fosse um íleo paralítico. Aqui mais comumente são visualizadas alças *carecas*, e a presença

de líquido na cavidade é sugerida por um velamento difuso ou pélvico com o doente em pé, como se a chapa estivesse *suja*.

As radiografias com contraste ficam reservadas para casos especiais. Na obstrução intestinal alta, o trânsito pode contribuir, determinando o nível e a causa da obstrução. O seu emprego é exceção, devendo-se evitar a utilização de contraste baritado. Já o enema opaco pode ser indicado nos casos de obstrução baixa, visando definir o diagnóstico e a etiologia.

Na dúvida entre a obstrução intestinal baixa (cólon esquerdo) mecânica ou funcional, a realização do enema opaco define a orientação. A parada súbida do contraste confirma a obstrução mecânica por estenose neoplasica ou inflamatória e quando o contraste passa livremente exclui o diagnóstico e evita a laparotomia. O sinal da impressão do "dedão" *(thumbprint)* pode ser vista no enema opaco de portadores de colite isquêmica.

No quadro vascular, o estudo angiográfico é fundamental para o diagnóstico precoce, permite diferenciar isquemia oclusiva da não-oclusiva, identificando o local e a natureza da obstrução. Deve ser indicado quando da suspeita clínica, antes da ocorrência de necrose, particularmente nos idosos ou portadores de arritmia cardíaca, uma vez excluídas outras afecções. No entanto, a angiografia é raramente utilizada pois, freqüentemente, os doentes se apresentam no serviço de emergência com sofrimento intestinal e a laparotomia se impõe.

A indicação precisa para angiografia é quando existe suspeita de embolia de artéria mesentérica superior — geralmente doente jovem e com arritmia cardíaca — com dor abdominal acentuada, mas com abdômen flácido e sem sinais de irritação peritoneal.

A ultra-sonografia é comumente realizada em doentes com abdômen agudo, ou suspeita deste, e é seguramente mais indicada do que o necessário. É difícil, hoje, um doente admitido em serviço de emergência com dor abdominal que não seja submetido à ultra-sonografia. Ela é útil nos processos inflamatórios, sendo o exame mais simples e prático para o diagnóstico na colecistite aguda. Tem também alta sensibilidade na apendicite aguda, sendo empregada rotineiramente nos portadores de dor na fossa ilíaca direita. Contribui ainda no diagnóstico de coleção intracavitária e abscessos viscerais. A avaliação retroperitoneal fica prejudicada principalmente quando houver distensão gasosa.

O grande valor da ultra-sonografia é observado em mulheres com dor abdominal baixa no diagnóstico diferencial de apendicite aguda, afecção ginecológica e cálculo urinário. No homem com dor na fossa ilíaca direita, o seu emprego não se justifica tanto quanto tem sido observado.

Em doentes com suspeita de diverticulite aguda, a ultra-sonografia pode demonstrar alterações como espessamento da parede do cólon, coleção ou abscesso e, até mesmo, triar para o exame tomográfico.

Na obstrução intestinal sem grande distensão e na suspeita de invaginação intestinal, a ultra-sonografia pode contribuir mostrando a imagem de "pseudo-rim".

Uma das críticas ao emprego da ultra-sonografia é que ela é um método operador dependente e a falta de uma correlação clínica leva a erros diagnósticos e de interpretação

A tomografia computadorizada na urgência abdominal não-traumática não é tão utilizada como no trauma abdominal. A sua indicação é limitada, embora venha sendo proposta com maior freqüência. A principal contribuição está relacionada aos portadores de abdômen agudo inflamatório, particularmente na pancreatite aguda, definindo ou confirmando o diagnóstico, avaliando o grau de comprometimento pancreático e monitorando a evolução da doença, identificando necrose do órgão, coleções, pseudocistos e diferenciando a necrose infectada da não-infectada. É cada vez mais utilizada nos quadros de diverticulite aguda particularmente nas formas complicadas e, até mesmo, na dúvida em relação à apendicite aguda.

Embora seja discutível a indicação da tomografia computadorizada na suspeita de apendicite aguda, a sua eficácia tem sido elevada. Em nosso meio, D'ippolito[16] analisou o valor da tomografia sem contraste no diagnóstico da apendicite aguda e verificou que a identificação do apêndice anormal e a heterogeneidade da gordura pericecal são os dois sinais isolados mais eficazes no diagnóstico. O exame tomográfico normal torna o diagnóstico da afecção altamente improvável[4,16].

Trata-se de um exame para ser indicado em casos selecionados de dúvida diagnóstica e quando os demais exames não ajudarem na orientação

A tomografia helicoidal sem contraste é importante para o diagnóstico de cálculo urinário, ajudando no diagnóstico diferencial com apendicite aguda e diverticulite aguda de sigmóide.

Frente a todos os recursos diagnósticos, é fundamental uma indicação criteriosa evitando exames desnecessários aumentando custos e não contribuindo para a orientação terapêutica.

OUTROS EXAMES (Tabela 10.12)

A punção abdominal é muito questionada pois apresenta um elevado índice de falso-negativo. No entanto, quando positiva ajuda na decisão operatória. Tem ainda alguns inconvenientes: risco de puncionar alças intestinais, falso-positivo para sangue, sendo difícil em indivíduos obesos. No abdome agudo inflamatório pode revelar material purulento, no perfurativo retira líquido de acordo com a víscera perfurada e no hemorrágico, sangue.

A punção abdominal é preconizada quando houver dúvida em relação à indicação ou não da intervenção operatória. No entanto quando a punção é positiva, teoricamente o doente deve apresentar manifestações ab-

---

Tabela 10.12
Avaliação Diagnóstica no Abdômen Agudo

Punção abdominal
- menos utilizada do que no passado
- elevado índice de falso-negativo
- pode apresentar falso-positivo
- tem inconvenientes e riscos

Lavado peritoneal
- não tem indicação no abdômen agudo não-traumático
- excepcionalmente no abdômen agudo hemorrágico com instabilidade hemodinâmica

Vídeolaparoscopia
- indicação freqüente
- dúvida diagnóstica e alto risco operatório
- pode ser realizada à beira do leito
- vantagem de poder ser terapêutica

---

dominais e, portanto, não há razão para o seu emprego. Embora ela seja ainda utilizada por alguns cirurgiões, acreditamos que, com as informações obtidas pelos métodos de imagem, o seu emprego fica cada vez mais restrito.

Da mesma forma, a lavagem peritoneal diagnóstica, largamente utilizada (hoje menos que no passado) e com alta positividade no trauma abdominal não tem lugar no abdômen agudo[5]. Talvez a sua indicação fique restrita ao abdômen agudo hemorrágico com instabilidade circulatória. Mesmo assim, nos serviços com ultra-sonografia na sala de emergência, o seu emprego fica limitado.

Um grande avanço na avaliação diagnóstica e até mesmo terapêutica do abdômen agudo[5] foi obtido com o advento da videolaparoscopia[15,28,34]. Nos doentes de alto risco operatório e dúvida na indicação operatória. ela evita a laparotomia branca ou não-terapêutica que pode acompanhar-se de sérias conseqüências. Desde que haja condições, ela pode ser realizada à beira do leito na unidade de emergência ou terapia intensiva. Os seus achados diretos ou indiretos ajudam a definir a conduta, particularmente em doentes mantidos em ventilação mecânica e com comprometimento do nível de consciência quando o exame físico e a avaliação abdominal não são confiáveis[35]. A laparoscopia ajuda particularmente em afecções que não são incomuns em doentes internados em unidade de terapia intensiva e cujo diagnóstico é, às vezes, muito difícil: colecistite aguda, úlcera perfurada e isquemia intestinal.

Nos doentes sedados e intubados, o procedimento pode ser feito com anestesia local utilizando-se pneumoperitônio de baixa pressão. Nessas condições recomenda-se a realização de pneumoperitônio pelo método aberto com visão direta[35].

Uma precisa indicação da videolaparoscopia é na mulher fértil com dor no abdômen inferior e dúvida diagnóstica com apendicite aguda não esclarecida pelos exames complementares e acompanhamento clínico.

TRATAMENTO

O tratamento do abdômen agudo é basicamente cirúrgico, embora algumas afecções sejam passíveis de terapêutica clínica. Uma preparação adequada para a intervenção é fundamental e irá depender das condições do doente e da intensidade das alterações clínicas. Assim, o investimento no preparo pré-operatório será maior ou menor de acordo com cada situação (Fig. 10.5), e, no doente jovem e afecção sem gravidade, a avaliação é mínima, podendo a intervenção ser indicada de imediato (exemplos: colecistite aguda, apendicite aguda, úlcera perfurada, com diagnósticos precoces). De todos, o abdômen agudo hemorrágico é o que necessita de uma conduta imediata, com os demais permitindo uma avaliação laboratorial e radiológica com correção dos distúrbios hidroeletrolíticos e metabólicos. Mesmo assim, o preparo deve ser feito em curto espaço de tempo, evitando-se o retardo na intervenção.

Nos casos mais graves, é necessária a utilização de um cateter venoso central para determinação da pressão venosa e reposição de volume, sonda gástrica para descompressão do estômago e sonda vesical para determinação do débito urinário. A avaliação da hidratação, débito urinário e pressão venosa orientam a infusão. Durante a reposição, também devem ser corrigidos déficits de eletrólitos. Nas afecções com sangramento ou necroses extensas de intestino em que ocorre anemia significativa, deve ser administrado concentrado de glóbulos vermelhos. Nos doentes idosos ou portadores de doenças cardiopulmonares, a infusão deve ser cuidadosa, com monitoração da pressão venosa central, e, quando necessário devem ser empregadas drogas para melhorar a função cardíaca. Nos doentes com alterações hemodinâmicas e choque séptico pode estar indicado o uso de drogas vasoativas, visando colocar o doente em condições para operação.

A antibioticoterapia é introduzida no pré-operatório e está relacionada à afecção de base e na dependência da flora bacteriana comumente envolvida na afecção em questão. A flora é normalmente poliforma, sendo utilizadas associações de antibióticos[30].

Quanto ao tratamento operatório do abdômen agudo (Tabela 10.13), a via de acesso deve ser ampla o suficiente para permitir uma avaliação correta de toda a cavidade. O cirurgião deve obedecer rigorosamente aos princípios de técnica operatória, retirar o foco sempre que possível, usando táticas que impliquem menor vulto e risco cirúrgico, limitando-se exclusivamente a resolver a urgência.

No abdômen infeccioso a operação visa ao controle da fonte de contaminação que pode ser feita por ressecção de víscera ou órgão comprometido, sutura, drenagem ampla ou exclusão com drenagem. Nos processos infecciosos localizados o tratamento consiste no contro-

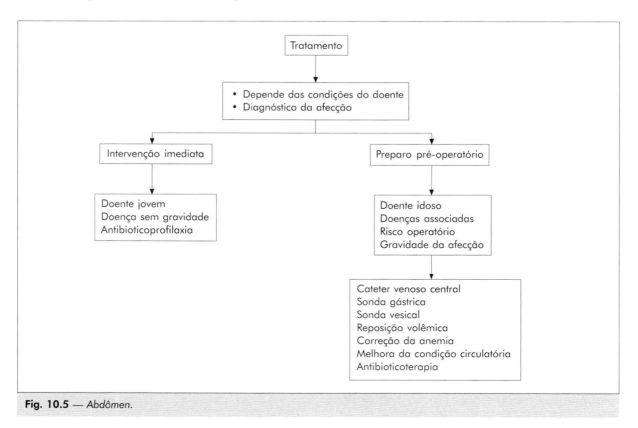

Fig. 10.5 — Abdômen.

ABDÔMEN AGUDO

Tabela 10.13
Abdômen Agudo: Tratamento Operatório

Infeccioso
- Controle da fonte de contaminação
  — sutura
  — ressecção da víscera/órgão comprometido
  — exclusão
- Limpeza da cavidade
- Drenagem abdominal

Perfurativo
- Sutura da perfuração
- Ressecção da víscera
  — anastomose primária
  — estomia

Obstrutivo
- Remoção da causa da obstrução sem ressecção intestinal
- Remoção da causa com ressecção intestinal
  — anastomose primária
  — estomia
- Derivação interna
- Descompressão

Vascular
- Ressecção intestinal com/sem anastomose primária
- Revascularização intestinal
- Reoperação programada

Hemorrágico
- Hemostasia com ou sem remoção da causa

---

le da infecção e drenagem da cavidade. Nas peritonites difusas existem aspectos controversos que vão desde a drenagem da cavidade abdominal até o emprego das reoperações programadas reservadas para situações especiais de infecção peritoneal [27].

O tratamento do abdômen agudo perfurativo depende da etiologia da perfuração, do tempo de evolução da doença, das condições gerais do doente e do grau de contaminação da cavidade. E a intervenção pode consistir em sutura simples, com drenagem ou não da cavidade, ressecção de víscera ou estomias da perfuração ou de segmento intestinal anterior à área comprometida.

Quando existe uma infecção acentuada da cavidade e as condições do doente não são satisfatórias, o cirurgião deve procurar evitar a realização de suturas ou anastomoses primárias, sendo preferível, nessa condição, a realização de estomias[18,31].

Da mesma forma no abdômen agudo obstrutivo o tratamento operatório vai depender da causa da obstrução, da existência ou não de comprometimento vascular e das condições gerais do doente. A intervenção tem por objetivo a remoção do fator determinante da obstrução ou, então, a descompressão do intestino, com a retirada do fator causal em um segundo tempo. Nos processos envolvendo delgado e/ou hemicólon direito, as ressec-

ções com anastomoses primárias são bem toleradas. Na obstrução de cólon esquerdo, pela falta de preparo e dada a distensão intestinal, a opção é pela ressecção com colostomia, ou simplesmente a colostomia desfuncionalizante.

É importante ressaltar que a operação não deve ser postergada nos portadores de obstrução com sofrimento, nas complicadas com perfuração e/ou peritonite e na obstrução em alça fechada. Principalmente nesta última condição, a operação precisa ser precoce, evitando-se o risco de necrose e perfuração.

No abdômen agudo vascular, quando o tratamento cirúrgico é indicado, a doença muitas vezes está em fase irreversível de evolução. A necrose é total ou quase total e praticamente nada mais existe a fazer. Nos casos de necrose segmentar extensa pratica-se a ressecção com anastomose primária quando houver condições de preservar um segmento — mesmo curto — de jejuno. Quando houver dúvida em relação à viabilidade do segmento remanescente, restam ao cirurgião duas opções: a exteriorização da porção proximal ou a anastomose primária com realização de uma laparotomia (*second-look*), após 24 a 48 horas. No entanto, quando o segmento restante é muito curto, o *second look* pode ser dispensado, pois, havendo progressão da doença com deiscência da anastomose, não existe mais alternativa.[26]

Quando o quadro isquêmico intestinal ocorrer por obstrução da artéria mesentérica superior por trombose ou embolia, não existindo ainda necrose, pode-se tentar a revascularização. Se, por um lado, os resultados da embolectomia são animadores, na trombose a evolução geralmente é má[7,9,25].

Quando, durante a laparotomia, o cirurgião constata isquemia intestinal sem necrose e não existe obstrução arterial, deve-se fazer estudo angiográfico, e na existência de doença vascular mesentérica aguda não-oclusiva o tratamento é a infusão intra-arterial de drogas vasodilatadoras (papaverina).

E, finalmente, no abdômen agudo hemorrágico, a intervenção imediata impõe-se, visando ao controle da hemorragia, que pode ser feito por hemostasia com ou sem remoção da causa.

Embora tenha sido feita referência a uma via de acesso ampla permitindo uma avaliação completa e correta de toda a cavidade abdominal é importante ressaltar o papel da videolaparoscopia no tratamento do abdômen agudo.

O seu emprego vem sendo difundido e ampliado nesta última década, e um número significativo dos doentes pode ser tratado exclusivamente por via laparoscópica (Tabela 10.14). Em algumas situações é o tratamento preferencial como na colecistite aguda, apendicite aguda complicada ou em indivíduos obesos e na suspeita de peritonite primária. Na dúvida pode se iniciar por laparoscopia e dependendo do achado operatório e das dificuldades converter para laparotomia convencional.

205

É necessária uma seleção criteriosa dos doentes para tratamento videolaparoscópico na urgência. Uma indicação indiscriminada está associada a elevados riscos e iatrogenias.

Tabela 10.14
Possibilidades de Tratamento Vídeolaparoscópico do Abdômen Agudo

- Apendicite aguda
- Colecistite aguda
- Úlcera perfurada
- Lise de bridas
- Peritonite primária
- Cisto de ovário
- Prenhez tubária

COMENTÁRIOS FINAIS

1. O abdômen agudo é uma das afecções cirúrgicas mais freqüentes nos serviços de emergência.

2. Os sinais e sintomas permitem o diagnóstico sindrômico e, com freqüência, da etiopatogenia.

3. Pode haver dificuldade nos casos de manifestações atípicas ou quando o tempo de evolução é longo.

4. Todo sintoma deve ser valorizado e o diagnóstico suspeitado, particularmente em idosos, desnutridos e imunodeprimidos.

5. O abdômen agudo inflamatório/infeccioso é o mais freqüente, seguido do obstrutivo.

6. O cirurgião pode ter dúvidas quanto ao diagnóstico sindrômico e à etiologia mas não deve ter dúvida em relação à conduta a ser tomada.

7. A despeito da etiopatogenia, as distintas síndromes abdominais agudas se manifestam por peritonite *senso lato*, seja localizada ou difusa, à exceção do abdome agudo obstrutivo sem sofrimento intestinal.

8. Os exames laboratoriais servem para complementar à impressão clínica, contribuir para a hipótese diagnóstica e avaliar as condições do doente.

9. Os métodos de imagem participam, quase que invariavelmente na complementação do diagnóstico, e seu emprego tem sido cada vez mais freqüente.

10. O tratamento na maioria das vezes é operatório, e, para alguns doentes (idosos, risco elevado, doenças associadas, alteração sistêmicas), uma preparação adequada para a intervenção é fundamental na análise do resultado.

11. É possível o tratamento de um número expressivo de afecções por videolaparoscopia.

12. O sucesso do tratamento depende do diagnóstico precoce, da intervenção no momento oportuno e de uma correta conduta operatória.

REFERÊNCIAS BIBLIOGRÁFICAS

1. Abrantes WL. Abdome agudo. *In*: Lopez M. *Emergências Médicas*, 1ª ed. Rio de Janeiro, Guanabara Koogan, 1984;p 465.
2. Altemeier WA, Culberto WR, Fullen WD, Shook CD. Intraabdominal abscesses. *Am J Surg* 125:70, 1973.
3. Alves E. Abdome agudo. *In*: *Cirurgia de Urgência*, 5ª ed. São Paulo, Atheneu p. 463, 1980.
4. Balthazar EJ, Birnbaumi AB, Yee J, Megibow AJ, Roshkow J, Gray C. Acute appendicitis: CT and US correlation in 100 patients. *Radiology* 190:31, 1994.
5. Barbee CL, Gisdorf RB. Diagnostic peritoneal lavage in evaluating acute abdominal pain. *Ann Surg* 181:853, 1975.
6. Bergan JJ. Recognition and treatment of intestinal ischemia. *Surg Clin N Am* 47:109, 1967.
7. Bergan JJ, Dean RH, Conn J Jr, Yao JST. Revascularization in treatment of mesenteric infarction. *Ann Surg* 182:430, 1975.
8. Bockus HL. Factores para conocer abdomen agudo. Mecanismo del dolor abdominal. *In*: Haw-Thorne HR, Frombese AS, Steling JA. *Abdome agudo: Lesiones de Urgência del Tubo Digestivo*, 2ª ed. Editorial Interamericana SA, México p. 8, 1969.
9. Boley SJ, Sprayregan S, Siegelman SS, Veith FJ. Initial results from an aggressive roentgenological and surgical approach to acute mesenteric ischemia. *Surgery* 82:848, 1977.
10. Bostford TW, Wilson RE. Abordagens clínicas do abdômen agudo. *In: Abdome agudo: Diagnóstico e tratamento*, 2ª ed. Rio de Janeiro, Interamericana p. 1, 1979.
11. Clowes GHA Jr, Vucinic M, Weidner MG. Circulatory and metabolic alterations associated with survival or death in peritonitis. *Ann Surg* 163:866, 1966.
12. Clowes GHA Jr, Farrington GH, Zuschneid W, cossette GR, Saravis C. Circulating factors in the etiology of pulmonary insufficiency and right failure accompaning severe sepsis (Peritonitis). *Ann Surg* 171:663, 1970.
13. Coimbra RSM, Aguida ST, Fuller CR, Cohen RV, Soldá SC, Rasslan S, Fava J. Abdome agudo no idoso. *Arq Med Hosp Santa Casa São Paulo* 8:8, 1988.
14. Cope Z. *Diagnóstico precoce do abdome agudo*, 2ª ed. Rio de Janeiro, Atheneu, 1976.
15. Dani R. Laparoscopia em abdome agudo. *In*: Savasse Rocha PR, Souza C. *Abdome agudo*. Rio de Janeiro, Ed Guanabara Koogan, p. 116, 1982.
16. D'Ippolito G. *Valor da tomografia computadorizada sem contraste no diagnóstico da apendicite aguda*. Tese de Doutorado, Universidade Federal de São Paulo. Escola Paulista de Medicina 1996.
17. Doherty GM, Way WL. The acute abdomen. *In: Diagnosis & Treatment*, 11th ed. Lange Medical Books, 2003.
18. Gonçalves AJA. *A utilização das ileostomias na cirurgia de urgência*. Tese de Mestrado. Faculdade de Ciências Médicas da Santa Casa de São Paulo, 1985.
19. Hedberg SE, Welch CE. Suppurative peritonitis with major abscesses. In: Hardy JD. *Critical Surgical Illness*. Philadelphia, WD Sauders Co p. 436, 1971.
20. Jones RS. Diagnóstico y tratamiento del abdomen agudo y la oclusion intestinal. *In*: Sleisenger MH, Fordtran JS. *Tratado de Gastroenterologia*, 1st ed. Philadelphia WB Saunders p. 309, 1978.
21. Mavor GE, Lyaal AAD, Chrystal KMR, Tsapogas M. Mesenteric infarction as a vascular emergency. *Br J Surg* 50:219, 1962.
22. Moore FD. *Metabolic care of the surgical patient*. Philadelphia, WB Sauders Co, 1959.

23. Nanson EM. Vascular lesion producing the acute abdomen. *Surg Clin N Am* 40:1241, 1960.
24. Parra MO, Saad WA, Simonsen OS, Pinotti HW. *Radiologia abdominal para o cirurgião*. São Paulo, Roca Ed 1991.
25. Rasslan S, Klug WA, Mandia Neto J, Fava J, Saad R Jr, Gonçalves AJ. Tuberculose intestinal complicada. *Rev Assoc Med Brasil* 30:39, 1984.
26. Rasslan S, Mandia Neto J, Fava J. Fístulas intestinais após ressecções extensas de delgada. *GED* 4:17, 1985.
27. Rasslan S, Altenfelder Silva R, Fava J, Mandia Neto J. O emprego das reoperações programadas no tratamento das infecções peritoneais. *Rev Paul Med* 106:81, 1988.
28. Rasslan S, Rodrigues FCM, Soldá SC. Videolaparoscopia diagnóstica e terapêutica na urgência. *Arq Brasil Cir Dig* 8:121, 1993.
29. Rasslan S. *Afecções cirúrgicas de urgência*. São Paulo, Robe Ed, 1995.
30. Rasslan S. Antibioticoterapia na cirurgia abdominal de urgência. *In*: Rasslan S. *Aspectos críticos do doente cirúrgico*. São Paulo, Robe Ed 1995.
31. Rasslan S, Fonoff AM, Soldá SC, Casaroli AA. Ostomy or intestinal anastomosis in cases of peritonitis. *São Paulo Medical Journal* 113:1017, 1995.
32. Rigle LG. Spontaaneous pneumoperitoneum. A roentgenologic sign found in the supine position. *Radiology* 37:604, 1941.
33. Rodrigues FCM, Soldá SC, Atenfelder Silva R, Rasslan S. Pneumoperitônio: emprego de técnica aberta com uso de sonda de foley. *Rev Col Brasil Cir* 21:284, 1994.
34. Rodrigues FCM, Soldá SC, Atenfelder Silva R, Rasslan S. Lise de bridas por vídeo-laparoscopia. *Rev Col Brasil Cir* 21:132, 1994.
35. Rodrigues FCM, Rahal F, Soldá SC, Rasslan S. Laparoscopia diagnóstica no doente de alto risco. *Rev Col Brasil Cir* 22:258, 1995.
36. Rolim EG, Rasslan S. Afecções clínicas que podem simular abdômen agudo. In: Rasslan A. *Afecções cirúrgicas de urgência*. São Paulo, Robe Ed p. 363, 1995.
37. Savassi Rocha PR, Souza C. *Abdome Agudo*. Rio de Janeiro. Ed, Guanabara Koogan, 1982.
38. Shantila AH, Chamberain BE, Webb WR. Current status of diagnosis and management of strangulation obstruction of the small bowel. *Am J Surg* 132:293, 1976.
39. Sherman NJ, Davis JF, Jessepn JE. Subphrenic abscess. A continuing hazard. *Am J Surg* 117:117, 1969.
40. Soldá SC, Altenfelder Silva R, Casaroli AA, Rasslan S. Abdome agudo cirúrgico na síndrome da imunodeficiência adquirida. *Rev Col Brasil Cir* 21:112, 1994.
41. Stewardson RH, Bombeck T, Nyhus LM. Critical operative management of small bowel obstruction. *Ann Surg* 187:189, 1978.

CAPÍTULO 11

Trauma Abdominal

Dario Birolini

INTRODUÇÃO

Reconhecida como sendo um dos grandes problemas de saúde do mundo moderno, a doença trauma, quando comparada com outras doenças, caracteriza-se por uma série de peculiaridades que podem transformá-la em um formidável desafio diagnóstico e terapêutico. De fato, o trauma costuma agredir uma vítima indefesa e em ambiente, por assim dizer, hostil. A agressão devida ao trauma não obedece a padrões definidos ou previsíveis e, não raramente, afeta simultaneamente diferentes segmentos corpóreos. As lesões viscerais traumáticas podem ser complexas e provocar profunda agressão à homeostase. Comumente o trauma resulta, direta ou indiretamente, em agressões secundárias como as devidas à hipotermia, à contaminação, ao binômio isquemia/reperfusão entre outras. Como se não bastasse, o trauma ocorre de forma usualmente imprevisível e, em decorrência, o intervalo de tempo entre a agressão e o início do tratamento é variável e, muitas vezes, excessivamente longo.

Por todos esses motivos, o atendimento ao traumatizado reveste-se de peculiaridades próprias e obedece a uma sistemática que pouco tem a ver com aquela adotada na assistência prestada usualmente a outros doentes cirúrgicos, e tem merecido a atenção de numerosos cirurgiões brasileiros[13,21,32,121,138] e de outros países[66,79,88,89,123]. Convém ressaltar que, pelo menos para os casos mais graves, o atendimento ao traumatizado reveste-se das características de uma verdadeira luta contra o tempo e que os resultados finais dependem, como não poderia deixar de sê-lo, da qualidade da assistência prestada. Esta, por sua vez, está condicionada à existência de um sistema eficiente de atendimento pré-hospitalar, às qualificações dos profissionais envolvidos e à existência de recursos diagnósticos e terapêuticos nem sempre disponíveis nos serviços de emergência.

Entende-se, por todas essas razões, que rotinas assistenciais ou procedimentos adotados como padrão em determinados locais poderão ser totalmente inviáveis em outros. Em decorrência, a comparação de resultados entre serviços diferentes pode ser muito difícil, quando não impossível. Nas próximas páginas, tentarei abordar os tópicos que me pareceram mais relevantes à luz dos ensinamentos adquiridos no Hospital das Clínicas de São Paulo, comparando nossa experiência com aquela da literatura recente.

ETIOPATOGENIA E MECANISMOS DE TRAUMA

Como em qualquer outro segmento corpóreo, o trauma abdominal pode ser devido a diferentes agentes que se agrupam em dois grandes conjuntos: os traumas penetrantes e os contusos. Dentro desses dois grandes grupos, encontramos uma grande variedade de agentes. Os traumas penetrantes podem ser devidos a ferimentos por arma de fogo, por arma branca ou por objetos os mais diferentes. Por sua vez, os ferimentos por arma de fogo podem ser causados por projéteis múltiplos ou únicos, de baixa ou alta velocidade e energia cinética. Da mesma forma, as contusões podem ocorrer em condições as mais variadas. Uma colisão de motocicleta, um impacto frontal de automóvel, uma queda de grande altura na água, por exemplo, podem resultar em velocidades e ângulos de impacto totalmente distintos e acarretam, usualmente, lesões viscerais distintas[160].

Outras modalidades de trauma, como as explosões de bombas, por exemplo, podem agredir as vítimas por múltiplos mecanismos que agem simultaneamente potencializando seus efeitos [116]. Refiro-me a lesões penetrantes por estilhaços, a contusões pelo arremesso das vítimas contra o solo ou contra obstáculos os mais variados e a mudanças repentinas e acentuadas das pressões internas nas vísceras ocas do segmento cefálico, do tórax e do abdome, devidas à onda pressórica que determina deslocamento súbito do ar ou da água[34].

Caracteriza-se, dessa forma, a complexidade da doença trauma pela diversidade dos mecanismos de agressão e pela multiplicidade das lesões que a pode determinar.

Evidentemente, os efeitos finais da agressão traumática decorrerão também das características fisiológicas e anatômicas da vítima e de suas condições de saúde no momento do impacto. Assim, o organismo de uma criança[56,94,124,125] responderá de forma diferente daquele de um idoso[46]. O mesmo tipo de agressão terá efeitos diferentes em uma mulher grávida ou em um obeso. Um indivíduo alcoolizado ou sob efeito de medicamentos ou de drogas ilícitas poderá ter sua resposta homeostática prejudicada.

Finalmente, é importante lembrar que, ocasionalmente, o doente pode ser vítima de várias formas de agressão, ou que a agressão é múltipla. Não é raro, por exemplo, que ele seja espancado e sofra ferimentos por arma de fogo. É comum, também, que os ferimentos penetrantes, quer por arma de fogo, quer por arma branca, sejam múltiplos.

De qualquer modo, ao atender um traumatizado, e a semelhança do que ocorre com doentes portadores de outras afecções, é fundamental que se pesquisem as circunstâncias em que o trauma ocorreu, qual foi o atendimento recebido[117] e, quando possível, os antecedentes da vítima.

DIAGNÓSTICO CLÍNICO

Evidentemente, do que acaba de ser exposto, torna-se impossível descrever qualquer quadro clínico típico. O que tentarei, nas próximas linhas, será apresentar ao leitor as principais dificuldades habitualmente encontradas e as formas mais resolutivas de superá-las.

Preliminarmente, é importante enfatizar que o diagnóstico de trauma abdominal é o resultado final de uma investigação abrangente e não um pressuposto inicial. Em outros termos, todo traumatizado é um "politraumatizado" até prova em contrário e, qualquer que seja o agente e o mecanismo causal, o diagnóstico de "trauma abdominal" somente poderá ser feito após uma avaliação global, ao término da qual concluir-se-á pela possível presença de trauma abdominal, isolado ou associado a lesões de outros segmentos corpóreos ou por sua ausência. Aliás, tal definição diagnóstica, peculiar da doença trauma, constitui-se, às vezes, em um dos maiores desafios na avaliação do doente e no delineamento terapêutico a ser adotado.

Outro aspecto importante a ser enfatizado é que, ao contrário do que costuma ocorrer em portadores de outras afecções, não raramente o doente traumatizado não pode prestar informações ou, quando as presta, não são elas fidedignas. A concomitância de lesões encefálicas pode resultar em comprometimento do estado de consciência. Lesões de medula podem comprometer a sensibilidade do tronco e dos membros. A intoxicação por drogas lícitas ou ilícitas pode dificultar a comunicação entre o doente e o médico. Finalmente, circunstância nas quais o doente, seja por pudor, por receio de ser punido ou por outros motivos, sonega deliberadamente informações que poderiam ser valiosas. Nessas condições, o conhecimento das circunstâncias em que se deu a agressão e um exame clínico cuidadoso podem ser fatores determinantes para a adoção da conduta correta.

O exame clínico deve ser completo, iniciando-se pela avaliação das condições gerais do doente (vias aéreas, respiração e condições hemodinâmicas) e prosseguindo através da avaliação global, da cabeça aos pés, incluindo o dorso, as nádegas, o períneo e os orifícios naturais, em obediência aos princípios do programa ATLS®. Ainda que existam evidências claras de lesões abdominais, o exame físico não pode limitar-se ao abdome. Evidentemente, cuidado extremo deverá ser tomado ao mobilizar o doente para examinar o dorso, por exemplo, fazendo-o de forma conveniente para evitar um segundo trauma.

De modo geral, o diagnóstico de um ferimento penetrante será relativamente fácil, qualquer que seja seu agente. Poderá haver, entretanto, dificuldades inerentes à definição da penetração ou não na cavidade abdominal e do trajeto percorrido por um projétil de arma de fogo. Assim, por exemplo, ferimentos de transição toracoabdominal ou abdominopélvica, ou, ainda, ferimentos nas nádegas ou no dorso freqüentemente exigirão exames complementares, de imagem, ou, em não sendo tais exames disponíveis, longos períodos de observação e exames clínicos de repetição[73]. Outra circunstância em que costumam surgir dúvidas diagnósticas é quando o doente é vítima de múltiplos ferimentos penetrantes, particularmente por arma de fogo. Nessas circunstâncias, ainda que se tente definir orifícios de entrada e de saída e os prováveis trajetos dos projéteis, será praticamente obrigatório recorrer a métodos de imagem.

Nas contusões abdominais, o exame clínico poderá fornecer informações valiosas, evidenciando distensão, sinais de irritação peritoneal, ausência de ruídos hidroaéreos. Entretanto, dificuldades poderão surgir quando as lesões ocorrerem na transição toracoabdominal ou abdominopélvica, ou quando houver lesões da própria parede abdominal. Típica, nesse sentido, é a lesão devida ao cinto de segurança que, a ém de ocasionar fraturas do gradeado costal, pode causar uma lesão descolante da parede abdominal, lacerando os tecidos entre o plano aponeurótico e o subcutâneo[43]. Por essas razões, o uso de métodos de imagem constitui-se em medida obrigatória, na maioria das vezes.

Em caso de dúvida diagnóstica ou quando for adotada conduta terapêutica não necessariamente definitiva, como é o caso do tratamento não-operatório de lesões esplênicas ou hepáticas, o exame clínico de repetição constitui-se em método confiável de avaliação, mas deve, de preferência, ser realizado pelo mesmo cirurgião e a curtos intervalos, de poucas horas.

EXAMES COMPLEMENTARES

Até poucos anos atrás, o cirurgião de trauma dispunha, tão-somente, de quatro modalidades de exames complementares: os exames de laboratório, a radiografia simples, a radiografia contrastada das vias urinárias ou do tubo digestivo alto e a punção abdominal. Os exames de laboratório de quase nada adiantavam. A radiografia simples, ainda que fosse um excelente método diagnóstico em determinadas circunstâncias (ruptura extensa de diafragma, fraturas, por exemplo), habitualmente deixava muito a desejar, particularmente no diagnóstico das lesões viscerais causadas por contusão abdominal. A radiografia contrastada, por definição, tinha indicações limitadas. Praticamente, limitava-se a identificar algumas lesões do aparelho digestivo alto e do aparelho urinário. A punção abdominal costumava resultar em proporção significativa de falso-negativos e falso-positivos. Por essas razões, as dúvidas diagnósticas eram freqüentes e a laparotomia exploradora acabava sendo o método diagnóstico definitivo, ainda que, freqüentemente resultasse em procedimentos "não-terapêuticos" e, como tais, desnecessários.

O panorama começou a modificar-se com a introdução da lavagem peritoneal diagnóstica – LPD [53], método extremamente sensível, mas que pecava por ser totalmente inespecífico. Por isso, era capaz de excluir a presença de sangue na cavidade, mas, ao detectar sua presença, incapaz de definir sua origem e, comumente, sua quantidade. Embora teoricamente pudesse ser repetido, permitindo a avaliação evolutiva em casos de dúvida, na prática raramente o era. Hoje em dia, seu uso se restringe a poucas situações de exceção, nas quais o diagnóstico de hemoperitônio maciço precisa ser feito com extrema urgência. É o caso, por exemplo, da suspeita de lesões de vísceras abdominais em doentes chocados. Quando não se dispõe de ultra-som e de tomografia computadorizada, entretanto, a LPD, associada à avaliação clínica, continua sendo um método útil para definir a conduta a ser tomada.

Outro método diagnóstico que começou a ser usado, em situações específicas, foi a endoscopia digestiva alta. Em tese, graças à pancreatografia retrógrada, poder-se-ia diagnosticar a presença de lesões do duto pancreático. Hoje em dia, embora possa ser útil em determinadas lesões biliopancreáticas, seu uso é bastante restrito.

O panorama modificou-se de forma inconcebível até há poucos anos com a introdução do ultra-som – US e, principalmente, da tomografia computadorizada – TC. O US passou a ser adotado para diagnosticar a presença de líquido na cavidade. Realizado, inicialmente, por radiologistas, passou a ser usado por cirurgiões devidamente treinados. O FAST – *Focused Abdominal Sonography in Trauma* – substituiu com vantagem a LPD, pois, além de ser simples, confiável e não-invasivo pode ser repetido a curtos intervalos permitindo acompanhar a evolução do doente. Além disso, permite diagnosticar a possível presença de líquido no pericárdio e nas pleuras [91,129]. Sua maior limitação é a impossibilidade de definir, com segurança, a origem do sangramento e a extensão das lesões viscerais. Além disso, o fato de ser realizado por cirurgiões e não por radiologistas, pode induzir a interpretações equivocadas[90,91,150].

A TC é, nos dias atuais, o método diagnóstico de excelência em trauma[15,16]. É difícil imaginar, em centros urbanos de certo porte, a possibilidade de atender adequadamente vítimas de trauma sem dispor de uma TC. Graças aos equipamentos disponíveis na atualidade, especificamente a tomografia helicoidal, esse método de imagem permite avaliar o doente como um todo, de forma rápida e segura[111]. Especificamente no trauma abdominal, permite definir não somente a presença de sangue na cavidade, como também determinar sua origem. Avalia a presença e a extensão de lesões de vísceras intraperitoneais e retroperitoneais. Assinala a presença de sangramento atual[159]. Detecta, com grande margem de segurança, a presença de pneumoperitônio e a existência de lesões intestinais[64]. Permite estudar, com pormenores, todo o aparelho urinário. É extremamente útil para a avaliação das lesões ósseas de coluna e bacia. Seu maior inconveniente, no momento, é a necessidade de transportar o doente até a sala de exame, o que impede seu uso em determinadas situações de real urgência.

A cirurgia minimamente invasiva, em particular, a videolaparoscopia – VL constituiu-se, provavelmente, na maior revolução que a cirurgia sofreu em sua história. No trauma abdominal, entretanto, após uma fase inicial de grande expectativa e entusiasmo[165], a VL revelou-se um método diagnóstico de potencial limitado, em virtude da imprevisibilidade, da complexidade e da freqüente multiplicidade das lesões viscerais. Além disso, não é isento de complicações[18]. Hoje em dia, seu uso restringe-se, essencialmente, à abordagem diagnóstica dos ferimentos penetrantes da região toracoabdominal e à determinação de penetração em ferimentos abdominais[75,140]. Trata-se, entretanto, de tecnologia de aquisição recente, que está em franco desenvolvimento, o que torna imprudente emitir opiniões a respeito do que ocorrerá no futuro.

Finalmente, algumas palavras a respeito da radiologia intervencionista, sobre a qual voltaremos a tecer algumas considerações mais adiante. Embora a experiência seja limitada a poucos centros, pois o método exige profissionais altamente qualificados, equipamentos sofisticados e recursos materiais caros, as perspectivas que podem ser imaginadas são, sem dúvida, bastante estimulantes tanto em termos diagnósticos como em termos terapêuticos [110]. A Tabela 11.1 compara os principais métodos diagnósticos no trauma abdominal.

Evidentemente, essa graduação deve ser interpretada com critério, levando em conta as peculiaridades das lesões traumáticas. Assim, por exemplo, a videolaparoscopia diagnostica sem, dificuldades, a presença de lesões de fígado ou baço e pode permitir a detecção de hemorragia ativa. Entretanto, não permite avaliar, de forma confiável, a extensão das lesões.

Tabela 11.1
Análise Comparativa dos Principais Métodos Diagnósticos no Trauma Abdominal

	RX	US	CT	LPD	VL
Detecção de sangue ou líquido na cavidade	–	++	+	+++	+++
Definição da natureza do líquido intracavitário	–	–	–	++	+++
Definição precoce de lesão intestinal	–	–	–	++	++
Avaliação das lesões de fígado, baço e pâncreas	+	++	+++	–	+
Diagnóstico de hemorragia ativa e significativa	–	–	+	–	++
Avaliação das lesões retroperitoneais	+	+/–	+++	–	+/–
Avaliação das lesões diafragmáticas	+	–	–	+/–	+++
Avaliação das lesões tangenciais	+/–	–	+	+/–	+
Dependência de fatores humanos	+	+++	++	+	+++
Dependência de recursos e tecnologia	++	++	+++	+	+++

O TRATAMENTO DO TRAUMA ABDOMINAL — A INDICAÇÃO CIRÚRGICA. A CIRURGIA DE CONTROLE DE DANOS — A LAPAROTOMIA ABREVIADA

A indicação cirúrgica no trauma, em geral, e, particularmente, no trauma abdominal resulta do somatório e da interação de uma série de fatores, já mencionados na introdução. Destacam-se, em particular, os seguintes determinantes: a gravidade das repercussões sistêmicas do trauma, a possibilidade de controlá-las sem recorrer a uma intervenção, a natureza e a extensão das lesões viscerais, a disponibilidade de recursos diagnósticos para uma avaliação completa e, quando necessário, seqüencial do doente e, acima de tudo, a presença de profissionais qualificados. Conforme já assinalei, o tratamento do traumatizado pode ser uma verdadeira luta contra o tempo, que se inicia no local do trauma, prossegue no transporte até o hospital, continua na sala de emergência, passa para a sala de cirurgia e se completa na unidade de terapia intensiva.

Assim como para qualquer outro traumatizado, o processo terapêutico do trauma abdominal pode ser dividido em duas etapas: uma inicial, que visa, essencialmente, à reanimação e à estabilização do doente; uma posterior, que tem por objetivo o tratamento das lesões viscerais. Ambas podem fundamentar-se em atitudes clínicas, não-operatórias, ou ser essencialmente cirúrgicas.

O padrão usual, tradicional, do tratamento de uma lesão traumática abdominal inicia-se com o resgate do doente no local do acidente e prossegue com o transporte rápido da vítima até o hospital mais próximo que possua condições mínimas de atendimento. Na sala de emergência, o doente é avaliado e tratado em obediência aos princípios clássicos do Suporte Avançado de Vida em Trauma (SAVT/ATLS ®). Uma vez recuperado em termos respiratórios e hemodinâmicos e avaliado de forma global, é submetido a procedimentos diagnósticos indicados e tratado, cirurgicamente ou não, de acordo com a natureza e a extensão das lesões.

A sistemática sugerida é a do algoritmo abaixo apresentado (Fig. 11.1).

Cabe insistir quanto ao fato de que, sempre que houver dúvidas, a conduta mais sensata é recorrer à laparotomia exploradora e que quando se decide manter o doente em observação, ele deve ser acompanhado de perto e reexaminado a curtos intervalos de tempo, não superiores a 2 horas.

Há circunstâncias, entretanto, nas quais as repercussões sistêmicas do trauma, particularmente as hemodinâmicas, são tão graves que a correção das lesões viscerais responsáveis é inviável se nos restringirmos a adotar as etapas seqüenciais supramencionadas. De modo geral, trata-se de vítimas de impactos com grande transferência de energia ou de ferimentos penetrantes múltiplos ou por projéteis de alta velocidade. Costuma haver lesões simultâneas, em diferentes setores do organismo que resultam na perda de grandes volumes de sangue e em choque declarado. Não raramente, o doente é portador de outros problemas de saúde. É o caso, por exemplo, de uma lesão hepática grave que resulta em sangramento abundante e que não cessa ou, pelo menos, não diminui espontaneamente.

Nessas circunstâncias, a abordagem clássica de reposição volêmica não somente é inócua, como também

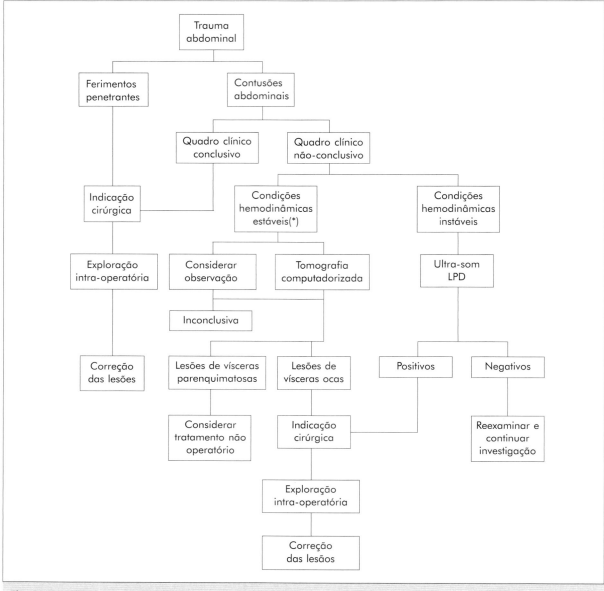

Fig. 11.1 — *Conduta inicial no trauma abdominal.*

pode resultar em perdas cada vez maiores de sangue culminando em hipoxia tecidual crescente, em acidose e, mais tarde em hipotermia e coagulopatia. O resultado final, inevitável, é a morte[87].

Em casos dessa natureza, tem sido adotado, nos últimos anos, o que se convencionou denominar "controle de danos"[87,97]. Essa abordagem consiste em identificar o mais precocemente possível tais doentes, de preferência já durante o resgate e o atendimento pré-hospitalar, em levá-los à sala cirúrgica imediatamente, submetê-los a laparotomia ampla e proceder a manobras de hemostasia, geralmente por tamponamento, de controle vascular, por ligadura ou *shunt* temporário, de limpeza mecânica e controle de perdas gastrintestinais, por liga-

dura ou grampeamento intestinal[44,63,72]. É fundamental que o cirurgião não demore em adotar essa forma de tratamento sempre que as condições hemodinâmicas não puderem ser estabilizadas rapidamente ou quando o tratamento das lesões se mostre impossível seja por sua própria natureza, seja pela falta de condições na instituição.

Terminado o "controle de danos" o doente pode ser mantido na sala cirúrgica enquanto suas condições se estabilizam, para que se tente concluir o procedimento terapêutico no mesmo ato cirúrgico. Ou, então, pode ter o abdômen fechado temporariamente, por aproximação da pele ou através do uso de próteses temporárias, e ser encaminhado, intubado e anestesiado, à unidade de terapia intensiva.

Nesta unidade, a reanimação continua, corrigem-se a hipovolemia, a hipotermia, a acidose, a coagulopatia e os eventuais distúrbios metabólicos. Se indicado e possível, o doente é submetido a procedimentos de radiologia intervencionista no intuito de diagnosticar artérias sangrantes e de occluí-las por embolização. A não ser que surjam complicações como, por exemplo, hemorragia incontrolável ou aumento incontrolável da pressão intra-abdominal, o doente é mantido na unidade de terapia intensiva, sedado.

Horas ou dias após, já estabilizado, o doente é levado de novo à sala cirúrgica para remover o tamponamento, terminar a hemostasia, completar o tratamento das lesões viscerais e fechar a cavidade abdominal de modo a conter as vísceras e, ao mesmo tempo, evitar que surja hipertensão intra-abdominal. Não raramente o fechamento definitivo da parede abdominal é postergado para permitir revisões da cavidade ou por ser tecnicamente inviável. Nessas circunstâncias a parede abdominal pode vir a constituir-se em problema de resolução difícil, exigindo o uso de próteses definitivas ou de enxertos de pele.

A adoção do "controle de danos", ou laparotomia abreviada, é conduta de absoluta exceção. A mortalidade de doentes submetidos a esse tipo de procedimento é da ordem de 50%, cifra elevada mas aceitável, se considerarmos a gravidade das lesões e de suas repercussões sistêmicas[126].

A EXPLORAÇÃO DA CAVIDADE ABDOMINAL E DE SEU CONTEÚDO

No trauma abdominal, embora possam existir lesões viscerais isoladas, é comum a concomitância de lesões acometendo diferentes vísceras. A simultaneidade de lesões é particularmente habitual nos traumatismos penetrantes, particularmente naqueles devidos à arma de fogo. Além disso, nem sempre as lesões são facilmente perceptíveis, seja pela localização retroperitoneal da víscera afetada, seja porque as lesões se escondem atrás de um hematoma ou na espessura do mesentério. Tais fatos, aliados à presença de sangue, de suco entérico e de restos alimentares, podem dificultar a exploração e, mais vezes do que seria aceitável, resultam em lesões despercebidas ou avaliadas de forma incompleta[131,132].

Daí a necessidade de uma via de acesso confortável e a obrigatoriedade de uma exploração sistematizada e minuciosa de todas as vísceras. Embora haja, na literatura, menções a outras vias de acesso, a laparotomia aceita sem restrições é a mediana que pode ser ampliada, se necessário, para o tórax[59].

TRATAMENTO DAS LESÕES

Este capítulo será dividido em duas seções. Iniciarei tecendo considerações a respeito de algumas regiões do abdome cuja abordagem, tanto diagnóstica como terapêutica, pode revestir-se de dificuldades. Incluem-se, nesse grupo, a transição toracoabdominal, as regiões glútea e lombar, a pelve e o períneo e o retroperitônio. Não pretendo esgotar o assunto, mas sim discutir alguns aspectos que mais comumente geram dúvidas ou controvérsias.

A seguir, será discutida a conduta a ser adotada nas lesões traumáticas das principais vísceras abdominais, incluindo o esôfago abdominal e o estômago, o complexo duodeno-pancreático, o fígado e as vias biliares, o baço, o intestino delgado, o cólon e o anorreto, os grandes vasos abdominais e os rins, as vias urinárias e a bexiga.

Lesões da Transição Toracoabdominal

Em termos diagnósticos, essas lesões podem representar um desafio, pois as manifestações clínicas costumam ser incaracterísticas ou mesmo inexistentes, e os métodos de imagem usualmente utilizados nesses doentes, como o estudo radiológico simples, o ultra-som e a tomografia computadorizada, raramente são conclusivos a não ser em lesões extensas que são incomuns[65,107,133]. Há quem proponha, em caso de dúvida, o uso da ressonância nuclear magnética[134]. Não há, entretanto, evidências consistentes que apóiem o uso desse método, que, além de ser dispendioso, é desconfortável, pouco prático e dificilmente disponível. Nas próximas linhas analisaremos os ferimentos penetrantes da região.

Em doentes que foram submetidos a drenagem torácica, a lavagem peritoneal diagnóstica pode permitir, ocasionalmente, detectar a saída do líquido injetado na cavidade peritoneal através do dreno. Entretanto, o método não é confiável, pois, na maioria dos casos, a lesão diafragmática costuma ser tamponada precocemente pelo epíploo ou por alguma víscera abdominal.

Nas lesões por arma branca da cúpula diafragmática esquerda, há quem proponha a exploração digital [103] e demonstre índices de sensibilidade e especificidade bastante elevados. Infelizmente, tal método, ainda que simples e aparentemente satisfatório, não se aplica de forma universal e, seguramente, não é viável nas vítimas de ferimentos por arma de fogo

Em doentes estáveis e sem indicação cirúrgica óbvia, a videolaparoscopia tem sido aceita como uma alternativa diagnóstica interessante e eficaz, pois pode excluir a existência de lesões diafragmáticas ou permitir a detecção de lesões não suspeitadas além de permitir, em casos selecionados, a correção da lesão [71,140,161,162,165]. A toracoscopia tem sido também usada com sucesso, porém a experiência é ainda limitada.

A indicação do tratamento cirúrgico em si não se reveste de dificuldades quando o doente está hemodinamicamente instável. O problema está em definir qual a melhor via de acesso. O procedimento pode ser iniciado por laparotomia ou por toracotomia, dependendo das evidências diagnósticas disponíveis, mas, não raramente, torna-se necessária a ampliação, respectivamente, para o tórax ou para o abdome. Não é incomum que a seqüência adotada se revele inapropriada depois de iniciado o procedimento e reconhecidas as lesões [9]. O resultado é que as dificuldades aumentam e resultam em perda de tempo e em elevação das taxas de mortalidade.

Na maioria das vezes, entretanto, o doente acaba sendo operado por haver evidências de lesões outras que não a diafragmática. Nessas circunstâncias, é fundamental que as cúpulas diafragmáticas sejam examinadas e que eventuais lesões, mesmo que pequenas, sejam tratadas. Quando as lesões não são corrigidas, podem permitir complicações potencialmente graves. Nos primeiros dias após o ferimento, pode surgir empiema decorrente da contaminação da cavidade pleural pelo conteúdo de vísceras ocas lesadas que é aspirado para a cavidade pleural. Mais tardiamente, às vezes anos após, uma alça do intestino delgado ou grosso pode herniar através do orifício, resultando em obstrução intestinal e, eventualmente, em estrangulamento e necrose do segmento herniado para o tórax.

Lesões das Regiões Glútea e Lombar

Os ferimentos penetrantes nas regiões glútea e lombar podem gerar sérias dúvidas diagnósticas, tanto nos ferimentos por arma branca como naqueles por arma de fogo [73]. Na região lombar, costuma ser difícil definir a penetração no retroperitônio e na cavidade peritoneal particularmente dos ferimentos por arma branca. Tais dúvidas decorrem não somente da espessura da parede abdominal característica dessa região, que dificulta a exploração local, como da demora na exteriorização de sinais e sintomas devidos a ferimentos de vísceras retroperitoneais. Mesmo lesões de vísceras ocas, como o duodeno e o cólon ascendente e descendente, podem manifestar-se apenas muitas horas após a agressão.

Por esses motivos, torna-se imprescindível o uso de métodos de imagem, particularmente de tomografia computadorizada com triplo contraste (oral, retal e endovenoso). A prudência recomenda que, mesmo que a tomografia não evidencie lesões significativas, esses doentes sejam mantidos em observação por, pelo menos, um dia e que, durante esse período, sejam examinados a curtos intervalos. Às vezes, a primeira manifestação clínica de uma lesão duodenal ou cólica é uma taquicardia não justificada por outras razões, ou o surgimento de náuseas e vômitos, de leve distensão abdominal, de abolição de ruídos hidroaéreos. Na suspeita de lesões, a repetição da tomografia pode revelar a existência de enfisema retroperitoneal e, eventualmente, de extravasamento de contraste.

As lesões glúteas, particularmente as provocadas por arma de fogo, implicam alto risco de lesões de vísceras pélvicas. Aqui, também, as lesões podem ser oligossintomáticas nas primeiras horas. Daí a obrigatoriedade de um exame clínico completo e minucioso, incluindo o toque retal e vaginal, a observação por prazo mais prolongado e a adoção de métodos de imagem para a detecção mais precoce de lesões viscerais de tratamento cirúrgico. A retossigmoidoscopia costuma ser difícil e tem indicações limitadas. A colonoscopia raramente é indicada pela impossibilidade de um preparo intestinal adequado e pela necessidade de insuflação de ar, o que pode agravar a contaminação da cavidade e do retroperitônio se existir alguma lesão no cólon.

Como sempre, vale aqui uma máxima universal: se houver dúvidas, elas poderão ser dissipadas por uma laparotomia exploradora bem conduzida, sempre que, durante a intervenção, o exame das vísceras seja completo e feito de forma cuidadosa.

Lesões Pelviperineais

As lesões traumáticas pelviperineais, comumente decorrentes de acidentes motociclísticos, de colisões automobilísticas ou de quedas, podem constituir-se em formidáveis desafios do ponto de vista terapêutico [56]. Pela complexidade do tema, não caberia, aqui, entrar em pormenores. Justifica-se, entretanto, assinalar alguns pontos mais importantes.

Tais traumas costumam ocasionar lesões complexas que acometem, simultaneamente, a bacia e os ossos dos membros inferiores, as partes moles do períneo e do abdome, o reto e o ânus e as vias geniturinárias. Comumente, as fraturas são expostas. Ocasionalmente ocorrem amputações ou desarticulações de um ou, mesmo, dos dois membros inferiores. Raramente o trauma resulta em hemipelvectomia. Pela magnitude do impacto que as causa, tais lesões podem ser acompanhadas por lesões de vísceras abdominais, torácicas ou craniencefálicas ou por rupturas do diafragma[22].

Ao chegar ao serviço de emergência, é freqüente que os sobreviventes estejam sangrando ativamente através de suas lesões e apresentem claras evidências de hipovolemia grave. Não é raro que, apesar dos esforços da equipe assistencial, os doentes morram em poucos minutos ou nas primeiras horas em decorrência do choque refratário e, possivelmente, de alterações metabólicas graves, acidose, hiperpotassemia e outras, que expressam tanto a isquemia e a hipoxia tecidual como o esmagamento dos músculos e das vísceras.

Tendo em vista a gravidade do trauma e a multiplicidade dos segmentos possivelmente comprometidos, o diagnóstico de lesões de vísceras abdominais que estejam apresentando sangramento ativo pode ser difícil. O ultra-som nem sempre é utilizável e, mesmo o sendo, pode oferecer resultados pouco conclusivos. Nessas circunstâncias, a lavagem peritoneal diagnóstica pode ser esclarecedora e deve ser indicada sempre que houver suspeita da presença de hemoperitônio maciço.

O controle do sangramento ocasionalmente exige a adoção de procedimentos de controle de danos, como, por exemplo, tamponamento de lesões hepáticas ou do

Trauma Abdominal

retroperitônio pélvico. Outra medida comumente necessária para coibir o sangramento é a estabilização da fratura pélvica. Ela pode ser feita através de medidas rudimentares, como o enfaixamento, por exemplo, ou pela fixação por estabilizadores externos. Em casos selecionados, a radiologia intervencionista pode permitir o diagnóstico de lesões arteriais e bloquear o sangramento ativo através da embolização arterial.

Quando se consegue superar a fase de instabilidade hemodinâmica, o atendimento prossegue pela correção de lesões cirúrgicas porventura existentes no abdome ou em outros segmentos corpóreos. A lesão pelviperineal, em si, exige a adoção de uma sistemática assistencial que pode ser resumida nos seguintes itens[22,52,143]: (1) limpeza das lesões de partes moles, removendo corpos estranhos e desbridando tecidos francamente inviáveis; (2) tamponamento, com compressas, da área cruenta, sem adotar qualquer medida de reconstrução de tecidos e vísceras lesadas; (3) colostomia em alça, feita no ângulo hepático do cólon; (4) lavagem do cólon distal à colostomia; (5) cistostomia, quando indicada pela natureza e extensão das lesões; (6) revisão cirúrgica para completar a limpeza e desbridamento, tantas vezes quantas forem necessárias, a intervalos de tempo de 24 a 72 horas; (7) terapia antibiótica de amplo espectro, com cobertura para germes aeróbios e anaeróbios; (8) suporte nutricional enteral ou parenteral precoce; (9) fixação definitiva das estruturas ósseas, quando indicado; (10) reconstrução de planos musculares e cutâneos e de estruturas viscerais lesadas.

Quando não se observam esses princípios e, particularmente, quando se tenta proceder, de imediato, à reparação dos tecidos e das vísceras lesadas, o resultado, quase que inevitável, é a morte por infecções graves e incontroláveis. Superada a fase aguda, a oxigenoterapia hiperbárica pode acelerar o processo de reparação tecidual.

Mesmo adotando tais medidas, a mortalidade dos doentes que superam a fase inicial é da ordem de 25 a 50%, o que testemunha claramente a gravidade das lesões.

Hematomas Retroperitoneais

Para que possamos abordar o tema de forma mais clara, é oportuno lembrar, preliminarmente, a classificação usualmente adotada para os hematomas retroperitoneais. Costumam eles ser reunidos em três grupos, de acordo com sua localização e com as principais estruturas, vasculares ou não, que podem ser responsáveis por eles (Tabela 11.2).

A maioria dos hematomas decorrentes de lesões penetrantes é diagnosticada durante uma laparotomia exploradora. Nessas condições, em se tratando de ferimentos penetrantes, qualquer que seja a extensão e a localização do hematoma, ele deve ser explorado. Aliás, de uma forma mais abrangente, existindo um hemato-

Tabela 11.2
Hematomas Retroperitoneais
Classificação Topográfica

Zona	Localização	Estruturas comprometidas
I	Central/medial	Aorta, veia cava inferior, veia porta, pâncreas, duodeno
II	Pe);rirenal/flancos	Rins, cólon
III	Pélvico	Vasos ilíacos, bexiga, reto

ma, significativo ou não, qualquer que seja o agente causal, o trajeto de um ferimento penetrante deve ser explorado para que se identifique a possível presença de lesões viscerais ou até que se tenha certeza de sua inexistência. Na maioria dos casos, será constatada a presença de lesão visceral.

O problema é saber qual a conduta a adotar nos hematomas devidos a lesões contusas[160]. No atendimento inicial, a presença de sangue na cavidade peritoneal poderá ser determinada pelo exame ultra-sonográfico ou, na ausência de recursos para realizá-lo, através da lavagem peritoneal. A presença de pequeno volume de sangue na cavidade pode ser decorrente da permeação de sangue a partir do próprio hematoma retroperitoneal. Cabe então, quando possível, uma tomografia computadorizada para verificar, com maior precisão, a topografia e a extensão do hematoma e a eventual presença de lesões viscerais responsáveis pelo hematoma ou outras. Além disso, a tomografia poderá permitir a avaliação do anel pélvico e detectar eventuais fraturas capazes de produzir um hematoma de zona III. Afastada a lesão visceral de tratamento cirúrgico imediato, pode ser adotada, de início, uma conduta conservadora, pelo menos nos hematomas das zonas II e III.

Obviamente, o doente deverá ser observado de perto e, havendo qualquer evidência de aumento do sangue intraperitoneal ou de agravamento não justificado das condições hemodinâmicas, estará indicada a exploração cirúrgica. Os hematomas da zona I são, em princípio, de indicação cirúrgica pela própria natureza das vísceras e dos vasos existentes nessa região.

Durante um procedimento cirúrgico, a conduta a ser tomada, quando se constata a presença de um hematoma retroperitoneal, depende de dois grandes fatores: por um lado, a localização do hematoma; por outro, suas características (dimensão, pulsatilidade, expansão, ruptura espontânea para a cavidade peritoneal). De modo geral, os hematomas de zona I devem sempre ser explorados. As razões são as supramencionadas. Os hematomas de zona II são os mais comuns, devidos, habitualmente, a lesões renais. Em sua maioria, podem ser tratados conservadoramente sem exploração, particularmente quando a tomografia realizada no pré-operatório não evidencia lesões renais de tratamento cirúrgico obrigatório, como lesões vasculares significativas ou grandes lacerações da víscera. Cuidado deve ser tomado, entretanto, para não deixar passar despercebida uma lesão de duodeno ou de cólon.

Os de zona III, em princípio, não devem ser explorados, pois a exploração poderá resultar em hemorragia de difícil controle, mesmo com tamponamento. Embora se afirme, costumeiramente, que a existência de um hematoma pulsátil ou em expansão seja uma indicação formal de exploração, na prática é extremamente raro que essas características sejam detectadas, assim como a ruptura do hematoma para a cavidade peritoneal. Evidentemente, casos haverá em que a decisão de explorar ou não um hematoma de zona III será extremamente difícil. A presença de lesões de bexiga seria uma das indicações formais de exploração, embora haja quem proponha, mesmo nessas circunstâncias, uma conduta conservadora, ainda que temporária. Ao se adotar uma conduta inicial conservadora, se houver evidência posterior de expansão do hematoma, deverá ser considerada a possibilidade de uma avaliação angiográfica e, dependendo dos achados, de embolização de artérias sangrantes[41].

Caso, por qualquer razão, se decida explorar um hematoma de zona III, é comum que não se consiga interromper o sangramento através de medidas convencionais de hemostasia. Está indicado, então, o tamponamento com compressas que deve ser realizado de forma a bloquear, efetivamente, os vasos sangrantes. Ao se decidir por essa conduta, não se deve perder tempo, pois, ao persistir o sangramento, torna-se obrigatória a reposição com hemoderivados e soluções salinas e aumenta a possibilidade de surgir complicações que fogem do controle. Refiro-me à hipotermia, à acidose metabólica, à hiperpotassemia e à coagulopatia já mencionadas aqui. Quando se opta pelo tamponamento, habitualmente não se adota o fechamento convencional da parede. Um dos motivos é a óbvia necessidade de uma relaparotomia em curto prazo. Outro, muito importante, é o risco de provocar uma síndrome de hipertensão intra-abdominal, capaz de ocasionar uma deterioração insustentável da funções circulatória e respiratória. Na relaparotomia, havendo um controle satisfatório do sangramento, a parede poderá ser fechada em definitivo. Não raramente, o processo deverá ser repetido e o fechamento adiado.

Discutiremos, a seguir, a conduta nas lesões viscerais traumáticas mais comuns, incluindo as do esôfago abdominal e do estômago, do complexo duodeno-pancreático, do fígado e das vias biliares, do baço, do intestino delgado, do cólon e do reto, dos grandes vasos abdominais e dos rins, das vias urinárias e da bexiga.

Preliminarmente, é fundamental chamar a atenção, novamente, para a freqüente coexistência de lesões de diferentes vísceras nas lesões traumáticas. Tal fato, além de exigir uma exploração cuidadosa da cavidade, obriga, não raramente, a adotar de abordagens terapêuticas pouco convencionais e diferentes daquelas adotadas em cirurgia eletiva. Além disso, dificulta a interpretação dos resultados, pois os insucessos no tratamento das lesões

de determinada víscera podem depender da conduta adotada para a correção de outras lesões.

Outro aspecto polêmico a ser assinalado refere-se ao papel da tomografia computadorizada na quantificação das lesões viscerais. Não paira nenhuma dúvida quanto ao valor da tomografia no diagnóstico das lesões viscerais em si, em particular das que acometem vísceras parenquimatosas. Essa capacidade poderia, em tese, ser de importância fundamental na definição do tratamento, cirúrgico ou não, a ser adotado, particularmente tendo em vista a crescente tendência de adotar uma conduta não-operatória. Entretanto, a experiência acumulada nos últimos anos permitiu estabelecer, com clareza, a não existência de correlação clara entre as imagens tomográficas e os achados anatômicos. Ou seja, as lesões viscerais apresentadas a seguir, segundo as classificações propostas pela Associação Americana de Cirurgia do Trauma, não têm uma representação tomográfica fidedigna. Em outras palavras, a opção de adotar uma conduta não-operatória poderá ser apoiada na identificação tomográfica das lesões viscerais, mas será indicada pela avaliação clínica seqüencial e não pela classificação tomográfica da gravidade das lesões.

Tal postura pode parecer paradoxal, pois de nada adianta identificar uma lesão de tratamento potencialmente não-operatório uma vez indicada uma laparotomia. Seria muito mais lógico basear a conduta, operatória ou não, em achados de imagem. Infelizmente, as imagens atualmente disponíveis não refletem com segurança a extensão da lesão, e a conduta adotada acaba refletindo a experiência, a dedicação e o bom senso do cirurgião responsável.

Lesões do Esôfago Abdominal e do Estômago

As lesões do esôfago abdominal são incomuns e devem-se, quase sempre, a ferimentos penetrantes[147]. Seu diagnóstico pode revestir-se de algumas dificuldades, e elas podem passar despercebidas se o cirurgião não for meticuloso na exploração da cavidade. Entretanto – e diferentemente do que ocorre com as lesões do esôfago torácico[5] –, uma vez diagnosticadas, sua correção costuma ser simples[147]. Recomenda-se que se considere a conveniência de adotar algum procedimento para reconstruir a transição esofagogástrica, evitar refluxo e proteger a sutura. Não é indicada, como norma, a realização de gastrostomias.

As lesões do estômago são habitualmente devidas, também, a ferimentos penetrantes, e seu diagnóstico se faz durante a laparotomia exploradora. O tratamento é feito através da sutura primária[50]. Complicações são incomuns. Ocasionalmente, pode ocorrer ruptura gástrica em traumatismos abdominais fechados. Nessas circunstâncias, raramente a lesão é única[26], e costuma ser mais comum quando o estômago está repleto de alimentos[130]. A ruptura gástrica acomete, mais comumente, a parede anterior da víscera ou a pequena curvatura e pode comprometer a inervação vagal do estômago. Muito raramente, a ruptura pode estar limitada à mucosa e ser seguida de hematêmese ou, mesmo, de perfuração ou hemorragia tardias, dias ou semanas após o trauma [29]. A não ser em circunstâncias excepcionais, como, por exemplo, em lesões iatrogênicas dessas vísceras, não há lugar para a endoscopia ou para estudos diagnósticos de imagem, como seria o caso de radiografias contrastadas do tubo digestivo alto.

Lesões do Duodeno, do Pâncreas e do Complexo Duodenopancreático

Antes de analisar as lesões duodenais e pancreáticas, cabe alertar o leitor para um fato importante: por sua localização essencialmente retroperitoneal e central, nas proximidades de estruturas vasculares importantes, é incomum que o duodeno e o pâncreas sejam as únicas vísceras lesadas em um trauma, particularmente se ele for penetrante. Comumente há outras lesões viscerais, fato que dificulta o tratamento e a interpretação de seus resultados.

As lesões duodenais costumam ser classificadas de acordo com os graus apresentados na tabela seguinte, proposta pela Associação Americana de Cirurgia do Trauma — AAST[100] (Tabela 11.3).

As lesões duodenais podem constituir-se em grande desafio diagnóstico e terapêutico[6,8]. Embora, nos trau-

Tabela 11.3 Trauma Duodenal — Classificação da Gravidade das Lesões		
Grau	Tipo de Lesão	
I	Hematoma	Limitado a uma porção do duodeno
	Laceração	De espessura parcial, sem perfuração
II	Hematoma	Comprometendo mais de uma porção do duodeno
	Laceração	Comprometendo até 50% da circunferência
III	Laceração	Comprometendo 50 a 75% da circunferência de D2 Comprometendo de 50 a 100% da circunferência de D1, D3 ou D4
IV	Laceração	Comprometendo mais de 75% da circunferência de D2 afetando a ampola ou o colédoco
V	Laceração	Lesão grave do complexo duodenopancreático
	Vascular	Desvascularização duodenal

mas penetrantes, a detecção de uma lesão duodenal dependa apenas de um exame intra-operatório cuidadoso, nas contusões abdominais, pela própria localização do duodeno, as manifestações clínicas podem ser tardias e inespecíficas, e os métodos auxiliares podem não ser conclusivos nas horas iniciais.

Não raramente, a primeira manifestação de uma lesão duodenal é apenas uma taquicardia sem explicação. A dor, o íleo paralítico e os sinais de irritação peritoneal podem surgir horas após. A radiografia simples costuma ser inconclusiva nas primeiras horas. Mais tardiamente, pode demonstrar a presença de enfisema retroperitoneal. A radiografia contrastada pode, eventualmente, sugerir a presença de hematoma da parede ou demonstrar extravasamento de contraste. A lavagem peritoneal diagnóstica e a ultra-sonografia, por não haver líquido em cavidade, podem e costumam ser inconclusivas. A videolaparoscopia, em que pese a experiência limitada que se tem com o procedimento em contusões abdominais, provavelmente não se presta como método diagnóstico nas lesões duodenais, pela própria localização da maior parte do arco duodenal e pelas manifestações, veladas, de sua ruptura. Provavelmente, a tomografia computadorizada constitui-se no método mais seguro de estabelecer o diagnóstico. Mesmo durante a laparotomia exploradora, uma lesão duodenal pode passar despercebida se a exploração não for conduzida de forma completa e cuidadosa, incluindo a inspeção da face posterior da segunda porção do duodeno através da manobra de Kocher. Torna-se, por essas razões, fundamental que o cirurgião tenha esses fatos em mente e que acompanhe o doente de perto.

O tratamento das lesões duodenais tem sido um dos temas que mais debates e controvérsias têm suscitado na literatura pertinente, em virtude da freqüência e, principalmente, da gravidade das complicações decorrentes de sua correção. Tem sido afirmado que as complicações, especificamente as deiscências, se devem ao fato de ser o duodeno uma víscera apenas parcialmente revestida pelo peritônio e à sua íntima relação com a cabeça do pâncreas, característica essa que dificultaria a realização de suturas em lesões mais extensas. O considerável volume de secreções digestivas que por ele passa seria outro fator favorecedor das deiscências.

Em função desses fatos, particularmente na década de 80 a literatura tem sido pródiga em publicações a respeito da forma mais segura de tratar os ferimentos duodenais, particularmente os mais complexos[1,61,69,74,80,81,137,141,144,151]. Têm sido propostas condutas de exclusão do duodeno por vários métodos, entre os quais a ligadura temporária do piloro associada à gastrojejunostomia látero-lateral, a gastrectomia parcial com ou sem vagotomia associada à reconstrução do trânsito à Billroth II ou por meio de gastrojejunostomia em Y de Roux, entre outras. Outras alternativas têm sido a proteção da sutura por duodenostomia descompressiva ou por gastrostomia e jejunostomia proximal (descompressão) e distal (alimentação) e outras formas de proteção mais exóticas, como a cobertura da lesão por um retalho jejunal ou do estômago ou do intestino delgado [6]. Mais vezes do que seria admissível, tem sido recomendada a drenagem sistemática da região, para "dirigir" uma fístula em caso de deiscência da sutura duodenal.

Em realidade, sua posição topográfica, ao lado da coluna, confere proteção particularmente à segunda porção (D2). Tal proteção é importante nas contusões abdominais, pois as lesões de D2, pela íntima relação desse segmento do duodeno com o pâncreas, podem ser, efetivamente, de correção difícil. Embora seja retroperitoneal em grande parte de sua extensão, o duodeno é uma víscera extremamente bem vascularizada, pois possui não uma, mas duas arcadas vasculares. Em decorrência, a cicatrização costuma processar-se sem dificuldades, desde que as suturas sejam feitas de modo adequado.

Assim sendo, a proposta terapêutica atualmente adotada pela maioria dos serviços pode ser uma conduta ortodoxa, esquematizada de acordo com os princípios delineados nas linhas a seguir. Os hematomas podem ser tratados de forma conservadora, pois costumam resolver espontaneamente, em poucos dias. O doente é mantido em jejum, com sonda nasogástrica e hidratação parenteral. As lacerações de espessura parcial, detectadas durante uma laparotomia exploradora, podem ser suturadas sem maiores riscos. Da mesma forma, as lacerações duodenais, sejam elas de tipo II ou III, desde que a vascularização esteja preservada, podem ser suturadas com segurança. Raramente se justifica um procedimento de exclusão duodenal [70,106].

As lesões de tipos IV e V decorrem de ferimentos penetrantes ou da atuação, sobre o abdome, de impactos maiores. Freqüentemente são associadas a outras lesões viscerais. Em decorrência são mais raras. Nas lesões de grau V, pouca dúvida existe quanto à necessidade de proceder a uma duodenopancreatectomia [48,82,114]. A experiência individual limitada de cada serviço dificulta uma análise coerente da mortalidade. Na literatura, as taxas de mortalidade variam de menos de 10% até cerca de 30%. As de grau IV, com lesão simultânea de ampola ou de colédoco constituem-se, provavelmente, nas indicações mais adequadas dos procedimentos de exclusão supramencionados.

A drenagem da região, ainda que não seja indicada de forma rotineira, poderá sê-lo sempre que houver dúvida quanto à possibilidade de ocorrer fístula pancreática ou biliar e, principalmente, fístula duodenal. Ao ocorrer fístula pancreática ou biliar, o tratamento será, pelo menos de início, expectante, pois elas costumam evoluir para a resolução. As fístulas duodenais poderão ser tratadas, inicialmente, também de modo conservador. Persistindo, poderão exigir tratamento cirúrgico, habitualmente por exclusão duodenal.

As lesões pancreáticas podem ser classificadas de acordo com a sistemática apresentada a seguir[100]. (Tabela 11.4)

A semelhança do que já foi dito ao serem discutidas as lesões duodenais, as lesões pancreáticas também po-

Tabela 11.4 **Trauma Pancreático — Classificação da Gravidade das Lesões**	
Grau	Tipo de Lesão
I	Contusão ou laceração pequena, sem lesão ductal
II	Contusão ou lesão mais grave*, sem lesão ductal
III	Transecção distal ou lesão com lesão ductal
IV	Transecção proximal** ou lesão proximal** com lesão ductal
V	Lesão maciça da cabeça do pâncreas, lesão pancreático-duodenal

* Entende-se "por mais grave" uma lesão de mais de 3 cm de extensão
** Entende-se por "proximal" a lesão situada à direita da veia mesentérica superior.

dem ser de diagnóstico difícil, mesmo quando se dispõe de métodos avançados de diagnóstico por imagem [40]. A localização retroperitoneal da víscera e o volume relativamente modesto de secreção que produz podem minimizar as manifestações de lesão pancreática, pelo menos nas primeiras horas, particularmente nas lesões de graus I e II. Aqui também, o exame que costuma dar informações consistentes é a tomografia computadorizada. Mesmo ela, entretanto, pode não ser suficiente para definir se existe ou não lesão ductal. Nessas circunstâncias, tem sido proposto o uso da pancreatografia endoscópica, exame que, embora atraente do ponto de vista teórico, nem sempre é possível, não é isento de riscos e complicações e, freqüentemente, não é disponível nos serviços de emergência. A pancreatografia intra-operatória por via papilar é medida diagnóstica de absoluta exceção. Cabe um alerta, durante uma laparotomia, o exame cuidadoso da face anterior de toda a glândula é obrigatório. O encontro de um hematoma, ainda que possa ser de dimensões reduzidas, deve suscitar dúvida quanto à existência de lesão significativa do pâncreas e, mesmo, de sua transecção.

Em termos terapêuticos, ainda existem alguns questionamentos tanto pela relativa raridade das lesões do pâncreas, como pela freqüente associação com outras lesões viscerais, o que torna difícil interpretar os resultados observados[51].

Embora alguns autores tenham proposto o tratamento não-operatório em crianças[136] e outros tenham questionado a vantagem da drenagem sistemática[2], a opção terapêutica mais comumente adotada nas lesões de graus I e II é a drenagem generosa da região, de modo a permitir que, havendo extravasamento de suco pancreático, ele não seja retido dentro do abdome[83,145]. Tal conduta pode ser considerada mesmo nas lesões de grau IV, cujo tratamento resseccional pode ser difícil, pois a experiência demonstra, de forma convincente, que a maioria das fístulas resultantes cicatrizam espontaneamente ou podem ser tratadas, de forma eletiva, semanas ou meses depois, através de uma pancreatojejunostomia com alça exclusa, em Y de Roux [19]. Entretanto, há quem defenda, nas lesões de grau IV, a ressecção do pâncreas distal à lesão ou, eventualmente, a anastomose dessa parte a uma alça exclusa.

Já nas lesões de grau III, a conduta mais comumente proposta é a ressecção caudal do pâncreas [156]. Discute-se se é conveniente preservar o baço ou se tal medida é desnecessária. O que o bom senso e a experiência demonstram é que, se a conservação do baço for tecnicamente exeqüível sem grandes dificuldades e sem perda de tempo, ela deverá ser adotada como conduta preferencial. Caso contrário, a esplenectomia é perfeitamente aceitável. A pancreatojejunostomia entre uma alça exclusa e o coto distal do pâncreas, embora proposta há alguns anos, tem sido abandonada em virtude da alta taxa de complicações e insucessos.

Nas lesões maciças do complexo duodenopancreático, poucas dúvidas surgem quanto à conduta cirúrgica a ser adotada [48,70,82,114]. O que pode ser discutido é como ou quando proceder à duodenopancreatectomia. De fato, quando existem simultaneamente lesões vasculares importantes da veia porta ou da veia cava, e o doente está hipovolêmico e claramente chocado, pode ser oportuno adotar uma conduta de controle de danos, transferindo a execução do procedimento definitivo, a duodenopancreatectomia, para horas após, com o doente estável. Outra vantagem dessa conduta é a possibilidade de convocar uma equipe cirúrgica descansada e habilitada na execução do procedimento.

As complicações pós-operatórias são relativamente freqüentes. Incluem, em ordem decrescente, as pancreatites traumáticas, as fístulas, os pseudocistos e os abscessos. A mortalidade é da ordem de 10% e aumenta na dependência da gravidade da lesão, de sua localização e da modalidade de tratamento que foi adotada.

Lesões do Fígado

O trauma hepático pode ser classificado de acordo com os critérios da AAST assinalados na Tabela 11.5[100,102] (Tabela 11.5).

O diagnóstico de lesão hepática costuma ser razoavelmente fácil, até porque o fígado, por suas dimensões e localização, é uma das vísceras parenquimatosas mais comumente lesadas em traumas fechados e penetrantes. Além disso, a manifestação mais comum da lesão hepática é o sangramento, que pode ser suspeitado através do exame clínico e confirmado por meio do ultra-som e da lavagem peritoneal. Entretanto, podem ocorrer hematomas subcapsulares ou intraparenquimatosos sem hemorragia detectável pelos métodos supramencionados. Ao mesmo tempo, ainda que se consiga detectar sangue

Tabela 11.5
Trauma Hepático — Classificação da Gravidade das Lesões. Revisão de 1994

Grau	Tipo de Lesão	
I	Hematoma	Subcapsular, < 10% da superfície e estável
	Laceração	Capsular, sem sangramento e de profundidade < de 1 cm
II	Hematoma	Subcapsular, 10 a 50% da superfície e estável ou intraparenquimatoso, com diâmetro < 10 cm
	Laceração	Capsular, de 1 a 3 cm de profundidade e < de 10 cm de comprimento
III	Hematoma	Subcapsular ou intraparenquimatoso, roto, de > 50% da superfície/ intraparenquimatoso > 10 cm, roto ou em expansão
	Laceração	De mais de 3 cm de profundidade
IV	Laceração	Lesão de 25 a 75% de um dos lobos hepáticos ou 1 a 3 segmentos do mesmo lobo
V	Laceração	Destruição de > de 75% de um dos lobos ou mais de 3 segmentos do mesmo lobo.
	Vascular	Lesão de veias hepáticas ou de veia cava retro-hepática
VI	Vascular	Avulsão hepática

na cavidade peritoneal, tal achado não nos permite definir a extensão e a localização da lesão hepática nem a eventual concomitância com outras lesões viscerais.

Por essas razões, mais uma vez, a tomografia constitui-se, no momento, em método essencial para bem diagnosticar e conduzir uma lesão hepática. Como já foi aqui enfatizado, deve ser assinalado, entretanto, que os achados tomográficos nem sempre refletem, com precisão, as lesões anatômicas da víscera [15,128]. De modo geral a tomografia tende a superestimar a gravidade das lesões, fato esse que não deixa de ser tranqüilizador, pois, se, por um lado, os achados tomográficos podem resultar em intervenções desnecessárias, é pouco provável que ocorra o oposto e que um doente tratado de forma não-operatória, com base nos achados tomográficos, necessite de uma intervenção mais tarde[95].

Para que se possa ter uma idéia comparativa entre a classificação anatômica e a tomográfica das lesões do fígado, reproduzo, a seguir, a classificação do trauma hepático baseada nos achados tomográficos e proposta por MIRVIS em 1989[95] (Tabela 11.6).

219

Tabela 11.6
Trauma Hepático — Classificação da Gravidade das Lesões com Base nos Achados Tomográficos

Grau	Tipo de Lesão
I	Avulsão da cápsula, laceração superficial (< 1 cm), hematoma subcapsular superficial (< 1 cm), lesão de vaso periportal isolado
II	Laceração de 1 a 3 cm de profundidade, hematoma central ou subcapsular de 1 a 3 cm de diâmetro
III	Laceração do parênquima de mais de 3 cm de profundidade, hematoma central ou subcapsular de mais de 3 cm de diâmetro
IV	Hematoma central ou subcapsular de mais de 10 cm, laceração ou desvascularização de um lobo
V	Laceração ou desvascularização bilobar

A terapêutica das lesões hepáticas tem sido modificada radicalmente nos últimos anos. Tal fato se deve à disponibilidade de técnicas diagnósticas e terapêuticas mais avançadas [30], que têm permitido a adoção cada vez mais freqüente do tratamento não-operatório para as contusões [31, 46, 77, 84] e, mesmo, para os ferimentos penetrantes que acometem a víscera superficialmente[37]. A experiência mundial, rapidamente acumulada, demonstrou, sem possibilidade de contestação, que a maioria das lesões hepáticas pode ser tratada de forma conservadora mesmo quando existem lesões craniencefálicas ou raquimedulares associadas. Desde que se possam excluir, com suficiente margem de segurança, lesões abdominais de tratamento cirúrgico obrigatório, na quase totalidade das lesões hepáticas de graus I, II e III, a conduta pode ser, pelo menos de início, conservadora, com grande possibilidade de sucesso. Há relatos cada vez mais freqüentes de casos de lesões de grau IV tratados de forma não operatória, com bons resultados. Contra-indica-se o tratamento não-operatório quando há evidências de sangramento significativo, caracterizado pela instabilidade hemodinâmica e pela presença de extravasamento de contraste ao exame tomográfico[112].

A maioria das lesões de grau IV continua sendo de tratamento cirúrgico. Quando é indicada a ressecção de uma parte considerável de fígado, abrangendo vários segmentos e já parcialmente separada do restante do parênquima, adota-se usualmente o desbridamento resseccional, e não a hepatectomia regrada. A área cruenta resultante deve ser drenada e pode ser protegida por retalho do grande epíploo para minimizar o risco de coleções e abscessos. Outra opção é o tamponamento por compressas que pode ser usado como alternativa, por assim dizer, definitiva. Mantido por prazo de 36 a 72 horas, resulta em controle do sangramento. Ao término desse período, o doente é reaberto para a remoção das compressas, desbridamento de tecidos desvitalizados e drenagem [85].

Tendo em vista a gravidade do sangramento delas decorrente, as lesões hepáticas grau V são de tratamento cirúrgico obrigatório e podem ser tratadas à semelhança do que foi descrito para as de grau IV, embora se constituam em uma das indicações mais freqüentes de controle de danos.

A avulsão hepática encontra como única alternativa terapêutica, ao menos teoricamente, o transplante. Não há, na literatura, relatos de doentes que tenham sobrevivido à avulsão hepática.

Quando é necessária a exploração mais minuciosa de uma lesão hepática profunda e que sangra abundantemente ou quando se opta, na intervenção inicial, pela tentativa de um tratamento definitivo, pode ser necessário o isolamento vascular parcial ou total temporário do fígado. Preliminarmente, deve ser lembrado que, por sua localização anatômica e por sua função, o fígado recebe todo o sangue proveniente das vísceras digestivas abdominais. O fluxo sangüíneo hepático chega a ser da ordem de 1,5 litros por minuto. Em decorrência, a manifestação mais exuberante e mais perigosa das lesões hepáticas costuma ser a hemorragia intraperitoneal maciça. Disso resulta que um dos grandes desafios a ser enfrentado pelo cirurgião durante a laparotomia é a realização de hemostasia temporária por um tempo suficiente para estabilizar o doente e, quando indicado, para avaliar e mesmo corrigir as lesões do fígado.

Não me deterei aqui com a alternativa mais comum de hemostasia que é a compressão manual. Há várias manobras das quais o cirurgião pode lançar mão para um bloqueio temporário do fluxo sangüíneo ao fígado. A mais clássica é a manobra de Pringle, suficiente para interromper fluxo aferente e diminuir o sangramento de ramos arteriais e de veias do sistema porta. Já quando o sangramento decorre de lesões que acometem as veias hepáticas ou o segmento retro-hepático da veia cava inferior, a manobra de Pringle não é suficiente. Nessas circunstâncias pode-se adotar o triplo clampeamento normotérmico (manobra de Pringle, clampeamento da veia cava acima das renais e acima do fígado) ou a inserção de uma derivação entre a veia cava inferior abaixo das renais e na entrada do átrio direito, associado à manobra de Pringle. No doente hipovolêmico, o clampeamento da veia cava inferior pode precipitar queda intolerável da pressão arterial. A associação de um *bypass* externo, derivando o sangue portal e o sangue da cava inferior para o sistema cava superior, permite manter o campo virtualmente exangue por um prazo maior. Evidentemente, qualquer que seja o procedimento adotado, o tempo é o fator limitante. De modo geral, o tempo recomendável para a exclusão hepática total é de 30 minutos e o tempo máximo aceitável é de 60 minutos. Apesar de atraentes teoricamente, tais medidas raramente resultam na correção definitiva das lesões [157].

Um comentário à parte deve ser feito quanto ao tratamento das lesões penetrantes do fígado. Embora não costumem exigir medidas excepcionais, algumas lesões que transfixam o lobo direito, ou ambos os lobos hepáticos, podem resultar em sangramento abundante de difícil controle. Nessas circunstâncias, as opções terapêuticas se resumem a três alternativas. A mais rudimentar é o simples tamponamento com compressas, adiando o tratamento definitivo para um segundo tempo. Tal atitude é perfeitamente defensável dependendo das condições do doente e da extensão das lesões. Uma segunda alternativa é a abertura do ferimento, por digitoclasia, de modo a expor, identificar e ligar ou suturar os vasos afetados. Ainda que aceitável, tal atitude resulta, sistematicamente em agravamento da lesão parenquimatosa e em volumosa perda de sangue. Pode ocorrer embolia gasosa pela entrada de ar nos vasos entreabertos pelas lesões e quase vazios em decorrência da hipovolemia. Uma terceira alternativa, rápida e segura, proposta por nós há alguns anos [24,104], é a inserção, ao longo do ferimento, de um balão hemostático fabricado no ato, usando uma sonda uretral e um dreno de Penrose de calibre conveniente. O Penrose é insuflado através da sonda e o balão resultante permite a compressão dos vasos sangrantes e a interrupção da hemorragia. Esse dispositivo é mantido no parênquima durante alguns dias, inicialmente insuflado e, a seguir, desinsuflado. É removido progressivamente, desde que não haja evidência de fístula biliar.

A ligadura da artéria hepática, proposta entre nós por Freire há muitos anos [54], encontra indicações precisas, mas restritas.

O uso de telas de diferentes materiais para envolver o fígado lesado, interromper o sangramento e promover a cicatrização das lesões foi tentado, sem sucesso, e está hoje abandonado. Da mesma forma, diferentes tipos de colas têm sido propostos sem alcançar, até o momento, aceitação por parte da maioria dos cirurgiões.

Um aspecto a ser considerado no tratamento da hemorragia secundária a ferimentos e lacerações hepáticas é o uso da radiologia intervencionista. Embora a experiência seja limitada a um número restrito de centros médicos, a radiologia intervencionista está ocupando um espaço progressivamente maior no diagnóstico e no tratamento da hemorragia traumática de vários órgãos [30]. A embolização de artérias sangrantes costuma ser bastante segura e eficaz. Entretanto, no momento não há como impedir a perda de sangue através de veias. Ainda que se trate de procedimento em fase de teste, o uso de próteses endovasculares tem sido proposto no tratamento de lesões da veia cava retro-hepática e de veias hepáticas.

As complicações mais comuns dos traumatismos hepáticos são as fístulas biliares, os abscessos e a hemobilia [117]. Tais complicações podem ser tratadas, respectivamente, por via endoscópica (papilotomia ou colocação de próteses endoluminais) ou através da radiologia intervencionista (drenagem percutânea e embolização arterial).

As lesões das vias biliares extra-hepáticas e da vesícula são incomuns. Em sua maioria, devem-se a lesões penetrantes [163,164]. O tratamento pode revestir-se de dificuldades técnicas e podem ocorrer estenoses tardias de difícil correção.

Lesões do Baço

As lesões esplênicas podem ser classificadas, de acordo com sua gravidade, através da sistemática da AAST[99,102] apresentada na Tabela 11.7.

Tabela 11.7 Trauma Esplênico — Classificação da Gravidade das Lesões (Revisão de 1994)		
Grau	Tipo de Lesão	
I	Hematoma	Subcapsular estável, ocupando < de 10% da superfície total
	Laceração	Laceração da cápsula de até 1 cm de profundidade, sem sangramento ativo
II	Hematoma	Subcapsular estável, de 10 a 50% da superfície, ou hematoma intraparenquimatoso estável, < de 5 cm
	Laceração	Laceração da cápsula ou do parênquima com sangramento ativo, mais de 1 a 3 cm de profundidade e sem comprometer vasos trabeculares
III	Hematoma	Subcapsular, > 50% da superfície total ou em expansão; hematoma intraparenquimatoso ou subcapsular, roto; hematoma intraparenquimatoso > de 5 cm ou em expansão
	Laceração	Laceração do parênquima > de 3 cm de profundidade ou comprometendo vasos trabeculares
IV	Laceração	Laceração de vaso sanguíneo secundário ou hilar causando desvascularização grave (> de 25% do volume)
V	Laceração	Baço totalmente fragmentado ou separado do pedículo vascular
	Lesão vascular	Laceração do pedículo vascular com desvascularização total do baço

Aplicam-se ao diagnóstico das lesões esplênicas as considerações feitas para o diagnóstico das lesões hepáticas. Mais uma vez, a tomografia computadorizada, particularmente a helicoidal [111], destaca-se como o método mais adequado para a detecção das lesões esplênicas [142]. O extravasamento periesplênico de contraste constitui-se em critério seguro para a indicação operatória [159]. Cabe assinalar, entretanto, que os achados tomográficos, a semelhança com o que ocorre nas lesões hepáticas, não refletem, necessariamente, a extensão anatômica e a gravidade real das lesões detectadas durante uma intervenção. Há, na literatura, trabalhos que sugerem que a tomografia possa subestimar ou superestimar a gravidade das lesões [153] e outros que demonstram que a escolha da opção terapêutica, ainda que levando em conta as imagens tomográficas, deve apoiar-se prioritariamente na avaliação clínica e no acompanhamento seqüencial dos doentes [15,92,96]. Tal postura deve merecer particular atenção em crianças com trauma esplênico [125,128].

Atualmente, com os avanços notáveis da radiologia intervencionista [110] e a semelhança do que tem sido feito em trauma de outras vísceras, a tomografia tem sido proposta para a seleção de candidatos à embolização angiográfica, portadores de lesões vasculares esplênicas[135,159].

Também, a semelhança com o que ocorreu com as lesões hepáticas, as lesões esplênicas também sofreram uma radical mudança em seu tratamento nos últimos anos [11, 60, 77, 120]. Considera-se, hoje, que mais de 50% das lesões esplênicas podem ser tratadas de forma não-operatória. E mais, entre os doentes operados, um número considerável de lesões admite alguma forma de tratamento conservador, evitando a necessidade de esplenectomia. Incluem-se, nessa categoria, as suturas do parênquima esplênico e as esplenectomias parciais feitas respeitando a irrigação da víscera, particularmente a distribuição dos ramos da artéria esplênica.

Tal conduta passou a ser encarada como a alternativa mais adequada ao tratamento dos traumas de baço a partir de 1952, quando King e Shumacker [76] alertaram para a possibilidade de ocorrer um quadro de sepse fulminante em pacientes esplenectomizados.

Ao se adotar uma conduta não-operatória, o doente deve ser acompanhado de perto, em uma unidade que possua os recursos necessários para detectar um sangramento, para iniciar o tratamento da hipovolemia e para corrigi-lo, permitindo que seja tomada uma conduta cirúrgica, se indicado. A conduta operatória é indicada, *a priori*, apenas nas lesões de graus IV e V. Em casos selecionados, mesmo as lesões de grau IV podem admitir tratamento cirúrgico conservador.

Um tema que tem merecido a atenção de vários serviços tem sido o impacto da idade das vítimas sobre a opção terapêutica a ser adotada. Há autores que preconizam que, em adultos de mais de 55 anos, a conduta seja mais agressiva, dando-se preferência ao tratamento cirúrgico [57, 154]. O eventual insucesso do tratamento não operatório na população de idade mais avançada é atribuído tanto às peculiaridades fisiológicas dos doentes mais idosos como à biomecânica do trauma responsável pelas lesões [119]. De fato, a gravidade do trauma que leva à lesão esplênica na população adulta parece ser maior. Trata-se de assunto controverso, embora existam, hoje,

numerosas publicações que defendem o uso do tratamento não-operatório em doentes de idade mais avançada, mostrando resultados aceitáveis, sugerindo que a idade não seja considerada um critério de exclusão e incentivando o médico responsável a acompanhar de perto o doente e a valer-se de critérios clínicos para a indicação do tratamento operatório[3,12,33,46,78,112].

À semelhança do que foi comentado no tratamento das lesões hepáticas, o uso de telas para envolver o baço e tentar facilitar o controle da hemorragia e a reparação das lesões demonstrou-se ineficiente e capaz de levar a complicações sérias, razões pelas quais foi abandonado. O autotransplante de tecido esplênico, conduta proposta para garantir a manutenção da função imunológica do baço, foi também abandonado por ser ineficiente e resultar em complicações abdominais.

As complicações locais mais comuns após a esplenectomia resumem-se à formação de abscessos ou à ocorrência de fístulas pancreáticas decorrentes de lesões iatrogênicas ou despercebidas da cauda do pâncreas. Quando se adota o tratamento não-operatório, pode ocorrer hemorragia precoce ou tardia e a formação de pseudocistos esplênicos.

A sepse fulminante pós-esplenectomia é devida, habitualmente, a germes encapsulados (*S. pneumoniae, N. meningitidis, H. influenzae*), embora a *E.coli* e outros coliformes tenham sido também responsabilizados. Descrita em 1952 [76], passou a ser assinalada com freqüência crescente, incentivando os cirurgiões de todo o planeta a adotar, de forma progressivamente mais agressiva, o tratamento não-operatório e a conduta cirúrgica conservadora.

Hoje em dia, a ênfase dada nos anos 50 parece exagerada. Recomenda-se, entretanto, que todo doente esplenectomizado receba vacinação pneumocócica polivalente (Pneumovac) para que fique protegido contra as espécies mais virulentas de pneumococos. Crianças devem receber, também, a vacina contra o *H. influenzae* tipo b e vacinas meningocócicas. O momento mais oportuno para a administração das vacinas é motivo de controvérsia. Há autores que recomendam seu uso apenas depois de 3 a 4 semanas.

Lesões do Intestino Delgado

A classificação das lesões do intestino delgado pode ser apreciada na Tabela 11.8[100].

O diagnóstico das lesões do delgado, ainda que usualmente seja razoavelmente fácil, pode revestir-se de dificuldades em algumas circunstâncias[94,109], particularmente em crianças [124,125]. A concomitância de lesões que afetam a parede abdominal, como as causadas por cinto de segurança, por exemplo, pode confundir o examinador, induzindo-o a interpretar a dor abdominal como decorrência da lesão de parede. Outra modalidade de lesão que se exterioriza tardiamente através da necrose de alças de delgado e que, nas primeiras horas pode

TRAUMA ABDOMINAL

Tabela 11.8
Trauma do Intestino Delgado
Classificação da Gravidade das Lesões

Grau	Tipo de Lesão
I	Hematoma ou contusão da parede, sem desvascularização Laceração de espessura parcial, sem perfuração
II	Laceração abrangendo < de 50% da circunferência
III	Laceração abrangendo > de 50% da circunferência, sem transecção
IV	Transecção da alça
V	Laceração e transecção/Desvascularização segmentar

Tabela 11.9
Trauma do Cólon — Classificação da Gravidade das Lesões

Grau	Tipo de Lesão
I	Hematoma ou contusão da parede sem desvascularização/Laceração de espessura parcial, sem perfuração
II	Laceração abrangendo < de 50% da circunferência
III	Laceração abrangendo > de 50% da circunferência, sem transecção
IV	Transecção da alça
V	Laceração e transecção/Desvascularização segmentar

manifestar-se através de sinais e sintomas pouco característicos é a laceração do mesentério. Tais alternativas reforçam a necessidade de acompanhar todo doente, vítima de um trauma de certa magnitude, por meio de exames clínicos repetidos a curtos intervalos e até que se exclua, definitivamente, a presença de lesões viscerais.

O diagnóstico de lesão de delgado pode ser suspeitado pela lavagem peritoneal diagnóstica, pela detecção de líquido na cavidade através do ultra-som em doente hemodinamicamente estável ou por alguns achados tomográficos, como o espessamento de parede de segmentos de alça ou a presença de pneumoperitônio (geralmente pequeno)[16]. Embora de indicação questionável nas contusões abdominais, a videolaparoscopia poderia permitir a detecção de conteúdo entérico na cavidade peritoneal e localizar a lesão.

O tratamento não costuma revestir-se de dificuldades técnicas ou de controvérsias e consiste na sutura primária com reconstrução imediata do trânsito[50]. Em condições excepcionais, quando se opta pelo controle de danos em virtude da concomitância de lesões graves em doente instável, a abordagem inicial pode limitar-se ao grampeamento ou à ligadura dos cotos do delgado que, normalmente, seriam anastomosados ou, ainda, à exteriorização.

As complicações, particularmente as deiscências e as infecções peritoneais, devem-se, habitualmente, a atrasos diagnósticos ou a defeitos técnicos na correção das lesões.

Lesões do Cólon e do Reto

As lesões do cólon são classificadas em cinco categorias, de acordo com sua gravidade[100] (Tabela 11.9).

As lesões do cólon ocorrem em cerca de 10% das contusões abdominais e em aproximadamente 20% dos ferimentos penetrantes do abdome. O segmento comumente mais afetado por lesões traumáticas é o cólon transverso. Em vítimas de ferimentos penetrantes, o diagnóstico é feito durante a laparotomia. Cuidado precisa ser tomado para a detecção de eventuais lesões das faces posteriores, retroperitoneais, do cólon ascendente e descendente, que podem passar despercebidas em um exame sumário. Nas contusões também, o diagnóstico não costuma revestir-se de dificuldades, pois as manifestações clínicas são exuberantes. Se o nível de consciência estiver rebaixado ou a sensibilidade comprometida, e sempre que houver qualquer possível dúvida, a tomografia computadorizada poderá trazer subsídios valiosos[16]. O uso de contraste hidrossolúvel injetado por via retal possibilitará a visibilização do cólon e a identificação de possíveis lesões, com maior precisão.

Indicada a laparotomia e constatada a lesão do cólon, costumam surgir algumas questões quanto à conduta a ser tomada. A dúvida mais freqüente é quanto à possibilidade de proceder a uma sutura primária e à conveniência de protegê-la por meio de uma colostomia. Embora, durante o tempo, tivessem surgido propostas diferentes e, não raramente, antagônicas, na maioria dos serviços a conduta adotada preferencialmente é a sutura primária[67,122,148]. Mesmo em lesões mais extensas, que exijam a ressecção de um segmento de cólon, costuma-se preconizar a reconstrução primária do trânsito sem colostomia[38,105]. O uso de sutura mecânica, apesar de implicar custos maiores, tem-se mostrado seguro[25,39]. Quando se opta pela sutura ou pela reconstrução do trânsito, não está indicada a drenagem.

Embora numerosos critérios tenham sido propostos como condições preliminares para a indicação da reconstrução imediata do trânsito, provavelmente os requisitos essenciais para a adoção dessa conduta são dois:

bordas da ferida bem vascularizadas e sutura tecnicamente bem executada. Entretanto, na dependência da concomitância de outras lesões, na presença de contaminação maciça da cavidade ou de instabilidade hemodinâmica, e sempre que se entender ser provável a deiscência de uma sutura, a exteriorização da lesão sob a forma de colostomia ou a ressecção seguida de colostomia são condutas perfeitamente aceitáveis. A colostomia está particularmente indicada quando existe contaminação fecal grosseira da cavidade. A alternativa desaconselhada atualmente é a exteriorização de uma ferida suturada. De fato, na maioria das vezes, tal conduta acaba resultando em uma colostomia de má qualidade, seja pela posição, seja pelo fato de ser o produto de uma deiscência e não de um procedimento realizado em obediência aos princípios da boa técnica. Quando se adota a colostomia discute-se qual a modalidade de estoma mais adequada e qual o momento mais apropriado para seu fechamento. Em relação à primeira questão, provavelmente uma colostomia proximal em alça é a alternativa mais aceitável [52]. Há autores que preconizam a reconstrução do trânsito na mesma internação; outros (a maioria) preferem adiar o procedimento por semanas ou meses.

Outra dúvida que surgia com freqüência é se a conduta deveria ser diferente em se tratando de lesões situadas no cólon direito ou no esquerdo. As evidências disponíveis indicam claramente que, na maioria dos casos, a conduta pode ser exatamente a mesma.

Finalmente, há alguns anos foi proposto o preparo intra-operatório do cólon para remover seu conteúdo e, teoricamente, reduzir as taxas de complicações. Trata-se de conduta que foi abandonada por não ter se mostrado superior à sutura simples e, ao contrário, por ter levado a complicações infecciosas mais freqüentes.

As complicações mais comuns do tratamento das lesões traumáticas do cólon são a infecção da cavidade e as deiscências.

Quanto às lesões do reto, cabem as seguintes considerações. Em sua maioria são causadas por ferimentos penetrantes, geralmente por arma de fogo e, mais raramente, por impalação. O diagnóstico deve ser suspeitado pelo agente envolvido e pelo mecanismo de trauma, e pode ser confirmado pelo exame clínico e pela retoscopia [28]. Em princípio, a retoscopia está indicada quando há sangue no conteúdo retal, quando existem ferimentos penetrantes nas nádegas, quando o orifício de entrada de um projétil de arma de fogo se situa na raiz das coxas, no períneo ou nos glúteos e sempre que o trajeto sugerir que a cavidade pélvica tenha sido transfixada. Entretanto o diagnóstico pode ser difícil em virtude da própria anatomia da região.

Para orientação terapêutica, as lesões são classificadas, de acordo com sua gravidade, em 5 categorias muito semelhantes àquelas do cólon[100] (Tabela 11.10).

As lesões do reto acima da reflexão peritoneal podem ser tratadas de forma semelhante àquelas do có-

Tabela 11.10 Trauma do Reto — Classificação da Gravidade das Lesões	
Grau	**Tipo de Lesão**
I	Hematoma ou contusão da parede sem desvascularização/Laceração de espessura parcial, sem perfuração
II	Laceração abrangendo < de 50% da circunferência
III	Laceração abrangendo > de 50% da circunferência, sem transecção
IV	Transecção da alça ou extensão do ferimento para o períneo
V	Desvascularização segmentar

lon, com sutura primária sempre que possível. Quando se opta por não reconstruir o trânsito intestinal, um procedimento à Hartman costuma ser o mais seguro. Quando se prevê que a interrupção do trânsito será por períodos não muito prolongados, é perfeitamente aceitável a realização de uma sigmoidostomia em alça, procedimento que também interrompe o trânsito e facilita a reconstrução[148].

As dúvidas mais freqüentes surgem quando há lesões do reto extraperitoneal. Nessas circunstâncias, a conduta mais segura é a exteriorização do sigmóide através de uma colostomia terminal e o fechamento do coto retal (Hartman). Quando se opta por essa alternativa, e dependendo de sua localização e extensão, a lesão retal pode não ser suturada. De modo geral, recomenda-se sempre tentar a sutura do reto em presença de ferimentos urogenitais concomitantes. É oportuno evitar descolamentos excessivamente amplos da parede retal. Suturada ou não, a drenagem da região é obrigatória por via alta, abdominal, ou por via perineal. Prefere-se, em geral, a via anterior. É questionável a necessidade de proceder à lavagem do coto retal de modo a deixá-lo livre de resíduos fecais. Sendo realizado, tal procedimento deve ser feito com cuidado para não contaminar os planos musculares e aponeuróticos do períneo e da região pélvica[81,148].

De modo geral, nos ferimentos do reto existe pouca discordância quanto à conveniência de fechar a colostomia e restabelecer o trânsito apenas quando se tem certeza de que o ferimento está definitivamente cicatrizado.

As complicações decorrem essencialmente de infecções locais, que, por sua vez, são conseqüência do diagnóstico tardio.

Vasos Abdominais

As lesões traumáticas que acometem os grandes vasos abdominais são potencialmente fatais pelo sangra-

TRAUMA ABDOMINAL

mento maciço a elas implícito. Evidentemente, existem diferenças tanto nas repercussões hemodinâmicas como no tratamento e prognóstico das lesões na dependência da biomecânica do trauma, da localização anatômica dos vasos comprometidos, se intra ou retroperitoneais, e de sua natureza, se arteriais ou venosos.

A Associação Americana de Cirurgia do Trauma classifica as lesões vasculares abdominais de acordo com os critérios a seguir[98] (Tabela 11.11).

Tabela 11.11
Trauma Vascular Abdominal
Classificação da Gravidade das Lesões

Grau	Tipo de Lesão
I	Ramos arteriais ou venosos mesentéricos de pequeno calibre
	Artérias ou veias frênicas
	Artérias ou veias lombares
	Artérias ou veias gonadais ou ovarianas
	Outras artérias ou veias de pequeno calibre que exigem ligadura
II	Artéria hepática direita, esquerda ou comum
	Artéria ou veia esplênica
	Artéria gástrica esquerda ou direita
	Artéria gastroduodenal
	Artéria mesentérica inferior ou tronco da veia mesentérica inferior
	Ramos iniciais da artéria ou da veia mesentérica superior
	Outros ramos de vasos abdominais que exigem ligadura ou sutura
III	Tronco da veia mesentérica superior
	Artéria ou veia renal
	Artéria ou veia ilíaca
	Artéria ou veia hipogástrica
	Veia cava infra-renal
	Tronco da artéria mesentérica superior
IV	Tronco celíaco
	Veia cava infra-hepática e supra-renal
	Aorta infra-renal
	Veia porta
V	Veias hepáticas
	Veia cava retro-hepática ou supra-hepática
	Aorta supra-renal e infradiafragmática

Limitarei minhas considerações ao tratamento das lesões da aorta, da veia cava inferior e da veia porta.

A ruptura de aorta por trauma contuso é uma catástrofe que muito raramente chega ao serviço de emergência. Não será aqui comentada. A experiência adquirida através dos anos com o tratamento das lesões penetrantes da aorta é também muito limitada. Revisão de trabalhos que analisam séries com casuística significativa,

superior a 15 casos, mostra taxas de mortalidade da ordem de 50% para as lesões da aorta infra-renal [7, 47]. De modo geral a alta mortalidade se deve a exsangüinação. As lesões situadas na porção proximal, entre as artérias renais e o diafragma são aquelas de pior prognóstico. A mortalidade devida a lesões da aorta nessa localização costuma situar-se em torno de 90%[47]. Tal fato deve-se, em grande parte, às dificuldades no acesso ao vaso nessa região. Durante a laparotomia, quando existem evidências de uma possível lesão da aorta, recomenda-se que não se tente a abordagem da lesão sem antes proceder ao clampeamento do vaso na altura do pilar esquerdo do diafragma. O acesso à aorta pode ser realizado diretamente ou através de manobras de rotação medial das vísceras localizadas no hemiabdome esquerdo [10].

As lesões da veia cava infra-renal não costumam representar grandes desafios, embora as taxas de mortalidade se situem, habitualmente, na faixa de 20% a 30%[17,47]. De modo geral, essas altas taxas de mortalidade refletem aspectos específicos da natureza das lesões e de sua localização. Assim, a ruptura da cava por trauma contuso resulta em taxas de mortalidade mais elevadas. O mesmo ocorre quando a lesão acomete a veia cava retro-hepática ou quando está associada a outras lesões graves, notadamente a lesões cardíacas, aórticas ou hepáticas. A cava infra-renal pode ser exposta através de manobra de Kocher[10] e, de modo geral, o tratamento das lesões infra-renais é razoavelmente simples e pode ser feito através da sutura do ferimento ou, mesmo, da ligadura da veia. Já os ferimentos situados entre as veias renais e o segmento retro-hepático exigem a reparação da lesão para garantir a manutenção da drenagem venosa renal. De modo geral, entretanto, não há grandes riscos em proceder ao isolamento desse segmento através do clampeamento temporário da própria cava acima e abaixo da lesão e das veias renais. Uma vez conseguido o isolamento do segmento comprometido, a sutura do ferimento pode ser realizada, habitualmente, sem grandes dificuldades[27]. Em situações excepcionais, quando a veia está totalmente rota, a reparação pode ser inviável. Cabe, então, considerar a interrupção definitiva do fluxo por sutura dos cotos da veia. Tal conduta pode acarretar comprometimento temporário da função renal.

As lesões da veia cava retro-hepática e supra-hepática constituem-se em desafios técnicos de alta complexidade. Apesar de sua pequena extensão, 8 a 10 cm, a veia cava retro-hepática recebe importantes tributárias e por ela passam cerca de 50% do débito cardíaco. Quando ferida, resulta em hemorragias volumosas, e as taxas de mortalidade chegam a mais de 70%. Durante uma laparotomia, sua presença deve ser suspeitada sempre que existam as seguintes evidências: (1) hemorragia ativa e abundante oriunda da parte posterior do fígado; (2) hematoma volumoso ou em expansão acometendo o ligamento falciforme; (3) hemorragia abundante através de lesões profundas do parênquima hepático; (4) hemorragia persistente apesar de manobra de Pringle; (5) hemorragia abundante através de dreno torácico direito. O tratamento cirúrgico das lesões que afetam esse

225

segmento da veia cava inferior tem sido uma das áreas de maior controvérsia em trauma abdominal. Nas palavras de Walt [157], "existem possivelmente mais autores que escreveram a respeito do assunto do que sobreviventes dos procedimentos propostos". Por essas razões, quando a lesão é de pequena monta e tamponada, há quem proponha um tratamento conservador [27]. Tem sido sugerido o acompanhamento da perviedade da veia suturada através de ultra-som ou tomografia [120].

A veia cava retro-hepática pode ser abordada, bem como suturada, por via póstero-lateral, após mobilizar o fígado [10]. Uma alternativa é a abordagem transepática ou a obtida através da remoção de parte do fígado. Considerando as dificuldades técnicas e a precariedade dos resultados, outras opções terapêuticas têm sido propostas. Entre elas, o tamponamento com compressas, o tamponamento de lesões tangenciais por meio de balão e as próteses endovasculares. No momento, não há evidências consistentes que apóiem tais propostas.

As lesões traumáticas da veia porta são devidas, em sua grande maioria, a traumas penetrantes. As taxas de mortalidade situam-se em torno de 50%. A experiência é restrita e as casuísticas apresentadas são reduzidas, fatos que dificultam o delineamento de uma conduta normativa. Por sua localização e percurso, a abordagem da veia porta é feita de diferentes maneiras. Quando lesada no pedículo hepático, o sangramento resultante pode ser interrompido por compressão direta ou por manobra de Pringle. Mais alternativas são a manobra de Kocher, para o segmento que se situa atrás da cabeça do pâncreas, a mobilização medial do baço e da cauda do pâncreas, para o segmento distal da veia ou, então, a transecção do pâncreas.

O tratamento das lesões da veia porta admite várias opções, incluindo as anastomoses vasculares, o uso de enxertos e as derivações portossistêmicas. Do ponto de vista prático, entretanto, a maioria das lesões é corrigida por sutura primária ou por ligadura da veia porta [152]. A ligadura da veia acarreta uma série de conseqüências que devem ser conhecidas e identificadas. Logo após a ligadura, ocorre hipotensão arterial que pode ser acentuada mas que habitualmente é de curta duração (30 a 60 minutos). A pressão venosa portal aumenta levando a um seqüestro esplâncnico de sangue e de líquido extracelular acentuado e duradouro (dias). Precocemente (48 a 72 horas), inicia-se o desenvolvimento de veias colaterais que se completa em alguns meses (4 a 6). Raramente ocorre hipertensão portal residual e, quando ocorre, costuma ser tardia.

Algumas considerações devem ser feitas a respeito da abordagem endovascular das lesões vasculares traumáticas. No caso das artérias, o tratamento endovascular tem sido conduzido através da embolização e do uso de próteses endovasculares [113]. O uso de próteses endovasculares tem sua perspectiva, particularmente em doentes com lesões traumáticas de artérias de grande porte. Porém a experiência é ainda limitada. Existe a perspectiva de que lesões de veias de grande porte possam também ser tratadas por via endovascular.

Rins, Vias Urinárias e Bexiga

As lesões renais podem ser devidas tanto a traumas penetrantes quanto a traumas contusos e são classificadas à semelhança das demais lesões viscerais [102]. (Tabela 11.12)

Tabela 11.12 Trauma Renal — Classificação da Gravidade das Lesões		
Grau	Tipo de Lesão	
I	Contusão	Hematúria macro ou microscópica, estudos de imagem normais
	Hematoma	Subcapsular, estável e sem laceração do parênquima
II	Hematoma	Perirrenal, estável, confinado ao retroperitônio renal
	Laceração	Não superior à espessura do córtex (< 1 cm), sem extravasamento de urina
III	Laceração	Superior à espessura do córtex (> 1 cm), sem ruptura do sistema coletor ou extravasamento de urina
IV	Laceração	Laceração estendendo através do parênquima, até o sistema coletor
	Vascular	Lesão da artéria ou da veia renal com hemorragia contida
V	Laceração	Rim completamente roto
	Vascular	Avulsão do hilo com desvascularização renal

À semelhança do que aconteceu com as demais vísceras parenquimatosas, tanto o diagnóstico como o tratamento das lesões renais e urogenitais sofreram profundas modificações nas últimas décadas. Em termos diagnósticos, a tomografia permitiu um considerável salto de qualidade[111], e o tratamento passou a ser não-operatório na maioria dos casos[16,93]. A radiologia intervencionista permitiu controlar algumas das lesões[110]. Entretanto, a urografia excretora ainda pode prestar consideráveis contribuições quando a tomografia não está disponível[35]. Da mesma forma, a uretrografia encontra indicação na suspeita de lesões uretrais e a cistografia quando se deseja estudar a bexiga.

O tratamento não-operatório é adotado rotineiramente nas lesões de graus I a III e na maioria das lesões de grau IV[14]. Nas lesões mais graves, grau V, continua sendo indicado o tratamento cirúrgico, particularmente quando o doente se apresenta hemodinamicamente instável. O encontro de um hematoma retroperitoneal estável na loja renal durante uma laparotomia exploradora não implica necessariamente em exploração.

As complicações limitam-se, habitualmente, a abscessos ou a "urinomas" que podem ser tratados por meio de drenagem percutânea. Pode ocorrer, raramente, hipertensão, às vezes tardia, podendo exigir terapêutica medicamentosa ou mesmo nefrectomia.

As lesões ureterais são devidas habitualmente a ferimentos penetrantes e costumam ser tratadas pela sutura. É recomendável a descompressão através de uma prótese endoluminal temporária. Raramente torna-se necessária uma nefrostomia para proteção da sutura.

As rupturas intraperitoneais da bexiga são tratadas cirurgicamente. As rupturas extraperitoneais, quando pequenas podem ser tratadas através da sondagem vesical. Se maiores, exigem tratamento cirúrgico, através da sutura e da drenagem.

O tratamento das lesões uretrais, embora possa ser realizado através da sutura por um cirurgião experiente, habitualmente continua sendo feito, em um momento inicial, através de uma cistostomia suprapúbica, postergando a reconstrução da uretra. As lesões genitourinárias raramente se constituem em emergências cirúrgicas, e é prudente o cirurgião geral que assume o tratamento inicial do doente limitar-se a adotar as medidas essenciais, deixando para um segundo tempo o seu tratamento definitivo[42].

COMPLICAÇÕES MAIS FREQÜENTES

O tratamento das lesões traumáticas é um complexo processo que, iniciado no local do acidente, termina com a alta definitiva do doente. O procedimento cirúrgico é apenas uma etapa desse processo, e as complicações observadas no pós-operatório podem ser devidas tanto à forma como ele foi conduzido como aos recursos disponíveis no pré-hospitalar e no hospital, às características do doente e à natureza da agressão. Outro aspecto importante a ser considerado é que o trauma resulta, com freqüência, em lesões simultâneas de várias vísceras abdominais. A complicação devida ao insucesso do tratamento de uma estrutura pode implicar a ocorrência em outras estruturas, dificultando sobremaneira a interpretação dos resultados. Por esses motivos, poucas são as condutas efetivamente baseadas em evidências de aceitação unânime.

De modo geral, as complicações podem ser reunidas em quatro categorias: (1) as decorrentes, parcial ou totalmente e direta ou indiretamente, de um atendimento inicial inadequado; (2) as devidas, prioritariamente, a uma estratégia de atendimento mal planejada; (3) as que são fruto de opções técnicas incorretas ou mal executadas; (4) as que ocorrem no pós-operatório e que podem ser conseqüências de cuidados inadequados[20].

Entre as primeiras, podemos mencionar a demora do atendimento ou a adoção de medidas inadequadas de reanimação, que podem resultar em choque prolongado, em agravamento da contaminação implícita à natureza das lesões, em síndrome compartimental, com todas as suas conseqüências.

O atendimento, quando planejado de forma incorreta, pode agravar as perdas volêmicas, propiciar o crescimento bacteriano e atrasar a adoção das medidas terapêuticas indicadas.

Sem dúvida, entretanto, muitas das complicações são fruto de estratégias terapêuticas inadequadas e de procedimentos executados de forma incorreta. Tais complicações se devem, pelo menos em parte, à pouca familiaridade que a maioria dos cirurgiões têm com as lesões traumáticas e à própria natureza, complexa e imprevisível, das lesões viscerais.

Finalmente, existem complicações que surgem no pós-operatório e que podem ser devidas a cuidados inadequados. Nesse grupo se incluem as úlceras de estresse, as tromboses venosas profundas e o tromboembolismo pulmonar, as devidas ao manuseio inadequado de sondas, cateteres e drenos.

Cabe assinalar, entretanto, que existem na literatura excelentes análises mais ortodoxas sobre as complicações e as reoperações no trauma abdominal e que há numerosos trabalhos de grande impacto, tanto de autores brasileiros[4,23] como estrangeiros[58,89], a respeito do trauma e de suas complicações, cuja consulta e leitura poderão trazer esclarecimentos sobre situações específicas, impossíveis de apresentar aqui nas breves páginas deste texto.

FATORES PROGNÓSTICOS NO TRAUMA ABDOMINAL

Obviamente, a possibilidade de definir, com clareza, os fatores prognósticos no trauma abdominal permitiria avaliar os resultados de forma objetiva, estabelecer uma análise comparativa entre diferentes alternativas técnicas e, em última análise, definir as formas mais seguras de tratar esta ou aquela lesão visceral.

Como já dissemos, entretanto, há inúmeras variáveis responsáveis pelo sucesso ou insucesso de determinada conduta, variáveis essas dependentes do próprio doente, da biomecânica do trauma, da extensão e multiplicidade das lesões viscerais dele resultantes e da estratégia adotada para o tratamento em suas diferentes fases.

A adoção crescente de índices de trauma tem refletido a preocupação de estabelecer uma linguagem comum que permita descrever, de forma fidedigna e reprodutível, tanto as condições sistêmicas do doente como a gravidade das lesões viscerais. Hoje em dia, entre muitos outros, há índices para avaliar as condições fisiológicas do doente (RTS — *Revised Trauma Score*, por exemplo), a gravidade das lesões que ele sofreu (ISS — *Injury Severity Score*, por exemplo). Há índices para classificar a gravidade das lesões abdominais em geral (ATI — *Abdominal Trauma Index*) ou, especificamente, das lesões penetrantes (PATI — *Penetrating Abdominal Trauma Index*[101]).

Em termos práticos, e sem diminuir o impacto altamente positivo dessas iniciativas, parece-me que seu maior resultado foi conscientizar os cirurgiões quanto à necessidade de dimensionar sua estratégia terapêutica à gravidade das lesões, deixando claro que não existe, em trauma, uma única alternativa técnica capaz de fazer frente a todos os desafios. Assim, por exemplo, mesmo índices consagrados, como o TRISS — *Trauma and Injury Severity Score*, que se tornou um instrumento-padrão para a avaliação do desempenho dos centros de trauma e para identificar eventuais insucessos, estão hoje sendo questionados[36].

PERSPECTIVAS FUTURAS

Escrever sobre trauma, sua natureza e suas repercussões é tarefa difícil, pois o que se aplica a nossa realidade pode não ter nenhum impacto em outros países e vice-versa. Assim, por exemplo, enquanto no nosso meio existe uma prevalência elevada de lesões traumáticas e de mortes por trauma, em outros países, notadamente na Europa, o problema é muito menos significativo.

Além disso, o perfil do doente está mudando. No Brasil, mais de 50% das mortes por trauma decorrem de violências interpessoais, habitualmente de ferimentos por arma branca ou por arma de fogo. Em alguns países da Europa, no entanto, essa proporção não ultrapassa 1%. O aprimoramento dos sistemas de atendimento pré-hospitalar está fazendo com que cheguem aos serviços de emergência doentes cada vez mais críticos.

Ao mesmo tempo, uma série de novas medidas de âmbito diagnóstico e terapêutico está revolucionando o atendimento às vítimas tanto nos traumas penetrantes [49] como nas contusões abdominais. Esses fatos permitem-nos postular que em futuro não muito distante, a experiência dos cirurgiões nos cuidados às vítimas de trauma será cada vez mais limitada quantitativamente e restrita qualitativamente. Aliás, em determinadas áreas, como é o caso das lesões hepáticas, tal fenômeno já foi documentado [62]. Por outro lado, a tecnologia avançada nos permite lançar mão de treinamento através de telemedicina, de manequins cada vez mais sofisticados, de realidade virtual. Qual a repercussão desses fatos na formação profissional dos futuros cirurgiões do trauma é uma incógnita e um desafio. Sem dúvida, deverá ser planejada e implantada uma estratégia de reformulação substancial nos programas de treinamento.

REFERÊNCIAS BIBLIOGRÁFICAS

1. Adkins RB, Keyser JE Recent experiences with duodenal trauma. *Am Surg* 51:121-131, 1985.
2. Akhrass R, Yaffe MB, Brandt CP, Reigle M, Fallon WF, Malangoni MA. Pancreatic trauma: a ten-year multi-institutional experience. *Am Surg* 63:598-604, 1997.
3. Albrecht RM, Schermer CR, Morris A. Nonoperative management of blunt splenic injuries: factors influencing success in age >55 years. *Am Surg* 68:227-30, 2000.
4. Andrade JI, Jorge Fº I. Complicações do Trauma Abdominal. in Freire E. (Ed).- *Trauma: a Doença dos Séculos.* São Paulo: Atheneu pp. 2637-34, 2001.
5. Asensio JA, Chahwas S, Forno W, et al.. Americam Association for the Surgery of Trauma. Penetrating esophageal injuries: multicenter study of the American Association for the Surgery of Trauma. *J. Trauma* 50:289-96, 2001.
6. Asensio JA, Feliciano DV, Britt LD, Kerstein MD. Management of duodenal injuries. *Curr Probl Surg,* 30:1025-1092, 1993.
7. Asensio JA, Forno W, Roldan G, Petrone P, Rojo E, Tillou A, Murray JA, Feliciano DV. Abdominal vascular injuries: injuries to the aorta. *Surg Clin North Am* 81:395-416, 2001.
8. Asensio JA, Stewart BM, Demetriades D. Duodenum. In: Ivatury RR, Cayten CG. (Eds) — *The Textbook of Penetrating Trauma.* Williams & Wilkins, Baltimore, pp. 610-30, 1996. 1: *J Trauma* 50:289-96, 2001.
9. Asensio JA, Arroyo H Jr, Veloz W, Forno W, Gambaro E, Roldan GA, Murray J, Velmahos G, Demetriades D. Penetrating thoracoabdominal injuries: ongoing dilemma-which cavity and when? *World J Surg* 26:539-43, 2002.
10. Aun F, Birolini D (eds). *Critical Maneuvers in Trauma Surgery.* Berlin: Springer-Verlag, 1982.
11. Barba CA, Schwab CW, Vicencio-Tovar A, Birolini D — Trauma de Bazo. In: Rodriguez A, Ferrada R. (eds). *Trauma.* Sociedad Panamericana de Trauma, pp. 381-396, 1997.
12. Barone JE, Burns G, Svehlak SA, Tucker JB, Bell T, Korwin S, Atweh N, Donnelly V. Management of blunt splenic trauma in patients older than 55 years. Southern Connecticut Regional Trauma Quality Assurance Committee. *J Trauma* 46:87-90, 1999.
13. Batista Neto J (Ed). *Cirurgia de Urgência.* Rio de Janeiro: Revinter, 1999.
14. Baverstock R, Simons R, Mcloughlin M. Severe blunt renal trauma: a 7-year retrospective review from a provincial trauma center. *Can J Urol* 8:1372-6, 2001.
15. Becker CD, Mentha G, Terrier F. Blunt abdominal trauma in adults: role of CT in the diagnosis and management of visceral injuries. Part 1: liver and spleen. *Eur Radiol* 8:553-62, 1998.
16. Becker CD Mentha G, Schmidlin F, Terrier F. Blunt abdominal trauma in adults: role of CT in the diagnosis and management of visceral injuries. Part 2: gastrointestinal tract and retroperitoneal organs. *Eur Radiol* 8:772-80, 1998.
17. Bernini CO, Branco PD, Birolini D, Poggetti, RS, Aun R. Ferimentos de veia cava inferior: análise de 75 casos. *Rev Ass Med Brasil* 32:84-8, 1986.
18. Birolini D. Laparoscopy in Trauma. In: Maull KI, Rodriguez A, Wiles III CE. (Eds). *Complications in Trauma and Critical Care.* WB Saunders, Philadelphia: pp. 453-62, 1996.
19. Birolini D, Coloma HG, Bevilacqua RG, Branco PD. Fístulas pancreáticas externas pós-traumáticas. *Rev Ass Med Bras* 31:20-24, 1985.
20. Birolini D, Collet Silva FS. Complicações na cirurgia do trauma abdominal, in Maia AC (Ed)
21. Birolini D, Oiveira MR (eds). *Cirurgia do Trauma.* Rio de Janeiro: Atheneu, 1985.
22. Birolini D, Steinman E, Utiyama EM, Arroyo AA. Open pelviperineal trauma. *J Trauma* 30:492-495, 1990.
23. Branco PD, Calache JE. Reoperações na Cirurgia do Trauma Abdominal. In: Birolini D, Oliveira MR (eds). *Cirurgia do Trauma.* Rio de Janeiro: Atheneu, pp. 167-178, 1985.
24. Braco PD, Poggetti RS, Bernini CO. Birolini D. Balão de tamponamento em ferimentos transfixantes de fígado: resultados imediatos. *Rev Hosp Clin Fac Med S Paulo* 43:20-25, 1988.
25. Brundage SI, Jurkovich GJ, Hoyt DB et al. Stapled versus sutured gastrointestinal anastomoses in the trauma patient: a multicenter trial. *J Trauma* 51:1054-61, 2001.
26. Bruscagin V, Coimbra R, Rasslan S, Abrantes WL, Souza HP, Neto G, Dalcin RR, Drumond DA, Ribas JR. Blunt gastric injury. *Injury* 32:761-4, 2001.
27. Buckman RF, Pathak AS, Badellino MM, Bradley KM. Injuries of the inferior vena cava. *Surg Clin North Am* 81:1431-47, 2001.

28. Burch J. Rectum, in Ivatury RR, Cayten CG (eds). *The Textbook of Penetrating Trauma*. Baltimore: Williams & Wilkins pp. 669-679, 1996.

29. Burke AM, Harley HAJ. Traumatic gastric ulceration. *Aust N Z J Surg* 53:379-380, 1983.

30. Carrillo EH, Richardson JD. The current management of hepatic trauma. *Adv Surg* 35:39-59, 2001.

31. Carrillo EH, Wohltmann C, Richardson JD, Polk HC Jr. Evolution in the treatment of complex blunt liver injuries. *Curr Probl Surg*, 38:1-60, 2001.

32. Chacon JP, Leonardi LS, Kobata CM (eds). *Traumatismos Abdominais*. São Paulo: Sarvier, 1982.

33. Cocvanour CS, Moore FA, Ware DN, Marvin RG, Duke JH. Age should not be a consideration for nonoperative management of blunt splenic injury. *J Trauma*, 48:606-10, 2000

34. Cripps NP, Glover MA, Guy RJ. The pathophysiology of primary blast injury and its implications for treatment. Part II: The auditory structures and abdomen. *J M Nav Med Serv* 85:13-24, 1999.

35. Dalla Palma L. What is left of i.v. urography? *Eur Radiol* 11:931-9, 2001.

36. Demetriades D, Chan LS, Velmahos G et al. Triss methodology in trauma: the need for alternatives. *Brit J Surg* 85:379-84, 1998.

37. Demetriades D, Gomez H, Chahwan S et al. Gunshot injuries to the liver: the role of selective nonoperative management. *J Am Coll Surg* 188:343-8, 1999.

38. Demetríades D, Murray JÁ, Chan LS et al. Penetrating colon injuries requiring resection: diversion or primary anastomosis? An AAST prospective multicenter study. *J Trauma* 50:765-75, 2001.

39. Demetríades D, Murray JÁ, Chan LS, et al.. Handsewn versus stapled anastomosis in penetrating colon injuries requiring resection: a multicenter study. *J Trauma* 52:117-21, 2002.

40. Dondelinger RF, Boverie JH, Cornet O. Diagnosis of pancreatic injury: a need to improve performance. *JBR-BTR* 83:160-6, 2000.

41. Dondelinger RF, Trotteur G, Ghaye B, Szapiro D. Traumatic injuries: radiological hemostatic intervention at admission. *Eur Radiol* 12:979-93, 2002.

42. Dreitlein DA, Suner S, Basler J. Genitourinary trauma. *Emerg Med Clin North Am*, 19:569-90, 2001.

43. Durbin DR, Arbogast KB, Moll EK. Seat belt syndrome in children: a case report and review of the literature. *Pediatr Emerg Care*, 17:474-7, 2001.

44. Eddy V, Nunn C, Morris JA Jr. Abdominal compartment syndrome. The Nashville experience. *Surg Clin North Am* 77:801-12, 1997.

45. Fabian TC. Infection in penetrating abdominal trauma: risk factors and preventive antibiotics. *Am Surg* 68:29-35, 2002.

46. Falimirski ME, Provost D. Nonsurgical management of solid abdominal organ injury in patients over 55 years of age. *Am Surg* 66:631-5, 2000.

47. Feliciano, DV. Abdominal Vessels, In: Ivatury RR, Cayten EN CG (eds). *The Textbook of Penetrating Trauma*. Baltimore: Williams & Wilkins, pp. 702-16, 1996.

48. Feliciano DV, Martin TD, Cruse PA, et al.. Management of combined pancreatoduodenal injuries. *Ann Surg* 205:673-679, 1987.

49. Ferrada R, Birolini D. New concepts in the management of patients with penetrating abdominal wounds. *Surg Clin North Am*, 79:1331-56, 1999.

50. Ferrada R, Garcia A. Stomach and small bowel. In: Ivatury, RR, Cayten CG (eds). *Penetrating trauma*. Baltimore, Williams & Wilkins, pp. 598-609, 1996.

51. Fleming WR, Collier NA, Banting SW. Pancreatic Trauma: Universities of Melbourne HPB Group. *Aust N Z J Surg* 69:357-62, 1999.

52. Fontes B, Fotes W; Utiyama EM; Birolini D. The efficacy of loop colostomy for complete fecal diversion. *Dis Col Rect* 31:298-302, 1988.

53. Fontes B, Morimoto RY, Sekine JH, Buischi F, Birolini D. Lavagem peritoneal diagnóstica no trauma abdominal. *Rev Paul Med* 102:104-8, 1984.

54. Freire ECS. Ligadura da artéria hepática para tratamento de rotura de fígado com hemorragia incontrolável. *Folha Médica*, 58:477-509, 1969.

55. Freire ECS (ed.). *Trauma: a doença dos séculos*. São Paulo: Editora Atheneu, 2001.

56. Gaines BA, Ford HR. Abdominal and pelvic trauma in children. *Crit Care Med* 30(11 supp):S416-23, 2002.

57. Godley CD, Warren RL, Sheridan RL, McCabe CJ. Nonoperative management of blunt splenic injury in adults: age over 55 years as a powerful indicator for failure. *J Am Coll Surg* 183:133-9, 1996.

58. Goffette PP, Laterre PF. Traumatic injuries: imaging and intervention in post-traumatic complications (delayed intervention). *Eur Radiol* 12:994-1021, 2002.

59. Grantcharov TP, Rosenberg J. Vertical compared with transverse incisions in abdominal surgery. *Eur J Surg* 167:260-7, 2001.

60. Guillon F, Borie F, Millat B. Spleen trauma. *J Chir (Paris)* 137:205-13, 2000.

61. Hasson JE, Stern D, Moss GS. Penetrating duodenal trauma. *J Trauma* 24:471-474, 1984.

62. Hawkins ML, Wynn JJ, Schmacht DC, Medeiros RS, Gadacz TR. Nonoperative management of liver and/or splenic injuries: effect on resident surgical experience. *Am Surg* 64:552-6, 1998.

63. Hirshberg A, Warren R. Damage control for abdominal trauma. *Surg Clin North Am* 77:813-20, 1997.

64. Hugues TM. The diagnosis of gastrointestinal tract injuries resulting from blunt trauma. *Aust N Z J Surg* 69:770-7, 1999.

65. Ikejiri CI, Machado Mac, Borrelli Jr M, Zamboni W, Poggetti RS, Branco PD, Birolini D. Hérnia diafragmática traumática direita. Relato de caso e revisão de métodos diagnósticos. *Rev Hosp Clin Fac Med S Paulo* 48:35-38, 1993.

66. Ivatury RR, Cayten CG (eds). *The Textbook of Penetrating Trauma*. Baltimore: Williams & Wilkins, 1996.

67. Ivatury RR, Gaudino J; Nallathambi MN, Simon RJ, Kazigo ZJ, Stahl WM. Definitive treatment of colon injuries: a prospective study. *Am Surg* 59:43-49, 1993.

68. Ivatury RR, Nallathamb MN. Colon. In: Ivatury RR, Cayten CG (eds). *The Textbook of Penetrating Trauma*. Baltimore: Williams & Wilkins, pp. 657-668, 1996.

69. Ivatury RR, Nallathambi M, Gaudino J, Rohman M, Stahl WM. Penetrating duodenal injuries. Analysis of 100 consecutive cases. *Ann Surg* 202:153-158, 1985.

70. Ivatury RR, Nassoura ZE, Simon RJ, Rodriguez A. Complex duodenal injuries. *Surg Clin North Am* 76:797-812, 1996.

71. Ivatury RR, Simon RJ, Weksler B, Bayard V, Stahl WM. Laparoscopy in the evaluation of the intrathoracic abdomen after penetrating injury. *J Trauma* 33:101-8, 1992.

72. Johnson JW, Gracias VH, Schwab CW et al. J Evolution in damage control for exsanguinating penetrating abdominal injury. *Trauma* 51:261-9, 2001.

73. Kahn JH. The management of stab wound to the back. *J Emerg Med* 17:497-502, 1999

74. Kashuk JL, Moore EE, Cogbill TH. Management of the intermediate severity duodenal injury. *Surgery* 92:758-764, 1982.

75. Kawahara N, Zantut LF, Poggetti RS, Fontes B, Bernini C, Birolini D. Laparoscopic treatment of gastric and diaphragmatic injury produced by thoracoabdominal stab wound. *J Trauma* 45:613-4, 1998.

76. King H, Shumacker HB. Splenic studies: I. Susceptibility to infection after splenectomy performed in infancy. *Ann Surg* 136:239-242, 1952.

77. Knudson MM, Maull KI. Nonoperative management of solid organ injuries. Past, present and future. *Surg Clin North Am* 79:1357-71, 1999.

78. Krause KR, Howells GA, Bair HA, Glover JL, Madrazo BL, Wasvary HJ, Bendick PJ. Nonoperative management of blunt splenic injury in adults 55 years and older: a twenty-year experience. *Am Surg* 66:636-40, 2000.

79. Kreis Jr DJ, Gomez G (eds.). *Trauma Management*. Boston: Little, Brown, 1989.

80. Levison MA, PetersonRS, Sheldon GF, Trunkey DD. Duodenal trauma. Experience of a Trauma Center. *J Trauma* 24:475-80, 1984.

81. Levy RD; Strauss P, Aladgem D, Degiannis E; Boffard KD, Saadia R. Extraperitoneal rectal gunshot injuries. *J Trauma* 38:273-277, 1995.

82. Lowe RJ, Saletta JD, Moss GS. Pancreatoduodenectomy for penetrating pancreatic trauma. *J Trauma* 17:732-41, 1977.

83. Machado MAC, Volpe P, Souza JR AL, Poggetti RS, Branco PD, Birolini D. Lesões traumáticas do pâncreas: análise de 65 casos. *Rev Hosp Clin Fac Med S Paulo*, 49:238-242, 1994.

84. Malhotra AK, Fabian TC, Croce MA, et al.. Blunt hepatic injury: a paradigm shift from operative to nonoperative management in the 1990s. *Ann Surg*, 231:804-13, 2000.

85. Marr JD, Krige JE, Terblanche J. Analysis of 153 gunshot wounds of the liver. *Br J Surg* 87:1030-4, 2000.

86. Martin TD, Feliciano DV, Mattox KL, Jordan JR GL. Severe duodenal injuries. Treatment with pyloric exclusion and gastrojejunostomy. *Arch Surg* 118:631-635, 1983.

87. Mattox KL. Introduction, background, and future projections of damage control surgery. *Surg Clin North Am* 77:753-9, 1997.

88. Mattox KL, Moore EE, Feliciano DV (eds). *Trauma*. Appleton & Lange, 1988.

89. Maull KI, Rodriguez A, Wiles III CE (eds). *Complications in Trauma and Critical Care*. Philadelphia: WB Saunders, 1996.

90. McGahan JP, Richards J, Gillen M. The focused abdominal sonography for trauma scan: pearls and pitfalls. *J Ultrasound Med*, 21:789-8000, 2002.

91. McGahan JP, Wang L, Richards J. from the RSNA refresher courses: focused abdominal US for trauma. *Radiographics* 21:s191-9, 2001.

92. Melangoni MA, Cue JI, Fallat ME, Willing SJ, Richardson JD. Evaluation of splenic injury by computed tomography and its impact on treatment. *Ann Surg* 211:592-7, 1990.

93. Meng MV, Brandes SB, McAninch JW. Renal trauma: indications for surgical exploration. *World J Urol* 17:71-7, 1999.

94. Mercer S, Legrand L, Stringel G, Soucy P. Delay in diagnosing gastrointestinal injury after blunt abdominal trauma in children. *Can J Surg* 28:138-140, 1985.

95. Mirvis SE, Whitley NO, Vainwright Jr et al. Blunt hepatic trauma in adults: CT-based classification and correlation with prognosis and treatment. *Radiology* 171:27-32, 1989.

96. Mirvis SE, Whitley NO, GENS DR. Blunt splenic trauma in adults: CT-based classification and correlation with prognosis and treatment. *Radiology* 171:33-9, 1989.

97. Moore EE, Burch JM, Franciose RJ, Offner PJ, Biffl WL. Staged physiologic restoration and damage control surgery. *World J Surg* 22:1184-90, 1998.

98. Moore EE, Cogbill TH, Jurkovitch GJ et al. Organ injury scaling III: chest wall, abdominal vascular, ureter, bladder and urethra. *J Trauma* 33:337-9, 1992.

99. Moore EE, Cogbill TH, Jurkovitch GJ, Shackford SR, Malangoni MA, Champion HR. Organ injury scaling: spleen and liver (1994 revision). *J Trauma* 38:323-4, 1995.

100. Moore EE, Cogbill TH, Malangoni MA et al. Organ injury scaling, II: Pancreas, duodenum, small bowel, colon, and rectum. *J. Trauma* 30:1427-1429, 1990.

101. Moore EE, Dunn EL, Moore JB, Thompson JS. Penetrating abdominal trauma index. *J Trauma* 21:439-445, 1981.

102. Moore EE, Shackford SR, Pachgter HL et al. Organ injury scaling, I: Spleen, Liver and Kidney. *J Trauma* 29:1664-1666, 1989.

103. Morales CH, Villegas MI, Angel W, Vasquez JJ. Value of digital exploration for diagnosing injuries to the left side of the diaphragm caused by stab wounds. *Arch Surg* 136:1131-5, 2001.

104. Morimoto RY, Birolini D, Junqueira Jr AR, Poggetti R, Horita LT. Balloon tamponade for transfixing lesions of the liver. *Surg. Ginec. Obstet* 164:87-88, 1987.

105. Murray JA, Demetriades D, Colson M, et al.. Colonic resection in trauma: colostomy versus anastomosis. *J Trauma* 46:250-4, 1999.

106. Nassoura ZE, Ivatury RR, Simon RJ, Kihtir T, Stahl WM. A prospective reappraisal of primary repair of penetrating duodenal injuries. *Am Surg* 60:35-39, 1994.

107. Nau T, Seitz H, Mousavi M, Vecsei V. The diagnostic dilemma of traumatic rupture of the diaphragm. *Surg Endosc* 15:992-6, 2001.

108. Nelson R, Singer M. Primary repair for penetrating colon injuries. *Cochrane Database Syst Rev* 3:CD002247, 2002.

109. Neugebauer H, Wallenboeck E, Hungerford M. Seventy cases of injuries of the small intestine caused by blunt abdominal trauma: a retrospective study from 1970 to 1994. *J Trauma* 46:116-21, 1999.

110. Nishimaki H, Takigawa M, Sohma K, Ohwada T, Matsubayashi T. Progress in interventional radiology (IVR) in emergency medicine. *Nippon Geka Gakkai Zasshi* 100:435-42, 1999.

111. Novelline RA, Rhea JT, Bell T. Helical CT of abdominal trauma. *Radiol, Clin North Am* 37:591-612, 1999.

112. Ochsner MG. Factors of failure for nonoperative management of blunt liver and splenic injuries. *World J Surg* 25:1393-6, 2001.

113. Ohki T, Veith FJ, Marin ML, Cynamon J, Sanchez LA. Endovascular approaches for traumatic arterial lesions. *Semin Vasc Surg* 10:272-85, 1997.

114. Oreskovich MR, Carrico CJ. Pancreaticoduodenectomy for trauma: a viable option. *Am J Surg* 147:618-623, 1984.

115. Pachter HL, Nicastro JM. Hepatic Trauma. In: Maull KI, Rodriguez A, Wiles III CE (eds). *Complications in Trauma and Critical Care*. Philadelphia: WB Saunders pp. 403-14, 1996.

116. Payravi H, Mortaz SS, Fazeli. Surgical treatment result of Iranian abdominal trauma casualties in the Iran and Iraq war. *Mil Med* 166:952-4, 2001.

117. Pepe PE, Mosesso VN Jr, Falk JL. Prehospital fluid resuscitation of the patient with major trauma. *Prehosp Emerg Care* 6:81-91, 2002.

118. Porter JM, Ivatury RR, Islam SZ, Vinzons A, Stahl WM. Inferior vena cava injuries: noninvasive follow-up of venorrhaphy. *J Trauma* 42:917-918, 1997.

119. Powell M, Courcoulas A, Gardner M, et al.. Management of blunt splenic trauma: significant differences between adults and children. *Surgery* 122:546-60, 1997.

120. Rance CH, Singh SJ, Kimble R. Blunt abdominal trauma in children. *J Pediatr Child Health* 36:2-6, 2000.

121. Rasslan S (ed). *Afecções Cirúrgicas de Urgência*. São Paulo: Panamed, 1985.

122. Roberts LH, Kim D, Hoyt DB, Barret J, Ferrada R. Trauma de colon, recto y ano. In: Rodriguez A, Ferrada R (eds). *Trauma*. Sociedad Panamericana de Trauma pp. 397-410, 1997.

123. Rodriguez A, Ferrada R (eds). *Trauma*. Sociedad Panamericana de Trauma, 1997.

124. Rothrock SG, Green SM, Morgan R. Abdominal trauma in infants and children: prompt identification and early management of serious life-threatening injuries. Part I: injury patterns and initial assessment. *Pediatr Emerg Care* 16:106-15, 2000.

125. Rothrock SG, Green SM, Morgan R. Abdominal trauma in infants and children: prompt identification and early management of serious life-threatening injuries. Part II: specific injuries and ED management. *Pediatr Emerg Care* 16:189-95, 2000.

126. Rotondo MF, Zonies DH. The damage control sequence and underlying logic. *Surg Clin North Am*, 1997; 77:761-77

127. Rozycki GS, Newman PG. Surgeon-performed ultrasound for the assessment of abdominal injuries. *Adv Surg* 33:243-59, 1999.

128. Ruess L, Sivit CJ, Eichelberger MR, Taylor GA, Bond SJ. Blunt hepatic and splenic trauma in children: correlation of a CT injury severity scale with clinical outcome. *Pediatr Radiol* 25:321-5, 1995.

129. Sackier JM. Emergency laparoscopy. *In*: Scott-Conner CEH. *The SAGES Manual. Fundamentals of laparoscopy and GI endoscopy*. New York, Springer, pp. 109-114, 1999.

130. Sallum EA, Mori ND, Ferreina Novo FC, Poggetti RS, Branco PD, Birolini D. Ferimentos gástricos: estudo de 85 casos. *Rev Hosp Clin Fac Med S Paulo* 48:119-122, 1993.

131. Scalea TM, Henry SM. Missed Injuries, *In*: Ivatury RR, Cayten CG (eds). *The Textbook of Penetrating Trauma*. Baltimore: Williams & Wilkins, pp. 726-40, 1996.

132. Scalea TM, Phillips TF, Goldstein AS, Sclafani SJ, Duncan AO, Atweh NA, Shaftan GW — Injuries missed at operation: Nemesis of the trauma surgeon. *J Trauma* 28:962-7, 1988.

133. Shackleton KL, Stewart ET, Taylor AJ. Traumatic diaphragmatic injuries: spectrum of radiographic findings. *Radiographics* 18:49-59, 1998.

134. Shanmuganathan K, Killeen K, Mirvis SE, White CS. Imaging of diaphragmatic injuries. *J Thorac Imaging* 15:104-11, 2000.

135. Shanmuganathan K, Mirvis SE, Boyd-Kranis R, Takada T, Scalea TM. Nonsurgical management of blunt splenic injury: use of CT criteria to select patients for splenic Arteriography and potential endovascular therapy. *Radiology* 217:75-82, 2000.

136. Shilyansky J, Sea LM, Kreller M, Chaip P, Babyn PS, Filler RM, Pearl RH. Nonoperative management of pancreatic injuries in children. *J Pediatr Surg* 33:343-9, 1988.

137. Shorr RM, Greaney GC, Donovan AJ. Injuries to the duodenum. *Am J Surg* 154:93-8, 1987.

138. Silva AL (ed). *Cirurgia de Urgência*. Rio de Janeiro: Medsi, 1985.

139. Silva AL, Petroianu A, Legatti JB. Complicações em cirurgia de urgência, In: Rasslan S (ed). *Afecções Cirúrgicas de Urgência*. São Paulo: Panamed pp. 393-406, 1985.

140. Smith RS. Cavitary endoscopy in trauma: 2001. *Scand J Surg* 91:67-71, 2002.

141. Snyder WH 3rd; Weigelt JA, Watkins WL, Bretz DS. The surgical management of duodenal trauma. Precepts based on a review of 247 cases. *Arch Surg* 115:422-9, 1980.

142. Starnes S, Klein P, Magagna L, Pomerantz R. Computed tomography grading is useful in the selection of patients for nonoperative management of blunt injury to the spleen. *Am Surg* 64:743-8, 1998.

143. Steinman E, Arroyo ALF, Utiyama EM, Bevilacqua RG, Birolini D. Lesões pelviperineais complexas: sistematização do tratamento. *Rev Ass Med Brasil* 35:53-56, 1989.

144. Steinman E, Utiyama EM, Bevilacqua RG, Birolini D, Oliveira MR. Traumatismos duodenais. *Rev Hosp Clín Fac Med S Paulo* 42:8-14, 1987.

145. Steinman E, Utiyama EM, Fujita OT, Bevilacqua RG, Branco PD, Birolini D. Ferimentos pancreáticos. *Rev Col Bras Cir* 19:126-132, 1992.

146. Steinman E, Utiyama EM, MARTINI AC, Poggetti RS, Birolini D. Lesão traumática de veia porta. *Rev Col Bras Cir* 6:234-238, 1989.

147. Steinman E, Utiyama EM, Pires PW, Birolini D. Traumatic wounds of the esophagus. *Rev Hosp Clin Fac Med Sao Paulo* 45:127-31, 1990.

148. Steinman M, Steinman E, Cunha JC, Branco PD, Bevilacqua RG, Birolini D. Ferimentos traumáticos do reto. *Arq Gastroenterol* 27:120-125, 1990.

149. Steinman M, Steinman E, Martini AC, Pogetti RS, Branco PD, Birolini D. Traumatic rupture of the diaphragm: study of 35 cases. *Rev Hosp Clin Fac Med São Paulo* 48:82-6, 1993.

150. Stengel D, Bauwens K, Sehouli J et al. Systematic review and meta-analysis of emergency untrasonography for blunt abdominal trauma. *Br J Surg* 88:901-12, 2001.

151. Stone HH, Fabian TC. Management of duodenal wounds. *J Trauma* 19:334-339, 1979.

152. Stone HH; Fabian TC; Turklesor ML. Wounds of the portal venous system. *World J Surg* 6:3335-41, 1982.

153. Sutyak JP, Chiu WC, d'Amelio LF, Amorosa JK, Hammond JS. Computed tomography is inaccurate in estimating the severity of adult splenic injury. *J Trauma* 39:514-8, 1995.

154. Tsugawa K, Koyanagi N, Hashizume M et al. New Insight for management of blunt splenic trauma: significant differences between young and elderly. *Hepatogastroenterology* 49:1144-9, 2002.

155. Vaccaro JP, Brody JM. CT cystography in the evaluation of major bladder trauma. *Radiographics* 20:1373-81, 2000.

156. Vasquez JC, Coimbra R, Hoyt D3, Fortlage D. Management of penetrating pancreatic trauma an 11-year experience of a level-1 trauma center. *Injury* 32:753-9, 2001.

157. Walt AJ. The mythology of hepatic trauma. *Am J Surg* 135:12-18, 1978.

158. Wendell AG, Aldrete JS. Hematoma retroperitoneal. In: Rodriguez A, Ferrada R (Eds.) *Trauma*. Sociedad Panamericana de Trauma pp. 427-434, 1997.

159. Wong YC, Wang LJ, Fang JF, Chen CJ, Lin BC, Chen RJ. Perisplenic extravasation of contrast medium on enhanced helical computed tomography: a reliable indicator for early surgical management in blunt splenic injuries. *Chang Gung Med J* 25:382-7, 2002.

160. Yoganandan N, Pintar FA, Maltese MR. Biomechanics of abdominal injuries. *Crit Rev Biomed Eng* 29:173-246, 2001.

161. Zantut LF, Ivatury RR, Smith RS et al. Diagnostic and therapeutic laparoscopy for penetrating abdominal trauma: a multicenter experience. *J Trauma* 42:825-9, 1997; discussion 829-31.

162. Zantut LFC, Machado MAC, Volpe P, Poggetti RS, Birolini D. Bilateral diaphragmatic injury diagnosed by laparoscopy. *Rev Paul Med* 111:430-432, 1993.

163. Zantut LFC, Machado MAC, Volpe P, Poggetti RS, Birolini D. Lesões traumáticas de vesícula e trato biliar extra-hepático: análise de 45 casos. *Rev Ass Med Brasil* 41:53-9, 1995.

164. Zantut LF, Machado MA, Volpe P, Poggetti RS, Birolini D. Extrahepatic bile ducts injury: a report on 14 cases. *Rev Paul Med* 14:1309-11, 1996.

165. Zantut LF, Rodrigues Jr AJ, Birolini D. Laparoscopy as a diagnostic tool in the evaluation of trauma. *Panam J Trauma* 2:6-11, 1990.

12

CAPÍTULO

Fístulas Digestivas

FÍSTULAS DIGESTIVAS

Antonio Carlos Ligocki Campos
Michael M. Meguid
Isac Jorge Filho
José Antonio Carrasco Rojas

Fístula digestiva é definida como sendo uma comunicação anormal entre dois órgãos internos ou entre um órgão interno e a superfície corporal, na maioria das vezes unindo duas superfícies epiteliais[40]. O termo é derivado do latim *fistula*, que significa cachimbo ou flauta, presumivelmente devido à sua forma de canal longo e estreito que une duas estruturas normalmente não relacionadas[110]. As fístulas podem ser ainda classificadas em congênitas ou adquiridas, internas ou externas, únicas ou múltiplas, espontâneas, traumáticas ou pós-operatórias. Em um serviço de cirurgia geral ou cirurgia digestiva, de 75 a 85% das fístulas são pós-operatórias. Elas são relativamente freqüentes, pois ocorrem em 3,5% a 37% das cirurgias abdominais eletivas[49]. Aparentemente o número de pacientes que desenvolvem fístulas digestivas não tem se reduzido de maneira significativa nas últimas décadas[43].

A ocorrência de uma fístula digestiva após cirurgia abdominal ou trauma está associada a aumento acentuado do tempo de internação, necessidade de uma ou mais reoperações, aumento do sofrimento do paciente e do risco de complicações e óbito e importante aumento dos custos[25]. Enquanto a mortalidade para a maioria dos procedimentos cirúrgicos eletivos, hoje se encontra abaixo de 2%, em pacientes com fístula digestiva a mortalidade varia de 6,25 a 48%[15]. O manejo adequado de uma fístula digestiva depende de abordagem multidisciplinar seguindo plano de tratamento organizado. O grupo multidisciplinar deve incluir o cirurgião, radiologista, endoscopista, além de enfermeira especializada no manejo de estomas, fisioterapeuta, psicólogo e equipe com experiência em suporte nutricional. O plano terapêutico organizado inclui a definição de prioridades seguindo uma ordem cronológica adequada e adaptada às condições do paciente. Um resumo do plano terapêutico geral a ser seguido encontra-se representado na Fig. 12.1.

O reconhecimento precoce de uma fístula digestiva é essencial para que se possa dar início imediatamente ao tratamento e assegurar melhores condições para o fechamento espontâneo. Entretanto, existe tendência natural do cirurgião em evitar reconhecer a sua complicação cirúrgica, retardando com isso o diagnóstico e o tratamento, o que, freqüentemente, leva a quadros graves de sepse, desnutrição e óbito[16]. Por outro lado, a conduta oposta, com intervenção cirúrgica precoce e intempestiva, pode resultar em nova fístula e em agravamento das condições gerais do paciente, com aparecimento de distúrbios hidro e eletrolíticos, lesões de pele pelo contato das secreções digestivas e acúmulo de secreções intra-abdominais, com desencadeamento de sepse grave[71]. Em ambos os casos, o resultado é a deterioração progressiva do estado geral e nutricional do paciente. Portanto, qualquer modificação na evolução pós-operatória em um paciente portador de anastomose digestiva, ou na quantidade e aspecto das drenagens abdominais, deve levantar a suspeita de que uma fístula digestiva possa estar ocorrendo. A presença de líquido com coloração biliosa nos locais de drenagem é bastante indicativa de fístula anastomótica. Nas fístulas digestivas altas, a administração de azul-de-metileno por via oral permite a confirmação da existência de fístula à beira de leito. Confirmado o diagnóstico, a abordagem terapêutica deve seguir um plano cuidadoso, que inclui controle da infecção, terapia nutricional adequada e indicação cirúrgica precisa. É evidente que esses procedimentos são dinâmicos e freqüentemente simultâneos. Entretanto, para efeitos didáticos, eles serão abordados de maneira seqüencial.

FÍSTULAS DIGESTIVAS

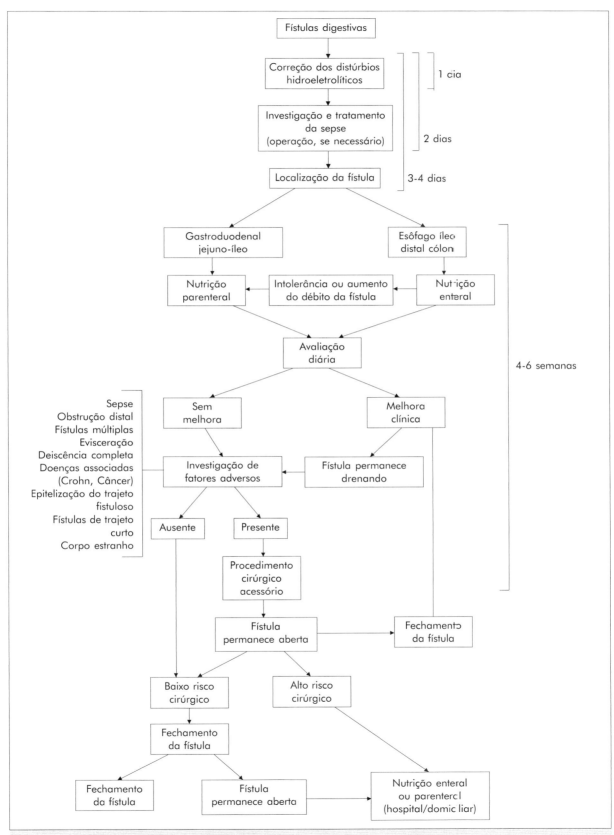

Fig. 12.1 — *Suporte nutricional nas fístulas digestivas.*

AVALIAÇÃO INICIAL

A história clínica detalhada será fundamental nos pacientes encaminhados de outros serviços. Tais pacientes costumam chegar ao hospital de referência sem descrição detalhada do(s) procedimento(s) cirúrgico(s) prévio(s). Nesses casos é importante contactar o médico que os assistiu, conhecer a doença de base, operações prévias, medicações utilizadas, em particular antibióticos, e exames complementares já realizados. Além da avaliação clínica e do exame físico detalhado, é essencial realizar uma avaliação nutricional detalhada, conforme descrito no Capítulo 4. A avaliação nutricional deverá ser repetida semanalmente para que se possa determinar as necessidades nutricionais do paciente e a resposta à terapia nutricional.

Freqüentemente, a drenagem de uma fístula digestiva alta ultrapassa os 500 ml/24 horas, e pode chegar a 2-3 litros por dia. No passado, essas perdas hidroeletrolíticas eram causa freqüente de mortalidade. Distúrbios hidroeletrolíticos estavam presentes em 23 pacientes na série de Edmunds et al. de 1946-1959, e 18 desses pacientes foram a óbito (78% de mortalidade)[40]. Atualmente, com os progressos alcançados no manejo de pacientes graves com relação ao equilíbrio hidroeletrolítico e ácido-básico, mediante mensuração e dosagens cuidadosas dos eletrólitos nos líquidos de drenagens das fístulas, houve redução da mortalidade. No estudo de Soeters et al. comparando pacientes tratados no mesmo hospital nos períodos de 1960-1969 e 1970-1975, a incidência de distúrbios hidroeletrolíticos diminuiu de 45 para 27%, respectivamente[98]. No período de 1960-69, esses distúrbios ocorreram em 86% dos pacientes com drenagem pela fístula superior a 500 ml/dia, mas apenas em 7,1% dos pacientes com débito inferior a 200 ml/dia. A mortalidade foi de 25 e 10,7%, respectivamente. No período mais recente do estudo, por outro lado, nenhum paciente morreu em conseqüência de distúrbios hidroeletrolíticos. Da mesma forma, em estudos mais recentes, não foi relatada nenhuma mortalidade por distúrbios hidroeletrolíticos[79,90,92,96,100]. A monitorização hidroeletrolítica e ácido-básica tanto plasmática como dos líquidos de drenagem, é fundamental para evitar complicações, especialmente nas primeiras 48 horas, período no qual o paciente encontra-se mais instável.

CONTROLE DA FÍSTULA

O controle da fístula é um passo importante nesses pacientes porque as secreções digestivas são ricas em enzimas e bactérias, as quais podem causar abscessos intra-abdominais e lesões de pele. O exame digital ou instrumental cuidadoso do trajeto da fístula à beira de leito muitas vezes é suficiente para assegurar drenagem adequada da fístula, evitando a formação de abscessos intra-abdominais. Abscessos adjacentes à fístula devem ser drenados imediatamente, para evitar coleções[31]. Em fístulas crônicas, deve-se evitar a tendência natural da pele de cicatrizar antes do fechamento do lado visceral da fístula, o que favorece a formação de coleções intra-abdominais.

PROTEÇÃO DA PELE

Aspiração contínua é muito útil nos primeiros dias para assegurar drenagem adequada e proteção da pele até que se forme um trajeto fibroso. Quando o trajeto está formado, em geral após o 7º dia de fístula, o dreno de aspiração pode ser substituído por tubos de aspiração progressivamente menos calibrosos até retirá-los completamente, pois a permanência do tubo impede a cicatrização por funcionar como corpo estranho[29]. Quando a pele em torno do orifício de saída da fístula está seca e íntegra pode-se adaptar bolsa de colostomia, a qual evita o contato direto entre o conteúdo da fístula e a pele.

Em alguns pacientes, em particular aqueles transferidos de locais com menos experiência no manejo dessas condições, a pele já se encontra bastante macerada, tornando impossível a colocação de bolsas de colostomia. Nesses casos, a aspiração contínua é bastante efetiva em promover cicatrização da pele em torno da fístula. A pasta de Karaya é efetiva em proteger a pele[69].

Uma situação especial é aquela na qual a fístula drena pela incisão cirúrgica. A proteção da pele é bastante difícil, nessas condições, pela dificuldade em aplicar bolsas coletoras, e freqüentemente ocorre infecção da ferida, deiscência e evisceração. Levy et al. baseados em sua larga experiência com fístulas em incisões cirúrgicas, desenvolveram maneiras engenhosas de promover aspiração adequada e proteção efetiva da pele em tais circunstâncias[69]. Outra forma de controlar esses pacientes é com a manutenção de aspiração e de vácuo contínuo, o que pode inclusive colaborar para o fechamento da fístula. Em um estudo recente a aplicação do sistema a vácuo permitiu a melhoria das escoriações da pele e o fechamento da fístula em dois de três portadores de fístulas de difícil controle por outros métodos[33].

CONTROLE DO DÉBITO DA FÍSTULA

O débito das fístulas em 24 horas deve ser cuidadosamente monitorizado, pois as fístulas de alto débito apresentam maior morbimortalidade do que as de baixo débito[32]. No entanto, não existe na literatura consenso quanto à definição de fístulas de alto e baixo débitos. Alguns estudos consideram o limite de 500 ml/24 horas[36,79,90], enquanto outros utilizam o limite de 200 ml/24 horas[32,85,88,91,100]. Muitos estudos não definem alto e baixo débitos[2,65,74,92]. Sitges-Serra et al. utilizaram o limite de 1.000 ml/48 horas, devido à variabilidade do débito[96]. A variabilidade na definição do débito torna mais difícil a comparação dos vários estudos.

A redução do débito de uma fístula digestiva é um dos objetivos do tratamento desses pacientes, porque resulta em diminuição das perdas hidroeletrolíticas e nutricionais, permite melhorar as condições da pele e promove melhores condições para o fechamento da fístula[5]. Em pacientes que vão necessitar de cirurgia, a redução do débito permite melhorar as condições locais.

Alguns estudos relataram diminuição do débito da fístula com o início da nutrição parenteral[65,88,96]. Pederzoli et al. relataram 39,4% de redução com a nutrição parenteral[85]. Aguirre et al. relataram diminuição significativa do débito em 31,5% dos pacientes[2]. MacFadyen et al. relataram 50% de redução após o início da nutrição parenteral, apesar de 17 das 78 fístulas relatadas serem internas, tornando difícil tal avaliação[74]. Em cães, Hamilton et al. relataram 50,5% de redução do débito de secreções duodenais, além de redução significativa do conteúdo de bilirrubinas, amilase e proteínas com a nutrição parenteral[53].

Recentemente, alguns autores avaliaram se alguns hormônios digestivos isoladamente ou com nutrição parenteral poderiam reduzir o débito de fístulas digestivas, como a somatostatina. Esse hormônio é capaz de inibir as secreções exócrinas e hormonais do trato gastrintestinal provavelmente por produzir acentuada redução do fluxo esplâncnico e por suprimir a liberação basal e estimulada de diversos hormônios gastrintestinais[37,47,54,67]. Di Costanzo et al. trataram 37 pacientes com fístulas gastrointestinais externas com nutrição parenteral associada à somatostatina[36]. Dos 37 casos tratados, 23 eram fístulas de alto débito. Os autores não observaram redução do débito com apenas nutrição parenteral. Entretanto, com a infusão concomitante de somatostatina ocorreu redução de 60,6% do débito após o primeiro dia de tratamento, chegando a 78% após o segundo dia. Não houve diferença da resposta à somatostatina de acordo com a localização das fístulas. Houve correlação significativa entre a redução do débito e o fechamento: quanto maior a redução, mais rápido o fechamento.

No estudo de Pederzoli et al. incluindo 45 pacientes com fístulas pancreáticas de alto débito (>200 ml/dia), a adição de somatostatina à nutrição parenteral resultou em redução de 82,3% do débito apenas em 24 horas de tratamento, e o fechamento médio ocorreu em 12 dias[85]. Apenas com nutrição parenteral, o fechamento foi observado somente após 61 dias. A adição de calcitonina ou de glucagon não modificou a resposta à nutrição parenteral apenas.

Estudos mais recentes têm relatado o uso de um análogo sintético da somatostatina denominado octreotide. As vantagens do octreotide sobre a somatostatina incluem a sua vida média mais longa e possibilidade de uso subcutâneo, 2 a 3 vezes ao dia. Possui acentuada ação inibitória sobre as secreções digestivas, em geral, e gastropancreáticas, em particular. Poucos efeitos colaterais têm sido relatados, em geral diarréia e dor abdominal leves. A redução do débito da fístula com o uso do octreotide reduziria as perdas hidroeletrolíticas e de nutrientes, além de permitir melhores cuidados locais por reduzir a ação corrosiva das secreções digestivas na pele[12,57,93,102].

Martineau et al., em 1996, revisaram o uso do octreotide no manejo de pacientes portadores de fístulas digestivas avaliando quatro estudos prospectivos e randomizados e oito publicações com relatos de resultados do uso do octreotide[77]. A conclusão dos autores foi que o uso de octreotide reduz de maneira significativa o débito das fístulas, porém não é capaz de aumentar o índice de fechamento espontâneo das fístulas digestivas. Alvarez et al. chegaram a conclusões similares ao analisarem um grupo de 60 pacientes com fístulsa digestivas tratados em um período de 4 anos[4].

Recentemente, Li-Ling e Irving realizaram revisão sistemática da literatura avaliando o emprego do octreotide em fístulas digestivas, em particular pancreáticas[72]. Além dos 4 estudos prospectivos e randomizados analisados por Martineau et al., os autores identificaram seis outros trabalhos. A análise desses trabalhos demonstrou redução do débito da fístula na maioria deles. Apesar de os trabalhos relatarem tendência a redução significativa do tempo de fechamento das fístulas, a porcentagem total de fechamento das fístulas com tratamento espontâneo não aumentou com o uso do octreotide. Os autores concluem que o octreotide pode reduzir o débito das fístulas, porém não parece aumentar a porcentagem total de fechamento das fístulas. Outros fatores, tais como a natureza da doença de base e o estado nutricional do paciente, são provavelmente mais importantes do que o uso isolado do octreotide. Os autores também ressaltam a baixa qualidade dos trabalhos, a grande heterogeneidade dos pacientes e a necessidade de realizar grandes estudos prospectivos e multicêntricos para se chegar a conclusões definitivas sobre a validade do uso do octreotide no manejo de fístulas digestivas.

Reber et al. relataram redução do débito de fístulas gástricas e duodenais com cimetidine[88]. A média do débito reduziu de 1.500-2.500 ml/dia para 300-800 ml/dia, resultando em maior facilidade no manuseio dos pacientes. Atualmente, tem-se preconizado o uso de inibidores de bomba de próton associada à nutrição parenteral[38].

Também foi observada redução do débito de fístulas digestivas com o uso de dietas enterais quimicamente definidas. Voitk et al. relataram redução do débito para menos de 500 ml/dia poucos dias após o início do tratamento[105]. A drenagem diminuiu em pacientes com fístulas pancreáticas ou intestinais distais (após 130 cm do ângulo de Treitz). Fístulas proximais apresentaram aumento do débito com a introdução de dietas enterais. Os autores também observaram diminuição do odor e do efeito corrosivo da drenagem da fístula com a introdução da dieta enteral.

Levy et al. avaliaram o efeito da reinstilação do suco entérico sobre as secreções digestivas altas em 30 pacientes com fístulas externas ou estomias altas temporárias[70]. Todos os pacientes estavam recebendo NPT durante os cinco dias do estudo, e cada paciente serviu como seu próprio controle. Houve redução significativa do débito da fístula/enterostomia com a infusão dos sucos digestivos, sendo de aproximadamente 30% nas fístulas de intestino delgado e de 18,2% nas fístulas de cólon direito. O assunto foi recentemente reavaliado por Bisset[9].

ESTUDO ANATÔMICO

A determinação precisa da localização da fístula é um aspecto importante para orientar o tratamento e determinar o prognóstico. A dosagem da amilase ou das bilirrubinas pode, ocasionalmente, indicar a origem da fístula, mas são os estudos radiológicos e endoscópicos que vão determinar a localização precisa da origem da fístula.

Os estudos radiológicos devem ser realizados assim que o paciente tenha condição geral estável e que possa suportar uma sessão de estudos radiológicos. Em geral, o estudo é feito após o 5º-7º dia do início da fístula. O material de contraste deve ser iodado (Gastrografina ou Hipaque), sendo injetado diretamente no orifício fistuloso. Todos os orifícios identificados devem ser explorados. O cirurgião deve estar presente, juntamente com o radiologista, no momento do exame, para interpretação mais adequada deste.

Aguirre et al. resumiram os objetivos dos estudos radiológicos da seguinte maneira: (1) identificação do local da fístula; (2) avaliar se há continuidade do intestino; (3) avaliar se há obstrução distal; (4) avaliar o estado do intestino adjacente à fístula, para afastar a possibilidade de doença remanescente; (5) afastar a possibilidade de abscesso ou outras coleções adjacentes à fístula, ou mesmo a distância[2]. Seriografia digestiva alta, trânsito intestinal ou enema baritado podem auxiliar a delinear com mais detalhes o trato gastrintestinal e o trajeto fistuloso.

Com base nesses achados, será possível avaliar se a fístula tem tendência a fechamento espontâneo ou não. A presença de abscesso intra-abdominal, corpo estranho, fístula de trajeto curto, falta de continuidade intestinal, obstrução intestinal distal à fístula, fístula exteriorizando-se em uma evisceração ou doença residual (câncer, doença inflamatória intestinal, enterite actínica) são condições que podem interferir no fechamento espontâneo da fístula. Esses aspectos estão listados na Tabela 12.1. Nessas condições, é provável que a cirurgia seja necessária para a correção da fístula. Endoscopia digestiva alta, colonoscopia, e eventualmente, cistoscopia podem ser úteis na avaliação dos pacientes com fístulas digestivas. A colonoscopia pode ser particularmente útil nas fístulas colônicas associadas à doença de Crohn, por permitir dilatar estenoses e avaliar a presença de doença residual ou de câncer associado[89]. Na doença de Crohn complicada com fístula enterovesical, a cistoscopia pode ser especialmente útil na identificação do trajeto fistuloso e para avaliar a patência e a localização dos óstios ureterais[51].

Recentemente, Wong et al. relataram sua experiência com o uso de fistuloscopia terapêutica no manejo adjuvante de fístulas digestivas altas[114]. Foram relatados 9 pacientes, os quais foram investigados com o uso de

---

Tabela 12.1
Fatores Locais que Impedem ou Dificultam o Fechamento Espontâneo das Fístulas Digestivas

- Presença de abscesso intra-abdominal adjacente à fístula
- Presença de corpo estranho
- Fístula de trajeto curto
- Fístula labiada
- Falta de continuidade intestinal
- Obstrução intestinal distal à fístula
- Fístula exteriorizando-se em evisceração
- Doença residual (câncer, doença inflamatória intestinal, enterite actínica)

Adaptado de Campos et al., A multivariate model to determine prognostic factors in gastrointestinal fistulas. J Am Coll Surg, 1999; 188:483-490.

---

coledoscópio guiado por fluoroscopia pelo trajeto fistuloso. A maioria eram fístulas do coto duodenal ou de anastomose gastrojejunal, após gastrectomias. Os procedimentos terapêuticos realizados incluíram desbridamento, irrigação e aplicação de cola de fibrina ou gelatina. Os pacientes foram submetidos a 1-4 sessões de fistuloscopia, e o fechamento da fístula foi obtido em todos os pacientes. Não foram observadas complicações relacionadas ao procedimento. Similarmente, Rabago et al. relataram alto índice de sucesso com a aplicação endoscópica de cola de fibrina em um grupo de 15 pacientes portadores de fístulas digestivas[87]. A maioria das fístulas era de baixo débito. A aplicação da cola foi feita por via endoscópica, após a localização endoscópica do orifício fistuloso. O índice de fechamento das fístulas foi de 87%; dentre as fístulas de alto débito, foi de 55%. Os autores recomendam que o método deveria ser tentado nas fístulas digestivas que permanecem drenando por mais de 14 dias sempre que o orifício interno for acessível por endoscopia. Lamont et al. também obtiveram sucesso no tratamento de 4 pacientes portadores de fístulas colorretais com o uso de selantes de fibrina[68]. Os autores destacam a importância da associação da endoscopia com a fluoroscopia para a correta aplicação do selante.

CONTROLE DA INFECÇÃO

Os avanços obtidos no monitoramento do paciente com fístula digestiva, a correção dos desequilíbrios hidro e eletrolíticos e a correção da desnutrição com a nutrição parenteral diminuíram em muito a mortalidade das fístulas digestivas. A principal causa de óbito desses paciente atualmente é a sepse descontrolada[98]. No estudo de Reber et al., 81% dos pacientes com fístulas di-

FISTULAS DIGESTIVAS

gestivas apresentavam infecção, e nos casos de sepse descontrolada, a mortalidade foi de 85%[88]. Em contraste, nos pacientes nos quais foi possível controlar a sepse a mortalidade foi de 8%.

Antibióticos

O tratamento da sepse relacionada à fístula digestiva em geral inclui a drenagem de coleções abdominais e o uso apropriado de antibióticos. Apesar de serem freqüentemente utilizados nesses pacientes, suas indicações não estão claramente definidas na literatura. De acordo com a experiência de um grande hospital americano com fístula digestiva no período de 1946-1959, quando os antibióticos se tornaram disponíveis na prática médica, não foi observada redução na mortalidade dos pacientes em relação ao período que predeceu os antibióticos[40]. Atualmente, indicam-se antibióticos no momento do diagnóstico da fístula até que ela mesma esteja controlada e adequadamente drenada. Na presença de abscesso associado, os antibióticos estão indicados juntamente com a drenagem cirúrgica. Outras indicações incluem septicemia, colangite e o preparo dos pacientes para cirurgia[98]. Como esses pacientes muitas vezes estão gravemente enfermos, os antibióticos são assim indicados para tratar infecção remota, como no trato urinário ou respiratório. Os antibióticos devem ser suspensos, uma vez controlada a fístula, para não haver seleção de bactérias resistentes. Se houver recidiva dos sinais e sintomas de infecção os antibióticos provavelmente não se mostrarão ser efetivos, e o paciente será candidato a drenagem de coleções abdominais.

Um problema comum nos pacientes com fístulas digestivas e que estão recebendo nutrição parenteral é a febre na ausência de foco definido, pois, nessas condições o diagnóstico de infecção do cateter da nutrição parenteral se impõe, porém sua confirmação nem sempre é fácil. Antes de o cateter ser incriminado como responsável pela febre é importante descartar febre de origem respiratória ou urinária, ou, ainda, decorrente de coleções intra-abdominais. Métodos que incluem culturas semiquantitativas de sangue obtido através do cateter e de veia periférica simultaneamente podem ser efetivos no diagnóstico da infecção com o cateter *in situ*.

Diagnóstico e Tratamento da Sepse Intra-Abdominal

Apesar do desenvolvimento dos métodos diagnósticos, a confirmação da presença de coleções purulentas nos pacientes com fístulas digestivas ainda depende muito da habilidade e experiência do cirurgião. A avaliação de um paciente portador de fístula digestiva que apresenta febre deve se iniciar pela exploração da ferida cirúrgica e do orifício fistuloso. A exploração do trajeto pode ser feita digital ou instrumentalmente. Essa exploração pode revelar a presença de coleções junto ao trajeto fistuloso ou a presença de celulite ou de infeção de parede, as

quais podem ser adequadamente drenadas, mesmo à beira do leito. Muitas vezes, a drenagem de um grande abscesso de parede pode revelar a presença de uma fístula responsável pela infecção. O exame digital deve incluir os estomas, se presentes, além de exame retal e vaginal para detectar coleções purulentas.

A falha em drenar de maneira adequada um abscesso nesses pacientes associa-se à mortalidade extremamente elevada[75], pois, freqüentemente, esses pacientes apresentam comprometimento dos mecanismos imunológicos de defesa, contribuindo para a alta mortalidade[46].

Vários métodos radiológicos são úteis no diagnóstico de abscesso intra-abdominal. Raio X simples de abdome pode demonstrar densidade anormal de partes moles denotando efeito de massa ou a presença de ar fora de alça. Outros sinais como atelectasia pulmonar ou derrame pleural, podem estar presentes[30]. A ultra-sonografia é muito útil na detecção de abscessos subfrênicos, sub-hepáticos ou pélvicos, porém é menos efetiva no diagnóstico de coleções mesogástricas, em que a presença de alças intestinais com líquido no seu interior podem ser erroneamente confundidas com abscessos[52]. Recentemente foi descrito o uso da ultra-sonografia endoscópica na identificação do trajeto fistuloso em fístulas perianorretais associadas à doença de Crohn[73]. A tomografia computadorizada é muito útil no diagnóstico de abscessos intra-abdominais. O achado mais típico é o achado de imagem de baixa densidade circundada por halo mais denso, associado a deslocamento de órgãos vizinhos[41].

As características da coleção à tomografia computadorizada podem ser úteis na indicação de drenagem percutânea[48]. Abscessos simples, definidos como coleções uniloculares sem evidência de comunicação entérica, tumor adjacente ou necrose tecidual, localizado em região acessível, podem em geral ser eficazmente tratados com drenagem percutânea. Entretanto, em abscesso com mútiplas lojas, complexos, a efetividade da drenagem percutânea é bem menor. Em um estudo, a drenagem percutânea inicial foi efetiva em drenar 83% dos pacientes portadores de abscessos simples e únicos e apenas 17% dos pacientes portadores de abscessos múltiplos[75]. Um abscesso é considerado complexo quando apresenta cavidade multiloculada ou quando múltiplo, especialmente se em comunicação com alça entérica, com neoplasia ou com necrose tecidual.

Essas observações sugerem que quando um abscesso for único e uniloculado, com localização favorável, a drenagem percutânea é preferida, pois seus resultados são comparáveis à drenagem aberta e apresentam menor morbidade e melhor recuperação. Entretanto, em abscessos complexos é preferível a drenagem cirúrgica, pois esta poderá também tratar anormalidades porventura presentes[75].

TERAPIA NUTRICIONAL

A avaliação nutricional mencionada anteriormente é fundamental para que possa determinar a presença e a intensidade da desnutrição. Sabe-se que a desnutrição prévia é fator importante como fator etiológico da fístula, pois pacientes desnutridos têm maior chance de desenvolver complicações nas anastomoses por alteração da fibroplasia[26,28]. A grande perda de nutrientes pela fístula, associada ao estado hipermetabólico e à infecção, em geral presentes, fazem com que a desnutrição seja muito prevalente nos portadores de fístulas digestivas. No estudo clássico de Edmond *et al.*, 53% dos pacientes com fístulas gastroduodenais, 74% daqueles com fístulas jejunoileais e 20% dos pacientes com fístulas colônicas estavam desnutridos[40]. A mortalidade geral foi de 62, 59 e 64%, respectivamente. Chapman *et al.*, em 1964, foram os primeiros a enfatizar os benefícios do suporte nutricional nos pacientes com fístulas gastrointestinais[29]. Dentre os pacientes com fístulas digestivas aos quais foi possível administrar 3.000 kcal/dia por via oral, intravenosa, o índice de fechamento foi de 89%, e a mortalidade geral de 12%. Entre os pacientes que receberam menos de 1.000 kcal/dia, o fechamento espontâneo ocorreu apenas em 37%, e a mortalidade foi de 55%. Mais recentemete, Coutsoftides e Fazio relataram 66% de incidência de desnutrição em 174 pacientes com fístulas jejunoileais[32]. A mortalidade foi de 32% nos pacientes desnutridos e de 4% naqueles com estado nutricional adequado.

Recentemente foram avaliadas, em pequeno grupo de pacientes portadores de fístulas digestivas, as mudanças que ocorrem na composição corporal nos primeiros 10 dias após o aparecimento da fístula, bem como o impacto da nutrição nesses pacientes[108]. Os pacientes foram avaliados por impedância bioelétrica e por mensuração das proteínas séricas. Os autores documentaram redução do índice de massa corporal, da massa celular corporal, bem como das proteínas séricas. Com o início da terapia nutricional esses índices foram sendo progressivamente revertidos, atingindo quase valores normais após 10 dias de terapia nutricional.

Devido à alta incidência de desnutrição nos pacientes com fístulas digestivas, o interesse em administrar terapia nutricional está justificado. O papel da terapia nutricional, tanto parenteral como enteral, no manejo das fístulas digestivas, é basicamente suportivo. A nutrição tem por objetivo prevenir maior deteriorização do estado nutricional, e, assim, a piora da desnutrição. Além disso, tem sido sugerido que a terapia nutricional é capaz de reduzir ou modificar as secreções digestivas, o que é considerado por alguns como papel terapêutico primário[39,53,99]. A terapia nutricional deve ser iniciada precocemente para prevenir perdas acentuadas e para repor as perdas já exitentes. A seleção do método a ser empregado, se nutrição parenteral ou enteral, dependerá da localização da fístula no trato digestivo. Na Fig. 12.1 está apresentado um diagrama montado a partir dos estudos analisados e da experiência dos autores no manejo dos pacientes portadores de fístulas digestivas. Nesse diagrama estão apresentadas, de maneira esquemática, as diversas etapas do diagnóstico, indicação do tipo de terapia nutricional e indicações cirúrgicas.

Em geral, os pacientes com fístulas digestivas de alto débito são tratados inicialmente com nutrição parenteral. Para tanto é preferível utilizar veia central através de punção de veia subclávia ou da veia jugular interna. A opção inicial é por utilizar soluções convencionais de aminoácidos e glicose. Entretanto, na presença de hipermetabolismo intenso, pode-se considerar a utilização de soluções de aminoácidos enriquecidas com aminoácidos de cadeia ramificada[19,20]. Também nessas situações pode ser interessante substituir parte das calorias glicídicas por lipídios. Até 40% do total calórico podem ser substituídos por emulsões lipídicas a 10 ou 20%. Em geral são empregadas emulsões lipídicas contendo triglicerídeos de cadeias média e longa. Atualmente, a tendência é ofertar carga calórica menor do que a recomendada no passado. Em geral a oferta calórica situa-se entre 25 e 30 kcal/kg/dia. No passado era comum recomendar até 50 kcal/kg/dia, porém a incidência de complicações aumenta acentuadamente com grandes ofertas calóricas[25]. A oferta protéica situa-se entre 1,0 e 1,5 g/kg/dia. Pode ser maior naqueles pacientes que apresentam grandes perdas protéicas, principalmente nas fístulas de alto débito. Nesses casos, a relação caloria/g de nitrogênio será reduzida de 150:1 para 100:1 mediante aumento da oferta protéica. Eletrólitos, vitaminas e oligoelementos são adicionados à solução de acordo com as recomendações usuais. Pacientes com hipoalbuminemia grave (<2,5 g/dl) devem receber albumina humana até que os valores sejam corrigidos.

Nutrição enteral está indicada nas fístulas esofágicas, quando for possível passar uma sonda nasoentérica abaixo da fístula, ou se os pacientes têm um acesso enteral distal (gastrostomia ou jejunostomia). Outra indicação de nutrição enteral é nos pacientes portadores de fístulas distais (ileais ou colônicas) de baixo débito. Sempre que a nutrição enteral for possível esta deve ser utilizada, mesmo que não seja suficiente para administrar o total de calorias necessárias ao indivíduo. A nutrição enteral é mais fisiológica, menos onerosa e permite a manutenção do trofismo intestinal, evitando a atrofia intestinal e, conseqüentemente, a ocorrência de translocação bacteriana[23,115]. Caso ocorra aumento do débito da fístula com o início da nutrição enteral, o paciente deverá receber nutrição parenteral. Para a nutrição enteral em geral são utilizadas as sonda nasogástricas ou nasoentéricas de fino calibre. O endoscopista poderá ser requisitado para auxiliar no posicionamento da sonda no jejuno proximal. Eventualmente, o paciente poderá ter uma gastrostomia ou jejunostomia confeccionadas durante a laparotomia original, o que facilitará sobremaneira a administração da nutrição enteral. Quando o tubo digestivo se encontra íntegro abaixo da fístula, como nas fístulas esofágicas cervicais, o paciente poderá receber nutrição enteral polimérica completa. Entretanto, nas fístulas distais o paciente poderá beneficiar-se de nutrição enteral do tipo oligomérica ou mesmo monomérica. Para maiores detalhes, ver o Capítulo 4. Nos pacientes recebendo nutrição parenteral ou enteral, a monitorização deve ser rigorosa, principalmente no início da tera-

FISTULAS DIGESTIVAS

pia nutricional. Em particular, o controle da glicemia e dos eletrótitos deve ser bastante rigoroso devido à instabilidade desses pacientes e às grandes perdas hidroeletrolíticas.

Vários grupos de investigadores publicaram sua experiência com o uso do suporte nutricional no tratamento das fístulas digestivas de várias origens. Os resultados desses trabalhos estão sumarizados na Tabela 12.2. Não foram identificados na literatura pesquisada estudos prospectivos sobre a terapia nutricional nas fístulas digestivas. Os estudos aqui apresentados são todos retrospectivos. No total, são apresentados 755 pacientes portadores de 823 fístulas digestivas de várias origens. A maioria das fístulas ocorreu no pós-operatório de operações para o tratamento de doenças inflamatórias intestinais, câncer, diverticulite e trauma. Na maioria deles o suporte nutricional foi útil no tratamento das fístulas. Ocorreu fechamento espontâneo em 62% dos casos, enquanto 30% necessitaram de operações diretas para o fechamento definitivo. A mortalidade variou de 5 a 28%, com uma média de 17%, e foi mais elevada nos pacientes desnutridos (27,8%) do que naqueles com estado nutricional adequado (6,7%).

Considerando-se que esses estudos avaliaram o uso de terapia nutricional em fístulas digestivas, apenas em 6 deles a qualidade e a quantidade da terapia nutricional foram mencionadas. Além disso, a população dos pacientes estudados foi muito heterogênea, e muitas outras variáveis podem ter influído nos resultados. Dessa forma, é muito difícil determinar o impacto de uma única variável, como o suporte nutricional, nos resultados do tratamento. No entanto, mesmo na ausência de estudos controlados, esses resultados demonstram que a terapia nutricional deve fazer parte do tratamento dos pacientes portadores de fístulas digestivas. O uso da terapia nutricional nesses estudos resultou em índices maiores de fechamento espontâneo e em menor mortalidade quando comparados com séries históricas nas mesmas instituições.

Pode-se concluir, portanto, que, na maioria dos casos (60%) de fístulas digestivas, o tratamento conservador com suporte nutricional será suficiente. Quando o tratamento cirúrgico está indicado, a terapia nutricional permite manter, ou mesmo melhorar, o estado nutricional dos pacientes, melhorando suas defesas orgânicas e, conseqüentemente, aumentando as chances de sucesso. Nutrição parenteral parece ser a forma mais simples para a administração de suporte nutricional nos pacientes com fístula digestiva. No entanto, em várias situações clínicas é possível a utilização de nutrição enteral, como nas fístulas esofágicas cervicais ou nas fístulas colônicas.

Algumas fístulas colônicas distais, de baixo débito, podem ser tratadas apenas com dieta pobre em resíduo. Entretanto, recentemente foi proposto que a dieta rica em fibras pode ser benéfica nesses pacientes por melhorar o trânsito intestinal e, conseqüentemente, reduzir a pressão intracolônica[42]. Essa conduta deverá ser reavaliada por estudos futuros.

Por fim, é importante salientar novamente o papel suportivo da terapia nutricional no tratamento das fístulas digestivas. Este deve ser instituído precocemente e seus resultados devem ser cuidadosamente monitorizados. Naqueles pacientes que não estão exibindo melhora clínica, ou na presença de sepse incontrolada, a terapia nutricional não vai corrigir deficiências nutricionais, e o tratamento cirúrgico está indicado.

TRATAMENTO CIRÚRGICO

O controle da infecção e o suporte nutricional adequados são os dois fatores mais importantes no tratamento das fístulas digestivas. As indicações cirúrgicas dos pacientes com fístulas digestivas estão listadas Na Tabela 12.3. Em geral, esses procedimentos podem ser indicados como procedimento auxiliar para assegurar à fístula condições propícias de fechamento ou a indicação cirúrgica pode ter como objetivo o fechamento da fístula.

Tratamentos de Emergência ou Auxiliares

Os principais fatores associados ao fechamento de uma fístula digestiva são o tratamento da sepse e o suporte nutricional. A primeira indicação de cirurgia é para tratar infecção. Se o paciente for portador de peritonite generalizada com sepse sistêmica por fístula digestiva, a mortalidade pode chegar a 70%[32]. Se o paciente apresenta um abscesso simples, a drenagem percutânea pode ser suficiente para assegurar o tratamento da sepse, com baixa mortalidade. Em pacientes com abscessos complexos, a drenagem cirúrgica está indicada, porém a mortalidade operatória desses pacientes em geral é superior a 30%[46,86]. Nessas operações, as grandes dissecções aumentam a chance de lesão iatrogênica, especialmente quando o intestino se encontra inflamado e bastante friável. Entretanto, toda a cavidade deve ser cuidadosamente inspecionada, pois a não-drenagem de um abscesso vai comprometer a recuperação pós-operatória e a própria sobrevida do paciente.

Ocasionalmente, durante uma operação de emergência em um paciente com fístula, pode ser encontrada uma alça de intestino necrosada. Nesses casos, é óbvio que a alça deve ser ressecada, porém a reanstomose intestinal está contra-indicada pelo risco de deiscência. Anastomoses realizadas nessas condições tendem ao insucesso pela distensão do delgado proximal e aumento da permeabilidade da alça distendida levando à peritonite local, a qual aumenta o íleo paralítico e, conseqüentemente, acentua a distensão abdominal, num ciclo vicioso. Esses pacientes permanecem sépticos, desenvolvem disfunções orgânicas múltiplas e vão a óbito a despeito do tratamento. A exteriorização das bocas anastomóticas ou a realização de enterostomia proximal devem ser os procedimentos cirúrgicos empregados nessas condições[49,71].

Tabela 12.2

Resultados do Uso de Nutrição Parenteral ou Enteral no Tratamento das Fístulas Digestivas

Autor e Ano	Nº de pacientes/fístulas	Local da fístula	Etiologia	Tipo de suporte nutricional	Calorias e composição	Fechamento espontâneo/cirúrgico	Mortalidade	Comentários
Volk et al., 1973	29/36	Esôfago, Gastroduodenal, Delgado, Cólon, Biliopancreático	DII, Câncer, Pseudocisto de pâncreas, 15: doença básica, 21: pós-operatória	NE	3.000-5.000kcal/dia, Dieta elementar, Hidrolisado de caseína	75%/7%, 3%: permaneceram drenando	28%	Mortalidade, exceto pacientes com câncer, = 16%
Mac Fadyen et al., 1973	62/78	Gastroduodenal, Delgado, Cólon (externa ou interna)	DII: 23%, Câncer: 5%, Lesão cirúrgica: 15%, Fístula anastomótica: 24%, Câncer: 30%	NP	2.000-5.000kcal/dia, 80-200 g AA	70%/22%, 8%: permaneceram drenando	6,5%	Todos os pacientes com fístulas que permaneceram abertas morreram: mortalidade = 14,2%, Drenagem fístulas ↓50% com NP
Rocchio et al., 1974	37/37	Gastroduodenal, Delgado, Cólon	DII 27%, Pós-operatória: 86%	NP+NE = 65%, NE = 35%	NP = ?, NE – Vivonex Codelid	58%/16%, 8%: permaneceram drenando	16%	78% fístula ↓ drenagem com NE, Mortalidade, exceto pacientes com câncer = 4%
Kaminski et al.*, 1975	56/65	Esôfago, Gastroduodenal, Delgado, Cólon, Biliopancreático	?, Câncer: 20%	NP, NE	NP = 2.000-3.000kcal, 80-175g AA, ou 5% glicose + 5% AA + Lipídio 3 g/kg/dia e/ou Dieta elementar: 30%	80%/11%	12%	78% dos óbitos ocorreram em DII, câncer ou relaparotomias, Complicações da NP = 28%
Reber et al.*, 1978	104/104	Esôfago, Gastroduodenal, Delgado, Cólon, Biliopancreático	Irradiação: 12%, DII: 4%, Espontânea: 8%, Pós-operatória: 92%, DII: 26%	NP, NE	?	35%/60%	22,5%	Fechamento espontâneo com NP = 68%, sem NP = 20%

Tabela 12.2 (Cont.)
Resultados do Uso de Nutrição Parenteral ou Enteral no Tratamento das Fístulas Digestivas

Autor e Ano	Nº de pacientes/fístulas	Local da fístula	Etiologia	Tipo de suporte nutricional	Calorias e composição	Fechamento espontâneo/cirúrgico	Mortalidade	Comentários
Soeters et al.*, 1979	128/128	Esôfago Gastroduodenal Delgado Cólon Biliopancreático	Câncer: 22% Diverticulite: 12,5% Úlcera: 9% Outros: 29% Pós-operatórias	NP	?	62%/70%	21%	↓ mortalidade e ↑ fechamento espontâneo comparado com série anterior na mesma inst.
Thomas et al.*, 1981	42/42	Esôfago Gastroduodenal Delgado Pós-operatórias		NP	2.800-3.500 kcal/dia	71%/9,5%	26%	Mortalidade = 0 nas fístulas colônicas
Sitges Serra et al.*, 1982	75/87	Esôfago Gastroduodenal Delgado Cólon DII: 42%		NP	2.500-4.500 kcal/dia N/cal = 150-200: 1 AA, glicose, lipídios	71%/14%	21%	66% dos pacientes foram operados, apenas 14% das fístulas de cólon fecharam espontaneamente
Mc Intyre et al., 1984	114/132	Delgado Cólon	Câncer: 21% Diverticulite: 9% Outros: 28% DII: 11%	NP	AA Glicose Lipídios	27%/162%	5,1%	51% dos pacientes tiveram complicações da NP
Rose et al.*, 1986	108/114	Esôfago Gastroduodenal Delgado Cólon Biliopancreático	Diverticulite: 10% Câncer: 6% Irradiação: 6% Trauma: 7%	NP	1.800-4.000 kcal/dia 25% glicose 5% AA Lipídios 2x/semana	61%/25%	14%	

*Séries históricas desses trabalhos foram incluídas nesta tabela.
DII: Doenças inflamatórias intestinais.
NE: Nutrição enteral.
NP: Nutrição parenteral.
AA: Aminoácidos.
N/cal: Nitrogênio/calorias.

Tabela 12.3
Opções Cirúrgicas no Tratamento de Pacientes com Fístulas Gastrointestinais (Alguns Pacientes Necessitam de mais de um Procedimento)

- Procedimentos de emergência ou acessórios
  — Drenagem: tratamento da sepse
  — Ressecção: necrose intestinal ou sangramento pelo trajeto fistuloso
  — Estomia proximal: para desviar o trânsito
  — Gastrostomia ou jejunostomia: acesso ao tubo digestivo para nutrição

- Procedimentos definitivos
  — Fechamento direto, com ou sem remendo (patch)
  — Exclusão: total, parcial ou derivação (bypass)
  — Ressecção: com estomia ou anastomose
  — Cirurgia plástica ou reconstrutiva

Adaptado de CAMPOS ACL, MATIAS JEF. Terapia nutricional nas fístulas digestivas. In: Campos ACL (ed). Nutrição em Cirurgia. Clin Cir Bras, ano VII, vol I, 2001. pp 241-255.

Dentre as indicações de emergência nos pacientes portadores de fístulas digestivas, uma indicação rara, porém potencialmente fatal, é a hemorragia pelo trajeto fistuloso. Esses sangramentos são mais freqüentes nas fístulas gástricas e duodenais, e a ressecção do trajeto é mandatória, apesar de nem sempre possível[2,111]. Essas resseções podem exigir a realização de gastrectomia total ou de duodenopancreatectomia de emergência, com alta mortalidade[82]. Levy et al. recomendam a instilação de uma mistura de trombina, ácido aminocapróico, sulfato de atropina e solução de diálise no estômago e duodeno desses pacientes para evitar a hemorragia, com resultados animadores[70].

Se for necessária a cirurgia em pacientes portadores de fístulas de esôfago, estômago ou duodeno, deve ser realizada, durante o procedimento, uma jejunostomia para utilizar o trato digestivo com nutrição enteral, reduzindo os riscos e custos da nutrição parenteral.

Operações Definitivas

Nas séries recentes, com o controle da sepse e o suporte nutricional adequado pode-se esperar fechamento espontâneo das fístulas digestivas em percentagens que variam de 23 a 80% dos casos[2,32,65,74,79,88,90,92,96,98,100]. A duração do tratamento clínico desses casos varia de paciente para paciente. Cada paciente deve ser individualizado, e a decisão de operar deve ser tomada após avaliação cuidadosa do problema como um todo. Entretanto, é essencial que sejam conhecidas a localização e a natureza exata da fístula e que tenha sido identificado algum fator que contribua para impedir o fechamento espontâneo[3,64]. Coutsoftides e Fazio recomendam que a operação seja indicada pelo menos 6 semanas após o início da fístula, porque, antes disso, arrisca-se criar outros problemas devido à friabilidade e ao processo in-

flamatório existente[32]. Rinsema et al. recomendam pelo menos 2 meses de intervalo entre o início da fístula e o fechamento cirúrgico[90]. Esses cuidados são importantes para evitar lesão iatrogênica durante a reoperação.

Reber et al. avaliaram a tendência de fechamento espontâneo em longo prazo em fístulas digestivas, tendo concluído que 90% das fístulas que fecharam espontaneamente o fizeram no primeiro mês após a erradicação da infecção[88]. Menos de 10% fecharam em 2 meses, e nenhuma fístula apresentou fechamento espontâneo após o terceiro mês de terapia não-cirúrgica. Baseados nessa experiência, os autores recomendam que fístulas que não fecharam em 30 dias após o controle da sepse devem ser submetidas a fechamento cirúrgico porque a chance de uma operação não ser necessária nesses casos é de menos de 10%. De qualquer maneira, a maioria dos autores concordam que é recomendável esperar o intervalo de 4-6 semanas para que ocorra diminuição do processo inflamatório intra-abdominal e melhora do estado nutricional.

A presença de fístulas múltiplas, principalmente se exteriorizadas pela ferida operatória eviscerada, é problema de difícil solução. A mortalidade nesse grupo de pacientes varia de 25 a 60%[45,60,96]. Nesses casos, o fechamento espontâneo é raro e a cirurgia é quase sempre necessária. Alguns autores defendem a abordagem cirúrgica imediata nesses casos[96]. Por outro lado, Levy et al., baseados em sua grande experiência com fístulas de intestino delgado secundárias a peritonites e peritoneostomias, recomendam operação tardia, após tratamento clínico e nutricional adequados[71]. Esses autores relataram mortalidade apenas de 15% em 39 casos de operações retardadas. Cirurgia de emergência foi indicada em 33 casos, e a mortalidade foi proibitiva (90%). A mortalidade geral foi de 46%. Em estudo similar, Conter et al. também obtiveram resultados encorajadores com a reconstrução tardia em fístulas complexas[31]. Todos os pacientes receberam nutrição parenteral, e 13 deles receberam nutrição parenteral domiciliar por um período médio de 4,2 meses. Dez por cento dos casos apresentaram fechamento espontâneo em um tempo médio de 63 dias. Apenas 4 pacientes morreram (8%). Dos 47 restantes, 43 recuperaram completamente a função intestinal, enquanto 5 evoluíram para síndrome do intestino curto e tornaram-se dependentes de nutrição parenteral domiciliar.

Drenagem persistente da fístula é a indicação mais freqüente de intervenção cirúrgica em pacientes com fístula digestiva após o controle da sepse. O tratamento cirúrgico definitivo não deve ser tentado em presença de infecção, pois, nessas condições, a recorrência da fístula é freqüente, disseminando a infecção para toda a cavidade abdominal[88]. As opções cirúrgicas definitivas para o tratamento de fístulas digestivas estão listadas na Tabela 12.3.

Antes da operação definitiva, o cólon deve ser preparado e deve-se utilizar antibioticoterapia profilática sistêmica. Os procedimentos cirúrgicos mais conservadores, como o *bypass,* ou as exclusões parciais ou totais têm uma alta incidência de recorrência e devem ser reservados para pacientes de risco ou quando acompanhados de drenagem de abscessos, para melhorar as condições gerais do paciente e torná-lo mais apto à cirurgia. A seguir serão apresentadas as principais opções cirúrgicas para o tratamento cirúrgico dos pacientes portadores de fístulas digestivas.

Fechamento Direto

Apesar de ser tentador o fechamento direto do orifício fistuloso em algumas situações, esse procedimento apresenta um índice elevado de falha, acompanhando-se de alta mortalidade[32,79]. Na experiência de Chapman *et al.,* somente 1 de 7 tentativas de fechamento direto foi bem sucedida[29]. Reber *et al.* não recomendam o fechamento direto porque, na experiência desses autores esse procedimento falhou em 41% dos 32 pacientes nos quais foi executado[88]. A única possível exceção na qual o procedimento pode ser empregado é nas pequenas fístulas terminais crônicas do coto duodenal[111].

Procedimentos de Exclusão

A exclusão da fístula, tanto parcial como total, está indicada sempre que o campo operatório esteja relativamente livre de contaminação e que a massa inflamatória formada pela fístula e pelo intestino adjacente envolvido seja bem localizada. Nessas condições, é prudente o cirurgião evitar dissecções extensas da área inflamada para evitar lesão acidental de alças intestinais e para não disseminar a contaminação para a cavidade peritoneal. Esse procedimento deve ser reservado para aqueles pacientes de grande risco e portadores de câncer, doença de Crohn ou enterite actínica. Na série de Reber *et al.,* os procedimentos de *bypass* foram bem sucedidos[88]. Entretanto, esse procedimento deve ser indicado com cautela por resultar na manutenção de um segmento intestinal excluído do trânsito na cavidade peritoneal. As operações de *bypass* devem ser reservadas para os casos de fístulas espontâneas originadas de câncer irressecável do cólon, doença inflamatória extensa ou fístulas secundárias a diverticulite, em geral como o primeiro tempo de uma operação programada para 2 ou 3 tempos. Após a regressão do processo inflamatório o segmento afetado poderá ser ressecado com ou sem fechamento simultâneo da estomia ou do *bypass.*

Nas fístulas gástricas e duodenais, o processo inflamatório originado do débito contínuo oblitera os planos normalmente existentes entre as estruturas vizinhas, e a mobilização e dissecção durante a reoperação podem ser extremamente difíceis[103]. Duodenojejunostomia em Y de Roux[34] ou duodenojejunostomia látero-lateral com jejuno-jejunostomia abaixo do mesocólon podem ser empregados em casos selecionados[104].

Procedimentos de "Remendo" ou Patch

O remendo ou *patch* utilizando a serosa de uma alça sobre a área da fístula tem sido empregado com sucesso em alguns casos de fístula lateral do duodeno. A técnica é simples e rápida, mas só parece justificada quando metade a dois terços da circunferência do duodeno estão envolvidos e quando a parede duodenal parece segura para ser suturada[113]. A mucosa duodenal recobre a serosa da alça do remendo em pouco tempo[113]. Mesmo segmentos pediculados de jejuno ou íleo foram empregados com sucesso para reparar lacerações duodenais extensas[35,94]. Kaplan e Thorpe utilizaram um enxerto pediculado de omento mobilizado até o tórax para recobrir uma grande fístula esofágica secundária a abscesso pulmonar[66].

Ressecção Primária

A maioria dos autores concorda que a ressecção primária com ou sem anastomose término-terminal é o procedimento de escolha para o tratamento definitivo das fístulas gastrointestinais[10,29,32,40,79,88,98]. Em um estudo, o procedimento teve um índice de sucesso de 89%[88]. A anastomose primária é desejável durante a primeira operação, mas esta pode não ser possível devido a condições locais. É importante que todo o intestino seja mobilizado para que não se faça a anastomose inadvertidamente com um segmento intestinal distal e para certificar-se de que não haja obstrução distal, pois esta aumentaria a pressão intraluminal favorecendo a deiscência da anastomose. Também é importante que a ressecção não seja muito extensa para evitar o intestino curto. Recentemente foi relatada uma série de 20 pacientes portadores de doença de Crohn complicada com fístulas internas e que foram tratados por ressecção videolaparoscópica[109]. Quinze pacientes foram submetidos a ressecção ileocecal. Outros procedimentos foram ressecção ileal e plastia das estenoses. Não houve mortalidade nessa série. O índice de conversão para cirurgia aberta foi de 16%. Os autores concluem que a cirurgia laparoscópica é possível também nos pacientes com doença de Crohn complicada com fístula interna.

Procedimentos Reconstrutivos

Fístulas múltiplas, principalmente se exteriorizadas em áreas evisceradas e infectadas, são de difícil manejo. A presença da fístula na incisão impede a sua cicatrização, o que pode ser agravado em casos nos quais foi utilizada a laparotomia e em que haja material estranho, como telas ou pontos totais de retenção. Conter *et al.* recomendam nesses caso, a rotação de retalhos completos de pele sobre o defeito abdominal[31]. Esse procedimento só pode ser empregado quando a fístula foi controlada e as alças expostas foram cobertas com tecido de granulação. Em grandes defeitos da parede abdominal pode ser empregado inclusive retalhos musculocutâneos incluindo o músculo retoabdominal.

Prognóstico

O prognóstico de um paciente que apresenta uma fístula digestiva vai depender de aspectos gerais e específicos relacionados com o paciente e com a fístula. Portanto, as generalizações de conceitos são difíceis devido à grande variabilidade dos casos de fístulas. Na Tabela 12.4 estão listados alguns dos fatores relacionados ao fechamento espontâneo de fístulas digestivas, enquanto na Tabela 12.5 são apresentados alguns fatores que influenciam a mortalidade destas.

Tabela 12.4		
Fatores que Influenciam o Fechamento Espontâneo das Fístulas Gastrointestinais		
Fator	*Favorável*	*Desfavorável*
Localização	Esôfago cervical Delgado proximal	Delgado distal Cólon
Etiologia	Anastomótica	Doença maligna, DII Radioterapia
Característica da fístula	Trajeto longo	Trajeto curto, evisceração Epitelização
Débito (ml/dia)	< 500	> 500
Sepse	Ausente	Presente
Duração	Aguda	Crônica
Desnutrição	Ausente	Presente
Trânsito intestinal	Livre	Íleo, oclusão ou suboclusão

DII: doença inflamatória intestinal
Adaptado de: Campos ACL, Meguid MM, Coelho JCU. Factors influencing outcome in patients with gastrointestinal fistula. Surg Clin North Am, 1996; 76:1191-8.

Tabela 12. 5		
Fatores que Influenciam a Mortalidade de Pacientes com Fístulas Gastrointestinais		
Fator	*Aumentado*	*Diminuído*
Idade (anos)	> 50	< 50
Doenças associadas (câncer, diabetes)	Presente	Ausente
Localização	Esôfago torácico, duodeno jejuno proximal, ileo proximal	Esôfago cervical, cólon biliopancreática, íleo distal
Etiologia	Gangrena, câncer, evisceração	DII
Débito (ml/dia)	> 500 ml	< 500 ml/dia
Sepse	Presente	Ausente
Desnutrição	Presente	Ausente
Duração	Aguda	Crônica
Procedimento cirúrgico	Apenas drenagem, *bypass*, anastomose com infecção	Ressecção com anastomose

DII: doença inflamatória intestinal
Adaptado de: Campos ACL, Meguid MM, Coelho JCU. Factors influencing outcome in patients with gastrointestinal fistula. Surg Clin North Am, 1996; 76:1191-8.

FISTULAS DIGESTIVAS

Em 1999, os autores publicaram sua experiência no manejo dos pacientes portadores de fístulas digestivas[15]. Baseados em uma larga amostra de pacientes, foi possível desenvolver modelo multivariado para determinar os fatores prognósticos das fístulas digestivas. No total foram avaliados 188 pacientes tratados em um período de 10 anos na Disciplina de Cirurgia do Aparelho Digestivo do Hospital de Clínicas da Universidade Federal do Paraná. Desse total, quase a metade foi de pacientes transferidos de outros hospitais (47,3%). A média etária foi 44 ± 1,1 anos, e 62,2% dos pacientes eram do sexo masculino. O órgão de origem das fístulas foi duodeno: 22,3%; jejunoíleo: 28,7%; cólon: 23,9%; e biliopancreáticas: 25%. A albumina sérica média inicial foi de 2,5 ± 0,1 g/dl, e a transferrina média inicial, de 192,6 ± 5,7 mg/dl. Apenas 16% dos pacientes apresentavam albumina sérica inicial superior a 3,5 g/dl. Metade das fístulas tinha débito diário superior a 500 ml/24 h. Nutrição parenteral foi utilizada em 66,5% dos casos. O resultado geral do tratamento desses pacientes está relatado na Tabela 12.6, e está apresentado de acordo com o órgão de origem da fístula. São apresentados a mortalidade e os percentuais de fechamento espontâneo e de fechamento cirúrgico das fístulas. A mortalidade geral foi de 30,9%, e esta foi maior nas fístulas de origem jejunoileal (38,9%) e menor nas fístulas biliares (15,4%). Fechamento espontâneo ocorreu em 31,4% dos casos, enquanto em 37,8% dos pacientes foi necessário realizar cirurgia definitiva. Esta foi mais freqüentemente necessária nas fístulas jejunoileais. Sepse foi a causa de óbito em 77,6% dos casos.

A combinação dos vários fatores prognósticos envolvidos tanto para fechamento espontâneo como para mortalidade permitiu chegar-se a conclusões interessantes sobre o prognóstico desses complexos pacientes: a albumina sérica é fator preditivo importante tanto para fechamento espontâneo como para mortalidade. Em pacientes com albumina sérica abaixo de 2,5 g/dl o fechamento espontâneo ocorreu em apenas 23% e a mortalidade foi de 64%, A causa da fístula foi fator importante para predizer a possibilidade de fechamento espontâneo. A chance de fechamento espontâneo foi 5 vezes maior nas fístulas pós-operatórias do que naquelas conseqüentes à doença inflamatória ou trauma. O débito da fístula foi igualmente importante: o fechamento espontâneo ocorreu 3 vezes mais nas fístulas de baixo débito do que nas de alto débito. A mortalidade foi 5 vezes maior nas fístulas de alto débito. Outro aspecto importante foi a origem do paciente. O fechamento espontâneo ocorreu em 40% dos pacientes originários do próprio Hospital de Clínicas, mas em apenas 22% dos pacientes transferidos. Em geral os pacientes chegaram desnutridos, sépticos, com lesões de pele e com importantes alterações do equilíbrio hidroeletrolítico. A mortalidade em pacientes com infecção intra-abdominal foi 77,6%, enquanto esta foi de 13,3% nos pacientes sem sepse. Em conclusão, neste estudo foi possível identificar e quantificar uma série de fatores de importância prognóstica tanto para fechamento espontâneo como para mortalidade em pacientes portadores de fístulas digestivas. Baseado nesses resultados foi possível desenvolver modelos preditivos aplicáveis em outros grupos de pacientes portadores de fístulas digestivas.

Como o manejo, os resultados e o prognóstico dos pacientes com fístulas digestivas dependem do local de origem desta, a seguir são abordados alguns aspectos específicos do tratamento de acordo com o órgão de origem da fístula.

MANEJO DAS FÍSTULAS DIGESTIVAS DE ACORDO COM O LOCAL DE ORIGEM

Fístulas de Esôfago

A atresia do esôfago com ou sem fístula esofagorrespiratória foge do objetivo deste capítulo e não será discutida. As fístulas esofagorrespiratórias adquiridas podem ser devidas a causas benignas ou a doenças malignas, e estas últimas são responsáveis pela maioria dos casos. Fístulas esofagorrespiratórias de etiologia maligna são incuráveis e de difícil paliação[95]. O tumor pode originar-se primariamente no esôfago, traquéia, brôn-

	Total N=188	Duodenal N=42	Jejunoileal N=54	Cólon N=45	Biliar N=26	Pâncreas N=21
Tabela 12.6 Mortalidade e Fechamento das Fístulas Digestivas de Acordo com o Órgão de Origem dc Fístula (em %)						
Mortalidade	30,9	35,7	38,9	24,4	15,4	33,3
Fecham. espont.	31,4	33,3	20,4	26,7	53,8	42,9
Cirurgia auxil.	18,1	14,3	7,4	26,6	23,1	19
Cirurgia defin.	19,7	16,7	33,3	22,2	7,7	4,8

Adaptado de: CAMPOS et al.: A multivariate model to determine prognostic factors in gastrointestinal fistulas. J Am Coll Surg 188: 483-490, 1999.

quios ou pulmão. A paliação pode ser obtida pela inserção de uma prótese na luz esofágica. Berger e Donato reportaram sucesso no manejo dessas fístulas com a inserção de prótese de Celestin, com fechamento da fístula[7]. Esofagectomia, incluindo excisão da fístula, raramente é possível. Outra alternativa é o *bypass* utilizando o estômago ou o cólon, passado por via retroesternal, isolando-se a fístula. Esse procedimento foi realizado pelos autores com sucesso em um paciente portador de fístula esofágica complexa[21]. Em casos avançados pode-se realizar uma transecção esofágica proximalmente à fístula com esofagostomia cervical e jejunostomia[78].

Dentre as fístulas esofagorrespiratórias benignas adquiridas, as causas mais comuns são trauma e infecção. Os casos de trauma incluem as lesões iatrogênicas conseqüentes à instrumentalização do esôfago ou do trato respiratório, lesão durante traqueostomia, endoscopia, dilatação ou por corpo estranho ou lesões fechadas ou abertas do esôfago. Dentre as causas infecciosas, as mais comuns são mediastinite, empiema e abscesso pulmonar. O tratamento ideal das fístulas benignas, sem grande comprometimento inflamatório local, é através de exposição da fístula, ressecção do trajeto fistuloso e reconstrução do esôfago e do trato respiratório. Nos casos com abscesso local, o tratamento definitivo deve ser precedido de drenagem adequada do foco infeccioso.

As fístulas esofágicas cervicais pós-esofagectomia são a complicação pós-operatória mais comum após esofagectomia com substituição pelo estômago ou cólon, ou após esofagorrafia por trauma, com uma incidência que varia de 1,7 a 41%, com uma média de 15%[95]. As fístulas também são a complicação mais comum após ressecção do divertículo de Zenker. Tentativa de reparo imediato da fístula é contra-indicada por não ser efetiva. Quando a fístula está bem drenada, o tratamento consiste em suspender a ingesta oral e o paciente deve ser alimentado por jejunostomia ou através de sonda enteral transanastomótica. Esses pacientes raramente são candidatos a nutrição parenteral. Apesar de as fístulas esofágicas serem freqüentes após esofagectomia com anastomose cervical, elas tendem a cicatrizar espontaneamente apenas com tratamento conservador na maioria dos pacientes. Entretanto, uma complicação tardia freqüente nesses pacientes é a estenose da anastomose quando ocorreu fístula, a qual normalmente é tratada com dilatação peroral mas pode, eventualmente, necessitar de revisão cirúrgica.

Fístula esofagopleurocutânea após esofagectomia com anastomose esofagogástrica intratorácica é rara, porém o seu prognóstico é bem mais reservado do que o das fístulas cervicais. Num trabalho incluindo 350 pacientes submetidos a gastrectomia total ou esofagogastrectomia por câncer gástrico, fístulas ocorreram em 11,1% dos casos, e a mortalidade desses pacientes foi de 64%[83]. A primeira medida a ser tomada é a drenagem externa do empiema que normalmente acompanha essas fístulas. Apenas quando houver resolução do processo infeccioso é que se deve tentar o tratamento cirúrgico. Apesar de o fechamento espontâneo ser menos freqüente, uma

esofagostomia cervical com ligadura do esôfago distal e jejunostomia para alimentação pode ser uma alternativa válida. Fan *et al.* reportaram uma incidência de 21,9% de fístulas após esofagectomia em 132 pacientes[44]. O fechamento espontâneo ocorreu em 62.5% dos casos, e a mortalidade foi de 17,2%. Em nove pacientes as fístulas persistiram drenando até o óbito.

Fístulas Gástricas

As fístulas gástricas são na maioria das vezes complicações pós-operatórias de cirurgias gástricas, ou ocorrem após ulcerorrafia por úlcera gástrica perfurada[84]. As chances de fechamento espontâneo diminuem em presença de isquemia do coto gástrico remanescente. A isquemia da pequena curvatura foi também implicada na fisiopatologia da perfuração e fístula da pequena curvatura gástrica após vagotomia superseletiva[59]. Outra causa possível de fístula gástrica é a remoção de um tubo de gastrostomia, pois pode persistir drenagem de suco gástrico pelo orifício do tubo em aproximadamente 10% dos casos[110]. Fístulas gástricas espontâneas em geral são internas e associadas a doenças inflamatórias ou tumorais do estômago. Dentre os vários órgãos que podem estar envolvidos, as fístulas ocorrem com mais freqüência para o cólon transverso[111]. Fístulas gastroenterocutâneas podem ser conseqüentes a deiscência de anastomose gastro-entérica ou surgir como complicação de perfuração de úlcera de boca anastomótica[110]. Nesses casos, existe também perda de suco biliopancreático, levando a peritonites graves, erosão de pele e desnutrição em curto espaço de tempo.

Como não existem secreções biliopancreáticas nas fístulas gástricas puras, estas não se acompanham de escoriações na pele como as que ocorrem nas fístulas duodenais ou intestinais. Entretanto, podem ocorrer hipocalemia, hipocloridria e alcalose metabólica devido às perdas do suco gástrico[111]. Outra complicação infreqüente das fístulas gástricas, porém grave, é o sangramento pelo trajeto fistuloso, e que pode ser causa de óbito[2].

O melhor tratamento para as fístulas gástricas é a ressecção do trajeto fistuloso, com gastrorrafia. Esse também deve ser o tratamento para as fístulas que persistem após remoção de gastrostomia. Nas fístulas gastroentéricas, está indicada a remoção também do segmento intestinal envolvido, com anastomose primária. Os índices de fechamento espontâneo das fístulas gástricas em geral são menores do que para as fístulas em outras porções do tubo digestivo. Reber *et al.* obtiveram apenas 43% de fechamento espontâneo em 14 casos de fístulas gástricas, com 29% de mortalidade[88]. Chapman *et al.* tiveram 2 óbitos em 7 pacientes, totalizando também 29% de mortalidade[29]. Sangramento pelo trajeto fistuloso foi a causa de óbito em um paciente relatado por Aguirre *et al.*[2].

Fístulas Duodenais

Fístulas duodenais podem resultar de trauma abdominal aberto ou fechado ou como complicação pós-operatória de cirurgias gastroduodenais. Podem também ser conseqüentes a lesão intra-operatória sobre o duodeno durante operações envolvendo outros órgãos, como nefrectomia ou colectomia direita e apendicectomia em apêndice retrocecal. Dentre as operações gastroduodenais, as fístulas duodenais podem ocorrer após piloroplastia, gastrectomia, colédoco-duodenostomia, papilotomia transduodenal, procedimentos sobre o pâncreas ou após o fechamento de úlcera duodenal perfurada.

Há basicamente dois tipos de fístulas duodenais: lateral e terminal[18]. A fístula terminal mais comum é a que ocorre pelo coto duodenal após gastrectomia. Estas ocorrem em 0,6 a 1,4 dos pacientes submetidos a gastrectomia[40,98]. Apesar de raras, são responsáveis por cerca de 50% dos óbitos pós-gastrectomia relatados na literatura[111]. As fístulas laterais do duodeno em geral resultam em coleções abdominais que necessitam ser drenadas. Em geral, o débito das fístulas laterais é maior do que as terminais do duodeno, e acompanha-se de alta morbimortalidade devido à sepse concomitante, peritonite, alto débito e hemorragia conseqüente à digestão enzimática dos tecidos vizinhos[11]. As fístulas laterais têm menor chance de fechamento espontâneo do que as fístulas terminais, e esse achado já foi reportado há mais de 50 anos[6].

Tentativas de sutura primária de fístulas duodenais são perigosas e fadadas ao insucesso. Uma duodenostomia em tubo pode ser utilizada profilaticamente em duodenos "difíceis" ou no trajeto fistuloso durante operações para a drenagem de abscesso junto à fístula, com o objetivo de diminuir a pressão intraduodenal e de orientar a saída das secreções duodenais. Nesses casos, a confecção de uma jejunostomia será de grande utilidade no manejo nutricional do paciente. Eventualmente pode ser empregada exclusão pilórica com anastomose gastroduodenal. Outras opções cirúrgicas são a duodenojejunostomia látero-lateral ou em Y de Roux ou a sutura com *patch* de serosa jejunal para proteção da sutura[103,113]. Raramente, uma fístula duodenal crônica de baixo débito pode ser tratada com excisão local[111].

O prognóstico das fístulas duodenais é reservado. Snyder *et al.* trataram 16 pacientes, e o fechamento espontâneo, com NPT, foi obtido apenas em 2 casos[97]. Sete pacientes foram operados, e a mortalidade global foi de 43,7%. Chapman *et al.* relataram 4 óbitos em 7 pacientes, uma mortalidade de 57%[29]. Outros autores relataram resultados melhores. Reber *et al.* não tiveram nenhum óbito em 11 pacientes com fístulas laterais de duodeno, mas tiveram 25% de mortalidade em 8 pacientes com fístulas duodenais terminais[88]. Di Costanzo *et al.* reportaram 1 óbito em 8 pacientes com fístulas duodenais tratados com uma combinação de NPT e somatostatina[36], e Malangoni *et al.* relataram apenas 1 óbito em 14 pacientes com fístulas duodenais laterais[76].

Fístulas Colônicas

Fístulas colônicas levando a peritonite fecal ocorrem em cerca de 5% das anastomoses de cólon[61,62,63].

Entretanto, a incidência de extravasamentos menores pelas anastomoses colônicas é provavelmente maior. Goligher relatou 6,6% de fístulas após colectomia e resecção anterior do reto em 135 casos[50]. Entretanto, o exame cuidadoso desses pacientes, empregando retossigmoidoscopia e enema opaco com contraste hidrossolúvel, demonstrou uma incidência de extravasamento de contraste de outros 27% dos casos, totalizando 35,6% de deiscência da anastomose. Nas ressecções anteriores do reto, essa percentagem chegou a 49% dos casos, enquanto, nas anastomoses colônicas, a incidência de deiscência foi de 20%, das quais 1,2% clínicas e 18,8% radiológicas.

Fístulas colônicas espontâneas são relativamente freqüentes, em geral associadas à doença diverticular, câncer e doenças inflamatórias intestinais. A diverticulite pode resultar em fístula colovesical, colovaginal, colouretral e coloileal. A drenagem de um abscesso paradiverticular com freqüência se acompanha de fístula fecal.

As fístulas colônicas são, em geral, de baixo débito. Por esse motivo, as complicações metabólicas são menos freqüentes do que as das fístulas em outras localizações do trato gastrintestinal. No estudo de Soeters *et al.*, apenas 11 de 44 pacientes necessitaram de nutrição parenteral[98]. Entretanto, muitos pacientes necessitam de cirurgias associadas para permitir o fechamento, como drenagem de abscesso ou mesmo de colostomia proximal. No estudo de McIntyre *et al.*, apenas 13,4% das fístulas de cólon fecharam espontaneamente[79].

Como a infecção é localizada e raramente há obstrução distal a maioria das fístulas colônicas fecha espontaneamente. Quando a fístula ocorre em conseqüência de doença inflamatória ou tumoral, o melhor tratamento é a ressecção do segmento afetado, incluindo o trajeto fistuloso, com anastomose primária se as condições locais o permitirem, ou com colostomia proximal acompanhada ou não de anastomose do cólon. O órgão envolvido pode ser suturado primariamente. Nos casos em que existe abscesso, a anastomose deve ser evitada, realizando-se colostomia proximal e drenagem do abscesso.

Em fístulas após colectomia direita com anastomose ileocólica com abscesso adjacente, a conduta mais prudente é desfazer a anastomose e realizar ileostomia terminal com exteriorização ou fechamento do coto distal. Nas fístulas localizadas à esquerda, com grande processo inflamatório adjacente, pode-se empregar ileostomia ou colostomia proximal. Toda a cavidade abdominal deve ser cuidadosamente examinada para se assegurar da drenagem efetiva de possíveis coleções purulentas.

Reber *et al.* trataram 50 casos de fístulas de cólon, e obtiveram 30% de fechamento espontâneo e 12% de mortalidade[88]. Em outros estudos com menor número de casos a mortalidade variou de 13,6 a 40%[2,29,40,74,92,98].

Fístulas Pancreáticas

Fístulas pancreáticas podem ocorrer após pancreatite aguda, operações sobre o pâncreas por pancreatite crônica ou tumor ou são secundárias a trauma abdominal fechado ou aberto, e em geral acompanham-se de acentuada morbimortalidade relacionada a complicações infecciosas ou metabólicas[116]. Fístula pancreática pode resultar também de pseudocisto de pâncreas ou do seu tratamento, como nas drenagens internas para o estômago, duodeno ou jejuno. Em geral 50% das fístulas pancreáticas internas e 70 a 90% das fístulas pancreáticas externas podem fechar sem a necessidade de cirurgia[106].

O fechamento espontâneo das fístulas pancreáticas nem sempre é obtido, e freqüentemente pode lever semanas ou meses[85]. Na ausência de infecção associada, o tratamento conservador deve ser tentado através da nutrição parenteral associada ou não à somatostatina[85]. Reber et al. obtiveram 67% de fechamento espontâneo com nutrição parenteral, com 11% de mortalidade[88]. Pederzoli et al. trataram 45 pacientes com fístulas pancreáticas externas[85]. Dentre os 18 pacientes tratados apenas com nutrição parenteral, houve fechamento da fístula em período médio de 31,8± 20 dias em 17 deles. Em outros 8 casos, foi associada somatostatina à nutrição parenteral, e, em 7 pacientes, foi obtido fechamento em 6,5± 2,9 dias. A utilização do glucagon ou da calcitonina nos outros pacientes não resultou em benefícios em relação à nutrição parenteral apenas. Por outro lado, Di Costanzo et al. obtiveram apenas 2 fechamentos espontâneos dentre 5 pacientes tratados com nutrição parenteral e somatostatina[36]. Voss e Pappas consideram que a nutrição enteral é opção segura no tratamento desses pacientes desde que a sonda esteja colocada após o ângulo de Treitz, pois, nessa posição, não parece estimular a secreção pancreática[106].

Nos casos nos quais não ocorre fechamento espontâneo, a cirurgia está indicada. Nos pacientes nos quais a fístula foi conseqüente a trauma aberto ou fechado com transecção do ducto pancreático deve-se realizar pancreatectomia distal com anastomose pancreatojejunal término-terminal em Y de Roux. Nas fístulas laterais do pâncreas ou naquelas associadas a pseudocisto de pâncreas, deve-se realizar anastomose com o jejuno em Y de Roux látero-terminal. Eventualmente, a fístula pancreática pode ser tratada com papilotomia endoscópica e colocação de prótese transpilar mesmo em paciente com ruptura do ducto de Wirsung, conforme foi recentemente relatado[1,81].

Fístulas Biliares

Fístulas biliares ocorrem mais freqüentemente após operações sobre a vesícula ou as vias biliares por afecções benignas ou malignas. Pode ocorrer lesão da via biliar durante operações sobre a vesícula biliar, especialmente frente a processos inflamatórios graves ou quando existem anomalias da via biliar extra-hepática. Fístula biliar é complicação rara de traumatismos abertos ou fechados da via biliar. Pode ocorrer fístula biliar interna para o tubo digestivo, em geral para o duodeno ou cólon.

Drenagem de bile pelos drenos abdominais em pacientes que foram submetidos a operações biliares é relativamente freqüente. Entretanto, se esta for abundante e persistente, pode ter ocorrido lesão dos ductos biliares, soltado a ligadura do ducto cístico ou havido lesão de ductos hepáticos acessórios ou anômalos. Raramente pode haver persistência de drenagem após a retirada do dreno de Kehr. Nesses casos, deve se suspeitar de obstrução distal do colédoco.

O tratamento das fístulas biliares normalmente é expectante, porque a tendência natural dessas fístulas é fecharem espontaneamente. Entretanto, se evoluírem para estenose biliar, o tratamento é cirúrgico. Quando se reconhece uma lesão biliar no peroperatório, o melhor tratamento é a correção imediata, com anastomose coledociana término-terminal com colocação de dreno de Kehr, quando possível, ou com confecção de anastomose biliodigestiva. Nas fístulas crônicas, os resultados costumam ser favoráveis. Reber et al. relataram 2 óbitos em 10 pacientes com fístulas biliares, e 60% de fechamento espontâneo[88]. Por outro lado, Di Cistanzo et al. obtiveram fechamento espontâneo em todos os casos de fístulas biliares com o uso de nutrição parenteral associada à somatostatina[36].

A papilotomia endoscópica com ou sem colocação de endoprótese pode ser alternativa válida em pacientes portadores de fístulas biliares crônicas. O procedimento tem sido utilizado após fístulas biliares complicando o tratamento cirúrgico da coledocolitíase, nas fístulas iatrogênicas e naquelas que ocorrem após o transplante hepático. Recentemente foi publicada grande série de pacientes que desenvolveram fístulas biliares após o tratamento cirúrgico da hidatidose hepática[13]. Cinqüenta pacientes foram submetidos a papilotomia endoscópica, em 9 dos quais também foi colocada endoprótese. Apenas 4 pacientes necessitaram de tratamento cirúrgico subseqüente.

FÍSTULAS JEJUNOILEAIS

Isac Jorge Filho

INTRODUÇÃO

São indiscutíveis e claros os históricos avanços obtidos no tratamento dos pacientes com fístulas digestivas. No entanto, essas comunicações patológicas do tubo digestivo com o meio externo, ou com o interior de vísceras ocas, continuam se constituindo em um dos mais graves problemas enfrentados pelo cirurgião[34].

FISTULAS DIGESTIVAS

Em serviços de cirurgia geral ou de cirurgia digestiva, de 75 a 85% das fístulas são pós-operatórias [4], tendo mais da metade delas origem no intestino delgado. A mortalidade decorrente de complicações relacionadas com fístulas intestinais é, ainda, muito alta, variando de 6,5 a 48%[4,9,30,32,44,45,47,49]. Estudos recentes mostram taxas de até 37% [50], enquanto a média de mortalidade para a maioria dos procedimentos cirúrgicos eletivos gira, atualmente, em torno de 2%[7].

O tratamento de uma fístula digestiva, principalmente se de alto débito, é procedimento complexo que exige trabalho multiprofissional e condutas dinâmicas e particularizadas. Medidas clínicas e cirúrgicas não competem entre si, mas, antes, se somam em diferentes fases do tratamento na busca do objetivo final, que é o de obter o fechamento da fístula e conseguir a recuperação integral do paciente.

As fístulas jejunoileais são as mais freqüentes entre as fístulas digestivas, podendo ser internas ou externas (enterocutâneas), conforme se abram para órgãos vizinhos ou para o exterior.

FÍSTULAS JEJUNOILEAIS EXTERNAS

Etiologia

Cerca de 90% das fístulas enterocutâneas são pós-operatórias[47], na maioria das vezes decorrentes de cirurgias de emergência, devidas à obstrução intestinal aguda, peritonite ou trauma abdominal[31]. O percentual restante é decorrente de traumas, irradiação ou complicações de processos patológicos intestinais, como na doença de Crohn, em tumores malignos, na tuberculose intestinal e na blastomicose sul-americana.

Fístulas Jejunoileais Pós-Operatórias

As fístulas jejunoileais podem se manifestar precocemente, com peritonite difusa, ou mais tardiamente, geralmente com bloqueio. As lesões não bloqueadas ocorrem por incompetência dos mecanismos de defesa ou por lesões maiores de órgãos digestivos e que passaram despercebidas na operação (anastomoses incompletas, lesões viscerais inadvertidas etc.). As lesões bloqueadas, na maior parte das vezes, são determinadas por escapes anastomóticos[34].

As fístulas pós-operatórias podem ter origem nas anastomoses ou fora delas.

Fístulas anastomóticas ocorrem como conseqüência de fatores gerais, fatores locais ou de falhas técnicas.

São vários os *fatores gerais* que, teoricamente, podem predispor à formação de fístulas. A Tabela 12.7 mostra os mais comumente apontados. Representam condições capazes de interferir nos mecanismos de reparação tecidual e, conseqüentemente, predispor a es-

capes anastomóticos. Ao cirurgião cabe atentar a esses fatores no pré-operatório, procurando corrigi-los ou compensar o que for possível.

Tabela 12.7 Fístulas Jejunoileais Pós-Operatórias
Fatores Gerais Predisponentes[34]
• Idade avançada
• Desnutrição
• Sepse
• Anemia aguda por hemorragia maciça
• Insuficiência renal
• Insuficiência hepática
• Diabete melito
• Drogas antiblásticas
• Corticoterapia
• Radioterapia
• Neoplasias malignas
• Deficiências imunitárias

As *condições locais* encontradas pelo cirurgião podem, também, participar dos mecanismos que culminam por levar à formação de fístulas entéricas. Entre os principais fatores locais predisponentes à formação de fístulas, os principais estão representados na Tabela 12.8.

Com relação ao comprometimento da área anastomótica, já é clássica a observação de Hollender relatan-

Tabela 12.8 Fístulas Jejunoileais Pós-Operatórias
Fatores Locais Predisponentes[34]
• Anastomose em área comprometida por: — edema   — inflamação   — neoplasia   — irradiação   — má circulação
• Infecção local
• Material de sutura
• Telas e próteses

do o aumento na mortalidade por fístulas intestinais quando havia comprometimento na região de anastomose[31] (Tabela 12.9).

Tabela 12.9
Fístulas Entéricas Pós-Operatórias

Mortalidade por Fístulas em Diferentes Condições de Anastomose [31]

• Intestino normal	28%
• Intestino com inflamação	38%
• Intestino com neoplasia	54%
• Intestino com circulação deficiente	56%
• Intestino irradiado	77%

As *falhas técnicas* constituem as principais causas evitáveis de fístulas jejunoileais. Atos operatórios exigem cuidados fundamentais que não podem ser esquecidos. Manobras intempestivas, pinçamentos e afastamentos violentos e extensos, ligaduras em massa, uso abusivo do bisturi elétrico no interior da cavidade abdominal, anastomoses tensas, suturas em áreas comprometidas, fechamentos abdominais sem adequado relaxamento da parede, falta de atenção aos esgarçamentos, bem como falta de controle e vigilância no uso intracavitário de gases e compressas, são algumas das muitas falhas técnicas que podem propiciar o aparecimento de fístulas digestivas. A Tabela 12.10 relaciona algumas das falhas técnicas mais comumente associadas com a formação de fístulas intestinais, anastomóticas ou não [36,62].

As *fístulas não-anastomóticas pós-operatórias* podem aparecer como conseqüência de uma série de situações, muitas vezes por falhas técnicas. As principais causas são:

1. Lesões traumáticas acidentais, não percebidas na operação. Como exemplos: necrose da parede intestinal por pinçamentos violentos ou eletrocoagulação; encarceramento de alça ou parte de alça intestinal por fio de sutura, no fechamento da parede; pequenas lesões da parede intestinal por desperitonizações; comprometimento da irrigação por ligaduras vasculares; e muitas outras.

2. Compressas ou gazes deixados inadvertidamente na cavidade.

3. Sondas rígidas em contato com alças.

4. Materiais de próteses, entre eles as telas de marlex utilizadas na correção de hérnias e deixadas na superfície interna da parede abdominal, em contato com alças.

5. Aberturas espontâneas, no pós-operatório, de área previamente doente, como na doença de Crohn e nas neoplasias malignas.

Tabela 12.10
Fístulas Jejunoileais Pós-Operatórias

Falhas Técnicas que Podem Levar à Formação de Fístulas[34]

- Lesão mecânica inadvertida da parede intestinal
- Lesão térmica inadvertida da parede intestinal
- Lesão inadvertida de vasos mesentéricos
- Alça intestinal englobada na sutura da parede
- Desperitonização e esgarçamentos
- Suturas incompletas ou defeituosas
- Fechamento da parede sem adequado relaxamento
- Anastomose em área comprometida
- Sutura muito apertada, levando à necrose isquêmica
- Anastomoses tensas
- Falta de vigilância no uso de gazes e compressas
- Colocação de drenos rígidos em contato com alças
- Uso de tela de marlex em contato com alças

Com relação às telas utilizadas como próteses, enquanto alguns autores consideram que seu contato direto com alças pode levar à formação de fístulas [21], outros assumem posição contrária[71].

Prevenção

O principal tipo de prevenção é representado pelos cuidados pré e intra-operatórios. Entre as medidas de prevenção pré-operatória, deve-se ressaltar os cuidados na indicação de operações de ressecção em pacientes com estado precário de nutrição, principalmente na presença de sepse[23]. As medidas intra-operatórias consistem em trabalho cuidadoso e delicado por parte do cirurgião, evitando manobras bruscas e intempestivas, usando o eletrocautério de forma cuidadosa e segura, não seccionando nem ligando o que não pode ver, não deixando próteses e cateteres em contato com alças, sendo obstinadamente vigilante com relação à retirada de compressas e gazes da cavidade, evitando suturas e anastomoses em áreas doentes, evitando desperitonizações de alças e, quando isso não for possível, procurando reperitonizar, não fazendo anastomoses tensas, dissecando, reconhecendo e isolando bem os elementos que devem ser ligados e tendo cuidados com o fechamento da parede abdominal.

Medidas complementares são representadas por materiais que possam diminuir as possibilidades de fis-

FISTULAS DIGESTIVAS

tulização em porções desperitonizadas de alças. Nesse sentido, o Endopatch E-F, elaborado a partir de proteínas humanas e animais com ligações covalentes entre monômeros de fibrina e elastina, mostrou-se experimentalmente capaz de reforçar o processo de cicatrização da parede digestiva. Os estudos iniciais em pacientes selecionados, nos quais as anastomoses digestivas foram feitas em circunstâncias desfavoráveis, como infecção intra-abdominal, intestino irradiado e ascite, apontam para a possibilidade de que com a utilização do Endopatch E-F as anastomoses intestinais realizadas em condições adversas sejam mais seguras[12]. Recentemente, Girard *et al.* relataram a utilização, com bons resultados iniciais, de um material constituído por cola de fibrina e matriz dérmica acelular (Aloderm) para cobrir áreas desperitonizadas em operações em cavidades com peritonite ou aderências extensas[26]. Com o mesmo objetivo, Kirkpatrick *et al.* relataram a possibilidade do uso de "selo" xenogênico, material colágeno derivado da placenta, como "substituto" da parede intestinal[41].

Fatores Prognósticos

O prognóstico das fístulas jejunoileais depende de uma série de fatores, que devem ser analisados em conjunto para cada paciente. Os principais determinantes do prognóstico são: origem, bloqueio, localização, débito, sepse e estado nutricional.

- *Origem:* Como já vimos, as fístulas jejunoileais podem ser pós-operatórias, pós-traumáticas ou decorrentes de afecções intestinais. Entre as pós-operatórias, Rasslan *et al.* [57] chamaram atenção para o pior prognóstico das fístulas que aparecem após ressecções extensas do intestino delgado, chegando à mortalidade de 66,6%. Um outro grupo de fístulas entéricas de difícil fechamento espontâneo é representado pelas fístulas decorrentes de doenças intestinais, como a doença de Crohn e os tumores malignos.

- *Bloqueio:* As secreções digestivas incluem agentes muito agressivos para as vísceras abdominais, o peritônio, as suturas e a parede abdominal. Quando ocorre lesão do tubo digestivo, o organismo aciona um mecanismo fisiológico de bloqueio que tende a circunscrever a área comprometida. Sua efetividade depende de uma série de fatores, sendo um deles o tempo decorrido entre a ação do agente agressor e a abertura do orifício intestinal da fístula. Quando esse tempo é longo o bloqueio se faz de forma muito eficiente, às vezes sem peritonite. As fístulas que, por qualquer razão, se fazem sem bloqueio ou com bloqueio insuficiente acompanham-se de graves peritonites e são de pior prognóstico.

- *Débito:* As fístulas jejunoileais têm tendência a alto débito em função do grande volume de secreções digestivas procedentes do estômago, duodeno, fígado, pâncreas e do próprio jejunoíleo. Quanto maior o volume de secreções digestivas perdido por uma fístula maior será a espoliação em água, eletrólitos, proteínas e outras substâncias, com todas as conseqüências deletérias dessa espoliação.

- *Localização:* O volume de secreções que passam pelas porções mais distais do íleo é menor do que o das porções proximais e o do jejuno, já que a função de absorção do intestino delgado supera, em volume, a função secretora. Por isso, no que diz respeito à localização, as fístulas jejunais tendem a apresentar pior prognóstico do que as ileais. Maillet[47] diferenciou as fístulas em três grupos pelo débito diário: débito abaixo de 500 ml, débito de 500-2.000 ml e débito maior de 2.000 ml/24 h. Em sua experiência, as taxas de mortalidade para esses grupos foram respectivamente, de 20%, 40% e 50%.

- *Sepse:* A sepse, principalmente se associada à desnutrição, é a principal responsável pelos óbitos por fístulas digestivas[38]. Fazio relata mortalidade de 29,6% nas fístulas jejunoileais que evoluíram com sepse, enquanto as que tiveram a sepse controlada não apresentaram mortalidade[20]. Maillet fez referências à altíssima mortalidade (de 90%) nos pacientes com fístulas de intestino delgado em que a associação sepsedesnutrição estava presente de forma clara[47].

- *Estado nutricional:* Como já vimos, anteriormente vários estudos tem demonstrado que os desnutridos são mais propensos a desenvolver fístulas no pós-operatório[33,37,39,47].

REPERCUSSÕES DAS FÍSTULAS DE ALTO DÉBITO

As fístulas que drenam 500 ml, ou mais, de secreções digestivas a cada 24 horas são consideradas de alto débito. Isso é muito comum nas fístulas jejunoileais, principalmente nas mais altas, podendo o débito diário ultrapassar 2 litros. A espoliação determinada por essas grandes perdas ocasiona importantes impactos hidroeletrolíticos e nutricionais.

As perdas líquidas através da fístula não podem ser encaradas como simples perdas hidroeletrolíticas a serem repostas. Na realidade, o que se perde é um material de alta complexidade, contendo substâncias importantes para o organismo. A composição do líquido perdido varia muito, em função de fatores como a localização da fístula, o tamanho do orifício interno, o número de fístulas e a ação de estímulos secretórios. De qualquer forma, a constituição básica é sempre representada por uma solução aquosa contendo eletrólitos, enzimas digestivas, fatores tróficos, outras substâncias orgânicas e quantidades variáveis de células de descamação. Em fístulas de baixo débito essas perdas são compensáveis com certa facilidade. No entanto, quando o débito é alto as perdas são relevantes e concorrem, sem dúvida, para o agravamento do quadro apresentado. Vale chamar atenção para o impacto nutricional nessas condições, já que as enzimas digestivas e as células de descamação, eliminadas para o meio externo, representam grandes perdas de nutrientes, relevantes e graves para um organismo que já se encontra em situação crítica. A situação fica ainda mais grave se o paciente apresenta prévia desnutrição. A gravidade se torna extrema se à desnutrição se soma a sepse, que, ao determinar hipercatabolismo, consome ainda mais as já exauridas reservas nutricionais. Assim, é compreensível que sejam relatadas altíssimas taxas de mortalidade nos pacientes sépticos e desnutridos que apresentam fístulas jejunoileais de alto débito[34].

TRATAMENTO DO PACIENTE COM FÍSTULA JEJUNOILEAL

Aspectos Gerais

É fundamental ter sempre em mente que o que deve ser tratado é o paciente como um todo, e não "a fístula", como se ela fosse uma entidade independente.

As medidas iniciais são de ordem geral, objetivando a recuperação do equilíbrio orgânico, perdido em função das alterações determinadas pela fístula.

As manifestações observadas em pacientes com fístulas entéricas são extremamente variáveis. Entre pequenas fístulas, com baixíssimo débito, sem repercussões clínicas, até formas catastróficas, com sérios distúrbios associados, existe toda uma gama de formas intermediárias. Tal variação explica a necessidade de que o tratamento seja particularizado para cada caso, apesar de seguir um planejamento básico.

Os princípios gerais que regem a abordagem inicial e o tratamento do paciente com fístula entérica são os seguintes [7]:

a) Imediata avaliação das condições gerais, cirúrgicas e do estado nutricional.

b) Medidas de recuperação geral, que incluem as correções, por via venosa, dos desequilíbrios hidroeletrolíticos e ácido-básicos.

c) Suspensão da ingestão oral de alimentos e início de adequada terapia nutricional.

d) Estudo do abdômen e da fístula através de métodos de imagem, buscando definir características como: local de origem, trajeto e número de fístulas, presença ou não de abscessos ou corpos estranhos.

e) Controle e redução do débito da fístula.

f) Prevenção e tratamento das lesões da pele.

g) Prevenção e tratamento das complicações metabólicas e sépticas.

A esses princípios vale acrescentar a necessidade de um suporte psicológico, fundamental para um paciente que soma à decepção com a complicação cirúrgica pós-operatória os problemas do jejum prolongado, da insegurança quanto ao futuro, da alta permanência hospitalar e do desconforto e dor que acompanham o quadro [37,38,39].

Metodização do Tratamento

Não obstante a necessidade de atentar para as características particulares de cada caso, é indispensável que o tratamento das fístulas entéricas seja metodizado, seguindo um plano geral bem elaborado, diferenciável em três fases:

• Fase I: Medidas gerais de recuperação.

• Fase II: Tratamento conservador.

• Fase III: Tratamento cirúrgico da fístula, desde que não ocorra fechamento espontâneo na fase II.

Fase I — Medidas Gerais de Recuperação

As fístulas digestivas, principalmente as de alto débito, determinam importantes alterações no equilíbrio orgânico. As correções desses desequilíbrios são prioritárias, já que, nessa fase, ocorrem as maiores complicações e óbitos.

As principais alterações estão representadas pelos distúrbios dos líquidos corporais (desequilíbrios hidroeletrolíticos, desequilíbrios ácido-básicos e desequilíbrios osmóticos), pela presença de sepse e por eventuais distúrbios cardiorrespiratórios. Esses distúrbios se fazem sentir mais acentuadamente nas primeiras 48 horas, período de maior instabilidade e risco, e devem ser corrigidos o mais prontamente possível. É também nessa fase que, mais freqüentemente, há necessidade da participação de equipes de intensivistas[36].

Correção dos Distúrbios dos Líquidos Corporais

É fundamental nas fístulas de alto débito. Há necessidade de analisar e corrigir os distúrbios de volume, de composição e de osmolaridade. Implica adequada reposição através da via parenteral, com soluções cristalóides, que devem ser complementadas com colóides, quando a pressão coloidosmótica do plasma estiver muito baixa, com perdas relevantes para o espaço intersticial. Nos pacientes mais graves, é importante que a reposição seja monitorizada, com a utilização da medida da pressão venosa central ou de medidas mais sensíveis, como a utilização do cateter de Swan-Ganz.

Os distúrbios ácido-básicos metabólicos podem ser decorrentes das perdas de ácidos ou bases, dependendo da altura da fístula no tubo digestivo e da má perfusão tecidual decorrente da hipovolemia. Nas fístulas jejunoileais, as soluções perdidas são quase sempre alcalinas, com importante perda do íon bicarbonato. Quando os tecidos estão mal perfundidos, a produção de ácidos no metabolismo anaeróbico soma-se com a perda de bicarbonato pela fístula, o que responde por acidose metabólica, por vezes muito grave, exigindo tratamento especial, com utilização correta de soluções de bicarbonato ou

FISTULAS DIGESTIVAS

lactato. Os distúrbios respiratórios do equilíbrio ácido-básico são corrigidos através de medidas específicas sobre o aparelho respiratório, que poderão incluir necessidade de máscaras ou respiração assistida [36,37].

Os desvios relevantes do equilíbrio dos líquidos corporais levam à má-perfusão tecidual, o que torna contra-indicado o início do suporte nutricional parenteral antes da correção do déficit perfusional. Por outro lado tais distúrbios promovem ou mantêm o íleo adinâmico, situação que contra-indica o suporte nutricional enteral.

Em décadas passadas, os distúrbios eletrolíticos chegaram a representar a causa maior da alta mortalidade em pacientes com fístulas digestivas. As observações clássicas de Edmunds et al., referentes a 157 pacientes tratados no período de 1946-1959, relatam 23 pacientes com graves distúrbios hidroeletrolíticos, dos quais 18 deles foram a óbito, ou seja, mortalidade de 78% [17]. Com os avanços obtidos no diagnóstico e tratamento dos distúrbios hidroeletrolíticos, ácido-básicos e de osmolaridade, a mortalidade devida fundamentalmente a esses fatores caiu acentuadamente, mas esses distúrbios ainda representam problemas sérios a serem controlados nos pacientes com fístulas de alto débito.

Tratamento dos Problemas Sépticos

Os problemas sépticos constituem a causa mais comum de morte nos pacientes com fístulas digestivas. Por isso devem ser diagnosticados e tratados o mais precocemente possível. Nesse campo, muitas vezes há necessidade de medidas cirúrgicas e elas não podem, sob nenhuma hipótese, ser contemporizadas. Hollender constatou que a mortalidade nas fístulas digestivas tratadas por seu grupo esteve, em grande parte, ligada ao retardo na indicação de relaparotomia para tratamento da peritonite pós-operatória e também pela execução de anastomoses em meio séptico [31,32].

O diagnóstico de sepse abdominal sempre deve ser procurado quando do aparecimento de sinais sugestivos, como aumento da freqüência cardíaca; febre elevada no pós-operatório imediato; íleo adinâmico prolongado; dor abdominal relevante no terceiro ou quarto dia de pós-operatório; elevação de uréia e creatinina no sangue. Nessas situações, exames complementares devem ser utilizados, como radiografias de tórax, ultrassonografias, tomografias e outros. Quando o diagnóstico não é feito até o quinto dia de sepse ficam mais freqüentes as manifestações de choque séptico, com distúrbios respiratórios, oligúria, acidose metabólica e icterícia. Em alguns pacientes o quadro caminha de forma catastrófica para insuficiência de múltiplos órgãos e sistemas, com índices elevadíssimos de mortalidade.

Muitas vezes a intervenção cirúrgica, para combater a sepse, é retardada por se julgar que o paciente está em estado muito crítico para ser operado, principalmente logo após a operação que determinou a fístula. Outras vezes a operação é retardada por receio de uma laparotomia "branca" [62]. No entanto, alguns trabalhos têm demonstrado que, nesses casos, o risco em operar é menor do que o de não operar, e que, se a relaparotomia é feita antes do desenvolvimento de insuficiências orgânicas múltiplas, o risco de morte após uma laparotomia "branca" não é proibitivo [57].

O uso de antibióticos é complementar, pois já é clássico o reconhecimento de que sua utilização, desacompanhada da ação direta sobre o foco infeccioso, não apresenta impacto significante nas taxas de mortalidade por fístulas intestinais [66].

A sepse nos pacientes com fístulas digestivas ocorre, mais freqüentemente, por:

- *Peritonite difusa:* É determinada pela presença de conteúdo do tubo digestivo na cavidade peritoneal, sendo infecção mista de aeróbios (mais comumente a *Escherichia coli)* e anaeróbios (principalmente *Bacterioides fragilis*). Na peritonite difusa a intervenção cirúrgica é mandatória e urgente, *mas visa apenas à peritonite.* Consiste em ampla limpeza e lavagem da cavidade, podendo incluir desbridamentos, retirada de corpos estranhos, ressecção e exteriorização de segmentos comprometidos. *Não se deve tentar fechar a fístula cirurgicamente nessa fase.* O uso de antibióticos é fundamental, devendo a escolha recair sobre medicamentos capazes de agir sobre flora bacteriana mista.

- *Abscessos*: Quando existem evidências de que o processo infeccioso abdominal é circunscrito, ele poderá ser drenado, evitando-se, assim, contaminar o restante da cavidade. Quando os abscessos forem grandes e estiverem em contato com o peritônio parietal, anterior ou lateral, a drenagem cirúrgica poderá ser extra-serosa. Nas outras situações a drenagem será transparietal. De preferência são utilizados os drenos tubulolaminares, exteriorizados por contra-aberturas amplas. A opção pela drenagem percutânea, dirigida por ultrasonografia ou tomografia, é cada vez maior [18,25].

- *Infecções de parede:* As lesões parietais determinadas pelas secreções das fístulas levam à perda tecidual e diminuição da resistência à ação das bactérias existentes nas próprias secreções ou vindas do meio ambiente. As infecções assim instaladas podem comprometer pele e subcutâneo (determinando uma celulite), fáscia e aponeurose (levando à fasciite) e músculos (levando a uma miosite), com comprometimento maior ou menor de cada estrutura. A forma mais grave é a gangrena gasosa clostridiana. O tratamento das infecções parietais importantes inclui adequada antibioticoterapia, que depende do agente etiológico; amplos debridamentos e lavagens; e, às vezes, recursos excepcionais, como a oxigenoterapia hiperbárica.

- *Outras infecções:* Infecções pulmonares, flebites e infecções urinárias também podem estar presentes, participando do quadro séptico, sobretudo nos pacientes debilitados e com falências múltiplas, devendo ser diagnosticadas e tratadas o mais precocemente possível. É fundamental realçar as infecções associadas à terapia nutricional parenteral, especialmente aquelas ligadas ao catéter venoso [35].

Correção dos Distúrbios Cardiorrespiratórios

Observados principalmente nos pacientes idosos e nos que já apresentavam, no pré-operatório, doenças cardiorrespiratórias. Muitas vezes requerem tratamento especializado intensivo, com monitorização.

Fase II — Tratamento Conservador

Tem como objetivo final o fechamento espontâneo da fístula. Para isso são necessárias as seguintes condições:

1. Equilíbrio dos líquidos corporais.

2. Desaparecimento das manifestações sépticas.

3. Redução do débito da fístula e, conseqüentemente, das perdas de água, eletrólitos, nutrientes e fatores tróficos.

4. Proteção da pele e reparação de suas lesões.

5. Adequada oferta de nutrientes que possibilitem o melhor estado nutricional possível, permitindo a reparação tecidual e os processos fibroblásticos e de multiplicação celular que culminarão com o fechamento do trajeto e do orifício visceral da fístula.

Manutenção do Equilíbrio dos Líquidos Corporais

Os cuidados com o equilíbrio hidroeletrolítico, iniciados na Fase I, equilíbrio ácido-básico e equilíbrio osmótico devem ter seqüência ao longo do tratamento clínico das fístulas entéricas. Descuidos na reposição podem levar a novos desequilíbrios, com conseqüências graves.

Tratamento da Sepse

A compensação dos problemas infecciosos, iniciada na primeira fase, não significa desaparecimento total da sepse. Assim, os cuidados e tratamentos de possíveis focos sépticos, os curativos freqüentes e a contínua vigilância quanto a possibilidade de novas infecções devem permanecer ao longo de todo o tratamento.

Redução do Débito da Fístula

Como o alto débito representa importante fator agravante nas fístulas digestivas, em função da espoliação que determina, procedimentos que busquem reduzir as perdas são muito importantes. Dois tipos de medidas são utilizados: a manutenção do paciente em jejum absoluto e o uso de drogas capazes de reduzir as secreções digestivas. Além disso, em determinadas situações, a reinfusão para o tubo digestivo dos líquidos perdidos pela fístula pode ser medida auxiliar com o objetivo de diminuir a espoliação.

— *Jejum absoluto:* Tem como finalidade a diminuição do estímulo para as secreções digestivas. Sua utilização está, logicamente, ligada à necessidade de um suporte nutricional parenteral total.

— *Medicamentos:* Nas fístulas jejunoileais podem ser utilizados dois tipos de medicamentos: a somatostatina e seus análogos e os bloqueadores de secreção gástrica.

• *Somatostatina e análogos:* A somatostatina é um hormônio natural capaz de diminuir acentuadamente as secreções digestivas, reduzindo, assim, o débito das fístulas entéricas. Tem a vantagem, ainda, de reduzir a motilidade gastrointestinal, o que prolonga o tempo de trânsito, aumentando a absorção intestinal de água e eletrólitos, o que concorre para a diminuição do débito das fístulas. Ysebaert *at al.* apresentaram uma série consecutiva de 23 pacientes com fístulas, cujo tratamento conservador incluiu a somatostatina e o suporte nutricional parenteral total. O fechamento espontâneo foi conseguido em 83% dos pacientes com um tempo médio de uso da somatostatina de 13,2±7,0 dias. Não houve mortalidade na série [72]. Os problemas com relação ao uso da somatostatina estão ligados ao uso limitado exclusivamente à via venosa e a sua meia-vida muito curta, o que exige infusão contínua. A busca de soluções para esses problemas levou à síntese de análogos da somatostatina, como o octreotida, um octapeptídeo sintético que apresenta efeitos semelhantes aos da somatostatina, tendo porém meia-vida prolongada, o que lhe confere maior tempo de ação e maior potência farmacológica. Outra importante vantagem é a via subcutânea, o que torna muito prática sua utilização. Nubiola *et al.* trataram 27 pacientes com fístulas enterocutâneas pós-operatórias, com nutrição venosa total e octreotida (100 mcg a cada 8 horas por via subcutânea) tendo obtido redução média de 55% do débito das fístulas nas primeiras 24 horas. A taxa de fechamento espontâneo foi de 77% após um período de 5,8 ± 2,7 dias de tratamento. Além de concluir pela eficiência do tratamento os autores chamaram atenção para a diminuição no tempo de internação, já que o tempo para fechamento espontâneo utilizando apenas a nutrição venosa total, sem o uso de octreotida, é da ordem de 4-6 semanas[51]. Outros autores têm publicado suas experiências concluindo pela eficiência da octreotida no tratamento das fístulas enterocutâneas [10,53]. Não resta dúvida quanto a diminuição do débito das fístulas jejunoileais com a utilização da somatostatina e análogos[27], e que essa diminuição leva a fechamento mais rápido de fístulas, o que se discute é se essa redução do débito determinaria o fechamento de fístulas que,

FISTULAS DIGESTIVAS

sem a utilização desse recurso, não se fechariam. Alvarez relata falha do octreotida, em conjunto com a terapia nutricional parenteral, no fechamento de fístulas entero-cutâneas complexas[2]. Por outro lado, não se pode deixar de levar em conta que o uso prolongado do octreotida em conjunto com a nutrição parenteral, determina alterações na composição biliar, ampliando as chances de formação de cálculos, principalmente os de palmitato de cálcio[59]. Em resumo: a somatostatina e seus análogos representam importante recurso na diminuição do débito das fístulas jejunoileais, mas sua utilização prolongada deve ser acompanhada de avaliações periódicas da função hepática e da litogenicidade biliar e analisada sob aspecto da relação custo/benefício. Nas fístulas acompanhadas de fatores impedientes ou dificultantes do fechamento espontâneo seu uso deve se restringir ao período inicial, buscando diminuir o débito da fístula e conseqüente espoliação, mas sem perder de vista a possível necessidade do tratamento cirúrgico, após cessadas as manifestações de sepse e inflamação.

- *Bloqueadores da secreção gástrica:* Aliam à diminuição da secreção o efeito de prevenção das úlceras de estresse e lesões agudas da mucosa gástrica. Além disso, os bloqueadores de secreção gástrica têm um efeito indireto na redução do volume de secreção pancreática por diminuir a acidez do suco gástrico que chega ao duodeno, o que faz diminuir o estímulo à secreção da secretina.

- *Reinfusão do líquido drenado pela fístula:* Quando o tubo digestivo é funcionante e o débito da fístula é alto, pode ser interessante a reinfusão dos líquidos perdidos pela fístula, levando-os de volta à luz do tubo digestivo. Isso é possível, por meio de sonda gástrica, nas fístulas ileais baixas. Nas fístulas jejunais altas, o procedimento requer a passagem da sonda distalmente à fístula. O procedimento, que tem como objetivo devolver ao tubo digestivo as secreções perdidas, não é um método de redução do débito da fístula, mas reduz a espoliação, recuperando água, nutrientes, eletrólitos e fatores tróficos[6].

Cuidados com a Pele

A ação das secreções digestivas sobre a pele determina importantes lesões. Escoriações, maceração e digestão da pele podem levar à relevante perda tecidual. São lesões que trazem intenso sofrimento físico e psicológico ao paciente, além de agravarem seu quadro geral e infeccioso. Daí a necessidade de adotar medidas que busquem, de um lado, impedir a chegada das secreções até a pele e, de outro, recobrir o tegumento com algum tipo de protetor que funcione como barreira à ação cutânea dos líquidos drenados pela fístula.

Os agentes protetores utilizados são os mais variados, indicando a dificuldade encontrada para a solução do problema, especialmente nas fístulas de alto débito. Pomadas de alumínio, *spray* de silicone e pasta de Karaya são alguns dos materiais protetores usados. Placas de géis do tipo Stomahesive® e Duoderm® são muito úteis na proteção da pele em torno da fístula. Pasta de bentonita/colestiramina tem sido utilizada no mesmo sentido[8]. O Stomahesive® é um derivado de pectina, gelatina, carboximetilcelulose e poliisobutileno, apresentado na forma de placas, que podem ser preparadas de modo a cobrir a região perifístula, deixando, no centro, um orifício exatamente do tamanho do orifício externo da fístula. Para a colocação da placa, é indispensável ter a pele bem seca e limpa, e, se possível, fazer uma delicada tricotomia. O recobrimento das áreas expostas à ação das secreções digestivas por meio de material protéico biológico tem oferecido também resultados compensadores para a proteção da área perifístula, sendo os resultados particularmente interessantes com aplicação de uma camada de claras de ovos em toda a área que toma contato com as secreções vertidas pela fístula[37].

As fístulas múltiplas, as expostas e as fístulas de alto débito são as que apresentam maiores dificuldades para a proteção da pele.

Nas fístulas de débito relevante e com trajeto fibroso bem definido é procedimento importante a sondagem do trajeto fistuloso com um cateter cujo diâmetro ocupe toda a luz do orifício externo da fístula e que seja introduzido até as proximidades do orifício interno, sem penetrar na alça intestinal. Pelo cateter, assim colocado, pode ser feita aspiração intermitente com bomba termostática. Assim, freqüentemente se consegue impedir que as secreções digestivas extravasem para a pele. À medida que o orifício externo vai se fechando o cateter de drenagem vai sendo substituído por outro mais fino, até a retirada final. Quando o orifício externo é muito amplo pode-se utilizar um cateter, tipo Folley, insuflando-o balonete logo abaixo do orifício externo e, com isso, ocluindo totalmente o trajeto fistuloso.

Com relação aos curativos nas regiões banhadas por secreções digestivas, a melhor conduta é deixar a pele descoberta, já que o embebimento de gazes e compressas mantém os sucos digestivos por mais tempo em contato com a pele, agravando as lesões. Quando a utilização de coberturas for mesmo indispensável, elas devem ser pouco espessas e trocadas com freqüência, à medida que fiquem muito molhadas[57].

Terapia Nutricional

Em determinada ocasião, em simpósio sobre cirurgia abdominal, foi perguntado a um dos participantes o que faria se no paciente em pauta, aparecesse uma fístula digestiva no pós-operatório. A resposta foi rápida e curta: "Faço uma nutrição parenteral, e assim, se resolve o problema."

A resposta, tão pronta e decidida, envolvia dois aspectos interessantes. O primeiro era a constatação do forte impacto acarretado pela moderna terapia nutricional em várias situações, mas, particularmente, nas fístulas digestivas; o segundo, mais pessimista, dizia respeito

255

à tendência que as pessoas têm em, equivocadamente, simplificar problemas complexos.

Dar a devida importância ao estado nutricional e à oferta de nutrientes certamente determinou novos rumos no destino dos pacientes com fístulas digestivas. As análises históricas não deixam dúvidas a respeito. Mas, daí a restringir o complexo problema representado pelas fístulas digestivas à terapia nutricional vai uma distância muito grande.

O suporte nutricional nos pacientes com fístulas jejunoileais busca permitir a restauração das proteínas tissulares, a melhora das defesas imunitárias, a cicatrização dos tecidos lesados, o ganho de peso, o aumento da força muscular e a melhora do estado geral. Tudo isso depende de um balanço nitrogenado positivo, o que, nos pacientes com fístulas de alto débito, dificilmente é alcançado, sobretudo se o paciente estiver em sepse. De qualquer forma, mesmo que não se consiga balanço nitrogenado positivo, a oferta de nutrientes é indispensável, na medida em que cada nutriente incorporado economiza a utilização de um outro, que seria retirado da própria massa corporal.

O suporte nutricional deve ser iniciado a partir do momento em que o paciente recuperou sua perfusão tecidual. A via inicial é, preferentemente, a parenteral, podendo ou não passar para enteral, de acordo com critérios adiante apontados.

O suporte nutricional parenteral, ao permitir o repouso digestivo, determina duas conseqüências antagônicas: permite a diminuição do débito da fístula, mas não nutre o epitélio do tubo digestivo. No entanto, em muitas situações, é o suporte nutricional de escolha, embora seja de controle mais difícil e esteja sujeito a complicações mais graves que o suporte enteral. As fístulas jejunoileais apresentam, via de regra, débito relevante, o que justifica a opção inicial pela via parenteral.

A utilização da via enteral para o suporte nutricional de pacientes com fístulas digestivas depende de três condições: a adequada permeabilidade e motilidade do tubo digestivo, a possibilidade de impedir que os nutrientes saiam pela fístula, e a tolerância às dietas. Nas fístulas entéricas é utilizada em situações de baixo débito e peristaltismo normal.

TERAPIA NUTRICIONAL ENTERAL OU PARENTERAL?

Quando se raciocina de forma simplista, é possível imaginar que a terapia nutricional a ser utilizada nas fístulas digestivas deva, sempre, ser parenteral, já que a utilização do tubo digestivo leva a maior estímulo das secreções digestivas, tendendo a aumentar o débito da fístula, e possibilita a perda de nutrientes da dieta pela fístula se os alimentos forem fornecidos a montante do orifício fistular. Esse raciocínio não leva em conta algumas desvantagens da via parenteral hoje bem conhecidas.

Já em 1956, Smith e Lee relataram seus resultados no tratamento de fístula digestiva utilizando dietas ente-

rais. Nesse trabalho pioneiro, 11 pacientes com fístulas duodenais receberam dietas líquidas de alto valor calórico e protéico, infundidas através de sonda intrajejunal colocada distalmente à fístula. Todos sobreviveram e tiveram fechamento espontâneo dentro de 7 a 13 dias a partir do início do suporte nutricional[65]. Posteriormente, vários autores publicaram trabalhos mostrando a possibilidade do uso da via enteral em situações bem definidas[33]: Bury et al., em 1971, trataram 13 pacientes, com fístulas diversas, conseguindo 53,84% de fechamentos espontâneos. com mortalidade de 15%; Voitk et al., em 1973, trataram 36 fístulas de 29 pacientes utilizando suporte nutricional enteral, obtendo 75% de fechamentos espontâneos, com mortalidade de 28% que ocorreu principalmente nas fístulas de alto débito. Esses autores fizeram uma observação interessante: quando a dieta passava de parenteral para enteral, ocorriam alterações nas características do líquido fistuloso, que parecia ter menor efeito corrosivo sobre a pele; Reber et al. estudaram comparativamente dois grupos, um recebendo enteral e outro parenteral, não encontrando diferenças significativas nas taxas de mortalidade e de fechamentos espontâneos.

Nos últimos tempos, múltiplas evidências se acumulam no sentido de realçar a importância de alimentos na luz do tubo digestivo. Observou-se que os pacientes que permaneciam por muito tempo com oferta de alimentos exclusivamente pela via parenteral podiam ter seu estado nutricional equilibrado, mas era clara a atrofia intestinal. Em outras palavras: o suporte nutricional parenteral exclusivo nutre o paciente, mas condiciona a desnutrição do tubo digestivo. Essa desnutrição ocorre pela falta dos fatores tróficos indispensáveis para o desenvolvimento e proliferação do epitélio intestinal. A fonte calórica principal, da qual depende o metabolismo celular do epitélio intestinal, não é a glicose. Os enterócitos usam principalmente a glutamina e os colonócitos se utilizam preferencialmente do ácido butírico (produzido pela ação da flora bacteriana sobre as fibras dietéticas). Os corpos cetônicos são também fontes calóricas utilizadas pelo epitélio intestinal. No suporte nutricional parenteral exclusivo, a riqueza de glicose nas soluções inibe a formação de corpos cetônicos, e a produção de ácidos graxos de cadeia curta, como o butírico, é extremamente reduzida pela falta de alimentos no tubo digestivo. Como a glutamina não está presente na maioria das soluções de aminoácidos utilizadas para o suporte nutricional parenteral, o epitélio intestinal vai ficando gradativamente desnutrido, o que enfraquece a chamada "barreira intestinal" podendo desencadear, se existirem outros fatores determinantes, a translocação de bactérias da luz intestinal para a circulação sistêmica.

CONDUÇÃO DA TERAPIA NUTRICIONAL

As fístulas digestivas apresentam graus variáveis de características e gravidade; como conseqüência a conduta deve ser particularizada, inclusive no que diz respeito aos cuidados nutricionais. Pacientes com fístulas de débitos muito baixos, e sem repercussões clínicas relevantes, podem, perfeitamente, manter sua dieta oral. Isso ocorre principalmente em algumas fístulas do cólon distal, vias biliares e pâncreas. No entanto, na maioria dos pacientes, as necessidades nutricionais só serão atingidas com a utilização de terapia nutricional adequada, por via enteral ou parenteral.

A terapia nutricional deve ser iniciada a partir do momento em que o paciente esteja bem hidratado, com boa perfusão tecidual. A via inicial geralmente é a parenteral, sobretudo se a fístula tem débito médio ou alto, podendo ou não passar a enteral de acordo com os critérios abaixo discutidos.

Via enteral: poderá ser indicada desde que sejam preenchidas três condições indispensáveis:

- Eficiente permeabilidade e motilidade do tubo digestivo.

- Possibilidade de impedir que a dieta seja eliminada pela fístula.

- Tolerância à sonda e à dieta.

Em pacientes obstruídos mecanicamente ou com adinamia intestinal, a via enteral não poderá ser utilizada enquanto tais problemas não forem resolvidos. Nas fístulas do tubo digestivo distal, os nutrientes oferecidos serão aproveitados proximalmente, mas, nas fístulas proximais haverá necessidade de passar a sonda além da fístula. Isso nem sempre é fácil, mas, com auxílio de métodos endoscópicos a freqüência de sucessos tem aumentado consideravelmente.

A presença de alimentos no tubo digestivo sempre leva a um aumento, variável, no débito da fístula. Cabe ao médico pesar o valor desse inconveniente em relação às vantagens, já citadas, da via enteral.

No atual estado de conhecimentos, os seguintes aspectos estão definidos com relação ao uso da via enteral de suporte nutricional nas fístulas digestivas:

1. Tem lugar em casos selecionados.

2. Não existem evidências clínicas de vantagens da dieta monomérica sobre a polimérica.

3. Como regra, aumenta o débito da fístula.

4. De preferência, deve ser indicada em fístulas distais, ou quando é possível infundir a dieta distalmente à fístula.

5. Nos casos bem indicados, os resultados, quanto às taxas de mortalidade e de fechamentos espontâneos, são comparáveis aos da via parenteral.

6. Em função da importância trófica, da menor gravidade das complicações e do menor custo deve ser, sempre que possível, a via escolhida.

Via parenteral: Ao permitir o repouso digestivo, a nutrição parenteral exclusiva leva a duas conseqüências antagônicas: permite a diminuição do débito da fístula, mas determina a desnutrição do tubo digestivo. No entanto, em muitas situações, é o único tipo possível e eficiente de suporte nutricional, embora seja de controle mais difícil, mais sujeito a complicações graves e mais dispendioso que o suporte nutricional enteral. De um modo geral é utilizado inicialmente no tratamento das fístulas digestivas, podendo ser substituído pela via enteral quando o débito da fístula diminui, o tubo digestivo está funcionando, a absorção intestinal é adequada e existe tolerância à sonda e à dieta enteral.

Alguns autores têm preconizado o suporte nutricional parenteral periférico, usando lípides como fonte calórica e, portanto, não tendo os inconvenientes e riscos da cateterização de veia central. No entanto, o importante número de flebites periféricas que o método acarreta e a necessidade de troca freqüente de veias deixam essa via parenteral periférica como de indicação excepcional.

Vários trabalhos têm sido feitos no sentido de minimizar os efeitos negativos da via parenteral exclusiva sobre o epitélio intestinal. As soluções comerciais de aminoácidos para uso parenteral classicamente não contêm glutamina. Apesar dos problemas de solubilidade desse aminoácido nas soluções, tem ficado claro que a adição de 2 g% de glutamina nas soluções parenterais se acompanha de importantes efeitos tróficos sobre a mucosa do tubo digestivo, apesar de não serem esses efeitos tão intensos quanto os obtidos com o acréscimo da glutamina às dietas enterais.

FECHAMENTO ESPONTÂNEO

O objetivo final do tratamento conservador é o fechamento espontâneo da fístula jejunoileal. Nas diferentes estatísticas, isso tem sido alcançado em níveis que variam de 9 a 80% [34]. Quando são analisados apenas os sobreviventes, até 90% dos pacientes podem ter fechamento espontâneo dentro de 4 a 6 semanas[32].

Uma análise histórica demonstra que a introdução racional do suporte nutricional teve forte impacto na melhora dos resultados quanto ao fechamento espontâneo das fístulas entéricas. Assim, Himal *et al.* encontraram 27% de fechamentos espontâneos antes da introdução do suporte nutricional parenteral e 56% após sua introdução[30]. Soeters *et al.*, analisando retrospectivamente seu material, observaram que a taxa de fechamento espontâneo triplicou a partir do período em que o suporte nutricional parenteral passou a ser utilizado[66]. As estatísticas de autores que apresentam grandes séries de pacientes reportam aumento nas taxas de fechamento espontâneo (40 a 70%)[47,61]. A introdução da somatostina e seus análogos tem melhorado os índices de fechamento espontâneo e diminuído claramente o tempo de tratamento e de internação[24,25,26]. Paran *et al.* obtiveram uma taxa de fechamento espontâneo de 72% com um período médio de tratamento de 11 dias utilizando octreotida[53].

Como já foi discutido, há uma dificuldade na interpretação dessas taxas, decorrente da heterogeneidade das experiências e do material dos diferentes autores, nem sempre se referindo unicamente a fístulas jejunoileais.

FATORES LIMITANTES DO FECHAMENTO ESPONTÂNEO

O fechamento espontâneo de uma fístula jejunoileal é limitado por uma série de fatores. Os principais estão relacionados na Tabela 12.11. A importância de identificar claramente tais fatores está ligada à possibilidade de conseguir seu afastamento ou compensação. Quando isso for impossível, o conhecimento da existência de fatores limitantes do fechamento será um importante dado auxiliar na escolha do momento propício de renunciar ao tratamento clínico exclusivo, incluindo, então, o tratamento cirúrgico, sem postergações desnecessárias e prejudiciais, desde que os problemas sépticos estejam superados.

Tabela 12.11
Fístulas Jejunoileais Pós-Operatórias

Fatores Limitantes do Fechamento Espontâneo[39]

- Idade superior a 65 anos
- Débito da fístula superior a 500 ml/dia
- Fístulas múltiplas
- Fístulas próximas ao ligamento de Treitz
- Fístulas por doenças malignas
- Fístulas por doenças inflamatórias
- Fístulas pós-irradiação
- Fístulas labiadas, diretas ou em evisceração
- Fístulas com disjunção anastomótica
- Fístulas com síndrome do intestino curto
- Fístulas internas
- Presença de corpo estranho
- Obstrução distal à fístula
- Lojas e/ou coleções no trajeto fistuloso
- Desnutrição
- Uso de drogas inibidoras da cicatrização

TEMPO DE TRATAMENTO CONSERVADOR

Como um contingente variável de fístulas jejunoileais não se fecha espontaneamente, é importante que se defina por quanto tempo o tratamento conservador deve ser mantido sem que a fístula se feche. Na experiência da maioria dos autores, fístulas que não se fecham em até 5 a 6 semanas de tratamento clínico corretamente executado provavelmente não se fecharão sem a utilização de recursos cirúrgicos. Trata-se, evidentemente, de uma regra geral, o que significa dizer que a análise particularizada deve sempre ser levada em conta. Para a maioria dos pacientes as chances de que uma fístula se feche espontaneamente após 6 semanas de correto tratamento conservador se torna muito pequena, mas, em alguns pacientes, com fístulas de baixo débito, sem repercussão clínica, as medidas conservadoras podem ser mantidas por mais tempo. Não são raros os casos de pacientes que recebem alta hospitalar, com fístula ainda aberta, de débito muito baixo, sendo mantidos com dieta oral e acabando por obter fechamento total após algumas semanas. A situação de pacientes com débito médio ou alto após 6 semanas de tratamento conservador é, no entanto, diferente. Após esse tempo, e na ausência de sinais inflamatórios intra-abdominais, o tratamento cirúrgico deve ser instituído.

MOMENTOS OPERATÓRIOS NAS FÍSTULAS JEJUNOILEAIS

1º Momento: Na Urgência

A laparotomia está indicada logo após o diagnóstico de uma fístula jejunoileal que se manifeste através de quadro de peritonite difusa. A intervenção não deve ser postergada, sob pena de agravamento de problemas sépticos. A peritonite difusa ocorre sempre que a abertura da fístula se faz em área não bloqueada. Essa abertura para peritônio livre se acompanha de derrame de secreções digestivas na cavidade peritoneal, o que leva inicialmente a uma peritonite química, que logo se complica por franca infecção. O quadro é tanto mais grave quanto menos precoce é o diagnóstico. A intervenção cirúrgica deve ser indicada rapidamente. Sua função é possibilitar exaustiva limpeza e drenagem da cavidade e oferecer condições que anulem ou minimizem a drenagem de secreções digestivas para o interior do abdome. Para chegar a este último objetivo, o cirurgião pode lançar mão de recursos como a exteriorização da alça fistulizada ou a realização de estomias.

2º Momento: Durante o Tratamento Conservador

Não é incomum que, ao longo do tratamento clínico da fístula entérica, existam situações que justifiquem uma intervenção cirúrgica como procedimento auxiliar do tratamento "conservador". Nesse sentido as indicações mais comuns são:

1. Drenagem de abscessos.
2. Retirada de corpos estranhos.
3. Obstrução intestinal.
4. Hemorragia intra-abdominal.

3º Momento: Fechamento Cirúrgico da Fístula após Total Desaparecimento da Sepse Abdominal (Fase III do Tratamento)

Essa indicação fica reservada para os casos em que o tratamento conservador não logrou obter o fechamento espontâneo da fístula, e corresponde à fase III do esquema geral de tratamento. O que se propõe, então, é o fechamento cirúrgico da fístula. Nas diferentes estatísticas a intervenção cirúrgica com o intuito de fechar a fístula é necessária em 35 a 80% dos pacientes[1,42,48,61,66,68].

As taxas muito altas estão sempre relacionadas a fístulas que quase nunca se fecham espontaneamente: fístulas múltiplas, fístulas em eventrações, fístulas labiadas, fistulas em áreas intestinais doentes (como câncer, doença de Crohn e enterite actínica) etc.

As estatísticas dos anos mais recentes têm mostrado um aumento das taxas de fechamento espontâneo, principalmente graças à introdução do suporte nutricional parenteral, da somatostatina e análogos, e da drenagem percutânea de abscessos, que foram fatores determinantes na diminuição do número de fístulas que requerem tratamento operatório para seu fechamento [68].

O momento operatório, após baldados os esforços para o fechamento espontâneo, é definido pela ausência completa de sinais indicativos de sepse. O ideal é que tais intervenções, quando indicadas, *sejam feitas após, no mínimo, 5 a 6 semanas sem sepse*. Entre a primeira e a sexta semanas, a mortalidade cirúrgica e a recorrência da fístula apresentam taxas muito altas. As aderências firmes da peritonite obliterativa podem tornar as dissecções muito arriscadas. Após 5 a 6 semanas em meio livre de sepse as aderências estão mais organizadas e a operação é mais segura [29,62]. A definição do momento operatório, no entanto, varia muito de autor para autor. Conter *et al.* fecharam cirurgicamente fístulas complexas, com um índice de sucesso de 90% e mortalidade de 4%, indicando a operação em média 18 semanas após o diagnóstico da fístula. A operação somente era feita quando consideravam, na palpação abdominal, que o abdome estava suficientemente amolecido e flexível e sem infiltração [13].

Pré-operatório: A programação cirúrgica inclui a antibioticoprofilaxia e o preparo de cólon, já que esses pacientes, freqüentemente, apresentam aderências ex-

tensas e firmes, que tornam as dissecções difíceis e trabalhosas, com o risco sempre presente de lesões acidentais de alças de intestino delgado ou do cólon.

Ato operatório: Quando possível, a incisão deve incluir e retirar a cicatriz anterior, com prolongamento de suas extremidades. A dissecção deve ser iniciada a partir da região mais pobre em aderências, geralmente nas áreas em que a incisão foi prolongada. As incisões paralelas à cicatriz anterior podem determinar áreas de má vascularização, com possibilidades de necrose ou lesões tróficas da pele situada entre as duas incisões [57].

A operação de escolha é a ressecção do segmento que contém a fístula. A dissecção do trajeto fistuloso deve ser cuidadosa, e será mais segura se uma sonda, passada no início do procedimento, estiver ocupando tal trajeto, pois ajudará no direcionamento da dissecção. Não se deve restringir a dissecção à alça fistulizada, sob pena de se deixar passar acotovelamentos, aderências ou áreas de suboclusão. O jejunoíleo deve ser totalmente liberado das aderências, desde o ângulo de Treitz até a junção ileocecal.

Em algumas situações, com orifício muito pequeno na parede da alça, é possível fazer a simples ressecção do trajeto fistuloso, incluindo o orifício interno da fístula, e, a seguir, fechar a pequena brecha da parede intestinal. No entanto, na maior parte das vezes, há necessidade de retirar segmentos intestinais de comprimentos variáveis, reconstituindo a continuidade do trânsito por anastomose, preferentemente término-terminal. Quando a fístula se origina em alça doente, a ressecção deve ser mais extensa, se possível com retirada de toda a porção comprometida.

Em determinadas situações, as aderências são tão extensas e firmes que não permitem dissecção. São situações que requerem medidas excepcionais, sendo as mais comuns:

1. Retirada da parede intestinal na área que contém o orifício de descarga da fístula e cobertura da brecha resultante com outra alça de delgado, através de sua superfície serosa. Esta última alça funciona, portanto, como um remendo (*patch*) que é fixado através de pontos separados na brecha intestinal, ocluindo a área que continha a fístula.

2. Em situações muito excepcionais, principalmente nas fístulas enteroperineais, alguns autores têm utilizado a exclusão bilateral da alça fistulizada. O procedimento consiste em seccionar proximal e distalmente a alça que contém a fístula de modo a deixá-la em um segmento isolado, o mais curto possível. As duas extremidades do segmento são fechadas e o trânsito é reconstituído por anastomose término-terminal [20].

3. Fístulas enterocutâneas complexas necessitam tratamento cirúrgico particularizado [52,64], incluindo, em alguns casos, medidas como a utilização de retalho de reto abdominal para cobertura de áreas fistulizadas [11].

Algumas vezes, o fechamento da parede pode ser problemático devido à grande retração e perda de substância da parede pela ação corrosiva dos sucos digestivos. Isso ocorre principalmente em fístulas múltiplas e expostas. Nessas situações, a operação para o fechamento das fístulas será complementada pela colocação de uma tela de marlex fechando a parede. Nos dias subseqüentes a tela vai sendo plissada através de pontos que lhe façam dobraduras. Com isso, as bordas da ferida vão se aproximando paulatinamente, enquanto os excessos de tela vão sendo retirados. Finalmente, quando as bordas estão bem próximas, retira-se o resto de tela e fecha-se, borda a borda, a parede abdominal[38]. É importante não deixar a tela em contato direto com alças. Caso isso não seja possível, é fundamental nos curativos, através de irrigações, impedir a aderência da tela nas alças intestinais.

Videocirurgia: Com o advento e o progresso da cirurgia video-laparoscópica, vão se acumulando relatos de procedimentos operatórios executados por videocirurgia[40]. Os extensos processos aderenciais representam dificuldade relevante nas fístulas externas, ao contrário das fístulas internas, situação em que o método é mais utilizado.

Tratamento endoscópico: Em alguns casos excepcionais, as fístulas têm sido tratadas de forma definitiva pelo uso endoscópico de próteses endoluminares[22] ou pela injeção de colas de fibrina e/ou cianoacrilato no trajeto fistuloso[43].

RESULTADOS DO TRATAMENTO

A Tabela 12.12 apresenta os resultados de vários autores no que se refere às taxas de fechamento espontâneo e de mortalidade. Tem sido relatado aumento da taxa de fechamento espontâneo ao longo dos anos, conseqüência de uma série de avanços no tratamento, principalmente nas técnicas de suporte nutricional e no

entendimento de que não se deve tentar fechar cirurgicamente uma fístula enquanto persistirem sinais de sepse. No que tange à mortalidade, a análise histórica mostra claro decréscimo. Soeters, revendo a mortalidade no Massachusetts General Hospital, encontrou as seguintes taxas: de 1945 a 1960, mortalidade de 43,3%; de 1960 a 1970, mortalidade de 15,1%; e de 1970 a 1975, mortalidade de 21,1%. Tais resultados mostram que o maior impacto sobre a mortalidade se deu entre os dois primeiros períodos, caracterizado pelo importante avanço nos cuidados perioperatórios. De qualquer forma a somatória dos avanços nos cuidados hidroeletrolíticos, cardiorrespiratórios, antibioticoterapia e suporte nutricional permitiram que os índices de mortalidade chegassem a valores atuais de 6 a 23%[15].

Na verdade, a análise comparativa das taxas de mortalidade é mais complexa, já que relaciona materiais e características diferentes. Fazio *et al.*, analisando 174 fístulas jejunoileais, procuraram estratificá-las, encontrando os resultados mostrados na Tabela 12.13[20].

FÍSTULAS JEJUNOILEAIS INTERNAS

Várias são as condições capazes de levar a uma fístula interna. Processos malignos podem fazer comunicar a luz intestinal com outro órgão oco, e úlceras pépticas podem perfurar para o interior de uma alça de intestino delgado. No entanto, são as doenças inflamatórias intestinais as maiores responsáveis pela formação de fístulas internas intestinais, principalmente a doença de Crohn. A Tabela 12.14 mostra os principais tipos de fístulas internas do intestino delgado. As conseqüências são dependentes do curto-circuito funcional que determina a sua abertura para órgãos extradigestivos, com complicações para esses órgãos. Assim, uma fístula ileoileal não tem grande impacto funcional, enquanto a comunica-

Tabela 12.12 **Fístulas Jejunoileais Pós-Operatórias**				
		Fechamento Espontâneo e Mortalidade[9]		
Autor	Ano	Nº	% de Fechamentos Espontâneos	Mortalidade
Edmunds[17]	1960	157	—	44,0%
Mac Fadyen[45]	1973	62	70,5%	6,5%
Himal[30]	1974	25	56,0%	8,0%
Maillet[47]	1977	317	28,0%	15,0%
Campos[9]	1989	32	21,0%	40,6%
Levy[44]	1989	335	38,0%	34,0%

FISTULAS DIGESTIVAS

Tabela 12.13
Fístulas Jejunoileais Pós-Operatórias

Fatores que Influenciam a Mortalidade[20]

Fator	Nº	Taxa de Mortalidade		
		Jejuno	Íleo	Geral
Débito				
Alto	109	48,3%	23,7%	30,3%
Baixo	42	0	5,9%	4,8%
Não registrado	23	—	—	17,3%
Nº fístulas				
Simples	99	42,1%	13,5%	19,3%
Múltiplas	75	34,6%	21,8%	25,9%
Sepse				
Presente	115	44,8%	23,7%	29,6%
Ausente	31	0	0	0
Não registrado	28	—	—	17,8%
Obstrução				
Presente	61	26,6%	31,6%	30,2%
Ausente	105	24,3%	16,2%	19,0%
Não registrado	8	—	—	12,5%

ção gastroileal coloca parcialmente fora do trânsito todo o jejuno e parte do íleo, determinando distúrbios de absorção, por vezes graves.

O tratamento se restringe às fístulas que determinem alterações relevantes. Abscessos devem ser drenados sem protelação. O tratamento conservador não fecha fístulas jejunoileais internas, mas tem o objetivo de manter e melhorar o estado geral e nutricional do paciente até que não mais existam sinais de sepse, quando, então, o paciente será operado. O tratamento operatório tem como fundamento a fistulectomia seguida de fechamento das brechas na parede dos órgãos envolvidos. Em muitas circunstâncias, há necessidade de ressecção do segmento de alça que contém a fístula com reconstrução término-terminal do trânsito intestinal. Nas fístulas internas por doença malignas, as operações só devem ser indicadas se houver a possibilidade de retirada da massa tumoral, o que poucas vezes acontece, já que as fístulas internas se formam em fases avançadas da doença.

FÍSTULAS JEJUNOILEAIS NA DOENÇA DE CROHN

A conhecida tendência à formação de fístulas que ocorre na doença de Crohn justifica uma análise particular. As estatísticas dos diferentes autores mostram que 20% a 60% dos pacientes acometidos pela doença apresentam fistulizações em algum momento da doença. A incidência média, na literatura é de 30%.[3] A mortalidade decorrente das complicações fistulosas na doença de Crohn varia, nas diferentes estatísticas, de 6 a 10%.[3]

De um modo geral, as fístulas se formam a partir de uma reação inflamatória crônica da mucosa, com progressão transmural, ulceração, aderências e penetração nas superfícies peritoneais, com abertura para vísceras (fístula interna) ou para a cavidade peritoneal, de onde abre caminho ou é drenada para o exterior (fístula externa). As fístulas externas são mais comuns em área operada, seja por abertura espontânea, seja por deiscência em área de sutura. Tem sido classicamente descrito o aparecimento de fístulas em incisões de apendicectomia em pacientes com agudização de doença de Crohn ileocecal operada como apendicite aguda.

Tabela 12.14
Fístulas Jejunoileais

Tipos de Fístulas Internas

- Enterogástricas

- Enteroentéricas
  - — Jejunojejunais
  - — Jejunoileais
  - — Ileoileais

- Enterocólicas

- Enteropancreáticas

- Enterovesicais

- Enterovaginais

As fístulas internas podem se fazer com o tubo digestivo ou com o sistema genitourinário e incidem em 16 a 33% dos pacientes com doença de Crohn. São de indicação cirúrgica os casos que se associam com abscessos, as fístulas com o sistema genitourinário e as fístulas com o tubo digestivo que, por fazerem um grande *bypass* intestinal, causam uma síndrome do intestino curto funcional.

As fístulas genitourinárias com o intestino delgado se fazem principalmente com a bexiga e a vagina. As fístulas enterovesicais ocorrem em cerca de 1,9 a 5,6% dos pacientes com doença de Crohn, e parece que sua incidência está aumentando. São representadas principalmente pelas fístulas ileovesicais, que são mais freqüentes no sexo masculino (71%), possivelmente devido à proteção do útero e da vagina na mulher.[3] O diagnóstico é basicamente clínico, pelo aparecimento de manifestações urinárias em pacientes com doença de Crohn, como disúria, piúria e prostatite crônica. Pneumatúria e fecalúria são manifestações patognomônicas, mas aparecem com menor freqüência. Atualmente, a ressonância magnética surge como método diagnóstico por excelência ao possibilitar diagnósticos precoces de fístulas, estenoses, abscessos e manifestações extra-intestinais da doença de Crohn[54,58]. Os exames radiológicos contrastados e a cistoscopia são importantes para a identificação da fístula. Essas fístulas não se fecham espontaneamente, mas, desde que as manifestações urinárias não sejam graves, o que é o mais comum, o tratamento cirúrgico pode ser retardado, sendo tratada a doença intestinal e os problemas urinários. Quando tais cuidados são insuficientes, ou quando as manifestações urinárias são graves, o tratamento cirúrgico deve ser feito e consiste na ressecção do segmento intestinal comprometido e simples fechamento do orifício vesical. Nos casos mais difíceis, é conveniente deixar um cateter vesical por 10 dias. Em 60% dos casos as fístulas ileovesicais são acompanhadas de fistulização para o sigmóide. Nesses casos a operação incluirá também o fechamento da brecha sigmoidiana onde se abria a fístula. Em função dessa associação tão freqüente, o preparo pré-operatório do cólon deve ser feito em todos os pacientes a serem submetidos a operação para correção de fístula enterovesical. As fístulas com a vagina são mais comuns com o intestino grosso, principalmente com o reto (3, 5-23%), sendo descritas com muito menor freqüência fístulas vaginais jejunoileais.

As fístulas internas com o tubo digestivo podem ser assintomáticas, como ocorre com a maioria das fístulas ileoileais e ileocecais, nas quais se forma um curto-circuito muito pequeno, sem impactos nutricionais. Não necessitam de nenhum tratamento especial, exceto o tratamento da própria doença. As ileojejunais são mais raras, mas, por levarem a uma síndrome do intestino curto funcional, tendem a determinar síndromes de má absorção e requerem tratamento cirúrgico, que consiste na ressecção da alça ileal acometida e o fechamento do orifício da parede do jejuno. As comunicações do íleo com

o sigmóide constituem o tipo mais comum de fístulas com o tubo digestivo, representando cerca de 1/3 delas. São também as de mais difícil tratamento. Apesar de haver consenso quanto à ressecção do segmento ileal acometido, a conduta quanto ao orifício secundário da parede do sigmóide é discutível, com alguns cirurgiões propondo o simples fechamento do orifício e outros preconizando a ressecção do sigmóide[3].

As fístulas externas, na maioria da vezes, aparecem após cirurgias. Hill analisou uma série de 85 pacientes consecutivos tratados por fístulas digestivas externas pela mesma equipe na Universidade de Auckland. Vinte e seis dos pacientes eram portadores da doença de Crohn, dos quais 10 apresentaram fístula pós-operatória em área aparentemente livre da doença. O tratamento conservador levou ao fechamento espontâneo em 40% dos casos, enquanto, em 30%, houve necessidade do fechamento cirúrgico e 30% foram a óbito, exatamente os 3 pacientes operados precocemente, na vigência de sepse. Os demais 16 pacientes com doença de Crohn desenvolveram suas fístulas a partir de áreas comprometidas pela doença: 6 no pós-operatório precoce e 10 espontaneamente, sem cirurgia, a partir de coleções formadas dentro do abdome. Em nenhum dos 16 pacientes houve fechamento espontâneo permanente: 3 fecharam após o tratamento clínico prolongado, mas voltaram a fistulizar espontaneamente após poucas semanas[28]. Entre as conclusões retiradas das observações, algumas se destacam:

• Pacientes com doença de Crohn podem apresentar fístulas não ligadas à doença e que se comportam como as demais fístulas pós-operatórias, com 40% ou mais de fechamento espontâneo.

• O tratamento para as fístulas da doença de Crohn segue o esquema das fístulas entéricas em geral, com taxa de mortalidade semelhante.

• Quando a fístula ocorre em segmento acometido somente o tratamento cirúrgico a fechará, mas este só deverá ser indicado após o desaparecimento completo de todos os sinais de sepse[28].

Já MacFadyen obteve resultados claramente melhores, para as fístulas de área comprometida pela doença, utilizando o tratamento conservador com nutrição venosa total precedida ou acompanhada de inativação da doença de Crohn. Em 13 pacientes com 16 fístulas jejunoileais conseguiu uma taxa de fechamento espontâneo da ordem de 75%. O tempo médio de repouso intestinal e suporte nutricional parenteral até o fechamento espontâneo foi de 35 dias.

Atualmente tem sido dado destaque para o uso do infliximab em pacientes com doença de Crohn. Esse anticorpo monoclonal quimérico antifator de necrose tumoral tem se mostrado muito útil na doença de Crohn ativa. Sua utilização funciona como profilaxia da formação de fístulas, parecendo ser também útil como adjuvante no tratamento das fístulas enterocutâneas da doença de Crohn[55,69].

REFERÊNCIAS BIBLIOGRÁFICAS

Fístulas Digestivas

1. Auilera V, Mora J; Sala T *et al.* Endoscopic treatment of pancreatitis and its complications. *Gastroenterol Hepatol* 26:13-8, 2003.
2. Aguirre A, Fischer JE, Welch, CE. The role of hyperalimentation in therapy of gastrointestinal-cutaneous fistulae. *Ann Surg* 180:393-401, 1974.
3. Alexander-Williams J, Irving M. *Intestinal Fistulas*, lst ed. Bristol, John Wright & Sons. 1982;
4. Alvarez C, McFadden DW, Reber HA. Complicated enterocutaneous fistulas: failure of octreotide to improve healing. *World J Surg* 24:533-7, 2000.
5. Aspen Board of Directors. Guidelines for the use of parenteral and enteral nutrition in adult and pediatric patients Gastrointestinal fistulas. *J Parent Ent* Nutr 26 (1) (suppl):76S-78S, 2002.
6. Bartlett MK, Lowell WH. Acute postoperative duodenal fistula. *N Eng J Med* 219:587-594, 1938.
7. Berger, RL, Donato AT. Treatment of esophageal disruption by intubation. *Ann Thorac Surg* 13:27-35, 1972.
8. Berry SM, FISCHER JE. Enterocutaneous fistulas. *Curr Probl Surg* 31:474-567, 1994.
9. Bissett IP. Succus entericus reinfusion to treat postoperative small-bowel fistula. *Arch Surg* 137:1446-7, 2002.
10. Blackett RL, Hill GL. Postoperative external small bowel fistulas: a study of a consecutive series of patients treated with intravenous hyperalimentation. *Br J Surg* 65:775-778, 1978.
11. Block PJ, Chappell WE. Duodenocutaneous fistulae. *Rev Surg* 31:286, 1974.
12. Boike GM, Sightler SE, Averette HE. Treatment of small intestinal fistulas with octreotide, a somatostatin analog. *J Surg Oncol* 49:63-5, 1992.
13. Bilsel Y, Bulutt, Yamaner S, *et al.* ERCP in the diagnosis and management of complications after surgery for hepatic echinococcosis. *Gastrointest Endosc* 57:210-3, 2003.
14. Campos ACL. Summary: Mexican consensus on the integral management of digestive tract fistulas. *Nutrition* 15:235-8, 1999.
15. Campos ACL, Andrade D, Campos, GMR, Matias JEF, Coelho JCU. A multivariate model to determine prognostic factors in gastrointestinal fistulas. *J Am Coll Surg* 188:483-490, 1999.
16. Campos ACL, Campos GMR, Meguid MM, Coelho JCU. Suporte nutricional nas fístulas digestivas. *Rev Bras Nut Clin* 9:69-73, 1994.
17. Campos ACL, Campos GMR, Tullio LF, SILVA AL, Coelho JCU. Tratamento das fístulas do intestino delgado. *Rev Col Bras Cir* 21:173-177, 1994.
18. Campos ACL, Campos GMR, Tullio LF, Silva AL, COELHO JCU. Tratamento das fístulas duodenais. *Rev Col Bras Cir* 22:20-24, 1995.
19. Campos ACL, Coelho JCU. Suporte nutricional na sepse de origem abdominal. *Rev Bras Nut Clin* 9:74-81, 1994.
20. Campos ACL, Coelho JCU. Suporte nutricional na sepse e falências orgânicas. *Rev Bras Nut Clin* 264-269, 1995.
21. Campos ACL, Loureiro MP, Gomes A, Coelho JCU. Nutritional and surgical management of perforation of the esophagogastric junction. *Nutrition* 12:107-111, 1996.
22. Campos ACL, Marchesini JB. Recent avances in the placement of tubes for enteral nutrition. *Curr Op ClinNutr Metab Care* 2:265-269, 1999.
23. Campos ACL, Matias JEF, Kotze LMS, Coelho JCU. Translocação bacteriana em ratos recebendo nutrição parenteral com ou sem oclusão intestinal. *Rev Col Bras Cir* 21:34-40, 1994.
24. Campos ACL, Martins EL. Drenagens nas fístulas digestivas. *In*: Pohl FF; Petroianu A (eds) *Tubos, sondas e drenos*. Rio de Janeiro, Guanabara Koogan, pp. 240-5, 2000.
25. Campos ACL, Matias JEF. Terapia nutricional nas fístulas digestivas. In: Campos ACL (ed). *Nutrição em Cirurgia*. Clin Cir Bras 7:241-55, 2001.
26. Campos ACL, Meguid MM. A critical appraisal of the use of perioperative nutritional support. *Am J Clin Nutr* 55:117-130, l992.
27. Campos ACL, Meguid MM, Coelho JCU. Factors influencing outcome in patients with gastrointestinal fistula. *Surg Clin North Am* 76:1191-8, 1996.
28. Campos ACL, Meguid MM, Coelho JCU. Suporte nutricional no pré e pós-operatório. *Rev Bras Nut Clin* 9:51-54, 1994.
29. Chapman R, Foran R, Duphy JE. Management of intestinal fistulas. *Am J Surg*, 108:157-164, 1964.
30. Connel RP, Stephens DH, Carlson HC, Brown ML. Upper abdominal abscess. A continuing and deadly problem. *Am J Radiol* 134:759-765, 1980.
31. Conter RL, Roof L, Roslyn JJ. Delayed reconstructive surgery for complex enterocutaneous fistulas. *Am Surg* 54:589-593, 1988.
32. Coutsoftides T, Fazio VW. Small intestine cutaneous fistulas. *Surg Gynecol Obstet* 149:333-336, 1979.
33. Cro C, George KJ, Donnelly J, Irwin ST, Gardiner KR. Vacuum assisted closure system in the management of enterocutaneous fistulae. *Postgrad Med* J 78:364-5, 2002.
34. Cuckingnan RA Jr, Calliford AT, Worth MH Jr. Surgical correction of a lateral duodenal fistula with the Roux-en-Y technique: report of a case. *J Trauma* 15:519-523, 1975.
35. De Shazo CV, Snyder WH, Daughter CG, Crenshaw CA. Mucosal pedicle graft of jejunum for large gastroduodenum defects. *Am J Surg* 124:671-672, 1972.
36. Di Constanzo J, Cano N, Martn J, Richeri JP, Mercier R, Lafille C, Lepeuch D. Treatment of gastrointestinal fistulas by a combination of total parenteral nutrition and somatostatin. *J Parent Ent Nut* 11:465-470, 1987.
37. Domschke S, Domschke W, Rosch W et al. Inhibition by somatostatin of pancreatic secretion-stimulated in man: a study with pure pancreatic juice. *Scand J Gastroenterol* 12:59-63, 1977.
38. Dudrick SJ, Maharaj AR, McKelvey AA. Artificial nutritional support in patients with gastrointestinal fistulas. *World J Surg* 23:570-6, 1999.
39. Dudrick SJ, Wilmore DW, Steiger E, *et al.* Spontaneous closure of traumatic pancreatoduodenal fistulas with total parenteral nutrition. *J Trauma* 10:542, 1970.
40. Edmunds LH, Willians GM, Welch CE. External fistulas arising from the gastrointestinal tract. *Ann Surgl* 152:445-471, 1960.
41. Ercoli FR, Milgrim LM, Nosher L, Brolin RE. Percutaneous catheter drainage of abscess associated with enteric fistulae. *Am Surg* 54:45-49, 1989.
42. Evrard S. Does rich fiber diet accelerate the healing process of low0output colorectal fistulas? *Dig Dis Sci* 47:2635-7, 2002.
43. Falconi M, Pederzoli P. The relevance of gastrointestinal fistulae in clinical practice: a review. *Gut* 49(suppl 4):2-10, 2001.
44. Fan ST, Lau WY, Yip WL, Poon GP, Yeung C, Wong KK. Healing of esophageal fistulas after surgical treatment for carcinoma of the esophagus and upper part of the stomach. *Surg Gynecol Obstet* 166:307-310, 1988.
45. Fazio VW, Coutsoftides T, Steiger E. Factors influencing the outcome of treatment of small bowel cutaneous fistulas. *World J. Surg* 7:481-488, 1983.
46. Fry DE, Gerrison RN, Heitsch RE et al. Determinants of death in patients with intra-abdominal abscess. *Surgery* 88:517-523, 1980.
47. Gerich JE, Patton FS. Somatostatin: physiology and clinical applications. *Med Clin N Am* 106:227-237, 1978.
48. Gerzof SG, Johnson WC, Robbirs AH, Nabseth DC. Expanded criteria for percutaneous abscess drainage. *Arch Surg* 120:227-232, 1985.
49. Goligher JC Resection with exteriorization in the management of faecal fistulas originating in the small intestine. *Br J Surg* 58:163-167, 1971.
50. Goligher JC Surgery of the anus, rectum and colon, 4 ed. London: Balliere-Tindall, 1980.
51. Gruner JS, Sehon JK, Johnson LW. Diagnosis and management of enterovesical fistulas in patients with Crohn's disease. *Am Surg* 68:714-9, 2002.

52. Halber MD, Daffner RH, Morgan CL *et al*. Intra-abdominal abscess: current concepts in radiological evaluation. *Am J Radiol* 133:9-13, 1979.

53. Hamilton, RF, Davis, WC, Stephenson DV, Magee DF Effects of parenteral hyperalimentation on upper gastrointestinal tract secretions. *Arch Surg* 102:348-351, 1971.

54. Hanks JB, Kortz WJ, Andersen DK et al. Somatostatin suppression of canine fasting bile secretion. *Gastroenterology* 84:130-137, 1983.

55. Hardy JD Problems associated with gastric surgery. A review of 604 patients with annotation. *Am J Surg* 108:699-713, 1964.

56. Hermreck AS, Crawford DG. The esophageal anatomic leak. *Am J Surg* 132:794-198, 1976.

57. Hernandez-Aranda JC, Gallo-Chico B, Flores Ramires LA *et al*. Treatment of enterocutaneous fistulas with and without octreotide and parenteral nutrition. *Nutr Hosp* 11:226-9, 1996.

58. Himal HS, Allard JR, Nadeau JE, Freeman JB, Maclean, LD. The importance of adequate nutrition in closure of small intestinal fistulas. *Br J Surg* 61:724, 1974.

59. Hoile RW, Turner JCD. Gastric fistula after proximal gastric vagotomy. *Br Med J* 3:282, 1975.

60. Hollander LF, Meyer C, Auen D, Zeyer B. Postoperative fistulas of the small intestine: Therapeutic principles. *World J Surg* 7:474-480, 1983.

61. Hughes ESR. Carcinoma of the sigmoid colon. *Austr N Zeal J Surg* 35:182-186, 1966.

62. Hughes ESP. Carcinoma of the right colon. *Austr N Zeal J Surg* 35:187-190, 1966.

63. Hughes ESP. Carcinoma of the upper left colon. *Austr N Zeal J Surg* 35:191-194, 1966.

64. Irving M, Beadle C. External intestinal fistulas: nursing care and surgical procedures. *Clin Gastroenterol* 11:327-336, 1982.

65. Kaminski VM, Deitel, M. Nutritional support in the management of external fistulas of the alimentary tract. *Br J Surg* 62:100-103, 1975.

66. Kaplan DK, Thorpe JAC. Use of omental pedicle graft to repair a large oesophageal defect. *Thorax* 43:333-334, 1988.

67. Konturek SJ. Somatostatin and gastrointestinal secretion and motility. *Adv. Med. Biol* 106:227-234, 1978.

68. Lamont JP, Hooker G, Espenshied JR et al. Closure of proximal colorectal fistulas using fibrin sealant. *Am Surg* 68:615-8, 2002.

69. Levy E, Frileux P, Cugnenc PH, Parc R, Ollivier JM, Honinger J, Tiret E, Loygue J. La fistule exposée du grêle: suite fascheuse d'une peritonite ou d'une laparostomie. A propos de centvingt cas. *Ann Chir* 40:184-195, 1986.

70. Levy E, Palmer DL, Frileux P, Parc R, Huguet C, Loygue J. Inhibition of upper gastrointestinal secretions by re-infusion of *Succus entericus* into the distal small bowel. *Ann Surg* 198:596-600, 1983.

71. Levy E, Frileux P, Ollivier JM, Masini JP, Borie H, Guilmet C. Principes de réanimation des peritonites diffuses. *Ann Chir* 39:557-569, 1985.

72. Li-Lig J, Irving M. Somatostatin and octreotide in the prevention of postoperative pancreatic complications and the treatment of enterocutaneous pancreatic fistulas: a systematic review of randomized controlled trials. *Br J Surg* 88:190-9, 2001.

73. Lew RJ, Ginsberg GG. The role of endoscopic ultrasound in inflammatory bowel disease. *Gastrointest Endos Clin N Am* 12:561-71, 2002.

74. MacFadyen B, Dudrick SJ, Ruberg RL. Management of gastrointestinal fistulas with hyperalimentation. *Surgery* 74:100-105, 1973.

75. Malangoni MA, Shumate CR, Thomas HA, Richardson JD. Factores influencing the treatment of intra-abominal abscess. *Am J Surg* 159:167-171, 1990.

76. Malagoni MA, Madura JA, Jesseph JE. Management of lateral duodenal fistulas: a study of fourteen cases. *Surgery* 90:645-650, 1981.

77. Martineau P, Shwed JA, Denis R. Is octreotide a new hope for enterocutaneous and external pancreatic fistulas closure? Am J Surg 172:386-95, 1996.

78. Martini N, Goodner JT, D'Angio GJ et al. Tracheoesophageal fistula due to cancer. *J Thorac Cardiovasc Surg* 59:319, 1970.

79. McIntyre PB, Ritchie JK, Hawley PR, Bartran CI, Lennard-Jones JE. Management of enterocutaneous fistulas: a review of 132 cases. *Br J Surg* 71:293-296, 1984.

80. Monod-Broca P. Treatment of intestinal fistulas. *Br J Surg* 64:685-689, 1977.

81. Mergener K, Kozarek RA. Therapeutic pancreatic endoscopy. *Endoscopy* 35:48-54, 2003.

82. Musicant ME, Thompson JC. The emergency management of lateral duodenal fistulas by pancreaticoduodenectomy. *Surg Gynecol Obstet* 128:108-114, 1969.

83. Papachristou DN, Fortner JG. Anastomotic failure complicating total gastrectomy and esophagogastrectomy for cancer of the stomach. *Am J Surg* 138:399-402, 1979.

84. Pearlstein L, Jones CE, Polk HC Jr. Gastrocutaneous fistula: Etiology and treatment. *Ann Surg* 187:223-226, 1978.

85. Pederzoli P, Bassi C, Falconi M, Albrigo R, Vantini I, Micciolo R. Conservative treatment of external pancreatic fistulas with parenteral nutrition alone or in combination with continous intravenous infusion of somatostatin, glucagon or calcitonin. *Surg Gynecol Obstet* 163:428-432, 1986.

86. Pitcher WD, Musher DM. Critical importance of early diagnosis and treatment of intra-abdominal infection. *Arch Surg* 117:328-333, 1982.

87. Rabago LR, Ventosa N, Castro JL et al. Endoscopic treatment of postoperative fistulas resistant to conservative management using biological fibrin glue. *Endoscopy* 34:623-8, 2002.

88. Reber HA, Roberts C, Way LW, Dunphy JE. Management of external gastrointestinal fistulas. *Ann. Surg* 188:460-467, 1978.

89. Regueiro M. The role of endoscopy in the evaluation of fistulizing Crohn's disease. *Gastrointest Endosc Clin N Am* 12:621-33, 2002.

90. Rinsema W, Gouma DJ, Meyenfeldt MF, Linden CJ, Soeters PB. Primary conservative management of external small-bowel fistulas. *Acta Chir Scand* 156:457-462, 1990.

91. Rocchio MA, Cha CJM, Hass KF, Randall HT. Use of chemically defined diets in the management of patient with high output gastrointestinal fistulas. *Am J Surg* 127:148-156, 1974.

92. Rose D, Yarborough MF, Canizaro PC, Lowry SF. One hundred and fourteen fistulas of the gastrointestinal tract treated with total parenteral nutrition. *Surg Gynecol Obstet* 163:345-350, 1986.

93. Sancho JJ, Di Costanzo J, Nubiola P *et al*. Randomized double-blind placebo-controlled trial of early octreotide in patients with postoperative enterocutaneous fistulas. *Br J Surg* 82:638-41, 1995.

94. Seidel BJ, Maddison FE, Evans WE. Pedicle grafts of ileum for the repair of large duodenum defects. *Am J Surg* 121:206-208, 1971.

95. Shackelford RT. *Surgery of the alimentary Tract*. Vol 1: Esophagus. 2nd ed. Philadelphia: WB Saunders, 1978.

96. Sitges-Serra, Haurrieta E, Sitges-Creus A. Management of postoperative enterocutaneous fistulas: the roles of parenteral nutrition and surgery. *Br J Surg* 69:147-150, 1982.

97. Snyder WH, Weigelt JA, Watkins WL, Bietz DS. The surgical management of duodenal trauma. Precepts based in a review of 247 cases. *Arch Surg* 115:422-429, 1980.

98. Soeters PB, Ebeid AM, Fischer JE. Review of 404 patients with gastrointestinal fistulas. Impact of parenteral nutrition. *Ann Surg* 190:189-202, 1979.

99. Stabile BE, Orzatta M, Stubbs RS, Debas HT. Intravenous mixed amino acids and fats do not stimulate exocrine pancreatic secretion. *Am J Physiol* 246:274-280, 1984.

100. Thomas RJS. The response of patients with fistulas of the gastrointestinal tract to parenteral nutrition. *Surg Gynecol Obstet* 153:77-80, 1981.

101. Tioco RC, Tinoco LA, Cavichini QN. Pharyngostomy with double tube anastomosis in the posterior wall of the stomach as a method of avoiding leakage after esophagectomy. *Surg Gynecol Obstet* 166:355-356, 1988.

102. Torres AJ, Lada JI, Moreno-Azcoita *et al*. Somatostatin in the management of gastrointestinal fistulas. A multicenter study. *Arch Surg* 127:97-9, 1992.

103. Ujiki GT, Shields TW. Roux-en-Y operation in the management of postoperative fistula. *Arch Surg* 116:614-621, 1981.

104. Vakili C, Sher MH, Byrne JJ. Surgical correction of a lateral duodenal fistula. *Surg Gynecol Obstet* 130:1099-1102, 1970.

105. Voitk AJ, Echave V, Brown RA, McArdle AH, Gurd FN. Elemental diet in the treatment of fistulas of the alimentary tract. *Surg Gynecol Obstet* 137:68-72, 1973.

106. Voss M, Pappas T. Pancreatic fistula. *Curr Treat Options Gastroenterol* 5:345-53, 2002.

107. Walley BD, Goco I. Duodenal patch grafting. *Am J Surg* 140:706-708, 1980.

108. Wang XB, Ren JA, Li JS. Sequential changes of body composition in patients with enterocutaneous fistula during the 10 days after admission. World J Gastroenterol 8:1149-52, 2002.

109. Watanabe M, Hasegawa H, Yamamoto S, Hibi T, Kitajima M. Successful application of laparoscopic surgery to the treatment of Crohn's disease with fistula. *Dis Colon Rectum* 45:1057-61, 2002.

110. Webster MW Jr, Carey LC. Fistulae of the intestinal tract. *Curr Probl Surg* 13:6-65, 1976.

111. Welch JP. Internal and external gastric, duodenal and biliary fistulas. In: Maingot R (ed). *Abdominal Operations*, 2nd ed. New York: Appleton-Century-Crofts pp. 157-180, 1980.

112. Wolfe BM, Keltner RM, Willman VL. Intestinal fistula output in regular, elemental and intravenous alimentation. *Am J Surg,* 124:803-806, 1972.

113. Wolfman EF Jr, Trevino G, Heaps DK, Zuidema GD. An operative technic for the managment of acute and chronic lateral duodenal fistulas. *Ann Surg* 159:563-569, 1964.

114. Wong SK, Lam YH, Lau JY, Lee DW, Chan AC, Chung SC. Diagnostic and therapeutic fistuloscopy: an adjuvant management in postoperative fistulas and abscesses after upper gastrointestinal surgery. *Endoscopy* 32:311-313, 2000.

115. Zeni Neto C, Campos ACL, Coelho JCU, Malafaia O, Cravo MA, Melo HAH, Salvalaggio PRO. Translocação bacteriana em ratos com oclusão intestinal: Efeito da isquemia e do local da oclusão. *Rev Col Bras Cir* 24:111, 1996.

116. Zinner M Jr, Baker RR, Cameron JL. Pancreatic cutaneous fistulas. *Surg Gynecol Obstet* 138:710-712, 1974.

Fístulas Jejunoileais

1. Aguirre A, Fischer JE, Welch CE. The role of surgery and hyperalimentation in therapy of gastrointestinal-cutaneous fistulae. *Ann Surg* 180:393-401, 1974.

2. Alvarez C, McFadden DW, Reber HA. Complicated enterocutaneous fistulas: failure of octerotide to improve healing. *World J Surg* 24:533-8, 2000.

3. Annibal R, Pietri P. Fistulous complications of Crohn's disease. *Int Surg* 77:19, 1992.

4. Berry SM, Fischer JE. Enterocutaneous fistulas. *Curr Prob Surg* 31:471-566, 1994.

5. Brandt CP, McHenry CR, Jacobs DG *et al*. Polypropylene mesh closure after emergency laparotomy: morbidity and outcome. *Surgery* 118:736-40, 1995.

6. Calicis B, Parc Y, Caplin S, Frileux P, Dehni N, Ollivier JM, Parc R. Treatment of postoperative peritonitis of small-bowel origin with continuous enteral nutrition and succus entericus reinfusion. *Arch Surg* 137:296-300, 2002.

7. Campos ACL, Meguid MM, Coelho JCU. Factors Influencing Outcome In Patients With Gastrointestinal Fistula. *Surg Clin North Am* 76:1191-98, 1996.

8. Campos ACL. *Modelo mu.tivariado para determinação de fatores prognósticos nas fístulas digestivas*. Tese (Professor Titular) apresentada ao Setor de Ciências da Saúde da Universidade Federal do Paraná. Curitiba, 1995.

9. Campos ACL, Clemente L, Coelho JCU, Brenner S. Suporte nutricional no tratamento das fístulas jejunoileais. Rev Bras Nutr Clin 4:86-87, 1989.

10. Castañon Gonzales JA et al. The somatostatin analogue SMA 201-995 as adjuvant treatment in patients with external fistulae of the digestive system. *Gac Med Mex* 128:285-88, 1992.

11. Cheng P,Chun JT,Bell JL. Complex enterocutaneous fistula: closure with rectus abdominis muscle flap. *South Med J* 93:599-602, 2000.

12. Collet D, Chastan P & Rabaud M. Preliminary results of the evaluation d of the Endopatch E-F in digestive surgery. *J Chir* 131:478-82, 1994.

13. Conter R, Roof L, Roslyn J. Delayed reconstructive surgery for complex enterocutaneous fistulae. *Am Surg* 54:589-93, 1988.

14. Crook MA, Steger A. Abnormal liver function tests in a patient fed with total parenteral nutrition and treated with octreotide. *Nutrition* 17:152-4, 20C1.

15. Deutsch CR, Speranzini MB, Gama-Rodrigues J. Fístulas do intestino delgado. *In*: Pinotti HW. *Tratado de Clínica Cirúrgica do Aparelho Digestivo*. Rio de Janeiro: Atheneu pp. 712-721, 1994.

16. Dudrick SJ, Maharaj AR, McKelvey AA. Artificial nutritional support in patients with gastrointestinal fistulas. *World J Surg* 23:570-6, 1999.

17. Edmunds LH, William GM, Welch CE. External fistulas arising from the gastro-intestinal tract. *Ann Surg* 152:445-71, 1960.

18. Ercoli FR et al. Percutaneous catheter drainage of abscess associated with enteric fistulae. *Am Surg* 54:45-49, 1988.

19. Falconi M, Pederzoli P. The relevance of gastrointestinal fistulae in clinical practice: a review. *Gut* 49(Suppl 4):iv2-10, 2001.

20. Fazio VW, Coutsoftides T, Steiger E. Factors influencing the outcome of treatment of small bowel cutaneous fistulas. *World J Surg* 7:481-88, 1983.

21. Fernández Lobato R, Martínez Santos C, Ortega Deballon P, Fradejas López JM, María Lucas FJ, Moreno Azcoita M. Colocutaneous fistula due to polypropylene mesh. *Hernia* 5:107-9, 2001.

22. Freudenberg S, Hartel M, Fernandez F, Schuster KL, Kammermaier V, Haberstroh J Schmoll J, Manegold BC, Hasse J. Thermoplastic stents: a new concept for endoluminal prosthesis. *Endoscopy* 32:49-53, 2000.

23. Frileux P, Attal E, Sarkis R, Parc R. Anastomic dehiscence and severe peritonitis. *Infection* 27:67-70, 1999.

24. Gruner JS; Sehon JK; Johnson LW. Diagnosis and management of enterovesical fistulas in patients with Crohn's disease. *Am Surg* 68:714-9, 2002.

25. Gerzof S et al. Percutaneous catheter drainage of abdominal abscesses. A five year experience. *N Engl J Med* 305:653-57, 1981.

26. Girard S, Sideman M, Spain DA. A novel approach to the problem of intestinal fistulization arising in patients managed with open peritoneal cavities. *Am J Surg* 184:166-7, 2002.

27. González-Pinto I, González EM. Optimising the treatment of upper gastrointestinal fistulae. *Gut* 49(suppl 4):22-31, 2001.

28. Hill GL, Bourchier RG, Witney GB. Surgical and metabolic management of patients with external fístulas of the small intestine associated with Crohn's disease. *World J Surg* 12:191, 1988.

29. Hill G. Operative strategy in the treatment of enterocutaneous fistulas. *World J Surg* 7:498-01, 1983.

30. Himal HS et al. The importance of adequate nutrition in closure of small intestinal fistulas. *Br J Surg* 61:724-729, 1974.

31. Hollender LF, Meyer C, Avet D et al. Postoperative fistulas of the small intestine: Therapeutic principles. *World J Surg* 7:474-480, 1983.

32. Hollender LF et al. Les fistules postopératoires de l'intestin grêle. Réflexions à propos de 52 observations. *Ann Gastroentérol Hépatol* 17:447-52, 1981.

33. Jorge-Filho I. Suporte Nutricional nas Fístulas Digestivas. *In:* Cukier C, Helena Jr CC, Lopes Filho GJ, Jorge-Filho I, Oliveira LAR, Saad Jr R. *Avanços em Gastroenterologia e Nutrição.* São Paulo: Frôntis Editorial pp. 159-170, 1999.

34. Jorge-Filho I, Takahashi PK. Fístulas entéricas pós-operatórias: Quando reoperar? *Clínica Brasileira de Cirurgia* 4:161-179, 1998.

35. Jorge-Filho I. Infecção e procedimentos invasivos. In: Ferraz EM. *Infecção em Cirurgia.* Rio de Janeiro: MEDSI cap. 8, pp. 115-129, 1997.

36. Jorge-Filho I. O papel da UTI no tratamento das fístulas entéricas. *Medicina, Ribeirão Preto* 31:568-576, 1998.

37. Jorge-Filho I. Fístulas Digestivas Pós-Operatórias. In: Jorge-Filho I, Aandrade JI, Ziliotto Júnior A. *Cirurgia Geral: Pré e Pós-Operatório.* São Paulo: Atheneu pp. 314-39, 1995.

38. Jorge-Filho I. Fístulas digestivas. In: Riella MC. *Suporte Nutricional Parenteral e Enteral.* 2ª Edição, Guanabara Koogan, Rio de Janeiro 323-349, 1993.

39. Jorge-Filho I. Fatores limitantes do fechamento espontâneo das fístulas digestivas. *Rev Soc Bras Nutr Parent* 2:28-36, 1985.

40. Kazantsev GB, Balli JE, Franklin ME. Laparoscopic management of enterocutaneous fistula. *Surg Endosc* 14:87, 2000.

41. Kirkpatrick JR; Nguyen WD; Kim DH; Fitzgerald TL; Provido HS; Alam HB. Xenogeneic patch closure of the small intestine: a novel approach to fistula management. *Eur Surg Res* 32:107-10, 2000.

42. Kuvshnoff BW, Brodish RJ, McFadden DW et al. Serum transferrin as a prognostic indicator of spontaneous closure and mortality in gastrointestinal-cutaneous fistulas. *Ann Surg* 217:615-23, 1993.

43. Lee YC, Na HG, Suh JH, Park I-S, Chung KY, Kim NK. Three cases of fistulae arising from gastrointestinal tract treated with endoscopic injection of Histoacryl. *Endoscopy* 33:184-6, 2001.

44. Levy E et al. High-output external fistulae of the small bowel: management with continous enteral nutrition. *Br J Surg* 76:676-81, 1989.

45. MacFadyen Jr VB et al. Management of gastrointestinal fistulas with parenteral hyperalimentation. *Surgery* 74:100-105, 1973.

46. Maconi G, Parente F, Porro GB. Hydrogen peroxide enhanced ultrasound-fistulography in the assesment of enterocutaneous fistulas complicating Crohn's disease. *Gut* 45:874-8, 1999.

47. Maillet P, Edelmann G, Tremolieres J. *Les* Fistules Externes de l'Intestin Grêle. Rapport présenté au 77 ième Congrès Français de Chirurgie. Paris: Masson Edit, 1977.

48. McIntyre PB, Ritchie JK, Hawley PR *et al.* Management of enterocutaneous fistulas; A review of 132 cases. *Br J Surg* 71:293-96, 1984 .

49. Nassos TP, Braasch JW. External small bowel fistulas. Current treatment and results. *Surg Clin North Am* 51:687-92, 1971.

50. Schein M, Decker GA: Postoperative external alimentary tract fistulas. *Am J Surg* 161:435-438, 1991.

51. Nubiola P *et al.* Treatment of postoperative enterocutaneous fistulas with the long half-life somatostatin analogue SMS 201-995. *Ann Surg,* 210:56-58, 1989.

52. O'Hanlon DM; O'Connel PR. Complex fistulae in Crohn's disease. *J Am Coll Surg* 194:87, 2002.

53. Paran H et al. Octreotide for treatment of postoperative alimentary tract fistulas. *World J Surg* 19:430-433, 1995.

54. Potthast S, Rieber A, Von Tirpitz C, Wruk D, Adler G; Brambs HJ. Ultrasound and magnetic resonance imaging in Crohn's disease: a comparison. *Eur Radiol* 12:1416-22, 2002.

55. Present DH, Rutgeerts P, Targan S, Hanauer SB, Mayer L, van Hogezend RA, Podolsky DK, Sands BE, Braakman T, DeWoody KL, Schaible TF,van Deventer SJ. Infliximab for the treatment of fistulas in patients with Crohn's disease. *N Engl J Med* 340:1398-405, 1999.

56. Rasslan S, Mandia Neto J, Fava J. Fístulas pós-operatórias. In: Rasslan S. *Aspectos Críticos do Doente Cirúrgico.* São Paulo: Robe, pp. 161-171, 1988.

57. Rasslan S, Mandia Neto J, Fava J. Fístulas pós-operatórias. In: Rasslan, S. *Aspectos críticos do doente cirúrgico.* São Paulo: Robe Editorial, pp. 161-171, 1988.

58. Rieber A, Wruk D, Potthast S, Nüssle K, Reinshagen M, Adler G, Brambs HJ. Diagnostic imaging in Crohn's disease: comparison of magnetic resonance imaging and conventional imaging methods. *Int J Colorectal Dis* 15:176-81, 2000.

59. Rodríguez Santiago J, Targarona EM, Ros E, Martínez J, Poca E, Vela M, Massó J, Nadal A, Marco C, Trias M. Aumento de la litogenicidad biliar tras la administración conjunta de nutrición parenteral total y octreótida. Un modelo de formación de cálculos de palmitato cálcico. *Gastroenterol Hepatol* 24:321-6, 2001.

60. Rolandelli R, Roslyn JJ. Surgical Management and Treatment of Sepsis Associated with Gastrointestinal Fistulas. *Surg Clin North Am* 76:1111-1123, 1996.

61. Rose D, Yarborough MF, Canizaro PD et al. One hundred and fourteen fistulas of the gastrointestinal tract treated with total parenteral nutrition. *Surg Gynecol Obstet* 163:345-50, 1986.

62. Rubelowsky J, Machiedo GW. Reoperative *versus* conservative management for gastrointestinal fistulas. *Surg Clin North Am* 71:147-157, 1991.

63. Sampietro GM, Cristaldi M, Porretto T, Montecamozzo G, Danielli P, Taschieri AM. Early perioperative results and surgical recurrence after strictureplasty and miniresection for complicated Crohn's disease. *Dig Surg* 17:261-7, 2000.

64. Schirmer CC, Gurski RR, Gugel FL, Lazzaron AR, Brentano L, Kruel, CDP. Alternative surgical treatment for complex enterocutaneous fistula. *Int Surg* 84:29-34, 1999.

65. Smith DW, Lee RM. Nutritional management in duodenal fistulas. *Surg Gynecol Obstet* 103:666, 1956.

66. Soeters P, Ebeid A, Fischer J. Review of 404 patients with gastrointestinal fistulas: Impact of parenteral nutrition. *Ann Surg* 190:189-202, 1979.

67. Subramaniam MH, Liscum KR, Hirshberg A. The floating stoma: a new technique for controlling exposed fistulae in abdominal trauma. *J Trauma* 53:386-8, 2002.

68. Tassiopoulos AK, Baum G, Halverson JD. Samll Bowel Fistulas. *Surg Clin North Am* 76:1175-81, 1996.

69. Teixeira MG. Tratamento da Doença de Crohn com Infliximab. *Bras Gastroenterologia* 2:80-82, 2002.

70. Voitk AJ, Echave V, Brown RA et al. Elemental diet in the treatment of fistulas of alimentary tract. *Surg Gynecol Obstet* 137:68, 1973.

71. Vrijland WW, Jeekel J, Steyerberg EW, Den Hoed PT, Bonjer HJ. Intraperitoneal polypropylene mesh repair of incisional hernia is not associated with enterocutaneous fistula. *Br J Surg* 87:348-52, 2000.

72. Ysebaert D et al. Management of digestive fistulas. *Scand J Gastroenterol,* Suppl, 207:42-44, 1994.

Videocirurgia

CAPÍTULO *13*

Júlio Cezar Uili Coelho
Paulo Cesar Andriguetto
Gustavo Justo Schulz

A introdução da videocirurgia representou uma mudança radical nos paradigmas da prática cirúrgica atual. A colecistectomia foi a grande alavanca do cirurgião geral para se desenvolver a videocirurgia. Atualmente, quase todas as operações abdominais, inclusive pancreatoduodenectomias, hepatectomias, colectomias podem ser realizadas por essa via de acesso. Algumas, como as pancreatoduodenectomias, não parecem ter vantagens, quer seja pelo tempo extremamente longo para serem realizadas, quer pelo elevado custo. Portanto, esses procedimentos devem ser restritos em serviços especializados.

VANTAGENS

São amplamente reconhecidas as vantagens da videocirurgia quando comparadas com as da cirurgia tradicional, sendo as principais: menor agressão tecidual, menor resposta endocrinometabólica ao trauma, cicatriz cirúrgica menor, redução da dor pós-operatória, recuperação mais rápida do paciente, redução no período de internação hospitalar e no retorno às atividades habituais do paciente.

As alterações pós-operatórias dos hormônios de crescimento, insulina e cortisol séricos são significativamente menores após a colecistectomia laparoscópica do que após a colecistectomia tradicional ou a céu aberto. O melhor resultado estético representa, também, um grande atrativo ao método.

A imunidade sistêmica parece ser menos alterada pela videocirurgia do que pelas operações tradicionais. Entretanto, a imunidade intraperitoneal parece ser alterada pelo pneumoperitônio. West *et al.* observaram que macrófagos incubados em CO_2 produziam menos interleucina-1 e fator de necrose tumoral em resposta a lipopolissacarídeos do que os incubados em ar ou hélio[112].

COMPLICAÇÕES

Apesar da grande aceitabilidade da videocirurgia várias complicações relacionadas ao método têm sido descritas. A maioria dessas complicações ocorre durante a fase inicial de aprendizado da cirurgia videolaparoscópica e, portanto, são evitáveis[15,16,41]. Além do mais, a fabricação de equipamentos mais seguros e adequados possivelmente contribuirá para tornar a videocirurgia mais segura, reduzindo as suas complicações.

As complicações da videocirurgia podem ser divididas nas comuns a diversos procedimentos videolaparoscópicos e nas relacionadas a um procedimento específico (Tabela 13.1). As últimas serão discutidas nos respectivos capítulos. Neste capítulo serão discutidas as complicações comuns aos diversos procedimentos videolaparoscópicos, que podem ser divididas em: 1) complicações relacionadas à pré-medicação e anestesia; 2) complicações relacionadas à inserção da agulha de pneumoperitônio e trocarte; 3) complicações relacionadas à produção do pneumoperitônio; 4) complicações relacionadas com os instrumentos da videocirurgia; 5) outras complicações; e 6) complicações relacionadas a grupos especiais de pacientes.

COMPLICAÇÕES RELACIONADAS COM A PRÉ-MEDICAÇÃO E COM A ANESTESIA

De modo geral, as complicações relacionadas à pré-medicação e à anestesia empregadas em videocirurgia são iguais às observadas na operação tradicional ou a céu aberto correspondente e não serão discutidas aqui[25,68,75,78,94]. Alterações na função pulmonar e arritmias cardíacas podem ser mais freqüentes durante a vi-

267

Tabela 13.1
Complicações da Videocirurgia

A. Complicações comuns a diversos procedimentos
1. Complicações relacionadas à pré-medicação e anestesia
2. Complicações relacionadas à inserção da agulha e trocarte
   — Enfisema, pneumomediastino e pneumotórax
   — Embolia gasosa
   — Perfuração
   — Sangramento
   — Infecção
   — Hérnia incisional
   — Colapso cardiovascular
3. Complicações relacionadas à produção de pneumoperitônio
   — Alterações cardiovasculares e pulmonares
   — Dor pós-operatória no ombro
4. Complicações relacionadas aos instrumentos de videocirurgia
   — Lesões de órgãos e estruturas intra-abdominais ou retroperitoneais
   — Lesões por *clipes*
   — Lesões térmicas
5. Outras complicações
   — Náuseas e vômitos
   — Tromboembolismo
   — Implantação de tumor no local de inserção do trocarte
6. Complicações relacionadas a grupos especiais de pacientes
   — Paciente obeso
   — Paciente com doenças cardíaca e pulmonar
   — Paciente com cicatriz cirúrgica abdominal
   — Paciente com ascite

B. Complicações relacionadas a um procedimento específico

deocirurgia, principalmente no paciente idoso, naqueles com doenças cardíacas e pulmonares prévias ou quando a pressão intra-abdominal do pneumoperitônio é utilizada acima de 20 mmHg.

COMPLICAÇÕES RELACIONADAS COM A INSERÇÃO DE AGULHA DE PNEUMOPERITÔNIO E TROCARTE

As complicações secundárias à inserção do trocarte são mais graves do que as devidas à colocação de agulha de pneumoperitônio, em razão da diferença de diâmetro entre o trocarte (5 a 10 mm) e a agulha (1,5 a 2 mm). As lesões ocasionadas pela agulha de pneumoperitônio são geralmente pequenas e autolimitadas. Entretanto, ocasionalmente podem ser extensas e graves e demandarem controle imediato. Ao contrário, as lesões provocadas pelo trocarte são geralmente graves, as manifestações clínicas são mais intensas e quase sempre necessitam de correção cirúrgica imediata por via laparoscópica ou por

laparotomia, dependendo do tipo e da extensão da lesão e da experiência do cirurgião. O tratamento das lesões é similar à de qualquer outra lesão traumática do abdome.

A freqüência das lesões relacionadas com a inserção do trocarte varia de aproximadamente 1 para cada 500 a 2.000 laparoscopias. As lesões são muito mais freqüentes com a colocação do primeiro trocarte (inserção às cegas) do que dos demais (inserção sob visão direta do laparoscópio). Revisão feita por Saville 96, indica que as punções às cegas são responsáveis pela maioria das lesões descritas e que os trocartes com dispositivos de segurança (ponta protegida) não conferem proteção adequada ao paciente. Em um estudo multicêntrico francês com 390 mil punções, ocorreram 115 casos de sangramento na inserção do primeiro trocarte, 50 na inserção do segundo trocater e 53 na remoção desses instrumentos[22].

O local de inserção da agulha deve ser cuidadosamente selecionado para evitar locais próximos a cicatrizes, tumores, órgãos aumentados de tamanho e vasos sangüíneos, como os de circulação colateral na presença de hipertensão portal ou os vasos epigástricos que transitam junto aos músculos retoabdominais. Quando não existem essas condições, o local geralmente escolhido é o umbigo. Durante a inserção da agulha, é importante elevar o plano musculoaponeurótico da parede abdominal, e não somente a pele e o tecido celular subcutâneo com o auxílio de uma pinça de Backhaus ou com pinçamento apropriado da parede com o primeiro e segundo quirodáctilos do auxiliar. A elevação adequada pode ser feita com tração do umbigo sem desenseri-lo do plano musculoaponeurótico. O emprego de uma pinça de Backhaus facilita a realização dessa manobra.

Várias manobras são utilizadas para certificar-se da colocação apropriada da agulha na cavidade abdominal. A mais freqüente é a observação de solução salina colocada diretamente na agulha ("teste da gota") ou em uma seringa conectada à agulha. O desaparecimento da solução salina para dentro da cavidade abdominal confirma o posicionamento correto da agulha.

A leitura da pressão intra-abdominal no início da insuflação de CO_2 também pode indicar o posicionamento da agulha. Se a pressão aumentar pouco durante a insuflação (menos de 10 mmHg) e reduzir para zero logo após a interrupção da insuflação, a ponta da agulha provavelmente está corretamente colocada na cavidade abdominal livre. Ao contrário, se a pressão se elevar muito e permanecer acima de zero logo após a interrupção da insuflação, a ponta da agulha provavelmente está em local incorreto e deverá ser reposicionada.

O emprego de agulhas com dispositivo de segurança que retrai a parte cortante após a sua penetração na cavidade abdominal reduz o risco de perfuração de vísceras subjacentes. Caso o cirurgião não tenha tido sucesso em 3-4 tentativas de inserção da agulha ou existam cicatrizes cirúrgicas próximas ao ponto de punção, é preferível colocar o trocarte pela técnica aberta (visualização direta) e somente após fazer a insuflação de CO_2.

Nessa técnica, a fáscia é exposta, reparada com pontos e aberta juntamente com o peritônio. É, então, introduzido o trocarte de ponta romba (Hasson), que é fixado no local com sutura em bolsa, iniciando-se em seguida a insuflação de CO_2 na cavidade peritoneal com segurança.

A inserção incorreta da agulha de pneumoperitônio e do trocarte seguida da insuflação de CO_2 pode ocasionar as seguintes complicações: enfisema subcutâneo, pneumomediastino, pneumotórax, embolia gasosa, perfuração de víscera oca, sangramento, infecção, hérnia incisional, colapso cardiovascular e implantação de tumor na parede abdominal.

Enfisema, Pneumomediastino e Pneumotórax

Esse tipo de complicação é devido à colocação da ponta da agulha e insuflação de CO_2 fora da cavidade abdominal. O enfisema resultante pode ser de subcutâneo, pré-peritoneal, omental ou mesentérico.

Raramente, o CO_2 pode dissecar mais intensamente o plano fascial e passar para as regiões torácica e pélvica, causando pneumomediastino ou enfisema escrotal. Essas complicações ocorrem na presença de pressão intra-abdominal acima de 16 mmHg secundária à insuflação excessiva de CO_2 ou compressão abdominal pelo apoio do assistente no abdômen do paciente. O pneumomediastino pode também ocorrer nas operações de dissecção do hiato esofágico. Enfisema subcutâneo extenso de face pode ser observado em alguns pacientes com pneumomediastino.

Geralmente, esses enfisemas não causam alterações clínicas e são reabsorvidos em poucas horas sem tratamento. Entretanto, a visualização adequada de estruturas intra-abdominais pode ser limitada por um grande enfisema, dificultando a realização do procedimento cirúrgico. Caso isso aconteça, a região do enfisema deve ser puncionada com agulha para reduzir o seu tamanho.

Pneumotórax pode ser secundário à passagem de CO_2 do abdômen diretamente para a cavidade pleural devido à lesão do diafragma. Também pode ser devido à dissecção de CO_2 para o mediastino e cavidade pleural[84,109]. Operações do hiato esofagiano ou do esôfago e enfisema de grande volume do espaço pré-peritoneal ou retroperitônio podem levar à formação de pneumomediastino, que pode romper para uma ou ambas as cavidades pleurais, causando o pneumotórax. A apresentação clínica é de redução do pO_2 arterial e aumento na pressão de insuflação do respirador. Pode ocorrer colapso cardiovascular se o diagnóstico não for estabelecido precocemente.

Enfisema e pneumomediastino são reabsorvidos em poucas horas e não necessitam tratamento. O tratamento do pneumotórax depende da presença ou não de lesão pulmonar (pleura visceral). Se não houver lesão da pleura visceral, o pneumotórax é geralmente tratado conservadoramente, com insuflação dos pulmões pelo anestesista no final da operação, seguido da retirada do CO_2 da cavidade abdominal. O CO_2 remanescente da cavidade pleural é rapidamente absorvível devido à sua elevada difusão. O paciente deve ser monitorizado continuamente no pós-operatório imediato, e uma radiografia simples do tórax deve ser solicitada para demonstrar a expansão dos pulmões. Nos casos de lesão da pleura visceral, é necessário realizar a drenagem pleural sob selo d'água, pois o vazamento de ar persistirá através da lesão pleural.

O enfisema, pneumomediastino e pneumotórax podem ser prevenidos com as seguintes medidas: 1) inserir a agulha de pneumoperitônio e o trocarte com, no mínimo, 6 cm de distância de cicatrizes, tumores, vasos e órgãos aumentados de tamanho; 2) elevação do plano musculoaponeurótico para inserção da agulha de pneumoperitônio e trocarte; 3) certificar-se de que a agulha está na cavidade abdominal livre pelo teste da gota de solução salina isotônica e observação da pressão de insuflação do equipamento de pneumoperitônio; 4) orientar a pressão no sentido da cavidade pélvica, evitando-se o promontório e o trajeto dos grandes vasos; 5) não fazer movimentos intempestivos ou força excessiva durante a punção; 6) no caso de dúvida, utilização da técnica a céu aberto ou visualização direta para colocação do trocarte e produção de pneumoperitônio.

Embolia Gasosa

Essa complicação ocorre muito raramente, aproximadamente 1 em cada 65.000 laparoscopias, porém é potencialmente fatal. Savassi-Rocha, em revisão multicêntrica de 33.565 casos de colecistectomia laparoscópica, relatou apenas 1 caso de embolia gasosa (0,005%).[95] É conseqüente à punção e injeção direta inadvertida de CO_2 em um vaso sangüíneo[60,70]. O uso inapropriado de *laser* pode também, causar embolia gasosa.[46] Pequenas injeções de CO_2 em um vaso sangüíneo são geralmente assintomáticas devido ao seu elevado coeficiente de difusão.[57] Se o volume injetado for elevado, o acidente pode ser fatal. As manifestações clínicas incluem cianose, aumento da pressão venosa, hipotensão arterial, taquicardia, tontura, desmaio e convulsões. Um murmúrio de "roda de moinho" pode ser auscultado na região précordial e gás pode ser observado nas artérias da retina.

O tratamento da embolia gasosa consiste em colocar o paciente em decúbito lateral esquerdo, com a cabeça para baixo e os pés para cima, para evitar a passagem de ar para a circulação pulmonar. Hiperventilação deve ser empregada para aumentar a eliminação de CO_2.

Perfuração

As lesões de vísceras ocas podem ocorrer tanto com a agulha de Veress como com o trocarte, especialmente se o paciente apresenta cicatrizes de operações abdominais prévias. São relatadas lesões do estômago, intestino delgado, intestino grosso, bexiga e outras vísceras[22,27]. A punção inadvertida de um desses órgãos pode ser detectada por aspiração de sangue ou conteúdo intestinal e determinação da pressão de infusão de CO_2 (ver anteriormente, neste capítulo). O fluxo de solução salina através da agulha (teste da gota de solução salina) ou seringa pode, erroneamente, sugerir que a agulha está na cavidade abdominal livre. Raramente, a agulha de pneumoperitônio pode transfixar uma alça intestinal e o fluxo de solução salina indicar colocação da agulha em abdômen livre. Nessa situação, o trocarte pode transfixar também o intestino e a lesão não é visualizada, a menos que o local de inserção do trocarte seja inspecionado com a videocâmara colocada através de outro trocarte. A colocação de sonda nasogástrica ou vesical evita a lesão do estômago ou bexiga no caso de punção no epigástrio ou hipogástrio, respectivamente.

Devido ao pequeno diâmetro da agulha de insuflação, o tratamento dessas lesões é geralmente expectante[46,92]. Após a realização correta do pneumoperitônio, a lesão pode ser apropriadamente examinada e, caso necessário, reparada por via laparoscópica. Raramente a laparotomia é indicada. No caso de lesão por trocarte, este deve ser deixado no local para reduzir o sangramento ou extravasamento do conteúdo da víscera traumatizada e facilitar a identificação do local da lesão. Por vezes, esses traumatismos não são identificados imediatamente, o que pode levar ao extravasamento continuado do conteúdo da víscera lesada, acarretando considerável aumento na morbimortalidade final. Chapron, em revisão de 7.604 laparoscopias ginecológicas, relatou a incidência de 11 lesões intestinais, das quais 3 de reconhecimento tardio[27]. Deziel relatou uma incidência de 0,14%[47].

A ocorrência dessas lesões pode ser prevenida com as seguintes medidas: 1) aspiração da agulha de pneumoperitônio. A presença de sangue, urina ou secreções digestivas indica perfuração de um vaso ou víscera; 2) colocação de sondas nasogástrica e vesical no caso de punção abdominal no epigástrio ou hipogástrio, respectivamente; 3) inserir a agulha de pneumoperitônio e o trocarte com, no mínimo, 6 cm de distância de cicatrizes, tumores, vasos e órgãos aumentados de tamanho; 4) elevação do plano musculoaponeurótico para inserção da agulha de pneumoperitônio e trocarte; 5) certificar-se de que a agulha está na cavidade abdominal livre pelo teste da gota de solução salina isotônica e observação da pressão de insuflação; 6) no caso de dúvida, utilização da técnica a céu aberto ou visualização direta para colocação do trocarte e produção de pneumoperitônio; 7) utilização de trocarte descartável para a primeira punção (às cegas). Este possui uma capa de plástico (mecanismo de segurança) que recobre a ponta do trocarte logo após a sua penetração na cavidade abdominal. Apesar de desses trocartes reduzirem a freqüência de lesões intra-abdominais, eles não evitam lesão se houver aderência entre uma víscera e a parede abdominal. A ponta do trocarte deve atravessar um espaço vazio para a capa de plástico cobri-lo automaticamente.

No caso de aderência, a ponta não atravessa espaço vazio e, portanto, o mecanismo de segurança não é disparado (acionado).

Sangramento

A lesão de um vaso, com conseqüente hemorragia, pode ocorrer na parede ou dentro da cavidade abdominal. Geralmente, as lesões ocorrem no acesso inicial, durante a primeira punção[27,96].

O sangramento na parede abdominal é geralmente discreto e manifesta-se por hematoma no subcutâneo, hematoma muscular ou hemorragia externa ou intra-abdominal no local de transfixação do trocarte. A menos que o paciente tenha hipertensão portal ou distúrbio de coagulação, esse sangramento geralmente cessa espontaneamente ou com a compressão.

Hematoma da bainha do músculo retoabdominal é uma complicação infreqüente e pode ser muito doloroso, necessitando diagnóstico diferencial com peritonite localizada (ver Capítulo 152). A ultra-sonografia ou tomografia computadorizada pode auxiliar no diagnóstico diferencial.

A lesão de qualquer víscera ou vaso intra-abdominal ou a retroperitoneal pode ocorrer pela agulha de pneumoperitônio, porém esta é geralmente pequena e autolimitada. Entretanto, ocasionalmente a lesão pode causar uma laceração maior do vaso ou ocorrer na presença de hipertensão portal. Nessa condição, o sangramento pode ser intenso e demanda um reparo rápido por via laparoscópica ou mesmo por laparotomia. O sangramento devido à inserção de trocarte é geralmente mais grave do que com agulha de pneumoperitônio e quase sempre necessita controle cirúrgico. Descrições de lesões de praticamente todos os vasos têm sido publicadas, inclusive da aorta, cava, porta e vasos mesentéricos. Essas lesões, felizmente, não são usuais e ocorrem em uma baixa freqüência, porém constante quando analisamos grandes séries. Chapron, analisando 7.604 laparoscopias ginecológicas, notou lesões de grandes vasos em 8 casos[28]. Bergqvist calculou, com base em dados de 10 mil laparoscopias ginecológicas, que a freqüência de lesões vasculares situava-se em torno de 0,96%[7]. A Tabela 13.2 evidencia os dados referentes a lesões vasculares causadas pela agulha de Veress e trocartes de trabalhos multicêntricos[22,47].

O sangramento na parede abdominal é geralmente autolimitado e não necessita tratamento. Ocasionalmente, é necessária a colocação de pontos em U envolvendo todos os planos da parede abdominal ou o pinçamento e ligadura do vaso lesado. Para tanto, pode ser necessário ampliar a incisão da parede abdominal. Uma alternativa é a inserção de uma sonda de Foley através do local de colocação do trocarte que estiver sangrando. O balão é insuflado e tracionado fortemente contra a parede abdominal. A sonda é mantida nessa posição por 12-24 horas com o auxílio de uma pinça de Kelley fixada na sonda ao nível da pele.

VIDEOCIRURGIA

A conduta no sangramento intra-abdominal ou do retroperitônio depende da extensão do vaso lesado e da intensidade do sangramento. Hemorragia pequena pode ser controlada com compressão ou eletrocoagulação. Sangramentos intensos devem ser tratados com ligadura (vasos não-essenciais para nutrição de nenhum órgão ou estrutura) ou reparo imediato do vaso por via laparoscópica ou laparotomia, dependendo da experiência do cirurgião e da disponibilidade de instrumentos adequados.

Didaticamente, as complicações infecciosas após cirurgia videolaparoscópica podem ser divididas em 3 grupos: a) sistêmicas; b) intra-abdominais; e c) nos locais de inserção dos trocartes.

Sistêmicas

As principais são broncopneumonia e infecção do trato urinário. Tais infecções podem ocorrer após cirur-

Tabela 13.2
Lesões Vasculares Relacionadas à Agulha de Veress e Trocartes

Lesões Vasculares	Série de Champault[22] (47 lesões em 103.852 operações)	Série de Deziel[47] (36 lesões em 77.604 operações)
Aorta	5	13
Cava inferior	6	7
Artéria mesentérica superior	3	0
Veia ilíaca	16	7
Artéria ilíaca	0	11
Óbitos	6	2

Infecção

As infecções mais comuns são as de parede abdominal, no local de inserção do trocarte. O principal local de infecção é o do trocarte umbilical, devido à configuração anatômica do umbigo, que permite acúmulo de secreções e dificulta a higiene. A retirada de estruturas, como a vesícula biliar e o apêndice pelo umbigo, com freqüente extravasamento de seu conteúdo, predispõe a infecção.[110] As infecções de ferida nos locais de punção acontecem em cerca de 1% dos pacientes, sendo facilmente tratadas com drenagem local[83]. Infecções comprometendo o plano musculoaponeurótico são mais raras. Infecções intra-abdominais relacionadas ao trocarte são devidas a lesões de vísceras ou operações relacionadas.

Deziel et al. conduziram um amplo levantamento norte-americano sobre incidência de complicações da colecistectomia laparoscópica[47]. Os autores conseguiram coletar os dados de 77.604 pacientes operados em 4.292 hospitais americanos. A complicação mais freqüente foi a lesão dos ductos biliares, que ocorreu em 0,6% dos casos, seguida de extravasamento de bile no pós-operatório (0,3%), lesão vascular (0,25%) e lesão intestinal (0,14%). Nesse estudo, os autores relataram apenas 6 casos de complicações infecciosas (0,0077%). Três pacientes desenvolveram abscessos intra-abdominais, e 3 outros, drenagem purulenta pelo portal umbilical. Quando a indicação da colecistectomia for colecistite aguda, a incidência de complicações infecciosas será maior[47,113].

gia videolaparoscópica, porém a sua incidência é bastante inferior quando comparada à cirurgia convencional. A menor incidência de infecção pulmonar pode ser atribuída aos seguintes fatores: a) mobilização mais precoce — a menor dor pós-operatória e a alta precoce favorecem a mobilização do paciente submetido à cirurgia laparoscópica, e esses fatores estão claramente associados à menor incidência de infecção pulmonar no pós-operatório;[100] b) uso de sonda nasogástrica — o uso de sonda nasogástrica tem sido associado a aumento da incidência de infecção pulmonar por permitir refluxo gastroesofágico e broncoaspiração de repetição, e também por interferir nos mecanismos normais de tosse e expectoração,sendo ela raramente utilizada após cirurgia laparoscópica[100].

As infecções urinárias no pós-operatório estão intimamente relacionadas ao uso de sonda vesical, a qual atualmente é raramente empregada na cirurgia videolaparoscópica, e, quando utilizada, sua permanência é bastante curta, pois a alta hospitalar é mais precoce na videocirurgia[39].

Intra-Abdominais

As infecções intra-abdominais após cirurgia laparoscópica são bastante raras porém potencialmente graves. Eisenstat refere não ter observado nenhum caso de abscesso intra-abdominal em mais de 500 colecistecto-

271

mias laparoscópicas estudadas[49]. As infecções podem se tornar particularmente mais freqüentes no caso de ruptura da vesícula biliar durante a colecistectomia laparoscópica, o que não é incomum, podendo ocorrer em até 30% dos casos, sendo considerada mais uma intercorrência do que uma complicação propriamente dita[10]. Freqüentemente acompanha-se de extravasamento de bile e de cálculos biliares na cavidade abdominal. Essa intercorrência pode resultar de tração ou de cauterização excessiva da parede da vesícula, principalmente se esta estiver inflamada, ou pode ocorrer durante a extração da vesícula através do portal umbilical[10]. Caso isso aconteça, a bile intra-abdominal deve ser aspirada e irrigada com solução salina. Muitos autores advogam a instituição de antibioticoterapia quando ocorre extravasamento de bile.

A perfuração da vesícula biliar também aumenta o tempo operatório. Foi estimado um aumento de 10 minutos no tempo operatório quando ocorre perfuração da vesícula biliar, comparado à colecistectomia sem perfuração[106]. A remoção dos cálculos perdidos pode aumentar o tempo operatório em até 60 minutos. Cálculos também podem cair acidentalmente do ducto cístico, mesmo sem a abertura acidental da vesícula. É importante a retirada cuidadosa de todos os cálculos, se possível. A permanência de cálculos residuais pode, ocasionalmente, causar complicações, dias até anos após o procedimento, sendo a principal abscesso intra-abdominal. Fístulas gastrointestinais, presença de massa ("tumor") intra-abdominal e eliminação espontânea do cálculo podem ocorrer.

Pequenas rupturas da parede da vesícula biliar devem ser reparadas antes da sua remoção, pois a tração excessiva no momento da extração da vesícula aumenta a chance de ruptura. Em casos de dificuldade de remoção da vesícula biliar através do portal umbilical, uma pequena incisão na aponeurose facilita sua extração. Essa manobra está especialmente indicada nas colecistectomias por colecistite aguda, pois, nesses casos, o órgão inflamado e edematoso está mais sujeito à ruptura[113]. Em casos de vesícula muito distendida, principalmente com paredes finas, a punção e o esvaziamento do seu conteúdo diminuem o risco de extravasamento de bile para a cavidade peritoneal. A colocação da vesícula biliar em invólucro de material sintético permite sua retirada evitando o contacto com a parede abdominal, o que diminui o risco de infecção[104]. Em casos de perfuração da vesícula biliar, um saco de látex ou luva cirúrgica podem ser utilizados para coletar os cálculos perdidos na cavidade abdominal, o que facilita o procedimento de retirada destes por diminuir a necessidade de manuseio de instrumentos[42]. A colocação de dreno de Penrose não é geralmente necessária. Um dos determinantes de infecção por extravasamento de bile na cavidade é a presença ou não de bactérias na bile. A colocação de dreno de Penrose está indicada quando o conteúdo da vesícula biliar extravasado apresentar evidências de infecção, como empiema da vesícula biliar.

Local de Inserção do Trocarte

Infecção de parede ocorre em aproximadamente 2,3% dos casos de colecistectomia convencional eletiva e pode chegar a 10% em algumas séries[61,98]. Já em colecistectomia laparoscópica, em estudo prospectivo avaliando 1.518 casos, apenas 14 pacientes (0,9%) desenvolveram infecção no local de inserção do trocarte umbilical[108]. A infecção de parede após colecistectomia laparoscópica em geral é uma complicação de fácil resolução, tratada apenas com remoção dos pontos de pele e curativos locais. Entretanto, a infecção de parede pode tornar-se clinicamente importante quando cálculos biliares ficam inadvertidamente retidos na ferida durante a remoção da vesícula biliar.

Eisensat relatou um caso de abscesso de parede abdominal 4 meses após colecistectomia laparoscópica, no qual foram encontrados vários cálculos pigmentados mantendo a infecção[49]. Dreznik e Soper relataram um caso semelhante, no qual a paciente apresentou abscesso no local de inserção do trocarte subcostal 4 meses após ter sido submetida a colecistectomia laparoscópica[48]. Vários cálculos pigmentados foram extraídos pela ferida, com resolução do processo infeccioso. Esses relatos enfatizam a importância da remoção cuidadosa dos cálculos biliares em casos de ruptura da vesícula biliar durante sua dissecção ou no momento de sua remoção pelo portal umbilical.

Em conclusão, as complicações infecciosas ocorrem com menos freqüência após videocirurgia do que nas operações a céu aberto (tradicional), mesmo nos casos em que ocorre perfuração da vesícula com extravasamento de bile na cavidade abdominal[115]. Nesses casos deve-se proceder a aspiração e irrigação da cavidade e remoção cuidadosa dos cálculos biliares, especialmente se estes forem pigmentados. A antibioticoterapia profilática deve ser instituída quando ocorre perfuração da vesícula. Nos raros casos de abscessos intra-abdominais após colecistectomia laparoscópica, a drenagem percutânea é a abordagem preferencial.

Quando existe dificuldade de remoção da vesícula biliar pelo portal umbilical, a incisão deve ser ampliada e a bile aspirada para diminuir o risco de ruptura acidental desta durante sua retirada, com conseqüente extravasamento de bile. As infecções de parede são facilmente tratadas com remoção dos pontos e curativos locais.

Hérnia Incisional

O risco de formação de hérnia é menor que 0,1% das laparoscopias e é devido ao não-fechamento do plano musculoaponeurótico da parede abdominal[71,95]. É mais freqüente no paciente obeso ou com ascite[44]. A presença de hérnia é geralmente diagnosticada nos 3 primeiros meses, mas pode ser reconhecida mais tardiamente, até anos após o procedimento laparoscópico.

O tratamento consiste em herniorrafia, que pode geralmente ser realizada com anestesia local. A prevenção da formação de hérnia consiste em: 1) colocação oblíqua do trocarte na parede abdominal; 2) fechamento da aponeurose nos locais em que foram colocados trocartes superiores a 12 mm ou trocartes de 10 mm colocados no umbigo, pois o defeito neste local é freqüentemente ampliado para retirada da vesícula biliar. A abertura da fáscia no local de colocação de trocarte de 5 mm não necessita ser fechada, pois a possibilidade de formação de hérnia nesse local é remota.

Colapso Cardiovascular

Apesar de essa complicação ser rara, alterações mínimas da pressão arterial, freqüência cardíaca, débito cardíaco e retorno venoso para o coração não são infreqüentes[58,64,79,87]. As arritmias cardíacas podem ocorrer em até 17% dos pacientes durante a insuflação de CO_2[101]. Instalam-se bradiarritmias por estimulação vagal conseqüente a distensão abdominal e, mais raramente, extrasístoles ventriculares. O colapso cardiovascular pode ser secundário à embolia gasosa maciça, a reflexo vasovagal intenso, hemorragia, arritmia cardíaca, pneumotórax, pressão intra-abdominal elevada, infarto do miocárdio, reação alérgica a medicamentos e redução do retorno venoso ao coração. Foi demonstrado, que com pneumoperitônio em pressões elevadas (acima de 15 mmHg), há diminuição do retorno venoso, bem como a insuflação inicial rápida pode induzir a estimulação vagal, provocando bradicardia, por vezes tão intensa que pode levar a parada cardíaca.

O tratamento da embolia gasosa já foi discutido anteriormente neste capítulo. O tratamento do reflexo vasovagal e da redução do retorno venoso consiste na suspensão imediata da insuflação de CO_2 e retirada deste do abdômen através da própria agulha de pneumoperitônio. Raramente pode ser necessária a administração de líquidos, atropina e medicamentos vasopressores.

COMPLICAÇÕES RELACIONADAS À PRODUÇÃO DE PNEUMOPERITÔNIO

A insuflação da cavidade abdominal pode ser realizada com dióxido de carbono, óxido nitroso, oxigênio, hélio ou ar atmosférico. O dióxido de carbono (CO_2) é o agente mais freqüentemente empregado em laparoscopia por ser barato, facilmente obtido, rapidamente absorvido e por não causar combustão, permitindo o uso do eletrocautério. Embora apresente algumas características do gás ideal para insuflação durante a laparoscopia, o CO_2 pode estar associado a efeitos cardiorrespiratórios adversos, principalmente em pacientes com doenças cardiopulmonares preexistentes.

Alterações Cardiovasculares e Pulmonares

Por apresentar um elevado coeficiente de difusão e, em conseqüência, ser rapidamente absorvido pelo peri-

tônio, o CO_2 costuma causar aumento da pCO_2 e queda do pH no sangue no início da operação[66]. Esse aumento temporário na concentração de CO_2 no sangue pode causar vasodilatação e redução na contratilidade miocárdica, que podem resultar em bradicardia e hipotensão arterial. Essas alterações estimulam o sistema nervoso simpático que na tentativa de compensar essas alterações rapidamente, pode levar a arritmias cardíacas. O CO_2 causa mais arritmias cardíacas que os outros agentes utilizados na insuflação da cavidade abdominal[9,85]. As arritmias são geralmente temporárias e não causam manifestações clínicas e a hipercapnia pode ser facilmente tratada com hiperventilação. Para tanto é importante que a pCO_2 seja monitorizada durante a videocirurgia, principalmente em pacientes com doença pulmonar crônica e doença cardíaca ou nos pacientes submetidos a adrenalectomia laparoscópica por feocromocitoma[52,76,116]. Pacientes com anemia falciforme também devem ser cuidadosamente monitorizados para evitar crise de falcização[41].

A complacência (compliance) pulmonar total e a capacidade residual funcional podem ser reduzidas durante as operações laparoscópicas devido à diminuição da expansibilidade pulmonar secundária a aumento da pressão intra-abdominal e deslocamento do diafragma[41]. A compressão das bases pulmonares pode criar áreas em que a relação ventilação/perfusão é alterada e, assim, reduzir a oxigenação do sangue[41]. Essas alterações podem ser evitadas ou reduzidas com a manutenção da pressão intra-abdominal abaixo de 14 mmHg.

Reduções do retorno venoso e do débito cardíaco podem ocorrer quando a pressão intra-abdominal ultrapassa 20 mmHg[66,81]. Entretanto, a manutenção da pressão intrabdominal abaixo de 20 mmHg pode aumentar o retorno venoso, possivelmente devido à transferência de sangue dos órgãos abdominais e veia cava inferior para a cavidade torácica[65,81]. A posição do paciente na mesa operatória também influencia a função cardiovascular. A posição de Trendelenburg aumenta e a de Trendelenburg invertida reduz o retorno venoso e o débito cardíaco[103]. No jovem, essas alterações são rapidamente corrigidas por mecanismos compensatórios. Entretanto, no idoso, em que as reservas cardiovasculares são limitadas, essa compensação pode não ocorrer e o paciente pode apresentar alterações hemodinâmicas.

No pós-operatório, as provas de função pulmonar (capacidade vital forçada, volume expiratório forçado e fluxo expiratório forçado) são melhores após a colecistectomia laparoscópica do que após a colecistectomia tradicional ou por miniincisão[28,5]. A função pulmonar mais adequada após a cirurgia laparoscópica pode reduzir as complicações pulmonares pós-operatórias, como atelectasia, hipoxemia e pneumonia.

O mau funcionamento da válvula de insufladores automáticos pode elevar acentuadamente a pressão intra-abdominal. Se não for percebido pela equipe cirúrgica pode causar arritmias cardíacas e morte do paciente[46]. Para evitar essa complicação, o insuflador deve ser testado periodicamente. O tubo de conexão do insuflador deve ser clampeado enquanto se injeta gás. Essa manobra interrompe instantaneamente a insuflação de gás porque a pressão registrada pelo aparelho ultrapassa a pressão-limite máxima para qual o insuflador foi previamente programado (10-15 mmHg). Portanto, resumidamente pode-se afirmar que é imperiosa uma boa avaliação pré-operatória das funções cardiopulmonares, hepáticas, renais e vasculares do paciente candidato à videocirurgia. Além disso, a monitorização do CO_2 expirado é mandatória, bem como manter a mínima pressão intra-abdominal exigida para exposição de um bom campo operatório (não ultrapassando 15 mmHg). Em pacientes com doença cardiopulmonar intensa, utilizar baixas pressões (7-10 mmHg), sendo a suspensão mecânica da parede, sem a utilização de gás, uma opção nesses casos[85].

O uso de cautério elétrico ou a *laser* é seguro com a utilização de CO_2. Ao contrário do ar atmosférico, oxigênio e óxido nitroso, o CO_2 não causa explosão quando o cautério é utilizado durante operações. Outros gases vêm sendo estudados para utilização em videocirurgia. O óxido nitroso pode reduzir a dor pós-operatória e o desconforto por causar menos irritação peritoneal e menos arritmia, porém, em virtude da possibilidade de combustão, seu uso não é recomendado[8,62,101]. O hélio é outro gás extensamente utilizado em modelos animais com uso limitado em humanos. Os estudos experimentais têm revelado menores alterações cardiorrespiratórias e imunológicas, bem como menor irritação peritoneal, porém existe a desvantagem de ser mais lentamente reabsorvido que o CO_2 e ter custo bem mais elevado[8,85,87].

A prevenção de alterações cardiovasculares e pulmonares pode ser obtida com as seguintes medidas: 1) manter a pressão intra-abdominal de CO_2 abaixo de 15 mmHg; 2) manter bom relaxamento muscular; 3) aumentar a concentração de O_2 inspirado; 4) utilizar hiperventilação se ocorrer hipercarbia; 5) monitorização da pCO_2 e pO_2; e 6) insuflação inicial lenta para evitar o reflexo vasovagal.

Dor Pós-Operatória no Ombro

É conseqüente a irritação direta do diafragma pelo CO_2 ou estimulação do nervo frênico pela rápida distensão do diafragma durante a insuflação de CO_2. A dor ocorre em um terço dos pacientes, mas é intensa em menos de 5% deles. Pode ser uni ou bilateral e desaparece espontaneamente em menos de 24-48 horas na maioria dos casos[5].

O tratamento consiste na prescrição de analgésicos durante o período de maior intensidade da dor. Algumas medidas preventivas têm sido sugeridas, como insuflação lenta de CO_2 (1 a 1,5 l/min) durante a produção inicial de pneumoperitônio e remoção de todo o CO_2 da cavidade abdominal ao final da operação.

COMPLICAÇÕES RELACIONADAS AOS INSTRUMENTOS DE VIDEOCIRURGIA

Várias complicações, inclusive fatais, podem ocorrer com o emprego de instrumentos de videolaparoscopia. Por serem longos e finos, devem ser manipulados com grande cuidado, pois podem provocar lesão de qualquer órgão ou estrutura intra-abdominal ou retroperitoneal. Além disso, a produção de imagem bidimensional pelo sistema atual de videolaparoscopia resulta em perda da percepção de profundidade pelo cirurgião, predispondo, assim, a lesões intra-abdominais. Este problema será resolvido com o emprego mais difundido do sistema tridimensional, já disponível no mercado.

Os instrumentos devem ser inseridos ou manuseados dentro do abdômen somente sob visualização da suas extremidades. Jamais devem ser movimentados se a câmera não os estiver focalizando. Somente instrumentos apropriados para cada órgão devem ser utilizados. Pinças de apreensão de pega-forte não devem ser aplicadas diretamente no intestino, pois podem causar lesão grave, com perfuração precoce ou tardia.

A aplicação de *clipes* deve ser feita com cuidado, somente após certificar-se de que o *clipe* está envolvendo apenas o tecido a ser clipado. A inclusão acidental de outro tecido ou estrutura na ponta do *clipe* pode provocar lesões graves, como oclusão da via biliar principal, por exemplo. Para evitar essas complicações, é importante visualizar toda a extensão da ponta do clipador antes de aplicar o *clipe*.

Podem ocorrer lesões térmicas causadas tanto pela luz do laparoscópio como pelo eletrocautério. A luz do laparoscópio, cuja intensidade é grande, pode provocar lesão térmica se permanecer em contato com o trato gastrointestinal por tempo prolongado. Esta situação acontece, mais freqüentemente, quando ocorre perda completa do pneumoperitônio, fazendo com que as vísceras fiquem em contato direto com a extremidade do laparoscópio. O cirurgião, preocupado em restabelecer o pneumoperitônio, pode se esquecer de retirar o laparoscópio ou desligar a fonte de luz, ensejando assim, a ocorrência de lesões térmicas graves por contato prolongado da extremidade do laparoscópio com uma víscera.

Lesões de várias estruturas, como o intestino, vasos sangüíneos e ductos biliares têm sido descritas com o uso de eletrocautério. Essas queimaduras ocorrem, em média, em torno de 0,2% dos casos em que se usa como fonte o bisturi monopolar[83]. Inicialmente, acreditava-se que lesões do trato gastrointestinal devidas ao emprego do eletrocautério eram freqüentes. Entretanto, sabe-se que a maioria das lesões atribuídas ao uso de eletrocautério são, na verdade, secundárias a trauma devido ao manuseio inadequado dos instrumentos laparoscópicos. Soderstrom e Levy revisaram 12 casos de perfuração intestinal que foram inicialmente atribuídos a queimadura por eletrocoagulação[74]. Entretanto, o exame anatomopatológico indicou que 11 dessas lesões eram devidas a trauma mecânico e não a eletrocoagulação. É recomendado que lesões atribuídas ao eletrocautério sejam confirmadas por exame anatomopatológico[4]. Ao contrário das lesões traumáticas, as elétricas são caracterizadas pela ausência de reação inflamatória (infiltrado polimorfonuclear) [74].

Muitos cirurgiões advogam o uso de cautério bipolar ou a *laser* para reduzir a freqüência das lesões térmicas causadas pelos eletrocautérios. Entretanto, vários estudos não demonstraram diferenças entre o *laser* e o eletrocautério quanto à ocorrência de lesões térmicas[41,67]. Lesões do intestino, colédoco e vasos têm sido observadas com o uso do *laser* durante procedimentos laparoscópicos[47,80]. As desvantagens do *laser* em relação ao eletrocautério são, principalmente, o custo elevado, aumento do tempo operatório e hemostasia menos efetiva[67,111].

O tratamento pode ser feito por via laparoscópica ou laparotomia, dependendo do local e extensão da lesão e da experiência do cirurgião. A lesão deve ser adequadamente debridada. A lesão térmica pode se estender até 5 cm do local da lesão provocada pelo cautério[39].

As complicações relacionadas aos instrumentos de videocirurgia podem ser prevenidas com as seguintes medidas: 1) os instrumentos de videocirurgia devem ser inseridos e movimentados dentro do abdômen somente sob visualização das suas extremidades; 2) os tecidos devem ser apreendidos e tracionados com instrumentos apropriados; 3) em caso de perda do pneumoperitônio, o laparoscópio deve ser retirado da cavidade abdominal; 4) os *clipes* só devem ser aplicados após a visualização completa do tecido a ser clipado e da extremidade do clipador; 5) a cauterização só deve ser empregada após certificar-se de que toda parte metálica do instrumento de cauterização está sob visualização (focalizada) pela videocâmara e não está em contato com uma víscera adjacente; 6) os instrumentos devem ser inspecionados regularmente para certificar-se do isolamento de toda a haste; 7) a manutenção do pneumoperitônio é fundamental, pois uma grande redução deste facilita o contato do instrumento de cauterização com uma víscera adjacente.

Outras Complicações

Náuseas e Vômitos

Esses sintomas são muito comuns após a videocirurgia, podendo ocorrer em até 50% dos pacientes. A sua incidência depende de vários fatores, tais como: idade, sexo, susceptibilidade pessoal, susceptibilidade à alteração do equilíbrio, medicamentos pré-anestésicos, anestésicos e analgésicos utilizados e pneumoperitônio[56,69,77]. As náuseas e vômitos são mais freqüentes em pacientes jovens (com menos de 40 anos de idade), do sexo feminino, durante a menstruação, que receberam opióides, como morfina ou meperidina, e com história de náuseas e vômitos no pós-operatório de procedimentos cirúrgicos anteriores.

O tratamento pode ser feito com a utilização de drogas anti-heméticas, sendo o ondansetron a droga de eleição, podendo ou não se associar a dexametasona[37,38,50,105,114].

As náuseas e vômitos pós-operatórios podem ser reduzidos com: 1) colocação peroperatória de sonda nasogástrica, com aspiração do conteúdo gástrico, que deve ser retirada ao término da operação; 2) a administração de 4-8 mg de ondansetron (Zofran®; Nausedron®) intravenoso, 10 minutos antes da indução da anestesia, reduz a incidência de náuseas e vômitos pós-operatórios.

Tromboembolismo

A incidência de trombose venosa profunda e embolia pulmonar após videocirurgia é dependente da duração da operação, da posição da mesa do centro cirúrgico (aclive ou proclive), da pressão intra-abdominal de CO_2 e de fatores comuns às operações abertas, como idade do paciente, presença de obesidade, de doenças associadas como câncer e da utilização de medidas profiláticas. Quando o procedimento é rápido, como na colecistectomia laparoscópica, a incidência de tromboembolismo é baixa[6,7,14,19,47,73].

A incidência de tromboembolismo pós-videocirurgia pode ser maior do que as operações correspondentes realizadas a céu aberto quando o procedimento for mais prolongado e ocorrer estase venosa nos membros inferiores devida à posição de proclive empregada durante algumas operações. As operações videolaparoscópicas, quando realizadas por cirurgiões inexperientes com o método, são freqüentemente mais prolongadas que as realizadas pela via tradicional, predispondo, assim, ao tromboembolismo. O aumento excessivo da pressão intra-abdominal produzida pelo pneumoperitônio pode também contribuir para aumentar a incidência de tromboembolismo devido à redução do fluxo sangüíneo e hipertensão venosa[46]. Entretanto, se a pressão for < 15 mmHg parece não haver aumento da estase venosa nos membros inferiores.

As medidas preventivas mais utilizadas são: 1) uso peroperatório de meias de compressão pneumática; 2) utilização de heparina para pacientes com mais de 40 anos de idade, obeso, com câncer ou com história de tromboembolismo prévio. A heparina de baixo peso molecular, na dose de 2.500 ou 5.000 U subcutânea, deve ser iniciada 2 horas antes da operação e repetida 1 vez ao dia até o 5º dia ou deambulação adequada do paciente[83].

Implantação de Tumor no Local de Inserção do Trocarte

Casos raros de implantação de neoplasia no local de inserção do trocarte têm sido descritos[18]. A recidiva na parede abdominal ainda não está totalmente esclarecida, sendo uma complicação geralmente precoce e descrita em várias neoplasias abdominais, porém, nas grandes séries de câncer colorretal, a sua incidência não é maior do que a relatada pela técnica aberta, ou seja, em torno de 1%[13]. Os possíveis mecanismos que podem influenciar o implante de tumores no local de inserção do trocárte incluem[9]: 1) redução da imunidade intraperitoneal pelo CO_2; 2) efeito estimulatório do CO_2 nos tumores; 3) inoculação mecânica; 4) trauma tecidual; 5) turbulência causada pelo CO_2; e 6) vazamento de CO_2 em volta dos trocartes. Entretanto, somente trabalhos prospectivos e randomizados, com avaliação de resultados em longo prazo poderão provar, definitivamente, a validade oncológica da videocirurgia[20,21].

COMPLICAÇÕES RELACIONADAS A GRUPOS ESPECIAIS DE PACIENTES

Paciente Obeso

A colocação correta da agulha de pneumoperitônio na cavidade abdominal livre é mais difícil no paciente obeso pela dificuldade de discriminar a perfuração dos diversos planos da parede abdominal pela agulha[46,99]. Conseqüentemente, a incidência de enfisema subcutâneo, pré-peritoneal e de omento é maior no obeso[23].

Devido à grande espessura da parede abdominal, os movimentos do laparoscópio e instrumentos são mais difíceis, fazendo com que a visualização das estruturas da cavidade abdominal seja mais limitada. Conseqüentemente, complicações como sangramento e perfuração podem ser difíceis de avaliar e tratar. A movimentação mais difícil do laparoscópio e instrumentos pela parede espessada aumenta a perda de CO_2 pelo trocarte.

A pressão intra-abdominal de CO_2 necessária para obter distensão e visualização adequada do abdômen é maior, o que aumenta a incidência de enfisema mediastinal e alterações cardíacas e pulmonares[46].

A maior dificuldade de fechamento do plano aponeurótico no obeso pode predispor a formação de hérnia incisional[23].

Paciente com Doença Cardíaca e Pulmonar

Como já apresentado anteriormente nesse capítulo, a incidência de arritmias e alterações na função pulmonar é maior neste grupo de pacientes. A utilização da pressão intra-abdominal abaixo de 15 mmHg e de monitorização contínua das funções cardiopulmonares reduz a incidência dessas complicações[76,116].

Paciente com Cicatriz Cirúrgica Abdominal

A presença de cicatriz cirúrgica abdominal indica uma grande possibilidade de aderências internas, principalmente próximo à cicatriz. Nessa condição, a possibilidade de lesão de uma víscera abdominal, principalmente o intestino, pela agulha de pneumoperitônio ou trocarte, é grande. A agulha de pneumoperitônio deve ser inserida a, pelo menos, 6-8 cm de distância das cicatrizes. A insuflação de ar deve ser cuidadosa e, se houver distensão abdominal unilateral ou assimétrica, o procedimento deve ser interrompido e tentado novamente em outro local. A colocação do trocarte sob visão direta (técnica aberta) ou o uso de trocarte descartável com mecanismo de segurança podem reduzir a incidência de complicações.

Paciente com Ascite

A presença de ascite afasta as vísceras da parede abdominal e, portanto, reduz as complicações relacionadas com a inserção da agulha de pneumoperitônio e trocarte. Entretanto, as complicações, nesse grupo de pacientes, estão relacionadas com a causa da ascite. Na presença de hepatopatia crônica, a incidência de hemorragia está aumentada pela ocorrência de circulação colateral secundária à hipertensão portal e de distúrbios de coagulação devido à insuficiência hepática. A incidência de outras complicações, como infecção e encefalopatia, é similar na videocirurgia e na tradicional ou a céu aberto. A persistência de drenagem de ascite pelos locais de colocação de trocartes pode ocorrer. Essa complicação pode ser evitada pelo fechamento adequado da aponeurose e da pele.

REFERÊNCIAS BIBLIOGRÁFICAS

1. Al Abassi AA, Al Manee MS. Infection after laparoscopic cholecystectomy: effect of infected bile and infected gallbladder wall. *Eur J Surg* 167:268-73, 2001.
2. Alexander HC. Two unusual hemorrhagic complications during laparoscopic cholecystectomy. *Surg Laparosc Endosc* 3:346-8, 1993.
3. Arregui ME, Davis CJ, Arkush A, Nagan RF. In selected patients outpatient laparoscopic cholecystectomy is safe and significantly reduces hospitalization charges. *Surg Laparosc Endosc* 1:240-5, 1991.
4. Ata AH, Bellemore TJ, Meisel JA, Arambulo SM. Distal thermal injury from monopolar electrosurgery. Surg Laparosc Endosc 3:323-7, 1993.
5. Bala D, Shields D. Prospective randomized trial of low-pressure pneumoperitoneum for reduction of shoulder-tip pain following laparoscopic. *Br J Surg* 87:1161-5, 2000.
6. Bergqvist D, Lindberg F. Coagulation activation after laparoscopic cholecystectomy in spite of thromboembolism prophylaxis. *Surg Endosc* 14:858-61, 2000.
7. Bergqvist D, Lindberg F. Incidence of thromboembolic complications after laparoscopic cholecystectomy: review of literature. *Surg Laparosc Endosc* 7:324-31, 1997.
8. Bergstrom M, Ivarsson ML. Peritoneal response to pneumoperitoneum and laparoscopic surgery. *Br J Surg* 89:1465-9, 2002.
9. Bonjer H, Gutt C, Hubens G et al. Port site metastasis in laparoscopic surgery: First Workshop on Experimental Laparoscopic Surgery, Frankfurt, 1997. *Surg Ednosc*, 12:1102-3, 1998.
10. Catarci M, Zaraca F, Scaccia M, Carboni M. Lost intraperitoneal stones after laparoscopic cholecystectomy: harmless sequela or reason for reoperation? *Surg Laparosc Endosc* 3:318-22, 1993.

11. Champault G, Vons C. Lowcost laparoscopic cholecystectomy. *Br J Surg* 89:1602-7, 2002.

12. Champault G, Pessaux P. Morbidity of laparoscopic fundoplication for gastroesophageal reflux: a retrospective study about 1.470 patients. *Hepatogastroenterology* 49:447-50, 2002.

13. Champault G, Barrat C. Laparoscopic versus open surgery for colorectal carcinoma: a prospective clinical trial involving 157 cases with a follow-up of 5 years. Surg Laparosc Endosc Percutan Tech 12:88-95, 2002.

14. Champault G, Catheline JM. Thromboembolism in laparoscopic surgery: risk factors and preventive measures. *Surg Laparosc Endosc Percutan Tech*, 9:135-9, 1999.

15. Champault G, Barrat C. The effect of the learning curve on the outcome of laparoscopic treatment for gastroesophageal reflux. *Surg Laparosc Endosc Percutan Tech* 9:375-81, 1999.

16. Champault G, Barrat C. Impact of learning and experience on the laparoscopic treatment of gastroesophageal reflux. *Chirurgie* 124:675-80, 1999.

17. Champault G, Arnaud JP. Laparoscopic fundoplication for gastroesophageal reflux. Multicenter study of 1.470 cases. Chirurgie 124:516-22, 1999.

18. Champault G, Santoro R. Port site metastasis. Prospective study of 131 cases. *Chir Ital* 50:15-22, 1998.

19. Champault G, Catheline JM. Risk factors and prevention of thromboembolic risk in laparoscopy. *Ann Chir* 52:890-5, 1998.

20. Champault G, Catheline JM. Laparoscopic surgery. Does smoke transport cells? *Ann Chir* 51:140-3, 1997.

21. Champault G, Ziol M. Cells are present in the smoke created during laparoscopic surgery. *Br J Surg* 84:993-5, 1997.

22. Champault G, Cazacu F. Serious trocar accidents in laparoscopic surgery: a French survey of 103.852 operations. *Surg Laparosc Endosc* 6:367-70, 1996.

23. Champault G, Colon A. Laparoscopic cholecystectomy in obese patients: 110 cases. *Chirurgie* 121:15-8, 1996.

24. Champault G. Can the incidence of infectious complications in digestive surgery be reduced? Role of antibiotic prophylaxis (1100) cases. *G Chir* 16:401-6, 1995.

25. Chapron C, Pierre F. Complications of laparoscopy in gynecology. *Gynecol Obstet Fertil* 29:605-12, 2001.

26. Chapron C, Pierre F. Major vascular complications from gynecologic laparoscopy. *Gynecol Obstet Fertil* 28:880-7, 2000.

27. Chapron C, Querleu D. Complications of gynecologic laparoscopy. Multicentric study of 7.604 laparoscopies. *J Gynecol Obstet Biol Reprod* 21:207-13, 1992.

28. Coelho JCU, De Araujo RPM, Marchesini JB, Coelho ICMM, De Araujo LRR. Pulmonary function after cholecystectomy performed through Kocher's incision, a mini-incision, and laparoscopy. *World J Surg* 17:544-6, 1993.

29. Coelho JCU, Vizzoto AO. Laparoscopic cholecystectomy to treat patients asymptomatic gallstones. *Dig Surg* 17:344-7, 2000.

30. Coelho JCU, Vianna RM. Laparoscopic cholecystectomy in the third trimester of pregnancy. *Arch Gastroenterol* 36:90-3, 1999.

31. Coelho JCU, Campos AC. Conversions and complications of laparoscopic treatment of gastroesophageal reflux disease. *J Am Coll Surg* 189:356-61, 1999.

32. Coelho JCU, Wiederkher JC. Complicações do tratamento laparoscópico da doença do refluxo gastroesofágico: experiência em 600 casos. *GED* 19:104, 2000.

33. Coelho JCU, Salvalaggio PRO. Tratamento videolaparoscópico da colecistite aguda: estudo retrospectivo de 600 casos. *GED* 19:107, 2000.

34. Coelho JCU, Tolazzi AR. Correlação clínica, laboratorial, ultra-sonográfica e laparoscópica em pacientes com colecistite aguda. *GED* 19:112, 2000.

35. Coelho JCU, Schulz GJ. Colecistectomia laparoscópica: experiência de 482 casos em um hospital universitário. *Rev Col Bras Cir* 28:22, 2001.

36. Coda A, Bossotti M. Incisional hérnia and fascial defect following laparoscopic surgery. *Surg Laparosc Endosc Percutan Tech* 9:348-52, 1999.

37. Coloma M, White P. Comparison of acustimulation and ondansetron for treatment of established postoperative nausea and vomiting. *Anesthesiology* 97:1387-92, 2002.

38. Coloma M, White P. Dexamethasone in combination with dolasetron for prophylaxis in the ambulatory setting: effect on outcome after laparoscopic cholecystectomy. *Anesthesiology* 96:1346-50, 2002.

39. Colver RM. Laparoscopy basic technique, instrumentation, and complications. *Surg Laparosc Endosc* 2:35-40, 1992.

40. Consenza CA, Saffari B. Surgical management of biliary gallstone disease during pregnancy. *Am J Surg*, 178:545-8, 1999.

41. Crist DW, Gadacz TR. Complications of laparoscopic surgery. *Surg Clin N Am* 73:265-89, 1993.

42. Cullis SNR, Jeffery PC, McLauchlan G, Bornman PC. Intraperitoneal abscess after laparoscopic cholecystectomy. *Surg Laparosc Endosc* 2:337-8, 1992.

43. Davidoff AM, Pappas TN, Murray EA et al. Mechanisms of major biliary injury during laparoscopic cholecystectomy. *Ann Surg* 215:196-202, 1992.

44. De Maria EJ, Sugerman HJ. Resuts of 281 consecutive total laparoscopic Roux en Y gastric bypass to treat morbid obesity. *Ann Surg* 235:640-5, 2002.

45. Deshmukh AS. Laparoscopic bladder injury. *Urology* 19:306-7, 1982.

46. Deyo GA. Complications of laparoscopic cholecystectomy. *Surg Laparosc Endosc* 2:41-8, 1992.

47. Deziel DJ, Millikan KW, Economou SG et al. Complications of laparoscopic cholecystectomy. Results of a national survey of 4,292 hospitals and analysis of 77,604 cases. *Am J Surg* 165:9-14, 1993.

48. Dreznik Z, Soper NJ. Trocar sites abscess due to spilled gallstones: an unusual late complication of laparoscopic cholecystectomy. *Surg Laparosc Endosc* 3:223-4, 1993.

49. Eisenstat S. Abdominal wall abscess due to spilled gallstones. *Surg Laparosc Endosc* 3:485-6, 1993.

50. Elhakim M, Nafie M. Dexamethasone 8mg in combination with ondansetron 4mg appears to be the optimal dose for the prevention of náusea and vomiting after laparoscopic cholecystectomy. *Can J Anaesth* 49:922-6, 2002.

51. Eubanks S, Newman L, Lucas G. Reduction of HIV transmission during laparoscopic procedures. *Surg Laparosc Endosc* 3:2-5, 1993.

52. Fernandez Cruz L, Saenz A. Helium and carbon dioxide pneumoperiotneum in patients with pheochromocytoma undergoing laparoscopic adrenalectomy. *World J Surg* 22:1250-5, 1998.

53. Ferguson CM, Rattner DW, Warshaw AL. *Bile duct injury in laparoscopic cholecystectomy* 2:1-7, 1992.

54. Frazee RC, Roberts JW, Okeson GC et al. Open versus laparoscopic cholecystectomy a comparison of postoperative pulmonary function. *Ann Surg* 213:651-4, 1991.

55. Fondrinier E, Descamps P. Carbon dioxide pneumoperitoneum and peritoneal carcinosis: review. *J Gynecol Obstet Biol Reprod* 31:11-27, 2002.

56. Forrest JB, Beattie WS, Goldsmith CH. Risk factors for nausea and vomiting after general anaesthesia. *Can J Anaesth* 2:590-5, 1990.

57. Gaff TD, Arbgast NR, Phillips OC, et al. Gas embolism. A comparative study of air and carbon dioxide as embolic agents in the systemic vascular system. *Am J Obstet Gynecol* 78:259-65, 1959.

58. Galizia G, Prizio G. Hemodynamic and pulmonary changes during open, carbon dioxide pneumoperitoneum and abdominal wall-lifting cholecystectomy. A prospective, randomizaed study. *Surg Endosc* 15:477-83, 2001.

59. Garteriz D, Gerzmar G. Gallblader rupture during laparoscopic cholecystectomy: does it cause an effect on postopperative morbidity? *Surg Laparosc Endosc Percutan Tech* 9:263-6, 1999.

60. Gomar C, Fernandez C, Villalonga A, Nalda MA. Carbon dioxide embolism during laparoscopy and histeroscopy. *Ann Fr Anesth Reanim* 4:380-2, 1985.

61. Grande M, Torquati A. Wounf infection after cholecystectomy. *Eur J Surg* 158:109-12, 1992.

62. Hanley ES. Anesthesia for laparoscopic surgery. *Surg Clin N Am* 72:1013-19, 1992.

63. Harvasli A, Schroeder D. Remote complications of spilled gallstones during laparoscopic cholecystectomy: causes, prevention and management. *J Laparoendosc Adv Sur Tech*, A 12:123-8, 2002.

64. Hazebroek EJ, Haitsma JJ. Impact of carbon dioxide and helium insufflation on cardiorespiratory function during prolonged pneumoperitoneum in a experimental rat model. *Surg Endosc* 16:1073-8, 2002.

65. Hodgson C, McClelland RMA, Newton JR. Some effects of peritoneal insufflation of carbon dioxide at laparoscopy. *Anaesthesia* 25:382-90, 1970.

66. Holzman M, Sharp K, Richards W. Hypercarbia during carbon dioxide gas insufflation for therapeutic laparoscopy: a note of caution. *Surg Laparosc Endosc* 2:11-4, 1992.

67. Hunter JG. Laser or electrocautery for laparoscopic cholecystectomy. *Am J Surg* 161:345-9, 1991.

68. Joshi GP. Complications of laparoscopy. *Anestheiol Clin North America* 19:89-105, 2001.

69. Kanath B, Curan J, Hawkey C. Anaesthesia moviment and emesis. *Br J Anaesth* 64:728-30, 1990.

70. Katz M, Beck P, Tancer ML. Major vessel injury during laparoscopy. Anatomy of two cases. *Am J Obstet Gynecol* 135:544-5, 1979.

71. Kleppinger RK. Laparoscopy at a community hospital. An analysis of 4300 cases. *J Reprod Med* 19:353-63, 1977.

72. Krisher SL, Browne A. Intra-abdominal abscess after laparoscopic appendectomy for perforated appendicitis. *Arch Surg* 136:1327, 2001.

73. Larson GM, Vitale GC, Casey J et al. Multipractice analysis of laparoscopic cholecystectomy in 1,983 patients. *Am J Surg* 163:221-6, 1992.

74. Levy BS, Soderstorm RM, Dail DH. Bowel injuries during laparoscopy. Gross anatomy and histology. *J Reprod Med* 30:168-72, 1985.

75. Lew JKL, Oh TE. Anesthetic problems during laparoscopic cholecystectomy. *Anaesth Intens Care* 20:91-2, 1992.

76. Liu SY, Leighton T, Davis I, et al. Prospective analysis of cardiopulmonary response to laparoscopic cholecystectomy. *J Laparoendosc Surg* 1:241-6, 1991.

77. Lonie DS, Harper NJN. Nitrus oxide anaesthesia and vomiting. The effect of nitrous oxide anaesthesia on the incidence of vomiting following gynaecological laparoscopy. *Anaesthesia* 41:703-7, 1986.

78. Marco AP, Yeo CJ, Rock P. Anaesthesia for a patient undergoing laparoscopic cholecystectomy. *Anesthesiology* 73:1268-70, 1990.

79. McKenzie R, Wadhwa RK, Bedger RC. Noninvasive meaurement of cardiac output during laparoscopy. *J Reprod Med* 24:247-50, 1980.

80. Moossa AR, Easter DW, Van Sonnenberg E, et al. Laparoscopic injuries to the bile duct. A cause for concern. *Ann Surg* 215:203-8, 1992.

81. Motew M, Ivankovich AD, Bieniarz J, et al. Cardiovascular effects and acid-base and blood gas changes during laparoscopy. *Am J Obstet Gynecol* 115:1002-12, 1973.

82. Mittermair RP, Bonatti H. Necrotizing fasciitis with clostridium perfrigens after laparoscopic cholecystectomy. *Surg Endosc* 16:716, 2002.

83. Miranda A, Costa EJM. Perspectivas atuais em videolaparoscopia. *Rev Col Bras Cir* 2:4-34, 2001.

84. Murdock CM, Wolff AJ. Risk factors of hyperbaric, subcutaneous emphysema, pneumothorax and pneumomediatinum during laparoscopy. *Obstet Gynecol* 95:704-9, 2000.

85. Neudecker J, Saverland S. The European Association for Endoscopic Surgery clinical practice guideline on the pneumoperitoneum for laparoscopic surgery. *Surg Endosc* 16:1121-43, 2002.

86. Neufeld D, Jessel J, Freund U. Rectus sheath hematoma: a complication of laparoscopic cholecystectomy. *Surg Laparosc Endosc* 2:344-5, 1992.

87. Neuhaus SJ, Gupta A. Helium and other alternative insufflation gases for laparoscopy. *Surg Endosc* 15:553-60, 2001.

88. Onghena T, Vereecken L, VanDen Dwey K, VanLoon C. Common bile duct foreign body: an unusual case. *Surg Laparosc Endosc* 2:8-10, 1992.

89. Ponsky JL. Complications of laparoscopic cholecystectomy. *Am J Surg* 161:393-5, 1991.

90. Puri GD, Singh H. Ventilatory effects of laparoscopy under general anesthesia. *Br J Anaesth* 68:211-3, 1992.

91. Quinn SF, Sangster W, Standage B, Schuman E, Gross G. Biliary complications related to laparoscopic cholecystectomies: radiologic diagnosis and management. *Surg Laparosc Endosc* 2:279-86, 1992.

92. Reich H. Laparoscopic bowel injury. *Surg Laparosc Endosc* 2:74-8, 1992.

93. Ress AM, Sarr MG. Spectrum and management of major complications of laparoscopic cholecystectomy. *Am J Surg* 165:655-62, 1993.

94. Rose DK, Cohen MM. Laparoscopic cholecystectomy: the anaesthetist's point of view. *Can J Anaesth*, 1992; 39:809-15.

95. Savassi-Rocha PR, Ferreira JT. Laparoscopic cholecystectomy in Brazil: analysis of 33.563 cases. *Int Surg* 82:208-13, 1997.

96. Saville LE, Woods MS. Laparoscopic and major retroperitoneal vascular injuries (MRVI). *Surg Endosc* 9:1096-100, 1995.

97. Schafer M, Suter C. Spilled gallstones after laparoscopic cholecystectomy. A relevant problem? A retrospective analysis of 10.174 laparoscopic cholecystectomies. *Surg Endosc* 12:305-9, 1998.

98. Scher KS, Scott-Conner CE. Complications of biliary surgery. *Am Surg* 53:16-21, 1987.

99. Schirmer BD, Dix J, Edge SB et al. Laparoscopic cholecystectomy in the obese patient. *Ann Surg* 216:146-52, 1992.

100. Schwartz SI. Complications. *In*: Schwzrtz SI (ed). Principles of Surgery 4th ed. New York, Mc Graw Hill pp. 456-84, 1984.

101. Scott DB, Julian DG. Observations on cardiac arrhythmias laparoscopy. *Br Med J* 1:411-3, 1972.

102. Scott TR, Zucker KA, Bailey RW. Laparoscopic cholecystectomy: a review of 12,397 patients. *Surg Laparosc Endosc* 2:191-8, 1992.

103. Sibbald WJ, Paterson NAM, Holliday RL *et al*. The Trendelenburg position. Hemodynamic effects in hypotensive and normotensive patients. *Crit Care Med* 7:218-24, 1979.

104. Silva RA. Complicações da colecistectomia videolaparoscópica. In: Margarido, NF *et al* (eds). *Videocirurgia — CBC*. São Paulo: Robe. pp. 223-43, 1994.

105. So JB, Chong KF. Ondansetron in the prevention of postoperative nausea and vomiting after laparoscopic cholecystectomy: a prospective randomized study. *Surg Endosc* 16:286-8, 2002.

106. Soper NJ, Dunnegan DL. Does intraoperative gallbladder perforation influence the early outcome of laparoscopic cholecystectomy? *Surg Laparosc Endosc* 1:156-61, 1991.

107. Stewart L, Smith AL. Pigment gallstones form as a composite of bacterial microcolonies and pigment solids. *Ann Surg* 206:242-9, 1987.

108. The Southem Surgeons Club. A prospective analysis of 1.518 laparoscopic cholecystectomies. *N Engl J Med* 324:1073-8, 1991.

109. Togal T, Gulhas N. Carbon dioxide pneumothorax during laparoscopic surgery. *Surg Endosc* 16:1242, 2002.

110. Voitk AJ, Tsao SG. The umbilicus in laparoscopic surgery. *Surg Endosc* 15:878-81, 2001.

111. Voyles CR, Preto AB, Meena AL, et al. A practical approach to laparoscopic cholecystectomy. *Am J Surg* 161:365-70, 1991.

112. West M, Baker J, Bellingham J Kinetics of decreased LPS-stimulated cytokine release by macrophages exposed to CO_2. *J Surg Res* 63:269-74, 1996.

113. Wiesen SM, Unger SW. Laparoscopic cholecystectomy: the procedure of choice for acute cholecystitis. *Am J Gastroenterol* 88:334-7, 1993.

114. Wilson CB, Bass CS. Metoclopramide versus ondansetron in prophylaxis of nausea and vomiting for laparoscopic cholecystectomy. *Am J Surg* 181:138-41, 2001.

115. Winslow ER, Fleshmann JW. Wound complications of laparoscopic versus open colectomy. *Surg Endosc* 16:1420-5, 2002.

116. Wittgen CM, Andras CH, Fitzgerald SD *et al.* Analysis of hemodynamic and ventilatory effects of laparoscopy cholecystectomy. *Arch Surg* 125:997-1000, 1991.

117. Worrel JB, Cleary DT. Massive subcutaneous emphysema and hypercarbia: complications of carbon dioxide absorption during extraperitoneal and intraperitoneal laparoscopic surgery — case studies. *AANA J* 70:456-61, 2002.

118. Yuzpe AA. Pneumoperitoneum needle and trochar injuries in laparoscopy. A survey on possible contributing factors and prevention. *J Reprod Med* 35:485-90, 1990.

CAVIDADE ORAL

PARTE 2

Halitose

CAPÍTULO 14

Carlos Fernando de Magalhães Francesconi
Maria Helena Itaqui Lopes

INTRODUÇÃO

Halitose pode ser definida como a sensação subjetiva de odor desagradável que emana da boca percebida pelo paciente e/ou circunstantes. É um fenômeno extremamente freqüente que afeta um número significativo de pessoas. Dependendo das circunstâncias, como, por exemplo, um jejum prolongado, a maioria das pessoas apresenta um hálito desagradável em determinados momentos do dia. Isso é facilmente comprovado pelo odor desagradável que emana da boca ao despertar pela manhã. As crianças pequenas caracteristicamente apresentam um hálito adocicado ao longo de todo o dia.

Dentro de uma perspectiva histórica, o mau hálito foi reconhecido pelas pessoas desde há muitos anos. O problema já foi discutido no Talmude, bem como por escritores gregos e romanos. O Islamismo já reforçava a idéia de que o hálito bom se relacionava com boa higiene oral. No livro do *Gênesis* (Capítulo 43) é mencionada uma resina chamada de *ladanum*, extraída da árvore da pistácia, que foi subseqüentemente, por milhares de anos, usada pelas populações mediterrâneas para refrescar o hálito.

Somente no século XIX surge a primeira obra na qual a halitose é discutida sob uma visão mais científica e nos últimos 40 anos foi reconhecida a relevância de derivados de enxofre[12].

FISIOPATOLOGIA

A halitose pode ser subdividida de acordo com sua localização de origem. O mau odor exalado pelo hálito pode ter origem tanto na boca como provir da árvore respiratória superior e inferior, bem como de compostos voláteis presentes na corrente sangüínea, transportados aos pulmões e eliminados no ar expirado. Fontes potenciais de halitose sangüínea são algumas doenças sistêmicas ou metabólicas, medicamentos e certos alimentos, como, por exemplo, o alho e a cebola[6]. Quando de origem oral é principalmente atribuído à eliminação de componentes sulfurados voláteis, tais como sulfito de hidrogênio, metilmercaptano, dimetilsulfito, etiolmetano e etioletano. Outros componentes propostos que contribuem para a halitose são os ácidos orgânicos, acetona, acetaldeído e diaminas, tais como cadaverina e putrescina[4]. Os agentes causadores são bactérias Gram-negativas e anaeróbicas. Essas bactérias produzem os compostos voláteis sulfurados por metabolização de restos alimentares e de diferentes células e tecidos, como, por exemplo, células epiteliais, leucócitos entre outros, localizados na saliva, placa dentária e gengiva[6]. As bactérias que participam desse processo são principalmente *Treponema denticola, Porphyromonas gingivalis, Bacteroides forsythus Fusobacterium, Haemophilus, Veillonella, Treponema denticola* e *Stomatococcus mucilaginus*. Essas bactérias proliferam no dorso da língua, principalmente da sua região mais posterior, bem como em resíduos de alimentos e em lesões inflamatórias, como, por exemplo, em doenças periodontais[7].

O mau hálito presente após a ingestão de alho pode ser decorrente de dois mecanismos: num primeiro momento por resíduos não adequadamente eliminados pela higiene oral. Nas horas subseqüentes ele se deve a um composto químico, o alilmetilsulfito, produzido aparentemente pela metabolização de substâncias presentes no alho[11]. Não se conhecem até este momento as substâncias químicas responsáveis pelo odor que emana da respiração de pacientes com infecção respiratória.

Em certas doenças metabólicas sabe-se que metilmercaptanos (no *fetor hepaticus*), corpos cetônicos (*diabetes mellitus* descompensado), degradação da uréia à amônia na saliva (uremia) são responsáveis pelo hálito característico dos portadores dessas doenças[2,4].

CAUSAS DE HALITOSE

Alterações da Boca

Qualquer local na boca em que existam proliferação de bactérias e putrefação pode ser fonte de halitose. Isso inclui além da língua, espaços interdentais e subgengivais, restaurações malfeitas, próteses orais com higiene inadequada e abscessos[2]. Cáries não são consideradas fontes significativas de halitose, exceções devem ser feitas para aquelas tão grandes que sirvam de reservatório para abrigar restos alimentares.

Neoplasias malignas da cavidade oral são causas importantes de halitose.

Doenças Otorrinolaringológicas

As causas mais freqüentes são: tonsilite aguda e crônica, sinusite, angina de Vincent e corpos estranhos nas narinas (principalmente em pacientes pediátricos) [3].

Sistema Digestório

A halitose relacionada ao aparelho digestório é rara e geralmente associada a quadros clínicos relevantes como neoplasias esofágicas e gástricas, corpos estranhos retidos no esôfago, esofagites por agentes biológicos, mucosites secundárias a quimioterápicos, hemorragia digestiva alta, acalasia, divertículo de Zenker ou quadros oclusivos pilóricos ou intestinais. É controverso se a doença do refluxo gastroesofágico e gastrite por *Helicobacter pylori* podem ser responsabilizadas por halitose. Em todos os quadros clínicos já aqui enumerados, dificilmente o paciente se apresentará ao gastroenterologista com a queixa principal de mau hálito[4].

Doenças Metabólicas

Algumas doenças metabólicas podem se apresentar, em determinados momentos de sua evolução, com alteração do hálito. Assim ocorre no *diabetes mellitus* descompensado, na insuficiência renal crônica avançada, nas insuficiências hepáticas avançadas (*fetor hepaticus*)[10] e na trimetilaminúria, doença metabólica extremamente rara.

Substâncias Ingeridas

Determinadas substâncias ingeridas como álcool, alho e a cebola ao serem metabolizadas no organismo exalam substâncias voláteis que são eliminadas pela respiração. Fumantes apresentam, com freqüência, hálito desagradável.

Problemas Psiquiátricos

Pacientes com doenças psiquiátricas, com alucinações olfativas e gustativas e com síndrome de referência olfativa podem se apresentar com pseudo-halitose, uma vez que não é percebida nenhuma anormalidade pelos circunstantes ou por instrumentos que detectam a presença de compostos sulfurados no hálito[15].

Saliva e Xerostomia

Quando o fluxo salivar está diminuído (por exemplo, durante o sono ou após jejum), o mau odor oral aumenta. Contrariamente, a mastigação aumenta o fluxo salivar, com concomitante limpeza da cavidade oral e redução do mau hálito.

A saliva desempenha um papel importante na manutenção da integridade da mucosa oral. Ela ajuda a manter o equilíbrio ecológico prevenindo a agregação bacteriana através de ações antibiótica, antifúngica e antiviral. Além disso, mantém o pH bucal de neutro para básico, que é importante para a integridade dentária. Outra função atribuída à saliva, através de sua ação redutora no potencial redox, é na formação de ácidos voláteis que funcionam como vetores odoríferos. Quando o paciente se apresenta com xerostomia, esses mecanismos de proteção da mucosa oral ficam prejudicados ao mesmo tempo em que se criam condições para proliferação bacteriana, mas com pH ácido. Essa acidez talvez explique o paradoxo de a halitose não ser universalmente observada em pacientes com xerostomia[5].

Drogas

Várias drogas têm sido responsabilizadas pelo aparecimento de halitose que pode estar na dependência tanto da diminuição de fluxo salivar quanto de sua excreção ou de seus metabólitos pela via respiratória. As mais comumente citadas são: anticolinérgicos, antidepressivos tricíclicos, diazepínicos, derivados de iodo, anestésicos, hidrato de cloral, paraldeído e nitrato de amilo.

A Tabela 14.1 apresenta um resumo dos diversos problemas clínicos relacionados à halitose.

SIGNIFICADO CLÍNICO

Halitose pode ser percebida somente pelo paciente, como também por ele e pelos circunstantes. No primeiro cenário proposto o problema fica centrado mais no porquê da existência dessa percepção equivocada de sua parte. Algumas vezes o rótulo "halitofobia" é aplicado a esses pacientes. Esse é um quadro geralmente associado a sintomas psiquiátricos, como ansiedade e depressão, e muitos dos casos de halitose imaginária, descritos na literatura lembram a síndrome psiquiátrica da fobia social[1]. É importante notar a associação da queixa de halitose com síndrome do intestino irritável[14]. Diferentes pesquisadores encontraram uma freqüência de 50 a 65% destes pacientes queixando-se do sintoma[2]. Talvez um componente de hipersensibilidade visceral possa expli-

HALITOSE

Tabela 14.1
Sumário de Diferentes Problemas Clínicos Relacionados à Halitose

Problema	Possível Causa ou Fonte de Mau Hélito
Odor após jejum, restrições dietéticas, dormir, uso de medicamentos, discursos prolongados, exercício	Boca seca, fluxo salivar insuficiente
Gengiva sangra e/ou cheira mal	Problema de gengiva, limpeza inter-dental inadequada
Odor quando fala	Gota pós-nasal na porção posterior da língua
Odor no início do ciclo menstrual	Edema da gengiva
Pequenos cálculos com odor forte que são notados no dorso da língua	Tonsilólitos das criptas tonsilares
Odor de surgimento súbito na boca de crianças	Início de infecção na garganta
Odor aparece subitamente do nariz de uma criança	Corpo estranho em narina
Halitose + disfagia (progressiva ou não)	Câncer de esôfago, acalasia, divertículo de Zenker
Odor ou gosto de peixe podre	Trimetilaminúria (raro)
Odor em usuários de próteses dentárias	Dentaduras mantidas na boca durante a noite ou não adequadamente limpas
Odor com origem no nariz	Sinusite, pólipos, ressecamento, corpo estranho, obstrução nasal ou fluxo mucoso
Gosto ruim ao longo do dia	Higiene oral inadequada, doença gengival, excesso de atividade bacteriana na língua
Halitose + dor epigástrica + emagrecimento + vômitos	Neoplasia gástrica, obstrução pilórica, gastroparesia
Halitose + tosse produtiva	Bronquiectasias, abscesso pulmonar, infecção respiratória

car essa associação, pois que, não raras vezes, esses pacientes referem sensação de boca amarga, com produção normal de saliva e sem nenhuma outra causa que possa explicar ambos os sintomas.

No segundo cenário, quando o odor desagradável é percebido igualmente e de maneira crônica pelos circunstantes, deve-se pesquisar sua causa inicialmente pela boca. Na maioria dos casos, em torno de 90%, a cavidade oral apresenta algum tipo de problema responsável pelo problema. Doenças periodontais, língua saburrosa, problemas de higiene com próteses dentárias são as causas mais freqüentes. A maneira mais simples de identificar a cavidade oral como fonte de halitose e não os seios paranasais ou narinas é pedir ao paciente que expire pela boca a princípio com o nariz fechado e, posteriormente, com a boca fechada. Quando o odor é percebido somente pela eliminação de uma das vias, a sua fonte fica evidente.

Dificilmente um paciente com halitose com possibilidade de ser um transtorno psiquiátrico visita um médico por vontade própria, por não reconhecer a provável origem do seu sintoma[15].

DIAGNÓSTICO

Após realização da história e do exame físico o encaminhamento da investigação por exames laboratoriais e de imagem deve ser individualizado. As causas metabólicas acima descritas são relativamente fáceis de serem diagnosticadas clinicamente: a anamnese e o exame objetivo, com a caracterização do tipo de hálito que o paciente apresenta, já nos encaminha para o diagnóstico de hepatopatia, insuficiência renal ou *diabetes mellitus*. Os exames laboratoriais pertinentes deverão então ser solicitados. Se existe alguma dúvida com relação à infecção respiratória alta ou baixa dever-se-á cogitar na solicitação de estudo radiológico dos seios paranasais e/ou dos pulmões. Tomografia computadorizada dos seios paranasais é o método de imagem mais adequado para diagnosticar sinusites. Como vimos, halitose como manifestação isolada de doença do aparelho digestório praticamente inexiste. Solicitação de estudos radiológicos de esôfago (incluindo hipofaringe) e endoscopia digestiva alta não deve fazer parte da rotina de investigação desses pacientes por não ser uma investigação custo-eficiente, considerando que as possibilidades pré-teste de diagnóstico positivo que efetivamente explique a causa da halitose é praticamente o mesmo da população normal saudável. Investigação mais aprofundada só se justifica após revisão odontológica, após se afastar causa respiratória, metabólica, relacionada a fatores externos, como alimentos, fumo, álcool, drogas, períodos de jejum prolongado e, principalmente, se outros sintomas digestivos relevantes estiverem presentes.

TRATAMENTO

Inicialmente deve-se confirmar se estamos enfrentando um caso real de halitose ou se o problema é unicamente percebido pelo paciente. Nesse sentido o depoimento de um familiar próximo é da maior relevância para um posicionamento terapêutico.

É sempre importante lembrar que o exame físico realizado pelo gastroentrologista deve incluir uma inspeção da cavidade oral utilizando abaixador de língua e lanterna. Esse exame inicial já nos permite avaliar as condições de higiene da boca do paciente. Durante a palpação do abdômen, ao se solicitar que o paciente inspire e expire profundamente com a boca aberta podemos confrontar como ele percebe o próprio hálito naquele momento com a percepção do examinador. Utilizar a manobra da expiração somente pela boca ou pelo nariz também pode fornecer algum indício da fonte da halitose, que nos servirá para um encaminhamento terapêutico. Se o paciente não referir nenhum outro sintoma ou sinal que possa ter relação

com alguma doença do aparelho digestório eventualmente capaz de explicar a halitose, o encaminhamento para uma avaliação odontológica é o primeiro passo a ser tomado. A seguir, caso essa avaliação seja negativa, deve-se considerar uma avaliação otorrinolaringológica e/ou pneumológica.

Um cuidadoso exame, na maioria dos casos, pode determinar a origem do problema do paciente com halitose. Inicialmente a estratégia de tratamento deve ser focada na causa e na higiene oral[2,9].

Existe uma diversidade no tratamento da halitose a partir de manipulações da cavidade bucal, mas todos eles salientam a importância da associação dos recursos rotineiros de higienização bucal, tais como a aplicação de *sprays* antissépticos nas gengivas, língua e paredes bucais, soluções para gargarejos à base de clorexidina, uso da pasta dental (contendo triclosano e cloreto de zinco) e gomas de mascar que contenham zinco, por sua possível ação em diminuir a concentração de compostos de enxofre voláteis em não-voláteis, na forma de sulfito de zinco[6,13]. Sabidamente a higiene mecânica reduz resíduos alimentares bem como a microflora da boca[8]. Dessa maneira, complementos diários, como os citados previamente, e limpezas periódicas feitas por profissionais garantem melhor controle do hálito saudável. Medidas preventivas adotadas pelos pacientes, como uso freqüente de fio dental, ingestão de água como primeira refeição do dia e a raspagem diária da língua com escova dental ou uma colher, bem como uma dieta alimentar livre de alho, cebola, café e outros alimentos odoríferos, são também recomendadas. Diversos instrumentos foram idealizados para permitir uma adequada remoção dos resíduos do dorso de língua nos proces-

Tabela 14.2
Recomendações Preventivas para Halitose

- Revisões odontológicas periódicas com limpeza dos dentes
- Recomende o uso regular de fio dental
- Incentive escovação dos dentes e da língua apropriadamente
- Ingestão de líquidos deve ser estimulada
- Para quem tem boca seca, o uso de gomas de mascar pode ajudar
- Após refeições sempre promover higiene oral
- Dentaduras devem ser colocadas em soluções anti-sépticas durante a noite
- Amigos e/ou familiares devem ajudar na detecção do problema
- Soluções orais anti-sépticas poderão ser de ajuda
- Ingestão de vegetais fibrosos e frescos, como cenoura, auxiliam na limpeza mecânica dos dentes

Tabela 14.3
O que Deve ser Evitado em Casos de Halitose

- Não ser passivo, aceitando a halitose como um problema insolúvel.
- Não fique deprimido, procure ajuda
- Não tome muito café.
- Não esqueça de escovar todos os dentes, incluindo sua face posterior.
- As causas de halitose na grande maioria das vezes estão relacionadas com problemas orais, que assim, não devem ser menosprezados.
- Não use soluções orais com pacientes pediátricos, pois eles costumam engoli-las.
- Cuidado na limpeza da língua para não machucá-la.
- Somente o uso de soluções anti-sépticas não é suficiente: a completa higiene oral deve ser feita.

sos de higienização bucal. A escova dental vem freqüentemente sendo recomendada pelos dentistas como dispositivo para a limpeza do dorso da língua. Colheres plásticas e raspadores especificamente idealizados são apresentados na literatura como potenciais recursos de higienização lingual.

Não obstante a escova dental comum usada na escovação da língua pode provocar reações de vômito. Para minimizar esses reflexos vomitivos a indústria de produtos odontológicos tem desenvolvido uma variedade de raspadores (limpadores) de língua.

RECOMENDAÇÕES PREVENTIVAS

Em todas as circunstâncias de halitose é importante um correto diagnóstico e tratamento, evitando mascarar o problema.

Algumas medidas, no entanto, devem ser consideradas como preventivas.

A Tabela 14.2 apresenta o que deve ser feito como prevenção de halitose enquanto na Tabela 14.3 descreve-se o que deve ser evitado.

REFERÊNCIAS BIBLIOGRÁFICAS

1. Bohn P. Imagined halitosis: a social phobia syntom? *J Calif Dent Assoc* 25:161-4, 1997.
2. Bollen CM, Rompen EH, Demanez JP. Halitosis: a multidisciplinary problem. *Rev Med Liege* 54:32-6, 1999.
3. Finkelstein Y. The oto-rinolaryngologist and the patient with halitosis. *In*: Rosenberg M. *Bcd Breath: Research Perspectives*. Tel Aviv: Ramot Publishing; pp. 175-188, 1995.
4. Hasler WL. Garlic breath explained: why brushing your teeth won't help. *Gastroenterology* 117:1248-49, 1999.
5. Lebenthal E, Lerner A. Salivary secretion. *In*: Yamada T *et al. Textbook of Gastroenterology*, 2nd ed. Philadelphia: Lippincott Company pp. 279-94, 1995.
6. Loesche WJ, Kazor C. Microbiology and treatment of halitosis. *Periodontol* 28:256-79, 2002.
7. Morita M, Wang HL. Associat on between oral malodor and adult periodontitis: a review. *J Clin Periodontol* 28:813-9, 2001.
8. Quirynen M, Zhao H, van Steenberghe D. Review of the treatment strategies for oral malodor. Clin Oral Investig 6:1-10, 2002.
9. Rosenberg M. Bad breath: diagnosis and treatment. *U Toronto Dent J* 3:7-11, 1990.
10. Sherlock S, Dooley J. *Hepatic Encephalopathy In Diseases of the Liver and Biliary System*, 11th ed. London: Blackwell Science Ltd, pp. 93-110, 2002.
11. Suarez F, Springfield J, Furne J, Levitt M. Differentiation of mouth versus gut as site of origin of odoriferous breath gases after garlic ingestion. *Am J Physiol* 276:425-30, 1999.
12. Tonzetich J. Production and origin of oral malodor: a review of mechanisms and methods of analysis. *J Periodontol* 48:13-20, 1977.
13. van Steenberghe D. Breath malodor. *Curr Opin Periodontol* 4:137-43, 1997.
14. Whitehead WE, Palsson O, Jones KR. Systematic review of the Comorbidity of Irr table bowel Syndrome With Other Disorders: what are the causes and implications? Gastroenterology 122:1140-56, 2002.
15. Yaegaki K, Coil JM. Genuine halitosis, psedo-halitosis and halitophobia: classification, diagnosis and treatment. *Compend Contin Educ Dent* 21(10A): 880-9, 2000.

CAPÍTULO

15

Doenças da Cavidade Oral

Hannelore T. Loevy

INTRODUÇÃO

Existem inúmeras lesões benignas, pré-malignas e malignas que acometem a cavidade oral. A maioria são primárias, mas algumas são manifestações de doenças sistêmicas.

Apesar de algumas alterações da mucosa oral não ocasionarem manifestações clínicas, elas podem ser regiões de menor resistência e predispor a outros processos patológicos. As principais lesões que acometem a cavidade oral são:

GLÂNDULAS SEBÁCEAS HETEROTÓPICAS (PONTOS DE FORDYCE)

Podem ser encontradas separadamente ou em pequenos grupos, geralmente na mucosa da bochecha, principalmente na linha alba e não requerem tratamento. Os pontos são elevados, esbranquiçados, do tamanho de uma cabeça de alfinete, e não mostram interrupção da superfície epitelial.

ALTERAÇÕES BENIGNAS DA LÍNGUA

Língua Geográfica

É uma condição benigna, de etiologia desconhecida, que ocorre em 0,5% da população. Clinicamente, é caracterizada por áreas lisas e eritematosas na superfície dorsal da língua, geralmente delimitadas por uma zona branca de epitélio escamoso. A aparência da língua pode modificar-se completamente em poucos dias, enquanto as áreas eritematosas ganham uma aparência normal pela recuperação da papila filiforme. Outras áreas eritemato-

sas surgem em novas regiões da língua. Essa condição não requer tratamento.

Língua Fissurada

É caracterizada pela formação de fissuras na mucosa da superfície dorsal da língua. Quando o número de fissuras é grande, o aspecto geral lembra um escroto em contração (daí o nome de língua escrotal). Ainda não está esclarecido se é uma anomalia de desenvolvimento ou uma lesão adquirida. Essas fissuras podem ser pontos de menor resistência para infecções bacterianas, micóticas ou virais. A língua fissurada ocasionalmente causa sintomas e, nesses casos, é suficiente orientar o paciente a limpar a língua com uma escova de dente.

Glossite Rombóide Mediana

Caracteriza-se pela aparência vermelha da mucosa lingual, geralmente lisa, às vezes levemente elevada, localizada anteriormente ao forame cego. Devido à ausência de papilas filiformes, essa região tem um aspecto liso, avermelhado, brilhante e diferente das outras regiões. A área afetada apresenta menor resistência para infecções, principalmente candidíase. O tamanho da lesão pode variar de poucos milímetros a alguns centímetros. É geralmente assintomática e observada em adultos. A sua ocorrência em crianças é excepcional.

A biópsia pode ser sugestiva de carcinoma escamoso, mas deve-se ter em mente que essa neoplasia raramente ocorre na linha média do dorso da língua. O diagnóstico é quase sempre estabelecido com o exame clínico, raramente havendo necessidade de culturas ou biópsia. O tratamento consiste na aplicação local de fungicidas e interrupção do hábito de fumar.

Língua Saburrosa

É considerada como sendo o resultado de uma deficiência ou falta de função normal de autolimpeza da língua relacionada a hábitos alimentares, à redução da motilidade e limpeza da língua, ou mesmo febre e desidratação.

Língua Velosa

É um aumento inofensivo da queratinização das papilas filiformes com extensões cornificadas nos dois terços anteriores do dorso da língua. A cor pode variar do amarelo ao marrom ou preto dependendo do tipo de colonização das bactérias cromogênicas, restos alimentares e tabaco. Algumas vezes essa alteração da língua pode estar associada a tratamentos sistêmicos antibacterianos ou esteróides.

Tonsilas Linguais

São nódulos de tecido linfático presentes na base da língua, ao nível do arco palatino anterior. As lesões são geralmente bilaterais e simétricas. Esses nódulos geralmente são descobertos acidentalmente devido a um processo inflamatório e devem ser diferenciados de lesões traumáticas e estados iniciais de carcinomas da língua.

Tireóide Lingual

Refere-se à presença de tecido tireoidiano funcional na língua, devido a um defeito congênito em que não existe migração da tireóide da base da língua para o pescoço. O diagnóstico é confirmado pela cintilografia com iodo radioativo. O tratamento consiste na administração de hormônio tireoidiano para suprimir a glândula tireoidiana. A excisão do tecido ectópico é indicada se o tratamento anterior não controlar os sintomas obstrutivos do paciente. Nesse caso, deve-se fazer autotransplante da glândula e, se não houver sucesso, administra-se hormônio tireoidiano por toda a vida, pois todo o tecido tireoidiano do paciente localiza-se na glândula ectópica.

CISTOS DOS TECIDOS MOLES DA CAVIDADE ORAL

Pérolas de Epstein (cistos gengivais)

São defeitos inofensivos do desenvolvimento embrionário devido a restos epiteliais inclusos na mucosa, que podem transformar-se em pequenos cistos contendo queratina. Essas formações são encontradas em recém-nascidos; são geralmente múltiplas e têm a aparência de pequenos pontos de consistência dura.

Mucoceles

São devidas à rotura dos ductos excretórios das glândulas salivares menores, com conseqüente extravasamento e acúmulo de saliva nos tecidos vizinhos. Portanto, ao contrário do que se pensava anteriormente, esses cistos não têm revestimento epitelial e não são conseqüentes à obstrução dos ductos das glândulas salivares. Essas lesões são geralmente indolores, bem circunscritas, semi-esféricas, pequenas, azuladas e translúcidas, salientando-se através da membrana mucosa. As mucoceles podem ser encontradas na zona dos lábios e bochechas ou abaixo da língua.

Mucoceles da glândula sublingual são geralmente paramedianas e acima do músculo mio-hióide, na parte anterior da prega sublingual ou na superfície lingual inferior. Devido à semelhança com a bolha gutural do sapo o termo "rânula" é freqüentemente usado.

Cistos Dermóides

Cistos dermóides são o resultado de inclusões epiteliais presentes no assoalho bucal durante o desenvolvimento embrionário.

LESÕES EROSIVAS DA MUCOSA ORAL (AFTAS E ÚLCERAS)

Aftas da mucosa oral são erosões ou úlceras, circunscritas e dolorosas, com bordas avermelhadas, isoladas ou em grupos, muitas vezes cobertas por uma pseudomembrana fibrinosa. Essas lesões são crônicas, aparecem a intervalos variáveis e curam espontaneamente. As aftas crônicas recorrentes são um fenômeno local, limitadas à mucosa oral e dolorosas, mas inofensivas. Geralmente fazem parte de uma condição clínica denominada úlcera aftosa recorrente, mas podem ocorrer na síndrome de Behçet, síndrome de Reiter, eritema multiforme, doença de Crohn e na AIDS.

Úlcera aftosa recorrente é muito comum, comprometendo aproximadamente 20% da população. Caracteriza-se pela presença de erosões dolorosas e recorrentes, podendo ser solitária ou múltiplas. Não há preferência por idade, sexo ou raça. A etiologia é desconhecida, sendo as mais prováveis: hipersensibilidade e viral (adenovírus de localização intra-epitelial). Vários fatores predisponentes são importantes, como trauma, hipersensibilidade a alimentos, alterações hormonais (ciclo menstrual, gestação) e estresse.

A lesão mucosa geralmente é do tamanho de uma lentilha, mas lesões de 1 cm de diâmetro podem ser encontradas. Geralmente, as aftas são poucas e isoladas. Depois de 6 a 8 dias, a lesão se epiteliza a partir das margens e cura em 10 e 14 dias sem deixar cicatriz. As áreas mais freqüentemente atingidas são as zonas não-queratinizadas da mucosa oral como lábios, bochechas e zona vestibular. Nos casos graves pode haver febre, mal-estar e linfoadenopatia cervical. O diagnóstico diferencial deve incluir lesões causadas pelo herpes simples na mucosa oral (gengivoestomatite herpética, herpes simples erosivo) e ulcerações da sífilis secundária. O tratamento é sintomático e consiste na aplicação de anestésicos tópicos para reduzir a dor[8].

Aftas relacionadas à síndrome de Behçet. Essa síndrome é sistêmica e se caracteriza pela presença de aftas nas mucosas oral e genital, acúmulo de pus no fundo e na parte anterior do olho, com inflamação na íris. Outros sintomas podem ser encontrados nos sistemas vascular e nervoso (reações inflamatórias vasonecróticas, tromboflebite etc.), pele, tratos gastrointestinal e urogenital, assim como nas articulações. As aftas na mucosa oral e orofaringe são numerosas e aparecem precocemente durante o desenvolvimento da doença, constituindo-se em um ponto diagnóstico importante.

Úlcera Traumática. Uma erosão ou úlcera da mucosa oral assemelhando-se a afta é comum após trauma causado por mordida no tecido bucal, prótese dentária, ponta aguda de um dente cariado e corpo estranho. Após a eliminação do fator causal, ocorre a cicatrização completa da mucosa, geralmente em uma semana.

LESÕES BRANCAS DA MUCOSA ORAL

As lesões brancas da mucosa oral podem ser classificadas em candidíase, líquen e leucoplasia.

Candidíase (sapinho) é a micose mais freqüentemente encontrada na cavidade oral. O seu agente etiológico, *Candida albicans*, é encontrada na flora bucal da metade da população. O crescimento da *Candida* pode ser estimulado por vários fatores predisponentes locais e gerais. Os fatores locais incluem: irritação crônica, má higiene oral e xerostomia. Os fatores gerais são distúrbios endócrinos, má nutrição, má absorção, distúrbios hematológicos, radioterapia, doenças gerais graves, drogas como corticosteróides e quimioterápicos e AIDS. É muito freqüente no recém-nascido, porém com o desenvolvimento da flora bacteriana normal da boca, a candidíase desaparece em pouco tempo.

A candidíase pode manifestar-se de três maneiras diferentes: (1) pseudomembranosa aguda — caracterizada por placas brancas levemente elevadas, de aspecto leitoso que podem ser facilmente removidas; (2) atrófica crônica — ocorre principalmente em pacientes com prótese dentária total; (3) hiperplásica crônica — ocorre principalmente na mucosa das comissuras, no dorso da língua e no palato de pacientes com prótese dentária e que são fumantes.

O tratamento consiste em bochecho e/ou aplicação de solução de nistatina, 100.000 unidades, 3-4 vezes ao dia[7]. Clotrimazol, aplicado 4 vezes ao dia, também é eficaz. Fatores predisponentes devem ser eliminados.

Líquen plano da mucosa oral é uma lesão com aspecto de rede de linhas brancas e finas algumas vezes circundada por um halo eritematoso. A lesão não é contagiosa. A etiologia é desconhecida, com um curso crônico ou subagudo. As lesões são geralmente descobertas acidentalmente na região dorsal da bochecha, porém podem estar localizadas em outras zonas da cavidade oral. Algumas formas especiais são:

1) **Líquen plano em placa (forma hipertrófica):** uma forma derivada do líquen plano comum devido a uma irritação ulterior; é freqüentemente encontrada em fumantes.

2) **Líquen plano erosivo:** mostra pequenas erosões e/ou ulcerações superficiais e que podem estar espalhadas por uma área bastante grande. A forma bolhosa do líquen plano é rara. Formas de transição podem também ser vistas. As queixas variam e, em alguns casos, a dor pode interferir com a mastigação. O tratamento é sintomático e baseia-se em higiene bucal com pastas de dente alcalinas.

3) **Líquen plano atrófico:** pode existir por muitos anos e apresenta-se clinicamente como zonas limitadas com áreas de ligeira depressão. Como o líquen plano atrófico pode se transformar em uma neoplasia maligna, uma supervisão regular da lesão é indispensável.

Leucoplasia é uma descrição clínica de uma lesão branca da mucosa que não pode ser removida por raspagem nem ser classificada como qualquer outra doença diagnosticável. A leucoplasia é uma doença prémaligna que não está associada a outras doenças. Aproximadamente 5% das leucoplasias transformam-se em carcinoma epidermóide em 5 anos. Existe uma maior incidência no sexo masculino e em adultos entre 40-70 anos de idade.

Vários fatores estão relacionados com o aparecimento da leucoplasia como: ingestão de álcool e de comidas condimentadas, tabagismo, irritação crônica por dentaduras mal-ajustadas ou dentes com defeitos nas pontas, glossite sifilítica, deficiências vitamínicas, alterações hormonais, predisposição familiar e possivelmente agentes infecciosos.

As lesões variam em tamanho, de poucos milímetros até placas que podem ocupar áreas extensas da cavidade oral. A cor é geralmente branca, mas pode ser cinza ou marrom, principalmente em fumantes. As localizações mais comuns são a mucosa da bochecha, comissuras, bordas da língua, assoalho da boca e cristas alveolares da mandíbula e maxila. Devido à possibilidade de se tornarem carcinomas, as leucoplasias devem ser excisadas sempre que possível. Os agentes predisponentes devem ser eliminados, e o paciente deve ser reexaminado periodicamente a intervalos de 6 meses. As leucoplasias podem ser divididas em simples, de fricção, de fumadores:

Leucoplasia simples: corresponde a aproximadamente 50% de todas as leucoplasias orais e apresenta uma superfície homogênea, com áreas de queratinização e/ou aumento do epitélio sem atipia celular.

DOENÇAS DA CAVIDADE ORAL

Leucoplasia de fricção: é uma queratinização da mucosa devido a trauma crônico da mucosa que, normalmente, não é queratinizada. Geralmente é devida a trauma por dentaduras ou dentes com defeitos nas pontas por restaurações ou cárie.

Leucoplasia de fumantes: muitas vezes pode ser encontrada, no palato duro ou mole, como zonas epiteliais esbranquiçadas e hiperqueratóticas. Os ductos das glândulas salivares geralmente mostram inflamação sem hiperqueratinização e, assim, são pequenos pontos vermelhos circundados por zonas espessas brancas.

Leucoplasia pré-cancerosa: pode ser varicosa ou erosiva. Segundo alguns autores só 10% de todas as formas de leucoplasia mostram um alto grau de displasia ou transformação em carcinoma *in situ*.

HIPERPLASIAS CIRCUNSCRITAS

Hiperplasias reativas causadas por traumatismos ou inflamações podem ser devidas a próteses e restaurações inadequadas e devem ser diferenciadas de tumores benignos da cavidade oral como fibromas, lipomas, hemangiomas e linfangiomas.

Fibromatose gengival é uma alteração que acarreta desenvolvimento exagerado dos tecidos gengivais de etiologia ainda não completamente explicada. Acredita-se em uma possível predisposição genética, com um distúrbio na formação do colágeno. A gengiva é espessa, dura, saliente, mas não tende a sangrar ao toque. Devido à dificuldade da higiene oral, há uma tendência a uma inflamação secundária nas pseudobolsas periodontais. O diagnóstico diferencial deve ser feito entre esta malformação e hiperplasia gengival da puberdade e hiperplasia gengival iatrogênica devido a medicamentos como, fenitoína.

TUMORES BENIGNOS

Fibromas e lipomas: são raros na cavidade oral e geralmente ocorrem apenas em pessoas de idade avançada

Papilomas: são os tumores benignos epiteliais mais freqüentes da mucosa oral, podendo aparecer em qualquer idade, sem preferência por sexo. As proliferações do tecido epitelial e a baixa vascularização do estroma dão a esse tumor um aspecto de couve-flor, de cor branca ou cinza.

Hemangiomas e linfangiomas: são congênitos ou aparecem na infância. Essas lesões têm importância clínica pela sua freqüência e tendência a sangrar.

TUMORES MALIGNOS

Carcinoma da Língua

O tipo histológico mais freqüente é o carcinoma epidermóide, que ocorre principalmente no sexo mas-

culino (proporção de 3 homens para 1 mulher) e em idosos. Os fatores predisponentes incluem leucoplasia, uso de álcool e tabaco, glossite sifilítica crônica e síndrome de Plummer-Vinson.

O sinal de apresentação clínica mais freqüente é um tumor ou uma ulceração indolor. Entretanto, as lesões muitas vezes se tornam dolorosas em razão da infecção secundária. A lesão ocorre mais freqüentemente na ponta e borda da região ventral da língua. Metástases são freqüentes: 40% por ocasião do diagnóstico e 40% durante o tratamento ou seguimento do paciente. Os locais mais comuns de metástases são linfonodos submental, submandibular e da cadeia cervical. O tratamento consiste em radioterapia, esvaziamento cervical radical e ressecção de qualquer neoplasia residual na língua. O prognóstico é ruim, sendo a sobrevida em 5 anos de 81% se não houver metástases, e de 45% se houver.

Carcinoma da Mucosa Bucal

A neoplasia maligna mais comum da mucosa bucal é o carcinoma epidermóide ou espinocelular (97%). É mais freqüente em pacientes idosos e no sexo masculino em uma proporção de 9 homens para 1 mulher. A mastigação de tabaco é um fator predisponente importante. Pode-se diferenciar um tipo endofítico ulcerativo e um exofítico papilomatoso. Algumas vezes, esses tumores, particularmente quando localizados no assoalho bucal, podem ser diagnosticados erroneamente como lesões inflamatórias crônicas. O diagnóstico é estabelecido pela biópsia da lesão.

O carcinoma epidermóide da mucosa bucal é mais bem diferenciado e de crescimento mais lento do que o da língua, principalmente o tipo verrucoso. O tratamento consiste em ressecção do tumor com dissecção cervical radical. O emprego da radioterapia no pré ou pós-operatório, ou mesmo primariamente, é ainda controvertido. Entretanto, está bem estabelecido que a radioterapia não deve ser empregada no tratamento do carcinoma verrucoso, pois essa neoplasia tem a característica particular de se tornar mais agressiva e com maiores possibilidades de metastatizar após a radioterapia. O tratamento do carcinoma verrucoso é a excisão cirúrgica do tumor. A dissecção cervical deve ser associada somente nos casos incomuns em que o carcinoma verrucoso apresenta metástases para linfonodos. A sobrevida dos pacientes com carcinoma da mucosa bucal em 5 anos é de 50%.

Sarcomas da Cavidade Oral

São raros, o que freqüentemente dificulta o diagnóstico. Entre eles, temos:

Histiocitoma fibroso maligno e tumor de Burkitt, hoje em dia reconhecidos como tipos especiais de linfomas devido a aspectos morfológicos, imunológicos e citogenéticos especiais. O tumor aparece especialmente

291

em crianças e jovens. O tipo endêmico, presente especialmente na África Central, está normalmente associado ao vírus Epstein-Barr.

DOENÇAS VIRAIS COM MANIFESTAÇÃO ORAL

Diversos vírus podem infectar a mucosa oral produzindo doenças. Entre eles, o *Herpes simples*, *Varicella-zoster*, vírus citomegálico e vírus Epstein-Barr são os mais comuns.

Herpes Simples

É causado pelo vírus *Herpes simples* tipo I, com a doença ocorrendo principalmente em crianças. Os fatores predisponentes incluem trauma, fadiga, menstruação, AIDS, gravidez, alergia e exposição à luz solar.

As lesões são vesículas recorrentes, localizadas principalmente nos lábios (herpes labial) e, às vezes, também no palato e gengiva (gengivoestomatite herpética). Quando as bolhas se rompem, ocorrem ulcerações dolorosas semelhantes a aftas. As ulcerações são resolvidas em 1 a 2 semanas sem nenhuma cicatriz. Na gengivoestomatite herpética, observam-se inicialmente várias bolhas pequenas, com fundo avermelhado, que rapidamente se transformam em erosões amareladas e dolorosas circundadas de um pequeno halo vermelho. A gengiva é vermelha, inflamada, muitas vezes coberta com um exsudato serofibrinoso marginal. Em contraste com a gengivite necrotisante ulcerativa aguda as papilas interdentais não mostram uma necrose progressiva e regridem em 10 ou 14 dias.

O diagnóstico é geralmente clínico, sugerido pela ocorrência de lesões vesiculares recorrentes. No estágio inicial, o vírus pode ser cultivado pelo aspirado de uma vesícula intacta. A técnica de imunofluorescência pode auxiliar o diagnóstico. A aplicação tópica de aciclovir (Zovirax®), 5 vezes por dia, logo após o aparecimento das manifestações clínicas, pode reduzir a duração da doença.

Vírus Varicela-Zoster

Produz uma infecção primária conhecida como varicela. A reativação em adultos do vírus *Varicella-zoster* latente é conhecida como herpes zoster. O herpes-zoster do segundo e terceiro ramos do trigêmio pode ser responsável por alterações unilaterais localizadas e extremamente dolorosas da mucosa oral. As bolhas geralmente se rompem rapidamente, transformando-se em ulcerações e erosões cobertas de fibrina, com linfoadenite aguda dos gânglios linfáticos da região. A infecção pode durar 3 ou 4 semanas.

Leucoplasia Pilosa

É uma lesão de aspecto irregular, esbranquiçada, que não pode ser removida, e que se localiza particularmente na borda da língua. A leucoplasia pilosa é um sintoma associado muitas vezes com imunodeficiência adquirida e pode ser considerada um indicador precoce e relativamente fidedigno do início de AIDS. Há algumas provas de que o vírus Epstein-Barr pode estar associado com a lesão.

Herpangina

É uma doença que começa repentinamente, com dor de garganta e dificuldade de deglutição em algumas horas. É causada pelo vírus coxsackie A. Bolhas do tamanho de uma cabeça de alfinete circundadas por um halo vermelho aparecem no arco palatino anterior, úvula e tonsilas. Erosões cobertas por fibrina com tendência a cicatrização rápida aparecem em 24 horas.

Vírus Papiloma Humano

Pode estar associado a doenças benignas e malignas da mucosa oral, entre as quais a hiperplasia epitelial focal, verrugas comuns e condiloma acuminado.

A **hiperplasia epitelial focal** é uma doença que se manifesta com ligeiras elevações múltiplas e arredondadas, de consistência mole, no máximo com 1 cm de diâmetro. Essas proliferações podem ser encontradas na mucosa do lábio, da bochecha, dorso e margens da língua, e na gengiva na área dos incisivos. A doença aparece predominantemente em crianças. O aparecimento concomitante da doença em vários membros de uma mesma família ou casa demonstra sua procedência viral (vírus papiloma humano tipos 13 e 32 e possivelmente, 1). A influência de fatores genéticos ainda não está definitivamente provada. Essas lesões indolores da mucosa que, histologicamente, têm aspecto papilomatoso, podem durar anos e regredir espontaneamente (outro fato que sugere a origem viral). O diagnóstico diferencial deve incluir verrugas comuns, condiloma acuminado e papilomas induzidos por outros vírus. Devido à possível regressão espontânea, o diagnóstico clínico deve ser confirmado por biópsia a fim de evitar cirurgias ou outros tratamentos radicais, algumas vezes desnecessários. Como a hiperplasia epitelial focal é uma infecção viral oportunística, ela pode ocorrer em pacientes com AIDS.

Verruga vulgar é uma das lesões mais comuns da pele e pode ser encontrada nos lábios, mucosa oral, bochechas, possivelmente transmitida por contato com os dedos. Em comparação com a verruga da pele, a verruga da mucosa oral é mais esbranquiçada e de aspecto mais irregular. Verrugas podem permanecer por anos e regredir espontaneamente. Elas são mais encontradas em pessoas doentes, com imunidade celular reduzida.

Condiloma acuminado (condiloma em ponta, verruga úmida) da cavidade oral tem aspecto clínico muito semelhante às verrugas genitais e é causado pelo vírus papiloma humano, provavelmente por contato orogenital (ver Capítulo 91).

DOENÇAS DA CAVIDADE ORAL

Síndrome de imunodeficiência adquirida (AIDS). A imunossupressão secundária a AIDS predispõe a várias infecções (candidíase e leucoplasia pilosa), neoplasias e lesões auto-imunes e idiopáticas na cavidade oral[4]. As presenças de sarcoma de Kaposi e linfoma na cavidade oral são sugestivas de AIDS[4].

Na fase inicial aguda da infecção pelo HIV as lesões podem lembrar aquelas encontradas na mononucleose infecciosa que terminam com aparecimento de aftas. O quadro clínico de AIDS, porém, demonstrará infecções oportunísticas e/ou doenças raras, além das doenças associadas do sistema nervoso central. As principais infecções oportunísticas são micoses (candidíase), bactérias e vírus como: vírus citomegálico, zoster e herpes simples mucocutâneo. Outros sintomas na cavidade oral incluem uma piora da inflamação gengivoperiodontal, assim como de osteítes periapicais crônicas.

As propriedades oncogênicas do retrovírus podem ser demonstradas com o aparecimento de neoplasias malignas entre as quais a mais freqüente é o sarcoma de Kaposi, e vários tipos agressivos de linfomas não-Hodgkin[4]. A localização preferencial do sarcoma de Kaposi é o palato. Inicialmente as lesões vermelhas, violeta e azul-escuras são assintomáticas. Mais tarde elas podem aumentar de tamanho e adquirir aspecto esponjoso.

MANIFESTAÇÕES ORAIS DE DOENÇAS SISTÊMICAS

Certas doenças sistêmicas podem estar representadas na mucosa oral como em casos de má-nutrição ou digestão anormal. Nestas situações, freqüentemente encontramos mudanças atróficas com redução do contorno papilar da língua e inflamações secundárias circunscritas com ou sem erosões.

Em casos de síndrome de Peutz-Jeghers, podemos ter pigmentos orais e periorais, e, em 18% dos casos de doença de Crohn, a mucosa bucal também está envolvida. Em alguns casos, a mucosa bucal é a primeira mucosa a demonstrar a doença.

Mucosa Bucal em Doenças Hematológicas

Em casos de agranulocitose, granulocitopenia e leucemia aguda, sinais de alerta podem ser encontrados durante as fases iniciais da doença. Os sinais iniciais na anemia não são característicos; porém, na anemia perniciosa os pacientes algumas vezes se queixam de uma sensação de queimadura na língua e, na anemia aplástica, muitas vezes de distúrbios de coagulação com trombocitopenia e gengivite ulcerativa necrotizante. Na síndrome de Plummer-Vinson ocorre atrofia da mucosa oral, principalmente das papilas da língua, causando vermilhidão, dor e disfagia. A incidência de câncer é maior nos pacientes com essa síndrome (ver Cap. 24).

As leucemias muitas vezes podem ser identificadas pelas lesões gengivais e da mucosa oral, e, em muitos casos, as lesões da cavidade oral aparecem antes da leucemia. Com o aumento da deficiência imunológica devido ao tumor, a atividade patogênica dos microorganismos da cavidade oral pode aumentar e levar ao aparecimento de infecções, como, por exemplo, candidíase oral. Muitas vezes as alterações da gengiva incluem mudanças de cor, presença de petéquias, equimoses, gengivites hemorrágicas, hematomas subepiteliais ou presença de hemorragias espontâneas e abundantes. Manifestações orais como formação de petéquias, também podem ser vistas em casos de distúrbios trombocitários e diástases trombocíticas congênitas e adquiridas.

Defeitos de coagulação congênitos devidos à falta de fator VIII ou IX, assim como a doença de von Willebrand, podem ter manifestações orais com hemorragias em casos de pequenas lesões mucosas. A hemorragia também pode ser interna com danos para os tecidos.

Dermatoses com Manifestação Oral

Eritema multiforme pode provocar a formação de bolhas na mucosa oral (geralmente na parte anterior da cavidade bucal) e lábios. Essas bolhas rompem-se rapidamente e deixam erosões cobertas por fibrina.

Epidermólise bolhosa também pode formar bolhas na mucosa oral em resposta a traumatismos mínimos que curam sem deixar cicatrizes (não-distrófica) ou com cicatrizes (distrófica). Em casos graves as cicatrizes podem reduzir a abertura da boca.

Pênfigo *vulgaris* é uma doença rara que, muitas vezes, pode ser vista inicialmente na cavidade oral. Devido à localização, as bolhas de pênfigo se rompem facilmente com o desenvolvimento de erosões dolorosas cobertas de fibrina. Mesmo em casos de penfigóide benigno da mucosa, a retração devida às cicatrizes pode interferir com o movimento da íngua e na deglutição, criando uma microstomia, de modo que a palavra "benigno" deve ser usada com cautela.

Doenças auto-imunes com aspectos orais ou periorais incluem:

Lúpus eritematoso que pode incluir a cavidade oral com a formação de focos discóides vermelho-escuros, com uma base edematosa e que, mais tarde, contém faixas esbranquiçadas hiperqueratóticas. As margens, ligeiramente salientes, mostram telangectasias com sangramento puntiforme. Nas zonas de depressão centrais, podem ser observadas pequenas erosões ou ulcerações dolorosas. O diagnóstico diferencial precisa ser feito entre lúpus discóide eritematoso, leucoplasia, líquen plano e placas opacas em sífilis secundária.

Lúpus eritematoso sistêmico também pode ter manifestações intra-orais, que podem ser diferenciadas do lúpus eritematoso discóide pela presença de sinto-

293

mas inflamatórios mais graves e por um curso mais rápido da doença.

PIGMENTAÇÕES DA MUCOSA BUCAL

As pigmentações da mucosa bucal podem ser devidas a fatores exógenos ou endógenos.

Pigmentação endógena com **pigmentação melanínica** pode ser fisiológica, já que os melanócitos estão presentes na mucosa bucal, mas geralmente com um nível de pigmentação baixo. Algumas vezes, zonas circunscritas de melanina sem significado clínico podem ser vistas em várias áreas da mucosa oral (gengiva, lábios etc.). Por outro lado, algumas vezes a pigmentação melanínica pode ser devida a doenças sistêmicas, como na síndrome de Peutz-Jeghers, na qual grandes zonas de pigmentação podem ser encontradas na zona perioral e periorbital. Os pontos de pigmento também podem ser vistos na membrana mucosa e freqüentemente aparecem antes que o desenvolvimento de pólipos intestinais possa ser diagnosticado radiograficamente ou por meio de endoscopia.

Pigmentação da mucosa bucal em doenças endócrinas pode ser vista, por exemplo, no síndrome de Albright, doenças de Addison e Cushing, acromegalia, hipotireoidismo e outras doenças endócrinas, cirrose hepática, insuficiência renal e caquexia.

Pigmentações exógenas da mucosa oral podem ser devidas a diversos agentes, como intoxicação com metais pesados (mercúrio, bismuto, chumbo) que se depositam na gengiva, particularmente na zona marginal produzindo zonas de cor azul-cinza ou azul-escura.

Tatuagens são corpos estranhos na mucosa oral que podem ser devidos a amálgama ou feridas com lápis ou penas de cor. O metal da tatuagem de amálgama geralmente pode ser visto radiograficamente, e é devido à incorporação de pequenos fragmentos durante preparos de coroa, ou durante extração dentária de dentes com obturação de amálgama.

Melanomas malignos como tumores primários da cavidade oral são relativamente raros, aparecendo mais freqüentemente em pessoas idosas do sexo masculino no pálato e na zona alveolar. Metástases são freqüentes, e o prognóstico é ruim. O diagnóstico diferencial deve incluir sarcoma de Kaposi e algumas formas angiomatosas, bem como nevos com formação nodular. Algumas vezes, o tecido de cicatrização, devido a repetidas hemorragias locais, pode ter um aspecto que lembra um melanoma.

ALTERAÇÕES DOS DENTES

Apesar de não serem muito freqüentes, as anomalias de tamanho, forma e número dos dentes podem ser vistas em diversos casos e com intensidade variável. Essas alterações podem também fazer parte de síndromes complexas ou apresentar-se como entidades autônomas e independentes.

Modificações de Tamanho

As modificações de tamanho dos dentes podem ser devidas a aumento (macrodontia) ou diminuição (microdontia) do tamanho, porém macro ou microdontias generalizadas de todos os dentes das arcadas são raras. Macrodontias localizadas podem ser vistas, porém geralmente o aumento de tamanho é devido a uma fusão de dentes. Macrodontias podem ocorrer em pacientes com anomalias hipofisárias. Microdontia localizada é mais comum do que macrodontia. Os dentes que mais comumente mostram redução de tamanho são os incisivos laterais do maxilar superior, e, nesses casos, a coroa geralmente tem uma forma cônica; muitas vezes, essa anomalia tem base genética.

Anomalias de Número

As anomalias do número de dentes podem ser devidas a uma ausência congênita dos dentes, que pode ser total (anodontia) ou parcial (hipodontia) ou à presença de dentes supernumerários. Ausência completa dos dentes é rara e, muitas vezes, está associada com displasia ectodérmica hereditária, uma doença hereditária ligada ao cromossomo X. Em muitos casos de displasia ectodérmica hereditária, a ausência de dentes não é total, mas existe uma grande redução do número de dentes (oligodontia), e os dentes presentes têm forma cônica. Ausência de dentes também se verifica em *incontinentia pigmenti*. Tratamento radiológico dos maxilares também pode danificar os dentes em formação e inibir o desenvolvimento dentário.

Os dentes que mais freqüentemente faltam em casos de hipodontia são os terceiros molares permanentes, os incisivos laterais superiores e em muitos casos é possível provar uma tendência familiar. Dentes supernumerários principalmente na zona entre os incisivos centrais superiores (*mesiodens*) podem ser encontrados em grande número de pacientes. Aumento do número de dentes pode ser visto em casos de disostose cleidocranial.

Anomalias de Forma

As anomalias de forma dos dentes também são raras. Algumas vezes pode-se encontrar um dente geminado, isto é, um dente com duas coroas e raiz comum ou fusão de dois germes dentários com o desenvolvimento de uma estrutura única grande com ou sem raízes em comum. Algumas vezes um único incisivo central superior pode ser visto tanto na dentição primária como na permanente. Como essa anomalia muitas vezes (mas não em todos os casos) está associada com deficiência do hormônio de crescimento, uma avaliação do nível desse hormônio deve ser feita em crianças que apresentam um incisivo central superior único.

Dens invaginatus (também chamado *dens in dente*) é uma anomalia dentária rara que se caracteriza (geralmente nos incisivos laterais superiores) por uma fossa lingual muito profunda. A etiologia dessa malformação é desconhecida porém parece que fatores genéticos desempenham algum papel. Em casos graves, uma diminuição do esmalte no fundo da fissura e a dificuldade de limpeza dessa zona podem facilitar a formação de cárie e degeneração pulpar nesse dente.

Dens evaginatus por outro lado, mostra o desenvolvimento extra de um tubérculo anormal na parte lingual do dente. Ao que parece, também essa anomalia é devida à influência de fatores genéticos.

Anomalias de Pigmentação

As anomalias de pigmentação dos dentes podem ser devidas a fatores externos (geralmente bactérias cromogênicas, café, tabaco etc.) ou fatores endógenos. Os fatores endógenos podem ser associados a doenças de fundo genético como em paciente com porfiria congênita. Tetraciclina pode ser incorporada durante o desenvolvimento dos dentes e produzir mudanças de cor, de maior ou menor intensidade.

Defeitos hereditários do esmalte podem ocorrer em alguns casos. Mais de 10 tipos diferentes de *amelogenesis imperfecta* já foram encontrados e descritos[5]. A espessura e a dureza do esmalte dependem do tipo de *amelogenesis imperfecta*. A dentina em *amelogenesis imperfecta* é normal, mas o esmalte tem a tendência de se separar da dentina. Em alguns casos, há um aumento anormal de depósitos de tártaro.

Por outro lado, em *dentinogenesis imperfecta,* uma doença geralmente autossômica dominante, o desenvolvimento da dentina é anormal com matriz e túbulos dentinários anormais. *Dentinogenesis imperfecta* em muitos casos está associada à *osteogenesis imperfecta*, mas pode ser encontrada como entidade distinta.

Deficiências alimentares e problemas endócrinos (hipofosfatasia, hipoparatireoidismo etc.) ou outras doenças sistêmicas como raquitismo resistente à vitamina D, podem modificar o desenvolvimento dentário e produzir alterações tanto do esmalte como da dentina.

Quando fatores sistêmicos atuam por um período curto *in utero* ou logo depois do nascimento, o seu efeito no desenvolvimento do dente poderá ser limitado a algumas zonas do dente. Esse fato permite, algumas vezes, o diagnóstico do período em que o fator ambiental atuou sobre o organismo com o estudo de "anéis de descalcificação" em dentes de crianças que foram vítimas de doenças sérias durante a vida intra-uterina ou durante o período neonatal.

Alterações dos Dentes por Doenças Sistêmicas

Déficit de vitamina D, como no raquitismo, hipoparatireoidismo e diarréia crônica, pode ocasionar hi-poplasia do esmalte e alterações no seu aspecto, como manchas. Tetraciclina, quando administrada na segunda metade da gestação e para crianças até 8 anos de idade, pode causar descoloração permanente dos dentes e hipoplasia do esmalte. Excesso de ingestão de flúor pode também ocasionar manchas nos dentes.

CÁRIE DENTAL

A cárie dental e a doença periodontal são enfermidades extremamente comuns no ser humano e já existiam na Antigüidade. Algumas populações primitivas africanas e esquimós aparentemente não possuem essas doenças, porém elas aparecem como conseqüência das dietas do mundo civilizado.

Cárie dentária é a destruição do esmalte e dentina dos dentes devido à infecção pelo *Streptococcus mutans* e outras bactérias. Cárie dentária acontece devido à ação de certos tipos de bactérias da flora oral capazes de fermentar carboidratos e convertê-los em ácidos. Esses ácidos, por sua vez, desmineralizam os componentes inorgânicos dos dentes e participam na destruição dos seus componentes orgânicos. Além da composição química da dieta, a consistência e o número de refeições também são importantes na produção da cárie[6].

As áreas do dente mais susceptíveis ao ataque da cárie são: (a) as superfícies interproximais; (b) fossas e fissuras das áreas oclusais; (c) zonas próximas às margens gengivais; (d) áreas cobertas por placa bacteriana. A placa bacteriana é composta de substâncias altamente adesivas. Trata-se de mucina, bactérias, restos alimentares e produtos bacterianos que aderem à superfície dentária.

O processo carioso sempre se inicia na superfície externa do dente, seja esmalte, dentina ou cemento, e, gradualmente, progride através dos tecidos duros até alcançar a polpa no interior do dente.

O esmalte e a dentina não possuem propriedades de reparação, e o tratamento do dente cariado só pode ser feito através de medidas operatórias e restauradoras. O tecido pulpal no interior do dente é composto de substância fundamental, fibroblastos, fibras conjuntivas, odontoblastos, vasos sangüíneos e linfáticos, e tecido nervoso. À medida que a cárie progride no interior da dentina, a polpa responde com um processo inflamatório. Com a remoção do tecido cariado e toxinas produzidas pelas bactérias, e com a restauração da cavidade a polpa volta ao normal. O organismo tenta bloquear a penetração da lesão no interior do dente e proteger a polpa, formando uma camada de dentina reparadora ou secundária. A formação de dentina reparadora também pode ser estimulada com a colocação de agentes terapêuticos, conhecidos como agentes de capeamento pulpar (geralmente hidróxido de cálcio) que ajudam na formação de uma ponte de dentina secundária. Porém, se a cárie continuar a progredir, eventualmente ela ultrapassa tanto a dentina primária como a secundária, resultando na exposição pulpar com inflamação e necrose da polpa e formação de abscessos ou granulomas de células inflamatórias. Com o tempo, inflamação e necrose ultrapassam o ápice radicular e criam um granuloma na área periapical. O esmalte dentário não possui fibras nervosas de modo que a cárie do esmalte não é dolorosa. Com a invasão da dentina, em parte devida à compressão das fibras nervosas pelas células inflamatórias no interior da polpa, o dente dói.

O granuloma periapical pode ser diagnosticado radiograficamente como uma zona radiotransparente. Se o granuloma não for removido, permitindo o progresso do processo patológico, cistos podem desenvolver-se, provocando pequena ou grande destruição óssea. Esses cistos são revestidos por epitélio provavelmente derivado dos restos epiteliais de Malassez do periodonto, com uma cavidade central contendo resíduos celulares e colesterol. Cistos radiculares podem aumentar de volume e destruir significativamente o tecido ósseo. Os cistos radiculares não devem ser confundidos com cistos dentígeros, que são de origem embrionária.

A cárie dentária pode ser parcialmente controlada por meio de supervisão dos hábitos alimentares, principalmente com a redução da ingesta de carboidratos[10]. O uso de flúor na água na concentração de 1 por 1 milhão, pasta de dente com flúor e a aplicação tópica de flúor nos dentes reduz significativamente a incidência da cárie[9]. Devido ao seu efeito no desenvolvimento da flora bacteriana, a placa dentária deve ser eliminada por meio de escovação freqüente. O costume de dar mamadeiras a crianças pequenas já com dentes, durante o sono, deve ser evitado[5]. O tipo de cárie rampante, encontrada em crianças que vão dormir com a mamadeira normalmente cheia de leite ou outros ingredientes nutritivos (chocolate, gemas etc.), conhecida como cárie da mamadeira, geralmente se apresenta como um quadro de grande destruição dos dentes anteriores superiores e molares. Pessoas de idade avançada freqüentemente possuem cáries das zonas radiculares associadas à atrofia ou doença periodontal. Doenças que produzem xerostomia, como a síndrome de Sjögren, podem influenciar no aumento da cárie dentária devido à redução da ação protetora da saliva. Os diabéticos também apresentam uma incidência elevada de cárie e medidas profiláticas devem ser instituídas intensivamente.

DOENÇA PERIODONTAL

Nos adultos, as doenças periodontais são responsáveis por maior perda de dentes do que as cáries. Os dentes se mantêm em posição graças ao periodonto. O periodonto é constituído pela gengiva, ligamento periodontal, cemento e osso alveolar. O ligamento periodontal é formado por fibras que vão do cemento do dente ao osso alveolar. Algumas fibras colágenas se inserem no cemento do dente, enquanto outras se prendem ao osso alveolar. As fibras periodontais mantêm o dente em posição, suspenso no alvéolo e permitem a neutralização das forças oclusais.

A doença periodontal é uma infecção séptica do sulco gengival (gengivite) e do osso subjacente (periodontite). As gengivas se apresentam inflamadas, hiperêmicas e sangram facilmente. À medida que o osso alveolar é destruído, os dentes se tornam móveis. Esse processo normalmente leva vários anos e varia de intensidade dependendo de fatores genéticos e ambientais.

As doenças periodontais são classificadas em gengivite, periodontite e periodontite juvenil[5,10]. A gengivite é o primeiro estágio da doença periodontal, desencadeada pela resposta do hospedeiro à presença da placa bacteriana ao redor dos dentes, e, quando não tratada, evolui para periodontite. A periodontite é geralmente causada por fatores irritantes locais (placa e cálculo) e apresenta um quadro patológico de inflamação do tecido conjuntivo, ulcerações do epitélio do sulco, hiperplasia pseudo-epiteliomatosa, reabsorção óssea, migração do epitélio juncional, exsudato purulento e mobilidade dos dentes. Em algumas ocasiões, essa doença também pode agravar-se devido a restaurações ou próteses defeituosas. Na periodontite juvenil, o periodonto apresenta um quadro de rápida destruição do ligamento periodontal, reabsorção do osso alveolar com o epitélio juncional migrando ao longo da superfície radicular, e resultante mobilidade e migração dentária. Algumas vezes, está relacionada às doenças sistêmicas do sistema imune ou endocrinológico.

Enquanto a oclusão normal for mantida e a placa bacteriana na cavidade oral estiver sob controle, haverá equilíbrio no sistema estomatognático e conseqüentemente, saúde periodontal. Se resíduos alimentares, células descamadas e bactérias não forem removidos, a produção de toxinas bacterianas e o acúmulo de cálculo induzirão a cárie e a doença periodontal.

Secções histológicas mostram células inflamatórias crônicas no tecido conjuntivo e alterações no epitélio sulcular. Exames radiográficos mostram destruição do osso alveolar e solução de continuidade da lâmina dura. Remoção do cálculo reduz o acúmulo da placa e retarda a doença periodontal, porém falta de higiene induz o acúmulo de placa que pode reativar o processo patológico. Com a excessiva destruição óssea e conseqüente perda do suporte do dente no alvéolo, a mobilidade dentária aumenta e, finalmente, o dente precisa ser removido. Como a inflamação do tecido mole e destruição do osso não ocorrem uniformemente, bolsas periodontais de profundidade variável podem ser detectadas ao redor do dente, separando a raiz dentária dos tecidos periodontais.

Certas doenças sistêmicas podem exacerbar a doença periodontal. Doenças periodontais encontram-se freqüentemente associadas com *diabetes mellitus*. Hipofosfatemia pode interferir com a síntese de matéria orgânica do osso alveolar. Alguns pacientes com histiocitose possuem lesões radiográficas dos ossos geralmente com aspecto de crateras ósseas. Alguns tipos de leucemias também apresentam envolvimento oral pela presença de gengivite grave com freqüentes hemorragias.

Tanto a cárie como a doença periodontal podem ser detectadas por meio do exame clínico, porém a extensão do dano é confirmada por outros meios. Exames radiográficos são de grande utilidade tanto para o exame da cárie como para a constatação de perda óssea causada pela doença periodontal.

REFERÊNCIAS BIBLIOGRÁFICAS

1. Bengel W, Veltman G, Loevy HT, Taschini P. *Differential Diagnosis of Diseases of the Oral Mucosa*. Chicago: Quintessence 1989.
2. Bohmer T, Mowe M. The association between atrophic glossitis and protein-caloric malnutrition in old age. *Ageing* 29:47-50, 2000.
3. Drage LA, Rogers RS III. Clinical assessment and outcome in 70 patients with complaints of burning or sore mouth symptoms. *Mayo Clin Proc* 74:223-8, 1999.
4. Greenspan D, Greenspan JS. HIV-related oral disease. Lancet 348:729-34, 1996.
5. Grant DA, Irving BS, Listgarten M A. *Periodontics in the Tradition of Gottlieb and Orban*. Saint Louis: Mosby, 1988.
6. Gustaffson BE, Quense CE, Lanke LS, Lundquist L, Grahnen H, Bonow BE, Krasse B. The Vipeholm dental caries study: the effect of different levels of carbohydrate intake on caries activity in 436 individuals observed for five years. Acta *Odontol Scand*, 11:232-364, 1954.
7. Hay RJ. The management of superficial candidiasis. *J Am Acad Dermatol*, 40:S35-42, 1999.
8. Healy CM, Paterson M, Joyston Bechal S *et al*. The effect of a sodium lauryl sulfate-free dentifrice on patients with recurrent oral ulceration. *Oral Dis* 5:39-43, 1999.
9. Horowitz HS, Meyers RJ, Heifetz SB, Driscoll WS, Li SH. Combined Fluoride, school-based program in a Fluoride-deficient area: results of an 11-year study. *J A Dent Assoc* 112:621-5, 1986.
10. Page RC. Current understanding of the etiology and progression of periodontal disease. *Int Dent J* 36:153-61, 1986.
11. Rao S, Witkop Jr CJ. Inherited defects in tooth structure. *Birth Def Orig Art* 7:153-84, 1971.
12. Regezi JA, Sciubba JJ. Oral Pathology: *Clinical Pathologic Correlations*, 3rd ed. Philadelphia, Saunders, 1999.
13. Shafer WG, Hine MK, Levy BM. *A Textbook of Oral Pathology*. Philadelphia, Saunders 1983
14. Stamm JW. Periodontal diseases and human health: New directions in periodontal medicine. *Ann Periodontal* 3:1-9, 1998.
15. Strassburg M, Knolle G. *Farbatles und Lehrbuch der Mundschleimhauterkrankungen*, 3. ed. Berlin: Quintessence 1991.

ESÔFAGO

PARTE 3

300

16

CAPÍTULO

Anatomia e Fisiologia do Esôfago

Zacarias Alves de Souza Filho
Iwan Augusto Collaço

ANATOMIA

O esôfago é um órgão anatomicamente simples, de forma tubular, composto por músculos liso e estriado. Guarnecido superiormente por um esfíncter anatomicamente comprovado, termina em um esfíncter de estrutura anatômica aceita por poucos autores.

É, essencialmente, uma víscera muscular com proporções variáveis entre a musculatura lisa e a esquelética. O comprimento do esôfago em cadáveres adultos varia de 25 a 35 cm. A medida obtida por endoscópio, em adultos, demonstra que a transição esofagogástrica encontra-se a 40 cm dos dentes incisivos, iniciando-se ao nível da sexta vértebra cervical e terminando no estômago, ao nível da 11ª vértebra torácica.

As medidas internas do esôfago são de aproximadamente 3 cm no diâmetro látero-lateral e de 2 cm no diâmetro ântero-posterior.

O esôfago cervical tem cerca de 5 cm de comprimento, o que corresponde aproximadamente a 1/5 do esôfago. Começa abaixo do esfíncter esofágico superior e vai até ao nível da 1ª vértebra torácica[14]. Está localizado atrás da traquéia e diante da região pré-vertebral, ocupando a linha média; é a posição mais profunda do pescoço. Os nervos laríngeos recorrentes, direito e esquerdo, passam pelo ângulo diedro formado pela traquéia e esôfago. O nervo laríngeo recorrente esquerdo está em contato direto com o esôfago, e o laríngeo recorrente direito tem seu trajeto afastado, por questão de milímetros. As carótidas e jugulares internas relacionam-se, lateralmente, com o esôfago cervical[21].

O esôfago torácico mede de 16 a 18 cm de comprimento. Pode ser dividido nos segmentos supra e infrabrônquico, servindo a carina da traquéia como ponto de referência para essa divisão[21].

Ao entrar no tórax, o trajeto do esôfago deixa de ser retilíneo, desviando-se ligeiramente para a esquerda, cruzando o brônquio esquerdo, posteriormente. Esse segmento suprabrônquico, ao nível da quarta ou quinta vértebra dorsal, forma o plano mais superficial do mediastino posterior e situa-se entre as vértebras e a traquéia. Existe uma fixação do esôfago ao brônquio principal esquerdo, através do músculo broncoesofágico[19]. O esôfago está separado das vértebras dorsais apenas por tecido celular frouxo. Póstero-lateralmente, o esôfago está recoberto pelas pleuras no segmento que vai da quinta à 10ª vértebra dorsal. À direita é cruzado pelo arco da veia azigos. À esquerda está relacionado com o nervo laríngeo recorrente esquerdo, a origem das artérias carótida e subclávia esquerdas, ducto torácico e o arco da aorta que promove o estreitamento broncoaórtico, motivo pelo qual o esôfago mede apenas 15 a 17 mm de diâmetro a esse nível[11,2].

Na porção infrabrônquica, o esôfago desvia-se ligeiramente para a linha média, a alguns centímetros acima do diafragma; ao passar por detrás do coração, desvia-se outra vez para a esquerda.

Posteriormente, o esôfago está em relação com a coluna dorsal (nível entre a quarta e a 11ª vértebras torácicas), aorta descendente, veia ázigos e ducto torácico e com segmentos da reflexão pleural. O ducto torácico entra no mediastino posterior através do hiato aórtico e situa-se posteriormente ao esôfago até o arco da aorta, ao desembocar na subclávia. Os nervos vagos, um de cada lado, paralelos ao esôfago, formam um plexo visível ao seu redor e, na altura do hiato esofágico, saem com dois troncos principais. Pela rotação gástrica, o tronco esquerdo do vago localiza-se mais anteriormente, e o tronco direito mais posteriormente, quando passam ao estômago.

O esôfago abdominal mede aproximadamente 0,5 a 2,0 cm de comprimento e entra obliquamente no estô-

301

mago formando o ângulo de His, o que internamente corresponde à membrana de Gubaroff [14].

O esôfago apresenta quatro locais de estreitamento anatômico bem definidos, onde as estruturas adjacentes produzem impressões: cricofaríngeo, na origem do esôfago onde há compressão pelo músculo cricofaríngeo; aórtico, ao nível do arco da aorta, na altura da quinta vértebra torácica; brônquico, no cruzamento do brônquio-fonte esquerdo; e diafragmático, ao nível do hiato diafragmático, na altura da 10ª vértebra torácica, distante 38 cm da arcada dentária. Esses estreitamentos são sedes de afecções esofágicas: obstrução por corpo estranho, lesões cáusticas e câncer.

A parede esofágica apresenta, na sua parte interna, uma camada formada por mucosa e submucosa; a parte externa, que é muscular, é constituída por uma camada circular interna e uma camada longitudinal externa.

O revestimento do esôfago é de epitélio escamoso estratificado não-ceratinizado. Existem algumas glândulas ao longo de todo o esôfago. A camada mucosa apresenta pregas longitudinais paralelas em toda a extensão do esôfago. Há glândulas produtoras de mucina na submucosa e lâmina própria. A submucosa é a porção mais resistente da parede esofágica, elemento importante nas anastomoses esofágicas. A transição da mucosa esofágica para a mucosa gástrica se faz através da mudança do epitélio escamoso do esôfago para epitélio cilíndrico do estômago, mudança que é identificada pelo clareamento brusco na cor da mucosa, o que determina a chamada linha Z. Essas modificações ocorrem ao nível dos dois últimos centímetros esofágicos, já em nível intra-abdominal. Não existe uma coincidência entre a transição interna epitelial esofagogástrica e a transição externa do esôfago com o estômago [12]. Ilhas de epitélio gástrico são encontradas isoladas em todos os níveis do esôfago. A mucosa gástrica, frouxa e redundante, ao nível do cárdia, forma uma roseta que tende a funcionar como um tampão anti-refluxo.

No plano muscular, o esôfago é composto por duas camadas: uma interna, circular, e outra externa, longitudinal. O esôfago cervical tem continuidade com fibras do esfíncter esofágico superior e fibras provenientes da cartilagem cricóide, e é constituído em sua totalidade por musculatura estriada. No esôfago torácico existe uma mescla de fibras musculares estriadas e fibras musculares lisas, com prevalência da musculatura lisa à medida que o esôfago vai se tornando mais caudal. O esôfago terminal, normalmente, é constituído de musculatura lisa pura [10]. Entre a camada circular e a longitudinal do esôfago, existem os chamados plexos mioentéricos, seja na musculatura lisa, seja na estriada, que são responsáveis pela mobilidade coordenada da deglutição [6]. As doenças motoras do esôfago geralmente envolvem a musculatura estriada no terço superior, ou a musculatura lisa no esôfago terminal de maneira isolada, e raramente há um comprometimento difuso do esôfago. A dermatomiosite atinge a musculatura estriada, e a esclerodermia, a musculatura lisa. [17]

A adventícia do esôfago é formada por tecido conectivo aureolar frouxo com fibras elásticas originárias das outras estruturas mediastínicas. Não existe a presença de uma serosa como em outros segmentos do tubo digestivo. Esse fato prejudica a segurança das anastomoses esofágicas, ao mesmo tempo que facilita a propagação das células tumorais para outras estruturas anatômicas [11,15].

RELAÇÕES ANATÔMICAS

As paredes da orofaringe são formadas pelas musculaturas dos músculos constritores superior, médio e inferior, mais o músculo estilofaríngeo. Esses músculos são planos, largos, cujas fibras mesclam-se entre si e formam uma rafe na linha média posterior da faringe. A atuação desse complexo muscular faz-se de forma coordenada para uma perfeita deglutição.

O músculo cricofaríngeo separa a faringe do esôfago. O esfíncter esofágico superior é formado pelo músculo cricofaríngeo, que se mescla superiormente com fibras distais do músculo constritor inferior da faringe, e, inferiormente, com as fibras circulares da musculatura esofágica cervical. O esfíncter esofágico superior mede aproximadamente 3 a 5 cm de comprimento e, manometricamente, caracteriza-se por uma zona de alta pressão, principalmente ao nível do músculo cricofaríngeo, como pode ser demonstrado por estudos fluoroscópicos. Na face posterior, ao nível da junção esofágica, não existe a formação da rafe mediana, apresentando-se uma zona de fraqueza (triângulo de Killian) por onde surgem os divertículos. As paredes faríngeas são suportadas por inserções nas cartilagens: epiglote, aritenóide, cuneiforme e cricóide [13].

A passagem do esôfago para o abdômen, através do diafragma, é feita pelo hiato esofágico, que, na realidade, é um segmento formado pelos pilares diafragmáticos que apresentam anatomia bastante variada. Os pilares diafragmáticos nascem das segunda, terceira e quarta vértebras lombares e se inserem na porção tendinosa do diafragma. Existe uma predominância do pilar direito na formação do hiato esofágico. A variação mais encontrada é aquela em que o pilar direito forma dois braços, direito e esquerdo, que circundam o esôfago, e o pilar esquerdo reforça o braço esquerdo do pilar direito. Outra variação, também freqüente, é aquela em que ambos os pilares diafragmáticos se dividem antes de circundarem o esôfago [8].

O principal elemento de fixação do esôfago ao diafragma é a membrana frenoesofágica, que é uma das estruturas responsáveis pelo anti-refluxo gastroesofágico [20]. A membrana frenoesofágica é formada pela fusão da pleura, fáscia endotorácica, fáscia transversal e peritônio [4]. A fáscia transversal, também chamada de fáscia endoabdominal, insinua-se através do hiato esofágico para inserir-se 2 a 3 cm na parede do esôfago. Existe discordância entre vários autores quanto à constituição da membrana frenoesofágica e da sua utilização nas intervenções cirúrgicas[16].

Fisiologicamente, o esfíncter esofágico inferior está localizado nos 3 ou 4 cm distais do esôfago e caracteriza-se por um segmento de musculatura lisa, tonicamente contraído. Como se sabe, as fibras distais do esôfago terminal mesclam-se com a musculatura gástrica, mas a existência anatômica de um esfíncter inferior não é aceita por vários autores. Entretanto, Liebermann et al. identificaram um anel muscular formado por dois semicírculos ao nível da grande curvatura do estômago e do esôfago terminal, que caracteriza uma verdadeira estrutura anatômica com função esfincteriana[7].

Na transição epitelial esofagogástrica, na chamada linha Z, a mucosa gástrica torna-se redundante, e as pregas mucosas formam uma roseta responsável, segundo alguns autores, pela prevenção do refluxo[2].

O segmento intra-abdominal do esôfago mede de 2 a 4 cm e forma o ângulo de His com a grande curvatura do estômago. Essa angulação também é responsável pela prevenção do refluxo internamente. O esôfago no lado direito continua em linha reta com a pequena curvatura gástrica. A fixação do esôfago abdominal é feita por estruturas frouxas e de fácil dissecção cirúrgica.

VASCULARIZAÇÃO

Arterial

A vascularização arterial da porção cervical do esôfago é feita pelas artérias tireóideas inferiores (Fig. 16.1). A irrigação arterial do segmento torácico é feita por ramos que nascem direto da aorta e por ramos esofágicos das artérias intercostais e bronquiais. O segmento inferior do esôfago é suprido pela artéria frênica inferior e pela artéria esofagocardiotuberositária, que é ramo da artéria gástrica esquerda. Funcionalmente, essas artérias tendem a uma vascularização do tipo terminal. Embora o esôfago não apresente uma rica rede arterial, existem numerosas intercomunicações na submucosa e na superfície muscular, o que permite interromper vasos sem causar isquemia[11,18,21].

Venosa

A drenagem venosa de esôfago é dividida em três segmentos e paralela à rede arterial (Fig. 16.2). O terço superior, através das veias tireóideas inferiores, drena para a veia cava superior. O terço médio também drena para a veia cava superior através dos sistemas ázigos e hemiázigos. No terço inferior do esôfago, ao nível da união esofagogástrica, a drenagem venosa faz-se para o sistema porta através da veia gástrica esquerda. Na submucosa esofágica existe um fino plexo venoso microscópico que drena para outras veias da submucosa, mais calibrosas, e que estão situadas de maneira regular ao redor da circunferência esofágica, formando uma rede longitudinal paralela a toda a extensão do esôfago. Essa rede venosa paraesofágica é que se comunica com os sistemas porta e sistêmico ao nível dos três segmentos esofágicos. Quando existe hipertensão portal, esses vasos submucosos aparecem como varizes mais destacadas no esôfago terminal. Todos os três sistemas venosos possuem anastomoses entre si, permitindo o desvio do sangue no caso de haver obstrução em qualquer um deles[11,21].

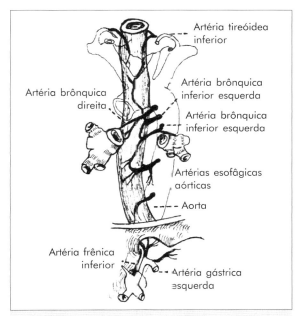

Fig. 16.1 — Vascularização arterial do esôfago.

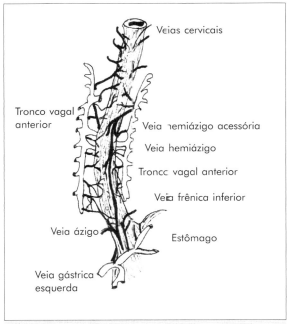

Fig. 16.2 — Drenagem venosa do esôfago.

Linfática

A drenagem linfática do esôfago faz-se mais longitudinal do que segmentarmente (Fig. 16.3). Os canais linfáticos na submucosa podem percorrer distâncias consideráveis, para baixo ou para cima, antes de atravessarem as camadas musculares até alcançar os gânglios linfáticos ao nível da adventícia. Os linfonodos da adventícia também têm uma disposição longitudinal para depois alcançarem os nódulos linfáticos adjacentes. Essa disposição da rede linfática explica a freqüência do comprometimento que se faz a distância dos gânglios linfáticos nas doenças esofágicas[1].

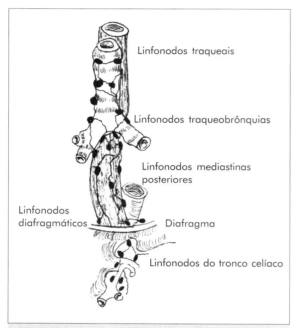

Fig. 16.3 — *Drenagem linfática do esôfago.*

Os linfonodos do esôfago consistem em três cadeias paralelas e interconectadas. A cadeia paraesofágica com gânglios localizados na parede esofágica: cervical, torácico superior, torácico médio, torácico inferior e pericárdico. A cadeia periesofágica está localizada em estruturas justapostas ao esôfago. Essa cadeia é formada pelos gânglios cervical profundo, supraclavicular, paratraqueal, subcarinal, posterior mediastinal ou paraaórtico, gástrico esquerdo, pequena curvatura e celíacos. Na cadeia lateral os nódulos linfáticos são localizados lateralmente ao esôfago e recebem linfa das cadeias para e periesofágicas. Ela é formada pelos gânglios cervicais lateral, hilar, suprapilórico, hepático comum e linfonodos da grande curvatura gástrica[9].

Os linfáticos do esôfago torácico superior e médio drenam principalmente para o pescoço e mediastino superior, e a drenagem linfática do esôfago inferior faz-se principalmente para os gânglios abdominais: linfonodos gástricos e celíacos[16].

Existem outras divisões e nomenclaturas das cadeias linfáticas, todas no sentido de identificar e facilitar a dissecção, principalmente nas cirurgias radicais de câncer de esôfago[1].

INERVAÇÃO

A inervação intrínseca do esôfago é feita pelos plexos mioentéricos de Meissner e Auerbach (Fig. 16.4). Existem conexões entre esses dois plexos que apresentam comunicações com o vago. O suprimento motor do esôfago nasce do núcleo motor dorsal do nervo vago e do núcleo do nervo acessório espinhal. As conexões parassimpáticas estabelecem-se por meio dos vagos. A porção superior do esôfago é inervada pelos nervos laríngeos recorrentes. Os nervos vagos descem paralelamente ao esôfago, um de cada lado, formando um plexo visível ao seu redor. Na altura do hiato esofágico, o vago esquerdo orienta-se anteriormente e o vago direito posteriormente, quando alcançam o estômago.

O esôfago recebe fibras simpáticas dos gânglios simpáticos cervicais e da cadeia simpática torácica. A inervação simpática é pouca entendida.

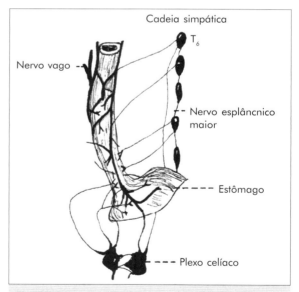

Fig. 16.4 — *Inervação do esôfago.*

FISIOLOGIA DO ESÔFAGO

A função básica do esôfago é a de transportar o material deglutido da boca ao estômago e, ocasionalmente, em direção contrária.

ANATOMIA E FISIOLOGIA DO ESÔFAGO

Possui um esfíncter em cada extremidade com a finalidade principal de mantê-lo vazio. O fluxo retrógrado do conteúdo gástrico é impedido pelo esfíncter esofágico inferior, e a entrada de ar a cada inspiração, pelo esfíncter esofágico superior, que normalmente permanece fechado em virtude da contração tônica do músculo cricofaríngeo.

O estado atual do conhecimento da fisiologia do esôfago deve-se principalmente a estudos manométricos, monitoração de pH e avaliação do trânsito esofágico.

Um grande número de fatores pode alterar as pressões registradas e, assim, cada laboratório deverá estabelecer seus parâmetros de normalidade para a população em estudo. Tamanho e tipo do cateter utilizado, temperatura do líquido ingerido, tempo de repouso entre cada deglutição estão entre os fatores referidos[9,22].

Os valores obtidos por manometria não são absolutos, e a avaliação final deverá ser feita levando em consideração outros achados do exame. Pressões na boca e na faringe são atmosféricas; no corpo do esôfago, em repouso, são levemente subatmosféricas, reflexo da pressão normal intratorácica, permanecendo a mais negativa entre −5 e −10 mmHg durante a inspiração profunda, e a mais alta, entre 0 e 5 mmHg, durante a expiração[22,23].

DEGLUTIÇÃO

É uma resposta neuromuscular envolvendo ações voluntárias e involuntárias. Tem início com o movimento voluntário da língua, que origina uma onda peristáltica involuntária, a qual percorre rapidamente a faringe, alcançando o esfíncter esofágico superior, produzindo um relaxamento rápido e coordenado, seguido por uma contração pós-deglutição. A respiração é suspensa nessa fase da deglutição. Uma vez iniciada, a seqüência da deglutição é involuntária[16].

ATIVIDADE MOTORA

Em repouso, o esôfago não apresenta atividade motora; os esfíncteres mantêm uma contração que pode ser medida manometricamente e caracteriza o tônus de repouso[7].

A peristalse do esôfago evidencia-se logo após a contração da faringe ultrapassar o esfíncter esofágico superior. A contração peristáltica, a uma velocidade de 4 a 6 cm/seg, dirige-se da porção cranial, estriada, para a caudal, lisa. Essas ondas peristálticas têm duração entre 3 e 4,5 seg e alcançam amplitude máxima de 60 a 140 mmHg no esôfago inferior. Essa onda iniciada pela deglutição é denominada peristalse primária[22].

Os nervos extrínsecos coordenam a motilidade esofagiana involuntária com os eventos associados à deglutição voluntária. Durante a deglutição voluntária os esfíncteres esofágicos superior e inferior se relaxam, permitindo a entrada e a saída do bolo alimentar, respectivamente[24].

Durante a fase orofaríngea da deglutição o bolo é voluntariamente impulsionado à faringe; após, o processo torna-se involuntário e, com o esfíncter esofágico inferior fechado, o bolo progride até transpô-lo em fase de relaxamento. Em seguida, esse esfíncter oclui em contração prolongada[7,22].

No músculo estriado da porção cranial do esôfago, a onda peristáltica primária é mediada centralmente pelo acionamento seqüencial de fibras vagais colinérgicas. No músculo liso do terço caudal do esôfago, a onda é propagada e mediada localmente por neurônios intramurais intrínsecos e por propagação miogênica[8].

Peristaltismo secundário é uma contração progressiva do corpo esofágico que não é induzida por deglutição, mas usualmente, ou por distensão produzida por bolo não completamente propelido pela peristalse primária, ou por conteúdo gástrico refluído[7,22,25].

Um mecanismo local intramural pode, às vezes, produzir peristaltismo na musculatura lisa do esôfago — é a *peristalse terciária*, que não deve ser confundida com contrações terciárias, incoordenadas ou simultâneas, no corpo do esôfago[8], responsáveis pelo clássico aspecto de saca-rolhas no esofagograma com bário[25].

O equivalente mecânico da peristalse é uma onda que ordenha o esôfago, deixando-o vazio. A velocidade da onda peristáltica corresponde exatamente à da contração verificada manometricamente[22].

Quando o alimento entra no esôfago, uma onda peristáltica tem início em direção ao estômago, em velocidade de 4 a 6 cm/seg. Em posição supina, líquidos e semi-sólidos usualmente caem no esôfago distal por gravidade, independentemente da onda peristáltica, mais lenta. O esfíncter gastroesofágico relaxa antes da chegada do bolo, após o que retoma o tônus[23].

Os mecanismos de controle fisiológico são diferentes para as musculaturas lisa e estriada. A musculatura estriada, cranial, recebe exclusivamente inervação vagal excitatória, e a contração peristáltica resulta da ativação de unidades motoras em seqüência craniocaudal.

O controle da musculatura lisa é aparentemente mais complexo do que o da estriada. As fibras vagais fazem sinapse em neurônios do plexo mioentérico mais do que na junção neuromuscular, e o estímulo vagal pode tanto estimular quanto inibir a musculatura esofágica, dependendo do estímulo usado[22].

O plexo mioentérico existe nos segmentos estriados e lisos do esôfago, entre as túnicas musculares. Esse plexo é ganglionar: poucos gânglios nos segmentos de musculatura estriada, e maior número nos de musculatura lisa, principalmente na região de junção dessas túnicas musculares[4].

O plexo submucoso também está presente, mas é escasso.

Do ponto de vista funcional, o esôfago pode ser dividido em três regiões: esfíncter esofágico superior, corpo e esfíncter esofágico inferior

A função dos esfíncteres é coordenada com a função do corpo esofágico e com a atividade da orofaringe e do estômago, que são contíguos ao esfíncter esofágico superior e ao esfíncter esofágico inferior, respectivamente.

Aproximadamente 50 a 60% do esôfago caudal, incluindo o esfíncter esofágico inferior, são inteiramente de musculatura lisa[7].

Esfíncter Esofágico Superior

Denominado também esfíncter faringoesofágico, o esfíncter esofágico superior é parte integrante tanto do esôfago quanto da faringe. Sua estrutura é estriada, tendo comprimento de 2 a 4,5 cm à manometria; é formado primariamente por fibras horizontais do músculo cricofaríngeo e, freqüentemente, por uma pequena porção do constritor inferior da faringe.

No homem, a região de maior pressão tem aproximadamente 1 cm de comprimento e corresponde ao músculo cricofaríngeo[7,22].

A pressão intraluminal do esfíncter esofágico superior parece ter dois componentes: um ativo, relacionado com a contração do cricofaríngeo, e um passivo, atribuível à elasticidade tecidual[1,13]. A pressão desse esfíncter no homem, em repouso, é de aproximadamente 10 mmHg, valor que estima seu componente de elasticidade dos tecidos.

Durante a deglutição, a abertura normal do esfíncter envolve seu relaxamento, tração laríngea anterior e pressão intrabolo; mudanças adaptativas volume-dependentes na dimensão do esfíncter acomodam bolo de grande volume[5].

O esfíncter esofágico superior normalmente mantém-se fechado, exceto durante a deglutição, eructação e vômito[22].

Por meio de estudos manométricos e videofluoroscópicos, concluiu-se que: (1) o músculo cricofaríngeo é o elemento contrátil mais importante do esfíncter, apresentando relaxamento manométrico imediatamente antes da sua abertura; (2) a tração do esfíncter esofágico superior, pelo movimento anterior de deglutição do hióide e da laringe, inicia a abertura normal do esfíncter e é o mecanismo predominante que determina essa abertura para a deglutição seca e para as de pequeno volume; (3) para volumes deglutidos iguais ou superiores a 5 ml, as forças de pressão dentro do bolo contribuem substancialmente para a magnitude da abertura do esfíncter; (4) aumentos progressivos no volume do bolo deglutido causam aumentos adaptativos na dimensão da área de ação do esfíncter esofágico superior, que diminuem a resistência ao fluxo[5].

Anormalidades clínicas da abertura do esfíncter esofágico superior podem ser relacionadas a alterações de relaxamento do mesmo, tração reduzida através da laringe, peristalse faríngea alterada, ou reduzida complacência da musculatura do esfíncter. Funcionalmente,

essas alterações podem conduzir à falta de abertura ou à abertura incompleta do esfíncter e aspiração do resíduo da faringe, que se traduzem, clinicamente, por sintomas de disfagia ou de sufocação[5].

Esfíncter Esofágico Inferior

Em circunstâncias fisiológicas normais, a passagem do conteúdo gástrico para o esôfago é impedida por uma barreira anti-refluxo que se localiza na junção esofago-gástrica.

O esfíncter esofágico inferior, o pilar diafragmático e o ligamento frenoesofágico são as estruturas anatômicas com participação na barreira anti-refluxo. O esfíncter esofágico inferior tem sido descrito como uma estrutura fisiológica ou zona de elevada pressão de repouso, de 3 a 5 cm de comprimento, e que atua como barreira contra a regurgitação anormal do conteúdo gástrico para o esôfago. A presença de estrutura esfincteriana anatômica é negada por alguns autores[22,25].

Liebermann-Meffert et al.[18] demonstraram a presença de espessamento muscular assimétrico abaixo do diafragma e acima do ângulo de His. A zona definida como de alta pressão localiza-se nessa área, sendo seu comprimento idêntico ao do espessamento[7,18]. A maior pressão coincide com a área de maior espessamento, face posterior esquerda. Esse anel gastroesofágico tem comprimento médio de 31 mm, diminuindo progressivamente tanto em sentido caudal como cranial. Surpreendentemente, as fibras musculares da túnica interna não completam a circunferência do esôfago, mas são semicirculares, entrelaçando suas extremidades livres nas paredes anterior e posterior[18] e, também, nas fibras da musculatura lisa do estômago[25].

Embora o tônus do esfíncter esofágico inferior seja o principal mecanismo na prevenção do refluxo gastroesofágico, este recebe suporte de fatores extrínsecos, como a compressão pela crura diafragmática e sua posição na cavidade abdominal, que parecem ter importância, principalmente durante o esforço[19] (Fig. 16.5).

Contrações voluntárias ou involuntárias do diafragma elevam a pressão da junção esofagogástrica, e essa elevação é proporcional à força de contração diafragmática. Estudos manométricos esofágicos e eletromiográficos do diafragma mostram que, durante a contração máxima mantida no diafragma, a distensão do esôfago não tem efeito na pressão da junção esofagogástrica; há, pois, dois mecanismos esfinctéricos nessa região: o esfíncter esofágico inferior e a crura diafragmática, que respondem diferentemente à distensão do esôfago distal[21].

A pressão da junção esofagogástrica ao final da expiração é resultante da atividade tônica da musculatura lisa do esfíncter esofágico inferior, enquanto que as oscilações inspiratórias na pressão são causadas pela crura diafragmática[2,20]. O aumento na pressão da junção esofagogástrica é resultante do "efeito

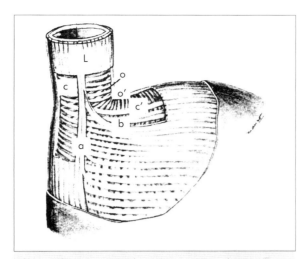

Fig. 16.5 — Esquema da arquitetura muscular na junção esofagogástrica mostrando os componentes de abertura e fechamento do esfíncter esofagogástrico. L= feixes esofágicos longitudinais que se separam em feixes gástricos longitudinais direitos (a) e esquerdos (b); c= feixes esofágicos circulares; c'= alça gástrica circular; o= feixes esofágicos oblíquos; o'= alça gástrica oblíqua. Os feixes circulares foram desenhados muito separados para visualizar os feixes oblíquos. (Curti, P. Tese de Doutoramento de Anatomia, USP, 1955.)

pinçamento" da crura diafragmática; esse aumento é proporcional à profundidade da inspiração e à força de contração do diafragma[21].

A distensão do esôfago produz relaxamento do esfíncter esofágico inferior, e a amplitude do relaxamento é proporcional ao grau de distensão esofágica[21]. A pressão intraluminal na junção esofagogástrica reflete a força da barreira anti-refluxo. O refluxo gastroesofágico só pode acontecer se a pressão da barreira for baixa. A pressão do esfíncter esofágico inferior flutua de minuto a minuto; em geral, essas flutuações têm pequena amplitude, de 10 a 20 mmHg, porém grandes flutuações ocorrem, e estas estão relacionadas com a atividade motora migratória do estômago. A pressão do esfíncter esofágico inferior é maior durante a fase III e menor após a fase I[24].

A pressão de repouso normal do esfíncter esofágico inferior é de 10 a 30 mmHg, e essa pressão é menor no período pós-prandial e à noite. Nenhum valor absoluto da zona de alta pressão indica, por si, competência ou incompetência do mecanismo do esfíncter esofágico inferior[22].

Incompetência desse esfíncter ocorre durante o vômito. Nesse evento, a junção esofagogástrica sobe acima do hiato diafragmático, como resultado da contração da musculatura longitudinal do esôfago. Outra conseqüência dessa ação é o desaparecimento da roseta mucosa, que habitualmente preenche a luz da junção esofagogástrica. Graças a esse mecanismo o vômito torna-se possível[23].

O refluxo gastroesofágico é ocorrência fisiológica quase universal e diária, mesmo em indivíduos saudáveis; é pois um fenômeno normal e, embora a disfunção na junção esofagogástrica seja um dos fatores mais importantes na predisposição do paciente ao refluxo ácido, o volume e o caráter do refluído, a eficiência da limpeza do esôfago, a contribuição do bicarbonato salivar, a resistência da mucosa são outros mecanismos fisiológicos de defesa contra a doença do refluxo gastroesofágico[10,14].

O papel protetor da saliva é realçado pelo reflexo esofagossalivar[11,19], no qual a percepção da dor durante a acidificação do esôfago parece ser um importante fator na deflagração de um maior fluxo salivar, cujo conteúdo em bicarbonato funciona como um tampão endógeno e contribui para a limpeza final do ácido intra-esofágico depois de um episódio de refluxo[11,15,19].

O refluxo é fisiológico em certas condições, como por exemplo gravidez, quando a pressão do esfíncter esofágico inferior diminui progressivamente, chegando ao menor índice na 36ª semana, sendo pois a pirose retroesternal freqüente, principalmente no terceiro trimestre. São referidos como mecanismos responsáveis, o aumento da pressão abdominal e o efeito hormonal, reduzindo a pressão do esfíncter esofágico inferior[17].

Aumentos na pressão abdominal, contínuos, como na obesidade, ou transitórios, como no esforço, elevam o gradiente de pressão abdominotorácico e tendem provavelmente a provocar refluxo[11].

Hipotonia do esfíncter esofágico inferior ocorre também em outras condições, como na calásia da infância, assim como na eructação; o tônus desse esfíncter é também influenciado por um grande número de fatores, entre os quais estão os alimentos, fumo, drogas e hormônios[16]. Gastrina, polipeptídeo pancreático, motilina e bombesina aumentam o tônus, secretina, colecistoquinina, polipeptídeo intestinal vasoativo, glucagon e progesterona reduzem o tônus. Alimentos ricos em proteínas o elevam; gorduras, chocolate, etanol o reduzem. Entre outras substâncias e medicamentos, a histamina, os antiácidos, a metocloparamida, a domperidona e a prostaglandina F[2a] produzem aumento na pressão esfinctérica, ao passo que a teofilina, as prostaglandinas E[2] e I[2], a serotonina, a meperidina, a morfina, a dopamina, os bloqueadores de cadeia de cálcio, o diazepam e os barbituratos produzem sua redução[8,14]

Estudo da motilidade e pH em voluntários sadios e em adultos e crianças com refluxo constatou que é preciso inexistir pressão no esfíncter esofágico inferior para que ocorra refluxo[11]. O relaxamento desse esfíncter é uma resposta normal à deglutição, sendo coordenado com a peristalse primária. Sua duração é curta, de menos de 5 segundos, e, nesse caso se ocorrer refluxo, este fica confinado ao esôfago caudal e é logo eliminado para o estômago[11].

Esses relaxamentos ocorrem também de forma espontânea, sem relação com a deglutição e sem a evidência de qualquer atividade motora esofágica, ou ocorrem depois de uma seqüência peristáltica normal ou de uma contração sincrônica no esôfago caudal — são "os relaxamentos transitórios do esfíncter esofágico inferior", que nem sempre são acompanhados de refluxo[6,14,16]. Em voluntários sadios, somente 35% dos relaxamentos transitórios do esfíncter esofágico inferior são associados a refluxo, enquanto esse índice sobe para 65% nos pacientes com esofagite[12,16].

A deflagração desses relaxamentos transitórios pode ser ocasionada por distensão gástrica, o que foi demonstrado em indivíduos saudáveis e em cães, como resposta fisiológica normal[11,26]. O relaxamento transitório do esfíncter esofágico inferior é totalmente suprimido durante o sono, e uma supressão considerável ocorre em decúbito dorsal[11].

Baixas pressões do esfíncter esofágico inferior podem ser associadas com doença do refluxo gastroesofágico, enquanto pressões elevadas são freqüentemente associadas com sintomas de disfagia ou dor torácica não-cardíaca. Falta de relaxamento adequado do esfíncter contribui para sintomas de disfagia, e é usualmente associada a espasmo esofágico difuso e acalásia[3].

REFERÊNCIAS BIBLIOGRÁFICAS

Anatomia

1. Akiyama H. *Surgery of Cancer of the Esophagus*. Baltimore: Williams & Wilkins, 1990.
2. Botha GSM. Mucosal folds at the cardia as a component of the gastroesophageal 'closing' mechanism. Br J Surg 45:569-580, 1958.
3. Collis JL, Kelly TD, Wiley, AM. Anatomy of the crura of the diafragm and surgery of the hiatus hernia. *Thorax* 9:175-189, 1954.
4. Daniels, B.J. The phrenoesophageal membrane. *Am J Surg* 110:814-817, 1965.
5. Farrel RL, Castell DO, Mc Guigan JE. Measurements and comparisons of the lower esophageal sphincter pressures and serum gastrin levels in patients with gastroesophageal reflux. *Gastroenterology* 67:415-22, 1974.
6. Kahrilas PJ. Functional anatomy and physiology of the esophagus. *In*: Castell DO. *The Esophagus*, 1st ed. Boston: Little, Brown and Company pp 1-27, 1992.
7. Liebermann M, Allgower M, Schmidt P, Blum AL. Muscular equivalent of the lower esophageal sphincter. *Gastroenterology* 76:3l-38, 1979.
8. Listerud MB, Harkins HN. Variations in the muscular anatomy of the esophageal hiatus: based on dissections of two hundred an four fresh cadavers: *Western J Surg* 67:110-112, 1959.
9. Manne A. Carcinoma of the esophagus. *Currents Problems in Surgery* pp. 569-570, 1982.
10. Meyer GW, Gerhardt PC, Castell DO. Muscle anatomy of the human esophagus. J Clin Gastroenterol 8:131-136, 1986.
11. Olsen AM, Payne WS. Origen, forma y funciones del esofago. *In*: Olsen AM, Payne WS. El esofago. Barcelona: Salvat pp. 1-26, 1978.
12. Palmer ED. An attempt to localize the anormal esophagogastric junction. *Radiology* 60:825-831, 1953.
13. Pellegrini CA, Way LW. Esophagus & Diaphragm. *In*: Way LW. *Current Surgical Diagnosis & Treatment*, 10th ed. Prentice Hall Inc, pp. 411-440, 1994.
14. Petroianu A. *Anatomia Cirúrgica*. Rio de Janeiro: Editora Guanabara Koogan SA, 1999.
15. Pinotti HW. *Atlas de Cirurgia do Esôfago*. São Paulo: Kronos Grafica e Editora Ltda, 1983.
16. Pope II CE. The esophagus. *In*: Sleisenger MH, Fordtran JS. *Gastrointestinal Disease*. Philadelphia pp. 423-427, 1973.
17. Skinner DB. The esophagus. *In*: Nora PF. *Operative Surgery*, 2nd ed. Philadelphia, Lea & Febiger, pp. 290-315, 1980.
18. Smanio T. Anatomia Medica Cirúrgica. São Paulo: Atheneu Editora, 1976.
19. Strano S, Bremner CG. Transhiatal blunt esophagectomy. *Surg Gynecol Obestet* 166:541-544, 1988.
20. Strasberg SM, Silver MD. The frenoesophageal membrane. Surg Fórum, 19:294-298, 1965.
21. Testut L, Jacob O. *Compêndio de Anatomia Topográfica*. Rio de Janeiro: Editorial Labor do Brasil, 1947.

Fisiologia

1. Asoh R, Goyal RK. Manometry and eletromyography of the upper esophageal sphincter in the opossum. Gastroenterol 74:514-20, 1978.
2. Boyle JT, Altschuler SM, Nixon TE *et al.* The role of the diaphragm in the genesis of lower esophageal sphincter pressure in the cat. *Gastroenterol* 88:723-30, 1985.
3. Castell JA, Dalton CB. Esophageal manometry. In: Castell DO (ed). *The Esophagus*, 1st ed. Little Brown and Co Boston pp. 143-60, 1992.
4. Christensen J. The esophagus. *In*: Christensen J, Wingate SL (eds). A Guide to Gastro-intestinal Motility. Bristol: John Wright & Sons Ltd pp. 75-100, 1983.
5. Cook IJ, Dodds WJ, Dantas RO et al. Open mechanisms of the human upper esophageal sphincter. *Am J Physiol* 257(5):G748-59, 1989.
6. Dent J, Holloway RH, Tooli J, Dodds WJ. Mechanisms of lower esophageal sphincter incompetence in patients with symptomatic gastroesophageal reflux. Gut 29:1020-8, 1988.
7. Diamant NE. Physiology of esophageal motor function. *Gastroenterol Cl N Am* 18:2179-94, 1989.
8. Diamant NE. Physiology of the esophagus. *In*: Sleisenger MH, Fordtran RD (eds). *Gastrointestinal Disease*, 4th ed. WB Saunders pp. 548-59, 1989.
9. Duranceau AC, Devroede G, Lafontaine E, Jamieson GG. Motilidade esofagiana em voluntários asintomáticos. *Cl Cir Am N* 4:827-38, 1983.
10. Goldstein JL, Schleisenger PK, Mozwecz HL, Layden TJ. Resistência da mucosa esofagiana. Um fator na esofagite. Cl Gastroenterol N Am 3:593-617, 1990.
11. Holloway RH, Koycan P, Dent J. Meals provoke gastroesophageal reflux by increasing the rate of transient lower esophageal sphincter relaxations (abstract). *Gastroenterol* 96:A214, 1989.
12. Holloway RH, Dent J. Fisiopatologia do refluxo gastroesofageano. *Cl Gastroenterol Am N* 3:537-57, 1990.
13. Jacob P, Kahrilas PJ, Herzon G, McLaughlin B. Determinants of upper esophageal sphincter pressure in dogs. *Am J Physiol* 259:G245-51, 1990.
14. Jamieson GG, Duranceau AC. Mechanismos de defesa do esôfago. *Cl Cir Am N* 4:839-52, 1983.
15. Kahrilas PJ. Atividade motora do esôfago e limpeza do ácido. *Cl Gastroenterol Am N* 3:559-73, 1990.
16. Kahrilas PJ. Functional anatomy and physiology of the esophagus. *In*: Castell DO (ed.) *The Esophagus*. Little Brown and Co, Boston, pp. 1-28, 1992.
17. Katzka DA, DiMarino Jr AJ. Pathophysiology of gastroesophageal reflux diseease: LES incompetence and esophageal clearance. *In:* Castell DO (ed). *The Esophagus*. Boston: Little Brown and Co, pp. 449-62, 1992.
18. Liebermann-Meffert D, Allgower M, Schmid P, Blum AL. Muscular equivalent of the lower esophageal sphincter. *Gastroenterol* 76(1): 31-8, 1979.
19. Mittal RK. Conceitos atuais da barreira anti-refluxo. *Cl Gastroenterol Am N* 3:519-35, 1990.

20. Mittal RK, Rochester DF, McCallum RW. Electrical and mechanical activity in the human lower esophageal sphincter during diaphragmatic contraction. J Clin Invest 81:1182-9, 1988.

21. Mittal RK, Rochester DF, McCallum RW. Sphincteric action of the diaphragm during a relaxed lower esophageal sphincter in humans. *Am J Physiol* 256(1):G139-44, 1989.

22. Orringer MB. O esôfago: fisiologia. *In:* Sabiston Jr DC (eds). *Tratado de Cirurgia*. 14ª ed. Guanabara & Koogan pp. 623-6, 1993.

23. Pellegrini CA, Way LW. Esophagus & Diaphragm. *In:* Way LW (ed). *Current Surgical Diagnosis & Treatment*, 10th ed. Prentice Hall Int Inc, pp 411-40, 1994.

24. Sugarbaker DJ, Kearney DJ, Richards WG. Fisiologia e fisiopatologia esofágicas. *Cl Cir Am N*, 6:1137-56, 1993.

25. Weisbrodt NW. Esophageal motility. *In:* Johnson LR (ed). Gastrointestinal Physiology *C V Mosby Co*, pp. 12-9, 1977.

26. Wyman JB, Dent J, Hecdle R. Belching: a clue to understanding gastroesophageal reflux (abstract). *Gastroenterology* 86:1303, 1984.

17

CAPÍTULO

Avaliação do Paciente com Doença do Esôfago*

Guilherme M. R. Campos
Cedric G. Bremner

INTRODUÇÃO

Para alcançarmos resultados satisfatórios e reprodutíveis em cirurgia esofágica dependemos de um diagnóstico preciso e da avaliação cuidadosa da extensão e gravidade da doença, bem como da realização adequada do procedimento cirúrgico mais apropriado. Este capítulo descreverá os passos para a avaliação de pacientes com suspeita de doenças esofágicas benignas ou malignas.

A avaliação de todos os pacientes com queixas digestivas altas se inicia no consultório com anamnese e exame físico detalhados. A definição e a classificação do tipo, duração e gravidade dos sintomas são essenciais, uma vez que irão somar-se aos achados objetivos encontrados na endoscopia e nos testes radiográficos e fisiológicos para guiarem a terapia (Tabela 17.1).

AVALIAÇÃO DE DOENÇAS ESOFÁGICAS BENIGNAS

Endoscopia Digestiva Alta

A endoscopia digestiva alta (EDA) é uma ferramenta-chave na avaliação de pacientes com suspeita de doenças esofagogástricas. Em alguns casos ela pode imediatamente fornecer diagnóstico e discernir extensão e gravidade da doença. O endoscopista deve sempre fornecer informações sobre as condições da mucosa esofágica, aparência e localização da junção escamocolunar, localização do pinçamento diafragmático, aparência desse pinçamento e do fundo gástrico através da manobra de retroversão do endoscópio e, em muitos casos, obter biópsias da junção escamocolunar e do epitélio gástrico[16,32].

Capítulo traduzido pelos Drs. Giorgio A. P. Baretta e Juliano Brasil.

Se a junção escamocolunar não for coincidente com a junção gastroesofágica (topo das pregas gástricas) e se estender pelo esôfago, biópsias da região revestida pelo epitélio colunar devem ser sempre obtidas[3].

Testes de Motilidade Esofágica

Os testes disponíveis para avaliar a função esofágica são divididos em várias modalidades: testes para avaliar a função motora e clareamento (*clearance*) esofágicos, testes para avaliar a exposição do esôfago ao suco gástrico e testes para documentar a relação entre os sintomas e a função esofágica (Tabela 17.1).

MANOMETRIA ESOFÁGICA ESTÁTICA E DE RETIRADA LENTA MONITORIZADA DO CATETER

A manometria esofágica foi introduzida há mais de um século[13]. Nos últimos 20 anos houve diversos aperfeiçoamentos técnicos, o que permitiu que a manometria fosse mais amplamente utilizada na prática clínica. Atualmente, a manometria é o método padrão ouro para avaliar a função do esfíncter esofágico inferior (EEI) e do corpo esofagiano[35]. Ela permite a identificação de distúrbios primários da motilidade (acalásia, espasmo esofágico difuso, esôfago em quebra-nozes e EEI hipertensivo), assim como transtornos sistêmicos afetando o esôfago, tais como esclerodermia, dermatomiosite, doença mista do tecido conectivo, neuropatia alcoólica e diabética. Na doença do refluxo gastroesofágico (DRGE), a manometria é utilizada para avaliar o EEI e funcionalidade do corpo esofágico[24].

A manometria é realizada utilizando-se um transdutor eletrônico sensível à pressão, ou cateteres perfundidos com água e com orifícios laterais conectados a

AVALIAÇÃO DO PACIENTE COM DOENÇA DO ESÔFAGO

Tabela 17.1
Testes para Avaliação dos Distúrbios da Motilidade Esofágica e do Refluxo Gastroesofágico

1. Testes para avaliação da função motora esofágica e clareamento
   - Manometria esofágica
   - Manometria esofágica e pHmetria de 24 horas
   - Cintilografia esofágica
   - Teste do clareamento ácido
   - Deglutograma com bário líquido e sólido
   - Impedanciometria esofágica

2. Testes para avaliação da função do esfíncter esofágico inferior
   - Manometria estacionária esofágica inferior
   - Manometria esofágica inferior de tração lenta (sMPT)
   - Manometria esofágica inferior ambulatorial de 24 horas
   - Teste do refluxo ácido padronizado

3. Testes para avaliação da função do esfíncter esofágico superior
   - Manometria cricofaríngea detalhada
   - Deglutograma com bário líquido
   - Videoendoscopia nasofaríngea

4. Testes para detecção da exposição anormal do esôfago distal ao suco gástrico
   - pHmetria de 24 horas
   - Monitorização do refluxo de bile em 24 horas

5. Testes baseados na relação entre sintomas e disfunção esofágica
   - Testes provocativos farmacológicos (Betanecol, edrofônio)
   - Teste da insuflação do balão esofágico
   - Teste de perfusão ácida (Bernstein e Baker)
   - Manometria esofágica de 24 horas e pHmetria

6. Teste para avaliação da função gastroduodenal
   - pHmetria de 24 horas do estômago
   - Análise de ácido gástrico
   - Manometria gastroduodenal
   - Estudo do esvaziamento gástrico
   - Colecintilografia

transdutores externos. Transdutores microeletrônicos recentemente vêm ganhando popularidade, uma vez que são pequenos o suficiente para serem implantados por um cateter de 7 F, a despeito da postura, e podem ser diretamente conectados a um dispositivo de registro. Por essas razões, são idealmente adequados para manometria ambulatorial. As maiores desvantagens ainda são o custo elevado (cerca de US$ 1.500 por transdutor e US$ 5.000 a US$ 8.000 por cateter) e sua fragilidade.

Cateteres de baixa complacência perfundidos com água são mais amplamente utilizados para manometria estática. Esses cateteres são confeccionados pela combinação de 3 a 8 tubos capilares de 0,8 mm de diâmetro

interno, com aberturas laterais em diferentes níveis. Orifícios laterais com arranjo circular em um mesmo nível são ideais para medir a pressão circunferencial ao redor dos esfíncteres superior e inferior. Orifícios laterais com distância de 5 cm entre si são necessários para estudar a atividade peristáltica. Com o objetivo de obter o máximo de informação através de uma única cateterização esofágica e o mínimo número de deglutições, muitos laboratórios utilizam cateteres de 8 lúmens, com 4 orifícios laterais nivelados, arranjados a cada 90°, e os 4 restantes dispostos a intervalos de 5 cm ao longo do comprimento do cateter. A taxa de infusão de água deve ser ajustada para obter traçados confiáveis e reprodutíveis de pressão. Esse ajuste é mais bem alcançado por um sistema de infusão capilar pneumo-hidráulico de baixa capacitância, com um fluxo de infusão constante de 0,6 ml/min [1].

O estudo é realizado após jejum de 12 horas. O cateter é passado pelo nariz, atravessando o esôfago até o estômago. O padrão gástrico de pressão deve ser confirmado. Para identificar a zona de alta pressão do esfíncter esofágico inferior (EEI), o cateter é retirado lentamente através do cárdia. À medida que o sensor é tracionado em direção cranial, um aumento da pressão acima do basal gástrico identifica o início do EEI. O ponto de inversão respiratório é identificado quando as excursões positivas do traçado manométrico que ocorrem com a respiração na cavidade abdominal se transformam em deflexões negativas no tórax. O ponto de inversão respiratório serve como ponto de referência a partir do qual a amplitude da pressão do EEI e o comprimento do esfíncter exposto à pressão abdominal são medidos. À medida que o sensor é retirado para o corpo esofágico, o limite superior do EEI é identificado pela queda da pressão do esfíncter em relação à pressão basal esofágica. A partir dessas medidas, a pressão, o comprimento abdominal e o comprimento total do esfíncter são determinados.

Recentemente, objetivando-se aperfeiçoar a técnica-padrão de manometria do EEI por tração do sensor, um novo método, a sMTF (slow monitorized pull-trough technique) ou técnica de tração lenta monitorizada, foi introduzido para a avaliação do EEI. Consiste na retirada lenta e progressiva do cateter, porém a uma velocidade contínua (1 mm/s) utilizando um motor e registrando as pressões dos 4 orifícios radiais. Essa técnica é rápida levando aproximadamente 1 minuto para a avaliação do esfíncter (comparado aos 20 minutos aproximados da técnica convencional), e é mais bem tolerada pelo paciente. Ele permite traçados de alta fidelidade sem artefatos de deglutição, mesmo nos pacientes pouco colaborativos. Uma vez que a tração é realizada de forma contínua, ela fornece uma determinação precisa do comprimento do esfíncter sem a margem de aproximação (+ 0,5 a 1,0 cm) dada pela técnica de tração convencional. Como o paciente pode respirar normalmente, é possível localizar o ponto de inversão respiratório, a partir do qual o comprimento abdominal pode ser determinado. Adicionalmente, a técnica independe do operador, permitindo uma auto-avaliação computadorizada.

Recentemente, demonstramos que comparada à técnica convencional, a sMTP tem um coeficiente de variação muito menor na sua interpretação, com uma maior concordância entre diferentes examinadores analisando um dado traçado. Os coeficientes de correlação também foram significativamente maiores quando usada a sMPT para os 3 parâmetros do EEI. O 5.º percentil dos valores normais obtidos de 41 voluntários para comprimento total, comprimento abdominal e pressão de EEI com a sMPT é de 2,7 cm, 1,4 cm e 5,1 cm, respectivamente. A sMPT representa uma técnica mais fielmente reprodutível do que a técnica convencional e tem se tornado a técnica de escolha na prática clínica[6].

Para a avaliação do relaxamento esfincteriano e de características pós-relaxamento, novamente os 4 orifícios nivelados são colocados na zona de alta pressão com um orifício distal localizado no estômago e um proximal no corpo do esôfago. Cinco a 10 deglutições líquidas (5 ml de água) são realizadas. Em condições normais a pressão esofágica deve cair ao nível da pressão intragástrica durante cada deglutição.

A função do corpo esofágico é avaliada através do posicionamento de 5 sensores localizados em diferentes níveis no esôfago. A fim de padronizar o procedimento, o sensor proximal é posicionado 1 cm abaixo do esfíncter cricofaríngeo, com os distais a cada 5 cm ao longo do corpo esofágico. Por esse método, uma resposta pressórica através de todo o comprimento esofágico pode ser obtida durante a deglutição. A resposta a 10 deglutições é registrada. Amplitude, duração e morfologia (isto é, número de picos e de atividade contrátil repetitiva seguindo-se a cada deglutição) são calculadas em todos os sensores no corpo esofágico. O tempo decorrido entre o início ou pico das contrações esofágicas nos variados níveis do esôfago são utilizados para calcular a velocidade de propagação das ondas. As ondas de propagação esofágica seguindo uma deglutição são classificadas como peristálticas, simultâneas, interrompidas ou pontilhadas.

A tecnologia computadorizada atual permite uma análise rápida e precisa desses parâmetros[13]. É importante saber que os dados manométricos registrados sofrem influência de fatores como idade, postura, características do material deglutido, diâmetro do cateter, freqüência de deglutições e capacitância do sistema de perfusão. Uma vez que esses parâmetros não são necessariamente padronizados entre diferentes laboratórios, deve-se considerá-los individualmente em cada serviço.

A posição, comprimento e pressão do esfíncter esofágico superior (EES) são avaliados pela técnica convencional de tração, utilizando incrementos de 0,5-1 cm do esôfago cervical até a faringe. Para compensar a assimetria anatômica do EES, os valores obtidos com os orifícios laterais orientados em direções diversas devem ser registrados, e adotada sua média como valor final. A função do EES na deglutição pode ser avaliada posicionando-se um sensor na faringe, outro no esfíncter e outro no esôfago superior. Mais recentemente, para avaliar

o EES, temos utilizado um cateter de 8 canais de polivinil com orifício terminal e perfundidos com água (manometria cricofaríngea detalhada). O cateter mede 90 cm e tem um diâmetro de saída de 4,8 mm. Há 8 orifícios laterais ou portas de pressão (sensores), cada um com 0,8 mm de diâmetro. A porta mais distal localiza-se 10 cm do final do cateter. Sete portas adicionais são orientadas radialmente ao longo da circunferência do cateter. A freqüência-modelo necessária é de 128 Hz. Os registros são digitados e analisados em um computador. Todas as medidas de pressão têm como referência a pressão atmosférica (B0). O cateter é posicionado por via transnasal no esôfago cervical, e o paciente é colocado em posição supina. Trações com seqüências de 1 cm são realizadas. A pressão de repouso do EES é registrada. O limite inferior do EES é identificado a partir de uma elevação sustentada das pressões acima do nível basal esofágico. Essa elevação é usualmente dramática e óbvia, na ordem de aproximadamente 5 a 10 mmHg. O limite proximal do EES é identificado pelo retorno da pressão à B0. A pressão de repouso do EES é calculada como a pressão média acima de B0 durante a tração. A resposta do segmento faringoesofágico durante a deglutição é inferida utilizando 10 deglutições de 0, 5, 10 e 15 ml de água. Para avaliar a porção distal do segmento, os primeiros 2 orifícios são posicionados na faringe e o terceiro sobre ao limite superior do EES ou imediatamente proximal a este. Os orifícios restantes cobrem todo o comprimento do EES e uma pequena porção do esôfago cervical.

Em virtude da curta duração da fase de deglutição faríngea (1,5 s), registros de alta velocidade (50 mm/s) devem ser obtidos para avaliar a coordenação do relaxamento cricofaríngeo com a contração hipofaríngea. Normalmente, as contrações faríngeas alcançam 50 a 60 mmHg e são coordenadas com um relaxamento completo do EES, ou seja, uma queda da pressão do EES a menos da B0 intra-esofágica[28,29].

Cateteres perfundidos com água, mesmo com baixa capacitância e boa taxa de aumento pressórico (>200 mmHg/seg) podem ser inadequados para estudar as rápidas mudanças de pressão faríngea, que alcançam até 500 mmHg/s. Assim, alguns autores advogam o uso de microtransdutores sólidos para esse propósito[26]. Por causa de suas características intrínsecas de confecção, esses transdutores não podem ser dispostos muito próximos entre si para que a sonda não se torne rígida e inutilizável para a canulação esofágica. Atualmente, a distância mínima entre os transdutores é de 3 cm. Para resolver esse problema, 2 sondas adjacentes são utilizadas em alguns estudos.

A manometria esofágica estática, realizada como descrita antes, é indicada quando:

1. Uma desordem de motilidade do corpo esofágico e/ou EEI é suspeitada pelas queixas de disfagia, regurgitação ou dor torácica.

2. Uma ampla avaliação do mecanismo anti-refluxo na DRGE é desejada.

AVALIAÇÃO DO PACIENTE COM DOENÇA DO ESÔFAGO

3. Um distúrbio da fase faringoesofágica da deglutição é suspeitada (uma discussão mais detalhada da *performance* e utilização clínica da manometria cricofaríngea não será apresentada neste capítulo)

Transtornos da Motilidade Esofágica

Anormalidades da propulsão do corpo esofágico ou do EEI podem desencadear uma série de transtornos da fase esofágica da deglutição. Esses transtornos são devidos a uma deterioração direta da função muscular esofágica ou resultam dos efeitos e distúrbios secundários a patologias neuromusculares ou sistêmicas, tais como a esclerose sistêmica progressiva, dermatomiosite ou *miastenia gravis*. Com a introdução da manometria esofágica, uma série de doenças musculares primárias do esôfago puderam ser classificadas como patologias separadas. Esses transtornos primários são a acalásia, espasmo esofágico difuso ou segmentar, contrações esofágicas peristálticas de alta amplitude (esôfago em *quebra-nozes*) e o EEI hipertônico. O termo "transtorno motor esofágico inespecífico" (*nonspecific esophageal motor disorder — NEMD*) inclui pacientes cujos achados manométricos são evidentemente anormais mas não se enquadram na classificação dos demais grupos.

Descreveremos brevemente os padrões de dismotilidade e os critérios diagnósticos (ver também Capítulo 19)[35].

Acalásia

O padrão clássico inclui a perda progressiva do peristaltismo esofágico e a falha de relaxamento do EEI durante a deglutição. As contrações registradas em diferentes níveis do esôfago são simultâneas e de baixa amplitude. Outras características incluem a elevação da pressão basal do corpo esofagiano e do tônus do EEI em aproximadamente 50% dos pacientes.

A combinação dessa falha peristáltica no esôfago e do não-relaxamento do EEI causa um acúmulo funcional de alimento deglutido no esôfago, causando dilatação desse órgão. Com o decorrer do tempo, a alteração funcional provoca alterações anatômicas que podem ser visualizadas em exames de imagem, como dilatação do corpo do esôfago e estreitamento da extremidade distal em forma de bico de ave. Há usualmente um nível hidroaéreo que reflete o grau de resistência imposta pelo esfíncter distônico. À medida que a doença prossegue seu curso, o esôfago se torna cada vez mais dilatado e tortuoso.

Um subgrupo de pacientes com padrão previamente típico de acalásia demonstra contrações simultâneas porém de alta amplitude. Esse padrão manométrico foi denominado "acalásia vigorosa", e dor torácica episódica é uma queixa comum desses pacientes. Uma avaliação radiográfica desses pacientes com doença avançada pode demonstrar uma deformidade em "saca-rolhas" do esôfago, com formação de divertículos.

Espasmo Esofágico Difuso e Segmentar

Essa anormalidade manométrica ocorre com menos freqüência. Sua incidência é de aproximadamente um quinto da observada para a acalásia. Pode envolver a totalidade do corpo esofágico, mas está usualmente limitada à musculatura lisa dos dois terços distais. No espasmo segmentar, as alterações são restritas a um curto segmento da musculatura lisa esofágica.

Os achados clássicos de dismotilidade nesses pacientes são caracterizados pela freqüente ocorrência de contrações esofágicas simultâneas e repetitivas que podem ter uma amplitude exageradamente alta ou duração prolongada. A chave do diagnóstico do espasmo esofágico difuso é o fato de que o esôfago usualmente permanece com algum grau de atividade peristáltica adequada, distinguindo-se da acalásia. Um critério de 20% ou mais de contrações simultâneas em resposta a deglutições líquidas tem sido usado como parâmetro para definir o diagnóstico de espasmo esofágico difuso. O EEI em geral mostra um padrão normal de pressão basal e de relaxamento após deglutição líquida. Entretanto, um padrão hipertônico com relaxamento alterado pode estar presente e dificultar na diferenciação entre a acalásia vigorosa.

Esôfago em Quebra-Nozes

Os estudos manométricos de pacientes com dor torácica de origem não-cardíaca têm demonstrado que uma grande parcela desses pacientes apresenta contrações esofágicas de amplitude extremamente alta. Essa anormalidade foi denominada, por volta dos anos 70, de esôfago em quebra-nozes (*nutcracker esophagus*) ou esôfago supercompressor (*supersqueezer esophagus*). Outros termos para descrever essa entidade são peristalse hipertensiva ou contrações peristálticas de alta amplitude. É a mais freqüente das alterações primárias da motilidade esofágica. Por definição o esôfago em quebra-nozes traduz uma alteração manométrica caracterizada por contrações peristálticas de amplitudes que excedem o 95.º percentil da população normal em pacientes com dor torácica e/ou disfagia. A amplitude das contrações nesses pacientes pode facilmente ultrapassar 400 mmHg. Pacientes com ondas peristálticas de duração excessivamente longa também ocorrem nesse diagnóstico.

O achado de ondas peristálticas hipertensivas em pacientes sem dor torácica e/ou disfagia é comum e traz dificuldade na constatação de uma relação causa/efeito no esôfago em quebra-nozes[5]. Logo, a relação de causalidade das ondas hipertensivas ou de longa duração, na

313

patogenia da dor torácica não-cardíaca e/ou disfagia ainda não pôde ser estabelecida.

EEI Hipertensivo

O transtorno é caracterizado pela pressão elevada basal do EEI, com relaxamento e progressão de ondas normais. Aproximadamente 50% desses pacientes terão distúrbios de motilidade do corpo esofágico associados, particularmente o esôfago em quebra-nozes e o espasmo esofágico difuso, que podem ser responsáveis pelos sintomas. Nos restantes, a alteração do esfíncter distal existe como uma característica isolada.

Os sintomas podem ser causados por uma contração prolongada após o relaxamento do EEI somada ao esfíncter hipertônico. Os critérios diagnósticos para um EEI hipertensivo-hipercontrátil são: *a*. disfagia e dor torácica como principais sintomas; *b*. pressão média de repouso do esôfago inferior >25 mmHg; *c*. duração média da contração pós-relaxamento superior a 14 s; *d*. taxa média de aumento da pressão pós-relaxamento superior a 25 mmHg/s; *e*. ausência de outras desordens primárias de motilidade esofágica; e *f*. ausência de evidências esdoscópicas ou radiográficas de causas orgânicas para os sintomas.

Transtornos Inespecíficos de Motilidade

Muitos pacientes que se queixam de disfagia ou dor torácica de causa não cardiogênica demonstram uma ampla variedade de padrões de contração esofágica que são evidentemente anormais, mas não atingem os critérios para uma desordem primária de motilidade. A manometria desses pacientes freqüentemente demonstra um número aumentado de ondas multiapiculadas ou contrações repetitivas, contrações de longa duração, contrações faríngeas não transmitidas, contrações interrompidas ou de baixa amplitude. Essas alterações foram denominadas alterações inespecíficas da motilidade esofagiana. O significado dessas anormalidades na etiologia da dor ou disfagia ainda é incerto.

Recentemente, June Castell relatou um novo distúrbio primário de motilidade, chamado de motilidade esofágica inefetiva (MEI), que é caracterizado por anormalidades de contração do esôfago distal, cuja soma do número total de ondas de baixa amplitude (< 30 mmHg) e de contrações não transmitidas excede 30% das deglutições líquidas. Essa anormalidade manométrica é a mais comumente encontrada em pacientes com DRGE e pode ser secundária às lesões inflamatórias que ocorrem no esôfago terminal pela exposição contínua ao suco gástrico.

Quando presente, essa anormalidade contribui para um aumento da exposição ácida devido a uma redução da capacidade de clareamento (*clearance*) ácido esofágico. Até o momento, esse processo causando a alteração da motilidade parece irreversível uma vez ocorrido[35].

É importante observar que há uma considerável sobreposição das desordens esofágicas motoras nas classificações. Uma distinção clara e precisa entre as dismotilidades clássicas e as chamadas não-específicas é freqüentemente impossível. Pacientes com diagnóstico de esôfago em quebra-nozes têm freqüentemente achados de alterações inespecíficas quando analisados repetitivamente, e a progressão de uma dismotilidade inespecífica para o clássico espasmo esofágico difuso na evolução natural da doença tem sido demonstrada. Assim, o achado de uma dismotilidade inespecífica pode apenas ser um marcador manométrico de alterações intermitentes de uma patologia motora clássica mais grave.

Os limites entre as dismotilidades clássicas da acalásia, espasmo esofágico difuso, esôfago em quebra-nozes e EEI hipertensivo também são vagos. A diferenciação entre acalásia vigorosa e espasmo difuso pode ser difícil, e subtipos intermediários podem existir. A progressão do espasmo difuso para acalásia tem sido observada e a peristalse pode retornar nos pacientes com acalásia clássica após miotomia à Heller ou dilatação com balão. Essas observações podem dar suporte ao conceito de que desordens primárias de motilidade possam representar diferentes expressões de uma patologia esofágica comum.

Embora a doença que mais comumente leva à deterioração secundária da função esofágica seja a DRGE de longa duração, esse termo secundário denota usualmente um transtorno motor resultante de uma alteração neuromuscular generalizada ou distúrbios metabólicos sistêmicos. O esôfago é particularmente afetado por quase todas as colagenoses vasculares, sendo as mais comuns a esclerose sistêmica progressiva, a doença mista do tecido conectivo e a polimiosite/ dermatomiosite.

Oitenta por cento dos pacientes com esclerose sistêmica progressiva têm alguma alteração esofágica motora. Na maioria dos casos a doença segue um curso prolongado e usualmente só afeta a musculatura lisa dos 2/3 distais do esôfago. Os achados típicos na manometria são peristaltismo normal no esôfago estriado proximal com ondas fracas ou ausentes no restante distal correspondente à musculatura lisa. A pressão do EEI é progressivamente enfraquecida à medida que a doença avança, resultando em exposição aumentada ao suco gástrico, tanto devida a um EEI mecanicamente deficiente quanto pela baixa função de clareamento do corpo esofágico.

Em pacientes com polimiosite ou dermatomiosite a porção estriada superior do esôfago é a mais afetada, causando aspiração, regurgitação nasofaríngea e disfagia cervical. A doença mista do tecido conectivo apresenta um misto de alterações manométricas da esclerose sistêmica e da polimiosite.

Doença do Refluxo Gastroesofágico(DRGE)

A doença do refluxo gastroesofágico (DRGE) é a desordem mais comum do esôfago e compreende es-

Avaliação do Paciente com Doença do Esôfago

pectros da doença que variam desde o desarranjo anatômico e fisiológico mínimos até uma condição pré-maligna associada ao grave comprometimento da barreira anti-refluxo. A cirurgia anti-refluxo tem sido aplicada com maior freqüência, e um conhecimento completo da doença é indispensável para a prática cirúrgica. O sucesso de um procedimento anti-refluxo é definido a partir de dois resultados objetivos: alívio dos sintomas de refluxo em longo prazo e ausência de complicações ou queixas induzidas pela cirurgia. Na prática, alcançar esses dois objetivos tem se mostrado difícil. Ambos são dependentes do estabelecimento de que os sintomas pelos quais a cirurgia é realizada são devidos ao excesso de exposição esofágica ao suco gástrico, assim como da *performance* correta do procedimento anti-refluxo apropriado. Se esses dois critérios forem observados, o sucesso ocorrerá na grande maioria dos pacientes[8]. Atualmente, as características do esfíncter esofágico inferior (EEI) não são tão importantes. Pacientes com EEI normal são freqüentemente candidatos à fundoplicatura laparoscópica. O prognóstico não é dependente da função esfincteriana, mas sim do correto diagnóstico da DRGE. A importância dos parâmetros de repouso do EEI tem sido discutida por alguns autores que consideram que a perda transitória da barreira de refluxo, geralmente descrita como relaxamento transitório do EEI, constitui o mecanismo dominante para o refluxo gastroesofagiano[10].

Embora esteja estabelecido que a freqüência de tal perda transitória da barreira anti-refluxo é similar em pacientes com DRGE, outros mecanismos devem ser invocados para explicar o aumento da exposição ácida. Refluxo durante hipotonia prolongada do EEI ou em resposta ao aumento abrupto da pressão intra-abdominal são dois potenciais mecanismos envolvidos. Essas condições se aplicam principalmente a pacientes com diminuição da pressão do EEI de repouso, sobretudo após as refeições. Além disso, estudos prévios indicam que a pressão diminuída do EEI está associada com pior resposta à terapia medicamentosa[12,4,15] e com manifestações mais intensas de DRGE, como esôfago de Barrett[4,7]. Conseqüentemente, a detecção de um EEI anormal em um paciente com DRGE deve favorecer a indicação do procedimento cirúrgico.

Os passos diagnósticos para pacientes com suspeita de DRGE e candidatos a procedimento cirúrgico anti-refluxo apresentam quatro objetivos importantes:

1. Estabelecer que a DRGE é a causa base dos sintomas do paciente.
2. Estimar o risco de progressão da doença.
3. Determinar a presença ou não de encurtamento esofágico.
4. Avaliação da função esofágica e, ocasionalmente, da função de esvaziamento gástrico.

Documentação Objetiva

A introdução da cirurgia laparoscópica e o reconhecimento de que se trata de um procedimento seguro e duradouro para DRGE têm aumentado dramaticamente o número de pacientes encaminhados à fundoplicatura laparoscópica.

O limite para indicação cirúrgica tem sido tal que cada vez mais pacientes sem esofagite endoscópica ou outra evidência objetiva da presença de refluxo são agora considerados candidatos ao procedimento anti-refluxo laparoscópico.

Esses fatos traduzem a importância de selecionar pacientes para cirurgia que apresentem melhor prognóstico pós-operatório. Apesar de a fundoplicatura à Nissen impedir efetivamente que o suco gastroduodenal reflua para o esôfago, não haverá benefício se a sintomatologia do paciente não for devida à DRGE. Ou seja, em grande parte, o índice de sucesso antecipado da fundoplicatura laparoscópica é diretamente proporcional à certeza de que a DRGE é a causa da sintomatologia dos pacientes.

Três fatores preditivos de sucesso após cirurgia de anti-refluxo têm emergido[8]. São eles:

1. Escore anormal de pHmetria de 24 horas.
2. Presença de sintomas típicos de DRGE, conhecidos como pirose ou regurgitação.
3. Melhora sintomática com o tratamento medicamentoso de supressão ácida antes do procedimento cirúrgico.

É evidente que cada um desses três fatores ajuda a estabelecer que a DRGE é, na verdade, a causa-base da sintomatologia do paciente e que eles têm pouca relação com a gravidade da doença.

Avaliação Endoscópica

A visualização endoscópica do esôfago complementa o exame físico e constitui uma parte crítica da avaliação pré-operatória dos pacientes com DRGE. Sua principal indicação é detectar complicações do refluxo gastroesofágico, as quais podem influir nas decisões terapêuticas.

São realizadas três medições em cada paciente: ao nível do pinçamento diafragmático, junção gastroesofagiana e junção escamocolunar. Essas três estruturas anatômicas encontram-se comumente em locais diferentes nos pacientes com DRGE. O pinçamento diafragmático é geralmente evidente com a respiração do paciente durante o exame. A junção esofagogástrica anatômica é identificada como o ponto onde as pregas gástricas se encontram com o esôfago, e localiza-se geralmente abaixo da junção escamocolunar até mesmo em pacientes sem esôfago de Barrett evidente.

Esofagite endoscópica é definida pela presença de erosões mucosas. Quando presentes, o grau e a extensão da lesão mucosa são classificados. A presença e a extensão do epitélio colunar estendendo-se acima da junção gastroesofagiana anatômica também podem ser evidenciadas pela endoscopia. A dificuldade de visualização da junção escamocolunar em sua localização anatômica e a presença de mucosa "rosa-salmão" devem chamar a atenção para a presença de epitélio de Barrett, o que pode ser confirmado por biópsia local mostrando metaplasia intestinal especializada. A observação endoscópica da linha colunar sem a confirmação histológica de metaplasia intestinal especializada não caracteriza o esôfago de Barrett e não traduz potencial pré-maligno. Múltiplas biópsias devem ser realizadas no sentido proximal a fim de determinar o nível da junção do epitélio de Barrett com a mucosa normal. O esôfago de Barrett é suscetível a ulcerações, sangramento, estenose e degeneração maligna. Displasia é o sinal mais precoce de transformação maligna. Devido ao fato de essa degeneração maligna ocorrer em certa porcentagem da população, um mínimo de quatro biópsias em cada quadrante deve ser realizado a cada 2 cm de extensão. Atenção especial deve ser dada aos pacientes cuja junção escamocolunar apresenta massas, ulcerações, nódulos ou tecido inflamatório, todos considerados como suspeitos para malignidade, devendo então ser biopsiados. A junção esofagogástrica é definida endoscopicamente onde o esôfago propriamente dito se encontra com as pregas gástricas, e a junção escamocolunar se apresenta como uma mudança óbvia no epitélio colunar para o epitélio escamoso[11,16,34].

Com uma investigação completa do esôfago, a primeira e segunda porções do duodeno e o estômago são visualizadas sistematicamente. Isso geralmente é feito com a retirada do endoscópio. Quando o antro gástrico é visualizado, a incisura *angularis* apresenta-se como uma prega na pequena curvatura. Com a retroversão endoscópica é possível a inspeção do fundo gástrico e do cárdia. Atenção é dada ao frênulo (ângulo de His) da junção gastroesofagiana, onde o cárdia "abraça" o endoscópio. Hill graduou o aspecto desta válvula de I-IV de acordo com o grau de frouxidão ou deterioração da arquitetura normal dessa estrutura. Essa graduação tem sido relacionada com maior exposição ácida do esôfago, ocorrendo principalmente em pacientes com válvulas graus III e IV[31].

Hérnia hiatal é confirmada endoscopicamente quando a diferença entre o pinçamento diafragmático e a linha Z (margem proximal das pregas gástricas) é igual ou superior a 2 cm. Uma hérnia hiatal de deslizamento é geralmente associada com aumento da exposição ácida do esôfago. Quando há presença de uma hérnia paraesofágica, atenção particular deve ser dada a fim de se excluir úlcera gástrica ou gastrite local. A localização do esfíncter cricofaríngeo é identificada assim como a laringe e as cordas vocais, pois o refluxo ácido pode causar inflamação local.

pHmetria de 24 Horas

É método padrão ouro para a avaliação e correlação entre os sintomas de DRGE e a medida da exposição esofágica ao suco gástrico. O primeiro relato de pHmetria foi realizado por *Miller* em 1964, embora somente em 1973 sua aplicabilidade clínica e vantagens foram demonstradas por *Johnson e DeMeester*[23]. Alguns têm sugerido a utilização seletiva da pHmetria de 24 horas, limitando seu uso a pacientes com sintomas atípicos e/ou sem evidência endoscópica de DRGE[25]. Atualmente, mais da metade dos pacientes encaminhados à cirurgia anti-refluxo não apresentam evidência endoscópica de lesão mucosa[32]. Para esses pacientes, a pHmetria de 24 horas é o único método capaz de avaliar a presença de exposição esofágica ácida patológica. Além de a pHmetria de 24 horas ser positiva na maioria dos pacientes com sintomas típicos e esofagite erosiva, esse estudo fornece outras informações úteis[36]. Esse exame também quantifica o período em que a mucosa do esôfago é exposta ao suco gástrico, mede a habilidade do esôfago em eliminar o refluxo ácido (*clearance*) e é capaz de correlacionar a exposição ácida esofágica com a sintomatologia do paciente. É a única maneira de expressar quantitativamente o grau e o padrão de exposição ácida esofágica, ambos com impacto na decisão cirúrgica[7]. Pacientes com refluxo noturno ou biposicional apresentam maior prevalência de complicações e falha na terapia medicamentosa. Por essas razões, continuamos a empregar seu uso rotineiro na prática clínica.

Os critérios utilizados para expressar a exposição do esôfago ao suco gástrico são:

1. Tempo cumulativo total durante o qual o esôfago fica sujeito a um pH abaixo de um limite estabelecido, expresso em tempo total, porcentagem de tempo em posição ortostática ou em decúbito.

2. Freqüência dos episódios de refluxo em 24 horas.

3. Duração dos episódios, expressa pelo número de episódios com duração maior que 5 minutos em 24 horas e o tempo do episódio mais longo.

Os limites superiores do normal foram estabelecidos como sendo o 95.º percentil. Muitos centros utilizam o pH 4 como limite. Combinando o resultado de seis critérios, realiza-se então uma avaliação, que reflete a exposição ácida do esôfago a um pH abaixo do limite, e, a partir disso, calcula-se um escore com base no resultado de cada um dos critérios medidos.

Avaliação da Extensão Esofágica

O encurtamento esofagiano é conseqüente à fibrose e cicatrização associada a lesão esofágica repetitiva[20]. O encurtamento anatômico do esôfago pode comprometer a habilidade de realizar uma fundoplicatura livre de tensão, podendo, desse modo, aumentar a incidência de incompetência da válvula ou migração torácica da mesma. A extensão esofágica é mais bem assessada utilizando-se estudos contrastados e achados endoscópicos. Endoscopicamente, o tamanho da hérnia é medido como a diferença entre o pinçamento diafragmático identificado enquanto o paciente respira, e a junção gastroesofágica, identificada como o limite proximal das pregas gástricas. Consideramos a possibilidade de esôfago curto em pacientes com estenoses ou aqueles com hérnias hiatais volumosas (>5 cm), particularmente quando estas últimas falham em reduzir no esofagograma baritado em posição ortostática. Na nossa experiência, a falha em diagnosticar o esôfago curto é a principal causa de fundoplicatura inefetiva e é a explicação para a migração torácica da fundoplicatura à Nissen. Muitas vezes, o reparo inicial é realizado ao redor do estômago proximal em vez do esôfago terminal.

Avaliação Radiológica

É importante para avaliar a anatomia e função do esôfago e do estômago, constituindo-se em uma das mais importantes partes da avaliação pré-operatória. É possível avaliar a presença de encurtamento esofagiano, tamanho e redutibilidade da hérnia hiatal além da função propulsiva do esôfago para líquidos e sólidos.

A definição radiológica de refluxo gastroesofágico depende de este ser espontâneo ou induzido por várias manobras. Apenas em 40% dos pacientes com sintomas clássicos de DRGE é observado um refluxo espontâneo pelo radiologista, isto é, refluxo de bário do estômago para o esôfago com o paciente em posição ortostática. Na maioria desses pacientes, o diagnóstico é confirmado pela pHmetria de 24 horas. A ausência de refluxo de bário do estômago para o esôfago não exclui refluxo gastroesofágico.

Um esofagograma cuidadoso pode fornecer muitas informações a respeito da função e estrutura esofágica e gástrica. O esofagograma associado à fluoroscopia e sua gravação em vídeo fornece ao cirurgião a análise da deglutição em tempo normal, transporte do bolo alimentar, além do tamanho e redutibilidade de hérnias hiatais. Esse exame fornece informações estruturais, incluindo a presença de lesões obstrutivas e anormalidades anatômicas intestinais. Hérnia de hiato encontra-se presente em mais de 80% dos pacientes com refluxo gastroesofágico, sendo mais bem demonstrada com o paciente em decúbito ventral, o que aumenta a pressão abdominal e promove a distensão da hérnia acima do diafragma. A presença de hérnia de hiato é um componente importante na fisiopatologia do refluxo gastroesofágico. Outros achados relevantes incluem hérnia volumosa (> 5 cm) ou irredutível sugerindo a presença de esôfago curto, pinçamento diafragmático tenso impedindo o trânsito de bário para o estômago sugerindo uma possível causa de disfagia, e a presença de hérnia paraesofágica.

Estreitamento do EEI devido a um anel, estenose ou lesão obstrutiva são geralmente observados com distensão completa da região esofagogástrica. Uma técnica de distensão da parede do esôfago com coluna de bário pode ser utilizada para diferenciar compressões extrínsecas do esôfago. Técnica de duplo contraste pode ser utilizada para diagnosticar neoplasias pequenas de esôfago, esofagite discreta e varizes esofagianas. A faringe e o esfíncter esofágico superior são avaliados em posição ortostática, e a avaliação da função e coordenação do trânsito faríngeo é possível.

A avaliação da peristalse pelo esofagograma freqüentemente adiciona, ou complementa, as informações obtidas pelos estudos da motilidade esofagiana. Durante a deglutição normal, uma onda (peristalse primária) é gerada e é responsável pela progressão completa do bolo alimentar. Material residual pode estimular uma onda peristáltica secundária, mas geralmente uma segunda deglutição faríngea é necessária. Desordens de motilidade esofagiana com desorganização ou contrações locais simultâneas têm ondas terciárias, aparecendo como uma coluna de bário segmentada, sendo freqüentemente indicada como imagem em colar de pérolas ou saca-rolhas. Em pacientes com disfagia, marshmellow, pão ou hambúrger impregnados com bário são úteis para diferenciar distúrbios funcionais de transporte esofágico não evidentes no esofagograma comum. Refluxo não é facilmente observado no esofagograma com fluoroscopia e distúrbios de motilidade que causam transporte retrógrado de bário devem ser considerados no diagnóstico diferencial.

Avaliação pré-operatória do estômago e duodeno durante a seriografia é necessária em pacientes com DRGE. Evidência de úlcera, neoplasia ou esvaziamento gástrico anormal tem importância óbvia na avaliação pré-operatória.

Avaliação do Corpo Esofágico

A presença de função esofagiana débil pode influenciar a decisão quanto ao tipo de fundoplicatura a ser realizada: parcial ou total, bem como predizer o alívio da regurgitação, disfagia e sintomas respiratórios após o procedimento cirúrgico. Quando o peristaltismo se encontra ausente, gravemente comprometido (>50% de contrações simultâneas) ou a amplitude das contrações é menor que 20 mmHg em um ou mais segmentos do esôfago inferior, a fundoplicatura parcial é o procedimento de escolha. A resposta menos favorável após fundoplicatura para sintomas típicos comparados com atípicos pode ser relatada devido à pobre função propulsiva do esôfago e à regurgitação contínua do conteúdo esofágico[16].

A função do corpo esofagiano é avaliada pela manometria esofágica. O transdutor mais proximal é colocado 1 cm abaixo do esfíncter cricofaríngeo. Por esse método, a pressão ao longo do esôfago pode ser obtida durante uma deglutição. Esse estudo consiste em 10 deglutições-padrão com 5 ml de água. Amplitude, duração e morfologia das contrações após cada deglutição são todas calculadas em 5 níveis no corpo esofágico. O atraso entre o início ou pico de cada contração nos vários níveis do esôfago é utilizado para calcular a velocidade da propagação da onda e representa o grau de atividade peristáltica.

Monitorização de Bilirrubina Esofágica Ambulatorial de 24 Horas

Refluxo duodenal alcalino para o estômago e depois para o esôfago é reconhecido como um fator fisiopatológico importante na DRGE. Aproximadamente 25% dos pacientes com refluxo gastroesofágico desenvolvem doença progressiva e recorrente, manifestada por complicações da esofagite de refluxo como estenose, ulceração e/ou esôfago de Barrett durante a terapia medicamentosa [3]. Há evidências de que a composição do suco gástrico refluído tem um papel importante no desenvolvimento de lesão progressiva da mucosa [4]. Um sistema de análise ambulatorial tem sido desenvolvido e permite a análise da medida espectrofotométrica da concentração de bilirrubina intraluminar [27]. Utilizando a bilirrubina como um marcador, o tempo de exposição esofágica ao conteúdo duodenal pode ser mensurado. Na ausência de caroteno e lipídeos séricos, a concentração de bilirrubina em uma solução pode ser medida diretamente por espectrofotometria, baseada na absorção específica de um comprimento de onda de 453 nm.

O material utilizado para mensurar a presença de bilirrubina consiste em um *datalogger* portátil óptico eletrônico, que pesa 1.200 g, e em um transdutor (*probe*) de fibra óptica que pode ser passado por via nasal e posicionado em qualquer lugar do lúmen esofágico (Bilitec 2000, Medtronic, Minneapolis). Os transdutores espectrofotométricos possuem 3 mm de diâmetro e 140 cm de extensão e contêm 36 fibras ópticas plásticas (cada uma de 250 μm de diâmetro) cobertas com poliuretano biocompatível. Dois pinos (*plugs*) conectam 50% das fibras ópticas para a luz transmissora e 50% para o fotodiodo receptor. O ápice do transdutor contém um espaço de 2 mm para amostras. Fluidos e sólidos podem ser aspirados facilmente através do espaço, e sua concentração de bilirrubinas dosada.

A unidade óptica eletrônica age simultaneamente como um gerador de luz, processador e armazenador de dados. A unidade tem dois canais que permitem dupla medida com dois transdutores, se necessário. A fonte de luz para cada canal provém de dois diodos emissores de luz, emitindo uma luz sinalizadora de 470 nm (espectro azul) e uma referencial de 565 nm (espectro verde). Diodos emissores de luz sinalizadora e referencial são estimulados alternadamente por 0,5 segundos. A fim de evitar flutuações na luz, os últimos 20 milissegundos de cada pulso são usados por processadores de sinais. Sinais ópticos que refletem do transdutor são convertidos em impulsos elétricos por um fotodiodo. Esse sinal elétrico é então amplificado e processado em um *datalogger* (80C196KC, Intel, Califórnia). O sistema é capaz de gravar 225 valores de absorção individual por hora e permite até 30 horas de monitorização contínua.

Testes Esofágicos Provocativos

A ocorrência espontânea de sintomas durante um estudo de motilidade esofágica é raro, sobretudo em pacientes com dor torácica não-cardíaca. Conseqüentemente, vários testes provocativos têm sido designados para identificar o esôfago como causa destes sintomas.

Desses testes, "perfusão ácida intra-esofagiana" (Bernstein e Baker Test), edrofônio (Tensilon [R]) e insuflação do balão intra-esofágico são os mais freqüentemente utilizados[5].

Teste da Perfusão Ácida (Bernstein e Baker)

Este teste simples determina se os sintomas do paciente são reproduzidos pela infusão de ácido no esôfago. Se positivo, o teste indica que o esôfago é sensível ao ácido. Como originariamente descrito, o esôfago distal é perfundido com 0,1 N de HCl a 6-8 ml/minuto com o paciente sentado. Realiza-se também a infusão de um placebo (geralmente solução salina) sem o paciente saber. O paciente é então questionado a respeito de algum sintoma durante a infusão desse placebo. Reprodução consistente dos sintomas usuais do paciente durante a infusão de ácido e rápido alívio com a infusão de salina ou de antiácidos indicam que o teste é positivo. Desenvolvimento dos sintomas, tanto durante a infusão de salina como de ácido, ou o aparecimento de sintomas não-usuais representam um teste equivocado. Falha no desenvolvimento de qualquer sintoma durante uma infusão de ácido de 30 minutos indica teste normal.

Vários estudiosos têm relatado que 34-100% dos pacientes com sintomas típicos de DRGE apresentam teste positivo. A falha em incluir alguns dos componentes do suco gástrico, como pepsina, bile e enzimas pancreáticas, no material perfundido pode ser o responsável por alguns resultados normais (falso-negativos). Resultados falso-negativos também podem ocorrer em pacientes com esôfago insensível e têm sido observados em pacientes com esofagite hemorrágica grave sem dor. Resultados falso-positivos são vistos em 15% dos pacientes assintomáticos.

Teste do Edrofônio

O teste do edrofônio é utilizado para identificar dor torácica de origem esofágica em pacientes em que doença cardíaca foi excluída. O inibidor da colinesterase hidrocloreto de edrofônio (Tensilon®) é infundido endovenosamente na dose de 80 ug/Kg. Uma seringa com 1 mg de atropina (antídoto) deve estar sempre disponível no momento do exame. O teste é placebo-controlado. O ponto final do teste é a dor torácica do paciente e a similaridade da dor com a qual ele espontaneamente experimenta. Um teste positivo é definido como a reprodução da dor torácica dentro de 5 minutos após a injeção do edrofônio, porém não após o placebo. O teste é positivo em 20-30% dos pacientes com dor torácica não-cardíaca, mas não em voluntários assintomáticos[35].

AVALIAÇÃO DO PACIENTE COM DOENÇA DO ESÔFAGO

Em ambos, o edrofônio causa um aumento na amplitude e duração das contrações esofágicas, mas o ponto final do teste é a reprodução da dor torácica típica do paciente com a mudança específica da motilidade esofágica. As desvantagens do teste são a baixa sensibilidade, risco de efeitos colaterais e a reprodução dos sintomas com um estímulo não-fisiológico. O teste não deve ser realizado em pacientes com asma, doença pulmonar obstrutiva crônica e arritmias cardíacas.

Teste da Insuflação do Balão Esofágico

O teste de insuflação do balão esofágico recentemente recebeu novos interesses como um teste provocativo esofágico útil. Um balão inflável é posicionado 10 cm acima do EEI e gradualmente inflado com 1 ml de ar. O balão deve ser desinflado completamente a cada duas insuflações consecutivas, a fim de evitar acomodação esofágica. A motilidade do esôfago é simultaneamente monitorizada acima e abaixo do balão. O teste é considerado positivo quando os sintomas típicos são reproduzidos com a distensão do balão a volumes menores que aqueles necessários para produzir dor em indivíduos normais. Estudos recentes indicam que o teste reproduz os episódios de dor torácica em mais de 48% dos indivíduos com dor torácica não-cardíaca, mas não em voluntários. Embora o teste tenha maior sensibilidade que os dois anteriores, ele é relativamente invasivo e não fornece informação sobre a ocorrência dos sintomas espontaneamente.

AVALIAÇÃO DE DOENÇAS ESOFÁGICAS MALIGNAS

Muitos acreditam que os resultados do tratamento da neoplasia de esôfago são biologicamente predeterminados no momento do diagnóstico, e que o papel da cirurgia deveria ser limitado em remover o tumor primário, esperando que a terapia adjuvante destrua a doença regional e sistêmica. Outros acreditam que a cura é possível e que as opções de tratamento deveriam ser selecionadas com intenção curativa. Esses diferentes pontos de vista requerem que o objetivo da cirurgia — paliativa ou curativa — seja identificado antes do procedimento em si e enfatize a importância da avaliação pré-operatória e estadiamento tumoral na tomada dessas decisões [2].

Estágiamento acurado pré-operatório não é somente importante para a análise da sobrevida, mas também no momento da decisão clínica. Sua proposta é definir a extensão da doença no momento do diagnóstico e, quando do possível, permitir maior entendimento das características do comportamento tumoral. Histologicamente, o estadiamento de tumores sólidos baseia-se na avaliação da profundidade da penetração da parede gastrointestinal, presença de metástases linfonodais e envolvimento de órgãos a distância.

Tumores T1 limitados à mucosa pela lâmina própria são raramente (10% dos casos) associados a metástases linfonodais e são altamente curáveis, mas aproximadamente 30% dos pacientes com tumores T1 que invadem a submucosa têm metástases linfonodais associadas e possuem menor sobrevida [21,2,30]; O estadiamento TNM não é tão adequado na determinação apropriada da terapia e prognóstico. Tem sido bem demonstrado que o *American Joint Committee on Cancer Staging Criteria* falhou em discriminar diferenças na sobrevida em 5 anos entre os estadios IIA ou IIB e o estágio III de câncer de esôfago [18,19]. Um sistema alternativo *WNM* baseado na penetração da parede, situação dos linfonodos e metástases a distância tem também sido empregado e parece ser mais útil, distinguindo índices de sobrevida entre os vários estágios. Apesar das dificuldades de estadiamento pré-operatório, um acesso sistemático ao diagnóstico e avaliação dos pacientes com câncer de esôfago é mandatório.

Uma vez diagnosticado o câncer de esôfago, uma avaliação detalhada da doença local, regional e da extensão metastática deve ser realizada. Tomografia computadorizada, ressonância nuclear magnética, ecoendoscopia, toracoscopia e laparoscopia têm suas limitações. Tomografias de tórax e abdômen são a primeira parte da avaliação clínica, porém subestimam o tamanho tumoral em aproximadamente 40% dos pacientes. Sua precisão em detectar doença regional é de 55-63%. A ecoendoscopia tem sido estabelecida como uma modalidade de escolha para a avaliação da profundidade de invasão do tumor na parede esofágica, mas também prediz incorretamente a profundidade tumoral em 15 a 20% dos pacientes e da situação linfonodal em 25 a 30%. Além disso, essa opção tem sido recentemente muito utilizada na prática clínica, e apresenta menor precisão no reestadiamento após terapia neoadjuvante [18]. Estadiamentos por toracoscopia e laparoscopia apresentam maior precisão na identificação de metástases para linfonodos. Infelizmente, metástases no sítio dos trocartes têm sido relatadas. Permanece incerto se metástases isoladas de linfonodos celíacos são incuráveis e se, na ausência de carcinomatose, essa informação deveria realmente afetar as decisões quanto aos procedimentos cirúrgicos.

Finalmente, essas modalidades são altamente invasivas, requerem hospitalização, anestesia geral e uma extensão de procedimentos cirúrgicos. Por essas razões, essas modalidades permanecem em investigação.

Resumindo, uma avaliação sistemática para o estadiamento pré-operatório deve incluir tomografia de tórax e abdômen e ecoendoscopia.

REFERÊNCIAS BIBLIOGRÁFICAS

1. Arndorfer RC, Stef JJ, Dodds WJ, Linehan JH, Hogan WJ. Improved infusion system for intraluminal esophageal manometry. *Gastroenterology* 73:23-7. 1977.
2. Blom D, Peters JH, DeMeester TR. Controversies in the current therapy of carcinoma of the esophagus. *J Amer Coll Surg* 195:241-50, 2002.

3. Bremner CG, Bremner RM: Barrett's esophagus. *Surg Clin North Am* 77:1115-137, 1997.

4. Campos GM, DeMeester SR, Peters JH, Oberg S, Crookes PF, Hagen JA, Bremner CG, Sillin LF, III, Mason RJ, DeMeester TR. Predictive factors of Barrett esophagus: multivariate analysis of 502 patients with gastroesophageal reflux disease. *Arch Surg* 136:1267-73, 2001.

5. Campos GM, Gastal OL. Estímulo Farmacológico e Mecânico durante Manometria Esofágica. In Nasy A (ed): *Avaliação Funcional do Esôfago: Manometria e pHmetria Esofágicas*, chap 11.1. São Paulo pp 194-200, 2000.

6. Campos GM, Oberg S, Gastal O, Theisen J, Nigro JJ, Hagen J, Costantini M, DeMeester TR, Crookes PF. Manometry of the Lower Esophageal Sphincter. Inter and intra-individual variability of Slow Motorized Pull-Through *versus* Station Pull-Through manometry. *Dig Dis Sci* (in press), 2003.

7. Campos GM, Peters JH, DeMeester TR, Oberg S, Crookes PF, Mason RJ: The pattern of esophageal acid exposure in gastroesophageal reflux disease influences the severity of the disease. *Arch Surg* 134:882-87, 1999.

8. Campos GM, Peters JH, DeMeester TR, Oberg S, Crookes PF, Tan S, DeMeester SR, Bremner CG, Hagen JA. Multivariate analysis of the factors predicting outcome after laparoscopic Nissen fundoplication. *J Gastrointest Surg* 3:292-300, 1999.

9. Campos GM, DeMeester SR. Esôfago de Barrett: Tratamento clínico ou cirúrgico. *In*: Coelho JCU, Malafaia O, Ribas Filho, JM (Eds). *A Cirurgia do Aparelho Digestivo Rumo ao Terceiro Milênio*. São Paulo: Lemos Editorial pp. 211-22, 2000.

10. Castell DO, Katz PO. Lower esophageal sphincter or upper gastric sphincter? *Dis Esoph* 10:119-20, 1997.

11. Chandrasoma PT, Lokuhetty DM, DeMeester TR, Bremmer CG, Peters JH, Oberg S, Groshen S. Definition of histopathologic changes in gastroesophageal reflux disease. *Am J Surg Pathol* 24:344-351, 2000.

12. Costantini M, Crookes PF, Bremner RM, Hoeft SF, Ehsan A, Peters JH, Bremner CG, DeMeester TR. Value of physiologic assessment of foregut symptoms in a surgical practice. *Surgery* 114:780-86, 1993.

13. Costantini M, DeMeester TR: Preoperative Assessment of Esophageal Function, in Bremner CC, DeMeester TR, Peracchia A (eds). *Modern Approach to Benign Esophageal Disease*, chap 2. Saint Louis: pp, 17-56, 1995.

14. Costantini M, Zaninotto G, Anselmino M, Boccu C, Nicoletti L, Ancona E: The role of a defective lower esophageal sphincter in the clinical outcome of treatment for gastroesophageal reflux disease. *Arch Surg* 131:655-59, 1996.

15. Cucchiara S, Campanozzi A, Greco L, Franco MT, Emiliano M, Alfieri E, Calabrese F, Numeroso V. Predictive value of esophageal manometry and gastroesophageal pH monitoring for responsiveness of reflux disease to medical therapy in children. Am J Gastroenterol 91:680-85, 1996.

16. DeMeester TR, Peters JH, Bremner CG, Chandrasoma P. Biology of gastroesophageal reflux disease: pathophysiology relating to medical and surgical treatment. *Ann Rev Med* 50:469 506, 1999.

17. DeMeester TR, Peters JH, Bremner CG, Chandrasoma P. Biology of gastroesophageal reflux disease: pathophysiology relating to medical and surgical treatment. *Annu Rev Med* 50:469-506, 1999.

18. DeMeester TR. Clinical biology of the Barrett's metaplasia, dysplasia to carcinoma sequence. *Surgical Oncology* 10:91-102, 2001.

19. DeMeester TR. Surgical treatment of dysplasia and adenocarcinoma. Gastroenterol Clin North Am 26:669-84, 1997

20. Gastal OL, Hagen JA, Peters JH, Campos GM, Hashemi M, Theisen J, Bremner CG, DeMeester TR. Short esophagus: analysis of predictors and clinical implications. *Arch Surg* 134:633-6, 1999.

21. Hagen JA, DeMeester SR, Peters JH, Chandrasoma P, DeMeester TR. Curative resection for esophageal adenocarcinoma: analysis of 100 en bloc esophagectomies. *Ann Surg* 234:520-30, 2001.

22. Hagen JA, DeMeester TR. Esophageal adenocarcinoma. *Ann Thorac Surg* 72:1430-2, 2001.

23. Johnson LF, DeMeester TR. Twenty-four-hour pH monitoring of the distal esophagus. A quantitative measure of gastroesophageal reflux. *Am J Gastroenterol* 62:325-32, 1974.

24. Kahrilas PJ, Clouse RE, Hogan WJ. American Gastroenterological Association technical review on the clinical use of esophageal manometry [see comments]. *Gastroenterology* 107:1865-84, 1994.

25. Kahrilas PJ, Quigley EM. Clinical esophageal pH recording: a technical review for practice guideline development. *Gastroenterology* 110:1982-96, 1996.

26. Kahrilas PJ. Upper esophageal sphincter function during antegrade and retrograde transit. *Am J Med* 103:56S-60S, 1997.

27. Kauer WK, Peters JH, DeMeester TR, Feussner H, Ireland AP, Stein HJ, Siewert RJ. Composition and concentration of bile acid reflux into the esophagus of patients with gastroesophageal reflux disease. *Surgery* 122:874-81, 1997.

28. Mason RJ, Bremner CG, DeMeester TR, Crookes PF, Peters JH, Hagen JA, DeMeester SR. Pharyngeal swallowing disorders: selection for and outcome after myotomy. *Ann Surg* 228:598-608, 1998.

29. Mason RJ, Bremner CG. Myotomy for pharyngeal swallowing disorders. *Adv Surg* 33:375-411:375-411, 1999.

30. Nigro JJ, Hagen JA, DeMeester TR, DeMeester SR, Theisen J, Peters JH, Kiyabu M. Occult esophageal adenocarcinoma: extent of disease and implications for effective therapy. *Ann Surg* 230:433-8, 1999.

31. Oberg S, Peters JH, DeMeester TR, Lord RV, Johansson J, Crookes PF, Bremner CG. Endoscopic grading of the gastroesophageal valve in patients with symptoms of gastroesophageal reflux disease (GERD). *Surg Endosc* 13:1184-1188, 1999.

32. Peters JH, DeMeester TR, Crookes P, Oberg S, de VM, Hagen JA, Bremner CG: The treatment of gastroesophageal reflux disease with laparoscopic Nissen fundoplication: prospective evaluation of 100 patients with "typical" symptoms. Ann Surg 228:40-50, 1998.

33. Peters JH, DeMeester TR. Gastroesophageal reflux. *Surg Clin North Am* 73:1119-144, 1993.

34. Riddell RH. The biopsy diagnosis of gastroesophageal reflux disease, "carditis," and Barrett's esophagus, and sequelae of therapy. *Am J Surg Pathol* 20 (suppl 1):S31-50:S31-S50, 1996.

35. Spechler SJ, Castell DO. Classification of esophageal motility abnormalities. *Gut* 49:145-51, 2001.

36. Tefera L, Fein M, Ritter MP, Bremner CG, Crookes PF, Peters JH, Hagen JA, DeMeester TR. Can the combination of symptoms and endoscopy confirm the presence of gastroesophageal reflux disease? *Am Surg* 63:933-6, 1997.

Anomalias Congênitas do Esôfago

CAPÍTULO 18

José Luiz de Godoy

ANOMALIAS CONGÊNITAS DO ESÔFAGO

As anomalias congênitas do esôfago compreendem a atresia de esôfago, a estenose congênita do esôfago, a duplicação do esôfago e o cisto neuroentérico. Com exceção da atresia de esôfago, as demais malformações, além de serem raras, podem manifestar-se clinicamente no período neonatal ou fora deste, inclusive na vida adulta.

Atresia de Esôfago

Introdução

A atresia do esôfago caracteriza-se pela interrupção da continuidade da luz do esôfago em sua porção torácica, decorrente de uma separação incompleta dos tubos embrionários esofágico e traqueal. É a mais comum anomalia congênita do esôfago. O segmento de esôfago ausente constitui um hiato esofágico em maior ou menor extensão. Na maioria das vezes, a atresia de esôfago está associada a uma fístula traqueoesofágica distal.

Evolução Histórica

Embora a atresia do esôfago tenha sido reconhecida desde o século XVII, foi somente em 1941 que Cameron Haight realizou o primeiro tratamento cirúrgico com sucesso em um só tempo da atresia de esôfago, realizando através de (*i*) uma via de acesso extrapleural; (*ii*) a secção e sutura da fístula traqueosofágica distal e, a seguir; (*iii*) a anastomose primária término-terminal dos segmentos esofágicos proximal e distal[18]. Essa técnica foi adotada como padrão e tem sido rotineiramente empregada no tratamento cirúrgico da atresia de esôfago. No Brasil, o primeiro relato de um caso de atresia de esôfago operado com sobrevida deve-se a Virgílio Alves de Carvalho Pinto et al., em 1953[5].

Paralelamente à padronização e ao aprimoramento da técnica cirúrgica permitindo o tratamento cirúrgico da atresia de esôfago em um só tempo, outros fatores também contribuíram para a evolução do tratamento. Muitos desses fatores resultam da evolução da própria medicina, como (*i*) o surgimento de unidades de terapia intensiva neonatal; (*ii*) o aprimoramento da anestesia geral; (*iii*) o desenvolvimento da assistência respiratória mecânica; (*iv*) da antibioticoterapia; e (*v*) a introdução da nutrição parenteral. Uma abordagem pediátrica multidisciplinar — neonatologista, anestesista, cardiologista, fisioterapeuta, UTI neonatal, além do próprio cirurgião-pediatra — permitiu um melhor conhecimento da anomalia, assim como seu diagnóstico precoce. Os cuidados de pré, per e pós-operatório da abordagem pediátrica multidisciplinar aumentaram os níveis de sobrevida para 60 a 90% dos casos, ou mesmo 100% dos casos de atresia de esôfago idea s, sem outras anomalias congênitas associadas.

A introdução da toracotomia posterior, descrita por Lúcio T. Marchese et al. em 1935 permitiu o acesso cirúrgico extrapleural ao esôfago atrésico através de pequena incisão dorsal realizada paralela à escápula — no espaço interescapulovertebral, ao nível do triângulo auscultatório. Nessa abordagem, a musculatura torácica não necessita ser seccionada. Os músculos grande dorsal e trapézio são divulsionados, evitando-se as clássicas toracotomias dorsais ou transversais amplas, com secção de vários músculos, e eventualmente ressecção de arcos costais, o que representava até então um importante trauma cirúrgico[28].

Etiologia

A atresia de esôfago é uma das mais freqüentes entre as malformações congênitas complexas, incidindo em 1:3.000 a 1:4.500 nascimentos. A etiologia da atresia de esôfago permanece desconhecida, não havendo nenhu-

321

ma evidência de hereditariedade, toxicidade ou de anormalidade cromossômica relacionada, embora recém-nascidos com anormalidades cromossômicas possam ter atresia de esôfago. O índice de prematuridade é maior do que na população geral, aproximadamente 35% dos recém-nascidos com atresia de esôfago são prematuros. Sua incidência tem sido relatada em gemelares; entretanto, ambos os gemelares (mono ou dizigóticos) raramente são concordantes para atresia de esôfago[13].

Anomalias Associadas

Os recém-nascidos portadores de atresia de esôfago e fístula traqueoesofágica distal podem apresentar uma ou mais anomalias congênitas asssociadas em 50-70% dos casos[11,16,27]. A perturbação precoce que existe na organogênese e que resulta na atresia de esôfago provavelmente afeta também outros órgãos e/ou aparelhos na mesma época da embriogênese[11]. O aumento na prevalência de anomalia congênita associada na evolução histórica dos últimos 50 anos da atresia de esôfago pode ser explicado pela sofisticação dos métodos de avaliação[8].

As anomalias congênitas associadas mais freqüentes são as malformações (*i*) cardiovasculares; (*ii*) gastrointestinais; (*iii*) do esqueleto; e (*iv*) do aparelho genitou-rinário. As anomalias congênitas associadas freqüentemente alteram, de maneira significativa o tratamento e a sobrevida desses recém-nascidos. À medida que aumenta o número de anomalias congênitas associadas, diminuem (*i*) o peso dos recém-nascidos; e (*ii*) a taxa de sobrevida destes. A maior parte das anomalias congênitas associadas não necessita intervenção cirúrgica imediata, porém é melhor ter conhecimento da existência delas precocemente do que tardiamente. A Tabela 18.1 resume as principais anomalias congênitas associadas com a atresia de esôfago com fístula traqueoesofágica distal.

Anomalia congênita associada está ausente em 47% dos recém-nascidos[8]. Na ausência de anomalia congênita associada, a sobrevida dos casos de atresia de esôfago com fístula traqueoesofágica distal pode atingir 100%. Entretanto, a existência em 11% dos casos de trissomias (13 e 18) e/ou de defeitos cardíacos complexos é incompatível com a vida[11].

Alguns acrônimos têm sido descritos na literatura quando existe a associação de algumas anomalias congênitas com a atresia de esôfago. Os pacientes que possuem esses fenótipos e são incluídos nessas associações não apresentam história familiar de malformações, não existe o envolvimento de substância teratogênica e não se observa nenhuma anormalidade cromossômica. Os principais acrônimos são: (*i*) VATER: *Vertebral defects, Anal atresia, Tracheoesophageal fistula, Esophageal atresia* e *Radial* e *Renal defects;* (*ii*) VACTERL: *Vertebral, Anorectal, Cardiac, Tracheoesophageal, Renal* e *Radial Limb,* ou ainda (*iii*) CHARGE: *Coloboma, Heart defects, Atresia choanae, developmental Retardation, Genital hypoplasia* e *Ear deformities* [21,25,35].

Tabela 18.1
Freqüência (%) das Principais Anomalias Congênitas Associadas à Atresia de Esôfago com Fístula Traqueoesofágica Distal

Anomalias cardiovasculares (29%)
- Persistência do canal arterial
- Defeito do septo ventricular
- Defeito do septo atrial
- Anomalias cardíacas complexas
- Dextrocardia
- Atresia e estenose pulmonar
- Canal atrioventricular
- Coarctação da aorta
- Dextroposição do arco aórtico
- Tetralogia de Fallot

Anomalias gastrointestinais (17%)
- Anomalia anorretal
- Atresia de duodeno
- Ducto biliar comum
- Anomalia de rotação
- Divertículo de Meckel

Anomalias do esqueleto (12%)
- Digitais
- Vertebrais
- Ausência do rádio
- Anomalia da mão
- Anomalias hemifaciais

Anomalias genitourinárias (8%)
- Hipospádia
- Testículo ectópico
- Duplicações
- Displasia renal
- Hidronefrose
- Anomalias do úraco

Outras anomalias (16%)
- Trissomia do 13 e 18
- Agenesia/hipoplasia de pulmão
- Distresse respiratório
- Atresia de coana
- Síndrome de Down
- Onfalocele
- Microcefalia
- Fenda palatina

Adaptado de Ein et al.[11]

Classificação Anatômica

Várias classificações anatômicas foram propostas para a atresia de esôfago[22,26]. A classificação anatômica proposta por Robert Gross em 1953 é amplamente empregada (Fig. 18.1)[19].

Em 1962, DJ Waterston, RE Bonham-Carter e Eoin Aberdeen desenvolveram uma classificação da atresia de esôfago relacionada com fatores de risco, levando-se em consideração (*i*) o peso do recém-nascido; (*ii*) as condições pulmonares (pneumonia); e (*iii*) as anomalias con-

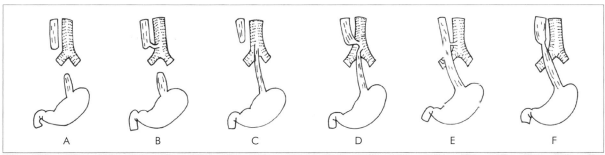

Fig. 18.1 — Classificação anatômica da atresia de esôfago segundo Gross. A, Atresia de esôfago sem fístula traqueoesofágica (6,7%). Os cotos esofágicos proximal e distal terminam em fundo cego. Freqüentemente, o segmento distal é curto, o que torna a distância entre os dois segmentos bastante longa — hiato esofágico longo ou long gap. Não existe ar no abdome. B, Atresia de esôfago com fístula traqueoesofágica proximal (0,5%). É um tipo raro. O coto proximal do esôfago se comunica com a traquéia através de uma fístula. O coto distal do esôfago é curto. Não existe ar no abdome. C, Atresia de esôfago com fístula traqueoesofágica distal (88,7%). O coto proximal do esôfago termina em fundo cego e o coto distal se comunica com a traquéia através de uma fístula. É o tipo de atresia de esôfago mais freqüente. Existe ar no abdome. D, Atresia de esôfago com fístula traqueoesofágica proximal e distal (0,5%). É um tipo raro. E, Fístula traqueoesofágica sem atresia (fístula em H) (3,5%). Este tipo pode não ser diagnosticado no período neonatal pois o esôfago é patente e a deglutição é possível. Está associado com tosse à deglutição e pneumonia de repetição. F, Estenose congênita do esôfago. (Adaptado de Harmon e Coran[19] e Deurloo et al.[8].)

gênitas associadas. Essa classificação tem sido uma contribuição importante no manuseio desses recém-nascidos, permitindo a identificação de critérios prognósticos e que orientem o tratamento cirúrgico (Tabela 18.2)[47].

Tabela 18.2
Grupos de Risco e Sobrevida dos Recém-Nascidos Segundo a Classificação de Waterston, Bonham-Carter e Aberdeen

Grupo	Sobrevida (%)	Classificação
A	100	Peso > 2.500 g e sem complicações pulmonares e sem anomalias congênitas associadas
B	85	Peso entre 1.800 e 2.500 g e sem anormalidades; ou peso maior com pneumonia moderada e anomalia congênita associada moderada
C	65	Peso < 1.800 g; ou peso maior mas com pneumonia grave e anomalia congênita associada grave
Total	65	

Adaptado de Waterston, Bonham-Carter e Aberdeen[47].

Outras classificações prognósticas também foram propostas, utilizando-se como parâmetros (i) disfunção pulmonar grave; (ii) necessidade de ventilação mecânica no pré-operatório; (iii) anomalias congênitas associadas; e (iv) a distância entre os cotos esofágicos proximal e distal[3,34].

Com o contínuo progresso da medicina perinatal e neonatal, além da própria cirurgia pediátrica, a classificação mais utilizada atualmente tem sido a que foi proposta por Lewis Spitz et al. em 1994 (Tabela 18.3)[42]. Essa classificação apresenta a vantagem de ter avaliado um grande número de recém-nascidos com atresia de esôfago (n = 357) em um período de tempo relativamente curto (1980-1992) em uma única instituição (Hospital for Sick Children, Londres, Inglaterrra).

Em 1994, Spitz et al. mostraram que os dois fatores que apresentam o maior impacto na sobrevida dos recém-nascidos com atresia de esôfago são (i) o baixo peso ao nascimento (< 1.500 g) e (ii) as malformações cardíacas maiores associadas[40,42]. Malformação cardíaca maior sendo definida como as cardiopatias congênitas cianóticas que necessitam de cirurgia paliativa ou corretiva, e as cardiopatias congênitas acianóticas que necessitam de tratamento clínico ou cirúrgico para a insuficiência cardíaca congestiva. Spitz et al. mostraram que existe um aumento progressivo da mortalidade dos recém-nascidos que pesam menos de 1.500 g quando comparada com aqueles que pesam mais de 1.500 g (60% versus 88% de sobrevida, respectivamente). A taxa de sobrevida é ainda menor analisando-se somente malformação cardíaca maior associada quando comparada com a taxa média de sobrevida (44% versus 94%, respectivamente)[43]. A taxa de sobrevida do recém-nascido com anomalia cardíaca menor associada não difere da do recém-nascido sem anomalia cardíaca associada. A ecocardiografia deve ser rotineiramente realizada em todos os casos de atresia de esôfago, porém não necessariamente antes da correção cirúrgica[42]. Os resultados estatísticos das taxas de sobrevida de acordo com (i) o peso ao nascimento;

APARELHO DIGESTIVO. CLÍNICA E CIRURGIA

Tabela 18.3
Sobrevida Relacionada com (i) o Peso ao Nascimento e (ii) as Malformações Cardíacas Maiores Associadas, Segundo a Classificação de Spitz

Grupo		Total (n)	Óbito (n)	Sobrevida (%)
I	Peso ao nascimento > 1.500 g sem malformação cardíaca maior associada	293	10	97
II	Peso ao nascimento < 1.500 g ou malformação cardíaca maior associada	70	29	59
III	Peso ao nascimento < 1.500 g e malformação cardíaca maior associada	9	7	22

Adaptado de Spitz et al.[42].

e (*ii*) malformação cardíaca maior associada proposta por Spitz *et al.* são mostrados na Tabela 18.3.

Diagnóstico e Achados Clínicos

A detecção antenatal de atresia de esôfago por ecografia fetal baseia-se no achado de uma pequena bolha gástrica — ou sua ausência — associada com poli-hidrâmnio[14]. Poli-hidrâmnio pode ocorrer em 85% dos casos de atresia sem fístula e em 30-35% dos casos de atresia com fístula traqueoesofágica. A ecografia fetal pode ainda contribuir para o diagnóstico quando consegue visualizar o coto esofágico proximal dilatado, mesmo na ausência de poli-hidrâmnio.

A maioria dos recém-nascidos com atresia de esôfago apresentam-se sintomáticos nas primeiras horas de vida. A presença de salivação aerada excessiva constitui-se em um verdadeiro *"alarme cirúrgico do recém-nascido"*, e o neonatologista deve, obrigatoriamente, suspeitar de atresia de esôfago[4]. Devido à impossibilidade de deglutir a saliva, existe um acúmulo desta na faringe posterior. A salivação torna-se abundante, com bolhas de ar, requerendo sua aspiração freqüente. O comprometimento pulmonar pode ser significativo devido (*i*) à aspiração da saliva acumulada na faringe posterior; e, (*ii*) se existe fístula traqueoesofágica distal, há regurgitação do conteúdo gástrico para a traquéia e pulmões causando pneumonia química com importante lesão parenquimatosa pulmonar, que é mais grave do que aquela causada somente pela aspiração da saliva.

Se o diagnóstico não é realizado, a tentativa de alimentação do recém-nascido é seguida de tosse e regurgitação do alimento. Dispnéia e cianose podem estar presentes, com ou sem a tentativa de alimentação. Se existe fístula traqueoesofágica distal, o abdome poderá estar distendido, devido à passagem de ar para o estômago através da fístula. Ao contrário, na ausência de fístula, o abdome está escavado.

O diagnóstico é realizado pela impossibilidade de passar uma sonda oro ou nasogástrica em direção ao estômago. Deve-se empregar uma sonda 8 ou 10, evitando-se, dessa maneira, que uma sonda mais fina possa enrolar-se sobre si mesma dentro da orofaringe ou do coto esofágico proximal, dando a falsa impressão de que alcançou a câmara gástrica. A aspiração de saliva acumulada no coto esofágico proximal pode também ser confundida com secreção gástrica. O obstáculo à passagem da sonda em direção ao estômago, quando se faz o atendimento de rotina ao recém-nascido ainda na sala de parto, permite realizar o diagnóstico precoce da atresia de esôfago.

Caso o recém-nascido apresente uma fístula traqueoesofágica em H (sem atresia de esôfago), o diagnóstico torna-se mais difícil. Não existe dificuldade de deglutição, não havendo salivação excessiva. Entretanto, surgem crises de engasgo durante a alimentação, ocasião em que o conteúdo alimentar no esôfago passa através da fistula em H em direção à traquéia e aos pulmões. O recém-nascido que apresenta broncopneumonia de repetição deve ser investigado para a presença de fístula em H.

Uma radiografia simples tóraco-abdominal (frente e perfil) é realizada enquanto se injetam alguns mililitros de ar pela sonda. O ar serve de contraste no interior da sonda e permite distender o coto esofágico proximal, confirmando o nível da atresia do esôfago. A radiografia em perfil mostra mais facilmente o nível da atresia de esôfago. A visualização de ar no abdome — estômago e/ou alças intestinais — permite afirmar a presença de fístula traqueoesofágica distal. Ao contrário, a ausência de ar no abdome é típico de atresia de esôfago sem fístula traqueoesofágica distal. A radiografia simples tóraco-abdominal permite também avaliar (*i*) a situação dos pulmões e a presença de broncopneumonia; (*ii*) a configuração e o tamanho do coração; (*iii*) a presença de anomalias vertebrais associadas; (*iv*) a presença de anomalias gastrointestinais associadas; e (*v*) a distância entre os cotos proximal e distal (Figs. 18.2 e 18.3).

Caso seja necessário, a injeção pela sonda de 0,5 a 1,0 mL de bário diluído — seguido de sua remoção — pode ser realizada para confirmar o diagnóstico e mostrar o nível da atresia do esôfago. Porém, esse procedimento deve ser realizado com cuidado e somente sob acompanhamento radioscópico, para evitar toda e qualquer aspiração do bário pela traquéia, inundando os pulmões de bário. O bário no fundo do coto esofágico proximal poderá diagnosticar uma eventual fístula traqueoesofágica proximal.

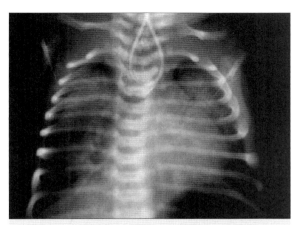

Fig. 18.2 — *Obstáculo esofágico. Obstáculo à passagem de sonda nasogástrica no coto esofágico proximal. (Cortesia da Dra. Dolores Bustelo Saab.)*

Uma vez diagnosticada a atresia de esôfago, deve-se fazer uma avaliação procurando identificar as anomalias congênitas que em 50-70% dos casos se associam à atresia de esôfago, incluindo-se os acrônimos VATER, VACTERL e CHARGE[21,25,35]. Os exames complementares mais utilizados, além da radiografia simples toracoabdominal, são a ecografia abdominal e a ecocardiografia.

Tratamento

O recém-nascido com atresia de esôfago deve ser tratado em centro pediátrico especializado, com abordagem pediátrica multidisciplinar, incluindo neonatologista, anestesista, cardiologista, fisioterapeuta, UTI neonatal, além do próprio cirurgião pediatra.

Na necessidade de transferência do recém-nascido para centro pediátrico especializado, alguns cuidados de transporte e/ou pré-operatório devem ser padronizados e empregados de rotina para esses recém-nascidos. Esses cuidados visam evitar os dois problemas mais críticos no pré-operatório desses recém-nascidos, que são: (*i*) a pneumonia devido à aspiração de secreções acumuladas na orofaringe; e (*ii*) o refluxo do conteúdo gástrico através da fístula traqueoesofágica distal, agravando mais a lesão pulmonar.

Os seguintes cuidados de transporte e/ou pré-operatórios devem ser adotados para os recém-nascidos com atresia de esôfago: (*i*) recém-nascido colocado em proclive com o objetivo de diminuir o refluxo do conteúdo gástrico através da fístula; (*ii*) sonda orogástrica de aspiração — sonda do tipo Replogle — colocada no coto esofágico proximal para aspirar a saliva de forma contínua e com baixa pressão; (*iii*) acesso venoso periférico adequado; (*iv*) hidratação endovenosa e posteriormente; (*v*) nutrição parenteral; (*vi*) antibioticoterapia de amplo espectro; (*vii*) vitamina K; e (*viii*) evitar a intuba-

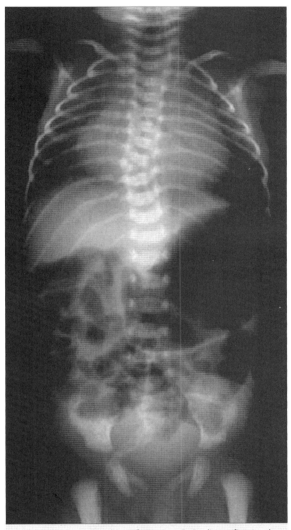

Fig. 18.3 — *Atresia de esôfago tipo C. Radiografia simples toracoabdominal mostrando distensão do coto esofágico proximal pelo ar injetado e presença de ar no abdome. Observam-se também anomalias congênitas associadas: malformação vertebral e aumento da área cardíaca. (Cortesia da Dra. Dolores Bustelo Saab.)*

ção endotraqueal e ventilação mecânica de rotina devido ao risco de distensão e perfuração gástrica nos recém-nascidos com atresia de esôfago e fístula traqueoesofágica distal.

O tratamento cirúrgico da atresia de esôfago depende do tipo específico da atresia de esôfago e da presença de anomalias congênitas associadas. Os recém-nascidos com atresia de esôfago com fístula traqueoesofágica distal raramente necessitam de operação de urgência. Um período de 24-48 horas entre o diagnóstico e o tratamento cirúrgico permitirá uma melhor avaliação desses recém-nascidos, enquanto se empregam os cuidados pré-operatórios já descritos.

Atresia de Esôfago com Fístula Traqueoesofágica Distal

Para a maioria dos recém-nascidos com atresia de esôfago e fístula traqueoesofágica distal, é possível realizar a secção e sutura da fístula traqueoesofágica distal e a anastomose primária término-terminal.

O acesso cirúrgico extrapleural ao esôfago atrésico é realizado de acordo com a toracotomia posterior descrita por Lúcio T. Marchese *et al.* em 1985 (Fig. 18.4)[28]: através de pequena incisão dorsal realizada paralela à escápula direita — no espaço interescapulovertebral, ao nível do triângulo auscultatório. Nessa abordagem, a musculatura torácica não necessita ser seccionada — os músculos grande dorsal e trapézio são somente divulsionados — permitindo a elevação da escápula. O acesso ao tórax é realizado seccionando-se os músculos intercostais no quarto espaço intercostal, com cuidado para evitar abertura da pleura. Na eventualidade de dextroposição do arco aórtico identificado em pré-operatório, a toracotomia é realizada à esquerda.

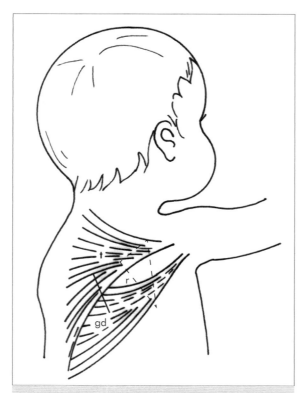

Fig. 18.4 — *Toracotomia posterior no acesso cirúrgico ao esôfago atrésico. Esquema dos músculos superficiais da região do tórax ao nível da escápula. A incisão dorsal é realizada paralela à escápula — no espaço interescapulovertebral, ao nível do triângulo auscultatório e sem secção muscular. Os músculos grande dorsal e trapézio são divulsionados. T: trapézio; GD: grande dorsal; R: rombóide. Adaptado de Marchese et al.*[28]

A fístula traqueoesofágica distal é identificada e dissecada com relativa facilidade após a ligadura e secção da veia ázigos. Deve-se evitar a simples ligadura da fístula: a parede da traquéia deve ser suturada com pontos separados de PDS 5/0 ou 6/0[41]. A seguir, colocando-se solução salina isotônica na cavidade torácica, observa-se a ausência de formação de bolhas durante a insuflação do pulmão, testemunho da correta sutura da traquéia. Dissecção ampla do esôfago distal deve ser evitada devido ao risco de lesão de sua vascularização deficiente. A identificação do esôfago proximal é facilmente realizada à medida que o anestesista empurra delicadamente uma sonda no seu interior — a sonda é passada através da boca e sua extremidade distal se posicionará no coto esofágico proximal em fundo cego. A dissecção do coto esofágico proximal pode ser ampla, o risco isquêmico deste é praticamente nulo, pois a sua vascularização é excelente. Entretanto, a dissecção entre o coto proximal do esôfago e a traquéia deve ser extremamente cuidadosa, evitando-se toda abertura inadvertida da traquéia. Após abertura do coto esofágico proximal, pontos angulares são colocados e a anastomose término-terminal é realizada. Na confecção da anastomose, deve-se ter o cuidado de sempre incluir a mucosa, que, freqüentemente, se retrai no interior da luz esofágica. Uma sonda de silicone transanastomótica — calibre 6 ou 8 — servirá para a descompressão do estômago e para a alimentação no pós-operatório[37,43]. A sonda oro ou nasogástrica transanastomótica é um procedimento seguro, que permite iniciar pecocemente a nutrição enteral e não parece aumentar a incidência de fístula, estenose da anastomose ou refluxo gastroesofágico[29]. Drenagem do espaço extrapleural com um dreno de tórax pode ou não ser empregada.

Atresia de Esôfago sem Fístula Traqueoesofágica

Nos casos de atresia de esôfago sem fístula, freqüentemente os cotos esofágicos proximal e distal são distantes entre si, impossibilitando a realização da anastomose primária. Normalmente, a conduta inicial é a realização de uma gastrostomia nas primeiras 24 horas de vida para alimentação, evitando-se a realização de toracotomia[10]. O estômago nesses recém-nascidos é pequeno e frágil. A gastrostomia deve ser realizada no meio da parede anterior do estômago, próximo à pequena curvatura. Dessa forma, se houver necessidade de confeccionar um tubo gástrico a partir da grande curvatura para substituição esofágica, esta estará livre[10]. Segue-se um período de observação nos primeiros meses. O coto esofágico proximal é mantido com sonda de aspiração. O risco de aspiração da saliva é pequeno pois o recém-nascido acaba por aprender a eliminar a saliva sem aspirá-la. Nesse período, acompanhado ou não de um programa de dilatação do coto esofágico proximal e/ou distal, existe um crescimento natural do esôfago, diminuindo a distância entre os cotos proximal e distal. Não existe nenhuma regra que determine se ou quando os cotos esofágicos se tornarão mais próximos um do outro[9]. Entretanto, a espera pela diminuição da distância entre os cotos é justificável, pois a utilização do próprio esôfago é sempre melhor do que qualquer aternativa de substituição esofágica pelo cólon, tubo gástrico, delgado ou transposição gástrica[10]. O crescimento do esôfago é acompanhado através de exames radiológicos empregando contraste radiopaco e/ou sondas. Na maioria dos casos (72%), a distância entre os cotos diminui em 3 meses e/ou quando o peso do recém-nascido tenha dobrado, permitindo a realização da anastomose primária em ¾ dos casos[10]. Com o uso da gastrostomia, ocorre também um crescimento do estômago, que, eventualmente, poderá ser empregado como substituto do esôfago, caso não seja possível a anastomose primária dos cotos esofágicos[39].

Fístula Traqueoesofágica sem Atresia (Fístula em H)

Caso o recém-nascido apresente uma fístula traqueoesofágica em H (sem atresia de esôfago), a realização de broncoscopia e esofagoscopia imediatamente antes da cirurgia confirma o diagnóstico e a localização da fístula. A broncoscopia permite também a passagem de uma sonda fina através da fístula, que será de grande ajuda na identificação da fístula durante a cirurgia. Na maioria das vezes, a localização da fístula é alta e a fístula em H é explorada através de uma incisão cervical direita. Após dissecção e identificação da fístula no plano entre a traquéia e o esôfago, ela é dividida e fechada por pontos separados tanto do lado esofágico como do lado traqueal. Nos raros casos em que a fístula em H é de localização torácica, ela é abordada por toracotomia direita (Fig. 18.5).

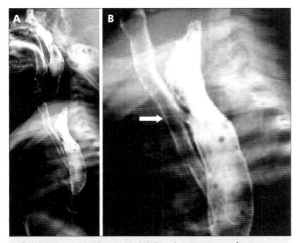

Fig. 18.5 — *Fístula em H. (A) Fístula traqueoesofágica sem atresia de esôfago — fístula em H. (B) Detalhe da fístula. (Cortesia da Dra. Dolores Bustelo Saab.)*

A compreensão de dois problemas no manuseio da atresia de esôfago merece especial atenção: (*i*) o recém-nascido com fístula traqueoesofágica distal e com síndrome de distres respiratório grave; e (*ii*) a abordagem da atresia de esôfago cujos cotos esofágicos proximal e distal são distantes entre si — hiato esofágico longo ou *long gap*.

Recém-Nascido com Síndrome de Distresse Respiratório Grave

A abordagem clássica para o recém-nascido com atresia de esôfago, fístula traqueoesofágica distal e distresse respiratório grave consistia na realização de gastrostomia de emergência seguida tardiamente da ligadura da fístula traqueoesofágica distal e reparo da atresia de esôfago. O problema desses recém-nascidos com fístula traqueoesofágica distal e síndrome de distres respiratório grave não é a distensão gástrica, mas sim a diminuição da complacência pulmonar. A realização da gastrostomia permite uma via de escape de baixa pressão para a ventilação assistida, dificultando o manuseio desses recém-nascidos[44].

Como mostra a Fig. 18.6, a eficiência da ventilação pulmonar é mais afetada pela complacência dos pulmões. Em um recém-nascido com pulmões normais e ventilação espontânea, existe pouca ou nenhuma perda da eficiência da ventilação. Um pouco de ar pode se acumular no estômago durante a fase expiratória, mas as pressões intragástricas são baixas. A inserção de uma sonda de gastrostomia em um recém-nascido com ventilação espontânea não resulta em comprometimento pulmonar (Fig. 18.6, A).

Se esse mesmo recém-nascido com pulmões normais é então intubado e ventilado com pressão positiva baixa, pode se desenvolver algum comprometimento da eficiência da ventilação. Pressões e volumes ventilatórios mais altos que os normais são então necessários porque o trato gastrointestinal superior está funcionando em continuidade com a árvore traqueobrônquica. A distensão gástrica torna-se maior. Na presença de complacência pulmonar normal, a maioria das trocas ventilatórias ocorre nos pulmões e uma oxigenação adequada pode ainda ser mantida (Fig. 18.6, B).

Entretanto, se o recém-nascido possui complacência pulmonar diminuída e resistência pulmonar aumentada, como é o caso do recém-nascido com síndrome de distresse respiratório grave, a pressão de insuflação e o volume ventilatório estão aumentados para se conseguir manter a oxigenação adequada. Na presença de fístula traqueoesofágica distal, a maior parte do volume ventilatório aumentado é dissipada à medida que ocorre a distensão do estômago, passando a seguir para o intestino delgado. Como resultado, a pressão de insuflação tem que ser aumentada ainda mais para manter uma oxigenação adequada ao nível alveolar. Novamente, a pressão ventilatória elevada é transmitida em direção ao estômago (Fig. 18.6, C). A perda súbita da pressão intragástrica nesse caso pode romper um equilíbrio fisiológico crítico, pois a maior parte da pressão de insuflação é perdida. Essa situação ocorre no momento em que o estômago é aberto para colocação de uma sonda de gastrostomia ou se ocorre ruptura do estômago. Quando ocorre a ruptura do estômago, há colapso pulmonar e deterioração ventilatória aguda, que é tipicamente fatal.

Vários procedimentos alternativos foram propostos para ocluir o esôfago distal, incluindo-se divisão gástrica, ligadura da junção esofagogástrica ou posicionamento do tubo endotraqueal distalmente ao orifício da fístula traqueoesofágica. A oclusão do esôfago distal com o uso de um cateter de Fogarty intraluminal colocado com broncoscópio pode eventualmente ser efetiva, porém nem sempre é realizável, devido a dificuldades técnicas. Lesão do esôfago distal quando o balão do Fogarty é insuflado também não pode ser excluída[15].

A realização de toracotomia nos pacientes com síndrome de distres respiratório grave que necessitam pressões elevadas de ventilação e a ligadura da fístula traqueoesofágica distal de urgência permite uma melhora imediata na eficácia da ventilação e alívio da distensão gástrica. Em muitos casos, a melhora das condições respiratórias do recém-nascido é tão remarcável que permite o reparo primário da atresia de esôfago, evitando-se a necessidade de uma segunda operação[44].

Hiato Esofágico Longo

Não existe definição precisa para hiato esofágico longo ou *long gap*. O termo hiato esofágico longo é amplamente empregado quando os dois cotos esofágicos são distantes entre si. O coto esofágico proximal é curto, de localização alta e a distância entre ele e o coto distal é longa e ambos os cotos não podem ser aproximados com relativa facilidade, limitando a realização de uma anastomose término-terminal sem tensão. A definição é claramente imprecisa, pois o que poderia ser olhado por alguns como um hiato esofágico longo, impossibilitando a anastomose primária, para outros permitiria realizar a anastomose primária sem maiores dificuldades. O termo hiato ultralongo tem sido empregado por alguns cirurgiões quando a distância entre os cotos é de 3,5 cm a 6 cm[2]. Entretanto, hiato ultralongo é definido por outros somente quando a distância entre os cotos proximal e distal é maior do que 6 cm[7]. Variações nos métodos de medida da distância entre os cotos esofágicos proximal e distal realizados no pré-operatório, assim como durante a cirurgia também contribuem para o debate da definição de *"quanto longa é longa"* a distância entre os cotos esofágicos proximal e distal[7]. Várias técnicas cirúrgicas foram descritas visando superar o obstáculo representado pelo hiato esofágico longo como (*i*) a realização de anastomose sob tensão; (*ii*) procedimentos para alongar o esôfago e relaxar a tensão da anastomose; (*iii*) retalhos esofágicos; (*iv*) alongamento

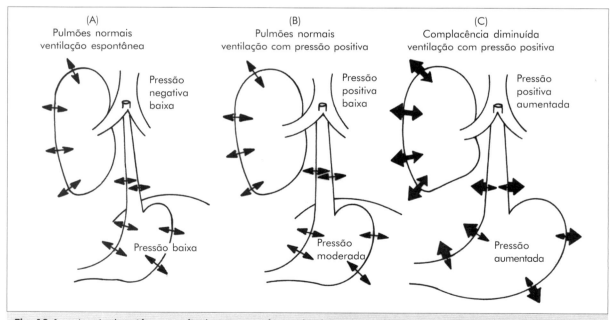

Fig. 18.6 — *Atresia de esôfago com fístula traqueoesofágica distal e síndrome de distresse respiratório grave. Comparação das pressões de distensão na árvore traqueobrônquica e no trato gastrointestinal do recém-nascido com atresia de esôfago com fístula traqueoesofágica distal. (A) Pulmões normais com ventilação espontânea — não existe perda da ventilação através da fístula traqueoesofágica distal. (B) Pulmões normais e ventilação com pressão positiva baixa — existe perda moderada da ventilação através da fístula traqueoesofágica distal. (C) Complacência pulmonar diminuída e ventilação com pressão positiva aumentada — existe perda importante da ventilação através da fístula traqueoesofágica distal. (Adaptado de Templeton Jr et al.[44].)*

do esôfago com o uso de sondas ou velas no coto proximal e/ou distal; e (v) a substituição esofágica por interposição colônica, tubo gástrico, delgado ou transposição gástrica[1,36,39,40]. Entretanto, a utilização do próprio esôfago é sempre melhor do que qualquer aternativa de substituição esofágica.

A abordagem desses recém-nascidos tem sido a realização de gastrostomia, instituição de nutrição parenteral e observação nos primeiros meses. Nesse período, acompanhado ou não de um programa de dilatação do coto esofágico proximal e/ou distal, existe um crescimento natural do esôfago, diminuindo a distância entre os cotos proximal e distal. Não existe nenhuma regra que determine se ou quando os cotos esofágicos se tornarão mais próximos um do outro. Não se sabe se o crescimento do esôfago é resultado das dilatações ou devido ao fato de, no recém-nascido, o esôfago crescer mais do que a cavidade torácica em si, diminuindo assim o comprimento do hiato esofágico[7]. Após este período, a correção da atresia é realizada. Na maior parte das atresias de esôfago é preferível não mobilizar o coto esofágico distal devido ao suprimento sanguíneo deficiente desse coto esofágico. Entretanto, nos casos de hiato esofágico longo é preferível fazê-lo a abandonar o coto esofágico distal. Após completa mobilização dos cotos esofágicos proximal e distal, a anastomose é realizada com a tensão que ela consegue suportar. Eventualmente, a mobilização do esôfago distal necessita de abertura do hiato esofágico pela própria toracotomia e parte do fundo gástrico é trazida dentro do tórax para facilitar a esofagoesofagostomia. Nesse ponto, se a anastomose ainda não puder ser realizada, pode-se (i) abandonar o esôfago distal e realizar uma esofagostomia cervical, visando-se, posteriormente, à substituição do esôfago pelo cólon ou delgado; ou (ii) não abandonar o esôfago e, através de uma incisão abdominal, mobilizar todo o estômago e realizar uma transposição gástrica[7]. Nos recém-nascidos em que a anastomose primária é realizada sob tensão, a curarização e ventilação assistida podem ser empregadas de forma empírica, durante 5 dias, para paralisar a musculatura estriada do esôfago proximal e, dessa forma, prevenir a deiscência de um ponto ou mesmo de toda a anastomose[40].

Complicações

Complicações pós-operatórias podem ocorrer em aproximadamente 37% dos casos operados[8]. Deiscência parcial (14 a 16%) ou total da anastomose (3%) se desenvolve mais freqüentemente em recém-nascidos cuja anastomose foi realizada sob tensão. O diagnóstico é realizado quando existe saída de saliva pelo dreno torácico. Ele pode ser confirmado com o uso de azul-de-metileno via oral, observando-se sua exteriorização pelo dreno torácico. A fístula pequena, de baixo débito, fecha espontaneamente com o jejum, nutrição parenteral e antibioticoterapia[12]. A deiscência total da anastomose é

grave, ocorre deterioração do estado geral do recém-nascido, evolui para mediastinite e sepse. É indicação de toracotomia, limpeza do mediastino e, na maioria das vezes de derivação através de esofagostomia cervical, devido à impossibilidade de reparo da anastomose[6]. Pneumotórax (4%) está relacionado aos casos em que houve lesão pleural, deiscência da anastomose ou da sutura da traquéia e hiperpressão causada pela ventilação mecânica. A recidiva da fístula taqueoesofágica — todos casos de atresia de esôfago tipo C — ocorre em 2% dos casos. Normalmente a recidiva da fístula é diagnosticada precocemente no pós-operatório. Entretanto, em alguns casos, pode não ser reconhecida por meses ou anos. Os sintomas são os mesmos de uma fístula em H. Não existe relação entre a recidiva da fístula e a tensão da anastomose ou a lesão pleural. A fístula recidivada raramente fecha espontaneamente, necessitando de tratamento cirúrgico. Como descrito para a fístula em H, a broncoscopia permite também a passagem de uma sonda fina através da fístula, que será de grande ajuda na identificação da fístula durante a correção cirúrgica desta. Retalho de pleura, músculo intercostal ou veia ázigos podem ser interpostos entre a traquéia e a fístula para diminuir as chances de uma nova recidiva[23,48]. Existem muitos relatos de aumento da incidência de estenose hipertrófica do piloro após reparo da atresia de esôfago (6%) quando comparado à população normal (0,1 a 1%). Lesão do nervo vago, gastrostomia, sondas transpilóricas têm sido mencionadas como possíveis causas de estenose hipertrófica do piloro após correção da atresia de esôfago. Traqueomalacia (13%), estenose da anastomose (17%) e problemas respiratórios recorrentes — e, em longo termo, esofagite e metaplasia gástrica — freqüentemente são causados por refluxo gastroesofágico e podem ser erradicados ou melhorados com o tratamento cirúrgico do refluxo gastroesofágico. Nos recém-nascidos que apresentam estenose da anastomose importante, que não responde ao tratamento com dilatações, deve-se sempre suspeitar da presença de refluxo gastroesofágico concomitante, responsável pela manutenção da estenose da anastomose. Uma monitorização do pH esofágico durante 24 horas (pHmetria) associada aos sintomas clínicos mostra que o refluxo gastroesofágico pode estar presente em 42% desses recém-nascidos com estenose da anastomose[45]. Aproximadamente ¾ dos pacientes com refluxo gastroesofágico necessitarão de tratamento cirúrgico devido à falha de tratamento clínico dessa condição e manutenção da estenose da anastomose (Fig. 18.7)[49].

A mortalidade dos recém-nascidos com atresia de esôfago diminuiu de 61 para 11% desde 1947. A mortalidade pode mesmo se aproximar de zero nos casos ideais, em que não existe malformação cardíaca maior associada, cujo diagnóstico tenha sido precoce e o recém-nascido atendido em centro pediátrico especializado. Atualmente, em 78% dos casos a mortalidade é devida às anomalias congênitas associadas, contrariamente aos

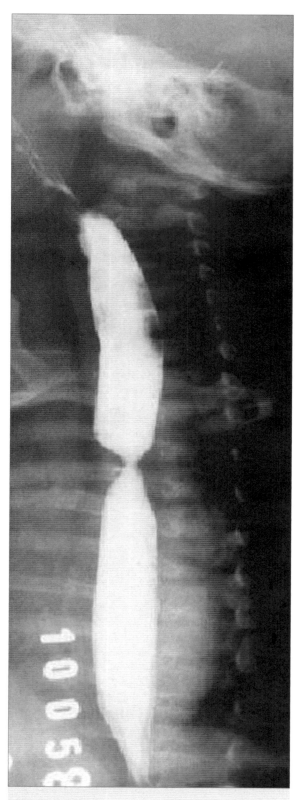

Fig. 18.7 — *Estenose da anastomose. Estenose ao nível da anastomose associada à presença de refluxo gastroesofágico. (Cortesia da Dra. Dolores Bustelo Saab.)*

anos iniciais, quando a mortalidade era praticamente devida à técnica cirúrgica[8].

Estenose Congênita do Esôfago

Estenose congênita do esôfago é definida como uma estenose intrínseca do esôfago devido a uma malformação da parede esofágica. É uma afecção rara, presente — embora não necessariamente sintomática — ao nascimento[30]. A estenose congênita do esôfago pode estar associada com outras anomalias congênitas incluindo-se a atresia de esôfago com ou sem fístula traqueoesofágica, anomalias cardíacas, atresia intestinais, hipospadia e anomalias anorretais[32]. O diagnóstico de estenose congênita do esôfago após correção de atresia de esôfago exige um alto índice de suspeita clínica e uma revisão cuidadosa dos estudos contrastados do esôfago, sendo importante excluir uma estenose da anastomose devido a um refluxo gastroesofágico[17].

Os sintomas, usualmente, iniciam-se cedo na infância. Os pacientes passam a apresentar disfagia progressiva, regurgitação, episódios de infecção respiratória e vômitos alguns meses após a introdução da dieta sólida[46]. Os exames realizados são esofagograma, esofagoscopia com biópsia e monitorização do pH esofágico[30].

A estenose congênita do esôfago pode ser classificada em três tipos: (*i*) diafragma membranoso; (*ii*) hipertrofia muscular idiopática; e (*iii*) remanescentes intramurais de tecido traqueobrônquico[31].

(*i*) O diafragma membranoso ocorre mais no 1/3 médio e inferior do esôfago. É um diafragma membranoso similar a qualquer outra malformação membranosa do trato digestivo. Usualmente causa obstrução parcial do esôfago, pois a membrana frequentemente é incompleta, apresentando uma abertura. O tratamento para esse tipo de membrana compreende a sua ressecção por esofagotomia, gastrotomia ou endoscopia[38].

(*ii*) A hipertrofia muscular idiopática: existe uma hipertrofia das camadas submucosa e muscular do esôfago devido a uma proliferação das fibras musculares lisas e do tecido conjuntivo. O tratamento consiste na dilatação do esôfago[30].

(*iii*) Remanescentes intramurais de tecido traqueobrônquico podem permanecer seqüestrados na parede do esôfago quando ocorre a separação embriológica do trato respiratório do intestino primitivo, aproximadamente no 25º dia de gestação. O tecido traqueobrônquico seqüestrado na parede do esôfago é deslocado distalmente pelo próprio crescimento do esôfago[30]. A estenose do esôfago distal pode ser visível na esofagoscopia, e o exame mostra que a mucosa é normal, diferenciando-a da estenose péptica devido à esofagite causada por refluxo gastroesofágico. O tratamento é a ressecção cirúrgica com anastomose término-terminal e/ou substituição esofágica[51]. A realização de um procedimento anti-refluxo pode ser associada à ressecção da estenose, pois os pacientes submetidos à ressecção cirúrgica de estenose do esôfago próxima à junção esofagogástrica podem apresentar refluxo gastroesofágico no pós-operatório.

Duplicação do Esôfago

A duplicação do esôfago é uma forma de apresentação das duplicações do trato gastrointestinal. As duplicações do trato gastrointestinal compreendem um grupo de malformações raras, com grande variedade na forma de apresentação, tamanho, sintomas e localização. Podem localizar-se em qualquer segmento do trato gastrointestinal, da boca ao ânus. As duplicações do trato gastrointestinal caracterizam-se (i) pela presença de uma camada bem desenvolvida de músculo liso; (ii) epitélio de alguma porção do trato gastrointestinal; e (iii) por estar a maioria intimamente aderida a alguma porção do trato gastrointestinal.

As duplicações do esôfago cervical são extremamente raras. Apresentam-se como uma massa cervical, cística, geralmente em crianças menores de 1 ano de idade. As duplicações do esôfago torácico representam 24% das duplicações do trato gastrointestinal e podem ter anomalias vertebrais associadas. Aproximadamente 1/3 das duplicações torácicas possui uma segunda/terceira duplicação do trato gastrointestinal abaixo do diafragma.

O recém-nascido apresenta-se com insuficiência respiratória aguda devido a fenômenos compressivos pelo cisto. As crianças maiores podem apresentar tosse, dor torácica e broncopneumonia. A disfagia ocorre devido à compressão do esôfago normal pela duplicação. Se existe mucosa gástrica ectópica, ela pode ser sítio de ulceração e sangramento, ocorrendo hemoptise e/ou melena. Entretanto, em alguns casos, o paciente pode ser assintomático e o cisto um achado ocasional em exame radiológico de tórax[20]. O diagnóstico é realizado por radiografia de tórax (PA e perfil) — que mostra a presença de uma massa torácica, localizada no mediastino posterior — e complementado por ecografia, estudo contrastado do esôfago e tomografia computadorizada[50]. O tratamento é a ressecção cirúrgica completa do cisto. Quando esta não é possível, deve-se ressecar a mucosa que reveste o interior do cisto, visando-se assim a (i) evitar a produção de muco pelo cisto e (ii) remover a mucosa gástrica ectópica.

Cisto Neuroentérico

O cisto neuroentérico é uma variante particular de duplicação do trato digestivo associada a uma malformação da coluna vertebral, possuindo conexões com o trato gastrointestinal e com o sistema nervoso central.

Malformação rara do mediastino posterior, sua origem pode estar em uma falha de separação da notocorda do tubo digestivo primitivo anterior durante a vida embrionária. O cisto neuroentérico possui uma camada de musculatura lisa e mucosa do trato gastrointestinal. Se existe mucosa gástrica ectópica, ela pode ser sítio de ulceração, sangramento e, mesmo, perfuração devido à secreção cloridropéptica[33]. As anomalias vertebrais incluem spina bifida anterior, hemivértebras e fusão incompleta dos arcos vertebrais. A sintomatologia — relacionada com processo inflamatório e compressão causada pelo cisto — inclui dor, anemia, sintomas respiratórios e sintomas neurológicos. O diagnóstico é sugerido pela tríade (i) sintomas respiratórios — dispnéia, (ii) massa cística no mediastino posterior e (iii) anomalias vertebrais. O diagnóstico é realizado por radiografia de tórax, ecografia, tomografia de tórax e ressonância magnética. A cintilografia com techretium-99m pode diagnosticar a presença de mucosa gástrica no interior do cisto[24]. O tratamento é a ressecção completa do cisto.

REFERÊNCIAS BIBLIOGRÁFICAS

1. Bar-Maor J, Shoshany G Sweed Y. Wide gap esophageal atresia: a new method to elongate the upper pouch. J Pediatr Surg 24:882-883, 1989.
2. Boyle E, Irwin E, Foker J. Primary repair of ultra-long gap esophageal atresia: results without a lengthening procedure. Ann Thorac Surg 57:576-579, 1994.
3. Brown A, Tam P. Measurement of gap length in esophageal atresia: a simple predictor of outcome. J Am Coll Surg 182:41-42, 1996.
4. Capella, MR. Alarme cirúrgico do recém-nascido. Sinais clínicos. Rio de Janeiro: Livraria Atheneu 39-43, 1986.
5. Carvalho Pinto V, Refineti P, Moraes R. Atresia congênita do esôfago. Apresentação de um caso operado com sobrevida. Rev Paul Med 43:508-512, 1953.
6. Chavin K, Field G, Chandler J et al. Save the child's esophagus: management of major disruption after repair of esophageal atresia. J Pediatr Surg 31:48-52, 1996.
7. Coran A. Ultra-long-gap esophageal atresia: how long is long? Ann Thorac Surg 57:528-529, 1994.
8. Deurloo J, Ekkelkamp S, Schoorl M et al. Esophageal atresia: historical evolution of management and results in 371 patients. Ann Thorac Surg 73:267-272, 2002.
9. Ein S, Shandling B. Pure esophageal atresia: a 50-year review. J Pediatr Surg 29:1208-1211, 1994.
10. Ein S, Shandling B e Heiss K. Pure esophageal atresia: outlook in the 1990s. J Pediatr Surg 28:1147-1150, 1993.
11. Ein S, Shandling B, Wesson D et al. Esophageal atresia with distal tracheoesophageal fistula: associated anomalies and prognosis in the 1980s. J Ped Surg 24:1055-1059, 1989.
12. Engum S, Grosfeld J, West K et al. Analysis of morbidity and mortality in 227 cases of esophageal atresia and/or traqueoesophageal fistula over two decades. Arch Surg 130:502-508, 1995.
13. Farquhar J, Carachi R, Raine P. Twins with oesophageal atresia and the CHARGE association. Eur J Pediatr Surg 12:56-58, 2002.
14. Farrant P. The antenatal diagnosis of oesophageal atresia by ultrasound. Br J Radiol 53:1202-1204, 1980.
15. Filston H, Chitwood Jr W, Schkolne B. The Fogarty balloon catheter as an aid to management of the infant with esophageal atresia and traqueoesophageal fistula complicated by severe RDS or pneumonia J Pedia r Surg 17:149-151, 1982.
16. German J, Mahour G, Woolley M. Esophageal atresia and associated anomalies. J Pediatr Surg 11:299-306, 1976.

17. Grabowski S, Andrews D. Upper esophageal stenosis: two case reports. *J Pediatr Surg* 31:1438-1439, 1996.

18. Haight C, Towsley H. Congenital atresia of the esophagus with traqueoesophageal fistula: extrapleural ligation of fistula and end-to-end anastomosis of esophageal segments. *Surg Gynecol Obstet* 76:672-688, 1943.

19. Harmon C, Coran A. Congenital anomalies of the *esophagus*. In: J O'Neil Jr, M, Rowe J. Grosfeld E. Fonkalsrud e A. Coran. *Pediatric* Surgery. St Louis: Mosby pp. 941-967, 1998.

20. Holcomb III G, Gheissari A, O'Neill J *et al.* Surgical management of alimentary tract duplications. *Ann Surg* 209:167-174, 1989.

21. Iuchtman M. Morbidity and mortality in 46 patients with the VACTERL association. *Isr J Med Sci* 28:281-283, 1992.

22. Kluth D. Atlas of esophageal atresia. *J Pediatr Surg* 11:901-919, 1976.

23. Kosloske A. Azygous flap technique for reinforcement of esophageal closure. *J Pediatr Surg* 25:793-794, 1990.

24. Kropp J, Emons D, Winkler C. Neurenteric cyst diagnosed by technetium-99m pertechnetate sequential scintigraphy. *J Nucl Med* 28:1218-1220, 1987.

25. Kutiyanawala M, Wyse R, Brereton R et al. CHARGE and esophageal atresia. *J Pediatr Surg* 27:558-560, 1992.

26. Ladd W. The surgical treatment of esophageal atresia and tracheoesophageal fistulas. *N Engl J Med* 230:625-637, 1944.

27. Louhimo I, Lindahl H. Esophageal atresia: primary results of 500 consecutively treated patients. *J Pediatr Surg* 18:217-229, 1983.

28. Marchese L, Costa F, Villari Filho S et al. Toracotomia posterior no acesso cirúrgico ao esôfago atrésico — uma via simplificada. *Rev Col Bras Cir* 12:105-110, 1985.

29. Moriarty K, Jacir N, Harris B et al. Transanastomotic feeding tubes in repair of esophageal atresia. *J Pediatr Surg* 31:53-55, 1996.

30. Neilson I, Croitoru D, Guttman F *et al.* Distal congenital esophageal stenosis associated with esophageal atresia. *J Pediatr Surg* 26:478-482, 1991.

31. Nihoul-Feketé C, DeBaker A, Lotart-Jacob S. Congenital esophageal stenosis. A review of 20 cases. *Pediatr Surg Int* 2:86-92, 1987.

32. Nishina T, Tsuchida Y, Saito S. Congenital esophageal stenosis due to tracheobronchial remnants and its associated anomalies. *J Pediatr Surg* 16:190-193, 1981.

33. Piramoon A, Abbassioum K. Mediastinal enterogenic cyst with spinal cord compression. *J Pediatr Surg* 9:543-545, 1974.

34. Poenaru D, Laberge J, Neilson I *et al.* A new classification for esophageal atresia. *Surgery* 113:426-432, 1993.

35. Quan L, Smith D. The VATER association. Vertebral defects, Anal atresia, T-E fistula with esophageal atresia, Radial and Renal dysplasia: a spectrum of associated defects. *J Pediatr* 82:104-105, 1973.

36. Scharli A. Esophageal reconstruction in very long atresias by elongation of the lesser curvature. *Pediatr Surg Int* 7:101-105, 1992.

37. Shandling B. The insertion of a soft silastic nasogastric tube at the operation for an esophageal atresia. *J Pediatr Surg* 28:280, 1993.

38. Sharma A, Sharma K, Sharma C *et al.* Congenital esophageal obstruction by intraluminal mucosal diafragm. *J Pediatr Surg* 26:213-215, 1991.

39. Spitz L. Gastric transposition for esophageal substitution in children. *J Pediatr Surg* 27:252-259, 1992.

40. Spitz L. Esophageal atresia: past, present and future. *J Pediatr Surg* 31:19-25, 1996.

41. Spitz L, Kiely E, Brereton R et al. Management of esophageal atresia. *World J Surg* 17:296-300, 1993.

42. Spitz L, Kiely E, Morecroft J et al. Oesophageal atresia: at-risk groups for the 1990s. *J Pediatr Surg* 29:723-725, 1994.

43. Sweed Y, Bar-Maor J, Shoshany G. Insertion of a soft silastic nasogastric tube at operation for esophageal atresia: a new technical method. *J Pediatr Surg* 27:650-651, 1992.

44. Templeton Jr J, Templeton J, Schnaufer L et al. Management of esophageal atresia and traqueoesophageal fistula in the neonate with severe respiratory distress syndrome. *J Pediatr Surg* 20:394-397, 1985.

45. Tovar J, Diez Pardo J, Murcia J et al. Ambulatory 24-hour manometric and pH metric evidence of permanent impairment of clearance capacity in patients with esophageal atresia. *J Pediatr Surg* 30:1224-1231, 1995.

46. Valerio D, Jones P, Stewart A. Congenital oesophageal stenosis. *Arch Dis Child* 52:414-416, 1977.

47. Waterston D, Bonham-Carter R, Aberdeen E. Oesophageal atresia: Tracheo-oesophageal fistula: A study of survival in 218 infants. *Lancet* 1:819-822, 1962.

48. Wheatley M, Coran A. Pericardial flap interposition for the definitive management of recurrent traqueoesophageal fistula. *J Pediatr Surg* 27:1122-1126, 1992.

49. Wheatley M, Coran A, Wesley J. Efficacy of the Nissen fundoplication in the management of gastroesophageal reflux following esophageal atresia repair. *J Pediatr Surg* 28:53-55, 1991.

50. Winslow R, Dykstra G, Scholten D et al. Duplication of the cervical esophagus. An unrecognized cause of respiratory distress in infants. *Am Surg* 50:506-508, 1984.

51. Yeung C, Spitz L, Brereton R et al. Congenital esophageal stenosis due to tracheobronquial remnants: a rare but important association with esophageal atresia. *J Pediatr Surg* 27:852-855, 1992.

Distúrbios da Motilidade do Esôfago

CAPÍTULO 19

Ulysses G. Meneghelli
Roberto Oliveira Dantas

MOTILIDADE NORMAL DO ESÔFAGO

A passagem do bolo alimentar da boca até o estômago é denominada de deglutição. Classicamente, esse ato fisiológico é composto de três fases sucessivas; ao esôfago compete a execução da terceira, correspondente ao transporte do material ingerido desde a faringe até o estômago, após a fase oral (a única voluntária) e a faríngea. O registro e a medida das pressões em vários pontos da luz do corpo do esôfago, e em seus esfíncteres superior e inferior, ou seja, a manometria, são importantes e atualizados métodos para o estudo da fisiologia e da fisiopatologia das doenças motoras do órgão. A Fig. 19.1 mostra traçado manométrico de um esôfago normal.

O material ingerido é propelido ao longo da luz do esôfago, em direção orocaudal por dois tipos de forças: a força gravitacional, sempre que a deglutição tenha sido feita em posição ereta, e a força de contração do tipo peristáltico, executada pela musculatura do próprio órgão e capaz de movimentar o conteúdo em direção craniocaudal, mesmo com o corpo em posição supina ou contra a força gravitacional. Em posição ereta, o trânsito esofágico se faz em até 10 segundos. O movimento propulsivo que, depois da ingestão, percorre toda a extensão do esôfago em sentido craniocaudal é denominado peristaltismo primário. O peristaltismo desencadeado pela presença de algum material sólido ou líquido na luz do órgão, independente da deglutição, é chamado de secundário. Movimentos não-peristálticos que ocorrem espontaneamente ou após a deglutição são conhecidos como contrações terciárias; esses movimentos podem ocorrer de forma esporádica em indivíduos normais, mas, se repetitivos, indicam disfunção motora[46,53].

A musculatura do esôfago, responsável pela motilidade do órgão, é formada por uma camada circular (interna) e uma longitudinal (externa). As fibras musculares encontradas nos 55 a 60% distais do esôfago são do tipo liso, ao passo que, nos 10% proximais, são estriadas; na porção intermediária, mesclam-se fibras lisas e estriadas[46]. A atividade contrátil da musculatura lisa é coordenada pelo sistema nervoso entérico com seus neurônios intramurais reunidos, principalmente nos plexos de Auerbach, enquanto as contrações da musculatura estriada ocorrem por intermediação de vários nervos cranianos, sobretudo do laríngeo superior. Os movimentos propulsivos do corpo do esôfago têm a finalidade de conduzir em direção oral-aboral o material ingerido, bem como o refluído do estômago.

Na transição entre a faringe e o esôfago, estreitamente relacionado com o músculo cricofaríngeo, encontra-se o esfíncter superior do esôfago (ESE), formado por musculatura estriada inervada, principalmente, pelo laringeo superior. Entre o corpo do esôfago e o estômago, interpõe-se o esfíncter inferior do esôfago (EIE) que é individualizado não anatômica, mas funcionalmente. A pressão intra-esofágica é mais baixa do que a intragástrica; o EIE é caracterizado por ser uma zona de 2 a 4 cm de extensão com pressão superior à do estômago e, por isso, constitui eficiente barreira contra o refluxo gastroesofágico. A atividade tônica basal do EIE é dada, predominantemente, pela própria ação miogênica, com participação dos nervos excitatórios colinérgicos e de hormônios. O relaxamento do EIE depende das fibras nervosas que contêm VIP, do neuropeptídio Y e, principalmente, do óxido nítrico (NO)[32].

CLASSIFICAÇÃO DAS DISFUNÇÕES MOTORAS DO ESÔFAGO

As disfunções motoras do esôfago decorrem de uma ampla variedade de causas e incluem uma grande diversidade de formas de expressões fisiopatológicas que dificultam sua classificação[53]. Do ponto de vista anatômico, podem envolver, separadamente o esfíncter superior, o corpo e o esfíncter inferior. Uma vez que têm caracte-

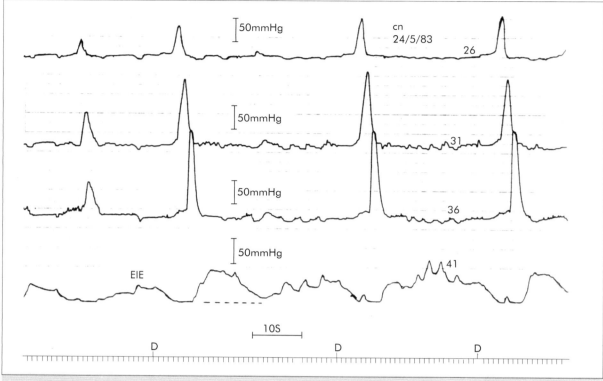

Fig. 19.1 — *Motilidade normal do esôfago. Contrações peristálticas no corpo do esôfago e relaxamento do esfíncter inferior (localizado a 41 cm da narina) após deglutições de água (D).*

rísticas fisiopatológicas, clínicas e terapêuticas semelhantes, iremos considerar, em conjunto, as disfunções do corpo e do EIE, subdividindo-as em três categorias e, em seguida, as disfunções do ESE. As disfunções do corpo e do EIE são, classicamente, subdivididas em: (a) primárias, nas quais o processo neurogênico ou miogênico determinante é inerente e restrito ao próprio órgão; (b) secundárias, nas quais a alteração neurogênica ou miogênica responsável é decorrente de moléstia generalizada que afeta também o esôfago ou, então, de doença focal, a distância. Como outros autores[49], incluiu-se uma terceira subdivisão: (c) alterações motoras relacionadas à doença do refluxo gastroesofágico (DRGE), causa da freqüente esofagite de refluxo; assim foi feito porque ainda não está perfeitamente definido até que ponto as alterações motoras são causa ou conseqüência do refluxo. Por entender que esta classificação tem caráter predominantemente didático é que foi adotada para a descrição das alterações motoras do esôfago.

Recentemente, alguns autores[6] procuraram individualizar o grupo das doenças funcionais do esôfago, definidas como uma combinação variável de sintomas crônicos ou recorrentes, atribuíveis ao esôfago, não explicáveis por anormalidades estruturais ou bioquímicas do órgão, mas freqüentemente associadas com distúrbios psicológicos. Dentro desse conceito, inclui-se o *globus* funcional, a síndrome de ruminação, a síndrome de dores esofágicas funcionais, a pirose funcional e a disfagia funcional. O chamado esôfago irritável poderia ser incluído nesse grupo de esofagopatias funcionais.

Disfunções do Corpo e do Esfíncter Inferior do Esôfago

Fisiopatologia e Apresentação Clínica

As anormalidades funcionais do esôfago são bem caracterizadas por meio do exame manométrico do órgão. O método exige não só aparelhagem de elevada qualidade técnica, mas também profissional treinado em centros de referência e plenamente habilitado para realizar e interpretar, criticamente, os exames realizados. Detalhes da evolução histórica, dos equipamentos, da técnica e da interpretação do exame manométrico do esôfago podem ser encontrados nos quatro primeiros capítulos de recente publicação nacional[48]. Pode-se afirmar que as disfunções motoras do esôfago caracterizam-se fisiopatologicamente por apresentar uma ou mais das anormalidades elementares mostradas na Tabela 19.1, conforme será exposto adiante.

As Figs. 19.2, 19.3, 19.4 e 19.5 mostram exemplos ilustrativos das anormalidades manométricas do esôfago indicadas na Tabela 19.1.

Tabela 19.1
Anormalidades Elementares Observáveis nos Registros Manométricos do Esôfago

1) Aumento de amplitude e duração das ondas peristálticas.

2) Ondas peristálticas de baixa amplitude.

3) Ondas simultâneas ou não-peristálticas (aperistalse).

4) Ondas iterativas (repetitivas).

5) Ondas que migram no sentido caudal — oral (antiperistálticas)

6) Freqüentes ondas de três ou mais picos.

7) Esfíncter inferior hipertenso.

8) Esfíncter inferior hipotenso.

9) Relaxamento parcial do esfíncter inferior (acalásia)

Disfunções Motoras Primárias

Reúne um conjunto de alterações motoras do esôfago que tem a acalásia idiopática como entidade clínica mais representativa. Junto com as outras disfunções descritas a seguir, nem todas perfeitamente individualizadas, as disfunções motoras primárias do esôfago parecem fazer parte de um único espectro de condições patológicas inter-relacionadas, provavelmente decorrentes de alterações na inervação intrínseca do órgão. As mais simples têm potencialidades de evoluir para as mais complexas, culminando no grau mais avançado de disfunção que é a acalásia, ou então, de retornar à normalidade motora[49,53].

Acalásia

É a mais clássica das disfunções motoras do esôfago, sendo disfagia e dor torácica os sintomas mais proeminentes dessa doença[33,60,63]. Manometricamente, é caracterizada pela presença de ondas não-peristálticas no corpo do esôfago, associadas com relaxamento parcial ou incompleto do EIE e, freqüentemente, hipertensão esfincteriana (valores acima de 45 mmHg)[53,60,63]. As ondas não-peristálticas são de amplitude variável, no mais das vezes diminuída. A elevada pressão basal intraesofágica, relatada ainda por muitos autores, é devida à presença de material líquido retido. A etiologia é desconhecida, podendo ser resultante de um processo patológico específico ou, o que é mais provável, o resultado comum de múltiplos fatores patogênicos, incluindo-se auto-imunes, hormonais, genéticos e vírus neurotrópicos. As anormalidades da acalásia idiopática são de natureza fundamentalmente neurogênica. Em geral, as lesões degenerativas são mais evidentes nos neurônios dos nervos inibitórios não-colinérgicos não-adrenérgicos, poupando nervos excitatórios colinérgicos[23,33].

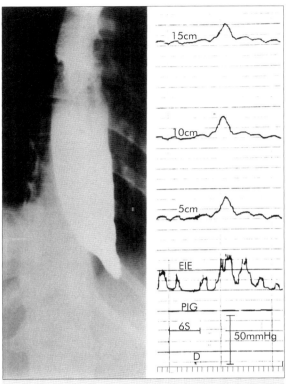

Fig. 19.2 — Motilidade do esôfago no paciente com acalásia. No exame radiológico, observam-se retenção de contraste no esôfago e dilatação. No exame manométrico, não há relaxamento do esfíncter inferior e a contração provocada pela deglutição de água (D) é síncrona (simultânea), isobárica (mesma pressão) e de baixa amplitude. A contração é síncrona porque há retenção de líquidos no esôfago, o que causa o registro simultâneo e igual em todos os locais de medida da pressão.

Evidenciou-se, ainda, que nervos VIP-reativos estão muito reduzidos no EIE de pacientes com acalásia idiopática[1]. Como os nervos vipérgicos são de potente efeito relaxante, presume-se que a falta desses elementos neurais inibidores seja responsável, ao menos em parte, pelas aberturas incompletas e pelo aumento do tônus basal do EIE, característicos da doença. Mais recentemente, evidenciou-se que pacientes com acalásia idiopática não apresentam óxido nítrico sintase na junção gastroesofágica; a falta dessa enzima, essencial para a geração do óxido nítrico, importante mediador do relaxamento muscular e provavelmente operante no EIE normal, teria relevante papel patogênico na acalásia[44].

Esôfago em Quebra-Nozes (Nutcracker Esophagus)

Manometricamente, caracteriza-se por contrações peristálticas de elevada amplitude, principalmente no esôfago distal, alcançando valores acima de 180mmHg[49,53]. Dor torácica é o sintoma mais freqüente.

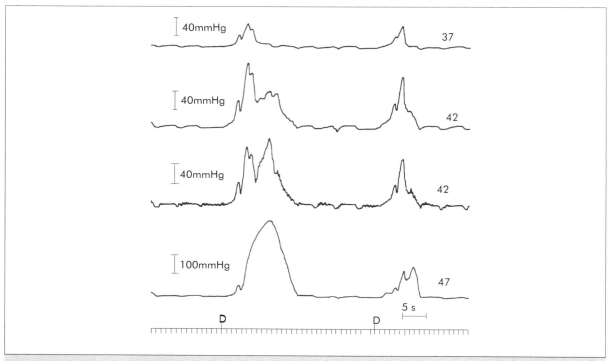

Fig. 19.3 — Contração simultânea, com triplo pico em parte média e alta pressão em parte distal (acima de 350 mmHg) após a deglutição de água (D). Na segunda deglutição a amplitude é menor (inferior a 200 mmHg em parte distal). O exame sugere espasmo difuso do esôfago.

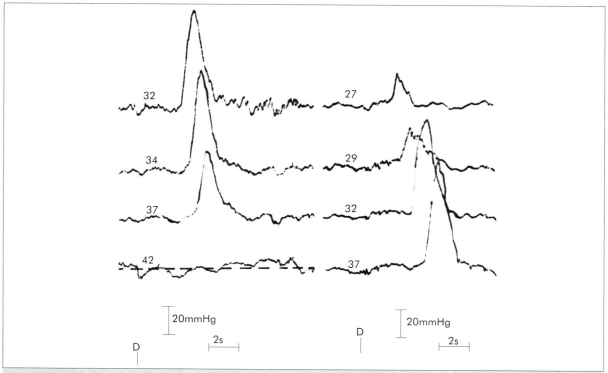

Fig. 19.4 — Contrações peristálticas em corpo de esôfago e esfíncter inferior com hipotonia. O esfíncter está localizado a 42 cm da narina e sua pressão não difere da pressão intragástrica (PIG). Essa hipotensão facilita a ocorrência de refluxo gastroesofágico.

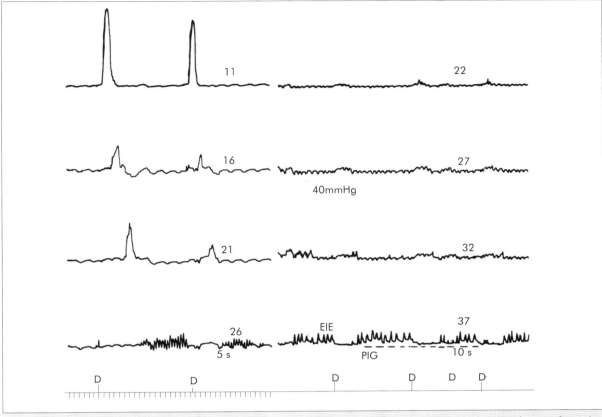

Fig. 19.5 — *Ausência de contrações na parte distal do esôfago e contrações normais na parte proximal. O esfíncter inferior do esôfago (EIE) tem pressão baixa, próxima da pressão intragástrica (PIG). Essa motilidade é característica de esclerose sistêmica.*

Espasmo Difuso do Esôfago

Dor e disfagia, ocorrendo de forma intermitente, associadas à imagem radiológica de esôfago em saca-rolha representa a clássica caracterização do espasmo difuso do esôfago[31]. O critério manométrico para a definição diagnóstica dessa disfunção motora é a presença de contrações aperistálticas em mais de 20% das deglutições; além disso, as ondas de pressão podem apresentar três ou mais picos, ser repetitivas, ter duração aumentada[53]. O EIE pode mostrar contrações espontâneas e relaxamento incompleto.

Esfíncter Inferior Hipertenso

É a condição definida pela presença de EIE com pressão basal que excede a 45 mmHg, mas que mostra relaxamento normal, como também normal se apresenta o peristaltismo no corpo[38].

Disfunção Motora Não-Específica

Um grande número de pacientes com sintomas de origem esofágica apresentam anormalidades manométricas que não se encaixam nas modalidades de disfunção já mencionadas: o EIE tem pressão basal normal, mas pode apresentar relaxamentos incompletos; a manometria pode revelar ondas de três picos e contrações em sentido retrógrado; a peristalse normal pode se alternar com contrações não-propulsivas. Além disso, o esôfago pode apresentar retardo no esvaziamento de refeição semi-sólida, indicando que a disfunção motora não-específica não é, simplesmente, uma entidade manométrica. Com freqüência, são encontradas contrações de baixa amplitude, denominadas contrações ineficazes, uma vez que, embora peristálticas, não são propulsivas. Como a maioria dos pacientes com a disfunção motora inespecífica tem as contrações de baixa amplitude (inferiores a 30 mmHg), é proposto que essa alteração da motilidade seja denominada motilidade ineficaz[40]. É freqüentemente associada à DRGE porque compromete seriamente a depuração ácida do esôfago. Por isso, justifica-se a realização da manometria esofágica em pacientes indicados ao tratamento cirúrgico da DRGE. É importante saber que motilidade ineficaz do esôfago não impede a realização dessa modalidade de tratamento; entretanto, deve haver preocupação para a não-confecção de válvulas apertadas ou outro procedimento que possa causar dificuldades significativas na passagem do esôfago para o estômago. Na manometria ou no exame radiológico é importante o diagnóstico diferencial com acalásia.

Disfunções Motoras Secundárias

As manifestações clínicas e os achados manométricos das disfunções motoras secundárias não as diferenciam das disfunções primárias. Como característica distintiva, o comprometimento do esôfago nas disfunções secundárias faz parte de uma doença geral do organismo ou que afeta outros setores do tubo digestivo.

Doenças do Sistema Nervoso Entérico

O melhor exemplo de disfunção motora decorrente dessa modalidade de lesão é a esofagopatia chagásica, muito freqüente no Brasil. Em conseqüência da infecção pelo *T. cruzi* estabelece-se a destruição neuronal do sistema nervoso entérico, em grau variável, ao longo de todo o tubo digestivo, fazendo com que o comprometimento funcional e a dilatação de outras vísceras digestivas, em particular do cólon e do reto, sejam acompanhantes freqüentes da esofagopatia. A desenervação dos plexos mioentéricos do esôfago manifesta-se clinicamente por disfagia, por regurgitação, por dor torácica, pela retenção do ingerido e pela evolução para megaesôfago. As anormalidades manométricas elementares são a aperistalse e acalásia, sendo freqüentemente observadas aberturas esfincterianas incompletas e ondas de pressão de baixa amplitude[14,15,50].

Outra doença em que as anormalidades do plexo mientérico do esôfago são responsáveis básicos por disfunções do órgão é a rara neuropatia visceral familiar.

Doenças do Tecido Conjuntivo

Anormalidades da motilidade do esôfago têm sido descritas em todas as doenças do tecido conjuntivo: esclerose sistêmica, lúpus eritematoso sistêmico, doença de Raynaud, dermatomiosite e artrite reumatóide[61]. A mais estudada e a que mais freqüentemente causa alterações na motilidade do esôfago é a esclerose sistêmica. Ao contrário do que se pode imaginar, o esôfago na esclerose sistêmica não é fibrótico ou rígido, mas flácido e atrofiado. Microscopicamente, observam-se atrofia da musculatura lisa, lesões escleróticas em pequenas artérias e arteríolas com proliferação da íntima e difusa deposição de colágeno. Os neurônios intramurais podem ser total ou parcialmente destruídos. É admitido que as lesões iniciais sejam as vasculares, ocorrendo, secundariamente, os comprometimentos muscular e nervoso. Afetando a musculatura lisa, o comprometimento esofágico na esclerose sistêmica reside nos dois terços distais, incluindo o EIE. Manometricamente, o quadro é de aperistalse com ondas de baixa amplitude e de baixas pres-

sões esfincterianas[17]. A incompetência do EIE leva, freqüentemente, ao refluxo gastroesofágico, que tem suas conseqüências agravadas pelo distúrbio do peristaltismo do corpo do esôfago. A pirose, conseqüente à esofagite de refluxo, é o sintoma mais freqüente, seguido pela disfagia. O comprometimento do esôfago ocorre em cerca de 50 a 75% dos casos de esclerose sistêmica mas é consideravelmente menos freqüente nas outras doenças do colágeno[7,17]. Nas chamadas doenças mistas do tecido conjuntivo, quando ocorre a superposição de duas ou mais doenças do colágeno em um mesmo paciente, as disfunções motoras do esôfago são semelhantes às observadas na esclerose sistêmica.

Doenças Musculares

Em 1977, Schuffler descreveu um caso de uma paciente com leve disfagia e síndrome de pseudo-obstrução intestinal, na qual observou lesões degenerativas do músculo liso intestinal, ao lado de plexos mientéricos normais[34]. A doença mostrava incidência familiar inequívoca. O comprometimento esofágico era caracterizado por aperistalse com ondas de baixa amplitude, esfíncter hipertenso, mas com normal relaxamento à deglutição. Desde então, foram descritos inúmeros casos semelhantes e reconhecidas cinco subdivisões do que foi então chamado de miopatia visceral familiar[55]. Além da forma familiar, descrevem-se casos esporádicos de miopatia visceral[56].

Doenças Endócrinas e Metabólicas

Têm sido descritas diversas anormalidades no funcionamento do esôfago em pacientes diabéticos[34]. Essas anormalidades, mais prevalentes entre os diabéticos com neuropatia periférica, são, basicamente, a presença de freqüentes contrações sincrônicas após a deglutição, a diminuição de pressão do EIE e retardo do tempo de trânsito. Entretanto, em outro estudo essas anormalidades não foram observadas em diabéticos com neuropatia, mas assinalou-se a presença de ondas sob forma de complexos multifásicos de 2, 3 ou 4 picos na porção esofágica dotada de musculatura lisa, em 80% das deglutições[41]. Sintomas esofágicos, entretanto, são pouco freqüentes entre os diabéticos com comprovada disfunção motora do esôfago. Admite-se que a causa básica da disfunção seja relacionada a alterações neurológicas provocadas pelo diabetes, ainda não bem caracterizadas.

No hipotireoidismo foi relatada redução da amplitude e da velocidade das ondas peristálticas que se normalizaram com a terapêutica hormonal; os pacientes com essas anormalidades apresentavam disfagia[64]. Na amiloidose e na polineuropatia amiloidótica familiar também são descritas anormalidades na função motora do esôfago[49]. Na amiloidose primária pode haver alterações na pressão e no relaxamento do EIE, associadas com contrações simultâneas de amplitude diminuída no corpo do esôfago. Essas alterações ocorrem com menor

DISTÚRBIOS DA MOTILIDADE DO ESÔFAGO

freqüência na amiloidose secundária. As contrações esofágicas são normais em região de musculatura estriada. Na polineuropatia amiloidótica familiar, as alterações motoras ocorrem em áreas de musculatura lisa e estriada.

A função da deglutição tem sido pouco estudada nos indivíduos com etilismo crônico. As poucas descrições referem, principalmente, redução na freqüência do peristaltismo primário, preservação da função esfincteriana e quadro manométrico de espasmo[62]. Utilizando-se as técnicas manométricas atuais, observou-se que os alcoólatras com ou sem neuropatia apresentam freqüentemente alterações na motilidade caracterizadas como esôfago em *quebra-nozes*, bem como elevação da pressão esfincteriana, as quais desaparecem em quatro semanas, mantida a abstinência[39]. A disfagia é de rara ocorrência.

Presbiesôfago

O termo presbiesôfago foi empregado para designar as anormalidades manométricas descritas em grupo de pacientes com mais de 90 anos de idade. Foi demonstrado aumento das contrações não-peristálticas em parte distal do esôfago, causando maior tempo de exposição do esôfago ao material refluído do estômago, quando ocorre refluxo gastroesofágico. Alterações motoras do esôfago já são demonstradas, mesmo em pessoas assintomáticas, desde os 70 anos, com predomínio de contrações síncronas, falhas e com duração aumentada. Essas anormalidades estão associadas a alterações no trânsito pelo esôfago[26,27].

Distúrbios Psicológicos e Estresse

Como outros segmentos do tubo digestivo, o esôfago pode mostrar alterações de sua motilidade em pacientes com distúrbios psíquicos ou frente a situações estressantes. Ilustrando a possível relação entre distúrbios emocionais e disfunções motoras do esôfago, foi demonstrada em pacientes psiquiátricos a ocorrência de uma série de anormalidades, incluindo: aumento da amplitude média e da duração das ondas de pressão, acalásia, EIE hipertenso e aperistalse[5].

Admite-se, tradicionalmente, que a dor esofágica representa a manifestação mais notável da influência de fatores emocionais sobre o esôfago. Entretanto, apenas 40% dos pacientes com comprovada dor esofágica referiam que ela era provocada por emoções[2]. Verificou-se também que a resposta ao estresse emocional se faz por significativos aumentos na amplitude das ondas peristálticas e ocorre igualmente em indivíduos normais e em pacientes com dor esofágica[52].

Por outro lado, disfunções motoras primárias podem manifestar-se sob a forma psicobiológica da anorexia nervosa, confundindo clínicos e psiquiatras. Mostrou-se que a investigação sistemática do esôfago em pacientes com o diagnóstico de anorexia nervosa detectou freqüentes anomalias motoras, como acalásia, espasmo difuso, ondas repetitivas não-propulsivas de alta amplitude, além de esofagite de refluxo[58].

Neoplasias (Pseudo-Acalásia)

O comprometimento da região da cardia por invasão neoplásica pode produzir quadro clínico e manométrico semelhante ao da acalásia, conhecido na literatura como pseudo-acalásia[37]. O adenocarcinoma do fundo gástrico com extensão para a região do EIE é o tumor que mais freqüentemente determina a pseudo-acalásia, mas uma variedade de outros tumores também o fazem. O tumor forma um segmento estenótico no EIE ou infiltra a submucosa provocando destruição da inervação esfincteriana[37].

Refluxo Gastroesofágico e Disfunções Motoras

A presença de suco gástrico ou de bile por tempo excessivamente prolongado em contacto com a mucosa do esôfago é a causa da DRGE. Essa doença pode manifestar-se apenas pelos clássicos sintomas de pirose e regurgitação, na ausência de alterações estruturais na mucosa, ou pela sua expressão morfológica mais característica, que é a esofagite erosiva, com ou sem sintomas. O refluxo é freqüentemente associado a doenças bem definidas como a hérnia hiatal, a esclerose sistêmica ou a condições que aumentam a pressão intra-abdominal a ponto de superar a barreira anti-refluxo. Nos pacientes em que não se identificam doenças reconhecidamente associadas com esofagite de refluxo, admite-se que defeitos primários da atividade motora do esôfago distal podem facilitar o refluxo ou reduzir a eficiência dos mecanismos de depuração do material ácido refluído[47].

Muitos pacientes com esofagite de refluxo apresentam baixa pressão esfincteriana. Tomando com o referência dados de pHmetria intra-esofágica, observou-se que a pressão basal do EIE dos que refluem é, estatisticamente, mais baixa do que a daqueles que não refluem, mas há considerável superposição entre as duas populações[36]. Assim, a hipotonia esfincteriana parece ser o principal fator da esofagite em uma pequena parcela de pacientes. Deve ser o elemento patogênico básico da esofagite da gravidez, em decorrência da ação de hormônios, particularmente da progesterona.

Na procura de outros mecanismos de refluxo, além da hipotonia do EIE, demonstrou-se que relaxamentos espontâneos, transitórios e completos do EIE ocorrem em indivíduos assintomáticos e podem ser responsabilizados por refluxos considerados como normais. Em indivíduos com sintomas de DRGE, os relaxamentos espontâneos podem ser responsabilizados por até 60% de todos os episódios de refluxo[47]. Mostrou-se, ainda, que os refluxos espontâneos podem ocorrer na ausência de qualquer evento motor faríngeo ou esofágico, bem como imediatamente após uma seqüência peristáltica ou a contrações sincrônicas do corpo do esôfago[18]. Pensa-se que um expressivo contingente dos pacientes com DRGE deve ter um defeito no mecanismo que disciplina os relaxamentos espontâneos do EIE[18]. Há evidências de que seja a distensão do fundo gástrico por ar degluti-do o fator gerador do estímulo que provoca o relaxa-mento espontâneo do EIE e, conseqüentemente, do refluxo[47]. O relaxamento transitório é acompanhado de inibição do peristaltismo do esôfago. Admite-se que o nervo vago participa desses fenômenos. A eliminação de parte do conteúdo aéreo do estômago pode acompanhar o relaxamento espontâneo. Assim, parece que o meca-nismo mais freqüente de refluxo é o relaxamento espon-tâneo transitório, porém, entre os casos de esofagites graves torna-se mais freqüente a baixa pressão do EIE.

Verificou-se, também, que pacientes com refluxo apresentam redução na eficiência dos movimentos pe-ristálticos no trabalho de depuração esofágica do ácido refluído do estômago[59]. A eficiência da depuração do ácido depende da amplitude das ondas peristálticas do esôfago inferior. Nos pacientes com refluxo, essas on-das são significativamente menos intensas do que em normais, havendo, ainda, aumento da ocorrência de fa-lhas de contração após a deglutição[36]. Há controvérsi-as sobre se essa anormalidade seja primária ou secundária às alterações inflamatórias provocadas pela esofagite. Há observações mostrando que, após o trata-mento cirúrgico da esofagite (fundoplicatura), a dife-rença com a motilidade normal desaparece, sugerindo que a anormalidade seja secundária ao refluxo[30]. Ao con-trário, outros mostram que as ondas de menor amplitu-de persistem após a cura clínica ou cirúrgica da esofagite, indicando que a disfunção precede as lesões da mucosa, ou que, uma vez estabelecidas, tornam-se irreversíveis[20].

Alguns pacientes apresentam ausência total de con-trações na parte distal do esôfago; neles, a esofagite as-sume a maior gravidade e é de difícil tratamento. A detecção pré-operatória dessa condição patológica por meio da manometria indica mau prognóstico para um tratamento cirúrgico[21].

Ao contrário do que se supunha, é o peristaltismo primário e não o secundário, o responsável pela depura-ção esofágica de ácido em mais de 80% dos episódios de refluxo[3].

Diagnóstico

Sintomas

A disfagia é o principal sintoma das disfunções mo-toras do esôfago, tanto das primárias como das secun-dárias. Esse sintoma é definido como a sensação de dificuldade para a deglutição. Expressões como "enta-lo", "engasgo", "embuchamento" e outras semelhantes são usadas pelos pacientes para indicar que o material ingerido encontra obstáculo no trânsito entre a boca e o estômago. Do ponto de vista clínico, é útil para a condu-ção do processo diagnóstico o reconhecimento de dois tipos de disfagia: a alta ou orofaringiana e a baixa ou esofágica.

A primeira, própria das disfunções da orofaringe e do ESE, caracteriza-se pela sensação de parada do ali-mento à altura da garganta, dificuldade para iniciar a deglutição, regurgitação e pelos sintomas decorrentes do escape do material ingerido para a laringe, advindo tos-se, e para as fossas nasais. A dificuldade de ingestão pode ser predominante para os líquidos. Disartria e voz ana-salada, em decorrência das disfunções motoras locais, podem acompanhar esse tipo de disfagia.

A disfagia esofágica está presente não só nas dis-funções motoras primárias e secundárias, como também nas lesões estruturais do esôfago (estenose péptica, tu-mores, anéis etc.) e nas compressões extrínsecas. Nas disfunções motoras, a disfagia, em geral, é de curso crô-nico, não raro ao longo de vários anos, incidindo de for-ma contínua, lentamente progressiva, ou intermitente. Quando intermitente, a disfagia pode ser desencadeada por estados de tensão emocional, pela ingestão rápida ou por alimentos frios. Os pacientes referem que o ma-terial ingerido é retido em região retroesternal, freqüen-temente na posição esternal baixa ou, até mesmo, no epigástrio. A dificuldade para a deglutição costuma ser maior para os alimentos sólidos, principalmente nas fa-ses iniciais da doença, mas também líquidos podem ser ingeridos com dificuldade. Muitas vezes, a disfagia evo-lui progressivamente, afetando inicialmente a deglutição dos sólidos, depois a dos pastosos e, finalmente, a dos líquidos. A disfagia pode ser aliviada pela ingestão de pequenos goles de água, por deglutições secas e repeti-das ou por manobras especiais, como a de Valsalva, hi-perextensão do tronco, deambulação ou alguma outra que o próprio paciente acaba por encontrar. Quando a doença motora evolui para o megaesôfago, a disfagia pode até desaparecer, visto o esôfago ter sido transfor-mado de órgão de transporte para órgão de retenção. A dificuldade para a deglutição pode ser acompanhada de dor, caracterizando a odinofagia, uma variante da disfa-gia. A história clínica detalhada, considerando as carac-terísticas da disfagia e de outros sintomas e sinais que o paciente possa apresentar, pode levar à hipótese diag-nóstica que se mostra correta em cerca de 80% dos ca-sos. Deve ser mencionado, entretanto, que não há um padrão de disfagia que seja específico para qualquer das doenças motoras do esôfago. As que mais freqüentemente se expressam por disfagia são aquelas caracterizadas por acalásia do EIE. A presença de disfagia quase sempre indica a presença de doença no esôfago, mas eventual-mente, ocorre na ausência de qualquer anormalidade demonstrável à radiologia, endoscopia e manometria.

Outro importante sintoma das alterações motoras do esôfago é a dor. Esse sintoma pode ainda estar rela-cionado ao refluxo ácido ou a uma condição de irritabi-lidade do esôfago que vem sendo denominada de esôfago

do transporte do material deglutido para o esôfago; ao mesmo tempo, protegem as vias aéreas contra o acesso do bolo alimentar[16]. O mecanismo de abertura do ESE envolve o relaxamento da musculatura, a tração anterior da laringe e a pressão *intrabolus*, quando o ingerido (*bolus*) chega ao esfíncter. A pressão *intrabolus* é aquela existente no material deglutido, conseqüente à distensão da parede da faringe, não sendo dependente da onda contrátil, que ocorre imediatamente atrás do *bolus*[9,13].

O comprometimento da musculatura ou da inervação do ESE e/ou da faringe provoca alterações de seus movimentos, dificultando a deglutição. Os sintomas mais freqüentemente referidos pelos pacientes são: disfagia orofaringiana, aspiração do material ingerido, líquido ou sólido, para as vias aéreas superiores (regurgitação nasal) e inferiores. Em casos menos complicados, a disfagia para sólidos pode ser o único sintoma. Por outro lado, alterações funcionais do ESE podem ocorrer na ausência de evidências de doença neurológica ou muscular, mas na presença dos sintomas já referidos[11,12].

Doenças do Tecido Conjuntivo e Musculares

Na dermatomiosite-polimiosite, a disfunção motora é de esôfago superior e faringe porque o comprometimento é da musculatura estriada. A sintomatologia é a disfagia alta e, freqüentemente, aspiração para as vias aéreas. Doenças musculares, como a distrofia miotônica e a síndrome oculofaringiana, causam disfagia alta, retenção proximal e aspiração para vias aéreas. Na miopatia associada ao hipertireoidismo foram relatadas disfunções da musculatura estriada do esôfago.

Doença da Placa Mioneural

A *miastenia gravis*, caracteristicamente, afeta a musculatura estriada e, portanto, atinge a musculatura de faringe e do esôfago proximal. Nessa área o peristaltismo está ausente, mantendo-se porém normal no esôfago inferior. Radiologicamente, observa-se retenção parcial do material radiopaco ingerido no esôfago superior. Os pacientes apresentam disfagia tipo orofaringiana e considerável fadiga a deglutições repetidas.

Doenças Neurológicas

Diversas doenças que afetam o sistema nervoso central ou periférico podem dificultar a deglutição em suas fases oral, faringiana e esofágica. São os acidentes vasculares cerebrais, a paralisia pseudobulbar, os tumores do tronco cerebral, a doença de Wilson, a poliomielite, a esclerose múltipla e a doença de Parkinson. Lesões traumáticas, compressões por neoplasias, irritações por agentes químicos ou bacterianos no tronco vagal superior, também podem levar a disfunções do ESE e do esôfago proximal.

"Globus Hystericus"

É referida pelo paciente a sensação de uma massa na garganta. A hipótese de que esse sintoma fosse devido à hipertonia do ESE não se confirmou quando foi demonstrada a ausência de hipertonia do esfíncter e de resposta anormal a estímulo estressante[8]. Como muitos desses pacientes têm nítidos traços neuróticos, é possível que tenham intolerância a respostas fisiológicas ao estresse.

Acalásia do Esfíncter Inferior do Esôfago

Na acalásia do EIE também são observadas alterações no ESE[19,35]. A duração do relaxamento é menor que o normal e a pressão residual no esfíncter, durante seu relaxamento, esta aumentada. Ocorre também proeminência do cricofaríngeo e maior incidência de divertículo de Zenker. Quando ar é injetado rapidamente no esôfago, a reação do ESE na pessoa normal é de relaxamento, o que permite a eliminação do ar, enquanto, na acalásia do EIE o esfíncter superior se contrai. Essa reação é interpretada como sendo uma resposta que dificulta a regurgitação, e seria responsável por grande retenção de ar no esôfago, o que pode provocar obstrução de vias aéreas por compressão extrínseca[42]. A acalásia do ESE não é de ocorrência freqüente. Nos pacientes com doença de Chagas e disfagia, a fase oral de deglutição é prolongada, o que sugere que o paciente com acalásia prolonga a fase voluntária da deglutição[57].

Divertículo de Zenker

Consiste em herniação da mucosa (pseudo-divertículo) na face posterior da junção faringoesofágica, podendo adquirir tamanho suficiente para provocar disfagia por compressão do esôfago. É aqui mencionado porque fenômenos motores parecem estar envolvidos em sua patogênese.

Estudos recentes têm demonstrado que o divertículo ocorre por deficiência na abertura do ESE, ou seja, seu diâmetro não atinge dimensão suficiente para a passagem do material deglutido, embora o relaxamento da musculatura seja normal[10]. Na tentativa da manutenção do fluxo através do ESE, a pressão *intrabolus* aumenta fazendo com que, durante a passagem do *bolus*, haja pressão elevada na hipofaringe. Em casos da presença de barra esfincteriana (sinal radiológico que aparece como uma proeminência na parte posterior do ESE), ocorre a mesma deficiência de abertura e aumento da pressão *intrabolus*, na ausência de espasmo da musculatura e de acalásia[13]. A dificuldade de abertura deve ser conseqüente a defeito estrutural e não-funcional, uma vez que o relaxamento do músculo cricofaríngeo e a tração anterior da laringe estão normais e a pressão *intrabolus* na hipofaringe está aumentada. A miotomia do cricocofaríngeo é o tratamento mais indicado para os defeitos de abertura do ESE. A dilatação não deve ser empregada.

No diagnóstico das doenças que comprometem o ESE, o exame radiológico é o mais importante. A videofluoroscopia é o exame dinâmico que demonstra as alterações no trânsito pela boca e faringe e na abertura do ESE. A aspiração para as vias aéreas também é demonstrada pelo método. A endoscopia pode ser realizada, lembrando-se que pode haver dificuldade na passagem do aparelho pelo esfíncter. A faringoendoscopia é a mais indicada. A visão endoscópica do esfíncter e das cordas vocais avalia a anatomia e permite o estudo dinâmico, com a deglutição de alimento pastoso ou líquido misturado a corante. Com isso, avalia-se a presença de resíduos em faringe e a aspiração traqueal. O exame manométrico, pelas dificuldades técnicas de registro da motilidade de faringe e ESE, geralmente não é utilizado.

O tratamento é feito no sentido de corrigir o defeito causador da disfagia[11]. A miotomia de cricofaríngeo está indicada nos pacientes com dificuldade de abertura do ESE. Quando esta dificuldade é provocada por deficiência na movimentação da laringe, ou incapacidade de contração da faringe, manobras para compensar essa deficiência devem ser empregadas. Nesse caso, o trabalho da fonoaudiologia é muito importante. Temos sempre que considerar que o tratamento da disfagia orofaringiana é tarefa de equipe multiprofissional e que cada um deve ter a sua parcela de participação na recuperação. Como a disfagia compromete muita a qualidade de vida do paciente, todo empenho deve ser feito para que o sintoma desapareça ou, pelo menos, diminua.

REFERÊNCIAS BIBLIOGRÁFICAS

1. Aggestrup S, Uddman P, Sundler F, Fahrenkrug J, Hakanson R, Sorensen HR, Hambraeus G. Lack of vasoactive intestinal polypetide nerves in esophageal achalasia. *Gastroenterology* 84:924-927, 1983.
2. Alban Davies H, Jones DB, Rhodes J, Newcomb RG. Angina-like esophageal pain: differentiation from cardiac pain by history. *J Clin Gastroenterol* 7:477-481, 1985.
3. Anggiansah A, Taylor G, Bright N, Wong J, Owen WA, Rokkas T, Jones AR, Owen WJ. Primary peristalsis is the major acid clearance mechanism in reflux patients. *Gut* 35:1536-1542, 1994.
4. Bortolotti M. Medical therapy of achalasia: A benefit reserved for few. *Digestion* 60:11-16, 1999.
5. Clouse RE, Lustman PJ. Psychiatric illness and contraction abnormalities of the esophagus. *N Engl J Med* 309:1337-1342, 1983.
6. Clouse RE, Richter JE, Heading RC, Janssens J, Wilson JA. Functional esophageal disorders. *Gut* 45(suppl II):1131-1136, 1999.
7. Cohen S, Lanfer I, Snape WJ, Shiau YF, Levine GM, Jimenez S. The gastrointestinal manifestations of scleroderma: pathogenesis and management. *Gastroenterology* 79:155-166, 1980.
8. Cook IJ, Dent J, Collins SM. Upper esophageal sphincter tone and reactivity to stress in patients with a history of globus sensation. *Dig Dis Sci* 34:672-676, 1989.
9. Cook IJ, Dodds WJ, Dantas RO, Massey B, Kern MK, Lang IM, Brasseur JG, Hogan WJ. Opening mechanisms of the human upper esophageal sphincter. *Am J Physiol* 257:G748-G759, 1989.

10. Cook IJ, Gabb M, Panagopoulos V, Jamieson GG, Dodds WJ, Dent J, Shearman DJ. Pharyngeal (Zenker's) diverticulum is a disorder of upper esophageal sphincter opening. *Gastroenterology* 103:1229-1235, 1992.
11. Cook IJ, Kahrilas PJ. AGA technical review on management of oropharyngeal dysphagia. *Gastroenterology* 116:455-478, 1999.
12. Cook IJ. Disorders causing oropharyngeal dysphagia. In: Castell DO, Richter JE (eds). *The Esophagus*, 3rd ed. Filadélfia: Lippincott Williams & Wilkins, pp. 165-184, 1999.
13. Dantas RO, Cook IJ, Dodds WJ, Kern MK, Lang IM, Brasseur JG. Biomechanics of cricopharyngeal bars. *Gastroenterology* 99:1269-1274, 1990.
14. Dantas RO, Deghaide NHS, Donadi EA. Esophageal motility of patients with Chagas' disease and idiopathic achalasia. *Dig Dis Sci* 46:1200-1206, 2001.
15. Dantas RO, Godoy RA, Meneghelli UG, Oliveira RB. A contratilidade esofágica em pacientes chagásicos com peristaltismo e com aperistalse. *Rev Assoc Med Bras* 28:9-10, 1982.
16. Dantas RO, Kern MK, Massey BT, Dodds WJ, Kahrilas PJ, Brasseur JG, Cook IJ, Lang IM. Effect of swallowed bolus variables on oral and pharyngeal phases of swallowing. *Am J Physiol* 258:G675-G681, 1990.
17. Dantas RO, Villanova MG, Godoy RA. Esophageal dysfunction in patients with progressive systemic sclerosis and mixed connective tissue diseases. *Arq Gastroenterol* 22:122-126, 1985.
18. Dent J, Holloway RH, Toouli J, Dodds WJ. Mechanisms of lower oesophageal sphincter incompetence in patients with symptomatic gastrooesophageal reflux. *Gut* 29:1020-1028, 1988.
19. Dudnick RS, Castell JA, Castell DO. Abnormal upper esophageal sphincter function in achalasia. *Am J Gastroenterol* 87:1712-1715, 1992.
20. Eckardt VF. Does healing of esophagitis improve esophageal motor function? *Dig Dis Sci* 33:161-165, 1988.
21. Ergun GA, Kahrilas PJ. Clinical applications of esophageal manometry and pH monitoring. *Am J Gastroenterol* 91:1077-1089, 1996.
22. Evans D, Buckton GK. Clinical measurement in gastroenterology. Volume 1: The Esophagus. Oxford: Blackwell Science Ltd, 1997.
23. Feldman M. Esophageal achalasia syndromes. *Am J Med Sci* 295:60-81, 1988.
24. Felix VN, Cecconello I, Zilberstein B, Moraes-Filho JPP, Pinotti HW. Achalasia: a prospective study comparing the results of dilatation and myotomy. *Hepato-Gastroenterol* 45:97-108, 1998.
25. Ferreira-Filho, LP, Patto RJ, Troncon, LEA, Oliveira RB. Use of isosorbide dinitrate for the symptomatic treatment of patients with Chagas' disease achalasia. A double-blind, crossover trial. *Brazilian J Med Biol Res* 24:1093-1098, 1991.
26. Ferriolli E, Dantas RO, Oliveira RB, Braga FJHN. The influence of ageing on esophageal motility after ingestion of liquids with different viscosities. *Eur J Gastroenterol Hepatol* 8:793-798, 1996.
27. Ferriolli E, Oliveira RB, Matsuda NM, Braga FJHN, Dantas RO. Aging, esophageal motility and gastroesophageal reflux. *J Am Geriatr Soc* 46:1534-1537, 1998.
28. Figueiredo MCA, Oliveira RB, Iazigi N, Matsuda NM. Comparison of the effects of sublingual nifedipine and isosorbide dinitrate on oesophageal emptying in patients with Chagasic achalasia. *Aliment Pharmacol Ther* 6:507-512, 1992.
29. Gelfond M, Rozen P, Gilat T. Isosorbide dinitrate and nifedipine treatment of achalasia: a clinical, manometric and radionuclide evaluation. Gastroenterology 83:963-969, 1982.
30. Gill RC, Bowes KL, Murphy PD, Kingma YJ. Esophageal motor abnormalities in gastroesophageal reflux and the effects of fundoplication. *Gastroenterology* 91:364-369, 1986.
31. Gillies M, Nicks R, Skiring A. Clinical manometric and pathological studies in diffuse oesophageal spasm. *Br Med J* ii:527-530, 1967.

DISTÚRBIOS DA MOTILIDADE DO ESÔFAGO

32. Goyal RK, Sivarao DV. Functional anatomy and physiology of swallowing and esophageal motility. *In*: Castell DO, Richter JE (eds)*The Esophagus*, 3rd ed. Filadélfia: Lippincott Williams & Wilkins, p. 1-31, 1999.

33. Hirano I. Pathophysiology of achalasia. *Curr Gastroenterol Rep* 1:198-202, 1999.

34. Holloway RH, Tippett MD, Horowitz M, Maddox AF, Motten J, Russo A. Relationship between esophageal motility and transit in patients with type I Diabetes mellitus. *Am J Gastroenterol* 94:3150-3157, 1999.

35. Jones B, Donner MW, Rubesin SE, Ravich WJ, Hendrix TR. Pharyngeal findings in 21 patients with achalasia of the esophagus. *Dysphagia* 2:87-92, 1987.

36. Kahrilas PJ, Dodds WJ, Hogan WJ, Kern M, Arndorfer RC, Reece A. Esophageal peristaltic dysfunction in peptic esophagitis. *Gastroenterology* 91:897-904, 1986.

37. Kahrilas PJ, Kishk SM, Helm JF, Dodds WJ, Harig JM, Hogan WJ. Comparison of pseudoachalasia and achalasia. *Am J Med* 82:439-446, 1987.

38. Katz PO, Castell JA. Nonochalasia motility disorders. *In*: Castell DO, Richter JE (ed). The Esophagus. Filadélfia: 3rd ed. Lippincott Williams & Wilkins, pp. 215-234, 1999.

39. Keshavarzian A, Iber FL, Ferguson Y. Esophageal manometry and radionuclide emptying in chronic alcoholics. *Gastroenterology* 92:651-657, 1987.

40. Leite LP, Johnston BT, Barrett J, Castell JA, Castell DO. Innefective esophageal motility. The primary findings in patients with nonspecific esophageal motility disorder. *Dig Dis Sci* 42:1859-1865, 1997.

41. Loo FD, Dodds WJ, Soergel KH, Arndorfer RC, Helm JF, Hogan WJ. Multipeaked esophageal peristaltic pressure waves in patients with diabetic neuropathy. *Gastroenterology* 88:485-491, 1985.

42. Massey BT, Hogan WJ, Dodds WJ, Dantas RO. Alteration of the upper esophageal sphincter belch reflex in patients with achalasia. *Gastroenterology* 103:1574-1579, 1992.

43. Matsuda NM, Oliveira RB, Dantas RO, Iazigi N. Effect of isosorbide dinitrate on gastroesophageal reflux in healthy volunteers and patients with Chagas' disease. *Dig Dis Sci* 40:177-182, 1995.

44. Mearin F, Mourelle M, Guarner F, Salas A, Riveros-Moreno V, Moncada S, Malagelada, JR. Patients with achalasia lack nitric oxide synthase in gastro-oesophageal junction. *Eur J Clin Invest* 23:724-728, 1993.

45. Meneghelli UG, Martinelli ALC. Dor torácica de origem esofágica: seqüência propedêutica. *In:* LP Castro, PR Savassi Rocha (eds). *Tópicos em Gastroenterologia 1*. Rio de Janeiro: MEDSI Editora Médica e Científica Ltda pp. 21-33, 1990.

46. Meyer GW, Castell DO. Physiology of the oesophagus. *Clin Gastroenterol* 11:439-451, 1982.

47. Mittal RK. Pathophysiology of gastroesophageal reflux disease: motility factors. *In*: Castell DO, Richter JE (eds*). The Eso-*

phagus, 3rd ed. Filadélfia: Lippincott Williams & Wilkins pp. 397-408, 1999.

48. Nasi A, Michelsohn MH. *Avaliação Funcional do Esôfago*, ed. São Paulo: Editora Roca, 2001.

49. Nelson JB, Castell DO. Esophageal motility disorders. *DM* 34:306-389, 1988.

50. Oliveira RB, Troncon LEA, Dantas RO, Meneghelli UG. Gastrointestinal manifestations of Chagas' disease. *Am J Gastroenterol* 93:884-889, 1998.

51. Pasricha PJ, Rai R, Ravich WJ, Hendrix TR, Kalloo AN. Botulinum toxin for achalasia: long-term outcome and predictors of response. *Gastroenterology* 110:1410-1415, 1996.

52. Richter JE, Dalton CB, Katz PO, Anderson KO, Rehberg HR, Young LD, Bradley LA. Stress a modulator of esophageal contractions. *Gastroenterology* 90:1603 (abstract), 1986.

53. Richter JE. Oesophageal motility disorders. *Lancet* 358:823-828, 2001.

54. Schuffler MD, Lowe MC, Bill AH. Studies of idiopathic intestinal pseudoobstruction. I. Hereditary hollow visceral myopathy: clinical and pathological studies. *Gastroenterology* 73:327-338, 1977.

55. Schuffler MD, Pagon RA, Schwartz R, Bill AH. Visceral myopathy of the gastrointestinal and genito- urinary tracts in infants. *Gastroenterology* 94:892-898, 1988.

56. Schuffler MD. Chronic intestinal pseudo-obstruction. *In*: Feldman M, Scharschmidt BF, Sleisenger MH (eds). *Gastrointestinal and Liver Disease*, 6ª ed. Filadelfia: WB Saunders Company pp. 1820-1836, 1998.

57. Souza MAN, Dantas RO, Oliveira RB, Braga FJHN. A scintigraphic study of oropahryngeal swallowing dynamics in Chagas' disease. *Neurogastroenterol Mot* 12:335-341, 2000.

58. Stacher G, Kiss A, Wiesnagrotzki S, Bergmann H, Höbart J, Schneider C. Oesophageal and gastric motility disorders in patients categorised as having primary anorexia nervosa. *Gut* 27:1120-1126, 1986.

59. Stanciu C, Bennett JR. Oesophageal acid clearing: One factor in the production of reflux oesophagitis. *Gut* 15:852-857, 1974.

60. Vaezi MF, Richter JE. Diagnosis and management of achalasia. *Am J Gastroenterol* 94:3406-3412, 1999.

61. Weber JR, Ryan JC. Effects on the gut of systemic disease and other extraintestinal conditions. *In*: Feldman M, Scharschmidt BF, Sleisenger MH (eds). *Gastrointestinal and Liver Disease*, 6th ed. Filadelfia: WB Saunders Company, pp. 411-438, 1998.

62. Whinship DH, Caflish CR, Zboralske F, Hogan WJ. Deterioration of esophageal peristalsis in patients with alcoholic neuropathy. *Gastroenterology* 55:173-178, 1968.

63. Wong RKH, Maydonovitch CL. Achalasia. In: Castell DO, Richter JE (eds). the Esophagus, 3rc ed. Filadélfia: Lippincott Williams & Wilkins pp. 185-213, 1999.

64. Wright RA, Penner DB. Myxedema and upper esophageal dysmotility. *Dig Dis Sci* 26:376-377, 1981.

CAPÍTULO 20

Megaesôfago Chagásico

Ivan Cecconello
Júlio Rafael Mariano da Rocha
Joaquim Gama-Rodrigues
Henrique Walter Pinotti

O megaesôfago caracteriza-se pela destruição ou ausência dos plexos nervosos intramurais do esôfago. Essa condição determina ausência de peristaltismo ao nível do corpo do órgão, bem como a não-abertura do esfíncter inferior do esôfago (EIE) em resposta à deglutição. Conseqüentemente, há estase esofágica e, inicialmente, acentuada incoordenação motora; de modo progressivo, ocorrem dilatação e diminuição de sua capacidade de contração[5].

São inúmeras as denominações utilizadas para definir a doença, como aperistalse do esôfago, cardioespasmo, frenoespasmo, dolicoesôfago, disfagia paradoxal, entre dezenas de outras. Internacionalmente, o nome mais utilizado é acalásia (Hertz, 1914), que traduz a falta de abertura do EIE em resposta à deglutição. No Brasil, a doença é conhecida como megaesôfago, desde que a dilatação do esôfago é condição freqüentemente encontrada nas pessoas sintomáticas.

ETIOLOGIA

A doença de Chagas, endêmica na América Latina, é o único fator etiológico realmente comprovado de megaesôfago[10,11]. Admite-se que algumas drogas, como a iperite, possam determinar lesão plexular e o aparecimento da doença. No entanto, no restante do mundo, a causa do megaesôfago é de origem desconhecida[17].

No Brasil, em torno de 90% dos pacientes apresentam a forma adquirida, através da doença de Chagas, causada pelo *Trypanossoma cruzi*. Essa afecção, endêmica em nosso país, é de caráter sistêmico, e pode determinar, em maior ou menor grau, inúmeras manifestações digestivas, entre elas o megaesôfago[44].

DISTRIBUIÇÃO GEOGRÁFICA

A infecção pelo *Trypanosoma (Schizotrypanum) cruzi* é endêmica em toda a América Latina, com exceção da República da Guiana, Belize, Suriname e Ilhas do Caribe. No entanto, a maior prevalência da infecção encontra-se no Brasil, na Argentina e na Venezuela, onde representa grave problema médico-sanitário [25,26].

Apesar de o *T. cruzi* ser encontrado em animais silvestres no sudeste dos EUA, as infecções em humanos são praticamente inexistentes, sendo conhecidos apenas dois casos de indígenas acometidos pela doença de Chagas no sul do Texas. Não são conhecidas as razões para tal tipo de ocorrência. É possível que os hábitos alimentares dos triatomíneos dessas regiões sejam inadequados para que haja transmissão da doença para o homem. Por outro lado, as cepas de *T. cruzi* encontradas nessa área, embora causem infecção nos animais silvestres, não o fazem no homem[26].

O *T. cruzi*, protozoário flagelado, foi descoberto por Carlos Chagas (1909) no intestino de um triatomíneo, o *Panstrongylus megistus*, na cidade de Lassance, interior de Minas Gerais. No Instituto de Manguinhos, no Rio de Janeiro, Oswaldo Cruz conseguiu a inoculação de *T. cruzi* em um sagüi (*Callithrix penicillata*), através da picada de triatomíneos infectados trazidos por Carlos Chagas. Posteriormente, esse autor descobriu o mesmo flagelado parasitando animais domésticos (gatos, aves) e silvestres (tatus), que funcionam como reservatório natural do protozoário[10].

Examinando o sangue de uma criança, chamada Berenice, acometida por febre, anemia e aumento dos gânglios linfáticos, Carlos Chagas encontrou o mesmo flagelado obtido experimentalmente, demonstrando ser o *Trypanossoma* a provável causa da enfermidade humana, a qual recebeu posteriormente o nome de doença de Chagas. Fato inédito na medicina, um único investigador desvendou todos os elos da doença, desde seu agente etiológico, bem como o transmissor, suas lesões anatomopatológicas e seus reservatórios naturais[11].

Atualmente, no Brasil, a endemia ocorre principalmente nas áreas rurais das regiões centrais, bem como no Rio Grande do Sul, Bahia, Pernambuco e Piauí.

De acordo com Meneghelli[27], diferentes fases podem ser reconhecidas na história do megaesôfago chagásico: (1) a presença da doença foi detectada em múmias das civilizações pré-inca e inca; (2) descrição dos sinais e sintomas, bem como da distribuição geográfica, desde o início do século XIX às primeiras décadas do século XX; (3) fase entre a segunda e a sétima década do século XX, quando foram descritas as características morfológicas e fisiopatológicas; (4) reconhecimento definitivo da etiologia chagásica nas décadas de 1940 e 1960; (5) fase atual com diminuição da ocorrência, por migração da população para áreas urbanas, melhor educação sanitária e de condições das residências rurais, além da aplicação sistemática de inseticidas.

PATOGENIA

Após a inoculação inicial do vetor — o triatomíneo que mistura suas fezes com o sangue da vítima —, há uma multiplicação local do *trypanossoma*.

Essa fase é seguida de parasitemia transitória com dias a semanas de duração, durante os quais o microorganismo se aloja em diferentes órgãos, principalmente no trato gastrointestinal e no coração. A intensidade da parasitemia e o número de tripanossomas nos diferentes órgãos dependem, provavelmente, de reações imunológicas entre o parasita e o hospedeiro[13].

Na doença de Chagas, há uma perda de neurônios do sistema autônomo. O mecanismo da destruição neuronal suscitou teorias para sua ocorrência: parasitismo direto da célula nervosa[25]; neurotoxinas e ação inflamatória específica[25]; e mecanismo auto-imune[45]. Ribeiro dos Santos *et al.*[45] demonstraram a presença de anticorpos antineuronais em 93% dos pacientes. Vários estudos identificaram também anticorpos entre *T. cruzi* e células nervosas de mamíferos, havendo a presença de infiltrado inflamatório mononuclear nas camadas submucosa e muscular da parede esofágica com diminuição importante de CD_4 e células $T^{13,14}$.

A infecção pelo *T. cruzi* pode também funcionar como um estímulo a fenômenos imunológicos com produção de citoquinas inflamatórias, produzindo lesão tecidual em indivíduos com perfil genético suscetível[13]. Esses fatores poderiam explicar a evolução da lesão neuronal, mesmo quando o indivíduo migra para longe das áreas de infestação.

No trato gastrointestinal, a intensidade da destruição dos plexos de Meissner e Auerbach do órgão afetado determinarão alterações fisiopatológicas e manifestações clínicas correspondentes; alterações da motilidade ocorreriam quando 50% das células estariam destruídas; e dilatação, quando haveria comprometimento de 90%[26].

FISIOPATOLOGIA

Os estudos pioneiros sobre atividade motora do esôfago no megaesôfago de Bettarello e Pinotti[5,33] mostraram que o EIE era de extensão e pressão máximas em repouso semelhante aos indivíduos normais, mas os acometidos apresentavam acalásia e aperistalse no corpo do esôfago.

Nos pacientes portadores de megaesôfago chagásico, após o relaxamento do esfíncter superior do esôfago, ocorre a passagem da onda peristáltica iniciada na faringe, que teria a função de levar o bolo alimentar até o estômago; porém, esta perde seu caráter peristáltico, principalmente nos dois terços inferiores desse órgão, onde a musculatura é lisa.

A estase constitui estímulo para contrações do corpo do esôfago, que tenta vencer o obstáculo funcional representado pelo EIE. De início, as contrações são intensas e, progressivamente, perdem sua força; ao mesmo tempo, as fibras musculares que no começo apresentam hipertrofia e espessam a camada muscular, vão se alongando gradualmente, sendo substituídas por tecido conjuntivo. A estase também contribui para a ocorrência de complicações do megaesôfago: esofagite, ulcerações da mucosa e leucoplasia.

Já na fase avançada da enfermidade, o esôfago passa a apresentar-se ectasiado, geralmente deitado, com seu segmento distal sobre o diafragma; não apresenta resposta, por menor que seja, ao estímulo da deglutição, tornando-se esta ineficaz.

Com a utilização de sistemas modernos da eletromanometria esofágica, foi também descrita elevação da pressão do esfíncter inferior do esôfago em pacientes portadores do megaesôfago chagásico, tanto em repouso como também durante a deglutição[15].

A disfagia, portanto, é determinada por alterações motoras no corpo e EIE. Talvez pela acalásia, esses pacientes não costumam apresentar refluxo gastroesofágico, sendo a esofagite neles encontrada geralmente resultante da estase alimentar que o órgão apresenta.

ANATOMIA PATOLÓGICA

Resumidamente, podemos relacionar as alterações macroscópicas do megaesôfago como: espessamento da parede do esôfago por hipertrofia das células musculares lisas e aumento do tecido conjuntivo; progressiva diminuição da espessura da parede pela substituição da camada muscular por tecido conjuntivo; dilatação progressiva; alongamento variável; ausência de lesão orgânica obstrutiva no esôfago distal, região onde, inclusive, não acontece a hipertrofia da camada muscular observada no restante do esôfago; presença eventual de complicações: esofagite, úlcera de estase, leucoplasia e câncer.

As alterações microscópicas podem ser observadas em todas as estruturas da parede esofágica. A mucosa pode apresentar edema, exulcerações ou mesmo úlceras; a presença de áreas de leucoplasia é freqüente. Em 3% dos casos, há ocorrência de carcinoma espinocelular.

Os plexos nervosos intramurais (de Auerbach) encontram-se em diferentes graus de destruição; raramente são encontrados plexos completamente preservados. Observam-se perineurite, neurite, ganglionite e periganglionite; em alguns gânglios, há completo desaparecimento das células nervosas e sua substituição por tecido conjuntivo denso[46].

Existe sempre uma fibrose intersticial entre as fibras musculares. Estas, por sua vez, podem apresentar-se hipertrofiadas, atrofiadas ou substituídas por tecido conjuntivo, dependendo do grau de evolução da doença.

Raramente encontram-se células com parasitismo direto pelo *T. cruzi*, fato esse pouco mais freqüente nas formas agudas da moléstia.

Quadro Clínico

Na fase aguda da doença de Chagas podem ocorrer sintomas esofágicos, basicamente disfagia transitória ou que se instala no momento da evolução da doença. No entanto, predominam os sintomas de fase aguda, com febre, hepatoesplenomegalia, infartamento ganglionar e miocardite aguda.

O sinal da porta de entrada (complexo oftalmoganglionar — complexo de Romaña — localizado na pálpebra, ou chagoma de inoculação, em outras regiões do organismo) pode ser encontrado em alguns enfermos na fase inicial da doença. Nessa fase, podem aparecer também outras manifestações digestivas, como anorexia, náuseas, vômitos, diarréia, tal como em geral ocorre nos processos inflamatórios agudos.

Na fase crônica da doença, quando o megaesôfago se instala, os sintomas mais freqüentes são: disfagia, regurgitação, dor retroesternal, queimação, sialorréia e broncopneumonias de repetição.

Os seguintes sinais podem ser observados: hipertrofia da glândula parótida, retardo no desenvolvimento somático e emagrecimento.

A disfagia é a manifestação mais proeminente da doença, aquela que leva o paciente a procurar o médico e determina o diagnóstico. Geralmente é de longa evolução (anos) e se instala de forma progressiva, inicialmente para sólidos, depois para pastosos e, mais tarde, também para líquidos. Existe a sensação da parada dos alimentos ingeridos na região do apêndice xifóide ou em posição retroesternal; isso causa peso, plenitude e mesmo dor, referidos nessa região.

Várias manobras são utilizadas para vencer o obstáculo: inspiração profunda, alongamento do pescoço, deglutições repetidas e, mais freqüentemente, ingestão de líquidos, desde que a formação de coluna hídrica quase sempre faz vencer a barreira esfincteriana, determinando a passagem de quantidades variáveis do alimento para o estômago.

A regurgitação é a volta do alimento represado no esôfago para a cavidade oral, sem ocorrência de náuseas. Tanto a inclinação do corpo para a frente como o decúbito horizontal favorecem esse acontecimento. Não raro, o paciente refere, ao acordar, a existência de alimento sólido ou líquido manchando o travesseiro. Essa regurgitação, por sua vez, pode determinar, nesses pacientes, aspiração do material, regurgitação para a árvore traqueobrônquica e, em conseqüência, broncopneumonias de repetição e mesmo supurações pulmonares.

A ingestão alimentar inadequada, agravada por eventuais quadros infecciosos pulmonares, leva ao emagrecimento e mesmo à caquexia. Na criança pode ocorrer importante retardo no desenvolvimento somático.

Ao exame físico, encontra-se às vezes hipertrofia das glândulas parótidas. Isso pode-se dever à hipersensibilidade das glândulas salivares aos estímulos reflexos, por estarem parcialmente desnervadas, levando à hiperatividade funcional e à hipertrofia[47]; exacerbação do reflexo esofagossalivar de Roger, pela estase alimentar e irritação constante da mucosa esofágica.

Diagnóstico

Esclarecidas as suspeitas clínicas e epidemiológicas (proveniência de zona endêmica, contato com triatomíneo, transfusão de sangue) da presença de megaesôfago, utilizam-se os métodos subsidiários para sua confirmação e realização do diagnóstico diferencial: reações sorológicas; radiografia de esôfago; endoscopia digestiva alta e eletromanometria do esôfago.

Outros exames podem ser realizados para detecção de doenças associadas: tempo de esvaziamento gástrico (gastropatia chagásica), ultra-sonografia do fígado e vias biliares (colelitíase) e enema opaco dos cólons (megacólon).

Os exames laboratoriais para o diagnóstico da doença de Chagas na fase aguda são diferentes daqueles utilizados na forma crônica da doença.

Na fase aguda, após 4 a 8 semanas do início dos sintomas, é possível demonstrar a presença de *T. cruzi* no sangue periférico através de processos diretos, a fresco ou após coloração, com ou sem concentração; isso se consegue através de esfregaço, em gota espessa. Resultados positivos também são obtidos com culturas (meio de Bonacci ou NNN) ou inoculação em animais. O xenodiagnóstico é quase sempre positivo, mas sua leitura geralmente deve ser feita após 1 a 2 meses, retardando o diagnóstico, embora seja viável examinar o triatomíneo

MEGAESÔFAGO CHAGÁSICO

após 2 a 10 dias da exposição. Dentre as provas sorológicas, pode-se lançar mão da precipitina, da imunofluorescência e da hemaglutinação.

Na fase crônica, utilizam-se as provas sorológicas: reação de fixação do complemento (de Guerreiro-Machado), imunofluorescência e hemaglutinação. A realização de mais de uma dessas provas em ocasiões diferentes aumenta significativamente os índices de positividade dos resultados dos exames.

A radiografia contrastada do esôfago quase sempre confirma o diagnóstico do megaesôfago. Nota-se sempre a estase de contraste no esôfago. Podem ser observadas ondas terciárias, floculação do contraste (demonstrando a presença de estase alimentar) e ausência de bolha gástrica. Existe um afilamento gradual e regular na região da transição esofagogástrica (TEG). Na maioria das vezes a dilatação encontra-se presente.

A endoscopia não é exame para a realização estabelecer o diagnóstico do megaesôfago; no entanto, torna-se importante como exame complementar, confirmando a ausência de obstrução orgânica da cárdia, aspecto da mucosa esofágica e presença de tumores esofágicos associados ao megaesôfago. Estes podem passar despercebidos ao exame radiológico, ocultos pelo volume de contraste deglutido ou mascarados por restos alimentares eventualmente presentes.

O estudo da motilidade esofágica tem importância nos casos em que há dúvida diagnóstica, pela ausência de dilatação do esôfago. Verifica-se, através dele, a presença de ondas sincrônicas ao nível do corpo do esôfago, além de ondas de longa duração e baixa amplitude, bem como acalasia da cárdia. A verificação de atividade motora do corpo do esôfago é importante na escolha da terapêutica cirúrgica mais adequada a ser adotada. Além disso, a eletromanometria pode fazer o diagnóstico de hérnia hiatal associada e presença de esfíncter residual em casos de recidiva da disfagia após tratamento cirúrgico.

DIAGNÓSTICO DIFERENCIAL

O diagnóstico diferencial deve ser feito com estenose orgânica por esofagite péptica, estenose cáustica ou câncer, compressões extrínsecas, divertículos do esôfago, espasmo difuso do esôfago e esclerodermia.

A disfagia causada pelo câncer é geralmente de rápida progressão, de semanas a poucos meses, ao contrário do megaesôfago. Nas estenoses pépticas, a disfagia quase sempre sucede a queixas de queimação retroesternal. Na estenose cáustica existe antecedente de ingestão de substâncias corrosivas.

Nos divertículos faringoesofágicos (Zencker), a disfagia se manifesta na região cervical e, nos do corpo do esôfago, há freqüentemente dor precordial e regurgitação imediata de alimentos. Os exames radiológico e endoscópico do esôfago são de grande auxílio no diagnóstico diferencial.

No espasmo difuso do esôfago ocorre, com freqüência, a odinofagia. O exame contrastado pode sugerir seu diagnóstico, confirmado pela eletromanometria, que identifica intensa atividade motora, mas com preservação do peristaltismo.

Na esclerodermia, os achados manométricos são idênticos aos do megaesôfago, notando-se, entretanto, pressão baixa do esfíncter inferior do esôfago. A estimulação com metacolina mostra ausência de resposta no escleroderma, onde há lesão da musculatura, ao contrário do megaesôfago, que responde com atividade motora aumentada devido à estimulação das fibras musculares íntegras, mas desnervadas. Na esclerodermia, freqüentemente há esofagite de refluxo.

CLASSIFICAÇÃO

A classificação é feita através da avaliação de aspectos radiológicos e/ou manométricos do esôfago. Os critérios mais conhecidos são:

1. Classificação de Mascarenhas *et al.* (1958)[44], baseada no diâmetro e na retenção do meio de contraste no esôfago.

Grau	Diâmetro Transverso (cm)	Estase		
		10 s	5 min	30 min
I	Até 4	+	Eventual	Rara
II	4 a 7	+	+	Eventual
III	7 a 10	+	+	+
IV	Mais de 10	+	+	+

2. Classificação de Rezende *et al.* (1960)[44], baseada na retenção do contraste, no diâmetro, na atividade contrátil, tonicidade do segmento inferior e no alongamento do órgão.

   — Grupo I — Esôfago de calibre aparentemente normal ao exame radiológico. Trânsito lento. Pequena retenção do contraste.

   — Grupo II — Esôfago com pequeno e moderado aumento de calibre. Apreciável retenção de contraste. Observam-se, com freqüência, ondas terciárias, associadas ou não à hipertonia do esôfago inferior.

   — Grupo III — Esôfago com grande aumento de calibre. Hipotonia do esôfago inferior. Atividade motora reduzida ou inaparente. Grande retenção do meio de contraste.

   — Grupo IV — Dolicomegaesôfago: esôfago com grande capacidade de retenção, atônico, alongado, dobrando-se sobre a cúpula diafragmática.

3. Classificação baseada na dilatação, no alongamento e na atividade motora. Tem finalidade prática, determinando o tipo de tratamento cirúrgico a ser adotado[38].

— Incipiente — Ausência de dilatação, retenção do contraste e aumento da atividade motora.

— Não avançado — Diâmetro de até 7 cm, com atividade motora do corpo preservada.

— Avançado — Diâmetro maior do que 7 cm ou dolicomegaesôfago, com atividade motora mínima ou ausente.

EVOLUÇÃO E COMPLICAÇÕES

O megaesôfago é doença que se caracteriza por sua cronicidade. Não existe cura espontânea, e a evolução da doença pode levar à morte por inanição.

O início dos sintomas pode ser logo após a fase aguda da doença de Chagas, ou instalar-se muitos anos após o paciente afastar-se da zona endêmica. Sua evolução é geralmente lenta, progredindo a disfagia de alimentos sólidos até líquidos no prazo de muitos anos. Pode haver períodos de melhora dos sintomas em sua evolução. Quando atinge crianças, existe retardo no desenvolvimento somático.

A gravidade da desnutrição causada pela falta de ingestão de alimentos não está diretamente relacionada aos estádios da doença. Assim, pode ocorrer caquexia em pacientes com megaesôfago incipiente, e outros relativamente bem nutridos podem apresentar-se com dolicomegaesôfago.

O paciente pode apresentar quadros de pneumonia aspirativa durante a evolução da moléstia, devido à regurgitação noturna e à aspiração do conteúdo esofágico para as vias aéreas.

A estase alimentar provoca a inflamação da mucosa esofágica, a qual pode determinar o aparecimento de acantose, paraceratose e leucoplasia. A maior incidência de câncer nos pacientes portadores de megaesôfago pode estar relacionada à ocorrência dessas alterações inflamatórias na mucosa. Na literatura, a prevalência é de 2,8%[9,48] dos casos.

O câncer incide geralmente nos pacientes com longa história de disfagia, e seu diagnóstico torna-se difícil devido aos sintomas ficarem encobertos pela disfagia provocada pelo megaesôfago, além do fato de haver necessidade de crescimento muito maior da neoplasia para determinar obstrução do esôfago dilatado.

Dessa forma, o diagnóstico é feito tardiamente, o que piora o prognóstico da doença. Torna-se, assim, importante a avaliação endoscópica rotineira nos pacientes portadores de megaesôfago, na tentativa do diagnóstico precoce do câncer. A radiografia contrastada não auxilia nesse mister, já que quase sempre existe resíduo alimentar e grande estase do contraste, propiciando apenas o diagnóstico de tumores avançados do esôfago.

TRATAMENTO

O megaesôfago chagásico é uma patologia irreversível, assim, não se pode atuar no sentido de recompor o esôfago para suas funções motoras normais. O fulcro de nossa ação deve ser, portanto, a resolução da disfagia, que é o principal sintoma desses pacientes, não esquecendo da prevenção do refluxo gastroesofágico resultante da anulação do EIE.

O tratamento do megaesôfago pode assim ser dividido em: medidas dietético-comportamentais, drogas que reduzem a pressão do EIE, dilatação da cárdia, operações sobre a TEG e ressecções esofágicas.

Tratamento Clínico

Inicia-se pelas medidas dietético-comportamentais visando ao alívio dos sintomas, à adequada nutrição do paciente além de evitar ou reduzir as complicações inerentes a essa doença. Doentes desnutridos podem ser submetidos a tratamento nutricional por sonda nasoenteral.

Merecem ainda menção as drogas que diminuem a pressão basal do EIE como os nitratos (isossorbidas)[4,18,31] e bloqueadores de canal de cálcio (nifedipina), que necessitam ser ministradas imediatamente antes das refeições. Elas determinam redução transitória da pressão do EIE e, conseqüentemente, alívio da disfagia.

Necessário é, no entanto, ressaltar os efeitos sistêmicos desses fármacos, principalmente cardíacos (bloqueadores do cálcio), que podem tornar arriscada a sua utilização.

Deve-se também relatar o emprego da injeção de toxina botulínica no EIE, proposto por Pasricha em 1993[32]. Esse procedimento é geralmente utilizado como tratamento temporário, já que seu efeito não costuma perdurar por mais de 3 a 6 meses[42]. Ferrari et al.[20] e Brandt[6] utilizaram-na no tratamento do megaesôfago chagásico.

Presentemente, o efetivo tratamento do megaesôfago é feito por dilatação ou por operação cirúrgica.

Dilatação da Cárdia

Visa à distensão ou ruptura das fibras musculares da TEG, com diminuição da pressão do EIE e passagem dos alimentos.

A dilatação realizada com sondas de calibre progressivamente maior (Malloney, Savary-Gilliard etc.) não está indicada no megaesôfago, pois essas sondas promovem distensão com pouca ou nenhuma rotura das fibras musculares, fazendo com que rapidamente retornem à situação pregressa e sem alívio da disfagia.

Na dilatação forçada, por outro lado, a distensão abrupta determina rotura de fibras musculares, destruindo parcial ou completamente o EIE, por tempo mais

MEGAESÔFAGO CHAGÁSICO

prolongado ou de forma definitiva. Pode ser realizada com balões hidrostáticos ou pneumáticos.

Corrêa Neto (1934)[12] introduziu em nosso meio o uso do balão hidrostático, para dilatação brusca do esôfago, e a sua utilização se difundiu pelo Brasil por essa época. Pinotti (1969)[34,35] modificou-o, não havendo mais a necessidade de fios condutores, radioscopia ou endoscopia para utilizá-lo, relatando bons resultados com seu emprego.

Esse balão consiste em sonda plástica com ponta de borracha, contendo mercúrio, o que facilita a sua passagem. Quanto ao balão, existe menor resistência à distensão na porção distal, de tal forma que, com a injeção inicial de líquido, esta é a primeira a distender.

Com o paciente em jejum e após anestesia da orofaringe, o instrumento é introduzido por via oral até que a extremidade contendo mercúrio atinja o estômago, sendo sentido pelo paciente. Os primeiros 50 ml de água injetados distendem a porção distal; tracionando-se o balão, este ancora na cárdia. A seguir, injeta-se água adicional, de forma gradual, até o paciente referir dor. O balão é mantido inflado por 5 minutos e, então, é esvaziado e retirado.

As complicações clássicas como hemorragia, fissuras da mucosa e perfuração, são eliminadas com esse instrumento.

A dilatação forçada da cárdia está indicada no megaesôfago incipiente, nas gestantes e em pacientes sem condições clínicas para tratamento cirúrgico (idosos, cardíacos, renais crônicos etc.).

Felix et al.[19], em estudo prospectivo randomizado, estudaram 40 pacientes com megaesôfago incipiente submetidos a dilatação e a cardiomiotomia com fundoplicatura.

Ambos os procedimentos tiveram morbidade baixa, não havendo óbitos.

O tempo de seguimento foi de 3 anos, sendo os pacientes submetidos a avaliação clínica, radiológica, endoscópica, manométrica e pHmetria esofágica prolongada (24 horas). Os resultados foram semelhantes em relação ao alívio da disfagia. A esofagite de refluxo foi de 5% em ambos os grupos. A manometria mostrou que o tratamento cirúrgico produz maior redução da pressão do EIE e que o refluxo gastroesofágico é maior após a dilatação. Concluíram que ambos os métodos são eficientes no tratamento do megaesôfago incipiente.

Mais recentemente, a realização de dilatação forçada da cárdia, com balões pneumáticos especiais, sob visão direta através de endoscopia, tem tido aceitação.

Isso se explica pela praticidade de seu uso e pela crescente especialização do meio médico[24,30]. Os resultados desse método são variáveis em termos de alívio permanente ou temporário da disfagia ou ausência de resposta ao tratamento.

Recentemente Allescher et al.[2] realizaram estudo prospectivo para avaliar a eficiência, resultados em lon-go prazo e custos cumulativos comparando pacientes submetidos a dilatação pneumática da cárdia e injeção de toxina botulínica no EIE, em pacientes com megaesôfago idiopático. Todos os pacientes tratados com toxina botulínica tiveram recidiva dos sintomas em até 48 meses. Em outro estudo semelhante, no qual se utilizou dose única de toxina botulínica[29], houve manutenção de remissão da disfagia, após 12 meses, em somente 15% dos pacientes. A necessidade de novo tratamento foi 2,7 vezes maior do que nos submetidos a dilatação pneumática. Assim, o tratamento por dilatação é o método de escolha como forma de tratamento não-cirúrgico, observando-se as indicações já aqui referidas. O emprego da toxina botulínica fica reservado para pacientes idosos ou de alto risco, ou como ponte para um tratamento mais efetivo[2].

Tratamento Cirúrgico

O procedimento cirúrgico é o mais utilizado no tratamento do megaesôfago chagásico, e sua evolução correu paralelamente ao desenvolvimento dos conhecimentos da fisiopatologia da doença.

Deficiências nutricionais devem ser diagnosticadas e corrigidas pré-operatoriamente. Com essa finalidade, podem ser utilizadas sondas nasoenterais, nutrição parenteral prolongada e, por vezes, a dilatação da cárdia como procedimento provisório (reduzindo estase esofágica e facilitando ingestão).

Cuidados especiais devem ser tomados com as vias respiratórias (regurgitação esofágica) e com as condições cardiocirculatórios (cardiopatia chagásica).

O esôfago deve estar limpo no ato operatório, o que evita a broncoaspiração durante a indução anestésica e a contaminação da cavidade peritoneal, se houver perfuração do esôfago durante a operação.

Megaesôfago Não-Avançado

O tratamento baseia-se no princípio da conservação do esôfago, atuando-se sobre o EIE.

A cardiomiotomia é o procedimento mais utilizado. Idealizada por Gottstein (1901), foi executada pela primeira vez por Heller (1913), que realizou a secção longitudinal da musculatura da TEG nas faces anterior e posterior. Groeneveldt (1918) simplificou o procedimento, abolindo a miotomia posterior. Essa modificação, executada por toracotomia, ficou conhecida como operação de Heller e foi introduzida também no Brasil para tratamento do megaesôfago chagásico.

A preocupação com a recidiva da disfagia devido à reaproximação das bordas musculares da miotomia levou Oliveira-Mattos (1935) a propor a ressecção de uma fita muscular de 0,5 a 1,0 cm de largura.

Foram, entretanto, as modificações das miotomias que trouxeram os melhores resultados. Vasconcellos

(1945) realizou a miotomia lateral direita, evitando lesar as fibras oblíquas da TEG e destruir o ângulo de His.

Finalmente, a agudização do ângulo de His (Lortat-Jacob, 1953) e as esofagogastrofundoplicaturas parciais anteriores (Dor, 1962; Jeckler e Lothka, 1967), parciais posteriores (Maillet *et al.*, 1968) e totais (Rossetti, 1963) foram sendo realizadas.

Pinotti *et al.* (1974)[37] associaram à cardiomiectomia anterior uma esofagogastrofundoplicatura pósterolátero-anterior esquerda, evitando a reaproximação das bordas musculares, bloqueando eventuais perfurações da mucosa e promovendo mecanismo valvular anti-refluxo.

Esse procedimento é utilizado em nosso serviço há 30 anos. Anteriormente, os pacientes eram operados por laparotomia mediana e, desde 1991, por via laparoscópica.

A operação aberta obedece aos tempos enunciados a seguir:

— incisão mediana supra-umbilical. Quando necessário, pode-se ressecar o apêndice xifóide;

— liberação do esôfago distal com secção do peritônio sobre a TEG e da membrana frenoesofágica; isolamento do esôfago e identificação dos nervos vagos;

— liberação do fundo gástrico com secção do ligamento gastrofrênico, desde o ângulo de His até o 1º vaso breve mais cranial. Podem ainda ser necessárias a ligadura e a secção de alguns vasos breves, mobilizando assim o fundo gástrico para a feitura de fundoplicatura adequada;

— cardiomiotomia extramucosa na face anterior do esôfago distal e estômago proximal, ressecando-se uma fita da musculatura de 0,5 a 1 cm de largura estendendo-se 3 cm abaixo e 6 cm acima da transição esofagogástrica (Fig. 20.1). Para a execução desse passo técnico, o anestesista introduz, por via oral, sonda de Fouchet com calibre de 1 cm, e o auxiliar, com a mão esquerda, apanha a parede anterior do estômago, procurando englobar a sonda de Fouchet, favorecendo a exposição da TEG. Se houver perfuração acidental da mucosa do esôfago, deve-se processar imediatamente a sua sutura com fio monofilamentar 4,0, aplicado na mucosa e ancorado em uma das bordas da miotomia;

— execução de válvula anti-refluxo através de três linhas de sutura: face posterior do fundo gástrico à posterior do esôfago no sentido do seu eixo longitudinal; face anterior do esôfago e ao longo da borda esquerda da miotomia; face anterior do estômago à sua borda direita (Figs. 20.2, 20.3 e 20.4).

A posição dos trocartes para o procedimento laparoscópico[16] estão na Fig. 20.5. A sutura esofagogástrica posterior e a lateral esquerda podem ser feitas mais facilmente quando realizadas antes da cardiomiotomia (Figs. 20.6 e 20.7). Esta é conduzida sem a passagem da sonda de grosso calibre na luz esofágica (Figs. 20.8 e 20.9). Com a experiência progressiva obtida com o método, verificou-se que a sutura do fundo gástrico às bordas de miotomia impedia a sua aproximação, passando-se a realizar somente a secção longitudinal da musculatura da TEG, sem a retirada de fita muscular.

Através do procedimento já descrito, foram operados 1.007 pacientes por via aberta e 200 por laparoscopia.

Na operação aberta, observou-se lesão do baço em 3,1%, a maioria das quais foram tratadas por cauterização ou sutura. A esplenectomia foi necessária em 0,7%. Perfuração da mucosa no intra-operatório ocorreu em 4,5% dos pacientes. A mortalidade foi de 0,01%.

Trezentos e um pacientes foram seguidos clinicamente por um período de 6 meses a 12 anos[8], observando-se:

— ausência de disfagia ou refluxo: 259 (86,0%);

— disfagia ocasional: 34 (11,3%);

— disfagia persistente ou pirose: 8 (02,6%).

Na avaliação clínica, 95% dos pacientes ganharam peso (média de 9,5 kg). Oitenta e um deles foram seguidos, do ponto de vista radiológico e endoscópico por

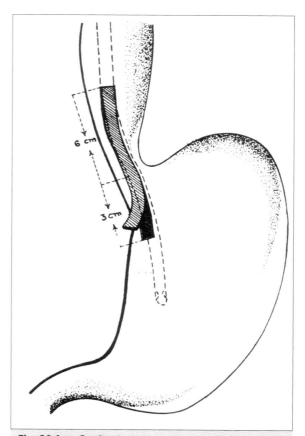

Fig. 20.1 — *Cardiomiotomia extramucosa na face anterior do esôfago. Ressecção de uma fita muscular de 0,5 a 1,0 cm de largura por 9 cm de extensão, sendo 3 cm abaixo e 6 cm acima da transição esofagogástrica.*

MEGAESÔFAGO CHAGÁSICO

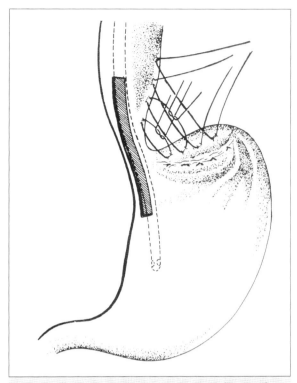

Fig. 20.2 — Construção da válvula anti-refluxo. A face posterior do fundo gástrico é suturada na face posterior do esôfago numa extensão igual à cardiomiectomia.

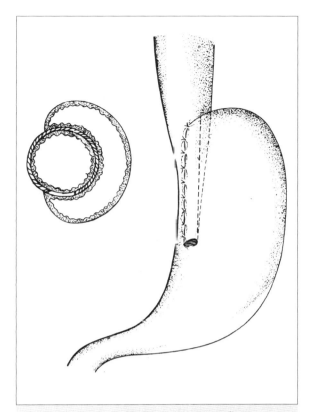

Fig. 20.4 — Aspecto final da válvula anti-refluxo.

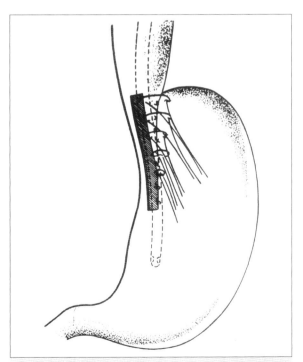

Fig. 20.3 — Construção da válvula anti-refluxo. O fundo gástrico é suturado à face anterior do esôfago ao longo das bordas esquerda e direita da miectomia.

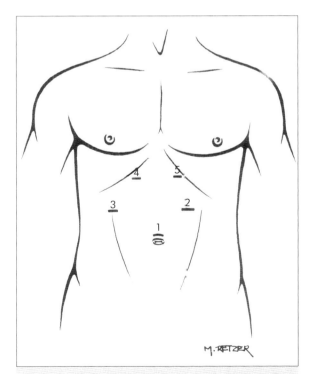

Fig. 20.5 — Localização dos portos para intervenções sobre a transição esofagogástrica por videocirurgia.

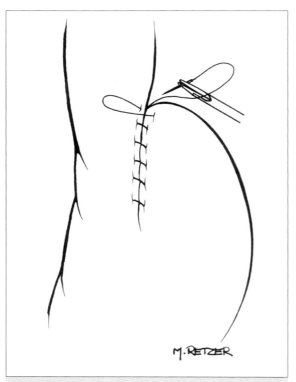

Fig. 20.6 — Primeira linha de sutura entre o fundo gástrico e o esôfago terminal posterior.

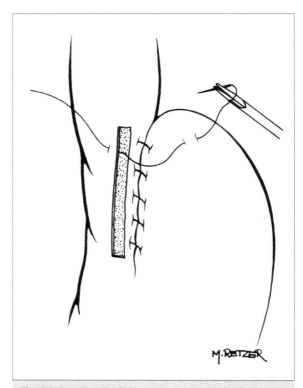

Fig. 20.8 — Terceira linha de sutura entre o fundo gástrico e a borda medial da miectomia.

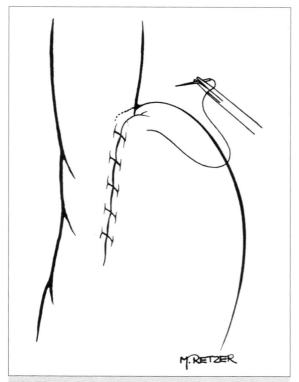

Fig. 20.7 — Segunda linha de sutura entre o fundo gástrico e a face anterior do esôfago.

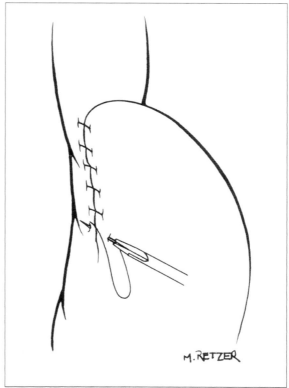

Fig. 20.9 — Aspecto final da operação.

um período de 6 meses a 10 anos: houve diminuição do calibre do esôfago em 35 (43,2%), manutenção do diâmetro esofágico em 46 (56,8%) e refluxo gastroesofágico em 1 (1,2%)[8].

Estudos realizados para o tratamento da acalásia idiopática têm também demonstrado a eficiência da miotomia com fundoplicatura por via laparoscópica, como tratamento definitivo do megaesôfago[1,22,23].

Nos pacientes operados por laparoscopia, perfuração da mucosa ocorreu em 6,5%, lesões pleurais em 1,0%, com 3 conversões (1,5%) para a via aberta. Um paciente apresentou fístula esofágica. A mortalidade foi de 0,5%. Bons resultados foram observados em 93,3% dos pacientes.

Recidiva dos sintomas após cardiomiotomia — Geralmente as operações que alteram o mecanismo de continência do refluxo gastroesofágico, como as cardiomiotomias isoladas sem valvuloplastia, determinam, por destruição do mecanismo de contensão da TEG, a ocorrência da esofagite de refluxo[39]. A esofagite ocorre em 20% das cardiomiotomias isoladas (Chaib, 1968), podendo evoluir para as formas estenosante ou substenosante, com consequente recidiva da disfagia. A esofagectomia subtotal sem toracotomia com gastroplastia cervical apresenta os melhores resultados no tratamento dessa complicação.

Má indicação da técnica pode ocorrer nos casos de megaesôfago avançado (grau IV). Devido à grande dilatação do órgão, tornando-o um "bolsão" sem capacidade contrátil, o esvaziamento esofágico continua sendo ineficaz, e, portanto, os sintomas permanecem. A esofagectomia sem toracotomia está indicada na resolução desses casos.

Técnica inadequada ocorre geralmente nas cardiomiotomias incompletas, podendo ser superficial, quando os feixes musculares são seccionados incompletamente, não havendo diminuição da pressão do EIE ou curta, quando a secção das fibras do esôfago distal é menor que a extensão do EIE.

Outra causa de recidiva dos sintomas é a cicatrização da miotomia. Ocorre quando há reaproximação das suas bordas. Em determinados casos, contudo, não se pode afastar a hipótese de essa cicatrização ocorrer mais facilmente porque: a cardiomiotomia foi incompleta, pela ausência de fundoplicatura, as bordas da miotomia se reajuntaram devido ao processo cicatricial, ou, ainda, pelo acúmulo de pequenos coágulos na área de realização da miotomia, favorecendo a fibrose.

Nestas três últimas situações, a cardiomiotomia com fundoplicatura parcial é o tratamento de eleição.

Megaesôfago Avançado

A esofagectomia subtotal, realizada por via cervicoabdominal e transecção mediana do diafragma associada à esofagostroplastia cervical (Pinotti, 1977)[36], é operação que apresenta bons resultados em pacientes com megaesôfago avançado[7,38,41].

O procedimento é conduzido da seguinte forma:

— incisão mediana xifoumbilical com ressecção do apêndice xifóide (Fig. 20.10);

— dissecção do hiato diafragmático e incisão do diafragma verticalmente, desde o hiato até a face posterior do apêndice xifóide (Fig. 20.11);

— isolamento da porção membranosa do diafragma junto ao pericárdio;

— afastamento lateral dos braços do pilar direito diafragmático, possibilitando, assim, o acesso ao mediastino posterior (Fig. 20.12);

— afastamento por dissecção das pleuras mediastinais lateral e anteriormente ao pericárdio;

— ligadura sob visão direta dos ramos da aorta abdominal que irrigam o esôfago torácico;

— a dissecção do esôfago rente ao esôfago, por dentro dos vagos, o que facilita o encontro dos campos de dissecção entre as equipes abdominal e cervical, junto às faces posterior e anterior do esôfago.

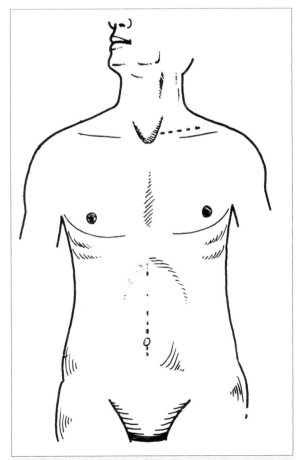

Fig. 20.10 — *Incisão mediana xifoumbilical.*

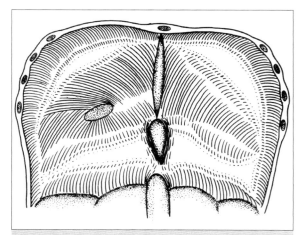

Fig. 20.11 — *Incisão do diafragma longitudinalmente do hiato esofágico à face posterior do apêndice xifóide.*

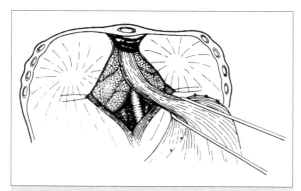

Fig. 20.12 — *Afastamento lateral dos braços do pilar diafragmático.*

Concomitante ao tempo abdominal, outra equipe realiza incisão transversa paralela à clavícula esquerda (Fig. 20.10); seguindo-se:

— secção do músculo platisma, afastando-se lateralmente o músculo esternocleidomastóideo e secção dos músculos esterno-hióideo e esternotireóideo esquerdo;

— isolamento e tração do esôfago com dreno de Penrose;

— dissecção romba do esôfago junto à parte membranosa da traquéia e face anterior da coluna vertebral;

— secção do esôfago ao nível do manúbrio esternal, suturando o coto distal com fio de algodão;

— inversão da porção cervical do esôfago e tração deste por túnel (dissecado na região posterior do esôfago), como se fosse um "V" invertido, em direção à cavidade abdominal;

— tração do esôfago e ligadura dos vasos e nervos vagos ao nível do terço médio, na altura da bifurcação brônquica (Fig. 20.13);

— isolamento do estômago, mantendo a circulação através das artérias pilórica e gastroepiplóica direitas (Fig. 20.14);

— realização de pilorrectomia anterior extramucosa;

— transposição do estômago através do mediastino posterior, com anastomose esofagogástrica cervical (Fig. 20.15);

— realização de duas jejunostomias, proximal e distal, respectivamente para aspiração e alimentação enteral no pós-operatório (Fig. 20.15);

— fechamento das incisões por planos.

Em 162 pacientes operados no serviço, com essa técnica, a mortalidade foi de 3,1%; observou-se fístula da anastomose em 9,2%, derrame pleural em 19,7% e broncopneumonia em 8,0%. No seguimento tardio de 83 desses pacientes, por um período de 3 e 24 anos (média de 7 anos) observou-se que a regurgitação é a queixa clinica mais freqüente (36,2%), seguida de disfagia leve em 6,1% por subestenose da anastomose (tratada com dilatação endoscópica); 79,5% dos pacientes ganharam peso no pós-operatório. Observou-se pirose em 47%, esofagite em 68,7% e epitélio colunar ectópico (Barrett) no coto esofágico em 27,7% dos pacientes. Esses doentes devem ser mantidos com uso continuado de drogas que inibem a secreção gástrica.

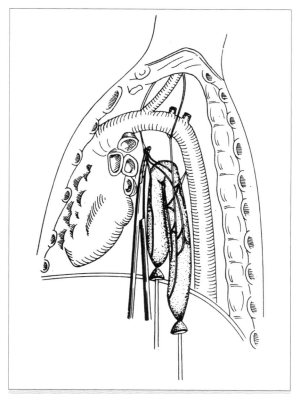

Fig. 20.13 — *Tração do esôfago e ligadura dos vasos e nervo vago ao nível do terço médio na altura da bifurcação brônquica.*

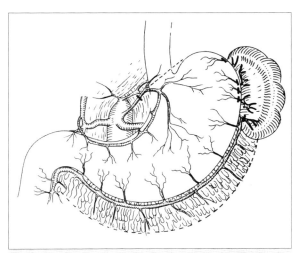

Fig. 20.14 — *Isolamento do estômago, preservando as artérias pilórica e gastroepiplóica direita.*

Outras Ressecções

As ressecções parciais com interposição de alça jejunal (Merendino e Dillard, 1955)[28] podem ser utilizadas em casos especiais, em que há recidiva dos sintomas por esofagite estenosante, sem dilatação do esôfago a montante. A sua utilização no megaesôfago avançado apresenta altos índices de disfagia, determinada pela dificuldade de esvaziamento do esôfago e da alça jejunal interposta.

Outras formas de esofagectomia sem toracotomia foram também descritas para o tratamento do megaesôfago avançado, como a extração do esôfago com fios metálicos e eversão do órgão. Com essa técnica, Ferreira et al.[21], em 125 pacientes operados por esofagectomia sem toracotomia, obtiveram 2,4% de mortalidade, fístula da anastomose em 4,0%, estenose em 2,4% e morbidade geral em 17,4%. Mais recentemente, Aquino et al.[3] apresentaram técnica de tratamento para o megaesôfago avançado que consiste em mucossectomia esofágica, com preservação do túnel muscular do esôfago dilatado. Em 60 casos, foi possível a ressecção da mucosa em 98,4%, sem sangramento no intra ou no pós-operatório imediato. Houve baixa incidência de complicações pulmonares.

Devido às dificuldades para realização de esofagectomias em centros menores, tem sido proposta, para tratamento do megaesôfago grau IV, a realização de cardioplastia tipo Gröndahl (1916) que consiste em anastomose látero-lateral ampla entre o esôfago distal e o fundo gástrico. Para evitar o refluxo gastroesofágico, esse procedimento é associado à gastrectomia em Y-de-Roux (operação de Serra Doria — 1972). Não há referência na literatura nacional quanto aos resultados a longo prazo com esse procedimento.

Com o objetivo de diminuir a agressão cirúrgica das ressecções no tratamento do dólico megaesôfago foi pro-

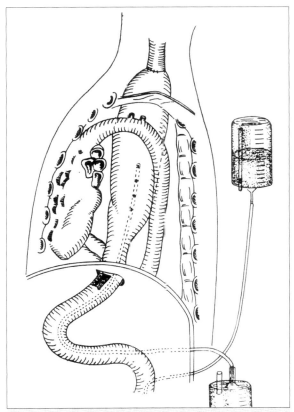

Fig. 20.15 — *Realização de duas jejunostomias, proximal e distal.*

posta também a redução do calibre do esôfago através de esofagoplastia redutora (ressecção do "bolsão esofágico" com utilização de grampeadores mecânicos), seguida de cardiomiotomia e furdoplicatura[40]. O procedimento é realizado através de laparotomia e frenotomia mediana, totalmente por via abdominal. Não houve mortalidade com esse procedimento. Os resultados a longo prazo são ainda inconclusivos.

Conclusões

No tratamento do megaesôfago, verifica-se atualmente que: (1) o tratamento com drogas que relaxam a musculatura esofágica é fugaz e apresenta efeitos colaterais, limitando o seu uso; (2) o tratamento por dilatação tem indicações específicas, podendo ser realizados por balões hidrostáticos ou pneumáticos modernos; (3) a injeção de toxina botulínica apresenta piores resultados que o tratamento por dilatação, podendo ser utilizada como ponte para outras formas de tratamento; (4) as operações são preferidas ao tratamento dilatador; (5) as operações que não associam medidas anti-refluxo têm sido cada vez menos realizadas; (6) as cardiomiotomias com fundoplicatura parcial são o método mais eficiente de tratamento do megaesôfago não avançado; (7) a cirurgia conservadora apresenta maus resultados nos esôfagos muito dilatados ou deitados sobre o diafragma; (8) nas ressecções, tem sido dado preferência àquelas com transecção mediana do diafragma e esofagogastroplastia cervical, portanto, apenas com uma anastomose, de localização extratorácica.

REFERÊNCIAS BIBLIOGRÁFICAS

1. Ackroyd R, Watson DI, Devitt PG *et al.* Laparoscopic cardiomyotomy and anterior partial fundoplication for achalasia. *Surg Endosc* 15:683-686, 2001.
2. Allescher HD, Storr M, Seige M et al. Treatment of achalasia: botulinum toxin injection vs pneumatic ballon dilatation. A prospective study with long-term follow up. *Endoscopy* 33:1007-1017, 2001.
3. Aquino JLB, Reis Neto JÁ, Muraro CLPM, Camargo JGT. Mucosectomia esofágica no tratamento do megaesôfago avançado: análise de 60 casos. *Rev Col Bras* 27:109-16, 2000.
4. Berger K, McCallum EW. Nifedipine in the treatment of achalasia. *Ann Intern Med* 96:61, 1982.
5. Bettarello A, Pinotti HW. Oesophageal involvement in Chagas disease. *Cli Gastroenterol* 5:103, 1976.
6. Brandt CQ. Intrasphincteric infection of botulinum toxin to treatment of chagasic achalasia. Thesis — Paulista School of Medicine, Federal University of São Paulo, 2000.
7. Cecconello I, Zilberstein B, Pollara WM, Pinotti HW. Long-term evaluation of gastroplasty in achalasia. In: Siewert R, Holcher AH (eds). *Diseases of the Esophagus.* Springer-Verlag, pp. 975-78, 1988.
8. Cecconello I, Sallum RAA, Rocha JRM *et al.* Indicações e resultados na esofagocardiomiotomia por via aberta na acalasia. *In: Cirurgia Videolaparoscópica*, Goiânia, pp. 123-4, 1994.
9. Cecconello I et al. Pre cancerous esophageal lesion. *Dig Dis Sci* 1999;31(suppl): Abstract 311.
10. Chagas C. Processos patogênicos da tripanossomíase americana. *Mem Inst Oswaldo Cruz* 8:5, 1916.
11. Chagas C. Tripanossomíase americana (forma aguda da moléstia). *Mem Inst Oswaldo Cruz* 8:37, 1916.
12. Corrêa Neto A. Tratamento do megaesôfago pela dilatação forçada da cárdia com balão hidrostático. *Rev Cir S Paulo* 10:397, 1934.
13. Cunha-Neto E, Kalil J. Molecular minicry and Chagas' diseases. In: Gunningham MW, Fujinami R (eds). *Molecular Minicry Microbes and Antiimmunity.* Washington DC: ASM Press, pp. 257-74, 2000.
14. Cunha Neto E, Kalil J. Understanding the immunopathogenesis of Chagas diasease: perspectives for the new millinum. In: Pinotti HW, Cecconello I, Felix VN, Oliveira MA (eds). Recent Advances in Diseases of the Esophagus. Bologna: Monduzzi Editore, pp. 197-204, 2001.
15. Dantas RO, Rezende Fo J, Godoy RA. Effect of isosorbide dinitrate on the lower esophageal sphincter pressure of patients with Chagas disease. *Arq Gastroenterol S Paulo* 24:84, 1987.
16. Domene CE, Santo MA, Onari P, Volpo P, Pinotti HW. Cardiomiectomia com fundoplicatura parcial videolaparoscópica no tratamento do megaesôfago não avançado. Estudo de 50 casos. *Rev Col Bras Cir* 25:229-34, 1998.
17. Farr CM. Achalasia: new thoughts on an old disease. *J Clin Gastroenterol*15:2, 1992.
18. Felix VN, Cecconello I, Moraes Filho JPP, Pinotti HW. Pentagastrina e esfíncter inferior do esôfago no megaesôfago chagásico. *Ann Paul Med Cir* 111:33, 1984.
19. Felix VN, Cecconello I, Zilbertein B, Moraes Filho JPP, Pinotti HW, Carvalho E. Achalasia: a prospective results of dilatation and myotomy. *Hepatogastroenterol* 45:97-108, 1998.
20. Ferrari A, Siqueira ES, Brant CQ. Treatment of achalasia in Chagas' disease with botulinum toxin. *N Engl J Méd* 332:824-825, 1995.

21. Ferreira EAB, Paula RA, Indicações e resultados da esofagectomia na acalasia. In: *Cirurgia Videolaparoscópica*, Goiânia, pp. 125-6, 1994.
22. Finley RJ, Clifton JC, Stewart KC et al. Laparoscopic Heller myotomy improves esophageal emptying and the symptoms of achalasia. *Arch Surg* 136:892-896, 2001.
23. Heniford BT, Matthews BD, Kercher KW *et al.* Laparoscopic anterior esophageal myotomy and Toupet fundoplication for achalasia. *Am Sug* 67:1059-1067, 2001.
24. Kobayasi S, Naresse LE, Lopes AA, Henry MACA. Dilatação pneumática no megaesôfago avançado: resultados do seguimento tardio. *GED Gastroenterol Endosc Dig* 16:52-4, 1997.
25. Koberle F, Alcântara FG. Mecanismo de destruição neuronal do sistema nervoso periférico na moléstia de Chagas. *O Hospital* 57:1.057, 1960.
26. Koberle F. Patogênese dos megas. *Rev Goiana Méd* 2:101, 1956.
27. Meneghell UF. Chagasic megaesophagus — historical aspects and present situation in South America.. In: Pinotti HW, Cecconello I, Felix VN, Oliveira MA (eds). Recente Advances in Diseases of the Esophagus. Bologna, Monduzzi Editore pp. 197-204, 2001.
28. Merendino KA, Dillard DH. The concept of sphincter substitution by an interposed jejunal segment for anatomic and physiologic abnormalities at the esophagogastric junction with special reference to reflux esophagitis, cardiospasm and esophageal varices. *Ann Surg* 142:486, 1955.
29. Mikaeli J, Fazel A, Montazeri G. Randomized controlled trial comparing botulinum toxin injection to pneumotic dilatation for the treatment of achalasia. *Aliment Pharmacol Ther* 15:1389-1396, 2001.
30. Moura EGH, Maluf Filho F, Sakai P, Ishioka S. Dilatação pneumática da cárdia em portadores de megaesôfago chagásico. *GED Gastroenterol Endosc Dig* 10:83-6, 1991.
31. Oliveira RB, Matsuda NM, Figueiredo MCA, Okano N, Vargas EC. Comparison of the effects of sublingual isosorbide dinitrate and cardiomyotomy on esophageal emptying in patients with chagasic megaesophagus. *Arq Gastroenterol* 31:47-51, 1994.
32. Pasricha PT, Ravich WJ, Hendrix TR, Sostre S, Jones B, Kallov AN. Intrasphincteric botulinum toxin for the treatment of achalasia. *N Engl J Méd* 332:774-778, 1995.
33. Pinotti HW. *Contribuição para o estudo da fisiopatologia do megaesôfago.* Tese. Faculdade de Medicina da Universidade de São Paulo, 1964.
34. Pinotti HW. *Megaesôfago, motilidade do esôfago e tese de refluxo ácido antes e após dilatação forçada da cárdia.* Tese. Faculdade de Medicina da Universidade de São Paulo, 1967.
35. Pinotti HW. Instrumento dilatador da cárdia para tratamento do megaesôfago. *Rev Assoc Med Bras* 15:271, 1969.
36. Pinotti HW. Esofagectomia subtotal, por túnel transmediastinal sem toracotomia. *Rev Assoc Med Bras* 23:395, 1977.
37. Pinotti HW, Gama-Rodrigues JJ, Ellenbogen G et al. Novas bases para o tratamento cirúrgico do megaesôfago: esfagocardiomiectomia com esofagofundogastropexia. *Rev Ass Med Bras* 20:331, 1974.
38. Pinotti HW, Cecconllo I, Rocha JRM, Zilberstein B. Resection for achalasia of the esophagus. *Hepato-Gastroenterol* 38:470, 1991.
39. Pinotti HW, Felix VN, Domene CE. Recorrência da disfagia em pacientes operados de megaesôfago: análise dos fatores determinantes. *Rev Assoc Med Bras* 26:109, 1980.
40. Pinotti HW *et al.* Reductive esophagoplasty — a new surgical option in surgical treatment of dolichomegaesophagus. *In:* Pinotti HW, Cecconello I, Felix VN, Oliveira MA (eds). *Recent advances in diseases of the esophagus.* Bologna: Monduzzi Editore, pp. 197-204, 2001.
41. Pinotti HW, Rocha JRM. O acesso por transecção mediana do diafragma ao esôfago, no tratamento do megaesôfago avançado. Resultados imediatos e tardios. *In: Pinotti HW (Ed.) Acesso ao esôfago torácico por transecção mediana do diafragma* 1ª. ed., São Paulo: Atheneu, pp. 167-172, 2000.

42. Ponce Gardia J. Toxina botulínica en el tratamiento de la acalasia. *Gastroenterol Hepatol* 21:289-293, 1998.

43. Raia AA, Pinotti HW, Gama-Rodrigues JJ, Ellenbogen G. Resultados do tratamento cirúrgico do megaesôfago pela ressecção distal do esôfago e interposição de alça jejunal. *Rev Paul Med* 85:94-110, 1975.

44. Rezende JM, Moreira H. Chagasic megaesophagus and megacolon. Historical review and present concepts. *Arq Gastroenterol S Paulo*, pp. 25-32, 1988.

45. Ribeiro dos Santos R, Ramos de Oliveira JC, Koberle F. Aspectos imunopatológicos da destruição neuronal na moléstia de Chagas. *Rev Goiana Med* 22:235, 1976.

46. Tafuri WL. *Alterações ultra-estruturais dos componentes muscular, intersticial e nervoso do coração, esôfago e intestino na doença de Chagas experimental e humana.* Tese. Faculdade de Medicina da UFMG, Belo Horizonte, Brasil 1975.

47. Vieira CB. Hyperami asemia and hyperactivity of salivary glands associated with megaesophagus. *Am J Dig Dis* 6:727, 1961.

48. Yamamuro EM et al. Lugol dye endoscopy for analysis of esophageal mucosa in achalsia. *Hepatogastroenterol* 46:1687-91, 1999.

21

CAPÍTULO

Doença do Refluxo Gastroesofágico e Hérnias Diafragmáticas*

Guilherme M. R. Campos
Reginald V. N. Lord
Tom R. DeMeester

DOENÇA DO REFLUXO GASTROESOFÁGICO

Introdução

O refluxo de pequena quantidade de secreção gástrica no esôfago é um evento fisiológico normal. A doença do refluxo gastroesofágico (DRGE) ocorre quando esse refluxo torna-se excessivo. Apresenta-se como uma entidade clínica freqüente que normalmente se manifesta por sintomas típicos de pirose e regurgitação, bem como por sintomas atípicos de tosse crônica, sibilos, rouquidão e dor torácica. Esofagite erosiva endoscópica ocorre em aproximadamente 50% dos pacientes com DRGE. A pHmetria de 24 horas, no entanto, evidenciando exposição ácida aumentada na mucosa esofagiana, representa atualmente o melhor método para diagnóstico de DRGE em pacientes sem esofagite erosiva comprovada endoscopicamente.

Estudos populacionais têm mostrado que até um terço das populações ocidentais apresenta sintomas sugestivos de DRGE pelo menos uma vez por mês, com 4-7% da população apresentando sintomas diários[6,49]. Com base na alta prevalência de pirose na população geral, observamos que a DRGE representa uma condição clínica bastante comum. A maioria dos pacientes com sintomas leves faz automedicação, enquanto aqueles com sintomas intensos e persistentes procuram assistência médica. Dado epidemiológico importante é que a prevalência e a gravidade do refluxo gastroesofágico estão aumentando, ao contrário da doença ulcerosa péptica duodenal que tem apresentado índices de prevalência significativamente menores[34]. Esses achados podem estar,

em parte, relacionados aos efeitos do *Helicobacter pylori* (ver adiante). Além disso, o diagnóstico de metaplasia colunar esofágica vem aumentando rapidamente, bem como o número de mortes por doença esofagiana benigna avançada[87]. Essas mudanças epidemiológicas têm ocorrido mesmo com melhora importante na eficácia das opções terapêuticas para a DRGE.

Estudos da história natural da DRGE são escassos[80,87,111]. O pouco que existe, em geral, envolve pacientes que estão recebendo algum tipo de tratamento. Um dos mais detalhados estudos a respeito da evolução natural da DRGE vem de Lausanne, Suíça[87], onde um seguimento endoscópico intensivo de uma população definida (959 pacientes) foi realizado num período de 30 anos. O estudo envolveu somente pacientes que apresentaram esofagite de refluxo, excluindo aqueles com sintomas de DRGE porém sem alterações da mucosa esofagiana. Foi demonstrado que em cerca de 45% dos pacientes a esofagite desenvolveu-se como episódio único e não reincidiu enquanto mantida a terapia antiácida. Nos pacientes restantes, a esofagite recorreu intermitentemente sob terapia antiácida, e em 42% dos casos ela progrediu para uma lesão mucosa mais grave. Este último grupo representa 23% da população inicial com esofagite. Evidenciou-se, também, que 18% da população inicial, enquanto sob terapia medicamentosa e em um período tão curto como 6 semanas, adquiriram mucosa de aspecto colunar no esôfago inferior com metaplasia intestinal (esôfago de Barrett).

Estudos recentes sugerem que o *H. pylori* não está envolvido na fisiopatologia da DRGE ou no desenvolvimento da esofagite erosiva. Em Los Angeles, Oberg *et al.* encontraram uma prevalência similar de *H. pylori* nos pacientes com e sem esofagite erosiva. Corroborando isso, não houve diferença na prevalência de esofagite em pacientes com DRGE comprovada por pHmetria de

---

* Capítulo traduzido pelos Drs. André R. D. Tolazzi e Lady W. Canan Jr.

360

Doença do Refluxo Gastroesofágico e Hérnias Diafragmáticas

24 horas quando agrupados de acordo com a presença ou ausência de infecção por *H. pylori*. A colonização pelo *H. pylori* pode, entretanto, ter efeito protetor. Labenz *et al.* demonstraram que pacientes com úlcera péptica duodenal submetidos à erradicação do *H. pylori* desenvolveram esofagite mais freqüentemente nos 3 anos seguintes, quando comparados àqueles que permaneceram positivos para *H. pylori*[62]. Os autores sugeriram que o aumento do número de casos de esofagite pode ser resultado de um aumento na secreção ácida após a terapia de erradicação. Outros, contudo, sugeriram que a secreção ácida pode diminuir com o tratamento do *H. pylori*[15,32] e questionaram a associação entre terapia de erradicação e DRGE com ou sem esofagite erosiva[83,116].

Pesquisas recentes têm dedicado especial atenção ao estudo de subpopulações de *H. pylori*, incluindo cepas cagA+, no desenvolvimento da DRGE e suas complicações. Vicari *et al.* mostraram que, em pacientes com infecção pelo *H. pylori*, a prevalência de cepas cagA+ diminui progressivamente com a gravidade da DRGE, inclusive em casos de esôfago de Barrett e adenocarcinoma de esôfago[122]. Chow *et al.*, de maneira semelhante, confirmaram uma relação inversa entre a positividade de cepas cagA e adenocarcinoma do esôfago e da junção gastroesofágica[17]. Ambos os grupos postularam que cepas cagA+ poderiam exercer efeito protetor no desenvolvimento do adenocarcinoma através da indução de uma inflamação na mucosa mais severamente lesada, gastrite atrófica e, por conseguinte, diminuição do refluxo ácido. Os dados presentes em relação à secreção gástrica, como se vê, são conflitantes, necessitando de mais estudos para comprovar as hipóteses atualmente levantadas.

Fisiologia da Barreira Anti-Refluxo

Em humanos, uma zona de alta pressão pode ser identificada na junção esofagogástrica. Esse "esfíncter" esofágico inferior promove uma barreira entre o esôfago e o estômago, que normalmente previne o refluxo do conteúdo gástrico para o esôfago. Ele não apresenta evidência anatômica, mas sua presença é fisiológica e pode ser identificada por um aumento da pressão em relação à pressão gástrica de base quando um transdutor é puxado lentamente do estômago para o esôfago. Em pacientes sadios, essa zona de alta pressão normalmente está presente, exceto em duas situações: (1) após uma deglutição, quando o esfíncter momentaneamente relaxa, a fim de permitir a passagem do alimento para o estômago; e (2) quando o fundo gástrico esta distendido com gás e o paciente eructa, permitindo o escape do gás. O denominador comum para praticamente todos os episódios de refluxo gastroesofágico, seja ele fisiológico ou patológico, é a perda da zona normal de alta pressão esofágica e a resistência que ela impõe ao refluxo da secreção gástrica de um local de maior pressão, o estômago, para um de menor pressão, o esôfago. Geralmente, formas graves de DRGE são conseqüentes à ausência

ou à deficiência constante da zona de alta pressão (esfíncter esofágico inferior). Perda transitória da zona de alta pressão ocorre freqüentemente na DRGE inicial ou mesmo em indivíduos normais[26,79].

Há três características do esfíncter esofágico inferior que mantêm a resistência ou sua função de barreira à pressão intragástrica ou intra-abdominal: sua pressão intrínseca, sua extensão total e seu segmento exposto a pressão abdominal positiva (Tabela 21.1). A resistência tônica do esfíncter esofágico inferior é conseqüência da sua pressão intrínseca e da extensão em que a pressão é exercida[9]. Quanto mais curto for esse segmento, maior deve ser seu grau de pressão a fim de manter resistência suficiente para sua competência. Além disso, quando o estômago se enche o comprimento do esfíncter diminui, semelhantemente ao que acontece com o colo de um balão quando ele é progressivamente insuflado. Quando a extensão total do esfíncter é muito curta, mesmo com o estômago vazio, não há esfíncter suficiente para manter a competência. Nesta situação, ocorre refluxo, mesmo com mínima distensão gástrica.

Tabela 21.1 Valores Manométricos Normais do Esfíncter Esofágico Distal, n=50			
Parâmetro	Valor Médio	2,5° Percentil	97,5° Percentil
Pressão (mmHg)	3	5,8	27,7
Comprimento total (cm)	3,6	2,1	5,6
Comprimento abdominal (cm)	2	0,9	4,7

A terceira característica do esfíncter esofágico inferior é sua posição, em que uma parte do comprimento total da zona de alta pressão deve estar exposta à pressão positiva intra-abdominal. Durante períodos de aumento desta pressão, a resistência do esfíncter esofágico inferior seria ultrapassada se a pressão intra-abdominal não fosse igualmente aplicada na zona de alta pressão e estômago[55,90]. Se o segmento de alta pressão abdominal for inadequado, o esfíncter pode não responder ao aumento da pressão intra-abdominal com contração eficaz, levando ao refluxo. Se a zona de alta pressão tiver um grau de pressão baixo, um comprimento total reduzido, ou mínima exposição à pressão intra-abdominal em períodos de jejum, tem-se uma perda permanente da resistência do esfíncter esofágico inferior e, por conseguinte, um refluxo do conteúdo gástrico para o esôfago sem qualquer impedimento, durante todo o ciclo circadiano. Essa situação representa uma insuficiência esfincteriana permanente e pode ser identificada como tendo uma ou mais das seguintes características: uma zona de alta pressão com pressão média menor que 6 mmHg, um comprimento total de 2 cm ou menos e/ou um seg-

361

mento médio exposto à pressão abdominal positiva de no máximo 1 cm[130]. Quando comparados aos indivíduos normais, esses valores estão abaixo do percentil 2,5 para qualquer parâmetro. A causa mais comum do defeito esfincteriano permanente é uma pressão inadequada do mesmo. A eficiência de um esfíncter esofágico inferior com pressão normal, contudo, pode ser anulada por um comprimento esfincteriano total reduzido ou por um segmento abdominal curto do esfíncter.

Para os médicos, o diagnóstico de um esfíncter permanentemente defeituoso tem várias implicações. Primeiramente ele quase sempre está associado à lesão da mucosa esofágica[113] e, por isso, prevê-se que os sintomas serão de difícil controle clínico[61], significando que o tratamento cirúrgico será provavelmente necessário para controle efetivo e duradouro desses sintomas. Atualmente é aceito que quando um esfíncter é permanentemente defeituoso, caracteriza-se uma situação irreversível, mesmo quando a esofagite é passível de tratamento[106]. Essa situação é freqüentemente associada a uma redução da função do corpo esofagiano, e, se a doença não for controlada, a perda progressiva do clareamento esofagiano pode levar a lesões intensas da mucosa, regurgitações freqüentes, aspiração e insuficiência respiratória[27,96,114,118].

A perda transitória da zona de alta pressão também pode ocorrer e freqüentemente é devida a problemas funcionais do reservatório gástrico[73]. A deglutição excessiva de ar ou alimentação copiosa pode resultar em dilatação gástrica, e, se o reflexo de relaxamento ativo do estômago estiver ausente, pode levar ao aumento da pressão intragástrica. Quando o estômago não se distende, os vetores produzidos pela tensão na parede gástrica resultam no sentido da junção esofagogástrica, com uma força que varia de acordo com a geometria do cárdia, isto é, as forças nesse sentido, por exemplo, são aplicadas mais diretamente quando existe uma hérnia de hiato em pacientes com um ângulo de His preservado[73,96]. As forças tracionam o esôfago terminal em direção ao fundo gástrico distendido, encurtando com isso a extensão da zona de alta pressão ou "esfíncter"[74]. Esse processo continua até atingir um comprimento crítico, em torno de 1 a 2 cm, quando a pressão dessa região se reduz abruptamente, iniciando o refluxo. O mecanismo pelo qual a distensão gástrica contribui para o encurtamento da zona de alta pressão e conseqüente refluxo fornece uma explicação mecânica para os "relaxamentos transitórios" do esfíncter esofágico inferior, sem envolver o reflexo neuromuscular. Em vez de um relaxamento muscular espontâneo, há um encurtamento da zona de alta pressão secundário à distensão gástrica progressiva, até o ponto em que o esfíncter se torna incompetente. Esses "encurtamentos transitórios" do esfíncter se fazem em estágios iniciais da DRGE e constituem o mecanismo responsável pelas queixas de refluxo pósprandial excessivo. Após a eructação, a extensão da zona de alta pressão é restaurada, bem como sua competência, até que nova distensão fúndica promova o encurtamento do esfíncter, propiciando outra vez o refluxo

gastroesofágico e a eructação. Essa seqüência de eventos é responsável pelas queixas comuns de repetidas eructações e distensão ou sensação de plenitude gástrica nos pacientes com DRGE. O aumento da freqüência de deglutição observado nesses pacientes pelo aumento da salivação, como uma tentativa de neutralizar o refluxo ácido no esôfago, contribui para a deglutição simultânea de ar e distensão gástrica[10]. Assim, a DRGE pode ter seu início no estômago, secundária à distensão gástrica devido a uma refeição copiosa e aumento na ingesta de alimentos gordurosos e fritos, que atrasam o esvaziamento gástrico[50]. Ambas as características são comuns nas sociedades ocidentais, o que pode explicar a alta prevalência da DRGE nessa população.

Se forças mecânicas envolvidas na distensão gástrica são importantes na tração do esôfago distal e encurtamento da zona de alta pressão ou esfíncter esofágico inferior, então a geometria do cárdia, caracterizada pela presença de um ângulo de His normalmente agudo ou pela alteração da arquitetura local com a presença de uma hérnia hiatal de deslizamento, poderia influenciar na facilidade com que o esfíncter seria aberto, tornando-se incompetente. Há uma relação estreita entre o grau de distensão gástrica necessário para vencer a zona de alta pressão e a morfologia do cárdia[48]. Uma grande dilatação gástrica, refletida pelo aumento da pressão intragástrica, foi necessária para abrir o esfíncter esofágico inferior de pacientes com ângulo de His intacto em relação àqueles com hérnia de hiato. Isso é o que seria esperado se a zona de alta pressão fosse encurtada por forças mecânicas, bem como seria responsável pelo fato de, freqüentemente, pacientes com hérnia hiatal apresentarem DRGE.

Hipóteses Integradas da Fisiopatologia da DRGE

Os dados indicam que a DRGE provavelmente começa no estômago. A distensão fúndica ocorre devido à alimentação em grande volume e atraso no esvaziamento gástrico secundário à ingestão de alimentos gordurosos pelas civilizações ocidentais. A distensão fúndica faz com que o esfíncter esofágico inferior seja puxado inferiormente pela expansão fúndica, expondo o epitélio escamoso da zona de alta pressão (3 cm do esôfago distal) à secreção gástrica. A exposição ácida repetida causa inflamação desse epitélio, metaplasia colunar e cardite. Esse é o começo do processo e explica por que na DRGE inicial a esofagite é leve e comumente limitada ao esôfago mais distal. O paciente, na tentativa de aliviar o desconforto causado pela ácido gástrico, aumenta as deglutições de saliva a fim de lavar a mucosa irritada. Isso resulta em aerofagia, distensão gasosa e eructações repetitivas. A distensão induzida pela aerofagia leva a uma maior lesão do epitélio do esôfago terminal e desenvolvimento de mucosa do tipo cárdica. Esse processo inflamatório, comumente descrito como "cardite", explica a queixa de epigastralgia freqüentemente relatada pelos pacientes com DRGE inicial. A extensão do processo inflamatório até a muscular própria causa uma perda progressiva do comprimento e pressão da zona de alta pressão do esôfago distal, com um aumento na exposição deste ao suco gástrico, sintomas de pirose e regurgitação. A perda da função de barreira acontece no sentido distal para proximal e por fim resulta na perda progressiva da resistência do esfíncter esofágico inferior e rápida progressão da doença no esôfago, com todas as manifestações clínicas da esofagite intensa. Isso denota que a esofagite intensa está quase sempre associada a um esfíncter permanentemente defeituoso. Em qualquer tempo desse processo e sob estímulos ou condições luminais específicas, como tempo de exposição a uma faixa específica de pH, a intestinalização da mucosa cárdica pode ocorrer, predispondo à degeneração maligna.

Fisiopatologia da Lesão da Mucosa Esofágica

As complicações do refluxo gastroesofágico resultam da lesão causada pelo suco gástrico na mucosa esofágica ou epitélio respiratório. Isso inclui esofagite, estenose de esôfago distal, esôfago de Barrett, aspiração repetitiva, broncopneumonias recorrentes e fibrose pulmonar progressiva[101]. A prevalência e a gravidade das complicações estão relacionadas ao grau de deficiência da barreira gastroesofagiana, à deficiência do clareamento esofágico e à quantidade de suco gástrico refluído[113]. O fato de quase metade dos pacientes sem complicações ter um defeito esfincteriano sugere que a lesão mucosa pode ser prevenida pela compensação dos mecanismos de clareamento esofágico preservados.

Os componentes potencialmente lesivos do refluxo esofágico incluem a secreção gástrica ácida e a pepsina, bem como a secreção pancreática e biliar que reflui do duodeno para o estômago. Nossa compreensão atual a respeito do envolvimento das várias substâncias do suco gástrico e o desenvolvimento de complicações relacionadas ao refluxo é baseada em estudos animais realizados por Lillimoe, Harmon e outros[67,68]. Estes estudos têm mostrado que a secreção ácida isolada é responsável por mínima alteração da mucosa esofágica, enquanto a combinação, no entanto, do ácido e da pepsina é superiormente deletéria. A lesão da mucosa escamosa esofágica pelo íon hidrogênio ocorre somente com pH abaixo de 2, de modo que do conteúdo gástrico refluído a enzima pepsina parece ser o agente mais nocivo. De maneira semelhante, o refluxo da secreção duodenal isolada causa pequena lesão à mucosa do esôfago, enquanto a combinação da secreção duodenal e gástrica é particularmente nociva. O refluxo de bile e enzimas pancreáticas no estômago pode tanto proteger quanto aumentar a lesão mucosa esofagiana. O refluxo duodenal no estômago, a princípio, poderia prevenir o desenvolvimento de esofagite péptica num paciente cuja secreção gástrica mantém o meio ácido, visto que os sais biliares atenuariam o efeito deletério da pepsina, enquanto o

ácido inativaria a tripsina. Esse paciente teria um suco gástrico ácido contendo bile que, quando refluído, irritaria a mucosa esofágica, causando, no entanto, menos esofagite do que causaria a secreção gástrica ácida contendo pepsina. Em contrapartida, o refluxo duodenal no estômago de um paciente com secreção ácida reduzida pode resultar em esofagite, porquanto o meio intragástrico alcalino manteria a plena atividade da tripsina, enquanto os sais biliares solúveis com alto pk_a potencializariam os efeitos enzimáticos. Desse modo, o refluxo duodenogástrico e a capacidade secretora ácida do estômago se correlacionariam alternando o pH e a atividade enzimática do suco gástrico refluído, a fim de modular os efeitos deletérios das enzimas na mucosa esofágica.

O componente da secreção duodenal sabidamente mais deletério são os ácidos biliares. Para que eles possam lesar as células mucosas do esôfago, os ácidos biliares devem estar na forma solúvel e não-ionizada, para que essa forma não-polar entre nas células mucosas. Antes da entrada dos sais biliares no trato gastrointestinal, 98% dos ácidos biliares são conjugados com taurina ou glicina em uma razão de 3 para 1. A conjugação aumenta a solubilidade e a ionização dos ácidos biliares pela redução do seu pk_a. No pH duodenal normal, de aproximadamente 7, mais de 90% dos sais biliares estão em solução e completamente ionizados. Em pH entre 2-7, há uma mistura dos sais ionizados e dos ácidos lipofílicos não-ionizados. A acidificação da bile para pH abaixo de 2 resulta em uma precipitação irreversível dos ácidos biliares[5,40]. Conseqüentemente, em condições fisiológicas normais, os ácidos biliares precipitam e têm efeito deletério mínimo quando existe um meio gástrico ácido. Por outro lado, quando em meio gástrico mais alcalino, como ocorre quando há excessivo refluxo gastroduodenal, terapia antiácida ou após vagotomia e gastrectomia parcial ou total, os sais biliares permanecem em solução, são parcialmente dissociados, e, quando refluem ao esôfago, podem causar lesão mucosa grave ao atravessarem a membrana celular e lesarem as mitocôndrias[60].

Embora numerosos estudos sugiram a presença do refluxo duodenal no esôfago em pacientes com DRGE, poucos têm medido esse evento diretamente. Muitos sugeriram a presença dos ácidos biliares usando medidas de pH. Estudos utilizando técnicas de aspiração esofágica ambulatorial por longo tempo ou espectrofotometria de bilirrubinas têm mostrado que, como um grupo, pacientes com DRGE apresentam uma exposição maior e mais concentrada da mucosa esofágica aos ácidos biliares que os indivíduos normais[54,57,58,115]. Essa exposição aumentada ocorre mais comumente na posição supina durante o sono e na posição ortostática após a alimentação. A maioria dos estudos tem identificado conjugados de glicina de ácidos cólico, desoxicólico e quenodesoxicólico como os ácidos biliares mais comumente aspirados do esôfago de pacientes com DRGE, apesar de significativas quantidades de conjugados de taurina desses ácidos biliares também terem sido achadas. Outros sais biliares foram identificados em menor concentração. Isso seria o esperado, já que os conjugados de glicina são três vezes mais prevalentes em relação aos de taurina na bile de pessoas normais.

O fato de o refluxo combinado de secreção gástrica e duodenal ser mais nocivo à mucosa esofágica que o suco gástrico isolado pode explicar as repetidas observações de que 25% dos pacientes com esofagite de refluxo desenvolvem dano mucoso progressivo ou recorrente, apesar do tratamento clínico. A provável razão disso e que vem se tornando cada vez mais clara é que o tratamento de supressão ácida seria incapaz de manter o pH do conteúdo gástrico e duodenal acima de 6. Variações de pH entre 2-6 promoveriam a formação de ácidos biliares solúveis, não-polarizados e indissociados, os quais seriam capazes de penetrar a membrana celular e lesar as células mucosas. Para se ter certeza de que os ácidos biliares permaneçam completamente ionizados em sua forma polarizada e, assim, incapazes de penetrar nas células, o pH do material refluído deve estar acima de 7, 24 horas por dia, os sete dias da semana e para o resto da vida do paciente. Na prática, isso é não só inviável como também impossível, a não ser que medicações em altíssimas doses fossem utilizadas. O uso de doses menores faz com que ocorra lesão da mucosa esofágica enquanto o paciente permanece assintomático.

Quadro Clínico

As queixas mais comuns dos pacientes com DRGE são pirose, regurgitação e, ocasionalmente, disfagia[3]. Estes representam os denominados sintomas "típicos" da DRGE. Nenhum desses sintomas é específico da DRGE, e o último representa, mais comumente, um sinal de doença básica avançada, incluindo o carcinoma de esôfago. Disfagia deve sempre ser investigada prontamente e de maneira completa. A pirose é caracterizada por uma queimação retroesternal, freqüentemente irradiada do epigástrio à fúrcula esternal. Ocasionalmente o paciente pode referi-la como "dor torácica", tornando a diferenciação das duas por vezes difícil. A localização também pode ser variável, desde dor ou desconforto epigástrico, na base do pescoço, dorso ou outras áreas[97]. A pirose normalmente ocorre 1-2 horas após a alimentação, freqüentemente à noite e pode ser aliviada com antiácidos e agentes anti-secretores, como os inúmeros bloqueadores do receptor de histamina do tipo II. Já é bem conhecido que a intensidade dos sintomas não está necessariamente relacionada à gravidade da doença de base[121].

Regurgitação consiste no retorno espontâneo do conteúdo gástrico para porções proximais à junção gastroesofágica, ou seja, para o esôfago, faringe ou cavidade oral. A natureza espontânea da regurgitação a diferencia do vômito. O paciente freqüentemente tem a sensação de que o líquido ou o alimento sólido retorna ao esôfago, mesmo que não alcance o nível da faringe ou cavidade oral. Ela é tipicamente pior à noite, quando o paciente está deitado, ou mesmo ao deitar-se após as

refeições. Os pacientes comumente controlam esse sintoma evitando alimentar-se tarde da noite, dormindo com a cabeceira parcialmente elevada, com vários travesseiros, ou mesmo numa cadeira. Esse sintoma é pouco aliviado com o uso dos antiácidos e anti-secretores, embora eles possam mudar seu caráter ácido para uma forma mais "branda" ou "suave". Tanto a pirose quanto a regurgitação são mais comuns na primeira hora após as refeições. Alguns alimentos aumentam os sintomas de refluxo, como refeições copiosas, alimentos gordurosos ou picantes, chocolate, cebola, doces ou bala de hortelã, alho, nicotina, sucos de fruta e bebidas gaseificadas, alcoólicas ou com cafeína. A rápida produção de saliva, em resposta ao episódio de refluxo, pode ser percebida como um volume fluido levemente salino ou insípido na boca, denominado, em inglês, *waterbrash*. Pirose e regurgitação durante a relação sexual, principalmente em mulheres com DRGE não é incomum. Em crianças, posturas pouco usuais podem indicar DRGE, o que é descrito como síndrome de Sandifer.

Disfagia, ou seja, dificuldade para deglutir, apresenta-se em até 40% dos pacientes com DRGE. Geralmente é relatada como uma sensação de o alimento prender ou parar no esôfago inferior (disfagia esofágica), e não como uma dificuldade de transferir o bolo alimentar da boca para o esôfago (disfagia orofaríngea). Classicamente, disfagia limitada a alimentos sólidos com passagem normal de líquidos sugere uma alteração mecânica, como hérnia hiatal volumosa, estenose ou tumor, enquanto uma dificuldade para sólidos e líquidos sugere desordem funcional ou motora do esôfago. Normalmente se desenvolve de forma lenta, de tal maneira que o paciente pode ajustar seus hábitos alimentares e não necessariamente notar seu aparecimento. Assim, uma história completa para doenças do esôfago inclui investigar mudanças no hábito alimentar dos pacientes. Questões relativas à consistência dos alimentos, se o paciente necessita ingerir líquidos durante as refeições, se tipicamente é o último a terminar as refeições, bem como se tem evitado encontros sociais, vomita ao se alimentar, sufoca-se com freqüência, ou mesmo se ultimamente foi admitido em serviços de emergência por impactação alimentar, devem ser exploradas. Essas investigações, associadas à capacidade do paciente em manter seu estado nutricional, ajudam a quantificar a disfagia e são importantes na determinação das indicações de tratamento cirúrgico.

A disfagia pode ser causada pelo edema tecidual associado a uma esofagite aguda intensa, por estenose esofágica distal, ou pela perda da complacência ou motilidade esofágica devido a alterações inflamatórias crônicas na parede esofagiana. Os sintomas de pirose e regurgitação podem melhorar após o surgimento de uma estenose no esôfago inferior se esta interferir no grau do refluxo. Disfagia também pode ser conseqüente à presença de uma hérnia hiatal volumosa (>5 cm). Malignidade ou alteração da motilidade esofágica devem ser excluídas nos pacientes com disfagia, não obstante o diagnóstico de DRGE seja provável ou mesmo confirmado. Em geral, pacientes com disfagia obstrutiva localizam a obstrução exata ou proximalmente ao nível do estreitamento anatômico. Dor à deglutição (odinofagia) ocorre em até 50% dos pacientes com esofagite de refluxo.

Muitos pacientes com refluxo gastroesofágico freqüentemente manifestam sintomas "atípicos", como tosse, asma, rouquidão e dor torácica não-cardíaca[100]. Esses sintomas representam 20-25% das queixas primárias de pacientes com DRGE e apresentam-se de modo secundário, em associação à pirose e à regurgitação, em muitos outros. Dor torácica de origem não-cardíaca tem sido encontrada em até 50% dos pacientes com dor torácica e angiografia coronariana normal. A dor pode ser induzida pelo exercício físico, podendo simular uma *angina pectoris*, embora a estreita relação com atividade física normalmente ajude a diferenciar a maioria dos casos de dor torácica induzida pelo refluxo da dor anginosa. Pacientes cujo refluxo atinge o esôfago proximal e porções faríngeas, acima do esfíncter esofágico superior (refluxo laringofaríngeo), podem apresentar rouquidão, voz "cansada", tosse ou toalete faríngea crônica, erosões dentárias e laringite de refluxo. Alterações laríngeas nesses pacientes normalmente incluem eritema e edema de cordas vocais, sem, no entanto, evidenciar-se ulcerações, nódulos, granulomas ou carcinomas de cordas vocais.

O refluxo da secreção gástrica direto nos pulmões não é necessário para o desenvolvimento de sintomas respiratórios relacionados à DRGE, uma vez que podem ser provocados somente pela exposição ácida ao nível do esôfago inferior (reflexo de tosse esôfago-traqueobrônquica). Sintomas respiratórios devido à DRGE ocorrem mais comumente à noite, quando podem ser mais angustiantes e assustadores para os pacientes. O refluxo noturno com sufocamento, tosse, dispnéia e sibilos freqüentemente acorda o paciente. Pela manhã, ele pode queixar-se de halitose, rouquidão e cansaço físico. Sem dúvida é muito mais difícil estabelecer uma relação de causa e efeito entre os sintomas atípicos e o refluxo gastroesofágico que entre os sintomas típicos. Conseqüentemente, os resultados do tratamento cirúrgico nesses casos são menos satisfatórios, o que não significa que pacientes com sintomas atípicos não sejam bons candidatos à cirurgia anti-refluxo, já que muitos se beneficiam enormemente, mas sim que se torna necessária maior cautela para a indicação cirúrgica nesses casos. Freqüentemente uma tentativa de uso de inibidores de bomba de prótons em dose alta pode ser útil. Tendo em vista os sintomas atípicos, os resultados da cirurgia anti-refluxo são melhores em pacientes que obtiveram boa resposta ao tratamento clínico em relação aos que falharam.

O diagnóstico de DRGE baseado somente nos sintomas mostra-se correto em apenas aproximadamente dois terços dos pacientes[19]. Isso se deve ao fato de esses sintomas não serem específicos da DRGE, podendo ser causados por outras doenças, como acalasia esofágica, espasmo difuso, carcinoma de esôfago, estenose pilórica, colelitíase, gastrite, úlcera péptica gástrica e duodenal e doença arterial coronariana. Isso reforça a necessidade de um diagnóstico correto antes de se indicar tratamento cirúrgico.

ESÔFAGO DE BARRETT

A condição em que a mucosa do esôfago apresentava epitélio colunar em vez de escamoso foi primeiramente descrita por Norman Barrett em 1950 (Fig. 21.1)[112]. Ele, erroneamente, acreditou que fosse de origem congênita. Atualmente sabe-se que constitui uma anormalidade adquirida, ocorrendo em 7-10% dos pacientes com DRGE, e que representa o estágio final da história natural dessa doença[95]. Sabe-se também que essa entidade é totalmente diferente da condição congênita, em que ilhas de epitélio colunar gástrico maduro são encontradas na metade superior do esôfago.

A definição de esôfago de Barrett tem evoluído consideravelmente na última década[16,95,112]. Tradicionalmente, o esôfago de Barrett era identificado como a presença de qualquer mucosa colunar que se estendia por pelo menos 3 cm no esôfago. Dados recentes indicam que somente o epitélio intestinal especializado predispõe à degeneração maligna e que o risco de malignização é similar em segmentos de metaplasia intestinal medindo 3 cm ou menos. Assim, atualmente, o esôfago de Barrett é definido como a presença histológica de metaplasia intestinal na mucosa esofágica por qualquer extensão. Não está claro se devemos chamar longos segmentos de mucosa colunar sem metaplasia intestinal de esôfago de Barrett[105]. A caracterização da metaplasia intestinal se faz pela presença de células caliciformes. Estudos recentes têm identificado uma alta prevalência de metaplasia intestinal em biópsias de cárdia, sem evidência endoscópica de esôfago colunar. O significado e a evolução natural desses achados permanecem desconhecidos. A maioria dos autores atualmente utiliza o termo esôfago de Barrett para um segmento de metaplasia intestinal endoscopicamente visível, de qualquer dimensão, ou uma substituição colunar do esôfago de no mínimo 3 cm.

Fisiopatologia da Metaplasia de Barrett

Estudos recentes sugerem que o processo metaplásico na junção gastroesofágica pode de fato iniciar pela conversão do epitélio escamoso do esôfago distal em epitélio tipo cárdico, consistindo num achado presumidamente normal[16]. Isso provavelmente se deve à distensão gástrica, prolapso da mucosa escamosa esofágica para o interior da câmara gástrica e conseqüentes alterações inflamatórias na junção esofagogástrica. Esse mecanismo é reforçado pela relação direta existente entre a progressão e a severidade da DRGE e a extensão do epitélio colunar acima da junção gastroesofágica (Fig. 21.2). Isso sugere que a presença e a extensão do epitélio colunar no esfíncter esofágico inferior resultam de um processo metaplásico associado à perda da função do esfíncter e aumento da exposição esofagiana ao ácido. Pode-se encontrar metaplasia intestinal tanto no esfíncter esofágico inferior quanto no corpo esofágico. Esse processo pode resultar na perda da função muscular, tornando o esfíncter mecanicamente defeituoso, permitindo um refluxo livre e conseqüente progressão da lesão mucosa.

Fatores predisponentes ao desenvolvimento de esôfago de Barrett incluem o início precoce da DRGE, esfíncter esofágico inferior defeituoso, alterações na fisiologia do corpo esofágico e refluxo misto de conteúdo gástrico e duodenal[14]. Dados recentes sugerem que em pacientes com DRGE comprovada a presença de refluxo biliar (avaliado pela mensuração direta da exposição esofágica à bilirrubina, como um marcador da secreção duodenal) é um forte preditor para o desenvolvimento de esôfago de Barrett, e que o aumento da extensão do epitélio colunar esofágico pode ser determinado pela presença de uma hérnia hiatal volumosa, um esfíncter esofágico inferior defeituoso e um clareamento esofágico insuficiente[14].

Evidências Sugerindo a Seqüência Metaplasia, Displasia e Carcinoma

Duas linhas defendem o conceito da seqüência metaplasia, displasia e carcinoma. A primeira baseia-se na

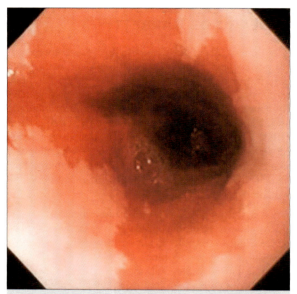

Fig. 21.1 — *Aparência endoscópica do esôfago de Barrett. Nota-se a mucosa metaplásica rosada opondo-se ao epitélio escamoso linear normal do esôfago.*

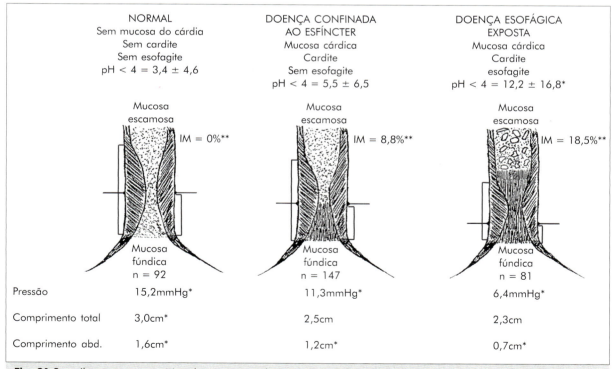

Fig. 21.2 — *Ilustração esquemática da progressão da Doença do Refluxo Gastroesofágico. O aumento do comprimento da mucosa do cárdia está associado com o aumento da exposição esofágica ao ácido (mostrado na figura) bem como do esfíncter esofágico inferior e a metaplasia intestinal (não mostrado na figura).*

observação de que a displasia é comumente encontrada em áreas de esôfago de Barrett e que displasias de alto grau podem ser vistas adjacentes à maioria dos adenocarcinomas do esôfago. A evidência mais convincente talvez seja a de estudos prospectivos documentando a progressão de formas não-displásica de esôfago de Barrett para displásicas de baixo e alto graus e, por último, adenocarcinoma de esôfago. Hameeteman *et al.* documentaram a progressão, em cinco pacientes, da forma não-displásica ou displásica de baixo grau para displasia de alto grau e carcinoma, num período de 1-10 anos[42]. Em uma sessão única, das poucas análises da relação clonal entre metaplasia, displasia e carcinoma, Zhuang *et al.* estudaram o gene APC em pacientes com esôfago de Barrett[131]. Doze espécimens contendo áreas de epitélio normal, metaplasia de Barrett, displasia e adenocarcinoma invasor foram selecionados, e deleções do gene APC foram identificadas. O *locus* APC estava deletado em 5 pacientes, 2 dos quais eram mulheres. Em todos os 5 pacientes com perda da heterozigosidade no *locus* do gene APC, o mesmo alelo era inativo nos espécimens de carcinoma invasor e displasia. Além disso, o LOH do gene APC esteve presente na metaplasia de Barrett adjacente à displasia em 2 dos 5 pacientes. A inativação do cromossomo X e a análise clonal dessas duas mulheres mostraram que a inativação foi da mesma linhagem celular das secções metaplásicas, displásicas e com carcinoma e que continham inativação do mesmo alelo.

Epitélio de Barrett Displásico

A identificação de displasia no epitélio de Barrett se faz pelo exame histológico de fragmentos biopsiados. Baseia-se em alterações arquiteturais citológicas e histológicas, similarmente àquelas descritas por Riddell *et al.* na colite ulcerativa[102]. Por convenção, classificam-se os achados em quatro grandes categorias:

1. Sem displasia
2. Indefinido para displasia
3. Displasia de baixo grau
4. Displasia de alto grau

O epitélio de Barrett não-displásico contém células com núcleos homogêneos, os quais se localizam próximo à membrana basal, com arquitetura glandular normal (Fig. 21.3). Displasia de alto grau é caracterizada por células com núcleos grandes e pleomórficos, perda da polaridade nuclear, redução ou ausência da produção de muco e alteração da arquitetura glandular (Fig. 21.4). Amostras teciduais em que células do epitélio semelhantes às encontradas na displasia de alto grau invadem a membrana basal contêm carcinoma.

A prevalência de displasias de baixo e alto graus em pacientes com esôfago de Barrett varia de 15-25%, e somente de alto grau, de 5-10%. Há poucos estudos prospectivos documentando a progressão do epitélio de Barrett não-displásico para displasia de baixo ou alto

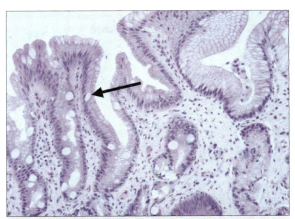

Fig. 21.3 — Fotografia mostrando o padrão de epitélio do cárdia na presença de células caliciformes (seta). Essa metaplasia intestinal é a característica histológica do esôfago de Barrett. À direita da fotomicrografia, apenas o epitélio do cárdia está presente. As células epiteliais do cárdia têm um núcleo homogêneo logo acima da membrana basal com arquitetura glandular normal não-displásica, como no epitélio de Barrett. A biópsia foi obtida do epitélio colunar estendido acima da junção gastroesofágica. (Fornecido e com a permissão do Dr. Parakrama T. Chandrasoma, Professor de Patologia, Keck Schol of Medicine, University of Southern da Califórnia.)

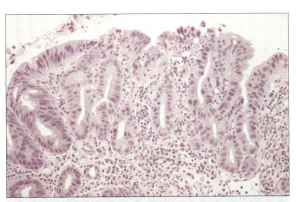

Fig. 21.4 — Fotografia mostrando o aspecto histológico de uma displasia de alto grau no epitélio do cárdia com a presença de células caliciformes (esôfago de Barrett). Nota-se que as células epiteliais têm um grande pleomorfismo nuclear, com perda da polaridade nuclear mas contida pela membrana basal. Há uma diminuição ou ausência de células mucosas e uma anormalidade no tamanho das glândulas. A biópsia foi obtida do epitélio colunar estendido acima da junção gastroesofágica. (Fornecido e com a permissão do Dr. Parakrama T. Chandrasoma, Professor de Patologia, Keck Schol of Medicine, University of Southern Califórnia.)

grau. Aqueles disponíveis sugerem uma taxa de progressão anual para displasia de 5-10%, e para adenocarcinoma, de 1% por ano. Reid *et al.* seguiram prospectivamente 62 pacientes com esôfago de Barrett (Tabela 21.2). Trinta e nove não apresentavam displasia ao iniciar o estudo.

Dez desses pacientes desenvolveram displasia de baixo grau, um desenvolveu displasia de alto grau e um evoluiu com carcinoma invasor[98]. McCallum *et al.* analisaram longitudinalmente a evolução de pacientes com esôfago de Barrett presentes no registro do Colégio Americano de Gastroenterologistas[76]. Todos os pacientes apresentavam esôfago de Barrett não-displásico à endoscopia inicial. Cento e dezenove pacientes receberam tratamento clínico, e 42 foram submetidos a cirurgia anti-refluxo. Endoscopias de controle foram realizadas anualmente. No grupo tratado clinicamente, 10 pacientes (19,7%) desenvolveram displasia durante o uso da medicação e no grupo cirúrgico, esse número foi de 2 (3,4%) no pós-operatório. Um único caso de adenocarcinoma foi identificado no grupo submetido a tratamento clínico. Num estudo prospectivo e randomizado de Ortiz *et al.*, a displasia desenvolveu-se em 6 dos 27 pacientes (22%) sob terapêutica medicamentosa, sendo de baixo grau em 6 casos e de alto grau em 1[85]. Somente um paciente desenvolveu displasia após cirurgia anti-refluxo. Comportamentos similares têm sido documentados em pacientes com esôfago curto de Barrett.

xo grau são, talvez, o grupo mais difícil devido à potencial dificuldade de controle pós-operatório, já que a realização de biópsias no segmento da válvula anti-refluxo pode ser difícil para endoscopistas inexperientes. Mesmo com tratamento clínico agressivo ou endoscopista experiente, o tratamento cirúrgico é apropriado.

O diagnóstico histológico de displasia de alto grau deve ser confirmado por dois patologistas experientes em doenças gastrointestinais[99]. A confirmação da displasia é importante antes de se considerar a realização de esofagectomia. A maioria concorda que o tratamento-padrão para displasia de alto grau é a esofagectomia. Em torno de 45-50% desses pacientes apresentam carcinoma invasivo quando o espécimen é removido. Desse modo, a displasia de alto grau mostra-se, na verdade, um marcador para a presença de lesão neoplásica invasiva em quase metade dos pacientes. Isso tem sido confirmado em nossos estudos na University of Southern California, bem como na Mayo Clinic, John Hopkins e muitos outros centros em todo o mundo[2,36,91,93]. Esse fato levanta discussões a respeito do tratamento do adenocarcinoma invasor, que é mais bem tratado com eso-

Tabela 21.2
Desenvolvimento de Displasia; Avaliação Prospectiva de 62 Pacientes

Diagnóstico Inicial	Nº	Diagnóstico Final			
		Metaplasia	I/DBG	DAG	Câncer
Metaplasia	39	27	10	1	1
I/DBG	20	4	8	3	2
DAG	3			1	2

I= indeterminado, DBG= displasia de baixo grau, DAG= displasia de alto grau
Reid et al. Gastroenterology 102:1212, 1992[98].

Conduta no Esôfago de Barrett Displásico

Uma vez identificado, o esôfago de Barrett complicado com displasia deve ser tratado agressivamente (Tabela 21.3). Pacientes que são classificados como indefinidos para a presença de displasia devem ser tratados clinicamente, também de modo agressivo, com cerca de 60-80 mg/dia de inibidores de bomba de prótons, por 3 meses, e biopsiados novamente após. Antes de se definir a presença ou ausência de displasia, é importante que a esofagite seja tratada com inibidores da bomba de prótons, visto que a presença de inflamação severa dificulta a interpretação microscópica da displasia. Se assim mesmo o diagnóstico permanecer indefinido, esses casos devem ser tratados como sendo portadores de displasia de baixo grau, ou seja, cirurgia anti-refluxo associado à terapia medicamentosa continuada e biópsias seriadas a cada 6 meses. Pacientes com displasia de bai-

fagectomia. Ainda não é possível com a tecnologia atual, incluindo a ultra-sonografia endoscópica, diferenciar pacientes que apresentem ou não câncer de esôfago[35]. Além disso, adenocarcinoma invasor associado a displasia de alto grau, identificados na endoscopia de controle, apresenta elevados índices de cura[93]. Nós e outros autores temos observado uma sobrevida de 90% em 5 anos, mostrando assim que não se deve perder a oportunidade de cura desse câncer altamente letal nesses casos. Finalmente, há boas evidências mostrando que a displasia de alto grau não desaparece e que, quase sempre, acaba evoluindo para câncer. Embora alguns estudos sugiram que a displasia de baixo grau pode ocasionalmente regredir, a possibilidade de isso se dever a um erro na coleta do espécimen biopsiado torna essa situação difícil de se interpretar. O melhor que podemos dizer é que, uma vez apresentando displasia de alto grau, ela é permanente e quase certamente vai sofrer degeneração neoplásica.

Tabela 21.3
Tratamento do Esôfago de Barrett com Displasia

Indefinido para displasia
- Tratamento anti-refluxo agressivo (60 mg/dia IBP*)
- Nova biópsia em 3 meses

Displasia de baixo grau
- Tratamento anti-refluxo agressivo (60 mg/dia IBP)
- Clínico x Cirúrgico

Displasia de alto grau
- Confirmação por dois patologistas experientes
- Esofagectomia

* IBP= inibidor de bomba de prótons.

Por essas razões, o paciente é mais bem tratado com esofagectomia total, removendo todo o tecido de Barrett e qualquer adenocarcinoma potencialmente associado. A reconstrução pode ser realizada tanto com o estômago quanto com o cólon, através de uma anastomose cervical. A mortalidade associada a esse procedimento deve ser menor que 5% e mínima em centros com experiência em cirurgias de esôfago. A recuperação funcional é excelente. Tratamentos conservadores para o esôfago de Barrett, incluindo a ablação endoscópica, têm sido propostos. Muitos os consideram como sendo métodos ainda sob investigação e não o tratamento-padrão. Embora esses métodos terapêuticos devam ser investigados poucos centros nos Estados Unidos realizam a ablação endoscópica do esôfago de Barrett, sua eficácia ainda não foi definida, bem como o seguimento clínico não pode ser realizado a fim de comprovar a eficácia do método.

O esôfago de Barrett é um problema de saúde crescente na maioria dos países ocidentais. O diagnóstico geralmente é feito durante a investigação de pacientes com sintomas de DRGE. A cirurgia anti-refluxo corretamente indicada e realizada de maneira apropriada promove um alívio sintomático prolongado em 80-90% dos pacientes. Uma das mais importantes áreas de estudo da próxima década baseia-se na avaliação do completo e confiável controle do refluxo gastroesofágico na história natural da metaplasia de Barrett já estabelecida, bem como em sua prevenção nos pacientes sintomáticos.

DRGE e Alterações Respiratórias

É cada vez mais conhecido que um significativo número de pacientes com refluxo gastroesofágico apresentará sintomas respiratórios associados[33]. Estudos populacionais tem reportado uma prevalência de asma entre 10-15% na comunidade[38,109]. Inúmeros estudos tem mostrado que até 50% dos indivíduos com asma apresentam evidência endoscópica de esofagite ou aumento da exposição ácida do esôfago na pHmetria ambulatorial de 24 h[4,37]. Isso sugere que a freqüência de envolvimento dessas duas enfermidades, é maior do que

se esperaria somente pelo acaso. Apesar da natureza ubíqua de ambas as entidades e da associação entre asma e DRGE, ainda existem controvérsias a respeito do tratamento ideal. Isso reflete o número relativamente pequeno de publicações, a escassez de estudos controlados e seus achados conflitantes.

Fisiopatologia dos Sintomas Respiratórios Induzidos pelo Refluxo

Dois mecanismos patogênicos têm sido propostos para explicar os sintomas asmáticos induzidos pelo refluxo. O primeiro, denominado "teoria do refluxo", sustenta que os sintomas respiratórios são resultado da aspiração do conteúdo gástrico. O segundo mecanismo, conhecido como "teoria do reflexo", defende que a acidificação do esôfago inferior provoca uma broncoconstrição mediada por reflexo vagal. As evidências a favor do mecanismo refluxogênico são em número de cinco. Primeiramente pelos estudos clínicos documentando uma forte correlação entre fibrose pulmonar idiopática e hérnia hiatal[75]. Recentemente, a DRGE complicada tem sido altamente associada a várias doenças pulmonares, incluindo asma[33]. A segunda evidência é a exposição ácida patológica identificada no esôfago proximal de pacientes com sintomas respiratórios e DRGE. A terceira evidência baseia-se em estudos cintilográficos que mostraram aspiração de radioisótopos ingeridos por alguns pacientes com refluxo e sintomas respiratórios[104]. A quarta se deve ao fato de um monitoramento do pH traqueal e esofágico em pacientes com refluxo mostrar uma acidificação simultânea nesses dois órgãos[31]. Finalmente, estudos experimentais tem demonstrado que a instilação de ácido clorídrico na traquéia aumenta enormemente a resistência nas vias aéreas[119].

O mecanismo de reflexo é primeiramente defendido pelo fato de ocorrer broncoconstrição após infusão ácida no esôfago inferior[71,72]. Isso pode ser explicado pela origem embriológica comum do trato traqueoesofágico e sua inervação vagal comum. Em segundo lugar, pacientes com sintomas respiratórios e exposição ácida patológica no esôfago distal e ausente no esôfago proximal podem experimentar uma melhora dos sintomas respiratórios após terapia anti-refluxo.

Diagnóstico dos Sintomas Respiratórios Induzidos pelo Refluxo

Nos pacientes com sintomas predominantemente de refluxo e queixas respiratórias secundárias, o diagnóstico é direto. Em um número substancial de pacientes que apresentam sintomas respiratórios induzidos pelo refluxo, entretanto, esses sintomas predominam no cenário clínico. O refluxo gastroesofágico nesses pacientes é freqüentemente silencioso e somente é descoberto quando a investigação é iniciada. Um alto índice de suspeição é necessário, notadamente em pacientes com asma de

369

difícil controle, ainda que com medicações broncopulmonares apropriadas. Evidências a favor desse diagnóstico podem ser obtidas pela endoscopia digestiva alta e manometria esofágica. A endoscopia pode mostrar esofagite erosiva ou esôfago de Barrett, enquanto a manometria pode indicar um esfíncter esofágico inferior hipotônico ou distúrbio de motilidade esofágica, definida por 30% ou mais das contrações do esôfago distal com amplitude < 30 mmHg.

O método-padrão ouro para se diagnosticar asma induzida pelo refluxo é a pHmetria ambulatorial com duplo cateter[30,129]. Um dos cateteres é posicionado no esôfago distal e o outro mais proximalmente. O local de posicionamento deste pode ser a traquéia, a faringe, o esôfago proximal, acima ou abaixo do esfíncter esofágico superior. Muitos concordam que o esôfago proximal é o local preferido para posicionamento do cateter proximal. Enquanto o monitoramento ambulatorial do pH esofágico permite uma correlação direta entre a acidificação esofágica e os sintomas respiratórios, a relação cronológica entre os eventos de refluxo e broncoconstrição é mais complexa.

Tratamento

A utilização de medicações anti-secretoras em pacientes com asma induzida pelo refluxo pode melhorar os sintomas respiratórios em 25-50% dos casos[8,43,66]. Em menos de 15%, contudo, pode-se esperar uma melhora objetiva da função respiratória. A razão desse paradoxo pode ser devida ao fato de a maioria dos estudos utilizar curtos ciclos de terapia anti-secretora (< 3 meses). Esse tempo pode ser suficiente para haver melhora dos sintomas e insuficiente, no entanto, para uma melhora da função pulmonar. A probabilidade de sucesso com o tratamento medicamentoso é, provavelmente, diretamente relacionada ao grau de eliminação do refluxo. Os achados conflitantes de publicações relativas ao tratamento clínico anti-secretor podem muito bem ser devidos a um controle inadequado do refluxo em alguns pacientes.

A literatura apresenta taxas de melhora dos sintomas respiratórios com a cirurgia anti-refluxo em quase 90% das crianças e 70% dos adultos com asma e DRGE[13,92,108]. Melhoras na função pulmonar foram demonstradas em cerca de um terço dos pacientes. Resultados de estudos não-controlados comparando o tratamento clínico *versus* cirúrgico e evidências de dois estudos randomizados e controlados das duas formas terapêuticas indicam que a fundoplicatura gástrica é o tratamento mais efetivo para a asma induzida pelo refluxo[63,108]. A superioridade da barreira anti-refluxo criada pela cirurgia em relação ao tratamento clínico é, provavelmente, mais expressiva na posição supina. Esta corresponde à situação de maior acidez gástrica com o uso dos inibidores da bomba de prótons e representa o período do ciclo circadiano cujos sintomas da asma e o fluxo expiratório máximo são piores.

Importante observar nos pacientes asmáticos com alteração da motilidade esofágica não induzida pelo refluxo que a realização de uma cirurgia anti-refluxo pode resultar em aspirações de líquido ou alimentos deglutidos e oralmente regurgitados. Isso pode resultar em irritação das vias aéreas e sintomas respiratórios, levando à exacerbação da asma. Esse fator parece explicar por que os resultados cirúrgicos parecem ser melhores nas crianças que nos adultos. Talvez deva-se ao fato de os distúrbios de motilidade do corpo esofagiano serem mais freqüentes na população adulta.

Tratamento da DRGE

Tratamento Clínico

A DRGE é uma condição clínica tão comum que muitos pacientes com sintomas leves se automedicam. Pacientes avaliados pela primeira vez, com sintomas de pirose, sem complicações evidentes, podem ser tratados simplesmente com antiácidos por um período de 8 a 12 semanas, antes mesmo de uma investigação extensa ser realizada. Em muitas situações, esse esquema terapêutico pode aliviar os sintomas. Os pacientes devem ser orientados a elevar a cabeceira da cama, evitar roupas apertadas, fracionar as refeições, evitar deitar-se logo após o jantar, perder peso e evitar a ingestão de álcool, café, chocolate e doces ou bala de hortelã, os quais podem piorar os sintomas[29].

Ácido algínico, usado em combinação com antiácidos simples, pode aumentar o alívio dos sintomas, criando uma barreira física ao refluxo, bem como pela redução ácida. O ácido algínico reage com bicarbonato de sódio em presença de saliva, formando uma solução altamente viscosa, que bóia na superfície do conteúdo gástrico. Quando o refluxo ocorre, essa camada protetora também é refluída no esôfago, agindo como uma barreira protetora contra o conteúdo gástrico irritante. Medicações que estimulam o esvaziamento gástrico, tais como metoclopramida, domperidona ou cisaprida, são benéficas na DRGE inicial, porém de pouco valor na doença mais grave[88].

As principais medicações envolvidas no tratamento clínico baseiam-se na supressão ácida[59,123], sendo aconselháveis em pacientes com sintomas persistentes, através da administração de inibidores da bomba de prótons hidrogênio-potássio ATPase, tais como o omeprazol. Em doses altas como 40 mg/dia, eles podem causar uma redução de 80-90% na acidez gástrica, cicatrizando, geralmente, esofagites leves e somente três quartos dos pacientes com esofagites graves. É importante frisar que em pacientes com refluxo combinado de suco gástrico e duodenal, uma terapia de supressão ácida inadequada pode apresentar melhora sintomática, enquanto permite a ocorrência do refluxo misto. Pode-se ter com isso uma situação que causa dano mucoso persistente em um paciente assintomático. Infelizmente, em torno de 6 meses após a descontinuidade de qualquer forma de tratamento clínico para a DRGE, 80% dos pacientes apresentam recorrência dos sintomas.

Em pacientes com DRGE, a exposição ácida do esôfago é reduzida em até 80% com antagonistas do receptor H_2 e em até 95% com inibidores de bomba de próton. Mesmo com a superioridade desta em relação àquela, têm surgido evidências sugerindo que ainda ocorrem períodos de acidez gástrica[56,89]. Isso ocorre mais comumente durante o período noturno, justificando por vezes o fracionamento da dose administrada. Katzka *et al.*[56] estudaram 45 pacientes com recorrência dos sintomas de refluxo enquanto tomavam omeprazol 20 mg/dia duas vezes ao dia e demonstraram que 36 pacientes ainda apresentavam refluxo ácido, definido por uma exposição ácida do esôfago distal >1,6%. Peghini *et al.*[89] monitoraram o pH intragástrico em 28 voluntários sadios e 17 pacientes com DRGE, encontrando uma reativação noturna da secreção ácida (> 1 hora) em 75% dos indivíduos. A reativação da secreção ácida ocorreu até 12 horas após a dose noturna do inibidor da bomba de prótons, num tempo médio de 7.5 horas. Isso é particularmente pertinente devido ao fato de os sintomas asmáticos serem mais pronunciados durante a noite e início da manhã, bem como o fluxo expiratório máximo encontrar-se mais reduzido nesse tempo. No seu último estudo, Peghini *et al.* demonstraram que a utilização de ranitidina 300 mg antes de dormir, em relação ao omeprazol 20 mg nesse mesmo tempo, é superior na prevenção da recorrência ácida intragástrica. Os autores especulam que isso se deva ao bloqueio da secreção ácida mediada pela histamina em períodos de jejum.

Pacientes apresentando-se pela primeira vez com sintomas sugestivos de DRGE podem ser tratados inicialmente com bloqueadores H_2. Tendo em vista o fácil acesso dessas medicações, muitos pacientes já terão se automedicado. A falha no controle dos sintomas com bloqueadores H_2 ou o retorno imediato dos sintomas após interrupção da medicação sugerem um diagnóstico incorreto ou doença relativamente grave. O exame endoscópico nesse estágio permite avaliar a gravidade da lesão mucosa e a presença de esôfago de Barrett. Esses achados endoscópicos no primeiro exame predizem um alto risco para falha do tratamento clínico. A mensuração do grau e do padrão de exposição esofágica às secreções gástrica e duodenal, através da pHmetria de 24 horas e monitoramento de bilirrubinas, deve ser obtida nessa fase. A avaliação do esfíncter esofágico inferior e da função do corpo esofágico também deve ser realizada. Esses estudos identificam fatores que podem predizer uma resposta pobre à terapêutica medicamentosa, recorrências freqüentes e desenvolvimento de complicações. São eles: o refluxo em posição supina, contratilidade esofágica deficiente, esofagite erosiva ou epitélio esofágico colunar na apresentação inicial, refluxo biliar e esfíncter esofágico inferior estruturalmente defeituoso. Aos pacientes que apresentam esses fatores de risco, deve-se dar a opção de cirurgia anti-refluxo como tratamento primário, com a expectativa de controle dos sintomas e prevenção das complicações a longo prazo.

Cirurgia Anti-Refluxo

Indicações

Cirurgia anti-refluxo é indicada para tratamento de DRGE relativamente intensa e objetivamente documentada. Os candidatos à cirurgia incluem não somente pacientes com esofagite erosiva, estenose péptica e esôfago de Barrett, mas também aqueles sem lesão mucosa intensa e que são dependentes dos inibidores de bomba prótons para alívio dos sintomas. Pacientes com sintomas atípicos ou respiratórios que apresentam boa resposta com o tratamento clínico intensivo também são candidatos. A opção de cirurgia anti-refluxo deve ser dada a todos os pacientes que demonstraram necessitar de terapia medicamentosa por longo tempo, particularmente se doses progressivamente maiores de inibidores da bomba prótons forem necessárias para controlar os sintomas. A cirurgia anti-refluxo pode ser a opção preferida para os pacientes com menos de 50 anos de idade, aqueles com uso irregular das medicações ou inadaptação aos regimes terapêuticos, aqueles em condições financeiras limitadas e aqueles que preferem a intervenção cirúrgica única ao tratamento medicamentoso de longo prazo. Pode ser o tratamento de escolha em pacientes com alto risco de progressão da doença, não obstante estejam sob tratamento clínico. Embora essa população não esteja bem definida, fatores de risco que predizem DRGE progressiva e uma resposta pobre à terapêutica clínica são (1) refluxo de padrão noturno na pHmetria esofágica de 24 h; (2) um esfíncter esofágico inferior estruturalmente deficiente; (3) refluxo misto de conteúdo gástrico e duodenal; e (4) lesão mucosa na primeira avaliação endoscópica[12,20,81].

Avaliação Pré-Operatória

A avaliação pré-operatória de pacientes com suspeita de DRGE e candidatos ao tratamento cirúrgico está detalhada no Capítulo 17 e constitui a base para a obtenção consistente de bons resultados, reprodutíveis e confiáveis em qualquer das opções cirúrgicas para tratamento dessa entidade clínica.

Fundoplicatura Completa Versus Parcial

A decisão entre fundoplicatura gástrica parcial e completa e abordagem laparoscópica ou convencional requer um considerável julgamento. Dois estudos randomizados de pacientes não-selecionados submetidos a fundoplicatura laparoscópica mostraram equivalência entre a técnica total e parcial anterior[127] e posterior[64] em termos de tempo cirúrgico, morbidade peroperatória e dias de internação. Watson *et al.*[27] notaram que a pressão residual e de repouso do esfíncter esofágico inferior, bem como o clareamento esofágico de líquidos contendo radioisótopos, foi maior após a fundoplicatura gástrica completa em relação à parcial. Seis meses após a fundoplicatura parcial, encontrou-se uma maior satisfação dos pacientes, manifestada por menor incidência de disfagia, incapacidade de eructação e flatulência excessiva. Laws et al.[64] não identificaram nenhuma diferença em relação aos sintomas pós-operatórios em pacientes tratados com fundoplicatura completa e parcial posterior, num seguimento médio de 27 meses.

Essas observações, entretanto, devem ser confrontadas com publicações recentes questionando a durabilidade das fundoplicaturas parciais. Jobe et al.[52] demonstraram que 51% dos pacientes avaliados com pHmetria de 24 horas após fundoplicatura à Toupet ainda apresentavam exposição ácida patológica. Intrigante foi o fato de que somente 40% desses pacientes com refluxo pós-operatório eram sintomáticos. Dois estudos identificaram que a presença de esfíncter esofágico inferior defeituoso, um esôfago distal aperistáltico e graus de esofagite maiores (graus 2-4 de Savary Miller) representavam fatores de risco para o insucesso da fundoplicatura parcial[6,45]. Bell et al.[6] relataram recorrência do refluxo em 14% das fundoplicaturas à Toupet. A presença de esofagite leve e um esfíncter esofágico inferior normal estiveram associados a um índice de sucesso de 96% em 3 anos, enquanto a presença de esofagites complicadas ou esfíncter esofágico inferior deficientes reduziram esse valor para 50%.

Esses achados representam um certo paradoxo, no sentido de que as fundoplicaturas parciais oferecem proteção anti-refluxo menor justamente naqueles casos com maior risco de sofrer os efeitos de uma DRGE não-controlada. Além do mais, um presente dogma defende a fundoplicatura gástrica parcial como procedimento de escolha em pacientes com distúrbio de motilidade do corpo esofágico. Essas recentes evidências, bem como nossa própria experiência, têm nos levado a realizar mais fundoplicaturas completas, particularmente nos pacientes com esôfago de Barrett. Até a presente data, a fundoplicatura parcial permanece como o procedimento de escolha para pacientes com distúrbios de motilidade esofágica, tais como na esclerodermia ou acalasia.

Fundoplicatura Laparoscópica à Nissen

A realização da fundoplicatura gástrica deve incluir:

1. Dissecção do hiato esofágico, identificando e preservando ambos os nervos vagos, incluindo o ramo hepático do nervo vago anterior.

2. Dissecção circunferencial do esôfago.

3. Fechamento dos pilares diafragmáticos.

4. Mobilização do fundo gástrico após ligadura e secção dos vasos gástricos curtos.

5. Realização de uma fundoplicatura curta e frouxa, envolvendo o esôfago abdominal com a parede anterior e posterior de estômago.

Cinco portais laparoscópicos são utilizados (Fig. 21.5). A câmera é colocada logo acima do umbigo, a um terço da distância até o processo xifóide. Em muitos pacientes, a inserção da ótica no umbigo não permite uma visualização adequada das estruturas hiatais quando dissecadas. Dois portais afastadores laterais são colocados na linha axilar anterior direita e esquerda. O portal utilizado para afastamento do fígado pode ser posicionado, à preferência do cirurgião, logo abaixo do processo xifóide ou no abdome médio direito (linha hemiclavicular), no portal ótico ou logo abaixo. O segundo afastador é colocado na linha axilar anterior esquerda, ao nível do umbigo. Os trocartes de dissecção direito e esquerdo são inseridos na linha hemiclavicular direita e esquerda, entre 6-10 cm abaixo dos respectivos rebordos costais. Esse posicionamento permite a formação de um triângulo entre os trocartes de dissecção e a câmera, evitando que algum instrumento fique na mesma linha da ótica. Em muitos pacientes o ligamento falciforme é largo, formando uma barreira através da qual a pinça dissectora esquerda deve ser manipulada.

A retração inicial se faz de forma a expor o hiato esofágico. Um afastador é inserido no portal subxifóide ou axilar anterior direito e posicionado a fim de suspender o lobo hepático esquerdo, em direção à parede abdominal anterior. Lesões iatrogênicas do fígado devem ser evitadas ao máximo, visto que o sangramento subseqüente torna o campo operatório obscuro. A secção do ligamento triangular esquerdo do fígado a fim de mobilizar o lobo hepático esquerdo não é necessária. Uma pinça de Babcock é colocada através do portal axilar anterior esquerdo, e com ela o estômago é retraído na direção do pé esquerdo do paciente, expondo o hiato esofágico. Freqüentemente uma hérnia de hiato terá que ser reduzida. Visto que perfurações gástricas são perfeitamente possíveis, um instrumento atraumático deve ser usado, e um cuidado especial na preensão do estômago deve ser tomado.

Dissecção Hiatal

A chave para a dissecção hiatal é a identificação do pilar direito. Tesoura de Metzenbaum ou o bisturi ultrasônico (Ethicon Endosurgery, Cincinnati, OH) e uma delicada tração com pinça são preferidas para a dissecção. Com exceção da maioria dos obesos, há uma porção muito fina do omento gastroepático recobrindo o lobo caudado do fígado. Inicia-se a dissecção incisando a porção do omento gastroepático acima e abaixo do ramo hepático do nervo vago anterior que nós, rotineiramente, preservamos. Uma grande variação anatômica ou uma artéria hepática esquerda acessória partindo da artéria gástrica esquerda pode estar presente em 25% dos pacientes, devendo ser identificada e evitada. Depois de incisado o omento gastroepático, a superfície lateral do pilar direito torna-se evidente. O peritônio que recobre anteriormente o pilar direito é incisado com tesoura e eletrocautério ou com o bisturi ultra-sônico (Ethi-

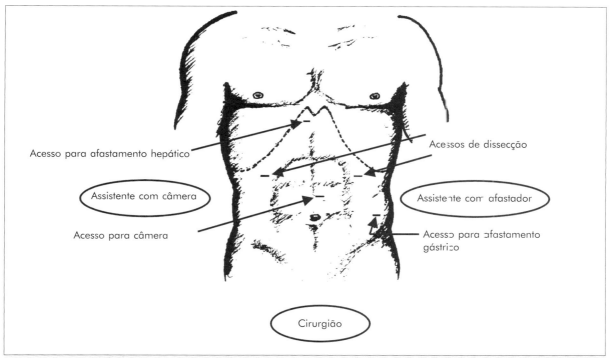

Fig. 21.5 — *Posicionamento do paciente e colocação dos trocartes para a cirurgia laparoscópica anti-refluxo. O paciente é posicionado com a cabeceira elevada a 45° na posição de litotomia modificada. O cirurgião se posiciona entre as pernas do paciente e o procedimento é realizado através de 5 trocartes.*

con Endosurgery, Cincinnati, OH), e então dissecado tanto quanto possível, de anterior para posterior. A superfície medial do pilar direito leva ao mediastino. O pilar direito é dissecado rombamente com os mesmos instrumentos. O pilar direito é tracionado lateralmente, e os tecidos posteriores ao esôfago são dissecados (Fig. 21.6). Nessa fase, não é feita nenhuma tentativa de se dissecar por trás da junção gastroesofágica. Uma meticulosa hemostasia é necessária. Sangue e fluidos tendem a se coletar no hiato, sendo de difícil remoção. A irrigação deve ser a mínima possível. Deve haver cuidado para não lesar a artéria ou veia frênica, pois as mesmas passam por cima do hiato. Uma grande hérnia hiatal, freqüentemente, torna essa fase do procedimento mais fácil, pois acentua os pilares diafragmáticos; por outro lado, a dissecção de uma grande hérnia mediastinal pode ser difícil.

Seguindo a dissecção do pilar direito, a atenção deve ser voltada para a confluência crural anterior. Os tecidos anteriores ao esôfago são elevados através de tração para a esquerda e o esôfago é movido para baixo e para a direita, separando-o do pilar esquerdo. O pilar esquerdo deve ser dissecado o mais completamente possível, incluindo o abaixamento do ângulo de His e a fixação do fundo gástrico ao diafragma esquerdo. A dissecção completa da porção lateral e inferior do pilar esquerdo e do fundo gástrico são as manobras-chave que permitem a mobilização circunferencial do esôfago. Falhas nesses

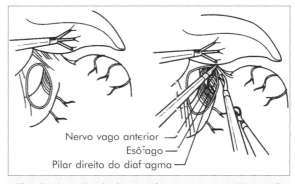

Fig. 21.6 — *Fundoplicatura laparoscópica à Nissen. O pequeno omento é seccionado para expor o pilar direito.*

procedimentos dificultarão o envolvimento do esôfago, particularmente se acessado pela direita. O reposicionamento da Babcock (pinça de preensão) em direção ao fundo gástrico facilita a tração nesse tempo do ato operatório.

O esôfago é mobilizado pela cuidadosa dissecção dos tecidos frouxos anteriores e posteriores dentro do hiato esofágico. Se os pilares estiverem completamente expostos, a dissecção para se criar uma janela posterior ao esôfago não será difícil. Do lado direito do paciente, o esôfago é tracionado anteriormente com os instrumentos da mão esquerda do cirurgião, seguido pela dissecção posterior com a mão direita, e vice-versa para a dissecção do lado esquerdo. O nervo vago posterior está à esquerda do esôfago. A superfície medial do pilar esquerdo é identificada, e a dissecção é mantida caudalmente. Existe a tendência de se dissecar para dentro do mediastino e da pleura esquerda. Na presença de esofagite severa, inflamação transmural, encurtamento esofágico e/ou um extenso conteúdo gorduroso posterior, essa dissecção pode ser difícil. Se indevidamente complicada, a mesma deve ser abortada e o hiato acessado pelo lado esquerdo através da divisão dos vasos gástricos curtos. Seguindo a dissecção posterior, uma pinça de preensão é passada com a mão esquerda do cirurgião por trás do esôfago e acima do pilar esquerdo. Um dreno de Penrose deve ser colocado em volta do esôfago e é utilizado como reparo para o restante do procedimento.

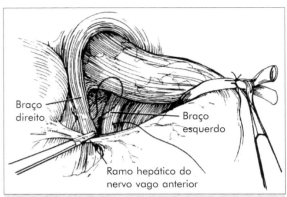

Fig. 21.7 — *Fundoplicatura laparoscópica à Nissen. Os pilares são fechados de baixo para cima, com o esôfago tracionado anteriormente e para a esquerda.*

Fechamento dos Pilares Diafragmáticos

Os pilares são poslteriormente dissecados e o espaço atrás da junção gastroesofágica deve ser ampliado o máximo possível. O esôfago é tracionado anteriormente e para a esquerda, e os pilares são aproximados com três ou quatro pontos interrompidos, ou em forma de oito, com fio Ethibond® (Ethicon Endosurgery, Cincinnati, OH) nº 0 (zero), começando logo acima da decussação da aorta (Fig. 21.7). Nós preferimos uma agulha grossa (CT1) passada através do trocarte superior esquerdo, ancorando o ponto para garantir um fechamento durável dos pilares. Devido ao limitado espaço atrás do esôfago, freqüentemente é necessário usar os instrumentos da mão esquerda do cirurgião como afastadores. Essa manobra facilita o posicionamento da passagem de cada ponto no pilar com a mão direita do cirurgião. Os nós podem ser amarrados extracorporalmente usando a técnica manual habitual, ou intracorporalmente usando a técnica laparoscópica.

Embora não tenham sido randomizados estudos avaliando o valor do fechamento rotineiro dos pilares, há evidência de que o fechamento dos mesmos deva ser padronizado. Watson et al.[126] identificaram herniação paraesofágica em 17 de 253 pacientes (7%), e essa freqüência foi de 3% naqueles submetidos a reparo dos pilares e de 11% naqueles não submetidos ao procedimento.

Mobilização do Fundo Gástrico

A relação entre a mobilização completa do fundo gástrico (com ligadura dos vasos gástricos curtos) e a disfagia pós-operatória é motivo de debate que tem persistido da época da cirurgia aberta, quando a mobilização do fundo gástrico estava relacionada à baixa incidência de disfagia. Dois estudos randomizados compararam a mobilização do fundo gástrico à sua não-realização, não havendo diferença no seguimento.[127] Outro estudo mostra significativa redução na incidência de disfagia, distensão gasosa ou incapacidade para eructar após mobilização do fundo gástrico[22]. O efeito benéfico da mobilização do fundo gástrico para esses parâmetros tem sido notado também por outros autores[46]. É incerto se a mobilização do fundo gástrico, por si, tem um impacto direto na disfagia. Pode ser que a mobilização permita melhor visualização do procedimento, assegurando, então, que o envolvimento com o fundo gástrico seja construído com a porção posterior do mesmo trazido posteriormente ao esôfago para ser suturado na porção anterior do fundo gástrico trazido anteriormente ao esôfago (veja adiante).

O reposicionamento do afastador hepático com uma segunda pinça de Babcock facilita a tração do ligamento gastroesplênico durante a ligadura dos vasos gástricos curtos. O omento gastroesplênico é suspenso ântero-posteriormente, através de pinças de Babcock, e a pequena bolsa omental introduzida um terço da distância abaixo da grande curvatura do estômago (Fig. 21.8). Os vasos gástricos curtos são seqüencialmente divididos, com a ajuda do bisturi ultra-sônico (Ethicon Endosurgery, Cincinnati OH). É preferível uma melhor orientação dos vasos de ântero-posterior a medial para lateral, com exceção daqueles justapostos ao baço. A dissecção inclui a divisão dos ramos gastropancreáticos posteriores que estão por trás da porção mais superior do estômago seguindo até o pilar direito e o lobo caudado, podendo ser visto através do lado esquerdo. Com uma dissecção meticulosa e cuidadosa, o fundo gástrico pode ser completamente mobilizado, virtualmente, em todos os pacientes.

Geometria da Fundoplicatura

A fundoplicatura é feita com uma particular atenção à geometria do fundo gástrico. Para assegurar que o fundo gástrico posterior seja usado na construção da fundoplicatura, a tração e a passagem devem ser feitas

Doença do Refluxo Gastroesofágico e Hérnias Diafragmáticas

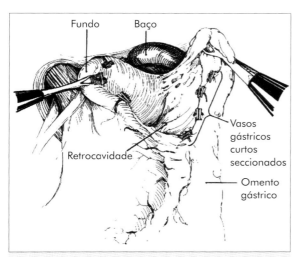

Fig. 21.8 — *Fundoplicatura laparoscópica à Nissen. Exposição para a secção dos vasos gástricos curtos.*

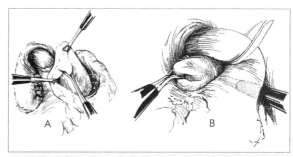

Fig. 21.9 — *Fundoplicatura laparoscópica à Nissen. Após a secção dos vasos gástricos curtos, a porção posterior do fundo gástrico é pinçada com uma pinça de Babcock laparoscópica (A) e é passada atrás do esôfago (B).*

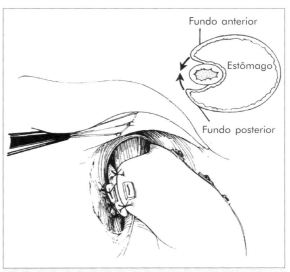

Fig. 21.10 — *O aspecto final da Fundoplicatura Laparoscópica a Nissen. Nota-se que a porção posterior do fundo gástrico é passada por trás do esôfago para encontrar a porção anterior. Essa manobra só pode ser realizada após ter sido feita a ligadura dos vasos gástricos curtos prevenindo a rotação e a tensão da fundoplicatura.*

por trás do esôfago e da esquerda para a direita, sendo melhor que o inverso, ou seja, da direita para a esquerda. Essa manobra é realizada através da colocação de uma pinça de Babcock através da porção inferior esquerda, e tracionado pela porção média do fundo gástrico posterior. O fundo gástrico é passado por trás do esôfago para o lado direito (Fig. 21.9). As pinças de Babcock tornam-se visíveis no lado direito com uma movimentação superior, e com rotação no sentido horário. A parede anterior do fundo gástrico é trazida por cima e anteriormente à parede do esôfago acima do dreno de Penrose colocado previamente como reparo. Ambos os bordos do fundo gástrico anterior e posterior são manipulados até que o esôfago seja envolvido sem que haja a rotação do fundo do estômago (Fig. 21.10). A visualização laparoscópica tem a tendência a exagerar o tamanho da janela posterior. Conseqüentemente, o espaço atrás do esôfago pode ser menor que o imaginado. Isso pode causar isquemia do fundo gástrico quando ele é passado atrás do esôfago. Se a borda posterior da fundoplicatura estiver descorada, o estômago deve ser reduzido à posição original e a janela posterior ampliada. Uma vela de 60F deve ser passada por via oral para dentro do estômago e a fundoplicatura é construída ao redor da mesma no intuito de otimizar o seu diâmetro. As bordas anteriores e posteriores são suturadas juntas, realizando pontos simples em "U" de Prolene 2-0. O erro mais comum na construção da fundoplicatura é a tração da porção anterior do estômago e puxá-la para trás do esôfago. Isso resulta na rotação do fundo gástrico em volta do esôfago. O ideal é que o esôfago deva ser envolvido por um fundo gástrico sem rotação. Dois pontos ancorados de seda 2-0 são passados acima e abaixo do ponto em "U" para completar a fixação da fundoplicatura. Quando finalizada, o estômago deve se manter dentro do seu plano original com a linha de sutura da fundoplicatura de face para direção direita e anterior e a grande curvatura na direção esquerda e posterior. Antes da remoção dos trocarters de acesso e de irrigar a cavidade, deve ser assegurada a hemostasia e retirada a vela.

A Curva de Aprendizado na Cirurgia Laparoscópica Anti-Refluxo

No intuito de definir a curva de aprendizado na cirurgia laparoscópica Watson *et al.*[124] avaliaram suas experiências de 280 fundoplicaturas laparoscópicas realizadas por 11 cirurgiões ao longo de um período de quatro anos. Os autores identificaram uma curva de aprendizado institucional de 50 casos e uma curva de aprendizado individual de 20 casos. Além desses pontos, as complicações, reoperações e conversões para cirurgia aberta foram observadas. A curva de aprendizado institucional foi particularmente abrupta nos primeiros 20 casos e nos primeiros cinco casos individuais. Além do mais, supervisão dos cirurgiões em fase de aprendizado em fundoplicatura laparoscópica por experientes laparoscopistas resultou em menos complicações, depois de uma introdução inicial à técnica. Esses achados têm se repetido por outros grupos[28,41,110]. Gotley *et al.*[41] notaram uma redução no tempo operatório, na taxa de conversão para cirurgia aberta e na morbidade tardia na sua segunda centena de pacientes quando comparados à primeira centena.

Fundoplicatura Transtorácica à Nissen

As indicações para se realizar um procedimento anti-refluxo por acesso transtorácico são as seguintes:

1) Um paciente que já possui intervenção prévia para correção de hérnia hiatal. Nessa situação, uma incisão circunferencial periférica é realizada no diafragma para se obter exposição simultânea do abdômen superior. Isso permite uma dissecção segura do reparo realizado previamente tanto do lado torácico quanto abdominal do diafragma.

2) Um paciente que necessita de uma miotomia concomitante, por acalasia ou espasmo difuso.

3) Um paciente que tenha esôfago curto, o que é freqüentemente associado com estenose ou esôfago de Barrett. Nesse caso, o acesso torácico é preferível, pois permite uma máxima mobilização do esôfago, realização de gastroplastia à Collis ou, se necessário, posicionar o reparo sem tensão abaixo do diafragma.

4) Um paciente com uma hérnia por deslizamento que não reduz abaixo do diafragma durante a seriografia na posição vertical. Isso pode indicar um encurtamento esofágico, e, novamente, é preferido um acesso torácico para máxima mobilização esofágica, e, se necessário, a realização de gastroplastia à Collis.

5) Um paciente com patologia pulmonar associada. Nessa situação, a natureza da patologia pulmonar pode ser avaliada ou mesmo tratada cirurgicamente, além do procedimento anti-refluxo.

6) Um paciente obeso. Nesse caso, o procedimento por via abdominal pode ser difícil devido à dificuldade de exposição, e o acesso torácico permite melhor exposição e reparação mais precisa.

No acesso torácico, o hiato é exposto através de toracotomia lateral e posterior à esquerda no sexto espaço intercostal, ou seja, sobre a borda superior da sétima costela. Quando necessário, incisa-se o diafragma circunferencialmente a 2 ou 3 cm da parede torácica lateral com uma distância de 10 a 15 cm. O esôfago é mobilizado do nível do diafragma para baixo do arco aórtico. A mobilização para acima do arco aórtico é freqüentemente necessária para posicionar o reparo nos pacientes com um esôfago encurtado dentro do abdômen, sem gerar tensão. A falha em se realizar essa manobra é uma das maiores causas de subseqüente rompimento e retorno dos sintomas. O cárdia é então liberado do diafragma. Quando todas as aderências entre o cárdia e o hiato diafragmático tiverem sido desfeitas, o fundo e parte do corpo do estômago são puxados através do hiato para dentro do tórax. O coxim adiposo vascular que fica na junção gastroisofágica é excisado. A sutura dos pilares é realizada para o fechamento do hiato, e, então, a fundoplicatura é construída pelo envolvimento do fundo gástrico ao redor do esôfago distal da mesma maneira como foi descrito no acesso abdominal. Quando finalizada, a fundoplicatura é posicionada dentro do abdômen pela compressão do fundo gástrico com a mão e manualmente inserida através do hiato.

Fundoplicatura Parcial à Belsey Mark IV

Nos casos em que a motilidade esofágica está alterada, e a força propulsiva do esôfago não é suficiente para progredir o obstáculo obstrutivo criado pela fundoplicatura completa, está indicada a fundoplicatura parcial. Embora a fundoplicatura parcial possa ser realizada laparoscopicamente (fundoplicatura à Toupet), o procedimento de Belsey Mark IV é o protótipo da fundoplicatura parcial. Ela consiste numa fundoplicatura parcial de 270° em volta do esôfago distal (últimos 4 cm) realizada através de uma toracotomia à esquerda. A dissecção de Belsey Mark IV e o Nissen transtorácico são a mesma operação, se diferindo apenas pela técnica de construção da fundoplicatura.

Para realizar o procedimento anti-refluxo de Belsey Mark IV, o esôfago é mobilizado para cima da aorta torácica, o cárdia é dissecado livre do hiato e o fundo gástrico é trazido para cima através do hiato, como já descrito na fundoplicatura à Nissen transtorácica. A fundoplicatura parcial é fixada no local por duas fileiras de suturas horizontais dispostas eqüidistantes entre a camada seromuscular do estômago e a camada muscular do esôfago. Uma segunda série de suturas é disposta 1,5 a 2 cm acima da primeira série usando o posicionamento dos pontos prévios como referência. As suturas diafragmáticas são posicionadas a 4, 8 e 12 horas, orientadas com a posição 6 horas posteriormente, entre os pilares direito e esquerdo logo anterior à aorta. O reposicionamento do cárdia é realizado pela gentil inserção do mesmo para o abdômen através do hiato esofágico. Uma vez no abdômen, o cárdia deve lá permanecer sem tensão nas suturas.

Gastroplastia à Collis

Em paciente com esôfago curto secundário a estenose, esôfago de Barrett ou uma grande hérnia hiatal, o

DOENÇA DO REFLUXO GASTROESOFÁGICO E HÉRNIAS DIAFRAGMÁTICAS

esôfago é alongado com a gastroplastia à Collis. A gastroplastia alonga o esôfago pela construção de uma tunelização gástrica ao longo da pequena curvatura. Isso permite que não ocorra tensão nas constrições resultantes de fundoplicaturas à Nissen ou de Balsey Mark IV em volta do novo tubo gástrico formado. Devido ao esôfago encurtado, é comum a associação com a redução da amplitude de contração esofágica e um tubo gástrico isento de peristalse, e a maioria dos cirurgiões prefere combinar a gastroplastia com uma fundoplicatura de 280° à Belsey Mark IV, em vez de uma Nissen de 360°.

Complicações da Cirurgia Anti-Refluxo

A prevalência de complicações após cirurgias anti-refluxo laparoscópicas é indicada na Tabela 21.4. As taxas de complicação pós-operatória são, em média, de 8% (entre 2 e 13%), e a taxa de conversão para cirurgia aberta é de 2 % (entre 1 e 10%). A mortalidade é incomum. Na literatura publicada, existem relatos de cinco mortes após cirurgia laparoscópica anti-refluxo. Em adultos, as causas são perfuração duodenal[44], trombose da artéria mesentérica superior[51] e infarto miocárdico[77]. As duas mortes descritas em crianças foram por herniação cerebral devido a uma obstrução de derivação ventriculoperitoneal[103] e perfuração gástrica após colocação inadvertida de uma sonda de gastrostomia através de ambas as paredes gástricas no tempo da fundoplicatura.[78]

Tanto pneumotórax como pneumomediastino têm sido relatados. A ocorrência de pneumotórax é relacionada à abertura de uma ou outra membrana pleural, freqüentemente à esquerda, durante a dissecção hiatal. Geralmente não é necessário a drenagem de tórax, pois o dióxido de carbono é rapidamente expelido pela cessação do pneumoperitônio, por uma combinação de ventilação por pressão positiva e absorção.

Como em qualquer procedimento laparoscópico, pode ocorrer a perfuração acidental de uma víscera oca. Existe uma predileção para dois locais durante o curso da fundoplicatura: (1) perfuração do esôfago proximal pode ocorrer durante a passagem da vela, durante a dissecção retroesofágica ou durante o procedimento de sutura; e (2) perfuração gástrica, freqüentemente relacionada à tração excessiva do fundo gástrico. O reconhecimento do problema no momento da cirurgia é necessário para que seja feito o reparo por via laparoscópica ou mesmo por conversão para cirurgia aberta.

Uma complicação que parece ser mais comum com a cirurgia laparoscópica que pela laparotomia aberta é a herniação da válvula através do hiato esofágico. A explicação para esse fenômeno é incerta, mas pode estar relacionada com a abertura de planos tissulares pelo pneumoperitônio e pela reduzida tendência a se formarem aderências após o procedimento laparoscópico comparado com a cirurgia aberta. No sentido de eliminar essa complicação, a maioria dos cirurgiões realiza, de rotina, o fechamento dos pilares diafragmáticos.

Hemorragia durante o curso da fundoplicatura laparoscópica usualmente tem origem nos vasos gástricos curtos ou no baço. Raros casos incluem lesão hepática pelo afastador, lesão da veia frênica inferior esquerda, de uma veia hepática esquerda aberrante ou da veia cava inferior. Tamponamento cardíaco como resultado de um trauma no ventrículo direito também já foi relatado. A maior parte das injúrias vasculares indica imediata conversão para cirurgia aberta com o propósito de se adquirir a hemostasia adequada. Uma complicação que tem sido praticamente eliminada desde o advento da fundopli-

Tabela 21.4
Índices de Complicações e Conversões para Cirurgia Aberta após Cirurgia Laparoscópica Anti-Refluxo (Séries Selecionadas)

Autor	Ano	Nº	Procedimento	Morbidade	Conversão
Cuschieri[21]	1993	116	Nissen, Toupet	13%	1%
Hinder[44]	1994	198	Nissen	12%	3%
Collet[18]	1995	758	Nissen, Toupet, Angelchick	4%	4%
Watson[125]	1995	230	Nissen	15%	10%
Gotley[41]	1996	200	Nissen	8%	5%
Hunter[47]	1996	300	Nissen, Toupet	12%	1%
Cadiere[11]	1997	274	Nissen	3%	1%
Dallemagne[23]	1998	622	Nissen, Toupet	2%	1%
Peters[94]	1998	100	Nissen	4%	2%

APARELHO DIGESTIVO. CLÍNICA E CIRURGIA

catura laparoscópica é a lesão esplênica acidental que necessite de esplenectomia, o que ocorria com uma freqüência de cerca de 2% durante a era das cirurgias abertas.

Resultados da Cirurgia Anti-Refluxo por Via Aberta

A Tabela 21.5 mostra o resultado, a longo prazo, de cirurgias anti-refluxo abertas em séries selecionadas. Dois estudos merecem menção específica. O primeiro de De Haro *et al.*[24], avaliou 51 pacientes com pHmetria demonstrando DRGE um mínimo de 5 anos depois da fundoplicatura à Nissen. Quarenta e cinco pacientes (88%) relataram sintomas de refluxo ausentes ou mínimos. Endoscopicamente, esofagite permaneceu cicatrizada em 44 pacientes (86%). Dez pacientes (20%) tiveram pHmetria de 24 horas positiva, e apenas metade deles apresentava sintomas. Johansson *et al.*[53] avaliaram 40 pacientes com pHmetria provando a presença de DRGE, 5 anos após fundoplicatura à Nissen. A endoscopia revelou esofagite de grau I não-erosiva em 3 pacientes. Em todos os outros, a esofagite estava curada. Três pacientes (8%) tiveram pHmetria positiva, e apenas um

paciente era sintomático. É importante observar que não existiu mudança na exposição ácida esofágica nas pHmetrias de 24 horas entre as análises de seguimento precoce (6 meses) e tardio (5 anos). Esses dois estudos, indicando uma taxa de sucesso de 80 a 92% das fundoplicaturas à Nissen abertas a longo prazo, provado por pHmetria, servem como padrão ouro para que técnicas laparoscópicas devam ser comparadas.

Resultados da Cirurgia Anti-Refluxo por Via Laparoscópica

Avaliação dos Sintomas

Várias séries excelentes de fundoplicatura laparoscópica têm sido publicadas (Tabela 21.6). Esses relatos documentam a habilidade da fundoplicatura laparoscópica de cessar os sintomas típicos de refluxo (pirose, regurgitação e disfagia) em mais de 90% nos pacientes com seguimento em um intervalo aproximado de 3 anos em alguns estudos. Esses resultados comparam-se favoravelmente com os da era "moderna" da fundoplicatura aberta. Eles também indicam resultados desfavoráveis

Tabela 21.5
Resultados em Procedimentos Anti-Refluxo Primários por Cirurgia Aberta: Séries Selecionadas

Autores	Ano	Nº de Pacientes	Média de Seguimento (Anos)	Bons Resultados	% Posit. pHmetria de 24 h.	Disfagia
DeMeester[25]	1986	100	3	91%		3%*
DeHaro[24]	1992	51	7	90%	20%	
Bjerkeset[7]	1992	82	6	98%	2%	
Loustarinen[70]	1993	109	6	70%	14%	
Johansson[53]	1993	38	5	82%	8%	

* Incidência dos anos tardios do período do estudo.

Tabela 21.6
Efeitos Colaterais da Fundoplicatura Laparoscópica

Efeito Colateral	Número de Pacientes (n=95)	Porcentagem (%)
Desconforto temporário p/deglutir	47	50
Disfagia maior que 3 meses	7	7
Aumento da flatulência	45	47
Distensão abdominal	42	44
Inabilidade para eructar	19	20
Inabilidade para vomitar	24	25

DOENÇA DO REFLUXO GASTROESOFÁGICO E HÉRNIAS DIAFRAGMÁTICAS

nos sintomas atípicos de refluxo (tosse, asma, laringite) depois da cirurgia, com cessação dos sintomas em apenas dois terços dos pacientes[107].

A meta do tratamento cirúrgico da doença do refluxo gastroesofágico é abolir os sintomas de refluxo pelo reestabelecimento da barreira gastroesofágica. O desafio é realizar isso sem induzir disfagia ou outro efeito colateral. Disfagia, existente antes da cirurgia, freqüentemente aumenta no seguimento da fundoplicatura laparoscópica. Disfagia temporária é comum após a cirurgia (talvez mesmo desejável!), e geralmente se resolve dentro de três meses. Disfagia persistente após três meses tem sido relatada em 10% dos pacientes. Na nossa experiência, disfagia que ocasionalmente dificulta adeglutição de sólidos estava presente em 7% dos nossos pacientes em 3 meses, 5% em 6 meses, 2% em um ano, e em um único paciente em 24 meses após a cirurgia. Outros estudos têm observado uma melhora similar na disfagia pós-operatória com o tempo. Isso deve ser enfatizado, pois a disfagia induzida é, freqüentemente, leve, temporária, e não requer dilatação. Isso pode ser induzido pelo mau julgamento técnico, mas essa explanação não a defende em nenhuma instância. Em mãos experientes, essa prevalência deve ser menor que 3% ao ano. Outros efeitos colaterais da cirurgia anti-refluxo incluem a inabilidade de vomitar e o aumento da flatulência. A maioria dos pacientes não consegue vomitar através de uma válvula intacta, embora isso seja raramente relevante clinicamente. Flatulência é um problema notável e comum que ocorre devido ao aumento de ar deglutido que está presente na maioria dos pacientes com doença do refluxo.

Avaliação Fisiológica

Da mesma forma que o procedimento aberto, a fundoplicatura laparoscópica causa um significativo aumento da pressão do esfíncter esofágico inferior. A Tabela 21.7

também indica que, no seguimento a curto prazo, mais de 90% dos pacientes têm pHmetrias negativas. No estudo com o seguimento mais longo, de aproximadamente dois anos, Campos et al.[13] obtiveram 26 de 28 pacientes (93%) com pHmetrias negativas.

Qualidade de Vida

A análise da qualidade de vida tem se tornado uma importante parte da avaliação dos resultados cirúrgicos, com o uso de questionários tanto genéricos como da doença específica, no intuito de quantificar a qualidade de vida antes e depois da intervenção cirúrgica. No geral, esses indicadores atentam em relatar o efeito da conduta da doença em relação ao bem-estar geral do paciente[117]. A maioria dos estudos utiliza o instrumento de avaliação denominado Short Form (SF-36), que é de rápida aplicação, além de ser de boa validade. Esse questionário analisa 20 formas de diferentes parâmetros de qualidade de vida, englobando bem-estar físico e mental. Dados de Los Angeles indicam uma melhora significativa nas pontuações das áreas de dor corporal e no índice de saúde geral[94]. A maioria dos outros parâmetros foi melhorada, mas falha em alcançar significância estatística. Laycock et al.[65] também analisaram as pontuações do SF-36 antes e depois da cirurgia laparoscópica anti-refluxo. Em contraste com os nossos achados, as pontuações de todos os campos foram estatisticamente melhores depois da cirurgia. Nesse estudo, as pontuações pré-operatórias foram drasticamente menores do que as encontradas em nosso estudo. Portanto, a diferença é provavelmente secundária às relativamente altas pontuações de nossos pacientes antes da cirurgia (talvez refletindo um bom controle com o tratamento medicamentoso) e ao nosso pequeno tamanho de amostra.

Outros investigadores têm também relatado melhora na qualidade de vida no seguimento da cirurgia anti-refluxo, Glise et al.[39] utilizaram dois questionários

Tabela 21.7			
Resultados Fisiológicos após Fundoplicatura Laparoscópica			
Autores	Pacientes pHmetrias Neg./ Total de Pacientes	% pHmetrias Negativas	Seguimento (meses)
Cuschieri[21]	88/92	96%	3
Hinder[44]	21/24	87%	3-12
Watson[125]	43/46	93%	1.5
Gotley[41]	95/96	99%	3
Hunter[47]	48/55	87%	1.5
	49/54	91%	12
Campos[13]	26/28	93%	21

validados e padronizados, o Índice de Bem-Estar Geral Psicológico e a Escala de Avaliação de Sintomas Gastrointestinais, para avaliar a qualidade de vida num grupo de 40 pacientes acompanhados após cirurgia laparoscópica anti-refluxo. As pontuações com ambos os instrumentos foram melhoradas após a cirurgia e também foram melhores que nos pacientes não-tratados. Uma nota particular relatada é que as pontuações foram tão boas ou melhores que aqueles pacientes que estavam recebendo tratamento medicamentoso adequado. Velonovich et al.[120] utilizaram um questionário com 10 itens relacionados à saúde e qualidade de vida específicos para a doença do refluxo gastroesofágico, obtendo, também, melhora na qualidade de vida após a cirurgia anti-refluxo.

HÉRNIAS DIAFRAGMÁTICAS

Com o advento da radiologia clínica, tornou-se evidente que as hérnias diafragmática são uma anormalidade relativamente comum e não são acompanhadas de sintomas. Há três tipos de hérnia hiatal esofágica: (1) a hérnia de deslizamento, do Tipo I, caracterizada pelo deslocamento superior do cárdia no mediastino posterior; (2) hérnia de rolamento ou paraesofágica, do Tipo II, caracterizada por um deslocamento superior do fundo gástrico ao lado de uma posição normal do cárdia; e (3) a combinação rolamento-deslizamento ou hérnia mista do tipo III, caracterizada por um deslocamento para cima tanto do cárdia como do fundo gástrico. O estágio final de uma do Tipo I e uma do Tipo II ocorre quando todo o estômago migra para cima dentro do tórax com uma rotação de 180° ao redor de seu eixo longitudinal, com o cárdia e o piloro como pontos fixos. Nessa situação, essa anormalidade é denominada estômago intratorácico.

Incidência e Etiologia

A verdadeira incidência de hérnia hiatal na população geral é difícil de determinar devido à falta de sintomas num grande número de pacientes que possuem uma hérnia. Quando exames radiográficos são feitos em decorrência do aparecimento de sintomas gastrointestinais, a incidência de hérnia de deslizamento é sete vezes maior que o número de hérnias paraesofágicas. A distribuição de idade nos pacientes com hérnia paraesofágica é significativamente diferente daqueles com hérnia hiatais de deslizamento. A idade média de formação da primeira é 61 anos, ao passo que a última ocorre, em média, aos 48 anos de idade. As hérnias paraesofágicas ocorrem mais comumente em mulheres numa razão de 4:1.

A deterioração estrutural da membrana frenoesofágica ao longo do tempo pode explicar a alta incidência de hérnias hiatais no grupo de pessoas mais idosas. Essas mudanças envolvem o adelgaçamento da camada fascial superior da membrana frenoesofágica, isto é, a continuação supradiafragmática da fáscia endotorácica;

e a perda de elasticidade na camada fascial inferior, isto é, a continuação infradiafragmática da fáscia *transversalis*. Conseqüentemente, a membrana frenoesofágica cede à tensão na direção cranial devido a uma pressão intra-abdominal persistente e à forte tração do encurtamento esofágico na deglutição. A camada fascial superior é formada apenas pelo tecido conjuntivo frouxo e é de pouca importância. A camada fascial inferior é grosseira, mais forte e de maior importância. Ela se divide em dois folhetos superior e inferior cerca de 1 cm antes de se unir intimamente à adventícia esofágica. Após tensão na direção cranial, a junção do folheto inferior faz uma protrusão para cima e pode, freqüentemente, ser identificada na cavidade torácica.

Essas observações sugerem que o desenvolvimento da hérnia hiatal parece ser um fenômeno relacionado com a idade e secundário às repetitivas trações da membrana frenoesofágica em direção superior. Uma hérnia paraesofágica, preferivelmente a uma hérnia de deslizamento, desenvolve-se quando há um defeito, talvez congênito, no hiato esofágico anterior do esôfago. A fixação posterior persistente do cárdia na fáscia pré-aórtica e no ligamento arqueado mediano é a única diferença essencial entre uma hérnia de deslizamento e uma hérnia paraesofágica. Quando ocorre um defeito anterior no hiato em associação com a perda de fixação do cárdia, uma hérnia mista ou do Tipo III se desenvolve.

Manifestações Clínicas

A apresentação clínica de uma hérnia hiatal paraesofágica difere daquela da hérnia por deslizamento. Existe, freqüentemente, uma maior incidência de sintomas de disfagia e plenitude pós-prandial nas hérnias paraesofágicas, mas os sintomas típicos de pirose e regurgitação, que estão presentes nas hérnias de deslizamento, também podem ocorrer. Ambos são causados pelo refluxo gastroesofágico secundário a uma deficiência mecânica do cárdia. Os sintomas de disfagia e plenitude pós-prandial em pacientes com hérnia paraesofágica são explicados pela compressão do esôfago adjacente pelo cárdia distendido ou pela rotação da junção gastroesofágica pela torção do estômago que ocorre conforme este se hernia progressivamente no interior do tórax.

Cerca de um terço dos pacientes com hérnia paraesofágica se queixa de hematêmese devido a sangramento recorrente em função de ulcerações da mucosa gástrica na porção herniada do estômago. Complicações respiratórias são freqüentemente associadas à hérnia paraesofágica, geralmente consistindo em dispnéia por compressão mecânica e pneumonia aspirativa recorrente. Com o tempo, o estômago migra para o interior do tórax e pode causar obstrução intermitente devido à rotação ocorrida previamente. Entretanto, muitos pacientes com hérnia hiatal paraesofágica são assintomáticos ou se queixam de sintomas menores. Por outro lado, a presença de uma hérnia paraesofágica pode ser de alta letalidade em um quinto dos pacientes, podendo evoluir para eventos catastróficos como sangramento ou volvo, com obstrução gástrica aguda ou infarto. Discreta dilatação gástrica pode levar a uma redução significativa do suprimento sangüíneo, podendo levar à isquemia, ulceração ou perfuração gástrica e sepse.

Os sintomas das hérnias hiatais de deslizamento são freqüentemente devidos a anormalidades funcionais associadas ao refluxo gastroesofágico e incluem pirose, regurgitação e disfagia. Esses pacientes têm um defeito mecânico no esfíncter esofágico inferior levando ao refluxo do suco gástrico para o interior do esôfago e ao surgimento dos sintomas. A disfagia ocorre na presença de edema da mucosa, anel de Schatzki, estenose ou incapacidade de organizar atividade peristáltica no corpo esofágico em função da doença.

Existe um grupo de pacientes com hérnia hiatal de deslizamento não associada à doença do refluxo, que cursa com disfagia sem nenhuma explicação endoscópica ou manométrica óbvia. A seriografia tem mostrado que a causa da disfagia nesses pacientes é uma obstrução do bolo deglutido pela compressão do diafragma contra o estômago herniado. Manometricamente, isso é demonstrado por uma dupla zona de alta pressão na junção gastroesofágica. A primeira elevação da pressão é devida à compressão diafragmática sobre o estômago herniado, e a segunda, pelo esfíncter esofágico distal verdadeiro. Esses pacientes, freqüentemente, possuem o esfíncter mecanicamente competente, mas a compressão do diafragma sobre o estômago pode resultar em propulsão do conteúdo da porção supradiafragmática do estômago em direção ao esôfago e a faringe, resultando em queixas de regurgitação e aspiração faríngea. Conseqüentemente, essa anormalidade é muitas vezes confundida com a doença do refluxo gastroesofágico típica. A redução cirúrgica da hérnia resulta no alívio da disfagia em 91% dos pacientes.

Diagnóstico

A radiografia de tórax, com o paciente em posição supina, pode diagnosticar a hérnia hiatal se forem demonstrados níveis aéreos por trás da sombra cardíaca. Isso é freqüentemente causado por uma hérnia paraesofágica ou por um estômago intratorácico. A acurácia da seriografia em detectar uma hérnia hiatal paraesofágica é maior do que para uma hérnia por deslizamento, uma vez que esta pode se reduzir espontaneamente em muitos casos. A hérnia hiatal paraesofágica é uma herniação permanente do estômago para dentro da cavidade torácica, de modo que a seriografia dá o diagnóstico em praticamente todos os casos. Deve ser focada atenção na posição da junção gastroesofágica, e esta, quando visualizada, deve ser diferenciada de uma hérnia do Tipo II.

A endoscopia digestiva alta é muito útil no diagnóstico e na classificação das hérnias hiatais devido à habilidade de retroversão do endoscópio. Nessa posição, uma hérnia hiatal de deslizamento pode ser identificada pelo achado de uma bolsa revestida por pregas rugosas que se estendem sobre a impressão causada pelos pilares diafragmáticos, ou que meçam pelo menos 2 cm entre os pilares, podendo ser notada pela inspiração do paciente e pela visualização da junção escamocolunar na retirada do endoscópio. Uma hérnia paraesofágica é identificada em retroversão do endoscópio pela observação de um orifício isolado adjacente à junção gastroesofágica, em cuja direção as pregas gástricas se dirigem. Já uma hérnia mista pode ser identificada pelo achado de uma bolsa gástrica revestida por pregas gástricas acima do diafragma, com a junção gastroesofágica ocupando a metade superior dessa bolsa.

Fisiopatologia

Tem sido aceito há um longo tempo que a hérnia hiatal de deslizamento está associada com o esfíncter esofágico distal incompetente, enquanto a hérnia hiatal paraesofágica se constitui numa entidade puramente anatômica e não está associada a um cárdia incompetente. Desse modo, o tratamento cirúrgico tem sido direcionado à restauração da fisiologia do cárdia em pacientes com hérnia de deslizamento, e simples redução do estômago para o interior da cavidade abdominal e fechamento dos pilares para as hérnias paraesofágicas.

Nas últimas três décadas houve um aumento do interesse pela fisiologia da junção gastroesofágica e sua relação com os vários tipos de hérnias hiatais. A pHmetria de 24 horas tem mostrado aumento da exposição esofágica ao suco gástrico ácido em 60% dos pacientes com hérnia hiatal paraesofágica comparado com 71% de incidência observada nos pacientes com hérnia hiatal de deslizamento. Então, agora se reconhece que a hérnia hiatal paraesofágica pode estar associada com refluxo gastroesofágico patológico.

Estudos fisiológicos têm mostrado que a competência do cárdia depende da inter-relação entre a pressão do esfíncter esofágico distal, o comprimento do esfíncter exposto a pressão positiva da cavidade abdominal e seu comprimento total. A deficiência em qualquer uma dessas características manométricas do esfíncter está associada com a incompetência do cárdia, independentemente da presença ou não de hérnia. Pacientes com hérnia paraesofágica que têm o cárdia incompetente apresentam-se com uma pressão normal do esfíncter esofágico distal, mas com comprimento total encurtado e posicionado fora do ambiente de pressão positiva do abdômen. Numa hérnia de deslizamento, apesar de o esfíncter parecer estar dentro do tórax na seriografia, este ainda pode ser exposto à pressão abdominal devido ao saco herniário circundante, que funciona como uma extensão da cavidade abdominal. Uma inserção alta da membrana frenoesofágica dentro do esôfago dá o comprimento adequado do esfíncter esofágico distal exposto à pressão abdominal. Uma inserção baixa proporciona um comprimento inadequado. A importância do comprimento anatômico do esôfago dentro do saco herniário tem sido enfatizada por Bombeck, Dillard e Nyhus em suas cuidadosas dissecções de hiatos. Eles evidenciaram que, entre 55 pacientes submetidos a dissecção pósmorte, havia 8 que possuíam uma hérnia hiatal, 5 deles sem evidência de esofagite e, portanto, com cárdia competente. Nesses 5 pacientes, a membrana frenoesofágica estava inserida 2 a 5 cm acima da junção gastroesofágica (média de 3,6 cm). Os outros 3 pacientes apresentavam evidência de esofagite e, portanto, um cárdia incompetente. Nesses pacientes, a membrana estava inserida 1 cm ou menos acima da junção gastroesofágica (média de 0,5 cm). Essa diferença foi significativa, e enfatiza a importância de um adequado comprimento intra-abdominal do esôfago na manutenção da competência do cárdia, mesmo na presença de uma hérnia hiatal.

Em contraste com a hérnia paraesofágica, na qual o esfíncter se mantém fixo no abdômen, numa hérnia mista do Tipo III o esfíncter se move extraperitonealmente para dentro do tórax através do hiato alargado, juntamente com uma porção da pequena curvatura do estômago e do cárdia, e forma parte da parede do saco herniário. Conseqüentemente, o esfíncter esofágico inferior permanece fora da cavidade abdominal e não é afetado por sua pressão positiva. A perda da fixação esofágica normal que ocorre na hérnia do Tipo I ou do Tipo III e mista resulta na menor capacidade propulsiva do corpo esofágico. Isso contribui para uma maior exposição do esôfago distal ao refluxo do suco gástrico quando componentes do cárdia incompetente estão presentes. Por fim, a causa da incompetência mecânica do cárdia é similar, independentemente ao tipo de hérnia, e é idêntica àquelas dos pacientes que têm um cárdia incompetente e sem hérnia hiatal.

Tratamento

A presença de uma hérnia hiatal paraesofágica é uma indicação para reparo cirúrgico. O sangramento, infarto e perfuração, que são parte da história natural de uma hérnia em 25% dos pacientes, dirige os pacientes para correção cirúrgica, mesmo se idosos ou com pequena expectativa de vida. No relato de Skinner e Belsey, seis dos 21 pacientes com hérnia paraesofágica tratados clinicamente, morreram pelas complicações de estrangulamento, perfuração ou hemorragia exsangüinante secundários à dilatação aguda do estômago herniado intratorácico. Estas complicações ocorrem na maior parte dos pacientes sem tratamento. Com isso em mente, pacientes com hérnia paraesofágica são aconselhados a tratar suas hérnias eletivamente, independentemente da severidade dos seus sintomas ou do tamanho da hérnia. Se a cirurgia é postergada e o reparo feito numa situação de emergência, a taxa de mortalidade é de 19%, comparada a apenas 1% nos procedimentos eletivos.

Baseado nos estudos fisiopatológicos em pacientes com hérnia hiatal paraesofágica, o reparo de uma hérnia paraesofágica deve incluir um procedimento anti-refluxo para corrigir as características do esfíncter associa-

das com o cárdia mecanicamente incompetente. Isto é em particular necessário quando a operação é realizada em situação de urgência, sem estudo pré-operatório. Se o tempo permitir, a avaliação pré-operatória com pHmetria de 24 horas e manometria esofágica permite a identificação de pacientes com cárdia competente. Estes pacientes são candidatos a um reparo anatômico simples, uma vez que isso pode ser feito sem dissecção cirúrgica do cárdia. Se a dissecção do cárdia for necessária, um procedimento anti-refluxo deve ser adicionado ao reparo. O tratamento cirúrgico da hérnia hiatal de deslizamento é determinado pelos sintomas ou pelas complicações da doença do refluxo gastroesofágico, a menos que seja evidenciado que o paciente tenha compressão do estômago pelo diafragma como causa dos sintomas discutidos acima.

REFERÊNCIAS BIBLIOGRÁFICAS

1. Allen CJ, Anvari M. Gastroesophageal reflux related cough and its response to laparoscopic fundoplication. Thorax 1998;53:963-968.
2. Altorki NK, Sunagawa M, Little AG, Skinner DB. High-grade dysplasia in the columnar-lined esophagus. *Am J Surg*, 161:99-100, 1991.
3. Andersen LIB, Madsen PV, Dalgaard P, Jensen G. Validity of clinical symptoms in benign esophageal disease, assessed by questionnaire. *Acta Med Scand*, 221:171-177, 1987.
4. Balson BM, Kravitz EKS, McGeady SJ. Diagnosis and treatment of gastroesophageal reflux in children and adolescents with severe asthma. *Ann Allergy Asthma Immunol*, 81:159-164, 1998.
5. Barthlen W, Liebermann-Meffert D, Feussner H, et al. Influence of pH on bile acid concentration in human, pig and commercial bile: Implications for 'alkaline' gastro-esophageal reflux. *Diseases of the Esophagus*, 7: 127-30, 1994.
6. Bell RC, Hanna P. Patterns of success and failure with laparoscopic partial fundoplication. *Surg Endosc*,12:S1, 1998.
7. Bjerkeset T, Edna TH, Fjøsne U. Long-term results after 'floppy' Nissen/Rossetti fundoplication for gastroesophageal reflux disease. *Scand J Gastroenterol*, 27:707-710, 1992.
8. Boeree MJ, Peters FTM, Postma DS, Kleibeuker JH. No effects of high-dose omeprazole in patients with severe airway hyperresponsiveness and (a)symptomatic gastro-oesophageal reflux. *Eur Respir J*, 11:1070-1074, 1998.
9. Bonavina L, Evander A, DeMeester TR, Walter B, Cheng SC, Palazzo L, Concannon JL. 1986. Length of the distal esophageal sphincter and competency of the cardia. *Am J Surg*, 151:25-34, 1986.
10. Bremner RM, Hoeft SF, Costantini M, Crookes PF, Bremner CG, DeMeester TR. 1993. Pharyngeal Swallowing: the major factor in clearance of esophageal reflux episodes. *Ann Surg*, 218(3):364-70, 1993.
11. Cadiere GB, Himpens J, Rajan A, Muls V, Lemper JC, Bruyns J, Urbain D, Ham H. Laparoscopic Nissen fundoplication: laparoscopic dissection technique and results. *Hepatogastroenterol*, 44:4-10, 1997.
12. Campos GM, Peters JH, DeMeester TR, Oberg S, Crookes PF, Mason RJ. The pattern of esophageal acid exposure in GERD influences the severity of the disease. *Arch Surg*, 134:882-888, 1999.
13. Campos GM, Peters JH, DeMeester TR, Öberg S, DeVosShoop M, Theisen J, Gastal OL, Crookes P, Hagen J, Bremner CG. Multivariate analysis of the factors predicting outcome after laparoscopic Nissen fundoplication. *J Gastrointest Surg*, 3(3): 292-300; 1999.

14. Campos GMR, DeMeester SR, Peters JH, Öberg S, Crookes PF, Hagen JA, Bremner CG, Sillin LF, Mason RJ, DeMeester TR. Predictive Factors of Barrett esophagus: multivariate analysis of 502 patients with gastroesophageal reflux disease. *Arch Surg* 136(11): 1267-1273; 2001.

15. Carbone F, Neri M, Laterza F, Ricciuti M, Sajterova Z, Cuccurullo F. Twenty-four hour esophageal pH-metry in patients with non-ulcer dyspepsia is unchanged after H. pylori eradication. *Gastroenterology*, 114:A84, 1998.

16. Chandrasoma P. Norman Barrett: So close, yet 50 years away from the truth. *J Gastrointest Surg*, 3:7-14, 1999.

17. Chow WH, Blaser MJ, Blot WJ, et al. An inverse relation between cagA+ strains of Helicobacter pylori infection and risk of esophageal and gastric cardia adenocarcinoma. *Cancer Res*, 58:588-590, 1998.

18. Collet D, Cadière GB. Conversions and complications of laparoscopic treatment of gastroesophageal reflux disease. *Am J Surg*, 169:622-626, 1995.

19. Costantini M, Crookes PF, Bremner RM, Hoeft S, Afshin E, Peters JH, Bremner CG, DeMeester TR. The value of physiologic assessment of foregut symptoms in a surgical practice. *Surgery*, 114:780-787, 1993.

20. Costantini M, Zaninotto G, Anselmino M, Boccù, Nicoletti L, Ancona E. The role of a defective lower esophageal sphincter in the clinical outcome of treatment for gastroesophageal reflux disease. *Arch Surg*, 131:655-659, 1996.

21. Cuschieri A, Hunter J, Wolfe B, Swanstrom LL, Hutson W. Multicenter prospective evaluation of laparoscopic antireflux surgery. Preliminary report. *Surg Endosc*, 7:505-510, 1993.

22. Dalenbäck J, Lönroth H, Blomqvist A, Lundell L. Improved functional outcome after laparoscopic fundoplication by complete gastric fundus mobilization. *Gastroenterology*, 114:A1384, 1998.

23. Dallemagne B, Weerts JM, Jeahes C, Markiewicz S. Results of laparoscopic Nissen fundoplication. *Hepatogastroenterol*, 45:1338-1343, 1998.

24. De Haro ML, Ortiz A, Parrilla P, Marcilla GJ, Aguayo JL, Morales G. Long-term results of Nissen fundoplication in reflux esophagitis without strictures. Clinical, endoscopic, and pH-metric evaluation. Dig Dis Sci 1992;37:523-527.

25. DeMeester TR, Bonavina L, Albertucci M: Nissen fundoplication for gastroesophageal reflux disease-evaluation of primary repair in 100 consecutive patients. *Ann Surg*, 204:9-20, 1986.

26. DeMeester TR, Ireland AP. Gastric pathology as an initiator and potentiator of gastroesophageal reflux disease. *Dis Esoph*, 10:1-8, 1997.

27. DeMeester TR, Johnson WE. Outcome of respiratory symptoms after surgical treatment of swallowing disorders. *Sem Resp Crit Care Med*, 16:514-19, 1995.

28. Deschamps C, Allen MS, Trastek VF, Johnson JO, Pairolero PC. Early experience and learning curve associated with laparoscopic Nissen fundoplication. *J Thorac Cardiovasc Surg*, 115:281-285, 1998.

29. Devault KR, Castell DO. Guidelines for the diagnosis and treatment of gastroesophageal reflux disease. *Arch Int Med*, 155:2165-2173, 1995.

30. Dobhan R, Castell DO. Normal and abnormal proximal esophageal acid exposure: results of ambulatory dual-probe pH monitoring. *Am J Gastroenterol*, 88:25-29, 1993.

31. Donnelly RJ, Berrisford RG, Jack CIA et al. Simultaneous tracheal and esophageal pH monitoring: investigating reflux-associated asthma. *Ann Thorac Surg*, 56:1029-1034, 1993.

32. El-Omar E.M., Penman ID, Ardill JE, Chittajallu RS, Howie C, McColl KE. Helicobacter pylori infection and abnormalities of acid secretion in patients with duodenal ulcer disease. *Gastroenterology*, 109:681-691, 1995.

33. El-Serag HB, Sonnenberg A. Comorbid occurrence of laryngeal or pulmonary disease with esophagitis in United States Military Veterans. *Gastroenterology*, 113:755-760, 1997.

34. El-Serag HB, Sonnenberg A. Opposing time trends of peptic ulcer and reflux disease. *Gut*, 43:327-333, 1998.

35. Falk GW, Catalano MF, Sivak MV, Rice TW, Van Dam J. Endosonography in the evaluation of patients with Barrett's esophagus and high grade dysplasia. *Gastrointest Endosc*, 40:207-212, 1994.

36. Ferguson MK, Naunheim KS. Resection for Barrett's mucosa with high-grade dysplasia: implications for prophylactic photodynamic therapy. *J Thorac Cardiovasc Surgery*, 114:824-9, 1997.

37. Gastal OL, Castell JA, Castell DO. Frequency and site of gastroesophageal reflux in patients with chest symptoms. *Chest*, 106:1793-1796, 1994.

38. Gerstman BB, Bosco LA, Tomita DK et al. Prevalence and treatment of asthma in the Michigan Medicaid patient population younger than 45 years, 1980-1986. *J Allergy Clin Immunol*, 83:1032-1039, 1989.

39. Glise H, Hallerbäck B, Johansson B. Quality-of-life assessments in evaluation of laparoscopic Rosetti fundoplication. *Surg Endosc*, 9:183-189, 1995.

40. Gotley DC, Morgan AP, Cooper MJ. Bile acid concentrations in the refluxate of patients with reflux oesophagitis. *Br J Surg*, 75:587-590, 1988.

41. Gotley DC, Smithers BM, Rhodes M, Menzies B, Branicki FJ, Nathanson L. Laparoscopic Nissen fundoplication — 200 consecutive cases. *Gut*, 38:487-491, 1996.

42. Hameeteman W, Tytgat GNJ Houthoff HJ, Van Den Tweel JG. Barrett's esophagus: development of dysplasia and adenocarcinoma. *Gastroenterology*, 96: 1249-56, 1989.

43. Harding SM, Richter JE, Guzzo MR et al. Asthma and gastroesophageal reflux: acid suppressive therapy improves asthma outcome. *Am J Med*, 100:395-405, 1996.

44. Hinder RA, Filipi CJ, Wetscher G, Neary P, DeMeester TR, Perdikis G. Laparoscopic Nissen fundoplication is an effective treatment for gastroesophageal reflux disease. *Ann Surg*, 220:472-81, 1994.

45. Horvath KD, Jobe BA, Swanstrom LL. Laparoscopic Toupet is an inadequate procedure for patients with severe reflux disease. *Gastroenterology*, 114:A1393, 1998.

46. Hunter JG, Swanstrom L, Waring JP. Dysphagia after laparoscopic antireflux surgery. The impact of operative technique. *Ann Surg*, 224:51-57, 1996.

47. Hunter JG, Trus TL, Branum GD, Waring JP, Wood WC. A physiologic approach to laparoscopic fundoplication for gastroesophageal reflux disease. *Ann Surg*, 223:673-85, 1996.

48. Ismail T, Bancewicz J, Barlow J. Yield pressure, anatomy of the cardia and gastroesophageal reflux. *Br J Surg*, 82:943-47, 1995.

49. Isolauri J, Laippala P. Prevalence of symptoms suggestive of gastroesophageal reflux disease in an adult population. *Ann Med*, 27:67-70, 1995.

50. Iwakiri K, Kobayashi M, Kotoyari M, Yamada H, Sujiura T, Nakagawa Y. Relationship between postprandial esophageal acid exposure and meal volume and fat content. *Dig Dis Sci*, 41:926-30, 1996.

51. Jamieson GG, Watson DI, Britten-Jones R, Mitchell PC, Anvari M. Laparoscopic Nissen fundoplication. *Ann Surg*, 220:137-145, 1994.

52. Jobe BA, Wallace J, Hansen PD, Swanstrom LL. Evaluation of laparoscopic Toupet fundoplication as a primary repair for all patients with medically resistant gastroesophageal reflux. *Surg Endosc*, 11:1080-1083, 1997.

53. Johansson J, Johnsson F, Joelsson B, Florén CH, Walther B. Outcome 5 years after 360° fundoplication for gastro-oesophageal reflux disease. *Br J Surg*, 80:46-49, 1993.

54. Johnnson F, Joelsson B, Floren CH. Bile salts in the esophagus of patients with esophagitis. *Scand J Gastroenterol*, 23: 712-5, 1988.

55. Johnson LF, Lin YC, Hong SK. Gastroesophageal dynamics during immersion in water to the neck. *J Appl Physiol*, 38(3): 449-54, 1975.

56. Katzka DA, Paoletti V, Leite L, Castell DO. Prolonged ambulatory pH monitoring in patients with persistent gastroesophageal reflux disease symptoms: testing while on therapy identifies the need for more aggressive anti-reflux therapy. *Am J Gastroenterol*, 91:2110-2113, 1996.

57. Kauer WKH, Burdiles P, Ireland A, Clark GWB, Peters JH, Bremner CG, DeMeester TR. Does duodenal juice reflux into the esophagus in patients with complicated GERD? Evaluation of a fiberoptic sensor for bilirubin. *Am J Surg*, 169:98, 1995.

58. Kauer WKH, Peters JH, DeMeester TR et al. Mixed reflux of gastric juice is more harmful to the esophagus than gastric juice alone. The need for surgical therapy reemphasized. *Ann Surg*, 222:525-533, 1995.

59. Klinkenberg-Knol EC, Festen HPM, Jansen JBMJ et al. Long-term treatment with omeprazole for refractory reflux esophagitis; efficacy and safety. *Ann Int Med*, 121:161-167, 1994.

60. Krahenbuhl S, Talos C, Fischer S, Reichen J. Toxicity of the bile acids on the electron transport chain of isolated rat liver mitochondria. *Hepatology*, 19:471-479, 1994.

61. Kuster E, Ros E, Toledo-Pimentel V, Pujol A, Bordas JM, GL, Pera C. Predictive factors of the long term outcome in gastro-oesophageal reflux disease: six year follow up of 107 patients. Gut, 35:8-14, 1994.

62. Labenz J, Blum AL, Bayerdorffer E, Meining A, Stolte M, Borsch G: Curing Helicobacter pylori infection in patients with duodenal ulcer may provoke reflux esophagitis. *Gastroenterology*, 112:1442-1447, 1997.

63. Larrain A, Carrasco E, Galleguillos F et al. Medical and surgical treatment of nonallergic asthma associated with gastroesophageal reflux. *Chest*, 99:1330-1335, 1991.

64. Laws HL, Clements RH, Swillie CM. A randomized, prospective comparison of the Nissen fundoplication versus the Toupet fundoplication for gastroesophageal reflux disease. *Ann Surg*, 225:647-654, 1997.

65. Laycock WS, Mauren S, Waring JP, Trus T, Branum G, Hunter JG. Improvement in quality of life measures following laparoscopic antireflux surgery. *Gastroenterology*, 108:A1228, 1995.

66. Levin TR, Sperling RM, McQuaid KR. Omeprazole improves peak expiratory flow rate and quality of life in asthmatics with gastroesophageal reflux. *Am J Gastroenterol*, 93:1060-1063, 1998.

67. Lillimoe KD, Johnson LF, Harmon JW. Alkaline esophagitis: A comparison of the ability of components of gastroduodenal contents to injure the rabbit esophagus. *Gastroenterology*, 85:621-628, 1983.

68. Lillimoe KD, Johnson LF, Harmon JW. Role of the components of the gastroduodenal contents in experimental acid esophagitis. *Surgery*, 92:276-284, 1982.

69. Locke GR, Talley NJ, Fett SL, Zinmeister AR, Melton LJ. Prevalence and clinical spectrum of gastroesophageal reflux; a population-based study in Olmsted County Minnesota. *Gastroenterology*, 112:1448-1456, 1997.

70. Luostarinen M. Nissen fundoplication for reflux esophagitis. Long-term clinical and endoscopic results in 109 of 127 consecutive patients. *Ann Surg*, 217:329-337, 1993.

71. Mansfield LE, Hameister HH, Spaulding HS et al. The role of the vagus nerve in airway narrowing caused by intraesophageal hydrochloric acid provocation and esophageal distention. *Ann Allergy*, 47:431-434, 1981.

72. Mansfield LE, Stein MR. Gastroesophageal reflux and asthma: a possible reflex mechanism. *Ann Allergy*, 41:224-226, 1978.

73. Marchand P. The gastro-oesophageal 'sphincter' and the mechanism of regurgitation. *Brit J Surg*, 42:504-13, 1955.

74. Mason RJ, Lund RJ, DeMeester TR, Peters JH, Crookes, P, Ritter M, Gadenstätter M, Hagen JA. Nissen fundoplication prevents shortening of the sphincter during gastric distention. *Arch Surg*, 132:719-26, 1997.

75. Mays EE, Dubois JJ, Hamilton GB. Pulmonary fibrosis associated with tracheobronchial aspiration. A study of the frequency of hiatal hernia and gastroesophageal reflux in interstitial pulmonary fibrosis of obscure etiology. *Chest*, 69:512-515, 1976.

76. McCallum RW, Polepalle S, Davenport K, Frierson H, Boyd S. Role of anti-reflux surgery against dysplasia in Barrett's esophagus. *Gastroenterology*, 100:A121, 1991.

77. McKernan JB, Champion JK. Minimally invasive antireflux surgery. *Am J Surg*, 175:271-276, 1998.

78. Meehan JJ, Georgeson KE. Laparoscopic fundoplication in infants and children. *Surg Endosc*, 10:1154-1157, 1996.

79. Mittal RK, McCallum RW. Characteristics and frequency of transient lower esophageal sphincter relaxations in patients with reflux esophagitis. *Gastroenterology*, 95:593-599, 1988.

80. Monnier Ph, Ollyo JB, Fontolliet C, et al. Epidemiology and natural history of reflux esophagitis. *Semin Laparosc Surg*, 2:2-9, 1995.

81. Nehra D, Howell P, Williams CP, Pye JK, Beynon J. Toxic bile acids in gastro-oesophageal reflux disease: influence of gastric acidity. *Gut*, 44:598-602, 1999.

82. Oberg S, Peters JH, DeMeester TR. *Helicobacter pylori* is not associated with the manifestations of gastroesophageal reflux disease. *Arch Surg*, 134:722-726, 1999.

83. O'Connor HJ, McGee C, Mehana N, Cunnane K. Prevalence of gastroesophageal reflux disease (GERD) in *H. pylori*-positive peptic ulcer disease and the impact of eradication therapy. *Gastroenterology*, 114:A244, 1998.

84. Orringer MB, Skinner DB, Belsey RH. Long-term results of the Mark IV operation for hiatal hernia and analyses of recurrences and their treatment. *J Thorac Cardiovasc Surg*, 63:25-31, 1972.

85. Ortiz A, Martinez de Haro LF, Parrilla P, Morales G, Molina J, Bermejo J, Liron R, Aguilar J. Conservative treatment versus antireflux surgery in Barrett's oesophagus; long-term results of a prospective study. *Br J Surg*, 83:274-278, 1996.

86. O'Sullivan GC, DeMeester TR, Joelsson BE, Smith RB, Blough RR, Johnson LF, Skinner DB. The interaction of the lower esophageal sphincter Pressure and length of sphincter in the abdomen as determinants of gastroesophageal competence. *Am J Surg*, 143:40-47, 1982.

87. Panos MZ, Walt RP, Stevenson C, Langman MJS. Rising death rate from non-malignant disease of the oesophagus (NMOD) in England and Wales. *Gut*, 36:488-491, 1995.

88. Paterson WG, Wang H, Beck IT. The effect of Cisapride in patients with reflux esophagitis. An ambulatory esophageal manometry/pH-metry study. *Am J Gastroenterol*, 92:226-230, 1997.

89. Peghini PL, Katz PO, Bracy NA, Castell DO. Nocturnal recovery of gastric acid secretion with twice-daily dosing of proton pump inhibitors. *Am J Gastroenterol*, 93:763-767, 1998.

90. Pellegrini CA, DeMeester TR, Skinner DB. Response of the Distal esophageal sphincter to respiratory and positional maneuvers in humans. *Surg Fórum*, XXVII:380-82, 1976.

91. Pera M, Trastek VF, Carpenter HA, Allen MS, Deschamps C, Pairolero PC. Barrett's esophagus with high grade dysplasia; an indication for esophagectomy. *Ann Thorac Surg*, 54:199-204, 1992.

92. Perrin-Fayolle M, Gormand F, Braillon G et al. Long-term results of surgical treatment for gastroesophageal reflux in asthmatic patients. *Chest*, 96:40-45, 1989.

93. Peters JH, Clark GWB, Ireland AP, Chandrasoma P, Smyrk T, DeMeester TR. Outcome of adenocarcinoma arising in Barrett's esophagus in endoscopically surveyed and non-surveyed patients. *J Thorac Cardiovasc Surg*, 108:813-822, 1994.

94. Peters JH, DeMeester TR, Crookes P, Oberg S, de Vos Shoop M, Hagen JA, Bremner CG. The treatment of gastroesophageal reflux disease with laparoscopic Nissen fundoplication. Prospective evaluation of 100 patients with "typical" symptoms. *Ann Surg*, 228:40-50, 1998.

95. Peters JH. The surgical management of Barrett's esophagus. *Gastroenterol Clin N Am*, 26:647-668, 1997.

96. Pettersson GB, Bombeck CT, Nyhus LM. The lower esophageal sphincter: mechanisms of opening and closure. *Surgery*, 88:307-14, 1980.

97. Polland WS Bloomfield AL. Experimental referred pain from the gastrointestinal tract. Part I: the esophagus. *J Clin Inv*, 435-452, 1931.

98. Reid BJ, Blount PL, Rubin CE, et al. Flow-cytometric and histological progression to malignancy in barrett's esophagus: prospective endoscopic surveillance of a cohort. *Gastroenterology*, 102:1212-1219, 1992.

99. Reid BJ, Haggitt RC, Rubin CE, et al,. Observer variation in the diagnosis of dysplasia in barrett's esophagus. *Hum Pathol*, 166-78, 1988.

100. Richter JE. Extraesophageal manifestations of gastroesophageal reflux disease. *Clin Perspectives in Gastroenterol*, 22:33-7, 1998;

101. Richter JE. Long term management of gastroesophageal reflux disease and its complications. *Am J Gastroenterol*, 92:30s-35s, 1997.

102. Riddell RH, Goldman H, Ransohoff DF. Dyplasia in inflammatory bowel disease; standardized classification with provisional clinical applications. *Hum Path*, 14:931-968, 1983.

103. Rothenberg SS. Experience with 220 consecutive laparoscopic Nissen fundoplications in infants and children. *J Pediatr Surg*, 33:274-278, 1998.

104. Ruth M, Carlsson S, Mansson I et al. Scintigraphic detection of gastro-pulmonary aspiration in patients with respiratory disorders. *Clin Physiol*, 13:19-33, 1993.

105. Sawney RA, Shields HM, Allan CH, et al. Morphological Characterization of the squamocolumnar Junction of the esophagus in patients with and without barrett's epithelium. *Dig Dis Sci*, 41:1088-1098, 1996.

106. Singh P, Adamopoulos A, Taylor RH, Colin-Jones DG. Oesophageal motor function before and after healing of oesophagitis. *Gut*, 33:1590-96, 1992.

107. So JB, Zeitels SM, Rattner DW. Outcomes of atypical symptoms attributed to gastroesophageal reflux treated by laparoscopic fundoplication. *Surgery*, 124:28-32, 1998.

108. Sontag SJ, O'Connell S, Khandelwal S et al. Antireflux surgery in asthmatics with reflux (GER) improves pulmonary symptoms and function [abstract]. *Gastroenterology*, 98:A128, 1990.

109. Sontag SJ, O'Connell S, Khandewal S et al. Most asthmatics have gastroesophageal reflux with or without bronchodilator therapy. *Gastroenterology*, 99:613-20, 1990.

110. Soot SJ, Eshraghi N, Farahmand M, Sheppard BC, Deveney CW. Transition from open to laparoscopic fundoplication. The learning curve. *Arch Surg*, 134:278-281, 1999.

111. Spechler SJ. Epidemiology and natural history of gastro-oesophageal reflux disease. *Digestion*, 51:24-29, 1992.

112. Spechler SJ. The columnar lined esophagus: history, terminology and clinical issues. *Gastroenterol Clin N Am*, 26:455-466, 1997.

113. Stein HJ, Barlow AP, DeMeester TR, Hinder RA. Complications of gastroesophageal reflux disease: role of the lower esophageal sphincter, esophageal acid and acid/alkaline exposure, and duodenogastric reflux. *Ann Surg*, 216(1):35-43, 1992.

114. Stein HJ, Eypasch EP, DeMeester TR, Smyrk TC. Circadian esophageal motor function in patients with gastroesophageal reflux disease. *Surgery*, 108:769-78, 1990.

115. Stein HJ, Feussner H, Kauer W, DeMeester TR, Siewert JR. Alkaline gastroesophageal reflux: assessment by ambulatory esophageal aspiration and pH monitoring. *Am J Surg*, 167:163-168, 1994.

116. Talley NJ, Janssens J, Lauritsen K, et al. No increase of reflux symptoms or esophagitis in patients with non-ulcer dyspepsia 12 months after Helicobacter pylori eradication. A randomized double-blind placebo-controlled trial. *Gastroenterology*, 114:A306, 1998.

117. Testa MA, Simonson DC. Assessment of quality-of-life outcomes. *N Engl J Méd*, 334:835-840, 1996.

118. Tsai P, Peters J, Johnson W, Cohen R, Starnes V. Laparoscopic fundoplication 1 month prior to lung transplantation. *Surg Endosc*, 10:668-70, 1996.

119. Tuchman DN, Boyle JT, Pack AI, et al. Comparison of airway responses following tracheal or esophageal acidification in the cat. *Gastroenterology*, 87:872-881, 1984.

120. Velonovich V, Vallance SR, Gasz JR, Tapia FV, Harkabus MA. Quality of life scale for gastroesophageal reflux disease. *J Am Coll Surg*, 183:217-224, 1996.

121. Venables TL, Newland RD, Patel AC, Hole PJ, Wilcock C, Turbitt ML. Omeprazole 10 milligrams once daily, omeprazole 20 milligrams once daily, or ranitidine 150 milligrams twice daily, evaluated as initial therapy for the relief of symptoms of Gastro-oesophageal reflux disease in general practice. *Scand J Gastroenterol*, 32:965-973, 1997.

122. Vicari JJ, Peek RM, Falk GW, et al. The seroprevalence of cagA-positive Helicobacter pylori strains in the spectrum of gastroesophageal reflux disease. *Gastroenterology*, 115:50-57, 1998.

123. Vigneri S, Termini R, Leandro G et al. A comparison of five maintenance therapies for reflux esophagitis. *N Eng J Méd*, 333:1106-1110, 1995.

124. Watson DI, Baigrie RJ, Jamieson GG. A learning curve for laparoscopic fundoplication. Definable, avoidable, or a waste of time? *Ann Surg*, 224:198-203, 1996.

125. Watson DI, Jamieson GG, Devitt PG, Matthew G, Britten-Jones RE, Game PA Williams RS. Changing strategies in the performance of laparoscopic Nissen fundoplication as a result of experience with 230 operations. *Surg Endosc*, 9:961-966, 1995.

126. Watson DI, Jamieson GG, Devitt PG, Mitchell PC, Game PA. Paraoesophageal hiatus hernia: an important complication of laparoscopic Nissen fundoplication. *Br J Surg*, 82:521-523, 1995.

127. Watson DI, Jamieson GG, Pike GK, Davies N, Richardson M, Devitt PG. Prospective randomized double-blind trial between laparoscopic Nissen and anterior partial fundoplication. *Br J Surg*, 86:123-130, 1999.

128. Watson DI, Pike GK, Baigrie RJ, Mathew G, Devitt PG, Britten-Jones R, Jamieson GG. Prospective double-blind randomized trial of laparoscopic Nissen fundoplication with division and without division of short gastric vessels. *Ann Surg*, 226:642-652, 1997.

129. Wiener GJ, Koufman JA, Wu WC et al. Chronic hoarseness secondary to gastroesophageal reflux disease: documentation with 24-H ambulatory pH monitoring. *Am J Gastroenterol*, 84:1503-1508, 1989.

130. Zaninotto G, DeMeester TR, Schwizer W, Johansson K-E, Cheng SC. The lower esophageal sphincter in health and disease. *Am J Surg*, 155:104-11, 1988.

131. Zhuang Z, Vortmeyer AO, Mark EJ, et al,. Barrett's esophagus: metaplastic cells with loss of heterozygosity at the APC gene locus are clonal precursor to invasive adenocarcinoma. *Cancer Research*, 55: 1961-64, 1996.

CAPÍTULO 22

Lesões Corrosivas do Trato Gastrointestinal

Júlio Cezar Uili Coelho
Evaldo Dacheux de Macedo Filho
Yong F. Li

INTRODUÇÃO

As lesões do trato gastrointestinal por agentes corrosivos permanecem ainda hoje como um desafio importante no seu manejo, exigindo manobras endoscópicas e cirúrgicas muito delicadas, repetidas e demoradas. Ao mesmo tempo, os resultados não acompanham sempre a dedicação e o cuidado com que são tratados os eventos.

Com a introdução na década de 60 de substâncias cáusticas em vários produtos comerciais de limpeza usados nas residências, a incidência das lesões cáusticas do trato gastrointestinal aumentou. Esses produtos são freqüentemente armazenados indevidamente pelas donas-de-casa em recipientes de bebida ou comida, facilitando a sua ingestão acidental, principalmente por crianças e pessoas embriagadas. Atualmente, com a redução na concentração da soda cáustica (hidróxido de sódio) nos produtos domésticos industrializados usados no desentupimento de pias e canos, a gravidade das lesões corrosivas do trato gastrointestinal tornouse menor.

As lesões corrosivas do trato gastrointestinal podem ser causadas por ingestão de substâncias cáusticas, de pilhas (baterias) ou de medicamentos.

INGESTÃO DE SUBSTÂNCIAS CÁUSTICAS

A ingestão de substâncias corrosivas, de maneira acidental ou com propósitos suicidas, habitualmente causa lesão grave que necessita de cuidados urgentes. É a causa mais comum de estenose esofágica nas crianças e a segunda mais freqüente nos adultos, após a estenose péptica.

Etiologia

Os ácidos e álcalis fortes são os principais agentes que causam lesão cáustica no trato gastrointestinal. Álcalis fortes tais como a soda cáustica e os detergentes à base de amônia, são responsáveis pela maioria das ingestões de cáusticos. Atualmente, com a redução da concentração de substâncias cáusticas nos limpadores de pias de cozinha e canos, as lesões corrosivas do esôfago e estômago tornaram-se menos graves. Soluções ácidas, como as usadas em baterias de carro, preparadoras de superfície metálica para soldagem artesanal, limpadores de paredes de concreto — quase todas à base de ácido muriático — são responsáveis por um razoável número de ingestões. No Brasil, o agente corrosivo mais freqüentemente ingerido é a soda cáustica.

A razão para a ingestão de cáusticos varia com o grupo etário envolvido. A quase totalidade dos casos entre as crianças envolve um acidente casual. Na população de renda mais baixa e nos descendentes diretos de estrangeiros, o hábito de fazer sabão em casa leva-os a possuir latas contendo soda cáustica destinada a saponificar gorduras animais. As crianças ingerem acidentalmente o conteúdo dos restos deixados ao acaso em latas ou garrafas coloridas. A deglutição de pedaços de cáustico, ainda sólido, como se fossem torrões de açúcar, pode provocar lesões graves.

Entre os adultos, principalmente do sexo feminino, a ingestão de substâncias cáusticas pode se fazer voluntariamente com o propósito suicida, e é a causa mais comum no adulto. São indivíduos geralmente jovens, com problemas emocionais. A ingestão acidental de cáusticos por alcoólatras quando embriagados também não é incomum. Na ingestão com tentativa de suicídio, as lesões são geralmente graves, enquanto as acidentais são mais leves, pois a dor da queimadura que ocorre no primeiro contato com a substância cáustica impede de continuar a ingestão, se esta for acidental.

Patogenia e Patologia

A importância da lesão provocada e a sua extensão dependem da natureza da substância (alcalina ou ácida), de sua concentração, quantidade ingerida, da forma de apresentação (líquida ou sólida), da duração do contato com o tecido e do conteúdo gástrico[43].

As alterações patológicas provocadas pela ingestão de substâncias são classificadas histologicamente da mesma forma que as queimaduras térmicas da pele e podem ser divididas em três graus: 1º grau — lesão limitada à mucosa, provocando hiperemia, edema e necrose superficial, a cicatrização ocorre sem formação de estenose ou cicatriz; 2º grau — lesão profunda da mucosa com formação de exsudato, necrose profunda e exposição da musculatura do esôfago; 3º grau — lesão de todas as camadas da parede do esôfago e estômago, que pode levar ao desenvolvimento de mediastinite, peritonite e lesões de órgãos vizinhos como o fígado, vesícula biliar, pâncreas e baço. As perfurações geralmente ocorrem nas primeiras 48 horas da ingestão da substância cáustica.

Se as lesões forem superficiais, ocorre completa re-epitelização da mucosa esofagiana em 6 semanas, mas, se forem profundas, fibrose intensa com possível estenose esofagiana ocorrerá em até vários meses. Cerca de 24-48 horas após a ingestão de substâncias cáusticas, a submucosa torna-se intensamente infiltrada com células inflamatórias. Pode ocorrer trombose das artérias e veias da submucosa, com conseqüente gangrena da mucosa. Dez dias após a ingestão, o tecido de granulação começa a repor o tecido necrótico e, pela 3ª semana, a proliferação de fibroblastos está presente e inicia o processo de estenose esofágica. A intensidade da fibrose e da estenose depende da quantidade, concentração e do tipo de substância ingerida.

Os agentes alcalinos causam lesões esofagianas mais graves por produzirem uma necrose por liquefação com morte celular imediata seguida de um processo de saponificação da gordura e proteínas celulares. A massa gelatinosa resultante não é uma barreira para a penetração de álcalis nas estruturas mais profundas do esôfago, provocando trombose de pequenos vasos, isquemia local e perfuração. As lesões gástricas são freqüentes e dependem da quantidade de álcali que atinge o estômago, da presença de alimentos aí contidos e da decorrência de piloroespasmo. A ingestão de partículas sólidas leva a lesões um pouco diferentes, pois aderem à superfície da mucosa, provocando áreas de queimaduras na boca, faringe e nas primeiras porções do esôfago, que mesmo sendo um pouco mais profundas são menos graves por serem menos extensas.

Os ácidos provocam necrose por coagulação da mucosa esofágica e gástrica. A necrose é superficial e produz uma escara protetora formada pelo epitélio coagulado, que impede a penetração mais profunda do ácido na parede do esôfago. Devido a esse fato e também pela maior resistência da mucosa esofagiana ao ácido, as lesões esofagianas por ingestão de ácido são menos graves do que as por ingestão de álcalis. O ácido hidrofluórico é uma exceção porque produz necrose por liquefação e não por coagulação como os demais ácidos[23]. As lesões gástricas, caracteristicamente estenose pilórica ou antral, são mais graves após a ingestão de ácidos do que de álcalis, porque estes, ao contrário dos álcalis, não são habitualmente neutralizados pelo conteúdo ácido do estômago. Ocasionalmente, a ingestão de ácidos fortes pode lesar pouco o esôfago, mas ocasionar extensa queimadura do antro gástrico.

Lesões corrosivas do duodeno e do jejuno podem ocorrer, mas são raras porque o contato de substâncias corrosivas com o antro provoca piloroespasmo e impede a passagem dessas substâncias para o intestino delgado.

Quadro Clínico

O tipo e quantidade da substância corrosiva ingerida devem ser questionados, apesar de a estimativa do volume ingerido ser freqüentemente imprecisa. A quantidade ingerida é geralmente maior nos pacientes com tentativa de suicídio, comparado com os que ingeriram acidentalmente, apesar de que a ingestão acidental por pacientes embriagados pode ser grande se essas substâncias forem indevidamente guardadas em garrafas de bebidas alcoólicas[23].

As crianças que ingerem acidentalmente um cáustico são geralmente levadas a um hospital imediatamente após o acidente[41]. É raro o fato não ser percebido pelos pais, o que, quando acontece, torna evidentemente tardio o primeiro socorro. O contrário sucede com as tentativas de suicídio, pois os pacientes apresentam-se, passados alguns dias após a ingestão do cáustico, com sialorréia contínua por impossibilidade de engolir a saliva.

Os sintomas da ingestão de cáustico estão relacionados com a natureza, concentração, quantidade e apresentação do cáustico deglutido[40]. Quando sólido, os pedaços aderem à mucosa, provocando geralmente sintomas relacionados com a boca, faringe e esôfago cervical. A ingestão do cáustico na forma líquida causa lesões mais extensas, mas a gravidade da lesão inicial está diretamente ligada a dois fatos: à concentração da solução e ao volume ingerido.

Os principais sintomas são sensação de queimadura, edema nos lábios, boca e faringe, odinofagia, disfagia, sialorréia, vômito e hematêmese. A dor retroesternal e no dorso é um sintoma de lesão esofagiana, assim como a dor epigástrica significa envolvimento do estômago.

Os sintomas mais alarmantes são os relacionados com as vias aéreas superiores. Rouquidão, estridor e afonia são caracteristicamente de queimaduras das vias aéreas superiores com edema da epiglote, cordas vocais ou de toda a laringe.

Em poucos dias, quando não ocorre lesão do mediastino e da cavidade peritoneal, diminuem os sintomas agudos. As manifestações tardias são devidas às seqüelas, à estenose esofágica e/ou antropilórica. Os sintomas de estenose geralmente aparecem poucos meses após a ingestão de cáusticos, mas podem demorar até um ano. A ocorrência de disfagia tardia indica o desenvolvimento de estenose do esôfago e a presença de plenitude epigástrica, perda de peso e vômitos sugere obstrução antropilórica.

No exame físico, os achados variam entre um mínimo de gravidade e um máximo com o paciente *in extremis*, na dependência da extensão das lesões. A taquicardia e a febre são freqüentes. Raramente, ocorre hipotensão por hipovolemia ou choque séptico. O eritema e a ulceração dos lábios, boca, língua e faringe ocorrem imediatamente após o acidente, com as diferenças conseqüentes à ingestão de sólidos ou líquidos. Com ingestão de volumes importantes, a boca e a faringe podem estar recobertas por uma membrana de tecido necrótico de cor cinza ou negra. Sinais de perfuração esofágica ou gástrica, como enfisema subcutâneo no pescoço ou peritonite, ocorrem raramente. Sibilos, estertores, diminuição do murmúrio vesicular, dispnéia e macicez ocorrem em casos de aspiração da substância cáustica.

Diagnóstico

O diagnóstico é geralmente estabelecido pela história e exame físico. É importante uma avaliação completa da cavidade oral, faringe, laringe, esôfago, pulmões e abdômen. O exame da orofaringe não é adequado para determinar a presença ou gravidade das lesões esofágicas. A laringoscopia deve ser realizada em todos os pacientes. As radiografias simples de tórax e abdômen são importantes para determinar a presença de perfuração do esôfago ou estômago ou aspiração e servem para controle *a posteriori*, caso seja necessário repeti-las. A radiografia contrastada não deve ser solicitada para avaliar a gravidade da lesão durante a fase inicial.

A tomografia computadorizada do esôfago e estômago com contraste pode ser útil para determinar a extensão e o grau da lesão, bem como para detectar perfurações em pacientes graves em que a avaliação é difícil.

A esofagoscopia e, se possível, a gastroscopia com endoscópio infantil flexível são importantes e precisas para avaliar a gravidade da lesão durante a fase aguda. A endoscopia deve ser realizada tão logo as condições gerais do paciente permitam. Atualmente, com a disponibilidade de endoscópios flexíveis pediátricos, há uma maior aceitação pela endoscopia imediata ou precoce com visualização de todo o esôfago e estômago[23]. A ultra-sonografia endoscópica também pode ser útil para determinar a gravidade das lesões[6].

É importante examinar o estômago, mesmo nos pacientes que apresentam lesões mínimas do esôfago, porque muitos pacientes com lesões extensas do estômago apresentam ausência ou lesões mínimas da orofaringe e esôfago. Somente 10-20% dos pacientes com lesão corrosiva gástrica apresentam lesão esofágica concomitante.

O principal objetivo da endoscopia é determinar a gravidade das lesões para que o próprio tratamento seja instituído o mais precocemente possível. Além disso, os pacientes que não apresentam lesões no trato gastrointestinal ou respiratório podem receber alta hospitalar. A Tabela 22.1 mostra a classificação endoscópica das lesões corrosivas do trato gastrointestinal proposta por Zargar *et al.*[46].

Tabela 22-1 Classificação Endoscópica das Lesões Corrosivas do Trato Gastrointestinal	
Grau	Achados endoscópicos
I	Edema e eritema
IIA	Hemorragia, erosões, bolhas, úlceras superficiais e exsudato
IIB	Lesões circunferenciais
III	Úlceras múltiplas e profundas de cor preta ou cinza-escura
IV	Perfuração

Complicações

As complicações podem ser precoces (menos que 6 semanas) e tardias. As precoces envolvem a via aérea por aspiração ou sangramento e perfuração do esôfago, choque e morte.

Das complicações precoces, as da via aérea são as mais freqüentes e graves, não só pelas lesões obstrutivas que causam na laringe, epiglote e cordas vocais, como também pelo aspirado que alcança a traquéia, brônquios e parênquima pulmonar. Obstrução total das vias aéreas por edema de laringe pode ocorrer. Secundariamente, ocorrem pneumonias bacterianas difíceis de tratar, não só porque os cílios foram lesados pelo cáustico, como também pela vasta superfície inflamada, a qual pode tornar-se infectada por bactérias freqüentemente resistentes aos antibióticos de largo espectro que habitualmente são usados.

A perfuração do esôfago ou estômago indica ingestão maciça, com destruição de toda a sua parede. A presença de ar livre no pescoço, mediastino ou abdômen é evidência de perfuração. Mais freqüentemente, as pequenas perfurações se apresentam com uma lenta e progressiva mediastinite que, na sua evolução, se estende por semanas com febre, dor e hipercatabolismo grave.

O choque ocorre em alguns pacientes logo após o traumatismo, conseqüente à hipovolemia. Quando tardio, o choque está relacionado à sepse, geralmente por pneumonia ou mediastinite. A hemorragia digestiva alta é geralmente leve, mas ocasionalmente pode ser maciça pela penetração das ulcerações em vasos esofagianos ou gástricos de grossos calibres ou ainda pelo estabelecimento de uma fístula aortoesofágica.

A mortalidade devida à ingestão de cáustico não é grande, 1 a 4%. Nas crianças é muito baixa, praticamente nula em algumas séries. Mais elevadas nas ingestões com propósito suicida, as taxas de mortalidade raramente ultrapassam 5%. A causa principal da morte na maioria dos casos é a infecção incontrolável e em poucos casos pode ser devida à hemorragia.

A complicação tardia mais freqüente e que restringe a qualidade de vida dos pacientes é a estenose esofágica ou mais raramente antropilórica (Fig. 22.1)[40]. A incidência de estenose é próxima de zero nas lesões de 1º grau, 10-30% nas de 2º grau e de 40-70% nas de 3º grau. Entretanto, é importante notar que existe uma grande variação entre as diversas séries da literatura.

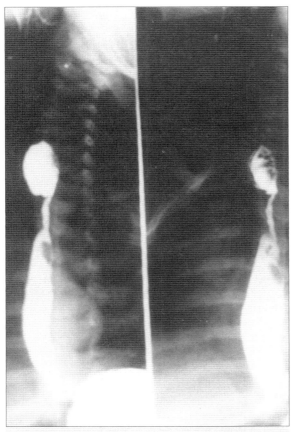

Fig. 22.1 — *Radiografia contrastada do esôfago ilustrando uma estenose cicatricial localizada.*

Uma outra complicação tardia é o carcinoma do esôfago, cuja incidência exata não é conhecida, mas é de aproximadamente 2,4% a 8%, um aumento de 1.000 vezes quando comparada à da população geral[22]. O aparecimento é tardio, em média aproximadamente 40 anos após a ingestão cáustica; o tipo histológico é epidermóide e sua localização mais comum é o esôfago torácico superior (próximo à carina), local de lesão cáustica mais intensa (Fig. 22.2). Muitos carcinomas associados a lesões cáusticas se apresentam de maneira semelhante aos tumores esofagianos espontâneos: perda de peso por disfagia progressiva e, eventualmente, dor. Os meios de diagnóstico são os mesmos em ambas as eventualidades. Entretanto, nos carcinomas associados à ingestão de cáusticos, o prognóstico é um pouco melhor. As maiores séries asseguram índices de ressecabilidade maiores do que os tumores espontâneos e sobrevida acima de 5 anos um pouco melhor[22].

Metaplasia escamosa e casos raros de carcinoma do estômago têm sido descritos após a lesão gástrica por substâncias cáusticas, mas não parece haver um aumento na incidência de carcinoma gástrico nestes pacientes[21].

Pode ocorrer encurtamento do esôfago com conseqüente herniação do estômago para a cavidade torácica como complicação tardia da esofagite cáustica. A esofagite de refluxo que se instala pode agravar a estenose cáustica e aumentar o encurtamento esofágico e a herniação do estômago e assim manter um ciclo vicioso.

Tratamento

O tratamento do paciente que ingeriu cáustico deve ser delimitado em dois períodos de tempo: um que vai do primeiro ao trigésimo dia da ingestão do cáustico, constituindo-se na esofagite aguda, e outro, a partir do trigésimo dia, quando a estenose cicatricial do esôfago pode ocorrer. As manifestações clínicas de estenose do esôfago ou pilórica podem iniciar somente muitos meses após a ingestão de substâncias cáusticas.

Tratamento na Fase Aguda

A neutralização ou diluição das substâncias corrosivas com leite ou água é controversa. A neutralização do cáustico pode produzir calor e aumentar a lesão. Além disso, as lesões causadas pelas substâncias alcalinas ocorrem em poucos segundos, de modo que mesmo que fosse possível a sua neutralização, ela não seria efetiva. De qualquer modo, quando o paciente chega ao hospital, geralmente já se passaram algumas horas e a neutralização ou diluição não é mais efetiva. O uso de lavagem gástrica ou indução de vômitos é contra-indicado, pois aumenta as lesões.

Os pacientes que apresentarem lesões esofagianas e/ou gástricas importantes na endoscopia, disfagia e dor intensa, complicações como hemorragia digestiva, in-

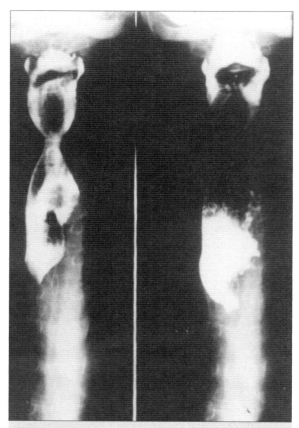

Fig. 22.2 — *Radiografia contrastada do esôfago mostrando uma estenose cicatricial do esôfago com malignização que ocorreu 50 anos após a ingestão de soda cáustica.*

suficiência respiratória e choque devem ser admitidos no hospital.

A Fig. 22.3 mostra o esquema de tratamento das lesões corrosivas agudas do trato gastrointestinal. A conduta hospitalar inicial é certificar-se de que o paciente não apresenta dificuldade respiratória. Administrar analgésicos e iniciar reposição hidroeletrolítica. Caso o paciente apresente dificuldade respiratória, deve ser realizada intubação endotraqueal ou mais raramente traquestomia na presença de edema importante de laringe. O edema de laringe pode ocorrer até 24 horas após a lesão. Deve ser feita uma avaliação clínica completa para determinar a possibilidade de perfuração do esôfago ou estômago. O paciente deve ser mantido em jejum e um plano de hidratação parenteral deve ser iniciado.

Radiografia simples de tórax e abdômen, laringoscopia e endoscopia digestiva alta devem ser solicitadas para avaliar a gravidade e a extensão das lesões. Na presença de evidência de perfuração do esôfago ou estômago, o paciente deve ser submetido a toracotomia ou laparotomia de emergência.

A maioria dos autores utilizam antibióticos de largo espectro dirigidos à flora bacteriana da cavidade oral com o objetivo de eliminar ou reduzir a infecção do tecido esofágico e gástrico lesado. Infecção local aumenta a formação de tecido granulomatoso, a fibrose tecidual e, possivelmente, a estenose[25].

A alimentação deve ser individualizada. O uso de tubo de alimentação nasoentérico é controverso. Tem a vantagem de garantir a permeabilidade do esôfago caso ocorra estenose, mas tem a desvantagem de causar maior traumatismo na área lesada, podendo contribuir para o desenvolvimento de estenose. Alguns autores empregam gastrostomia ou jejunostomia nos casos de lesão importante nos pacientes com dificuldade prolongada de deglutição. A alimentação parenteral total é recomendada para pacientes com lesões graves, principalmente nos casos de perfuração ou com suspeita de perfuração.

O uso de corticóides continua controverso[2,25,42]. Alguns estudos mostraram benefício, enquanto outros concluíram que a taxa de estenose é similar nos pacientes que receberam corticóides e nos que não receberam. Um estudo recente controlado e randomizado não mostrou benefício com o uso de corticosteróides[2,31]. É importante observar que não há indicação do uso de corticóides em queimaduras esofágicas de 1º grau, porque, nesses casos, a cicatrização sem seqüelas é a regra. Os corticóides impedem a formação de fibroblastos e diminuem o tecido de granulação e conseqüentemente, a fibrose. Caso se opte pelo seu uso, os corticóides devem ser iniciados assim que possível após a ingestão do cáustico, e a dose utilizada é de 2 mg de prednisona por quilo de peso em crianças ou 60-80 mg/dia nos adultos. A duração da corticoterapia varia de semanas a meses, dependendo do autor. As complicações como úlcera péptica, hemorragia digestiva alta e infecção não são raras. A N-acetil-cisteína, heparina, antioxidantes, penicilamina e o beta-aminopropionitrilo também têm sido usados para reduzir a formação de fibrose e estenose, mas os resultados ainda não são disponíveis. Essas substâncias alteram a síntese e enfraquecem o colágeno pela ação nas ligações cruzadas covalentes[7,20].

Alguns autores propuseram a dilatação esofageana ou colocação de próteses no esôfago na fase aguda, mas o seu uso é pouco aceito, tendo em vista o risco de complicações iatrogênicas e benefício discutível[3].

Tratamento Cirúrgico de Emergência

O tratamento cirúrgico de emergência está indicado nos casos de perfuração do esôfago, estômago ou duodeno e consiste em ressecção dos órgãos comprometidos, inclusive excisão de órgãos adjacentes como a laringe e o pâncreas[10,11,23]. Lesões de 3º grau do esôfago ou estômago (comprometimento de todas as camadas) é uma indicação de esofagectomia ou gastrectomia. A laparotomia pode ser importante para diagnosticar tais lesões, pela identificação de comprometimento da serosa do estômago ou do duodeno. A esofagectomia pode ser realizada sem toracotomia, com confecção de esofagostomia cervical, gastrostomia e jejunostomia. O trânsito deve ser reconstituído posteriormente se o paciente sobreviver.

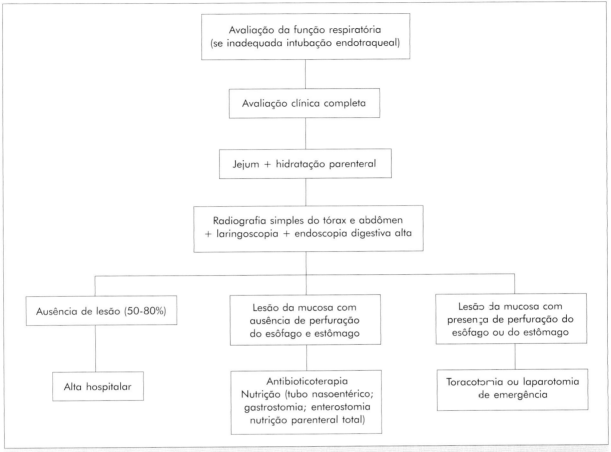

Fig. 22.3 — *Tratamento das lesões corrosivas agudas do trato gastrointestinal.*

Dilatação da Estenose do Esôfago

Uma vez estabelecida a estenose cicatricial do esôfago, o tratamento inicial é a dilatação. Várias técnicas de dilatação podem se empregadas[4,9].

Na Idade Média, na Arábia, na região da Argéria, na cidade de Buoujiyah, era muito usada a passagem de sondas de cera no esôfago e com o passar do tempo, a palavra *bouginage* passou a ser sinônimo de passagem de sonda. Willis T., na Inglaterra (1621-1675), foi o primeiro a descrever uma sonda para dilatar a acalásia, na verdade um intrumento fabricado com barbatana de baleia, um material ao mesmo tempo rígido e flexível. As sondagens, inicialmente realizadas no esôfago, tinham como razão principal a mobilização dos corpos estranhos, e o tratamento das estenoses propriamente ditas só foi registrado a partir do início do século XIX. Em 1816, Maisonneuve descreveu pela primeira vez uma estenose do ponto de vista endoscópico. Em 1827, Tayler tratou de um caso de ingestão de ácido.

O número, a freqüência e a duração das dilatações dependem do grau de estenose e do serviço de endoscopia. Um método que fornece excelentes resultados é a dilatação com a sonda de Plummer-Jackson, sendo aqui apresentado em detalhes.

A sonda de Plummer-Jackson foi criada para ser usada sem gastrostomia prévia, deslizando livremente num fio bem longo deglutido pelo paciente no mínimo 24 horas antes da manobra dilatadora, fio esse praticamente ancorado nas alças intestinais. Mas para seu uso efetivo e racional, há necessidade da existência da gastrostomia; assim sendo, o paciente ingere um copo d'água e progressivamente vai deglutindo um fio de linha comum usado em costura com o comprimento aproximado de 1 metro, até ficar somente com a ponta proximal, que é fixada com esparadrapo na comissura labial. Na seqüência, com o paciente deitado, é aspirado o conteúdo gástrico e a ponta distal do fio pela gastrostomia. O fio é fixado temporariamente a uma pinça. A ponta proximal do fio é amarrada ao barbante que compõe a ponta da sonda dilatadora de Plummer-Jackson. Segue-se a tração da ponta distal do fio junto ao gastrostoma até trazer o conjunto dilatador de Plummer-Jackson quase à saída do gastrostoma, o qual é retirado definitivamente pela cavidade bucal num movimento de vaivém. Essa manobra deve ser realizada 2 vezes por semana em regime ambulatorial, e a oliva dilatadora deve ser aumenta-

391

da na medida do possível, dependendo da resistência à sua passagem pela estenose, bem como do eventual sangramento que pode ocorrer. Assim, a dilatação deverá prosseguir pacientemente até que seja atingido o último calibre da oliva dilatadora, que deverá ser passada até que o faça livremente sem resistência alguma. Nesse ponto do tratamento, o paciente deverá estar se alimentando sem restrições e sem relato de disfagia ou de eventual crise de engasgo. Segue-se a realização de um exame radiológico do esôfago, e, se não houver área evidente de estenose, o paciente terá alta do tratamento e ficará em observação durante 5 meses e ainda com a gastrostomia. No final desse período, se passou muito bem, sem disfagia e nenhuma crise de engasgo, deverá fazer novo exame radiológico e, se persistir a ausência de área de estenose, a gastrostomia é fechada cirurgicamente. Se, ao contrário, houver relato de disfagia ou piora radiológica, o paciente deverá continuar com o tratamento dilatador.

A dilatação da estenose esofagiana também pode ser realizada por técnicas que não necessitam gastrostomia prévia. Nessas técnicas há a necessidade de realização de endoscopia digestiva alta para cateterização da área estenosada com um fio-guia metálico, de preferência com acompanhamento fluoroscópico e a passagem de olivas metálicas ou dilatadores de silicone através da área estenosada. Estes dilatadores incluem os de Eder-Puestow, Savary e Celestin.

A duração média do tratamento dilatador é de aproximadamente 18 meses, evidentemente com variações que dependem do grau e extensão da estenose e poderão estender-se até 24-36 meses. Alguns casos tratados e considerados curados podem, muito tempo depois, apresentar recidiva da estenose, e são então tratados com balão pneumático, não necessitando, portanto, de gastrostomia. Todavia, se a estenose recidivada for muito importante, indica-se o tratamento cirúrgico.

Os pacientes que apresentam extensa estenose também da faringe podem ser tratados por via endoscópica com desbridamento com pinça, tesoura, cautério, dilatadores de Plummer-Jackson ou de Chevalier-Jackson. As estenoses mais intensas devem ser submetidas a tratamento cirúrgico.

A complicação mais grave da dilatação é a perfuração esofágica, causando mediastinite com febre, dor torácica, dispnéia, dor cervical, enfisema subcutâneo cervical e torácico, evoluindo com um quadro de sepse[4]. Muitos pacientes com perfurações esofágicas respondem ao tratamento conservador que consiste em jejum, antibioticoterapia e nutrição parenteral. Entretanto, se o paciente não estiver evoluindo bem, deve-se indicar o tratamento cirúrgico precocemente.

Muitos pacientes com estenose corrosiva do esôfago apresentam refluxo gastroesofágico, que pode reduzir o sucesso terapêutico das dilatações. Nesses pacientes, o uso de bloqueadores de bomba de prótons (omeprazol, lanzoprazol, pantoprazol, rabeprazol) é de funda-mental importância. Em casos selecionados, pode ser necessária a realização de uma operação anti-refluxo, geralmente a operação de Nissen laparoscópica.

Tratamento Cirúrgico da Estenose do Esôfago

Não há consenso sobre a duração do tratamento conservador. A maioria dos autores limitam o prazo a 6 meses, passados os quais a operação é proposta se não houver boas perspectivas de cura. A ocorrência dos seguintes fatores indicam um tratamento cirúrgico mais precoce: estenoses múltiplas, estenose difusa com fibrose generalizada de esôfago, ocorrência de complicações relacionadas com o método e pacientes que sofrem de desequilíbrios emocionais concomitantes e não seguem a terapêutica com dilatação adequadamente.

As operações executadas para estenoses cáusticas do esôfago consistem na substituição esofagiana[13,14]. Tentativas de ressecções parciais com anastomose término-terminal levam à formação de estenose na anastomose em quase todos os casos.

Pela mesma razão, ressecções mais extensas e anastomoses intratorácicas com vísceras abdominais transpostas para o mediastino levam também à recidiva da estenose. O esôfago superior é quase sempre mais fibrótico do que aparenta ao exame radiológico ou endoscópico, o que explica a estenose da anastomose. Portanto, preferem-se as anastomoses cervicais, muito embora também exista uma fibrose importante nessa altura em um grande número de pacientes. Mas, mesmo que tal venha a se suceder, o manejo endoscópico da região é mais fácil e mais seguro.

Um aspecto importante nas esofagoplastias é como o cirurgião deve manejar o esôfago lesado. A ressecção no momento da correção cirúrgica é uma operação importante, difícil e de morbidade e mortalidade elevadas, pelas grandes dificuldades técnicas conseqüentes à fibrose periesofagiana existente. Entretanto, o esôfago abandonado no mediastino corre o risco de transformar-se em um carcinoma. Atualmente, a conduta mais aceita é a realização de esofagectomia, se esse procedimento não aumentar significativamente as complicações operatórias[22].

O estômago é o mais fácil substituto técnico para o esôfago, e pode ser colocado em posição retroesternal ou mediastinal[14]. É recomendável executar piloroplastia em todos os casos para que não haja dificuldades com o seu esvaziamento. Também não é de se temer a instalação de esofagite de refluxo, pois a altura da anastomose no pescoço previne a regurgitação do conteúdo gástrico. Ocasionalmente, pode-se empregar os tubos gástricos descritos, como o de Gavriliu e Heimlich.[14] De qualquer maneira, o uso do estômago está na dependência de uma restrição fundamental: se há qualquer indício de sofrimento gástrico conseqüente à ingestão do cáustico, o estômago certamente não poderá ser usado como substituto do esôfago.

Nos casos em que não foi possível utilizar o estômago, o cólon é preferido pela maioria dos cirurgiões, porque se comporta como um reservatório de alimentos de maior capacidade, previne o refluxo gastroesofágico e sua mobilidade no ato cirúrgico é maior, por possuir uma rede vascular mais rica (Fig. 22.4)[12,44]. É indiferente o cólon direito ou o esquerdo, ficando a escolha na dependência da preferência individual e a mobilização do cólon está relacionada com a sua vascularização. Parece que o cólon esquerdo tem uma tendência menor de se alongar e de se tornar redundante, enquanto o cólon direito associado ao íleo terminal tem uma mobilidade maior. Em ambas as técnicas, o cólon pode ser levado ao pescoço por via retroesternal ou mediastinal, sendo preferida a via retroesternal por retirar do mediastino o extravasamento do conteúdo esofagocolônico, se houver deiscência da anastomose, o que não é incomum.

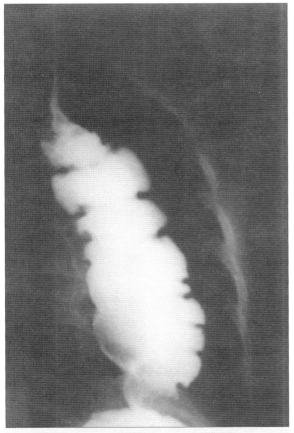

Fig. 22.4 — *Radiografia contrastada evidenciando uma esofagocolonoplastia cervical por estenose cáustica do esôfago.*

O jejuno deve ser usado somente na impossibilidade do emprego do cólon ou do estômago. A sua mobilização é difícil, principalmente para preservar a vascularização. Ocasionalmente, pode ser necessário empregar técnicas microvasculares, com anastomose da artéria do jejuno ao tronco tireocervical no pescoço.

A esofagectomia transiatal com anastomose cervical sem toracotomia está sendo utilizada mais freqüentemente nessas reconstruções. Ela tem sido descrita em situações de urgência por necrose esofagiana e no tratamento eletivo da estenose em adultos[10]. Um dos atrativos dessa alternativa técnica refere-se à opinião corrente de que é possível a instalação de um carcinoma sobre o esôfago lesado. Além disso, a esofagectomia transmediastinal, com interposição de estômago ou cólon, não submeteria um paciente freqüentemente debilitado à morbidade adicional de uma toracotomia.

O tratamento cirúrgico de emergência está indicado na fase aguda nos pacientes com evidências clínicas e/ou radiológicas de perfuração do esôfago e/ou estômago e sangramento persistente do trato gastrointestinal[16,43].

INGESTÃO DE PILHAS (BATERIAS)

A ingestão de pilhas (baterias) pequenas ou miniaturizadas (baterias em botão) tem sido observada com maior freqüência desde a sua introdução há 3 décadas. Elas têm sido usadas em vários objetos como câmera fotográfica, relógios, calculadoras, computadores e aparelhos de audição. Essas baterias contêm soluções alcalinas de hidróxido de sódio ou potássio em concentrações elevadas (26 a 45%) e metais tóxicos como o mercúrio. A ingestão é quase sempre acidental ou por curiosidade em crianças e 90% das baterias passam pelo trato gastrointestinal sem provocarem lesões. Entretanto, lesões graves podem ocorrer, inclusive perfuração do esôfago, com formação de fístulas para a traquéia e arco aórtico. Neste último caso, a hemorragia secundária é fatal[39].

As lesões provocadas pelas baterias podem ser causadas por 3 fatores: (1) liberação de substância alcalina altamente concentrada, que pode causar necrose por liquefação; (2) descarga de corrente elétrica; e (3) necrose por pressão direta da própria bateria. As lesões são quase sempre limitadas ao esôfago, mas podem ocorrer lesões em outros segmentos do trato gastrointestinal, inclusive perfuração de divertículo de Meckel.

As lesões provocadas pelas baterias podem ser cáusticas ou por intoxicação de um metal contido na bateria, como o mercúrio. As lesões cáusticas são quase sempre limitadas ao esôfago, sendo de pequena extensão. Entretanto, apesar de localizadas, podem ser profundas e causar estenose e fístulas esofagotraqueal ou esofagoaórtica. Na maioria das vezes, o paciente é assintomático, mas pode apresentar salivação, náuseas, inapetência e disfagia devido à presença do corpo estranho no esôfago. Mediastinite e sintomas respiratórios podem ocorrer no caso de perfuração do esôfago.

Inicialmente uma radiografia simples de tórax e abdômen é obtida para localizar a bateria; se esta estiver no esôfago, deve ser imediatamente removida com o endoscópio.

A conduta a ser tomada quando a bateria está no estômago é controversa. Alguns indicam sempre a endoscopia para a sua remoção, enquanto outros aconselham o acompanhamento radiológico e clínico, pois, em sua quase totalidade, as baterias são eliminadas em poucos dias sem complicações. Caso a bateria se abra ou permaneça no estômago por mais de 24 horas ou o paciente apresente sintomas com epigastralgia ou hemorragia digestiva alta, está indicada sua remoção endoscópica.

A maioria das baterias são eliminadas em menos de 3 dias, com somente 1%, levando 7 a 14 dias. Apesar de quase todas as baterias serem eliminadas espontaneamente após passarem o piloro, é aconselhável o seu acompanhamento clínico e radiológico, pois elas podem ficar presas em um divertículo e causar a sua perfuração[39].

INGESTÃO DE MEDICAMENTOS

Lesões esofágicas provocadas por medicamentos (cápsula ou comprimido) ocorrem quando um medicamento permanece no esôfago por tempo prolongado. Inúmeros medicamentos podem causar lesão no esôfago, mas os mais comumente envolvidos são o cloreto de potássio, sulfato ferroso, ácido acetilsalicílico (aspirina), antiinflamatórios não-hormonais, bifosfonatos (alendronato de sódio, pamidronato dissódico e etidronato de sódio), captopril, nifedipina, verapamil, cloreto de tetraciclina, doxiciclina, ácido ascórbico e quinidina[1,8]. Esses medicamentos podem ser obtidos sem prescrição nas farmácias e podem provocar lesões principalmente no esôfago distal, que podem ser indevidamente atribuídas ao refluxo gastroesofágico.

A lesão esofágica por medicamentos é devida ao contato prolongado de medicamentos cáusticos com a mucosa do esôfago. A maioria dos pacientes não têm alterações predisponentes. O mecanismo de retardo das cápsulas ou comprimidos nos pacientes que desenvolvem lesão esofágica por medicamentos não está claro, mas freqüentemente ocorre ingestão dos medicamentos sem água ou em posição deitada. A maioria dos medicamentos que provocam lesão esofágica produzem um pH abaixo de 3 quando dissolvidos em água ou saliva[26,27]. Entretanto, alguns medicamentos provavelmente provocam lesão por produzirem hiperosmolaridade local[26,27].

Nas lesões provocadas por medicamentos, não há destruição extensa da mucosa do esôfago, mas pode ocorrer necrose localizada da mucosa com cicatrização capaz de ocasionar estenoses parciais[8]. Raramente pode ocorrer perfuração do esôfago, inclusive para a aorta, causando hemorragia grave ou fatal.

O sintoma mais comum é dor retrosternal que ocorre horas, dias ou semanas após a ingestão dos medicamentos. Disfagia temporária por edema ou prolongada por fibrose pode ocorrer. Sangramento, perfuração, estenose e hematoma intramural são observados ocasionalmente.

REFERÊNCIAS BIBLIOGRÁFICAS

1. Abraham SC, Cruz-Correa M, Lee LA et al. Alendronate-associated esophageal injury: Pathologic and endoscopic features. Mod Pathol 12:1152, 1999.
2. Anderson KD, Rouse MR, Randolph JG. A controlled trial of corticosteroids in children with corrosive injury of the esophagus. N Engl Med 323:637-40, 1990.
3. Andreoni B, Farina ML, Biffi R, Crosta C. Esophageal perforation and caustic injury: emergency management of caustic ingestion. Dis Esophagus 10:95-100, 1997.
4. Avanoglu A, Ergun O, Mutaf O. Management of instrumental perforations of the esophagus occurring during treatment of corrosive strictures. J Pediatr Surg, 33:1393-5, 1998.
5. Bautista Casasnovas A, Esteves Martinez E, Varela Cives R et al. A retrospective analysis of ingestion of caustic substances by children: Ten-year statistics in Galicia. Eur J Pediatric 156:410, 1997.
6. Bernhardt J, Ptok H, Wilhelm L, Ludwig K. Caustic acid burn of the upper gastrointestinal tract: first use of endosonography to evaluate the severity of the injury. Surg Endosc 16:1004, 2002.
7. Bingol-Kologlu M, Tanyel FC, Muftuoglu S et al. The preventative effect of heparin on stricture formation after caustic esophageal burns. J Pediatr Surg 34:291-4, 1999.
8. Bonavina MD, De Meester MD, Mc Chesney L et al. Drug induced esophageal strictures. Ann Surg, 206:173-83, 1987.
9. Broto J, Asensio M, Jorro CS, Marhuenda C, Vernet JM, Acosta D, Ochoa JB. Conservative treatment of caustic esophageal injuries in children: 20 years of experience. Pediatr Surg Int 15:232-5, 1999.
10. Brun JG, Celerier M, Koskas F. Blunt thorax oesophageal stripping. An emergency procedure for caustic ingestion. Br J Surg 71:698-701, 1984.
11. Cattan P, Munoz-Bongrand N, Berney T, Halimi B, Sarfati E, Celerier M. Extensive abdominal surgery after caustic ingestion. Ann Surg 231:519-23, 2000.
12. Cebeci H, Paksoy M, Kaytaz A, Unal E. Cololaryngostomy procedure in esophageal burns. Eur J Cardiothorac Surg 21:136-9, 2002.
13. Choi RS, Lillehei CW, Lund DP, Healy GB, Buonomo C, Upton J, Hendren WH. Esophageal replacement in children who have caustic pharyngoesophageal strictures. J Pediatr Surg 32:1083-7, 1997.
14. Ein SH. Gastric tubes in children with caustic esophageal injury: a 32-year review. J Pediatr Surg 33:1363-5, 1998.
15. El-Serag HB, Sonnenberg A. Association of esophagitis and esophageal strictures with diseases treated with nonsteroidal anti-inflammatory drugs. Am J Gastroenterol 92:52, 1997.
16. Estrera A, Taylor W, Mills LJ, Platt MR. Corrosive burns of the esophagus and stomach: A recommendation for an aggressive surgical approach. Ann Thorac Surg 41:276-83, 1986.
17. Ferguson MK, Migliore M, Staszak VM, Lttle AG. Early evaluation and therapy for caustic esophageal injury. Am J Surg 157:116-20, 1989.
18. Gordon AC, Gongh MH. Esophageal perforation after button battery ingestion. Ann R Coll Surg Engl 75:362, 1993.
19. Gumaste VV, Dave PB. Ingestion of corrosive substances by adults. Am J Gastroentrol 87:1-5, 1992.
20. Gunel E, Caglayan F, Caglayan O, Canbilen A, Tosun M. Effect of antioxidant therapy on collagen synthesis in corrosive esophageal burns. Pediatr Surg Int 18:24-7, 2002.
21. Hogan RB, Polter DE. Nonsurgical management of lye-induced antral stricture with hydrostatic baloon dilation. Gastrointest Endosc, 32:228-30, 1986.
22. Hopkins RA, Postlewait RW. Caustic burns and carcinoma of the esophagus. Ann Surg 194:146-52, 1981.
23. Hugh TB, Kelly MD. Corrosive ingestion and the surgeon. J Am Coll Surg 189:508-22, 1999.
24. Karjoo M. Caustic ingestion and foreign bodies in the gastrointestinal system. Curr Opin Pediatr 10:516-22, 1998.

25. Karnak I, Tanyel FC, Buyukpamukcu N, Hicsonmez A. Combined use of steroid, antibiotics and early bougienage against stricture formation following caustic esophageal burns. *J Cardiovasc Surg* 40:307-10, 1999.

26. Kikendall JW. Pill esophagitis. *J Clin Gastroenterol* 28:298, 1999.

27. Kikendall JW. Pill-induced esophageal injury. *Gastroenterol Clin North Am* 20:835-46, 1991.

28. Kochhar R, Ray J, Sriram P et al. Intralesional steroids augment the effects of endoscopic dilation in corrosive esophageal strictures. *Gastrointest Endosc* 49:509, 1999.

29. Litovitz TL, Klein-Schwartz W. 2000 Annual Report of the American Association of Poison Control Center Toxic Exposure Surveillance System. *Am J Emerg Med* 19:337, 2001.

30. Litovitz TL, Senmitz BF. Ingestion of cylindrical and button batteries: An analysis of 2382 cases. *Pediatrics* 89:747, 1992.

31. Lovejoy FH. Corrosive injury of the esophagus in children. Failure of corticosteroid treatment reenphasizes prevention. *N Engl J Med* 323:672-88, 1990.

32. Makela JT, Laitinen S, Salo JA. Corrosion injury of the upper gastrointestinal tract after swallowing strong alkali. *Eur J Surg* 164:575-80, 1998.

33. O'Hara SM, Donnelly LF, Chuang E, Briner WH, Bisset GS 3rd. Gastric retention of zinc-based pennies: radiographic appearance and hazards. *Radiology* 213:113-7, 1999.

34. Okada T, Ohnuma N, Tanabe M, Iwai J, Yoshida H, Kuroda H, Takahashi H. Effective endless-loop bougienage through the oral cavity and esophagus to the gastrostomy in corrosive esophageal strictures in children. *Pediatr Surg Int* 13:480-6, 1998.

35. Samand L, Ali A, Ramzi H. Button battery ingestion: Hazards of esophageal impaction. *J Pediatr Surg* 34:1527, 1999.

36. Sheikh A. Button battery ingestions in children. *Pediatr Emerg Care* 9:224, 1993.

37. Sopena F, Lanas A, Sainz R. Esophageal motility and intraesophageal pH patterns in patients with esophagitis and chronic nonsteroidal anti-inflammatory drug use. *J Clin Gastroenterol* 27:316, 1998.

38. Scott JC, Jones B, Eisele DW, Ravich WJ. Caustic ingestion injuries of the aerodigestive tract. *Laryngoscope 102*:1-8, 1992.

39. Studley JGN, Linehan IP, Ogilvie AL, Dowling BL. Swallowed button batteries: Is there a consensus on management? *Gut* 31:867-70, 1990.

40. Ti TK. Oesophageal carcinoma associated with corrosive injury. Prevention and treatment esophageal resection. *Br J Surg* 70:223-30, 1983.

41. Turan C, Ozkan U, Ozokutan BH, Ozdemir M, Okur H, Kucukaydin M. Corrosive injuries of the esophagus in newborns. *Pediatr Surg Int* 16:483-4, 2000

42. Ulman I, Mutaf O. A critique of systemic steroids in the management of caustic esophageal burns in children. *Eur J Pediatr Surg* 8:71-4, 1998.

43. Wu MH, Lai WW. Surgical management of extensive injuries of the alimentary tract. *Surg Gynecol Obstet* 177:12-6, 1993.

44. Yararbai O, Osmanodlu H, Kaplan H, Tokat Y, Coker A, Korkut M, Kapkac M. Esophagocoloplasty in the management of postcorrosive strictures of the esophagus. *Hepatogastroenterology* 45:59-64, 1998

45. Zargar SA, Kochlar R, Nagi B Mehta S, Mehta SK. Ingestion of corrosive acids spectrum of injury to upper gastrointestinal tract and natural history. *Gastroenterology* 97:702-7, 1989.

46. Zargar SA, Kochlar R, Nagi B, Mehta S, Metha SK. The role of fiberoptic endoscopy in the management of corrosive ingestion and modified endoscopic classification of burns. *Gastrointest Endosc* 37:165-9, 1991.

CAPÍTULO

23

Esofagite Infecciosa e Granulomatosa

Ana Cristina Bordón de Corvalán

INTRODUÇÃO

As infecções do esôfago, embora pouco usuais na população geral, constituem causa importante de morbidade entre indivíduos imunodeprimidos[5]. É importante reconhecer essa entidade porque um tratamento inadequado pode resultar em complicações locais ou disseminação sistêmica do agente infeccioso[4]. O comprometimento esofágico por infecções oportunistas pode representar a manifestação inicial da síndrome de imunodeficiência adquirida, mas também de outras doenças debilitantes crônicas, como neoplasias e *diabetes mellitus*, e pode ocorrer após transplantes de órgãos maciços e de medula óssea. As infecções esofágicas são causadas mais freqüentemente por *Candida* sp, pelo virus *Herpes simples* e pelo *citomegalovírus*, sendo a *Candida* o agente que lidera as infecções oportunistas[58].

FATORES DE RISCO PARA O DESENVOLVIMENTO DAS INFECÇÕES ESOFÁGICAS

Defeitos no Sistema Imune

A infecção pelo HIV é o fator de risco mais significativo para desenvolver infecções esofágicas. Durante a infecção aguda pelo HIV, ocorre diminuição transitória da contagem de linfócitos, o que permite a infecção por *Candida*. Quando o estado de imunodeficiência é mais grave, o risco de infecções virais ou por *Candida* aumenta proporcionalmente, de acordo com a gravidade da mesma[5]. Os pacientes mais gravemente comprometidos podem apresentar infecções concomitantes de *Candida*, com herpes ou com citomegalovírus. Outros organismos têm sido relacionados com infecções esofágicas em pacientes com AIDS, incluindo *Micobacterium tuberculosis*, *Micobacterium avium*, *Pneumocystis carinii*, *Criptosporidium*, *Aspergillus*, *Epstein-Barr*, *Nocardia*, *Leishmania donovani* [56] e *Trypanosoma cruzi*[17]

Os pacientes com câncer, sob rádio ou quimioterapia, ou especialmente aqueles com doenças hematológicas com disfunção dos granulócitos, são mais susceptíveis ao acometimento esofágico por bactérias ou fungos[4]. Os corticóides suprimem as funções dos linfócitos, predispondo às infecções primárias e superficiais da mucosa esofagiana. Quando associam-se à disfunção dos granulócitos, predispõem a invasão mais profunda e com possível disseminação sistêmica da infecção bacteriana ou micótica. O uso prolongando predispõe a infecções por vírus herpes simples e Citomegalovírus, mais freqüentemente do que as infecções por *Candida*.

As esofagites infecciosas são ocasionalmente diagnosticadas nas primeiras semanas após transplantes de órgãos maciços devido à alteração do sistema imune pelo trauma cirúrgico, transfusões de sangue, uso de antibióticos, drogas inibidoras da secreção gástrica e drogas imunossupressoras, administradas para prevenir a rejeição do órgão. Os pacientes com *diabetes mellitus* apresentam risco de desenvolver esofagite infecciosa pela disfunção dos granulócitos relacionada ao estado de hiperglicemia[5].

Alteração da Flora Microbiana

A terapia com antibióticos, assim como a hipocloridia secundária à supressão ácida ou cirurgia gástrica, altera o balanço normal entre as espécies bacterianas e fúngicas, o que pode predispor à esofagite por microorganismos oportunistas[4,19].

Estrutura e Função Esofágica Anormal

Os pacientes com esclerodermia, acalasia, estenose, divertículos esofágicos e tumores obstrutivos apresentam alteração da motilidade e estase como fatores predisponentes às infecções esofágicas e moniliíase[4,19].

396

APRESENTAÇÃO CLÍNICA

Os sinais e sintomas das infecções esofágicas causadas por *Candida, herpes simples, citomegalovírus* e *micobacterium tuberculosis*, assim como as úlceras idiopáticas da infecção aguda pelo HIV, não são específicos (Tabela 23.1). Os pacientes podem apresentar odinofagia, disfagia ou dor retroesternal atípica. Outros referem astenia, febre, lesões aftóides ou úlceras na cavidade oral. As lesões orais podem estar associadas à esofagite por *Candida,* herpes simples e mais raramente com a esofagite tuberculosa, mas nunca com citomegalovírus.

A monilíase oral é muito freqüente entre pacientes imunodeprimidos especialmente pacientes com AIDS. No entanto, a ausência de lesões orais não exclui o comprometimento esofágico. Outros sintomas referidos podem ser náuseas, vômitos e dor abdominal no epigástrio. A perda de peso pode se relacionar à diminuição da ingesta, ou ser devido à doença sistêmica debilitante. Tosse se apresenta quase exclusivamente em pacientes com tuberculose, acompanhando o comprometimento pulmonar ou devido à presença de fístulas traqueoesofágicas. Os pacientes portadores de infecções esofágicas podem ser completamente assintomáticos[4,5].

INFECÇÕES FÚNGICAS
Candidíase

Candida sp. é constituída por um grupo de fungos presente na flora oral normal e no aparelho gastrointestinal. A proliferação de *Candida* sp, predominantemente *C. albicans,* pode resultar em infecção esofágica[54]. *C. glabrata,* ocasionalmente patogênica, constitui-se na segunda causa mais importante de candidíases (5 a 8%), com elevada taxa de mortalidade em pacientes com permanência hospitalar prolongada ou sob antibioticoterapia. Pode também estar associada a AIDS, linfoma primário esofágico, corticoterapia, *diabetes mellitus,* e terapia com fluconazol[48]. A candidíase esofágica pode ser ocasionalmente assintomática, sobretudo nos pacientes sem comprometimento imunológico e é diagnosticada em menos de 0,5% dos estudos endoscópicos de rotina. No entanto, pode estar presente em até 50% das estenoses benignas ou malignas, em 37,5% dos pacientes sob radioterapia no tórax[37] e em pacientes com AIDS[54]. Naqueles com grave disfunção ou nos pacientes com risco de infecção por HIV com odinofagia e disfagia, o diagnóstico de esofagite por *Candida* deverá ser suspeitado.

As lesões orais podem estar presentes em 37%, de forma que sua ausência não permite que se exclua o diagnóstico de candidíase esofágica[4]. Os estudos radiográficos são de pouco valor para o diagnóstico etiológico e estão indicados para avaliar alterações da motilidade[58], obstrução, presença de perfuração ou fístulas. A sensibilidade do estudo de duplo contraste pode chegar a 88%[19]. Para o diagnóstico definitivo, melhor método de estudo é a endoscopia, em que os achados clássicos são placas esbranquiçadas, pouco elevadas, menores que 1 cm, lineares, aderentes, difíceis de serem retiradas

Sinais e sintomas	"Candida" % (n = 177)	HSV % (n = 48)	CMV % (n = 69)	TB % (n = 81)	HIV % (n = 41)
Disfagia/odinofagia	63	79	59	64	95
Lesões orais	37	29	0	6	27
Náuseas/vômitos	5	15	42	1	2
Dor abdominal	5	2	19	2	5
Perda de peso	1	2	25	35	27
Febre	2	4	20	20	12
Tosse	0	0	0	22	0
Diarréia	0	2	20	0	20
Rash	1	0	0	0	49
Assintomático	23	0	0	0	0

Tabela 23-1[5]
Sinais e Sintomas em Pacientes com Esofagite Infecciosa

HSV herpes simples vírus
CMV citomegalovírus
TB Mycobacterium tuberculosis
HIV Vírus de imunodeficiência adquirida (úlceras idiopáticas)

com lavado (Fig. 23.1). O exame também permite a obtenção de material de biópsia na base das lesões para estudos histológico e citológico[19]. A cultura é de utilidade limitada por não poder distinguir entre flora normal, colonização ou infecção[5].

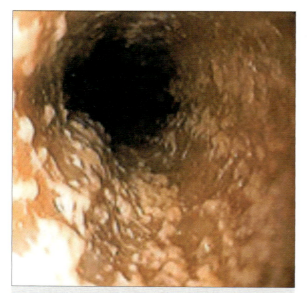

Fig. 23.1 — *Endoscopia digestiva alta evidenciando monilíase do esôfago. Gentilmente fornecido pelo Dr. Guilherme Francisco Gomes.*

O diagnóstico diferencial inclui a esofagite de refluxo, herpética, por vírus citomegálico[4], por comprimidos[5], lesões por alendronato[40], esofagite eosinofílica[27] e kayexalato sorbitol[1].

O tratamento da candidíase esofagiana é determinado pela gravidade da infecção e pelo grau de imunodeficiência. Existem três classes de medicamentos disponíveis para o tratamento das infecções micóticas: 1) medicamentos topicamente ativos e não-absorvíveis, que incluem a nistatina, o clotrimazol, o miconazol e a anfotericina oral; 2) medicamentos absorvíveis, administrados oralmente, como o cetoconazol, o fluconazol e o itraconazol; e 3) medicamentos administrados via parenteral, como a anfotericina B, a fluconazol, a flucitosina e o caspofungin. A escolha do tratamento é determinada pelo grau de comprometimento imunológico do hospedeiro e da gravidade da infecção (Tabela 23.2).

Os pacientes sob tratamento com corticóides ou diabéticos têm as defesas imunológicas levemente comprometidas e podem ser tratados com agentes tópicos, como o clotrimazol 10 mg, 5 vezes por dia. Nos pacientes com alteração da função linfocítica e com granulócitos normais, como os pacientes com AIDS, os medicamentos não-absorvíveis também são efetivos. Clotrimazol 100 mg (tabletes vaginais dissolvidos na boca), três vezes ao dia, durante 7 dias, melhoram os sintomas e as evidências endoscópicas de candidíase. Nos pacientes impossibilitados de deglutir, o tratamento de eleição é o fluconazol por via intravenosa (100 mg/kg/dia, em dose única). A duração do tratamento usualmente é de 10 a 14 dias, sendo também utilizado para profilaxia de infecções recorrentes. Entretanto, quando utilizado profilaticamente, apresenta como efeito adverso a seleção de organismos resistentes. Os pacientes com alteração na função granulocítica (sob tratamento quimoterápico, transplante de medula)[29] apresentam risco maior de doença sistêmica e as drogas não absorvíveis não estão indicadas. O tratamento de eleição nesses casos é a anfotericina B (0,5 mg/kg/dia) durante 7 a 10 dias[5]. O fungicida caspofungin é tão efetivo quanto a anfotericina, porém apresenta menos efeitos colaterais.

A candidíase esofágica pode se apresentar com complicações, como fístulas traqueoesofágicas[33], obstrução por estenose[57] ou por bolas de fungos[1], síndrome de Boerhaave[60], perfuração espontânea[43], acalasia transitória[7], candidíase sistêmica e infecção bacteriana secundária, com sepse. O tratamento, além das drogas antifúngicas, pode requerer dilatações endoscópicas ou procedimentos cirúrgicos[19,7,57,60,33].

Quando o diagnóstico de esofagite fúngica é firmado, os fatores de risco devem ser identificados e eliminados, quando possível, ou haverá grande possibilidade de recorrência da infecção. Pacientes HIV-positivos com infecção esofágica por *Candida* são candidatos à profilaxia com fluconazol, 150 mg por via oral por semana. Nos pacientes em cuidado intensivo e com doenças hematológicas, a anfotericina B reduz a incidência de esofagite por *Candida*.

Histoplasmose

Nas infecções por *Histoplasma capsulatum*, o esôfago é secundariamente afetado por extensão de lesões pulmonares, mediastínicas ou por disseminação hematogênica. O sintoma mais freqüente é a disfagia por compressão extrínseca ou fibrose. A endoscopia raras vezes confirma o diagnóstico, e as amostras obtidas devem ser submetidas a métodos especiais de coloração e de cultura. A anfotericina B é a droga de eleição, e o cetoconazol também é efetivo. As complicações, como perfuração e fístulas, devem ser tratadas cirurgicamente[4,5].

Infecções por Outros Fungos

Outros fungos como *Aspergillus*, *Cryptococcus* e *Blastomyces* podem raramente causar esofagite, especialmente em pacientes imunodeprimidos.

INFECÇÕES VIRAIS

Herpes Simples

O vírus *Herpes simples* do tipo I permanece nas glândulas salivares dos adultos, sendo a saliva fonte de auto-

ESOFAGITE INFECCIOSA E GRANULOMATOSA

Tabela 23-2[5]
Tratamento da Esofagite por Candida

Drogas	Defeito mínimo ou nulo dos linfócitos, com granulócitos normais	Disfunção dos linfócitos, com granulócitos normais	Disfunção de granulócitos
Drogas orais não-absorvíveis			
Nistatina suspensão (1.000.000 U/ml)	1 a 3 ml oral, 4 vezes ao dia	Não-aplicável	Não-aplicável
Anfotericina B suspensão (100 mg/ml)	1 ml de suspensão 4 vezes ao dia	Não-aplicável	Não-aplicável
Miconazol, gel oral 25 mg/ml	10 m oral 4 vezes ao dia	Não-aplicável	Não-aplicável
Clotrimazole (10mg)	*10 mg dissolvidos na boca, 5 vezes ao dia, 1 semana	Não-aplicável	Não-aplicável
Clotrimazole, tabletes vaginais	100mg tabletes, dissolvidas na boca, 3 vezes ao dia	100 mg tabletes, dissolvidos na boca 3-5 vezes por dia	Não-aplicável
Drogas orais absorvíveis			
Cetoconazol tabletes 200 mg	200 mg oral diariamente	400-800 mg oral diariamente	400-800 mg oral diariamente
Fluconazol cápsulas (50 a 100 mg)	50 mg oral diariamente	*100 mg oral diariamente, 10-14dias	100-200 mg oral diariamente
Flucitosina cápsulas 250 a 500 mg	Não-aplicável	Não-aplicável	50-150 mg/kp/d em intervalos de 6 h
Drogas intravenosas			
Anfotericina B para uso IV (5 mg/ml)	Não-aplicável	0,3 mg/kg/d IV	*0,5 mg/kg/d IV
Fluconazol para uso IV (2 mg/ml)	100 mg IV diariamente	100 mg IV diariamente	100-200 mg IV diariamente

* Droga e via de eleição.

inoculação e de transmissão para outros indivíduos. É a segunda causa mais freqüente de esofagite infecciosa. A esofagite herpética, descrita pela primeira vez por Johnson em 1940 e Pearce e Dagradi em 1943[26], pode ser causada pelos vírus do tipo 1 e do tipo 2, e, apesar de ser doença autolimitada no indivíduo normal, nos pacientes imunodeprimidos a infecção pode ser grave e prolongada.

A esofagite herpética pode ser primária, mas geralmente ocorre a partir da reativação de vírus latentes em lesões orais ou genitais. Os episódios de reativação são leves, sendo muito graves nos imunodeprimidos, nos quais pode disseminar-se ao fígado, pulmões e sistema nervoso central[5]. Ocorre sob as mesmas condições da esofagite por Candida, e é mais freqüente em pacientes com AIDS, neoplasia, enfermidades crônicas debilitantes (etilistas, desnutridos graves[26]), insuficiência renal[53],

tratamentos com drogas imunossupressoras e quimioterapia[53] e grandes queimados.

Em pacientes imunocompetentes[25], a infecção é autolimitada, durando em média duas semanas[58]. O sintoma mais comum é dor aguda no momento da deglutição. Pode ser acompanhada de dor retroesternal, náuseas, vômitos e hematêmese. Essa apresentação é similar à esofagite por Candida, e assim o diagnóstico não pode ser estabelecido somente pela apresentação clínica. A presença de lesões herpéticas na boca sugere o diagnóstico, porém não pode excluir lesões por Candida. A maioria dos pacientes com esofagite herpética não apresenta lesões orais[58]. Em um paciente previamente sadio com antecedentes de gripe, lesões labiais e início súbito de sintomas esofágicos, o diagnóstico de esofagite herpética deve ser considerado.

As complicações da esofagite herpética incluem necrose da mucosa, superinfecção, pneumonia herpética, formação de fístula traqueoesofágica, hemorragia, estenose, infecção generalizada[5] e síndrome de Boerhaave (ver Cap. 28).[13] Estudos radiológicos de duplo contraste mostram ulcerações puntiformes, lineares ou estelares, ou úlceras com bordas elevadas como vulcões, placas como "pedras de calçada" são achados não-específicos, similares à moniliáse esofágica, e o diagnóstico pode ser confirmado por endoscopia com tomada de biópsias das margens das úlceras. As lesões iniciam-se como pequenas vesículas, raramente vistas[58]. Quando o quadro progride, observam-se as lesões ulceradas com anel amarelo (como o vulcão já descrito). Quando as úlceras crescem, podem unir-se e cobrir-se com placas de fibrina, indistinguíveis das lesões por monilia[19,58]. À histologia, observam-se células gigantes, multinucleadas, com balonização, corpos de inclusão intranuclear tipo Cowdry, em vidro esmerilhado[5]. A cultura em meios virais é o método mais sensível para o diagnóstico das lesões herpéticas. Alternativamente, o vírus Herpes simples pode ser diagnosticado por imuno-histoquímica. A combinação de escovado e biópsia direta, submetida a cultura e a coloração com prata para estudo histopatológico, aumenta a sensibilidade do diagnóstico em relação à endoscopia e à biópsia isoladas[5,19,58].

O tratamento para os pacientes não-imunodeprimidos consiste em analgésicos, anestésicos tópicos e antiácidos, pois a doença geralmente é autolimitada[4,19,53]. No entanto, esses pacientes podem apresentar complicações, como perfurações e hemorragias[53], e o tratamento com aciclovir deve ser considerado[25]. A cicatrização espontânea da esofagite não acontece nos pacientes imunodeprimidos. Aciclovir é a base do tratamento, não erradicando o vírus mas reduzindo a gravidade da infecção primária e suprimindo a reativação. A dose de aciclovir para a esofagite herpética é de 250 mg/m² IV a cada 8 h, durante 7 a 10 dias. Nos casos de vírus resistentes ao aciclovir, foscarnet é uma opção, mais cara e menos tolerada[5]. Outras drogas orais utilizadas podem ser o fanciclovir, valaciclovir e ganciclovir[56]. O aciclovir pode ser utilizado por via oral como profilaxia nos pacientes de alto risco de reativação da infecção herpética, como os receptores de órgãos soropositivos para o HSV, os pacientes com AIDS e aqueles com infecções herpéticas de repetição[5].

Citomegalovírus

O *citomegalovírus* está classificado na mesma família que o *Herpes simples*. Mesmo considerando o HSV e a *Candida* como causas predominantes de infecções oportunistas em pacientes imunocomprometidos, a esofagite por citomegalovírus tem aumentado em freqüência, sobretudo nos pacientes com AIDS, afetando 5% a 25% deles[58,36]. Esse aumento também foi observado em pacientes com transplante renal e em tratamento quimioterápico[6]. A transmissão do vírus ocorre através de contato sexual ou com outros fluidos corporais. A sua incidência aumenta em relação direta ao grau de imunossupressão, sendo claro o risco quando o CD4+ diminui abaixo de 100/mm[5,36].

Aproximadamente 80% da população adulta apresentam sorologia positiva para o *CMV*. A imunidade celular e humoral é importante no controle das infecções por *CMV*. As infecções primárias são muito mais graves nos pacientes imunodeprimidos do que nos pacientes imunocompetentes. A esofagite por CMV, definida pela presença microscópica ou em culturas do vírus[9], difere, na sua apresentação clínica, das outras infecções virais e fúngicas.

O início dos sintomas é gradual, com náuseas, vômitos, febre, dor epigástrica, diarréia e perda de peso, que são os sintomas proeminentes, enquanto disfagia, odinofagia e dor retroesternal são menos comuns[5]. A esofagite por CMV pode coexistir com outros agentes, como *Candida* e HSV[53].

Os estudos radiológicos do esôfago com duplo contraste mostram a presença de lesões ulcerativas superficiais que não se diferenciam das herpéticas nem das idiopáticas, típicas dos pacientes com AIDS. O achado mais característico é a presença de úlcera gigante, maior de 2 cm, plana, ovóide, localizada no esôfago distal[58]. O diagnóstico da esofagite por CMV usualmente depende das biópsias endoscópicas múltiplas tomadas da base da úlcera, no centro da lesão. O escovado superficial da lesão para citologia geralmente não consegue confirmar o diagnóstico. As características histológicas das amostras de tecido esofágico incluem células com inclusões intranucleares, com halo ao redor do núcleo e pequenas inclusões citoplasmáticas. A imuno-histoquímica apresenta somente 50% de sensibilidade, razão pela qual a amostra obtida deverá ser enviada para cultura, com elevada sensibilidade, porém demorada. Novas técnicas de coloração imunológica permitem o diagnóstico em 1 ou 2 dias[5].

As complicações podem ser estenoses por úlceras cicatrizadas[57,35] e fístulas traqueoesofágicas[33]. Historicamente, a mortalidade era de 83% dos casos[9], mas atualmente houve acentuada redução da mortalidade com o uso de drogas como o ganciclovir e o foscarnet[36].

Nos pacientes com risco elevado, não está bem definida a utilidade do ganciclovir no tratamento profilático. A administração usual de ganciclovir é de 5 mg/kg IV cada 12 h durante 2 semanas. Os efeitos adversos incluem supressão da função medular e alterações renais, motivo pelo qual a dose deverá ser ajustada pela função renal. Foi demonstrado que o uso prolongado levou à seleção de espécies resistentes[36,5].

O foscarnet é também uma droga de primeira eleição nas infecções gastrointestinais por CMV. No entanto, seu uso tem sido restrito aos casos de pacientes sem resposta ao tratamento com ganciclovir ou que não toleram os efeitos de supressão da medula produzida pelo ganciclovir. A dose de foscarnet é de 60-90 mg/kg[5,36]

IV a cada 8 h durante 2-3 semanas[5,36]. Os pacientes com alto risco deverão receber terapia de manutenção com 60 mg/kg/dia, como também os pacientes imunocompetentes. A dose deve ser ajustada pela função renal[5]. Novos estudos sugerem que os níveis elevados do fator de necrose tumoral presentes na mucosa desses pacientes poderiam ser bloqueados, constituindo-se em outra opção terapêutica[55].

Vírus Varicela-Zoster

A esofagite por vírus *Varicela-Zoster* é rara e ocorre em pacientes gravemente imunodeprimidos, sendo afecção autolimitada em pacientes sem alteração da função imunológica. A apresentação clínica é odinofagia aguda e disfagia típicas concomitantes a lesões dérmicas.

A endoscopia pode revelar desde lesões vesiculares, úlceras discretas até esofagite necrotizante[5], podendo fistulizar aos brônquios[31]. As biópsias mostram as células epiteliais com edema, balonamento e células gigantes, multinucleadas com corpos eosinofílicos de inclusão intranuclear. A imuno-histoquímica permite a distinção das lesões por HSV. A cultura é raramente útil na prática clínica porque demora 3 semanas. O tratamento de eleição é com aciclovir ou seu análogo, fanciclovir, sendo também o foscarnet uma opção para os pacientes que apresentam resistência ao aciclovir[5,31].

Epstein-Barr

As manifestações esofágicas do vírus Epstein-Barr são pouco freqüentes e podem ser encontradas no curso de uma mononucleose. O diagnóstico é feito nos pacientes com estudos histológicos e culturas negativas para HSV e CMV mas com sorologia positiva para EBV. O tratamento de eleição é com aciclovir[5].

ESOFAGITE BACTERIANA

O risco mais importante para apresentar uma esofagite bacteriana é a neutropenia e o tratamento com drogas inibidoras da acidez gástrica. Os sintomas incluem odinofagia, disfagia, dor retroesternal e febre. Os achados endoscópicos mostram a mucosa friável, placas de fibrina, pseudomembranas e ulcerações. O diagnóstico se realiza quando são achados acúmulos bacterianos na submucosa com escassa reação inflamatória nos pacientes neutropênicos. As culturas mostram bactérias da flora normal como *S. aureus, S. epidermidis, S. viridans, Bacillus* sp. O tratamento é realizado com antibióticos de amplo espectro[5,41,30]. Outras infecções raramente observadas podem estar associadas a sífilis, difteria, tétano e *T. cruzi,* que pode apresentar reativação aguda em pacientes com AIDS[17].

Mycobacterium Tuberculosis

De todos os segmentos do trato gastrointestinal que podem ser afetados pelo *M. tuberculosis*, o esôfago re-

presenta somente 1%[52]. A infecção pelo *M. tuberculosis* é geralmente adquirida por inalação do microorganismo, podendo também ser transmitida através de lesões do trato digestivo ou da pele. A infecção primária é geralmente bem tolerada pelas pessoas sadias. A reativação de lesões latentes é a responsável pela maioria das lesões esofágicas, sobretudo em pacientes imunocomprometidos. A maioria dos casos reportados provém das regiões geográficas endêmicas. Nos países desenvolvidos, afeta preferentemente os pacientes aidéticos[5].

O comprometimento esofágico é quase exclusivamente secundário, sendo o mecanismo mais comum a reativação de gânglios linfáticos do mediastino que erosam a parede esofágica[45]. Pode ocorrer como extensão local da enfermidade broncopulmonar, da laringe, da faringe[58], coluna vertebral[11], fluxo linfático retrógrado[49], ou por disseminação hematógena de tuberculose miliar, com o desenvolvimento de fístulas, úlceras solitárias, estenoses fibrosas, ulceração hipertrófica simulando carcinoma, ou como compressão extrínseca por linfonodos simulando leiomiomas.[14]

A tuberculose primária é ainda mais rara, e é descrita nas formas ulcerativas, hipertróficas ou granulares, com a formação de pseudodivertículos intramurais[49] e abscessos parietais[15]. Os pacientes com esofagite tuberculosa podem ser assintomáticos[58] ou referir disfagia, odinofagia, perda de peso, anorexia, febre, dor torácica e tosse[45]. As complicações subseqüentes incluem sangramento, perfuração e formação de fístulas. A presença de tosse durante a deglutição pode ser indicativa da comunicação entre o esôfago e a árvore brônquica[5].

O diagnóstico de esofagite tuberculosa pode ser difícil devido ao fato de os resultados endoscópicos e patológicos serem inespecíficos[49], pois a histopatologia pode não apresentar granuloma caseoso, nem identificar BAAR, permanecendo as culturas negativas[45]. A endoscopia é usualmente necessária para estabelecer o diagnóstico, encontrando-se lesões ulcerativas, com necrose. As biópsias deverão ser encaminhadas para estudo histológico específico para BAAR e cultura para micobactéria.

A radiografia simples de tórax pode revelar adenopatia mediastinal, nódulos pulmonares e derrame pleural, e o esofagograma pode demonstrar compressão extrínseca e trajetos fistulosos se estendendo ao mediastino ou à árvore traqueobrônquica, divertículos de tração, estenoses fibrosas[58], ou mostrar pseudodivertículos intramurais[45]. A broncoscopia e a mediastinoscopia poderão ser úteis nos casos de dúvida diagnóstica e para a obtenção de material para estudo histopatológico e cultura[45]. A tomografia computadorizada e a ressonância magnética devem ser utilizadas naqueles pacientes com lesão esofágica sem diagnóstico estabelecido para avaliar as estruturas vizinhas como o mediastino (linfonodos) e a coluna vertebral (doença de Pott)[11].

O tratamento utilizado na tuberculose pulmonar apresenta boa resposta nos pacientes imunocompetentes. Procedimentos cirúrgicos podem ser necessários nos casos de perfuração, fístulas, estenoses, sangramento e abscessos. Nos pacientes com AIDS têm surgido cepas resistentes, com uma resposta menos efetiva ao tratamento. A causa de falha no tratamento de tuberculose é a pouca adesão do paciente diante do tratamento prolongado e com múltiplas drogas[51].

Complexo *Mycobacterium avium-intracellulare*

É um conjunto de bactérias atualmente descritas em pacientes com AIDS, com comprometimento esofágico incomum. A clínica é similar à de tuberculose, e o diagnóstico é confirmado com biópsia e cultura. O tratamento é complexo, utilizando-se a terapia combinada com múltiplos antibióticos, que incluem isoniazida, etambutol, rifampicina, pirazinamida, amicacina, ciprofloxacina[5], ou a combinação de claritromicina com clofazimina, que melhora o prognóstico[36].

HIV

O vírus da imunodeficiência adquirida pode ocasionar lesões esofágicas ulceradas na ausência de outro patógeno. Estas lesões foram identificadas como úlceras idiopáticas associadas ao HIV (Fig. 23.2). O HIV pode ser detectado nessas lesões, existindo controvérsia em relação a considerá-lo ou não o agente causal. Uma vez excluída outra causa, esses pacientes são tratados com corticóides e sucralfato[44,5,16], misoprostol[5] ou talidomida[22]. O diagnóstico diferencial é entre as doenças de Crohn e de Behçet[16].

Papilomavírus

O *Papillomavirus* é um vírus DNA que infecta o epitélio escamoso, produzindo verrugas e condiloma. É transmitido por contato pessoal, podendo produzir lesões esofágicas freqüentemente assintomáticas (Fig. 23.3). O diagnóstico é feito por histologia e imuno-histoquímica. O tratamento geralmente é desnecessário, mas às vezes realiza-se a remoção endoscópica[5].

DOENÇA DE CROHN

A doença de Crohn foi reconhecida como tal em 1932, quando descrita pela primeira vez por Crohn, Ginzburg e Oppenheimer como uma afecção limitada ao íleo terminal[12]. Em 1950, Franklin e Taylor descreveram os primeiros casos de comprometimento esofágico, reconhecendo-se como uma enfermidade que afeta todas as partes do aparelho digestivo, desde a boca até o ânus[12].

A incidência do comprometimento digestivo alto da doença de Crohn tem aumentado, representando aproximadamente entre 15 e 49%[50]. A região mais freqüentemente afetada é a porção distal do estômago e o arco

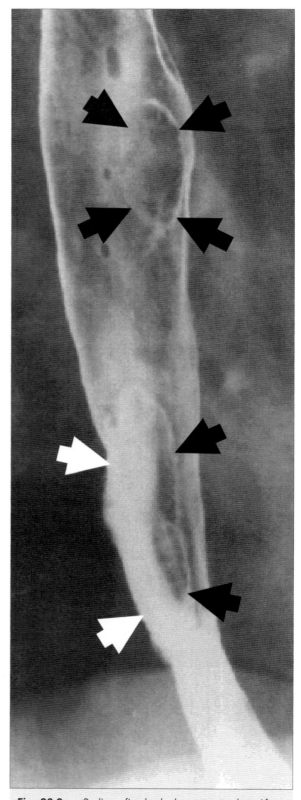

Fig. 23.2 — *Radiografia de duplo contraste do esôfago evidenciando úlceras causadas por HIV. (De Rubin H, Levine MS. Giant esophageal ulcer. New Engl J Med, 334:1029, 1996.)*

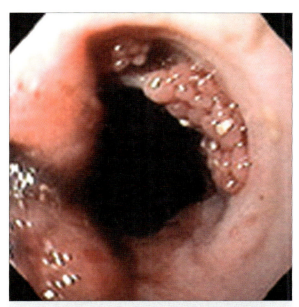

Fig. 23.3 — Endoscopia digestiva alta evidenciando lesões papilomatosas no esôfago. (De Donner C. Gastrointestinal Endoscopy Atlas.)

duodenal. O comprometimento esofágico é raro, com a incidência variando entre 0,2 e 13%[12,50].

Os sintomas são geralmente associados às alterações ileocolônicas[34,12,50,38], mas a sua apresentação isolada é possível [59,39,18], necessitando-se, às vezes, do exame endoscópico e histopatológico do íleo terminal para excluir o comprometimento intestinal [34]. A doença de Crohn do esôfago pode ser assintomática e não ser diagnosticada. Os pacientes com o diagnóstico de doença de Crohn que referem sintomas esofágicos devem ser submetidos a endoscopia digestiva e biópsia[12].

O diagnóstico de doença de Crohn do aparelho digestivo alto é baseado na apresentação clínica, endoscopia com tomada de múltiplas biópsias e radiografia de duplo contraste. A ultra-sonografia endoscópica pode ser útil sobretudo para avaliar o grau de infiltração transmural. Em 1989, Nugent e Roy propuseram critérios para o estabelecimento do diagnóstico de doença de Crohn duodenal, que também são utilizados para a definição da doença do estômago e do esôfago. Esses autores postularam que o diagnóstico deve ser estabelecido quando ocorre a presença de pelo menos um de dois critérios: (1) evidência histológica da presença de inflamação granulomatosa não-caseosa, com ou sem doença de Crohn em outro lugar do aparelho digestivo e sem evidências de outra doença granulomatosa; (2) doença de Crohn diagnosticada em qualquer outra parte do trato intestinal e achados radiológicos e/ou endoscópicos compatíveis com o diagnóstico[32]. A forma de apresentação clínica é inespecífica, com disfagia, odinofagia, pirose e perda de peso[12,18], lesões aftóides na boca [38,12,42] e geralmente associadas, ou com apresentação posterior, aos sintomas da doença extra-esofagiana[42].

Os estudos endoscópicos mostram lesões ulcerosas em 80%, eritema e erosões em 40%, estenoses em 20% e fístulas e pseudopólipos em 5% [12]. Nos estudos histológicos, os achados revelam infiltração crônica linfocitária na lâmina própria [34,50]. Ainda que os granulomas característicos ocorram no trato digestivo superior, seu achado é pouco comum[34,12]. A complicação mais freqüente do comprometimento esofágico é a estenose[50,18]. Também ocorrem fístulas, perfuração espontânea e síndrome de Boerhaave[59].

O diagnóstico diferencial deve estabelecer-se com a esofagite de refluxo, tumores, abscessos mediastinais, tuberculose[50] e doença de Behçet[12].

O tratamento da doença de Crohn do esôfago depende da sua gravidade. Quando os sintomas de esofagite são leves ou moderados, o uso das drogas de primeira eleição utilizados no tratamento da doença de Crohn, como os corticóides, 5-ASA, bloqueadores de bomba de prótons, são efetivos na maioria dos pacientes [50]. No entanto, o uso de 5-ASA é controverso por ser inativo no trato superior[12]. Quando o uso destas drogas é insuficiente, os medicamentos imunomoduladores são indicados[50,12].

A nutrição enteral através de gastrostomia percutânea é bem tolerada, sendo uma alternativa válida no tratamento dos pacientes com lesão estenosante[47]. Quando o tratamento médico for inefetivo, houver recaída ou ocorrem complicações como abscessos, fístulas ou perfuração, o tratamento cirúrgico deve ser considerado. As lesões estenosantes podem ser tratadas com dilatação endoscópica cuidadosa e repetida, evitando qualquer risco de perfuração da parede esofagiana inflamada[50,12]. Se a dilatação for impossível, a esofagectomia parcial ou total está indicada[12].

Referências Bibliográficas

1. Abraham SC, Bhagavan BS, Lee LA, Rashid A, Wu T-T. Upper gastrointestinal tract injury in patients receiving Kayexalate (sodium polyestyrene sulfonate) in sorbitol: clinical, endoscopic, and histopahologic findings. *Am J Surg Pathol* 25:637-644, 2001.
2. Abraham SC, Singh VK, Yardley JH, Wu T-t. Hyperplastic polyps of the esophagus and esophagogastric junction: histologic and clinicopathologic findings. *Am J Surg Pathol* 25:1180-1187, 2001.
3. Adeotti AG, Vega KJ, Dajani EZ, Trotman BW, Kloser P. Idiopathic ulceration in acquired immunodeficiency syndrome: successful treatment with misoprostol and viscous lidocaine. *Am J Gastroenterol* 93:2069-2074, 1998.
4. Baehr PH, McDonald GB. Esophageal disorders caused by infection, systemic illness, medications, radiation, and trauma. In *Sleisenger and Fordtran's gastrointestinal and liver disease*. 6th ed., St. Louis, MO., W.B. Saunders Company: 1-12, 1998.
5. Baehr PH, McDonald GB. Esophageal infections: risk factors, presentation, diagnosis and treatment (Review). *Gastroenterology* 106:509-532,1994.
6. Bernabeu-Wittel M, Naranjo M, Cisneros JM, Cañas E, Gentil MA, Algarra G, Pereira P, González-Roncero FJ, Alarcón A, Pachón J. Infections in renal transplant recipients receiving mycophenolate versus azathioprine-based immunosuppression. *Eur J Clin Microbiol Infect Dis* 21:173-180, 2002.

7. Bode CP, Schroten H, Koletzko S, Lubke H, Wahann V. Transient achalasia-like esophageal motility disorder after *Candida* esophagitis in a boy with chronic granulomatous disease. *J Pediatr Gastroenterol Nutr* 23:320-323, 1996.

8. Brito EM, Barbosa AJA. Symptomatic esosinophilic esophagitis and esophageal candidiasis.(Letter). *Am J Gastroenterol* 23:2003-2004, 1998.

9. Buckner F, Pomeroy C. *Cytomegalovirus* disease of the gastrointestinal tract in patients without AIDS. *Clin Infect Dis*, 17:644-656, 1993.

10. Calore EE, Cavaliere JM, Perez, NM, Campos Sales PS, Warnke KO. Esophageal ulcers in AIDS. *Pathologica* 89:155-158, 1997.

11. Collazos J, Quintas L, Mayo J. Tuberculous esophageal ulcer as the mode of presentation of Pott´s disease (tuberculous spondylitis). *Am J Med* 112:737-739, 2002.

12. Decker GAG, Loftus Jr. EV, Pasha TM, Tremaine WJ, Sandborn WJ. Crohn's disease of the esophagus: clinical features and outcomes. *Inflamm Bowel Dis* 7:113-119, 2001.

13. Dieckhaus KD, Hill DR. Boerhaave´s syndrome due to *herpes simplex* virus type 1 esophagitis in a patient with AIDS. *Clin Infect Dis* 26:1244-1245, 1998.

14. Dow CJ. Oesophageal tuberculosis: four cases. *Gut* 22:234-236, 1981.

15. Eroglu A, Kurkcuoglu C, Karaoglanoglu N, Yilmaz O, Gursan N. Esophageal tuberculosis abscess: an unusual cause of dysphagia. (Report). *Diseases of the Esophagus* 15:93-95, 2002.

16. Farrel JJ, Cosimi AB, Chung RT. Idiopathic giant ulcers in a renal transplant patient responsive to steroid therapy. *Transplantation* 70:230-232, 2000.

17. Ferreira MS, Nishioka S de A, Silvestre MT, Borges AS, Nunes-Araujo, FR, Rocha A. Reactivation of Chagas´disease in patients with AIDS: report of three new cases and review of the literature. *Clin Infect Dis* 25:1934-1400, 1997.

18. Gheorghe C, Aposteanu G, Popescu C, Gheorghe L, Oproiu A, Popescu I. Long esophageal stricture in Crohn's disease: a case report. *Hepatogastroenterology* 45:738-741, 1998.

19. Goff JS. Infectious causes of esophagitis. *Ann Rev Med* 39:163-169, 1988.

20. Hoffman M, Bash E, Berger SA, Burke M, Yust I. Fatal necrotizing esophagitis due to *Penicillium chrysogenum* in a patient with acquired immunodeficiency syndrome. *Eur J Clin Microbiol Infect Dis* 11:1158-1160, 1992.

21. Isaacs KL. Upper gastrointestinal tract endoscopy in inflammatory bowel disease. *Gastrointest Endosc Clin North Am* 12:451-462, 2002.

22. Jibaly RM, Moallem H, Fikrig SM, Rabinowitz SS. Steroid-resistant idiopathic esophageal ulcer in a child with AIDS. *J Pediatr Gastroenterol Nutr* 27:97-101, 1998.

23. Kalish RB, Garry D, DO, Figueroa R. Achalasia with *Candida* esophagitis during pregnancy. *Obstet Gynecol* 94:850, 1999.

24. Kikendall JW. Pill esophagitis. *J Clin Gastroenterol* 28:298-305, 1999.

25. Kurahara K, Aoyagi K, Nakamura S, Kuwano Y, Yamamoto C, Iida M, Fujishima M. Course of *Herpes simplex* esophagitis in a debilitated patient. Gastrointest. Endosc 48:420-422, 1998.

26. Kurahara K, Aoyagi K, Nakamura S, Kuwano Y, Yamamoto C, Iida M, Fujishima M. Treatment of *Herpes simplex* esophagitis in an immunocompetent patient with intravenous acyclovir. *Am J Gastroenterol* 93:2239-2240, 1998.

27. Mahajan L, Wyllie R, Petras R, Steffen R, Kay M. Idiopathic eosinophilic esophagitis with stricture formation in a patient with long-standing eosinophilic gastroenteritis. *Gastrointest Endosc* 46:557-560, 1997.

28. Mascarenhas MR, McGowan KL, Ruchelli E, Athreya B, Altschuler SM. *Acremonium* infection of the esophagus. *J Pediatr Gastroenterol Nutr* 24:356-358, 1997.

29. McDonald GB, Sharma P, Hackman RC, Meyers JD, Thomas ED. Esophageal infections in immunosuppressed patients after marrow transplantation. *Gastroenterology* 88:1111-1117, 1985.

30. McKelvie PA, Fink, M. A fatal case of emphysematous gastritis and esophagitis. *Pathology* 26:490-492, 1994.

31. Moretti F, Uberti-Foppa C, Quiros-Roldan E, Fanti L, Lillo L, Lazzarin A. Oesophagobronchial fistula caused by *Varicella zoster* virus in a patient with AIDS: a unique case. *J Clin Pathol* 55:397-398, 2002.

32. Nugent FW, Roy MA. Duodenal Crohn's disease: an analysis of 89 cases. *Am J Gastroenterol* 84:249-254, 1989.

33. Obrecht WF, Ritcher JE, Olympio GA, Gelfand DW. Tracheoesophageal fistula: a serious complication of infectious esophagitis. *Gastroenterology* 87:1174-1179, 1984.

34. Ohta M, Konno H, Kamiya K, Suwa D, Baba M, Tanaka T, Nakamura T, Nishino N, Sugimura H, Nakamura S. Crohn's disease of the esophagus: report of a case. *Surgery Today* 30:262-267, 2000.

35. Olmos M, Sanchez Basso A, Battaglia M, Concetti H, Magnanini F. Esophageal strictures complicating *Cytomegalovirus* ulcers in patients with AIDS. *Endoscopy* 33:822, 2001.

36. Parente, F, Bianchi Porro G & the Italian *Cytomegalovirus* Study Group. Treatment of *Cytomegalovirus* esophagitis in patients with acquired immune deficiency syndrome: a randomized controlled study of foscarnet versus ganciclovir. *Am J Gastroenterol* 93:317-322, 1998.

37. Perez R, Early DS. Endoscopy in patients receiving radiation therapy to the thorax. *Dig Dis Sci* 47:79-83, 2002.

38. Rehberger A, Puspok A, Stallmeister T, Jurecka W, Wolf K. *Eur J Dermatol* 8:274-276, 1998.

39. Reynolds HL, Stellato TA. Crohn's disease of the foregut. Surg. Clin. *North Am* 81:117-135, 2001.

40. Ribeiro A, DeVault KR, Wolfe, J, Stark ME. Alendronate-associated esophagitis: endoscopic and pathologic features. Case reports. *Gastrointest Endosc* 47:525-528, 1998.

41. Richert S, Orchard JL. Bacterial esophagitis associated with CD4+ T-lymphocytopenia without HIV infection. Possible role of corticosteroid treatment. *Dig Dis Sci* 40:181-185, 1995.

42. Rudolph I, Goldstein F, DiMarino AJ Jr. Crohn's disease of the esophagus: three cases and a literature review. *Can J Gastroenterol* 15:117-22, 2001.

43. Serna LD, Vovan TT, Roum JH, Brenner M, Chen JC. Successful nonoperative management of delayed spontaneous esophageal perforation in patients with immunodeficiency virus (case report). *Crit Care Med* 28:2634-2637, 2000.

44. Shivinder N, Galeano NF, Pottenger E, Kazlow PG, Husain S, DeFelice AR. Idiopathic esophageal ulcer in a child with AIDS. *J Pediatr Gastroenterol Nutr* 24:211-214, 1997.

45. Sigurdarson ST, Field FJ, Schelesinger LS. Esophageal tuberculosis: a rare but not to be forgotten entity. (Letter). *Am J Med* 110:415-416, 2001.

46. Szabo S, James Ch, Telford G. Unusual presentation of primary human immunodeficiency virus infection. *AIDS Patient Care STDS* 16:251-254, 2002.

47. Thomas TS, Berto E, Scribano ML, Middleton SJ, Hunter JO. Treatment of esophageal Crohn's disease by enteral feeding via percutaneous endoscopic gastrostomy. *J Parenter Enteral Nutr* 24:176-179, 2000.

48. Thuraisingam AI, Denning DW. *Candida glabrata* oesophagitis in a patient without HIV infection. *Eur J Clin Microbiol Infect Dis* 19:561-569, 2000.

49. Upadhyay AP, Bhatia RS, Anbarasu A, Sawant, P, Rathi P, Nanivadekar, S. Esophageal tuberculosis with intramural pseudodiverticulosis. *J Clin Gastroenterol* 22:38-40, 1996.

50. van Hogezand RA, Witte AM, Veenendaal RA, Wagtmans MJ, Lamers CBHW. Proximal Crohn's disease: review of the clinicopathologic features and therapy. *Inflamm Bowel Dis* 7:328-337, 2001.

51. van Scoy RE, Wilkowske CJ. Antituberculous agents. *Mayo Clin Proc* 67:179-187, 1992

52. Vij JC, Malhotra V, Choudhary V. A clinicopathological study of abdominal tuberculosis. *Indian J Tub* 39:213-220, 1992

53. Vodovnik A, Cerar A. Synchronous *Herpes simples* virus and *Cytomegalovirus* esophagitis. *Z Gastroenterol* 38:491-494, 2000.

54. Wigg Aj, Robertsthomson IC. *Candida* esophagitis. *J Gastroenterol Hepatol* 13:831, 1998.

55. Wilcox CM, Harris PR, Redman TK, Kawabata S, Hiroi T, Kiyono H, Smith PD. High mucosal levels of tumor necrosis factor a-messenger RNA in AIDS-associated cytomegalovirus-induced esophagitis. *Gastroenterology* 114:77-82, 1998.

56. Wilcox CM, Mönkemüller KE. Diagnosis and management of esophageal disease in the acquired immunodeficiency syndrome(Review). *South Med* J 91:1002-1008, 1998.

57. Wilcox CM. Esophageal strictures complicating ulcerative esophagitis in patients with AIDS. *Am J Gastroenterol* 94:339-343, 1999.

58. Yee J, Wall SD. Infectious escphagitis (Review). *Radiol Clin North Am* 32:1135-1.45, 1954.

59. Yekebas E, Busch C, Soehendra N, Winzer O, Rogiers X, Izbicki JR. Boerhaave-mimicking esophageal perforation with subsequent esophagobronchial fistula formation as the primary manifestation of Crohn's disease. *Digestive Surgery* 17:631-633, 2000.

60. Younes Z, Johnson D. The spectrum of spontaneous and iatrogenic esophageal injury: perforations, Mallory Weiss tears, and hematomas. *J Clin Gastroenterol* 29:306-317, 1999.

CAPÍTULO 24

Membranas e Anéis Esofágicos*

Peter Funch-Jensen
Peter Thommesen

INTRODUÇÃO

Apesar de alguns autores empregarem os termos membrana e anel esofágico como sinônimos, a membrana esofágica é definida como uma estrutura fina que consiste em pregas de mucosa que se projetam parcial ou completamente no lúmen esofágico. No último caso, a abertura na membrana pode ser no centro (concêntrico) ou na periferia (excêntrico). É formada somente de mucosa, que é revestida de epitélio escamoso atrófico e pode estar localizada em qualquer lugar ao longo do esôfago.

O anel esofágico ou anel de Schatzki é uma estenose fina restrita à junção escamocolunar na transição anatômica esofagogástrica e está invariavelmente associada à hérnia de hiato esofágico. O anel é fino e revestido por epitélio escamoso na parte superior e por epitélio colunar na parte inferior, com vários graus de fibrose submucosa. Patologicamente, esse anel é fino e composto somente de mucosa e submucosa[14,17]. Não existe muscular própria no anel[17]. O anel de Schatzki (Fig. 24.1) foi descrito por Ingelfinger & Kramer[9] e por Schatzki[16].

ETIOLOGIA E PATOGÊNESE

Raramente as membranas e anéis congênitos são diagnosticados logo após o nascimento. Essas alterações são geralmente observadas em adultos e idosos.

As membranas mais comuns são localizadas no esôfago cervical e fazem parte da *síndrome de Plummer-Vinson* ou de *Peterson-Kelly*, que se caracteriza por anemia ferropriva, queilose, pele seca, língua lisa, unhas planas e frágeis, perda de peso e disfagia. Essas membranas são provavelmente adquiridas, e a deficiência de ferro parece desempenhar um importante papel na patogenia, pois um grande número de membranas desaparece após a correção da anemia ferropriva (Fig. 24.2). Trabalhos recentes evidenciaram uma associação entre essa síndrome e a doença celíaca[4].

As membranas que ocorrem no esôfago médio podem ser congênitas ou adquiridas devido à esofagite de refluxo associada ao esôfago de Barrett. As membranas do esôfago médio são muito raras.

A etiologia do anel de Schatzki não está esclarecida, mas possivelmente é uma doença adquirida associada a insultos repetidos da mucosa esofagiana inferior devido a refluxo gastroesofágico. Alguns autores acreditam que o anel da Schatzki é congênito[17].

QUADRO CLÍNICO

O principal sintoma de todos os tipos de membranas e anéis esofágicos é a disfagia que, geralmente é intermitente e não-progressiva ou lentamente progressiva em um período de muitos anos[9,15]. Uma outra maneira de apresentação é a impactação de alimentos sólidos no anel ou na membrana.

No caso de membrana cervical associada com anemia ferropriva (síndrome de Plummer-Vinson), podem ocorrer leucoplasia oral, unhas em forma de colher e acloridria[10]. Essa síndrome ocorre mais em mulheres (85%) adultas ou idosas de origem anglo-saxônica. Pode ser observada uma alteração no mecanismo de coordenação orocricofaríngea, e ainda, de maneira mais importante, pode haver uma relação com carcinoma da orofaringe, hipofaringe e esôfago cervical[1,12].

No anel de Schatzki pode também ocorrer dor em queimação retroesternal relacionada ao refluxo gastroesofágico.

---

* *Capítulo traduzido pelos Drs. Carolina Gomes Gonçalves e Gustavo Justo Schulz.*

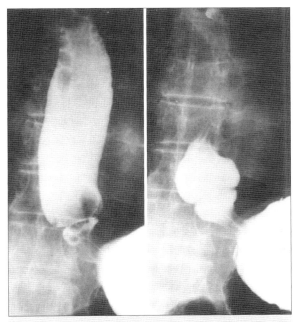

Fig. 24.1 — Um anel na zona de transição entre o epitélio escamoso e o epitélio colunar (anel de Schatzki).

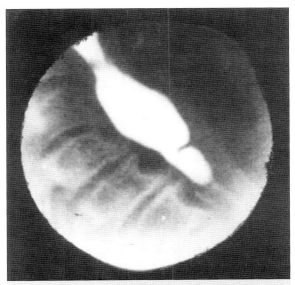

Fig. 24.2 — Membrana esofágica em uma mulher com anemia ferropriva (síndrome de Plummer-Vinson).

DIAGNÓSTICO

Devido ao fato de a disfagia ser de caráter intermitente, o paciente freqüentemente demora para procurar atendimento médico e o diagnóstico das membranas e anéis esofágicos é retardado. É importante ressaltar que todo paciente que apresente qualquer tipo de disfagia deve ser investigado. A primeira etapa no diagnóstico diferencial de disfagia é a endoscopia digestiva alta, para excluir obstrução de origem maligna[17]. O endoscopista pode observar um anel esofágico inferior, porém freqüentemente essa lesão não é reconhecida. Mesmo quando um paciente apresenta impactação de um pedaço de carne, o esôfago pode apresentar hiperemia após a remoção desse fragmento, não se podendo então confirmar o diagnóstico.

A próxima etapa diagnóstica deve ser a investigação radiológica. Este exame deve ser realizado com cinerradiografia. Embora, como mencionado anteriormente, o primeiro exame diagnóstico a ser solicitado seja a endoscopia, é importante ressaltar que muitas membranas e anéis esofágicos podem ser diagnosticados apenas com exames radiológicos e não com endoscopia. O exame radiológico deve abranger todo o esôfago, uma vez que é difícil a diferenciação clínica entre disfagia alta e baixa[17]. A cinerradiografia deve estudar a deglutição tanto de sólidos quanto de líquidos. Finalmente, filmes da região anterior e posterior são igualmente importantes, bem como projeções laterais, e a realização da manobra de Valsalva ou inspiração profunda pode ser útil.

DIAGNÓSTICO DIFERENCIAL

O diagnóstico diferencial deve ser feito com: (1) lesões esofágicas extrínsecas, como massas provenientes da coluna (a mais comum é a compressão por osteófitos) (Fig. 24.3) ou massas torácicas; e (2) lesões do próprio esôfago, sendo as mais comuns a estenose péptica e o carcinoma de esôfago. Outrossim, alterações da motilidade do esôfago, como acalasia ou espasmos difusos, devem ser consideradas, sendo o diagnóstico dessas duas últimas afecções sendo mais adequadamente estabelecido através da manometria do esôfago.

As membranas e os anéis esofágicos geralmente são simétricos. A presença de neoplasia deve ser considerada quando houver assimetria, e nesta situação, uma endoscopia deve ser realizada para excluir neoplasia.

TRATAMENTO

O tratamento dessa afecção é de certa forma gratificante. Considerando-se a síndrome de Plummer-Vinson isoladamente, quando seu diagnóstico é precoce, pode haver remissão completa dos sintomas após a reposição da deficiência de ferro[17]. Isto se deve provavelmente ao fato de que, nas fases iniciais dessa síndrome, existem apenas distúrbios funcionais, enquanto mais tardiamente ocorre a formação de uma membrana verdadeira. Quando há uma membrana verdadeira, o tratamento é feito com dilatações, com balão de no mínimo 28 mm de diâmetro[17]. A dilatação é realizada com acompanhamento radiológico, e, como pode ser difícil a localização da anomalia com o endoscópio, é importante determinar previamente a localização da lesão. Em muitos casos, pode-se ter a impressão de que não houve

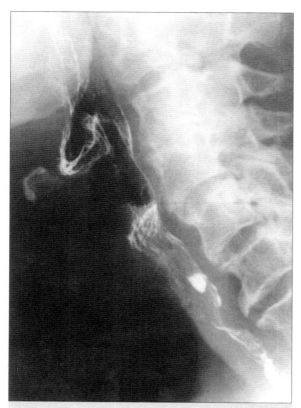

Fig. 24.3 — Osteófito causando compressão do esôfago.

dilatação de qualquer estrutura, mas, apesar disso, o paciente terá melhora satisfatória da sintomatologia. Essa melhora pode também ocorrer após o primeiro exame endoscópico, devido à rotura inadvertida da membrana. Os alimentos impactados devem ser removidos endoscopicamente e a dilatação deve ser realizada no mínimo 2 semanas após, para minimizar o risco de perfuração do esôfago. Quando ocorre perfuração, o que é muito raro, ela é geralmente autolimitada e a sua cicatrização é espontânea; nessas condições, o paciente deve permanecer em jejum por um período de 5 a 7 dias, em observação rigorosa.

O anel de Schatzki é geralmente tratado com sucesso com dilatação esofágica e administração de bloqueadores de bomba de prótons para controle da esofagite de refluxo[6]. Pacientes com anel de Schatzki que apresentam recidiva após a dilatação podem ser tratados com sucesso com pinças de biópsia ou através de incisões endoscópicas dos anéis[2,5]. Dependendo da intensidade da esofagite e da duração do refluxo gastroesofágico, está indicada uma operação anti-refluxo por via videolaparoscópica. A ressecção da estenose raramente é necessária[13].

REFERÊNCIAS BIBLIOGRÁFICAS

1. Chisholm M. The association between webs, iron, and postcricoid carcinoma. *Postgrad Med J*, 50:215, 1974.
2. Chotiprasidhi P, Minocha A. Effectiveness of single dilation with Maloney dilator versus endoscopic rupture of Schatzki's ring using biopsy forceps. *Dig Dis Sci*, 45:281, 2000.
3. Dantas RO, Villanova MG. Esophageal motility impairment in Plummer-Vinson syndrome. Correction by iron treatment. *Dig Dis Sci*, 38:968, 1993.
4. Dickey W, McConnell B. Celiac disease presenting as the Paterson-Brown-Kelly (Plummer-Vinson) syndrome. *Am J Gastroenterol*, 94:527, 1999.
5. DiSario, JA, Pedersen PJ, Bichis-Canoutas C, Alder SC, Fang JC. Incision of recurrent distal esophageal (Schatzki) ring after dilation. *Gastrointest Endosc*, 56:244-8, 2002.
6. Eastridge CE, Pate JW, Mann JA. Lower esophageal ring. Experience in treatment of 88 patients. *Ann Thorac Surg*, 37:103, 1984.
7. Hirano I, Gilliam J, Goyal RK. Clinical and manometric features of the lower esophageal muscular ring. *Am J Gastroenterol*, 95:43, 2000.
8. Hoffman RM, Jaffe PE. Plummer-Vinson syndrome: A case report and literature review. *Arch Intern Med*, 155:2008,1995.
9. Ingelfinger FJ, Krammer P. Dysphagia produced by a contractile ring in the lower esophagus. *Gastroenterology*, 23: 419, 1953.
10. Makharia GK, Nandi B, Garg PK, Tandon RK. Plummer-Vinson syndrome: unusual features. *Indian J Gastroenterol*, 21:74-5, 2002.
11. Maleki D, Cameron AJ. Plummer-Vinson syndrome associated with chronic blood loss anemia and large diaphragmatic hernia. *Am J Gastroenterol*, 97:190-3, 2002.
12. Messmann H. Squamous cell cancer of the oesophagus. *Best Pract Res Clin Gastroenterol*, 15:249-65, 2001.
13. Molins L, Payne WS, Camerona AJ, MacCarty RL. An unusually intractable Schatzki ring. *Ann Thorac Surg*, 45:327, 1988.
14. Postlethwait RW, Musser AW. Pathology of lower esophageal web. *Surg Gynecol Obstet*, 1965; 120:571.
15. Sanai FM, Mohamed AE, Al-Karawi MA. Dysphagia caused by Plummer-Vinson syndrome. *Endoscopy*, 33:470, 2001.
16. Schatzki R, Gary JE. Dysphagia due to a diaphragm-like localized narrowing in the lower esophagus ("lower esophageal ring"). *Am J Radiol*, 70:911, 1953.
17. Tobin RW. Esophageal rings, webs, and diverticula. *J Clin Gastroenterol*, 27:285; 1998.

25

Divertículos do Esôfago

CAPÍTULO

Júlio Cezar Uili Coelho
Norbert Senninger
Christian Herfarth

INTRODUÇÃO

Divertículos do esôfago são protrusões da mucosa ou de toda a parede do esôfago para fora do seu lúmen. Portanto, a parede dos divertículos pode ser formada somente de mucosa (divertículos falsos) ou de mucosa e camada muscular (divertículos verdadeiros). Os divertículos esofágicos podem ser de pulsão e de tração. Os de pulsão (faringoesofágico, epifrênico e a maioria dos do esôfago médio) são divertículos falsos, que se formam pela herniação da mucosa através da musculatura devido ao aumento da pressão intraluminar. Os divertículos de tração (alguns do esôfago médio) são verdadeiros, que se formam devido à aderência e tração de todas as camadas do esôfago por linfonodos mediastinais inflamatórios.

Os divertículos esofágicos são classificados, segundo sua localização anatômica, em: (1) faringoesofágico ou de Zenker; (2) esofágico médio ou parabronquial e (3) epifrênico ou supradiafragmático.

DIVERTÍCULO FARINGOESOFÁGICO

Apesar de o divertículo faringoesofágico ter sido descrito pela primeira vez pelo cirurgião inglês Ludlow em 1769[25], ele é também conhecido como divertículo de Zenker em homenagem ao patologista alemão, que sugeriu em 1878 que esse divertículo era conseqüente a um defeito anatômico. Trata-se de uma herniação da mucosa faríngea que protrui através de um defeito muscular na parede faríngea posterior, logo acima do músculo cricofaríngeo (esfíncter esofágico superior) (Fig. 25.1). Portanto, trata-se de um divertículo da faringe e não do esôfago.

O divertículo faringoesofágico é falso, pois é constituído somente de mucosa (e submucosa) e é uma condição adquirida, cuja incidência aumenta com a idade.

Setenta a 80% dos divertículos ocorrem em pacientes com mais de 60 anos se idade, e a sua ocorrência em crianças é extremamente rara. A proporção entre homens e mulheres é de 2 para 1. A incidência é de 0,1 a 1,8% dos exames radiológicos contrastados do trato gastrointestinal alto, e é o divertículo mais comum do esôfago.

PATOGENIA

O divertículo faringoesofágico forma-se devido a um aumento da pressão intraluminar faríngea, que ocorre durante a deglutição devido à obstrução funcional ao nível do músculo cricofaríngeo. A obstrução faringoesofágica funcional tem sido atribuída a uma disfunção do músculo cricofaríngeo, devido à contração tônica ou prematura, ou ainda a um retardo no relaxamento desse músculo durante a deglutição [0]. Mais recentemente, observou-se que o músculo cricofaríngeo de pacientes com divertículo faringoesofágico contém mais tecido fibrótico e fibras musculares degenerativas do que o de indivíduos normais. Esse alteração reduz a abertura máxima do músculo cricofaríngeo e assim aumenta a pressão intraluminar durante a deglutição[36]. Esse aumento da pressão associado a uma área de fraqueza da musculatura da parede faríngea posterior, a qual é conhecida como triângulo de Killian, causa a formação de divertículo[6]. Essa área de fraqueza pode ser congênita. Por isso, este divertículo é de pulsão.

O divertículo faringoesofágico está freqüentemente associado a outras afecções esofágicas, como hérnia de hiato e esofagite de refluxo em até 42%, membranas esofágicas em até 50%, acalasia, neoplasia e pólipo esofágicos[14].

A localização do divertículo faringoesofágico é constante, na face posterior da faringe entre as porções cricofaríngea e tireofaríngea do músculo constritor inferior

409

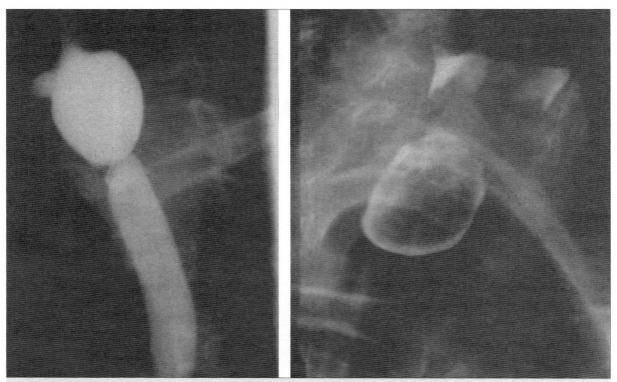

Fig. 25.1 — Radiografia contrastada do esôfago mostrando um divertículo faringoesofágico (divertículo de Zenker) em posição ântero-posterior (à esquerda) e lateral (à direita).

(ângulo de Killian). O músculo cricofaríngeo ou esfíncter esofágico superior é a parte inferior do músculo constritor inferior da faringe, origina-se de cada lado da porção póstero-lateral da cartilagem cricóide e se dirige posteriormente para envolver a junção faringoesofágica.

Uma vez formado, o divertículo tende a aumentar de tamanho e a descer entre o esôfago e a coluna vertebral. Essa evolução deve-se ao fato de o divertículo possuir um colo largo e paralelo ao esôfago, o que facilita a entrada de alimentos e a distensão do divertículo.

Quadro Clínico

A intensidade das manifestações clínicas depende do tamanho do divertículo e do grau de disfunção do músculo cricofaríngeo e geralmente piora com o tempo. Os sintomas iniciais são freqüentemente discretos e incluem irritação e/ou sensação de corpo estranho na faringe. Quando o divertículo aumenta de tamanho, a disfagia, que pode evoluir para obstrução intensa, torna-se o principal sintoma. A disfagia é devida ao enchimento do divertículo por alimentos e saliva, que comprimem o esôfago.

Pode ocorrer regurgitação de alimentos não-digeridos e saliva acumulados no divertículo, que ocasionalmente podem ser aspirados e causar tosse, asfixia, bronquite, pneumonia aspirativa e abscesso pulmonar.

A retenção e a conseqüente putrefação de alimentos no divertículo causam halitose. O paciente pode queixar-se de barulho no pescoço à deglutição, pela entrada de alimentos no divertículo. A disfagia intensa pode limitar a ingestão de nutrientes e causar perda de peso e desnutrição.

Nos divertículos grandes, o exame físico pode eventualmente revelar uma massa cervical de consistência mole que pode se esvaziar à compressão. Alterações broncopulmonares são freqüentes.

Diagnóstico

O diagnóstico é confirmado pelo exame radiológico contrastado do esôfago (Fig. 25.1). Clichê lateral é essencial para divertículos menores, já que são localizados posteriormente ao esôfago. A esofagoscopia não é necessária e pode ser perigosa. Existe risco de perfuração do divertículo durante a endoscopia ou à simples passagem de uma sonda nasogástrica. Se for indicada a endoscopia para excluir outras afecções como neoplasias, deve ser realizada com muito cuidado. Pode ser aconselhável a sua realização sobre um fio previamente deglutido. A manometria esofágica é desnecessária e é geralmente normal. Eventualmente, a ultra-sonografia, a tomografia computadorizada e a ressonância magnética podem sugerir o diagnóstico, mas são quase sempre desnecessárias.

COMPLICAÇÕES

Aspiração de material regurgitado com conseqüente bronquite, pneumonia e abscesso pulmonar são as complicações mais freqüentes. Perfuração do divertículo e formação de abscesso cervical e mediastinal são observadas raramente. Carcinoma epidermóide pode se desenvolver muito raramente em divertículos de longa duração.

TRATAMENTO

Por estarem associados a sintomas importantes e a possíveis complicações graves, os divertículos faringoesofágicos sintomáticos (independentemente do tamanho do divertículo) necessitam de tratamento, com exceção dos observados em pacientes idosos com elevado risco cirúrgico. As principais opções terapêuticas para o divertículo faringoesofágico são: (a) tratamento endoscópico; (b) tratamento cirúrgico: miotomia cricofaríngea; ressecção; inversão ou invaginação; e pexia do divertículo. Os três últimos procedimentos geralmente são associados à miotomia cricofaríngea.

TRATAMENTO ENDOSCÓPICO

O procedimento endoscópico foi descrito pela primeira vez por Dohlmar em 1949[9] e tem sido empregado por alguns autores com sucesso, principalmente para os divertículos pequenos[19]. Consiste na secção com *laser* ou cautério em um ou múltiplos estágios, do septo entre o divertículo linear e o esôfago (músculo cricofaríngeo)[35]. Mais recentemente, o uso de grampeador (*stapler*) linear (Endo GIA 35 mm®) por via endoscópica tem sido efetivo e seguro na secção desse septo[33,38]. Dessa forma, as bordas do septo são fechadas, reduzindo o risco de hemorragia e fístula[38]. A taxa de insucesso com a secção endoscópica é de 20% para os divertículos pequenos e de 70% para os divertículos médios ou grandes.

As principais complicações do tratamento endoscópico são: infecção da região cervical, enfisema mediastinal e mediastinite, que pode ser fatal. O tratamento endoscópico e o cirúrgico são igualmente efetivos para os divertículos pequenos. Entretanto, o tratamento cirúrgico é mais efetivo para os divertículos médios ou grandes.

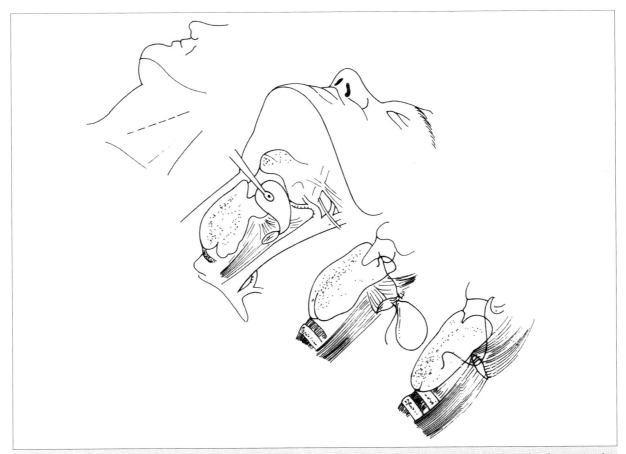

Fig. 25.2 — *Técnica de diverticulectomia associada à miotomia cricofaríngea. A – Incisão cervical oblíqua na borda anterior do músculo esternocleidomastóideo; B – Secção vertical completa do músculo cricofaríngeo; C – Excisão do divertículo na sua base; D – Sutura transversal do plano muscular.*

Tratamento Cirúrgico

Para os divertículos pequenos, somente a miotomia cricofaríngea é suficiente (Fig. 25.2). Entretanto, os resultados de somente miotomia cricofaríngea (sem diverticulectomia) para os divertículos médios ou grandes são muito ruins, e ela não deve ser empregada[37]. Vários pacientes necessitam de diverticulectomia subseqüente por progressão do tamanho do divertículo e dos sintomas.

Os divertículos maiores são mais adequadamente tratados com miotomia cricofaríngea associada à ressecção, pexia ou invaginação do divertículo[13,37]. A primeira diverticulectomia foi realizada por Wheeler em 1886, e a primeira inversão de divertículo, por Girard em 1896[15]. O procedimento mais empregado atualmente é a diverticulectomia transcervical associada à miotomia cricofaríngea (Fig. 25.1). Bowdler *et al.*, em um estudo randomizado, compararam a inversão (invaginação do divertículo com sutura em bolsa) com a ressecção do divertículo, ambas associadas à miotomia cricofaríngea[6]. Esses autores observaram melhores resultados clínicos e menor incidência de fístula (5% para inversão e 20% para ressecção) com o procedimento de inversão do divertículo. Muitos pacientes queixavam-se de sensação temporária de corpo estranho ou massa na faringe após a inversão do divertículo.

A recorrência sintomática do divertículo descrita na literatura após o tratamento cirúrgico é de 2-23%, mas a recorrência radiológica pode ser maior[4,37].

Técnica de Diverticulectomia com Miotomia Cricofaríngea

A operação é realizada através de uma incisão cervical oblíqua de aproximadamente 6 cm sobre a borda anterior do músculo esternocleidomastóideo. A incisão transversa centrada sobre a cartilagem cricóide é mais estética. O espaço limitado pela faringe e o esôfago anteriormente e os corpos vertebrais posteriormente, é dissecado, após ligadura e secção da artéria tireóidea inferior. O divertículo está localizado abaixo dessa artéria. As fibras do músculo cricofaríngeo são seccionadas verticalmente e distalmente por cerca de 4 cm, iniciando na região em contato com o divertículo (Fig. 25.1). O divertículo é excisado na sua base, que é suturada com fio absorvível (poliglactina 2-0). Muitos cirurgiões preferem utilizar grampeadores (*staplers*) para realizar a secção do divertículo. A ferida é fechada. Um dreno de Penrose é colocado no espaço retrofaríngeo e exteriorizado pelo ângulo inferior da incisão.

A dieta líquida é iniciada no primeiro dia de pósoperatório, e o dreno é removido no terceiro ou quarto dia de pós-operatório. A morbidade pós-operatória é baixa, sendo as mais freqüentes: infecção da ferida operatória, complicações pulmonares, fístula e paralisia das cordas vocais. A mortalidade é inferior a 1%, e as causas mais comuns são as complicações pulmonares e cardíacas[6]. Raramente ela é devida diretamente ao divertículo.

Divertículo do Esôfago Médio

Dois tipos de divertículos ocorrem no esôfago médio: 1) divertículos de pulsão (divertículos falsos) são atualmente os mais comuns nessa região e são devidos a distúrbios da motilidade esofágica, como acalasia e espasmo difuso do esôfago; 2) divertículos de tração (divertículos verdadeiros), que estão se tornando incomuns, principalmente em países desenvolvidos, devido à redução das formas mais avançadas da tuberculose. Esses divertículos de tração são secundários à tração de todas as camadas do esôfago por linfonodos mediastinais inflamatórios aderentes, envolvidos por tuberculose ou outros processos granulomatosos, como histoplasmose.

Os divertículos do esôfago médio, como o nome indica, ocorrem no esôfago médio, próximo à bifurcação da traquéia ou do brônquio principal esquerdo. Raramente excedem 2 cm de diâmetro, não possuem colo, e, portanto, apesar de poderem se encher com alimento, geralmente se esvaziam rapidamente. São mais freqüentes do lado direito. Esses divertículos ocorrem muito raramente. Esporadicamente causam sintomas, e o diagnóstico é estabelecido por esofagograma. A manometria pode ser importante para estabelecer a etiologia dos divertículos de pulsão.

Na maioria dos casos não há necessidade de tratamento. Entretanto, a operação é indicada nos casos raros que produzem sintomas importantes de disfagia ou obstrução ou que complicam com hemorragia, perfuração e formação de fístula esofagotraqueal, empiema e pericardite. Nesses casos, a operação consiste em diverticulectomia realizada através de toracotomia ou toracoscopia. Se o divertículo for falso, deve-se adicionar uma miotomia longitudinal extramucosa estendendo-se 4 cm acima da abertura do divertículo até o cárdia[8].

Divertículo Epifrênico

O divertículo epifrênico ou supradiafragmático foi descrito pela primeira vez por Deguise em 1804. Os divertículos epifrênicos são herniações da mucosa (divertículo falso) que ocorrem nos 10 cm distais do esôfago[2,30,39]. A maior incidência é em homens de meia-idade, sendo mais comuns no lado direito.

A etiologia do divertículo epifrênico está relacionada a aumento da pressão intra-esofágica, que causa protrusão da mucosa através da camada muscular (divertículo de pulsão). Quase todos os divertículos epifrênicos estão associados a distúrbios da motilidade esofágica, como acalasia (o mais comum), espasmo difuso, hérnia de hiato e/ou esofagite de refluxo e estenose esofágica[2,4,27]. Raramente os divertículos epifrênicos são congênitos, como na síndrome de Ehlers-Danlos, e nesses casos são verdadeiros. Múltiplos divertículos epifrênicos foram descritos em vários membros de uma mesma família. A esclerodermia pode raramente ser associada a múltiplos divertículos do esôfago. Raramente um divertículo esofágico pode ocorrer no local de secção muscular cirúrgica, pós-escleroterapia ou após outro tipo de trauma esofágico[31]. Esporadicamente pode ocorrer proximal a uma estenose esofágica.

Os divertículos epifrênicos têm um colo largo e geralmente não causam sintomas. As manifestações clínicas presentes geralmente são causadas pelos distúrbios motores das doenças associadas e não pelo divertículo *per se*. Entretanto, ocasionalmente disfagia, dor epigástrica ou retroesternal, tosse, halitose, regurgitação e aspiração pulmonar podem ocorrer[28]. Vários tumores benignos e malignos podem ocorrer raramente nos divertículos epifrênicos[18,32].

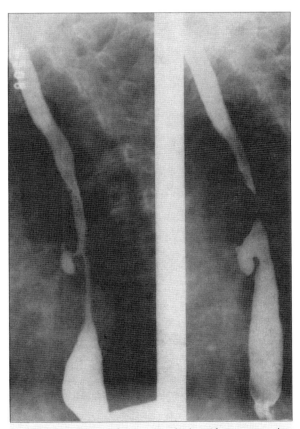

Fig. 25.3 — *Radiografia contrastada do esôfago mostrando um divertículo epifrênico.*

O diagnóstico é estabelecido pelo esofagograma (Fig. 25.3). Diferenciação radiológica de divertículo epifrênico com hérnia de hiato ou úlcera péptica penetrante do esôfago terminal pode ser difícil. Endoscopia e manometria esofágica podem ser importantes para determinar o fator etiológico. Ocasionalmente, a tomografia computadorizada pode ser útil no diagnóstico[22].

O tratamento é indicado somente nos pacientes com sintomas importantes decorrentes do divertículo. Deve-se excluir os sintomas secundários à doença esofágica que originou o divertículo. O tratamento consiste em diverticulectomia, esofagomiotomia extramucosa extensa e correção da causa básica, como hérnia de hiato[2,4]. A excisão do divertículo é realizada através de uma toracotomia esquerda baixa. A esofagomiotomia consiste em uma incisão longitudinal no plano muscular do esôfago no lado oposto ao divertículo, que se estende do nível do arco aórtico à junção esofagogástrica[1].

Como a miotomia freqüentemente se estende através do esfíncter esofágico inferior, é importante complementar a operação com a realização de uma fundoplicatura parcial (operação de Toupet ou Lind) para evitar refluxo gastroesofágico[1,2,4]. Doenças que causam o divertículo, como hérnia de hiato e acalasia do esôfago, devem também ser corrigidas durante a operação. Atualmente, todos os procedimentos podem ser realizados com sucesso por via laparoscópica ou toracoscópica[34]. A taxa de sucesso para as técnicas abertas e laparoscópicas são similares, com bons resultados em 80 a 90% dos pacientes com acompanhamento por vários anos.

PSEUDODIVERTICULOSE INTRAMURAL ESOFÁGICA

É uma condição incomum, caracterizada por múltiplas dilatações contidas na parede do esôfago e, portanto, não-visualizadas na operação pelo exame externo do esôfago[5,17]. Ocorre em todas as idades, inclusive em crianças, mas a predominância é nas sexta e sétima décadas[17,26]. A relação homem/mulher é de 1,4:1.

A etiologia é especulativa, e as teorias mais aceitas são a congênita, adenose e metaplasia das glândulas submucosas[5,17,26]. Patologicamente, os pseudodivertículos são dilatações dos ductos das glândulas submucosas. Esse é o motivo por que essa condição era anteriormente conhecida como esofagite cística[21]. A maioria dos autores sugere que o fator iniciante é uma inflamação crônica do esôfago por fungo (candidíase), bactéria ou química (refluxo esofagogástrico e esofagite corrosiva), que ocasiona obstrução dos orifícios das glândulas esofagianas submucosas e secundariamente dilatação dos ductos[5,17,26]. Essa condição é freqüentemente associada a doença do refluxo gastroesofágico, distúrbios da motilidade esofágica, candidíase e outras doenças[5].

As alterações clínicas são usualmente leves ou moderadas, sendo a disfagia o principal e geralmente o único sintoma. Aproximadamente 10% dos pacientes são assintomáticos[21]. O diagnóstico é estabelecido pelo esofagograma contrastado, que mostra múltiplas dilatações de 1-3 mm de diâmetro na parede do esôfago. Os pseudodivertículos são mais comuns na metade superior do esôfago, onde as glândulas submucosas são mais abundantes. Os achados radiológicos são quase patognomônicos, mas podem ser confundidos com moníliase. A endoscopia raramente mostra óstio do pseudodivertículo, mas pode ser importante para excluir moníliase e determinar o fator etiológico. A tomografia computadorizada evidencia um aspecto de inflamação e fibrose da submucosa, espessamento generalizado da parede esofágica com perda dos planos das partes moles e múltiplas coleções de gás intramural.

Raramente a pseudodiverticulose pode estar associada a uma estenose esofágica. Acredita-se que a inflamação peridiverticular poderia causar a estenose. A possibilidade de a estenose causar a formação dos pseudodivertículos é pouco provável, pois não explica a presença de divertículos distais à estenose. O tratamento da pseudodiverticulose é o da causa básica.[17,26]

REFERÊNCIAS BIBLIOGRÁFICAS

1. Allen MS. Treatment of epiphrenic diverticula. *Semin Thorac Cardiovasc Surg*, 11:358-62, 1999.
2. Altorki N K, Sunagawa M, Skinner D. Thoracic esophageal diverticula. Why is operation necessary? *J Thorac Cardiovasc Surg*, 105:260-4, 1993.
3. Avisar E, Luketich JD. Adenocarcinoma in a mid-esophageal diverticulum. *Ann Thorac Surg*, 69:288-9, 2000.
4. Benacci J C, Deschamps C, Trastek V F et al. Epiphrenic diverticulum: results of surgical treatment. Ann Thorac Surg, 55:1109-13, 1993.
5. Bhattacharya S, Mahmud S, McGlinchey I, Nassar AH. Intramural pseudodiverticulosis of the esophagus. *Surg Endosc*, 16:714-5, 2002.
6. Bowdler D A, Stell P M. Surgical management of posterior pharyngeal pulsion diverticula: inversion versus one stage excision. *Br J Surg*, 74:988-92, 1987.
7. Chami Z, Fabre JM, Navarro F, Domergue J. Abdominal laparoscopic approach for thoracic epiphrenic diverticulum. *Surg Endosc*, 13:164-5, 1999.
8. Dado G, Bresadola V, Terrosu G, Bresadola F. Diverticulum of the midthoracic esophagus: pathogenesis and surgical treatment. *Surg Endosc*, 16:871-5, 2002.
9. Dohlaman G. Endoscopic operations for hypopharyngeal diverticula. *Proc Internat Cong Otolaryngol (London)*, 2:715-9, 1949.
10. D'Ugo D. Esophageal diverticula. Physiopathological basis for surgical management. *Eur J Cardiothorac Surg*, 6:330-4, 1992.
11. Fékéte F. Surgical management of esophageal thoracic diverticula. *Hepatogastroenterology*, 39:97-9, 1992.
12. Feo CV, Zamboni P, Zerbinati A, Pansini GC, Liboni A. Laparoscopic approach for esophageal achalasia with epiphrenic diverticulum. *Surg Laparosc Endosc Percutan Tech*, 11:112-5, 2001.
13. Freeland A P, Bates G J. The surgical treatment of a pharyngeal pouch: inversion or excision. *Ann R Coll Surg Eng*, 69:57-61, 1987.
14. Gage-White L. Incidence of Zenker·s diverticulum with hiatus hernia. *Laryngoscope*, 98:527-30, 1988.
15. Girard C. Du traitement des diverticules de l·esophage. *Cong Franc de Chir*, 10:392-407, 1896.
16. Guerra JM, Zuil M, Garcia I, Moreno E. Epiphrenic diverticula, esophageal carcinoma and esophagopleural fistula. *Hepatogastroenterology*, 48:718-9, 2001.
17. Hahne M, Schilling D, Arnold JC, Riemann JF. Esophageal intramural pseudodiverticulosis: review of symptoms including upper gastrointestinal bleeding. *J Clin Gastroenterol*, 33:378-82, 2001.
18. Hamilton S. Esophageal leiomyoma arising in an epiphrenic

diverticulum. *Eur J Radiol*, 8:118-21, 1988.
19. Hashiba K, de Paula AL, da Silva JG, Cappellanes CA, Moribe D, Castilho CF, Brasil HA. Endoscopic treatment of Zenker's diverticulum. *Gastrointest Endosc*, 49:93-7, 1999.
20. Hudspeth D A. Management of epiphrenic esophageal diverticula. A fifteen-year experience. *Am Surg*, 59:40-2, 1993.
21. Kataoka H, Higa T, Koono M. An autopsy case report of diffuse esophageal intramural pseudodiverticulosis. *Acta Pathol Jpn*, 42:837-40, 1992.
22. Kim K W, Berkmen YM, Auh YH. et al. Diagnosis of epiphrenic esophageal diverticulum by computed tomography. *CT*, 12:25-6, 1988.
23. Kochhar R. Corrosive acid-induced esophageal intramural pseudodiverticulosis. *J Clin Gastroenterol*, 13:371-5, 1991.
24. Levine M S, Moolten D N, Herlinger H et al. Esophageal intramural pseudodiverticulosis: reevaluation. *AJR*, 147:1165-7, 1986.
25. Ludlow, A. A case of obstructed deglutition, from a preternatural dilatation of, and bag formed in the pharynx. *Medical Observations and Enquiries*, 3:85-101, 1769.
26. Markle B M, Hanson K. Esophageal pseudodiverticulosis: two new cases in children. *Pediatr Radiol*, 22:194-5, 1992.
27. Nehra D, Lord RV, DeMeester TR, Theisen J, Peters JH, Crookes PF, Bremmer CG. Physiologic basis for the treatment of epiphrenic diverticulum. *Ann Surg*, 235:346-54, 2002.
28. Niv Y. Gastroesophageal obstruction from food in an epiphrenic esophageal diverticulum. *J Clin Gastroenterol*, 16:314-6, 1992.
29. Omote K, Feussner H, Stein HJ, Ungeheuer A, Siewert JR. Endoscopic stapling diverticulostomy for Zenker's diverticulum. Surg Endosc 1999; 13:535-8.
30. Orringer MB, Epiphrenic diverticula: fact and fable. *Ann Thorac Surg*, 55:1067-8, 1993.
31. Otte J B, Gianello P, Wese FX et al. Diverticulum formation after circular myotomy for esophageal atresia. *J Pediatr Surg*, 19:68-70, 1984.
32. Philippakis M, Karkanias GG, Sakorafas GH. Carcinoma within an epiphrenic esophageal diverticulum. Case report. Eur J Surg 1991; 157:617-8.
33. Philippsen LP, Weisberger EC, Whiteman TS, Schmidt JL. Endoscopic stapled diverticulotomy: treatment of choice for Zenker's diverticulum. *Laryngoscope*, 110:1283-6, 2000.
34. Rosati R, Fumagalli U, Bona S, Zago M, Celotti S, Bisagni P, Peracchia A. Laparoscopic treatment of epiphrenic diverticula. *J Laparoendosc Adv Surg Tech A*, 11:371-5, 2001.
35. Sakai P, Ishioka S, Maluf-Filho F, Chaves D, Moura EG. Endoscopic treatment of Zenker's diverticulum with an oblique-end hook attached to the endoscope. *Gastrointest Endosc*, 54:760-3, 2001.
36. Schulze SL, Rhee JS, Kulpa JI, Danielson SK, Toohill RJ, Jaradeh SS. Morphology of the cricopharyngeal muscle in Zenker and control specimens. *Ann Oto Rhinol Laryngol*, 111:573-8, 2002.
37. Sideris L, Chen LQ, Ferraro P, Duranceau AC. The treatment of Zenker's diverticula: a review. *Semin Thorac Cardiovasc Surg*, 11:337-51, 1999.
38. Smith RS, Genden EM, Urken ML. Endoscopic stapling technique for the treatment of Zenker diverticulum vs standard open-neck technique: a direct comparison and charge analysis. *Arch Otolaryngol Head Neck Surg*, 128:141-4, 2002.
39. Streitz JM Jr, Glick ME, Ellis- FH Jr. Selective use of myotomy for treatment of epiphrenic diverticula. Manometric and clinical analysis. *Arch Surg*, 127:585-7, 1992.
40. van der Peet DL, Klinkenberg-Knol EC, Berends EJ, Cuesta MA. Epiphrenic diverticula: minimal invasive approach and repair in five patients. *Dis Esophagus*, 14:60-2, 2001.

26
CAPÍTULO

Corpo Estranho do Esôfago

Álvaro Antônio Bandeira Ferraz
Eduardo Sampaio Siqueira
Fernando Tarcísio Miranda Cordeiro

INTRODUÇÃO

A incidência de corpo estranho de esôfago é difícil de ser estimada. Nos Estados Unidos, calcula-se que cerca de 1.500-2.750 indivíduos morrem anualmente em decorrência da ingesta de corpo estranho[4,5,8].

A primeira esofagotomia para retirada de um corpo estranho impactado no esôfago foi atribuída a Baptiste Verduc em 1701[25]. Bard, em 1809, relatou com sucesso, a utilização de altas doses de ópio no tratamento de um corpo estranho esofágico. Em 1898, Von Hacker realizou a primeira retirada endoscópica de um corpo estranho impactado no esôfago, dando início a uma técnica que posteriormente foi desenvolvida e refinada por Chevalier Jackson, a partir de 1950[25].

As crianças constituem o principal grupo de pacientes que apresentam corpo estranho no esôfago. Outros dois grupos com relativa freqüência são compostos de portadores de patologia psiquiátrica e de pacientes que se beneficiam da situação criada, como os prisioneiros[6].

Em crianças, moedas são os principais objetos ingeridos; no entanto, uma grande variedade de brinquedos, lápis, pedras e botões está relacionada[3,11]. Cerca de 63% desse grupo de pacientes têm menos de 3 anos de idade[7], e durante os meses de férias escolares ocorre a maioria dos episódios[3].

A ingesta de objetos por prisioneiros, que visam a um tratamento diferenciado em dependências fora do presídio ou da cela, deve ser observada de maneira diferenciada principalmente pela possibilidade de reingestões[17]. Nesse grupo de pacientes, o diagnóstico é facilitado pelo pronto reconhecimento da ingesta, do material ingerido e do momento da ingestão[6].

Um outro grupo de pacientes adultos que apresentam maior incidência de corpo estranho no esôfago é aquele formado de pacientes com alterações psicológicas (psicóticos ou suicidas), que ingerem uma grande variedade de objetos[6]. O diagnóstico é dificultado pela negação da ingesta, mas dados na história registram episódios anteriores de outras ingestões[13].

A grande maioria (80-90%) dos objetos ingeridos irá progredir através do trato gastrointestinal, sem que haja necessidade de intervenção terapêutica[24,28].

Em pacientes adultos, a presença de corpo estranho no esôfago é representada, na maioria dos casos, pela impactação de alimentos (95%), e desse modo envolvem doenças intrínsecas do esôfago (78%), o terço distal do esôfago e pacientes idosos[14,27,28]. Estão relacionados ainda, como fatores predisponentes, problemas dentários que resultam na utilização de prótese e o comprometimento do sensório devido à ingesta de álcool. Pacientes idosos e portadores de prótese dentária apresentam diminuição da sensibilidade da cavidade oral e, desse modo, aumentam a chance de ingesta acidental de corpo estranho[18].

Os corpos estranhos do esôfago podem ser classificados em não-alimentares ou alimentares, rombos ou pontiagudos e tóxicos e não-tóxicos.

CONSIDERAÇÕES ANATÔMICAS

A ingesta de corpo estranho ganha importância clínica principalmente devido à impactação desses objetos, que ocorre invariavelmente nas áreas fisiológica ou patologicamente estreitadas do trato gastrointestinal. Desse modo, o esôfago ganha uma importância fundamental. O esôfago é um órgão tubular, com quatro regiões de estreitamento[15]: a primeira corresponde à região do músculo cricofaríngeo, separando o esôfago da hipofaringe, a cerca de 15 cm dos dentes

415

incisivos. As demais ocorrem na altura do arco aórtico (22-24 cm), do brônquio fonte esquerdo (26-28 cm) e do hiato diafragmático (38-40 cm). O alargamento do átrio esquerdo também pode comprimir o esôfago distal.

O local da impactação apresenta relação direta com o tamanho e a forma do objeto, com a idade do paciente e com a presença de moléstia constritiva do esôfago[30]. Cerca de 50 a 84% das impactações ocorrem no esôfago cervical, seguido, em freqüência, pelo esôfago médio e pelo esôfago distal[16,22,23] (Figs. 26.1 e 26.2).

A presença de afecções constritivas do esôfago é um importante fator causal de impactação. Em crianças, as mais comuns estão relacionadas com anomalias congênitas e funcionais do esôfago. Em adultos, estão relacionados a acalasia, ingesta de agentes cáusticos e neoplasias.

Quadro Clínico

Cerca de 92,5% dos corpos estranhos ingeridos se direcionam ao trato gastrointestinal, enquanto apenas uma minoria dirige-se à árvore traqueobrônquica[1,10].

Pacientes adultos são capazes de relatar com detalhes a história de ingestão, tais como o tempo de ingesta e a forma do objeto ingerido; no entanto, crianças e pacientes portadores de alterações mentais nem sempre são claros ou conseguem se expressar. Cerca de 18% das crianças terão diagnóstico de corpo estranho no esôfago após 1 mês da ingesta[19].

Os sinais e sintomas determinados pela presença de um corpo estranho no esôfago são bastante variados e imprevisíveis. Essencialmente, as manifestações clínicas serão uma resultante da localização do corpo estranho e de sua capacidade de causar obstrução, hemorragia ou perfuração[6].

Disfagia, asfixia, desconforto retroesternal, salivação excessiva e odinofagia são os sintomas mais freqüentes, associados ou não com náuseas, vômitos e dor cervical a torácica. A impactação na altura do esfíncter inferior do esôfago pode resultar em dor epigástrica com irradiação para as costas. A disfagia poderá adquirir um caráter progressivo, determinada pela evolução do processo inflamatório e do edema, que aumentam a obstrução. Um sinal importante é a presença de expectoração de saliva sanguinolenta. A salivação excessiva indica obstrução esofágica.

Um alto grau de suspeição deve ser considerado em crianças e deficientes mentais que apresentam recusa alimentar, tosse crônica e pneumonia de aspiração freqüente, principalmente porque as complicações graves determinadas apresentam forte correlação com o tempo de evolução.

O exame físico poderá revelar dor à palpação cervical e edema quando da impactação no terço superior do esôfago.

Outros sinais e sintomas de corpo estranho esofagiano poderão estar relacionados com mediastinite. Enfisema subcutâneo, atrito pericárdico e diminuição da ausculta nas bases pulmonares são algumas das situações identificadas nessa complicação.

Há casos descritos na literatura relacionando perfuração esofágica com corpo estranho, cujas complicações incluem hemopericárdio, tamponamento cardíaco, hemorragias fatais e lesões de grandes vasos[9,12].

Uma grande variedade de sinais e sintomas está relacionada com corpos estranhos que passaram pelo esôfago de maneira assintomática e que em um outro segmento do trato gastrointestinal determinam obstrução, perfuração ou ulceração. Gracia et al.[13], avaliando as principais localizações de perfuração por corpo estranho, verificaram o esôfago como sendo o sítio mais comum, seguido pela região ileocecal, duodeno e intestino delgado proximal.

Diagnóstico

A avaliação diagnóstica visa essencialmente, além da confirmação do corpo estranho, a identificar o tipo e o tamanho do objeto, a localização precisa, doenças associadas e a presença de lesões estruturais[30].

Antes de qualquer investigação com métodos complementares, o exame da faringe é de grande importância, tornando desnecessários novos procedimentos em número significativo de casos.

A radiografia lateral e ântero-posterior da região cervical e do tórax, além de diagnosticar, é capaz de identificar a maioria dos objetos ingeridos. No entanto, a radiografia simples dificilmente ajuda no diagnóstico de corpo estranho orgânico[10], determinando inclusive um alto índice de resultados falso-negativos[19].

A radiografia do tórax se faz importante também na avaliação do mediastino, expansão pulmonar e presença de pneumotórax. Comida, ossos e dentaduras são radiotransparentes e de difícil identificação na radiografia simples. No entanto, as próteses parciais, que constituem, atualmente, a maioria das próteses ingeridas, apresentam parte de metal para fixação, o que facilita o diagnóstico através da radiografia.

A radiografia contrastada poderá aumentar a sensibilidade através da identificação de falha de enchimento. No entanto, esse tipo de exame deve ser considerado com muita cautela, principalmente se existir a possibilidade de o paciente apresentar uma perfuração esofágica. Contrastes iodados devem merecer a preferência, em detrimento dos contrastes baritados. O contraste baritado pode dificultar o exame endoscópico posterior. Tomografias computadorizadas podem ser realizadas nos casos em que não foi identificado corpo estranho na endoscopia e na radiografia simples[9]. O estudo contrastado é mandatário nas suspeitas de perfuração[25].

O estudo endoscópico do esôfago, além de auxiliar no diagnóstico, possibilita o tratamento na grande maioria das ocasiões. Além de identificar o corpo estranho, o exame endoscópico é capaz de avaliar o estado da mucosa e possível laceração esofagiana. Apesar da ampla utilização na literatura dos endoscópios rígidos, como o de Chevalier Jackson ou de Hasllinger na abordagem de corpos estranhos, atualmente o primeiro exame a ser realizado será sempre com aparelhos flexíveis, que na maioria das vezes não exigem anestesia geral — excetuando-se crianças e outros casos especiais. A utilização da aparelhagem rígida fica reservada para os casos de falha terapêutica com os aparelhos flexíveis, sempre sob anestesia geral.

Pacientes com história de corpo estranho deverão ser submetidos à endoscopia tão logo for obtido o prazo de jejum necessário para a sedação ou anestesia de 6-8 h. Em alguns casos, endoscopia antes desse período poderá estar indicada pelos sintomas ou pelo alto risco de lesão do esôfago pelo corpo estranho.

TRATAMENTO

Cerca de 80-90% dos corpos estranhos são eliminados espontaneamente pelo trato gastrointestinal, 10-20% irão necessitar de remoção endoscópica e cerca de 1% terá indicação cirúrgica[6].

Alguns fatores irão determinar a conduta frente à impactação de um corpo estranho no esôfago. Esses fatores incluem[21]:

1. Tipo e natureza do objeto — tóxico (cáustico) e não-tóxico; pontiagudo ou rombo.

2. Localização da impactação.

3. Tempo de evolução.

4. Sinais e sintomas obstrutivos.

5. Condições estruturais de manuseio (equipamentos, infra-estrutura hospitalar, equipe cirúrgica e endoscópica habilitada).

O tratamento de escolha do corpo estranho esofágico é endoscópico. A utilização de endoscópio rígido ou flexível é igualmente eficaz; no entanto, os flexíveis apresentam um risco de complicações significativamente menor[30]. A endoscopia rígida ou laringoscopia direta pode ser preferida para objetos pontiagudos no nível da hipofaringe e do músculo cricofaríngeo.

O manuseio endoscópico deve ser cuidadoso, pois complicações podem ocorrer pela retirada forçada ou pelo manuseio excessivo de tecidos edemaciados e friáveis.

A necessidade de intervenção endoscópica depende do potencial de complicação determinado pela presença de corpo estranho esofágico. O risco de aspiração e perfuração exige a retirada do corpo estranho.

Intervenção e remoção precoce são necessárias nas impactações de qualquer tipo de corpo estranho nos dois terços superiores do esôfago ou ainda com objetos pontiagudos, baterias e casos de obstrução completa do esôfago. No entanto, não se deve postergar por mais de 24 horas qualquer objeto impactado no esôfago.

Inúmeros acessórios são utilizados pelo endoscopista: "fórceps jacaré", fórceps "dente de rato", pinça tripé, alças como as usadas em polipectomias e cestas. Com esses acessórios, introduzidos através do canal de trabalho do aparelho, na grande maioria das vezes é possível resolver a situação sem maiores intercorrências (Fig. 26.3). Deve-se evitar ao máximo empurrar o corpo estranho, principalmente quando não se tem idéia da presença de lesões distais ou quando o corpo estranho possuir características cortantes.

Corpos estranhos pontiagudos encravados na mucosa devem ser obrigatoriamente deslocados com cuidado para evitar lesões maiores, para depois serem apreendidos e removidos. Esse grupo de corpo estranho pontiagudo ou cortante pode levar ainda a lesões da mucosa e do esfíncter esofagiano durante a sua retirada. Essa complicação pode ser evitada em algumas ocasiões com a introdução de *overtube* plástico que irá proteger o órgão durante a retirada do corpo estranho. A repetição da endoscopia depois da retirada do corpo estranho para a avaliação de lesões esofágicas é uma prática defendida pela maioria.

O tratamento farmacológico do corpo estranho do esôfago apresenta resultados bastante divergentes. No entanto, tem sido utilizado quando consideramos alimentos impactados no terço distal[30]. Glucagon, agentes proteolíticos e agentes formadores de gases são os principais fármacos utilizados. A utilização de papaína ou outras substâncias como amaciantes de carne, em casos de bolo alimentar impactado, têm facilitado a retirada endoscópica.

A utilização do glucagon, associado ou não a outras drogas, diminui a pressão do esfíncter inferior do esôfago, podendo facilitar a passagem do alimento impactado. A taxa de sucesso varia entre 37 e 43% (menores portanto que a retirada endoscópica)[20,26]. Outros agentes, tais como nitroglicerina, diazepam, bloqueadores do canal de cálcio e atropina, também reduzem a pressão do esfíncter inferior do esôfago, mas não apresentam vantagem em relação ao glucagon[30]. Alguns autores recomendam uma única dose de glucagon antecedendo procedimentos endoscópicos[30].

A utilização de sondas de Folley, sondas dilatadoras e sondas nasogástricas magnéticas também foi descrita na abordagem de corpo estranho esofágico.

A ingesta de bateria merece um cuidado especial. O vazamento de solução cáustica ou mercúrio, presentes na maioria das baterias, pode resultar em lesão e necrose tecidual, determinando complicações graves e de alta mortalidade. Avaliações experimentais demonstram le-

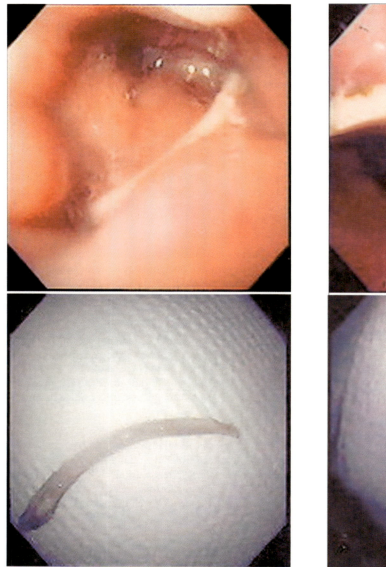

Fig. 26.1 — Corpo estranho (osso de galinha) impactado no seio piriforme.

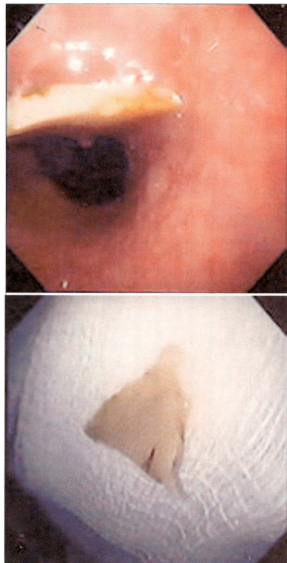

Fig. 26.2 — Corpo estranho impactado no esôfago.

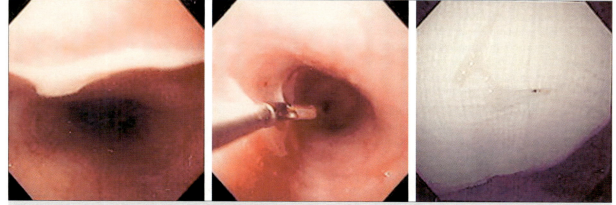

Fig. 26.3 — Retirada endoscópica de corpo estranho do esôfago.

são após 1 hora de ingesta e após cerca de 4 horas já há comprometimento das quatro camadas esofágicas[2].

A remoção cirúrgica do corpo estranho esofágico está indicada na falha do tratamento clínico e endoscópico (cirurgia em menos de 1%) ou na presença de complicações do tipo perfuração e hemorragia. Na maioria das vezes uma esofagotomia e retirada do corpo estranho é a cirurgia realizada. No entanto, dependendo da localização da impactação e da relação anatômica com estruturas adjacentes ao esôfago, poderá ser necessária uma abordagem inferior ao objeto impactado. A abordagem inferior ao local de impactação visa a fugir de área de edema e reação inflamatória proximal ao objeto ingerido[25].

COMPLICAÇÕES

As principais complicações relacionadas aos corpos estranhos do esôfago são a obstrução, que pode levar à aspiração/pneumonia, e a perfuração, que pode causar peritonites, mediastinites, pericardites e abscessos retroesofágicos.

Essas complicações ocorrem mais freqüentemente nos pontos de angulação e estreitamentos fisiológicos do esôfago. Fístulas traqueoesofágicas ou broncoesofágicas e esofagovasculares também são descritas. Essas fístulas vasculares podem ocorrer mesmo depois da retirada do corpo estranho, de modo inclusive tardio, levando à hemorragia semanas a meses após o evento inicial[2].

A perfuração esofagiana poderá manifestar-se clinicamente através de uma perfuração aguda ou retardada.

A perfuração aguda é geralmente associada ao rápido desenvolvimento de sinais e sintomas e freqüentemente ocorre após tentativas endoscópicas malsucedidas. O local mais freqüente das perfurações é o esôfago torácico, seguido pelo esôfago cervical e terminal[29]. Algumas vezes é difícil o diagnóstico endoscópico das perfurações, principalmente as cervicais. Portanto em casos de lacerações mais extensas de mucosa, a observação vigilante após a endoscopia, seguida muitas vezes por exames complementares, como tomografia computadorizada com contraste via oral, é essencial (Fig. 26.4).

O tratamento da perfuração é, essencialmente, cirúrgico. No entanto alguns autores preferem o tratamento clínico em um grupo restrito de pacientes. Certos critérios que determinam a opção pelo tratamento clínico da perfuração são perfurações menores, de preferência intramurais; se transmurais, o critério de distribuição do contraste no mediastino deverá ser analisado; perfurações não-abdominais, sintomas mínimos com ausência de sinais de sepse, possibilidade de seguimento radiológico, perfuração fora de sítio de neoplasia quando esta estiver presente.

A presença de infecção determinará a conduta a ser seguida. Na ausência de sinais infecciosos, sutura do esôfago seguida de cuidados pós-operatórios que retar-

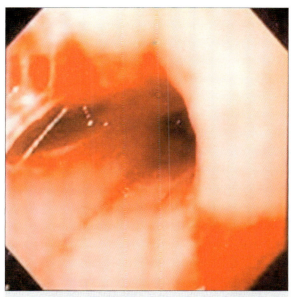

Fig. 26.4 — Imagem endoscópica de uma perfuração esofagiana por corpo estranho.

dem a alimentação e previnam a infecção é o tratamento a ser seguido. Na presença de infecção, estão indicadas esofagostomia cervical, estomia alimentar (gastrostomia ou jejunostomia) e sutura da região perfurada. A mortalidade destes pacientes chega a ser superior a 50%[25].

A perfuração retardada do esôfago é uma condição igualmente grave e de difícil tratamento. Ocorre mais freqüentemente em ocasiões em que o diagnóstico da ingesta do corpo estranho passou despercebido, o que determina uma ulceração e perfuração da parede esofágica. O tratamento desse tipo de paciente também cursa com altas taxas de mortalidade, pois invariavelmente são acompanhados de processos infecciosos, que praticamente impossibilitam a ressecção e sutura da área comprometida. Na maioria das vezes, o tratamento disponível é a exclusão da área perfurada por esofagostomia cervical, estomia alimentar e drenagem da área perfurada. Após a resolução do processo inflamatório, reconstituição utilizando o estômago ou cólon, por via retroesternal, restabelecerá o trânsito alimentar.

REFERÊNCIAS BIBLIOGRÁFICAS

1. Altorjay A, Kiss J, Voros A, Bohak A. Nonoperative management of esophageal perforations: is it justified? *Ann Surg*, 225:415, 1997.
2. Brady PG. Esophageal foreign bodies. *Gastroenterol Clin North Am*, 20:691, 1991.
3. Chaikhouni A, Kratz JM, Crawford PA. Foreign bodies of the esophagus. Am Surg, 51:173, 1985.
4. Chaudhary AM. Foreign bodies n the upper gastrointestinal tract. *Kans Med*, 88:116-8, 1987.
5. Clerf LH. Historical aspects of foreign bodies in the food and air passages. South Med J, 68:149, 1975.
6. Coelho JCU, Basadona G. Corpo estranho de esôfago. In: Coelho JCU. Aparelho digestivo, clínica e cirurgia. MEDSI, Rio de Janeiro. 129-132 1996.

7. Crysdale, WS, Sendi KS, Yoo J. Esophageal foreign bodies in children. 15 year review of 484 cases. Ann Otol Rhinol Laryngol, 100:320, 1991.

8. Devanesan J, Pisani A, Sharma P, *et al*. Metallic foreign bodies in the stomach. Arch Surg, 112:664, 1977.

9. Douglas M, Sistrom CL. Chicken bone lodged in the upper esophagus. Gastroint Radiol, 16:11, 1991.

10. Evans RM, Ahuja A, Williams SR, VanHasselt CA. The lateral neck radiograph in suspected impacted fish bones — does it have a role? *Clinical Radiology*, 46:121, 1992.

11. Giordano A, Adams G, Boies L Jr *et al*. Current management of esophageal foreign bodies. *Arch Otolaryngol*, 107:249, 1981.

12. Goff WF. What to do when foreign bodies are inhaled or ingested. *Postgrad Med*, 44:135, 1968.

13. Gracia C, Frey CF, Bodai EI. Diagnosis and management of foreign bodies: a ten-year experience. *Ann Emerg Med*, 13:30, 1984.

14. Hacker JF, Cattau EL. Management of gastrointestinal foreign bodies. *Am Fam Physician*, 34:101, 1986.

15. Hamilton JK, Polter DE. Foreign bodies in the gut. In: Sleisenger MH, Fordtran JS, eds. *Gastrointestinal disease: pathophysiology, diagnosis, management* (4th ed.). Philadelphia: Saunders, 210-215, 1989.

16. Hollinger PH. Congenital anomalies of the esophagus related to oesophageal foreign bodies. *Am J Dis Child*, 78:467, 1949.

17. Karp JG, Whitman L, Convit A. Intentional ingestion of foreign objects by male prision inmates. *Hosp Community Phsychiatry*, 42:533, 1991.

18. Maitra AK. Casualty experience of swallowed foreign body. *Br J Clin Pract*, 34:15, 1980.

19. Marais J, Mitchell R, Wightman AJA. The value of radiographic assessment for oropharyngeal foreigh bodies. *J Laryngol Otol*, 109:452, 1995.

20. Maves MD, Carinthers JS, Birck HG. Esophageal burns secondary to disc battery ingestions. Ann Otol Rhinol Laryngol, 93:364, 1984.

21. Miller LS. Endoscopy of the esophagus. In: Castell DO. *The esophagus*. Little Brown, Boston. 93-132, 1995.

22. Nandi P, Ong GB. Foreign body in the oesophagus: review of 2394 cases. *Br J Surg*, 65:5, 1978.

23. Sanowski RA. Foreign body extraction in the gastrointestinal tract. In Sivak MV Jr ed. *Gastroenterologic endoscopy*. Philadelphia: Saunders, 1987.

24. Selivanov V, Sheldon GF, Cello JP, *et al*. Management of foreign body ingestion. *Ann Surg*, 199:187, 1984.

25. Skinner DB. Penetrating wounds, crush injuries, foreign bodies, and others causes of tracheoesophageal fistula. In: Skinner DB. *Management of esophageal disease*. W.B.Saunders, Philadelphia. 792-801, 1988.

26. Trenkner SW, Maglinte DD, Lehman GA, *et al*. Esophageal food impactation: treatment with glucagons. *Radiology*, 149:401, 1983.

27. Vizcarrondo FJ, Brady PG, Nord HJ. Foreign bodies in the upper gastrointestinal tract. *Gastrointest Endosc*, 29:208, 1983.

28. Webb WA, McDaniel L, Jones L. Foreign bodies of the upper gastrointestinal tract: current management. *South Med J*, 77:1083, 1984.

29. White RK, Morris DM. Diagnosis and management of esophageal perforations. *Am Surg*, 58:112, 1992.

30. Yoshida CM, Peura DA. Foreign bodies. In Castell DO. *The esophagus*. Little Brown, Boston. 379-394, 1995.

Trauma (Perfuração) e Fístula do Esôfago

CAPÍTULO 27

Nelson Adami Andreollo
Luiz Roberto Lopes
Nelson Ary Brandalise

INTRODUÇÃO

As perfurações do esôfago são consideradas uma das mais graves do trato digestivo, pois elevam em muito a taxa de morbidade e mortalidade, em especial quando o diagnóstico é feito após 24 horas do ocorrido. Embora os cuidados de terapia intensiva, a terapêutica nuticional e a técnica cirúrgica tenham melhorado muito nos últimos anos, continuam a desafiar o médico na busca do diagnóstico mais precoce para, assim, obter melhores resultados no seu tratamento.

As perfurações esofágicas, quer sejam de origem iatrogênica ou não, são pouco comuns. Em 1974, uma análise feita pela Sociedade Americana de Endoscopia Gastroenterológica refere incidência de 0,13% em uma série de 211.410 exames de esofagogastroduodenoscopia em geral. Essa incidência aumenta para 0,76% quando os exames são realizados para o estudo e tratamento de pacientes com doença específica no esôfago. Quando se realizam os exames só para o tratamento de doenças do esôfago, a incidência aumenta significativamente, chegando até 6,7% se são empregados instrumentos rígidos[19].

A literatura em geral aponta que a incidência dessa complicação varia de 0,018% a 11%, dependendo do instrumental utilizado, da complexidade do caso, da instituição e do volume global dos exames realizados. As perfurações por arma de fogo são pouco comuns, e seu diagnóstico pode ser tardio, pois as lesões associadas chamam mais a atenção, retardando o tratamento; as perfurações espontâneas, pela baixa ocorrência, não costumam ser lembradas no diagnóstico, e só o são quando outras doenças mais comuns foram afastadas (úlcera perfurada, infarto do miocárdio, pneumotórax, aneurisma dissecante) [9,21].

ETIOLOGIA

As causas de perfuração do esôfago são múltiplas (Tabela 27.1), sendo que algumas são mais freqüentes e merecem destaque[21].

Perfuração Iatrogênica

A endoscopia diagnóstica ou terapêutica é a causa mais freqüente de perfuração esofágica, sendo similar quando se usa fibra flexível ou endoscópio rígido de 0,074% e 0,09%, respectivamente. O terço proximal do esôfago é o local onde mais comumente ocorrem as perfurações, visto que a constrição representada pelo músculo cricofaríngeo dificulta a introdução dos aparelhos, em especial quando introduzidos às cegas.

O segundo local onde mais comumente ocorre a perfuração é a região do segmento inferior (toracoabdominal), sendo em média de 0,018 a 0,093% quando se usa fibra ótica e de 0,1 a 0,5% quando se usam instrumentos rígidos[5,14,23].

Perfuração Não-Iatrogênica

Em geral secundária a traumatismos, acidentes por arma branca ou arma de fogo e ingestão acidental ou proposital de corpos estranhos. Os corpos estranhos mais comuns são ossos, espinhas de peixe e próteses dentárias. Outros objetos metálicos ou plásticos eventualmente podem ser engolidos e lesar a parede esofágica. Neste grupo também podem ser incluídas as ingestões de ácidos, álcalis e outros produtos químicos cáusticos, ingeridos propositalmente em tentativa de suicídio, que, ingeridos em grande quantidade, lesam agudamente o órgão e causam perfuração[15].

Tabela 27.1		
Causas de Perfuração do Esôfago		
Iatrogênicas		Aparelhos rígidos
		Aparelhos flexíveis
	Endoscopia	Dilatação de estenose
	Terapêutica	Dilatação do cárdia
		Colocação de prótese
		Esclerose de varizes
		Vagotomias
		Cirurgias do cárdia
		Balões hemostáticos
		Intubação traqueal
		Monitoramento endoscópico
		Sonda nasogástrica
Não-iatrogênicas		Ferimento penetrante
		Acidente com trauma torácico
		Corpos estranhos
		Ingestão de cáusticos e ácidos
		Rotura espontânea

PATOGENIA

A causa mais comum dos ferimentos do esôfago é a iatrogênica, resultado de exames realizados em pacientes normais ou mais comumente em doentes com divertículos do esôfago, dificuldades na intubação, hipertrofia cricofaríngea, mucosa esofagiana inflamada e friável, estenoses, hérnias e neoplasias. As iatrogenias mais comuns são resultantes de tratamento de doenças preexistentes, como estenoses cáusticas, acalasia do cárdia, uso de balão para tamponamento de varizes de esôfago com hemorragia, esclerose de varizes, introdução de próteses e cirurgias realizadas para tratamento de doenças na região do esôfago distal[14,23].

Também ocorrem perfurações traumáticas por arma de fogo, arma branca, corpos estranhos, próteses dentárias e traumatismos diretos em acidentes automobilísticos. As perfurações espontâneas (síndrome de Boerhaave), observadas em 90 a 95% no esôfago distal, são decorrentes do aumento súbito da pressão barométrica intra-esofágica, gerado pelo esforço do vômito contra o esfíncter superior fechado[16,20].

QUADRO CLÍNICO

As manifestações clínicas de perfuração esofágica dependem do local da perfuração e da sua extensão e do tempo decorrido até o seu diagnóstico.

A dor cervical, o aumento de volume, evidência de sinais inflamatórios e enfisema subcutâneo evidenciado por crepitação cervical são manifestações freqüentes das perfurações cervicais.

A dor torácica, a odinofagia e sintomas de perfuração na cavidade pleural, como dispnéia e cianose, predominam nas perfurações do esôfago torácico. A ausculta da região precordial pode evidenciar a presença de ar no mediastino (sinal de Hamman), que se caracteriza por atrito com cada batimento cardíaco enquanto o paciente prende a respiração. A presença de crepitação cervical devido à dissecção de ar para esta região pode também estar presente. Estertores, macicez das bases pulmonares e diminuição do murmúrio vesicular sugestivos de derrame pleural são freqüentes.

A dor epigástrica e outros sintomas e sinais de peritonite ocorrem nas perfurações do esôfago intra-abdominal.

Além disso, febre, taquicardia, dispnéia, hipotensão, sinais de choque e de sepse podem ocorrer nas perfurações de qualquer segmento do esôfago[16,21].

DIAGNÓSTICO

O diagnóstico precoce da perfuração do esôfago é a meta mais importante a ser perseguida, e, desta forma, não se deve confiar absolutamente apenas nas informações clínicas e nos sinais e sintomas. Estes podem sugerir o diagnóstico em 80% dos casos, e os demais exigem a realização de exames complementares de diagnóstico. O reconhecimento dessas lesões requer alto índice de suspeita, evitando assim passar despercebida uma lesão com alta potencialidade de risco. Em especial, essa preocupação deve essar presente quando ocorre ruptura espontânea, em que em mais de 50% das vezes o diagnóstico costuma ser tardio.

Exames Complementares

Diante da suspeita clínica de perfuração esofágica, três exames complementares são importantes de serem realizados o mais breve possível. O exame radiológico simples do tórax, nas posições ântero-posterior e perfil, já podem mostrar a presença de ar no mediastino ou subcutâneo, derrame pleural, pneumotórax, infiltrado broncopneumônico, bem como a presença de níveis líquidos, localizando áreas de abscesso. A endoscopia digestiva alta utilizando endoscópios flexíveis tem se mostrado muito útil, já que poderá mostrar a solução de continuidade da mucosa ou da parede esofágica, a extensão e a localização da perfuração.

O diagnóstico definitivo é obtido com a radiografia contrastada do esôfago, que evidencia o extravasamento do contraste ingerido por via oral, existindo controvérsias com relação ao melhor meio de contraste a ser utilizado, se hidrossolúvel ou baritado. Qualquer um deles fornece o diagnóstico e define o local exato da perfuração, sendo porém mais preciso quando se utiliza o contraste baritado.

A tomografia computadorizada do tórax empregando contraste via oral e endovenoso é o exame mais moderno capaz de mostrar o grau e a extensão da mediastinite, abscessos, derrame pleural e o compromoetimento pulmonar. Do mesmo modo, se a perfuração for no segmento abdominal, evidenciará coleções intraperitoneais, líquido livre na cavidade e sinais de peritonite[21,26].

EVOLUÇÃO E COMPLICAÇÕES

A evolução e as complicações das perfurações do esôfago estão na dependência do:

a) Tempo decorrido entre o ferimento e a conduta

b) Local onde ocorreu a perfuração

c) Agente causador de perfuração

d) Esôfago ser normal ou doente

e) Estado geral e condições clínicas do doente

a) *Tempo decorrido entre o ferimento e a conduta*: os pacientes tratados nas primeiras 24 horas do início da perfuração apresentam baixo índice de complicação local (abscessos-fístula-empiema) e gerais (pneumonia, atelectasia, insuficiência respiratória). A ocorrência de possível fístula pós-tratamento nesse período é de 24% a 30%, podendo chegar a 75% quando a conduta for tardia. A mortalidade é de 11% a 12% nas primeiras 24 horas de tratamento e de 26% a 60% após as 24 horas [9,15,24].

b) *Local onde ocorreu a perfuração*: os ferimentos cervicais são suspeitados mais precocemente e a conduta é estabelecida em curto intervalo de tempo, reduzindo as complicações e a mortalidade. Nos diagnosticados tardiamente ocorre a formação de abscessos com sepse que requerem drenagem acompanhada da formação de fístulas. Nessas condições, as fístulas resolvem espontaneamente sem a necessidade de outra cirurgia.

Os doentes que tiverem perfuração torácica ou abdominal diagnosticada e tratada precocemente apresentam mortalidade de 19% a 20%, chegando a 30% e 50% após 24 e 48 horas, respectivamente. A morbidade é também crescente para esse grupo de ferimentos e é imputada às fístulas, atelectasias, abscessos etc.[15].

c) *Causa geradora da perfuração:* as perfurações por objetos penetrantes e transfixantes são diagnosticadas precocemente e, portanto, as complicações são menores. Entretanto, as perfurações espontâneas, dada a extensa sintomatologia, ensejam diagnósticos diferenciais que retardam a conduta definitiva, aumentando assim a morbidade e a mortalidade.

d) *Esôfago normal ou doente:* as perfurações que ocorrem em esôfago normal, em geral quando suturadas têm melhor possibilidade de cicatrização e freqüência menor de fístulas e deiscências. Entretanto, perfurações que ocorrem em esôfagos doentes, por exemplo, com seqüelas de esofagites cáusticas, com esofagites de refluxo graves e megae-

sôfago ou acalasia, têm maior probabilidade de evoluírem com deiscências, fístulas e formação de coleções intracavitárias.

e) *Estado geral e condições clínicas do doente:* perfurações que ocorrem em doentes debilitados, desnutridos, emagrecidos, com o estado geral comprometido ou com outras doenças associadas, tais como pneumopatias crônicas, hepatopatias crônicas, diabetes, cardiopatias, doenças neoplásicas e degenerativas, se constituem de elevada gravidade, morbidade e mortalidade importantes em comparação às perfurações que ocorrem em doentes saudáveis. Nos doentes idosos, a complicação também tende a ser mais grave que nos jovens[24].

TRATAMENTO

No tratamento das perfurações do esôfago, não se devem estabelecer regras absolutas, pois existem variáveis que devem ser consideradas, como local do ferimento; causa determinante do ferimento; extensão da lesão; tempo decorrido entre o ferimento e o estabelecimento do diagnóstico.

ESÔFAGO CERVICAL

Os ferimentos puntiformes ou pequenas lacerações traumáticas, ocorridos por ocasião de exames endoscópicos sem repercussão clínica, sem sinais de infecção e com diagnóstico precoce podem ser tratados de forma conservadora utilizando-se antibióticos, nutição parenteral, nutrição enteral e jejum absoluto durante 7 a 10 dias. Caso evoluam com processo infeccioso, o que pode ocorrer em 20% dos casos, avaliar a necessidade de realizar drenagem cervical.

Os ferimentos do esôfago cervical, transfixantes, com sinais de lesão vascular e com diagnóstico precoce devem ser explorados de imediato e submetidos a sutura associada à drenagem. Para os casos de diagnóstico tardio e com formação de abscesso localizado, a drenagem ampla da região se impõe, ao lado de medidas que facilitem um aporte calórico por tempo prolongado, sonda para nutrição enteral, nutrição parenteral prolongada e antibioticoterapia de amplo espectro para aeróbios e anaeróbios.

Para esses ferimentos, a realização obstinada de exames com fins diagnósticos retarda a conduta, encarece muito o tratamento e pouco acrescenta em benefício dos pacientes[9,16,26].

ESÔFAGO TORÁCICO

Os ferimentos puntiformes sem sinais clínicos e radiológicos de mediastinite podem ser tratados clinicamente com nutrição parenteral ou enteral, antibioticoterapia e jejum absoluto por 7 a 10 dias.

Os ferimentos mais extensos do esôfago torácico, quando diagnosticados precocemente (menos de 12 horas), devem ser operados e mantidos com antibioticoterapia de amplo espectro.

A cirurgia consiste em toracotomia, localização do ferimento, limpeza exaustiva da região, remoção de tecido desvitalizado e sutura com fio inabsorvível monofilamentar; grande número de autores recomenda a proteção da área suturada, colocando sobre ela segmento pediculado de pleura, de pericárdio e mesmo da musculatura da parede do tórax. Essas medidas são de alguma utilidade quando não existe infecção local[17,22].

Na seqüência, realiza-se a drenagem da cavidade torácica e estabelece-se uma via de aporte nutricional por 8 a 10 dias. Após este período, não existindo fístula ou deiscência confirmada através de exame radiológico contrastado, a nutrição por via oral pode ser iniciada.

Para os ferimentos diagnosticados após 12 horas, quando já ocorreram um processo infeccioso estabelecido (febre, dispnéia, leucocitose) e desvitalização de tecido não só pela infecção mas também pela ação de substâncias químicas decorrente da rotura, as suturas de proteção não impedem a formação de fístulas. Nesses casos, são propostas diferentes condutas terapêuticas, todas elas com maior ou menor agressão ao paciente[24].

Toracotomia e Drenagem Ampla

1. Localização do ferimento e remoção do tecido desvitalizado. Ampla drenagem, lavagem e limpeza do mediastino. Colocação de sonda nasoesofágica com a extremidade próxima à perfuração para a infusão de solução salina, com o objetivo de lavar continuamente a área infectada removendo bactérias, toxinas e possíveis restos de tecido desvitalizado. Esta sonda é mantida no pós-operatório e servirá para dar continuidade à infusão por período prolongado até que se obtenha o fechamento da fístula. Drenagem torácica fechada para assegurar a recuperação do líquido infundido. No pós-operatório, medidas de suporte nutricional por tempo prolongado devem ser instauradas, bem como antibioticoterapia. Alguns autores têm feito uso de antibióticos no líquido de infusão[18].

2. Nas grandes lacerações e com diagnóstico tardio, necrose tecidual, infecção instalada e quadro clínico séptico, recomenda-se toracotomia, drenagem ampla da área, desbridamento do tecido desvitalizado, drenagem mediastinal e colocação de dupla drenagem torácica seguida de desfuncionalização esofágica e esofagostomia cervical terminal. Em pacientes com esse tipo de lesão e condição estável, podemos optar pela esofagectomia com gastrostomia e esofagostomia cervical e reconstituição do trânsito após um período de recuperação de 3 a 6 meses[24].

Ainda para os casos de diagnóstico tardio, com boas condições clínicas e mediastinite localizada, no sentido de manter o esôfago, após o desbridamento e sutura da perfuração, propõe-se a colocação de dreno em T de diâmetro amplo, com a haste do T colocada no interior do esôfago e dando saída por uma toracotomia, oficializando e orientando a futura fístula que se iria formar.

Todos os procedimentos anteriormente apresentados são manobras mais ou menos agressivas que surgiram graças a observações malsucedidas no tratamento de ferimentos infectados que sabidamente não oferecem condição local de segurança para uma sutura, independentemente do material que se utilize. Tendo em vista essa ocorrência, e quando se deseja manter o esôfago, deve-se abordar também o esôfago abdominal, atuando no sentido de evitar o refluxo gastroesofágico realizando a ligadura do cárdia com Silastic ou colocando *clipe* de Miles simplesmente. A utilização do Teflon como material de ligadura provoca muita reação inflamatória dificultando a sua remoção posterior[23,27].

Toracotomia e Esofagectomia

Diante de lacerações e lesões esofágicas extensas, iatrogênicas ou não, em esôfagos normais ou doentes, independente do tempo de perfuração, a indicação da esofagectomia, durante a toracotomia, é uma conduta que o cirurgião tem que optar, objetivando salvar a vida do doente. Está principalmente indicada diante de sepse mediastinal, deve ser indicado em casos específicos e selecionados, e elimina por completo a possibilidade de fístulas e deiscências tardias e outras complicações. Seguindo-se à esofagectomia, deve ser realizada a esofagostomia cervical terminal, mediante cervicotomia esquerda, e a gastrostomia ou a jejunostomia para nutrição enteral até a total recuperação clínica do doente.

A literatura relata complicações cirúrgicas em cerca de 15%, não cirúrgicas em 26% e mortalidade em cerca de 4% a 6%[1,11,17].

Tardiamente, após a total recuperação clínica e nutricional do doente, em tempo não inferior a 3 meses, a reconstrução do trato alimentar poderá ser mediante esofagogastroplastia, através de um tubo gástrico isoperistáltico, transposto até a região cervical por via retroesternal, com anastomose esofagogástrica a este nível. Outra possibilidade muito satisfatória poderá ser a esofagocoloplastia, utilizando o cólon transverso, também transposto até a região cervical por via retroesternal, com anastomose esofagocólica. Ambas as opções técnicas têm morbidade e mortalidade semelhantes, são amplamente utilizadas pelos especialistas e irão propiciar ao doente uma qualidade de vida tardia muito satisfatória[6,10,27].

ESÔFAGO ABDOMINAL

Diante do diagnóstico precoce dos ferimentos nessa localização, a cirurgia com limpeza dos tecidos desvitalizados e sutura associada à esofagogastrofundoplicatura parcial ou total tem o maior número de seguidores e fornece bons resultados. Já para os ferimentos de

Trauma (Perfuração) e Fístula do Esôfago

diagnósticos tardios e com infecção instalada, a proposição deve ser mantida, mas a ocorrência de fístula e deiscência é mais provável, e medidas adicionais devem ser realizadas para assegurar aporte nutricional no pósoperatório e avaliar a necessidade da esofagostomia cervical lateral aspirativa.

Nos ferimentos abdominais e também torácicos de diagnóstico tardio em que as condições locais, após desbridamento, são insatisfatórias e não fornecem segurança quanto à boa cicatrização, sendo elevada a possibilidade de fístula, mas mesmo assim se deseja conservar o esôfago, ao lado dos cuidados de limpeza local e sutura, pode ser realizada a esofagostomia cervical lateral para aspiração e ligadura do esôfago abaixo da estomia, utilizando fio de categute simples, o qual interrompe o fluxo salivar distal por um curto período de tempo. Essa medida mantém a sutura esofágica em repouso e favorecendo a cicatrização. Após o período de ocorrência da fístula, pode-se facilmente restabelecer a continuidade do esôfago mediante dilatações simples.

As perfurações de origem iatrogênica, quando precocemente suspeitadas e o tratamento prontamente estabelecido, acarretam menor índice de complicações; porém, como costumam ocorrer em pacientes com doenças associadas (estenoses, inflamações, hérnias), elevam em muito a morbidade geral e a mortalidade.

As estenoses esofágicas secundárias a seqüelas tardias das suturas realizadas ou de anastomoses podem ser tratadas com relativa facilidade através de dilatações, utilizando-se dilatadores rígidos do tipo Eder-Puestow ou Savary-Gilliard, auxiliados por endoscopia digestiva[5,16,25].

Fístula Esofágica

Fístula esofágica é qualquer comunicação anômala que se estabelece entre o esôfago e as estruturas vizinhas: vias aéreas, espaço pleural, mediastino, estruturas cervicais, pericárdio, aorta, coração etc.

As fístulas mais freqüentes são as adquiridas (inflamatórias, neoplásicas, pós-traumáticas), e em menor freqüência pode-se encontrar as espontâneas e as congênitas.

O diagnóstico é facilmente estabelecido pela história da moléstia, que fornece elevado índice de suspeita. São facilmente demonstradas após exame físico detalhado, por esofagograma contrastado e endoscopia digestiva.

O tratamento dessas fístulas depende de vários fatores e cada caso deve ser analisado em particular, levando-se em conta as condições clínicas do doente, o local e a etiologia.

Embora as etiologias sejam muito variadas, determo-nos-emos em descrever e analisar as mais freqüentes. A Tabela 27.2 mostra as principais etiologias das fístulas esofágicas [3,8, 20].

Fístulas Esofagorrespiratórias Malignas

São fístulas praticamente só encontradas no adulto, e são conseqüência desastrosa da evolução dos carcinomas esofágico ou broncogênico. Cerca de 5-15% de todos os carcinomas esofágicos irão desenvolver essa complicação. O local mais comum de ocorrência é entre o brônquio esquerdo e a porção média do esôfago. Entretanto, podem ocorrer em qualquer local, incluindo traquéia, brônquios, ou entre o parênquima pulmonar e o esôfago.

O diagnóstico clínico é estabelecido porque o doente se apresenta referindo tosse repetitiva imediatamente após a ingestão alimentar, especialmente para líquidos. O esofagograma contrastado, realizado após deglutição de pequena quantidade de contraste iodado ou baritado, confirma o diagnóstico. Raramente a broncografia é necessária. A endoscopia digestiva ou broncoscopia com biopsias para confirmar ou afastar a presença de tumor maligno é indispensável.

Em geral o tratamento é paliativo, uma vez que a complicação ocorre quando a doença já está avançada, e, portanto, incurável. Pode ocorrer em doentes sendo submetidos a radioterapia, a qual deverá ser interrompida uma vez constatada a fístula. O tratamento a ser instituído de preferência deverá ser o mais breve possível, pois a tendência é de o doente desenvolver pneumonia aspirativa, abscessos pulmonares e sepse irreversível.

A utilização de prótese esofagiana transtumoral com a finalidade de ocluir a fístula e possibilitar ao doente ingerir alimentação mais consistente tem sido preconizada por alguns autores como o método de escolha para o tratamento. Os tipos de endopróteses existentes são variados e tanto poderão ser colocados por via endoscópica como através de laparotomia. O modelo mais moderno de endoprótese é a auto-expansiva, metálica, de fácil colocação, porém de custo muito elevado.

As endopróteses têm como vantagem a simplicidade do procedimento para um tipo de doente que na maioria das vezes se encontra bastante debilitado, emagrecido e com sua condição nutricional bem deteriorada. As desvantagens do método são que nem sempre são suficientes para ocluir totalmente a fístula, podem deslocar-se para o estômago ou ser obstruídas precocemente por crescimento tumoral ou alimentos. Além disso, como complicações, podem ocasionar hemorragias, perfurações esofágicas por fratura do tumor e ampliação do trajeto fistuloso durante sua colocação, levando à mortalidade de até 40% durante a colocação[7,12,13].

A exclusão simples da fístula através de esofagostomia cervical, com ou sem ligadura do esôfago na junção esofagogástrica, seguida de gastrostomia ou jejunostomia para alimentação, está associada à baixa mortalidade, porém oferece uma qualidade de vida pouco desejável ao doente[3].

Tabela 27.2 Principais Etiologias das Fístulas Esofágicas	
Congênitas:	Esofagotraqueal
	Esofagobrônquica
Adquiridas:	Esofagorrespiratórias
	1) Pós-traumáticas
	— Ferimentos penetrantes
	— Pós-operatórias
	— Ingestão de corpo estranho
	2) Inflamatórias
	— Ingestão de cáusticos e ácidos
	— Abscessos pulmonares
	— Doenças granulomatosas — tuberculose, doença de Crohn
	— Outras – monilíase, blastomicose etc.
	3) Neoplásicas
	— Invasão neoplásica
	— Pós-radioterapia
	Esôfago pleural ou mediastinal
	1) Pós-traumáticas
	— Instrumentação — endoscopia digestiva, dilatações esofágicas
	— Escleroterapia ou ligadura elástica e varizes esofágicas
	— Ingestão de corpo estranho
	— Ferimentos penetrantes
	— Barotraumas
	— Pós-operatórias
	2) Inflamatórias
	— Úlcera péptica
	— Monilíase, doença de Crohn, blastomicose
	— Ingestão de cáusticos e ácidos
	— Empiemas
	3) Espontâneas
	— Síndrome de Boerhaave
	— Divertículos esofágicos – divertículo de Zenker, epifrênicos
	4) Neoplásicas
	Fístulas raras e complexas
	1) Esofagocardíaca
	2) Esofagopericárdica
	3) Esofagoaórtica

A utilização do cólon, de todo o estômago ou de apenas um tubo gástrico como *bypass* (esofagocoloplastia, esofagogastroplastia retro ou pré-esternal), deixando a fístula fora do trânsito alimentar, tem sido proposta por vários autores com bons resultados. Embora o doente deva apresentar condições gerais e nutricionais mínimas e satisfatórias para esse procedimento, trata-se de método que não acarreta inconvenientes ou riscos operatórios elevados. Sua desvantagem é a ocorrência de fístulas com certa freqüência e dificuldade na execução no doente gastrectomizado[3]. A fístula cervical, se ocorrer, não acarreta mortalidade e com freqüência fecha espontaneamente. O segmento de esôfago intratorácico com o carcinoma e a fístula pode ser fechado proximal e distalmente, como preconizam alguns autores ou pode ser deixado no trânsito, como preconizam outros[3,6].

A sobrevida dos portadores dessas fístulas esofágicas é limitada, e aproximadamente 80% deles vão a óbito dentro dos primeiros 6 meses, sendo 85% em decorrência de infecções respiratórias graves. A sobrevida referida na literatura é variável, desde alguns dias até vários meses[3,13].

Tendo em vista essas observações, a conclusão final é de que, apesar de tratar-se de grave complicação, o doente deve receber tratamento adequado, mesmo que paliativo, e que possa colaborar para aumentar a sua sobrevida. Caso suas condições gerais permitam, a esofagogastroplastia cervical, com tubo gástrico isoperistáltico ou anisoperistáltico, é procedimento bem tolerado; caso não, a utilização de endopróteses é outra opção que também possibilita ao doente ingerir novamente alimentação por via oral, sem necessidade de sondas. Os demais procedimentos levam a uma má qualidade de vida[3,6].

FÍSTULAS ESOFAGOPLEURAIS

As duas etiologias mais comuns de fístulas esofago-pleurais são pós-traumáticas e pós-operatórias.

As fistulas pós-traumáticas resultam de perfurações esofágicas secundárias a traumas externos (fechados ou penetrantes), manipulação instrumental do esôfago (endoscopia rígida ou flexivel ou dilatações esofágicas) ou ingestão acidental de corpos estranhos.

As fístulas pós-operatórias intratorácicas mais comumente ocorrem após anastomoses esofagogástricas. Nos dias atuais, com o avanço dos cuidados e melhor avaliação pré-operatória, cuidados nutricionais e técnicas cirurgicas aprimoradas, essas fístulas ocorrem com menor freqüência.

Os princípios para o tratamento dessas fístulas anastomóticas são os mesmos das fistulas pós-traumáticas. Raramente uma abordagem cirúrgica direta da fístula está indicada, pois usualmente tem conseqüências desastrosas. As fístulas de débito elevado requerem ampla drenagem pleural e antibioticoterapia de amplo espectro, além de suporte nutricional enteral e parenteral. No caso de a fístula decorrer de deiscência completa da anastomose ou com necrose do estômago ou do cólon interposto, a reoperação está indicada, e o esôfago deve ser excluído mediante esofagostomia cervical [8,13].

FÍSTULAS ESOFÁGICAS RARAS

Fístulas por Perfuração de Divertículos

São fístulas do esôfago ou esofagopleurais decorrentes de perfurações de divertículos. Os divertículos cervicais de Zenker ou os epifrênicos raramente perfuram e geralmente são secundários à manipulação endoscópica, corpo estranho, diverticulite ou trauma. O diagnóstico é sempre difícil, e a confirmação da perfuração é mediante a realização do esofagrama contrastado.

O tratamento do divertículo de Zenker perfurado consiste em desbridamento, diverticulectomia ou miotomia do músculo cricofaríngeo, seguido de drenagem externa.

Tratando-se de divertículo de esôfago epifrênico, o doente apresentará manifestações clínicas características dessas perfurações. O tratamento cirúrgico com exérese do divertículo impõe-se na maioria das vezes, dependendo do tempo de perfuração e das condições clínicas do doente [2].

Fístulas Esofagotraqueais em Doenças Benignas

Ocorrem em decorrência evolutiva de doenças inflamatórias benignas, tais como: doença de Crohn, blastomicose, monilíase e esofagite cáustica [4].

A esofagite granulomatosa por doença de Crohn é extremamente rara, tendo sido descritos até o momento poucos casos na literatura.

A monilíase esofágica tem sido encontrada em doentes imunodeprimidos (leucêmicos, neoplásicos e transplantados) com infecção local intensa, perfuração e fístula. O tratamento consiste em utilizar drogas antifúngicas, além de antibioticoterapia específica de amplo espectro. E, no caso de fistulização, a conduta dependerá das condições clínicas gerais de cada caso[8].

A fístula esofágica após ingestão de cáusticos ou ácidos constitui-se em grave complicação, uma vez que, ao atingir as vias respiratórias ou a cavidade pleural, estes produtos químicos causam insuficiência respiratória grave. A mortalidade é elevada e o tratamento, além do suporte ventilatório, obrigatoriamente deve consistir em desfuncionalização do trânsito esofagiano.

REFERÊNCIAS BIBLIOGRÁFICAS

1. Altorjay A, Kiss, J, Vorcs A & Sziranyi E. The role of esophagectomy in the management of esophageal perforations. *Ann Thorac Surg* 65:1433-1436, 1998.
2. Andreollo NA, Brandalise NA, Leonardi LS & Boin IFSF. Divertículo de Zenker perfurado. *IBM* 47:107-110, 1985.
3. Andreollo NA, Brandalise NA, Lopes LR & Leonardi LS. Fistulas esofagobrônquicas *Acta Oncol Bras*. 7:129-134,1987.
4. Andreollo NA, Diorio A.S, Trevisan MAS, Góes JRN, Lopes LR, Brandalise NA & Leonardi LS Doença de Crohn no esôfago *GED*, 13:29-32, 1994.
5. Andreollo NA, Lopes LR, Inoguti R, Bandalise NA, Leonardi LS. Tratamento conservador das estenoses benignas do esôfago através de dilatações. Análise de 500 casos. *Rev Ass Med Bras* 47:236-243, 2001.
6. Brandalise NA, Andreollo NA, Leonardi LS & Callejas Neto F & Nagase Y. Utilização do tubo gástrico na reconstrução do trânsito digestivo em neoplasias do esôfago e junção esofagogástrica. *Rev Col Bras Cir* 12:152-155, 1985.
7. Earlam R & Cunha-Melo JR. Malignant oesophageal strictures: a review of techniques for palliative intubation. *Br J Surg* 69:61-68, 1982.
8. Fraga GP, Andreollo NA, Lopes LR, Brandalise NA & Leonardi LS. Fístulas traqueoesofágicas benignas e adquiridas. *Rev FCM/UNICAMP* 3: 15-20, 1992.
9. Goldstein LA & Thompson WR Esophageal perforations: a 15 years experience. *Am J Surg* 143:495-503, 1982.
10. Iannettoni MD, Vlessis AA, Whyte RI & Orringer MB. Functional outcome after surgical treatment of esophageal perforation. *Ann Thorac Surg* 64:1606-1610, 1997.
11. Lundell L, Lideman B & Hyltander A. Emergency oesophagectomy and proximal deviating oesophagostomy for fulminent mediastinal sepsis. *Eur J Surg* 167:675-678, 2001.
12. Malafaia, O. Experiência de 15 anos com tratamento paliativo do câncer do esôfago através de tunelização esofágica. *Rev Col Bras Cir* 13:211-215, 1986.
13. Mason GR. Esophageal perforations, anastomotic leaks, and strictures: the role of prostheses. *Am J Surg* 181:195-197, 2001.
14. Nashef SAM & Pagliero KM. Instrumental perforation of the esophagus in benign disease. *Ann Thorac Surg* 44:360-362, 1987.
15. Nesbitt JC & Sawyers T. Surgical management of esophageal perforation. *Am Surg* 53:183-191, 1987.
16. Okten I, Cangir AK, Ozdemir N, Kavukcu S, Akay H & Yavuzer S. Management of esophageal perfortion. *Surg Today* 31:36-39, 2001.

17. Salo JA, Isolauri JO, Heikkila LJ, Markkula HT, Heikkinen LO & Mattila SP. Management of delayed esophageal perforation with mediastinal sepsis. Esophagectomy or primary repair? *J Thorac Cardiovasc Surg* 106:1088-1091, 1993.

18. Santos GH & Trater RWM. Transesophageal irrigation for the treatment of mediastinitis produced by esophgeal rupture. *J Thorac Cardiovasc Surg* 91:57-62, 1986.

19. Silvius SE, Nebel O & Rogers G. Endoscopic complications. Results of 1974 American Society of Gastrintestinal Endoscopy Survey. *JAMA* 235:928-930, 1976.

20. Soldati G, Di Piero A, Bassani L, Di Vito A & Rossi M. Boerhaave Syndrome. A case report and review of the literature. *Minerva Chir* 55:873-879, 2000.

21. Strohm PC, Muller CA Jonas J & Bahr R. Esophageal perforation. Etiology, diagnosis, therapy. *Chirurg* 73:217-222, 2002.

22. Sung SW, Park JJ, Kim YT & Kim JH. Surgery in thoracic esophageal perforation: primary repair is feasible. *Dis Esophagus* 15:204-209, 2002.

23. Tomaselli F, Maier A, Pinter H & Smolle-Juttner, F. Management of iatrogenous esophagus perforation. *Thorac. Cardiovasc Surg* 50:168-173, 2002.

24. Urschel HC, Razzuk Ma & Wood RE. Improved management of oesophageal perforation: exclusion ad diversion incontinuity. Ann Surg 179:587-589, 1974.

25. Walsh PV. Rupture of the abdominal oesophagus: a review. *Brit J Surg* 66:601-606, 1979.

26. Weigelt JA, Thal ER, Snyder WH, Fry RE, Meier DE & Kilman WJ. Diagnosis of penetrating cervical injuries. Am J Surg 154:619-622, 1987.

27. Young MM, Deschamps C, Trastek VF, Allen MS, Miller DL, Schleck CD & Pairolero PC. Esophageal reconstruction for benign disease: early morbidity, mortality and functional results. *Ann Thorac Surg* 70:1651-1655, 2000.

Síndrome de Mallory-Weiss e Síndrome de Boerhaave*

CAPÍTULO 28

Sven Dahlgren
Åke Danielsson

SÍNDROME DE MALLORY-WEISS

Introdução

Em 1929, Mallory e Weiss descreveram uma síndrome caracterizada por hemorragia gastrointestinal alta maciça, usualmente apresentando-se como hematêmese secundária ao esforço para vomitar e vômitos persistentes. Eles apresentaram 15 pacientes com esses sintomas, comumente adquiridos após uma libação alcoólica. Quatro pacientes morreram, e durante a necropsia foram encontradas lacerações longitudinais como fissuras na região do cárdia e do esôfago inferior.

A utilização da endoscopia digestiva alta demonstra que a síndrome de Mallory–Weiss ocorre em 5 a 10% dos pacientes com sangramento gastrointestinal alto significativo.

Etiologia

A síndrome de Mallory–Weiss consiste em lacerações lineares, não-perfurantes, similares a fissuras, na mucosa da região do cárdia do estômago e no esôfago inferior. A causa mais comum para a laceração mucosa é o esforço para vomitar e/ou vômitos persistentes, geralmente como conseqüência de episódios de ingesta alcoólica abusiva.

A síndrome também pode ser associada a vômitos secundários a várias causas como náuseas de viagem, uremia, enxaqueca, pancreatite e medicamentos. Crises de epilepsia, soluços, parto, trauma abdominal, massagem cardíaca externa e outras causas que aumentam a pressão abdominal estão associadas à síndrome.

Capítulo traduzido pelos Drs. Christiano M. P. Claus e Benjamin Bombana Jr.

Hérnia hiatal tem sido encontrada em 17 a 37% em diferentes séries. Apesar de todos os fatores de risco, até um quarto dos pacientes não apresenta fatores predisponentes identificáveis[2].

Patogenia

Mallory e Weiss sugeriram, já em 1929, uma explicação para a laceração na mucosa gástrica e no esôfago terminal. Quando um indivíduo vomita, o piloro se fecha e o cárdia e o esôfago se dilatam. O conteúdo gástrico é então forçado de encontro à junção gastroesofagiana por peristalse reversa. O conteúdo gástrico é então ejetado por um súbito aumento da pressão intra-abdominal, devido à contração dos músculos abdominais e à descida do diafragma. Distúrbios na coordenação desses eventos, como, por exemplo, por episódios de vômitos recorrentes, podem permitir que o conteúdo gástrico seja forçado para o interior do cárdia não-relaxado, produzindo lacerações. Mallory e Weiss reproduziram lesões similares ao encherem o estômago de cadáveres normais com água e forçarem o conteúdo contra a junção gastroesofagiana comprimida manualmente.

Em 1961, Atkinson et al. estudaram esse conceito mais extensamente. Eles mediram a pressão intragástrica contra o cárdia após a injeção de ar no estômago de cadáveres e após a oclusão da parte média do esôfago. Eles constataram que as lacerações gastroesofagianas eram produzidas em metade dos cadáveres quando a pressão variou entre 130 e 150 mmHg. Uma pressão de 200 mmHg produziu lacerações em todos os casos testados. Eles também mediram a pressão intragástrica, durante o esforço para vomitar, em voluntários humanos e obtinham regularmente pressão de 120 a 150 mmHg e que alcançava 200 mmHg.

Atkinson et al. acreditavam que o fator mais importante era o gradiente de pressão transmural, mais do que a pressão intragástrica.[1] Eles pensavam que esse gradiente de pressão era mais elevado na porção herniada de uma hérnia hiatal. Assim sendo, a associação entre as lacerações da síndrome de Mallory–Weiss e hérnia hiatal pode ser mais do que uma coincidência. O estômago em cogumelo (prolapso do estômago para o esôfago) descrito por Sugawa *et al.* pode ocasionar tais aumentos no gradiente de pressão[19]. Este fato também foi confirmado durante gastroscopia, quando a mucosa gástrica é vista sendo propelida para dentro do esôfago durante a náusea[3].

Também tem sido sugerido na literatura que a pressão do defeito da hérnia hiatal pode influenciar o local das lacerações no esôfago inferior ou no cárdia. O gradiente de pressão transmural através do hiato esofágico pode ser gerado pela expansão torácica contra uma via área fechada, produzindo assim uma pressão extremamente baixa dentro da cavidade torácica. Isso pode ocorrer durante o estado de mal asmático e soluços, mas também já foi descrito durante roncos intensos.

Quadro Clínico

A síndrome é mais prevalente na 4ª e 5ª décadas, e os homens são mais acometidos do que as mulheres. A manifestação clínica principal é hemorragia gastrointestinal alta, que ocorre na maioria das vezes em associação com o esforço para vomitar ou vômitos. Entretanto, as lacerações da síndrome de Mallory–Weiss já foram descritas durante a realização de endoscopia digestiva alta[17]. A hematêmese é o sintoma mais comum, seguido pela melena. Dor ou hematoquezia são extremamente raras. O sangramento pode ser importante, mas cessa com o tratamento conservador na maioria dos casos.

Diagnóstico

O melhor método para se fazer o diagnóstico é a endoscopia. Exames radiológicos contrastados não são úteis para identificar o local e a causa do sangramento. A cintilografia e a angiografia celíaca seletiva podem ser úteis durante o sangramento em alguns pacientes em que as lacerações não puderem ser visualizadas endoscopicamente.

Tratamento

O sangramento é geralmente leve e autolimitado. Assim, em quase 90% dos pacientes com síndrome de Mallory–Weiss, a hemorragia cessa quando tratada conservadoramente com simples lavagem gástrica, de preferência com soro gelado, medidas de suporte gerais e transfusão sanguínea, se necessário. A vasopressina e a octreotida (análogo da somatostatina) têm sido utilizadas com sucesso em alguns casos.

Quando a avaliação endoscópica inicial evidencia a presença de sangramento ativo, está indicado tratamento adicional, como eletrocoagulação, ligadura, clipagem e injeção de substâncias vasoconstritoras. O tratamento endoscópico é eficaz e seguro, com controle do sangramento em 86 a 100% dos pacientes[20,9,14,8].

A compressão da junção gastroesofágica pela insuflação do balão de Sengstaken–Blakemore não deve ser recomendada, pois, além de pouca eficácia, está associada a risco de perfuração esofagogástrica. A arteriografia com embolização seletiva deve ser reservada para pacientes de alto risco que apresentam sangramento intenso e sem condições adequadas para um procedimento cirúrgico.

A operação, que consiste no simples fechamento da laceração mucosa através de uma incisão anterior alta na parede gástrica, está reservada para os poucos pacientes que não respondem ao tratamento conservador dentro de 24 horas. A cirurgia também pode ser realizada através de laparoscopia[12]. Em algumas séries recentes nenhum paciente necessitou de tratamento cirúrgico.

Prognóstico

A recorrência de sangramento após tratamento clínico e endoscópico é de 0 a 10%[20,9,14,4]. A maioria dos casos de ressangramento ocorre dentro das primeiras 24 horas, sendo indicada observação durante esse período. A efetividade do tratamento clíncio e endoscópico reduziu a necessidade de tratamento cirúrgico. Essa abordagem conservadora resultou em redução da taxa de morbidade e mortalidade.

SÍNDROME DE BOERHAAVE

Introdução

A ruptura espontânea do esôfago foi descrita pela primeira vez em 1724 pelo médico holandês Boerhaave. Ele descreveu o caso de um almirante holandês que, após libação alcoólica e alimentar, apresentou náuseas e vômitos, que se seguiram de severa dor torácica, colapso cardiovascular e morte, devido à perfuração esofágica. A perfuração espontânea, conhecida desde então como síndrome de Boerhaave, é responsável por 15 a 40% dos casos de perfuração esofágica[10,15].

Etiologia

A síndrome de Boerhaave é causada por um aumento súbito na pressão intraluminal do esôfago. Em cerca de 80% dos casos, esse aumento na pressão intraluminal do esôfago é devido a vômitos. Metade dos pacientes apresenta história de ingesta alcoólica intensa. O parto, convulsão, defecação e levantamento de peso podem também elevar significativamente a pressão e ocasionar a ruptura do esôfago.

Patogenia

Estudos em cadáveres mostraram que um aumento rápido da pressão esofágica da ordem de 0,4 kg/cm^2 produz a sua ruptura. Se houver doença esofágica, a ruptura ocorrerá com níveis pressóricos mais baixos. O local mais comum da perfuração é a parede póstero-lateral do esôfago distal, onde se acredita que a parede esofágica é mais fraca. A perfuração é localizada no terço inferior do esôfago, do lado esquerdo em mais de 90% dos casos. Ruptura do esôfago proximal também tem sido descrita. A perfuração é geralmente longitudinal e de tamanho pequeno.

A etiologia da síndrome de Boerhaave é muito semelhante à etiologia da síndrome de Mallory–Weiss. A profundidade da lesão é dependente do gradiente de pressão transmural sobre a mucosa. Quando esse gradiente, na parte inferior do esôfago, é alto o suficiente, a ruptura de toda a parede pode ser a conseqüência. Um gradiente de pressão levemente mais baixo pode levar à laceração da mucosa do tipo observado na síndrome de Mallory–Weiss. Uma laceração no esôfago inferior pode se transformar numa ruptura de toda a espessura da parede, por novos episódios de vômitos ou pela insuflação de um balão de Sengstaken–Blakemore, inserido no esôfago com o intuito de cessar o sangramento.

A causa mais comum de aumento na pressão do esôfago é o vômito. Como o vômito é observado em 77% de todos os casos, a sua ausência não deve excluir a síndrome de Boerhaave das considerações diagnósticas. O parto, esforço durante a defecação, levantamento de peso, crises convulsivas e outras atividades associadas com a manobra de Valsalva têm sido associadas com a síndrome. Entretanto, tem sido também demostrado que pacientes com ruptura espontânea têm distúrbio grave da motilidade esofágica, contribuindo para a ruptura[18].

Quadro Clínico

Os pacientes são geralmente homens com idade entre 40 e 60 anos, apresentando história de vômitos recentes. A sintomatologia clássica, de desconforto agudo após libação alimentar e alcoólica, seguida por vômitos e dor torácica intensa, colapso e eventualmente morte, está presente em menos de 50% dos casos.

A dor é a queixa mais importante da perfuração esofágica. Ela pode ocorrer no tórax ou abdômen superior, podendo ser seguida por dispnéia, cianose e outros sinais e sintomas relacionados ao desenvolvimento do hidropneumotórax. A perfuração do esôfago cervical pode resultar em dor no pescoço e crepitação, devido à presença de ar nos tecidos frouxos do pescoço (enfisema subcutâneo). Em casos extremos, o ar pode ser encontrado no abdômen ou até mesmo no interior da órbita. Hematêmese é rara, e, quando presente, é de pequeno volume comparada ao sangramento associado à síndrome de Mallory–Weiss.

Contaminação importante do mediastino e da cavidade pleural é freqüente devido à grande força com que o conteúdo é propelido através da perfuração. Após, ocorre rápida perda de líquidos, causando hipovolemia e choque com taquicardia, hipotensão e cianose. Esse processo é exacerbado pela sepse resultante da contaminação bacteriana que se instala.

Diagnóstico

O diagnóstico correto baseia-se principalmente em uma anamnese cuidadosa, exame físico e achados radiológicos. A anamnese é geralmente típica, como descrito anteriormente. Ao exame físico, a diminuição do murmúrio vesicular e febre são descritas em aproximadamente 30% dos casos. Crepitação cervical e diminuição dos ruídos hidroaéreos podem também ser encontradas. Os exames de laboratório mostram leucocitose em alguns casos, sem quaisquer outras anormalidades hematológicas ou eletrolíticas

Radiografias simples de tórax, abdômen e região cervical são essenciais. Condensações irregulares atrás da silhueta cardíaca, devido a pneumonite química, são relativamente comuns. O derrame pleural esquerdo é conseqüência da ruptura do esôfago distal, enquanto a ruptura do esôfago médio tende a produzir hidrotórax ou hidropneumotórax à direita. As radiografias de tórax devem ser analisadas cuidadosamente à procura de ar no mediastino; as de abdômen podem mostrar ar subdiafragmático se a ruptura é da porção distal do esôfago. Uma vez que o diagnóstico é suspeitado, deve ser realizado estudo radiológico, com a administração via oral de contraste hidrossolúvel de baixa osmolaridade. O extravasamento do contraste pode mostrar a perfuração esofágica e também elucidar sua causa e localização. Não se deve usar o sulfato de bário, e especialmente os contrastes de alta osmolaridade.

Tratamento

Medidas de suporte para diminuir a contaminação química e bacteriana do mediastino e cavidade pleural e restaurar as perdas de volume devem ser instituídas imediatamente. Antibióticos de largo espectro, jejum, reposição hidroeletrolítica e colocação de sonda nasogástrica para descompressão do estômago são implementados.

A perfuração do esôfago torácico pode ser tratada conservadoramente se o extravasamento for pequeno. Esse tipo de tratamento inclui aspiração nasogástrica, drenagem pleural efetiva, antibióticos de amplo espectro e nutrição parenteral total ou dieta por enterostomia.

As rupturas esofágicas maiores devem ser reparadas se diagnosticadas até 24 horas após a lesão. Alguns autores têm usado o reparo primário para lesões diagnosticadas até 72 horas após a ruptura[15]. A simples sutura de lesões extensas resulta em altas taxas de deiscência. Nessa situação, devem-se empregar procedimentos de reforço com retalhos vascularizados, como enxertos pediculados de músculos intercostais, pericárdio e pleura parietal posterior esquerda adjacente à lesão. Atualmente, prefere-se proteger a sutura com o fundo gástrico[11].

O reparo deve ser acompanhado de limpeza completa da cavidade pleural, desbridamento de tecidos desvitalizados, alívio de qualquer obstrução distal e expansão do pulmão por drenagem pleural. Antibióticos de amplo espectro e nutrição parenteral total ou dieta por jejunostomia devem ser utilizados. Os casos diagnosticados tardiamente, com mais de 24-72 horas de perfuração, freqüentemente requerem alguma forma de exclusão esofágica, geralmente esofagostomia cervical e gastrostomia, associada à jejunostomia para suporte nutricional.

A colocação de próteses (*stents*) intra-esofágicas, para pacientes sem condições cirúrgicas, tem sido utilizada com sucesso[6,7].

Prognóstico

A mortalidade do reparo aumenta com o retardo da intervenção cirúrgica; de 5-10%, até 24 horas, para entre 20 e 30% após esse período[15,2]. Entretanto, em algumas séries mais recentes, a taxa de mortalidade tem sido de apenas 5%.

REFERÊNCIAS BIBLIOGRÁFICAS

1. Atkinson M, Bottrill MB, Edwards AT, Mitchell WM, Gaddsbypeet B, Willians RE. Mucosal tears at the oesophagogastric junction (the Mallory–Weiss syndrome). *Gut;* 2:1-11, 1961.
2. Bufkin BL, Miller JI, Mansour KA. Esophageal perforation: Emphasis on management. Ann Thorac Surg; 61:1447-51, 1996.
3. Chen YL. Mechanical gastritis as cause of upper gastrointestinal hemorrhage. *Scand. J. Gastroenterol;* 28:512-4, 1993.
4. Chung IK, Kim EJ, Hwang KY, Kim IH, Kim HS, Park SH, Lee MH, Kim SJ. Endoscopy; 34:474-9, 2002.
5. Graeber GM, Niezgoda JA, Burton NA, Collins GJ, Zajtchuk RA. Comparison of patients with endoscopic esophageal per-

forations and patients with Boerhaave's syndrome. *Chest;* 92:995-8, 1987.
6. Dumonceau JM, Cremer M, Lalmand B, Devière J. Esophageal fistula sealing: choice of stent, pratical management, and cost. *Gastrointestinal Endoscopic*; 49:1-5, 1999.
7. Eubanks PJ, Hu E, Nguyen D, Procaccino F, Eysselein VE, Klein SR. Case of Boerhaave's syndrome successfully treated with a self-expandable metallic stent. *Gastrointestinal Endoscopic*; 49:6-9, 1999.
8. Gunay K, Cabioglu N, Barbaros U, Taviloglu K, Ertekin C. Endoscopic ligation for patients with active bleeding Mallory-Weiss tears. *Surg Endos*; 15:1305-7, 2001.
9. Huang SP, Wang HP, Lee YC, Lin CC, Yang CS, Wu MS, Lin JT. Endoscopic hemoclip placement and epinephrine injection for Mallory-Weiss syndrome with active bleeding. *Gastrointestinal Endoscopy*; 55:842-6, 2002.
10. Jones WG, Ginsberg R. Esophageal perforation: a continuing challenge. *Ann Thorac Surg*; 53:534-41, 1992.
11. Justicz AG, Symbas PN. Espontaneous rupture of the esophagus: immediate and late results. *Am Surg;* 57:4-7, 1991.
12. Kitano S, Ueno K., Hashizume M., Ohta M., Tomikawa M., Sugimachi K. Laparoscopic oversewing of a bleeding Mallory-Weiss tear under endoscopic guidance. *Surg Endosc* 7:445-6, 1993.
13. Kortas D Y, Hass L S, Simpson W G, Nickl N J, Gates L K. Mallory-Weiss Tear: Predisposing factors and predictors of a complicated course. *Am J Gastroenterology*; 96:2863-5, 2001.
14. Llach J, Elizalde I, Guevara C, Pellisé M, Castellot A, Ginès A, Soria M T, Bordas J M, Piqué J M. Endoscopic injection therapy in bleeding Mallory–Weiss syndrome: a randomized controlled trial. Gastrointestinal Endoscopic 2001; 54:679-81.
15. Lawrence DR, Ohri SK, Moxon RE, Towsend ER, Fountain SW. Primary esophageal repair for Boerhaave's syndrome. *Ann Thorac Surg*; 67:818-20, 1999.
16. Patton AS, Lawson DW, Shannon JM, Risley TS, Bixby FE. Reevaluation of Boerhaave syndrome. *Am J Surg;* 137:560-5, 1979.
17. Penston JG, Boyd EJ, Wormsley KG. Mallory–Weiss tears occurring during endoscopy: a report of seven cases. *Endoscopy;* 24:262-5, 1992.
18. Salo J A., Seppälä K M., Pitkäranta P P. Espontaneous rupture and functional state of the esophagus. *Surgery; 112*:897-900, 1992.
19. Sugawa C, Benishek D, Walt A J. Mallory–Weiss Syndrome. *Am J Surg; 145*:30-33, 1983.
20. Yamaguchi Y, Yamato T, Katsumi N, Morozumi K, Abe T, Ishida H, Takahashi S. Endoscopic hemoclipping for upper GI bleeding due to Mallory–Weiss syndrome. *Gastrointestinal Endoscopy*; 53:427-30, 2001.

Tumores do Esôfago

CAPÍTULO 29

Osvaldo Malafaia
Jurandir Marcondes Ribas Filho
Nicolau Gregori Czeczko
Paulo Afonso Nunes Nassif
Ronaldo Máfia Cuenca

INTRODUÇÃO E CLASSIFICAÇÃO

Os tumores esofágicos podem ser císticos ou sólidos. Os mais freqüentes são estes últimos, que, por sua vez, podem apresentar-se como benignos e malignos. Os tumores malignos representam a quase totalidade dos tumores esofágicos, fazendo jus ao pensamento de que, ao encontrar-se tumor esofágico, até que se prove o contrário, trata-se de doença maligna.

TUMORES BENIGNOS E CISTOS ESOFÁGICOS

A incidência de tumores benignos esofágicos é de 0,5%, de acordo com as experiências pessoais dos autores, acumuladas nos últimos 25 anos no tratamento cirúrgico de 1.357 pacientes portadores de doenças esofágicas. Outros autores, como Aurea, Grazia, Petrella e Bazzocchi[9], relatam incidência de 4% dos leiomiomas esofágicos e raramente transformam-se em tumores malignos. A maior parte é assintomática, por isso supõe-se a existência de maior número, embora não-diagnosticado. Mesmo assim, eles continuam sendo considerados raros.

Somadas as experiências de Schmidt, Clagett e Harrison[91], Moersch e Harrington[65] e Boyd e Hill[12], 150 casos de tumores benignos e cistos esofágicos são apresentados em um período de 20 anos. Foram obtidas as seguintes freqüências: leiomiomas, 66,7%; cistos, 18,1%; pólipos adenomatosos, 4,1%; lipomas, 2,7%; fibromas ou neurofibromas, 2,7%; hemangiomas, 2,7%; papilomas, 2,1%; linfongioma, 0,9%.

Usualmente eles são unifocais; contudo, a multiplicidade de focos tumorais em um mesmo caso não é infreqüente. Na Fig. 29.1, vê-se um exemplo de leiomiomas com multiplicidade de focos.

Os tumores benignos apresentam-se sésseis, intramurais ou protrudentes na luz esofágica, inclusive suportados por longos pedículos. A superfície mucosa por sobre o tumor de modo geral é lisa e livre de envolvimento, porém pode apresentar-se com irregularidades ou ulcerações.

A maior parte desses tumores passa despercebida por serem assintomáticos, ou resume-se a achados acidentais de exames que buscam justificativas para sintomas diversos. Por si só, quando são grandes ou pediculados, podem causar disfagia, dor e desconforto retroesternal inespecífico. Podem também associar-se a hérnias hiatais apresentando clínica de refluxo gastroesofágico. A incidência de sangramento por erosão da mucosa é baixa, ocorrendo em apenas 1% dos casos[84].

Radiologicamente, podem apresentar-se como falhas de enchimento parietal cobertas por mucosa normal nos tumores intramurais (Fig. 29.2), ou imagem polipóide intraluminar nos casos pediculados.

A endoscopia é necessária para auxiliar na dúvida sobre a malignidade da tumoração. A biópsia endoscópica somente deve ser realizada em tumores que apresentem mucosas alteradas, e nunca na suspeita de hemangiomas. Quando não houver irregularidades da mucosa, as biópsias devem ser evitadas, por dificultarem a enucleação cirúrgica tumoral em consequência da fibrose cicatricial que habitualmente ocorre com elas. O estudo anatomopatológico é que confirma o diagnósti-

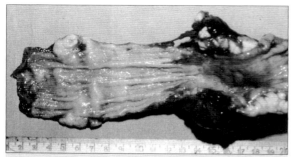

Fig. 29.1 — Leiomioma com multiplicidade de focos.

co desses tumores após sua ressecção, podendo ser difícil excluir a malignidade de outra maneira. Outros exames que podem ser utilizados para diagnóstico são: tomografia computadorizada, ressonância magnética e ultra-sonografia endoscópica.

Além dos tumores cujas incidências foram relatadas, ainda são citados como casos isolados na literatura os seguintes tumores: rabdomioma, mixofibroma, tumor amilóide, granuloma eosinofílico, hamartoma, hematoma, schwannoma e neurinoma[17,89].

Mesmo sabendo que o potencial de malignização desses tumores é raro, em todos eles deve ser indicada ressecção logo após o diagnóstico.

Não é possível determinar técnicas definidas para o tratamento, em função da variada localização, tamanho, característica séssil ou pediculada. Também a sua uni ou multifocalidade induz a necessidade de indicação terapêutica individualizada.

Aos tumores dos segmentos superior e médio do esôfago torácico está indicado o acesso cirúrgico por toracotomia direita, e toracotomia esquerda aos do segmento inferior. Nos tumores do esôfago cervical e abdominal devem ser usados acessos por cervicotomia esquerda e laparotomia mediana, respectivamente.

A indicação de enucleação ou ressecção mais ou menos ampla também é particular a cada caso, sendo que, quando possível, a enucleação é o tratamento preferencial. O princípio do uso das enucleações é o de que quase sempre a tumoração tem planos de clivagem bem-definidos e soltos na parede esofágica. As ressecções são destinadas às tumorações multifocais ou fixas e que não promovam segurança com a enucleação[8,28,29,34,35,63,85].

A localização e o tamanho tumoral são os determinantes da ressecção. Quando os tumores são baixos, sua exérese pode ser completada com cardioplastia preconizada por Thal-Hatafuku[95], que permite boa segurança na anastomose. As esofagectomias subtotais são necessárias nos casos de ressecções maiores. A mais recomendável é a com anastomose intratorácica alta por toracotomia direita, que permite visualização de todo o esôfago torácico e boa segurança na anastomose. Contudo, está também indicado o acesso transmediastinal

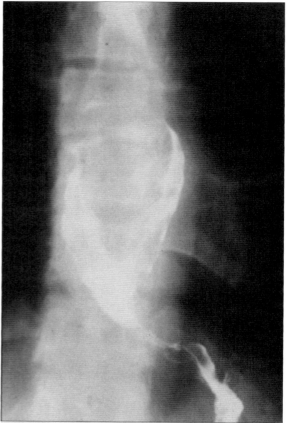

Fig. 29.2 — Radiografia mostrando grande falha de enchimento produzida por leiomioma.

sem toracotomia aos tumores que apresentem dissecção segura por essa via e que se soltam durante o manuseio do leito esofágico. Esta via é segura, com baixa morbimortalidade.

Os tumores pediculados ou pequenos tumores mucosos são tratados preferencialmente por ressecções endoscópicas. Cuidado especial deve ser tomado com aqueles cujos pedículos sejam grossos. Normalmente eles apresentam artérias calibrosas para nutrição do tumor cuja coagulação endoscópica é difícil.

Com o advento da videocirurgia, os tumores benignos do esôfago podem ser tratados com ressecções miniinvasivas, que trazem grandes vantagens para os pacientes. A videotoracoscopia com intubação seletiva do pulmão contralateral ao acesso cirúrgico permite manipulação de todo o esôfago torácico, e a operação pode realizar-se da mesma maneira que a convencional. O mesmo se pode dizer quanto à videolaparoscopia e à videomediastinoscopia transmediastinal para acesso aos tumores do esôfago distal. Contudo, esses procedimentos, no atual estágio de desenvolvimento e em função de o número de casos ser baixo, necessitam aguardar a ampliação da experiência mundial para que sejam emitidas conclusões definitivas.

TUMORES MALIGNOS

Introdução

Há 40 anos, o tratamento do câncer do esôfago era praticamente sem esperança, e o diagnóstico da doença trazia consigo a própria sentença de morte. Thorek, em 1913[96], propôs e realizou a primeira esofagectomia nessa indicação com sucesso operatório. A partir de então, Ohsawa, em 1933[72], Adamus e Phemister, em 1938[2], Garlock e Sweet, em 1944[32], passaram a considerar a esofagectomia operação-padrão no tratamento do câncer do esôfago.

Apesar de ter sido vislumbrada alguma alternativa contra a morte inexorável com o diagnóstico da doença, ainda pairava sobre ela outra dura realidade: mortalidade operatória de 50%, o que mantinha sobre os ombros do paciente a quase sinonímia de morte ao indicar-se a esofagectomia.

Ao longo das décadas, muitos foram os processos idealizados para diminuir essa incidência. Nakayama, em 1950[69], divulgou via de acesso pré-esternal para colocar o substituto do esôfago. Realizava operação em dois tempos cirúrgicos distintos, sendo o primeiro a esofagectomia e o segundo, alguns meses mais tarde, a reconstituição do trânsito com anastomose cervical. Com isso, baixou-se em muito a mortalidade, então alta com as anastomoses torácicas. O mesmo Nakayama[70] propôs a associação de radioterapia para melhorar a sobrevida e a taxa de mortalidade operatória. Seus trabalhos relatam queda da mortalidade para 10%, o que assombrou o mundo médico especializado da época.

O estado atual já não mostra surpresas quanto às taxas de mortalidade baixas, embora existam muitas discrepâncias na literatura. Earlam e Cunha-Melo[26], revendo 83 mil pacientes de vários autores, acharam mortalidade variando entre 0,8 e 57%, e Giulli e Gignoux[33], entre 2.400 casos analisados, obtiveram 30%. Hulscher, Sandick, Boer, Wijnhoven, Tijssen, Fockens, Stalmeier, Kate, Dekken, Obertop, Tilanus e Lanschot[41] relataram em seu estudo sobrevida média além de 5 anos em somente 33 % dos pacientes. Dados ainda desanimadores foram apresentados pelo Japanese Committee of Registration of Esophageal Cancer[45], que reviu cerca de 8 mil pacientes na década de 70 e achou mortalidade cirúrgica média de 7,3% e sobrevida de 22,5% dos casos acima de 5 anos.

A desolação absoluta do início do século já não tem a mesma dimensão nos dias atuais, embora a realidade ainda permaneça triste. O que parece ser necessário é o estudo uniformizado baseado em parâmetros bem padronizados e universalmente aceitos para que, ao longo do tempo, possa ser atingido um ponto de realidade comum a todos os centros mundiais que atuam sobre o câncer do esôfago. Somente assim é que se poderá diminuir a discrepância dos dados existentes na atualidade.

Classificação

Os tumores malignos esofágicos podem ter origem epitelial (carcinomas), mesenquimal (sarcomas), ou podem ser mistos.

Os tumores de origem epitelial apresentam-se como carcinomas epidermóides e adenocarcinomas. Dos de origem mesenquimal já foram citados na literatura os seguintes tumores: sarcoma; leiomiossarcoma; rabdomiossarcoma; fibrossarcoma; mixossarcoma; linfossarcoma.

A Tabela 29.1 mostra que, na experiência pessoal dos autores, em 603 casos de tumores malignos tratados cirurgicamente, o carcinoma epidermóide representa a quase totalidade dos casos (90%), seguido pelo adenocarcinoma (9,2%)

Tabela 29.1
Achados Histológicos em 603 Casos de Câncer do Esôfago das Experiências Pessoais dos Autores

Tipos	Nº de Casos	%
Carcinoma epidermóide	543	90,0
Adenocarcinoma	55	9,2
Carcinoma indiferenciado	5	0,8
Total	603	100,0

Incidência e Distribuição Geográfica

Países como China, Japão e Irã apresentam as maiores taxas de câncer do esôfago registradas na atualidade. Na China, e de modo especial no Condado de Lei-Shin[52], encontra-se a exorbitante incidência de 240 casos/ano por 100 mil habitantes; para efeito de comparação, no Brasil a incidência é de 7 casos/ano, nas mesmas condições[15,16].

Em nosso país a incidência de câncer de esôfago está entre as 10 neoplasias mais freqüentes, sendo que em 1999 foi a sexta causa de morte entre os vários tipos de cânceres. Para 2002 a estimativa é a mesma, com previsão de 5.500 óbitos[44].

Naquela região chinesa, até animais domésticos, que se nutrem com os restos alimentares da família, têm apresentado câncer do esôfago[52]. No Chile e em certas partes da África[67], a incidência é também muito alta. No Brasil, a Região Sul apresenta incidência maior do que as demais regiões[16].

A Tabela 29.2 mostra as localizações anatômicas encontradas nas experiências de vários autores. Pode-se ver que a preferencial é o segmento mediotorácico.

Tem sido de 3:1 a incidência em relação aos sexos masculino e feminino. Quanto à idade, o pico de preva-

APARELHO DIGESTIVO. CLÍNICA E CIRURGIA

Tabela 29.2
Localização Tumoral na Experiência de Vários Autores

Autor	Nº	Esof. Cerv.	Esof. Intratorácico		
			Superior	Médio	Inferior
Artigas [6]	167	5,4%	12,7%	18,9%	22,8%
Ellis [23]	82	4,0%	28,0%	19,0%	52,0%
Galandiuk [25]	238	9,0%	7,0%	27,0%	58,0%
Murray [63]	30			60,0%	40,0%
Parker [70]	300	8,0%	13,0%	57,5%	16,5%
Malafaia	603	5,2%	9,1%	49,1%	36,6%
Total/Casos	1.420	6,3%	13,9%	38,5%	37,6%

lência encontra-se entre a quinta e a sexta década. O câncer esofágico já foi citado em baixa idade, inclusive em criança de 1 ano[40], mas seu aparecimento abaixo de 20 anos é muito raro.

Patogenia

O que se observa em todas as regiões onde o câncer mais incide é a sua relação direta com os hábitos higienodietéticos agressivos ao esôfago e usados pela comunidade[40]. O mesmo também pode ser visto no Brasil. Nas regiões onde existem hábitos lesivos à mucosa esofágica, vê-se incidência significativamente maior do que naquelas onde esses fatores não são tão expressivos[16]. Reconhecidamente, os hábitos lesivos à mucosa esofágica são: (1) uso continuado de álcool, sob a forma de bebidas concentradas e ingeridas em grande quantidade; (2) temperatura que acompanha a ingestão de alimentos e bebidas típicas regionais, como o chimarrão no sul do Brasil; (3) condimentos fortes e em grandes quantidades diárias; (4) ingestão de substâncias carcinogênicas das mais variadas origens, provindas principalmente do fumo e dos alimentos contaminados por elas.

Existe relação direta do câncer com doenças crônicas da mucosa esofágica. Destas, as principais são megaesôfago avançado[19], epitélio colunar em esôfago distal (epitélio de Barrett)[37,46,81,90] e esofagite corrosiva[19,88]. Supõe-se que, no megaesôfago, a agressão reside na fermentação crônica alimentar intra-esofágica freqüente nos grandes megas, produzindo esofagite crônica; nos outros casos, a esofagite erosiva persistente parece ser a causa. Em estudo recente, Brabender, Lord, Darrenberg, Metzger, Schneider, Park, Salonga, Grosherr, Tsao-Wei, DeMeester, Hölscher e Danenberg, através da pesquisa da proteína cMYB mRNA, identificaram a associação entre o adenocarcinoma de esôfago e o esôfago de Barrett, sugerindo que a identificação dessa proteína pode ser de utilidade na prática clínica na pesquisa de adenocarcinoma oculto no esôfago de Barret[13].

O esôfago apresenta locais preferenciais de aparecimento do câncer. Parece existir relação do local com os estreitamentos anatômicos do órgão, que existem em função do seu comprimento e da complexa anatomia de relação com os órgãos nas regiões cervical, torácica e abdominal. O principal deles é o aorticobrônquico ao nível do segmento médio do esôfago torácico, por ser estático e permanente. Os demais estreitamentos esfíncter esofágico superior, esfíncter esofágico inferior e pinçamento diafragmático (mecanismo de compressão extrínseca esofágica pelo anel hiatal no ato da inspiração), são fisiológicos, portanto móveis. É de supor que os hábitos higienodietéticos agressivos produzam maior agressão à mucosa no estreitamento estático. Os dinâmicos não apresentam obstáculos à passagem dos alimentos na normalidade funcional esofágica e, por conseguinte, não devem ser, nessas condições, responsáveis por maior prevalência.

Patologia

Macroscopicamente os tumores esofágicos podem apresentar-se como vegetantes, ulcerados ou infiltrantes submucosos. Usualmente, são unifocais, mas sua multiplicidade não é rara. A infiltração submucosa axial faz com que haja comprometimento a distância, independentemente do local primário do tumor. Além dessa invasão parietal, há sempre disseminação para os linfonodos regionais tanto torácicos como abdominais, em especial linfonodos celíacos e gástricos direitos[4].

A disseminação hematogênica ocorre nas fases mais tardias da doença. Na experiência dos autores, o fígado e os pulmões são preferenciais nesse processo; contudo, qualquer outro órgão ou tecido pode ser acometido por ela.

Sob o ponto de vista histológico, o carcinoma epidermóide é o mais freqüente, seguindo-se do adenocarcinoma e do carcinoma indiferenciado. Contudo, a evolução do câncer do esôfago não deve basear-se somente no tipo histológico, mas é o primeiro fator, e deve-se levar em consideração o estadiamento tumoral para se definir o prognóstico da doença que será visto mais à frente.

Quadro Clínico

O esôfago possui grande capacidade de distensão e, em função disso, somente começa a apresentar dificuldades ao trânsito alimentar a sólidos quando há envolvimento de aproximadamente 270° de sua luz. Assim, é compreensível que, quando se trata de doença maligna, o tumor esteja avançado já a partir do primeiro sintoma.

Com vistas ao tratamento curativo, é necessário que se tenha em mente a necessidade de rastrear sua presença em fase assintomática, através de censos ou de conscientização das populações de alto risco para procurarem orientação médica de maneira preventiva.

Disfagia não-dolorosa a sólidos é o primeiro sintoma. Mesmo sentindo sua presença, o paciente a deixa evoluir para alimentos pastosos e líquidos, na esperança de que se trate de algo passageiro. Essa evolução é rápida, ocorrendo em torno de 2 a 3 meses. A perda de peso é sinal que sempre acompanha essa fase inicial, em função da deficiência nutricional.

Outros sinais e sintomas surgem mais tarde, e sua presença revela sempre fase avançada da doença. São eles:

a) Dor de garganta e sialorréia, mais freqüente nos tumores dos segmentos cervical e torácico proximal (ou superior).

b) Linfonodos palpáveis na região ântero-lateral do pescoço, revelando metástases locais de tumor cervical ou o clássico linfonodo supraclavicular (sinal de Troisier), revelando invasão da cadeia linfonodal cervical lateral e supraclavicular. Estas cadeias comunicam-se com os linfonodos justaesofágicos e revelam, quando contaminadas, metástases linfonodais a distância, provindas de tumor de segmentos esofágicos torácicos, principalmente superior e médio.

c) Halitose intensa, em função da necrose tumoral.

d) Dorsalgia ou epigastralgia, por invasão do tumor em coluna vertebral ou serosa pleural e peritoneal.

e) Hepatomegalia, indicando metástase em órgãos a distância.

f) Náuseas e vômitos usualmente na fase terminal.

Diagnóstico

O diagnóstico do câncer do esôfago não é difícil de ser feito. Apresentando clinicamente qualquer dos dados referidos anteriormente, o paciente deve ser incialmente encaminhado a estudo radiológico.

Estudo Radiológico do Esôfago

O estudo contrastado é o mais importante, principalmente se feito com duplo contraste. Suzuki *et al.*,[92] acham que o uso do duplo contraste faz aumentar a capacidade de detectar tumores em fases iniciais, podendo-se reconhecê-los inclusive com tamanhos a partir de 5 mm (Fig. 29.3).

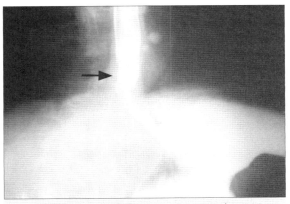

Fig. 29.3 — *Radiografia de esôfago mostrando tumor em segmento inferior torácico em fase inicial.*

A radioscopia é importante para informar sobre a rigidez ou a fixação da parede esofágica. Nas fases iniciais do desenvolvimento tumoral, o único achado, por vezes, é a diminuição da velocidade de passagem do bário ou a falta de elasticidade do esôfago no local do tumor. Esse sinal pode passar despercebido se o exame não for efetuado cuidadosamente.

Os tumores são mais facilmente visualizados em fases adiantadas. As anormalidades consistem em deformidade ou irregularidade da mucosa e protrusão do tumor na luz do órgão (Fig. 29.4). Várias anormalidades podem ser visualizadas, desde pequenas constrições anulares a longas falhas de enchimento com obstrução luminar completa (Fig. 29.5). O esôfago proximal à lesão pode apresentar dilatação variável em função do tempo de evolução da doença e do grau de obstrução (Fig. 29.6), podendo ser de calibre normal nos casos iniciais.

Nem sempre a extremidade distal da lesão é visualizada; contudo, a proximal é constante e muito característica. Também, o estudo radiográfico é o melhor meio para que sejam diagnosticadas fístulas esofagomediastinais e esofagobrônquicas, freqüentes nas fases terminais. Em resumo, as características radiológicas fundamentais são presença constante de irregularidade na mucosa e falhas de enchimento.

Estudo radiográfico simples do tórax também deve ser realizado. Exame simples, mas importante. Ele pode revelar metástases pulmonares, massas mediastínicas ou deslocamentos da traquéia, fatos estes que diagnosticam câncer em fase avançada.

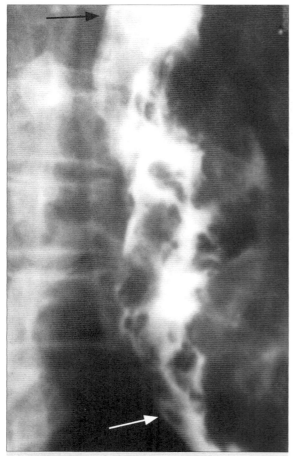

Fig. 29.4 — Radiografia mostrando tumor avançado de esôfago.

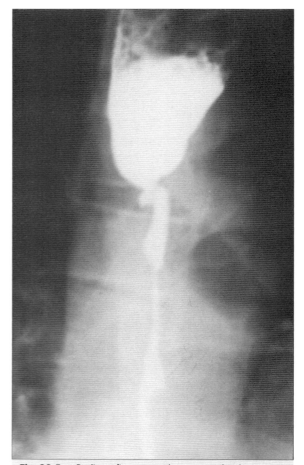

Fig. 29.5 — Radiografia mostrando tumor anular de pequena extensão, mas com estenose quase total da luz esofágica.

Achados Endoscópicos

Os tumores em fase inicial são de difícil reconhecimento pelo estudo radiográfico, por isso a esofagoscopia é o método preferencial no diagnóstico dessa fase, que é assintomática e potencialmente curável. No nosso meio, infelizmente, achados nesse estágio são acidentais e ocorrem quando busca-se esclarecimento de outros sintomas digestivos.

A endoscopia nas fases avançadas é solicitada já não mais com intenção diagnóstica da presença tumoral — que é mais bem analisada pelo estudo radiográfico —, mas sim para o diagnóstico histológico da lesão. É sempre necessário associarem-se biópsias múltiplas da área lesada. A negatividade de uma biópsia não exclui a presença de tumor, mas, ao contrário, a presença de malignidade em somente uma delas é sinal inequívoco da presença de câncer.

Edemas avermelhados que sangram facilmente ao toque ou pequenas ulcerações levemente acinzentadas são característicos das lesões em fases iniciais (Fig. 29.7). Ambos são difíceis ou impossíveis de serem diferencia-dos de lesões benignas sem biópsia. Lesões mais avançadas podem ser representadas por expansões intraluminares que sangram com facilidade, rigidez na parede do órgão ou ulcerações bem-definidas.

Citologia Esofágica

Esse método não é muito utilizado no Brasil, mas é muito empregado na China para rastreamento de câncer em população de alto risco, com excelentes resultados e a vantagem de ser pouco oneroso.

Letton [52] cita a deglutição de pequeno balão vazio de superfície rugosa unido à extremidade de fina sonda de borracha entre os vários métodos lá empregados. Atingindo o estômago, o balão é inflado e retirado. Sua superfície traz consigo células esfoliadas da mucosa esofágica. Através de esfregaços corados do material recolhido os chineses estão conseguindo diagnosticar tumores em fase muito inicial. A citologia também pode ser feita através de fibroscópios com escovados da lesão suspeita.

Tumores do Esôfago

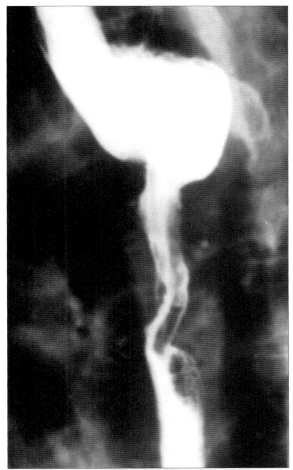

Fig. 29.6 — Radiografia mostrando grande dilatação esofágica acima da lesão tumoral.

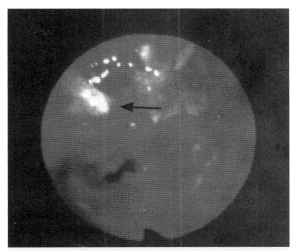

Fig. 29.7 — Endoscopia mostrando tumor em fase inicial (seta).

A citologia tem demonstrado índices de positividade de 90%, quando sua interpretação é feita por citologista experiente. Kobayashi *et al.*[48] relatam experiência comparando uso da fibroendoscopia incorporando mecanismo para escovagem da lesão tumoral e citologia esfoliativa com outros métodos em 26 pacientes. Como resultado, a radiografia isolada apresentou índice de diagnóstico em 73,3%; a endoscopia e a biópsia diagnosticaram 83,8% dos tumores; a endoscopia associada à escovagem direta da lesão visualizada e biópsias atingiu 100% de acerto diagnóstico.

Tratamento

O melhor método para tratamento do câncer do esôfago deve ser escolhido com base no estagiamento da doença.

Aspectos Gerais do Estagiamento do Câncer do Esôfago

Entende-se por estagiamento a verificação do que está comprometido com a invasão de tumor já diagnosticado. Serve para orientar a tática terapêutica a ser empregada. A extensão tumoral e a sua localização têm importância relevante no ato operatório, mas não propriamente no estagiamento.

No tumor esofágico, há necessidade de buscar-se o possível comprometimento da cadeia linfonodal justaesofágica e adjacentes, nos órgãos parenquimatosos de envolvimento freqüente e infiltração local ou locorregional que ocorre pela contigüidade anatômica.

A rede linfática esofágica própria do esôfago é axial e faz sua total integração, apesar da longa extensão do órgão. O critério comum de margem de segurança tumoral de outros segmentos do tubo digestivo não deve ser aplicado. Assim, o estagiamento linfonodal deve procurar invasão cervical, torácica e abdominal superior.

Devido à disseminação hematogênica, órgãos parenquimatosos devem ser também estagiados. Deles, os preferenciais são fígado e pulmões. Menos freqüentes são as metástases encefálicas em outros órgãos ou tecidos.

Embora o tumor possa infiltrar e fixar-se à vizinhança em qualquer área em que esteja localizado, isso ocorre mais na altura do estreitamento aorticobrônquico, ou seja, no segmento médio do esôfago torácico. Nessa área, ele é comprimido naturalmente pela traquéia e pelo brônquio principal esquerdo anteriormente e pelo arco da aorta posteriormente. Nos outros segmentos, a anatomia de relação esofágica permite maior liberdade de crescimento tumoral sem envolvimento tão intenso de órgãos vitais. Há, por conseguinte, necessidade de busca da infiltração do tumor nessa vizinhança.

A classificação TNM (T=tumor, N=linfonodos; M=Metástase a distância) é a prática de estagiamento mais difundida. É de integração clínico-cirúrgica-patológica e procura dar prognóstico ao caso estudado. A classificação TNM para carcinoma do esôfago atualmente em vigor [43] (Tabela 29.3) baseia-se em:

APARELHO DIGESTIVO. CLÍNICA E CIRURGIA

Tabela 29.3
Critérios da Classificação TNM Aplicáveis ao Câncer de Esôfago

T = Tumor primário
  TX = Tumor primário não pode ser avaliado
  T0 = Não há evidência de tumor primário
  Tis = Carcinoma *in situ*
  T1 = Tumor que invade a lâmina própria ou a submucosa
  T2 = Tumor que invade a muscular própria
  T3 = Tumor que invade a adventícia
  T4 = Tumor que invade as estruturas adjacentes

N = Linfonodos regionais, incluindo os cervicais, supraclaviculares, torácicos e gástricos e excluídos os celíacos
  NX = Os linfonodos regionais não podem ser avaliados
  N0 = Ausência de metástase em linfonodos regionais
  N1 = Metástase em linfonodos regionais

M = Metástase a distância
  MX = A presença de metástase a distância não pode ser avaliada
  M0 = Ausência de metástases a distância
  M1 = Metástase a distância

- T — profundidade da invasão em relação aos planos da parede esofágica;
- N — invasão dos linfonodos torácicos e abdominais;
- M — metástases a distância.

Objetivando a uniformização dos resultados terapêuticos a longo prazo, tanto cirúrgicos como adjuvantes, foi sugerida pela International Society for Diseases of the Oesophagus – ISDE uma divisão anatomooncológica do esôfago que difere da anatômica. Com essa proposta, dirigida exclusivamente ao câncer, fica o esôfago assim dividido:

Esôfago Cervical

Começa na borda inferior da cartilagem cricóide e termina na abertura superior do tórax (ao nível da incisura jugular do manúbrio esternal), correspondendo endoscopicamente à medida de 18 cm em relação aos dentes incisivos superiores. Exclui-se o esfíncter esofágico superior (ou constrição faringoesofágica, que passa a integrar a parte laríngea da faringe).

Esofago Intratorácico

Oncologicamente, o segmento torácico do esôfago inclui a sua parte abdominal. Assim, a extensão esofágica compreendida entre a abertura superior do tórax e a junção esofagogástrica é dividida em três segmentos ou porções de tamanhos diferentes.

Por conseguinte, a partir dessa proposta, deve ser evitada a denominação de terços ao esôfago torácico. A porção ou segmento superior ou proximal torácico estende-se desde a abertura superior do tórax até a bifurcação da traquéia. Deste ponto até a junção esofago-gástrica, toda a extensão do órgão é dividida em duas partes iguais. A superior corresponde à porção ou segmento médio intratorácico, e a inferior, à porção ou segmento inferior ou distal do esôfago intratorácico, incluindo-se, portanto, nesse segmento, o esôfago abdominal (Fig. 29.8). Em relação à arcada dentaria superior, essas divisões ficam dispostas a 24, 32 e 40 cm. Medindo-se os segmentos intratorácicos do esôfago possuem eles, respectivamente, a extensão de 6,8 e 8 cm.

A associação de vários parâmetros define os estágios de evolução da doença e servirá de base para a escolha da terapêutica a ser empregada (Tabela 29.4).

O estagiamento procura definir a estratégia terapêutica, ou seja, quando usar tratamento radical ou paliativo, cirúrgico e/ou adjuvante. A presença do tumor em fase inicial faz com que a possibilidade de cura ou sobrevida de mais de 5 anos seja superior a 60% [38], em função da ausência de infiltração linfonodal ou infiltração somente locorregional, que é ressecada no ato operatório. Ao contrário, o reconhecimento de linfonodos comprometidos a distância com metástases viscerais faz com que poucos pacientes vivam acima de 5 anos. Considerando-se tempo e qualidade de vida, nesse estágio não há vantagem estatisticamente significativas quer se usem procedimentos radicais quer paliativos. Naturalmente, a morbimortalidade entre eles é muito diferente[49,80,102], e o risco somente vale a pena se houver vantagem para o paciente.

Além do conhecimento da probabilidade percentual da sobrevida em 5 anos, o estagiamento tem fundamental importância na orientação sobre o melhor modo de tratar o câncer do esôfago.

Vários são os meios de como fazê-lo, e há quase sempre necessidade de se associarem diversos métodos para estagiar-se com maior segurança.

440

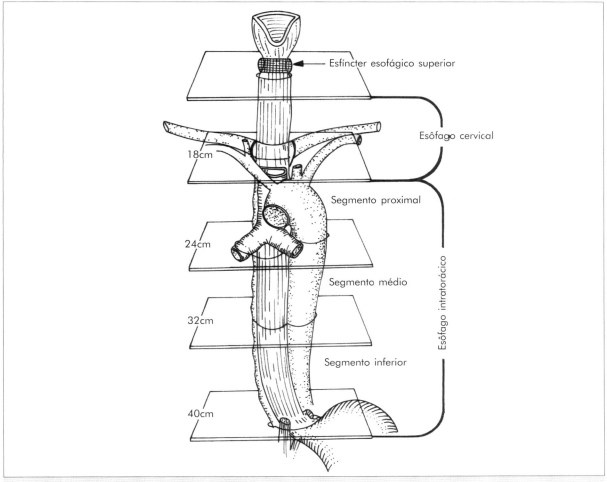

Fig. 29.8 — *Divisão anatomooncológica do esôfago. (Adaptada de Pinotti et al.: Atlas de cirurgia do esôfago. São Paulo. Kronos Gráfica e Editora. — Base dos dados: New TNM Classification for Esophageal Cancer. ISDE News (2): 2-3, 01 jul, 1987.)*

Estadiamento no Câncer do Esôfago

Quadro Clínico

O quadro clínico apresentado pelo paciente não é bom meio para estagiar-se o câncer do esôfago[54]. Os dados que se mostram clinicamente na maior parte das vezes servem apenas para se reconhecer a fase avançada da doença.

Invasões linfonodais na cadeia supraclavicular são passíveis de detecção pela sua palpação na região. Também o comprometimento por contigüidade do nervo laríngeo recorrente — possível nos tumores dos segmentos superior e médio torácicos — é suspeitado pela característica alteração da voz, ocasionada pela paralisia das cordas vocais. Existindo dor, pode-se suspeitar de invasões serosas ou ósseas, principalmente as vertebrais. Metástases viscerais dificilmente são reconhecidas ao exame clínico.

A avaliação do estado geral do paciente tem relação mais direta com a contra-indicação de tratamento

Tabela 29.4
Estágios Evolutivos do Câncer de Esôfago Relacionados à Classificação TNM

Estágios	Envolvimento			Sobrevida em 5 anos
0	Tis	N0	M0	Cura potencial
I	T1	N0	M0	60,7%
IIa	T2/T3	N0	M0	41,5%
IIb	T1/T2	N1	M0	30,8%
III	T3	N1	M0	17,4%
	T4	N0/N1	M0	8,6%
VI	Qq*T	Qq*N	M1	3,5%

* Qq qualquer(ISDE NEWS, (2): 2-3, 01 jul, 1987).

com procedimentos cirúrgicos radicais do que propriamente com o estagiamento tumoral, embora exista relação lógica entre estado avançado do tumor e mau estado geral.

O Papel da Endoscopia

Dos métodos endoscópicos, os que podem ser utilizados para estagiamento são a traqueobroncoscopia e a mediastinoscopia[83].

A traqueobroncoscopia é de fácil acesso à maioria dos hospitais com condições de realizar cirurgia esofágica e está indicada nos tumores localizados no esôfago cervical e nos segmentos proximal e médio do esôfago torácico. Ela pode definir o tipo de tratamento aos pacientes. Aqueles que possuem infiltração da parede membranácea demonstram invasão tumoral por contigüidade em órgão que não pode ser ressecado; por conseguinte, reflete estagiamento avançado da doença e possibilidade de tratamento somente com métodos paliativos. A compressão sem infiltração traqueobrônquica demonstra avançado estado tumoral, sem contudo determinar sua irressecabilidade[83]. A experiência revela que a traqueobroncoscopia, quando apresenta achado positivo, determina sempre doença avançada. Contudo, sua negatividade não afasta a possibilidade de tumor nessa fase.

A mediastinoscopia é pouco indicada no estagiamento do câncer do esôfago, já que ela explora somente o mediastino superior[83]. Em função dessas limitações e dos novos conceitos de invasão linfática, não é método adequado ao estagiamento do câncer do esôfago.

Métodos Radiológicos: a Radiografia Simples

É método indispensável ao iniciar-se estudo da extensão tumoral. Às vezes somente ela, através de estudo do tórax em PA e perfil e a muito baixo custo, já define fase avançada pela presença de metástases pulmonares (Fig. 29.9), e qualquer outra investigação deve parar.

Azigografia

Pretende detectar a invasão do sistema ázigos, onde ele cruza anteriormente a parede esofágica em direção à veia cava superior. A demonstração da invasão é principalmente determinada pela obstrução parcial ou total da luz vascular por desvios e irregularidades de sua parede. Para melhor esclarecimento da correlação entre a localização tumoral e a invasão, deve-se associar estudo radiográfico contrastado do esôfago no momento da azigografia. Viana, Wang e Monfort[97] relatam que a esofagoazigografia fornece orientação segura ao planejamento de anastomoses intratoráticas, mas acrescentam que invasões do sistema indicam tumor avançado, sem contudo refletir irressecabilidade tumo-

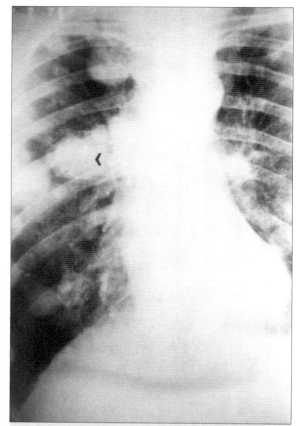

Fig. 29.9 — Radiografia simples de tórax mostrando metástases múltiplas de câncer de esôfago nos pulmões.

ral (Fig. 29.10). Em função de sua maior dificuldade de realização, a azigografia perdeu espaço para os métodos mais modernos e menos invasivos, sendo pouco recomendada na atualidade.

Tomografia Computadorizada

O maior papel da tomografia computadorizada é o diagnóstico de invasão tumoral extra-esofágica, pois a extensão tumoral é mais bem determinada quer pela radiologia, quer pela endoscopia.

Contato íntimo com estruturas vizinhas, deslocamentos e deformações de órgãos mediastinais são considerados sugestivos de infiltração tumoral e podem ser reconhecidos em 90% dos casos[11,50,51].

Os tumores da junção esofagogástrica, contudo, não apresentam o mesmo grau de exatidão do esôfago torácico. Terrier et al.[94], em série de 25 pacientes em que a tomografia computadorizada foi comparada com achados cirúrgicos, se referem à exatidão em somente 68% dos casos. Ela também não mostra a invasão tumoral no diafragma, parâmetro importante no tratamento cirúrgico.

O comprometimento linfonodal só pode ser visto pela tomografia computadorizada quando se apresenta

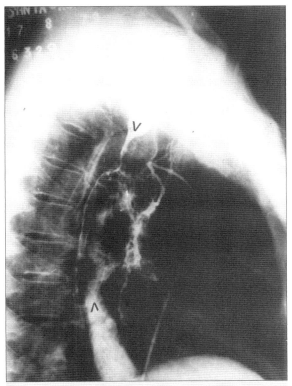

Fig. 29.10 — Azigografia mostrando invasão tumoral no sistema ázigos. Observe-se o contraste deglutido no esôfago e o sistema venoso irregular contrastado na venografia.

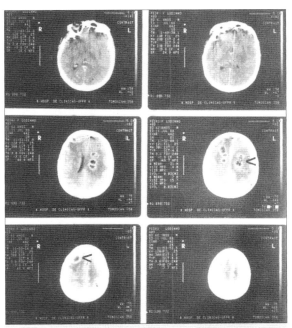

Fig. 29.11 — Metástases cerebrais na tomografia computadorizada.

aumentado de tamanho. Como a dimensão normal dos linfonodos mediastinais é difícil de ser estabelecida[11] — embora 95% deles sejam de até 11 mm —, a tomografia computadorizada tem dificuldade de determinar a diferença de textura que caracteriza linfonodos comprometidos em metástases iniciais. Não há precisão tomográfica entre um nódulo normal, inflamatório e tumoral de mesmo tamanho. Assim, o que a tomografia pode oferecer é o estagiamento da invasão linfonodal já definida, por alargamento do diâmetro, o que ajuda na indicação de cirurgia paliativa. Contudo, a ausência de alterações linfonodais não é indicativo pleno de que o paciente é possuidor de tumor em fase curável.

Além dos linfonodos, a tomografia computadorizada demonstra invasões pulmonares, hepáticas, adrenais e renais[10] com bastante exatidão e pode também dar sinais indiretos de invasão em serosas, quer por derrame pleural, quer por ascite (Fig. 29.11).

Ultra-Sonografia

Ultra-Sonografia Convencional

Em função de sua facilidade e baixo custo, está sempre indicada no estagiamento do câncer esofágico. Seu principal papel é a determinação de metástases em órgãos parenquimatosos abdominais e em linfonodos celíacos (Fig. 29.12).

Ultra-Sonografia Endoscópica

A associação da fibroendoscopia e com a ultra-sonografia propicia a formação de imagens ecográficas que podem determinar a espessura da parede do órgão e infiltrações por continuidade ou a pouca distância. A literatura tem demonstrado bons resultados de estagiamento em outros segmentos que não o esôfago[38,56,84]. Nele, o grau de exatidão é baixo devido à impossibilidade freqüente de transposição do aparelho pela estenose tumoral. Não é possível, assim, examinarem-se segmentos abaixo dela e que possam apresentar comprometimento extra-esofágico. Contudo, o avanço tecnológico tem permitido a elaboração de aparelhos mais finos e que ultrapassam o tumor em freqüência maior, dando perspectiva melhor ao seu uso no estagiamento das neoplasias esofágicas. Rusynyk, Matthew, Grundfast, Michael e Ghosh[87] relatam que a ultra-sonografia endoscópica tem mostrado boa acurácia na determinação do T (74% a 92%) e do N (74% a 88%) para estagiamento do câncer de esôfago.

Estagiamento Cirúrgico

Apesar dos vários métodos existentes, o ato operatório ainda é importante para definir a ressecabilidade tumoral. Mesmo com os meios complementares disponíveis demonstrando não existir invasão tumoral irressecável, não é infreqüente que no tempo abdominal a

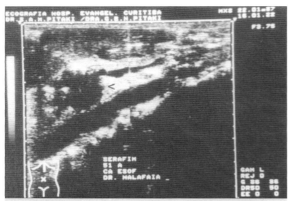

Fig. 29.12 — *Ecografia convencional mostrando metástases hepáticas.*

operação proposta tenha de ser modificada. Por isso é que, no nosso meio, deve-se iniciar o procedimento cirúrgico pelo acesso abdominal e dissecção mediastinal ínfero-posterior que oferece a oportunidade de estagiamento definitivo da lesão.

O estagiamento cirúrgico inicia-se na laparotomia. O inventário da cavidade abdominal busca comprometimento de linfonodos pancreáticos, celíacos e metástase em fígado. Não sendo evidenciada invasão, secciona-se a seguir o hiato esofágico já na intenção de ampliar a frenotomia, à maneira de Pinotti[78,79], e procura-se determinar se o esôfago está solto. Caso haja fixação, deve-se considerar estagiamento avançado e indicar procedimento paliativo. Se houver possibilidade de mobilização do esôfago, continua-se o tempo operatório com sentido radical.

Neste momento há necessidade de fazer-se uma digressão. É dever de todo médico usar dos meios que estiverem ao seu alcance para melhor embasar a ressecção curativa. Mas não se justifica grande agressão, como é a esofagectomia, se não houver benefício em aumento de tempo e qualidade de vida do paciente. Ao ser reconhecida invasão extra-esofágica no pré ou no peroperatório, métodos paliativos devem ser empregados. Destes, deverão ser escolhidos os menos agressivos, pois o prognóstico não muda com qualquer método que seja usado. Assim, o estagiamento deve ser criterioso, pois com ele há possibilidade de se dar ao paciente o melhor, não significando com isso que lhe seja ofertada a cura de sua doença.

Tratamento Cirúrgico

Embora exista muita controvérsia, três abordagens são aceitas na atualidade como melhores procedimentos no tratamento cirúrgico do câncer do esôfago: (a) a radical curativa, que tem a intenção de curar o paciente, indicada nos tumores em fase inicial; (b) a radical paliativa, nos tumores mais avançados, porém ressecáveis, em que a intenção é alongar a sobrevida; (c) a paliativa, nos tumores irressecáveis em que se procura somente melhorar a qualidade de vida do paciente.

O estômago é a víscera preferencial para substituir o esôfago nas ressecções por tumores dos segmentos torácicos. Embora a facilidade de mobilização gástrica não seja a mesma nos ocidentais se comparada à dos orientais, essa diferença pode ser compensada com ampla manobra de liberação do duodeno. Como parâmetro técnico, a liberação é satisfatória quando for visualizada a aorta abdominal no deslocamento pancreaticoduodenal.

Em relação ao esôfago cervical, a abordagem cirúrgica é diferente. Embora teoricamente a localização cervical baixa do tumor possa permitir a esofagectomia total sem toracotomia, com interposição do cólon e anastomose faringocolônica no nível do ádito laríngeo e cologástrica no abdômen, o que de regra se vê é a infiltração submucosa maligna atingir o esfíncter esofágico superior. Esse fato impossibilita o manuseio desse tumor como próprio do esôfago e entra no contexto das ressecções por lesões malignas da hipofaringe.

Para a anastomose nessa condição, o cólon é a víscera que melhor se apresenta, em função de sua longa arcada vascular marginal, permitindo sutura sem tensão da hipofaringe. O estudo da arcada marginal dos cólons no ato operatório é que define melhor o segmento colônico a ser usado.

Cirurgia Radical Curativa

O objetivo comum do tratamento radical, curativo ou não, com qualquer que seja a técnica empregada, é realizar ressecção da maior extensão esofágica possível, já que a disseminação linfática submucosa axial é sempre extensa, mesmo em tumores não avançados. Assim, pequenas ressecções são fadadas a apresentar índices de recidiva maiores do que as grandes exéreses.

As técnicas curativas são mais indicadas para os tumores pequenos, em nosso meio descobertos quase sempre de forma acidental.

A proposta de Akiyama[4,5], embora exigindo três acessos cirúrgicos (laparotomia mediana ampla, toracotomia direita e cervicotomia esquerda) e apresentando grande agressividade operatória, é aceita pela comunidade científica como opção em que os princípios da ressecção oncológica são mais respeitados. Através da toracotomia, são realizadas esofagectomia e limpeza linfonodal mediastinal ampla e pela laparotomia, linfadenectomia celíaca e pancreática e preparo do estômago para substituir o esôfago. A reconstituição do trânsito é feita usando-se o estômago em anastomose cervical através de acesso combinado cervicoabdominal, passando-o pela via retroesternal (Fig. 29.13).

No sentido de aprimorar ainda mais a dissecção linfonodal e ampliar a extensão da linfadenectomia, a escola japonesa tem insistido na realização da linfadenectomia em três campos. No campo abdominal, completa exérese dos linfonodos é feita envolvendo não só os referidos acima mas também os hepáticos e mesentéricos. Com a toractomia, limpeza linfonodal o quanto possível bilateral no mediastino e em toda a extensão do esôfago. No campo cervical, ampla abertura e dissecção dos linfonodos de todas as cadeias linfáticas bilaterais. Pode-se depreender pelo exposto, que o procedimento cirúrgico apresenta alta complexidade e a morbimortalidade nos ocidentais tem sido muito alta. Esse fator é o que impede o uso corrente desse procedimento, que em termos oncológicos é o mais adequado. Estudos a longo prazo ainda não estão disponíveis em número suficiente para comprovar que essa linfadenectomia vem beneficiar os pacientes ocidentais em tempo e qualidade de vida que permitam colocar essa abordagem em três campos como rotina nos serviços destinados ao tratamento do câncer do esôfago

A esofagectomia transmediastinal sem toracotomia com dissecção linfonodal mediastinal pela laparotomia através de ampla abertura do diafragma, preconizada entre nós por Pinotti[83], apresenta-se também como boa opção para o tratamento curativo do câncer esofágico. A operação inicia-se na laparotomia ampla, que permite dissecção e preparo do estômago para substituir o esôfago e a manobra de liberação do duodeno (manobra de Kocher). A dissecção do esôfago torácico se faz pela via transmediastinal, através de ampla abertura no sentido radial a partir do hiato esofágico do diafragma, ligadura dos vasos esofágicos e ressecção linfonodal sobre visão direta até o segmento médio do esôfago intratorácico. Cervicotomia esquerda permite dissecção ampla do esôfago cervical para prepará-lo para secção e anastomose com o coto proximal. A anastomose esofagogástrica é feita com este coto, e pode ser utilizada tanto a via mediastinal posterior quanto a mediastinal anterior (retroesternal) para transposição do estômago. A via mediastinal posterior é sempre preferencial por ser mais anatômica.

Em todas as técnicas em que são utilizadas anastomoses esofagogástricas cervicais, a complicação mais freqüente é o aparecimento de fístula por deiscência de sutura local, que ocorre entre 10% e 20% dos casos, conduzindo a estenose da boca anastomótica em alta porcentagem[35]. Embora não-fatais, elas podem levar muito tempo para serem resolvidas, contudo a sua grande maioria seja solucionada com medidas endoscópicas.

O ponto em que a esofagectomia transmediastinal apresenta controvérsias e por vezes é considerada não-curativa baseia-se na limitação da limpeza linfonodal mediastinal, que, supostamente, não poderia ser completa por essa via.

Contudo, trabalhos que analisam a sobrevida acima de 5 anos com essa técnica, como o de Zilberstein[100] no Brasil, estão evidenciando resultados semelhantes com ambos os procedimentos no seguimento a longo prazo. O mesmo foi relatado por Hulscher et al.[41] quando compararam a sobrevida entre dois grupos de pacientes portadores de câncer de esôfago com características semelhantes mas operados com técnicas diferentes — esofagectomia com e sem toracotomia, não encontrando resultados com diferenças significativas entre os grupos.

Essa técnica é ideal para tratamento dos tumores em esôfago distal, contudo quase todos os tumores intratorácicos podem ser extraídos desta forma. Os do segmento mediotorácico devem ser submetidos a critério de ressecabilidade durante o ato cirúrgico. Se forem móveis e passíveis de dissecção com segurança, a conduta também é a mesma. Contudo, se fixos ou se sua dissecção e liberação não apresentarem a segurança desejada, deve-se optar por técnica que utilize acesso torácico direito. De regra, o tumor que não é liberado pela transmediastinal pode ser ressecado por toracotomia, mas quase sempre deixando infiltração em mediastino, fato este que faz com que o prognóstico não se modifique com a mudança da técnica.

A fim de diminuir a morbidade dessas operações, estão sendo realizados procedimentos usando a video-

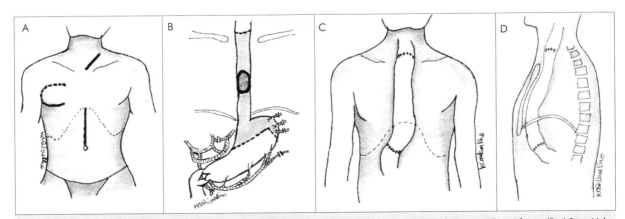

Fig. 29.13 — Procedimento cirúrgico de Akiyama como proposta para tratamento curativo do câncer de esôfago. (Br J Surg Vol. 63:206-209, 1976.)

cirurgia. A dissecção abdominal pode ser feita pela videolaparoscopia, como também a mediastinal até a altura do segmento superior do esôfago intratorácico, quando então a operação se encontra com a dissecção manual feita de maneira convencional do esôfago cervical através de cervicotomia. Também está sendo utilizada a câmera de vídeo para acompanhar a dissecção mediastinal nos procedimentos cirúrgicos abertos, para facilitar e ampliar a dissecção linfonodal mediastinal. Essa técnica, chamada de videoassistida, tem permitido melhor exposição e manipulação mediastinal do que a convencional transmediastinal. Contudo, apesar de toda a modernidade da cirurgia miniinvasiva, no câncer do esôfago ela carece de comprovação de benefícios que justifiquem essa abordagem em estudos controlados. O futuro deverá definir seu verdadeiro papel nessa indicação.

A Paliação no Câncer do Esôfago

O objetivo maior da paliação no câncer do esôfago é fazer com que o paciente retorne à deglutição dos alimentos no mais breve período de tempo possível, pois o doente apresenta sobrevida média estimada de 6 meses. Como isso é o que ele pede ao procurar recurso médico, todo o esforço deve ser feito para obtê-lo. Somente a nutrição, facilmente conseguida através de gastrostomia, não preenche os requisitos básicos necessários para que o paciente recupere a dignidade humana perdida com a impossibilidade de sua deglutição. Os inconvenientes dela resultantes são agravados pelos da ostomia, que exala odores desagradáveis e transuda secreções digestivas corrosivas e degradantes. Assim, a gastrostomia só vale a pena ser lembrada para ser condenada.

A recondução à deglutição pode ser feita através de meios cirúrgicos convencionais, endoscópicos, ou com o uso de terapia adjuvante. Naturalmente, qualquer meio apresenta vantagens e desvantagens. A escolha do que melhor se aplica é baseada nas possibilidades ambientais de tratamento, na morbidade do método e no tempo de recuperação para ingestão oral, que deve ser a mais rápida. Enviar o paciente de volta ao convívio de seus familiares o mais breve possível e alimentando-se pela boca é o que o médico que trata paliativamente o câncer de esôfago deve sempre ter em mente.

Cirurgia Radical Paliativa

Nos tumores avançados em que se sabe que a cura não é mais possível e quando se opta pela esofagectomia paliativa, a tendência atual é de realizarem-se ressecções esofágicas com procedimentos de menor agressividade e conseqüente menor morbimortalidade. Assim, a via transmediastinal para esofagectomia, evitando-se a toracotomia, surge como preferencial.

O uso de suturas mecânicas lineares cortantes para efetuar a tubulização do estômago torna a operação de reconstrução do trânsito mais segura e mais rápida.

Contudo, é preciso ter em mente que, apesar de a esofagectomia ser o melhor método paliativo, ela só deve ser aplicada nos pacientes que tenham suporte nutricional adequado. Caso isso não ocorra, é melhor usar um método de menor agressividade cirúrgica.

Tunelização Esofágica

A idéia de se transpor a zona de estenose com prótese é antiga. A tentativa inicial ocorreu em 1945[52], por via endoscópica. A partir daí, com a criação de vários tubos diferentes em forma e meio de colocação, dois métodos se definiram: o de propulsão, com a colocação de prótese por via endoscópica, e o de tração, com a prótese sendo posicionada através de gastrotomia e introdutores especiais.

Existe uma prótese criada pelos autores e industrializada no Brasil que serve tanto para o método de propulsão como para o de tração. As indicações cirúrgicas para seu uso devem basear-se nos seguintes dados: (a) mau estado geral; (b) idade avançada; (c) doenças cardiopulmonares associadas; (d) metástases e fístulas esofagobrônquicas; (e) tumor irressecável em achado peroperatório.

Tunelização Esofágica por Meios Cirúrgicos Convencionais (Método de Tração)

O conjunto de tunelização necessário é mostrado na Fig. 29.14. Constitui-se de uma parte em material permanente e outra de consumo, plástica, representada pelas próteses em dois tamanhos, 15 e 19 cm.

A parte permanente é composta de: (1) *haste de tração*, flexível, tendo em sua extremidade pontas metálicas inoxidáveis rosqueáveis na forma de parafusos e intermediário para adaptar olivas dilatadoras; (2) *introdutor metálico*, em aço inoxidável, de forma cônica e de tamanho apropriado para dilatação progressiva do tumor e boa passagem orofaríngea; (3) *olivas dilatadoras*,

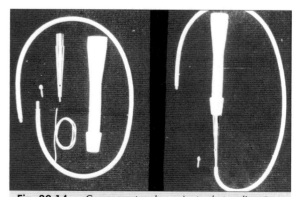

Fig. 29.14 — *Componentes do conjunto de tunelização.*

em aço inoxidável e diâmetros progressivos variando entre 0,8 e 1,5 cm, para serem rosqueadas em intermediário na haste de tração.

A parte de consumo possui:

1. *Prótese plástica*, com extremidade proximal afunilada e calibre interno de 25 mm no maior diâmetro; parte intermediária de consistência mais firme, para não colapsar com a constrição progressiva do tumor; extremidade distal em forma de seta, para ultrapassar o tumor e evitar a migração oral da prótese. O calibre interno passa de 25 mm, na parte afunilada, para 12 mm, na parte intermediária, e assim se mantém. O seu interior é liso, para dificultar a aderência de resíduos, e o exterior possui anéis finos paralelos e subseqüentes que permitem melhor fixação da prótese ao tumor. Sua flexibilidade é prevista para percorrer o trajeto orofaringoesofágico com o menor trauma possível a essas regiões.

2. *Fio de conexão*, acompanha o conjunto e é destinado à fixação do introdutor metálico na prótese escolhida. Essa fixação deve ser o mais firme possível.

A técnica cirúrgica a ser empregada é a seguinte:

1. Laparotomia mediana supra-umbilical.

2. Gastrotomia de 2 cm na parede anterior do estômago, no limite anatômico entre o corpo e o fundo gástrico (Fig. 29.15A).

3. Reconhecimento intraluminar da junção esofagogástrica.

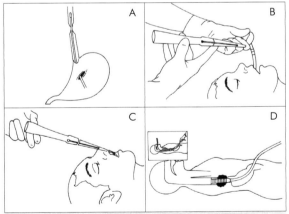

Fig. 29.15 — *Principais tempos operatórios da tunelização esofágica: A. Gastrotomia e passagem da haste de tração em sentido cranial ultrapassando o tumor; B. Aparecimento da extremidade proximal da haste de tração, retirada do parafuso e sua substituição pelo introdutor metálico já fixado pelo fio à prótese no tamanho escolhido; C. Início da tração da extremidade distal gástrica e a descida do conjunto de tunelização pela orofaringe; D. Localização da prótese na luz tumoral, deixando a parte afunilada acima da borda proximal do tumor.*

4. Passagem cranial da haste de tração até atingir a boca. Por vezes, essa passagem é dificultada pelo tamanho do tumor e seu grau de estenose. Nesses casos, tenta-se ultrapassá-lo introduzindo a haste de tração da boca até o estômago (Fig. 29.15 A).

5. Fixação, através do fio de conexão, do introdutor metálico na prótese no tamanho escolhido em função da extensão tumoral radiologicamente reconhecida (Fig. 29.15B).

6. Dilatação tumoral feita através das olivas dilatadoras rosqueadas no intermediário próprio da haste de tração, sendo manejada conjuntamente com o cirurgião e o anestesista em um processo de vaivém, até que seja sentida a total falta de resistência tumoral às olivas, progressivamente substituídas pela de diâmetro maior até alcançar a mais calibrosa.

7. Retirada do parafuso da extremidade oral da haste de tração, rosqueando-se em seu lugar o conjunto de tunelização. Pela tração da extremidade gástrica da haste de tração, todo o conjunto vai descendo vagarosamente, sendo ajudado pelo anestesista no seu trajeto orofaríngeo. A passagem da porção afunilada proximal da prótese pelo esfíncter esofágico superior apresenta sempre alguma resistência, o mesmo ocorrendo no ponto representado pelo tumor, quando é muito estenosado (Fig. 29.15C)

8. A localização da prótese é o que se segue. Caso a intenção seja posicioná-la acima da junção esofagogástrica (por exemplo, quando aplicada nos tumores do segmento mediotorácico), sente-se o introdutor metálico à sua conexão à prótese pela palpação visceral externa do esôfago. Secciona-se, então, o fio de conexão do conjunto, e a prótese fica perdida no esôfago torácico. Caso o tumor se estenda à junção, a prótese deve ultrapassá-la com a parte em forma de seta localizada distalmente. Basta esse segmento intragástrico para dar bom e permanente fluxo aos alimentos. Secciona-se, a seguir, o fio de conexão, o introdutor metálico e a haste de tração (Fig. 29.15D).

9. Fechamento da gastrotomia e da parede abdominal por planos.

Como recomendação pós-operatória, orienta-se o paciente a comer tudo que queria, desde que cortado em pedaços muito pequenos, mastigando bem e ajudado na deglutição por bebida gaseificada antes, durante e depois da alimentação. Assim, procura-se manter a luz da prótese sempre desobstruída

Os resultados são muito bons e permitem o retorno à deglutição já a partir do terceiro dia de pós-operatório (Figs. 29.16 e 29.17).

Esse método apresenta resultado satisfatório nas fístulas esofagobrônquicas (Fig. 29.18). Os pacientes portadores dessas complicações neoplásicas estão em condições orgânicas muito depauperadas, e não suportam qualquer maior agressão. Assim, outras opções mais agressivas não são recomendadas.

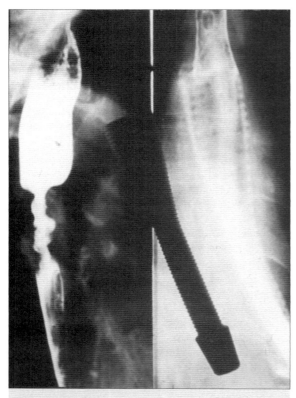

Fig. 29.16 — *Resultado da implantação da prótese em tumor de segmento mediotorácico.*

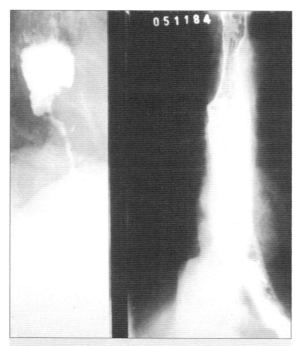

Fig. 29.17 — *Resultado do uso da prótese em caso avançado de tumor de junção esofagogástrica com estenose quase total da luz.*

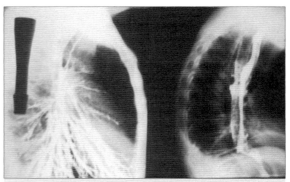

Fig. 29.18 — *Resultado da tunelização esofágica em fístula esofagobrônquica.*

Tabela 29.5
Principais Complicações Encontradas no Pós-Operatório Imediato e Tardio em 387 Casos de Tunelização Esofágica da Experiência Pessoal dos Autores

Tipo	Nº	%
Complicações no pós-operatório imediato (n = 387)		
Pneumopatias	43	11,1 %
Perfuração esofágica	17	4,3 %
Migração da prótese	14	3,7 %
Hemorragia digestiva	12	3,1 %
Compressão aérea	02	0,6 %
Óbitos	38	0,7 %
Complicações tardias na sobrevida média de 6 meses (n = 299)		
Pneumopatias	23	7,6 %
Migração da prótese	11	3,8 %
Hemorragia digestiva	09	3,0 %
Obstrução	07	2,5 %

As complicações que podem ocorrer estão descritas na Tabela 29.5. Elas devem ser encaradas sob dois aspectos: a do pós-operatório imediato e os do seguimento tardio, e não devem ser simplesmente somadas, pois se referem a situações diferentes que não coexistem.

Ao paciente no qual a prótese tiver de ficar com sua extremidade distal intragástrica (situação potencialmente produtora de refluxo ao deitar), recomenda-se que coloque a cama em aclive, com posicionamento de calço na cabeceira.

TUMORES DO ESÔFAGO

A prótese não é sentida pelo paciente quando utilizada nos tumores de localização toracoabdominal. Contudo, ela não pode ser aplicada nos tumores que se apresentem acima das imagens radiográficas das clavículas, pois, acima desse ponto, há sensibilidade tátil e sensação permanente de corpo estranho.

O tratamento cirúrgico paliativo para os tumores do esôfago cervical é, lamentavelmente, a realização de gastrostomia e radioterapia complementar.

Tunelização Esofágica Videoassistida (Método de Tração)

Conforme preconizado por Brentano[15], a tunelização esofágica é método factível laparoscopicamente. Faz-se inicialmente a gastrotomia laparoscópica, a qual permitirá a passagem da haste-guia no sentido oral. A seguir, a prótese é colocada nos moldes convencionais referidos anteriormente, e ao final é realizada sutura da abertura gástrica também pela via videolaparoscópica.

Tunelização Esofágica por Via Endoscópica (Método de Propulsão)

Para ser efetuada a tunelização por via endoscópica, há necessidade de que o ambiente hospitalar conte com equipamento e pessoal capacitado a realizar procedimentos cirúrgicos endoscópicos.

Inicialmente, deve-se proceder à dilatação tumoral por meio de dilatador (Eder-Puestow, Celestin, Savary ou outro) que seja orientado em seu trajeto esofágico por fio-guia colocado através da fibroendoscopia. Atingido o ponto de dilatação apropriado à passagem da prótese, é ela colocada na extremidade de introdutor especial (Nottingham ou outro). Orientado em seu trajeto esofágico pelo mesmo fio-guia metálico colocado anteriormente para a dilatação, o introdutor é dirigido para a orofaringe e o esôfago. Através da radioscopia (que acompanha todo o procedimento desde o início da dilatação), localiza-se a prótese no tumor. Por manobra fácil de desarticulação do introdutor, a prótese é deixada no interior do esôfago, terminando o procedimento com a retirada do introdutor.

Como variante mas com o mesmo princípio de procedimento miniinvasivo, está em uso prótese aramada recoberta ou não por silicone na mesma tecnologia dos *stents* coronarianos. São chamados de *stents* esofágicos. É um procedimento endoscópico que pode ser feito ambulatorialmente e que mostra resultados satisfatórios nos estudos preliminares publicados na literatura internacional. Entra fechado no esôfago, no modo de um guarda-chuva, e fica transtumoral por visão endoscópica. Com o acionamento de dispositivo especial, a prótese abre, permeando o tumor e permitindo passagem de alimentos líquidos e pastosos. Seu custo para o Brasil é o fator impeditivo atual para sua maior utilização.

Derivação (Bypass)

Constituem-se em desvios do trânsito alimentar quando não se consegue retirar o esôfago e, por conseguinte, não se promove desobstrução da via digestiva. Usa-se para esse fim o estômago ou o cólon, interpostos em acesso mediastinal anterior, unindo o esôfago cervical ao estômago. O esôfago torácico com o tumor é deixado no seu leito natural.

A indicação precisa das operações de derivação é definida somente durante a operação. Tendo-se indicado cirurgia radical, e após o tempo de liberação gástrica abdominal ter sido realizado, vê-se impossibilidade de exérese tumoral no tempo transmediastinal ou torácico. Assim, o uso tático de derivação está precisamente indicado e a operação se faz com agressão não maior do que aquela realizada até o momento.

Zilberstein *et al.*[101] propõem a realização de tubo gástrico passado pelo mediastino anterior, fazendo com que área da curvatura gástrica maior seja a substituta do esôfago. Para tanto, indicam a realização de secção em linha imaginária a dois dedos da borda da curvatura maior do estômago, desde o fundo até o antro, separando a cavidade gástrica em duas áreas independentes: uma à esquerda, que fica unida ao esôfago através da junção esofagogástrica, e outra à direita, que vai para a anastomose no esôfago cervical, desviando para este tubo o trânsito alimentar, após fechar o coto distal esofágico pré-tumoral durante a manipulação cervical.

Essa operação é viável na atualidade, com risco cirúrgico aceitável, em função do uso de grampeadores lineares cortantes, que facilitam, agilizam e dão maior segurança à operação.

Outros Métodos Paliativos

Existem ainda outros métodos para a paliação do câncer de esôfago, como radioterapia, quimioterapia, eletrocoagulação, *laser*, alcoolização endoscópica do tumor e terapia fotodinâmica.

A radioterapia tem resultados controversos quando usada com finalidade paliativa.[71] O consenso da atualidade mundial parece convergir para seu uso somente com fins curativos ou complementares à cirurgia em pós-operatório de tumores ressecáveis ou em outros esquemas com protocolos de estudo.

A quimioterapia não é método recomendável para o tratamento paliativo do câncer do esôfago com as drogas atualmente em uso[1,9,47]. Seus paraefeitos ajudam a empobrecer ainda mais as condições desses pacientes, e o retorno à deglutição não se efetua no tempo esperado, que deve ser o mais curto possível. A quimioterapia pode, no futuro, vir a ter lugar isoladamente como protoadjuvante (pré-operatória) em pacientes com indicação de cirurgia radical ou em associação à radioterapia. Múltiplos esquemas estão sendo tentados em trabalhos prospectivos. Contudo, não existem ainda resultados seguros.

449

O uso do *laser* é pouco adequado com os métodos atuais. Há necessidade de repetição do tratamento em períodos curtos, e a disfagia flutua muito, não dando o conforto desejado ao paciente, além de seus custos serem muito elevados.

A alcoolização endoscópica do tumor feita através da fibroendoscopia promove necrose da superfície tumoral onde o álcool é injetado. Através de algumas sessões e aplicação em vários pontos da área tumoral, consegue-se reabrir a luz esofágica, que perdura assim aberta por algum tempo, necessitando de novas sessões na medida da recidiva da disfagia. Os resultados apresentados por Moreira e Dani[66] são muito animadores. O método é realizado com baixo custo operacional e é isento de complicações na série descrita por esses autores.

Na terapia fotodinâmica, que parece limitada ao tratamento de pequenos tumores, é utilizada substância química que fotossensibiliza as células de todo o corpo. Através de endoscopia, um feixe de luz emitido por *laser* de argônio é acionado por instantes dentro do esôfago e na altura do tumor. Esse fato promove imediata necrose tumoral, que na paliação permite a desobstrução parcial do esôfago. Esse procedimento ainda deve ser considerado em fase de experiência inicial, e, portanto, há necessidade de seguimento a mais longo prazo para se concluir sobre sua eficácia.

Não importando muito o método que seja usado, o objetivo da paliação no câncer do esôfago é dar a sensação ao paciente de poder viver normalmente o tempo que lhe resta, que em média é de 6 meses.

PROGNÓSTICO

A história natural do câncer do esôfago é variável. Nas pessoas mais jovens, ele tem curso mais rápido do que nas mais idosas, e o primeiro sintoma habitualmente aparece, em média, um ano antes do fim.

A morte pode ser causada por caquexia e desidratação devido à total obstrução esofágica; por metástases a distância ou por complicações associadas à doença. Essas complicações são principalmente pneumonite aspirativa, perfuração do esôfago produzindo mediastinite ou empiema pleural, perfuração da aorta produzindo hemorragia fatal e fístula esofagobrônquica com pneumonia infecciosa grave.

A Fig. 29.19 mostra a perspectiva da evolução do câncer do esôfago tratado, baseada na análise de casos da experiência pessoal dos autores deste capítulo. Nota-se prognóstico muito sombrio. Mas esta é a realidade brasileira. Para a mudança desse quadro, há necessidade de orientação institucional dirigida às populações de alto

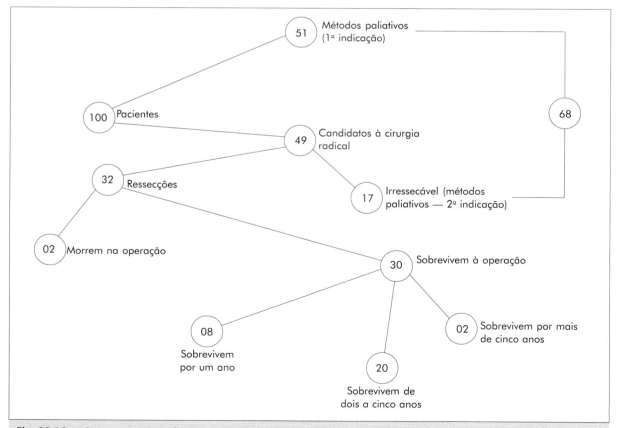

Fig. 29.19 — *Prognóstico esperado no tratamento do câncer do esôfago — estimativa para 100 pacientes.*

risco em nosso país e de adoção de meios diagnósticos em fase subclínica, usando-se censos e conscientização populacional. Somente assim, diagnosticando-se casos incipientes, a cura pode ser conseguida em maior número de casos.

REFERÊNCIAS BIBLIOGRÁFICAS

1. Abrão A. Diagnóstico e tratamento dos tumores do esôfago. *Ars Curandi*, Ago:31-42, 1981.
2. Adamus WE, Phemister DB. Carcinoma of the lower thoracic esophagus: report of a successful resection and esophagogastrostomy. *J Thorac Surg*, 7:621-32, 1938.
3. Andreoli JC, Meduri B, Liguori C. Intubação esofagiana nos tumores do esôfago e cárdia. *GED*, 1:73-6, 1982;
4. Akiyama H, Tsurumaru M, Kwamura T, Ono Y. Principles of surgical treatment for carcinoma of the esophagus. Analysis of limphonode involvement. *Ann Surg*, 194(4):438-46, 1981.
5. Akiyama H, Hyama M, Hashimoto C. Resection and reconstruction for carcinoma of the thoracic esophagus. *Br J Surg*, 63:206-9, 1976;
6. Artigas GV. Tratamento cirúrgico do câncer do esôfago e do cárdia. *Rev Col Bras Cir*, 5:55-60, 1969.
7. Artigas GV, Brandão H, Hakim Neto CA et al. Tunelização permanente no câncer irressecável do esôfago e da cárdia. *Rev Paul Méd*, 80:191-4, 1972.
8. Atra E, Carvalhi SS, Saad FA et al. Leiomioma do esôfago: considerações em torno de um caso. *Rev Paul Méd*, 71:19-22, 1937.
9. Aurea P, Grazia M, Petrella F, Bazzocchi R. Giant leiomyoma of the esophagus. *European J of Cardio-thoracic Surg*, 22:1008-1010, 2002.
10. Bains M, Kelsen DP Beattie E. Treatment of esophageal carcinoma by combined preoperative chemotherapy. Ann Thor Surg, 34:521-4, 1982.
11. Becker CD, Fuchs WA. Carcinoma of the esophagus and gastroesophageal junction. In: Meyers MA. *Computed tomography of the gastrointestinal tract*. Springer-Verlag, New York,1986.
12. Boyd DP, Hil III LD. Benign tumors and cysts of the esophagus. *Am J Surg*, 93:252-56, 1957.
13. Brabender J, Lord RV, Danenberg KD, Metzger R, Schneider PM, Park JM, Salonga D, Groshen S, Tsao-Wei DD, DeMeester TR, Hölscher AH, Danenberg PV. Increased c-myb mRNA expression in Barrett's esophagus and Barrett's-associated adenocarcinoma. *J of Surgical Research*, 99:301-306, 2001;
14. Brandalise NA, Andreollo NA, Leonardi LS et al. Utilização do tubo gástrico na reconstrução do trânsito digestivo em neoplasias do esôfago e junção esofagogástrica. *Rev Col Bras Cir*, 12:152-5, 1985.
15. Brentano L. Colocação videolaparoscópica de prótese de tração em câncer do esôfago. Comunicação pessoal, 1994.
16. Câncer no Brasil — Dados histopatológicos 1976-1980. Instituto Nacional do Câncer. Rio de Janeiro. Rodolfo Brumini Editor, 1982.
17. Cardus CJ. Patologia benigna del esôfago. Barcelona, Ediciones Doyma,1985.
18. Carrilho FJ, Zeitune JMR, Ohishi I et al. Estudo comparativo entre citologia e biópsia endoscópica no diagnóstico do carcinoma epidermóide do esôfago.*Ged*, 2:44-6, 1983.
19. Cecconello I, Zilberstein B, Ishioka S et al. Precancerous esophageal lesions. *Dig Dis Sci*, 31 (Suppl.):80, 1986.
20. Celestin LR. *Disorders of the oesophagus — Advances and controversies*. London, Pitman, 1984.
21. Coral RP, Casanova AB, Nunes CC et al. Esofagectomia trans-diafragmáica para câncer do esôfago. *Rev Col Bras Cir*, 13:164-6, 1986.
22. Coral RP, Reichelt P, VelhoAV et al. Enucleação de leiomioma através da via transdiafragmática. *Rev Col Bras Cir*, 15:61-4, 1988.
23. Dee AI L. Cytopathology in the diagnosis of surgical disease. In: Schackelford RT. *Diagnosis of surgical disease*. Philadelphia, W.B. Saunders, 1968.
24. Domene CE. Tunelização esofágica no contexto dos métodos de tratamento paliativo do câncer avançado do esôfago e do cárdia. Tese de Doutoramento. Faculdade de Medicina da USP. São Paulo, 1990.
25. Earlam R. *Clinical tests of oesophageal function*. London, Grune & Stratton. 1975.
26. Earlam, Cunha-Mello Jr. Oseophageal squamous carcinoma 1. Critical review of surgery. *Br J Surg*, 67:381-90, 1980.
27. Ellis FH, Gibb SP. Esophagostectomy for carcinoma. Current hospital mortality and morbicity rates. *Ann Surg*, 190:699-705, 1979;
28. Felix VN, Cecconello I, Chaid SA. Leiomioma do esôfago. Implicações fisiopatológicas e técnicas do tratamento cirúrgico. *Rev Bras Clin Terap*, 15:31-6, 1987.
29. Fontes PRO, Deos MFS. Brendler R et al. Neoplasias musculares do esôfago. Relato de dois casos. *Rev Pesq Méd*,19:138-42, 1985.
30. Fontes PRO, Moreira LB, Chaves AG et al. O emprego de prótese como tratamento paliativo das neoplasias malignas do esôfago. *Rev AMRIGS*, 31:17-21, 1987.
31. Galandiuk S. Hermann FE, Gassmann JJ, Cosgrove DM. Cancer of the esophagus. The Cleveland Clinic experience. *Ann Surg*, 203:101-8, 1986.
32. Garlock Jr. Re-establishment of esophagogastric continuity following resection of esophagus for carcinoma of middle third. *Surg Gynecol Obstet*, 78:23-8, 1944.
33. Giulli R, Ggnoux M, Treatment f carcinoma of the esophagus. Restropective study of 2.400 patients. *Ann Surg*, 192:44-52, 1980.
34. Goffi FS,Guimarães JS, Silva PFA, Tumores benignos do esôfago — diagnóstico e tratamento. *Rev Ass Med Bras*, 24:375-6, 1978.
35. Gupta NM, Gupta R, Rao MS, Gupta V. Minimizing cervical esophageal anastomotic complications by a modified technique. *Am J of Surg*, 181:534-539 2001.
36. Guida Filho B, Santos MIR. Apresentação de um caso de leiomioma de esôfago. *Rev Bras Cir*, 56:402-4, 1968.
37. Hawe A, Payene WS, Weiland LH, Fontana R. Adenocarcinoma in the columnar epithelial lined lower (Barrett) oesophagus. *Thorax*, 28:511-6, 1973.
38. Heyder N, Lux G. Malignant lesions of the upper gastrointestinal tract. *Scand J Gastroenterol*, 21(Supl.):47-51, 1986.
39. Hoeher HD, Horeysec G. The Kirschner bypass operation — a palliation for complicated esophageal carcinoma. *World J. Surg*, 5:543-52, 1981
40. Hoffman FL. Carcinoma of the esophagus. *N Engl J Méd*, 21:769-73, 1934.
41. Hulscher JBF, Sandick JW, Boer AGEM, Wijnhoven BPL, Tijssen JGP, Fockens P, Stalmeier PFM, Kate F JW, Dekken H, Obertop H, Tilanus H W, Lar schot JJB. *N Engl J Med*, 347:1662-1669, 2002.
42. International Union Against Cancer: TNM Classification of Malignant Tumors. 3ª ed. Geneva,1978.
43. International Union Against Cancer: TNM Classification of Malignant Tumors. 4ª ed., Springer-Verlag, Berlin, 1987.
44. Instituto Nacional do Câncer: TNM Classificação de Tumores Malignos. Brasil, 2002.
45. Japanese Committee for Registration of Esophageal Carcinoma. A proposal for new TNM classification of esophageal carcinoma. *Jap J Clin Oncol*, 14:625, 1985.
46. Joske RA, Benedict EB. The role of benign esophageal obstruction in the development of carcinomata of the esophagus. *Gastroenterology*, 36:749-53, 1959.
47. Kelsen D. In: Giuli R. *Cancer of the esophagus*. In 1984-134 Questions: 38-42. Paris, Maloine, 1984.
48. Kobayashi S, Prolla JC, Winas CS. Improved endoscopic diagnosis of gastroesophageal malignancy: combined use of direct vision brushing cytology and biopsy. *JAMA*, 212:2.086-90, 1970.
49. Kunzle JE, Ziliotto Jr A. Estudos das anastomoses esofágicas cervicais após esofagectomia. *Rev Col Bras Cir*, 12:42-6, 1985.

50. Lebas JF. In: Giuli R. *Cancer of the esophagus*. In: 1984-135 Questions: 29. Paris, Maloine, 1984.

51. Lebas JF.In:Giuli R. Câncer of the Esophagus. In: 1984-135 Questions: 35.Paris,Maoline, 1984.

52. Letton AH. In: Parker EF, Gregorie HB.Prioleau JR Whetal. Carcinoma of esophagus.Observations of 40 years. *Ann Surg*, 195:618, 1982.

53. Leroy D'Etiolles. In: De Lacacherre BV: de L'Oesofagotomie, Bruxelles, 1845.

54. Lerut T. In: Giuli R. Cancer of esophagus in 1984-135 Questions. Paris,Maloine, 1984.

55. Lewis I. Surgical treatment of carcinoma of esophagus,with special reference to new operations for growths of middle third. Br J Sur 34:18-23, 1946.

56. Lux G, Heyder N, Luiz H. Ultrasound tomography of the upper gastrointestinal tract. Scand J Gastroenterol 19(Suppl.):13-20, 1984.

57. Malafaia O, Artigas GV, Brenner S et al.Tunelização esofágica como opção para o tratamento paliativo do câncer do esôfago — apresentação de um tubo de dois estágios. Rev Col Bras Cir 2:63-8, 1978.

58. Malafaia O, Artigas GV, Brenner S et al.Tunelização esofágica como opção para o tratamento paliativo do câncer do esôfago — experiência clinica com tubo de dois estágios. Rev Col Bras Cir 2:69-74, 1978.

59. Malafaia O. Marchesini JB. Coelho JCU et al. Regiões gástricas vascularizadas pela artéria gástrica e gastroepiplóica diretas e sua utilização em esofagogastroplastias. Rev Col Bras Cir 2:83-6, 1980.

60. Malafaia O. O uso de prótese endoluminar de dois estágios no tratamento paliativo do câncer do esôfago. *Ars Curandi*, 12:34-48, 1979.

61. Malafaia O. Experiência de 15 anos com o tratamento paliativo do câncer do esôfago através da tunelização esofágica. *Rev Col Bras Cir*, 13:211-5, 1986.

62. Malafaia O. Análise crítica do estadiamento pré-operatório do câncer do esôfago. *Arq Bras Cir Dig*, (Suppl.): 11-14, 1987.

63. Marchesini JB, Brenner S, Campos ACL et al. Leiomiomas do trato digestivo. *Rev Col Bras Cir*, 11:145-8, 1984.

64. Mirra AP, Miziara JEA, Schneider CAR. tripé NA. Importância do planejamento terapêutico no câncer do esôfago. Rev Col Bras Cir 1979; mar/abr.55-7.

65. Moersch JH,Harrington SW.Benign tumors of the esophagus. *Ann Otolaryncol*, 53:800-4, 1944.

66. Moreira LS.Dani R. Alcoolização dos tumores inoperáveis do esôfago para paliar a disfagia: relato de 10 casos. *GED*, 11(4):153-7, 1992.

67. Munoz N, Grassi A,Qiong S et al. Precursor lesion of oesophageal cancer in high-risk populations in Iran and China. *Lancet*, 1:876-9, 1982.

68. Murray GF,Wilcox BR,Starek PJK.The assessment of operability of esophageal carcinoma. *Ann Thorac Surg*,393-8, 1977.

69. Nakayma K.My own device of operation for thoracic esophageal carcinoma. *Nihon-rinsho (Clinics of Japan)*, 8:289-96, 1950.

70. Nakayama K. Preoperative irradiation of esophageal cancer. *Geka*, (surgery), 22:325-8, 1960.

71. New TNM classification for esophageal carcinoma. *ISDE News*, (2):2-3,01 Jul,1987.

72. Ohsawa T. Esophageal surgery. *J Jpn Surg Soc*, 34:1.318-1.590, 1933.

73. Orringer M. Transhiatal esophagectomy without thoracotomy for carcinoma of the thoracic esophagus. *Ann Surg*, 200:282-8, 1984.

74. Pan Chacon J, Kobata CM, Del Grande MSM, Mansur NS. Câncer do esôfago: cirurgia sem toracotomia? *Acta Oncol Brás*, 07:23-8, 1987.

75. Parker EF,Gregorie HB, Prioleau WH et al. Carcinoma of esophagus. Observations of 40 years.*Ann Surg*, 195:618-23, 1982.

76. Pearson JG. Radiotherapy for esophageal carcinoma. World J Surg, 5:489-97, 1981.

77. Pinotti HW, Felix, VN, Raia, A. Revisão e análise critica das técnicas de restabelecimento do trânsito esofágico. Observações sobre 265 casos operados. *Ann Paul Med Cir*, 105:01-28, 1978.

78. Pinotti HE. A new approach to the thoracic esophagus by the abdominal transdiafragmatic route. *Lagenbecks Arch Chir*, 359:229-35, 1983.

79. Pinotti HW. Acesso extrapleural ao esôfago por frenolaparotomia. *Rev Ass Méd Brasil*, 22:57-60, 1976.

80. Pinto JAF, Almeida JK, Brentano L. Carcinoma do esôfago: considerações em torno de 95 casos do departamento de cirurgia. *Rev AMRIGS*, 15:103-5, 1971.

81. Pollara WM. Esôfago de Barrett, diagnóstico,tratamento e seguimento tardio. São Paulo, 94p. Tese de doutorado, Faculdade de Medicina da USP. 1987.

82. Rao YG, Pal S, Pande GK, Sahni P, Chattopadhyay TK. Transhiatal esophagectomy for benign and malignant conditions. Ann J Surgery, 184:136-142, 2002.

83. Ribet M. Endoscopic contra-indications. In: Giuli R. *Cancer of the esophagus*. In 1984 — 135 questions, Paris, Maloine, 1984.

84. Rifkin MD, Gordon SJ. Sonoendoscopic evaluation of extraesophageal and extragastric abnormalities:a review. *Scand J Gastroenterol*, 21 (Suppl.):63-78, 1986.

85. Rhodes L Nunes CCA, Coral RP, et al. Leiomioma do esôfago associado à hérnia hiatal: revisão da literatura e relato de um caso peculiar. *Rev AMRIGS*, 29:53-8, 1985.

86. Rozanes I, Poyanli A, Acunas B. Palliative treatment of inoperable malignant esophageal strictures with stents: one center's experience with four different stents. *European J of Radiology*, 43:196-203, 2001.

87. Rusynyk AR, Matthew B, Grundfast, Komar MJ, Ghosh MS. Accuracy of endoscopic ultrasound staging of esophageal carcinoma in a newly established radial endoscopic ultrasound program. *AJR*, 97:10, 2002.

88. Saad Jr R, Viana T,Gagliardi D et al. Estenose cicatricial do esôfago. *Rev Col Bras Cir*, 13:261-3, 1986.

89. Schackelford RT. *Surgery of the alimentary tract*. Philadelphia. W.B. Saunders. 1978.

90. Shafer RB. Adenocarcinoma in Barrett's columnar lined esophagus. *Arch Surg*, 103:411-5, 1971.

91. Schmidt HW,Clagett OT, Harrinson Jr EG.Benign tumors and cysts of the esophagus. *J Thorac Cardiovasc Surg*, 41:717-20, 1961.

92. Suzuki H, Kobayashi S, Endo M, Diagnosis of early esophageal cancer. *Surgery*, 71:99-120, 1972.

93. Sweet RH. Transthoracic resection of the esophagus and stomach for carcinoma. *Ann Surg*, 121:272-84, 1945.

94. Terrier F, Schapira C, Fuchs WA. CT assessment of operability in carcinoma of the esophagogastric junction. *Eur J Radiol*, 4:114-8, 1984.

95. Thal AP, Hatafuku T, Kurtzman R. A new method for reconstruction of esophagogastric junction. *Surg Gynecol Obstet*, 120:1.225-31, 1965.

96. Thorek F. The first successful case of resection of the thoracic portion of the oesophagus for carcinoma. *Surg cynecol Obstet*, 16:614, 1913.

97. Viana AT,Wang GT, Monfort Filho J. Esofagoazigografia na avaliação pré-operatória de doentes portadores de carcinoma do esôfago. Estudo em 17 casos. Rev Col Bras Cir, 12:71-8, 1985.

98. Ximenes Neto M, Silva RO, Vieira LF. Esofagoplastia com grande curvatura gástrica — O tubo gástrico invertido. Rev Col Bras Cir, 09:206-15, 1982.

99. Zilberstein B. Aspectos funcionais do autotransplante do intestino delgado em substituição ao esôfago cervical. Estudo experimental. São Paulo, Tese de Doutoramento, Faculdade de Medicina da USP, 80p.1985.

100. Zilberstein B. Avaliação tardia das esofagectomias transmediastinais no tratamento do câncer do esôfago. São Paulo. Tese de Livre-Docência. Faculdade de Medicina da USP, 92p. 1989.

101. Zilberstein B, Cecconello I, Domene C.E. Tubulização da grande curvatura gástrica com grampeadores lineares cortantes como opção de procedimento de *bypass* no tratamento paliativo do câncer de esôfago. Comunicação pessoal,1993.

102. Zilberstein B, Pollara WM, Oksman, P et al. Complicações imediatas da esofagectomia subtotal no câncer de esôfago. *Rev Col Bras Cir*,3:119-122, 1981.

103. Zilberstein B, Cecconello I, Nasi A et al. Transdiafragmatic resection of esophageal cancer. *ABCD Arq Bras Cir Dig*, 8(1):3-9, 1993.

PARTE 4

ESTÔMAGO E DUODENO

454

30
CAPÍTULO

Anatomia e Fisiologia do Estômago e do Duodeno

Júlio Cezar Uili Coelho
John H. Barker

INTRODUÇÃO

O estômago é um órgão sacular em forma de "J", expansível, que se comunica superiormente com a porção terminal do esôfago e inferiormente com a primeira porção do duodeno. A principal função do estômago é fornecer um receptáculo para o alimento ingerido, enquanto o mesmo é preparado para digestão pela ação do ácido e de pepsina produzidos no estômago. O alimento é gradativamente liberado no duodeno, onde é misturado com o suco pancreático e a bile antes de prosseguir para o jejuno.

ANATOMIA

O estômago pode ser dividido tanto anatômico (macroscopicamente) como funcionalmente. Anatomicamente, é dividido em fundo, corpo e antro. Fundo é a parte localizada acima e à esquerda da junção esofagogástrica (cárdia). Corpo é a área localizada entre o fundo e o antro. Apesar de não existirem limites anatômicos macroscópicos entre o corpo e o antro, estes podem ser divididos por uma linha oblíqua imaginária que liga a incisura angular na pequena curvatura (angulação na pequena curvatura formada pela junção dos segmentos vertical e horizontal do estômago) à grande curvatura. O antro é a parte do estômago localizada entre o corpo e o piloro (Fig. 30.1).

Funcionalmente, o estômago é dividido em fundo e antro. O fundo corresponde ao fundo e ao corpo da divisão anatômica e é revestido pela mucosa parietal ou oxíntica, que contém células parietais (células oxínticas) e principais, secretoras de ácido e pepsina, respectivamente. O antro corresponde ao antro da divisão anatômica e é revestido pela mucosa antral, que contém células mucosas e as células G, secretoras de um muco espesso e viscoso, e do hormômio gastrina, respectivamente. As células parietais e principais são raras na mucosa antral.

Ao contrário da superfície ácida da mucosa fúndica, a da mucosa antral é neutra ou levemente alcalina.

A junção do estômago com o duodeno é formada pelo piloro, que é um espessamento muscular circular. Piloro significa porteiro, devido à sua função de abrir e permitir a passagem do alimento para o intestino delgado somente quando o mesmo foi misturado com a secreção ácida e o duodeno está pronto para recebê-lo. Quando o piloro não é facilmente palpável durante o ato operatório, pela presença de edema ou fibrose, ele pode ser prontamente localizado pela identificação da veia pilórica (veia de Mayo), que é constante e percorre a superfície anterior do piloro.

O duodeno começa no piloro e termina na junção duodenojejunal à esquerda da segunda vértebra lombar. Duodeno é assim chamado porque o seu comprimento médio é de 12 dedos transversos. O duodeno é dividido em quatro partes: superior ou primeira parte; descendente, vertical ou segunda parte; transversa ou terceira parte; ascendente ou quarta parte. A porção proximal da primeira parte do duodeno é moderadamente dilatada e por isso é denominada bulbo duodenal.

A parede do estômago é formada por quatro camadas de fora para dentro: serosa, muscular, submucosa e mucosa. A serosa ou peritônio visceral consiste em uma camada única de células mesoteliais que recobre toda a superfície do estômago. A muscular é formada por três camadas de fibras musculares: longitudinal (camada externa, contínua com a camada muscular longitudinal do esôfago e duodeno e mais concentrada na pequena e grande curvaturas), circular (camada intermediária, continuação da muscular circular do esôfago, recobre todo o estômago e se concentra na porção terminal para formar o piloro) e oblíqua (camada interna, mais desenvolvida próximo ao cárdia, dirige-se para baixo, paralela à pequena curvatura. Esta curvatura é desprovida de fibras musculares oblíquas.). A submucosa consiste em tecido areolar frouxo, que conecta a mucosa com a muscular.

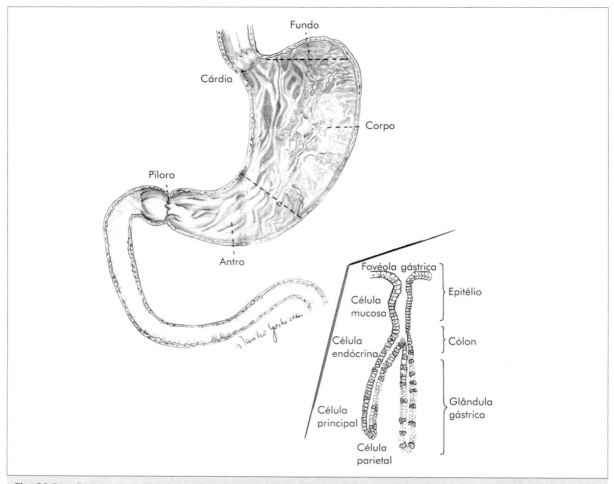

Fig. 30.1 — Divisão anatômica do estômago e do duodeno e representação de uma depressão e de uma glândula gástrica.

A mucosa do estômago é composta de epitélio colunar secretor simples, o qual tem um aspecto de favo de mel devido à presença de um grande número (3,5 milhões) de pequenas depressões de aproximadamente 0,2 mm de diâmetro. Essas depressões são denominadas depressões gástricas (fovéola gástrica) e contêm as glândulas gástricas (Fig. 30.1). Recobrindo a superfície de toda a mucosa, inclusive a superfície das depressões gástricas, estão as células mucosas superficiais, que secretam muco para a luz gástrica, que age como lubrificante e protetor contra a secreção ácida péptica do estômago. As células mucosas superficiais se originam das porções mais profundas e do colo das glândulas gástricas e são completamente renovadas a cada 1 a 3 dias[5,9].

Apesar de o epitélio ser uniforme em todo o estômago, as glândulas gástricas são diferentes, dependendo da região do estômago onde são encontradas, e podem ser de três tipos: cárdicas, fúndicas e antrais.

As glândulas gástricas cárdicas são confinadas a uma pequena área próxima ao cárdia e são constituídas quase totalmente por células secretoras de muco.

As glândulas gástricas fúndicas ou oxínticas são encontradas no fundo e no corpo do estômago e um número de três a sete glândulas abre em cada depressão gástrica. Cada glândula contém pelo menos quatro tipos diferentes de células, que têm função específica (Fig. 30.1): (1) célula parietal ou oxíntica — produz ácido clorídrico e fator intrínseco; (2) célula principal ou zimogênica — produz pepsinogênio; (3) célula mucosa — produz muco; (4) células endócrinas — provavelmente secretam enteroglucagon, serotonina e outros hormônios[6,7].

As glândulas antrais localizam-se na mucosa antral e são geralmente ramificadas e profundas, e contêm células mucosas, células G (produtoras de gastrina), células D (produtoras de somatostatina) e outras células produtoras de outros hormônios. Em 20% dos indivíduos normais, as glândulas antrais de todo o antro (até o piloro) também contêm células parietais.

A parede do duodeno é também formada por quatro camadas: serosa, muscular, submucosa e mucosa. A serosa não reveste a parede posterior do duodeno, que é retroperitoneal. A muscular é constituída de duas cama-

Anatomia e Fisiologia do Estômago e do Duodeno

das, a longitudinal externa e a circular interna. A mucosa da primeira porção é desprovida de pregas, enquanto as três outras porções apresentam pregas circulares. A mucosa duodenal que se estende do piloro até aproximadamente a papila de Vater é caracterizada pela presença das glândulas de Brunner, as quais produzem um muco alcalino que protege a mucosa duodenal proximal da secreção ácido-péptica do estômago[2]. A anatomia do esfíncter de Oddi é apresentada no Capítulo 120.

Vascularização

O estômago tem um rico suprimento sanguíneo e drenagem venosa.

Arterial

O suprimento sanguíneo do estômago é particularmente rico e é proveniente principalmente dos três ramos do tronco celíaco: as artérias gástrica esquerda, esplênica e hepática. Estas artérias formam duas arcadas, uma na pequena e outra na grande curvatura (Fig. 30.2). A arcada da pequena curvatura é formada pela artéria gástrica direita (ramo da artéria hepática) e pela artéria gástrica esquerda (ramo direto do tronco celíaco). A arcada da grande curvatura é formada pela artéria gastroepiplóica direita (ramo da artéria gastroduodenal, que é ramo da artéria hepática) e artéria gastroepiplóica esquerda (ramo da artéria esplênica). A porção proximal da grande curvatura recebe suprimento sanguíneo dos vasos curtos do estômago (*vasa brevia*), que são ramos da artéria esplênica[3]. Geralmente existem dois a quatro vasos curtos, mas o número varia de um a nove. A porção proximal do estômago também recebe suprimento sanguíneo adicional das artérias esofágicas e artéria frênica inferior.

Seis outras artérias contribuem, com importância secundária, para a vascularização do estômago: artéria pancreatoduodenal superior, artéria supraduodenal, artéria retroduodenal, artéria pancreática transversa, artéria pancreática dorsal e artéria frênica inferior esquerda[2,3].

Todas essas artérias formam uma grande rede de anastomose dentro da parede do estômago[3]. As paredes anterior e posterior do estômago têm uma distribuição vascular similar. Os ramos originam-se das arcadas arteriais em intervalos de 1 cm, tanto na grande como na pequena curvatura, e perfuram a camada muscular, onde dão um ramo menor. Posteriormente, os ramos se subdividem em outros ramos menores na submucosa. Estes se anastomosam entre si formando o plexo anastomótico arterioarterial principal ou arcada primária de artérias de 34-58μ de diâmetro. Esses ramos dão origem a ramos menores, de 21-41μ de diâmetro, que se interconectam entre si para formar uma arcada secundária. O

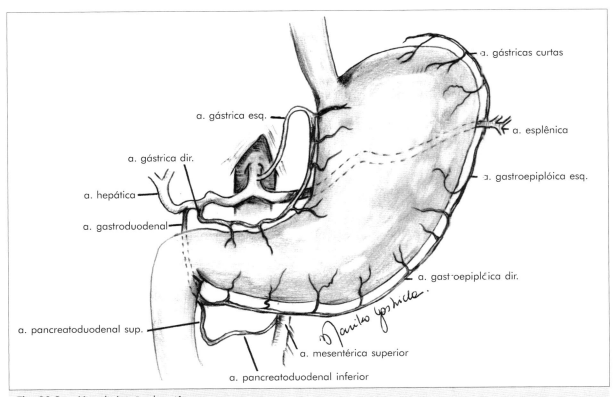

Fig. 30.2 — *Vascularização do estômago.*

457

plexo da submucosa é contínuo em todo o estômago, mas é muito menos extenso na pequena curvatura. Além do mais, nessa localização, a mucosa é suprida por artérias terminais que se originam diretamente da artéria gástrica esquerda, sem comunicação com o plexo submucoso. Tem sido sugerido que essa disposição dos vasos predispõe à formação de úlcera na incisura angular. A contração da musculatura gástrica obliteraria essas artérias terminais e causaria isquemia na área da incisura angular.

A arcada secundária dá origem a ramos arteriais de $14-19\mu$ de diâmetro que vascularizam a mucosa[3]. Cada artéria da mucosa divide-se em 3 ou 4 ramos, os quais se subdividem em 3 a 6 capilares na base da mucosa para formar uma rede de capilares em forma de colméia. A presença de comunicações arteriovenosas na submucosa e mucosa gástricas é controversa.

O suprimento sanguíneo do duodeno é derivado das artérias pancreatoduodenal anterior (ramo da artéria gastroduodenal), pancreatoduodenal porterior (ramo da artéria mesentérica superior), gástrica direita, gastroepiplóica direita e supraduodenal. A artéria gastroduodenal vasculariza o piloro.

Venosa

A drenagem venosa do estômago e duodeno é análoga à das artérias e se dirige ao sistema porta. A veia gastroepiplóica direita drena na veia mesentérica superior, enquanto as veias gástricas direita e esquerda e a esplênica drenam diretamente na veia porta[2]. Anastomoses venosas entre o sistema porta e veias sistêmicas são comuns na junção esofagogástrica. Essas anatomoses são de extrema importância na patogênese das varizes esofagogástricas em pacientes com hipertensão portal.

Linfática

A drenagem linfática do estômago e do duodeno segue o suprimento arterial.

Inervação

O estômago e o duodeno são inervados por nervos tanto simpáticos como parassimpáticos.

Nervos Simpáticos

As fibras pré-ganglionares eferentes, que se dirigem ao estômago e duodeno, deixam a medula espinhal do 5º ou 6º ao 9º ou 10º segmentos torácicos e atravessam seus respectivos gânglios simpáticos sem fazer sinapses[2,7]. Posteriormente, as fibras pré-ganglionares se dirigem aos gânglios celíacos, onde formam sinapse com as fibras pós-ganglionares que vão ao estômago e ao

duodeno junto aos ramos da artéria celíaca. O sistema aferente simpático consiste em um único neurônio que retorna através da mesma via, cuja principal função é a percepção de estímulos dolorosos. Os nervos simpáticos contêm fibras motoras para o esfíncter do piloro.

Nervos Parassimpáticos

A inervação parassimpática do estômago, intestino delgado e parte do intestino grosso, do ceco à flexura esplênica, é proveniente dos nervos vagos posterior (direito) e anterior (esquerdo). Os nervos vagos são compostos de fibras aferentes (90%) e eferentes (10%). As fibras aferentes são importantes para a transmissão dos reflexos vagovagais entre regiões do estômago ou destas para outras vísceras. As fibras eferentes aumentam a secreção ácido-péptica e a motilidade gastroduodenal. Os nervos vagos direito e esquerdo descendem paralelos ao esôfago e formam o plexo vagal esofagiano, entre o nível da bifurcação da traquéia e o nível do diafragma. Desse plexo, formam-se dois troncos vagais, o posterior e o anterior, que passam pelo hiato esofagiano do diafragma. Assim, os nervos vagos anterior e posterior localizam-se anterior e posteriormente ao esôfago e à pequena curvatura gástrica. O nervo vago anterior divide-se no ramo hepático (inerva o fígado e a vesícula biliar) e no nervo de Latarjet anterior (Fig. 30.3). O nervo vago posterior divide-se no ramo celíaco (inerva o intestino delgado, parte do intestino grosso e pâncreas) e no nervo de Latarjet posterior. Os nervos de Latarjet localizam-se no pequeno omento, 1 a 2 cm lateralmente à pequena curvatura do estômago, e dão pequenos ramos ao estômago do fundo ao antropiloro, onde terminam em forma de pata de ganso ou de corvo. Os ramos gástricos fazem sinapse com as fibras pós-ganglionares nos gânglios localizados na submucosa (plexo de Meissner) ou na camada muscular (plexo de Auerbach). As fibras pós-ganglionares inervam tanto as glândulas (componente secretor) como os músculos (componente motor).

EMBRIOLOGIA

Durante a 5ª semana de desenvolvimento do embrião, o estômago primitivo se desenvolve como uma dilatação do intestino anterior, distal aos botões do pulmão e proximal aos botões hepáticos. Nas semanas seguintes, o estômago sofre rotação de 90 graus para a direita no seu eixo longitudinal, de modo que a borda esquerda torna-se a parede anterior e a borda direita, a parede posterior. Os nervos vagos também sofrem a rotação, de modo que o esquerdo passa a ser anterior e o direito passa a ser posterior.

O duodeno é formado da porção mais distal do intestino anterior e da porção mais proximal do intestino médio, as quais se unem distalmente ao local onde se formará a ampola de Vater. O duodeno também sofre rotação para a direita junto com a rotação gástrica e forma uma alça em "C" de posição retroperitoneal.

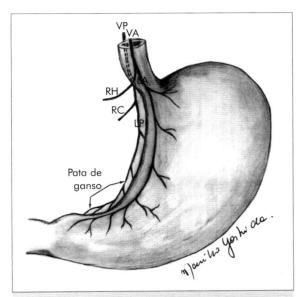

Fig. 30.3 — *Inervação parassimpática do estômago. VP= vago posterior; VA= vago anterior; RH= ramo hepático; RC= ramo celíaco; LA= nervo de Latarjet Anterior; LP= nervo de Latarjet posterior.*

O lúmen intestinal é obliterado e posteriormente canalizado. Estenose ou atresia do duodeno ocorrem quando a canalização não ocorre parcial ou totalmente.

FISIOLOGIA

A principal função do estômago é armazenar e preparar o alimento para digestão. Para tanto, o alimento é misturado mecanicamente com a secreção gástrica e transformado para uma forma mais líquida. No estômago, os alimentos sofrem uma proteólise pequena pela ação da pepsina, antes de passarem em pequenas quantidades para o duodeno.

O suco gástrico consiste em ácido clorídrico, pepsina, muco, fator intrínseco e eletrólitos (Na+, K+, Cl-), e a sua composição é variável.

Secreção Gástrica

A secreção gástrica pode ser interdigestiva ou prandial.

Secreção interdigestiva ou espontânea. Ocorre na ausência de qualquer estímulo gástrico externo, como aroma, visão ou ingestão de alimentos. Essa secreção está provavelmente relacionada com a secreção de gastrina e acetilcolina em pequenas quantidades.

Secreção gástrica prandial ou digestiva ou estimulada. É classicamente dividida em três fases, denominadas cefálica, gástrica e intestinal, que não são distintas ou separadas. Pode haver superposição das três fases, e uma fase pode potencializar outra.

1) *Fase cefálica.* O pensamento, o cheiro, a visão e a mastigação de alimentos podem estimular a secreção gástrica via nervo vago, mesmo sem a deglutição de comida. O nervo vago produz secreção gástrica por: (1) estimular diretamente as células parietais e principais a secretarem ácido e pepsina, respectivamente; (2) estimular a mucosa antral a secretar gastrina, que por sua vez estimula as células parietais e principais a produzirem ácido e pepsina[2,9].

O centro vagal pode também ser estimulado pela hipoglicemia, e, portanto, a administração de insulina e tolbutamida estimula a secreção gástrica via nervo vago. A vagotomia reduz a secreção gástrica após a administração de insulina e é um teste (teste de Hollander) útil para determinar se a vagotomia realizada foi completa ou não.

2) *Fase gástrica.* O contato direto de alimentos (principalmente de aminoácidos e pequenos peptídeos) com a mucosa gástrica libera a acetilcolina por estímulo vagal, que estimula a liberação de gastrina pelo antro. A distensão gástrica pelo alimento também causa liberação de gastrina, que estimula a secreção gástrica.

3) *Fase intestinal.* A presença de alimentos no intestino delgado alto, mesmo após o completo esvaziamento do estômago, estimula a secreção ácida gástrica pela liberação de um hormônio intestinal ainda não-identificado[2,7,9]. Derivações portocava provocam uma secreção exagerada da fase intestinal, sugerindo que o hormônio responsável pela fase intestinal seja metabolizado no fígado.

Inibição da Secreção Gástrica

A secreção gástrica é reduzida pela acidificação do antro, que inibe a liberação de gastrina. A inibição é total quando o pH no antro está abaixo de 1,0-1,5 e parcial com pH entre 1,5-3[9].

A presença de ácido, gordura e soluções hipertônicas no duodeno inibe a secreção gástrica, possivelmente pela liberação de hormônios do intestino delgado alto, que inibem a secreção de gastrina. Vários hormônios foram sugeridos, como secretina, colecistoquinina, somatostatina, glucagon, VIP (peptídeo vasoativo intestinal) e GIP (polipeptídeo gástrico inibidor)[18-21]. A ocorrência de hipergastrinemia e de hipersecreção gástrica após ressecções extensas do intestino delgado é provavelmente secundária à remoção da produção desses hormônios intestinais, que inibem a secreção de gastrina.

Secreção de Ácido Clorídrico

O ácido clorídrico tem as funções de: (1) contribuir na conversão de tripsinogênio em tripsina, que para tanto necessita de pH abaixo de 5. De uma maneira geral, um inibidor ou estimulador da secreção de ácido tem o mesmo efeito na secreção de pepsinogênio, exceto a secretina, que estimula a secreção de pepsinogênio e inibe a secreção ácida; (2) destruir microorganismos deglutidos com a saliva ou alimentos; (3) facilitar a absorção de ferro e cálcio.

A secreção ácida basal é geralmente 7-10% da máxima e pode ser estimulada por três substâncias: 1) acetilcolina, que é liberada pelo estímulo do nervo vago e ocorre ao pensamento, cheiro, visão e mastigação de alimentos; (2) gastrina; (3) histamina. As células que contêm histamina (mastócitos) estão localizadas na lâmina própria, próximos às células parietais[5,6,9].

Secreção de Pepsinogênio

As células principais secretam pepsinogênios, que são pró-enzimas inativas[2,9]. Eles são convertidos na forma ativa, pepsina, pelo ácido clorídrico (pH abaixo de 5; pH ótimo 1,8-3,5). Pelo menos sete pepsinogênios foram identificados no suco gástrico humano.

A estimulação do nervo vago é o principal estímulo para a secreção de pepsinogênio, enquanto a gastrina e a histamina produzem um aumento moderado[2]. A secretina é particular porque estimula a secreção de pepsinogênio e inibe a secreção ácida[9]. A somatostatina inibe a secreção de pepsinogênio. A principal função da pepsina é iniciar a digestão de proteínas[2].

Gastrina

A gastrina foi descoberta por Edkins em 1905 e é produzida pelas células G no antro gástrico[9]. Pequenas quantidades podem ser produzidas no intestino delgado alto, corpo-fundo gástrico e pâncreas. A proteína dos alimentos é o estímulo mais potente para a liberação da gastrina, pois uma das principais funções do estômago é auxiliar na proteólise dos alimentos. Estímulo vagal, cálcio, magnésio, alumínio e alcalinização do antro também liberam gastrina. A presença de ácido no lúmen do antro inibe a liberação da gastrina, possivelmente mediado pela somatostatina. Quando o pH do lúmen do antro diminui abaixo de 2, a secreção de gastrina é 0.

Várias gastrinas foram isoladas, e todas elas contêm os mesmos quatro aminoácidos terminais, que são os responsáveis pelo seu efeito fisiológico. A G17 (gastrina pequena) é a gastrina predominante (80-90%) no antro, e a G34 (gastrina grande) é a predominante no soro[2]. Outras gastrinas isoladas incluem a G14 (minigastrina), a gastrina grande-grande e o componente I de Rehfeld.

Os principais efeitos da gastrina são estimulação da secreção ácida e péptica, aumento do fluxo sanguíneo da mucosa gástrica e efeito trófico no estômago e no pâncreas. A gastrina também estimula a secreção enzimática pancreática e a motilidade do trato gastrointestinal e esfíncter de Oddi, mas não se sabe se esses efeitos são farmacológicos ou fisiológicos[5,6].

Hipergastrinemia moderada é observada em pacientes com insuficiência renal crônica (redução do metabolismo de gastrina), síndrome de Zollinger-Ellison (produção aumentada de gastrina por tumor pancreático), hiperplasia das células G do antro (produção aumentada de gastrina no antro), anemia perniciosa e carcinoma gástrico (perda da inibição ácida da liberação antral de gastrina), síndrome do antro retido (retenção da mucosa antral junto ao duodeno pós-gastrectomia BII) e síndrome do intestino curto (redução da liberação de hormônios intestinais que inibem a secreção de gastrina). Causas de aumento discreto e moderado de gastrina incluem úlcera gástrica, vagotomia (troncular, seletiva e superseletiva), gastrectomia BI e obstrução intestinal.

Os níveis de gastrina basal são normais em pacientes com úlcera péptica, mas a liberação de gastrina é mais rápida após a ingestão de alimentos nesses pacientes[5,6].

Secreção de Muco

O muco é secretado pelas células epiteliais superficiais e pelas células mucosas (produtoras de muco) nas glândulas de todo o estômago. O muco é uma camada fina de um material gelatinoso e viscoso que adere a toda a superfície da mucosa gástrica. O muco é composto de 95% de água e 5% de glicoproteína. Normalmente, o muco é constantemente renovado, de modo que a produção e a degradação estão em equilíbrio. A distensão gástrica e as prostaglandinas aumentam a produção e a espessura de muco, enquanto a pepsina e os antiinflamatórios não-hormonais fazem o oposto[2].

As funções do muco incluem: (1) lubrificar a mucosa e assim facilitar o movimento dos alimentos no estômago; (2) proteger a mucosa das forças mecânicas da digestão; (3) proteger a mucosa contra a ação de pepsina e ácido clorídrico; (4) manter um ambiente aquoso para as células subjacentes.

Secreção de Fator Intrínseco

O fator intrínseco é uma glicoproteína secretada pelas células parietais que desempenha um papel essencial na absorção de vitamina B_{12}. Todos os inibidores ou estimulantes da secreção ácida também desempenham o mesmo efeito na secreção do fator intrínseco. Assim, os bloqueadores de bomba de prótons e os inibidores dos receptores H_2 reduzem a secreção ácida e de fator intrínseco. Como a produção do fator intrínseco normalmente excede a quantidade necessária para absorver vitamina B_{12}, não ocorre deficiência dessa vitamina nos pacientes que recebem esses medicamentos, mesmo que por períodos prolongados. Entretanto, na gastrectomia total ocorre má absorção de vitamina B_{12}, que deve ser suplementada com administrações intramusculares 1 vez ao mês.

Prostaglandinas

Prostaglandinas E, F e I são encontradas na mucosa gástrica e duodenal e podem ter função citoprotetora através dos seguintes mecanismos: 1) estimulação da secreção de muco e bicarbonato; 2) aumento do fluxo sanguíneo da mucosa; 3) aumento da regeneração da mucosa após a sua lesão.

Motilidade Gastroduodenal

Ver Capítulos 33 e 48.

REFERÊNCIAS BIBLIOGRÁFICAS

1. Burckhardt B, Delco F, Ensinck JW et al. Cholecystokinin is a physiological regulator of gastric acid secretion in man. *Eur J Clin Invest*, 24:370, 1994.
2. Cheung LY, Delcore R. Stomach. In Townsend CM Jr (ed). *Sabiston Textbook of surgery*. W.B. Saunders Co., Philadelphia, pp. 837-72, 2001.
3. Coelho JCU. Microcirculation of the stomach. In Barker J, Anderson GL, Menger MD (eds). *Clinically applied microcirculation research*. New York, CRS Press, pp. 201-11, 1995.
4. Hawass NE. Morphology and growth of the fetal stomach. *Invest Radial*, 26:998, 1991.
5. Hersey SJ, Sachs G. Gastric acid secretion. *Physiol Rev*, 75:155, 1995.
6. Hildebrand P, Lehman FS, Ketterer S *et al*. Regulation of gastric function by endogenous gastrin-releasing peptide in humans: Studies with a specific gastric-releasing peptide receptor antagonist. *Gut*, 49:23, 2001.
7. Johnson LR. *Gastrointestinal physiology*, 6th ed. St. Louis, CV Mosby, pp.75-94, 2001.
8. Kelly EJ, Lagopoulos M, Primrose JN. Immunocytochemical localisation of parietal cells and G cells in the developing human stomach. *Gut*, 34:1057, 1993.
9. Kirkwood KS, Debas HT. Physiology of gastric secretion and emptying. In Miller TA (Ed). *Modern surgical care. Physiologic foundations & clinical applications*. 2nd ed. Quality Medical, St. Louis, p. 352, 1998.
10. Konturek JW, Fischer H, Gromotka PM et al. Endogenous nitric oxide in the regulation of gastric secretory and motor activity in humans. *Aliment Pharmacol*, 13:1683, 1999.
11. Lachman L, Howden CW. Twenty-four-hour intragastric pH: Tolerance within 5 days of continuous ranitidine administration. *Am J Gastroenterol*, 95:57, 2000.
12. Metz DC, Starr JA. A retrospective study of the usefulness of acid secretory testing. *Aliment Pharmacol Ther*, 14:103, 2000.
13. Munson K, Lambrecht N, Shin JM et al. Analysis of the membrane domain of the gastric H^+/K^+ -ATPase. J Exp Biol, 203:161, 2000.
14. Pereira SP, Gainsborough N, Dowling RH. Drug-induced hypochlorhydria causes high duodenal bacterial counts in the elderly. *Aliment Pharmacol Ther*,12:99, 1998.
15. Petersen H. Histamine and the stomach: introduction. *Scand J. Gastroenterol (Supp)*, 180:2, 1991.
16. Ramalho-Santos M, Melton Da, McMahon AP. Hedgehog signals regulate multiple aspects of gastrointestinal development. *Development*, 127:2763, 2000.
17. Schubert ML. Regulation of gastric acid secretion. *Curr Opin Gastroenterol*, 14:425, 1998.
18. Sobhani I, Bado A, Vssuzaine C et al. Leptin secretion and leptin receptor in the human stomach. *Gut*, 47:178, 2000.
19. Wank AS. PACAP upsets stomach theory. *J Clin Invest*, 104:1341, 1999.
20. Wettergren A, Maina P, Boesby S et al. Glucagon-like peptide-1 7-36 amide and peptide YY have additive inhibitory effect on gastric acid secretion in man. *Scand J Gastroenterol*, 32:552, 1997.
21. Wojdemann M, Wettergren A, Hartmann B et al. Inhibition of sham feeding-stimulated human gastric acid secretion by glucagon-like peptide-2. *J Clin Endocrinol Metab*, 84:2513, 1999.

CAPÍTULO 31

Avaliação do Paciente com Doença do Estômago e Duodeno*

Ioan Puscas

INTRODUÇÃO

A complexidade anatômica e funcional do trato gastrointestinal superior e sua multiplicidade de relações com o meio ambiente, funções digestivas, sintomas das doenças e estado psíquico impõem uma abordagem colaborativa e multidisciplinar da avaliação dos pacientes com doenças do estômago e duodeno.

Uma história clínica, exame físico detalhado e a solicitação racional de exames complementares são fundamentais para a avaliação adequada dos pacientes com doenças do estômago e duodeno. Existe grande discrepância com relação à disponibilidade e à experiência com os modernos procedimentos diagnósticos; dessa maneira, as várias estratégias diagnósticas e seqüências de investigação só serão possíveis na dependência das instalações locais, tradição, experiência pessoal e recursos financeiros.

HISTÓRIA CLÍNICA

O registro de uma história clínica correta e detalhada constitui o principal dado para o diagnóstico clínico.

No início deste século, Lorde Moynihan disse que "90% dos casos de dispepsia podem ser diagnosticados com base apenas nos sintomas", afirmativa incorreta à luz do mutável espectro das doenças dispépticas e do crescente uso de modernos métodos de imagem e outros exames. Na realidade, com a introdução de melhores métodos diagnósticos, houve um decréscimo na anamnese e na capacidade de analisar os sintomas dos pacientes[23,49]. O desenvolvimento da Informática e a crescente utilização de computadores suscitaram um renovado interesse e valorização dos sintomas clíni-

cos[49,105,115]. Os principais sintomas das doenças gástricas e duodenais são apresentados com ênfase na sua sensibilidade e especificidade. A realização de uma anamnese cuidadosa deve incluir[9]:

a) Idade e sexo do paciente;

b) Antecedentes mórbidos pessoais e familiares (particularmente importantes na úlcera péptica e câncer gástrico);

c) Início e história natural das queixas;

d) Localização, intensidade e outras características das queixas, e suas relações com a ingesta alimentar, esforço, estresse, sono etc.;

e) Fatores que iniciam ou agravam os sintomas dispépticos;

f) Sintomas associados (náuseas, vômitos, perda ou ganho de peso, alterações dos hábitos intestinais, intolerância alimentar, icterícia);

g) Peculiaridades pessoais diárias, hábitos alimentares e ritmo diurno, tabagismo, uso de café, álcool e drogas potencialmente danosas etc.

Úlceras Gástricas e Duodenais

As úlceras gástricas e duodenais não-complicadas têm uma sintomatologia característica, levando à forte suspeita na maioria dos casos (ver Capítulo. 36). Existem na literatura diversas descrições excelentes da sintomatologia ulcerosa. A doença ulcerosa apresentou, em todo o mundo, uma mudança de padrão que inclui alterações em sua incidência e prevalência ao longo do tempo, distribuição geográfica[57,107], alterações na distribuição por sexo e faixa etária, e ainda alterações no quadro clínico. A apresentação clínica também está mudando, e depende de fatores étnicos, sociais e culturais e da idade do paciente, todos eles seguindo as transformações gerais registradas nas diferentes sociedades.

---

*Capítulo traduzido pelos Drs. Danielle Duck e Christiano M.P.Claus.

AVALIAÇÃO DO PACIENTE COM DOENÇA DO ESTÔMAGO E DUODENO

O advento de importantes terapias eficazes para a doença ulcerosa levou a transformações específicas do perfil sintomático da úlcera péptica, existindo agora uma tendência para um curso cada vez mais leve ou até mesmo assintomático da doença sob terapias de manutenção prolongadas[51,127]. A existência de úlceras assintomáticas foi anteriormente reconhecida e a sua incidência varia entre diferentes populações e grupos etários[51,90], chegando a 18,35%[94] ou até mesmo a 60%[127] se terapias prolongadas forem rigorosamente seguidas. A dor epigástrica é ainda o sintoma cardinal da úlcera péptica, estando presente em mais de 90% dos casos[19,28,29,49,77,103], mas ela ocorre comumente em todas as outras formas de dispepsia[19,108]; assim, se presente, a dor epigástrica por si só é um indicador sensitivo, mas não- específico, da doença ulcerosa[13]. A ausência de dor é uma evidência considerável contra a úlcera[19] se o paciente não estiver frente a um período ou início assintomático da doença; é claro, uma vez assintomático, não significa sempre assintomático.

A ritmicidade clássica relacionada com a ingesta alimentar ocorre em 56-86% dos casos de úlcera duodenal e em 33-66% dos casos de úlcera gástrica; mas esse fator é de baixo poder discriminatório porque a dispepsia não-ulcerosa ou até mesmo o câncer gástrico precoce podem se acompanhar de ritmicidade, e as intolerâncias alimentares podem ou não ser dependentes da úlcera[90]. A dor noturna ocorre em 60-80% dos casos de úlcera duodenal e em 32-43% dos caso de úlcera gástrica e, quando presente, constitui o mais seguro indicador clínico de úlcera, especialmente quando associada à ritmicidade diurna e alívio da dor por antiácidos ou alimentos[19,90]. Entretanto, a ausência de dor noturna não exclui a presença da úlcera. O alívio da dor com a ingesta alimentar ocorre em 68% dos pacientes ulcerosos, e essa característica pode ser discriminativa porque na dispepsia não-ulcerosa a dor é geralmente agravada pela ingesta alimentar.

A evolução sazonal da doença ulcerosa é muito discutida e é de interesse apenas em algumas áreas geográficas. Embora os dados clássicos sugiram uma forte associação dos sintomas ulcerosos com estações específicas (piora dos sintomas no inverno e na primavera), estudos endoscópicos controlados revelaram que este não é o caso para todos os pacientes[39,90]. A etiologia desconhecida e o envolvimento de fatores genéticos e ambientais múltiplos aumentam as múltiplas possibilidades de evolução, sendo que a ritmicidade sazonal é uma expressão da heterogeneidade da doença ulcerosa. Assim sendo, em cada área geográfica devem ser aplicados protocolos adequados de seguimento endoscópico, com a finalidade de estabelecer a dimensão e a importância clínica da evolução sazonal das úlceras. As implicações dessa característica na adequação individual da terapia medicamentosa são óbvias.

Outros sintomas dispépticos, como queimação retroesternal, vômitos, eructações, obstipação ou diarréia e meteorismo, ocorrem com freqüência e gravidade variáveis, isolados ou em combinação com a dor. Embora algumas características possam ser indicativas de úlcera (i.e., alívio da dor pelo vômito), sua especificidade para a úlcera é baixa[19,90]. Intolerância a alimentos isolados ou múltiplos ocorrem significativamente com maior freqüência em pacientes ulcerosos, e são dependentes, ao menos em parte, de idade, sexo, hábitos alimentares e estágio ativo ou inativo da doença[52,62,90]; entretanto, elas são igualmente comuns mas inconstantes na duração e não são reproduzíveis em outras formas de dispepsia.

Gastrite Crônica

Constitui uma entidade heterogênea quanto à patogenia, localização e associação com úlcera péptica (ver Capítulo 35). Estudos mais antigos sem confirmação histológica de inflamação mucosa apontam a dor como o sintoma mais freqüente e característico, embora altamente variável em intensidade, ritmicidade e irradiação. A sensibilidade à ingesta alimentar foi uma característica constante, bem como diversas intolerâncias alimentares a gorduras e condimentos.

Estudos mais recentes baseados em biópsias mucosas afirmam que sintomas dispépticos e sintomas semelhantes aos da úlcera estão presentes em apenas 45% dos casos, e que a gravidade dos sintomas não está relacionada com o grau de lesão gástrica; além disso, evidências recentes mostram uma grande freqüência de gastrite em pacientes assintomáticos[15]; por outro lado, existe um grupo similar de pacientes dispépticos com mucosa gástrica normal. Assim sendo, os sintomas dispépticos na gastrite crônica devem ser vistos como facultativos e não-específicos.

Dispepsia Não-Ulcerosa

De acordo com a definição comumente aceita[19], qualquer forma de desconforto episódico ou persistente ou outros sintomas relacionados ao trato digestivo superior, excluindo a icterícia e o sangramento, sem a ocorrência de úlcera péptica, é chamada de dispepsia não-ulcerosa (ver Capítulo 34). A prevalência e a incidência reais da dispepsia não-ulcerosa são desconhecidas pelo grande número de médicos que os pacientes procuram. Entretanto, alguns dados sugerem que, ao menos nas zonas urbanas ocidentais, 27-35% da população adulta apresentam episódios de sintomas dispépticos em maior ou menor grau[108], constituindo um grande, porém instável, grupo de pacientes com sintomas de curta duração, intermitentes ou crônicos.

A lista apresentada na Tabela 31.1 inclui algumas causas possíveis de dispepsia não-ulcerosa. Ela contém diagnósticos que podem ser mais ou menos facilmente descobertos pelos métodos diagnósticos disponíveis. Muitos pacientes podem apresentar uma das condições listadas na Tabela 31.1. Além dessas condições, os sintomas dispépticos podem ser causados por diversas outras situações (doenças metabólicas, renais, cardíacas, endócrinas e sistêmicas). Os pacientes portadores de dispepsia não-ulcerosa podem apresentar praticamente qualquer sintoma, e sua associação pode simular a úlcera péptica; entretanto, podem não ocorrer muitas das características clássicas da doença ulcerosa péptica. A dor é freqüentemente substituída por uma sensação de desconforto epigástrico, queimação associada a náuseas, eructação, distensão, plenitude ou alterações do hábito intestinal.

Tem sido proposta a divisão dos pacientes com dispepsia não-ulcerosa, baseada na análise dos sintomas, em pacientes com "síndrome pseudo-ulcerosa" e pacientes com "dispepsia funcional", o que pode ter importância prática no tratamento. É de particular importância determinar o perfil psicológico dos pacientes dispépticos. Nos pacientes escandinavos ocorre um complexo de sintomas psiquiátricos, com maior prevalência em pacientes com úlcera péptica, dispepsia não-ulcerosa e síndrome do cólon irritável[93,113], consistindo em sinais de ansiedade, depressão e neurastenia. Uma outra característica relevante da dispepsia não-ulcerosa é sua resistência à terapia antiulcerosa[90].

Câncer Gástrico

Estudos recentes relatam uma mudança no padrão do carcinoma gástrico, com aumento relativo no estômago proximal e descrição de tumores do tipo intestinal (ver Capítulo 43)[31]. Embora a endoscopia seja cada vez mais usada como procedimento diagnóstico de primeira linha, a proporção de casos de câncer gástrico precoce é bastante baixa quando comparada com o número total de casos de câncer gástrico, estando na maioria das séries entre 15-25%[91,123].

Como demonstrado por estudos japoneses,[82] o câncer gástrico precoce é sintomático na maioria dos casos. O perfil dos sintomas é apresentado na Tabela 31.2, e é comparado com os sintomas do carcinoma gástrico avançado. Em casos mais avançados, a sintomatologia é dominada por perda de peso, anorexia e dor diurna diária, agravada por ingesta alimentar. O câncer gástrico precoce, ou até mesmo o avançado, pode simular a úlcera péptica. Na realidade, a distinção clínica entre carcinoma gástrico e úlcera péptica pode ser difícil.

Estudos computadorizados recentes[19] sugerem que o diagnóstico sintomático correto pode facilitar a escolha da investigação e do tratamento apropriado na maioria das doenças do trato digestivo alto.

O registro completo da história será seguido por um exame físico igualmente completo e por uma bateria de exames que deverão ser orientados e bem selecionados de acordo com o paciente, a doença em questão e, é claro, com a relação custo-benefício.

EXAME FÍSICO

Embora muitas doenças do trato digestivo superior sejam consideradas por muitos como localizadas, o exame

---

Tabela 31.1
Algumas Causas de Dispepsia Não-Ulcerosa

a) Causas comuns
1. Esofagite de refluxo
2. Doença litiásica (vesicular ou coledociana)
3. Doença do cólon irritável
4. Alterações psíquicas
5. Gastrite/duodenite crônica
6. Malignidade gástrica
7. Doença induzida por álcool
8. Lesões gástricas iatrogênicas
9. Dispepsia funcional
10. Colecistite
11. Doenças pancreáticas
12. Parasitoses intestinais

b) Condições raras associadas à dispepsia não-ulcerosa
1. Doença de Crohn
2. Sarcoidose
3. Tuberculose
4. Divertículos gástricos e duodenais
5. Tumores duodenais

Tabela 31.2
Sintomas do Carcinoma Gástrico Precoce e Avançado *

Sintomas	Câncer Gástrico Precoce	Carcinoma Avançado
Dor no jejum	35,4%-52,5%	37%-70%
Dor pós-prandial	08,8%-32,4%	32%-54%
Vômitos	23,2%-42,0%	34%-48%
Náuseas	23,2%-42,0%	29%-38%
Pirose	18,7%-29,3%	3%-17%
Anorexia	14,3%-35,0%	32%-57%
Perda de peso	6,6%-65,7%	24%-80%
Melena e/ou hematêmese	3,8%-32,4%	10%-45%

* De acordo com as referências 19,49, 82, 90, 108

---

físico em cada caso deve ser geral. Atenção particular deve ser dada às muitas doenças associadas, que, se presentes, isoladas ou combinadas, podem favorecer a ocorrência de doenças gástricas ou duodenais. Algumas dessas condições são listadas na Tabela 31.3. Uma avaliação nutricional também é útil, já que diversas deficiências podem ser subseqüentes a restrições na dieta, desnutrição, perda de nutrientes pelo vômito, obstrução ao esvaziamento gástrico, gastropatias perdedoras de proteínas etc.[90,96]. Estudos antropométricos antigos e recentes sugerem a existência de

AVALIAÇÃO DO PACIENTE COM DOENÇA DO ESTÔMAGO E DUODENO

hábitos particulares que são mais comuns em pacientes ulcerosos, mas esses estudos não foram controlados endoscopicamente; acreditamos que, dada a grande diversidade étnica, racial e geográfica da doença, esses sinais "constitucionais" são de importância limitada.

Um exame abdominal cuidadoso é básico na avaliação física. Sensibilidade epigástrica superficial ou profunda, confinada a uma região mais ou menos limitada, é o sinal mais significativo, embora não seja sensitivo nem específico de úlcera péptica ativa[88,96]; este sinal também ocorre na dispepsia não-ulcerosa e não pode ser sempre reproduzido por diferentes examinadores; daí dizer-se que não é um sinal patognomônico de úlcera. Sinais físicos pouco comuns são registrados especialmente em pacientes com doenças associadas, particularmente naqueles com síndromes genéticas raras[90,96]. Defesa e rigidez muscular são geralmente sinais de úlcera complicada, mas podem ocorrer em alguns pacientes sem complicações, especialmente naqueles muito sensíveis à dor. A avaliação apropriada dos pequenos e variados graus de defesa muscular deve ser obtida apenas por palpação suave em pacientes relaxados.

A palpação do tumor epigástrico é obviamente relevante para o câncer gástrico avançado, mas este raramente pode ser devido a massas inflamatórias causadas por úlceras penetrantes, ou devido a perfurações confinadas, ou ainda devido a condições que ocupam espaço (cistos, pseudocistos etc.).

Tabela 31.3
Doenças Crônicas Freqüentemente Associadas a Doenças do Trato Digestivo Alto*

Doença Crônica	Espectro de Doenças Definidas/Queixas Associadas com Aquela Condição
Doença pulmonar obstrutiva crônica**	Gastrite crônica; úlcera gástrica
Cirrose	Gastrite crônica; úlcera gástrica/duodenal; angiodisplasia
Artrite reumatóide	Úlcera gástrica; antiinflamatórios não-esteróides; gastropatias induzidas por drogas
Insuficiência renal crônica**	Erosões agudas; úlceras gástrica/duodenal
Gastrinoma e adenomatose endócrina múltipla tipo I	Úlceras gástrica/duodenal múltiplas
Diabetes mellitus	Úlcera gástrica; gastrite crônica tipo A; gastropatia diabética
Hiperparatireoidismo***	Úlcera duodenal
Cálculos renais****	Úlcera duodenal
Coronariopatia	Úlceras gástrica/duodenal; lesões induzidas por drogas (aspirina)
Pancreatite crônica	Úlcera duodenal; lesões gástricas induzidas pelo álcool
Policitemia vera	Úlcera duodenal
Fibrose cística******	Úlcera duodenal
Def. de alfa-1-antitripsina*******	Úlcera duodenal
Leucemia basofílica	Úlcera duodenal
Síndrome da imunodeficiência adquirida	Sarcoma de Kaposi; micoses; lesões mucosas induzidas por vírus e drogas
Síndromes genéticas raras (mastocitose sistêmica, sínd. úlcera-tremor-nistagmo; amiloidose tipo IV, paquidermoperiostose etc.)	Úlcera duodenal

*Estudos endoscópicos conclusivos estão ausentes em muitos casos. ** Pode ter base genética. *** Maior propensão em pacientes hemodialisados e transplantados. *** Pode ser parte da adenomatose endócrina múltipla do tipo I. ***** Pode ocorrer independentemente de hiperparatireoidismo ou neoplasia endócrina múltipla tipo I. ****** Ocorre principalmente em crianças. ******* Pode ter base genética se em associação com enfisema e cirrose hepática.

EXAMES LABORATORIAIS

Teste de Secreção Gástrica

Atualmente, com o advento da endoscopia, os testes de secreção gástrica têm sido pouco empregados[5,7,90]. A determinação de diferentes formas de secreção estimulada avalia de forma indireta a massa de células parietais, os componentes da secreção, a capacidade secretória total do estômago e a sensibilidade das células parietais a certos estímulos endógenos ou exógenos[90].

Os procedimentos para o teste da secreção gástrica e a expressão de seus resultados estão agora bem padronizados[5,7], existindo testes para o uso na rotina clínica e testes em que os valores da secreção ácida são corrigidos em função da contaminação salivar, da perda pilórica e do refluxo duodenogástrico, bem como do sexo, da idade, do peso corporal e da altura do paciente[48]. As indicações mais comuns para os testes de secreção gástrica e os procedimentos disponíveis estão listados na Tabela 31.4.

Na úlcera duodenal, embora esses pacientes apresentem valores de secreção mais altos do que a média normal de secreção basal e estimulada[5,6], existe uma considerável superposição das taxas secretórias individuais entre a faixa considerada normal e os valores encontrados nos pacientes. De forma similar, na maioria dos pacientes portadores de úlcera gástrica a quantidade de ácido secretado está dentro da faixa normal. Assim, a superposição de valores impede o uso de métodos de determinação da secreção ácida no diagnóstico da úlcera péptica. Embora se acredite que o carcinoma gástrico esteja relacionado a um estado de acloridria, este não é o caso, já que tanto o carcinoma gástrico precoce quanto o avançado podem estar associados com qualquer valor de secreção ácido-gástrica[81,83,90].

Apesar dessas limitações, existem certas circunstâncias clínicas em que a análise da secreção gástrica pode ser útil (Tabela 31.4); mas, mesmo nesses casos, a análise secretória deve ser complementada com determinações da gastrina sérica ou pepsinogênio do grupo I ou outras investigações. Ainda que o uso clínico da análise secretória esteja cada vez mais limitado, sua utilização tem lugar no seguimento de efeitos farmacológicos e, sem dúvida, constitui um valioso instrumento de pesquisa na fisiologia, fisiopatologia e farmacologia gástrica.

Determinação da Gastrina Sérica

A fisiologia da liberação da gastrina e sua correlação com diferentes estados secretórios ácidos estão bem estabelecidas. Existem pelo menos seis diferentes formas de gastrina humana já isoladas[5], e outras formas de atividade biológica incerta. Embora existam radioimunoensaios específicos para todas as formas longas (G34 ou grande gastrina, G17 ou pequena gastrina e G14 ou minigastrina), todos os laboratórios usam atualmente uma forma sintética de G17 humana na preparação de

---

Tabela 31.4
Indicações e Tipos de Testes de Secreção Gástrica

Indicações

a) Para uso clínico de rotina:*
1. Diagnóstico diferencial das acloridrias;
2. Diagnóstico diferencial da síndrome de Zollinger-Ellison e outras hipergastrinemias;
3. Escolha da intervenção cirúrgica;
4. Avaliação de resultados pós-operatórios;
5. Avaliação da função secretória gástrica na insuficiência renal crônica, cirrose hepática, ressecção intestinal, distúrbios endócrinos;
6. Diagnóstico diferencial da hipertrofia de pregas gástricas;
7. Avaliação de doenças gástricas e duodenais na infância.

b) Farmacologia, terapêutica e pesquisa:
1. Seguimento de efeitos agudos e crônicos de terapia anti-secretória;
2. Estudos fisiológicos e fisiopatológicos da secreção gástrica;
3. Estudos genéticos, familiares e populacionais da incidência, penetrância e herança das doenças gástricas e duodenais.

Tipos de Testes

a) Testes de secreção basal:
— diurna (1-4 h);
— noturna (8-12 h).

b) Testes de secreção estimulada:
b.1) testes orais: cafeína** e álcool;**
b.2) refeição simulada;***
b.3) testes de refeição de alimentos;****
b.4) testes parenterais;
— teste da histamina mínima***** (0,01 mg/kg);
— teste da histamina aumentada****** (teste de Kay, 0,04 mg/kg);
— teste dos agonistas da histamina******* (impromidina, dimaprit);
— teste da pentagastrina********, tetragastrina;
— teste da insulina********* (0,2 U/kg EV);
— teste da 2-desoxiglicose (40-50 mg EV);
— testes combinados: teste da histamina-cálcio.

* Testes secretórios são de pequeno ou nenhum valor no diagnóstico positivo de úlceras gástricas, duodenais e carcinoma gástrico. ** Não são usados atualmente devido à inconstância da resposta secretória. *** Usados principalmente para escolha da operação e avaliação pós-operatória como alternativa ao teste da insulina. **** Usado principalmente em pesquisa; difícil de realizar. ***** Resposta secretória é dependente da dose e via de administração (EV, SC, perfusão). ****** Contra-indicado em portadores de doenças cardíacas e hipertensivas, asma e doenças alérgicas. ******* Usado em pesquisa. ******** Teste de escolha para uso clínico de rotina. ********* Implica riscos de acidentes hipoglicêmicos; dificuldade de interpretação, pois usa mais de 12 critérios descritos.

anti-soro e padrão de referência. A especificidade e a afinidade para diferentes anticorpos são altamente variáveis, advindo daí muitas dificuldades técnicas. Para conveniência, todos os testes expressam os resultados da concentração de gastrina sérica em picomol/l ou picogramas/ml (1pmol/1 = 2,1pg/ml)[5].

Na maioria dos pacientes normais e com úlceras gástricas e duodenais, os níveis de gastrina sérica de jejum estão entre 50 e 60 pg/ml,[69,90] sendo 150 pg/ml o limite superior normal. Uma hipergastrinemia de jejum superior a 1.000 pg/ml é sempre sugestiva de síndrome de Zollinger-Ellison[69,115], especialmente quando associada com hipersecreção ácida e doença ulcerosa severa. Entretanto, existem casos de síndrome de Zollinger-Ellison com aumento marginal da gastrina sérica de jejum, quando então diversos testes de estimulação podem ser úteis para o diagnóstico.

Esses testes incluem a determinação da concentração sérica de gastrina em resposta a um teste com refeição protéica, injeção intravenosa de cálcio ou de secretina[11,26,37,60,71,116] (Tabela 31.5).

Tabela 31.5
Teste de Injeção de Secretina

1. Extrair a linha basal do nível de gastrina sérica 10 e 5 minutos previa e imediatamente antes da injeção de secretina.

2. Administrar injeção intravenosa de secretina em uma dose de 2 U/kg de peso corporal (em 10 ml de soro fisiológico a 0,9%) durante 3 segundos.

3. Extrair os níveis de gastrina seriadas em 2, 5, 10, 15, 20 e 30 minutos após a injeção de secretina.

4. O diagnóstico de gastrinoma é sugerido pelo aumento absoluto no nível de gastrina de 200pg/ml acima dos valores basais.

Um estudo prospectivo recente compara o teste do cálcio com o teste da secretina, sugerindo que o teste baseado na injeção intravenosa de secretina deve ser preferido, por ser mais simples e mais sensível[37].

Há outros testes de estimulação, os quais têm sido menos bem estudados, mas que podem provar sua utilidade no diagnóstico da síndrome de Zollinger-Ellison: infusão de bombesina[8], infusão de glucagon[70], determinação dos níveis de polipeptídeo pancreático[1], supressão com atropina dos níveis do polipeptídeo pancreático. Deve ser dada ênfase para o fato de que uma hipergastrinemia marcante não é específica de gastrinoma, pois níveis de gastrina notadamente elevados podem ser encontrados em muitas outras condições clínicas, tais como as listadas na Tabela 31.6, em todas as quais a determinação da gastrina sérica pode ser útil. Estimativas adicio-

nais de possíveis fontes da hipersecreção de gastrina podem ser facilitadas pela retirada concomitante de amostras sangüíneas da veia hepática e das tributárias da veia porta, ou pela estimativa do conteúdo hormonal da mucosa antral ou duodenal, determinações essas reservadas a instituições especializadas.

Tabela 31.6
Doenças Associadas com Hipergastrinemia Basal e/ou Pós-Prandial

a) Hipergastrinemias hiperácidas
   — Síndrome de Zollinger-Ellison
   — Úlcera duodenal comum
   — Hiperplasia de células G antrais
   — Hiperfunção de células G antrais
   — Obstrução ao esvaziamento gástrico
   — Síndrome do intestino curto

b) Hipergastrinemias hipoácidas
   — Anemia perniciosa
   — Gastrite crônica atrófica
   — Cirrose
   — Artrite reumatóide
   — Antro retido ou isolado
   — Insuficiência renal crônica

Determinações do Pepsinogênio e Pepsina

Os pepsinogênios do grupo I, incluindo as frações de 1 a 5 dessas pró-enzimas, parecem ser secretados somente pela mucosa oxíntica[98]. Os pepsinogênios do grupo II, incluindo as frações 6 e 7, são secretados não somente pela mucosa oxíntica, mas também pelas glândulas cárdicas e pilóricas, bem como pelas glândulas duodenais de Brunner.

Uma vez secretadas, essas pró-enzimas são ativadas pelo ácido gástrico, formando pepsina. Os pepsinogênios dos grupos I e II podem ser detectados no sangue através do radioimunoensaio (RIA)[98]. Não está claro como os pepsinogênios são secretados dentro da circulação por células intactas ou degeneradas. Recentemente um método foi concebido para a determinação das concentrações dos pepsinogênios do grupo I na mucosa gástrica através do radioimunoensaio[86]. Há uma fraca correlação entre as concentrações do pepsinogênio sérico tipo I e a secreção ácida máxima[97,36].

A hiperpepsinogenemia do tipo I tem um fator de risco significativo para úlcera duodenal[99,100]. Um nível sérico de pepsinogênio I acima de 130 mg/l aumenta o risco de úlcera duodenal para 300%. A hiperpepsinogenemia do tipo I foi descrita previamente como sendo autossomicamente herdada, em associação com a úlcera duodenal. Uma firme correlação foi relatada entre a hiperpepsinogenemia do tipo I e anticorpos anti-*Helicobacter pylori*[70]. Portanto, a prevalência da hiperpepsinogenemia do tipo I em úlcera péptica reflete a infecção familiar com *Helicobacter pylori,* em vez de herança autossômica dominante. Por outro lado, a hipergastrinemia induz um aumento dos níveis de pepsinogênio tipo I independente do *Helicobacter pylori*[59,122].

Os baixos níveis de pepsinogênio tipo I, ou melhor, da proporção grupo I/grupo II na gastrite crônica e câncer gástrico, parece refletir uma redução da capacidade secretória gástrica e a coexistência de áreas de metaplasia intestinal, a qual pode ser a base para o carcinoma gástrico do tipo intestinal. Um estudo em 20 voluntários saudáveis mostrou que a secreção basal e estimulada de pepsinogênio (pela pentagastrina) é paralela à secreção ácida[42].

Embora a atividade péptica do suco gástrico seja um importante fator agressivo na patogenia das úlceras, esse papel é difícil de se caracterizar por causa das numerosas pepsinas isoenzimas.

Estudos com pepsina *in vitro* não sustentam o potencial ulcerogênico do suco gástrico *in vivo*[50,85,99]. Conseqüentemente, as pepsinas endógenas não são mais ulcerogênicas do que mostrado pelos níveis de sua atividade proteásica ácida *in vitro,* ou o suco gástrico contém outros fatores ulcerogênicos além do ácido e da pepsina, tais como os ácidos biliares.

MÉTODOS DE IMAGEM

Endoscopia Digestiva Alta

Nos últimos 30 anos, a endoscopia tornou-se o método diagnóstico mais valioso para a avaliação do trato digestivo alto[11,58,59,64,82]. As contínuas melhorias técnicas dos equipamentos alinham-se com a crescente diversidade de procedimentos diagnósticos e cirúrgicos, que podem, em muitos aspectos, sobrepujar outros métodos. A videoendoscopia[68] e a ultra-sonografia endoscópica[74] são os mais recentes desenvolvimentos. O espectro das indicações comuns da endoscopia está apresentado na Tabela 31.7.

A endoscopia ambulatorial pode ser realizada com ou sem sedação sistêmica. A anestesia geral é usada apenas excepcionalmente, como em crianças, retirada de corpos estranhos ou procedimentos cirúrgicos (ver Cap.8)[90,91,95]. A endoscopia é um útil instrumento de pesquisa, e, embora cara, é valiosa na triagem, identificação e seguimento de lesões malignas e pré-malignas do trato gastrointestinal superior. O espectro dessas lesões précancerosas e a metodologia foram repetidamente reavaliados, existindo ainda controvérsias em sua definição pelos endoscopistas e histopatologistas[75,76,94,102]. A Tabela 31.8 contém algumas recomendações atualmente aceitas.

A hemorragia digestiva alta de qualquer local ou intensidade constitui a principal indicação da endoscopia de emergência (ver Capítulo 7). Embora o uso da endoscopia precoce (durante as primeiras 12-24 horas), nesses casos, não resulte em impacto significativo na so-

---

Tabela 31.7
Indicações da Endoscopia Digestiva Alta

a) Endoscopia diagnóstica de rotina:*
1. Úlcera gástrica** e duodenal;***
2. Dispepsia com radiologia negativa;
3. Pólipos do trato gastrointestinal superior;
4. Tumores do trato gastrointestinal superior;
5. Vômitos de origem desconhecida;
6. Lesões inflamatórias, infecciosas e cáusticas do trato gastrointestinal superior;
7. Obstrução benigna e maligna ao esvaziamento gástrico;
8. Controle pós-operatório;
9. Condições raras: doença de Crohn, sarcoidose, tuberculose;
10. Doenças crônicas associadas a doenças do trato gastrointestinal superior (ver Tabela 31.3);
11. Dor torácica ou precordial obscura;
12. Hemorragia digestiva crônica oculta ou manifesta.

b) Endoscopia de triagem e de seguimento: ****
1. Detecção do câncer gástrico precoce;
2. Lesões pré-cancerosas do trato gastrointestinal superior (ver Tabela 31.8);
3. Seguimento de úlceras gástricas e duodenais.

c) Endoscopia de emergência:
1. Hemorragia digestiva alta;
2. Perfuração; *****
3. Inserção de sondas para alimentação.

d) Endoscopia terapêutica: hemostasia, escleroterapia, polipectomia, extração de corpo estranho, dilatação, etc.

*Escolha entre endoscopia e radiologia dependente da facilidade, viabilidade e experiência locais. ** Indicação absoluta, inclui biópsia e seguimento de cicatrização e recidivas. *** Não-obrigatória se existe Rx conclusivo prévio. **** Deve ser direcionado à população, grupos de risco e eficaz em termos de custo. ***** Realizada apenas em condições especiais.*

---

brevida, ela é o melhor método para a identificação do local, intensidade e continuidade da hemorragia[90,95]. Têm sido elaborados critérios com valor preditivo para a classificação das hemorragias que, quando usados adequadamente, beneficiarão muitos pacientes com as medidas terapêuticas e o diagnóstico precoce. A endoscopia precoce na hemorragia ativa pode ser seguida por procedimentos hemostáticos (eletrocoagulação monopolar ou bipolar, hemostasia com *laser,* injeção de etanol puro etc.), cada um deles possuidor de adeptos em todo o mundo.

Além do fato de ser um método de visualização direta, a endoscopia é complementada pela biópsia em casos selecionados. As amostras biopsiadas devem ser coletadas a partir de qualquer lesão circunscrita ou difusa da mucosa gastroduodenal, com base histopatológica suspeita ou desconhecida[90,91]. As contra-indicações à biópsia são varizes, fundo de úlceras penetrantes, hemangiomas, angiodisplasias e alterações da coagulação sanguínea.

Avaliação do Paciente com Doença do Estômago e Duodeno

Tabela 31.8
Condições Pré-Cancerosas do Estômago*

Condição	Risco de Transformação Maligna	Intervalo de Seguimento Endoscópico**
Adenoma gástrico	17-57%	Cada 3 meses no primeiro ano; após, anualmente
Lesões limítrofes	??	Como acima
Pólipos hiperplásicos	1-2%	12 meses
Anemia perniciosa	1-12%	12-36 meses
Gastrite crônica	0-13%	Uma vez cada 5 anos; anualmente se displasia de graus I-II estiver presente
Doença de Menétrier	8-40%	6 meses
Úlcera gástrica(?)***	1-2%	Esclarecida por correto diagnóstico diferencial
Gastrectomia parcial****	0,8-16%	24 meses

* Dados compilados das referências 75,76,90,91,94,102,121.
** A estratégia de seguimento endoscópico deve ser adaptada ao risco particular de cada condição e deve ser eficaz em termos de custo; a biópsia é uma parte integral em cada caso.
*** O risco de transformação maligna da úlcera gástrica é mínimo; o diagnóstico diferencial correto entre úlcera gástrica benigna e maligna é essencial.
**** O risco de transformação maligna aumenta consideravelmente 15-20 anos após a operação; o seguimento é mandatório após esse período.

Todos os fabricantes suprem seus endoscópios com conjuntos de diferentes pinças de biópsia. Embora devam existir preferências individuais para seu uso, não são as formas, dimensões, fenestrações ou outras características das pinças de biópsia que determinam a precisão diagnóstica das amostras coletadas[20]. Existe um consenso de que, com a finalidade de se obter uma precisão diagnóstica acima de 90-95%,[6-10] fragmentos devem ser coletados sob visão direta, dependendo não só do local da lesão explorada mas também da tolerância ao procedimento (a biópsia aumenta consideravelmente a duração do exame)[21,24]. Na realidade, a coleta desse número de biópsias pode ser dificultada em muitos casos por pequenas e repetidas hemorragias, que podem inclusive cobrir a região explorada. A amostragem adequada dos fragmentos é de fundamental importância no diagnóstico diferencial da úlcera péptica e do câncer gástrico. As amostras devem ser tomadas das bordas das lesões, bem como da mucosa circundante. Alguns autores preferem, ainda, associar a citologia esfoliativa[44] à biópsia, embora a vantagem desse procedimento seja questionável.

Lesões em que existe suspeita de pré-malignidade (Tabela 31.8) devem ser exploradas exaustivamente por intermédio de biópsias. Os critérios de alterações displásicas[73,76,81] foram bem descritos, mas sua interpretação correta está reservada para patologistas treinados com longa experiência, e, antes de tudo, deve haver consenso de diferentes opiniões, já que a displasia tem significados diversos entre diferentes examinadores. A displasia pode ser definida como uma anormalidade do desenvolvimento celular com relação a alterações do tamanho, forma e organização da célula adulta[73], e inclui, em sentido amplo, alterações regenerativas e malignas; para fins de uso clínico, ela está limitada a alterações das quais resultam transformações pré-cancerosas, sendo excluídos os processos reparativos e regenerativos. Enquanto a displasia de alto grau ou severa é precursora de câncer gástrico do tipo intestinal, e apenas desse tipo, essas alterações devem ser conhecidas e interpretadas apropriadamente por endoscopistas e patologistas, havendo assim contribuição para o tratamento e seguimento destes pacientes.

Existem controvérsias sobre se devem ou não ser feitas biópsias de rotina da mucosa antral, fúndica ou duodenal[95]. A magnificação da fibroendoscopia e videoscopia irá, no futuro, trazer provavelmente uma melhor compreensão a respeito das alterações inflamatórias da mucosa, embora existam evidências preliminares da correlação inconsistente entre os achados macroscópicos e histológicos. Como o diagnóstico de gastrite crônica não tem conseqüências terapêuticas, a menos que exista suspeita de alguma etiologia específica, displasia ou alteração pré-cancerosa, a biópsia de rotina nesses pacientes não está indicada. A giardíase é prontamente diagnosticada em aspirados duodenais, amostras de biópsia duodenal ou esfregaços mucosos[91,95]. Recentemente, diversos procedimentos de fácil realização têm sido propostos para a identificação do *Helicobacter pylori* a partir de amostras de biópsias[12].

Outros procedimentos endoscópicos incluem a cromoscopia com corantes como o vermelho-congo ou o azul-de-metileno. Diversos métodos têm sido propostos para uma melhor identificação do câncer gástrico de pequenas dimensões e da extensão da área secretória ácida para o planejamento individual da cirurgia gástrica. Embora eles possam ser de valor em mãos de especialistas, sua aplicação não teve aceitação geral. Ao contrário, acreditamos que as melhorias da qualidade da videoscopia, bem como a contínua atualização dos endoscopistas, tornam possível a detecção da maioria das pequenas lesões (pequenos carcinomas, angiodisplasia, mucosa gástrica ectópica, lesões induzidas por drogas etc.).

Se realizada por profissionais experientes, a endoscopia é um procedimento seguro. Riscos particulares em alguns pacientes devem ser sabidos e reconhecidos (Tabela 31.9) com a finalidade de adotar detalhes de exames em termos de pré-medicação, duração da endoscopia e procedimentos envolvidos, tratamentos adicionais (administração de O_2, antiarrítmicos, terapia broncodilatadora e anticonvulsivantes etc.) e cuidados pós-exame. Os riscos de complicação sob essas circunstâncias são mínimos e continuamente decrescentes com a experiência[91].

A infecção pode ser ainda um problema[4,91,95], embora os procedimentos de desinfecção mecânica e automática tenham sido popularizados pelos próprios fabricantes dos endoscópios. Problemas especiais têm aumentado em virtude das hepatites virais e síndrome da imunodeficiência adquirida, que podem envolver o trato gastrointestinal. O uso de máscaras, óculos protetores e luvas, bem como a esterilização de instrumentos com óxido de etileno ou glutaraldeído, são medidas de prevenção da transmissão.

Radiologia

A *radiografia simples de abdômen* está indicada se existe suspeita de um quadro de abdômen agudo. É indicada para determinar a evidência de ar livre na cavidade peritoneal e para constatar o local de obstruções; mesmo aqui, informações confiáveis são obtidas em apenas 30-50% dos casos[90], e um resultado negativo não exclui a presença de perfuração ou obstrução.

Radiografia do Esôfago, Estômago e Duodeno

A preparação adequada do paciente, a qualidade do equipamento e a habilidade pessoal e a experiência do examinador são determinantes bastante importantes para a precisão do exame. Compostos iodados orgânicos têm sido preconizados para uso como agentes de contraste simples, mas suas vantagens relativas (hidrossolubilidade, rápida absorção e eliminação, ausência de irritação peritoneal) são de longe sobrepujadas por suas desvan-

---

Tabela 31.9
Fatores de Risco da Endoscopia Digestiva Alta*

A) Riscos da pré-medicação:
— Idade avançada; reações alérgicas; hipotensão.

B) Riscos de perfuração:
— Osteoartrose cervical/dorsal; deformidade torácica.
— Lesões esofágicas inflamatórias, cáusticas ou tumorais.
— Operações sobre o esôfago/tórax.
— Lesões pós-radiação (actínicas) (??).
— Suspeita de perfuração aguda.
— Paciente pouco colaborativo.

C) Riscos de aspiração:
— Estenose esofágica; obstrução ao esvaziamento gástrico.
— Hemorragia aguda.
— Reflexos abolidos ou diminuídos.

D) Riscos de complicações cardiopulmonares:
— Insuficiência cardíaca severa.
— Doença pulmonar obstrutiva crônica; *cor pulmonale*.
— Infarto do miocárdio recente.
— Arritmias instáveis.
— Asma intensa estado de mal asmático.
— Efeitos de drogas.

E) Riscos de infecção:
— Equipamento contaminado.
— Desinfecção e cuidados inadequados ao equipamento.
— Exames de pacientes portadores de AIDS ou hepatite.
— Acloridria gástrica.

F) Riscos de hemorragia:
— Alterações da coagulação sangüínea e hemostasia.
— Exames de sangramentos ocultos ou ativos podem exacerbar sangramentos adicionais.
— Biópsia ou procedimentos terapêuticos inadequados (polipectomia, retirada de corpo estranho, hemostasia).

* *De acordo com as referências 90,91.*

---

tagens, como riscos de reações alérgicas, baixa qualidade das imagens obtidas, desidratação através de efeito hiperosmolar intestinal e alto custo; entretanto, esses meios de contraste continuam úteis na identificação de perfurações e fístulas (úlcera, doença de Crohn, tumores, divertículos).

A técnica de exame baritado com duplo contraste foi desenvolvida no Japão na década de1960. O objetivo desse tipo de exame é produzir uma fina camada de bário sobre a mucosa, obtida pelo uso de bário de alta densidade em pequena quantidade, e introdução de gás para distender o trato digestivo superior, o que permite o exame em pequenos detalhes da mucosa. Novamente, a habilidade e a experiência são essenciais para se obter resultados confiáveis.

Alguns autores incorporam ambos os métodos (seriografia bifásica), de modo que o estudo de contraste simples é seguido pelo método de duplo contraste, com uma precisão comparável à da endoscopia. Exceto quando contra-indicada (abdômen agudo, perfuração, obstrução intestinal, hemorragia digestiva alta grave), as indicações da seriografia incluem qualquer caso de suspeita de doença orgânica e/ou funcional do trato digestivo superior, indicações estas praticamente similares às da endoscopia de rotina (Tabela 31.7). O objetivo de ambos os procedimentos é o de se estabelecer um diagnóstico preciso.

Ainda persistem controvérsias a respeito da relativa precisão da endoscopia quando comparada com as seriografias de simples e duplo contraste[17,36,38]. Na maioria dos estudos comparativos diretos, a endoscopia provou ser superior à seriografia de duplo contraste no diagnóstico de úlcera gástrica e duodenal, carcinoma gástrico precoce e especialmente de pequenas lesões mucosas, como, por exemplo, as erosões[17,25,31]; esses estudos mostraram uma impossibilidade da radiografia de duplo contraste em detectar ou excluir lesões em 18-35% dos pacientes, sendo a endoscopia, nesses casos, usada como exame de eleição. Quando comparada a um terceiro método diagnóstico, tanto cirurgia quanto autópsia, a precisão da endoscopia e radiologia é similar na demonstração de ulceração péptica e carcinoma gástrico, atingindo 90-95% em algumas séries[38], sendo o segundo método menos eficiente na detecção de lesões mucosas associadas com gastrite e duodenite. Na realidade, em muitos casos a natureza complementar da radiologia e endoscopia é evidente, permitindo uma melhor correlação de pequenas alterações com ambos os métodos[90].

A grande vantagem da endoscopia continua sendo a possibilidade da realização da biópsia[21,91], particularmente útil no diagnóstico diferencial de úlceras benignas e malignas do estômago. Entretanto, vários sinais radiológicos foram relatados para a diferenciação da úlcera benigna do carcinoma gástrico precoce (Tabela 31.9), e seu uso correto aumentou consideravelmente a precisão diagnóstica entre a radiografia de duplo contraste e a endoscopia; a esse respeito, estudos recentes[112] mostraram que, se um diagnóstico confiável de úlcera gástrica benigna é feito radiologicamente, e a cicatrização da lesão é seguida por exames seriados, a chance de carcinoma não-detectado é mínima. Ao contrário, qualquer achado radiológico duvidoso deve ser seguido por endoscopia e biópsia[40,91]. Existe alguma propensão à realização de endoscopias desnecessárias[32,36].

Estudos recentes sugerem que radiologistas e endoscopistas provavelmente não têm a possibilidade de detectar grande número de casos de câncer gástrico precoce, visto que os exames são realizados principalmente em pacientes sintomáticos[40,123]. Têm sido desenvolvidos critérios para o diagnóstico radiológico de pólipos e linfomas gástricos[32], embora a biópsia endoscópica seja, outra vez, mandatória nesses casos[91]. As vantagens relativas da radiologia sobre a endoscopia são exame barato, morbidade e mortalidades mínimas, menos desconforto ao paciente e fácil treinamento de especialistas. Por tudo isso, a radiologia pode ser preconizada como o exame inicial. Ao contrário, ela tem menor precisão, não oferece possibilidade de obtenção de amostras para histologia e não tem potencial terapêutico.[17,36] No entanto, deve ser frisado novamente que a seriografia com duplo contraste e a endoscopia são métodos diagnósticos que se complementam; quando empregadas em conjunto, poderá haver um aumento na precisão diagnóstica e no benefício para o paciente.

Ultra-Sonografia

Este método tem pouco ou nenhum lugar no diagnóstico de doenças do estômago ou duodeno, exceto para o estadiamento de neoplasias. Embora sofisticadas técnicas tenham sido desenvolvidas para o estudo do esvaziamento gástrico da estenose hipertrófica do piloro em crianças[72], elas não fazem parte do uso rotineiro. A ultra-sonografia também é altamente efetiva na detecção de doenças associadas do fígado, trato biliar e pâncreas. A ultra-sonografia endoscópica[109,114] permite a detecção de diferentes lesões do trato digestivo superior, sendo de particular valor na determinação do grau de infiltração intramural de neoplasias gástricas e de metástases adjacentes, sendo assim auxiliar no estadiamento pré-operatório. Os resultados preliminares são encorajadores, e a resolução das imagens e a qualidade dos transdutores ultra-sônicos irão certamente melhorar.

Tomografia Computadorizada

A tomografia computadorizada pode trazer informações adicionais na detecção da úlcera penetrante no pâncreas[65], bem como no estadiamento adequado e na avaliação da ressecabilidade de neoplasias gástricas e duodenais[31], e, antes de tudo é o melhor método para a avaliação de metástases abdominais provenientes de tumores primários do trato digestivo superior[128].

Ressonância Magnética

Experiências preliminares mostram uma precisão igual ou até mesmo superior à tomografia computadorizada na detecção de tumores primários do trato digestivo superior. Entretanto, a falta de disponibilidade e os altos custos limitam seriamente a utilidade desse procedimento[84].

DIAGNÓSTICO DE INFECÇÃO COM HELICOBACTER PYLORI

Testes Histopatológicos e Bacteriológicos

O Helicobacter pylori pode ser evidenciado em preparações histológicas de fragmentos biopsiados coletados endoscopicamente da mucosa antral. A coloração de Giemsa é freqüentemente suficiente para mostrar a sua presença, e raramente é necessário usar a técnica de Warthinstarry mais dispendiosa e difícil[87]. Como o *Helicobacter pylori* tem uma abundante atividade da urease[33,45,117], essa propriedade da bactéria pode ser explorada para aplicação de vários testes da urease, realizados sobre fragmentos biopsiados; os resultados ficam disponíveis em poucos minutos.[111] A cultura para *Helicobacter pylori* de fragmentos biopsiados requer técnicas bacteriológicas especiais e pode ser necessária para determinar a sensibilidade da bactéria para agentes antibacterianos, especialmente o metronidazol.

Testes Imunológicos

A resposta imune para o *Helicobacter pylori* é a base das técnicas diagnósticas sorológicas, freqüentemente o teste ELISA[18]. Os testes sorológicos têm melhorado permanentemente, e agora possuem sensibilidade e especificidade elevadas[80].

Eles medem a memória imunológica da colonização do hospedeiro com *Helicobacter pylori*, mas seus títulos diminuem após erradicação da infecção ativa, e eles têm sido usados na monitorização dos resultados do tratamento antimicrobiano[56]. É necessário algum tempo para que os títulos declinem após a erradicação, e em alguns estudos, há uma certa coincidência entre os grupos erradicados e os não-erradicados. A principal utilidade das técnicas imunológicas atualmente é para os estudos epidemiológicos e de triagem.

Testes Respiratórios

Os testes respiratórios não-invasivos com 14C e 13C uréicos também tornam a considerar o poder de atividade ureásica do *Helicobacter pylori*, dependendo da taxa de CO_2 marcado no ar expirado após uma administração oral de uréia marcada, a qual é hidrolisada na luz gástrica pela urease do *Helicobacter pylori*.

Ambos os testes são altamente sensíveis e específicos e podem ser aplicados na monitorização dos efeitos do tratamento. O teste respiratório com uréia com 13C é especialmente atrativo porque não faz uso de marcadores radioativos; portanto, não há contra-indicações para o uso em mulheres e crianças e pode ser aplicado em todos os indivíduos[16,22,27,43,47,64].

Investigação da Função Motora Gastroduodenal

O exame de pacientes com distúrbios da motilidade gástrica tem possibilitado a obtenção de um certo algoritmo diagnóstico, visando primeiro eliminar a presença de lesões gastroduodenais orgânicas (lesões ulcerativas, neoplásicas ou inflamatórias) (Fig. 31.1)[66].

Se a primeira linha de investigações não revelar a causa, e após excluídas as afecções neurológicas ou psiquiátricas, testes específicos para a função motora podem ser aplicados (Tabela 31.10).

Tabela 31.10
Diagnóstico Laboratorial de Desordens da Motilidade Gastrointestinal
Medida do Esvaziamento Gástrico: • Radiográfica.   • Teste do esvaziamento gástrico por radiocintilografia.   • Técnicas ultra-sonográficas.   • Impedância gástrica.   • Tomografia potencial aplicada.
Manometria gastrointestinal.
Medida do tônus gástrico.
Eletrogastrografia.
Morfometria e eletrofisiologia *in vitro*.

Entre esses testes, a taxa de esvaziamento gástrico rápido pela radiocintilografia é um método-padrão; ela consiste na administração de uma refeição marcada com vários marcadores radioisótopos emitindo raios gama. Uma câmera externa simultaneamente quantifica o desaparecimento do estômago de cada radiomarcador. Dependendo do método aplicado, os valores normais de esvaziamento gástrico rápido têm de ser determinados por cada laboratório, e esses valores são condicionados pelo tipo de refeição dada[14].

OUTRAS INVESTIGAÇÕES

Além dos procedimentos mencionados anteriormente, a avaliação dos pacientes com doenças do estômago e duodeno pode ser beneficiada, em casos selecionados, por uma ampla série de investigações imunológicas, como se segue.

Determinações do Fator Intrínseco

A secreção do fator intrínseco está progressivamente reduzida na gastrite fúndica crônica[82,90,121], em que diminuição da secreção desse fator é proporcional à gravidade da atrofia das glândulas fúndicas. A dosagem do fator intrínseco é de importância na anemia perniciosa. Métodos diretos (radioimunológicos) e indiretos (teste de Schilling) para a determinação do fator intrínseco são de uso prático no diagnóstico diferencial da gastrite crônica, anemia perniciosa, anemias megaloblásticas e ressecções intestinais.

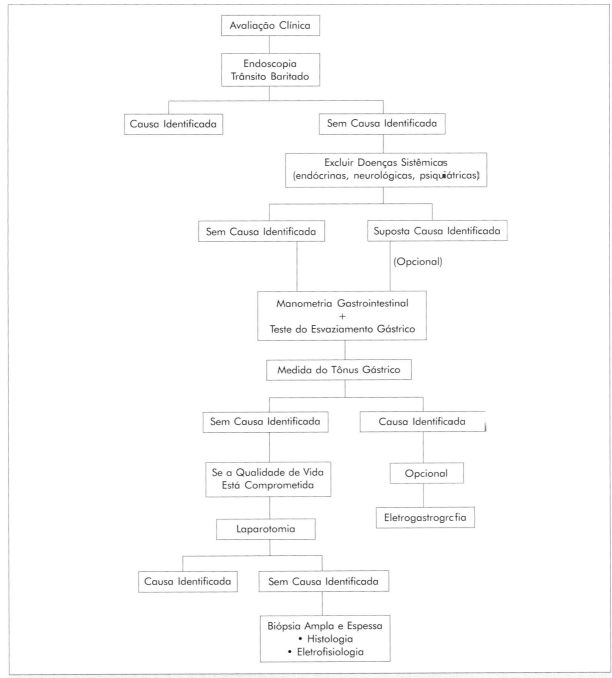

Fig. 31.1 — *Algoritmo para investigação diagnóstica de suspeita de desordens da motilidade gastrointestinal.*

Anticorpos Anticélulas Parietais

Pacientes portadores de anemia perniciosa apresentam anticorpos anticélulas parietais em mais de 90% dos casos, com sua presença ocasionando intensa inflamação da mucosa[53]. Uma certa proporção de pacientes portadores de úlcera duodenal pode também apresentar esses anticorpos[118]. Eles são de dois tipos, microssomais e superficiais[53], sendo predominantemente da classe IgG e em menor extensão das classes IgA e IgM. Seu significado fisiopatológico é controverso, entendendo-se que eles podem bloquear os receptores de gastrina das células parietais ou a anidrase carbônica[121]. Muito freqüentemente eles são encontrados em associação com diversas alterações endócrinas (tireotoxicose, hipotireoidismo, insuficiência adrenal, *diabetes mellitus*)[125], vitiligo, ou má absorção associada à deficiência de imunoglobulinas. Ensaios de anticorpos anticélulas parietais e outros anticorpos relacionados (veja abaixo) são realizados apenas em instituições especializadas.

Anticorpos Antifator Intrínseco

Os anticorpos antifator intrínseco também são de dois tipos; o tipo I é direcionado contra os locais de ligação da vitamina B_{12} e é detectado em 60-70% dos pacientes com anemia perniciosa. Os anticorpos do tipo II reagem com o próprio fator intrínseco ou com o complexo fator intrínseco-vitamina B_{12}, e estão presentes em 50% dos pacientes[53], não sendo encontrados na ausência dos anticorpos tipo I. Existe uma ampla variação na freqüência desses anticorpos entre as populações[53], e sua presença é quase sempre correlacionada com gastrite severa e deficiência importante na absorção de vitamina B_{12}.

Recentemente foram identificados anticorpos anticélulas G (produtoras de gastrina) em pacientes com gastrite antral, sugerindo a implicação de fenômenos auto-imunes nesse tipo de inflamação mucosa. Pacientes com gastrite fúndica simples e anemia perniciosa não possuem anticorpos anticélulas G[119].

A importância clínica desses anticorpos é óbvia no diagnóstico de doenças do trato digestivo superior mediadas imunologicamente. Eles também são úteis em estudos familiais e populacionais na investigação da prevalência, progressão e mecanismos hereditários dessas doenças.

Determinação de Marcadores Tumorais

Nos últimos 35 anos, têm sido detectadas diversas substâncias associadas a tumores digestivos. Algumas delas apresentam características similares a certas estruturas antigênicas fetais, daí serem chamadas de antígenos oncofetais[41]; entretanto, o espectro de utilidade clínica dos marcadores tumorais é muito mais amplo, incluindo enzimas e hormônios séricos e do suco gástrico, pepsinogênio e diversos neoantígenos tumorais, como os listados na Tabela 31.11. Para maiores detalhes, ver o Cap. 2. O *antígeno carcinoembriônico* é um antígeno oncofetal amplamente distribuído pelo trato digestivo. É detectado em 35-60% dos pacientes portadores de carcinoma gástrico avançado e em 4,5-30% dos portadores de câncer gástrico precoce[41,46]; entretanto, está presente em 3-19% das pessoas normais e em porcentagens variáveis em diversas condições não-malignas como alcoolismo, cirrose, enfisema, pancreatite crônica, úlcera gástrica e colite ulcerativa. Níveis elevados de antígeno carcinoembriônico no suco gástrico são mais específicos de câncer gástrico. A determinação imuno-histológica do antígeno carcinoembriônico a partir de tecidos tumorais pode ser útil na detecção de carcinoma anaplá-

sico, ganhando assim valor preditivo. Apesar de ser inespecífico, o decréscimo pós-operatório de níveis elevados pré-operatórios de antígeno carcinoembriônico é sugestivo de ressecção tumoral completa, e a recorrência de altos níveis séricos é indicativa de metástases. O uso combinado da determinação do antígeno carcinoembriônico com neoantígenos órgão-específicos e critérios histopatológicos pode contribuir para melhor determinação prognóstica do carcinoma gástrico[31,93].

Tabela 31.11
Marcadores Tumorais de Utilidade Diagnóstica nas Neoplasias Gástricas*
A) Antígenos oncofetais: antígeno carcinoembriônico,** sulfoglicoproteína fetal.
B) Neoantígenos órgão-específicos: CA-12-5; CA 19-9; CA 50***.
C) Expressão oncogene de proteínas tumorais: p62-C-MYC.
D) Enzimas do suco gástrico: betaglucuronidase, desidrogenase lática, fosfatase alcalina, aminoleucinapeptidase.
E) Da fase aguda: proteína C reativa, alfa-1-antitripsina, alfa-2-macroglobulina.
F) Pepsinogênio I sérico; relação pepsinogênio tipo I/tipo II.
G) Estradiol intracelular.

* De acordo com as referências 30,31,41,90, 91.
** Dosado no soro, suco gástrico e mucosa gástrica.
*** Determinado no soro.
**** Determinado imuno-histoquimicamente do tecido tumoral.

O *antígeno sulfoglicoproteína fetal* parece possuir uma grande especificidade, estando presente no suco gástrico em 96% dos pacientes portadores de câncer gástrico e em 11% dos indivíduos-controle[46]. Estudos populacionais detectaram esse antígeno em 3-5% da população geral.

Níveis séricos diminuídos de pepsinogênio I e a relação pepsinogênio tipo I/tipo II podem ser usados como marcadores do carcinoma gástrico, embora também sejam inespecíficos[78].

A *determinação das enzimas do suco gástrico* foi proposta como um teste para detecção de casos de câncer gástrico, mas ao menos 5-10% dos pacientes têm resultados positivos sem carcinoma. A atividade elevada de diversas enzimas infelizmente acrescenta pouco à detecção e ao tratamento do carcinoma gástrico. Entretanto, em um estudo recente[126] conduzido em pacientes dispépticos, foi encontrada uma associação entre a positividade dos testes de enzima do suco gástrico e a presença

Avaliação do Paciente com Doença do Estômago e Duodeno

de displasia epitelial em biópsias gástricas. Esses achados renovam o interesse sobre os marcadores do suco gástrico e sugerem que pessoas com teste positivo de enzimas do suco gástrico (especialmente β-glucuronidase e desidrogenase de ácido lático), e que não possuem carcinoma detectável, podem possivelmente formar um grupo com maior risco de desenvolver câncer gástrico, e a partir daí o seguimento endoscópico deve ser considerado.

Investigações Hematológicas

Devido ao fato de as doenças do estômago e do duodeno possuírem diferentes etiologias, elas podem evoluir com quase todos os tipos de anemia (carencial, nutricional, perda sangüínea oculta ou manifesta, alteração da absorção de ferro, megaloblástica etc.). Assim sendo, a requisição apropriada de investigação hematológica-padrão é mandatória, com a finalidade de detectar e corrigir a(s) causa(s) de anemia.

Os testes de função hepática são úteis na detecção de doenças hepáticas associadas que necessitem de tratamento próprio. As alterações das enzimas hepáticas, especialmente a elevação da fosfatase alcalina e a 55'-nucleotidase associadas a um aumento das bilirrubinas séricas, são sugestivas de metástases hepáticas em casos de tumores conhecidos do trato digestivo superior e devem ser seguidas por procedimentos de imagem (cintilografia hepática, ultra-sonografia, tomografia computadorizada).

REFERÊNCIAS BIBLIOGRÁFICAS

1. Adrian TE, Uttenthal LO, Williams SJ *et al*. Secretion of pancreatic polypeptide in patients with pancreatic endocrine tumors. *N Engl J Med*, 315:287, 1986.
2. Afessa B. Triage of patients with acute gastrointestinal bleeding for intensive care unit admission based on risk factors for poor outcome. *J Clin Gastroenterol* 30:281, 2000.
3. Archord JL Comparison of basal gastric acid and pepsin output in control vs. active peptic ulcer disease (PUD). *Am J Gastroenterol*, 70:46-49, 1978.
4. Axon ATR. Hazards of infection during endoscopy. In: *Fortschritte der gastrenterologischen Endoskopie*, Volume 16, ed. H. Henning D Wurbs, Demeter Verlag, Gräfelfing, 16-17, 1987.
5. Baron JH. *Clinical tests of gastric secretion: history, methodology and interpretation*. Macmillan, London, 1978.
6. Baron JH. Pathophysiology of gastric acid and pepsin secretion. In: *Magen und Magenkrankheiten*. Ed. W. Domschke, KG Wormsley G. Thieme Verlag, Stuttgart-New York. 131-150, 1981.
7. Baron JH. Gastric secretion. In: *Diseases of the gut and pancreas*. Ed. JJ Misiewicz, RF Pounder, CW Venables, Oxford, Blackwell Scientific Publ., 229-238, 1987.
8. Basso N, Lezoche E, Speranza V. Studies with bombesin in man. *World J Surg* 3:579, 1974.
9. Bernades P. Symptomes et syndromes gastriques. Demarche diagnostique chez l'adulte, In: *Gastroentérology*. Ed. JJ Bernier, Flammarion Médecine-Sciences, volume 1, 155-162, 1984.
10. Berg CL, Wolfe MM. Zollinger-Ellison syndrome. In: *The Medical Clinics of North America*, Ed. Katz J. Saunders, Philadelphia, 903-923, 1991.

11. Berson SA, Yalow RS. Radioimmunossay in gastroenterology. *Gastroenterology* 62:106, 1972.
12. Blaser M J. Gastric Campylobacter-like organisms, gastrits and peptic ulcer disease. *Gastroenterology* 93: 371-383.1987.
13. Blatchford O, Murray WR, Blatchford M. A risk score to predict need for treatment for upper-gastrointestinal haemorrhage. Lancet 356:1318, 2000.
14. Brown ML, Malagelada JR. Gastric emptying tests. In: Wahney HW (ed) *Nuclear medicine: quantitative procedures*. Boston. Little Brown and Company p.171, 1983.
15. Cheli R, Perasso A & Giacosa A. *Gastritis. A critical review*. Springer Verlag, Berlin-Heidelberg-New York, 1987.
16. Coelho LG, Chausson Y, Passos MC *et al*. 14C-urea breath test to diagnose gastric Helicobacter pylori colonization. *Gastroenterol Clin Biol* 14:801-5 1990.
17. Cotton PB & Shorvon PJ. Analysis of endoscopy and radiography in the diagnosis, follow-up and treatment of peptic ulcer disease. *Clinics in Gastroenterology* 13: 383-405, 1984.
18. Crabtree JE, Shallcross TM, Heatley RV, Wyatt JI. Evaluation of a commercial ELISA for serodiagnosis of Helicobacter pylori infection. *J Clin Pathol* 44:326-8, 1991.
19. Crean GP & Spiegelhalter DJ. Symptoms of peptic ulcer. In: *Peptic ulcer disease*. Ed. FP Brooks, S Cohen, RD Soloway. Churchill Livingstone, New York, Edinburg, London, Melbourne 1-17, 1985.
20. Danesh BJZ, Burke M, Newman J, Ayllot A, Whitfield P & Cotton PB Comparison of weight, depth and diagnostic accuracy of specimens obtained with 16 different biopsy forceps designed for upper gastrointestinal endoscopy. *Gut* 26: 227-231, 1985.
21. Dancygier H & Classen M. Endoscopy of peptic ulcer. In: *Peptic ulcer disease*. Ed. FP Brooks, S Cohen, RD Soloway Churchill-Livingstone, New York, Edinburg, London, Melbourne, 17-31, 1985.
22. Debongnie JC, Pauwels S, Raat A, de Meeus Y, Haot J, Mainguet P. Quantification of Helicobacter pylori infection in gastritis and ulcer disease using a simple and rapid carbon-14-urea breath test. *J Nucl Med* 32:1192-8, 1991.
23. De Dombal FT. Analysis of foregut symptoms In: *An International Medical Review.Gastroenterology*, I. Foregut, ed. JH Baron, FG Moody, Butterworth, London, 49-66, 1981.
24. Dekker W & Tytgat GN. Diagnosis accuracy of fiberendoscopy in the detection of upper ciagnostic malignancy. A follow-up analysis. *Gastroenterology*, 73:710-718, 1977.
25. Dooley CP, Larson AW, Stace NH, *et al*. Double contrast barium meal and upper gastrointestinal endoscopy. *An. Intern Med*, 101:538-545, 1984.
26. Deveney CW, Deveney KS, Jaffe BM *et al*. Use of calcium and secretin in the diagnosis of gastrinoma (Zollinger-Ellison syndrome). *Ann Intern Med*, 87:680, 1977.
27. Dill S, Payne JJJ, Missiewicz J *et al*. Evaluation of 13C-urea breath test in the detection of Helicobacter pylori and in monitoring the effect of tripotassium dicitratobismuthate in non-ulcer dispepsia. *Gut* 31:1237-41, 1990.
28. Dore MP, Osato MS, Malaty HM, Graham DY. Characterization of a culture method to recover Helicobacter pylori from the feces of infected patients. Helicobacter 5:165-8, 2000.
29. Edwards DAW Flow charts, diagnostic keys and algorithms in the diagnosis of dyspepsia. *Scott Med J* 15:378-385, 1970.
30. Elder JB. Gastric cancer. *Current Opinion in Gastroenterology* 1:874-881, 1985.
31. Elder JB. Gastric cancer. *Current Opinion in Gastroenterology* 3:1015-1025, 1987.
32. Elster K. Histologic classification of gastric polyps. In: *Pathology of gastro-intestinal tract*. Ed. BC Morson, Springer Verlag, Berlin-Heidelberg-New York, 77-95, 1976.
33. Everhart JE. Recent development in the epidemiology of Helicobacter pylori. *Gastroenterol Clin North Am* 19:559-78, 2000.
34. Feldman M, Richardson CT, Lam SK & Samloff M. Comparison of gastric acid secretion rares and serum pepsinogen I and II concentrations in Occidental and Oriental duodenal ulcer patients. *Gastroenterology* 95:630, 1988.

35. Frank L, Kleinman L, Ganoczy D *et al.* Upper gastrointestinal symptoms in North America: Prevalence and relationship to health care utilization and quality of life. *Dig Dis Sci* 45:809, 2000.

36. Fraser GM. Radiology. *Current Opinion in Gastroenterology* 1:833-837, 1985.

37. Frucht H, Howard JM, Slaff JI *et al.* Secretin and calcium provocative tests in the Zollinger-Ellison syndrome: A prospective study. *Ann Intern Med* 111:713, 1989.

38. Gelfand DW, Ott DJ, Munitz HA & Chen YM. Radiology and endoscopy: a radiologic viewpoint. *Ann Intern Med* 101:550-552, 1984.

39. Gibinski K. A review of seasonal periodicity in peptic ulcer disease. *Chronobiology International* 4:91-101, 1987.

40. Gold RP, Green PHR, O'toole KM, Seaman WB Early gastric cancer: radiographic experience. *Radiology* 152:283-290, 1984.

41. Goldenberg DM. Oncofetal and other tumor-associated antigens of the human digestive system. In: *Pathology of the gastrointestinal tract.* Ed. BC Morson, Springer Verlag, Berlin-Heidelberg-New York, 289-343, 1976.

42. Goldschmiedt M, Feldman M. Gastric secretion in health and disease. In: *Gastrointestinal Disease,* ed. Sleisenger, Fordtran, Sanders, 1993.

43. Graham DY, Malaty HM, Evans DG, Evand DJ, Klein PD, Adan E. Epidemiology of Helicobacter pylori in an asymptomatic population in the United States. Effect of age, race, and socioeconomic status. *Gastroenterology,* 100:1495-501, 1991.

44. Haque M, Wyeth J, Stace N et al. Prevalence, severity and associated features of gastro-esophageal reflux and dyspepsia: A population-based study. *N Z Med J* 112:178, 2000.

45. Hawtin PR, Stacey AR, Newell DG. Investigation of the structure and localization of the urease of *Helicobacter pylori* using monoclonal antibodies. *J Gen, Microbiol.,* 136:1995-2000, 1990.

46. Henze E, Malfertheiner P, Clausen M, Burkhardt H, Adan WE. Validation of a simplified carbon-14-urea breath test for routine use for detecting *Helicobacter pylori* noninvasively. *J Nucl Med* 31:1940-4, 1990.

47. Hernandez-Diaz S'Rodriguez LA. Association between nonsteroidal anti-inflammatory drugs and upper gastrointestinal tract bleeding/perforation: An overview of epidemiologic studies published in the 1990s. *Arch Intern Med* 160:2093-9, 2000.

48. Hobsley M. Tests of gastric secretory function. In: *Scientific foundations of gastroenterology.* Ed. W Sircus, A N Smith, Heinemann Medical Book Ltd., London, 321-332, 1983.

49. Horrocks JC & de Dombal FT. Computer aided diagnosis of dyspepsia. *Am J Dig Dis* 20:397-406, 1975.

50. Jones J, Raud R. Nonsteroidal anti-inflammatory drug-associated dispepsia: Basic mechanisms and future research. *Am J Med* 110:14S, 2001.

51. Jorde R & Burhol PG. Asymptomatic peptic ulcer disease. *Scand J Gastroenterol* 22:129-134, 1987.

52. Kaess H, Kellermann M & Castro A. Food intolerance in duodenal ulcer patientes non ulcer dyspeptic patients and healthy subjects. *Klin Wschr* 66:208-211, 1986.

53. Kaye MD. Immunological aspects or gastritis and pernicious anaemia. *Baillière's Clinical Gastroenterology* 1:487-506, 1987.

54. Kennedy BJ. The Unified International Gastric Cancer Staging Classification System. *Scand J Gastroenterol* 22: supplement 133, 11-14, 1987.

55. Korman MG, Marks JN, Hunt RH, Axon A, Blaser MJ, Mccarthy DM, Tytgat GNJ. *Helicobacter pylori:* a workshop review. *Eur J Gastroent. Hepatol* 5:963-967, 1993.

56. Kosunen TU, Seppala K, Sarna S, Sipponen P. Diagnostic value of decreasing IgG, IgA and IgM antibody titres after eradication of Helicobacter pylori. *Lancet* 339:893-5, 1992.

57. Kwon DH, Kim JJ, Lee M et al. Isolation and characterization of tetracycline-resistant clinical isolates of *Helicobacter pylori. Antimicrob Agents Chemother* 44:3203-5, 2000.

58. Lagarde SP & Spiro HM. Non-ulcer dyspepsia. *Clinics in Gastroenterology* 13:437-444, 1984.

59. Lamers CB, Rotter JI, Jansen JB & Samloff IM. Serum pepsinogen I in familial multiple endocrine neoplasia type I. *Dig Dis Sci* 33:1274, 1988.

60. Lamers CG, Van Tongerer JH. Comparison study of the value of calcium, secretine, and meal stimulated increase in serum gastrin to the diagnosis of the Zollinger-Ellison syndrome. *Gut* 18:128, 1977.

61. Laufer I, Mullens JE & Hamilton J. The diagnostic accuracy of barium studies of the stomach and duodenum — correlation with endoscopy. *Radiology* 115:569-573, 1975.

62. Lennard-Jones JE. Functional gastrointestinal disorders. *N Engl J Med* 308:431-436, 1983.

63. Liebermann TR & Barnes M. Gastrointestinal fiberoptic endoscopy. Diagnostic and therapeutic aspects. *Surg. Clin. North Amer* 55: 837-844, 1979.

64. Logan PRH Dill S Bauer FE *et al.* The European 13C-urea breath test for the detection of *Helicobacter pylori. Eur J Gastroenterol Hepatol* 3:905-11, 1991.

65. Madrazo BL, Halpert RD, Sandler MA & Pearlberg JL. Computed tomographic findings in penetrating peptic ulcer. *Radiology* 153: 751-754, 1984.

66. Malagelada JR, Aspilroz F, Mearin F. Gastroduodenal motor, function in health and disease. In: *Gastrointestinal disease,* ed. Sleisenger, Fordtran, Saunders, 1993.

67. Malaty HM, Graham DY, Isaksson I et al. Are genetic influences on peptic ulcer dependent or independent of genetic influences for *Helicobacter pylori? Arch Intern Med* 160:105-9, 2000.

68. Mccloy RF. Endoscopy. *Current Opinion in Gastroenterology* 3:967-970, 1987.

69. Mcguigan JE. The Zollinger-Ellison syndrome. In: *Gastrointestinal disease.* Ed. MH Sleisinger, JS Fordtran, 3rd edition, W.B. Saunders, Philadelphia, 693-707, 1983.

70. Mertz HR, Samloff IM, Potter J, Peterson W & Walsh J. *Helicobacter pylori* seropositivity in a hyperpepsinogen I family (abstract). *Gastroenterology* 100:A, 1991.

71. Mihas AA, Hirschowitz BI, Gibson RG. Calcium and secretin as provocative stimuli in the Zollinger-Ellison syndrome. *Digestion* 17:1, 1978.

72. Miller H & Kemberling RC. Ultrasound of the pediatric gastrointestinal tract. *Sem. Ultrasound'CT and MR* 8:349-365, 1987.

73. Ming S, Bajtai A, Correa P; Elster K, Jarvi O, Munoz N, Nagayo T & Stemmerman CN. Gastric dysplasia. Significance and pathologic criteria. *Cancer* 54:1794-1801, 1984.

74. Misiewicz JJ. *Helicobacter pylori:* past, present, and future. *Scand J Gastroenterol* 27 Suppl. 194:25-29, 1992.

75. Morson BC & Jass JR. *Precancerous lesions of the gastrointestinal tract.* Baillière Tindall, London, 1985.

76. Morson BC. Interpretation of gastric biopsies. *Postgrad Med J* 64: supplement 1, 27-35, 1988.

77. Müller-Lissner SA. Symptomatik des peptischen Ulcus. In: *Ulcus-Therapie.* Ed. AL Blum'JR. Siewert, Springer Verlag, Berlin, Heidelberg, New York, 113-123, 1982.

78. Nagashima R & Samloff MI. *Agressive factors II: Peptic ulcer disease.* Ed. FP Brooks, S Cohen, RD Soloway, Churchill-Lvingstone, New York, Edinburgh, London, Melbourne, 181-215, 1985.

79. Nakanome C, Ishimori A, Goto Y *et al.* Clinical significance of glucagon provocation test in the diagnosis of hypergastrinemia. *Gastroenterol Japan* 16:213, 1981.

80. Newell DG, Hawtin PR, Stacey AR, Macdougall MH, RUDDLE AC. Estimation of prevalence of *Helicobacter pylori* infection in an asymptomatic elderly population comparing urea breath test and serology. *J Clin Pathol* 44:385-7, 1991.

81. Oehlert W, Keller P, Henke M & Strauch M. Die Dysplasien der Magenschleimhaut. *Deut. med. Wschr* 100:1950-1956, 1975.

82. Oshima H. Das Frühkarzinom des Magen im Welschriftum. In: *Moderne gastrentelogische Endoskopie.* Ed. K Heinkel, H Lindner, Demeter Verlag, Gräfelfing, 155-166, 1970.

83. Öhman U, Emas S & Rubio C. Relation between early and advanced gastric cancer. *Ann Surg* 140:351-355, 1980.

84. Paushter D. M.; Modic MT, Borkowski GP, Weinstein MT & Zeman RK. Magnetic resonance. Principles and applications. *Medical Clin North Amer* 68: 1393-1421, 1984.

85. Pearson IP, Ward R, Allen A, Roberts NB, Taylor WH. Mucus degradation by pepsin: comparison of mucolytic activity of human pepsin 1 and pepsin 3. Implications in peptic ulceration. *Gut* 27:243, 1986.

86. Plebani M, Di Mario, Dal Santo DL, Faggian D, Germana B, Vianella F, Naccavato R & Burlina A. Measurement of pepsinogen group I in endoscopic gastroduodenal biopsies. *Clin Chem* 36:682, 1990.

87. Price AB. The Sydney System: histological division. *J Gastroenterol Hepatol* 6:209-22, 1991.

88. Priebe WM, Dacosta LR & Beck TT. Is epigastric tenderness a sign of peptic ulcer disease. *Gastroenterology*, 82:16-21, 1982.

89. Puscas I. Current concepts and New Trends in Gastroduodenal Pathology. Medical Publishing House, Bucareste, 1978.

90. Puscas I, Búzás G. Gastric and duodenal ulcer. Medical Publishing House, Bucareste, 1986.

91. Puscas I`, Búzás G. *Endoscopy of the upper digestive tract*, Academic Publishing House, Bucareste, 1988.

92. Puscas I. *Carbonic anhydrase and modulation of physiologic and pathologic process in the organism*. Ed. Helicon, Timisoara, Romania, 1994.

93. Radi MJ, Fenoglio-Preiser CM, Bartow SA, Key CR & Pathak DR. Gastric carcinoma in the young: a clinicopathologic and immunohistochemical study. *Am J Gastroenterol* 81:747-756, 1986.

94. Röach W & Elster K. *Gastrointestinale Präkanzerosen*. Verlag G. Witzstrock, Baden- Baden, 1977.

95. Rösch W. Endoscopy of the upper gastrointestinal tract. In: *The Gastroenterology Annual* 3. Ed. F Kern, AL Blum, Elsevier Science Publishers, B. V., 549-568, 1986.

96. Roth JL, Stein NH, Morrissey JF & Stein EJ. Diagnosis of peptic ulcer. In: *Bockus gastroenterology*. Ed. JE Berk, W Haubrich, MH Kalser, JLA. Roth, F Schaffner, WB. Saunders, Philadelphia, volume 2, 1060-1116, 1985.

97. Samloff IM, Secrist DM, Passaro EA. A study of the relationship between serum group I pepsinogen levels and gastric acid secretion. *Gastroenterology* 69:1196, 1975.

98. Samloff IM. Pepsinogens I and II: Purification from gastric mucosa and radioimmunoassay in serum. *Gastroenterology* 82:26, 1982.

99. Samloff IM. Peptic ulcer: the many proteinases of aggression. *Gastroenterology*, 96:586, 1989.

100. Samloff IM, Stemmermann GN, Heilbrun LK & Nomura A. Elevated serum pepsinogen I and II levels: differ as risk factors for duodenal ulcer and gastric ulcer. *Gastroenterology* 90: 570, 1986.

101. Shara A'Rockey DC. Esophageal variceal hemorrhage. *N Engl J Méd* 345:669, 2001.

102. Singe CC & Ewe K. Präkanzerosen am oberen Gastrointestinal-trakt. Diagnostik und Überwachung: *Deut. med. Wschr* 110, 1003-1008, 1985.

103. Sheppard MC, Holmes GKT & Cockel R. Clinical picture of peptic ulceration diagnosed endoscopically. *Gut* 18:524-550, 1977.

104. Sivak MV Jr. Video Endoscopy. *Clinics in Gastroenterology* 15:205-234, 1986.

105. Sjödin I, Svedlund J, Dotevall G & Gillberg R. Symptom profiles in chronic peptic ulcer disease. *Scand J Gastrroenterol* 20:419-427, 1985.

106. Sonnenberg A. Endoscopy screening for gastric stump cancer would it be beneficial? A hypothetic cohort study. *Gastroenterology* 87:489-495, 1984.

107. Spechler SJ, Fischbach L, Feldman M. Clinical aspects of genetic variability in *Helicobacter pylori*. *JAMA* 283:1264-6, 2000.

108. Stockbrügger R. *Peptic ulcer disease, ulcer therapy and non-ulcer dyspepsia*. Böehhhhringer Ingelheim, 1984.

109. Ströhm WD & Classen M. Staging of gastric and esophageal carcinoma by means of endoscopic ultrasonography. *Scand J Gastroenterol* 22, supplement 133, 17-22, 1987.

110. Svelund J, Sjödin I & Dotevall GGSRS/A clinical rating scale for gastrointestinal symptoms in patients with irritable bowel syndrome and peptic ulcer disease. *Dig. Dis. Sci.*, 33:129-134, 1988.

111. Thillainayagam AV, Arvind AS, Cook RS, Harrison IG, TABAQCHALI S, Farthing MJ. Diagnostic efficiency of an ultrarapid endoscopy room test for Helicobacter pylori. *Gut* 32:467-9, 1991.

112. Thompson G, Somers S & STEVENSON, G. W. Benign gastric ulcer — a reliable radiologic diagnosis? *Amer. J. Radiol.*, 141:331-333, 1983.

113. Thompson WG. Gastrointestinal symptoms in the irritable bowel compared with peptic ulcer and inflammatory bowel disease. *Gut* 25:1089-1092, 1984.

114. Tio TL, Jager H & Tijtgat GNJ. Endoscopic ultrasonography of the non-Hodgkin lymphoma of the stomach. *Gastroenterology* 91:401-406, 1986.

115. Townsend CM Jr. & Thompson JC. Gastrinoma. *Surg Clin North Amer.*, 66:695-712, 1986

116. Trudeau WL, McGuigan JE. Effects of calcium on serum gastrin levels in the Zollinger-Ellison syndrome. *N Engl J Méd*, 281:862, 1969.

117. Turbett GR, Nandapalan N, Campbell IG, Nikoletti SM, Mee BJ. Characterisation of the urease from *Helicobacter pylori* and comparison with the ureases from related spiral gastric bacteria. *FEMS Microbiol Immunol* 3:19-24, 1991.

118. Vaira D, Malfertheiner P, Megraud F et al. Diagnosis of *Helicobacter pylori* infection with a new non-invasive antigen-based assay. *Lancet* 354 30-3, 1999.

119. Vandelli C, Botazzo GF, Doniach D & Franceschi F. Autoantibodies in gastrin-producing cells in antral type B chronic gastritis. *New Engl J Med*, 300:1406-1410, 1979.

120. Veldhuyzen van ZS, Flook N, Chiba N et al. An evidence-based approach to the management of uninvestigated dyspepsia in the era of *Helicobacter pylori*. Can Med Assoc J 162:S3, 2000.

121. Villaedel F. Gastritis. In: *Bockus Gastroenterology*, Ed. JE Berk, W Haubrich, MH Kalser, JLA Roth, F Schaffner W. B. Saunders, Philadelphia, London, Toronto, Mexico City, Rio de Janeiro, Sydney, Tokyo, volume 2, 941-974, 1985.

122. Watson D, Harper S, Zhao P et al. Gastrointestinal tolerability of the selective cyclooxygenase-2 (COX-2) inhibitor refecoxib compared with nonselective COX-1 and COX-2 inhibitors in osteoarthritis. *Arch Inter Méd* 160:298, 2000.

123. White RM, Levine MS Enterline HT & Laufer I. Early gastric cancer. Recent experience. *Radiology* 155:25-27, 1985.

124. Whitehead R. *Mucosal biopsy of the gastrointestinal tract* W. B. Saunders, Philadelphia, London, Toronto, Mexico City, Rio de Janeiro, Sydney Tokyo, 3rd edition, 1985.

125. Whittingham S, Mackay JR. Pernicious anaemia and gastric atrophy. In: *The autoimmune diseases*. Ed. NR Rose, IR Mackay, Academic Press, Orlando 243-266, 1985.

126. Williams GT & Rogers K. Elevated gastric juice enzimes — a marker for increased gastric cancer risks? *Clin Oncol* 10:319-323, 1984.

127. Wormsley KG. Long term treatment of duodenal ulcer. *Postgrad Med J* 64, supplement 1, 47-54, 1988.

128. Zeman, RK, Jaffe MH, Grant EG, Richardson JD, Clarck LR, Choyke PI & Paushter DM. Imaging of the liver, biliary tract and pancreas. *Med Clin North Amer* 68:1535-1563, 1984.

CAPÍTULO 32

Anomalias Congênitas do Estômago e do Duodeno*

Klaus W. Schaarschmidt

EMBRIOLOGIA

O estômago desenvolve-se como uma dilatação fusiforme do intestino anterior, na 5ª semana gestacional, entre os segmentos C3-C5. Ele desce abaixo do diafragma na 7ª semana e executa torções em torno de um eixo longitudinal e dorsoventral devido ao crescimento acelerado da sua grande curvatura durante 6-8 semanas.

Distalmente ao broto hepático, o duodeno desenvolve-se simultaneamente como a porção mais distal do intestino anterior. A torção gástrica traz o duodeno para a direita, onde ele toma uma posição retroperitoneal secundária ao nível da 11ª vértebra torácica e 4ª vértebra lombar e sofre uma obliteração transitória no segundo mês da gestação. Portanto, a atresia duodenal origina-se precocemente no período da organogênese, enquanto atresias do intestino médio são comumente devidas a acidentes intra-uterinos tardios como volvo[112].

Devido ao fato de a secreção de bile para o intestino fetal começar ao redor do final do terceiro mês da gestação, mecônio descolorido branco-acinzentado poderá ser eliminado após o nascimento se uma obstrução distal à papila hepatopancreática surgir antes do 4º mês gestacional. Se entretanto a obstrução se desenvolver mais tarde, mecônio colorido poderá ser eliminado a despeito da atresia proximal.

DIAGNÓSTICO DIFERENCIAL DO VÔMITO NEONATAL

Poliidrâmnio materno e uma história detalhada do início da gestação (sangramento vaginal, doenças infecciosas, drogas teratogênicas e exames radiológicos durante a gestação) podem ser os primeiros indícios para o diagnóstico de obstrução intestinal congênita.

Após o nascimento, o volume gástrico adapta-se rapidamente à nutrição oral. O estômago de um recém-nato a termo pode acomodar um volume de 30-55 ml, a capacidade gástrica aumenta para 75 ml após duas semanas, e com 1 mês de idade alcança 100 ml[29]. Entretanto, um resíduo gástrico de mais de 20 ml em um recém-nato é sugestivo de obstrução mecânica[52].

A cor do vômito ou do resíduo gástrico pode fornecer informações importantes do local da obstrução. Vômitos espumosos claros ou cinzentos e contendo muco e resíduos da última alimentação, com cheiro azedo e com um pH baixo, provêm invariavelmente de obstrução proximal à papila de Vater. Vômitos biliosos com pH neutro ou alcalino demonstram uma obstrução distal à papila de Vater com refluxo duodenogástrico. Vômitos esverdeados nos primeiros dias de vida são sempre um sinal grave e devem ser considerados como devido à obstrução mecânica, até prova em contrário.

Diagnósticos diferenciais do vômito neonatal incluem hérnia hiatal, má rotação intestinal e síndrome adrenogenital, a qual deve ser reconhecida pela pigmentação escura da pele, hiperpotassemia, hiponatremia e pH sanguíneo normal. Outro diagnóstico diferencial é a lesão cerebral durante o parto, que pode causar vômitos biliosos de repetição. Entretanto, essa condição pode ser reconhecida através da história, e dos sinais gerais e neurológicos que a acompanham, como pulso, respiração e pressão irregulares, flacidez e irritabilidade incomuns ou convulsões, fontanela tensa e ausência de íleo. Sinais similares podem ocorrer na fase inicial da sepse, particularmente quando associados à temperatura subnormal ou a níveis instáveis de glicemia. Vômitos amarelos não são infreqüentes. Nesse caso, o pigmento não é bile, mas caroteno do colostro, e não tem significado particular.

Vômitos manchados com sangue no primeiro dia de vida devem ser investigados para hemoglobina fetal. Se não é encontrado, o sangue é provavelmente sangue

---

Capítulo traduzido pelos Drs. Ayrton Alves Aranha Jr. e Anne Karoline Groth.

ANOMALIAS CONGÊNITAS DO ESTÔMAGO E DO DUODENO

materno deglutido pelo neonato. No refluxo gastroesofagiano com ou sem hérnia hiatal, o vômito usualmente começa nos primeiros dias de vida e não é infreqüente ser manchado com sangue. Mais tarde, particularmente na segunda semana de vida, vômitos manchados com sangue podem ser devidos a uma erosão ou úlcera proximal à flexura duodenojejunal, mas como regra geral o sangue é degradado a hematina após poucos minutos no estômago, a não ser que a causa seja um sangramento arterial maciço. A reposição imediata de qualquer perda sanguínea acima de 15% é essencial. Deve ser lembrado que mesmo um recém-nato a termo tem somente 250 ml de volume sanguíneo. Portanto, uma perda sanguínea de 50 ml é equivalente a mais de 1 litro em um adulto. Vômito de sangue escuro é devido a sangramento esofágico, isto é, varizes esofágicas. Vômitos marrom-claro provêm do intestino delgado distal, enquanto o vômito com fezes somente ocorre numa situação muito rara de fístula gastrocólica.

Vômitos persistentes são sempre um sintoma alarmante, e, além das severas alterações metabólicas, trazem ao recém-nato um significativo risco de aspiração. A composição das secreções gastrointestinais difere consideravelmente (Tabela 32.1). Quanto mais alta está localizada a obstrução, mais rapidamente surgirão alterações graves no equilíbrio hidroeletrolítico.

de fluidos e eletrólitos, monitoração do débito urinário, controles regulares dos eletrólitos e gases sanguíneos para documentar o sucesso na correção dos déficits.

PERFURAÇÃO GÁSTRICA ESPONTÂNEA DO RECÉM-NATO

A perfuração gástrica do recém-nato é um evento raro. Pode ser causada por uma sonda gástrica, porém mais freqüentemente parece ter etiologia multifatorial. A hipoxia é o fator de risco mais importante, estando assim os recém-natos prematuros e os neonatos de gestações com descolamento prematuro da placenta e placenta prévia sob maior risco. Ocorre numa relação de 2:1 entre o sexo masculino e o feminino. Quase todas as perfurações gástricas ocorrem durante a primeira semana de vida, com um pico de incidência no terceiro dia[22]. A hiperacidez fisiológica durante os primeiros dias de vida (máximo entre os 7º -10º dias de vida)[5] parece predispor a úlceras pépticas agudas sem borda inflamatória, as quais podem perfurar quando há dilatação gástrica ou quando surge isquemia devido à hipoxia ou choque.

O quadro clínico é típico, de início súbito e com evolução rápida. O neonato evolui com abdômen extremamente tenso, meteorismo, timpanismo, vômitos,

Tabela 32.1					
Conteúdo de Eletrólitos nas Secreções Gastrointestinais das Crianças					
Eletrólitos	Na^+ (mEq/l)	K^+ (mEq/l)	Cl^- (mEq/l)	HCO_3^{-} (mEq/l)	Osmolalidade
Saliva	10-25	15-30	10	10-40	—
Estômago	20-100	4-32	80-170	(H^+20-170)	160 mEq/l
Bile	130-160	3-8	80-120	30-50	300 mEq/l
Pâncreas	110-183	3-7	40-80	90-110	300 mEq/l
Íleo	105-144	6-29	90-136	20-40	240 mEq/l

Vômitos claros e prolongados consistem em saliva e suco gástrico e resultam em rápida e progressiva depleção hipoclorêmica e hipopotassêmica e alcalose metabólica (Tabela 32.1). Compensação renal da alcalose é impedida devido à perda intensa de cloro. A alcalose é ainda aprofundada pela hipopotassêmia, pois o potássio intracelular deixa a célula e é substituído pelo hidrogênio extracelular.

Vômitos biliosos, entretanto, resultarão em perda adicional de suco pancreático e em menor grau de bile. Portanto, resultará em uma perda de eletrólitos mais balanceada e usualmente em acidose metabólica devido à perda de bicarbonato pelo suco pancreático. Essas perdas de fluidos e eletrólitos devem ser tratadas com urgência com uma sonda gástrica do maior calibre tolerável pela criança, um acesso venoso seguro para a reposição

cianose, temperatura instável e colapso vascular que se desenvolve rapidamente.

A radiografia simples de abdômen mostra grande quantidade de ar livre, mas a sombra gástrica está ausente. Se há cianose severa, a punção abdominal pré-operatória pode ser uma medida salvadora. Laparotomia imediata com sutura da perfuração, usualmente puntiforme, é necessária. A maioria das perfurações ocorre na grande curvatura ou sobre a parede ventral do estômago. Em 10% dos casos, a perfuração não é identificada. Todo o trato gastrointestinal deve ser investigado para obstrução distal ou perfurações adicionais. Devido à prematuridade da criança, a mortalidade da perfuração gástrica espontânea do recém-nato ainda se encontra acima dos 30%[31,55].

ATRESIA ANTRAL E PILÓRICA

As atresias gástricas foram descritas pela primeira vez por Bennett em 1937 e constituem menos de 1% de todas as atresias intestinais; são pouco mais freqüentes no antro do que na região pilórica. A etiologia é desconhecida, mas a predisposição genética autossômica recessiva é provável. Hidrâmnio e uma bolha gasosa única, com o resto do abdômen sem gás, são diagnósticos. Obstrução incompleta ao esvaziamento gástrico por estenose ou membrana incompleta são mais difíceis de diagnosticar e causam vômitos claros e recorrentes e déficit estatural. Com diagnóstico precoce, usualmente uma gastroduodenostomia término-terminal, uma completa excisão da membrana ou piloroplastia serão possíveis, com bom prognóstico[35,41,110].

DUPLICAÇÃO GÁSTRICA E DUODENAL

A duplicação gástrica ou duodenal são malformações extremamente raras, que têm vascularização comum à dos órgãos vizinhos e sempre se encontram na região do mesentério dorsal embriológico, i.e., na grande curvatura do estômago ou próximo a cabeça do pâncreas na região duodenal[50]. Algumas das duplicações duodenais têm extensão retroperitoneal longa e transdiafragmática para dentro do tórax, onde repousam sobre o mediastino dorsal em posição paravertebral direita[17,105]. Vinte por cento têm comunicação mais distal com o trato gastrointestinal, sendo mais comum a comunicação com o duodeno e mais rara com o estômago[119]. Setenta por cento das duplicações produzem sintomas, os quais são devidos à compressão local, aparecendo precocemente na infância. Tumores palpáveis, vômitos, perda de peso e episódios intermitentes de obstrução intestinal são os sintomas mais comuns (Tabela 32.2). Outro sintoma comum nas malformações com comunicação com o trato gastrointestinal é hemorragia, manifestando-se por hematêmese ou melena.

Algumas vezes essa condição pode apresentar-se com sangramento (proveniente das duplicações que contêm mucosa gástrica ulcerada), febre, icterícia ou pancreatite[81,100,105,129], e pode eventualmente simular estenose hipertrófica do piloro[4,6,88.] A ultra-sonografia usualmente confirma o diagnóstico[53,58]. Devido à vascularização comum da duplicação e dos órgãos normais, o tratamento cirúrgico pode ser difícil e geralmente requer abordagem individual, principalmente nos casos de divertículos duodenais devido à proximidade com as vias biliar e pancreática. Ressecção parcial, marsupialização e mucosectomia do restante da duplicação ou drenagem por um procedimento tipo Y de Roux têm sido empregados.[30,132]

VÓLVULO GÁSTRICO

Inicialmente descrito em 1886 por Buti, o vólvulo gástrico é uma condição bastante rara. A suspensão gástrica é mantida pelos ligamentos gastro-hepático, gastroesplênico e gastrocólico, como também pela fixação elástica do esôfago no hiato. Portanto a maior parte dos casos de vólvulo gástrico tem anormalidades mesentéricas ou hiatais ou má rotação associadas[87]. Vólvulo gástrico ocorre em 2,4% das crianças com hérnia diafragmática. Relaxamento do diafragma ou hérnia diafragmática são a causa básica do volvo gástrico em 2/3 das crianças, o qual é freqüentemente encontrado dentro do tórax com o estômago invertido[54,137]. O vólvulo gástrico pode ocorrer sob a forma organoaxial, em torno de um eixo oblíquo que liga o cárdia ao piloro, ou sob a forma mesentérico-axial, em torno de um eixo que liga o omento menor ao maior e que é perpendicular ao primeiro. Pode existir uma forma combinada. O vólvulo gástrico organoaxial é usualmente completo e compromete a perfusão gástrica se a torção excede 180°, enquanto no vólvulo mesentérico-axial o piloro ficará ao lado do cárdia e um vólvulo parcial do estômago distal é possível[43].

O vólvulo gástrico pode apresentar-se como situação de emergência que coloque o paciente em risco de vida[25,120], com taquicardia acompanhada pela tríade sintomática de meteorismo epigástrico agudo com o restante do abdômen flácido, sinais de íleo alto e impossibilidade de introduzir uma sonda gástrica.

Se a entrada e a saída do estômago ficarem completamente ocluídas, a fermentação levará à formação de gás com as seqüelas da dilatação gástrica extrema, estrangulação gástrica, necrose gástrica completa[44], perfuração ou até embolia gasosa[51] e colapso cardiovascular. Em crianças mais velhas, apresenta-se com dor pós-prandial, eructações, vômitos, saciedade precoce e retardo no crescimento[20,121], o que geralmente é interpretado erroneamente como devido a úlceras, queixas biliares ou pancreatite. O vólvulo gástrico agudo requer cirurgia de emergência, com gastropexia e gastrostomia, a qual pre-

Tabela 32.2 Sintomas em 90 Casos de Duplicação Gástrica	
Sintoma	%
Massa palpável	66
Vômito	61
Perda de peso	33
Dor abdominal	30
Anemia	29
Hemorragia gastrointestinal	28
Febre	9

Modificada de Murty et al.[81]

vine rotações futuras do estômago, enquanto no vólvulo gástrico crônico a destorção endoscópica e a gastrostomia endoscópica percutânea têm sido relatadas[36,44].

MICROGASTRIA

Microgastria é uma má-formação extremamente rara e complexa, que consiste em um diminuto estômago tubular, rotação gástrica incompleta, asplenia e múltiplas anomalias associadas como má-rotação, *situs inversus*, má-formações do esqueleto como micrognatia, aplasia radial e unhas hipoplásicas[64]. Essa condição apresenta-se com vômitos claros, déficit estatural e refluxo gastroesofagiano, o qual pode causar aspiração e hemorragia devido a erosões esofágicas. O diagnóstico é feito com estudo contrastado baritado ou gastroscopia. O tratamento consiste em gastrostomia ou jejunostomia, alimentação por sonda, operações anti-refluxo ou construção de um reservatório jejunal[83]. Blank e Chisholm relataram um paciente com 26 anos de seguimento com microgastria congênita[13].

ESTENOSE HIPERTRÓFICA DO PILORO

A estenose hipertrófica de piloro foi inicialmente descrita por Hirschsprung em 1888. Com uma incidência de 1 em cada 200 a 400 nascidos vivos, a estenose hipertrófica do piloro é a causa cirúrgica mais freqüente de vômitos nos três primeiros meses de vida. O sexo masculino é mais afetado, numa relação de 4-6:1, e a condição parece estar associada a famílias de tamanho pequeno e a classes socioeconômicas altas. É mais prevalente em negros. A teórica preponderância nos primogênitos não pode ser provada[57,116,103,117]. Em 15%, a estenose hipertrófica do piloro tem uma ocorrência familiar, sendo o risco 20 vezes maior nos irmãos de uma criança afetada. Em gêmeos idênticos, quando um tem estenose pilórica, o outro tem 50% de chance de apresentar a condição. Dodge demonstrou experimentalmente que o estresse materno na gravidez pode ser um fator etiológico[34]. Hipergastrinemia e hiperacidez têm sido encontradas em neonatos com estenose hipertrófica do piloro e foram incriminados como a sua causa, mas podem ser fenômenos secundários[34,97,107].

É excepcional a ocorrência dos sinais clínicos da estenose pilórica na primeira semana[136] ou após o quinto mês de vida. O aparecimento tardio pode estar associado com sondas de alimentação transpilórica. Obviamente, um curto período de vida extra-uterina é necessário para a estenose apresentar sintomas, e o início da alimentação parece ser o gatilho para a hipertrofia do esfíncter pilórico. Os vômitos geralmente começam entre as 2ª e 8ª semanas de vida, com pico entre as 3ª e 5ª semanas. Ocorre tanto em neonato a termo como em prematuro. Inicialmente haverá somente um ou dois vômitos por dia, mas eles se tornam progressivamente mais copiosos

e em jato entre os 5º e 10º dias. O vômito inicia-se imediatamente após a alimentação, não contém bile, contém grumos de leite parcialmente digerido e muito muco, que resulta da estase. A presença de sangue no vômito é infreqüente, e é mais típico de hérnia hiatal, a qual mais comumente apresenta-se com vômitos sem esforço com início já nos primeiros dias de vida. Cerca de 2 a 5% dos neonatos apresentam hiperbilirrubinemia indireta.

A coincidência de estenose hipertrófica do piloro e hérnia hiatal é denominada síndrome de Roviralta[99]. O neonato com estenose hipertrófica do piloro é extremamente faminto e alimenta-se voraz e imediatamente após o vômito, em contraste com o apetite pobre se o vômito ocorre em neonato com infecção ou simples dificuldade na alimentação. Após um ganho de peso excelente nas primeiras semanas de vida, há uma queda abrupta no peso após o início dos vômitos, ao contrário do recém-nato com dificuldades na alimentação, no qual não ocorre ganho de peso inicial apreciável. Os neonatos têm um olhar característico preocupado e senil, como a fronte enrugada, e, devido à desidratação progressiva apresentam fontanelas deprimidas e olhos encovados, obstipação, boca seca e pele inelástica, assim como respiração superficial com sinais de alcalose, a qual pode progredir para coma alcalótico ("coma pilórico").

Ondas peristálticas na região epigástrica estão freqüentemente presentes, mas podem ocorrer em outras causas. Uma massa firme, móvel e do tamanho de uma azeitona, sentida como a "ponta do nariz", é diagnóstica. Essa massa, com prática e alguma paciência, pode ser palpada na metade da distância entre o umbigo e o xifóide, na borda direita do músculo retoabdominal, em 70 a 90% das crianças com estenose hipertrófica do piloro. O tumor pode ser impalpável com um estômago distendido e é mais facilmente sentido durante o relaxamento muscular profundo que se segue ao vômito ou durante o teste da alimentação. Icterícia com elevação da bilirrubina indireta ocorre em 1 a 5% dos casos de estenose hipertrófica do piloro e pode ser devida à inanição aguda de um fígado imaturo ou à compressão do colédoco pelo tumor pilórico, e desaparece em 5 a 10 dias no pós-operatório.

A ultra-sonografia é o método mais útil na investigação[8,47,114,126,133] em todos os casos em que se suspeita clinicamente de estenose hipertrófica do piloro. Apresenta uma sensibilidade de 89%, enquanto a radiografia contrastada com bário somente será necessária para a exclusão de má-rotação e membranas duodenais simultâneas e hérnia de hiato ou na síndrome de Roviralta. A detecção ultra-sonográfica de um aspecto em "alvo" na região pilórica associado à peristalse gástrica retrógrada é diagnóstica se o diâmetro total do piloro excede 14 mm (valor normal ≤ 10 mm), a espessura muscular é maior que 4 mm (valor normal ≤ 2 mm) ou o comprimento do piloro é maior do que 16 mm[14] (Fig. 32.1). Entretanto, em neonatos prematuros, os valores absolutos poderão ser enganosos[27], e um "índice do músculo

481

pilórico"[23] (volume estimado dividido pelo peso corporal) pode ser útil se a suspeita clínica é sugestiva de estenose hipertrófica do piloro.

Em alguns casos, a estenose hipertrófica do piloro pode reverter espontaneamente em poucos meses, se pequenas quantidades de alimentação liquefeita forem administradas paciente e freqüentemente com a ajuda de espasmolíticos. Mas, após um período de 3 dias sem nenhuma melhora definitiva, a tentativa de tratamento clínico deve ser interrompida. Os resultados da cirurgia são excelentes; portanto, a operação não deve ser retardada indevidamente. A cirurgia, entretanto, nunca é uma emergência, e deve ser precedida da inserção de uma sonda gástrica, lavagem gástrica para remoção do excesso de muco ou coalhos de leite, reidratação cuidadosa e correção da alcalose hipoclorêmica, assim como da hipopotassemia, que é um achado nos casos mais severos. A gravidade da desnutrição pode ser corretamente avaliada pela perda de peso e pelo conteúdo de bicarbonato na gasometria. Casos leves de estenose hipertrófica do piloro têm HCO_3^- normal (≤ 25 mEq/l), enquanto neonatos com desnutrição moderada mostram uma elevação do HCO_3^- de 25 a 35 mEq/l, e casos severamente desnutridos apresentam-se com um HCO_3^- bastante elevado (≥ 35 mEq/l). É um erro grave apressar a operação em um neonato malpreparado. Para a maioria, 24 horas serão suficientes para a correção dos déficits de água e eletrólitos. Como regra geral, para cada meio quilo de perda de peso é necessário um dia de terapia pré-operatória, e ocasionalmente podem ser necessários até 3 a 5 dias. Também como regra geral, a monitoração da diurese, o cálculo meticuloso do balanço hídrico e controle a cada 12 h dos eletrólitos e da gasometria é tudo o que é requerido para o tratamento inicial de reposição, mas em casos muito graves as medidas de pressão venosa central ou eventualmente da pressão sanguínea arterial podem ser extremamente valiosas. Devido a uma freqüente deficiência de protrombina e fator VII, deve ser administrado 1 mg/kg de vitamina K.

A operação de escolha é a miotomia extramucosa do esfíncter pilórico, de acordo com Weber e Ramstedt[10,75,89] (Fig. 32.2). Uma incisão horizontal da pele e do tecido celular subcutâneo pouco acima da borda palpável do fígado, com abertura do resto do abdômen pararretal ou transretal reduz o risco de deiscência para cerca de 0,07%. Muitos autores preferem a incisão supra-umbilical, por apresentar melhores resultados estéticos. Se o tumor pilórico não é encontrado, insere-se uma gaze seca no abdômen para trazer para fora o omento maior e, em seguida, o cólon transverso e, após, o estômago. Uma incisão serosa é feita ao longo da região avascular ântero-superior do tumor pilórico esbranquiçado. O início da incisão deve ser proximal à veia pilórica, a qual indica a junção gastroduodenal, e a incisão deve ser estendida para a região antral na pequena curvatura. O músculo pilórico deve ser separado com dissecção romba delicada até a protrusão da mucosa para a superfície serosa para evitar readesões. Cuidado especial deve ser tomado na extremidade da incisão duodenal, onde a perfuração mucosa ocorre em 2% das piloromiotomias. Após a piloromiotomia, deve-se injetar ar através do tubo gástrico para checar a integridade mucosa, pois uma lesão não reconhecida resulta em peritonite. Se um orifício for detectado, a mucosa deve ser fechada com sutura simples e recoberta com omento, e o estômago deve ser drenado com sonda nasogástrica por 24 horas. A alimentação deve ser iniciada em torno de 6 horas após a cirurgia, com exceção dos casos em que ocorre perfuração, quando se inicia a dieta no dia seguinte. Sangramento do músculo dividido é raro e cessa com compressão local. A coagulação por diatermia é perigosa e pode levar à perfuração da mucosa. A mortalidade da operação de Ramstedt é de 0,1 a 0,3%, mas há grandes séries sem mortalidade[45].

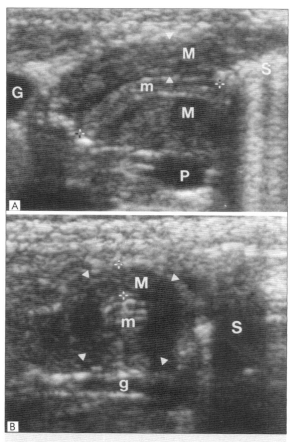

Fig. 32.1 — *Achados sonográficos em estenose hipertrófica do piloro. Acima, secção transversal do abdômen, isto é, secção longitudinal do piloro: a extensão do canal pilórico é 18,9 mm (entre asteriscos, limite superior ≤ 16 mm). G = vesícula biliar, M = músculo pilórico espessado (entre setas), m = mucosa do canal pilórico (eco central branco), P = veia porta, S = estômago. Abaixo, secção longitudinal do abdômen, isto é, secção transversal do piloro, mostrando o aspecto em "alvo" (setas). M=músculo pilórico espessado, 5,1 mm (entre asteriscos, limite superior ≤ 4 mm), m = mucosa, g=artéria gastroduodenal, S = estômago. (Cortesia do Dr. C. Raschke, Departamento de Radiologia Pediátrica, Universidade de Münster. Chefe, Prof. Dr. V. Lengerke.)*

Anomalias Congênitas do Estômago e do Duodeno

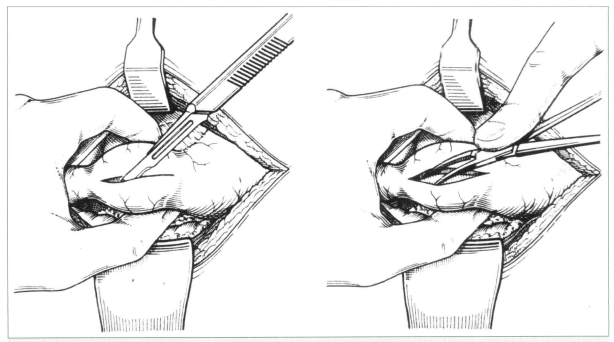

Fig. 32.2 — *Técnica operatória do procedimento de Weber-Ramstedt para estenose hipertrófica do piloro (modificado de Willital[130]): esquerda, incisão na serosa pilórica sobre área avascular cranial; direita, dissecção romba do músculo pilórico hipertrofiado com uma pinça acima da mucosa até que esta faça protrusão através da fenda muscular.*

Quatro a 6 horas após uma operação bem-sucedida deve ser iniciada alimentação oral, de acordo com um esquema especial (Tabela 32.3), mas deve ser associada à reposição de líquidos e eletrólitos, pois as 4 horas imediatamente após a operação são um período perigoso, que pode levar a alterações no equilíbrio eletrolítico, o que predispõe à apnéia pós-operatória (1 a 3%) ou o colapso circulatório[26,109].

Toda a alimentação deve ser feita em um quarto silencioso e em posição semi-sentada com decúbito direito. O leito deve ser deixado com a cabeceira elevada (anti-Trendelenburg), e após as refeições o neonato deve ficar virado para seu lado direito, para auxiliar mecanicamente no esvaziamento gástrico. A enfermagem deve controlar a criança regularmente para sinais de vômitos recorrentes, pois vômitos ocasionais acontecem em 1/3 dos casos no pós-operatório. A alimentação inicia-se com líquidos, pois a motilidade gástrica fica deprimida por 12 a 18 h após a operação[103]. Se o vômito for freqüente no primeiro dia de pós-operatório, a lavagem gástrica pode auxiliar na remoção de coalhos de leite residuais. Controles ultra-sonográficos seriados mostram a involução pós-operatória da hipertrofia do músculo pilórico. O retorno à espessura normal do músculo ocorre após 6 semanas.

Tabela 32.3
Esquema da Universidade de Münster para Progressão da Alimentação após Piloromiotomia

Tipo de alimentação	Quantidade e intervalos	Repetição
Glicose a 5% ou chá	30 ml cada 2 horas	3 vezes
Leite materno ou fórmula	45 ml cada 2 horas	3 vezes
Leite materno ou fórmula	60 ml cada 3 horas	3 vezes
Leite materno ou fórmula	75 ml cada 3 horas	3 vezes
Leite materno ou fórmula	90 ml cada 3 horas	3 vezes

Em caso de vômito, esperar 4 h, voltar ao 1º estágio e seguir com o esquema.

Sintomas persistentes após piloromiotomia convencional são relatados em 1 a 3%[135], e usualmente indicam que a operação inicial foi insuficiente e requer complemento da miotomia. Reestenose por cicatrização 2 a 4 semanas após o procedimento de Ramstedt é extremamente rara, mas também é indicação para relaparotomia. Complicações tardias são desconhecidas até o momento[11,12], mas um aumento na morbidade devido a úlceras pode ser uma seqüela da operação de Ramstedt[111]. Elas são devido a refluxo alcalino, o qual promove estimulação máxima da secreção ácida no estômago.

Durante os últimos dois anos, a piloromiotomia laparoscópica tem se tornado uma excelente opção, e a nossa experiência com a nova técnica de dois trocartes, desenvolvida em Münster[102,104], tem sido muito satisfatória. Um endoscópio insufla o estômago e estabiliza o piloro, e só então o telescópio e a alça de diatermia ou o dissector são empregados. A tensão proporcionada pelo endoscópio empurra o piloro inferiormente, oferecendo perfeita exposição sem retração do fígado. A serosa pilórica é incisada com uma alça de diatermia monopolar, e a camada muscular hipertrófica circular é afastada com dissectores (Fig. 32.3). Realizamos com facilidade 8 piloromiotomias laparoscópicas sem nenhuma complicação, e o tempo operatório diminui de 65 para 19 minutos.

O endoscópio aumenta a segurança, pois permite o controle pós-operatório da integridade da mucosa de duas maneiras: visão endoscópica direta pelo estômago e controle laparoscópico da mucosa extruída após insuflação do estômago. A vantagem da piloromiotomia laparoscópica é a ausência de atonia gástrica e a redução da dor pós-operatórias. Portanto a peristalse tem início imediatamente após a operação, e um regime alimentar mais rápido pode ser utilizado; alimentações completas podem ser alcançadas no dia da operação ou no dia seguinte em todas as crianças. A alta ocorre no primeiro dia de pós-operatório, e a permeabilidade do piloro é controlada no terceiro dia de pós-operatório por ultrasonografia. Séries maiores de piloromiotomia laparoscópica com resultados igualmente satisfatórios e diminuição significativa do índice de infecções de parede, foram publicadas por Alain[3] e Tan, de Melbourne, que usaram instrumentos especiais e realizaram 54 piloromiotomias laparoscópicas, sem nenhuma complicação e alimentação imediata[112]. De Wilde mostrou, num estudo prospectivo comparando apendicectomias convencionais com laparoscópicas, que estas têm a vantagem adicional de reduzir significativamente o risco de íleo por adesões[33].

ATRESIA DUODENAL E ESTENOSE DUODENAL

Mais de 40% das atresias intestinais e 75% das estenoses intestinais ocorrem no duodeno[68,72,76,90]. A atresia duodenal tem uma incidência de cerca de 1:7.000 nascidos vivos, e 60% dos neonatos afetados são prematuros[99]. Atresia significa ausência de lúmen, enquanto na estenose o lúmen é estreito. Atresia duodenal, estenose duodenal e membrana mucosa[79,91,92,93] são devidas à persistência de proliferações epiteliais que ocorrem entre as 4ª e 5ª semanas de gestação ou à recanalização incompleta do trato gastrointestinal entre as 8ª e 10ª semanas de gestação, e que mais freqüentemente ocorrem na região da papila de Vater[15,74,90,95,96,112]. Entretanto, cerca de 20% das crianças com atresia duodenal tem múltiplas más formações intestinais[62,69,106], enquanto múltiplas atresias do duodeno são raras. A combinação de atresia duodenal com atresia esofágica e atresia anorretal é denominada *síndrome da linha média* e é devida ao desenvolvimento simultâneo desses órgãos no mesmo período embriológico. Uma em cada quatro crianças com atresia duodenal tem trissomia do cromossomo 21. A freqüência de más formações associadas (esôfago, anorretal e cardíaca) sobe para 50% se a atresia duode-

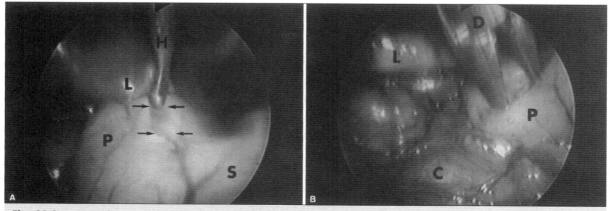

Fig. 32.3 — *Visão laparoscópica de uma piloromiotomia para estenose hipertrófica do piloro em um neonato de 3 meses, utilizando a técnica de dois trocartes (o endoscópio está no estômago desinsuflado): Acima, incisão (entre setas) da serosa pilórica por alça de diatermia monopolar (= H), L = fígado, P = piloro, S = estômago. Abaixo, dissecção do músculo pilórico com um dissector (= D), C = cólon transverso, L = fígado, P = piloro.*

nal coexiste com trissomia do cromossomo 21. Em 50% dos casos a mãe apresentará poliidrâmnio durante a gestação, pois a atresia impede a absorção fisiológica do líquido amniótico deglutido pelo feto[70,90]. O ultra-som pré-natal pode detectar o estômago e a ampola duodenal como cistos preenchidos por fluidos[39,56,78] e então aumentar a suspeita de atresia duodenal em muitos casos[49,90].

Clinicamente, o abdômen fica preenchido na região epigástrica pelo estômago distendido, mas com ausência de gás intestinal no restante do abdômen, que estará deprimido. A atresia usualmente está situada na porção descendente do duodeno, e as atresias pós-papilares são três vezes mais comuns que as pré-papilares. Portanto, os vômitos biliosos nas primeiras horas de vida são o sintoma de apresentação na maioria das crianças, apesar de em 30 a 40% dos casos os vômitos poderem ser inicialmente claros e mais tarde tornar-se progressivamente biliosos[134]. Na icterícia fisiológica neonatal, os níveis de bilirrubina alcançam 7 mg/dl no terceiro dia de vida e diminuem gradualmente para menos de 1,5 mg/dl próximo ao décimo dia. Icterícia neonatal prolongada indica a associação com atresia do intestino delgado[82,98]. Mais de metade das crianças elimina mecônio normalmente ou somente com pequeno atraso[40].

A não ser pela dupla bolha gasosa característica (Fig. 32.4), que é provocada aspirando-se o conteúdo gástrico e fornecendo 30 a 50 ml de ar pela sonda gástrica, como regra o intestino está sem ar na radiografia abdominal simples. Entretanto, o pâncreas é freqüentemente malformado, interposto ou em forma de cunha, e ocasionalmente os ductos biliar e pancreático podem bifurcar-se para abrir-se acima e abaixo da atresia. Raramente algum ar que passe através dessas passagens pode dar origem a diagnósticos errados, como, por exemplo, que somente uma atresia duodenal está presente.

Enquanto a atresia duodenal é uma situação aguda, a estenose duodenal, por várias razões, pode ter quadro clínico muito menos aparente com icterícia neonatal prolongada[82,98] e déficit no crescimento. Os vômitos estão usualmente presentes desde o nascimento e geralmente são biliosos. Como a obstrução é somente parcial, há eliminação de mecônio e "fezes de transição". A radiografia do abdômen e mesmo baritada são usualmente inconclusivas, e a gastroduodenoscopia é necessária para confirmar o diagnóstico[134].

Em um neonato sem outros problemas associados, a correção cirúrgica da atresia duodenal deve ser realizada imediatamente. Entretanto, essa condição, se não há má rotação com vólvulo, não é uma emergência e pode ser tratada com sonda gástrica e nutrição parenteral total desde que outras anomalias graves estejam associadas e que impeçam a operação precoce.

Obstrução gastroduodenal alta pode ser devida a diferentes razões[2,7,18,46,94,96] (Fig. 32.5), e, para se fazer um diagnóstico exato, todo o duodeno ou ambas as porções duodenais devem ser mobilizados com uma manobra de Kocher a mais ampla possível. Com isso, as

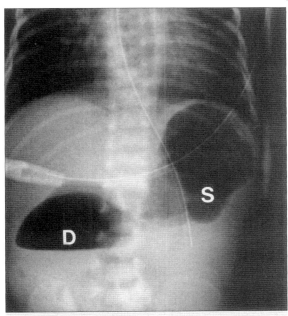

Fig. 32.4 — Radiografia abdominal simples de um recém-nato com vômitos biliosos. O sinal da dupla bolha é patognomônico de atresia duodenal. A bolha esquerda corresponde ao estômago = S, e a direita ao duodeno ocluído = D. Exceto as duas bolhas, não há mais ar visível no restante do abdômen. (Cortesia do Dr. C. Raschke, Departamento de Radiologia Pediátrica, Universidade de Münster, Chefe, Prof. Dr V. Lengerke.)

membranas de Ladd serão completamente rompidas, e então através da mobilização do duodeno nenhum outro tratamento será necessário. Para atresia duodenal e pâncreas anular, a duodenoduodenostomia é a operação mais fisiológica, provê excelentes resultados funcionais, e deve ser preferida a duodenojejunostomia isoperistáltica retrocólica, sempre que possível[101,122,127]. Kimura et al. têm adotado uma anastomose em forma de diamante, como na cirurgia coronariana, que mantém aberto o lúmen da anastomose e tem a vantagem de produzir um determinado afilamento no segmento proximal dilatado[65,66,125] (Fig. 32.6).

No pâncreas anular, o anel estenótico tem uma largura de 1 a 15 mm, mas não deve ser rompido, pois sempre contém um ducto pancreático[101]. A localização da papila pancreática pode ser difícil, particularmente se houver uma membrana duodenal. Se a membrana for incompleta, o óstio pode estar na margem da membrana, portanto deve ser identificado antes da excisão parcial da membrana. Pressão sobre a vesícula biliar promoverá aparecimento de bile, ou azul-de-metileno pode ser injetado na vesícula biliar para demonstrar o óstio da papila pancreática[86]. Alternativamente, o óstio pode ser cateterizado por um pequeno cateter para demonstrar todo o curso do ducto pancreático e evitar sua lesão durante excisão das membranas duodenais ou sua oclusão por suturas. Atresias múltiplas do duodeno são ra-

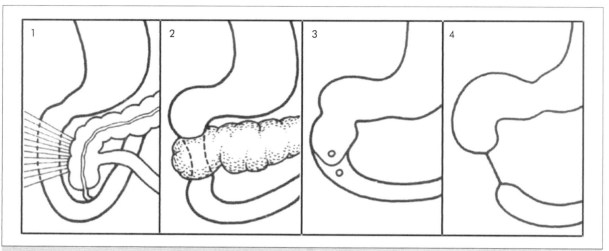

Fig. 32.5 — Causas de obstrução duodenal congênita (modificado de Willital[130]): 1. membranas de Ladd, aderências fibrosas conectando o cólon ascendente com a parede abdominal direita. Se há má rotação o ceco não está no abdômen inferior direito. Comprimem o duodeno e produzem obstrução intermitente. 2. Pâncreas anular, circundando o duodeno. 3. Membranas duodenais, a inserção geralmente é visível por fora como um anel espesso, pouco profundo e esbranquiçado na parede duodenal. 4. Atresia duodenal com um longo segmento atrésico (usualmente infrapapilar).

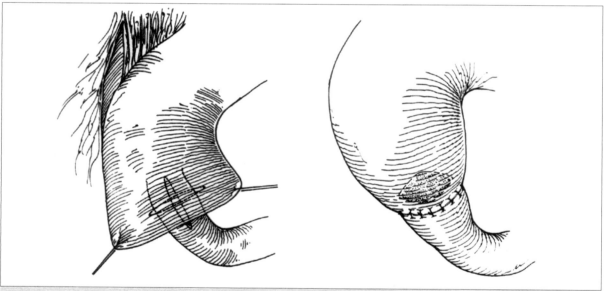

Fig. 32.6 — Anastomose em forma de diamante para duodenoduodenostomia de acordo com Kimura na correção da atresia duodenal (modificado de Kimura[66]): o duodeno dilatado é incisado transversalmente, enquanto o microjejuno é aberto por uma incisão longitudinal (esquerda), o que resulta em dilatação da anastomose (direita) e tem demonstrado acelerar o funcionamento intestinal e reduzir o tempo de início da alimentação oral[65,66].

ras, e a gastroduodenoscopia pré ou intra-operatória está indicada em todos os casos clinicamente inconclusivos, podendo mostrar a anatomia exata[130].

Ablação endoscópica bem-sucedida de uma membrana duodenal incompleta com KTP-*laser* (532 nm de comprimento de onda) foi relatada recentemente em um recém-nato de 2,5 kg, mas foi tentada em três outros sem sucesso e houve suspeita de perfuração em dois casos. Com um índice de sucesso, de somente 25% e um índice de complicação de 50%, esse procedimento não pode ser recomendado, mas em crianças mais velhas pode ser de valia, assim como em adultos, se a papila de Vater pode ser identificada inequivocamente[42,61].

Antes de completar a duodenoduodenostomia, a sonda gástrica deve ser avançada do duodeno proximal para o duodeno distal e para a segunda ou terceira alça de jejuno para excluir qualquer obstáculo adicional. Como o duodeno proximal está grosseiramente dilatado, ele é geralmente ineficaz na propulsão pós-operatória do seu conteúdo por algum tempo. Portanto, mesmo após uma operação perfeita, podem ocorrer distúrbios funcionais pequenos por 2 a 4 semanas. Além disso, após a operação, o piloro fica dilatado e incompetente. Por esse fato, após cuidadosa localização do óstio papilar, alguns autores excisam a maior parte do duodeno dilatado ou usam grampeador (*stapler*) para diminuir o duodeno e, defendem que isso acelerará a recuperação do funcionamento anastomótico[1,24,71,84,124]. É controverso também se uma gastrostomia ou uma sonda de silicone para alimentação colocada através da anastomose é necessária e superior à drenagem com sonda nasogástrica, a qual pode interferir com a função pulmonar. Nós preferimos drenagem transitória com sonda nasogástrica. Money *et al.*[130] demonstraram que as sondas de alimentação transanastomóticas deslocam-se para o estômago e podem prolongar o tempo no qual a dieta oral é tolerada e o tempo total de hospitalização[80].

Após uma operação sem intercorrências para atresia duodenal, o intestino pode funcionar e ocorrer eliminação de fezes em 48 horas. Quando o resíduo gástrico não é mais bilioso e o total é menor que 10 ml/24 h, a alimentação oral é introduzida vagarosamente. Se entretanto não ocorrer eliminação de fezes entre o quarto e o sétimo dia de pós-operatório, deve-se suspeitar de uma complicação da anastomose e pode-se indicar precocemente a realização de estudo contrastado com meio aquoso solúvel de baixa osmolalidade (bário não deve ser empregado)[123].

Ocasionalmente, 6 a 18 meses após a duodenoduodenostomia pode surgir uma obstrução funcional secundária que não é devida à estenose da anastomose, mas a uma síndrome de alça cega, e deve ser tratada com a diminuição do saco duodenal proximal dilatado[37]. A maior parte da mortalidade pós-operatória é devido a má-formações associadas, mas Foncralsund encontrou, em um estudo multicêntrico, 16% de óbitos devidos a problemas anastomóticos[40].

Como na maioria das más formações congênitas, um seguimento a longo prazo é mandatório, pois mais de 1/4 dos pacientes será sintomático na vida adulta[9]. Eles sofrem de dor abdominal secundária a refluxo biliar crônico e de síndromes de alça cega devido ao esvaziamento duodenal pobre[67,108]. Pode ser esperado que, com o uso rotineiro da duodenoduodenostomia, anastomose em forma de diamante e diminuição da luz duodenal, os resultados tardios melhorarão.

REFERÊNCIAS BIBLIOGRÁFICAS

1. Adzik NS, Harrison MR, de Loriemier AA. Tapering duodenoplasty for megaduodenum associated with duodenal atresia. *J Pediatr Surg* 21:311-2, 1986.
2. Aitken J. Congenital duodenal obstruction in infancy. *J Pediatr Surg* 1:546-51, 1966.
3. Alain JL, Grousseau D, Terrier G. Extramucosa pyloromyotomy by laparascopy. *J Pediatr Surg* 1:1191-2, 1991.
4. Alschibaja T, Putnam TC, Yablin DA. Duplication of the stomach simulating hypertrophic pyloric stenosis. *Amer J Dis Child* 127:120-6, 1974.
5. Ames MD. Gastric acidity in the first ten days in the premature baby. *Am J Dis Child* 100:123-6, 1960.
6. Anas P, Miller RC. Pyloric duplication masquerading as hypertrophic pyloric stenosis. *J Pediatr Surg* 6:664-7, 1971.
7. Aubrespy P. Congenital duodenal obstruction: a review of 82 cases. *Prog Pediatr Surg* 11:108-13, 1978.
8. Ball TI, Atkinson GO, Gay BB. Ultrasound diagnosis of hypertrophic pyloric stenosis: Realtime application and demonstration of new sonographic sign. *Radiol* 147:499-502, 1983.
9. Beck J, Rehbein F. Duodenalatresie and Ulcus duodeni. *Z. Kindechir* 12:329-33, 1973.
10. Benson CD. Infantile pyloric stenosis: historical aspects and current surgical concepts. *Prog Pediatr Surg* 1:63-71, 1970.
11. Berglund G, Rabo E. A long-term follow-up of patients with hypertrophic pyloric stenosis with special reference to the pyloric and mental development. *Acta Paediatr Scand* 63:125-31, 1973.
12. Berglund G, Rabo E. A long-term follow-up of patients with pyloric stenosis with special reference to hereditary and later morbidity. *Acta Paediatr Scand* 62:130-5, 1972.
13. Blank e Chisholm AJ. Congenital microgastria: A case report with a 26-year follow-up. *Pediatrics* 51:1037-42, 1973.
14. Blumenhagen JD, Nobel HG. Muscle thickness in hypertrophic pyloric stenosis: Sonographic determination. *AJR* 140:221-3, 1983.
15. Boyden EA, Cope JG, Bill Jr AH. Anatomy and embryology of congenital intrinsic obstruction of the duodenum. *Am J Surg* 114:190-8, 1967.
16. Bracci F, Matarazzo E, Mosiello G, Caione P, Cianchi D, Fonticelli A. Preliminary report of electrogastrography in pediatric gastroresection: can it be predictive of alteration of gastric motility? *J Pediatric Surg* 36:1157-9, 2001.
17. Brandesky G, Hartl H. Intrathorakale Doppelbildungen des Magen- Darmtraktes im Kindesalter. *Chirurg* 42:369-74, 1971.
18. Buchheit JQ, Stewart DL. Clinical comparison of localized intestinal perforation and necrotizing enterocolitis in the newborn. *Pediatrics* 93:32-6, 1994.
19. Busoni P, Crescioli M, Agostino R, Sestini G. Vomiting and common pediatric surgery. *Pediatr Anaesth* 10:639-43, 2000.
20. Cammeron AEP, Howard ER. Gastric volvulus in childhood. *J Pediatr Surg* 22:944-7, 1987.
21. Carachi R, Azmy A. Foregut duplications. *Pediatr Surg Int* 18:371-4, 2002.
22. Carcassonne M. Les perforations gastriques neonatales. *Pédiatrie* 18:713-20, 1973.
23. Carver RA, Okorie M, Steiner GM. Infantile hypertrophic pyloric stenosis- Diagnosis from the pyloric muscle index. *Clin Radiol* 18:625-7, 1988.
24. Cloutier R. Intestinal smooth muscle response to chronic obstruction. Possible applications in jejunoileal atresia. *J Pediatr Surg* 10:3-8, 1975.
25. Cole BC, Dickerson, SJ. Acute volvulus of the stomach in infants and children. *Surgery* 70:707-17, 1971.
26. Conn AW. Anaesthesia for pyloromyotomy in infancy. *Can Anaes Soc* 10:18-29, 1963.
27. Cosmann BC, Sudekum AE, Oakes DD, De Vries PA. Pyloric stenosis in a premature infant. *J Pediatr Surg* 27:1534-6, 1992.
28. Costopanagiotou E, Spyrou S, Farantos C, Kostopanagioto J G, Smyrniotis V. An unusual cause of massive gastric bleeding in a young patient. *Am J Gastroenterol* 95:2400-1, 2000.
29. Crelin ES. *Functional anatomy of the newborn*. Yale Univ Press, New Haven, London, 1973.
30. Daum R, Hecker WC, Reiter E. Die spontane Magenperforation bei Neugeborenen und Säuglingen. *Z.Kinderchir* 3:481-8, 1965.
31. Daum R, Schüler HW, Tonnesen H et al. Doppelbildungen des Magen-Darm Traktes, Beitrag zum fleus im Neugeborenen, Säuglings-und Kindesalter. *Z Kinderchir* 11:64-9, 1972.

32. Dessanti A, Iannuccelli M, Dore A, Meloni GB, Niolu P. Pyloric atresia: an attempt at anatomic pyloric sphincter reconstruction. *J Pediatr Surg* 35:1372-4, 2000.

33. De Wilde RL. Goodbye to late bowel obstruction after appendicectomy. *Lancet* 338:1.012, 1991.

34. Dodge Jr. Infantile pyloric stenosis. Inheritance, psyche and soma. *Ir J Med Sci* 142:6-12, 1973.

35. Ducharme IC. Pyloric atresia. *J Pediatr Surg* 10:149-52, 1974.

36. Eckhauser ML, Ferron JP. The use of dual percutaneous endoscopic gastrostomy in the management of chronic intermittent gastric volvulus. *Gastrointest Endosc* 31:340-2, 1985.

37. Ein SH, Shandling B. The late nonfunctional duodenal atresia repair. *J Pediatr Surg* 22:146-51, 1986.

38. Endo M, Ukiyama E, Yokoyama J, Kitajima M. Subtotal duodenectomy with jejunal patch for megaduodenum secundary to congenital duodenal malformation. *J Pediatr Surg* 33:1636-40, 1998.

39. Fleisher AC, Dowling AD, Weinstein ML. Sonographic pattern of distended fluid-filled bowel. *Radiology* 133:681-5, 1979.

40. Fonkralsund EW, De Lorimier AA, Hays DM. Congenital atresia and stenosis of the duodenun. *Pediatrics* 43:79-83, 1969.

41. Gerber BC. Prepyloric diaphragm: an unusual abnormality. *Arch Surg* 90:472-6, 1965.

42. Gertsch P, Mosimann R. Endoscopic laser treatment of congenital duodenal diaphragm in an adult. *Gastrointest Endosc* 30:253-4, 1984.

43. Gharib M, Piroth P. Der Magenvolvulus im Säuglings und Kindesalter. In: Schweier P, Wolf G. (eds.) *Kinderchirurgie und Grenzbebiete*. Marseille Verlag, Müchen, 35-42, 1976.

44. Ghosh P, Palmer KR. Dual percutaneous endoscopic gastromy in the management of chronic intermittent gastric volvulus. *Am J Gastroenterol* 88:1271-2, 1993.

45. Gibbs MK, Van Herden JA, Lynn HB. Congenital hypertrophic pyloric stenosis: surgical experience. *Mayo Clin Proc* 50:312-8, 1975.

46. Girvan DP, Stephens CA. Congenital intrinsic duodenal obstruction: a 20 year review of its surgical management and consequences. *J Pediatr Surg* 9:833-9, 1974.

47. Grussner R, Pistor G, Abon-Tank B. Significance of ultrasound for the diagnosis of hypertrophic pyloric stenosis. *Ped Surg Int* 1:130-4, 1986.

48. Hadley GP, Egner J. Gastric duplication with extra lobar pulmonary sequestration: an uncommon cause of "colic". *Clin Pediatr* (Phila) 40:364, 2001.

49. Hayden CK, Schwartz MZ, Davis M. Combined esophageal and duodenal atresia. Sonographic findings. *AJR* 140:225-9, 1983.

50. Hawkins ML, Lowery CH, Mullen JT. Gastric Duplication. *South Med J* 67:189-3, 1974.

51. Hegedus V, Hoevels J, Johnson K. Zwei Beispiele von Gasembolien bei Magenvolvulus. *Fortschr Röntgenstr* 96:118-6, 1973.

52. Henrich MH. *Klinsche Anatomie der Pylorusregion, Myo- und Angioarchitektonik*. Karger, Basel 1985.

53. Henschke CI, Tapper D. The radiographic and ultrasonographic evaluation of enteric duplication cysts. *Ped Radiol* 15:253-4, 1985.

54. Idowu J, Aitken DR, Georgenson KE. Gastric volvulus in the newborn. *Arch Surg* 115:1046-9, 1980.

55. James AE. Spontaneous gastric perforations. In: *Clinics in Perinatology*. Saunders, Philadelphia, pp. 83-9, 1978.

56. Jassani MN, Gauderer MW, Fanaroff AA. A perinatal approach to the diagnosis and management of GI malformations. *Obstet Gynecol* 59:33-9, 1982.

57. Javett SL, Jackson H, Utian HL. Torgensons muscle and infantile hypertrophic pyloric stenosis. *J Pediatr Surg* 8:383-8, 1973.

58. Kangarloo HWF, Sample WF, Hansen G. Ultrasonographic evaluation of abdominal gastrointestinal tract duplication in children. *Radiology* 131:191-6, 1977.

59. Karnak I, Ocal T, Senocak ME, Tanyel FC, Buyukpamucku N. Alimentary tract duplications in children: report of 26 years experience. *Turk J Pediatr* 42:118-25, 2000.

60. Kawano S, Tanaka H, Daymon Y, Niizuma T, Terada K, Kataoka N at al. Gastric pneumatosis associated with duodenal stenosis and malrotation. *Pediatr Radiol* 31:656-8, 2001.

61. Kay GA, Lobe TE, Custer MD, Hollabaugh RS. Endoscopic laser ablation of obstructing congenital duodenal webs in the newborn: a case report of limited success with criteria for patient selection. *J Pediatr Surg* 27:279-81, 1992.

62. Kemperdick H, Lemburg P, Müller E, Müntefering H. Dünndarmaplasie mit Duodenalatresie und Fehlrotation des Kolons. *Z Kinderchir* 15:329-33, 1975.

63. Kessel J, Ward RM. Congenital malformations presenting during the neonatal period. *Clin Perinatol* 25:351-69, 1998.

64. Kessler H, Smulevicz JJ. Microgastria associated with agenesis of the spleen. *Radiology* 107:393-7, 1973.

65. Kimura KC, Tsugawa C, Ogawa K et al. Diamondshaped anastomosis for congenital duodenal obstruction. *Arch Surg* 112:1262-7, 1977.

66. Kimura KC, Mukohara N, Nishijama E. Diamondshaped anastomosis for duodenal atresia. An experience with forty-four patients over 15 years. *J Pediatr Surg* 25:762-4, 1990.

67. Kokkonen ML, Kalima T, Jaaskelainen J. Duodenal atresia: Late follow-up. *J Pediar Sur* 23:216-20, 1988.

68. Kraeger RR, Gromoijez P, Lewis JE. Congenital duodenal atresia. *Am J Surg* 126:977-9, 1974.

69. Leonidas JC, Amoury RA. Duodenal atresia with apple-peel small bowel. *Radiol* 661-7, 1976.

70. Lloyd JR, Clatworthy HW. Hydramnios as an aid to the early diagnosis of congenital obstruction of the alimentary tract. *Pediatrics* 21:903-7, 1958.

71. De Lorimier AA, Norman DA, Gooding CA. Model for the cinefluoroscopic and manometric study of chronic intestinal obstruction. *J Pediatr Surg* 8:785-91, 1973.

72. Louw JH. Investigations into the etiology of congenital atresia of the colon. *Dis Colon Rectum* 7:471-8, 1964.

73. Lui KW, Wong HF, Wan YL, Hung CF, NG, KK, Tseng JH. Antral web — A rare cause of vomiting in children. *Pediatr Surg Int* 16:424-5, 2000.

74. Lynn HB, Espinas EE. Intestinal atresia. *Arch Surg* 79:357-64, 1959.

75. Mack HC. A history of hypetrophic pyloric stenosis and its treatment. *Bul Hist Med* 12:465-9, 1942.

76. Madsen CM. Duodenal atresia- 60 years of follow-up. *Progr Pediatr Surg* 10:61-6, 1977.

77. Millar AJW, Rode H, Brown R, Cymes S. The deadly vomit: malrotation and midgut volvulus. *Ped Surg Int* 2:172-6, 1987.

78. Miro J, Bard H. Congenital atresia and stenosis of the duodenum: the impact of prenatal diagnosis. *Am J Obstet Gynecol* 158:555-9, 1987.

79. Molenaar JC, Looyen SG. Wind sock web of the duodenum. *Z Kindechir* 14:164-8, 1974.

80. Mooney D, Lewis JE, Connors RH. Newborn duodenal atresia: Improving outlook. *Am J Surg* 153:347-9, 1987.

81. Murty T, Bhargava R, Rakas, F. Gastroduodenal duplication. *J Ped Surg* 27:515-7, 1992.

82. Newman TB, Easterling MJ, Goldman MS, Svenson DK. Laboratory evaluation of jaundice in newborns: Frequency cost and yield. *Am J Dis Child* 144:364-71, 1990.

83. Neifeld JP, Berman WF, Lawrence W Jr. Management of congenital microgastria with a jejunal reservoir pouch. *J Pediatr Surg* 15:882-8, 1980.

84. Nixon HH. Duodenal atresia. *Br J Hosp Med* 41:134-40, 1989.

85. Okoye BO, Parikh DH, Buick RG, Lander AD. Pyloric atresia: five new cases, a new association, and a review of literature with guidelines. *J Pediatr Surg* 35:1242-5, 2000.

86. Parness IH. Duodenal duplication. Surgical treatment using a unique method of locating the ampulla of Vater. *Am J Gastroenterol* 60:406-11, 1973.

87. Payer A. Volvulus ventriculi und die Achsendrehung des Magens. *Mitt Grenzgeb Med Chir* 20:686-726, 1907.

88. Ramsay GS. Enterogenous cyst of the stomach simulating hypertrophic pyloric stenosis. *Brit J Surg* 44:632-5, 1975.

89. Ramstedt C. Zur Operation der angeborenen Pylorusstenose. *Med Klin* 8:1702-9, 1912.

90. Ravitch MM. The history of pyloric stenosis. *Surgery* 48:1117-21, 1960.

91. Rehbein F. Duodenalstenose beim Neugeborenen und Säugling. *Lagenbecks Arch Klin Chir* 287:453-7, 1957.

92. Rehbein F. Zweizetigie Operation der Duodenalatresie. *Chirurg* 33:229-35, 1962.

93. Rehbein F. Boix-Ochoa J. Duodenalstenose-Duodenalatresie. Fragen der Diagnostik un Behanlung. *Dtsch me Wschr* 88:1240-7, 1963.

94. Reid IS. The pattern of intrinsic duodenal obstructions. *Aust NZ J Surg* 42:349-55, 1973.

95. Rickham PP. Anular pancreas in the newborn. *Arch Dis Childh* 29:80-6, 1954.

96. Rickham PP. Ileus bei Neugeborenen im Bereich des Duodenums. *Münch Med Wschr* 116:1115-21, 1974.

97. Rogers IM, Drainer IK, Moore MR. Plasma gastrin in congenital hypertrophic pyloric stenosis. *Arch Dis Child* 50:467-73, 1975.

98. Rosta J, Makoi Z, Kertesz A. Delayed meconium passage and hyperbilirrubinaemia. *Lancet* II:1138-42, 1968.

99. Roviralta E, Martinez-Mora J, Casaca JM. Malformaciones esophagodiafragmaticas. *Rev Esp Ped* 16:835-9, 1960.

100. Rowling JT. Some observations on gastric cysts. *Br J Surg* 46:441-5, 1959.

101. Sauer H. Das Pancreas anulare des Neugeborenen- Erfahrungen bei 25 operierten Fällen. *Z Kinderchir* 3:490-5, 1966.

102. Schaarschmidt K, Kerremanns I, Förster R et al. Laparoscopic surgery in infancy and childhood, the Münster/Gent experience. *J Pediatr Surg* 29:320-6, 1994.

103. Schärli A, Leditschke JF. Gastric motility after pyloromyotomy in infants: A reappraisal of postoperative feeding. *Surgery* 64:1133-7, 1968.

104. Schleef J, Maragakis M, Schaarschmidt K, Willital GH. Die laparoskopische, extramuköse Pyloromytomie: Ein kombiniertes laparoskopisch- endoskopisches Verfahren. *Langenbecks Arch Chir* (Suppl II):163-5, 1993.

105. Schwartz DL, So HB, Becker JM. An ectopic gastric duplication arising from the pancreas and presenting with pneumoperitoneum. *J Pediatr Surg* 14:187-8, 1979.

106. Spigland N, Yazbeck S. Complications associated with surgical treatment of congenital intrinsic duodenal obstruction. *J Pediatr Surg* 25:1127-30, 1990.

107. Spitz L, Zail S. Serum gastrin levels in congenital hypertrophic pyloric stenosis. *J Pediatr Surg* 11:33-8, 1976.

108. Stauffer UG, Irving I. Duodenal atresia and stenosis – long term results. *Progr Pediatr Surg* 10:49-56, 1977.

109. Steven IM, Allen TH, Sweeny DB. Congenital hypertrophic pyloric stenosis- the anaesthetist view. *Anaesth Intensive Care* 1:544-6, 1973.

110. Szalay G. Causes of pyloric atresia. *Pediatrics* 52:470-6, 1973.

111. Tam PKH, Saing H, Koo J et al. Pyloric function five to eleven years after Ramstedt's pyloromyotomy. *J Pediatr Surg* 20:236-9, 1985.

112. Tan HL. Laparoscopic pyloromyotomy versus open operation, which is better? III. International Congress of Endoscopy & Endosurgery in Children. Münster, FRG, 31st Jan.- 2nd Feb 1994.

113. Tandler J. Zur Entwicklungsgeschichte es menschilichen Duodenums. *Morphol JG* 29:187-98, 1902.

114. Teele RL, Smith EH. Ultrasound scanning in the diagnosis of idiopatic hypertrophic pyloric stenosis. *Med Intell* 296:1149-50, 1977.

115. Teklali Y, Kaddouri N, Bahiovi M. Gastrointestinal system duplications in children (19 cases). *Arch Pediatr* 9:903-6, 2002.

116. Torgensen J. The anatomy of the pyloric canal and the etiology of infantile pyloric stenosis. *Am J Roentgenol* 1:76-80, 1954.

117. Tovar JA, Pellerin D. Hypertrophic pyloric stenosis: a study of a series of 530 cases. *An Esp Pediatr* 6:85-91, 1973.

118. Usta IM. Familial pyloric atresia: report of a family and review of the literature. *J Matern Fetal Med* 9:190-3, 2000.

119. Vaage S, Knutrud O. Congenital duplications of the alimentary tract with special regard to their embryogenesis. *Prog Pediat Surg* 7:103-12, 1973.

120. Wasselle JA, Norman J. Acute gastric volvulus, pathogenesis, diagnosis and treatment. *Am J Gastroenterol* 88:1780-94, 1993.

121. Wastell C, Ellis W. Volvulus of the stomach. *Br J Surg* 58:557-62, 1971.

122. Wayne ER, Burrington JD. Management of 97 children with duodenal obstruction. *Arch Surg* 107:857-963, 1973.

123. Weber TR, Lewis JE, Mooney D. Duodenal atresia: A comparison of techniques of repair. *J Pediatr Surg* 21:1133-5, 1986.

124. Weisgerber G, Boureau M. Résultats immédiats et secondaires des duodeno-duodenostomies avec modelage dans le traitement des obstructions duodénales complètes du nouveau-né. *Chir Pediatr* 23:369-72, 1982.

125. Weitzman JJ, Prennin LP. An improved technique for the correction of congenital duodenal obstruction in neonates. *J Pediatr Surg* 9:385-8, 1974.

126. Weiss H, Meixner M, Brandesky G. Sonographische Diagnose der hypertrophen Pylorusstenose. *Fortschr Röntgenstr* 141:303-5, 1984.

127. Wesley JR, Mahour H. Congenital intrinsic duodenal obstruction: a 25 year review. *Surgery* 82:716-20, 1977.

128. Weitzman JJ, Brennan LP. Bronchogastric fistula, pulmonary sequestration, malrotation of the intestine, and Meckel's diverticulum — a new association. *J Pediatr Surg* 33:1655-7, 1998.

129. Williams WH, Hendren WH. Intrapancreatic duodenal duplication causing pancreatitis in a child. *Surgery* 69:708-12, 1971.

130. Willital GH. *Atlas der Kinderchirurgie*. Schattauer, Stuttgart, 1981.

131. Wilkinson AW, Hughes EA, Stephens CH. Neonatal obstruction. *Brit J Surg* 54:410-5, 1965.

132. Wilson A, Vanhoutte AJ. The reliable stenosis. *J Clin. Ultrasound* 12:202-4, 1984.

133. Yip WC, Tay JS, Wong HB. Sonographic diagnosis of infantile hypertrophic pyloric stenosis. *J Clin Ultrasound* 13:329-32, 1985.

134. Young DG, Wilkinson AW. Mortality in neonatal duodenal obstruction. *Lancet* II:18-24, 1966.

135. Zeidan B, Wyatt J, Mackensie A, Brereton RJ. Recent results of treatment of infantile hypertrofic pyloric stenosis. *Arch Dis Child* 63:1060-4, 1988.

136. Zenn MR, Redo SF. Pyloric stenosis in the newborn. *J Pediatr Surg* 28:1577-8, 1993.

137. Ziprkowski MN, Teele RL. Gastric volvulus in childhood. *AJR* 132:921-5, 1979.

CAPÍTULO 33

Distúrbios da Motilidade Gástrica*

Rob Fraser
Michael Horowitz

INTRODUÇÃO

O distúrbio da motilidade gástrica foi considerado até recentemente uma ocorrência rara, exceto como complicação de cirurgia gástrica. Esse conceito é agora reconhecidamente incorreto. A aplicação de novas técnicas de avaliação da função motora gástrica em humanos, particularmente avaliação radioisotópica não-invasiva do esvaziamento gástrico, tem demonstrado que a motilidade gástrica anormal não relacionada à cirurgia gástrica ocorre com freqüência. Por exemplo, 30-50% dos pacientes com sintomas abdominais crônicos inexplicados ou com *diabetes mellitus* têm esvaziamento gástrico retardado. As conseqüências da desmotilidade gástrica são o retardo ou, menos freqüentemente, esvaziamento excessivamente rápido do estômago. O distúrbio do esvaziamento gástrico é clinicamente importante, pois pode contribuir com sintomas gastrointestinais altos, alteração na absorção oral de drogas e, em pacientes com *diabetes mellitus*, controle inadequado da glicemia. Embora os sintomas gastrointestinais como náuseas e vômitos sejam provavelmente as mais importantes manifestações de motilidade gástrica anormal, o(s) mecanismo(s) pelo(s) qual(is) o distúrbio da motilidade causa sintomas é (são) ainda pouco compreendido(s). Em particular, a expectativa inicial de que deveria haver uma concordância entre a presença de sintomas gastrointestinais e o esvaziamento gástrico anormal provou não ser verdadeira.

Neste capítulo, o conhecimento atual sobre a etiologia, a fisiopatologia, a investigação e o tratamento do distúrbio da função motora gástrica em humanos é revisado.

FUNÇÃO MOTORA GÁSTRICA NORMAL

As funções motoras do estômago são o armazenamento de alimento ingerido, a tritura e a mistura de alimento com secreção gástrica e então a passagem do quimo de maneira controlada para o intestino delgado. O entendimento dos fatores mecânicos responsáveis por essas funções é ainda limitado. Essa situação reflete as limitações técnicas dos métodos utilizados para investigar a motilidade gástrica, a ênfase inapropriada de muitos estudos na tentativa de definir a função dos componentes motores individuais em um sistema integrado, a falta de terminologia consistente para descrever os eventos motores em diferentes regiões do estômago e a escassez de estudos que têm tentado relatar modelos de motilidade gastroduodenal com o fluxo transpilórico[51]. Observações recentes indicam que o esvaziamento gástrico é predominantemente pulsátil, mais do que contínuo, que as características do fluxo pulsátil individual são dependentes da relação entre contrações geradas pelo fundo, antro, piloro e duodeno, e que nenhum componente motor deve ser considerado como exercer o controle dominante, propulsivo ou de retardamento sobre o esvaziamento gástrico normal[51].

A região proximal do estômago, compreendendo o fundo e o corpo superior, é relacionada com armazenamento do alimento ingerido. Durante a deglutição, o estômago fica num relaxamento receptivo, o qual é seguido por um relaxamento mais prolongado, conhecido como acomodação. Assim, um aumento no volume gástrico não é freqüentemente associado com nenhuma elevação substancial na pressão intragástrica. O tônus gástrico proximal é modulado por estímulo colinérgico, que causa aumento de tônus, e por estímulo não-adrenérgico e não-colinérgico, que induz relaxamento[4]. Durante o esvaziamento de uma refeição do estômago, há

---

* *Capítulo traduzido por César G. Conti e Carolina Gomes Gonçalves.*

um aumento lento do tônus gástrico, o qual proporciona uma pressão para a passagem do quimo para o estômago distal e para o intestino (Fig. 33.1)[40]. Apesar disso, o conceito tradicional de que a contração tônica do fundo gástrico é a maior força propulsiva determinante do esvaziamento líquido[59] tem sido largamente refutado pela demonstração de que o esvaziamento gástrico é primordialmente pulsátil[69,71].

durante a fase 3 antral, quando essas contrações produzem oclusões seqüenciais do lúmen no antro proximal. Modelos de motilidade antral pós-prandial e esvaziamento gástrico são criticamente dependentes da composição e do volume do alimento. Seguindo a ingestão de alimento sólido-líquido, o estômago retém alimento sólido predominantemente no estômago proximal, até a maioria (80%) do líquido ter se esvaziado. As contra-

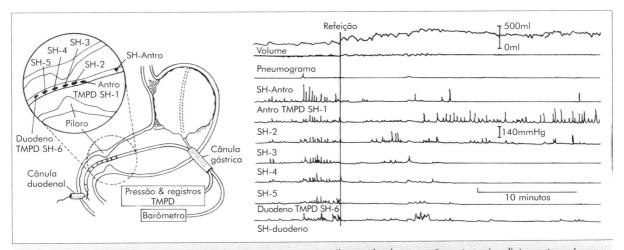

Fig. 33.1 — *Volume do estômago proximal e pressões no antro, piloro e duodeno no cão antes e imediatamente após uma alimentação líquida. Alterações no volume gástrico proximal são medidas com um barostato (balão altamente distensível). As pressões antropiloroduodenais são medidas com cateteres de perfusão (ver esquema). A ingesta de alimento é associada com um aumento do volume interno e estimulação das ondas pressóricas localizadas no piloro[40].*

As contrações do estômago distal, que podem ser consideradas compreendendo o corpo inferior, antro e piloro, são controladas por sinais elétricos gerados dentro da parede muscular, em particular por uma região de marca-passo localizada na grande curvatura a uma taxa de aproximadamente 3/minuto[77]. Essa atividade elétrica é controlada por interação neuro-hormonal[77]. A maioria das contrações geradas pelo marca-passo gástrico é peristáltica na sua progressão em direção distal do estômago. Entretanto, não ocorre progressão aboral associada à oclusão do lúmen[93], como no caso do esôfago. Modelos de oclusão do lúmen são de maior importância em determinar o fluxo: quando o lúmen está ocluído o fluxo retrógrado e anterógrado não ocorre.

A motilidade antral normal rápida é cíclica, tem uma duração de 90 a 100 minutos e é denominada complexo motor migratório. Este complexo é dividido em quatro fases: fase 1 — quiescência motora; fase 2 — contrações irregulares; fase 3 — contrações regulares de alta amplitude na taxa máxima de 3 por minuto por mais ou menos 5 minutos; e fase 4 — de retorno rápido à fase 1, para iniciar um novo ciclo[101]. Essa atividade não é interrompida pela entrada de pequenos volumes (<150 ml) de líquidos não-nutrientes (incluindo comprimidos e cápsulas)[83]. O esvaziamento gástrico de grandes sólidos não-digeridos (>5 mm) ocorre predominantemente

ções antrais desempenham um papel maior na trituração de alimento sólido em pequenas partículas (<1 mm de diâmetro), apesar de as contrações fúndicas e pilóricas também serem importantes[76]. O esvaziamento gástrico de sólidos digeríveis é caracterizado por uma fase lenta antes de o esvaziamento começar, quando o alimento vai do estômago proximal para o distal e é triturado em pequenas partículas, e isso é seguido por uma fase de esvaziamento que se aproxima de um padrão linear total (Fig. 33.2)[20]. O trituramento de alimento sólido em pequenas partículas é provavelmente a etapa limitante, de modo que sólidos digeríveis normalmente esvaziam pelo estômago próximos da taxa máxima[67].

O alimento sólido "liquidificado" é suspendido em fase aquosa antes de passar para o intestino. A maioria do quimo liquidificado é propulsionada para o duodeno em pequenos volumes (Fig. 33.3)[69,71]. A duração e o volume do fluxo transpilórico variam consideravelmente de um ciclo para o outro e para o subseqüente. Interrupção e reversão do fluxo podem ocorrer durante uma única seqüência de contração antropilórica[69,71].

A freqüência e o volume dos pulsos do fluxo transpilórico são determinados pelo volume intragástrico, gravidade e *feedback* dos quimiorreceptores e mecanorreceptores na parede do intestino[25,54,55,64,66]. Existem

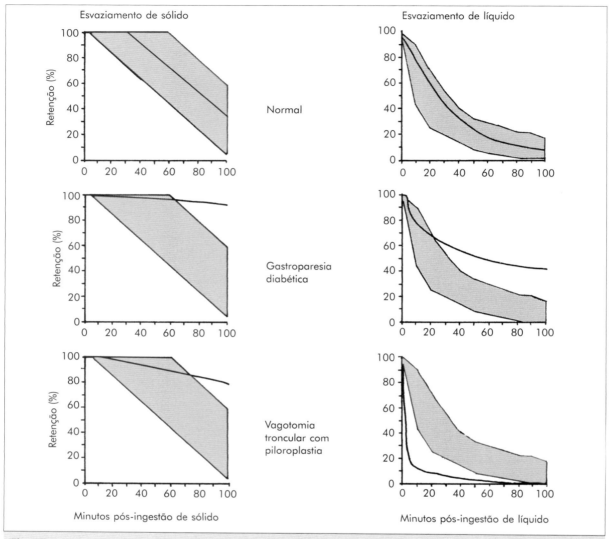

Fig. 33.2 — As curvas de esvaziamento gástrico para uma refeição com sólidos (100 g de carne moída) e líquidos (150 ml de dextrose a 10%) consumida com o paciente sentado em (a) indivíduo normal; (b) paciente diabético com gastroparesia; e (c) paciente após vagotomia troncular com piloroplastia. Uma variação normal (média ± 2 SD) é mostrada nas áreas sombreadas. Existe um esvaziamento lento de sólidos e líquidos no paciente diabético. Após vagotomia troncular e piloroplastia, o esvaziamento inicial de líquidos é muito rápido, enquanto existe uma lentidão global do esvaziamento de sólidos[47].

quimiorreceptores específicos do intestino delgado para vários nutrientes (glicose, aminoácidos e ácidos graxos) e ácidos[21,54,55,64,66], com grandes variações regionais no número e no tipo de receptores. A extensão da inibição por *feedback* do intestino delgado depende do número e do local de receptores do intestino delgado expostos[64,66]. Como resultado dessa inibição, os nutrientes líquidos normalmente se esvaziam do estômago numa razão linear total de aproximadamente 2 kcal/ min[49,55]. Como o volume e a gravidade são os maiores determinantes do esvaziamento gástrico de líquidos isotônicos ou de alguns nutrientes, o esvaziamento final do estômago ocorre num padrão não-linear (usualmente não-exponencial) (Fig. 33.2). O *feedback* dos quimiorreceptores do intestino delgado pode ser influenciado por padrões de ingestão dos nutrientes[23,24]. Por exemplo, em humanos sadios, o esvaziamento gástrico de glicose é mais rápido depois da suplementação da dieta com glicose por 3 dias[24].

Os mecanismos motores que regulam o fluxo transpilórico são complexos. A variabilidade dos padrões do fluxo transpilórico parece resultar principalmente de mudanças no padrão espacial e temporal do tônus e da oclusão ativa do lúmen, principalmente da intensidade das contrações, em diferentes regiões do estômago e do intestino delgado[51,70,71,93]. Até mesmo pequenas variações no tempo relativo de início da oclusão da luz do antro, piloro e duodeno podem ter um grande efeito na resistência da junção gastroduodenal e nas característi-

492

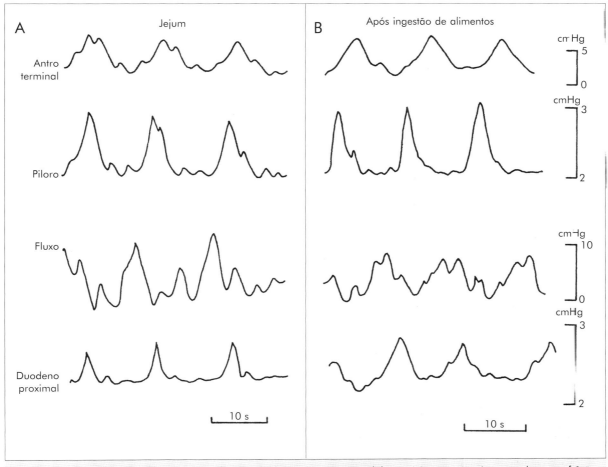

Fig. 33.3 — *As pressões antroduodenais e o fluxo transpilórico no cão são medidos em jejum e após a ingestão de uma refeição. O fluxo, registrado com um medidor de fluxo eletromagnético posicionado no bulbo duodenal, é predominantemente pulsátil[69].*

cas do fluxo transpilórico[70,71]. A estimulação dos receptores do intestino delgado está associada a um decréscimo do tônus fúndico, à supressão de ondas de pressão antral e à estimulação de ondas de pressão que são localizadas para o piloro[38,39]. Contrações pilóricas localizadas parecem ser importantes no controle do esvaziamento gástrico, atuando como um freio[38,39,96]. O corpo e a região antropilórica têm a capacidade de gerar forças propulsivas que são importantes no esvaziamento líquido[71,99]. O esvaziamento gástrico é mais rápido quando as contrações do antro, piloro e duodeno produzem oclusão seqüencial da luz, como observado durante a atividade da fase 3 antral no estado mais rápido e depois do tratamento com eritromicina (droga pró-cinética)[29,95].

Os movimentos não-oclusivos da luz gástrica podem ter também um grande impacto no esvaziamento gástrico[51]. O estômago é capaz de compensação considerável antes da taxa de esvaziamento total, ao contrário das características dos pulsos individuais de fluxo, que são modificados significativamente[71]. Em geral, desde que o *feedback* do intestino delgado esteja intacto, a eliminação de componentes motores individuais não previne o esvaziamento lento de nutrientes.

PREVALÊNCIA E ETIOLOGIA DO DISTÚRBIO DA MOTILIDADE GÁSTRICA

O distúrbio da motilidade gástrica é usualmente diagnosticado pela avaliação do esvaziamento gástrico. A prevalência do distúrbio do esvaziamento gástrico presumivelmente representa uma subestimação da prevalência do distúrbio da motilidade gastroduodenal. A estase gástrica que ocorre na ausência de obstrução do piloro ou do intestino delgado proximal pode ser aguda ou crônica (Tabela 33.1). Causas agudas de gastroparesias incluem drogas como os analgésicos opiáceos e distúrbios eletrolíticos. Hiperglicemia pode resultar em esvaziamento gástrico lento em pacientes diabéticos[27]. Em muitos casos de gastroparesia crônica há evidência de disfunção de nervos intrínsecos, plexos mioentéricos ou de células musculares lisas do estômago. As causas mais comuns de gastroparesia crônica são idiopáticas[100] e as associadas com *diabetes mellitus*[44,48]. Em ambos os casos, estudos epidemiológicos indicam a prevalência de até 50% (Fig. 33.4).

**Tabela 33.1
Etiologia da Estase Gástrica Funcional**

Esvaziamento gástrico lento transitório
- Íleo pós-operatório
- Gastroenterite viral aguda
- Hiperglicemia
- Hipopotassemia
- Hipotireoidismo
- Drogas: morfina, anticolinérgicos, levodopa, agonistas B-adrenérgicos, nicotina
- Estresse: estimulação do labirinto, gripe

Estase gástrica crônica
- Idiopática ("não-ulcerosa" ou dispepsia "funcional")
- *Diabetes mellitus*
- Pós-vagotomia
- Doença de refluxo gastroesofágico
- Anorexia nervosa
- Esclerose sistêmica progressiva
- Pseudo-obstrução intestinal idiopática crônica
- Amiloidose
- Miotonia distrófica
- Dermatomiosite
- Degeneração autonômica
- Tumores do tronco cerebral
- Lesão de medula espinhal
- Tumor associado (carcinoma de pulmão, de pâncreas)
- Pós-irradiação
- Porfiria

Gastroparesia crônica é freqüente em doenças que causam disfunção motora em todo o trato gastrointestinal, como no *diabetes mellitus* e na esclerose sistêmica progressiva. Não é, portanto, incomum que pacientes com gastroparesia tenham evidência de motilidade anormal no esôfago, intestino delgado, cólon ou ânus-reto. Em todos os casos, há, entretanto, uma correlação pobre entre a taxa de trânsito em diferentes regiões do trato gastrointestinal. A gastroparesia ocorre em aproximadamente 40% dos pacientes com doença de refluxo gastroesofagiano, mas o atraso no esvaziamento gástrico é usualmente não-intenso, e o significado do atraso no esvaziamento gástrico é incerto[22]. A infecção com *Helicobacter pylori* não é uma causa de retardo no esvaziamento gástrico[7].

A correlação entre o esvaziamento gástrico de alimentos sólidos e líquidos é relativamente ruim em pacientes com gastroparesias[44,48]. Em particular, o retardo do esvaziamento gástrico de alimentos sólidos pode estar associado a esvaziamento acelerado de líquidos, particularmente depois de procedimento de drenagem gástrica[90]. O retardo de esvaziamento gástrico é fre-

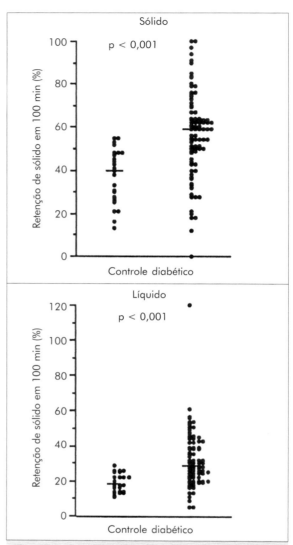

Fig. 33.4 — *O esvaziamento gástrico expresso como a quantidade de um sólido (100 g de carne moída) remanescente no estômago 100 min após o término da refeição e os 50% do tempo de esvaziamento para líquidos (150 ml de dextrose a 10%) em 87 pacientes randomizados com diabetes mellitus (67 insulino-dependentes e 20 não-insulino-dependentes) e 25 voluntários normais. As linhas horizontais representam os valores médios*[48].

qüentemente associado com distribuição intragástrica anormal de alimento[97,98]. Para propósitos práticos, esvaziamento gástrico anormalmente acelerado só é importante após cirurgia gástrica[90]. Em pacientes com ulceração duodenal ou síndrome de Zollinger-Ellison, o esvaziamento gástrico é freqüentemente acelerado, mas há uma considerável superposição com valores normais (Tabela 33.2).

Embora alterações histológicas específicas não sejam sempre aparentes, parece certo que muitos distúrbios da motilidade gástrica resultam de defeitos na inervação

DISTÚRBIOS DA MOTILIDADE GÁSTRICA

neural intrínseca (mioentérica) ou extrínseca (simpático e parassimpático) [9]. Em muitos casos, uma alteração neurológica não é óbvia. Por exemplo, muitos pacientes com dispepsia funcional (não-ulcerosa)[35,100] e doença de refluxo gastroesofágico[16,22] têm disfunção nervosa autonômica. Embora a gastroparesia diabética tenha sido atribuída a um dano vagal, evidências que confirmem esse conceito são limitadas. Em particular, descrições da desmielinização do segmento vagal em pacientes diabéticos[89] não têm sido confirmadas em estudos mais recentes[102]. Estudos histológicos adicionais são requeridos para esclarecer essa questão. Como afirmado previamente, a concentração de glicose sanguínea tem uma grande influência na função motora gástrica no diabetes, assim em muitos casos de gastroparesia diabética o atraso no esvaziamento gástrico é reversível[27].

Anomalias do plexo mioentérico têm sido demonstradas em alguns casos de pseudo-obstrução intestinal e em neuropatias viscerais familiares[61]. Na maioria dos casos de gastroparesias, que se acredita que são resultado de infecções virais, a patogenia não é bem definida, mas corpúsculos de inclusão intranucleares foram demonstrados depois de infecção por citomegalovírus[91]. Uma infiltração linfocítica do plexo mioentérico é frequentemente evidente em gastroparesias associadas com síndromes paraneoplásicas, e em muitos casos um anticorpo específico dirigido contra componentes neurais do plexo mioentérico pode ser demonstrado[63].

Anomalias miogênicas parecem ser importantes somente na minoria dos pacientes com gastroparesia. Na distrofia muscular de Duchenne, existe uma substituição de fibras musculares lisas por tecido conjuntivo[5], e alterações similares são também evidentes em pacientes com distrofia miotônica[82]. Em pacientes com polimiosite e dermatomiosite, a disfunção da musculatura gástrica lisa parece ser devida à infiltração linfocitária, atrofia e finalmente fibrose das fibras musculares[43]. Infiltração da musculatura gastrointestinal lisa e dos nervos autonômicos por amiloidose é bem reconhecida em pacientes com amiloidose sistêmica[17]. A substituição de fibras musculares lisas por colágeno também tem sido demonstrada em pacientes com esclerose sistêmica progressiva avançada, embora distúrbios precoces da motilidade nessa condição possam refletir alterações neuropáticas[17,34]. Não é certo se as alterações hormonais contribuem para a motilidade gástrica anormal ou não[94]. Por exemplo, um aumento da motilina plasmática tem sido relatado em pacientes com gastroparesia[1], mas esse achado não tem sido constante[95].

DISFUNÇÕES MOTORAS EM GASTROPARESIAS

O esvaziamento anormal do estômago pode teoricamente refletir uma degradação mecânica defeituosa dos alimentos, propulsão inefetiva do conteúdo intragástrico e uma alta resistência anormal ao esvaziamento. Em vista do entendimento incompleto dos mecanismos que determinam o esvaziamento gástrico normal, não é surpresa que o conhecimento das disfunções responsáveis pelo esvaziamento gástrico retardado seja ainda mais limitado.

Por não haver estudos avaliando pressões no estômago proximal, antro, piloro e duodeno simultaneamente com o fluxo transpilórico, existe uma incerteza considerável sobre a contribuição relativa de anormalidades da função motora no esvaziamento gástrico anormal. Embora vários padrões anormais de atividade motora tenham sido descritos em pacientes com distúrbio de esvaziamento gástrico, a ênfase da maioria dos estudos tem sido a função motora antral, a qual tem sido caracteristicamente avaliada como um "índex". As últimas avaliações são de determinação de amplitude e frequência das ondas de pressão ou contração, mas não se tem informação sobre sua organização temporal ou espacial, a qual parece ser o maior determinante das consequências mecânicas[51].

A maioria dos investigadores sugere que a gastroparesia é devida a uma motilidade reduzida. A possibilidade de que o esvaziamento gástrico lento seja resultado da sequência desordenada de contrações de amplitude normal, ou mesmo aumentada, tem sido ignorada. Muitos estudos foram realizados em pacientes que tinham gastroparesia como sintoma base mas nos quais a avaliação do esvaziamento gástrico não foi realizada. A interpretação da maioria das observações em pacientes com *diabetes mellitus* é especificamente dificultada pelo fato de as concentrações de glicose sanguínea não serem constantes, ou até mesmo monitorizadas. Portanto, é possível que a maioria dos estudos feitos nesses pacientes possa ser atribuída aos efeitos da hiperglicemia[27,28]. Apesar dessas limitações, parece certo que a gastroparesia ocorre de uma mistura heterogênea de disfunções motoras e que a organização anormal da motilidade gastropiloroduodenal pode ser importante em muitos casos[6,27].

Existe pouca informação sobre a função motora do estômago proximal em pacientes com gastroparesias. Azpiroz e Malagelada[4] descreveram que pacientes com gastroparesia pós-operatória frequentemente têm uma dilatação gástrica remanescente com uma redução da resposta contrátil à distensão, quando comparados com pessoas saudáveis. Existe alguma evidência de que o tônus gástrico proximal é reduzido em muitos pacientes com gastroparesia diabética[52,84,98].

Tanto a motilidade rápida quanto a hipomotilidade antral pós-prandial ocorrem frequentemente em gastroparesias, sendo relatadas em gastroparesias idiopáticas[80] e em gastroparesias associadas com vagotomia troncular[68], refluxo gastroesofágico,[8] esclerose sistêmica progressiva[10] e *diabetes mellitus*[1,68] (Fig. 33.5). O componente antral da fase 3 do complexo motor migratório interdigestivo está ausente ou diminuído em frequência em muitos pacientes com gastroparesia[1,90]. Como a atividade da fase 3 antral está associada com a expulsão de resíduos alimentares não-digeríveis e restos celulares para o intestino, uma redução nessa atividade contribui para a formação do bezoar e o atraso na absorção de comprimidos ou cápsulas, que não são degradados no estômago[47]. A freqüência das contrações antrais é geralmente normal em pacientes com hipomotilidade antral pósprandial. Uma redução no número de ondas pressóricas antrais, as quais são temporariamente associadas com ondas de pressão duodenal, i.e., organização anormal dos eventos motores, pode ser o maior fator contribuinte para o esvaziamento lento[30,31].

gastroparesias[12,14,30], as quais podem contribuir para o retardo de esvaziamento.

As gastroparesias têm sido tradicionalmente consideradas como devidas à falência da bomba. Contudo, é possível que o esvaziamento lento do estômago (e sintomas gastrointestinais) resulte de uma disfunção sensorial. Particularmente, um defeito nos processos de sinalização de receptores do intestino delgado pode levar a retardo inapropriado do esvaziamento gástrico[85].

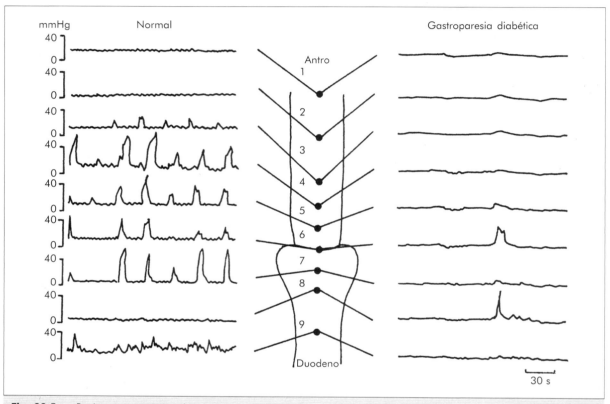

Fig. 33.5 — Registro manométrico das pressões no antro, piloro e duodeno após a ingestão de uma refeição sólida em um indivíduo normal (esquerda) e em um paciente diabético com gastroparesia (direita). A posição dos canais de registro é mostrada. No paciente diabético existe uma hipomotilidade antral. A glicemia foi de 15 mmol/L[47].

Aumento na freqüência da fase localizada e da pressão das ondas de tônus pilórico tem sido relatado em pacientes diabéticos com náuseas e vômitos, mas as ondas de pressão pilórica foram avaliadas por uma técnica inadequada. Além disso, a hiperglicemia por si só estimula a motilidade pilórica[28], e as concentrações de glicose sérica não foram monitorizadas nesse estudo. Os resultados de estudos mais recentes sugerem que um aumento na freqüência de contrações localizadas no piloro não é um fator maior que contribua para o retardo do fluxo transpilórico em pacientes diabéticos (especialmente durante euglicemia) e em outras formas de gastroparesias[30,31]. Várias alterações motoras do intestino delgado proximal foram demonstradas em pacientes com

Essa hipótese interessante continua não-provada, mas necessita de avaliação adicional devido aos resultados de estudos que avaliaram os efeitos de padrões prévios de ingestão de nutrientes no esvaziamento gástrico[23,24].

QUADRO CLÍNICO

Apesar de alguns pacientes com gastroparesia serem assintomáticos, muitos sofrem de sintomas intensos, como náuseas, vômitos, dor abdominal e saciedade precoce. Os sintomas são usualmente pós-prandiais. Vômitos de grande volume muitas horas após a refeição são fortemente sugestivos de gastroparesia, especialmente nos vômitos contendo alimentos ingeridos há horas e que não foram digeridos. Existe uma correlação pobre entre os sintomas e o esvaziamento gástrico retardado. Em particular, muitos pacientes com esvaziamento retardado acentuado têm poucos ou nenhum sintoma gastrointestinal alto (Fig. 33.6). Além disso, esvaziamento gástrico lento ou acelerado pode estar associado com sintomas similares[90].

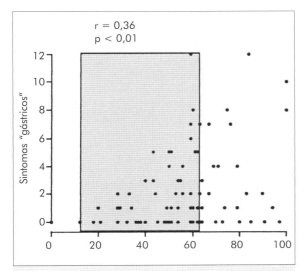

Fig. 33.6 — A relação (r=0,36, p<0,01) entre sintomas referentes ao esvaziamento gástrico lento e ao esvaziamento gástrico de componentes sólidos da refeição (carne moída) nos mesmos pacientes mostrados na Fig. 33.4. A variação normal para o esvaziamento gástrico é mostrada na área sombreada[48].

Apesar de o tratamento de gastroparesia com drogas pró-cinéticas aliviar os sintomas em muitos pacientes, em outros a normalização do esvaziamento parece não ter efeitos clínicos, e ainda existe somente uma ligeira correlação entre os efeitos no esvaziamento gástrico e a magnitude da melhora sintomática[45].

Os sintomas, que são devidos primariamente a distúrbio da motilidade, parecem ser de origem multifatorial. Em alguns pacientes, eles podem refletir distúrbios da motilidade esofágica, do intestino delgado ou do cólon[13]. Em outros, anormalidades psiquiátricas podem ser importantes[19]. Foi sugerido que a atividade mioelétrica gástrica anormal, que pode não estar sempre associada com o atraso no esvaziamento gástrico, poderia ser outro fator[60]. Estudos recentes apóiam veementemente o conceito de que o *feedback* anormal dos receptores sensoriais eferentes da mucosa do estômago ou intestino delgado podem causar sintomas[47]. Este último pode ser particularmente relevante na etiologia dos sintomas associados com o esvaziamento rápido de nutrientes depois de procedimentos de drenagem gástrica.

Os sintomas intensos são incapacitantes e podem também levar a risco de vida por desequilíbrio eletrolítico e deficiências nutricionais, bem como por controle inadequado de glicose indevido em pacientes com diabetes. Em indivíduos normais, a taxa de esvaziamento gástrico atua como um grande fator na homeostasia da glicemia pelo controle da distribuição de carboidratos para o intestino delgado[49]. Embora não tenha sido estabelecido, parece provável que o esvaziamento gástrico anormal leve a variações na concentração da glicose sérica ou disfunção nervosa autonômica irreversível, contribuindo com o controle glicêmico ruim em pacientes diabéticos (particularmente pacientes diabetes insulinodependentes), causando uma má combinação entre a ação da insulina administrada exogenamente ou drogas hipoglicemiantes orais e a absorção de nutrientes pelo intestino delgado[52]. Essa relação, se estabelecida, teria grandes implicações no tratamento de pacientes diabéticos com controle inadequado.

A maioria das drogas é absorvida mais lentamente pelo estômago do que pelo intestino delgado, e a taxa de esvaziamento gástrico é portanto um determinante importante da absorção oral de medicamentos[46,31]. A estase gástrica pode portanto levar a flutuações na concentração sérica de drogas administradas oralmente. Isso pode ser particularmente importante em pacientes diabéticos em uso de agentes hipoglicemiantes orais[36].

Pacientes com esvaziamento gástrico rápido podem queixar-se de sintomas semelhantes àqueles com esvaziamento gástrico lento, como náuseas, vômitos, dor abdominal e distensão[90]. Em uma minoria dos pacientes, diarréia e sintomas vasomotores como palpitações e debilidade podem estar presentes. Esses sintomas podem refletir sobrecarga de nutrientes no intestino delgado e de receptores osmóticos devido ao esvaziamento rápido de conteúdo gástrico hiperosmolar no jejuno e ocorrem mais freqüentemente (5-30% dos casos) após drenagem gástrica, tal como após uma gastrectomia à Billroth II ou vagotomia com piloroplastia[90].

DIAGNÓSTICO

Devido à natureza não específica dos sintomas, são necessárias avaliações objetivas para estabelecer o diagnóstico de disfunção motora gástrica[32]. Várias técnicas foram criadas para avaliar a motilidade gastroduodenal (Tabela 33.3). Esses métodos podem ser divididos em três categorias: medida do esvaziamento gástrico, medida da pressão intraluminal e registro da ativação elétrica gástrica. As técnicas podem avaliar o fluxo de conteúdo gástrico, contrações da parede gástrica, pressão intragástrica ou atividade elétrica da parede gástrica, mas nenhuma avalia fluxo, pressão e motilidade da parede concomitantemente, e a maioria das informações é ainda obtida pela combinação simultânea de técnicas. A falta de padronização dos métodos tem impedido comparações dos resultados de estudos entre diferentes centros. A difusão da aplicação dessas técnicas em estudos e na prática clínica tem revelado que a disfunção motora gástrica é muito mais prevalente do que se deduzia previamente. Técnicas como a manometria (usada para caracterizar contrações) e eletrogastrografia (que mede a atividade elétrica da musculatura gástrica) fornecem informações substanciais da fisiologia do esvaziamento gástrico normal e das disfunções associadas com doenças do esvaziamento gástrico, mas são técnicas altamente especializadas. No presente, seu uso é em geral limitado à pesquisa, mas elas estão ganhando aceitação nos procedimentos clínicos. A avaliação por cintilografia do esvaziamento gástrico é no presente a mais precisa e praticamente o único método clinicamente aplicável. Testes-padrão como endoscopia e seriografia contrastada do trato gastrointestinal alto são geralmente normais.

Cintilografia

A avaliação cintilográfica do esvaziamento gástrico, pela incorporação de radioisótopos aos componentes alimentares, é a mais conveniente medida fisiológica do esvaziamento gástrico atualmente disponível[47,87]. O procedimento é não-invasivo e requer uma exposição relativamente baixa à radiação, e, com exceção de gravidez, vários estudos podem ser realizados para avaliar o progresso clínico ou os efeitos de agentes terapêuticos. Os isótopos mais comumente usados são o ^{99m}Tc, o ^{111m}In e o ^{113m}In. Marcadores líquidos são geralmente limitados a quelatos não-absorvíveis, como o ácido dietilenotriaminopentaacético (DTPA). O melhor marcador sólido é o ^{99m}Tc-colóide sulfúrico, intracelularmente incorporado no fígado por injeção intravenosa na veia da asa de galinhas vivas[75], mas resultados satisfatórios podem também ser obtidos por uma combinação *in vitro* de ^{99m}Tc-colóide sulfúrico com ovos e fígado e com panquecas de estanho marcadas com ^{99m}Tc. Devido ao fato de a relação entre esvaziamento de sólidos e líquidos ser relativamente pequena, o esvaziamento gástrico deve ser avaliado com uma refeição teste contendo componentes sólidos e nutrientes líquidos[47]. Líquidos não nutrientes como a água, que não estimulam mecanismos com esvaziamento gástrico retardado, não devem ser utilizados.

O teste alimentar deve ser saboroso, representativo de uma alimentação comum e padronizado dentro de cada centro (geralmente num volume de 300-500 ml). Como o esvaziamento gástrico pode ser afetado tanto pela postura como pela gravidade[18,50,78], a posição do paciente durante o estudo também deve ser padronizada. Se isso for possível somente com o uso de um isótopo único, é preferível um marcador sólido. A interpretação dos resultados do teste de esvaziamento gástrico em diabéticos deve ser feita com a concentração de glicose sérica medida durante o teste. Numerosas variáveis metodológicas, como a movimentação do paciente, a deterioração do radionuclídeo e a atenuação dos raios gama, devidas à redistribuição intragástrica do teste alimentar, precisam ser consideradas durante um estudo cintilográfico. É essencial a correção apropriada dos fatores

para se obter resultados precisos.[87] Uma grande limitação da técnica radioisotópica é que a quantidade de secreção gástrica não é medida e a diluição resultante dos marcadores não pode ser quantificada. Apesar de o elevado custo do equipamento limitar a disponibilidade do procedimento, a monitorização contínua do esvaziamento gástrico não é requerida na maioria dos estudos clínicos.

Para estudos individuais, o esvaziamento gástrico é mais bem expresso como uma curva mostrando a contagem do marcador permanecendo no estômago com relação ao tempo, comparado a uma série de indivíduos normais (Fig. 33.2). As técnicas de cintilografia também podem ser usadas para monitorizar a ocorrência de contrações no estômago distal[98], mas as técnicas cintilográficas atuais não têm resolução temporal suficiente para quantificar com precisão o fluxo transpilórico em cada segundo.

Técnicas Radiológicas

As técnicas radiológicas como a fluoroscopia e a tomografia computadorizada têm baixa sensibilidade e são associadas a alto nível de irradiação. Radiografias obtidas com marcadores radiopacos de 6 mm de comprimento têm sido usadas para medir o esvaziamento de sólidos não-digeríveis e para avaliar o efeito de drogas pró-cinéticas[74]. Nesses estudos, a passagem de marcadores para o duodeno ocorre durante a fase 3 do complexo motor migratório interdigestivo no antro, o qual, como discutido anteriormente, está ausente em algumas formas de gastroparesias.

Teste da Respiração Radioisotópica

A avaliação do esvaziamento gástrico do ^{14}C-ácido octanóico misturado em ovos mexidos, por detecção do CO_2 radiomarcado, foi descrita recentemente[33,41]. Essa técnica parece simples, e os testes proporcionam tempos de esvaziamento gástrico similares àqueles obtidos pela cintilografia. Além disso, os pacientes são expostos a apenas 1% da carga radioativa obtida com a cintilografia convencional. Se esses resultados forem confirmados, o teste respiratório provavelmente se tornará largamente usado como triagem para o esvaziamento gástrico retardado.

Ultra-Sonografia

As técnicas de ultra-sonografia são seguras e não expõem os pacientes à radiação ionizante. Além disso, agora é possível o uso de técnicas com Doppler para detectar a velocidade do fluxo dentro do estômago[37]. A ultra-sonografia tridimensional permite a avaliação da distribuição intragástrica dos alimentos. As considerações técnicas geralmente limitam a avaliação da motilidade gástrica ao antro, e o método depende da experiência e da habilidade do técnico. Com desenvolvimento adicional, esse método pode se tornar mais útil em vista da difusão do equipamento.

TRATAMENTO

O tratamento está indicado na presença de sintomas gastrointestinais. Como discutido, em pacientes diabéticos não está estabelecido se a "estabilização" do distúrbio de esvaziamento resulta em melhora do controle das concentrações de glicose sanguínea. Todos os pacientes com sintomas sugestivos de gastroparesia devem se submeter a uma endoscopia para excluir obstrução gástrica secundária à doença ulcerosa péptica ou neoplasia. O esvaziamento gástrico deve preferencialmente ser avaliado por cintilografia em pacientes com sintomas intensos antes do início do tratamento, mas, se isso não for possível, é razoável iniciar um teste terapêutico por 4 semanas. Deve ser lembrado que há uma alta resposta a placebo nesse grupo de pacientes, portanto um resultado terapêutico positivo não deve ser interpretado como diagnóstico de certeza de distúrbio de motilidade. Após a realização do teste terapêutico, a avaliação do esvaziamento gástrico deve ser realizada se os sintomas persistirem, ou se recorrerem após a suspensão da terapia. Em pacientes com sintomas após cirurgias gástricas, é mandatório avaliar o esvaziamento gástrico devido à impossibilidade de discriminação entre sintomas de esvaziamento gástrico rápido ou retardado.

O tratamento da gastroparesia é freqüentemente desafiador. É importante excluir causas reversíveis de gastroparesias, tais como efeitos colaterais de drogas e anormalidades eletrolíticas. Em pacientes diabéticos, devem ser feitas tentativas para melhorar o controle da glicemia, mas o controle rigoroso da glicose sérica é geralmente muito difícil de ser conseguido. O efeito das modificações na dieta (pouca gordura, refeições freqüentes e evitar sólidos não-digeríveis) é geralmente desapontador. Embora a avaliação elétrica da musculatura gástrica seja tecnicamente possível, a experiência com esse método é ainda muito limitada. O resultado dos tratamentos cirúrgicos atuais para a gastroparesia é freqüentemente insatisfatório, e pode estar associado à piora das manifestações clínicas[47]. Apesar de as terapias cirúrgicas ajudarem a compreender melhor a fisiopatologia, a cirurgia atualmente só deve ser realizada em centros especializados quando o paciente não tiver respondido aos outros tratamentos.

A terapia com agentes pró-cinéticos desempenha o papel central do tratamento. As drogas atualmente disponíveis incluem a metoclopramida, a domperidona, a cisaprida e a eritromicina[2,11,72]. Esses agentes geralmente aumentam o esvaziamento gástrico. Suas propriedades farmacológicas que levam à melhora do esvaziamento gástrico são mal entendidas, mas envolvem bloqueio do receptor dopaminérgico (domperidona e metoclopramida), estimulação dos receptores da motilina (eritromicina) e estimulação e bloqueio dos subtipos de receptores de 5-hidroxitriptamina (metoclopramida e cisaprida). A natureza heterogênea da patogenia e das disfunções motoras da gastroparesia indica que pode ser impossível tratar todas as anormalidades sensoriais/motoras com uma única droga.

Está bem documentado que a resposta à terapia pró-cinética é variável[15], e existem algumas evidências de que os distúrbios miopáticos podem responder menos favoravelmente. Têm sido feitas muitas comparações entre as drogas. A cisaprida (dose usual de 10 mg quatro vezes ao dia) era a droga de primeira escolha, já que seu efeito pró-cinético é mantido por tempo prolongado após a administração[72]. Entretanto, devido aos efeitos colaterais cardiogênicos e arritmias cardíacas, ela tem sido pouco utilizada atualmente.

A metoclopramida e a domperidona são alternativas úteis, embora haja algumas evidências de que seus efeitos benéficos no esvaziamento gástrico não são prolongados[42,47]. Os efeitos colaterais no sistema nervoso central, que ocorrem em mais de 20% dos pacientes, também limitam o uso da metoclopramida.

A eritromicina tem potente efeito motor na motilidade gástrica. Quando dada intravenosamente para pacientes com gastroparesia diabética, numa dose de 3 mg/kg, acelera o esvaziamento gástrico[57]. A eritromicina parenteral pode ainda ser de particular valia no tratamento inicial de pacientes com náuseas e vômitos intensos e na facilitação da passagem de tubos transpilóricos. A eritromicina usada oralmente é menos potente, e ainda existem incertezas sobre sua eficácia a longo prazo[86]. A probabilidade de que certas combinações de drogas são sinérgicas, como a domperidona e a cisaprida, não tem sido adequadamente estudada.

Existem relativamente poucas informações sobre os efeitos mecânicos responsáveis pelo esvaziamento gástrico acelerado. A cisaprida e a eritromicina aumentam o número de ondas de pressão antral, pilórica e duodenal, as quais são relacionadas temporalmente e suprimem as ondas de pressão que estão localizadas no piloro[29,31].

Nos casos em que o tratamento medicamentoso falhar, pode ser necessário recorrer à alimentação enteral via sonda nasogástrica ou por um tubo de gastrostomia colocado endoscopicamente. Apesar dos avanços no tratamento farmacológico dos sintomas gastrointestinais altos resultantes do distúrbio da motilidade gástrica, eles não são uniformemente satisfatórios, e há uma necessidade de novos métodos terapêuticos. Medicamentos que causam modificações sensoriais do *feedback* do estômago e intestino delgado podem ser agentes úteis para o tratamento dos sintomas.

Sintomas da síndrome de *dumping* precoce relacionados ao esvaziamento rápido freqüentemente melhoram com pequenas modificações na dieta e na hora de ingestão (ver Capítulo 38). Os pacientes devem fazer refeições sólidas pequenas e freqüentes, evitando carboidratos simples. Não devem ingerir líquidos às refei-

499

ções. Deitar após as refeições pode também melhorar os sintomas. A adição de goma guar pode ser benéfica, e a octreotida (análoga da somatostatina de ação prolongada) pode também ser de grande ajuda para alguns pacientes. Uma minoria de pacientes com sintomas intensos que não melhoram requer tratamento cirúrgico, sendo a anastomose em Y de Roux o procedimento de escolha[58].

Tabela 33.2
Etiologia do Esvaziamento Gástrico Rápido

Pós-cirurgia gástrica

Síndrome de Zollinger-Ellison

Úlcera duodenal

Tabela 33.3
Técnicas para Avaliação da Motilidade Gastroduodenal em Humanos

1. Técnicas invasivas
   - Intubação/aspiração de conteúdo gástrico
   - Endoscopia
   - Manometria

2. Técnicas não-invasivas
   - Cintilografia
   - Radiologia
   - Ultra-sonografia
   - Tomografia potencial aplicada
   - Epigastrografia
   - Absorção cinética de drogas administradas oralmente
   - Ressonância magnética
   - Teste de respiração radioisotópica
   - Eletrogastrografia

REFERÊNCIAS BIBLIOGRÁFICAS

1. Achem-Karam S, Funakoshi A, Vinik A, Owyang C. Plasma motilin concentration and interdigestive migrating motor complex in diabetes gastroparesis: effect of metoclopramide. *Gastroenterology* 88:492-9, 1985.
2. Albibi R, Mccallum RW. Metoclopramide: pharmacology and clinical application. *Ann Intern Med* 98:86-95, 1983.
3. Akkermans LMA, Hendrikse CA. Post-gastrectomy problems. *Dig Liver Dis* 32(Suppl 3):S263, 2000.
4. Azpiroz F, Malagelada JR. Gastric tone measured by an electronic barostat in health and post cirurgical gastroparesis. *Gastroenterology* 92:934-43, 1987.
5. Bahron R, Levine E, Olson J, Mendell J. Gastric hipomotility in Duchenne's muscular dystrophy. *N Eng J Med* 319:15-8, 1988.
6. Barnett JL, Owyang C. Serum glucose concentration as a modulator of interdigestive gastric motility. *Gastroenterology* 94:739-44, 1988.
7. Barnett JL, Behler EM, Appelman HD, Elta GH. *Campylobacter pylori* is not associated with gastroparesis. Dig Dis Sci 34:1677-80, 1989.

8. Behar J, Ramsby G. Gastric emptying and antral motility in reflux oesophagitis. *Gastroenterology* 74:253-6, 1978.
9. Bharucha AE, Camilleri M, Low PA, Zinsmeister AR. Autonomic dysfunction in gastrointestinal motility disorders. *Gut* 34:397-401, 1993.
10. Bortolottti M, Turba E, Tosti A et al. Gastric emptying and interdigestive antroduodenal motility in patients with esophageal scleroderma. *Am J Gastroenterol* 86:743,7, 1991.
11. Brogden RN, Carmine AA, Heel RC, Speight TM, Avery GS. Domperidone. A review of its pharmacological activity, pharmacokinetics and therapeutic efficacy in the symptomatic treatment of chronic dyspepsia and as an antiemetic. *Drugs* 24:360-400, 1982.
12. Camilleri M, Malagelada J. Abnormal intestinal motility in diabetics with the gastroparesis syndrome. *Eur J Clin Invest* 14:420-7, 1984.
13. Camilleri M, Brown M, Malagelada J. Impaired transit of chyme in chronic intestinal pseudoobstruction. correction by Cisapride. *Gastroenterology* 91:619-26, 1986.
14. Camilleri M, Brown M, Malagelada J. Relatinship between impaired gastric emptying and abnormal gastrointestinal motility. *Gastroenterology* 91:94-9, 1986.
15. Camilleri M, Balm RK, Zinsmeister AR. Determinants of response to a prokinetic agent in neuropathic chronic intestinal motility disorder. *Gastroenterology* 106:916-23, 1994.
16. Chakraborty TK, Ogilvie AL, Heading RC, Ewing DJ. Abnormal cardiovascular reflexes in patients with gastro-oesophageal reflux. *Gut* 30:46-9, 1989.
17. Chokhavatia S, Anuras S. Neuromuscular disease of the gastrointestinal tract. *Am J Med Sci* 301:201-14, 1991.
18. Christian P, Moore J, Sorenson J, Coleman R, Weich D. Effects of meal size and correction technique on gastric emptying time: studies with two tracers and opposed detectors. *J Nucl Med* 21:883-5, 1980.
19. Clouse RE, Lustman PJ. Gastrointestinal symptoms in diabetic patients: lack of association with neuropathy. *Am J Gastroenterol* 84:868-72, 1989.
20. Collins PJ, Horowitz M, Cook DJ, Harding PE, Shearman DJC. Gastric emptying in normal subjects. A reproducible technique using a single scintillatin camera and computer system. *Gut* 24:1117-25, 1983.
21. Cooke A. Localization of receptors inhibiting gastric emptying in the gut. *Gastroenterology* 72:875-80, 1977.
22. Cunningham K, Horowitz M, Riddell P, Maddern G, Holloway RH, Wishart JM, Jamieson GG. Relatioships among autonomic nerve dysfunction, oesophageal motility and gastric emptying in gastrooesophageal reflux disease. *Gut* 32:1436-40, 1991.
23. Cunningham K, Daly J, Horowitz M, Read N. Gastrointestinal adaptation to diets of differing fat composition in human volunteers. *Gut* 32:483-6, 1991.
24. Cunningham K, Horowitz M, Read N. The effect of short-term dietary supplementation with glucose on gastric emptying in humans. *Br J Nutr* 65:15-9, 1991.
25. Edelbroek M, Horowitz M, Dent J, Sun WM, Malbert C, Smout A, Akkermans L. Effect of duodenal distension on fasting and postprandial antropyloroduodenal motility in humans. *Gastroenterology* 106:583-92, 1994.
26. Firth M, Prather CM. Gastrointestinal motility problems in the elderly patient. *Gastroenterology* 122:1688-700, 2002.
27. Fraser R, Horowitz M, Maddox A, Harding P, Chatterton B, Dent J. Hiperglycaemia slows gastric emptying in type I *diabetes mellitus*. Diabetologia 33:675-80, 1990.
28. Fraser R, Horowitz M, Dent J. Hiperglycaemia stimulates pyloric motility in normal subjects. *Gut* 32:475-8, 1991.
29. Fraser R, Shearer T, Fuller J, Horowitz M, Dent J. Intravenous erythromycin overcomes small intestinal feedback in antral, pyloric and duodenal motility. *Gastroenterology* 103:114-9, 1992.
30. Fraser R, Maddox A, Horowitz M, Dent J. Organization of antral, pyloric and duodenal motility in patients with gastroparesis. *J Gastrointest Motil* 5:167-75, 1993.

500

DISTÚRBIOS DA MOTILIDADE GÁSTRICA

31. Fraser R, Horowitz M, Maddox A, Dent J. Postprandial motility and gastric emptying in gastroparesis- the effect of cisapride. *Gut* 35:172-8, 1994.

32. Galil MA, Critchley M, Mackie CR. Isotope gastric emptying tests in clinical practice: expectation, outcome and utility. *Gut* 34:916-9, 1993.

33. Ghoos Y, Meas B, Geypens B et al. Measurement of gastric emptying rate of solids by means of carbon-labeled octanoic breath test. *Gastroenterology* 104:1640-7, 1993.

34. Greydanus MP, Camilleri M. Abnormal postcibal antral and small bowel motility due to neuropathy or myopathy in sistemic sclerosis. *Gastroenterology* 96:110-5, 1989.

35. Greydanus MP, Vassalo M, Camilleri M, Nelson DK, Hanson RB, Thomforde GM. Neurohormonal factors in functional factors in functional dyspepsia: insights on pathophysiological mechanisms. *Gastroenterology* 100:1311-8, 1991.

36. Groop LC, Defronzo RA, Luizi L, Melander A. Hyperglycaemia and absorption of sulphonylurea drugs. *Lancet* 11:129-30, 1989.

37. Hausken T, Odegaard S, Berstaad A. Antroduodenal motility studied by real-time ultrassonography. Effect of enprostil. *Gastroenterology* 100:59-63, 1991.

38. Heddle R, Dent J, Read N, Houghton L, Toouli J, Horowitz M, Maddern G, Downton J. Antropyloroduodenal motor responses to intraduodenal lipid infusion in healthy volunteers. *Am J Phisiol* 254:G671-79, 1988.

39. Heddle R, Collins P, Dent J et al. Motor mechanisms associated with slowing of the gastric emptying of a solid meal by an intraduodenal lipid infusion. *J Gastroent Hepatol* 4:437-47, 1989.

40. Heddle R, Miedema BW, Kelly KA. Integration of canine proximal gastric, antral, pyloric and proximal duodenal motility during fasting and after a liquid meal. *Dig Dis Sci* 38:856-69, 1993.

41. Hiele M, Ghoss Y, Wensing C, Rutgeerts P, Vantrappen G. The effect of erythromycin and propantheline on gastric emptying rate as measured by the 14c-octanoic acid breath test. *Gastroenterology* 100:A83, 1991.

42. Horowitz M, Harding PE, Chatterton E, Collins PJ, Shearm DJC. Acute and chronic effects of domperidone on gastric emptying in diabetic autonomic neuropathy. *Dig Dis Sci* 30:1-9, 1985.

43. Horowitz M Mcneil JD, Maddern GJ et al. Abnormalities of gastric and oesophageal emptying in polymyositis/dermatomyositis. *Gastroenterology* 90:434-9, 1986.

44. Horowitz M, Harding PE, Maddox A et al. Gastric and oesophageal emptying in insulin-dependent *diabetes mellitus. J Gastroenterol Hepatol* 1:97-113, 1986.

45. Horowitz M, Maddox A, Harding PE, Maddern GJ, Chatterton BE, Wishart J, Shearman DJC. Effect of cisapride on gastric and esophageal emptying in insulin-dependent diabetes mellitus. *Gastroenterology* 92:1899-1907, 1987.

46. Horowitz M, Maddox A, Bochner M, Wishart J, Bratasiuk R, Collins P, Shearman D. Relationships between gastric emptying of solid and caloric liquid meals and alcohol absorption. *Am J Physiol* 257:G291-8, 1989.

47. Horowitz M, Dent J. Disordered gastric emptying: mechanical basis, assessment and treatment. *Bailliere's Clin Gastroenterol* 5:371-407, 1991.

48. Horowitz M, Maddox AF, Wishart JM, Harding PE, Chatterton BE, Shearman DJC. Relationships between oesophageal transit and solid and liquid gastric emptying in *diabetes mellitus. Eur J Nucl Med* 18:229-34, 1991.

49. Horowitz M, Edelbroek MAL, Wishart J, Straathof J. Relationship between oral glucose tolerance and gastric emptying in normal healthy subjects. *Diabetologia* 36:857-62, 1993.

50. Horowitz M, Jones K, Edelbroek M, Smout A, Read NW. The effect of posture on gastric emptying and intragastric distribution of oil and aqueous meal components and appetite. *Gastroenterology* 105:382-90, 1993.

51. Horowitz M, Dent J. The study of gastric mechanics and flow: A mad hatter's tea party starting to make sense. *Gastroenterology* 107:302-6, 1994.

52. Horowitz M, Fraser R. Disordered gastric motility in diabetes mellitus. *Diabetologia* 37:543-51, 1994.

53. Horowitz B, Ward SM, Sanders KM. Cellular and molecular basis for electrical rhythmicity in gastrointestinal muscles. *Annu Rev Physiol* 61:19, 1999.

54. Hunt J, Knox M A. Relation between the chain enght of fatty acids and the slowing of gastric emptying. *J Phisiol* 194:327-36, 1968.

55. Hunt J, Stubbs D. The volume and energy content of meals as determinants of gastric emptying. *J Phisiol* 245:209-25, 1975.

56. Indireshkumar K, Brasseur JG, Fass H et al. Relative contributions of "pressure pump"and "peristaltic pump" to gastric emptying. *Am J Physiol* 278:G604, 2000.

57. Janssens J, Peeters T, Vantrappen G et al. Improvement of gastric emptying in diabetic gastroparesis by erythromicin. Preliminary studies. *N Eng J Med* 322:1028-31, 1990.

58. Karlstrom L, Kelly KA. Ectopic jejunal pacemaker and gastric emptying after roux gastrectomy: effect of intestinal pacing. *Surgery* 106:867-71, 1989.

59. Kelly KA. Gastric emptying of liquids and solids: roles of proximal and distal stomach. *Am J Phisiol* 239:G71-6 1980.

60. Koch KL, Stern RM, Stewart WR, Vasey MW. Gastric emptying and gastric myoelectrical activity in patients with diabetic gastroparesis: effect of long-term domperidone. *Am J Gastroenterol* 84:69-75, 1989.

61. Krishnamurthy S, Schuffler M Pathology of neuromuscular disorders of the small intestine and colon. *Gastroenterology* 93:610-39, 1987.

62. Ladabaum U, Brown MB, Pan W et al. Effects of nutrients and serotonin 5-HT$_3$ antagonism on symptoms evoked by distal gastric distension in humans. *Am J Physiol* 230:G201, 2001.

63. Lennon V, Sas D, Busk M et al. Enteric neuronal autoantibodies in pseudoobstruction with small-cell lung carcinoma. *Gastroenterology* 100:137-42, 1991.

64. Lin H, Doty J, Reedy T, Meyer J. Inhibition of gastric emptying by acids depends on pH, titratable acidity, and lenght of intestine exposed to acid. *Am J Physiol* 259:G25-30, 1990.

65. Lin H, Doty J, Reedy T, Meyer J. Inhibition of gastric emptying by sodium oleate depends on lenght of intestine exposed to nutrient. *Am J Phisiol* 259:G1031-6, 1990.

66. Lin HC, Elashoff JD, Go YJ, Meyer JH. Effect of meal volume on gastric emptying. *J Gastrointest Mot* 4:157-63, 1992.

67. Lin Z, Chen JDZ, Parolisi S et al. Prevalence of gastric myoelectrical abnormalities in patients with nonulcer dyspepsia and *H. pylori* infection. *Dig Dis Sci* 46:739, 2001.

68. Luiking YC, Akkermans LMA, Peeters Tl, Cnossen Pj, Nieuwenhuijs VB, Vanberge HGP. Effects of motilin on human interdigestive gastrointestinal and gallbladder moility, and involvement of 5HT$_3$ receptors. *Neurogastroenterol-Mot'l* 14:151-9, 2002.

69. Malbert C, Ruckebusch Y. Relationship between pressure and flow across the gastroduodenal junction in dogs. *Am J Phisiol* 260:G653-7, 1991.

70. Malbert C, Serthelon JP, Dent J. Changes in antroduodenal resistance induced by cisapride in conscious dogs. *Am J Ph-siol* 263:G202-8, 1992.

71. Malbert CH, Mathis C. Antropyloric modulation of transpyloric flow of liquids in pigs. *Gastroenterology* 107:37-46, 1994.

72. Mccallum RW, Prakash C, Campoli-Richards DM, Goa E. Cisapride. A preliminary reviw of pharmacodynamic and pharmacokinetic properties and therapeutic use as a prokinetic agent in gastrintestinal motility disorders. *Drugs* 35:652-8, 1988.

73. Mclaughlin JT, Luca MG, Jones MN et al. Fatty acid chain length determines cholecystokinin secretion and effect on gastric motility. *Gastroenterology* 116:46, 1999.

74. Meyer B, Berlinger C, Janssen J et al. Role of cholecystokinin in regulation of gastrointestinal motor functions. *Lancet* 11:12-5, 1989.

75. Meyer J, Macgregor I, Gueller R, Martin P, Cavalieri R. 99m Tc-Tagget chicken liver as a marker of solid food n the human stomach. *Am J Dig Dis* 21:296-304, 1976.

501

76. Meyer J, Ohash H, Jehn D, Thomson J. Size of liver particles emptied from the human stomach. *Gastroenterology* 80:1489-96, 1981.

77. Meyer JH. Motility of the stomach and gastroduodenal junction. in Johnson IR (ed). *Physiology of the gastrointestinal tract*, 2nd ed Vol 1, pp. 613-630, New York: Raven Press, 1987.

78. Moore J, Datz F, Christian P, Greenberg E, Alazraki N. Effect of body posture on radionuclide measurements of gastric emptying. *Dig Dis Sci* 33:1592-5, 1988.

79. Mroz C, Kelly K. The role of the extrinsic antral nerves in the regulation of gastric emptying. *Surg Gynecol Obstet* 145:369-77, 1977.

80. Narducci F, Bassoti G, Granata M et al. Functional dyspepsia and chronic idiopathic gastric stasis. Role of endogenous opiates. *Arch Intern Med* 146:716-20, 1986.

81. Nimmo WS. Drugs, diseases and altered gastric emptying. *Clin Pharmacokinet* 1:189-203, 1976.

82. Nowak T, Ionasescu V, Anuras S. Gastrointestinal manifestations of the muscular dystrophies. *Gastroenterology* 82:800-10, 1982.

83. Oberle RL, Chen TS, Lloyd C et al. The influence of the interdigestive migrating myoelectric complex on the gastric emptying of liquids. *Gastroenterology* 99:1275-82, 1990.

84. Patterson M, Rintala R, Lloyd DA. A longitudinal study of electrogastrography in normal neonates. *J Pediatr Surg* 35:59, 2000.

85. Quigley EMM, Hasler WL, Parkman HP. Aga technical review on nausea and vomiting. *Gastroenterology* 120:263, 2001.

86. Richards RD, Davenport K, Mccallum RW. The treatment of idiopathic and diabetic gastroparesis with acute intravenous and chronic oral erythromycin. *Am J Gastroenterol* 88:203-7, 1993.

87. Scarpignato C. Gastric emptying measurement in man. In: Scarpignato C, Bianchi Porro G (Eds), Clinical investigation of gastric functions 198-246, 1990.

88. Siddique R, Ricci JA, Stewart WF, Sloan S, Farup CE. Quality of life in a US national sample of adults with diabetes and motility-related upper gastrointestinal symptoms. *Dig Dis Sci* 47:683-9, 2002.

89. Smith B. Neuropathology of the oesophagus in diabetes mellitus. *J Neurol Neurosurg Psych* 37:1151-4, 1974.

90. Smout AJPM, Akkermans LMA, Roelofs JMM et al. Gastric emptying and postprandial symptoms after Billroth II resection. *Surgery* 101:27-34, 1987.

91. Sosino E, Mouy R, Foucard P et al. Intestinal pseudoobstruction related to cytomegalovirus infection of myenteric plexus. *N Eng J Med* 311:196-7, 1984.

92. Sun WM, Doran SM, Jones KL et al. Long-term effects of pyloromytomy on pyloric motility and gastric emptying in humans. *Am J Gastroenterol* 95:92, 2000.

93. Tache Y, Garrick T, Raybould H. Central nervous system action of peptides to influence gastrointestinal motor function. *Gastroenterology* 98:517-28, 1990.

94. Tack J, Coulie B, Wilmer A et al. Influence of sumatriptan on gastric fundus tone and on the perception of gastric distension in man. *Gut* 46:468, 2000.

95. Tack J, Janssens J, Van Trappen G, Peeters T, Annese V, Depoortere I, Muls E, Bouillon R. Effect of erythromycin on gastric motility in controls and in diabetic gastroparesis. *Gastroenterology* 103:72-9, 1992.

96. Tougas G, Eaker EY, Abell TL et al. Assessment of gastric emptying using a low fat meal: establishment of international control values. *Am J Gastroenterol* 95:1456, 2000.

97. Troncon LEA, Bennett RJM, Ahluwalia NK, Thompson DG. Abnormal intragastric distribution of food during gastric emptying in functional dyspepsia patients. *Gut* 35: 327-32, 1994.

98. Urbain JL, Vekemans MC, Bouillon R, Van Cauteren J, Bex M, Mayeur SM, Vand Den Maegdenbergh V, Bataille G, Charkes ND, Malmud LS, De Roo M. Characterization of gastric antral disturbances in diabetes using a scintigraphic technique. *J Nucl Med* 34:576-81, 1993.

99. Vassallo MJ, Camilleri M, Prather CN, Hanson RB, Thomforde GM. Measurement of axial forces during emptying from the human stomach. *Am J Phisiol* 263:G230-9, 1992.

100. Waldron B, Cullen PT, Kumar R, Smith D, Jankowski J, Hopwood D, Sutton D Kennedy N, Campbell FC. Evidence for hypomotility in non-ulcer dyspepsia; a prospective multifactorial study. *Gut* 32:246-51, 1991.

101. Wingate DL. Backwards and forwards with the migrating complex. *Dig Dis Sci* 26:641-66, 1981.

102. Yoshida M, Schuffler M, Sumi S. There are no morphological abnormalities of the gastric wall or abdominal vagus in patients with diabetic gastroparesis. *Gastroenterology* 94:907-14, 1988.

103. Yuan-Xu L, Owyang C. Duodenal acid-induced gastric relaxation is mediated by multiple pathways. *Am J Physiol* 276:G1501, 1999.

Dispepsia*

CAPÍTULO 34

Carlos Quintana Villar

INTRODUÇÃO

Há mais de um século, Dieulefoy e, anteriormente, Trosseau referiram-se à dispepsia como uma dificuldade na digestão e afirmaram tratar-se de uma sintomatologia comum a uma série de doenças agudas ou crônicas. A seu ver, tais sintomas podem manifestar-se de forma bastante dominante em um paciente, sugerindo uma doença específica, o que justificaria uma denominação própria. Eles foram cuidadosos em demonstrar que esse quadro era dependente de diversas condições anormais, diferentes umas das outras, que teriam em comum apenas os sintomas "dispépticos".

A dispepsia é uma das afecções mais comuns. Mais de 25% da população apresentam essa condição[12]. A dispepsia é responsável por uma das queixas mais freqüentes nos consultórios médicos, e reduz significativamente a qualidade de vida, além de elevar os custos médicos diretos (custos de consultas, exames, medicações) e indiretos (absenteísmo ou redução da produtividade no trabalho).

DEFINIÇÃO

O termo dispepsia é derivado do grego e significa má digestão (dys= má; peptien= digestão). Não existe uma definição precisa de dispepsia, e a inespecificidade que cerca esse termo torna difícil uma exposição clara e satisfatória. A dispepsia pode ser definida como a presença de um ou mais dos seguintes sintomas, em qualquer combinação: dor ou desconforto abdominal, plenitude pós-prandial, distensão abdominal, eructações, saciedade alimentar precoce, intolerância a alimentos gordurosos, náuseas, vômito, regurgitação e dor retroesternal em queimação. Esses sintomas podem ser episódicos ou persistentes.

Em 1991, um grupo de especialistas reunidos em Roma desenvolveu um sistema de classificação e estabeleceu os conceitos e critérios diagnósticos das doenças funcionais do trato gastrointestinal, incluindo a dispepsia, os quais foram denominados de critérios de Roma I. Eles foram posteriormente atualizados na conferência de Consenso de Roma em 1999, e ficaram conhecidos como Critérios de Roma II[34]. Segundo estes critérios, dispepsia é definida como dor ou desconforto no abdômen superior. O desconforto pode ser caracterizado por ou associado com plenitude no abdômen superior, saciedade precoce, distensão ou náusea. Dispepsia funcional é definida como presença de dispepsia por pelo menos 12 semanas, que não necessitam ser consecutivas, nos últimos 12 meses, com as seguintes características clínicas: (1) a dispepsia pode ser persistente ou recorrente (dor ou desconforto localizado no epigástrio); (2) ausência de evidências de doenças orgânicas, inclusive ao exame endoscópico, que possam explicar os sintomas; e (3) ausência de evidências de que a dispepsia é aliviada pela evacuação ou associada com alteração na freqüência ou na forma das fezes, isto é, sem apresentar síndrome do intestino irritável.

O Consenso de Roma II sugeriu que o termo dispepsia não-ulcerosa, muitas vezes utilizado como sinônimo de dispepsia funcional, fosse abandonado porque a úlcera péptica não é a única doença a ser afastada antes do estabelecimento do diagnóstico e os sintomas da dispepsia funcional, muitas vezes, são diferentes dos sintomas de úlcera péptica[34]. Pacientes com predomínio de queimação retroesternal não devem ser considerados como tendo dispepsia, mesmo quando os outros sintomas de dispepsia estiverem presentes. Esses pacientes possivelmente apresentam doença do refluxo gastroesofágico.

O Grupo do Consenso Roma II classificou os distúrbios gastrointestinais funcionais, de acordo com a localização dos distúrbios, em sete grupos: esofágicos, gastroduodenais, intestinais, dor abdominal, biliares,

---

* Capítulo traduzido pelos Drs. André R. D. Tolazzi e Juliano Brasil.

anorretais e pediátricos (Tabela 34.1). No grupo dos distúrbios gastroduodenais funcionais, a aerofagia e o vômito funcional foram considerados entidades clínicas distintas da dispepsia funcional. A aerofagia é um distúrbio funcional caracterizado pela deglutição repetitiva de ar e eructações freqüentes, conscientes e não-relacionadas com refeições. O vômito funcional é definido como vômitos repetitivos em pacientes nos quais todas as causas médicas e psiquiátricas que possam explicá-lo são excluídas. A Tabela 34.2 mostra os critérios diagnósticos do vômito funcional.

O Grupo do Consenso de Roma II subdividiu a dispepsia funcional em três tipos: (1) tipo úlcera; (2) tipo dismotilidade; e (3) não-específica. Esse grupo estabe-

---

Tabela 34.2
Critérios Diagnósticos do Vômito Funcional de Acordo com o Consenso de Roma II

- Pelo menos 12 semanas, não necessariamente ser consecutivas, nos últimos 12 meses, de episódios freqüentes de vômitos que ocorram pelo menos em 3 dias na semana.

- Ausência de critérios para diagnóstico de alterações alimentares, de ruminação ou das principais doenças psiquiátricas.

- Ausência de vômito auto-induzido e de medicação que provoque vômito.

- Ausência de alterações no tubo digestivo ou no sistema nervoso central ou de doenças metabólicas que possam explicar o vômito recorrente.

---

leceu que os tipos de dispepsias funcionais devem ser baseados apenas no sintoma dominante, e não no conjunto dos sintomas, como tinha sido sugerido anteriormente pelo Grupo do Consenso de Roma I.

ETIOLOGIA

Os pacientes com dispepsia podem ser subdivididos em três categorias principais de acordo com a etiologia:

1) Aqueles com uma causa orgânica que explica os sintomas (Tabela 34.3).

2) Aqueles com alterações fisiopatológicas ou microbiológicas de relevância clínica "incerta" em relação à causa dos sintomas: gastrite por *Helicobacter pylori*, duodenite histológica, cálculos nas vias biliares, hipersensibilidade visceral e dismotilidade gastroduodenal.

3) Aqueles sem nenhuma causa que possa ser identificada para explicar os sintomas.

Os pacientes da categoria 1 apresentam dispepsia orgânica, e os das categorias 2 e 3, dispepsia funcional. Os pacientes da dispepsia funcional não apresentam nenhuma explicação definitiva para os sintomas, quer do ponto de vista estrutural ou bioquímico.

A dispepsia pode ser orgânica (30-50%) ou funcional (50-70%)[34]. Na dispepsia orgânica, uma causa orgânica pode ser identificada como causa dos sintomas dispépticos. Estes sintomas desaparecem após o tratamento bem-sucedido da causa orgânica. A Tabela 34.3 mostra as causas de dispepsia orgânica. Algumas dessas condições são potencialmente graves, como o câncer gástrico precoce. Nessa fase, o tratamento adequado dessa doença fatal pode ser curativo. Assim, é importante investigar todos os pacientes com sintomas dispépticos com risco de desenvolver essa condição, principalmente as pessoas com mais de 40 anos de idade.

Tabela 34.1
Classificação dos Distúrbios Gastrointestinais Funcionais de Acordo com o Consenso de Roma II

A. Distúrbios esofágicos
  - Globo
  - Síndrome da ruminação
  - Dor torácica funcional supostamente de origem esofágica
  - Azia funcional
  - Disfagia funcional
  - Distúrbio esofágico funcional inespecífico

B. Distúrbios gastroduodenais
  - Dispepsia funcional
  - Aerofagia
  - Vômito funcional

C. Distúrbios intestinais
  - Síndrome do intestino irritável
  - Distensão abdominal funcional
  - Constipação funcional
  - Diarréia funcional
  - Distúrbio intestinal funcional inespecífico

D. Dor abdominal
  - Síndrome da dor abdominal funcional
  - Dor abdominal funcional inespecífica

E. Distúrbios biliares
  - Disfunção da vesícula biliar
  - Disfunção do esfíncter de Oddi

F. Distúrbios anorretais
  - Incontinência fecal funcional
  - Dor anorretal funcional
    — síndrome do elevador do ânus
    — proctalgia fulgaz
  - Dissinergia do assoalho pélvico

G. Distúrbios pediátricos
  - Vômito
  - Síndrome da ruminação
  - Dor abdominal
  - Diarréia funcional
  - Distúrbios da defecação

DISPEPSIA

Tabela 34.3
Causas de Dispepsia Orgânica

- Doenças do Trato Gastrointestinal
  - Intolerância a alimentos
  - Úlcera péptica
  - Doença do refluxo gastroesofágico
  - Neoplasias
  - Gastroparesia
  - Doenças gástricas infiltrativas
  - Doenças malabsortivas
  - Infecções e infestações gastroduodenais
  - Vólvulo gástrico
  - Isquemia intestinal crônica

- Medicamentos
  - Álcool
  - Antiinflamatórios
  - Antibióticos
  - Corticóides
  - Ferro
  - Outros

- Doenças Biliopancreáticas
  - Pancreatite crônica
  - Neoplasia pancreática
  - Cólica biliar

- Doenças Sistêmicas
  - *Diabetes mellitus*
  - Doenças da tireóide
  - Hiperparatireoidismo
  - Insuficiência supra-renal
  - Doenças vasculares do colágeno
  - Insuficiência renal
  - Insuficiência cardíaca congestiva
  - Neoplasias intra-abdominais
  - Gravidez

Modificado de McQuaid KR. Dyspepsia In Feldman M, Friedman LS, Sleisenger MH. Gastrointestinal and liver disease. Pathophysiology, diagnosis and management. Saunders, New York, p.103, 2002.

Com relação à dispepsia e colelitíase, vários autores demonstraram que não existe correlação entre as duas, ou seja, a prevalência da dispepsia é igual tanto no grupo de indivíduos com cálculos biliares quanto no grupo sem cálculos. É importante ressaltar a importância epidemiológica que os enteroparasitas possuem nos países da América Latina e sua provável associação com quadros de dispepsia. Alguns alimentos, o álcool e o cigarro podem desencadear ou intensificar sintomas dispépticos.

PATOGENIA

A patogenia da dispepsia funcional permanece obscura. A dispepsia é considerada parte de um grupo de doenças funcionais do trato gastrointestinal, como síndrome do intestino irritável e queimação retroesternal funcional. As manifestações clínicas dessas condições freqüentemente se sobrepõem ou estão associadas. Por exemplo, mais de 80% dos pacientes com síndrome do intestino irritável também apresentam dispepsia, e cerca de um terço dos pacientes com dispepsia apresenta síndrome do intestino irritável.

O modelo biopsicossocial é o mais usado para tentar esclarecer a patogênese da dispepsia funcional. Segundo este modelo, a dispepsia funcional é devida à interação entre fatores fisiológicos gastrointestinais (motilidade e sensação visceral) e fatores psicossociais (personalidade, estado psicológico, suporte social e mecanismos de luta) que afetam a percepção, a interpretação e a resposta das características fisiológicas gastrointestinais alteradas[4,8,22,34]. A seguir são discutidos os principais mecanismos que parecem contribuir para a patogênese da dispepsia.

Hipersecreção Ácido-Gástrica

Devido à semelhança entre os sintomas de úlcera péptica e a dispepsia funcional tipo úlcera, tem sido sugerida uma relação entre hipersecreção ácido-gástrica e dispepsia funcional. Além do mais, muitos pacientes com dispepsia tipo úlcera melhoram com antiácidos e inibidores da bomba de prótons quando comparados com placebo. Entretanto, os estudos de secreção gástrica não apóiam essa teoria. Apesar de alguns pacientes com dispepsia funcional apresentarem hipersecreção ácida gástrica, a maioria tem secreção ácida normal e alguns apresentam hipossecreção. A secreção basal e o pico de secreção ácida são similares em pacientes com dispepsia funcional e indivíduos normais.

A possibilidade de os pacientes com dispepsia funcional apresentarem sensibilidade anormal ao ácido gástrico, apesar de a quantidade de ácido produzida ser normal, não foi confirmada em estudos clínicos. Além do mais, a intensidade dos sintomas da dispepsia funcional não se correlaciona com a quantidade de ácido secretada.

Alterações da Motilidade Gástrica Intestinal

Vários autores têm sugerido que alterações na motilidade gastrointestinal podem ser causa de dispepsia funcional. As alterações da motilidade freqüentemente relatadas incluem:

a) Redução da tonicidade do esfíncter esofagiano inferior ou diminuição da depuração (*clearance*) do esôfago.

b) Hipotonia ou hipertonia gástrica.

c) Hipomotilidade antral.

d) Disfunção pilórica (incoordenação ou piloroespasmo).

e) Alteração na acomodação gástrica.

f) Dismotilidade intestinal (redução ou incoordenação).

g) Discinesia (dismotilidade) biliar.

Retardo no esvaziamento gástrico de refeição marcada com radioisótopo é freqüentemente observado em alguns pacientes com dispepsia funcional. Esse retardo pode ser devido à hipomotilidade antral. Essas alterações não foram observadas por vários autores.

Mecanismos neurais, tais como hipersensibilidade visceral, podem ser importantes na patogenia da dispepsia funcional. Pacientes com dispepsia são mais sensíveis a aumento da pressão intragástrica do que indivíduos normais.

Hipersensibilidade Visceral

A maioria dos estímulos originários do trato gastrointestinal, como acomodação, esvaziamento gástrico, distensão e contrações, não é percebida pelos indivíduos. Especula-se que a redução do limiar de percepção desses estímulos ocorra em pacientes com dispepsia funcional, fazendo com que eles percebam estímulos fisiológicos que geralmente são imperceptíveis. Estudos com ressonância magnética e tomografia com emissão de pósitrons evidenciam aumento do fluxo sangüíneo nos centros cerebrais e no tronco encefálico de pacientes com dispepsia após distensão gástrica com balão intragástrico[4]. Esses pacientes apresentam desconforto ou dor por distensão gástrica com insuflações menores do balão do que indivíduos controle normais[4].

Infecção por *Helicobacter pylori*

Apesar de inúmeros estudos publicados nos últimos anos sobre o papel do *H. pylori* na patogênese da dispepsia funcional, a controvérsia permanece. Embora a infecção aguda pelo *H. pylori* cause náuseas, vômitos e dispepsia e a infecção crônica cause úlcera péptica e dispepsia concomitante em até 15% dos pacientes, a maioria dos estudos não sugere que o *H. pylori* desempenhe papel importante na dispepsia funcional.

A evidência mais contundente contra um papel do *H. pylori* na patogenia da dispepsia funcional é que estudos controlados não demonstraram melhora significativa em longo prazo dos sintomas dos pacientes submetidos a erradicação dessa bactéria[20,27,35]. Uma meta-análise de 41 estudos com 9.818 pacientes com dispepsia funcional não mostrou associação entre *H. pylori* e dispepsia[6].

Fatores Psicossociais

Os fatores psicológicos são importantes na modulação da percepção sensorial, na motilidade gastrointestinal e na decisão de procurar tratamento médico. Vários estudos sugerem que os pacientes com dispepsia funcional apresentam maior freqüência de eventos estressantes, de depressão, ansiedade, pânico e de abuso físico e sexual. Entretanto, alguns autores observaram que essas alterações psicossociais não são a causa da dispepsia

funcional, mas são importantes determinantes para que os pacientes com essas alterações procurem mais freqüentemente cuidados médicos do que os demais pacientes com dispepsia. Como suporte para essa hipótese, observou-se que a prevalência dessas alterações psicossociais é similar em indivíduos da comunidade com dispepsia funcional que não procuraram cuidados médicos e pessoas da população geral.

DIAGNÓSTICO

História clínica detalhada e exame físico completo são fundamentais na avaliação de pacientes com dispepsia. O diagnóstico das doenças que mais freqüentemente causam dispepsia orgânica é discutido nos respectivos capítulos, e incluem parasitoses intestinais, gastrite, úlcera péptica, câncer do estômago, ingestão de medicamentos, litíase biliar e doença do refluxo gastroesofágico.

O diagnóstico de dispepsia funcional é baseado na história clínica, no exame físico e na realização de exames complementares, principalmente da endoscópica digestiva alta para excluir doenças orgânicas. A possibilidade de neoplasia maligna do esôfago ou estômago é a principal justificativa para realizar endoscopia digestiva alta em pacientes com dispepsia[38]. Como a incidência dessas neoplasias é bastante incomum em pacientes com menos de 45-50 anos de idade, a maioria dos autores sugere que a endoscopia digestiva alta seja realizada em pacientes com sintomas de dispepsia somente nos com mais de 45-50 anos ou em pacientes de qualquer idade que apresentem pelo menos um sintoma de alarme, como disfagia, dor intensa, vômitos prolongados, perda de peso, massa abdominal, anemia e sangue oculto nas fezes[24]. A incidência de câncer do estômago é 1 por milhão de pacientes jovens com dispepsia não-complicada. Pacientes jovens com preocupação excessiva de doença orgânica também podem ser submetidos à endoscopia se após a devida explicação e orientação o paciente permanece insatisfeito ou inseguro[38].

A solicitação de outros exames, como parasitológico de fezes, hemograma, pesquisa de sangue oculto nas fezes e amilasemia, deve ser individualizada conforme a avaliação clínica. Cintilografia gástrica e manometria gastroduodenal devem ser reservadas para os pacientes que apresentam clínica sugestiva de doença da motilidade gastroduodenal (ver Capítulo 33). Exames de imagem, como ultra-sonografia, tomografia e ressonância magnética, não devem ser solicitados de rotina, mas sim nos pacientes com suspeita de doenças hepatobiliopancreáticas.

TRATAMENTO

O tratamento da dispepsia orgânica é o da sua causa, e é discutido nos capítulos correspondentes. Neste capítulo será discutido somente o tratamento da dispepsia funcional. A maioria dos pacientes com dispepsia funcional apresenta sintomas leves e intermitentes, os quais são controlados com esclarecimento sobre a doença e orientações dietéticas e de hábito de vida. Tratamento com placebo é capaz de melhorar os sintomas em até 80% dos casos. Entretanto, alguns pacientes com sintomas de difícil controle são submetidos a investigação exaustiva e a tratamentos múltiplos e por vezes procuram a atenção de múltiplos médicos.

O resultado do tratamento da dispepsia com vários medicamentos é geralmente insatisfatório e controvertido na literatura[33,36]. Os bloqueadores de bomba de prótons parecem ser os mais eficazes[26]. Estes bloqueadores geralmente são utilizados intermitentemente por períodos de 2 a 4 semanas. O uso crônico e prolongado deve ser reservado para pacientes com recidivas freqüentes.

A eficácia de antiácidos, antagonistas dos receptores H_2, pró-cinéticos (domperidona, cisaprida, metoclopramida) não foi comprovada em estudos prospectivos, randomizados, duplo-cegos, com grande número de pacientes e sem falhas metodológicas, apesar de muitos pacientes e mesmo pesquisadores relatarem melhora com esses medicamentos[33,36,39]. Como a sua eficácia é controvertida, esses medicamentos podem ser tentados nos pacientes com dispepsia funcional que falharam com o tratamento com bloqueadores de bomba de prótons[1,2,9].

A maioria dos autores não indica erradicação de *H. pylori* nos pacientes com dispepsia funcional. Vários estudos randomizados e controlados não demonstraram melhora significativa a longo prazo dos sintomas dos pacientes submetidos a erradicação dessa bactéria[15,20,27,35].

Antidepressivos são freqüentemente utilizados no tratamento das doenças funcionais do trato gastrointestinal, incluindo o das dispepsias, mas os resultados são controversos. Os mais utilizados são a nortriptilina e a desipramina, iniciando com doses de 10 a 25 mg ao dia e aumentando lentamente até 50 a 75 mg ao dia[9,16,33]. Alguns pacientes melhoram com psicoterapia, mas o seu valor e aplicabilidade necessitam de comprovação em um número maior de pacientes[11].

A eficácia de outras medicações, como antiinflamatórios não-hormonais, agonistas de motilina e da serotonina (tegaserode e sumatriptano), antagonista seletivo da serotonina (alosetron), análogos da somatostatina e agonistas kappa opióides (fedotozina), permanece controversa e necessita de estudos adicionais[17,25,33,37].

REFERÊNCIAS BIBLIOGRÁFICAS

1. Blum A, Arnold R, Stolte M et al. Short course of acid suppressive treatment for patients with functional dyspepsia: Results depend on *Helicobacter pylori* status. *Gut* 47:473, 2000.
2. Bytzer P, Hansen J, Rune S et al. Identifying responders to acid suppression in dyspepsia using a random starting day trial. *Aliment Pharmacol Ther* 14:1485, 2000.
3. Bytzer P, Hallas J: Drug-induced symptoms of functional dyspepsia and nausea: A symmetry analysis of one million prescriptions. *Aliment Pharmacol Ther* 14:1479, 2000.

4. Camilleri M, Coulie B, Tack J. Visceral hypersensitivity: Facts, speculations, and challenges. *Gut* 48:125, 2001.
5. Csendes A, Valenzuela J, Becker P et al. Prevalencia de síntomas esofágicos y gastrointestinales en adultos chilenos. *Rev Med Chile* 117:146, 1989.
6. Danesh J, Lawrence M, Murphy M et al. Systematic review of the epidemiological evidence on *Helicobacter pylori* infection and nonulcer or ununvestigated dyspepsia. *Arch Intern Med* 160:1192, 2000.
7. Fank L, Kleinman L, Ganoczy D et al. Upper gastrointestinal symptoms in North America: Prevalence and relationship to health care utilization and quality of life. *Dig Dis Sci* 45:809, 2000.
8. Fass R, Fullerton S, Tung S et al. Sleep disturbances in clinic patients with functional bowel disorders. *Am J Gastroenterol* 95:1195, 2000.
9. Fisher R, Parkman H: Management of nonulcer dyspepsia. *N Engl J Med* 339:1376, 1998.
10. Groeneveld P, Lieu T, Fendrick M et al. Quality of life measurement clarifies the cost-effectiveness of Helicobacter pylori eradication in peptic ulcer disease and uninvestigated dyspepsia. *Am J Gastroenterol* 96:338, 2001.
11. Hamilton J, Guthrie E, Creed F, et al. A randomized controlled trial of psychotherapy in patients with functional dyspepsia. *Gastroenterology* 119:661, 2000.
12. Heading R: Prevalence of upper gastrointestinal symptoms in the general population: A systemic review. *Scand J Gastroenterol* 34:3, 1999.
13. Hession P, Malagelada J. The initial management of uninvestigated dyspepsia in younger patients — the value of symptom-guided strategies should be reconsidered. *Aliment Pharmacol Ther* 14:379, 2000.
14. Holtmann G, Gshossmann J, Neufang-Huber J et al. Differences in gastric mechanosensory function after repeated ramp distentions in non-consulters with dyspepsia and healthy controls. *Gut* 47:332, 2000.
15. Jakkimainen R, Boyle E, Tudiver F. Is *Helicobacter pylori* associated with non-dyspepsia and will eradication improve symptoms? A meta-analysis. *MBJ* 319:1040, 1999.
16. Jackson J, O'Malley P, Tomkins G et al. Treatment of functional gastrointestinal disorders with antidepressant medications: A meta-analysis. *Am J Med* 108:65, 2000.
17. Jones J, Raud R: Nosteroidal anti-inflammatory drug-associated dyspepsia: Basic mechanisms and future research. *Am J Med* 110:14S, 2001.
18. Koch K, Hong S, Xu L. Reproducibility of gastric myoelectrical activity and the water load test in patients with dysmotility-like dyspepsia symptoms and in control subjects. *J Clin Gastroenterol* 31:125, 2000.
19. Koloski N, Talley N, Boyce P: The impact of functional gastrointestinal disorders on quality of life. *Am J Gastroenterol* 95:67, 2000.
20. Laine L, Schoenfeld P, Fennerty B. Therapy for *Helicobacter pylori* in patients with nonulcer dyspepsia: A meta-analysis of randomized, controlled trials. *Ann Intern Med* 134:361, 2001.
21. Lassen A, Pedersen F, Bytzer P et al. *Helicobacter pylori* test-and-eradicate versus prompt endoscopy for management of dyspeptic patients: A randomized trial: *Lancet* 356:455, 2000.
22. Lee S, Park M, Choi S et al. Stress, coping and depression in non-ulcer dyspepsia patients. *J Psychosom Res* 49:93, 2000.
23. Locke R III, Talley N, Nelson D et al. *Helicobacter pylori* and dyspepsia: A population-based study of the organism and host. Am J Gastroenterol 2000;95:1906.
24. Madsen L, Bytzar P. The value of alarm features in identifying causes of dyspepsia. *Can J Gastroenterol* 14:713, 2000.
25. May B, Kohler S, Schneider B. Efficacy and tolerability of a fixed combination of peppermint oil and caraway oil in patients suffering from functional dyspepsia. *Aliment Pharmacol Ther* 14:1671, 2000.
26. Meineche-Schmidt V, Christensen E. Which dyspepsia patients will benefit from omeprazole treatment? *Am J Gastroenterol* 95:2777, 2000.

27. Moayyedi P, Feltblower R, Borwn J et al. Effect of population screening and treatment for *Helicobacter pylori* on dyspepsia and quality of life the community: A randomized controlled trial. *Lancet* 355:1665, 2000.

28. Moayyedi P, Soo S, Deecks J et al. Systematic review and economic evaluation of *Helicobacter pylori* eradication treatment for non-ulcer dyspepsia. *BMJ* 321:659, 2000.

29. Muth E, Koch R, Stern R. Significance of autonomic nervous system activity in functional dyspepsia. *Dig Dis Sci* 45:854, 2000.

30. Stanghellini V, Tosetti C, Barbara G, et al. The continuing dilemma of dyspepsia. *Aliment Pharmacol Ther* 14:23, 2000.

31. Tack J. Distention in non-consulting dyspeptics: A swell idea. *Gut* 47:326, 2000.

32. Talley N. How should *Helicobacter pylori* positive dyspeptic patients be treated? *Gut* 45:128, 1999.

33. Talley N. Therapeutic option in nonulcer dyspepsia. *J Clin Gastroenterol* 32:286, 2001.

34. Talley N, Stanghellini V, Heading R, *et al*. Functional gastroduodenal disorders. *Gut* 45:II37, 1999.

35. Talley N, Vakil N, Ballard D *et al*. Absence of benefit of eradicating Helicobacter pylori in patients with nonulcer dyspepsia. *N Engl J Med* 341:1106, 1999.

36. Talley N, Verlinden M, Jones M. Quality of life in functional dyspepsia: Responsiveness of the Nepean Dyspepsia Index and development of a new 10-item short form. *Aliment Pharmacol Ther* 15:207, 2001.

37. Talley N, Verlinden M, Snape W et al. Failure of motilin receptor agonist (ABT — 229) to relieve the symptoms of functional dyspepsia in patients with and without delayed gastric emptying: A randomized double-blind placebo-controlled trial. *Aliment Pharmacol Ther* 14:1653, 2000.

38. Veldhuyzen van Zanten S, Flook N, Chiba N, et al. An evidence based approach to the management of uninvestigated dyspepsia in the era of *Helicobacter pylori*. *Can Med Assoc J* 162:S3, 2000.

39. Veldhuyzen van Zanten S, Jones M, Verlinden M et al. Efficacy of cisapride and domperidone in functional (nonulcer) dyspepsia: A meta-analysis. *Am J Med* 108:65, 2000.

Gastrites

CAPÍTULO 35

Luiz Gonzaga Vaz Coelho

INTRODUÇÃO

Poucos termos em gastroenterologia propiciam maior confusão e ambigüidade que gastrite. Assim, ela possui diferentes significados para o leigo, o clínico, o endoscopista e o patologista. Enquanto o leigo e, mesmo, alguns clínicos a utilizam como sinônimo de sintomas mal caracterizados, hoje englobados sob a denominação de dispepsia funcional ou não-ulcerosa, o endoscopista a emprega muitas vezes para descrever o que seriam apenas anormalidades macroscópicas como hiperemia ou enantema de mucosa, por exemplo, que pode ser secundária a outras causas que não inflamação da mucosa, como hemorragia subepitelial, dilatação capilar e depleção de mucina, sem configurar o real sentido do termo, ou seja, a presença de inflamação aguda ou crônica da mucosa gástrica. Por outro lado, o exame histológico de uma mucosa gástrica endoscopicamente considerada normal pode, muitas vezes, revelar inflamação extensa.

CLASSIFICAÇÃO

Gastrites Agudas

Embora raramente observadas em biópsias gástricas de rotina, as gastrites agudas são classificadas em três grupos: gastrite aguda por *Helicobacter pylori*, gastrite supurativa ou flegmonosa aguda e gastrite aguda hemorrágica ou gastrite erosiva aguda. Esta última, também denominada por alguns lesão aguda da mucosa gastroduodenal (LAMGD), pode ser secundária ao uso de álcool, aspirina, antiinflamatórios, corticosteróides e pode ocorrer em situações clínicas como choque, trauma, cirurgias extensas, queimaduras, septicemia, insuficiência respiratória, hepática ou renal, entre outras. Histologicamente, independentemente da causa (álcool, drogas ou eventos estressantes), o quadro acomete todo o estômago, para, a seguir, predominar no antro e duodeno.

As alterações histológicas se localizam apenas em áreas imediatamente adjacentes às lesões e se caracterizam, na zona subepitelial, por edema difuso da lâmina própria, congestão capilar e diferentes graus de hemorragia intersticial. Erosões podem ou não estar presentes, já que são rapidamente reparadas. Como os achados inflamatórios são tipicamente ausentes ou discretos, muitos autores preferem o termo gastropatia em vez de gastrite, nessas eventualidades.

Gastrite Aguda por *Helicobacter Pylori*

Adquirido por via oral, o microrganismo penetra na camada de muco e se multiplica em contato íntimo com as células epiteliais do estômago. O epitélio responde com depleção de mucina, esfoliação celular e alterações regenerativas sinciciais. As bactérias aí assestadas liberam diferentes agentes quimiotáticos que penetram através do epitélio lesado e induzem a migração de polimorfonucleares para a lâmina própria e o epitélio. Os produtos bacterianos também ativam os mastócitos e, através de sua degranulação, há a liberação de outros ativadores inflamatórios que aumentam a permeabilidade vascular, aumentam a expressão de moléculas de adesão de leucócitos nas células endoteliais e também contribuem para uma maior migração de leucócitos. O *H. pylori* estimula o epitélio gástrico a produzir uma potente citocina, a interleucina-8, cuja produção é potencializada pelo fator de necrose tumoral e pela interleucina-1, liberados pelos macrófagos em resposta à lipopolissacarídeo bacteriano. Nos poucos casos de infecção aguda estudados, parece haver igual envolvimento do antro e do corpo gástricos. Ocorrem nessa fase pronunciada hipocloridria e ausência de secreção de ácido ascórbico para o suco gástrico. A secreção ácida retorna ao normal após várias semanas e a secreção de ácido ascórbico para o suco gástrico persiste reduzida enquanto durar a gastrite crônica[7].

Essa fase aguda é de curta duração. Com exceção de algumas crianças que eliminam espontaneamente a bactéria, a resposta imune é incapaz de eliminar a infecção, e após 3 a 4 semanas ocorre um gradual aumento de células inflamatórias crônicas. Como conseqüência, a gastrite neutrofílica aguda dá lugar a uma gastrite ativa crônica[4].

Embora a primoinfecção por *H. pylori* passe despercebida pela maioria dos pacientes, às vezes, após um período de incubação variável de 3 a 7 dias, alguns indivíduos desenvolvem um quadro clínico caracterizado por dor ou mal-estar epigástrico, pirose, náuseas, vômitos, flatulência, sialorréia, halitose, cefaléia e astenia. Tais casos expressam a ocorrência de gastrite aguda à histologia, conforme comprovado em alguns estudos. Os sintomas tendem a permanecer por 1 a 2 semanas. As anormalidades macroscópicas são extremamente variáveis à endoscopia, desde pequeno enantema até erosões, úlceras ou mesmo lesões pseudotumorais[4]. Na maioria dos pacientes, as alterações concentram-se fundamentalmente no antro, podendo às vezes comprometer também o corpo gástrico. Embora o quadro clínico seja autolimitado, evoluindo sem sintomas, ou com os mesmos persistindo por até duas semanas, na quase totalidade dos casos a infecção, se não-tratada, permanece indefinidamente, e se acompanha sempre de quadro histológico de gastrite crônica. O diagnóstico laboratorial da infecção aguda pode ser feito através da histologia, testes respiratórios com carbono – 13 ou 14, cultura e teste da urease. A sorologia também pode ser usada, embora, em pacientes recentemente infectados, possam ocorrer resultados falso-negativos. Técnicas de biologia molecular também podem ser usadas, especialmente quando se investigam eventuais fontes de contaminação.

Tratamento

A abordagem terapêutica, quando decidida, é feita da maneira usual. Embora se acredite que a hipossecreção ácida possa facilitar a resposta ao tratamento, há relato de necessidade de vários cursos de tratamento para obtenção da erradicação nesse estágio do acometimento gástrico pelo *H. pylori* [26].

Gastrite Flegmonosa Aguda

É uma entidade rara, às vezes também presente em pacientes pediátricos, que se caracteriza por infecção bacteriana da muscular da mucosa e da submucosa do estômago, com infiltração de células plasmáticas, linfócitos e polimorfonucleares. Na maioria dos casos descritos, a inflamação não ultrapassa o cárdia e o piloro, sendo a mucosa gástrica relativamente pouco acometida. O quadro costuma se instalar como complicação de doença sistêmica ou septicemia, tendo sido descrita após empiema, meningite e endocardite pneumocócica, entre outros. Quando causada por agentes formadores de gás,

é denominada gastrite enfisematosa. Muitas vezes podem se observar alguns fatores predisponentes como cirurgia gástrica prévia, hipocloridria, câncer gástrico, úlcera gástrica e gastrite. Na maioria dos casos descritos até hoje, foram isolados germes gram-positivos, especialmente *Streptococcus* spp., embora *Pneumococcus* spp., *Staphylococcus* spp., *Proteus vulgaris*, *Escherichia coli* e *Clostridium welchii* também já tenham sido identificados. O diagnóstico clínico é muitas vezes difícil. A evolução clínica é rápida, com dor epigástrica, náuseas e vômitos purulentos se constituindo em sintomas comumente observados. Outras vezes, podem se encontrar sinais de irritação peritoneal. A visualização de gás na submucosa gástrica no radiografia simples de abdômen sugere a possibilidade de germes formadores de gás, tipo *Clostridium welchii*. Com freqüência o diagnóstico é feito através de laparotomia exploradora, ou mesmo na autópsia. Leucocitose com desvio para a esquerda é quase sempre descrita, sendo a amilase normal. O estudo radiológico do estômago revela espessamento das pregas gástricas com redução da distensibilidade antral. Sendo a mucosa gástrica habitualmente poupada, a biópsia convencional pode não definir o diagnóstico, sendo necessário o uso de procedimentos especiais para se obter material da submucosa gástrica.

Tratamento

A terapêutica inclui o emprego de antibióticos de amplo espectro associado à drenagem cirúrgica ou endoscópica da parede gástrica. Outras vezes se torna necessária a realização de cirurgias de ressecção. Na série de 25 pacientes compilada por Miller *et al.*[23], a mortalidade geral foi de 67%, com os 14 pacientes tratados clinicamente evoluindo para o óbito, contra apenas 2 dos 11 tratados cirurgicamente.

Gastrite Aguda Hemorrágica

É descrita indistintamente na literatura como úlcera de estresse, gastrite erosiva aguda, úlcera de Cushing, úlcera de Curling e lesão aguda da mucosa gastroduodenal (LAMGD), entre outros. É sabido hoje que, independentemente do fator etiológico precipitante, a resultante final será o aparecimento de erosões superficiais da mucosa gástrica, acometendo inicialmente a região proximal (secretora de ácido e pepsina) do estômago. São caracterizadas por múltiplas lesões hemorrágicas, puntiformes, associadas com alterações da superfície epitelial e edema. Como complicação clínica, podem exteriorizar-se por hemorragia digestiva alta. A sua patogenia não é bem conhecida, sendo os mecanismos mais aceitos aqueles relacionados com alterações nos mecanismos defensivos da mucosa gastroduodenal, entre eles: (1) a barreira mucosa, conceituada fisiologicamente como a propriedade do estômago de impedir a

GASTRITES

difusão de H+ do lúmen gástrico para a mucosa e do Na+ do espaço intersticial para a cavidade gástrica, e anatomicamente correlacionada com a superfície apical da células epiteliais da mucosa gástrica e suas fortes junções intercelulares; (2) bicarbonato e secreção de muco. O muco gástrico constitui uma camada de 0,2 cm de espessura de uma substância viscoelástica, constituído de 95% de água e 30-50 mg/ml de uma glicoproteína de alto peso molecular. Essa camada protege a mucosa gástrica de traumas mecânicos por alimentos e agentes irritantes e proporciona um ambiente aquoso para a superfície mucosa, além de, em decorrência de suas propriedades físico-químicas, retardar o movimento do H+ e da pepsina da luz para a superfície da mucosa gástrica. Antiinflamatórios não-hormonais e álcool inibem a secreção de bicarbonato e interferem na formação e composição do muco; (3) renovação epitelial. Em condições normais, as células do epitélio gástrico são completamente renovadas a cada 3 dias, sendo a descamação um evento fisiológico normal. Substâncias como aspirina, fenilbutazona, anti-reumáticos e álcool produzem descamação excessiva, acima da capacidade regenerativa do estômago; (4) fluxo sangüíneo da mucosa gástrica. Embora não definitivamente demonstrado, o fluxo sanguíneo protege a mucosa gástrica através do fornecimento adequado de oxigênio e nutrientes, além de prover, juntamente com o bicarbonato secretado pelas células gástricas ("maré alcalina"), um mecanismo-tampão para neutralizar o ácido retrodifundido; (5) depleção de prostaglandinas. Prostaglandinas endógenas (principalmente PGE_2 e PGI_2) são produzidas pela mucosa gástrica e exercem efeito local, sendo metabolizadas rapidamente no local, no fígado e nos pulmões, não atingindo praticamente a circulação arterial. Atuam como moduladores locais da função celular, influenciando a motilidade gástrica e o fluxo sangüíneo da mucosa do estômago, além de inibirem a secreção ácida e estimularem a secreção de muco e bicarbonato. As drogas antiinflamatórias são lesivas ao estômago pela inibição da síntese de prostaglandinas. A administração prévia de prostaglandinas exógenas é capaz de prevenir ou reduzir as lesões induzidas por tais medicamentos.

Estudos endoscópicos têm demonstrado uma incidência de erosões gástricas agudas próxima a 100% em pacientes submetidos a estresse fisiológico intenso, com evidências de hemorragia digestiva alta em 5% dos casos. A lesão clássica é constituída de erosões no estômago proximal, circulares, puntiformes, rasas, secundárias à necrose celular e não ultrapassando a muscular da mucosa. Surgem rapidamente, em minutos ou horas após a instalação do fator precipitante, e não apresentam componente inflamatório. O extravasamento de sangue pode causar hemorragia submucosa e conseqüente sangramento para a luz gástrica. Menos freqüentemente, a lesão ultrapassa a *muscularis mucosae,* erodindo pequenas artérias da submucosa e originando sangramentos volumosos[14].

Lesão Aguda da Mucosa Gastroduodenal Associada ao Uso de Antiinflamatórios Não-Esteróides (AINES)

Não há boa correlação entre a presença e a intensidade das lesões induzidas por AINES e sintomas clínicos, sendo a maioria assintomática até o surgimento de complicações como sangramento ou perfuração de uma úlcera gástrica ou duodenal. Desta forma, torna-se necessário identificar subgrupos de usuários de AINES em risco aumentado de complicações gastroduodenais. Vários estudos têm demonstrado que pacientes idosos, acima de 60 anos, especialmente mulheres, são mais susceptíveis aos efeitos gastrotóxicos dessas drogas. Fatores de risco adicionais incluem antecedentes de doença ulcerosa péptica, uso concomitante de corticosteróides, podendo o tabagismo e o uso de álcool também potencializar o risco de complicações. O *H. pylori* coexiste com freqüência, não estando ainda estabelecido se sua presença implica maior risco de lesão pelos AINES.

A incidência de lesões gástricas em pacientes usando cronicamente AINES varia de 31 a 76%, com as alterações incluindo eritema, erosões, hemorragias da mucosa e úlceras. No duodeno, tais lesões são observadas menos freqüentemente, com incidência variando entre 27 e 54%. É estimado que 15% dos usuários crônicos de AINES desenvolverão úlcera gástrica, enquanto até 10% poderão desenvolver úlcera duodenal.

Tratamento e Prevenção

O uso temporário e ocasional de AINES em indivíduos sem fatores de risco para lesões gastroduodenais associadas não determina a necessidade de medidas profiláticas. O recente advento de AINES inibidores seletivos da COX-2 (rofecoxib, celecoxib e etorricoxibe), drogas com escassos efeitos adversos gastrointestinais, tem demandado uma reavaliação na conduta médica a ser estabelecida para aqueles usuários crônicos com pelo menos um fator de risco definido para ulcerações induzidas por AINES. Nessa eventualidade, pode-se optar pela substituição dos AINES clássicos por esse grupo de drogas ou o emprego concomitante de misoprostol (400 mg/dia) ou omeprazol (20 mg/dia) na prevenção de úlceras gástricas e duodenais. Os bloqueadores dos receptores H_2 são capazes de proteger aquela minoria de pacientes que iriam desenvolver lesões duodenais, deixando, entretanto, o estômago vulnerável às lesões gástricas, que são as mais freqüentes[12]. Importante lembrar que sempre deve ser revista a real necessidade do AINES e, se possível, substituí-lo por acetoaminofen, que possui boa propriedade analgésica, mas não antiinflamatória.

Gastrites Crônicas

Em decorrência do desconhecimento da etiologia das principais formas de gastrite e pelo fato de as gastrites agudas raramente se constituírem em problema para o patologista, pois habitualmente são afecções transitórias e quase nunca biopsiadas, as diferentes classificações das gastrites propostas desde Schindler, em 1947, levaram em consideração os aspectos morfológicos em especial, além de se dirigirem fundamentalmente para o estudo das formas crônicas, inequivocamente as mais prevalentes·

As contradições existentes entre as diversas classificações das gastrites e a imperiosa necessidade de se uniformizar a terminologia após a identificação e o reconhecimento do *Helicobacter pylori* como o principal agente etiológico da gastrite crônica determinaram o desenvolvimento, em 1990, de uma nova classificação, denominada Sistema de Sydney, para a classificação das gastrites· Em 1994, quatro anos após sua introdução, o Sistema de Sydney foi reavaliado, sendo mantidos os princípios gerais e a graduação daquilo originalmente proposto em 1990 e acrescentada uma escala analógica visual com o objetivo de tornar mais homôgeneas e me-

Tabela 35.1
Classificação das Gastrites Baseada na Topografia, Morfologia e Etiologia, Segundo o Sistema de Sydney Revisado

Tipo de gastrite	Fatores etiológicos	Sinônimos empregados
Não-atrófica	Helicobacter pylori Outros fatores?	Superficial Gastrite antral difusa Gastrite antral crônica Intersticial-folicular Hipersecretora Tipo B[a]
Atrófica		
Auto-imune	Auto-imunidade	Tipo A[a] Difusa do corpo Associada à anemia perniciosa
Atrófica multifocal	Helicobacter pylori Dieta Fatores ambientais?	Tipo B[a], tipo AB[a] Ambiental Metaplásica
Formas Especiais		
Química[b]	Irritação química Bile AINES	Reativa Refluxo AINES
Radiação	Outros agentes?	Tipo C[a]
Linfocítica	Lesão radiógena	Varioliforme (à endoscopia)
Granulomatosas não-infecciosas	Idiopática? Mecanismos imunes Glúten H. pylori? Droga (ticlopidina)	Associada à doença celíaca Granulomas isolados
Eosinofílica		
Outras gastrites infecciosas	Doença de Crohn Sarcoidose Granulomatose de Wegener e outras vasculites Corpo estranho Idiopática Sensibilidade alimentar Outras alergias Bactérias (não H. pylori) Vírus Parasitas Fungos	Alérgica Flegmonosa Citomegalovírus Anisaquíase

Aines — antiinflamatórios não-esteróides

[a] A exclusão de nomenclaturas empregando letras do alfabeto, já abandonadas no Sistema de Sydney inicial, foram aqui também abandonadas. O emprego do termo "tipo B" denotando tanto gastrites atróficas como não-atróficas é considerado particularmente indutor de confusão.

[b] Muitos investigadores preferem o termo gastropatia em lugar de gastrite para descrever lesões resultantes de injúria química.

512

Gastrite Crônica Associada a *Helicobacter Pylori*

nos subjetivas as graduações das gastrites[6]. A terminologia da classificação final foi também aperfeiçoada para enfatizar a distinção entre gastrite atrófica e não-atrófica. Para o adequado estudo das gastrites, é recomendada a realização de, pelo menos, cinco biópsias gástricas, sendo uma da grande e outra da pequena curvatura gástrica, a 2-3cm do piloro, uma da incisura angular, uma da pequena curvatura a 4 cm acima da incissura angular e outra na grande curvatura a 8 cm do cárdia. A Tabela 35.1 mostra a classificação das gastrites crônicas baseadas na topografia, morfologia e etiologia, segundo o Sistema de Sydney atualizado.

Gastrite Crônica Associada a *Helicobacter Pylori*

O *H. pylori* é hoje considerado o principal agente etiológico em mais de 95% das gastrites crônicas. O *H. pylori* coloniza a mucosa gástrica humana com mínima competição por parte de outros microrganismos e parece estar particularmente adaptado a esse ambiente. Os conhecimentos sobre os mecanismos patogênicos envolvidos na associação entre *H. pylori* e inflamação gástrica são ainda incompletos. Os mais estudados são: (1) *Motilidade:* Tal propriedade é considerada essencial para que o microrganismo penetre rapidamente na camada de muco que reveste a mucosa, protegendo-se assim da acidez e do peristaltismo gástricos; (2) *Aderência:* A aderência de microrganismos entéricos à superfície epitelial impede sua eliminação através dos movimentos peristálticos, além de, eventualmente, promoverem elevadas concentrações de toxinas em determinadas áreas da superfície celular; (3) *Citotoxina vacuolizante e a "ilha de patogenicidade cag":* A primeira, codificada pelo gene vacA, o qual, embora presente em todos os microrganismos, irá expressar sua proteína ativa de 94 kDa em apenas 65% das cepas do microrganismo, sendo ela a responsável pelo surgimento de vacúolos nas células epiteliais. O gene vacA apresenta dois tipos de seqüências sinalizadoras [s1(e seus subtipos s1a, s1b e s1c) e s2] e dois tipos de seqüências moduladoras (m1 e m2). Os genótipos s1a parecem mais patogênicos que s1b ou s2 e são mais freqüentemente encontrados na doença ulcerosa e no adenocarcinoma gástrico (1). Também as cepas m1 parecem mais virulentas que as m2. A combinação em mosaico das duas regiões determinará a produção de citotoxina e seu potencial patogênico. Assim, as linhagens vacA s1/m1 produzem grande quantidade de citotoxina, as linhagens s1/m2 produzem quantidade moderada, enquanto as linhagens s2/m2 não produzem citotoxina ou o fazem em pequenas quantidades. No Brasil, como na América do Sul e na Península Ibérica, predominam na população os alelos s1b, sendo também o m1 bem mais prevalente que m2 [33]. Um segundo fator de patogenicidade constitui a "ilha de patogenicidade cag", existente no genoma de algumas linhagens de HP. Contém mais de 40 genes que codificam componentes celulares que induzem a produção de citocinas inflamatórias. A produção de citocinas está correlacionada com a intensidade da resposta inflamatória, ou seja, com a virulência bacteriana. Foi observado que o gene cagA é um marcador da presença dessa ilha no microrganismo, estando presente apenas quando o efeito citotóxico do vacA está presente. Apesar de não ter uma função ainda definida, essa proteína de 128 kDa, chamada cagA, ou seja, citoxina associada ao gene A, tem sido muito estudada e anticorpos contra ela podem ser detectados no soro; (4) *Produção de mucinases e urease:* A elevada produção de urease pelo *H. pylori*, ao converter a uréia endógena em amônia, pode promover a desestabilização da camada de muco, provocando lesões sobre o epitélio de revestimento, principalmente em situações de gradientes elevados de pH; (5) *Ações sobre as secreções das mucosas antral e oxíntica:* Indivíduos infectados por *H. pylori* mostram maior concentração de gastrina plasmática e secreção de ácido que indivíduos-controle, com os valores de gastrina retornando ao normal após a erradicação do microrganismo. Estudos recentes demonstram que mesmo a hipersecreção gástrica pode reduzir-se a valores normais quando se reestudam os pacientes um ano após a erradicação do *H. pylori* [21].

Embora a presença do *H. pylori* evoque resposta imune local e sistêmica, a infecção, uma vez adquirida, persiste para sempre, sendo raramente eliminada espontaneamente. Mais ainda, é sempre acompanhada por gastrite histológica, de intensidade variável (Fig 35.1)

O antro é tipicamente a primeira região a ser acometida, podendo às vezes predominar o comprometimento do corpo, ou, mesmo, de todo o órgão (pangastrite). A distribuição do *H. pylori* no estômago é importante, pois parece ser um indicador do padrão de evolução da gastrite. Assim, indivíduos com gastrite predominantemente antral terão secreção gástrica normal ou elevada graças à manutenção de mucosa oxíntica íntegra, e poderão ter um risco aumentado para úlcera duodenal. Indivíduos com gastrite afetando de forma predominante o corpo do estômago terão secreção ácida reduzida em conseqüência da destruição progressiva da mucosa oxíntica. Histologicamente, exibem uma mistura de gastrite crônica superficial e alterações atróficas com tendências a progredir com o passar dos anos (ou décadas), podendo ocorrer também o desenvolvimento de metaplasia intestinal. Estima-se que a gastrite crônica do corpo gástrico, associada à atrofia acentuada, eleva de três a quatro vezes o risco de carcinoma gástrico do tipo intestinal.

A gastrite crônica do antro associada a *H. pylori* é habitualmente uma condição assintomática. Apesar de alguns estudos tentarem associá-la à dispepsia funcional ou não-ulcerosa, a maioria dos estudos não encontrou correlação entre sintomas gastrointestinais e a extensão ou intensidade da gastrite. Desta forma, o principal significado clínico da gastrite crônica associada ao *H. pylori* reside na sua estreita associação etiológica com a úlcera péptica duodenal, onde 98% dos pacientes albergam o microrganismo, com a úlcera gástrica, onde 75% estão infectados, e também com o carcinoma e linfoma gástricos.

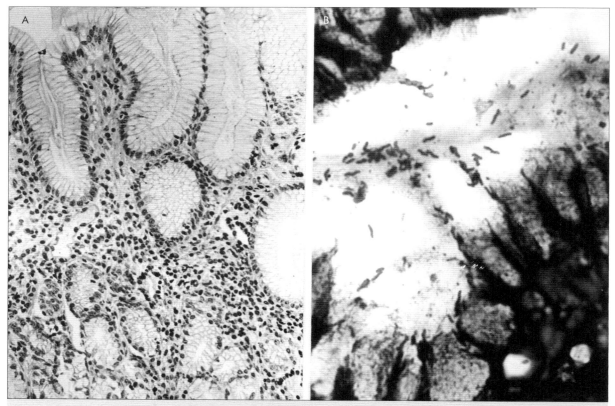

Fig. 35.1 — *Aspectos histológicos da mucosa gástrica de paciente com gastrite crônica em atividade associada à bactéria Helicobacter pylori. Em A observa-se infiltrado inflamatório predominantemente no terço superficial da mucosa, constituído por polimorfonucleares neutrófilos e mononucleares, sem entretanto afetar a estrutura das fovéolas e das glândulas. Em B observa-se o interior de uma fovéola com numerosas bactérias de permeio ao muco e na superfície epitelial. A: Hematoxilina-eosina, 200 x; B: Carbolfucsina, 100 x. (Gentileza do Prof. Alfredo JA Barbosa, Dep. Anatomia Patológica da Fac. Medicina UFMG.)*

O diagnóstico da presença do *H. pylori* na mucosa gástrica se faz por diferentes métodos, seja em fragmentos retirados durante a endoscopia e utilizados para estudos microbiológicos, histopatológicos e bioquímicos, seja por técnicas não-endoscópicas que incluem exames sorológicos, radioisotópicos e aquelas empregando a biologia molecular. Para avaliar adequadamente a extensão e a intensidade da gastrite, torna-se necessária a realização de, como recomendado pelo Sistema de Sydney revisado, cinco biópsias gástricas. Embora na prática diária se considere a hematoxilina-eosina (H&E) uma coloração suficiente para a correta identificação do *H. pylori*, é recomendado o emprego de pelo menos uma coloração mais sensível, como, por exemplo, a carbolfucsina, Giemsa ou Gimenez, que têm baixo custo, além de serem de fácil execução. Um estudo inglês observou que a coloração pela H&E, quando usada isoladamente para identificação do *H. pylori*, apresenta índices apreciáveis de falso-positivos e falso-negativos[25].

Tratamento

Como inúmeros indivíduos portadores de dispepsia funcional ou não-ulcerosa albergam o *H. pylori* e, portanto, são também portadores de gastrite crônica, muitos clínicos optam pelo tratamento anti-*H. pylori* nessa eventualidade. Entretanto, as evidências são controversas no tocante ao benefício da erradicação do microrganismo na resolução dos sintomas. Estima-se que é necessário realizar o tratamento em 15 pacientes para a obtenção de alívio sintomático em um paciente[24].

Considerando as crescentes evidências associando a infecção pelo *H. pylori* e a gastrite crônica por ele induzida com o câncer gástrico, o controle dessa infecção se constituiria em medida de saúde pública para se reduzir o câncer gástrico, especialmente em regiões de alta prevalência, como a América Latina, por exemplo. Entretanto, seria justificável administrar antibioticoterapia a milhões de pessoas (70% da população brasileira, por exemplo), habitualmente assintomática, para se prevenir o câncer em algumas? Somem-se a isso os efeitos colaterais, o custo e a eficácia ainda apenas relativa dos esquemas anti-*H. pylori* atualmente disponíveis. Uma importante reunião de consenso realizada em Maastricht, em 2000, embora reconheça a constância da relação entre *H. pylori* e o câncer gástrico, não recomenda o seu rastreamento na população geral, em sua maioria assintomática[20].

A opção pelo tratamento, deve, entretanto, ser considerada em portadores de gastrite atrófica bem estabelecida, com ou sem metaplasia intestinal. Gastrite atrófica e metaplasia intestinal são lesões precursoras bem estabelecidas do câncer gástrico do tipo intestinal. O efeito do tratamento da infecção por *H. pylori* sobre a atrofia e a metaplasia intestinal permanece controverso. Dixon[8], no Reino Unido, em extensa revisão sobre a biologia e a história natural dessas lesões, sugere que a regeneração normal das glândulas oxínticas após atrofia glandular verdadeira com fibrose de substituição é improvável. Da mesma forma, a restauração da diferenciação normal na metaplasia intestinal não deve ocorrer na presença de mutações estáveis nas células-tronco. Apesar disso, algum grau de regressão tanto da atrofia da mucosa como da metaplasia intestinal tem sido descrito. Ruiz et al.[28] estudaram 132 voluntários adultos na Colômbia que foram incluídos em estudo terapêutico objetivando a prevenção de displasia gástrica em portadores de gastrite atrófica multifocal (não-auto-imune). Exames histológicos (histologia convencional e morfometria) realizados 6 anos após o tratamento do *H. pylori* demonstraram melhora significativa das lesões atróficas nos indivíduos erradicados.

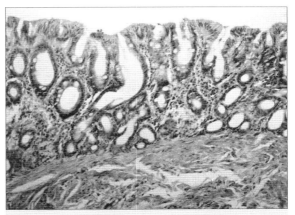

Fig. 35.2 — Mucosa da região do corpo gástrico de paciente com gastrite auto-imune (gastrite crônica tipo A) e anemia perniciosa. Observa-se atrofia intensa das glândulas oxínticas, com desaparecimento virtual das células parietais. Praticamente toda a mucosa oxíntica foi substituída por estruturas glandulares com características morfológicas de glândulas intestinais (metaplasia intestina). Hematoxilina-eosina, 100 x.(Gentileza do Prof. Alfredo JA Barbosa, Dep. Anatomia Patológica da Fac. Medicina UFMG.)

GASTRITE CRÔNICA AUTO-IMUNE

Conhecida também como gastrite tipo A, acomete o corpo e fundo gástricos, raramente atingindo o antro. Caracteriza-se por uma atrofia seletiva, parcial ou completa, das glândulas gástricas no corpo e fundo do estômago, ocorrendo uma substituição, parcial ou completa, das células superficiais normais por mucosa tipo intestinal (metaplasia intestinal). Por quase não ser acometida nessa entidade, a mucosa antral mantém sua estrutura glandular normal e apresenta células endócrinas hiperplásicas (Fig. 35.2).

Funcionalmente, a atrofia das glândulas gástricas do corpo se associa com hipocloridria (atrofia parcial) ou, em casos avançados, acloridria, secundária à redução da massa de células parietais; paralelamente, há um decréscimo também na secreção de fator intrínseco, podendo ocasionar a redução da absorção de vitamina B_{12} e o aparecimento de manifestações clínicas da anemia perniciosa. A preservação funcional da mucosa antral resulta em estimulação constante das células G com hipergastrinemia.

Evidências imunológicas e experimentais sugerem um componente auto-imune nessa entidade. Assim, a maioria dos pacientes apresenta testes imunológicos positivos, enquanto vários evoluem com outras doenças auto-imunes, como, por exemplo, as tireoidites auto-imunes. Estudos em famílias de portadores de gastrite atrófica demonstram uma incidência aumentada de gastrite em parentes de primeiro grau, sugerindo uma base genética, sendo a anemia perniciosa, a expressão final da gastrite crônica auto-imune do corpo, hoje considerada como determinada por um gene autossômico único.

A maior parte dos portadores desse tipo de gastrite apresenta anticorpos anticélula parietal e antifator intrínseco, com a prevalência de tais anticorpos aumentando com a gravidade das lesões. Tais anticorpos parecem desempenhar um papel na destruição progressiva das células parietais e no desenvolvimento de acloridria. Recentemente, foi demonstrado que os anticorpos anti-célula parietal são capazes de inibir a enzima $H^+ K^+$ adenosina trifosfato da bomba de prótons do estômago, contribuindo mais ainda para a ocorrência de acloridria. Apesar disso, permanece obscura a exata relação patogenética entre esses anticorpos e a gastrite, bem como os mecanismos que desencadeiam a gastrite e sua rápida progressão após os 50 anos de idade[9].

Estudos realizados na Finlândia com pacientes portadores de gastrite crônica acompanhados com exames endoscópicos e biópsias por um período de até 32 anos sugerem que talvez até mesmo a gastrite crônica auto-imune possa, em última análise, representar uma manifestação atípica de gastrite crônica por *H. pylori*. Reavaliando seis pacientes com quadro clássico de gastrite auto-imune, em cinco deles observaram-se antecedentes de gastrite crônica por *H. pylori*, posteriormente seguida por melhora progressiva da histologia antral, desaparecimento do *H. pylori* do estômago e surgimento de anticorpos anticélulas parietais ao longo de 32 anos de acompanhamento[32].

Os eventos fisiopatológicos da gastrite auto-imune se relacionam com as consequências da reduzida secreção ácida da mucosa oxíntica. Redução moderada na secreção ácida habitualmente não se acompanha de efeitos clínicos, porém, em casos extremos, podem ocasionar diferentes problemas, que serão aqui discutidos:

- *Absorção de vitamina B$_{12}$.* A perda das células parietais pode, às vezes, se acompanhar de deficiência de fator intrínseco. Em condições normais, o fator intrínseco é secretado em quantidades superiores às necessidades para promover uma ótima absorção do complexo vitamina B$_{12}$-fator intrínseco por receptores especializados localizados no íleo. Dessa maneira, a maior parte dos portadores de gastrite auto-imune secreta quantidades de fator intrínseco capazes de manter uma absorção normal de vitamina B$_{12}$. Apenas uma pequena fração de indivíduos com atrofia acentuada do corpo gástrico irá desenvolver má absorção e conseqüente deficiência de vitamina B$_{12}$, com o aparecimento de sintomas de anemia perniciosa, ao esgotarem-se as reservas hepáticas dessa vitamina. Embora o mecanismo principal nesses indivíduos seja a deficiência de fator intrínseco decorrente da relativa ausência de células parietais, a falta de ácido e pepsina pode também contribuir para o quadro já que sua presença é necessária para liberar a vitamina B$_{12}$ dos alimentos, permitindo assim sua ligação ao fator intrínseco.

- *Supercrescimento bacteriano.* Sendo a imensa maioria das bactérias ingeridas destruída em ambientes com pH <3, é aceito que pacientes com hipocloridria ou acloridria têm concentrações aumentadas de bactérias no intestino delgado. Por fim, cumpre lembrar que o supercrescimento bacteriano intestinal pode ocasionar a ligação do complexo fator intrínseco-vitamina B$_{12}$ às bactérias, prejudicando sua absorção, além da eventual produção de análogos de vitamina B$_{12}$ pelos microrganismos, competindo assim com a absorção da vitamina B$_{12}$.

- *Hipergastrinemia.* Os efeitos tróficos da hipergastrinemia têm sido associados à hiperplasia das células *enterocromafins-like* (ECL) presentes nas glândulas oxínticas e no desenvolvimento, em casos avançados, de tumores carcinóides gástricos. Sua prevalência na anemia perniciosa oscila entre 2 a 9%, sendo a maior parte deles pequena, freqüentemente múltipla, endocrinologicamente silente e benigna, embora se estime que até 28% dos casos possam tornar-se invasivos localmente e, mesmo, ocasionar metástases a distância.

- *Absorção de ferro.* Embora os níveis de ferro sérico, hemoglobina e ferritina de pacientes idosos portadores de gastrite atrófica sejam semelhantes aos controles sem gastrite atrófica, alguns estudos sugerem que a absorção de ferro, em sua forma de íon ferroso ou férrico, sofra influência do pH gástrico, prejudicando sua absorção. Deve-se ainda ressaltar que, além de eventual má absorção, a carência de ferro às vezes vista na gastrite auto-imune do corpo pode resultar de perdas sangüíneas associadas com inflamação gástrica crônica e com a perda de ferro em pacientes com *turnover* aumentado das células mucosas.

A gastrite auto-imune é assintomática do ponto de vista gastrointestinal, advindo sintomas hematológicos e/ou neurológicos na ocorrência de anemia perniciosa.

Em decorrência da acloridria, com a conseqüente elevação do pH gástrico, tem sido descrita uma maior susceptibilidade desses pacientes a infecções entéricas por bactérias, vírus e parasitas.

O diagnóstico da gastrite crônica auto-imune do corpo é eminentemente histopatológico. À endoscopia, quando se insufla ar no estômago, o preguelado mucoso do corpo se desfaz total ou parcialmente e observa-se uma mucosa de aspecto liso, brilhante e delgado, com os vasos da submucosa facilmente visualizados. Deve-se proceder à coleta simultânea de material para exame histopatológico do corpo e antro gástricos, para se afirmar, com certeza, a localização do processo inflamatório. Os índices de concordância da histologia com a endoscopia são conflitantes, embora, nos casos mais avançados, a correlação seja razoavelmente boa. Anticorpos anticélula parietal e antifator intrínseco, embora presentes em até 90% dos portadores de anemia perniciosa, com freqüência estão ausentes em portadores apenas de gastrite atrófica, sem alterações hematológicas. A gastrina sérica acha-se comumente elevada, embora em pequeno número de casos possa mesmo estar normal ou reduzida, quando a atrofia atinge também o antro gástrico. A acloridria pode ser detectada através da secreção gástrica basal e estimulada. A medida isolada do pH gástrico em jejum pode mostrar também uma boa correlação com hipocloridria verdadeira observada na gastrite do corpo e fundo. As determinações séricas de pepsinogênio, especialmente a relação entre pepsinogênios I e II, constituem testes não-invasivos e promissores para a detecção de gastrite atrófica do corpo e do antro.

Tratamento

A gastrite crônica auto-imune do corpo é assintomática na maioria dos pacientes e, dessa forma, não requer tratamento. A presença, entretanto, de anemia perniciosa exige a reposição de vitamina B$_{12}$, por via parenteral, na dose de 200 mg por mês, durante toda a vida. Tal terapêutica corrige as alterações hematológicas, embora não interfira na histologia da mucosa gástrica. A presença de deficiência de ferro obriga a investigação cuidadosa para neoplasias de estômago e colo antes de mera terapêutica de reposição. Diarréias freqüentes podem sugerir a ocorrência de supercrescimento bacteriano.

Não há ainda consenso quanto a como devem ser acompanhados, ao longo do tempo, os portadores de gastrite crônica auto-imune do corpo para se evitar sua complicação mais temida — o câncer gástrico. Pacientes com anemia perniciosa parecem ter um risco para carcinoma gástrico três a cinco vezes superior aos indivíduos-controle. A decisão por seguimento com exames endoscópicos irá depender dos achados iniciais e dos sintomas: caso a endoscopia inicial, com biópsias realizadas em diferentes áreas do estômago, não observe carcinoma, pólipos adenomatosos, tumores carcinóides ou displasia acentuada, provavelmente não há necessidade de acompanhamento endoscópico, principalmente na ausência de história familiar de câncer gástrico e naqueles procedentes de regiões onde o câncer gástrico não é epidêmico. A conduta na presença de displasia acentuada é também controvertida, com alguns autores sugerindo a repetição anual de endoscopias com biópsias. Por outro lado, um extenso estudo de acompanhamento de longo prazo realizado por investigadores da Clínica Mayo, nos EUA, não observou risco aumentado para carcinoma gástrico em portadores de anemia perniciosa. Os tumores carcinóides gástricos são encontrados em 2 a 9% dos pacientes com anemia perniciosa, sendo a maioria deles assintomática. Microscopicamente, são constituídos de células ECL, e à macroscopia apresentam-se habitualmente como lesões polipóides, pequenas (< 1 cm), freqüentemente múltiplas, localizadas no corpo gástrico. Tumores pequenos e assintomáticos podem ser removidos endoscopicamente; tumores sintomáticos, com freqüência avançados, podem ser removidos cirurgicamente. Alguns autores sugerem que a antrectomia isoladamente, ao promover a retirada das células G e abolir a hipergastrinemia, propiciaria a regressão do tumor, estando assim indicada em portadores de carcinóides gástricos múltiplos. Tal conduta obviamente necessita de maiores estudos.

GASTRITES QUÍMICAS

Terminologia adotada no lugar de designações encontradas em outras classificações, como gastrites reativas, gastrite de refluxo ou gastrite tipo C. Englobam os achados observados no refluxo biliar, em associação com certas drogas ou sem relação causal evidente, porém com aspectos histológicos comuns, constando de hiperplasia foveolar, edema, vasodilatação, fibrose ocasional e escassez de componente inflamatório.

Gastrite Química Associada ao Refluxo Biliar

Refluxo enterogástrico é um fenômeno comum após procedimentos de ressecção gástrica, independentemente do tipo de reconstituição do trânsito empregada, seja Biuroth I ou II. Tem também sido observado após vagotomia troncular com piloroplastia, e, quando presente, é de mínima monta depois de vagotomia superseletiva. Entre os achados histológicos, a hiperplasia foveolar com alongamento e/ou tortuosidade das fovíolas constitui o achado histológico mais sugestivo de gastrite reativa associada ao refluxo biliar. Na maioria dos casos sintomáticos, o quadro se desenvolve após cirurgia gástrica para úlcera péptica, com a sintomatologia se iniciando dentro de poucas semanas a vários anos depois do ato cirúrgico. A exata incidência é desconhecida, com alguns estudos sugerindo que possa ocorrer em até 9% dos pacientes operados. Os casos descritos em pacientes sem cirurgia gástrica anterior estão quase sempre associados a colecistectomia prévia[18]. Clinicamente, o quadro se caracteriza por dor epigástrica, vômitos biliosos, perda de peso e anemia. A dor não é aliviada por antiácidos ou outros antiulcerosos, agravando-se com os alimentos e com freqüência se associando com eructações pós-prandiais, distensão abdominal e pirose; menos freqüentemente, pode ocorrer anemia secundária a perda oculta de sangue pelas fezes. A correlação entre refluxo duodenogástrico, sintomas e a presença de gastrite é incerta. Embora alguns estudos demonstrem que a infusão de suco duodenal autólogo no remanescente gástrico possa reproduzir os sintomas em pacientes previamente sintomáticos, a maioria dos pacientes com gastrite e/ou refluxo é, na verdade, assintomática. Desta forma, o diagnóstico se baseia na presença de sintomas e na exclusão de situações como úlcera pós-operatória, obstrução pilórica, síndrome de alça eferente, colo irritável e afecções biliopancreáticas, entre outras. O estudo da secreção gástrica normalmente mostra hipocloridria ou acloridria, com resposta mínima ao estímulo com pentagastrina. Em alguns pacientes, a determinação de gastrina sérica auxiliará na exclusão de estados hipergastrinêmicos como síndrome de antro retido após ressecção à Billroth II, gastrinoma ou hiperplasia de células G. O Bilitec 2000, instrumental que inclui eletrodos posicionados no estômago e/ou no esôfago, é capaz de monitorar por 24 h, através de propriedades espectrofotoquímicas, a exposição das mucosas desses segmentos a material refluído contendo bilirrubina. Constitui hoje o melhor método diagnóstico da presença de refluxo alcalino, duodenogástrico ou gastroesofágico[2]. Finalmente, estudos de esvaziamento do remanescente gástrico empregando métodos isotópicos podem ser necessários para avaliar distúrbios de motilidade, já que a cirurgia de derivações em Y de Roux podem não beneficiar ou mesmo agravar, pacientes com estase apreciável do coto gástrico[5].

Tratamento

Nenhum tratamento clínico tem se mostrado eficaz na abordagem dessa síndrome. A base da terapêutica consiste em reduzir a exposição da mucosa gástrica aos agentes agressivos presentes no material refluído, seja por inativação ou impedimento de sua entrada no estômago. O emprego de resinas de trocas iônicas como a colestiramina ou colestipol, que se liga aos sais biliares pode ser tentado, embora os resultados sejam quase sempre insatisfatórios e elas possam provocar constipação intestinal e excesso de gases. Devem, também ser empregados com cautela em pacientes submetidos a vagotomia e com estase gástrica, pelo risco de desenvolvimento de bezoares. Outros agentes que também possam se ligar aos sais biliares, como antiácidos contendo alumínio e o sucralfate, não têm apresentado bons resultados. O ácido ursodesoxicólico tem sido utilizado com o objetivo de tornar a bile menos tóxica para a mucosa gástrica, ao reduzir a proporção de ácido cólico, desoxicólico e litocólico na bile, embora o número de estudos controlados ainda seja muito pequeno[29]. Por fim, drogas procinéticas, como metoclopramida, domperidona e cisaprida, têm sido testadas com resultados variáveis, não ficando claro se, quando melhoram os sintomas, o fazem através da resolução da gastrite ou da redução da estase. Nos pacientes portadores de gastrite reativa associada ao refluxo biliar que não respondem ao tratamento clínico e que evoluem com sintomas debilitantes como desnutrição e perda de peso importantes, a possibilidade cirúrgica de procedimentos que impeçam o refluxo duodenogástrico deve ser cuidadosamente considerada, com diferentes abordagens cirúrgicas sendo consideradas[19].

Gastrite Linfocítica

Denominada gastrite varioliforme ou gastrite erosiva crônica pelos endoscopistas em outras classificações, caracteriza-se pela presença de múltiplas nodulações com erosões centrais e hiperemia circunjacente. As erosões têm, em média, 0,5 a 1cm de diâmetro, e se distribuem em filas no topo de pregas geralmente espessadas. A etiologia é desconhecida, e um mecanismo de hipersensibilidade parece estar envolvido. Alguns autores também postulam que ela possa representar uma forma particular de resposta imunológica a determinados casos de infecção pelo *H. pylori*, ou uma manifestação de doença intestinal, tipo celíaca ou espru, em que a infiltração linfocítica observada nessas entidades pode acometer o epitélio gástrico. Sua presença é raramente observada. Entre nós, Ribeiro *et al.*, em Belo Horizonte, estudando 800 biópsias gástricas de rotina, encontraram apenas seis casos de gastrite linfocítica[27]. A maior parte dos pacientes é assintomática, e alguns podem apresentar sintomatologia sugestiva de úlcera péptica e/ou evidências de hemorragia digestiva alta, manifesta ou oculta. O diagnóstico é suspeitado pelo padrão macroscópico à endoscopia. O exame histológico revela a presença de mais de 30 linfócitos intra-epiteliais/100 células epiteliais, enquanto em estômagos normais se observam, no máximo, 7 linfócitos intra-epiteliais/100 células epiteliais A história natural é variável, com alguns pacientes se tornando assintomáticos em poucas semanas ou permanecendo com queixas dispépticas, contínuas ou intermitentes por anos (Fig. 35.3).

Tratamento

Bloqueadores dos receptores H_2, cromoglicato de sódio e corticosteróides são, às vezes, tentados em casos especiais. Um estudo inglês recente avaliou 11 pacientes com gastrite linfocítica e infecção por *H. pylori*, antes e após a erradicação do microrganismo, sugerindo que a erradicação proporciona uma redução significativa dos linfócitos intra-epiteliais e na inflamação da mucosa oxíntica, melhorando também a sintomatologia dispéptica[13].

Gastrites Granulomatosas Não-infecciosas

Constituem cerca de 0,3% de todas as gastrites e se caracterizam pela presença de infiltrado granuloma-

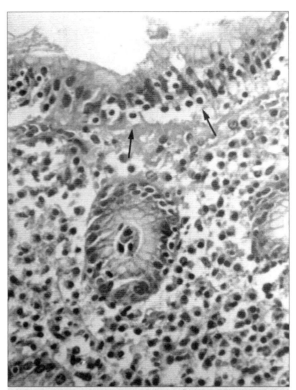

Fig. 35.3 — *Detalhe da mucosa gástrica de paciente com gastrite linfocítica. A lâmina própria apresenta-se infiltrada por células inflamatórias, principalmente por plasmócitos e linfócitos. Entretanto, o aspecto característico da doença é dado pela presença de numerosos linfócitos intra-epiteliais que exibem halo claro perinuclear típico (setas). Hematoxilina-eosina, 400 x. (Gentileza do Prof. Alfredo JA Barbosa, Dep. Anatomia Patológica da Fac. Medicina UFMG.)*

so. Funcionalmente, o granuloma representa uma reação inflamatória localizada em resposta a inúmeros fatores desencadeantes, muitas vezes de etiologia não-definida. Entre os fatores etiológicos conhecidos, os granulomas do tipo corpo estranho em reação à presença de fio de sutura e talco, granulomas secundários a infecções como tuberculose, sífilis, histoplasmose, esquistossomose mansônica etc., além daqueles secundários a neoplasias como linfomas e carcinomas e a doenças idiopáticas como sarcoidose, doença de Crohn ou gastrite granulomatosa isolada, entre outras.

Doença de Crohn

O acometimento gastroduodenal é raro e geralmente acompanha a doença intestinal. Raramente se constitui na única manifestação da doença[26]. Um estudo endoscópico e histológico de 62 pacientes com doença de Crohn ileocolônica encontrou gastrite crônica *H. Pylori*-negativa em 21 (32%) pacientes e granuloma em 4 deles[34]. Os granulomas costumam ser pequenos, escassos, e muitas vezes não são encontrados. O exame endoscópico pode revelar a presença de úlceras aftosas ou serpiginosas, especialmente no antro, e uma mucosa com o aspecto clássico de calçamento de rua (*cobblestone*). Com o progredir da doença, o antro tende a se afunilar, sendo o duodeno contíguo também afetado, mas a ocorrência de fístulas é raramente observada. A entidade é muitas vezes assintomática, salvo naquelas situações de obstrução da via de saída do estômago ou da presença de ulceração gástrica ou duodenal.

Sarcoidose

O envolvimento gástrico pela sarcoidose é sempre secundário à forma sistêmica do processo. Assim, o diagnóstico é realizado pela presença de granulomas gástricos, freqüentemente múltiplos, associado a evidências de adenomegalias hilares, doença fibronodular dos pulmões, lesões líticas das falanges, anergia cutânea ou teste de Kveim positivo. Como em outras condições inflamatórias granulomatosas, ulceração antral e fibrose com estreitamento podem ocasionar sintomas clínicos, embora na maioria das vezes o acometimento gástrico seja assintomático[17].

Gastrite Eosinofílica

Eosinófilos e leucócitos são normalmente encontrados na mucosa e submucosa do trato digestivo superior. A gastroenterite eosinofílica é uma afecção rara caracterizada por infiltrado eosinofílico denso na parede do estômago e intestino delgado. Embora sua etiologia seja desconhecida, fatores alérgicos (50% têm história de atopia anterior, como urticária, asma ou rinite), alimentares (alguns alimentos podem desencadear sintomas intestinais) e a presença de parasitas têm sido considerados. Três formas de apresentação têm sido descritas, considerando a intensidade e a localização do infiltrado: acometimento predominante da mucosa ou da parede muscular ou da serosa. Nas formas de acometimento mucoso predominante, o antro é mais freqüentemente acometido, e, endoscopicamente, as pregas estão espessadas podendo haver nodosidades e ulcerações. A sintomatologia inclui náuseas, vômitos, diarréia, dor abdominal e perda de peso. O diagnóstico é geralmente estabelecido pela demonstração de infiltrado eosinofílico na lâmina própria associado à eosinofilia importante no sangue periférico. Anemia ferropriva, hipoalbuminemia e redução das imunoglobulinas séricas também são observadas como conseqüência de perdas protéicas através do epitélio lesado. Nos casos de acometimento predominante da parede muscular, o diagnóstico histológico pode ser difícil, já que a biópsia convencional é muitas vezes normal; assim, é necessária a realização de biópsias envolvendo toda a parede gástrica. Aos exames radiológico e/ou endoscópico se observam rigidez e estreitamento antral, com mucosa praticamente normal. O acometimento predominante da serosa é o mais raro,

sendo a ascite contendo alto teor de eosinófilos (12 a 95%) a principal forma de expressão clínica. Embora a presença de alergia seja difícil de documentar, a eliminação de determinados alimentos suspeitos pode às vezes produzir resultados duradouros. A consulta com imunoalergologista e a realização de testes cutâneos podem auxiliar na identificação de alérgenos.

Tratamento

Em algumas situações, a prednisona, em doses iniciais de 20 a 40 mg ao dia, com redução progressiva, é capaz de induzir e manter remissões por períodos prolongados. Outras drogas, como o cromoglicato de sódio, anti-histamínicos e antiespasmódicos, têm sido tentadas, com resultados precários. Um estudo sugere que o cetotifeno, um bloqueador dos receptores H_1, pode vir a representar uma alternativa efetiva aos corticosteróides. O tratamento cirúrgico pode ser considerado para complicações como perfuração, estenose pilórica ou doença refratária[16,22].

OUTRAS GASTRITES INFECCIOSAS (QUE NÃO *H. PYLORI*)

Bactérias distintas do *H. Pylori*, bem como vírus, parasitas e fungos, podem, embora raramente, infectar o estômago. A incidência aumentada de AIDS, bem como o progressivo aumento de pacientes com transplantes de órgãos e em quimioterapia antineoplásica, tem contribuído para uma maior prevalência desse grupo de gastrites.

Tuberculose

A tuberculose raramente acomete o estômago. Possivelmente, a virtual ausência de folículos linfóides no estômago, o pH gástrico e a curta permanência de organismos ingeridos no estômago contribuem para a não-freqüente associação entre a forma pulmonar ou intestinal com a gastrite granulomatosa tuberculosa. O sítio mais acometido é o antro gástrico, e o diagnóstico definitivo irá depender da presença de granulomas com necrose caseosa ou do bacilo álcool–ácido — resistente em biópsias endoscópicas ou peças cirúrgicas. A demonstração do bacilo ocorre em menos de um terço dos casos, sendo a etiologia tuberculosa sugerida, muitas vezes, pela presença da doença em outros locais. Manifestações atípicas de tuberculose envolvendo o trato gastrointestinal têm sido observadas hoje em associação com a AIDS[31].

Tratamento

Tratamento específico clássico geralmente induz remissão do processo, sendo a cirurgia indicada apenas em casos de obstrução gástrica.

Sífilis

A gastrite granulomatosa luética é rara, sendo observada em menos de 1% dos pacientes com sífilis. Embora o envolvimento gástrico possa ocorrer em muitos pacientes durante a espiroquetemia da sífilis primária e, ainda na fase secundária precoce, os sintomas gástricos raramente estejam presentes, não ocorre a formação de granulomas. Doença gástrica significativa geralmente se limita aos casos de sífilis secundária tardia e terciária, em que os achados radiológicos e endoscópicos podem variar de gastrite superficial a infiltração transmural, mimetizando a linite plástica, sendo o diagnóstico diferencial com carcinoma e linfoma muitas vezes difícil. Não raramente, alguns pacientes são mesmo submetidos a gastrectomia. Se o quadro evolui com estreitamento fibrótico da parede do estômago, podem-se encontrar deformidades do tipo "estômago em ampulheta". Com freqüência, as estenoses associadas com terciarismo são mais observadas no antro e se estendendo até o duodeno. O diagnóstico de acometimento gástrico pode ser feito pelo encontro do microrganismo em fragmentos de biópsia, pela técnica de imunofluorescência, pela coloração pela prata ou pela pesquisa do treponema em campo escuro, além, é claro, pelos testes sorológicos para sífilis.

Tratamento

A terapêutica com penicilina produz resultados favoráveis, especialmente nos quadros de secundarismo, sendo incertos no terciarismo. A sensibilidade do treponema aos antimicrobianos permanece inalterada mesmo na população de aidéticos, embora tratamentos com maior duração sejam propostos nos casos de sífilis precoce[35].

Citomegalovírus (CMV)

A infecção gastrointestinal por CMV é incomum em indivíduos normais, ocorrendo freqüentemente em indivíduos imunossuprimidos, em decorrência de reativação de infecção latente como conseqüência da imunossupressão ou conseqüente a uma nova infecção decorrente de hemotransfusão ou contaminação pelo órgão transplantado. Em pacientes aidéticos ou transplantados freqüentemente podem ocorrer manifestações extra-intestinais (retinites) ou intestinais, como colites e enterites, causando diarréia e ulcerações no ceco, que podem sangrar profusamente ou perfurar. O acometimento hepático está muitas vezes associado à febre e mal-estar geral, podendo se acompanhar de hipotensão e colapso circulatório. O acometimento do trato digestivo superior quase sempre coincide com infecção sistêmica, podendo estar associado com sintomas de dismotilidade, especialmente náuseas, distensão abdominal, peso epigástrico pós-prandial, vômitos e disfagia. O diagnóstico da infecção por CMV pode ser feito por métodos sorológicos através de evidências de soroconversão recente ou elevação de quatro ou mais vezes dos títulos de anticorpos; ainda, pela presença de altos títulos de anticorpos IgM anti-CMV. Nas situações com acometimento gástrico, a endoscopia pode mostrar uma mucosa nodulosa, irregular, com erosões ou mesmo ulcerações. A biópsia gástrica constitui o melhor meio diagnóstico para a presença de gastrite por CMV, pela observação de inclusões virais típicas. As células infectadas são grandes, com inclusões intranucleares grandes e pequenas inclusões citoplasmáticas. As inclusões intranucleares são caracteristicamente circundadas por um halo claro (inclusão em olho de coruja).

Tratamento

Estudos preliminares sugerem que o ganciclovir e foscarnet podem ser ativos contra o CMV, embora sejam descritos efeitos indesejáveis como leucopenia, trombocitopenia, alterações da função hepática e sobre o SNC[15].

Gastropatia Hipertrófica

Também conhecida como gastrite crônica hipertrófica, gastrite de pregas gigantes, gastropatia hipertrófica hipersecretora e doença de Ménétrier, constitui uma entidade específica, de origem obscura, caracterizada pela tríade de pregas gigantes no corpo e fundo gástricos, hipoalbuminemia secundária à gastropatia perdedora de proteínas e quadro histológico de hiperplasia foveolar com atrofia glandular, dilatação cística e espessamento da mucosa. Embora na doença de Ménétrier clássica ocorra hipocloridria, uma variante hipersecretora tem sido descrita, o que obriga, nessa circunstância, ao diagnóstico diferencial com a síndrome de Zollinger-Ellison. A doença é mais comumente observada em homens após os 50 anos de idade, e os sintomas são habitualmente vagos e inespecíficos, consistindo em mal-estar epigástrico, diarréia, perda de peso e edema, podendo evoluir com risco aumentado de fenômenos tromboembólicos. O diagnóstico é estabelecido pela presença das pregas gigantes, tendo em geral 1 cm ou mais de diâmetro transversal, especialmente no fundo e corpo gástricos. São rígidas e, ao contrário das pregas normais, não se desfazem à insuflação de ar à endoscopia nem à compressão durante o exame radiológico, que também pode mostrar uma aparência espiculada pela visualização dos sulcos entre as pregas. Endoscopicamente, podem-se ainda observar alterações inflamatórias da mucosa, como hiperemia, edema, friabilidade, erosões e, mesmo, ulcerações francas. A hipocloridria está quase sempre presente, com a secreção ácida máxima após estímulo com pentagastrina em torno de 10 mmol/h. A determinação da gastrinemia é útil no diagnóstico diferencial entre doença de Ménétrier e síndrome de Zollinger-Ellison, já que pregas gigantes podem ser encontradas em ambas as entidades, mas elevados índices de gastrina sérica são encontrados apenas na última. A perda protéica pode levar à hipoalbuminemia e pode ser estimada pelo teor de ^{51}Cr nas fezes, após administração endovenosa de albumina marcada por esse radioisótopo. O *H. pylori* tem sido observado em alguns casos, e sua erradicação muitas vezes se acompanha de

GASTRITES

regressão completa do espessamento das pregas. Estudos empregando ecoendoscopia demonstram que o espessamento da parede gástrica observado na presença da infecção pelo *H. pylori* deve-se ao espessamento seletivo das três camadas internas da parede gástrica (interface mucosa-luz, mucosa e submucosa). A não-regressão da hiperplasia mucosa após a erradicação do *H. pylori* exige aprofundamento da propedêutica para se afastar a possibilidade de neoplasia maligna. O diagnóstico diferencial inclui síndrome de Zollinger-Ellison, amiloidose gástrica, linfoma, carcinoma infiltrativo e processos granulomatosos do estômago.

Tratamento

Como a maioria é assintomática apesar das alterações histológicas, nenhum tratamento é indicado, além da manutenção de dieta de alto valor calórico e protéico. Alguns estudos sugerem que drogas como os bloqueadores H[2], anticolinérgicos, ácido tranexâmico e prednisolona podem corrigir as perdas protéicas gástricas através de mecanismos não-conhecidos. Recentemente, foram também relatados casos de remissão espontânea da doença. Como já mencionado, a erradicação do *H. pylori* pode ser acompanhada de regressão do quadro clínico e histológico. Na presença de ulcerações, deve-se proceder ao tratamento antiulceroso clássico. A cirurgia é raramente indicada, restringindo-se aos casos de hipoproteinemia não-controlável, sangramentos agudos e crônicos persistentes, obstrução pilórica e câncer gástrico associado[10,30,35].

REFERÊNCIAS BIBLIOGRÁFICAS

1. Atherton JC, Peek Jr RM, Tham KI, Cover TL, Blaser MJ. Clinical and pathological importance of heterogenuty in vacA, the vacuoling cytotoxin gene of *Helicobacter pylori*. *Gastroenterology* 112:92-9, 1997.
2. Bechi P, Cianchi F. Technical aspects and clinical indications of 24-hour intragastric bile monitoring. *Hepatogastroenterology* 46:54-9, 1999.
3. Burman P, Mardh S, Norberg L, Karsson FA. Parietal cells antibodies in pernicious anemia inhibit H+,K+-adenosine triphosphastase, the proton pump of the stomach. *Gastroenterology* 96:1434-38, 1989.
4. Castro LP, Coelho LGV, Barbosa AJA. Acute *Helicobacter pylori* infection. In: Pajares Garcia JM, Correa P, Pérez Pérez GI (eds.). *Helicobacter pylori infection in gastroduodenal lesions*. The second decade, Barcelona, Prous Science, 137-48, 2000.
5. DeCross, A.J., McCallum, R.W. Chronic gastritis: Management. In: Bayless, T.M. *Current therapy in gastroenterology and liver disease*. 4th ed., St. Louis, Mosby, 147-51, 1994.
6. Dixon MF, Genta RM, Yardley JH, Correa P, and the participants in the International Workshop on the Histopathology of Gastritis, Houston 1994. Classification and grading of gastritis. The updated Sydney System. *Am J Surg Pathol* 20: 1161-81, 1996.
7. Dixon MF. Acute *Helicobacter pylori* gastritis. In: Grahan DY, Genta RM, and Dixon MF eds. *Gastritis*. Philadelphia: Williams & Wilkins, 169-75, 1999.
8. Dixon MF. Prospects for intervention in gastric carcinogenesis: reversibility of gastric atrophy and intestinal metaplasia. *Gut* 49:2-4, 2001.
9. Ehrinpreis MN, Alousi M. Atrophic gastritis. In: Kozol RA. *Gastritis*. Boca Raton, CRC Press, 159-182, 1993.
10. Groisman CM, George J, Berman D, Harfaz N. Resolution of protein loosing hypertrophic lymphocitic gastritis with therapeutic eradication of *H. pylori*. *Am J Gastroenterol* 89:1548-57, 1994.

11. Halme L, Karkkainen P, Rautelin R, Kosunen TU, Sipponen P. High frequency of Helicobacter negative gastritis in patients with Crohn's disease. *Gut* 380:379-83, 1996.
12. Hawkey CJ. Management of gastroduodenal ulcers caused by non-steroidal anti-inflammatory drugs. *Baillière's Clinical Gastroenterology* 2000;14(1):173-92.
13. Hayat M, Arora DS, Dixon MF, Clark B, O'Mahony S. Effects of *Helicobacter pylori* eradication on the natural history of lymphocytic gastritis. *Gut* 45:495-8, 1999.
14. Holt KM, Hollander D. Acute gastric mucosal injury: Pathogenesis and therapy. *Ann Rev Med* 37: 107-24, 1986.
15. Lang DJ. Cytomegalovirus infection. In: Wyngaarden JE, Smith Jr LH, Bennett JC, eds. Cecil textbook of ecicine, 19 ed., Philadelphia, W.B. Saunders, 1835-7, 1992.
16. Lee CM, Changchien CS, Chen PC, et al. Eosinophilic gastroenteritis: 10 years experience. *Am J Gastroenterol* 88:70-4, 1993.
17. Levine MS, Ekberg O, Rubesin SE, Gatenby RA. Gastrointestinal sarcoidosis: Radiographic findings. *Am J Roentgenol* 153:293-5, 1989.
18. Lorusso D, Pezzolla F, Montesani C, et al. Duodenogastric reflux and gastric histology after cholecistectomy with and without sphincteroplasty. *Br J Surg* 77:1307-7, 1990.
19. Madura JA. Primary bile reflux gastritis: which treatment is better, Roux-en-Y or biliary diversion? *Am Surg* 66:417-23, 2000.
20. Malfertheiner P, Mégraud F, O'Morain C, et al. Current concepts in the management of *Helicobacter pylori* infection. The Maastricht 2-2000 Consensus Report. *Aliment Pharmacol Ther* 16:167-80, 2002.
21. McColl KEL, El-Omar E, Gillen D. Interactions between *Helicobacter pylori*, gastric acid and anti-secretory therapy. *Br Med Bull* 54:121-38, 1998.
22. Melamed I, Feanny SJ, Sherman PN, Roifman CM. Benefits of Ketotifen in patients with eosinophilic gastroenteritis. *Am J Med* 90:310-4, 1990.
23. Miller AI, Smith B, Rogers AI. Phlegmonous gastritis. *Gastroenterology* 68:231-238, 1975.
24. Moayyedi P, Soo S, Deeks J, et al. Systematic review and economic evaluation of *Helicobacter pylori* eradication treatment for non-ulcer dyspepsia. *Br Med J* 321:659-64, 2000.
25. Molineux AJ, Harris MD. *Helicobacter pylori* in gastric biopsies - should you trust the pathologist report? *J Royal Coll Phys London* 27:119-20, 1993.
26. Morris AJ, Ali MR, Nicholson GI, Pérez Pérez G, Blaser MJ. Long-term follow-up of voluntary ingestion of *Helicobacter pylori*. *Ann Int Med* 114:662-3, 1991.
27. Ribeiro VL, Filho JS, Barbosa AJ. Lymphocytic gastritis and *Helicobacter pylori*: a Brazilian survey. *J Clin Pathol* 51:83-4, 1998.
28. Ruiz B, Garay J, Correa P, et al. Morphometric evaluation of gastric antral atrophy: improvement after cure of *Helicobacter pylori* infection. *Am J Gastroenterol* 96:3281-7, 2001.
29. Stefaniwsky AB, Ting GS, Speck J, et al. Ursodeoxycholic acid treatment of bile reflux gastritis. *Gastroenterology* 89:1000-4, 1985.
30. Stolte M, Batz C, Bayerdörfer E, Eidt S. *Helicobacter pylori* eradication in the treatment and diferential diagnosis of giant folds in the corpus and fundus of the stomach. *Z Gastroenterol* 33:198-201, 1995.
31. Subei I, Attar B, Schmitt G, Levendoglu H. Primary gastric tuberculosis: a case report and literature review. *Am J Gastroenterol* 82:769-72, 1987.
32. Valle J, Kekki M, Sipponen P, Ihamäki T, Siurala M. Long-term and consequences of *Helicobacter pylori* gastritis. Results of a 32-year follow-up study. *Scand J Gastroenterol* 31:546-50, 1996.
33. Van Doorn LJ, Figueiredo C, Sanna R, et al. Geographic distribution of vacA allelic types of *Helicobacter pylori*. *Gastroenterology* 116:823-30, 1999.
34. Yamamoto T, Allan RN, Keighley. An audit of gastroduodenal Crohn disease: clinicopathologic features and management. *Scand J Gastroenterol* 34:1019-24, 1999.
35. Yardley JH, Hendrix TR. Gastritis, duodenitis, and associated ulcerative lesions. In: Yamada T, Alpers DH, Owyang C, Powel DW, Silverstein FE, eds. *Textbook of Gastroenterology*. Philadelphia, B. Lippincott Co., 1456-93, 1995.

CAPÍTULO 36

Úlcera Péptica

Décio Chinzon
Jaime Natan Eisig
Marcelo Cury
Schlioma Zaterka

INTRODUÇÃO

Denomina-se úlcera péptica a lesão ulcerada que ultrapassa os limites da muscular da mucosa localizada nos segmentos do tubo digestivo em cuja luz estão presentes o ácido clorídrico e a pepsina. Na grande maioria das vezes, a lesão é única e, mais raramente, dupla ou múltipla.

Embora do ponto de vista anatomopatológico as úlceras situadas no estômago ou no duodeno apresentem características semelhantes, dados epidemiológicos clínicos, etiopatogênicos e fisiológicos indicam que ambas são entidades distintas. Por outro lado, esses mesmos dados apontam a heterogeneidade dessas lesões, mesmo quando localizadas no mesmo órgão. Nesta revisão, sempre pertinente, as úlceras gástricas e as úlceras duodenais serão consideradas separadamente.

EPIDEMIOLOGIA

Até o final do século passado a úlcera péptica era descrita como de localização mais comum no estômago, com maior incidência no sexo feminino. A partir de então, sua incidência modificou-se radicalmente, observando-se maior predominância no duodeno e no sexo masculino. As razões dessas modificações não são conhecidas, sendo possível que fatores ambientais possam tê-las determinado[19].

É extremamente difícil o estudo epidemiológico da úlcera péptica, pois, para ser bem executado, um número considerável de indivíduos da população geral deveria ser submetido a exame gastroduodenoscópico. A análise de sintomatologia ou o próprio exame radioló-

gico do estômago e do duodeno não retratam com fidelidade a ocorrência da doença. Ademais, é grande o número de indivíduos com sintomas semelhantes aos da úlcera péptica, nos quais a lesão não é demonstrada mesmo no estudo endoscópico, acrescido do fato de haver úlcera assintomática. Por outro lado, os estudos clínicos são pouco confiáveis em relação à incidência e à prevalência da doença, pois é difícil comparar estatísticas provenientes de diferentes centros, já que os critérios de seleção dos indivíduos examinados e os próprios métodos de investigação não são uniformes.

Não obstante, os estudos realizados a partir de dados advindos de pacientes hospitalizados tendem a mostrar uma população especial de ulcerosos, particularmente aqueles com formas mais graves da doença.

Desse modo é fácil compreender que os estudos tanto de prevalência como de incidência da úlcera péptica forneçam somente dados aproximados.

A prevalência da úlcera péptica pode ser avaliada tanto em termos de ocorrência, ou seja, relacionada à população específica em determinado momento, como em termos de prevalência periódica, isto é, a freqüência de ocorrência da doença em uma população e num tempo específico. No National Health Survey dos Estados Unidos, nos anos de 1961, 1965, 1975 e 1981, no qual se analisou a prevalência periódica, mostraram-se taxas que variaram de 1,71 a 1,85%, no período de um ano, entre 5 e 10%, quando o período analisado correspondeu à expectativa de vida da população[105-107]. Na Finlândia, em estudo de prevalência periódica, conduzido por Ilhamaki *et al.*, o percentual alcançou 5,9%, semelhante ao estudo do anterior[64]. Nessa mesma investigação, Ilhamaki *et al.* mostraram a prevalência exata da úlcera péptica, obtendo índices de 1,68% quando estudaram 358 indivíduos-controle como parte de uma pesquisa para carcinoma gástrico.

A incidência da úlcera péptica (número de casos novos em determinado período) foi avaliada por Bonnevie, na Dinamarca. Esse autor observou na população com idade superior a 15 anos incidência de 0,13, 0,013 e 0,02% para as úlceras duodenais, úlceras gástricas e para a associação de ambas, respectivamente[20-22].

Nos EUA, Kurata *et al.* obtiveram percentuais de 0,024 e de 0,062%, respectivamente, para a úlcera gástrica e a úlcera duodenal[78]. Já em material de necropsia, o levantamento realizado em Leeds, entre 1930 e 1949, por Watkinson, revelou uma prevalência mais elevada: 3,9% para a úlcera gástrica e 2,9% para a úlcera duodenal[148].

De modo geral, as úlceras são mais freqüentes nos homens do que nas mulheres. Na casuística de Bonnevie, a relação homem–mulher foi de 2:1 para a úlcera duodenal e de 1:1 para a úlcera gástrica[20-22]. Para Kurata *et al.* essa relação foi, respectivamente, de 1:9 e 1:2[78]. Para o grupo de Doll *et al.*[35], em Londres, na úlcera péptica essa relação foi de 3:1, e no de Leeds, de 2,2:1[21]. Em nosso meio, a relação foi de 4,1:1 e de 2:1 respectivamente, para a úlcera duodenal e a úlcera gástrica (observação pessoal). Nos últimos anos, a incidência de úlcera duodenal entre as mulheres tem aumentado, talvez em conseqüência da sua posição cada vez mais ativa na sociedade atual, assumindo mudanças no plano comportamental.

O número de hospitalizações para a úlcera péptica vem declinando progressivamente nos EUA: de 25,2/100.000, em 1965, para 16,5/100.000 habitantes, em 1981[40], queda devida, na grande maioria, à diminuição das complicações de úlcera duodenal, em razão da melhora do arsenal terapêutico[9].

Na Inglaterra e no País de Gales, houve também declínio semelhante em relação à úlcera duodenal, particularmente após 1969, em especial quanto às internações para homens, já que, para mulheres, esse declínio tanto para úlceras complicadas como não-complicadas foi menos marcado[128]. Quanto à úlcera gástrica, nesses mesmos países, o declínio no número de hospitalizações também foi acentuado, inclusive para a úlcera perfurada, no sexo masculino, mas não no feminino. No entanto, Kurata *et al.* observaram que o número de hospitalizações manteve-se estável para os casos complicados e não-complicados de úlcera gástrica[77].

Como não houve modificação substancial nas internações para úlceras hemorrágicas ou perfuradas, pode-se concluir que essa diminuição se deve ao menor numero de pacientes com úlceras não-complicadas que são hospitalizados, refletindo indiretamente a melhora progressiva no tratamento médico alcançado nessa doença[78]. No caso em particular da Inglaterra e do País de Gales, os dados sugerem um declínio mais acentuado da incidência no sexo masculino em relação ao feminino.

Variações na incidência e na prevalência da úlcera péptica têm sido relatadas em relação a diferentes regiões geográficas, bem como em relação à ocorrência da úlcera duodenal e da úlcera gástrica. Nesses estudos, no entanto, deve-se considerar que nem sempre os critérios para a seleção e o diagnóstico de ulcerosos foram os mesmos, razão pela qual esses resultados não são, em geral, comparáveis. Países como Índia e África apresentam marcadas diferenças regionais[142, 143].

A úlcera gástrica tende a incidir em indivíduos com mais de 40 anos de idade, enquanto a úlcera duodenal ocorre com maior freqüência entre os 20 e os 40 anos. Em geral, entre as mulheres a úlcera duodenal se inicia mais tardiamente do que entre os homens, aumentando a ocorrência após a menopausa. Entretanto, quando a úlcera se inicia antes dos 30 anos, a idade do aparecimento da lesão é semelhante em ambos os sexos[35, 79, 80].

FISIOLOGIA

A integridade da mucosa gastroduodenal depende de um equilíbrio entre os fatores passíveis de agredi-la (HCL, pepsina e *H. pylori*) e os responsáveis por neutralizá-los (fatores defensivos) como: (a) barreira muco-bicarbonato; (b) fosfolipídios ativos da superfície epitelial de revestimento; (c) camada lipoprotéica da membrana celular e as firmes ligações entre as células; (d) fluxo sangüíneo; (e) capacidade de regeneração da membrana epitelial.

Ácido Clorídrico

É produzido nas células parietais da região glandular do estômago. A atividade da célula parietal depende fundamentalmente da ação de três mensageiros químicos: gastrina, acetilcolina e histamina, que estimulam a secreção ácida, e um que inibe as prostaglandinas (PGs) do tipo E. A somatostatina atua diminuindo a secreção de HCl, ao bloquear a liberação de gastrina antral.

A interação desses mensageiros com os respectivos receptores resultará na ativação dos segundos mensageiros no interior da célula, o AMPc no caso da histamina, o sistema Ca-calmodulina, no caso da AcCo e, provavelmente, da gastrina. Esses sistemas determinam a ativação da ATPase K ativada, que determina a troca do H pelo K e a ligação com Cl, no interior dos canalículos apicais da célula parietal, resultando na produção de ácido clorídrico[165].

As prostaglandinas inibem a atividade secretória pela interferência nos sistemas adenil ciclase Ca-calmodulina; essa modulação, assim como outras etapas de processo secretório, não está totalmente esclarecida.

A produção total de HCl na unidade de tempo dependerá do número de células parietais, da sensibilidade destas aos mensageiros químicos que as estimulam e das substâncias que têm a capacidade de inibi-las.

Pepsinogênio e Pepsina

O pepsinogênio é uma enzima produzida pelas células principais do estômago. Dois tipos imunologicamente distintos foram obtidos de mucosa gastroduodednal: o grupo I (pepsinogênios 1 a 5), secretado pela mucosa oxíntica e o grupo II (pepsinogênios 6 e 7), produzido pela mucosa oxíntica, antral e pelas glândulas de Bruner[126].

Existe uma íntima correlação entre a produção de pepsinogênio do grupo I e a capacidade de secretar HCl. A ativação de pepsinogênio, na forma ativa da enzima, a pepsina, ocorre quando o pH intragástrico está abaixo de 5 e, idealmente, em torno de 2,5; portanto, a ativação é determinada pelo HCl.

A pepsina é a enzima proteoliticamente ativa, e sete diferentes tipos foram identificados no suco gástrico: 1, 2, 3, 3a, 4, 5 e 6. A pepsina 3 é a mais abundantemente encontrada no estômago e, em menor quantidade, a 5. É provável que as pepsinas 1, 2, 3, 3a e 4 correspondam ao pepsinogênio I, e as 5 e 6, ao pepsinogênio II. A pepsina possui a capacidade de dissolver a camada de gel do muco da mucosa gástrica[3].

Barreira Muco–Bicarbonato

O arranjo particular da camada de muco aderente, cuja espessura é irregular e não ultrapassa 0,4 mm, determina que em suas malhas fiquem retidos água e bicarbonato. O H^+ intraluminal pode penetrar na camada de muco. Em razão da sua estrutura tipo gel, o H^+ penetra lentamente nessa camada, sendo neutralizado pelo bicarbonato, resultando na formação de $CO_2 + H_2O$. A água que fica aprisionada no muco serve como fator de diluição do $H^{+,}$ enquanto o CO_2 se desprende para a luz gástrica ou para o interior das células.

Essa barreira se constitui em importante fator de manutenção da integridade epitelial[151].

Substâncias Surfactantes

O epitélio de revestimento da mucosa gástrica é intensamente hidrofóbico. Essa propriedade decorre da presença de substâncias surfactantes, representadas por fosfolipídios ativos, entre a membrana e o conteúdo intraluminal[150]. Esses fosfolipídios determinam que o contato de substâncias hidrossolúveis (como o HCl) com epitélio se faça em pequena superfície, restrita a uma possível área onde ocorre a lesão, o que facilita a sua reparação posterior.

Capacidade de Regeneração da Mucosa

O epitélio gástrico é um dos tecidos do organismo que mais rapidamente se regenera[150] quando a lesão está restrita a poucas células, e as vizinhas recobrem a superfície lesada. Quando a lesão é mais extensa, as células regenerativas do colo glandular se achatam e migram rapidamente para a superfície, recobrindo a membrana basal. Esse processo não leva, em geral, mais do que uma hora.

Fluxo Sangüíneo

A preservação da irrigação sangüínea é fundamental, não só para manter o fornecimento dos elementos vitais da célula (O_2 e glicose) como também para eliminar rapidamente as substâncias nocivas, impedindo que se perpetuem condições que favoreçam a lesão. Em condições de isquemia, a mucosa gástrica é suscetível à ação de agentes nóxios[131].

Prostaglandinas (PGs)

São ácidos graxos insaturados presentes em grande concentração na mucosa do estômago e do duodeno. Essas substâncias são rapidamente inativas, exercendo o seu papel, provavelmente, no mesmo local onde são liberadas. As PGs do tipo E têm atividade anti-secretora e citoprotetora (estimulam a produção do muco e do bicarbonato, ativam a formação de substâncias surfactantes, estimulam a regeneração celular e são fundamentais em manter a microcirculação da mucosa gástrica). Em razão de suas propriedades, admite-se que as PGs sejam de importância fundamental na manutenção da integridade da mucosa gástrica[120,121].

ETIOLOGIA

Com raras exceções, a etiologia da úlcera péptica é desconhecida. Existem duas situações em que sua etiologia está bem definida:

Gastrinoma

Como o próprio nome diz, o gastrinoma é um tumor (benigno ou maligno) em que se observa hiperprodução de gastrina. É também conhecido como síndrome de Zollinger-Ellison. Já nos primeiros casos descritos, foi reconhecida a relação entre tumores pancreáticos malignos e diátese ulcerosa de difícil controle. Posteriormente, o elo entre os dois fatos, tumor pancreático e úlcera, foi identificado como dependente da produção excessiva de gastrina.

Hoje se sabe que a hipergastrinemia pode estar relacionada com doenças hereditárias, como o adenoma endócrino múltiplo (MEA), neoplasia endócrina múltipla (MEN), bem como a hiperplasia ou a hiperfunção da célula G. Em todas essas situações observam-se hipergastrinemia e úlcera péptica associadas. Igualmente, no antro retido, a recidiva da úlcera decorre de hipergastrinemia por ausência do mecanismo de auto-regulação das células G.

Mastocitose Sistêmica Familiar

Nessa afecção familiar, observa-se excesso de histamina em circulação e conseqüente aumento da produção de HCl e úlcera péptica.

ETIOPATOGENIA

Diferentes fatores contribuem na patogenia da úlcera péptica. Esta resulta, em última análise, do rompimento do equilíbrio entre os fatores agressivos e os responsáveis por manter a integridade da mucosa.

Uma série de elementos contribui para que o equilíbrio entre esses fatores seja rompido, muito dos quais por mecanismos inteiramente desconhecidos. Entre eles, podem ser citados:

Geográfico

Por motivos desconhecidos, a incidência de úlcera gástrica é maior em algumas regiões do mundo, como, por exemplo, China, Japão, Chile, algumas aldeias de pescadores em países escandinavos e a região dos Andes peruanos[90].

Especula-se sobre a importância de fatores dietéticos, climáticos (conteúdo relativo de O_2 na atmosfera no caso de regiões muito elevadas) e étnicos em determinar essa maior incidência.

Sexuais

Embora a relação entre homens e mulheres venha baixando de década para década, a maior incidência tanto da úlcera gástrica como da úlcera duodenal é observada em homens[35, 40, 77]. Especulam-se fatores psicossomáticos ou hormonais que atuariam no sentido de favorecer ou proteger, respectivamente, a incidência da úlcera péptica.

Psicossomáticos

Os fatores emocionais são difíceis de ser avaliados, o que é compreensível, pois a úlcera péptica é uma doença heterogênea e multifatorial. Assim como a própria doença ulcerosa, as emoções também são heterogêneas, multifatoriais e difíceis de serem quantificadas. Ademais, cada indivíduo em particular tem um *quantum* de reação frente a um determinado estímulo emocional, e, dependendo de fatores imponderáveis (endócrinos, emocionais), nem sempre esse *quantum* de reação é o mesmo frente a estímulos semelhantes.

Fazendo uma analogia com a célula parietal, seria como se a emoção tivesse uma série de receptores que fossem progressivamente ocupados, determinando um tipo de reação, dependente do grau de ocupação dos *loci* em um determinado momento; a ocupação do restante dos receptores ou de um determinado receptor resulta em resposta intensa e prolongada da "emoção" e das suas conseqüências para um determinado órgão.

Na úlcera péptica, é difícil interpretar a importância dos fatores emocionais na sua etipatogenia. Sabe-se (ou pelo menos se acredita) que determinadas situações aumentam a possibilidade de um indivíduo predisposto a recidivar a úlcera. A análise dessas "situações emocionais" tem fornecido resultados contraditórios. Por exemplo, a separação de um casal, a perda de um emprego, a mudança de uma atividade, a perda de um ente querido ou mudança brusca na situação financeira são situações que tem sido correlacionadas com a úlcera péptica. Em recente trabalho, o grupo de Feldman, analisando uma série de variáveis, encontrou relação significativa entre divórcio e úlcera péptica[130].

Hereditários

Há evidências de que, pelo menos em alguns grupos de ulcerosos, fatores hereditários forneçam os elementos predisponentes para a úlcera. Assim, a incidência de úlcera duodenal é três vezes maior em descendentes de ulcerosos duodenais e a incidência de úlcera gástrica é igual em descendentes de ulcerosos gástricos[74, 129]. A associação de úlcera duodenal e úlcera gástrica guarda também relação significativa quanto à participação do fator hereditário. Entre os marcadores subclínicos de úlcera duodenal e relacionados a fatores genéticos, os seguintes devem ser lembrados: tipo sanguíneo O, não-secreção na saliva do fator ABH[28], antígeno de histocompatibilidade BW12 e BL5[42, 123], pepsinogênio tipo I[124], marcadores esses detectados em maior incidência nessa afecção, comparativamente à população-controle.

Por outro lado, algumas doenças hereditárias incorporam em sua tradução somática a presença de úlcera péptica: adenomas endócrinos múltiplos, mastocitose familiar hiperfunção da célula G, síndrome do nistagmo etc.

Assim, em determinados grupos de ulcerosos existe inquestionavelmente a participação de fatores hereditários. Isto, porém, ocorreria em todos? Até que ponto a presença de uma maior massa de células parietais e principais obedece a uma herança genética? Poderia também ser responsável pela deficiência de fatores que interferem na "defesa" da mucosa? Que marcadores subclínicos poderiam ser utilizados para averiguar a eventual participação desses mecanismos?

Ambientais

Os fatores ambientais são aqueles com os quais o indivíduo toma contato ao longo da vida e que podem atuar no mecanismo etiopatogênico da úlcera péptica

Tabagismo

Existe correlação evidente entre o hábito de fumar e a úlcera péptica[58], pois a incidência dessa afecção é maior em fumantes do que em não-fumantes. Os tabagistas cicatrizam menos ou mais lentamente suas úlceras, tanto em resposta ao placebo como a bloqueadores H_2 e IBPs[137]. Observa-se também maior tendência a recidivas e complicações em fumantes do que entre os que não fumam. Recentemente, procurou-se estudar os mecanismos que estariam envolvidos nessa correlação entre cigarro e úlcera.

Quimby *et al.*[119] observaram que o tabagismo determina queda na concentração tissular de PGs. Por outro lado, Isenberg *et al.*[66] verificaram que a produção de bicarbonato no duodeno proximal, em resposta à instalação de HCl, é menor em ulcerosos duodenais do que em um grupo-controle. Determinando a concentração das PGs na mucosa duodenal, esses autores observaram que, embora os níveis basais fossem mais altos na úlcera duodenal do que em controles, neles não ocorria qualquer incremento em resposta à instalação de HCl. Enquanto nos controles havia aumento significativo das PGs, nos ulcerosos observou-se queda. É possível, portanto, concluir que a mucosa duodenal nos pacientes com úlcera duodenal carece de resposta adequada ao estímulo para produzir PGs, o que explicaria a baixa produção de bicarbonato. Esse defeito na citoproteção adaptativa do duodeno já havia sido relatado por Ahlquist *et al.*[2] Assim, entre outros possíveis mecanismos de ação, o tabaco, levando a um bloqueio da produção de PGs, em um grupo no qual a citoproteção adaptativa já se encontra comprometida, favoreceria a eclosão de lesão na mucosa.

Compreende-se, igualmente, o porquê de a úlcera no fumante responder menos adequadamente à terapêutica com anti-secretores, já que o comprometimento de fatores defensivos se agrava com o hábito de fumar[76].

Fatores dietéticos

Os fatores dietéticos têm sido aventados como possíveis participantes na etiopatogenia da úlcera péptica.

Entre os chamados fatores agressivos de uma dieta (entendendo-se por dieta aquilo que o indivíduo habitualmente ingere durante o dia para saciar seu "apetite"), estariam incluídos os refrigerantes, o café, o álcool, os condimentos e o leite[111].

Alguns estudos sugerem haver correlação positiva entre a ingestão de bebidas do tipo cola e negativa em relação à ingestão de leite. Na realidade, sabe-se hoje que os refrigerantes se constituem em estímulos importantes para a secreção ácida do estômago. Embora outros autores não tenham ainda comprovado relação entre maior incidência de úlcera e o uso habitual de refrigerantes, as observações do grupo de Isenberg contra-indicam sua utilização por pacientes com úlcera duodenal por estimularem a secreção de HCl[99].

A relação café/úlcera péptica tem sido motivo de várias investigações, sem que qualquer conclusão definitiva tivesse sido alcançada. Reconhece-se que sintomas dispépticos possam ser provocados pela ingestão de café; sabe-se que este, mesmo descafeinado, estimula a secreção ácida. Somente essa verificação já seria suficiente para proscrever essa bebida em pacientes ulcerosos.

Em trabalho recente, Feldman *et al.*[44] concluíram não haver qualquer indício de que o café seja nocivo aos ulcerosos. Essa afirmação deve ser recebida com cautela, pois a análise daquele grupo dizia respeito a pacientes examinados nos 12 meses precedentes à eclosão da úlcera.

Eisig *et al.*[38, 39] observaram que os portadores de úlcera duodenal diminuíam substancialmente o volume de café ingerido após o início de seus sintomas ulcerosos, no sentido de se protegerem instintivamente dos seus efeitos nóxios. As perguntas que até hoje não foram respondidas são: (a) como se comporta a secreção cloridropéptica das 24 horas em ulcerosos frente a estímulos repetidos e representados por cada xícara de café? (b) Até que ponto, em indivíduos predispostos, o uso repetido do café influencia a eclosão da úlcera, comparativamente a um grupo-controle? (c) Como se comportam os fatores responsáveis em agredir a mucosa aos que lutam pela sua integridade frente ao uso habitual do café? Até que essas perguntas possam ser corretamente respondidas, a possível relação entre café e úlcera péptica será discutida com base em evidências indiretas, como a quantidade ingerida e os sintomas decorrentes.

Algumas investigações sugerem relação entre o uso do leite e a incidência de úlcera péptica. O leite tem ação neutralizante efêmera, é rapidamente esvaziado do estômago e produz um estímulo importante para a secreção de HCl pela grande quantidade de leite e proteínas contidas (secreção de rebote). Não há qualquer evidência concreta de que seu uso habitual guarde alguma relação positiva ou negativa com a úlcera péptica. Entretanto, em razão de se constituir em estímulo importante para a secreção de HCl, deve-se alertar o ulceroso duodenal para evitar seu uso abusivo, principalmente no período noturno.

As substâncias condimentadas (pimenta e similares), quando instaladas diretamente na mucosa, provocam sua hiperemia. No entanto, não há qualquer relação entre utilização habitual de alimentos mais condimentados e maior incidência de úlcera péptica. A experiência indica que o uso parcimonioso de condimentos no preparo de alimentos não prejudica o resultado da terapêutica.

Etilismo

Quando a variável examinada é o álcool, a dificuldade para se obter conclusões é ainda maior.

Não resta qualquer dúvida de que o álcool induz lesões agudas na mucosa gastroduodenal. Contudo, poderia o uso contínuo e prolongado do álcool favorecer o estabelecimento da úlcera péptica? Algumas observações chegam a sugerir inclusive o contrário: o uso moderado do álcool favoreceria a cicatrização da úlcera[136]. Esta observação teria como base fisiológica a citoproteção adaptativa, isto é, irritantes moderados, quando utilizados parcimoniosamente, liberariam PGs, que, por sua vez, favoreceriam os processos regenerativos[120, 121]. No entanto, se as PGs se encontrassem em quantidades abaixo do normal ou se houvesse uma falha nesse mecanismo, o uso moderado do álcool teria efeito contrário, isto é, seria nocivo para o paciente. As evidências presentes sugerem um defeito da citoproteção adaptativa em ulcerosos duodenais e um teor anormalmente baixo de PGs no antro e no corpo de pacientes com úlceras gástricas. Essas observações sugerem que o uso de álcool em pacientes ulcerosos deve ser desestimulado.

Medicamentos

A utilização de antiinflamatórios está relacionada à incidência de lesões agudas da mucosa e de úlcera péptica[113]. Entre os antiinflamatórios, a aspirina tem sido a mais estudada, em razão do seu amplo emprego por sua propriedade antitérmica-antiflogística e ação antiagregante plaquetária (utilizada na prevenção de infarto do miocárdio).

As observações são concordantes na relação positiva entre o uso crônico de aspirina e a maior incidência de úlceras pépticas[116]. O mecanismo pelo qual os antiinflamatórios não-esteróides favorecem a lesão da mucosa está bem estabelecido: os AINES causam lesão gastroduodenal através dos mecanismos: a) tópico — pelo fato de serem ácidos fracos solúveis que, em pH ácido, são absorvidos para o interior da célula, alterando sua carga iônica e provocando, desse modo, instabilidade da membrana, lesando o epitélio; b) sistêmico — os AINES não-específicos bloqueiam tanto a ciclooxigenase 1 quanto a 2, levando à inibição da produção de prostaglandinas, substâncias fundamentais no controle da circulação em nível pós-epitelial. A diminuição das prostaglandinas provoca aumento da aderência de neutrófilos, fazendo com que essas células liberem substâncias pró-inflamatórias lesivas para a mucosa. Os AINES produzem ainda diminuição da produção de muco, de bicarbonato e da formação do tampão mucoso.

Os corticóides também têm sido apontados como ulcerogênicos. O mecanismo proposto relaciona-se com a intervenção desse fármaco na relação em cascata das PGs, diminuindo a disponibilidade local de ácido araquidônico, provavelmente por interferência na fosfolipase A.

Helicobacter pylori

Bactéria espiralada, gram-negativa microaerofílica, descrita inicialmente por Bizzozero em 1893 e redescoberta por Marshall e Warren na década de 1980, tem papel de destaque na etiopatogenia da úlcera péptica[97].

Freqüentemente, no organismo humano, tem alta prevalência em populações que habitam áreas com baixas condições higiênicas. Foram descritas transmissões entre humanos, por animais e meio ambiente.

A impressão inicial de que a transmissão pelo alimento se faria principalmente por ingestão de carne animal não foi comprovada, uma vez que indivíduos estritamente vegetarianos exibem os mesmos índices de infecção pelo *Helicobacter* encontrados em populações que ingerem carne animal. A transmissão pessoa a pessoa é sugerida pelos altos índices de infecção encontrados entre familiares, instituições penitenciárias e grupos que trabalham em contato mais próximo[30].

Evidências sugerem que a rota mais comum de transmissão seria a transmissão oral-oral, fecal-oral, fato consubstanciado pelo encontro de *H. pylori* na placa dentária e nas fezes. Em contrapartida, a pouca freqüência com que se detecta a bactéria nas secreções orais e o baixo índice de infecção em dentistas são elementos que vão contra essa hipótese da via fecal-oral de transmissão.

O *H. pylori* após ultrapassar a primeira barreira defensiva, constituída pelo suco ácido, penetra através da camada de muco, alojando-se junto à superfície das células epiteliais gástricas ou em áreas nas quais esteja presente epitélio gástrico metaplásico, onde vai exercer sua ação patogênica.

O *H. pylori* adere à superfície celular sem, entretanto, invadi-la. A capacidade de adesão, através de fibras e/ou pedestais de aderência, também está relacionada com sua patogenicidade, pois essa propriedade impede que o microorganismo seja eliminado pelos movimentos peristálticos.

A produção de toxinas, encontrada em cerca de 66% dos pacientes portadores de úlcera péptica, causa lesão celular por vacuolização. Encontra-se também relacionada à produção de toxinas, a síntese de anticorpos, o que evidencia complexidade nos mecanismos patogênicos relacionados ao *H. pylori*[31,74].

Além dos aspectos anteriormente expostos, a produção de urease e mucinase também parece desempenhar papel de destaque na ação patogênica.

A produção de urease torna o meio ambiente propício para o desenvolvimento da bactéria, por manter o meio neutro e/ou alcalino através da conversão da uréia em amônia, além da utilização da própria uréia como nutriente. Soma-se o fato de a amônia também possuir atividade tóxica direta, causando vacuolização celular e aumentando a capacidade de lesão da mucosa relacionada à ação de neutrófilos[145].

A produção de mucinase interfere na síntese, estrutura e produção de muco gástrico, acarretando perda da integridade da barreira muco–bicarbonato e alterando sua viscosidade, facilitando assim a retrodifusão dos íons H^+.

Além dos efeitos tóxicos diretos sobre a célula e a camada de defesa, o *H. pylori* parece interferir com o equilíbrio fisiológico das secreções de ácido e gastrina.

Estudos demonstram que pacientes cronicamente infectados com *H. pylori* têm as concentrações aumentadas de gastrina e pepsinogênio.

A hipergastrinemia, por elevação da fração G17, estaria relacionada à diminuição da produção e ação da somatostatina e não por decréscimo da sensibilidade das células G do antro ou alterações relacionadas ao pH. Esse efeito é revertido pela erradicação do *H. pylori*[11].

A correlação clínica da úlcera com o *H. pylori* pode ser evidenciada pela alta prevalência em torno de 90% dos casos do microrganismo na população de ulcerosos duodenais[96, 103]. Em relação à úlcera gástrica, essa prevalência é menor, situando-se próxima dos 70%.

O mecanismo patogênico pelo qual o *H. pylori* produziria a lesão ulcerada é ainda controverso. Acredita-se que seriam o somatório de fatores ambientais, genéticos, fumo, uso de antiinflamatórios não-esteróides, acidez gástrica, presença de epitélio metaplásico no duodeno, juntamente com a presença da bactéria, os elementos que gerariam a úlcera[95, 135]. Um aspecto relevante é que a erradicação da bactéria acarretará drástica redução dos índices de recidiva ulcerosa[63].

FISIOPATOLOGIA

A úlcera péptica é uma doença heterogênea multifatorial, representando a úlcera a tradução final de uma série de alterações observadas em um determinado paciente. Em razão do exposto, as alterações descritas em um ulceroso podem não estar presentes em outros. Vale salientar que a maioria dos estudos sobre fisiopatologia da úlcera péptica foi realizada em número relativamente pequeno de pacientes, e os resultados extrapolados para toda a população.

Com essas ressalvas, as principais alterações descritas nesses pacientes são:

ÚLCERA DUODENAL

Aumento da População Parietal

Com o advento do teste de sobrecarga da histamina (Kay, 1953), pôde-se contar com um método adequado e reprodutivo para a investigação do perfil secretório do estômago. Os estudos demonstram que, em média, a população de ulcerosos duodenal secreta mais HCl do que uma população-controle[71]. Card e Marks utilizaram um engenhoso método para contagem de células parietais, demonstrando existir correlação linear entre a produção de ácido, após o teste da histamina máxima, e o número de células parietais[24]. Estimaram que, em condições de estímulo máximo, são necessárias 50 milhões de células oxínticas para a produção de 1 mEq/h de HCl.

Esses autores estabeleceram o conceito de que os pacientes com úlcera duodenal apresentam, em média, maior número de células parietais, razão pela qual secretam mais HCl.

Maior Produção de Ácido

O ácido clorídrico é um importante fator na etiopatogenia da úlcera duodenal. No entanto, a capacidade secretória de ácido está anormalmente elevada em apenas um terço dos ulcerosos duodenais[10].

A produção máxima de ácido (PMA) é definida como um débito de ácido que, após a administração da substância estimuladora, é capaz de produzir uma resposta secretória máxima. Estudos utilizando histamina, histalog e pentagastrina demonstraram que parte da população de ulcerosos duodenais produziu mais ácido do que os controles[161].

Sugere-se que os pacientes com antecedentes familiares de úlcera duodenal possam ser hipersecretores, em comparação àqueles sem antecedentes[79, 81].

Secreção Ácida Noturna

A secreção de HCl é produzida continuadamente durante a noite. Em 1940, Dragsted e Owens observaram que os portadores de úlcera duodenal secretam 3 a 20 vezes mais ácido durante o período noturno em relação aos controles. Admitiram que esse mecanismo seja mediado pelo nervo vago. Três estudos antigos verificaram que 50 a 92% dos portadores de úlcera duodenal apresentavam secreção ácida noturna anormalmente elevada.

Em razão dessa hipersecreção noturna, os inibidores da secreção ácida, tanto no tratamento agudo como na fase de manutenção, quando necessário, são administrados freqüentemente antes de os pacientes irem para a cama, visando à sua neutralização. Estudos mais recentes, entretanto, têm demonstrado que o efeito terapêutico independe do horário em que os bloqueadores H_2 são administrados. Na realidade, o mais importante aspecto para a cicatrização do processo ulceroso é manter o pH intragástrico médio acima de 3 por pelo menos 10 das 24 horas[85,163,166].

Resposta ao Estímulo Vagal

O estímulo vagal é um importante regulador da secreção ácida, atuando diretamente sobre as células parietais e, em menor proporção, pela liberação colinérgica de gastrina. Dragsted observou que a resposta cefálica elevada de ácido decorre do estímulo vagal aumentado.

O estímulo cefálico pode ser estudado pelos testes da refeição, da insulina e da 2-desoxiglicose. Geralmente utiliza-se o teste da refeição-fantasma, pois se trata de um estímulo fisiológico. Cerca de 30% dos pacientes com úlcera duodenal apresentam uma resposta secretória ácida elevada a essa prova[45,82].

Aumento da Sensibilidade da Célula Parietal

Comparando a resposta secretória a doses crescentes de pentagastrina entre um grupo de pacientes com úlcera duodenal e controle, Isenberg *et al.* concluíram que a célula parietal entre os primeiros é três vezes mais sensível que no segundo grupo.[65] O aumento da sensibilidade da célula oxíntica, aliado ao fato de os ulcerosos duodenais apresentarem maior população de células parietais, faz com que, frente a estímulos normais, se observe a produção exagerada de HCl.

Célula G e Gastrinemia

A atividade da célula G é medida pelo pH intragástrico. A primeira observação a sugerir que esse mecanismo se encontra comprometido na úlcera duodenal foi a de Walsh *et al.*[147]. Esses investigadores observaram que, quando comparados a um grupo-controle, pacientes com úlcera duodenal mostravam inibição deficiente da secreção de gastrina pós-prandial frente a refeições acidificadas. Assim, em pH 2,5 a atividade da célula G era inibida em 80% no grupo-controle e somente em 50% no ulceroso.

Uma série de investigações tem demonstrado anormalidades na concentração de gastrina antral e na resposta da célula G em pacientes com úlcera duodenal.

Assim, em situação normal, havendo hipersecreção de ácido em resposta a uma refeição, o nível de gastrina em circulação deve baixar; em pacientes ulcerosos, no entanto, observou-se que o aumento pós-prandial de produção de ácido acompanhava-se de incrementos significativos dos níveis de gastrinemia[23]. Os mecanismos que envolvem a resposta inadequada da célula G ao pH intragástrico não estão completamente elucidados.

Estudos recentes demonstram que a somatostatina desempenha papel primordial no controle da secreção clorídrica. Esse hormônio é sintetizado pelas células D, que se encontram em íntima relação com as células G no antro e com as células parietais na região do corpo. A atividade das células D depende do pH intragástrico, sendo estimulada pela presença de H^+. A somatostatina, por via parácrina, atinge a célula G e a célula parietal, modulando sua atividade. Na presença desse hormônio, observam-se inibição da liberação de gastrina e bloqueio da produção de HCl pela célula oxíntica. Admite-se, assim, que a somatostatina seja o maior mediador da inibição da secreção ácida, regulada pelo próprio ácido clorídrico[72].

Algumas investigações sugerem que na úlcera duodenal a concentração de somatostatina no antro esteja significativamente reduzida, o que não ocorre na úlcera gástrica[26, 89]. Outros autores, contudo, encontraram redução significativa desse hormônio tanto na úlcera duodenal quanto na úlcera gástrica, ressaltando na úlcera duodenal a falta de correlação entre as quantidades de gastrina e somatostatina existentes no antro e na secreção, fato que ocorre em normais[13].

Na úlcera duodenal observaram que, independentemente da produção ácida e da quantidade de gastrina existente no antro, a somatostatina antral encontrava-se reduzida e, ainda mais, que essa redução tissular da somatostatina não guardava relação com o número de células D presentes na mucosa antral.[13]

Essas observações foram confirmadas por Kishimoto *et al.*[124], que constataram acentuado déficit de somatostatina no antro em ulcerosos hipersecretores. Admite-se que o aumento da liberação de gastrina, devido a um déficit de somatostatina antral, seja a anormalidade primária, possivelmente genética, que deve ocorrer no ulceroso duodenal. As outras anormalidades fisiopatológicas, como aumento de número de células parietais, aumento da produção de ácido e de pepsina, seriam secundárias, conseqüentes ao efeito trófico da gastrina sobre a mucosa do estômago. No entanto, deve ser lembrado que a deficiência da somatostatina poderia ocorrer secundariamente a outros fatores, como o estímulo vagal e o uso de drogas anti-secretoras[4, 127].

Contrariamente a esses resultados, outros investigadores demonstram número de células D e o índice de células G e D no antro dentro dos padrões habituais em ulcerosos duodenais.[5, 158]

Cabe relembrar o importante papel que o *H. pylori* exerce sobre as células D, interferindo na adequada homeostase da produção de somatostatina e, conseqüentemente, no equilíbrio da produção da gastrina.

Bombesina

Esse polipeptídeo é um potente estimulante da secreção ácida. As evidências são sugestivas de que sua ação se faça por vias neurócrina (sistema peptidérgico) e endócrina. É possível que, juntamente com a somatostatina, continua um importante eixo regulador da secreção ácida. Bloom *et al.* demonstraram que as células bombesinas eram mais numerosas em pacientes com úlcera duodenal[16]. Não existindo comprovação de que a bombesina desempenhe papel fisiológico na regulação da secreção gástrica, é discutível a sua importância na fisiopatologia da úlcera péptica.

Oferta Prolongada de Ácido ao Duodeno

Um número razoável de pacientes com úlcera duodenal apresenta hiperprodução de ácido. Malagelada *et al.*[93] observaram que, após uma refeição-padrão, a produção de ácido nesses ulcerosos, além de ser mais elevada, se faz por tempo anormalmente prolongado. Além do mais, procedendo-se ao esvaziamento gástrico mais rapidamente, o bulbo duodenal é precocemente banhado pela secreção ácida, mantendo-se o contato dessa secreção com mucosa do bulbo por tempo anormalmente prolongado.

Pepsina

Dentre as pepsinas encontradas no suco gástrico, a mais abundante é a do tipo 3, e a menos, a do tipo 1.

Esta última contribui tão-somente com 3,7% do total. As pepsinas 1 e 3 são as de maior atividade proteolítica. A pepsina 1, em particular, não só é dotada de atividade mucolítica como tem a propriedade de aumentar a velocidade de lise, ou seja, degradação do muco.

Constatou-se, em pacientes com úlcera duodenal, aumento significativo de pepsina 1 no suco gástrico após estímulo pela pentagastrina, chegando a 16,5 a 23% do total das pepsinas[146].

Esse aumento seria responsável pela maior atividade proteolítica do suco gástrico em pacientes com úlcera duodenal[112], o que levaria a modificações na estrutura da camada de muco e, conseqüentemente, à diminuição na capacidade de defesa da mucosa.

Pepsinogênio

A secreção de pepsinogênio do grupo 1 é significativamente maior com pacientes com úlcera duodenal que em controles. É considerado um importante marcador genético subclínico quando detectado no soro em quantidades elevadas, sendo herdado como caráter autossômico dominante[124].

Esvaziamento Gástrico Mais Rápido

O portador da úlcera duodenal esvazia mais rapidamente o estômago em relação ao indivíduo normal. A quantidade de ácido que entra do duodeno após uma refeição protéica é maior no ulceroso duodenal, principalmente na segunda meia hora após a refeição[92].

Defeitos dos Mecanismos Inibitórios

Além do defeito de inibição da secreção ácida pela acidificação antral, outros dois defeitos inibitórios foram identificados nos ulcerosos duodenais: em relação à distensão antral e à presença de gordura no duodeno.

A distensão moderada no antro estimula a secreção ácida em pacientes de úlcera duodenal e a inibe em controles. Sugere-se que o mecanismo inibitório seja ineficiente em ulcerosos, porém seu mecanismo ainda é desconhecido[57].

A enterogastrona, liberada pelo intestino, é responsável pela inibição causada pela presença de gordura no duodeno. Na úlcera duodenal, esse efeito inibitório é significativamente menor do que nos controles. Além da enterogastrona, outros hormônios parecem possuir o mesmo efeito: GIP, VIP e o enteroglucagon[72].

Mecanismos de Defesa

A observação de que dois terços dos portadores de úlcera duodenal têm comportamento normossecretor e que a maioria dos indivíduos com úlcera gástrica é normal ou hipossecretora faz supor que os mecanismos de defesa exerçam papel preponderante na fisiopatologia da úlcera péptica.

Esses mecanismos, compostos pela barreira muco-bicarbonato, fosfolipídios da membrana, regeneração celular e o fluxo sanguíneo, didaticamente agrupados em fatores pré-epiteliais, epiteliais e subepiteliais, atuam sinergicamente no sentido de manter íntegra a mucosa gástrica, combatendo os efeitos nóxios da secreção cloridropéptica.

Fatores Pré-Epiteliais

Os fatores pré-epiteliais constituem a única barreira física identificável entre a luz e a superfície da mucosa gástrica, sendo composta pela barreira muco–bicarbonato e os fosfolipídios que revestem a camada celular.

O muco, existente sob as formas aderente e solúvel, é uma substância viscoelástica, hidrofóbica, composta por glicoproteínas polimerizadas, as sialomucinas, apresentando-se sob a forma de gel. Essa característica físico-química mostra-se fundamental em seu papel defensivo.

Sua produção é mediada pelas prostaglandinas, principalmente a do tipo PGE e do estímulo colinérgico. Nos pacientes ulcerosos, são descritas alterações tanto quantitativas quanto qualitativas da camada de muco.

Redução da espessura e da viscosidade tem sido apontada como elemento permissivo para a ação de agentes proteolíticos como a pepsina, mormente as dos tipos 1 e 3. A pepsina possui intensa atividade mucolítica, encontrando-se essa atividade mais elevada nos indivíduos ulcerosos. Esse fato, somado à constatação de que o muco dos ulcerosos contém menor concentração de glicoproteínas polimerizadas, em razão da maior proteólise de seu componente de mucina, resulta em diminuição da sua qualidade gel e, conseqüentemente, em maior facilidade de ação dos fatores agressivos.

Além dos elementos relativos à secreção cloridropéptica, o *Helicobacter pylori*, por possuir intensa atividade mucolítica, por secretar diversos tipos de proteases, danifica a camada de muco. Assim, o somatório desses fatores enfraquece a camada de muco e as defesas, resultando em perda da integridade da mucosa gástrica.

O segundo componente pré-epitelial é o bicarbonato. Produzido pelas células superficiais em presença de estímulos como a concentração de H^+ e prostaglandinas, o bicarbonato fica armazenado nas malhas do muco aderente, formando o que chamamos de barreira muco-bicarbonato. Essa barreira atua neutralizando o H^+ à medida que este vai sendo retrodifundido, formando água e gás carbônico, estabelecendo assim um gradiente de pH entre a luz gástrica, o ácido e a camada de células epiteliais, básica.

No doente ulceroso, a produção de bicarbonato mostra-se diminuída, o que implica menor capacidade de neutralização da secreção cloridropéptica.

A camada surfactante constitui a última camada pré-epitelial das defesas da mucosa gastroduodenal. Constituída por fosfolipídios, que conferem a essa camada a propriedade hidrofóbica, atua repelindo o HCl, impedindo que ele se *esparrame* sobre a mucosa gástrica, restringindo assim o contato do ácido somente à área lesada.

Fatores Epiteliais

Os fatores epiteliais são localizados na superfície das células epiteliais, compostas por elementos com diversas funções que atuam sinergicamente no sentido de promover rápido reparo da superfície quando esta é lesada, além de manter um ambiente físico-químico favorável às defesas da mucosa gástrica.

O primeiro desses fatores é a restituição, que consiste na capacidade de regeneração do epitélio superficial da mucosa quando esta é lesada e o dano está restrito a uma pequena superfície. Nesses casos, não se observa um processo de replicação celular, mas sim uma rápida migração das células localizadas no cólon glandular para a área afetada no sentido de reparar a lesão. Esse fenômeno tem como fatores limitantes à isquemia a depleção de Ca^{++} tecidual e a acidificação do meio.

A resistência celular, que tem como função manter o gradiente elétrico, objetivando impedir a queda local de pH e a conseqüente acidificação da célula epitelial, e os transportadores ácido-básicos, que atuam como transportadores de bicarbonato dentro da barreira de muco e os tecidos subepiteliais, são outros dois elementos que atuam como estabilizadores alcalinos do meio quando existem dano na barreira muco-bicarbonato e queda do pH local.

Ainda dentro dos fatores epiteliais, o fator de crescimento epidérmico, polipeptídio, desempenha importante função na manutenção da integridade do revestimento epitelial, estimulando tanto a síntese de DNA como o desenvolvimento celular, favorecendo assim os processos de proteção e reparação do epitélio gástrico.

Fatores Subepiteliais

O principal fator subepitelial na prevenção da injúria da mucosa é o fluxo sanguíneo. Este atua como substrato para a função normal da célula epitelial, além de ter papel preponderante na manutenção da integridade da barreira muco–bicarbonato. Participa como elemento clareador de substâncias lesivas como H$^+$ e toxinas, além de fornecer nutrientes, impedindo assim a lesão celular.

Diversas substâncias atuam como moduladores do fluxo sanguíneo, quer por sua ação vasodilatadora, protetora, como o peptídeo calcitonina gene-relacionado, o óxido nítrico e as prostaglandinas. Outros mecanismos impedem a ação de elementos potencialmente lesivos, como os radicais livres, observados com o uso de enzimas antioxidantes dismutase-superperóxido e catalase.

ÚLCERA GÁSTRICA

Os portadores de úlcera gástrica se comportam de forma heterogênea. Neles, entre outras, foram descritas as seguintes alterações: estase antral, hipergastrinemia, refluxo duodenogástrico, gastrite, quebra da barreira mucosa e hipo ou normossecreção de HCl.

Secreção Ácida

As secreções basal, noturna e estimulada de HCl estão diminuídas na maioria dos portadores de úlcera gástrica, quando localizada acima da incisura[10, 155, 161]. As possíveis explicações para essa diminuição são: (a) função prejudicada das células parietais[154]; (b) retrodifusão do ácido para a mucosa gástrica em razão da gastrite crônica presente; (c) diminuição ou atrofia do número de células parietais também em razão do processo de gastrite crônica, normalmente relacionada à presença do *H. pylori*[56].

As úlceras antrais e pré-pilóricas, contrariamente, comportam-se fisiopatologicamente como a úlcera duodenal.

Estase Antral e Hipergastrinemia

Esse mecanismo, defendido por Dragsted e Woodwars[37], sugere que a distensão gástrica decorrente da atonia gástrica ou estenose pilórica estimularia a produção de gastrina, com o aumento da produção de HCl e conseqüente formação da ulcera gástrica.

Alguns estudos efetivamente demonstraram diminuição das contrações antrais, traduzida pela lentidão do esvaziamento gástrico de líquidos e sólidos[104]. Outras investigações, no entanto, relataram esvaziamento normal ou mesmo acelerado nesses pacientes[35]. Também contrárias a essa teoria são as observações de que estenose pilórica orgânica não é seguida de aumento da incidência de úlcera gástrica. Nos casos de associação com a úlcera duodenal, a úlcera gástrica freqüentemente precede, ou seja, não é seguida pela formação de úlcera duodenal. Não pode ser descartada a hipótese de que a diminuição das contrações antrais, presentes em alguns casos, ocorra secundariamente à própria úlcera[54].

Em relação à gastrina, observou-se em peças cirúrgicas em pacientes com úlcera gástrica, ao contrário do que ocorre nos portadores de úlcera duodenal, que na porção proximal do antro sua concentração estava diminuída, enquanto a massa de células G nessa região era normal[141].

As determinações de gastrina no antro mostraram valores baixos nos portadores de úlcera gástrica[62]. No entanto, em pacientes com úlcera de corpo gástrico, a gastrinemia em condições basais situa-se em níveis acima do normal, elevação esta que parece depender da G34.

Refluxo Duodenogástrico

Em indivíduos com úlcera gástrica, a freqüência e o volume desse refluxo são anormalmente elevados, possivelmente na dependência de uma disfunção do esfíncter pilórico. A pressão deste é normal em condições normais, mas não se altera em resposta à secretina e à colecistocinina, como ocorre nos controles[47]. Essa incompetência levaria ao refluxo do conteúdo duodenal para o estômago, atuando como fator agressivo à mucosa gástrica e contribuindo para o desenvolvimento da úlcera gástrica, conforme sugerem alguns estudos[32,153].

Contudo, resultados discordantes foram relatados[61], devendo-se acrescentar que pacientes gastrectomizados não costumam desenvolver ulceração gástrica, apesar do refluxo biliar que costumam apresentar.

Quanto ao conteúdo duodenal, são considerados substâncias agressivas os sais biliares, ácidos biliares, lisolecitina e enzimas pancreáticas. A bile "quebra" a barreira mucosa: inibe a secreção de HCl pela mucosa e reduz a viscosidade e a elasticidade do gel mucoso que reveste internamente o estômago[98,122].

A lisolecitina, decorrente da hidrólise da lecitina, é citolítica, e sua concentração se encontra elevada no suco gástrico dos portadores de úlcera gástrica[70]. Persistem dúvidas, entretanto, acerca do refluxo biliar como agente etiológico da úlcera gástrica ou se conseqüente à própria doença ulcerosa.

Gastrite

A associação úlcera gástrica e gastrite crônica é comum[7, 168]. Esta última doença é mais intensa e encontrada com maior freqüência nas úlceras de fundo e de corpo gástrico[41]. Nessa localização, observa-se uma prevalência de gastrite do fundo do tipo superficial e atrófica. Nessas áreas, a população de células parietais se encontra reduzida[27,83].

Nas úlceras pré-pilóricas, predomina o padrão de gastrite crônica superficial ao nível de antro e do fundo gástrico; em certo número desses pacientes, a mucosa fúndica mostra-se normal. Nessas áreas, a massa de células parietais é normal ou elevada[27,83].

Siurala demonstrou que, quanto mais proximal é o local da úlcera, maiores são a intensidade e a área afetada pelo processo de gastrite; observou igualmente que essas alterações são mais evidenciadas na presença de metaplasia nas margens da úlcera[133]. Por outro lado, quanto mais proximal a úlcera gástrica, menor a capacidade secretória ácida desse estômago[33].

Vale lembrar que, cicatrizada a úlcera, persiste ou se agrava o processo inflamatório da mucosa, sugerindo ser esta última o processo básico e a úlcera, um acometimento que a ela se agrega[41].

De modo geral, a relação patogênica entre gastrite e úlcera gástrica baseia-se nas seguintes observações: (a) a úlcera gástrica está freqüentemente associada à gastrite crônica; (b) a úlcera ocorre em áreas onde o processo de gastrite é mais intenso; (c) a experiência clínica indica que a duração da doença ulcerosa é proporcional à maior gravidade da gastrite; (d) quando a úlcera cicatriza, a gastrite permanece ou piora.

Apesar de muitos estudos terem correlacionado as duas doenças, não existem evidências seguras de relação causal, isto é, da participação primária da gastrite na gênese da úlcera gástrica.

Diminuição da Resistência da Mucosa

O portador de úlcera é, em geral, hipossecretor, do que se infere que os fatores defensivos estejam atuando menos eficientemente.

A secreção de muco e a síntese de glicoproteínas estão diminuídas na úlcera gástrica[36,144]. Ademais, a estrutura anormal das glicoproteínas, que constituem a barreira mucosa, resulta em gel de estrutura fraca. As células da mucosa imaturas são pouco capazes de produzir muco[36].

A barreira mucosa possui permeabilidade aumentada à retrodifusão do ácido, e esta ocorre em velocidade maior, comparativamente aos controles[50].

Experimentalmente, as úlceras gástricas podem ser induzidas pela embolização de artérias gástricas ou por vasoconstrição farmacológica[140,149]. Outras observações reforçam a participação da alteração no suprimento sangüíneo na úlcera gástrica, como a diminuição do fluxo sangüíneo no centro e nas margens da úlcera[52]. Outro estudo, contudo, revelou que a circulação da mucosa e da submucosa na área da úlcera se encontrava aumentada[134].

As úlceras gástricas tendem a ocorrer na área juncional das mucosas secretoras e não-secretoras[110], local onde ocorre o cruzamento de importantes grupos musculares, o que leva a uma diminuição local na resistência da mucosa[109]. Foi igualmente sugerido, pelo exame de peças cirúrgicas e *post-mortem*, que o suprimento sangüíneo dessa região provinha de artérias terminais, não-ligadas a plexos submucosos, favorecendo o aparecimento da área isquêmica nesse local[115].

Verifica-se, desse modo, que, embora sugestiva, a participação de um mecanismo isquêmico na úlcera gástrica ainda não está demonstrada em definitivo.

As bordas da úlcera gástrica podem exibir aumento do número de mitoses acompanhado de incremento da quantidade de células produtoras de muco, bem como de metaplasia intestinal[1,88]. Observou-se igualmente aumento da esfoliação de células da mucosa para a luz gástrica, processo reversível após a cicatrização da úlcera[36]. Tais observações sugerem aumento na velocidade de formação das células da mucosa gástrica em pacientes com úlcera gástrica.

ÚLCERA PÉPTICA

As PGs exercem papel protetor da mucosa gástrica frente a agente nóxios. Nos pacientes com úlcera gástrica, o conteúdo desses prostanóides na mucosa está diminuído; com a cicatrização da ulceração, seus níveis retornam aos valores observados nos controles[73, 156]. É possível, com base nessa observação, que a deficiência primária de PGs na mucosa gástrica possa facilitar a atuação de agentes nóxios na formação de úlcera gástrica. Esse mesmo trabalho igualmente permite inferir que as PGs teriam algum papel na cicatrização da úlcera gástrica.

São necessárias investigações complementares para justificar, em bases mais sólidas, a participação das PGs na patogenia da úlcera gástrica.

O polipeptídeo pancreático (PP) constitui-se em medida indireta da atuação do componente vagal. Em pacientes com úlcera gástrica de pequena curvatura, observou-se que seu nível estava diminuindo em condições basais, e, após refeição protéica, observava-se aumento muito discreto[138]. Tal observação sugere haver diminuição da atividade vagal nesses pacientes.

QUADRO CLÍNICO

O sintoma classicamente referido pelos pacientes ulcerosos é a dor epigástrica. Esta, em geral, é mencionada como sensação de vazio (dor tipo fome) ou queimação no epigástrio. Porcentagem elevada de ulcerosos refere dor pré-prandial, aliviada pela refeição (dor rítmica a três tempos: dói-come-passa). Em um número menor, a dor piora com a alimentação. Esse comportamento é conhecido como ritmicidade da dor a quatro tempos em relação às refeições.

Nos pacientes com história ulcerosa de longa duração, chama atenção a periodicidade da dor: períodos dolorosos longos (2 a 8 semanas) intercalados por períodos de acalmia também prolongados (semanas a anos). Evidentemente, com o advento de medicamentos efetivos na terapêutica da úlcera péptica, esse quadro sofreu drástica modificação, pois já nas 24 a 72 horas após o início do tratamento observa-se desaparecimento da dor.

A evolução do quadro doloroso é importante no prognóstico da doença. Nos indivíduos com tendência a piora, observa-se alteração não só no ritmo (p. ex., o paciente com dor até então com ritmo deixa de apresentá-la) mas na periodicidade (os períodos sintomáticos se alargam e os de acalmia se encurtam).

Nas fases iniciais da úlcera péptica, a dor localiza-se apenas na área epigástrica; quando a doença progride (uma lesão mais profunda, levando progressivamente à perivisceraite), a dor tende a se projetar para o dorso, com caráter transfixante.

Além da dor, alguns sintomas associados são igualmente relatados: sialorréia, despertar noturno com dor (clocking), sensação de peso epigástrico pós-prandial, náuseas e vômitos, além de alterações da cor das fezes.

A sialorréia não tem um sintoma freqüente, sendo mediada por estímulo vagalreflexo. Embora alguns estudos tenham sugerido ser ela mais comum nos portadores de úlcera de pequena curvatura no corpo gástrico, tem sido igualmente observada em ulcerosos duodenais. É provável que a esofagite de refluxo, associada à úlcera duodenal, em certa porcentagem dos pacientes, possa ser outro fator importante na gênese da sialorréia (reflexo vagal).

O clocking embora não seja patognomônico é um importante sinal da presença de lesão péptica ulcerada. Rarissimamente é relatado por pacientes com outras afecções, salvo câncer gástrico ulcerado. É provável que o cloking se deva à ação de HCl na ausência do efeito-tampão do alimento no estômago. É possível que a ação proteolítica da pepsina, atuando sobre os filetes nervosos no fundo da ulceração, desprovida do efeito protetor dos alimentos durante a madrugada, seja excitada quimicamente, provocando dor que desperta o paciente de madrugada. Acresce-se a esse mecanismo o aumento significativo da secreção ácida noturna nos portadores de úlcera duodenal, como demonstrado por Dragsted.

A sensação de peso epigástrico e de estufamento pós-prandial (quadro hipoestênico) pode ocorrer em duas eventualidades: na presença de importante gastrite ou quando se estabelece dificuldade funcional ou mecânica ao livre trânsito do conteúdo gástrico para o duodeno (estenose fibrótica ou edema periulceroso importante). Nessas condições, freqüentemente o paciente obtém alívio pelo vômito.

Náuseas e vômitos podem também obedecer aos mesmos mecanismos da síndrome hipoestênica: entretanto, alguns pacientes relatam tais sintomas na vigência da crise dolorosa, em razão do estado de estresse emocional provocado pela dor ou por alteração da motilidade antropiloroduodenal.

O exame físico pouco acrescenta ao diagnóstico clínico da úlcera, salvo ao mostrar alterações próprias decorrentes das complicações.

As complicações mais freqüentes da doença ulcerosa são: hemorragia, perfuração e quadro obstrutivo.

Hemorragia

É a complicação mais comum, observada clinicamente ao redor de 15-20% dos casos[15]. Essa porcentagem se eleva quando se incluem os pacientes que apresentam sangramento oculto.

Algumas doenças predispõem ao sangramento: alterações da coagulação sangüínea, hipertensão portal, insuficiência renal crônica e poliarterite nodosa. Entre as drogas, a aspirina é responsável pela grande maioria das hemorragias; além dos AINEs, corticóides e anticoagulantes são importantes causas de sangramento. Em relação ao álcool, os dados são contraditórios; sabe-se, no entanto, que potencializa a ação da aspirina.

Clinicamente, a hemorragia do tubo digestivo alto se expressa com hematêmese, melena ou hematoquezia. A melena caracteriza-se como fezes de coloração escura como piche, amolecidas, com aspecto em borra de café, acompanhadas de odor fétido. Quando a hemorragia é de alto débito, pode-se observar a presença de sangramento semidigerido em associação com as fezes escuras. Há, paralelamente, as manifestações correspondentes às alterações hemodinâmicas decorrentes do quadro de hipovolemia.

O diagnóstico é realizado mediante exame endoscópico. Infelizmente, esse procedimento não tem aumentado a sobrevida dos pacientes, pois a intervenção endoscópica terapêutica não parece trazer benefícios significativos[139].

Perfuração

É a complicação mais séria da úlcera. As úlceras são ditas perfuradas quando se estendem através das paredes muscular e serosa, permitindo comunicação entre a luz da víscera e a cavidade abdominal; denomina-se penetrante quando é bloqueada pelas vísceras vizinhas e pelo peritônio.

As úlceras localizadas em parede anterior e nas curvaturas geralmente perfuram em peritônio livre, instalando-se o quadro de peritonite, com toda a gama de manifestações próprias do abdome agudo. As úlceras de parede posterior penetram, em geral, no pâncreas (úlcera terebrante), originando quadro de pancreatite. Nesses casos, a dor irradia-se para o dorso, com caráter transfixante ou para os flancos.

O diagnóstico clínico é realizado pela dor característica, aguda, inicialmente localizada no epigástrio, de forte intensidade, que pode ser acompanhada de distensão brusca, dolorosa e difusa. O exame físico é característico do abdome agudo. O exame radiológico permite a visualização de ar no peritônio (pneumoperitônio), no caso de perfuração livre.

Obstrução

É a mais rara das complicações, presente em geral durante a atividade da lesão; é comum a do tipo parcial ao nível do duodeno e, em menor freqüência, do piloro ou da região pré-pilórica; a obstrução pilórica é clinicamente mais evidente.

A obstrução pode ocorrer de espasmos, processo inflamatório e edema, hipertrofia muscular e/ou retração fibrosa.

A estase gástrica é acompanhada de alteração da ritmicidade e da característica da dor, síndrome hipoestênica, náuseas e vômitos.

Quando a obstrução é secundária à fibrose, a tendência do quadro é agravar-se gradativamente, e quando é por edema periulceroso, os sintomas surgem repentinamente, durando poucos dias e recrudescendo com a terapêutica.

DIAGNÓSTICO

O diagnóstico da úlcera péptica é relativamente simples. Na anamnese, deve-se procurar obter dados epidemiológicos relevantes como o uso de medicamentos como AAS e/ou AINES e história familiar de úlcera. O *clocking*, embora não seja patognomônico, tem seu valor quando considerado com outros elementos, que, em conjunto, formam o perfil clínico do paciente ulceroso.

O exame mais importante é a endoscopia digestiva alta. Com os modernos endoscópios, praticamente inexistem pontos cegos no estômago, e o duodeno pode ser adequadamente estudado até a função de sua segunda com a terceira porção.

A possibilidade da associação da biópsia e a obtenção de material para estudo citológico são outras vantagens oferecidas pelo exame endoscópico. Esses métodos auxiliares afastam o erro diagnóstico entre lesão benigna e maligna do estômago, dando a segurança necessária para que os tempos de acompanhamento terapêuticos sejam mais flexíveis, antes de se optar por conduta cirúrgica[14,162].

O exame radiológico pode contribuir na identificação do nicho ulceroso, como também nos casos em que se deseja diferenciar se uma lesão ulcerada gástrica é benigna ou maligna.

Deve ser lembrado que nichos do duodeno podem não ser identificados em exames radiológicos, particularmente na presença de pregas mucosas vultosas ou de deformação bulbar por processos cicatriciais prévios.

DIAGNÓSTICO DIFERENCIAL ENTRE LESÃO ULCERADA GÁSTRICA BENIGNA E MALIGNA

Critérios Radiológicos

A localização da úlcera não é fator importante como critério da natureza da lesão, ainda que as neoplasias gástricas sejam mais freqüentes no antro, e as lesões benignas no terço inferior da pequena curvatura gástrica.

O tamanho da lesão não deve ser igualmente considerado fator fundamental; nichos benignos e malignos têm sido observados. Uma ulceração grande sem alteração de seu contorno, nem elevação de suas bordas e com pregas convergentes de aspecto normal, sugere benignidade[159].

A elasticidade da região perinicho, embora importante na avaliação do diagnóstico diferencial entre lesão benigna e maligna, não é patognomônica. É aceito que a infiltração da região circunvizinha à ulceração por tecido neoplásico ocasiona a perda de elasticidade. No entanto, nas úlceras crônicas, a fibrose resultante da cicatrização pode igualmente determinar essa perda.

Dois aspectos são fundamentais na análise radiológica: a projeção do nicho ulceroso em relação à linha tangencial ao longo das curvaturas e a disposição delas em relação à lesão. Quando o nicho se projeta para dentro da linha tangencial da curvatura gástrica, e as pregas se interrompem a distâncias variáveis do nicho, a lesão é radiologicamente suspeita de ser maligna. Outro critério importante em relação às pregas é seu aspecto junto ao nicho: se engrossadas, em escada ou afiladas, são sinais que sugerem infiltração neoplásica perinicho.

Critérios Endoscópicos

O exame endoscópico permite estudar minuciosamente a ulceração. Quando a lesão tem fundo branco e limpo, margens bem delimitadas e as pregas convergem uniformemente para a borda, deve ser considerada benigna. A presença de fundo sujo e irregular (como ilhas), a dificuldade para se delimitar a borda da ulceração (mesmo que parcial) e a interrupção das pregas a distância da úlcera, sendo suas extremidades grosseiras e irregulares, sugerem o caráter neoplásico da lesão. A presença de pregas afiladas, engrossadas, amputadas ou fusionadas tem a mesma interpretação.

Em qualquer eventualidade, mesmo que não haja suspeita de neoplasia, deve-se proceder a biópsias múltiplas das bordas internas e do fundo da lesão e aguardar o resultado do exame histológico para o diagnóstico final.

Perfil Secretório

Na úlcera duodenal, observa-se, em média, maior produção de HCl em condições basais e após estímulo máximo (histamina, histalog ou pentagastrina); esses valores, no entanto, também podem ser observados em indivíduos-controle[10, 155, 161, 167].

O estudo secretório gástrico não é mais realizado rotineiramente para o diagnóstico da úlcera péptica.

O grande valor do perfil secretório reside nos casos em que há suspeita de gastrinoma, como nas úlceras resistentes ao tratamento, nas de localização atípica e nos casos de úlceras múltiplas, especialmente quando associadas a lesões pós-bulbares. A presença de secreção basal (SB) acima de 10 mmol/h impõe a realização dos testes provocativos: o da secretina provoca aumento paradoxal da gastrinemia, permitindo firmar-se o diagnóstico de gastrinoma[102]. Da mesma forma, o uso de cálcio endovenoso, provocando tanto aumento da secreção de HCl como de gastrinemia, é útil no diagnóstico desse apudoma.

TRATAMENTO

O tratamento da úlcera tem por objetivo abolir os sintomas, cicatrizar a lesão e evitar a sua recidiva. Com os medicamentos hoje disponíveis, podemos afirmar que em porcentagem relativamente alta é possível curar o paciente. É nossa opinião que o paciente deve ser considerado curado quando a lesão está cicatrizada e não recidiva no mínimo pelo período de 5 anos.

A recidiva da úlcera, como veremos, está, na maioria dos casos, na dependência da erradicação do H. pylori.

Está bem estabelecido que a agressão à mucosa gastroduodenal ocorre quando o equilíbrio entre os fatores cloridropépticos e os da resistência da mucosa se altera[56].

Dispomos atualmente de medicamentos que tanto podem agir através da redução da acidez gástrica (antisecretores) como dos que facilitam a regeneração celular (pró-secretores).

No primeiro grupo encontramos os bloqueadores H_2 (cimetidina, ranitidina, famotidina e nizatidina) e inibidores da bomba de prótons (omeprazol, lanzoprazol, pantoprazol, rabeprazol e esomeprazol). Antimuscarínicos como a pirezempina não são mais utilizados.

Já no grupo de drogas que aumentam a resistência da mucosa, temos à disposição os compostos de bismuto coloidal, o sucralfato, as prostaglandinas e os antiácidos.

Paralelamente, há uma série de medidas higienodietéticas e comportamentais que deve ser lembrada ao paciente pelo médico, para que ele tenha conhecimento não só da natureza da afecção que o acomete como dos fatores ambientais que interferem no sucesso do tratamento, facilitando assim a sua adesão ao esquema de tratamento proposto.

Terapêutica Não-Medicamentosa

A dieta clássica preconizada para o paciente ulceroso, baseada no uso do leite e derivados, mais alimentos brandos, ingeridos a intervalos freqüentes (a cada 2 ou 3 horas), já é parte da história do tratamento da úlcera péptica.

O fracionamento dietético baseava-se na premissa de que o alimento assim ingerido teria efeito tampão sobre o suco gástrico, mantendo o pH em níveis mais compatíveis com a cicatrização. Entretanto, demonstrou-se ser esse efeito tampão fugaz, menor nos ulcerosos duodenais do que em indivíduos-controle, e que, na realidade, o alimento é potente estímulo secretor, levando a níveis de produção de HCl comparáveis aos obtidos com o uso de histamina em dose máxima[49]. Essas observações sepultaram definitivamente o antigo conceito da importância da dieta branda e fracionada na terapêutica da úlcera péptica.

O efeito do álcool e do café é discutível. A ação do álcool sobre a secreção ácida é dose-dependente, quando do instilado intragastricamente[132]. Em concentrações de 1,4% a 4%, é um estimulante moderado, e de 5% a 40%, não altera ou até mesmo inibe a secreção ácida[87,132]. As bebidas alcoólicas do tipo cerveja e vinhos tinto e branco são potentes estimulantes da secreção ácida e da gastrina, efeitos menos observados com a ingestão de uísque e conhaque. A cerveja e o vinho contêm pequenas quantidades de cálcio, aminoácidos e outros constituintes não-alcoólicos que podem ser os responsáveis pelo aumento da secreção ácida e da gastrina[100]. Por essa razão, esses dois tipos de bebidas devem ser evitados no tratamento dos ulcerosos.

Como mencionado, a ação estimulante do café não depende somente da cafeína, pois o produto descafeinado mantém essa mesma propriedade. Os sucos de frutas cítricas, chás (que contenham xantinas) e refrigerantes também são secretagogos. A ingestão de café, chá e cítricos por pacientes com esofagite e/ou úlcera péptica provoca sintomas freqüentes referidos nas fases sintomáticas da doença ulcerosa. É lógico, portanto, que se oriente os pacientes no sentido de evitá-los.

O leite, pelas razões já expostas, não deve ser ingerido abusivamente pelos pacientes, devendo estes ser alertados para não o utilizar em volumes superiores a 200 ml/dia e, principalmente para não o fazer à noite, pois o rebote ácido que ocorre poderá ocasionar o aparecimento de dor durante a madrugada (*clocking*).

A utilização de dieta rica em fibras, segundo algumas observações, é benéfica na terapêutica a curto e a longo prazos na úlcera. Os trabalhos de Malhotra (1978) e Ryding (1982) demonstraram que os pacientes em uso dessa dieta exibiam menores taxas de recidiva[94,125]. A maior quantidade de saliva produzida pela mastigação prolongada devido à grande quantidade de fibras seria responsável pela melhor neutralização da secreção ácida.

A rigor, não existe restrição dietética ao paciente ulceroso. Entretanto, na prática, observa-se resistência do próprio doente em aceitar esse tipo de conduta, pois o conceito de dieta está arraigado na cultura popular. Com certa freqüência, há referência de piora da sintomatologia quando da ingestão de cítricos, condimentados ou gordurosos, passando os pacientes espontaneamente a evitá-los. Cabe, pois, ao clínico respeitar as intolerâncias alimentares referidas pelo paciente, indicar uma dieta equilibrada, razoavelmente rica em fibras, e desencorajar o uso parcimonioso de café, cigarro e refrigerantes.

Em relação aos antiinflamatórios, o seu uso deve ser evitado ao máximo, pois, como já foi referido, existe uma maior incidência de lesões agudas da mucosa e de úlcera péptica associada à sua ingestão. O paciente ulceroso deve dar preferência, caso seja necessária a utilização de antiinflamatórios, àqueles denominados inibidores específicos da COX2, pelo menor risco que estes apresentam de lesar a mucosa gastroduodenal.

O problema do cigarro e as suas implicações na fisiopatologia da doença, bem como seu efeito nocivo na cicatrização, já foram mencionados. É um dos poucos elementos reconhecidamente capazes de influenciar negativamente a evolução da úlcera péptica. Como é difícil o tabagista abandonar o hábito, por vezes há necessidade de solicitar-lhe que diminua o número de cigarros consumidos, já que algumas evidências sugerem que os piores resultados terapêuticos são obtidos com aqueles que utilizam mais de 10 cigarros/dia[60].

Em suma, do ponto de vista da cicatrização da úlcera, somente o cigarro e o uso de antiinflamatórios não-esteróides são fatores que interferem negativamente. Álcool, café, alimentos gordurosos e condimentados, refrigerantes e leite podem favorecer o aparecimento de sintomas como dor epigástrica e, principalmente, pirose retroesternal.

Como lembrete final, é bom salientarmos que, com o uso de potentes anti-secretores como os disponíveis hoje no mercado, os sintomas ulcerosos praticamente inexistem durante o seu uso continuado, independentemente de estar ou não a úlcera ativa.

Drogas que Reduzem a Acidez Gástrica

Bloqueadores H_2

A descoberta, em 1972, do primeiro antagonista específico da ação da histamina no estômago por Black *et al.*[17] iniciou o que se denomina a era da moderna terapêutica da úlcera péptica. A importância desses medicamentos pode ser mensurada pela drástica diminuição das indicações cirúrgicas entre os portadores de úlcera péptica a partir do início da sua utilização.

Representados pela cimetidina, ranitidina, famotidina e nizatidina, esses medicamentos exibem índices de cicatrização entre 60 e 70% em 4 semanas e de 75% a 85% após 8 semanas de tratamento.

A cimetidina é administrada na dose de 800 mg/dia; a raniditidina, 300 mg/dia; a famotidina, 40 mg/dia, e a nizatidina, 300 mg/dia, que podem ser administrados em dose única pela manhã ou divididos em duas doses uma pela manhã e outra ao deitar.

Nos quase 40 anos durante os quais vem sendo utilizada, mostrou apresentar poucos efeitos adversos. Os efeitos colaterais, mais relatados com a cimetidina, são raros (1% a 2%) e, em geral, não obrigam à suspensão do medicamento. São relatados diarréia, vertigem, vômito, sonolência e erupções cutâneas, quase sempre manifestações leves e transitórias que cessam com a suspensão da droga[101]. Por agir no sistema enzimático citocromo P-450, interfere no metabolismo hepático de algumas drogas, como anestésicos locais (lidocaína), anticoagulantes (varfarina) e benzodiazepínicos (diazepam); por essa razão, deve ser prescrita com maior cautela em pacientes em uso desses medicamentos. Pelo efeito antiandrogênico da droga, e pelo aumento dos níveis de prolactina, foram relatados casos de ginecomastia e diminuição da contagem de espermatozóides, impotência e diminuição da libido também de caráter transitório[68].

Em relação ao sistema neurológico, são descritos: confusão mental, sonolência e alterações de humor, principalmente em idosos com função renal diminuída, pois a cimetidina consegue atravessar a barreira hematoencefálica[152].

Ao contrário do que é observado na doença do refluxo, os bons índices de cicatrização e os baixos índices de efeitos colaterais, associados ao menor custo, mantêm esses medicamentos ainda com um importante papel no tratamento das lesões ulcerosas gástricas e duodenais.

Inibidores da Bomba de Prótons

Introduzidos na década de 1980, os inibidores da bomba de prótons agregaram importante valor ao tratamento da doença péptica.

Atuando na bomba de prótons (H+K+ATPase), a via final de produção do ácido pela célula parietal, provocam uma intensa e prolongada inibição da secreção ácida.

Representados pelo omeprazol[67], lanzoprazol[169], pantoprazol[91], rabeprazol[51] e esomeprazol[6], esses medicamentos mostram-se muito mais eficazes do que os bloqueadores H_2 na cicatrização da úlcera péptica tanto na 2ª como na 4ª semanas de tratamento, com índices de cicatrização em torno de 80% na 2ª semana e entre 95 e 100% na 4ª semana.

As doses recomendadas para os IBPs são: omeprazol 20 mg; lanzoprazol 30mg; pantoprazol 40 mg; rabeprazol 20 mg e esomeprazol 40 mg, administrados, preferencialmente, 30 minutos antes do café da manhã.

Pelo seu potente efeito anti-secretor, os IBPs estão particularmente indicados no controle de pacientes com gastrinoma[108, 157]. As doses devem ser ajustadas de acordo com o perfil secretório do paciente, de modo que a secreção ácida basal fique inferior a 10 mEq/hora. Isto é obtido, usualmente, administrando-se o dobro ou o triplo da dose recomendada para o tratamento da úlcera péptica.

Os efeitos colaterais dos IBPs são raros e incluem tonturas, diarréia, erupção cutânea e parestesias nos dedos[18].

Os níveis séricos das enzimas hepáticas raramente se elevam[84]. O omeprazol, assim como a cimetidina, inibe o sistema enzimático do citocromo P-450 hepático, interferindo no metabolismo de algumas drogas. Os outros IBPs apresentam um perfil metabólico mais estável.

Em estudos com pacientes em uso prolongado de omeprazol, com doses de até 60 mg/dia pelo período de 15 anos, não se observam nem carcinóide de estômago nem maior incidência de câncer[69].

Drogas que Fortalecem a Defesa da Mucosa

Entre as drogas que fortalecem a mucosa, abordaremos somente os derivados do bismuto, por sua particular propriedade antibacteriana, razão pela qual é empregado como um medicamento alternativo no tratamento de er-

radicação do *H. pylori,* e os antiácidos, em razão de seu baixo custo e sua razoável eficácia, o que explica ainda sua freqüente utilização, pois se encontra sempre disponível nas farmácias subsidiadas pelo governo.

As prostaglandinas e o sucralfato raramente têm sido empregados nos esquemas atuais de tratamento da úlcera péptica. Quando utilizados, ambos devem ser administrados de 3 a 4 vezes ao dia, sempre antes das refeições, nas doses de 200 mg e 1 g, respectivamente.

Sais de Bismuto Coloidal

O dicitrato tripotássico bismutato (DTB), também conhecido como subcitrato de bismuto coloidal, possui propriedades específicas, diferentemente de outros derivados dessa substância. Forma complexos com as glicoproteínas e outros produtos do fundo da lesão ulcerada, criando uma barreira mecânica e impedindo a retrodifusão de H^+ e a ação lesiva da pepsina.

Atua sobre os mecanismos de defesa da mucosa, aumentando a produção de PGs e de muco. Promove maior concentração de macrófagos no local da úlcera, o que facilitaria a promoção da cicatrização[75]. Além disso, em razão da sua ação bactericida[142], favorece a erradicação do *H. pylori,* o que provavelmente é importante na sua ação em longo prazo.

O bismuto coloidal deve entrar em contato com o HCl do estômago[86], razão pela qual deve ser administrado 30 a 60 minutos antes das três refeições e ao deitar. Leite e antiácidos podem interferir na ação desse fármaco, devendo ser evitados uma hora antes e uma hora após a sua administração.

Ensaios clínicos demonstram que com essa droga são alcançados índices de cicatrização, em portadores de úlcera duodenal, semelhantes aos obtidos com os bloqueadores H_2 e superiores aos observados com placebo[8,29,130].

Constitui também um dos medicamentos alternativos na composição dos esquemas utilizados para a erradicação do *H. pylori,* principalmente em pacientes nos quais houve falência na primeira tentativa de erradicação com os esquemas tríplices tradicionais.

Antiácidos

O uso de antiácidos no tratamento da úlcera péptica data já do século I, quando Plínio utilizava pó de coral; 14 séculos depois, Paracelsus recomendava pó de pérolas nas afecções gástricas. Sippy, em 1915, foi quem sistematizou a terapêutica alcalina, administrando os antiácidos a cada 2 horas, intercalados por refeições à base de leite e mingaus.

Fordtran *et al.* demonstraram que a administração do antiácido 1 hora após as refeições reduzia significativamente a produção ácida por um período de 3 horas após as refeições[49].

Conquanto utilizados de há muito, o primeiro estudo a demonstrar a eficácia do alcalino em promover a cicatrização da úlcera duodenal foi realizado por Peterson et al.[114] em 1977. Desde então, inúmeras investigações clínicas comprovaram tal observação[25, 53].

A terapêutica da úlcera péptica com os alcalinos baseia-se: (a) na neutralização do conteúdo ácido gástrico; (b) na diminuição da concentração de ácido que chega ao bulbo duodenal; (c) no decréscimo da atividade da pepsina e da proteólise, pois a ação máxima da pepsina ocorre em pH 2,0 a 2,5, sendo inativada progressivamente em pH 3,5 a 5,0; d) no aumento na produção de PGs pela mucosa gástrica[117].

A capacidade de neutralização do alcalino depende da quantidade de HCl presente no estômago e da velocidade do esvaziamento gástrico, bem como da sua própria potência.

Nos últimos anos, várias observações demonstraram que doses baixas de antiácidos, com capacidade neutralizante de 120 mmol/dia, ou menos, são mais eficazes que placebo e tão eficazes quanto bloqueadores H_2 em promover a cicatrização da úlcera[164].

Estudo multicêntrico brasileiro demonstrou que 40 ml de magaldrato (capacidade neutralizante de 88 mmol), quando administrados em três tomadas são tão eficazes quanto a cimetidina 800 mg, ao final de 8 semanas de tratamento[160].

Os efeitos adversos dos antiácidos dependem dos seus componentes: os sais de magnésio podem ocasionar diarréia e, em pacientes com insuficiência renal, hipermagnesemia e suas conseqüências; os sais de alumínio podem alterar a eficácia dos bloqueadores H_2 (redução de observação) e interferem também com a absorção do Fe; os sais de cálcio produzem obstipação intestinal. A síndrome do leite alcalino pode ocorrer quando se administram doses altas de alcalino (contendo cálcio) concomitantemente à ingestão de grandes quantidades de leite, associadas a alguma condição que facilite a alcalose.

Os alcalinos podem provocar efeito rebote. No caso particular do carbonato de cálcio, esse efeito seria decorrente da hipergastrinemia (dependente da neutralização do pH antral) e da ação estimulante direta do cálcio sobre a célula parietal[12].

Terapêutica Antimicrobiana

A redescoberta do H. pylori e a observação de que sua erradicação impede a recidiva ulcerosa estabeleceram um novo paradigma no tratamento da úlcera péptica[97].

Não existe mais dúvida da obrigatoriedade da erradicação da bactéria em pacientes portadores de úlcera péptica que são H. pylori-positivos.

Vários são os esquemas terapêuticos utilizados na erradicação do H. pylori (considera-se erradicação a ausência do organismo através dos testes diagnósticos no mínimo 4 semanas após o término do tratamento).

Diversos consensos foram realizados tanto no Brasil como no exterior, onde foi estabelecido que a associação de três drogas (esquema tríplice) constituiu o melhor esquema de erradicação.

O consenso latino-americano estabeleceu que a combinação de um IBP com a claritromicina 500 mg e amoxacilina 1 g, administrados duas vezes por dia, antes do café e do jantar, por um período que varia de 7 a 14 dias, constitui o regime terapêutico ideal para a erradicação do H. pylori. Do mesmo modo, esse consenso estabeleceu que esquemas terapêuticos que incluem os nitromidazólicos não devem ser utilizados, por serem menos eficazes em razão do alto índice de resistência primária a esses antibióticos em nosso meio.

Esquemas que incluem a furazolidona administrada na dose de 200 mg 3 x ao dia em combinação com um IBP e amoxacilina 2 g mostram-se também eficazes na erradicação da bactéria, devendo ser considerados em populações de baixa renda por seu menor custo. Essa combinação, no entanto, apresenta um maior índice de efeitos colaterais.

Quando o esquema tríplice falha, o retratamento de erradicação deve ser feito com o esquema quádruplo, que inclui IBP e amoxacilina associados ao bismuto e à furazolidona por um período nunca inferior a 14 dias. A tetraciclina e a azitromicina podem ser também utilizadas, lembrando-se de que, nesses casos, a incidência de efeitos colaterais é maior. A claritromicina, por apresentar um índice de resistência secundária elevado (40%), não deve ser empregada no retratamento do H. pylori.

Terapêutica de Manutenção

Nos últimos anos, a cicatrização da úlcera péptica pode ser obtida na maioria dos pacientes; no entanto, como é própria de sua história natural, a recorrência é a regra ao longo do tempo, principalmente nos casos H. pylori-positivos.

Os resultados dos trabalhos demonstram que a recidiva só ocorre nos casos em que não se conseguiu erradicar a bactéria, e que o tratamento de manutenção só deve ser feito nos pacientes cicatrizados que permaneçam H. pylori-positivos. Outro grupo no qual está indicada a terapia de manutenção são aqueles indivíduos portadores de úlceras pépticas não-relacionadas ao H. pylori, isto é, aquelas determinadas pelo uso contínuo de AINEs ou nas úlceras ditas idiopáticas. Nesses casos, a utilização de metade da dose do IBP constitui uma das estratégias propostas. A outra seria utilizar os anti-secretores baseados nas queixas clínicas dos pacientes (terapia de demanda).

Terapêutica e Prevenção da Úlcera Relacionada aos AINEs

A primeira preocupação do médico na úlcera refratária é a utilização de drogas potencialmente ulcerogênicas pelo paciente. É preciso lembrar que uma certa porcentagem de pacientes, embora neguem peremptoriamente a utilização de salicilatos e AINEs, o faz irregularmente[59].

De modo geral, existem três classes de medicamentos que comprovadamente exercem um efeito terapêutico de prevenção das lesões.

Os bloqueadores H_2 mostraram-se eficazes no tratamento e na prevenção das lesões duodenais. Esses bons resultados, no entanto, não são observados nas lesões gástricas, de ocorrência duas a três vezes mais freqüente não sendo, desse modo, medicamentos de primeira linha para o tratamento desses pacientes.

Os inibidores da bomba de prótons mostraram excelentes índices de cicatrização nas úlceras gastroduodenais induzidas por AINES, bem como na sua utilização profilática, em pacientes que fazem uso crônico desses medicamentos quando comparados ao placebo, sendo recomendados rotineiramente, nesses casos, nas doses padronizadas para o tratamento da úlcera péptica.

Os resultados de alguns dos mais importantes estudos avaliando a eficácia da profilaxia com o uso do IBP[59] nas lesões induzidas por AINES podem ser vistos na Tabela 36.1.

Tabela 36.1
Eficácia do IBP na Prevenção das Lesões Induzidas por AINES

Estudo ASTRONAUT (6 meses)	
• Omeprazol	72%
• Ranitidina	59%
Estudo SCUR (3 meses)	
• Omeprazol	74%
• Placebo	48%
Estudo OMNIUM (6 meses)	
• Omeprazol	61%
• Misoprostol	48%
• Placebo	27%
Estudo OPPULENT (6 meses)	
• Omeprazol	78%
• Placebo	53%

O misoprostol mostrou resultados semelhantes àqueles obtidos com os IBPs, tanto no tratamento como na prevenção das lesões. Entretanto, sua dificuldade posológica, somada ao maior índice de efeitos colaterais, o coloca no mesmo patamar que os bloqueadores H_2.

A introdução dos novos AINES altamente específicos para COX-2 mudou totalmente o espectro da abordagem desses pacientes. Os diversos trabalhos mostram índices significativamente inferiores de lesões digestivas observadas no grupo que utilizou os AINES COX-2 específicos quando comparados a outros antiinflamatórios COX-2 inespecíficos. Esses aspectos foram demonstrados tanto em curto prazo como em longo prazo (1 ano)[43].

Novos medicamentos, conhecidos como doadores ou liberadores de óxido nítrico, têm sido estudados, tanto em associação com o AAS quanto com os AINES COX-2 específicos e inespecíficos, com resultados muito promissores. Esses novos medicamentos têm seu fundamento na capacidade do óxido nítrico de estimular a síntese das prostaglandinas.

Terapêutica da Úlcera Não-Relacionada aos AINEs ou ao H. pylori

Um grupo especial de pacientes que tem chamado a atenção dos investigadores é aquele portador de úlcera péptica *H. Pylori*-negativo. Sua confirmação diagnóstica, embora complexa, é fundamental para a estratégia de tratamento desses indivíduos. O uso recente ou recorrente de antibióticos ou compostos contendo bismuto pode ser responsável por falso-negativos, assim como o uso contínuo dos IBPs. A utilização inadvertida e subreptícia de AINEs constitui um dos mais importantes achados nesses casos[118].

Outros agentes como *Helicobacter heilmanii*, citomegalovírus, herpes, sífilis, tuberculose e a doença de Crohn podem estar implicados nesses casos, devendo ser pesquisados.

Quando todos esses aspectos são avaliados e se mostram negativos, estamos diante do que denominamos "úlcera péptica idiopática".

A prevalência desse grupo de pacientes vem aumentando, e é responsável, em alguns estudos, por mais de 50% dos casos.

A hipersecreção gástrica, assim como o aumento de oferta de ácido ao duodeno secundário a um aumento da velocidade do esvaziamento gástrico, é um achado freqüente nessa população. Fatores genéticos como tipo sangüíneo O, a total ausência do antígeno A1, além de uma maior susceptibilidade aos fatores ambientais, principalmente o fumo, são aspectos marcantes dessa população.

A utilização dos inibidores da secreção ácida constitui a pedra angular do tratamento desses pacientes.Cabe salientar, no entanto, que a ausência do *Helicobacter* faz com que os IBPs sejam menos eficazes em neutralizar a acidez gástrica. Desse modo, doses maiores e um tempo prolongado de administração podem ser necessários para um melhor controle clínico desses pacientes. Alguns aspectos como a necessidade de terapêutica de manutenção, ainda são objeto de estudo. O racional nesses casos é a individualização da terapêutica, com especial atenção àqueles que já apresentaram ou apresentam úlceras complicadas.

539

REFERÊNCIAS BIBLIOGRÁFICAS

1. Adair HM. Epithelial repair in chronic gastric ulcers. *Br J Exp Pathol* 59:229-36, 1978.
2. Ahlquist DA, Dozois RR, Zinsmeister AR, et al. Duodenal prostaglandin synthesis and acid load in health and in duodenal ulcer disease. *Gastroenterology* 85:522-8, 1983.
3. Allen A, Hutton DA and Leonard AJ. Endogenous mediators of damage in the UGI Tract. In: Wallace JI, editor. *Gastroenterology* CRC Press, 1988.
4. Allen JM, Bishop AE, Daly MJ, et al. Effect of inhibition of acid secretion on the regulatory peptides in the rat stomach. *Gastroenterology* 90:970-7, 1986.
5. Arnold R, Koop H, Schwarting H, et al. Effect of acid inhibition on gastric endocrine cells. *Scand J Gastroenterol* (Suppl) 125: 14-9, 1986.
6. Baker, D E. Esomeprazole: update and clinical review. *Rev Gastroenterol Disord* 2: 189-99, 2002.
7. Ball PJ A and James AH. The histological background to gastric ulcer. *Lancet I*: 365, 1961.
8. Barbara L, Corinaldesi R, Rea E, et al. The role of colloidal bismuth subcitrate in the short-term treatment of duodenal ulcer. *Scand J Gastroenterol* (Suppl) 122: 30-4, 1986.
9. Bardhan KD, Saul DM, Edwards J L, et al. Double-blind comparison of cimetidine and placebo in the maintenance of healing of chronic duodenal ulceration. *Gut* 20: 158-62, 1979.
10. Baron JH. The clinical application of gastric secretion measurements. *Clinics in Gastroenterology* 2: 239-314, 1973.
11. Beardshall K, Moss S, Gill J, et al. Suppression of Helicobacter pylori reduces gastrin releasing peptide stimulated gastrin release in duodenal ulcer patients. *Gut* 33: 601-3, 1992.
12. Behar J, Hitchings, M and Smyth RD. Calcium stimulation of gastrin and gastric acid secretion: effect of small doses of calcium carbonate. *Gut* 18: 442-8, 1977.
13. Bertaccini G and Coruzzi G. Regulation of receptors on parietal cells on acid secretion. *Scand J Gastroenterol* (Suppl) 146: 22-33, 1988.
14. Bettarello A. Diagnóstico diferencial das lesões ulceradas no estômago. *Revista de Medicina* 46: 24-33, 1962.
15. Bettarello A. Etiologia das hemorragias digestivas. *JMB* 9: 615-25, 1965.
16. Black J W, Duncan WA, Durant CJ, et al. Definition and antagonism of histamine H 2-receptors. *Nature* 236: 385-90, 1972.
17. Blackwood WS, Maudgal DP, Pickard RG, et al. Cimetidine in duodenal ulcer. Controlled trial. *Lancet* 2: 174-6, 1976.
18. Blanchi A, Rotenberg A, Soule J C, et al. Treatment of duodenal ulcer outbreak with omeprazole. Results of a multicenter non-controlled study. *Gastroenterol Clin Biol* 8: 943-6, 1984.
19. Bonnevie O. Changing demographics of peptic ulcer disease. *Dig Dis Sci* 30: 8S-14S, 1985.
20. Bonnevie O. The incidence in Copenhagen County of gastric and duodenal ulcers in the same patient. *Scand J Gastroenterol* 10: 529-36, 1975.
21. Bonnevie O. The incidence of duodenal ulcer in Copenhagen County. *Scand J Gastroenterol* 10: 385-93, 1975.
22. Bonnevie O. The incidence of gastric ulcer in Copenhagen County. *Scand J Gastroenterol* 10: 231-9, 1975.
23. Byrnes DJ, Lam SK and Sircus W. The relation between functioning parietal cell and gastrin cell masses in two groups of duodenal ulcer patients. *Clin Sci Mol Med* 50: 375-83, 1976.
24. Card WI and Marks IN. The relationship between the acid output of the stomach following maximal histamine and the patietal cell mass. *Clinical Science* 10: 47-63, 1960.
25. Castro LP. Antiácidos. In: Danni R and Castro LP, editors. *Gastroenterologia clinica*. Guanabara Koogan. pp. 446-50, 1988.
26. Chayvialle JA, Descos F, Bernard C, et al. Somatostatin in mucosa of stomach and duodenum in gastroduodenal disease. *Gastroenterology* 75: 13-9, 1978.
27. Cheli R, Dodero M and Celle G. Aspectti anatomo-fuzionali della mucosa nell'ulcera gástrica e pilórica. *Minerva Gastroenterol* 4: 5-9, 1960.

28. Clarke CA, Edwards JW and Haddock DRW. ABO blood groups and secretor character in duodenal ulcer. *Br Med J* II: 725-31, 1956.
29. Coughlin GP, Kupa A and Alp MH. The effect of tri-potassium di-citrato bismuthate (De-Nol) on the healing of chronic duodenal ulcers. *Med J Aust* 1: 294-8, 1977.
30. Cover TL and Blaser MJ. Helicobacter pylori and gastroduodenal disease. *Annu Rev Med* 43: 135-45, 1992.
31. Cover TL, Vaughn SG, Cao P, et al. Potentiation of Helicobacter pylori vacuolating toxin activity by nicotine and other weak bases. *J Infect Dis* 166: 1073-8, 1992.
32. Delaney JP, Cheng JW, Butler BA, et al. Gastric ulcer and regurgitation gastritis. *Gut* 11: 715-9, 1970.
33. Demling L. Is there a connection between gastrics and peptic ulcer in human stomach? In: IV Congress of Gastroenterology. Copenhagen; 1970.
34. Doll R and Buch J. Hereditary factors in peptic ulcer. *Annals of Eugenics* 15: 135, 1950.
35. Doll R, Jones FA and Buckatzsch MM. *Ocupational factors in the aetiology of gastric and duodenal ulcer with and estimate of their incidence in the general population*. London: Medical Research Council Special Rep; 1951.
36. Domschke W, Domschke S, Hagel J, et al. Gastric epithelial cell turnover, mucus production, and healing of gastric ulcers with carbenoxolone. *Gut* 18: 817-20, 1977.
37. Dragstedt LR and Woodward ER. Gastric stasis, a cause of gastric ulcer. *Scand J Gastroenterol* (Suppl) 6: 243-52, 1970.
38. Eisig JN, Zaterka S and Massuda HK. Cafe e ulcera duodenal. *GED* 3: 47-50, 1984.
39. Eisig JN, Zaterka S, Massuda HK, et al. Coffee drinking in patients with duodenal ulcer and a control population. *Scand J Gastroenterol* 24: 796-8, 1989.
40. Elashoff JD and Grossman MI. Trends in hospital admissions and death rates for peptic ulcer in the United States from 1970 to 1978. *Gastroenterology* 78: 280-5, 1980.
41. Elkeles A. Gastric ulcer and gastritis. *Br Med J* 3: 530, 1971.
42. Ellis A and Woodrow JC. HLA and duodenal ulcer. *Gut* 20: 760-2, 1979.
43. Emery P, Zeidler H, Kvien TK, et al. Celecoxib versus diclofenac in long-term management of rheumatoid arthritis: randomised double-blind comparison. *Lancet* 354: 2106-11, 1999.
44. Feldman EJ, Isenberg JI and Grossman MI. Gastric acid and gastrin response to decaffeinated coffee and a peptone meal. *JAMA* 246: 248-50, 1981.
45. Feldman M, Richardson CT and Fordtran JS. Effect of sham feeding on gastric acid secretion in healthy subjects and duodenal ulcer patients: evidence for increased basal vagal tone in some ulcer patients. *Gastroenterology* 79: 796-800, 1980.
46. Fielding JF. Drug treatment of peptic ulcer syndrome. *Ir Med J* 75: 379-82, 1982.
47. Fisher RS and Cohen S. Pyloric-sphincter dysfunction in patients with gastric ulcer. *N Engl J Med* 288: 273-6, 1973.
48. Fleshler B. The impact of cimetidine on the treatment of acid-peptic disease. *Prim Care* 8: 195-203, 1981.
49. Fordtran JS and Walsh JH. Gastric acid secretion rate and buffer content of the stomach after eating. Results in normal subjects and in patients with duodenal ulcer. *J Clin Invest* 52: 645-57, 1973.
50. Fromm D. Gastric mucosal barrier. *Gastroenterology* 77: 396-8, 1979.
51. Fuhr U and Jetter A. Rabeprazole: pharmacokinetics and pharmacokinetic drug interactions. *Pharmazie* 57: 595-601, 2002.
52. Fukutomi J, Yamagata J and Takase Y. *Endoscopical measurement of gastric blood flow of patients with gastric ulcer*. In: World Congress of Gastroenterology. Stockolm; 1982.
53. Ganc AJ. Solução antiácida concentrada vs ranitidina no tratamento da ulcera duodenal. *GED* 3: 3-9, 1984.
54. Garrett JM, Summerskill WH and Code CF. Antral motility in patients with gastric ulcer. *Am J Dig Dis* 11: 780-9, 1966.
55. Griffith GH, Owen GM, Campbell H, et al. Gastric emptying in health and in gastroduodenal disease. *Gastroenterology* 54: 1-7, 1968.

56. Grossman ML. Mechanism of hyposecretion in gastric ulcer. *Gastroenterology* 63: 1091-2, 1972.

57. Grotzinger U, Bergegardh S and Olbe L. Effects of fundic distention on pentagastrin-stimulated gastric acid secretion in man. *Gastroenterology* 73: 447-52, 1977

58. Harrison AR, Elashoff JD and Grossman MI. *Smoking and healthy. A report to the Surgeon General*. Washington: US Department of Health, Education and Welfare, 1979.

59. Hawkey CJ and Yeomans ND. Evolving strategies for managing nonsteroidal anti-inflammatory drug-associated ulcers: chairmen's conclusion. *Am J Med* 104: 96S, 1998.

60. Hetzel DJ, Korman MG, Hansky J, et al. The influence of smoking on the healing of duodenal ulcer treated with oxmetidine or cimetidine. *Aust N Z J Med* 13: 587-90, 1983.

61. Hinder RA, Fimmel CJ, Pace F, et al. Gastric ulcer and duodenogastric reflux: causal or casual relationship? *Z Gastroenterol* 21: 21-6, 1983

62. Hughes W, Van Deventer G, Shabot M, et al. Antral gastrin concentration in gastric ulcer disease. The finding of high concentrations in a few patients. *Dig Dis Sci* 25: 568-74, 1980.

63. Hui WM, Ho J and Lam SK. Pathogenetic role of Helicobacter pylori in duodenal ulcer disease. Multivariate analysis of factors affecting relapse. *Dig Dis Sci* 36: 424-30, 1991.

64. Ihamaki T, Varis K and Siurala M. Morphological, functional and immunological state of the gastric mucosa in gastric carcinoma families. Comparison with a computer-matched family sample. *Scand J Gastroenterol* 14: 801-12, 1979

65. Isenberg JI, Grossman MI, Maxwell V, et al. Increased sensitivity to stimulation of acid secretion by pentagastrin in duodenal ulcer. *J Clin Invest* 55: 330-7, 1975.

66. Isenberg JI, Selling JA, Hogan DL, et al. Impaired proximal duodenal mucosal bicarbonate secretion in patients with duodenal ulcer. *N Engl J Med* 316: 374-9, 1987.

67. Iwasaki A. Proton pump inhibitors: Omeprazole. *Nippon Rinsho* 60 (Suppl 2): 633-9, 2002.

68. Jensen RT, Collen MJ, Pandol SJ, et al. Cimetidine-induced impotence and breast changes in patients with gastric hypersecretory states. *N Engl J Med* 308: 883-7, 1983.

69. Joelson S, Joelson IB, Lundborg P, et al. Safety experience from long-term treatment with omeprazole. *Digestion* 51 Suppl 1: 93-101, 1992

70. Johnson AG and McDermott, SJ. Lysolecithin: a factor in the pathogenesis of gastric ulceration? *Gut* 15: 710-3, 1974.

71. Kay AW. Effect of large doses of histamine on gastric secretion of HCl. *Br Med J* 2: 77-80, 1953.

72. Kihl B and Olbe L. Inhibition of pentagastrin-stimulated gastric acid secretion by graded intraduodenal administration of oleic acid in man. *Scand J Gastroenterol* 16: 121-8, 1981.

73. Kobayashi K, Arakawa T, Nakamura H, et al. *Endoscopic study on the mucosal PG level in peptic ulcer*. In: World Congress of Gastroenterology. Stockholm; p. 108, 1982.

74. Konishi H, Ishibashi M, Morshed MG, et al. Cytopathic effects of Helicobacter pylori on cultured mammalian cells. *J Med Microbiol* 37: 118-22, 1992.

75. Koo J, Ho J, Lam SK, et al. Selective coating of gastric ulcer by tripotassium dicitrato bismuthate in the rat. *Gastroenterology* 82: 864-70, 1982.

76. Korman MG, Hansky J, Eaves ER, et al. Influence of cigarette smoking on healing and relapse in duodenal ulcer disease. *Gastroenterology* 85: 871-4, 1983.

77. Kurata JH, Honda GD and Frankl H. Hospitalization and mortality rates for peptic ulcers: a comparison of a large health maintenance organization and United States data. *Gastroenterology* 83: 1008-16, 1982.

78. Kurata JH, Honda GD and Frankl H. The incidence of gastric and duodenal ulcers in large HMO. 11th Annual Meeting of the American Public Health Association, 1983.

79. Lam SK, Koo J and Sircus W. Early- and late-onset duodenal ulcers in Chinese and Scots. *Scand J Gastroenterol* 18: 651-8, 1983.

80. Lam SK and Ong GB. Duodenal ulcers: early and late onset. *Gut* 17: 169-79, 1976.

81. Lam SK and Sircus W. Studies on duodenal ulcer I. The clinical evidence for the existence of two populations. *QJ Med* 44: 369-87, 1975.

82. Lam SK and Sircus W. Vagal hyperacidity in duodenal ulcer with and whithout excessive acid secretion. *Rendiconti di Gastroenterologia* 7: 7:5-9, 1975.

83. Lambling A, Bertland J and Bernier JJ. Le variations de la secretion chloehydrique en fonction de la richesse cellulaire des glabds fundiques au cours des ulceres gastroduodenaux. *Schweiz Z Pathol Bakteriol* 21: 325, 1958.

84. Lauritsen K, Rune SJ, Bytzer P, et al. Effect of omeprazole and cimetidine on duodenal ulcer. A double-blind comparative trial. *N Engl J Med* 312: 958-61, 1985.

85. Lazzaroni M and Porro GB. The effect of an oral morning dose of nizatidine and ranitidine on gastric acid secretion in duodenal ulcer patients. *Hepatogastroenterology* 36 490-3, 1989.

86. Lee SP. A potential mechanism of action of colloidal bismuth subcitrate: diffusion barrier to hydrochloric acid. *Scand J Gastroenterol* (Suppl) 80: 17-21, 1982.

87. Lenz HJ, Ferrari-Taylor J and Isenberg JI. Wine and five percent ethanol are potent stimulants of gastric acid secretion in humans. *Gastroenterology* 85: 1082-7, 1983.

88. Liavag I. Mitotic activity of gastric mucosa. A study by means of Colcemid. *Acta Pathol Microbiol Scand* 72: 43-63, 1968

89. Ligumsky M, Wengrower D, Karmeli F, et al. Somatostatin release by human gastric mucosa. Studies in peptic ulcer disease and pernicious anemia. *Scand J Gastroenterol* 23: 687-90, 1988.

90. Llorens P. Úlcera péptica: aspectos clínicos y epidemiológicos. In: Llorens, P and Nakamura, K, editors. *Diagnóstico de las afecciones gástricas*. Agencia de Cooperación Internacional del Japón, 1987.

91. Madrazo-De La Garza A, Dibildox M, Vargas A, et al. Efficacy and safety of oral pantoprazole 20 mg given once daily for reflux esophagitis in children. *J Pediatr Gastroenterol Nutr* 36 261-5, 2003.

92. Malagelada JR and Larach JR. *Gastric motor function in ulcer disease*. Amsterdam: Oxford; 1980.

93. Malagelada JR, Longstreth GF, Deering TB, et al. Gastric secretion and emptying after ordinary meals in duodenal ulcer *Gastroenterology* 73: 989-94, 1977.

94. Malhotra SL. New approaches to the pathogenesis of peptic ulcer based on the protective action of saliva with special reference to roughage, vegetable fibre and fermented milk products. *Med Hypotheses* 4: 1-14, 1978.

95. Marshall BJ. Virulence and pathogenicity of *Helicobacter pylori*. *J Gastroenterol Hepatol* 6: 121-4, 1991.

96. Marshall BJ, McGechie DB, Rogers PA, et al. Pyloric Campylobacter infection and gastroduodenal disease. *Med J Aust* 142: 439-44, 1985.

97. Marshall BJ and Warren JR. Unidentified curved bacilli in the stomach of patients with gastritis and peptic ulceration. *Lancet* 1: 1311-5, 1984.

98. Martin GP, Marriott C and Kellaway IW. Direct effect of bile salts and phospholipids on the physical properties of mucus. *Gut* 19: 103-7, 1978.

99. Mazure PA. Comparative efficacy of misoprostol and cimetidine in the treatment of acute duodenal ulcer. Results of major studies. *Am J Med* 83: 22-6, 1987.

100. McArthur K, Hogan D and Isenberg JI. Relative stimulatory effects of commonly ingested beverages on gastric acid secretion in humans. *Gastroenterology* 83: 199-203, 1982.

101. McGuigan JE. A consideration of the adverse effects of cimetidine. *Gastroenterology* 80: 181-92, 1981.

102. McGuigan JE and Wolfe MM. Secretin injection test in the diagnosis of gastrinoma. *Gastroenterology* 79: 1324-31, 1980.

103. Megraud F and Lamouliatte H. Helicobacter pylori and duodenal ulcer. Evidence suggesting causation. *Dig Dis Sci* 37: 769-72, 1992.

104. Miller LJ, Malagelada JR, Longstreth GF, et al. Dysfunctions of the stomach with gastric ulceration. *Dig Dis Sci* 25: 857-64, 1980.

105. National Center for Health Statistics (U.S.). Vital & health statistics. Hyattsville, Md. Washington, D.C.: U.S. Dept. of Health and Human Services Public Health Service Office of Health Research Statistics and Technology National Center for Health Statistics; For sale by the Supt. of Docs. U.S. G.P.O.; 1982.

106. National Center for Health Statistics (U.S.). Vital and health statistics. Washington, D.C.: U.S. Dept. of Health Education and Welfare Public Health Service: For sale by the Supt. of Docs. U.S. G.P.O.; 1965.

107. National Center for Health Statistics (U.S.) and National Center for Health Services Research. Health, United States. Rockville, Md. Washington, D.C.: U.S. Dept. of Health Education and Welfare Public Health Service Health Resources Administration National Center for Health Statistics; For sale by the Supt. of Docs. U.S. G.P.O.; 1976.

108. Oberg K and Lindstrom, H. Reduction of gastric hypersecretion in Zollinger-Ellison syndrome with omeprazole. *Lancet* 1: 66-7, 1983.

109. Oi M, Ito Y, Kumagai F, et al. A possible dual control mechanism in the origin of peptic ulcer. A study on ulcer location as affected by mucosa and musculature. *Gastroenterology* 57: 280-93, 1969.

110. Oi M, Oshida K and Sugimura S. The location of gastric ulcer. *Gastroenterology* 54: Suppl:740-1, 1968.

111. Paffenbarger RS, Jr., Wing AL and Hyde RT. Chronic disease in former college students; 13. Early precursors of peptic ulcer. *Am J Epidemiol* 100: 307-15, 1974.

112. Pearson JP, Ward R, Allen A, et al. Mucus degradation by pepsin: comparison of mucolytic activity of human pepsin 1 and pepsin 3: implications in peptic ulceration. *Gut* 27: 243-8, 1986.

113. Pemberton RE and Strand LJ. A review of upper-gastrointestinal effects of the newer nonsteroidal antiinflammatory agents. *Dig Dis Sci* 24: 53-64, 1979.

114. Peterson WL, Sturdevant RA, Frankl HD, et al. Healing of duodenal ulcer with an antacid regimen. *N Engl J Med* 297: 341-5, 1977.

115. Piasecki C. Blood supply to the human gastroduodenal mucosa with special reference to the ulcer-bearing areas. *J Anat* 118: 295-335, 1974.

116. Piper DW, McIntosh JH, Ariotti DE, et al. Analgesic ingestion and chronic peptic ulcer. *Gastroenterology* 80: 427-32, 1981.

117. Quadros E, Ramsamooj E and Wilson DE. Role of mucus and prostaglandins in the gastric mucosal protective actions of sucralfate against ethanol-induced injury in the rat. *Am J Med* 83: 19-23, 1987.

118. Quan C and Talley NJ. Management of peptic ulcer disease not related to Helicobacter pylori or NSAIDs. *Am J Gastroenterol* 97: 2950-61, 2002.

119. Quimby GF, Bonnice CA, Burstein SH, et al. Active smoking depresses prostaglandin synthesis in human gastric mucosa. *Ann Intern Med* 104: 616-9, 1986.

120. Robert A. Cytoprotection by prostaglandins. *Gastroenterology* 77: 761-7, 1979.

121. Robert A, Nezamis JE, Lancaster C, et al. Cytoprotection by prostaglandins in rats. Prevention of gastric necrosis produced by alcohol, HCl, NaOH, hypertonic NaCl, and thermal injury. *Gastroenterology* 77: 433-43, 1979.

122. Ross IN, Bahari HM and Turnberg LA. The pH gradient across mucus adherent to rat fundic mucosa in vivo and the effect of potential damaging agents. *Gastroenterology* 81: 713-8, 1981.

123. Rotter JI, Rimoin DL, Gursky JM, et al. HLA-B5 associated with duodenal ulcer. *Gastroenterology* 73: 438-40, 1977.

124. Rotter JI, Sones JQ, Samloff IM, et al. Duodenal-ulcer disease associated with elevated serum pepsinogen I: an inherited autosomal dominant disorder. *N Engl J Med* 300: 63-6, 1979.

125. Rydning A, Berstad A, Aadland E, et al. Prophylactic effect of dietary fibre in duodenal ulcer disease. *Lancet* 2: 736-9, 1982.

126. Samloff IM. Pepsinogens, pepsins, and pepsin inhibitors. *Gastroenterology* 60: 586-604, 1971.

127. Schubert ML and Makhlouf GM. Regulation of gastrin and somatostatin secretion by intramural neurons: effect of nicotinic receptor stimulation with dimethyl-phenylpiperazinium. *Gastroenterology* 83: 626-32, 1982.

128. *Scripts*. Rev. nº 2 What has been happening to peptic ulcer in Scotland? An analysis of hospital in-patient data. In: Agenc, SHSCS, editor. Information Services Division. Edinburgh, 1980.

129. Sheptulin AA. Peptic ulcer and hereditary constitutional factors. *Klin Med* (Mosk) 65: 31-5, 1987.

130. Shreeve DR, Klass HJ and Jones PE. Comparison of cimetidine and tripotassium dicitrato bismuthate in healing and relapse of duodenal ulcers. *Digestion* 28: 96-101, 1983.

131. Silen W and Skillman JJ. Stress ulcer acute erosive gastritis and the gastric mucosal barrier. In: Stollerman, A. editor. Advances in internal medicine. Chicago: Year Book Medical Publishers. pp. 1900-8, 1974.

132. Singer MV and Leffmann C. Alcohol and gastric acid secretion in humans: a short review. *Scand J Gastroenterol* (Suppl) 146: 11-21, 1988.

133. Siurala M and Aukee S. Gastric ulcer and gastritis. In: IV World Congress of Gastroenterology. Copenhagen; p. 399, 1970.

134. Skarstein A and Svanes K. Blood flow distribution in the stomach of cats with gastric ulcer. *Scand J Gastroenterol* 10: 339-45, 1975

135. Slomiany BL and Slomiany A. Mechanism of Helicobacter pylori pathogenesis: focus on mucus. *J Clin Gastroenterol* 14 Suppl 1: S114-21, 1992.

136. Sonnenberg A, Muller-Lissner SA, Vogel E, et al. Predictors of duodenal ulcer healing and relapse. *Gastroenterology* 81: 1061-7, 1981.

137. Sontag S, Graham DY, Belsito A, et al. Cimetidine, cigarette smoking, and recurrence of duodenal ulcer. *N Engl J Med* 311: 689-93, 1984.

138. Stern AI and Hansky J. Pancreatic polypeptide release in gastric ulcer. *Dig Dis Sci* 26: 289-91, 1981.

139. Storey DW, Bown SG, Swain CP, et al. Endoscopic prediction of recurrent bleeding in peptic ulcers. *N Engl J Med* 305: 915-6, 1981.

140. Svanes K and Ulven A. Gastric ulceration associated with experimental vascular occlusion. *Digestion* 15: 517-25, 1977.

141. Takahashi T, Shimazu H, Yamagishi T, et al. G-cell populations in resected stomachs from gastric and duodenal ulcer patients. *Gastroenterology* 78: 498-504, 1980.

142. Tovey F. Peptic ulcer in India and Bangladesh. *Gut* 20: 329-47, 1979.

143. Tovey FI and Tunstall M. Duodenal ulcer in black populations in Africa south of the Sahara. *Gut* 16: 564-76, 1975.

144. Truelove SC and Jewell DP. *Topics in gastroenterology*. Oxford,: Blackwell Scientific; 1973.

145. Tsujii M, Kawano S, Tsuji S, et al. Mechanism of gastric mucosal damage induced by ammonia. *Gastroenterology* 102: 1881-8, 1992.

146. Walker V and Taylor WH. Pepsin 1 secretion in chronic peptic ulceration. *Gut* 21: 766-71, 1980.

147. Walsh JH, Richardson CT and Fordtran JS. pH dependence of acid secretion and gastrin release in normal and ulcer subjects. *J Clin Invest* 55: 462-8, 1975.

148. Watkinson G. The incidence of chronic peptic ulcer found at necropsy. *Gut* 1: 14-31, 1960.

149. Weberg R, Berstad A, Lange O, et al. Duodenal ulcer healing with four antacid tablets daily. *Scand J Gastroenterol* 20: 1041-5, 1985.

150. Willems G, Vansteenkiste Y and Smets P. Effects of food ingestion on the cell proliferation kinetics in the canine fundic mucosa. *Gastroenterology* 61: 323-7, 1971.

151. Williams SE and Turnberg LA. Studies of the protective properties of gastric mucus. *Adv Exp Med Biol* 144: 187-8, 1982.

152. Winters L. Comparison of enprostil and cimetidine in active duodenal ulcer disease. Summary of pooled European studies. *Am J Med* 81: 69-74, 1986.

153. Wormsley KG. Aspects of duodeno-gastric reflux in man. *Gut* 13: 243-50, 1972.

154. Wormsley KG. Response to pentagastrin in man. II. Secretion of acid. *Acta Hepatogastroenterol* (Stuttg) 20: 150-8, 1973.

ÚLCERA PÉPTICA

155. Wormsley KG and Grossman MI. Maximal histalog test in control subjects and patients with peptic ulcer. *Gut* 6: 427-35, 1965.

156. Wright JP, Young GO, Klaff LJ, et al. Gastric mucosal prostaglandin E levels in patients with gastric ulcer disease and carcinoma. *Gastroenterology* 82: 263-7, 1982.

157. Zaterka S. Gastrinoma — diagnóstico e tratamento. *Gastroclínica* 2: 7-14, 1993.

158. Zaterka S. Mecanismos de defesa da mucosa gastroduodenal. *GED* 12, 1983.

159. Zaterka S, Bettarello A and Meirelles JSF. Giant gastric ulcer. *Am J Dig Dis* 7: 236-49, 1962.

160. Zaterka S, Cordeiro F, Lyra LG, et al. Very-low dose antacid in treatment of duodenal ulcer. Comparison with cimetidine. *Dig Dis Sci* 36: 1377-83, 1991.

161. Zaterka S, Lima FL, Bettarello A, et al. The Histalog test in patients with peptic and postoperative ulcer: comparison between controls and gastrectomized patients without ulcer. *Rev Hosp Clin Fac Med Sao Paulo* 32: 63-6, 1977.

162. Zaterka S and Massuda H. Diagnóstico diferencial e critério de seguimento de lesão ulcerada gástrica. *Arquivos Brasileiros de Cirurgia Digestiva* 3, 1988.

163. Zaterka S, Massuda H and Eisig JN. *Comparação da ranitidina 300 mg manhã versus 300 mg noite no tratamento da úlcera duodenal.* In: XXX Congresso Brasileiro de Gastroenterologia e VI Congresso Brasileiro de Endoscopia Digestiva. Rio de Janeiro; 1988.

164. Zaterka S, Massuda H and Eisig JN. Comparison of low and very low antacid in the treatment of duodenal peptic ulcer. *Current Therap Res* 47: 554, 1990.

165. Zaterka S, Massuda H and Eisig JN. Fisiopatologia da secreção gástrica. In: Dani R and Castro LP, editors. *Gastroenterologia clínica*: Guanabara Koogan. p. 405, 1988.

166. Zaterka S, Massuda HK, Eisig JN, et al. Is the inhibition of nocturnal gastric acid secretion the most important factor in duodenal ulcer treatment? A comparison between the effectiveness of single morning and nocte doses of ranitidine 300 mg. *Rev Hosp Clin Fac Med Sao Paulo* 44: 185-8, 1989.

167. Zaterka S and Neves DP. Maximal gastric secretion in human subjects after histalog simulation. *Gastroenterology* 42: 251, 1964.

168. Zaterka S, Vieira FE, Neves P, et al. Chronic gastritis and peptic ulcer. *Acta Hepatogastroenterol* (Stuttg) 24: 381-5, 1977.

169. Zhang T, O'Keefe SJ, Winter T, et al. Effect of chronic duodenal ulceration and its treatment with lanzoprazole or sucralfate on gastroduodenal mucosal protein turnover and TGF-alpha, bFGF, and EGF receptor expression in humans. *Dig Dis Sci* 43: 2764-70, 1998.

37
CAPÍTULO

Tratamento Cirúrgico da Úlcera Péptica

Harry M. Richter III
Lloyd M. Nyhus
Rama R. Dandamudi

INTRODUÇÃO

O objetivo deste capítulo é apresentar uma discussão das indicações freqüentes e dos resultados do tratamento cirúrgico da doença péptica ulcerosa. Úlcera duodenal e úlcera gástrica são consideradas doenças diferentes, portanto serão abordadas separadamente. Tanto operações eletivas como operações de emergência para as complicações da úlcera serão discutidas. Por último, será considerado o tratamento cirúrgico da úlcera recorrente, que é uma úlcera que aparece após uma operação para úlcera péptica.

As operações para úlceras intratáveis ou complicadas eram realizadas freqüentemente há mais de duas décadas. Um declínio na freqüência de cirurgia eletiva para úlcera péptica reflete o progresso na terapia clínica. Entretanto, a úlcera péptica ainda é um problema comum. A incidência de complicações sérias (hemorragia, obstrução e perfuração) continua freqüente. Atualmente, essas complicações ocorrem com freqüência em pacientes mais idosos com doenças associadas, resultando numa mortalidade pós-operatória relativamente constante[27,37].

Embora agora sejam grandes as esperanças de que a cura médica da doença ulcerosa péptica seja disponível, as conseqüências a longo prazo de uma implementação vigorosa da política anti-*Helicobacter pylori* ainda precisam ser aguardadas. Por exemplo, problemas de resistência à droga e de reinfecção irão ocorrer, limitando então a segurança e o alívio do tratamento anti-*Helicobacter pylori*. As quatro indicações clássicas de tratamento cirúrgico da úlcera péptica são intratabilidade, perfuração, sangramento e obstrução[16]. Atualmente, a indicação por intratabilidade é incomum, devido à elevada efetividade do tratamento clínico. Entretanto, as indicações por complicações, como perfuração, sangramento e obstrução, permanecem comuns.

---

* *Capítulo traduzido pelos Drs. Márcio André Sartor e Leandro Coelho.*

OPERAÇÕES ELETIVAS

Úlcera Duodenal

Razão da Operação

Existem provas abundantes de que a redução suficiente da secreção ácida gástrica hidroclorídrica leva à cicatrização da úlcera duodenal. Quando essa redução é permanente (conseguida através de operações), raramente a úlcera recidiva. A meta das operações modernas, portanto, é a inibição da secreção ácida. Essas operações também inibem a secreção de pepsinogênio e, pelo aumento do pH intragástrico, inibem a ativação do pepsinogênio em enzima proteolítica, a pepsina. A inibição da secreção ácida é conseguida através da redução da atividade de dois secretagogos endógenos, a acetilcolina (neurotransmissor parassimpático do vago) e o hormônio antral, a gastrina. A atividade da acetilcolina é reduzida pela interrupção das fibras vagais para as células secretoras de ácido (células parietais ou oxínticas). Isso pode ser realizado quer seletivamente ou como parte de uma desnervação vagal não-seletiva mais ampla (Fig. 37.1). A desnervação vagal das células parietais também reduz enormemente sua sensibilidade à gastrina circulante. A atividade da gastrina pode ser ainda reduzida, se necessário, através da remoção da sua principal fonte, o antro gástrico.

Revisão Histórica

Com base na observação experimental de que a vagotomia diminuía a secreção gástrica e na suspeita de que a hiperatividade do nervo vago causasse úlcera duodenal, Dragstedt e Owens realizaram vagotomia troncular transtorácica em dois pacientes com úlcera duodenal em 1943[9]. Embora os resultados a curto prazo das séries fossem encorajadores, muitos pacientes assim tratados

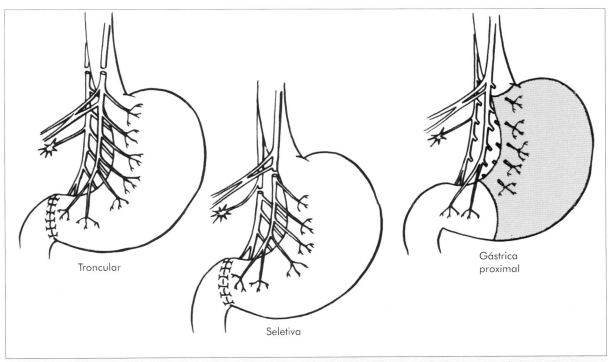

Fig. 37.1 — *Tipos de vagotomia. A vagotomia troncular desnerva todas as vísceras abdominais. Pelo fato de o estômago vagotomizado se esvaziar pobremente, é necessária uma operação de drenagem (piloroplastia é mostrada). A vagotomia seletiva poupa as outras vísceras, mas o estômago requer ainda operação de drenagem; esse procedimento é principalmente de interesse acadêmico. A vagotomia gástrica proximal desnerva somente a porção ácido-secretora do estômago. (Da ref. 20, com permissão.)*

desenvolveram um retardo no esvaziamento gástrico, e alguns conseqüentemente desenvolveram úlceras gástricas crônicas. Para prevenir a estase gástrica, os pacientes subseqüentes foram operados por via abdominal, e um procedimento de drenagem do estômago, quer gastrojejunostomia ou piloroplastia, foi associado à vagotomia troncular. As úlceras gástricas pós-operatórias não mais ocorreram, levando Dragstedt a justificar que a estase gástrica e a hipersecreção subseqüente de gastrina antral eram a causa da úlcera gástrica. A vagotomia e a operação de drenagem eram seguras e bem-toleradas, mas nem todos os cirurgiões conseguiam um baixo índice de recidiva ulcerosa. Conseqüentemente, os pesquisadores passaram a utilizar uma operação que abolia não somente a fase "cefálica" da secreção ácida (vagotomia troncular), mas também a fase "gástrica" (antrectomia). Vagotomia e antrectomia (Fig. 37.2) curavam praticamente todos os pacientes com úlcera duodenal, mas com alguma mortalidade operatória e incidência preocupante de efeitos colaterais indesejáveis e alterações nutricionais. Os resultados funcionais adversos da vagotomia troncular com drenagem ou antrectomia levaram ao desenvolvimento de uma operação na qual somente as fibras vagais que inervam a região gástrica ácido-secretora são interrompidas, mantendo o antro e o piloro com sua inervação vagal intacta. Essa operação, a vagotomia gástrica proximal (Fig. 37.3), reduz a atividade ácido-péptica o bastante para cicatrizar a maioria das úlceras duodenais, mantém a função motora gástrica relativamente inalterada e causa poucos efeitos colaterais severos[22].

Algumas operações de vagotomia podem ser realizadas via laparoscopia. Elas incluem vagotomia troncular e vagotomia gástrica proximal. Um procedimento que é particularmente bem adaptado à técnica laparoscópica é a vagotomia troncular posterior, juntamente com alguma variante da vagotomia anterior superseletiva. A denervação anterior superseletiva pode ser realizada de três maneiras diferentes. As conexões neurovasculares anteriores podem ser clipadas e separadas individualmente, como no procedimento tradicional aberto. Alternativamente, uma seromiotomia ao longo da pequena curvatura anterior pode ser realizada do cárdia até a incisura. Essa manobra divide toda a ramificação vagal na direção da pequena curvatura anterior antes de ela atingir uma significativa porção de massa de células parietais. Finalmente, usando um instrumento grampeador/cortador linear endoscópico, a parede gástrica anterior paralela à pequena curvatura pode ser dividida e imediatamente suturada mecanicamente, com a excisão de um segmento estreito de toda a espessura da parede gástrica. Essa manobra realiza a mesma divisão neural que a seromiotomia. A cirurgia laparoscópica para úlcera permanece experimental. Desejamos enfatizar duas opiniões conservadoras a respeito da cirurgia laparoscópica para úlcera. Primeira, o aperfeiçoamento da vagotomia

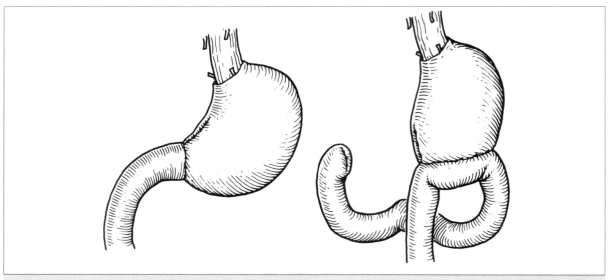

Fig. 37.2 — *Vagotomia troncular e antrectomia, reconstrução com anastomose gastroduodenal (Billroth I, esquerda) ou anastomose gastrojejunal (Billroth II, direita). É preferível a reconstrução gastroduodenal, uma vez que ela preserva a passagem do quimo pelo duodeno, causa menos refluxo biliar e evita complicações técnicas de antro retido, obstrução de alça aferente, intussuscepção jejunogástrica e hérnia retroanastomótica. (De Herrington Jr., JL. Truncal vagotomy with antrectomy. Surg Cl North Am, 56:1335-47, 1976. Com permissão.)*

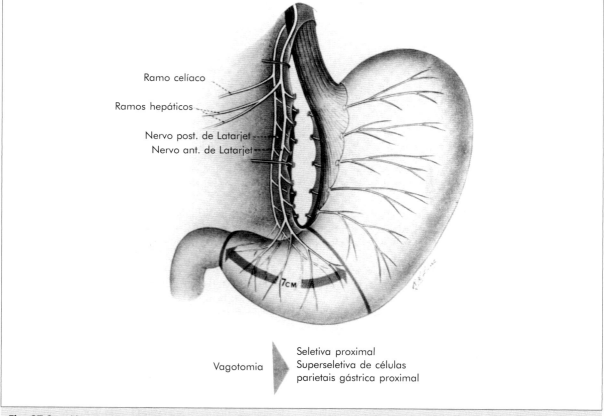

Fig. 37.3 — *Vagotomia gástrica proximal. A preservação da inervação vagal antropilórica resulta em poucos efeitos colaterais adversos. (De Golligher JC. Proximal gastric vagotomy without drainage. In: Scoth Jr., HW and Sawyers JL. (eds.) Surgery of the stomach, duodenum and small intestine. Blackwell Scientific Publications. Boston, 1987. Com permissão.)*

laparoscópica não muda as indicações para a cirurgia de úlcera; pacientes que não seriam candidatos a vagotomia pela via aberta tradicional não devem ser submetidos a vagotomia laparoscópica. Segunda, a real validade de qualquer técnica operatória para úlcera péptica requer longo tempo de seguimento, 5, 10 ou até 15 anos, até que as taxas de recorrência e os resultados funcionais possam ser detalhadamente avaliados. As técnicas laparoscópicas não serão discutidas neste capítulo.

Três operações-padrão — vagotomia troncular e drenagem, vagotomia troncular e antrectomia e vagotomia gástrica proximal — permanecem em uso rotineiro para tratamento eletivo da úlcera duodenal crônica. A seguir, resumimos seus efeitos fisiológicos e resultados clínicos.

Vagotomia Troncular

O nervo vago abdominal inerva o tubo digestivo desde o estômago até a metade do cólon transverso, o fígado, a vesícula biliar e o pâncreas. As funções motoras do estômago estão sob controle do nervo vago. Durante a ingesta de uma refeição, cada deglutição é acompanhada de um relaxamento gástrico proximal (conhecido como relaxamento receptivo), e, quando o estômago se enche, o estômago proximal exibe um relaxamento adicional mantido (conhecido como acomodação) para evitar a rápida elevação da pressão intragástrica. O nervo vago é o mediador de ambos os reflexos. Posteriormente, o estômago proximal experimenta uma contração tônica, ou compressão mantida de seu conteúdo, direcionando-o distalmente. Esse tônus aumentado também é mediado pelo vago. Após uma refeição, o estômago distal se contrai ritmicamente, com ondas peristálticas progredindo do meio do órgão até o piloro três vezes por minuto. Essas ondas peristálticas poderosas trituram o alimento sólido em pequenas partículas e as misturam com o suco gástrico. As partículas estão então preparadas para saírem do estômago de maneira controlada, prontas para serem digeridas no intestino delgado. A força das contrações antrais é dependente principalmente do tônus vagal. O efeito da vagotomia troncular na função motora gástrica dá-se da seguinte maneira: ocorre perda do relaxamento receptivo e de acomodação, causando um aumento anormal na pressão, levando a um esvaziamento gástrico acelerado de líquidos. As contrações antrais enfraquecidas retardam a trituração do alimento sólido em partículas pequenas o bastante para que passem pelo piloro, de modo que o conteúdo sólido se esvazia lentamente. A perda da contração tônica gástrica proximal retarda ainda mais o esvaziamento de líquidos e sólidos no período digestivo.

Os efeitos extragástricos da vagotomia troncular são menos drásticos do que os discutidos acima, mas podem contribuir para os efeitos clínicos indesejados da operação. A contratilidade da vesícula biliar é reduzida, aumentando o risco de formação de cálculos, a secreção pancreática é reduzida, o trânsito do intestino delgado é acelerado, e a perda de acidez gástrica pode levar à proliferação de microorganismos entéricos.

Piloroplastia e Gastroenterostomia

Essas operações de "drenagem", quando realizadas em um estômago normal, têm pouco efeito sobre a função gastrointestinal. Contudo, a piloroplastia ou gastroenterostomia se faz necessária após a vagotomia troncular para prevenir a estase gástrica intolerável. São vistos dois efeitos principais da combinação de vagotomia e operação de drenagem. Primeiro, reflexo livre de bile e suco pancreático para dentro do estômago, e, devido à vagotomia, seu esvaziamento é lento, podendo causar gastrite. Segundo, o esvaziamento de sólidos está acelerado, uma vez que o principal obstáculo (o piloro) foi destruído ou desviado. Na realidade, o esvaziamento gástrico pode ser tão rápido que o intestino proximal se torna distendido com conteúdo hiperosmolar. A distensão é agravada ainda mais por um afluxo de fluido proveniente do espaço intravascular para a luz do intestino, a fim de corrigir o gradiente de osmolaridade. Esses eventos causam a liberação de substâncias vasoativas que provocam taquicardia, palpitações, sudorese e desmaios durante ou imediatamente após a refeição. Essa constelação de sintomas é chamada de síndrome de *dumping* precoce. Após vagotomia troncular e drenagem, o esvaziamento gástrico se torna muito mais dependente da força de gravidade do que no estado normal; o esvaziamento é mais rápido na posição ereta e mais lento na posição supina

Antrectomia

A antrectomia isolada é comumente usada para tratar úlceras gástricas; é combinada com vagotomia troncular no tratamento da úlcera duodenal. O limite superior do antro pode ser experimentalmente mapeado através da cobertura da mucosa gástrica com corantes sensíveis ao pH, tal como o vermelho-congo, ou por exame histológico das células parietais. Geralmente, o antro se estende desde o piloro até a metade do caminho na pequena curvatura, mas somente até 30% na grande curvatura. Portanto, uma gastrectomia convencional a 50% ou hemigastrectomia abrange mais estômago do que o antro. Para avaliar resultados de operações envolvendo ressecções gástricas, é desejável uma definição precisa da quantidade de estômago removida; para nossos propósitos, antrectomia e hemigastrectomia serão consideradas sinônimos.

A antrectomia isolada remove o principal local de trituração e mistura dos alimentos (o antro), e o principal lugar de resistência ao esvaziamento sólido e refluxo enterogástrico (o piloro). O esvaziamento líquido é pouco alterado, devido à permanência do gradiente de pressão gastroduodenal após antrectomia. Os sólidos são esvaziados mais rapidamente e em pedaços maiores não-digeridos, porque eles não são triturados nem retidos adequadamente. O *dumping* precoce após a antrectomia pode ocorrer, mas em geral não é intenso. Uma antrectomia verdadeira não remove reservatório gástrico (estômago proximal) nem prejudica sua função, conseqüentemente os pacientes, em geral, podem ingerir uma refeição normal sem desconforto. Quando a "antrectomia" é de 50% ou uma ressecção gástrica maior, a função reservatório está diminuída, com efeitos sintomáticos. A reconstrução após antrectomia através de gastroduodenostomia (Billroth I) parece mais fisiológica do que gastrojejunostomia (Billroth II).

Vagotomia e Antrectomia

A combinação de vagotomia troncular com antrectomia reduz drasticamente a secreção ácida. Os efeitos indesejáveis funcionais são presumivelmente mais intensos do que após vagotomia troncular com drenagem ou antrectomia isolada. O esvaziamento gástrico de líquidos é rápido. O esvaziamento precoce de partículas sólidas não-digeridas é rápido e não-controlado, mas o esvaziamento tardio dos sólidos pode estar marcadamente retardado. O refluxo enterogástrico é proeminente (a menos que a reconstrução em Y de Roux tenha sido empregada). Felizmente, essas alterações fisiológicas são freqüentemente de pouca repercussão clínica, e a maioria dos pacientes fica feliz após a operação, a despeito delas.

Vagotomia Gástrica Proximal

Essa operação também é denominada vagotomia de células parietais, vagotomia superseletiva e vagotomia proximal seletiva. A operação interrompe somente os ramos vagais para a parte do estômago que secreta ácido, reduzindo o efeito colinérgico sobre as células parietais, além de sua sensibilidade à gastrina circulante. Na realidade, a liberação de gastrina basal no período digestivo é elevada pela operação (como após a vagotomia troncular), mas a sensibilidade reduzida da célula parietal à gastrina torna a hipersecreção de gastrina de pouca conseqüência. O relaxamento gástrico receptivo e o de acomodação são perdidos, causando uma aceleração do esvaziamento líquido e uma sensação de saciedade precoce. A motilidade pilórica e antral está preservada, levando a um esvaziamento quase normal de sólidos triturados em pequenas partículas facilmente digeríveis. O refluxo enterogástrico não está aumentado.

Alguns cirurgiões associam a vagotomia gástrica proximal a um procedimento de drenagem na presença de obstrução pilórica, ou rotineiramente em casos de úlceras pré-pilóricas ou do canal pilórico. O uso de um procedimento de drenagem reduz os benefícios da vagotomia gástrica proximal (principalmente a manutenção de uma contratilidade antral normal). O esvaziamento gástrico pode estar acelerado, causando a síndrome de *dumping*, e o refluxo enterogástrico aumentará o risco de gastrite de refluxo. Na prática, a preservação da inervação antral ainda é benéfica, e os efeitos globais da vagotomia gástrica proximal com drenagem estão provavelmente mais próximos da piloroplastia isolada (relativamente leves) do que da vagotomia troncular e drenagem (relativamente pronunciados).

Resultados Clínicos

Os critérios rotineiramente comparados na avaliação da cirurgia eletiva da úlcera péptica estão listados na Tabela 37.1. Uma comparação ideal do resultado clínico das operações para úlcera requer um estudo prospectivo randomizado de duas ou mais operações, no qual os resultados pós-operatórios são julgados por um pesquisador que não conheça o procedimento real utilizado em cada caso. Apesar de tais estudos serem disponíveis, muitas de nossas convicções derivam de séries de pacientes submetidos consecutivamente a uma única operação preferida. Além do mais, os resultados de um cirurgião experiente com especial interesse em cirurgia de úlcera podem não ser repetidos por todos os cirurgiões. Portanto, para muitos cirurgiões, evitar os riscos de uma antrectomia ou as complexidades de uma vagotomia gástrica proximal pode ser de grande valia para seus pacientes.

Tabela 37.1
Avaliação das Operações Eletivas para o Tratamento das Úlceras Pépticas

1. Mortalidade e complicações operatórias

2. Taxa de recidiva ulcerosa

3. Ocorrência de efeitos colaterais:
   A. Síndrome de *dumping*
   B. Diarréia
   C. Gastrite alcalina de refluxo

4. Distúrbios nutricionais

5. Ocorrência de carcinoma gástrico

6. Satisfação geral do paciente (graduação de Visick)

A vagotomia troncular com drenagem tem sido, há décadas, a operação eletiva mais comumente realizada para a úlcera duodenal. A mortalidade associada com esse procedimento é menor que 1%. As úlceras recidivavam em cerca de 5 a 10% dos pacientes, presumivelmente na maioria das vezes devido a vagotomias incompletas. Aproximadamente 10% dos pacientes sofrem algum grau de *dumping*. A diarréia é mais comum, mas diarréia intensa ocorre somente em 1 ou 2% dos pacientes. A nutrição é bem mantida após a vagotomia com drenagem. A gastrite pós-operatória é rara, e com o passar dos anos não ocorre um risco aumentado de câncer gástrico. A satisfação geral dos pacientes é de 70-80%.

Após a vagotomia e a antrectomia, os níveis relatados de recidivas variam de 0 a 2%. Além disso, como cada vez menos gastrectomias são realizadas em centros de treinamento, muitos cirurgiões serão inexperientes na técnica, e a operação pode estar associada com maior

Tratamento Cirúrgico da Úlcera Péptica

mortalidade. O *dumping* pode ocorrer em até 25% dos pacientes. Diarréia é freqüente, mas, da mesma forma que com a vagotomia e drenagem, não mais do que 2% apresentam diarréia intensa. Vagotomia e antrectomia predispõem a gastrite alcalina, a qual pode ocasionalmente requerer reoperação com derivação da bile através da técnica em Y de Roux. Aproximadamente 10% dos pacientes não conseguem readquirir o peso pré-operatório, mas deficiências nutricionais mensuráveis, tais como anemia e hipocalcemia, são incomuns. Essa operação, tal como gastrectomia subtotal, pode aumentar o risco subseqüente de carcinoma gástrico. A despeito das profundas alterações na fisiologia digestiva, a maioria dos pacientes pode se adaptar com dietas, medicações e estilos de vida adequados, de maneira a minimizar os desconfortos provocados pela operação. O alívio permanente dos sintomas ulcerosos é recompensa suficiente para satisfazer a vasta maioria dos pacientes[14,20].

A mais nova operação eletiva para úlcera duodenal, a vagotomia gástrica proximal, experimentou sucesso imediato, provando ser segura e livre de efeitos colaterais adversos sintomáticos e nutricionais[18]. Contudo, produz uma desnervação substancialmente incompleta da massa de células parietais. O índice de recidiva ulcerosa relatado é de até 30%. A experiência clínica posterior e a investigação laboratorial demonstraram a necessidade de uma dissecção mais extensa. Particularmente, ramos vagais dos 5 cm distais do esôfago e do fundo gástrico posterior, os ramos mais proximais da pata de corvo na junção antrocorpórea e os nervos que acompanham a arcada gastroepiplóica na grande curvatura devem ser seccionados (vagotomia superseletiva ampliada). Seguimentos a longo prazo de pacientes submetidos a esta vagotomia gástrica proximal alargada ou ampliada serão de grande interesse para justificar a operação. Se uma taxa de recidiva de 10% ou menos for conseguida por vários grupos, a principal crítica contra essa operação terá sido vencida. Atualmente, o nível de satisfação dos pacientes é excelente.

O candidato ideal à vagotomia gástrica proximal tem uma úlcera duodenal crônica sem retardo no esvaziamento gástrico. Uma estase mínima poderia ser agravada pela vagotomia gástrica proximal, e a hipergastrinemia resultante poderia causar uma úlcera gástrica recorrente, mesmo se a vagotomia das células parietais for completa. Alguns autores acreditam que uma pequena piloroplastia, prevenindo a estase pós-operatória, é obrigatória, e o resultado dessa combinação é excelente[15]. As úlceras pré-pilóricas e do canal pilórico, apesar de fisiopatologicamente semelhantes às úlceras duodenais, respondem menos adequadamente à vagotomia gástrica proximal; elas recidivam mais precoce e freqüentemente por motivos ainda não-explicados. Novamente, a adição de uma pequena piloroplastia pode ser a solução.

A escolha da melhor operação eletiva para úlcera duodenal será, ainda por algum tempo, subjetiva. Excelentes estudos controlados demonstram, com poucas variações numéricas, as diferenças relacionadas acima[6,20]. Cirurgiões gástricos experientes retiram conclusões diferentes dos dados, dependendo de se eles estão determinados a curar todas as úlceras, aceitando alguns riscos e sintomas pós-operatórios, ou a curar a maioria das úlceras de modo seguro, aceitando uma taxa mensurável de recidiva.

Úlcera Gástrica

Razão da Operação

Existem três variedades distintas de úlcera gástrica (Tabela 37.2), e as diferenças ditam várias estratégias cirúrgicas[17]. A úlcera do tipo I não é resultante de hipersecreção ácida, mas sim de um aumento de susceptibilidade mucosa à digestão péptica. A razão permanece incerta. Uma combinação de refluxo duodenogástrico, gastrite, hipomotilidade antral e retardo do esvaziamento gástrico pode estar relacionada com a úlcera do tipo I, apesar de não se saber qual possa ser a causa ou qual seja o efeito. A orientação tradicional e a mais aceita é a remoção do tecido susceptível (p. ex., gastrectomia parcial). Entretanto, o princípio "sem ácido não há úlcera" se aplica às úlceras gástricas, e recentemente a vagotomia tem sido aplicada à úlcera do tipo I com sucesso moderado.

Uma úlcera gástrica que se desenvolve como resultado de cicatrização piloroduodenal e estase gástrica (tipo II ou úlcera de Dragstedt) requer alívio da obstrução e tratamento da diástese ulcerosa duodenal, de acordo com a preferência do cirurgião. A úlcera gástrica, se não ressecada como parte da antrectomia planejada, deve ser excisada, para se estabelecer o diagnóstico histológico de benignidade com segurança. Uma úlcera péptica prépilórica (úlcera gástrica do tipo III) deve ser tratada como úlcera duodenal, com vagotomia. A maioria dos autores acredita que a vagotomia gástrica proximal isolada resulta numa taxa de recidiva inaceitável; ainda não se sabe se a adição de uma piloroplastia melhorará os resultados. Portanto, vagotomia e antrectomia são comumente as operações mais satisfatórias e têm a vantagem de toda a úlcera poder ser examinada para excluir a possibilidade de carcinoma. Uma vez que as úlceras gástricas dos tipos II e III são tratadas como úlceras duodenais, elas não estão incluídas na discussão a seguir.

Operação Eletiva para Úlcera Gástrica Tipo I

A operação-padrão para a úlcera gástrica do tipo I permanece sendo a gastrectomia parcial distal (40-50%), com a ressecção se estendendo o suficiente no sentido proximal na pequena curvatura para incluir a úlcera no espécime retirado (Fig. 37.4). Para as úlceras altas justacárdicas, pode ser necessário uma modificação técnica conhecida geralmente como gastrectomia à *Pauchet*[5].

549

**Tabela 37.2
Classificação da Úlcera Gástrica***

Tipo	Freqüência	Localização	Secreção de Ácido+
I	57%	Pequena curvatura na incisura (limite antro–corpo)	Hipossecreção
II	22%	Pequena curvatura na incisura (associada à úlcera ou à cicatriz de úlcera duodenal)	Hipersecreção
III	20%	Antro pré-pilórico (até 2 cm do piloro)	Hipersecreção

* Johnson HD. Ann Surg 162: 996-1004, 1965.
+ Tendência geral do grupo, mas é variável de paciente para paciente.

A vagotomia não é necessária e deve, pelo contrário, ser especificamente evitada, uma vez que contribui para a morbidade pós-operatória. Uma vez que o bulbo duodenal é normal, sua dissecção do pâncreas adjacente é fácil. Portanto, a reconstrução do trato alimentar usando uma anastomose gastroduodenal (Billroth I) é praticamente sempre conseguida.

Os resultados da gastrectomia para úlcera gástrica são excelentes[34]. A mortalidade é ao redor de 1%, e as úlceras recidivam em pouco menos de 5% dos pacientes. Apesar de ocorrerem alguns sintomas pós-gastrectomia, estes são leves, e a satisfação geral dos pacientes é alta. Essa operação causa muito menos morbidade do que a gastrectomia subtotal ou do que a vagotomia com antrectomia.

Tanto a vagotomia com piloroplastia como a vagotomia gástrica proximal têm sido utilizadas para tratar a úlcera gástrica do tipo I, e os estudos prospectivos têm comparado essas operações com a gastrectomia parcial. Nesses estudos, a vagotomia tem obtido sucesso, tanto quanto a ressecção. Outros autores, contudo, têm relatado uma alta taxa de recidiva ulcerosa inaceitável após a vagotomia. A vagotomia para úlcera gástrica ainda não obteve ampla aceitação.

TRATAMENTO DAS COMPLICAÇÕES

Obstrução Pilórica

A obstrução pilórica devido à úlcera péptica é a indicação para a operação em aproximadamente 10% dos casos cirúrgicos. Apesar de a obstrução ser ocasionalmente aliviada por aspiração nasogástrica, hidratação intravenosa e tratamento intensivo medicamentoso an-

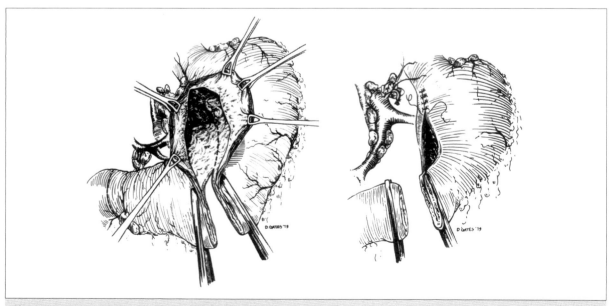

Fig. 37.4 — *Gastrectomia parcial para úlcera gástrica do tipo I. A ressecção inclui a porção do antro, que se estende superiormente na pequena curvatura, e a úlcera. Reconstrução usando anastomose gastroduodenal. A vagotomia é desnecessária. (Da ref. 5, com permissão.)*

tiulceroso, a maioria dos pacientes é finalmente submetida a tratamento cirúrgico. Particularmente, as úlceras do canal pilórico predispõem a obstrução, mas a ulceração bulbar recidivante pode levar a uma cicatrização suficiente para causar estenose. De fato, úlceras pós-bulbares negligenciadas freqüentemente estenosam.

A clássica síndrome de obstrução gástrica inclui vômitos tardios com perda de líquidos e ácido clorídrico, causando desidratação e alcalose hipoclorêmica. A redução do volume circulante causa hiperaldosteronemia, que resulta em retenção renal de sódio com reabsorção inapropriada de bicarbonato e excreção de ácido (acidúria paradoxal). Inicialmente a peristalse gástrica é ativa, mas finalmente o estômago fadiga e se torna dilatado e atônico. A hipersecreção de ácido e gastrina é evidente; bactérias colonizam o estômago.

A preparação para a operação inclui reposição hidroeletrolítica, aspiração nasogástrica e confirmação do diagnóstico com endoscopia digestiva e seriografia. A menos que uma desnutrição óbvia seja evidente, é desnecessário retardar a operação.

Os objetivos da operação são aliviar a obstrução e se possível curar a úlcera péptica. A operação de escolha é a vagotomia troncular com antrectomia se a abordagem do piloroduodeno for segura, ou seja, se a fibrose e a inflamação nessa região não forem intensas. Caso contrário, e o cirurgião antever que a dissecção do piloroduodeno é muito difícil, a vagotomia troncular associada à gastrojejunostomia é uma escolha atraente e segura. A vagotomia troncular com piloroplastia é outra alternativa.

Entusiastas da vagotomia gástrica proximal aplicaram essa operação em pacientes obstruídos após a abertura do estômago e dilatação forçada do segmento estenosado com o dedo ou sondas. Essa manobra era em geral segura, apesar de ocorrerem algumas lacerações da região estenosada. Entretanto, a maioria dos autores observou um elevado índice de recorrência e abandonou esse procedimento. A obstrução pode ser aliviada com segurança pela piloroplastia ou, raramente, gastrojejunostomia, e associa-se uma vagotomia gástrica proximal[7]. Os efeitos colaterais dessa combinação são discretos, algo entre a vagotomia gástrica proximal isolada (praticamente nenhum) e a vagotomia troncular com drenagem (moderados). Ironicamente, em uma grande série[25], a taxa de recidiva ulcerosa após vagotomia gástrica proximal mais piloroplastia foi menor que a taxa da vagotomia gástrica proximal isolada (para pacientes não-obstruídos), corroborando a insistência de Holle sobre o procedimento de drenagem em todas as vagotomias gástricas proximais.

Perfuração

A perfuração da úlcera duodenal é o protótipo do abdômen agudo cirúrgico. Dor abdominal intensa se inicia subitamente; com freqüência os pacientes conseguem lembrar o instante exato da perfuração. Ao exame, o abdômen é difusamente dolorido, rígido e com ausência de ruídos hidroaéreos. Devido à dor e prostração, a história obtida de uma doença ulcerosa ou dispepsia anterior pode ser incompleta ou inadequada.

É aconselhável a operação urgente para praticamente todos os pacientes; as exceções são os pacientes extremamente debilitados que não estão deteriorando e nos quais o exame contrastado do estômago e do duodeno demonstra uma perfuração bloqueada. A operação inclui fechamento da perfuração e lavagem peritoneal[3,23].

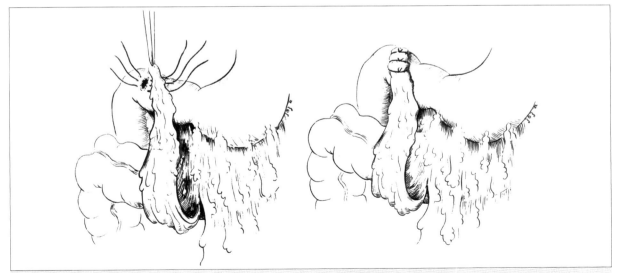

Fig. 37.5 — *Úlcera duodenal, perfurada, fechada, com omento vascularizado. Note as suturas corretamente usadas para fixar o omento sobre a perfuração e sem tentar suturar diretamente o orifício, o que pode causar obstrução. (De Baker RJ. Duodencrrhaphy for perforated duodenal ulcer. In: Nyhus LM. and Baker RJ. (eds.) Mastery of surgery. Little, Brown. Boston, 1984. Com permissão.*

Não se deve fazer nenhuma tentativa de sutura direta da perfuração, uma vez que não é seguro e arrisca-se estenosar a luz do duodeno. Em geral, o orifício é fechado com omento viável mantido no local por suturas (Fig. 37.5). Atualmente, vários autores preferem o tratamento da úlcera péptica perfurada por via laparoscópica[1,2]. Se a perfuração é fechada sem demora e o paciente está em boas condições físicas, a recuperação é rápida.

Muitos autores atualmente defendem a realização da operação definitiva imediata para a úlcera se as condições forem apropriadas[13,33,35]. Tais condições são as seguintes: o paciente está hemodinamicamente estável; o grau de contaminação peritoneal é limitado; e o paciente tem uma história de doença ulcerosa duodenal ou evidência flagrante de úlcera crônica ou cicatriz de úlcera antiga. A recomendação para a operação definitiva baseia-se na história natural da úlcera perfurada tratada por simples fechamento. A maioria dos pacientes assim tratados sofrerá recidivas da doença ulcerosa. Até um terço deles necessitará de operação definitiva para a úlcera. Todos os tipos de operações definitivas têm sido empregados com segurança no âmbito da perfuração aguda. Devido ao fato de alguns pacientes terem na verdade úlceras agudas perfuradas, e não doença crônica, parece imprudente submetê-los desnecessariamente a um risco de *dumping* e diarréia inerentes à vagotomia com drenagem ou antrectomia. Portanto, a vagotomia gástrica proximal imediata parece ser uma boa escolha[19]. Entretanto, vários autores realizam atualmente somente fechamento de úlcera, sem operações definitivas. O tratamento eficaz de *H. pylori* permite a cicatrização da úlcera e impede a sua recidiva na maioria dos pacientes[29].

A perfuração de uma úlcera gástrica é freqüentemente um problema mais sério, no qual os pacientes tendem a ser mais idosos e com mais doenças associadas, e o conteúdo gástrico liberado pela perfuração está geralmente contaminado por bactérias, ao contrário do conteúdo da úlcera duodenal, o qual usualmente é estéril no momento da perfuração. Alguns pacientes com úlcera gástrica estão tão debilitados que só tolerarão fechamento com omento ou ulcerectomia com fechamento gástrico. Entretanto, sempre que possível, a ressecção gástrica definitiva é claramente desejável. Essa operação permite que a doença ulcerosa, se benigna, seja curada, e se maligna, seja infalivelmente diagnosticada.

Hemorragia

Hemorragia é a principal causa de morte por úlcera duodenal. Aproximadamente 20% dos pacientes com úlcera péptica sofrerão pelo menos um episódio de hemorragia gastrointestinal. Felizmente, a maioria das úlceras que sangram pára espontaneamente. Atualmente, os métodos endoscópicos são capazes de controlar com sucesso um grande número de pacientes com hemorragia. Entretanto, um número expressivo de pacientes com sangramento não é efetivamente controlado com métodos endoscópicos. Além disso, 10 a 40% dos pacientes

com úlceras que foram inicialmente controlados com métodos endoscópicos apresentam ressangramento antes da alta hospitalar[24]. As úlceras gástricas têm mais probabilidade de ressangrarem do que as duodenais.

Apesar de a história de hemorragia ulcerosa não constituir por si só uma indicação para operação da úlcera, ela seleciona um grupo de pacientes de risco relativamente alto de futuro sangramento. Portanto, a operação é mais prontamente aconselhada para os pacientes que tenham sangrado. Quando o sangramento mais recente aconteceu há uma semana ou mais, a operação é realizada da mesma maneira que para uma úlcera não complicada; por exemplo, inspeção da úlcera, ressecção ou ligadura não são necessárias, uma vez que não se espera ressangramento no pós-operatório.

Existem circunstâncias específicas nas quais a operação para hemorragia é aconselhável e obrigatória. A Tabela 37.3 lista as indicações comumente aceitas para intervenção cirúrgica em hemorragia aguda por úlcera. Pacientes idosos e aqueles portadores de doença cardiovascular isquêmica toleram mal a perda sanguínea, e a operação deve ser indicada mais precocemente durante o curso da hemorragia.

Tabela 37.3 Hemorragia por Úlcera Péptica: Indicações para Cirurgia de Urgência
1. Hemorragia levando a choque hipovolêmico
2. Hemorragia maciça
3. Necessidade de transfusão de seis ou mais unidades
4. Sangramento contínuo de duas unidades por dia
5. Ressangramento no hospital
6. "Vaso visível" na endoscopia

As metas para a operação de urgência ou de emergência por sangramento são controlar primeiro o sangramento e realizar uma operação definitiva para a úlcera para prevenir ressangramento e recidiva ulcerosa. A endoscopia identifica a localização da úlcera no pré-operatório, permitindo controle direto do ponto de sangramento. O sangramento maciço de uma úlcera duodenal geralmente implica erosão posterior na artéria gastroduodenal ou um de seus ramos. O sangramento de uma úlcera gástrica pode ser profuso sem erosão arterial óbvia, mas invariavelmente os grandes ramos da artéria gástrica esquerda fazem parte do leito de uma úlcera gástrica crônica típica.

No sangramento típico de úlcera duodenal que necessita de tratamento cirúrgico, a fonte é a artéria gastroduodenal erosada. Nessa situação, a via de acesso deve ser realizada através de uma incisão longitudinal no estômago distal, que se estende através do piloro até o duodeno por aproximadamente 3 cm. O sangramento é então controlado com suturas (Fig. 37.6). Muitos cirurgiões optam por terminar a operação fechando a incisão no sentido transverso, como uma piloroplastia à Heineke-Mikulicz, e associando vagotomia troncular. Se o paciente apresentar bom estado geral e estiver hemodinamicamente estável, a realização de antrectomia com vagotomia troncular proporciona uma segurança um pouco melhor contra ressangramento pós-operatório e recidiva ulcerosa. Uma outra opção em um paciente jovem, sadio e estável é a exposição e sutura da úlcera através de uma duodenotomia sem transecção do piloro, associando-se uma vagotomia gástrica proximal.

A hemorragia de uma úlcera gástrica pode ser controlada através de gastrostomia e sutura. A úlcera será então excisada como parte da gastrectomia distal definitiva.

ÚLCERA RECIDIVADA

Uma úlcera que recidiva após uma operação realizada para curar a doença ulcerosa é um sério desapontamento para o paciente e seu cirurgião. Além disso, uma segunda operação abdominal para tratar a recorrência é em geral uma tarefa muito desafiadora. No passado, uma úlcera recidivada era considerada uma indicação para reoperação, mas as medicações antiulcerosas atuais podem controlar os sintomas de maneira satisfatória. Em particular, a recidiva após vagotomia gástrica proximal é uma forma leve de úlcera que raramente requer reoperação posterior.

A maioria das úlceras recidivadas é devida a operações tecnicamente inadequadas; ou seja, uma vagotomia grosseiramente incompleta, uma ressecção gástrica inadequada, ou tecido antral retido com o duodeno após uma ressecção à Billroth II. Os fatores do paciente que contribuem para o risco de recidiva incluem o tabagismo e a ingestão de medicamentos ulcerogênicos. A recidiva após vagotomia gástrica proximal, mesmo com denervação completa, poderia resultar de estase gástrica e hipergastrinemia, caso em que a recidiva seria provavelmente no lado gástrico do piloro. Finalmente, um tumor secretor de gastrina causando síndrome de Zollinger-Ellison inevitavelmente levará à recidiva após qualquer operação, exceto a gastrectomia total.

A reoperação para úlcera recidivada deve ser baseada na operação prévia e em outras doenças gastrointestinais coexistentes (p. ex., refluxo gastroesofágico) que possam requerer tratamento cirúrgico. A Tabela 37.4 lista as possíveis causas de recidiva e as operações sugeridas. Se a meta da operação é uma vagotomia completa, o acesso transtorácico é mais seguro e com muito mais probabilidade de ser completo do que uma segunda tentativa dissecando-se ao redor do esôfago abdominal. Para recidiva após vagotomia gástrica proximal realiza-se uma antrectomia.

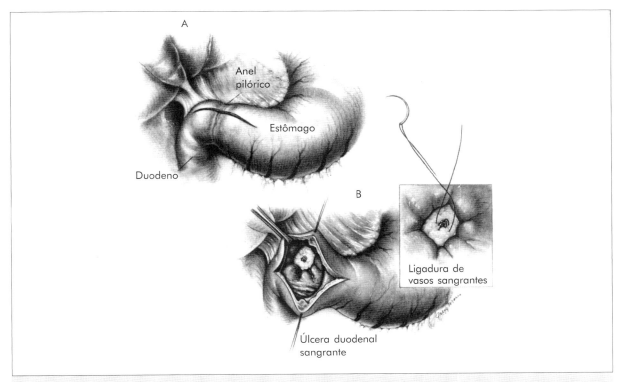

Fig. 37.6 — *Exposição e sutura-ligadura de úlcera duodenal com hemorragia. (De Weinberg JA. Treatment of massively bleeding duodenal ulcer by ligation, piloroplasty and vagotomy. Am J Surg 102:158, 1961. Com permissão.)*

Tabela 37.4
Úlcera Recidivada: Causa e Tratamento

Primeira Operação	Provável Causa da Recidiva	Reoperação Sugerida
Vagotomia e drenagem	Vagotomia incompleta	Vagotomia transtorácica Revagotomia e antrectomia
Vagotomia gástrica proximal	Vagotomia incompleta Estase gástrica	Antrectomia Antrectomia
Vagotomia e antrectomia	"Antro retido" Vagotomia incompleta	Ressecção do antro Vagotomia transtorácica
Gastrectomia parcial	Ressecção inadequada "Antro retido"	Vagotomia transtorácica ou Rerressecção gástrica Ressecção do antro

REFERÊNCIAS BIBLIOGRÁFICAS

1. Azagra JS, Goergen M, DeSimone IP et al. The current role of laparoscopic surgery in the treatment of benign gastrointestinal diseases. *Hepatogastroenterology* 46:1522-5, 1999.
2. Bergamaschi R, Marvik R, Johnsen G et al. Open vs laparoscopic repair of perforated peptic ulcer. *Surg Endosc* 13:679-82, 1999.
3. Blomgren LG. Perforated peptic ulcer: Long term results after simple closure in the elderly. *World J Surg* 21:412-4, 1997.
4. Donahue PE. Parietal cell vagotomy versus vagotomy-antrectomy: ulcer surgery in the modern era. *World J Surg* 24:264-9, 2000.
5. Donahue PE, Nyhus LM. Surgical excision of gastric ulcers near the gastroesophageal junction. *Surg Gynecol Obstet* 155:85-8, 1982.
6. Donahue PE, Bombeck CT, Condon RE, Nyhus LM. Proximal gastric vagotomy *versus* selective vagotomy with antrectomy: results of a prospective randomized clinical trial after four to twelve years. *Surgery* 96:585-90, 1984.
7. Donahue PE, Yoshida J, Richter HM et al. Proximal gastric vagotomy with drainage for obstructing duodenal ulcer. *Surgery* 104:757-64, 1988.
8. Donahue PE, Richter HM, Liu K et al. Experimental basis and clinical application of extended highly selective vagotomy for duodenal ulcer. *Surg Gynecol Obstet* 176:39-48, 1993.
9. Dragstedt LR, Owens FM Jr. Supra-diaphragmatic section of the vagus nerves in treatment of duodenal ulcer. *Proc Soc Exp Biol Med* 53:152-4, 1943.
10. Gibson JB, Behrman SW, Fabian TC, Britt LG. Gastric outlet obstruction resulting from peptic ulcer disease requiring surgical intervention is infrequently associated with *Helicobacter pylori* infection. *J Am Coll Surg* 191:32-7, 2000.
11. Gomez-Ferrer F, Ballyque JG, Azagra S et al. Laparoscopic surgery for duodenal ulcer: First results of a multicenter study applying a personal procedure. *Hepatogastroenterology* 46:1517-21, 1999.
12. Hansson LE. Risk of stomach cancer in patients with peptic ulcer disease. *World J Surg* 24:315-20, 2000.
13. Hermansson M, Stael von Holstein C, Zilling T. Surgical approach and prognostic factors after peptic ulcer perforation. *Eur J Surg* 165:566-72, 1999.
14. Herrington JL Jr, Sawyers JL, Scott HW Jr. A 25-year experience with vagotomy-antrectomy. *Arch Surg* 106:469-74, 1973.
15. Holle GE, Frey KW, Thieme CH, Holle FK. Recurrence of peptic ulcer after selective proximal vagotomy and pyloroplasty in relation to changes in clinical signs and symptoms between 1969 and 1983. *Surg Gynecol and Obstet* 167:271-81, 1988.
16. Jamieson GG. Current status of indications for surgery in peptic ulcer disease. *World J Surg* 24:256-8, 2000.
17. Johnson HD. Gastric Ulcer: Classification, blood group characteristics, secretion patterns and pathogenesis. *Ann Surg* 162:996-1004, 1965.
18. Johnston D. Operative mortality and postoperative morbidity of highly selective vagotomy. *Br Med J* 4:545-7, 1975.
19. Jordan PH Jr. Proximal gastric vagotomy without drainage for treatment of perforated duodenal ulcer. *Gastroenterology* 83:179-183, 1982.
20. Jordan PH Jr, Thornby J. Should it be parietal cell vagotomy or selective vagotomy-antrectomy for treatment of duodenal ulcer? *Ann Surg* 205:572-90, 1987.
21. Johnson AG. Proximal gastric vagotomy: does it have a place in the future management of peptic ulcer? *World J Surg* 24:259-63, 2000.
22. Kelly KA. Surgery for duodenal ulcer. Role of proximal gastric vagotomy. *Probl Gen Surg* 1:15-26, 1984.
23. Kulkarni SH, Kshirsagar AY. Simple closure of perforated ulcer. *J Indian Med Assoc* 96:309-11, 1998.
24. Lau JYW, Sung JJY, Lam YH et al. Endoscopic retreatment compared with surgery in patients with recurrent bleeding after initial endoscopic control of bleeding ulcers. *N Engl J Med* 340:571-56, 1999.
25. Lunde OC, Liavag I, Roland M. Proximal gastric vagotomy and pyloroplasty for duodenal ulcer with pyloric stenosis: a thirteen-year experience. *World J Surg* 9:165-70, 1985.
26. McDonald WC, Owen DA. Gastric carcinoma after surgical treatment of peptic ulcer: an analysis of morphologic features and a comparison with cancer in the nonoperated stomach. *Cancer* 91:1732-8, 2001.
27. McGuire HH, Horsley III JS. Emergency operations for gastric and duodenal ulcers in high risk patients. *Ann Surg* 203:551-7, 1986.
28. Millat B, Fingerhut A, Borie F. Surgical treatment of complicated duodenal ulcers: controlled trials. *World J Surg* 24:299-306, 2000.
29. Ng EK, Lam YH, Sung JJ et al. Eradication of *Helicobacter pylori* prevents recurrence of ulcer after simple closure of duodenal ulcer perforation. *Ann Surg* 231:153-8, 2000.
30. Schwesinger WH, Page CP, Sirinek KR, Gaskill HV 3rd, Melnick G, Strodel WE. Operations for peptic ulcer disease: paradigm lost. *J Gastrointest Surg* 5:438-43, 2001.
31. Sillakivi T, Lang A, Tein A, Peetsalu A. Evaluation of risk factors for mortality in surgically treated perforated peptic ulcer. *Hepatogastroenterology* 47:1765-8, 2000.
32. Siu WT, Leong HT, Law BKB, Chau CH, Li ACN, Fung KH, Tai YP, Li MKW. Laparoscopic repair for perforated peptic ulcer: a randomized controlled trial. *Ann Surg* 235:313-9, 2002.

33. Svanes C. Trends in perforated peptic ulcer: incidence, etiology, treatment, and prognosis. *World J Surg* 24:277-83, 2000.

34. Thomas WEG, Thompson MH, Williamson RCN. The long-term outcome of Billroth partial gastrectomy for benign gastric ulcer. *Ann Surg* 195:189-95, 1982.

35. Tsugawa K, Koyanagi N, Hashizume M, Tomikawa M, Akahoshi K, Ayukawa K Wada H, Tanoue K, Sugimachi K. The therapeutic strategies in performing emergency surgery for gastroduodenal ulcer perforation in 130 patients over 70 year of age. *Hepatogastroenterology* 48:156-62, 2001.

36. von Holstein CS. Long-term prognosis after partial gastrectomy. *World J Surg* 24:307-14, 2000.

37. Welch CE, Rodkey GV, Von Ryll Gryska PA. Thousand operations for ulcer disease. *Ann Surg* 204:454-67, 1986.

CAPÍTULO 38

Síndromes Pós-Operações Gástricas (Síndromes Pós-Gastrectomias)

Reginaldo Ceneviva
Júlio Cezar Uili Coelho
Junji Machi

INTRODUÇÃO

No tratamento cirúrgico das úlceras pépticas o objetivo é reduzir suficientemente a secreção cloridropéptica do estômago mediante operações que interrompem o estímulo neurogênico (vagotomia) e/ou abolem o estímulo antral, gastrina (ressecção gástrica distal), recomendando-se que, na úlcera gástrica, se estenda a ressecção no sentido proximal para incluir a lesão ulcerada na peça retirada.

Além da redução desejável da acidez, essas operações podem levar a profundas alterações funcionais colaterais indesejáveis do aparelho digestivo, sobretudo do estômago e do intestino delgado proximal, que favorecem o desenvolvimento de síndromes pós-operatórias freqüentes e eventualmente graves.

A desnervação parassimpática do estômago proximal pelos diferentes tipos de vagotomia resulta em prejuízo do relaxamento receptivo e da acomodação gástrica à distensão e conseqüente aceleração da fase inicial do esvaziamento gástrico de líquidos.

A desnervação parassimpática de todo o estômago pela vagotomia troncular ou pela vagotomia gástrica seletiva leva geralmente à estase gástrica e necessita de operação complementar de simples drenagem (piloroplastia ou gastrojejunostomia) ou de ressecção gástrica distal.

A secção do piloro pela piloroplastia, o desvio do trânsito do piloro com a nova via de descarga do estômago para o intestino pela gastrojejunostomia e a remoção antropilórica pela ressecção gástrica distal resultam em esvaziamento gástrico excessivamente rápido de líquidos e

de sólidos e favorecem o refluxo enterogástrico da secreção biliopancreática alcalina. A vagotomia troncular, pela desnervação parassimpática de outras vísceras abdominais além do estômago, determina maior incidência de diarréia pós-operatória do que a vagotomia gástrica seletiva que restringe a desnervação ao estômago.

As operações empregadas no tratamento da úlcera péptica podem, assim, resultar em várias seqüelas, conjuntamente denominadas síndromes pós-gastrectomia ou, mais apropriadamente, síndromes pós-operações gástricas, pois vários dos procedimentos que dão origem a essas complicações não estão associados à ressecção do estômago.

As síndromes de *dumping*, gastrite de refluxo alcalino, de má absorção, diarréia pós-vagotomia, anemia ferropriva, estase do Y de Roux, alças aferente e eferente têm relação importante com alterações no intestino delgado proximal, enquanto as de coto gástrico pequeno, anemia normocítica e macrocítica, úlcera recorrente e câncer do coto gástrico não se relacionam de maneira significativa com esses tipos de alterações funcionais. *Dumping* e gastrite de refluxo alcalino são as síndromes de maior relevância clínica em decorrência de sua maior freqüência.

A maioria dos pacientes tem reserva funcional e, possivelmente, defesa suficientes para se adaptar a essas alterações sem desenvolver síndromes pós-operatórias graves.

Estudos diagnósticos para a perfeita caracterização da síndrome e tempo de espera suficiente para se avaliar a adequação da adaptação são importantes para a definição da oportunidade e do tipo do tratamento cirúrgico.

O melhor conhecimento da fisiopatologia da úlcera péptica e os melhores resultados do tratamento medicamentoso têm propiciado uma redução na indicação de tratamento cirúrgico, que, aliada ao emprego de procedimentos mais fisiológicos e menos mutilantes, tem reduzido acentuadamente a incidência de síndromes pós-gastrectomia nos últimos 20 anos.

Na cirurgia de câncer gástrico, é necessário considerar não somente a curabilidade pela ressecção mas também as seqüelas relacionadas ao método de reconstrução após a gastrectomia e seus reflexos sobre a qualidade de vida dos pacientes.

Nos últimos anos, em decorrência dos avanços conseguidos, sobretudo, no diagnóstico precoce e na complementação pela linfadenectomia extensa e regrada, a taxa de sobrevida de 5 anos após ressecção de tumor gástrico aumentou significativamente, justificando a preocupação com a qualidade de vida como um parâmetro adicional na avaliação clínica após tratamento cirúrgico do câncer do estômago; as síndromes pós-cirurgia gástrica do câncer do estômago são as mesmas que as que se seguem ao tratamento cirúrgico das úlceras pépticas, com algumas ressalvas principalmente no que se refere à predisposição menor a úlceras pépticas pós-operatórias e à maior predisposição ao desenvolvimento de câncer do coto gástrico nos já operados por câncer do estômago.

A alta e crescente prevalência da obesidade e a falha freqüente do tratamento dietético-medicamentoso, aliadas ao aprimoramento das técnicas cirúrgicas, resultaram nos últimos anos em aumento significativo do tratamento cirúrgico da obesidade mórbida ou de grau III; para pacientes obesos adequadamente selecionados, a cirurgia é a melhor opção, porém não é isenta de riscos e complicações.

Tanto as cirurgias bariátricas exclusivamente restritivas como as mistas, em que se associam componentes restritivo e disabsortivo, envolvem intervenção sobre o estômago que pode resultar em complicações ou seqüelas anatômicas e/ou funcionais correspondentes.

As operações exclusivamente restritivas utilizadas atualmente são a gastroplastia vertical com bandagem e a banda gástrica ajustável, tendo em comum a criação de duas câmaras gástricas e a restrição da passagem do alimento da câmara proximal para a distal mediante a colocação de um anel de silicone ou de uma banda de polipropileno com diâmetro de aproximadamente 1,2 cm na primeira técnica ou a regulação do diâmetro pelo grau de insuflação da banda ajustável na segunda técnica. Nenhum desses procedimentos inclui ressecção e não modifica, em princípio, a função secretória do estômago; a alteração fisiológica, correspondente ao seu próprio objetivo, é a restrição da ingestão de alimentos e a saciedade precoce, e, como conseqüência, a perda de peso.

As operações mistas mais empregadas são a gastroplastia vertical com bandagem e derivação gastrojejunal em Y de Roux (cirurgia de Fobi e Capella), predominantemente restritiva, e as derivações biliopancreáticas (cirurgia de Scopinaro e cirurgia de Marceau-Hess), predominantemente disabsortivas.

Na operação de Fobi e Capella, aproximadamente 90% do estômago são excluídos do trânsito alimentar, enquanto as operações predominantemente disabsortivas envolvem gastrectomia distal (Scopinaro) ou vertical com manutenção do piloro no trânsito alimentar (Marceau-Hess).

Essas operações mistas alteram de maneira significativa a função secretória e o esvaziamento do estômago e podem resultar em síndromes pós-operatórias, algumas não raramente graves.

A operação de Fobi e Capella tem seus efeitos fisiológicos de restrição reforçados pelos da saciedade precoce; não afeta seriamente a absorção de nutrientes. Seus efeitos na nutrição são resultantes da restrição alimentar e da exclusão do duodeno do trânsito alimentar. Dieta adequadamente balanceada e suplementação polivitamínica impedem geralmente as deficiências nutricionais que, quando presentes são leves e facilmente controláveis. Por outro lado, após as derivações biliopancreáticas essencialmente disabsortivas, as deficiências metabólicas e nutricionais são relativamente freqüentes e eventualmente graves, de difícil controle.

Paralelamente à cura ou melhora de co-morbidades têm sido citados efeitos colaterais adversos das operações bariátricas mistas, sobretudo das derivações biliopancreáticas nas quais os efeitos da má absorção se somam, de maneira dominante, aos da gastrectomia. Além da doença do refluxo gastroesofágico são descritas síndromes como úlcera péptica, colelitíase e deficiências nutricionais.

SÍNDROME DO ESVAZIAMENTO GÁSTRICO RÁPIDO (SÍNDROME DE *DUMPING*)

A síndrome do esvaziamento gástrico rápido foi descrita pela primeira vez por Hertz, em 1913, que correlacionou o aparecimento dos sintomas com o esvaziamento rápido do estômago em estudo radiológico contrastado com bismuto em pacientes submetidos a gastroenterostomia[38]. A denominação de *dumping* para essa síndrome foi feita por Mix em 1922[61]. A síndrome do esvaziamento gástrico rápido pode ser precoce ou tardia em relação à ingestão dos alimentos. A forma precoce é mais freqüente e ocorre entre 10 e 30 minutos, e a tardia, entre 1,5 e 3 horas após as refeições.

Síndrome Precoce do Esvaziamento Gástrico Rápido (Síndrome de *Dumping* Precoce)

Essa síndrome é decorrente da rápida passagem de alimentos para o duodeno ou o jejuno proximal, caracterizando-se por sintomas gastrointestinais e vasomotores

res que ocorrem logo (menos de 30 minutos) após a ingestão de alimentos, principalmente dos ricos em carboidratos.

Incidência

Essa síndrome pode ocorrer após qualquer operação gástrica, inclusive vagotomia gástrica proximal.

Sua incidência é variável e depende do intervalo de tempo entre a operação e o diagnóstico, da série publicada e da operação gástrica realizada; a incidência diminui com o passar dos anos, indicando uma tendência à recuperação espontânea[99]. A diferença, em termos de incidência, entre as séries publicadas é decorrente também da inclusão ou não pelos autores de pacientes com sintomas leves e moderados. Alguns autores só incluem pacientes com sintomas intensos, enquanto outros incluem pacientes com sintomas leves. A incidência varia ainda de acordo com a quantidade de estômago ressecado, ou seja, é indiretamente proporcional ao reservatório gástrico remanescente[99].

A síndrome é menos comum após reconstrução à *Billroth I* do que à *Billroth II*. A incidência em diversos trabalhos varia de 15 a 47% após gastrectomia, de 8,5 a 36% após antrectomia com vagotomia troncular, de 11 a 29% após piloroplastia com vagotomia troncular e de 0 a 3,7% após vagotomia gástrica proximal[7,30,54]; a raridade dessa síndrome após vagotomia gástrica proximal está relacionada com a manutenção da integridade anatomofuncional antropilórica.

Nas operações bariátricas, a síndrome de *dumping* tem sido mencionada como mais freqüente após gastroplastia com desnervação em Y de Roux (Fobi e Capella), em que a anastomose do estômago é feita com o jejuno; quando os dissacarídeos são bem tolerados, os pacientes que fazem uso de açúcares emagrecem menos[46]. Não há ainda estudos prospectivos ou retrospectivos que mostrem correlação entre sintomas de *dumping* e perda de peso. É certo que a ingestão exagerada de açúcares é indesejável no controle do peso do paciente e que os sintomas de *dumping* constituem um fator limitante a esse comportamento indevido, o que é importante e até certo ponto desejável, particularmente nos comedores contumazes de doces.

Os raros pacientes que exibem *dumping* ou hipoglicemia reativa à ingestão de outros alimentos devem ser investigados quanto à presença de outros problemas, particularmente insulinoma.

As operações bariátricas puramente restritivas não se acompanham de *dumping*.

Nas derivações biliopancreáticas, a síndrome de *dumping* é rara ou ausente, talvez pela falta de receptores específicos e de hormônios intestinais vasoativos no íleo, diferentemente do que ocorre nas anastomoses gastrojejunais. Scopinaro *et al.* referem *dumping* transitório em apenas dois de uma série de 1.344 pacientes submetidos a derivação biliopancreática[74].

Patogenia

A síndrome é conseqüente ao rápido e incontrolável esvaziamento do quimo hiperosmolar no duodeno ou no jejuno, resultante do desvio do trânsito, da secção ou da ressecção do piloro. A vagotomia pode também acelerar o esvaziamento gástrico em decorrência da redução que acarreta o relaxamento receptivo do estômago. A presença do quimo hiperosmolar no intestino delgado, em função do gradiente de pressão osmótica que cria com o espaço hídrico extracelular, causa desvio de líquido desse espaço para a luz intestinal, na tendência de restaurar a isosmolaridade do quimo. Esse rápido desvio de líquido para o intestino desencadeia sintomas gastrointestinais da síndrome, enquanto a redução do líquido extracelular, mais precisamente do volume plasmático, é responsável, ao menos em parte, pelos sintomas vasomotores. Entretanto, a redução do volume plasmático, observada em alguns pacientes, pode ser pequena, a correlação entre a intensidade dos sintomas e a alteração do volume plasmático é muitas vezes não-significativa, e o início dos sintomas pode preceder a alteração do volume plasmático[9]. Esses achados sugerem que outros fatores como a liberação da serotonina, da bradicinina, do peptídeo intestinal vasoativo, da neurotensina, do peptídeo YY e do enteroglucagon, pelo intestino, podem ser importantes no desenvolvimento dessa síndrome[1,53,67,72,83]. Existem dados tanto favoráveis como contrários à possível participação desses vários fatores humorais. A administração de bradicinina reproduz sintomas vasomotores do *dumping*, enquanto a liberação excessiva do enteroglucagon parece ser a causa da diarréia explosiva associada ao *dumping* precoce por inibir a absorção de sódio e de água no intestino delgado[77]. A síndrome do esvaziamento gástrico rápido parece ser mais freqüente em pacientes emocionalmente instáveis.

Quadro Clínico

Os sintomas aparecerem precocemente, muitas vezes enquanto o paciente ainda está sentado à mesa. A ingestão de refeição líquida rica em carboidratos provoca mais freqüentemente os sintomas. Os sintomas gastrointestinais ou abdominais incluem sensação de plenitude epigástrica, náusea, vômito, cólica abdominal e diarréia explosiva. Os sintomas vasomotores incluem fraqueza, tontura, desmaio, palidez, rubor, visão turva, dispnéia, palpitação, cefaléia e sudorese. Nos casos graves pode haver perda de peso porque o paciente restringe voluntariamente a ingestão de alimentos para evitar os sintomas. A presença de todos os sintomas da síndrome é rara, e os sintomas gastrointestinais são mais freqüentes do que os vasomotores. A intensidade dos sintomas é muito variável, e alguns pacientes podem apresentar somente sintomas vasomotores ou gastrointestinais.

Diagnóstico

O diagnóstico é geralmente estabelecido pela história clínica. Entretanto, em situações especiais, podem

SÍNDROMES PÓS-OPERAÇÕES GÁSTRICAS

ser necessários alguns testes diagnósticos. A seriografia gastrointestinal alta e o estudo do esvaziamento gástrico com radioisótopos podem evidenciar esvaziamento gástrico rápido[97]. Esvaziamento gástrico normal, em princípio, exclui o diagnóstico de *dumping*. Endoscopia e seriografia gastrointestinal alta são úteis na definição da anatomia e no auxílio do diagnóstico de outras síndromes pós-gastrectomia que podem estar presentes[33]. A determinação do fluxo sangüíneo periférico por pletismografia pode ser útil[18]. Testes provocativos, como instilação de solução de glicose hipertônica no coto gástrico, têm sido empregados[52]. Não são infreqüentes resultados falso-positivos e negativos em todos esses testes.

Tratamento

A síndrome de *dumping* pode ser aliviada na maioria dos pacientes com medidas dietéticas, que consistem em múltiplas pequenas refeições pobres em carboidratos durante o dia. A ingestão de líquidos durante as refeições deve ser eliminada. Os pacientes que não são suficientemente aliviados somente pelas medidas dietéticas deverão deitar-se por 20 a 30 minutos após cada refeição para dirimir a contribuição da gravidade no esvaziamento gástrico, que pode ser importante em pacientes com gastrectomia ou piloroplastia. A importância de carboidratos vegetais não-absorvíveis, como a pectina, pode ser útil[51]. A maioria dos pacientes melhora com esse esquema terapêutico. Nos casos restantes está indicado o emprego de antiespasmódicos, sedativos, anticolinérgicos, parassimpaticomiméticos, bloqueadores ganglionares, anti-histamínicos e anti-serotonínicos. A octreotida, análogo sintético de ação prolongada da somatostatina, tem sido recentemente usada com algum sucesso no tratamento da síndrome do esvaziamento gástrico rápido, presumivelmente em virtude de seu efeito inibitório na liberação de hormônios intestinais[66,67].

Somente 1% dos pacientes não melhora com o tratamento médico e persiste com sintomas acentuados. Nessas condições, pode estar indicado o tratamento cirúrgico, cujo objetivo é restaurar total ou parcialmente a função de reservatório do estômago remanescente e assim reduzir a passagem rápida de alimentos para o intestino delgado. Vários procedimentos cirúrgicos são disponíveis e a sua eficácia é controversa[59]. A conversão de anastomose à Billroth II em Billroth I, a de anastomose à Polya (*oralis-totalis*) na Hoffmeister (*oralis-parcialis*) e reconstrução do piloro são técnicas que só apresentam resultados satisfatórios em alguns casos isolados[14,47]. A conversão da anastomose gastrojejunal para gastroduodenal restabelece o trânsito natural gastroduodenal e permitiria, num mecanismo de retroalimentação, a mediação de receptores duodenais, reduzindo a velocidade do esvaziamento gástrico; entretanto, os resultados clínicos desse tipo de operação são pouco satisfatórios para a síndrome de *dumping* grave. Estudo comparativo entre anastomoses à Polya e à Hoffmeister não evidenciou diferença significativa quanto ao esvaziamento gástrico[88]. A construção de bolsas intestinais para aumentar o reservatório prévio pode ser de início

benéfica, mas com o tempo elas dilatam e hipertrofiam, podendo dar origem a estase secundária e ulceração[80]. As interposições jejunais isoperistálticas, com 20 a 25 cm, entre o coto gástrico e o duodeno resultam em melhora clínica em no máximo 50% dos pacientes, mas, de acordo com estudos baritados, não reduzem significativamente o esvaziamento gástrico[80]. A interposição de uma alça jejunal antiperistáltica de 10 cm, associada à vagotomia troncular para evitar úlcera de boca anastomótica, apresenta, geralmente, bons resultados[78], apesar do limite estreito entre a desaceleração desejada no trânsito e desvios da velocidade do esvaziamento gástrico: segmentos jejunais curtos são ineficazes, e os longos resultam em estase gástrica[63]. A reconstrução gastrojejunal em Y de Roux associada à vagotomia também parece ter bons resultados[40,63,97].

A síndrome de *dumping* após operações bariátricas não tem alcançado significado clínico suficiente para justificar tratamento cirúrgico.

Síndrome Tardia do Esvaziamento Gástrico Rápido (Síndrome de *Dumping* Tardio)

Incidência

Essa síndrome é também denominada hipoglicemia reativa e é menos freqüente do que a síndrome precoce do esvaziamento gástrico rápido, ocorrendo em menos de 2% dos pacientes submetidos à gastrectomia; pode ocorrer em associação com o *dumping* precoce ou como entidade isolada.

Patogenia

O rápido esvaziamento gástrico de quimo rico em carboidratos no intestino delgado, por ausência de função efetiva do esfíncter pilórico, causa uma rápida absorção de glicose; a hiperglicemia resultante causa liberação acentuada de insulina, que faz uma hipercorreção do nível sérico de glicose, produzindo hipoglicemia 1,5 a 3 horas após a ingestão de alimentos. A hipoglicemia ocasiona a liberação de catecolaminas da medula da supra-renal, as quais produzem os sintomas vasomotores da síndrome. Ao contrário da síndrome precoce do esvaziamento gástrico rápido, os sintomas, que em geral duram de 15 a 20 minutos, são caracteristicamente aliviados pela ingestão de carboidratos. Alguns autores sugerem que a produção excessiva de insulina se deve à liberação de enteroglucagon em resposta ao material hiperosmolar do intestino proximal[81]. O enteroglucagon sensibiliza as células beta das ilhotas pancreáticas para que elas liberem quantidades excessivas de insulina.

Quadro Clínico

As manifestações clínicas são de hipoglicemia e incluem tremor, taquicardia, sudorese, tontura, cefaléia, confusão mental e alterações do comportamento. Sintomas gastrointestinais não ocorrem ou não são proeminentes; sua presença em paciente com síndrome de *dumping* tardio sugere concomitância com *dumping* precoce.

Tratamento

O tratamento é similar ao da síndrome precoce do esvaziamento gástrico rápido. Pode-se também obter melhora dos pacientes com *dumping* tardio com octreotida, já que esse análogo da somatostatina também previne aumento da insulina plasmática em resposta à refeição com carboidratos, evitando assim o desenvolvimento de início tardio da hipoglicemia reativa[77]. A pectina é útil por prolongar o tempo de absorção de carboidratos em virtude da viscosidade do conteúdo intestinal[42]. Os pacientes melhoram espontaneamente após um período de vários meses com uma dieta pobre em carboidratos, possivelmente por uma adaptação da mucosa do intestino delgado, que reduz a liberação excessiva de enteroglucagon. A melhora com o tratamento clínico é a regra. Na terapêutica cirúrgica, raramente necessária, está indicada a interposição de um segmento jejunal invertido de 10 cm de comprimento entre o estômago e o duodeno[29].

DOENÇA DO REFLUXO GASTROESOFÁGICO

A doença do refluxo gastroesofágico (DRGE) é afecção freqüente e agrupa, sob a mesma denominação, apresentações clínicas distintas como a pirose, regurgitação, tosse crônica e asma refratária e, na endoscopia digestiva alta, condições variadas desde a ausência de lesões da mucosa esofágica até a presença de complicações como o esôfago de Barrett.

A esofagite de refluxo resulta da ação agressora de secreções digestivas — cloridropéptica e eventualmente também bile e suco pancreático — que refluem do estômago para o esôfago, em decorrência sobretudo da hipotonia do esfíncter inferior do esôfago, podendo, mais raramente, relacionar-se ao mau esvaziamento do estômago e estase gástrica, e a vômitos repetidos; sua gravidade depende do volume e da composição do refluído, da resistência da mucosa esofágica e do tempo de exposição do esôfago ao agente agressor, em que se destacam a importância da hipotonia do esfíncter inferior do esôfago e a capacidade de clareamento do esôfago.

A vagotomia, sobretudo a gástrica proximal, que envolve maior dissecção do esôfago abdominal, pode teoricamente, pela lesão de estruturas anatômicas como secção da membrana frenoesofágica e abertura do ângulo de His, prejudicar a contenção do refluxo gastroesofágico; entretanto, a DRGE não tem sido citada como complicação da vagotomia.

A gastrectomia distal com reconstrução em Y de Roux, se realizada como tratamento da úlcera péptica em associação com vagotomia, é uma das alternativas cirúrgicas de tratamento da DRGE.

Assim, as cirurgias bariátricas mistas, que envolvem gastrectomia e reconstrução gastrointestinal em Y de Roux (Fobi e Capella, Scopinaro e Marceau-Hess), podem inclusive melhorar o refluxo gastroesofágico freqüentemente existente nos pacientes obesos. A banda gástrica ajustável tem também sido demonstrada como um tratamento efetivo para a DRGE.

Korenkov *et al.* investigaram os efeitos da banda gástrica ajustável e da gastroplastia vertical em Y de Roux e encontraram que a incidência de sintomas esofágicos pós-operatórios não depende do tipo de operação, e não identificaram qualquer efeito da cirurgia de redução gástrica na função esofágica ou nos sintomas de refluxo esofágico pós-operatórios[46]. Os relatos, entretanto, nem sempre são favoráveis. Como para a bandagem das gastroplastias verticais, é essencial que a banda gástrica ajustável seja colocada corretamente e ajustada apropriadamente para uma boa evolução.

Nos procedimentos bariátricos puramente restritivos (gastroplastia vertical com bandagem e banda gástrica ajustável) e nos mistos predominantemente restritivos (Fobi e Capella), a banda que diminui a luz do estômago pode estar excessivamente apertada e retardar muito o esvaziamento gástrico, favorecendo o refluxo do conteúdo do estômago para o esôfago e mesmo vômitos freqüentes; como conseqüência, pode-se desenvolver a DRGE, inclusive com suas eventuais complicações, entre elas o esôfago de Barrett.

A falha em reconhecer e reparar uma hérnia hiatal pode exacerbar ou induzir refluxo gastroesofágico.

A banda gástrica ajustável muito apertada pode ser controlada por manobra simples de punção transcutânea; gastroplastia vertical, com ou sem derivação gastrojejunal, com bandagem muito apertada e complicações como vômitos crônicos e/ou DRGE clinicamente grave, necessita de reintervenção cirúrgica com retirada ou afrouxamento adequado da banda. A retirada da banda pode resultar no retorno da obesidade.

GASTRITE DE REFLUXO ALCALINO (SÍNDROME DO REFLUXO ENTEROGÁSTRICO)

O refluxo enterogástrico da secreção alcalina biliopancreática pode ocasionar alterações morfológicas da mucosa gástrica, resultando no desenvolvimento de gastrite de gravidade variada. O refluxo enterogástrico ocorre em pessoas normais nos períodos interdigestivo e pósprandial[3,93]; a seguir, na fase III do complexo motor interdigestivo, que se caracteriza por intensa atividade contrátil do estômago, o material refluído é reinjetado no duodeno. O refluxo pode adquirir importância patológica quando o piloro é seccionado (piloroplastia), ressecado (gastrectomia distal) ou transposto (gastroenteroanastomose), alterando o mecanismo anti-reflu-xo representado pela ação coordenada da bomba antro-pilórica[3,10,23,92].

A associação de dor epigástrica com vômitos bilio-sos foi reconhecida como uma seqüela da operação gás-trica por Wolfler, em 1881, e por Billroth, em 1885. Foi inicialmente atribuída à obstrução da alça aferente; pos-teriormente, observou-se a obstrução da alça aferente em somente alguns pacientes com vômitos biliosos. Toye e Willams demonstraram, em 1965, que a instilação do conteúdo duodenal no coto gástrico de um paciente sub-metido a gastrectomia e com epigastralgia e vômitos bi-liares produzia os sintomas do paciente[94]. Vários autores sugeriram que o refluxo enterogástrico após operações gástricas é responsável pela gastrite de refluxo alcali-no[10,94]. Atualmente, alguns autores ainda duvidam da existência dessa síndrome[4, 69].

Incidência

Sua incidência é desconhecida, mas provavelmente ocorre em menos de 3% de todos os pacientes submeti-dos a operações gástricas. É mais freqüente após gas-trectomia com reconstrução à Billroth II e, a seguir, em ordem decrescente, gastrojejunostomia, gastrectomia à Billroth I e, finalmente, piloroplastia[23]. A adição de va-gotomia parece ter poucas conseqüências na incidência.

Patogenia

Não se conhece o mecanismo exato pelo qual se desenvolve a gastrite de refluxo alcalino. Estudos clíni-cos e experimentais têm enfocado sobretudo as altera-ções da motilidade gastroduodenal, os efeitos citotóxicos da bile e de enzimas pancreáticas e fatores de defesa da mucosa gástrica. Na presença de mecanismos que favo-recem o refluxo enterogástrico pela perda da integri-dade anatomofuncional antropilórica conseqüente a operações gástricas, o retardo do clareamento gástrico do material refluído e a diminuição da defesa da muco-sa, tornada susceptível pela presença de gastrite atrófi-ca, quebra da barreira mucosa ou redução do fluxo sangüíneo, são fatores que predispõem à lesão da muco-sa e ao desenvolvimento da gastrite de refluxo alcalino.

Rees *et al.*, com base em estudos funcionais do es-tômago de pessoas normais, concluíram que o refluxo duodenal é um fenômeno normal, sem significado pato-lógico se o esvaziamento gástrico é normal[68]. Sorgi e Keighley demonstraram que sintomas acentuados ocor-rem em pacientes com refluxo e esvaziamento gástrico retardado [86]. Não se evidenciou ainda qualquer agente citotóxico que, isoladamente, possa ser responsável por todas as alterações histológicas encontradas na gastri-te[64]. Gadacz e Zuidema demonstraram que, no suco gástrico de pacientes com gastrite de refluxo alcalino, a concentração de ácido desoxicólico é maior do que em pacientes não-portadores da síndrome[31]. Davenport des-

cobriu que enzimas pancreáticas, como lisolecitina e fos-folipase A, causam lesão à mucosa gástrica *in vitro*[21]. Embora os sais biliares tenham sido sugeridos como cau-sa da lesão gástrica, a administração de colestiramina não melhora as manifestações clínicas e as alterações endoscópicas na maioria dos pacientes. A derivação crô-nica de bile para o estômago em animais experimentais não reproduz as lesões gástricas, excluindo assim a teo-ria de que os sais biliares romperiam a barreira mucosa gástrica, permitindo a difusão retrógrada de íons de hi-drogênio e lesão da mucosa[98]. Além disso, a infusão in-tragástrica de bile isolada em pacientes com gastrite de refluxo alcalino não reproduz os sintomas. Lawson foi capaz de reproduzir as lesões gástricas em cães, após a derivação simultânea de bile e suco pancreático para o estômago[50]. A derivação isolada de suco pancreático ou de bile não provoca lesão.

Quadro Clínico

Os sintomas mais freqüentes são dor epigástrica (89%) e vômitos (94%)[58]. A dor epigástrica é geralmen-te em queimação, não é relacionada com as refeições e pode ser agravada pela ingestão de alimentos. Os vômi-tos são biliosos em 64% dos pacientes e não têm relação com a ingestão de alimentos. Anemia (24%), hemorra-gia (2%) e perda de peso também podem ocorrer. A per-da de peso provavelmente está relacionada com anorexia e com a ingestão deficiente em decorrência de medo de vomitar. A anemia é quase sempre ferropriva. *Dumping* precoce pode estar associado, em aproximadamente 10% dos pacientes, com gastrite de refluxo alcalino. A pre-sença de pirose pode decorrer de esofagite de refluxo alcalino associada.

Diagnóstico

Uma anamnese minuciosa é de fundamental impor-tância para se estabelecer o diagnóstico diferencial com a síndrome da alça aferente crônica (Tabela 38.1).

Na presença de sintomas sugestivos de gastrite de refluxo alcalino, deve ser feita uma busca exaustiva das possíveis causas de dor epigástrica e vômitos biliares mediante avaliação diagnóstica cuidadosa que, além da anamnese minuciosa e do exame físico, inclua vários exames complementares. Exame radiológico contrasta-do é útil em definir a anatomia pós-operatória e excluir outras possíveis causas dos sintomas, como obstrução mecânica, úlcera recorrente e câncer gástrico. A endos-copia evidencia edema, eritema e friabilidade com san-gramento fácil da mucosa ao toque com o endoscópio. Essas alterações geralmente envolvem todo o coto gás-trico. Erosões superficiais podem também ser observa-das. Alterações limitadas à gastrojejunostomia não comprovam o diagnóstico de gastrite de refluxo alcali-no. O estudo histológico das biópsias mostra a presença de células inflamatórias crônicas na submucosa, redu-ção ou ausência de células parietais, aumento das célu-

Tabela 38.1
Diagnóstico Diferencial entre Gastrite Alcalina e Síndrome da Alça Aferente Crônica

Característica clínica	Gastrite alcalina	S. da alça aferente crônica
Obstrução mecânica	Não	Sim
Dor	Constante	Após a ingestão de alimentos
Vômito melhora a dor	Não	Sim
Vômito contendo bile	Sim	Sim
Vômito contendo alimento	Pode	Não
Vômito em jato	Não	Sim
Sangramento e anemia	Ocasional	Raro

las mucinosas, distorção e dilatação das glândulas gástricas e redução da altura da mucosa. Metaplasia intestinal também pode ser observada[32,96]. A análise da secreção gástrica de ácido deve mostrar hipocloridria ou acloridria. Técnicas isotópicas com ^{99m}Tc-DISIDA têm sido usadas com grande sensibilidade para a quantificação do refluxo enterogástrico após os vários tipos de operações gástricas[3,24,70]. O índice de refluxo enterogástrico obtido com esse teste, combinado com o tempo de esvaziamento gástrico de refeição marcada com radioisótopo, tem auxiliado cirurgiões a identificar pacientes que podem se beneficiar de operação corretiva[70]. A infusão intragástrica de solução alcalina, como teste provocativo, foi demonstrada como tendo, na resposta positiva, precisão preditiva de 75-85% de benefício evidente pela operação corretiva, e na resposta negativa, ausência de benefício pela operação[71,100].

Tratamento

O tratamento médico é geralmente insatisfatório e consiste na administração de antiácidos que contenham alumínio (absorvem sais biliares), bloqueadores de bomba de prótons, colestiramina (absorvem sais biliares) e metoclopramida (acelera o clareamento de bile do coto gástrico)[22]. O uso de anticolinérgico está contra-indicado, pois causa estase gástrica.

O ácido ursodesoxicólico alivia sintomas leves da gastrite de refluxo alcalino, mas, de maneira geral, o tratamento médico tem sido de valor duvidoso.

O tratamento cirúrgico está indicado no pequeno número de pacientes com sintomas intensos que interferem com o hábito de vida e não melhoram espontaneamente e/ou com o tratamento clínico[23]. O objetivo do tratamento cirúrgico é desviar o conteúdo duodenal do estômago; as operações corretivas podem ser gastrojejunostomia em Y de Roux, interposição de alça jejunal isoperistáltica entre o coto gástrico e o duodeno (Henley ou Henley-Soupault) e fechamento de gastroentero-

anastomose. Souza *et al.* demonstraram, em estudo comparativo, que o refluxo enterogástrico é mínimo e sem diferença significativa após as operações em Y de Roux e de Henley, empregadas no tratamento da gastrite de refluxo alcalino, sugerindo que a interposição gastroduodenal de alça jejunal isoperistáltica maior do que 20 cm pode ser útil no tratamento da gastrite de refluxo alcalino[87].

Buskin e Woodward e Herrington Jr. e Sawyers encontraram melhores resultados com Y de Roux do que com a interposição de alça jejunal[12,37], enquanto outros autores utilizam a conversão de gastrectomia Billroth II para Henley-Soupault, sobretudo nos pacientes com gastrite de refluxo alcalino associada à esteatorréia e a deficiências nutricionais[57,87].

O procedimento mais utilizado é a gastrojejunostomia com uma alça em Y de Roux de pelo menos 40 cm de comprimento para impedir o refluxo do conteúdo duodenal para o estômago[12,79,96]. Vagotomia complementar deve ser realizada para reduzir a incidência de úlcera de boca anastomótica tanto na técnica em Y de Roux quanto na de Henley-Soupault.

Os resultados são geralmente bons, com a maioria dos pacientes (80% a 85%) relatando melhora importante ou cura. Aproximadamente 10% a 15% dos pacientes apresentam esvaziamento gástrico retardado após a operação em Y de Roux, pelo que alguns autores recomendam, para pacientes que apresentam esvaziamento retardado já no pré-operatório, ressecção ampla do estômago restante e reconstrução do trânsito em Y de Roux[24]. A anastomose em Y de Roux parece ter sua melhor indicação na associação da síndrome de *dumping* à gastrite de refluxo alcalino.

SÍNDROME DA ALÇA AFERENTE

Essa síndrome foi descrita pela primeira vez por Mimpriss e Birt, em 1948, e posteriormente por Wells e

Welbourn, em 1951, e decorre da obstrução da alça aferente ou de sua anastomose com o estômago; portanto, só ocorre em pacientes submetidos a gastrojejunostomia simples ou a gastrectomia com reconstrução do trânsito à Billroth II. A incidência dessa síndrome é possivelmente inferior a 1% dos pacientes submetidos a esses tipos de operações[60].

Duas formas de apresentação são observadas: aguda e crônica. A forma crônica é muito mais freqüente. A causa da obstrução é geralmente acotovelamento, hérnia interna ou vólvulo de uma alça aferente longa. A síndrome da alça aferente crônica pode também ser causada por estenose da anastomose, aderências, úlcera de boca anastomótica, intussuscepção jejunogástrica ou carcinoma gástrico.

Síndrome da Alça Aferente Aguda

A obstrução aguda da alça aferente geralmente é observada nos primeiros dias de pós-operatório, mas pode ocorrer semanas, meses ou até anos após a operação. Na forma aguda, ocorre obstrução completa da alça aferente, e, como a porção proximal do duodeno (coto duodenal) está fechada, produz-se uma obstrução do tipo alça fechada.

As manifestações clínicas são abruptas e incluem dor no abdômen superior, taquicardia, febre, náuseas, vômitos sem bile, hipotensão e choque circulatório. O exame físico pode revelar massa abdominal palpável (alça aferente distendida) em menos de um terço dos pacientes[30]. Pode ocorrer rotura do coto duodenal ou da alça aferente por necrose da parede visceral, com extravasamento do conteúdo duodenal para a cavidade abdominal. Essa condição é extremamente grave.

A síndrome da alça aferente aguda pode ser erroneamente diagnosticada como pancreatite aguda pela similaridade das manifestações clínicas e pela ocorrência de hiperamilasemia. A elevação da amilase sérica deve-se ao aumento da pressão intraluminar na alça aferente, que ultrapassa a pressão intraductal no pâncreas, o que favorece refluxo do conteúdo duodenal para dentro do canal pancreático e a passagem de amilase para o sangue. Icterícia também pode resultar do bloqueio da excreção biliar pelo aumento da pressão na luz da alça aferente.

A presença de uma alça dilatada na radiografia simples de abdômen pode ser sugestiva da síndrome da alça aferente. Os estudos contrastado e endoscópico do trato gastrointestinal alto podem ser úteis, mas a não-visualização da alça aferente ao exame radiológico não é diagnóstica, e a presença de bário na alça aferente não exclui essa síndrome. A não-visualização da alça aferente, pode ocorrer também em pacientes com gastrojejunostomia sem obstrução da alça aferente. A cintilografia das vias biliares com HIDA marcado com ^{99m}Tc pode ser valiosa para o diagnóstico. Nos pacientes com síndrome da alça aferente observa-se excreção do radioisótopo das vias biliares para a alça aferente, mas este não progride para a alça eferente[84].

O tratamento é cirúrgico, circunstancialmente de urgência. O procedimento mais empregado consiste em secção da alça aferente junto ao estômago, sutura da boca distal e anastomose em Y de Roux da alça aferente na alça eferente 40 cm distalmente à gastroenteroanastomose. Vagotomia complementar deve ser realizada para evitar úlcera de boca anastomótica. Se as condições do paciente forem precárias, pode-se realizar uma enteroenterostomia entre a alça aferente e a eferente. No caso raro de necrose de toda a alça aferente, está indicada a pancreatoduodenectomia, mas, se a necrose for parcial, realizam-se ressecção do segmento necrosado e reconstituição em Y de Roux.

Síndrome da Alça Aferente Crônica

Esta síndrome é decorrente de obstrução parcial e intermitente da alça aferente. A ingestão de alimentos estimula as secreções biliar e pancreática, que são excretadas na alça aferente. Na presença de obstrução da alça, as secreções acumulam-se e causam distensão da alça, resultando em distensão e cólica no abdômen superior. O aumento da pressão intraluminar na alça é capaz de superar a obstrução, resultando em passagem rápida da secreção para o estômago, vômito biliar em jato e melhora imediata do desconforto abdominal. Caracteristicamente, o vômito não contém alimento, porque este passa para a alça eferente antes que ocorra o vômito. Pode haver proliferação bacteriana na alça aferente obstruída, podendo causar síndrome da alça cega com má absorção, diarréia, anemia e desnutrição.

Como ocorre na síndrome da alça aferente aguda, a radiografia simples do abdômen, o estudo radiológico contrastado e endoscópico do trato gastrointestinal alto e o estudo da permeabilidade da alça aferente com radioisótopos de excreção biliar podem ser valiosos no diagnóstico. Teste provocativo com colecistoquinina e secretina para reproduzir os sintomas tem sido sugerido, mas sua precisão ainda não está estabelecida[20].

O tratamento consiste na realização de Y de Roux e vagotomia, conforme apresentado no tratamento da síndrome da alça aferente aguda. Atualmente, com a diminuição do número de gastrectomias e a realização de gastrojejunostomia com alça aferente curta, a incidência dessa síndrome tem se tornado muito menos freqüente.

SÍNDROME DA ALÇA EFERENTE

A síndrome da alça eferente pode ser aguda ou crônica, tem as mesmas causas e é menos comum do que a síndrome da alça aferente; pode decorrer de aderências, estenose cicatricial da boca eferente e invaginação jejunogástrica. A invaginação jejunogástrica da alça eferente é mais freqüente do que a da alça aferente. Outra causa comum da obstrução da alça eferente é a herniação de uma alça jejunal atrás da anastomose gastrojejunal[30]. Os sintomas sugerem obstrução intestinal alta: dor abdominal difusa em cólica, distensão abdominal discreta, náuseas e vômitos biliares e alimentares.

O diagnóstico pode ser difícil se a obstrução for distante da gastroenteroanastomose. Nessas condições, a endoscopia pode ser normal, e o estudo radiológico pode evidenciar dificuldade no trânsito do contraste, mas não a obstrução. Na presença de intussuscepção jejunogástrica, o exame radiológico contrastado e a gastroscopia evidenciam o aspecto de pregas do jejuno invertido dentro do estômago.

O tratamento, em princípio, é cirúrgico e consiste no alívio da obstrução e na prevenção da recorrência; dependendo da etiologia, pode envolver lise de aderências, reconstrução da anastomose, redução de hérnia retroanastomótica ou de invaginação jejunogástrica, com enterectomia segmentar na eventualidade de necrose de alça, e fechamento de espaços que possam favorecer a formação de hérnia interna.

DIARRÉIA PÓS-VAGOTOMIA

A diarréia pode acompanhar qualquer operação gástrica, e é mais freqüente após vagotomia troncular[13]. A incidência de diarréia após vagotomia varia muito nas diferentes séries, e sua definição não é uniforme. As formas graves, algumas vezes incapacitantes, são raras. A incidência de diarréia pós-vagotomia troncular é de 10-30%, mas somente 1% dos pacientes apresenta diarréia prolongada e intensa. A incidência de diarréia grave após vagotomia gástrica seletiva e gástrica proximal é mínima[27,44]; a diarréia incapacitante não tem sido observada após vagotomia gástrica proximal[39,77,91]. A diarréia pós-vagotomia deve ser diferenciada da associada à síndrome do esvaziamento gástrico rápido.

Patogenia

A patogenia exata da diarréia pós-vagotomia continua obscura, apesar de várias causas e teorias terem sido propostas; as principais são: estase gástrica com hipoacidez, crescimento bacteriano excessivo e subseqüente enterite e má absorção; redução das enzimas da mucosa intestinal e do fluxo sangüíneo mesentérico; alteração da motilidade do trato gastrointestinal, com prejuízo no relaxamento receptivo do estômago e esvaziamento gástrico rápido; alteração da secreção biliar e pancreática, com aumento da excreção fecal de sais biliares e inibição da absorção de água no cólon e má absorção de gorduras[5,16,49].

Quadro Clínico

A intensidade da diarréia é muito variável, de 1 a 25 episódios diários. O tipo de diarréia mais comum é o que se inicia no pós-operatório imediato e desaparece espontaneamente em poucos meses. Um outro grupo de pacientes apresenta diarréia desde o pós-operatório imediato, a qual, apesar de poder reduzir-se com o tempo, não desaparece completamente. Alguns pacientes apresentam diarréia que dura poucos dias e recorre em intervalos de 1 a 3 meses.

Tratamento

O melhor tratamento é a prevenção, com o uso da vagotomia gástrica proximal. Na maioria dos casos, a diarréia diminui e desaparece espontaneamente com o tratamento específico. O tratamento médico consiste em medidas gerais para o tratamento de qualquer diarréia, como redução na ingestão de carboidratos e de leite e seus derivados. O emprego de antibióticos (tetraciclina e neomicina) e de substâncias que reduzem a motilidade gastrointestinal (codeína, difenoxilato) pode ser útil em alguns casos. A colestiramina (4 g em cada refeição), uma resina de troca que absorve sais biliares, reduz a freqüência e a gravidade da diarréia pós-vagotomia[6,20,26]. O verapamil, um bloqueador do canal de cálcio, introduzido para tratamento de doenças cardiovasculares, foi utilizado no tratamento da diarréia pós-vagotomia refratária, com bons resultados[92].

O tratamento cirúrgico está indicado nos pacientes que continuam com diarréia grave apesar do tratamento clínico. As operações corretivas destinam-se a tornar mais lento o trânsito no estômago ou no intestino delgado. A reconstrução do piloro pela reversão da piloroplastia tem sido referida com bons resultados no tratamento do *dumping*[14,47] e da diarréia pós-vagotomia[47]. A gastrojejunostomia em Y de Roux foi utilizada no tratamento da diarréia pós-vagotomia[44], com bons reultados, porém o procedimento de escolha é a inversão de um segmento jejunal de 10 cm de extensão, a 70-100 cm do ligamento de Treitz[36].

DISFAGIA PÓS-VAGOTOMIA

Disfagia, associada ou não à odinofagia, com ou sem alteração funcional provada manometricamente, pode ocorrer após vagotomia, sobretudo após vagotomia gástrica proximal, e após vagotomia troncular por via torácica. Na maioria dos casos, decorre de hematoma ou edema traumático no esôfago distal ou fibrose esofágica. A disfagia é em geral transitória e desaparece espontaneamente; em poucos casos são necessárias uma ou duas dilatações esofágicas para a completa melhora dos pacientes. As alterações funcionais, conseqüentes à desnervação, raramente são comprovadas por manometria; nesses casos, tanto contrações terciárias no esôfago distal como falha no relaxamento do esfíncter inferior do esôfago durante a deglutição têm sido descritas[48]. Poucas pesquisas pertinentes, feitas em animais, sugerem que apenas a vagotomia cervical ou torácica alta leva a prejuízo no relaxamento do esfíncter inferior do

SÍNDROMES PÓS-OPERAÇÕES GÁSTRICAS

esôfago pela deglutição e, portanto, a vagotomia gástrica proximal não deve resultar na desnervação desse esfíncter[48,72,85].

ÚLCERA PÉPTICA PÓS-OPERATÓRIA

Úlcera Recorrente

Úlcera recorrente é a que ocorre após operações gástricas realizadas para o tratamento definitivo da úlcera péptica; é também denominada úlcera de boca anastomótica ou úlcera marginal, quando ocorre na mucosa jejunal próxima à anastomose gastrojejunal.

Estudo de revisão realizado por Stabile e Passaro demonstrou que aproximadamente 95% das úlceras recorrentes seguiram-se ao tratamento cirúrgico de úlcera duodenal, 2-4% ao de úlcera gástrica e 2% ao de úlcera gástrica e duodenal combinadas[89]. Para propósitos práticos, considera-se apenas o problema mais freqüente, o da úlcera duodenal recorrente; 5 a 10 anos após vagotomia gástrica proximal, a incidência média de úlcera recorrente é de 10%, mas com faixa ampla de variação de 1 a 30%; após vagotomia troncular ou gástrica seletiva em associação com operação de drenagem gástrica é de 10%, e em associação à antrectomia, é de 0,5-3%[34,43,62,65].

A recidiva ulcerosa depende muito mais da intensidade da redução da acidez, decorrente da operação cirúrgica, do que dos níveis absolutos da acidez pré-operatória. A causa mais freqüente da recidiva é a execução inadequada do tratamento cirúrgico da úlcera duodenal: ressecção gástrica insuficiente e antro retido na gastrectomia ou vagotomia incompleta ou ainda a omissão na realização de vagotomia complementar à gastrojejunostomia em Y de Roux. Após vagotomia, dois terços das úlceras recorrentes no duodeno têm como causa a vagotomia incompleta, o que comprova a importância da habilidade e do cuidado necessários ao cirurgião para a obtenção de bons resultados. Outros fatores etiológicos da recidiva ulcerosa incluem síndrome de Zollinger-Ellison, hipercalcemia (hiperparatireoidismo), tabagismo, uso de drogas ulcerogênicas, carcinoma gástrico, granulomas por fio de sutura[89] e, na vagotomia gástrica proximal, isquemia na curvatura menor do estômago e estase por desnervação parassimpática excessiva que inclui o antro gástrico.

Quadro Clínico

A úlcera recorrente pode ser sintomática ou assintomática. Dor epigástrica é o sintoma mais freqüente. A dor é geralmente característica de uma úlcera péptica, mas pode ser atípica. Hemorragia ocorre em 50-70% dos pacientes portadores de úlcera de boca anastomótica; apesar de o sangramento crônico ser mais freqüente, pode ocorrer hemorragia maciça. Diarréia grave com perda de peso pode ser observada nos pacientes que apresentam uma fístula gastrojejunocólica como complicação da úlcera de boca anastomótica. As úlceras recidivadas após vagotomia gástrica proximal têm usualmente um curso benigno, e metade delas cicatriza sem qualquer tratamento ou apenas com tratamento médico, o que apóia a atitude expectante com tratamento médico e a indicação restrita para o tratamento cirúrgico[61].

Diagnóstico

O estudo radiológico contrastado evidencia a presença da úlcera em apenas 25-59% dos casos. A endoscopia é superior ao estudo radiológico contrastado, mas a não-identificação endoscópica da úlcera não exclui a sua presença.

O diagnóstico deve, de preferência, envolver também a definição da operação cirúrgica prévia e a causa da recidiva. O estudo radiológico e a endoscopia prestam-se à identificação de operações de drenagem, ressecção gástrica e tipo de reconstrução do trânsito gastrointestinal. A dosagem da acidez gástrica basal e estimulada por pentagastrina e insulina ou por refeição simulada, a gastrinemia e a calcemia oferecem a possibilidade de se identificar a causa da recidiva ulcerosa na maioria dos casos; a identificação da causa favorece a escolha do tipo mais adequado de tratamento cirúrgico.

Tratamento

Além do tipo de operação prévia, muitos fatores podem influenciar a escolha do tipo de tratamento: aspectos clínicos (gravidade dos sintomas, presença de complicações da úlcera recidivada e presença de outras síndromes pós-operatórias), fatores de risco (idade e doenças associadas), a localização (gástrica ou duodenal) e a causa da úlcera recidivada (estase gástrica, síndrome de Zollinger-Ellison, vagotomia incompleta, antro residual, uso de drogas ulcerogênicas, isquemia etc.).

Bloqueadores H_2 ou inibidores da bomba de prótons devem ser inicialmente empregados, mas, se oferecidos isoladamente, a recidiva de maneira geral é alta, mesmo se o medicamento for mantido. A recidiva é de 71% após 6 meses de suspensão de cimetidina, de 33% com dose de manutenção de cimetidina de 400 mg/dia e de 16% com dose de manutenção de 800 mg/dia[3,28,45]. A erradicação do *Helicobacter pylori* geralmente evita a recidiva, particularmente nos pacientes operados por úlcera duodenal.

Se não houver cicatrização da úlcera com o tratamento clínico ou se ocorrer perfuração ou sangramento, o tratamento cirúrgico deve ser considerado. Para a escolha do melhor procedimento cirúrgico devem ser consideradas, sobretudo, a operação inicial, a localização e a causa da recidiva e as condições do paciente. Considerando-se somente a operação inicial: se foi gastrectomia sem vagotomia, o procedimento mais adequado é a vagotomia complementar (gástrica seletiva ou troncular); se foi vagotomia com gastroenterostomia, a segunda operação deve ser antrectomia e revagotomia, porque nessas condições a revagotomia apenas, mesmo por via torácica, apresenta um alto índice de insucesso[17]; se a primeira operação foi vagotomia e antrectomia, a reoperação deve ser a ampliação da ressecção gástrica e revagotomia. O sucesso do tratamento cirúrgico da úlcera de boca anastomótica é de 70-94%[89,90]. Se os resultados das provas de secreção ácida do estômago forem compatíveis com vagotomia incompleta, há necessidade de revagotomia. Com a comprovação diagnóstica de antro retido, este deverá ser ressecado. Com o diagnóstico de síndrome de Zollinger-Ellison do tipo I (hiperplasia e/ou hiperfunção das células G do antro), a gastrectomia distal se impõe. A síndrome de Zollinger-Ellison do tipo II, na qual a doença ulcerosa péptica é conseqüente à hipersecreção gástrica de ácido dependente da secreção de gastrina por neoplasia de células não-beta das ilhotas pancreáticas, os determinantes da sobrevida são o crescimento e o potencial metastático do gastrinoma; mais de 60% dos gastrinomas são malignos, e a sua ressecção representa a única chance de cura. Atualmente, consegue-se o controle da hipersecreção ácida com bloqueadores H_2 ou inibidores da bomba de prótons, evitando-se a definição precoce por gastrectomia total e permitindo o diagnóstico e a localização pré-operatória do gastrinoma em porcentagem significativa dos casos.

O gastrinoma associado às neoplasias endócrinas múltiplas tem diferente potencial de cura, pois geralmente há múltiplos tumores no pâncreas; nessa condição, o hiperparatireoidismo deve também ser tratado. Na síndrome de Zollinger-Ellison esporádica (não-associada às neoplasias endócrinas múltiplas), o gastrinoma geralmente é extrapancreático, em 65 a 90% dos casos localizado no triângulo dos gastrinomas; todos os pacientes com essa síndrome e sem metástases diagnosticadas devem ser considerados para laparotomia. O tratamento ideal é a ressecção do gastrinoma; a exploração cirúrgica deve incluir, de preferência, transiluminação endoscópica do duodeno e ultra-sonografia como auxílio na localização do gastrinoma.

Úlcera após Cirurgia Bariátrica

A gastroplastia com derivação gastrojejunal em Y de Roux e a derivação biliopancreática são operações potencialmente ulcerogênicas: ambas envolvem anastomose gastroentérica sem associação com vagotomia, e a primeira mantém ainda o antro inervado e isolado do trânsito alimentar. As úlceras localizam-se geralmente no lado intestinal da gastroenteroanastomose e podem ter, entre outras causas, origem péptica ou isquêmica. Os níveis de gastrinemia são tipicamente normais ou subnormais.

Os pacientes podem ser assintomáticos ou apresentar dor epigástrica ou hemorragia digestiva alta. A dor relaciona-se de maneira variável com a alimentação e melhora com antiácido, e a hemorragia manifesta-se por melena mais do que por hematêmese. Úlceras marginais podem estar associadas à rotura da linha de grampeamento gástrico ou a granuloma de fio de sutura, ou ainda à infecção pelo *Helicobacter pylori*, ao uso de antiinflamatórios não-esteróides ou ao tabagismo. Para a confirmação diagnóstica, a endoscopia digestiva alta é o exame de eleição.

A incidência da úlcera péptica após cirurgia bariátrica apresenta faixa de variação relativamente ampla, dependendo de vários fatores, sobretudo do uso ou não da profilaxia com bloqueadores H_2 da histamina ou com inibidores da bomba de prótons, e do controle sistemático por endoscopia digestiva alta.

A incidência de úlcera marginal após gastroplastia vertical com derivação em Y de Roux varia de 0,6%[73] a 16%[11,73]; Scopinaro refere que a incidência de úlcera marginal 2 anos após a derivação biliopancreática foi inicialmente de 12,5%, em função da grande massa de células parietais residuais; com a redução do estômago residual, a incidência baixou para 8,3% em 132 pacientes consecutivos e para 3,4% nos últimos 562 pacientes que receberam bloqueadores H_2 como profilaxia.

O tratamento com bloqueadores H_2 ou com inibidores da bomba de prótons é geralmente efetivo, sendo a cirurgia necessária apenas ocasionalmente. Quando essas úlceras são refratárias ao tratamento medicamentoso para a redução da secreção ácida e para a erradicação do *Helicobacter pylori*, outras causas da doença péptica, como a síndrome de Zollinger-Ellison, devem ser investigadas.

COLELITÍASE

A vagotomia troncular, em virtude da desnervação parassimpática das vias biliares e do provável retardo no esvaziamento da vesícula biliar, pode favorecer aumento na prevalência de calculose vesicular.

O favorecimento de calculose da vesícula biliar pelo retardo no seu esvaziamento pode acontecer também após as gastrectomias, à Billroth II em decorrência do menor estímulo à produção de colecistoquinina como resultado da exclusão do duodeno do trânsito alimentar e à Billroth I, sobretudo nas ressecções gástricas amplas, provavelmente pela tração e distorção do pedículo hepático, e assim das vias biliares extra-hepáticas.

A colelitíase é freqüentemente associada à obesidade mórbida, com incidência que varia de 28% a 45%[2] e que aumenta com a rápida perda de peso, seja por tratamento dietético ou por cirurgia bariátrica. Quando o peso se estabiliza, 20% a 40% dos que desenvolvem cálculos são sintomáticos e requerem tratamento cirúrgico[101].

Durante a perda de peso nos obesos, existe maior risco de formação de cálculos na vesícula em decorrência da mobilização do colesterol do tecido adiposo. A supersaturação do colesterol na bile em relação aos sais biliares e fosfolipídios, que com ele formam as micelas, favorece a precipitação de cálculos; fatores de nucleação como a mucina, o cálcio e a estase biliar também participam da gênese dos cálculos. Worobetz *et al.* citam como fatores que podem contribuir para o retardo do esvaziamento da vesícula biliar e litogênese a ingestão de dietas hipocalóricas, a lesão do ramo hepático do vago durante cirurgia bariátrica e o efeito da exclusão do duodeno do trânsito alimentar na liberação da colecistoquinina endógena[101].

A incidência de colelitíase sintomática após cirurgia bariátrica varia de 3% a 38%[75,101] e ocorre principalmente nos 6 primeiros meses de pós-operatório, quando a perda de peso é mais rápida.

A litíase das vias biliares ocorre com freqüência alta após as operações de Fobi e Capella e na maioria dos pacientes submetidos a desnervação biliopancreática à Scopinaro ou à Marceau-Hess.

No pré-operatório, a taxa de resultados falso-negativos da ultra-sonografia no diagnóstico da colelitíase é alta, em decorrência da grande quantidade de tecido adiposo no obeso. No intra-operatório, apesar da palpação da vesícula biliar e do duto biliar comum, o diagnóstico de cálculos pode não ser feito. No pós-operatório existe a mesma limitação da ultra-sonografia enquanto o paciente for obeso. Para pacientes muito obesos, a realização da colangiorressonância magnética é geralmente impossível[95].

No pós-operatório o diagnóstico pode ser feito, após emagrecimento satisfatório, pela ultra-sonografia ou pela colangiorressonância nuclear magnética; a colangiografia endoscópica retrógrada encontra limitações nos pacientes submetidos à cirurgia que excluem o duodeno do trânsito alimentar.

A colecistectomia sistemática, com ou sem colelitíase, tem sido considerada obrigatória nas derivações biliopancreáticas pela maioria dos cirurgiões em decorrência da alta incidência de colelitíase após essas operações e é opcional, à discrição do cirurgião, como complemento à operação de Fobi e Capella[54].

A colecistectomia seletiva, reservada para os pacientes com litíase diagnosticada antes ou durante a cirurgia bariátrica, é conduta adotada por grande número de cirurgiões, principalmente se o procedimento cirúrgico é a gastroplastia vertical com derivação gastrojejunal à Fobi e Capella. Essa conduta é defendida principalmente pelos que fazem a profilaxia da litíase no pós-operatório na fase de emagrecimento com a utilização do ácido ursodesoxicólico. O uso profilático do ácido ursodesoxicólico por 6 meses após a cirurgia de Fobi e Capella reduziu a incidência de calculose vesicular de 32% no grupo placebo para 2% no grupo tratado[76].

A colelitíase sintomática no pós-operatório é tratada cirurgicamente por via laparoscópica ou laparotômica, preferentemente se possível após emagrecimento satisfatório[95].

O diagnóstico da coledocolitíase por ultra-sonografia ou por colangiorressonância, no pós-operatório a curto prazo, tem as mesmas limitações que as do pré-operatório; essas limitações desaparecem após o emagrecimento.

A colangiografia e a retirada de cálculos do colédoco por via endoscópica são impossíveis após as derivações biliopancreáticas à Scopinaro e à Marceau-Hess e quase sempre impossíveis após a cirurgia de Fobi e Capella. A esofagogastroduodenoscopia e a colangiografia endoscópica são muito dificultadas e podem ser realizadas por endoscopistas habilitados com o uso de colonoscópio pediátrico através da gastrojejunostomia. O acesso percutâneo para a introdução do endoscópio pode ser utilizado por meio de abertura temporária do estômago distal ou através de gastrostomia prévia, realizada por ocasião da cirurgia bariátrica.

O tratamento percutâneo dos cálculos das vias biliares, mediante punção das vias biliares e dilatação da papila com balões, é uma alternativa com alto grau de sucesso quando o método endoscópico falha ou é impossível[95].

SÍNDROME DA ESTASE DO Y DE ROUX

A derivação em Y de Roux é um procedimento simples e seguro para a reconstrução do trato gastrointestinal após operações gástricas, com o objetivo principal de prevenir o refluxo das secreções pancreatobiliares para o coto gástrico. Apesar de os resultados serem bons, alguns pacientes desenvolvem sintomas relacionados com retardo no esvaziamento gástrico que caracterizam a síndrome de estase do Y de Roux[35, 56]. Esta síndrome caracteriza-se por dor abdominal crônica, saciedade precoce, náuseas persistentes e vômitos intermitentes. Na Clínica Mayo, 25-30% dos pacientes submetidos a gastrojejunostomia em Y de Roux apresentaram estase gástrica sem obstrução da boca anastomótica[35]. Na comprovação diagnóstica, o estudo radiológico baritado e a endoscopia são importantes para eliminar causas mecânicas de obstrução que possam explicar a estase. O estudo cintilográfico é o melhor método para avaliar o esvaziamento retardado de alimentos através do coto gástrico e da alça do Y de Roux. Mathias *et al.* descreveram anormalidades manométricas na alça do Y de Roux e sugeriram a relação entre essas disfunções motoras e o desenvolvimento da síndrome secundária à estase prolongada de sólidos no coto gástrico ou na alça jejunal do Y de Roux[56]; entretanto, alterações no esvaziamento da alça do Y de Roux não foram comprovadas em alguns estudos. Além disso, pacientes com derivação do trato biliar com alça jejunal em Y de Roux raramente apresentam sintomas, e, nessa situação, a atividade eletromiográfica dessa alça é normal[15]. Portanto, estudos adicionais são necessários para esclarecer a existência dessa síndrome.

Nenhum dos tratamentos da síndrome de estase do Y de Roux tem se revelado completamente satisfatório. Medidas dietéticas têm sido desapontadoras, e medicamentos como metoclopramida, betanecol, cisaprida e domperidona mostram resultados variáveis.

O tratamento cirúrgico, embora não totalmente satisfatório, tem sido preferentemente a gastrectomia ampla, quase total, com anastomose gastrojejunal látero-lateral, e, se a alça do Y de Roux for excessivamente longa, deve-se ajustá-la para um comprimento de 40 cm a partir da gastrojejunostomia.

ALTERAÇÕES NUTRICIONAIS

Várias deficiências nutricionais podem ocorrer como complicação tardia de operações gástricas, inclusive de operações ditas conservadoras, como vagotomia com piloroplastia ou com gastrojejunostomia. As manifestações de má nutrição mais freqüentes são perda de peso, anemia, desnutrição proteicocalórica, osteoporose e osteomalacia.

Perda de Peso

A perda de peso é uma complicação muito freqüente e é dependente da extensão da ressecção gástrica, da preservação do piloro e do tipo de vagotomia realizada[19]; a diminuição da ingestão de alimentos é causa importante de perda de peso e pode ser secundária à saciedade precoce decorrente de uma pequena bolsa gástrica ou à restrição voluntária ou involuntária da ingestão de alimentos pelo paciente para evitar sintomas desagradáveis, como no caso da síndrome do esvaziamento gástrico rápido. A má absorção de nutrientes, principalmente de gordura, é um importante fator contributivo. Ocorre mais freqüentemente após gastrectomia à Billroth II do que à Billroth I, porque os alimentos passam do estômago diretamente para a alça eferente antes de se misturarem com as secreções pancreáticas e biliares.

A perda de peso é o objetivo primário nas operações bariátricas mediante redução da ingestão alimentar e/ou redução da absorção de gorduras e hidratos de carbono.

As operações bariátricas restritivas e, sobretudo, as mistas podem se acompanhar de deficiências de micro e/ou macronutrientes se os pacientes não aderirem a controle pós-operatório periódico adequado.

Desnutrição proteicocalórica é rara em pacientes com procedimentos restritivos. As gastroplastias verticais, particularmente com bandagem muito apertada, podem resultar em redução acentuada de ingestão de carne vermelha e, assim, também de ferro, em favor de alimentos de melhor aceitação, favorecendo a longo prazo o desenvolvimento de desnutrição protéica e anemia ferropriva. O tratamento requer correção cirúrgica da restrição excessiva.

Após a banda gástrica ajustável as alterações nutricionais, em princípio, não acontecem porque a restrição exagerada pode ser corrigida pelo ajuste da banda mediante procedimento simples de punção, sem necessidade de abordagem laparoscópica ou laparotômica[25].

Das operações mistas, a gastroplastia vertical com derivação gastrojejunal em Y de Roux prioriza a restrição em relação à disabsorção e raramente resulta em desnutrição proteicocalórica, mas esse procedimento, como as derivações biliopancreáticas, exclui do trânsito alimentar o duodeno, sede principal de absorção de ferro e de outros elementos como cálcio, vitaminas A e B_{12} e outras vitaminas do complexo B. A secreção de ácido pela pequena bolsa gástrica é quase desprezível, o que pode limitar mais a absorção de ferro; essa operação assemelha-se funcionalmente à gastrectomia subtotal com reconstrução gastrojejunal, pelo que prevalecem deficiências nutricionais similares que se relacionam com os níveis de ferro, vitamina B_{12} e ácido fólico.

As derivações biliopancreáticas, pela má absorção que acarretam, predispõem a diarréia e deficiência de vitaminas lipossolúveis, podendo também ocorrer deficiência de ferro, vitamina B_{12}, cálcio e hipoproteinemia.

A derivação biliopancreática, como idealizada por Scopinaro, envolve um componente restritivo representado por uma gastrectomia subtotal distal (80%), com reconstrução gastroileal que limita a ingestão de alimentos nos primeiros 6 a 12 meses. Apenas 200 a 250 cm do íleo distal permanecem no trânsito dos alimentos, enquanto as secreções biliares e pancreáticas são derivadas no íleo distal a 50 cm da válvula ileocecal. Os alimentos ingeridos ganham o íleo a 200-250 cm da válvula ileocecal, mas se misturam com as enzimas digestivas apenas a 50 cm da válvula, favorecendo má digestão e má absorção. O aspecto restritivo desaparece com a adaptação, persistindo somente os efeitos da disabsorção na perda de peso e no desenvolvimento de possíveis deficiências nutricionais.

Anemia

Deficiências de ferro, de vitamina B_{12} e de ácido fólico são observadas freqüentemente após operações gástricas e ocasionam anemia microcítica hipocrômica (ferropriva) e megaloblástica ou macrocítica (por deficiência de vitamina B_{12} e/ou de ácido fólico).

A deficiência de ferro pós-operação gástrica pode ser por perda de sangue em áreas de gastrite ou úlcera próxima à anastomose gastrointestinal, redução na ingestão de ferro e, mais freqüentemente, por alteração na absorção de ferro. Normalmente, os íons divalentes (ferro e cálcio) são absorvidos no intestino delgado proximal, sobretudo no duodeno, após ação do ácido clorídrico. Nos pacientes submetidos a operações gástricas pode haver redução significativa na acidez gástrica e/ou aumento na velocidade do trânsito de alimentos no intestino delgado proximal, ou ainda exclusão do duodeno do trânsito alimentar, ocasionando uma redução na absorção desses íons.

A deficiência de vitamina B_{12} é secundária à redução ou ausência do fator intrínseco conseqüente à redução no número das células parietais (gastrectomia) ou atrofia dessas células como conseqüência de gastrite pós-operatória; na presença da síndrome de alça cega, a vitamina B_{12} é preferencialmente utilizada pelas bactérias da alça.

A deficiência de ácido fólico pós-operações gástricas resulta principalmente da redução em sua ingestão. Entretanto, a má absorção de folato pode ser importante em alguns pacientes.

A anemia como complicação pós-operatória é mais comum após gastrectomia ampla com reconstrução gastrojejunal e após operações bariátricas mistas.

Nas operações bariátricas mistas que aliam gastrectomia e derivações gastroentéricas com exclusão do duodeno do trânsito dos alimentos, a deficiência de ferro pode resultar menos da redução da ingestão e mais de outros fatores como prejuízo da absorção, perda pela menstruação, hemorragia digestiva alta ou outra perda crônica de sangue.

Em uma série consecutiva de 150 pacientes submetidos à operação de Fobi e Capella, Amaral et al. encontraram anemia em 37%, em seguimento pós-operatório médio de 20 meses; deficiência de ferro ocorreu em 47%, de vitamina B_{12} em 40% e de folato em 18%, sendo que anemia microcítica se desenvolveu em 18%, normocítica em 18% e macrocítica em 7%. A deficiência de ferro manifesta-se nos primeiros 6 meses e a de vitamina B_{12} nos 2 primeiros anos após derivação gastrojejunal. A anemia ferropriva é mais comum em mulheres que menstruam.

Fatores como ingestão reduzida de nutrientes, suplementação insuficiente geralmente por falta de adesão do paciente à orientação médica e reserva orgânica inadequada têm sido sugeridos como contribuindo para essas deficiências após derivações gastroentéricas.

Scopinaro et al. referem incidência de anemia em 40% dos pacientes submetidos a derivação biliopancreática, com redução para menos de 5% se há suplementação adequada de ferro e/ou de folato[74].

Por serem essas deficiências comuns, suplementos multivitamínicos e minerais profiláticos são recomendados para todos os pacientes após operações bariátricas mistas; multivitaminas apenas freqüentemente são insuficientes para prevenir deficiências de ferro e vitamina B_{12}, embora geralmente previnam deficiência de folato. Suplementos vitamínicos e minerais, se fornecidos adequada e oportunamente, melhoram o estado nutricional e podem evitar as deficiências. O sulfato ferroso é pobremente absorvido no intestino distal e é irritante para a bolsa gástrica. O gluconato e o fumarato ferroso mais vitamina C são bem tolerados e têm melhor absorção. A terapia parenteral de ferro geralmente não é necessária.

Osteomalacia e Osteoporose

Distúrbios no metabolismo do cálcio e da vitamina D são freqüentes após operações gástricas, principalmente no pós-operatório tardio de gastrectomia com reconstrução gastrojejunal e operações bariátricas mistas. Esses distúrbios são na maioria das vezes apenas laboratoriais, não trazendo alterações clínicas. Entretanto, alguns pacientes podem apresentar osteomalacia e osteoporose, às vezes de difícil controle.

A deficiência de cálcio após a operação de Fobi e Capella deve-se mais à ingestão geralmente marginal ou inadequada em função da ingestão reduzida de alimentos do que à má absorção. As operações bariátricas mistas excluem o duodeno e o jejuno proximal do trânsito alimentar, que são locais seletivos para a absorção de cálcio; entretanto, diferentemente do que acontece com a gordura nas derivações biliopancreáticas, o aumento da ingestão de cálcio resulta em aumento de sua absorção. Os pacientes são orientados a tomar 1 g de cálcio por dia após a operação de Fobi e Capella e 2 g de cálcio por dia após a operação de Scopinaro, e também vitamina D e outras vitaminas são tomadas como suplemento por toda a vida.

Scopinaro et al. encontraram desmineralização óssea em 28% de obesos no pré-operatório e em 62% dos submetidos a derivação biliopancreática, no seguimento pós-operatório de 1 a 10 anos, sem suplementação de cálcio. A prevalência e a gravidade da doença óssea metabólica aumentaram até o quarto ano após a operação e a seguir tenderam a cair[74]. Quinze por cento dos pacientes com desmineralização óssea após a operação de Marceau-Hess apresentaram perda óssea suficiente para dobrar o risco de fratura[41].

Os problemas ósseos após derivação biliopancreática têm sido relatados como mais graves nos Estados Unidos da América do que na Europa, sugerindo diferenças nas necessidades e no metabolismo do cálcio existentes entre populações e entre indivíduos da mesma população[74].

As alterações nutricionais múltiplas podem ser muito intensas, sobretudo vários anos após gastrectomia subtotal com reconstrução à Billroth II em pacientes de baixo poder aquisitivo e que se alimentam mal com a possibilidade de desenvolvimento do quadro de kwashiorkor; nessa situação, cada vez mais rara, a reintrodução do duodeno no trânsito alimentar, mediante conversão da reconstrução à Billroth II em reconstrução à Henley-Soupault, tem, geralmente, levado a resultados favoráveis espetaculares.

Desnutrição Protéica e Deficiências Vitamínicas

Caracterizada por hipoalbuminemia, edema, anemia, astenia e alopecia, a desnutrição protéica constitui a complicação específica tardia mais grave das derivações biliopancreáticas e sua correção geralmente requer 2-3 semanas de nutrição parenteral.

Após adaptação intestinal e desaparecimento do componente restritivo das derivações biliopancreáticas, as deficiências nutricionais persistentes ou que venham a se desenvolver são decorrentes da má absorção intestinal.

A desnutrição protéica tem causa multifatorial e relaciona-se com a má absorção e as perdas protéicas que ocorrem na alça biliopancreática.

A ingestão abusiva de gorduras aumenta a esteatorréia, que, por sua vez, carreia proteínas nas fezes, incrementando as perdas protéicas. Segundo Scopinaro *et al.*, a perda de nitrogênio protéico alcança cinco vezes a perda normal após a derivação biliopancreática, aumentando a necessidade diária de ingestão de proteínas de 40 para 70 gramas. A partir de prevalência alta de desnutrição protéica (8,3% a 17,5%) e de recorrência também alta (4,3% e 6,5%), Scopinaro *et al.* conseguiram, mediante aumento da extensão da alça alimentar para 200 a 300 cm, de acordo com características individuais dos pacientes, reduzir a desnutrição protéica, em 293 pacientes seguidos em média por dois anos de pós-operatório, para 2,7%, com recorrência de 1%, a expensas de queda na redução do excesso de peso de 79% para 71%[74].

Com a derivação biliopancreática à Marceau-Hess visa-se, com a maior extensão da alça comum, de 100 cm em relação à proposta por Scopinaro de 50 cm, evitar a desnutrição protéica. A derivação biliopancreática à Marceau-Hess aparentemente acompanha-se de complicações disabsortivas menos freqüentes, provavelmente pela digestão melhor das proteínas no estômago em função da manutenção do esfíncter pilórico e pelo aumento do canal comum[54]. Hould *et al.* relatam incidência de 2% a 3% de desnutrição proteicocalórica após esse procedimento comparada a 4,7% após derivação biliopancreática à Scopinaro[41].

A incidência de complicações, como anemia, hipovitaminoses, desmineralização óssea e desnutrição protéica, é maior após derivações biliopancreáticas que após operações restritivas puras e derivação gastrojejunal (cirurgia de Fobi e Capella).

A correção das deficiências nutricionais graves, incluindo a desnutrição protéica, pode necessitar de nutrição parenteral e, menos freqüentemente, de reintervenção cirúrgica.

As reoperações corretivas para o tratamento da desnutrição protéica após a cirurgia de Scopinaro baseiam-se no alongamento da alça comum de 50 cm para 100 ou 150 cm, respectivamente, com diminuição ou não da alça alimentar ou ainda desfazendo-se a derivação biliopancreática, com reconstrução do trânsito com o duodeno ou com o jejuno proximal, o que pode favorecer o retorno da obesidade.

Embora as derivações biliopancreáticas venham se tornando mais populares nos Estados Unidos da América, esses procedimentos devem ser provavelmente realizados em subpopulações selecionadas, como superobesos e pacientes nos quais os procedimentos restritivos-padrão falham.

Pacientes submetidos a cirurgia bariátrica podem apresentar alopecia, decorrente de deficiências de zin-co, de algumas vitaminas e ácido graxos essenciais, principalmente se associadas à desnutrição protéica; os cabelos voltam a nascer se as deficiências são adequadamente corrigidas[55].

Uma das complicações precoces causadas por excessiva limitação na ingestão de alimentos mais freqüentemente nas primeiras semanas de pós-operatório são a neuropatia periférica e encefalopatia de Wernicke, que são prevenidas e desaparecem com a administração de largas doses de tiamina.

Após as derivações biliopancreáticas há, em decorrência da esteatorréia, má absorção de vitaminas lipossolúveis. A deficiência de vitamina A pode ser responsável por cegueira noturna. As vitaminas A e D devem ser oferecidas rotineiramente após as cirurgias bariátricas mistas, principalmente as disabsortivas.

REFERÊNCIAS BIBLIOGRÁFICAS

1. Adrian TE, Long RG, Fuessi HS. Plasma peptide YY (PYY) in dumping syndrome. *Dig Dis Sci* 30: 1.145-8, 1985.
2. Amaral JF, Thompson WR. Gallblader disease in the morbidly obese. *Am J Surg* 149:551-557, 1985.
3. Andrade JI, Troncon LEA, Ceneviva R et al. Quantitative assessment of duodenogastric reflux with 99ᵐ Tecnetium DISIDA after segmental gastrectomy plus proximal gastric vagotomy. *Res Surg* 4:1, 46-9, 1992.
4. Alexander-Williams J. Alkaline reflux gastritis: A myth or a disease? *Am J Surg* 143:17, 1982.
5. Allan JC, Gerskovitch VP, Russel RI. The role of bile acids in the pathogenesis of postvagotomy diarrhea. *Br J Surg* 61: 516-8, 1974.
6. Ayulo JA. Cholestyramine in postvagotomy syndrome. *Am J Gastroenterol* 57:207-25, 1972.
7. Becker JM. Complications of gastric surgery. *Pract Gastro* 8(S4): 17, 1984.
8. Berstad A, Aadland E, Bjerke K. Cimetidine treatment of recurrent ulcer after proximal gastric vagotomy. *Scand J Gastroenterol* 16: 891, 1981.
9. Betz R. Dumping syndrome studied during maintenance of blood volume. *Ann Surg* 154: 225-24, 1961.
10. Boren CH, Way LW. Alkaline reflux gastritis: A reevaluation. *Am J Surg* 140: 40-6, 1980.
11. Brolin RE. Complications of surgery for severe obesity. *Prob in Gen Surg* 17: 55-61, 2000.
12. Buskin FL, Woodward ER. *Postgastrectomy syndromes*. Philadelphia, W.B. Saunders, 1976.
13. Ceneviva R, Castelfranchi PL, Ferreira-Santos R, Módena JLP. Estudo comparativo entre a vagotomia troncular e a vagotomia gástrica seletiva no tratamento das úlceras duodenais III. Seqüelas: diarréia e *dumping. Rev Ass Med Brasil* 18: 275-8, 1972.
14. Cheadle WG, Backer PR, Cushieri A. Pyloric reconstruction for severe vasomotor dumping vagotomy and pyloroplasty. *Ann Surg* 202: 568-72, 1985.
15. Coelho JCU, Clemente L, Matias JFF et al. Gastrointestinal motility of patients with Roux-en-Y reconstruction. *World J Surg* 16: 111-6, 1992.
16. Condon JR, Robinson V, Suleman ALI et al. The cause and treatment of postvagotomy diarrhea. *Br J Surg* 62: 309-12, 1975.
17. Cox AG. Vagotomy and drainage procedures. The present position. *Progress Surg* 8: 45-68, 1970.
18. Creaghe SB, Saik RP, Preal J et al. Noninvasive vascular assessment of dumping syndrome. *J Surg Res* 22: 328-32, 1977.

19. Cuschieri A. Long term evaluation of a reservoir jejunal interposition with an isoperistaltic conduit in the management of patients with small stomach syndrome. *Br J Surg* 69: 386-8, 1982.

20. Dahlgren S. The afferent loop syndrome. *Acta Chir Scand* (Suppl.). 327: 1, 1964.

21. Davenport HW. Effect of lysolecithin digitonin and phospholipase. A upon the dog's mucosal barrier. *Gastroenterology* 59: 505-9, 1970

22. Davidson ED, Hersh T. Llaum C, Brooks WS. Use of metoclopramide in patients with delayed gastric emptying following gastric surgery. *Am Surg* 43: 40, 1977.

23. Davidson ED, Hersh T. The surgical treatment of bile reflux gastritis. *Ann Surg* 192: 175-8, 1980.

24. Delcore R, Cheung LY. Surgical options postgastrectomy syndromes. *Surg Clin North Am* 71: 57-75, 1991.

25. Dixon JB, O'Brien PE. Changes in comorbidities and improvements in quality of life after LAP-BAND placement. *Am J Surg* 184(Suppl 2): S51, 2002.

26. Duncombe VM, Bolin TD, Davis AE. Double-blind trial of cholestyramine in postvagotomy diarrhea. *Gut* 18: 531-5, 1977.

27. Emas S, Fernstrom M. Prospective, randomized trial of selective vagotomy with pyloroplasty and selective proximal vagotomy with and without pyloroplasty in the treatment of duodenal, pyloric, and prepyloric ulcers. *Am J Surg* 149: 236-43, 1985.

28. Festen HPM, Lamers CBH, Driessen WMM, Van Tongernb JHM. Cimetidine in anastomotic ulceration after partial gastrectomy. *Gastroenterology* 76: 83, 1979.

29. Fink WJ, Heicke ST, Gray TW et al. Treatment of postoperative reactive hypoglycemia by a reversed intestinal segment. *Am J Surg* 131: 19-22, 1976.

30. Fromm D. *Complications of gastric surgery.* New York, John Wiley and Sons, 1977.

31. Gadacz TR, Zuidema GD. Bile acid composition in patients with and wihout symptoms of postoperative reflux gastritis. *Am J Surg* 135: 48-52, 1978.

32. Godoy AQ, Ceneviva R, Melo VA, Barbieri-Neto J. Efeitos da vagotomia nas alterações da mucosa gástrica provocadas pelo refluxo enterogástrico do suco duodenobiliopancreático. Estudo experimental. *Rev Col Bras Cir* 13: 59-65, 1986.

33. Goldstein HM, Cohen LE, Hagen RO et al. Gastric bezoars. A frequent complication in the postoperative ulcer patient. *Radiology* 107: 341-4, 1973.

34. Goligher JC, Pulvertaft CN, DeDombal FT et al. Clinical comparison of vagotomy and pyloroplasty with other forms of elective surgery for duodenal ulcer. *Br Med J* 2: 787, 1968.

35. Gustavsson S, Ilstrup DM, Morrison P, Kelly KA. The Roux-Y stasis syndrome after gastrectomy. *Am J Surg* 155: 490-4, 1988.

36. Herrington JL, Edwards WH, Carter JH et al. Treatment of severe postgastrectomy diarrhea by reversed jejunal segment. *Ann Surg* 168: 522-41, 1968.

37. Herrington Jr JL, Sawyers JL. Surgical management of reflux gastritis. *Ann Surg* 180: 526-37, 1974.

38. Hertz AF. The cause and treatment of certain unfavorable after effects of gastroenteroenterostomy. *Ann Surg* 58: 466-72, 1913.

39. Hoffman J, Olesen A, Jensen HE. Prospective 14 to 18 year follow-up study after parietal cell vagotomy. *Brit J Surg* 74: 1056-9, 1987.

40. Hocking MP, Vogel SB, Falasca CA et al. Delayed gastric emptying of liquids and solids following Roux-en-Y biliary diversion. *Ann Surg* 194: 494-501, 1981.

41. Hould FS, Lagace M, Marceau P et al. Hastened gastric emptying after partial gastrectomy and duodenal switch (Abstract). *Obs Surg* 6: 121, 1996.

42. Jenkins DJA, Gassull M, Leeds AR et al. Effect of dietary fiber on complications of gastric surgery. Prevention fo postprandial hypoglycemia by pectin. *Gastroenterology* 72: 215-7, 1977.

43. Johnston D, Blackett RL. Recurrent peptic ulcers. *World J Surg* 11: 274-82, 1987.

44. Kelly KA, Morrison PH. Gastrointestinal motility d sorders: Pathogenesis, therapy and prevention. In: Sawyers JL, Williams LF (eds.). *Difficult problems in general surgery.* Chicago, Year Book Medical Publishers, 99-116, 1989.

45. Koo J, Lam SK, Ong GB. Cimetidine *versus* surgery for recurrent ulcer after gastric surgery. *Ann Surg* 195: 406, 1982.

46. Korenkov M. Esophageal motility and reflux symptoms before and after bariatric surgery. *Obes Surg* 12: 72-76, 2002.

47. Koruth NM, Krukowski ZH, Matheson NA. Pyloric reconstruction. *Br J Surg* 72: 808-10, 1985.

48. Kravitz JJ, Snape JW, Cohen S. Effect of thoracic vagotomy and vagal stimulation on oesophageal function. *Am J Physio.* 234: 359-64, 1978.

49. Largiader F. Extragastric effect of vagotomy. In: Baron JH Alexander-Williams J. Allgöwer M et al. *Vagotomy ir modern surgical practice.* 1 ed., London, Butterworths. 69-73, 1982

50. Lawson HH. Effect of duodenal contents on the gastric mucosa under experimental condition. *Lancet* 1: 469-72, 1964

51. Leeds AR, Ebied F, Ralph DNI at el. Pectin in the dumping syndrome: Reduction of symptons and plasma volume changes. *Lancet* 16: 1075-8, 1981.

52. Linehan IP, Weiman J, Hobsley M. The 15-minute dumping provocation test. *Br J Surg* 73:810-2, 1986.

53. MacDonald JM, Webster Jr MM, Tennyson CH et al. Serotonin and bradykinin in the dumping syndrome. *Aan J Surg* 227:204-13, 1969.

54. Marceau P, Hould FS, Lebel S, Marceau S, Biron S. Malabsortive obesity surgery. *Surg Clin North Am* 81:1113-27, 2001.

55. Marchesini JB, Marchesini JCD. Insucesso terapêut co, complicações tardias e reoperações. In: Garrido Jr AB, Ferraz EM, Barroso FL, Marchesini JB, Szegö T. *Cirurgia da obesidade.* 1ª ed., São Paulo, Atheneu, 227-244, 2002.

56. Mathias JR, Fernandez A, Sninsky CA et al. Nausea, vomiting and abdominal pain after Roux-en-Y anastomosis motility of the jejunal limb. *Gastroenterology* 88:101-7, 1985.

57. Mello JB, Garrido Jr A, Moreira A et al. A reconsrução do trânsito pela técnica de Henley-Soupault para tratamento das síndromes pós-gastrectomia. *Rev Ass Med Brasil* 22:210-7, 1976.

58. Meskinpour H, Marks JW, Schoenfield LJ et al. Reflux gastritis syndrome: Mechanism of symptoms. *Gastroenterology* 79:1238-47, 1980.

59. Miranda R, Steffes BC, O'Leary JP et al. Surgical treatment of the postgastrectomy dumping syndrome. *Am J Surg* 159:40-3, 1980.

60. Mitty Jr WE, Grossi C, Nealon Jr TF. Chronic afferent loop syndrome. *Ann Surg* 172:996-1001, 1970.

61. Mix CL. Dumping following gastrojejunostomy. *Surg Clin North Am* 2:617-22, 1922.

62. Muller C. Recurrent peptic ulcer after proximal gastric vagotomy. In: Baron JH, Alexander-Williams J, Allgöwer M et al. *Vagotomy in modern surgical practice.* London, Butterworths, 312-8, 1982.

63. Nygaard K, Frethem B. Jejunal transposition in the treatment of postgastrectomy syndromes. *Scand J Gastroenterol* 9:59-64, 1974.

64. Pellegrini CA, Patti MG, Lewin M et al. Alkaline reflux gastritis and the effect of biliary diversion on gastric emptying of solid food. *Am J Surg* 150:166-71, 1985.

65. Postlethwait RW. Five year follow-up results of operation of duodenal ulcer. *Surg Gynecol Obstet* 137:387-92, 1973.

66. Primrose JN, Johnston D. Somatostatin analogue SMS 201-995 (octreotide) as a possible solution to the dumping syndrome after gastrectomy or vagotomy. *Brit J Surg* 76:140-4, 1989.

67. Reasbeck PG, Van Rij AM. The effect of somatostatin on dumping after gastric surgery: A preliminary report. *Surgery* 99:462-8, 1986.

68. Rees WP, Malagelada JR. Simultaneous measurement of antroduodenal motility gastric emptying and duodenogastric reflux in man. *Gut* 20:963-70, 1979.

69. Ritchie Jr WP. Alkaline reflux gastritis: A diagnosis in search of a disease. *J Clin Surg* 1:414-24, 1982.

70. Ritchie WP. Alkaline reflux gastritis: Late results on a controlled trial of diagnosis and treatment. *Ann Surg* 203:537-44, 1986.

71. Rutledge RH, Warshaw AL. Diagnosis of symptomatic alkaline reflux gastritis and prediction of response to bile diversion operation by intragastric alkali provocation. *Am J Surg* 155:82-7, 1988.

72. Sagor GR, Bryant MG, Ghatei MA et al. Release of vasoactive intestinal peptide in the dumping syndrome. *Br Med J* 282:507-10, 1981.

73. Sapala JA, Wood MH, Sapala MA, Flake Jr TM. Marginal ulcer after gastric bypass: a prospective 3-year study of 173 patients. *Obs Surg* 8:505-16, 1998.

74. Scopinaro N, Adami GF, Marinari GM, Traverso E, Papadia F, Camerini G. Biliopancreatic diversion: two decades of experience. In: Deitel M, Cowan Jr GSM. *Update: Surgery for the morbidly obese patient*. 1ª ed., Toronto, FD-Communications: 227-58, 2000.

75. Shiffman ML, Sugerman HJ, Brewer WH, Moore EW. Gallstone formation after rapid weight loss: A prospective study in patients undergoing gastric bypass surgery for treatment of morbid obesity. *Am J Gastroenterol* 86:1000-5, 1991.

76. Surgerman HJ, Brewer WH, Shiffman ML. A multicenter, placebo-controlled, randomized, double blind, prospective trial of prophylatic ursodiol for the prevention of gallstone formation following gastric-bypass induced rapid weight loss. *Am J Surg* 169:91-7, 1995.

77. Sawyers JL. Management of postgastrectomy syndromes. *Am J Surg* 159:9-14, 1990.

78. Sawyers JL, Herrington Jr JL. Superiority of antiperistaltic jejunal segments in management of severe dumping syndrome. *Ann Surg* 178:311-21, 1973.

79. Sawyers JL, Herrington Jr JL, Buckspan DS. Remedial operation for alkaline reflux gastritis and associated postgastrectomy syndromes. *Arch Surg* 115;519-24, 1980.

80. Sawyers JL, Scott Jr HW. Postgastrectomy sequelae and remedial operations. In: Scott Jr HW, Sawyers JL. *Surgery of the stomach, duodenum and small intestine*. Boston, Backwell Scientific, 767-76, 1987.

81. Shultz KT, Neelon FA, Nilson LB et al. Mechanism of postgastrectomy hypoglycemia. *Arch Intern Med* 128:240-6, 1971.

82. Siewert R. Dysphagia, achalasia and gastro-oesophageal reflux. In: Baron JH, Alexander-Williams J, Allgöwer M et al. *Vagotomy in modern surgical practice*, 1 ed., London, Buttherworths, 267-75, 1982.

83. Sirinek KR, O'Dorisio TM, Howe B et al. Neurotensin, vasoactive intestinal peptide, and Roux-en-Y gastrojejunostomy: Their role in the dumping syndrome. *Arch Surg* 120:605-9, 1985.

84. Sivelli R, Farinon AM, Sianesi M et al. Technetium-99m HIDA hepatobiliary scanning in evaluation of afferent loop syndrome. *Am J Surg:* 148:262, 1984.

85. Skjennald A, Stadaas JO, Syversen SM, Aune S. Dysphagia after proximal gastric vagotomy. *Scand J Gastroent* 14:609-13, 1979.

86. Sorgi M, Keighley MRB. Alkaline reflux gastritis. Assessment and therapy. *Surg Ann* 14:153-8, 1982.

87. Sousa JES, Troncon LEA, Andrade JI, Ceneviva R. Comparison between Henley jejunal interposition and Roux-en-Y anastomosis as concerns enterogastric biliary reflux levels. *Ann Surg* 208:597-600, 1988.

88. Souza FO. Efeitos do diâmetro da boca anastomótica gastrojejunal pós-gastrectomia sobre o esvaziamento gástrico e o refluxo enterogástrico. Tese. Faculdade de Medicina de Ribeirão Preto — USP, 1991.

89. Stabile BE, Passaro Jr E. Recurrent peptic ulcer. *Gastroenterology* 70:124, 1976.

90. Steinberg DM, Masseling BA, Alexander-Williams J. Assessment and treatment of recurrent peptic ulceration. *Ann R Coll Surg Engl* 56:135-40, 1975.

91. Strauss R, Wise L. New concepts in the prevention, causes and treatment of postvagotomy diarrhea. *Curr Surg* March-April: 77-84, 1978.

92. Tabibian N. Successful treatment of refractory post-vagotomy syndrome with Verapamil (Calan SR). *Am J Gastroenterol* 8:328-9, 1990.

93. Tolin RD, Maimud LS, Stelzer F, et al. Enterogastric reflux in normal subjects and patients with Billroth II gastroenterostomy. *Gastroenterology* 77:1027-33, 1979.

94. Toye DKM, Williams JA. Postgastrectomy bile vomiting. *Lancet* 1:524-6, 1965.

95. Velden JJ, Berger MY, Bonjer HJ, Brakel K, Lameris JS. Percutaneous treatment of bile duct stones in patients treated unsuccessfully with endoscopic retrograde procedures. *Gastrintest Endosc* 51:418-22, 2000.

96. Vieira OM, Snatos EG, Madureira Filho D, et al. Gastrite alcalina de refluxo. *Rev Col Bras Cir* 12:5-8, 1985.

97. Yogel SB, Hocking MP, Woodward ER. Clinical and radionuclide evaluation of Roux-en-Y diversion for postgastrectomy dumping. *Am J Surg* 155:57-62, 1988.

98. Wickbom G, Bushkin FL, Linares C. On the corrosive properties of bile and pancreatic juice on various living tissues in dogs. *Arch Surg* 108:680-4, 1974.

99. Woodward ER, Hocking MP. Postgastrectomy syndromes. *Surg Clin North Am* 67:509-20, 1987.

100. Woodward ER, Hocking MP, Rutledge PL, Warshaw AL. Diagnosis of symptomatic alkaline reflux gastritis and prediction response to bile diversion operation by intragastric alkali provocation. *Am J Surg* 155:82-6, 1986.

101. Worobetz LJ, Inglis FG, Skaffer EA. The effect of ursodeoxy-cholic acid therapy on gallstone formation in the morbidly obese during rapid weight loss. *Am J Gastroenterol* 88:1705-10, 1993.

Doenças Infecciosas e Granulomatosas do Estômago

Edvaldo Fahel
Paulo Amaral
Euler Azaro
Marcos Fortes

Doenças infecciosas e granulomatosas do estômago, com exceção da infecção pelo *Helicobacter pylori*, são afecções pouco freqüentes; entretanto, é necessário o seu estudo e conhecimento adequado, uma vez que várias patologias e infecções sistêmicas podem cursar com envolvimento gástrico.

Doenças granulomatosas como a doença de Crohn podem acometer o estômago, uma vez que qualquer segmento do trato gastrointestinal pode ser envolvido por essa doença. Pacientes imunodeprimidos como na síndrome da imunodeficiência adquirida (AIDS) apresentam predisposição para vários tipos de infecções oportunistas gástricas causadas por bactérias e fungos. Além disso, várias gastrites infecciosas e granulomatosas podem causar alterações gástricas semelhantes a neoplasias, sendo importante o reconhecimento dessas afecções para o diagnóstico diferencial. A infecção pelo *Helicobacter pylori* é apresentada nos Capítulos 35 e 36.

DOENÇAS INFECCIOSAS

Gastrites Infecciosas por Bactérias

Tuberculose Gástrica

Tuberculose é uma infecção causada pelo *Mycobacterium tuberculosis*, geralmente com apresentação com sintomas respiratórios, embora essa doença possa instalar-se em qualquer órgão. Uma lesão primária pulmonar pode evoluir para a disseminação anos depois, quando houver diminuição da resposta imunológica. O aumento da prevalência de tuberculose extrapulmonar nos últimos anos pode refletir maior precisão diagnósti-

ca e um prolongamento da sobrevida dos pacientes imunossuprimidos.

A tuberculose gástrica isolada é extremamente rara. Apesar de inicialmente descrita em 1824 por Barkhousen, existem poucos relatos na literatura[110,128], provavelmente devido ao baixo pH, alta motilidade e escassez de tecido linfóide no estômago[51,75,110,133,158]. Ao contrário dos outros tipos de tuberculose, a gástrica é mais comum em países desenvolvidos[51,158].

A maioria dos casos de tuberculose gastrointestinal é de complicações de tuberculose pulmonar, e quanto mais grave o quadro pulmonar, maior a probabilidade de envolvimento gastrointestinal, chegando a 25% nos casos de comprometimento pulmonar grave[111]. Os sítios gastrointestinais mais comumente afetados são região ileocecal, cólon ascendente, jejuno, apêndice, duodeno, estômago, cólon sigmóide e reto[101,169].

O comprometimento gástrico isolado afeta geralmente a região do antro e a pré-pilórica. Estima-se que a incidência de tuberculose gástrica é de 0,003 a 0,21% nas autópsias de rotina, em oposição a 0,3 a 2,3% em autópsias de pacientes com tuberculose pulmonar recorrente[136].

A tuberculose gástrica isolada tem sido observada em pacientes com AIDS e leucemia aguda. Alguns casos são devidos à ingesta de leite infectado com tuberculose bovina[105].

Quadro clínico

A tuberculose gástrica geralmente cursa com sintomas inespecíficos, como dor epigástrica, emagrecimento, febre de origem indeterminada, síndrome obstrutiva (devido à obstrução pilórica) e hematêmese (devido a uma úlcera sangrante).

Diagnóstico

O diagnóstico de tuberculose extrapulmonar depende do conhecimento médico sobre a possibilidade desse acometimento em pacientes de alto risco, avaliação de culturas para *Mycobacterium* e exame patológico; contudo geralmente o número de *M. tuberculosis* nos tecidos afetados é pequeno, exceto se houver granuloma caseoso ou cavitações[71].

Estudos radiográficos demonstram o estômago dilatado com o antro deformado, estreitado, com ulcerações pré-pilóricas. Já a endoscopia digestiva alta demonstra úlceras, massas ou obstrução pilórica.

Na avaliação anatomopatológica, a presença de células gigantes de Langhans é sugestiva de granulomas tuberculosos, e a presença de bacilos álcool-ácido resistentes pode representar tanto tuberculose típica como uma infecção atípica por *Mycobacterium*.

Apesar de a cultura ser o exame-padrão ouro para o diagnóstico, a realização de PCR (*polimerase chain reaction* – reação da cadeia da polimerase) para avaliação da seqüência genética pode ser útil, porém somente a partir do estudo de escarro. Quando a cultura é realizada a partir de líquidos (abdominal, articular ou pleural), elas são mais difíceis de serem positivas devido à diluição[86].

O diagnóstico de tuberculose gástrica é feito principalmente pela endoscopia digestiva alta, com a observação de lesão ulcerosa em pequena curvatura de antro e região pré-pilórica, freqüentemente envolvendo duodeno[171] ou simulando tumor submucoso. A realização de biópsia tipicamente demonstra granuloma caseoso e a presença de bacilos álcool-ácido resistentes. Em uma minoria de casos, o diagnóstico pode ser confirmado por cultura de lavado gástrico ou de fezes[133].

Morfologicamente, as lesões tuberculosas no estômago podem ser ulcerativas, hipertróficas e infiltrativas. As ulcerativas perfazem 80% dos tipos, presentes como múltiplas ulcerações predominantemente em pequena curvatura de antro. Os outros tipos envolvem antro e piloro e, mais comumente, refletem a tuberculose gástrica primária. As lesões submucosas podem levar a estenoses anelares, simulando neoplasias malignas. Quando é extenso, o comprometimento gástrico pode simular linite plástica. O duodeno pode estar acometido em 10% das tuberculoses gástricas.

A biópsia por agulha fina, com acesso a tecido gástrico submucoso, pode ser de alta sensibilidade no diagnóstico de tuberculose gástrica[133].

Nos casos de tuberculose gástrica secundária, usualmente o envolvimento linfonodal é extenso, e a rota de disseminação é via tronco celíaco. As outras rotas de disseminação para o trato gastrointestinal incluem invasão mucosa por contigüidade, hematogênica, contigüidade de estruturas adjacentes ou superinfecção de úlceras ou neoplasias preexistentes[105].

O diagnóstico diferencial de tuberculose gástrica pode ser feito com adenocarcinoma gástrico, linfoma, úlcera péptica, doença de Crohn, sífilis e sarcoidose, uma vez que todas essas patologias podem cursar com alterações clínicas, endoscópicas, radiológicas e histopatológicas semelhantes.

O comprometimento simultâneo do estômago e duodeno reduz a possibilidade de câncer gástrico, que usualmente não ultrapassa o piloro, porém o mesmo não pode ser dito quanto à doença de Crohn, úlcera péptica e linfoma, sendo que este último tende a comprometer todo o estômago.

Tratamento

A maioria dos casos pode ser tratada com os medicamentos usuais contra a tuberculose, por 6 a 24 meses. A indicação de gastrectomia se impõe nos casos de refratariedade ao tratamento clínico, no sangramento intenso ou na obstrução.

Sífilis Gástrica

A incidência de sífilis nos Estados Unidos aumentou 34% de 1981 até 1989. Vários relatos demonstram a importância do reconhecimento das manifestações gastrointestinais da sífilis, devendo ser necessária a familiarização com os aspectos histopatológicos da doença. Doenças sexualmente transmissíveis raramente são consideradas no diagnóstico diferencial de pacientes com gastrite clínica. Entretanto, esse aumento na incidência dos casos de sífilis resulta num aumento do número de casos de gastrite sifilítica, de forma que, nos casos de inflamação da mucosa gástrica e ulceração, se a sífilis não for considerada como possível etiologia, o diagnóstico pode ser tardio, atrasando o tratamento adequado[85].

O envolvimento gástrico ocorre principalmente na sífilis secundária ou terciária, sendo muito difícil o seu reconhecimento clínico. A maioria dos casos de sífilis gástrica em estágios precoces apresenta-se morfologicamente como lesões estenosantes ou úlceras rasas na região antropilórica.

No tubo digestivo, o estômago é a região mais freqüentemente comprometida, sendo difícil avaliar sua freqüência; sua prevalência deve estar abaixo de 1% nos pacientes com sífilis[57,180].

Quadro clínico

O quadro clínico da sífilis gástrica não é característico e depende do tipo e da localização da lesão sifilítica. Os pacientes geralmente apresentam sintomas semelhantes aos da úlcera péptica. As manifestações clínicas mais

DOENÇAS INFECCIOSAS E GRANULOMATOSAS DO ESTÔMAGO

comuns são dor abdominal, vômitos e emagrecimento. Pode ocorrer hematêmese[7,48].

Nos estágios secundário e terciário da doença, a sífilis pode causar uma grande variedade de lesões gástricas que mimetizam várias outras patologias, desde gastrites simples ou doença ulcerosa péptica benigna até casos de linfomas e carcinomas gástricos[77,96].

Diagnóstico

Além das reações sorológicas para sífilis, endoscopia digestiva alta ou exames radiológicos contrastados são essenciais para documentar o envolvimento gástrico.

O diagnóstico de sífilis pode ser confirmado por testes sorológicos e pela demonstração de espiroquetas com corantes de prata (Warthin-Starry) ou imunofluorescentes a partir de biópsias gástricas. Mais recentemente, tem sido utilizada a reação da cadeia da polimerase (PCR) para o diagnóstico de sífilis gástrica em casos em que o aspecto histológico é duvidoso[72].

Os achados endoscópicos variam de nodularidade mínima e eritema a ulcerações profundas[96]. Nas fases iniciais (primária e secundária), verifica-se endoscopicamente que o estômago se apresenta de aspecto inflamatório, com múltiplas ulcerações superficiais, irregulares e com bordas serpiginosas, com coloração marrom-avermelhada ou violácea. Notam-se também edema e hiperemia da mucosa com áreas hemorrágicas na submucosa e erosões cobertas por muco. Biópsias endoscópicas devem ser realizadas para o estudo anatomopatológico e pesquisa de *Treponema pallidum*.

O estudo histopatológico dessas lesões mostra intenso infiltrado de leucócitos mononucleares, principalmente células plasmáticas, macrófagos e linfócitos.

Já nas lesões gástricas de sífilis terciária, as lesões são ulcerativas, ulceronodulares, nodulares ou infiltrativas. A ulcerativa é quase sempre múltipla, com bordas lisas e irregulares, plana, sendo difícil sua diferenciação com neoplasia maligna de estômago. O tipo nodular corresponde à denominação clássica da goma luética, sendo formada por lesões elevadas no antro. O tipo infiltrativo é constituído por neoformação localizada na submucosa que determina espessamento da mucosa gástrica e confere ao órgão o aspecto de linite plástica[96]. No estudo radiológico, observam-se desde alterações discretas, como distorção do pregueamento gástrico, até lesões tumorais.

Tratamento

O tratamento preconizado é a penicilina para todos os estágios da sífilis. A preparação usada (benzatina, procaína aquosa, aquosa cristalina), a dosagem e o tempo de tratamento dependem do estágio da doença e das manifestações clínicas.

Sífilis primária e secundária: penicilina benzatina G 2,4 milhões de unidades intramuscular (IM) em dose única.

Sífilis terciária: penicilina benzatina G 7,2 milhões de unidades IM em 3 doses de 2,4 milhões de unidades em intervalos de uma semana.

Em casos de alergia à penicilina, pode ser usada ceftriaxona[181,182].

Gastrite Flegmonosa

É um processo infeccioso bacteriano gástrico raro, que envolve as camadas submucosa e muscular própria do estômago. A gastrite necrotizante é uma variante da gastrite flegmonosa, sendo uma doença rara e freqüentemente fatal[88]. A gastrite flegmonosa pode ser dividida em duas entidades patológicas diferentes: gastrite difusa, envolvendo todo o estômago, e a gastrite focal, com envolvimento do antro, que é a área mais frequentemente envolvida[8]. Os microorganismos mais comumente envolvidos são estreptococos alfa-hemolíticos, estafilococos, *Escherichia coli* e *Proteus*, *Clostridium welchi* e *Haemophilus influenzae*. Entre esses, o estreptococo alfa-hemolítico é o mais freqüentemente isolado, com taxas de 70 a 75%.

A gastrite flegmonosa é mais freqüente em pacientes idosos, do sexo masculino, e naqueles acometidos por gastrite crônica, alcoolismo e hepatopatias, inclusive hepatite fulminante e cirrose. A gastrite flegmonosa e a gastrite necrotizante estão associadas à ingestão recente e excessiva de bebidas alcoólicas, infecções do trato respiratório, AIDS e outros estados de imunossupressão, lesão da mucosa gástrica e após derivações peritoneojugulares[12,165,193].

O quadro clínico é caracterizado por dor em abdome superior, náuseas, vômitos (o vômito purulento é patognomônico da infecção), febre e hipotensão. No exame físico há sinais evidentes de irritação peritoneal e, eventualmente, pode-se palpar massa em epigástrio. A evolução é geralmente rápida e fulminante, e o tratamento clínico é geralmente inefetivo. O diagnóstico pré-operatório é raro.

O diagnóstico é difícil, e na maioria dos casos é feito apenas no momento da cirurgia. Entretanto, a endoscopia com ou sem biópsia e a cultura do conteúdo gástrico podem estabelecer o diagnóstico. A parede gástrica está espessada e edematosa, com múltiplas perfurações, e a mucosa pode demonstrar granulações e exsudato preto-esverdeado.

A análise microscópica demonstra submucosa edemaciada e infiltrado polimorfonuclear intenso, além de inúmeros microorganismos gram-positivos e gram-negativos.

Em 75% dos casos, cultura do líquido peritoneal mostra o agente etiológico responsável[109]. O estudo radiológico simples do abdome pode demonstrar dister-

Gastrites Infecciosas por Vírus

Citomegalovírus

O citomegalovírus pode afetar o aparelho digestivo do esôfago ao ânus. A infecção gastrointestinal pelo citomegalovírus (CMV) geralmente ocorre em pacientes imunossuprimidos, principalmente aqueles com doença maligna, recebendo tratamento imunossupressivo e pacientes com AIDS; entretanto, a infecção gástrica por CMV já foi relatada em pacientes imunocompetentes[114]. O CMV pode causar inflamação gástrica ou ulceração isolada ou em associação com ulceração esofágica.

O quadro clínico é inespecífico, geralmente os pacientes apresentam dor epigástrica, náuseas e febre. Pode haver náuseas e vômitos intratáveis como principal característica. A gastrite por citomegalovírus pode cursar com gastropatia com perda de proteínas, além da presença de pólipos gástricos[185,191].

O diagnóstico definitivo é através da endoscopia com biópsia. A aparência gástrica na infecção por CMV pode ser variada, incluindo a presença de mucosa gástrica edemaciada e espessada, gastrite erosiva e ulcerações superficiais ou profundas, mucosa hemorrágica ou necrótica. Geralmente as ulcerações são múltiplas e em "saca-bocado", e a maioria das alterações gástricas ocorre na região do antro[141]. As características radiológicas não são específicas e podem até mesmo ter o aspecto de lesão em massa, sugestiva de neoplasia maligna.

O estudo microscópico da biópsia gástrica em pacientes com gastrite por CMV revela gastrite ativa crônica, com células gigantes com corpúsculos de inclusão de CMV, indicativa de infecção ativa. Inclusões intranucleares são a característica marcante da infecção por CMV em estudos com hematoxilina-eosina.

O tratamento é realizado com ganciclovir ou foscarnet, porém seu papel na gastrite por CMV é incerto.

Gastrite Herpética

Gastrite causada por vírus da família Herpes é bastante rara, com poucos casos descritos na literatura. Os vírus da família Herpes, principalmente o *Herpes simplex* e o *Varicella-zoster* vírus, geralmente infectam superfícies mucocutâneas, porém o envolvimento visceral já foi relatado em vários locais e quase sempre está associado à disfunção da imunidade[67]. A infecção por *Herpes simplex* geralmente envolve o esôfago, mas esse vírus já foi descrito como causador de infecção no estômago, cólon e reto.

Indivíduos adultos infectados pelos vírus *Herpes simplex* e *Varicella-zoster* geralmente tiveram uma infecção inicial prévia e permaneceram com o vírus latente até sua reativação, a qual geralmente ocorre após radioterapia, quimioterapia, câncer ou outros estados de imunossupressão.

---

são gástrica e ileal, ajudando pouco no diagnóstico. A ultra-sonografia de abdome é importante para o diagnóstico, uma vez que permite a observação do espessamento da parede gástrica e aumento da sua secreção[73].

A mortalidade da gastrite flegmonosa está em torno de 60%, mesmo com antibioticoterapia, principalmente devido à dificuldade no diagnóstico[70,155]. O tratamento definitivo é a drenagem cirúrgica e a gastrectomia parcial, com ressecção da área comprometida, combinada com altas doses de antibiótico de amplo espectro. Uma vez que os germes mais comuns são os estreptococos alfa-hemolíticos e os enterococos, penicilina e cefalosporinas são geralmente os antibióticos de escolha.

Gastrite Enfisematosa

A gastrite enfisematosa é considerada uma variante da gastrite flegmonosa. É causada por bactérias produtoras de gás, como, por exemplo, o *Clostridium welchii*.

Além dos fatores predisponentes citados anteriormente em relação à gastrite flegmonosa, a gastrite enfisematosa tem sido associada à ingestão de materiais corrosivos, cirurgias gástricas prévias, gastroduodenites e infarto gastrointestinal. Em crianças, quase sempre está relacionada à gastroenterite aguda prévia e desnutrição[94]. Em pacientes com cirrose, pode ocorrer após a administração de vasopressina, provavelmente devido à isquemia gástrica[17].

O quadro clínico e laboratorial é semelhante ao da gastrite flegmonosa, porém com evolução mais rápida. O estudo radiológico mostra bolhas gasosas na parede gástrica, podendo haver ar no sistema porta.

O tratamento é igual ao da gastrite flegmonosa, exceto pela antibioticoterapia, a qual deverá ser composta por antibióticos com cobertura para anaeróbios. Em crianças, a alimentação parenteral prolongada parece ser fundamental para a recuperação.

Helicobacter Pylori

Ver Capítulos 35 e 36.

Actinomicose Gástrica

A actinomicose primária do estômago é extremamente rara. Os sintomas incluem dor epigástrica, febre, abscessos intra-abdominais, fístulas e hemorragia digestiva alta. Os estudos radiológicos e endoscópicos quase sempre sugerem doença maligna ou úlcera péptica. O diagnóstico dessa infecção gástrica é muito difícil, e na maioria das vezes só pode ser confirmado pelo exame anatomopatológico, o qual mostra múltiplos abscessos e o agente infeccioso: *Actinomyces israelii*. O tratamento é realizado com penicilina ou amoxacilina por período prolongado[11,172,189].

Quadro Clínico

O quadro clínico é inespecífico. Pacientes imunossuprimidos geralmente apresentam sintomas como náusea, vômitos, febre, fadiga e emagrecimento[104].

Diagnóstico

O diagnóstico é realizado através da endoscopia digestiva alta com biópsias da mucosa gástrica comprometida e estudo anatomopatológico, estudo imunocitoquímico, ultra-estrutural, ou confirmação através da cultura do vírus por meio do material colhido.

O estudo radiológico com bário revela mucosa com aspecto de pedras de paralelepípedo (*cobblestone pattern*) e úlceras rasas com contornos irregulares. A endoscopia digestiva alta revela múltiplas placas lineares ou ulceradas e úlceras superficiais entrecruzadas que dão um aspecto de paralelepípedo à mucosa do estômago[88]. As úlceras são múltiplas, pequenas e uniformes.

O estudo anatomopatológico da biópsia gástrica revela várias células e grupos de células, com núcleos com aspecto de "vidro de garrafa", as características inclusões intranucleares eosinofílicas cercadas por halos, células gigantes multinucleadas e degeneração balonizante das células epiteliais. Apesar de esses achados estabelecerem o diagnóstico, eles estão freqüentemente ausentes nos pacientes infectados pelo vírus *Herpes simplex*. Na gastrite pelo vírus *Varicella-zoster* ocorrem erosões cobertas por neutrófilos nas glândulas gástricas, mas geralmente não existem as inclusões virais, que são diagnósticas[19]. Portanto, tanto no herpes mucocutâneo como no visceral, incluindo a gastrite herpética, a cultura viral a partir de tecido gástrico é o exame de escolha-padrão ouro para o diagnóstico[22,68,69,159].

Tratamento

O tratamento pode ser realizado com aciclovir ou outras drogas antivirais como o valaciclovir e o famciclovir, porém nenhum desses medicamentos tem eficácia comprovada para a gastrite herpética[181,182].

Gastrite Infecciosa por Fungos

Candidíase Gástrica

Candida albicans é a espécie de fungo com maior prevalência em humanos e a principal levedura patogênica que causa infecções oportunistas[120]. A candidíase gastrointestinal sintomática ocorre em indivíduos colonizados com *Candida* e que estão predispostos à infecção, seja por doença, debilidade ou redução local da resistência.

Vários fatores locais e sistêmicos do hospedeiro, além de fatores exógenos, aumentam a prevalência de colonização por *Candida* no trato gastrointestinal, além de ampliarem a transformação da forma colonizante para a forma virulenta: (1) idade avançada[20]; (2) imunidade alterada: a ausência de neutrófilos e monócitos não apenas predispõe à candidíase de mucosas mas está associada com a invasão da parede intestinal e subseqüente candidíase sistêmica[82]; (3) *diabetes mellitus*; (4) trauma local; (5) agentes antimicrobianos. A causa mais comum de taxas elevadas de colonização por leveduras e candidíase oral sintomática é o uso de antibióticos[152]; (6) corticosteróides; (7) bloqueadores H_2 e de bomba de prótons. Esses medicamentos, provavelmente pelo aumento do pH, facilitam a proliferação de *Candida*[14,115]; e (8) neoplasia maligna[176].

A infecção gástrica por *Candida* pode ocorrer em alcoólatras que ingerem agentes químicos corrosivos, como ácido sulfúrico e tiocianetos. A contaminação fúngica de úlceras gástricas não é incomum.

Os estudos radiológicos demonstram erosões aftóides pequenas, que representam o primeiro sinal radiológico de candidíase gástrica. As úlceras aftóides podem progredir para úlceras lineares profundas.

O diagnóstico é confirmado pela endoscopia digestiva alta com biópsia. A gastroscopia demonstra ulcerações aftóides lineares. O exame microscópico da biópsia gástrica revela resíduos com necrose fibrinóide demonstrando hifas ou pseudo-hifas.

O tratamento é realizado apenas para os casos sintomáticos, e o medicamento preconizado é o fluconazol, embora sua eficácia ainda não esteja comprovada.

Gastrites Causadas por Parasitas

Infecções gástricas causadas por parasitas são extremamente raras, embora alguns deles possam cursar com envolvimento gástrico; entre elas podem-se citar criptosporidiose, estrongiloidíase e ascaridíase. A criptosporidiose pode ser causa inclusive de estenose de antro gástrico em pacientes com AIDS. O *Strongyloides stercoralis* raramente acomete o estômago; porém, o organismo pode colonizar a mucosa gástrica sadia e estar associado com sangramento por úlcera péptica. Apesar de a ascaridíase gástrica ser extremamente rara, pode ocorrer obstrução gástrica intermitente causada pelos parasitas que habitam o estômago[18,28,43].

DOENÇAS GRANULOMATOSAS GÁSTRICAS

Doença de Crohn

A doença de Crohn é uma desordem de etiologia não definida que se caracteriza por inflamação transmural a partir da mucosa, freqüentemente levando à fibrose, formação de microperfurações e, por vezes, à formação de fístulas (ver Capítulo 57).

Os critérios diagnósticos da Clínica Lahey para a doença de Crohn gastroduodenal são os seguintes:

1. Presença de inflamação granulomatosa não-caseosa de estômago ou duodeno sem sinais de doença em outros segmentos do trato gastrointestinal e sem evidências de desordem granulomatosa sistêmica.
2. Doença de Crohn documentada em qualquer lugar do trato intestinal e achados radiológicos e endoscópicos de doença inflamatória difusa em estômago ou duodeno compatíveis com doença de Crohn[188].

Desde 1932, quando Crohn descreveu a ileíte regional, foram descritos vários outros tipos de comprometimento do aparelho digestivo[23], entre eles o comprometimento gastroduodenal. A literatura raramente se refere à doença de Crohn exclusivamente gástrica.

A prevalência de doença de Crohn gastroduodenal em adultos é de 0,5 a 4,0%[36,37,41,92,117,118,146,167,173,186], não havendo diferença significativa quanto à distribuição por sexo (relação homem–mulher de 1,2)[36,117,130,183,186,188]; quanto à idade, a distribuição é bimodal, prevalentemente de 11 a 14 anos[58,93,144,147], e a apresentação de sintomas da terceira à quarta década de vida, abrangendo o grupo de pacientes com estágio mais avançado de doença. A maioria dos pacientes submetidos à cirurgia está entre 13 e 70 anos de idade[113,117,125,130].

Quadro clínico

O quadro clínico apresenta-se bastante variável, havendo desde sintomas inespecíficos, como dor em abdome superior, emagrecimento e dor pós-prandial, a sintomas obstrutivos, como vômitos pós-prandiais. Podem também ocorrer hemorragia digestiva alta, peritonite por perfuração e anemia devido à perda crônica de sangue.

A perfuração é incomum; a anemia por sua vez é mais comum na doença de Crohn de apresentação gastroduodenal[113,117,125,140]. Em uma série de 89 pacientes com doença de Crohn somente gastroduodenal, estudada pela Clínica Lahey em acompanhamento de 11,7 anos, quase a totalidade dos casos desenvolveu doença distal (92,1%), 60% dos pacientes tinham comprometimento de estômago e duodeno por contiguidade e 40% somente do duodeno[117,118]. O comprometimento isolado do estômago é bastante raro, e o diagnóstico desse tipo de acometimento é dificultado pela baixa especificidade dos achados e pela associação de lesões distais precedentes que justificariam os sintomas (Tabela 39.1).

Diagnóstico

O diagnóstico diferencial da doença de Crohn gastroduodenal fica comprometido não apenas pela similaridade com outras manifestações inflamatórias do abdômen superior (principalmente da úlcera péptica) como também porque o processo inflamatório gastroduodenal pode estar associado à pancreatite[60,116,122,160] e ao envolvimento granulomatoso de vesícula e vias biliares, levando à formação de fístulas pancreatoduodenais e biliares[60,116,122,160].

A avaliação radiológica contrastada do trato gastrointestinal superior pode revelar estreitamentos, úlceras aftosas, fissuras longitudinais profundas, lesões em forma de paralelepípedos (*cobblestone*), estenoses e deformidades do tipo *tender* (*ham's horn*). A presença de inflamação na porção distal do estômago faz com que haja um estreitamento antropiloroduodenal com distensão proximal, assemelhando-se a um tubo com reservatório proximal, conferindo aparência similar a uma gastrectomia tipo Billroth I, e esse aspecto, quando presente, é patognomônico de doença de Crohn gastroduodenal[164] (Figs. 39.1 e 39.2).

O enema opaco pode demonstrar fístulas envolvendo cólon e/ou intestino delgado com estômago e duodeno[46,57,90,91,129,187]. A endoscopia digestiva alta detecta

Tabela 39.1
Sintomas da Gastrite por Doença de Crohn

Sintomas	Nº de pacientes
Dor em abdome superior	38 (70%)
Náuseas e vômitos	27 (50%)
Perda de peso	14 (26%)
Diarréia	12 (22%)
Hematêmese	4 (7%)
Anemia	1 (2%)

Yamamoto et al. (Queen Elizabeth Hospital, Burmingham).

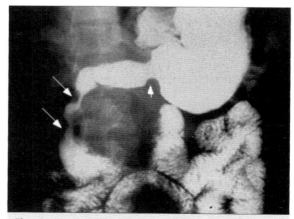

Fig. 39.1 — *Aspecto radiológico da doença de Crohn gastroduodenal com estreitamento antropiloroduodenal e distensão gástrica proximal.*

anormalidades com aspecto nodular do relevo mucoso e ulcerações aftóides, lineares, estreladas ou serpiginosas[117,118], além de permitir biópsia da lesão. O diagnóstico diferencial endoscópico se faz principalmente com úlceras pépticas e neoplasias gastroduodenais. A endoscopia esporadicamente detecta a presença de fístulas, tendo sua aplicabilidade em determinar doenças em atividade, principalmente em fase inicial, em que dificilmente pode ser detectada pela avaliação radiológica e presença de neoplasia.

O estudo anatomopatológico das biópsias usualmente demonstra somente o processo inflamatório focal, agregados linfóides e fibrose que se estendem à muscular da mucosa e granulomatose não-caseosa (Fig. 39.3)[147].

Tratamento

A terapia específica deve ser instituída com corticóides, 5-aminossalicilato, imunossupressores (azatioprina, ciclosporina, metotrexato, micofenilato mofetil), antibióticos, anticorpos monoclonais como o infliximab e moduladores/mediadores inflamatórios, embora a maior parte desses recursos ainda requeira mais estudos controlados.

Nugent e Roy[117,118] demonstraram que a maioria dos pacientes com doença de Crohn gastroduodenal tem bons resultados com corticoidoterapia intermitente, assim como pacientes com estenose parcial e ulcerações. Azatioprina e 6-mercaptopurina podem ser utilizadas em pacientes que permanecem sintomáticos apesar do uso de corticóides.

A dilatação endoscópica e a injeção local de esteróides para lesões gástricas distais ainda necessitam de comprovação[4,91,135,142]. As indicações cirúrgicas para pacientes com doença de Crohn gastroduodenal são principalmente em casos de obstrução, sangramento, dor refratária e perfuração.

Devido à morbidade e à mortalidade das cirurgias ressectivas em vigência de processo inflamatório intenso, as cirurgias de derivação como as gastroenterostomias (gastrojejunostomia e gastroduodenostomia) e duodenojejunostomia têm sido consideradas procedimentos de eleição no tratamento de doença de Crohn gastroduodenal, com bons resultados a curto prazo.

Antes de submeter o paciente a uma intervenção cirúrgica, é recomendável fazer estudo do trato gastrointestinal com endoscopia digestiva alta, colonoscopia, trânsito intestinal ou uso de cápsula para enteroscopia para avaliar a extensão da doença.

Outras doenças granulomatosas

Várias patologias granulomatosas além da doença de Crohn podem acometer o estômago. Sarcoidose, gastrite xantogranulomatosa e gastrite eosinofílica, entre outras, são patologias gástricas que acometem o estômago e também podem fazer alterações granulomatosas. Gastrite granulomatosa isolada (idiopática) também pode ocorrer[30,62,53]. Na sarcoidose, o estômago é o órgão mais afetado do trato gastrointestinal, com mais de

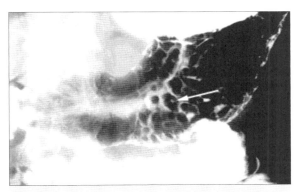

Fig. 39.2 — *Aspecto radiológico da doença de Crohn gástrica evidenciando úlceras (seta).*

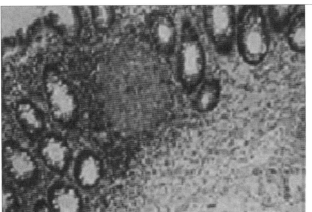
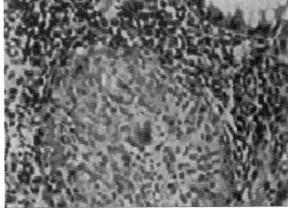

Fig. 39.3 — *Granuloma típico da doença de Crohn.*

60 casos relatados. Pode simular radiologicamente casos de linite plástica e doença de Ménétrier. A microscopia revela granulomas não-caseosos. Em alguns casos o diagnóstico diferencial com doença de Crohn é extremamente difícil. O tratamento baseia-se na terapia com corticosteróides[24,112,161].

A gastrite xantogranulomatosa é a inflamação da parede gástrica por histiócitos, células inflamatórias, células gigantes multinucleadas e fibrose[61].

A gastrite eosinofílica é uma condição de etiologia desconhecida que é caracterizada por eosinofilia periférica, infiltrado eosinofílico no trato gastrointestinal e sintomas gastrointestinais. O diagnóstico diferencial com neoplasia gástrica é importante e pode ser muito difícil[190]. Pacientes com envolvimento gástrico freqüentemente cursam com obstrução pilórica. O tratamento é realizado com glicocorticóides.

REFERÊNCIAS BIBLIOGRÁFICAS

1. Abcarian H, Nnaemeka J. Coloenteric fistulas. *Dis Colon Rectum* 21:281-6, 1978.
2. Alexander-Williams J, Haynes IG. Up-to-date management of smallbowel Crohn's disease. *Adv Surg* 20:245-64, 1987.
3. Alzeer A, Fitzgerald JM. Corticosteroids and tuberculosis: risks and uses of adjunct therapy. *Tuber Lung Dis* 74:6-11, 1993.
4. Anderson JM. Treatment of esophageal strictures with intralesional steroids. *Gastrointest Endosc* 41:333, 1995.
5. Archibald LK, den Dulk MO, Pallangyo KJ, Riller LB. Total *Mycobacterium tuberculosis* blood stream infections in febrile hospitalized adults in Dar es Salaan, Tanzania. *Clin Infect Dis* 26:290-6, 1998.
6. Artenstein AW, Kim JH, Williams WH, Chung RCY. Isolated peripheral tuberculous lymphadenitis in adults: current clinical and diagnostic issues. *Clin Infect Dis* 20:876-82, 1995.
7. Atten MJ, Attar BM, Teopengco E, et al. Gastric syphilis: A disease with multiple manifestations. *Am J Gastroenterol* 89:2227-9, 1994.
8. Aviles JF, Fernandez-Seara J, Barcena R, Domiinguez F, et al. Localized phlegmonous gastritis: endoscopic view. Endoscopy 20:38-9, 1988.
9. Beck PL, Lay TE, Bluestein PK: Esophageal Crohn's disease: Treat the inflammation, not just the symptoms. *Dig Dis Sci* 40:837, 1995.
10. Bentz RR, Dimcheff DG, Nemiroff MJ, Tsang A, Weg JG. The incidence of urine culture positive for Mycobacterium tuberculosis in a general tuberculosis patient population. *Am Rev Respir Dis* 111:647-50, 1975.
11. Berardi R. Abdominal actinomycosis. *Surg Gynecol Obstet* 149:257, 1990.
12. Blei ED, Abrahams C. Diffuse phlegmonous gastroenterocolitis in a patient with an infected peritoneojugular venous shunt. *Gastroenterology* 84:636-9, 1983.
13. Boachie-Adjei O, Squilante RB. Tuberculosis of the spine. *Orthop Clin North Am* 27:95-103, 1996.
14. Boero M, Pera A, Andruilli A, et al. *Candida* overgrowth in gastric juice of peptic ulcer subjects and short and long-term treatment with H_2-receptor antagonists. Digestion 28:158-63, 1983.
15. Brody JM, Miller DK, Zeman RK et al. Gastric tuberculosis: A manifestation of acquired immune deficiency syndrome. *Radiology* 159:347-8, 1986.
16. Broe PJ, Bayless TM, Cameron JL: Crohn's disease: Are enteroenteral fistulas an indication for surgery? *Surgery* 91:249-53, 1982.
17. Champault G, Michel F, Callard P, Patel JC. Gastrite emphysemateuse et vasopressine. *Gastroenterol Clin Biol* 2:745-9, 1978.

18. Choudhuri G, Saha S, Tandon R: Gastric ascariasis. *Am J Gastroenterol* 81:788-9, 1986.
19. Clayton F, Clayton CH. Gastrointestinal pathology in HIV-infected patients. *Gastroenterol Clin North Am* 26:191-240, 1997.
20. Cohen R, Roth FJ, Delgado F, et al. Fungal flora of the normal human small and large intestine. *N Engl J Med* 280:638-41, 1969.
21. Collier PE, Turowski P, Diamond DL. Small intestinal adenocarcinoma complicating regional enteritis. *Cancer* 55:516-21, 1985.
22. Corey L, Spear P. Infections with herpes simplex viruses. *N Engl J Med* 314:749-57, 1986.
23. Crohn BB, Ginzburg L, Oppenheimer GD: Regional ileitis: A pathologic and clinical entity. *JAMA* 99:1323-28, 1932.
24. Croxon S, Chen K, Davidson A. Sarcoidosis of the stomach. *Digestion* 38:193-6, 1987.
25. Cynn W, Chon H, Gureghain PA, et al. Crohn's disease of the esophagus. *AJR Am J Roentgenol* 125:359-64, 1975.
26. D'Haens G, Rutgeerts P, Geboes K et al. The natural history of esophageal Crohn's disease: Three distinct patterns of evolution. *Gastrointest Endosc* 40:296-300, 1994.
27. Davidson JAT, Sawyers JL: Crohn's disease of the esophagus. *Am Surg* 49:168-72, 1983.
28. Dees A, Batenburg P, Umar H, et al. *Strongyloides stercoralis* associated with a bleeding gastric ulcer. *Gut* 31:1414-5, 1990.
29. Doucet-Populaire F, Lalonde V, Carpentier E, Bourgoin A, Dailoux M, Bollet C, et al. A blind study of the polymerase chain reaction for the detection of Mycobacterium DNA. Azay Mycobacteria Study Group. *Tuber Lung Dis* 77:358-62, 1996.
30. Ectors NL, Dixon MF, Geboes KJ, et al. Granulomatous gastritis: A morphological and diagnostic approach. *Histopathology* 23:55-61, 1993.
31. Eisenberger CF, Izbicki JR, Broering DC, et al. Structureplasty with a pedunculated jejunal patch in Crohn's disease of the duodenum. *Am J Gastroenterol* 93:267-9, 1998.
32. Elliot AM, Luo N, Tembo G, Halwiindi B, Steenbergen G, Machiels L, et al. Impact of HIV on tuberculosis in Zambia: a cross-sectional study. *BMJ* 301:412-5, 1990.
33. Escobar JA, Belsi MA, Duenas A, Medina P. Mortality from tuberculosis meningitis reduced by steroid therapy. *Pediatrics* 56:1050-5, 1975.
34. Fanning A, Lobay L. *Renal tuberculosis in Alberta*. Ottawa: Royal College of Physicians and Surgeons, 1980.
35. Farman J, Faegenburg D, Dallemand S, et al: Crohn's disease of the stomach: The "ram's horn"sign. *AJR Am J Roentgenol* 123:242-51, 1975.
36. Farmer RG, Hawk WA, Turnbull RB: Crohn's disease of the duodenum (transmural duodenitis): Clinical manifestations. Report of 11 cases. *Am J Dig Dis* 17:191-8, 1972.
37. Farmer RG, Whelan G, Fazio VW. Long-term follow-up of patients with Crohn's disease: Relationship between the clinical pattern and prognosis. *Gastroenterology* 88:1818-25, 1985.
38. Fazio VM, Galandiuk S, Jagelman DG, et al. Strictureplasty in Crohn's disease. *Ann Surg* 210:621-5, 1989.
39. Fazio VM, Tjandra JJ, Lavery IC, et al: Long term follow-up pf strictureplasty in Crohn's disease. *Dis Colon* 36:355-61, 1993.
40. Fernandez de la Peubla Gimenez RA, Lechuga Varona MT, Garcia Sanchez JE, et al. Gastric tuberculosis: A report of two cases. *Gastroenterologia y hepatologia* 18:125-8, 1995.
41. Fielding JF, Toye DKM, Beton DC, et al. Crohn's disease of the stomach and duodenum. *Gut* 11:1001-6, 1970.
42. Fitzgibbons TJ, Green G, Silberman H, et al: Management of Crohn's disease involving the duodenum, including duodenal cutaneous fistula. *Arch Surg* 1980; 115:1022-8.
43. Forester G, Sidhom O, Nahass R, et al. AIDS-associated cryptosporidiosis with gastric stricture and a therapeutic response to paromomycin. *Am J Gastroenterol* 89:1096-8, 1994.
44. Foutch PG, Ferguson DR. Duodenal Crohn's disease complicated by common bile duct obstruction: Report of a case and review of the literature. *Am J Gastroenterol* 79:520-4, 1984.

45. Franklin RH, Taylor S. Nonspecific granulomatous (regional) esophagus. *J Thorac Surg* 19:292-7, 1950.

46. Freedman PG, Dieterich DT, Balthazar EJ. Crohn's disease of the esophagus: Case report and review of the literature. *Am J Gastroenterol* 79:835-8, 1984.

47. Fresko D, Lazarus S, Dotan J, et al. Early presentation of carcinoma of the small bowel in Crohn's disease: Case reports and review of the literature. *Gastroenterology* 82:783-9, 1982.

48. Fyfe B, Poppiti R, Lubin J, et al. Gastric syphilis — primary diagnosis by gastric biopsy: Report of four cases. *Arch Pathol Lab Med* 117:820-3, 1993.

49. Goh SH, Ravintharan T, Sim SC, Chang HC. Gastric ulceration with acute bleeding from tuberculosis of the stomach: A case report. *Ann Acab Med* 1994; 23:903-6, 1994.

50. Goldman M. The surgical management of abdominal tuberculosis. *Surg Annu* 21:363-72, 1989.

51. Good RW. Tuberculosis of the stomach: Analysis of cases recently reviewed. *Arch Surg* 22:415-25, 1931.

52. Gore RM, Grahremani GG. Crohn's disease of the upper gastrointestinal tract. *Crit Rev Diagn Imaging* 25:305-31, 1986.

53. Gottlieb C, Alpert S: Regional jejunitis. *AJR Am J Roentgenol* 38:881-3, 1937.

54. Grahremani GG, Gore RM, Breuer RI, et al. Esophageal manifestations of Crohn's disease. *Gastrointest Radiol* 1982;7:199-203.

55. Greenstein AJ, Present DH, Sachar DB, et al. Gastric fistulas in Crohn's disease. Report of cases. *Dis Colon Rectum* 32:888-92, 1989.

56. Greenstein AJ, Sachar DB, Smith H, et al. A Comparison of cancer risk in Crohn's disease and ulcerative colitis. *Cancer* 48:403-7, 1980.

57. Greenstein DB. Gastric syphilis. Report of seven cases and review of the literature. *J Clin Gastroenterol* 18(1): 4-9, 1994.

58. Griffiths AM, Alemayehu E, Sherman P. Clinical features of gastroduodenal Crohn's disease in adolescents. *J Pediatr Gastroenterol Nutr* 8:166-71, 1989.

59. Grosskopf I, Ben David A, Charach G, Hochman I, Pitlik S. Bone and joint tuberculosis-a ten-year review. *Isr J Med Sci* 30:278-83, 1994.

60. Gschwantler M, Kogelbauer G, Klose W, et al. The pancreas as a site of granulomatous inflammation in Crohn's disease. *Gastroenterology* 108:1246-9, 1995.

61. Guarino M, Reale D, Micoli G, et al. Xanthogranulomatous gastritis: Association with xanthogranulomatous cholecystitis. *J Clin Pathol* 46:88-90, 1993.

62. Gumaste V, Janowitz H, Waye J. Granulomatous gastritis: A case report and review of the literature. *Am J Gastroenterol* 84:1315-8, 1989.

63. Gupta B. Pyloric obstruction due to gastric tuberculosis: An endoscopic diagnosis. *Postgrad Med* 66:63-5, 1990.

64. Guye SN, Prior P, McCartney JL, et al. Malignancy in Crohn's disease. *Gut* 21:1024-29, 1980.

65. Hawker PC, Guge SN, Thompson H, et al. Adenocarcinoma of the small intestine complicating Crohn's disease. *Gut* 23:188-93, 1982.

66. Heller T, James SP, Drachenberg C, et al. Treatment of severe esophageal Crohn's disease with infliximab. *Inflamm Bowel Dis* 5:279-82, 1999.

67. Hirsch MS. Herpes group virus infections in the compromised host. In: Rubin RH, Young LS, eds. *Clinical approach to infection in the immunocompromised host*. New York, NY: Plenum Press, 347-51, 1988.

68. Hong J, Elgart M. Gastrointestinal complications of dematomal herpes zoster successfully treated with famciclovir and lactulose. *J Am Acad Dermatol* 38:279-80, 1998.

69. Howeler W, Goldberg H. Gastroesophageal involvement in herpes simplex. *Gastroenterology* 70:775, 1976.

70. Hu DCH, McGrath KM, Jowell PS, Killemberg PG. Phlegmonous gastritis: Successful treatment with antibiotics and resolution documented by EUS. *Gastrintest Endosc* 52:793-5, 2000.

71. Hurley JC, Andrew JH. Bacteriology and drug susceptibility of tuberculosis at St. Vicent's Hospital, Melbourne, 1962-1991. *Tuber Lung Dis* 74:163-6, 1993.

72. Inagaki H, Kawai T, Miyata M, Nagaya S, Tateyama H, Eimoto T. Gastric syphilis: polymerase chain reaction detection of treponemal DNA in pseudolymphomatous lesions. *Hum Pathol* 27:761-5, 1996.

73. Iwakiri Y, Kabemura T, Yasuda D, et al. A case of acute phlegmonous gastritis successfully treated with antibiotics. *J Clin Gastroenterol* 28:175-7, 1999.

74. Jacobson IM, Schapiro RH, Warshaw AL. Gastric and duodenal fistulas in Crohn's disease. *Gastroenterology* 89:1347-52, 1985.

75. Johnson O, Tsega E. Pyloric and gastric tuberculosis: A diagnostic problem. *Ethiopian Med J* 19:17-20, 1981.

76. Jones BV, Lichtenstein JE. Gastric syphilis: radiologic findings. *AJR Am J Roentgenol* 160(1):59-61, 1993.

77. Jones GW, Dooly MR, Shoenfield LJ. Regional enteritis with involvement of the duodenum. *Gastreoenterology* 51:1018-22, 1966.

78. Jouin H, Baumann R, Abbas A, et al. Les localizations oesogastroduodenales de la maladie de Crohn sont frequentes. *Gastroenterol Clin Biol* 10:549-53, 1986.

79. Kapoor VK, Sharma LK. Abdominal tuberculosis. *B J Surg* 75:2-3, 1988.

80. Katz S, Talansky A, Kahn E. Recurrent free perforation in gastroduodenal Crohn's disease. *Am J Gastroenterol* 78:722-5, 1983.

81. Kikal W., Pickleman J. Steinberg JJ, et al. Gastrocolic fistula in Crohn's disease. *Surg Gynecol Obstet* 146:701-4, 1978.

82. Kim MH, Rodey GE, Good RA. Defective candid acidal capacity of polymorphonuclear leukocytes in chronic granulomatous disease of childhood. *J Pediatr* 75:300-3, 1959.

83. Kim NH, Lee HM, Suh JH. Magnetic resonance imaging for the diagnosis of tuberculous spondylitis. *Spine* 19:2451-5, 1994.

84. Klein S, Greenstein SJ, Sachar DB. Duodenal fistula in Crohn's disease. *J Clinic Gastroenterol* 9:46-9, 1987.

85. Kolb JC, Woodward LA. Gastric syphilis. *Am J Emerg Med* 15(2):164-6, 1997.

86. Komsuoglu B, Goldeli O, Kulan K, Komsuoglu SS. The diagnostic and prognostic value of adenosine deaminase in tuberculous pericarditis. *Eur Heart J* 16:1126-30, 1995.

87. Kwong JS, Carignan S, Kang EY, Muller NL, FitzGerald JM. Miliary tuberculosis: diagnostic accuracy of chest radiography. *Chest* 110:339-42, 1996.

88. Lee EL, Feldman M. Gastritis and other gastropathies. In: Feldman: Sleisenger & Fordtran's gastrointestinal and liver disease 7th ed. Elsevier Science, 2002.

89. Lee KC, Tamoi TA, Lalwani AK, Schecter G. Contemporary management of cervical tuberculosis. *Laryngoscope* 102:60-4, 1992.

90. Lee KKW, Schraut WH. Diagnosis and treatment of duodenoenteric fistulas complicating Crohn's disease. *Arch Surg* 124:712-5, 1989.

91. Lee M, Kubik CM, Polhamus CD, et al. Preliminary experience with endoscopic intralesional steroid injection therapy for refractory upper gastrointestinal strictures. *Gastrointes Endosc* 41:598-601, 1995.

92. Legge DA, Carlson HC, Judd ES. Roentgenol features of regional enteritis of the upper gastrointestinal tract. *AJR Am J Roentgenol* 110:355-60, 1970.

93. Lenaerts C, Roy CC, Vaillancourt M, et al. High incidence fo upper gastrointestinal tract involvement in children with Crohn's disease. *Pediatrics* 83:777-81, 1989.

94. Leonidas JC. Gastric pneumatosis in infancy. *Arch Dis Child* 51:395-8, 1976.

95. Lewin KL, Ridell RH, Weinstein WM. Inflammatory disorders of the esophagus: Reflux and nonreflux types. In Lewin KJ, Riddell RH, Weinstein WM (eds): Gastrointestinal pathology and its clinical implications. New York, Igaku-Shoir, pp 342-3, 1992.

96. Long BW, Johnston JH, Wetzel W, Flowers RH 3rd, Haick A. Gastric syphilis: endoscopic and histological features mimicking lymphoma. *Am J Gastroenterol* 90(9):1504-7, 1995.

97. Madden JL, Ravid JM, Haddad JR. Regional esophagitis: A specific entity simulating Crohn's disease. *Ann Surg* 170:351-68, 1969.

98. Maher D, Harries A. Pericardial tuberculosis. *Postgrad Doctor Mid East* 14:242-6, 1996.

99. Malchow H, Glombitza R, Vestweber KH, et al. Crohn's esophagotracheal fistula: Failure of a nitinol coated stent [Abstract]. Gastroenterology 110:84, 1996.

100. Marshak RH. Granulomatous disease of intestinal tract (Crohn's disease). *Radiology* 114:3-22, 1975.

101. Marshall JB. Tuberculosis of the gastrointestinal tract and peritoneum. *Am J Gastroenterol* 88:989-99, 1993.

102. Mashako MNL, Cezard JP, Navarro J, et al. Crohn's disease lesions in the upper gastrointestinal tract: Correlation between clinical, radiological, endoscopic, and histological features in adolescents and children. *J Pediatr Gastroenterol Nutr* 8:442-6, 1989.

103. Mathis G, Sutterlutti G, Dirschmid K. Crohn's disease of the esophagus: Dilation of stricture and fibrin sealing of fistulas. *Endoscopy* 26:508, 1994.

104. McCrary M, Severson J, Tyring S. *Varicella-zoster* virus. *J Am Acad Dermatol* 41:1-14, 1999.

105. McGee G, Williams L, Potts J, et al. Gastrointestinal tuberculosis: Resurgence of an old pathogen. *Am Surg* 55:16-20, 1989.

106. Medlar EM, Spain DM, Hollidday RW. Post mortem compared with clinical diagnosis of genitourinary tuberculosis in adult males. *J Urol* 61:1078-88, 1949.

107. Meiselman MS, Ghahremani GG, Kaufman MW. Crohn's disease of the duodenum complicated by adenocarcinoma. *Gastrointest Radiol* 12:333-6, 1987.

108. Menitove S, Harris HW. Miliary tuberculosis. In: Schlossberg D, editor. *Tuberculosis*. 2nd ed. New York: Springer-Verlag, 1988.

109. Miller AI, Smith B, Rogers AI. Phlegmonous gastritis. *Gastroenterology* 68:231-88, 1975.

110. Misra RC, Agarwall SK, Prakash P, et al. *Gastric tuberculosis*. *Endoscopy* 14:235-7, 1982.

111. Mitchell R, Bristol L. Intestinal tuberculosis: Analysis of 346 cases diagnosed by routine intestinal radiography on 5529 admissions for pulmonary tuberculosis. *Am J. Med Sci* 227:241-9, 1954.

112. Moretti AM, Sallustio G, Attimonelli R, et al. Gastric localization of sarcoidosis. *Recent Prog Med* 84:750-5, 1993.

113. Murray JJ, Scoetz DJ, Nugent FW, et al. Surgical management of Crohn's disease involving the duodenum. *Am J Surg* 147:58-65, 1984.

114. Nakagawa M, Tazawa J, Sakai Y, et al. Acute gastric mucosal lesions associated with cytomegalovirus infection in na immunocompetent adult. *J Gastroenterol Hepatol* 16:842-3, 2001.

115. Neeman A, Kadish U. Candidal infection of benign gastric ulcer. *Gastroenterology* 87:1406-7, 1984.

116. Newman LH, Welling JR, Present DH, et al. Crohn's disease of the duodenum associated with pancreatite: A case report and review of the literature. *Mt Sinai J Med* 54:429-32, 1987.

117. Nugent FW, Richmond M, Park SK. Crohn's disease of the duodenum. *Gut* 18:115-20, 1977.

118. *Nugent FW, Roy MA. Duodenal Crohn's disease: An analysis of 89 cases. Am J Gastroenterology* 84:249-54, 1989.

119. Oberhuber G, Hirsch M, Stolte M. High incidence of upper gastrointestinal tract involvement in Crohn's disease. *Virchows Arch* 432:49-52, 1998.

120. Odds FC. *Candida and candidosis: a review and bibliography*. 2nd edition London: Bailliere Tindall; p. 67, 1988.

121. Office of Special Health Initiatives. Tuberculosis in Canada, 1995 annual report. Ottawa: Health Canada; 1995.

122. Omata F, Arakawa H, et al. Crohn's disease associated with pancreatitis of unknown etiology: A case report. *Gastroenterol Jpn* 28:420-3, 1993.

123. Orda R, Sayfan J, Carmeli Y, et al. Surgical treatment for Crohn's disease of the fourth part of the duodenum. *J R Soc Med* 83:802-3, 1990.

124. Pace BW, Bank S, Wise L. Strictureplasty, an alternative in the surgical treatment of Crohn's disease. *Arc Surg* 119:861-2, 1984.

125. Paget ET, Owens MP, Peniston WO, et al: Massive upper gastrointestinal tract hemorrhage: A manifestation of regional enteritis of the duodenum. *Arch Surg* 104:397-400, 1972.

126. Parsons M. Tuberculous meningitis. *Tuberculomas and spinal tuberculosis: a handbook for clinicians*. Oxford: Oxford Medical Publications; 1988.

127. Penner C, Roberts D, Kunimoto D, Manfred J, Long R. Tuberculosis as a primary cause of respiratory failure requiring mechanical ventilation. *Am J Respir Crit Care Med* 151:867-72, 1995.

128. Perez-Piqueras J, Coca S, Silva C, Martinez D, Peralba J, Moreno M. Isolated gastric tuberculosis: A case report. *Endoscopy* 25:376-80, 1993.

129. Pichney LS, Fantry GT, Graham SM. Gastrocolic and duodenocolic fistulas in Crohn's disease. *J Clin Gastroenterol* 15:205-11, 1992.

130. Poggioli G, Stocchi L, Laureti S, et al. Duodenal involvement of Crohn's disease: Three different clinicopathologic patterns. *Dis Colon Rectum* 40:179-83, 1997.

131. Post AB, van Stolk R, Broughan TA, et al. Crohn's disease of the gallbladder. *J Clin Gastroenterol* 16:139-42, 1993.

132. Prezmioslo RT, Mee AS: Omeprazole in possible esophageal Crohn's disease. *Dig Dis Sci* 39:1594-95, 1994.

133. Quantril SJ, Archer GJ, Hale RJ. Gastric tuberculosis presenting with massive hematemesis in association with acute myeloid leukemia. *Am J Gastroenterol* 91:1259-60, 1996.

134. Ramachandran P, Duraipondian M, Nagarajan M, Prabhakar R, Ramakrishnan CV, Tripathy SP. Three chemotherapy studies of tuberculous meningitis in children. *Tubercle* 67:17-29, 1986.

135. Ramboer C, Verhamme M, Dhondt E, et al: Endoscopic treatment of stenosis in recurrent Crohn's disease wit balloon dilation combined with local corticosteroid injection. *Gastrointest Endosc* 42:252-5, 1995.

136. Raviglione MC, Narain JP, Kochi A. HIV-associated tuberculosis in developing countries: clinical features, diagnosis and treatment. *World Health Organ Bull* 70:515-25, 1992.

137. Rholl JC, Yavorski RT, Cheney CP, et al. Esophagastric fistula: A complication of Crohn's disease. Case report and review of the literature. *Am J Gastroenterol* 93:1381-3, 1998.

138. Rieder HL, Snider DE, Cauthen GM. Extrapulmonary tuberculosis in the United States. *Am Rev Respir Dis* 141:347-51, 1990.

139. Rohweddler J. Abdominal tuberculosis: A disease poised for reappearance. *NY State J Med* 89:252-4, 1989.

140. Ross TM, Fazio VM, Farmer RG: Long-term results of surgical treatment for Crohn's disease of the duodenum. *Ann Surg* 197:399-406, 1983.

141. Ruiz AR Jr, Borum ML. Cytomegalovirus hemorrhagic gastritis. *AIDS Patient Care STDS* 15:1-5, 2001.

142. Rupp T, Earle D, Dick P, et al. Randomized trial of dilation plus intralesional steroids vs. dilation alone for benign gastroesophageal strictures [abstract]. *Gastrointest Endosc* 39:287, 1993.

143. Rutgeerts P, Onette E, Vantrappen G, et al. Crohn's disease of the stomach and duodenum. A clinical study with emphasis on the value of endoscopy and endoscopic biopsies. *Endoscopy* 12:288-94, 1980.

144. Ruuska T, Vaajalahti P, Arajarvi P, et al. Prospective evaluation of upper gastrointestinal. *Gastroenterol Nutr* 19:181-85, 1994.

145. Salpeter SR, Shapiro RM, Gasman JD. Gastric tuberculosis presenting as fever of unknown origin. *West J Med* 155:412-13, 1991.

146. Sandler RS, Golden AL. Epidemiology of Crohn's disease. *J Clin Gastroenterol* 8:160-65, 1986.

147. Schmidt-Sommerfeld E, Kirschner BS, Stephens JK. Endoscopic and histologic findings in the upper gastrointestinal tract of children with Crohn's disease. *J Pediatr Gastroenterol Nutr* 11:448-54, 1990.

148. Schmitz-Moormann P, Malchow H, Pittner PM. Endoscopic and bioptic study of the upper gastrointestinal tract in Crohn's disease patients. *Pathol Res Pract* 179:377-87, 1986.

149. Schoeman JF, Van Zyl LE, Laubscher JA, Donald PR. Effect of corticosteroids on intracranial pressure, computed tomographic findings, and clinical outcome in young children with tuberculous meningitis. *Pediatrics* 99:226-31, 1997.

150. Schriner KA, Mathisen GE, Goetz MB. Comparison of mycobacterial lymphadenitis among persons infected with human immunodeficiency virus and seronegative controls. *Clin Infect Dis* 15:601-5, 1992.

151. Second Congress of European Association of Urology. Urogenital tuberculosis, the present state in Europe. *Eur Urol* 3:257-75, 1977.

152. Seelig MS. The role of antibiotics in the pathogenesis of *Candida* infections. *Am J Med* 40:887-917, 1966.

153. Shapiro J, Goldblum J, Petras R. A clinicopathologic study of 42 patients with granulomatous gastritis: Is there really an "idiopathic" granulomatous gastritis? *Am J Surg Pathol* 20:462-70, 1996.

154. Sharif HS, Clark DC, Abed MY et al. Granulomatous spinal infections: MR imaging. *Radiology* 177:101-7, 1990.

155. Shultz MJ, van der Hulst RW, Tytgat GN. Acute phlegmonous gastritis. *Gastrointest Endosc* 44:80-3, 1996.

156. Sime PJ, Chilvers ER, Lietch AG. Miliary tuberculosis in Edinburgh-a comparison between 1984-1992 and 1954-1967. *Respir Med* 88(8):609-11, 1994.

157. Simmonds SD, Pitman RG, Macan L, et al. Duodenopancreatic fistula accompanying Crohn's disease of the distal duodenum. *Am J Gastroenterol* 84:800-3, 1989.

158. Singh B, Moodley J, Ramdial P, Haffejee AA, Royeppen E, Maharaj J. Primary gastric tuberculosis. A report of 3 cases. *S Afr J Surg* 34:29-32, 1996.

159. Sperling G, Reed G: Herpetic gastritis. *Dig Dis* 22:1033, 1977.

160. Spiess SE, Braun M, Vogelzang RL, et al. Crohn's disease of the duodenum complicated by pancreatitis and common bile duct obstruction. *Am j Gastroenterol* 87:1033-36, 1992.

161. Stampfl D, Grimm I, Barbot D, et al. Sarcoidosis causing duodenal obstruction: Case report and review of gastrointestinal manifestations. *Dig Dis Sci* 35:526-32, 1990.

162. Subei I, Attar B, Schmitt G et al. Primary gastric tuberculosis: A case report and literature review. *Am J Gastroenterol* 82:769-72, 1987.

163. Talavera W, Leasnau KD, Handwerger S. Extrapulmonary tuberculosis. In: Friedman LN, editor. *Tuberculosis: current concepts and treatment.* Boca Raton (FL): CRC Press; p. 113-39, 1994.

164. Thompson WM, Cockrill H, Rice RP. Regional enteritis of the duodenum. *AJR Am J Roentgenol* 123:252-61, 1975.

165. Tierney Jr LM, Gooding G, Bottles K, et al. Phlegmonous gastritis and *Haemophilus influenzae* peritonitis in a patient with alcoholic liver disease. *Dig Dis Sci* 32:97-101, 1987.

166. Tonkin AK, Witten DM. Genitourinary tuberculosis. *Semin Roentgenol* 24:305-18, 1979.

167. Tootla F, Lucas RJ, Bernacki EG, et al. Gastroduodenal Crohn's disease. *Arch Surg* 111:855-57, 1976.

168. Traube J, Simpson S, Riddell RH, et al: Crohn's disease and adenocarcinoma of the bowel. *Dig Dis Sci* 25:939-44, 1980.

169. Tromba JL, Inglese R, Rieders B, Todaro R. Primary gastric tuberculosis presenting as pyloric outlet obstruction. *Am J. Gastroenterol* 86:1820-2, 1991.

170. Tuberculosis case rates by state: United States, 1996. Atlanta: Centers for Disease Control and Prevention; 1996.

171. Turk JL. Granulomatous diseases. In: McGee JO, Isaacson PG, Wright NA, editors. *Oxford textbook of pathology.* Oxford: Oxford University Press; pp. 394-406, 1996.

172. Van Olmen G; Larmuseau MF; Geboes K, et al. Primary gastric actinomycosis: a case report and review of the literature. *Am J Gastroenterol* 79(7): 512-6, 1984.

173. Van Patter WN, Bargen JA, Dockerty MB, et al. Regional enteritis. *Gastroenterology* 26:347-450, 1954.

174. Vanderpool D, O'Leary JP. Primary tuberculous enteritis. *Surg Gynecol Obstet* 167:167-73, 1988.

175. Wald A. Enteric tuberculosis: Literature review. *Mt Sinai J Med* 54:443-9, 1987.

176. Walsh TJ, Merz WG. Pathologic features in the human alimentary tract associated with invasiveness of *Candida tropicalis. Am J Child Pediatr* 85:498-502, 1986.

177. Watts HG, Lifeso RM. Tuberculosis of bones and joints. *J Bone Joint Surg Am* 78(2):288-98, 1996.

178. Weissman D, Gumaste V, Dave P et al. Bleeding from a tuberculous gastric ulcer. *Am J Gastroenterol* 85:742-4, 1990.

179. Wilk PJ, Fazio V, Turnbull RB: The dilemma of Crohn's disease: Ileoduodenal fistula complicating Crohn's disease. *Dis Colon Rectum* 20:387-92, 1977.

180. Winters HA, Francesco VN, Bromberg K, et al. Gastric syphilis — few recent cases and a review of the literature. *Ann Intern Med* 116:314-9, 1992.

181. Workowski KA, Berman SM. CDC sexually transmitted diseases treatment guidelines. *Clin Intect Dis* 15:35(S2):S135-7, 2002.

182. Workowski KA. Sexually Transmittes Disease Treatment Guidelines 2002. *MMWR Morb Mortal Wkly Rep* 51(RR-6) 1, 2002.

183. Worsey MJ, Hull T, Ryland L, et al. Strictureplasty is an effective option in the operative management of duodenal Crohn's disease. *Dis Colon Rectum* 42:596-600, 1999.

184. Wright CL, Riddell RH. Histology of the stomach and duodenum in Crohn's disease. *Am J Surg Pathol* 22:383-90, 1998

185. Xiao SY, Hart J. Marked gastric foveolar hyperplasia associated with active cytomegalovirus infection. *Am J Gastroentero.* 96:223-6, 2001.

186. Yamamoto T, Allan RN, Keighley RB. An audit of gastroduodenal Crohn's disease: Clinicophalogic features and management. *Scand J Gastroenter* 34:1019-24, 1999.

187. Yamamoto T, Bain IM, Connolly AB, et al. Gastroduodenal fistulas in Crohn's disease. Clinical features and management. *Dis Colon Rectum* 41:1287-1292, 1998.

188. Yamamoto T, Bain IM, Connolly AB, et al. Outcome of stricturepllasty for duodenal Crohn's disease. *Br J Surg* 86:259-262, 1999.

189. Yang SH, Li AF, Lin J: Colonoscopy in abdominal actinomycosis. *Gastrointest Endosc* 51:236-8, 2000.

190. Yoh H, Natsugoe S, Ohsako T, et al. Eosinophilic granuloma of the stomach mimicking gastric cancer, report of a case. *Hepatogastroenterology* 48:606-8, 2001.

191. Yoshioka M. Protein-losing cytomegalovirus gastritis in a patient with Stevens-Johnson syndrome. *Digestion* 65:234-7, 2002.

192. Yu YL, Chow WH, Umphries MJ, Wong WR, Gabriel M. Cryptic tuberculosis. *Q J Med* 59(228):421-8, 1986.

193. Zazzo JF, Troché G, Millat B, et al. Phlegmonous gastritis associated with HIV-1 seroconversion. Endoscopic and microscopic evolution. *Dig Dis Sci* 37:454-9, 1992.

40

CAPÍTULO

Pólipos e Divertículos do Estômago e do Duodeno

Luiz Alberto Rodrigues de Moraes

PÓLIPOS

Introdução

O termo pólipo origina-se do grego *polyp*, que significa muitos pés. Define-se pólipo gástrico como qualquer lesão com impressão visual ou radiológica de nódulo que se eleva por cima da mucosa em direção à luz do órgão[15]. Nesse conceito podem incluir-se lesões que têm origem na própria mucosa: epiteliais, como os hiperplásicos e os adenomatosos; os mesenquimais, que têm origem abaixo da mucosa, como os leiomiomas, fibromas, lipomas e tumores vasculares; e os que se classificam como miscelâneas, tais como tumores carcinóides, pâncreas ectópico, pseudotumor inflamatório e os hamartomas[15,27,47].

Os pólipos epiteliais constituem o grupo mais comum, abrangendo aproximadamente 90% dessas lesões. Desses pólipos, os hiperplásicos correspondem ao tipo mais freqüente.

Quando se levam em conta os critérios anatomopatológicos, a conceituação é mais restrita, chamando-se de pólipo apenas as lesões de natureza benigna da mucosa, compostas primariamente de elementos epiteliais.

A incidência de pólipos gástricos varia de acordo com o método utilizado para avaliação, observando-se que em estudos de necropsias a incidência é de aproximadamente 10% de todos os tumores gástricos[11,15,53]. Em estudos clínicos, essa incidência é de aproximadamente 3%[15]. O fato de poder ocorrer aparecimento de carcinoma em pólipos gástricos benignos é defendido por muitos autores, porém ainda permanecem controvérsias, pelo fato de não haver evidências claras do desenvolvimento de carcinoma nesses pólipos, mas a presença ou não de metaplasia intestinal parece influenciar o aparecimento de lesões malignas[40].

Os pólipos duodenais são raros: sua prevalência é de 0,7% em séries de necropsias e de 0,9-1,4% nos estudos endoscópicos[19,41]. A freqüência global de pólipos duodenais aumenta muito se a hiperplasia das glândulas de Brunner estiver presente, ou se ainda considerarmos a presença de mucosa gástrica ectópica em bulbo duodenal, onde há relatos de presença de pólipos do tipo cistos de mucosa, hiperplasia foveolar e, mais raramente, pólipos adenomatosos[19,20].

A polipose familiar adenomatosa era previamente conhecida como polipose familiar de cólon, essa alteração de nome reflete o reconhecimento da existência de pólipos extracolônicos e câncer. A colectomia profilática tem diminuído a incidência de câncer colorretal. A mortalidade está, no momento, mais relacionada a câncer de duodeno e tumores desmóides.

O estabelecimento do risco de câncer duodenal em pacientes portadores de polipose familiar adenomatosa é complicada, pois, a despeito de 95% dos portadores apresentarem pólipos no duodeno, apenas 5% desenvolvem câncer[24].

Patogenia

Os verdadeiros pólipos gastroduodenais podem ser únicos ou múltiplos, podendo atingir até a chamada polipose difusa, com a existência de pólipos em toda a cavidade gástrica, atingindo preferencialmente o antro gástrico[11,14]. De uma forma geral, podem ser classificados em[17,19]:

1. *Pólipos neoplásicos*. Neste grupo podem ser englobados quatro tipos de pólipos gástricos, três deles equivalentes gástricos de lesões similares no cólon (adenomatoso, viloglandular e adenoma viloso), e um quarto, híbrido, entre o pólipo adenomatoso e o hiperplásico. Essas lesões podem ser sésseis ou pediculadas, e são geralmente únicas.

   Os adenomas gástricos podem ser únicos ou múltiplos, e ocorrem em todas as partes do estômago, embora mostrem certa predileção pelo antro gástrico. São encontrados em cerca de 0,4% das autópsias de rotina, em 0,7% dos exames radiológicos e em 1,5% dos exames endoscópicos[32].

2. *Pólipos hiperplásicos*. Representam o tipo mais comum dos pólipos e, também, sob o ponto de vista histológico, são considerados os mais complexos. Geralmente são múltiplos e sésseis, localizados no corpo e no antro, e, também de modo geral, têm menos de 2 cm, freqüentemente apresentando depressão na ponta. Apresentam, com freqüência, displasias epiteliais intensas e são formados por crescimento anormal de elementos glandulares. Parece haver relação com gastrite do tipo A[28].

3. *Hiperplasia foveolar*. Definida como alongamento da porção foveolar da mucosa, sem alteração dos elementos glandulares. Pode ocorrer atipia no epitélio foveolar, que geralmente está normal. Essas alterações do tipo erosão podem levar à confusão com pólipo do tipo hiperplásico. Pode ser ainda o substrato de uma erosão crônica ou regeneração mucosa[17].

4. *Pólipos de glândulas fúndicas*. Definidos como elevação polipóide de mucosa gástrica, normalmente séssil, composta por mucosa do tipo fúndica ou do corpo, na qual a porção glandular do epitélio está aumentada na extensão. São pólipos múltiplos e sésseis, com aproximadamente 1-5 mm.

Em algumas séries, apresentam-se como os de maior incidência e relacionam-se de perto com terapia de supressão ácida, principalmente com o uso de inibidores de bomba de prótons[3].

5. *Hiperplasia da glândula antral*. Também chamada de adenoma das glândulas de Brunner e pólipo adenomatoso heterotópico. É definida como pólipo composto de proliferação da glândula antral com cobertura normal da fovéola.

6. *Pólipos de retenção*. São idênticos, do ponto de vista histológico, aos pólipos de mesmo nome nos cólons, sendo comuns nas síndromes poliposas. Os pólipos de retenção são geralmente massas pediculadas de estruturas glandulares dilatadas, situadas em um estroma adenomatoso inflamado. Apresentam, com freqüência, a superfície ulcerada[17].

7. *Pólipos hamartomatosos*. São geralmente mais freqüentes em adultos do sexo feminino do que nos do sexo masculino, e localizados mais freqüentemente no fundo e no corpo gástrico. Histologicamente, são formados por glândulas oxínticas dilatadas e irregulares, e são associados a áreas de grande secreção ácida, como se pode observar em exames endoscópicos através da utilização do teste com vermelho-congo[25].

8. *Diferentes tipos de pólipos no mesmo estômago*. Vários pólipos podem estar presentes no estômago, havendo relatos de várias lesões neoplásicas concomitantes[40]. A presença de polipose gástrica difusa deve ser considerada condição pré-neoplásica devido ao fato de não se poder examinar todos os pólipos com biópsias endoscópicas, e dessa forma pode-se deixar um foco de neoplasia em um dos pólipos, motivo pelo qual se indica cirurgia quando ocorre polipose gástrica difusa. Essa indicação baseia-se no aspecto das lesões e em sua localização, o que determinará a extensão da ressecção[40]. Existem ainda os pólipos inflamatórios, que podem ocorrer também no esôfago distal e na junção esofagogástrica. Há relatos de desaparecimento dessas lesões após tratamento clínico do refluxo gastroesofágico ou após correção cirúrgica desse refluxo[56].

9. *Lesões polipóides não-classificadas*. Na maioria das vezes, é possível definir qual o tipo de pólipo presente no estômago através do exame endoscópico e do estudo histológico de biópsias gástricas, porém podem ocorrer casos em que isso não é possível, principalmente quando as amostras histológicas são insuficientes, recomendando-se então a retirada de todo o pólipo, principalmente para afastar a possibilidade da presença de carcinoma local. Nesse grupo podemos incluir também os pólipos inflamatórios, mais comumente encontrados na junção esofagogástrica[22,56].

Os pólipos podem ocorrer como parte das seguintes síndromes:

- *Síndrome de Gardner*. Os pólipos estão presentes em cerca de 70% dos pacientes portadores dessa síndrome, e neles os achados histopatológicos são semelhantes no estômago e no duodeno.

- *Síndrome de Peutz-Jeghers*. É uma doença autossômica dominante, caracterizada por polipose gastrointestinal e pigmentações mucocutâneas. Os pólipos são do tipo hamartomatosos e são encontrados no estômago em cerca de 20% dos pacientes.

- *Polipose juvenil*. Ocorre de forma esporádica ou dominante. Os pacientes começam a apresentar sintomas desde a infância. O envolvimento do cólon é universal, enquanto no estômago a freqüência do aparecimento dos pólipos é muito menor, e, nesse caso, são vistos pólipos de retenção.

- *Síndrome de Cronkhite-Canada*. Caracterizada por polipose gastrointestinal, alopecia, distrofia ungueal e hiperpigmentação[11,16,52]. A vasta maioria apresenta pólipos gástricos e colônicos estando os pólipos gástricos presentes em 96% dos casos[16,20,26,44,46,51]. Os pólipos são classificados como pólipos de retenção.

Quadro Clínico

A maioria dos pacientes tem entre 60 e 80 anos de idade[11,15,27,41,44,52,53], mas essa faixa etária pode ser variável de acordo com as síndromes específicas citadas anteriormente. A incidência é similar em ambos os sexos[27,52,53].

Na imensa maioria dos casos os pólipos são assintomáticos e não apresentam sintomas específicos. Pode ocorrer desconforto epigástrico em um percentual de 44 a 68% dos casos[11,20,25,28], acompanhado ou não de dor epigástrica, geralmente de fraca intensidade[20,44]. Outros sintomas que podem ocorrer são náuseas e vômitos, em cerca de 10 a 30% dos pacientes[10,11,27,44,53]. Hematêmese e melena ocorrem em cerca de 10 a 20% dos pacientes[11,20,27]. A presença de anemia crônica não é uma condição rara e pode ser o único sinal apresentado pelo paciente[25].

Alguns outros achados clínicos podem ocorrer menos freqüentemente, tais como disfagia, diarréia, queimação retroesternal e obstrução pilórica[11,20,25,27].

Nos pólipos duodenais, dependendo de sua localização, podemos observar a presença de icterícia. Deve ser lembrado ainda que os sintomas podem estar diretamente relacionados a número, tamanho, localização e tipo histológico do pólipo[5].

Diagnóstico

Os pólipos gástricos são na maioria das vezes assintomáticos e, por isso, são achados de estudos radiológicos e endoscópicos. Um estudo radiológico adequado com duplo contraste pode trazer altos índices de positividade, atingindo até 90%[25,32], com os pólipos apresentando-se como uma falha de enchimento, com superfícies lisas e regulares, exceto quando há ulceração grosseira na lesão, isso porque, quando as ulcerações são superficiais, não são detectadas no estudo radiológico. Podem ser únicos ou múltiplos e de tamanho variável. Determinados pólipos podem atingir grandes proporções e mesmo assim manter sua superfície regular.

A endoscopia digestiva alta é sem dúvida o método de escolha para o diagnóstico de pólipos gástricos e duodenais[18]. Esse exame permite não só o diagnóstico da presença da lesão mas também a retirada de material para estudo histológico através de biópsias, permitindo ainda, quando indicado, a exérese total do pólipo. Os aspectos radiológicos e endoscópicos, bem como o estudo histológico, são de grande importância na definição exata do tipo de pólipo existente, e deve-se sempre afastar um componente maligno na presença de um pólipo gástrico. Por essa razão é que todos os pólipos devem ser biopsiados e, sempre que possível e indicado, a polipectomia deverá ser realizada.

O grande desafio no diagnóstico dos pólipos gástricos é a demonstração ou não de um componente maligno. O aspecto endoscópico permite prever com certa segurança algumas de suas características. Lesões polipóides com mais de 2 cm, pediculadas ou sésseis, devem ser consideradas suspeitas de neoplasia e ressecadas. Quando sésseis, devem ser biopsiadas em vários pontos da lesão, principalmente em sua base. Esse conceito deve ser aplicado principalmente para os pólipos adenomatosos. Alterações da superfície dos pólipos observadas ao exame endoscópico devem ser avaliadas corretamente, e biópsias dessas áreas devem ser obtidas. Os pólipos hiperplásicos são exceções a essa regra, mesmo os de grande tamanho, devido ao baixo potencial maligno[51]. O estudo histológico do pólipo, se possível em sua totalidade, é muito importante para o diagnóstico definitivo e o planejamento terapêutico adequado.

O Grupo de Estudos Multicêntricos de Pólipos Gástricos, oriundo da Alemanha, em estudo endoscópico com análise histológica, recomenda, enfaticamente, a remoção completa, por um endoscopista experiente, de todos os pólipos gástricos de origem epitelial maiores que 5 mm. Na experiência do grupo, a biópsia com fórceps falha em cerca de 3% dos casos na identificação de lesões malignas. Na opinião de o grupo, apesar do sangramento ocorrer em 7,2% das polipectomias, a conduta conservadora clínica e o risco–benefício justificam o procedimento[36].

Os pólipos neoplásicos têm um potencial de transformação maligna maior do que os pólipos hiperplásicos, e cerca de 25% dos cânceres polipóides têm aí a sua origem[15]. Os outros tipos de pólipos não parecem apresentar potencial de malignação[52].

Tratamento

O tratamento dos pólipos gástricos varia de acordo com o número de pólipos, o tamanho e a histogênese. Sempre que possível, e quando indicado, os pólipos gástricos devem ser removidos e não apenas biopsiados[49]. Em caso de pólipo gástrico único com menos de 2 cm e de comprovada benignidade, a simples polipectomia endoscópica é o tratamento de escolha[11,18,20]. No caso de um pólipo séssil, neoplásico, com mais de 2 cm, em que a ressecção endoscópica completa não é possível, fazemse necessários a ressecção cirúrgica do pólipo e o seu estudo histológico para afastar a possibilidade de um carcinoma[1,4,6,11,28,52]. Quando existe um adenocarcinoma, a ressecção gástrica deve ser realizada de acordo com a localização do pólipo[11,27,33].

Nos casos de pacientes com múltiplos pólipos, deve-se fazer a ressecção endoscópica em tantas sessões quantas forem necessárias[29]. Na presença de pólipos neoplásicos múltiplos, adenomas gástricos múltiplos, principalmente se existe um ou mais pólipos com mais de 2 cm, bem como nos casos de polipose gástrica difusa, está plenamente justificada a ressecção cirúrgica, variando a extensão da ressecção de acordo com a localização dos pólipos[11,27,29,33,51]. Em casos de pólipos gástricos múltiplos caracterizados como hiperplásicos, císticos ou inflamatórios, a conduta terapêutica baseia-se no caráter benigno das lesões e na possibilidade de sua regressão espontânea[17,40].

Nos casos de pólipos duodenais, a remoção poderá ser necessária e dependerá do tamanho do pólipo, sua histogênese e dos sintomas por ele causado. Geralmente a hiperplasia das glândulas de Brunner não causa sintomas e regride espontaneamente. Nos casos de pólipos maiores que causam obstrução, sangramento ou mesmo icterícia, a ressecção endoscópica é o tratamento de escolha.

As complicações pós-polipectomia endoscópica são raras, e as mais freqüentes são sangramento, perfuração e perda do pólipo. A taxa de mortalidade gira em torno de 0,05%[17,23,49].

Os pacientes submetidos a polipectomia, seja endoscópica ou cirúrgica, devem ser acompanhados com endoscopia periódica a cada 3 ou 6 meses, principalmente nos casos de pólipos neoplásicos[20,25,28,51]. Nenhum seguimento é necessário após ressecção de pólipos mesenquimais.

Estudos randomizados bem conduzidos têm demonstrado que pólipos hiperplásicos desaparecem após a cura da infecção por *Helicobacter pylori*. Ohkanmsa, em estudo duplo-cego demonstrou que os pólipos hiperplásicos desaparecem em 71% dos pacientes que receberam terapia para erradicação e em 80% dos pacientes nos quais a infecção foi curada. Em contrapartida, nenhuma alteração foi observada no grupo controle[38].

DIVERTÍCULOS GÁSTRICOS

A palavra divertículo origina-se do latim *diverticulum* e significa desvio, que é um termo descritivo de sua forma macroscópica[42]. O primeiro divertículo gástrico de que se tem notícia na literatura foi descrito por Thomas Baille em 1973, como achado de necropsia[4,42]. A raridade dos divertículos do estômago e sua freqüente ausência de sintomas fazem com que eles sejam considerados de pouca importância. São lesões infreqüentes, e 75% dos divertículos gástricos localizam-se próximos ao cárdia e na parede posterior do estômago[42]. Muitos divertículos de antro gástrico, especialmente os intramurais, estão associados com pâncreas ectópico[42]. Não são comuns em associação com divertículos em outras localizações. Essas lesões podem, no entanto, ocasionar sintomas e complicações que devem ser lembrados para o diagnóstico diferencial com as úlceras pépticas[39]. Os divertículos de duodeno serão discutidos no Capítulo 56.

Patogenia e Patologia

Existe controvérsia na literatura com respeito à nomenclatura dos divertículos. Classicamente, os divertículos gástricos dividem-se em verdadeiros, também chamados de congênitos ou justacárdicos, que são aqueles que contêm todas as camadas do estômago, e em falsos, que contêm apenas a camada mucosa, sendo adquiridos e de localização justapilórica[4,39,42]. Atualmente prefere-se a nomenclatura dos divertículos gástricos conforme sua localização, pelo fato de alguns estudos sugerirem a ausência da camada muscular tanto nos divertículos congênitos como nos adquiridos.

Existe ainda controvérsia quanto ao período de desenvolvimento, se pós-natal ou durante a vida fetal[1].

Os divertículos adquiridos possuem duas variedades: pulsão e tração. Os divertículos de pulsão são o resultado da hipertensão intragástrica, tendo como causa a presença de bezoares, traumas ou qualquer condição que promova um súbito aumento da pressão intragástrica, atuando sobre um ponto fraco na parede gástrica, no local da entrada do feixe vasculonervoso ou entre dois feixes musculares divergentes[1,6,39,42]. Os divertículos de tração constituem a maioria das formações diverticulares sobre a parede gástrica na forma adquirida, e resultam de tracionamento exercido sobre a parede gástrica por doenças inflamatórias extragástricas — gânglios linfáticos, vesícula biliar, pâncreas, baço, tumores benignos e/ou malignos — podendo resultar também de aderências conseqüentes à cicatrização de úlceras[1,26,39]. Os divertículos gástricos são na maioria das vezes únicos, e ocorrem em qualquer idade, embora com predomínio entre a quarta e a quinta década. Incidem com maior freqüência no sexo feminino, e seu tamanho varia de 1 a 7 cm, enquanto o diâmetro dos divertículos verdadeiros raramente excede 2 cm[1,6]. O exame histopatológico da parede dos divertículos gástricos demonstra na maioria das vezes apenas um espessamento da mucosa ou uma discreta atrofia. A musculatura pode ainda estar associada com atrofia ou mesmo estar ausente em alguns casos[26,39].

Quadro Clínico

A dor epigástrica é o sintoma mais freqüente e é semelhante à dor ocasionada pelos processos ulcerosos. Podem ainda ocorrer náuseas, vômitos, e o sangramento pode ser um sintoma por vezes significativo. No entanto, mais de 50% dos portadores de divertículos gástricos são assintomáticos. Palmer, *apud* Raffin[42], chegou à conclusão de que essa lesão é uma importante fonte de sintomas inteiramente inespecíficos, como uma simples plenitude pós-prandial ou qualquer outro sintoma digestivo que por vezes não é valorizado pelo médico. Ainda podem ocorrer, em alguns pacientes, dor ao deitar-se e alívio desta à ingestão de alimentos. No entanto, ainda que os sintomas sejam inespecíficos, essa doença deve ser lembrada quando outras lesões já tiveram seu diagnóstico descartado. As complicações são raras, e as mais comuns são diverticulite, eructações fétidas, perfuração, torção com estrangulamento e hematêmese maciça[6,42]. Não existe uma tendência óbvia para a carcinogênese, mas ocasionalmente podem-se encontrar tumores nos divertículos[2,6].

Diagnóstico

Na maioria das vezes o diagnóstico é feito de maneira acidental, ou seja, é um achado de exame realizado por outro motivo. O exame radiológico caracteriza-se por uma imagem de retenção do contraste, de forma sacular, podendo ou não ter nível hidroaéreo, e que em posição ortostática projeta-se para fora do contorno normal do estômago. Os divertículos têm bordas definidas, sendo importante a técnica de duplo contraste com hipotonia gástrica para melhor definição da lesão. Podem passar despercebidos na rotina habitual em alguns casos, devido à sua localização na parede gástrica posterior[3,6,42].

Ao exame endoscópico, visualiza-se uma convergência regular de pregas para o orifício do divertículo, sendo esse o exame mais adequado para a identificação de possíveis complicações, como processos inflamatórios e hemorragia[6]. O diagnóstico diferencial deve ser feito com úlcera péptica, diversas formas de gastrite e outras patologias que possam causar sintomas dispépticos com localização preferencial no epigástrio. Devem-se levar em conta, ainda, possíveis sintomas relacionados ao tamanho, forma e volume do divertículo, localização e presença ou não de complicações.

Tratamento

Na maioria das vezes são assintomáticos e por isso não requerem qualquer tipo de tratamento[25]. Quando houver evidência de complicação, o tratamento cirúrgico está indicado. O tratamento clínico baseia-se em medidas de correção da dieta, utilizando dieta branda, antiácidos e antifiséticos e, ainda, a drenagem postural[1,6,26,42]. O tratamento cirúrgico está também indicado se os sintomas são relevantes e incapacitantes, desde que se comprove que esses sintomas são devidos à presença de divertículo. O procedimento cirúrgico de escolha é a amputação do saco diverticular, e a simples invaginação deve ser evitada.

DIVERTÍCULOS DO DUODENO

Ver Capítulo 56.

REFERÊNCIAS BIBLIOGRÁFICAS

1. Abrahão L, Treiger M, Juanm F, Guarino J. Divertículo do estômago. *Hospital* 73:121-30, 1968.
2. Adachi Y, Mori M, Haraguchi Y, Sugimachi K. Gastric diverticulum invaded by gastric adenocarcinoma. *Amer J Gastr* 82:807, 1987.
3. Adam L, Palance MD, Herve C et al. Gastric polyps; experience of a University Medical Center. *AJB* 97-09, 546 (Suppl) 2002.
4. Anaise D, Brand D, Smith N, Soroff H. Pitfalls in the diagnosis and treatment of a symptomatic gastric diverticulum. *Gastroint Endosc* 30:28-30, 1984.
5. Bar-Meir S, Hallak A, Barata M. Endoscopic removal of a giant duodenal polyp. *Endoscopy* 15:29-30, 1983.
6. Bicalho S A. Divertículos, vólvulo, dilatação gástrica aguda, corpos estranhos (bezoar), infecções crônicas e outras doenças raras. *In:* Dani R, De Paula Castro L (e cls.). *Gastroenterologia clínica*. 1 ed. Belo Horizonte, Guanabara Koogan, p. 286-304, 1981.
7. Borsch G, Ernst R, Saedi F. Excluded gastric mucosa presenting as a polypoid tumor in the duodenal stump after BII resection. *Gastroenterology* 21:593-4, 1983.
8. Bosseckert H, Reabe G. Multiple polyps in the stomach. How many polyps should be ectomized? *Endoscopy* 15:150-1, 1983.
9. Bulow S, Lauritsen K, Johansen A et al. Gastroduodenal polyps in familial poliposis coli. *Dis Col Rect* 28:90-3, 1985.
10. Burt R, Berenson M, Lee R, Tolman K et al. Upper gastrointestinal polyps in Gardner's syndrome. *Gastroenterology* 86: 295-301, 1984.
11. Condon RE. Doenças raras do estômago. In: Nyhus LH, Wastell C (e cls.). *Cirurgia do estômago e duodeno*. 3ª ed. Rio de Janeiro, Ed. Interamericana, 1982.
12. Condon RE. Unusual disorders of the stomach and duodenum. In: Nyhus LM, Wastell C (e cls.). *Surgery of the stomach and duodenum*. 3ª ed. Boston, Little, Brown and Company pp. 571-620, 1977.
13. Cristallini EG, Ascani S, Bolis GB. Association between histologic type of polyp and carcinoma in the stomach. *Gastrointest Endosc* 38:481-6, 1992.
14. Chuang JH, Chen WJ. Duodenojejunal intussuception secondary to hamartomatous polyp of Brunner's glands. *J of Ped Gastroenteral Nutr* 13:96-100, 1991.
15. Cruzvigo JL, Lopes-Otaza J et al. Cancer y pólipo adenomatoso gástrico. *Rev Esp Enf Ap Digest* 66:199-204, 1984.
16. Debray CH, Martin E. Benign gastric tumors. In: Bockus HL (ed). *Gastroenterology* 3ª ed. Philadelphia–London–Toronto. W.B. Saunders, pp. 1018-40, 1974.
17. Doyle T, Jarvis R. Reversal of changes in Cronkhite–Canada syndrome. *Austral Radiol* 28:19-22, 1984.
18. Eister K, Carson W, Eidt H, Thomasko A. Significance of gastric polypectomy (histologial aspect). *Endoscopy* 15:148-9, 1983.
19. Fezcko P, Halbert R, Ackerman L. Gastric polyps. *Radiology* 155: 581-4, 1985.
20. Franzin G, Novelli P, Fratton A. Hyperplastic and metaplastic polyps of the duodenum. *Gastrointest Endosc* 29: 140-2, 1983.
21. Ghazy A, Ferstemberg A, Shinya H. Endoscopic gastroduodenal polypectomy. *Ann Surg* 200:175-89, 1984.
22. Gibbons C, Harvey L. An ulcerated gastric diverticulum — a rare cause of haematemesis and melaena. *Postgraduate Med J* 60:693-5, 1984.
23. Glassman M, Bostwick HE, Godine L, Newman LJ. Endoscopic removal of inflamatory esophagogastric polyps in children. *Ped Gastroenteral Nutr* 13:110-4, 1991.
24. Groves CJ, Saunders BP, Spigelman AD, Phillips RKS. Duodenal cancer in patients with familial adenomatous polyposis (FAP): results of a 10 year prospective study. *Gut* 50:636-41, 2002.
25. Hughes RW. Gastric polyps and polipectomy: rationale, technique and complications. *Gastrointest Endosc* 30: 101-2, 1984.
26. Hshi H, Tatsuta M, Okuda S. Clinicopathological features and natural history of gastric hamartomatous polyps. *Dig Dis Sci* 34:890-4, 1989.
27. Junior N, Carvalho A. Divertículos gástricos. Rev *Bras Med* 26:337-42, 1969.
28. King RM, Van Heerden JÁ, Weiland LH. The management of gastric polyps. *Sur Gynecol Obstet* 155:846-8, 1982.
29. Koch H, Vierbahn B. Gastrointestinal polyps — the significance of polypectomy in the stomach. *Endoscopy* 15:144-7, 1983.
30. Laxen F, Kekki M, Sipponen P, Siurala M. The gastric mucosa in stomachs with polyps: morphologic and dynamic evaluation. *Scand J Gastroenterol* 18:503-11, 1983.
31. Lee RR, Burt RW. The histopatology of fundic gland polyps of the stomach. *AJCP* 86:498-502, 1986.
32. Lin PL, Brown DB, Deppsich L. Gastric xanthelasma in hyperplastic gastric polypsis. *Arch Pathol Lab Med* 113:428-30, 1989.
33. Marshak RH, Lindner AE, Maklansky D. Gastric polyps. *Mount Sinai J* 50:8-18, 1983.
34. Miner PB, Harri JE, Maclhee MS. Intermitent gastric outlet obstruction from a pedunculated gastric polyp. *Gastrointest Endosc* 28:219-20, 1982.
35. Morrissuy JF. Small polypoid lesions of the stomach. *Gastrointest Endosc* 28:266-7, 1982.

36. Muehldorfer SM, Stolte M, Martins P, Hahn EG, Ell C. Diagnostic accuracy of forceps versus polipectomy for gastric polyps: a prospective multicentre study. *Gut* 50:465-470, 2002.

37. Nishiura M, Hirota T, Itabashi M et al. A clinical and histopathological study of gastric polyps in familial polypoids coli. *Am J Gastroenterol* 79:98-103, 1984.

38. Ohkusa T, Takashimizu I, Fujika K et al. Disappearance of hyperplastic polyps in the stomach after eradication of Helicobacter pylori. *Am Intern Med* 129:712-5, 1998.

39. Oliveira M, Speranzini M, Raia et al. Divertículo justacárdico do estômago. *Rev Hosp Clin Fac Med São Paulo* 22:82-9, 1967.

40. Orlowska, Pietrow D. Multifocal gastric carcinoma arising from hyperplastic and adenomatous polyps. *Am J Gastroenterol* 85:1629-34, 1990.

41. Paimela H, Tallgren l, Stenman S, Scheinin T. Multiple duodenal polyps in uraemia: a little known clinical entity. *Gut* 25: 259-63, 1984.

42. Raffin S. Divertículos, ruptura e vólvulos. *In:* Sleisenger Fordtran. *Enfermedades gastrointestinales*. 3 ed., Buenos Aires, Pan Americana 15:117-18, 1983.

43. Remmele W, Hartmann U, Von Der laden et al. Three other types of duodenal polyps mucosal cysts, focal foveolar hyperplasia, and hyperplastic polyp originating from islands of gastric mucosa. *Dig Dis Sci* 34:1468-2, 1989.

44. Rosc W, Hoer P. Hyperplasiogenic polyp in the duodenum. *Endoscopy* 15:117-8, 1983.

45. Sanders KM, Resnik SC, Owen DS. Erosive arthritis in Cronkhite-Canada syndrome. *Radiology* 156:309-10, 1985.

46. Sarre RG, Frost AG et al. Gastric and duodenal polyps in familial adenomatous polyposis: a prospective study of the nature and prevalence of upper gastrointestinal polyps. *Gut* 28:306-14, 1987.

47. Sarto Y, Ohkusa T, Endo s, Okayasu J. Detection of *Helicobacter pylori* in gastric hyperplasic polyps: comparison between foveolar in fundle polyps. *Eur J Gastroenterol Hepatol* 4 (suppl 1):89-92, 1992.

48. Schackelford G. Barium collections in the stomach mimicking intraluminal diverticula. *AJR* 139:805-6, 1982.

49. Scharf GM, Becker JHR, Laage NJ. Juvenile gastrointestinal polyposis or the infantile Cronkhite-Canada syndrome. *J Pediatric Surg* 1:953-4, 1986.

50. Seifert E, Gail K, Weismuller J. Gastric polypectomy longterm results (Survey of 23 centers in Germany). *Endoscopy* 15:8-11, 1983.

51. Smith HJ, Lee EL. Large hiperplastic polyps of the stomach. *Gastrointest Radiol* 8:19-23, 1983.

52. Snover DC. Benign epithelial polyps of the stomach. *Pathology Annual* 20:303-29, 1985.

53. Styles RA, Gibb SP, Silverman ML, Scholz FJ. Esophagogastric polyps: radiographic and endoscopic findings. *Radiology* 154:307-11, 1985.

54. Speer FD. Gastric polyps and their relationship to carcinoma of the stomach. *Am J Gastroenterol* 28:160-75, 1957.

55. Thompson HL, Oister JM. Neoplasm of the stomach other than carcinoma. *Gastroenterology* 15:185-243, 1950.

56. Zitsmann J, Schullinger J, Berdon WE. Inflammatory esophagogastric polyps: resolution following antireflux surgery. *J Ped Surg* 23:1016-17, 1988.

CAPÍTULO 41

Dilatação Aguda, Ruptura e Vólvulo do Estômago

João Batista Marchesini
João Caetano Dallegrave Marchesini

DILATAÇÃO AGUDA DO ESTÔMAGO

A dilatação aguda do estômago é uma entidade clínica que se define pelo seu próprio nome; foi descrita pela primeira vez por Rokitanski, em 1842[18].

Etiologia e Patogenia

Sua etiologia está fortemente ligada a um distúrbio motor do estômago. Parece tratar-se de um íleo paralítico segmentar relacionado a uma alteração do marcapasso gástrico[18]. Entre suas causas encontram-se a aerofagia em pacientes dispnéicos ou apreensivos, o uso de cateteres nasais de administração de oxigênio, a insuflação gástrica na indução anestésica por ventilação manual com máscara, a difusão de óxido nitroso no tubo digestivo por ocasião da anestesia, entre outras causas[33].

Pode passar despercebida no período pós-operatório imediato de intervenções cirúrgicas abdominais, mas é mais comum em situações como o uso excessivo de anticolinérgicos, medicação pré-anestésica, uso de ketamina como agente anestésico, operações em grandes politraumatizados, estresse, cetoacidose diabética, peritonites graves, mau estado geral, desnutrição e hemorragia digestiva alta[18,33]. Com o uso mais freqüente de descompressão do estômago através de sonda nasogástrica, essa situação tem se tornado rara, apesar de sua real incidência não ser conhecida[18,33].

A dilatação gástrica secundária à anorexia nervosa parece estar ligada à atonia gástrica, alterações neurogênicas do estômago secundárias à desnutrição, pinçamento aortomesentérico secundário à perda importante de peso, posição supina e ainda mais aos espasmos do cárdia e do piloro[3]. Em contrapartida, a bulimia nervosa também é descrita como causa de dilatação aguda do estômago[1,7]. Distúrbios hidroeletrolíticos secundários a vômitos repetidos podem ser importantes na patogenia da dilatação aguda em pacientes com bulimia nervosa.

A distrofia muscular de Duchenne foi descrita como uma das raras causas desta afecção[6]. A ingesta exagerada de alimentos no desjejum islâmico também foi relacionada à dilatação aguda do estômago e por isso denominada síndrome do Ramadã[7].

Qualquer que seja a causa, o estômago rapidamente distende com gás e secreção mucosa. O aumento da pressão intragástrica leva à congestão da mucosa, acarretando maior secreção gástrica. Não raramente ocorre sangramento no estômago. Cria-se um "terceiro espaço", manifestam-se a depleção do espaço extracelular e distúrbios hidroeletrolíticos. O aumento do volume do estômago leva a um fenômeno de compressão da veia cava inferior e da veia porta, com diminuição do retorno venoso ao átrio direito. Associado a um fenômeno reflexo "viscerocardíaco" estabelecem-se mais alterações hemodinâmicas, inclusive o choque[13,26]. Vômitos volumosos e súbitos podem ser aspirados, levando à pneumonia aspirativa ou asfixia[13].

Quadro Clínico

A despeito da evolução rápida, os sintomas iniciais podem ser insidiosos. O paciente sente desconforto e plenitude epigástrica, apresenta eructações, soluços, pirose, e vomita repetidamente material de estase. Às vezes o quadro clínico é dramático, mimetizando uma síndrome anginosa, infarto ou tromboembolismo pulmonar. O exame físico revela palidez, sudorese, bradicardia ou taquicardia e hipotensão. Distensão epigástrica progressiva é notada na inspeção juntamente com vasculejo gástrico à palpação, timpanismo abdominal alto à percussão e diminuição dos ruídos hidroaéreos à ausculta abdominal[18,33].

Diagnóstico

O diagnóstico é confirmado por exame radiológico simples de abdômen, que mostra a dilatação gástrica, e pela passagem de sonda nasogástrica, que drena abundante volume de secreção[33].

Tratamento

O tratamento consiste na drenagem através de sonda nasogástrica e correção dos distúrbios hidroeletrolíticos e metabólicos e das demais causas básicas[33].

A situação torna-se catastrófica quando a dilatação aguda é seguida de ruptura gástrica.

RUPTURA DO ESTÔMAGO

A ruptura do estômago, situação classificável como perfuração gástrica em peritônio livre, pode ser espontânea ou secundária à existência de outras doenças básicas.

Etiologia e Patogenia

A ruptura do estômago ocorre pelo aumento súbito da pressão intragástrica, num sistema de alça fechada. O conteúdo gástrico não consegue esvaziar-se nem pelo piloro (piloroespasmo, obstrução pilórica por alimento, vólvulo gástrico) e/ou nem pelo cárdia (cardioespasmo, gastrofundoplicatura prévia, angulação da junção esofagogástrica ou compressão dessa área contra o hiato esofagiano pelo estômago enormemente dilatado)[34].

Inúmeras são as causas de ruptura gástrica descritas, tais como esforço durante vômitos, administração de oxigênio por cateter nasal, respiração boca a boca acompanhada de massagem cardíaca por ocasião de manobras de ressuscitação, por barotrauma no uso de aparelhos de mergulho, uso excessivo de efervescentes, ingesta exagerada de bicarbonato de sódio (liberação de CO_2), aerofagia durante estado de mal asmático, esforço de tosse, trabalho de parto, estado de grande mal, levantamento de peso, intubação acidental do estômago[18,26,34,45,52,55].

Algumas situações estão relacionadas a aumento brusco de pressão em estômagos relativamente vazios, porém o mais comum é a ocorrência em estômagos previamente dilatados[30]. O local de eleição para a ruptura gástrica corresponde à pequena curvatura alta, área de menor elasticidade e menor número de pregas, à semelhança do esôfago inferior, que lacera ou rompe nas síndromes de Mallory–Weiss e de Boerhaave[18,26].

A ruptura secundária tem como substrato a presença de afecção que facilita esse acidente. Medicações eméticas usadas no tratamento de envenenamentos podem, através de vômitos incoercíveis, levar a esse acidente. A hérnia hiatal ou diafragmática estrangulada, situação rara, pode levar à ruptura do estômago. Nessa situação, ao fenômeno mecânico associa-se o fenômeno vascular decorrente da obstrução, o estrangulamento[9].

Relatam-se casos de ruptura gástrica secundária às anorexia nervosa e bulimia. A anorexia nervosa, que já foi descrita anteriormente na etiologia da dilatação gástrica, pode ocasionar a ruptura do estômago. Foi relatada também na bulimia após indução de vômitos, na tentativa de evitar-se ganho de peso[1, 45].

Outra situação de ruptura gástrica é a decorrente do traumatismo fechado de abdômen, que é infrequente e ocorre quando o estômago está repleto de alimentos[10]. Além do trauma por contusão fechada contra obstáculo, foi descrita a ruptura gástrica por cinto de segurança por ocasião de acidente automobilístico[16].

Donoghue descreve o caso de uma criança que, alimentada por sonda de gastrostomia, teve o nutriente injetado por bomba de infusão na via de insuflação do balão do cateter de Foley inserido no estômago. A consequência foi a ruptura do órgão[23]. A hemorragia digestiva por úlcera péptica, assim como a obstrução do duodeno por neoplasia pancreática, e lesões gástricas decorrentes de varicela têm sido descritas como causas menos comuns de ruptura do estômago[23,30,43].

No perído neonatal, a ruptura ocorre por defeitos congênitos, tais como gastrosquise, alterações da musculatura da parede do órgão, tocotraumatismos, distensão aguda do estômago durante a reanimação neonatal ou úlcera de decúbito no estômago por sonda nasogástrica de demora[47,48].

Quadro Clínico

A instalação do quadro clínico é aguda, através de dor epigástrica, sinais de irritação peritoneal, eventual hemorragia digestiva, hemoperitônio, além de sintomas e sinais sistêmicos decorrentes de alterações ou falência de múltiplos orgãos e sistemas. Basicamente, manifesta-se como uma peritonite aguda, com todas as suas repercussões.

Diagnóstico

O exame radiológico demonstra pneumoperitônio que precede ou cursa concomitantemente com os sinais e sintomas das causas básicas ou associadas[1,9,10].

Tratamento

O tratamento cirúrgico deve ser instituído precocemente, e consiste em laparotomia, evacuação do conteúdo peritoneal originado do estômago roto, sutura da laceração ou ressecção parcial ou total do órgão, na dependência da extensão da lesão, além de limpeza e drenagem adequadas da cavidade, de acordo com os princípios de tratamento das perfurações gástricas em peritônio livre. Cuidados gerais mais ou menos vigorosos serão instituídos de acordo com a gravidade do caso nos períodos pré, trans e pós-operatórios[23,26,30,41,52,55].

Vólvulo do Estômago

O vólvulo gástrico consiste numa torção do estômago em um dos seus eixos principais com obstrução parcial ou total de sua luz, e é decorrente de inúmeras causas[13,18,40].

A primeira publicação sobre essa afecção data de 1866, e foi feita por Berti[13]. Berg operou o primeiro caso com sucesso em 1897. A primeira documentação radiológica foi realizada por Roselet em 1920, e a primeira definição de vólvulo gástrico foi feita por Hodvard e Garbay em 1960[35,37,54].

Etiologia e Patogenia

Os vólvulos podem ser classificados de acordo com: (a) o eixo de rotação, em organoaxiais, mesentérico-axiais e mistos; (b) a extensão, em parciais ou totais; (c) a posição, em anteriores ou posteriores; (d) a etiologia, em idiopáticos (primários) e secundários; (e) a apresentação clínica, em agudos, crônicos e intermitentes; e (f) a gravidade, em vólvulos com e sem comprometimento vascular e com necrose gástrica[13,15,18,20,40,54].

O mesentérico-axial é responsável por dois terços dos vólvulos, e o misto é uma forma rara de apresentação[13]. O estômago permanece em sua posição graças a uma série de fixações anatômicas. O esôfago, o hiato esofágico, a membrana frenoesofágica, a artéria e veia gástrica esquerdas, por um lado, e o piloro com todas as suas fixações, por outro, mantêm o estômago fixo em seu eixo longitudinal. O ligamento gastro-hepático à direita e o ligamento gastroesplênico e o baço à esquerda mantêm o eixo transversal do órgão, além do não menos importante papel do ligamento gastrocólico[13,15,18].

De forma simplista, pode-se dizer que essa situação decorre da frouxidão de um dos quatro ligamentos do estômago, o gastro-hepático, o gastroesplênico, o gastrocólico ou o gastrofrênico[27.] Qualquer relaxamento de uma dessas fixações facilita o estômago a rodar em um de seus eixos ou em ambos, desenvolvendo o vólvulo gástrico[15,18,54].

O vólvulo gástrico poderá ser idiopático, porém com freqüência existe uma causa predisponente, como as hérnias do hiato esofagiano, as hérnias diafragmáticas traumáticas, as hérnias de Morgagni e as de Bochdalek, as hiperelevações diafragmáticas, os defeitos na parede abdominal, tais como hérnias, eventrações e onfaloceles, a distensão gástrica, a aerofagia, as neoplasias do estômago, a úlcera gástrica, a frouxidão ligamentar, a agenesia ligamentar, a agenesia esplênica, a síndrome de Ehler-Danlos e outras malformações congênitas[4,13,18,20,40,49,54].

A aproximação do cárdia ao piloro ou a fixação do órgão em um único ponto da pequena ou grande curvatura, com distorção anatômica, facilita o vôlvulo mesentérico axial, e a falta de fixações laterais desencadeia o vólvulo organoaxial[18].

Casos menos freqüentes foram descritos como vólvulo do estômago intratorácico após esofagectomia, secundário à grande distensão de cólon decorrente de atresia de reto, assim como a ocorrência em duas gerações consecutivas, sugerindo caráter hereditário dessa afecção[12,39, 53].

Quadro Clínico

A raridade dessa afecção e o seu polimorfismo levam à dificuldade no seu diagnóstico clínico[15]. A tríade de Borchardt e Lenormant, descrita em 1904, ou seja, a distensão e a dor epigástricas localizadas, impossibilidade de vômito e de passagem de sonda nasogástrica ao estômago, lembra o diagnóstico dessa situação[24,31,35,37].

Quando de instalação aguda, requer pronta resolução, sob pena de desencadear estrangulamento, isquemia, perfuração, choque e óbito[27]. A intensidade da rotação do vólvulo pode levar à maior ou menor gravidade do quadro clínico. Rotações de até 180 graus geralmente poupam a circulação do órgão. Acima disso, descritas até 360 graus, corre-se alto risco de isquemia e necrose do estômago[16,31,37].

A apresentação clínica do vólvulo de evolução crônica é atípica e insidiosa. Desconforto epigástrico, saciedade precoce e plenitude pós-prandial podem mimetizar doença biliar ou péptica gastroduodenal. Os sintomas poderão ser crônicos ou recorrentes[31].

A dor pode ser contínua ou intermitente, epigástrica ou retroesternal, às vezes pseudo-anginosa. Taquicardia, dispnéia episódica, disfagia, náuseas, vômitos e perda de peso também se fazem presentes[40].

Pode haver concomitância de outras afecções, como úlcera péptica e polipose gástrica, com sangramento e os respectivos sintomas e sinais da anemia ferropriva[5]. Obstrução da via biliar principal pelo hiato esofágico e sinais de isquemia cardíaca podem ocorrer muito raramente[24,36]. A pancreatite aguda também foi descrita associada ao vólvulo gástrico[42].

Diagnóstico

O exame radiológico simples de abdômen ou de tórax em posição ortostática revela uma dupla imagem hidroaérea no abdômen superior e eventualmente também no tórax. Esses exames também podem demonstrar uma hiperelevação diafragmática ou hérnia hiatal[25]. O exame radiológico contrastado de esôfago, estômago e duodeno, assim como o exame endoscópico, confirma o diagnóstico[44] (Figs. 41.1 a 41.3).

Tratamento

O tratamento do vólvulo é cirúrgico e corresponde à distorção do órgão, à correção da doença bási-

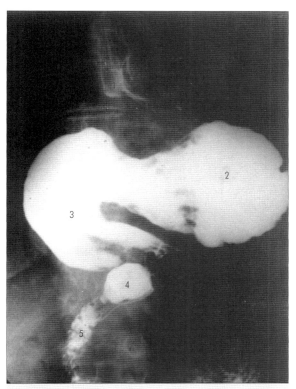

Fig. 41.1 — *Hérnia com vólvulo gástrico parcial intratorácico: (1) esôfago; (2) fundo gástrico; (3) antro gástrico; (4) bulbo duodenal; (5) segunda porção do duodeno.*

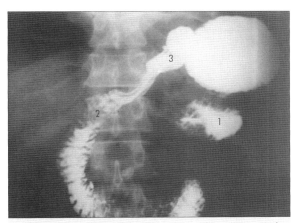

Fig. 41.2 — *Vólvulo gástrico intratorácico com rotação de 180º: (1) fundo gástrico; (2) duodeno; (3) antrogástrico.*

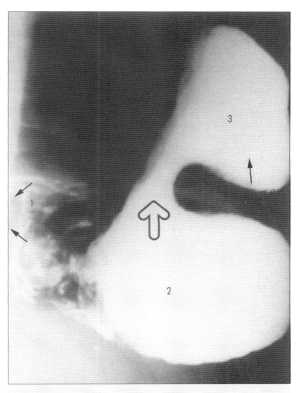

Fig. 41.3 — *Vólvulo gástrico intratorácico: (1) esôfago; (2) fundo gástrico; (3) antro gástrico. A seta indica o ponto de torção organoaxial do órgão.*

ca, quando secundário, e a alguma forma de gastropexia[25,44]. A distorção por via endoscópica em casos sem complicações vasculares tem sido possível em casos selecionados, mas a possibilidade de recidiva deve ser considerada, devendo a correção da doença básica e uma gastropexia serem realizadas posteriormente[38,44].

Se a causa for uma hérnia de hiato, hérnia diafragmática, eventração diafragmática ou hérnia de parede abdominal, estas serão corrigidas de acordo com a técnica vigente[25,44]. Se o fator predisponente for úlcera péptica ou neoplasia gástrica, impõe-se a gastrectomia, que, por si, não oferecerá condições de recidiva do vólvulo[25,44]. Entretanto, aos vólvulos idiopáticos ou ligados a frouxidão ligamentar impõe-se uma gastropexia, que poderá ser feita da grande e pequena curvaturas gástricas na parede abdominal ou por intermédio de dupla gastrostomia. Estas, quando num só ponto, podem facultar a sua recidiva[25,44].

A dupla gastrostomia percutânea com auxílio de um endoscópio, evitando a laparotomia, é uma promissora técnica alternativa[25,28].

O advento da cirurgia videolaparoscópica trouxe consigo também a opção de tratamento do vólvulo gástrico, dispensando a laparotomia clássica, minimizando o trauma e facultando o breve retorno do paciente às suas funções.

Qualquer que seja a forma clínica de apresentação ou a opção terapêutica disponível, o médico deve estar atento à existência da afecção para ao menos poder fazer o diagnóstico.

REFERÊNCIAS BIBLIOGRÁFICAS

1. Abdu RA, Garrtano D, Culver, O. Acute gastric necrosis in anorexia nervosa and bulimia. Arch Surg 122:830-2, 1987.
2. Aoyama K, Tateishi K. Gastric volvulus in three children with asplenic syndrome. J Pediatr Surg 21:307-10, 1986.
3. Backet SA. Acute pancreatitis and gastric dilatation in a patient with anorexia nervosa. Postgrad Med J 61:39-40, 1985.
4. Bahsin DK, Nagi B, Kochhar R, Singh K, Gupta NM, Mehta SK. Endoscopic management of chronic organoaxial volvulus of the stomach. Am J Gastroenterol 85:1486-8, 1990.
5. Ballardini G, Del Poggio P. Peptic ulcer and hyperplasic polyps in chronic gastric volvulus. Gastrointest Endosc 31:290, 1985.
6. Barohn RJ, Levine EJ, Olson JO, Mendell JR. Gastric hypomotility in Duchenne's muscular dystrophy. New Engl J Med 319:15-8, 1988.
7. Benson JR. Massive gastric dilatation and acute pancreatitis - a case of the "Ramadan syndrome"? Postgrad Med J 68:689, 1992.
8. Beqiri A, Vanderkolk WE, Scheeres D. Combined endoscopic and laparoscopic management of chronic gastric volvulus. Gastrointest Endosc 46:450-2, 1997.
9. Brume J, Driscoll P, Meehan SE, Pringle R. Strangulated paraoesophageal hiatus hernia with gangrene and perforation of stomach. Br J Clin Pract 40:127-8, 1986.
10. Brunsting LA, Morton JH. Gastric rupture from blunt abdominal trauma. J Trauma 27:887-91, 1987.
11. BrzezinskiW, Laskin MM, Wong KS. Acute mesenteroaxial gastric volvulus in an infant: a case report. CJS 36:233-5, 1993.
12. Casson AG, Inculet R, Finley R. Volvulus of the intrathoracic stomach after total esophagectomy. J Thor Cardiovasc Surg 100:633-4, 1990.
13. Cameron AEP, Howard ER. Gastric volvulus in childhood. J Pediatr Surg 22:944-7, 1987.
14. Canarelli JP, Collet LM, Ricard J. Un cas de volvulus gastrique aigu du nouveau-né. Chir Pediatr 28:59-60, 1987.
15. Caramuta U, Cigol P, Spivach A. Il Volvolo gastrico. Considerazioni cliniche. Min Chir 43:223-7, 1987.
16. Carragher AM, Cranley B. Sit-belt stomach transection in association with "Chance" vertebral fracture. Br J Surg 74:397.
17. Cohen-Solal JL, Caen D, Simon D, Bray M, Mazou JM, Denis J. Rupture gastrique au cours d'un état de mal asthmatique. J Chir (Paris) 121:541-2, 1984.
18. Condon RE. Disorders of the stomach and duodenum. In: Nyhus LM, Wastell C. Surgery of the stomach and duodenum 4th ed., Little, Brown and Company, Boston, 1986.
19. Cozart JC, Clouse RE. Gastric volvulus as a cause of intermittent dysphagia. Dig Dis Sci 43:1057-60, 1998.
20. Cybulski I, Himal HS. Gastric volvulus within the foramen of Morgagni. Can Med Assoc J 133:209-10, 1985.
21. Dagher M, MacMath TL, Seger I. Mesenteroaxial gastric volvulus in children. South Med J 77:768-70, 1984.
22. Daou R, Serhal S, Jureidini F, Demian PH. Hernie rétro-costo-xyphoïdienne de l'adulte. A propos de 3 observations. Chirurgie 118:59-62, 1992.
23. Donoghue ER, Lifschultz F. Stomach rupture by infusion pump and Foley catheter. J Forensic Sci 29:1225-8, 1984.
24. Eacle KA, St Yourchak PM. Transient myocardial ischemia resulting from gastric volvulus. N Engl J Méd 312:121, 1985.
25. Eckshauser ML, Ferron JP. The use of dual percutaneous endoscopic gastrostomy (DPEG) in the management of chronic intermittent gastric volvulus. Gastrointest Endosc 31:340-2, 1985.
26. Engelstein D, Stamler B. Gastric rupture complicating mouth-to-mouth resuscitation. Israel J Med sci 20:68-70, 1984.
27. Gean AD, DeLuca SA. Acute gastric volvulus. Am Fd Physician 34:99-100, 1986.
28. Ghosh S, Palmer KR. Double percutaneous endoscopic gastrostomy fixation: an effective treatment for recurrent gastric volvulus. Am J Gastroenterol 88:1271-2, 1993.
29. Godshall D, Mossallam U, Rosenbaum R. Gastric volvulus: Case report and review of the literature. J Emerg Med 17:837-40, 1999.
30. Harling H. Spontaneous rupture of the stomach. Acta Chir Scand 150:101-3, 1984.
31. Katkhouda N, Mavor E, Achanta K et al. Laparoscopic repair of chronic intrathoracic gastric volvulus. Surgery 128:784-90, 2000.
32. Koger K, Stone J. Laparoscopic reduction of acute gastric volvulus. Am Surg 59:325-8, 1993.
33. Kumar CM, Lawler PGP. Acute dilatation of the stomach during general anaesthesia. Br J Anaesth 59:1192-5, 1987.
34. Le Doux MS, Sillers MJ, Atkins CP. Spontaneous rupture of the stomach in an adult. South Med J 84:399-401, 1991.
35. Lemma F, Barbuscia M, Dattola P, Di Pietro N, Navarra G, Lo Forti B. Il volvolo gastrico. Contributo clinico. Min Chir 44:979-84, 1989.
36. Llaneza PP, Salt WB, Partyka EK. Extrahepatic biliary obstruction complicating a diaphragmatic hiatal hernia with intrathoracic gastric volvulus. Am J Gastroenterol 81:292-4, 1984.
37. Lopasso FP, Mello JB, Garrido AB, Gama-Rodrigues JJ. Volvo gástrico. Considerações sobre 22 casos. Rev Ass Med Bras 27:121-6, 1981.
38. Lowenthal MN, Fritsch E. Endoscopic reduction of acute gastric volvulus complicating motor neuron disease. Isr J Med Sci 21:552-3, 1985.
39. Mizrahl S, Vinograd I, Schiller M. Neonatal gastric volvulus secondary to rectal atresia. Clinical Pediatrics 27:302-4, 1988.
40. Noya G, Dettory G, Gallisai D, Spirito R, Muscas AG, Scanu G, Sala A Bacciu, PP, Meloni G, Biglioli P. Il volvolo gastrico. Considerazioni su due casi clinici. Min Chir 39:463-7, 1984.
41. O'Doherty DP, Baker AR, Barrie WW. Rupture of the stomach after hemorrhage from a gastric ulcer. Gastroenterology 991:212-3, 1986.
42. Oliver MJ, Wilson ARM, Kapila L. Acute pancreatitis and gastric volvulus occurring in a congenital diaphragmatic hernia. J Pediatric Surg 25:1240-1, 1990.
43. Paret G, Yahav J, Cohen O, Nass S, Barzilav Z. Varicella and perforation of the stomach. J Pediatric Gastroenterol Nutrition 10:121-5, 1990.
44. Patel. NM. Chronic gastric volvulus: report of a case and review of literature. Am J Gastroenterol 80:170-3, 1985.
45. Petrin C, Tacchetti G, Preciso G, Gallo F, Bernardi S, Mion M. Distension aiguë suivie de rupture gastrique après un accès de boulimie. A propos d'un cas J Chir (Paris) 127:213-5, 1990.
46. Sharma BC, Kapalanga NJB. Volvulus of the stomach. A case report. South Afr Med 68:48-9, 1985.
47. Solares-Telles M, Sobrevilla-Cruz R, Carrillo-Villareal Z. Perforación gástrica en el periodo neonatal. Bol Med Hosp Infant Mex 45:179-82, 1988.
48. Tan CEL, Kiely EM, Agrawal M, Brereton RJ, Spitz L. Neonatal gastrointestinal perforation. J Pediatric Surg 24:888-92, 1989.
49. Teague WJ, Ackroyd R, Watson DI et al. Changing patterns in the management of gastric volvulus over 14 years. Br J Surg 87:358-61, 2000.
50. Tsang TK, Walker R, Yu DJ. Endoscopic reduction of gastric volvulus. The alpha-loop maneuver. Gastrointest Endosc 42:244-8, 1995.
51. Tsang TK, Johnson YL, Pollack J et al. Use of single percutaneous endoscopic gastrostomy in management of gastric volvulus in three patients. Dig Dis Sci 43:1659-2665, 1998.
52. Van Der Loos TLJM, Lusterman FAT. Rupture of the normal stomach after therapeutic oxygen administration. Intensive Care Med 12:52-3, 1986.
53. Wasselle JA, Norman J. Acute gastric volvulus: Pathogenesis, diagnosis, and treatment. Am J Gastroenterol 88:1780-4, 1993.
54. Youssef SA, Di Lorenzo M, Yazbeck S, Ducharme JC. Volvulus gastrique chez l'enfant. Chir Pediatr 28:39-42, 1987.
55. Ziv Y, Wolloch Y, Dintsman M. Spontaneous rupture of the stomach. Isr J Med Sci 20:427-9, 1984.

Bezoar

CAPÍTULO 42

Júlio Cezar Uili Coelho
Carolina Gomes Gonçalves
Delta Madureira Filho

Bezoar é a concreção de material deglutido e não-digerido que pode ser encontrado no esôfago, estômago, intestino delegado e intestino grosso[1,21]. É derivado da palavra persa badzahr ou padzahr, que significa proteção contra tóxicos (pad= proteção; zahr= tóxico), devido à crença de que o bezoar teria propriedades medicinais, um antídoto contra tóxicos. O primeiro estudo científico dos bezoares gastrointestinais foi realizado pelo médico persa Mahamud Bin Masud, no século XVI. O primeiro bezoar humano, um tricobezoar, foi descrito em 1779 por Baudamant, e, em 1883, Schonborn removeu o primeiro bezoar através de uma gastrotomia[8]. Os bezoares podem ser classificados em tricobezoar, fitobezoar, tricofitobezoar, farmacobezoares, lactobezoares e outras concreções. Apesar de a prevalência de bezoares em humanos ser baixa, podem estar associados com complicações importantes, as quais podem ser evitadas com o diagnóstico precoce[3].

A maioria dos bezoares ocorre no estômago, entretanto, ocasionalmente podem aparecer em qualquer região do trato gastrointestinal. Bezoares gástricos geralmente são causados por alteração da fisiologia gástrica, com disfunção do esvaziamento gástrico, resultantes de cirurgias para correção de úlcera péptica (vagotomia troncular, antrectomia etc.) ou doenças que cursam com alteração da motilidade gastrointestinal, como *diabetes mellitus* (gastroparesia diabética), doença renal crônica ou doenças medulares[2,12,35].

Em adultos, os bezoares são mais freqüentemente encontrados após operações gástricas, mas em crianças estão associados à pica, ao retardo mental e a distúrbios psiquiátricos[10]. A incidência de bezoares tem aumentado como resultado de procedimentos no trato gastrointestinal[4,36].

TRICOBEZOAR

O tricobezoar é formado por cabelos aderidos uns aos outros, os quais, quando em grande quantidade, adquirem a forma do estômago e algumas vezes parte do duodeno (Fig. 42.1). Outros materiais, como pêlo animal, algodão, fio de lã, barbante e fibras vegetais, são ocasionalmente encontrados misturados com o cabelo dos pacientes. Tricofitobezoares são compostos de cabelo e vegetais, compreendendo 3% dos bezoares.

O tricobezoar ocorre principalmente no sexo feminino (90%), por possuir cabelos mais longos. São mais comuns em crianças e adolescentes. Os pacientes têm idade inferior a 30 anos em mais de 80% dos casos, com pico de incidência na segunda década de vida. A maioria dos pacientes com tricobezoar é composta de crianças nervosas que têm o hábito de arrancar (tricotilomania) e ingerir cabelo (tricofagia) ou adultos com distúrbios mentais[10,42,51]. A incidência é aumentada em pacientes com retardo mental, doença psiquiátricas e pica[5,10]. Na maioria dos casos, os tricobezoares estão presentes apenas no estômago. O termo "síndrome de Rapunzel" foi dado àqueles tricobezoares que se prolongam através de toda a extensão do intestino delgado como uma cauda e foi primeiramente descrita por Vaughan e colaboradores em 1968[49]. Entretanto, a migração dos tricobezoares para o intestino delgado é incomum.

FITOBEZOAR

O fitobezoar é o tipo mais comum de bezoar e ocorre com alimentos como aipo, abóbora, uva-passa e, mais notoriamente, com caqui[11,52]. Estes alimentos contêm grande quantidade de fibras não-digeríveis, como celulose, hemicelulose etc. O fitobezoar é composto de uma variedade de material vegetal, que inclui fibras, sementes, cascas, raízes e tabaco. É freqüente a ocorrência de bezoar após a ingestão de caqui, o qual é denominado diospirobezoar.

O fitobezoar corresponde a 40% dos bezoares, e é o tipo mais comum no homem (77% dos casos no homem). O pico de incidência é aos 60 anos de idade, e é

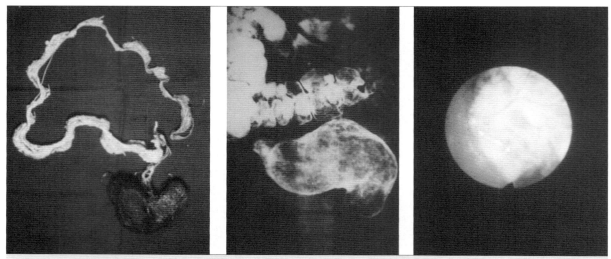

Fig. 42.1 — Aspecto macroscópico (esquerda), radiológico (centro) e endoscópico (direita) de um tricobezoar.

maior nos pacientes que foram submetidos a operações gástricas[13,40]. Os bezoares formados no estômago podem migrar para o intestino delgado e ser eliminados pelo ânus, ou, mais raramente, podem impactar, geralmente no íleo terminal, e causar oclusão intestinal. Pode ocorrer a impactação no intestino grosso, inclusive no reto[34,41]. Ocasionalmente, o bezoar pode ser muito longo e se estender do estômago ao intestino grosso[43].

O fitobezoar é o tipo mais constantemente associado com obstrução gastrointestinal, possivelmente pelo fato de serem mais freqüentemente múltiplos, de consistência mais firme e superfície mais irregular que os tricobezoares[32]. Obstrução intestinal é a apresentação clínica mais freqüente dos fitobezoares, apesar de estes serem responsáveis por apenas 0,4 a 4% das obstruções intestinais[20].

Cirurgia gástrica prévia é um dos fatores predisponentes mais comuns para a formação dos fitobezoares[20]. A maioria dos pacientes que apresentam obstrução gastrointestinal secundária a bezoar tem uma operação gástrica prévia. Outros fatores predisponentes incluem mastigação inadequada, dietas com alto teor de fibras não-digeríveis e outros distúrbios do esvaziamento gástrico[20].

OUTROS TIPOS DE BEZOAR

Outros tipos de bezoar são muito raros. Pintores ou polidores de móveis que têm contato freqüente com substâncias utilizadas para polir, devido ao seu elevado conteúdo de álcool, podem apresentar concreções gástricas. As resinas contidas no polidor podem se precipitar no estômago se o paciente ingerir água. Medicamentos que podem formar bezoar, os farmacobezoares, incluem carbonato de sódio e magnésio, parafina, sulfato ferroso, teofilina, vitamina C, colestiramina, lecitina, laxantes, sucralfato, nifedipina, carvão vegetal, carbonato de bismuto e fórmulas de nutrição enteral[7,29,45,47]. Bezoar colônico causado por ingestão do laxativo intestinal *psyllium*, assim como bezoar intestinal por óleo de parafina, foram descritos[1,22,24].

Lactobezoar é composto por uma massa de leite não-digerido dentro do trato gastrointetinal. É mais comumente encontrado em crianças, podendo causar obstrução intestinal simulando várias condições cirúrgicas nessa faixa etária[18].

A ingestão de grandes quantidades de materiais que não são digeridos não é o único fator para a formação do bezoar. A maioria dos pacientes tem fatores predisponentes que contribuem para a formação dessas concreções; os mais comuns são (1) distúrbio da motilidade gastrointestinal (cirurgias gástricas prévias, gastroparesia diabética); (2) mastigação inadequada; (3) dietas com alto teor de fibras não-digeríveis; (4) distúrbios psiquiátricos ou mentais (tricotilomania, tricofagia). Evidência de cirurgia gástrica prévia está presente em 70% a 94% dos pacientes com bezoar[50]. Gastroparesia é comumente observada em pacientes com bezoar e sem cirurgia gástrica prévia. Entretanto, nem todos os pacientes com bezoar apresentam alteração no esvaziamento gástrico.

Bezoares de esôfago são raros e, portanto, apenas são descritos em relatos de caso. Geralmente são resultado da regurgitação de um bezoar gástrico. A maioria dos bezoares de esôfago é iatrogênica, seja pela alimentação enteral (coagulação da caseína) ou pelo uso de sucralfato. Condições que predispõem a bezoar esofágico incluem refluxo gastrointestinal, distúrbios da motilidade do esôfago e acalasia[25].

Quadro Clínico

As manifestações clínicas são geralmente intermitentes e inespecíficas e incluem dor ou desconforto epigástrico, náuseas, vômito, anorexia, fraqueza, perda de peso, saciedade precoce e hálito fétido. A queixa mais comum é um desconforto epigástrico vago, o qual está presente em mais de 80% dos pacientes com bezoar[27]. No exame clínico pode ser observada a presença de uma massa firme e móvel palpável no abdômen superior. Ocasionalmente hematêmese e melena podem ocorrer na presença de ulceração gástrica. Sintomas de obstrução pilórica ocorrem em alguns casos, tendo sido relatada a alternância de constipação com diarréia em 32% dos pacientes. Obstrução intestinal é uma complicação comum, principalmente nos pacientes com fitobezoar e história de operações gástricas anteriores. Ocasionalmente, o paciente pode apresentar suboclusão intestinal de repetição[37]. Perfuração e peritonite são complicações muito raras[44].

Os tricobezoares podem causar úlceras gástricas, hematêmese ou perfuração, devido à pressão exercida contra a parede gástrica, e conseqüente necrose. Podem também causar anemia (deficiência de absorção de ferro e de B_{12}), gastroenteropatia perdedora de proteína, desnutrição, pancreatite aguda, apendicite, intussuscepção e polipose gástrica[28].

No exame físico, podem ser evidentes sinais de obstrução intestinal, como distensão abdominal, timpanismo e ruídos hidroaéreos exacerbados. Raramente, pode-se palpar uma massa abdominal móvel[38]. Alopecia pode ser evidente em alguns pacientes com história de tricofagia[38].

Podem ocorrer casos de icterícia e pancreatite aguda causados por tricobezoares do intestino delgado ("síndrome de Rapunzel") que obstruíram a ampola de Vater[16].

Diagnóstico

O exame clínico pouco ajuda no diagnóstico de bezoar. Apesar de infreqüente, podem existir massa palpável e distensão abdominal nos casos de obstrução. A halitose intensa pode estar presente devido à existência de material putrefato no estômago, e alopecia pode ser encontrada nos casos de tricobezoar causados por tricotilomania e tricofagia.

O diagnóstico é confirmado pela radiografia contrastada do estômago, evidenciando um defeito grande de enchimento que se projeta na luz gástrica, e pela gastroscopia (Fig. 42.1). A diferenciação radiológica entre bezoar e neoplasia gástrica normalmente é impossível. Nesse caso, a endoscopia estabelece o diagnóstico. Na endoscopia, os fitobezoares apresentam-se como massas escurecidas, esverdeadas ou amarronzadas, de material amorfo, principalmente no fundo gástrico, antro ou coto remanescente do estômago.

Os tricobezoares apresentam com freqüência aparência endurecida, como concreto. A oxidação enzimática dos fios de cabelo ou pêlos é responsável pela coloração escura. Diospirobezoares (bezoares causados pela ingestão de caqui) têm características endoscópicas particulares. Apresentam-se como massa com superfície verde-escura que se assemelha a um grande cálculo biliar[23].

A ultra-sonografia revela sinais de obstrução intestinal em 93% dos pacientes com bezoar intestinal. Os achados incluem massa intraluminal com halo hiperecóico e sombra acústica. A ultra-sonografia, entretanto, não consegue identificar o bezoar se este estiver longe da parede abdominal ou se existirem múltiplos bezoares[30,54].

A tomografia computadorizada é um bom método nos casos de obstrução intestinal por bezoar; nesses casos, revela massa intraluminal oval não-homogênea, bem-definida, com bolhas de ar retidas dentro do seu interstício. Além disso, esse método de imagem permite a detecção da presença de outros bezoares gastrointestinais concomitantes[26,39]. Nos casos de bezoares gástricos, a presença de massa intraluminal sem aderências à parede gástrica e com ar em seu interior é achado tomográfico característico[19]. Vários trabalhos recentes mostram bons resultados com o uso da tomografia computadorizada para o diagnóstico precoce de bezoar, sugerindo inclusive que as imagens tomográficas observadas nos bezoares obstrutivos são patognomônicas dessa condição[17,19,31,33,39]. Apesar de a tomografia ter uma elevada precisão no diagnóstico de bezoares gástricos, a endoscopia permanece o melhor método diagnóstico, pois, além de evidenciar o bezoar e suas características, permite o tratamento dessa condição.

Tratamento

Várias técnicas de tratamento não cirúrgico foram descritas para o tratamento de bezoar gástrico, como lavagens gástricas repetidas através de sonda nasogástrica, ruptura mecânica com o endoscópio e dissolução química com agentes mucolíticos, papaína e celulase[48]. Recentemente foi descrita a utilização de enzimas pancreáticas para a dissolução de bezoar esofágico[25]. O emprego de agentes pró-cinéticos como a metoclopramida (10 mg) e o betanecol (5 mg) pode ser útil para estimular a motilidade e acelerar o esvaziamento gástrico.

A retirada ou ruptura do bezoar por via endoscópica é efetiva nos casos de bezoares pequenos, que são posteriormente eliminados pelo intestino[13]. As técnicas endoscópicas incluem: (1) utilização de pinças de biópsia para a fragmentação do bezoar em pedaços menores para posterior remoção; (2) a utilização de endoscópios calibrosos para sucção do bezoar por canais acessórios de grandes diâmetros[9]; e (3) a instilação direta de substâncias como celulase, papaína, e acetilcisteína[46] para dissolução das concreções. Tratamentos combinados como o uso da técnica de fragmentação com pinças de biópsia endoscópica seguida da administração de celulase, cisteína e metoclopramida foram relatados em estudos recentes com bons resultados inclusive em diospirobezoares[23].

Bezoares do intestino grosso podem ser eliminados com lavagem intestinal ou substâncias pouco absorvíveis empregadas no preparo do cólon por via oral, como solução glicol-eletrólitos de polietileno ou manitol[41]; a litotripsina com ondas de choque pode ser utilizada com sucesso no caso de bezoar gástrico rígido que não pode ser removido com os métodos anteriores[6].

Os diospirobezoares, devido a suas características individuais, devem ser considerados separadamente. A consistência pétrea desse tipo de fitobezoar na maioria das vezes impossibilita o tratamento conservador[23].

A obstrução intestinal induzida por bezoar raramente melhora com tratamento clínico. A presença de bezoar deve ser sempre considerada nos pacientes com náuseas, vômitos e dor epigástrica recorrente ou nos pacientes que apresentam obstrução intestinal sem hérnia ou história de operação abdominal anterior[14].

A cirurgia precoce é o único tratamento satisfatório para tricobezoares complicados, com taxa de mortalidade de 5%. O tratamento clássico é a laparotomia com gastrotomia para a retirada do bezoar.

O tratamento cirúrgico, com retirada do bezoar através de uma gastrotomia transversa na parede anterior, é indicado nos bezoares grandes e nos que não respondem a terapêutica anterior. A retirada dos bezoares gástricos pode ser realizada inclusive pela via laparoscópica[53]. Nos pacientes com bezoar do intestino delgado, a conduta cirúrgica inicial é sempre tentar fragmentar o bezoar delicadamente com os dedos e empurrá-lo para o ceco através da manobra de ordenha do intestino. A enterotomia e a extração do bezoar devem ser reservadas para os casos em que a manobra anterior não foi efetiva[15]. É importante examinar cuidadosamente todo o trato gastrointestinal para excluir a presença de um segundo bezoar[13]. Antibióticos de largo espectro, inclusive com cobertura para anaeróbios, devem ser administrados profilaticamente. Se houver uma úlcera gástrica associada, ela não deve ser tratada cirurgicamente, porque ocorrerá sua cicatrização espontânea após a retirada da causa, o bezoar.

REFERÊNCIAS BIBLIOGRÁFICAS

1. Agha FP, Nostrant TI, Fiddian-Green RG. Giant colonic bezoar: a medication induced bezoar due to psyllium seed husks. Am J Gastroenterol 79:319, 1984.
2. Ahn YH. Association of *diabetes mellitus* with gastric bezoar formation. Arch Intern Med 147:527-8, 1987.
3. Alsafwah S, Alzein M. Small bowel obstruction due to trichobezoar: Role of upper endoscopy in diagnosis. Gastrointest Endosc 52:784-6, 2000.
4. Andrus CH. Bezoars: classification, pathophysiology, and treatment. Am J Gastroenterol 83:476-8, 1988.
5. Assenza M, De Angelis G, Romagnoli F, et al. Pica and intestinal occlusion: a clinical case. G Chir 23:253-6, 2002.
6. Benes J, Chmel J, Jodl J, et al. Treatment of a gastric bezoar by extracorporeal shock wave lithotripsy. Endoscopy 23:346-348, 1991.
7. Bernstein G, Jehle D, Bernaski E, Braen GR. Failure of gastric emptying and charcoal administration in fatal sustained-release theophylline overdose: pharmacobezoar formation. Ann Emerg Med 21:1388-90, 1992.

8. Billings PJ, Farrington GH. Small bowel obstruction caused bezoars from intestinal diverticuli. Br J Surg 74:1.186, 1987.
9. Blam ME, Lichtenstein GR. A new endoscopic technique for the removal of gastric phytobezoars. Gastrointest Endosc 52:404-8, 2000.
10. Bouwer C, Stein DJ. Trichobezoars in trichotillomania: case report and literature overview. Psychosom Med 60:658-60, 1998.
11. Byrne WJ. Foreign bodies, bezoars, and caustic ingestion. Gastro Endosc Clin North Am 4:99-119, 1994.
12. Calabuig R. Gastric emptying and bezoars. *Am J Surg* 157:287-90, 1989.
13. Chisholm EM, Leong HT, Chung SC, et al. Phytobezoar: an uncommon cause of small bowel obstruction. Ann R Coll Surg Engl 74:342-4, 1992.
14. Choi SO, Kang JS. Gastrointestinal phytobezoars in chidhood. J Pediatr Surg 23:338, 1988.
15. Cifuentes Tebar J, Robles Campos R, Parrila Paricio P, et al. Gastric surgery and bezoars. Dig Dis Sci 1992; 37:1694-6.
16. Connolly AA, Birchall M, Walsh-Waring GP, et al. Ingested foreign bodies: Patient-guided localization is a useful clinical tool. Clin Otolaryngol 17:520-4, 1992.
17. Delabrousse E, Brunelle S, Saguet O, et al. Small bowel obstruction secondary to phytobezoar CT findings. Clin Imaging 25:44-6, 2001.
18. DuBose RM 5th, Southgate WM, Hill JG. Lactobezoars: a patient series and literature review. Clin Pediatr (Phila) 40:603-6, 2001.
19. El Hajjam M, Lakhloufi A, Bouzidi A, Kadiri R. CT features of a voluminous gastric trichobezoar. Eur J Pediatr Surg 11:131-2, 2001.
20. Escamilla C, Campos RR, Paricio PP. Intestinal obstruction and bezoars. J Am Coll Surg 179:285-8, 1994.
21. Ford PM, Turner JJ. Intrathoracic bezoar visible on chest radiograph. Br J Radiol 57:929, 1984.
22. Frohma WJ. Metamucil bezoar: an unusual cause of small bowel obstruction (letter). Am J Emerg Med 10:393-5, 1992.
23. Gayà J, Barranco L, Llompart A, Reyes J, Obrador A. Persimmon Bezoars: a successful combined therapy. Gastrointest Endosc 55:581-3, 2002.
24. Gayer G, Gotlieb WH, Apter S. Paraffin oil bezoar impacted in the small bowel: CT findings. Br J Radiol 73:1213-4, 2000.
25. Gupta R, Share M, Pineau BC. Dissolution of an esophageal bezoar with pancreatic enzyme extract. Gastrintest Endosc 54:96-9, 2001.
26. Haga N, Chikamori M, Kitamura T, et al. Obstruction due persimmon bezoar: compute tomography detection. Hepatogastroenterology 48:1069-71, 2001.
27. Herranz-Gonzales J, Martinez-Vidal J, Garcia-Sarandeses A, et al. Esophageal foreign bodies in adults. Otolaryngol Head Neck Surg 105:649, 1991.
28. Hossenbocus A, Colin Jones DG. Trichobezoar, gastric polyposis, protein losing enteropathy and steatorrhea. Gut 14:730-2, 1973.
29. Hsu HH, Grove WE, Mindulzun R, et al. Gastric bezoar caused by lecithin: an unusual complication of health faddism. Am J Gastroenterol 87:794-6, 1992.
30. Ko YT, Lim JH, Lee DH, Ion Y. Small intestine phytobezoars: sonographic detection. Abdom Imaging 18:271-3, 1993.
31. Licht M, Gold BM, Katz DS. Obstructing small-bowel bezoar: diagnosis using CT. AJR Am J Roentgenol 173:500-1, 1999.
32. Moriel E, Ayalon A, Eid A, et al. An unusually high incidence of gastrointestinal obstruction by persimmon bezoars in Israeli patients after ulcer surgery. Gastroenterology 84:752, 1983.
33. Morris B, Shah ZK, Shah P. An intragastric trichobezoar: computerised tomographic appearance. J Postgrad Med 46:94-5, 2000.
34. Moses F. Sunflower seed rectal bezoar in an adult. Gastrointest Endosc 54:420-1, 2001.
35. Nambiar PK, Midha M, Schimitt JK. Gastric phytobezoar associated with impaired gastric motility in a patient with spinal cord injury. J Spinal Cord Med 25:43-5, 2002.

36. Phillips MR. Gastric trichobezoars: case report and literature review. Mayo Clin Proc 73:653-6, 1998.

37. Prior A, Martin DF, Whorwell PJ. Small bowel phytobezoar mimicking presentation of Crohn's disease. Dig Dis Sci 35:1431-5, 1990.

38. Qureshi NH, Morris K, McDevitt B. Trichobezoar. A condition to think of in case of mobile abdominal mass. Ir Med J 85:74, 1992.

39. Ripolles T, Garcia-Aguayo J, Martinez MJ, Gil D. Gastrointestinal bezoars: sonographic and CT characteristics. AJR Am J Roentgenol 177:65-9, 2001.

40. Schwab KS, Cheng EH. Postgastrectomy bezoar secondary to gastric cancer. J Clin Gastroenterol 16:45-7, 1993.

41. Shah M, Nakanishi A. Polyethylene glycol-electrolyte solution for rectal sunflower seed bezoar. Pediatr Emerg Care 6:127-8, 1990.

42. Sharma NL, Sharma RC, Mahajan VK, et al. Trichotillomania and trichophagia leading to trichobezoar. J Dermatol 27:24-6, 2000.

43. Sharma V, Sahi RP, Misra NC, Sharma ID. Phytobezoar extending from stomach to cecum. Indian J Gastroenterol 9:237, 1990.

44. Sharma V, Sharma ID. Intestinal trichobezoar with perforation in a child. J Pediatr Surg 1992;27:518-9.

45. Shueke M, Mihas AA. Esophageal bezoar due to sucralfate (letter). Endoscopy 23:305-6, 1991.

46. Silva FG, Gonçalves C, Vasconcelos H, Cotrim I. Endoscopic and enzymatic treatment of gastric bezoar with acetylcysteine. Endoscopy 34:845, 2002.

47. Taylor JR, Streetman DS, Castle SS. Medication bezoars: A literature review and a report of a case. Ann Pharmacother 32:940-6, 1998.

48. Tohdo H, Haruna K, Kitadai Y, et al. Gastric emptying and bezoars in Japanese. Report of five cases. Dig Dis Sci 38:1422-5, 1993.

49. Vaughan ED Jr, Sawyers JL, Scott HW Jr. The Rapunzel syndrome: an unusual complication of intestinal bezoar. Surgery 63:339-43, 1968.

50. Verstanding AG, Klin B, Bloom RA, Hodas I, Libson E. Small Bowell phitobezoars: detection with radiography. Radiology 172:705-7, 1989.

51. Wadlington WB, Rose M, Holcomb GWJr. Complications of trichobezoars: a 30-year experience. South Med J 85:1020-2, 1992.

52. Webb WA. Management of foreign bodies of the upper gastrointestinal tract: Update. Gastrointestinal Endosc 41:39-51, 1995.

53. Yao CC, Wong HH, Chen CC, Wang CC, et al. Laparoscopic removal of large gastric phytobezoars. Surg Laparosc Endosc Percutan Tech 10:243-5, 2000.

54. Yldirim B, Gürkaynak G, Akyol D, Temucin G. Ultrasonographic diagnosis of small intestinal phytobezoars. J Clin Ultrasound 24:213-16, 1996.

CAPÍTULO 43

Tumores do Estômago e do Duodeno*

Junji Machi
Jinryo Takeda
Teruo Kakegawa

INTRODUÇÃO

Os tumores do estômago e do duodeno incluem vários tipos de doenças benignas e malignas. Quando comparados aos tumores duodenais, os tumores gástricos são muito mais freqüentes, e, destes, o adenocarcinoma de estômago é o que mostra problemas clínicos significativos, tanto pela sua natureza maligna como pela sua elevada prevalência[31,37]. O prognóstico desses tumores tem melhorado nos últimos anos, principalmente no Japão, devido a um melhor diagnóstico e a um tratamento cirúrgico mais radical.

Historicamente, os primeiros relatos de lesões malignas do estômago foram descritos por Morgagni em 1761. Em 1830, Curveilhier tentou fazer distinção entre ulcerações gástricas benignas e malignas, e uma excelente publicação do aspecto clínico do câncer gástrico foi feita por Bayley, em um livro intitulado *Tumores do Estômago*, em 1839. Ao lado desses primeiros trabalhos, uma das mais significantivas contribuições para o tratamento do câncer gástrico foi a de Billroth. Ele procedeu em 1881 à primeira ressecção gástrica (ressecção do piloro) com sucesso em paciente com câncer de piloro.

O desenvolvimento da radiologia para avaliação do estômago, principalmente pela Escola Alemã, em 1910, representou um importante avanço no diagnóstico das doenças gástricas. A introdução da endoscopia permitiu o diagnóstico mais preciso e precoce das lesões gástricas. Esse método foi ainda mais refinado no Japão, sendo adaptados acessórios que permitiram obter fotografias e biópsias do estômago. Da mesma forma, estudos ci-

tológicos obtidos de material de lavado e escovado gástricos, através da endoscopia, contribuíram decisivamente para o diagnóstico da doença maligna.

Apesar da variedade de tentativas de tratamento da doença maligna do estômago, a ressecção cirúrgica ainda permanece como o único procedimento capaz de curar esse tipo de doença. Além das gastrectomias, à Billroth I e à Billroth II, outros métodos para ressecção gástrica e reconstrução têm sido desenvolvidos. Entre estes, temos a gastrojejunostomia à Hofmeister, primeiramente feita por Von Eiselsberg, em 1888, e a gastrojejunostomia término-lateral à Polya, popularizada pelo mesmo em 1911. A gastrectomia total foi primeiramente conduzida com sucesso por Schlatter, em 1897, mas só se tornou popular em 1940, quando a introdução de antibióticos e transfusão sangüínea, como também o aperfeiçoamento da anestesia e técnica cirúrgicas, reduziu a mortalidade operatória. Dois grandes avanços técnicos ocorreram neste período com relação às gastrectomias totais: a esofagojejunostomia invaginante à Graham e a esofagojejunostomia em Y de Roux à Orr.

Durante essas poucas décadas, as extensões das ressecções gástricas por neoplasias sofreram mudanças. Na América do Norte, apesar de a gastrectomia radical ser um procedimento freqüentemente utilizado, ressecções gástricas extensas com linfadenectomia radical não são ainda regularmente realizadas como um procedimento-padrão. Entretanto, no Japão e em alguns países europeus, têm-se utilizado cirurgias agressivas para o tratamento da neoplasia maligna gástrica, as gastrectomias radicais com extensa linfadenectomia combinadas à ressecção de órgãos adjacentes.

Um dos mais importantes fatores para o prognóstico do câncer gástrico é o diagnóstico precoce, o qual é possível através do exame radiológico contrastado e da

---

* Capítulo traduzido pelos Drs. Danielle Duck e Christiano M.P. Claus

TUMORES BENIGNOS DO ESTÔMAGO

endoscopia. O estadiamento do câncer gástrico melhorou com métodos novos de diagnóstico como a ultra-sonografia, a tomografia computadorizada e a ressonância magnética.

TUMORES BENIGNOS DO ESTÔMAGO

Existem controvérsias em relação ao termo "pólipo gástrico", o qual é geralmente usado para exprimir lesões elevadas benignas do estômago e que incluem tanto as lesões neoplásicas como as não-neoplásicas. Os tumores gástricos são divididos em epiteliais e não-epiteliais, e os tumores epiteliais benignos estão incluídos entre os pólipos gástricos.

Classificação

A classificação dos tumores gástricos benignos é apresentada na Tabela 43.1. Os pólipos gástricos são os mais freqüentes, constituindo provavelmente 80 a 95% dos tumores gástricos benignos. Entre os tumores não-epiteliais, o leiomioma é mais freqüente, e os demais são relativamente infreqüentes. Esses tumores não-epiteliais são conhecidos como "tumores submucosos". As lesões císticas do estômago são raras.

Tabela 43.1
Classificação dos Tumores Benignos do Estômago

1. Pólipo gástrico (tumor epitelial)
   Pólipo hiperplásico
   Adenoma
   Pólipo fibróide inflamatório
   Polipose familiar
   Pólipo da síndrome de Peutz-Jeghers

2. Tumor não-epitelial (tumor submucoso)
   a) Tumor intramural
      Leiomioma
      Lipoma
      Tumor neurogênico
      Tumor vascular
      Fibroma
      Adenomioma
      Tumor misto
      Pâncreas aberrante
   b) Inflamatório
      Granuloma eosinofílico (pseudotumor)
      Gastrite granulomatosa
      Sífilis
      Tuberculose
   c) Gastropatia hiperplásica
      Doença de Ménétrier
      Pseudolinfoma

3. Lesões císticos
   Mucocele
   Duplicação cística

Manifestações Clínicas

Os tumores gástricos benignos ocorrem predominantemente na metade da vida. Nenhum sinal ou sintoma é específico para tumores gástricos. Freqüentemente são assintomáticos e por vezes são detectados em exames de rotina através de uma radiografia ou endoscopia digestiva alta.

Os sintomas principais e em ordem de freqüência são epigastralgia, hematêmese, melena, anemia, massa abdominal, distensão abdominal, desconforto epigástrico, náuseas e vômitos, diarréia, fadiga, disfagia, queimação retroesternal.

Todos os tumores benignos têm uma propensão à ulceração em sua superfície intragástrica. Em particular, o leiomioma, o neurinoma e o hemangioma são conhecidos por estarem freqüentemente associados ao sangramento clínico ou subclínico. Por outro lado, os pólipos gástricos raramente sangram. A perda crônica de sangue oculto pode causar anemia. Ulcerações profundas podem evoluir para hemorragia franca. Os tumores ulcerados podem causar vários tipos de dor, a qual é indistinguível da dor da úlcera péptica.

A obstrução não é um sintoma comum, mas pode ocorrer em alguns casos. Se o tumor está localizado perto do cárdia ou do piloro, uma obstrução parcial pode ocorrer, que poderá progredir para uma obstrução completa. O tumor pediculado pode prolapsar através do orifício pilórico, que poderá resultar numa obstrução intermitente. Múltiplos pólipos gástricos podem causar sintomas secundários a uma perda protéica (gastropatia perdedora de proteína).

Diagnóstico

A freqüência de reconhecimento dos tumores benignos gástricos aumentou acentuadamente com a maior utilização da radiologia e da endoscopia gastrointestinal alta. O aspecto radiográfico característico das lesões elevadas do estômago é uma falha do enchimento. O exame com duplo contraste usando bário e ar juntos e o método da compressão gástrica durante a avaliação radiológica são úteis na determinação do tipo exato do tumor, da presença de pedículo, da mudança da superfície da mucosa gástrica e da presença ou ausência de convergência de pregas mucosas. A endoscopia é particularmente útil na diferenciação entre lesões mucosas (epiteliais) e submucosas.

Recentemente, o uso da tomografia computadorizada, da ultra-sonografia e da ressonância magnética tem sido importante para o diagnóstico dos tumores submucosos. Estes métodos têm vantagens no delineamento da natureza interna do tumor e na distinção entre o tumor gástrico e estruturas anormais extragástricas. A angiografia, especialmente a do tronco celíaco, determina a vascularização do tumor e pode ser útil na diferenciação entre tumores benignos e malignos.

Mesmo com o uso desses recursos radiográficos e endoscópicos, a natureza precisa dos tumores de estômago só pode ser estabelecida com segurança após o estudo histológico do tumor, obtido por biópsia endoscópica ou excisão cirúrgica. Todos os tumores intramurais e submucosos benignos exibem aparências macroscópicas similares e podem invadir a luz do estômago ou, ao contrário, podem fazer protrusão para fora do estômago.

Apesar de a biópsia endoscópica ser uma técnica valiosa, nem sempre é possível estabelecer um diagnóstico do tipo específico de pólipo ou tumor submucoso por esse método, particularmente no caso de pólipos pediculados e pólipos grandes. Nessas situações, a polipectomia endoscópica é preferível. A biópsia no diagnóstico do tumor intramural também freqüentemente não é adequada. A biópsia endoscópica pode não ser capaz de penetrar tão profundamente para alcançar esses tumores. Nessas circunstâncias, biópsias repetidas no mesmo local (*boring biopsy*) podem ser efetivas, uma vez que planos mais profundos da parede gástrica podem ser alcançados e assim permitir a obtenção de material submucoso ou intramural.

Diagnóstico Diferencial

O mais importante no diagnóstico diferencial é distinguir os tumores benignos dos malignos, em particular os pólipos gástricos do câncer gástrico precoce. Os tumores gástricos submucosos devem ser diferenciados dos tumores extragástricos ou de outras massas, tais como tumores hepáticos, tumores pancreáticos, esplenomegalia e outras anormalidades intra-abdominais, pois essas podem fazer compressão extrínseca no estômago e causar protrusões na luz do mesmo ao exame radiológico ou endoscópico. Nesses casos, a ultra-sonografia, a tomografia computadorizada e a ressonância magnética são usualmente úteis para o diagnóstico diferencial.

Tratamento

A polipectomia endoscópica é o tratamento de escolha para os pólipos gástricos. Se forem demonstradas alterações malignas no exame histológico, o pólipo deve ser tratado como câncer gástrico, exceto para casos selecionados de câncer gástrico precoce.

Para os outros tumores benignos, as indicações para o tratamento cirúrgico são a eliminação dos sintomas e a necessidade de excluir a presença de doença maligna. Quando a cirurgia é indicada, a simples excisão ou enucleação do tumor pode ser primeiramente efetuada. A via laparoscópica tem sido realizada com sucesso para esse propósito. Dependendo do resultado do exame histológico de congelação da peça retirada, pode ser necessário complementar a operação com uma ressecção gástrica mais ampla.

TUMORES GÁSTRICOS BENIGNOS FREQÜENTES

Pólipo Gástrico

Os pólipos gástricos podem ser definidos como lesão elevada benigna do estômago, causada por uma proliferação de células epiteliais tomando uma forma de tumor séssil ou pediculado. Os pólipos gástricos podem ser únicos ou múltiplos, usualmente menos que três ou quatro. Com exceção dos pólipos inflamatórios fibróides, polipose familiar e síndrome de Peutz-Jeghers, os pólipos gástricos são divididos em dois tipos: pólipos hiperplásicos (pólipos não-neoplásicos) e adenoma (pólipos neoplásicos).

Os pólipos hiperplásicos constituem 80 a 90% dos pólipos gástricos. Eles são o resultado de uma proliferação glandular, e são compostos de uma superfície normal de células produtoras de muco, possuindo estroma abundante e podendo ainda ser císticos. O tamanho varia de alguns milímetros a vários centímetros. No entanto, mais de 90% têm menos de 2cm de diâmetro. Ocorrem em qualquer parte do estômago. Gastrite atrófica, anemia megaloblástica e acloridria são freqüentemente associadas a esses tipos de pólipos. Apesar de os pólipos hiperplásicos não serem malignos, eles podem ocorrer em pacientes com carcinoma gástrico, embora menos freqüentemente do que os adenomas.

Aproximadamente de 10% a 20% dos pólipos gástricos são compostos de epitélio neoplásico e são chamados de adenomas. Geralmente o adenoma gástrico assemelha-se aos pólipos adenomatosos do cólon. O adenoma é de característica vilosa (tubular) ou papilar, e é mais freqüentemente localizado no antro gástrico. É uma lesão potencialmente maligna: 10% a 40% dos adenomas são descritos como já de característica maligna por ocasião do diagnóstico inicial, e os demais podem tornar-se malignos. A mucosa ao redor é usualmente atrófica, e a presença de câncer em outras regiões do estômago é também comum. Os pólipos com maior potencial maligno são os maiores do que 1-2 cm, que apresentam displasia ou metaplasia intestinal.

Embora os pólipos hiperplásicos sejam diferentes macroscopicamente em relação aos adenomas à endoscopia, a completa diferenciação entre essas duas lesões e a exclusão da possibilidade de malignidade não podem ser efetuadas pela endoscopia ou radiologia. Portanto, a avaliação histológica é necessária, por meio de biópsia endoscópica, polipectomia endoscópica ou cirúrgica, dependendo do tamanho, da forma e do número de pólipos, particularmente quando o tamanho excede 2 cm de diâmetro.

Leiomioma

O tumor benigno intramural ou submucoso mais comum do estômago é o leiomioma, neoplasia do músculo liso. É mais freqüentemente observado no corpo gástrico. Um pequeno leiomioma não causa nenhuma sintomatologia clínica. Com a expansão, o tumor pode fazer protrusão para dentro da luz ou pode desenvolver-se como uma massa exogástrica. Uma ulceração central da mucosa é freqüentemente observada. Esse fator poderá causar sangramento oculto ou maciço e dor epigástrica. A aparência radiográfica do leiomioma é uma imagem regular, arredondada, apresentando uma falha de enchimento, freqüentemente com uma úlcera central. Esses achados radiológicos, bem como a aparência à endoscopia, são grandemente sugestivos, mas não-conclusivos, desses tumores. Outros tumores intramurais (Tabela 43.1) e o leiomiossarcoma, bem como outros tipos de neoplasias malignas, devem ser diferenciados. Por esse motivo, a biópsia seguida pela cirurgia é usualmente indicada. O tumor é comumente tratado pela enucleação ou excisão local, exceto para os muito grandes, que requerem uma gastrectomia parcial. Para tumores pequenos, a excisão por via laparoscópica deve ser considerada. Deve ser observado que a distinção entre o leiomioma e o leiomiossarcoma é ocasionalmente difícil, mesmo com o exame microscópico. Portanto, pacientes operados com diagnóstico de leiomioma devem ser cuidadosamente seguidos no pós-operatório.

Pâncreas Aberrante

Embora o pâncreas aberrante seja relativamente raro se comparado ao pólipo e leiomioma, o pâncreas anômalo deve ser sempre considerado no diagnóstico diferencial de tumor gástrico, e refere-se a uma massa de tecido pancreático presente dentro da parede do estômago. Esse tumor está quase sempre situado no antro gástrico ou região pré-pilórica, particularmente na parede posterior do estômago. O aspecto mais característico é um orifício ductal central que tende a umbilicar o tumor e que pode ser distinguível no estudo através de contraste radiográfico ou exame endoscópico. Tecnicamente, é um hamartoma, composto de glândulas pancreáticas com interposição de tecido normal. As ilhotas de Langerhans podem estar ausentes ou pelo menos presentes em menor quantidade que em um pâncreas normal. O pâncreas aberrante é usualmente tratado através da excisão cirúrgica, principalmente para diferenciação de neoplasias malignas.

TUMORES MALIGNOS DO ESTÔMAGO

Carcinoma do Estômago

Incidência

O adenocarcinoma corresponde a 95% de todas as neoplasias malignas do estômago. No mundo inteiro, o carcinoma gástrico é a segunda causa de morte por câncer após o carcinoma pulmonar. Até 1988 era a principal causa. Nos Estados Unidos, onde a sua incidência

diminuiu muito no século passado, o carcinoma gástrico é a 8ª causa de morte por câncer atualmente.

Uma das características mais espantosas do carcinoma gástrico é o progressivo decréscimo da sua incidência em todo o mundo. Em muitos países, como no Japão, Chile, Finlândia e Islândia, apesar de a incidência também estar diminuindo, ela ainda é alta. Nos Estados Unidos, a incidência do câncer gástrico diminuiu cinco vezes de 25 para cinco por 100.000 pessoas nos últimos 50 anos. Esse declínio nos Estados Unidos é independente de sexo, raça e idade, e é devido à redução espontânea da doença e não à melhora no tratamento. Entretanto, a sua incidência nos Estados Unidos parou de diminuir desde a década de 1970.

O Japão tem a mais alta mortalidade do carcinoma gástrico: 66,1 para o sexo masculino e 31,2 para o sexo feminino por uma população de 100.000 em 1970. A incidência do câncer gástrico estava ainda aumentando em fins da década de 1950 e início da década de 60, quando desde então começou a reduzir. Apesar de a diminuição da incidência no Japão ter contribuído para o declínio da taxa de mortalidade, acredita-se que o programa de detecção em massa e a melhora do tratamento neste país também tenham contribuído, pois a incidência no Japão agora excede a taxa de mortalidade e a mudança na porcentagem de mortalidade ultrapassou a da incidência.

Apesar de a taxa de mortalidade por carcinoma gástrico ser bastante variável de um país para outro, tem-se registrado um decréscimo da incidência e da taxa de mortalidade em todos os países. Embora a melhora na nutrição e mudanças de profissão e classe socioeconômica tenham sido freqüentemente sugeridas como razões para esse declínio, os motivos reais são ainda desconhecidos.

Em relação à idade e ao sexo, o carcinoma gástrico raramente ocorre abaixo dos 30 anos, e é mais freqüente entre os 50 e 70 anos, sendo que o pico de ocorrência é 70 anos para ambos os sexos[79]. A proporção entre homens e mulheres com carcinoma gástrico é de aproximadamente 2:1, sendo nos pacientes mais jovens aproximadamente 1:1, e nos mais idosos, de aproximadamente 3:1. Nos Estados Unidos, a prevalência é duas vezes maior em hispânicos americanos e negros do que nos brancos. Essa diferença é possivelmente secundária a classes socioeconômicas distintas desses grupos.

Etiologia

A investigação para determinação dos fatores etiológicos do carcinoma[13]. Uma variedade de fatores ambientais, hereditários e dietéticos tem sido investigada, embora nenhum fator isolado tenha comprovadamente papel causal no desenvolvimento do carcinoma gástrico.

Fatores Ambientais

Como já mencionado, a incidência do carcinoma gástrico difere nos vários países e regiões. O estudo migratório revelou que a incidência do câncer gástrico na primeira geração japonesa que se mudou para o Havaí foi similar àquela da mesma geração no Japão; contudo, a segunda geração japonesa no Havaí mostrou uma incidência menor. Tal estudo sugere uma influência do fator ambiental no desenvolvimento do carcinoma gástrico. Entre os vários fatores ambientais, a inalação ou a ingestão de alimentos carcinogênicos podem ser importantes. A incidência do câncer gástrico é reconhecidamente maior nos grupos com situação socioeconômica mais baixa que os demais grupos.

Fatores Genéticos

Embora o estudo migratório japonês pareça ser contra a presença de fatores hereditários, existem evidências sugerindo que os fatores hereditários podem ser importantes. O grupo sangüíneo A é mais freqüente em pacientes com carcinoma gástrico. Parentes de primeiro grau de pacientes com carcinoma do estômago apresentam um risco duas a três vezes maior do que a população geral de desenvolver o mesmo câncer[39]. Nessa situação, quando ocorre o carcinoma, este é mais freqüentemente difuso e se desenvolve em idade mais precoce. O tumor maligno do estômago, em particular o que ocorre nos pacientes mais jovens, parece ser mais concentrado em algumas famílias do que em outras.

Pacientes com polipose adenomatosa familiar, com carcinoma colorretal não-polipose familiar e polipose juvenil têm maior chance de desenvolver carcinoma gástrico[2,25,90].

Vários estudos sugerem que mutação do gene p53 (gene supressor tumoral) é freqüente na metaplasia intestinal gástrica (38%) e na displasia gástrica (58%) e que esta mutação pode ser um evento precoce na patogenia do carcinoma gástrico[68,88].

A alta incidência de carcinoma gástrico em certos países, como o Japão, sugere a participação de fatores raciais. No entanto, desde que a população desses países está exposta aos mesmos fatores ambientais, é difícil estimar o impacto dos fatores hereditários. É mais provável que os fatores ambientais sejam mais importantes que os genéticos como agentes etiológicos nesses países.

Fatores Dietéticos

Os fatores dietéticos estão parcialmente incluídos nos fatores ambientais. Em virtude de o estômago ser o primeiro local do organismo onde o alimento entra em contato por um tempo prolongado, muita atenção tem sido dedicada aos fatores dietéticos. O câncer gástrico geralmente parece estar positivamente relacionado com a ingestão de amido, vegetais em conserva, peixe salgado, peixe fervido, carne, alimentos e bebidas muito quentes. A ingestão de vegetais frescos, vitaminas A e C, leite integral ou alimentos refrigerados pode reduzir a inci-

dência de carcinoma gástrico. Uma das observações mais constantes é a associação do aumento do consumo do sal com o aparecimento do carcinoma gástrico.

Dieta rica em nitratos tem sido associada ao desenvolvimento de câncer gástrico. Depois da ingestão, os nitratos formam nitritos e compostos nitrosos, como a nitrosamina, os quais são carcinogênicos em animais experimentais. Nota-se um aumento da ingesta de nitratos nas populações com alto risco para malignidade gástrica. Pacientes com hipocloridria ou acloridria, que são freqüentes no carcinoma gástrico, têm aumentadas as concentrações de nitritos e de bactérias formadoras de nitritos. Baixas temperaturas pela refrigeração inibem a conversão de nitratos em nitritos. Essas evidências todas apóiam a hipótese de que os nitratos são importantes na patogenia do carcinoma gástrico.

Associação entre o fumo e o carcinoma do estômago tem sido sugerida, ocasionando um aumento de duas vezes[40,48]. O álcool não parece ser um fator predisponente. O ácido acetilsalicílico, por sua ação antiinflamatória (inibe a ciclooxigenase), tem um papel protetor em vários estudos[12,41].

Condições Pré-Cancerosas

Situações pré-malignas têm sido sugeridas para o desenvolvimento do carcinoma gástrico; entre elas temos o adenoma gástrico, hipocloridria ou acloridria com anemia perniciosa, gastrite crônica, pós-gastrectomia e infecção por *Helicobacter pylori*[13].

Aproximadamente 10% dos pacientes com anemia perniciosa acabam por desenvolver carcinoma gástrico. Na gastrite crônica atrófica, as glândulas normais da mucosa gástrica estão diminuídas ou ausentes, causando hipocloridria ou acloridria. Quando a gastrite atrófica coexiste com metaplasia intestinal, o risco de desenvolvimento de carcinoma é maior. Embora tenha sido descrito que o carcinoma gástrico se desenvolve em 10% dos pacientes com gastrite crônica atrófica com um seguimento mínimo de 20 anos, a natureza pré-maligna dessa doença tem sido questionada, uma vez que essa condição é observada com uma freqüência elevada em idosos e em pessoas sem câncer gástrico. Correa sugere a seguinte seqüência no desenvolvimento do câncer gástrico[13]: gastrite crônica → atrofia → metaplasia intestinal → displasia. As fases iniciais de gastrite e atrofia estariam ligada à ingestão excessiva de sal e a infecção pelo *Helicobacter pylori*. Os estágios intermediários estariam ligados ao balanço entre a ingestão de ácido ascórbico (fator protetor) e nitrato (fator determinante). Os estágios finais estariam ligados ao balanço entre o efeito protetor do betacaroteno e a ingesta excessiva de sal.

Existe uma considerável evidência de que a gastrectomia por doença benigna aumenta o risco de carcinoma gástrico em duas a seis vezes[15]. Câncer pós-gastrectomia ocorre mais freqüentemente depois de reconstrução

TUMORES DO ESTÔMAGO E DO DUODENO

à Billroth II, em aproximadamente 20 anos após a cirurgia inicial e menos freqüentemente após reconstrução em Y de Roux. O carcinoma tende a ocorrer na ou próximo à anastomose, quase sempre no segmento gástrico e apenas raramente no segmento intestinal.

Cerca de 15% dos pacientes com doença de Ménétrier apresentam carcinoma gástrico[8]. Essa rara doença caracteriza-se por hipertrofia das células mucosas superficiais e atrofia das células parietais e principais, resultando em espessamento da mucosa fúndica, gastropatia perdedora de proteína e hipocloridria.

Atualmente, a úlcera gástrica não é considerada precursora do câncer de estômago. Alguns estudos recentes sugeriram que a infecção gástrica pelo Helicobacter pylori pode estar relacionada com o desenvolvimento de câncer gástrico. A gastrite crônica ativa é muito freqüente em pacientes infectados com H. pylori. Alguns desses pacientes apresentam secreção gástrica aumentada e podem desenvolver úlcera duodenal. Nesse grupo de pacientes, a incidência de carcinoma gástrico é menor e o H. pylori nessa situação parece desenvolver um papel protetor. Entretanto, outro grupo de pacientes apresenta redução de secreção ácida e desenvolve gastrite crônica atrófica, que predispõe ao carcinoma. A Organização Mundial da Saúde classifica o H. pylori como carcinogênico classe I[29]. Os pacientes infectados com H. pylori têm risco duas vezes maior do que os não-infectados de desenvolver carcinoma gástrico (ver Capítulos 35 e 36)[17].

Patologia

Mais de 95% dos tumores malignos do estômago são adenocarcinomas, os quais se desenvolvem a partir das células mucosas de qualquer lugar do estômago. Anteriormente, o câncer era mais freqüentemente localizado no antro gástrico, particularmente ao longo da pequena curvatura. Entretanto, em uma revisão recente publicada pelo Colégio Americano de Cirurgiões observou-se que o carcinoma do estômago ocupa o piloro e a porção antral (terço inferior) em 26%, o corpo gástrico (terço médio) em 14%, o fundo gástrico e o cárdia (terço superior) em 31% e todo o estômago (difuso) em 10% dos pacientes[79]. O local da neoplasia não foi descrito em 19% dos pacientes. Múltiplas neoplasias malignas podem ocorrer em 5% a 10% dos pacientes com carcinoma.

Várias classificações patológicas do câncer gástrico têm sido propostas. A classificação em termos patológicos, como tipo ulcerado, tipo vegetante e linite plástica (em "bota de couro"), é freqüentemente usada no texto. Classificações histológicas e macroscópicas são descritas mais detalhadamente a seguir.

Classificação Histológica

Uma das classificações histológicas mais amplamente usadas, particularmente em estudos epidemiológicos, é a de Lauren, que foi introduzida em 1965, a qual divide o câncer gástrico em dois tipos principais: intestinal e difuso. O tipo intestinal tem uma estrutura glandular que se assemelha ao carcinoma colônico, com uma profusa infiltração de células inflamatórias e freqüente metaplasia intestinal. Esse tipo tende a predominar em países ou regiões com uma alta incidência de câncer gástrico. O tipo difuso é composto de um amontoado de pequenas células uniformes com menor infiltrado inflamatório. Esse tipo dissemina-se amplamente através da mucosa e tem um prognóstico pior do que o do tipo intestinal.

A classificação de Ming, apresentada em 1977, diferencia os cânceres gástricos pelo comportamento biológico, evidenciado pelo modo de crescimento, em tipos infiltrativo e expansivo. No tipo expansivo, as células tumorais crescem por expansão e formam nódulos tumorais distintos, deslocando estruturas normais. No tipo infiltrativo, as células tumorais penetram individual e amplamente em estruturas normais, resultando no envolvimento difuso do estômago. Ambos os tipos consistem em células produtoras de muco; no entanto, a metaplasia intestinal ocorre extensamente no tipo expansivo, indicando que existe uma histogênese diferente entre esses dois tipos de neoplasias.

Em relação à classificação da Organização Mundial da Saúde, temos que o carcinoma do estômago é dividido em papilífero, tubular, mucinoso e tipo "células em sinete". Além disso, todos podem ser subdivididos em bem diferenciados, moderadamente diferenciados ou pouco diferenciados. O tipo papilífero usualmente forma massa polipóide, intraluminar, composta de processos epiteliais digitiformes, com o centro fibroso. O tubular é composto de glândulas ramificadas embebidas em um estroma fibroso. O tipo mucinoso é caracterizado por grandes amontoados de mucina. O tipo anel em sinete é composto por células tumorais isoladas com muita mucina intracelular. Nessa classificação, carcinomas indiferenciados e não-classificados são agrupados separadamente. Essa classificação é amplamente usada com a finalidade de uniformização internacional.

A Sociedade Japonesa de Pesquisa do Câncer Gástrico classificou histologicamente o câncer gástrico de maneira semelhante à proposta pela Organização Mundial da Saúde, porém mais detalhadamente. Essa classificação está resumida na Tabela 43.2, e é usada amplamente no Japão. Além das informações presentes na classificação da Tabela 43.2, os tumores são subdivididos, conforme a quantidade de tecido conjuntivo presente no tumor, em tipo medular (com presença de pequena quantidade de tecido conjuntivo normal), tipo intermediário e tipo cirrótico (grande quantidade de tecido conjuntivo presente).

Classificação Macroscópica

Com o incremento do uso da endoscopia no Japão, tipos superficiais de carcinoma gástrico têm sido freqüentemente reconhecidos, e essa entidade foi macroscopicamente classificada como "carcinoma gástrico precoce" pela Sociedade Japonesa de Endoscopia Gas-

Tabela 43.2
Classificação Histológica do Carcinoma Gástrico (Proposta pela Sociedade Japonesa de Pesquisa do Câncer Gástrico)

1. Tipo comum
   — Adenocarcinoma papilar
   — Adenocarcinoma tubular
     • bem diferenciado
     • moderadamente diferenciado
     • pouco diferenciado: sólido e não-sólido
   — Adenocarcinoma mucinoso
   — Carcinoma de células em sinete

2. Tipo específco
   — Carcinoma adenoescamoso
   — Carcinoma de células escamosas
   — Tumor carcinóide
   — Miscelânea

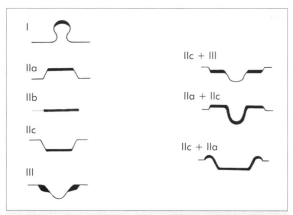

Fig. 43.1 — Classificação do carcinoma gástrico precoce.

troenterológica, em 1962. Embora o carcinoma precoce de estômago sugira uma lesão inicial, é atualmente definida em termos patológicos como "carcinoma limitado à mucosa ou submucosa", não levando em consideração a presença ou ausência de envolvimento de linfonodos ou outra disseminação do câncer, incluindo metástase hepática. De acordo com essa definição, o carcinoma gástrico invadindo além da submucosa é considerado carcinoma avançado.

A classificação macroscópica do carcinoma precoce do estômago é mostrada na Fig. 43.1. Basicamente, ele é dividido em três tipos: tipo I (tipo protruso), tipo II (tipo superficial) e tipo III (tipo escavado). O tipo II é subdividido em três subtipos: IIa ou tipo elevado (Fig. 43.3), IIb ou tipo plano, IIc ou tipo deprimido (Fig. 43.3). Tipos combinados como IIc + III, IIa + IIc +IIa são também descritos. Os tipos IIc, IIc + III, IIa, I, IIa + IIc são os mais comuns.

Os carcinomas avançados do estômago podem ser macroscopicamente classificados em quatro tipos, como proposto por Borrmann em 1926. Nessa classificação, o tipo I é circunscrito, isolado, polipóide e não-ulcerado; o tipo II é ulcerado, com bordas ulceradas, bem-definidas e em forma de parede (Fig. 43.3); o tipo III é parcialmente ulcerado, com margens elevadas e disseminação parcialmente difusa, e o tipo IV é difuso. O carcinoma gástrico tipo cirrótico, também conhecido como linite plástica, é incluído no tipo IV. Os tipos Borrmann I a IV são listados em ordem de suposto aumento de grau de malignidade. Os tipos I e II são grupos de carcinoma mais limitados, enquanto os tipos III e IV são mais infiltrativos. Recentemente, o termo Borrmann tipo IV é aplicado para o aparecimento de tumores malignos de estômago não-classificados.

Profundidade de Penetração

A profundidade de penetração do carcinoma na parede do estômago é um dos mais importantes determinantes do prognóstico, e assim, no Japão, tem sido a profundidade de penetração classificada macroscópica e histiologicamente. Dependendo da invasão do carcinoma, eles são expressados como m-carcinoma, sm-carcinoma, mp-carcinoma, ss-carcinoma, se-carcinoma, e si-carcinoma. O tipo mucoso (m) limita-se à camada mucosa; o tipo submucoso (sm) atravessa a mucosa mas não acomete a muscular; o tipo mp-carcinoma alcança a muscular; o tipo ss-carcinoma penetra e acomete a muscular, mas não a serosa; o tipo seroso (se) acomete a superfície da serosa; e o tipo si-carcinoma infiltra outros órgãos.

Modos de Disseminação

Os modos de disseminação do carcinoma gástrico são (1) por extensão através da parede do estômago; (2) invasão para o duodeno e esôfago; (3) invasão direta para órgãos adjacentes ou parede abdominal; (4) envolvimento de linfáticos regionais; (5) metástases a órgãos distantes via hematogênica; (6) disseminação peritoneal; (7) implantação na incisão abdominal; e (8) implantação transluminar do intestino.

Embora a invasão do câncer do antro para o duodeno seja relativamente rara, a invasão do carcinoma do cárdia para o esôfago é mais freqüente. A invasão direta para outros órgãos, como fígado, pâncreas, cólon transverso e mesocólon, pode às vezes ocorrer, considerando-se o caso das neoplasias avançadas. Metástases para linfonodos vizinhos e distantes são comuns no câncer avançado; no entanto, o câncer precoce também causa metástases linfáticas em aproximadamente 1-2% (m-carcinoma) a 15-20% (sm-carcinoma) dos casos. As metástases via hematogênica a órgãos distantes ocorrem mais freqüentemente para o fígado via veia porta, às vezes ao pulmão, ossos e outras estruturas no omento, peritônio parietal, ovários (conhecido como "tumor de Krukemberg") e fundo-de-saco pélvico (prateleira de Blumer). O implante no intestino é muito raro.

Com relação aos modos de disseminação do carcinoma gástrico, a invasão da parede gástrica, metástases

TUMORES DO ESTÔMAGO E DO DUODENO

para linfonodos e órgãos a distância, bem como a disseminação peritoneal, são os fatores mais importantes na seleção do tratamento apropriado e na determinação do prognóstico.

Estagiamento

O estagiamento do carcinoma do estômago é um pré-requisito para o seu tratamento, em particular para a determinação da indicação cirúrgica e seleção do procedimento cirúrgico. O sistema TNM, que foi proposto em 1970 pelo Comitê da Junta Americana para Estadiamento do Câncer e revisado em 1977, tem sido amplamente usado. No Japão, a Sociedade Japonesa de Pesquisa do Câncer Gástrico elaborou seu próprio sistema para estadiamento do câncer do estômago em 1962.

Estagiamento TNM

Os três fatores principais que influenciam a sobrevida dos pacientes com carcinoma gástrico são a extensão através de parede do estômago, o envolvimento de linfáticos e as metástases para órgãos a distância. No estagiamento TNM, como mostrado na Tabela 43.3, a extensão do processo é definida basicamente por quatro componentes. A profundidade de penetração do tumor primário através da parede do estômago é representada pela letra "T". A extensão do envolvimento de linfonodos regionais é designada pela letra "N". Os linfonodos são classificados em perigástricos, linfonodos ao longo das artérias gástrica esquerda, esplênica, celíaca e hepática comum, e linfonodos ao longo do ligamento hepatoduodenal, paraaórticos, retropancreáticos e mesentéricos. Metástases a distância são descritas pela letra "M". A letra "R" indica os resultados cirúrgicos, sendo que R_0 indica não-existência de tumor residual após cirurgia; R_1, resíduos tumorais microscópicos, e R_2, resíduos tumorais macroscópicos. Com base na extensão do carcinoma em relação à classificação TNM, o carcinoma gástrico é então classificado em quatro estágios, como ilustrado na Tabela 43.3.

Estagiamento pela Sociedade Japonesa de Pesquisa do Câncer Gástrico

O estagiamento do câncer gástrico pela Sociedade Japonesa de Pesquisa do Câncer Gástrico é mais detalhado. Ele foi recentemente (1993) revisado em uma tentativa de ser compatível com o estagiamento TNM, como mostrado na Tabela 43.4. O tumor primário, representado por "T", descreve a profundidade de penetração do tumor. A classificação do grau de metástase para linfonodos é expressa pela letra "N" e é bem detalhada. Os linfonodos regionais são numerados como ilustrado na Fig. 43.2. Esses linfonodos são classificados em grupos 1, 2 e 3, dependendo da localização do tumor primário.

Tabela 43.3
Sistema TNM de Classificação e Estadiamento do Carcinoma Gástrico

Tumor primário (1)
- T1: tumor limitado à mucosa e submucosa, independentemente da extensão ou localização
- T2: tumor envolvendo a mucosa, submucosa e muscular, estendendo-se até a serosa, porém sem ultrapassá-la
- T3: tumor penetra através da serosa porém sem invasão de estruturas contíguas
- T4: tumor invade as estruturas contíguas

Envolvimento de linfonodos(N):
- N0: ausência de metástases para linfonodos
- N1: envolvimento de linfonodos perigástricos até 3 cm do tumor primário ao longo da pequena e grande curvatura
- N2: envolvimento de linfonodos além de 3 cm do tumor primário, os quais são removíveis cirurgicamente, incluindo os linfonodos localizados ao longo das artérias gástrica esquerda, esplênica, tronco celíaco e artéria hepática comum
- N3: envolvimento de outros linfonodos abdominais, que não são removíveis cirurgicamente, como os paraaórticos, hepatoduodenal, retropancreáticos e mesentéricos

Metástases a distância (M):
- M0: ausência de metástases em órgãos a distância
- M1: presença de metástases em órgãos a distância

Resultados cirúrgicos (R)
- R0: ausência de tumor residual
- R1: tumor residual microscópico
- R2: tumor residual macroscópico

	M0				M1
	N0	N1	N2	N3	
T1	Estágio I		Estágio III se R0		Estágio IV
T2		Estágio II			
T3					
T4		Estágio IV se R1 ou R2			

Portanto, os mesmos linfonodos podem ser agrupados diferentemente se a localização do tumor primário diferir; por exemplo, o número 2 dos linfonodos pertence ao grupo 1 no caso de carcinoma do terço superior, ao grupo 2 no caso de carcinoma de terço médio, e ao grupo 3 no caso de carcinoma de terço inferior. Metástases para o fígado são representadas pela letra "H" (hepático), pois a maioria das metástases a distância ocorre no

607

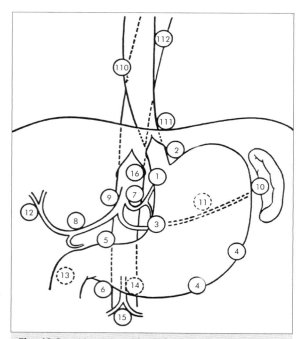

Fig. 43.2 — *Numeração dos linfonodos no câncer gástrico (Sociedade Japonesa de Pesquisa do Câncer Gástrico). 1- Linfonodos cárdios direitos; 2- Linfonodos cárdios esquerdos; 3- Linfonodos da pequena curvatura; 4- Linfonodos da grande curvatura; 5- Linfonodos suprapilóricos; 6- Linfonodos subpilóricos; 7- Linfonodos da artéria gástrica esquerda; 8- Linfonodos da artéria hepática comum; 9- Linfonodos da artéria celíaca; 10- Linfonodos do hilo esplênico; 11- Linfonodos da artéria esplênica; 12- Linfonodos do ligamento hepatoduodenal; 13- Linfonodos retropancreáticos; 14- Linfonodos mesentéricos; 15- Linfonodos da artéria cólica média; 16- Linfonodo paraaórtico abdominal; 110- Linfonodos paraesofágicos torácicos baixos; 111- Linfonodos diafragmáticos; 112- Linfonodos mediastinais posteriores.*

Tabela 43.4
Classificação e Estagiamento do Câncer Gástrico pela Sociedade Japonesa de Pesquisa do Câncer Gástrico

Tumor primário (T): profundidade de invasão tumoral
- T1: m-carcinoma; sm- carcinoma
- T2: mp- carcinoma; ss- carcinoma
- T3: se- carcinoma
- T4: si- carcinoma

Metástases em linfonodos (N)
- N0: ausência de metástases em linfonodos
- N1: metástases para linfonodos do grupo 1
- N2: metástases para linfonodos do grupo 2
- N3: metástases para linfonodos do grupo 3
- N4: metástases para linfonodos localizados além do grupo 3

Metástases hepáticas (H)
- H0: ausência de metástases hepáticas
- H1: metástases limitadas a um dos lobos hepáticos
- H2: algumas metástases espalhadas em ambos os lobos hepáticos
- H3: numerosas metástases espalhadas em ambos os lobos hepáticos

Metástases para outros órgãos (M)
- M0: ausência de metástases para outros órgãos
- M1: presença de metástases para outros órgãos

Disseminação peritoneal (P)
- P0: ausência de disseminação para peritônio
- P1: disseminação para peritônio adjacente sem comprometimento de peritônio a distância
- P2: pouca disseminação para peritônio a distância
- P3: numerosa disseminação para peritônio a distância

Estagiamento

	N0	N1	N2	N3	P0H1 < ou igual N2
T1	Ia	Ib	II	IIIa	
T2	Ib	II	IIIa	IIIb	IVa
T3	II	IIIa	IIIb	IVa	
T4	IIIa	IIIb	IVa	IVb	

Incluindo mais do que um de

T4, N3, P1, H 1

ou N4, P2, 3, H2, 3 M1

P1 H0

< ou T3 = IVa

fígado. Quando ocorrem metástases em outros órgãos, a metástase hepática já está quase sempre presente. Metástases para outros órgãos são representadas pela letra "M". A disseminação peritoneal é expressada pela letra "P". Com base nesses fatores ("T", "N", "H", "M", "P"), o estagiamento do carcinoma de estômago é obtido como ilustrado na Tabela 43.4.

De acordo com essa classificação, a maioria dos carcinomas precoces do estômago é categorizada como estágio I. No entanto, o carcinoma precoce pode ser de estágio II quando na presença de metástase em linfonodos e ainda de estágios III ou IV, embora muito raros. De outra forma, o carcinoma gástrico avançado é mais freqüentemente dos estágios III e IV. Contudo, é notado que carcinomas avançados, como o mp-carcinoma, podem estar no estágio I com grande freqüência.

Tem havido objeções no sentido de que a presente classificação não oferece nenhuma vantagem em especial em relação à classificação TNM. Contudo, pela nossa larga experiência, indicamos que essa classificação tem grande significância terapêutica e prognóstica.

Quadro Clínico

Não existe nenhum sinal ou sintoma patognomônico de carcinoma do estômago. Usualmente nos estágios iniciais o carcinoma gástrico não produz nenhum sinto-

TUMORES DO ESTÔMAGO E DO DUODENO

ma típico, sendo uma das razões para o diagnóstico tardio da doença. As manifestações clínicas são dependentes da localização e do tamanho do tumor, da extensão da disseminação, da presença ou ausência de ulceração, de estenose ou obstrução, sangramento, idade e outras condições do paciente.

Sintomas

Vários sintomas podem ocorrer; em ordem de freqüência, são eles: dor epigástrica (40 a 70%), perda de peso (40 a 60%), plenitude gástrica (30 a 40%), desconforto epigástrico (30 a 40%), perda do apetite (20 a 30%), náuseas e vômitos (20 a 25%), fadiga (10 a 15%), massa abdominal (10%), disfagia (10%), diarréia (10%), constipação (10%) e hematêmese ou melena com anemia crônica (5 a 10%). Infelizmente, o carcinoma gástrico precoce não causa sintomas, ou, se causa, eles são apenas vagos. Os tipos elevados de carcinoma precoce tendem a ser assintomáticos, enquanto os tipos escavados ou deprimidos (exemplos IIc ou III) são propensos a produzir alguns sintomas, como dor epigástrica.

A dor relatada no carcinoma do estômago pode ser similar à da úlcera péptica e pode ser aliviada com a ingestão de alimentos ou medicamentos. O paciente pode tornar-se assintomático por um período. Contudo, uma dor mais ou menos contínua e sem alívio é o mais comum no carcinoma e geralmente sugere a extensão do mesmo pela parede do estômago.

Sintomas decorrentes da obstrução, como vômitos, são usualmente observados tardiamente, mas aparecem mais cedo nos tumores situados próximo do cárdia ou do piloro. A fadiga ou fraqueza pode estar associada à perda de apetite e perda de peso. Anemia crônica ao lado de perda sangüínea pela lesão ulcerada podem ser também causas de fraqueza. No entanto, o sangramento maciço resultando em hematêmese é infreqüente. Sintomas secundários à perfuração, como peritonite, são igualmente incomuns. O carcinoma gástrico pode, às vezes, apresentar-se com sintomas secundários devido à disseminação da neoplasia. Por exemplo, os pacientes podem queixar-se de massa abdominal, por metástase hepática maciça, ou de ascite, causada por disseminação peritoneal.

Exame Físico

O exame físico é normal no estágio inicial do carcinoma gástrico. Na forma avançada, os achados de exame físico podem ser negativos, ou, se presentes, não são significativos. Sinais de câncer gástrico incluem massa abdominal, anemia, emagrecimento e edema. Embora uma massa firme, móvel, em epigástrio, e separada do fígado possa sugerir câncer gástrico, o tamanho e a mobilidade da massa não são indicadores precisos de operabilidade.

Em um estágio bem mais tardio, sintomas de metástases a distância e disseminação peritoneal serão nota-

dos. Esses casos incluem hepatomegalia, ascite, icterícia, nódulo de Virchow (nódulo supraclavicular, particularmente no lado esquerdo), tumoração, tumor de Krukemberg, prateleira de Blumer (infiltração do fundo-de-saco de Douglas perceptível ao toque retal) e nódulo da Irmã Mary Joseph (infiltração tumoral do umbigo).

Raramente, podem ocorrer síndromes paraneoplásicas, como tromboflebites (sinal de Trousseau), neuropatias, síndrome nefrótica, coagulação vascular disseminada, acantose *nigricans* (placas hiperpigmentares na axila) e dermatose seborréica[30,86,87].

Diagnóstico

O diagnóstico definitivo de carcinoma do estômago requer vários procedimentos específicos. Os procecimentos diagnósticos podem ser divididos naqueles empregados para estabelecer o diagnóstico e naqueles utilizados para determinar o estágio do carcinoma. O primeiro inclui seriografia digestiva alta, endoscopia com biópsia e exame citológico. Com relação ao estagiamento, várias combinações de procedimentos, incluindo outros métodos radiológicos, tomografia computadorizada, ressonância magnética, ultra-sonografia e cintilografia, são necessárias.

Exames Laboratoriais

Embora nenhum exame de laboratório seja específico para o carcinoma do estômago, alguns achados laboratoriais são úteis para auxiliar no diagnóstico da presença ou extensão do câncer ou na avaliação das condições dos pacientes com esta patologia. Provas laboratoriais de interesse para o carcinoma gástrico incluem hemograma completo, pesquisa de sangue oculto nas fezes, teste de secreção ácida e provas de função hepática. A anemia ferropriva devido a sangramento oculto é freqüentemente observada. Ocasionalmente, a anemia perniciosa pode também estar presente.

O sangue oculto nas fezes é demonstrado em mais de 50% dos pacientes se os testes forem realizados repetidamente. A mensuração da secreção gástrica é considerada útil, embora atualmente seja menos usada devido à elevada precisão dos estudos radiológicos e endoscópicos. No carcinoma avançado, a acloridria está presente em 50 a 60% dos pacientes e a hipocloridria em 30% deles. No entanto, a acidez normal ou eventualmente hipercloridria está presente em 5 a 15% dos casos. No carcinoma precoce, a incidência de acidez normal é de até 30 a 40%. Os testes de função hepática podem ser anormais em pacientes com metástases hepáticas maciças; contudo, a função hepática usualmente permanece normal em metástases solitárias ou de número reduzido.

Recentemente, vários marcadores tumorais têm sido investigados para o diagnóstico do câncer de estômago. Embora nenhum marcador específico para esse câncer tenha sido apresentado ou achado, alguns marcadores tumorais, incluindo o antígeno carcinoembrionário e a alfafetoproteína, têm um certo valor diagnóstico e prognóstico. Por exemplo, o aumento do antígeno carcinoembrionário sérico pode estar associado com recorrência do tumor ou metástase hepática. O carcinoma gástrico associado a elevados níveis de antígeno carcinoembrionário tem sido descrito. O pepsinogênio I sérico tem sido referido como sendo um marcador de metaplasia intestinal, uma lesão possivelmente precursora do câncer gástrico[34]. A dosagem do antígeno carcinoembrionário e de enzimas lisossômicas no suco gástrico pode ser importante no diagnóstico. Os últimos marcadores tumorais incluem o CA19-9 (para avaliação de metástases hepáticas) e o CA72-4 (para avaliação de disseminação peritoneal). A importância desses marcadores ainda não está estabelecida. O antígeno MG7 associado ao carcinoma gástrico está presente em 82% dos pacientes com carcinoma gástrico, mas em somente 8% dos pacientes com úlcera péptica[59].

Radiografia Contrastada do Esôfago, Estômago e Duodeno

Os objetivos desse exame são determinar a presença ou a ausência de qualquer anormalidade no estômago e oferecer uma análise mais precisa da lesão no que se refere à avaliação qualitativa de malignidade e à determinação da lesão. Com esses propósitos, o método contrastado simples usando somente o bário é insuficiente. Portanto, técnicas especiais, como o duplo contraste e o método de compressão, devem ser efetuadas. Esses estudos deveriam ser realizados usando a fotofluorografia.

No estudo com duplo contraste, ar e bário são simultaneamente introduzidos na luz do estômago para promover uma melhor relação de detalhes através de uma fina camada de bário na mucosa gástrica. Esse método é particularmente útil para a determinação e o diagnóstico de lesões deprimidas do estômago. De outra forma, para as lesões elevadas, o método da compressão promove mais informações.

Usando-se esses métodos de forma combinada, carcinomas gástricos de 10 mm ou menos de tamanho e de 1 mm de altura ou profundidade podem ser detectados. Quando uma lesão é visualizada por ocasião de um exame radiológico contrastado, a endoscopia com biópsia é indicada para visualizar diretamente a lesão e obter material para exame histológico. Os exames radiológicos e endoscópicos se completam com relação a uma avaliação qualitativa e da extensão das lesões. Radiologistas hábeis e experimentados podem diagnosticar o carcinoma gástrico com uma precisão superior a 80 a 90%; não somente a diferenciação entre um carcinoma precoce ou avançado pode ser possível pelo estudo radiológico, mas também pode-se determinar os subtipos dos mesmos, apesar de alguns tipos planos de carcinoma precoce (por exemplo, IIb) serem ocasionalmente de difícil detecção pelo estudo radiológico[27]. A diferenciação do carcinoma de outros tumores ou úlceras benignas pelo exame radiológico é baseada no tamanho e na forma, nas alterações da mucosa, no achado dos pregueamentos mucosos, na aparência da úlcera e na distensibilidade da parede do estômago (Fig. 43.3).

Endoscopia

A endoscopia com biópsia é particularmente valiosa para a confirmação diagnóstica do carcinoma, diferenciando-o de outras lesões benignas e malignas, esclarecendo também achados radiográficos duvidosos, determinando os subtipos dos carcinomas precoces e avançados e definindo a extensão da sua disseminação através da parede do estômago. Alguns médicos usam a endoscopia como um procedimento inicial de pesquisa do câncer gástrico sem realizar o exame radiológico. Contudo, essa abordagem não é sempre aceita pela invasão e custo do exame endoscópico se com-

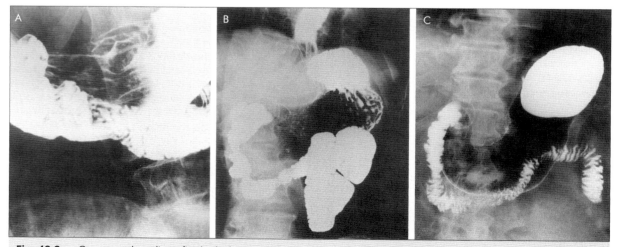

Fig. 43.3 — Composto de radiografia de duplo contraste de carcinoma gástrico precoce tipo IIa (A), de um carcinoma precoce tipo IIc (B) e de um carcinoma gástrico avançado tipo Borrmann II (C).

parado ao exame radiológico, bem como devido à relação custo e eficácia.

Os locais onde a visualização endoscópica não é sempre fácil são a porção imediatamente abaixo do cárdia, a grande curvatura e a área próxima do piloro. Técnicas especiais de coloração usando corantes, como o azul-de-metileno, têm facilitado a detecção de tumores pequenos e a determinação precisa da área do mesmo na mucosa. Pelo menos seis a oito biópsias devem ser obtidas das lesões suspeitas, incluindo áreas centrais e periféricas. Os espécimes são examinados histologicamente em secções seriadas, e os resultados são classificados em cinco grupos: grupo I (normal), grupo II (displasia moderada), grupo III (padrão intermediário entre benignidade e malignidade), grupo IV (forte suspeita de carcinoma) e grupo V (definitivamente carcinoma).

Atualmente a endoscopia com biópsia tem uma precisão de 97 a 99% no diagnóstico de carcinoma do estômago. Diagnóstico errôneo por endoscopia, bem como por radiografia, é mais comum em algumas situações, como na infiltração difusa do carcinoma ou no tipo cirrótico (Borrmann IV), recorrência do carcinoma pós-gastrectomia, tipos precoces de carcinoma tipo deprimido, tumores múltiplos e nas situações em que existem condições inadequadas no local da lesão.

Exame Citológico

Com o aumento do uso da endoscopia com a biópsia, o exame citológico para o câncer gástrico tem sido muito menos empregado. A citologia esfoliativa através de lavagem gástrica é raramente utilizada. No presente, o exame citológico mais freqüentemente utilizado é o método do esfregaço delicado (*touch-smear method*) do material biopsiado, o qual pode obter resultados mais rápidos do que o exame histológico a partir de secção dos espécimes e pode aumentar ainda mais a possibilidade de um diagnóstico de carcinoma. O exame citológico também é realizado em combinação com a endoscopia por meio de escavações, lavagem local ou indiretamente por irrigação e aspiração da lesão, apesar de esse método ser raramente indicado ou necessário[10].

Programa de Detecção do Carcinoma Gástrico

O programa de massa para detecção do câncer gástrico tem sido popularizado no Japão, e parece ser um método efetivo para o diagnóstico do carcinoma precoce. Dessa forma, carcinomas precoces têm sido detectados, e também mais carcinomas avançados têm sido identificados quando ainda assintomáticos. O programa de massa japonês vem sendo realizado por meio de radiografia ou de endoscopia. Tem sido descrito que esses programas são capazes de diagnosticar o carcinoma do estômago em 0,04% a 0,25% dos pacientes examinados. Além disso, aproximadamente 50% dos carcinomas detectados em programas de massa são precoces. Con-

tudo, recentemente, também no Japão, a taxa de detecção de carcinoma em programas de massas tem diminuído, provavelmente pelo declínio da incidência do carcinoma gástrico e pela repetição dos exames em populações já avaliadas anteriormente. Em 1996, 6,4 milhões de pessoas foram avaliadas no Japão através do programa de detecção em massa do câncer gástrico[11].

Nas nações ocidentais, programas de massa semelhantes não são viáveis do ponto de vista econômico, pois o carcinoma do estômago é relativamente incomum. Portanto, nesses países, é mais apropriado identificar e avaliar os grupos de alto risco, como pacientes acima dos 40 anos de idade com adenoma gástrico, anemia perniciosa, gastrite crônica atrófica, gastrectomia prévia e pessoas provenientes de países onde o câncer de estômago é comum.

Procedimentos Diagnósticos para Estagiamento

Com o objetivo de determinar o estágio do câncer e selecionar o método terapêutico apropriado, procedimentos diagnósticos adicionais são necessários. Estes procedimentos incluem vários exames de imagem, como radiológicos, tomografia computadorizada, ressonância magnética, ultra-sonografia e cintilografia.

A radiografia de tórax é sempre solicitada para excluir metástases pulmonares. A angiografia, particularmente a celíaca, às vezes é usada para avaliar a invasão vascular ou metástases hepáticas, porém não é incluída na rotina pré-operatória.

A tomografia computadorizada e a ressonância magnética parecem ser úteis para a avaliação da extensão do câncer gástrico[73]. A invasão direta em órgãos adjacentes, o envolvimento de linfáticos e metástases hepáticas podem ser avaliados. Como rotina pré-operatória, a ressonância magnética, a tomografia computadorizada ou a ultra-sonografia devem ser realizadas para excluir ou diagnosticar metástases hepáticas.

A ultra-sonografia do abdômen é de valor para delinear a relação do câncer gástrico com os vasos sanguíneos, detectar aumento de linfonodos e metástases hepáticas. Esse procedimento tem sido cada vez mais utilizado como rotina pré-operatória, bem como para o seguimento pós-operatório. Novas técnicas ultra-sonográficas, como a ultra-sonografia endoscópica e a ultra-sonografia peroperatória, têm sido recentemente aplicadas para determinar a profundidade de penetração do câncer na parede gástrica.

A precisão da ultra-sonografia endoscópica é superior a 80% para determinar a profundidade de invasão tumoral na parede gástrica (estágio T). Esse método tem uma precisão de 50 a 80% (comparável à tomografia) para determinar a presença de tumor em linfonodos perigástricos[36,49]. A ultra-sonografia peroperatória é mais precisa para detectar metástases hepáticas do que os estudos pré-operatórios ou a exploração cirúrgica.

611

A cintilografia hepática raramente é utilizada atualmente. Ela foi substituída pela ultra-sonografia e pela tomografia computadorizada. A cintilografia é indicada para detectar metástases ósseas.

Diagnóstico Diferencial

Um dos pontos mais importantes é a diferenciação entre as úlceras gástricas benignas e o câncer gástrico. Para esse propósito, repetidos exames radiográficos com intervalos de 6 a 10 semanas e estudos endoscópicos com biópsia são mandatórios. É importante notar que algumas úlceras assemelham-se a neoplasias e que ocasionalmente existe um "ciclo maligno" do câncer gástrico, em que ele parece estar cicatrizando com redução periódica do seu tamanho, tornando então difícil o diagnóstico diferencial com a úlcera benigna. Algumas gastrites, como a gastrite erosiva, devem ser diferenciadas do carcinoma, em particular do câncer precoce. Similarmente, a hiperplasia linforreticular reativa, causada por proliferação anormal do tecido linforreticular intramural, deve ser também diferenciada. A gastropatia hiperplásica, "doença de Ménétrier", deve ser diferenciada do câncer (Borrmann IV), pois ambas as lesões exibem pregas gástricas gigantes. Por fim, vários tumores benignos do estômago, como os pólipos gástricos, e ainda outras doenças malignas, incluindo o linfoma maligno e o leiomiossarcoma, devem ser sempre diferenciados.

Tratamento

O tratamento do câncer gástrico é classificado em cirúrgico e clínico, este último incluindo a radioterapia e a quimioterapia. No presente, a ressecção cirúrgica do tumor oferece a única chance de cura. O tratamento clínico é colocado essencialmente como um adjuvante ao tratamento cirúrgico ou como medida paliativa.

Tratamento Cirúrgico

Existem consideráveis diferenças nos procedimentos e na filosofia do tratamento cirúrgico do câncer gástrico de vários países, como o Japão, e outros países ocidentais, incluindo os Estados Unidos. O tratamento cirúrgico está indicado essencialmente em todos os carcinomas gástricos, exceto para aqueles com disseminação a distância. Contudo, uma única ou algumas metástases hepáticas que possam ser removidas cirurgicamente não contra-indicam a cirurgia. Deve ser enfatizado que somente uma evidência definitiva, objetiva, pré-operatória, de metástases ou disseminação, deve ser aceita como uma contra-indicação cirúrgica. No caso da existência de dúvida sobre a presença de disseminação, o paciente deve ser explorado cirurgicamente. Também no caso da evidência de disseminação, a cirurgia está indicada se houver oportunidade para paliação.

O tratamento cirúrgico pode ser dividido em dois tipos de procedimentos, dependendo de seu propósito: cirurgia radical ou cirurgia paliativa. A cirurgia radical ou curativa usualmente consiste na ressecção do estômago (gastrectomia), dissecção e extirpação dos linfonodos regionais (linfadenectomia), ressecção do pequeno e grande omentos (omentectomia), freqüentemente com excisão da folha anterior do mesocólon (omentobursectomia), e, se necessário, ressecções de órgãos adjacentes, como pâncreas, fígado, cólon e baço. Tanto os carcinomas avançados como os precoces são operados com os mesmos princípios para ressecção, embora a extensão da gastrectomia e da linfadenectomia seja diferente.

O tipo e a extensão da ressecção gástrica devem ser decididos com base no tamanho e na localização do câncer primário, na presença de linfonodos comprometidos e nas condições gerais do paciente. Há três procedimentos básicos: gastrectomia total, gastrectomia distal (antrectomia ou gastrectomia subtotal) e gastrectomia proximal. A gastrectomia total, usada amplamente no mundo nos anos 1950, é atualmente empregada apenas em casos selecionados, por serem a mortalidade e a morbidade operatórias relativamente altas.

Como um princípio, a linha da ressecção gástrica proximal deve ter uma margem de segurança de pelo menos 5 cm da margem da neoplasia avançada determinada pela visualização e palpação do câncer, e 2 cm no caso do carcinoma precoce. Portanto, a gastrectomia total é usualmente indicada quando o carcinoma, particularmente o avançado, está localizado no terço superior do estômago ou quando o carcinoma de terço médio ou inferior se estendeu até o terço superior. Assim, o carcinoma de cárdia é uma indicação freqüente para gastrectomia total. A gastrectomia total é também indicada no tratamento do carcinoma do tipo Borrmann IV, na recorrência do carcinoma em estômago residual que tinha sido previamente tratado com uma gastrectomia parcial e em pacientes com carcinoma associado a uma lesão difusa da mucosa com potencial para malignidade ou associado à polipose gástrica difusa.

A gastrectomia distal ou subtotal é geralmente efetuada para o carcinoma de terços médio e inferior do estômago, incluindo os tipos precoce e avançado. Assim, a gastrectomia distal é realizada com mais freqüência que a total. Seccionada a artéria gástrica esquerda no tronco celíaco, e pela liberação do pequeno omento adjacente à junção esofagogástrica, uma linfoadenectomia adequada em torno do cárdia pode ser efetuada na gastrectomia distal tão bem quanto na gastrectomia total. A gastrectomia distal tem vantagens em relação à total em termos de mortalidade e morbidade operatórias menores, e também em relação à função fisiológica do estômago. A gastrectomia proximal usualmente é indicada somente para o tratamento do carcinoma precoce situado no terço superior do estômago, embora alguns cirurgiões a usem, às vezes, também para o carcinoma avançado, se o tumor for relativamente pequeno

TUMORES DO ESTÔMAGO E DO DUODENO

(p. ex., menor que 4 cm). Com base nessas indicações cirúrgicas, quase todos os carcinomas gástricos precoces podem ser tratados por gastrectomia parcial (distal ou proximal), em vez da gastrectomia total. Em nossa experiência, a gastrectomia total tem sido efetuada em 25 a 30%, a gastrectomia distal em 60 a 65%, e a gastrectomia proximal em 5 a 10% de todos os carcinomas gástricos operados.

Existem dois acessos para a gastrectomia no tratamento do carcinoma gástrico: abdominal e toracoabdominal. Na maioria das gastrectomias, o acesso abdominal através da laparotomia mediana ou transversa promove um campo cirúrgico suficiente. A indicação do acesso toracoabdominal é limitada aos carcinomas com invasão de esôfago. Nesses casos, uma esofagectomia distal, além da gastrectomia total, deve ser efetuada.

A reconstrução do trânsito após essas gastrectomias varia. Depois de uma gastrectomia distal, uma gastroduodenostomia (Billroth I) pode ser usada se o duodeno e o estômago remanescentes puderem ser aproximados sem tensão. Entretanto, a gastrojejunostomia (Billroth II), preferencialmente pré-cólica, tem-se tornado o método preferido de reconstrução. A reconstrução após gastrectomia total é feita mais freqüentemente através de esofagojejunostomia em Y de Roux.

Outro método para estabelecer a continuidade do trânsito após gastrectomia total é a interposição de um segmento de intestino entre o esôfago e o duodeno. Essa interposição intestinal pode ser também usada após a gastrectomia proximal. Após a gastrectomia proximal, o esôfago poderá ser anastomosado diretamente com a parede anterior do remanescente distal do estômago se o tamanho do mesmo o permitir, apesar de essa anastomose direta aumentar a incidência de esofagite de refluxo e estenose na anastomose.

A dissecção dos linfonodos tem por objetivo um estagiamento preciso do carcinoma gástrico e aumentar o grau de cura e melhorar o prognóstico. Nos Estados Unidos, a linfadenectomia é considerada mais freqüentemente para fins de estagiamento, e, portanto, a extensão da dissecção é limitada. Ao contrário, no Japão e em alguns países europeus, procede-se a uma linfadenectomia agressiva para melhorar o prognóstico no pós-operatório pela remoção desses linfonodos metastáticos. Freqüentemente, não é fácil avaliar o potencial de efetividade da extensão da dissecção dos linfonodos em virtude da dificuldade de executar um bom estudo de controle. Contudo, a experiência japonesa tem indicado um aumento na sobrevida em 5 anos após uma ampla linfadenectomia.

A extensão dos linfonodos a serem removidos depende, principalmente, da profundidade de penetração do tumor. As taxas de linfonodos metastáticos têm sido menores que 3% no m-carcinoma, 15% a 20% no sm-carcinoma, 40% a 50% no ss- carcinoma e 70% a 90% no se ou si-carcinoma. Embora o carcinoma precoce gástrico (m-carcinoma e sm-carcinoma) possa estar associado a metástases em linfonodos, estas metástases são usualmente limitadas aos linfonodos do grupo 1 e do grupo 2 (Tabela 43.4). Por outro lado, o carcinoma avançado tem metástases freqüentemente em linfonodos do grupo 3, além dos grupos 1 e 2. Por essa razão, numa linfadenectomia no Japão, os linfonodos dos grupos 1 e 2 são removidos no caso do carcinoma precoce, e os linfonodos dos grupos 1 e 3, no caso dos carcinomas avançados.

Ocasionalmente procede-se a uma ressecção combinada de estruturas ou órgãos adjacentes, além da gastrectomia. No caso de uma invasão direta do tumor no pâncreas ou fígado (usualmente o lobo esquerdo), uma ressecção parcial desses órgãos pode ser indicada se com a ressecção combinada houver possibilidade de cura. Entretanto, a ressecção combinada de vasos importantes como a veia porta e o tronco celíaco (exemplo, procedimento de Appleby) parece não melhorar o prognóstico.

Mesmo no caso de ausência de invasão direta do pâncreas, uma pancreatectomia distal e esplenectomia são freqüentemente associadas à gastrectomia. O propósito dessa pancreatoesplenectomia é uma completa remoção dos linfonodos. Os linfonodos do hilo esplênico e da artéria esplênica são freqüentemente difíceis de serem dissecados sem uma pancreatoesplenectomia. Entretanto, alguns estudos recentes sugerem que a esplenectomia ou a pancreatoesplenectomia têm valor somente na determinação prognóstica mais precisa, mas não tem importância terapêutica. Estudos prospectivos são necessários para resolver esse dilema.

A cirurgia paliativa está indicada quando o ato cirúrgico pode impor uma significativa melhora da qualidade de vida do paciente, como na presença de obstrução severa, sangramento ou perfuração. A hemorragia maciça e a perfuração são infreqüentes, mas requerem, quando ocorrem, cirurgia em caráter de emergência. Mesmo para paliação, a ressecção do tumor por meio de gastrectomia é preferível. A redução do volume da massa tumoral pode melhorar a resposta à quimioterapia pós-operatória. Quando a ressecção é impossível, uma cirurgia para derivação do trânsito, como uma gastrojejunostomia, pode ser executada para obstruções causadas por um carcinoma gástrico distal. A cirurgia paliativa para o câncer gástrico proximal, como no caso de câncer do cárdia, é mais difícil. Às vezes, procede-se a uma gastrectomia total para a paliação, mas não é sempre recomendada, devido à sua elevada taxa de complicações. Próteses esofágicas ou simples gastrostomias para descompressão e alimentação podem ser usadas nessa situação, porém, esses métodos não são satisfatórios.

Nos últimos anos, as ressecções gástricas endoscópicas e laparoscópicas foram introduzidas[78]. Com o emprego da ultra-sonografia endoscópica, o diagnóstico do câncer gástrico precoce tem sido realizado com mais precisão. A ressecção endoscópica e laparoscópica pode ser empregada no tratamento do câncer gástrico precoce. Na ressecção endoscópica, a mucosa e a sub-

613

mucosa são excisadas, enquanto na laparoscópica toda a espessura da parede é excisada (ressecção em cunha ou gastrectomia distal). Entretanto, a dissecção de linfonodos não é realizada na ressecção endoscópica e é realizada de maneira limitada com a gastrectomia laparoscópica. Portanto, atualmente as indicações para a ressecção endoscópica são m-carcinoma e para a laparoscópica são m-carcinoma e sm-carcinoma. O resultado a longo prazo com esses procedimentos ainda não são conhecidos.

Tratamento Clínico

Infelizmente, o adenocarcinoma gástrico é relativamente resistente à quimioterapia e à radioterapia[31,74]. No entanto, vários agentes quimioterápicos têm sido investigados e fazem parte do tratamento do carcinoma gástrico. Quando somente um agente isolado é usado, a taxa de resposta (definida como redução de > 50% do volume tumoral) é somente em torno de 10% a 30%, além de a mesma ser incompleta e de pequena duração. A combinação de vários agentes parece ser mais efetiva; a taxa de resposta pode alcançar 30% a 40%. Contudo, o risco de toxicidade dos medicamentos é grande. Como agentes únicos, os mais empregados são mitomicina C, 5-fluorouracil (5-FU), ciclofosfamida (endoxan), doxorrubicina (adriamicina), iconotecan e a cisplatina, que têm demonstrado certos efeitos no câncer de estômago. A combinação dessas três drogas, que é conhecida como FAMterapia, mostra eficácia. Outras combinações usadas incluem a MFC (mitomicina C, 5-fluorouracil, citosina arabinosida), FAMT (5-fluorouracil, endoxan, mitomicina), a MF (mitomicina C, 5-fluorouracil) e a EAP (endoxan, adriamicina e cisplatina). A radioterapia e a imunoterapia são ocasionalmente utilizadas em associações à cirurgia e à quimioterapia.

Prognóstico

O prognóstico do carcinoma gástrico nos países ocidentais, como os Estados Unidos e o Brasil, difere marcadamente do observado no Japão. A operabilidade, a ressecabilidade, a mortalidade operatória e a taxa de sobrevida em 5 anos são nitidamente melhores no Japão. Os resultados do tratamento cirúrgico e o prognóstico do câncer gástrico nos Estados Unidos não têm mudado significativamente durante os últimos 30 anos. Cerca de 85% dos pacientes que são diagnosticados como portadores de câncer gástrico são submetidos a cirurgia, e, portanto, a taxa de operabilidade é de 85%. Os demais 15% são considerados não-candidatos à cirurgia, principalmente devido à extensão da disseminação ou do grande risco cirúrgico. Cerca da metade dos pacientes operados recebe cirurgia curativa (sem nenhuma aparente doença residual), com taxa de mortalidade operatória de 5-10%. A taxa de sobrevida em 5 anos desses pacientes é em torno de 25%. A outra metade dos pacientes é submetida a cirurgia paliativa ou somente biópsia e apresenta uma taxa de mortalidade operatória acima de 25%. Quase nenhum desses pacientes teve sobrevida longa. Somente menos de 5-10% da totalidade dos pacientes diagnosticados como portadores do câncer gástrico tiveram sobrevida de 5 anos.

O prognóstico no Japão é superior ao dos Estados Unidos, e é apresentado conforme o tipo de cirurgia realizada, o tipo histológico, o tamanho do tumor, a profundidade de penetração do tumor, a presença de metástases em linfonodos e o estagiamento[74-76].

Tipo de cirurgia e prognóstico. Entre 1976 e 1989, 1.445 pacientes foram admitidos no 1º Departamento de Cirurgia no Hospital da Universidade de Kurume, Japão, com diagnóstico de carcinoma gástrico. Desses pacientes, 1.395 submeteram-se a cirurgia: a taxa de operabilidade foi de 96,5%. Os tipos de cirurgias realizadas e as respectivas taxas de sobrevida em 5 anos foram: cirurgia curativa (cirurgia radical sem aparente tumor residual), 79,3%; cirurgia não-curativa (cirurgia radical com possibilidade aparente de tumor residual), 12,0%; cirurgia paliativa (ressecção tumoral ou somente derivação), 0%; e laparotomia somente (somente exploração), 0%. No total, a taxa de mortalidade operatória foi de 1,4%, e a sobrevida em 5 anos foi de 54,8%. A sobrevida em 5 anos na gastrectomia distal (72,4%) foi melhor que a da gastrectomia total (44,8%) e proximal (46,1%), principalmente devido ao maior número de pacientes com carcinoma em estágios mais precoces tratados pela gastrectomia distal.

Tipo histológico e prognóstico. A taxa de sobrevida em 5 anos é de 58,4% para o adenocarcinoma papilar; 77% para o adenocarcinoma tubular bem diferenciado; 59,3% para o adenocarcinoma tubular moderadamente diferenciado; 48,7% para o adenocarcinoma pouco diferenciado; 40,1% para o adenocarcinoma mucinoso e 32,0% para o carcinoma em anel de sinete.

Tamanho do tumor e prognóstico. Geralmente, a taxa de sobrevida em 5 anos para os pacientes com câncer gástrico menor que 4 cm no maior eixo é superior a 60%. O câncer compreendido entre 4 e 8 cm é em torno de 40% a 45%, e o câncer maior que 8 cm é de aproximadamente 20% a 25%.

Profundidade de penetração do câncer e prognóstico. A taxa de sobrevida em 5 anos é de quase 100% no m-carcinoma, em torno de 90% no sm-carcinoma, 70% no mp-carcinoma, 50% no ss-carcinoma e 20% no se-carcinoma.

Metástases para linfonodos e prognóstico. Usualmente, quando não existe envolvimento de linfonodos, a taxa de sobrevida em cinco anos é acima de 75%. Ao contrário, a evidência de metástases nos linfonodos indica uma taxa de sobrevida em cinco anos menor que 40% ou 50%. Quando ocorre envolvimento nos linfonodos do grupo 1, a sobrevida é de 45% a 55%, nos do grupo 2 passa a ser entre 25% a 30%, e nos do grupo 3, em torno de 5% a 10%.

Estágio e prognóstico. A taxa de sobrevida em cinco anos tem sido descrita no Japão como sendo entre 85% a

90% no estágio I, 55% a 80% no estágio II, 25% a 45% no estágio III e 5% a 15% no estágio IV. Considerando-se todos os estágios, a taxa de sobrevida em cinco anos no Japão é atualmente de 35-50%. Nos carcinomas tratados por cirurgia curativa, a taxa aumenta para 60% a 80%. Os motivos do melhor prognóstico e o tratamento nos estágios iniciais contribuem para a melhora da sobrevida.

Nos Estados Unidos, os resultados são piores[81]. A sobrevida de cinco anos é de 50% para o estágio I, 29,0% para o estágio II, 13,0% para o estágio III, 3,0% para o estágio IV e de 19% para a sobrevida global. Essa diferença de resultados pode ser devida ao fato de que no Japão as ressecções dos tumores com dissecção dos linfonodos são mais completas, e o estagiamento do tumor é mais cuidadosamente realizado.

LINFOMA MALIGNO

O estômago é local mais comum de linfoma extranodal, sendo responsável por mais da metade de todos os linfomas do trato gastrointestinal. O linfoma maligno que acomete o estômago pode ser de duas origens: primária ou secundária. A incidência de acometimento secundário do estômago, a partir de um linfoma generalizado, é muito mais alta do que a ocorrência de um linfoma primário do estômago. O diagnóstico e o tratamento do linfoma gástrico secundário são similares aos do linfoma sistêmico e não serão discutidos, uma vez que ele é mais uma doença sistêmica do que uma doença gastrointestinal específica. A discussão a seguir se refere ao linfoma primário maligno do estômago.

Etiologia e Incidência

A etiologia do linfoma gástrico permanece ainda desconhecida. A ingestão de alimentos carcinogênicos não parece ser causadora do linfoma. O papel da acidez gástrica no desenvolvimento do linfoma é controvertido. Precursores do linfoma gástrico são desconhecidos. É discutível se o pseudolinfoma é pré-maligno, apesar de em um estudo recente ter-se demonstrado um elevado desenvolvimento de linfoma maligno em pacientes com essa condição. O pseudolinfoma maligno é uma proliferação benigna do tecido linfóide que ocorre no estômago, geralmente no antro, e se assemelha ao linfoma maligno na apresentação clínica e nas características histopatológicas.

A incidência do linfoma gástrico é mais alta nos homens do que nas mulheres, sendo que a proporção é de cerca de 1,7:1,0. A predominância racial não é óbvia. O linfoma gástrico é encontrado em grupos mais jovens do que no carcinoma gástrico, sendo o pico de ocorrência entre 50 e 55 anos. Alguns relatos indicam um outro pico etário em torno dos 20 anos.

Patologia

O linfoma maligno primário gástrico origina-se do tecido linfóide e pode ocorrer em qualquer parte do estômago[47]. Contudo, é mais comum na parede posterior e ao longo da pequena curvatura do antro e corpo gástricos. O linfoma tem uma tendência a disseminar-se na submucosa e pode estender-se ao duodeno e esôfago. A maioria dos linfomas é relativamente grande, 5-10 cm ou mais de diâmetro. Uma característica singular do linfoma é a de ser freqüentemente multicêntrico: 20 a 25% têm mais de um foco no estômago. A incidência de metástases para linfonodos perigástricos é elevada, embora o aumento nos linfonodos regionais possa ser também causado por hiperplasia reativa.

Macroscopicamente, o linfoma maligno gástrico pode ser classificado em cinco tipos: (1) nodular (múltiplos nódulos medindo de 0,5 a 4 cm espalhados na submucosa; (2) polipóide (lesões polipóides sésseis ou pediculadas); (3) ulcerativo (lesão ulcerada superficial, usualmente com mais de alguns centímetros de diâmetro); (4) infiltrativo (lesão infiltrativa difusa com pregas mucosas espessadas, como na linite plástica); e (5) tipo combinado (combinações dos tipos anteriores). Em qualquer tipo de linfoma, a superfície da mucosa freqüentemente apresenta várias ulcerações superficiais; 35% a 50% dos linfomas têm sido descritos como sendo associados com úlceras da mucosa. A classificação de Borrmann para o câncer gástrico pode ser aplicada para a classificação do linfoma gástrico. Os padrões de crescimento do linfoma maligno são classificados em crescimento intraluminal (aproximadamente 40%), crescimento extraluminal (aproximadamente 20%) e crescimento infiltrativo intramural (cerca de 40%).

A classificação histológica do linfoma de estômago é confusa. Vários tipos histológicos têm sido nominados. Um método simples é a divisão em três tipos: (1) linfoma não-Hodgkin é o mais comum; (2) linfoma Hodgkin é relativamente raro; e (3) plasmocitoma é ainda mais raro. Ainda que a classificação histológica seja confusa e em algumas vezes difícil, o tipo histológico parece ser menos importante na determinação do prognóstico que fatores como a extensão local do tumor, a presença de metástases em linfonodos e em órgãos a distância. Portanto, o prognóstico do linfoma gástrico é afetado por fatores similares aos do câncer gástrico. Por essa razão, para o estagiamento do linfoma, a classificação TNM para estagiamento do carcinoma do estômago é freqüentemente usada. Algumas modificações do método de estagiamento do TNM são também propostas. No Japão, o estagiamento do câncer gástrico pela Sociedade Japonesa de Pesquisa do Câncer Gástrico é também aplicado para o sarcoma de estômago, incluindo o linfoma.

Quadro Clínico

Os sintomas do linfoma gástrico são usualmente indistinguíveis dos apresentados pelo carcinoma e pela úlcera gástrica. A dor epigástrica é o sintoma mais comum (50% a 80% dos casos), porém é similar à da úlcera e freqüentemente diminui com a terapia com antiácidos. A perda de peso progressiva é outro sintoma comum (em mais de 50% dos casos), embora os pacientes permaneçam surpreendentemente bem e não se tornem caquéticos como no carcinoma. A hemorragia causando hematêmese é menos comum (cerca de 20%), porém é observada com maior freqüência do que no carcinoma. O sangramento oculto e a anemia não são incomuns. Sintomas devidos à perfuração para cavidade peritoneal ou para órgãos adjacentes ocorrem com maior freqüência que no carcinoma (10 a 15% dos casos). Desconforto abdominal contínuo, náuseas e vômitos, anorexia e fraqueza são outros sintomas pouco freqüentes.

Sinais específicos para o linfoma gástrico não existem. Contudo, com freqüência os pacientes portadores de linfoma apresentam bom estado geral, sem caquexia, o que os distingue dos pacientes com carcinoma. Outro sinal importante do linfoma gástrico é a presença de uma massa abdominal alta que pode ser muito volumosa. Uma massa é palpável em 20 a 30% dos pacientes com linfoma gástrico.

Diagnóstico

Embora vários estudos de imagem, em particular a radiografia contrastada, a tomografia computadorizada e a ressonância magnética, além do exame endoscópico, sejam valiosos, somente a análise histológica pode confirmar o diagnóstico[47]. Testes laboratoriais de rotina, incluindo hemograma, pesquisa de sangue nas fezes e análises gástricas, são algumas vezes úteis.

A radiografia do estômago usando o método do duplo contraste apresenta achados que se assemelham aos encontrados no carcinoma gástrico. Um defeito de enchimento, irregular, de forma polipóide, ou uma irregularidade difusa da parede do estômago são freqüentemente visualizados. O aspecto de pregas largas e rígidas que imita a linite plástica, múltiplas úlceras e envolvimento duodenal sugerem a possibilidade de um linfoma gástrico.

O exame endoscópico, da mesma forma, é sugestivo, mas freqüentemente não diagnostica o linfoma maligno. Achados endoscópicos do linfoma também variam, desde um exame sem anormalidade a úlcera e massas volumosas, porém essa aparência raramente é diagnóstica. A biópsia endoscópica é freqüentemente ineficaz para obter tecido apropriado das lesões da submucosa. Portanto, achados normais nesses exames citológicos ou histológicos não devem excluir a presença do linfoma gástrico. Por essas razões, a laparotomia é recomendada para todos os pacientes com suspeita diagnóstica de linfoma gástrico primário.

O diagnóstico diferencial deve ser feito com carcinoma gástrico, gastropatia hiperplásica, doença de Ménétrier e pseudolinfoma. É importante excluir a possibilidade de um envolvimento secundário do estômago por um linfoma sistêmico, para que se possa instituir um tratamento apropriado. Com esse propósito e para o estagiamento do linfoma gástrico, métodos de imagens como a tomografia computadorizada, a ressonância magnética e a ultra-sonografia têm um papel significativo, como já mencionado para o estagiamento do carcinoma do estômago. O tamanho do tumor, o aumento dos linfonodos regionais, o envolvimento hepático e outras anormalidades podem ser avaliados por esses exames de imagem, que então devem ser solicitadas rotineiramente. A linfoangiografia e a biópsia de medula óssea são por vezes solicitadas para exclusão do linfoma sistêmico ou para o estagiamento.

Tratamento

O tratamento do linfoma gástrico primário é controverso. Anteriormente, o tratamento cirúrgico era o preferido. Atualmente, vários autores continuam preferindo o tratamento cirúrgico associado à quimioterapia como o tratamento de escolha. Entretanto, um grande número de autores prefere a quimioterapia isolada ou associada à radioterapia como o tratamento de escolha, reservando o tratamento cirúrgico seguido de quimioterapia para os casos complicados com hemorragia, obstrução ou perfuração[42,69].

O tratamento dos linfomas MALT (*mucosa-associated lymphoid tissue*) é diferente. Os linfonodos regionais e extra-regionais geralmente não estão envolvidos. A erradicação do *H. pylori* é capaz de alcançar a remissão completa desse linfoma em 90% dos pacientes[18]. Alguns autores complementam o tratamento com radioterapia ou quimioterapia[18].

Nos pacientes submetidos a tratamento cirúrgico, as vísceras devem ser cuidadosamente examinadas, entre elas estômago, fígado, baço e linfonodos. Quando o diagnóstico pré-operatório não é estabelecido, o tumor deve ser biopsiado ou completamente ressecado para se efetuar o exame histológico. Os procedimentos cirúrgicos para o tratamento do linfoma gástrico são os mesmos do carcinoma gástrico. A incidência do envolvimento de linfonodos pelo linfoma gástrico varia de 40 a 90% dos casos. Considerando-se que a linfadenopatia pode ser causada por uma hiperplasia reativa, bem como também por metástases, a dissecção dos linfonodos deve ser realizada da forma mais completa possível. A esplenectomia e biópsias hepáticas múltiplas estão indicadas por alguns autores para um completo estagiamento.

Os agentes quimioterápicos usados para linfoma gástrico são similares aos empregados para o linfoma sistêmico, tais como a vincristina (oncovin), a ciclofosfamida (endoxan), a prednisona, a doxorrubicina (adriamicina), a bleomicina e a 6-mercaptopurina (6-MP). Quimioterapia com múltiplas drogas é geralmente empregada, e os principais são os esquemas VEMP (vincristina, endoxan, 6-mercaptopurina e prednisona) e CAOP (ciclofosfamida, adriamicina, oncovin e prednisona). Mesmo quando a rádio e a quimioterapia são selecionadas como a terapia primária, a gastrectomia é indicada nos tumores volumosos para prevenir complicações do tratamento, mais freqüentemente perfuração gástrica.

O papel e o uso da radioterapia para o linfoma gástrico variam bastante. A irradiação pré-operatória é por vezes usada com o objetivo de reduzir o tamanho de um linfoma grande e irressecável, na tentativa de torná-lo ressecável. Contudo, usualmente a radioterapia é aplicada como o principal método de tratamento ou como um adjuvante no pós-operatório. Geralmente, a radioterapia é empregada após a gastrectomia. Alguns cirurgiões procedem a ela rotineiramente, enquanto outros a indicam somente quando há evidências de que a ressecção completa do tumor não foi possível, ou ainda nas recorrências tumorais. Geralmente, o linfoma maligno é moderada a altamente radiossensível.

Prognóstico

O prognóstico do linfoma gástrico é melhor do que o do carcinoma gástrico nas nações ocidentais, incluindo os Estados Unidos, enquanto no Japão é pior, devido ao melhor prognóstico do carcinoma gástrico nesse país do que nas nações ocidentais. A taxa de sobrevida em cinco anos publicada na literatura está entre 20 a 80%. A presença ou ausência de metástases em linfonodos é importante na determinação do prognóstico. Quando existem metástases nos linfonodos, a taxa de sobrevida em cinco anos é de cerca de 20 a 30%. Contudo, quando não existe, a taxa sobe a 60 a 70%. Considerando-se o estagiamento TNM, a taxa de sobrevida em cinco anos está em torno de 85% no estágio I, 55% no estágio II, 35% no estágio III e 15% no estágio IV.

TUMORES ESTROMAIS OU MESENQUIMAIS

O estômago é o local mais comum (70%) de tumores estromais (mesenquimais) do trato gastrointestinal[46]. Estes tumores apresentam crescimento lento e são geralmente assintomáticos até alcançarem grandes dimensões.

Respresentam 1 a 3% de todos os tumores malignos do estômago e incluem o leiomiossarcoma, o angiossarcoma, a fibrossarcoma, o rabdomiossarcoma, o lipossarcoma, o neurofibrossarcoma e vários outros (Tabela 43.5). O leiomiossarcoma é o tumor estromal mais comum, e será discutido em detalhes a seguir.

LEIOMIOSSARCOMA

O leiomiossarcoma é um tumor maligno da musculatura lisa do estômago, e é o segundo sarcoma mais comum do estômago, compreendendo aproximadamente 1% dos tumores malignos gástricos. Histologicamente, existem dois tipos diferentes de tumor maligno do músculo liso: o leiomioblastoma maligno e o leiomiossarco-

Tabela 43.5
Classificação do Sarcoma Gástrico Baseado na Sua Origem

1. Tecido muscular
   - Leiomiossarcoma
   - Leiomioblastoma

2. Tecido adiposo
   - Lipossarcoma

3. Tecido nervoso
   - Neurossarcoma
   - Neurofibrossarcoma

4. Tecido fibroso
   - Fibrossarcoma

5. Tecido vascular
   - Hemangiossarcoma
   - Linfoangiossarcoma
   - Hemangiopedicitoma
   - Hemangioendotelioma
   - Tumor maligno do glomo

6. Tecido polimórfico
   - Sarcoma de células polimórficas

ma. Enquanto o último é definitivamente maligno, o primeiro é um tumor miogênico com potencial para metastatização. As metástases são encontradas em 20% a 40% dos pacientes com leiomiossarcoma, mas em somente 1 a 4% dos pacientes com leiomiossarcoma. O leiomioblastoma é também denominado como leiomioma epitelióide pela Organização Mundial da Saúde. Como somente uma porcentagem reduzida de leiomioblastoma é clinicamente maligna, esse tumor é considerado mais freqüentemente como benigno. A maioria dos pacientes com leiomiossarcoma encontra-se entre as quinta e sexta décadas da vida. Em relação ao sexo, não existe diferença na incidência.

Um importante aspecto no diagnóstico e tratamento do leiomiossarcoma é a diferenciação com o leiomioma do estômago. A distinção histológica entre ambos é por vezes difícil. Além disso, entre os tumores diagnosticados histologicamente como leiomiossarcoma, uma parte dos mesmos comporta-se clinicamente como tumores benignos. O inverso também é verdadeiro. Alguns leiomiomas diagnosticados histologicamente desenvolvem metástases anos mais tarde. Portanto, o seguimento desses pacientes por um período de tempo prolongado é de particular importância.

Patologia

Os tumores são usualmente grandes e esféricos, situados com maior freqüência nos terços médio e superior do estômago. O crescimento extragástrico é comum (40% a 45% dos casos), bem como o crescimento in-

617

traluminal (também em torno de 40 a 45%). O tipo infiltrativo de crescimento é relativamente raro (10%). O crescimento do tumor é lento e o leiomiossarcoma tende a ulcerar e a tornar-se necrótico na sua região central. Metástases via hematogênica, geralmente para o fígado, são a forma comum de disseminação do tumor, bem como o comprometimento peritoneal, que também não é infreqüente. Contudo, a incidência de metástases em linfonodos é baixa.

Quadro Clínico

As manifestações e os aspectos radiográficos e endoscópicos do leiomiossarcoma são similares aos do leiomioma. Os principais sintomas incluem dor abdominal e sangramento gástrico. A hemorragia maciça é observada em 20 a 40% dos pacientes e a anemia crônica está presente em 50% dos pacientes. Uma massa é palpável em mais de 40 a 50% dos casos. A perda de peso não é freqüente (em torno de 10% dos pacientes). A perfuração ocorre mais comumente que no carcinoma gástrico.

A radiografia mostra um tumor grande, regular, freqüentemente ulcerado em sua região central. A diferenciação radiográfica e endoscópica entre o leiomiossarcoma e o leiomioma é impossível. A biópsia endoscópica com pouca freqüência oferece diagnóstico pré-operatório correto. Portanto, biópsias múltiplas em um mesmo local (*boring biopsy*) são necessárias. Em algumas vezes, o esfregaço citológico do material obtido da lesão ulcerada pode fornecer o diagnóstico. A tomografia computadorizada, a ressonância magnética e a ultra-sonografia são atualmente usadas para o exame da extensão do leiomiossarcoma. A classificação TNM ou a japonesa para estagiamento do câncer gástrico podem ser aplicadas para o estagiamento do leiomiossarcoma.

Tratamento

O tratamento cirúrgico é o único que pode propiciar a cura do leiomiossarcoma. A radioterapia e a quimioterapia são usualmente ineficazes. Os procedimentos cirúrgicos são realizados de forma semelhante aos procedimentos para o carcinoma gástrico. Contudo, uma dissecção extensa de linfonodos não é comumente efetuada para o leiomiossarcoma.

Freqüentemente os pacientes são submetidos a cirurgia sem um diagnóstico pré-operatório definitivo de leiomiossarcoma. Nessas circunstâncias, o exame histológico por congelação pode ser realizado por meio de biópsia com agulha ou por biópsia excisional. Contudo, as amostras obtidas peroperatoriamente por congelação freqüentemente não fornecem um diagnóstico definitivo, ou não excluem o leiomioma. Assim, o critério clínico é necessário para diferenciação entre benignidade e malignidade. Quando o tumor é maior que 6 ou 7 cm no diâmetro, com presença de ulceração central grande, e quando o crescimento extragástrico é evidente, uma gastrectomia radical tem indicação, em vez de uma simples excisão do tumor, uma vez que a possibilidade de leiomiossarcoma é grande.

A radiação não é útil como terapia adjuvante. Quimioterapeutas experientes têm usado adriamicina em combinação com vários outros agentes como paliação numa minoria de pacientes com doença avançada.

Prognóstico

O prognóstico do leiomiossarcoma de estômago parece ser um pouco melhor do que o do linfoma gástrico. A taxa de sobrevida em 5 anos é de 40% a 60%, e a taxa de sobrevida em 10 anos é de 30% a 45%. No entanto, é de grande importância o seguimento dos pacientes com tumor de músculo liso, incluindo o leiomiossarcoma, por um período de pelo menos 10 anos, pela ocorrência de metástases e recidiva local tardias.

TUMORES DO DUODENO

Os tumores do duodeno possuem uma baixa incidência quando comparados aos do estômago. Uma variedade de neoplasias benignas e malignas ocorre no duodeno, inclusive tumores funcionantes que possuem potencial maligno.

Classificação e Incidência

Os tumores de duodeno têm uma incidência de somente 1 a 5% quando comparados aos gástricos, e são classificados como na Tabela 43.6. Os tipos intermediários são potencialmente malignos.

Tabela 43.6
Classificação dos Tumores do Duodeno

1. Benignos
   - Pâncreas aberrante
   - Adenoma (adenoma das glândulas de Brunner)
   - Leiomioma
   - Lipoma
   - Hemangioma
   - Neurofibroma
   - Linfangioma

2. Intermediário
   - Tumor carcinóide e tumores APUD
   - Tumor de células não-beta
     — gastrinoma
     — insulinoma

3. Malignos
   - Primários
     — carcinoma
     — leiomiossarcoma
     — linfoma maligno
   - Secundários
     — invasão por carcinoma pancreático ou biliar
     — metástases

Tumores do Estômago e do Duodeno

Os tumores benignos do duodeno incluem vários tumores epiteliais e mesenquimais, e entre eles o pâncreas aberrante, o adenoma e o leiomioma são os mais comuns. Os tumores primários malignos do duodeno incluem o adenocarcinoma, o leiomiossarcoma e o linfoma maligno, que são similares aos tumores gástricos. A invasão direta do duodeno a partir de um tumor pancreático, biliar ou colônico é mais freqüente do que nos tumores primários do duodeno.

Os tumores do duodeno de interesse clínico incluem o carcinóide, os tumores APUD e os das células das ilhotas pancreáticas não-beta, incluindo o gastrinoma e o insulinoma (ver Capítulo145). Esses tumores podem ser funcionais e apresentam também um potencial maligno.

Considerando a relação anatômica com a papila duodenal, os tumores duodenais podem ser divididos em três grupos. Cerca de 50 a 60% dos tumores ocorrem na região peripapilar (periampular), 20 a 25% proximais à papila, e 20 a 25% distais à mesma.

Quadro Clínico

Os tumores duodenais, em particular os benignos, permanecem assintomáticos por longo período. No entanto, sintomas como dor, sangramento e obstrução são comuns. A dor referida pode lembrar a da úlcera duodenal. Sintomas obstrutivos intestinais e biliares, como náuseas, vômitos, distensão abdominal e icterícia, podem ocorrer. Embora a obstrução seja causada mais freqüentemente pelos tumores malignos, tumores benignos, como o adenoma de Brunner, podem causar essas obstruções. Sintomas devidos a tumores carcinóides, APUDomas (gastrinoma e insulinoma), podem ocorrer, como por exemplo a síndrome de Zollinger-Ellison, síndrome carcinóide, sintomas de hipoglicemia e outros hormonais (ver Capítulo 145).

Os sinais dos tumores duodenais também dependem do tipo de tumor. Os tumores malignos exibem sinais como perda de peso e aumento da sensibilidade epigástrica. Sinais de obstrução biliar, como icterícia, hepatomegalia e sinal de Courvoisier (vesícula biliar palpável), podem estar presentes.

Diagnóstico

Os tumores duodenais, da mesma forma que os gástricos, são usualmente diagnosticados pela radiografia e endoscopia com biópsia. Um método radiológico contrastado útil é a duodenografia com o duodeno hipotônico, que consiste na administração de drogas que o tornam flácido e relativamente imóvel, com o objetivo de delinear mais precisamente a mucosa. A endoscopia é o método diagnóstico mais importante, permitindo uma visualização direta das lesões, bem como a obtenção de biópsias para exame histológico. O exame citológico do líquido duodenal é por vezes útil para o diagnóstico de tumores malignos. A colangiografia percutânea transe-

pática e a colangiopancreatografia endoscópica retrógrada são úteis no diagnóstico diferencial com os tumores pancreáticos ou biliares. A angiografia, particularmente a celíaca, hepática ou a da artéria mesentérica superior, é de valor no diagnóstico dos tumores malignos e endócrinos. A tomografia computadorizada, a ressonância magnética e a ultra-sonografia são úteis principalmente para o diagnóstico diferencial e para a avaliação da extensão dos tumores. A laparotomia é freqüentemente a técnica diagnóstica de escolha, principalmente na presença de hemorragia, a qual requer cirurgia de emergência.

Os diagnósticos diferenciais para os tumores do duodeno incluem úlcera péptica benigna, tumores do estômago bem como outras lesões hepatobiliares e pancreáticas. Em particular, a diferenciação do câncer duodenal com o câncer da cabeça do pâncreas, da papila ou das vias biliares é com freqüência difícil. Por essa razão, o termo neoplasia periampular é algumas vezes utilizado para englobar esses quatro tumores.

Tratamento e Prognóstico

O tratamento de escolha é o cirúrgico. Os tumores benignos de duodeno são tratados através de enucleação do mesmo ou de uma ressecção duodenal parcial, tomando-se cuidado nos tumores localizados perto da papila para não lesar o ducto pancreático ou o colédoco durante a cirurgia. Os tumores malignos são tratados por meio de uma pancreatoduodenectomia (operação de Whipple), quando a ressecção cirúrgica para a cura é possível. Nos casos avançados, indicam-se cirurgias paliativas, como uma gastrojejunostomia ou uma derivação biliodigestiva. A quimioterapia e a radioterapia são geralmente suportivas e adjuvantes. A radioterapia é importante nos casos de linfoma duodenal.

Prognóstico

O prognóstico do tumor duodenal benigno é excelente. O tumor carcinóide e os APUDomas apresentam-se com metástases hepáticas em 10% a 20%, enquanto o gastrinoma, em cerca de 10% a 40%. A maioria dos insulinomas (85% a 90%) é benigna. Embora esses tumores funcionantes ocasionalmente possam apresentar metástases hepáticas, eles possuem o mesmo potencial maligno quando comparados ao carcinóide colônico ou ao gastrinoma intrapancreático. A taxa de sobrevida em cinco anos é de aproximadamente 20% a 30% para o carcinoma duodenal e de aproximadamente 20% a 40% para o sarcoma duodenal.

REFERÊNCIAS BIBLIOGRÁFICAS

1. Abe M, Omae T, Kawai C. (Eds) Igan (Gastric cancer). Naka-Mook, Kanehara, Shuppasn, Tokyo, 1979.
2. Adachi Y, Yasuda K, Inomata M, Sato K, Shiraishi N, Kitano S. Pathology and prognosis of gastric carcinoma: well versus poorly differenciated type. *Cancer* 89:1418-24, 2000.

619

3. Altonen L, et al. Features of gastric cancer in hereditary non-polyposis colorectal cancer syndrome. Int. J. Cancer, 74:551, 1997.

4. Adam YG, Efron G. Trends and controversies in the management of carcinoma of the stomach. *Surg Gynecol Obstet* 169:371-85, 1989.

5. Bakaeen FG, Murr MM, Sarr MG, Thompson GB, Farnell MB, Nagorney DM et al. What prognostic factors are important in duodenal adenocarcinoma? *Arch Surg* 135:635-41, 2000.

6. Ballesta Lopez C, Ruggiero R, Poves I, Bettonica C, Procaccini E. The contribution of laparoscopy to the treatment of gastric cancer. *Surg Endosc* 16:616-9, 2002.

7. Binstock AJ, Johnson CD, Stephens DH, Lloyd RV, Fletcher JG. Carcinoid tumors of the stomach: a clinical and radiographic study. *AJR Am J Roentgenol* 176:947-51, 2001.

8. Bouvier AM, Haas O, Piard F, Roignot P, Bonithon-Kopp C, Faivre J. How many nodes must be examined to accurately stage gastric carcinomas? Results from a population based study. *Cancer* 94:2862-6, 2002.

9. Burdick J, Chung E, Tanner G, et al. Treatment of Menetrier's disease with a monoclonal antibody against the epidermal growth factor receptor. *N Engl J Med* 343:1697, 2000.

10. Chen CH, Yang CC, Yeh YH. Preoperative staging of gastric by cancer endoscopic ultrasound: the prognostic usefulness of ascites detected by endoscopic ultrasound. *J Clin Gastroenterol* 35:321-7, 2002.

11. Chong KC, Cheah WK, Lenzi JE, Goh PM. Benign duodenal tumors. *Hepatogastroenterology* 47:1298-300, 2000.

12. Committee on National Statistics: The 1996 annual report of mass screening for digestive organs. *J Gastroenterol Mass Survey* 37:212, 1999.

13. Coogan P, Rosenberg L, Palmer J, et al. Nonsteroidal anti-inflammatory drugs and risk of digestive cancers at sites other than the large bowel. *Cancer Epidemiol Biomarkers Prev* 9:119, 2000.

14. Correa P. Human gastric carcinogenesis: a multistep and multifactorial process. *Cancer Res* 52:6735-40, 1992.

15. de Manzoni G, Pedrazzani C, Pasini F, Di Leo A, Durante E, Castaldini G, Cordiano C. Results of surgical treatment of adenocarcinoma of the gastric cardia. *Ann Thorac Surg* 73:1035-40, 2002.

16. Dubrow R. Gastric cancer following peptic ulcer surgery. *J Natl Cancer Inst* 85:1269, 1993.

17. Duraker N, Celik AN. The prognostic significance of preoperative serum CA 19-9 in patients with resectable gastric carcinoma: comparison with CEA. *J Surg Oncol* 76:266-71, 2001.

18. Eslick G, Lim L, Byles J et al. Association of Helicobacter pylori infection with gastric carcinoma. A meta-analysis. *Am J Gastroenterol* 94:2373, 1999.

19. Fischbach W, Dragosics B, Kolve-Goebeler M, et al. Primary gastric B-cell lymphoma: results of a prospective multicenter study. *Gastroenterology* 119:1191, 2000.

20. Fisher AS, Graham N, Jensen ON. Risk of gastric cancer after Billroth resection for duodenal ulcer. *Br J Surg* 70:552, 1985.

21. Foftgaard C. Gastric cancer after peptic ulcer surgery: a historic prospective cohort investigation. *Ann Surg* 210:159-64, 1989.

22. Fung C, Grossbard M, Linggood R et al. Mucosa-associated lymphoid tissue lymphoma of the stomach: Long-term outcome after local treatment. *Cancer* 85:9, 1999.

23. Hasegawa S, Furukawa Y, Li M, Satoh S, Kato T, Watanabe T, Katagiri T, et al. Genome-wide analysis of gene expression in intestinal-type gastric cancers using a complementary DNA microarray representing 23,040 genes. *Cancer Res* 62:7012-7, 2002.

24. Hosokawa O, Kaizaki Y, Watanabe K, Hattori M, Douden K, Hayashi H, et al. Endoscopic surveillance for gastric remnant cancer after early cancer surgery. *Endoscopy* 34:469-73, 2002.

25. Howe J, Miltros F, Summers R. The risk of gastrointestinal carcinoma in familial juvenile polyposis. *Ann Surg Oncol* 5:751, 1998.

26. Hundahl SA, Phillips JL, Menck HR. The National Cancer Data Base Report on poor survival of U.S. gastric carcinoma patients treated with gastrectomy: Fifth Edition American Joint Committee on Cancer staging, proximal disease, and the "different disease" hypothesis. *Cancer* 88:921-32, 2000.

27. Iinuma G, Ushio K, Ishikawa T et al. Diagnosis of gastric cancers: Comparison of conventional radiography and digital radiography with a 4 million-pixel charge-coupled device. *Radiology* 214:497, 2000.

28. Inaba S, Hirayama H, Nagata C, et al. Evaluation of a screening program on reduction of gastric cancer mortality in Japan: Preliminary results from a cohort study. *Prev Med* 29:102, 1999.

29. International Agency for Research on Cancer, Liver Flukes and Helicobacter pylori: IARC Monographs on the evaluation of carcinogenic risks to humans, Vol 61. Lyons, France, IARC, 1994.

30. Ishizawa T, Mitsuhashi Y, Kondo S, et al. Sister Joseph's nodule: a case report and review of the Japanese literature. *J Dermatol* 24:662, 1997.

31. Japanese Research Society for Gastric Cancer: The general rules for the gastric cancer in surgery. *Japanese J Surg*, 3:61, 1973. Revision 12:16-7, 1993.

32. Kakeji Y, Maehara Y, Sumiyoshi Y, Oda S Emi Y. Angiogenesis as a target for gastric cancer. *Surgery* 131(suppl):S48-54, 2002.

33. Keller G. Hereditary aspects of gastric cancer. *Pathologica* 94:229-33, 2002.

34. Kitahara F, Kobayashi K, Sato T, et al. Accuracy of screening for gastric cancer using serum pepsinogen concentrations. *Gut* 44:693, 1999.

35. Kunieda K, Saji S, Sugiyama Y, Osada S, Sano J, Nagao N, Takahashi T, et al. Evaluation of treatment for synchronous hepatic metastases from gastric cancer with special reference to long-term survivors. *Surg Today* 32:587-93, 2002.

36. Kuntz C, Herfarth C. Imaging diagnosis for staging of gastric cancer. *Semim Surg Oncol* 17:96, 1999.

37. Kusama S, Wada T, Saigusa M. (Eds). Geka-Mook. Igan-no-Shinryo (diagnosis and treatment of gastric cancer). Kanehara-Shuppan, Tokyo, 1982.

38. Kwon SJ, Korean Gastric Cancer Study Group. Surgery and prognostic factors for gastric stromal tumor. *World J Surg* 25:290-5, 2001.

39. La Vecchia C, Negri E, Franceschi S et al. Family history and the risk of stomach and colorectal cancer. *Cancer* 70:50, 1992.

40. Lagergren J, Bergstrom R, Lindgren A, et al. The role of tobacco, snuff and alcohol use in the aetiology of cancer of the oesophagus and gastric cardia. *Int J Cancer* 85:340, 2000.

41. Langman M, Cheng K, Gilman E, et al. Effect of anti-inflammatory drugs on overall risk of common cancer: case-control study in general practice research database. *Br Med J* 320:1642, 2000.

42. Liu H, Hsu C, Chen C, et al. Chemotherapy alone versus surgery followed by chemotherapy for stage I/IIE large-cell lymphoma of the stomach. *Am J Hematol* 64:175, 2000.

43. Lowy AM, Feig BW, Janjan N, Rich TA, Pisters PW, Ajani JA, Mansfield PF. A pilot study of preoperative chemoradiotherapy for resectable gastric cancer. *Ann Surg Oncol* 8:519-24, 2001.

44. Matthews BD, Walsh RM, Kercher KW, Sing RF, Pratt BL, Answini GA, et al. Laparoscopic vs open resection of gastric stromal tumors. *Surg Endosc* 16:803-7, 2002.

45. Meyer CH, Lozac'h P, Rohr S, Topar P, Youssef CH, French Association of Surgery. Gastric cancer: the French survey. *Acta Gastroenterol Belg* 65:161-5, 2002.

46. Miettinen M, Sarlomo-Rikala M, Lasota J. Gastrointestinal stromal tumors: recent advances in understanding of their biology. *Hum Pathol* 30:1213, 1999.

47. Mittal B, Wasserman T, Griffth R. Non Hodgkin's lymphoma of stomach. *Am J Gastroenterol* 78:780, 1993.

48. Mizoue T, Tokui N, Nishisaka K, et al. Prospective study on the relation of cigarette smoking with cancer of the liver and stomach in an endemic region. *Int J Epidemiol* 29:232, 2000.

49. Monig S, Zirbes T, Schroder W, et al. Staging of gastric cancer: correlation of lymph node size and metastatic infiltration. *AJR Am J Roentgenol* 173:365, 1999.

50. Morgner A, Bayerdorffer E, Neubauer A, Stolte M. Malignant tumors of the stomach. Gastric mucosa-associated lymphoid tissue lymphoma and *Helicobacter pylori*. *Gastroenterol Clin North Am* 29:593-607, 2000.

51. Morgner A, Lehn N, Andersen LP, Thiede C, Bennedsen M, Trebesius K, et al. *Helicobacter heilmannii*-associated primary gastric low-grade MALT lymphoma: complete remission after curing the infection. *Gastroenterology* 118:821-8, 2000.

52. Nakamura H, Yanai H, Nishikawa J, Okamoto T, Hirano A, Higaki M, et al. Experience with photodynamic therapy (endoscopic laser therapy) for the treatment of early gastric cancer. *Hepatogastroenterology* 48:1599-603, 2001.

53. Noguchi Y, Yoshikawa T, Tsuburaya A, Motohashi H, Karpeh MS, Brennan MF. Is gastric carcinoma different between Japan and the United States? *Cancer* 89:2237-46, 2000.

54. Ohyama T, Kobayashi Y, Mori K, Kano K, Sakurai Y, Sato Y. Factors affecting complete resection of gastric tumors by the endoscopic mucosal resection procedure. *J Gastroenterol Hepatol* 17:844-8, 2002.

55. Okano K, Maeba T, Ishimura K, Krasawa Y, Goda F, Wakabayashi H, Usuki H, Maeta H. Hepatic resection for metastatic tumors from gastric cancer. *Ann Surg* 235:86-91, 2002.

56. Otsuji E, Toma A, Kobayashi S, Cho H, Okamoto K, Hagiwara A, Yamagishi H. Long-term benefit of extended lymphadenectomy with gastrectomy in distally located early gastric carcinoma. *Am J Surg* 180:127-32, 2000.

57. Parker S, Tong T, Bolden S et al. Cancer statistics. *CA Cancer J Clin* 47:5, 1997.

58. Pisani P, Parkin D, Bray F et al. Estimates of the worldwide mortality from 25 cancers in 1990. *Int J Cancer* 83:18, 1999.

59. Ren J, Chen Z, Juan S et al. Detection of circulating gastric carcinoma-associated antigen MG7-Ag in human sera using an established single determinant immuno-polymerase chain reaction technique. *Cancer* 88:280, 2000.

60. Ries L, Kosary C, Hawkey B, et al. SEER cancer statistics review 1973-1996. Bethesda, MD, National Cancer Institute, 1999.

61. Rosin D, Brasesco O, Rosenthal RJ. Laparoscopy for gastric tumors. *Surg Oncol Clin N Am* 10:511-29, 2001.

62. Rudiger Siewert J, Feith M, Werner M, Stein HJ. Adenocarcinoma of the esophagogastric junction: results of surgical therapy based on anatomical/topographic classification in 1,002 consecutive patients. *Ann Surg* 232:353-61, 2000.

63. Rybalov S, Kotler DP. Gastric carcinoids in a patient with pernicious anemia and familial adenomatous polyposis. *J Clin Gastroenterol* 35:249-52, 2002.

64. Ryder NM, Ko CY, Hines OJ, Gloor B, Reber HA. Primary duodenal adenocarcinoma: a 40-year experience. *Arch Surg* 135:1070-4, 2000.

65. Sakaguchi T, Sawada H, Yamada Y, Fujimoto H, Emoto K, Takayama T, Ueno M, et al. Indication of splenectomy for gastric carcinoma involving the proximal part of the stomach. *Hepatogastroenterology* 48:603-5, 2001.

66. Sano T, Yamamoto S, Sasako M, Japan Clinical Oncology Group Study LCOG 0110-MF. Randomized controlled trial to evaluate splenectomy in total gastrectomy for proximal gastric carcinoma: Japan clinical oncology group study JCOG 0110-MF. *Jpn J Clin Oncol* 32:363-4, 2002.

67. Schafer L, Larsen D, Melton J, et al. The risk of gastric carcinoma after surgical treatment of benign ulcer disease. *N Engl J Med* 309:1210, 1983.

68. Shiao Y, Rugge M, Correa P, et al. P53 alteration in gastric precancerous lesions. *Am J Pathol* 144:511, 1994.

69. Shim D, Dosoretz D, Anderson T, et al. Primary gastric lymphoma: An analysis with emphasis on prognostic factors and radiation therapy. *Cancer* 52:2044, 2000.

70. Shimada S, Yagi Y, Shiomori K, Honmyo U, Hayashi N, Matsuo A, Marutsuka T, Ogawa M. Characterization of early gastric cancer and proposal of the optimal therapeutic strategy. *Surgery* 129:714-9, 2001.

71. Shiraishi N, Adachi Y, Kitano S, Kakisako K, Inomata M, Yasuda K. Clinical outcome of proximal versus total gastrectomy for proximal gastric cancer. *World J Surg* 26:1150-4, 2002.

72. Sipponen P. Gastric cancer: pathogenesis, risks, and prevention. *J Gastroenterol* 37 suppl 13:39-44, 2002.

73. Sohn K, Lee J, Lee S, et al. Comparing MR imaging and CT in the staging of gastric carcinoma. *Am J Roentgenol* 174:1551, 2000.

74. Takeda J, Hashimoto K, Kofuji K, et al. A retrospective study of resected gastric cancer. *Kurume Med J* 39:141-5, 1992.

75. Takeda J, Kakegawa T, Kitasato S. Surgical treatments for the advanced gastric cancer. *Shokaki-Geka Seminar* 20:101, 1985.

76. Takeda J, Araki T, Hirai Y, Hashimoto K, Kaufuji K, Kafukata S, Kitasato S, Kakegawa T. Clinical studies on early gastric cancer. *J Japanese Society for Clinical Surgery* 48:589, 1984.

77. Takemoto T. (Ed): Shokakan I (Alimentary tract I). Medical-Tiew-Sha, Tokyo, 1985.

78. Tanaka M, Ashida K, Umegaki E, Ohshiba S. Endoscopic resection for the purpose of a curative treatment of early gastric cancer. *Stomach Intestine* 28:87-98, 1993.

79. Wanebo HJ, Kennedy BJ, Chmiel J, Steele GJr, Winchester D, Osteen R. Cancer of the stomach. A patient care study by the American College of Surgeons. *Ann Surg* 218:583-92, 1993.

80. Watanabe H, Mai M, Shimoda T, et al. Report of the meeting of the 72nd Japanese Gastric Cancer Congress. *Gastric Cancer* 3:1, 2000.

81. Weissberg JB. The role of radiation therapy in gastrointestinal cancer. *Arch Surg* 118:96, 1983.

82. Welvart K, Warnsinck H. The incidence of carcinoma of the gastric remnant. *J Surg Oncol* 21:104, 1982.

83. Weese JL, Harbison SP, Stiller GD, Henry DH, Fisher SA. Neoadjuvant chemotherapy, radical resection with intraoperative radiation therapy (IORT): improved treatment for gastric adenocarcinoma. *Surgery* 128:564-71, 2000.

84. Wright P, Williams G. Molecular biology of gastric carcinoma. *Gut* 34:145, 1993.

85. Yano M, Shiozaki H, Inoue M, Tamura S, Doki Y, Yasuda T, Fujiwara Y, Tsujinaka T, Monden M. Neoadjuvant chemotherapy followed by salvage surgery: effect on survival of patients with primary noncurative gastric cancer. *World J Surg* 26:1155-9, 2002.

86. Yeh J, Munn, Plunkett T et al. Coexistence of acanthosis nigricans and the sign of Leser-Trélat in a patient with gastric adenocarcinoma: A case report and literature review. *J Am Acad Dermatol* 42:357, 2000.

87. Yeh K, Cheng A. Gastric cancer associated with acute disseminated intravascular coagulation: Successful initial treatment with weekly 24-hour infusion of high-dose 5-fluoruracil and leucovorin. *Br J Haematol* 100:769, 1998.

88. Xiangming C, Hokita S, Natsugoe S et al. P21 expression is a prognostic factor in patients with p53-negative gastric cancer. *Cancer Lett* 148:181, 2000.

89. Zyromski NJ, Kendrick ML, Nagorney DM, Grant CS, Donohue JH, Farnell MB, Thompson GB et al. Duodenal carcinoid tumors: how aggressive should we be? *J Gastrointest Surg* 5:588-93, 2001.

90. Zwick A, Munir M, Ryan C et al. Gastric adenocarcinoma and dysplasia in fundic gland polyps of a patient with attenuated adenomatous polyposis coli. *Gastroenterology* 113:659-64, 1997.

CAPÍTULO 44

Tratamento Cirúrgico da Obesidade Mórbida

João Batista Marchesini
João Caetano Dallegrave Marchesini
Alexandre Coutinho Teixeira de Freitas

A obesidade é definida como um acúmulo excessivo de gordura no tecido adiposo do organismo decorrente de um desequilíbrio entre o ganho e o gasto calórico[31].

A obesidade mórbida consiste num excesso de gordura corporal que induz ao aparecimento de doenças associadas, debilitando física e socialmente o indivíduo e representando um risco aumentado de morbidade e de mortalidade[5].

São inúmeros os métodos de determinação e classificação qualitativa e quantitativa da obesidade sobre os quais se assentam todas as afirmativas e decisões terapêuticas.

Segundo Mancini[38], entre os métodos quantitativos encontram-se: tabelas de peso e altura, índice de massa corporal, somatória de medidas de pregas cutâneas, impedância bioelétrica de freqüência única, espectroscopia bioelétrica de freqüência múltipla, condutibilidade elétrica corpórea total, absorpsiometria dupla radiológica, tomografia computadorizada, ressonância nuclear magnética, potássio corpóreo total, água duplamente marcada. Entre os qualitativos estão: medida do maior perímetro abdominal entre a última costela e a crista ilíaca, relação cintura–quadril, absorpciometria dupla radiológica, ultra-sonografia, tomografia computadorizada e ressonância magnética nuclear.

A complexidade dos métodos e seus custos excluem vários deles do uso corrente. Pela facilidade de aplicação, o índice de massa corporal, mesmo sujeito a críticas, tornou-se de uso universal. Ele também é conhecido pelo nome de índice de Quetelet.

Calcula-se o índice de massa corporal dividindo-se o peso atual do paciente, em quilogramas, pela sua estatura, em metros e frações. O resultado numérico é dado em kg/m^2. Índices considerados de magreza situam-se abaixo de $18,5 \ kg/m^2$, de normalidade, entre 18,5 e 24,9 kg/m^2, de sobrepeso, entre 25 e 29,9 kg/m^2, e de obesidade, acima de 30 kg/m^2. A obesidade é considerada leve ou de grau I com índices de 30 a 34,9 kg/m^2, moderada, de 35 a 39,9 kg/m^2, e elevada ou grave, acima de $40kg/m^2$. Acima de 50 kg/m^2 se denomina super ou hiperobesidade. A obesidade mórbida se enquadra num índice de massa corporal acima de 40 kg/m^2 ou acima de 35 kg/m^2 se já existirem doenças associadas, as denominadas co-morbidades.

Essas doenças ocorrem em maior freqüência ou incidência nos pacientes com índice de Quetelet acima de $40kg/m^2$. São elas: *diabetes mellitus* do tipo II, com incidência de 3,8 vezes maior considerando idades entre 20 e 44 anos, hipertensão arterial sistêmica, com 5,6 vezes maior nesse mesmo grupo etário, a hipercolesterolemia, com 2,1 vezes incidência mais freqüente, também considerando uma população de 20 a 44 anos de idade. Além dessas afecções, são descritos também as doenças coronarianas, os acidentes vasculares cerebrais, as doenças degenerativas osteoarticulares, as doenças do aparelho digestivo como colelitíase e a doença do refluxo gastroesofágico, as neoplasias malignas como do cólon, do reto e da próstata nos homens e do útero, ovários, mama e árvore biliar no sexo feminino. Também se incluem a insuficiência cardíaca, insuficiência respiratória, doenças vasculares tromboembólicas, afecções cutâneas, maior índice de complicações cirúrgicas e obstétricas, maior índice de acidentes por queda de nível e outros, maior incidência de distúrbios psiquiátricos, afecções psicológicas e a não menos importante discriminação social[14,15]. Informações adicionais podem ser obtidas no endereço da Sociedade Americana para Cirurgia Bariátrica: http://www.asbs.org/html/rationale/rationale.html

A obesidade requer tratamento porque desencadeia uma vida de doenças, plena de invalidez e mais curta em duração.

Tratamento Cirúrgico da Obesidade Mórbida

Um estudo de Drenick, da "Veterans Administration, em 200 obesos mórbidos do sexo masculino com idades entre 23 e 70 anos, com peso médio de 143,5 kg. demonstrou um aumento de doze vezes na mortalidade no grupo de pacientes com idades entre 25 e 34 anos e de seis vezes no grupo etário de 35 a 44 anos. Durante um período médio de seguimento de 7 anos e meio, 50 dos pacientes do grupo estudado haviam morrido[24].

O tratamento clínico, que foge do escopo desta obra, se faz necessário antes de qualquer cogitação de tratamento cirúrgico. Deve envolver uma ação interdisciplinar que agrupa o médico clínico, o psiquiatra ou psicólogo, um especialista em medicina física para exercícios ou reabilitação e o nutricionista. Severas e radicais mudanças de hábitos de vida são necessárias em caráter definitivo para a manutenção do novo patamar ponderal alcançado com esse tratamento. É freqüente o comportamento do padrão denominado "sanfona" ou "ioiô" na curva ponderal. Cessado o tratamento o paciente retorna aos seus hábitos primitivos, e, sob o efeito implacável da genética, retorna a pesos iniciais ou mais elevados do que no início do tratamento clínico.

Várias publicações na literatura médica têm demonstrado que o tratamento clínico isolado para os obesos mórbidos não é efetivo na obtenção de uma perda ponderal estável a longo prazo. Foi demonstrado que a maioria dos pacientes ganha peso novamente nos anos subseqüentes[51,53].

Para o tratamento efetivo dessa situação são necessárias medidas definitivas e permanentes.

Os pacientes considerados obesos mórbidos poderão ser submetidos a um tratamento mais agressivo para oferecer-lhes permanente e mantida perda ponderal[15].

A indicação cirúrgica claramente se situa no grupo de pacientes já tratados clinicamente, sobejamente considerados intratáveis e que se incluam em níveis de índice de massa corporal acima de 40 kg/m² ou acima de 35 kg/m² já com co-morbidades presentes[15,49].

Existem critérios de exclusão para o tratamento cirúrgico da obesidade mórbida que incluem pacientes não-cooperativos e indisciplinados, os que convivem com ambiente familiar conflitivo e que não têm certeza de que estejam escolhendo o tratamento certo, os portadores de psicopatologias não-avaliadas, não-tratadas ou não-liberadas pelo psiquiatra ou psicólogo responsável, alcoólatras inveterados que não querem abandonar o hábito e aqueles pacientes cujas condições clínicas impeçam qualquer tentativa de tratamento cirúrgico.

São inúmeros os métodos cirúrgicos utilizados no tratamento desses pacientes. Alguns foram abandonados, outros retornaram do desuso, adaptados a uma nova realidade terapêutica, outros persistiram no tempo e finalmente outros estão ainda sob julgamento.

Com finalidades didáticas, podemos dividir esses métodos em restritivos, malabsortivos ou disabsortivos e mistos[6,44].

Os métodos restritivos, como o próprio nome indica, criam obstáculo ao bolo alimentar, ora na sua ingestão, ora no espaço disponível para o que foi ingerido, ora para o seu esvaziamento do novo reservatório gástrico. A saciedade precoce é o seu mecanismo de ação, e a manifestação clínica do excesso de ingesta é dada por sintomas epigástricos de plenitude, peso e dor, associados a soluços, náuseas e vômitos.

Os métodos malabsortivos ou disabsortivos também se definem pelo próprio nome. Impedem de forma parcial ou total a absorção de alguns micro e macronutrientes, levando a uma diminuição drástica do aproveitamento calórico da ingesta alimentar. O comportamento clínico pós-operatório é semelhante ao da síndrome do intestino curto e/ou síndrome da alça cega.

Os métodos mistos, mais utilizados na atualidade, associam um determinado grau de restrição com outro maior ou menor de disabsorção. Existem os que associam um maior grau de restrição com um menor de má absorção e vice-versa. Veremos mais adiante como se apresentam.

Entre os métodos restritivos temos a cerclagem dentária, o balão intragástrico, as gastroplastias restritivas, a banda gástrica ajustável e mais recentemente, o marca-passo gástrico.

Dos métodos disabsortivos puros destacam-se as derivações jejunoileais e as jejunocólicas, nas suas mais variadas apresentações.

Os métodos mistos, que utilizam mais a restrição, incluem as derivações gástricas com anastomoses em Y de Roux, e entre os que utilizam mais a disabsorção encontramos as derivações biliopancreáticas.

MÉTODOS RESTRITIVOS

A *cerclagem dentária* consiste na fixação das arcadas dentárias superior e inferior através de amarrações com fios de aço monofilamentar. Foi e ainda é utilizada para o tratamento das fraturas de face, das intervenções eletivas sobre a mandíbula e maxilar ou como método ortodôntico. Restringe a abertura da boca pela aposição obrigatória do maxilar sobre a mandíbula. Com esse obstáculo, há uma tendência de diminuição drástica do volume do alimento a ingerir e conseqüente perda de peso. É um método simples e pouco custoso, porém desconfortável e temporário. Se a compulsão alimentar não for tratada, cessada a aplicação do método o peso corporal terá a tendência de retornar. Foi utilizada no passado, abandonada a seguir e mais recentemente reutilizada[20].

O *balão intragástrico* guarda o princípio da restrição do espaço que recebe o bolo alimentar. Foi utilizado no passado e abandonado devido às complicações decorrentes dos defeitos da forma do balão ou de deficiências do material do qual era fabricado. Mais recentemente foi construído com silicone resistente às secreções digestivas altas, com textura compatível com a permanência dentro do estomago sem causar lesões mucosas de importância, com novo sistema valvular para o seu preenchimento e com técnicas de colocação e retirada mais acessíveis e com baixo índice de complicações[45] (Fig. 44.1).

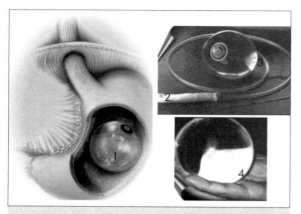

Fig. 44.1 — *Balão intragástrico 1. Balão de silicone dentro do estômago. 2. Balão de silicone vazio na ponta da sonda nasogástrica 3. Balão inflado com água corada em azul-de-metileno 4. Proporção entre os tamanhos do balão e da mão.*

O tratamento é ambulatorial, executado sob sedação assistida por anestesiologista. O balão vazio se encontra colapsado dentro de um receptáculo na ponta de uma sonda, que é introduzida no estômago por via oral. Quando a extremidade distal da sonda encontra o estômago, o balão é preenchido com solução aquosa de azul-de-metileno num volume de 500 ou 700 ml. Assim preenchido, é deixado livre no estômago pela manobra de retirada da sonda, que se encontra conectada no balão por intermédio de uma válvula de única via. O azul-de-metileno que tinge a água dentro do balão tem a finalidade de alertar o médico no caso de ruptura do balão. Nesse caso, o corante é absorvido e eliminado pela urina, avisando do incidente. O balão permanece no corpo e no fundo gástricos, dando a sensação de saciedade já no início da ingestão alimentar. É útil para coibir a ingestão de alimentos de consistência pastosa ou sólida, não atuando para os líquidos. Bebidas alcoólicas e outros líquidos com grande teor calórico são bem tolerados e consistem na causa de insucesso do método quando usados compulsivamente[18,22,45].

O balão intragástrico é um tratamento temporário, auxiliar na perda de peso, com finalidade de condicionamento e disciplina, a ser utilizado principalmente nos extremos da indicação cirúrgica: nos pacientes sem índice de massa corporal para receber indicação operatória ou nos excessivamente obesos cujo risco cirúrgico diminuiria com perda de peso antes da intervenção[18,22,45].

O tratamento psiquiátrico junto com o balão intragástrico tem oferecido resultados mais duradouros da perda ponderal. Antidepressivos, ansiolíticos e principalmente moduladores do humor têm retirado a compulsão alimentar, garantindo a estabilização do peso alcançada pelo paciente após a retirada do balão[45].

As *gastroplastias restritivas* são intervenções que criam uma antecâmara gástrica que recebe o bolo alimentar antes de seguir o trânsito pelo estômago. A perda ponderal é alcançada porque o volume ingerido distende o neorreservatório e desencadeia os mecanismos de saciedade. O alimento segue seu curso e, ultrapassando a área de restrição, chega ao estômago propriamente dito e daí para o duodeno e intestino.

O modelo cirúrgico mais conhecido foi a gastroplastia vertical com bandagem, chamada na literatura médica de língua inglesa de *vertical banded gastroplasty*, ou simplesmente VBG[4,47,48] (Fig. 44.2).

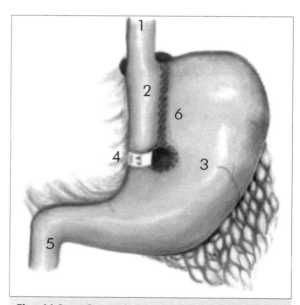

Fig. 44.2 — *Gastroplastia vertical com bandagem de Mason 1. Esôfago. 2. Antecâmara gástrica. 3. Estômago. 4. Bandagem gástrica. 5. Duodeno. 6. Septo gastrogástrico.*

A restrição é obtida pela aplicação de uma "cinta", uma "gravata" ou um "anel" feitos de materiais sintéticos não-absorvíveis, como tela de polipropileno ou similar, fio de sutura coberto por cateter de silicone, ligamento redondo ou outro método de constrição externa.

Os modelos cirúrgicos mais conhecidos em nosso meio, e mais freqüentemente aplicados num passado relativamente próximo, foram os propostos por Mason[47,48] e modificados por MacLean[36,37] (Fig. 44.3).

No Brasil, essa técnica cirúrgica foi introduzida por Garrido em São Paulo[29] e a seguir por Marchesini em Curitiba[4].

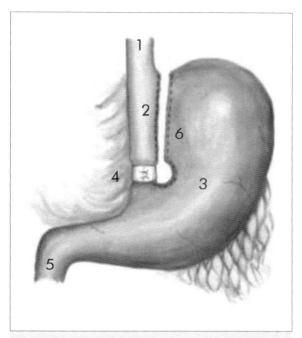

Fig. 44.3 — *Gastroplastia vertical com bandagem de MacLean 1. Esôfago. 2. Antecâmara gástrica. 3. Estômago. 4. Bandagem gástrica. 5. Duodeno. 6. Septo seccionado.*

A operação de Mason[47,48] consiste na septação gástrica junto à pequena curvatura do estômago por intermédio de suturas mecânicas. Na área de transição do septo com a cavidade gástrica, aplica-se o anel de restrição. Devido a uma freqüente complicação dessa operação, que era a abertura do septo e conseqüente comunicação gastrogástrica, MacLean[36,37] propôs a secção do estomago nessa região. Essas fístulas gastrogástricas eram responsáveis pela recuperação de peso e insucesso da operação.

Comum a todos os métodos restritivos puros, o uso de líquidos de alto teor calórico é o principal responsável pelo insucesso desses procedimentos.

A banda gástrica é uma prótese que é colocada na porção alta do estômago, obliquamente, envolvendo a pequena curvatura gástrica a aproximadamente 3 ou 4 cm da junção esofagogástrica de um lado e o ângulo de His de outro (Fig. 44.4). Deixa um pequeno reservatório de 30 ml acima da constrição gástrica, permitindo uma passagem aproximada do calibre de um endoscópio flexível[21,28].

A banda gástrica fixa aplicada por laparotomia foi utilizada no passado e foi precursora da banda gástrica ajustável laparoscópica[13, 21].

A ingesta de pequeno volume de alimentos, de forma semelhante à operação de Mason, preenche e disten-

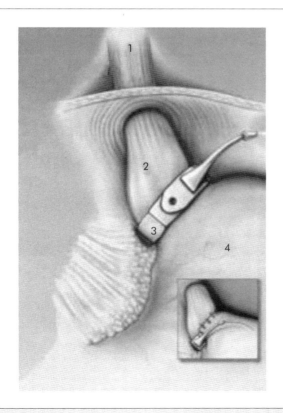
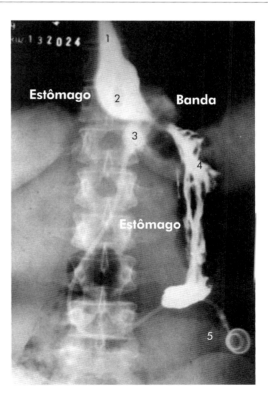

Fig. 44.4 — *Banda gástrica ajustável laparoscópica 1.Esôfago. 2. Antecâmara gástrica. 3. Prótese. 4. Estômago. 5. Portal para injeção da banda.*

de o reservatório gástrico e gera saciedade, o que faz o paciente cessar de comer.

A banda gástrica não-ajustável deixou de ser utilizada pela sua inefetividade e por suas complicações.

Com os grandes avanços da laparoscopia, o princípio da restrição por banda foi revisto, e bandas gástricas, agora ajustáveis, passaram a ser utilizadas dessa maneira miniinvasiva[21,28].

As bandas infláveis produzidas pela empresa Bioenterics (Lapband, Carpinteria, CA, EUA) e as da Obtech (Swedish Band, Zug, Suíça) foram as precursoras[19].

Colocadas por via laparoscópica, mantêm continuidade com um reservatório semelhante a um portcath à custa de um cateter de silicone. O reservatório, colocado no espaço subcutâneo, pode ser acessado por uma agulha. A injeção de água destilada ou soro fisiológico infla um balonete interno, de forma circular, que constringe o estômago, produzindo a restrição à passagem de alimentos[21,28].

As limitações do método são as mesmas das bandas fixas colocadas por laparotomia, das gastroplastias à Mason ou MacLean, dos balões intragástricos ou de qualquer outro método restritivo puro, ou seja: a ingesta líquida hipercalórica impede a perda ponderal programada[42]. Pacientes compulsivos por doces, chocólatras, tomadores de sorvetes, *milk-shakes*, leite condensado etc. chegam a ingerir acentuada carga calórica, não perdendo o peso esperado. Muitos tornam-se vomitadores crônicos[42].

Efeitos sobre o esôfago como a produção de mega-esôfago secundário, esofagites, dismotilidades etc. podem ser encontrados na literatura médica[17,42].

Além desse óbice, as bandas gástricas, que são corpos estranhos, começaram a reproduzir acidentes já conhecidos desde os tempos do anel de Angelchik, utilizado no passado para o tratamento do refluxo gastroesofágico. A perfuração da víscera com intrusão do anel para dentro do estômago passou a ser um fator de temeridade no longo prazo para o uso desse método[17,42].

Em relação, portanto, aos métodos restritivos em geral, pode-se dizer que ficam na dependência do comportamento e da cooperação do paciente. Como não existem regras ou critérios de inclusão e exclusão definidos e universalmente aceitos os resultados a longo prazo são imprevisíveis, a maioria dos cirurgiões que utilizavam a banda passou a optar por novos métodos[42].

Com o advento e o sucesso das intervenções laparoscópicas, muitos cirurgiões passaram a indicar a banda gástrica ajustável laparoscópica[42].

Há uma tendência de os cirurgiões bariátricos evitarem os métodos restritivos puros.

O *marca-passo gástrico* ou *estimulador elétrico do estômago*, originalmente denominado *Implantable gas-*

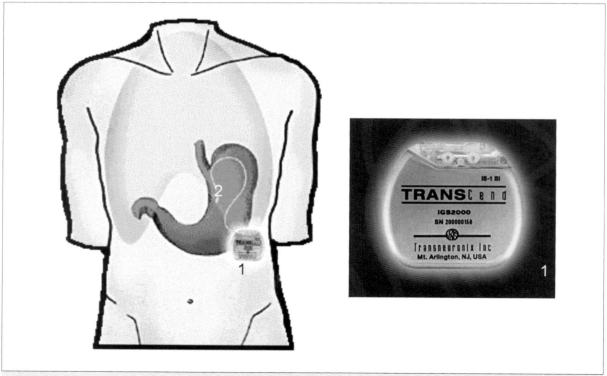

Fig. 44.5 — *Estimulador elétrico do estômago (marca-passo) 1. Estimulador gástrico subcutâneo. 2. Eletrodo instalado na parede gástrica.*

tric stimulator e *gastric pacing*, foi introduzido na literatura médica por Valério Cigaina, na Itália[9,10,11,12].

Após observações experimentais em suínos que diminuíam a ingesta alimentar e perdiam peso decorrente da estimulação elétrica da parede muscular do estômago, a empresa Transneuronix, na Alemanha, desenvolveu diversas gerações desses estimuladores que foram adaptadas para as condições fisiológicas do estômago[9,10,11,12].

O marca-passo gástrico, cujo mecanismo de ação não está de todo estudado, comprovado ou elucidado na literatura médica, atua clinicamente pelo mecanismo de saciedade precoce. Como restringe o volume da ingestão alimentar, pode ser considerado um método restritivo.

O marca-passo gástrico estimula o estômago por salvas de descargas elétricas com 2 segundos de duração e intervalos de 3 segundos. O estímulo é contínuo nas 24 horas. Foram descritas alterações das contrações musculares do estômago causando diminuição da complacência e conseqüente demora de seu esvaziamento. Esse fenômeno traduz-se clinicamente por saciedade precoce. Pesquisas laboratoriais estão sendo realizadas no sentido de esclarecer eventuais mediações do fenômeno da saciedade através da ação de neurotransmissores[9,10,11,12].

Serão necessários mais estudos clínicos para se comprovar a reprodutibilidade dos resultados obtidos.

MÉTODOS DISABSORTIVOS

As intervenções disabsortivas foram as primeiras a serem executadas como tratamento cirúrgico da obesidade mórbida.

Os primeiros cirurgiões a praticarem esse método de derivação intestinal pura foram Henriksson, Kremen e Varco, no início da década de 1950. A primeira publicação foi de Kremen, Linner e Nelson em 1954[34]. Não existe certeza de a quem cabe o mérito de ter sido o primeiro a executá-las[35]. Atribui-se o mérito a Payne e a DeWind[52] a sua popularização.

Esse método consiste em produzir um encurtamento da área absortiva deixando um pequeno segmento de jejuno exposto ao bolo alimentar, e o restante, sem trânsito alimentar, é deixado a drenar seu conteúdo por intermédio de uma anastomose jejunoileal ou jejunocólica com diversas variações a partir desses dois modelos básicos. Clinicamente se obtêm os resultados de uma síndrome do intestino curto e suas seqüelas, somados a uma síndrome de alça cega[42,44].

Resultados não-consistentes no longo prazo com severas seqüelas metabólicas e nutricionais motivaram os autores a procurar formas alternativas de tratamento[42,44].

Os métodos disabsortivos puros caíram em desuso, e atualmente são utilizados de forma excepcional.

O único espaço justificável para seu uso em nossos dias seria o de um método temporário ou intermediário de tratamento para superobesos andróides com abdômen de difícil acesso[42,44].

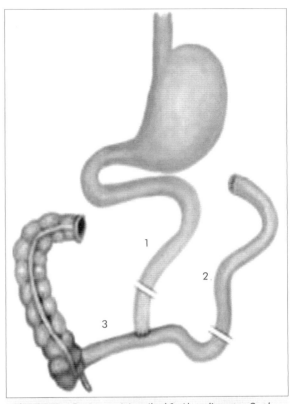

Fig. 44.6 — *Derivação jejunoileal 1. Alça alimentar. 2. Alça biliopancreática. 3. Alça comum.*

Nas dificuldades técnicas e táticas impeditivas ao uso de outros procedimentos, as derivações jejunoileais ou jejunocólicas poderiam ser utilizadas como saídas heróicas[42,44].

As operações definitivas poderiam ser feitas com certa facilidade após a perda de peso inicial.

MÉTODOS MISTOS

Derivações Gástricas Restritivas com Derivação Intestinal em Y de Roux

Constituem o primeiro grupo das associações de maior restrição com menor disabsorção.

O princípio básico é o de criar um reservatório gástrico de pequeno volume e uma anastomose do coto gástrico proximal com o jejuno a uma determinada distância do ângulo de Treitz[8,29,26,27,29,58] (Fig. 44.7).

O coto gástrico distal, via de regra, não é ressecado e fica excluído do trânsito alimentar, porém em continuidade com o duodeno e o jejuno proximal[8,29,26,27,29,58].

O fator de restrição poderá ser uma fita constritiva feita com tela de polipropileno ou um fio de sutura não-absorvível revestido por um cateter de silicone aplicados em volta do coto proximal, antes da anastomose gastrojejunal. Outra forma de fazer a constrição seria à custa da própria anastomose calibrada para valores em torno de 1 centímetro[8,29,26,27,29,58].

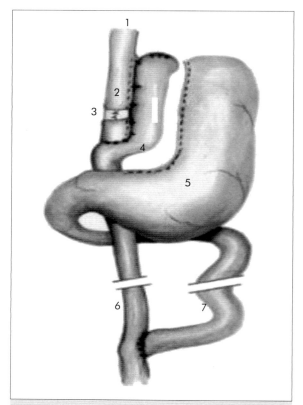

Fig. 44.7 — *Gastroplastia técnica de Capella 1. Esôfago. 2. Neoestômago. 3. Bandagem gástrica. 4. Anastomose gastrojejunal. 5. Estômago excluído. 6. Alça alimentar. 7. Alça biliopancreática.*

O pequeno espaço para receber o alimento e acrescido de um fator constritivo modulador de esvaziamento gástrico induz à sensação de plenitude e saciedade precoce.

A anastomose gastrojejunal é feita a uma distância que varia de 30 cm até 150 cm, variando de cirurgião para cirurgião. Apesar de não estar estabelecido o papel dessa exclusão do trânsito delgado, alguns achados de malabsorção de alguns micro ou macronutrientes indicam haver um fator disabsortivo[42,44].

Os modelos técnicos mais divulgados nos dias de hoje são os propostos por Capella *et al.*[8] Fobi *et al.*[26,27] e Wittgrove e Clark[58]. As duas primeiras técnicas diferem em pequenos detalhes, mas guardam os mesmos princípios de restrição externa através de uma prótese não-absorvível com tela de polipropileno ou cateter de silicone. A técnica de Wittgrove e Clark fundamenta-se na estenose da anastomose para oferecer maior fator de restrição.

Em resumo, o presente modelo cirúrgico imita o antigo e já conhecido da gastrectomia ampliada com estenose de anastomose[33].

Derivações Biliopancreáticas

Por sua vez, consistem em ressecar parte do estômago e fazer uma anastomose programada com o íleo[44].

Em analogia com as anteriores, o modelo cirúrgico lembra a antiga e conhecida complicação cirúrgica pós-gastrectomia denominada gatroileostomia inadvertida[33].

O princípio é semelhante, porém o tamanho do coto gástrico foi estabelecido em bases científicas para conter volume pré-determinado de alimento e oferecer certo grau de saciedade precoce sem muitas alterações nutricionais. Quanto à derivação intestinal, expondo o bolo alimentar a uma alça ileal mais curta haveria menor absorção de nutrientes. A oferta de secreção biliopancreática somente nos últimos 50 a 100 cm de intestino delgado justifica a disabsorção de princípios nutritivos que dependem deste material para atravessar a parede intestinal e chegar à circulação portal, além de justificar o nome da operação, qual seja o de derivar a bile e suco pancreático do trânsito intestinal[44].

Derivação Biliopancreática com Gastrectomia Distal (Técnica de Nicola Scopinaro)

Nicola Scopinaro, da Universidade de Gênova, foi o pioneiro que idealizou e descreveu na literatura médica a derivação biliopancreática[44,54,55,56,57]. Alcançou uma técnica supostamente ideal após uma série de tentativas de combinações de diferentes dimensões de gastrectomia com diferentes comprimentos de alça ileal (Fig. 44.8). Nos dias de hoje, essa técnica leva uma denominação acessória de derivação biliopancreática com gastrectomia distal, em contraposição à gastrectomia vertical com preservação pilórica e do bulbo duodenal[39,40,41,44].

Derivação Biliopancreática com Desvio Duodenal, Técnica de Hess e Marceau

Essa técnica foi proposta por Picard Marceau, de Quebec, no Canadá, e Douglas Hess, nos Estados Unidos da América[6,39,40,41]. Deve-se a Aniceto Baltasar o mérito de tê-la difundido na Europa[1,2,3]. Enquanto a técnica de Scopinaro pratica a anastomose gastroileal a de Hess e Marceau realiza a anastomose duodenoileal (Fig. 44.9)[1,2,3,39,40,41,54,55,56,57].

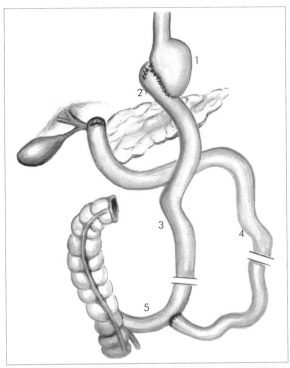

Fig. 44.8 — *Derivação biliopancreática (operação de Scopinaro) 1. Coto gástrico. 2. Anastomose gastroileal. 3. Alça alimentar. 4. Alça biliopancreática. 5. Alça comum.*

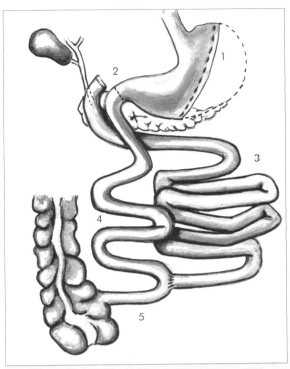

Fig. 44.9 — *Derivação biliopancreática (duodenal Switch) 1. Coto gástrico. 2. Anastomose duodenoileal. 3. Alça alimentar. 4. Alça biliopancreática. 5. Alça comum.*

Derivação Biliopancreática com Preservação Gástrica Distal por Via Laparoscópica

Domene e cols. propõem uma intervenção[23] nos moldes da derivação biliopancreática de Nicola Scopinaro, porém mantém o estômago distal excluído, *in situ*, como fazem Capella[8], Fobi[26,27], Wittgrove e Clark[58], entre muitos. A via de acesso é a laparoscópica. A similaridade da operação de Scopinaro confere antecipadamente a técnica de Domene a curva de perda ponderal igual. A retenção do estômago distal, que a princípio preocuparia pela possibilidade de se produzir um modelo ulcerogênico, não tem sido problema até o momento. O tempo e o trauma cirúrgico, comparados com a operação de Scopinaro, são indubitavelmente menores. A literatura médica aguarda publicações de diferentes serviços para repetir os resultados iniciais de Domene e colaboradores[23], assim como os tardios de Scopinaro e colaboradores[54,55,56,57], para consagrar o método.

A escolha da operação ideal é um fato polêmico dentro do mundo bariátrico. Grupos especializados em diferentes técnicas defendem seu território com argumentos e contra-argumentos. Ao que parece, todos os grupos cirúrgicos têm bons resultados a publicar, assim como maus resultados já conhecidos.

Há algumas evidências práticas que levam o cirurgião que pretende tratar obesos mórbidos a considerar a escolha da operação de acordo com o perfil do paciente.

Cirurgias restritivas se prestam a pacientes disciplinados, cooperativos e que não sejam alcoolistas ou comedores compulsivos de doces, principalmente líquidos ou liquefeitos. Os usuários compulsivos de chocolate não têm bom resultado com métodos puramente restritivos.

No uso de próteses, como é o caso da banda gástrica, que exige manutenção perpétua, o domicílio do paciente em relação ao médico faz grande diferença. Quando o paciente necessita de atendimento para ajuste da banda ou em casos de emergência de obstrução ou qualquer outro fato, residir a distância passa a ser um grande problema. O paciente com banda gástrica ajustável laparoscópica é um cliente para sempre. Não se dá alta a quem se coloca uma prótese dessa natureza. O médico deve estar preparado para assumir tal compromisso.

O envolvimento do médico com o paciente e a parceria em todas as horas exigem do cirurgião bariatra certas características de formação algo diferentes da formação de cirurgiões em geral[25].

Operações disabsortivas puras estão em desuso nos dias atuais. Muitos pacientes foram beneficiados durante todos esses anos de sua existência, entretanto, a morbidade em longo prazo afastou esse método, ao menos como primeira escolha, dos armamentários terapêuticos[35].

Seu uso excepcional nos casos em que não se possa atuar com segurança no andar supramesocólico do abdômen faz dessas operações métodos transitórios. Outro método cirúrgico pode ser aplicado com segurança após perda de peso inicial com essa operação.

Quanto aos métodos mistos, estes são os mais empregados nos dias atuais. O *"bypass* gástrico", como universalmente denominado, consiste numa intervenção sobre o estômago reduzindo suas dimensões, associada ao uso de um sistema de retardo de esvaziamento, ora com bandas ou anéis que envolvam o coto gástrico, ora com estenose intencional da gastroenteroanastomose. A isso se associa uma gastroenteroanastomose pela técnica do Y de Roux com uma alça biliopancreática variável de 30 a 150 cm e uma alça alimentar de 60 a 100 cm, para evitar o refluxo biliar para o coto gástrico.

Quando o paciente tem a felicidade de apresentar a síndrome de *dumping,* o uso de dissacarídeos não é tolerado pelo jejuno proximal, e ocorre maior perda de peso. O paciente pode ganhar peso em longo prazo quando não ocorrer o *dumping* ou quando ocorrer a adaptação jejunal ao uso de doces. O álcool é bem tolerado e em pacientes depressivos, compulsivos ou com psicopatologias não-tratadas pode ocorrer o início ou o aumento abusivo do seu consumo.

A ingestão exagerada de gorduras, tolerada por muitos pacientes, pode ser mais uma causa de insucesso dessas técnicas mistas mais restritivas que disabsortivas.

Pacientes que não toleram ou não aceitam vomitar e que não conseguem debelar a compulsão não toleram bem a parte restritiva desse processo misto.

Muitas vezes, os pacientes adaptam-se à restrição eliminando de seu cardápio tudo que formar um bolo alimentar mais consistente. Estão incluídas nesse grupo de alimentos a carne vermelha de gado e a carne branca de ave. Desnutrição protéica pode ocorrer com certa freqüência nesses pacientes. A anemia e a alopecia têm sido comumente relatadas nesse grupo de pacientes, assim como deficiências de vários micronutrientes[7,42].

As operações mistas que utilizam mais a disabsorção que a restrição toleram melhor a ingesta de volume, não causam vômito, nem o constrangimento social e o sofrimento do "engasgo" transitório durante as refeições; no entanto, têm o inconveniente da esteatorréia nos abusos de gordura e o odor pronunciado dos gases intestinais e do mau hálito. Ao que parece, a alteração da flora intestinal associada à digestão incompleta de gorduras são as responsáveis por esses odores. O uso de anaerobicidas e a abstinência de gorduras têm conseguido compatibilizar esse tipo de tratamento com a tolerância do paciente e seu convívio social[7,42].

A análise de custo-benefício tem que ser honesta, imparcial e bem ponderada pelo médico e pelo paciente. Este é o segredo da melhor escolha da operação para o paciente individualmente.

Quanto à via de acesso, a laparoscopia trouxe sem sombra de dúvida um grande avanço á cirurgia bariátrica. Desde que possível, deverá ser o método de escolha. Deve-se, no entanto, considerar que a curva de aprendizado tem sido problema para certos cirurgiões que conseguem melhores índices de morbidade e mortalidade com a cirurgia aberta. O fator socioeconômico tem pesado na escolha da via de acesso, principalmente para pacientes carentes que dependam de algum tipo de financiamento de seu tratamento médico. Como seria utópico pensar que todos os cirurgiões operarão pacientes obesos mórbidos com sucesso, com baixos índices de complicações e óbitos e bons resultados a longo prazo, assim como que todos os pacientes terão as despesas cobertas de alguma forma sem problemas, a literatura médica tem demonstrado que o assunto é e continuará sendo polêmico, ao menos por ora[32,50].

O que é de consenso, no entanto, é que a escolha dos pacientes de acordo com os índices de massa corporal deve progredir a valores maiores à medida que aumenta a experiência do cirurgião. A curva de aprendizado deve ser paralela e diretamente proporcional à curva de sucesso e indiretamente proporcional à curva de complicações e óbitos.

É muito importante lembrar que o tratamento cirúrgico da obesidade mórbida não é terapêutica estética e nem resolverá problemas da esfera emocional. Os riscos de complicações e óbitos, que devem ser discutidos com os pacientes, não devem ser esquecidos. A operação é dedicada àqueles pacientes que têm ou estejam ameaçados por severas co-morbidades, que estão com grandes prejuízos à sua qualidade de vida e que têm sua sobrevida encurtada pela obesidade mórbida.

Kenneth B. Jones, presidente da Sociedade Americana de Cirurgia Bariátrica, em seu "discurso presidencial" no Congresso de Las Vegas, nos Estados Unidos da América do Norte, em 2002, assim se posicionou: "Os cirurgiões bariátricos parecem estar numa corrida para descobrir a operação que produza a maior perda de peso com o menor esforço do paciente, aparentemente tirando a ênfase dos potenciais e mais elevados riscos. Devemos continuar nos perguntando: o benefício vale o risco?"[32]

REFERÊNCIAS BIBLIOGRÁFICAS

1. Baltasar A, Del Rio J, Escrivá C, Arlandis F, Martínez R, Serra C: Preliminary results of the duodenal switch. *Obes Surg* 7:500-504, 1997.
2. Baltasar A, Bou R, Bengochea M, Arlandis F, Escrivá C, Miró J, Martinez R, Pérez N. Duodenal switch: an effective therapy for morbid obesity — Intermediate results. *Obes Surg* 11:54-58, 2001.
3. Baltasar A, Bou R, Miró J, Bengochea M, Serra C, Perez N. Laparoscopic biliopancretaic diversion with duodenal switch: technique and initial experience. *Obes Surg* 12:245-248, 2002.
4. Berti LV, Oliveira MR, Garrido AB. Gastroplastia vertical com bandagem. In: Garrido AB, Ferraz EM, Barroso FL, Marchesini JB, Szego T. Cirurgia da obesidade. Sociedade Brasileira de Cirurgia Bariátrica, Ed Atheneu, São Paulo, pp. 149-154, 2002.

5. Bray GA, Bouchard C, James WPT. Definitions and proposed current classification of obesity. In: Bray GA, Bouchard C, James WPT. Handbook of Obesity, Ed Marcel Dekker, Inc., New York, pp. 31-40, 1998.

6. Buchwald H. Overview of bariatric surgery. *J Am Coll Surg* 194:367-375, 2002.

7. Cambi MPC, Marchesini JB, Acompanhamento clínico, dieta e medicação. In: Garrido AB, Ferraz EM, Barroso FL, Marchesini JB, Szego T. Cirurgia da obesidade. Sociedade Brasileira de Cirurgia Bariátrica, Ed Atheneu, São Paulo, pp. 255-72, 2002.

8. Capella RF, Capella JF, Mandac H. Vertical banded gastroplasty — Gastric bypass: preliminary report. Obes Surg 1:389, 1991.

9. Cigaina V, Pinatto GP, Rigo V, et al. Gastric peristalsis control by mono situ electrical stimulation: a preliminary study. *Obes Surg* 6:247-9, 1996.

10. Cigaina V, Saggioro A, Pezzangora V. The long-term effects of gastric pacing on an obese young woman. *Obes Surg* 6:312-3, 1996.

11. Cigaina V, Rigo V, Greenstein RJ. Gastric myo-electical estimulation as therapy for morbid obesity: preliminary results. *Obes Surg* 9:333, (Abstr 32A), 1999.

12. Cigaina V, Adler S, Rigo V et al. Implantable gastric stimulator (IGS) as therapy for morbid obesity: equipment, surgical technique and stimulation parameters. *Obes Surg* 9:357-8, (Abstr 136A), 1999.

13. Coelho JCU, Solhaug JH, Moody FG, et al. Experimental evaluation of gastric banding for treatment of morbid obesity in pigs. *Am J Surg* 149: 228-31, 1985.

14. Coutinho WF, Benchimol AK, Obesidade mórbida e afecções associadas. *In:* Garrido AB, Ferraz EM, Barroso FL, Marchesini JB, Szego T. Cirurgia da obesidade. Sociedade Brasileira de Cirurgia Bariátrica, Ed Atheneu, São Paulo, pp. 13-7, 2002.

15. Cowan Jr GSM, Hiler ML, Buffington CK. Criteria for selection of patients for bariatric surgery. In: Deitel M, Cowan Jr. GSM (Eds.). Update :Surgery for the morbidly obese patient. FD-Communications, Toronto, pp.73-83, 2000.

16. D'Argent J. Gastric electrical stimulation as therapy of morbid obesity: preliminary results of the French study. *Obes Surg* 12:219259, 2002.

17. De Maria EJ, Sugerman HJ, Meador JG, Doty JM, Kellum JM, Wolfe L, Szucs RA, Turner, MA. High failure rate after laparoscopic adjustable silicone gastric banding for treatment of morbid obesity. *Ann Surg* 233:809-818, 2001

18. De Waele B, Reynaert H, Urbain D, Willems G. Intragastric balloons for preoperative weight reduction. *Obes Surg* 10:58-60, 2000.

19. Deitel M, Overview of the operations for morbid obesity.. In: Deitel M, Surgery for the morbidly obese patient. Lea & Febiger, Philadelphia, pp. 63-8, 1989.

20. Deitel M, Anand SV. Jaw wiring for massive obesity. In: Deitel M. Surgery for the morbidly obese patient, Lea & Febiger, Philadelphia, pp. 299-302, 1989.

21. Doherty C, Maher JW and Heitshusen DS. An interval report on prospective investigation of adjustable silicone gastric banding devices for the treatment of severe obesity. In: Deitel M, Cowan Jr. GSM (Eds.). Update: Surgery for the morbidly obese patient. FD-Communications, Toronto, pp. 351-7, 2000.

22. Doldi SB, Micheletto G, Prisco F, Zappa MA, Lattuada E, Reitano M. Intragastric balloon in obese patients. *Obes Surg* 10:578-81, 2000.

23. Domene CE, Volpe P, Puzzo D, Rasera Jr I, Ciôngoli J, Videolaparoscopic biliopancreatic diversion with gastric preservation: particular technical features. *Obes Surg* 12:483, 2002.

24. Drenick, E.J., et al. Excessive mortality and causes of death in morbidly obese men. *JAMA* 243:443-5, 1980.

25. Empinotti C, Berti LV, Marchesini JB, Formação e qualificação do cirurgião bariátrico. In: Garrido AB, Ferraz EM, Barroso FL, Marchesini JB, Szego T. Cirurgia da obesidade. Sociedade Brasileira de Cirurgia Bariátrica, Ed Atheneu, São Paulo, pp. 317-20, 2002.

26. Fobi MAL, Lee H, Holness R, Cabinda D. Gastric bypass operation for obesity. *World J Surg* 22:925-35, 1988.

27. Fobi Mal, Lee H, Fleming A. The surgical tecnique of banded Roux in Y gastric bypass. *J Obesity Weight Reg* 8:99, 1989.

28. Forsell P. The Swedish adjustable gastric band — in the treatment of morbid obesity In: Deitel M, Cowan Jr. GSM (Eds.). Update: Surgery for the morbidly obese patient. FD-Communications, Toronto, pp. 351-7, 2000.

29. Garrido Jr AB, Cirurgia da obesidade mórbida: gastroplastia vertical e calibragem com ligamento redondo. *Arq Bras Cirurgia Digestiva (supl)* 183, 1991.

30. Greenstein RJ, Belachew M. Implantable gastric stimulation (IGSTM) as therapy for human morbid obesity: report from the 2001 IFSO symposium in Crete. Editorial. *Obes Surg* 12:39-59, 2002.

31. Halpern A, Fisiopatologia da obesidade. In: Garrido AB, Ferraz EM, Barroso FL, Marchesini JB, Szego T. Cirurgia da obesidade. Sociedade Brasileira de Cirurgia Bariátrica, Ed Atheneu, São Paulo, pp. 9-17, 2002.

32. Jones KB, Quo Vadis? Presidential Address, 19th Annual Meeting of the American Society for Bariatric Surgery, Las Vegas, June, 2002. *Obes Surg* 12, 617-22, 2002.

33. Kirk RM, Stoddard CJ. Complications of surgery of the upper gastrointestinal tract Ballière Tindall, London, 1986.

34. Kremen NA, Linner JH, Nelson CH. Experimental evaluation of the nutritional importance of proximal and distal small intestine. *Ann Surg* 140:439, 1954.

35. Leite MAM, Rodrigues MPF. Procedimentos cirúrgicos — Introdução histórica. In: Garrido AB, Ferraz EM, Barroso FL, Marchesini JB, Szego T. Cirurgia da obesidade. Sociedade Brasileira de Cirurgia Bariátrica, Ed Atheneu, São Paulo, pp. 141-8, 2002.

36. MacLean LD, Rhode BM, Shizgal HM. Nutrition after vertical banded gastroplasty. *Ann Surg* 206:555-63, 1987.

37. MacLean LD, Rhode BM, Forse RA. A gastroplasty that avoids stapling in continuity. *Surg* 113:380, 1993.

38. Mancini MC, Noções fundamentais — Diagnóstico e classificação da obesidade. In: Garrido AB, Ferraz EM, Barroso FL, Marchesini JB, Szego T. Cirurgia da obesidade. Sociedade Brasileira de Cirurgia Bariátrica, Ed Atheneu, São Paulo, pp. 1-7, 2002.

39. Marceau P, Hould FS, Simard S, Bourque RA, Potvin M, Biron S. Biliopancreatic diversion with duodenal switch. *World J Surg* 22:947-954, 1998.

40. Marceau P, Hould FS, Potvin M, Lebel S, Biron S. Biliopancreatic diversion with duodenal switch procedure. In: Deitel M, Cowan Jr. GSM (Eds.). Update: Surgery for the morbidly obese patient. FD-Communications, Toronto, pp. 259-276, 2000.

41. Marceau P, Hould FS, Lebel S, Marceau S, Biron, S, Malabsorptive obesity surgery. *Surg Clin N Amer*, 81:1113-1127, 2001.

42. Marchesini JB, Marchesini JCDM, Insucesso terapêutico, complicações tardias e reoperações. In: Garrido AB, Ferraz EM, Barroso FL, Marchesini JB, Szego T. Cirurgia da obesidade. Sociedade Brasileira de Cirurgia Bariátrica, Ed Atheneu, São Paulo, pp. 227-44, 2002.

43. Marchesini JB, Marchesini JCDM, Bettini SACM, et al. Recursos hospitalares e equipamentos para cirurgia bariátrica. In: Garrido AB, Ferraz EM, Barroso FL, Marchesini JB, Szego T. Cirurgia da obesidade. Sociedade Brasileira de Cirurgia Bariátrica, Ed Atheneu, São Paulo, pp. 321-7, 2002.

44. Marchesini JB, Marchesini JCD, Marchesini S, et al. Derivações biliopancreáticas com gastrectomia distal (operação de Scopinaro) e gastrectomia vertical com preservação do piloro (Duodenal switch de Hess e Marceau) In: Garrido AB, Ferraz EM, Barroso FL, Marchesini JB, Szego T. Cirurgia da obesidade. Sociedade Brasileira de Cirurgia Bariátrica, Ed Atheneu, São Paulo, pp. 163-71, 2002.

45. Marchesini JCDM, Sallet JA, Paiva DS, Balão intragástrico In: Garrido AB, Ferraz EM, Barroso FL, Marchesini JB, Szego T. Cirurgia da obesidade. Sociedade Brasileira de Cirurgia Bariátrica, Ed Atheneu, São Paulo, pp. 61-70, 2002.

46. Marchesini SD, Distúrbios psíquicos e obesidade. In: Garrido AB, Ferraz EM, Barroso FL, Marchesini JB, Szego T. Cirurgia da obesidade. Sociedade Brasileira de Cirurgia Bariátrica, Ed Atheneu, São Paulo, pp. 25-33, 2002.
47. Mason EE, Vertical banded gastroplasty. *Arch Surg* 117: 701-6, 1982.
48. Mason EE, Doherty C, Maher JH, Scott DG, Rodriguez EM. Ten years results of vertical banded gastroplasty. *Obes Surg* 3:96, 1993.
49. Nasser D, Elias AA. Indicação de tratamento cirúrgico da obesidade grave. In: Garrido AB, Ferraz EM, Barroso FL, Marchesini JB, Szego T. Cirurgia da Obesidade. Sociedade Brasileira de Cirurgia Bariátrica, Ed Atheneu, São Paulo, pp. 45-6, 2002.
50. Nguyen NT, Ho HS, Palmer LS, Wolfe BM. A comparison study fo laparoscopic versus open gastric bypass for morbid obesity. *J Am Coll Surg* 191:149-57, 2000.
51. National Task Force on the Prevention and Treatment of Obesity: Very low caloric diets. *JAMA*, 270:967-974, 1993.

52. Payne JH, DeWind LT. Surgical treatment of obesity. *Am J Surg* 118:141-7, 1969.
53. Perri, MG and PR Fuller. Success and failure in the treatment of obesity: where do we go from here? *Med Exerc Nutr Health,* 4:255-272, 1955.
54. Scopinaro N. Laparoscopic BPD. *Obes Surg* 10:524, 2000.
55. Scopinaro N, Adami GF, Marinari GM, Gianetta E, Traverso E, Friedman D, Camerini G, Baschieri G, Simonelli A. Biliopancreatic diversion. *World J Surg* 22:936-946, 1998.
56. Scopinaro N, Adami, GF, Marinari GM, Traverso E, Papadia F, Camerini G, Biliopancreatic diversion: two decades of experience. In: Deitel M, Cowan Jr. GSM (Eds.). Update: Surgery for the morbidly obese patient. FD-Communications, Toronto, pp.227-258, 2000.
57. Scopinaro N, Marinari G, Camerini G, Laparoscopic standard biliopancreatic diversion: technique and preliminrary results. *Obes Surg* 12:241-244, 2002.
58. Wittgrove AC, Clark GW. Laparoscopic gastric bypass, Rouxen-Y technique and results in 75 patients with 3-30 months follow-up. *Obes Surg* 6:500-4, 1996.

INTESTINO DELGADO

PARTE 5

634

Anatomia e Fisiologia do Intestino Delgado

CAPÍTULO 45

Júlio Cezar Uili Coelho
Norman Weisbrodt

O intestino delgado se estende do piloro ao ceco e tem a função de digestão e absorção dos alimentos.

ANATOMIA

O comprimento do intestino delgado é muito variável e depende do método utilizado para medi-lo e se a determinação é realizada *in vivo* ou após a morte. O intestino delgado mede *in vivo* aproximadamente 280 cm, o intestino grosso, 110 cm, e a distância entre o nariz e o ânus, 450 cm[7]. A anatomia do duodeno é apresentada no Capítulo 30. O jejuno começa no ângulo de Treitz, e não há limite preciso entre o seu término e o início do íleo. Consideram-se arbitrariamente como jejuno os 2/5 proximais do intestino entre o ângulo de Treitz e o ceco, e íleo os 3/5 distais. O diâmetro do jejuno é maior e a sua parede é mais espessa que a do íleo. O jejuno ocupa o abdômen superior, principalmente à esquerda, e o íleo ocupa o abdome inferior, principalmente à direita, e a pelve. Jejuno é uma palavra derivada do grego que significa vazio, e íleo é derivado do latim e significa torcido ou enrolado.

O intestino delgado é uma estrutura tubular cujo diâmetro diminui da porção proximal à distal. É constituído de quatro camadas: serosa, muscular, submucosa e mucosa.

A serosa intestinal é formada por uma camada única de células mesoteliais que recobre o plano muscular longitudinal. A camada muscular lisa é formada pelos planos longitudinal e circular. Entre esses dois planos está o plexo de nervos denominado plexo mioentérico de Auerbach. Abaixo do plano muscular circular está um segundo plexo nervoso denominado de plexo de Meissner. Esses plexos nervosos comunicam-se entre si através de várias fibras nervosas.

A submucosa, camada entre a muscular circular e a mucosa, é formada por tecido conjuntivo frouxo e fibroelástico forte que contém o plexo nervoso de Meissner e uma rica rede de vasos sangüíneos e linfáticos. Essa camada é responsável pela maior parte da força das suturas do intestino delgado e, portanto, todas as anastomoses do intestino delgado, devem incluir a submucosa.

A mucosa do intestino delgado contém pregas circulares (válvulas coniventes ou de Kerckring) que são dobras da submucosa, revestidas pelo epitélio e com altura de 3 a 10 mm. As pregas circulares são mais altas e numerosas no duodeno distal e jejuno proximal e, depois, tornam-se menos freqüentes distalmente, até desaparecerem no íleo terminal. Elas também estão ausentes no bulbo duodenal. A mucosa é formada de epitélio, lâmina própria e muscular da mucosa. O epitélio é do tipo cilíndrico alto, constituído por células cilíndricas com função absortiva e células caliciformes que produzem o muco que lubrifica a mucosa intestinal. As células cilíndricas apresentam microvilosidades, que são projeções digitiformes das superfícies das células de 80-100 mμ de diâmetro e de 0,5 μ de comprimento, que contêm citoplasma contínuo com o da célula e é revestido por membrana celular. As células cilíndricas produzem dissacaridases como lactase, maltase, isomaltase, sucrase e trealase.

O epitélio contém duas estruturas importantes: as vilosidades e a cripta de Lieberkühn (Fig. 45.1). Vilosidades são projeções intraluminares da mucosa com forma de dedo de 0,5 a 1,0 mm de altura, revestidas por epitélio colunar. O centro das vilosidades é formado por tecido conjuntivo celular da lâmina própria que contém uma rede de capilar, vaso linfático, arterial e venoso. Além dos vasos, as vilosidades contêm fibras musculares lisas originárias da muscular da mucosa que são responsáveis pela contratilidade de cada vilosidade. A muscular própria e a submucosa não penetram o seu interior, como acontece com as pregas circulares. Existem 10-40 vilosidades por mm² de superfície mucosa, e elas são mais largas no duodeno e jejuno proximal do que nos segmentos mais distais.

Algumas células das vilosidades parecem conter receptores específicos que facilitam a absorção de certos elementos. Por exemplo, algumas células da vilosidade ileal têm receptores para a vitamina B_{12}.

A principal função das pregas circulares, vilosidades e microvilosidades é aumentar a superfície de contato dos alimentos com a mucosa e conseqüentemente a digestão e a absorção de nutrientes[11].

juntivo, fibras nervosas, vasos sangüíneos e linfáticos, fibras musculares lisas, fibroblastos, macrófagos, células plasmáticas, linfócitos, eosinófilos e mastócitos. A lâmina própria do intestino delgado, principalmente a do íleo terminal, contém muitos nódulos linfáticos, que podem tornar-se confluentes, formando as placas de Peyer, assim denominadas em homenagem ao seu descobridor. O número de placas de Peyer é máximo nos adolescentes e desaparece quase por completo no idoso.

A muscular da mucosa localiza-se entre a lâmina própria e a submucosa e é uma fina camada de músculo liso.

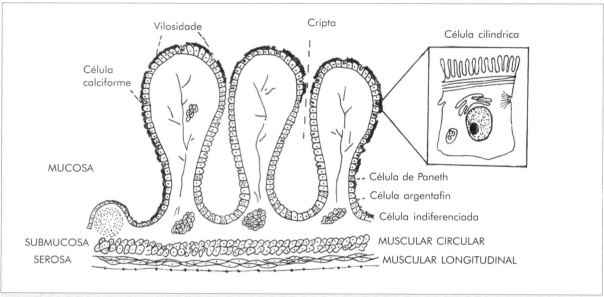

Fig. 45.1 — Desenho esquemático das camadas da parede do intestino delgado.

Entre as vilosidades se encontram as criptas de Lieberkühn ou glândulas intestinais que penetram até a muscular da mucosa e contêm, além de células cilíndricas e caliciformes, células de Paneth, células argentafins (ou células enterocromafins) e células indiferenciadas. As células de Paneth localizam-se na base das criptas, contêm lisozima, IgA e IgG, e a sua função ainda é desconhecida. As células enterocromafins são encontradas em toda a mucosa do trato gastrointestinal do esôfago ao ânus, inclusive no apêndice vermiforme, pâncreas e vesícula biliar. São células com afinidade por sais de prata e de cromo que têm o potencial de produzir várias substâncias, incluindo serotonina, bradicinina, histamina, prostaglandina, secretina, gastrina e colecistoquinina[12,23]. As células indiferenciadas estão localizadas principalmente na base e são responsáveis pela renovação do epitélio intestinal, que é substituído a cada 3 a 7 dias. As células indiferenciadas sofrem um processo de diferenciação à medida que migram da base para a superfície da cripta.

A lâmina própria está localizada entre o epitélio intestinal e a muscular da mucosa e contém tecido con-

MESENTÉRIO

O mesentério tem a forma de um leque e liga o jejuno e o íleo à parede abdominal posterior. A sua borda fixa à parede abdominal é denominada raiz do mesentério, tem 15 cm de comprimento e se estende da flexura duodenojejunal (à esquerda da 2ª vértebra lombar) até a articulação sacroilíaca direita. O mesentério é formado por duas lâminas de peritônio que contém vasos sangüíneos e linfáticos, nervos, linfonodos e uma quantidade variável de gordura.

VASCULARIZAÇÃO

Arterial

O jejuno e o íleo recebem o suprimento arterial da artéria mesentérica superior, que é o segundo maior ramo da aorta abdominal. O intestino delgado recebe circulação colateral da artéria pancreatoduodenal superior (ramo do tronco celíaco) através da anastomose com a artéria pancreatoduodenal inferior (ramo da artéria mesentérica superior) e de ramos mesentéricos inferiores que anastomosam com a artéria marginal de Drummond.

Um número variável de artérias jejunais e ileais se origina da artéria mesentérica superior e forma várias arcadas no mesentério (Fig. 53.1). As arcadas dão origem a artérias retas que se dividem próximas ao intestino e nutrem toda a sua parede. Essas arcadas permitem a mobilização cirúrgica de longos segmentos intestinais. Existe também uma rica rede de anastomoses intramurais arteriais, principalmente na borda mesentérica, que são capazes de vascularizar vários centímetros do intestino.

Venosa

As veias acompanham as artérias jejunais e ileais. Essas veias drenam na veia mesentérica superior que se une à veia esplênica atrás do colo do pâncreas para formar a veia porta.

Linfática

A drenagem linfática intestinal acompanha a vascularização arterial e se inicia em um capilar linfático na vilosidade que se dirige ao plexo linfático submucoso e atravessa o plano muscular e a serosa. Os linfáticos intestinais passam por três grupos de linfonodos: localizados próximos à parede intestinal, às arcadas das artérias mesentéricas e ao tronco da artéria mesentérica superior. A linfa drena na cisterna do quilo e ducto torácico. Este ducto passa pelo hiato aórtico do diafragma, ascende no mediastino posterior entre a aorta e a veia ázigos e finalmente drena na veia subclávia esquerda ao nível da sua junção com a veia jugular interna. Os linfáticos são a maior via de transporte de lipídios absorvidos pelo intestino. Os linfáticos desempenham função essencial na defesa imunológica e na disseminação de células neoplásicas originárias do intestino.

INERVAÇÃO

O intestino delgado possui inervação autônoma simpática e parassimpática. A simpática é proveniente de fibras pré-ganglionares que se originam do nono e do décimo segmentos torácicos na medula espinhal e fazem sinapse no gânglio mesentérico superior[15,16]. As fibras simpáticas pós-ganglionares se dirigem ao intestino juntamente com os ramos da artéria mesentérica superior.

A inervação parassimpática se origina do núcleo do nervo vago. As fibras pré-ganglionares, que são parte do nervo vago, fazem sinapse com células do plexo nervoso mioentérico de Auerbach (localizado entre as camadas musculares longitudinal e circular) e submucoso de Meissner. O estímulo das fibras simpáticas diminui a motilidade intestinal, e o das fibras parassimpáticas aumenta a motilidade e a secreção intestinal. As sensações dolorosas, geralmente na forma de cólica, são mediadas através de fibras aferentes torácicas (simpáticas).

EMBRIOLOGIA

O intestino médio compreende o duodeno distal, a inserção do colédoco, jejuno, íleo, ceco, apêndice vermiforme, cólon ascendente e os dois terços proximais do cólon transverso[6]. O rápido desenvolvimento embrionário do futuro intestino médio forma a alça intestinal primária. Esta alça pode ser dividida em porções cefálica e caudal. A porção cefálica dá origem ao segmento distal do duodeno, ao jejuno e a parte do íleo, e a porção caudal dá origem ao segmento distal do íleo, ao ceco, ao apêndice vermiforme, ao cólon ascendente e aos dois terços proximais do cólon transverso. A junção das porções cefálica e caudal da alça comunica-se com o saco vitelino por meio do ducto vitelino ou onfalomesentérico. A persistência parcial ou total desse ducto pode dar origem a anomalias congênitas como divertículo de Meckel e fístula entre o íleo e o umbigo (ver Capítulos 47 e 56).

Com o rápido crescimento em extensão da alça intestinal primária, a cavidade abdominal torna-se temporariamente pequena para contê-la, de modo que na 6ª semana do desenvolvimento a alça entra no celoma extra-embrionário do cordão. Durante esse período de rápido crescimento, a alça sofre uma rotação de 270 graus em direção anti-horária. Na 10ª semana de desenvolvimento, as alças intestinais herniadas retornam à cavidade abdominal para completar o desenvolvimento.

FISIOLOGIA

DIGESTÃO E ABSORÇÃO

Ver Capítulo 4.

MOTILIDADE GASTROINTESTINAL

Ver também Capítulos 33 e 48.

O trato gastrointestinal tem a importante função de converter a comida em pequenos constituintes e absorvê-los. Para tanto, a comida deve ser misturada com sucos digestivos e transportada ao longo do trato alimentar em uma velocidade apropriada.

Classicamente, os movimentos intestinais são divididos em três: peristalse, de segmentação e pendulares. As contrações peristálticas ocorrem em qualquer segmento do trato gastrointestinal e consistem em uma ou mais contrações do músculo circular que se propaga e propele o conteúdo ao longo do trato. Esse movimento é principalmente propulsivo, mas pode também ocorrer mistura do conteúdo.

Movimentos de segmentação consistem em duas ou mais contrações concêntricas simultâneas de pequenos segmentos intestinais de 4 a 10 cm. Essas contrações são de curta duração e repetitivas, de modo que os segmentos intestinais são constantemente divididos e subdivididos. Esses movimentos têm a finalidade de misturar os alimentos com secreções gastrointestinais.

Movimentos pendulares consistem em contrações e relaxamento do músculo liso do intestino que resultam de encurtamento e alongamento de segmentos intestinais de maneira pendular. Esses movimentos são pouco compreendidos porque não podem ser adequadamente avaliados por eletromiografia, alterações de pressão intraluminar e de força de transdutores colocados na parede intestinal. Ao contrário, os movimentos de peristalse e de segmentação são devidos a contrações do músculo circular e são efetivamente estudados com os métodos mencionados anteriormente.

Contrações da camada muscular da mucosa são também importantes e causam encurtamento e alongamento das vilosidades da mucosa intestinal e, conseqüentemente, redução ou aumento da superfície mucosa exposta aos nutrientes.

A motilidade gastrointestinal foi mais bem caracterizada em estudos recentes que demonstraram dois padrões de motilidade: padrão de jejum (complexo motor migratório) e o padrão alimentar (digestivo).

O complexo motor migratório (CMM) se inicia no estômago ou esôfago e migra ordenadamente ao longo do trato gastrointestinal até o íleo terminal[6,7]. O complexo motor migratório é dividido em quatro fases sucessivas[3,5]. Na fase I, não são observados ou ocorrem raros potenciais de ação. A freqüência de potenciais de ação aumenta durante a fase II e alcança um máximo durante a fase III, onde todas as ondas lentas apresentam potenciais de ação superpostos. A freqüência de potenciais de ação diminui rapidamente durante a fase IV, para iniciar um novo complexo motor migratório. Dois tipos de atividade eletromiográfica ocorrem no trato digestivo: ondas lentas e potenciais de ação. As ondas lentas estão sempre presentes e não são associadas a contrações musculares. Os potenciais de ação podem ou não estar presentes e são associados a contrações musculares.

A duração do complexo motor migratório é de, em média, 90 minutos, e a fase III é a mais importante fisiologicamente, pois está associada a contrações peristálticas que migram do estômago ao íleo terminal a cada 90 minutos em média[3]. O complexo motor migratório está presente durante o jejum, e a ingestão de alimentos substitui o complexo motor migratório por um novo padrão denominado padrão digestivo[20]. O complexo motor migratório tem a função de propelir secreções, bactérias e resíduos através do trato gastrointestinal e assim mantê-lo "limpo" durante o jejum. Também tem a função de prevenir a atrofia por desuso das células musculares lisas do intestino delgado durante o jejum. Alterações do complexo motor migratório podem ocasionar proliferação bacteriana no intestino delgado e o apareci-

mento de afecções, como diarréia e pseudo-obstrução intestinal[20,24].

Durante a digestão, as contrações do estômago e intestino delgado são denominadas padrão alimentar ou digestivo e têm a função de: contribuir na regulação do esvaziamento gástrico; misturar os alimentos com secreções pancreática, biliar e intestinal; colocar os alimentos em contacto com as células epiteliais; e propelir o bolo alimentar aboralmente (movimento em direção da boca para o ânus)[24]. O padrão alimentar apresenta potenciais de ação de freqüência variável, conforme o tipo de alimento ingerido, e não pode ser dividido em fases. A duração do padrão alimentar depende do alimento e é mais longa para gordura, seguido de proteínas e carboidratos[4]. Após a digestão, reaparece novamente o complexo motor migratório.

Vários hormônios, nervos e substâncias exógenas podem influir na motilidade gastrointestinal[5,24]. Por exemplo, a serotonina, algumas prostaglandinas, colecistoquinina, gastrina, motilina, insulina, substância P, neurotensina, polipeptídio pancreático e acetilcolina estimulam, enquanto o glucagon, secretina, morfina, adrenalina e noradrenalina inibem a motilidade. Algumas evidências sugerem que a motilina pode desempenhar um papel importante no início do complexo motor migratório. O papel exato dessas substâncias na regulação da motilidade do trato gastrointestinal ainda é controverso[24]. Alterações emocionais também causam modificações na motilidade do trato gastrointestinal[24]. A motilidade do intestino delgado é modulada pelos nervos. As fibras extrínsecas são vagais e simpáticas. As vagais têm dois efeitos funcionalmente diferentes um é colinérgico e excitatório, e o outro é peptidérgico e inibitório. As fibras simpáticas modulam a atividade dos nervos intrínsecos.

FUNÇÃO ENDÓCRINA

Ver também Capítulo 3.

A mucosa intestinal produz vários hormônios e peptídeos cuja principal função é coordenar o tempo e a taxa de motilidade gastrointestinal e de secreções gastrointestinais e biliopancreática produzidas e eliminadas na luz gastrointestinal. Alguns desses hormônios e peptídeos são discutidos a seguir.

Secretina

Produzida pela célula S da mucosa duodenal em resposta a um pH baixo ou através do contacto da mucosa com bile ou gordura. Estimula a secreção de água e bicarbonato pelo pâncreas, estimula a secreção biliar, inibe a secreção ácida gástrica e diminui a motilidade gastrointestinal[5]. A secretina também é uma enterogastrona, substância que é liberada quando a gordura alcança o duodeno, e conseqüentemente inibe a secreção gástrica ácida.

Anatomia e Fisiologia do Intestino Delgado

Colecistocinina

Também denominada pancreozimina, é produzida pelas células I da mucosa duodenal quando as suas células são banhadas por certos aminoácidos e ácidos graxos. Estimula a secreção biliar, de enzimas pancreáticas e a motilidade gastrointestinal.[5] A colecistocinina também tem a importante função de levar a saciedade alimentar; a ingestão de alimentos libera a colecistocinina, que por sua vez reduz o apetite. A colecistocinina também estimula o crescimento da mucosa intestinal e do pâncreas e a liberação de insulina. Sua porção terminal é idêntica à da gastrina, o que explica muito dos seus efeitos similares.

Gastrina

A gastrina é produzida nas células G do antro gástrico. Um pouco também é produzido na porção proximal do estômago, duodeno, jejuno, íleo e pâncreas. Estimula a secreção ácida gástrica e tem um efeito trófico importante na mucosa gástrica. Ver Capítulo 30 para maiores detalhes.

Peptídeo Intestinal Vasoativo (VIP)

Relaxa a musculatura lisa intestinal, causa vasodilatação, inibe a secreção gástrica ácida e estimula a secreção pancreática e intestinal. Por ser importante vasodilatador, como o nome indica, o VIP aumenta o fluxo sangüíneo no trato gastrointestinal. Parece ser importante para relaxar o esfíncter esofágico inferior e o esfíncter anal.

Polipeptídeo Inibitório Gástrico

É liberado pelas células K predominantemente no jejuno. Desempenha importante papel na liberação de insulina na presença de hiperglicemia. Possivelmente inibe a secreção ácida gástrica.

Peptídeo Liberador de Gastrina (Bombesina)

É o equivalente à bombesina animal. É produzido no intestino delgado e estimula a liberação de todos os hormônios gastrointestinais, exceto a secretina. Intermedia a liberação de gastrina no antro e conseqüentemente estimula a secreção gástrica. Também estimula a motilidade gastrointestinal e o trofismo da mucosa do intestino delgado e grosso.

Substância P

É um neuropeptídeo envolvido na propagação de contrações peristálticas esofagiana e intestinal. A substância P também tem sido considerada um mediador primário da inflamação neurogênica. Por exemplo, a toxina do *Clostridium difficile* libera a substância P que causa inflamação[18]. Os receptores da substância P são mais abundantes no intestino de pacientes com retocolite ulcerativa idiopática e doença de Crohn.

Motilina

Liberada no jejuno, causa contração do trato gastrointestinal e é provavelmente importante na iniciação e coordenação do complexo migratório (ver Motilidade Gastrointestinal).

Somatostatina

Inibe a liberação de praticamente todos os hormônios gastrointestinais, inclusive a insulina e a gastrina. Também inibe a secreção ácido-gástrica, a pancreática e a motilidade do trato gastrointestinal e reduz o fluxo sangüíneo em todo o aparelho digestivo. A somatostatina é encontrada no pâncreas, estômago e intestinos. Seu análogo, a octreotida é usado nas seguintes condições: (1) no tratamento da hemorragia digestiva alta por reduzir o fluxo sangüíneo esplâncnico; (2) no tratamento das fístulas digestivas por reduzir a secreção gastrointestinal; e (3) para reduzir a liberação de hormônios por vários tumores endócrinos.

Polipeptídeo Pancreático

Inibe a secreção exócrino-pancreática.

Enteroglucagon

O glucagon é sintetizado principalmente nas células alfa do pâncreas. Um pouco também é produzido no íleo e cólon. Estimula o crescimento da mucosa intestinal e inibe a secreção ácido-gástrica e a motilidade do trato gastrointestinal.

Neurotensina

É produzida pelas células N de todo o intestino delgado, principalmente o íleo distal. Possivelmente inibe a secreção ácida e facilita a absorção de gordura no intestino delgado proximal. Causa vasodilatação intestinal. Também estimula a secreção de água e bicarbonato pelo pâncreas e tem um efeito trófico na mucosa do intestino delgado e grosso.

Peptídeo YY

Produzido principalmente no intestino delgado distal e cólon proximal. Possivelmente inibe a secreção pancreática e a secreção ácido-gástrica e tem efeito trófico sobre a mucosa do intestino delgado.

Neuropeptídeo Y

Está localizado nas fibras nervosas simpáticas pós-ganglionares que contêm noradrenalina, e tem a função de aumentar o efeito vasoconstritor da noradrenalina, sendo importante na regulação do fluxo sangüíneo.

FUNÇÃO IMUNOLÓGICA

O intestino delgado é uma importante barreira contra um número elevado e freqüente de bactérias, vírus, fungos, parasitas e toxinas que são ingeridos diariamente. O intestino possui um mecanismo eficiente de imunidade humoral e celular. Os tecidos linfóides do intestino delgado estão localizados nas placas de Peyer, na lâmina própria e no epitélio (linfócitos intra-epiteliais, que estão localizados entre as células epiteliais).

O intestino delgado é uma fonte importante de imunoglobulinas, particularmente IgA, as quais são provavelmente produzidas nas células plasmáticas na lâmina própria da mucosa. Esta lâmina também contém macrófagos e linfócitos que são importantes na defesa imunológica[10]. Mais de 70% das células produtoras de IgA estão localizados no intestino delgado. A IgA inibe a aderência de bactérias nas células epiteliais e previne a sua colonização e multiplicação.

REFERÊNCIAS BIBLIOGRÁFICAS

1. Barada KA, Saade NE, Atweh SF et al. Neural mediation of vasoactive intestinal polypeptide inhibitory effect on jejunal alanina absorption. Am J Physiol 275:G822-8, 1998.
2. Cho WK, Boyer JL. Vasoactive intestinal polypeptide is a potente regulator of bile secretion from rat cholangiocytes. Gastroenterology 117:420-8, 1999.
3. Coelho JCU, Clemente L, Matias JEF, Campos ACL, Wiederkehr JC. Gastrointestinal motility of patients with Roux-en-Y Reconstruction. World J Surg 16:1111, 1992.
4. Coelho JCU, Gouma DJ, Moody FG, Schlegel JF. Effect of feeding on myoeletric activity of the sphincter of Oddi and gastrointestinal tract in the opossum. Dig Dis Sci 31:202, 1986.
5. Coelho JCU, Moody FG, Senninger N, Li YF. Effect of gastrointestinal hormones on Oddi's sphincter and duodenum myoelectric activity, and pancreatobiliary pressure. Arch Surg 120:1060, 1985.

6. Coelho JCU, Senninger N, Runkel N, Herfarth C, Messmer, K. Effect of analgesic drugs on the electromyographic activity of the gastrointestinal tract and sphincter of Oddi and on biliary pressures. Ann Surg 204:53, 1986.
7. Coelho JCU, Wiederkehr JC, Campos ACL, Clemente L. Electromyographic activity of gastrointestinal tract of patient with short-bowel syndrome. Nutrition 9:357, 1993.
8. Dominguez-Munoz JE, Malfertheiner P. Effect of Helicobacter pylori infection on gastrointestinal motility, pancreatic secretion and hormone release asymptomatic humans. Scand J Gastroenterol 36:1141-7, 2001.
9. Drucker DJ. Glucagon-like peptides. Diabetes 47:159-69, 1998.
10. Elson CO, Kagnoff MF, Fiocchi C, Befus AD, Targan S. Intestinal immunity and inflammation: recent progress. Gastroenterol 91:746, 1986.
11. Grand RJ, Watkins JB, Torti FM. Development of the human gastrointestinal tract. A review. Gastroenterology 70:790, 1976.
12. Hirsch JE, Arhens Jr, EH, Blankenhorn DH. Measurement of the human intestinal length in vivo and some causes of variations. Gastroenterology 31:274, 1956.
13. Jonkers IJ, Ledeboer M, Steens J, et al. Effects of very long chain triglycerides on gastrointestinal motility and hormone release in humans. Dig Dis Scie 45:1719-26, 2000.
14. Kamerling IMC, Van Haarst AD, Burggraaf J, et al. Aliment Pharmacol Ther 16:129-35, 2002.
15. Levin RJ. Assessing small intestinal function in health and disease in vivo and in vitro. Scand J Gastroenterol 74:31, 1982.
16. Lipkin M, Sherlock P, Bell B. Cell renewal in stomach, ileum, colon, and rectum. Gastroenterol 45:721, 1963.
17. Madara JL, Trier JS. Functional morphology of the mucosa of the small intestine. In: Johnson LR (Ed). Physiology of the gastrointestinal tract. 2ª ed, New York. Raven Press, pp. l.209-1249, 1987.
18. Mantyh PW, DeMaster E, Malhotra A, et al. Receptor endocytosis and dendrite reshaping in spinal neurons after somatosensory stimulation. Science 268:1629-32, 1995.
19. Masel SL, Brennan BA, Turner JH, et al. Pancreatic vasoactive intestinal polypeptide-oma as a cause of secretory diarrhoea. J Gastroenterol Hepatol 15:457-60, 2000.
20. Vantrappen G, Janssens J, Ghoos Y. The interdigestive motor complex of normal subjects and patients with bacteria overgrowth of the small intestine. J Clin Invest 59:1158, 1977.
21. Weisbrodt LR. Effects of pentagastrin on electrical activity of small intestine of the dog. Am J Physiol 227:425, 1974.
22. Weisbrodt NW, Badial-Aceves F, Copeland EM, Dudrick SJ, Castro GA. Small intestinal transit during total parenteral nutrition in the rat. Am J Dig Dis 23:363, 1978.
23. Weisbrodt NW. Motility of the small intestine. In: Johnson LR. (Ed) Gastrointestinal physiology. St Louis, Mosby, 42-49, 1991.
24. Weisbrodt NW. The regulation of gastrointestinal motility. In: Anuras S, (Ed). Motility disorders of the gastrointestinal tract. New York, Raven Press, 27-48, 1992.
25. Wood JD. Enteric neurophysiology. Am J Physiol 247:G585, 1984.
26. Wright NA. The experimental analysis of changes in proliferative and morphological status on the intestine. Scand J Gastroenterol 74:3, 1982.

46

CAPÍTULO

Avaliação do Paciente com Doença do Intestino Delgado

Rogério Antunes Pereira Filho
Antônio Frederico Novaes de Magalhães

INTRODUÇÃO

O intestino delgado, com 2 a 3 cm de diâmetro e 4 a 7 m de comprimento, é o único segmento do tubo digestivo indispensável para a manutenção da vida. O tratamento de algumas enfermidades pode implicar a ressecção total do esôfago ou do estômago ou do cólon e do reto. Embora com restrições, e diferentemente do que ocorre com o delgado, o paciente que sofreu a retirada de um desses segmentos pode continuar a viver sem o auxílio de medidas artificiais de suporte.

A principal função do intestino delgado é a absorção de nutrientes. As pregas de mucosa (de Kerkring), os vilos e as criptas da superfície mucosa e as microvilosidades das células intestinais proporcionam enorme área para absorção, calculada em 200m². O intestino delgado pode ser comparado a um tubo estreito com a face felpuda e sanfonada voltada para o interior e que, se esticada, atinge o tamanho de uma quadra de tênis. O intestino delgado é também o palco principal da digestão dos nutrientes. Os alimentos, parcialmente digeridos no estômago, encontram no duodeno as potentes enzimas produzidas pelo pâncreas e a ação emulsificante dos sais biliares. As células do intestino estão também equipadas com enzimas indispensáveis para a digestão de alguns nutrientes, como a lactose, por exemplo.

Outra função importante do intestino delgado é a imunológica, desempenhada pela rica população de células linfóides e pela produção de imunoglobulinas, indispensáveis para a manutenção dessa barreira semipermeável entre o meio externo, representado por tudo aquilo que ingerimos pela boca, e o meio interno. O intestino delgado desempenha também importante papel como órgão endócrino, produzindo peptídeos com ação hormonal e parácrina que regulam todas as funções do tubo digestivo e de suas glândulas anexas (secretina, colecistocinina, motilina, somatostatina, substância P, gene associado à calcitonina, opióides etc.).

A complexa motilidade do intestino delgado, responsável pela progressão do conteúdo luminal do estômago até o cólon é controlada pelos neurotransmissores e receptores neuroendócrinos (serotonina, dopamina, acetilcolina, óxido nítrico etc.) e pelos 100 milhões de neurônios presentes entre as camadas musculares e submucosa do intestino. Estes neurônios fazem conexão entre si, com as células da mucosa e dos músculos do intestino, além de terem ligações com a rica rede de fibras do sistema neuroendócrino, que comanda a motilidade e a sensibilidade do intestino delgado e grosso. Esse sistema complexo pode se desorganizar, provocando os distúrbios funcionais conhecidos com o nome de síndrome do intestino irritável (ver Capítulos 48 e 68).

Para avaliação das doenças do intestino delgado, além dos insubstituíveis métodos de anamnese e exame físico, algumas vezes há necessidade de exames sofisticados, só disponíveis em centros especializados. Felizmente, os exames mais utilizados, e ainda hoje os mais importantes, podem ser facilmente realizados em clínicas comuns. Estão nesse caso o exame direto de fezes, protoparasitológico e a radiografia contrastada do intestino. Os outros, podem ser um pouco mais complexos (Tabela 46.1).

HISTÓRIA CLÍNICA

As manifestações clínicas predominantes na doença do intestino delgado são fundamentalmente a dor em cólica, o sangramento digestivo e o conjunto de sinais e sintomas decorrentes das diarréias crônicas com síndrome de má absorção.

Dor

Caracteriza-se essencialmente por cólica, presente em várias situações e que alcança seu ápice nas

Tabela 46.1
Avaliação do Paciente com Doença do Intestino Delgado

História clínica
- Dor
- Sangramento
- Diarréia

Exame físico

Diarréia crônica com síndrome de má absorção
- História clínica

Exames complementares na doença do intestino delgado
- Exames laboratoriais gerais
- Exames das fezes
  — Protoparasitológico
  — Bioquímico
  — Microscópico
  — Dosagem de eletrólitos
  — Dosagem de gordura
  — Dosagem de α-1-antitripsina e excreção de albumina marcada
- Outros testes laboratoriais
- Testes funcionais
  — Integridade da mucosa intestinal – d-xilose
  — Supercrescimento bacteriano do delgado
  — Testes para diarréia de origem pancreática
  — Teste de Schilling para função ileal
  — Teste para absorção de carboidratos
- Teste para absorção de proteínas
- Exame anatomopatológico — biópsia
- Medida da permeabilidade intestinal
- Medida do trânsito oral–cecal
- Endoscopia digestiva alta e colonoscopia
- Enteroscopia e cápsula endoscópica
- Exame radiológico
- Ultra-sonografia e tomografia computadorizada
- Angiografia e cintilografia

oclusões e suboclusões intestinais. Nesses casos, atinge grande intensidade com paroxismos a intervalos de 3 a 4 minutos, acompanhada de vômitos, distensão abdominal e dor à palpação. Obstruções mais proximais provocam dor muito intensa, vômitos persistentes e pouca distensão, enquanto obstruções mais distais são responsáveis por vômitos menos freqüentes e grande distensão abdominal. Os vômitos adquirem às vezes características fecalóides. Nas obstruções, a dor e a distensão são acompanhadas de parada de eliminação de gases e fezes, e a ausculta abdominal mostra um aumento de ruídos hidroaéreos, intercalando momentos de grande intensidade e timbre caracteristicamente metálico, com outros de menor intensidade. Esse peristaltismo de luta tende a diminuir à medida que se agrava o quadro oclusivo. A dor em cólica também faz parte, com freqüência e intensidade variáveis, do quadro clínico das diarréias agudas e crônicas.

Sangramento

A hemorragia com origem no intestino delgado é muito menos freqüente que a observada no trato digestivo superior e no cólon. Constitui-se porém na principal origem das hemorragias de causa não-definida de todo o aparelho digestivo. Realmente é difícil a detecção do ponto de sangramento nesses casos, já que os atuais recursos diagnósticos não permitem a visualização de toda a extensão das alças intestinais. Lesões hemorrágicas do intestino delgado se manifestam como melena, hematoquezia ou sangue oculto nas fezes. Numa série apresentada por Berner et al.[3] para pesquisa de hemorragia digestiva obscura utilizando enteroscopia e cápsula enteroscópica, foi encontrada em 40% dos pacientes uma aparente fonte de sangramento além do alcance da endoscopia digestiva alta comum. Desses, 31% tinham lesões vasculares e 6% tinham tumores de delgado, entre os quais adenocarcinoma, leiomioma, linfoma, pólipos benignos, leiomiossarcoma e tumor carcinóide, em ordem decrescente de prevalência. Os 3% restantes tinham doença de Crohn, varizes de delgado e divertículo de Meckel. Em pacientes mais jovens, abaixo de 40-50 anos, os tumores são a causa mais freqüente de sangramentos de origem obscura, enquanto nos mais idosos predominam as lesões vasculares[28]. Os antiinflamatórios não-esteroides são causa relativamente comum de sangramento digestivo alto de delgado, podendo-se encontrar ulcerações ou apenas inflamação da mucosa[6].

Diarréia

Essa é uma manifestação clínica muito comum nas doenças do aparelho digestivo, notadamente intestino delgado e cólon, podendo também ocorrer como sintoma secundário de doenças originadas em outros sistemas orgânicos ou mesmo surgir em resposta ao uso de medicamentos. A diarréia é definida pelo aumento da freqüência das evacuações, com diminuição da consistência das fezes. É considerada aguda quando tem duração inferior a 4 semanas, sendo habitualmente autolimitada e de resolução espontânea. A diarréia aguda pode ser chamada persistente quando sua duração for superior a 2 e inferior a 4 semanas, ficando entendidos como portadores de diarréia crônica aqueles que a apresentam por um período superior a 4 semanas[12,15-17].

A avaliação diagnóstica dos pacientes portadores de diarréia pode ser bastante complexa, principalmente nos casos crônicos em que pode haver diversas etiologias e abordagens terapêuticas. Os pacientes com diarréia crônica devem ser completamente avaliados. Entretanto, os com diarréia aguda que envolve o delgado embora mais freqüente e de maior relevância em saúde pública, geralmente não necessitam avaliação exaustiva porque a doença é freqüentemente autolimitada e o tratamento quase sempre se baseia nos cuidados gerais e na reposição das perdas, e não na terapêutica específica[17].

EXAME FÍSICO

O exame físico nas doenças do intestino delgado pode revelar o abdômen distendido, sem aumento de ruídos hidroaéreos, como ocorre na síndrome de má absorção, e pode mostrar-se distendido com dor e ruídos de luta, como na oclusão ou suboclusão intestinal. Nesse caso, terá atitude de defesa com dor à palpação e, freqüentemente, descompressão dolorosa. A palpação pode revelar massa na doença de Crohn e nos tumores ou dor localizada com sinais de comprometimento peritoneal nas afecções agudas.

Na diarréia crônica, para a maioria dos casos, o exame físico é menos importante que a história clínica. Com certa freqüência, ele é normal ou não é decisivo para o diagnóstico. Sua contribuição mais importante vai residir no grau de hidratação e de depleção nutricional provocado pela diarréia e pela má absorção.

Em boa parte dos casos, quando o quadro disabsortivo é grave ou persiste por longo tempo, aparecerão os vários sinais conseqüentes à desnutrição proteicocalórica e vitamínica. A pele tende a ser fina, brilhante e pouco elástica, revelando certo grau de atrofia, e os cabelos vão se tornando mais finos, mais claros e secos. A deficiência de absorção de vitamina K, da qual decorre diminuição da atividade de protrombina, leva ao aparecimento de equimoses, petéquias e eventuais sangramentos do aparelho digestivo ou urinário. Eritema nodoso pode estar presente na doença de Crohn e baqueteamento de dedos em casos mais graves de linfoma, doença imunoproliferativa do intestino delgado ou doença de Crohn. Glossite e queilose labial estão associadas à deficiência de vitaminas do complexo B e de folatos. Fraqueza muscular em geral está presente, assim como sinais de polineuropatia periférica em razão de várias deficiências absortivas. Cãibras podem ser encontradas por hipopotassemia e hipomagnesemia. Edema de membros inferiores, chegando até a anasarca, justifica-se nos quadros mais adiantados com a piora da hipoalbuminemia decorrente da absorção deficiente de aminoácidos e peptídeos. A presença de febre concomitante sugere alguns tumores, tuberculose ou síndrome da imunodeficiência adquirida.

DIARRÉIA CRÔNICA COM SÍNDROME DE MÁ ABSORÇÃO

História Clínica

Uma história cuidadosa, com perguntas bem-formuladas, abordando os vários aspectos da diarréia crônica, poderá levar ao diagnóstico ou no mínimo dar pistas importantes para a continuidade da investigação. A ela somar-se-ão dados laboratoriais, de imagem e anatomopatológicos para se obter a maioria dos diagnósticos.

Uma vez estabelecido que o paciente tem história de diarréia crônica, segue-se a sua caracterização deta-

lhada quanto ao tempo de duração, à forma de início, ao número de evacuações, à quantidade de fezes, ao aspecto das fezes e à presença de dor abdominal ou tenesmo. Somam-se a esses dados fundamentais a presença ou não de febre, o grau de comprometimento geral, o emagrecimento, as doenças associadas, o uso de medicamentos suspeitos, a relação com a alimentação ou com um alimento em especial, os antecedentes pessoais e familiares, o uso de laxativos e a presença de incontinência fecal.

Assim, o **tempo de duração** caracterizará a cronicidade ou não da doença e poderá sugerir doença congênita. A forma de início será habitualmente mais abrupta nas infecções do que em doenças como insuficiência pancreática exócrina, diabetes ou supercrescimento bacteriano do delgado.

Diarréias conseqüentes à doença do delgado têm comumente um **número de evacuações** relativamente menor quando comparadas com as que se originam no cólon, embora, no primeiro caso, o **volume total** seja característicamente bem maior.

O **aspecto das fezes**, juntamente com as outras características da evacuação, pode com freqüência sugerir um mecanismo fisiopatológico. Assim, diarréia com fezes amolecidas claras, gordurosas, com mau cheiro, restos alimentares, com número relativamente baixo de evacuações (em geral não ultrapassam três vezes ao dia) e volume aumentado, sem pus ou sangue, leva a pensar em doença de intestino delgado ou insuficiência pancreática com má absorção. Lembrar que fezes que flutuam no vaso não o fazem pela esteatorréia, mas sim pelo conteúdo maior de gases produzidos por bactérias[27]. É útil lembrar, a título de diagnóstico diferencial, que fezes diarréicas, com muco, pus e sangue e grande número de evacuações, acompanhadas de urgência e tenesmo, sugerem doença de cólon distal e reto.

A presença de **perda de peso** deve ser avaliada por dados objetivos. Em princípio, qualquer diarréia prolongada pode provocá-la, seja pela própria doença, seja porque o paciente diminui a sua ingestão tentando ter menos sintomas. Quando porém, a perda é significativa, pensar em neoplasia, tuberculose ou doenças que levem a uma síndrome de má absorção. Nesse último caso, a desnutrição global conseqüente à deficiência de incorporação protéica e calórica, leva, além da perda de peso, à sensação de fraqueza, à apatia e à diminuição da massa muscular. Também são freqüentes as alterações de pele, fâneros e mucosas, as manifestações hemorrágicas e a anemia, decorrentes de má absorção de vitaminas e alterações no transporte de ferro e ácido fólico. A anemia por deficiência de ferro é hipocrômica enquanto a provocada por deficiência de B_{12} e ácido fólico é macrocítica, com a presença de megaloblastos.

A **relação com alimentação** deve ser avaliada muito cuidadosamente, com especial atenção para aqueles que consomem grande quantidade de leite ou alimentos feitos com leite e que apresentam diarréia por serem intolerantes à lactose. Nesses casos, mais do que diarréia, os pacientes mostram distensão abdominal, flatulência e cólicas. Quadros muito semelhantes observam-se nos grandes consumidores de alimentos dietéticos, principalmente balas e gomas adoçadas com sorbitol. Esta é uma substância que tem sido muito relacionada a esses sinais e sintomas. Mudanças recentes para dietas especiais ou exageros no consumo de fibras alimentares também podem ser responsáveis por diarréia. Sobrecarga alimentar global, consumo exagerado de bebidas com alto teor de açúcar e cafeína, devem ser muito bem avaliados. Excluir da dieta por algum tempo um alimento ou um grupo de alimentos suspeitos, continua sendo grande arma como medida diagnóstica.

A **história familiar** pode acrescentar outros dados em algumas situações, como, por exemplo, a doença celíaca, os defeitos absortivos congênitos, a neuroamiloidose ou algumas neoplasias. **Dados epidemiológicos** como uma viagem imediatamente antes do início da doença, o consumo de alimentos ou água contaminada, o aparecimento de outros casos em familiares ou pessoas próximas, o tipo e local de trabalho, têm a sua importância. A vida sexual, a promiscuidade e a utilização de drogas injetáveis são riscos maiores para a síndrome da imunodeficiência adquirida, doença responsável por inúmeras causas de diarréia crônica. A presença de **doenças associadas** como hipertireoidismo, doença pulmonar (tuberculose, mucoviscidose) ou diabetes pode decidir o diagnóstico. É particularmente muito freqüente a diarréia crônica associada ao diabetes. Embora em boa parte dos casos possa ter sintomas moderados, ela adquire, às vezes, intensidade muito grande, particularmente nos jovens insulino-dependentes, causando elevado número de evacuações, incontinência e evacuações noturnas.

Cirurgias como ressecções gástricas, vagotomia ou ressecções intestinais também poderão ser importantes como etiologia.

Vale a pena investigar a possibilidade de uma diarréia ser associada ao **uso de drogas**. Nesse aspecto, os idosos receberão maior atenção, por serem freqüentemente multimedicados. Diuréticos, catárticos, antibióticos, colchicina, drogas antineoplásicas, antiarrítmicos, medicação antiulcerosa e alguns outros podem estar envolvidos.

Muitas vezes, no início da abordagem do paciente, teremos dúvidas se estamos diante de uma diarréia de origem orgânica ou de uma diarréia funcional. Para esses casos, são propostos alguns critérios muito práticos. Assim, são bons indicativos de que estamos diante de uma diarréia orgânica: um início definido, uma duração não muito longa, evacuações noturnas (principalmente se associadas à incontinência), um início súbito, uma perda de peso > que 5 kg, uma média diária de fezes > que 400 g. Pacientes com síndrome do intestino irritável, têm com freqüência uma história longa, dor abdominal intermitente com períodos de diarréia, alternados com constipação, muco sem sangue e sintomas exacerbados pela ansiedade[4,32,43].

Em situações especiais, a informação sobre melhora determinada por um jejum de 48 h ou 72 h (quando sob hidratação endovenosa) é útil. Diarréia que melhora após esse período de jejum muito provavelmente está associada direta ou indiretamente a elementos da dieta. É o que se observa no uso abusivo de laxativos ou na má absorção de carboidratos. Freqüentemente as diarréias osmóticas melhoram com o jejum, enquanto as secretoras não melhoram ou o fazem apenas parcialmente.

EXAMES COMPLEMENTARES NA DOENÇA DO INTESTINO DELGADO

Por sua posição intermediária no tubo digestivo e por sua extensão, o intestino delgado é um órgão cujo estudo semiológico é mais difícil. Os exames a ele aplicáveis são às vezes de difícil execução na rotina e se prestam apenas a casos especiais. Por outro lado, em alguns casos, pode-se chegar ao diagnóstico de maneira simples, apenas com uma radiografia não-contrastada do abdômen, como nas oclusões, ou com um simples teste terapêutico nas diarréias. Assim, diagnósticos poderão ser obtidos apenas com a retirada de uma medicação habitualmente consumida e potencialmente causadora de diarréia. Do mesmo modo, retirar a lactose ou o sorbitol da dieta pode levar a uma melhora que serve como diagnóstico. O tratamento de giardíase, amebíase ou estrongiloidíase em áreas de alta prevalência é também um procedimento válido se houver dificuldade na comprovação laboratorial que nem sempre tem sensibilidade decisiva.

Exames Laboratoriais Gerais

Um hemograma completo evidencia a presença de anemia e ajuda a defini-la. Ela estará presente, em graus variáveis, nos tumores, nas síndromes de má absorção e nas doenças inflamatórias do intestino. Leucocitose sugere inflamação ou infecção. Eosinofilia sugere alergia, algumas neoplasias, verminose ou colite eosinofílica. Velocidade elevada da hemossedimentação sugere doença de Crohn, tumor ou tuberculose. Uma avaliação laboratorial mais geral pode mostrar o estado nutricional e eletrolítico, e pode detectar diabetes, doenças hepáticas ou outras enfermidades de base que levaram à diarréia.

Exames das Fezes

A observação visual direta das fezes pode trazer boas informações quando realizada por profissionais experientes. Fezes líquidas podem sugerir diarréia osmótica ou secretora, e fezes de volume pequeno a cada evacuação, líquidas com muco e sangue sugerem doença inflamatória intestinal de cólon, amebíase ou infecções bacterianas. Fezes claras, pastosas, de grande volume, com mau cheiro acentuado, com gotas de gordura ou mesmo gordura sobrenadante no vaso aparecem nas síndromes de má absorção.

Protoparasitologia

Esse exame deve ser sempre realizado, uma vez que a diarréia crônica pode ser devida a parasitas como *Giardia lamblia* e *Strongyloides stercoralis*. O exame de três amostras em intervalos de 3 a 4 dias tem uma sensibilidade em torno de 85%[21]. Principalmente no caso da *Giardia*, que habita predominantemente o duodeno e o jejuno proximal, pode haver necessidade de coleta do suco intestinal para estabelecer o diagnóstico. Em alguns países desenvolvidos, devido à baixa sensibilidade desse método para demonstração da *Giardia*, ele tem sido substituído por um método mais sensível e específico, que é a detecção nas fezes (ELISA), de um antígeno específico para *Giardia* (sensibilidade 92%)[47]. Métodos especiais podem ser aplicados para *Cryptosporidium* e *Microsporidium*. O *S. stercoralis* em infestações maciças pode penetrar na mucosa e determinar também má absorção.

Macroscópico

O diagnóstico de diarréia crônica, particularmente aquelas com má absorção, ganha dados significativos com a realização desse exame. Ele é essencial e deve ser sempre solicitado ou realizado pelo médico. Vários aspectos são avaliados: pesquisa do pH, glicose (glicofita) e substâncias redutoras (reativo de Benedict), que indicam a presença de carboidratos, especialmente a lactose.

A determinação do pH é feita de maneira simples, expondo em papel indicador, de uso comum em laboratório, as fezes mais fluidas. A presença de substâncias redutoras é detectada misturando-se as fezes com comprimidos de Clinitest ou reativo de Benedict. A leitura é obtida por comparação com tabela padronizada. A medida do pH tem particular interesse na má absorção de carboidratos. Valores menores que 5,3 indicam que a diarréia é causada fundamentalmente por essa razão, e valores maiores que 5,6 são argumentos contrários a essa hipótese.

Microscópico

A presença de células inflamatórias, macrófagos, leucócitos e hemácias sugere doença inflamatória do intestino[41]; a pesquisa semiquantitativa da gordura fecal identifica os pacientes para uma avaliação mais acurada de má absorção de gorduras. É um procedimento simples e baseia-se na detecção microscópica de gordura nas fezes, coradas com Sudam III. A gordura aparece na cor laranja. Em mãos experientes esses resultados têm boa sensibilidade e especificidade, estando correlacionados com a dosagem quantitativa de gordura fecal[40,41].

A cultura de fezes tem aplicação muito restrita no diagnóstico da diarréia crônica, já que as infecções bacterianas levam, em geral, a episódios agudos. Ela poderá ser utilizada na avaliação de pacientes imunossuprimidos e naqueles como doença associada, em que a diarréia poderá comprometer a evolução.

Dosagem de Eletrólitos

As concentrações de sódio e potássio podem ser medidas na amostra de fezes, e, a partir desses dados, o *gap* osmótico será obtido, visando a estimar o papel dos eletrólitos na manutenção do líquido na luz intestinal. Nas diarréias secretoras, eletrólitos não absorvidos retêm água no lúmen e nas diarréias osmóticas esse papel é feito por substâncias não-eletrolíticas. O *gap* osmótico é o resultado da fórmula 290-2 ([Na^+]) + ([K^+]). Valores maiores que 125mOsm/kg estão associados à diarréia osmótica pura e menores que 50mOsm/kg à diarréia secretora. Valores entre 50 e 125m Osm/kg caracterizam diarréia de padrão misto[13].

O padrão secretório ocorre nas diarréias agudas infecciosas, neoplasias, doenças inflamatórias intestinais enquanto o padrão osmótico é encontrado na má absorção de carboidratos e nas esteatorréias secundárias à doença celíaca, insuficiência pancreática exócrina e supercrescimento bacteriano do delgado.

Dosagem de Gordura

Embora seja de execução trabalhosa, persiste sendo um exame de vital importância, não só para diagnóstico, como para a quantificação das perdas. Consiste em colher as fezes do paciente em três dias consecutivos, pesá-las e medir a quantidade de gordura excretada. Calcula-se uma média diária para esses dois dados e os expressa em gramas por dia. É importante, para que se possa dispor de dados confiáveis, que, no mínimo três dias antes e durante a colheita, seja mantido um consumo em torno de 100g de gordura (em geral se estimula uma elevação moderada do consumo diário) e não haja alterações de outros elementos da dieta em relação ao hábito do paciente. A concentração de gordura excretada é dada pelo método de van de Kamer e admite-se como normal, na maioria dos serviços, um máximo de 7 g/dia. Pacientes com taxas maiores que essa são portadores de esteatorréia. Deve-se destacar porém, que trabalhos experimentais em que se induziu diarréia aquosa revelaram perda da gordura de até 13 g nas fezes de 24 h, ou seja, uma diarréia de outra origem, pode provocar esteatorréia secundária[14]. Valores altos estão associados a doenças decorrentes de uma digestão incompleta das gorduras, como, por exemplo, na insuficiência pancreática exócrina, ou de uma deficiência de absorção de gorduras por alteração da mucosa do intestino delgado, como a que ocorre nas ressecções intestinais, na doença de Crohn, nos linfomas, na doença celíaca e em outras. A concentração de gordura nas fezes, dado quase sempre ignorado, pode trazer alguma pista. Dois trabalhos revelaram, com sensibilidade de 80 a 92%, que altas concentrações de gordura sugerem doença pancreática ou biliar, quando então a mucosa íntegra permite a absorção de água e eletrólitos. No primeiro desses trabalhos a especificidade foi próxima de 100%, porém no segundo não passou de 42%[7,35].

O peso das fezes, além de ser um dado importante para caracterizar a diarréia, pode fornecer outros dados. Assim, pacientes com síndrome de má absorção evacuam fezes em grande volume, e tumores produtores de hormônio, como no cólera pancreático, levam a diarréias de, no mínimo, 1.000g/dia.

Outra alternativa é o esteatócrito, método semiquantitativo simples, barato e que em 30 minutos permite quantificar o teor de gordura em amostra de fezes de apenas 0,5 g. Após homogeneização com areia e microcentrifugação em tubos de microematócrito, ocorre a separação de uma camada de lipídios proporcional à quantidade de gorduras que não foi absorvida. A acidificação com ácido perclórico, proposta para melhorar a visualização da camada de lipídios, não altera o valor do método. O esteatócrito vem sendo utilizado, observando-se boa correlação com a dosagem da gordura fecal, tanto em crianças como em adultos[40,31].

Dosagem de α-1-antitripsina e Excreção de Albumina Marcada

A confirmação da perda intestinal de proteínas, suspeitada quando ocorre hipoalbuminemia sem síndrome nefrótica ou doença hepática, é feita pela dosagem de α-1-antitripsina, proteína de alto peso molecular e que constitui cerca de 5% das proteínas circulantes. O exame é positivo quando os valores são maiores que 3 mg por grama de fezes secas[29]. Até há pouco tempo, o exame mais utilizado era o clareamento entérico de albumina marcada. Consiste em injetar por via endovenosa albumina marcada com radioisótopo (em geral Cr^{51}) e verificar depois a perda pelas fezes. Quando a perda fecal de albumina, expressa na correspondente perda de plasma, for maior que 18 ml, configura-se o quadro de enteropatia exsudativa. Embora seja de boa acurácia, é um exame trabalhoso, dispendioso, e, por envolver técnica com radioisótopos, seu uso fica limitado principalmente para crianças.

Outros Testes Laboratoriais

Outros testes podem ser utilizados para definição de etiologias menos freqüentes associadas à diarréia crônica. Como dissemos no início, em alguns casos temos que utilizar testes dirigidos a outros órgãos cujo acometimento provoca a diarréia como manifestação clínica básica. O teste de secreção gástrica pode complementar a investigação de uma causa rara de diarréia crônica, a síndrome de Zöllinger-Ellison. O teste do suor, específi-

co para o diagnóstico de fibrose cística do pâncreas, baseia-se no aumento da Na^+ e Cl^-, presente nos portadores da doença. No suor, após a estimulação com pilocarpina pela iontoforese, dosa-se o Na^+ por espectrofotometria e o Cl^- por titulação. Resultados maiores do que 60 mEq/l são fortemente sugestivos de fibrose cística.

A urina pode ser útil na identificação de laxantes, na detecção do ácido 5-hidroxiindolacético na síndrome carcinóide e do ácido vanilmandélico e metanefrina no feocromocitoma. Na síndrome do cólera pancreático, uma rara diarréia secretora conseqüente à secreção de polipeptídio vasoativo intestinal (VIP) por um tumor neuroendócrino, pode ser feita a dosagem sérica desse hormônio. Suspeita-se dessa síndrome quando as evacuações atingem um volume diário maior que 1 litro, estando acompanhada de persistente hipopotassemia e após se afastarem outras causas mais comuns de diarréia.

Outros peptídios como calcitonina no tumor medular da tireóide, gastrina na síndrome de Zöllinger-Ellison e glucagon no glucagonoma podem ser dosados[21].

Alguns testes sorológicos ganham particular interesse em doenças específicas. Na doença celíaca, os anticorpos antigliadina são importantes, não só para o diagnóstico como para a avaliação do tratamento. Sua fração IgA é mais específica (67-100%), porém menos sensível (69-100%) que a fração IgG. O uso combinado de antigliadina IgG de boa sensibilidade e IgA com boa especificidade é muito bom para o diagnóstico de doença celíaca. A dosagem de IgA pode, além de detectar a doença, acusar o uso recente do glúten durante o tratamento. O anticorpo antiendomísio tem especificidade próxima de 100% no diagnóstico, embora sua sensibilidade não seja tão boa[8].

Testes Funcionais

Integridade da Mucosa Intestinal — d-Xilose

A análise da integridade da mucosa intestinal pode ser feita através de sua capacidade absortiva, usando-se o teste da d-xilose. A d-xilose, é uma pentose absorvida por difusão passiva pelo enterócito e excretada pelos rins. É administrada por via oral na quantidade de 5 g e pode ser dosada no plasma após 60 minutos ou então na urina colhida durante 5 horas. A absorção normal é revelada quando a xilosemia é maior que 20 mg/100 ml ou quando a xilosúria é maior do que 20% da dose ingerida. Valores menores que esses usualmente indicam comprometimento da superfície absortiva intestinal[18]. É o que ocorre, por exemplo, em pacientes com doença celíaca, doença de Whipple, doença imunoproliferativa do intestino delgado ou doença de Crohn. Algumas condições como retardo de esvaziamento gástrico, insuficiência renal, diarréia intensa e supercrescimento bacteriano do intestino delgado podem interferir com o exame, provocando resultados falsos. Essa última situação pode ser corrigida com antibioticoterapia.

Embora possa ser contestado por valores normais em lesões mínimas do delgado ou lesões da porção distal, numa meta-análise em que esse teste foi considerado para diferenciar mucosas normais de outras com lesão comprovada por biópsia intestinal, afastando-se causas conhecidas de erro, ele mostrou sensibilidade e especificidade muito altas, próximas de 95%[10].

Supercrescimento Bacteriano do Intestino Delgado

Em algumas situações, notadamente as que provocam alterações de motilidade do intestino delgado (síndrome da alça cega, diabetes, hipocloridria e deficiências imunológicas), pode ocorrer o supercrescimento de bactérias no delgado. Essas bactérias, que passam a aparecer então no jejuno proximal, desconjugam os sais biliares, tornando-os inapropriados para a polarização das micelas de gordura e solubilização na água, condições necessárias para que sejam absorvidas pelo enterócito[5,34]. A rigor, o exame mais apropriado para o diagnóstico desse supercrescimento seria a cultura e a avaliação quantitativa de um aspirado intestinal. É um exame altamente específico, porém a sua realização não é tão simples. A intubação jejunal é desagradável, é difícil trabalhar em condições de esterilidade, e a investigação da microflora intestinal é complexa e cara. Some-se a isso a constatação de que indivíduos assintomáticos podem ter alto número de bactérias.

Outros métodos, como colheita endoscópica do aspirado duodenal ou dosagem de ácidos graxos voláteis no material aspirado, acabaram não representando avanços mais significativos.

Vários testes respiratórios foram propostos para substituir esse método. O teste com ácido biliar baseia-se na quebra, pelas bactérias intestinais, da ponte de amido do ácido biliar conjugado, liberando glicina, que é rapidamente convertida em CO_2 e excretada na respiração. Tem sido usado nesse teste um ácido biliar conjugado em que a glicina é marcada com C^{14}, que se transforma em CO_2 marcado[38]. Um número significativo de falso-positivos (doenças do íleo terminal ou ressecção dessa região) e falso-negativos fez com que o teste oferecesse restrições. Outro teste respiratório utiliza 1 grama de xilose marcada com ^{14}C. Esse é um método tido como dos mais importantes no diagnóstico do supercrescimento bacteriano do delgado. Essa pequena quantidade de d-xilose só se transformará em CO_2 marcado se for metabolizada pelas bactérias do intestino delgado. Esse CO_2 marcado pode ser medido no ar expirado. Num estudo comparativo de vários trabalhos, comprovou-se que o teste com d-xilose marcada por ^{14}C tem sensibilidade e especificidade respectivamente de 95 e 100%[23].

Duas outras substâncias, a glicose e a lactulose não-radioativas, podem ser úteis a partir da dosagem de H_2 expirado após a sua ingestão. São exames mais simples e mais aceitos, embora apresentem alguns resultados falso-positivos[24,33]. Na prática, a melhora da diarréia provocada pelo tratamento com 15 dias de antibiótico de largo espectro tem sido considerada um excelente método para confirmação do supercrescimento bacteriano do intestino delgado.

Testes para Diarréia de Origem Pancreática

Embora fuja de uma abordagem direta ao intestino delgado, é muito freqüente entre nós a diarréia com síndrome de má absorção provocada por insuficiência da lipase pancreática em paciente com pancreatite crônica. Nesses casos, além do estudo da diarréia propriamente dita e suas conseqüências, aplicar-se-ão os testes de função pancreática, como prova da secretina e colecistocinina, ou testes indiretos, como PABA e pancreolauril, ou até mesmo teste terapêutico usando lipase pancreática[26,44,49].

Teste de Schilling para Função Ileal

Ele é feito com a finalidade básica de se medir a absorção de vitamina B_{12}. Desde que seja possível a exclusão de outras causas como anemia perniciosa, insuficiência pancreática ou supercrescimento bacteriano do intestino delgado, ele pode medir a integridade da região ileal.

Tecnicamente, é realizado pela administração oral de B_{12} com cobalto radioisotopicamente marcado. Injeta-se inicialmente 1 ampola (1.000 ou 5.000 mcg) intramuscular de B_{12} não-marcada com a finalidade de ocupar os receptores hepáticos e diminuir a retenção no fígado do radioisótopo ingerido. A seguir, colhe-se urina de 24 h, esperando-se que um indivíduo com absorção normal tenha recuperado um valor maior que 20% da dose ingerida da B_{12} marcada. Valores menores indicam má absorção dessa vitamina.

Após duas semanas pode-se repetir o teste administrando-se junto uma cápsula de fator intrínseco. A correção da absorção, após essa medida, indica deficiência de fator intrínseco. Pacientes com insuficiência pancreática terão sua absorção corrigida pela administração de fermento pancreático, enquanto aqueles com supercrescimento bacteriano o terão com o uso de antibiótico. Finalmente, se a má absorção persiste após a correção de todas essas possíveis deficiências, comprova-se a má função ileal.

Teste para Absorção de Carboidratos

A lactose é um dissacarídeo formado de glicose e de galactose e que, para ser absorvida, necessita ser hidrolisada pela lactase, enzima da borda em escova da célula epitelial do intestino delgado. A deficiência de lactase nos mamíferos adultos é muito freqüente, e nesse caso a ingestão de lactose levará a sintomas decorrentes da má absorção da substância que se caracterizam por dor abdominal, cólica, diarréia, meteorismo e flatulência[38]. Na prática clínica diária, essa intolerância é a responsável por boa parte dos pacientes com queixa de diarréia crônica, que se apresentam bem-nutridos e que já passaram por muitos médicos. Muitas vezes, pacientes com diarréia de outra origem podem desenvolver má absorção secundária de lactose porque a lactase da bordadura em escova do enterócito acaba sendo arrastada mecanicamente, junto com as fezes diarréicas.

Para o diagnóstico, o teste de sobrecarga com lactose é feito após a ingestão de 50 g de lactose em 500 ml de água, com a dosagem da glicemia em jejum e após 20, 40 e 60 minutos. Nas fezes, são pesquisados pH, glicose e substâncias redutoras. Interpreta-se como má absorção de lactose quando se obtém elevação de glicemia em relação ao jejum menor que 20 mg%, ou o pH fecal é igual ou menor que 5, ou a glicose é positiva. A intolerância é constatada quando os sintomas (diarréia, cólica, meteorismo, dor abdominal) aparecem após a ingestão de lactose.

Exame mais simples e cada vez mais aceito é a dosagem do H_2 expirado após ingestão de lactose. Esse teste, cada vez mais difundido, é muito útil no estudo da absorção de carboidratos. Baseia-se na fermentação, por bactérias colônicas, de carboidratos que, não absorvidos pela mucosa do intestino delgado, chegam intactos ao cólon. Essa fermentação se dá com produção de H_2 que é absorvido pela mucosa colônica e depois eliminado com ar expirado. A fermentação de carboidratos é considerada a única fonte de produção de H_2 do organismo, e pequena quantidade de carboidratos fermentados já leva à produção detectável de H_2.

O teste é feito da seguinte maneira: após jejum de 12 h precedido de um período de 24 h sem ingestão de grãos e alimentos ricos em fibras, faz-se a coleta de ar expirado para as amostras basais, e logo após administra-se a lactose ou outro açúcar a ser analisado. A seguir começa-se a colheita de amostras de 15 em 15 minutos por 3 h e depois faz-se a dosagem por cromatografia gasosa. Trata-se de um exame não-invasivo, de fácil execução e perfeitamente adaptável a crianças, constituindo-se hoje no método indireto mais eficiente para se medir a deficiência de lactase.

Esse teste teve papel importante no melhor conhecimento do metabolismo de frutose e na detecção da má absorção de sorbitol, empregado como veículo de medicamentos e em doces industrializados[45].

Teste para Absorção de Proteínas

O intestino delgado é extremamente eficiente para absorver proteínas. A digestão das proteínas, iniciadas no estômago pela ação da pepsina, é processada principalmente no delgado, pelas potentes enzimas secretadas pelo pâncreas e lançadas no duodeno (tripsina, quimiotripsina, elastase e carboxilase). Além dos 60 a 80 gramas de proteínas que ingerimos diariamente, as enzimas presentes na luz do intestino delgado digerem facilmente de 30 a 130 gramas de proteínas provenientes das secreções digestivas (gástrica, biliar, pancreática, intestinal) e da descamação das células do tubo digestivo. Desse total de proteínas (exógenas + endógenas), são excretados nas fezes apenas 6 a 12 gramas por dia, equivalentes a 1 a 2 gramas de nitrogênio que pode ser determinado por técnicas bioquímicas.

Algumas doenças ocasionam, além de má absorção de gorduras, perda importante de proteínas nas fezes. O exemplo clássico é a linfangiectasia intestinal, que pode ser congênita ou adquirida (tuberculose, linfoma, blastomicose etc.). Os métodos utilizados para avaliar a perda fecal de proteínas empregam, como vimos há pouco, albumina marcada com cromo radioativo ou a medida da perda fecal de α-1-antitripsina.

Doenças hereditárias caracterizadas por deficiência de absorção de aminoácidos são diagnosticadas em geral pela determinação de aminoácidos na urina por meio de técnicas especiais de eletroforese. A doença de Harthup, um defeito genético autossômico recessivo no transporte de aminoácidos neutros pelo intestino e rins, provoca deficiência de triptofano, com conseqüente déficit ponderal e pelagra. A cistinúria é também uma doença autossômica recessiva com transporte deficiente de aminoácidos dibásicos e cistina mas que não provoca distúrbio nutricional, porque os dipeptídeos provenientes da alimentação são absorvidos normalmente. O diagnóstico é estabelecido pela presença de aminoacidúria e pela freqüência de cálculos de cistina no trato urinário.

Exame Anatomopatológico — Biópsia

Classicamente, a biópsia do intestino delgado é realizada com uma cápsula posicionada no local desejado para coleta (normalmente jejuno) com o auxílio de radioscopia. Essa cápsula é formada por duas partes que se adaptam, deixando um orifício por onde, sob pressão negativa, obtida por sucção através de uma seringa conectada por um tubo de polietileno, a mucosa é aspirada. Com a aspiração, a lâmina de corte, mantida sob pressão com uma mola, é disparada, e o segmento é seccionado por uma das bordas cortantes da cápsula. Uma modificação feita por Paula Castro tornou-a mais simples e de custo mais baixo, mantendo o bom desempenho[9].

Uma vez retirado o fragmento, a muscular da mucosa tende a se contrair, enrolando-o. Deve-se então esticá-lo em um papel com as vilosidades para cima. Desse modo, é possível examiná-lo no microscópio de dissecação ou mesmo lupa e avaliar a forma e a altura das vilosidades. Esse exame simples, que pode ser feito pelo gastroenterologista clínico, permite analisar o tipo

AVALIAÇÃO DO PACIENTE COM DOENÇA DO INTESTINO DELGADO

de vilosidades presentes, guardando boa correlação com o exame histológico que virá a seguir. Este é obrigatório e fundamental para o diagnóstico de atrofia de vilosidades. Uma possibilidade interessante, que representa uma forma de simplificação do exame, é o transporte da cápsula, pelo endoscópio, até o terço distal do duodeno para depois ser empurrada até o jejuno.

A forma mais empregada atualmente, por sua facilidade, é a biópsia endoscópica da 2ª ou 3ª porção de duodeno, com resultados, na maioria das vezes, suficientes para o diagnóstico. Se por um lado ela realmente colhe amostras pequenas, por outro permite a retirada de vários fragmentos em níveis diferentes. Outras vantagens desse método são dispensar radiação, ter custo menor, despender menos tempo e colher material sob visão direta.

As anormalidades histológicas são bastante características em algumas situações. Assim, tipicamente, na doença celíaca observa-se atrofia acentuada ou total das vilosidades, Na doença de Whipple ocorre extensa infiltração da lâmina própria por macrófagos em cujo citoplasma aparecem grânulos de glicoproteínas fortemente corados por PAS. Esse infiltrado distorce marcadamente a arquitetura da mucosa do delgado. Com recursos adequados, detecta-se grande quantidade de bacilos na lâmina própria, dentro e fora dos macrófagos (*Tropherima whippelii*). Na linfangiectasia intestinal, tanto congênita como adquirida, observa-se dilatação dos linfáticos da mucosa e da submucosa. São também bastante sugestivas as alterações que ocorrem na hiperplasia nodular linfóide do delgado, na amiloidose e na enterite eosinofílica. Em outras condições, como na desnutrição, as alterações são inespecíficas, ocorrendo, nesse caso, diminuição da altura das vilosidades. A biópsia jejunal permite também o estudo imuno-histoquímico do intestino delgado e a dosagem histoquímica das dissacaridases. Uma crítica a esse procedimento é que o fragmento de biópsia pode não expressar toda a realidade do intestino delgado, tornando-se menos sensível em doenças de distribuição irregular ou localizada. Nesses casos, a indicação é a colheita de material em pontos diferentes da mucosa.

Medida da Permeabilidade Intestinal

Esses testes, com marcadores da permeabilidade da mucosa intestinal, baseiam-se no fato de o intestino acometido por algumas afecções poder perder sua integridade e permitir que substâncias às quais uma mucosa normal seria praticamente impermeável sejam absorvidas pela mucosa doente.

Na verdade, o teste de permeabilidade tem execução semelhante à prova de d-xilose, isto é, oferece-se uma quantidade padronizada de uma substância e mede-se o que é excretado na urina após um tempo determinado. A diferença é que a d-xilose deve ser facilmente

absorvida pela mucosa normal e portanto aparecer logo na urina, enquanto o marcador de permeabilidade só aparecerá em quantidade alta na urina em caso de mucosa lesada.

O ^{51}Cr EDTA (ácido etilenodiaminotetracético) parece ser o melhor marcador para esse teste. Não apresenta efeitos colaterais importantes e a dosagem urinária é relativamente fácil [46]. A detecção de uma quantidade alta de ^{51}Cr EDTA na urina indica perda de estrutura normal da mucosa intestinal.

Alguns trabalhos revelaram a aplicabilidade desses testes não só para detectar a alteração de mucosa na doença de Crohn como também para quantificar o acometimento, mostrar a recidiva da doença, assim como a recuperação [20,25,50].

Sawamura *et al.*[37] mostraram, através desse exame, a alteração de permeabilidade de mucosa que ocorre em crianças com diarréia persistente, e Troncon *et al.* mostraram seu valor na comparação entre pacientes com doenças diversas do intestino delgado e voluntários sadios ou pacientes portadores de outras doenças do aparelho digestivo[45].

Medida do Trânsito Oral–Cecal

Uma das técnicas mais utilizadas atualmente para a medição da velocidade do trânsito intestinal é o estudo do trânsito oral–cecal (TTOC) através do teste do H_2 expirado, após ingestão de lactulose.

O exame ganhou importância na medida em que se comprovou que carboidratos não-absorvidos no intestino delgado produzem H_2 por ação bacteriana no cólon e em que se aperfeiçoaram os aparelhos para medição do H_2 expirado. O teste é iniciado com a administração de lactulose ao paciente. Assim que chega intacta ao cólon, ela sofre fermentação pelas bactérias ali presentes, dá origem a ácidos graxos voláteis e elimina CO_2 e H_2 O aumento da concentração de H_2 no ar expirado significa a chegada do substrato ao ceco, dando a medida do tempo oral-cecal. A resposta do H_2 é sensível e pode ser detectada logo após a chegada da lactulose ao ceco. São limitações ao teste o supercrescimento bacteriano ou o aumento do tempo de esvaziamento gástrico

Endoscopia Digestiva Alta e Colonoscopia

O papel da endoscopia digestiva alta, considerando-se apenas a imagem, é bastante restrito nas doenças do intestino delgado, porém algumas vezes pode sugerir fortemente o diagnóstico. Assim, a grande diminuição ou ausência de pregas na porção final do duodeno sugere doença celíaca; a presença de úlceras, com características aftóides, sugere doença de Crohn, e pontos brancos na mucosa sugerem linfangiectasia intestinal. Seu valor maior reside na possibilidade de colheita de material de

649

biópsia de mucosa. Lembrar que uma mucosa visualmente normal não dispensa essa colheita para o exame a fresco, assim como para exame histológico. A colheita de aspirado duodenal nas parasitoses e no supercrescimento bacteriano de delgado é uma outra possibilidade oferecida pela endoscopia.

A colonoscopia adquire importância na medida em que se pode explorar, através do colonoscópio, a região ileocecal.

Enteroscopia e Cápsula Endoscópica

O exame endoscópico do intestino delgado só pode ser realizado com endoscópios longos especiais (2 a 3 metros), e sua execução é trabalhosa. O especialista vai lentamente empurrando o endoscópio sob visão (*push endoscopy*), até atingir a válvula ileocecal. A principal indicação é para diagnóstico de sangramento digestivo oculto. Trabalho recente, apresentado no DDW de San Francisco, em 2002, avalia o emprego desse método em 107 pacientes com sangramento digestivo de causa obscura. O diagnóstico foi possível em 42% dos casos[22].

A cápsula endoscópica, idealizada por Paul Swain *et al.*, tem sido cada vez mais utilizada para diagnosticar doenças de intestino delgado. Trabalhos apresentados no Congresso Europeu de Genebra em 2002 demonstraram que a cápsula endoscópica teve melhor desempenho para diagnóstico de sangramento provenientes do intestino delgado do que a enteroscopia, mas foi pouco eficiente para a detecção de lesões do estômago[2,11,43].

Exame Radiológico

A radiografia simples do abdômen será utilizado em situações de urgência quando há suspeita de oclusão ou suboclusão intestinal. Nos pacientes com obstrução do intestino delgado a radiografia simples de abdômen evidencia dilatação das alças proximais em relação à lesão, com pouco ou nenhum gás no cólon. Tomadas feitas com o paciente de pé ou em decúbito podem revelar níveis líquidos nas alças dilatadas.

O exame contrastado do intestino delgado consiste na ingestão de solução baritada pelo paciente em jejum e na tomada de várias radiografias, até que o contraste chegue ao ceco. O tempo de trânsito é variável, e isoladamente não tem grande significado clínico. A coluna de bário é habitualmente contínua e mostra as valvas coniventes perpendiculares à parede do intestino, tornando-se menos marcadas à medida que vão se distanciando do jejuno e se aproximando do íleo. Este deve ser particularmente bem examinado, pois é local acometido com freqüência nas doenças intestinais.

O trânsito pode mostrar, além da natureza da lesão, a sua gravidade e distribuição ao longo das alças do delgado. É um exame que requer atenção contínua do exa-minador. A demonstração do detalhe exige, em geral, mudança de posição, compressão, palpação e sobretudo a tomada radiográfica no momento certo. Em termos gerais, os dados morfológicos revelados no trânsito são alteração na distribuição espacial, estreitamento ou dilatação, ulcerações, fístulas, divertículos, fixação e angulação persistente das alças. Com esses dados, o trânsito pode revelar doença inflamatória, anomalias congênitas, linfomas ou cirurgias anteriores. Pacientes com infiltração tumoral ou irradiados podem apresentar alças fixas na pelve com diferentes graus de estreitamento e ulcerações. Nos linfomas poderá aparecer massa detectável. Ulcerações, irregularidades de parede e estreitamento da luz na região ileocecal podem sugerir tuberculose intestinal, doença de Crohn ou blastomicose. O trânsito pode mostrar situações que propiciam o supercrescimento bacteriano e pode apresentar situações muito típicas, como o enchimento precoce de partes mais distais do intestino delgado ou grosso, que ocorre na presença de fístula. Pode mostrar, além de estreitamento da luz, espessamento de parede e mucosa, com aspecto de pedra de calçamento, comuns na doença de Crohn, ou ainda diluição e floculação da coluna baritada, que ocorre na má absorção.

A colonoscopia e o enema baritado poderão ser úteis para as doenças que atingem o íleo terminal, assim como uma ileografia retrógrada, que utiliza contraste comum, introduzido por sonda, via retal, utilizando-se o colonoscópio.

Um outro exame radiológico do delgado é a enteróclise, ou enema do delgado. Ele é feito utilizando-se uma sonda através da qual se instila contraste, 300 a 500 ml de sulfato de bário de alta densidade em fluxo controlado, seguido de injeção de ar. Essa técnica permite imagens de duplo contraste que podem levar a diagnósticos mais acurados. Como o ar faz com que o contraste precipite rapidamente, pode-se usar a hidroximetilcelulose em seu lugar. Embora seja um exame com qualidade de imagem muito superior ao trânsito realizado tradicionalmente, trata-se de uma técnica que usa sonda especial, contraste especial freqüentemente escasso entre nós, e é sobretudo invasivo, não se conseguindo facilmente a colaboração do paciente. Sem dúvida, porém, pequenos tumores, alterações finas de mucosa intestinal, podem ser detectados por essa técnica.

Ultra-Sonografia e Tomografia Computadorizada (TC)

A ultra-sonografia não oferece um acréscimo muito significativo na doença do intestino delgado, porém pode sugerir a doença de Crohn quando detecta o espessamento característico da parede ou pode esclarecer casos de trombose mesentérica quando mostra a presença de trombo na região ou alças com sofrimento isquêmico. Paralelamente, pode juntar outros dados ao detectar a presença de líquido nas alças, líquido livre na cavidade, massas ou gânglios abdominais aumentados. No diagnóstico de trombose mesentérica, a TC é muito útil e pode diagnosticá-la na maioria das vezes. Os achados incluem espessamento das paredes do intestino delgado, alargamento de veia mesentérica superior com reflexo central na sua luz e veias colaterais dilatadas num mesentério espessado. Embora não muito comum, porém altamente sugestiva, é a presença de gás na parede da alça em sofrimento[19].

Na oclusão mecânica do intestino, a TC pode ser decisiva ao revelar a dilatação de alças com transição abrupta, permitindo o diagnóstico etiológico em pelo menos 50% dos casos[30].

Angiografia e Cintilografia

Os sintomas e sinais clínicos de hemorragia do trato GI são relativamente claros, porém nem sempre são suficientes para se identificar o local do sangramento.

O achado de hematêmese comumente ocorre em afecções do esôfago, estômago, duodeno e intestino delgado proximal, mais freqüentemente até o ângulo de Treitz. O aparecimento de melena está relacionado também a esses locais de sangramento, embora lesões mais distais no delgado possam também provocá-la. A hematoquezia, perda de sangue vermelho vivo pelo reto, ocorre em sangramento abaixo do ângulo de Treitz. Esporadicamente, entretanto, em sangramentos volumosos e na presença de trânsito rápido, pode ocorrer na doença do trato digestivo mais alto.

Como vimos, as técnicas habituais de endoscopia são muito eficientes nas doenças da porção superior do TGI, porém têm pouco significado em sangramentos mais baixos. Os exames radiográficos com bário não têm praticamente nenhuma utilidade na hemorragia aguda. A angiografia, por sua vez, tem um papel importante, com estudos experimentais demonstrando hemorragias agudas mesmo que de pequena monta. No entanto, o sucesso desse exame depende não apenas da quantidade mas fundamentalmente do momento em que se fazem as tomadas radiográficas e do tipo de sangramento. O paciente precisa estar sangrando no momento da injeção do contraste no vaso que supre o local da hemorragia, e, como muitas vezes o sangramento é intermitente, isso diminui bastante o valor dessa técnica. Paralelamente, embora se possa localizar o sangramento arterial, é muito difícil a demonstração de sangramento venoso.

O fato de que as técnicas cintilográficas permitem a visão do abdômen durante largo período de tempo faz com que ela possa ser utilizada nas hemorragias, mesmo que não-contínuas.

O exame é predominantemente feito usando-se enxofre coloidal marcado ou hemácias marcadas, em ambos os casos com [99]TC[1]. A técnica do enxofre coloidal marcado baseia-se no seguinte fato: quando um agente radioativo, clareado por um órgão específico (fígado, baço ou medula óssea), é injetado IV num paciente com sangramento ativo, parte dele é eliminada no local do sangramento e conseqüentemente é excluída da circulação[1]. Acentua-se a quantidade perdida a cada passagem do sangue no local. No início, a visualização da imagem não é tão esclarecedora porque nesse momento capta-se também a atividade do contraste em torno do local de sangramento. Rapidamente porém, em questão de minutos, esse contorno vai desaparecendo, porque o enxofre é rapidamente captado pelo fígado. Destaca-se, então, a imagem desse órgão e do local de sangramento.

A principal desvantagem do método é para os casos em que o sangramento é intermitente. Nessa situação, o melhor exame será feito com hemácias marcadas por [99]TC. Essa técnica permite colher imagens por um tempo muito maior, aumentando a chance de se detectar o ponto de sangramento[48].

REFERÊNCIAS BIBLIOGRÁFICAS

1. Alavi A, Dann RW, Baum S, et al. Scintigraphic detection of acute gastrointestinal bleeding. *Radiology* 124: 753-756, 1977.
2. Asanza CGG, Cos ME, Nunez O, et al. Comparison of capsule endoscopy and push endoscopy in patients with obscure and occult gastrointestinal bleeding. *Gut* 51(Suppl. B)A69, 2002.
3. Bertomeu A, Ros E, Barragan V, Sachje L, Navarro S. Chronic with normal stool and colonic examinations: organic or functional? *J Clin Gastroenterol* 13:531-6, 1991.
4. Berner JS, Mauer K and Lewis B. Push and sonde enteroscopy for the diagnosis of obscure gastrointestinal bleeding. *Am J Gastroenterol* 89:2139, 1994.
5. Bhatnagar S, Bhan MK, George C, Gupta U, Kumar R, Fright D, Saini S. Is small bowell bacterial overgrowth of pathogenic significance in persistent diarrhea? *Acta Paediatr* 381(suppl):108-113, 1992.
6. Bjarnassom I, Hayllar J, MacPherson AJ, et al. Side effects of nonesteroidal anti-inflamatory drugs in the small and large intestine in humans. *Gastroenterology* 104:1832, 1993.
7. Bom-Linn GW, Fordtran JS. Fecal fat concentration in patients with steatorrhea. *Gastroenterology* 87:319-322, 1984.
8. Burgin-Wolff A, Berger R, Gaze H, Huber H, Lentze MJ, Nussle D. Iga and IgG gliadin antibody determinations as screening test for untreated coeliac disease in children, a multicentric study. *Eur J Pediatr* 148:496-502, 1989.
9. Castro LP, Campos JVM. Estudo do paciente. In: Dan R, Castro LP. Gastroenterologia clínica, Editora Guanabara Koogan, Rio de Janeiro, 1998.
10. Craig RM, Atkinson Jr. AJ. d-xilose testing: a review. *Gastroenterology* 95:223-31, 1988.
11. Demets I, Gevers A, Hiele M. A prospective comparative study of capsule and push enteroscopy in obscure gastrointestinal bleeding. *Endoscopy* 34 (suppl. 2): A1, 2002.
12. Donowitz M, Kokke FT, Saidi R. Evaluation of patients with chronic diarrhea. *N Eng J Med* 332:725-9, 1995.
13. Eherer AJ, Fordtran JS. Fecal osmotic gap and pH in experimental diarrhea of various causes. *Gastroenterology* 103:545-551, 1992.
14. Fine KD, Fordtran JS. The effect of diarrhea or fecal fat excretion. *Gastroenterology* 102:1936-9, 1992.
15. Fine KD, Meyer RL, Lee EL. The prevalence of chronic diarrhea in patients with celiac sprue treated with a gluten-free diet. *Gastroenterology* 112:1830-8, 1997.
16. Fine KD, Schiller LR. AGA technical review on the evaluation and management of chronic diarrhea. *Gastroenterology* 116:1464-86, 1999.
17. Fine KD. Diarrhea. In: Feldman M, Scharschmidt B, Sleisenger MH, eds. Sleisenger & Fordtran's gastrointestinal and hepatic disease: pathophysiology, diagnosis, management. 6th ed. Philadelphia: Saunders, pp. 128-152, 1998.

18. Haeney MR, Culank LS, Montgomery RD, Sammons HG. Evaluation of xylose as measured in blood and urine. A one-hour blood xylose screening test for malabsorption. *Gastroenterology* 75:393-400, 1978.

19. Harward RTS, Green D, Bergan JJ, et al. Mesenteric venous thrombosis. *J Vasc Surg* 9:328, 1989.

20. Hollander D. The intestinal permeability barrier. A hypothesis as to its regulation and involvement in Crohn's disease. (Review) *Scand J Gastroenterol* 27:721-6, 1992.

21. Isac-Renton JL. Laboratory diagnosis of giardiasis. *Clin Lab Med* 11:811-27, 1991.

22. Keizman D, Umansky M, Brill S, et al. Technical value of routine over-tubeless push endoscopy. *Gastrointest Endosc* 55:147, 2002.

23. King CE, Toskes PP, Spivery JC, Lorenz E, Welkos S. Detection of small intestine bacterial overgrowth by means of a ^{14}C-D-xylose breath test. *Gastroenterology* 77:75-82, 1979.

24. King CE, Toskes PP. Comparison of the 1-gram[14] C-xylose, 10 gram of lactulose — H_2 and 80 gram of glicose-H_2 breath tests in patients wilh small intestine bacterial overgrowth. *Gastroenterology* 91:1447-51, 1986.

25. Kjeldsen J, Schaffalitzky de Mukadell OB. Assessment of disease severity and activity in inflamatory bowel disease. (Review) *Scand J Gastroenterol* 23:1-9, 1993.

26. Lankisch PG, Schereiber A, Otto J. Pancreolauril test. Evaluation of a tubeless pancreatic function test in comparison with other indirect and direct tests for exocrine pancreatic function. *Dig Dis Sci* 28: 490-3, 1983.

27. Levtt MD, Duane WC. Floating stools — flatus *versus* fat. *N Eng J Med* 286:973-5, 1972.

28. Lewis BS, Kornbuth A, and Waye JD. Small bowels tumors. Yield of enteroscopy. *Gut* 32:763, 1991.

29. Magazzú G, Jacono G, di Pasquale G, Sferlazzas C, Tedeschi A, Santoro S, Nibali S.C, Musso F, Balsamo V. Reliability and usefulness of random fecal a_1. antitrypsin concentration: further simplification of the method. *J Pediat Gastroenterol Nutr* 4:402-7, 1985.

30. Megibow AJ, Balthazar EJ, Cho KC, et al. Bowel obstruction: Evaluation with CT. *Radiology* 180:313, 1991.

31. Mello ED, Silveira TR da. Esteatócrito: um método semi-quantitativo de avaliação de gordura fecal — padronização do teste. *J Pediatr* 71:273-8, 1995.

32. Read NW, Krejs GJ, Read MG, Santa Ana CA, Morawski SG, Fordtran JS. Chronic diarrhea of unknow origin. *Gastroenterology* 78:264-71, 1980.

33. Rhodes JM, Middleton P, Jewll DP. The lactulose hydrogen breath test as a diagnostic test for small-bowel bacterial overgrowth. *Scand J Gastroenterol* 14:333-6, 1979.

34. Riordan SM, Mclver CJ, Wakefield D, Bolin TD, Duncombe VM, Thomas MC. Small intestinal bacterial overgrowth in the symptomatic elderly. *Am J Gastroenterol* 92:47-51, 1997.

35. Roberts IM, Poturich C, Wald A. Utility of fecal fat concentrations as screening test in pancreatic insufficiency. *Dig Dis Sci* 31:35-38, 1986.

36. Sawamura R, Fernandes MI, Troncon LE, Iazigi W. Increased intestinal permeability to [51]CREDTA among children with persistent diarrhea. 1:*Arq Gastroenterol* 34(1):55-61, 1997.

37. Scarpello JHB, Wsladen GE. Appraisal of the 14 C-glycocholate acid test special referent to the measurement of faecal C[14] excretion. *Gut* 18:742-8, 1997.

38. Sevá-Pereira A, Beiguelman B. Malabsorção primária de lactose em brasileiros adultos caucasóides, negróides e mongolóides sadios. *Arq Gastroenterol (São Paulo)* 19:133-8, 1982.

39. Sevá-Pereira A, Berenhi PC, Magalhães AFN. Avaliação microscópica qualitativa da gordura fecal. *Arq Gastroenterol (São Paulo)* 23: 95-8, 1986.

40. Sevá-Pereira A, Ferraz JGP, Hessel G, Collares EF, Brunelli MMC, Michelli RAD, Camacho AAA, Cordeiro Já, da Silva RCMA. Steatocrit for detection of steatorrhea in adults (Abstract). *Can J Gastroenterol* 12:108B-109B, 1999.

41. Sevá-Pereira A, Franco AO, Magalhães AFN. Diagnostic value of fecal leukocytes in bowel disease. S. Paulo *Med. J Rev Paul Med* 112:504-6, 1994.

42. Simko V. Fecal fat microscopy. Acceptable predictive value in screening for steatorrhea. *Am J Gastroenterol* 75:204-208, 1981.

43. Talley NJ, Weaver AL, Zinsmeister AR, Melton LI III. Onset and disappearance of gastrointestinal symptoms and functional gastrointestinal disorders. *Am J Epidemiol* 136: 165-177, 1992.

44. Toskes PP. Bentiromide as a test of exocrine pancreatic function in adults patients with pancreatic insufficiency; determination of appropriate dose and urinary collection interval. *Gastroenterology* 85:565-9, 1983.

45. Troncon LE, Pires CR, Krus OA, Iazigi N. Assessment of intestinal permeability using ^{51}Cr EDTA: Clinical usefulness in the detection of small bowel epithelial structural abnormalities. 1: *Arq Gastroenterol* 33:66-73, 1996.

46. Troncon LEA. Métodos de avaliação da estrutura e função do intestino delgado. In: Castro LP, Savassi Rocha PR, Cunha-Mello Jr. *Tópicos em Gastroenterologia*. Ed. MEDSI, Rio de Janeiro, 1994.

47. Ungar BL, Yolken RH, Nash TE, Quinn RC. Enzyme-linked immunosorbent assay for the detection of Giardia lamblia in fecal specimens. *J Infect Dis* 149:90-7, 1984.

48. Winzelberg GG, Mc Kusick KA, Strauss HW, et al. Evaluation of gastrointestinal bleeding by red blood cells labeled in vivo with technetium-99m. *J Nucl Med* 20:1080-1086, 1979.

49. Wormsley KG. Further studies of the response to secretin and pancreazymin in man. *Scand J Gastroenterol* 6:343-350, 1971.

50. Wyah J, Vogelsang H, Hübl W, Waldhoer V, Hochs H. Intestinal permeability and the prediction of relapse in crohn's disease. *Lancet* 341:1437-89, 1993.

Anomalias Congênitas do Intestino Delgado*

CAPÍTULO 47

Masako Nagashima

INTRODUÇÃO

As doenças congênitas obstrutivas do intestino, orgânicas e funcionais, usualmente requerem intervenção cirúrgica. Causas orgânicas de obstruções incluem obstrução duodenal, atresia ou estenose jejunoileal, atresia ou estenose colônica, peritonite meconial e íleo meconial. Obstrução funcional é produzida pela doença de Hirschsprung. Este capítulo trata das principais doenças que afetam o intestino delgado, bem como das outras anomalias congênitas, incluindo duplicação do trato alimentar e divertículo de Meckel, que causam sintomas tanto na infância quanto na idade adulta.

OBSTRUÇÃO INTESTINAL (ATRESIA E ESTENOSE) NO NEONATO

Obstrução intestinal freqüentemente requer intervenção cirúrgica no período neonatal. A incidência de obstrução intestinal é de um caso para cada 400 a 500 neonatos, 95% dos quais são devidos à atresia. Obstruções no nível duodenal são classificadas em intrínsecas como as atresias, membranas e estenoses, e extrínsecas, representadas pelo pâncreas anular, má-rotação (bandas de Ladd) e compressões por vasos anômalos como a veia porta. A anomalia duodenal mais freqüente é a atresia da mucosa (membrana), com continuidade do trato, sendo 85% distais à ampola de Vater e 15% proximais.

Obstruções jejunoileais incluem as atresias e estenoses (raríssimas). A proporção entre atresia jejunal e ileal é de 3:2, sendo resultante de um acidente vascular mesentérico. A incidência em ambos os sexos é igual.

---

* Capítulo traduzido pelos Drs. Ayrton Alves Aranha Júnior e Márcio André Sartor.

Etiologia

Há duas teorias principais para explicar essa anomalia, mas nenhuma é adequada para explicar todas as suas formas. A proliferação do epitélio da mucosa intestinal começa na quarta semana da vida embrionária e o aumento progressivo do epitélio acaba por obliterar a luz intestinal. Subseqüentemente, inicia-se a formação de vacúolos no epitélio, os quais se fundem para completar a recanalização do intestino fetal. Tandler supôs que um distúrbio nesse processo resultaria na atresia membranosa[2]. Ao contrário, Louw e Barnard obtiveram atresia intestinal após ligarem os vasos mesentéricos de fetos de cães e concluíram que o dano vascular intra-uterino é a causa de atresia intestinal[4]. Classificações de anomalia por Grosfeld et al. são mostradas na Fig. 47.1.[7] Segundo o recente estudo realizado por Touloukian, a incidência dos diferentes tipos de atresia são as seguintes: tipo I (atresia membranosa), 32%; tipo II (atresia em cordão), 26%; tipo IIIa, mais comum (atresia lacunar), 15%; tipo IIIb ("em casca de maçã "), 11%; e o tipo IV (múltiplas atresias), 17%[9].

Quadro Clínico

As principais manifestações clínicas são vômitos biliosos, distensão abdominal e não-eliminação de mecônio. Vômitos biliosos nas primeiras 24 horas de vida são o sintoma mais comum. Na localização incomum de atresia duodenal proximal à ampola de Vater, os vômitos são de suco gástrico claro, sem bile. Um recém-nato com obstrução alta vomitará mais precocemente que um recém-nato com obstrução distal e pode facilmente desenvolver uma alcalose metabólica.

A distensão abdominal desenvolve-se durante as primeiras 12 a 24 horas de vida. Recém-natos com uma obstrução alta têm distensão localizada confinada ao abdômen superior, e o peristaltismo gástrico

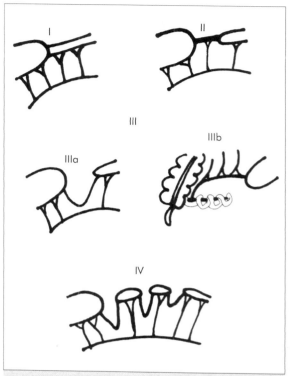

Fig. 47.1 — *Classificação de atresia jejunoileal. I: Atresia membranosa: o intestino e o mesentério continuam normais, mas a luz é separada por um septo membranoso. II: Atresia em cordão: o mesentério continua normal, mas as extremidades do intestino com atresia são separadas por um cordão fibroso. III: Atresia lacunar. IIIa) As extremidades com atresia são separadas por uma lacuna de mesentério em forma de V. IIIb) O lugar da obstrução é o jejuno, e um defeito extenso de mesentério resulta em distribuição anormal de vasos mesentéricos (o qual é chamado de "casca de maçã" ou "árvore de Natal"). IV: Atresias múltiplas.*

pode ser visto através da parede abdominal. Recém-natos com obstrução distal geralmente têm distensão abdominal difusa, e o peristaltismo intestinal freqüentemente pode ser visto através da parede abdominal. A criança normal eliminará mecônio verde nas primeiras 24 horas. Entretanto, um recém-nato com atresia intestinal eliminará uma pequena quantidade de fezes acinzentadas.

Vinte a 30% dos casos têm icterícia persistente com elevação da bilirrubina sérica indireta. Com a evolução da distensão intestinal, a criança poderá apresentar perfuração intestinal e sepse. Os primeiros sinais de perfuração intestinal são letargia e hipotonia. Quando ocorrem complicações respiratórias, a freqüência respiratória usualmente sobe acima de 40 respirações por minuto, com retrações do gradil costal. Crianças com baixo peso ao nascimento correspondem a 30% dos casos com atresia jejunal, 25% dos casos com atresia ileal e 50% dos casos com múltiplas atresias. Anomalias cromossômicas e cardíacas são observadas em alguns casos, principalmente na atresia duodenal, que apresenta associação importante com a síndrome de Down.

Diagnóstico

Radiografias abdominais nas posições ereta e supina são de grande valor para o diagnóstico de atresia intestinal. Uma criança normal engole ar na primeira respiração, o qual atinge o reto dentro de 6 a 18 horas de vida. Alças intestinais dilatadas com níveis hidroaéreos são sinais característicos de atresia intestinal. Enquanto recém-natos com atresia duodenal demonstram o "sinal da dupla bolha", neonatos com atresia jejunal alta demonstram o "sinal da tripla bolha" (Fig 47.2A), e aqueles com atresia jejunal baixa ou atresia ileal demonstram o "sinal de múltiplas bolhas" (Fig 47.2B). A seriografia do trato gastrointestinal alto com contraste geralmente não fornece informações adicionais e deve ser evitada, por aumentar o risco de broncoaspiração. O enema contrastado é útil para responder às seguintes questões: (a) As alças dilatadas são do intestino delgado ou do grosso? A distinção entre intestino delgado e grosso é algumas vezes difícil em filmes planos no período neonatal. (b) Alguma quantidade de fezes passou através do cólon ou não? O cólon não-usado é chamado de "microcólon" (Fig. 47.3). (c) O cólon está localizado na posição normal? Sinais clínicos da atresia intestinal podem ser parecidos com os de má rotação intestinal. Quando poliidrâmnio é diagnosticado durante a gravidez, o risco de atresia intestinal é alto.

Tratamento e Resultados

Neonatos com atresia intestinal usualmente sofrem de distúrbios hidroeletrolíticos e metabólicos, principalmente alcalose hipopotassêmica hipoclorêmica, que devem ser corrigidos no pré-operatório. Aspiração gástrica contínua com pressão negativa baixa é necessária para aliviar a distensão abdominal. O volume urinário é o melhor indicador para a administração de líquidos; a cirurgia é geralmente protelada até que a produção de urina atinja 1ml/kg/h.

Uma incisão transversa supra-umbilical fornece a melhor exposição de todas as partes do intestino do neonato. O intestino proximal dilatado e o intestino distal colapsado são avaliados (Fig. 47.4). Solução salina aquecida é injetada através de um cateter plástico inserido na extremidade do intestino distal colapsado para determinar se existem outros locais de obstrução. Quando a alça proximal é acentuadamente dilatada e hipertrófica, a ressecção é recomendada. Esse procedimento resolve dificuldades em relação ao calibre das bocas da anastomose e evita futuras complicações causadas por anomalias neurovasculares não-reconhecidas. Anastomose término-lateral tem sido usada recentemente no lugar da anastomose original látero-lateral para evitar a "síndrome da alça cega".

Anomalias Congênitas do Intestino Delgado

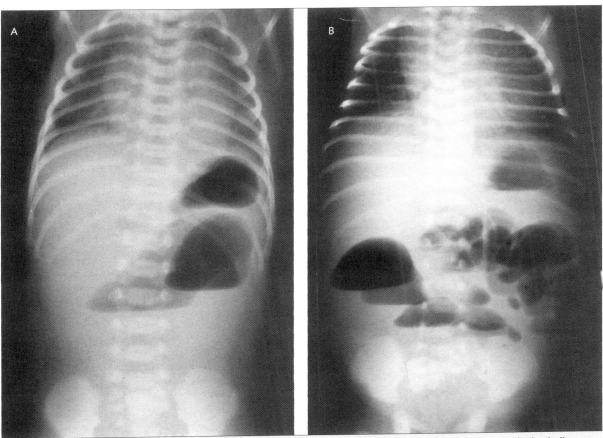

Fig. 47.2 — Radiografia de atresia jejunoileal. Sinal da bolha tripla em atresia jejunal alta (A) ou sinal de múltiplas bolhas em atresia ileal (B).

Desde os anos 70, os resultados nos casos de atresia intestinal têm melhorado sensivelmente, sobretudo por causa do progresso em nutrição parenteral. Atualmente os recém-natos com atresia intestinal apresentam sobrevida de cerca de 90%. Mesmo os recém-natos com malformações mais complexas tiveram uma melhora significativa do prognóstico.

MÁ ROTAÇÃO INTESTINAL

A rotação intestinal começa na quinta semana de vida embrionária. O intestino médio se alonga e se projeta para dentro do cordão umbilical ("herniação fisiológica"). Durante a décima semana da vida embrionária, a alça intestinal desenvolvida retorna à cavidade abdominal, girando ao redor do eixo central da artéria mesentérica superior. Um distúrbio nessa rotação é a causa dos diferentes tipos de má rotação.

Etiologia

Má rotação ocorre em aproximadamente 1 em 15.000 nascimentos, sendo a incidência em meninos duas vezes mais freqüente que em meninas. Durante a quarta semana de vida embrionária, o intestino médio repousa no plano sagital médio[11]. Durante as 6 semanas seguintes, ele cresce em uma proporção mais rápida que a cavidade celômica e conseqüentemente forma-se uma hérnia fisiológica do cordão umbilical. A parte proximal do intestino médio, que é chamada de alça duodenojejunal, repousa superiormente à artéria mesentérica superior, e a parte distal, que é chamada de alça cecocólica, repousa inferiormente à artéria mesentérica superior. Ambas as alças rodam em volta do eixo da artéria mesentérica superior num total de 270 graus no sentido anti-horário (vista olhando-se o embrião de frente), e retornam à cavidade abdominal ao final da décima segunda semana da vida embrionária (Fig 47.5). A fixação da superfície posterior do duodeno e do colo ascendente define a origem do mesentério.

Tipos de Má Rotação

Não-Rotação Completa

A ausência de qualquer rotação fetal é rara. Esses pacientes têm um mesentério longitudinal comum que

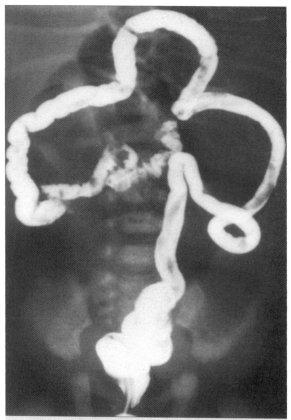

Fig. 47.3 — Enema opaco mostrando "microcólon" em um caso de atresia intestinal.

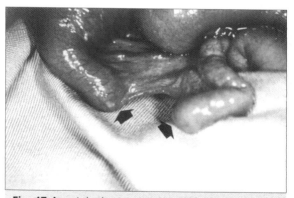

Fig. 47.4 — Achado cirúrgico de atresia lacunar (IIIa).

serve o intestino delgado e grosso e se estende verticalmente para baixo na linha média da parede abdominal.

Rotação Incompleta (Não-Rotação)

O termo "não-rotação" — geralmente significa que nenhuma rotação adicional ocorreu após os 90 graus iniciais de rotação, no sentido anti-horário, do intestino médio. Nesses casos, o duodeno e o intestino delgado permanecem no lado direito da artéria mesentérica superior, e o ceco e o cólon permanecem no lado esquerdo. Pacientes com esse tipo de má rotação geralmente não possuem nenhum sintoma, a menos que ocorra vólvulo do intestino médio.

Rotação de 180 Graus

A anomalia mais comum de rotação é a rotação de 180 graus. Aqui o duodeno repousa atrás ou à direita da artéria mesentérica superior. O ceco não alcança sua posição normal, mas repousa anteriormente ao duodeno. Aderências anormais são formadas do ceco ao peritônio parietal no hipocôndrio direito. Essas aderências (bandas de Ladd) se estendem através do duodeno e obstruem a segunda porção do duodeno.

Má Rotação com Hérnia Mesocólica

Ocasionalmente o mesocólon pode envolver todo o intestino delgado em um saco herniário, formando uma hérnia mesocólica.

Rotação Reversa (Rotação Horária Completa)

Este é um tipo complicado de má rotação. A primeira rotação ocorre 90 graus no sentido anti-horário, seguida por uma rotação horária anormal de 90 ou 180 graus.

Quadro Clínico

Neonatos com má rotação produzindo obstrução geralmente apresentam sintomas e sinais leves. Vômitos biliosos, que ocorrem do primeiro ao quinto dia de vida, são o sinal mais precoce de má rotação. Como a obstrução na má rotação é parcial, fezes meconiais e mais tarde fezes leitosas geralmente são eliminadas. Nas crianças com vólvulo de intestino médio, pode-se palpar uma massa de consistência mole no centro do abdômen. Quando ocorre estrangulamento intestinal devido a um vólvulo, surgem vômitos com sangue, fezes com sangue, distensão abdominal e edema da parede abdominal.

Pode ocorrer abdômen agudo em crianças maiores ou mesmo na adolescência por obstrução duodenal por bandas de Ladd. Crianças com má rotação têm uma alta taxa de anomalias complicadas. Dez a 15 por cento têm obstrução duodenal intrínseca. Atresia ileal, divertículo de Meckel, malformação anorretal e anomalias cardíacas estão freqüentemente associados.

Diagnóstico

Radiografia simples do abdômen na posição ereta evidencia o estômago e o duodeno proximal distendidos com pouco ou nenhum ar no resto do intestino (Fig. 47.6).

Anomalias Congênitas do Intestino Delgado

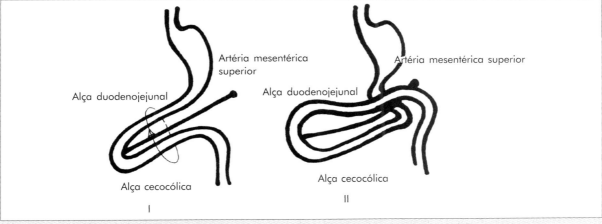

Fig. 47.5 — *Rotação do intestino médio.*

O enema contrastado é valioso se revelar o ceco malposicionado. A seriografia do trato gastrointestinal alto pode demonstrar estômago e duodeno dilatados com a flexura duodenojejunal para a direita da linha média.

Tratamento e Resultados

Uma criança com má rotação sintomática deverá ser operada logo após a correção dos distúrbios hidroeletrolíticos e metabólicos. Uma incisão transversa supra-umbilical fornece exposição adequada. O intestino é retirado da cavidade abdominal e coberto com compressas aquecidas e úmidas. Se um volvo está presente, ele deve ser desfeito no sentido anti-horário. O vólvulo geralmente está torcido 480 a 720 graus no sentido horário. No tipo comum de má rotação o ceco é encontrado no hipocôndrio direito, fixado pelas bandas de Ladd. A divisão destas bandas e fibras de tecido conjuntivo é realizada ao longo da parede duodenal até que o eixo longo do duodeno faça um ângulo reto com o estômago e o ceco é deslocado para o lado esquerdo do abdômen, situando-se próximo ao sigmóide (operação de Ladd). No final dessa dissecção, o intestino com seu mesentério deve estar espalhado como um avental sobre a parede abdominal anterior. Com isso completado, o intestino delgado repousa à direita da linha média, e o cólon repousa à esquerda da linha média. Se a criança apresenta boas condições, a apendicectomia é realizada devido à posição atípica do ceco. Quando uma gangrena está presente, o segmento gangrenado é ressecado, e uma anastomose término-terminal é realizada quando há pelo menos 75 cm do intestino não-envolvidos. Se todo o intestino delgado é envolvido, uma segunda operação (*second look*) é realizada 18 a 25 horas após, com a expectativa de que exista algum segmento intestinal viável. Pacientes que necessitam de extensa ressecção intestinal podem ficar com síndrome do intestino curto e requerem nutrição parenteral de longo prazo.

Má rotação com vólvulo gangrenoso e outra anomalia severa pode ser fatal. Entretanto, o prognóstico na maioria dos casos é bom.

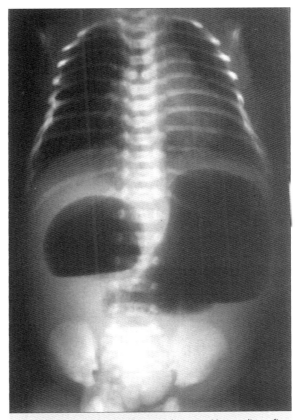

Fig. 47.6 — *Má rotação do trato alimentar. Uma radiografia simples na posição ereta mostra o estômago e o duodeno proximal distendidos, com o abdômen sem gás.*

DIVERTÍCULO DE MECKEL (ver Capítulo 56)

Divertículo de Meckel é assim denominado em homenagem a Johan F. Meckel, um anatomista alemão. Essa anomalia está presente em aproximadamente 1 a 2% da população, e a maioria dos casos é assintomática. O divertículo de Meckel pode causar obstrução intestinal, diverticulite ou úlcera péptica em cerca de 20% dos casos. O sexo masculino é afetado mais freqüentemente do que o sexo feminino, em uma proporção de 2 a 3 por 1.

Etiologia

O divertículo de Meckel representa uma obliteração incompleta do ducto vitelínico ou onfalomesentérico, que liga o saco vitelínico ao intestino durante as 5 a 7 primeiras semanas de vida fetal. Várias formas de anomalias do ducto vitelínico são mostradas na Fig. 47.7. O verdadeiro divertículo de Meckel surge da borda anti-mesentérica do íleo inferior, nos 40 a 60 cm do íleo terminal (Fig 47.8). O suprimento sanguíneo é derivado das

comum a obstrução. Quarenta por cento dos pacientes sintomáticos apresentam sangramento devido à ulceração péptica que ocorre na margem da mucosa gástrica ectópica com a mucosa ileal. O divertículo de Meckel é a causa mais comum de hemorragia digestiva na criança, podendo apresentar sangramento em grande quantidade, inclusive evoluindo para choque hipovolêmico. No caso de perfuração intestinal, os sintomas de peritonite se desenvolvem, e uma laparotomia de emergência é essencial. Obstrução intestinal pode ocorrer pelas seguintes razões: (a) o ligamento terminal ou a faixa vascular de mesodivertículo estrangulam o intestino; (b) o divertículo se torna um ponto condutor em uma intussuscepção; (c) diverticulite causa aderência intestinal; (d) o divertículo causa hérnia de Littre; (e) o intestino prolapsa através do umbigo se o ducto onfalomesentérico está presente. Diverticulite geralmente ocorre em crianças

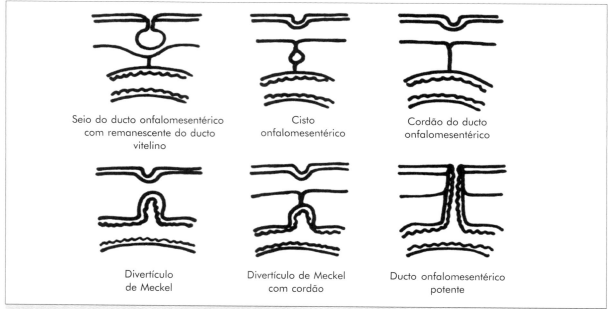

Fig. 47.7 — *Formas variadas de anomalias do ducto vitelínico.*

artérias vitelínicas. Ocasionalmente, tecido ectópico é encontrado no divertículo, isto é, mucosa gástrica, tecido pancreático, mucosa do cólon, mucosa jejunal ou mucosa duodenal. O tecido gástrico ectópico é o mais comum, sendo encontrado em 60 a 82% dos casos de mucosa ectópica e em mais da metade dos casos sintomáticos.

Quadro Clínico

Aproximadamente 1/3 dos pacientes sintomáticos apresenta manifestações clínicas no 1º ano de vida e 80% antes dos 15 anos de idade. A manifestação clínica mais comum na criança é a hemorragia; no adulto, é mais

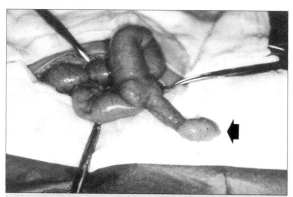

Fig. 47.8 — *A seta indica um divertículo de Meckel.*

mais velhas, com apresentação semelhante a apendicite aguda: náuseas, vômitos, febre e leucocitose.

Diagnóstico

É difícil estabelecer o diagnóstico pré-operatório correto de divertículo de Meckel. Os estudos diagnósticos atuais visam a outras doenças. Em 1970, Juvert et al.[6] descreveram a presença de mucosa gástrica no divertículo de Meckel demonstrada após injeção de tecnécio-pertecnetato de sódio (cintilografia) (Fig. 47.9). A cintilografia é o melhor método para o diagnóstico de divertículo de Meckel em pacientes com hemorragia, ou seja, que apresentam mucosa gástrica ectópica (ver Capítulo 56). A localização topográfica de captação anormal (diverticulite de Meckel) usualmente é entre o estômago e a bexiga urinária. A sensibilidade e a especificidade da cintilografia são de 85% e 95%, respectivamente.

O exame contrastado do intestino delgado pode também evidenciar o divertículo. A ultra-sonografia e a tomografia podem mostrar tumor ("massa") no divertículo, que representa tecido ectópico.

Tratamento e Resultados

Uma cirurgia de emergência é necessária quando há sangramento contínuo. Transfusões equivalentes ao volume sanguíneo do paciente são freqüentemente indicativas de cirurgia imediata. Em muitos casos, no entanto, o sangramento cessa espontaneamente. Se a cintilografia com tecnécio demonstrar a existência de divertículo de Meckel, a criança deve ser encaminhada para a cirurgia eletiva. Laparotomia deve ser feita com uma incisão transversa infra-umbilical. Uma vez localizado o divertículo, uma ressecção em cunha ou enterectomia deve ser realizada. É aceitável deixar a borda mesentérica do íleo se a úlcera estava na amostra ressecada. Um divertículo de Meckel assintomático descoberto acidentalmente em criança deve ser removido. Entretanto, se for em adultos, não deve ser ressecado. Usualmente o prognóstico é excelente, mas necrose de alças pequenas ou peritonites graves podem causar significativa morbidade.

DUPLICAÇÃO DO TRATO ALIMENTAR

A anatomia patológica dos diferentes tipos de duplicação intestinal foi determinada por Ladd e Gross[19]. De acordo com suas definições, duplicações do trato alimentar são estruturas ocas que possuem revestimento muscular, usualmente duas camadas, e são revestidas por um epitélio similar àquele encontrado em algumas porções do trato gastrointestinal ou cólon.

Podem ser tubulares ou císticas e normalmente são paramesentéricas, o que as distingue do divertículo de Meckel. A comunicação com o trato gastrointestinal é bastante variável. Duplicações podem ocorrer em qualquer lugar do trato gastrointestinal, da língua ao ânus, mas 80% são distais ao duodeno, e mais freqüentemente ocorrem na junção ileocecal. De acordo com os estudos de Holcomb et al. três quartos das duplicações são esféricos ou císticos, e o restante é tubular[20]. Cerca de 70% dos casos relatados foram em crianças com menos de 2 anos de idade. Homens são mais afetados que as mulheres. Duplicações são sempre localizadas na borda mesentérica do intestino.

Etiologia

Várias teorias foram sugeridas para explicar o desenvolvimento de duplicações do trato alimentar. Falcon et al. lançaram a hipótese de que a duplicação ocorre durante a formação da fenda da notocorda num estágio inicial de vida fetal (a teoria notocordal)[24]. A maior parte das duplicações císticas geralmente não se comunica com o intestino verdadeiro (Fig. 47.10). Duplicações tubulares usualmente ocorrem no cólon e podem ou não se comunicar com o intestino. O revestimento usualmente é similar ao do intestino adjacente, mas pode conter tecido heterotópico. Mucosa gástrica ectópica, que é mais comum em duplicações tubulares do intestino delgado, pode causar úlcera péptica.

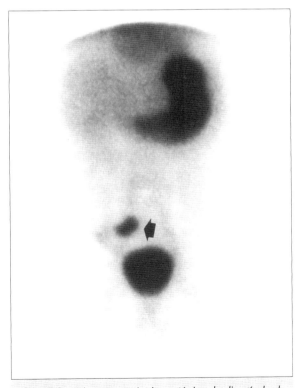

Fig. 47.9 — A mucosa gástrica ectópica do divertículo de Meckel é demonstrada pela cintilografia por tecnécio-pertecnetato.

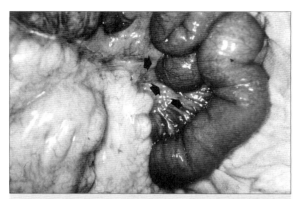

Fig. 47.10 — A seta indica uma duplicação cística que ocorre no íleo.

Quadro Clínico

Duplicações produzem um grande número de sintomas e sinais, os quais dependem de suas localizações, tamanho e forma. Duplicações císticas podem aumentar gradualmente, com a secreção de suco intestinal e restos de mucosa, e causar obstrução intestinal. Pequenas duplicações são intraluminais e podem tornar-se o ponto principal de uma intussuscepção. Quando somente a extremidade proximal de uma duplicação tubular se comunica com o intestino normal, fezes acumulam-se na luz e causam obstruções. A presença de mucosa gástrica ectópica pode causar tanto sangramento quanto perfuração. Os pacientes com duplicações do cólon ou do reto têm uma incidência aumentada de anomalias vertebrais (espinha bífida, hemivértebra ou meningocele) e duplicações do trato urinário.

Diagnóstico

É difícil confirmar o diagnóstico de duplicação antes da laparotomia porque a apresentação mais comum é de abdome agudo. Quando se pode palpar uma massa lisa e móvel no abdômen, ultra-sonografia abdominal ou tomografia computadorizada deve ser realizada. A seriografia gastrointestinal pode ocasionalmente mostrar a duplicação opacificada. A cintilografia com tecnécio pode mostrar mucosa gástrica ectópica.

Tratamento e Resultados

Na maior parte dos casos, o revestimento muscular é compartilhado pela duplicação e pelo intestino normal. Portanto, qualquer tentativa de separar a duplicação do intestino normal pode ser perigosa, mesmo quando a camada muscular não é comum. O suprimento sangüíneo das alças intestinais vizinhas pode ser lesado durante a ressecção da duplicação do mesentério. Portanto, o tratamento de escolha é uma ressecção local do segmento envolvido. Quando o tamanho da duplicação tubular exige uma extensa ressecção da alça normal, a mucosa duplicada pode ser ressecada. O resultado depende do tipo de duplicação, da ocorrência de complicações e de anomalias associadas.

ÍLEO MECONIAL

Íleo meconial é uma forma de obstrução que ocorre em 10 a 15% dos neonatos com fibrose cística. Fibrose cística é uma anomalia genética autossômica recessiva, e a incidência em caucasianos é relatada como sendo de até 1 em 1.500 a 2.000 neonatos. Homens e mulheres são afetados igualmente. Neonatos normais eliminam 50 a 250 g de mecônio durante as primeiras 24 horas de vida. Contudo, em pacientes com fibrose cística, o mecônio se torna espesso devido à presença de material com elevado conteúdo protéico, por causa da ausência de enzimas proteolíticas, que causa íleo meconial. Ver Cap. 128 para maiores detalhes.

Quadro Clínico e Diagnóstico

Distensão abdominal e vômito biliar ocorrem durante as primeiras horas depois do nascimento. A palpação da fossa ilíaca direita é similar à de um colar de pedras. O reto geralmente se apresenta vazio. É geralmente possível fazer o diagnóstico correto através de uma radiografia simples de abdômen. O ar engolido se mistura com o mecônio na alça proximal e dá a aparência de bolhas de sabão ou de vidro fosco. Um estudo contrastado do cólon deve ser realizado, auxiliando no diagnóstico e tratamento. Crianças com fibrose cística têm uma alta concentração de sódio no suor. A concentração de sódio pode alcançar 70 mEq/l, e a de cloreto, 60 mEq/l. O conteúdo de albumina no mecônio pode ser maior que 20 mg/g de peso do mecônio, o que pode ser demonstrado por um simples teste usando o papel Boehringer Mannheim. Em neonatos normais, o conteúdo de albumina no mecônio é menor que 3 mg/g. O íleo meconial pode ser classificado em não-complicado e complicado. No primeiro ocorre obstrução intestinal simples por impactação de mecônio, e no segundo ocorre vólvulo do segmento intestinal repleto de mecônio, com perfuração e peritonite meconial).

Tratamento e Resultados

Íleo meconial não-complicado pode ser tratado com enema de Gastrografina[28]. A sua osmolaridade (1.800 mOsm/l), comparada com a do plasma (300 mOsm/l), é elevada, e atrai o líquido para a luz intestinal, amolecendo o mecônio espesso. Depois do primeiro enema com Gastrografina diluído pela metade, repetidas irrigações retais com 1% de acetilcisteína (uma enzima proteolítica) diluídas sem solução salina são administradas. A intervenção cirúrgica é indicada em todos os neonatos com íleo meconial complicado e em pacientes com íleo meconial não-complicado que não eliminam mecônio normal após 2 enemas de Gastrografina. O abdome é aberto através de uma incisão abdominal superior transversa. Um cateter é introduzido através de uma enterostomia no intestino delgado distendido para lavar e tirar o mecônio com solução salina ou com uma solução de 1% de acetilcisteína. Quando o mecônio for removido, a enterostomia é fechada. A maioria dos casos, contudo, requer ressecção do intestino obstruído, e uma enteroanastomose término-lateral de Bishop-Koop[29]. Além da alimentação parenteral normalmente administrada e da realização de drenagem gástrica, a fisioterapia pulmonar deve ser realizada no pós-operatório para prevenir complicações pulmonares. As crianças são mantidas em umidade máxima, virando-as de um lado para outro a cada hora e estimulando o choro. Quando a alimentação oral é iniciada, o leite materno, superior ao leite de vaca, é indicado.

Num estudo recente, a sobrevida em 1 ano foi de 92% no íleo meconial não-complicado e de 89% no íleo meconial complicado[30].

PERITONITE MECONIAL

Peritonite meconial resulta da perfuração do intestino antes do nascimento. O extravasamento de mecônio estéril na cavidade peritoneal fetal causa uma intensa reação química e de corpo estranho com características de calcificação.

Etiologia

A causa mais comum de peritonite meconial é a obstrução intestinal. Atresia de intestino delgado e íleo meconial explicam a maioria dessas obstruções. A aparência patológica varia de acordo com o tempo de evolução da perfuração. Lorimer e Ellis identificaram três tipos básicos: fibroadesiva, cística e generalizada[31]. Quando a perfuração ocorre no início da vida embrionária, o mecônio causa uma reação inflamatória e calcificação dentro da cavidade peritoneal. Uma reação fibroblástica intensa pode fechar a perfuração intestinal e produzir peritonite meconial fibroadesiva. Quando a reação fibroblástica não fecha a perfuração, a alça intestinal inflamada torna-se fixa e forma um pseudocisto de parede espessa, evoluindo para peritonite meconial. Quando a perfuração ocorre no período perinatal, uma peritonite estéril e generalizada se desenvolve.

Quadro Clínico e Diagnóstico

Uma história de poliidrâmio é comum. Após o nascimento, ocorrem os sintomas típicos de obstrução intestinal. Um aumento da bolsa escrotal é comum quando ascite está presente, pois o processo vaginal freqüentemente ainda está pérvio. A ultra-sonografia durante o segundo trimestre de gravidez pode demonstrar um es-

paço sem ecogenicidade, correspondendo à ascite ou a manchas ecogênicas, referentes às calcificações. Radiografia simples usualmente demonstra calcificações peritoneais difusas. Na peritonite meconial cística um grande nível de ar pode ser visto em filmes obtidos na posição ereta. Radiografias de pacientes com peritonite meconial generalizada demonstram uma opacificação quase total do abdômen, com pouco gás intestinal nas alças, que flutuam num enorme volume de ascite. Esta produz centralização do intestino na posição supina.

Tratamento e Resultados

A presença de peritonite meconial por si só não constitui necessariamente uma indicação de cirurgia. Muitas causas podem ser tratadas conservadoramente com monitorização cuidadosa. As indicações para cirurgia são obstruções intestinais ou perfurações não-bloqueadas. O procedimento cirúrgico específico é determinado pelos achados na laparotomia. Uma simples cirurgia com anastomose término-terminal com a alça comprometida é preferível quando a decorticação é fácil e a contaminação bacteriana não está presente. Crianças com aderências severas ou com peritonite bacteriana devem ser submetidas a enterostomia e drenagem abdominal na primeira cirurgia. Posteriormente, uma segunda cirurgia é realizada alguns meses após para descorticação, ressecção e restabelecimento da continuidade intestinal.

Os resultados nesses pacientes são melhores que naqueles pacientes com perfuração pós-natal do trato alimentar. No presente, a taxa de sobrevivência é maior que 80% devido ao desenvolvimento da nutrição parenteral.

REFERÊNCIAS BIBLIOGRÁFICAS

1. Alexandre F, Babak D, Goske M. Use of intraluminal stents in multiple intestinal atresia. *J Pediatr Surg* 37:E34, 2002
2. Bishop HC, Koop CE. Management of meconium ileus: Resection, Roux-en-y anastomosis and ileostomy irrigation with pancreatic enzymes. *Ann Surg* 145:410-5, 1957.
3. D'Agostino J. Common abdominal emergencies in children. *Emerg Med Clin North Am* 20:139-53, 2002.
4. Fallon M, Gordon ARG, Lendrum AC. Mediastinal cysts of fore-gut origin associated with vertebral anomalies. *Br J Surg* 41:520-33, 1954.
5. Festen S, Brevoord JC, Goldhoorn GA, Festen C, Hazebroek FW, van Hevrn et al. Excellent long-term outcome for survivors of apple peel atresia. *J Pediatr Surg* 37:61-5, 2002.
6. Fleet MS, De La Hunt MN. Intestinal atresia with gastroschisis: a selective approach to management. *J Pediatr Surg* 35:1323-5, 2000.
7. Grosfeld JL, Ballantine TVN, Shoemaker R. Operative management of intestinal atresia and stenosis based on pathologic findings. *J Pediatr Surg* 14:368-75, 1979.
8. Hipolito R, Haight M, Dubois J, Milstein J, Goetzman B. Gastroschisis and Hirschsprung's disease: a rare combination. *J Pediatr Surg* 36:638-40, 2001.
9. Holcomb GW, Gheissari A, O'Neil JA et al. Surgical management of alimentary tract duplications. *Ann Surg* 209:167-74, 1989.
10. Jelenc F, Strlic M, Guardijancic D. Melckel's diverticulum perforation with intraabdominal hemorrhage. *J Pediatr Surg* 37:E18, 2002.

11. Jewett TC, Duszynski DO, Allen JE. The visualization of Meckel's diverticulum with mTc-pertechnetate. *Surgery* 68:567-70, 1970.

12. Karnak I, Ocal T, Senocak ME, Tanyel FC, Buyukpamukcu N. Alimentary tract duplications in children: report of 26 years' experience. *Turk J Pediatr* 42:118-25, 2000.

13. Kawano J, Tanaka H, Daimon Y, Niizuma T, Terada K, Kataoka N et al. Gastric pneumatosis associated with duodenal stenosis and malrotation. *Pediatr Radiol* 31:656-8, 2001.

14. Kidd J, Jackson R, Wagner CW, Smith SD. Intussusception following the Ladd procedure. *Arch Surg* 135:713-5, 2000.

15. Kimura K, Loening-Baucke U. Bilious vomiting in the newborn: rapid diagnosis of intestinal obstruction. *Am Fam Physician* 61:2791-8, 2000.

16. Koch CC, Sheu JC. Intestinal atresia presenting as bilateral scrotal pneumatocele: a case report. *J Pediatr Surg* 37:E2, 2002.

17. Kumaran N, Shankar KR, Lloyd DA, Losty PD. Trends in the management and outcome of jejuno-ileal atresia. *Eur J Pediatr Surg* 12:163-7, 2002.

18. Ladd WE, Gross RE. Surgical treatment of duplications of the alimentary tract. *Surg Gynec Obstet* 70:295-307, 1940.

19. Lorimer WS, Ellis DG. Meconium peritonitis. *Surgery* 60:470-5, 1966.

20. Louw JH, Barnard CN. Congenital intestinal atresia, observation on its origin. *Lancet* 2:1065-9, 1955.

21. McHoney M, Ransley P, Cuckow P, Kiely E, Spitz L. Duodenal atresia associated with midgut deletion in cloacal exstrophy: a new association. *J Urol* 166:1042-1, 2001.

22. Martucciello G, Torre M, Piniprato A, Lerone M, Campus R, Leggio S et al. Associated anomalies in intestinal neuronal dysplasia. *J Pediatr Surg* 37:219-23, 2002.

23. Millar AJ, Rode H Cywes S. A method of derotation and duodeno-jejunostomy for high jejunal atresia. *J Pediatr Surg* 36:833-4, 2001.

24. Noblett HR. Treatment of uncomplicated meconium ileus by Gastrografin enema: A preliminary report. *J Pediatr Surg* 4:190-7, 1969.

25. Noel L, Becmeur F, Jacques C, Langer B, Dietemann J, Christmann D. Multiple gastrintestinal tract duplication: a neonatal case report. *J Radiol* 82:676-8, 2001.

26. Patil VK, Kulkarni BK, Jiwane A, Kothari P, Poul S. Intestinal atresia: an end-to-end linear anastomotic technique. *Pediatr Surg Int* 17:661-3, 2001.

27. Prasil P, Flageole H, Shaw KS, Nguyen LT, Youssef S, Laberge JM. Should malrotation in children be treated differently according to age? *J Pediatr Surg* 35:756-8, 2000.

28. Rescorla FJ, Grofeld JL. Contemporary management of meconium ileus. *World J Surg* 17:318-25, 1993.

29. Snyder WH, Chaffin L. Embryology and pathology of the intestinal tract: presentation of 40 cases of malrotation. *Ann Surg* 140:368-80, 1954.

30. Tandler J. Zur Entwicklungsgeschichte des menschlichen Duodenum in fruhen Embryonalstadien. *Morphol Jahrb* 29:187-215, 1900.

31. Touloukian RJ. Diagnosis and treatment of jejunoileal atresia. *World J Surg* 17:310-7, 1993.

Distúrbios da Motilidade do Intestino Delgado

Júlio Cezar Uili Coelho
Norman W. Weisbrodt

A motilidade normal do trato gastrointestinal foi descrita por Szurszewski somente em 1969[32]. Desde então, o conhecimento sobre a motilidade normal e as dismotilidades do intestino delgado aumentou acentuadamente. Entretanto, as controvérsias sobre o assunto também são grandes. A disponibilidade de medicamentos que beneficiam os pacientes com dismotilidade do intestino delgado é limitada. Serão discutidas as principais condições associadas com dismotilidade do intestino delgado. A motilidade normal do trato gastrointestinal é apresentada no Capítulo 45.

ÍLEO PARALÍTICO

A duração do íleo paralítico pós-operatório é controvertida. Alguns autores descreveram que o íleo inevitavelmente ocorre após qualquer procedimento intra-abdominal ou mesmo após um simples beliscão na pele do abdômen[34]. Ao contrário, outros autores descreveram motilidade intestinal normal após a maioria das operações abdominais, inclusive colecistectomia[5,9,29].

O íleo pós-operatório parece afetar mais o cólon e pouco o estômago e o intestino delgado[5,37,46]. Coelho *et al.* avaliaram a atividade eletromiográfica de gambás após vários procedimentos cirúrgicos[5]. O tempo de aparecimento do complexo motor migratório (padrão de motilidade normal no jejum) após operações abdominais varia com o tipo e a duração do procedimento cirúrgico. Procedimentos que seccionam o trato gastrointestinal alto fazem com que o complexo motor migratório desapareça por períodos de tempo mais longos. O tempo de aparecimento do complexo motor migratório foi proporcional à duração da operação. Os resultados desse estudo sugerem que a motilidade do estômago e do intestino delgado não é alterada por tempo prolongado após vários tipos de operações abdominais. O complexo motor migratório foi observado em menos de 24 horas após a maioria das operações. Rothnie *et al.* descreve-

ram que o trânsito de material radiopaco através do trato gastrointestinal em humanos é normal dentro de 24 horas após vários tipos de operações abdominais[29]. A atividade eletromiográfica do estômago e intestino delgado é normal dentro de 24 horas na maioria dos pacientes submetidos à colecistectomia[9]. Apesar de não existirem estudos específicos, as observações clínicas sugerem que o íleo paralítico pós-operatório é menor após os procedimentos laparoscópicos do que após os realizados pela via céu aberto ou tradicional.

A patogenia do íleo pós-operatório ainda não está esclarecida. Fatores hormonais e/ou do sistema nervoso autônomo parecem ser importantes. O papel de analgésicos e anestésicos no desenvolvimento do íleo pós-operatório ainda necessita de estudos. A morfina causa constipação intestinal, retardo no esvaziamento gástrico e uma redução na motilidade intestinal[10].

Medicamentos que aumentam a motilidade do trato gastrointestinal não parecem reduzir a duração do íleo paralítico pós-operatório.

Outras causas de íleo paralítico incluem infecções intra-abdominais, peritonite generalizada, pancreatite aguda e distúrbios eletrolíticos. A patogenia do íleo paralítico secundário a essas causas também não está determinada.

OBSTRUÇÃO DO INTESTINO DELGADO

As causas mais freqüentes de obstrução mecânica do intestino delgado são aderências e hérnia inguinal encarcerada. Em um estudo experimental, Coelho *et al.* demonstraram que, após o estabelecimento de oclusão intestinal em gambás, o complexo motor migratório desaparece e é substituído por um novo padrão mioelétrico que se caracteriza por períodos de potenciais de ação intensos e freqüentes, intercalados por períodos quiescentes (Fig. 48.1)[6].

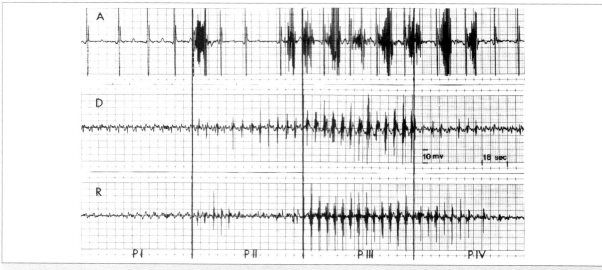

Fig. 48.1 — Atividade eletromiográfica normal durante o estado de jejum mostrando as 4 fases (PI, PII, PIII e PIV) do complexo motor migratório no antro (A), duodeno (D) e alça do Y de Roux (R).

Esses períodos de atividade mioelétrica intensa são provavelmente associados a contrações intensas, são inicialmente mais freqüentes no íleo proximal à obstrução e posteriormente são mais comuns nos segmentos superiores do trato gastrointestinal. O desaparecimento de contrações com o tempo possivelmente é decorrente da "fadiga" da musculatura do intestino. Na oclusão parcial, esses períodos de contrações intensas são menos freqüentes, e a fadiga muscular não é observada precocemente.

Interessantemente, essas contrações não param no local da obstrução. Ao contrário, continuam distalmente à obstrução[6]. Assim, o intestino distal à obstrução apresenta contrações, que são capazes de propelir e eliminar gases e fezes. Em estudos experimentais, o intestino distal à obstrução apresenta contrações que são eficazes para transportar e eliminar bário (material de contraste). A freqüência dessas contrações diminui gradualmente com o tempo de obstrução. Wangensteen e Lynch observaram que o bário administrado no estômago de cães com obstrução intestinal baixa alcança o local da obstrução em 20 horas[38]. O intestino distal à obstrução também era capaz de transportar o bário distalmente.

Summers *et al.* relataram grupos de contrações rítmicas em pacientes com suboclusão intestinal[31]. As contrações eram registradas após a ingestão de alimentos e duravam aproximadamente 1 minuto, com intervalo de 1-2 minutos entre as contrações. Esse padrão de motilidade é inespecífico, sendo também observado em pacientes com pseudo-obstrução intestinal crônica e após anastomose de bolsa ileal com o ânus.

PSEUDO-OBSTRUÇÃO INTESTINAL CRÔNICA

Pseudo-obstrução intestinal crônica caracteriza-se pela ocorrência intermitente de sintomas de íleo paralítico, sem evidências de obstrução mecânica. A etiologia é geralmente desconhecida (idiopática). Entretanto, em uma minoria dos casos, doença neurológica ou sistêmica pode ser a causa, como esclerodermia e amiloidose[22]. A doença é freqüentemente devida à lesão ou distúrbios funcionais do sistema nervoso entérico (forma mais comum denominada neuropática) ou da musculatura do trato gastrointestinal (forma mais rara denominada miopática)[22].

A motilidade do intestino delgado está alterada nessa condição, tanto no jejum como após a ingestão de alimentos[12]. No jejum, ocorre redução da freqüência do complexo motor migratório, levando à estase, proliferação bacteriana e distensão do intestino delgado. A ingestão de alimentos causa cólica abdominal, náusea e vômitos devido à dismotilidade que também ocorre no estado prandial[27]. Retardo no esvaziamento gástrico é também freqüentemente observado[30].

Como a maioria dos pacientes com episódios de pseudo-obstrução intestinal já apresenta uma ou mais operações abdominais prévias com o diagnóstico errôneo de obstrução intestinal, o diagnóstico diferencial entre pseudo-obstrução e obstrução por bridas pelas operações prévias pode ser bastante difícil. A manometria do intestino delgado pode ser importante para a diferenciação entre essas duas condições[16].

SÍNDROME DO INTESTINO CURTO

Ressecção extensa do intestino delgado pode causar síndrome do intestino curto, que se caracteriza por diarréia, má absorção de nutrientes e desnutrição grave. Alterações importantes na motilidade do trato gastrointestinal têm sido descritas, principalmente aumento na taxa de esvaziamento do estômago e redução no trânsito do intestino delgado.

DISTÚRBIOS DA MOTILIDADE DO INTESTINO DELGADO

Wiederkehr et al. registraram em casos de síndrome do intestino curto o desaparecimeno da fase III do complexo motor migratório nos registros obtidos 7 dias após a ressecção extensa do intestino delgado[45]. A freqüência de ondas lentas no intestino distal à ressecção diminuiu significativamente. Coelho et al. avaliaram a atividade eletromiográfica de um paciente com síndrome do intestino curto e observaram que as ondas lentas estavam sempre presentes e que as suas freqüências nos vários segmentos do estômago e intestino delgado eram similares tanto no jejum como após a ingestão de alimentos[11]. A fase III do complexo motor migratório não foi observada no primeiro mês após a ressecção intestinal. Entretanto, essa fase foi observada na maioria dos registros após um mês de ressecção. Esses dados sugerem que a ressecção intestinal causa o desaparecimento temporário da fase III. A ingestão de alimentos causa o aparecimento do padrão alimentar de motilidade. Entretanto, Remington et al. registraram um aumento na freqüência dos complexos motores migratórios, com importante redução na duração da fase II[28]. Pigot et al. observaram a fase III somente no trato gastrointestinal alto, mas nunca nos segmentos distais[26].

SÍNDROME DO INTESTINO IRRITÁVEL

Os estudos que avaliaram a motilidade do intestino delgado de pacientes com síndrome do intestino irritável são controversos (ver Cap. 68). As alterações registradas mais freqüentemente incluem redução da freqüência do complexo motor migratório em resposta a estresse, aumento da freqüência do complexo motor migratório em pacientes com diarréia[17], mas não constipação intestinal e contrações prolongadas do íleo[17]. Entretanto, Kingham et al. não observaram diferenças na atividade do complexo motor migratório entre pacientes com síndrome do intestino irritável e controles[18].

SÍNDROME DE ESTASE DO Y DE ROUX

A reconstituição do trato gastrointestinal em Y de Roux foi introduzida por Wolfler em 1883 e popularizada por Roux em 1897. É atualmente empregada para reconstituir o trato gastrointestinal, a árvore biliar e o pâncreas. A derivação em Y de Roux do esôfago, da árvore biliar e do pâncreas raramente causa sintomas clínicos se não houver estenose da anastomose. Entretanto, os resultados da gastrojejunostomia em Y de Roux são controversos. Manifestações clínicas secundárias à estase gástrica, tais como náuseas, vômito, dor abdominal, sensação de plenitude pós-prandial e bezoar, têm sido descritas em 10-50% dos pacientes que foram submetidos à gastrojejunostomia em Y de Roux. Esse grupo de manifestações clínicas foi denominado síndrome de estase do Y de Roux por Vogel em 1984[34].

Tem sido sugerido que essa síndrome é secundária à dismotilidade da alça do Y de Roux. Mathias et al. avaliaram a motilidade da alça do Y de Roux de 7 pacientes com manifestações clínicas sugestivas de síndrome do Y de Roux, empregando um transdutor semicondutor para registro[24]. Esses autores observaram que o complexo motor migratório era ausente ou grandemente alterado no jejum e que após a ingestão de alimentos não havia aparecimento do padrão alimentar de motilidade. Entretanto, Pellegrini et al.[25] e Haglund et al.[15] demonstraram que o tempo de trânsito de alimentos marcados com tecnécio através da alça de Y de Roux é normal. Coelho et al. também demonstraram que a atividade eletromiográfica da alça do Y de Roux é normal em pacientes com reconstrução em Y de Roux, tanto em jejum (complexo motor migratório) (Fig. 48.1) como após a ingestão de alimentos (padrão alimentar) (Fig. 48.2)[4].

É possível que os sintomas observados em pacientes com essa síndrome possam ser secundários à estase gástrica e não à dismotilidade da alça do Y de Roux. Essa hipótese é corroborada pelos relatos de que a ampliação da ressecção gástrica, sem a remoção da alça do Y de Roux, melhora os sintomas dos pacientes com essa síndrome. Além disso, a freqüência dessa síndrome não está relacionada com a extensão da alça do Y de Roux.

Doença de Crohn

Distúrbios da motilidade do intestino delgado podem contribuir para as manifestações clínicas da doença de Crohn. As alterações são provavelmente secundárias ao processo inflamatório intestinal. Os distúrbios motores observados em pacientes com essa doença são redução das contrações da fase II e um aumento na propagação das contrações intestinais[2].

OUTRAS DISMOTILIDADES

Desordens Miopáticas

Amiloidose, esclerose sistêmica, dermatomiosite, distrofia miotônica e uma condição denominada "miopatia de vísceras ocas" podem ocasionar dismotilidade do intestino delgado devido a alteração na musculatura lisa do intestino[21].

A amiloidose ocasiona dismotilidade por infiltração de amilóide nas camadas musculares do intestino delgado. A dismotilidade pode também ser devida à neuropatia.

A esclerose sistêmica e a dermatomiosite causam mais freqüentemente alteração na motilidade do esôfago, mas por vezes podem ocasionar dismotilidade do intestino delgado.

Alteração na função muscular da faringe ao ânus tem sido descrita em pacientes com distrofia miotônica.

A miopatia de vísceras ocas é uma degeneração da musculatura lisa que afeta seletivamente as vísceras ocas. É uma condição autossômica dominante ou recessiva, cujas estruturas e extensão de envolvimento são variáveis. O trato urinário pode ser envolvido, e infecção urinária de repetição é freqüente. O estudo radiológico do trato gastrointestinal revela estase e dilatação de todo ou de parte do trato.

665

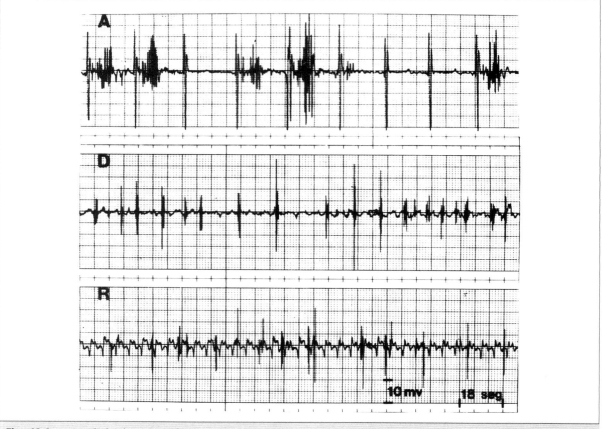

Fig. 48.2 — *Atividade eletromiográfica normal após a ingestão de alimentos (padrão de motilidade alimentar) no antro (A), duodeno (D) e alça do Y de Roux (R).*

Desordens Neuropáticas

Várias neuropatias do sistema nervoso entérico e do sistema nervoso extrínseco podem ocasionar dismotilidade do intestino delgado (Tabela 48.1).

Tabela 48.1
Doenças do Sistema Nervoso que Causam Dismotilidade do Intestino Delgado

Doenças do sistema nervoso entérico
- Idiopática, degenerativa e desordens inflamatórias do plexo mioentérico.

Doenças do sistema nervoso extrínseco
- Nervos periféricos: síndrome de Guillain-Barré; diabetes mellitus; amiloidose.
- Degeneração do sistema autonômico: pandisautonomia.
- Medula espinhal: trauma; esclerose múltipla.
- Tronco cerebral: tumor.
- Centros superiores: epilepsia.

REFERÊNCIAS BIBLIOGRÁFICAS

1. Andrews JM, Doran SD, Hebbard GS et al. Nutrient-induced spatial patterning of human duodenal motor function. *Am J Physiol Gastrointest Liver Physiol* 280:G501-9, 2002.
2. Annese V, Bassotti G, Napolitano G, Usai P, Andriulli A, Vantrappen G. Gastrointestinal motility disorders in patients with inactive Crohn's disease. *Scand J Gastroenterol* 32:1107-17, 1997.
3. Code CE, Marlett JA. The interdigestive myoelectric complex of the stomach and small bowel of dogs. *J Physiol* 246:289, 1975.
4. Coelho JCU, Clemente L, Matias JEF, Campos ACL, Wiederkehr JC. Gastrointestinal motility of patients with Roux-en-Y Reconstruction. *World J Surg* 16:1111, 1992.
5. Coelho JCU, Gouma DJ, Moody FG, Li YF. Gastrointestinal myoelectric activity following abdominal operations in the opossum. *World J Surg* 9:612, 1985.
6. Coelho JCU, Gouma DJ, Moody FG, Li YF, Senninger N. Gastrointestinal motility following small bowel obstruction in the opossum. *J Surg Res* 41:174, 1986.
7. Coelho JCU, Gouma DJ, Moody FG, Schlegel JF. Effect of feeding on myoeletric activity of the sphincter of Oddi and gastrointestinal tract in the opossum. *Dig Dis Sci* 31:202, 1986.
8. Coelho JCU, Moody FG, Senninger N, Li YF. Effect of gastrointestinal hormones on Oddi's sphincter and duodenum myoelectric activity, and pancreatobiliary pressure. *Arch Surg* 120:1060, 1985.

9. Coelho JCU, Pupo CA, Campos ACL, Moss AA Jr. Electromyographic activity of the gastrointestinal tract following cholecystectomy. *World J Surg* 14:523, 1990.

10. Coelho JCU, Senninger N, Runkel N, Herfarth C, Messmer K. Effect of analgesic drugs on the electromyographic activity of the gastrointestinal tract and sphincter of Oddi and on biliary pressures. *Ann Surg* 204:53, 1986.

11. Coelho JCU, Wiederkehr JC, Campos ACL, Clemente L. Electromyographic activity of gastrointestinal tract of patient with short-bowel syndrome. *Nutrition* 9:357, 1993.

12. Colemont LJ, Camilleri M. Chronic intestinal pseudo-obstruction: Diagnosis and treatment. *Mayo Clin Proc* 64:60, 1989.

13. Elson CO, Kagnoff MF, Fiocchi C, Befus AD, Targan S. Intestinal immunity and inflammation: recent progress. *Gastroenterol* 91:746, 1986.

14. Furness JB. Types of neurons in the enteric nervous system. *J Auton Nerv Syst* 81:96, 2000.

15. Husebye E. The patterns of small bowel motility. Physiology and implications in organic diseases and functional disorders. *Neurogastroenterol Motil* 11:141-61, 1999.

16. Keller J, Ahmadi-Simab K, von der Ohe M, Rabe B, Layer P. Intestinal manometry: Differentiation of neuropathic motor disorder and additional mechanical obstruction. *Gastroenterology* 114:A776, 1998.

17. Kellow JE, Phillips SF. Altered small bowel motility in irritable bowel syndrome is correlated with symptoms. *Gastroenterology* 92:1885, 1987.

18. Kingham JGC, Brown R, Colson R et al. Jejunal motility in patients with functional abdominal pain. *Gut* 25:375, 1984.

19. Kumar D, Wingate DL. The irritable bowel syndrome. A paroxysmal motor disorder. *Lancet* 2:973, 1985.

20. Levin RJ. Assessing small intestinal function in health and disease in vivo and in vitro. *Scand J Gastroenterol* (Suppl) 74:31, 1982.

21. Lewis TD, Daniel EE. Gastroduodenal motility in a case of dystrophia myotonica. *Gastroenterology* 81:145, 1981.

22. Lin HC, Zhao XT, Wang L. Jejunal brake. Inhibition of intestinal transit by fat in the proximal small intestine. *Dig Dis Sci* 41:326-9, 1996.

23. Lock G, Holstege A, Lang B, Schölmerich J. Gastrointestinal manifestations of progressive systemic sclerosis. *Am J Gastroenterol* 92:763-71, 1997.

24. Madara JL, Trier JS. Functional morphology of the mucosa of the small intestine. In: Johnson LR (Ed). Physiology of the gastrointestinal tract. 2ª ed, New York. *Raven Press* 1209-1249, 1987.

25. Mathias JR, Fernandez A, Snisky CA, Clench MH, Davis RH. Nausea, vomiting, and abdominal pain after Roux-en-Y anastomosis. Motility of the jejunal limb. *Gastroenterology* 88:101, 1985.

26. Pellegrini CA, Deveney CW, Patti MG, Lewin M, Way LW. Intestinal transit of food after total gastrectomy and Roux-Y esophagojejunostomy. *Am J Surg* 151:117, 1986.

27. Pigot F, Messing B, Chaussade S et al. Severe short bowel syndrome with a surgically reversed small bowel segment. *Dig Dis Sci* 35:137, 1990.

28. Pitt HA, Mann LL, Berquist WE, et al. Chronic intestinal pseudo-obstruction: Management with total parenteral nutrition and venting enterostomy. *Arch Surg* 120:614, 1985.

29. Remington M, Malagelada JR, Zinsmeister A et al. Abnormalities in gastrointestinal motor activity in patients with short bowels: effect of a synthetic opiate. *Gastroenterology* 85 629, 1983.

30. Ritz MA, Fraser R, Tam W, et al. Impacts and patterns of disturbed gastrointestinal function in critically ill patients. *Am J Gastroenterol* 95:3044-52, 2000.

31. Rothnie NG, Harper RAK, Catchpole BN. Early postoperative gastrointestinal activity. *Lancet* 2:64, 1963.

32. Stanghellini V, Camilleri M, Malagelada JR. Chronic idiopathic intestinal pseudoobstruction: Observation on clinical and manometric findings of 42 cases. *Gut* 28:5, 1937.

33. Summers RW, Yanda R, Prihoda M et al. Acute intestinal obstruction: an electromyographic study in dogs. *Gastroenterology* 85:1301, 1983.

34. Szurszewski JH. A migrating electrical complex of the canine small intestine. *Am J Physiol* 217:1757, 1969.

35. Telford GL, Walgenbach-Telford W, Sarna SK. Pathophysiology of small intestinal motility. *Surg Cl N Am* 73:1193, 1993.

36. Tinckler LF. Surgery and intestinal motility. *Br J Surg* 52 140, 1965.

37. Vantrappen G, Janssens J, Ghoos Y. The interdigestive motor complex of normal subjects and patients with bacteria overgrowth of the small intestine. *J Clin Invest* 59:1158, 1977.

38. Vogel SB. Roux-Y biliary diversion for alkaline gastritis: A cure or a new disease. In: Najarian, JP (Ed). Gastrointestinal surgery. Year Book Medical Publishers, Chicago, 221-5, 1984.

39. Waldhausen JHT, Shaffrey ME, Skenderis BSI, et al. Gastrointestinal myoelectric and clinical patterns of recovery after laparotomy. *Ann Surg* 211:777, 1990.

40. Ward SM, Beckett EA, Wang X, et al. Interstitial cells of Cajal mediate cholinergic neurotransmission from enteric motor neurons. *J Neurosci* 20:1393-1403, 2000.

41. Weisbrodt LR. Effects of pentagastrin on electrical activity of small intestine of the dog. *Am J Physiol* 227:425, 1974.

42. Weisbrodt NW, Badial-Aceves F, Copeland EM Dudrick SJ, Castro GA. Small intestinal transit during total parenteral nutrition in the rat. *Am J Dig Dis* 23:363, 1978.

43. Weisbrodt NW. Motility of the small intestine. In: Johnson LR (Ed). Gastrointestinal physiology. St. Louis, Mosby, 42-49, 1991.

44. Weisbrodt NW. The regulation of gastrointestinal motility. In: Anuras S. (Ed). Motility disorders of the gastrointestinal tract. New York, Raven Press 27-48, 1992.

45. Wiederkehr JC, Coelho JCU, Silva A, Santoro MM, Campos ACL. Electromyographic evaluation of the gastrointestinal tract in dogs with short bowel syndrome. *Res Exp Med* 193 169, 1993.

46. Wingate D L. The small intestine. In: Christensen J, Wingate DL. (Eds). A guide to gastrointestinal motility. Bristol, John Wright & Sons, 128-156, 1983.

47. Wood JD. Enteric neurophysiology. *Am J Physiol* 247:C-585, 1984.

48. Woods JH, Erickson LW, Condon RE, et al. Postoperative ileus: A colonic problem? *Surgery* 84:527, 1978.

49. Wright NA. The experimental analysis of changes in proliferative and morphological status on the intestine. *Scand J Gastroenterol (suppl)* 74:3, 1982.

CAPÍTULO 49

Diarréia

Eduardo Garcia Vilela
Maria de Lourdes Abreu Ferrari
Luciano Coelho de Souza

INTRODUÇÃO

A diarréia é uma manifestação clínica associada à mudança do hábito intestinal. Tal mudança pode ser vista como aumento da freqüência, da fluidez ou do volume das evacuações.

Sob o ponto de vista quantitativo, considera-se diarréia a eliminação de mais de 200 gramas de fezes por dia[13,38,45]. Entretanto, essa definição deve ser vista com cautela, já que alguns indivíduos podem ter um peso fecal aumentado, sem, no entanto, apresentar diarréia. Tal situação é peculiar ao paciente que ingere uma quantidade maior de fibras insolúveis[21,44]. Além disso, estudo recente revelou que, quanto maior for a capacidade de substâncias sólidas fecais insolúveis de reter água, mais consistentes serão as fezes, a despeito de um volume maior de água total. Isso se dá pela equação "capacidade de reter água de sólidos fecais/água total". Assim, se os sólidos fecais, como as fibras dietéticas ou paredes celulares de bactérias, apresentam grande capacidade de retenção de água, as fezes serão bem formadas[60].

A diarréia é um grande problema mundial, e se relaciona a consideráveis morbidade e mortalidade, principalmente nos países mais pobres. A sua prevalência é difícil de ser determinada. Um dos fatores responsáveis por essa dificuldade é o fato de a maioria dos pacientes com diarréia não procurar atendimento médico.

O quadro diarréico é classificado como agudo ou crônico, de acordo com o seu tempo de evolução. A diarréia aguda é aquela de início súbito e de curta duração de até 10 a 14 dias, autolimitada, e que tem nos agentes infecciosos a etiologia mais comum. Pode-se considerar diarréia aguda prolongada os quadros de início súbito e curso insidioso de até 30 dias. A diarréia crônica pode ter início agudo ou insidioso, com um curso clínico superior a 30 dias.

FISIOPATOLOGIA

O intestino delgado proximal recebe diariamente cerca de 9 a 10 litros de fluidos; destes, aproximadamente 20% vêm da ingesta oral e o restante de secreções endógenas, incluindo glândulas salivares, estômago, pâncreas, vias biliares e intestino delgado propriamente dito[25,37].

O intestino é capaz de absorver mais de 98% da carga líquida a ele apresentada, o que resulta na excreção de cerca de 100 a 200 ml de fluidos por dia nas fezes[10]. Possui também a habilidade de se ajustar a grandes variações na composição e volume na sua luz, adaptando sua absorção em resposta a diferentes quantidades de efluente ileal[10]. A despeito da presença da secreção fluida no intestino delgado, um aumento na excreção de água fecal não ocorrerá até que a sua capacidade absortiva seja excedida. Estima-se que o intestino grosso apresente uma capacidade de absorção de até 8 a 9 litros por dia. Assim, o transporte de fluidos no cólon é importante para a regulação do balanço intestinal dos fluidos e eletrólitos e é o determinante final da diarréia[36].

Fatores que podem prejudicar essa compensação absortiva do cólon incluem aqueles relacionados ao efluente ileal (excesso de volume, velocidade rápida do fluxo ileocecal, gorduras e ácidos biliares não-absorvidos) e aqueles que envolvem a função colônica (doença da mucosa, trânsito colônico rápido, ação bacteriana alterada, agressões por agentes microbianos, altas concentrações de ácidos biliares hidroxilados e ácidos graxos de cadeia longa)[5].

Várias evidências sugerem que a absorção e a secreção de água e eletrólitos ocorram em sítios distintos no intestino delgado. Assim, a absorção de eletrólitos e nutrientes dar-se-ia predominantemente nas células das vilosidades, enquanto o processo secretor aconteceria preferencialmente nas células das criptas[14,59]. Embora o cólon não possua vilosidades, as células epiteliais de superfície são provavelmente sítios de absorção[6]. Tanto a absorção quanto a secreção de água e eletrólitos ocorrem simultaneamente. Normalmente, os fluxos absortivos excedem os fluxos secretores.

O sódio (Na^+) é o íon primário que direciona a absorção de água no intestino, enquanto a saída de fluido para a luz intestinal resulta da secreção ativa cloro (Cl^-) e, em menor extensão, do íon bicarbonato (HCO_3^-). O movimento da água é passivo, acompanhando gradientes osmóticos estabelecidos pelo transporte ativo de eletrólitos, monossacarídeos, aminoácidos e provavelmente di e tripeptídeos[12]. Como a membrana plasmática das células é impermeável à água, esta segue passivamente pelo espaço paracelular, constituído pelas junções firmes, pelo espaço intercelular lateral e pela zona de oclusão próxima à superfície apical, para permitir que os conteúdos luminais permaneçam isotônicos[1]. A permeabilidade dessas junções firmes diminui da cripta para o topo das vilosidades e da porção proximal para a distal do intestino. O duodeno, portanto, apresenta junções que permitem maior extravasamento, possibilitando que o conteúdo intestinal se torne isotônico mais rapidamente. No cólon, a baixa permeabilidade das junções firmes colônicas permite a absorção de sódio e água para formar fezes sólidas, pois o fluxo retrógrado de líquido para a luz é pequeno[11].

Transporte de Água e de Eletrólitos

Absorção

Como já mencionado, o Na^+ é o principal responsável pelo direcionamento da absorção de água no intestino. Na membrana basolateral das células do epitélio intestinal (absortivas e secretoras), a Na-K-ATPase, o equivalente bioquímico da bomba de sódio, transfere o sódio para fora da célula e gera um gradiente químico para o sódio entrar na célula[48,53]. Como três íons sódio são removidos na troca por dois íons potássio que entram na célula, forma-se também um gradiente elétrico (citoplasma negativo) que favorece a captação de sódio. Portanto, a entrada de sódio através da membrana apical está associada a um gradiente eletroquímico. Entretanto, como os componentes fosfolipídios da membrana apical não são prontamente permeáveis aos íons polares, as proteínas carreadoras e os canais específicos são necessários para a sua entrada[12].

Absorção de Sódio no Intestino Delgado (Tabela 49.1)

Absorção de Sódio Acoplada a Solutos Orgânicos[30,48] (Fig. 49.1)

Ocorre no jejuno e íleo. Nesse caso, o sódio é transportado para o interior da célula, através da membrana luminal, acoplado à absorção de solutos orgânicos (glicose, galactose, aminoácidos, di e triglicerídeos, ácidos biliares e algumas vitaminas hidrossolúveis)[36]. Esse transporte é ativo e mediado por uma proteína carreadora. Não é afetado nas diarréias secretoras, e se constitui, portanto, na base racional para o emprego das soluções de reidratação oral nesses casos. Em condições nas quais solutos orgânicos, como aminoácidos ou glicose, estão presentes em altas concentrações intraluminais, um grande fluxo desses nutrientes através das junções firmes pode

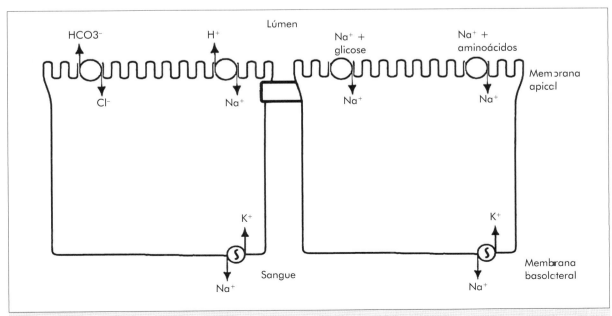

Fig. 49.1 — Absorção de sódio eletroneutra e acoplada a soluto (células superficiais).

resultar também em fluxo osmótico de água e sódio através do caminho paracelular[36].

Absorção Eletroneutra de Cloreto de Sódio[1,48] (Fig. 49.1)

A absorção eletroneutra de cloreto de sódio (NaCl) resulta da ação combinada de dois transportadores, o trocador de Na^+/H^+ e o trocador de Cl^-/HCO_3. O trocador de Na^+/H^+ age para absorver íons Na^+ através da membrana luminal em troca do H^+ intracelular. O íon Cl^- é absorvido em troca do íon HCO_3^-. Por meio desses processos acoplados, íons Na^+ e Cl^- entram na célula, enquanto H^+ e HCO_3^- saem, mantendo assim a eletroneutralidade e o equilíbrio do pH. Trocadores de Na^+/H^+ localizam-se no jejuno, íleo e cólon, enquanto trocadores de Cl^-/HCO_3 estão presentes no duodeno, íleo e cólon[1]. No íleo, entretanto, a maior parte da secreção de bicarbonato é independente da entrada do íon cloro, e parte da absorção de Cl^- é independente da extrusão do HCO_3^-, sugerindo que existam mecanismos adicionais de transporte de HCO_3^- e Cl^-, como co-transportadores Na^+Cl^- e $Na^+ HCO_3^{-[50]}$.

Absorção Eletrogênica de Sódio[48]

Esse processo de absorção não é significativo no intestino delgado, porém parece ser importante no intestino grosso[22]. A entrada de Na^+ pela membrana luminal, através de canais seletivos, ocorre em conseqüência do gradiente eletroquímico (produzido pela Na^+-K^+-ATPase), e não é acoplada a outros substratos.

Absorção de Sódio no Intestino Grosso (Tabela 49.1)

Absorção Eletroneutra de NaCl

No intestino grosso ocorre de maneira semelhante à do intestino delgado.

Absorção Eletrogênica de Sódio

No cólon distal e no reto são encontrados os canais de Na^+ íon-seletivos[6]. Na porção distal do cólon, a mem-

brana luminal das células absortivas contém canais iônicos seletivos ao sódio que podem ser bloqueados por baixas concentrações do diurético amilorida. Quando a concentração da aldosterona está elevada por um tempo prolongado, a permeabilidade do cólon distal ao sódio está aumentada, resultando em aumento de sua absorção[29]. Sob a influência da aldosterona, canais de sódio aparecem em áreas mais proximais do cólon e mesmo no íleo terminal[62].

Transporte de Sódio e Cloro Causado pela Absorção de Ácido Graxo de Cadeia Curta

No cólon, os ácidos graxos de cadeia curta (AGCC) protonados (produzidos pela ação de bactérias colônicas sobre carboidratos não-absorvidos no intestino delgado) são reabsorvidos passivamente e se dissociam dentro da célula para fornecer H^+ e ânions que agem via trocadores de Na^+/H^+ e de Cl^-/HCO_3 para absorver NaCl. Pode haver também a captação celular pela difusão iônica do sal de sódio ou potássio do AGCC[42].

Absorção de Outros Íons e de Água

Após a entrada do Na^+ na célula através da membrana apical (luminal), o sódio é ejetado ativamente para fora da célula, devido à ação da enzima Na^+-K^+-ATPase presente na membrana basolateral, gerando um potencial eletricamente positivo (+ 3 a 5 mV) que, embora pequeno, é suficiente para atrair o cloro, a partir da luz, por uma via paracelular ou parcialmente transcelular[5,48]. Assim, o Cl^- é absorvido por todo o intestino se houver uma diferença de potencial através da mucosa intestinal[6]. O trocador de Cl^-/HCO_3 também favorece a absorção de Cl^- no intestino delgado e grosso.

O efluxo de sódio através da membrana basolateral também induz à absorção de água pelo caminho paracelular para manter condições isosmóticas. A absorção de potássio (K^+) através do intestino ocorre principalmente por difusão passiva. Mecanismos de transporte ativo região-específica têm sido descritos no cólon, envolvendo a bomba H^+-K^+-ATPase[6]. O K^+ flui então para o sangue pela vias dos canais de potássio na membrana basolateral nas células epiteliais do intestino delgado[56];

Tabela 49.1	
Formas de Absorção de Sódio nos Intestinos Delgado e Grosso	
Intestino delgado	Intestino grosso
1. Absorção eletroneutra	1. Absorção eletroneutra
2. Acoplamento a solutos orgânicos	2. Absorção eletrogênica (canais de Na^+)
3. Absorção eletrogênica (pouco significativa)	3. Transporte de Na^+ e Cl^- pela absorção de ácido graxo de cadeia curta

nas células das criptas colônicas, esses canais estão situados na membrana luminal e favorecem a secreção de potássio para a luz[29,56]. A absorção de HCO_3^- ocorre no jejuno através de um processo ligado à troca de Na^+/H^+ por meio do qual o HCO_3^- luminal reage com o H^+ secretado para formar o ácido carbônico (H_2CO_3). O ácido carbônico forma então CO_2, que se difunde através da membrana luminal para a célula[55].

Secreção

A secreção de fluidos no intestino envolve primariamente a secreção de Cl^- via processos de transporte ativo e, em menor extensão, a secreção de HCO_3^-. O Na^+ segue passivamente através do caminho paracelular para manter a eletroneutralidade. A água também utiliza o caminho paracelular, direcionada por forças osmóticas estabelecidas por gradientes eletrolíticos[1].

Secreção de Cl⁻ (Fig. 49.2)

Os processos secretores de Cl^- ocorrem principalmente nas células não-diferenciadas das criptas do intestino delgado e grosso[59].

Como vimos anteriormente, a Na^+-K^+-ATPase presente na membrana basolateral das células do epitélio intestinal bombeia o Na^+ para fora da célula, criando um gradiente para a sua absorção. Dessa forma, a baixa concentração intracelular do Na^+ favorece um transportador também presente na mesma membrana, responsável pela entrada, a partir da circulação sangüínea, dos íons Na^+-K^+-$2Cl^-$ (co-transporte neutro)[34]. Assim, o Cl^- entra na célula.

A extrusão do Na^+ para fora da célula pela bomba de sódio gera um meio intracelular eletronegativo (40 a 60 mV negativo em relação ao meio externo) que favorece a saída do Cl^- através dos canais de Cl^- presentes na membrana apical. Portanto, o Cl^- segue seu caminho do sangue para a luz intestinal[18].

Os canais de Cl^- parecem ser regulados pelo monofosfato cíclico de adenosina (AMPc), monofosfato cíclico de guanina (GMPc) e cálcio intracelular[3].

Secreção de HCO₃⁻

O duodeno, íleo e cólon parecem secretar HCO_3^- via trocador de Cl^-/HCO_3^- [9,54]. O HCO_3^- é secretado em maior quantidade no intestino proximal do que no intestino distal para tamponar a carga de H^+ do estômago. A secreção de HCO_3^- também induz à secreção passiva de água e cátions pelo caminho paracelular[11].

Secreção de K⁺

Canais seletivos de K^+ na membrana basolateral permitem que o K^+ saia para o meio extracelular. Na

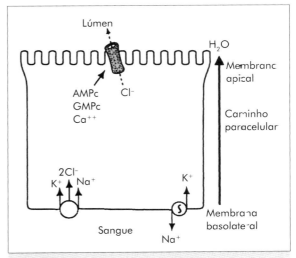

Fig. 49.2 — Secreção de cloreto (cripta).

mucosa colônica, os canais de K^+ se localizam na membrana apical, resultando em uma secreção luminal rica em potássio[29].

Regulação do Transporte Intestinal de Eletrólitos

A regulação do transporte eletrolítico intestinal é complexa, envolvendo principalmente processos mediados por receptores localizados na membrana basolateral ou apical, que interagem com várias substâncias endógenas e exógenas. As substâncias endógenas originam-se do sistema nervoso, endócrino, parácrino e imune, enquanto as substâncias exógenas são representadas por toxinas bacterianas[49]. Entre tais substâncias reguladoras estão incluídos peptídeos, neurotransmissores, toxinas bacterianas, subprodutos da inflamação, nutrientes e agentes farmacológicos. Uma vez que esses agentes reguladores se ligam a seus receptores, enzimas ativadas pelo receptor como a adenilciclase, a guanilciclase, a fosfolipase C e a proteína G, por sua vez, levam à ativação de segundos mensageiros ou mediadores intracelulares (AMPc, GMPc, Ca^{++}, calmodulina, diacilglicerol, trifosfato de inositol). Os segundos-mensageiros subseqüentemente interagem com proteínas cinases, proteínas de transporte e canais específicos para posteriormente afetar a absorção ou secreção[1,11].

Os três mediadores intracelulares principais (AMPc, GMPc, e Ca^{++}) parecem ser importantes na estimulação da secreção final através da ativação da secreção ativa dos ânions Cl^- e HCO_3^- nas células secretoras das criptas, e através da inibição da absorção neutra do NaCl nas células absortivas dos intestinos delgado e grosso[6]. A apresentação dos mecanismos reguladores exercidos por cada segundo mensageiro específico está fora do objetivo do presente capítulo. Para maiores informações, consultar a bibliografia indicada[12,18,23,33,36].

Muitos agentes reguladores são predominantemente secretores ou antiabsortivos, enquanto outros são predominantemente absortivos ou anti-secretores (Tabela 49.2).

O controle dos processos de digestão, absorção e secreção no intestino abrange uma rede de substâncias provenientes de diversos sistemas fisiológicos do organismo que se encontram interligados: nervoso, endócrino, parácrino e imune. Assim, estímulos químico e mecânico, por exemplo, causam a liberação de hormô-

nios das células endócrinas da mucosa intestinal que iniciam uma ampla variedade de respostas secretórias e motoras, muitas das quais mediadas por neurônios entéricos. O sistema nervoso entérico é capaz de estimular a secreção de fluidos e eletrólitos pelas células mucosas e ao mesmo tempo estimular a contração muscular[51]. Transmissores endócrinos, parácrinos e neurais existentes na lâmina própria modulam efeitos sobre o sistema imune intestinal, enquanto células imunes como os leucócitos são capazes de causar estímulos nervosos[19, 24].

Tabela 49.2
Agentes que Estimulam a Secreção e a Absorção de Eletrólitos e seus Respectivos Mediadores Intracelulares

Agentes secretores	Mediador intracelular	Agentes absortivos**
Acetilcolina	Cálcio	Catecolaminas
Histamina	Cálcio	Somatostatina
VIP*	AMPc*	Glicocorticóides
Serotonina	Cálcio	GABA*
Prostaglandinas	AMPc/cálcio (?)	Encefalinas
Substância P	Cálcio	Neuropeptídeo Y
Secretina	AMPc	Angiotensina
Bradicinina	AMPc	Mineralocorticóides
Vibrio cholerae	AMPc	Prolactina
E. coli toxina lábil	AMPc	Dopamina
E. coli toxina estável	GMPc*	
K. pneumoniae	GMPc	
C. difficile	AMPc	
S. typhimurium	AMPc	
Y. enterocolytica	GMPc	
Sais biliares	AMPc/cálcio (?)	
Ácidos graxos	AMPc	
Guanilina/uroguanilina	GMPc	
Neurotensin	Cálcio	
Calcitonina**		
Gastrina**		
Colecistocinina**		

* VIP (polipeptídeo intestinal vasoativo), GABA (ácido gamaaminobutírico, AMPc (monofosfato cíclico de adenosina), GMPc (monofosfato cíclico de guanina).
** Mecanismo de ação ainda não completamente definido.

Há evidências também de que as prostaglandinas possuem um papel adicional na regulação da secreção intestinal.

Muitos dos mesmos transmissores são produzidos por células endócrinas, parácrinas e neurais[51]. Dois peptídeos regulatórios recentemente descobertos envolvidos na transmissão parácrina são a guanilina e a uroguanilina, que agem através da estimulação da guanilciclase[23,33].

Percebe-se, pois, que o controle dos processos fisiológicos no intestino é bastante complexo e se torna ainda mais complicado quando quaisquer desses mecanismos regulatórios se alteram, levando ao aparecimento da diarréia.

As diarréias, agudas ou crônicas, possuem um complexo e intricado mecanismo fisiopatológico que não pode ser entendido de forma superficial e simplista, envolvendo estudos de fisiologia, imunologia, neurofisiologia, virologia, bacteriologia e parasitologia, entre outros.

Classificação Fisiopatológica da Diarréia

Em termos gerais, a diarréia significa uma perda intestinal anormal de água e eletrólitos. Esta perda pode ocorrer quando há aumento da secreção do trato gastrointestinal e comprometimento da absorção intestinal, associado, ainda, à possibilidade de o intestino grosso secretar mais do que absorver, ou quando essa capacidade é ultrapassada por excessivo volume do efluente ileal[5].

Tradicionalmente, a diarréia tem sido classificada em dois grupos principais: osmótica e secretora. Na diarréia osmótica, solutos pouco absorvíveis e osmoticamente ativos retêm maior quantidade de fluidos dentro da luz intestinal, decorrente da necessidade de se manter a isotonicidade do conteúdo intraluminal. São situações associadas à diarréia osmótica a má absorção de carboidratos (síndrome de má absorção global, deficiência de dissacaridases, má absorção congênita de glicose-galactose e má absorção congênita de frutose), a ingestão excessiva de carboidratos poucos absorvíveis (lactulose, sorbitol, frutose, manitol e fibras não-absorvíveis), a diarréia induzida por magnésio (suplementação alimentar, antiácidos, laxativos) e a ingestão de laxativos contendo ânions pouco absorvíveis (sulfato de sódio, fosfato de sódio e citrato de sódio)[7]. Contudo, o exemplo mais comum da diarréia osmótica é aquela resultante da deficiência de lactase, que pode ser primária ou secundária. Sob circunstâncias normais, a lactose é hidrolisada no jejuno em seus componentes glicose e galactose. Essa hidrólise gera um aumento temporário da osmolaridade luminal, cujo efeito não é importante devido à rápida absorção dos monossacarídeos. Na deficiência de lactase, a lactose permanece isosmótica na sua forma não-hidrolisada dentro da luz intestinal durante sua passagem no intestino delgado. Quando alcançam o cólon, as bactérias clivam a lactose em seus dois monossacarídeos precursores, aumentando assim a carga osmótica[12].

Duas características importantes da diarréia osmótica são a melhora do quadro com o jejum ou com a suspensão da ingestão de substâncias não-absorvíveis e a presença do chamado *gap* osmótico fecal.

O *gap* osmótico fecal é calculado através da seguinte fórmula: *gap* osmótico fecal = osmolaridade total — $2 \times ([Na^+] + [K^+])$. Para tal, a osmolaridade das fezes no intestino distal é estimada em 290 mOsm/kg, visto que, após a coleta da fezes, a osmolaridade fecal começa a se elevar em decorrência da conversão de carboidratos em ácidos orgânicos osmoticamente ativos pela flora bacteriana intestinal[21]. O resultado da soma das concentrações fecais de sódio e potássio é multiplicado por dois, pois os ânions são excretados concomitantemente com os referidos cátions.

Na diarréia osmótica, grande parte dos solutos é de substâncias osmoticamente ativas, o que faz com que a osmolaridade fecal exceda o dobro da soma de Na^+ e K^+ nas fezes em pelo menos 40 mOsm. Entretanto, diferentes padrões de referência de *gap* osmótico têm sido empregados.

Nesse tipo de diarréia, o cólon retém sódio, mas não potássio. Portanto, o potássio é perdido em excesso de sódio, resultando em depleção de água e potássio, em vez de depleção de eletrólitos. Além disso, as fezes são tipicamente ácidas em virtude da ação das bactérias do cólon sobre os solutos não-absorvidos[27].

Tabela 49.3
Causas da Diarréia Osmótica*

A. Má absorção de carboidratos
1. Síndrome de má absorção global
2. Deficiência de dissacaridases
3. Má absorção congênita de glicose-galactose
4. Má absorção congênita de frutose

B. Ingestão excessiva de carboidratos pouco absorvíveis
1. Terapêutica com lactulose
2. Sorbitol, em elixir e em produtos dietéticos, como chicletes, balas e sucos
3. Frutose, presente em frutas, mel, ameixa seca, figo seco, tâmara seca etc
4. Manitol, sob a forma terapêutica ou em produtos dietéticos
5. Fibras não-absorvíveis

C. Diarréia induzida por magnésio
1. Suplementação alimentar
2. Antiácidos
3. Laxativos

D. Laxativos contendo ânions pouco absorvíveis
1. Sulfato de sódio (sal de Glauber)
2. Fosfato de sódio
3. Citrato de sódio

* Modificado de Fine KD, Klis GS and Fordtran JS. In: Sleiseger and Fordtran. Gastrointestinal and liver disease – Pathophysiology, diagnosis, management, 5th ed., 1993.

A diarréia secretora decorre do transporte anormal de íons pelo epitélio intestinal, e tem como conseqüência secreção de cloro ou bicarbonato e/ou inibição da absorção de sódio[47]. São reconhecidas cinco categorias de doenças que se manifestam como diarréia secretora: os defeitos congênitos no processo de absorção de íons, como na síndrome da cloridorréia congênita e na diarréia de sódio congênita; as perdas da área de superfície, com diminuição da absorção, como nas ressecções intestinais e doenças difusas da mucosa intestinal; a secreção aumentada de mediadores endógenos ou exógenos, como o polipeptídeo intestinal vasoativo, calcitonina, prostaglandinas, produtos das células inflamatórias, laxantes, entre outros, que induzem mudanças no nível celular do AMPc, GMPc e no metabolismo do cálcio, levando à redução na absorção de NaCl ou aumento da secreção de Cl-; a isquemia intestinal, cujo mecanismo de ação ainda não se encontra definitivamente esclarecido; e as alterações da motilidade, em que o aumento da velocidade do trânsito intestinal reduz o tempo de contato entre o conteúdo luminal e a área absortiva do epitélio intestinal, levando à diminuição da absorção[44].

A diarréia secretora, ao contrário da diarréia osmótica, não se altera com o jejum. Neste tipo de diarréia, os eletrólitos são responsáveis por quase toda a osmolaridade fecal, e geralmente não há outras substâncias osmoticamente ativas. Dessa forma, a diarréia secretora comumente associa-se a um *gap* osmótico menor do que 40 mOsm ou mesmo negativo[27]. Entretanto, alguns autores alegam que a resposta ao jejum e o *gap* osmótico fecal podem não permitir a distinção entre os dois tipos de diarréia. Em muitas condições, o jejum não elimina completamente a diarréia osmótica, e quando o *gap* osmótico fecal encontra-se entre valores considerados intermediários, em torno de 50 mOsm, a causa da diarréia pode ser difícil de se determinar[52]. Além disso, vários valores de referência de *gap* osmótico fecal têm sido sugeridos, não havendo ainda um valor-padrão de normalidade definido.

Na diarréia secretora, ocorre a depleção eletrolítica, com maior perda de sódio em relação à perda de potássio. O pH das fezes é próximo de 7 em virtude da secreção de bicarbonato que neutraliza o ácido produzido no cólon pelas bactérias colônicas, em menor escala[27].

Muitos exemplos de diarréia, contudo, são de causa mista, embora um mecanismo freqüentemente predomine[49]. Seus mecanismos determinantes podem agir simultaneamente e vários processos podem estar envolvidos na gênese da diarréia, incluindo alterações motoras, defeitos de permeabilidade e de exsudação e alterações das funções celulares normais e da dinâmica epitelial[39].

ABORDAGEM DO PACIENTE COM DIARRÉIA

Uma anamnese detalhada e um exame físico cuidadoso exercem fundamental importância na abordagem do paciente com diarréia. Inicialmente deve-se diferen-

Tabela 49.4
Causas de Diarréia Secretora*

A. Congênitas
1. Cloridorréia congênita
2. Diarréia de sódio congênita

B. Má absorção de ácido biliar

C. Toxinas bacterianas

D. Medicamentos e substâncias venenosas

E. Doença inflamatória do intestino
1. Doença de Crohn
2. Retocolite ulcerativa
3. Colite microscópica (linfocítica/colágena)
4. Diverticulite

F. Vasculite

G. Diarréia secretora idiopática

H. Diarréia associada a doenças endócrinas
1. Hipertireoidismo
2. Carcinoma medular da tireóide
3. Doença de Addison
4. Mastocitose
5. Gastrinoma
6. VIPoma
7. Somatostinoma
8. Feocromocitoma

I. Outras neoplasias
1. Linfoma
2. Carcinoma de cólon
3. Adenoma viloso

J. Uso de laxativos estimulantes

K. Alterações motoras
1. Neuropatia autonômica diabética
2. Síndrome do intestino irritável
3. Diarréia pós-vagotomia
4. Diarréia pós-simpatectomia

Modificado de Sleisenger MH, Friedman LS, Feldman M. In: Sleisenger and Fordtran. Gastrointestinal and liver disease – Pathophysiology, diagnosis, management, 7th ed., 2002.

ciar os pacientes com diarréia aguda, caracterizada por uma duração inferior a quatro semanas, daqueles pacientes com diarréia crônica, já que a última implicará a realização de exames mais específicos e, por vezes, não menos invasivos.

Para diferenciação das diarréias de origem do intestino delgado ou do intestino grosso, deve-se precisar o número de evacuações que o paciente apresenta. Habitualmente, o número de episódios evacuatórios nas diarréias do intestino delgado é menos numeroso, as fezes são mais volumosas, há a presença de alimentos não-digeridos e, normalmente, sem sangue, muco ou pus. Já as diarréias cuja fisiopatogenia resulta do acometimento da função do intestino grosso, as fezes são menos volumosas e o número de evacuações é maior, o que difere bastante da incontinência fecal, e, por isso, não devem ser caracterizadas como diarréia. Podem também ser acompanhadas de tenesmo e urgência evacuatória.

Ainda durante a avaliação inicial, deve-se reconhecer os quadros diarréicos mais graves, isto é, aqueles que, por uma depleção maior de volume e eletrólitos e conseqüente incapacidade de reposição dos mesmos por via oral, justificariam uma internação hospitalar e uma reposição volêmica por via endovenosa. Para tal, a freqüência do número de evacuações pode ser a informação mais facilmente obtida para melhor reconhecimento de quadros mais graves. Outros sintomas como boca seca, polidipsia e diminuição do hábito urinário também devem ser questionados ao paciente.

A presença ou não de sangue, muco, pus, gordura ou restos de alimentos nas fezes gera conotações importantes durante a investigação clínica. O sangue nas fezes pode sugerir doença maligna ou doença inflamatória intestinal, e esta última, quando acomete o reto, causa também o aparecimento de pus. Nos pacientes com diarréia aguda infecciosa, a presença de sangue traduz a invasividade do microrganismo responsável através da parede intestinal. Fezes aquosas sugerem o envolvimento de um processo osmótico ou secretório, e a presença de gordura ou de restos alimentares, que não sejam fibras insolúveis, é bastante sugestiva de má absorção e diminuição da função digestiva do intestino delgado. Deve-se, no entanto, atentar também para a função exercida pelos ácidos biliares e pelas enzimas pancreáticas durante o processo de absorção, principalmente das gorduras.

Quando a diarréia ocorre durante a noite, acordando o paciente, está associada, na maioria absoluta das vezes, à doença de origem orgânica. Na síndrome do intestino irritável (SII), as evacuações predominam pela manhã e raramente interrompem o sono dos pacientes. Outra característica da SII é a dor abdominal que sempre acompanha as alterações do hábito intestinal nesses pacientes. A passagem de muco juntamente com as fezes, a exacerbação dos sintomas causados pelo estresse e a história prévia de anormalidades intestinais na adolescência e na fase inicial da vida adulta também são sugestivas do diagnóstico de SII[61].

A presença de outros sintomas concomitantes como flatulência, distensão abdominal, febre e perda de peso deve ser sempre pesquisada. Gases abdominais que secundariamente ocasionam distensão abdominal, principalmente quando surgem 2 a 4 horas após as refeições, podem estar relacionados à fermentação de carboidratos por bactérias, como acontece no supercrescimento bacteriano do intestino delgado e na hipolactasia primária. Nas doenças funcionais, esses sintomas intensificam-se ao longo do dia, sendo mais proeminentes no final da tarde.

Causas iatrogênicas de diarréia como drogas, cirurgias prévias, radioterapia e até mesmo o padrão alimentar não são incomuns. Dietas hipocalóricas, sem açúcar, apresentam em sua composição carboidratos fracamente absorvíveis como a frutose, o sorbitol e o manitol que estão contidos em sucos de frutas industrializados e gomas de mascar dietéticas, e, assim como a ingestão abusiva de café, podem também causar diarréia. Em até 10% dos pacientes submetidos a colecistectomia ocorre diarréia, habitualmente causada por efeitos irritativos dos ácidos biliares no nível do cólon, acelerando o trânsito intestinal[4]. Outras cirurgias como gastrectomias podem, por vezes, causar quadro diarréico por acelerarem o trânsito intestinal. As cirurgias de derivação intestinal, por proporcionarem aumento da população bacteriana, também se constituem em causa de má absorção de carboidratos e diarréia.

A história familiar deve ser sempre verificada nos pacientes com diarréia. Afecções como a doença celíaca, a doença inflamatória intestinal, a neoplasia endócrina múltipla e os defeitos absortivos congênitos apresentam forte componente hereditário.

Dados epidemiológicos, como história de viagens recentes a regiões onde as condições sanitárias e de higiene são precárias, aumentam o risco de diarréias agudas infecciosas, principalmente causadas por agentes virais como o rotavírus e agentes bacterianos como o *V. cholerae* e a *E. coli*. Trabalhadores da área da saúde apresentam risco maior de infecções nosocomiais entéricas, incluindo a diarréia secundária ao *C. difficile*. Pacientes homossexuais pertencem ao grupo de risco para proctite por *N. gonorrhoeae*, *H. simples*, *E. hystolitica*, *Chlamydia* e *Treponema*, devido à prática do coito anal. Outras atividades sexuais promíscuas ou não, protegidas, também se constituem em um fator de risco para a infecção pelo HIV e conseqüentemente podem apresentar quadro diarréico associado à síndrome da imunodeficiência adquirida.

Exame Físico

Na maioria das vezes, o exame físico é mais útil para a avaliação da intensidade do quadro diarréico do que para a determinação de sua causa. Assim, torna-se necessário uma estimativa da volemia do paciente através, por exemplo, das medidas de pulso e de pressão arterial em ortostatismo e em decúbito dorsal. A febre, além de outros sinais de toxicidade, também deve ser pesquisada. Essas possíveis alterações e outras observadas ao exame físico, estão relacionadas à presença e à gravicidade da má absorção intestinal e ao acometimento de diversos sistemas, que podem estar envolvidos pela doença no momento do diagnóstico. Podem ser observados sinais de emagrecimento, como a perda da massa muscular, palidez, edema periférico e, mais raramente ascite, baqueteamento digital, queilite, glossite, púrpura, aumento da pigmentação e descamação lamelar da pele, aumento da excitabilidade muscular, chegando em alguns casos à tetania causada pela hipocalcemia e alterações na sensibilidade das extremidades, secundárias à neuropatia periférica policarencial. Esses sinais traduzem os mais variados graus de deficiências a que esses pacientes estão sujeitos ao longo da sua enfermidade.

O exame do abdômen deve ser cuidadoso, avaliando a presença ou ausência de ruídos intestinais, distensão, macicez, massas e aumento do fígado. Algumas afecções, apesar de pouco freqüentes, podem vir acompanhadas de alterações na pele, como a urticária pigmentosa na mastocistose, a púrpura dolorosa na amiloidose, as pigmentações elevadas na doença de Addison, o eritema necrotizante migratório no glucagonoma, o rubor facial na síndrome carcinóide, a papulose atrófica maligna na doença de Degos e a dermatite herpetiforme na doença celíaca, esta última com nítido aumento de sua prevalência. Outros achados também podem ajudar a traduzir a base etiológica da síndrome diarréica. Um nódulo tireoidiano com linfadenomegalia cervical, na presença de diarréia, é sugestivo de carcinoma medular da tireóide. Agitação psicomotora, diaforese e tremor de extremidades são comuns no hipertireoidismo. Sopro cardíaco, associado ao já mencionado rubor facial, é típico da síndrome carcinóide. A artrite está associada à doença inflamatória intestinal, doença celíaca e algumas enteroinfecções. A linfadenomegalia generalizada pode sugerir a presença da síndrome da imunodeficiência adquirida ou do linfoma. De maneira semelhante, a linfadenomegalia periférica é observada com relativa freqüência na doença de Whipple, estando presente em algumas séries em 55% dos pacientes, e os linfonodos, geralmente apresentam aumento moderado, são firmes, livres e não-dolorosos. Massas abdominais conseqüentes a linfadenomegalia mesentérica também podem ser um achado do exame físico. Sinais de insuficiência vascular como a perda de fâneros, a claudicação intermitente, a diminuição da perfusão periférica e o sopro abdominal estão associados à insuficiência vascular mesentérica, cujas fezes são normalmente acompanhadas pela passagem de sangue pelo ânus. Na presença de estigmas periféricos de insuficiência hepática, deve-se atentar para a possibilidade de colangite esclerosante primária e, evidentemente, para as doenças inflamatórias associadas, principalmente a retocolite ulcerativa.

Avaliação Complementar

Diarréia Aguda

Habitualmente, a maior parte das diarréias agudas tem uma evolução clínica autolimitada, não ultrapassando 2 a 3 semanas, e é secundária a processos infecciosos que em poucas ocasiões necessitarão de intervenção medicamentosa. No entanto, na presença de complicações normalmente decorrentes da depleção de volume ou de um curso mais arrastado da doença, torna-se necessária a realização de uma propedêutica complementar. Em tais pacientes, o hemograma pode evidenciar anemia ou mesmo hemoconcentração decorrente da desidratação. Nas diarréias agudas de etiologia viral, a série branca representada pelos leucócitos geralmente encontra-se dentro dos valores de referência; contudo, a linfocitose e a monocitose, esta última associada a um poder patogênico maior, podem ser observadas. Com relação às infecções bacterianas, particularmente aquelas causadas por microrganismos invasores, há a leucocitose com desvio para a esquerda. Nas infecções por salmonela, ao contrário, observa-se a neutropenia. Na avaliação inicial desses pacientes devem ser também realizados o ionograma e as dosagens de uréia e creatinina, com a finalidade de se verificar o comprometimento ou não da função renal. Outro exame, a pesquisa de leucócitos fecais, pode apontar para o diagnóstico de uma diarréia de causa inflamatória. A mesma interpretação é válida para a pesquisa da lactoferrina, um produto dos neutrófilos[28]. Com relação à coprocultura, trata-se de um método propedêutico de pouca utilidade. Habitualmente são isoladas bactérias pertencentes à própria microbiota dos intestinos. Mesmo quando se isolam bactérias não-pertencentes à flora intestinal, o diagnóstico etiológico não é de certeza, pois a bactéria isolada não é necessariamente a causadora do processo diarréico. No entanto, o exame das fezes para a pesquisa de ovos e larvas de parasitas é útil na sua determinação etiológica. De maneira semelhante, o ensaio pelo método ELISA para giardíase e o método sorológico para amebíase são bastante fidedignos[40]. A pesquisa das toxinas A e, ainda que menos comumente implicada, da toxina B do *C. difficile* deve ser realizada em todos os pacientes que fizeram uso de antibioticoterapia nos últimos 3 meses, principalmente naqueles pacientes que vivem em asilos ou instituições similares. Nos pacientes imunossuprimidos, a pesquisa de *Microsporium*, *Cryptosporidium* e *Isospora* deve ser feita de rotina. A radiografia de abdômen é indispensável em pacientes com sinais de toxemia com a finalidade de descartar o megacólon ou mesmo o íleo. Por fim, o exame proctológico, assim como outros já mencionados, pode ter valor nos casos cuja evolução é mais arrastada e na presença de sangue nas fezes. Nessas situações, fragmentos por biópsia de tecido retal devem ser obtidos, e pode-se distinguir processos autolimitados da retocolite ulcerativa.

Diarréia Crônica

Quando comparada à diarréia aguda, a diarréia crônica é menos comumente causada por agentes infecciosos e possui um número bem maior de diagnósticos diferenciais, o que torna sua abordagem mais complexa.

Como já mencionado na seção Fisiopatogenia, o estudo do conteúdo das fezes pode caracterizar as diarréias em aquosas, que são subdivididas em secretória e osmótica, inflamatórias e gordurosas. Essa análise é possível pela mensuração do *gap* osmótico fecal, através das dosagens de sódio e potássio nas fezes. O cálculo é realizado subtraindo-se a soma do dobro das concentrações de sódio e potássio de 290 mOsm/kg (osmolaridade das fezes no organismo). Quando o *gap* osmótico é me-

DIARRÉIA

nor que 40mOsm/kg, a diarréia se deve à absorção incompleta ou à secreção abundante de eletrólitos, e é característica da diarréia secretória. Quando o resultado do cálculo é maior que 100mOsm/kg, a maior parte de osmolaridade fecal não é secundária à presença dos eletrólitos, e sugere-se a participação de substâncias pouco absorvíveis, como sais de magnésio. Esse resultado define o tipo osmótico. Ainda no exame das fezes, a medida do pH fornece informações importantes sobre a possibilidade de má absorção de carboidratos. Resultados menores que 6 sugerem fermentação excessiva de carboidratos no cólon, dado indireto da má absorção de carboidratos. A quantificação da gordura nas fezes ou a avaliação qualitativa de sua presença através do teste de Sudan contribuem para a definição de se a diarréia é causada por má absorção ou digestão incompleta de gorduras. No entanto, em um estudo de diarréia induzida por laxativos, foram encontrados valores ligeiramente aumentados de gordura fecal em 35% dos indivíduos normais[20]. Valores entre 7 e 14 gramas apresentam baixa sensibilidade e especificidade, e valores acima de 14 gramas por 24 horas sugerem fortemente um distúrbio na absorção de gorduras[2]. Nos pacientes com suspeita de diarréia por uso de laxativos, a presença destes pode ser detectada nas fezes através de métodos bioquímicos e cromatográficos.

A análise da urina, assim como a análise de algumas substâncias nas fezes, é bastante útil na exploração diagnóstica da diarréia crônica. São exemplos as dosagens do ácido 5-hidroxiindolacético para a síndrome carcinóide, o ácido vanilmandélico e a metanefrina para o feocromocitoma e a histamina para a mastocstose e os carcinóides intestinais. Na suspeita de desidratação ou hipopotassemia, uma concentração ou mesmo excreção de potássio e sódio inapropriadamente elevados sugerem efeito de diuréticos, que, por vezes, são utilizados concomitantemente ao uso de laxativos.

Com relação aos exames de sangue, inúmeras dosagens e pesquisas podem ser feitas; no entanto, o uso racional de determinados exames é certamente mais útil que uma listagem irracional dos mesmos. A síndrome do cólera pancreático é uma causa rara de diarréia secretória atribuída à secreção do polipeptídeo intestnal vasoativo (VIP) por um tumor neuroendrócrino. A suspeita diagnóstica deve ser sempre aventada na vigência de um quadro diarréico com mais de 4 semanas de duração, com volume fecal superior a 1 litro, associado à hipopotassemia. Nesses casos, quando se exclui o uso de laxativos e diuréticos, como já mencionado, a pesquisa de alguns peptídeos como a calcitonina para o carcinoma medular da tireóide, a gastrina para a síndrome de Zollinger-Ellison e o glucagon para o glucagonoma pode ser útil.

Mais comumente, alguns exames sorológicos têm sido utilizados tanto para o diagnóstico etiológico quanto para a monitorização terapêutica. A Tabela 49.5 relaciona os exames, as desordens e sua aplicação clínica.

De especial interesse, os testes sorológicos para

Tabela 49-5 Os Testes Sorológicos e sua Utilização no Diagnóstico e na Monitorização Terapêutica		
Testes	Afecções	Aplicações
Anticorpo antinúcleo	Vasculites, esclerodermia, doença celíaca, colite microscópica, hipotireoidismo, enteropatia auto-imune	Diagnóstico
Antigliadina, antiendomísio e transglutaminase tecidual	Doença celíaca	Diagnóstico, acompanhamento e avaliação da adesão ao tratamento
Anticorpo anticitoplasma de neutrófilo perinuclear	Retocolite ulcerativa	Diagnóstico e diferenciação da colite de Crohn
Imunoglobulinas séricas	Deficiência de IgA, imunodeficiência comum variável	Diagnóstico e avaliação da resposta à infusão das imunoglobulinas
Anticorpos contra o HIV	AIDS	Diagnóstico
TSH T4 livre	Hipertireoidismo e hipotireoidismo	Diagnóstico e acompanhamento
Proteína C reativa	Doença inflamatória intestinal	Diagnóstico e avaliação da atividade da doença
HLA-DR, DQ	Doença celíaca, espru refratário e possivelmente doença de Crohn e colite ulcerativa	Diagnóstico para doença celíaca e refratariedade ao tratamento dietético; distinção entre a doença de Crohn e a colite ulcerativa?

doença celíaca são úteis não apenas para o diagnóstico mas também para avaliação dos pacientes, uma vez iniciada a dieta sem glúten. O anticorpo antiendomísio é considerado o teste sorológico mais fidedigno para o diagnóstico da doença e apresenta níveis de sensibilidade que variam de 74% a 100%, dependendo, sobretudo, da prevalência da doença celíaca na população estudada e do grau de atrofia da mucosa intestinal. Já o anticorpo antigliadina, que é subdividido em IgA e IgG, possui uma sensibilidade inferior ao anticorpo antiendomísio; no entanto, a antigliadina IgA constitui o teste sorológico padrão para se avaliar a resposta à introdução da dieta isenta de glúten[41]. Seus níveis começam a diminuir em 1 a 3 meses, e em torno de 12 meses não são mais detectados no sangue dos pacientes que aderem de maneira correta ao tratamento. Caso não haja redução dos níveis nesse período, pode-se afirmar que o paciente está ingerindo o glúten, intencional ou inadvertidamente[41]. Existe ainda um terceiro anticorpo, que é denominado de antitransglutaminase tecidual (tTGIgA). Aparentemente o tTGIgA não é tão sensível e específico quanto o antiendomísio, mas apresenta uma acurácia maior quando comparado à antigliadina. No nosso meio, a antigliadina apresenta uma sensibilidade em torno de 80%[57].

O exame endoscópico da mucosa do cólon e do reto também deve ser realizado nos pacientes com diarréia crônica, no entanto, poucas vezes é feito após uma única avaliação clínica, exceto quando o paciente apresenta sintomas típicos da diarréia de intestino grosso, principalmente se há a presença de sangue nas fezes, devido à possibilidade de neoplasias malignas. Nessa situação, não está claro se o primeiro exame deve ser a retossigmoidoscopia ou a colonoscopia. As vantagens associadas à primeira relacionam-se ao baixo custo, ao preparo, que é mais simples, ao risco de perfuração, que é menor, além da capacidade mais precisa de avaliação do canal anal e da região distal do reto que a colonoscopia. Para a obtenção de fragmentos das válvulas de Houston por biópsia retal para o diagnóstico de esquistossomose, a retossigmoidoscopia rígida também tem maior valor. No entanto, as doenças que acometem as regiões mais proximais do cólon não são alcançadas por esse exame. São exemplos os tumores do cólon direito, transverso e descendente, a doença de Crohn e as colites microscópica e de colágeno, que usualmente apresentam uma distribuição difusa por todo o cólon, mas em 10% dos casos as alterações acometem apenas o cólon proximal[63]. A despeito dessas considerações, não dispomos ainda de um estudo prospectivo que avalie a utilidade e o custo de um exame limitado *versus* um exame completo, como a colonoscopia. É fato, entretanto, que a colonoscopia raramente acrescenta em termos diagnósticos sem a realização de biópsias[31]. Algumas doenças como as colites microscópicas, a amiloidose, a doença de Whipple, as afecções granulomatosas e a esquistossomose (já mencionada) serão diagnósticas somente através da realização de biópsias durante o procedimento endoscópico. Por outro lado, algumas afecções crônicas, como a *melanosis coli*, a doença de Crohn, a colite ulcerativa, a amebíase, os tumores e pólipos, podem ser diagnosticadas através da inspeção.

A endoscopia digestiva alta é um importante método complementar na avaliação do duodeno distal através da obtenção de fragmentos por biópsia. Assim, afecções como a doença celíaca, o linfoma intestinal, a gastroenterite eosinofílica, a hiperplasia nodular linfóide, a doença de Whipple, a linfangiectasia intestinal, a amiloidose e várias doenças infecciosas, parasitárias, fúngicas ou bacterianas podem ter seu diagnóstico elucidado por esse método propedêutico. No entanto, sabe-se que o estudo histológico exclusivo da segunda porção do duodeno, como qualquer método complementar, apresenta limitações quando comparados à biópsia jejunal peroral por cápsula. A arquitetura da mucosa da segunda porção do duodeno apresenta particularidades próprias. As vilosidades duodenais são menos desenvolvidas que as vilosidades jejunais, e com isso a relação vilosidade-cripta também apresenta padrões diferentes, o que pode trazer variáveis na interpretação histopatológica. Estudos de concordância evidenciam que alterações menos exuberantes, na falta de um padrão ouro como método diagnóstico, implicam uma acurácia diagnóstica menor[58]. Outra limitação é que algumas doenças podem acometer o jejuno e causar apenas alterações discretas e inespecíficas no duodeno, como a doença de Crohn, o linfoma tipo ocidental, a hiperplasia nodular linfóide e a doença celíaca (Fig. 49.3). Assim, a biópsia endoscópica não exclui a possibilidade da realização de uma biópsia por cápsula. Já o aspirado do líquido intestinal utilizado para a realização de culturas quantitativas (padrão ouro para o diagnóstico de supercrescimento bacteriano do intestino delgado) ou mesmo para a pesquisa de parasitas pode ser realizado através da endoscopia ou através de cápsulas de biópsia.

O estudo contrastado do intestino delgado no paciente com diarréia crônica é o melhor método para se avaliar as alterações anatômicas desse órgão. Em algumas situações, como na presença de fístulas, estenoses e divertículos, torna-se o exame de eleição. Outros achados, como a dilatação de alças, associada ao excesso de secreção luminal, que caracteriza o padrão de flocula-

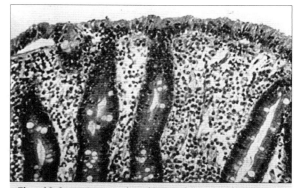

Fig. 49.3 — *Aspecto histológico da mucosa jejunal na doença celíaca — ausência completa de vilosidades, hipertrofia de criptas e o infiltrado linfoplasmocitário denso na lâmina própria.*

DIARRÉIA

ção do contraste baritado, e subversões da arquitetura da mucosa, com ou sem defeitos nodulares de enchimento podem estar presentes na doença celíaca, na doença de Whipple e no linfoma intestinal. O aparecimento de espículas traduz as ulcerações intestinais, e elas são encontradas tanto no linfoma intestinal quanto na doença de Crohn. O diagnóstico etiológico, contudo, raramente é estabelecido através do exame contrastado, mas é de grande valia para a triagem das doenças que acometem o intestino delgado.

Outros exames de imagem como a angiografia mesentérica são considerados o padrão ouro no diagnóstico de isquemia intestinal, apesar de essa afecção ser uma causa extremamente rara de diarréia. Já a tomografia abdominal deve ser sempre solicitada diante da suspeita de doenças pancreáticas, como a pancreatite crônica e tumores neuroendócrinos, e também na possibilidade de doença de Crohn, tuberculose intestinal e linfoma intestinal.

Para se estudar, sob o ponto de vista fisiopatológico, o processo diarréico podemos dispor também dos testes denominados testes fisiológicos. O mais antigo é o teste da d-xilose, um monossacarídeo que uma vez ingerido, é absorvido no intestino delgado. Assim, esse teste tem a capacidade de diferenciar doenças intestinais de doenças pancreáticas e, por conseguinte, pode ser utilizado como exame de triagem inicial no diagnóstico de doenças intestinais e também ser útil no seguimento desses pacientes. Uma excreção urinária de d-xilose menor que 5 gramas em 5 horas ou uma concentração menor que 1,3 mmol/l são valores que se encontram abaixo dos níveis de referência. Na avaliação de doenças que acometem o íleo terminal, o teste de Shilling é o mais conhecido. Nesse exame, a vitamina B_{12} marcada com uma substância radioativa é ingerida juntamente com o fator intrínseco. No entanto, assim como o teste da d-xilose, o teste de Shilling é considerado ultrapassado, devido ao grande avanço tecnológico adquirido pela endoscopia, através da qual se pode biopsiar as regiões onde são absorvidas as substâncias acima mencionadas (duodeno e íleo terminal). Mais recentemente, os testes respiratórios tornaram-se exames bastante úteis na prática clínica, principalmente nos pacientes com diarréia, distensão e dor abdominal. Os mais comuns utilizam idealmente, C^{14} ou C^{13}, pois não são radioativos, e os açúcares fermentativos. Do metabolismo dessas substâncias resultam o CO_2 e H_2, respectivamente, no ar expirado, e são detectados habitualmente por cromatógrafos gasosos, acoplados a um programa de computador. Mais largamente utilizado, o teste do hidrogênio expirado com lactose substitui o teste de tolerância oral à lactose, por ser mais sensível e específico. O princípio do teste baseia-se na não-absorção da lactose devido à ausência da enzima lactase, normalmente presente no topo das vilosidades do intestino delgado. Assim, a lactose é fermentada no intestino grosso pela ação bacteriana, e o resultado desse processo é a absorção do hidrogênio pela mucosa intestinal, danificada ou não, e a posterior excreção pelos pulmões durante o ato da expiração. A dose recomendada é de 20 gramas de lactose, e qualquer valor de hidrogênio acima de 20 partes por milhão nas 4 horas seguintes é considerado alterado. A Tabela 49.6 cita os substratos que podem ser utilizados para esse exame, o tipo de substância que é mensurado e em que condições podem ser aplicados.

TRATAMENTO

O tratamento inicial do paciente com diarréia tem como objetivo a correção dos déficits hidroeletrolíticos decorrentes da perda intestinal de água e de eletrólitos. A utilização de agentes antidiarréicos e de um tratamento específico para a diarréia dependerá da etiologia e da forma de apresentação da afecção (aguda ou crônica), de sua gravidade e das condições clínicas gerais do paciente.

Tratamento da Diarréia Aguda

As infecções intestinais são a principal causa de diarréia aguda. A maioria desses casos de diarréia apresenta-se com depleção leve de volume e pode ser tratada com a ingestão oral de líquidos em nível ambulatorial. Não há necessidade de fórmulas especiais[26]

Tabela 49.6 Condições Clínicas e Substratos que Podem Ser Utilizados para Mensuração de Hidrogênio ou Carbono nos Testes Expiratórios		
Condições clínicas	*Substratos a serem testados*	*Substância medida no ar expirado*
Deficiência de lactase	Lactose	Hidrogênio
Deficiência de sacarase	Sacarose	Hidrogênio
Supercrescimento bacteriano do intestino delgado	Glicose, lactulose e ^{14}C-xilose	Hidrogênio ou carbono 14
Determinação de tempo de trânsito orocecal	Lactulose	Hidrogênio

679

Nos casos de depleção moderada de volume, a volemia deve ser corrigida com maior rapidez, podendo-se utilizar soluções específicas de reidratação oral ou de preparações caseiras, cujas formulações assemelham-se às preconizadas pela Organização Mundial da Saúde.

Como vimos anteriormente, nas diarréias infecciosas agudas secretoras, o mecanismo de absorção do sódio acoplada a solutos, como glicose e aminoácidos, permanece inalterado. Dessa forma, a utilização de soluções salinas contendo tais nutrientes constitui a base da terapia de reidratação oral. Recentemente, tem-se observado que formulações à base de cereais parecem apresentar um efeito superior às preparações tradicionais. Apesar de as soluções de reidratação oral aumentarem a absorção de água e eletrólitos, elas não são utilizadas para a redução do débito fecal, pois podem também aumentar o volume fecal[45].

Para pacientes com depleção grave de volume ou choque hipovolêmico, a hidratação venosa com soluções isotônicas contendo glicose torna-se necessária.

A ingestão oral de nutrientes, sempre que possível, deve ser mantida, independentemente de a diarréia aguda ser infecciosa ou não. Além de não piorar ou prolongar o quadro, a alimentação age antagonizando o efeito catabólico do processo diarréico. Alguns alimentos contendo lactose devem ser temporariamente evitados em virtude da possibilidade da deficiência transitória de lactase em alguns casos de infecção intestinal aguda, além de alimentos cafeinados (inibem a fosfodiesterase, levando ao aumento dos níveis do AMPc), frutas cruas e gomas de mascar (contêm sorbitol)[26].

O uso de antibióticos deve ser restrito, haja vista que a maioria das diarréias infecciosas agudas é autolimitada e de curta duração. Seu emprego empírico deve ser realizado de forma cautelosa em casos selecionados, pois a incidência de patógenos tratáveis é pequena, o custo dos antimicrobianos não é baixo, e existe a possibilidade do desenvolvimento da resistência bacteriana, de excreção prolongada de *Salmonella*, de aumento da produção de toxina pela *Escherichia coli* entero-hemorrágica e de piora da diarréia causada pelo *Clostridium difficile*.

Em casos selecionados, os antibióticos possibilitam uma resolução mais rápida dos sintomas, previnem doença invasiva e reduzem a taxa de casos secundários através da prevenção da contaminação pessoa a pessoa. A terapia empírica deve ser considerada em grupos especiais de pacientes, como pacientes idosos, diabéticos, cirróticos e imunocomprometidos (incluindo pacientes infectados pelo HIV e recebendo quimioterapia). Os pacientes com doença diarréica moderadamente grave a grave que apresentam sinais da presença de um patógeno invasivo (febre, sangue ou leucócitos fecais ou duração prolongada da diarréia), devido ao maior risco de complicações, também se beneficiam do uso de antimicrobianos. Por fim, a antibioticoterapia deve ser utilizada nos indivíduos que trabalham na área de saúde e que lidam com crianças ou na indústria do gado, em virtude do risco aumentado de contaminação pessoa-a-pessoa[35].

Os agentes antidiarréicos inespecíficos podem reduzir a freqüência das evacuações e os sintomas coexistentes, como as cólicas abdominais[26,43]. Agentes adsorventes como a caolim-pectina acrescentam volume às fezes e reduzem sua liquidez, mas apresentam pouco efeito na redução do volume fecal. O subsalicilato de bismuto é um anti-secretor (estimula a reabsorção intestinal de água e sódio), bloqueia os efeitos de enterotoxinas e apresenta efeitos bactericidas diretos. Os derivados opiáceos, como a loperamida e o difenoxilato-atropina, promovem melhora da diarréia através da inibição da motilidade intestinal e da absorção de sal e água. São medicações com boa eficácia terapêutica, mas devem ser empregados com cautela na diarréia inflamatória e na diarréia sanguinolenta. Assunto ainda controverso é a possibilidade do clareamento mais lento de patógenos do intestino com o uso desses agentes.

A loperamida é considerada uma medicação eficaz no alívio sintomático da diarréia não-invasiva, com alta especificidade antidiarréica e ampla margem de segurança, apresentando poucos efeitos colaterais[44].

Tratamento da Diarréia Crônica

Não é o objetivo deste capítulo a abordagem terapêutica específica do paciente com diarréia crônica, no entanto, o tratamento empírico pode ser utilizado em duas situações: (1) quando não é confirmado um diagnóstico etiológico após a realização de exames propedêuticos; (2) quando se tem um diagnóstico etiológico, mas houve falha no tratamento específico ou mesmo quando não se dispõe de um tratamento específico. Nessas situações, o emprego de antibióticos deve ser evitado. Alguns autores tentam um tratamento empírico com metronidazol ou fluorquinolona, mas isso não é recomendado. O tratamento sintomático com opiáceos como a codeína e a morfina pode ser necessário nos pacientes com diarréia crônica quando não é viável o tratamento específico[43]. Cuidados deverão ser sempre tomados, pois o uso abusivo dessas drogas causa graves efeitos colaterais. Assim, o paciente deve ser informado sobre os riscos de seu uso. A dose inicial deverá ser pequena, e o aumento de sua dosagem deve ser monitorado. Substâncias antidiarréicas mais seguras, com maior efeito nos receptores α do que nos receptores μ, têm sido desenvolvidas, como é o exemplo do racecadotril[32].

Nos casos de diarréia crônica idiopática, os extratos de enzimas pancreáticas e as resinas de ligação de ácidos biliares são opções terapêuticas empíricas. No entanto, os resultados raramente são satisfatórios.

Outras drogas também utilizadas para o tratamento empírico são a octreotida e a clonidina. A octreotida, análogo sintético da somatostatina, possui uma ação endocrinológica 10 vezes mais potente que seu precursor natural, e pode ser indicada nas diarréias crônicas causadas pela síndrome carcinóide e nas diarréias endócrinas relacionadas, na síndrome de *dumping* e na diarréia associada ao HIV[15]. A clonidina, um agente α-adrenérgico, por sua vez, exerce efeito tanto na motilidade quanto no transporte intestinal, e assim contribui para o efeito antidiarréico[46]. Está indicada principalmente na diarréia associada ao diabético; contudo, seu efeito hipotensor limita seu emprego[16].

Os agentes modificadores de fezes como o *psyllium* também têm sido empregados. A diarréia crônica associada à incontinência fecal é sua principal indicação, e ele pode ser útil no alívio dos sintomas.

REFERÊNCIAS BIBLIOGRÁFICAS

1. Acra SA, Ghishan FK. Electrolyte fluxes in the gut and oral rehydration solutions. *Pediatr Clin North Am* 43:433-49, 1996.
2. Ameen VZ, Powell GK. A simple spectrophotometric method for quantitative fecal carbohydrate measurement. *Clin Chim Acta* 152:3-9,1985.
3. Anderson MP, Sheppard DW, Berger HA, Welsh MJ. Chloride channels in the apical membrane of normal and cystic fibrosis airway and intestinal epithelia. *Am J Physiol* 263:L14, 1992.
4. Bates T, Ebbs SR, Harrisin M, A'Hern RP. Influence of cholecystectomy on symptoms. *Br J Surg* 78:964-7, 1991.
5. Campos JVM. Diarréias. In Dani R, Castro LP. Gastroenterologia clínica, 3ª ed., Rio de Janeiro, Guanabara Koogan: 788-801, 1993.
6. Chang EB. Intestinal water and electrolyte absorption and secretion. *Transplant Proc* 28:2679-2682, 1996.
7. Cunha AS, Ferrari MLA. Diarréia crônica. Abordagem diagnóstica. In: Petroianu A, Pimenta LG. Clínica e cirurgia geriátrica. Rio de Janeiro, Guanabara Koogan: 289-302, 1999.
8. Davidson GP, Gall DG, Butler DG, Hamilton JR. Human rotavirus enteritis induced in conventional piglets: intestinal structure and transport. *J Clin Invest* 60:1402-9, 1977.
9. Davis G, Morawski SG, Santa Ana C, Fordtran JS. Evaluation of chloride/bicarbonate: exchange in the human colon in vitro. *J Clin Invest* 71:201-7, 1983.
10. Debongnie JC, Phillips SF. Capacity of the human colon to absorb fluid. *Gastroenterology* 74:698-703, 1978.
11. Dharmsathaphorn K. intestinal water and electrolyte secretion and absorption. In: Best JB, Taylor. Physiological basis of medical practice. 12ª ed., Baltimore, Williams & Wilkins: 707-26, 1991.
12. Donowitz M, Keusch GT. Pathophysiological mechanisms of diarrhoeal diseases: diverse aetiologies and common mechanisms. *Scand J Gastroenterol* (Suppl.) 84:33-43, 1983.
13. Donowitz M, Kokke FT, Saidi R. Evaluation of patients with chronic diarrhea. *NEJM* 332:725-9, 1995.
14. Donowitz M, Madara JL. Effect of extracellular calcium depletion on epithelial structure and function in rabbit ileum: a model for selective crypt or villus epithelial cell damage and suggestion of secretion by villus epithelial cells. *Gastroenterology* 83:1231-43, 1982.
15. Farthing MJ. The role of somatostatin analogues in the treatment of refractory diarrhoea. *Digestion* 57(suppl 1):107-13, 1996.
16. Fedorak RN, Field M, Chang EB. Treatment of diabetic diarrhea with clonidine. *Ann Intern Med* 102:197-99, 1985.
17. Field M, Fromm D, McColl I. Ion transport in rabbit ileal mucosa. I. Na and Cl fluxes and short-circuit current. *Am J Physiol* 220:1388-96, 1971.
18. Field M, Rao MC, Chang EB. Intestinal electrolyte transport and diarrheal disease first of two parts). *NEJM* 321:800-6, 1989.
19. Field M, Rao MC, Chang EB. Intestinal electrolyte transport and diarrheal disease (second of two parts). *NEJM* 321:879-83, 1989.
20. Fine KD, Fordtran JS. The effect of diarrhea on fecal fat excretion. *Gastroenterology* 102:1936-9, 1992.

21. Fine KD, Schiller LR. AGA technical review on the evaluation and management of chronic diarrhea. *Gastroenterology* 116:1464-86, 1999.
22. Fondacaro JD. Intestinal ion transport and diarrheal disease. *Am J Physiol* 250:61-8, 1986.
23. Forte LR. Guanylin regulatory peptides: structures, biological activities mediated by cyclic GMP and pathobiology. *Regul Pept* 81:25-39, 1999.
24. Furness JB, Clerc N. Responses of afferent neurons to the contents of the digestive tract, and their relation to endocrine and immune responses. *Prog Brain Res* 122:159-72, 2000.
25. Gamble JL. Chemical anatomy, physiology and pathology of extracellular fluids. Cambridge, Harvard Univ. Press, 1954.
26. Gianella RA, Park SI. Approach to the adult patient with acute diarrhea. Gastroenterol. *Clin North Am* 22:483-97, 1993.
27. Greenberger NJ. Diagnostic approach to the patient with a chronic diarrheal disorder. DM March 135-79, 1990.
28. Guerrant RL, Araújo V, Soares E, Kotloff K, Lima AA, Cooper WH, Lee AG. measurement of fecal lactoferrin as a marker of fecal leukocytes. *J Clin Microbiol* 30:1238-42, 1992.
29. Halm DR, Frizzell RA. Active K transport across rabbit distal colon: relation to Na absorption and Cl secretion. *Am J Physiol* 251:C252-C267, 1986.
30. Hopfer U. Membrane transport mechanisms for hexoses and amino acids in the small intestine. *In:* Johnson LR. Physiology of the gastrointestinal tract., 2ª ed., New York Raven Press: 1499-1526, 1987.
31. Marshall JB, Singh R, Diaz-Arias AA. Chronic, unexplained diarrhea: are biopsies necessary if colonoscopy is normal? *Am J Gastroenterol* 90:372-376, 1995.
32. Matheson AJ, Noble S. *Drugs* 59:829-35, 2000.
33. Nakazato M. Guanylin family: new intestinal peptides regulating electrolyte and water homeostasis. *J Gastroenterol* 36 219-225, 2001.
34. O'Grady SM, Palfrey AC, Field M. Characteristics and functions of Na-K-Cl cotransport in epithelial tissues. *Am J Physiol* 253:C177-C192, 1987.
35. Oldfield III EC, Wallace MR. The role of antibiotics in the treatment of infectious diarrhea. *Gastroenterol Clin* 30:817-836, 2001.
36. Ooms L. Alterations in intestinal fluid movement. *Scand J Gastroenterol* (Suppl.)84:65-77, 1983.
37. Phillips SF. Diarrhea: a current view of the pathophysiology. *Gastroenterology* 63:495-518, 1972.
38. Raffensberger EC, D'Agostino F, Manfredo H Ramirez M, Brooks FP, O'Neil F. Fecal fat excretion, an analysis of four years experience. *Arch Intern Med* 119:573-575, 1967.
39. Read NW. Speculations on the role of motility in the pathogenesis and treatment of diarrhoea. *Scand J Gastroenterol* (Suppl.) 84:45-63, 1983.
40. Rosenblatt JE, Sloan LM, Schneider SK. Evaluation of an enzyme-linked immunosorbent assay for the detection of Giardia lamblia in stool specimens. *Diagn Microbiol Infect Dis* 16:337-41, 1993.
41. Rostami K, Kerchaert T, Tiemessen R, von Blomberg BM, Meijer JM, Mulder CJ. Sensitivity of antiendoisyum and antigliadin antibodies in untreated celiac disease: disappointing in clinical practice. *Am J Gastroenterol* 94:888-94, 1999.
42. Ruppin H, Bar-Meir S, Soergel KH, Wood CM Schimit HG Jr. Absorption of short-chain fatty acids by the colon. *Gastroenterology* 78:1500-1507, 1980.
43. Schiller LR. Anti-diarrhoeal pharmacology and terapeutics. *Aliment Pharmacol Ther* 9:87-106,1995.
44. Schiller LR, Sellin JH. Diarrhea. In: Sleisenger MH, Friedman LS, Feldman M. Sleisenger and Fordtran's Gastrointestinal and liver disease — Pathophysiology, Diagnosis, Management, 7th ed., Philadelphia, Saunders: 151-153, 2002.
45. Schiller LR. Diarrhea. *Med Clin North Am* 84:1259-1274, 2000.
46. Schiller LR, Santa Ana CA, Morawski SG, Fordtran JS Studies of the antidiarrheal action of clonidine: effects on motility and intestinal absorption. *Gastroenterology* 82:982-8,1985.

47. Schiller LR. Secretory diarrhea. *Curr Gastroenterol Rep* 1: 389, 1999.

48. Schultz SG. Cellular models of sodium and chloride absorption by mammalian small and large intestin. In: Field & cols. Secretory diarrhea. Maryland. *Am Physilological Sc. Bethesda*:1, 1980.

49. Sellin JH. The pathophysiology of diarrhea. *Clin Transplantation* 15(suppl. 4):2-10, 2001.

50. Sheerin H, Field M. Ileal HCO3- secretion: relationship to Na+ and Cl- transport and effect of theophylline. *Am J Physiol* 228:1065-74, 1975.

51. Shetzline MA, Liddle RA. Gastrointestinal hormones and neurotransmitters. In: Sleisenger MH, Friedman LS, Feldman M. Sleisenger and Fordtran's gastrointestinal and liver disease — Pathophysiology, Diagnosis, Management, 7th ed., Philadelphia, Saunders: 3-20, 2002.

52. Shiau YF, Feldman GM, Resnick MA, Coff PM. Stool electrolyte and osmolality measurements in the evaluation of diarrheal disorders. *Ann Intern Med* 102:773-775, 1985.

53. Stirling CE. Radioautographic localization of sodium pump sites in rabbit intestine. *Cell Biol* 53:704-714, 1972.

54. Turnberg LA, Bieberdof FA, Morawski SG, Fordtran JS. Interrelationships of chloride, bicarbonate, sodium and hydrogen in human ileum. *J Clin Invest* 49:557-567, 1970.

55. Turnberg LA, Fordtran J, Carter N. Mechanisms of bicarbonate absorption and its relationship to sodium transport in the human jejunum. *J Clin Invest* 49:548-556, 1970.

56. Turnberg LA. Potassium transport in the small bowell. *Gut* 12:811-818, 1971.

57. Vilela EG. Aspectos clínicos e estudo da concordância entre patologistas na avaliação de biópsias intestinais em pacientes com doença celíaca do adulto. Belo Horizonte: Faculdade de Medicina da UFMG, 212 p, 2001. (Tese de Mestrado).

58. Vilela EG, Ferrari MLA, Bambirra EA, Barbosa AJA, Brasileiro Filho G, Toppa NH, Goulart EA, Cunha AS. Agreement between pathologists about the assessment of intestinal biopsies obtained from adult patients with celiac disease. Gastoenterol Int; *in press*.

59. Welsh MJ, Smith PL, Fromm M, Frizzell RA. Crypts are the site of intestinal fluid and electrolyte secretion. *Science* 218:1219-1221, 1982.

60. Wenzl HH, Fine KD, Schiller LR, Fordtran JS. Determinants of decreased fecal consistency in patients with diarrhea. *Gastroenterology* 108:1729-1738, 1995.

61. Wessley S, Nimnuan C,Sharpe M. Functional somatic syndromes: one or many. *Lancet* 354:936-39, 1999.

62. Will PC, Lebovitz JL, Hopfer U. Induction of amiloride-sensitive sodium transport in the rat colon by mineralocorticoids. *Am J Physiol* 238:F261-F268, 1980.

63. Zins BJ, Tremaine WJ, Carpenter HÁ. Collagenous colitis: mucosal biopsies and association with fecal leukocytes. *Mayo Clin Proc* 70:430-433, 1995.

Síndrome de Má Absorção Intestinal

CAPÍTULO 50

Lorete Maria da Silva Kotze

As pessoas consomem, diariamente, cerca de 2.000 a 3.000 calorias em alimentos. A maioria dessa carga calórica está em forma de polímeros ou outros compostos complexos que devem ser cindidos em moléculas pequenas para serem transportados através da mucosa do intestino delgado. Assim, proteínas são clivadas em dipeptídeos e aminoácidos, o amido é quebrado em monossacarídeos, e as gorduras são transformadas em ácidos graxos e monoglicerídeos. Os processos de digestão e absorção são complexos e muitas vezes prejudicados, resultando perto de 200 condições associadas com defeitos em tais etapas, podendo produzir grande prejuízo ao organismo.

Portanto, o trato gastrointestinal que recebe os nutrientes ingeridos deve digeri-los e absorver seus constituintes mais simples. Assim, a digestão e a absorção normais podem ser divididas em estágios seqüenciais[19]:

— hidrólise e solubilidade luminais;

— hidrólise na membrana do enterócito;

— absorção através da membrana do enterócito e processamento celular;

— captação do enterócito para o sangue e a linfa.

No estágio luminal, proteínas, carboidratos e lipídios são hidrolisados por enzimas liberadas por glândulas salivares, estômago e pâncreas. A bile do fígado participa do processo criando um meio orgânico de solubilização no qual os lipídios podem ser digeridos. A digestão continua no nível da membrana celular onde ocorre hidrólise de peptídeos e dissacarídeos pelas enzimas da borda estriada. A seguir, há absorção celular de aminoácidos, pequenos peptídeos, monossacarídeos, monoglicerídeos e ácidos graxos. Já dentro do enterócito os nutrientes são processados; água e pequenas moléculas também podem ser absorvidas por rota paracelular. Os nutrientes absorvidos são então transportados para dentro dos vasos sangüíneos e linfáticos e levados a órgãos distantes para armazenamento ou metabolismo. Qualquer doença que interrompa algum desses estágios pode levar a má digestão e/ou má absorção.

Nas Figs. 50.1 a 50.3, que resumem a digestão, absorção e transporte de nutrientes, foram acrescentadas as afecções de acordo com a fase alterada. Obviamente há algumas que alteram mais fases do que as assinaladas.

Considera-se *má digestão* como resultante dos problemas concernentes à hidrólise do conteúdo luminal, e *má absorção* ou *disabsorção* o impedimento ao transporte através da mucosa. Entretanto, na prática clínica, má absorção é usada para descrever o resultado final de ambos os processos.

Quando um largo espectro de nutrientes está envolvido, denomina-se **pan-*má absorção* ou *pandisabsorção***; e se somente um ou uma classe de nutrientes estão envolvidos, *má absorção seletiva ou específica*. Tais conceitos podem ser de ajuda no diagnóstico diferencial.

O modelo idealizado por Campos, por acompanhar os passos da fisiologia da digestão, absorção e transporte dos nutrientes, dá uma sistemática que confere objetividade na abordagem do caso clínico, consistindo em uma ordenação lógica e de aplicação didática ímpar[3]. Tais vantagens a elevam ao nível de excelência e contribuem para facilitar o alcance dos objetivos apontados (Fig. 50.4).

Assim, do ponto de vista fisiopatológico, as causas de má absorção podem ser divididas em condições clínicas associadas a:

• impedimento da hidrólise luminar ou solubilização (órgãos da digestão)

Causas Pré-Epiteliais ou Pré-Entéricas:

• impedimento da função da mucosa (hidrólise na mucosa, captação e empacotamento através do epitélio colunar)

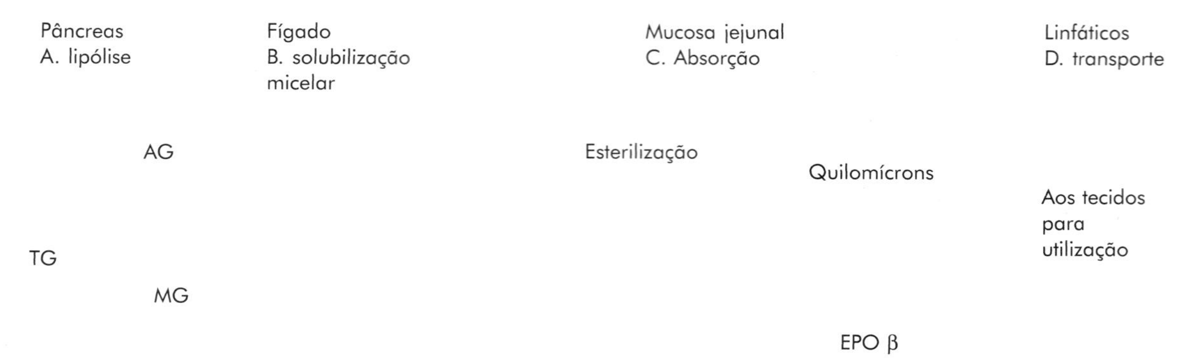

APARELHO DIGESTIVO. CLÍNICA E CIRURGIA

Pâncreas	Fígado	Mucosa jejunal		Linfáticos
A. lipólise	B. solubilização micelar	C. Absorção		D. transporte

AG   Esterilização   Quilomícrons

                                                                          Aos tecidos
                                                                          para
TG   utilização
        MG

                                                      EPO β

Enzimas pancreáticas
- Lipólise
- Fibrose cística
- Síndrome de Shwachman
- Deficiência de enteroquinase
- Pancreatites

Sais biliares
- Solubilização micelar
- Doença colestática do fígado
- Depleção do *pool* de ácidos biliares

Borda estriada
- Absorção
- Ressecção ileal
- Doença celíaca
- Síndrome do intestino curto

Formação de quilomícrons
- Abetalipoproteinemia
- Hipobetalipoproteinemia

Transporte
- Linfangiectasia intestinal
- Doença de Whipple

Fig. 50.1 — *Digestão e absorção dos lipídios da dieta. As etapas principais do processo digestivo e absortivo são mostradas, com algumas afecções que resultam em má digestão e/ou má absorção de gorduras.*

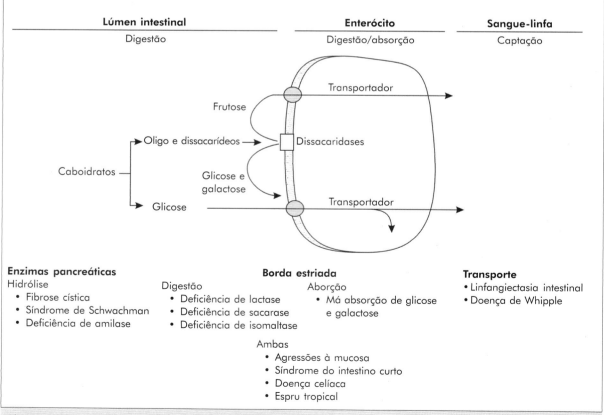

Fig. 50.2 — *Digestão e absorção dos carboidratos da dieta. As etapas principais do processo digestivo e absortivo são mostradas, com algumas afecções que resultam em má digestão e/ou má absorção de hidratos de carbono.*

Síndrome de Má Absorção Intestinal

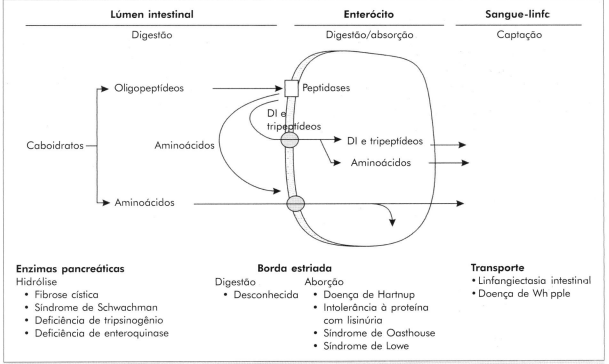

Fig. 50.3 — *Digestão e absorção das proteínas da dieta. As etapas principais do processo digestivo e absortivo são mostradas, com algumas afecções que resultam em má digestão e/ou má absorção de proteínas.*

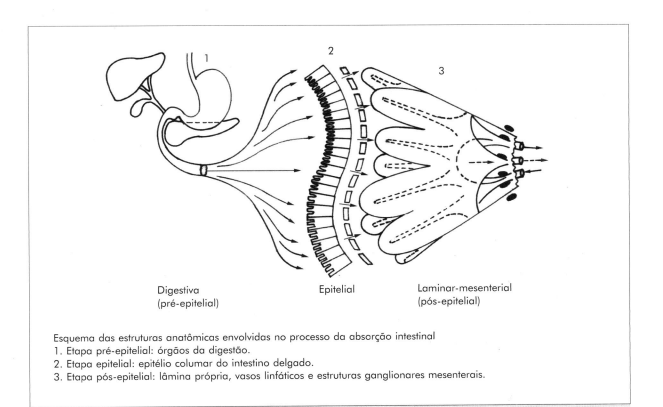

Fig. 50.4 — *Esquema das estruturas anatômicas envolvidas nos processos de digestão e absorção dos nutrientes.*

Causas epiteliais ou entéricas:

1. Impedimento à remoção dos nutrientes da mucosa (vasos linfáticos e estruturas ganglionares mesenteriais)

Causas pós-epiteliais ou pós-entéricas:

1. Seguem-se as principais entidades que podem ser classificadas, *predominantemente*, em cada uma das etapas acima apontadas (Tabelas 50.1 a 50.5)

Tabela 50.1
Afecções Gastrointestinais Associadas com Má Digestão Luminal

Doença	Condição	Fisiopatologia
Estômago	Desnutrição caloricoprotéica	Diminuição da produção de ácido (hipocloridria)
	Síndrome de Zollinger-Ellison	Inativação de enzimas pancreáticas por baixo pH duodenal Diminuição da ionização de sais biliares conjugados
	Anemia perniciosa	Diminuição de fator intrínseco, Má absorção de vit. B_{12}
	Síndrome de *dumping*	Esvaziamento rápido do conteúdo gástrico para o intestino delgado Diluição de enzimas
Pâncreas	Fibrose cística	Impedimento de secreção de enzimas e bicarbonato
	S. de Schwachman-Diamond	Impedimento de secreção de enzimas
	Pancreatite aguda/crônica	Impedimento de secreção de enzimas e bicarbonato
	Desnutrição caloricoprotéica	Impedimento de secreção de enzimas
	Deficência de tripsinogênio	Impedimento de secreção de enzimas
	Deficiência de lipase	Impedimento de secreção de enzimas
	Deficiência de amilase	Impedimento de secreção de enzimas
Fígado	Síndromes colestáticas	Impedimento da secreção de sais biliares com formação deficiente de micelas
	Doença ou cirurgia ileal	Má absorção intestinal de sais biliares *Pool* deficiente de sais biliares
Intestino	Deficiência de enteroquinase	Impedimento da ativação das enzimas pancreáticas luminais
	Desnutrição caloricoprotéica	Supercrescimento bacteriano com consumo de nutrientes Produção de toxinas Desconjugação de sais biliares
	Duplicação anatômica	Supercrescimento bacteriano com consumo de nutrientes
	Síndrome da alça cega	Supercrescimento bacteriano com consumo de nutrientes
	Síndrome do intestino curto	Supercrescimento bacteriano com consumo de nutrientes
	Pseudo-obstrução intestinal	Supercrescimento bacteriano com consumo de nutrientes

Tabela 50.2
Afecções Gastrointestinais Associadas com Má Digestão na Membrana do Enterócito

Doença/Condição	Fisiopatologia
Deficiência congênita de dissacaridase Lactase Sacarase-isomaltase Trealase	Má digestão do dissacarídeo específico com fermentação bacteriana no cólon
Deficiência adquirida/tardia de dissacaridase Lactase Sacarase-isomaltase Glicoamilase	Perda da atividade enzimática por dano à mucosa ou perda da atividade com o envelhecimento

SÍNDROME DE MÁ ABSORÇÃO INTESTINAL

Tabela 50.3	
Afecções Gastrointestinais Associadas com Má Absorção no Enterócito	
Doença/Condição	*Fisiopatologia*
Má nutrição caloricoprotéica	Dano x adaptação da arquitetura mucosa alterada
Doença de Hartnup	Defeito de transporte de aminoácidos neutros
Síndrome da fralda azul	Defeito no transporte de triptofano
Síndrome de Oasthouse	Defeito no transporte de metionina no intestino e rim
Síndrome de Lowe	Defeito no transporte de lisina e arginina (ligada ao X)
Má absorção de glicose-galactose	Defeito seletivo no sistema de co-transporte sódico de glicose e galactose
Diarréia clorídrica congênita	Defeito seletivo no transporte de cloreto
Abetalipoproteinemia	Ausência de produção de apolipoproteína B, lipoproteínas e quilomícrons
Hipobetalipoproteinemia	Impedimento à produção de apolipoproteína
Doença celíaca	Dano à superfície digestivo-absortiva
Síndrome do intestino curto	Perda da superfície digestivo-absortiva, trânsito anormal
Síndrome de dano à mucosa	Dano à superfície digestivo-absortiva
Intolerância ao leite/soja	Deficiência de lactase Síndrome pós-gastroenterite
Espru tropical	Dano à superfície digestivo-absortiva
Doença de Whipple	Obstrução linfática. Impedimento no transporte de lipídios(?), enteropatia focal
Infecção/inflamação bacteriana Shigella Salmonella Campylobacter Cólera Giardíase	Dano à superfície digestivo-absortiva, motilidade anormal Perda secretória de água e eletrólitos Alteração da função epitelial secundária à aderência do parasita ou toxina (?)
Doença de Crohn	Dano à superfície digestivo-absortiva Perda crônica de sangue
Infecção viral Rotavírus AIDS/SIDA	 Dano à superfície digestivo-absortiva Dano à superfície digestivo-absortiva Supercrescimento bacteriano Insuficiência pancreática exócrina e hepática
Acrodermatite enteropática	Impedimento à absorção do zinco

Não se pode deixar de assinalar a importância de se conhecerem as manifestações digestivas das doenças sistêmicas que, em muitos casos, podem se iniciar por má absorção ou cursar com tal síndrome no decorrer de sua evolução clínica. Chama-se a atenção para síndrome da imunodeficiência adquirida cada vez mais prevalente; para as doenças endócrinas (diabetes, hiper ou hipotireoidismo, hipoparatireoidismo e doença de Addison), para as colagenoses (esclerodermia, vasculites do lúpus eritematoso disseminado e da poliarterite nodosa) e para a amiloidose.

Tabela 50.4
Afecções Gastrointestinais Associadas com Alterações no Transporte para o Sangue e Linfa

Doença/Condição	Fisiopatologia
Insuficiência cardíaca congestiva	Distensão venosa Edema da parede intestinal
Linfangiectasia intestinal	Obstrução ao transporte linfático de lipídios e vitaminas lipossolúveis Perda intestinal de proteínas
Linfoma intestinal	Obstrução ao transporte linfático de lipídios e vitaminas lipossolúveis
Síndrome carcinóide	Obstrução ao transporte linfático de lipídios e vitaminas lipossolúveis

Tabela 50.5
Afecções Gastrointestinais Associadas com Diversas Alterações (miscelânea)

Doença/Condição	Fisiopatologia
Síndromes de imunodeficiências	Flora bacteriana alterada
Gastroenteropatia alérgica	Mecanismo imunológica desconhecido
Gastroenterocolopatia eosinofílica	Mecanismo imunológico desconhecido
Drogas	
Metotrexato	Dano à superfície mucosa por interferência na replicação enterocítica
Colestiramina	Bloqueio na reabsorção de sais biliares no íleo Má absorção de cálcio, gordura, ácidos biliares e vitaminas lipossolúveis
Fenantoína	Má absorção de cálcio e ácido fólico
Sulfassalazina	Má absorção de ácido fólico
Antagonistas do receptor H_2 da histamina	Impedimento à liberação ácido/proteolítica de vitamina B_{12}

DIAGNÓSTICO

Uma boa história, exame físico completo e uso judicioso de exames complementares fornecem informações necessárias para a etiologia (ver Capítulo 46).

História Precisa (Anamnese)

Dados de relevância que devem ser obtidos[28]:
— descrição cronológica de todos os sintomas;
— relação dos sintomas com mudanças do estilo de vida ou estresse;
— uso de antibióticos ou outras drogas;
— exacerbação de problemas médicos crônicos;
— dados sobre apetite, atividade e sono antes do início dos sintomas;
— história alimentar quanto ao tipo e à quantidade de ingestão de alimentos, incluindo as manipulações utilizadas na tentativa de resolver os problemas: atenção às restrições prolongadas que podem levar à desnutrição;

— história perinatal (sinais/sintomas presentes ao nascimento sugerem doenças congênitas, mas não descartam causas adquiridas);
— história de cirurgia abdominal prévia;
— história de infecções em série (sugerem fibrose cística ou deficiência imunológica);
— informação sobre viagens recentes do paciente ou de familiares para os trópicos ou países em desenvolvimento;
— informação sobre cuidados em creches;
— queixas não-relacionadas ao trato GI seguindo-se a doenças sistêmicas ou manifestações extradigestivas (cansaço, edema, febre, emagrecimento, atraso de desenvolvimento sexual etc.);
— sangramentos, lesões de pele, manchas roxas sugerem deficiências secundárias a estados de má absorção;
— história familiar pormenorizada para saber se outros membros da família têm sinais e sintomas semelhantes, sugerindo afecções genéticas ou infecciosas.

SÍNDROME DE MÁ ABSORÇÃO INTESTINAL

Tabela 50.6
Síndrome de Má Absorção Intestinal. Dados Clínicos, de Exames e Mecanismos Envolvidos

Dados Clínicos	Dados de Exames	Mecanismos
Perda muscular Baixa estatura e edema	Albumina sérica	Alteração metabolismo protéico, absorção e ingestão
Dores ósseas Fraturas Deformidade esquelética	RX desmineralização óssea Densitometria óssea alterada	Perda protéica entérica
Parestesias Tetania	Cálcio sérico Osteomalacia	Alteração na absorção de Ca e vitamina D
Perda de peso Fezes claras e volumosas	Esteatorréia Colesterol	Alteração na absorção e perda de gordura e vitaminas lipossolúveis e Ca
Sangramento, equimose	TAP	Alteração na absorção de vitamina K
Parestesias Neuropatia Glossite Anemia	Macrocitose Vit. B_{12}, megaloblastos Folatos Microcitose Hipocromia	Alteração na absorção de vitamina B_{12} Alteração na absorção de ácido fólico Alteração na absorção de Fe
Fraqueza, tetania, parestesias	Mg sérico	Alteração na absorção de Mg
Desidratação, nictúria	Volume plasmático	Alteração no metabolismo da água
Câimbras, arritmias Fraqueza muscular	Na sérico K sérico Alterações ECG	Alteração no metabolismo de sódio Alteração no metabolismo de potássio
Queilite, neurite, glossite	Triptofano urinário	Alteração na absorção de complexo B
Distensão abdominal Diarréia, flatulência	Achatamento curva Glicêmica c/ lactose, sacarose ou maltose	Alteração na hidrólise e absorção de hidratos de carbono

Exame Físico (EF)

O número de proeminências dos achados do exame físico em geral corre em paralelo à gravidade e cronicidade do distúrbio de má absorção intestinal. Chama-se a atenção para:

— criança depressiva ou passiva;

— atraso de desenvolvimento;

— dados de peso, estatura e perímetro cefálico;

— construção da curva de crescimento;

— dados sobre caracteres sexuais secundários;

— completar com exames neurológicos.

A seguir, apontar-se-ão os principais sintomas e sinais que caracterizam a chamada *síndrome de má absorção intestinal (SMA)* como um todo, visto que as peculiaridades das principais entidades clínicas serão discutidas em capítulos separados.

Consideram-se como essenciais ao diagnóstico:

— Alterações nas fezes (ver Capítulo 49)

   • esteatorréia (fezes gordurosas, acinzentadas e de odor rançoso) ou

   • diarréia crônica aquosa

— Aumento na produção colônica de gases

   • distensão abdominal

   • borborigmos

— Emagrecimento, perda muscular

— Deficiências de vitaminas e de sais minerais

— Fadiga, fraqueza

— Edema

A Tabela 50.6 sintetiza os dados clínicos e os resultados de exames, destacando seus prováveis mecanismos.

Em conclusão, a síndrome de má absorção tem uma miscelânea de apresentação biológica e clínica, podendo

689

variar de acordo com o local do problema. Na criança, usualmente se manifesta por diarréia e déficit ponderoestatural. Já no idoso, o diagnóstico diferencial é o mesmo que para o adulto jovem, mas as deficiências nutricionais são mais comuns e mais graves, por terem diminuídas suas reservas nutricionais. O diagnóstico deve se basear nos exames mais simples e adequados às hipóteses diagnósticas.

Testes Laboratoriais

São usados para confirmar má digestão e má absorção e, mais importante, ajudam a identificar a causa. Podem ser divididos quanto à disponibilidade, aos custos e ao grau de invasão.

Pacientes com pandisabsorção estabelecida tipicamente têm diversas anormalidades laboratoriais, ao contrário dos portadores de má absorção isolada, que podem não apresentar qualquer alteração nos exames de rotina (Tabela 50.6).

Exames Laboratoriais Habituais

A maioria dos exames gerais se destina à avaliação do estado nutricional, do grau de espoliação e carências. Servem de base para a devida reposição dos componentes em deficiência.

Hemograma

O *volume globular* e a *hemoglobina* se encontram diminuídos nas anemias, seja por má absorção ou por perda crônica. Há hipocromia na má absorção de ferro; macrocitose e polilobócitos na deficiência de ácido fólico e/ou vitamina B_{12}, quando o *volume corpuscular médio* se eleva. Os *leucócitos* podem estar normais, aumentados nas doenças inflamatórias ou diminuídos. Os *eosinófilos* geralmente aumentam nas parasitoses e alergias. Os *linfócitos* diminuem nas doenças inflamatórias, tuberculose, linfomas e estados de imunodeficiências. Os *bastonetes* se elevam nas infecções ou nas crises de atividade de doenças inflamatórias. As *plaquetas* costumam servir de índice de atividade de doenças inflamatórias. Os *reticulócitos* elevados sugerem perda sangüínea.

Velocidade de Hemossedimentação (VHS)

Em geral aumenta nas anemias, doenças inflamatórias e neoplásicas; diminui na hemoconcentração e poliglobulias.

Ferro Sérico e Ferritina

São pedidos para se ter idéia do grau de anemia e para monitorar as reposições.

Determinação de Eletrólitos

São solicitados somente quando há sinais e sintomas de espoliação de água e eletrólitos.

Tempo de Atividade de Protrombina (TAP)

Prolongamento do TAP na ausência de hepatopatia ou uso de anticoagulantes significa má absorção de vitamina K. É importante sua determinação antes de qualquer conduta invasiva, principalmente biópsias, para evitar sangramentos. Se necessário, administrar vitamina K por via parenteral 3 dias antes do procedimento.

Dosagens de proteínas

Na desnutrição, primária ou secundária, diminuem as proteínas plasmáticas, principalmente a albumina. Nas enteropatias perdedoras de proteínas, a característica é a grande baixa dos níveis de albumina, responsável pelo aparecimento de edema.

Exames Parasitológicos de Fezes

O exame parasitológico de fezes deve sempre ser realizado em pelo menos três amostras colhidas em dias alternados, pois má absorção pode ocorrer pela infestação por *Strongyloides stercoralis* ou por *Giardia lamblia*[9]. Estes parasitas podem constituir apenas fatores agravantes de má absorção de outra etiologia.

Exames e Testes Específicos para Má Absorção Intestinal

Testes Relacionados à Absorção de Gorduras (ver Fig. 50.1)

Pesquisa de Gordura Fecal (Sudam III)

É procedimento simples e se baseia na detecção microscópica de gordura nas fezes[8,30]. Pequena alíquota de fezes é colocada em lâmina com 2 gotas de etanol a 95% e mais 2 gotas de solução alcoólica saturada pelo Sudam III são misturadas e recobertas com lamínulas. Observa-se a presença de gorduras neutras (cor rósea ou vermelha). Repete-se o processo juntando-se várias gotas de ácido acético a 56% à mistura de fezes e aquece-se a lâmina várias vezes até a fervura. As gorduras neutras e os sabões se convertem em ácidos graxos, formando-se gotas que se coram fortemente pelo Sudam III.

Os resultados positivos são dados em cruzes, conforme o tamanho e o número de gotículas de gordura em campo microscópico de grande aumento.

- *Normal:* até 100 gotas/campo; diâmetro menor que 4 mm.

- *Aumentada:* até 100 gotas/campo; diâmetro de 4-8 mm (esteatorréia moderada)

- *Muito aumentada:* mais que 100 gotas/campo; diâmetro de 6-75 mm (esteatorréia acentuada)

Podem ocorrer resultados falso-positivos quando o paciente ingeriu óleo mineral ou, por ocasião da coleta, as fezes foram contaminadas com o uso local de substâncias oleosas.

Em mãos experientes, tais resultados têm sensibilidade e especificidade altas, estando claramente correlacionados com a dosagem quantitativa de gordura fecal.

Balanço de Gordura nas Fezes

Esta prova consiste na avaliação quantitativa de triglicerídeos e ácidos graxos livres nas fezes. Para a realização do teste, administra-se ao paciente, durante 6 dias, uma dieta contendo aproximadamente 35% das calorias em gordura. A partir do quarto dia até o sexto dia, as fezes são guardadas juntas em geladeira. Ao final da coleta, são homogeneizadas, e a quantidade de gordura fecal é analisada pelo método de Van der Kamer, que se baseia na extração e na titulação dos ácidos graxos de cadeia longa com NaOH. O peso de lipídios no espécime é calculado e expresso em gramas por 24 horas[22]. Considera-se normal quando o mesmo for igual ou inferior a 5 g/dia. Valores entre 5 a 7 g/dia são considerados sugestivos de esteatorréia, e acima de 7 g/dia são diagnósticos de esteatorréia.

Alguns serviços adotam a dosagem da gordura fecal na vigência de dieta habitual, pois esta já é rica em gorduras. No Brasil, os valores considerados normais são

- Crianças: 1,52 ± 0,73 g/dia.

- Adultos: 2,24 ± 0,89 g/dia.

O balanço de gordura, pelo método de Van der Kamer, é considerado padrão ouro para a avaliação da má absorção de gordura, mas apresenta dificuldades técnicas em crianças, particularmente nas sem controle esfincteriano.

Esteatócrito

Esteatócrito clássico

O esteatócrito é um teste de triagem semiquantitativo, relativamente simples, para se avaliar a má absorção de gordura[23,27,29]. Para a sua realização, 0,5 g de fezes é misturado com dois volumes de água, e a seguir coloca-se 70 μL do homogeneizado em um tubo capilar usado para a determinação do hematócrito, o qual é centrifugado por 15 minutos em velocidade de 1.200 rotações por minuto. Após a centrifugação, o tubo capilar é imediatamente colocado na posição vertical, e observa-

se a formação de três camadas: a inferior de fezes sólidas não-gordurosas; uma intermediária líquida e uma camada superior gordurosa. Mede-se a camada inferior sólida (S) e a superior gordurosa (G) com uma régua milimetrada com precisão de 0,025 cm e com o auxílio de uma lupa. O esteatócrito é expresso pela fórmula G/(G+S) × 100.

O esteatócrito apresenta uma correlação muito boa com o teste de Van der Kamer. Demonstrou-se que valores acima de 2,1% indicam que o teste apresenta uma sensibilidade de 79% a 97% e uma especificidade de 97% em detectar esteatorréia maior que 10 g/dia.

No Brasil, Mello e Silveira demonstraram uma correlação positiva e significativa entre o esteatócrito e a técnica de Van der Kamer e estabeleceram os seguintes valores de referência para crianças de 0 a 72 meses[21]: 0-1 mês, 4,04%; 1-3 meses, 1,38%; 3-72 meses, 0,29%.

Esteatócrito Ácido

Tran *et al.* introduziram uma modificação do método descrito acima com a acidificação da solução de fezes antes de a mesma ser colocada no tubo capilar. Esse procedimento proporciona um aumento da liberação de gorduras durante a realização do esteatócrito, aumentando a confiabilidade dos resultados. Os valores normais variam de 2,8% a 4,8%.

O esteatócrito tem sido muito usado para avaliar a redução da esteatorréia em pacientes com fibrose cística em resposta à terapêutica com enzimas pancreáticas. Embora não substitua a dosagem quantitativa da gordura fecal, é um teste rápido, factível no meio brasileiro, não-oneroso e seguro para a triagem de esteatorréia em pacientes principalmente pediátricos.

Determinação da Elastase-1 (EL-1)

Relatos recentes indicam que a determinação da EL-1 nas fezes é um teste novo, sensível, específico e não-invasivo da função pancreática. Carrocio *et al.* compararam a acurácia diagnóstica da EL-1 fecal com a quimiotripsina fecal (FCT) para distinção entre má digestão de origem pancreática e má absorção intestinal[4]. As fezes foram coletadas por 72 horas em dieta comum, e esses testes comparados com o esteatócrito. A acurácia diagnóstica foi de 92% para a EL-1 e de 82% para a FCT, concluindo que a primeira é mais específica para demonstrar provável causa pancreática.

Testes Respiratórios

O teste respiratório da trioleína marcada com ^{14}C pode também ser utilizado para estudo da má absorção de gordura, pois esta, depois de hidrolisada e absorvida, libera CO_2 marcado com ^{14}C, permitindo medida da radioatividade no ar expirado. Dispensa o inconveniente da coleta de fezes de 72 horas e tem sensibilidade e especificidade altas. Do mesmo modo que os anteriores, esse teste pode levar ao diagnóstico de má absorção, mas também não localiza em que fase está o distúrbio.

Ponto importante a destacar é que a demonstração de gordura fecal aumentada não discrimina o tipo de esteatorréia, devendo-se lançar mão de dados clínicos e de outras provas para se determinar a causa do problema, como mostra a Fig. 50.2.

Testes Relacionados à Absorção de Carboidratos (ver Fig. 50.2)

Prova da D-Xilose

A d-xilose é uma pentose que normalmente não é encontrada no organismo. A sua absorção ocorre principalmente em duodeno e jejuno proximal via mecanismo de transporte da glicose, mas com baixa afinidade por carregadores, e depende da integridade da mucosa intestinal. Como a sua absorção é independente de fatores intraluminares, tais como sais biliares, secreções exócrinas do pâncreas, ou da presença de enzimas da borda em escova das vilosidades, a sua má absorção é indicativa de lesão da mucosa do intestino delgado proximal. Uma vez ingerida, metade da d-xilose é absorvida e metabolizada no fígado e metade excretada pela urina. Dessa forma, pode-se avaliar a sua absorção ou pela quantidade que é excretada na urina, durante um período de 5 horas após a sua ingestão, ou através da d-xilosemia. Devido à dificuldade em se colher urina, principalmente em crianças pequenas, a avaliação da d-xilosúria praticamente não é realizada, e prefere-se a dosagem da d-xilosemia.

A xilose é administrada ao paciente, após 6 horas de jejum, por via oral, na dosagem de 0,5 g/kg de peso corpóreo (dose máxima 15 g), em solução aquosa a 10%. Amostras de sangue venoso são colhidas aos 60 e 120 minutos após a ingestão e a concentração sérica da pentose é determinada pelo método da or-toluidina. É interpretado como resposta normal à d-xilosemia igual ou superior a 30,0 mg/dl em qualquer uma das amostras após a sobrecarga. Outros autores consideram somente o valor da d-xilosemia após 1 hora da ingestão da dose (14,5 g/m² até um máximo de 25 g) e são interpretados como normais valores acima de 25 mg/dl.

Embora seja um teste que apresenta 98% de especificidade e 91% de sensibilidade e seja largamente utilizado, sobretudo como teste de triagem para a doença celíaca, há estudos discordantes, e compreende-se, então, que uma d-xilosemia normal não exclui a possibilidade da existência de lesão da mucosa intestinal.

De modo prático, preconiza-se a ingestão da dose de 5 g para crianças e 25 g para adultos, em água. Após 60 minutos, se determina a xilosemia, e após 5 horas, a xilosúria.

Consideram-se valores normais:

- *Adultos:* 5 acima de 20 mg% de xilosemia e acima de 5 g na urina de 5 horas.
- *Crianças:* < 5 ou 20 mg% de xilosemia: não-absorção.
- 21-30 mg% de xilosemia: absorção pobre.
- Acima de 30 mg% de xilosemia: boa absorção.

Devido à interferência de fatores como hipermotilidade intestinal, uso de drogas, doença renal, ascite, mixedema etc., muitos autores relatam resultados falso-positivos e falso-negativos, não mais preconizando a prova como alguns anos atrás.

Teste Respiratório com D-xilose

O teste respiratório com d-xilose, determinando H_2, provou ser válido tanto no reconhecimento da má absorção como no acompanhamento de seu tratamento[6,26]. Em pacientes com testes urinários normais e com suspeita de má absorção, o teste respiratório sugeriu atrofia de mucosa intestinal em número significativo de pacientes, segundo Casellas *et al.*[5].

Determinação do pH Fecal

A determinação do pH fecal é de fácil execução e é comumente realizada com tiras de papéis indicadores de pH que são colocadas na parte líquida de fezes recém-emitidas. Normalmente o pH das fezes está entre 6,0 e 7,0. Valores abaixo de 5,5 são indicativos de má absorção. O pH baixo se deve à fermentação dos hidratos de carbono que não foram absorvidos na parte proximal do intestino delgado, pela ação de bactérias anaeróbicas do cólon, com a conseqüente formação de ácidos graxos de cadeia curta. Se o paciente estiver recebendo antibióticos que alterem a flora bacteriana, o resultado poderá ser falso-negativo. Deve-se também ressaltar que nos lactentes que recebem leite materno o pH das fezes geralmente é ácido.

Pesquisa de Substâncias Redutoras

Fezes líquidas não necessitam de diluição, mas fezes pastosas ou firmes são diluídas em duas partes de água. Dessa mistura colocam-se 15 gotas em contato com 1 comprimido de Clinitest®, que é composto por sulfato cúprico, ácido cítrico, bicarbonato de sódio e hidróxido de sódio. Com a redução do cobre pelo açúcar, desenvolve-se cor após 1 minuto, que é então comparada com escala semiquantitativa em intervalos de 0,25 g%. Consideram-se valores anormais os acima de 0,5 g% (azul: ausência; verde-amarelo a verde-alaranjado: substâncias redutoras em concentração crescente).

Essa reação é positiva quando há mono ou dissacarídeos, à exceção da sacarose. Suspeitando-se de intolerância a esse dissacarídeo, acidifica-se previamente a mistura de fezes com ácido clorídrico, com o intuito de hidrolisar o açúcar em seus componentes redutores.

Recomenda-se sempre analisar concomitantemente o pH fecal e a presença de substâncias redutoras nas fezes. Deve-se lembrar que, ocorrendo a fermentação completa dos hidratos de carbono não-absorvidos, detecta-se apenas alteração do pH fecal.

Provas de Sobrecarga com Dissacarídios (Lactose, Sacarose)

A prova de sobrecarga, com doses padronizadas de diferentes açúcares, baseia-se na alteração da glicemia após a ingestão e absorção dos hidratos de carbono. O açúcar a ser investigado é administrado por via oral, após jejum de 6 a 8 horas, na dose de 2 g/kg de peso corpóreo para os dissacarídeos (lactose, sacarose ou maltose), no máximo 50 g, e de 1 g/kg de peso corpóreo para os monossacarídeos (glicose e frutose), em solução aquosa a 10%. A cada 20 minutos, e até os 80 minutos, novas amostras de sangue são obtidas, e estabelece-se uma curva. As amostras de 20 e de 40 minutos devem estar, no mínimo, 20 mg acima do nível de jejum. Um aumento da glicemia superior a 34 mg%, em relação ao valor da glicemia de jejum, é considerado normal, e o paciente é classificado como bom absorvedor. Quando o aumento variar de 20 a 34% ou não ultrapassar 19%, os pacientes são considerados pobres absorvedores ou não-absorvedores, respectivamente.

Essas provas de sobrecarga são bastante úteis, entretanto, alguns fatores podem interferir no resultado, como, por exemplo, o tempo de esvaziamento gástrico.

Em geral o paciente com intolerância ao dissacarídeo sente-se nauseado, tem borborigmos, e alguns chegam a ter diarréia do tipo fermentativa logo após o término do teste. Se se determinar o pH das fezes, provavelmente este será ácido.

Determinação da Atividade das Dissacaridases

Em fragmentos de mucosa do intestino delgado, é possível determinar-se o nível de atividade das enzimas que hidrolisam os dissacarídios: lactase, sacarase e maltase. Na literatura, os fragmentos são colhidos ao nível do ângulo de Treitz, onde há padronização dos valores. Entretanto, com o advento das biópsias endoscópicas, na segunda e terceira porções do duodeno, alguns autores recomendam dosagens a esse nível. Poderá haver diminuição seletiva de uma enzima ou de mais de uma. Há necessidade de se estabelecer o padrão histológico para se caracterizar o problema como primário (mucosa normal) ou secundário (mucosa alterada).

Testes Respiratórios: Prova do Hidrogênio Expirado

A prova do hidrogênio expirado é um teste não-invasivo, de tecnologia simples e acurada e bem-tolerado,

inclusive pelas crianças[24]. Baseia-se no fato de que os açúcares não-absorvidos, ao chegarem ao cólon, são fermentados por ação da microflora bacteriana com produção de hidrogênio. Cerca de 16 a 20% do hidrogênio formado durante a fermentação são absorvidos e eliminados pelos pulmões, podendo ser medidos por cromatografia gasosa. A quantidade de hidrogênio expirado reflete a quantidade de hidratos de carbono que não foram absorvidos no intestino delgado. O cólon produz praticamente todo o hidrogênio corpóreo, e demonstrou-se que o hidrogênio exalado aumenta após a introdução de pequenas quantidades de hidratos de carbono diretamente no órgão. O aumento correlaciona-se diretamente com a quantidade de hidratos de carbono que entram no cólon, e uma proporção constante de hidrogênio passa para a corrente sangüínea para ser excretada pela respiração.

O ar expirado é coletado em seringas, através de cateter nasal, em lactentes, ou de máscara facial usada em crianças maiores. As amostras são coletadas no tempo 0, com a criança em jejum, e a cada 30 minutos até 180 minutos após a ingestão da sobrecarga do hidrato de carbono a ser testado (2 g/kg de peso corpóreo para os dissacarídeos, no máximo 50 g, e de 1 g/kg de peso corpóreo para os monossacarídeos, em solução aquosa a 10%).

Um indivíduo em jejum normalmente expira pequena quantidade de hidrogênio devido à fermentação de alimentos residuais e das fibras presentes no cólon. O valor basal de hidrogênio deve ser menor que 10 ppm (partes por milhão) em condições adequadas de jejum. Após a administração da sobrecarga do açúcar, a quantidade de hidrogênio aumentará se o substrato não é absorvido em intestino delgado. Um aumento da concentração de hidrogênio de 20 ppm durante a realização da prova significa má absorção do açúcar. Maffei *et al.* mostraram que existe uma boa correlação entre as concentrações maiores que 24 ppm e a ocorrência de sintomas clínicos (diarréia, flatulência), durante ou após a realização da prova, em crianças com diarréia crônica por intolerância à lactose[18,26].

Resultados falso-negativos são encontrados por ausência da flora bacteriana (que ocorre em 2 a 9% dos pacientes), quando o pH do conteúdo luminar do cólon é muito baixo, inibindo a produção de hidrogênio, ou por uso de antibióticos que vão alterar a flora colônica. Na maioria das crianças, esse efeito dos antibióticos é reversível após 2 semanas, e, desse modo, a prova deve ser adiada. Para testar se realmente há ausência da flora bacteriana, a prova deve ser realizada com lactulose. A lactulose é um dissacarídeo não-absorvido pelo homem, e, desse modo, em contato com as bactérias do cólon, deverá ocorrer normalmente a produção de hidrogênio.

Resultados falso-positivos podem ocorrer por colonização bacteriana do delgado, e, nesses casos, há um pico de produção de hidrogênio dentro de 15 a 30 minutos após a administração de lactose. A hipoventilação que ocorre durante o sono, por diminuir a eliminação de hidrogênio do corpo, também aumenta a quantidade do gás expirado.

No entanto, a prova do hidrogênio expirado, se realizada em condições técnicas adequadas, é atualmente considerada o método de escolha para se avaliar a má absorção dos hidratos de carbono. Teste semelhante pode ser feito com *lactose-*[14]C, encontrando-se o CO_2 diminuído no ar alveolar quando houver deficiência de lactase.

Relacionados à Absorção de Proteínas (ver Fig. 50.3)

Devido às dificuldades técnicas, provas de absorção de proteínas, peptídios e aminoácidos têm sido mais dirigidas a pesquisas, não sendo usadas para diagnóstico, na prática. As mais consideradas são a determinação do nitrogênio fecal, testes de perfusão com macromoléculas e teste utilizando albumina marcada com [51]Cr.

Determinação de Alfa-1-Antitripsina

Esse método é considerado válido e sensível, de fácil execução e de baixo custo. Essa enzima, de peso molecular igual ao da albumina e em torno de 50.000, é resistente à proteólise e não é degradada na luz intestinal. A alfa-1-antitripsina, usada como marcador, se correlaciona bem com a perda proteica. O valor normal é 2,6 mg/g de fezes, e seu *clearance* de 13 ml/dia (ver Capítulo 53).

Exames Específicos para Determinadas Afecções

- Anticorpos antigliadina (AGA IgG e IgA), anticorpos antiendomísio (EmA IgA) e antitransglutaminase tecidual são determinados no soro de pacientes com suspeita de doença celíaca.

- A determinação de eletrólitos no suor é realizada para confirmação diagnóstica de fibrose cística.

- Detecção de proteínas anômalas em sangue ou secreções, como na doença imunoproliferativa do intestino delgado.

- Dosagem do ácido 5-hidroxiindolacético, na suspeita de tumor carcinóide.

- Perfil glicêmico ou curva glicêmica para diagnóstico de *diabetes mellitus.*

- Dosagens de T3, T4 e TSH na suspeita de doenças da tireóide.

- Pesquisa de anti-HIV no diagnóstico da síndrome da imunodeficiência adquirida.

- Pesquisa de microorganismos na síndrome da alça estagnante.

- Pesquisa de parasitas em suco duodenal na suspeita de giardíase ou estrongiloidíase.

- Testes para estudo da função pancreática, na suspeita de pancreatopatias.

A descrição detalhada dos testes se encontra nos capítulos que tratam especificadamente das enfermidades referidas.

Exames de Imagem

Nos capítulos que se seguem, ilustram-se os exames de imagem, quando diferentes afecções são descritas em detalhes.

Trânsito Intestinal

A visualização da superfície absortiva do intestino delgado por meio de radiografia contrastada pode ser de ajuda para definir a causa da má absorção. Salienta-se que severa má absorção pode estar presente sem que nenhuma anormalidade seja detectada nas radiografias, por isso o exame radiológico não deve ser usado como substituto de testes funcionais. Em conclusão, o radiologista pode excluir algumas condições e sugerir outras, mas o diagnóstico definitivo vai depender da soma dos dados de história, exame físico, exames laboratoriais e de patologia.

Os achados serão, em geral, os que sugerem má absorção, independentemente da etiologia: edema de mucosa, floculação e/ou segmentação do contraste, dilatações de alças, hipo ou hipermotilidade. Tais aspectos podem ser verificados na doença celíaca, doença de Whipple, hipobetalipoproteinemia etc.

Em contrapartida, existem afecções que podem se manifestar por imagens bem sugestivas. Como exemplos, citam-se:

a) *Doença de Crohn:* espessamento da parede, hiperplasia do tecido linfóide, nódulos de tamanhos variados, ulcerações transversais, lesões tipo "pedra de calçamento", fístulas, estenoses, com áreas preservadas e lesões "em salto".

b) *Linfomas:* falhas nodulares de enchimento, irregularidade na mucosa, ulcerações, aumento da distância entre as alças etc.

c) *Imunodeficiência comum variável:* padrão nodular por hiperplasia linfóide.

d) *Tuberculose intestinal:* lesões estenosantes no íleo terminal, lesões no ceco, falhas de enchimento.

e) *Estrongiloidíase:* sinais de inflamação aguda no intestino proximal.

Radiografia Simples do Abdômen

De modo geral, este exame é solicitado quando se deseja afastar causa pancreática para a má absorção, pois o encontro de calcificações em topografia do pâncreas fala a favor de pancreopatia crônica. Também pode ser de ajuda em situações de emergência, em relação a suboclusões ou oclusões.

Ultra-Sonografia, Tomografia Computadorizada e Ressonância Magnética do Abdômen

Podem ser solicitadas para diagnóstico de causas biliopancreáticas, detecção de massas ou aumento de linfonodos, complicações de doença de Crohn etc.

Radiografia de Tórax

Tem importância para o diagnóstico de afecções que cursam também com alterações no mediastino (linfomas, deficiência de IgA com timoma), pleura (tuberculose, metástases), parênquima e árvore brônquica (fibrose cística, tuberculose).

Radiografia dos Seios da Face

É solicitado quando se tem imunodeficiências que cursam com infecções de vias aéreas superiores, como deficiência seletiva de IgA ou deficiência imunológica comum variável.

Radiografia de Articulações

Quando a má absorção advém de doenças do colágeno, são estudadas determinadas articulações; ou quando há uma doença inflamatória (doença de Crohn) ou infecciosa (doença de Whipple) que também têm artralgias e artrites nos seus quadros clínicos.

Radiografia de Mãos e Punhos para Idade Óssea

A determinação da idade óssea é fundamental no estudo da má absorção de crianças e adolescentes, tanto por ocasião do diagnóstico como no controle evolutivo dos casos.

Densitometria Óssea

Várias são as afecções que cursam com má absorção e que determinam alterações no metabolismo do cálcio e da vitamina D, levando à osteopenia, osteomalacia e osteoporose (doença de Crohn, doença celíaca). Esse exame, além de dar uma idéia da massa óssea por ocasião do diagnóstico, serve para conduzir o tratamento no sentido profilático de alterações ósseas futuras e até limitantes.

Arteriografia

Na suspeita de insuficiência vascular ou da presença de tumores vasculares, pode-se pedir esse exame.

Endoscopia

Em quase todos os centros, se preconiza a endoscopia digestiva alta com estudo do esôfago, estômago, bulbo duodenal e segunda porção do duodeno (no máximo terceira porção), em que biópsias são realizadas e são diagnósticas em muitos casos. Por outro lado, o íleo terminal é visto e biopsiado através da colonoscopia. Assim, toda uma grande extensão do intestino delgado que pode ser a sede de enfermidades que cursam com má absorção, fica sem possibilidade de estudo, a não ser em locais de grandes recursos, em que a enteroscopia ou a cápsula endoscópica possam ser realizadas, tanto para diagnóstico como para terapêutica, principalmente nos sangramentos. Entretanto, segundo Cuiller et al., a enteroscopia (push enteroscopy) só tem valor em cerca de 12% dos casos de pacientes com má absorção de origem incerta e com dados histológicos de biópsias duodenais inconclusivos[7].

Os achados macroscópicos das principais afecções serão descritos nos capítulos específicos.

Durante o procedimento endoscópico, pode ser feita **aspiração de suco gástrico e duodenal** para a pesquisa de parasitas, principalmente larvas de *Strongyloides stercoralis* e trofozoítos de *Giardia lamblia*.

Biópsia Peroral do Intestino Delgado

Há quarenta anos se realizam biópsias perorais do intestino delgado, obtidas com aparelhos semi-rígidos, diversos modelos de cápsulas e através de pinças de modernos fibroscópios, por endoscopia[1]. Seja qual for o aparelho utilizado, impõe-se cuidadosa manipulação dos fragmentos para a devida orientação dos cortes.

Para a correta interpretação das preparações histológicas, é imprescindível a atuação conjunta do clínico e do patologista, para que aspectos estáticos da lâmina sejam entendidos em função dos processos dinâmicos que representam.

Biópsia Transendoscópica

Desde os anos 80, há aceitação geral da utilização da biópsia duodenal distal na investigação das doenças entéricas com ou sem má absorção. Por outro lado, é possível se suspeitar de afecções pela aparência endoscópica do duodeno. Exemplos: doença celíaca, linfangiectasia, doença de Crohn, doença de Whipple etc.

Entre os maiores avanços na área de diagnóstico destaca-se a introdução de endoscópios totalmente flexíveis[7,11]. Tais aparelhos dispõem de vários recursos: mobilidade em sua extremidade, que permite a visualização e o posicionamento em todas as direções; canal por onde passam as pinças e alças para a retirada de material, coleta de secreções, complementação terapêutica etc.

A evolução natural, nos últimos anos, foi tornando o procedimento endoscópico menos agressivo e mais bem tolerado pelos pacientes. Para tanto, a indústria concentrou seus esforços no sentido de produzir aparelhos de menor diâmetro com melhor qualidade de imagem. No início dos anos 80, apareceram endoscópios denominados *pediátricos*, com diâmetro inferior a 1 cm. Apesar de atingidos os objetivos de melhorar as imagens e tolerância, criou-se um problema em relação ao canal de instrumentação, que teve seu diâmetro diminuído. Os fragmentos de biópsia vinham menores, gerando dificuldades de interpretação para o patologista. Na tentativa de resolver especificamente tal problema, optou-se por um modelo de diâmetro um pouco maior para atender às necessidades de biópsias representativas.

Alguns autores acoplam as cápsulas de biópsia aos endoscópios no intuito de colher fragmentos maiores[16,17]. Entretanto, tal artefato não é prático, porque se necessita retirar o fibroscópio para verificar a presença de fragmento, requerendo nova montagem e outra intubação, caso se deseje mais um espécime.

Atualmente, com a videoendoscopia, pode-se gravar o exame em fitas e realizar fotografias para posterior discussão, o que realmente muito tem contribuído para o esclarecimento diagnóstico de casos difíceis.

Indicações e Contra — Indicação da Biópsia Peroral do Intestino Delgado

Indica-se a biópsia peroral do intestino delgado quando se suspeita de afecções que comprometem a mucosa da porção proximal[12,13,25]. A contra-indicação real é quando o paciente é portador de discrasias sangüíneas graves.

A biópsia endoscópica também é útil quando:

— a visualização da mucosa ajuda no diagnóstico;

— doenças focais são suspeitadas;

— o paciente apresenta condições que impeçam a passagem das cápsulas;

— não se possa fazer controle radioscópico (gravidez) ou por falta de estudo radiológico;

— há suspeita de afecções concomitantes.

Entretanto, na experiência de Kotze e Pisani, que utilizam tal metodologia desde 1982, tanto em crianças como em adultos a indicação pode ser estendida para todos os casos em que se suspeite de alterações da mucosa do intestino delgado proximal, principalmente frente às vantagens apontadas na Tabela 50.7[15].

Técnicas de Biópsia

Mesmo que se utilizem aparelhos tradicionais (cápsulas) ou endoscópios, são fundamentais os seguintes itens:

a) operadores treinados: seqüência e delicadeza de manobras e manuseio adequado e tranqüilo dos pacientes — especialmente crianças — propiciam diminuição significativa do tempo de exame;

Tabela 50.7
Vantagens e Desvantagens das Diferentes Técnicas de Biópsia Peroral *

Fibroscópios

• Vantagens	• Desvantagens
— Menor tempo de exame	— Aparelhos mais caros
— Mais conforto para o doente	— Sedação ou anestesia em crianças menores
— Não necessita de radiação	— Atingem as 2ª e 3ª porções do duodeno
— Biópsia sob visão direta, dirigida	
— Estudo da mucosa	
— Observação de sangramento	
— Sempre colhe fragmentos	
— Aspiração, lavagem e remoção de resíduos	
— Aspiração de secreções	
— Diagnósticos de afecções concomitantes	

Cápsulas

• Vantagens	• Desvantagens
— Aparelhos mais baratos	— Maior tempo de exame
— Colheita de fragmentos maiores	— Maior desconforto
— Colheita de secreções	— Controle por radiação
— Nem sempre requerem sedação	— Um fragmento por intubação
— Atingem ângulo de Treitz	— Nem sempre colhem fragmento
	— Biópsia às cegas
	— Não dá dados macroscópicos
	— Não diagnostica afecções concomitantes

* Kotze e Pisani, 1992.

Síndrome de Má Absorção Intestinal

b) adequada manipulação do fragmento de biópsia;

c) registro correto e uniforme dos dados;

d) manutenção correta dos instrumentos, sem perdas ou danos.

Para cada tipo de aparelho há montagem e técnica apropriadas.

Nos procedimentos endoscópicos, recomendam-se preparo e técnicas de rotina para endoscopia digestiva alta, com ou sem sedação, de acordo com o grupo etário e as condições dos pacientes.

Cuidados com os Fragmentos

Independentemente do aparelho e de técnica utilizados, os fragmentos colhidos para exame anatomopatológico devem ser processados manualmente com a seguinte seqüência:

a) Etapas do operador

— colocação do espécime sobre papel poroso embebido em soro fisiológico (alguns recomendam colocá-lo sobre lâmina de vidro);

— retirada do fragmento com agulha romba, delicadamente, com a superfície vilositária voltada para cima;

— colocação do espécime aderido em frasco contendo solução tamponada de formalina a 10%, para fixação;

— exame estereoscópico com lupa ou microscópio de dissecção.

b) Etapas do técnico de anatomia patológica

— inclusão em parafina com orientação adequada;

— vários cortes de 2 a 4 micrômetros de espessura montados em lâmina de vidro;

— coloração pela hematoxilina-eosina, de rotina;

— outras colorações, se necessário (Gram, Giemsa, PAS etc.)

Se os espécimes forem destinados a outros exames (imuno-histoquímica, microscopia eletrônica, dosagens enzimáticas etc.), logo após retirados das cápsulas ou pinças, são colocados em frascos especiais. A Tabela 50.8 mostra os exames possíveis no material de biópsia.

Complicações

As *complicações da biópsia com cápsula*, embora raras quando executadas com todos os cuidados de preparo e técnicas, foram descritas como:

a) *perfuração da hipofaringe* (tubos com pouca flexibilidade);

b) *perfuração no local da biópsia* (pressão negativa exagerada);

c) *hemorragia* (mais em portadores de discrasias sangüíneas ou com TAP muito alterado);

d) *obstrução intestinal* (nas estenoses, com impactação da cápsula);

e) *síndrome pós-biópsia* (dor e/ou distensão abdominal, febre);

f) *perda da cápsula na luz intestinal* (por montagem incorreta).

Complicações com Biópsias Endoscópicas

O método é seguro, rápido e de eficácia comprovada. Os riscos são desprezíveis quando realizado por endoscopista experiente, em serviços especializados que dispõem de estrutura para manutenção de crianças sob anestesia. Também não parecem de importância os riscos relacionados ao procedimento anestésico, desde que se conte com a experiência de um anestesiologista.

Estereoscopia

É importante sua realização para a interpretação posterior dos dados histológicos, desde a orientação do corte até a respectiva correlação estéreo-histológica.

Tabela 50.8	
Exames Possíveis nos Espécimes Obtidos por Biópsia	
Avaliação morfológica	Estereoscopia Exame anatomopatológico Microscopia eletrônica
Determinação enzimática	Dosagens de dissacaridases Histoquímica
Determinação imunológica	Imunofluorescência Imuno-histoquímica Função linfocitária
Estudos bioquímicos	Transporte de nutrientes Composição de elementos

Para visão tridimensional da superfície vilositária, o fragmento é visto no microscópio de dissecção apenas em solução de formalina, sem outro preparo. As vilosidades normais são bem individualizadas, quase sempre digitiformes ou foliáceas, apresentando-se geralmente misturadas, podendo predominar um ou outro tipo. Cristas também aparecem de permeio.

Nas enteropatias, o relevo pode sofrer uma seqüência involutiva: as vilosidades digitiformes dão lugar a cristas que involuem e dão aspecto convoluto; posteriormente, há disposição tipo mosaico e, finalmente, aspecto liso. A recuperação do relevo se faz no sentido inverso. A variabilidade do relevo está ligada a condições ecológicas, raciais, etárias e nutricionais.

Estudo Histológico

Usualmente o estudo histológico é realizado apenas com coloração pela hematoxilina-eosina. São escolhidos cortes em que seja correta a orientação: plano de secção passando verticalmente pelas vilosidades intestinais.

Tanto os fragmentos obtidos com as cápsulas como as biópsias endoscópicas são considerados adequados para análise anatomopatológica quando:

— incluem pelo menos porção da muscular da mucosa;

— contêm pelo menos três vilosidades contínuas com criptas perpendiculares;

— os artefatos de colheita não interferem na identificação dos tecidos e células.

Os espécimes colhidos com pinças de fibroscópio permitem análise adequada quando há técnica correta de colheita e processamento, bem como elevado número de fragmentos.

A seqüência que habitualmente se segue para avaliação é a seguinte:

a) *Estudo global do corte*

b) *Estudo completo da mucosa*

    — *vilosidades:* altura, largura, superfície externa;

    — *criptas:* situação, largura, profundidade e luz;

    — *epitélio:* tipos de células, forma e núcleo;

    — contagem de linfócitos intra-epiteliais (LIE);

    — *lâmina própria:* densidade linfoplasmocitária, espessura, espaços intercriptais;

    — membrana basal;

    — vasos;

    — folículos linfóides.

Difícil na avaliação histológica é o conceito de *normal*. Nos países tropicais, onde fatores patogênicos (desnutrição, parasitoses e infecções intestinais) atuam na população, o relevo pode se apresentar com suas características próprias. Cada região deve ter seus parâmetros de normalidade. O que em alguns centros é considerado alterado é encarado como *habitual* nos países em desenvolvimento.

Existem várias classificações para o estudo do padrão histológico; as mais utilizadas são as de Doniach e Shiner, Barbieri *et al.*, a de Schenk e Klipstein e de Marsh[2,20].

Linfócitos Intra-Epiteliais (LIE)

Após a determinação do padrão histológico, examina-se o epitélio para conhecimento do estado dos enterócitos e células caliciformes. Identificam-se, então, os *linfócitos intra-epiteliais* (LIE) pela sua localização caracteristicamente basal em relação aos núcleos dos enterócitos e por apresentarem halo claro de citoplasma ao redor de seu denso núcleo, que é irregular. Para cada

Tabela 50.9 **Média do Número de Linfócitos Intra-Epiteliais em Fragmentos de Mucosa Entérica, em Diferentes Entidades Clínicas, Segundo Kotze (1988)**		
Grupo	*Número de Casos*	*Média*
Controle	21	24,38
Síndrome do intestino irritável	49	26,48
Intolerância à lactose	25	24,38
SDPE+desnutrição de 1º grau	21	25,48
SDPE+desnutrição de 2º grau	24	25,15
SDPE+desnutrição de 3º grau	09	34,78*
Doença celíaca	81	43,06*
Doença celíaca tratada	20	34,60*
Doença celíaca reteste	05	45,00*
Parasitoses intestinais	14	27,71
Deficiências imunológicas	09	22,78
Tumores do intestino delgado	08	28,63
Doença de Crohn	07	26,86
Pós-cirurgia	06	26,20
Pancreatopatia	06	26,17
Miscelânea	19	25,95
Total	314	

* *Com significado estatístico.*
SDPE = síndrome diarréica pós-enterite.

Síndrome de Má Absorção Intestinal

espécime, contam-se 1.000 células epiteliais e anota-se o número de LIE, conforme preconizam Ferguson e Murray[10]. O número final de LIE é expresso em relação a 100 células (porcentagem). No Brasil, Kotze refere que habitualmente há cerca de 24% de LIE em indivíduos normais sem diarréia[14]. São descritos grandes aumentos no número de LIE na doença celíaca não-tratada ou reteste, dermatite herpetiforme não-tratada; menores aumentos no espru tropical, alergia à proteína do leite de vaca e da soja e giardíase (Tabela 50.9).

A contagem do número de LIE é útil quando há dúvida quanto à etiologia de uma entidade que curse com má absorção e em que a biópsia mostre atrofia de vilosidades (ver no Capítulo 51 a seção Diagnóstico Diferencial com Doença Celíaca).

Valor Diagnóstico da Biópsia Peroral

A Tabela 50.10 resume as alterações histológicas possíveis de serem detectadas nas principais afecções que cursam com má absorção intestinal.

Avaliação Cirúrgica

Eventualmente, esgotados os recursos propedêuticos disponíveis e não se conseguindo chegar a um diagnóstico etiológico da má absorção, indica-se a laparotomia exploradora. Salienta-se a importância de entendimento prévio entre clínico, cirurgião e patologista, pois quase sempre se trata de afecções tumorais, com ou sem complicações de urgência. Citam-se como exemplos o diagnóstico cirúrgico de um linfoma e o estagiamento de uma doença imunoproliferativa do intestino delgado. Muitas vezes, o tratamento cirúrgico de determinada enfermidade pode ser feito neste mesmo ato.

Na Fig. 50.5 há um roteiro para diagnóstico topográfico/etiológico das afecções que cursam com má absorção intestinal, proposto por Kotze.

A Tabela 50.11 (Partes I e II) sintetiza a investigação das principais afecções que cursam com má absorção intestinal.

Em síntese, após esmiuçada anamnese, completo exame físico e conhecimento das características das fezes, deve-se *solicitar apenas as provas mais relevantes*!

CONDUTA E TRATAMENTO

O tratamento das afecções que cursam com má absorção intestinal se baseia primeiramente na identificação do processo. Em segundo lugar, se há desnutrição calórico-protéica e/ou deficiência de vitaminas e sais minerais (reposição entérica ou parenteral). Visa-se sempre ao adequado aporte para manter ou restaurar crescimento normal.

Tabela 50.10
Dados de Histologia em Biópsias Entéricas

Condições em que a biópsia é normal
- Síndrome pós-gastrectomia
- Síndrome pós-enterectomia
- Hepatopatias
- Insuficiência pancreática exócrina
- Intolerância primária à lactose
- Retocolite ulcerativa inespecífica
- Anemia ferropriva
- Enterocolopatia funcional

Condições em que a biópsia pode apresentar alterações não-específicas
- Síndrome diarréica pós-enterite
- Gastroenterite aguda
- Desnutrição
- Alergia à proteína do leite de vaca
- Alergia à proteína da soja
- Síndrome da alça estagnante
- Drogas
- Deficiência de folato e vitamina B_{12}

Condições em que a biópsia pode apresentar alterações diagnósticas
- Parasitoses: Giardíase
  Estrongiloidíase
  Esquistossomíase
  Paracoccidioidomicose
  Criptosporidiose
- Linfomas: Doença de Hodgkin
  Linfossarcoma
  Doença imunoproliferativa (dipid)
- Doença de Crohn
- Linfangiectasia intestinal
- Enterite eosinofílica
- Enterite actínica
- Amiloidose
- Macroglobulinemia

Condições em que a biópsia é anormal e característica
- Doença celíaca
- Doença de Whipple
- Abetalipoproteinemia
- Deficiências imunológicas humorais primárias

O tratamento de cada entidade será detalhado no capítulo pertinente.

CONCLUSÃO

Numerosas são as afecções que cursam com síndrome de má absorção intestinal. O médico necessita de conhecimento profundo de fisiopatologia e clínica para diagnosticar corretamente a causa do problema. Somente após caracterização adequada da situação do paciente é que deverá ser instituído o tratamento, cujos resultados irão confirmar ou refutar tal diagnóstico.

Tabela 50.11
Investigação das Principais Afecções que Cursam com Má Absorção Intestinal (Parte I)

História clínica
Exame físico

1. Exames habituais para avaliação do estado nutricional e carências; parasitoses intestinais
   - Hemograma, ferro sérico, ferritina
   - Dosagens bioquímicas: proteínas, colesterol, glicemia, folato etc.
   - Tempo de atividade de protrombina
   - Exames parasitológicos de fezes

2. Testes específicos para má absorção intestinal
   - 2.1. Relacionados à absorção de gorduras
     - Pesquisa de gordura fecal (Sudam III)
     - Balanço de gorduras nas fezes (Van de Kamer)
     - Testes respiratórios: trioleína-C14
     - Esteatócrito
     - Pesquisa de elastase-1
   - 2.2. Relacionados à absorção de hidratos de carbono
     - Prova da d-xilose
     - pH fecal, pesquisa de substâncias redutoras
     - Provas de sobrecarga com dissacarídeos (lactose, sacarose, maltose)
     - Medida direta da atividade das dissacaridases
     - Testes respiratórios: H2; C14 ou C13
     - Testes de permeabilidade
   - 2.3. Relacionados à absorção de proteínas
     - Determinação da alfa-1-antitripsina
     - Determinação do nitrogênio fecal
     - Testes de perfusão com macromoléculas
     - Teste da albumina-Cr51

3. Exames específicos para determinadas afecções
   - Anticorpos antigliadina (AGA IgA e IgG); antiendomísio (EmA IgA) e antitransglutaminase tecidual (doença celíaca)
   - Determinação de eletrólitos no suor (fibrose cística)
   - Determinação de imunoglobulinas (imunodeficiências)
   - Determinação de proteínas anômalas (doença imunoproliferativa do intestino delgado)
   - Determinação ácido 5-hidroxiindolacético (síndrome carcinóide)
   - Curva glicêmica ou perfil glicêmico (*diabetes mellitus*)
   - Dosagens hormonais (hiper ou hipotireoidismo)
   - Pesquisa de anticorpos (AIDS/SIDA)
   - Pesquisa de microorganismos (síndrome do crescimento bacteriano exagerado)
   - Pesquisa de parasitas em aspirado duodenal
   - Testes de função pancreática (secretina-pancreozimina, pentolauril, bentiromina)

Tabela 50.11
Investigação das Principais Afecções que Cursam com Má Absorção Intestinal (Parte II)

Exames de imagem
- Radiografia simples de abdômen
- Trânsito intestinal
- Ultra-sonografia
- Tomografia computadorizada do abdômen
- Ressonância magnética do abdômen
- RX de tórax
- RX dos seios da face
- RX de mãos e punhos para idade óssea
- RX de articulações
- Densitometria óssea
- Arteriografia

Endoscopia
- Endoscopia digestiva alta (duodeno)
- Enteroscopia diagnóstica e terapêutica
- Colonoscopia para avaliação do íleo terminal
- *Exame do aspirado gástrico/duodenal* (pesquisa de parasitas)

Biópsia peroral do intestino delgado
- Pesquisa de parasitas no fragmento macerado
- Avaliação morfológica
- Exame estereoscópico
- Exame histológico: hematoxilina-eosina, PAS, colorações especiais
- Microscopia eletrônica
- Determinações enzimáticas
- Dosagens de dissacaridases
- Exame histoquímico
- Estudo imunológico
- Imunofluorescência
- Imuno-histoquímica
- Função linfocitária
- Estudos bioquímicos
- Transporte de nutrientes
- Composição de elementos

Avaliação cirúrgica
- Diagnóstica (linfomas, Doença de Crohn etc.)
- Estagiamento (doença imunoproliferativa do intestino delgado)
- Terapêutica

No Brasil, pelas condições socioeconômicas que levam à subnutrição, infecções e parasitoses intestinais de repetição, deve-se levar em conta peculiaridades que podem modificar as manifestações clássicas das doenças descritas nos livros-texto estrangeiros.

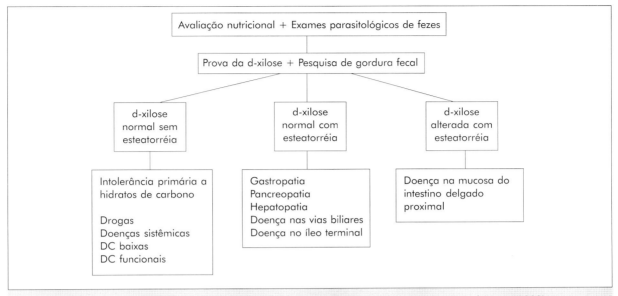

Fig. 50.5 — *Roteiro para diagnóstico topográfico/etiológico na síndrome de má absorção intestinal (Kotze, 1992).*

De relevância é a abordagem dos problemas emocionais, pois o paciente que, em geral, tem diarréia crônica fica limitado em suas atividades familiares, sociais e sexuais.

Da visão global do doente e não somente da doença é que vai resultar o sucesso na condução do caso!

Novas afecções têm sido descritas. Antigos conceitos requerem revisões periódicas!

REFERÊNCIAS BIBLIOGRÁFICAS

1. Barbieri D, Campos JVM, Brito T, Silva LMR, Gonzalez CH, Quarentei G, Marcondes E. A biópsia peroral do intestino delgado na criança. III. Resultados globais. Classificação dos padrões histológicos. Correlações estéreo-histológicas. Síndrome pós-biópsia. *Arq Gastroenterol* 7:141-50, 1970.
2. Barbieri D, Koda YKL. Diarréia crônica: procedimentos diagnósticos. In: Barbieri D, Koda YKL. *Diarréia crônica na infância.* 1ª edição, São Paulo, Sarvier, pp. 41-73, 1986.
3. Campos JVM. Estado dinâmico do intestino delgado no processo da absorção. II. Conceituação atual e fisiopatologia da absorção entérica. Classificação geral das síndromes de má absorção. *Rev Ass Méd Bras,* 11:140-58, 1965.
4. Carrocio A, Verghi F, Santini B, Lucidi V, Iacono G, Cavataio F, Soresi M, Ansaldi N, Castro M, Montalto G. Diagnostic accuracy of fecal elastase 1 assay in patients with pancreactic maldigestion or intestinal malabsorption: a collaborative study of the Italian Society of Pediatric Gastroenterology and Hepatology. *Dig Dis Sci,* 46:1335-42, 2001.
5. Casellas F, de Tores I, Malagelada JR. Improved screening for intestinal villous atrophy by d-xylose breath test. *Dig Dis Sci,* 45:18-22, 2000.
6. Craig R, Atkinson Jr AJ. D-xylose testing: a review. *Gastroenterology* 95:223-31, 1988.
7. Cuillerier E, Landi B, Cellier C. Is push enteroscopy useful in patients with malabsorption of unclear origin? *Am J Gastroenterol,* 96:2103-6, 2001.
8. Drummy G, Benson J, Jones C. Microscopical examination of the stool for steatorrhea. *N Engl J Med* 248:85-7, 1961.
9. Farthing MJ. Tropical malabsorption. *Semin Gastrointest Dis,* 13:221-31, 2002.
10. Ferguson A. Intraepithelial lymphocytes of the small intestine. *Gut,* 18:921-37, 1977.
11. Gillberg R, Ahren C. Coeliac disease diagnosed by means of duodenoscopy and endoscopic duodenal biopsy. *Scand J Gastroenterol,* 12:911-6, 1977.
12. Holt PR. Diarrhea and malabsorption in the elderly. *Gastroenterol Clin North Am,* 30:427-44, 2001.
13. Kotze LMS, Pisani JC. Diagnóstico de doença celíaca através de biópsias obtidas com endoscópios no jejuno. In: Congresso Brasileiro de Gastroenterologia, 28. São Paulo, 1982. Temas Livres. Resumo 18.
14. Kotze LMS. Padrões histológicos e linfócitos intra-epiteliais da mucosa do intestino delgado nas diarréias crônicas. Curitiba, 1988. 170p. Tese, Mestrado, Mestrado de Medicina Interna, Departamento de Clínica Médica, Universidade Federal do Paraná.
15. Kotze LMS, Pisani JC. Endoscopia e biopsia peroral do intestino delgado. In: Kotze LMS, *Diarréias crônicas. Diagnóstico e tratamento.* MEDSI, Rio de Janeiro, pp. 85-112, 1992.
16. Kotze LMS. Diagnóstico etiológico das diarréias crônicas. In: Kotze LMS. *Diarréias crônicas. Diagnóstico e tratamento.* Editora MEDSI, Rio de Janeiro, pp. 55-83, 1992.
17. Kotze LMS. A biópsia peroral do intestino delgado. *In* Castro LP. *Gastroenterologia* (no prelo, 2003).
18. Maffei HVL, Metz G, Bampoe V et al. Lactose intolerance, detected by hydrogen breath test, in infants and children with chronic diarrhoea. *Arch Dis Child,* 52:766-71, 1977.
19. Mannick EE & Udall JN. Maldigestion and malabsorption. In: Wyllie R & Hyams JS, ed. *Pediatric gastrointestinal disease.* Philadelphia, Saunders, pp. 273-87, 1999.
20. Marsh MN. Mucosal pathology in gluten sensitivity. In. Marsh MN. Coeliac disease. Oxford, Blackwell Scientific Publications, pp. 136-91, 1992.
21. Mello ED, Silveira TR. Esteatócrito: um modelo semiquantitativo de avaliação de gordura fecal — padronização do teste. *J Pediatr* (Rio Janeiro), 71:273-78, 1995.
22. Penna FJ, Wehba J, Ribeiro RC et al. Padrão de normalidade do teor de gordura fecal em crianças. *GED* 3:57-72, 1977.
23. Phuapradit P, Narang A, Mendonça P, et al. The steatocrit: a simple method for estimating stool fat content in newborn infants. *Arch Dis Child,* 56:725-7, 1981.

24. Piccoli DA. Breath testing. In: Altschuler SM, Liacouras CD, editors. *Clinical pediatric gastroenterology*. Philadelphia: Churchill Livingstone, pp. 567-73, 1998.

25. Rubin CE, Dobbins III WO. Peroral biopsy of the small intestine. A review of its diagnostic usefulness. *Gastroenterology* 49:676-97, 1965.

26. Sevá-Pereira A, Silva RCMA, Pereira-Filho R. Medida do H_2 expirado no diagnóstico da má absorção de lactose. *Arq Gastroenterol* 36:18-26, 1999.

27. Sugai E, Guillermo S, Vasquez H, et al. Steatocrit: a reliable semiquantitative method for detection of steatorrhea. *J Clin Gastroenterol* 19:206-9, 1994.

28. Talbotec C, Schmitz J. Intestinal malabsorption in the child. *Rev Prat* 51:983-7, 2001.

29. Tran M, Forget P, Van der Neucker A, et al. The acid steatrocrit; a much-improved method. *J Pediatr Gastroenterol Nutr*, 19:299-303, 1994.

30. Van der Kamer JH, Huinink HTB, Weijers HA. Rapid method for determination of fat in faeces. *J Biol Chem*, 177:349-55, 1949.

Doença Celíaca

CAPÍTULO 51

Lorete Maria da Silva Kotze

Glúten é a massa coesiva que permanece quando a pasta de farinha dos cereais é lavada para remoção dos grânulos de amido. A *doença por sensibilidade ao glúten* pode ser definida como um estado de resposta imunológica, tanto celular como humoral, ao glúten do trigo, centeio, cevada e aveia. A intolerância ao glúten é permanente. Seu espectro compreende a doença celíaca, a dermatite herpetiforme, aftas recorrentes, nefropatia e artropatia. A *doença celíaca* (DC) é a forma mais freqüente de apresentação. É também conhecida como espru celíaco, espru não-tropical, enteropatia glúten-induzida, enteropatia glúten-sensível, esteatorréia idiopática ou espru idiopático[9].

A DC clássica é caracterizada clínicamente por sintomas e sinais de má absorção intestinal e, do ponto de vista histológico, por mucosa com aspecto celíaco, isto é, com atrofia de vilosidades e hiperplasia de criptas. Após dieta sem glúten, ocorre remissão clínica e histológica, e depois da reintrodução do glúten, há recidiva do quadro clínico e o retorno da lesão da mucosa intestinal[54,75].

Nos casos em que a biópsia intestinal revela apenas mínimas alterações (aumento do número de LIE com ou sem hiperplasia de criptas — Marsh I-II)[53] e há resposta dramática dos sintomas com dieta isenta de glúten, tais pacientes não seriam considerados "celíacos" pelos critérios da ESPGAN, mas atualmente são considerados como "sensíveis ao glúten", justificando-se seu tratamento com dieta sem glúten[71].

A DC é classicamente descrita em indivíduos de raça branca, ocorrendo, com maior freqüência nos países anglo-saxônicos e nórdicos. Entretanto, pode ser considerada de distribuição mundial, pois tem sido relatada em nativos de diversos países. No Brasil, devido à alta miscigenação racial, já foi descrita em mulatos. Na Região Sul do país, colonizada eminentemente por europeus, as ascendências encontradas foram, em ordem de freqüência, alemães, italianos, portugueses, poloneses, ucranianos, espanhóis, russos, suíços, holandeses, franceses, ingleses, índios e negros, havendo múltiplas ascendências em muitos casos[30]. Acomete indivíduos de qualquer idade e de ambos os sexos, predominando o feminino, conforme relato de diversos autores[5].

A **prevalência** varia de país a país e é muito mais freqüente do que se supõe[56]. Como a apresentação clássica da DC se faz de modo cada vez menos freqüente, predominando as formas silenciosas e monossintomáticas, alguns autores propõem exames de triagem em massa[55].

No Brasil, em doadores de sangue, Gandolfi *et al.*[18] assinalaram 1/681, em Brasília, usando anticorpos antiendomísio IgA (EmA IgA); em Curitiba, com EmA IgA e antitransglutaminase (anti-tTG), Nisihara *et al.*[58] encontraram 1/1.000.

Em 1989, a Sociedade Paulista de Gastroenterologia Pediátrica e Nutrição (SPGPN)[67] desenvolveu inquérito nacional obtendo uma estimativa da freqüência da DC em pediatria, no território nacional. Dessa forma, conseguiu somar 896 casos distribuídos por estado. Ficou evidente a ocorrência de maior concentração de casos no Sul e no Sudeste do país, fato interpretado como resultante de dois fatores: (1) maior densidade de população branca nessas regiões; (2) presença de maiores recursos diagnósticos e provavelmente também maior atenção dos pediatras no diagnóstico dessa doença nessas regiões.

Deve ser levado em conta, também, que inúmeros casos diagnosticados nas Regiões Sul e Sudeste são pacientes procedentes das outras regiões do país. Urge, no momento, realizar novo inquérito para atualização desses dados.

FATORES GENÉTICOS

Fatores genéticos estão envolvidos na patogenia da DC (Fig. 51.2). Segundo King e Ciclitira[25], a DC é fortemente hereditária, oligogênica mas geneticamente complexa. A doença é familiar, pois a lesão característica da mucosa entérica ocorre de 5 a 20% nos familiares de primeiro grau dos pacientes, mesmo que os sintomas sejam mínimos ou inexistentes. Há cerca de 70% de concordância em gêmeos homozigóticos[68].

A suscetibilidade à lesão por fatores ambientais na DC é herdada como variação poligênica e relacionada ao complexo maior de histocompatibilidade (MHC, em inglês). O MHC, localizado no cromossoma 6, é uma região de considerável interesse do ponto de vista imunológico. Três famílias de genes foram identificadas nessa região:

- Classe I — moléculas HLA que codificam genes dos *loci* A, B e C, polimorfas; estão presentes na maioria das células.

- Classe II — incluem os *loci* DR, DQ, DX, DP e DM; primariamente expressos nos linfócitos B, monócitos, macrófagos e células dendríticas.

- Classe III — genes de complemento.

Tradicionalmente, a tipagem HLA Classes I e II tem sido feita por sorologia. Variantes sorologicamente determinadas de HLA são denominadas DR1, DR2, DR3 etc. De acordo com a nova nomenclatura, as moléculas também podem ser denominadas por seu gene correspondente. Por exemplo, DQA1*0501 e DQB1*0201 codificam DQ (alfa*0501, beta *0201)[68].

A principal função biológica das moléculas HLA é carregar fragmentos peptídicos de antígenos protéicos processados e apresentá-los às células T. A da Classe I, mais de proteínas endógenas; a da Classe II, proteínas exógenas e algumas proteínas endógenas. Essa região ainda contém grande grupo de outros genes com importantes funções imunorreguladoras, incluindo genes transportadores de proteínas conhecidas como *tap1* e *tap2*, da mais alta relevância na apresentação de antígenos às células de fenótipo supressor/citotóxico (células T CD8). Portanto, essa é a região do genoma de maior dominância imunológica, contendo genes essenciais para o processamento e a apresentação de antígenos às células T.

Embora HLA DR3 (agora 17), DR7 e haplótipos de complemento SCO1 estejam associados à DC na maioria dos casos, HLA tanto DR3 quanto DR7 está em *linkage disequilibrium* com HLA DQ2, que está presente em cerca de 90% dos casos. Um número considerável de celíacos não tem HLA DR3 ou DR7, mas sim HLA DR5,7. Em síntese, DQA1*0501,DQB1*0201 — genes locados no mesmo cromossoma (cis) em DR3; DQA1*0501, DQB1*0201 — genes em diferentes cromossomas (trans) em indivíduos heterozigotos DR5/DR7.

Tais associações foram detectadas em 99% dos celíacos da Escandinávia, 96% na República Tcheca, 91% no Reino Unido, 87% em Roma e 82% em Bolonha.

Na Região Sul do Brasil, Kotze & Ferreira[21] assinalaram B8 positivo em 76% de 55 celíacos tipados e 6% em indivíduos normais da população da mesma área geográfica, dados semelhantes aos de centros europeus.

Em conclusão, a tipagem HLA serve de marcador genético, é dado importante em situações especiais e para detectar familiares de alto risco para DC.

Como gêmeos monozigóticos e irmãos de celíacos podem ter HLA idênticos e não terem a doença, ou podem ser diferentes quanto à tipagem HLA e serem celíacos, conclui-se que outros genes influenciam a resposta imune e que fatores ambientais estejam envolvidos na DC[74].

Os *linfócitos intra-epiteliais* (LIE) representam uma das maiores populações de linfócitos não-organizados do organismo. Localizam-se por fora da membrana basal, entre as células epiteliais. São células T e expressam CD7+ CD3-, e os que apresentam os receptores gama/delta são importantes na manutenção da integridade epitelial por destruírem células infectadas, transformadas ou danificadas. No indivíduo normal, os LIE predominantes não expressam esses receptores, mas nos celíacos, eles estão significativamente elevados, mesmo após dieta sem glúten. São considerados também como marcadores genéticos[52]. Seu aumento não é diagnóstico de DC porque aumentam também na alergia alimentar, porém com densidade menor do que na DC. Os LIE com receptores alfa/beta são principalmente CD8+, estão aumentados nos celíacos não-tratados, porém normalizam em número nos pacientes aderentes à dieta[8].

CONSIDERAÇÕES GERAIS SOBRE CEREAIS E SUAS RELAÇÕES TAXONÔMICAS

O consumo de trigo e cereais relacionados, centeio e cevada, faz parte da dieta tanto pelo sucesso em termos de agricultura como pelas propriedades físicas inerentes às suas proteínas. Em particular a viscoelasticidade coesiva do glúten do trigo permite bater o pão fermentado, enquanto sua propriedade de adesão leva à farinha. O glúten isolado pode preencher muitos outros papéis na preparação de alimentos industrializados (espessantes), bem como estar presente em bebidas (cervejas, bebidas maltadas).

Cereais são uma espécie de erva ou grama (*Gramineae*) que são cultivados pelos seus grãos. São classificados em quatro grupos, como mostra a Fig. 51.1[66]. Essas relações taxonômicas, em sentido amplo, refletem a estrutura química de suas proteínas estocadas nos grãos e devem estar em mente quando se pensa em seus efeitos na DC ativa.

Quando as proteínas dos cereais são solúveis em álcool, são denominadas *prolaminas*, e as insolúveis, *glutelinas*. No caso do trigo, as prolaminas são denominadas *gliadinas*, e as glutelinas, *gluteninas*, todas separáveis por eletroforese. As gliadinas — e destas as alfa-gliadinas — é que seriam tóxicas para os celíacos. As prolaminas do trigo são gliadinas; do centeio, secalinas; da cevada, hordeínas, e da aveia, aveninas.

704

Atualmente, considera-se que somente as prolaminas dos grãos sejam responsáveis pela deflagração do dano mucoso aos celíacos. Controvérsias geradas a respeito da aveia devem-se à pequena quantidade de avenina (4-14% da proteína total) em seus grãos, comparada a aproximadamente 40% de gliadina no trigo.

Como se vê na Fig. 51.1, *o trigo, o centeio e a cevada pertencem à mesma tribo, enquanto a aveia pertence à tribo vizinha: estes são os únicos cereais com grãos tóxicos* conhecidos. Por outro lado, o arroz e o milho não são perigosos.

Têm sido feitas tentativas de cultivo de cereais sem genes responsáveis pelas agressões à mucosa (trigos tetraplóides), mas a farinha perde sua capacidade de formar pasta com a elasticidade e extensibilidade desejáveis. Questiona-se se os celíacos poderiam comer alimentos de trigo com menor toxicidade, pois sabe-se que, com o passar dos anos, qualquer quantidade causa dano e predispõe ao câncer.

Etiopatogenia

A DC resulta da imbricação de fatores genéticos, ambientais e imunológicos (Fig. 51.2). Os *fatores genéticos* já foram apontados acima.

Quanto aos *fatores ambientais*, embora se descreva o aparecimento da DC após uma infecção, não se provou que um determinado microrganismo possa ter papel relevante. Kagnoff *et al.*[23] encontraram homologia na seqüência de aminoácidos e reatividade cruzada entre a alfa-gliadina e as proteínas do adenovírus humano 12 E1.b, sorotipo comumente isolado no trato intestinal de humanos. Marcadores específicos HLA poderiam estar associados com DC porque refletiriam a resposta do hospedeiro ao vírus.

Os *fatores imunológicos* estão sendo cada vez mais conhecidos na DC. Ferguson e Murray[17] salientaram a importância do aumento do número de linfócitos intra-epiteliais (LIE) na mucosa de celíacos, tanto em atividade como em remissão. Posteriormente se verificou tratarem-se de linfócitos T com receptores gama/delta[8] considerados como marcadores precoces da DC. Tal fato permite identificar formas latentes de DC, tanto em indivíduos com arquitetura mucosa preservada e presença de anticorpos positivos como em familiares de celíacos. Em pacientes com outras expressões de sensibilidade ao glúten, tais como dermatite herpetiforme, aftas recorrentes e artralgias, a presença de tais células aponta para o diagnóstico correto.

Na lâmina própria da mucosa do intestino delgado encontram-se células T CD4+ glúten-específicas, que reconheceriam os peptídeos derivados do glúten, linfócitos da classe HLA principalmente DQ2. As células T secretam várias interleucinas e fator de necrose tumoral com papel no desenvolvimento das lesões.

Romaldini *et al.*[61] demonstraram que no celíaco não-tratado os valores séricos de interleucina 6 (IL-6) e do receptor solúvel da interleucina 2 (RSIL-2) se apresentavam aumentados. Após tratamento, os valores se reduziram gradualmente, porém, mesmo após 12 meses de adesão à dieta, ainda permaneciam elevados. Nesse estudo, a dosagem do fator de necrose tumoral alfa (TNF-α) não apresentou valores maiores do que os normais em todas as fases de observação do paciente.

Atualmente considera-se que a DC esteja associada a uma resposta auto-imune altamente específica ao endomísio, estrutura da matriz extracelular (Fig. 51.3). O antígeno endomisial foi recentemente identificado como transglutaminase tecidual (tTG). A gliadina da dieta atravessa a barreira epitelial intestinal e é exposta à tTG. Esta enzima é secretada em pequenas quantidades principalmente por células mononucleares, fibroblastos e células endoteliais que residem na matriz subepitelial do intestino. Tanto, o influxo de gliadina quanto a liberação da tTG aumentam durante infecção viral ou bacteriana,

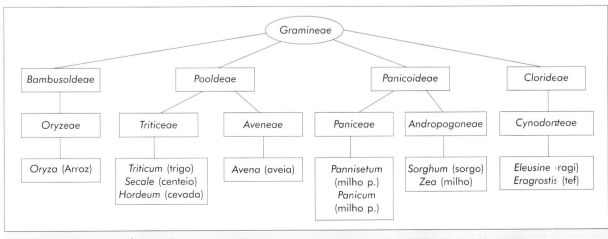

Fig. 51.1 — *Taxonomia dos cereais.*

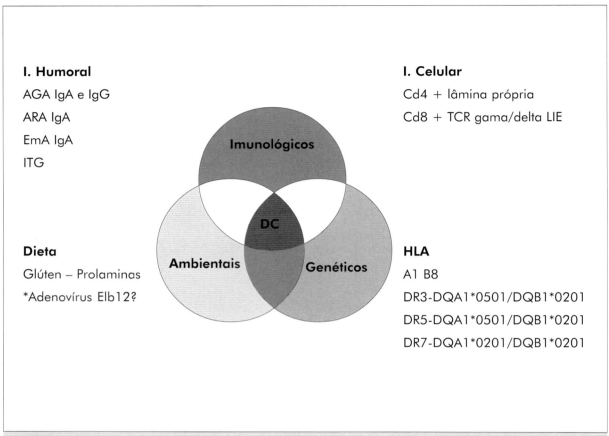

Fig. 51.2 — *Fatores patogênicos na doença celíaca. AGA IgA e IgG = anticorpo anti-gliadina da classe IgA e IgG; ARA IgA = anticorpo anti-reticulina da classe IgA; EmA IgA = anticorpo antiendomísio da classe IgA; tTG = anticorpo antitransglutaminase tecidual da classe IgA; LIE = linfócito intra-epitelial; TCR= receptor de célula T.*

conhecidamente deflagradoras de DC clinicamente silenciosa. Os peptídeos derivados da gliadina, das variantes da gliadina desaminada pela tTG ou complexos gliadina-tTG são então levados às células apresentadoras de antígenos (APC), que carregam o gene HLA-DQ2. As células CD4+ que reconhecem esses peptídeos através de seus receptores complementares (TCR) tornam possível uma resposta Th1 ou Th2, com secreção de citocina[64].

Citocinas Th1 (primariamente fator de necrose tumoral alfa) induzem os fibroblastos intestinais a liberarem metaloproteinases da matriz (proteoglicans MMP-3). Em adição, MMP-3 podem superativar MMP-1.

A resposta Th2 promove a maturação de células B e expansão das células plasmáticas que produzem anticorpos IgA contra gliadina, tTG e ligação cruzada de complexos gliadina-tTG. Essas células B podem ser preferencialmente estimuladas, porque também podem apresentar antígenos como peptídeos de gliadina desaminada às células T específicas da DC.

Auto-anticorpos à tTG podem ter papel na patogenia da DC. A tTG, como as plasminas, é necessária para a ativação do fator de crescimento transformador beta (TGF-β). Recentemente demonstrou-se, *in vitro*, que esse fator é necessário para a diferenciação do epitélio intestinal, bem como para a reparação às injúrias da mucosa. Experiências *in vitro* mostram que os auto-anticorpos anti-tTG bloqueiam a diferenciação epitelial da mucosa celíaca, explicando a falta de diferenciação no epitélio das vilosidades nessa afecção.

PATOLOGIA

A mucosa do intestino delgado é a que apresenta alterações importantes, sendo as outras camadas habitualmente normais à histologia.

Em 1992, Marsh[53] sugeriu um *"espectro de sensibilidade ao glúten"* com seu respectivo repertório de alterações na mucosa advindo da sensibilização dos linfócitos T. Para esse autor, pelo menos três padrões distintos, inter-relacionados e seqüenciais de alterações da mucosa poderiam ser reconhecidos durante a instalação da doença. Um quarto tipo é controverso (Fig. 51.4).

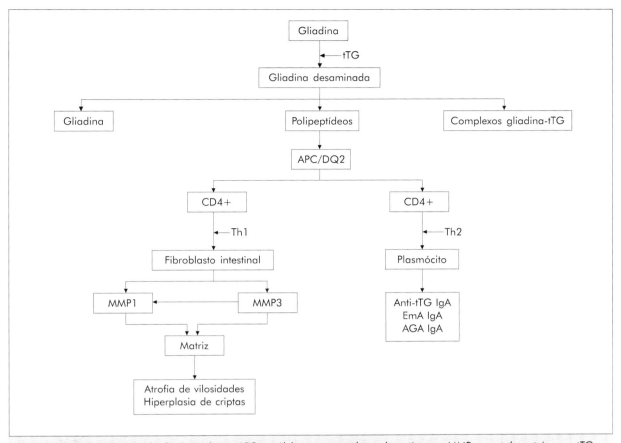

Fig. 51.3 — *Etiopatogenia da doença celíaca. APC = células apresentadoras de antígenos; MMP = metaloproteinases; tTG = transglutaminase tecidual; AGA = anticorpo antigliadina; EmA = anticorpo antiendomísio; IgA = imunoglobulina A; CD4+ = linfócito T ativado; DQ2 = genes em linfócito T.*

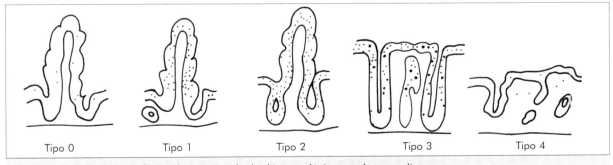

Fig. 51.4 — *Classificação de Marsh para os achados histopatológicos na doença celíaca.*

Tipo Infiltrativo (Tipo 1)

A arquitetura mucosa é normal, na qual o epitélio das vilosidades está marcadamente infiltrado por uma população de pequenos linfócitos não-mitóticos glúten-dependentes (LIE).

Tal lesão é encontrada em cerca de 40% dos pacientes portadores de dermatite herpetiforme não-tratada. Também pode ser detectada em aproximadamente 10% de todos os familiares de primeiro grau dos pacientes celíacos. Habitualmente não se associa a sintomas gastrointestinais ou má absorção.

Tipo Hiperplásico (Tipo 2)

Há semelhança com o tipo 1, mas soma-se alongamento das criptas, cujo epitélio, como as vilosidades, também se apresenta infiltrado por pequenos LIE não-mitóticos. É visto em aproximadamente 20% dos pacientes não-tratados de dermatite herpetiforme e também quando se provoca o reteste com quantidades moderadas de glúten, revelando resposta imune mediada por linfócitos T.

Tipo Destrutivo (Tipo 3)

Essa lesão é idêntica à chamada "típica mucosa achatada da DC", que preenche os critérios para considerá-la como do tipo imunidade mediada por células. Ocorre em todos os pacientes sintomáticos, mas pode também ser vista em cerca de 40-50% dos portadores de dermatite herpetiforme e em mais ou menos 50% dos familiares de primeiro grau dos celíacos. Pode ser reproduzida com alta dose de glúten no reteste ou desafio, em diferentes tempos.

Tipo Hipoplásico (Tipo 4)

Essa lesão é descrita nos casos de refratariedade à dieta isenta de glúten, nos quais a mucosa apresenta intensa hipoplasia de criptas, além da redução das vilosidades.

Vale aqui analisar criticamente a classificação de Marsh. Sob o ponto de vista prático, essa classificação deve ser aceita com muita cautela. Ela é mais baseada em elaboração hipotética do modo como uma mucosa normal se transforma em mucosa celíaca. Não se pode diagnosticar uma mucosa do tipo 1 ou do tipo 2 como sendo patognomônica de doença celíaca. Apenas a lesão do tipo 3 é característica de DC. Outro comentário é a respeito da expressão "lesão destrutiva", que não é adequada, pois não se observa destruição do tecido, mas sim uma mudança na morfologia e na relação dimensional das estruturas. Destrutiva é a lesão observada nas ulcerações da doença de Crohn e da retocolite ulcerativa inespecífica. A lesão do tipo 3 poderia ser chamada "lesão celíaca". A lesão do tipo 4 hipoplásica já tinha sido descrita por Barbieri em 1970 em caso de desnutrição primária grave e classificada como do tipo IV-C[3] (Fig. 51.5).

A espessura total da mucosa não se altera ou se altera pouco, pois, apesar do achatamento na superfí-

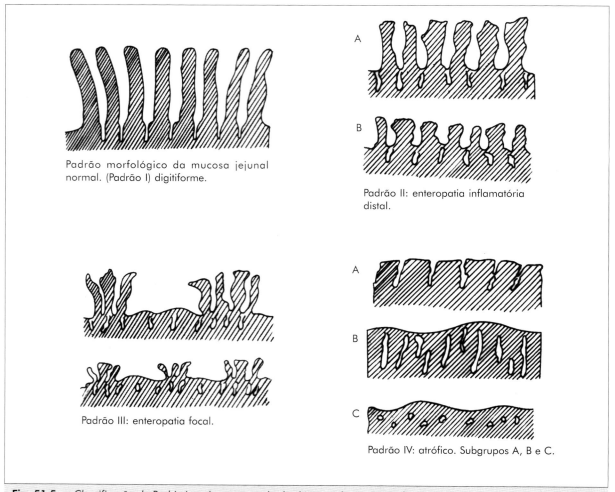

Fig. 51.5 — *Classificação de Barbieri et al. para os achados histopatológicos nas afecções do intestino delgado proximal.*

DOENÇA CELÍACA

cie conseqüente à diminuição da altura das vilosidades, há hipertrofia da zona de criptas, compensando tal achatamento.

A superfície da mucosa pode exibir vilosidades reduzidas em altura e mais alargadas, esboços de vilosidades ou sua ausência. Já se pode deduzir que tais alterações levam à redução da área absortiva, com repercussões mais ou menos graves para a nutrição do paciente. Por outro lado, isso se agrava mais ainda por haver alterações nas células absortivas de superfície: células normalmente colunares dão lugar a células cubóides, com alterações nas organelas, borda estriada e núcleo, dando aspecto pseudopluriestratificado. Há intensa esfoliação celular, migrando células imaturas para a superfície. Tais alterações são bem detectadas à microscopia eletrônica. Justifica-se, então, a diminuição de enzimas situadas na borda estriada pelas alterações vistas nas microvilosidades.

As criptas apresentam-se em maior número, alongadas, ocupando quase toda a altura da mucosa. Seu epitélio está preservado, embora haja maior número de mitoses, justamente na tentativa de repor as células das vilosidades em intenso ritmo de esfoliação.

As células de Paneth e caliciformes são em número normal, parecendo haver hiperplasia das células endócrinas e indiferenciadas.

Nos celíacos não-tratados, percebe-se, *à estereoscopia*, mucosa lisa e com orifícios que correspondem à abertura das criptas, ou aspecto cerebriforme ou em mosaico.

Vários autores assinalam *aumento importante no número de LIE* na mucosa de celíacos não tratados[17,53]. Segundo Kotze[29], para cada 100 células epiteliais foi encontrada média de 45 LIE (45%), e, nos controles, 24 (24%) (Fig. 51.6).

Na *lâmina própria* há intenso infiltrado inflamatório constituído principalmente por linfócitos e células plasmáticas produtoras de imunoglobulinas. As células produtoras de IgA podem estar normais, aumentadas ou diminuídas nos celíacos não-tratados; alguns referem aumento das produtoras de IgG; assinala-se predomínio das de IgM e não se descrevem alterações significativas em relação às células contendo IgD e IgE.

Estudos de Barbieri *et al.*[4] mostram que, na DC não-tratada, os plasmócitos formadores de IgA não estão numericamente aumentados, mas sim ocupando segmentos diferentes dentro da mucosa intestinal, isto é, migram da sua posição normal no compartimento inferior pericripta para o segmento superior subepitelial. Essa disposição permanece mesmo após o tratamento e já com mucosa morfologicamente recuperada. Tal mudança de disposição é semelhante ao comportamento dos macrófagos, conforme demonstrado por Maiuri *et al.*[51].

No trabalho de Barbieri *et al.*[4], as densidades dos plasmócitos IgG e IgM se mostraram aumentadas e com perda da disposição estratificada, apresentando a mesma densidade nas 3 zonas (baixa, média e alta) da mucosa. Com o tratamento e o retorno da morfologia da mucosa para normal, essa distribuição não-estratificada dos plasmócitos permaneceu igual, embora com valores reduzidos, indicando persistência de atividade imunológica. Esse resíduo de atividade imunológica também foi verificado no trabalho de Romaldini *et al.*[30], que observaram valores séricos ainda elevados de IL-6 e RSIL-2, como citado anteriormente na seção Etiopatogenia.

Numerosos eosinófilos são observados na mucosa de pacientes com DC ativa e liberam proteínas citotóxicas, como a proteína básica maior, que podem contribuir para o dano mucoso.

Após a suspensão do glúten da dieta, a recuperação começa imediatamente, mas vilosidades digitiformes podem demorar meses para aparecer. O retorno da mucosa ao normal ou quase ao normal com dietas rigorosamente isentas de glúten é possível, porém o tempo necessário para que isso ocorra tem sido descrito como diferente e longo para os diversos autores.

Se o tempo para recuperação da mucosa após dieta sem glúten é variável, também o é a recidiva de alterações após a sua reintrodução. Pode haver recidiva histológica em pacientes assintomáticos, porém o intervalo de 2 anos ou mais é aceito como necessário para a ressensibilização de um indivíduo potencialmente sensibilizado. Nas biópsias seqüenciais, notam-se, já nas primeiras horas de contato com o glúten, infiltração celular, edema, hipertrofia das células endoteliais e aumento dos LIE. O pico de maiores alterações se dá nas primeiras 96 horas, com dano aos enterócitos, seguindo-se o encurtamento das vilosidades (Fig. 51.6-B).

FISIOPATOLOGIA

A DC compromete o intestino delgado proximal, afetando os locais "nobres" da absorção, como esquematizado na Fig. 51.7.

O comprimento do intestino lesado na DC varia de paciente a paciente, correlacionando-se com a gravidade dos sintomas clínicos. Quanto mais grave a lesão e maior o segmento atingido, mais intensa será a má absorção e mais doente o indivíduo. Entretanto, há pacientes celíacos com alterações discretas no intestino proximal. Somente rigorosa análise é que dará o diagnóstico nesses casos.

O defeito básico da absorção, na forma pura, situa-se na fase epitelial. À medida que o processo evolui, surgem comprometimentos secundários: na etapa pré-epitelial, há alterações na micelação das gorduras, perda

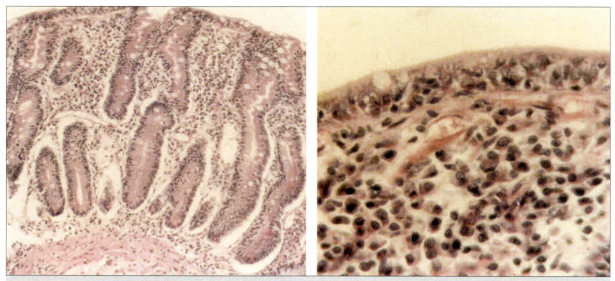

Fig. 51.6 — *Histologia da mucosa entérica. Padrão celíaco com atrofia de vilosidades, hiperplasia de criptas e aumento do número de linfócitos intra-epiteliais.*

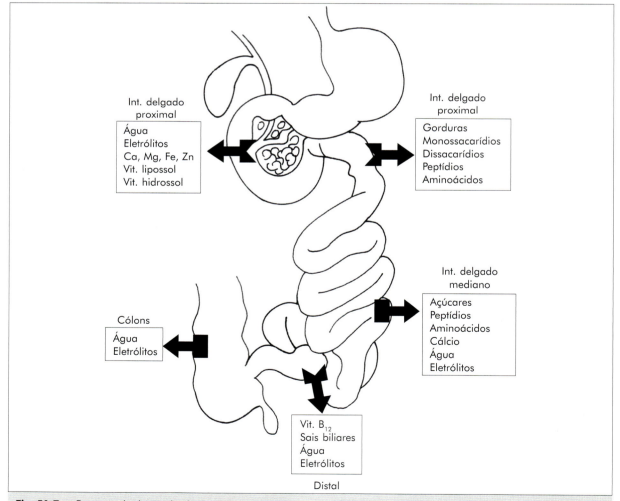

Fig. 51.7 — *Esquema dos locais de absorção dos nutrientes.*

fecal de sais biliares, assim como redução da enteroquinase devido à redução da borda estriada do enterócito; na etapa pós-epitelial, há bloqueio relativo ao escoamento de nutrientes devido à infiltração do córion. Portanto, na DC, além da redução da área absortiva, há alterações nos mecanismos de digestão e transporte; conseqüentemente, também espoliação de vários nutrientes, exsudação de proteínas e oligoelementos para a luz intestinal e aumento de secreção pelas células das criptas.

Assim, a diarréia na DC resulta de[9]:

- grande volume apresentado aos cólons;
- aumento de gordura nos cólons, que passa a ácidos graxos por ação bacteriana, tendo efeito catártico;
- aumento da secreção de água e eletrólitos, aumentando mais o volume na luz intestinal;
- diminuição da liberação de hormônios digestivos, da enteroquinase e das secreções pancreáticas;
- redução de sais biliares na circulação êntero-hepática, se houver lesão no íleo terminal, também com efeito catártico.

Alterações na função de barreira favorecem a penetração de peptídios por falta de especificidade ou simplesmente por dano mucoso: proteínas do leite de vaca ou da soja podem determinar anticorpos circulantes, trazendo implicações dietéticas importantes no tratamento.

Os efeitos decorrentes de tantas modificações resultam em má absorção, com predominância de um ou vários nutrientes, manifestando-se clinicamente por formas monossintomáticas ou até por síndrome carencial global.

A **mucosa gástrica** de celíacos pode apresentar gastrite em maior proporção do que da população geral. Karttunem & Memela[24] demonstraram aumento do número de LIE em biópsias gástricas de pacientes celíacos não-tratados (30%), concluindo haver reação imunológica anormal no estômago, semelhante à descrita nos outros segmentos do tubo digestório. Não verificaram relação com a presença ou não do *Helicobacter pylori*. No Brasil, tal fato foi corroborado por Kotze *et al.*[44].

O dano produzido pelo glúten é mais intenso no duodeno e jejuno proximal. Entretanto, ao infundir-se glúten no íleo de celíacos previamente tratados, a lesão é imediata e localizada, confirmando a idéia de lesão local direta no sítio de máxima exposição.

A **mucosa retal** pode apresentar alterações discretas, não-específicas, em alguns pacientes celíacos. Austin & Dobbins[2] demonstraram aumento evidente dos LIE e leucócitos polimorfonucleares na mucosa retal de celíacos em remissão, submetidos a enemas com trigo, glúten e gliadina. O pico da lesão foi após 8 horas e diminuiu em 24 horas. Não houve modificação do epitélio das criptas. Isso evidencia o papel do agente agressor também na mucosa retal.

QUADRO CLÍNICO

O quadro clínico na DC varia muito, dependendo da gravidade e da extensão das lesões. Podem-se encontrar desde sinais e sintomas de má absorção de apenas um nutriente (anemia, por exemplo), ou pandisabsorção, com repercussões graves à nutrição do indivíduo e ameaça à sua vida (Fig. 51.8).

A DC pode ser *diagnosticada em qualquer época da vida* e se desenvolve em ciclos:

a) pode surgir no lactente, relacionando-se com a época do desmame e/ou a introdução de cereais na alimentação;

b) se persistir sem tratamento, pode regredir parcialmente na adolescência; não é comum apresentar-se pela primeira vez nessa fase, a não ser que haja fator desencadeante;

c) pode aparecer ou reaparecer na idade adulta, geralmente na terceira ou na quarta década, principalmente durante gestações;

d) pode surgir na idade adulta ou geriátrica, desencadeada ou não por algum fator, como cirurgias, infecções etc.

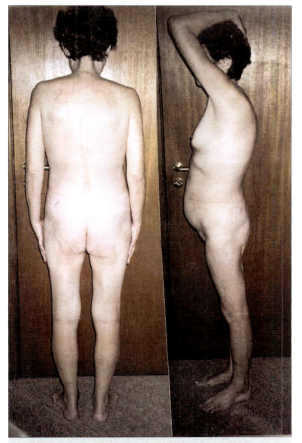

Fig. 51.8 — *Apresentação clínica clássica da doença celíaca: paciente desnutrida, com distensão abdominal e diminuição da massa muscular glútea.*

De modo geral, sabe-se que os sintomas e sinais variam de acordo com a idade e com o tempo de exposição ao glúten. Pensa-se que se correlacionam mais diretamente com a extensão do comprometimento do que com a gravidade da lesão em qualquer segmento do tubo digestório.

Diarréia

Varia de intensidade de caso a caso, dependendo do comprometimento intestinal. As fezes podem ser aquosas ou pastosas, volumosas, descoradas ou acinzentadas, oleosas ou espumosas, fétidas, flutuando ou não na água. Se intensa, leva a desidratação ou a distúrbios do equilíbrio ácido-básico, principalmente nas crianças de baixa idade. A imensa maioria dos celíacos tem diarréia, mas pode ocorrer constipação.

Emagrecimento

Também depende da gravidade e da extensão das lesões, reflete a má absorção, dependendo não só das áreas íntegras que compensarão a absorção dos nutrientes como também da própria redução da ingestão alimentar do paciente. Quando há edema, o emagrecimento pode estar mascarado. Em crianças, a *incapacidade de ganho ponderal* e o *atraso no crescimento* tornam-se muito evidentes.

Kotze e Valarini[31] encontraram desnutrição leve em 48,3%, moderada em 27,6% e grave em 24,1%. Tais dados correlacionam-se estreitamente com o intervalo entre o aparecimento dos sintomas e o correto diagnóstico de DC: quanto maior o intervalo, mais grave era a desnutrição.

O estado nutricional pode agravar-se mais ainda devido à **anorexia** que muitos pacientes apresentam. Outros têm apetite normal ou, mais raramente, hiperfagia.

Fraqueza, Cansaço e Fadiga

Relacionam-se com o estado nutricional dos pacientes, que se cansam ao executar tarefas habituais. As crianças escolhem brincadeiras calmas ou até param de brincar. A anemia e a insuficiência supra-renal podem contribuir para esses sintomas, bem como a hipopotassemia.

Dor Abdominal

Não é tão freqüente, e, se presente, sua localização é correspondente ao intestino delgado.

Distensão Abdominal

Constitui-se em queixa comum, pode ser a primeira manifestação da DC e chega a caracterizar o que, no exame físico, se conhece como "hábito celíaco" (Fig. 51.8).

Náuseas e Vômitos

São encontrados com menor freqüência.

Distúrbios Psicoafetivos

Os fatores implicados seriam alterações nas rotas metabólicas da 5-hidroxitriptamina, dopamina e noradrenalina, com papel importante na patogenia da depressão, como bem demonstraram Hallert *et al.*[21]. Kotze *et al.*[40], em 85,5% de crianças celíacas, encontraram irritabilidade e modificações de comportamento e de humor, consideradas como sinais equivalentes à depressão. Transtornos caracterizados por ansiedade podem fazer parte do quadro clínico da DC. Eventualmente, os distúrbios apontados podem ser tão graves que necessitem de medicações e/ou psicoterapia[32]. Há correlação direta entre o início dos sintomas e a demora no diagnóstico.

As alterações metabólicas que ocorrem na DC devido à má absorção de nutrientes teoricamente podem atingir qualquer dos sistemas, daí entender-se por que alguns celíacos se apresentam com sintomas extra-intestinais.

Psicoses podem ser sinal de DC, principalmente em casos em que já existe doença concomitante, como na síndrome de Down[65].

Como os sintomas, os **sinais** encontrados variam de caso a caso, não sendo específicos de DC. Quando a lesão é discreta e limitada ao intestino delgado proximal, o exame físico pode ser normal ou refletir discreta anemia. Já nos casos graves, evidencia-se grave desnutrição.

No exame do paciente celíaco podem ser observados: hipotensão; emaciação, diminuição da massa muscular e do panículo adiposo; unhas em vidro de relógio; pele seca e turgor diminuído; edema de extremidades; pigmentação de pele; equimoses; palidez de pele e mucosas; queilite e glossite, língua despapilada; abdômen protuberante e timpânico, com alças palpáveis; raramente hepatoesplenomegalia ou ascite; sinais de neuropatia periférica com alterações de sensibilidade; sinais de Chevostek ou Trousseau etc. Os achados vão depender do nutriente comprometido.

O modo de apresentação da DC difere com a idade: mais exuberante na criança e mais discreta no adulto. Raramente se apresenta por complicação, como perfuração ou linfoma.

Se o início for mais insidioso, os pacientes procuram mais tardiamente o médico, já com comprometimento do estado nutricional, podendo chegar à caquexia. Muitos só solicitam atendimento quando há intercorrências ou piora acentuada. Outros podem apresentar-se em estado relativamente bom, com sintomas nem sempre relacionados ao aparelho digestivo, sendo atendidos em outros serviços e nem sempre diagnosticados corretamente. Por exemplo, baixa estatura, fraturas, infertilidade, déficit de desenvolvimento etc. Podem recorrer a atendimento neurológico e até psiquiátrico[10].

Várias formas de apresentação da DC podem surgir na clínica, sendo comparadas com um *iceberg*: só as sintomáticas seriam a sua porção visível[12].

a) *Forma clássica*: decorrente da má absorção de nutrientes, com quadro de diarréia crônica e desnutrição; encontrada tanto em crianças como em adultos. Na criança, a distensão abdominal e a intensa redução de massa glútea são dados que chamam a atenção.

b) *Forma não-clássica*: também denominada forma atípica que pode ser de dois tipos. Um tipo denominado *atípico digestivo,* com sintomas digestivos mais discretos ou com constipação intestinal, e um segundo tipo, denominado *atípico extradigestivo*, com sintomas tais como baixa estatura, anemia, tetania etc.

c) *Forma latente*: em indivíduos com biópsia intestinal normal frente ao consumo habitual de glúten e que, anterior ou posteriormente, desenvolvem atrofia parcial ou total de vilosidades, retornando novamente ao normal após isenção do glúten da dieta.

d) *Forma assintomática*: ocorre entre familiares de celíacos com anticorpos positivos no soro, com alterações histológicas mais ou menos graves, mas número aumentado de LIE, revertendo com dieta isenta de glúten.

Para orientação didática e prática, seguem-se sintomas e sinais clínicos de DC relacionados aos diversos aparelhos e sistemas, seja como manifestações isoladas ou como parte do mosaico clínico dos pacientes.

a) *Gerais*: anorexia, cansaço, emagrecimento, fraqueza, hiperfagia, mal-estar; baixa estatura, constituição delgada, desgaste físico, febrícula, hipotensão.

b) *Digestivas:* dispepsia, distensão abdominal, flatulência, fezes gordurosas, náuseas, vômitos, dor abdominal, diarréia, constipação; abdômen escavado ou globoso, aftas, alças intestinais palpáveis, alterações da língua, aumento de ruídos hidroaéreos, peristalse visível.

c) *Musculoesqueléticas*: artralgia, dor óssea, miopatia proximal; alterações da marcha, artrite, deformidades ósseas, osteomalácia, raquitismo.

d) *Gineco-obstétricas*: amenorréia secundária, atraso na menarca, aumento de abortamentos, diminuição da fertilidade, menopausa precoce[35,46], oligospermia; diminuição dos caracteres sexuais secundários, diminuição do sêmen, hipogonadismo.

e) *Endocrinológicas*: baixa estatura, atraso de desenvolvimento sexual.

f) *Neuropsiquiátricas:* irritabilidade, choro fácil, ansiedade, depressão, tentativa de suicídio; degeneração cerebroespinhal, neuropatia periférica.

g) *Metabólicas*: câimbras, diurese noturna, parestesias, tetania.

h) *Hematológicas*: anemia, hematomas, sangramento.

i) *Tegumentares*: alterações nos cabelos, edema, hematomas, lesões pruriginosas, lesões bolhosas, pigmentação de pele, poiquiloníquia, erupções cutâneas.

Como se deduz, a DC pode cursar com qualquer sintoma ou sinal, tornando muitas vezes difícil o diagnóstico. Também deve-se considerar a ocorrência de doenças associadas, geralmente de *caráter auto-imune e ligadas ao sistema HLA*. As mais prevalentes são deficiência seletiva de IgA, *diabetes mellitus* e doenças tireoidianas. São descritas associações com fibrose cística, colagenoses, cirrose biliar primária, doença de Addison, psoríase, síndrome de Down[57] e outras.

Complicações do tipo perfuração raramente são descritas. Entretanto, o potencial de malignidade é maior do que na população geral, tanto para neoplasias intestinais como extra-intestinais. Carcinomas (mais no esôfago) e linfomas poderiam ser relacionados à insuficiência imunológica da DC e à maior permeabilidade da mucosa a agentes oncogênicos. Há evidência de que a DC precede a doença maligna com intervalo médio de 21 anos, variando sua incidência global de 6 a 10%. A constatação de complicação maligna é difícil; assim, qualquer modificação no quadro clínico faz com que o paciente deva ser reavaliado.

Atualmente, aceita-se que a dieta rigorosamente isenta de glúten possa proteger o paciente do desenvolvimento de doença maligna, mas não há diferença na freqüência nas classes dos antígenos HLA de celíacos com ou sem doença maligna, concluindo-se que não há marcadores associados especificamente para o desenvolvimento de malignidade na DC.

DIAGNÓSTICO

Diagnóstico Clínico

O quadro clínico leva à suspeita de DC, principalmente em crianças. No Brasil, a coexistência de outras enteropatias ligadas sobretudo à desnutrição e às parasitoses dissimula as manifestações típicas da afecção. Portanto, é possível que, entre as inúmeras observações de diarréias persistentes, a DC esteja envolvida. Não se deve esquecer, porém, que sinais ou sintomas extradigestivos podem chamar a atenção para outro sistema ou aparelho, desviando o raciocínio do médico.

Exames Laboratoriais de Rotina

Na investigação do paciente celíaco não há necessidade de se realizar todas as provas bioquímicas. Somente devem ser feitos os exames de acordo com o que apresenta o doente e como base para as reposições no tratamento inicial.

A determinação do tempo de atividade de protrombina (TAP) ou demais exames de estudo de coagulação podem ser realizados antes da biópsia, quando pertinente[35].

Provas de Absorção Intestinal

As provas de absorção intestinal, disponíveis na grande maioria dos centros brasileiros, restringem-se à *prova da d-xilose* e à *determinação da gordura fecal*. Essas provas indicam má absorção intestinal e costumam estar alteradas nos celíacos, mas há casos em que uma ou as duas podem estar normais, não afastando o diagnóstico de DC, que será sugerido pelos testes sorológicos e confirmado por biópsia.

As alterações verificadas nas provas de absorção intestinal gradualmente voltam ao normal após a retirada do glúten, mesmo com demora na recuperação histológica da mucosa[26].

Teste de absorção de lactulose/manitol pode ser feito devido à premissa de que, quando há alteração na mucosa do intestino delgado, há alteração na permeabilidade. Assim, a absorção passiva de moléculas maiores que 0,5 nm (lactulose, por exemplo) está aumentada por edema, inflamação e atrofia vilositária, enquanto a absorção de moléculas menores que 0,5 nm (manitol, por exemplo) não muda nem diminui. Os testes que usam tais substâncias podem ser úteis no diagnóstico diferencial entre DC e controles normais. Entretanto, sua especificidade e sensibilidade não são altas[73].

Determinação Sorológica de Anticorpos

Há muito se cogitava sobre testes não-invasivos para diagnóstico e/ou *rastreamento* de DC. Surgiram, então, as determinações de anticorpos.

Todos os testes devem ser feitos após determinação dos níveis séricos de imunoglobulinas, pois cerca de 12% dos celíacos apresentam também deficiência de IgA e poderão ter resultados falso-negativos. Nesses casos haverá necessidade de se realizar testes com IgG[6,13,48].

Embora deficiência de IgA esteja freqüentemente associada com DC, tal associação não parece ter influência significativa no modo de apresentação e nem na evolução da DC[62].

Anticorpos Antigliadina

São determinados por ensaio imunoenzimático (ELISA)[60]. Cada laboratório fornece seus valores de referência.

Os primeiros testes foram dirigidos a antígenos externos — gliadinas. Os marcadores IgG são mais sensíveis (AGA IgG) (sensibilidade 62 a 96%; especificidade 63 a 97%) e os IgA (AGA IgA) mais específicos (sensibilidade 46 a 92% e especificidade de 83 a 92%). Entretanto podem ser identificados em indivíduos normais, em doenças auto-imunes, alergia alimentar, infecções e parasitoses intestinais[69]. Além de serem importantes para diagnóstico, podem ser úteis na monitorização da dieta.

O anticorpo antigliadina da classe IgA se reduz rapidamente com a dieta sem glúten e se eleva, após um curto intervalo, com a ingestão de glúten. O anticorpo da classe IgG, após a retirada do glúten, reduz os seus valores, mas estes permanecem sempre com valores superiores ao normal[63]. Níveis normais não excluem DC.

Na seqüência de investigação, foram detectados auto-anticorpos por imunofluorescência indireta: reações para jejuno humano (JAB) e com elementos das camadas musculares, reticulina (ARA) e endomísio (EmA). Na experiência brasileira de Kotze *et al.*[39], que reflete a da literatura, o ARA tem menor sensibilidade e especificidade que o EmA, preferindo-se este último·

Anticorpos Antiendomísio

Anticorpos anti-reticulina e antiendomísio são anticorpos da classe IgA diretos contra a camada linear da musculatura lisa dos primatas e correlacionam-se positivamente com a gravidade da lesão mucosa. Anticorpos antiendomísio são anticorpos que se adsorvem no componente amorfo adjacente a fibrilas finas de colágeno no tecido conjuntivo endomisial. Estas fibrilas conectam células musculares lisas, feixes de músculo liso e tecido elástico vizinhos.

São detectados por imunofluorescência indireta em esôfago de macaco ou cordão umbilical humano. As vantagens de usar esse último substrato são: ser comumente disponível; rico em fibrilas de reticulina; endomísio em torno das fibrilas musculares lisas na parede da veia e das duas artérias; não contém IgA, evitando o problema de reação imunológica cruzada.

O resultado é fornecido como negativo ou positivo, e o título é definido como a mais alta diluição com imunofluorescência presente.

O EmA constitui-se num poderoso exame específico para DC e útil não só na detecção de DC ativa como em apresentação silenciosa e potencial. Assim, diversos autores preconizam esse teste baseando-se na alta porcentagem de sensibilidade e de especificidade para DC. Kotze *et al.*[38,41] encontraram 100% de sensibilidade e 99,3% de especificidade em celíacos brasileiros. É excelente para diagnóstico e também para monitoração da dieta e rastreamento de familiares de paciente celíaco.

Anticorpos Antitransglutaminase

Recentemente foram descritos anticorpos antitransglutaminase tecidual (anti-tTG), detectados por ELISA. A transglutaminase pode ser o principal, senão o único, auto-antígeno endomisial-alvo, reconhecendo gliadinas ricas em glutamina como um de seus substratos. Tal método apresenta sensibilidade e especificidade superponíveis às do EmA IgA[16]. Cada laboratório fornece os valores considerados normais ou alterados, dependendo do *kit* comercial utilizado. A desvantagem é que pode dar níveis considerados positivos em outras doenças sistêmicas ou gastrointestinais.

Em geral, trabalhos baseados no uso de tTg purificado de porquinho-da-índia em testes de ELISA não alcançam a eficácia do teste-padrão com EmA, como demonstrado por nós[45]. Recentemente, o uso de tTG de porquinho-da-índia altamente purificado e tTg recombinante humana (rh-tTG) tem demonstrado resultados mais satisfatórios, a despeito do número surpreendentemente elevado, em diabéticos, de anti-tTG+ em EmA negativo. A esperada alta sensibilidade do rh-tTG deve resolver as limitações do EmA na detecção de DC ativa com discretas lesões histológicas infiltrativas.

Mas, como concluem Leon et al.[49], a determinação de tTG, seja com tTG purificada de porquinho-da-índia ou com antígenos recombinantes humanos, pode ser uma alternativa, principalmente quando não se dispõe de EmA[45].

Os testes sorológicos são úteis para a detecção de formas silenciosas de DC, seja em crianças, adultos ou familiares de celíacos, e também para o esclarecimento de formas monossintomáticas. Na monitorização do tratamento, os testes são importantes, pois, após 3 meses de dieta sem glúten, os anticorpos devem diminuir mas só vão negativar após 12 a 24 meses, variando de indivíduo a indivíduo. Sua elevação significa não-adesão à dieta, que deve ser revista[41,45]. Nos pacientes com dúvida diagnóstica em que é feita a provocação com glúten, os anticorpos se elevam, podendo-se até dispensar novas biópsias.

Em síntese, as indicações para os testes sorológicos são:

- diagnóstico de DC;
- rastreamento na população geral;
- detecção de formas silenciosas: crianças, adultos, familiares;
- diagnóstico de formas monossintomáticas;
- monitorização da dieta;
- reteste em crianças diagnosticadas antes dos 2 anos de idade.

É óbvio que a realização simultânea de vários testes sempre será o ideal para rastreamento dos casos que deverão ser submetidos a biopsia intestinal[10,45]. Embora os anti-tTG por ELISA tenham ótima sensibilidade, a sua falta de especificidade faz com que o seu valor preditivo positivo seja mais baixo do que o EmA[11].

A assertiva de que *"os testes sorológicos são ideais para o encontro de casos e que a biópsia é o método-padrão para o diagnóstico"* permanece atualmente como consenso.

Exames de Imagem

Trânsito intestinal. Os dados radiológicos encontrados na DC são semelhantes aos observados em afecções que cursam com má absorção intestinal. Dilatações, pregas alargadas, fragmentações e floculação do contraste são os achados mais comuns, sendo mais evidentes no intestino proximal. Raramente há rigidez e perda do padrão mucoso.

Cerca de 12% dos celíacos têm radiografia do intestino delgado normais, e pacientes com DC grave podem ter apenas discretas alterações radiológicas. Assim, o exame serve somente para se ter idéia global, para diagnóstico diferencial com outras afecções e para excluir ou detectar a presença de linfoma.

Pode haver dilatação dos cólons nos celíacos com constipação.

A *idade óssea* atrasada em relação à cronológica pode ser detectada em alguns pacientes e serve para avaliar a evolução.

Raios X ósseos podem demonstrar desmineralização com diminuição da densidade, osteoporose, fraturas e pseudofraturas. Têm muita importância clínica para monitorizar a suplementação de cálcio e vitamina D no tratamento.

A *densitometria óssea,* que determina a densidade mineral óssea, mostra níveis de osteopenia ou de os-

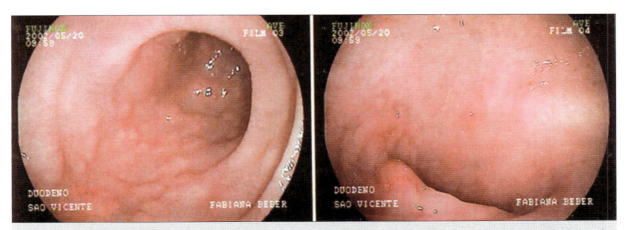

Fig. 51.9 — *Aspectos endoscópicos na doença celíaca. Notar distanciamento de pregas em D_2 e aspecto calcetado, com rede submucosa bem visível.*

teoporose em pacientes com ou sem ingestão de glúten e serve ainda para monitorar a reposição de cálcio e vitamina D.

Endoscopia e Biópsia Peroral do Intestino Delgado

A biópsia do intestino delgado é considerada como padrão ouro para o diagnóstico de DC através dos dados advindos do exame anatomopatológico da mucosa. A biópsia pode ser realizada através de cápsulas especiais de diferentes tipos, sendo conhecida como biópsia peroral[28,34]. O local a ser biopsiado é a 3ª porção do duodeno ou a inicial do jejuno.

Mais recentemente, tem-se utilizado a biópsia durante endoscopia digestiva alta através de pinças para fibroscópios e videoendoscópios. O que tem importância é o correto manejo do fragmento, para adequada orientação dos cortes e análise acurada do espécime. Para tal, recomenda-se colocá-lo em papel de filtro embebido ou não em soro fisiológico e com a superfície vilositária para cima. Na experiência de Kotze[36], independentemente do aparelho ou do local da biópsia, o diagnóstico de DC pode ser feito em todos os casos dessa doença, corroborando o fato de *que essa enfermidade compromete mais o duodeno e o jejuno proximal*, justamente segmentos em que se visualiza a mucosa com os fibroscópios e nos quais se podem colher, sob visão direta, quantos fragmentos forem necessários para exames.

Com o advento das modernas técnicas de endoscopia digestiva, novos conhecimentos surgiram para o diagnóstico de DC. Brocchi *et al.*[7] relataram perda das pregas de Kerkring no duodeno descendente como característica de pacientes com DC (Fig. 51.9). Acham que tal aspecto endoscópico tem 88% de especificidade. Outros aspectos descritos são perda da granulosidade, padrão mosaico, pregas mais espessadas e proeminentes, concêntricas e vasos sangüíneos visíveis. Observa-se perda ou redução na proeminência das pregas duodenais em aproximadamente 70% dos celíacos[59]. Entretanto, em pacientes jovens com DC subclínica ou silenciosa, há grande probabilidade de achados ou discretos à endoscopia, associados com discretas anormalidades histológicas[70,71].

Assim, como já salientam Kotze & Pisani desde 1982[28], biópsias duodenais são comparáveis às obtidas na região do ligamento de Treitz com aparelhos convencionais, fato também assinalado na literatura por diversos autores[36,53].

Reteste ou Desafio

Em 1970, a Sociedade Européia de Gastroenterologia Pediátrica e Nutrição (ESPGAN) elaborou um documento contendo os critérios para se firmar o diagnóstico da doença celíaca, conhecido como Critérios de Interlaken[54], em virtude de um trabalho inglês ter relatado a existência de intolerância temporária ao glúten. Esses critérios exigiam que fosse realizado o reteste em todos os pacientes celíacos, procedimento que consistia, em síntese, na realização de três biópsias intestinais em diferentes períodos. A primeira biópsia, para o diagnóstico, seria realizada antes do início da dieta sem glúten. A segunda, após dois anos de tratamento com boa resposta clínica. Após essa biópsia, seria dado ao doente glúten novamente, observando-se a recidiva do quadro clínico, momento no qual seria realizada a terceira biópsia. Se essa terceira biópsia mostrasse uma mucosa ainda normal, o glúten seria oferecido por outro período de tempo (aproximadamente 5 anos), e, na ausência de recidiva clínica, o doente era considerado como tendo uma intolerância transitória ao glúten. Nas situações de retorno de sintomas clínicos ou de alteração de mucosa, o diagnóstico seria firmado como doença celíaca e novamente retirado o glúten. Essa proposta, em virtude de sua complexidade, não foi seguida por todos os especialistas na prática clínica, e provavelmente apenas realizada em centros de pesquisa e pautada por exigência das comissões editoriais de revistas científicas. Nós nunca adotamos esses critérios. Em 1989, os critérios de Interlaken sofreram uma primeira crítica pela ESPGAN, pois 1/3 dos associados não obedecia a esses critérios, e em 1990 foi publicada uma nova conduta que limitava esse procedimento às crianças celíacas cujo diagnóstico tinha sido realizado até os 2 anos de idade[20,75]. Continuamos não adotando o reteste.

Quando se realiza o reteste ou desafio com glúten para o paciente em dieta isenta de glúten, acrescentando-se novamente os alimentos proibidos, deve-se levar em conta certos aspectos relevantes, como:

a) certificar-se de que está havendo ingestão de quantidade satisfatória de glúten, pois o paciente treinado para não usar determinados alimentos deixa de apreciá-los e não os ingere na fase de reteste;

b) aspecto psicológico fundamental, principalmente nas crianças e adolescentes, é deixá-los agora comer os chamados "alimentos proibidos" e, após nova biópsia, confirmando-se o diagnóstico de DC, retirá-los outra vez do cardápio, depois que o paciente experimentou produtos industrializados. Ficará muito difícil o retorno à dieta estritamente sem glúten.

Para minimizar tais problemas, sugerimos que *não se mude o aspecto "visual" das preparações caseiras*, o que se consegue não se utilizando no reteste produtos industrializados. Como se verá no tratamento, por ocasião do diagnóstico, institui-se dieta isenta de glúten, indicando-se o livro *sem glúten*[43], com as receitas feitas com as farinhas permitidas, facilitando o preparo domiciliar dos alimentos. Para o reteste, misturam-se as farinhas proibidas com as permitidas, disfarçando-se o sabor com recheios diferentes e saborosos.

Certos autores preconizam o intervalo de 2 anos entre a primeira biópsia (diagnóstica) e a segunda, para constatação de volta da mucosa à normalidade; e uma terceira biópsia após mínimo de 3 meses do uso de glúten, para verificar novamente alterações (reteste). Como no meio brasileiro constata-se dificuldade na realização de tantas biópsias, seja por aspectos culturais ou financeiros, Kotze tem dispensado a 2ª biópsia e realizado o reteste com glúten em tempo variável de paciente a paciente, e somente em crianças cujo diagnóstico foi feito em idade abaixo de 2 anos ou em casos de dúvida.

Alguns autores contestam a realização do reteste como rotina para diagnóstico de DC, pois observaram alto índice de alteração na mucosa de crianças acima de 2 anos de idade (95,5%). Como para crianças menores pode haver confusão principalmente com diarréia persistente, alergia alimentar, desnutrição caloricoprotéica, giardíase e deficiências imunológicas, o desafio se faz necessário *se o diagnóstico histológico inicial se baseou em atrofia parcial*.

Não há relação entre a duração da dieta livre de glúten e a recuperação da mucosa, nem entre o tempo de reintrodução do glúten e a ressensibilização da mucosa. A acurácia clínica é que dá base para a melhor ocasião da realização das biópsias.

Se no reteste ocorrerem sinais e sintomas de má absorção, ou se houver parada no desenvolvimento ponderoestatural, ou se surgirem alterações bioquímicas e/ou no hemograma, faz-se nova biópsia com contagem dos LIE: se aumentados (acima de 24%), independentemente de haver ou não alteração importante na arquitetura da mucosa, trata-se de defeito vitalício, voltando-se imediatamente à dieta isenta de glúten. Se tal aumento não ocorrer ou se for mínimo, deve-se rever o diagnóstico inicial de DC e confrontar o diagnóstico com as entidades já assinaladas[29]. Sugere-se que não se use o termo "intolerância transitória ao glúten", por gerar dificuldades. A DC é a intolerância permanente.

Austin & Dobbins[2] chamaram a atenção para o *aumento do número de LIE em biópsias de reto de pacientes desafiados com glúten*.

Atualmente, com a possibilidade de detecção de anticorpos no soro dos pacientes, pode-se realizar o reteste e, em vez de nova biópsia, fazer os testes sorológicos para anticorpos antigliadina, antiendomísio ou anti-tTG[45].

Teste Terapêutico

Para o médico brasileiro, recomenda-se encaminhar o paciente com suspeita de DC a biópsia peroral do intestino delgado. Lembrar que as cidades de médio e grande portes já dispõem de Serviços de Endoscopia, podendo-se solicitar biópsia das porções mais distais do duodeno, onde ocorrem as alterações mais intensas pelo glúten. Se houver possibilidade de dosar os anticorpos, o diagnóstico de DC fica então sugerido, e deve ser confirmado pela biópsia, que é o teste-padrão ouro na DC.

Conclui-se que jamais se deve iniciar dieta isenta de glúten antes dos testes sorológicos e biópsia entérica. Assim, não se preconiza "teste terapêutico".

ALGORITMO PARA O DIAGNÓSTICO, PROPOSTO POR LEON *et al.*[49]

Ver Fig. 51.10.

DIAGNÓSTICO DIFERENCIAL

O diagnóstico diferencial, do ponto de vista clínico, é feito nas crianças, com afecções que cursam com diarréia crônica e má absorção, especialmente fibrose cística, alergia alimentar, desnutrição primária e diarréia persistente. Devido à distensão abdominal, e nos casos com constipação, o diagnóstico diferencial será feito com o megacólon congênito. Cuidadosa avaliação clínica se faz necessária para saber a época do desmame e da introdução de cereais na alimentação. Infelizmente, o abandono do aleitamento materno e a introdução precoce de alimento industrializado levam crianças de até 3 ou 4 meses de vida a apresentar diarréia e vômitos por DC, gerando dúvidas diagnósticas em relação a outras intolerâncias alimentares bastante comuns nessa faixa etária.

Em adolescentes e adultos, o diagnóstico diferencial é feito com essas e com outras causas de má absorção intestinal, como doença de Whipple, deficiência imunológica comum variável, gastroenterocolopatia eosinofílica, doença de Crohn, síndrome da imunodeficiência adquirida, linfomas.

Do ponto de vista histológico, a diferenciação se faz com entidades que apresentam encurtamento ou achatamento das vilosidades, a saber: alergia alimentar, enterite aguda (viral, bacteriana, por *Giardia lamblia*, actínica), enterite crônica (espru tropical, doença de Whipple, imunodeficiências, gastroenterite eosinofílica, linfomas, diarréia persistente, doença enxerto *versus* hospedeiro) e desnutrição proteicocalórica. Embora essas entidades possam apresentar-se com vilosidades diminuídas em altura e mais alargadas, hiperplasia das criptas é observada marcadamente na DC. Além disso, o número de LIE não sobe a níveis tão elevados como os habitualmente encontrados na DC[29].

DOENÇAS ASSOCIADAS

Numerosas condições têm sido relatadas com DC, tanto em crianças como em adultos. Geralmente são afecções com envolvimento de mecanismos auto-imunes e/ou ligadas a antígenos do sistema HLA. Por ordem alfabética:

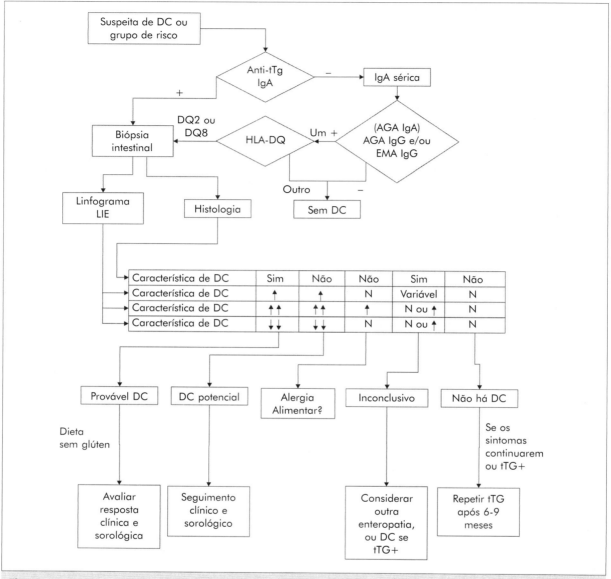

Fig. 51.10 — *Algoritmo de Leon et al. Para diagnóstico de doença celíaca, com base em testes sorológicos e no estudo dos linfócitos intra-epiteliais. DC = doença celíaca; anti-tTG = anticorpos antitransglutaminase tecidual; AGA = anticorpos antigliadina; EMA = anticorpos antiendomísio; HLA DQ = genes do lócus D; LIE = linfócitos intra-epiteliais; NK = linfócitos natural killer.*

- acidose tubular renal
- alergia alimentar
- alveolite fibrosante
- artrite reumatóide
- asma e atopia
- câncer do intestino delgado
- câncer do esôfago e da faringe
- cirrose biliar primária
- coarctação da aorta
- deficiência de IgA
- *diabetes mellitus*
- doença de Addison
- doenças da tireóide
- epilepsia com calcificações cerebrais
- fibrose cística
- hemossiderose pulmonar
- linfoma
- lúpus eritematoso disseminado
- pancreatite crônica
- polimiosite
- psoríase
- síndrome de Down
- síndrome de Sjögren

A **dermatite herpetiforme** (DH) não é considerada "associação", mas manifestação dermatológica da doença por sensibilidade ao glúten. Assim, pode preceder os sinais e sintomas de DC ou surgir após alguns anos depois do diagnóstico da doença intestinal (Fig. 51.11). Afeta aproximadamente 25% dos pacientes com DC[15]. Ambas as afecções ocorrem nas mesmas famílias. Todos os pacientes com DH apresentam algum grau de inflamação na mucosa intestinal ou alteração compatível com DC. A transglutaminase tecidual parece ser o auto-antígeno predominante tanto em intestino quanto na pele. Os marcadores sorológicos usados para detectar DC são os mesmos que ocorrem positivamente na DH. Servem, também, para monitorar o tratamento, como na DC, embora a dieta sem glúten seja acrescida do uso de dapsona nos casos iniciais. A obediência à dieta é fundamental e para toda a vida, como na DC. Lesões orais, alopécia e vitiligo ocorrem mais freqüentemente em pacientes com DH do que na população geral. Em contraste, a associação de DC com psoríase parece ser coincidência[15].

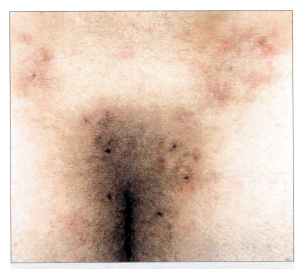

Fig. 51.11 — *Paciente com lesões características de dermatite herpetiforme.*

O quadro clínico pode ser um mosaico entre os sintomas e sinais da DC e da entidade associada. O diagnóstico de ambas será feito conforme a natureza da co-morbidade.

DETECÇÃO DE OUTROS AUTO-ANTICORPOS

Independentemente do tempo da sintomatologia ou do diagnóstico de DC e também da adesão ou não à dieta isenta de glúten, preconiza-se a determinação de auto-anticorpos, principalmente para doenças da tireóide, do fígado e do tecido conjuntivo, devido à alta prevalência dessas *associações* com a DC[72].

Amplo perfil de auto-anticorpos foi realizado em indivíduos da Região Sul do Brasil por Utiyama *et al.*[72], com 25% de positividade para os pacientes celíacos (16,1% de anticorpo antimicrossomal da tireóide, 8,9% para fator antinuclear) e 17,8% para familiares de celíacos (9,3% de anticorpo antimicrossomal da tireóide, 5,1% de fator antinuclear), com diferença significativa em relação à população-controle (Tabela 51.1). Tais dados reforçam as características auto-imunes, concomitantes tanto nos indivíduos com doença celíaca como em seus familiares próximos.

O risco de DC silenciosa está aumentado em várias condições auto-imunes: cerca de 2-5% de pacientes com *diabetes mellitus* insulino-dependente ou doenças auto-imunes da tireóide. A explicação seria por semelhanças hereditárias das condições auto-imunes[14].

Com o tratamento da DC, os marcadores sorológicos dessa afecção se tornam indetectáveis em torno de 6 meses. Contudo, os auto-anticorpos contra tireóide não se correlacionam positivamente com os hábitos alimentares[50].

Por outro lado, portadores das afecções listadas anteriormente deverão ser rastreados para doença celíaca, com ou sem sintomatologia digestiva. Kumar *et al.*[47] assinalam alta prevalência de doença celíaca em endocrinopatias, principalmente em diabetes do tipo 1. Nishara *et al.*[57] encontraram doença celíaca em 10,2% de 49 pacientes portadores da síndrome de Down (2 a 49 anos) em Curitiba.

TRATAMENTO

O tratamento para DC é basicamente dietético, com exclusão de glúten de trigo, centeio, cevada e aveia para toda a vida. Medicamentos são utilizados apenas para a correção de carências (vitaminas, sais minerais e proteínas), como coadjuvantes para facilitar a digestão de gorduras (enzimas pancreáticas) e para tratamento de infecções concomitantes (antimicrobianos).

O tratamento tem por objetivos:

1. eliminar as alterações fisiopatológicas intestinais;
2. facilitar e favorecer a absorção dos nutrientes;
3. normalizar o trânsito intestinal;
4. recuperar o estado nutricional do paciente.

Como a DC não-tratada leva a diferentes graus de desnutrição, desidratação, carências vitamínicas e de sais minerais, o tratamento baseia-se nos dados clínicos e laboratoriais para as devidas reposições.

Nutrição Parenteral Total

A nutrição parenteral total destina-se a casos muito graves em que não se consegue controlar a diarréia e

Tabela 51.1
Perfil de Autoanticorpos em Pacientes Celíacos

	Celíacos com glúten (n = 32)	Celíacos sem glúten (n = 24)	Controles sadios (n = 101)
AML	6,3% (2/32)	0%	2,0% (2/101)
AMA	0%	0%	0%
LKM	0%	0%	0%
FAN	3,1% (1/32)	16,7% (4/24)	0%
CGP	3,1% (1/32)	4,2% (1/24)	0%
ANCA	0%	0%	0%
AAM	15,6% (5/32)	16,7% (4/24)	3,0% (3/101)
Total	21,95 (7/32)	29,1% (7/24)	4,9% (5/101)

AAM = antimicrossoma de tireóide; AML = antimúsculo liso; AMA = antimitocondrial; LKM = antimicrossoma de fígado e rim; FAN = antinuclear; CGP = anticélula parietal gástrica; ANCA = anticitoplasma de neutrófilo.

quando os distúrbios hidroeletrolíticos e/ou ácido-básicos são graves.

Nutrição Parenteral e Enteral

Reservada para casos em que haja necessidade de reposição rápida de água, eletrólitos, oligoelementos etc., sendo possível porém controlar a diarréia e administrar alimentos de fáceis digestão e absorção, bem como medicamentos.

Nutrição por Via Oral

É realizada na grande maioria dos casos. Pode ser dividida em três fases:

Na *primeira fase*, seguem-se os itens:

a) dieta isenta de glúten (trigo, centeio, aveia, cevada, malte para alguns autores) com utilização de fubá, amido de milho, creme de arroz, fécula de batata, araruta, polvilho, farinhas de mandioca e de milho, e trigo-sarraceno como substitutos;

b) dieta isenta de lactose (leite e derivados), utilizando-se leite sem lactose e de soja, caseinatos ou fórmulas especiais, de acordo com a tolerência do paciente; e recursos financeiros;

c) dieta pobre em sacarose, preferindo-se dextrinas e maltoses;

d) gorduras vegetais (óleos de soja, milho, oliva, girassol e granola), principalmente gordura de coco e babaçu por terem triglicerídeos de cadeia média;

e) proteínas animais e vegetais;

f) legumes e frutas de poucos resíduos.

Numa *segunda fase*, variável no tempo de caso para caso, a alimentação vai se tornando cada vez mais abrangente, até o doente receber dieta habitual para sua faixa etária, permanecendo somente a restrição de glúten.

A *terceira fase*, de manutenção da dieta sem glúten, é a mais difícil, principalmente em relação às crianças. À medida que crescem e participam das atividades sociais, ressentem-se por não usarem os mesmos alimentos que os seus pares.

O seguimento da dieta pelo paciente celíaco depende, fundamentalmente, dos familiares no que tange às substituições dos alimentos proibidos. Assim, é extremamente importante saber educar as crianças celíacas.

Alguns pontos devem ser considerados quando se preconiza dieta isenta de glúten:

a) a falta de alimentos alternativos já prontos no mercado brasileiro, fazendo com que haja necessidade de preparações caseiras, o que não é tão difícil de aceitar, pois é costume, no Brasil, usar as farinhas permitidas no preparo de bolos, bolachas, sobremesas etc.;

b) como as mães que trabalham fora dispõem de pouco tempo para a preparação dos alimentos alternativos, deve-se preconizar os que não exijam muita manipulação e que venham do encontro das habilidades culinárias de quem os prepara;

c) considerar os recursos financeiros das famílias para que usem cardápios adequados e baratos, compatíveis com seu orçamento;

d) fazer com que as crianças levem lanches de casa para a escola e que as que recebem merenda escolar possam ter atenção especial das professoras para que não transgridam a dieta;

DOENÇA CELÍACA

e) proibir alimentos industrializados, visto que o trigo é muito usado como ingrediente ou espessante: cafés instantâneos, pós achocolatados, enlatados, cereais pré-cozidos, maionese pronta, molhos de tomate, mostarda, salsichas, salames, sopas enlatadas ou desidratadas, chicletes, sorvetes, cerveja etc. Deve-se ensinar à pessoa que faz as compras a habituar-se à leitura dos ingredientes estampados nas embalagens e evitar os que tenham os cereais proibidos. Algumas firmas de alimentos fornecem, a pedido do usuário, uma lista dos produtos que são isentos de glúten, para facilitar a escolha[37,43];

f) Evitar monotonia do cardápio.

Nem sempre se pode contar com a ajuda de uma nutricionista para a orientação do cardápio. Então, é o próprio médico quem deve estabelecer o menu, controlar o seu cumprimento e instituir as modificações necessárias ao longo do tratamento.

Assim, não basta o médico indicar o que o paciente celíaco não pode comer e quais as opções de substituição. Há necessidade de *motivação* e composição de cardápio variado e agradável. Kotze editou livros (*Receitas para pessoas com sensibilidade ao glúten,* 1996; *Sem glúten,* 2001), já indicados na consulta em que vai explicar o diagnóstico. Isto é muito importante para que o paciente ou sua mãe não se sintam "perdidos e desanimados" com a perspectiva de que não vão dispor de produtos industrializados. Bastante estímulo no início do tratamento é fundamental para o seguimento da dieta.

Mesmo com discussão e ensinamentos sobre os detalhes da dieta aos celíacos, levando-se em conta o nível sociocultural dos pacientes e de suas famílias, cerca de 40% não obedecem à dieta, apesar de todos os esforços. Para minimizar o problema, surgiram, no mundo todo, as sociedades de celíacos, como grupos de auto-ajuda. No Brasil há a Acelbra (Associação dos Celíacos do Brasil), em S. Paulo, ligada à Pediatria da Unifesp-EPM, com filiadas em vários estados; e a Acelpar (Associação dos Celíacos do Paraná), em Curitiba, dirigida por adultos celíacos.

Sabe-se que pequenas quantidades de glúten ingeridas na fase de manutenção podem não dar sintomatologia clínica, o que faz com que o paciente não se sinta prejudicado e a família faça concessões. A atitude do médico deve ser firme no sentido de recomendar que a dieta seja rigorosamente cumprida, explicando que há um período mais ou menos longo para haver ressensibilização da mucosa, com ou sem sintomatologia clínica. Argumentar que pode haver atraso no desenvolvimento sexual quando as transgressões antecedem a puberdade.

Mesmo tendo conhecimento de que a DC pode cursar com quiescência na adolescência e que as transgressões nessa fase e na idade adulta são muito mais de ordem psicológica, *a posição correta do médico é a de sempre incentivar a manutenção de uma dieta totalmente isenta de glúten.*

Holmes *et al.*[22], em recente estudo, demonstraram que, para o paciente celíaco que segue rigorosamente a dieta, a possibilidade de desenvolver câncer é a mesma da população geral. O risco aumenta, contudo, para os que usam quantidades habituais ou reduzidas de glúten. Tais resultados sugerem um papel protetor da dieta isenta de glúten contra malignidade e oferecem subsídios para advertir os doentes a aderir a uma *alimentação sem glúten para o resto de suas vidas.*

Medicamentos

Inicialmente, usam-se medicamentos para a correção de carências, enfatizando ao paciente e à família que o *verdadeiro tratamento da DC é dietético, sem glúten, permanentemente.*

a) ácido fólico e compostos polivitamínicos são utilizados por via parenteral ou oral; vitamina K_1 e B_{12} por via parenteral, quando necessário;

b) cálcio por via EV nas crises de tetania e por via oral no desenrolar do tratamento, pois sabe-se que, mesmo que haja melhora da massa óssea nos celíacos tratados, ela não chega à normalidade. Ferro parenteral, quando muito necessário, ou por via oral, quando tolerado;

c) enzimas pancreáticas são utilizadas como coadjuvantes, nos primeiros meses, por facilitarem a digestão principalmente de gorduras e porque, nos celíacos, como em desnutridos primários, há falta de proteínas para a geração e a secreção de enzimas pancreáticas digestivas (a determinação de quimiotripsina fecal pode ser índice preditivo da recuperação do peso, principalmente em crianças);

d) antibióticos ou antimicrobianos (metronidazol) são usados raramente, mais para certas infecções intestinais associadas;

e) corticosteróides são indicados apenas em insuficiência supra-renal, necessitando de reposição concomitante de cloreto de sódio por via EV. Alguns preconizam em casos de refratariedade à dieta[19].

Observação importante: Na DC ativa ou parcialmente tratada, há absorção alterada da maioria dos medicamentos por via oral, o que exige ajustamento das doses de anticonvulsivantes e antibióticos.

Tratamento Cirúrgico

O tratamento cirúrgico só é indicado quando ocorre perfuração, o que é bastante raro. Pode ser indicado em neoplasias ou linfomas, conforme a localização e o estágio.

EVOLUÇÃO E PROGNÓSTICO

Após a retirada de glúten da dieta, a resposta clínica, com desaparecimento dos sintomas, é bastante rápida

721

— dias ou semanas, com evolução extremamente gratificante. Os defeitos absortivos desaparecem, a diarréia cessa, há perda do edema e surgimento de apetite, às vezes voraz. Inicia-se recuperação nutricional com ganho de peso e retomada da velocidade de crescimento, normalizando-se peso/estatura em cerca de 15 meses nas crianças, e estas retornam à deambulação. Os adolescentes iniciam ganho ponderal logo a seguir, e muitos até necessitam de controle em poucos meses; há melhora do psiquismo, que passa da irritabilidade, depressão ou apatia à participação na vida familiar e escolar, tomando gosto pelas brincadeiras e pelo trabalho, chegando muitas vezes à euforia. Há uma verdadeira mudança no aspecto do indivíduo (Fig. 51.12), revelando melhor qualidade de vida[40]. A fertilidade volta ao normal, devendo-se orientar as celíacas quanto a possíveis gestações e planejamento familiar[46].

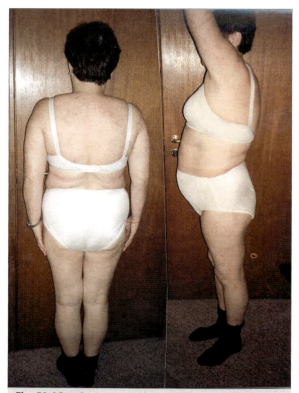

Fig. 51.12 — Paciente com doença celíaca após dieta isenta de glúten.

Entretanto, embora os sintomas e sinais desapareçam logo a seguir à dieta isenta de glúten, as lesões histológicas demoram tempo variado para melhorar ou desaparecer[70].

O prognóstico para os seguidores de dieta sem glúten é bom. Entretanto, se já houver osteoporose, mesmo com tratamento de reposição de cálcio e vitamina D, pouca é a melhora referida.

O risco de desenvolver malignidade é o mesmo da população normal para os pacientes aderentes à dieta isenta de glúten. Aumenta muito nos não-aderentes, mais para linfomas, neoplasias de esôfago e laringe e adenocarcinoma do intestino delgado. Conclui-se que os pacientes devem ser reassegurados em relação à dieta adequada, vigiados e reinvestigados a qualquer modificação referida. Em recente publicação, Askling *et al.*[1] comunicaram que o risco é baixo e está declinando, quando considerado em relação a trabalhos anteriores; e que não é elevado durante a infância e a adolescência.

Inicialmente, o paciente celíaco pode perder peso se já apresenta edema, mas em seguida começa a ganhá-lo mais rapidamente que a estatura.

A idade óssea vai gradativamente se aproximando da cronológica.

O comprometimento do desenvolvimento neuropsicomotor, comum em crianças de menor idade, desaparece após tratamento, não deixando seqüelas graves ou permanentes, desde que existam condições adequadas de nutrição e estímulos ambientais durante a recuperação.

A DC só é fatal quando não é reconhecida, e o paciente chega à desnutrição muito grave, ocorrendo hemorragias, infecções recorrentes ou insuficiência supra-renal. Com o advento da nutrição parenteral, doentes podem ser recuperados de estados extremamente inquietantes.

Pode haver quiescência da DC na adolescência, como já foi assinalado, mas não se deve esquecer que a história natural da afecção é de exacerbações intermitentes e remissões relativas. Como a incapacidade de tolerância ao glúten é permanente, entre a terceira e a quarta décadas a doença pode manifestar-se novamente, com qualquer das modalidades apontadas.

Nos celíacos cujos sintomas se iniciam na idade adulta, o prognóstico também é favorável, mas as alterações ósseas, se existentes, podem não ser totalmente recuperáveis.

Quando a diarréia não desaparece após o tratamento da DC, além da ingestão consciente ou inadvertida de glúten, as causas podem ser:

• má absorção de lactose ou frutose da dieta;
• síndrome do intestino irritável;
• esteatorréia secundária à insuficiência pancreática;
• colite microscópica;
• disfunção esfincteriana anal com incontinência.

Tais causas merecem a devida atenção para o correto diagnóstico.

Como **linfomas e outras neoplasias**, principalmente de esôfago, são descritos nos pacientes celíacos e de difícil diagnóstico, conclui-se que os doentes devem ser vigiados e que, periodicamente, ou à mínima manifestação clínica e/ou laboratorial, sejam exaustivamente reinvestigados. Nesses casos, o prognóstico é pobre[22].

E o que reserva o *futuro* para a DC?

Sem dúvida alguma, a sensibilidade ao glúten continua intrigando clínicos e pesquisadores. Cada avanço bem-sucedido na pesquisa biomédica — relacionado à morfologia, imunopatologia, sorologia, bioquímica, genética e biologia molecular — pode ser aplicado às inúmeras facetas da DC. No futuro, a produção de anticorpos monoclonais, a tecnologia de DNA, a clonagem celular e a engenharia de alimentos trarão contribuições para o entendimento e tratamento do amplo espectro de apresentações da sensibilidade ao glúten[42].

REFERÊNCIAS BIBLIOGRÁFICAS

1. Askling J, Linet M, Gridley G, Halstensen TS, Ekstöm K, Ekbom A. Cancer incidence in a population-based cohort of individuals hospitalized with celiac disease or dermatitis herpetiformis. *Gastroenterology* 123:1428-35, 2002.
2. Austin LL, Dobbins WO. Studies of the rectal mucosa in celiac sprue: the intraepithelial lymphocyte. *Gut* 29:200-5, 1988.
3. Barbieri D; Campos JVM; Brito T, et al. A biópsia peroral do intestino delgado na criança. III. Resultados globais. Classificação dos padrões histológicos. Correlação estero-histológica. Síndrome pós-biópsia. *Arq Gastroenterol.* 7:141-50, 1970.
4. Barbieri D, Moreira MAR, Koda YKL. Morphometric quantification of IgA, IgG and IgM plasma cells in the jejunal mucosa of celiac children. Annal of Eighth International Symposium on Celiac Disease, Napoles Italia, p. 26, 1999.
5. Barry RE, Baker P, Read AE. Coelic disease. The clinical presentation. *Clin Gastroenterol* 3:55-69, 1974.
6. Beutner EH, Kumar V, Chorzelski TP, Szaflarska-Czerwionka M. IgG endomysial antibodies in IgA-deficient patient with coeliac disease. *Lancet* 1:1261-2, 1989.
7. Brocchi E, Corazza GR, Caletti G. Endoscopic demonstration of loss of duodenal folds in the diagnosis of celiac disease. *N Engl J Med* 319:741-4, 1988.
8. Camarero C, Eiras P, Asensio A, et al. Intraepithelial lymphocytes and coeliac disease: permanent changes in CD3- / CD7+ and T cell receptor gd subsets studied by flow cytometry. *Acta Paediatr* 89: 285-90, 2000.
9. Campos JVM, Kotze LMS. Doença celíaca (espru celíaco, enteropatia glúten-sensível). *Arq Gastroenterol* 17:176-80, 1980.
10. Cárdenas A, Kelly CP. Celiac sprue. *Semin Gastrointest Dis* 13:232-44, 2002.
11. Carrocio A, Vitale G, Di Prima L, Chifari N, Napoli S, La Russa C, Gulotta G, Averna MR, Montaalto G, Mansueto S, Notarbartoilo AA. Comparison of anti-transglutaminase ELISAs and an anti-endomysial antibody assay in the diagnosis of celiac disease: a prospective study. *Clin Chem* 48:15146-50, 2002.
12. Catassi C, Rätsch I-M, Fabiani E, et al. Coeliac disease in the year 2000: exploring the iceberg. *Lancet* 343: 200-3, 1994.
13. Collin P, Mäki, Keyriläinen O, et al. Selective IgA deficiency and celiac disease. *Scand J Gastroenterol* 27:367-71, 1992.
14. Collin P, Kaukinen K, Valimaki M, Salmi J. Endocrinological disorders and celiac disease. *Endocr Rev* 23:464-83, 2002.
15. Collin P, Reunala T. Recognition and management of the cutaneous manifestations of celiac disease: a guide for dermatologists. *Am J Clin Dermatol* 4:13-20, 2003.
16. Dieterich W, Laag E, Schopper H. Autoantibodies to tissue transglutaminase as predictors of celiac disease. *Gastroenterology* 115:1317-21, 1998.
17. Ferguson A, Murray YD. Quantitation of intraepithelial lymphocytes in human jejunum. *Gut* 12:988-94, 1971.
18. Gandolfi L, Pratesi R, Córdoba JCM, et al. Prevalence of celiac disease among blood donors in Brazil. *Am J Gastroenterol* 95:689-92, 2000.

19. Garrido A, Guerrero FL, Lepe JÁ, Ortega C, Muñoz E. Diagnóstico y tratamiento del esprúe refractario. *Gastroenterol. Hepatol* 25:594-6, 2002.
20. Guandalini S; Ventura A; Ansaldi N, et al. Diagnosis of coeliac disease: time for a change. *Arch Dis Child* 64:132, 1989.
21. Hallert C, Astron J, Sedval G. Psychic disturbances in adult coeliac disease. III. Reduced central monoamire metabolism and signs of depression. *Scand J Gastroenterol* 17:25-8, 1982.
22. Holmes GKT, Prior P, Lane Mr, Pope RN, Allan RN. Malignancy in coeliac disease — effects of a gluten-free diet. *Gut* 30: 333-8, 1989.
23. Kagnoff MF, Paterson YG, Kumar PJ. Evidence for the role of a human intestinal adenovirus in the pathogenesis of coeliac disease. *Gut* 28:995-1001, 1989.
24. Karttunen T, Niemela S. Lymphocytic gastritis and coeliac disease. *J Clin Pathol* 43:436-7, 1990.
25. King AL, Ciclitira PJ. Celiac disease: strongly heritable, oligogenic, but genetically complex. *Mol Gen Metabol* 71:70-5, 2000.
26. Koda YKL; Barbieri D. Enfermedad celiaca. II Estudio laboratorial en 27 niños brasileños. *Bol Méd Hosp Infant México* 30:597, 1982.
27. Kotze LMS, Ferreira E. Coeliac disease and HLA system. *Arq Gastroenterol* 14:231, 1977.
28. Kotze LMS, Pisani JC. Diagnóstico de doença celíaca através de biópsias obtidas com endoscópios no jejuno. In: Congresso Brasileiro de Gastroenterologia, 28. São Paulo, 1982. Temas Livres. Resumo 18.
29. Kotze LMS. Padrões histológicos e linfócitos intra-epiteliais da mucosa do intestino delgado nas diarréias crônicas. Curitiba, 170 p. Tese, Mestrado, Mestrado de Medicina Interna, Departamento de Clínica Médica, Universidade Federal do Paraná, 1988.
30. Kotze LMS, Ferreira E, Valarini SBM. Doença celíaca: Aspectos epidemiológicos e genéticos em pacientes da região Sul do Brasil. In: Seminário Brasileiro de Endoscopia Digestiva, 9; Congresso Sul-Brasileiro de Gastroentrologia, 2. Porto Alegre, Tema Livre nº 41, 1989.
31. Kotze LMS, Valarini SBM. Doença celíaca e desnutrição. I. Achados em crianças. In: Seminário Brasileiro de Endoscopia Digestiva, 9; Congresso Sul-Brasileiro de Gastroenterologia, 2; Porto Alegre, Tema Livre nº 38, 1989.
32. Kotze LMS, Albuquerque MA, Valarini SBM, Amarante HMS. Aspectos psicoemocionais na doença celíaca. In: Anais do VII Congresso Brasileiro de Medicina Psicossomática, 7; Belo Horizonte, Tema Livre nº 20, 1990.
33. Kotze LMS. Diagnóstico etiológico das diarréias crônicas. In: Kotze LMS. *Diarréias crônicas. Diagnóstico e tratamento.* MEDSI, Rio de Janeiro, pp. 55-83, 1991.
34. Kotze LMS. Pisani JC. Endoscopia e biópsia peroral do intestino delgado. In: Kotze LMS. *Diarréias crônicas. Diagnóstico e tratamento.* MEDSI, Rio de Janeiro, pp. 85-112, 1991.
35. Kotze LMS, Sena MG, Parolin MB, Costa PAB. Doença celíaca: aspectos ginecobstétricos pré e pós-tratamento. Anais do XXXIII Congresso Brasileiro de Gastroenterologia, Porto Alegre, Tema Livre nº 212, 1994.
36. Kotze LMS, Pisani JC, Freitas LRT, Costa PAB. A biópsia endoscópica do intestino delgado. Treze anos de experiência. Anais do III Congresso Brasileiro de Clínica Médica, São Paulo, Tema Livre nº 123, 1995.
37. Kotze LMS. *Receitas para Pessoas com Sensibilidade ao Glúten.* Revinter, 1ª edição, Rio de Janeiro, pp. 1-42, 1996.
38. Kotze LMS, Utiyama SRR, Nisihara RM, Zeni MPB, Sena MG. Anticorpos antiendomísio: *screening*, diagnóstico e controle da dieta na doença celíaca. *Ciencia e Investigación en Salud*, México 3:81, 1998.
39. Kotze LMS, Utiyama SRR, Nisihara RM, et al. Comparação dos anticorpos anti-reticulina e antiendomísio classe IgA para diagnóstico e controle da dieta na doença celíaca. *Arq Gastroenterol* 36:177-84, 1999.
40. Kotze LMS, Paiva ADD, Kotze LR. Distúrbios emocionais em crianças e adolescentes portadores de doença celíaca. *Rev Assoc Bras Med Psicossomática* 4:9-15, 2000.

41. Kotze LMS, Utiyama SRR, Nisihara RM, et al. Antiendomysium antibodies in Brazilian patients with celiac disease and their first-degree relatives. *Arq Gastroenterol* 38:94-103, 2001.

42. Kotze LMS. Doença celíaca: Passado, presente e futuro. In: Federação Brasileira de Gastroenterologia, *A gastroenterologia no Brasil. Subsídios para sua História até o ano 2000.* Revinter, Rio de Janeiro, pp. 241-58, 2001.

43. Kotze LMS. *Sem Glúten.* Revinter, 1ª edição, Rio de Janeiro, 160p, 2001.

44. Kotze LMS, Utiyama SRR, Nisihara RM, Ioshii SO. Celiac disease, chronic gastritis and *Helicobacter pylori.* (Apresentado, 2003).

45. Kotze LMS, Utiyama SRR, Nisihara RM, Ioshii SO. IgA class anti-endomysial and anti-tissue transglutaminase antibodies in relation to duodenal mucosa changes in celiac disease. *Pathology* 35: 56-60, 2003.

46. Kotze LMS. Gynaecological and obstetrical findings in Brazilian patients with celiac disease in relation to nutritional status and adherence to a gluten-free diet. (Submetido para publicação, 2003).

47. Kumar V, Rajadhyaksha M, Wortsman J. Celiac disease-associated autoimmune endocrinopathies. *Clin Diagn Lab Immunol* 8:678-85, 2001.

48. Kumar V, Jarzabek-Chorzelska M, Sulej J, Karnewska K, Farrell T, Jablonska S. Celiac disease and immunoglobulin A deficiency: how effective are the serological methods of diagnosis? *Clin Diagn Lab Immunol* 9:1295-300, 2002.

49. Leon F, Camarero C, R-Pena R et al. Anti-transglutaminase IgA ELISA: Clinical potential and drawbacks in celiac disease diagnosis. *Scand J Gastroenterol* 36:849-53, 2001.

50. Mainardi E, Montanelli A, Dotti M, Nano R, Moscato G. Thyroid-related autoantibodies and celiac disease: a role for a gluten-free diet? *J Clin Gastroenterol* 35:245-8, 2002.

51. Maiuri L; Picarelli A; Boirivant M, et al. Definition of the Initial Immunologic modifications upon in vitro gliadin challenge in the small intestine of celiac patients. *Gastroenterology* 110:1368-78, 1996.

52. Mäki M, Holm K, Collin P, Savilahti E. Increase in gama/delta T cell receptor bearing lymphocytes in normal small bowel mucosa in latent coeliac disease. *Gut* 32: 1412, 1991.

53. Marsh MN. Mucosal pathology in gluten sensitivity. In: Marsh MN. *Coeliac disease*. Oxford, Blackwell Scientific Publications, pp. 136-91, 1992.

54. Meuwisse GW. Diagnosis Criteria in Coeliac Disease (ESPGAN: Interlaken). *Acta Paediatr Scand* 59:461, 1970.

55. Mulder CJ, Hadithi MM, Ristami K, Goerres MS. Coeliac disease — has the time come for routine massa screening? In: 2002 — 2010 — 2020? *Rom J Gastroenterol* 11:179-82, 2002.

56. Nelsen Jr DA. Gluten-sensitive enteropathy (celiac disease): More common than you think. *Am Fam Physician* 66:2259-66; 2269-70, 2002.

57. Nisihara RM, Utiyama SRR, de Bem RS, et al. Incidência de doença celíaca em pacientes com síndrome de Down. Anais do V Congresso Brasileiro de Clínica Médica. Curitiba. Tema Livre nº 49, 2001.

58. Nisihara RM, Kotze LMS, Mocelin V, Utiyama SRR. Prevalência de doença celíaca na Região Sul do Brasil. V Semana do Aparelho Digestivo. Tema Livre nº 46, 2002.

59. Olds G, McLoughlin R, O´Morian C, Sivak Jr MV. Celiac disease for the endoscopist. *Gastrointest Endosc* 56:407-15, 2002.

60. Romaldini CC, Barbieri D. Estudo do anticorpo sérico antigliadina da classe imunoglobulina A na doença celíaca. *Arq Gastroenterol* 34:254-61, 1997.

61. Romaldini CC, Barbieri D, Okay TS, Raiz Jr R, Cançado ELR. Serum soluble interleukin-2 receptor, interleukin-6 and tumor necrosis factor-a Levels in children with celiac disease: Response to treatment. *JPGN* 35 (120-5), 2002.

62. Sardi J, Casellas F, de Torres I, Malagelada JR. Clinical relevance of immunoglobulin A deficiency in celiac disease. *Med Clin (Barc)* 115:687-9, 2000.

63. Savilahti E, Perkkio M, Viander M, Vainio E, Reunala T. IgA antigliadin antibodies: a marker of mucosal damage in childhood coeliac disease. *Lancet* 2:320, 1985.

64. Schuppan D, Dieterich W, Riecken EO. Exposing gliadin as a tasty food for lymphocytes. *Nat Med* 4:666-7, 1998.

65. Serratrice J, Disdier P, Kaladjian A, Granel B, Azorin JM, Laugier R, Berenguer M, Weiller PJ. Psychosis revealing a silent celiac disease in a young women with trisomy 21. *Presse Med* 31:1551-3, 2002.

66. Shewry PR, Tatham AS, Kasarda DD. Cereal proteins and coeliac disease. In: Marsh MN. *Coeliac disease*. Oxford, Blackwell Scientific Publications, pp. 305-38, 1992.

67. Sociedade Paulista de Gastroenterologia Pediátrica e Nutrição — Inquérito Nacional Brasileiro sobre Doença Celíaca. *Boletim Informativo da SPGPN 1*: 6, 1993.

68. Sollid LM, Thorsby E. HLA susceptibility genes in celiac disease: genetic mapping and role in pathogenesis. *Gastroenterology* 105:910-6, 1993.

69. Sulkanen S, Halttunen T, Laurila K. Tissue transglutaminase autoantibody enzyme-linked immunosorbent assay in detecting celiac disease. *Gastroenterology* 115:1322, 1998

70. Tursi A, Brandimarte G, Giogetti GM, Gigliobianco A. Endoscopic features of celiac disease in adults and their correlation with age, histologiocal damage, and clinical form of the disease. *Endoscopy* 34:787-92, 2002.

71. Tursi A, Brawndimarte G. The symptomatic and histologic response to a gluten-free diet in patients with borderline enteropathy. *J Clin Gastroenterol* 36:13-7, 2003.

72. Utiyama SRR, Kotze LMS, Nisihara RN, et al. Spectrum of autoantibodies in celiac patients and relatives. *Dig Dis Sci* 46:2624-30, 2001.

73. Vogelsang H, Genser D, Wyatt J, et al. Screening for celiac disease: a prospective study on the value of noninvasive tests. *Am J Gastroenterol* 90:394-8, 1995.

74. Walker-Smith JÁ. Discordance for childhood coeliac disease in monozygotic twins. *Gut* 14:374-5, 1973.

75. Walker-Smith JÁ, Guandalini S, Schmitz J, Shmerling DH, Visakorpi JK. Revised criteria for diagnosis of coeliac disease (ESPGAN). *Arch Dis Child* 65:909-11, 1990.

Espru Tropical

CAPÍTULO 52

José Vicente Martins Campos

INTRODUÇÃO

A despeito das inúmeras contribuições destas últimas décadas[4,10,11,13,20,25,26,29,37], o espru tropical continua neste início do século mantido entre as síndromes digestivas que se revelam por quadros clínicos semiologicamente bem definidos mas indefinidos quanto às suas bases etiológicas. Tudo leva a crer tratar-se mais de um processo do que de uma entidade clínica definida. Assim, a partir de uma enteropatia inespecífica, propiciada pela atuação de fatores ambientais diversos, juntar-se-ia à conseqüente má absorção intestinal uma cascata de eventos. Estes, ao interagirem, aglutinar-se-iam numa rede fisiopatológica persistente relativamente autônoma.

As condições predisponentes ao espru tropical dependeriam sobretudo: a) das condições ambientais, que nos trópicos são caracteristicamente úmidas, quentes e com um denso "aerossol" microbiano; b) da presença de indivíduos, em geral não-nativos, inadaptados ao ambiente tropical e, por essa razão, mais vulneráveis; e c) de serem, nativos ou não-nativos, portadores de uma base genética poligênica, em particular conectada ao sistema HLA, responsável por relativa imunodeficiência, que abriria o caminho às atuações de agravos ambientais. Todas essas condições, levantadas por especulações e pesquisas, pedem, entretanto, maiores comprovações frente às controvérsias até hoje mantidas. É nossa opinião que, na medida em que as áreas tropicais possam se desenvolver do ponto de vista socioeconômico e de suas estruturas de saneamento básico, o espru tropical venha a perder intensidade e acabe arquivado como um capítulo histórico da patologia digestiva.

NOMENCLATURA E HISTÓRIA

Desde os registros médicos mais antigos[16,23], sob denominações diversas — *Aphthae tropicae, Athrepsie coloniale atrophique, Indische sprouw*, entre outras —,

o espru tropical é descrito como síndrome, com quadro clínico característico no qual dominam: (a) uma diarréia crônica, esteatorréica; (b) estomatite aftóide; (c) emaciação; (d) anemia do tipo pernicioso.

A denominação *sprue*, em português *espru*, indica a estomatite aftóide como sinal marcante e visível da síndrome. Ela foi utilizada independentemente, em 1880, por Van der Burgh, em Java[35] e por Sir Patrick Manson, em Amoy, na China[24]. Deve-se assinalar que a importância nosológica e o reconhecimento do conjunto clínico que caracteriza o espru tropical cresceram após a publicação de dois trabalhos fundamentais: o primeiro, de Ketelaer, em 1672[23], e o segundo, de Hillary, em 1766[16]. Curiosamente, esses autores chamavam a atenção para o fato de a totalidade de seus pacientes ser constituída por europeus que se haviam transferido para áreas tropicais.

Posteriormente, a nítida labilidade de os não-nativos contraírem a enfermidade[22,28] foi reforçada pelo elevado acometimento dos soldados franceses, ingleses e norte-americanos, que no século passado foram maciçamente transportados para as áreas de guerra do Pacífico tropical durante a Segunda Guerra Mundial e as guerras da Coréia e do Vietnã[17]. Comportando-se de forma endêmica ou epidêmica, o espru tropical, por sua severidade, obrigou em muitos casos a repatriação dos soldados enfermos (10% de uma unidade inglesa).

Vale notar que a denominação espru tropical, com sua conotação epidemiológica relacionada ao trópico, não significa a presença da doença em toda essa faixa geográfica. Nela, regiões intensamente atingidas podem ser vizinhas de outras nas quais jamais foi detectada, como é o caso da Jamaica[20]. Na América do Sul, somente Venezuela e Colômbia são demarcadas pela sua presença, enquanto o Brasil, amazônico e tropical, acha-se excluído.

A possibilidade de desenvolvimento do espru tropical no Brasil deve permanecer sob vigilância, pois, além de existirem condições ambientais para seu aparecimento, no momento atual registra-se intensa migração de brasileiros do Sul, com predominantes traços genéticos europeus, para a região amazônica, o que soma outro fator condicionante favorável.

ETIOLOGIA E PATOGENIA

A etiologia do espru tropical permanece especulativa. As teorias mais aceitas são infecciosa, deficiência nutricional e predisposição genética.

A **teoria infecciosa**, uma das mais pesquisadas — passando por vírus, bactérias e fungos —, não conseguiu firmar-se pela falta de qualquer demonstração de um agente causal primário dessa ordem. Entretanto, vários autores relataram que a colonização bacteriana do intestino delgado de pacientes com espru tropical é qualitativa e/ou quantitativamente diferente da do grupo-controle[3,14,19,21,33,34]. Até certo ponto, a colonização do intestino delgado vem de encontro à hipótese que considerava no espru tropical o comprometimento primário da mucosa determinada por metabólitos anormais de ácidos graxos insaturados da dieta que seriam rancificados por oxidação[12].

Trabalhos mais atuais sugerem que ácidos graxos de cadeia longa aumentariam a possibilidade de enterobactérias não-invasivas aderirem à mucosa. Essa condição propiciaria não só condições de penetração de bactérias nos enterócitos, mas também a indução de respostas secretoras exageradas[2,19,21]. Quanto à ação de metabólitos anômalos, a flora anômala do delgado seria também responsável pela fermentação e produção de alcóois, que por sua vez são capazes de inibir ou mesmo destruir enzimas de membrana no nível da bordadura estriada, responsáveis pela hidrólise e transporte de carboidratos e outros nutrientes. Finalmente, sobre a contaminação anômala do jejuno, vale comentar que Klipstein *et al.*[21] explicam-na como conseqüência da inabilidade motora desse segmento em remover as bactérias coliformes, favorecendo a estagnação de uma flora de passagem. Nos dias atuais, certamente essa inabilidade seria relacionada à ausência da atividade elétrica interdigestiva de complexos motores migratórios no intestino delgado.

De qualquer forma, sejam quais forem os fatos citados, Sheehy, em sua revisão[32], enumera fatos que invalidam uma etiologia bacteriana para o espru tropical, isto é: (1) nenhuma espécie bacteriana até o momento foi considerada responsável por todos os casos de espru tropical; (2) as enterotoxinas não revelaram clara atuação lesiva sobre a mucosa jejunal; (3) a relação entre colonização e transformação morfológica jejunal não está totalmente comprovada; (4) nem todos os pesquisadores do espru tropical conseguiram isolar bactérias enterotoxigênicas de seus pacientes.

As **deficiências nutricionais** são sugeridas como causa de espru tropical sobretudo porque a enfermidade é prevalente onde a desnutrição ocorre simultaneamente. Entretanto, tais deficiências múltiplas também se associam freqüentemente ao espru tropical e, conseqüentemente, à lesão de mucosa; nem elas nem anemia são importantes nas fases precoces do espru tropical. A deficiência de folato, tão incriminada como causa primária, foi objeto de incontáveis estudos. Essa deficiência funcional induz a uma megaloblastose das células das criptas, corrigida imediatamente após a introdução da tetraciclina oral. Esse fato sugere que um inibidor de enzima ou toxina procedente da flora seja o responsável pela deficiência[32].

Como foi comentado na introdução, dentro da indefinição etiológica vigente, é nossa opinião que o espru tropical incorpora-se à codificação das síndromes digestivas de má absorção multifatoriais, e que pode ser desencadeada por um fator vigente causal conhecido. Entre outros, situa-se com ênfase o componente infeccioso intestinal freqüente nas regiões tropicais, atingindo o indivíduo não-nativo mais suscetível, carente de uma adaptação imunológica. Tal fato contrasta com a dos nativos, expostos desde o nascimento às circunstâncias adversas ambientais e naturalmente mais capacitados. Tão importante quanto a infecção coloca-se o crescimento de uma flora anômala do delgado. O ambiente de contaminação nos trópicos e em zonas subtropicais, em que se registram variações sazonais marcantes, com grandes elevações de temperatura, sem que se envolvam enteropatógenos, é suficientemente denso para elevar a concentração de enterobactérias que transitam diariamente pelo tubo digestivo[7,17]. Essas concentrações são suportadas pelos nativos sadios, ou mesmo aqueles com desnutrição marginal assintomáticos.

A conhecida *diarréia do viajante*, tão freqüente nas regiões quentes, para os não-nativos pode potencialmente também constituir fator de deflagração, associando-se ao elevado índice de contaminação ambiental inespecífica. Portanto, uma vez desencadeada uma diarréia — que no caso da infecção aguda seria habitualmente autolimitada —, no espru tropical dar-se-ia seu prolongamento à custa da superposição de fatores conseqüenciais[11]. Ao adquirir autonomia, já como diarréia crônica, à medida que o processo em marcha vai se afastando do fator causal primário, este passa a não ser mais conhecido e nem mesmo detectável. Esta situação é comparável àquela da *síndrome diarréica severa idiopática das crianças*, assim denominada recentemente por Ghisolfi[15], rotulada há muito por Avery *et al.*[1] como diarréia intratável e hoje correntemente denominada diarréia protraída, pelos pediatras gastroenterólogos. Nesse caso, tanto quanto no espru tropical, fatores causais e conseqüenciais interagem num complexo jogo etiopatogênico.

O diagrama fisiopatológico da Fig. 52.1, que se baseia no de Cook[10], tenta reunir fatores causais e conseqüenciais que podem interagir no espru tropical, dando-lhe características próprias de um processo que adquire autonomia.

O que importa é que o comportamento dessa interação e a forma como tais fatores se associam conduzem à perpetuação da enteropatia, da má absorção e das conseqüências que se projetam como manifestações do estado geral. No espru tropical, tal comportamento, por condições não muito claras até o momento assume características próprias, permitindo que seu feitio clínico seja reconhecido como modelo de uma enteropatia.

A terceira teoria para a etiologia do espru é a da **predisposição genética**. Baseados nas contribuições recebidas nestes últimos anos pelo *espru não-tropical* — hoje entidade clínica definida como doença celíaca, etiologicamente glúten-induzida e, como enteropatia, uma enfermidade coirmã do espru tropical[8], alguns autores buscam, como na doença celíaca, relacionar o espru tropical a uma suscetibilidade individual de ordem genética, poligênica, conectada ao sistema HLA[21,31]. Menendes-Corrada *et al.*[27] encontraram em 25 de 27 pacientes com espru tropical pelo menos um antígeno do grupo A_w-19, além de uma significativa associação de relativo risco com o grupo A_w31. As contribuições desses autores merecem atenção, mas exigem investigações mais amplas.

PATOLOGIA

Entre as múltiplas alterações morfológicas registradas no espru tropical, destacam-se as seguintes: (1) *no estômago* — gastrite superficial e atrófica, que ocorre com uma incidência variável de 30 a 70%; (2) *na língua* — glossite caracterizada por uma superfície despapilada e avermelhada, traduzindo efeitos nítidos de uma deficiência de ácido nicotínico e/ou de riboflavina. A palidez em certos casos relaciona-se a intenso grau de anemia; (3) *na medula óssea e no sangue* — a anemia do tipo megaloblástico predomina nos quadros clínicos abertos; cerca de 95% de incidência da macrocitose. Uma anemia dimórfica pode estar presente, isto é, a macrocitose coexistente com microcitose por deficiência de ferro. A pancitopenia é comum, com leucopenia e

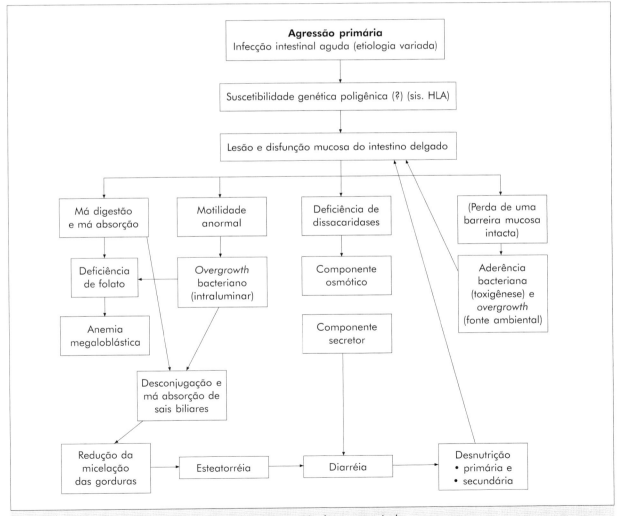

Fig. 52.1 — *Possíveis combinações de eventos na etiopatogenia do espru tropical.*

trombocitopenia. Uma eritropoiese ineficiente leva à destruição de eritrócitos ao nível da própria medula óssea. A sobrevivência dos eritrócitos é encurtada, podendo a sua fragilidade levar a crises de hemólise, facilmente precipitadas por infecções virais superpostas; (4) *intestino delgado* — as vilosidades tornam-se largas e espessas, e, com a progressão da doença, o padrão em folhas largas e/ou cristas confere à mucosa o conhecido aspecto convoluto[25,30]. A relação de altura vilocripta, normalmente de 4:1, decresce com a severidade do espru tropical. Os enterócitos vão assumindo o padrão imaturo, cuboidal, migrando dessa forma para a superfície intraluminar. As criptas tornam-se alongadas, hipertrofiadas, e suas células com núcleos duas a três vezes mais volumosos, megaloblásticos. A bordadura estriada dos enterócitos mostra redução, encurtamento e espessamento de microvilos. No nível de membrana reduzem-se as atividades das dissacaridases e de outras enzimas envolvidas no transporte de nutrientes. A lâmina própria apresenta-se reacional, isto é, com intenso infiltrado linfoplasmocitário. Simultaneamente, registra-se nítido aumento de linfócitos interepiteliais.

Para o intestino delgado percebe-se que do resultado global do que foi descrito resulta uma enteropatia severa com acentuada perda de área da superfície mucosa, resultando em significativa redução de sua capacidade digestivo-absortiva para praticamente todos os nutrientes. É importante destacar que, embora descritas como *enteropatia do espru tropical*, as modificações citodinâmicas e histopatológicas que nela ocorrem não lhe são específicas. Quadros semelhantes ocorrem na doença celíaca e nas enteropatias tropicais, que envolvem a desnutrição, as enteroparasitoses e a contaminação bacteriana ambiental.

QUADRO CLÍNICO

Clinicamente, o espru tropical pode evoluir em três fases.

A *primeira fase*, ou *precoce*, caracteriza-se por fadiga, astenia e cólicas abdominais e diarréia. As evacuações, de 1 a 10, nas 24 horas são volumosas, de consistência mole, pálidas e oleosas, de odor fétido. Nessa fase, a biópsia jejunal mostra um padrão de vilosidades em folhas largas, diminuição da relação vilo/cripta e infiltrado linfoplasmocitário na lâmina própria. Os testes de absorção da d-xilose, da lactose, da vitamina B_{12} e do folato e o balanço de gorduras já são subnormais.

Na segunda fase dominam o quadro sinais e sintomas gastrointestinais, isto é, distensão abdominal, plenitude gástrica, flatulência e cólicas abdominais que se seguem à ingestão de alimentos. Estomatite e glossite tornam-se evidentes. As fezes apresentam-se líquidas, precedidas por vontade imperiosa de evacuar, e por vezes perda fecal involuntária. As deficiências nutricionais vão se manifestando progressivamente:

queilose, estomatite, glossite, dermatite eczematosa ou do tipo pelagróide. A perda de peso torna-se acentuada pela inapetência, má absorção e diarréia, seguindo-se a depleção de reservas de ácido fólico, vitaminas A e B_{12}. Os ciclos êntero-hepáticos de folato e B_{12} são comprometidos. A medula óssea mostra uma hematopoiese megaloblastóide. A anemia megaloblástica já se manifesta, porém não tão severa quanto na terceira fase, e a biópsia jejunal revela uma enteropatia mais severa. O comprometimento da bordadura estriada explica não só a má absorção de praticamente todos os nutrientes como a resposta hipersecretora em água, sódio e cloro. Uma perda protéica pela mucosa indica intenso comprometimento estrutural da mucosa jejunal; nesse aspecto, o estudo radiológico das alças intestinais contrastadas pelo bário mostra sinais de hipotonia e hipersecreção, que caracterizam o espru tropical. A má absorção revela-se nítida através dos diferentes testes.

Na terceira fase domina o quadro anêmico. A anemia megaloblástica, por vezes simultânea à microcitose ferropriva, associa-se à leucopenia e à trombocitopenia. As manifestações gastrointestinais são evidentes, e as lesões de mucosa estendem-se a todo o tubo digestivo, combinando estomatoglossite, gastrite atrófica e enteropatia severa a uma inflamação difusa da mucosa do cólon, sigmóide e reto. A distensão abdominal, a flatulência e a diarréia permanecem, tão evidentes quanto na segunda fase. Emaciação e comprometimentos metabólicos e eletrolíticos, irritabilidade e mesmo confusão mental são comuns na terceira fase. Nesta fase, o quadro clínico do espru tropical apresenta-se semiologicamente completo.

Instituindo o tratamento na fase precoce, não ocorre evolução da enfermidade para as fases seguintes, tornando-se por isso cada vez mais escassos os clássicos quadros clínicos tradicionalmente descritos para o espru tropical.

DIAGNÓSTICO

Nas regiões tropicais, a suspeita diagnóstica do espru tropical surge diante de pacientes que apresentam diarréia, desnutrição e anemia megaloblástica. A confirmação do diagnóstico exige não só os testes de absorção como a exclusão de outras causas, tais como a infecção por enteropatógenos e as infestações por enteroparasitas. O exame do aspirado jejunal, nesse último caso, e mesmo a pesquisa de parasitas no fragmento de biópsia jejunal, tornam-se obrigatórios.

As alterações morfológicas da mucosa jejunal e a identificação da enteropatia dentro das características já descritas são importantes. Entretanto, muita cautela deve ser respeitada no diagnóstico diferencial, porque inúmeras situações provocadas por infecção, parasitoses e/ou

ESPRU TROPICAL

desnutrição e a própria doença celíaca podem determinar quadros clínicos e aspectos histológicos da mucosa jejunal idênticos ao espru tropical. As respostas imediatas e a recuperação aos tratamentos específicos e à dietoterapia instituídos são úteis na avaliação por exclusão. É também importante considerar que o elevado consumo da farinha de trigo nas regiões tropicais e o correspondente aumento do número de casos da doença celíaca podem confundir o diagnóstico com o espru tropical. A coexistência do espru tropical com a *doença celíaca*, embora rara, é uma possibilidade que não pode ser esquecida.

O diagnóstico diferencial no espru tropical deve, além disso, considerar também a tuberculose intestinal, em função de sua alta incidência nos trópicos. Merece considerar também, na análise do material de biópsia jejunal, a exclusão de linfomas infiltrativos e da doença de Whipple.

TRATAMENTO

Quando intensa, a diarréia pode ser prudentemente amenizada pelo uso modulado de doses pequenas de antidiarréicos do tipo da loperamida. Entretanto, quando há distensão e intensa estagnação em alças hipotônicas, é preferível conduzir a terapêutica sem o antidiarréico, para que se evite eventual megacólon tóxico. Maior importância deve ser dada à correção da desidratação, acidose, hipopotassemia e hiponatremia, associadas à diarréia severa, medidas vitais sobretudo nas manifestações agudas do espru tropical epidêmico.

A anemia megaloblástica e a deficiência de ferro podem ser corrigidas pela administração de ácido fólico e ferro por via oral, pois são adequadamente absorvidos. A vitamina B_{12}, entretanto, deve ser administrada parenteralmente, pois sua absorção é comprovadamente difícil no espru tropical. O ácido fólico na dose de 5 mg/dia é prescrito por períodos longos, isto é, por 4 a 12 meses, dependendo do nível de persistência dos sintomas. A vitamina B_{12} será dada por via intramuscular na dose de 100 mg/dia, diariamente durante 7 dias, e com um curso mensal idêntico caso tenha que acompanhar a terapia pelo ácido fólico.

Dos antibióticos, a tetraciclina é de escolha na dose de 500 mg, quatro vezes ao dia por 1 mês e, depois, quando necessário, duas vezes ao dia em esquema de longa duração que é prolongado por 5 a 11 meses.

O succinilsulfatiazol (sulfassuxidine) como opção substitui a tetraciclina, inicialmente administrado na dose de 4 g/dia por um mês e, em seguida, de 2 g/dia diariamente por 5 meses. Do ponto de vista nutricional, deve ser assegurada para adultos uma dieta que forneça em média 3.000 calorias e cerca de 1 g/kg/dia de proteínas. Em se tratando de crianças, todo o esquema envolvendo as várias medidas terapêuticas deve naturalmente ser adaptado.

REFERÊNCIAS BIBLIOGRÁFICAS

1. Avery GB, Villavicencio O, Lilly JR & Randolph JG. Intractable diarrhea in early infancy. *Pediatrics* 41:712, 1968.
2. Banwell JG, Gorbach SL, Mitra R, Cassels JS, Guha-Mazumder DN & Yardley IJ. Tropical sprue and malnutrition in West Bengal. II — Fluid and electrolyte transport in the small intestine. *Am J Clin Nutr* 23:1.559-68, 1970.
3. Bhat R, Shantakumari S, Rajan D, Mathan VI, Kapadia DR, Swarnabi C & Baker SJ. Bacterial flora of the gastrointestinal tract in southern Indian control subjects and patients with tropical sprue. *Gastroenterology* 62:11-21, 1972.
4. Booth C. Tropical sprue. *Lancet* i: 1018, 1984.
5. Branski D. Intractable diarrhea of infancy. In: *Digestive diseases in children*. New York, E. Lebenthal. Grune & Stratton, 1978.
6. Campos JVM. Diarréia. In: Dani R & Castro LP. *Gastroenterologia clínica*. 1ª ed., Rio de Janeiro, Guanabara-Koogan, vol. 1, Cap. 37, 1981.
7. Campos JVM, Hoenen W, Costa A, Trabulsi L & Pontes JF. Changes in intestinal flora under tetracycline. *Gastroenterology* 34:625-635, 1958.
8. Campos JVM & Kotze LMS. Doença celíaca. In: Castro LP & Dani R *Gastroenterologia clínica*. 1ª ed., Cap. 25, pp. 394, 1981.
9. Cancio M, Rodriguez-Molina R & Asenjo C.F. Gluten and tropical sprue. *Am J Trop Med Hyg* 10:782, 1961.
10. Cook GC. *Tropical gastroenterology*. Oxford. Oxford Univ. Press, 1980.
11. Cook GC. Aetiology and pathogenesis of post infective tropical malabsorption (tropical sprue). *Lancet* i:721-723, 1984.
12. French JM. The aetiology and mechanism of steatorrhoea. *Postgrad Med J* 31: 299-309, 1955.
13. Ghisolfi J. Diarrhées aigues et diarrhées graves prolongées. In: Navarro J & Schmitz J. *Gastroentérologie pédiatrique*. Medicine-Sciences, Flammarion, Chap. 19, p. 189, 1986.
14. Glymn J. Tropical sprue — its aetiology and pathogenesis. *J Roy Soc Med* 79:599-606, 1986.
15. Gorbach SL, Mitra R, Jacobs T, Banwell UG, Chatterjee BD & Mazumder DNG. Bacterial contamination of the small bowel in tropical sprue. *Lancet* 1:74-77, 1969.
16. Haghighi P, Wolf PL. Tropical sprue and subclinical enteropathy: A vision for the nineties. *Crit Rev Clin Lab Sci* 34:313-9, 1997.
17. Jones TC, Dear AG & Parker GW. Seasonal gastroenteritis and malabsorption at an american military base in the Philippines. II- Malabsorption following the acute illness. *Am J Clin Nutr* 21:1077-1087, 1968.
18. Katz AJ & Grand RJ. All that flattens is not "sprue". *Gastroenterology*, 76:375-377, 1979.
19. Ketelaer V. Comentarius medicus de apthis nostratious seu Belgarum sprow. *Lugde Bat* 1672.
20. Klipstein FA, Holdeman LV, Cordino JJ & Moore WEC. Enterotoxigenic intestinal bacteria in tropical sprue. *Ann Intern Med* 79:632-41, 1973.
21. Klipstein FA. Tropical sprue. In: Bookus HI. *Gastroenterology*. 3ª ed., Phil, W.B. Saunders, Vol. 2, Chap. 60. p. 285, 1976.
22. Klipstein FA, Engart RF. & Short HB. Enterotoxigenicity of colonising coliform bacteria in tropical sprue and blind-loop syndrome. *Lancet* 2:342-344, 1978.
23. Klipstein, F.A. Tropical sprue in travellers and expatriates living abroad. *Gastroenterology* 80:590-600, 1981.
24. Manson, P. Notes on sprue. China imperial maritime customs. *Medical Reports* 19:33-37, 1880.
25. Manson-Bahr P. Sprue and hill diarrhoea. In: Manson-Bahr P. *The Dysenteric Disorders*. Baltimore, Williams & Wilkins, Chap. XX. p. 337, 1939.
26. Mathan VI. Tropical sprue in Southern India. *Trans R Soc Trop Med* 82:10-16, 1988.
27. Menendez-Corrada R, Nettleship E & Santiago-Delphin EA. HLA and tropical sprue. *Lancet* ii:1183-1185, 1986.

28. O'Brien, W. Acute military tropical sprue in Southeast Asia. *Am J Clin Nutr* 21:1007-12, 1968.
29. O'Brien, W. Tropical sprue: a review. *J Roy Soc Med* 12:916-920, 1979.
30. Schenk EA, Samloff IM & Klipstein FA. Morphological characteristics of jejunal biopsy in celiac disease and tropical sprue. *Am J Pathol* 47:765-784, 1965.
31. Sengupta S, Naik S & Naik SR. HLA-antigen frequency in endemic tropical sprue. *Ind J Gastroenterology* 2:12, 1983.
32. Sheehy TW. Tropical sprue. In: *Gastroenterology*. Bockus, 4ª ed. Berk JE. WB. Saunders, vol. 3. p. 1758, 1985.
33. Tomkins AM, Drasar BS & James WPT. Bacterial colonization of jejunal mucosa in acute tropical sprue. *Lancet* 1:59-62, 1975.
34. Tomkins AM, Wright SG & Drasar BS. Bacterial colonization of the upper intestine in mild tropical malabsorption. *Trans Soc Trop Med Hyg*, 74: 752-755, 1980.
35. Van der Burgh CL. Indische sprouw: Eene monographie, Batavia, Ernst, 1880. *Imperial Customs, Medical Report* 19:33-37, 1870-1880.
36. Westergaard H. Southwestern Internal Medicine Conference: The sprue syndromes. *Am J Med Sc* 290:249-262, 1985.
37. Waterlow JC & Alleyne GAO. Má nutrição protéica em crianças: evolução dos conhecimentos nos últimos 10 anos. Trad. autorizada de *Advances in protein chemistry*. Vol. 25, Acad. Press Ind. New York, 1971. Tradução de Campos, JVM, Teixeira MJ & Gemio M. Ed. Nestlé, 1974.

Perda Protéica Gastrointestinal

CAPÍTULO 53

Adérson Omar Mourão Cintra Damião
Aytan Miranda Sipahi
Cristine Lengler

INTRODUÇÃO

Em condições fisiológicas, praticamente toda a proteína encontrada no intestino é proveniente das secreções pancreática e biliar e da descamação de enterócitos. A maior parte desse contingente protéico é digerida e transformada em aminoácidos, que são absorvidos[1,2]. Habitualmente, a perda de proteínas pelo tubo digestivo responde por apenas 10% do catabolismo protéico diário[3,4,5].

Entretanto, se a taxa de perda gastroentérica de proteínas ultrapassar a capacidade do organismo de reabsorver os aminoácidos e sintetizar proteínas, ocorre hipoproteinemia.

A gastroenteropatia perdedora de proteína é definida como uma perda excessiva de proteína pelo trato gastrointestinal, levando à hipoproteinemia, e envolve diferentes mecanismos fisiopatológicos: (a) aumento da permeabilidade da mucosa secundário a lesões celulares ou morte celular; (b) erosões ou ulcerações da mucosa; e (c) obstrução linfática. A perda de proteínas pelo tubo digestivo parece ser independente de seu peso molecular[6]; no entanto, a redução do nível sérico das diferentes proteínas varia bastante. A perda de proteínas pelo tubo digestivo tem maior efeito sobre a concentração sérica de proteínas com taxa catabólica baixa[6], com *turnover* lento, como é o caso da albumina. A concentração sérica de proteínas com alto *turnover*, como, por exemplo, a IgE, não costuma sofrer alterações significativas.

Também pode ocorrer perda de outros componentes séricos além das proteínas, como lipídios, ferro, certos metais e linfócitos.

As gastroenteropatias perdedoras de proteínas podem ser classificadas, de acordo com a sua etiopatogenia, em três categorias: (a) doenças com lesões da mucosa, porém sem ulcerações; (b) doenças com lesões ulceradas da mucosa; e (c) doenças causadas por obstrução linfática (Tabela 53.1).

DOENÇAS QUE CURSAM COM LESÃO DA MUCOSA, PORÉM SEM ULCERAÇÕES

Este grupo inclui inúmeras enfermidades: quadros transitórios secundários, a infecções virais, como, por exemplo, citomegalovírus[7,8], síndrome do supercrescimento bacteriano[9,10], doença de Whipple[11], parasitoses intestinais (p. ex., giardíase, esquistossomose, estrongiloidíase)[12,13], gastroenterite eosinofílica[14,15], lúpus eritematoso sistêmico[16-17], hipogamaglobulinemia primária[18], doença celíaca, colite colagênica, doença de Ménétrier, gastroenteropatia alérgica e endometriose[19]. Várias dessas doenças mencionadas podem ser encontradas em outros capítulos do livro. Destacaremos:

Doença de Ménétrier

Também conhecida como *gastrite hipertrófica*, é uma condição clínica pouco definida que se caracteriza pela presença de pregas gigantes no fundo e corpo do estômago, padrão histológico de hiperplasia foveolar, atrofia das glândulas e aumento expressivo da espessura da mucosa, reduzindo o número de células parietais e levando à hipocloridria ou acloridria[20]. Também ocorre perda de proteínas pela mucosa gástrica, secundária ao alargamento das junções intercelulares do epitélio gástrico (via paracelular)[21]. A doença de Ménétrier deve ser distinguida da *gastropatia hipertrófica hipersecretória*, bem mais rara, que também pode causar hipoproteinemia mas que cursa com hipersecreção gástrica[22].

Tabela 53.1
Principais Causas de Perda Protéica Gastrointestinal

- Lesões na mucosa, porém sem erosões ou ulcerações
  - Doença celíaca
  - Espru tropical
  - Gastroenteropatia associada ao HIV
  - Gastroenterites agudas virais
  - Gastroenterite alérgica
  - Doença de Ménétrier
  - Gastrite linfocítica
  - Gastropatia hipertrófica secretória
  - Gastroenterite eosinofílica
  - Colite colagenosa
  - Doenças reumatológicas (p. ex., lúpus eritematoso sistêmico)
  - Parasitoses intestinais

- Lesões da mucosa com erosões e/ou ulcerações
  - Doença inflamatória intestinal (retocolite ulcerativa inespecífica, doença de Crohn)
  - Neoplasias gastrointestinais
  - Amiloidose
  - Síndrome carcinóide
  - Neurofibromatose
  - Sarcoma de Kaposi
  - Colite pseudomembranosa
  - Enteropatia por AINH
  - Pós-quimioterapia
  - Infecções intestinais

- Obstrução linfática
  - Linfangectasia intestinal primária e secundária
  - Insuficiência cardíaca de câmaras direitas
  - Insuficiência cardíaca congestiva
  - Pericardite constritiva
  - Cardiopatias congênitas
  - Obstrução do fluxo venoso hepático
  - Sarcoidose, tuberculose, blastomicose
  - Cirrose hepática
  - Doença de Crohn
  - Linfoma intestinal
  - Fístula linfático-entérica
  - Síndrome de Sjögren
  - Doença mista do tecido conjuntivo, lúpus eritematoso sistêmico

A etiologia da doença de Ménétrier é desconhecida. Publicações recentes têm questionado o papel do *Helicobacter pylori* na etiopatogenia da doença, uma vez que, quando associada à presença da bactéria, a perda de proteínas desaparece após a erradicação da mesma[23-26].

Gastroenteropatia Alérgica

Trata-se de importante causa de hipoproteinemia em crianças. A maioria dos pacientes apresenta sintomas no primeiro ano de vida. Representa uma resposta anormal do trato digestivo a certos constituintes da dieta alimentar, particularmente o leite[27]. A biópsia do intestino delgado mostra infiltrado eosinofílico na lâmina própria, com arquitetura dos vilos preservada e sem alteração linfática.

Lúpus Eritematoso Sistêmico

A *enteropatia perdedora de proteína* é uma complicação infreqüente do lúpus eritematoso sistêmico[15-17]. A perda protéica pelo trato gastrointestinal em pacientes lúpicos deve ser sempre suspeitada em casos com hipoalbuminemia e sem perda urinária de proteína. Em situações raras, a enteropatia perdedora de proteína pode ser a manifestação inicial do lúpus[15]. O estudo radiológico contrastado do intestino delgado geralmente revela espessamento do pregueado mucoso. A biópsia do intestino delgado pode revelar anormalidades como edema, encurtamento e alargamento de vilos, infiltrado linfoplasmocitário na lâmina própria, vasculite e linfangiectasia[15]. A linfangiectasia intestinal observada no lúpus decorre de vários mecanismos como a insuficiência cardíaca congestiva, causada por envolvimento do miocárdio ou pericárdio (miocardite, pericardite), alterações na microcirculação peritoneal e aumento da permeabilidade capilar com conseqüente sobrecarga do sistema linfático[15]. O aumento da permeabilidade capilar gera fluxo de fluido protéico para o espaço intersticial, sobrecarregando o sistema linfático. Essa alteração na permeabilidade tem sido explicada por mecanismo imune e/ou por possível produção de uma linfoquina (*vascular permeability — increasing factor*) pelas células T[15]. A resposta terapêutica ao corticóide costuma ser satisfatória.

É interessante ressaltar que, da mesma forma que na síndrome nefrótica, a enteropatia perdedora de proteína do lúpus é acompanhada freqüentemente de aumento da síntese hepática de colesterol, levando à hipercolesterolemia[15].

DOENÇAS QUE CURSAM COM EROSÕES E ULCERAÇÕES DA MUCOSA

As lesões ulceradas podem ser localizadas ou difusas, de etiologia benigna ou maligna. Entre as lesões benignas destacam-se colite pseudomembranosa, gastrite erosiva, doença do enxerto-*versus*-hospedeiro[28], doença inflamatória intestinal e trombose venosa mesentérica[29,30]. Tumores do trato digestivo e doença da cadeia alfa (doença imunoproliferativa do intestino delgado) freqüentemente cursam com hipoalbuminemia, não apenas pela diminuição da síntese, mas também por perda entérica.

DOENÇAS COM ALTERAÇÃO DA DRENAGEM LINFÁTICA INTESTINAL

Doenças que levam ao rompimento de vasos linfáticos intestinais ou ao bloqueio do fluxo da linfa também provocam perda protéica pelo trato digestivo.

A principal doença desse grupo é a linfangiectasia primária intestinal. Caracteriza-se por alteração congênita dos vasos linfáticos intestinais, que se encontram dilatados e tortuosos tanto na mucosa como na submucosa, levando à má absorção e exsudação de proteínas plasmáticas e de linfócitos[31] (Fig. 53.1). Ocorre principalmente em crianças e adultos jovens, e muitas vezes está associada a anormalidades linfáticas extra-intestinais, como quilotórax, ascite quilosa e linfedema periférico.

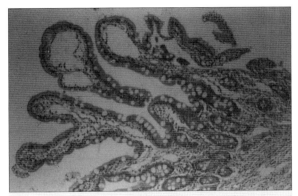

Fig. 53.1 — Linfangiectasia intestinal primária. Biópsia jejunal revelando dilatação linfática na porção superior dos vilos.

Outro grupo importante de doenças associadas à alteração do fluxo da linfa refere-se às cardiopatias. A perda entérica de proteínas tem sido descrita em inúmeras situações que cursam com insuficiência cardíaca de câmaras direitas e aumento da pressão venosa central, o que parece levar à congestão dos vasos linfáticos intestinais: pericardite constritiva[32-34], insuficiência tricúspide, miocardiopatia dilatada[35] e pós-correção de câmara ventricular única pela técnica de Fontan[36,37]. Na cirurgia de Fontan, entretanto, a perda entérica parece ser causada pela associação de outros fatores além da linfangiectasia, tendo sido levantada a hipótese da participação da ativação do sistema renina–angiotensina levando à vasoconstrição mesentérica[38].

Outras doenças associadas à obstrução linfática (linfangiectasia secundária) incluem: doença de Whipple[11], doença de Crohn[39], tuberculose, blastomicose, sarcoidose[40], linfoma intestinal, doença mista do tecido cojuntivo, lúpus eritematoso sistêmico e síndrome de Sjögren[41,42].

Quadro Clínico

Diante da grande diversidade de doenças que cursam com perda entérica de proteínas, os sinais e sintomas podem ser extremamente variáveis e dependentes do diagnóstico principal (p. ex., linfangiectasia primária, colagenose etc.).

O principal sintoma clínico da gastroenteropatia perdedora de proteína é o edema secundário à hipoalbuminemia, que, por sua vez, leva à diminuição da pressão oncótica plasmática e ao conseqüente aumento da transudação capilar. Apesar de praticamente todas as proteínas plasmáticas serem perdidas, na obstrução linfática pode ocorrer perda seletiva de proteínas de baixo peso molecular. Proteínas com meia-vida longa e com capacidade de aumento de síntese limitada, como a albumina, gamaglobulinas (IgM, IgA e IgG)[43], transferrina, fibrinogênio, ceruloplasmina e α-1-antitripsina são as mais propensas a diminuírem. Excetuando a albumina, os baixos níveis de outros tipos de proteínas dificilmente são sintomáticos. Na obstrução linfática pode ocorrer linfopenia sintomática (infecções secundárias).

A hipogamaglobulinemia secundária geralmente não causa aumento de infecções, e a diminuição dos fatores de coagulação dificilmente provoca sangramentos.

Algumas gastroenteropatias perdedoras de proteínas também estão associadas à má absorção de carboidratos e gorduras, o que pode levar ao aparecimento de sinais e sintomas relacionados às respectivas deficiências vitamínicas e à presença de esteatorréia.

Pacientes com doença de Ménétrier podem apresentar empachamento pós-prandial, vômitos e perda de peso.

Nas gastropatias alérgicas, é comum o paciente referir outras manifestações alérgicas, como asma, eczema e rinite alérgica.

Nos distúrbios com obstrução linfática, em geral há diarréia associada. Derrames quilosos podem também ocorrer no decorrer da doença (p. ex., ascite, quilotórax).

Diagnóstico

Deve-se suspeitar de gastroenteropatia perdedora de proteína em todo paciente com hipoproteinemia em que outras causas para a alteração tenham sido excluídas, tais como proteinúria, desnutrição protéica e doenças hepáticas.

Em casos de ascite quilosa, a análise do líquido revela aspecto leitoso, concentração de triglicerídeos bem maior que a sérica, proteínas elevadas (geralmente > 3,0 mg/dl) e microscopia com glóbulos de gordura.

É necessário documentar a perda entérica das proteínas. O método preferencial é o *clearance* de α-1-antitripsina. Outras alternativas incluem o uso de substratos radioativos, como no caso da albumina marcada com $^{51}Cr^2$, mas é de difícil utilização na prática clínica em função da necessidade de internação (5 dias), exposição à radiação e alto custo. Outra possibilidade é a determinação do local de perda protéica por cintilografia usando-se albumina marcada com ^{99m}Tc.

Clearance de α-1-antitripsina

A α-1-antitripsina é particularmente útil porque tem peso molecular semelhante ao da albumina, é resistente à proteólise e não é ativamente secretada ou absorvida no intestino. Entretanto, por ser degradada em pH abaixo de 3, esse teste não é útil no diagnóstico da gastropatia hipertrófica hipersecretória. O *clearance* plasmático é obtido pelo produto do volume diário de fezes e a concentração de α-1-antitripsina nas fezes dividido pela concentração sérica de α-1-antitripsina[44]. Existe alta correlação entre o *clearance* de α-1-antitripsina, a concentração plasmática de albumina e a perda fecal de albumina marcada. O *clearance* de α-1-antitripsina está alterado nas diarréias por ingestão de lactulose, sorbitol e fenolftaleína, em neonatos, devido à alta concentração desta proteína no mecônio e nos pacientes com sangramento digestivo.

Análise da Concentração Fecal de α-1-antitripsina

A medida isolada nas fezes não é um bom método e não substitui a realização do *clearance*, pois há possibilidade de falso-positivo e de falso-negativo[45].

Métodos de Imagem

Estudo Contrastado do Estômago

Este método é utilizado na suspeita diagnóstica de gastropatia hipertrófica, pois demonstra o alargamento das pregas gástricas no corpo e fundo gástricos.

Endoscopia Digestiva Alta

A endoscopia é útil no diagnóstico da linfangiectasia, doença em que há descrição de achados endoscópicos característicos na região duodenal[46]: vilosidades esbranquiçadas, grupamentos de pontos brancos, nódulos brancos e elevações submucosas. Os pontos e vilosidades brancos correspondem histologicamente a áreas de moderada dilatação de linfáticos. As nodulações brancas correspondem a áreas de acentuada dilatação dos linfáticos.

Ultra-Sonografia Endoscópica

Trabalho recente mostrou que este exame pode ser útil no diagnóstico de gastropatias hipertróficas[47], revelando espessamento e aumento da ecogenicidade da camada mucosa de forma característica.

Cintilografia com Albumina Humana Marcada com [99mTc]

Estudos recentes[48,49] mostram que a cintilografia de 24 horas com albumina marcada é um bom método para diagnosticar a perda entérica de proteínas. Injeta-se albumina marcada com [99mTc] e obtêm-se imagens do abdome em gamacâmera em intervalos de 10 minutos, 30 minutos, 1, 2, 4 e 24 horas. A sensibilidade é de 96%, e a especificidade, de 100%[48]. É um método de fácil execução e que também possibilita acompanhar a evolução com o tratamento.

Linfangiografia Bipedal

Este exame é utilizado para avaliar os vasos linfáticos, principalmente a presença de fístulas e de ascite quilosa. Os linfáticos podálicos são cateterizados, e, em seguida, injeta-se óleo iodado[50].

Tratamento

O tratamento, sempre que possível, deve objetivar a doença de base, responsável pela gastroenteropatia perdedora de proteína. Além disso, cuidado especial deve ser destinado à correção das deficiências nutricionais do paciente, se possível interrompendo ou minimizando a perda entérica. Reposição de vitaminas, albumina e correção hidroeletrolítica devem fazer parte da abordagem inicial.

Medidas Dietéticas

A dieta é muito importante no controle da perda entérica das proteínas. Recomenda-se a adoção de dieta com pouca ou nenhuma gordura e a suplementação de ácidos graxos de cadeia média, principalmente na linfangiectasia primária. Estes são esterificados pelos enterócitos e entram no sistema porta, estimulando com menor intensidade o fluxo linfático intestinal[51,52]. A introdução de dieta enteral polimérica, oligomérica ou elementar dependerá da etiologia da enteropatia perdedora de proteína e da condição de absorção intestinal do paciente.

Caso não haja resposta, deve-se considerar a introdução de nutrição parenteral total.

Diuréticos

Em geral são de pouca utilidade no tratamento, mas, em casos de edema periférico intenso, podem ser utilizados.

Octreotida

A octreotida tem sido usada com sucesso no tratamento da linfangiectasia primária[53] e secundária ao lúpus eritematoso sistêmico[54,55]. Seu mecanismo de ação ainda é desconhecido. Acredita-se que promova a diminuição da formação de linfa ao diminuir o fluxo vascular mesentérico. Além disso, os folículos linfáticos intestinais possuem receptores com os quais a octreotida interage[56].

Ácido Tranexâmico (Antiplasmina)

Na dose de 3 a 6 g/dia, via oral, mostrou-se útil na melhora dos parâmetros protéicos e do sangramento digestivo que pode acompanhar alguns casos, particularmente no grupo com atividade fibrinolítica plasmática aumentada[57].

REFERÊNCIAS BIBLIOGRÁFICAS

1. Jeffries GH, Holman HR, Sleisenger MH. Plasma proteins and the gastrointestinal tract. *N Engl J Med* 266:652, 1962.
2. Waldmann TA, Wochner RD, Strober W. The role of the gastrointestinal tract in plasma protein metabolism. Studies with 51Cr-albumin. *Am J Med* 46:275, 1986.
3. Jeejeebhoy KN, Jarnum S, Singh B, et al. 95Nb-labelled albumin for the study of gastrointestinal albumin loss. *Scand J Gastroenterol* 3:449, 1968.
4. Katz J, Rosenfield S, Sellers AL. Sites of plasma albumin catabolism in the rat. Am J Physiol 200:1301, 1961.
5. Waldmann TA, Morel AG, Wochner RD, Strober W, Sternleib I. Measurement of gastrointestinal protein loss using ceruloplasmin labeled with cooper. *J Clin Invest* 46:10, 1967.
6. Waldmann TA. Protein – losing enteropathy. Gastroenterology 50:422, 1966.
7. Suter W, Neuweiler J, Borovicka J, Binek J, Fantin A, Meyenberger C. Cytomegalovirus-induced transient protein-losing hypertrophic gastropathy in immunocompetent adult. *Digestion* 62:276-9, 2000.
8. Nakase H, Itani T et. al. Transient protein-losing enteropathy associated with cytomegalovirus infection in a noncompromised host: a case report. *Am J Gastroenterol* 93:1005-6, 1998.
9. Su J, Smith MB, Rerknimitr R, Morrow D. Small intestine bacterial overgrowth presenting as protein-losing enteropathy. *Dig Dis Sci* 43:679-81, 1998.
10. King C, Toskes P. Protein-losing enteropathy in the human and experimental rat blind-loop syndrome. *Gastroenterology* 80:504-9, 1981.
11. Laster L, Waldman TA, Fenster LF, Singleton JW. Reversible enteric protein loss in Whipple's disease. *Gastroenterology* 42:762, 1962.
12. Sherman P, Liebman WM. Apparent protein-losing enteropathy associated with giardiasis. *Am J Dis Child* 134:893, 1980.
13. Wing-Harkins DL, Dellinger GW, Lynch C, Mihas AA. Eosinophilic gastroenteritis associated with protein-losing enteropathy and protein C deficiency. *J Int Med Res* 24:155-63, 1996.
14. Chung U, Oka M, Nakagawa Y et al. A prtient with protein-losing enteropathy associated with sistemic lupus erythematous. *Intern Med* 31:521-2, 1992.
15. Benner KG, Montanaro A. Protein-losing enteropathy in systemic lupus erythemathous: Diagnosis and monitoring immunosupressive therapy by alpha 1-antitrypsin clearance in stool. *Dig Dis Sci* 34:132-6, 1989.
16. Klein NC, Hargrove RL, Sleisenger MH et al. Eosinophilic gastroenteritis. *Medicine* 49:299-305, 1970.
17. Teahon K, Webster AD, Price AB, Weston J, Bjarnason I. Studies on the enteropathy associated with primary hypogammaglobulinaemia. *Gut* 35:1244-9, 1994.
18. Mussa FF, Younes Z, Tihan T, Lacy B. Anasarca and small bowel obstruction secondary to endometriosis. *J Clin Gastroenterol* 32:167-71, 2001.
19. Appelman HD. Localized and extensive expansions of the gastric mucosa: mucosal polyps and giant folds. In Pathology of the esophagus, Stomach and Duodenum, 4th ed. HD Appelman (ed), New York, Churchill Livingstone, pp 79-119, 1984.
20. Kelly DG, Miller LJ, Malagelada JR, Huizenga KA, Markowitz H. Giant hypertrophic gastropathy (Ménétrier's disease): pharmacologic effects on protein leakage and mucosal ultrastructure. *Gastroenterology* 83:581-9, 1982.

21. Overholt BF, Jeffries GH. Hypertrophic, hypersecretcry protein-losing gastropathy. *Gastroenterology* 58:80, 1979.
22. Madsen LG, Taskiran M, Madsen JL, Bytzer P. Mérétrier's disease and Helicobacter pylori, normalization of gastrointestinal protein loss after eradication therapy. *Dig Dis Sci* 44:2307-12, 1999.
23. Bayerdörffer E, Ritter MM, Brooks W, Ruckdeschel G, Stolte M. Healing of protein losing hypertrophic gastropathy by eradication of Helicobacter pylori – Is Helicobacter pylori a pathogenic factor in Ménétrier's disease? *Gut* 35:701-4, 1994.
24. Badoy D, Lambert JR, Finlay M, Balazs ND. Helicobacter pylori as a pathogenic factor in Ménétrier's disease. *Am J Gastroenterol* 93:1976-9, 1998.
25. Di Vita G, Patti R, Aragona F, Leo P, Montalto G. Resolution of Ménétrier's disease after Helicobacter pylori eradicating therapy. *Dig Dis* 19:179-83, 2001.
26. Waldmann TA, Wochner RD, Laster L, and Gordon RS. Allergic gastroenteropathy. A cause of excessive gastrointestinal protein loss. *N Engl J Med* 276:761, 1967.
27. Weisdorf AS, Salati LM, Longsdorf JÁ, Ramsay NK, Sharo LH. Graft-versus-host disease of the intestine; a protein-losing enteropathy characterized by fecal-antitrypsin. *Gastroenterology* 85:1076, 1983.
28. Matsushita I, Hanai H et al. Protein-losing enteropathy caused by mesenteric venous thrombosis with protein C deficiency. *J Clin Gastroenterol* 30:94-7, 2000.
29. Honbo K, Kawaji H, Tsuchimochi M, Hasui K, Tanaka K, Taira A. Protein-losing enteropathy due to thrombophlebitis of the mesenteric vein: report of a case. *Surg Today* 28:932-6, 1998.
30. Pomerantz M, Waldmann TA. Systemic lymphatic abrormalities associated with gastrointestinal protein loss secondary to intestinal lymphangiectasis. *Gastroenterology* 45:703-11, 1963.
31. Wilkinson P, Pinto B, Senior JR. Reversible protein-losing enteropathy with intestinal lymphangectasia seconcary to chronic constrictive pericarditis. *N Engl J Med* 273 1178-80, 1965.
32. Davidson JD, Waldmann TA, Goodman DS, Gordon RS. Protein-losing enteropathy in congestive heart-failure. *Lancet* 1:899-902, 1961.
33. Petersen VP, Hastrup J. Protein-losing enteropathy in constrictive pericarditis. *Acta Med Scand* 173:401, 1963.
34. Chan FKL, Sung JY et al. Protein-losing enteropathy in congestive heart failure: diagnosis by means of a simple method. *Hepatogastroenterol* 46:1816-8, 1999.
35. Masetti P, Marianeschi SM, Cipriani A, Iorio FS, Marcelletti CF. Reversal of protein-losing enteropathy after ligation of systemic-pulmonary shunt. *Ann Thorac Surg* 67:235-6, 1999.
36. Jacobs ML, Rychik J, Byrum CJ, Norwood W. Protein-losing enteropathy after Fontan operation: resolution after baffle fenestration. *Ann Thorac Surg* 61:206-8, 1996.
37. Rychik J, Gui-Yang S. Relation of mesenteric vascular resistance after Fontan operation and protein-losing enteropathy. *Am J Cardiol* 90:672-4, 2002.
38. Greene FE. Mechanism of hypoproteinemia in patients with regional enteritis and ulcerative colitis. *Am J Med* 29:405, 1961.
39. Popovic OS, Brkic S et al. Sarcoidosis and protein losing enteropathy. *Gastroenterology* 78:119, 1980.
40. Sugiyama T, Koike T, Imaizumi T et al. A case of Sjögren's syndrome associated with protein-losing enteropathy. *Jap J Clin Immun* 11:80-5, 1988.
41. Tsutumi A, Sugiyama T et al. Protein losing enteropathy associated with collagen diseases. *Ann Rheum Dis* 50:178-81, 1991.
42. Levice C. Primary disorders of the lymphatic vessels – a unified concept. *J Pediatr Surg* 25:233-40, 1989.
43. Perrault J, Markowitz H. Protein-losing gastroenteropathy and the intestinal clearance of serum $\alpha 1$-anti-trypsin. *Mayo Clin Proc* 59:7278, 1984.

44. Strygler B, Nicor MJ, Santangelo WC, et al. α1-anti-trypsin excretion in stool in normal subjects and in patients with gastrointestinal disorders. *Gastroenterology* 99:1380, 1990.

45. Aoyagi K, Iida M, et al. Characteristic endoscopic features of intestinal lymphangiectasia: correlation with histological findings. *Hepatogastroenterol* 44:133-8, 1997.

46. Hizawa K, Kawasaki TY, et al. Endoscopic ultrasound features of protein-losing gastropathy with hypertrofic gastric folds. *Endoscopy* 32:394-7, 2000.

47. Chiu N, Lee B, Hwang S, Chang J, Liu G, Yu H. Protein-losing enteropathy: diagnosis with ^{99m}Tc-labeled human serum albumin scintigraphy. *Radiology,* 219:86-90, 2001.

48. Seok JW, Kim SJ, Lee SH, Kim IJK, Kim YK. Protein-losing enteropathy detected on ^{99m}Tc HSA and ^{99m}Tc MDP scintigraphy. *Clin Nucl Med* 27:431-3, 2002.

49. Browse NL, Wilson NM, Russo F, Al-Hassan H, Allen DR. Aetiology and treatment of chylous ascites. *Br J Surg* 79:1145-50, 1992.

50. Sipahi AM, Oliveira HCF, Vasconcellos KS, Castilho LN, Betarello A, Quintão ECR. Contribution of plasma protein and lipoproteins to intestinal lymph: comparison of long-chain and medium-chain triglycerides duodenal infusion. *Lymphology* 22:13-19, 1989.

51. Alfano V, Tritto G, et al. Stable reversal of pathologic signs of primitive intestinal lymphangiectasia with hypolipidic, MCT-enriched diet. *Nutrition* 16:303-4, 2000.

52. Kuroiwa G, Takayama T, et al. Primary intestinal lymphangiectasia successfully treated with octreotide. *J Gastroenterol* 36:129-32, 2001.

53. Bac DJ, Van Hagen M, Postema TEP,et al. Octreotide for protein-losing enteropathy with intestinal lymphangiectasia. *Lancet* 345:1639, 1995.

54. Ossandon A, Bombardieri M, Coari G, Graziani G, Valesini G. Protein-losing enteropathy in systemic lupus erythematosus: role of diet and octreotide. *Lupus* 11:465-6, 2002.

55. Reubi JC, Laissue JA, Waser B, Steffen D, Hipkin RW and Schonbrunn AJ. Immunohistochemical detection of somatostatin sst2a receptor in the lymphatic, smooth muscular and peripheral nervous systems of the human gastrointestinal trace: facts and artifacts. *Clin Endocrinol Metab* 84:2942-50, 1999.

56. MacLean JE, Cohen E, Weinstein M. Primary intestinal and thoracic lymphangiectasia: a response to antiplasmin therapy. *Pediatrics* 109:1177-80, 2002.

54

Intolerância a Carboidratos e a Proteínas (Alergia Alimentar)

CAPÍTULO

Dorina Barbieri

INTRODUÇÃO

Sob o ponto de vista conceptual, a intolerância a carboidratos e a proteínas passou atualmente a integrar um grupo genérico de situações denominado "reações adversas aos alimentos", conforme mostra a Tabela 54.1. Essa mudança de nomenclatura foi proposta com a finalidade de conferir uma linguagem comum às diferentes doenças cuja etiopatogenia decorria da ação de algum alimento.

Portanto, atendendo a essas recomendações atuais para descrever "Intolerância a carboidratos", este termo será mantido, assim como a descrição de todas as doenças inseridas nesta seção. Mas o termo "intolerância a proteínas" será mudado para "alergia alimentar", pois esse mecanismo imune está presente na maioria dos casos nos quais a proteína induz uma reação adversa. Obviamente, nas situações de má absorção intestinal contemplando a absorção das proteínas, a ingestão da proteína irá causar uma reação adversa, mas essas reações são circunscritas aos fenômenos digestivos das afecções pancreáticas e intestinais, nas quais ocorrem simultaneamente esteatorréia e má absorção de carboidratos e, como decorrência clínica, diarréia crônica e desnutrição. A única situação na qual ocorre má absorção isolada e seletiva de proteínas é na ausência de tripsinogênio, defeito inato de rara freqüência. Nessa doença, a não-absorção de proteína é de grau elevado, e os sintomas são hipoalbuminemiia extrema, com edema discrásico e anasarca. As fezes não são obrigatoriamente diarréicas, mas exalam forte odor pútrido pela presença das aminas putrescina e cadaverina e de derivados sulfurosos fecais.

Dessa forma, será apresentada, neste capítulo, a intolerância a carboidratos e alergia alimentar, mas a alteração do nome para alergia não modificou os conceitos relativos à sua etiopatogenia, quadro clínico ou tratamento. Apenas a nomenclatura.

Para definir qualquer alteração apresentada pelo indivíduo diante de um alimento que normalmente é bem tolerado pela população geral, recomenda-se o termo genérico "reações adversas aos alimentos", terminologia já proposta pela Academia Americana de Alergia e Imunologia desde 1984 e, mais recentemente, pela Academia Européia de Alergia e Imunologia, em seu Subcomitê de Reações Adversas aos Alimentos, com algumas modificações[2,5,18,24,25,26].

Em síntese, para um direcionamento adequado no estudo das reações adversas aos alimentos, considera-se a seguinte terminologia:

Reação adversa a alimento é definida como qualquer reação clínica anormal após a ingestão de um alimento ou aditivo alimentar. Distinguem-se em *reações tóxicas* quando essas reações derivam da toxicidade do alimento para o homem e não da susceptibilidade individual a alguma substância que contamina alimentos ou que está presente nestes naturalmente. São consideradas *reações não-tóxicas* aquelas que dependem da susceptibilidade individual a certos gêneros alimentícios. As *reações não-tóxicas* são classificadas em *imunomediadas* e *não-imunomediadas*, estas últimas quando desencadeadas por mecanismos outros que não-imunológicos. As *reações imunomediadas* são designadas como *alergia alimentar*, e são divididas em *mediadas por Imunoglobulina E (IgE), parcialmente mediadas por IgE e não-mediadas por IgE*. As *reações não-imunomediadas* são referidas como *intolerância alimentar*, incluindo reações farmacológicas, enzimáticas, metabólicas ou, ainda, as resultantes de mecanismos não completamente definidos.

INTOLERÂNCIA A CARBOIDRATOS

No grupo etário pediátrico, a intolerância aos dissacarídeos, especialmente à lactose, é a causa mais fre-

Tabela 54.1
Reações Adversas a Alimentos

Tóxicas
- Exemplo: botulismo, toxina estafilocócica

Não-tóxicas
- Não-imunomediadas (intolerância alimentar)
  — Metabólicas — exemplo: glicogenose
  — Enzimáticas digestivas — exemplo: deficiência de lactase, proteinases, lípases etc.
  — Farmacológica — exemplo: cafeína, aspirina
- Imunomediadas ou alergia alimentar
  — Mediadas por IgE
  — Parcialmente mediadas por IgE
  — Não-mediada por IgE

Tabela 54.2
Carboidratos Alimentares

- Monossacarídeos
  — Glicose
  — Frutose

- Dissacarídeos
  — Lactose
  — Sacarose
  — Trealose

- Oligossacarídeos
  — Rafinose*
  — Estaquiose*
  — Frutooligossacarídeos*

- Polissacarídeos
  — Amido

- Polissacarídeos não-amiláceos*
  — Celulose
  — Hemicelulose
  — Pectinas
  — Betaglicanos
  — Frutanos (inulina)
  — Gomas
  — Mucilagens
  — Algas

*Não-absorvíveis.

qüente da diarréia crônica, e na população adulta ela é responsável não só por diarréia crônica, mas também por um conjunto de fenômenos fisiopatológicos, tais como flatulência, meteorismo, distensão abdominal etc., conjunto este denominado dispepsia.

O padrão de ingestão de carboidratos muda com a idade. A lactose é na infância o carboidrato mais ingerido, enquanto na idade adulta, 60% dele são constituídos por amido e sacarose. A Tabela 54.2 mostra os diferentes tipos de carboidratos usados na alimentação, em geral.

São considerados intolerantes aos carboidratos os indivíduos que, por defeito de digestão e/ou absorção desses carboidratos, apresentam algum tipo de manifestação clínica após a sua ingestão.

Dessa forma, a intolerância aos carboidratos pode ser decorrente da intolerância aos polissacarídeos, dissacarídeos e monossacarídeos, e, em cada uma dessas modalidades, ela pode ser primária, condição congênita, ou secundária, quando decorre de uma doença intestinal de base (Tabela 54.3)

Fisiopatologia

Defeito na digestão e/ou absorção dos carboidratos, seja primário ou secundário, acarreta como conseqüência uma diarréia do tipo osmótico. Os carboidratos não-absorvidos se acumulam na luz intestinal, criando-se um gradiente osmótico, em decorrência do qual ocorre passagem essencialmente de água e de eletrólitos para a luz do intestino delgado.

O grande volume de fluido e de eletrólitos transportados para a luz intestinal, associado aos carboidratos não-absorvidos, determina aumento do peristaltismo, provocando rápida passagem desses produtos do intestino delgado para o grosso.

No cólon, os carboidratos não-absorvidos são, em parte, excretados inalterados nas fezes e, em parte, fermentados pela rica flora bacteriana (bacterióides, lactobacilos anaeróbicos e clostrídio). Os polissacarídeos

Tabela 54.3
Classificação das Intolerâncias aos Carboidratos

Intolerância a amidos

Intolerância a dissacarídeos
- Intolerância a lactose
  — Intolerância familiar à lactose
  — Intolerância congênita à lactose
  — Intolerância ontogenética à lactose
  — Intolerância secundária à lactose
- Intolerância à sacarose
  — Intolerância primária a sacarose-isomaltose
  — Intolerância secundária à sacarose

Intolerância à monossacarídeos
- Intolerância primária à glicose-galactose
- Intolerância secundária à glicose-galactose

são hidrolisados pelas alfa-amilases bacterianas em dextrinas e, subseqüentemente, em dissacarídeos e oligossacarídeos. Estes e os provenientes da dieta, porém, não-absorvidos no intestino delgado, sofrem a ação das dissacaridases bacterianas, resultando em monossacarídeos. Da digestão dos monossacarídeos resultam, por sua vez, ácidos orgânicos (ácido láctico, ácido acético, ácido butírico, ácido propiônico e outros) e gases (H_2, CO_2 e metano). Parte desses ácidos é absorvida e me-

INTOLERÂNCIA A CARBOIDRATOS E A PROTEÍNAS (ALERGIA ALIMENTAR)

tabolizada. Os não-absorvidos, por se constituírem em carga osmótica e determinarem diminuição do pH intraluminal abaixo do nível ótimo para reabsorção de H_2O pelo cólon, acabam por aumentar ainda mais o conteúdo fecal em líquidos. Além disso, a presença desses ácidos orgânicos na luz do intestino grosso constitui fator irritante, que determina o aumento do seu peristaltismo.

O resultado final desses eventos é uma diarréia com grande conteúdo líquido e elevada carga osmótica, além de pH baixo e com presença de açúcares redutores ou não. Clinicamente, o paciente se apresenta com fezes líquidas, explosivas, ácidas, acompanhada de borborigmo, flatulência, dor abdominal e dermatite perineal. Desidratação pode ocorrer quando a diarréia é muito intensa, com perda hídrica acentuada.

Na criança menor, a diarréia, se prolongada, compromete o crescimento ponderoestatural e, quando evolui para diarréia protraída, determina desnutrição acentuada.

Eventualmente, em indivíduo cuja capacidade colônica de absorção de água e eletrólitos se apresenta aumentada, a diarréia não ocorre ou é muito moderada. Nesse caso, a grande formação de gases provoca distensão abdominal, muito desconforto e dor abdominal.

Vale ressaltar que a presença de trânsito duodenoileal muito acelerado contribui para a má absorção de outros nutrientes, como gordura e proteínas. No lactente normal, o trânsito enterocólico é menor do que o da criança maior; portanto, a presença de má absorção de carboidratos no lactente condiciona diarréias intensas. No adolescente e no adulto, o quadro pode ser apenas de dor e distensão abdominal, pois, em função de o trânsito ser mais lento no cólon, há mais tempo para a água ser absorvida.

Comprovação Laboratorial da Má Absorção dos Carboidratos

Prova de Sobrecarga Oral com Curva Glicêmica

Baseia-se no aumento da glicemia após a ingestão de um hidrato de carbono. O sangue é colhido em jejum, 30 e 60 minutos após a ingestão do carboidrato em estudo: lactose, sacarose, glicose e amido. Calcula-se a diferença entre o valor da glicemia em jejum e de cada período subseqüente. Adotamos os seguintes critérios na interpretação dos resultados[3]:

a) não-absorvedor quando o aumento da glicemia, em qualquer dos períodos, não ultrapassar 19 mg%;

b) pobre absorvedor quando o aumento variar entre 20 e 34 mg%; e

c) bom absorvedor quando o aumento for igual ou superior a 35 mg%.

Prova de Sobrecarga Oral com Dosagem de H_2 Expirado

De acordo com os mecanismos fisiopatológicos descritos previamente, os hidratos de carbono não-absorvidos são fermentados no cólon produzindo gás H_2, que é absorvido e, através da circulação geral, chega aos pulmões, onde é eliminado pela respiração. A única fonte de produção de H_2 no organismo humano é a fermentação bacteriana luminal enterocólica, e, portanto, o volume de H_2 no ar expirado é proporcional à quantidade de hidratos de carbono não-absorvido.

O ar expirado é colhido através de sonda nasal ou máscara facial, em jejum e em tempos variados, durante 4 horas. O H_2 é dosado por cromatografia gasosa de coluna, sendo considerados normais valores de até 10 partes por milhão (ppm) para o jejum e acréscimos não superiores a 10 ppm para os demais períodos. Valores superiores indicam má absorção de hidratos de carbono.

Essa correspondência não ocorre quando a flora bacteriana está alterada por uso de antibióticos ou quando o pH luminal é muito baixo, inibindo a atividade fermentativa.

Análise Química Fecal

Em fezes recém-emitidas, é possível medir o pH através de tiras reagentes para medir pH (de 1 a 10). Valores iguais ou inferiores a 5,5 são indicativos de fermentação bacteriana de hidratos de carbono. A pesquisa de substâncias redutoras pelo reativo de Benedict ou pelo Clinitest® indicando um valor superior a 0,5 g% é sugestiva de má absorção de carboidratos. Lembrar que a sacarose é açúcar não-redutor e, portanto, não-detectável por esse método, e, também, que, na eventualidade de fermentação total dos carboidratos pela ação bacteriana, não restará substrato para positivar a pesquisa pelos reagentes[3].

Demonstração de Atividade Enzimática na Mucosa Jejunal

Pode ser feita por dois métodos: ou a dosagem bioquímica na mucosa que expressa o resultado em Unidades de atividade por g de mucosa (U/g), seca ou úmida; ou então pode ser usado o método de identificação das enzimas da borda estriada por meio de imunofluorescência usando anticorpos monoclonais. Este último método não é quantitativo, oferecendo meios subjetivos de se analisar a espessura de borda estriada corada pelo anticorpo[3,4].

Intolerância a Amido

O amido alimentar é uma estrutura complexa microcristalina, formada por duas cadeias de glicose: a amilose (cadeia linear) e a amilopectina (cadeia ramificada), e elas apresentam diferentes graus de digestão/absorção — a amilose é de mais difícil digestão do que a amilopectina. Os amidos dos vários vegetais contêm quantidades variáveis dessas duas cadeias; os que contêm maior quantidade de amilose são denominados amidos resistentes, e os com maior teor de amilopectina, amidos digeríveis[16,19].

Interessante estudo de Levitt et al. estudando em humanos adultos a quantidade de H_2 expirado após a ingestão de quantidades iguais de amido (100 g) oriundas de diferentes tipos de vegetais mostrou que o amido do arroz é o mais digerível. O estudo do trigo mostrou uma eliminação tardia e aumentada de H_2, e nesse aspecto vale relatar nossa experiência pessoal com alguns casos clínicos em crianças com queixa de meteorismo, flatulência e distensão abdominal com dor, com observação da mãe de que esse quadro era provocado pelo trigo, o que foi comprovado durante dieta de exclusão, mas a biópsia intestinal e a sorologia foram negativas para doença celíaca[16].

A Fig. 54.1 mostra os resultados do trabalho de Levitt et al. Essa intolerância ao amido deve ser lembrada no diagnóstico diferencial desse tipo de dispepsia.

A intolerância ao amido ocorre, também, nas seguintes circunstâncias:

1. Em lactentes jovens, quando submetidos a uma dieta muito rica em amido, pois as amilases salivar e pancreática são baixas nessa faixa etária, sendo a glicoamilase a responsável pela digestão e absorção do amido.
2. Nas insuficiências da sacarase-isomaltase, pela absorção deficiente da isomaltose, resultante da digestão do amido.

Intolerância a Dissacarídeos

Intolerância à Lactose

Intolerância familiar à lactose

Trata-se de uma entidade extremamente rara, descrita principalmente pelos autores europeus. Caracteriza-se por vômitos, déficit de crescimento, desidratação, acidose, lactosúria e aminoacidúria, e freqüentemente é fatal. A etiologia é desconhecida. Admite-se que o defeito esteja localizado no estômago, uma vez que a lactosúria e a aminoacidúria desaparecem quando a lactose é administrada intraduodenalmente[10].

Diagnóstico

História de ocorrência de quadro semelhante em outros familiares, da presença de lactosúria quando a criança é submetida à prova de tolerância à lactose e biópsia intestinal com morfologia e atividade normais.

Tratamento

Consiste na eliminação da lactose da dieta. Porém, nem todas as crianças acometidas respondem ao tratamento, pois muitas persistem evoluindo com vômitos e eventualmente para a morte.

Intolerância Congênita à Lactose

É uma entidade relativamente rara que se caracteriza pela ausência ou intensa deficiência isolada de atividade lactásica, decorrente da ausência ou redução de síntese isolada dessa enzima[10].

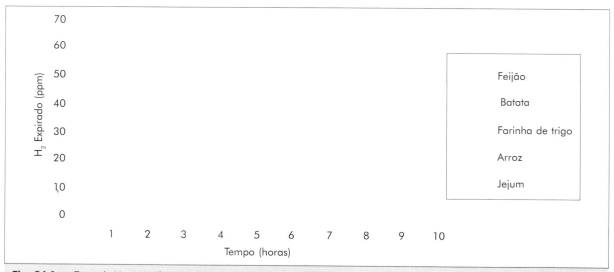

Fig. 54.1 — Teste de H_2 expirado em adultos voluntários ingerindo 100 g de diferentes tipos de amido, permanecendo em jejum durante o período todo do teste. Adaptado de Levitt et al[16].

Intolerância a Carboidratos e a Proteínas (Alergia Alimentar)

Logo após a primeira ou a segunda ingestão de leite, o recém-nascido apresenta distensão abdominal, vômitos e a seguir diarréia líquida, explosiva, de odor ácido. Cessa com a suspensão do leite e reaparece com sua reintrodução.

Diagnóstico

É sugerido pelos dados de anamnese, pelo encontro de pH baixo e elevado teor de substâncias redutoras nas fezes e confirmado pela prova de absorção da lactose, com curva glicêmica baixa e pelo teste de H_2 expirado, após sobrecarga com lactose, com valores superiores a 20 ppm. A biópsia jejunal se impõe para estudo histológico, que irá revelar mucosa de aspecto normal, e para dosagem das atividades dissacaridásicas, que indicará ausência ou redução da atividade lactásica e valores normais das demais enzimas.

Tratamento

Baseia-se na exclusão da lactose, e sua substituição por leite de soja ou outros alimentos não-lácteos.

Intolerância Ontogenética à Lactose

Conhecida também como intolerância primária à lactose do tipo adulto, ou intolerância à lactose de início tardio, ou intolerância primária tardia à lactose, é a causa mais freqüente de intolerância à lactose no adulto e decorre da redução ou ausência de síntese isolada da lactase, tardiamente após o desmame, por um determinismo genético ainda não bem compreendido[10,17].

Foi observado que a atividade lactásica, presente em todos os filhotes de mamíferos, diminui acentuadamente na época do desmame e desaparece na idade adulta. Em seres humanos, tal fenômeno não é observado em todas as populações, de modo que, em certos grupos étnicos, como os caucasianos do Norte, a atividade lactásica persiste elevada em 90% dos adultos (fenótipo bom absorvedor), porém nos orientais, negros, indianos, judeus e nativos da América (índios e esquimós) essa atividade lactásica decresce com a idade, sendo detectável em apenas 10 a 20% da população acima de 5 anos de idade (fenótipo não-absorvedor). A intolerância à lactose não se manifesta nessas populações, pois a maioria delas não consome leite após o desmame natural. No entanto, tal fato deve ser levado em conta nas situações de imigração ou em campanhas de enriquecimento protéico dos alimentos fornecidos às populações subdesenvolvidas. Atualmente, em função do aumento da miscigenação desses povos, estão surgindo fenótipos intermediários entre os fenótipos bom e o não-absorvedor.

Quadro Clínico

A criança passa bem nos primeiros 3 a 4 anos de vida, sem referir sinais de intolerância ao leite. Aos 5 anos, os sintomas podem se instalar lentamente, e, em alguns casos, a atividade lactásica cessa repentinamente na adolescência, com início súbito da sintomatologia. A prevalência de intolerância à lactose é bastante alta nessa faixa etária.

A aversão ao leite pode ser o único sintoma nas crianças maiores e adultos. Outros apresentam dor abdominal recorrente, flatulência, borborigmo e diarréia. A dor freqüentemente precede por vários meses a diarréia. A maioria dos indivíduos com deficiência ontogenética de lactase consegue, porém, tolerar certa quantidade de lactose. Recentes estudos demonstram que, embora os indivíduos não-absorvedores de lactose apresentem sintomas quando ingerem 50 g de lactose (equivalente a 1 litro de leite), a maioria tolera de 12 a 18 g (conteúdo de lactose em 1 a 1½ copo de leite).

Diagnóstico

É sugerido pelos dados de anamnese, pelo encontro de pH baixo e elevado teor de substâncias redutoras nas fezes e confirmado pela prova de absorção da lactose, com curva glicêmica baixa, e, ainda, pelo teste de H_2 expirado, após sobrecarga com lactose, com valores superiores a 20 ppm. A biópsia jejunal se impõe para estudo histológico, que irá revelar mucosa de aspecto normal, e, se possível, para dosagem das atividades dissacaridásicas, que indicará ausência ou redução da atividade lactásica e valores normais das demais enzimas.

Tratamento

Baseia-se na exclusão da lactose e na sua substituição por "leite" de soja. Atualmente, há disponível, no mercado, leite com baixo teor de lactose (apresentado em embalagem longa-vida), que pode ser tolerado por alguns pacientes. Outra alternativa é o consumo moderado de iogurtes comerciais ou de preparo doméstico, pois, embora eles apresentem 3 a 5 g% de lactose, os microorganismos adicionados para a fermentação permanecem viáveis e mantêm sua atividade lactásica no duodeno[7].

As refeições lácteas serão substituídas por frutas, gelatinas, chás e/ou pão ou bolacha e doces preparados sem leite. Não ingerir alimentos em cuja confecção entra leite, chocolate, queijos, coalhadas, manteiga e margarina, alimentos industrializados com leite, como, por exemplo, as diversas sopas de legumes. Lembrar que muitos medicamentos contém lactose como excipiente.

Atualmente, tem sido usado com muito sucesso a enzima lactase extraída de determinados fungos e comercializada sob nome Lact-aid® de procedência norte-americana, mas de baixo custo e facilmente importada. Pode ser adicionada ao leite ou ingerida junto com a preparação que contém leite.

Quando há necessidade de extrema redução do leite na dieta, deve-se cuidar de repor o cálcio ou com alimentos ricos em cálcio ou em forma de medicamento.

Intolerância Secundária à Lactose

Constitui a condição mais importante, pela sua freqüência e gravidade em pediatria, pois a maioria das doenças associadas à deficiência secundária de lactase é comum na infância (Tabela 54.4) ocorrendo também em adultos com muita freqüência[12,17].

Nas deficiências secundárias, pode ocorrer deficiência isolada de uma enzima ou deficiência associada das diferentes enzimas da borda estriada: das glicosidases (lactase, complexo sacarase-isomaltase, glicoamilase) e das peptidases.

Vários mecanismos podem ser os responsáveis por essa deficiência: (1) redução da altura das vilosidades; 2) presença de vilosidades com enterócitos imaturos e, portanto, com baixa concentração de enzimas da borda estriada; (3) aumento de degradação de enzimas, que, por serem glicoproteínas, são factíveis de digestão por enzimas luminais de origem bacteriana que podem ser proteases ou enzimas deglicosilantes. Estes últimos, ao deglicosilarem as glicosidases, facilitam sua proteólise luminal. A degradação acelerada de glicosidases ocorre intensamente nas condições de contaminação do intestino delgado. Habitualmente, a lactase, por estar frouxamente ligada à borda estriada, é a enzima mais afetada. É a primeira a se reduzir, alcançando valores extremamente baixos. Além disso, ela apresenta uma recuperação incompleta e/ou tardia. A glicoamilase é a enzima menos comprometida pelos agravos.

Esses três mecanismos são os responsáveis pela deficiência da lactase (isolada ou não) no grupo de doenças referidas na Tabela 54.4, todas apresentando lesão de mucosa ou mesmo alterações luminais.

O aparecimento de deficiências de lactase após procedimentos cirúrgicos do aparelho digestivo é observado com muita freqüência em crianças, não estando ainda esclarecidos os mecanismos patogênicos envolvidos.

Em adultos gastrectomizados, é relativamente freqüente a ocorrência de síndrome de *dumping* e de sintomas decorrentes da intolerância a doces e leite.

Alguns autores relacionam essas manifestações como decorrentes de deficiência de dissacaridases secundária à cirurgia, enquanto outros não conseguiram identificar claramente essa deficiência. Atualmente, a explicação aceita pela literatura é de que tais manifestações seriam decorrentes da perda da função reguladora do piloro, provocando sobrecargas alimentares no nível de duodeno e delgado alto, ultrapassando a capacidade de digestão-absorção da lactose. Em indivíduos com deficiência ontogenética de lactase, a probabilidade de desencadeamento desse tipo de manifestações é maior.

Diagnóstico

A identificação da intolerância à lactose (e à sacarose também) é realizada através das provas já descritas no título: "Comprovação Laboratorial da Má Absorção dos Carboidratos". Nessa situação, o mais importante é fazer o diagnóstico da doença básica.

Tratamento

A exclusão de leite e derivados com lactose e a exclusão de sacarose, se for o caso, são indicadas, pois aliviam os sintomas, embora não resolvam as doenças básicas, que serão abordadas em capítulos pertinentes.

Intolerância Primária à Sacarose–isomaltose

Descrita há muitos anos, mas ainda pouco reconhecida em nosso meio, é uma entidade clínica decorrente de uma deficiência congênita do complexo sacarase–isomaltase e transmitida por caráter autossômico recessivo.

O complexo sacarase-isomaltase é uma glicosidase localizada na borda estriada dos enterócitos vilositários e é constituído por duas enzimas. Uma hidrolisa sacarose e maltose, e a outra hidrolisa maltose, isomaltose e dextrinas limitantes. Dessa forma, na situação de deficiência congênita desse complexo, o paciente apresentará uma intolerância à sacarose e ao amido, pois isomaltose, maltose e as dextrinas limitantes são produtos resultantes da digestão do amido pela amilase.

Importante assinalar que a sacarose e a isomaltose são hidrolisadas exclusivamente pelas suas respectivas enzimas — sacarase e isomaltase —, enquanto os demais subprodutos da hidrólise do amido podem ser hidrolisados pela glicoamilase, sacarase e isomaltase.

Tabela 54.4 — Condições Associadas à Deficiência Secundária de Lactase, Isolada ou Associada à de Sacarase	
Fator precipitante	*Condições*
Lesão de mucosa	Diarréia persistente
	Alergia alimentar
	Desnutrição
	Diarréia protraída
	Deficiência imunológica
	Doença celíaca
	Giardíase
	Enterocolite necrosante
	Retocolite ulcerativa inespecífica
	Doença de Crohn
	Abetalipoproteinemia
	Síndrome da alça estagnante
Operações	Gastrectomia
	Gastrostomia
	Ileostomia
	Colostomia
	Anastomoses de intestino delgado
	Ressecções intestinais

Quadro Clínico

As crianças portadoras de deficiência congênita de sacarase-isomaltase apresentam-se bem enquanto em aleitamento materno exclusivo ou recebendo leite de vaca sem acréscimo da sacarose ou amido. A partir do momento em que se introduz a sacarose, a dextrino-maltose e o amido na dieta, a criança começa a apresentar diarréia líquida explosiva, de cheiro ácido, acompanhada de dor e distensão abdominal e, eventualmente, vômito. Podem ocorrer desidratação, perda de peso, e a diarréia pode ter um curso protraído, exigindo múltiplas internações.

Há uma variação fenotípica desses pacientes, pois nos homozigotos observa-se sempre a ausência de sacarase, mas a atividade isomaltásica varia desde ausência total até valores normais. Esse fato explica a existência de quadros clínicos de diferentes graus de gravidade em função dos variados níveis de tolerância ao amido.

Nos indivíduos heterozigotos, há a ocorrência de intolerância apenas à sacarose, e ela é de grau mais leve. O início da sintomatologia é tardio e evolui em surtos intermitentes, coincidindo com a maior ingestão de sacarose. Muitos adultos com diagnóstico de cólon irritável podem ser heterozigóticos em relação à deficiência primária de sacarase-isomaltase. Nas crianças maiores e nos adolescentes, a queixa pode ser dor abdominal e meteorismo.

Entretanto, o prognóstico é bom. Os sintomas melhoram com a idade, apesar de persistirem baixos níveis de sacarase-isomaltase. À medida que alcançam idades maiores, as crianças passam, gradualmente, a tolerar alguma quantidade de sacarose-isomaltose, e o grau de tolerância varia de paciente para paciente.

Diagnóstico

Pode ser suspeitado através da história de diarréia cujo início coincidiu com a introdução da sacarose e pode ser confirmado através dos seguintes exames complementares:

— pH fecal menor que 5,5;

— ausência de substâncias redutoras nas fezes, pois a sacarose não é açúcar-redutor;

— provas de absorção pela curva glicêmica da lactose normal, e da sacarose e do amido alteradas, com curvas glicêmicas achatadas;

— testes alterados de H_2 expirado após sobrecargas com sacarose e amido, mas normal após lactose;

— biópsia jejunal demonstrando mucosa normal e valores reduzidos ou ausentes de atividade sacarásica, isomaltásica e normais de atividade lactásica.

Tratamento

Consiste na eliminação de dextrinas, sacarose, amido e polímeros de glicose da dieta. Dessa forma, para o lactente em aleitamento artificial, usar só leite de vaca com glicose ou frutose. A introdução de outros alimentos deve ser de acordo com o teor de sacarose e isomaltose dos alimentos.

A dieta é mantida por tempo prolongado, e a introdução de amido deve ser feita em tentativas vigiadas e gradualmente. Os amidos do arroz e da batata, por conterem menor teor de isomaltose, são de melhor tolerância. Lembrar que muitos alimentos industrializados para crianças contêm sacarose e/ou dextrinomaltose. Cuidado na prescrição de medicamentos para uso pediátrico, em geral com elevado teor de sacarose.

A resposta ao tratamento é favorável com o controle da diarréia e recuperação do peso e estatura. Após a idade de 2 e 3 anos, algumas quantidades de sacarose podem ser toleradas.

Atualmente, tem sido tentado o uso de sacarase obtida do *Saccharomyces cerevisiae* mas o produto ainda não está comercializado. A tentativa de uso de fermento fresco de padeiro, que é composto de *S. cerevisiae*, mostrou-se impraticável para utilização rotineira, devido ao gosto inaceitável. Outra tentativa é o uso de altas doses (1g) diárias de *Saccharomyces boulardii* em preparações liofilizadas pois, uma pesquisa mostrou que, em humanos, altas doses (1g/dia) deste probiótico induziu um significativo aumento de dissacaridases da borda estriada na vigência de seu uso. Além disso, este probiótico tem uma ação sacarásica externa, por conta de enzimas contidas em sua membrana externa.

A Fig. 54.2 mostra os dados de atividade maltásica, sacarásica e lactásica de um paciente com 3 meses de idade, portador de deficiência congênita de sacarase-isomaltase e sua evolução ponderal, após a substituição da mamadeira de carne com arroz e Dextrosol® pelo leite de vaca sem nenhum acréscimo.

Intolerância à Sacarose

Como descrito na seção Intolerância Primária à Sacarose-Isomaltose, os heterozigotos podem apresentar apenas intolerância à sacarose. O tratamento segue as linhas da intolerância primária, com a suspensão da sacarose.

Mas a intolerância à sacarose ocorre, também, por deficiência secundária de sacarase e surge como fenômeno passageiro numa ampla variedade de doenças do intestino delgado, como as descritas para a deficiência secundária de lactase (ver Tabela 54.4).

A deficiência de lactase, embora possa ocorrer isoladamente, pelo fato de ser a mais vulnerável das dissacaridases, em geral é associada à deficiência secundária de sacarase e, em situações mais graves, também de maltase. Daí o motivo por que muitos autores preferem a designação de deficiência secundária das dissacaridases englobando todas essas entidades.

Dessa forma, a intolerância secundária à sacarose deve ser sempre investigada em casos de diarréia crônica fermentativa em associação com outras doenças (Tabela 54.4).

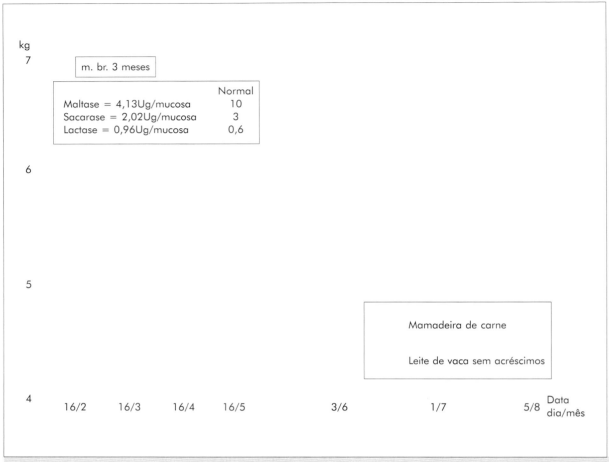

Fig. 54.2 — *Paciente com 3 meses de idade e com deficiência primária de sacarase-isomaltase. Peso estacionário durante a alimentação com mamadeira de carne/arroz/dextrinomaltose. Recuperação rápida de peso com a introdução de leite de vaca sem acréscimo.*

Intolerância Secundária aos Monossacarídeos

A má absorção secundária de glicose, galactose e frutose é uma condição transitória, ocorrendo com maior freqüência em recém-nascidos e lactentes, e está associada a várias afecções, conforme dispõe a Tabela 54.5.

A incapacidade de absorção de monossacarídeos deve ser atribuída à redução acentuada da superfície absortiva efetiva, além de outros fatores associados, como síndrome do intestino delgado contaminado[4,10].

Como, em geral, a intolerância secundária aos monossacarídeos nunca é isolada, mas freqüentemente associada à intolerância secundária aos dissacarídeos, o quadro clínico simplesmente se superpõe, havendo também intensa desnutrição.

Diagnóstico

Deve ser suspeitado nas afecções citadas na Tabela 54.5 e principalmente quando a diarréia persiste em crianças recebendo dieta somente à base de monossacarídeos, glicose, por exemplo.

Tabela 54.5
Afecções Associadas à Intolerância Secundária de Monossacarídeos

- Diarréia persistente
- Desnutrição
- Gastroenterite aguda (rotavírus)
- Enterocolite necrosante
- Imunodeficiências
- Diarréia protraída
- Síndrome da alça estagnante
- Cirurgias do trato gastrointestinal

Os exames complementares revelarão: nas fezes, pH baixo e substâncias redutoras elevadas; provas de absorção de dissacarídeos e de monossacarídeos alteradas; testes de H_2 expirado, após sobrecarga com dissacarídeos e com monossacarídeos alterados e biópsia jejunal, na maioria das vezes com lesões acentuadas de mucosa e dosagem das atividades dissacaridásicas alteradas.

Tratamento

Nutrição parenteral total até equilíbrio das condições gerais.

A seguir, inicia-se a alimentação por via oral, de forma cautelosa, com soluções contendo somente pequenas concentrações (1%) de glicose.

Aumenta-se gradualmente a concentração de monossacarídeos até 5% e introduz-se, posteriormente, dieta à base de frango.

INTOLERÂNCIA A PROTEÍNAS (ALERGIA ALIMENTAR)

Alergia alimentar, previamente denominada intolerância às proteínas, é um nome genérico atribuído às condições em que as reações adversas decorrentes de ingestão de proteínas alimentares são resultantes de uma reação imune[2,5,6,18].

Diferentemente do que foi descrito em relação à intolerância aos carboidratos, em que a reduzida absorção era o elemento mais importante na indução do quadro, na alergia alimentar o excesso de absorção de antígenos luminais constitui a base dessa desordem.

A alergia alimentar pode ser dividida de acordo com o órgão-alvo envolvido: alergia cutânea, respiratória, gastrointestinal e sistêmica. Quando existe um quadro clínico caracterizado pela presença de sintomas gastrointestinais após a ingestão do alimento, em que o mecanismo envolvido é uma reação imune mediada no trato gastrointestinal, ele é denominado alergia alimentar gastrointestinal. Neste capítulo, será dada ênfase ao estudo que envolve essas manifestações gastrointestinais[6,26].

É difícil estabelecer a verdadeira incidência das reações adversas aos alimentos. Ele varia de 0,3% a 47% na população geral, mas verifica-se um aumento da incidência com o maior consumo de determinados alimentos: amendoim nos Estados Unidos, pescados nos países nórdicos, trigo na Europa, especialmente na Itália, soja no Japão e na China e leite de vaca no Brasil.

Os alimentos mais envolvidos são: leite de vaca e seus derivados, soja, amendoim, peixe, frutos do mar e trigo. Existem relatos de casos isolados com outros alimentos, tais como tomate, caqui, cenoura, arroz, melancia etc.

O leite de vaca contém mais de 20 componentes protéicos dotados de diferentes graus de atividade anti-gênica, e vários estudos em indivíduos alérgicos ao leite de vaca revelaram que a sensibilidade dos mesmos a cada fração obedece às freqüências citadas abaixo[11,15,15]:

Fração protéica	% de indivíduos sensíveis
betalactoglobulina	66-82
caseína	43-60
alfalactalbumina	41-53
globulina sérica bovina	27
albumina sérica bovina	18

A presença de proteínas séricas na carne de vaca a torna também alergênica ao indivíduo suscetível.

Patogenia

Para que haja absorção do antígeno pela mucosa intestinal e a conseqüente sensibilização pelo mesmo ocasionando as manifestações clínicas e as lesões teciduais, dois fatores são importantes: (1) aumento da permeabilidade intestinal; e (2) controle deficiente do antígeno pelo sistema imunológico.

Aumento da Permeabilidade Intestinal

Estudos em animais de experimentação demonstram que antígenos macromoleculares podem ser absorvidos pela célula epitelial do intestino delgado através de um processo muito semelhante ao de pinocitose descrito nos macrófagos humanos. Inicialmente, através de um fenômeno chamado adsorção, as macromoléculas que se encontram na luz intestinal interagem com os componentes da microvilosidade da célula epitelial, ficando acumuladas na superfície até alcançarem uma concentração suficiente capaz de induzir então uma invaginação (endocitose) com a formação de pequenas vesículas (fagossomos). Esses fagossomos migram para a região supranuclear da célula onde as vesículas coalescem com os lisossomos, formando vesículas maiores, conhecidas como fagolisossomos, e dentro dessas vesículas ocorre, então, a digestão intracelular. Porém, pequena quantidade de moléculas ingeridas pode escapar à digestão e migrar para a superfície basal da célula, depositando-se no espaço intersticial através do processo da exocitose[1,25].

Atualmente, vários estudos clínicos sugerem que esses mecanismos de absorção ocorrem, em condições fisiológicas, no ser humano, tanto na criança como no adulto, não se aceitando mais, portanto, o antigo conceito de que o trato gastrointestinal do adulto seja uma barreira impenetrável a antígenos. No entanto, esse processo residual e imaturo de absorção da mucosa intestinal é tanto mais intenso quanto mais jovem é o indivíduo.

Por outro lado, a zona juncional firme dos enterócitos também se encontra pouco desenvolvida no recém-nascido (principalmente no prematuro) e no lactente jovem, o que possibilita a passagem de macromoléculas pelos poros intercelulares.

Além da imaturidade fisiológica do sistema gastrointestinal de crianças de baixa idade acima descritas, existem situações patológicas, tais como lesão e/ou inflamação da superfície do epitélio intestinal (síndrome pós-enterite, doença inflamatória crônica do intestino, doença celíaca, infestações parasitárias) e diminuição do *turnover* das células epiteliais com aumento das células epiteliais imaturas (prematuridade, desnutrição, enterite por irradiação) nas quais a permeabilidade intestinal também se encontra aumentada, permitindo uma absorção maior de macromoléculas.

Controle Deficiente do Antígeno pelo Sistema Imunológico

Em situações normais, o adulto, além de ter permeabilidade intestinal menor, comparada ao do recém-nascido e lactente jovem, possui um sistema imunológico desenvolvido e efetivo, que limita o acesso dos antígenos à circulação sistêmica, evitando assim os fenômenos de sensibilização. O mesmo, porém, já não ocorre com o recém-nascido e o lactente jovem. Estes, em virtude da imaturidade imunológica, principalmente da baixa produção de IgA nos vários níveis (secretor e tecidual), não conseguem bloquear o trânsito dessas macromoléculas, que dessa forma alcançam o interstício e a circulação geral.

Como resultado final da maior absorção de macromoléculas, ocorrem fenômenos de sensibilização, determinando o aparecimento de uma enteropatia alérgica. A patogenia dessa enteropatia é desconhecida, mas, em indivíduos com enteropatia alérgica, complexos antígeno-anticorpos são formados em maior quantidade e se depositam nos órgãos de choque, no caso, a mucosa intestinal.

Evidências atuais sugerem que na mucosa intestinal sensibilizada a reação local resultante pode ser mediada através de uma ou mais das seguintes reações alérgicas, classificadas por Gell e Coombs[8].

- *Tipo I:* (anafilática) reações de hipersensibilidade mediadas por IgE, resultando na liberação de mediadores farmacológicos pelos mastócitos, produzindo uma reação inflamatória aguda.
- *Tipo II:* reações de hipersensibilidade citotóxica, mediadas por anticorpo, que é dirigido contra o antígeno do próprio hospedeiro ou contra antígeno estranho, levando à fagocitose, ativação de células *killer*, ou lise, mediada por complemento.

- *Tipo III:* reações de hipersensibilidade mediadas por imunocomplexos, ocorrendo deposição de complexos imunes em tecidos, seguindo a ativação do complemento, com atração de polimorfos para o local de depósito, causando lesão e inflamação tecidual.
- *Tipo IV:* (tardia) reações de hipersensibilidade mediadas por células T, sensibilizadas por um antígeno, liberam linfocinas após contato secundário com o mesmo antígeno. Essas citocinas induzem reações inflamatórias, ativam e atraem macrófagos, que liberam mediadores inflamatórios.

Esses mecanismos, isolados ou combinados, podem estar diversamente envolvidos em cada caso individual. Não se sabe quais os determinantes dessas diferentes respostas alérgicas, atribuindo-se, no entanto, papel significativo a fatores genéticos (atopia familiar) e ao grau de exposição a antígenos.

Atualmente, a classificação recomendada e adotada pela maioria dos autores divide as entidades clínicas, de acordo com o mecanismo imune envolvido, em reações mediadas exclusivamente por IgE, reações parcialmente mediadas por IgE e reações não-mediadas por IgE[24,25,26].

Essa classificação se aplica à alergia alimentar gastrointestinal definida como síndrome clínica caracterizada pela presença de sintomas gastrointestinais após a ingestão do alimento, em que o mecanismo envolvido é uma reação imunológica mediada no trato gastrointestinal. Assim, de acordo com essa classificação, entidades clínicas com reações mediadas por IgE correspondem à hipersensibilidade gastrointestinal imediata e à síndrome da alergia oral. As parcialmente mediadas por IgE são representadas por esofagite eosinofílica alérgica, gastrite eosinofílica alérgica e gastroenterite eosinofílica alérgica. As não-mediadas por IgE são representadas por enterocolite, proctocolite e enteropatia induzidas por proteína alimentar e doença celíaca.

Quadro Clinicopatológico

A Tabela 54.6 mostra, de modo geral, os quadros sindrômicos e as doenças regionais do tubo digestório que podem decorrer de alergia alimentar.

Reações Mediadas por IgE

Na *hipersensibilidade gastrointestinal imediata*, os sintomas desenvolvem-se dentro de minutos até 2 horas do consumo do alérgeno alimentar responsável e consistem em náusea, dor abdominal, cólica, vômito e/ou diarréia. Em crianças menores, os vômitos podem ocorrer de forma intermitente e com prejuízo do desenvolvimento. Os alimentos comumente incriminados no desencadeamento dessas reações em crianças menores de 3 anos são leite de vaca, carne de vaca, ovo, amendoim, soja, peixe e trigo. Para crianças entre 3 e 12 anos, outros indutores são frutos do mar, banana e galinha.

INTOLERÂNCIA A CARBOIDRATOS E A PROTEÍNAS (ALERGIA ALIMENTAR)

Tabela 54-6
Desordens Gastrointestinais que Podem Ser Secundárias à Alergia Alimentar

Quadros sindrômicos (imediatos ou tardios)	Dor abdominal Diarréia Distensão abdominal Vômitos Constipação Sangramento Dificuldade em crescer e se desenvolver	
Doenças	Aftas orais Dermatites Língua geográfica	
	Esofagite Gastrite Enteropatias Colite	1. Alergia alimentar 2. Gastroenterite eosinofílica

A síndrome da alergia oral é uma forma de alergia de contato que consiste em sintomas na orofaringe com a ingestão de determinados alimentos, comumente frutas e vegetais frescos. Ocorre a ligaçao dos alérgenos à IgE nos mastócitos, resultando em início rápido de prurido, sensação de adormecimento e angioedema de lábios, língua, palato e garganta, e ocasionalmente sensação de prurido em orelhas, sendo tais sintomas de curta duração.

Reações Parcialmente Mediadas por IgE

As doenças caracterizadas pela participação de reações mediadas por IgE associadas a reações não-mediadas por IgE, descritas como parcialmente mediadas por IgE, caracterizam-se por uma infiltração do esôfago, estômago e/ou parede intestinal com eosinófilos, hiperplasia da zona basal, alongamento de papilas, ausência de vasculite e presença de eosinofilia periférica em 50% dos pacientes. O infiltrado eosinofílico pode envolver as camadas de mucosa, muscular e/ou serosa do estômago e intestino delgado, e os sintomas clínicos correlacionam-se com a extensão do infiltrado eosinofílico da parede do intestino[21,27].

A esofagite eosinofílica alérgica ocorre com maior freqüência na infância, podendo aparecer na adolescência ou mesmo em adultos. Pode apresentar-se como refluxo gastroesofágico crônico, vômitos intermitentes, recusa alimentar, dor abdominal, disfagia, irritabilidade, distúrbio do sono e falha em responder ao tratamento medicamentoso convencional para refluxo gastroesofágico.

A gastrite eosinofílica alérgica é também mais freqüente na infância e adolescência, manifestando-se com vômitos pós-prandiais, dor abdominal, anorexia, saciedade precoce, hematêmese, deficiência do crescimento e em algumas situações com obstrução gástrica.

A gastroenterite eosinofílica alérgica pode acometer pacientes pediátricos de todas as idades, adolescentes e adultos, predominantemente da segunda à sexta década de vida. A apresentação da doença mostra um variado espectro de sintomas gastrointestinais crônicos e freqüentemente debilitantes, sendo características a perda de peso e a falência do crescimento. Pode-se encontrar uma apresentação como enteropatia perdedora de proteínas, com edema generalizado decorrente da hipoalbuminemia, com presença de sintomas gastrointestinais mínimos, como vômito e diarréia.

Nessas entidades, de modo geral, a resolução dos sintomas decorre cerca de 3 a 8 semanas após a eliminação do alimento responsável, e freqüentemente existe a possibilidade de múltiplos alimentos envolvidos no desencadeamento da doença.

O critério diagnóstico de esofagite e gastroenterite eosinofílica alérgica requer a presença de uma ou mais anormalidades da função gastrointestinal e uma infiltração eosinofílica de alguma porção do trato gastrointestinal, o que implica, portanto, diagnóstico histopatológico associado à clínica.

Reações Não-Mediadas por IgE

A enterocolite induzida por proteína alimentar é uma síndrome caracterizada por vômitos e diarréia, com ou sem presença microscópica de sangue nas fezes, causados pela ingestão de leite de vaca e/ou soja. Ocorre vômito, e pode evoluir com diarréia sanguinolenta ou não, anemia, distensão abdominal e comprometimento do crescimento. Os principais alimentos implicados são o leite de vaca e a soja. Esse quadro pode surgir em lactentes em aleitamento materno exclusivo, pois essas proteínas alimentares passam para o leite materno. Em crianças maiores apresentando quadro de enterocolite também são descritos outros alimentos causadores como ovo,

747

trigo, arroz, amendoim, nozes, galinha, peru e peixe. Na análise das fezes, pode-se constatar a presença de sangue oculto, neutrófilos polimorfonucleares, eosinófilos e cristais de Charcot-Leyden. Alguns pacientes, quando submetidos a biópsia intestinal, demonstraram algumas alterações, mesmo que inespecíficas, consistindo em número aumentado de linfócitos, plasmócitos, eosinófilos e neutrófilos[20,21,22].

A *colite induzida por proteína alimentar* é encontrada freqüentemente em algumas crianças que reagem com um quadro semelhante à colite ulcerativa, com evacuações mucossanguinolentas e distensão abdominal, com início logo após as primeiras semanas de introdução do leite de vaca e de modo abrupto. Esse quadro pode surgir durante aleitamento materno exclusivo. O exame retossigmoidoscópico revela mucosa friável, hemorrágica, recoberta por exsudato mucopurulento, com histologia semelhante à colite ulcerativa[13,22].

Diagnóstico

Em nosso meio, dadas as limitações técnicas, o diagnóstico presuntivo da alergia alimentar será baseado principalmente em elementos clínicos tais como: história alimentar detalhada, antecedentes familiares e outras manifestações alérgicas. O diagnóstico definitivo pode ser confirmado após o teste de provocação que consiste no desaparecimento dos sintomas após a exclusão do alimento suspeito e recidiva quando o mesmo é reintroduzido. Esse teste no entanto não deve ser realizado em indivíduos cujo início da doença foi muito intenso, pois pode levar ao choque anafilático.

Laboratorialmente, algumas alterações podem ser encontradas, embora não de maneira constante em todos os casos. O hemograma pode mostrar uma anemia hipocrômica microcítica e eosinofilia. A d-xilosemia pode estar baixa, as provas de absorção dos dissacarídeos alteradas, e a de gordura fecal positiva, traduzindo má absorção intestinal.

Anormalidades imunológicas podem estar presentes, traduzidas pelo aumento de IgE sérica, pela IgA sérica reduzida e pela presença de cristais de Charcot-Leyden nas fezes, pois eles são derivados dos eosinófilos.

Tratamento

Consiste na exclusão do leite de vaca e de seus derivados e de outros alimentos alergênicos. A recuperação é boa, embora leve alguns meses para ser total. Nos lactentes jovens, o uso do leite humano está indicado, pois, além de conter proteínas da mesma espécie, contém muitos elementos, solúveis e figurados, imunologicamente ativos que compensam a incompetência imunológica relativa a essa idade. O leite humano contém, também, um fator de crescimento que induz a maturação intestinal, diminuindo sua permeabilidade. O uso de corticóides é indicado nos casos mais graves. Os casos de colite

são beneficiados com o uso de ASA. Cetotifeno, hidroxizina e cromoglicato também podem ser usados na fase de manutenção.

Gastroenterite Eosinofílica

Constitui uma afecção do estômago e/ou do intestino delgado caracterizada por uma intensa infiltração de eosinófilos na parede desses órgãos, aumento de eosinófilos circulantes e desenvolvimento de sintomas e sinais após a ingestão de alimentos específicos[9,14].

A patogenia da gastroenterite eosinofílica não está bem esclarecida, mas uma série de fatos sugere ser ela de natureza alérgica ou imunológica. São eles: eosinofilia sangüínea, infiltração tecidual por grande número de eosinófilos, quadro clínico eventualmente associado com outras entidades alérgicas como rinite alérgica, asma, eczema e urticária; desencadeamento dos sintomas e sinais após ingestão do alimento suspeito, não-aparecimento de sintomatologia com ingestão de alimentos não-suspeitos, rápida melhora com a administração de corticóides.

O mecanismo de reação alérgica foi demonstrado ser mediado por IgE em alguns casos, enquanto em outros foi IgE-independente.

A gastroenterite eosinofílica pode se apresentar sob três formas:

1. Forma mucosa, em que a lesão predomina na mucosa, que se apresenta edemaciada e com intenso infiltrado eosinofílico. Os sintomas são náuseas, dor abdominal, diarréia e, eventualmente, um quadro de enteropatia perdedora de proteínas.

2. Forma muscular, em que o infiltrado se localiza na camada muscular, produzindo espessamento e rigidez da parede, ocasionando quadros obstrutivos parciais ou totais.

3. Forma serosa, em que a infiltração predomina na camada serosa, com produção de ascite eosinofílica.

O diagnóstico é difícil de ser realizado, e é baseado nos dados de história clínica, na presença de eosinofilia periférica e tecidual, no encontro de aumento de IgE sérica, na presença de cristais de Charcot-Leyden nas fezes e, principalmente, na exclusão dos quadros sindrômicos com os quais se assemelha, isto é, com a síndrome disabortiva, com a enteropatia perdedora de proteína e com síndrome obstrutiva.

O tratamento consiste na exclusão do alimento potencialmente alergênico; não surgindo resultado satisfatório, indica-se o uso de corticoesteróide a longo prazo.

REFERÊNCIAS BIBLIOGRÁFICAS

1. Allan-Walker W. Mechanisms of antigen handling by the gut. *Clinics in Immunol Allergy* 2:15-40, 1982.
2. Anderson JA. The establishment of common language concerning adverse reactions to food and food aditives. *J Allergy Clin Immunol* 78:140-144, 1986.

INTOLERÂNCIA A CARBOIDRATOS E A PROTEÍNAS (ALERGIA ALIMENTAR)

3. Barbieri D, Koda YKL. Avaliação da função gastrointestinal. In: Carrazza FR, Andriolo A (ed). *Diagnóstico laboratorial em pediatria*. São Paulo, Sarvier: 279-289, 2000.

4. Carrazza FR, Nichols BL. Intolerância aos monossacarídeos. In: Barbieri D, Koda YKL (ed). *Doenças gastroenterológicas em pediatria*. São Paulo, Atheneu: 166-175, 1996.

5. Ferguson A. Definitions and diagnosis of food intolerance and food allergy: consensus and controversy. *J Pediatr* 121:7-11, 1996.

6. Fomon SJ, Ziegler EE, Nelson SE, Edwards BB. Cow milk feeding in infancy: gastrointestinal blood loss and iron nutritional status. *J Ped* 98:540-545, 1981.

7. Galvão LC, Troncon LEA, Fernandes MIM. Carrer JC, Hyppolito L. Absorção de lactose e tolerância a diferentes tipos de iogurtes em adultos com hipolactasia. *Arq Gastroenterol* 33:10-16, 1996.

8. Gell PGH, Coombs RRA. The classification of allergic reactions underlying disease. In: Gell PGH, Coombs RRA. *Clinical aspects of immunology*. Oxford, Blackwell: 317-337, 1963.

9. Greenberger N, Gryboski JD. Allergic disorders of the intestine and eosinophilic gastroenteritis. In: Sleisenger, Fordtran (ed). *Gastrointestinal disease*. 2nd ed., Philadelphia, W.B. Saunders: 1228-1244, 1978.

10. Gryboski J, Walker WA. Inherited and metabolic disorders of absorption. Cow's milk protein enteropathy. In: *Gastrointestinal problems in the infant*. 2nd ed., Philadelphia, W.B. Saunders: 612-618, 1983.

11. Hill DJ, Davidson GP, Cameron DJS, Barnes GL. The spectrum of cow's milk allergy in childhood. *Acta Paediatr Scand* 68:847-852, 1979.

12. Iyngkaran N, Aban Z, Davias K, *et al*. Acquired carbohydrate intolerance and cow's milk protein-sensitive enteropathy in young infants. *J Pediatr* 95:373-378, 1979.

13. Jenkins HR, Pincott JR, Soothill JF, Milla PJ, Harries JT. Food allergy: the major cause of infantile colitis. *Arch Dis Childh* 59:329, 1984.

14. Kelly KJ. Eosinophilic gastroenteritis. *J Pediatr Gastroenterol Nutr* 30:28-35, 2000.

15. Koda YKL, Alergia alimentar. In: Barbieri D, Koda YKL (ed). *Diarréia crônica na infância*. São Paulo, Sarvier: 110-130, 1986.

16. Levitt MD, Hirsh P, Fetzer CA, Shean M, Levine AS. H_2 excretion after ingestion of complex carbohydrates. *Gastroenterology* 92:383-389, 1987.

17. Maffei HVL. Má digestão e intolerância aos dissacarídeos. In: Barbieri D, Koda YKL (ed). *Doenças gastroenterológicas em pediatria*. São Paulo, Atheneu: 157-165, 1996.

18. Metcalfe DD. Food Hypersensitivity. *J Allergy Clin Immunol* 73:749-762, 1994.

19. Moraes MB, Feste A, Miller RG, Lifschitz CH. Effect of resistant and digestible starch on intestinal absorption of calcium, iron and zinc in infant pigs. *Pediatr Res* 39:872-876, 1996.

20. Powell GK. Milk and soy induced enterocolitis of infancy clinical features and standardization of challenge. *J Pediatr* 93:553-560, 1978.

21. Prieto MF. Quantificação e distribuição de eosinófilos, mastócitos e plasmócitos IgA na mucosa jejunal e retal de crianças portadoras de colite por alergia alimentar pré e pós-tratamento. Tese de Mestrado. Universidade de São Paulo, São Paulo, 2000.

22. Romaldini CC, Becerra RC, Koda YKL, Vianna MR Barbieri D. Estudo clínico, laboratorial e morfológico da mucosa retal de crianças portadoras de hipersensibilidade alimentar (Alergia alimentar). *Pediatria (São Paulo)* 14:99-103, 1992.

23. Savilahti E, Kuitunen P, Visakorpi JK. Cow's milk allergy. In Lebenthal E (ed). *Textbook of gastroenterology and nutrition in infancy*. New York, Raven Press: 689-708, 1981.

24. Sampson HA. Food allergy. *JAMA* 278:1888-1894 1997.

25. Sampson HA. Food allergy. Part 1 Immunopathogenesis and clinical disorders. *J Allergy Clin Immunol* 103:981-989, 1999.

26. Sampson HA, Metcalfe DD. Food allergies. *JAMA* 268:2840-2844, 1992.

27. Shiner M, Ballard J, Smith ME. The small intestinal mucosa in cow's milk allergy. *Lancet* i:136-140, 1975.

CAPÍTULO 55

Doenças Infecciosas e Parasitárias do Intestino Delgado

Sender Jankiel Miszputen

INTRODUÇÃO

O intestino delgado talvez seja um dos órgãos da nossa economia que, no seu desenvolvimento embriológico, melhor tenha se adaptado para executar suas múltiplas funções. Diferenciou-se, para se tornar a víscera mais longa do corpo humano, o que lhe confere uma extensa superfície mucosa para exposição aos nutrientes introduzidos no canal alimentar, que a ele cabe modificar e absorver, evento fundamental para o crescimento, a manutenção e a reposição de todas as necessidades estruturais e metabólicas do organismo. Acompanhando essa importante oferta de ampla área absortiva, as microvilosidades de suas células superficiais sintetizam um variado conjunto de enzimas, algumas delas específicas, responsáveis pela digestão final, ainda intraluminar, de carboidratos e proteínas, antes que sejam transferidos para o meio interno, deslocamento esse que exige a participação de mecanismos de transporte sofisticados e extremamente coordenados, até com a utilização de fontes de energia celular. A absorção desses nutrientes, particularmente em nível jejunal, é acompanhada da transferência passiva de água para os enterócitos, motivada pela necessidade fisiológica de equilibrar as osmolaridades dos conteúdos da luz intestinal e intracelular. É, portanto, função da mucosa entérica reconhecer e selecionar quais produtos terão acesso ao interior de sua camada epitelial, permitir sua veiculação através dos sistemas circulatórios, venoso e linfático locais, até alcançarem a circulação sistêmica e serem distribuídos para utilização imediata ou estoque tecidual.

Pelo fato de o intestino delgado entrar em contato freqüente com agentes considerados indesejáveis, sejam de natureza química, biológica ou física, o que representaria riscos à sua integridade e ao nosso organismo como um todo, caso tivessem a mesma oportunidade de chegar ao meio interno, houve a necessidade de ele desenvolver um complexo sistema de defesa. Essa função está entregue às células com atividade imunológica, macrófagos e linfócitos, localizadas nas áreas intercelulares e submucosa, isoladas ou agrupadas nas placas de Payer e linfonodos, preparadas para delimitarem e inutilizarem os elementos estranhos que porventura venham a transpor seu epitélio de revestimento e a barreira representada pelas restrições da permeabilidade, impostas pelas estruturas de sua camada superficial. Também a imunidade humoral encontra-se presente por intermédio de imunoglobulinas séricas, além de uma fração própria intestinal, resultante da IgA. Para se ter uma dimensão da magnitude desse sistema de defesa, basta lembrar que o intestino delgado é considerado o maior órgão linfóide do ser humano.

No sentido de aumentar a proteção ao canal alimentar contra a atividade de microorganismos que possam contaminá-lo a partir de materiais ingeridos, é importante citar o papel do ácido clorídrico gástrico como o primeiro grande obstáculo que eles enfrentam para sua sobrevivência e que, certamente, se encarrega de destruí-los em grande parte. Outros mecanismos que também colaboram para a mesma finalidade envolvem a presença da secreção biliar no intestino e a própria motilidade intestinal na direção caudal, que, entre outras, exerce a função de clareamento do conteúdo entérico, deslocando, dentro de suas possibilidades, eventuais agentes agressores na direção de sua evacuação[30].

Apesar de todos esses recursos de defesa estarem sempre disponíveis para impedir o surgimento de doenças infecciosas, tendo como porta de entrada a via digestiva, os dispositivos naturais de proteção descritos podem vir a ser superados em determinadas circunstâncias, tanto em razão de condições desfavoráveis do hospedeiro quanto pelo caráter de infectividade do agente contaminante.

DOENÇAS INFECCIOSAS INTESTINAIS

As doenças infecciosas que comprometem o intestino delgado costumam ter alguns comportamentos clínicos particulares, variando conforme sua etiologia e a resposta, de certa forma individualizada, do hospedeiro. Uma das diferenças esperada é representada pelos próprios organismos responsáveis pela infecção, sejam eles bacterianos, virais ou parasitários, a maior parte deles determinando sintomas agudos, a partir de um início abrupto, porém de duração relativamente curta e evolução benigna, ainda que possam se apresentar com maior gravidade. Outros, entretanto, promovem quadros mais insidiosos, arrastados, com conseqüências variáveis. Em ambas as situações, mudanças nas características das evacuações, como aumento na freqüência e fluidez das fezes, são os sintomas e sinais predominantes relatados na história clínica. Associação com urgência fecal, incontinência, cólicas e distensão abdominais é freqüente, embora não obrigatória.

Compreende-se que o intestino delgado apresente essa forma de exteriorizar sua disfunção quando submetido a alguma doença, pois ao jejuno e íleo, entre todos os segmentos do canal alimentar, é conferida a incumbência da absorção dos maiores volumes de água que transitam em sua luz, o que executam, fisiologicamente, com extrema eficiência. Dos 6 a 8 litros do líquido que iniciam seu trajeto pelo tubo digestivo alto, considerando a água ingerida como tal, somada à que está presente nos alimentos e nas secreções salivar, gástrica, bileopancreática e intestinal, somente em torno de 1,5 litro é oferecido para sua remoção final no cólon, restando aproximadamente 150-200 ml para compor o bolo fecal, eliminados em uma ou mais evacuações diárias, correspondendo a cerca de 70% do peso total das fezes normais. Hábitos individuais, especialmente a utilização de dietas muito ricas em fibras, tendem a elevar as taxas de água fecal, porém dificilmente em valores acima de 300 ml/dia.

Assim, a suspeita clínica da presença de uma síndrome diarréica, que resultaria do desequilíbrio entre absorção insuficiente ou secreção excessiva de água e de eletrólitos ou outros componentes pelas paredes entéricas, deverá pressupor evacuação de fezes liquefeitas, independentemente da sua freqüência diária, mas cujo teor de água possa ser de volume superior aos limites considerados fisiológicos. Na prática, obviamente, não se utiliza o recurso dessa medição como rotina, indicando-a, excepcionalmente, em situações nas quais, pelos dados da anamnese, se insinue a possibilidade de o material evacuado conter quantidades muito altas de água, fato pouco observado nas diarréias infecciosas mais comuns. Caso essa medida seja indispensável, recomenda-se colher todas as dejeções que ocorram num período de 24 horas, aferir seu peso e, após secagem em estufa e nova pesagem, considerar a diferença como representativa da perda aquosa fecal, além de poder avaliar sua proporcionalidade em relação ao peso total das fezes.

Por consenso entre os especialistas, define-se como aguda a diarréia que tem duração máxima de 2 semanas, e contínua ou intermitente e crônica a que ultrapassa esse período. Esta classificação, exclusivamente temporal, poderá induzir o médico a erros no raciocínio do diagnóstico etiológico, o que ocorre mais freqüentemente nos casos de atendimento precoce, sugerindo uma forma aguda para quadros cuja evolução confirmará seu caráter de cronicidade.

Doença Infecciosa Intestinal Aguda

Persiste como uma das entidades clínicas de maior morbidade e mortalidade em todo o mundo, particularmente nas faixas etárias extremas, crianças e idosos[8,23]. Sua prevalência, mesmo em países desenvolvidos, é significativa, e, segundo dados da literatura, responde, nos Estados Unidos, por elevado número de hospitalizações entre adultos e morte entre gerontes[18]. Esses índices certamente se ampliam nos países onde condições precárias de saúde pública favorecem a contaminação e complicações fatais, especialmente em crianças desnutridas, uma associação relativamente comum nessas regiões[5,6,26,32].

Etiopatogenia

Dependente do agente infeccioso, a diarréia que se instala é do tipo secretória, em que produtos dos microorganismos, por ação tóxica, estimulam o sistema bradicinina-adenilciclase-AMPcíclico-prostaglandinas das células entéricas, tendo como conseqüência secreção de água, em conjunto com sódio, que já estavam incorporados, de volta para a luz. Apesar de ainda haver área histológica para recuperação desse material durante sua trajetória intestinal, o volume secretado poderá ultrapassar a capacidade de sua absorção, exteriorizando-se a perda na forma de fezes com teor líquido aumentado.

O grande modelo de estudo dessa diarréia foi representado pelo entendimento da ação da exoenterotoxina elaborada pelo *Vibrio cholerae*, uma infecção bacteriana grave, com alto índice de mortalidade, cuja evolução clínica é totalmente dependente da compensação das perdas hidroeletrolíticas rápidas e volumosas, decorrentes da sua secreção intestinal, patologicamente estimulada pela toxina produzida pelo bacilo. Embora esse componente tóxico seja absorvido pelas células das vilosidades, todo o desequilíbrio promovido é, essencialmente, de natureza química, sendo que o microorganismo não tem qualquer caráter invasivo, a tal ponto que a estrutura dos enterócitos e os mecanismos absortivos permanecem intatos, o que é válido também para o efeito toxigênico de outros agentes contaminantes.

Patógenos invasivos, também responsáveis por infecções intestinais agudas, independentemente de seus efeitos toxigênicos, produzem, como resposta tecidual

APARELHO DIGESTIVO. CLÍNICA E CIRURGIA

um processo inflamatório, de grau variado, originando um componente secretor diferente para a diarréia, constituído de material de exsudação, uma mistura de proteínas, mucopolissacarídeos e restos celulares, eventualmente sangue. Nesses casos, pode ocorrer alteração estrutural do epitélio de revestimento da mucosa intestinal, prejudicando o processo absortivo, principalmente de produtos lácteos, pelo comprometimento das microvilosidades das células da superfície, responsáveis pela síntese de lactase, já produzida normalmente em quantidades pequenas, criando assim um componente osmótico para essa diarréia. Essa condição tem maior representatividade em crianças, e a proibição daqueles alimentos, na fase mais sintomática, é uma das medidas que chegam a auxiliar a redução do número de evacuações. Sua recuperação não costuma ser demorada.

Infecções Virais

Constituem a principal causa das gastroenterocolites agudas, em qualquer região do mundo que se analise sua epidemiologia[13,19]. Os principais agentes, Rotavírus e *Norwalk* (do grupo dos calcivírus), em razão do seu pequeno caráter invasivo, tendem a se acompanhar de inflamação considerada de mínima intensidade, mas suficiente para o aparecimento de diarréia exsudativa. Também os grupos dos adenovírus e astrovírus respondem por esses quadros[18]. Cerca de 30 a 40% das infecções intestinais agudas são causados por vírus.

Comportamento diarréico semelhante é esperado com a infecção pelo vibrião para-hemolítico, transmitido pela ingestão de frutos do mar crus ou indevidamente cozidos ou pela via cutânea, em pescadores, através de soluções de continuidade da pele[10]. O processo inflamatório causado por esse patógeno costuma ser mais grave, assim como sua evolução intestinal e sistêmica.

Infecções Bacterianas

Alguns microorganismos têm suas toxinas preformadas, quando contaminam alimentos malconservados, que funcionam como meios de cultura e, portanto, não necessitam colonizar o intestino do hospedeiro para gerar seus efeitos. Nessas infecções, a intoxicação é direta, sem que o agente tenha que superar os mecanismos de defesa gástrico e intestinal. Por esse motivo, os sintomas surgem em poucas horas e acompanhados de manifestações sépticas graves, como ocorre com as toxinas do *Staphylococcus aureus*, *Bacillus cereus* e *Clostridium perfringens*, promotores de importante diarréia secretória.

Ainda dentro do grupo das bactérias não-invasivas que infectam o intestino delgado a partir da sua ingestão e estimulam igualmente a secreção de água e eletrólitos, podem ser consideradas as que produzem enterotoxinas — *Escherichia coli* enterotoxigênica (ETEC), *Klebsiella pneumoniae*, algumas espécies de *Aeromonas* e as enteroaderentes — *Escherichia coli* enteroaderente (EAEC) e *Escherichia coli* enteropatogênica (EPEC).

Determinadas bactérias definidas como citotóxicas, embora sem poder invasivo, mas pelo caráter de agressão celular de suas toxinas, tendem a desestruturar a arquitetura da mucosa intestinal, criando lesões teciduais por vezes extensas, grande processo inflamatório e aumentando a gravidade da infecção. São exemplos a *Escherichia coli* êntero-hemorrágica (EHEC), proveniente de contaminação alimentar, e o *Clostridium difficile*, habitante natural da flora ileocolônica, onde vive controlado pelos demais elementos bacterianos, com a expectativa de recuperar sua atividade patogênica quando do desequilíbrio ecológico da flora, induzido por terapêuticas antimicrobianas e antiblásticas ou em surtos epidêmicos em residências coletivas, por transmissão interpessoal. São patógenos que afetam o cólon, e a diarréia por eles provocada é do tipo exsudativa. Estão aqui referidos pelas complicações que ocasionam no intestino e em outros órgãos. Para o *Clostridium* já há descrições de sua infecção entérica em indivíduos colectomizados[17].

No grupo das bactérias invasivas e que evoluem com exsudação secundária ao processo inflamatório, até severos, estão relacionadas espécies de *Shigellas*, *Salmonellas* e outras de *Aeromonas*, *Campylobacter jejuni*, *Yersinia enterocolitica* e *Escherichia coli* enteroinvasiva (EIEC).

Doença Infecciosa Intestinal Crônica

Como comentado previamente, certos agentes infecciosos podem determinar evoluções clínicas diferentes do padrão agudo observado na maioria dos casos de infecção intestinal. Ainda que os sintomas básicos sejam semelhantes, eventualmente de menor intensidade ou intermitentes, a característica principal reside no tempo de sua duração. E, em geral, é somente esse fato que recomenda ao doente a procura da assistência médica. Entre os enterovírus, citam-se os dos grupos *Echo* e *Cocksakie* e das bactérias, *Campylobacter jejuni* e *Yersinia enterocolitica* principalmente, todos acompanhados de diarréia secretória.

Em determinadas circunstâncias, a infecção produzida por *Salmonella typhi* assume caráter de cronicidade, com manifestações atípicas, decorrente de sua associação com outras doenças, como é referido quando da concomitância com a esquistossomose mansônica, ainda uma parasitose de prevalência alta em determinadas regiões do país. As duas contaminações combinadas são de alguma forma previsíveis, uma vez que seus focos de origem são semelhantes.

Também entre nós é relevante considerar, entre as infecções intestinais crônicas, aquela ocasionada pelo bacilo da tuberculose, *Mycobacterium tuberculosis*, que produz lesões inflamatórias exsudativas. Sua localização habitual é ileal ou ileocecal, áreas digestivas preferenciais para sua instalação. É classificada como primária quando a lesão inicial é exclusivamente digestiva e se desenvolve a partir da ingestão do patógeno através de

752

alimentos contaminados, especialmente carnes bovinas e leite de animais doentes, com tendência de a inflamação evoluir para a forma hipertrófica ou tumoral, chegando inclusive a comprometer a luz intestinal, criando áreas de subestenose. É classificada como secundária quando deriva de lesões pulmonares, à custa da deglutição do escarro contaminado pelo bacilo de Koch, e sua apresentação morfológica é do tipo ulcerativa, a mais freqüentemente observada. A infecção respiratória tuberculosa encontra-se em franca recrudescência, justificando que essa etiologia deva ser lembrada entre os diagnósticos diferenciais nos casos de diarréias prolongadas.

Mais rara, porém com característica de enterite infecciosa crônica, é a doença de Whipple, que, além de alteração intestinal, diarréia provocada por má absorção e exsudação protéica entérica, se apresenta com manifestações sistêmicas, febre, artralgias, linfadenomegalia, perda de peso e sinais gerais de desnutrição. Tem como etiologia a bactéria *Tropheryma whipplei*, reconhecida por sua inclusão nos macrófagos da submucosa, quando material de biópsia é submetido à coloração pelo PAS.

Atualmente, há algumas correntes de especialistas dispostas a discutir a possibilidade da origem infecciosa para as doenças inflamatórias intestinais inespecíficas, principalmente no que se refere à etiologia da doença de Crohn. Ainda que ela dependa de uma predisposição genética para sua efetiva instalação, o fator ambiental que reúne maiores créditos no papel de agente desencadeante é, no momento, representado por microorganismos bacterianos ou virais, até hoje não-identificados, provenientes do exterior (macroambiente) ou do próprio conteúdo luminar (microambiente). Certamente os próximos anos definirão essa hipótese, ainda embrionária.

O distúrbio de motilidade do canal alimentar pode ser causa de diarréia. Na hipermotilidade, o trânsito rápido prejudica os mecanismos de absorção, pelo tempo reduzido para o contato dos materiais ingeridos com a mucosa absorvedora, deslocando em direção ao cólon grandes volumes de nutrientes, água, eletrólitos e oligoelementos, que terminam sendo evacuados, sob condições de uma diarréia osmótica. Obviamente, nessa situação, que ocorre por lesões estruturais ou efeitos de hormônios ou neurotransmissores, não se estabelece qualquer correlação com agentes infectantes. Mas, as inflamações que são determinadas por algumas infecções contribuem para essa alteração motora, à custa da ação de mediadores químicos, interleucinas e serotonina, presentes em maior quantidade durante o evento agudo, criando um tipo misto de diarréia, exsudativa, motora e, por conseqüência, osmótica. Já o contrário, a lentidão ou a retenção indevida do conteúdo luminar, favorece o sobrecrescimento bacteriano em segmentos intestinais relativamente estéreis, característica do duodeno e jejuno, que albergam uma flora quantitativamente desprezível. Ainda que não se configure como uma situação infecciosa *stricto sensu*, a presença dessa flora anômala, constituída principalmente de germes anaeróbicos, através de suas enzimas, promove a desconjuga-

ção dos sais biliares, necessários para a digestão das gorduras, dificultando sua transposição para o meio interno, além de competirem com as enzimas digestivas dos enterócitos, dissacaridases e dipeptidases, responsáveis pela degradação final de dissacarídeos e peptídeos, etapa que antecede sua absorção, como anotado na Introdução. Tal fato traz como conseqüência a má absorção dos diferentes nutrientes e, mais uma vez, um componente osmótico para a diarréia, aparentemente paradoxal, já que tem origem na mobilidade reduzida dos segmentos entéricos. Hipomotilidade ou estase e sobrecrescimento bacteriano podem acompanhar indivíduos com alça aferente longa nos gastrectomizados pela técnica de Billroth II, nos portadores de diverticulose do intestino delgado, nas neuropatias do sistema nervoso entérico como a diabética ou miopatias, conseqüentes a determinadas colagenoses, nas doenças neurológicas e musculares sistêmicas com repercussão intestinal, no hipotireoidismo e nos quadros suboclusivos crônicos de qualquer natureza.

DOENÇAS PARASITÁRIAS INTESTINAIS

As enteroparasitoses continuam sendo um dos grandes problemas de saúde pública em todo o mundo, com agravo significativo nos países em desenvolvimento. Deve-se considerar que há variações de sua prevalência, conforme a região analisada, na dependência de aspectos climáticos, características do solo, hábitos alimentares e de higiene e condições sanitárias, mas, ao que parece, esse dado epidemiológico persiste inalterado, algo em torno de 20% da população mundial.

Ainda que recursos terapêuticos de maior eficácia estejam sendo periodicamente colocados à disposição da classe médica e possam justificar uma expectativa mais otimista quanto à possível diminuição do número de indivíduos infectados, o crescimento populacional, justamente nas áreas de menores recursos culturais e de higiene, promove o surgimento de novos casos, especialmente entre crianças. Os adultos, infelizmente, também são suscetíveis a essas contaminações, tendo na alimentação e na água os principais focos de sua transmissão, não poupando, inclusive, pessoas de nível socioeconômico mais elevado.

A própria evolução das espécies torna inimaginável admitir o desaparecimento completo dos parasitas que infectam o homem. Vários deles têm ciclos de vida muito complexos ou utilizam hospedeiros intermediários e, como reservatórios, algumas espécies de animais, incluindo os de criação doméstica. Por outro lado procedimentos de esterilização, empregados para minimizar infecções bacterianas, não se aplicam aos parasitas, que apresentam formas de resistência ao meio ambiente, incompatíveis com medidas de erradicação simplistas[33]. Porém, certamente, no Brasil, métodos para seu controle preventivo principalmente, ao lado de projetos visando aos tratamentos em massa mais freqüentes, não parecem ter sido esgotados, condutas que poderiam modificar substancialmente as repercussões negativas que essa doença traz em termos do desenvolvimento físico e mental dos indivíduos em fase de crescimento[27]. Essa postura justifica que altos índices de parasitismo sejam ainda observados em certas áreas do país, particularmente entre os habitantes distantes dos grandes centros, com predomínio nas áreas rurais. Hospitais-dia, instituições para idosos e doentes mentais, prática sexual envolvendo contato oroanal e descuidos das autoridades na questão do saneamento básico e no tratamento adequado dos reservatórios de água têm favorecido também a transmissão interpessoal.

Etiopatogenia

Com poucas exceções, a maioria dos parasitas utiliza o intestino delgado como sede natural da sua presença no nosso organismo, alimentando-se do quimo, de restos celulares ou dos nutrientes ingeridos, e produzindo manifestações clínicas na dependência do grau de infestação e das condições imunológicas do hospedeiro, além de sua faixa etária. Menos freqüentemente do que referido anteriormente para as infecções virais e bacterianas, as parasitárias, ocasionalmente, acompanham-se de sintomas gastroentéricos agudos. Seus elementos chegam mesmo a conviver no nosso intestino durante longos períodos, de forma silenciosa, sendo identificados, por vezes, ao acaso. Esse comportamento subclínico deve favorecer a via de transmissão representada pelas fezes humanas, quando eliminadas sem cuidados adequados de higiene. Quando utilizam para sobrevivência tecido, secreções intestinais ou sangue, desencadeiam manifestações digestivas e/ou sistêmicas com maior clareza, favorecendo a suspeita do seu diagnóstico mais precocemente.

Alterações do ritmo intestinal, de apresentação aguda ou crônica, com tendência para diarréia ou alternância com constipação, intercaladas com fases de normalidade, dores abdominais incaracterísticas, náuseas, inapetência, anemias não-carenciais, adinamia, artralgias, portanto queixas pertinentes a várias doenças, poderão incluir a pesquisa de parasitas, na investigação complementar, mais como hábito entre nós do que uma hipótese diagnóstica consistente. Essa conduta, tanto de generalistas quanto de especialistas, também é costumeira, mesmo na ausência desses sintomas, uma análise isenta de qualquer crítica, pois o encontro freqüente dessa contaminação na população como um todo recomenda sua procura até rotineira, mais ainda em regiões desprovidas de recursos sanitários. Nos quadros agudos, os dados da anamnese, devidamente explorados, permitem abreviar a indicação da investigação e da terapêutica apropriada.

Protozoários

Vários dos parasitas unicelulares têm seu hábitat no intestino delgado, embora alguns deles não sejam consi-

derados, dentro dos conhecimentos atuais, patogênicos para o homem. Desse grupo, "inofensivo" tanto para o intestino delgado quanto para o cólon, fazem parte a *Entamoeba coli, Dientamoeba fragilis, Chilomastix mesnilli, Endolimax nana, Iodoamoeba butschlii* e *Trichomonas hominis*. Os conceitos que buscam definir a patogenicidade ou não de determinados protozoários para o ser humano têm mudado nos últimos anos, graças ao aprendizado que, forçadamente, nos foi imposto com a identificação das infecções intestinais causadas por microorganismos denominados oportunistas, até então pouco investigados, os quais comprometem indivíduos com deficiências do sistema imunológico e, ainda que em menor escala, também os imunocompetentes.

O ciclo evolutivo dos protozoários se faz em duas fases: a trofozoítica, responsável pela doença propriamente dita, e a cística, como elemento transmissor da infecção, podendo contaminar tanto populações autóctones quanto pessoas que transitam temporariamente por áreas onde sua ocorrência é mais observada. Geralmente os períodos de incubação são mais longos que as infecções causadas por vírus e bactérias[33].

O protozoário flagelado *Giardia lamblia*, que tem preferência pelos segmentos proximais do canal alimentar, duodeno e início do jejuno, utiliza o homem como seu único hospedeiro. Esse fato permite concluir que sua transmissão se faz através das fezes humanas que contenham cistos do parasita, ingeridos através de alimentos ou água contaminados. O contato interpessoal é outra forma da sua propagação, observada freqüentemente entre crianças, embora adultos, de áreas e hábitos higienodietéticos promíscuos, estejam igualmente sob risco de contraí-la. Ressalte-se que os cistos da *Giardia* têm resistência para permanecer no meio ambiente durante meses, se condições favorecerem sua sobrevivência, característica que lhe confere a probabilidade de infectar maior número de indivíduos e ainda ser veiculada por alimentos ou água, nas regiões onde é mais prevalente[12].

Os mecanismos que explicariam os sintomas intestinais dessa infecção não estão totalmente definidos. O trofozoíto tem, através do seu disco suctorial com características adesivas, a propriedade de se fixar firmemente à mucosa entérica e, dependendo do número de protozoários presentes, revesti-la o suficiente para haver perda significativa de área absortiva, exteriorizando-se por diarréia osmótica, secundária a má absorção de nutrientes. Essa justificativa chegou a ser contestada, pela descrição histológica da presença de trofozoítos fixos na base das vilosidades entéricas e não na sua superfície, sem interferir portanto no número de células absortivas. Efetivamente, em determinados casos, o grau de infestação não se correlaciona com a gravidade dos sintomas. Provavelmente, a expressão clínica dessa parasitose envolve múltiplos fatores, inclusive das defesas do hospedeiro, até porque a maioria dos indivíduos infectados evolui sem alterações digestivas significativas ou mesmo totalmente assintomática. Também a patogenicidade da cepa, a faixa etária e a exposição prévia talvez sejam determinantes do grau de comprometimento provocado pelo parasita[11].

A infecção produzida pelo *Cryptosporidium parvum* acreditava-se a princípio que dependesse exclusivamente do comprometimento das condições imunológicas do hospedeiro. Entretanto, essa protozoose também contamina indivíduos previamente sadios e provoca episódios diarréicos, pois seus trofozoítos, além de aderirem à mucosa, chegam a destruir as microvilosidades dos enterócitos, em particular dos segmentos distais do delgado[7]. Tem como importante fator de gravidade para os indivíduos imunocomprometidos sua reprodução assexuada no interior das células epiteliais da mucosa, o que promove a contaminação de novas células, verificada, especialmente, nos portadores do vírus HIV. Mamíferos e aves são reservatórios do parasita, ocorrendo a transmissão para o homem pelo uso de água e carnes contaminadas. A eliminação da forma oocística pelas fezes humanas, elementos que sobrevivem por longo tempo no meio ambiente, é considerada fonte de propagação interpessoal.

É raro o encontro do protozoário *Isospora belli* no ser humano imunocompetente. O parasita desenvolve-se no interior das células epiteliais da mucosa intestinal, à semelhança do *Cryptosporidium parvum*, ocasionando má absorção, acompanhada de diarréia osmótica. É no ambiente intracelular que se formam os oocistos, que, eliminados nas fezes, podem infectar alimentos e água, vias de sua transmissão. Essa infecção é relativamente comum nos indivíduos imunodeprimidos, especialmente nos países tropicais, cursando, às vezes, com síndrome diarréica crônica grave, contínua ou recorrente, associada à desnutrição.

Com o mesmo caráter invasivo ainda podem ser citados os protozoários *Microsporidium* sp., *Cyclospora cayetanensis* e *Blastocystis hominis*, de cujas infecções resulta diarréia do tipo osmótica.

Cryptosporidium, Isospora, Microsporidium, Cyclospora e *Blastocystis* são considerados microorganismos oportunistas, merecendo investigação rotineira nos sujeitos com suspeita de imunossupressão adquirida pelo HIV ou induzida por outras doenças ou medicamentos.

Helmintos

As infecções causadas pelos parasitas multicelulares ou vermes são passíveis de serem detectadas macroscopicamente, pela simples observação mais cuidadosa das fezes, bastando que sejam evacuados na forma íntegra ou em parte, obviamente considerados os microorganismos de maior porte. Ovos ou larvas, produzidos no intestino do homem por algumas espécies, ao serem eliminados pelas fezes, requerem outro hospedeiro para, como intermediário, dar seqüência ao ciclo vital do parasita, antes de retornarem ao organismo humano, onde encontram, sob a forma ainda jovem, o local adequado

para seu amadurecimento. Dessa forma entende-se que os vermes, usualmente, não se multiplicam no nosso intestino e a carga parasitária de cada doente ficará na dependência de número de elementos infectantes ao qual foi exposto.

Etiopatogenia

Entre os nematelmintos, vermes cilíndricos, o *Ascaris lumbricoides* é referido como o parasita mais prevalente em todo o mundo[24]. As fêmeas, após fecundação, produzem quantidades muito grandes de ovos, cuja deposição com as fezes é estimada em 200 mil/dia/verme. São altamente resistentes ao calor, daí sua maior preferência por áreas tropicais, mas também ao frio, com sobrevida que pode alcançar alguns meses, dependendo de outras características do solo, como umidade. Ovos embrionados, evacuados, transformam-se em larvas rabditóides, sua forma infestante. Caso venham a ser ingeridos pelo homem, rompem sua casca no duodeno, com liberação da larva. Na altura do jejuno, alcançam a circulação sangüínea, ao penetrarem pelos capilares da circulação portal, atravessam o fígado, chegando ao ciclo pulmonar, onde novas mudas os protegem contra a acidez gástrica e voltam para o canal alimentar pela deglutição de escarro contaminado. Nessa etapa, as larvas atingem a fase adulta, iniciando sua reprodução e geração dos seus ovos. Pelo exposto, não se admite a transmissão direta desse parasita entre pessoas, pois os ovos necessitam de maturação prévia no meio exterior, onde adquirem seu estágio infectante.

Uma das grandes complicações dessa parasitose ocorre em crianças com infestação maciça, que, mesmo sem produzir diarréia ou outros sintomas significativos, eventualmente dores abdominais incaracterísticas, náuseas e vômitos, até com sua eliminação pela via oral, coloca os doentes sob risco de obstrução intestinal aguda, pela formação de um emaranhado compacto de vermes. A migração destes para a via biliar ou pancreática promoverá alterações similares às observadas em qualquer processo oclusivo desse sistema. Reações anafiláticas, em indivíduos com hipersensibilidade, podem ser observadas após repetidas infestações. Como a larva tem passagem hepática, na dependência do seu número, sinais de comprometimento do fígado, como icterícia e elevação das taxas das aminotransferases, encontram-se descritos[11].

Nesse mesmo grupo destacam-se também os helmintos da família dos ancilostomídeos, *Ancylostoma duodenale* e *Necator americanus*, parasitas do intestino delgado proximal e diferenciados pelos seus aparelhos bucais e adaptações durante seu ciclo pulmonar. Seus ovos, eliminados com as fezes, sofrem transformação larvária no meio ambiente, inicialmente do tipo rabditóide, e, na seqüência filarióide, sua forma infestante, penetrando pela pele ou mucosa do homem, o único hospedeiro conhecido e responsável pela propagação dessas helmintíases, em razão de hábitos de higiene inadequados e pelo contato direto dos pés sem calçados ou mesmo das mãos com terra contaminada, ou ingeridas, via utilizada também pelo *Ancylostoma*. As lesões dermatológicas são mínimas, e na etapa pulmonar, sítio que alcançam em 24 horas, as larvas rompem os alvéolos, chegando ao sistema respiratório alto pela tosse, provocada pela secreção brônquica. Na faringe, são deglutidas, terminando o ciclo no canal alimentar, duodeno e jejuno, fixando-se à mucosa desses segmentos pelas suas cápsulas bucais. Nutrem-se de sangue, plasma e restos celulares provenientes da lesão que promovem na mucosa, graças à sua produção de enzimas proteolíticas e anticoagulantes, originando anemias ferroprivas por perda, mais intensa na infecção pelo *Ancylostoma*, além de hipoproteinemia, obviamente proporcionais ao número de vermes presentes. Como, em geral, infectam populações com carências nutricionais prévias, as queixas clínicas tendem a ser mais exuberantes com menos tempo de infestação. Sua maior ocorrência no meio rural é compreensível.

Uma das mais importantes doenças derivadas dos parasitas nematóides é causada pelo *Strongyloides stercoralis*, outro habitante do intestino delgado proximal mas, que pelo seu caráter de invasividade, pode acometer vários sistemas, numa apresentação disseminada de alta gravidade clínica, em indivíduos imunologicamente comprometidos. Os vermes adultos têm, no ambiente entérico, seus ovos transformados em larvas do tipo rabditiforme, o modelo encontrado nas fezes. Essas larvas se desenvolvem no exterior, se encontrarem condições ambientais favoráveis, especialmente temperaturas quentes, o que justifica sua maior prevalência em países tropicais. Como larvas, agora do tipo filarióide, o parasita atinge novas pessoas pela sua capacidade de penetração no organismo através da pele, alcançando a circulação venosa de retorno, e os pulmões, onde sofrem novas mudas, rompem os alvéolos, gerando secreção brônquica, que, deglutida, conclui o ciclo, denominado direto, com a instalação dos parasitas, transformados em organismos completos, no duodeno e jejuno. Outra possibilidade, ainda no meio exterior, ocorre com as larvas rabditóides, que, através de mudas, chegam ao verme adulto. Da fecundação entre machos e fêmeas, chamados de vida livre, são liberados ovos, os quais, novamente, geram as larvas rabditóides, que repetem o ciclo, conhecido como indireto, isto é, evoluem para larvas filarióides, preparadas para novas contaminações humanas[12]. Os vermes adultos de vida livre não infestam o homem.

Esse helminto no entanto pode fazer seu ciclo vital completo no próprio intestino, a partir das larvas filarióides aí originadas, transformando-se em organismos adultos sem necessidade do meio externo, uma forma reconhecida como auto-infecção, por método de reprodução partenogenética, com participação exclusiva de fêmeas. Considera-se que o verme macho não existe no intestino humano.

Os parasitas invadem a mucosa intestinal através de tunelizações, alojando-se nas criptas, ocasionando lesões de repercussões variadas. Nas formas graves, chegam a ulcerá-la, provocando dor com ritmo a três tempos, como na doença ulcerosa péptica duodenal, e, por atrofiar suas vilosidades, diarréia do tipo má absorção. Sua penetração nos linfáticos ou vasos sanguíneos é o fator determinante para a disseminação do verme. Processos inflamatórios de maior intensidade comprometem morfologicamente a parede intestinal, tornando-a tão espessa e rígida, que sua inspecção e palpação levantam a suspeita de doença de Crohn ou linfoma.

Entre os vermes platelmintos, achatados, devem ser comentadas as infecções causadas pelo *Schistosoma mansoni*, do subgrupo dos trematódeos, e por *Taenia solium*, *Taenia saginata* e *Hymenolepis nana*, do subgrupo dos cestódeos. À exceção do *Hymenolepis*, os demais necessitam de hospedeiros intermediários para a seqüência do seu ciclo vital.

A esquistossomose não é considerada uma parasitose intestinal, embora o agente tenha sua hospedagem no sistema venoso mesentérico e seus ovos sejam eliminados pelas fezes humanas. Não se demonstrou, até o momento, de forma convincente, que a presença de elementos do *S. mansoni* nas paredes do delgado e do cólon ocasione maiores danos estruturais ou funcionais a essas vísceras.

A *T. solium* tem no porco seu hospedeiro intermediário, e a *T. saginata*, os bovinos. Ambos os parasitas são formados da reunião de pequenos anéis planos, denominados proglotes, centenas deles, que constituem o corpo do verme, cujo comprimento total atinge dimensões de alguns metros. A fragmentação do corpo e a exteriorização dos proglotes pela via anorretal, espontaneamente ou misturados às fezes, permitem o diagnóstico macroscópico dessas infecções. A erradicação definitiva do verme somente ocorre quando sua cabeça, o escólex, é eliminada. Caso contrário, mesmo com a evacuação de extensa porção do helminto, seu tamanho será refeito, pois são vermes hermafroditas. A análise microscópica do escólex diferencia esses dois cestódeos.

Os proglotes da extremidade distal desses platelmintos, contendo ovos embrionados (milhares), destacam-se do verme adulto para serem evacuados, como anel único (*T. saginata*) ou em pequenos grupos de 5 a 8 unidades (*T. solium*). Podem se romper liberando os ovos ainda no intestino ou no exterior, onde resistem por tempo prolongado. Se ingeridos pelos hospedeiros intermediários, ao se alimentarem de fezes humanas, não se desintegram pela ação do seu suco gástrico, liberando os embriões no intestino delgado, os quais, após ultrapassagem através de sua parede, são veiculados pela corrente sangüínea e estocados na musculatura desses animais sob a forma larvária de cisticercos. O homem se contamina ao se alimentar com carnes doentes, cruas ou inadequadamente cozidas, ingerindo cisticercos vivos, os quais, sob a ação dos sucos digestivos, liberam os escólex. Estes, ao se fixarem à mucosa do intestino delgado, dão início ao crescimento anelar do corpo do verme, que deverá estar pronto para iniciar sua fragmentação e expulsão dos proglotes em cerca de 3 meses.

Doenças Infecciosas e Parasitárias do Intestino Delgado

O homem deve ser também considerado um hospedeiro intermediário das tênias, pois a larva infectante é encontrada no seu intestino, assim como em outros sistemas, desenvolvendo uma das complicações importantes dessa parasitose, a cisticercose. Duas hipóteses são sugeridas para explicar os mecanismos de formação dos cisticercos no organismo humano, sem a intermediação animal: por auto-infestação, gerada pelo deslocamento antiperistáltico de proglotes grávidos, e já destacados do corpo do verme, até o estômago e duodeno, onde sua cápsula é rompida. Os ovos liberados sofrem desintegração, passam à forma larvária e, alcançando os vasos da submucosa intestinal, são disseminados. Um segundo mecanismo para o surgimento da cisticercose seria pela ingestão direta de ovos, a partir de água e alimentos contaminados. Superada a agressão da acidez gástrica, ocorre sua transformação em larvas, no duodeno. À custa da lise que provocam na parede intestinal, esses elementos têm condição de penetração pela microcirculação entérica, indo se alojar em vários tecidos, onde sobrevivem por meses. Após sua morte, ocorre calcificação do resíduo larvário. A repercussão clínica da parasitose, a longo prazo, poderá depender muito mais da cistecercose que da presença dos vermes adultos no intestino, porém alterações do apetite, do ritmo das evacuações, dores abdominais e adinamia não são infreqüentes.

Quanto à infecção pelo *Hymenolepis nana*, o homem é considerado o único hospedeiro e seu transmissor. Sua maior prevalência localiza-se em regiões tropicais, porém menor que a observada para os outros cestódeos, em razão da pequena resistência dos seus ovos ao meio ambiente. Tal característica permite concluir que a infestação deve usar preferencialmente a via interpessoal, o que justifica serem as crianças o grupo mais afetado pela parasitose. Os ovos ingeridos liberam seus embriões no intestino, que buscam penetrar as vilosidades do íleo distal, onde se desenvolvem, formando a larva cisticercóide. Terminada a fase de maturação, retornam à superfície mucosa, aí fixando-se pelo seu escólex, dando início à formação do verme adulto, constituído de proglotes. Reconhece-se que o ciclo evolutivo do parasita possa iniciar-se e completar-se no próprio intestino, por condições internas de transformação dos ovos nos cisticercos, num processo de auto-infecção, explicando parasitismos maciços, para uma helmintíase que provém de elementos com baixa sobrevivência no ambiente exterior. Sua patogenia ao homem é semelhante à descrita para os outros platelmintos, embora, nessa infecção, não se desenvolva cisticercose.

Os veículos de transmissão dos principais microorganismos discutidos neste capítulo encontram-se apontados na Tabela 55.1.

Doença Infecciosa Intestinal Aguda — Diagnóstico

A hipótese de que uma síndrome diarréica aguda tenha etiologia infecciosa é relativamente fácil de ser feita, com base nas características de sua apresentação: início abrupto, antecedente epidemiológico sugestivo de intoxicação alimentar, contato com pessoas portadoras do mesmo quadro, curso rápido, dificilmente ultrapassando 10 dias, ou relato de viagens recentes para áreas com menor condição sanitária. Na maioria das vezes não concorre para maiores danos ao estado geral do doente, pelo menos entre adultos previamente sadios, que toleram bem as principais manifestações clínicas, diarréia, cólicas abdominais, náuseas/vômitos e febre. Esse comportamento evolutivo permite o diagnóstico sindrômico utilizando exclusivamente os dados clínicos, sem qualquer investigação complementar[1,13]. Do seu lado, nesses quadros sem complicação, os doentes tendem a adotar medidas caseiras no controle dos seus sintomas, nem mesmo procurando atendimento médico, e cuja resolução espontânea acaba sendo a regra[34]. Ocasionalmente a apresentação benigna, chamada de diarréia leve e que não interfere com as atividades habituais do indivíduo, evolui ou já se apresenta desde o início com intensidade de moderada a severa, motivada pela toxicidade do agente etiológico ou por defesas insuficientes do hospedeiro. Essa situação tende a se acompanhar de conseqüências mais ou menos graves, particularmente entre crianças, idosos, adultos portadores de doenças debilitantes e imunodeprimidos, podendo requerer cuidados e intervenção médica imediatos.

Alguns autores subdividem a diarréia aguda infecciosa, de acordo com sua apresentação clínica, em subtipos, que servem como referência para decisões da investigação complementar e planejamento terapêutico[3].

Diarréia Aguda Infecciosa com Sangue e Sintomas Sistêmicos

Produzida por agentes microbianos invasivos, como *E. coli enteroinvasiva* (EIEC), *E. coli êntero-hemorrágica* (EHEC), *Shigella, Salmonella, Campylobacter jejuni, Clostridium difficile, Citomegalovirus* e *E. histolytica*. Na anamnese, sugere-se analisar, no histórico atual, alimentos suspeitos, indivíduos relacionados com sintomas semelhantes e viagens para áreas de cuidados higienodietéticos indevidos.

Diarréia Aguda Infecciosa sem Sangue e com Sintomas Sistêmicos

Nesse modelo encontram-se incluídos todos os microorganismos, vírus, bactérias e parasitas responsáveis pelas infecções adquiridas por ingestão de comidas ou bebidas contaminadas ou por contato entre pessoas. Nos dados da história, deve-se identificar possível foco da transmissão, particularmente alimentos preparados em grandes quantidades e de difícil armazenagem, concomitância de outros indivíduos com as mesmas manifestações, viagens e utilização recente de antibióticos. A área de origem do doente é também informação de impor-

APARELHO DIGESTIVO. CLÍNICA E CIRURGIA

Tabela 55.1
Microorganismos e seus Veículos de Transmissão

Veículo	Principais Patógenos
Água (inclui alimentos lavados nessa água)	Vibrio cholerae, Norwalk, Giardia e Cryptosporidium
Aves	Salmonella, Campylobacter e espécies de Shigella
Carne e leite de vaca	E. coli êntero-hemorrágica, Taenia saginata e Mycobacterium tuberculosis
Porco	Taenia solium
Peixes e frutos do mar	Vibrio cholerae, Vibrio parahaemolyticus e espécies de Salmonella
Queijo	Listeria
Ovos	Espécies de Salmonella
Maionese e cremes	Staphylococcus, Clostridium perfringens e Salmonella
Tortas	Salmonella, Campylobacter, Cryptosporidium e Giardia
Animais, pessoas e alimentos	Maioria das bactérias, vírus e parasitas
Pessoa-pessoa (incluindo contato sexual)	Vírus, Shigella, Campylobacter, Giardia,Cryptosporidium, Clostridium difficile e Mycobacterium tuberculosis
Piscina	Giardia e Cryptosporidium
Viajantes	E. coli (vários tipos); Salmonella, Shigella, Campylobacter, Giardia, Cryptosporidium; Entamoeba histolytica
Pós antibióticos ou quimioterapia	Clostridium difficile

Adaptado de OMGE Practice Guideline: Acute Diarrhea in Adults (www.omge.org/guides/guideline1.htm)

tância epidemiológica, assim como seus hábitos de higiene e cuidados com a alimentação.

A etiologia mais freqüente nesse grupo é viral — rotavírus —, e o quadro clínico tende a ser menos expressivo e de curta duração. Quadros diarréicos que surgem entre 12 a 24/48 horas após contato com alimentos ou água suspeitos de contaminação são indicativos de provável infecção por bactérias dos grupos das *Salmonellas* ou *Shigellas*. Tanto para os agentes virais quanto para os bacterianos comuns, ainda que possam se associar à alteração das características das evacuações, episódios de vômitos, dores abdominais e febre, espera-se que sua evolução não promova maiores desequilíbrios hidroeletrolíticos, nem repercussões sistêmicas significativas, pelo curso autolimitado do processo, o que, na prática, se observa na maioria dos casos. Ocasionalmente, os sintomas por eles produzidos merecem intervenção médica. Já os casos graves tendem a se iniciar mais rapidamente, em decorrência da ingestão de produtos contendo toxinas preformadas, como referido para os patógenos *Staphylococcus aureus*, *Bacillus cereus* e *Clostridium perfringens*.

Uma das situações mais comuns é conhecida como "diarréia do viajante", que afeta indivíduos durante viagens, quando provenientes de países mais desenvolvidos e visitam áreas tropicais nas quais os recursos de saúde pública e de higiene dos alimentos e água encontram-se comprometidos. A gravidade dessas infecções fica na dependência da prevalência dos microorganismos que se encontram endemicamente presentes no sítio que recebe o viajante, variando, portanto, conforme sua localização geográfica. O patógeno predominante nessas infecções é representado por cepas de *E. coli*, enterotoxigênica e enteroagregante, porém não é incomum ser devido a outros agentes como *Salmonellas* e *Shigellas*. De forma geral a evolução é benigna, mas alguns casos devem ser medicados e analisados individualmente quanto à necessidade de hidratação e de antimicrobianos[28]. Menos freqüentemente, o viajante pode vir a ser infectado por um parasita, destacando-se a representada pela *Giardia lamblia*, mas, como referido, os sintomas costumam ser tardios, cerca de 2 semanas após a contaminação.

Embora no Brasil não tenha ocorrido um surto epidêmico de grandes proporções induzido pelo vibrião colérico, essa etiologia merece ser lembrada entre nós, pois seus reservatórios são representados, principalmente, por produtos do mar, peixes e moluscos, fartamente consumidos pela nossa população, adquiridos em locais sem prévia fiscalização sanitária. Esses dados devem ser considerados na história epidemiológica. A diarréia profusa, originada na grande secreção de água e potássio, provocada pela toxina do microorganismo e que deverá ser reposta com urgência, pode vir a ser o primeiro e mais importante sintoma clínico a nortear a conduta terapêutica, antes mesmo da investigação etiológica.

Nos últimos anos, com o aparecimento da síndrome de imunodeficiência adquirida, quadros diarréicos agudos foram sendo reavaliados quanto aos patógenos desencadeantes, e suas conseqüências, mais bem estudadas. Com essa abordagem, os antecedentes pessoais dos doentes devem ser rigorosamente investigados, particularmente dados sobre hábitos sexuais, dependência química, tratamentos imunossupressores, concomitância de doenças auto-imunes ou neoplásicas, e, na suspeita de infecção pelo HIV, deve-se indicar a pesquisa do anticorpo contra esse retrovírus e a contagem de linfócitos CD_4/CD_8, cujos resultados poderão direcionar os exames complementares seguintes no sentido da pesquisa específica de determinados agentes infecciosos oportunistas[14]. Esse grupo de indivíduos apresenta alto risco de complicações sépticas, recomendando-se acompanhamento médico imediato.

Diarréias em surtos epidêmicos, alcançando parte de uma população, têm várias origens: salmoneloses, shigeloses e cólera são alguns exemplos de infecções que podem ter caráter coletivo. Nessas circunstâncias, indicam-se igualmente tratamentos com antimicrobianos, sem considerar a intensidade das queixas clínicas, com o objetivo de deter a disseminação do processo, mantendo-o, tanto quanto possível, circunscrito à área onde tenha surgido.

Isolamentos e tratamento medicamentoso também fazem parte da condução de diarréias agudas que, ocasionalmente, venham a ocorrer entre indivíduos de grupos institucionalizados, pelo mesmo risco de sua disseminação. A infecção gastroentérica adquirida nesses ambientes é, em geral, decorrente da contaminação por *Clostridium difficile*, embora outros patógenos também tenham sido identificados como agentes potenciais de surtos epidêmicos nosocomiais[2,12].

Algumas eventualidades clínicas, de alguma forma relacionadas à deficiência dos mecanismos imunológicos, predispõem os doentes a evoluções graves diante de diarréias agudas por infecção: diabéticos, urêmicos, portadores de próteses valvulares cardíacas, cirróticos, entre outros. Entre os hepatopatas crônicos descreve-se a importância do simples sobrecrescimento bacteriano intestinal e sua translocação através da parede entérica como origem de endotoxemia sistêmica[3]. Nesses grupos, também a indicação precoce de antibióticos poderá minimizar sua tendência para complicações sépticas.

Ainda dentro da classificação apresentada, as diarréias com sangue e sem sintomas sistêmicos têm como exemplo diverticulose e angiodisplasias, e as sem sangue e sem sintomas sistêmicos, as causas funcionais[8]. Por não se enquadrarem nas etiologias infecciosas, não serão discutidas neste capítulo.

Em adultos sadios, na vigência de processo infeccioso intestinal agudo, o exame físico geral se mostra, habitualmente, inteiramente normal. Cabe ao médico reconhecer a existência ou não de desidratação, através do turgor dos tecidos superficiais, da umidade das mucosas e avaliação do volume urinário, de sinais de toxicidade, pelo estado dinâmico respiratório e cardiovascular, e, na propedêutica abdominal, diferenciar a possibilidade de o quadro ser secundário a processo inflamatório localizado, como apendicite, diverticulite ou isquemia mesentérica. O toque retal tem condições de confirmar a característica diarréica das fezes, assim como identificar a presença de sangue, além de representar manobra propedêutica indispensável da avaliação gastrointestinal. Igual importância deve ser dada ao toque vaginal.

Doença Infecciosa Intestinal Crônica — Diagnóstico

Como comentado, algumas infecções virais, bacterianas e, principalmente, parasitárias são as primeiras hipóteses diagnósticas que surgem diante de queixas abdominais de evolução crônica. As fases iniciais costumam ser, em geral, pouco sintomáticas ou até mesmo inaparentes, mas a tendência de mudanças do funcionamento intestinal acaba sendo uma das queixas que acompanham seu curso em determinado momento, quando então começam a ser investigadas. Certos microorganismos, por outro lado, manifestam sua presença após longo tempo de contaminação, através de suas complicações, como observado na tuberculose entérica primária e na doença de Whipple, estenose ileocecal com quadro suboclusivo e diarréia por má absorção, respectivamente, requerendo pesquisa mais detalhada e demorada, por exigirem diagnóstico diferencial com outras doenças que evoluem com sintomas e disfunções semelhantes.

Nas infecções crônicas, os parâmetros da avaliação física se deslocam no sentido de achados do comprometimento geral: anemia, alterações do estado nutricional como um todo, carências específicas, além de sinais abdominais, sensibilidade e aumento visceral, presença de tumorações e características dos ruídos hidroaéreos. Por mais prolongados que sejam, suas evoluções não configuram quadros de urgência, como ocorre em processos infecciosos digestivos agudos, terminando por serem investigados sem um diagnóstico clínico previamente definido.

Doença Parasitária Intestinal — Diagnóstico

Algumas parasitoses intestinais se apresentam com manifestações agudas, representadas por dores abdominais e/ou vômitos e/ou diarréia, indistinguíveis das infecções por vírus ou bactérias. Se alguma diferença deva ser anotada, diz respeito à ausência de febre e queixas sistêmicas significativas, além de o período que intermedeia a época da provável contaminação e o início dos sintomas serem, usualmente, mais longos que o observado na doença infecciosa aguda. Aqui também, antecedentes epidemiológicos devem ser detalhados, como viagens recentes, permanência em área rural ou contato com alimentos ou água de origem desconhecida. Possível comprometimento dos mecanismos de defesa, interrogado na história pessoal, uso de medicamentos imunossupressores, hábitos sexuais e doenças debilitantes prévias serão dados de fundamental importância para a suspeita do diagnóstico etiológico e orientação dos procedimentos complementares.

Em crianças, episódios de suboclusão intestinal, agudos ou crônicos, deverão incluir a suspeita da origem parasitária, ainda mais se sua condição socioeconômica favorecer a hipótese ou se, nos seus antecedentes pessoais, houver informações que sugiram existência, atual ou pregressa, dessa afecção.

Na maioria dos casos, entretanto, sua evolução costuma ser insidiosa, com períodos sintomáticos, intercalados com fases de total normalidade, ocasionando um retardo do diagnóstico, muitas vezes por interpretação do próprio doente, que, pelo comportamento relativamente benigno dos sintomas, presume tratar-se de mal-estar passageiro, incriminando esse ou aquele alimento para justificar as alterações digestivas que o acompanham. Além dessa postura, não é incomum sua aceitação de soluções domésticas ou de aconselhamentos leigos e a utilização de medicamentos antiparasitários polivalentes, que, embora de indiscutível eficácia, sabidamente não atuam sobre todos os microorganismos, parte deles exigindo tratamento específico.

Contudo, determinados agentes exteriorizam manifestações clínicas mais exuberantes, de instalação lenta porém progressiva, em razão dos mecanismos patogênicos dos seus elementos. Assim, independentemente das alterações gastroentéricas, queixas do tipo adinamia podem ser devidas a quadros de anemia ou perda de peso decorrente da disabsorção de nutrientes, eventualmente acompanhadas de sinais de carência de proteínas — edemas, queilites —, de vitaminas — equimoses — e de minerais — tetanias. Em nosso meio, a parasitose é um dos diagnósticos diferenciais importantes e obrigatórios na investigação de estados consumptivos associados a sintomas do tubo digestivo, mesmo nas populações de maior nível econômico e cultural.

Investigação Complementar

Como comentado, na maioria das vezes as diarréias agudas têm evolução rápida, autolimitada, sem repercussões clínicas significativas, não se justificando, por essas razões, qualquer investigação complementar[13]. Observação e cuidados de suporte hidroeletrolítico, quan-

do necessário, serão suficientes para a condução desses casos[34]. Para aqueles que cursam com gravidade de moderada a severa, ou se tratando de indivíduos de maior risco, sugere-se a realização de hemograma, dosagens de sódio, potássio e creatinina, decidindo-se pela hospitalização do doente, para monitoração rigorosa das funções renal, cardíaca e pulmonar, nas eventualidades em que o exame físico é acompanhado de sinais suspeitos ou evidentes de toxemia ou de desidratação não-controlada pelos métodos convencionais, encurtando o tempo para a pesquisa do agente causal. Sorologias específicas para vírus e bactérias e hemoculturas, quando adequadamente indicadas, podem ser de grande auxílio nessa identificação. Da mesma forma a recomendação da contagem de linfócitos CD4 e CD8 nos casos suspeitos de imunossupressão.

A cultura das fezes tem um índice de positividade muito baixo e não deverá ser solicitada como rotina nos processos infecciosos agudos[9]. Seu resultado, muitas vezes, é obtido quando manifestações clínicas já regrediram ou estão se encerrando, e sua interpretação, a não ser para determinados patógenos, deixa mais dúvidas que certezas, pela dificuldade do reconhecimento da real patogenicidade de certos agentes, caso venham a ser identificados. Por outro lado, deve-se reconsiderar que os sintomas, produzidos por boa parte dos microorganismos envolvidos nesses quadros, originam-se da ação de suas toxinas, quando eles próprios já deixaram o ambiente intestinal, um motivo a mais para desaconselhar a solicitação de cultivos das fezes, freqüentemente negativos. Diarréia severa, com desidratação, febre acima de 38°C, dor abdominal, presença de muco e sangue nas fezes ou quadro arrastado recomendam a coprocultura[2]. Pesquisa da toxina do *Clostridium difficile* faz parte da investigação naqueles indivíduos com história recente de antimicrobianos ou quimioterápicos e nos idosos residentes em ambientes coletivos ou hospitalizados[4,28].

Quando a suspeita de uma diarréia crônica recair sobre etiologia infecciosa ou parasitária, a investigação desses agentes nas fezes será o método prioritário para seu esclarecimento. Protoparasitológico e cultura, mas também a pesquisa de leucócitos, sangue oculto e gorduras pelo método do Sudam III, são, em nossa opinião, o passo inicial para o diagnóstico etiológico definitivo ou de orientação para os procedimentos seguintes. Em relação às parasitoses há recomendação para sua realização em várias amostras, pelo menos três, colhidas em dias diferentes, em razão da não-evacuação dos seus elementos diariamente. Teor aumentado da gordura fecal pode ser encontrado em afecções parasitárias como giardíase, estrongiloidíase e necaturíase. São também sugestões para completar a pesquisa dos doentes com manifestações gastrointestinais crônicas alguns parâmetros sangüíneos: hematológico, que informa os níveis da hemoglobina, eosinofilias pronunciadas que acompanham certas infestações, especialmente a estrongiloidíase, dosagem de ferro sérico e transferrina para avaliação de estados anêmicos e das proteínas plasmáticas, para uma primeira impressão bioquímica da situação nutricional. Hipoalbuminemias podem ser reflexo de perda protéica intestinal, cuja confirmação deverá incluir o teste com Cromalbin, que exige albumina marcada radioativamente, ou o da alfa-1-antitripsina, ambos dosados nas fezes.

Alguns microorganismos não serão identificados por qualquer dos métodos de estudo das fezes, com referência especial para os patógenos responsáveis pela infecção tuberculosa intestinal e doença de Whipple. Nessas duas doenças, a análise histológica do tecido comprometido por meio de colorações específicas é o único procedimento complementar que permitirá o diagnóstico etiológico de certeza. As lesões ileocecais são acessíveis pela colonoscopia, incluindo a obtenção de material por biópsia, e, quando do jejuno, através do uso de cápsula de biópsia peroral ou mesmo endoscópica, se houver alteração no aspecto macroscópico da mucosa duodenal.

Conduta Terapêutica nas Diarréias Infecciosas e Parasitárias

Diarréias agudas de leve intensidade podem ser acompanhadas apenas por observação. A reposição de fluidos deverá ser baseada em critérios médicos, especialmente indicada para os indivíduos sujeitos a complicações, mesmo com pequenas perdas de volume aquoso e de sais, como é usual acontecer com aqueles de idades extremas, crianças e idosos[4]. De preferência, utiliza-se a via oral, pois o processo absortivo mantém-se inalterado na maioria das infecções, podendo ser feita com soluções hidratantes, ricas em sódio, glicose e potássio, que favorecem ao máximo a absorção de água pela sua composição e osmolaridade, tanto as comercializadas quanto as de preparo domiciliar, reservando-se a via intravenosa para as apresentações mais graves de desidratação e/ou toxemia ou quando a presença de vômitos limita sua oferta pela via natural. A prescrição de antieméticos injetáveis, tipo metoclopramida ou bromoprida, está indicada para o controle das manifestações digestivas altas, facilitando a continuidade da hidratação oral. Assim, a maior preocupação nas diarréias agudas infecciosas é manter o doente hidratado, reservando-se a reposição hídrica e de sais quando suas perdas justificarem essa conduta.

Já que os mecanismos absortivos permanecem funcionando normalmente, pelo menos nos casos mais comuns, restrições dietéticas rigorosas devem ser evitadas. É dada ao doente a liberdade de manter seu cardápio habitual, se epigastralgias e/ou vômitos não estiverem presentes. Ainda assim, cabe a sugestão de não utilizar alimentos muito quentes, molhos e condimentos picantes, além de engordurados, pelo seu caráter laxativo.

Nas apresentações graves, qualquer que seja sua etiologia, ou em doentes de maior risco, recomendamse sua hospitalização, controle das funções vitais e imediato aporte de volume e eletrólitos e terapia antimicrobiana.

A prescrição de antidiarréicos que reduzem a motilidade intestinal, como tratamento sintomático, ainda que contribuam para um número menor de evacuações, é contestada por muitos, pois não interferem na secreção e na perda hidroeletrolítica promovida pela infecção, causando uma falsa impressão de melhora clínica. Esta inconveniência se acentua quando a suspeita etiológica recair sobre microorganismos invasivos. Opiáceos e seus derivados, como loperamida, difenoxilato, codeína e elixir paregórico, encontram-se amplamente difundidos, inclusive entre leigos, e, nas diarréias leves, podem favorecer alguma absorção do conteúdo aquoso e de eletrólitos, sem, entretanto, diminuírem o fluxo secretório[31]. Quadros disentéricos febris, hospedeiros imunocomprometidos e os com tendência a sepse, poderão ter sua evolução piorada com o uso desses agentes, devido à estase que provocam, criando condições para maior penetração dos patógenos enteroinvasores. Não sendo diarréias infecciosas agudas com características clínicas de gravidade, nem doentes de risco, seu emprego é relativamente seguro.

Anticolinérgicos, como atropina, hioscina e diciclomina, também chegam a interferir na motricidade intestinal, reduzindo a freqüência das evacuações, sem mudanças consideráveis na consistência das fezes, não havendo, portanto, igualmente, recomendação para sua indicação formal nas diarréias agudas infecciosas. Como adjuvantes no controle da dor abdominal pode-se aceitar sua utilização, porém com as mesmas restrições referidas para os antidiarréicos.

O racecadotril, droga indicada para diarréias agudas, apresenta uma proposta farmacológica mais próxima do ideal, pois, sem diminuir o peristaltismo intestinal, é um potente redutor da secreção de água e de sódio pelas células da mucosa entérica, uma das correções que mais rapidamente se pretende alcançar no tratamento da diarréia por infecção[22,25]. Favorece a ação das encefalinas, opióides endógenos produzidos pelo nosso organismo, por bloquear sua degradação pelas encefalinases. As encefalinas respondem pela normalidade do fluxo hidroeletrolítico do meio interno para a luz intestinal, sem modificações da motilidade da víscera.

É provável que, com os mais recentes conhecimentos dos mecanismos responsáveis pela regulação da secreção de água e dos movimentos propulsivos intestinais, envolvendo substâncias com propriedades neuromoduladoras, o tratamento futuro de algumas síndromes diarréicas venha a ser baseado na prescrição de inibidores desses transmissores ou seus receptores, como já ocorre nas diarréias crônicas funcionais[16].

Substâncias com propriedades adsortivas — atapulgita, pectina, caolim, carvão ativado, hidróxido de alumínio — pretendem adsorver as toxinas do microorganismo infectante, impedindo sua aderência às células da mucosa intestinal, o que ocorreria nas etapas iniciais da infecção. Uma vez instalado o mecanismo toxigênico, essas drogas, quando muito, auxiliam na diminuição do teor de água evacuada, sem interferir, entretanto, no volume de sua secreção.

O subsalicilato de bismuto é um dos medicamentos mais prescritos por gastroenterologistas norte-americanos para controle da diarréia aguda, levando em conta sua ação anti-secretora e, possivelmente, antimicrobiana[13]. Entre nós, essa formulação não encontrou a mesma receptividade, estando em fase descontinuada de produção.

Os probióticos, compostos de flora bacteriana não-patogênica, largamente utilizados em nosso meio, não têm sua eficácia cientificamente comprovada nas infecções intestinais agudas de adultos, embora relatos isolados de literatura sugiram essa terapêutica adjuvante em crianças infectadas por rotavírus[15,29]. Seus componentes, ao se reproduzirem no intestino, produzem metabólitos que contribuem para acidificar as fezes, fator que impediria o crescimento de patógenos e sua invasão tecidual, além de favorecer a absorção de fluido e de sais. Os melhores resultados referem-se aos preparados contendo *Lactobacillus GG*[20,21]. Acrescente-se que a relativa pequena concentração desses agentes nos produtos comercialmente disponíveis também limita sua indicação rotineira, parte deles destruída pela acidez gástrica.

A terapêutica antimicrobiana, empírica para certos microorganismos, aplica-se apenas aos casos que evoluem, em termos sintomáticos, com maior expressão do ponto de vista infeccioso, assim como nos quadros prolongados, pois as infecções comuns não se beneficiam com esse tratamento. A preferência recai sobre a associação trimetoprim–sulfametoxazol ou drogas de espectro mais amplo, representadas pelas quinolonas[13]. Decisões para terapias específicas dependerão de resultados da coprocultura ou das sorologias, ou ainda da pesquisa de toxinas e eventuais hemoculturas.

Tabela 55.2
Agentes Infecciosos do Intestino Delgado — Esquemas Terapêuticos

Agente	Tratamento	Alternativas
Vibrio cholerae	Tetraciclina 500 mg 4 vezes/dia — 3dias	TMT-SMX 160/800 mg 2 vezes/dia — 3 dias
Shigella	Ciprofloxacina 500 mg 2 vezes/dia — 3 dias	TMT-SMX 160/800 mg 2 vezes/dia — 5 dias Ampicilina 500 mg 4 vezes/dia — 5 dias
Salmonella (formas graves)	Ciprofloxacina 500 mg 2 vezes/dia — 10 dias	Amoxicilina 1 g 3 vezes/dia — 14 dias TMT-SMX 160/800 mg 2 vezes/dia — 5 dias
E. coli enteroinvasiva	(empírico) Ciprofloxacina 500 mg 2 vezes/dia — 5 a 7 dias	TMT-SMX 160/800 mg 2 vezes/dia — 5 a 7 dias
E. coli êntero-hemorrágica	(empírico) Ciprofloxacina 500 mg 2 vezes/dia — 5 a 7 dias	
E. coli enterotoxigênica	(empírico) Ciprofloxacina 500 mg 2 vezes/dia — 5 a 7 dias	Tetraciclina 500 mg 4 vezes/dia — 5 a 7 dias
E. coli enteropatogênica	TMP-SMX 160/800 mg 2 vezes/dia — 5 a 7 dias	
Clostridium difficile	Metronidazol 250 mg 4 vezes/dia — 10 dias	Vancomicina 125/250 mg 4 vezes/dia (VO) — 10 dias
Yersinia enterocolitica	Ciprofloxacina 500 mg 2 vezes/dia — 3 dias	TMT-SMX 160/800 mg 2 vezes/dia — 3 dias
Campylobacter jejuni	Eritromicina 250 mg 4 vezes/dia — 5 dias	Ciprofloxacina 500 mg 2 vezes/dia — 5 dias

TMT-SMX: Trimetoprim/Sulfametoxazol.

DOENÇAS INFECCIOSAS E PARASITÁRIAS DO INTESTINO DELGADO

Tabela 55.3
Agentes Parasitários do Intestino Delgado — Esquemas Terapêuticos

Agente	Tratamento	Alternativas
Giardia lamblia	Tinidazol/Secnidazol 500 mg 2 g — dose única	Metronidazol 250 mg 3 vezes/dia — 7 a 10 dias
Cryptosporidium parvum	Espiramicina 1 g 3 vezes/dia — 2 semanas 1 g/dia — manutenção	Paramomicina 1 g 2 vezes/dia — 2 semanas Roxitromicina 300 mg 2 vezes/dia — 4 semanas
Isospora belli	TMT-SMX 160/800 mg 4 vezes/dia — 4 semanas	Pirimetamina 25 mg 1 vez/dia — 6 a 8 semanas
Ascaris lumbricoides	Levamisol 150mg 1 vez — dose única	Albendazol 400 mg 400 mg — dose única
Ancylostoma duodenale Necator americanus	Albendazol 400 mg 1 vez — dose única	Mebendazol 100 mg 2 vezes/dia — 3 dias
Strongyloides stercoralis	Cambendazol 180 mg 2 comprimidos — dose única	Tiabendazol 500 mg 1 vez/dia — 7 a 10 dias
Taenia solium Taenia saginata	Praziquantel 150 mg 4 comprimidos — dose única	
Hymenolepis nana	Praziquantel 150 mg 4 comprimidos — dose única	

A utilização de antibióticos, por vezes imprescindível, sempre modifica a composição da flora intestinal normal, podendo desencadear o crescimento e a ativação de microorganismos, em geral anaeróbios, que vivem nesse ambiente de forma controlada, originando infecções graves, que devem ser imediata e cuidadosamente tratadas. O principal microrganismo dessa infecção antibiótico-induzida, como já comentado, é representado pelo *Clostridium difficile*, sensível à vancomicina e a nitroimidazólicos, com recomendação para uso em esquemas prolongados.

As diarréias crônicas de origem infecciosa terão sua conduta terapêutica orientada pela identificação do agente causal, através do resultado da coprocultura. Da mesma forma, a decisão para o tratamento dos quadros agudos ou crônicos parasitários será baseada nos achados da investigação complementar.

As Tabelas 55.2 e 55.3 apresentam a relação dos patógenos mais considerados para abordagem medicamentosa, ao lado dos respectivos esquemas farmacológicos, e na Fig. 55.1 mostra um algoritmo de diagnóstico da diarréia aguda do adulto, com considerações clínicas, laboratoriais e terapêuticas.

INFECÇÕES INTESTINAIS EM DOENTES IMUNODEPRIMIDOS

Portadores de incompetência imunológica motivada por variadas condições clínicas encontram-se sob o risco de infecções entéricas, originadas tanto da flora normal do intestino, quanto de microorganismos patogênicos adquiridos ou preexistentes, até então presentes sob a forma inativa. Comprometimento da imunidade celular é esperado nos transplantados em uso de drogas imunossupressoras, nos que se submetem a esquemas quimioterápicos para tratamento de neoplasias, nos diabéticos, nefropatas crônicos, hepatopatas, dependentes de corticoterapia e, principalmente, nos indivíduos contaminados pelo HIV. Nesses doentes, as alterações dos mecanismos de defesa de todo o sistema imune estendem-se para o intestino delgado, como representante do sistema linfóide, tornando-o vulnerável à contaminação por uma grande gama de vírus, bactérias ou parasitas, alguns deles oportunistas, gerando manifestações digestivas graves e maior possibilidade para sua disseminação. Freqüentemente ocorrem associações de infecções por agentes múltiplos, na dependência do grau da imunodeficiência.

Diarréia é um dos sintomas predominantes, acompanhada muitas vezes de febre e tendência maior para desidratação e toxemia. Como as doenças de base já interferem por si nas condições de nutrição do doente, o aparecimento de um quadro infeccioso ou parasitário colabora para a piora do seu estado geral, predispondo a complicações sistêmicas e falências que podem levá-lo ao óbito, em conjunto com o relativo insucesso das terapêuticas disponíveis. Por esse motivo, a intervenção médica nessa população deve ser feita com toda a brevi-

763

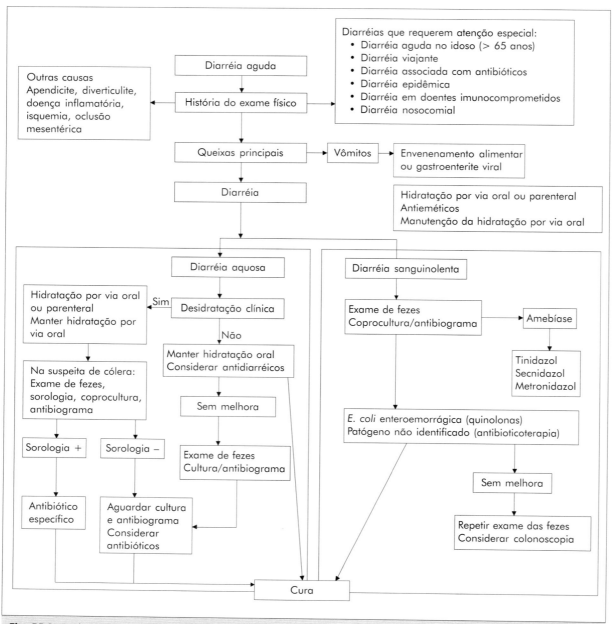

Fig. 55.1 — *Algoritmo na condução da diarréia aguda do adulto.*

dade possível, em ambientes que disponibilizem recursos adequados para o atendimento de casos graves.

Os indivíduos contaminados pelo *HIV* são os mais suscetíveis às infecções digestivas, quando se analisa todo o grupo de doentes imunodeprimidos. Dos agentes responsáveis pelo seu aparecimento, a maioria já foi discutida anteriormente. Poder-se-iam acrescentar as doenças produzidas por *Citomegalovirus*, *Herpes simples* e o próprio *HIV*, que participa da síndrome diarréica dos aidéticos, mesmo na ausência de outros patógenos, por promover um processo de enterite de difícil compensação.

Entre as bactérias, *Mycobacterium avis* e *Mycobacterium intracellulare* afetam aqueles mais deficientes em relação à sua imunidade. Embora se alojem em diferentes órgãos, em cerca de metade dos casos o intestino é a sede da infecção, manifestada por importante diarréia.

Algumas medidas preventivas podem ser eficazes no sentido de minimizar os riscos de processos infecciosos graves nos doentes com imunidade prejudicada. A experiência nos ensinou que aqueles em programação para procedimentos que interfiram com seu sistema imunológico, como transplante de órgãos e tratamentos imunomoduladores, têm melhor evolução quando sub-

DOENÇAS INFECCIOSAS E PARASITÁRIAS DO INTESTINO DELGADO

metidos previamente a determinados tratamentos antiparasitários e/ou antivirais. Seria desejável que investigações laboratoriais nesse sentido, incluindo sorologias para certos vírus e pesquisa de parasitas, pudessem se tornar rotineiras, o que, certamente, resultaria em qualidade de vida e maior sobrevivência desses indivíduos.

REFERÊNCIAS BIBLIOGRÁFICAS

1. Aranda-Michel J, Gianella RA. Acute diarrhea: a practical review. *Am J Med* 106:670-676, 1999.
2. Bauer TM, Lalvani A, Fehrenbach J, Steffen I, Aponte JJ, Segovia R, Vila J, Philippczik G, Steinbruckner B, Frei R, Bowler I, Kist M. Derivation and validation of guidelines for stool cultures for enteropathogenic bacteria other than Clostridium difficile in hospitalized adults. *JAMA* 17; 285:313-319, 2001.
3. Bauer TM, Schwacha H, Steinbruckner B, Brinkmann FE, Ditzen AK, Aponte JJ, Pelz K, Berger D, Kist M, Blum HE. Small intestinal bacterial overgrowth in human cirrhosis is associated with systemic endotoxemia. *Am J Gastroenterol* 97:2364-2370, 2002.
4. Bennett RG, Greenough WB. Approach to acute diarrhea in the elderly. Gastroenterol. *Clin North Am* 22:517-533, 1993.
5. Bhandari N, Bhan MK, Sazawal S. Mortality associated with acute watery diarrhea, dysentery and persistent diarrhea in rural North India. *Acta Paediatr* 81 (Suppl) 381:3-6,1992.
6. Carre D, Coton T, Delpy R, Guisset M, Debonne JM. Acute infectious diarrhea: Current treatment and perspectives. *Med. Trop. (Mars)* 61:521-528, 2001.
7. Chen XM, Keithly JS, Paya CV, LaRusso NF. Cryptosporidiosis. *N Eng J Med* 346:1723-1731, 2002.
8. Cheney CP. *Acute and chronic diarrhea*. Annual Postgraduate Course. American College of Gastroenterology. Chicago. pp. 223-237, 1997.
9. Chitkara YK, McCasland KA, Kenefic L. Development and implement of cost-effective guidelines in the laboratory investigation of diarrhea in a community hospital. *Arch Int Med* 156:1445-1448, 1996.
10. Correa EBD, Dantas W. Diarréias agudas. In: Mincis M. *Gastroenterologia e hepatologia. Diagnóstico e tratamento.* 3ª ed, São Paulo, Lemos Editora: 385-394, 2002.
11. Cross JH. Parasites of the small intestine. In: Surawicz C, Owen RL. *Gastrointestinal and hepatic infections.* 1st ed, Philadelphia, W.B. Saunders: 177-207, 1995.
12. Cunha AS, Ferrari MLA. Diarréias crônicas e parasitoses intestinais. In: Kotze LMS. *Diarréias crônicas.* 1ª ed, Rio de Janeiro, MEDSI: 179-230, 1992.
13. DuPont H. Guidelines on acute infectious diarrhea in adults. The Practice Parameters Commitee of the American College of Gastroenterology. *Am J Gastroenterol* 92:1962-1974, 1997.
14. DuPont HL, Marshall GD. HIV-associated diarrhea and wasting. *Lancet* 346:352-6, 1995.
15. Elmer GW, McFarland LV. Biotherapeutic agents in the treatment of infectious diarrhea. Gastroenterol. *Clin North Am* 30:837-854, 2001.
16. Farthig MJ. Novel targets for the control of secretory diarrhoea. *Gut* 50 (Suppl 3):III 5-8, 2002.
17. Freiler JF, Durning SJ, Ender PT. Clostridium difficile small bowel enteritis ocurring after total colectomy. *Clin Infect Dis* 33:1429-1431, 2001.
18. Gangarosa R, Glass R, Lew J, Boring J. Hospitalizations involving gastroenteritis in the United States, 1985: the special burden of the disease among the elderly. *Am J Epidemiol* 135:281-290, 1992.
19. Goodgame RW. Viral causes of diarrhea. *Gastroenterol Clin North Am* 30:779-795, 2001.
20. Gorbach SL. Probiotics and gastrointestinal health. *Am J Gastroenterol* 95(Suppl):S2-S4, 2000.
21. Guandalini S, Pensabene L, Zikri MA, Dias JA, Casali LG, Hoekstra H, Kolacek S, Massar K, Micetik-Turk D, Papadopoulou A, De Souza JS, Sandhu B, Szajewska H, Weizman Z. Lactobacillus GG administered in oral rehydration solution in children with acute diarrhea: a multicenter European trial. *J Pediatr Gastroenterol Nutr* 30:50-60, 2000.
22. Hamza H, Ben Khalifa H, Baumer P, Berard H, Lecomte JM. Racecadotril versus placebo in the treatment of acute diarrhoea in adults. *Aliment Pharmacol Ther* 13 (Suppl 6):5-19, 1999.
23. Ilnyckyj A. Clinical evaluation and management of acute infectious diarrhea in adults. *Gastroenterol Clin North Am* 30:599-609, 2001.
24. Khuroo MS. Ascariasis. Gastroenterol. *Clin North Am* 25:553-577, 1996.
25. Lecomte JM. An overview of clinical studies with racecadotril in adults. *Int J Antimicrob Agents* 14:81-87, 2000.
26. Lima AA, Fang G, Schorling JB, De Albuquerque L, Mcauliffe JF, Mota S, Leite R, Guerrant RL. Persistent diarrhea in Northeast Brazil: etiologies and interactions with malnutrition. *Act Paediatr* 81(Suppl)381:39-44, 1992.
27. Machado MT, Machado TM, Yoshikae RM, Schmidt AL, Faria R de C, Paschoalotti MA, Barata R de C, Chieffi PP. Ascariasis in the subdistrict of Cavacos municipality of Alterosa (MG), Brazil: effect of mass treatment with albendazole on the intensity of infection. *Rev Inst Med Trop* 38:265-271, 1996.
28. Manatsathit S. Development of the guideline for the management of the acute diarrhea in adults. *J Gastroenterol Hepatol* 17(Suppl):S54-S72, 2002.
29. Saavedra J. Probiotics and infectious diarrhea. *Am J Gastroenterol* 95Suppl:S17-S18, 2000.
30. Sarna SK. Myoelectrical and contractile activities of the gastrointestinal tract. In: Schuster MM. *Gastrointestinal motility.* 2nd ed, Ontario, BC Decker Inc.: 1-18, 2002.
31. Schiller LR. Anti-diarrheal pharmacology and therapeutics. *Aliment Pharmacol Ther* 9:87-106, 1995.
32. Vargas G. Infectious diarrhea. *Rev Gastroenterol Peru* 17 Suppl 1:21-36, 1997.
33. Walzer PD. Treatment of parasitic diseases of the small intestine and colon. In: Wolfe MM. *Therapy of digestive disorders: a companion to Sleisinger's and Fordtran's gastrointestinal and liver disease.*, 1st ed, Philadelphia, W.B. Saunders: 523-532, 2000.
34. Wingate D, Phillips SF, Lewis SJ, Malagelada JR, Speelman P, Steffen R, Tytgat GN. Guidelines for adults on self-medication for the treatment of acute diarrhoea. *Aliment Pharmacol Ther* 15:773-782, 2001.

56

CAPÍTULO

Divertículos do Intestino Delgado*

Torbjørn Løtveit

INTRODUÇÃO

O tratamento da doença diverticular do intestino delgado é relativamente simples. Esses divertículos são freqüentemente encontrados acidentalmente durante uma laparotomia por outras indicações. Os divertículos do intestino delgado podem ser congênitos ou adquiridos e podem acometer o duodeno, jejuno e íleo. Em raras situações, eles podem causar sintomas, dependendo da sua localização.

DIVERTÍCULOS CONGÊNITOS

Os divertículos congênitos ou verdadeiros do intestino delgado contêm todas as camadas do intestino. Essas lesões são raras e provavelmente sem significância clínica, exceto o divertículo de Meckel. Esses divertículos podem estar associados com outras anormalidades congênitas.

DIVERTÍCULO DE MECKEL

O divertículo de Meckel é a anormalidade congênita do intestino delgado mais comum. Foi descrito pela primeira vez por Johann Meckel em 1809, e é uma estrutura remanescente do canal onfalomesentérico (ducto vitelínico), que normalmente se oblitera na sétima semana de vida intra-uterina. É encontrado em 2% da população geral, e os homens são mais acometidos que as mulheres, em uma proporção de 2:1[26]. Localiza-se de 45 a 90 cm proximal à válvula ileocecal e comunica-se com o umbigo em 25% dos casos através de um cordão fibroso, que representa o resquício do ducto e seus vasos obliterados. O divertículo de Meckel freqüentemente contém tecido heterotópico, geralmente mucosa

gástrica e ocasionalmente tecido pancreático. Tumores benignos e malignos podem raramente ser encontrados junto ao divertículo.

Apenas 2 a 4% dos pacientes com divertículo de Meckel tornam-se sintomáticos. A apresentação mais comum é o achado incidental durante uma cirurgia abdominal. As manifestações clínicas são mais freqüentes na criança. Mais da metade dos sintomas ocorre em crianças com menos de 2 anos de idade. A principal complicação clínica é o sangramento, que ocorre em 25 a 50% dos pacientes e é decorrente de uma úlcera péptica secundária ao ácido produzido pelo tecido gástrico ectópico localizado no divertículo. Em crianças, o divertículo de Meckel é a principal causa de sangramento gastrointestinal[12,24,26].

A segunda complicação mais freqüente é a obstrução intestinal, que pode ser causada por[20]: (1) vólvulo do intestino delgado ao redor do cordão fibroso que ocasionalmente faz conexão do divertículo com o umbigo; (2) intussuscepção; (3) mais raramente, encarceramento em uma hérnia, condição conhecida como hérnia de Littre. A obstrução intestinal é a principal complicação encontrada em adultos. A diverticulite aguda geralmente apresenta um quadro semelhante ao da apendicite aguda. Ao contrário da obstrução intestinal e da hemorragia, a diverticulite de Meckel é mais comum em pacientes mais velhos. O desenvolvimento de adenocarcinoma em tecido gástrico ectópico de divertículo de Meckel tem sido observado raramente[21].

O diagnóstico pode ser estabelecido por estudo radiológico contrastado do intestino delgado, ou empregando o estudo de captação de radioisótopos (tecnécio). O tecnécio é captado pela mucosa gástrica contida no divertículo e, assim, é capaz de identificar os divertículos de Meckel que contêm mucosa gástrica ectópica. Portanto, esse método tem uma elevada precisão para diagnosticar os divertículos de Meckel que complicam com sangramento. A precisão desse método diagnóstico

---

* Capítulo traduzido pelos Drs. Christiano M.P. Claus e César Conte.

DIVERTÍCULOS DO INTESTINO DELGADO

pode ser aumentada com a administração subcutânea de 6 mg/kg de pentagastrina, 15 minutos antes da captação, cuja finalidade é aumentar a captação do tecnécio pela mucosa gástrica. A sensibilidade do método é de 60 a 80%, e outras patologias como duplicação intestinal e enterite podem produzir resultados falso-positivos. A ultra-sonografia, a tomografia e a ressonância magnética podem identificar tumores dentro de divertículos de Meckel[9]. Estudos recentes têm demonstrado que a laparoscopia é eficaz para o diagnóstico e como método terapêutico para crianças com sangramento gastrointestinal.

O diagnóstico geralmente é feito por laparotomia exploradora realizada por suspeita de apendicite, e, nesse caso, se o apêndice é normal, o íleo deve ser sempre examinado durante a operação[12].

O tratamento para o divertículo de Meckel achado incidentalmente é controverso. Os divertículos que aparentam conter mucosa gástrica ectópica (presença de enduração no seu interior) devem ser ressecados devido ao alto risco de complicações. Idade inferior a 40 anos, divertículo maior que 2 cm ou com cordão fibroso também são fatores de risco, sendo considerados indicações relativas para ressecção. Em crianças, a ressecção também é geralmente recomendada para os divertículos assintomáticos presentes durante laparotomia.

Os divertículos sintomáticos devem ser ressecados. Ressecções nessas condições são associadas à taxa de mortalidade de 5% a 10%. Existem controvérsias entre a realização de diverticulectomia ou a ressecção do segmento ileal. A ressecção segmentar é indicada: (1) nos casos de sangramento associado à úlcera ileal adjacente, pois a simples diverticulectomia pode não remover a úlcera, podendo resultar em recorrência do sangramento; (2) divertículos com base larga pelo risco de estenose ileal, se for realizada diverticulectomia. Em outras situações, a ressecção simples do divertículo é eficaz.

O aumento na freqüência do diagnóstico do divertículo de Meckel com a utilização da laparoscopia e os recentes relatos demonstrando efetividade no tratamento por via laparoscópica podem gerar novos conceitos no tratamento de pacientes com divertículo de Meckel assintomático[2,12].

DIVERTÍCULO ADQUIRIDO

Os divertículos adquiridos do intestino delgado podem estar presentes no duodeno, jejuno ou íleo. Essas lesões são raras em pessoas com idade inferior a 40 anos. A freqüência aumenta nos pacientes mais idosos. O divertículo consiste em mucosa e submucosa com ocasionais células musculares na parede. No duodeno muitos desses divertículos localizam-se próximo à papila de Vater. No jejuno e no íleo os divertículos encontram-se na borda mesentérica, no local de penetração dos vasos na parede intestinal. Essa localização favorece a teoria de que os divertículos ocor-

rem nos locais onde existe fraqueza da parede do intestino, mecanismo que tem bases mecânicas semelhantes às de outros divertículos de pulsão.

DIVERTÍCULOS DUODENAIS ADQUIRIDOS

O divertículo duodenal foi descrito pela primeira vez por Chomel, em 1710. O divertículo continha 22 cálculos biliares que atingiram o duodeno através de uma fístula colecistoduodenal. Essa observação indicou a implicação clínica mais importante do divertículo duodenal, a sua relação com cálculos biliares. Conforme mencionado anteriormente, a etiologia do divertículo de duodeno é possivelmente devido a uma fraqueza na parede duodenal, no local de penetração de um vaso sangüíneo. Os divertículos congênitos ou verdadeiros do duodeno são muito raros.

Incidência

O divertículo de duodeno é o segundo divertículo mais comum do trato alimentar, após o divertículo do cólon. Estudos de autópsia mostram que a prevalência desses divertículos varia de 10 a 23%.

Em exames radiológicos contrastados, a ocorrência de divertículos duodenais varia entre 0,16 e 5,76%. Evidentemente, esse exame não é capaz de detectar muitos dos divertículos duodenais.

Embora a incidência correta de divertículo duodenal em pacientes de grupos etários diferentes não seja conhecida, ela parece ser alta em pacientes de grupos etários mais avançados, e parece não haver diferença em relação ao sexo.

Localização

Em um estudo radiológico, 67% de todos os divertículos duodenais foram encontrados na segunda porção ou na porção ascendente do duodeno. Na nossa série, 91% dos divertículos da segunda porção do duodeno localizavam-se próximo — 2 cm —, à papila de Vater. Esses divertículos são chamados de divertículos justapapilares. Os divertículos são justapapilares em 95% dos pacientes com litíase biliar e divertículo de segunda porção do duodeno[10,19]. A Fig. 56.1 mostra a localização do divertículo nesta parte do duodeno, ou seja, próximo à papila de Vater e a porção distal do ducto biliar comum.

Significado Clínico

Os divertículos duodenais são freqüentemente assintomáticos. A maioria dos sintomas é inespecífica e inclui saciedade precoce, náuseas, vômitos cíclicos, dor epigástrica e diarréia.

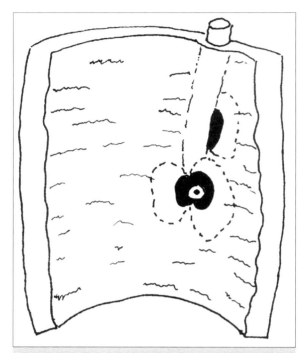

Fig. 56.1 — *Localizações mais freqüentes de divertículos da segunda porção do duodeno, próximo à porção distal do ducto biliar comum e da papila de Vater.*

As possíveis complicações do divertículo duodenal são raras e incluem formação de cálculo biliar, colangite, pancreatite, hemorragia, oclusão intestinal, ulceração e obstrução do divertículo, diverticulite, fístula para órgãos adjacentes, abscesso retroperitoneal, degeneração maligna e diarréia secundária à síndrome da alça cega[4,6]. A seguir serão discutidos alguns aspectos clínicos.

Divertículo e Litíase Biliar

O primeiro divertículo descrito por Chomel em 1710 continha cálculos, provavelmente cálculos de vesícula biliar. Desde então, vários relatos indicam uma possível relação entre divertículo duodenal e doença de ductos biliares. Estudos recentes demonstram uma incidência de 44 a 53% de litíase biliar associada a divertículos justapapilares comparados a 22 a 24% de litíase biliar em pacientes sem divertículos[4,10,13,14]. Porém outros estudos não demonstram essa correlação. A patogenia é desconhecida, mas alguns autores sugerem que os divertículos justapapilares interferem com a drenagem biliar por compressão externa e alteram o funcionamento do esfíncter de Oddi, causando estase biliar e predispondo à formação de litíases[13,14,25].

Divertículo e Pancreatite

Muitos relatos indicam uma correlação positiva entre os divertículos duodenais e o desenvolvimento de pancreatite[13,14,27]. Entretanto, muitos dos casos relatados apresentavam também colelitíase, e, portanto, a pancreatite pode ser secundária à colelitíase. Ainda não há nenhum estudo prospectivo demonstrando que os divertículos duodenais podem desencadear pancreatite.

Divertículo Justapapilar e da Junção Colédoco-Duodenal

Por muitos anos acreditou-se que doenças biliares e pancreáticas presentes em pacientes com divertículos justapapilares eram causadas por obstrução na saída dos ductos pelo divertículo. Entretanto, estudos experimentais em pacientes que se submeteram a colecistectomia mostraram que pacientes com divertículo justapapilar têm uma disfunção e, provavelmente, uma insuficiência do esfíncter de Oddi[17]. Os achados foram mais tarde confirmados com estudos manométricos endoscópicos do esfíncter de Oddi[25]. É possível que uma fraqueza na musculatura do duodeno, resultando na formação de divertículos, também afete o esfíncter de Oddi. O significado do fluxo biliar para o duodeno não está ainda estabelecido.

Contaminação Bacteriana Associada ao Divertículo Duodenal

Os divertículos do intestino delgado podem funcionar como alças cegas, e o crescimento bacteriano tem sido demonstrado nos divertículos, bem como no segmento adjacente do intestino. Em pacientes com divertículo duodenal, uma flora do tipo fecal com *E. coli*, *Klebsiella* sp., *Proteus* sp., *Streptococcus faecalis* e anaeróbios é comum no duodeno[23].

A combinação de um crescimento de bactérias fecais no duodeno com uma insuficiência no esfíncter de Oddi aumenta o risco de infecção ascendente do duodeno para a árvore biliar. De fato, em pacientes com colelitíase associada com divertículo justapapilar, as culturas de microrganismos intestinais nos ductos biliares são positivas em 80% dos casos[6,15].

Divertículo como Fator Etiológico de Litíase Biliar

Em muitos pacientes com divertículo duodenal e litíase biliar, os cálculos são geralmente pigmentares, com bilirrubinato de cálcio como o principal componente[14]. Uma correlação entre bactérias e cálculos de bilirrubinato de cálcio é amplamente aceita. A explicação mais razoável desse fato é que bactérias intestinais nos ductos biliares produzem a enzima betaglicuronidase, que pode dividir a bilirrubina conjugada em bilirrubina não-conjugada e ácido glicurônico. A bilirrubina livre nos ductos biliares precipita-se como bilirrubinato de cálcio insolúvel.

Cálculos Primários dos Ductos Biliares e Cálculos Recorrentes

A vesícula biliar é provavelmente essencial para a formação de cálculos de colesterol. Os cálculos de bilirrubinato de cálcio podem também ser formados na vesícula biliar, porém, de acordo com a teoria já conhecida, a precipitação de bilirrubinato de cálcio pode ocorrer no ducto biliar comum e nos canais intra-hepáticos. Uma alta incidência de coledocolitíase em associação com divertículo duodenal tem sido relatada[10]. Entretanto, os divertículos persistem após operações para litíase biliar que incluem colecistectomia e eventualmente coledocolitotomia. Por isso, uma alta incidência de cálculos biliares recorrentes pode ser esperada após operações para colelitíase. Essa hipótese foi testada, e sua validade confirmada[16]. O fato de que a ocorrência de cálculos recorrentes é significativamente maior em pacientes com divertículo duodenal reforça a hipótese de que o divertículo duodenal predispõe à formação de cálculos biliares.

Hemorragia e Perfuração

Em raras ocasiões os divertículos duodenais podem causar hemorragia gastrointestinal maciça. O diagnóstico pode ser muito difícil. Em casos de suspeita de hemorragia intensa do trato gastrointestinal superior, todos os esforços para localizar o local do sangramento são justificados.

A causa mais comum de perfuração de divertículo duodenal é diverticulite. Outras causas incluem enterolitíase, cálculo biliar, trauma abdominal e ulceração. Ao contrário do divertículo de cólon, a inflamação do divertículo de duodeno é incomum, possivelmente devido ao maior tamanho do colo do divertículo de duodeno.

Os divertículos duodenais podem perfurar geralmente para o retroperitônio. Essa complicação também é grave. O diagnóstico deve ser feito no período pré-operatório por exames radiológicos. Pode ocorrer perfuração, com formação de fístula para órgãos adjacentes como cólon, colédoco, vesícula biliar e aorta. Na maioria dos pacientes o início é rápido, com dor no hipocôndrio direito ou epigástrio, associada a náuseas e vômitos. Alguns pacientes apresentam dor abdominal crônica, anorexia e mal-estar. O paciente com fístula do divertículo para o cólon pode apresentar clínica de diarréia com má absorção intestinal. A tomografia computadorizada pode ser útil no diagnóstico de diverticulite e perfuração do divertículo.

Diagnóstico

O divertículo duodenal pode ser diagnosticado por exames radiológicos ou por endoscopia. Todos os métodos radiológicos usados podem não detectar um grande número de divertículos. O único método seguro é a endoscopia digestiva, e, mesmo com esse método, o diagnóstico pode ser difícil. Na pesquisa de divertículos justapapilares, que são os mais importantes, é necessário um exame cuidadoso de toda a porção descendente do duodeno. A área papilar deve ser examinada com um cateter de Teflon, e o divertículo deve ser canulado, examinado e preenchido com contraste para demonstração radiológica. A tomografia computadorizada pode ser útil no diagnóstico de divertículo duodenal, diverticulite e perfuração.

Tratamento

Na ausência de complicações, não há necessidade de tratamento do divertículo duodenal. Quando houver perfuração, o tratamento cirúrgico está indicado. Se a inflamação não for intensa, a diverticulectomia é o tratamento de escolha. Entretanto, se o processo inflamatório for intenso, pode ser necessário realizar uma operação de derivação (gastrojejunostomia ou duodenojejunostomia) para desviar o trânsito alimentar do local da perfuração do divertículo. A intervenção cirúrgica por sangramento é muito rara. Quando divertículos duodenais são diagnosticados em pacientes com litíase biliar ou pancreatite, essas condições devem ser tratadas como em qualquer outro paciente. Recentemente tem sido utilizado o tratamento endoscópico para divertículos justapapilares sintomáticos.

DIVERTÍCULOS JEJUNAIS E ILEAIS ADQUIRIDOS

O divertículo jejunal foi inicialmente descrito por A. Cooper, em 1807. Os divertículos jejunais e ileais são muito menos freqüentes que os duodenais, e a sua incidência varia de 0,5% a 1% dos estudos radiológicos contrastados do intestino delgado. Entretanto, divertículos múltiplos são mais freqüentes no jejuno e íleo do que no duodeno. Os divertículos são falsos e localizados na borda mesentérica e, portanto, podem não ser observados durante a cirurgia. A maioria dos divertículos é encontrada na porção proximal do jejuno, próximo ao ligamento de Treitz. Esses divertículos tendem a diminuir em número e tamanho nas porções mais distais do intestino, porém podem aparecer também como pequenas bolsas na porção terminal do íleo.

Geralmente são assintomáticos, e as complicações ocorrem em 20% a 30% dos pacientes. Os sintomas incluem dor abdominal intermitente, anemia e dilatação de alças intestinais. A hemorragia maciça é a complicação, mais séria e está associada à alta taxa de mortalidade devido ao atraso no diagnóstico[22]. Diverticulite, perfuração, suboclusão e oclusão são complicações raras[5]. A relevância clínica desses divertículos está relacionada ao crescimento bacteriano e talvez a sangramentos intermitentes e pequenos do intestino delgado. Tecido ectópico não é relatado nesses divertículos.

A patogenia desses divertículos não está clara; entretanto, é provável que anormalidades na peristalse, discinesia intestinal e aumento na pressão intraluminal, como ocorre nos divertículos do cólon, participem da formação[11]. Divertículos jejunais e ileais estão associados a divertículos colônicos em 35 a 50% dos casos.

Alguns aspectos relacionados ao crescimento bacteriano e à má absorção serão discutidos a seguir.

Divertículo e Proliferação Bacteriana Intestinal

Muitos estudos demonstram claramente que os divertículos jejunais e ileais estão associados à proliferação bacteriana exagerada não somente no divertículo, mas também na área adjacente do intestino. Pelo menos em alguns pacientes isso pode levar a uma condição chamada síndrome de proliferação bacteriana exagerada do intestino delgado. Esta síndrome foi descrita inicialmente em 1933 em um paciente com diverticulose jejunal, e posteriormente vários relatos foram publicados[15].

Essa síndrome é comparada com a síndrome da alça cega e de fato um divertículo do intestino delgado é uma pequena alça cega. O interesse clínico maior dessa síndrome é a anemia megaloblástica e a esteatorréia associadas. Em qualquer local do intestino delgado em que haja proliferação bacteriana aumentada, particularmente dos anaeróbios, ocorre má absorção de vitamina B_{12} e de gorduras[15].

Má absorção de Vitamina B_{12}

A má absorção de vitamina B_{12} é responsável pelo aparecimento de anemia megaloblástica. As bactérias anaeróbicas competem pela vitamina B_{12}, utilizando-a para seu metabolismo. As bactérias ligam-se ao complexo fator intrínseco-vitamina B_{12}, impedem sua absorção e, provavelmente, produzem análogos da vitamina B_{12} que competem com a própria vitamina B_{12} para sua absorção por um mecanismo de inibição competitiva.

Esteatorréia

A esteatorréia que ocorre em pacientes com divertículos do intestino delgado e proliferação bacteriana exagerada é decorrente principalmente de alterações no metabolismo dos sais biliares. As bactérias anaeróbicas e lactobacilos convertem os sais biliares conjugados em desconjugados livres, o que leva a má absorção de gordura e esteatorréia.

Diagnóstico

Os divertículos jejunais e ileais são diagnosticados através de exames radiológicos contrastados ou por laparotomia. Em casos raros, com hemorragia maciça como sintoma inicial, o diagnóstico pode ser feito com angiografia mesentérica. Perfuração do divertículo do intestino delgado resulta em peritonite difusa ou abscessos intraperitoneais localizados que necessitam de laparotomia. Nesses casos, o diagnóstico é feito durante o ato cirúrgico.

Tratamento

Os divertículos assintomáticos não requerem tratamento. As maiores complicações dos divertículos jejunais e ileais — perfuração e hemorragia maciça — requerem tratamento cirúrgico de emergência com ressecção da área envolvida. A ressecção intestinal com anastomose primária é o procedimento cirúrgico de escolha, pois os divertículos são encontrados na borda mesentérica. O tratamento da síndrome de proliferação bacteriana aumentada e suas complicações é controverso. Tratamento com antibióticos, particularmente contra bactérias anaeróbicas, pode ser útil. Este tratamento deve ter a duração aproximada de 2 semanas. Um curso único de tratamento pode manter os pacientes assintomáticos por um período prolongado. A deficiência de vitamina B_{12} deve ser corrigida.

REFERÊNCIAS BIBLIOGRÁFICAS

1. Ackermann W. Diverticula and variations of the duodenum. *Ann Surg* 117:403-13, 1943.
2. Altinli E, Pekmezci S, Gorgun E, Sirin F. Laparoscopy-assisted resection of complicated Meckel's diverticulum in adults. *Surg Laparosc Endosc Percutan Tech* 12:190-4, 2002.
3. Chiu EJ, Shyr YM, Su CH, Wu CW, Lui WY. Diverticular disease of the small bowel. *Hepatogastroenterology* 47:181-4, 2000.
4. Christoforidis E, Goulimaris I, Kanellos I, Tsalis K, Dadoukis I. The role of juxtapapillary duodenal diverticula in biliary stone disease. *Gastrointest Endosc* 55:543-7, 2002.
5. de Bree E, Grammatikakis J, Christodoulakis M, Tsiftsis D. The clinical significance of acquired jejunoileal diverticula. *Am J Gastroenterol* 93:2523-8, 1998.
6. Eggert A, Teichman W, Wittman DH. The pathological implication of duodenal diverticula. *Surg Gynecol Obst* 154:62-4, 1982.
7. Harvey EA, Murphy WP. Pernicious anemia without achlorhydria: case report. *Ann Int Med* 6:1393-6, 1933.
8. Jelenc F, Strlic M, Gvardijancic D. Meckel's diverticulum perforation with intraabdominal hemorrhage. *J Pediatr Surg* 37:E18, 2002.
9. Johnston AT, Khan AL, Bleakney R, Keenan RA. Stromal tumour within a Meckel's diverticulum: CT and ultrasound findings. *Br J Radiol* 74:1142-4, 2001.
10. Kennedy RH, Thompson MH. Are duodenal diverticula associated with choledocholithiasis? *Gut* 29:1003-6, 1988.
11. Kongara KR, Soffer EE. Intestinal motility in small bowel diverticulosis: a case report and review of the literature. *J Clin Gastroenterol* 30:84-6, 2000.
12. Lee KH, Yeung CK, Tam YH, Ng WT, Yip KF. Laparoscopy for definitive diagnosis and treatment of gastrointestinal bleeding of obscure origin in children. *J Pediatr Surg* 35:1291-3, 2000.
13. Lobo DN, Balfour TW, Iftikhar SY, Rowlands BJ. Periampullary diverticula and pancreaticobiliary disease. *Br J Surg* 86:588-97, 1999.

14. Løftveit T. The composition of biliary calculi in patients with juxta-papillary duodenal diverticula. *Scand J Gastroent* 17:653-6, 1982.

15. Løftveit T, Osnes M, Aune S. Bacteriological studies of common duct bile in patients with gallstones disease and juxta-papillary duodenal diverticula. *Scand J Gastroent* 13:93-5, 1978.

16. Løftveit T, Osnes M, Larsen S. Recurrent biliary calculi. Duodenal diverticula as a predisposing factor. *Ann Surg* 196:30-2, 1982.

17. Løftveit T, Osnes M, Aune S, Larsen S. Studies of the choledocho-duodenal sphincter in patients with and without juxta-papillary duodenal diverticula. *Scand J Gastroent* 15:875-80, 1980.

18. Madanick RD, Barkin JS. Juxtapapillary duodenal diverticula and biliopancreatic disease. *Am J Gastroenterol* 97:1834-5, 2002.

19. Osnes M, Lftveit T, Larsen S, Aune S. Duodenal diverticula and their relationship to age, sex and biliary calculi. Scand. *J Gastroent* 16:103-7, 1981.

20. Prall RT, Bannon MP, Bharucha AE. Meckel's diverticulum causing intestinal obstruction. *Am J Gastroenterol* 96:3426-7, 2001.

21. Rieber JM, Weinshel EH, Nguyen T, Sidhu GS, Bini EJ. Synchronous gastric adenocarcinomas in a patient with Meckel's diverticulum. *J Clin Gastroenterol* 33:78-80, 2001.

22. Rodriguez HE, Ziauddin MF, Quiros ED, Brown AM, Podbielski FJ. Jejunal diverticulosis and gastrointestinal bleeding. *J Clin Gastroenterol* 33:412-4, 2001.

23. Skar V, Skar AG, Midttvedt T, Osnes M. Bacterial growth in the duodenum and in the bile of patients with gallstone disease treated with endoscopic papillotomy (EPT). *Endoscopy* 18:10-13, 1986.

24. Stolk MF, de Jong AE, van Ramshorts B, Biemans JM, Blomjous FJ, Timmer R. Intestinal bleeding due to a stromal tumor in a Meckel's diverticulum. *Gastrointest Endosc* 56:147-9, 2002.

25. Viceconte G, Viceconte GW, Boglilio G. Endoscopic manometry of the sphincter of Oddi in patients with and without juxta-papillary duodenal diverticula. *Scand J Gastroent* 19:329-33, 1984.

26. Yahchouchy EK, Marano AF, Etienne JC, Fingerhut AL. Meckel's diverticulum. *J Am Coll Surg* 192:658-62, 2001.

27. Zoepf T, Zoepf DS, Arnold JC, Benz C, Riemann JF. The relationship between juxtapapillary duodenal diverticula and disorders of the biliopancreatic system: analysis of 350 patients. *Gastrointest Endosc* 54:56-61, 2001.

CAPÍTULO 57

Doença de Crohn

Fábio Guilherme C. M. de Campos
Magaly Gemio Teixeira

INTRODUÇÃO

As doenças inflamatórias intestinais (DII) incluem desordens inflamatórias crônicas e distintas do trato gastrointestinal, primariamente representadas pela doença de Crohn (DC) e pela retocolite ulcerativa (RCUI). As diferenças clínicas, endoscópicas e histológicas existentes entre essas duas entidades podem ter grande impacto em sua evolução e, conseqüentemente, em seu tratamento (Tabela 57.1). Entretanto, tal distinção muitas vezes representa um grande desafio, estimando-se que em 10 a 20% dos casos não seja possível distinguir entre DC e RCUI.

As DII são afecções de grande importância do ponto de vista de saúde pública, uma vez que os custos envolvidos em seu tratamento são substanciais, incluindo aqueles relacionados à perda de produtividade. Além disso, a DC comumente atinge adultos jovens, requer numerosas internações e está associada a maior risco de se desenvolver neoplasia[72].

A DC foi descrita em 1932 por Crohn, Ginsburg e Oppenheimer[19]. Sua etiologia ainda é desconhecida, e acredita-se que o processo inflamatório seja resultante da combinação de predisposição genética e fatores ambientais. Serão descritos neste capítulo aspectos relacionados à epidemiologia, à etiopatogenia, ao diagnóstico e à terapêutica clínica, nutricional e cirúrgica da DC.

EPIDEMIOLOGIA

A incidência das DII varia de maneira importante e depende de fatores étnicos e localização geográfica[43]. Embora apresentem distribuição universal, registraram-se maiores incidências nos Estados Unidos (principalmente entre brancos), na Grã-Bretanha e Escandinávia. Nos EUA, a prevalência da DC é menor que a relatada para a RCUI, estimando-se que atinja aproximadamen-

te 90 em cada 100 mil habitantes, embora já tenha sido relatada relação inversa em outras regiões[49].

A incidência da DC tem aumentado nas últimas décadas. No Brasil, também têm sido registrados índices cada vez maiores, especialmente no Sudeste, onde a média de quatro casos novos por ano aumentou para 29 novos pacientes em 1995[76].

Acomete igualmente ambos os sexos, predominando na população de nível cultural maior do que a população-controle[49]. A doença é mais comum em fumantes, em parentes de primeiro grau de indivíduos acometidos e judeus asquenaze. Começa a se manifestar com maior freqüência após os 10 anos de idade e apresenta distribuição bimodal por faixa etária, atingindo picos entre 15 e 25 anos e 55 e 60 anos[49].

ETIOPATOGENIA

Embora a etiologia das DII seja desconhecida, algumas hipóteses são aventadas para explicar sua patogenia. As DII caracterizam-se por inflamação intestinal de caráter crônico e recidivante, em que uma resposta inflamatória inespecífica resulta da interação de fatores imunológicos, genéticos e ambientais[30,62].

Postula-se que um evento inespecífico (infecção ?), associado a fatores ambientais e à flora microbiana intestinal, funcione como gatilho em indivíduo geneticamente susceptível, ativando uma resposta inflamatória e imune desregulada. Num segundo estágio, esta resposta se amplificaria, envolvendo macrófagos, linfócitos e neutrófilos[23].

Não se sabe ainda se a ativação inicial dos mecanismos imunológicos efetores é desencadeada por fatores intrínsecos ou extrínsecos, persistindo a dúvida de se o sistema imune está respondendo a uma quebra anormal na mucosa (devido a uma outra anormalidade primária) ou se a resposta imune inicial é primariamente desregulada[14,44].

DOENÇA DE CROHN

Tabela 57.1 Principais Características das Doenças Inflamatórias Intestinais		
Características	Colite Ulcerativa	Doença de Crohn
Distribuição	Difusa, contínua, distal	Segmentar, descontínua
Inflamação	Mucosa e submucosa	Transmural
Reto	Geralmente acometido	Reto normal em 50%
Íleo terminal	Envolvido em 10% (curto)	Envolvido em 30% (longo)
Estenoses	Raras	Comuns
Úlceras	Extensas	Aftóides e lineares, fissuras
Mucosa	Granulosidade	"Paralelepípedo"
Serosa	Normal	Inflamada, aderências
Vascularização	Intensa, sangrante	Pouco pronunciada
Pseudopólipos	Mais comuns	Podem ocorrer
Fístulas	Raras	Presentes em até 10%
Perfuração megacólon tóxico	Rara	Muito rara
Doença anal	Pouco comum	Comum

A quebra da barreira mucosa por agentes infecciosos ou toxinas e a contínua exposição a antígenos da dieta ou bactérias da luz intestinal perpetuam a cascata inflamatória. A cronicidade da inflamação resulta, então, da interação entre o estímulo antigênico e fatores genéticos de susceptibilidade individual que geram a resposta imune individual.

A primeira linha de defesa é representada por células polimorfonucleares, monócitos e macrófagos na mucosa intestinal. Quando ativados, os fagócitos apresentam os antígenos aos linfócitos Th (T *helper* = T auxiliares), estabelecendo-se uma resposta imune prejudicial que é provocada por um desequilíbrio relativo na atividade dos linfócitos Th1 e Th2, principalmente na fase crônica da doença. Enquanto os primeiros estão associados à produção de citocinas que aumentam e perpetuam a resposta inflamatória (TNF-alfa, IL-2 e interferon-gama), os segundos produzem citocinas que reduzem a inflamação (IL-10, TGF-beta e IL-4). Além das citocinas, há também o desencadeamento da síntese de metabólitos do ácido araquidônico (eicosanóides), fatores de ativação plaquetária, aminas biogênicas, proteases, neuropeptídeos, óxido nítrico e radicais livres de oxigênio[62]. A amplificação da resposta inflamatória é mais importante que o evento inicial como causa da destruição tecidual e das alterações histológicas e funcionais características das DII.

Essas evidências deixam claro que as perturbações da resposta inflamatória e dos mecanismos de defesa do sistema imune são essenciais na patogenia da doença. Apesar de complexas, a compreensão dessas alterações abre interessantes perspectivas de novas formas de tratamento. A evolução dos diferentes perfis das citocinas durante a evolução da DC mostra que será necessário adaptar a terapêutica à fase da doença. Assim, drogas que tentam controlar a inflamação crônica (corticóides) não são eficazes na prevenção da recidiva endoscópica sugerindo que os mecanismos indutores da cronicidade ou de novas lesões são diferentes.

Nesse contexto, recentes pesquisas sugerem um importante papel do fator de necrose tumoral (TNF-alfa) cuja concentração está elevada no sangue, nas fezes e na lâmina própria do cólon em pacientes com doença ativa[57].

Por outro lado, a influência dos fatores genéticos na patogenia das DII ainda não foi devidamente esclarecida, embora características genéticas como história familiar em aproximadamente 10% dos pacientes, maior incidência em gêmeos monozigóticos e em grupos étnicos específicos tenham sido descritas. A recente descoberta de mutações genéticas no cromossomo 15 (gene *Nod2*) na DC, presente em 12 a 40% dos pacientes, conduz a uma nova era na descoberta das suscetibilidades genéticas nas DII[53].

A variação geográfica na incidência das DII e o aumento da incidência da DC nas últimas décadas sugerem que, além de fatores genéticos, fatores ambientais possam influir em sua etiologia. Entre os hábitos ali-

773

mentares, investigou-se o consumo de açúcares, fibras, frutas, vegetais, gorduras e proteínas[28]. Entretanto, apesar de alguns estudos terem revelado associações potencialmente importantes, o papel desses nutrientes na causa das DII ainda carece de evidências conclusivas[21]. Por outro lado, o fumo tem sido apontado como fator de risco independente na etiologia da doença em estudos epidemiológicos. Por isso, a interrupção desse hábito deve ser recomendada como medida terapêutica secundária. Acredita-se que a nicotina não só aumenta o risco de desenvolver DC como também está associada a maior gravidade dos sintomas e a maior risco de recorrência da doença[67].

CARACTERÍSTICAS CLÍNICAS

A DC é uma entidade heterogênea que requer abordagens diagnósticas e terapêuticas individuais. Caracteriza-se por inflamação transmural em qualquer parte do trato digestivo, apresentando períodos de exacerbações e remissões, muitas vezes acompanhados de manifestações extra-intestinais. Os segmentos mais atingidos são o intestino delgado (27%), o delgado e cólon (30%), o cólon (40%), o estômago e duodeno (5%) e a região perianal isolada (3%).

A apresentação clínica é extremamente variável, e os sintomas diferem conforme a localização predominante das lesões e a extensão da doença. O acometimento esofágico é raro e se manifesta por disfagia, odinofagia, pirose ou dor torácica. A doença gástrica pode ser assintomática, restringindo-se à presença de úlceras aftóides. Quando mais avançada, há dor, vômitos e perda ponderal. No trato digestivo superior descreveram-se também fístulas esofagobrônquicas ou gastrocólicas. O acometimento duodenal é mais comum que o gástrico, embora seja raro. Pode haver espessamento de pregas, calcetamento, úlceras, estenose e fístulas.

A forma jejunoileal da DC caracteriza-se por cólicas, diarréia, emagrecimento e distensão abdominal. Na doença ileocólica ocorrem diarréia, dor em fossa ilíaca direita e quadros evolutivos de suboclusão. A colite de Crohn desencadeia surtos agudos de diarréia, dor em baixo-ventre, sangramento nas fezes, mucorréia, constipação e febre. Já a forma perianal pode se manifestar por fístulas, abscessos, fissuras, úlceras e plicomas. Essas alterações podem aparecer em qualquer fase da doença e estão mais associadas à doença colônica.

Importantes complicações podem ocorrer durante a evolução da DC (Figs. 57.1, 57.2 e 57.3). Estenoses inflamatórias ou associadas à fibrose intensa determinam estreitamento da parede intestinal, principalmente no íleo, desencadeando quadros de suboclusão. Fístulas podem se originar de qualquer segmento intestinal e envolver órgãos ou estruturas adjacentes, como a pele (enterocutâneas), bexiga (enterovesicais), vagina (retovaginais) e alças intestinais (enteroentéricas ou enterocólicas). Fístulas perianais são uma manifestação freqüente da DC, podendo resultar em morbidade significativa, como sepse, incontinência e necessidade de tratamento cirúrgico.

Uma das complicações mais sérias é a colite fulminante, que representa uma inflamação aguda e grave do cólon associada a toxemia, com febre, taquicardia, hipotensão, leucocitose e peritonite. Quando esse quadro se acompanha de grande dilatação cólica, configura-se o megacólon tóxico, que apresenta grande possibilidade de perfuração do cólon.

As DII estão associadas a maior risco de desenvolvimento de câncer no intestino delgado e colorretal[48]. Na DC, esse risco é cerca de 20 vezes maior que na população geral, ocorre em grupo etário mais jovem, desenvolvendo carcinomas infiltrativos (colóide ou mucinoso) em segmentos excluídos ou em coto retal doente[74]. Essa possibilidade deve ser cogitada quando ocorrer recorrência dos sintomas em doença quiescente por tempo prolongado[83].

Parâmetros clínicos, hematológicos e imunológicos têm sido propostos para avaliar a conduta clínica da DC.

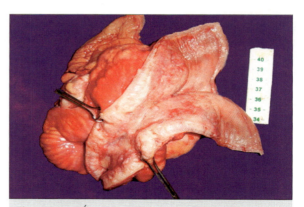

Fig. 57.1 — *Íleo terminal exibindo fibrose intensa, com diminuição da luz intestinal.*

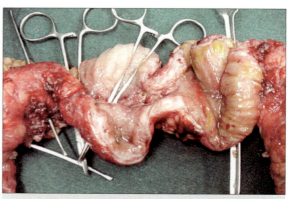

Fig. 57.2 — *Intestino delgado com acometimento transmural e múltiplos trajetos fistulosos.*

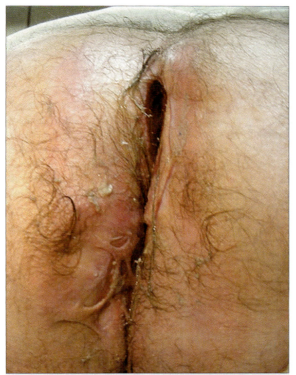

Fig. 57.3 — *Doença perianal extensa com destruição do aparelho esfincteriano.*

Tabela 57.2
Causas de Desnutrição nas Doenças Inflamatórias Intestinais
Ingestão oral inadequada • Dor abdominal, diarréia, anorexia, náuseas, vômitos, restrição alimentar, oferta dietética inadequada, efeitos de medicamentos
Má absorção • Extensão da doença intestinal, ressecções cirúrgicas, deficiência de sais biliares, proliferação bacteriana, fístulas digestivas, efeitos de medicamentos
Aumento das perdas intestinais • Sangramento, fístulas intestinais, enteropatia com perda protéica ou de sais biliares, eletrólitos e minerais
Aumento das necessidades calóricas • Período de crescimento, inflamação, sepse, fístulas, febre, renovação celular, atividade da doença

Propõe-se o agrupamento das lesões intestinais nas formas inflamatória, estenosante e fistulizante. A forma inflamatória usualmente responde a corticóides, mas recidiva precocemente. A estenosante está associada à maior necessidade de tratamento cirúrgico devido aos sintomas obstrutivos. A doença fistulizante tem maior incidência de complicações, principalmente abscessos. Início precoce da doença, história familiar de DII e tabagismo relacionam-se a doença mais agressiva.

O Índice de Atividade da Doença de Crohn (CDAI) é a forma mais utilizada na avaliação da atividade dessa afecção[10], incluindo variáveis clínicas e hematológicas que separam pacientes com doença ativa (> 200) ou em remissão (< 150). Embora nenhum parâmetro hematológico seja capaz de predizer o curso clínico da DC, a possível relação entre os padrões de citocinas e o comportamento clínico da doença tem sido investigada.

Em virtude dos sintomas e das complicações, muitos doentes apresentam importantes deficiências nutricionais, também associadas a alterações locais ou sistêmicas próprias da doença e a efeitos colaterais de medicamentos[34] (Tabela 57.2).

A prevalência de desnutrição em pacientes com DII é alta, variando de 23% em pacientes ambulatoriais a 85% em pacientes internados por exacerbações do quadro clínico[27]. A desnutrição tem impacto em todas as idades, especialmente nas crianças, sofrendo a influência da atividade, extensão e localização da doença. As deficiências são comuns na DC do intestino delgado e menos freqüentes na inflamação limitada ao cólon[14,17,46].

A anemia pode ocorrer por deficiência de ferro, folato, cobalamina (vitamina B_{12}), inflamação crônica, ressecções intestinais ou perda sangüínea. A hipoalbuminemia é resultante não só do menor aporte protéico e anorexia, mas também de menor síntese hepática, de perdas intestinais e do catabolismo conseqüente à inflamação, febre ou uso de corticoesteróides[21]. A avaliação nutricional permite o reconhecimento precoce da desnutrição e a instituição de medidas necessárias para sua correção[79].

Proporção significativa de pacientes apresenta manifestações extra-intestinais, que podem preceder ou ocorrer paralelamente à evolução dos sintomas intestinais (Tabela 57.3). Eventualmente tornam-se mais graves que a própria doença inflamatória, como a cegueira resultante da uveíte, a cirrose hepática e a amiloidose.

Algumas dessas manifestações (artrite, uveíte, eritema nodoso e pioderma gangrenoso) têm relação com a atividade da doença inflamatória, enquanto outras (espondilite anquilosante, colangite esclerosante e carcinoma de ductos biliares) não apresentam essa característica (Fig. 57.4).

As manifestações articulares são as mais comuns, seja a artrite periférica migratória em grandes articulações e rica em queixas, seja a sacroileíte, pouco sintomática. As complicações urológicas podem ser inflamatórias (abscesso retroperitoneal, fibrose, cistite, fístulas) ou metabólicas (amiloidose e cálculos). As alterações hepáticas podem levar o doente a óbito, tendo sido descritas infiltração gordurosa, pericolangite e colangite esclerosante. Entre as alterações oculares, a mais temida é a uveíte, que se manifesta por dor, turvação, fotobia e cefaléia.

Tabela 57.3
Manifestações Extra-Intestinais

Articulares
- Artrite, sacroileíte, espondilite anquilosante

Hepatobiliares
- Pericolangite, colangite esclerosante, dilatação sinusoidal, abscesso hepático, infiltração gordurosa, cirrose, colelitíase

Urológicas
- Metabólicas (cálculos, amiloidose) e inflamatórias (abscesso retroperitoneal, fibrose, obstrução ureteral)

Dermatológicas
- Eritema nodoso, pioderma gangrenoso, vasculites

Oftalmológicas
- Conjuntivite, uveíte, episclerite, celulite orbitária

Outras
- Alterações mucosas, tromboembólicas, hematológicas, neurológicas, cardiológicas, amiloidose

DIAGNÓSTICO

O diagnóstico da DC baseia-se na análise conjunta de dados clínicos, endoscópicos, radiológicos e histológicos. O diagnóstico presuntivo de DII deve ser contemplado em paciente com idade entre 15 e 25 ou 50 e 65 anos que apresente queixa de diarréia crônica, acompanhada ou não de sangue, dor abdominal, perda de peso, febre e manifestações extra-intestinais. Eventualmente o diagnóstico só é firmado na vigência de complicações que requeiram tratamento cirúrgico.

Os achados ao exame físico variam conforme o grau de atividade da doença. Alterações gerais importantes são representadas por anemia, desnutrição e febre. Dor constante, picos febris e leucocitose sugerem abscessos e fistulização. Deve-se pesquisar também a presença de manifestações extra-intestinais.

Ao exame físico abdominal podem-se constatar dor, tumor inflamatório palpável e fístulas cutâneas. Às vezes, as alterações perianais podem ser a primeira manifestação da doença. Pregas perianais edemaciadas, fissuras (únicas ou múltiplas, geralmente sem hipertonia esfincteriana), fístulas únicas ou múltiplas, abscessos, lesões aftóides, calcetamento da mucosa e úlceras longitudinais podem ser encontrados durante o exame proctológico.

Dentre as alterações laboratoriais, destacam-se anemia, hipoalbuminemia, redução de eletrólitos (Na, K, Cl), cálcio, magnésio, ferro, zinco e lipídios[17].

Na fase aguda da doença, o exame radiológico simples pode trazer informações importantes, como distensão de alças com gás e níveis hidroaéreos na obstrução.

Ocasionalmente esse exame poderá sugerir complicação grave como o megacólon tóxico, caracterizado por grande dilatação do cólon transverso e perda das haustrações. Mais raramente, a ocorrência de perfuração intestinal será atestada pelo achado de pneumoperitônio.

O exame radiológico contrastado poderá revelar a alternância de áreas sadias e doentes, além de caracterizar complicações como estenose e fístula. Não deve ser realizado na suspeita de megacólon tóxico ou perfuração. No trânsito intestinal, são achados comuns o calcetamento, diminuição do lúmen, dilatação proximal a áreas estenóticas, distorção dos contornos e deslocamento de alças adjacentes por massa inflamatória na fossa ilíaca direita (Fig. 57.5).

O exame de duplo contraste do cólon exibe características semelhantes aos achados na RCUI, embora o envolvimento preponderante do íleo terminal e cólon direito, a presença de lesões salteadas, calcetamento, fístulas, estenoses e ausência de comprometimento retal sejam características mais marcantes da DC.

A realização de colonoscopia visa ao diagnóstico e à avaliação da extensão da doença colônica. Nesse exame, lesões aftóides, fissuras e úlceras longitudinais, calcetamento da mucosa, pseudopólipos, fístulas e estenoses poderão ser observados.

A ultra-sonografia poderá revelar espessamento de alças intestinais, caracterizado por imagem em alvo. Esse exame também é útil no diagnóstico de abscessos associados à doença. A tomografia computadorizada permite observar aumento da espessura da parede intestinal, alterações na gordura mesentérica, retroperitoneal e do grande omento, presença de linfonodomegalia regional, abscessos, fístulas e massas inflamatórias.

Na presença de fístulas enterocutâneas, a realização de fistulografia com contraste hidrossolúvel poderá ser útil para esclarecer o trajeto das fístulas e identificação das alças envolvidas.

TRATAMENTO CLÍNICO

Como não há cura definitiva para a DC, os objetivos terapêuticos são induzir e manter a remissão da doença e suas complicações, de preferência com o mínimo de efeitos colaterais e com o menor custo para o paciente e/ou o sistema de saúde[14,16,17].

A primeira linha de tratamento é baseada em combinações que incluem aminossalicilatos e derivados, glicocorticóides, terapia nutricional e antimetabólitos. Mais recentemente, novas opções terapêuticas têm sido lançadas no mercado, proporcionando novas estratégias que visam lançar os compostos ativos diretamente no local acometido, reduzir a flora intestinal e modular a resposta inflamatória e imunológica.

A sulfassalazina é composta pela sulfapiridina e ácido 5-aminossalicílico (5-ASA), sendo absorvida pelo intestino delgado (25%), captada pelo fígado e excretada na bile. O restante é clivado no cólon e libera o 5-ASA, que é pouco absorvido. Este inibe a ciclooxigenase (e conseqüentemente a produção de prostaglandinas), a produção de imunoglobulinas por células mononucleares intestinais, e tem atividade supressora sobre radicais livres. É ineficaz na DC do delgado, mas benéfica na forma colônica. Pode ser responsável por efeitos colaterais dose-dependentes (cefaléia, náuseas, vômitos) e por reações de hipersensibilidade. É utilizada nas doses de 2 a 4 gramas por dia.

As preparações farmacêuticas do 5-ASA (comprimidos, enemas e supositórios) evitam os efeitos adversos da sulfapiridina, propiciam maior concentração ao nível das lesões e maior atividade terapêutica no intestino delgado. Têm maior custo e são utilizadas em doses de 2 a 5 gramas por dia. São representadas pela olsalazina (Dipentum), mesalazina (Asacol, Pentasa, Asalite, Rowasa), algumas ainda não disponíveis no Brasil. São eficazes no tratamento das formas leve e moderada da DC, especialmente na colite, embora com resultados menos pronunciados que na colite ulcerativa[33]. Os preparados orais têm sido avaliados nas exacerbações agudas da DC, demonstrando vantagens terapêuticas sobre placebo, mas resultados inferiores aos corticóides[65].

Os glicocorticóides (prednisona e 6-metilprednisolona) constituem a base do tratamento clínico da DC ativa, induzindo remissão dos sintomas em alta porcentagem de pacientes em 12 a 16 semanas (cerca de 70-90%). Inibem a produção de leucotrienos e têm atividade moduladora sobre a IL-1, TNF-alfa e outros. Geralmente inicia-se o tratamento com 40 a 60 mg de prednisona por dia, reduzindo-se a dose a 5 mg/semana quando houver resposta terapêutica favorável. Doentes com colites graves necessitam de hospitalização e emprego da via venosa (hidrocortisona 100 mg três vezes ao dia ou prednisolona 30 mg 12/12 horas).

Devido a seus potenciais efeitos colaterais (Cushing, osteoporose, diabetes, sangramento digestivo), novos derivados glicocorticóides têm sido introduzidos no mercado. A budesonida e a beclometasona apresentam maior atividade tópica e pouca atividade sistêmica. A revisão de estudos controlados com budesonida utilizada em doses de 9 mg/dia mostra eficácia comparável à da prednisona em doses de 40 mg/dia na DC do íleo distal e cólon direito, não havendo benefícios relevantes na terapia de manutenção[65].

Uma vez obtida a remissão bem-sucedida com glicocorticóides, seu uso no tratamento contínuo em doses baixas é ineficaz na prevenção da recidiva; além disso, aproximadamente 35% dos pacientes desenvolvem dependência dessas drogas. Nesses casos, o controle efetivo do processo inflamatório é mandatório para evitar o desenvolvimento de complicações.

Nesse contexto, os imunossupressores (azatioprina, 6-mercaptopurina, metotrexato, ciclosporina) são habitualmente indicados para induzir remissão em doença refratária ou dependente de glicocorticóides, e também como terapia de manutenção[60].

Azatioprina na dose de 50 mg/dia é a primeira alternativa. Nos casos de intolerância ou alergia, usa-se o metotrexato 25 mg por semana por via intramuscular por 6 semanas, reduzindo-se para 10 a 15 mg/semana na manutenção. Análogos da purina (AZA ou 6-MP) também podem ser empregados em fístulas abdominais/entéricas ou perianais, com índices de sucesso de 80% e 56%, respectivamente. Entretanto, têm a desvantagem de apresentar resposta tardia à terapêutica (3 a 9 meses) e estão associados a efeitos adversos em 9% a 15% dos pacientes, como depressão medular, infecção, pancreatite, hepatite tóxica e linfoma.

A ciclosporina age por bloqueio seletivo da ativação de linfócitos T-*helper* e citotóxicos. Apesar de ser um agente útil na conduta inicial de fístulas refratárias da DC, ocorre recidiva com a diminuição dos níveis séricos da droga. Além disso, os efeitos da ciclosporina na manutenção da remissão são desapontadores, razão pela qual ela tem sido cada vez menos indicada[66].

O emprego de antibióticos (metronidazol, ciprofloxacina) baseia-se na suposição de que a flora bacteriana tenha um papel na patogênese das lesões da DC. Podem ser usados na manutenção da remissão clínica, na doença refratária e na presença de fístulas. O metronidazol é ativo contra a flora anaeróbica, e tem sido especialmente indicado no tratamento da doença perianal ou quando o cólon está envolvido. A ciprofloxacina é uma quinolona com atividade sobre *E. coli* e enterobactérias, que pode ser usada isoladamente ou associada ao metronidazol[65].

Como foi visto, os esforços para melhorar a eficácia e diminuir os efeitos colaterais de compostos sintéticos levaram à modificação das drogas existentes, como a evolução da sulfassalazina para derivados do 5-ASA e da hidrocortisona para budesonida. Apesar dessas melhorias, essas terapias necessitam de dias ou semanas para agir, não induzem remissão histopatológica, não evitam cirurgia ou o desenvolvimento de câncer e têm eficácia limitada em 50-80% dos pacientes.

Assim, o acúmulo de conhecimentos sobre os mecanismos inflamatórios propiciou o desenvolvimento de novas formas de tratamento, como os agentes biológicos (anti-TNF-α e IL-10) e a terapia gênica. Terapias de caráter imunomodulador foram testadas em ensaios clínicos e estudos experimentais com agentes inibidores de citocinas proinflamatórias (anticorpos para IL-1 ou antagonistas de receptores IL-1, anticorpos anti-IL-12, anti-TNF-α, anti-IFN-α) ou com citocinas antiinflamatórias (IL-4, IL-10, IL-11, IL-13), com resultados promissores[64,78].

A última geração de drogas ativas se tornou disponível na década de 1990, com o desenvolvimento de anticorpos monoclonais anti-TNF-α (Remicade® — infliximab), que agem inibindo especificamente um componente da cascata inflamatória. Demonstraram-se efeitos na supressão da doença ativa e na manutenção da remissão em porcentagem variável de pacientes com DC[60].

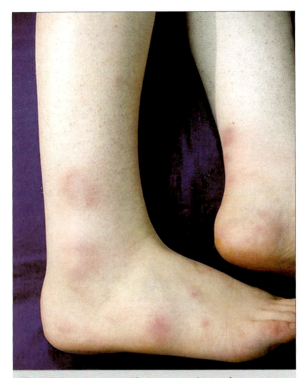

Fig. 57.4 — Eritema nodoso em membros inferiores.

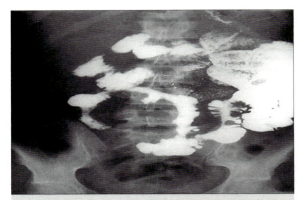

Fig. 57.5 — Trânsito intestinal mostrando áreas de estenose e pseudodivertículos.

O infliximab é considerado a mais importante aquisição no tratamento da DC nos últimos 20 anos, principalmente em pacientes não-responsivos a corticóides e naqueles com doença fistulizante. Doses triplas de 5 mg/kg por via endovenosa têm sido testadas em intervalos de semanas, tornando-se o regime-padrão no tratamento de fístulas por DC, inclusive na doença perianal[59].

Apesar desses notáveis resultados, têm-se relatado ausência de resposta em 15 a 35% dos casos, reações adversas em até 60% e desenvolvimento de infecções como pneumonia, abscessos e tuberculose após o início do tratamento. Além disso, não previne a necessidade de tratamento cirúrgico em parcela significativa dos doentes, provavelmente devido à duração limitada de sua resposta, embora promova mudança na natureza, na magnitude e no tipo de indicação cirúrgica[57].

O uso de peptídeos com atividade antiinflamatória como a IL-10 tem demonstrado menor eficácia do que originalmente esperado. Terapias baseadas em tecnologia de DNA e transferência de genes estão sendo desenvolvidas, sem resultados publicados. A manipulação de anormalidades genotípicas pode trazer perspectivas futuras de cura, seja pela seleção de pacientes para induzir mutações específicas recentemente descobertas (gene *NOD2* ou *CARD15*), ou pela substituição de genes defeituosos.

Embora ainda não possa ser recomendada como forma de tratamento da DC grave, a realização de transplante de medula óssea em pacientes com leucemia e DC possibilitou a remissão prolongada da doença intestinal, sugerindo a possibilidade de cura da doença por meio de modificações na função das células hematopoiéticas[38].

A oxigenioterapia hiperbárica tem sido utilizada para elevar a tensão relativa de oxigênio tecidual, a fim de controlar infecção por anaeróbios, melhorar a atividade bactericida de leucócitos e a proliferação de fibroblastos. Sua administração normalmente requer várias sessões semanais de oxigênio a 100% em pressão de 2,5 atmosferas, com resultados iniciais bons em doença perianal refratária. Entretanto, os custos associados e o tempo consumido na aplicação têm relegado sua indicação a pequeno grupo de pacientes.

TERAPIA NUTRICIONAL (TN)

A TN pelas vias oral, enteral ou parenteral pode ser necessária em várias fases evolutivas das DII. Os principais objetivos da TN são manter e/ou recuperar as condições nutricionais, obter uma eventual remissão da atividade da doença, reduzir as indicações cirúrgicas e as complicações operatórias[11,17].

De maneira geral, prefere-se a via enteral em virtude de gerar menos complicações e ter custo menor, reservando-se a via parenteral para quando houver contra-indicação ou intolerância à via enteral. Contra-indicações ao uso da nutrição enteral (NE) incluem hemorragia maciça, perfuração ou obstrução intestinal, fístulas de alto débito, megacólon tóxico e alguns casos de síndrome do intestino curto.

Constituem indicações de TN as exacerbações agudas, graves e repetidas, o preparo pré-operatório de pacientes desnutridos, com fístulas digestivas, síndrome do intestino curto e retardo de crescimento.

Nos últimos anos, excelentes revisões[41,54,68] e meta-análises[25,31] têm sido publicadas sobre a terapia primária das DII por TN. Em pacientes com desnutrição grave, revisões de estudos não-controlados sugerem que a nu-

DOENÇA DE CROHN

trição parenteral total (NPT) pré-operatória reduz as complicações e a extensão da ressecção intestinal, embora possa aumentar o tempo de internação[6]. Deve ser administrada por pelo menos 5 dias para corrigir desnutrição grave no pré-operatório de cirurgias eletivas, podendo ser empregada por 1 a 3 dias na doença com atividade intensa[7]. A NPT é também efetiva como terapia primária na DC refratária, embora um maior índice de recidivas tardias possa ser observado em comparação com o tratamento cirúrgico. Pelo contrário, a NPT não é efetiva no tratamento primário da maioria das fístulas por DC e da RCUI.

O reconhecimento das complicações inerentes à NPT e da importância do fornecimento de nutrientes diretamente na luz intestinal destaca o valor das dietas enterais em diversas afecções. Vantagens potenciais incluem menor custo, administração fácil e menor índice de complicações [26].

Se a obstrução intestinal não for um elemento importante no processo da doença, não há contra-indicação ao uso de dietas enterais[20]. Ainda mais, a ausência de diferença nos índices precoces de remissão da DC entre dietas enterais e a NPT indica que o repouso intestinal não influi na eficácia do tratamento[42].

A NE reduz a atividade da DC pela correção de deficiências nutricionais, a eliminação de antígenos dietéticos, alteração da flora intestinal, diminuição de mediadores inflamatórios e a provisão de nutrientes específicos[20,21,30,41]. Entretanto, estudos randomizados favorecem a terapia medicamentosa sobre a NE na remissão inicial da DC ativa em adultos[25,31]. Não há diferença significativa na eficácia entre dietas elementares, oligoméricas e poliméricas quanto à remissão precoce ou tardia da doença[25,41].

NE durante 3 a 6 semanas pode reduzir a atividade da doença e induzir remissão precoce (menor que 3 meses) em 68% dos pacientes (29 a 88%) com DC ativa, índice semelhante ao obtido com a NPT[21,25].

O conhecimento da fisiopatologia das DII tem levado ao desenvolvimento de terapêuticas imunossupressoras que visam reduzir o processo inflamatório, alterar a produção de mediadores inflamatórios e a resposta dos tecidos-alvo a eles. Assim, a provisão racional de nutrientes deve incluir aqueles que, além de fornecer calorias, despertem pouco estímulo antigênico, tenham efeito trófico sobre a mucosa e possam modular processos inflamatórios e imunológicos[64].

Apesar de a glutamina ser um importante nutriente trófico para a mucosa intestinal, não há, ainda, evidência clara sobre seu papel terapêutico nas DII[6,12,40]. Diversos ácidos graxos podem influir nas funções do sistema imunológico e no metabolismo de células da mucosa colônica[13]. Os efeitos de emulsões lipídicas suplementadas com óleo de peixe ricas em ácidos graxos ômega-3 (AGn-3) têm recebido atenção especial, estudando-se seu papel no suporte nutricional, metabólico e farmacológico de diversas afecções e na modulação de processos inflamatórios e imunológicos[1].

A utilização de AGn-3 por via oral ou parenteral no tratamento das DII em diversos ensaios clínicos e estudos experimentais tem sugerido possibilidades terapêuticas promissoras, proporcionando diminuição da sintomatologia, menor dependência de corticoesteróides e melhora endoscópica e histológica do cólon[4,5], efeitos atribuídos à modificação do perfil dos mediadores envolvidos[52].

Em estudo experimental desenvolvido pioneiramente em nosso meio[16], tivemos a oportunidade de verificar que emulsões lipídicas parenterais enriquecidas com AGn-3 proporcionaram benefícios clínicos, reduziram a inflamação tecidual, preservaram a estrutura morfológica da mucosa e diminuíram a síntese local de eicosanóides em colite induzida por ácido acético. Verificamos, também, que esses efeitos benéficos foram mais consistentes com emulsões contendo triglicerídios de cadeias média e longa em que a razão n-3/n-6 era de 1:3.

É possível que os AGn-3 tenham seu efeito maior na redução da inflamação ativa do que na prevenção da reativação da doença de um estado quiescente. A possibilidade de essa terapêutica ser aplicável a todos os pacientes com DII ainda não foi totalmente elucidada.

TRATAMENTO CIRÚRGICO

Indicações Cirúrgicas

As indicações cirúrgicas para tratamento das DII devem resultar de um consenso entre cirurgião e o paciente conhecedor das características de sua doença, das perspectivas do ato operatório e suas conseqüências (Tabela 57.4). O tratamento cirúrgico possibilita melhora da qualidade de vida deteriorada em parcela significativa dos pacientes[74].

A intratabilidade clínica é a indicação cirúrgica mais comum, constituindo o grupo de pacientes que recebe

---

Tabela 57.4
Indicações de Tratamento Cirúrgico nas DII

Eletivas
- Intratabilidade Clínica
- Suboclusão
- Fístulas
- Retardo de crescimento
- Doença perianal
- Manifestações extra-intestinais (pioderma gangrenoso)
- Risco ou associação com câncer

Urgência
- Hemorragia
- Obstrução aguda
- Peritonite
- Ileíte aguda
- Megacólon tóxico

tratamento adequado e por tempo prolongado, mas que não consegue exercer suas atividades principais. Deve considerar debilidade crônica, exacerbações clínicas, hospitalizações, efeitos colaterais de medicamentos, dependência medicamentosa e deterioração progressiva da qualidade de vida. Apresentam diarréia intratável, dor abdominal, alterações nutricionais, crises repetidas de suboclusão ou aversão à medicação.

Massa palpável no quadrante inferior direito do abdômen comumente se associa a abscesso, que deve ser drenado por punção guiada por imagem ou cirurgicamente. Uma grande variedade de fístulas é encontrada na DC, cujo tratamento clínico tem maus resultados quando associadas à obstrução. Na evolução da doença mais segmentos são acometidos, o doente se desnutre, e podem aparecer fístulas múltiplas com a parede abdominal ou outros órgãos. Esses fatores aumentam a dificuldade técnica e a morbidade operatória. As fístulas entre o intestino delgado, cólon e trato urinário predominam no sexo masculino devido à ausência do útero, constituindo-se em indicações cirúrgicas importantes devido a infecções urinárias de repetição.

Atualmente considera-se inadequado retardar a indicação cirúrgica, baseando-se tal assertiva nos fatos de que a ressecção intestinal econômica elimina tecido que jamais voltará ao normal, metade dos pacientes operados não apresentará recorrência e, mesmo naqueles que a desenvolvem, há a vantagem de permanecem assintomáticos e livres do uso de medicamentos por períodos variáveis de tempo, o que significa melhora da qualidade de vida[9, 72].

Conforme já relatado, algumas manifestações extra-intestinais podem se constituir em indicação cirúrgica, como a uveíte, artralgias periféricas e lesões cutâneas como o pioderma gangrenoso. Situações de urgência como hemorragia maciça, obstrução aguda e perfuração com peritonite ocorrem raramente[73].

Preparo Pré-Operatório

O preparo mecânico do cólon é fundamental. Preparos anterógrados com manitol, polietileno glicol ou picossulfato sódico devem ser realizados cuidadosamente, uma vez que muitos desses doentes podem ser portadores de estenose ou fístulas. O preparo reduz a quantidade de fezes e bactérias, mas não as elimina, razão pela qual os antibióticos devem ser administrados antes que ocorra a contaminação bacteriana, visando a bactérias gram-negativas e anaeróbicas. Nas DII, a antibioticoterapia deve ser terapêutica, porque esses doentes apresentam alterações imunológicas que podem favorecer a instalação de infecções secundárias.

O doente deve também ser informado sobre a possibilidade de necessitar de estomia definitiva, dos riscos e possíveis resultados do tratamento cirúrgico. Independentemente da conduta cirúrgica planejada, é útil marcar o local do estoma. O apoio de um psicólogo pode minimizar o trauma da operação ou de suas conseqüências, principalmente em doentes jovens ou ansiosos.

Técnicas Operatórias e Resultados

Estima-se que o tratamento cirúrgico seja necessário em aproximadamente 50% dos pacientes após 5 anos de doença e entre 74% a 96% após 10-20 anos de seguimento[18]. A ressecção completa dos segmentos macroscopicamente envolvidos era considerada essencial, mas demonstrou-se que a incidência de recidiva não depende de doença residual microscópica nas margens de ressecção[3].

O tratamento cirúrgico da DC é realizado somente na falha do tratamento clínico e para a resolução das complicações. Como a recidiva da doença é praticamente inevitável, não se obtendo cura pela ressecção cirúrgica, o principal objetivo é preservar o máximo possível de extensão intestinal[56].

Na fase crônica da doença, deve-se levar em conta a idade e as condições nutricionais do paciente, a integridade da musculatura esfincteriana, a presença de doença retal e a experiência do cirurgião. Já na fase aguda, a meta da operação é salvar o paciente, e a demora na indicação pode aumentar a morbidade cirúrgica.

Como princípios básicos, recomenda-se realizar incisão mediana para preservar os quadrantes inferiores do abdômen, reconhecer a extensão da doença para o correto planejamento operatório, proceder a ressecções econômicas e evitar anastomoses na presença de contaminação cavitária[72].

Para preservar a maior extensão possível do intestino, empregam-se ressecções econômicas ou enteroplastias no tratamento das lesões múltiplas do intestino delgado. Ressecções parciais ou múltiplas, retirando as áreas mais intensamente atingidas, podem ser benéficas para diminuir os sintomas e evitar desnutrição.

Doença Ileal ou Ileocecal

Os quadros obstrutivos de íleo terminal são geralmente parciais e cedem com tratamento conservador, a não ser quando há fibrose extensa, abscessos e fístulas associadas. Nessas circunstâncias, a ressecção do segmento acometido torna-se imperativa, e a reconstrução do trânsito pode ser feita por anastomose látero-lateral mecânica ou término-terminal manual, reconhecendo-se, hoje, que a primeira está associada a menor índice de complicações e recidiva[36,84].

A ressecção com margem mínima de segurança deve se acompanhar de cuidados técnicos adicionais na dissecação do mesentério inflamado e espessado, a fim de manter o segmento remanescente bem vascularizado. Linfadenectomias empregadas no passado são desnecessárias. Excepcionalmente, quando as condições técnicas impedirem a ressecção intestinal, pode-se realizar derivações internas ou externas.

Em pacientes já submetidos a operações prévias, a combinação de ressecção limitada e técnicas conservadoras pode ser a melhor alternativa. A ressecção ileal interfere com a absorção de vitamina B_{12} e dos sais biliares, podendo determinar alterações funcionais, desenvolvimento de litíase biliar e cálculos renais de oxalato. Desnutrição grave ocorre quando é excisado mais que 75% do intestino delgado.

Jejunoileíte

Estimulados por técnicas utilizadas no tratamento da tuberculose intestinal na Índia, Lee e Papaioannou[45] tornaram-se os pioneiros na aplicação de enteroplastias na DC jejunoileal. Desde então, variações técnicas têm sido desenvolvidas, e a experiência acumulada tem demonstrado que esse procedimento é seguro, eficaz, e com morbidade semelhante à ressecção, aumentando gradativamente o entusiasmo com essa opção técnica[22,83].

O tipo mais popular de enteroplastia é a técnica de Heineke-Mikulicz, originalmente proposta para tratamento da hipertrofia pilórica. Geralmente usada em estenoses menores que 7 cm, essa técnica consiste em abrir longitudinalmente o intestino na borda antimesentérica, fechando essa brecha no sentido transverso de maneira a aumentar a luz intestinal e corrigir a estenose. Já a técnica de Finney é mais bem indicada em estenoses entre 7 e 15 cm, arqueando o segmento afetado em forma de U. Por esse detalhe técnico, seu uso não é indicado para longos segmentos intestinais pela dificuldade de dobrá-lo sobre si mesmo (Fig. 57.6).

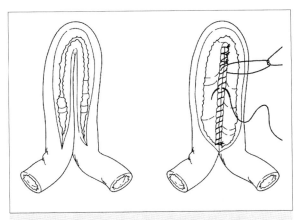

Fig. 57.6 — Técnica de enteroplastia de Finney.

Embora a técnica de Heineke-Mikulicz seja a mais comumente usada, a análise evolutiva dos pacientes sugere que a técnica de Finney pode reduzir os índices de reoperações em pacientes selecionados[77].

Variações técnicas das técnicas de enteroplastia têm sido idealizadas. Fazio et al.[24] descreveram um método que combina elementos desses dois tipos de plástica, utilizada nas estenoses de até 20 centímetros. Michelassi[50] sugeriu a realização de enteroplastia isoperistáltica com anastomose látero-lateral para tratamento de estenoses longas. Em 1997, Taschieri et al.[71] descreveram uma enteroplastia alternativa, indicada seletivamente para os casos em que o íleo terminal está muito inflamado e há estreitamento da válvula ileocecal.

A seleção dos locais para realização da enteroplastia é importante. Estenoses fibróticas segmentares (curtas) são consideradas as mais apropriadas, seja no jejuno-íleo, duodeno ou em anastomoses ileocolônicas ou ileorretais após ressecção intestinal[83].

A jejunoileíte é uma forma grave e relativamente rara da DC que afeta segmentos longos e/ou múltiplos do intestino delgado, na maioria das vezes com estenoses curtas. Sua incidência relatada é de 3 a 10%[70]. As queixas mais freqüentes são de obstrução intestinal crônica com anorexia, perda de peso e desnutrição[84].

Antes dos anos 1980, essa entidade estava associada à grande morbidade, com risco para desenvolver síndrome do intestino curto devido à natureza difusa da doença e mortalidade que atingia 50%. Entretanto, a aplicação das técnicas de enteroplastia contribuiu de maneira decisiva para seu manuseio, permitindo aliviar os sintomas obstrutivos, preservar extensão intestinal e prevenir o desenvolvimento de intestino curto.

Críticos das técnicas de enteroplastia ressaltavam o potencial de complicações como deiscência das suturas, sangramento e recidiva precoce, devido à permanência *in situ* do intestino doente, o que não se confirmou. A realização de enteroplastias múltiplas determina complicações em cerca de 12 a 18% dos pacientes[22]. Estudo recente de meta-análise[77] sobre 15 publicações com seguimento superior a 2 anos mostrou que o índice médio de morbidade foi de 13%, sendo as complicações mais comuns representadas por fístula enterocutânea (23%), abscesso e sangramento intestinal (11%).

Estudos retrospectivos demonstraram que as enteroplastias não determinam maior chance de recidiva da doença[18]. Exames radiológicos e histopatológicos sugeriram regressão da doença ativa no local das suturas, e as recidivas sintomáticas são causadas pelo envolvimento de novos segmentos[56]. Recidivas foram observadas em 25% de 506 pacientes, principalmente entre aqueles com perda ponderal significativa e doença ativa[77].

Discutiram-se também os riscos por não se ressecar alças com risco de transformação neoplásica devido à presença de displasia ou doença de longa duração[29]. Entretanto, somente quatro casos de câncer ocorrendo no local ou perto de enteroplastias foram descritos até o momento[2,39,48,83]. Embora nos locais de enteroplastia a doença geralmente regrida e o risco de carcinoma não se limite aos locais macroscopicamente inflamados, a ocorrência de carcinoma nos locais de enteroplastia levanta importantes questões relativas à sua segurança a longo prazo.

As enteroplastias têm sido especialmente indicadas em pacientes com jejuno-ileíte difusa (especialmente com ressecções prévias) e nas estenoses longas, com bons resultados[22,56]. Eventualmente, são associadas a ressecções parciais[22]. Perfuração intestinal, fístulas e abscessos são considerados contra-indicações para sua realização[37].

Doença Colônica

As indicações cirúrgicas na colite têm incidência variável na literatura, e as principais causas são intratabilidade clínica, fístulas e estenoses. A realização de derivações intestinais isoladas para prover "repouso" ao intestino inflamado não oferece benefícios aos pacientes, sendo esta indicação abandonada em favor da instituição de terapia nutricional parenteral no pré-operatório. Assim, a doença colônica deve ser tratada por técnicas de ressecção que irão variar conforme as características de cada paciente.

A conduta operatória irá depender da localização preferencial do processo inflamatório e da presença de lesão perianal[14]. Ressecções econômicas segmentares do cólon direito ou do cólon esquerdo com anastomose primária podem ser realizadas em doenças limitadas a esses segmentos[76]. Mesmo sendo elevada a incidência de recidiva, o paciente se beneficia pela ausência do estoma e pelo controle dos sintomas durante algum tempo.

A maioria dos doentes com colite de Crohn apresenta acometimento extenso, poupando o reto em até 25% dos casos. Colectomia total com ileorreto anastomose pode ser realizada em pacientes em que o reto tenha boa complacência, não esteja muito comprometido pelo processo inflamatório ou por displasia, comprovando-se que há boa função esfincteriana. Do ponto de vista técnico, é procedimento mais simples, com baixo índice de complicações pós-operatórias e sem conseqüências na esfera urogenital.

Nos casos em que o cirurgião não esteja convicto da viabilidade do reto ou na presença de sepse perineal, pode-se preservar o reto e realizar colectomia subtotal e ileostomia, postergando a ressecção definitiva do reto. Nesses casos, o paciente deve ser submetido a exames rotineiros do reto em vista da possibilidade de malignização.

O acometimento perianal importante torna necessária a realização de proctocolectomia total com ileostomia definitiva[72]. Apesar de apresentar os menores índices de recorrência, traz o ônus físico e psicológico de um estoma definitivo. Nesses casos, a recorrência aparece no íleo terminal ou períneo.

A proctocolectomia restauradora com bolsa ileal representou um dos maiores avanços no tratamento da colite ulcerativa, possibilitando o controle da doença e evitando o prolongamento do tratamento medicamentoso e a possibilidade de degeneração maligna. Apesar dos altos índices de complicações pós-operatórias imediatas e tardias, essa operação é a mais freqüentemente

realizada no tratamento eletivo da RCUI. Na DC, a natureza transmural da doença pode levar à formação de fístulas, razão pela qual a realização do reservatório ileoanal tem sido contra-indicada. Em casos selecionados, discute-se a possibilidade de confeccionar reservatório ileal quando o reto estiver acometido, porém sem lesão perianal[55].

Reconhece-se, entretanto, que a DC representa uma das causas de insucesso do reservatório, tornando necessária a excisão da bolsa ileal, com conseqüente perda de razoável extensão do intestino delgado[81]. O diagnóstico de colite indeterminada não contra-indica sua realização.

Tratamento Cirúrgico de Emergência

O tratamento cirúrgico emergencial é realizado para o controle das hemorragias, tratamento da obstrução aguda, do megacólon tóxico, da ileíte aguda e da perfuração, que são complicações pouco freqüentes.

O megacólon tóxico constitui complicação grave caracterizada por dilatação do cólon e quadro séptico, de etiologia ainda maldefinida. A inflamação transmural resulta em paralisia da musculatura lisa do cólon, que se dilata passivamente e perde as contrações propulsivas. A peritonite localizada permite absorção de toxinas, desencadeando quadro séptico com febre, taquicardia, leucocitose e choque. Muitos pacientes não respondem à terapia clínica e requerem intervenção cirúrgica precoce.

Constituem indicações para cirurgia imediata a presença de perfuração livre ou sinais de peritonite, dor abdominal intensa e localizada (indicando perfuração iminente), sinais de choque séptico, hemorragia maciça associada ou deterioração das condições gerais em período de 24 horas. A restauração da continuidade do trânsito intestinal não deve ser tentada em condições emergenciais como a colite fulminante e megacólon tóxico[32].

Nessas circunstâncias, o procedimento mais indicado é a colectomia subtotal com ileostomia e sepultamento do reto remanescente, ou sua exteriorização como fístula mucosa.

Doença Perianal

As manifestações perianais da DC ocorrem em proporção variável entre 20 a 80% dos pacientes, e a meta do tratamento é a resolução da sintomatologia (Fig. 57.7). Embora o tratamento local possa ser efetivo em pacientes selecionados, todos os esforços devem ser dirigidos para a resolução da doença intestinal, cujo controle ajuda na cicatrização perianal. Os critérios para avaliação da atividade da doença incluem a presença de dor abdominal, diarréia e complicações sistêmicas[72].

A realização de colostomia não promove cicatrização, e a presença de lesões extensas pode motivar a indicação de amputação do reto, sendo essa situação pouco

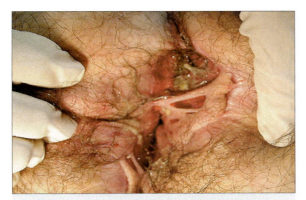
Fig. 57.7 — Doença perianal extensa.

comum. Quando associada à incontinência fecal, outra opção é a proctocolectomia total, que evita a realização de grandes feridas que podem ter cicatrização lenta e difícil. O abscesso anal se constitui em indicação óbvia de tratamento cirúrgico local[75].

O tratamento de cada paciente deve ser individualizado. Combinações terapêuticas envolvendo antibióticos, azatioprina/6-MP com ou sem infliximab, associadas à cirurgia conservadora (incisão, drenagem e colocação de *seton*) podem facilitar a cicatrização de fístulas em muitos pacientes. Em casos de sepse perianal, o emprego de oxigenioterapia hiperbárica pode melhorar as condições locais.

Tratamento Cirúrgico por Videolaparoscopia

O tratamento da DC por acesso videolaparoscópico representa capítulo à parte, uma vez que essa indicação ainda é questionada na literatura, não tendo sido considerada, ainda, uma forma de tratamento-padrão.

A realização de colectomias direitas videoassistidas no tratamento da ileocolite de Crohn tem obtido bons resultados, com baixos índices de morbidade, conversão e permanência hospitalar[47,61,63,82]. Outras vantagens como redução do estresse fisiológico, da formação de aderências intra-abdominais e melhor resultado cosmético podem ser particularmente atraentes em pacientes com maior risco de serem submetidos a operações múltiplas durante a vida.

Em estudo prospectivo e randomizado comparando a cirurgia laparoscópica *vs* convencional em pacientes selecionados portadores de ileocolite refratária, Milsom *et al.*[51] concluíram que a técnica laparoscópica proporcionou recuperação mais rápida das funções pulmonares, menos complicações e menor hospitalização. Não se observaram, também, diferenças quanto a índices de recidiva e intervalo livre de doença[69].

A maior relutância dos autores na indicação da VL diz respeito à avaliação e à excisão de tecido inflamado.

Alguns sugerem que a presença de complicações locais (abscesso, fístulas, recidiva em anastomose), principalmente quando associadas, constitui uma limitação importante ao emprego da VL, por levar a altos índices de conversão[8].

Entretanto, o preparo adequado dos pacientes pode tornar viável o emprego da laparoscopia, por meio de suporte nutricional, antibioticoterapia, repouso intestinal e drenagens percutâneas de abscesso[82]. Há, inclusive, relatos de enteroplastias[80] e manuseio de pacientes portadores de fístulas intestinais por via laparoscópica[7,58,80].

Poulin *et al.*[58] compararam os resultados de pacientes com fístulas entéricas por DC e doença diverticular operados por videolaparoscopia ou laparotomia. Não observaram diferença quanto aos índices de complicações (23 x 38%) ou permanência hospitalar.

Watanabe *et al.*[80] reportaram bons resultados no tratamento cirúrgico de 20 pacientes com fístulas, submetidos a tratamento médico intensivo 30 dias antes do procedimento cirúrgico por meio de corticosteróides, terapia nutricional parenteral e enteral. Esses pacientes foram tratados por procedimentos que incluíram ressecção ileocecal, enteroplastia, ressecções segmentares do cólon e de recidiva anastomótica. Relataram complicações e conversões em 16% dos pacientes.

Na Universidade Johns Hopkins em Maryland, Schmidt *et al.*[63] trataram 110 pacientes com obstrução (77%), insuficiência do tratamento clínico (35%), fístulas (27%) e sepse perineal (4%). Desses, 40% dos procedimentos foram convertidos para laparotomia, seja por aderências (21), extensão da doença (9), massa inflamatória (7), fístula (5) ou dificuldade em reconhecer a anatomia (3). Concluíram que os fatores indicativos de conversão refletem o desafio técnico no tratamento de doença grave, particularmente em pacientes tomando corticosteróides, desnutridos, fumantes ou com envolvimento colônico.

Hasegawa *et al.*[35] relataram o tratamento de 33 pacientes com doença ileal ou ileocolônica primária e 15 outros com recidiva da doença em anastomose. Não observaram diferenças quanto aos índices de perda sangüínea, conversão, complicações e permanência hospitalar.

No Brasil, a indicação de videolaparoscopia no tratamento de DII não tem sido freqüente. Em levantamento nacional realizado em 2001[15], tivemos a oportunidade de constatar que, embora as afecções benignas representassem 60,2% do total de pacientes operados, DC e RCUI representaram apenas 2,4% e 1,9% das indicações, respectivamente.

Pelos dados aqui expostos, as contra-indicações do acesso laparoscópico no tratamento dessa afecção ainda não estão claramente definidas, sendo possível o manuseio de abscessos, fístulas e recidiva da doença. Pacientes com múltiplas operações prévias ou em situações emergenciais não são bons candidatos. Há evidências de que maiores taxas de sucesso do acesso laparoscópico possam ser obtidas pela instituição de medidas que controlem a gravidade da doença (repouso intestinal, NPT) e por indicação cirúrgica mais precoce[63].

Assim, cabe ressaltar que casos selecionados, operados por cirurgiões experientes, poderão se beneficiar das vantagens proporcionadas pela videolaparoscopia, se não forem comprometidos os princípios de segurança para o paciente e conservação de extensão intestinal.

REFERÊNCIAS BIBLIOGRÁFICAS

1. Alexander JW. Immunonutrition: the role of ù-3 fatty acids. *Nutrition* 14: 627-33, 1998.
2. Alexander-Williams J, Haynes IG. Conservative operations for Crohn's disease of the small bowel. *World J Surg* 9:945-511, 1985.
3. Adloff M, Arnaud JP, Ollier JC. Does the histologic appearance at the margin of resection affect the postoperative recurrence rate in Crohn's disease? *Am Surg* 53:543-6, 1987.
4. Almallah YZ, Richardson S, O'Hanrahan T, Mowat NA, Brunt PW, Sinclair TS, Ewen S, Heys SD, Eremin O. Distal proctocolitis, natural cytotoxicity and essential fatty acids. *Am J Gastroenterol* 93:804-9, 1998.
5. Aslan AMD, Triadafilopoulos GMD. Fish oil fatty acid supplementation in active ulcerative colitis: a double-blind, placebo-controlled, crossover study. *Am J Gastroenterol* 87:432-437, 1992.
6. Alpers DH. Use of macro and micronutrients for nutrition support in inflammatory bowel disease. In: BR Bistrian, JA Walker-Smith eds. *Nestle Nutr Workshop Ser Clin Performe* 2:155-70, 1999.
7. ASPEN Board of Directors. Guidelines for use of parenteral and enteral nutrition in adults and pediatric patients. *J Parenter Enteral Nutr* 17:18S, 1993.
8. Bauer JJ, Harris MT, Grumbach NM & Gorfine SR. Laparoscopic-assisted intestinal resection for Crohn's Disease. *Dis Colon Rectum* 38:712-15, 1995.
9. Beart Jr RW, McIlrath DC, Kelly KA, Van Heerden JA, Mucha P Jr, Dozois RR, Adson MA, Culp CE. Surgical management of inflammatory bowel disease. *Curr Probl Surg* 17:533-84, 1980.
10. Best WR, Becktel LM, Singleton JW, Kern F. Development of a Crohn's Disease Activity Index. *Gastroenterology* 70:439-44, 1976.
11. Campos ACL, Coelho JCU. Suporte nutricional nas doenças inflamatórias intestinais. *Rev Bras Nutr Clin* 9:55-62, 1994.
12. Campos FG, Waitzberg DL, Mucerino DR, Logulo A, Habr-Gama A. The role of glutamine in nutrition in clinical practice. *Arq Gastroenterol* 33:86-92, 1996.
13. Campos FG, Waitzberg DL, Plopper C, Terra RM, Habr-Gama A. Ácidos graxos de cadeia curta e doenças colorretais. *Rev Bras Nut. Clin* 13:276-85, 1998.
14. Campos FG. Doenças inflamatórias Intestinais. In: Coelho JCU, Malafaia O, Ribas Filho JM. *A cirurgia do aparelho digestivo rumo ao terceiro milênio.* São Paulo, Lemos Editora: pp. 145-164, 2000.
15. Campos FG *et al.* Cirurgia laparoscópica colorretal — resultados do inquérito nacional brasileiro — 2001. *Revista Brasileira de Coloproctologia* 21:135-143, 2001.
16. Campos FG, Waitzberg DL, Habr-Gama A, Logullo AF, Noronha IL, Jancar S, Torrinhas RS, Furst P. Impact of parenteral n-3 fatty acids on experimental acute colitis. *Br J Nutr* 87:S83-8, 2002.
17. Campos FG, Waitzberg DL, Teixeira MG, Mucerino DR, Habr-Gama A, Kiss DR. Inflammatory bowel diseases: principles of nutritional therapy. *Rev Hosp Clin Fac Med São Paulo* 57:187-98, 2002.
18. Cristaldi M, Sampietro GM, Danelli PG, Bollani S, Bianchi Porro G, Taschieri AM. Long-term results and multivariate analysis of prognostic factors in 138 consecutive patients ope-

rated on for Crohn's disease using "bowel-sparing" techniques. *Am J Surg* 179:266-70. 2000.
19. Crohn BB, Ginzburg L & Oppenheimer GD. Regional ileitis: a pathological and clinical entity. *JAMA* 99:1325-9, 1932.
20. DeWitt RC, Kudsk K. Enteral nutrition. *Gastroenterol Clin N Am* 27:371-86, 1998.
21. Dieleman LA, Heizer WD. Nutritional issues in inflammatory bowel disease. *Gastroenterol Clin N Am* 27:435-51, 1998.
22. Dietz DW, Fazio VW, Laureti S, Strong SA, Hull TL, Church J, Remzi FH, Lavery IC, Senagore AJ. Strictureplasty in diffuse Crohn's jejunoileitis: safe and durable. *Dis Colon Rectum* 45:764-70, 2002.
23. Dionne S, Ruemmele FM, Seidman EG. Immunopathogenesis of inflammatory bowel disease: role of cytokines and immune cell-enterocyte interactions. In: BR Bistrian, JA Walker-Smith eds. *Nestle Nutr Workshop Ser Clin Perform Programme* 2:41-62, 1999.
24. Fazio VW, Tjandra JJ, Lavery IC, Church JM, Milsom JW, Oakley JR. Long-term follow-up of strictureplasty in Crohn's disease. *Dis Colon Rectum* 36:355-61, 1993.
25. Fernandez-Banares F, Cabre E, Esteve-Comas M, Gassul MA. How effective is enteral nutrition in inducing clinical remission in active Crohn's disease ? A meta-analysis of the randomized clinical trials. *J Parent Enteral Nutr* 19:356-64, 1995.
26. Forbes A. Review article: Crohn's disease — The role of nutritional therapy. *Aliment Pharmacol Ther* 16:48-52, 2002.
27. Gassull MA, Abad A, Cabre E, Gonzalez-Huix F, Gine JJ, Dolz C. Enteral nutrition in inflammatory bowel disease. *Gut* 27:76-80, 1986.
28. Geerling BJ, Stockbrügger RW, Brummer RJM. Nutrition and inflammatory bowel disease: An update. *Scand J Gastroenterol* 34:95-105. 1999.
29. Greenstein AJ, Sachar D, Pucillo A, Kreel I, Geller S, Janowitz HD, Aufses A Jr. Cancer in Crohn's disease after diversionary surgery. A report of seven carcinomas occurring in excluded bowel. *Am J Surg* 135:86-90. 1978.
30. Griffiths, A.M. Inflammatory bowel disease. *Nutrition* 14:788-91, 1998.
31. Griffiths AM, Ohlsson A, Sherman PM, *et al.* Meta-analysis of enteral nutrition as primary therapy of active Crohn's disease. *Gastroenterology* 108(4):1056-1067, 1995.
32. Habr-Gama, A. Retocolite Ulcerativa. In: Pinotti HW. *Tratado de clínica cirúrgica do aparelho digestivo.* São Paulo, Atheneu, pp. 1169-84, 1994.
33. Haddad M.T. Tratamento clínico das doenças inflamatórias do intestino. In: Angelita Habr-Gama, *Doença inflamatória intestinal.* São Paulo, Atheneu, pp. 89-110, 1997.
34. Han PD, Burke A, Baldassano RN, Rombeau JL, Lichtenstein GR. Nutrition and inflammatory bowel disease. *Gastroenterol Clin* 28:423-36, 1999.
35. Hasegawa H, Watanabe M, Baba H, Kitajima M, Darzi A. Laparoscopic surgery for recurrent Crohn's disease. *Br J Surg* 89:13-15, 2002.
36. Hashemi M, Novell JR, Lewis AA. Side-to-side stapled anastomosis may delay recurrence in Crohn's disease. *Dis Colon Rectum* 41:1293-1296, 1998.
37. Hurst RD, Michelassi F. Strictureplasty for Crohn's disease: techniques and long-term results. *World J Surg* 22:359-63, 1998.
38. James SP. Allogenic bone narrow transplantation in Crohn's disease. Gastroenterology 114:596-8, 1998.
39. Jaskowiak NT, Michelassi F. Adenocarcinoma at a strictureplasty site in Crohn´s disease. Report of a case. *Dis Colon Rectum* 44:284-287, 2001.
40. Jonas CR, Ziegler TR. Potential role of glutamine administration in inflammatory bowel disease. In: BR Bistrian, JA Walker-Smith eds. *Nestle Nutr Workshop Ser Clin Perform Programme* 2:217-235, 1999.
41. King TS, Woolner JT, Hunter JO. Review article: the dietary management of Crohn's disease. *Aliment Pharmacol* 11:17-31, 1997.
42. Klein S. Influence of nutrition support on clinical outcome in short bowel syndrome and inflammatory bowel disease. *Nutrition* 2:233-7, 1995.

43. Knigge KL. Inflammatory bowel disease. *Clin Cornerstone* 4:49-60, 2002.

44. Kolios G, Petoumenos C, Nakos A. Mediators of inflammation: production and implication in inflammatory bowel disease. *Hepatogastroenterology* 45:1601-9, 1998.

45. Lee EC, Papaioannou N. Minimal surgery for chronic obstruction in patients with extensive or universal Crohn's disease. *Ann R Coll Surg Engl* 64:229-33, 1982.

46. Lewis JD, Fisher RL. Nutrition support in inflammatory bowel disease. *Med Clin N Amer* 78:1443-56, 1994.

47. Ludwig KA, Milsom JW, Church JM, Fazio VW. Preliminary experience with laparoscopic intestinal surgery for Crohn's disease. *Am J Surg* 171:52, 1996.

48. Marchetti F, Fazio VW, Ozuner G. Adenocarcinoma arising from a strictureplasty site in Crohn's disease. Report of a case. *Dis Colon Rectum* 39:1315-21, 1996.

49. Mayberry JF, Rhodes J. Epidemiological aspects of Crohn's disease. *Gut* 25:886-899, 1984.

50. Michelassi F. Side-to-side isoperistaltic strictureplasty for multiple Crohn's strictures. *Dis Colon Rectum* 39:345-9, 1996.

51. Milsom JW, Bohm B, Hammerhofer KA, Böhm B, Marcello P, Elson P, Fazio VW. Prospective, randomized trial comparing laparoscopic vs. conventional surgery for refractory ileocolic Crohn's disease. *Dis Colon Rectum* 44:1-9, 2001.

52. Nieto N, Fernandez MI, Torres MI, Rios A, Suarez MD, Gil A. Dietary monounsaturated n-3 and n-6 long-chain polyunsaturated fatty acids affected cellular antioxidant defense system in rats with experimental ulcerative colitis induced by trinitrobenzene sulfonic acid. *Dig Dis Sci* 43:2676-87, 1998.

53. Ogura Y, Bonen DK, Inohara N, Nicolae DL, Chen FF, Ramos R et al. A frameshift mutation in NOD2 associated with susceptibility to Crohn's disease. *Nature* 411:603-6, 2001.

54. O'Sullivan MA, O'Morain CA. Nutritional therapy in Crohn's disease. *Inflammatory Bowel Disease* 4:45-53, 1998.

55. Panis Y, Poupard B, Nemeth J, Lavergne A, Hautefeuille P, Valleur P. Ileal pouch/anal anastomosis for Crohn's disease. *Lancet* 347:854-7, 1996.

56. Pogglioli G, Pierangeli F, Laureti S, Ugolini F. Review article: indication and type of surgery in Crohn's disease. *Aliment Pharmacol Ther* 16:59-64, 2002.

57. Poritz LS, Rowe WA, Koltun WA. Remicade does not abolish the need for surgery in fistulizing Crohn's disease. *Dis Colon Rectum* 45:771-5, 2002.

58. Poulin EC, Schlatta CM, Mamazza J, Seshadri PA. Should enteric fistulas from Crohn's disease or diverticulitis be treated laparoscopically or by open surgery? A matched cohort study. *Dis Colon Rectum* 43:621-7, 2000.

59. Present DH, Rutgeerts P, Targan S, Hanauer SB, Mayer L, Van Hogezand RA et al. Infliximab for the treatment of fistulas in patients with Crohn's disease. *N Engl J Med* 340:1398-405, 1999.

60. Rizzello F, Gionchetti P, Venturi A, Campieri M. Review article: the management of refractory Crohn's disease. *Aliment Pharmacol Ther* 16:40-47, 2002.

61. Sardinha TC, Wexner SD. Laparoscopy for inflammatory bowel disease: pros and cons. *World J Surg* 22: 370-74, 1998.

62. Sartor RB. Pathogenesis and immune mechanisms of chronic inflammatory bowel diseases. *Am J Gastroenterol (Suppl)* 92:5-11, 1997.

63. Schmidt CM, Talamini MA, Kaufman HS, Lilliemoe KD, Learn P, Bayless T. Laparoscopic surgery for Crohn's disease: reasons for conversion. *Ann Surg* 233:733-9, 2001.

64. Schreiber S. Experimental immunomodulatory therapy of inflammatory bowel disease. *Neth J Med* 53 (Suppl):24-31, 1998.

65. Scribano ML, Prantera C. Review article: medical treatment of active Crohn's disease. *Aliment Pharmacol Ther* 16:35-39, 2002.

66. Seegers D, Bouma G, Peña AS. Review article: a critical approach to new forms of treatment of Crohn's disease and ulcerative colitis. *Aliment Pharmacol Ther* 16:53-58, 2002.

67. Sicilia B, Lopez Miguel C, Arribas F, Lopez Zaborras J, Sierra E, Gomollon F. Environmental risk factors and Crohn's disease: a population-based, case-control study in Spain. *Dig Liver Dis* 33:762-7, 2001.

68. Stenson WK, Alpers DH. Nutritional therapy in Crohn's disease: a historical overview. *Curr Opin Gastroenterol* 13:135-9, 1997.

69. Tabet J, Hong D, Kim CW, Wong J, Goodacre R, Anvari M. Laparoscopic versus open bowel resection for Crohn s disease. *Can J Gastroenterol* 15:237-42, 2001.

70. Tan WC, Allan RN. Diffuse jejunoileitis of Crohn's disease. *Gut* 34:1374-8, 1993.

71. Taschieri AM, Cristaldi M, Elli M, Danelli PG, Molteni B, Rovati M, Porro GB. Description of new "bowel-sparing" techniques for long strictures of Crohn's disease. *Am J Surg* 173:509-12, 1997.

72. Teixeira MG, Habr-Gama A. Tratamento cirúrgico da doença de Crohn intestinal. In: Angelita Habr-Gama (ed.) *Doença Inflamatória Intestinal*. São Paulo, Atheneu, pp. 173-188, 1997.

73. Teixeira MG, Habr-Gama A, Alcântara RSM, Brunetti Netto C, Pinotti HW. Doença de Crohn: resultado do tratamento clínico em 121 pacientes. *Rev Bras Colo-Proct* 3:94-9, 1993.

74. Teixeira MG, Habr-Gama A, Rocha MÊS, Santos HAL, Oliveira ALP. Qualidade de vida dos doentes com doença inflamatória intestinal antes e após tratamento cirúrgico. *Rev Bras Colo-Proct* 16:186-91, 1996a.

75. Teixeira MG, Habr-Gama A, Takiguti CK, Rocha ME, dos Santos HA, Oliveira AL. Perianal manifestations in Crohn's disease. *Rev Hosp Clin Fac Med São Paulo* 51:125-30, 1996b.

76. Teixeira MG, Habr-Gama A, Takiguti C, Calache JE, Almeida MG, Teixeira WG, Pinotti HW. Colonic Crohn's disease: results of treatment. *Rev Hosp Clin Fac Med Sao Paulo* 53:61-7, 1998.

77. Tichansky D, Cagir B, Yoo E, Marcus SM, Fry RD. Strictureplasty for Crohn's disease: meta-analysis. *Dis Colon Rectum* 43:911-9, 2000.

78. Van Hogezand, RA, Verspaget HW. Selective immunomodulation in patients with inflammatory bowel disease-future therapy or reality? *Neth J Med* 48:64-7, 1996.

79. Waitzberg DL, Silva MLT. Diagnóstico das alterações nutricionais na doença inflamatória intestinal. Angelita Habr-Gama (ed.) *Doença inflamatória intestinal*. São Paulo, Atheneu: pp. 81-87, 1997.

80. Watanabe M, Hasegawa H, Yamamoto S, Hibi T, Kitajima M. Successful application of laparoscopic surgery to the treatment of Crohn's disease with fistulas. *Dis Colon Rectum* 45:1057-61, 2002.

81. Wexner SD, Jensen L, Rothenberger DA, Wong WD, Goldberg SM. Long term functional analysis of the ileoanal reservoir. *Dis Colon Rectum* 32:275-81, 1989.

82. Wu JS, Birnbaum EH, Kodner IJ, Fry RD, Read TE, Fleshman JW. Laparoscopic-assisted ileocolic resections in patients with Crohn's disease: are abscesses, phlegmons, or recurrent disease contraindications? *Surgery* 122:682-8, 1997.

83. Yamamoto T, Bain IM, Allan RN, Keighley MR. An audit of strictureplasty for small-bowel Crohn's disease. *Dis Colon Rectum* 42:797-803, 1999.

84. Yamamoto T, Allan RN, Keighley MR. Long-term outcome of surgical management for diffuse jejunoileal Crohn's disease. *Surgery* 129:96-102, 2001.

CAPÍTULO 58

Síndrome do Intestino Curto e Síndrome da Alça Cega*

Khursheed N. Jeejeebhoy

SÍNDROME DO INTESTINO CURTO

A síndrome do intestino curto refere-se aos efeitos clínicos da ressecção extensa do intestino delgado. A apresentação clínica inclui diarréia, distúrbios hidroeletrolíticos, má absorção e desnutrição.

CONSIDERAÇÕES FISIOLÓGICAS

Esvaziamento Gástrico

A velocidade com que os alimentos entram no intestino é regulada pela velocidade do esvaziamento gástrico. Entretanto, é de grande importância, em relação à síndrome do intestino curto, o fato de o quimo, atingindo o intestino distal, liberar peptídeo YY, o qual inibe o esvaziamento gástrico[52].

Intestino Delgado

Motilidade. A motilidade do intestino delgado é três vezes mais lenta no íleo que no jejuno[73]. Além disso, a válvula ileocecal pode diminuir a velocidade do trânsito, especialmente quando o íleo for ressecado[61]. Portanto, ressecção ileal aumenta a velocidade do trânsito intestinal.

Absorção de fluidos. O intestino delgado recebe em torno de 5 a 6 litros de secreção endógena e 2 a 3 litros de fluidos exógenos por dia, sendo a maioria reabsorvida no próprio intestino delgado. Porém o volume reabsorvido depende da natureza do alimento ingerido[22]. Com alimentação à base de carne, a maioria dos fluidos é absorvida no jejuno, enquanto em uma refeição rica em carboidratos solúveis a quantidade absorvida proximal-

mente é menor, sendo a maioria absorvida distalmente. O processo absortivo é diferente no jejuno quando comparado ao do íleo. Essas diferenças dependem parcialmente da natureza do processo de transporte eletrolítico e parcialmente da permeabilidade das junções intracelulares. Em geral, a absorção de água é um processo passivo, resultando do transporte ativo de nutrientes e eletrólitos. O transporte de sódio cria um gradiente eletroquímico dirigindo a captação de carboidratos e aminoácidos através da mucosa intestinal. No íleo também ocorre a absorção de cloreto de sódio. De qualquer modo, a absorção líquida depende não somente desse processo, mas da extensão da retrodifusão do material transportado na luz intestinal por "vazamento" nas junções intracelulares. No jejuno essas junções apresentam muitos "vazamentos" e portanto o conteúdo jejunal é sempre isotônico. A absorção de líquidos nessa região do intestino é muito ineficiente quando comparada à do íleo. Estima-se que a eficiência da absorção de água seja de 44 e 70% do material ingerido no jejuno e íleo, respectivamente. Para o sódio, o estimado é 13 e 72% respectivamente[54]. Assim, o íleo é importante na conservação de líquidos e eletrólitos.

Funções Únicas do Íleo

A vitamina B_{12} e os sais biliares são absorvidos quase que totalmente no íleo. Sais biliares são essenciais para a absorção eficiente de gorduras e vitaminas lipossolúveis. Normalmente a quantidade de sais biliares do organismo é limitada, de modo que os sais biliares devem ser reciclados (ciclo êntero-hepático) várias vezes por dia para que a absorção de gordura seja adequada. Com a ressecção ileal, a perda de sais biliares aumenta, o que não consegue ser compensado pelo aumento da síntese. O *pool* de sais biliares é depletado, e a absorção de gordura reduzida. Além disso, a perda de sais biliares no cólon reduz a capacidade deste de reabsorver sal e água, resultando em diarréia. No cólon, sais biliares são tam-

---

*Capítulo traduzido pelos Drs. Carolina Gomes Gonçalves e Christiano M.P. Claus.

bém desidroxilados para sais biliares desoxi, que induzem a secreção de água.

Cólon

O cólon apresenta o trânsito mais lento, variando de 24 a 150 horas. As junções intracelulares são as mais firmes nessa parte do intestino, e a eficiência da absorção de água e sal no cólon excede 90%[54]. Além disso, os carboidratos são fermentados no cólon para ácidos graxos de cadeia curta, apresentando duas ações importantes. Primeiro os ácidos graxos de cadeia curta aumentam a absorção de sal e água[6]. Segundo, a energia contida nos carboidratos malabsorvidos é economizada por serem absorvidos como ácidos graxos de cadeia curta. Nossos dados recentes sugerem que nos pacientes com intestino curto esse resgate pode ser maior do que nos pacientes normais[64]. Portanto, o cólon se torna importante para conservação hidroeletrolítica e para resgate de substratos energéticos malabsorvidos nos pacientes com intestino curto.

EFEITOS DA RESSECÇÃO INTESTINAL

Motilidade

A motilidade gástrica é aumentada pela ressecção do intestino delgado[47]. Enquanto a ressecção proximal não aumenta o trânsito intestinal, a ressecção ileal acelera significativamente o trânsito intestinal[47,58]. Nessa situação, o cólon ajuda, reduzindo o trânsito intestinal, a ponto de, nos pacientes com intestino curto sem cólon, uma alimentação oral ser completamente excretada em poucas horas[89].

Absorção Hídrica e Eletrolítica

Os efeitos da ressecção intestinal dependem da extensão e do local de ressecção. Ressecções proximais não resultam em distúrbios intestinais porque o íleo e o cólon absorvem a maior parte do volume hidroeletrolítico eficientemente. O íleo remanescente continua a absorver sais biliares, diminuindo o afluxo destes ao cólon, não impedindo assim a reabsorção de água e eletrólitos. Por outro lado, quando o íleo é ressecado, o cólon recebe uma carga muito maior de líquidos, eletrólitos e sais biliares que reduzem a capacidade de absorver sal e água, resultando em diarréia. Além disso, se o cólon é ressecado, a capacidade de manter a homeostase hídrica e eletrolítica está intensamente prejudicada[15].

Absorção de Nutrientes

A absorção de nutrientes ocorre no intestino delgado, e a remoção exclusiva do jejuno não resulta em má absorção porque o íleo é capaz de manter absorção ade-

quada[8]. Ao contrário, mesmo a perda de 100 cm de íleo causa esteatorréia[27]. A intensidade de má absorção aumenta com o comprimento da ressecção, e a variedade de nutrientes malabsorvidos aumenta[25,35]. Estudos balanceados de absorção de energia mostraram que a absorção de gorduras e carboidratos é reduzida entre 50 e 75% do ingerido[88]. Entretanto, a absorção do nitrogênio é reduzida mais acentuadamente, isto é, 81% do ingerido. No estudo de Ladefoged et al.[35], a absorção de cálcio, magnésio, zinco e fósforo foi reduzida, mas não se correlacionou com a quantidade de intestino remanescente, e foi recomendado que, nesses pacientes, a nutrição parenteral fosse mandatória. Nossos estudos mostraram redução similar na absorção, mas somente a metade necessitou reposição parenteral. Os resultados obtidos sugerem que é mais fácil alcançar as necessidades de energia e nitrogênio aumentando a ingesta oral que as necessidades de eletrólitos e íons divalentes. Uma revisão bibliográfica anterior à disponibilidade da nutrição parenteral, mostra que as ressecções de até 33% não resultam em desnutrição e que aquelas até 50% podem ser toleradas sem cuidados especiais, mas as acima de 75% requerem suporte nutricional para evitar desnutrição grave[26,43].

O Papel do Cólon na Absorção de Nutrientes

Como o cólon fermenta carboidratos até ácidos graxos de cadeia curta, os carboidratos malabsorvidos que chegam ao cólon podem ser fermentados para ácidos graxos de cadeia curta e os produtos absorvidos são usados como fonte de energia. Royall et al. mostraram que uma parte significativa de uma refeição de 50 g de pão branco foi fermentada e absorvida[64]. Assim, a presença do cólon é muito importante na capacidade de recuperação na presença de intestino curto.

COMPLICAÇÕES

Hipersecreção Gástrica e Úlcera Péptica

Hipersecreção gástrica ocorre imediatamente após ressecção intestinal e tende a ser transitória. Entretanto, em alguns pacientes a úlcera péptica pode ocorrer. O tratamento com bloqueadores de bomba de próton tem sido bem-sucedido[14].

Colelitíase

Após a ressecção ileal, há redução do ciclo êntero-hepático dos sais biliares. Como a quantidade de sais biliares nas fezes é superior à capacidade do fígado em aumentar a síntese, a concentração de sais biliares na bile diminui. A redução na concentração de ácido quenodesoxicólico na bile aumenta a secreção do colesterol[20]. Essa combinação torna a bile litogênica e aumenta a incidência de cálculos biliares (ver Cap.125)[53,63].

Cálculos Renais

Hiperoxalúria ocorre em pacientes do intestino curto devido a um aumento na absorção de oxalato pelo cólon[17]. Sais biliares no cólon aumentam a absorção de oxalato[11]. Hiperoxalúria está associada com a formação de cálculos renais, e a propensão para sua formação é diminuída pela redução de citrato[44,49]. O tratamento consiste em dieta pobre em oxalato, administração de colestiramina para quelar sais biliares e o uso de citrato para prevenir a formação de cálculos.

Acidose D-Láctica

Em alguns pacientes com intestino curto, uma síndrome de "fala arrastada", ataxia e labilidade emocional ocorre periodicamente[81]. Os pacientes parecem "bêbados". A causa dessa síndrome é a fermentação de carboidratos malabsorvidos no cólon para d-lactato e a absorção desses metabólitos[66]. O tratamento dessa condição envolve o uso de uma dieta pobre em carboidratos[55].

TRATAMENTO NUTRICIONAL

Com base nas considerações já discutidas, a avaliação do paciente com ressecção intestinal depende da extensão da ressecção, da presença de doença intestinal contínua que reduz o comprimento funcional do intestino, da localização do intestino ressecado e do tempo de adaptação[37,77,87]. Após grandes ressecções do intestino delgado, o tratamento pode ser dividido em uma fase precoce e outra tardia. O tratamento inicial consiste em controle da diarréia, reposição hidroeletrolítica e início de suporte nutricional, geralmente alimentação parenteral total. Após a recuperação do paciente, nutrição enteral deve ser iniciada para que ocorra adaptação intestinal. O progresso do paciente, com o tempo, irá proporcionar modificações na terapia. Entretanto, há vários esquemas terapêuticos aplicáveis a todos os pacientes. Primeiro, essas avaliações gerais são consideradas, e então aplicações específicas são discutidas.

Avaliação Terapêutica Geral

Inicialmente, deve-se avaliar a extensão e o local da ressecção, e se o paciente teve uma ressecção que é a causa provável de má absorção intensa. Os pacientes com ressecção jejunal e preservação do íleo e o cólon geralmente só necessitam de observação e são propensos a recuperação total da função intestinal sem necessidade de suporte nutricional ou de outros recursos terapêuticos. Outros que apresentaram ressecção de menos de 100 cm do íleo terminal somente vão requerer o uso de quelantes de sais biliares, colestiramina 4-12 g por dia para controlar a diarréia induzida por sais biliares. Os demais pacientes com ressecção de grande extensão devem ser tratados como se segue.

Tratamento Inicial Pós-Ressecção

Controle da Diarréia

A diarréia é devido a uma combinação de aumento da secreção, aumento da motilidade e estimulação osmótica com secreção de água devido à má absorção do conteúdo intraluminal. Inicialmente a diarréia é controlada mantendo-se o paciente em jejum para reduzir qualquer componente osmótico. A hipersecreção gástrica pode ser controlada com bloqueadores de bomba de próton. Além disso, a loperamida pode ser utilizada para diminuir a velocidade de trânsito gástrico e intestinal. Se a loperamida não funcionar, então a codeína ou o difenoxilato devem ser usados.

Fluidos intravenosos

No pós-operatório imediato, todos os pacientes requerem soluções intravenosas hídricas e eletrolíticas para reposição das perdas. Cloreto de sódio e de potássio, bem como magnésio, são os íons mais importantes para reposição, e as dosagens plasmáticas desses íons devem ser monitorizadas freqüentemente. Soluções são infundidas de acordo com as perdas mensuradas e para manter um fluxo urinário em torno de 2 litros por dia. A infusão é diminuída à medida que a ingesta oral é aumentada.

Alimentação Oral

A próxima consideração é determinar a natureza dos alimentos a serem ingeridos. Nos pacientes que possuem mais de 60-80 cm de intestino remanescente, a realimentação deve ser progressiva e gradativa até alcançar uma alimentação oral normal. Por outro lado, nos pacientes que apresentam pouco intestino remanescente, a primeira meta deve ser a ingestão de refeições pouco volumosas e isotônicas contendo glicose e eletrólitos similares a soluções de reidratação oral. A composição dessas soluções devem ser glicose 3,4% com sódio 85-90 mM/l, potássio 12 mM/l, bicarbonato 9 mM/l e cloro 80-90 mM/l. Essa solução evita a estimulação osmótica de secreções e ainda estimula o intestino à absorção, promovendo portanto a adaptação. Para os casos de ressecções de extensões intermediárias do intestino a alimentação progressiva deve obedecer ao seguinte plano: as refeições contendo eletrólitos e carboidratos como descritas acima devem ser iniciadas[24]. A dieta deve ser sem lactose, pois os níveis de lactase nestes pacientes são reduzidos[60]. A absorção de vitamina B_{12} deve ser dosada, e injeções de 200 microgramas por mês devem ser iniciadas.

É comum a tentativa de fórmulas de dietas definitivas, porém McIntyre demostrou que elas não são mais bem absorvidas que uma dieta sólida[42].

Observações recentes tem sugerido que dietas pouco gordurosas com triglicerídeos de cadeia média e contendo muitos carboidratos são melhores para pacientes com intestino curto[1,90]. Os ácidos graxos de cadeia longa malabsorvidos podem causar secreção de água no cólon, resultando em maior perda fecal com esteatorréia e conseqüentemente grande perda de íons divalentes. Entretanto, esses estudos não foram controlados, e os triglicerídeos de cadeia média podem também causar diarréia osmótica. Recentemente demonstramos que uma dieta rica em gorduras é comparável a uma dieta rica em carboidratos do ponto de vista de absorção de líquidos, energia, nitrogênio, sódio, potássio e íons divalentes[88,89]. Nós entretanto recomendamos uma dieta com pouca lactose, contendo elevada quantidade de calorias de gordura e carboidratos e ingestão rica em nitrogênio. O objetivo é aumentar a ingesta gradualmente até em torno de 60 kcal/kg de peso corpóreo para proporcionar calorias suficientes a despeito da má absorção[88].

Eletrólitos Suplementares

A suplementação de potássio, magnésio e zinco deve ser administrada de acordo com a monitorização dos níveis séricos. Hipomagnesemia é particularmente um problema sério nestes pacientes. A ingestão de sais de magnésio proporciona diarréia, e, portanto, freqüentemente, torna-se difícil o uso de suplemento de magnésio via oral. O autor utilizou com sucesso Mag-2 que é piroglutamato de magnésio com este propósito. Este preparado é disponível como um líquido saboroso que é adicionado ao suplemento gastrolyte em quantidades de 30 mM por dia. Se este método não for bem sucedido, então o sulfato de magnésio é injetado por via intramuscular na dose de 12 mM 1 a 3 vezes por semana para suplementação da ingestão oral.

Suplementação Vitamínica

Estes pacientes podem absorver vitaminas hidrossolúveis, mas têm dificuldade em absorver vitaminas lipossolúveis. Eles requerem altas doses de vitaminas A, D e E para manutenção de níveis normais. Freqüentemente os comprimidos são excretados inteiramente nestes pacientes, e, portanto, preparados líquidos devem ser utilizados. Recomendam-se a suplementação de vitaminas com preparações aquosas de vitamina A e E (Aquasol A e E) e 1,25 deidroxi-vitamina D em doses que normalizam o nível plasmático. A normalização pode não ser possível com vitaminas orais em alguns pacientes, especialmente os níveis de vitamina E.

Em alguns pacientes, a dieta oral com infusão de líquidos e eletrólitos intravenosos torna-se necessária e nos restantes a nutrição parenteral total é utilizada.

Nutrição Parenteral

Nos pacientes com menos de 60 cm de intestino remanescente e nos casos de ressecção combinada de intestino delgado e cólon, a nutrição parenteral é essencial para a sobrevida (ver Cap. 4). É iniciada nesses pacientes dentro de poucos dias da ressecção intestinal[74]. Inicialmente, 32 kcal/kg de substrato energético misto, 1 g/kg de aminoácido, 50-200 mM de sódio, 60-100 mM de potássio, 9-11 mM de cálcio, 7-15 mM de magnésio e 70-100 micromoles de zinco são infundidos por dia. Entre os oligoelementos, o zinco é o mais importante, pois são observados grandes perdas em pacientes com alta excreção endógena de fluidos intestinais. Alimentação oral é iniciada simultaneamente, e tenta-se reduzir a alimentação parenteral a longo prazo. Nesse caso, o paciente deve iniciar o programa de nutrição parenteral domiciliar. Nós observamos que, como o intestino se adapta em meses e até anos, o paciente pode requerer menor infusão parenteral, e, finalmente, em aproximadamente 30% dos nossos pacientes a nutrição parenteral domiciliar pôde ser substituída por 2 litros de solução de reidratação oral, dietas de alta caloria e suplementação de potássio, magnésio, cálcio, vitaminas lipossolúveis e zinco. Os pacientes são monitorizados regularmente até o peso se estabilizar e eles apresentarem balanço eletrolítico[10,28].

Análogos da Somatostatina

Análogos da somatostatina de ação longa são disponíveis e podem ser administrados simultaneamente. Todos os estudos demonstram uma redução no volume eliminado e um aumento na absorção de sódio e cloro[16,62]. Entretanto, a redução não parece suficiente para evitar a nutrição parenteral nos pacientes que dela necessitam[36]. Nos pacientes com síndrome da jejunostomia terminal que necessitam de infusão líquida durante o dia e à noite, a somatostatina de ação prolongada permite que o paciente obtenha alta sem a infusão durante o dia, melhorando portanto sua qualidade de vida[48].

Glutamina e Hormônios

A glutamina e vários hormônios como a neurotensina, a bombesina, o peptídeo 2 similar ao glucagon, o hormônio de crescimento e o fator de crescimento similar à insulina, isolados ou em combinação, parecem ser úteis nos pacientes com intestino curto por estimularem o crescimento da mucosa intestinal e aumentarem a absorção de vários nutrientes[18,30,56,68.69,75].

Transplante Intestinal

O resultado do transplante intestinal melhorou muito nos últimos anos, e vários serviços evidenciaram sobrevida do enxerto em 1 ano de cerca de 70 a 80% (ver Capítulo 62)[12,21,46,57,82].

Considerações Especiais

Ressecção Jejunal com Íleo Intacto e Cólon

Pacientes nessa categoria podem ser alimentados por via oral, e imediata e raramente têm problemas.

Ressecção Ileal de Menos de 100 cm com Cólon Amplamente Intacto

Pacientes nessa categoria apresentam a chamada diarréia colerética, e são mais bem tratados com a administração de 4 g de colestiramina três vezes ao dia para quelar sais biliares não-absorvidos pelo íleo ressecado. A absorção de vitamina B_{12} pode ser medida, e, se estiver baixa, pode ser administrada via intramuscular em doses de 100 a 200 μg por mês.

Ressecção Ileal de mais de 100 a 200 cm com o Cólon Amplamente Intacto

Esse grupo de pacientes apresenta poucas dificuldades na manutenção de nutrição com dieta oral, porém apresenta diarréia ácida gordurosa. Para esses pacientes, é mandatória a restrição de gordura. Com a ressecção ampliada, o *pool* de sais biliares fica depletado, e a colestiramina não apresenta benefício. A reposição parenteral de vitamina B_{12} é necessária.

Ressecção de mais de 200 cm de Intestino Delgado e Ressecções Inferiores com Colectomia Associada

Pacientes nessa categoria exigem o programa de adaptação gradual previamente indicado na seção Considerações Gerais.

Ressecção Deixando Menos de 60 cm de Intestino Delgado ou Somente o Duodeno (Ressecção Quase Total do Intestino Delgado)

Pacientes nessa categoria necessitam de nutrição parenteral domiciliar indefinidamente. Entretanto, muitos pacientes mesmo nessa categoria podem apresentar um nível surpreendente de adaptação e requerer menos nutrição parenteral, beneficiando-se dos nutrientes absorvidos por via oral. As indicações para redução da nutrição parenteral são o ganho de peso além do limite desejado e o fato de a redução da nutrição parenteral não causar desequilíbrio eletrolítico e desidratação.

Síndrome da Alça Cega

Definição

Crescimento de bactérias gram-negativas e anaeróbicas (usualmente superior a 10^5 organismos/ml) no intestino delgado proximal resultando em má absorção.

Etiologia e Patogenia

O estômago humano e o jejuno são quase estéreis, apresentando no máximo em torno de 10^3 organismos gram-positivos/ml[72]. O íleo apresenta maior colonização bacteriana e em média possui 10^5 organismos/ml, dos quais 10^2/ml podem ser anaeróbios. A maior mudança ocorre ao nível da válvula ileocecal, quando a flora colônica aumenta para 10^{10} organismos/ml, a maioria anaeróbios bacteróides, lactobacilos anaeróbicos e *Clostridium* sp. O principal motivo da relativa esterilidade do jejuno e da porção alta do íleo é o fato de não haver estase do conteúdo nessa parte do intestino devido ao clareamento periódico pelo complexo migratório motor (contrações peristálticas). No paciente com síndrome da alça cega há um aumento da flora do intestino delgado alto em número e espécie, assemelhando-se ao observado no cólon. As causas são[9,41]:

1. Desvios (*bypass*) intestinais, como gastrojejunostomia, ileocolostomia, jejunojejunostomia, jejunoileostomia[45,76]. Atualmente, houve aumento expressivo na freqüência da síndrome da alça cega pela difusão do tratamento cirúrgico da obesidade mórbida com procedimentos que empregam desvios intestinais[19].

2. Obstrução crônica com estase do conteúdo. Doença inflamatória intestinal, linfoma e tuberculose.

3. Pacientes com ileostomia com reservatório a Koch.

4. Desordem de motilidade gastrointestinal como pseudo-obstrução, neuropatia diabética e esclerodermia.

5. Divertículo do intestino delgado associado com hipocloridria e/ou desordem de motilidade.

6. Nos pacientes idosos devido a uma discreta desordem do complexo migratório motor.

7. Pacientes com pancreatite.

8. Pacientes com imunodeficiência.

Efeitos do Crescimento Bacteriano

Ocorrem consumo de vitamina B_{12} pelas bactérias e anemia megaloblástica devido à deficiência dessa vitamina. Além disso, há desconjugação bacteriana de sais biliares com liberação de ácidos biliares livres. Como são hipossolúveis esses ácidos, apresentam retrodifusão na mucosa intestinal. Conseqüentemente, diminui a concentração de sais biliares no intestino delgado e os ácidos graxos e monoglicerídeos na luz intestinal não podem ser incorporados às micelas de sais biliares. Normalmente a solubilização micelar aumenta a superfície sobre a qual a gordura é distribuída e assim promove absorção. Por essa razão o efeito do crescimento bacteriano é causa de má absorção de gorduras. Além disso, as bactérias fermentam os carboidratos e reduzem sua absorção. Por outro lado, as bactérias sintetizam folato e o liberam no intestino aumentando sua absorção. Os aminoácidos são desaminados, e esses pacientes podem tornar-se depletados em nitrogênio e hipoproteinêmicos.

Quadro Clínico

As apresentações clínicas são as da condição preexistente, como obstrução intestinal, esclerodermia, diabetes e outras condições. Além disso, há clínica de má absorção com diarréia, passagem de fezes volumosas, perda de peso, anemia e hipoproteinemia. A anemia é megaloblástica e há deficiência de vitamina B_{12}.

Diagnóstico

O diagnóstico depende da associação clínica de diarréia, perda de peso e anemia em pacientes com uma das condições etiológicas ou em indivíduos idosos. É confirmado pela demonstração de desordem de motilidade ou obstrução no estudo radiológico contrastado do trato gastrointestinal em pacientes com esteatorréia, má absorção de vitamina B_{12} e evidência de crescimento bacteriano. O teste mais comum para superpopulação bacteriana é a dosagem do hidrogênio respiratório após uma carga de lactulose[59] e o teste respiratório do ácido biliar C14[71]. O primeiro depende da produção de hidrogênio por fermentação bacteriana após ingestão de açúcar, e o último do aumento do CO_2-14 respiratório após a administração de uma dose de glicocolato-C14. No caso de o glicocolato ser desconjugado, a glicina é liberada e é oxidada para CO_2-14. Entretanto, esses testes não são específicos e são anormais nos pacientes com doença ileal e diarréia. O teste da xilose C-14 é sensível e específico para crescimento bacteriano[33]. A cintilografia com leucócito marcada com In^{111} também pode ser valiosa no diagnóstico da síndrome da alça cega[50].

Tratamento

Se a correção cirúrgica da obstrução de uma alça aferente grande e estagnante for possível, essa condição pode ser curada. Em outros casos, o uso de antibióticos é recomendado. O uso da combinação amoxacilina e clavulonato de potássio tem sido utilizado na dose de 500 mg três vezes ao dia por 7 a 10 dias. O tratamento tradicional é 250 mg de tetraciclina quatro vezes ao dia. A cefalexina e o metronidazol também têm sido utilizados em ciclos alternados. O suporte nutricional para correção de má nutrição deve ser utilizado conforme a necessidade.

REFERÊNCIAS BIBLIOGRÁFICAS

1. Anderson H, Isaksson B, Sjogren B. *Gut* 15:351-9, 1974.
2. Anderson CM. Long-term survival with six inches of small intestine. *Br Med J* 5432:419-22, 1965.
3. Barksdale EM, Stanford A. The surgical management of short bowel syndrome. *Curr Gastroenterol Rep* 4:229-37, 2002.
4. Beeken WL and Kanish RE. Microbial flora of the upper small bowel in Crohn's disease. *Gastroenterology* 65:390, 1973.
5. Beers SR, Yaworski JA, Stilley C, Ewing L, Barksdale EM Jr. Cognitive deficits in school-age children with severe short bowel syndrome. *J Pediatr Surg* 35:860-5, 2000.
6. Binder HJ, Mehta P. Short-chain fatty acids stimulate active sodium and chloride absorption in vitro in the rat distal colon. *Gastroenterology* 96:989-96, 1989.
7. Bishop RF and Anderson CM. Bacterial flora of stomach and small intestine in children with intestinal obstruction *Arch Dis Child* 35:487, 1960.
8. Booth CC, Aldis D, Read AE. Studies on the site of fat absorption. 2 Fat balances after resection of varying amounts of small intestine in man. *Gut* 2:168-74, 1961.
9. Booth CC, MC Brain and KN Jeejeebhoy. Late post-gastrectomy syndromes. Hypoproteinaemia after partial gastrectomy. *Proc R Soc Med* 57:582-5, 1964.
10. Candusso M, Faraguna D, Sperli D, Doadoro N. Outcome and quality of life in paediatric home parenteral nutrition. *Curr Opin Clin Nutr Metab Care* 5:309-14, 2002.
11. Chadwick VS, Gaginella TS, Carlson GL, Debongnie JC, Phillips SF, Hofmann AF. Effect of molecular structure on bile acid-induced alterations inabsorptive function, permeability, and morphology in perfused rabbit colon. *J Lab Clin Med* 94:661-74, 1979.
12. Cicalese L, Rastellini C, Sileri P, Abcarian H, Benedetti E. Segmental living related small bowel transplantation in adults. *J Gastrointest Surg* 5:168-72, 2001.
13. Clayton BE, Cotton DA. A study of malabsorption after resection of the entire jejunum and the proximal half of the ileum. *Gut* 2:18-22, 1961.
14. Cortot A, Fleming CR, Malagelada JR. Improved nutrient absorption after cimetidine in short-bowel syndrome with gastric hypersecretion. *N Engl J Med* 300:79-80, 1979.
15. Cummings JH, James WPT, Wiggins HS. Role of the colon in ileal-resection diarrhea. *Lancet* I:344-7, 1973.
16. Dharmsathaphorn K, Gorelick FS, Sherwin RS, Cataland S, Dobbins JW. Somatostatin decreases diarrhea in patients with the short-bowel syndrome. *J Clin Gastroenterol* 4:521-4, 1982.
17. Dobbins JW, Binder HJ. Importance of the colon in enteric hyperoxaluria. *N Engl J Med* 296:298-301, 1977.
18. Drucker DJ. Gut adaptation and the glucagon-like peptides. *Gut* 50:428-35, 2002.
19. Fabry H, Hendrickx L, Van Hee R. Blind loop syndrome after biliopancreatic diversion: a diagnostic challenge. *Obes Surg* 11:643-5, 2001.
20. Farkkila MA. Biliary cholesterol and lithogeneity of bile in patients after ileal resection. *Surgery* 104:18-25, 1988.
21. Farmer DG, McDiarmid SV, Yersiz H, Cortina G, Amersi F, Vargas J, Gershman K, Ament M, et al. Outcome after intestinal transplantation: results from one center's 9-year experience; discussion 1031-2. *Arch Surg* 136:1027-31, 2001.
22. Fordtran JS, Locklear TW. Ionic constituents and osmolality of gastric and small-intestinal fluids after eating. *Am J Dig Dis* 11:503-21, 1966.
23. Goldstein F, Wirst EC, Kowlessar DO. Diabetic diarrhea and steatorrhea. Microbiologic and clinical observations. *Ann Intern Med* 72:215, 1970.
24. Griffin GE, Fagan EF, Hodgson AJ, Chadwick VS. Enteral therapy in the management of massive gut resection complicated by chronic fluid and electrolyte depletion. *Dig Dis Sci* 27:902-8, 1982.
25. Hylander E, Ladefoged K, Jarnum S. Nitrogen absorption following small intestinal resection. *Scand J Gastroenterol* 15:853-8, 1980.

26. Haymond HE. Massive resection of the small intestine: analysis of 257 collected cases. *Surg Gynecol Obstet* 61:693-705, 1953.
27. Hoffman AF, Poley JR. Role of bile acid malabsorption in the pathogenesis of diarrhea and steatorrhea in patients with ileal resection. I. Response to cholestyramine or replacement of dietary long-chain triglycerides by medium-chain triglycerides. *Gastroenterology* 62:918-34, 1972.
28. Hwang ST, Shulman RJ. Update on management and treatment of short gut. *Clin Perinatol* 29:181-94, 2002.
29. Irving M. Intestinal failure. *J Gastroenterol Hepatol* 15 suppl:G26-9, 2000.
30. Jeppesen PB, Mortensen PB. Enhancing bowel adaptation in short bowel syndrome. *Curr Gastroenterol Rep* 4:338-47, 2002.
31. Kahn I, Jeffries GH, Sleisenger MH. Malabsorption in intestinal scleroderma. Correction by antibiotics. *New Engl J Med* 274:1339, 1966.
32. Kinney JM, Goldwyn RM, Barr JS et al. Loss of the entire jejunum and ileum and the ascending colon. Management of a patient. *JAMA* 179:529-32, 1962.
33. King CE, Toskes PP. Comparison of the 1-gram 14C-xylose, 10-gram lactulose-H2 breath tests in patients with small intestine bacterial overgrowth. *Gastroenterology* 91:1447, 1986.
34. Klaus A, Weiss H, Kreczy A, Eigentler A, Neher C, Margreiter R, Pernthaler H. A new biliodigestive anastomosis technique to prevent reflux and stasis. *Am J Surg* 182:536, 2001.
35. Ladefoged K, Nicolaidou P, Jarnum S. Calcium, phosphorus, magnesium, zinc and nitrogen balance in patients with severe short bowel syndrome. *Am J Clin Nutr* 33:2137-44, 1980.
36. Landefoged K, Christensen KC, Hegnhoj J. *Gut* 30:043-9, 1989.
37. Lord LM, Schaffner R, DeCross AJ, Sax HC. Management of the patient with short bowel syndrome. *AACN Clin Issues* 11:604-18, 2000.
38. Martin JR, Patee CJ, Gardner C, et al. Massive resection of small intestine. *Can Med Assoc* 69:429-33, 1953.
39. Mayr JM, Schober PH, Weissensteiner U, Hollwarth ME. Morbidity and mortality of the short-bowel syndrome. *Eur J Pediatr Surg* 9:231-5, 1999.
40. McClenahan JE, Fisher B. Physiologic effects of massive small intestinal resection and colectomy. *Am J Surg* 79:684-8, 1950.
41. McEvoy A, Dutton J, and James OF. Bacterial contamination of the small intestine is an important cause of occult malabsorption in the elderly. *Br Med J* 287:789, 1983.
42. McIntyre PB, Fitchew M, Lennard-Jones JE. Patients with a high jejunostomy do not need a special diet. *Gastroenterology* 91:25-33, 1986.
43. Meyer HW. Sixteen-year survival following extensive resection of small and large intestine for thrombosis of the superior mesenteric artery. *Surgery* 51:755-9, 1962.
44. Nightingale JM. Management of patients with a short bowel. *World J Gatroenterol* 7:741-51, 2001.
45. Nguyen VH. Intestinal obstruction due to tuberculosis. *Asian J Surg* 25:145-8, 2002.
46. Nishida S, Levi D, Kato T, Nery JR, Mittal N, Hadjis N, Madariaga J, Tzakis AG. Ninety-five cases of intestinal transplantation at the University of Miami. *J Gastrointest Surg* 6:233-9, 2002.
47. Nylander G. Gastric evacuation and propulsive intestinal motility following resection fo the small intestine in the rat. *Acta Chir Scand* 133:131-8, 1967.
48. O'Keefe SJD, Peterson ME, Fleming CR. Octreotide as an adjunct to home parenteral nutrition in the management of permanent end-jejunostomy syndrome. *JPEN* 18:26-34, 1994.
49. Pak CYC, Peterson R, Sakhaee K, Fuller C, Preminger G, Reisch J. Correction of hypocitraturia and prevention of stone formation by combined thiazide and potassium citrate therapy in thiazide-unresponsive hypercalciuric nephrolithiasis. *Am J Med* 79:284-8, 1985.
50. Patel MC, Wraight EP. Blind loop syndrome. Diagnosis by In-111-labeled leukocyte scintigraphy. *Clin Nucl Med* 24:623-4, 1999.
51. Pilling GP, Cresson SL. Massive resection of the small intestine in the neonatal period: report of 2 successful cases and review of the literature. *Pediatrics* 19:940-8, 1957.

52. Pironi L, Stanghellini V, Miglioli M, Corinaldesi R, De Giorgio R, Ruggeri E, Tosetti C, Poggioli G, Morselli Labate AM, Monetti, N. Fat-induced ileal brake in humans: a dose-dependent phenomenon correlated to the plasma levels of peptide YY. *Gastroenterology* 105:733-9, 1993.
53. Pitt HA, Lewinski MA, Muller EL, et al. Ileal resection-induced gallstones: altered bilirubin or cholesterol metabolism? *Surgery* 96:154-62, 1984.
54. Powell DW. Intestinal water and electrolyte transport. In Physiology of the gastrointestinal tract. 2nd ed Edited by LR Johnson. New York, Raven Press, 1987.
55. Ramakrishnan T and Stokes P. Beneficial affects of fasting and low carbohydrate diet in D-lactic acidosis associated with short-bowel syndrome. *J Parenter Enteral Nutr* 9:361-3, 1985.
56. Ray EC, Avissar NE, Sax HC. Growth factor regulation of enterocyte nutrient transport during intestinal adaptation. *Am J Surg* 183:361-71, 2002.
57. Reyes J. Intestinal transplantation for children with short bowel syndrome. *Semin Pediatr Surg* 10:99-104, 2001.
58. Reynell PC, Spray GH. Small intestinal function in the rat after massive resection. *Gastroenterology* 31:361-8, 1956.
59. Rhodes JM, Middleton P and Jewell DP. The lactulose hydrogen breath test as a diagnostic test for small bowel bacterial overgrowth. *Scand J Gastroenterol* 4:333, 1979.
60. Richards AJ, Condon JR, Mallinson CN. Lactose intolerance following extensive small intestinal resection. *Br J Surg* 58:493-4, 1971.
61. Ricotta J, Zuidema GD, Gadacz TR et al. Construction of an ileocecal valve and its role in massive resection of the small intestine. *Surg Gynecol Obstet* 152:310-4, 1981.
62. Rodrigues CA, Lennard-Jones JE, Thompson DG, Farthing MJ. The effects of octreotide, soy polysaccharide, codeine and loperamide on nutrient, fluid and electrolyte absorption in the short-bowel syndrome. *Aliment Pharmacol Ther* 3:159-69, 1989.
63. Roslyn JJ, Pitt HA, Mann LL, Ament ME, DenBesten L. Gallbladder disease in patients on long-term parenteral nutrition. *Gastroenterology* 84:148-54, 1983.
64. Royal D, Wolever TMS, Jeejeebhoy KN. Clinical significance of colonic fermentation. *Am J Gastroenterol* 85:1307-12, 1990.
65. Russel RM, Abadi P, Ismail-Beigi F. Role of bacterial overgrowth on malabsorption syndrome of primary small intestinal lymphoma. *Cancer* 89:579, 1977.
66. Satoh T, Narisawa K, Konno T, Katoh T, Fujiyama J, Tomoe A, Metoki K, Hayasaka K, Tada K, Ishibashi M, Yamane N, Mitsuoka T, Benno Y. D-lactic acidosis in two patients with short bowel syndrome: bacteriological analyses of the fecal flora. *Eur J Pediatr* 138:324-6, 1982.
67. Schalamon J, Schober PH, Gallippi P, Matthyssens L, Hollwarth ME. Congenital short-bowel; a case study and review of the literature. *Eur J Pediatr Surg* 9:248-50, 1999.
68. Scolapio JS. Treatment of short-bowel syndrome. *Curr Opin Clin Nutr Metab Care* 4:557-60, 2001.
69. Scolapio JS, McGreevy K, Tennyson GS, Burnett OL. Effect of glutamine in short-bowel syndrome. *Clin Nutr* 20:319-23, 2001.
70. Scolapio JS, Ukleja A. Short-bowel syndrome *Curr Opin Clin Nutr Metab Care* Sep1:391-4, 1998.
71. Sherr HP, Sasaki Y, Newman A, Banwell JG, Wagner HN and Hendrix TR. Detection of bacterial deconjugation of bile salts by a convenient breath-analysis technique. *New Engl J Med* 285:656, 1971.
72. Simon GL and Gorbach SL. The human intestinal microflora. *Dig Dis Sci* 30(Suppl 9):1478, 1986.
73. Summers RW, Kent TH, Osborne JW. Effects of drugs, ileal obstruction and irradiation on rat gastrointestinal propulsion. *Gastroenterology* 59:731-9, 1970.
74. Sundaram A, Koutkia P, Apovian CM. Nutritional management of short bowel syndrome in adults. *J Clin Gastroenterol* 34:207-20, 2002.
75. Szkudlarek J, Jeppesen PB, Mortensen PB. Effect of high dose growth hormone with glutamine and no change in diet on intestinal absorption in short bowel patients: a randomised, double blind, crossover, placebo controlled study. *Gut* 47:164, 2000.

76. Takiguchi S, Yano H, Sekimoto M, Taniguchi E, Monden T, Ohashi S, Monden M. Laparoscopic surgery for blind pouch syndrome following Roux-en Y gastrojejunostomy: report of a case. *Surg Today* 29:553-6, 1999.

77. Terra RM, Plopper C, Waitzberg DL, Cukier C, Santoro S, Martins JR, Song RJ, et al. Remaining small bowel length: association with catheter sepsis in patients receiving home total parenteral nutrition: evidence of bacterial translocation. *World J Surg* 24:1537-41, 2000.

78. Thompson JS. Inflammatory disease and outcome of short bowel syndrome. *Am J Surg* 180:551-4, 2000.

79. Thompson JS. Comparison of massive vs. repeated resection leading to short bowel syndrome. *J Gastrointest Surg* 4:101-4, 2000.

80. Trafford HS. Outlook after massive resection of small intestine with report of 2 cases. *Br J Surg* 44:10-13, 1956.

81. Traube M, Bock JL, Boyer JL. D-Lactic acidosis after jejunoileal bypass: identification of organic anions by nuclear magnetic resonance spectroscopy. *Ann Intern Med* 98:171-3, 1983.

82. Vernon AH, Georgeson KE. Surgical options for short bowel syndrome. *Semin Pediatr Surg* 10:91-8, 2001.

83. Walker-Smith J. Total loss of mid-gut. *Med J Aust* 1:857-60, 1967.

84. Weber TR. Isoperistaltic bowel lengthening for short syndrome in children. *Am J Surg* 178:600-4, 1999.

85. Weser E. The management of patients after small bowel resection. *Gastroenterology* 71:146-50, 1976.

86. West ES, Montague JR, Judy FR. Digestion and absorption in man with 3 feet of small intestine. *Am J Dig Dis* 5:690-2, 1938.

87. Wilmore DW, Robinson MK. Short bowel syndrome. *World J Surg* 24:1486-92, 2000.

88. Woolf, GM, Miller C, Kurian R, Jeejeebhoy KN. Nutritional absorption in short bowel syndrome: evaluation of fluid, calorie and divalent cation requirements. *Dig Dis Sci* 32:8-15, 1987.

89. Woolf GM, Miller C, Kurian R, Jeejeebhoy KN. Diet for patients with a short bowel: high fat or high carbohydrate? *Gastroenterology* 84:823-8, 1983.

90. Zurier RB, Campbell RG, Hashim SA, Van Itallie TB. Use of medium-chain triglyceride in management of patients with massive resection of the small intestine. *N Eng J Med* 274:490-3, 1966.

CAPÍTULO

59

Obstrução do Intestino Delgado

Cleber Dario Pinto Kruel
Cleber Rosito Pinto Kruel

INTRODUÇÃO E ASPECTOS HISTÓRICOS

A obstrução intestinal mecânica se constitui na parada de progressão do conteúdo entérico devido a um obstáculo mecânico intraluminal, extraluminal ou intramural (p. ex., tumores primários). A não-progressão do fluxo entérico decorrente de problemas relacionados à motilidade gastrointestinal foi abordada no Cap. 48.

A descrição de pacientes com quadro de obstrução intestinal de intestino delgado vem desde os séculos III e IV, quando Praxágoras criou uma fístula enterocutânea como forma de tratamento. No entanto, o tratamento clínico (redução de hérnias, laxativos, ingestão de metais pesados) foi mais freqüentemente utilizado até o século XIX. A partir dessa época, devido ao melhor conhecimento de anti-sepsia e a uma técnica mais refinada, a intervenção cirúrgica começou a apresentar resultados aceitáveis. No início do século XX, o melhor conhecimento da fisiopatologia e o uso de solução isotônica para ressuscitação dos pacientes contribuíram muito para reduzir a mortalidade. Apesar dos avanços progressivos no tratamento da obstrução intestinal, esta continua sendo um problema importante em saúde pública, porque corresponde a cerca de 20% das admissões em serviços cirúrgicos de emergência[6,10].

ETIOLOGIA

A causa principal da obstrução do intestino delgado mudou significativamente no último século. As hérnias eram responsáveis por mais da metade das obstruções mecânicas no início do século XX. A operação eletiva das hérnias, juntamente com um maior número de laparotomias, reduziu as hérnias para um terço das obstruções do intestino delgado nos países industrializados[1]. Por isso, devemos considerar que, embora as aderências

sejam atualmente o principal agente etiológico, existem diferenças regionais que podem ser significativas.

Aderências são responsáveis por mais de 60% das obstruções intestinais nos Estados Unidos[6]. Elas são secundárias a operações pélvicas do tipo ginecológicas, apendicectomias e ressecções colorretais, assim como decorrentes de laparotomias para tratamento de ferimentos abdominais penetrantes. As causas menos comuns são as de origem congênita, as secundárias a traumas abdominais fechados, processos inflamatórios ou hérnias inguinais indiretas, com formação de aderências no anel interno.

Neoplasias malignas são responsáveis por aproximadamente 20% dos casos de obstrução do intestino delgado. A maioria desses tumores é de lesões metastáticas que obstruem o intestino. Grandes tumores intraabdominais podem causar obstrução por compressão extrínseca. Cabe ressaltar que tumores primários do cólon (particularmente do ceco e colo ascendente) podem apresentar-se clinicamente como obstrução do intestino delgado. Os tumores primários do intestino delgado também causam obstrução, mas são extremamente raros[6].

Hérnias são a segunda ou terceira causa mais freqüente de obstrução do intestino delgado, mais comumente as ventrais ou incisionais, inguinais e hérnias internas[6]. McIver, em Nova York (1933), relatou que as hérnias inguinais representavam 4% de hérnias estranguladas, enquanto as femorais representam 32% e as umbilicais, 15%. O estrangulamento das hérnias inguinais no decorrer da vida tem uma alta prevalência no primeiro ano, tornando-se um evento raro até os 20 anos, quando se torna mais comum e tem um lento e progressivo decréscimo até os 70 anos[5].

Intussuscepção é um evento raro no adulto comparada com a freqüência encontrada na infância. Na infância 95% são decorrentes do aumento do tamanho das placas de Peyer, e a maioria dos pacientes tem menos de

Obstrução do Intestino Delgado

2 anos de idade. Acima dos 10 anos, a causa mais freqüente é neoplasia, mas também ocorre devido à invaginação do divertículo de Meckel e a causas não-identificadas. No entanto, a intussuscepção no adulto é usualmente secundária a pólipo ou tumor.

Os cálculos biliares podem entrar na luz intestinal através de uma fístula colecistoentérica e determinar obstrução (íleo biliar). Mais raramente, enterólitos originários de divertículos de jejuno, corpos estranhos ingeridos, parasitas (áscaris) e fitobezoares também causam obstrução de delgado[6]. A doença de Crohn é mais freqüente nos jovens e ocorre como segunda causa de obstrução intestinal do delgado no Canadá[7].

FISIOPATOLOGIA

Precocemente, no curso de uma obstrução intestinal, a motilidade aumenta em um esforço para impulsionar o conteúdo intraluminal através do ponto de obstrução. O aumento do peristaltismo ocorre acima e abaixo da zona de obstrução. Isso explica a presença de diarréia que pode acompanhar a obstrução parcial ou total do intestino delgado na fase inicial do quadro clínico. Mais tardiamente, o intestino apresenta fadiga e dilatação, as contrações diminuem em freqüência e em intensidade[6].

No adulto normal são secretados 7 a 9 litros de suco intestinal a cada 24 horas, sendo 98,8% reabsorvidos no íleo terminal e cólon, levando em torno de 100 ml até o reto sob a forma de fezes. A obstrução da luz do intestino delgado interfere no processo de reabsorção, e dois padrões podem ser distinguidos.

Na obstrução jejunal alta as secreções de estômago, duodeno, fígado e pâncreas continuarão a ser produzidas, mas não ocorrerá reabsorção, porque o gradiente pressórico favorece a regurgitação para o estômago, determinando vômitos freqüentes e volumosos, podendo levar à desidratação, hipocloremia, hipopotassemia e alcalose metabólica. A distensão abdominal é pequena.

Na oclusão baixa do intestino delgado ocorre uma situação mais complexa[5]. A distensão é máxima imediatamente próximo da obstrução. Progressivamente vários segmentos do intestino começam a distender-se devido ao acúmulo de grande quantidade de secreções intraluminais e ao ar deglutido. O edema da parede intestinal é ocasionado pelo aumento da pressão intraluminal, que diminui o retorno venoso, contribuindo para o seqüestro de líquido. No entanto, o desequilíbrio nos eletrólitos é menos freqüente. Oligúria, azotemia e hemoconcentração podem acompanhar a desidratação e a hipovolemia. Os vômitos ocorrem tardiamente.

Para efeitos práticos, o intestino delgado normal é estéril. Aspiração e cultura de material fecal abaixo da obstrução mostravam mínima contaminação, enquanto a cultura acima da oclusão apresentou crescimento profuso de bactérias fecais. Há estudos que demonstraram

existir translocação de bactérias para linfonodos mesentéricos e outros órgãos em situação de obstrução intestinal, porém a relevância clínica ainda não é inteiramente definida[6].

Na obstrução em alça fechada ocorrem grandes pressões intraluminais, levando à diminuição do fluxo sangüíneo na mucosa. É determinada, freqüentemente, pela torção do intestino, levando à oclusão arterial e isquemia, ocasionando perfuração e peritonite.

O estrangulamento intestinal geralmente envolve obstrução em alça fechada em que o fluxo sangüíneo é comprometido, podendo levar a infarto intestinal. A hérnia de Richter é uma forma de estrangulamento em que uma porção da circunferência do intestino é aprisionada, determinando redução da luz. No entanto, nessa situação não há obstrução intestinal[5].

QUADRO CLÍNICO

O quadro clínico de obstrução de delgado inclui dor abdominal em cólica, distensão, vômitos, náusea e obstipação (não-eliminação de fezes ou de flatos). De acordo com a localização da obstrução, pode haver predominância de determinados sintomas. A dor em cólica, que ocorre em intervalos de 3 a 5 minutos, é mais característica das obstruções altas, enquanto as mais distais apresentam intervalos de 10-15 minutos[6]. Quando a dor é constante e localizada, sugere estrangulamento de alça. A obstrução em alça fechada se caracteriza por dor forte constante e localizada em decorrência do sofrimento vascular do intestino.

As náuseas e os vômitos são mais freqüentes nas obstruções gastroduodenais e jejunais altas. Quanto mais fecalóide é o vômito, mais distal deve ser a obstrução. A obstipação geralmente é um achado mais tardio no caso de abdome agudo obstrutivo. Assim, é importante se ter em mente que não é possível descartar uma obstrução intestinal completa com base na informação de que o paciente eliminou fezes e flatos no início do quadro de dor.

Com o objetivo de auxiliar a anamnese, recomenda-se a sistematização de algumas perguntas importantes seguindo uma ordem alfabética.

A Abaulamento na região inguinal ou ventral (hérnias como fator causal)?

B *Blood* — Perda de sangue nas fezes (único episódio: intussuscepção ou isquemia, repetidos episódios: neoplasia)?

C Cirurgias abdominais prévias (aderências, bridas. Lembrar que cirurgias com incisão em abdome superior causam obstrução com menos freqüência)?

D Dor localização e duração dos intervalos (dor localizada e contínua, pensar em sofrimento vascular do intestino; cólica com intervalos entre 3-5 min: obstrução alta, intervalos 10-15 min obstrução baixa)?

795

E Eliminação de fezes ou de flatos (pacientes com eliminação normal de fezes e flatos têm pouca chance de terem obstrução mecânica completa)? — exceto no início do quadro.

F Febre (história de febre com quadro clínico de obstrução, pensar em necrose intestinal ou processo inflamatório e infeccioso associado)?

Exame Físico

O paciente com obstrução intestinal pode apresentar taquicardia, hipotensão e desidratação em decorrência de perda de líquido para o terceiro espaço. Quando febre e irritação peritoneal localizada estão presentes, deve-se suspeitar de alça estrangulada. A distensão abdominal geralmente é maior nos casos de obstrução mais baixa. Os ruídos hidroaéreos, na fase inicial, freqüentemente estão aumentados e apresentam som metálico na ausculta. Se houver silêncio abdominal, pode ser resultado de um quadro clínico arrastado em que o intestino entrou em fadiga ou peritonite concomitante. Íleo adinâmico também se caracteriza por diminuição de ruídos hidroaéreos. Um exame cuidadoso da região inguinal é necessário para se excluir a possibilidade de hérnia encarcerada. Outras hérnias também devem ser suspeitadas e examinadas (ventral, umbilical, obturador). O toque retal deve ser feito rotineiramente com o objetivo de excluir massas intraluminais e verificar se não há sangue na ampola retal.

DIAGNÓSTICO

Exames Laboratoriais

O laboratório não tem como principal função fazer o diagnóstico, mas é muito importante para se avaliar a gravidade do caso.

- *Hematócrito e Hemoglobina:* Geralmente há elevação devida à hemoconcentração.

- *Leucograma:* Leucocitose é um achado comum em casos de obstrução, porém em níveis maiores que 15.000 com desvio à esquerda deve-se suspeitar de alça estrangulada. Ausência de leucocitose não exclui possibilidade de sofrimento vascular do intestino.

- *Sódio, cloro e potássio:* Hiponatremia, hipocloremia e hipopotassemia são resultado das perdas para o terceiro espaço.

- *Uréia e creatinina:* Elevadas devido à insuficiência renal e pré-renal.

- *Gasometria arterial:* Acidose metabólica é o resultado da perda de secreções alcalinas, jejum (cetose) e hipotensão. Alcalose metabólica menos freqüente e geralmente é decorrente de obstruções altas, nas quais se perde principalmente ácido clorídrico.

- *Amilase:* Hiperamilasemia, em combinação com qualquer um desses achados: dor contínua, febre e irritação peritoneal, pensar em sofrimento vascular[10].

Exames de Imagem

A história e o exame clínico do paciente freqüentemente fazem o diagnóstico. A radiografia abdominal é o primeiro exame radiológico a ser solicitado[6]. Este exame na maioria das vezes confirma o diagnóstico de obstrução completa, além de definir se a obstrução é no intestino delgado ou no cólon. Aproximadamente 60% dos casos são definidos com o quadro clínico e a radiografia do abdome[6]. Os achados característicos da obstrução intestinal de delgado na radiografia simples de abdome são os seguintes: níveis hidroaéreos em diferentes alturas em forma de degraus de escada (> 3 cm de diferença) e dilatação de alças de delgado (> 3 cm de diâmetro) sem distensão do cólon[4] (Fig. 59.1). O íleo adinâmico, encontrado com freqüência em pós-operatório pode, algumas vezes, ser confundido com a obstrução mecânica de delgado. A radiografia de abdome de um paciente com íleo costuma apresentar dilatação e gás no cólon, além de os níveis hidroaéreos se localizarem na mesma altura.

Nos casos mais complexos, em que o diagnóstico não fica evidente, a tomografia computadorizada (TC) com contraste via oral e endovenoso provou ser vantajo-

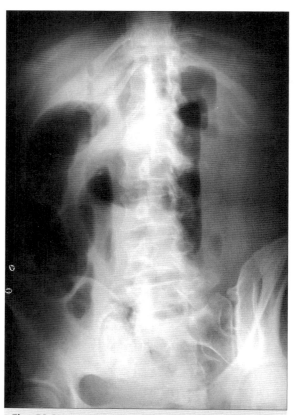

Fig. 59.1 — *Paciente em decúbito lateral esquerdo com radiografia abdominal demonstrando dilatação de alças de delgado e níveis hidroaéreos. (Cortesia do Serviço de Radiologia do Hospital de Clínicas de Porto Alegre.)*

sa[8,12] (Fig. 59.2). A tomografia tem melhor capacidade para identificar uma obstrução completa nos casos em que há indefinição após os exames iniciais. Ela também é superior aos demais métodos na identificação do agente etiológico. Além disso, tem melhor capacidade do que a radiografia simples em demonstrar sofrimento vascular de alças intestinais. Esse é um dado importante porque pode mudar a conduta de conservadora para cirúrgica, principalmente nos casos de indefinição diagnóstica, nos quais alguns médicos optam por tratamento clínico.

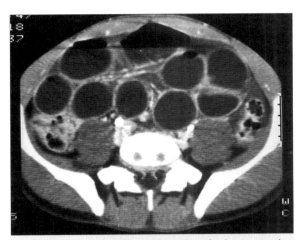

Fig. 59.2 — Tomografia computadorizada demonstrando obstrução intestinal completa devido a aderências. (Cortesia do Serviço de Radiologia do Hospital de Clínicas de Porto Alegre.)

O exame contrastado de trânsito intestinal tem como objetivo complementar a investigação, quando utilizado após radiografia simples e tomografia. Se após a tomografia ainda persistir dúvida diagnóstica, o exame de radiografia contrastado de trânsito intestinal é bastante recomendável, principalmente em casos de oclusão parcial ou em pacientes com história de obstrução recorrente[6].

A enteróclise é um tipo particular de exame radiológico contrastado para estudar o intestino delgado. Consiste na introdução de uma sonda no duodeno que instila em curto intervalo de tempo grande quantidade de bário e ar. Os movimentos intestinais são acompanhados por fluoroscopia. Essa modalidade de exame é superior ao estudo de trânsito de delgado com contraste por via oral para identificar áreas de diminuição do calibre da alça intestinal, além de necessitar de menos tempo para ser realizado[6].

TRATAMENTO

Os pacientes com obstrução intestinal estão freqüentemente desidratados e com depleção de eletrólitos. As medidas a serem adotadas são infusão endovenosa de Ringer lactato ou soro fisiológico (0,9%); introdução de sonda vesical para controle de diurese e sonda nasogástrica (SNG), a qual proporciona conforto e evita aspiração pulmonar de secreção gástrica. Somente após essa fase inicial, quando o paciente já está urinando adequadamente, é que se deve adicionar potássio no soro de reposição. Durante o atendimento inicial são coletados exames laboratoriais (hemograma, eletrólitos, provas de função renal) que fornecem um panorama do estado geral do paciente. A radiografia simples de abdome agudo e a radiografia de tórax complementam a avaliação inicial. O uso de antibióticos (p. ex., cefoxitina) é recomendável nessa fase do atendimento, porque combatem a translocação bacteriana e também atuam como em casos de cirurgia com ressecção ou perfuração de alça (Fig. 59.3).

Existem, principalmente, dois tipos de tratamento para obstrução do intestino delgado em adultos. O tratamento conservador consiste em descompressão com sonda nasogástrica, antibióticos e hidratação. A outra opção é a cirúrgica. A decisão sobre qual conduta a ser adotada geralmente ocorre após o resultado dos exames e das medidas iniciais. De uma maneira geral, o paciente com quadro de obstrução completa no exame clínico e no estudo radiológico deve ser submetido a cirurgia. Nos casos em que há suspeita de obstrução em alça fechada com sofrimento vascular, também se indica tratamento cirúrgico imediatamente (Fig. 59.3). Em 40% dos casos, após a avaliação inicial, fica difícil definir se o quadro necessita de cirurgia urgente. Nessas situações a tomografia computadorizada e o exame radiográfico contrastado são capazes de elevar para aproximadamente 90% a precisão diagnóstica[8].

Com base nesses exames adicionais se adquire maior tranqüilidade para indicar o tratamento conservador em casos de suboclusão. O médico, no entanto, deve ter sabedoria e conhecimento para particularizar cada situação, porque sabe-se, por exemplo, que pacientes com doença de Crohn costumam responder muito bem ao tratamento conservador.

A videolaparoscopia tem surgido como alternativa à laparotomia. Em grupos selecionados, há diminuição do tempo de internação em relação aos pacientes submetidos a laparotomia. No entanto, são necessários alguns requisitos para que se tente resolver o problema através de laparoscopia.

1. distensão abdominal leve;
2. obstrução proximal;
3. quadro não-sugestivo de obstrução em alça fechada.

Respeitando esses critérios, pode-se alcançar índices de sucesso de mais de 50%[11].

Os procedimentos cirúrgicos para resolução da obstrução intestinal são divididos em cinco categorias, independentemente da via laparotômica ou laparoscópica:

1. Procedimentos que não necessitam de abertura da alça — lise de aderências, manipulação e redução da intussuscepção, redução da hérnia encarcerada.

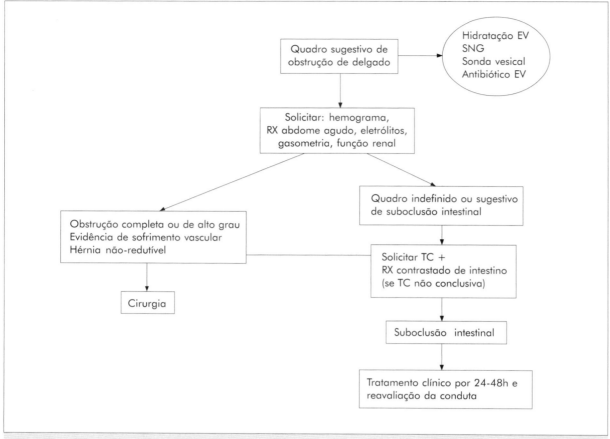

Fig. 59.3 — *Fluxograma para atendimento de pacientes com obstrução de intestino delgado* (Peck JJ[8]).

2. Enterotomia para remoção do obstáculo da obstrução — cálculo biliar, bezoar.
3. Ressecção da lesão obstrutiva ou intestino estrangulado com anastomose primária.
4. Anastomose de curto-circuito para desviar da zona de obstrução.
5. Formação de estoma cutâneo proximal à obstrução — cecostomia (utilizado raramente), colostomia transversa[10].

Tratamento de situações específicas:

- *Obstrução intestinal recorrente*: o aparecimento de pacientes com múltiplas operações devido à obstrução e ao abdômen "congelado" faz parte do conhecimento de cirurgiões experientes. O tratamento conservador é a primeira escolha e a mais segura. A reoperação deve ser feita aos que não respondem a medidas conservadoras. São procedimentos difíceis nos quais deve ser tomado cuidado para evitar enterotomias. A fixação através de pontos e acomodação da curvatura das alças tem sido tentada, porém apresenta complicações como fístulas, peritonite e morte. Por causa dos maus resultados, esses procedimentos têm sido abandonados. Várias medidas têm sido utilizadas para evitar a formação de aderências, desde heparina e drogas citotóxicas até agentes fibrinolíticos, embora ainda não se tenham resultados efetivos.

  A forma mais eficaz de reduzir a formação de aderências é a boa técnica cirúrgica, que inclui a manipulação delicada dos tecidos, evitando traumatismo da serosa. Evitar dissecções desnecessárias; uso de material de sutura absorvível quando possível, irrigando e removendo coágulos e tecidos isquêmicos; utilizar o epíploo para cobrir a zona operada.

- *Obstrução aguda no pós-operatório*: as aderências são a principal causa, e o tratamento conservador apresenta resultados razoáveis com respeito à resolução dos sintomas, tempo de internação, risco de recorrência e reoperação[2]. Muitas vezes o diagnóstico é desafiador para o cirurgião. A dor abdominal, náuseas e vômitos podem ser atribuídos a íleo adinâmico pós-operatório. O desequilíbrio eletrolítico e especialmente a hipopotassemia podem ser causas de íleo e devem ser tratados. O RX simples de abdome, algumas vezes, tem dificuldade de diferenciar o íleo da obstrução. Nessas situações, a tomografia e o estudo

OBSTRUÇÃO DO INTESTINO DELGADO

contrastado de trânsito intestinal são indicados para se fazer o diagnóstico. O tratamento deve ser conservador nas obstruções parciais e cirúrgico nas totais, porém há maior tendência de se optar por tratamento conservador, principalmente na fase inicial do quadro[6].

PROGNÓSTICO

O prognóstico da obstrução do intestino delgado tem melhorado nas últimas quatro décadas. São fatores de piora no prognóstico o maior tempo de elaboração diagnóstica, a idade avançada, a presença de co-morbidades e a presença de alças inviáveis devido a estrangulamento[2,3]. É recomendada a avaliação cirúrgica precoce em qualquer paciente em que seja considerado o diagnóstico diferencial de obstrução do intestino delgado[10].

REFERÊNCIAS BIBLIOGRÁFICAS

1. Bass KN, Jones B, Bulkley GB. Current management of small-bowel obstruction. *Adv Surg* 31:1-34, 1997.
2. Bogusevicius A. Analysis of outcome of the treatment of small bowel obstruction and factors which determine the outcome (10-year experience at the Kaunas Medical University Clinic). *Medicina (Kaunas)* 38:289-95, 2002.
3. Fevang BT, Fevang J, Stangeland L, Soreide O, Svanes K, Viste A. Complications and death after surgical treatment of small bowel obstruction: A 35-year institutional experience. *Ann Surg* 231:529-37, 2000.
4. Halpert R DG. *Gastrointestinal radiology. The requisites.* Second Edition, St. Louis, Mosby, 1999.
5. Jones PF. *Emergency abdominal surgery.* First Edition, London (Great Britain), Blackwell, 1974.
6. Mark Evers B. Small Bowel. In: Townsend Jr, CM *Sabiston Textbook of Surgery. The biological basis of modern surgical practice.* Sixteenth Edition, USA, Saunders: 873-916, 2001.
7. Miller G, Boman J, Shrier I, Gordon P. Readmission for small bowel obstruction in the early postoperative period: etiology and outcome. *Can J Surg* 45:255-58, 2002.
8. Peck JJ, Milleson T, Phelan J. The role of computed tomography with contrast and small bowel follow-through in management of small bowel obstruction. *Am J Surg* 177, 375-377, 1999.
9. Schwab DP, Blackhurst DW, Sticca RP. Operative acute small bowel obstruction: admitting service impacts outcome. *Am Surg* 67:4-8, 2001.
10. Schwartz S I. *Principles of surgery.* Seventh Edition, USA, McGraw-Hill, 1999.
11. Strickland P., Lourie DJ, Suddleson EA, Blitz JB, Stain SC. Is laparoscopy safe and effective for treatment of acute of small bowel obstruction?. *Surg Endosc* 13:695-8, 1999.
12. Thompson JS. Constrast radiography and intestinal obstruction. *Ann Surg* 236:7-8,2002.
13. Wangensteen OH, Rea CE. The distension factor in simple intestinal obstruction. *Surgery* 5:327, 1939.

CAPÍTULO

60

Doenças Vasculares do Intestino Delgado

Ricardo C. Rocha Moreira
Jorge R. Ribas Timi

INTRODUÇÃO

Este capítulo é dividido em duas partes: na primeira, são discutidas as afecções dos vasos que irrigam o intestino delgado, provocando isquemia ou necrose intestinal. Na segunda parte, são discutidas duas síndromes compressivas que envolvem artérias intestinais: a síndrome da compressão do tronco celíaco e a síndrome da artéria mesentérica superior.

CONSIDERAÇÕES BÁSICAS

A artéria mesentérica superior irriga todo o intestino delgado e parte do intestino grosso, do ceco à flexura esplênica do cólon. Essa artéria forma o eixo da circulação mesentérica, que inclui também a artéria mesentérica inferior, que irriga o cólon esquerdo até o reto, e as veias mesentéricas superior e inferior, que drenam o sangue dos intestinos para a veia porta[32]. O tronco celíaco, que irriga o estômago e as vísceras sólidas do abdome superior (fígado, pâncreas e baço), contribui com alguns ramos colaterais para a circulação mesentérica (Fig. 60.1).

Uma rica rede de vasos colaterais interliga as três artérias da circulação mesentérica[25,32]. Os ramos jejunais, ileais e cólicos da artéria mesentérica superior formam uma complexa rede de arcadas vasculares no mesentério e na própria parede intestinal. Entre o tronco celíaco e a artéria mesentérica superior, a rede colateral é formada pelas arcadas pancreatojejunais. Entre as artérias mesentérica superior e inferior, existem até três artérias comunicantes: a artéria marginal de Drummond (que corre na borda do cólon esquerdo), e as artérias anastomótica central e arcada de Riolano (que correm no mesocólon). Uma dessas artérias pode se dilatar, servindo de vaso colateral, quando ocorre lesão oclusiva de uma das artérias mesentéricas. A colateral

dilatada pode ser demonstrada por arteriografia, e é conhecida como *artéria do meandro*.

O fluxo sanguíneo intestinal num indivíduo hígido, em repouso e em jejum corresponde a cerca de 10% do débito cardíaco. Esse fluxo pode variar muito, na dependência de fenômenos de dilatação e constrição do leito vascular mesentérico. A vasodilatação provoca aumento acentuado do fluxo sanguíneo intestinal e ocorre, por exemplo, após a alimentação[46]. Entretanto, a mais importante resposta da circulação mesentérica, do ponto de vista fisiopatológico, é a vasoconstrição. A redução transitória do fluxo sanguíneo intestinal, de causa local (oclusão da artéria mesentérica superior) ou de causa sistêmica (choque ou insuficiência cardíaca), desencadeia uma constrição intensa dos vasos mesentéricos. Essa resposta, mediada pelo eixo renina–angiotensina, pode se prolongar por muitas horas depois que cessou o estímulo desencadeante[39]. A resposta vasoconstritora mesentérica tem importantes implicações na fisiopatologia e no tratamento da isquemia aguda dos intestinos[43].

MÉTODOS DE IMAGEM DA CIRCULAÇÃO MESENTÉRICA

Até o início dos anos 1990, praticamente o único método disponível para investigação da circulação mesentérica era a arteriografia com cateter e injeção de contraste iodado. Na última década, métodos menos invasivos vieram facilitar o diagnóstico das afecções vasculares intra-abdominais:

Ultra-sonografia doppler (USD): método que utiliza ondas de ultra-som, reunindo num único aparelho a imagem por ultra-sonografia e a análise de fluxo sanguíneo pelo efeito Doppler. A USD permite visualizar a anatomia e avaliar o fluxo das principais artérias e veias intestinais[40,44]. Por ser completamente não-invasivo, é

800

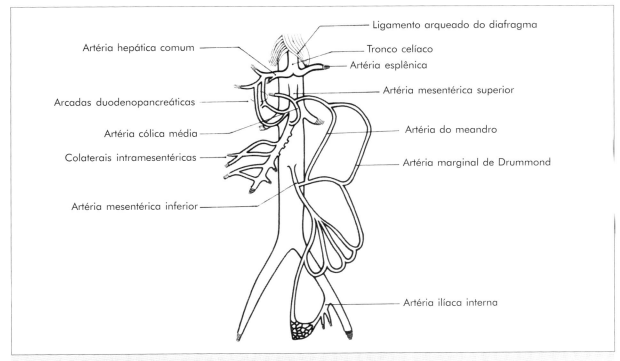

Fig. 60.1 — Anatomia das artérias intestinais e suas colaterais.

um exame particularmente útil na triagem de pacientes com suspeita de doença vascular mesentérica[56].

Angiotomografia (ANGIO-TAC): a tomografia de alta resolução com injeção de contraste iodado tem sua principal utilidade na investigação de aneurismas intra-abdominais e das tromboses das veias mesentéricas e da veia porta[13,38].

Angiografia por ressonância magnética (ANGIO-RM): a ressonância magnética com injeção de contraste especial (paramagnético) permite a obtenção de imagens de praticamente todos os vasos abdominais[18,23,25].

Atualmente, a arteriografia, por ser um método invasivo, desconfortável, caro e associado ao risco de complicações graves, foi praticamente substituída pelos métodos menos agressivos descritos nos parágrafos anteriores na investigação das afecções da circulação mesentérica.

Isquemia Mesentérica Aguda

A obstrução aguda das grandes artérias intestinais é uma catástrofe abdominal, que resulta na morte da maioria das suas vítimas[5]. Apesar dos avanços consideráveis no diagnóstico e conduta clínica e cirúrgica dos pacientes com isquemia mesentérica aguda, a mortalidade e as complicações tardias (síndrome do intestino curto) desses pacientes permanecem desalentadoramente elevadas.

Etiologia e Patogenia

O mecanismo básico da isquemia intestinal aguda é uma queda abrupta do fluxo sanguíneo mesentérico — por oclusão aguda ou por vasoconstrição prolongada dos vasos mesentéricos[5,43]. A oclusão aguda das artérias mesentéricas pode ser causada por trombose ou embolia. A trombose em geral se instala numa placa de ateroma no óstio da artéria mesentérica superior, e o trombo se propaga distalmente, ocluindo seus ramos. Na embolia, o coágulo, que em geral tem sua origem no coração, se aloja alguns centímetros distalmente à origem da artéria mesentérica superior, na altura da artéria cólica média. Devido às diferenças de local de oclusão, na trombose aguda todo o intestino delgado e o cólon direito sofrem isquemia, enquanto a embolia pode poupar as alças jejunais proximais e o cólon[5,43].

A aterosclerose é a causa da imensa maioria das tromboses agudas mesentéricas. Outras doenças sistêmicas, como dissecção aguda da aorta, poliarterite nodosa, lúpus eritematoso sistêmico, púrpura de Schönlein-Henoch, arterite de Takayasu e hiper-homocisteinemia, podem raramente provocar trombose das artérias mesentéricas[5].

Tradicionalmente, pensava-se que a necrose intestinal aguda era sempre causada por obstrução mecânica dos vasos intestinais. Os avanços da arteriografia vieram demonstrar que em muitos casos de isquemia intestinal não havia obstrução mecânica das artérias mesentéricas e sim obstrução funcional, por vasoconstrição intensa das pequenas artérias do leito mesentérico[12,43]. Esse tipo de isquemia intestinal aguda foi descoberto nos anos 1950 e denominado isquemia mesentérica não-oclusiva[54]. Diversas situações clínicas podem desencadear o quadro de isquemia intestinal sem oclusão vascular: insuficiência cardíaca, hipotensão, hipovolemia e desidratação. Em todas essas situações, ocorrem queda do débito cardíaco e o fenômeno reflexo de vasoconstrição intensa dos vasos mesentéricos. A vasoconstrição, se persistir por muitas horas, pode resultar em isquemia intestinal. Outro fator agravante é o uso de digitálicos e drogas vasopressoras nesses pacientes. Essas drogas são potentes vasoconstritores esplâncnicos, piorando a isquemia intestinal. Em séries clínicas recentes, a isquemia não-oclusiva é apontada como a causa mais freqüente de isquemia intestinal aguda[5,54].

Outra causa de isquemia aguda, discutida em seção separada deste capítulo, é a trombose venosa mesentérica.

Patologia

Independentemente da causa, o resultado final da isquemia intestinal aguda é a necrose hemorrágica do intestino. Na fase inicial da isquemia, os achados macroscópicos podem ser sutis, como palidez das alças intestinais e perda do brilho da serosa. Microscopicamente, observam-se edema da mucosa intestinal e perda das vilosidades intestinais. Na isquemia prolongada, as alterações patológicas se estendem a todas as camadas da parede intestinal. Histologicamente, observa-se necrose da mucosa, com graus variados de descamação e ulceração da mesma. Na submucosa, aparece edema intenso, com hemorragias esparsas e pouca reação inflamatória. As alterações histológicas se acompanham de disfunção celular. A mucosa isquêmica se torna permeável a enzimas digestivas e a bactérias da luz intestinal. A função absortiva da mucosa se perde, permitindo a passagem bidirecional dos fluidos orgânicos. O seqüestro maciço de plasma e fluidos na parede e na luz dos intestinos provoca hipovolemia e queda do débito cardíaco, reforçando o ciclo vicioso hipovolemia–vasoconstrição–isquemia. A hipoxia dos músculos da parede intestinal manifesta-se inicialmente com aumento do peristaltismo e esvaziamento intestinal, seguido por paralisia e distensão das alças intestinais. Nos estágios finais do processo, a necrose hemorrágica envolve toda a parede intestinal, permitindo a passagem de bactérias para a cavidade peritoneal (peritonite) e para a corrente circulatória (bacteremia e choque séptico)[43].

Quadro Clínico

As várias causas de isquemia mesentérica aguda podem se manifestar em quadros clínicos diferentes, o que levou Bergan a classificá-las em síndromes[5].

Embolia Arterial

O paciente se queixa de dor abdominal difusa e intensa, de início abrupto. A dor pode ser contínua ou em cólica, e ser seguida por náuseas e vômitos. Pode ocorrer um episódio de esvaziamento intestinal. O paciente invariavelmente tem cardiopatia embolígena: arritmia cardíaca (mais comum é a fibrilação atrial); infarto do miocárdio recente; doença valvular com sopro cardíaco ou miocardiopatia (no Brasil, doença de Chagas). Cerca de 30% dos pacientes têm história pregressa de embolia arterial.

Trombose Arterial

O paciente é geralmente idoso, com manifestações clínicas de aterosclerose (coronariana, cerebral ou dos membros inferiores). O quadro clínico tem início insidioso, com dor abdominal vaga, inapetência, náuseas e vômitos. Pode haver eliminação de fezes com sangue visível ou oculto. O quadro clínico simula o quadro de uma oclusão intestinal aguda. Ao exame físico, o abdômen se apresenta distendido, mas os ruídos hidroaéreos são hipoativos ou ausentes. Alguns pacientes apresentam uma história prolongada de dor abdominal pósprandial e perda de peso, sugerindo isquemia intestinal crônica.

Isquemia Não-Oclusiva

No início do quadro, a dor pode estar ausente ou, quando presente, ser apenas moderada. Passagem de fezes sanguinolentas e/ou melena podem ser os sintomas iniciais. Ao exame, o abdômen está distendido e pouco doloroso à palpação, sugerindo íleo paralítico. Esses pacientes são invariavelmente cardiopatas graves, quase sempre em uso de digitálicos. Comumente, já estão internados por piora recente da cardiopatia ou por intercorrência grave (infecção aguda, piora de insuficiência cardíaca ou cirurgia de grande porte). Mais da metade dos pacientes tem evidência de intoxicação digitálica. Uma situação particular é o aparecimento de isquemia intestinal não-oclusiva no pós-operatório de cirurgia cardíaca, o que ocorre em cerca de 0,8% dos casos[17,51].

Diagnóstico

O paciente com isquemia intestinal aguda invariavelmente apresenta dor abdominal. A dor é quase sempre fora de proporção com os achados do exame clínico do abdômen. Em todo paciente com dor abdominal intensa e prolongada, mas com o exame clínico do abdômen normal, deve ser levantada a suspeita de isquemia intestinal aguda. A suspeita deve aumentar se o paciente for idoso, com história de cardiopatia grave, arritmia cardíaca ou sinais de aterosclerose avançada.

A tríade clínica de dor abdominal de início súbito, esvaziamento intestinal e doença cardíaca embolígena é altamente sugestiva de embolia mesentérica[5]. Infelizmente, a tríade nem sempre está presente. O quadro clínico, na imensa maioria dos casos, é apenas de dor abdominal aguda inespecífica, caracterizada como abdômen agudo. Como existem causas muito mais freqüentes de abdômen agudo, o diagnóstico de isquemia mesentérica não é considerado. Nas palavras de Bergan, "o paciente é tratado conservadoramente, enquanto o intestino morre". Somente um alto grau de suspeita que desencadeie uma investigação dirigida pode levar ao diagnóstico precoce de isquemia intestinal aguda.

Pacientes com suspeita de abdômen agudo são submetidos a exames rotineiros de laboratório. Esses exames estão invariavelmente alterados na isquemia intestinal aguda. O hemograma revela precocemente leucocitose acentuada (15.000 a 25.000 leucócitos/mm^3), com desvio para formas imaturas. O hematócrito pode estar elevado, refletindo a perda de plasma no intestino isquêmico. A amilase sérica está elevada em cerca da metade dos casos, mas não nos níveis encontrados nos portadores de pancreatite aguda. Acidose metabólica é um achado precoce e constante, que tende a se acentuar com a progressão da isquemia intestinal. Enzimas que refletem destruição tecidual (creatinofosfoquinase, desidrogenase láctica e as transaminases) somente se alteram na fase tardia de necrose intestinal. Outros exames rotineiros, como eletrólitos e glicemia, são úteis no tratamento metabólico dos pacientes, mas não auxiliam no diagnóstico específico. Os únicos exames laboratoriais cujas alterações são altamente sugestivas de isquemia mesentérica são a dosagem de fosfato sérico e o exame de dímero-D[1,27]. Infelizmente, ambos são raramente solicitados em pacientes com dor abdominal aguda.

Na fase inicial da isquemia mesentérica, radiografias simples do abdômen são úteis apenas para excluir outras causas de abdômen agudo. Na fase tardia, de necrose intestinal, as radiografias podem mostrar distensão e edema das alças e a presença de gás na parede intestinal em ramos da veia porta e na cavidade peritoneal.

A angio-TAC, que por vezes é realizada em pacientes com abdômen agudo, é altamente precisa no diagnóstico da trombose venosa mesentérica, um tipo particular de isquemia mesentérica que será discutido adiante neste capítulo.

A arteriografia com cateter e injeção de contraste iodado continua a ser o método mais importante no diagnóstico da isquemia intestinal aguda[3,12]. Todo paciente com suspeita clínica de isquemia mesentérica aguda deve ser submetido a arteriografia de emergência, antes da laparotomia exploradora. O exame arteriográfico adequado deve ser feito com cateter seletivo, nos planos ântero-posterior a lateral, e mostrar as diversas fases da circulação mesentérica. Cada causa de isquemia aguda apresenta achados característicos. Na trombose aguda, a artéria mesentérica superior e seus ramos estão ocluídos e a circulação colateral é pobre. Na embolia, a porção inicial da artéria mesentérica superior se enche de contraste, e tromboêmbolos obstruindo parcial ou totalmente o leito distal podem ser demonstrados (Fig. 60.2). Na isquemia não-oclusiva, o tronco da artéria mesentérica superior e seus ramos principais estão normais, mas notam-se múltiplas estenoses, oclusões segmentares e espasmo difuso das pequenas artérias do leito mesentérico. Na fase visceral da arteriografia, nota-se escassez ou ausência de contraste em segmentos do intestino.

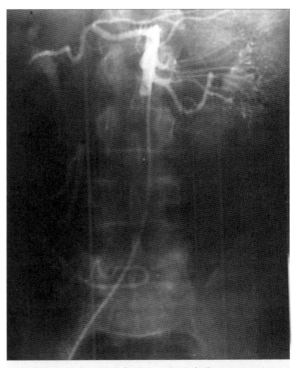

Fig. 60.2 — *Arteriografia típica de embolia mesentérica.*

Tratamento

A conduta do paciente com isquemia mesentérica aguda se baseia em três princípios: (1) ressuscitação e tratamento de suporte; (2) correção da causa vascular; e (3) ressecção do intestino necrosado[3].

A isquemia mesentérica aguda provoca alterações metabólicas profundas nas suas vítimas. Os pacientes, geralmente idosos e cronicamente enfermos, desenvolvem distúrbios clínicos graves, como hipovolemia, choque, acidose metabólica e oligúria, que devem ser identificados e corrigidos enquanto se confirma o diagnóstico. Os pacientes em estado mais grave necessitam de internação em unidade de terapia intensiva. Medidas de suporte, como acesso venoso central, infusão endovenosa de fluidos, passagem de sondas nasogástrica e vesical, monitoração e correção dos distúrbios hidroeletrolíticos, são implementadas, enquanto se prepara o paciente para arteriografia ou operação.

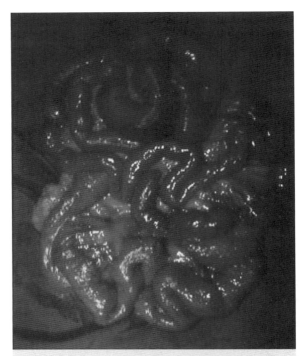

Fig. 60.3 — Alças intestinais isquêmicas à laparotomia.

O tratamento cirúrgico da isquemia intestinal aguda depende do diagnóstico preciso da causa. Em condições ideais, a causa deve ser definida pela arteriografia, antes da operação. Nos hospitais onde não é possível se obter arteriografia de emergência, justifica-se laparotomia precoce, baseada apenas na suspeita clínica. O cirurgião deve estar preparado para fazer uma revascularização do intestino, se os achados operatórios a indicarem. A conduta operatória se baseia nos achados angiográficos e cirúrgicos.

Embolia Arterial

O tratamento ideal é a embolectomia mesentérica. À operação, a artéria mesentérica superior é dissecada na raiz do mesentério. Através de arteriotomia transversal, os tromboêmbolos são removidos com um cateter de Fogarty. As artérias distais são irrigadas com soluções diluídas de heparina e papaverina. Durante a operação e no período pós-operatório, são administrados anticoagulantes (heparina, seguida por anticoagulante oral).

Alguns autores recomendam o tratamento angiográfico, com infusão de droga trombolítica diretamente na artéria mesentérica através do cateter de arteriografia. O paciente é monitorizado intensivamente e levado à operação somente se a trombólise não for efetiva, permanecendo ocluídas as artérias intestinais, ou se o paciente desenvolver sinais de irritação peritoneal[3,28].

Trombose arterial

Praticamente todos os pacientes com trombose mesentérica aguda devem ser operados. Em geral, a laparotomia confirma os piores receios do cirurgião: todo o intestino parece estar necrosado. Mesmo nessas circunstâncias desesperadoras, deve-se tentar a revascularização mesentérica. A artéria mesentérica superior é aberta através de incisão longitudinal, e os trombos de propagação distais são removidos com o cateter de Fogarty. Uma ponte aortomesentérica com safena ou material sintético é realizada. Após restabelecer o fluxo sanguíneo arterial, as alças são retornadas à cavidade peritoneal, cobertas com compressas mornas e observadas por um período de 30 a 45 minutos. Depois desse período, as alças claramente inviáveis são ressecadas.

Sem Diagnóstico Arteriográfico

A situação mais comum e difícil do ponto de vista cirúrgico é quando o diagnóstico de isquemia intestinal somente é feito após a laparotomia. Os princípios de revascularização intestinal, seguida de ressecção do intestino inviável, devem ser seguidos também nessa situação[5]. O problema é que já pode ter ocorrido necrose de todo o intestino delgado, restando ao cirurgião duas opções: (1) fechar o abdômen, sem ressecar as alças gangrenadas, sabendo que o paciente está condenado à morte dentro de algumas horas; ou (2) fazer uma ressecção intestinal maciça. Esta segunda opção pode salvar o paciente da morte imediata, mas o condena às graves complicações metabólicas e nutricionais da chamada *síndrome do intestino curto*. Esta síndrome é discutida em detalhes no Capítulo 51.

Isquemia Não-Oclusiva

O tratamento não é cirúrgico, pois não existe obstrução mecânica arterial a ser corrigida. O tratamento de escolha consiste na infusão intra-arterial de papaverina através do cateter de arteriografia diretamente na artéria mesentérica superior, por um período de 24 a 72 horas[5,28,54]. A dose recomendada de papaverina é de 30 a 60 mg por hora. Durante a infusão, o paciente deve ser monitorizado continuamente, numa unidade de terapia intensiva. A volemia e os distúrbios hidroeletrolíticos devem ser corrigidos. Digitálicos e vasopressores devem ser suspensos. Deve-se tentar otimizar a função cardíaca pelo manejo judicioso de fluidos intravenosos.

O abdômen do paciente em tratamento de isquemia não-oclusiva deve ter examinado freqüentemente (cada 2 a 3 horas). Os critérios de exame clínico do abdômen são os mesmos que se usa em qualquer caso de abdômen agudo. Se houver sinais de irritação peritoneal, o paciente deve ser levado à laparotomia exploradora enquanto se continua a infusão intra-arterial de papaverina. Nesses casos, não há necessidade de se abordar as artérias mesentéricas e sim de se avaliar a viabilidade das alças intestinais.

Definição da Viabilidade Intestinal

A definição intra-operatória de quais os segmentos intestinais que ainda são viáveis e quais já estão necrosados pode ser extremamente difícil. Os critérios clínicos tradicionais: cor das alças, pulsações dos vasos mesentéricos, presença de peristaltismo e sangramento da parede intestinal à secção podem ser inconclusivos e mesmo enganosos. Essas dificuldades levaram ao desenvolvimento de métodos objetivos para auxiliar na decisão de quais os segmentos que devem ser ressecados e quais devem ser preservados. Os métodos mais estudados são: o fluxômetro Doppler ultra-sônico; a medida do gradiente de temperatura entre as bordas mesentérica e anti-mesentérica do intestino; a infusão intravenosa de fluoresceína, seguida do exame das alças com uma lâmpada ultravioleta; e o uso do *laser* Doppler. Os quatro métodos são bastante acurados em estudos de laboratório e têm sido usados clinicamente. No único estudo controlado, a simples avaliação clínica, o fluxômetro Doppler e o exame com fluoresceína, esta última se mostrou o método mais preciso para demonstrar viabilidade intestinal[9]. Na prática, o simples exame clínico do intestino, após revascularização, tem sido o método mais usado pela grande maioria dos cirurgiões, que geralmente não dispõem dos métodos sofisticados descritos acima[24,43].

Nos casos em que persistem dúvidas quanto à viabilidade intestinal, pode-se proceder à ressecção das alças claramente necrosadas e reoperar o paciente 12 a 24 horas depois, para reexaminar as alças intestinais remanescentes e suas anastomoses. Essa conduta de se reoperar o paciente deliberadamente, chamada "*second-look operation*" na literatura de língua inglesa, tem sido utilizada por muitos cirurgiões experientes. Embora sua lógica não possa ser questionada, nunca foi demonstrado o valor da reoperação programada na sobrevida dos pacientes.

Prognóstico

Apesar dos avanços recentes no diagnóstico e no tratamento da isquemia intestinal aguda, a mortalidade permanece desalentadoramente alta. Os pacientes com embolia mesentérica operados precocemente têm o melhor prognóstico, com a mortalidade variando de 30 a 50%. Em contraste, a trombose mesentérica apresenta péssimo prognóstico. Como esses pacientes são quase sempre operados tardiamente, a mortalidade fica acima de 85%, chegando a 100% em algumas séries. A isquemia não-oclusiva tem um prognóstico intermediário.

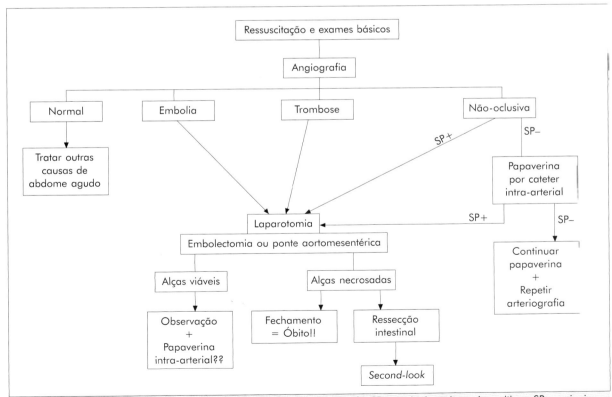

Fig. 60.4 — *Algoritmo de decisões clínicas na isquemia mesentérica aguda. SP+ = sinais peritoneais positivos; SP– = sinais peritoneais negativos.*

graças ao tratamento clínico intensivo e ao uso da papa-verina intra-arterial. No entanto, mesmo em condições ideais de tratamento, cerca da metade morre durante o tratamento, por complicações da doença cardíaca sub-jacente. A maioria dos pacientes que sobrevivem a res-secções intestinais maciças sucumbe tardiamente às complicações da síndrome do intestino curto.

TROMBOSE VENOSA MESENTÉRICA

Trombose da veia mesentérica superior ou de um de seus ramos é uma causa infreqüente de necrose in-testinal. O mecanismo de necrose hemorrágica do intes-tino na trombose venosa é a falta de perfusão arterial, provocada por congestão vascular intensa no segmento do intestino drenado pela veia trombosada.

Etiopatogenia

A maioria dos pacientes com trombose venosa me-sentérica apresenta hipercoagulabilidade sanguínea[33]. As causas de hipercoagulabilidade podem ser congênitas ou adquiridas. As causas congênitas (trombofilia) são rela-tivamente raras, como a deficiência de antitrombina III, de proteína C e de proteína S. Causas adquiridas inclu-em a presença de anticorpos antifosfolipídios e alguns tipos de câncer. O uso de estrogênios orais para contra-cepção ou tratamento de câncer tem sido associado a um risco aumentado de trombose venosa mesentérica. Cirrose hepática, pancreatite aguda, apendicite com pe-ritonite e outras condições inflamatórias abdominais podem ser complicadas por trombose das veias mesen-téricas. O processo de trombose pode se estender proxi-malmente na veia porta, provocando hipertensão portal aguda.

Quadro Clínico

Clinicamente, a trombose venosa mesentérica pode se apresentar de forma aguda, subaguda e crônica[33]. A forma aguda se manifesta como uma isquemia mesenté-rica de causa arterial. A dor abdominal é intensa, tipica-mente fora de proporção com os achados do exame físico. O exame do abdômen pode ser normal, ou revelar ape-nas dor à palpação das alças intestinais congestas. O curso clínico da trombose venosa mesentérica pode ser subagudo, com o paciente apresentando dor abdominal que se prolonga por dias ou mesmo semanas, antes de o diagnóstico ser feito por exames complementares ou à laparotomia. Na sua forma crônica, a trombose venosa mesentérica pode ser assintomática e encontrada inci-dentalmente em exames de imagem ou em necropsias.

Diagnóstico

O diagnóstico de trombose venosa mesentérica pode ser estabelecido por USD, angio-TAC, angio-RM ou por arteriografia mesentérica[13,33]. Desses, o exame mais útil é a angio-TAC, que é amplamente disponível no nosso país e realizado em muitos pacientes com dor abdomi-nal de causa obscura. A angio-TAC mostra a presença de trombos nas veias mesentéricas e as alças intestinais con-gestas. A angio-RM também é bastante acurada, mas menos útil pelo seu alto custo e pouca disponibilidade no Brasil.

Devido ao fato de os pacientes apresentarem dor abdominal aguda inespecífica, com freqüência o diag-nóstico de trombose venosa mesentérica é feito somente durante laparotomia exploradora. Os achados operató-rios são de um segmento intestinal extremamente ede-maciado e cianótico. O mesentério apresenta edema e áreas hemorrágicas, e coágulos podem ser espremidos das veias mesentéricas.

Tratamento e Prognóstico

A medida terapêutica mais importante é a adminis-tração de heparina, tão logo o diagnóstico seja confir-mado por exames de imagem ou à operação[33]. O uso rotineiro de heparina na fase aguda, seguida de anticoa-gulante oral por tempo prolongado, tem reduzido subs-tancialmente a progressão, a recidiva e a mortalidade da trombose venosa mesentérica. Alguns autores têm de-fendido o tratamento clínico (heparina, antibióticos e tratamento de suporte) para todos os casos de trombose venosa mesentérica cujo diagnóstico seja feito por exa-me de imagem[8]. O tratamento cirúrgico é reservado para os pacientes cujo diagnóstico seja incerto ou que, no decurso do tratamento, venham a apresentar sinais de peritonite. O tratamento cirúrgico consiste na ressecção do segmento intestinal necrosado. Como é sempre difí-cil definir os limites do segmento necrosado, a conduta inicial do cirurgião deve ser conservadora, ressecando-se apenas as alças claramente necrosadas. Na dúvida, deve-se recorrer a uma reoperação deliberada (second-look operation) 12 a 24 horas depois da operação inicial.

Apesar dos avanços recentes no diagnóstico por imagem e no tratamento anticoagulante, a mortalidade da trombose venosa mesentérica permanece relativamen-te alta. Isto se deve ao diagnóstico freqüentemente tar-dio, à progressão e recidiva do processo trombótico e à necessidade de ressecções intestinais maciças[33].

ISQUEMIA INTESTINAL CRÔNICA

A correlação clínica entre dor abdominal, oclusão das artérias digestivas e necrose intestinal é conhecida desde o início do século XX. Mikkelsen, em 1957, numa feliz comparação com a isquemia miocárdica, populari-zou o termo "angina intestinal" e sugeriu que as oclu-sões crônicas das artérias mesentéricas poderiam ser tratadas cirurgicamente[37]. Um ano depois, Shaw e May-nard relataram a primeira operação bem-sucedida para tratamento da isquemia intestinal crônica: a tromboen-darterectomia da artéria mesentérica superior[22].

Etiologia e Patogenia

A aterosclerose da aorta e das artérias viscerais é um achado universal na população idosa do mundo ocidental. Porém as lesões ateroscleróticas das artérias que suprem as vísceras abdominais raramente são sintomáticas[53]. Geralmente, a lesão aterosclerótica é ostial, isto é, na origem da artéria, e se instala lentamente, o que permite o desenvolvimento de uma circulação colateral eficaz distalmente à lesão. A rede colateral entre as artérias digestivas é tão rica que pelo menos duas das três artérias têm que apresentar estenoses graves ou oclusões, para que o intestino venha a sofrer isquemia[52]. No indivíduo com isquemia intestinal crônica, o fluxo sanguíneo durante o jejum em geral é suficiente para as necessidades do intestino. Durante a digestão, quando aumentam as necessidades metabólicas do intestino, o fluxo sanguíneo se torna insuficiente, desencadeando a dor isquêmica[16]. Embora pareça um mecanismo simples, na realidade a resposta fisiológica da circulação intestinal durante a digestão é bastante complexa, como comprovam estudos recentes utilizando radioisótopos[45].

A causa mais comum de isquemia intestinal crônica é, de longe, a aterosclerose. Causas raras incluem: estenoses congênitas (coarctação da aorta abdominal), displasia fibromuscular, arterites (doença de Takayasu) e seqüelas de irradiação sobre o abdômen (arterite actínica).

Quadro Clínico

Dor abdominal pós-prandial ("angina mesentérica") é o sintoma característico da isquemia intestinal crônica. A dor se inicia de 30 a 60 minutos depois da refeição, é contínua ou em cólica, localiza-se no epigástrio ou na região periumbilical e pode durar de 1 a 4 horas. Alguns pacientes referem alívio da dor adotando a posição de cócoras ou de prece maometana. Os episódios repetidos de dor levam os pacientes a ter medo de se alimentar, o que resulta em perda de peso progressiva. Náuseas ou vômitos são sintomas infreqüentes. Alterações de hábito intestinal, como constipação ou diarréia, podem estar presentes. No exame físico, além de emagrecimento e sinais de desnutrição, pode-se auscultar sopro abdominal em cerca de 50% dos casos. A maioria dos pacientes é fumante e apresenta sinais de aterosclerose avançada.

Diagnóstico

Os sintomas de dor abdominal crônica e perda de peso sugerem o diagnóstico de neoplasia maligna oculta. Os pacientes são quase sempre submetidos a uma série de exames de imagem e a endoscopias do trato digestivo, com resultados evidentemente negativos. Os sintomas são então rotulados como funcionais, e os pacientes tratados sintomaticamente. Alguns são até enviados a psiquiatras para tratamento de seus distúrbios "emocionais". A tríade dor abdominal, medo de se alimentar e perda de peso deve levantar a suspeita clínica de isquemia intestinal crônica. A partir dessa suspeita, devem ser solicitados exames de imagem das artérias mesentéricas.

A ultra-sonografia Doppler pode ser o exame inicial de triagem, por ser um método totalmente não-invasivo, que tem se revelado altamente preciso na avaliação de lesões no tronco celíaco e na origem da artéria mesentérica superior[40]. O exame definitivo para o diagnóstico de isquemia mesentérica crônica é a arteriografia. O exame arteriográfico deve obrigatoriamente incluir aortografia em posição lateral, além de injeções seletivas no tronco celíaco, artéria mesentérica superior e inferior. Para se confirmar o diagnóstico, a arteriografia tem que mostrar estenoses graves e oclusões de pelo menos duas das três artérias acima. Recentemente, a angio-RM e a angio-CAT de alta resolução também vêm se mostrando úteis no diagnóstico de lesões das artérias mesentéricas, mas o padrão ouro continua a ser a arteriografia[10].

Ocasionalmente, os exames de imagem mostram estenose isolada do tronco celíaco. Esse achado como causa de dor abdominal crônica é bastante controvertido e será abordado à parte, na seção Síndrome da Compressão do Tronco Celíaco.

Tratamento

O tratamento tradicional da isquemia mesentérica crônica é cirúrgico, consistindo na revascularização intestinal através de uma ponte, endarterectomia ou reimplante arterial[30,42]. A indicação para o tratamento cirúrgico é absoluta nos pacientes sintomáticos, de bom risco cirúrgico, não apenas para aliviar os sintomas como para prevenir necrose intestinal no futuro. Em pacientes com poucos sintomas, ou assintomáticos mas cujos exames de imagem mostram estenoses graves ou oclusões das artérias mesentéricas, há indicação relativa para revascularização intestinal. Em particular, o achado arteriográfico de uma *artéria do meandro* deve alertar o cirurgião para a necessidade de revascularização profilática, no decurso de operações sobre a aorta abdominal (por aneurisma ou doença oclusiva).

A técnica mais popular de revascularização intestinal é a ponte aortomesentérica. Uma única ponte para a artéria mesentérica superior é suficiente para aliviar a isquemia na grande maioria dos casos, mesmo quando há doença oclusiva em duas ou nas três artérias digestivas[20]. Ocasionalmente, duas pontes podem ser necessárias.

A ponte pode ser feita com um enxerto sintético de Dacron ou PTFE ou com veia safena, e sua configuração pode ser anterógrada (saindo da aorta torácica distal)[19] ou retrógrada (saindo da aorta infra-renal ou da artéria ilíaca comum)[20].

Endarterectomia, isto é, a retirada cirúrgica da placa de ateroma, foi a técnica original de revascularização intestinal[37]. As dificuldades técnicas e as complicações

807

dessa operação, no entanto, levaram ao seu abandono progressivo. Uma variante técnica, a endarterectomia transaórtica, tem sido preconizada por alguns cirurgiões[22]. Essa operação de grande porte requer clampeamento prolongado da aorta ao nível do diafragma, o que limita seu uso a pacientes de bom risco cirúrgico.

Ocasionalmente, o cirurgião se defronta com doença oclusiva extensa das artérias mesentéricas durante operações sobre a aorta abdominal. A presença de uma *artéria do meandro*, isquemia intestinal durante o clampeamento da aorta infra-renal e ausência de fluxo retrógrado pela artéria mesentérica inferior são achados indicativos de circulação intestinal deficiente. Nessas circunstâncias, está indicado o reimplante da artéria mesentérica inferior na aorta ou numa prótese, em caráter profilático[50].

Atualmente, um tratamento alternativo é a angioplastia com cateter-balão, com ou sem implante de *stent*. Pacientes idosos, que apresentam alto risco para operação aberta, são candidatos ideais para a revascularização por técnicas radiológicas[29]. Os resultados precoces são melhores que os resultados da revascularização aberta, porém os resultados tardios são inferiores.

Prognóstico

O prognóstico dos pacientes submetidos a revascularização intestinal eletiva é geralmente satisfatório. Por outro lado, pacientes com isquemia crônica não-tratada que desenvolvem isquemia aguda e necessitam de tratamento de urgência têm um péssimo prognóstico, como o mostrado na seção anterior deste capítulo.

SÍNDROME DA COMPRESSÃO DO TRONCO CELÍACO

A compressão extrínseca do tronco celíaco é geralmente causada pelo ligamento arqueado do diafragma, que tem uma implantação anormalmente caudal na coluna vertebral em alguns indivíduos[4]. A compressão também pode ser devida a gânglios nervosos ou tecido fibroso periaórtico. Os portadores dessas alterações anatômicas são, em geral, mulheres jovens, de biotipo delgado, que se queixam de dor epigástrica maldefinida e perda de peso (em 60% dos casos). Sopro epigástrico é audível na maioria dos casos. O achado característico nos exames de imagem (principalmente em arteriografia) é de uma estenose lisa e assimétrica do tronco celíaco, com deslocamento caudal do mesmo sobre a artéria mesentérica superior, que também pode estar comprimida[31]. O grau de estenose pode variar com os movimentos respiratórios.

A existência de uma síndrome clínica causada por compressão do tronco celíaco é controvertida[4]. Diversos autores[4,7] questionam a existência dessa síndrome por vários motivos: (1) estenose assintomática do tronco celíaco é achado freqüente em angiografias abdominais; (2) não há correlação entre o grau de estenose e os sintomas; (3) nunca foi demonstrada isquemia visceral nessa síndrome; (4) não se conheceu o mecanismo da dor; (5) pacientes submetidos ao tratamento cirúrgico com freqüência voltam a apresentar os mesmos sintomas, apesar de a operação ter aliviado anatomicamente a estenose; (6) pacientes seguidos clinicamente podem se tornar assintomáticos, sem qualquer tratamento.

Em resumo, a existência de uma síndrome associada à compressão do tronco celíaco é, no mínimo, duvidosa[7]. Alguns pacientes com dor crônica intensa e intratável e perda de peso significativa podem se beneficiar da descompressão do tronco celíaco. A descompressão cirúrgica pode ser feita em operação aberta ou por videolaparoscopia[48]. No entanto, grande cautela deve ser exercida na seleção de pacientes para o tratamento cirúrgico[7].

SÍNDROME DA ARTÉRIA MESENTÉRICA SUPERIOR

A síndrome da artéria mesentérica superior é a conseqüência clínica da compressão do duodeno entre a aorta abdominal e a artéria mesentérica superior[2,14,21,26]. Descrita por Rokitanski no século XIX, essa síndrome também recebe as denominações de síndrome de Wilkie, compressão vascular do duodeno, síndrome do gesso, oclusão aortomesentérica intermitente crônica do duodeno e obstrução duodenal aortomesentérica. Objeto de controvérsias no passado, atualmente não restam dúvidas de que se trata de uma entidade clínica com sintomas e sinais próprios, que requer diagnóstico e tratamento adequados.

Etiologia e Patogenia

A artéria mesentérica superior tem sua origem no espaço retroperitoneal, onde está cercada por gânglios e nervos autonômicos, linfonodos e vasos linfáticos e uma camada de tecido adiposo de espessura variável. No seu trajeto oblíquo no sentido caudal, a artéria mesentérica superior forma um ângulo agudo com a aorta, que varia de 35 a 65° em indivíduos normais. O duodeno, por sua vez, cruza o espaço entre a aorta e a artéria mesentérica superior, da direita para a esquerda.

A compressão se faz na terceira porção do duodeno, pelo "pinçamento" do mesmo, no ângulo formado entre a aorta e a artéria mesentérica superior (Fig. 60.5). Os fatores clínicos que podem provocar a compressão duodenal são o decúbito dorsal prolongado, a perda rápida de peso e o uso de aparelho gessado ou prótese que comprima o abdômen. Fatores anatômicos, como inserção alta do duodeno, ligamento de Treitz muito curto e lordose lombar excessiva também podem contribuir para a compressão vascular do duodeno. Os fatores anatômicos provavelmente explicam a ocorrência da síndrome em vários membros de uma mesma família[41].

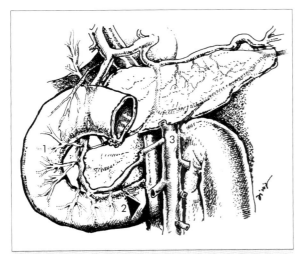

Fig. 60.5 — *Esquema anatômico da compressão duodenal pela artéria mesentérica superior. 1. Duodeno 2. Seta indicando o local da compressão (terceira porção do duodeno) 3. Artéria mesentérica superior.*

Quadro Clínico

O quadro de dor em cólica no abdômen superior, náuseas e vômitos volumosos com conteúdo biliar (ou regurgitação pós-prandial em crianças) é sugestivo de obstrução intermitente ou suboclusão intestinal alta. Pode ocorrer perda de peso considerável, devida aos vômitos e ao receio de ingerir alimentos para não desencadear os sintomas. Alguns pacientes relatam alívio dos sintomas depois dos vômitos, ou quando adotam o decúbito lateral esquerdo ou a posição genupeitoral, que facilitam o esvaziamento duodenal.

O quadro de obstrução duodenal está associado a algumas situações clínicas específicas: tratamento ortopédico que exige decúbito dorsal prolongado (especialmente operações sobre a coluna vertebral para correção de escoliose), trauma cerebral em crianças, grandes queimados, e cirurgias sobre o cólon transverso e de aneurismas da aorta abdominal[14,34].

Diagnóstico

O diagnóstico deve ser suspeitado em pacientes com quadro clínico de oclusão intestinal alta, que apresentam os fatores clínicos predisponentes descritos no parágrafo anterior. A confirmação diagnóstica se faz por serigrafia gastroduodenal com contraste de bário, que mostra os sinais radiológicos típicos de distensão gástrica, retardo da passagem do contraste pela junção duodenojejunal e retroperistaltismo. Atualmente, o diagnóstico também pode ser confirmado por tomografia abdominal. A endoscopia digestiva alta é útil para afastar outras causas de obstrução duodenal[35].

O diagnóstico diferencial inclui as demais causas de obstrução digestiva alta, como tumores, doença péptica ulcerosa, cistos pancreáticos, bridas e hérnias internas[35].

Tratamento

A conduta clínica se baseia na reposição parenteral de líquidos, na descompressão gastroduodenal através de sonda nasogástrica, que pode ser introduzida até o duodeno e na adoção de decúbito apropriado (lateral esquerdo). Alimentação parenteral total está indicada nos pacientes desnutridos, tanto como tratamento primário quanto para preparar o paciente para eventual tratamento cirúrgico. A maioria dos pacientes melhora com o tratamento clínico, se o fator que desencadeou a síndrome (uso de aparelho gessado, por exemplo) puder ser tratado ou removido.

Uma minoria de pacientes não melhora com as medidas clínicas, e o tratamento cirúrgico tem que ser considerado. A operação tradicional é a duodenojejunostomia, feita entre a terceira porção do duodeno e uma alça de jejuno proximal. A operação pode ser aberta ou por via laparoscópica[47]. Outras técnicas, como a gastrojejunostomia e a transposição anterior do duodeno, não são mais utilizadas. O tratamento cirúrgico quase sempre resolve os problemas de compressão, e os pacientes se recuperam rapidamente, do ponto de vista tanto clínico quanto nutricional[55].

REFERÊNCIAS BIBLIOGRÁFICAS

1. Acosta S, Nilsson TK, Bjorck M. Preliminary study of D-dimer as a possible marker of acute bowel ischaemia. *Br J Surg* 88:385-88, 2001.
2. Ahmed AR, Taylor I. Superior mesenteric artery syndrome. *Postgrad Med J* 73:776-78, 1997.
3. Barakate MS, Cappe I, Curtin A, Engel KD, Li-Kim-Moy J, Poon MS, Sandemann MD. Management of acute superior mesenteric artery occlusion. *ANZ J Surg* 72:25-29, 2002.
4. Bech FR. Celiac artery compression syndromes. *Surg Clin North Am* 77: 409-42, 1997.
5. Bergan JJ. Acute mesenteric ischemia. In: Haimovici H. (ed.) *Vascular emergencies.* New York, Appleton-Century-Crofts, 1982.
6. Bjorck M, Acosta S, Lindberg F, Troeng T, Bergqvist D. Revascularization of the superior mesenteric artery after acute thromboembolic occlusion. *Br J Surg* 89: 923-27, 2002.
7. Brandt LJ, Boley SJ. Celiac axis compression syndrome. A critical review. *Digestive Diseases* 23:633-40, 1978.
8. Brunaud L, Antunes L, Collinet-Adler S, Marchal F, Ayav A, Bresler L, Boissel P. Acute mesenteric venous thrombosis: case for nonoperative management. *J Vasc Surg* 34:673-679, 2001.
9. Bulkley GB, Zuidema GD, Hamilton SR, et al. Intraoperative determination of small intestinal ischemia following ischemic injury. A prospective, controlled trial of two adjuvant methods (Doppler and fluorescein), compared with standard clinical judgment. *Ann Surg* 793:628-637, 1981.
10. Carlos RC, Stanley JC, Stafford-Johnson D, Prince MR. Interobserver variability in the evaluation of chronic mesenteric ischemia with gadolinium-enhanced MR angiography. *Acad Radiol* 8:879-97, 2001.
11. Cho JS, Carr JA, Jacobsen G, Sheperd AD, Nypaver TJ, Reddy DJ. Long-term outcome after mesenteric artery reconstruction: a 37-year experience. *J Vasc Surg* 35:453-60, 2002.

12. Clark RA, Gallant TE. Acute mesenteric ischemia: angiographic spectrum. *AJR* 742:555-62, 1984.

13. Condat B, Pessione F, Helene-Denninger M, Hillaire S, Vala D. Recent portal or mesenteric venous thrombosis: increased recognition and frequent recanalization on anticoagulant therapy. *Hepatology* 32:466-70, 2000.

14. Crowther MA, Webb PJ, Eyre-Brook IA. Superior mesenteric syndrome following surgery for scoliosis. Spine 27:E528-33, 2002.

15. Cunningham CG, Reilly LM, Rapp JH, et al. Chronic visceral ischemia: Three decades of progress. *Ann Surg* 274:276-88, 1991.

16. Dalman RL, Li KC, Moon WK, Chen I, Zarins CK. Diminished postprandial hyperemia in patients with aortic and mesenteric arterial occlusive disease. Quantification by magnetic resonance flow imaging. *Circulation* 94 (suppl): II206-10, 1996.

17. Eker A, Malzac B, Teboul J, Jourdan J. Mesenteric ischemia after coronary artery bypass grafting: should local continuous intra-arterial perfusion with papaverine be regarded as a treatment? *Eur J Cardiothor Surg* 15:218-20, 1999.

18. Ernst O, Asnar V, Sergent G, Lederman E, Nicol L, Paris JC, L'Hermine C. Comparing contrast-enhanced breath-hold MR angiography and conventional angiography in the evaluation of mesenteric circulation. *AJR Am J Roentgenol* 17:433-39, 2000.

19. Farber MA, Carlin RE, Marston WA, Owens LV, Burnham SJ, Keagy BA. Distal thoracic aorta as inflow for the treatment of chronis mesenteric ischemia. *J Vasc Surg* 33:281-87, 2001.

20. Foley MI, Moneta GL, Abou-Zamzam AM Jr, Edwards JM, Taylor LM Jr, Yeager RA, Porter JM. Revascularization of the superior mesenteric artery alone for treatment of intestinal ischemia. *J Vasc Surg* 32:27-47, 2000.

21. Gustaffson L, Falk A, Lukes PJ, Gamklou R. Diagnosis and treatment of superior mesenteric syndrome. *Br J Surg* 71:499-505, 1984.

22. Hansen KJ, Deitch JS. Transaortic mesenteric endarterectomy. *Surg Clin North Amer* 397-407, 1997.

23. Heiss SG, Li KC. Magnetic resonance angiography of mesenteric arteries. A Review. *Invest Radiol* 33:670-81, 1998.

24. Horgan PG, Gorey TF. Operative assessment of intestinal viability. *Surg Clin North Amer* 72:143-55, 1992.

25. Horton KM, Fishman EK. Volume-rendered 3D CT of the mesenteric vasculature: normal anatomy, anatomic variations and pathologic conditions. *Radiographics* 22:161-72, 2002.

26. Hutchinson DT, Bassett GS. Superior mesenteric artery syndrome in pediatric orthopedic patients. *Clin Orthop* 25:250-7, 1990.

27. Jamieson WG, Marchuk S, Rowson J, Durand D. The early diagnosis of massive acute intestinal ischemia. *Br J Surg* 69(Suppl):52-3, 1982.

28. Kaleya RN, Sammartano RJ, Boley SJ. Agressive approach to mesenteric ischemia. *Surg Clin North Amer* 72:157-83, 1992.

29. Kasirajan K, O'Hara PJ, Gray BH, Hertzer NR, Clair DG, Greenber RK, Krajewski LP, Beven Eg, Ouriel K. Chronic mesenteric ischemia: open surgery *versus* percutaneous angioplasty and stenting. *J Vas Surg* 33:63-71, 2001.

30. Kieny R, Batellier J, Kretz JG. Aortic reimplantation of the superior mesenteric artery for atherosclerotic lesions of the visceral arteries: sixty cases. *Ann Vasc Surg* 4:122-25, 1990.

31. Kopecky KK, Stine SB, Dalsing MC, Gottlieb K. Median arcuate ligament syndrome with multivessel involvement: diagnosis with spiral CT angiography. *Abdom Imaging* 22:318-20, 1997.

32. Kornblith PL, Boley SJ, Whitehouse BS. Anatomy of the splanchnic circulation. *Surg Clin North Amer* 72:1-30, 1992.

33. Kumar S, Sarr Mg, Kamath PS. Mesenteric venous thrombosis. *N Engl J Med* 345:1683-88, 2001.

34. Laffont I, Bensmail D, Rech C, Prigent G, Loubert G, Dizien O. Late superior mesenteric artery syndrome in paraplegia: case report and review. *Spinal Cord* 40:88-91, 2002.

35. Lippl F, Hannig C, Weiss W, Allescher HD, Classen M, Kurjak M. Superior mesenteric artery syndrome: diagnosis and treatment from the gastroenterologist's view. *Gastroentrol* 37:640-43, 2002.

36. Mamode N, Pickford I, Leiberman P. Failure to improve outcome in acute mesenteric ischemia: seven-year review. *Eur J Surg* 165: 203-8, 1999.

37. Mikkelsen WF. Intestinal angina. Its surgical significance. *Am J Surg* 94:262-9, 1957.

38. Morasch MD, Ebaugh JL, Chiou AC, Matsumura JS, Pearce WH, Yao JS. Mesenteric venous thrombosis: a changing clinical entity. *J Vasc Surg* 34:680-84, 2001.

39. Muller AF, Fullwood L, Hawkins M, Cowley AJ. The integrated response of the cardiovascular system to food. *Digestion* 52:184-93, 1992.

40. Nicoloff AD, Wiliamson WK, Moneta GL, Taylor LM Jr, Porter JM. Duplex ultrasonography in evaluation of splanchnic artery stenosis. *Surg Clin North Amer* 77:339-55, 1997.

41. Ortiz C, Cleveland RH, Blickman JG, Jaramillo D, Kim SH. Familial superior mesenteric syndrome. *Pediatr Radiol* 20:588-89, 1990.

42. Park WM, Cherry KJ Jr, Chua HK, Clark RC, Jenkins G, Harmsen WS, Noel AA, Panneton JM, Bower TC, Hallett JW Jr, Glovickki P. Current results of open revascularization for chronic mesenteric ischemia: a standard for comparison. *J Vasc Surg* 35:853-59, 2002.

43. Patel A, Kaleya RN, Sammartano RJ. Pathophysiology of mesenteric ischemia. *Surg Clin North Amer* 72:31-41, 1992.

44. Perk MJ Duplex ultrasound for assessment of superior mesenteric artery blood flow. *Eur J Vasc Endovasc Surg* 21:106-17, 2001.

45. Poole JW, Sammartano BS, Boley SJ. Hemodynamic basis of the pain of chronic mesenteric ischemia. *Am J Surg* 753:171-4, 1987.

46. Reilly PM, Bulkley GB. Vasoactive mediators and splanchnic perfusion. *Crit Care Med* 21:955-968, 1993.

47. Richardson WS, Surowiec WJ. Laparoscopic repair of superior mesenteric artery syndrome. *Am J Surg* 181:377-78, 2001.

48. Roayae S, Jossart G, Glitliz D, Lamparello P, Hollier M, Gagner M. Laparoscopic release of celiac artery compression syndrome facilitated by laparoscopic ultrasound scanning to confirm restoration of flow. *J Vasc Surg* 32:814-17, 2000.

49. Rocha PRS. Método de avaliação da vitalidade intestina. *Boletim do Colégio Brasileiro de Cirurgiões* 67:1-3, 1987.

50. Schneider DB, Nelken NA, Messina LM, Ehrenfeld WK. Isolated inferior mesenteric artery revascularization for chronic visceral ischemia. *J Vasc Surg* 30:51-58, 1999.

51. Schutz A, Eichinger W, Breuer M, Gansera B, Kemkes BM. Acute mesenteric ischemia after open heart surgery. *Angiology* 49:267-73, 1998.

52. Song SY, Chung JW, Kwon JW, Joh JH, Shin SJ, Kim HB, Park JH. Collateral pathways in patients with celiac axis stenosis: angiographic-spiral CT correlation. *Radiographics* 22:881-93, 2002.

53. Thomas JH, Blake K, Pierce GE, Hermreck AS, Seigel E. The clinical course of asymptomatic mesenteric arterial stenosis. *J Vasc Surg* 27:840-44, 1998.

54. Trompeter M, Brazda T, Remy CT, Vestring T, Reimer P. Non-occlusive mesenteric ischemia: etiology, diagnosis, and interventional therapy. *Eur Radiol* 12:1179-87, 2002.

55. Ylinen P, Kinnunen J. Huckertedt K. Superior msenteric artery syndrome. A follow-up study of 16 operated patients. *J Clin Gastroenterol* 17:386-91, 1987.

56. Zwolak RM, Filinger MF, Walsh DB, LaLombard FE, Musson A, Darling CE, Cronenwett JL. Mesenteric and celiac duplex scanning: a validation study. *J Vasc Surg* 27:1078-87, 1998.

61

CAPÍTULO

Tumores do Intestino Delgado*

John L. Bell
Michael J. Edwards
Raphael E. Pollock

INTRODUÇÃO

Os tumores do intestino delgado são raros. Embora o intestino delgado contenha mais de 75% da área total do trato intestinal e mais de 90% da mucosa gastrointestinal, menos de 2% das neoplasias primárias do trato digestivo têm origem nesse segmento. A incidência anual de tumores do intestino delgado é de 0,7 para 1.000.000 em homens e de 0,6 para 1.000.000 em mulheres[5,25,26]. Cerca de 2/3 dos tumores do intestino delgado são malignos[25,26]. O adenocarcinoma é o tumor mais comum, e o carcinóide é o segundo mais comum.

As teorias que tentam explicar a baixa incidência de neoplasias no intestino delgado são[5]: 1) trânsito rápido do conteúdo intestinal, reduzindo o tempo de contacto de carcinogênicos com a mucosa; 2) proliferação rápida das células epiteliais, reduzindo a exposição das mesmas células a carcinogênicos; 3) diluição de carcinogênicos no quimo líquido do intestino delgado; 4) presença de hidrolases na mucosa, que converte carcinogênicos em substâncias menos agressivas; 5) baixa proliferação bacteriana, principalmente de anaeróbios, que convertem os ácidos biliares em carcinogênicos; 6) conteúdo do intestino alcalino; 7) elevado nível de IgA e de linfócitos T na mucosa intestinal, que aumentam a defesa da mucosa.

O diagnóstico precoce desses raros tumores é difícil devido ao fato de os pacientes apresentarem sintomas abdominais não-específicos. A endoscopia do trato gastrointestinal alto, exames radiológicos contrastados, ressonância magnética do intestino delgado contrastado e a endoscopia com cápsula são muitas vezes procedimentos diagnósticos úteis. A exérese cirúrgica é a modalidade terapêutica mais efetiva, sendo que a radio-

terapia, a quimioterapia e outras modalidades terapêuticas têm uso limitado no tratamento da maioria dos tumores do intestino delgado.

TUMORES BENIGNOS

O tumor benigno mais comum do intestino delgado é o adenoma (29%), seguido pelo leiomioma (26%) e pelo lipoma (17%) (Tabela 61.1).

Adenoma

Os tumores benignos epiteliais do intestino delgado incluem os pólipos adenomatosos, o adenoma viloso e os adenomas das glândulas de Brunner. Os adenomas benignos compreendem os papilomas, pólipos adenomatosos, adenopapilomas, adenomas papilares, adenomas pedunculados, adenomas polipóides, adenomas sésseis e adenomas viliformes. Essas lesões são neoplasias epiteliais sem evidência macro- ou microscópica de malignidade. Macroscopicamente, estas lesões são tanto lesões pedunculadas ou lesões sésseis que podem ser classificadas dentro dos pólipos adenomatosos (mais comuns) e adenomas vilosos. As lesões pedunculadas são tipicamente lesões polipóides pequenas, de 1-3 cm de diâmetro, que se originam do epitélio glandular. São geralmente divididas em lóbulos por um tecido fibroso que se inicia na lâmina submucosa do intestino. As mitoses são comuns, porém não ocorre invasão da mucosa. Os pólipos pedunculados raramente causam sintomas. Por outro lado, os adenomas sésseis têm origem na superfície epitelial, são maiores do que 3 cm de diâmetro, mais freqüentemente apresentam sangramento e obstrução do intestino, tendo maior tendência à degeneração para malignidade. A progressão de um adenoma do intestino delgado para adenocarcinoma está bem documentada, e, portanto, os adenomas do intestino delgado devem ser considerados como lesões pré-malignas.

Capítulo traduzido pelos Drs. Benjamin Bombana Jr. e Márcio André Sartor.

APARELHO DIGESTIVO. CLÍNICA E CIRURGIA

Tabela 61.1
Distribuição das Neoplasias Benignas do Intestino Delgado

Tipo de Neoplasia	Número (%) de Tumores por Região			
	Duodeno*	Jejuno*	Íleo*	Total#
Adenoma	167 (33%)	127 (25%)	211 (42%)	505 (29%)
Leiomioma	86 (19%)	188 (41%)	180 (40%)	454 (26%)
Lipoma	72 (24%)	54 (18%)	175 (58%)	301 (17%)
Hemangioma ou linfangioma	18 (8%)	99 (47%)	95 (45%)	212 (12%)
Fibroma	12 (7%)	28 (17%)	125 (76%)	165 (10%)
Neurofibroma ou neurilenoma	12 (15%)	25 (32%)	41 (53%)	78 (5%)
Pseudolinfoma	0 (0%)	1 (17%)	5 (83%)	6 (0,3%)
Total	367 (21%)#	522 (30%)#	832 (48%)#	1721 (100%)#

Wilson JM, Melvin DB, Gray GF et al. Benign small bowel tumor. Ann Surg 181:247-50, 1975.
* Porcentagem do total de tumores de tipo específico.
# Porcentagem de todos os tumores benignos do intestino delgado e não-porcentagem dos tumores de tipo específico.

Os pacientes com polipose familiar ou síndrome de Gardner podem ter pólipos adenomatosos duodenais, geralmente localizados na segunda porção do duodeno próximo à ampola de Vater (ver Cap. 82). Devido ao seu pequeno tamanho, essas lesões podem não ser observadas nos exames radiológicos contrastados dessa região. A endoscopia digestiva alta deve ser usada para monitorização desses pólipos adenomatosos pré-malignos.

Os tumores vilosos do duodeno são menos comuns do que os adenomas. Essas lesões tendem a ser sésseis e também são igualmente lesões pré-malignas. O diagnóstico é geralmente confirmado por exames radiológicos contrastados ou por exames endoscópicos. Os tumores vilosos podem ser tratados por exérese endoscópica ou por laparotomia com duodenotomia e exérese local. Os tumores invasivos são tratados com exérese local ou ressecção segmentar. A duodenopancreatectomia é reservada para lesões que envolvem a segunda porção do duodeno, nas quais, para se obter uma margem de segurança adequada, se deve incluir a ressecção da cabeça do pâncreas.

Os adenomas das glândulas de Brunner são os tumores epiteliais mais raros do duodeno. Essas lesões não apresentam potencial de malignidade, e a exérese cirúrgica é curativa.

Os adenomas do intestino delgado são mais freqüentemente encontrados no íleo, seguidos pelo duodeno e jejuno. Sinais e sintomas nos casos de adenomas benignos estão raramente presentes; entretanto, o sinal mais comum é o sangramento, podendo ocorrer obstrução mecânica ou causada por intussuscepção. Os adenomas de jejuno e íleo são freqüentemente diagnosticados atra-

vés de exames radiológicos. Endoscopia com cápsulas deglutidas, cujas imagens são transmitidas por radiofreqüência (radiotelemetria), e a ressonância magnética do intestino delgado contrastado podem também ser úteis no diagnóstico[9,14]. O tratamento adequado dessas lesões depende da localização e do tamanho da lesão. Os adenomas sintomáticos devem ser tratados com ressecção cirúrgica, e, quando há intussuscepção, esta deve ser reduzida antes da ressecção cirúrgica.

Leiomioma

Os leiomiomas aparecem em segundo lugar na ordem de freqüência dos tumores benignos do intestino delgado (Tabela 61.1). São mais freqüentemente encontrados no jejuno, íleo e duodeno, respectivamente. Os leiomiomas têm origem na camada de músculo liso, sendo geralmente lesões isoladas. Normalmente são lobulados, sésseis ou pedunculados. Esses tumores são mais freqüentes nas 5ª e 6ª décadas de vida, podendo causar sangramento devido à necrose central do tumor, dor abdominal intermitente e obstrução intestinal intermitente[1].

O diagnóstico é geralmente estabelecido por exames radiológicos contrastados; entretanto, em casos de sangramento intenso, a cintilografia com hemácias marcadas e a angiografia seletiva podem ser úteis. Essas neoplasias tendem a ser de aspecto exofítico, com crescimento radial levando à necrose central e perfuração. O exame histológico por congelação geralmente não é capaz de diferenciar um leiomioma benigno de um leiomiossarcoma. A ressecção segmentar (enterectomia seg-

812

mentar), que pode ser realizada por laparoscopia, é o tratamento de escolha para as lesões localizadas na porção distal do intestino delgado[1].

Lipoma

É o 3º tumor benigno mais comum do intestino delgado. São lesões submucosas, que geralmente aparecem como massas circunscritas, as quais crescem em direção à luz do órgão. São relativamente avasculares e são encontradas mais freqüentemente em homens, nas 6ª e 7ª décadas da vida e no íleo terminal. A maioria dos lipomas é assintomática, mas podem causar obstrução intestinal e sangramento por ulcerações superficiais. Os lipomas não são pré-malignos, e somente os sintomáticos devem ser submetidos a enterectomia segmentar.

Fibroma

Os fibromas têm origem no tecido conjuntivo fibroso, freqüentemente na submucosa, sendo geralmente limitados à parede intestinal. Têm, em geral, menos que 2 cm de diâmetro, são sésseis e mais comuns do que os tumores pedunculados. Geralmente é difícil a diferenciação histológica entre os fibromas e os leiomiomas, particularmente nos exames por congelação. Essas lesões são freqüentemente assintomáticas; entretanto, pode ocorrer hemorragia devida à ulceração da mucosa adjacente ou obstrução causada por intussuscepção. A exérese local deve ser realizada; a ressecção segmentar pode ser necessária em alguns casos.

Hemangioma

Os hemangiomas incluem os hemangiomas cavernosos, angiomas, hemangioendoteliomas e flebectasias múltiplas. Cerca de 40% dos hemangiomas são lesões isoladas e 60% são múltiplas. O jejuno é o local mais comum de aparecimento dos hemangiomas intestinais, seguido pelo íleo e duodeno.

Esses tumores geralmente se iniciam no plexo vascular da submucosa e são caracterizados histologicamente por canais endoteliais alargados, circundados por um estroma vascular. Os hemangiomas cavernosos originam-se dos vasos maiores da submucosa. As flebectasias múltiplas são um tipo específico de hemangioma cavernoso e podem ser classificadas como hereditárias ou esporádicas. A forma hereditária é conhecida como doença de Rendu-Osler-Weber ou telangiectasia hemorrágica hereditária. Essa forma é caracterizada por envolvimento mucocutâneo e histologicamente por perda do tecido muscular liso e tecido elástico. A forma esporádica não tem essas características.

Cerca de 80% dos pacientes com hemangiomas do intestino delgado apresentam sintomas como sangramento sintomático causado pela ulceração da mucosa. O diagnóstico de hemangioma do intestino delgado geralmente é feito por angiografia seletiva realizada na vigência de sangramento. A endoscopia intra-operatória pode ser útil para determinar o local de sangramento, bem como a captação pré-operatória com hemácias marcadas. O tratamento de escolha é a ressecção segmentar.

Linfangioma

Os linfangiomas têm origem a partir de massas de vasos linfáticos dilatados na submucosa. Podem ser tanto solitários quanto múltiplos e aparecem em todo o trato gastrointestinal. Na maioria das vezes são assintomáticos; entretanto, podem apresentar obstrução intestinal decorrente de intussuscepção. O tratamento de escolha é a ressecção segmentar.

Tumores Neurogênicos

Os neurofibromas, neurolipomas, neurilenomas, paragangliomas e ganglioneuromas compreendem os tumores benignos neurogênicos que têm origem no plexo simpático do intestino delgado[10]. Esses tumores parecem ter origem a partir do plexo de Auerbach, entre a lâmina muscular circular interna e a camada muscular longitudinal externa do intestino.

Os neurofibromas intestinais aparecem em aproximadamente 11% dos pacientes com doença de Von Recklinghausen. Ocorrem mais freqüentemente no íleo, embora possam ser encontrados no jejuno e no duodeno. São tumores intraluminais não-capsulados e podem ser únicos ou múltiplos. Na forma hereditária, as lesões são geralmente múltiplas. O sinal de apresentação é geralmente sangramento com dor. Obstrução intestinal intermitente com intussuscepção também é relatada.

O trânsito intestinal, a ressonância magnética do intestino delgado contrastado e a endoscopia por cápsula podem estabelecer o diagnóstico[9,14]. O tratamento é reservado para lesões sintomáticas, e a ressecção segmentar local ampla é realizada dependendo da localização da lesão[36]. O potencial de degeneração maligna não está ainda definido, embora possa ocorrer.

Os neurilenomas são tumores benignos da bainha dos nervos. Pacientes com neurilenomas mais freqüentemente apresentam dor, embora hemorragia e obstrução possam também ocorrer. Como nos neurofibromas, o tratamento de escolha é a ressecção.

Hamartoma

A síndrome de Peutz-Jeghers foi relatada inicialmente em 1921 por Peutz e, subseqüentemente, descrita por Jeghers em 1949[34]. A síndrome é transmitida por um gene autossômico dominante com alto grau de penetração (ver Cap. 82). Os hamartomas benignos do intestino delgado dessa síndrome aparecem como pólipos adenomatosos e contêm elementos mioepiteliais distintos formados a partir de um crescimento exagerado da parede do intestino delgado[34]. Os pólipos podem ser sésseis ou pedunculados, sendo geralmente hamartomas, nos quais todos os componentes celulares da mucosa estão presentes. Existem relatos isolados de degeneração maligna[25], porém não está estabelecido definitivamente o relacionamento entre os hamartomas da síndrome de Peutz-Jeghers e degeneração maligna. Os sinais e sintomas mais comuns são cólica abdominal com obstrução intestinal intermitente. Cerca de um terço dos pacientes com síndrome de Peutz-Jeghers apresenta sangramento intestinal agudo ou crônico.

A síndrome de Peutz-Jeghers é geralmente reconhecível na adolescência, caracterizando-se por múltiplos pólipos do intestino delgado e pigmentação escura dos lábios e mucosa oral. Os pólipos também podem ser encontrados no intestino grosso (50% dos casos) e no estômago (25%). As pigmentações podem também envolver os dedos, palma das mãos, planta dos pés ou espaços interdigitais, e são geralmente máculas hiperpigmentadas pequenas (1-2 mm). Desaparecem após a puberdade, permanecendo apenas as lesões orais, que persistem durante a vida adulta.

Os hamartomas são mais freqüentemente encontrados no jejuno, embora possam também ser encontrados no íleo e no duodeno. Aproximadamente 25% dos pacientes apresentam pólipos gástricos e 30%, pólipos nos cólons e reto. O diagnóstico é mais freqüentemente estabelecido pela história do paciente, exame físico e exame radiológico do trato gastrointestinal alto.

O tratamento é reservado aos casos de pacientes sintomáticos, sendo realizada a exérese local. A ressecção segmentar conservadora pode ser necessária, e, em razão do fato de os hamartomas serem geralmente múltiplos, podem ser necessários repetidos procedimentos cirúrgicos.

Tecido Pancreático Ectópico

O tecido pancreático heterotópico pode ser encontrado na parede duodenal. Uma umbilicação central da mucosa geralmente é notada em um nódulo submucoso, que causa protrusão para a luz duodenal. Muitas dessas lesões são assintomáticas; entretanto, lesões maiores que 1 cm podem causar obstrução intestinal, sangramento e obstrução biliar. Lesões sintomáticas podem ser adequadamente tratadas com exérese local, com preservação cuidadosa das estruturas vitais adjacentes.

TUMORES MALIGNOS
Adenocarcinoma

O adenocarcinoma é o tumor mais freqüente do intestino delgado, correspondendo a 30-50% das neoplasias malignas do intestino delgado. Os carcinomas são mais encontrados nas porções proximais do intestino delgado. As lesões duodenais e do jejuno proximal são responsáveis por mais de 50% dos adenocarcinomas do intestino delgado em muitos estudos (Tabela 61.2). Aproximadamente 40% dos adenocarcinomas do intestino delgado estão localizados no duodeno.

Essas lesões podem estar associadas com síndromes, tais como a polipose familiar, síndrome de Gardner e, menos freqüentemente, a síndrome de Peutz-Jeghers e à doença de Von Recklinghausen[34]. A idade varia das 4ª a 7ª décadas de vida, com aparecimento máximo aos 57 anos de idade em média, e a doença é ligeiramente mais comum em pacientes do sexo masculino.

Condições Associadas com Risco Aumentado de Adenocarcinoma

A etiologia do adenocarcinoma do intestino delgado é desconhecida. Muitas doenças do intestino

	Número (%) de Tumores por Região			
Tipo de Neoplasia	Duodeno*	Jejuno*	Íleo*	Total#
Adenocarcinoma	427 (40%)	408 (38%)	241 (22%)	1076 (46%)
Tumores carcinóides	48 (6%)	78 (10%)	682 (84%)	808 (34%)
Sarcoma	46 (10%)	162 (36%)	239 (54%)	447 (19%)
Linfoma	4 (16%)	12 (48%)	9 (36%)	25 (1%)
Total	525 (22%)#	660 (28%)#	1171 (50%)#	2356 (100%)#

Tabela 61.2
Distribuição das Neoplasias Malignas do Intestino Delgado

Sindelar WF. Cancer of Small Bowel. In: DeVita VT, Hellman S, Rosenberg SA, eds. Cancer: Principles and Practice of Oncology, 2nd ed. Philadelphia: Lippincott, 1985.
* Porcentagem total de tumores de tipo específico.
# Porcentagem de todos os tumores malignos do intestino delgado e não-porcentagem de tipo específico.

TUMORES DO INTESTINO DELGADO

delgado podem ser pré-malignas. Essas lesões incluem adenomas, doença de Crohn, doença celíaca, síndrome de Peutz-Jeghers e polipose familiar, como a síndrome de Gardner[19,24,31,34].

Os pacientes com doença de Crohn do intestino delgado têm um maior risco de desenvolvimento de carcinoma do que a população geral. Nesses pacientes, predominam os carcinomas de íleo quando comparados com carcinomas primários do intestino delgado, que são mais comuns nas porções proximais do intestino delgado[19,38]. Os procedimentos de derivações realizados na doença de Crohn aumentam o risco de degeneração maligna nos segmentos derivados. Pacientes com adenocarcinoma do intestino delgado e doença de Crohn em geral são 10 anos mais jovens que os pacientes com adenocarcinoma primário[19,38]. Pacientes com doença de Crohn possuem um risco 100 vezes maior de desenvolver neoplasia do intestino delgado do que a população geral[19,31]. O tratamento de escolha da neoplasia é a ressecção cirúrgica, incluindo uma ampla exérese dos nódulos linfáticos mesentéricos regionais. O prognóstico para esses pacientes é relativamente pior quando comparado ao daqueles pacientes com outras formas de carcinomas do intestino delgado.

Pacientes que desenvolvem anormalidades metabólicas relacionadas ao glúten na doença celíaca têm maior incidência de desenvolvimento de linfomas do intestino delgado e de adenocarcinomas do que a população geral[31]. O tratamento do câncer do intestino delgado em pacientes com doença celíaca é a ampla ressecção cirúrgica.

Geralmente todos os pacientes com polipose familiar terminam por desenvolver carcinoma de cólon se uma colectomia não for realizada (ver Capítulo 82). O carcinoma do intestino delgado nesses pacientes é raro, porém pode ocorrer[34]. A síndrome de Gardner é uma variante da polipose familiar.[34] A descrição da síndrome original inclui osteomas, fibromas e adenomas colônicos com alta taxa de incidência de câncer do cólon semelhante àquela de pacientes com polipose familiar (ver Capítulo 82). Outras anormalidades de tecidos moles na síndrome de Gardner foram descritas e incluem adenomas gástricos e do intestino delgado. Os adenomas do intestino delgado geralmente se localizam no duodeno e têm uma tendência à malignização, especialmente quando localizados na área periampular[34].

Os adenocarcinomas do intestino delgado originam-se no epitélio glandular. Esses carcinomas aparecem de múltiplas maneiras, como transmural, infiltrativo, ulcerativo e variedades penetrantes. As maneiras de disseminação incluem a disseminação linfática para linfonodos regionais, disseminação direta para peritônio e estruturas adjacentes, além de disseminação hematogênica para o fígado (sistema venoso porta), pulmões, ossos e outros órgãos.

Os adenocarcinomas do intestino delgado, especialmente aqueles localizados no jejuno e no íleo, geralmente causam sintomas prolongados e não-específicos,

incluindo discreta dor abdominal, náuseas e distensão. Lesões sintomáticas são geralmente avançadas em tamanho e extensão. A apresentação clínica mais comum do adenocarcinoma do duodeno é a obstrução associada com desconforto epigástrico discreto. Evidência de sangramento (anemia, melena ou hematêmese) é observada em aproximadamente 50% dos pacientes. Cerca de um terço dos pacientes desenvolve icterícia devido ao envolvimento da ampola de Vater. Em fases iniciais da doença, quando esta é potencialmente curável, os sintomas do paciente freqüentemente são ignorados pela ausência de fatores objetivos no exame físico e nos exames complementares. O dado mais importante no diagnóstico de adenocarcinoma do intestino delgado é um alto grau de suspeição da presença desses tumores associado a exames endoscópicos e radiológicos do intestino delgado. O trânsito do intestino delgado é o método mais sensível e específico para lesões localizadas entre a terceira porção do duodeno até a válvula ileocecal. O diagnóstico definitivo requer laparotomia exploratória. A ressonância magnética do intestino delgado com contraste e a endoscopia com cápsula, cujas imagens são transmitidas por radiofreqüência, podem ser extremamente úteis para o diagnóstico[9,14].

A exploração cirúrgica com exérese do tumor é a terapêutica primária para os adenocarcinomas do intestino delgado, a qual pode ser realizada por laparoscopia[40]. Uma margem de ressecção adequada do intestino delgado inclui ainda a ressecção dos nódulos linfáticos regionais e mesentéricos. A extensão dessa margem não está estabelecida. No entanto, uma margem de 5 cm é razoável para promover ressecção linfática adequada. A ressecção segmentar do duodeno é aceitável para lesões da porção distal do duodeno que estão localizadas dentro da parede duodenal. Igualmente importante, a exérese local pode ser apropriada e curativa quando o carcinoma origina-se de um pólipo cujo tamanho seja inferior a 2 cm de diâmetro.

A pancreatoduodenectomia é reservada para pacientes com lesões da região periampular ou em outras regiões do duodeno, onde ocorre invasão de toda a espessura da parede duodenal pelo tumor; ou ainda em áreas adjacentes à do pâncreas. Obstruções gástrica e do trato biliar podem ser tratadas paliativamente com uma duodenojejunostomia ou gastrojejunostomia e coledocoenterostomia em pacientes com tumores irressecáveis, ou com metástases disseminadas.

A hemicolectomia direita com a intenção de exérese dos nódulos linfáticos dessa região deve ser realizada para lesões do íleo distal. Em casos de lesões avançadas irressecáveis ou com metástases, pode-se realizar uma derivação se houver obstrução ou ainda para prevenir complicações, como obstrução, sangramento e/ou infecção.

A ressecção curativa é possível em 50 a 75% dos pacientes, principalmente se o diagnóstico for obtido no período pré-operatório. Quimioterapia e radioterapia adjuvantes ainda são métodos considerados experimentais. Muitos estudos clínicos sobre carcinoma do intestino delgado não classificam os pacientes de acordo com a localização do tumor; entretanto, a taxa de sobrevida de 5 anos para pacientes com tumores de jejuno e íleo é de 20-25% em pacientes com ressecções curativas. O prognóstico geralmente é pior em lesões mais distais devido ao fato de esses tumores terem o diagnóstico mais tardio pela ausência de sintomas específicos. O médico deve sempre ter um elevado grau de suspeição desses tumores em pacientes com sintomas abdominais vagos, especialmente entre as 4ª e 7ª décadas de vida. O mau prognóstico pode estar relacionado também com o tipo histológico do tumor, o nível de antígeno carcinoembrionário, o grau do tumor, o padrão de invasão local, a margem do tumor, a presença de invasão vascular e o envolvimento de nódulos linfáticos regionais.

Sarcomas

Os sarcomas originam-se no mesoderma ou nos tecidos mesenquimais primitivos, e compreendem cerca de 10% a 25% dos tumores malignos do intestino delgado. A etiologia é desconhecida. A maior incidência ocorre na 6ª década de vida, acometendo igualmente ambos os sexos. Os sinais e sintomas dos sarcomas do intestino delgado dependem do padrão de crescimento do tumor. Mais freqüentemente, esses tumores têm crescimento extrínseco para a luz intestinal. Podem chegar a ter grandes volumes, e 75% dos pacientes com esse tipo de tumor apresentam-se com massas palpáveis maior do que 5 cm. Um outro padrão de crescimento dos sarcomas é o crescimento intraluminal, e esses pacientes apresentam então obstrução intestinal e ulcerações com sangramento. Um terceiro grupo de sarcomas desenvolve-se tanto intrínseca como extrinsecamente, e apresentam-se como lesões em forma de halteres. Os achados clínicos de obstrução e hemorragia são típicos desse último grupo. Dor é o sintoma mais comum, e está presente em 65% dos pacientes com sarcoma do intestino delgado.

A distribuição dos sarcomas do intestino delgado é maior em porções mais distais (duodeno, 10%; jejuno, 40%; íleo, 50%). As metástases ocorrem tanto por extensão direta para órgãos adjacentes ou mais freqüentemente por via hematogênica para pulmão e fígado. A disseminação linfática é rara. O diagnóstico de sarcomas intestinais é feito por exames radiológicos. A angiografia e a tomografia computadorizada podem também ser úteis. O tratamento de escolha é a ressecção cirúrgica[41].

Leiomiossarcoma

O leiomiossarcoma é o sarcoma de intestino delgado mais comum e compreende 20% dos tumores malignos do intestino delgado[16]. O sarcoma tem origem na camada de músculo liso da parede do intestino delgado e cresce tipicamente da luz intestinal em direção à serosa. O tumor está associado com uma alta incidência (aproximadamente 50%) de sangramento. A

obstrução intestinal é rara. Estas lesões podem apresentar-se como tumores necróticos, geralmente com formação de abscessos.

Como cerca de 20 a 60% desses tumores são inoperáveis no momento do diagnóstico, muitos estudos tentam avaliar os fatores prognósticos. Fatores prognósticos favoráveis incluem tumor menor do que 5 cm, padrão histológico com baixo grau de malignidade, sintomas com menos de 1 ano de duração e ausência de metástases. Fatores prognósticos desfavoráveis incluem alto grau de malignidade histológica e perfuração ou invasão de estruturas adjacentes. Se a lesão é totalmente ressecada através de cirurgia, uma sobrevida de 35% a 50% em cinco anos pode ser obtida.

O tratamento cirúrgico requer exérese local ou ressecção segmentar. A pancreatoduodenectomia pode ser necessária para lesões na segunda porção do duodeno e para lesões que se estendem além da parede duodenal e no tecido pancreático adjacente. Se for necessário remover uma porção significativa da parede duodenal para obter uma margem adequada, o defeito requer fechamento através de duodenojejunostomia ou pela cobertura de jejuno usando uma alça em Y de Roux.

A radioterapia pós-operatória adjuvante pode ser realizada através de implante intersticial ou radiação externa. Esquemas quimioterápicos, incluindo doxorrubicina, têm sido usados com sucesso limitado.

Angiossarcoma

O angiossarcoma do intestino delgado é um tumor extremamente raro. Os pacientes geralmente apresentam sangramento e têm prognóstico extremamente ruim.

Schwannoma e Neurofibrossarcoma

O schwannoma maligno e o neurofibrossarcoma são também extremamente raros. O schwannoma é um tumor de baixo grau de crescimento, enquanto o neurofibrossarcoma é um tumor mais agressivo. Ambos os tumores têm um prognóstico relativamente pobre.

Lipossarcoma

O lipossarcoma primário do intestino delgado é outro tumor raro. Esse tumor pode crescer até um tamanho considerável antes que o paciente procure atendimento médico, geralmente causando sintomas obstrutivos. A principal terapêutica é a ressecção cirúrgica.

Tumores Carcinóides

Os carcinóides são tumores neuroendócrinos que ocorrem principalmente no trato gastrointestinal, mas podem ser observados também em outros órgãos, como pulmão, brônquios, laringe, testículo, timo, ovário, cérvix, vesícula biliar, ductos biliares extra-hepáticos, fígado, baço e mama. Devido ao fato de haver a elaboração de várias substâncias hormonais que afetam uma variedade de órgãos, pacientes com esses tumores geralmente apresentam uma variedade de sintomas e sinais bizarros. O intestino delgado (30%) e o apêndice (20%) são os locais mais comuns de origem dos tumores carcinóides.

Os tumores carcinóides do intestino delgado são raros. Aproximadamente 600 novos casos são diagnosticados todo ano nos Estados Unidos, e, assim, um cirurgião pode provavelmente observar um tumor carcinóide do intestino delgado típico a cada 50 anos de vida prática. Entretanto, dados de necropsia revelam uma incidência de 0,65% de tumores carcinóides do intestino delgado. Embora muitos pacientes tenham tumores carcinóides subclínicos, apenas a minoria desses tumores progride para causar problemas clínicos. O carcinóide é mais comum na 7ª década da vida, e o local mais freqüente é o íleo.

A célula de origem dos tumores carcinóides é a enterocromafim (célula de Kubchitsky), que se localiza dentro das criptas de Lieberkühn. Esta célula é também conhecida como célula argentafin porque se cora por compostos da prata. Os tumores carcinóides aparecem inócuos, com poucas mitoses e núcleo uniforme, quando examinados à microscopia óptica. A microscopia eletrônica demonstra grânulos secretórios basais, localizados na base da membrana das células, em proximidade aos vasos sangüíneos. Uma variedade de substância é identificada como originária dos grânulos de tumores carcinóides; entre essas substâncias incluem-se a serotonina, substância P e várias cininas.

Aminas vasoativas liberadas pelos tumores carcinóides do intestino delgado passam para a circulação portal e geralmente são degradadas no fígado antes de alcançarem a circulação sistêmica. Assim, a síndrome carcinóide raramente ocorre na ausência de múltiplas metástases hepáticas, o que causa a liberação dessas substâncias vasoativas diretamente na circulação sistêmica. Exceção a este padrão é observada quando esses tumores têm sua drenagem venosa diretamente para a circulação sistêmica, como no casos de tumores ou metástases no retroperitônio. Os sintomas da síndrome carcinóide incluem diarréia (sintoma mais comum), episódios de rubor facial e do tronco, cianose, sibilos (broncoespasmo), sintomas cardíacos (lesões valvulares, principalmente da tricúspide) e lesões cutâneas similares à pelagra por déficit de niacina.

A história natural dos tumores carcinóides relaciona-se à sua localização anatômica e ao seu padrão de crescimento. O local de origem na mucosa e a propensão para crescimento radial e externo através das camadas musculares e depois à serosa, e ainda para o mesentério, freqüentemente permitem que esses tumores atinjam grandes dimensões e se tornem avançados antes de causarem qualquer sintoma. Os sintomas de

apresentação são dor abdominal e obstrução intestinal. A intussuscepção ocorre em apenas 2-3% dos casos e somente a minoria dos pacientes desenvolve sangramento secundário à ulceração da superfície mucosa. A síndrome carcinóide é incomum como sintoma inicial. Quando ocorre, o paciente apresenta doença avançada com presença de metástases hepáticas ou retroperitoneais múltiplas.

A ressecção cirúrgica é o tratamento de escolha. Pacientes com tumores carcinóides localizados no intestino delgado têm uma sobrevida de 75% em 5 anos. No entanto, a taxa de sobrevida global em 5 anos é de aproximadamente 50%. A incidência de metástases está diretamente relacionada ao tamanho do tumor primário. Tumores carcinóides pequenos raramente causam metástases; entretanto, uma vez que o tumor atinja um tamanho maior do que 2 cm de diâmetro, a incidência de metástases é maior do que 90%.

Metástases hepáticas são as mais freqüentes, seguidas por metástases ósseas. A causa mais comum de óbito é a insuficiência hepática ou o crescimento insuficiente como causa do crescimento da massa tumoral.

Linfoma

As células linfóides estão presentes em todo o trato gastrointestinal. Portanto, em qualquer segmento do intestino delgado pode haver desenvolvimento de linfoma, tanto localizado como difuso. Os linfomas que apresentam sintomas iniciais relacionados ao envolvimento intestinal são classificados como linfomas primários do intestino delgado. A doença linfomatosa que apresenta sintomas de acometimento extra-intestinal e que posteriormente cause lesão intestinal (tanto na forma localizada como na difusa) é classificada como linfoma intestinal secundário.

Os linfomas primários do intestino delgado estão geralmente localizados em um segmento isolado do intestino delgado. São mais freqüentemente encontrados no íleo, seguido pelo jejuno e menos freqüentemente no duodeno. O linfoma intestinal primário é classificado em dois grupos: um tipo *ocidental* e uma doença de cadeia alfa, ou linfoma *mediterrâneo*.

O linfoma do tipo *ocidental* pode aparecer como uma massa vegetante, uma úlcera com bordas elevadas ou ainda como um espessamento semelhante a placas da mucosa do intestino delgado. Os segmentos difusamente espessados do intestino delgado causados pelo linfoma podem ocasionalmente ser confundidos com doença de Crohn. Todos os tipos de linfoma não-Hodgkin podem ser observados nos linfomas do tipo *ocidental* do intestino delgado. As apresentações clínicas mais freqüentes são obstrução intestinal, intussuscepção e, ocasionalmente, perfuração intestinal, sendo que esta última pode ocorrer após quimioterapia intensiva. Para muitos pacientes as manifestações requerem operações de emergência.

As investigações laboratoriais de rotina são de uso limitado no diagnóstico de linfoma intestinal primário. Exames radiológicos contrastados podem ser úteis, mas freqüentemente não são capazes de confirmar o diagnóstico. Quando o tumor é ressecável com morbidade e mortalidade aceitáveis, a terapêutica mais efetiva é a laparotomia com ressecção de toda a massa tumoral. Uma resposta significativa pode ser obtida com radioterapia e/ou quimioterapia para pacientes com lesões irressecáveis. Entretanto, o papel da radioterapia e da quimioterapia adjuvantes para pacientes com lesões ressecáveis permanece ainda não totalmente estabelecido. Uma vez que existe uma incidência significativa de recidiva após ressecção cirúrgica completa, uma seleção cuidadosa de pacientes que devem submeter-se à terapia adjuvante pós-operatória deve ser feita. Para determinar sua eficácia, a terapia adjuvante deve ser realizada com base em estudos clínicos prospectivos randomizados.

A doença de cadeia alfa é uma alteração proliferativa dos linfócitos do tipo B envolvendo primariamente o sistema secretor de imunoglobulina A. Acredita-se que a doença de cadeia alfa é a mesma que o linfoma do Mediterrâneo, que aparece em adultos jovens pobres. Os pacientes com doença de cadeia alfa geralmente apresentam envolvimento extenso de longos segmentos do intestino delgado, sendo que todo o jejuno e o íleo podem estar envolvidos. Os achados clínicos iniciais são má absorção, dor abdominal e perda de peso. Esse tipo de linfoma intestinal primário pode ser confundido com outras doenças intestinais que causam síndrome de má absorção. Geralmente os exames laboratoriais e radiológicos não são diagnósticos. Exames radiológicos contrastados do intestino delgado podem mostrar dobras mucosas hipertróficas no duodeno e no jejuno. Para esse tipo de lesão o principal tratamento é a quimioterapia, ao contrário do linfoma do tipo ocidental, em que o principal tratamento é a ressecção cirúrgica. A ressecção cirúrgica para a doença de cadeia alfa está indicada apenas em pacientes com doença localizada. O papel da radioterapia abdominal para linfomas de intestino delgado não está ainda bem estabelecido.

Tumores Neuroendócrinos

Os tumores neuroendócrinos são pouco comuns, e os de localização duodenal são os mais comuns do intestino delgado. Por exemplo, apenas 13% dos pacientes com síndrome de Zollinger-Ellison apresentam gastrinomas duodenais. A exérese local dessas lesões pode proporcionar a resolução e ser a terapêutica definitiva da hipergastrinemia e da síndrome de Zollinger-Ellison (ver Capítulo 145). Outros tumores neuroendócrinos que se originam no duodeno incluem o carcinóide das células endócrinas pancreáticas, somatostatinomas, insulinomas e tumores produtores de hormônio das paratireóides, hormônios adrenocorticotrópicos e polipeptídeos pancreáticos. A maioria dessas lesões é adequadamente tratada por excisão local.

Câncer Associado com Deficiência Imunitária

Pacientes com síndrome da deficiência imunitária adquirida (AIDS) ou congênita podem desenvolver linfomas de células B. Esses pacientes normalmente apresentam sintomas sistêmicos. Pacientes com função imune alterada (congênita ou adquirida) desenvolvem linfomas do trato gastrointestinal muito mais freqüentemente do que aqueles com defesa imunitária preservada. Cerca de 25% dos pacientes imunodeprimidos têm envolvimento do trato gastrointestinal por linfoma; e outros 10% apresentam linfoma hepático. Os linfomas que ocorrem em pacientes com síndrome de imunodeficiência congênita ou adquirida (AIDS) têm um comportamento maligno mais agressivo do que em pacientes portadores de linfoma e que não apresentam AIDS. Esses pacientes com linfoma relacionado com a AIDS têm uma sobrevida média de apenas 6 meses, e somente uma pequena parte deles pode apresentar mais de 2 anos de sobrevida.

Tumores Metastáticos

Os tumores metastáticos do intestino delgado são pouco freqüentes. Essas metástases geralmente ocorrem no jejuno e no íleo, e a maneira de disseminação metastática é tanto por extensão direta quanto por via hematogênica ou linfática.

A extensão direta pode ocorrer a partir de lesões gástricas, do pâncreas, cólon, ovários ou linfonodos metastáticos retroperitoneais de carcinomas do ovário, testículo e rins. As metástases por via hematogênica geralmente são decorrentes de melanoma. Os tumores que causam metástases para o intestino delgado são, em ordem decrescente de freqüência, o melanoma, carcinoma de mama, carcinoma pulmonar (escamoso ou indiferenciado), carcinoma genital (coriocarcinoma, carcinoma de células escamosas do colo uterino, carcinoma do ovário) e, finalmente, carcinomas renais ou outros tumores do trato urinário. A disseminação do carcinoma do colo do útero para o intestino delgado pode ser tanto por implantação direta ou por via hematogênica.

O sinal mais comum de metástases para o intestino delgado é o aparecimento de obstrução intestinal intermitente. O diagnóstico clínico é feito freqüentemente por estudos radiológicos contrastados, incluindo urografia excretora, tomografia computadorizada do trato gastrointestinal, angiografias ou a combinação desses exames. O tratamento geralmente é reservado para lesões sintomáticas, sendo primariamente cirúrgico. Pacientes com lesões sintomáticas geralmente se apresentam com sangramento, obstrução ou perfuração. O tratamento deve ser individualizado e baseado na extensão da lesão primária e na apresentação clínica da mesma. O prognóstico depende da extensão da lesão primária e do grau de disseminação local. A situação clínica mais favorável é quando existe uma metástase sintomática e única, a qual deve ser tratada com exérese cirúrgica. Por outro lado, quando há carcinomatose, essas lesões são irressecáveis.

818

RESUMO

Como os sinais e sintomas das neoplasias do intestino delgado geralmente são inespecíficos, os pacientes podem ter histórias clínicas com sintomas por um longo prazo antes do diagnóstico definitivo. Os sintomas incluem mal-estar geral, fadiga, dor abdominal inespecífica, náuseas e vômitos. Os sinais de tumores do intestino delgado são inespecíficos e incluem perda de peso, obstrução intestinal intermitente, anemia e icterícia intermitente.

A endoscopia tem valor no diagnóstico de lesões duodenais, e o exame radiológico contrastado é atualmente o exame de maior valor diagnóstico de lesões de jejuno e íleo. A tomografia computadorizada e a angiografia podem levar ao diagnóstico em alguns casos. A endoscopia com cápsula e a ressonância magnética do intestino delgado contrastado estão se tornando extremamente úteis para o diagnóstico[9,14]. Exames laboratoriais têm valor limitado devido ao fato de muitas alterações sorológicas ocorrerem apenas tardiamente no curso da doença.

O tratamento primário dos tumores do intestino delgado é a ressecção cirúrgica. Todos os tumores benignos e malignos devem ser ressecados sempre que possível. Os tumores benignos podem ser adequadamente tratados através de exérese local. As lesões benignas de maior tamanho podem requerer ressecções segmentares da área envolvida. As neoplasias malignas necessitam ser tratadas com ressecção ampla e em bloco com os linfonodos locais. As neoplasias com origem no duodeno, em razão de sua proximidade com estruturas vitais e estruturas vasculares, podem ser tratadas com ressecções limitadas; entretanto, se com a exérese local as margens de segurança estiverem comprometidas, pode ser necessária a realização de uma pancreatoduodenectomia. Em geral, a ressecção segmentar ampla é a mais apropriada quando se trata de neoplasias de jejuno e íleo. Pacientes com lesões irressecáveis e sintomas de obstrução podem ser tratados cirurgicamente através de derivações (enteroenterostomia) para que haja restabelecimento do trânsito intestinal.

Uma jejunostomia com a técnica de Witzel pode ser realizada em casos em que haja necessidade de realização de nutrição enteral como método paliativo. A radioterapia e a quimioterapia apresentam valor limitado no tratamento dos tumores do intestino delgado. Entretanto, o envolvimento do intestino delgado por linfoma pode ser tratado da melhor maneira através de radioterapia e quimioterapia. Os tumores de origem neuroendócrina e os tumores carcinóides podem também responder à terapia com agentes quimioterápicos. O papel da quimioterapia como método paliativo para alívio dos sintomas, aumento da sobrevida livre da doença, aumento da sobrevida global ou melhora da qualidade de vida não está ainda bem definido.

REFERÊNCIAS BIBLIOGRÁFICAS

1. Abbas MA, Al-Kandari M, Dashti FM. Laparoscopic-assisted resection of bleeding jejunal leiomyoma. Surg Endosc 15:1359, 2001.
2. Abrahams NA, Halverson A, Fazio VW, Rybicki LA, Goldblum JR. Adenocarcinoma of the small bowel: a study of 37 cases with emphasis on histologic prognostic factors Dis Colon Rectum 45:1496-502, 2002.
3. Boushey RP, Dackiw AP. Carcinoid tumors. Curr Treat Opions Oncol 3:319-26, 2002.
4. Brucher BL, Stein HJ, Roder JD, Busch R, Fink U, Werner M, Siewert JR. New aspects of prognostic factors in adenocarcinomas of the small bowel. Hepatogastroenterology 48:727-32, 2001.
5. Chow JS, Chen CC, Ahsan H et al. A population-based study of the incidence of malignant small bowel tumors: SEER, 1973-1990. Int J Epidemiol 25:722-8, 1996.
6. Crawey C, Ross P, Norman A, et al. The Royal Marsden experience of small bowel adenocarcinoma treated with protracted venous infusion 5-fluorouracil. Br J Cancer 78:508-10, 1998.
7. Ganim RB, Norton JA. Recent advances in carcinoid pathogenesis, diagnosis and management. Surg Oncol 9:173-9, 2000.
8. Gill SS, Heuman DM, Mihas AA. Small intestinal neoplasms. J Clin Gastroenterol 33:267-82, 2001.
9. Gourtsoyiannis N, Papanikolaou N, Grammatikakis J, Prassopoulos P. MR enteroclysis: technical considerations and clinical applications. Eur Radiol 12:2651-8, 2002.
10. Graham DK, Stork LC, Wei Q, Ingram JD, Karrer FM, Mierau GW, Lovell MA. Molecular genetic analysis of a small bowel primitive neuroectodermal tumor. Pediatr Dev Pathol. 5:86-90, 2002.
11. Gulec SA, Mountcastle TS, Frey D, Cundiff JD, Mathews E, Anthony L, O'Leary JP, Boudreaux JP. Cytoreductive surgery in patients with advanced-stage carcinoid tumors. Am Surg 68:667-71, 2002.
12. Howe JR, Karnell LH, Scott-Conner C. Small bowel sarcoma: analysis of survival from the National Cancer Data Base. Ann Surg Oncol 8:496-508, 2001.
13. Howe JR, Karnell LH, Menck HR, Scott-Conner C. The American College of Surgeons Commission on Cancer and the American Cancer Society. Adenocarcinoma of the small bowel: review of the National Cancer Data Base, 1985-1995. Cancer 2693-706, 1999.
14. Iddan G, Meron G, Glukhovsky A, Swain P. Wireless capsule endoscopy. Nature 405-17, 2000.
15. Joo YE, Kim HS, Choi SK, Rew JS, Park CS, Kim SJ. Primary duodenal adenocarcinoma associated with neurofibromatosis type 1. J Gastroenterol 37:215-9, 2002.
16. Kaerlev L, Teglbjaerg PS, Sabroe S, Kolstad HA, Ahrens W, Eriksson M et al. Is there an association between alcohol intake or smoking and small bowel adenocarcinoma? Results from a European multicenter case-control study. Cancer Causes Control 11:791-7, 2000.
17. Kamoshita N, Yokomori T, Iesato H, Nagaoka H, Aiba M, Yabata Y et al. Malignant gastrointestinal stromal tumor of the jejunum with liver metastasis. Hepatogastroenterology 49:1311-4, 2002.
18. Khaled OS, Wiley WS, Dianne MF, Paul CS, Khaled ME, Kenneth KT et al. Prognosis and survival in patients with gastrointestinal tract carcinoid tumors. Ann Surg 22:815-23, 1999.
19. Lewis JD, Deren JJ, Lichtenstein GR. Cancer risks in patients with inflammatory bowel disease. Gastroenterol Clin North Am 28:459-77, 1999.
20. Lowenfels AB, Sonni A. Distribution of small bowel tumors. Cancer Lett 3:83-6, 1997.
21. Mark WO, Paul MK, Thomas ZH, Frank JQ, Jerome MF, Hilliard FS, et al. Gastrointestinal carcinoids: characterization by site of origin and hormone production. Ann Surg 232:549-56, 2000.

22. Matthew HK, Robert JM. Carcinoid tumors. *New Engl J Med* 340:858-68, 1999.

23. Nagi B, Verma V, Vaiphei K, Kochhar R, Bhasin D, Singh K. Primary small bowel tumors: a radiologic-pathologic correlation. *Abdom Imaging* 26:474-80, 2001.

24. Negri E, Bosetti C, La Vecchia C, et al. Risk factors for adenocarcinoma of the small intestine. *Int J Cancer* 82:171-4, 1999.

25. Neugut AI, Marvin MR, Rella VA, et al. An overview of adenocarcinoma of the small intestine. *Oncology* 11:529-36, 1997.

26. Neugut AI, Jacobson JS, Suh S, et al. The epidemiology of cancer of the small intestine. *Cancer Epidemiol Biomarkers Prev* 7:243-51, 1998.

27. Ngo N, Villamil C, Macauley W, Cole SR. Adenosquamous carcinoma of the small intestine. Report of a case and review of the literature. *Arch Pathol Lab Med* 123:739-42, 1999.

28. North JH, Pack MS. Malignant tumors of the small intestine: A review of 144 cases. *Am Surg* 66:46-51, 2000.

29. Ojha A, Zacherl J, Scheuba C, Jakesz R, Wenzl E. Primary small bowel malignancies: single-center results of three decades. *J Clin Gastroenterol* 30:289-93, 2000.

30. O'Toole D, Ducreux M, Bommelaer G, Wemeau JL, Bouche O, Catu F, et al. Treatment of carcinoid syndrome: a prospective crossover evaluation of lanreotide versus octreotide in terms of efficacy patient acceptability, and tolerance. *Cancer* 88:770-6, 2000.

31. Pricolo VE, Mangi AA, Aswad B, et al. Gastrointestinal malignancies i patients with celiac sprue. *Am J Surg* 176:344-7, 1998.

32. Ripamonti C, Bruera E. Palliative management of malignant bowel obstruction. *Int J Gynecol Cancer* 12:135-43, 2002.

33. Rodriguez-Bigas MA, Vasen HFA, Lynch HT, et al. Characteristics of small bowel carcinoma in hereditary nonpolyposis colorectal cancer. *Cancer* 83:240-4, 1998.

34. Rossini FP, Risio M, Pennazio M. Small bowel tumors and polyposis syndromes. *Gastrointest Endosc Clin N Am* 9:93-114, 1999.

35. Schell SR, Camp ER, Caridi JG, Hawkins IF Jr. Hepatic artery embolization for control of symptoms, octreotide requirements, and tumor progression in metastatic carcinoid tumors. *J Gastrointest Surg* 6:664-70, 2002.

36. Schindl M, Kaczirek K, Passler C, Kaserer K, Prager G, Scheuba C, et al. Treatment of small intestinal neuroendocrine tumors: is an extended multimodal approach justified? *World J Surg* 26:976-84, 2002.

37. Shebani KO, Souba WW, Finkelstein DM, Stark PC, Elgadi KM, Tanabe KK, Ott MJ. Prognosis and survival in patients with gastrointestinal tract carcinoid tumors. *Ann Surg* 229:815-21, 1999.

38. Sigel JE, Petras RE, Lashner BA, et al. Intestinal adenocarcinoma in Crohn's disease. *Am J Surg Pathol* 23:651-5, 1999.

39. Talamonti MS, Goetz LH, Rao S, Joehl RJ. Primary cancers of the small bowel: analysis of prognostic factors and results of surgical management. *Arch Surg* 137:564-70, 2002.

40. Tanimura S, Higashino M, Fukunaga Y, Osugi H. Laparoscopy-assisted resection for jejunal carcinoma. *Surg Laparosc Endosc Percutan Tech* 11:287-8, 2001.

41. Veyrieres M, Baillet P, Hay JM. Factors influencing long-term survival in 100 cases of small intestine primary adenocarcinoma. *Am J Surg* 173:237-9, 1997.

42. Vries H, Verschueren RC, Willemse PH, Kema IP, Vries EG. Diagnostic, surgical and medical aspect of the midgut carcinoids. *Cancer Treat Rev* 28:11-25, 2002.

43. Wey LL, Janice LP. Regression of metastatic carcinoid tumors with octreotide therapy: two case reports and a review of the literature. *J Surg Oncol* 79:180-7, 2002.

62 CAPÍTULO

Transplante de Intestino Delgado e Multivisceral

Rodrigo M. de Mello Vianna
Werviston L. de Faria

INTRODUÇÃO

O transplante intestinal foi realizado pela primeira vez em humanos em 1964 por Lillehei. Historicamente, os primeiros resultados foram de sucesso limitado devido à inexistência de medicação adequada para o controle dos episódios de rejeição e tratamento de complicações. O surgimento do tacrolimus (FK 506) no final da década de 1980 permitiu melhor controle dos episódios de rejeição e do curso clínico dos pacientes transplantados[44,45]. Realizado em mais de 700 pacientes em 50 centros ao redor do mundo, o transplante intestinal oferece a única chance de cura para pacientes com falência intestinal.

INSUFICIÊNCIA INTESTINAL

Insuficiência intestinal, ou, mais propriamente, síndrome do intestino curto (SIC), é definida como inabilidade do intestino em manter o balanço hidroeletrolítico e nutricional sem apoio de nutrição parenteral (NPT). Desde sua introdução, em 1968, a NPT tem sido o tratamento de escolha para pacientes com disfunção intestinal temporária ou permanente. Apesar de altos índices de sucesso, a maioria dos pacientes que permanecem em NPT por tempo prolongado desenvolve complicações. Entre elas, sepse induzida por infecção de cateter, trombose venosa central e colestase hepática. Os distúrbios do metabolismo e a embolia pulmonar são outras causas importantes de morbidade dos pacientes em NPT. Igualmente importantes são as limitações físicas e sociais desses pacientes, com alta incidência de distúrbios psiquiátricos e dependência farmacológica. Finalmente, o alto custo de NPT torna o seu uso prolongado proibitivo para a grande maioria dos pacientes e instituições médicas[2].

Na população infantil, usualmente SIC ocorre devido a anomalias congênitas do intestino delgado como atresia intestinal, aganglionose intestinal, distúrbios isquêmicos do intestino (enterocolite necrotizante), vólvulo intestinal, gastrosquise, pseudo-obstrução, entre outras causas menos comuns (ver Capítulo 58)[24].

Em adultos, trombose mesentérica, doenças inflamatórias intestinais (doença de Crohn), além de trauma e tumores de origem desmóide, são as causas mais comuns que levam à insuficiência intestinal[25] (Tabela 62.1).

Tabela 62.1
Causas mais Comuns de Falência Intestinal em Adultos e Crianças

Crianças	Adultos
Enterocolite necrotizante	Trombose vascular
Atresia intestinal	Trauma abdominal
Gastrosquise	Doenças inflamatórias (Crohn)
Vólvulo	Tumores desmóides
Aganglionose	Pseudo-obstrução

Indicações

Pacientes com risco de vida associado a complicações provenientes do uso crônico de NPT (doença hepática colestática irreversível, perda de acesso venoso central e sepse recorrente) são candidatos a transplante de intestino delgado isolado, fígado/intestino combinados ou multivisceral (estômago, complexo pancreatoduodenal, fígado e intestino)[24,39,45] (Tabela 62.2).

Tabela 62.2
Indicações para o Transplante de Intestino

Perda de acesso venoso central

Sepse recorrente

Insuficiência hepática colestática

Doença Hepática Colestática

É extremamente importante determinar se o fígado deve ou não ser incluído como parte do enxerto a ser transplantado. A falência hepática progressiva é mais comum nos pacientes pediátricos que apresentam intestino extremamente curto (< 30-40 cm) e que desenvolvem icterícia logo após o nascimento sem melhora no primeiro trimestre de vida[8,40]. Varizes gastroesofágicas e ascite podem não estar presentes mesmo em doentes com falência hepática, possivelmente em decorrência das extensas ressecções intestinais previas, que acabam por diminuir o fluxo venoso mesentérico absoluto. Da mesma forma, níveis séricos inadequados de albumina e transaminases não são confiáveis para o diagnóstico de falência hepática terminal. Confirmação histopatológica de fibrose severa e cirrose hepática são irreversíveis. Nesses pacientes, o fígado deve ser incluído como parte do enxerto. O procedimento deve ser também considerado para pacientes com falência hepática e concomitante trombose do sistema portomesentérico. Outros critérios de transplante combinado com a inclusão do fígado incluem:

1. Ascite refratária.

2. Peritonite bacteriana espontânea.

3. Sangramento de varizes refratário a tratamento clínico.

4. Encefalopatia hepática crônica.

5. Síndrome hepatorrenal.

6. Retardo de crescimento em crianças.

7. Comprometimento severo da qualidade de vida.

A colestase induzida por NPT é usualmente revertida com o transplante isolado de intestino[17]. A inclusão do fígado no enxerto por seus possíveis efeitos de tolerância imunogênica foi proposta previamente por Grant et al.[16]. A inclusão do fígado com essa finalidade foi abandonada devido ao aumento do tempo e à complexidade cirúrgica, além da longa espera e da mortalidade em lista[23].

Perda Iminente do Acesso Venoso Central

A necessidade de nutrição parenteral continuada em pacientes com risco iminente de perda dos principais acessos venosos centrais é uma indicação formal para o transplante isolado de intestino. Crianças devem ser encaminhadas para o transplante quando dois entre os quatro principais sítios de acesso venoso central (veias subclávias e jugulares internas) apresentarem trombose. Em adolescentes e adultos, a perda de três dentre os seis principais acessos venosos centrais (veias subclávias, jugulares internas e femorais) é suficiente para indicação de transplante[24].

Sepse Recorrente

Sepse é uma complicação comum nos pacientes com falência intestinal em uso prolongado de NPT. A sua ocorrência não estabelece critério específico para o transplante intestinal. Algumas complicações associadas à infecção de cateter venoso central, quando recorrentes, justificam consideração para indicação de transplante. Essas complicações incluem o desenvolvimento de foco infeccioso metastático, por exemplo, abscesso cerebral e endocardite infecciosa. Ademais, pacientes que experimentam infecções bacterianas e fúngicas severas de repetição, resultando em falência de múltiplos órgãos, devem ser considerados candidatos[13,14,55].

Transplante Multivisceral

No transplante multivisceral, o estômago, o complexo duodenopancreático, o fígado e o intestino delgado são transplantados em bloco.

O procedimento pode ser modificado de acordo com as necessidades específicas do paciente. Por exemplo, o fígado pode ser excluído do enxerto (transplante multivisceral modificado) nos casos de pseudo-obstrução, aganglionose intestinal e doença da inclusão microvilar (Fig. 62.1). Outras indicações incluem: trombose vascular abdominal difusa, polipose gastrointestinal extensa, tumores pré-malignos e SIC devido a trauma abdominal[46].

Contra-Indicações

Assim como nos demais transplantes de órgãos sólidos, contra-indicações relativas ou absolutas incluem insuficiência cardiorrespiratória severa, doenças malignas incuráveis, infecções intra-abdominais ou sistêmicas persistentes, síndrome de imunodeficiência adquirida (AIDS), edema cerebral e falência de múltiplos órgãos. Pacientes com extenso comprometimento neurológico irreversível também devem ser excluídos.

Avaliação Pré-Operatória

O processo de avaliação pré-operatória deve estabelecer: (1) etiologia e extensão da falência intestinal; (2) envolvimento de outros órgãos intra ou extra-abdo-

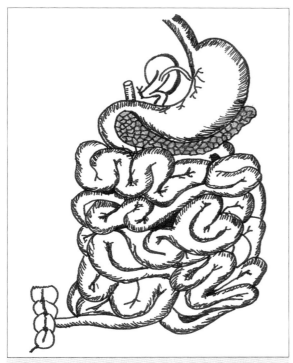

Fig. 62.1 — *Transplante multivisceral modificado — enxerto preparado para o implante.*

minais devido à doença primária ou conseqüente à NPT prolongada; e (3) fatores de risco. Avaliação e severidade da doença primária são essenciais em todos os candidatos. O estado nutricional e a função gastrointestinal são importantes itens, que devem incluir detalhada história clínica, medidas antropométricas e índices metabólicos e bioquímicos.

O processo decisório é normalmente guiado pela etiologia da falência intestinal e manifestações das doenças extra-intestinais. Para pacientes com doenças intrínsecas do intestino (doença da inclusão microvilar, enteropatia auto-imune, doença inflamatória intestinal) é necessária uma completa avaliação radiológica, endoscópica e patológica do restante do aparelho digestivo[28].

Pacientes com a síndrome de pseudo-obstrução devem realizar estudos de motilidade para definir o tipo e a extensão do processo patológico. Nos candidatos com desordem de coagulação, testes para identificar a situação do estado de hipercoagulabilidade e estudos angiográficos da vasculatura esplâncnica devem ser feitos rotineiramente. Estudos hematológicos devem incluir níveis de proteína C, S e antitrombina III, anticorpos anticardiolipina e mutações dos fatores II/IV[32]. Estudo radiológico das extremidades e veias centrais são importante para determinar adequado acesso venoso durante a cirurgia. Tumores desmóides devem ser avaliados por tomografia computadorizada para definir sua extensão e relação com órgãos adjacentes[27].

Avaliação da função hepática é o fator mais importante e que definirá o tipo de procedimento requerido. Pacientes com alterações bioquímicas da função hepática requerem biópsia hepática percutânea para definir a extensão do comprometimento do fígado. Os exames necessários para avaliação de função cardiopulmonar são de acordo com a idade, complexidade da história médico-cirúrgica e natureza da doença.

Seleção do Doador

Um enxerto de boa qualidade, tamanho e anatomia apropriados é importante para o sucesso do transplante. Doadores jovens, hemodinamicamente estáveis, e de mesmo grupo sanguíneo são preferidos. Alguns poucos casos de transplante intestinal intervivos foram realizados com sucesso, porém este capítulo se limitará às técnicas de doadores cadavéricos[10]. Na maioria dos casos os receptores apresentam cavidades abdominais retraídas decorrentes de cirurgias prévias. Dessa maneira, a preferência é conferida aos doadores de peso e tamanho inferiores aos do receptor. Em pacientes pediátricos, devido à escassez de doadores compatíveis, devem ser adotados critérios mais flexíveis para minimizar a mortalidade em lista de espera[35]. Doadores negativos para citomegalovírus (CMV) são preferíveis[37]. Na Universidade de Miami, doadores CMV-positivos são utilizados independentemente da sorologia do receptor. Nesses casos, intensa profilaxia contra o CMV é empregada, com níveis semelhantes de infecção pós-transplante[48]. Descontaminação intestinal deve ser realizada em todos os doadores, com uma combinação de polimixina B (500.000 U), gentamicina (80 mg) e anfotericina B (50 mg)[2]. Antibioticoprofilaxia com cefalosporina de 3ª geração e ampicilina é administrada para todos os doadores.

Solução de preservação da Universidade de Wisconsin (UW — Viaspan®) é usada rotineiramente para perfusão e manutenção do enxerto. Irrigação de 1,5 a 2,5 L através de canulação da artéria aorta é normalmente suficiente. O tempo de isquemia deve ser mantido o mínimo possível, daí a necessidade de coordenação constante entre as equipes cirúrgicas de captação e do receptor.

Técnica Cirúrgica

Operação no Doador

Incisão mediana xifopúbica com extensão bilateral é utilizada para facilitar o processo de exposição, dissecção e retirada dos órgãos abdominais da cavidade abdominal. Inicialmente, os órgãos abdominais devem ser inspecionados cuidadosamente em sua qualidade, tamanho, presença de malformações e malignidade. O conhecimento da anatomia vascular dos órgãos abdominais é primordial para a captação.

Intestino Delgado Isolado

Após dissecção do hilo hepático, a retirada do intestino delgado é iniciada com a ressecção do colo transverso. O duodeno é mobilizado através de extensa manobra de Kocher, até que o pedículo da artéria mesentérica superior seja visualizado e dissecado de suas conexões com os tecidos adjacentes. Em seguida, o jejuno proximal é seccionado próximo à junção duodenojejunal, após dissecção do ligamento de Treitz e divisão da veia mesentérica inferior. Caso a captação do pâncreas seja necessária, a dissecção dos vasos mesentéricos deve ser limitada até o nível do processo uncinado, com preservação da arcada vascular pancreaticoduodenal inferior. Do contrário, a confluência das veias mesentérica superior e esplênica deve ser exposta através da transecção completa do piloro e do pâncreas. Alternativamente, essa dissecção pode ser feita durante o preparo dos órgãos em mesa auxiliar. A presença de artéria hepática direita originária da artéria mesentérica superior afetará a decisão de captar o intestino e o pâncreas conjuntamente. Após perfusão com solução de UW através da aorta, o intestino é removido pela divisão dos vasos mesentéricos superiores nos níveis mencionados acima (Fig. 62.2). A captação de vasos ilíacos e cervicais para possíveis reconstruções vasculares do intestino e/ou pâncreas é essencial[41].

Fígado e Intestino Combinados

A captação combinada de fígado e intestino exclui a dissecção do hilo hepático. Em alguns centros, o complexo duodenopancreático é captado em bloco com o fígado e o intestino[22]. O piloro gástrico é dividido e, em seguida, é feita a excisão do baço e do pâncreas de suas conexões com o retroperitônio. A artéria gástrica esquerda é identificada e ligada próxima ao estômago, preservando-se, quando presente, o ramo hepático esquerdo. Após a perfusão, a aorta abdominal é retirada em bloco, com exceção dos vasos renais. A veia cava é preparada em mesa auxiliar de forma semelhante ao transplante hepático isolado. O fechamento do duodeno é reforçado por sutura seromuscular. Um *patch* (manguito) de Carrel é confeccionado utilizando-se o tronco celíaco e a artéria mesentérica superior[9,41].

Multivisceral

A técnica para captação do enxerto multivisceral normalmente inclui estômago, duodeno, pâncreas, intestino e fígado e é uma variação da técnica usada para captação de múltiplos órgãos separadamente. O enxerto pode ser modificado excluindo-se o fígado ou adicionando-se um ou ambos os rins. A técnica utilizada é semelhante à de fígado–intestino combinados. O ligamento gastro-hepático é mantido intacto, porém a vesícula biliar é aberta e irrigada. O estômago é separado do esôfago utlizando-se grampeador mecânico e ligadura dos vasos gástricos curtos, quando necessário. Em seguida, ressecção e divisão do cólon transverso são feitas ao nível dos vasos cólicos médios. O baço é captado em bloco (Fig. 62.3). A esplenectomia é completada na mesa auxiliar com a ligadura dos vasos esplênicos próximos ao hilo para evitar dano à cauda do pâncreas. Os órgãos abdominais são irrigados com volume apropriado de solução de UW através da aorta. O procedimento em mesa auxiliar é semelhante ao de fígado–intestino combinados, com a confecção de um *patch* de Carrel, sutura de uma segunda camada seromuscular na junção gastroesofágica e piloroplastia ou pilorotomia, que podem, também, ser feitas no receptor[9,47].

Cirurgia no Receptor

A técnica de implantação dos três diferentes tipos de enxertos é iniciada com uma incisão mediana xifopúbica e extensão transversa unilateral ou bilateral quando necessário. A dificuldade técnica é usualmente determinada pelo número de órgãos a serem transplantados, números de cirurgias prévias, grau de retração da cavidade abdominal, gravidade da hipertensão portal e natureza da doença gastrointestinal primária. Em casos de transplante combinado de fígado e intestino, o procedimento é complicado pela presença de hipertensão portal e varizes colaterais associadas. Entretanto, o maior grau de dificuldade técnica é encontrado quando completa evisceração abdominal é necessária em pacientes com trombose do sistema venoso esplâncnico para um transplante multivisceral. Em casos de retração da cavidade abdominal, doadores de menor tamanho e técnicas

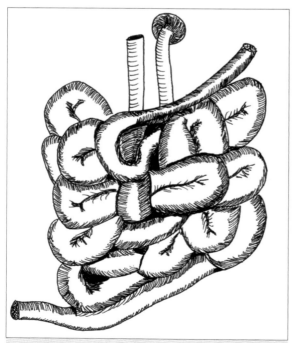

Fig. 62.2 — *Intestino delgado isolado — enxerto preparado para o implante.*

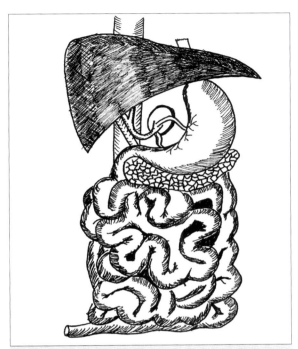

Fig. 62.3 — *Transplante multivisceral — enxerto preparado para o implante.*

A reconstrução do trato gastrointestinal é feita através de técnicas convencionais de acordo com as necessidades do paciente. Uma alça longa para ileostomia é mantida para monitorar episódios de rejeição e acesso endoscópico. Comumente, a anastomose proximal e feita através de uma anastomose látero-lateral jejunojejunal. Uma alça proximal de jejuno é utilizada para sondas de jejunostomias com o intuito de descompressão e alimentação enteral. As ostomias são fechadas entre 6 a 12 meses após o transplante, dependendo da completa recuperação da função gastrointestinal do paciente[23] (Figs. 62.4 e 62.5).

inovadoras para reconstrução da parede abdominal são necessários. Uso temporário de materiais sintéticos e uso de expansores para tecidos, enxertos miocutâneos e rotação de retalhos são opções valiosas em muitos casos[43].

Transplante de Intestino Isolado

O passo cirúrgico mais importante é a identificação e a dissecção da aorta infra-renal e de um segmento do sistema portomesentérico ou veia cava infra-renal para revascularização do enxerto. Normalmente, esse tipo de exposição requer dissecção de aderências abdominais, manobra de Kocher para exposição do duodeno e delicada dissecção do intestino residual do paciente. Grande atenção para evitar lesão da artéria mesentérica inferior e preservação de cólon residual são importantes. A técnica de revascularização através do uso de extensões vasculares previne dificuldades de exposição e prolongação do tempo de isquemia. O tipo de drenagem depende da possibilidade técnica de exposição do sistema portomesentérico do paciente. Drenagem portal é preferencial em pacientes com filtros de veia cava, esplenectomia prévia e fluxo portal inadequado[53]. Drenagem através da veia cava é utilizada em pacientes que apresentam trombose da veia porta, transplante intestinal prévio e em casos de difícil acesso à veia porta. A drenagem sistêmica apresenta resultados similares à drenagem portal no que se refere a mortalidade, rejeição, função de enxerto e índices de sobrevida de enxertos e pacientes[6,7].

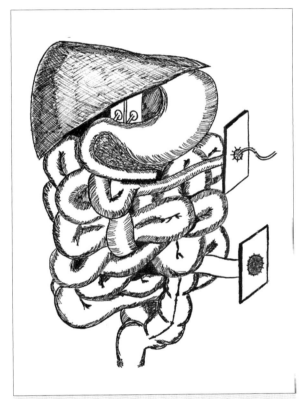

Fig. 62.4 — *Transplante de intestino delgado isolado — implante com drenagem venosa sistêmica (veia cava).*

Transplante de Fígado e Intestino Combinado

Os passos cirúrgicos são semelhantes ao transplante isolado de intestino. A técnica de *piggyback* com preservação da veia cava inferior é utilizada[53]. Igualmente importante é a confecção de derivação portocava no início do procedimento para descompressão do sistema portal esquerdo e prevenção de sangramento excessivo durante a excisão dos órgãos. A reconstrução do trato gastrointestinal é semelhante à feita no transplante isolado de intestino.

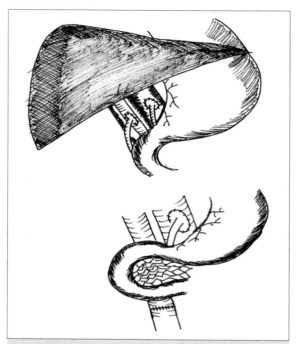

Fig. 62.5 — *Transplante de intestino delgado isolado — implante com drenagem portal (veia porta e veia mesentérica superior).*

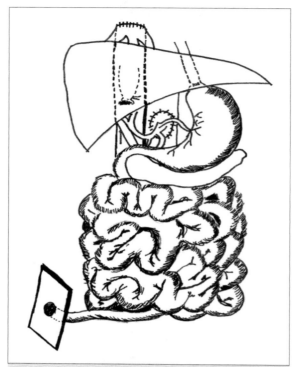

Fig. 62.6 — *Transplante multivisceral — implante.*

Transplante Multivisceral

Essa operação substitui a maioria dos órgãos intra-abdominais em bloco. O enxerto pode ser modificado incluindo-se um rim ou excluindo-se o fígado, de acordo com as necessidades do paciente. O suprimento arterial e a drenagem venosa são semelhantes aos dos transplantes hepático e intestinal combinados. A completa evisceração dos órgãos da cavidade abdominal evita a necessidade de *shunt* portocava. Em transplantes multiviscerais modificados com exclusão do fígado, o sistema porta do enxerto é anastomosado à veia porta do receptor. O trato gastrointestinal é restabelecido através de anastomose entre o esôfago distal do receptor e o estômago proximal do doador. A reconstrução distal é semelhante à feita em transplantes de intestino isolado. Devido à completa desnervação do novo estômago, um procedimento de drenagem é necessário (piloroplastia ou pilorotomia) para prevenir obstrução gástrica (Fig. 62.6).

Pós-Operatório

A tarefa de conduta pós-operatória é complexa devido ao alto nível de reatividade, função neuroendócrina e absortiva do enxerto e alto risco de infecção pela carga bacteriana no intestino. Os poucos centros de transplante com experiência com esse procedimento adotam diferentes protocolos. Aqui, nos limitaremos à experiência na Universidade de Miami com a conduta desses pacientes.

Nutrição

Dieta elementar por sonda é iniciada assim que a ostomia distal seja funcional. Predominantemente, o trânsito intestinal é rápido, com alto volume de resíduos nos primeiros dias, diminuindo gradualmente no pós-operatório. A função intestinal é avaliada através da quantidade e concentração do volume residual. Esvaziamento gástrico é usualmente lento em receptores de intestino. Isso é mais comum em receptores que mantêm o próprio estômago. Alimentação oral pode ser iniciada de forma semelhante a outros pacientes cirúrgicos; entretanto, as necessidades calóricas podem não ser atingidas até 1 ano após a cirurgia. Isso é bem evidente em crianças que não desenvolveram a atividade alimentar normal. Portanto, alimentação por sondas deve ser continuada (gastrostomia ou jejunostomia) para que os requerimentos nutricionais básicos do paciente sejam atingidos. A NPT é continuada até que os pacientes tenham suas necessidades calóricas supridas por via oral e/ou enteral. O requerimento nutricional mínimo é de 1,5 g de proteína/kg/dia e 30 a 35 kcal/kg/dia para adultos e 100 kcal/kg para pacientes pediátricos. Agentes procinéticos ou opiáceos e misturas de caolim-pectina são usados quando necessário[23]. A função intestinal pode, também, ser avaliada de acordo com a absorção de nutrientes. Mais de 90% dos pacientes que sobrevivem ao transplante permanecem livres de NPT.

Imunossupressão

Atualmente, a maioria dos centros envolvidos com o transplante intestinal utiliza o tacrolimus (Prograf®) associado aos corticóides como base de indução da imunossupressão. Entretanto, essa combinação apresenta limitações pelos efeitos colaterais e episódios de rejeição. A adição de um terceiro agente se fez necessária. Micofenolato de mofetil, ciclofosfamida, daclizumab e rapamicina são os agentes mais comumente adicionados à imunossupressão de base.

Na Universidade de Miami, o protocolo de imunossupressão nos transplantes intestinais consiste primariamente na combinação do uso de tacrolimus, esteróides e daclizumab.

Tacrolimus (Prograf®)

Introduzido por Starzl em 1989, o tacrolimus é produzido a partir de um fungo (*Streptomyces tsukubaenses*), e faz parte da família dos macrolídeos, com poder de ação cerca de 100 vezes mais potente que a ciclosporina. O tacrolimus possui mecanismo de ação similar a ciclosporina, prevenindo a ativação da célula T pela interleucina-2[42,51]. O tacrolimus é iniciado no pré-operatório com uma dose oral de 0,05 mg/kg, e então duas vezes ao dia com doses ajustadas para níveis séricos de 15 a 20 ng/ml.

Corticóides: Estes agentes têm sido utilizados rotineiramente como parte da terapia imunossupressora, tanto no controle de episódios de rejeição aguda como na sua prevenção.

Adultos — metilprednisolona (1 gm IV) antes da reperfusão do enxerto, seguida de ciclo diário nas doses de 50, 40, 30, 20 e 10 mg, respectivamente, 4 vezes ao dia pelos próximos 5 dias. Após o ciclo, a dose deve ser ajustada para 10 mg duas vezes ao dia.

Crianças — hidrocortisona (1 gm IV) antes de reperfusão seguida por ciclo com metilprednisolona nas doses de 25, 20, 15, 10 mg 4 vezes ao dia até 10 mg duas vezes ao dia.

Daclizumab (Zenapax®)

É um anticorpo humanizado antiinterleucina 2 que foi introduzido como terceiro agente em 1998[1].

A imunossupressão com esse agente é feita através de 8 doses de 2 mg/kg IV; uma dose pré-operatória seguida de doses no 1º, 7º e 14º dia pós-operatório e a cada 15 dias até a 10ª semana.

A partir de então, outras 4 doses de 1 mg/kg IV a cada 15 dias até a 18ª semana pós-transplante.

Micofenolato de Mofetil (Cellcept®)

É um derivado semi-sintético do ácido micofenólico. E um potente inibidor da inosina monofosfato desidrogenase, bloqueando a formação de guanosina e impedindo a replicação de ADN nos linfócitos B e T.

Usado em pacientes selecionados em doses de 1 gm duas vezes ao dia[54].

Rapamicina (Sirolimus®, Rapamune®)

É um macrolídeo lipofílico com estrutura química semelhante à do tacrolimus, produzida a partir do fungo *Streptomyces hygroscopicus*. Apesar de ligar-se à proteína de ligação FK, age numa fase mais posterior da ativação dos linfócitos num mecanismo independente da modulação da calmodulina. Previne a atuação da interleucina 2 nas células T. Bloqueia, também, a proliferação dos timócitos e a ativação dos linfócitos B. Efeitos colaterais como trombocitopenia, leucopenia e anormalidades lipídicas têm sido reportados[34,36].

Anticorpos Antilinfocitários

Atgam, uma globulina antilinfocitária policlonal, e ortoclone monoclonal OKT-3 (muromonab-CD-3) são as únicas preparações que utilizam anticorpos antilinfocitários empregados no tratamento de rejeição aguda celular resistente a esteróides e também como terapia de indução de imunossupressão.

OKT-3 é uma imunoglobulina monoclonal G2a de origem murina com alta capacidade de reverter episódios de rejeição aguda resistente a corticóides. OKT-3 age ligando-se ao receptor CD3 da membrana dos linfócitos T, causando uma rápida baixa na quantidade de linfócitos T circulantes, assim como inativação funcional do receptor linfocitário. Logo após a primeira dose, pode desencadear uma liberação de citocinas, causando febre, calafrios, taquicardias, perturbações gastrointestinais, broncoespasmo e alterações na pressão arterial. Pré-medicação com acetominofen, metilprednisolona e anti-histamínicos 30 minutos antes da administração do OKT-3 previnem em grande parte os sintomas adversos. O efeito colateral mais importante é a suscetibilidade aumentada para infecções virais e o desenvolvimento de anticorpos antimurínicos que podem limitar a sua atuação.

Campath-1H

É um anticorpo monoclonal com especificidade para o antígeno CD 52 dos linfócitos e monócitos. Sua administração na presença de fatores do complemento rapidamente depleta o número de monócitos e linfócitos circulantes sem alteração de células-tronco hematopoiéticas ou neutrófilos. As células depletadas gradualmente são repovoadas durante um período aproximado de 6 meses, enquanto os monócitos e macrófagos retornam mais rapidamente (1 a 2 semanas). Campath-1H tem sido utilizado para indução de tolerância em transplantes renais. Devido às suas qualidades, esse agente teve

827

seu uso recentemente introduzido para pacientes com transplante intestinal[49]. Campath-1H(0,3 mg/kg) é administrado em quatro doses: pré-operatório, ao final da cirurgia e nos 3 e 7 dias de pós-operatório[49].

Complicações Pós-Operatórias

Rejeição

Rejeição é a complicação mais comum em transplantes de intestino e multiviscerais. Praticamente todos os pacientes apresentam pelo menos um episódio de rejeição durante o período pós-operatório. O diagnóstico de rejeição é feito através de uma combinação de suspeita clínica e confirmação histopatológica obtida por seriadas biópsias do enxerto[19]. O recente uso do *zoom* videoendoscópio permite melhor visualização das vilosidades intestinais, facilitando a realização de biópsias em áreas suspeitas[21]. As manifestações clínicas de rejeição dependem da gravidade de sua apresentação. Rejeição leve apresenta-se com febre, distensão abdominal e aumento do volume residual perdido pela ostomia. Rejeições moderadas ou severas são comumente associadas à perda de integridade da mucosa intestinal, completa secção da motilidade intestinal e sangramento através da ostomia. Translocação bacteriana com cultura sanguínea positiva para bactérias intestinais, acidose metabólica, distúrbios respiratórios e choque séptico são sinais de rejeição severa. Inspeção da ostomia pode revelar edema, congestão e desnudamento de mucosa. Usualmente, nas rejeições moderadas e severas, OKT-3 por 7 a 14 dias é utilizado. Em casos selecionados de rejeição associados à sepse não responsiva à antibioticoterapia, a exérese do enxerto deve ser feita o mais breve possível.

Doença do Enxerto *versus* Hospedeiro (DVH)

O fenômeno recíproco à rejeição é conhecido como doença do enxerto *versus* hospedeiro (DVH). Normalmente ocorre quando células imunocompetentes do doador danificam os tecidos do receptor após o transplante. Essa complicação é bastante temida após o transplante intestinal devido à alta carga de tecido linfático presente no enxerto. A ocorrência de DVH é estimada em 7% dos pacientes e comumente afeta a pele, intestino e fígado[52]. O diagnóstico é baseado em critério histopatológico, que inclui lesões de pele com necrose queratinosa, apoptose da mucosa gastrointestinal ou lesões da mucosa oral com necrose epitelial. Infiltração de células do doador nas lesões são confirmadas através de métodos histoquímicos.

Doença Linfoproliferativa Pós-Transplante (DLPT)

As doenças linfoproliferativas se encontram entre as complicações mais graves e potencialmente fatais relacionadas à imunossupressão crônica nos pacientes transplantados. A incidência varia entre 7% em intestinos isolados, 11% em enxertos de fígado e intestino combinados e 13% para transplantes multiviscerais[15]. O risco aumenta com o número de episódios de rejeição, uso de OKT-3, esplenectomia e idade[37]. A patogênese de DLPT parece estar ligada à proliferação de células B induzidas por infecção pelo vírus de Epstein-Barr na vigência de imunossupressão crônica[38]. O controle de DLPT é feito pelo uso de baixas doses dos agentes imunossupressores.

Infecções

Os protocolos para profilaxia de infecções virais, bacterianas e fúngicas são semelhantes aos adotados para transplante hepático. O conceito da associação entre infecções e episódios de rejeição demonstrados em transplantes hepáticos é ainda mais evidente no transplante de intestino devido à quebra da barreira mucosa do intestino transplantado. Essas situações podem ser fatais para o receptor[4]. Qualquer infecção preexistente, seja ela bacteriana ou fúngica, deve ser tratada com antibióticos apropriados. Infecção ativa é uma contra-indicação relativa para o transplante intestinal. A profilaxia cirúrgica é feita com o uso de ampicilina/sulbactam (Unasyn) 1,5 g IV a cada 6 horas e iniciada imediatamente antes do transplante. Cobertura antifúngica deve ser iniciada no pós-operatório imediato, sendo mantida por uma semana ou mais de acordo com as necessidades de cada paciente. A droga mais utilizada é a anfotericina B[29]. Descontaminação intestinal seletiva é iniciada no pós-operatório imediato através de infusão por sonda nasogástrica. A solução é administrada a cada 6 horas e contém anfotericina B (50 mg), tobramicina (80 mg) e polimixina (500.000 U)[29]. Pacientes com suspeita de infecção pós-operatória são tratados imediatamente com antibióticos de largo espectro, ajustados posteriormente de acordo com as culturas e os antibiogramas. Pacientes esplenectomizados são colocados em penicilina G endovenosa (2 milhões U a cada 6 h em adultos e 25.000 U/kg em crianças) ou penicilina V por via oral (250 mg a cada 6 h) por tempo indeterminado. Profilaxia para pneumonia por *Pneumocystis carinii* é feita com Bactrim® (1 comprimido por via oral em dias alternados). A detecção de infecção pelo vírus de Epstein-Barr (EBV) é ainda mais importante, devido aos elevados índices de DLPT em pacientes com transplantes de intestino e multiviscerais[29]. Técnica quantitativa de reação da polimerase (PCR) para EBV no sangue periférico assim como biópsias são efetuadas semanalmente para detecção e monitoramento de viremia e infecção pelo mesmo. Em caso de DLPT comprovada por biópsia e predominância de células B positivas CD 20, o tratamento é feito com anticorpo monoclonal humanizado anti-CD 20 (rituximab)[26]. Os pacientes recebem uma dose-teste de 125 mg/m² endovenosa administrada durante um período de 4 horas, devendo ser monitorizados em unidade de terapia intensiva. Se a dose-teste for bem tolerada, uma segunda dose de 250 mg/m² é administrada em 72 horas seguida por doses de 375 mg/m² semanalmente, até que a completa remissão seja alcançada. Infecção por adenovírus é monitorizada por PCR no sangue e biópsias intestinais de acordo com suspeita clínica. Infecções por adenovírus são tratadas com redução da imunossupressão e ribavirina em casos severos. Rotavírus deve ser checado rotineiramente em pacientes pediátricos com aumento de resíduos pela ileostomia. O tratamento é feito com a redução da imunossupressão. Para prevenção de CMV, ganciclovir em doses mínimas de 2,5 mg/kg IV a cada 12 h, ajustadas de acordo com a função renal. Ainda, imunoglobulina anti-CMV (Cytogan®) é administrada em doses de 100 mg/kg no 1º dia de pós-operatório e em dias alternados por 1 mês. Doses de reforço são efetuadas na 6ª, 8ª, 12ª e 16ª semanas do pós-operatório. Em casos de citomegalovirose comprovada, o tratamento deve ser feito com o emprego de ganciclovir 5 mg/kg IV a cada 12 h (ajustado de acordo com a função renal) e Cytogan® em doses de 150 mg/kg em dias alternados. A severidade da infecção por CMV vai ditar ou não a necessidade do ajuste nas medicações imunossupressoras.

Resultados

Os resultados do transplante intestinal vêm melhorando constantemente. No último boletim do registro internacional de transplante intestinal, de abril de 1985 até maio de 2001, 55 centros transplantaram 696 intestinos em 651 pacientes[11]. Nos últimos anos, a sobrevida em 1 ano cresceu de 50 para 70% nos maiores centros. As indicações mais comuns em crianças foram:

• Gastrosquise (21%)

• Vólvulos (18%)

• Enterocolite necrotizante (12%)

• Pseudo-obstrução (9%)

• Em adultos, as indicações mais comuns foram:

• Isquemia intestinal (22%)

• Doença de Crohn (13%)

• Trauma (12%)

• Distúrbios e motilidade (9%)

Os tipos de procedimento realizados foram os seguintes:

• Fígado/ intestino combinado (44,5%)

• Intestino delgado isolado (41,6%)

• Multivisceral (13,6%)

Uma variedade de regimes de imunossupressão foi reportada, com predominância no uso de tacrolimus e corticóides. As causas mais comuns de mortalidade foram:

• Sepse (51%)

• Rejeição (10%)

• Problemas técnicos (7%)

• Linfomas (7%)

As causas mais comuns para retirada do enxerto foram:

• Rejeição (57%)

• Isquemia/trombose/sangramento (21%)

• Sepse (7%)

A incidência de doença linfoproliferativa pós-transplante foi de 12%.

Entre os fatores que mais influenciaram os resultados podemos citar:

• Período em que o transplante foi realizado, com sobrevida melhor em épocas mais recentes.

• Experiência do centro de transplante com o procedimento, com melhor sobrevida em centros com mais 10 casos.

• Condição pré-operatória do paciente. Melhores índices de sobrevida em pacientes não hospitalizados na época do transplante.

• Uso de terapia de indução e tacrolimus.

Em geral, a sobrevida de 1 ano foi de 52% para o transplante multivisceral, 63% para pacientes com fígado/intestino combinados e 68% para pacientes com transplante de intestino delgado isolado. A sobrevida de 5 anos foi de 41% para pacientes com enxerto multivisceral, 42% para fígado/intestino combinados e 48% para receptores de intestino isolado.

Na Universidade de Miami, resultados bastante promissores para os transplantes de intestino delgado isolado têm sido obtidos nos últimos 3 anos: aproximadamente 80% de sobrevida em 1 ano e 74% em 3 anos[20,31]. Para receptores de fígado/intestino combinados ou multivisceral, os índices são de 54% e 47% para 1 e 3 anos, respectivamente[20,31].

Os melhores resultados observados aparecem devido ao uso mais eficiente de regimes imunossupressores, com vital importância ao uso de tacrolimus e de anticorpo monoclonal anti-IL-2. Também, o uso de novas técnicas de monitoramento, mais notavelmente, o uso de *zoom videoscopio* (aumento de até 100 X), é citado[50]. Outros fatores de sucesso incluem a profilaxia mais efetiva e o controle de infecção por CMV e EBV, antes associados a altos índices de morbidade e mortalidade em transplantes intestinais[12, 47].

Controvérsias

A experiência acumulada com o transplante intestinal tem confirmado ou questionado a validade de dogmas previamente associados com o procedimento. Entre eles podemos citar o uso de drenagem venosa portal ou sistêmica para o transplante isolado de intestino e o uso concomitante do fígado em transplantes intestinais. Outra controvérsia recente está no uso terapêutico de transplante de fígado isolado para pacientes com intestino curto.

A drenagem venosa para o enxerto de intestino pode ser feita através da veia porta ou da veia cava inferior. Embora estudos experimentais sugiram a superioridade da drenagem portal, a experiência clínica não demonstra a mesma significância para o risco de rejeição e sobrevida entre os dois procedimentos[7,30]. Entretanto, drenagem portal deve ser sempre considerada nos casos em que não haja contra-indicação técnica ou anomalias anatômicas para o procedimento.

O fígado é um órgão imunologicamente privilegiado que parece proteger outros órgãos transplantados contra rejeição. Entretanto, é duvidoso se essa proteção se aplica a transplantes de intestino. O grupo de Pittsburgh reporta diminuição dos episódios de rejeição, assim como aumento da sobrevida com transplante concomitante de fígado e intestino[3]. O mesmo não foi substanciado pelo grupo de Miami. É possível que o menor número de rejeições observadas no grupo com fígado/intestino combinados seja devido à condição pré-operatória dos pacientes com doença hepática, que por si só se apresenta como componente imunossupressivo. Ademais, o risco de mortalidade pós-operatória é maior em pacientes com transplantes combinados de fígado/intestino quando comparados aos transplantes isolados de intestino delgado. Portanto, esse efeito protetor do fígado é insuficiente para justificar sua inclusão no enxerto para pacientes em ausência de doença hepática[18]. A recente evolução e os melhores resultados apresentados por pacientes com transplantes abdominais têm questionado o uso terapêutico do transplante isolado de fígado para pacientes com intestino curto. Os resultados nesses casos não têm sido promissores. Apesar de seleção pré-operatória cuidadosa, esses pacientes acabam sofrendo as complicações deletérias do uso prolongado de NPT.

Considerações Futuras

Prevenção e diagnóstico precoces de rejeição são passos importantes para resultados comparáveis a outros órgãos. O desenvolvimento de um marcador sérico irá, indubitavelmente, propiciar melhores resultados para pacientes submetidos ao transplante intestinal[33].

Experimentos em animais têm demonstrado que a infusão de medula óssea do doador no receptor induz tolerância[5]. Embora o uso de medula óssea do doador não tenha atingido os resultados esperados, essa técnica tem estabelecido sua segurança e aberto o horizonte para a introdução de estratégias de imunomodulação que suplantem as barreiras imunológicas encontradas em transplantes de intestino.

O efeito temporário e permanente de danos por isquemia de reperfusão, desnervação mesentérica central e interrupção do fluxo linfático natural é fator não-imunológico que certamente afeta os atuais resultados do transplantes de intestino. Esclarecimento e melhor entendimento desses mecanismos e de suas seqüelas irão propiciar maior refinamento do procedimento no futuro.

Conclusão

O transplante de intestino ainda apresenta níveis de sobrevida de enxertos e pacientes inferiores aos dos outros órgãos abdominais. Entretanto, essa diferença tem sido reduzida, com sobrevida de 1 ano de até 70% em grupos mais experientes. Não há dúvida de que o intestino, por sua natureza, carga bacteriológica, imunológica e fisiologia, permanecerá o órgão abdominal transplantado de manejo mais difícil. Portanto, os resultados devem ser comparados com a história natural e o prognóstico de pacientes submetidos ao uso prolongado de NPT. Naqueles que desenvolvem complicações potencialmente fatais, como falência hepática, sepse recorrente e ausência de acesso venoso, o transplante de intestino representa a única opção de cura, com índices de sobrevida bastante aceitáveis e que melhoram substancialmente a cada ano.

REFERÊNCIAS BIBLIOGRÁFICAS

1. Abu-Elmagd K, et al. The efficacy of daclizumab for intestinal transplantation: preliminary report. *Transplant Proc.* 32:1195-6, 2000.
2. Abu-Elmagd K, et al. Clinical intestinal transplantation: new perspectives and immunologic considerations. *J Am Coll Surg* 186:512-25; discussion 525-7, 1998.
3. Abu-Elmagd KM, et al. Clinical intestinal transplantation in 1998: Pittsburgh experience. *Acta Gastroenterol Belg.* 62:244-7, 1999.
4. Abu-Elmagd KM, et al. Monitoring and treatment of intestinal allograft rejection in humans. *Transplant Proc* 25:1202-3, 1993.
5. Bakonyi A, et al. Donor and recipient pretransplant conditioning with nonlethal radiation and antilymphocyte serum improves the graft survival in a rat small bowel transplant model. *Transplantation* 72:983-8, 2001.
6. Berney T, et al. Systemic *versus* portal venous drainage of small bowel grafts: similar long-term outcome in spite of increased bacterial translocation. *Transplant Proc.* 34:961-2, 2002.
7. Berney T, et al. Portal *versus* systemic drainage of small bowel allografts: comparative assessment of survival, function, rejection, and bacterial translocation. *J Am Coll Surg* 195:804-13, 2002.
8. Bianchi, A. Longitudinal intestinal lengthening and tailoring: results in 20 children. *J R Soc Med* 90:429-32.1997.
9. Casavilla A, et al. Logistics and technique for combined hepatic-intestinal retrieval. *Ann Surg* 216:605-9, 1992.
10. Cicalese L, et al. Segmental living related small bowel transplantation in adults. *J Gastrointest Surg* 5:168-72; discussion 173, 2001.
11. D'Alessandro. International registry of intestinal transplantation. XIX Congress of the Transplantation society. 2002.
12. Farmer DG, et al. Outcome after intestinal transplantation: results from one center's 9-year experience; discussion 1031-2. *Arch Surg* 136:1027-31, 2001.
13. Goulet O, et al. Which patients need small bowel transplantation for neonatal short bowel syndrome? *Transplant Proc* 24:1058-9, 1992.
14. Goulet OJ, et al. Neonatal short bowel syndrome.J Pediatr. 119:18-23.1991.

15. Grant, D. Current results of intestinal transplantation. The International Intestinal Transplant Registry.Lancet.347:1801-3, 1996.
16. Grant D, et al.Successful small-bowel/liver transplantation. *Lancet* 335:181-4, 1990.
17. Grosfeld JL, FJ Rescorla, and KW. West. Short bowel syndrome in infancy and childhood. Analysis of survival in 60 patients. *Am J Surg*151:41-6, 1986.
18. Gruessner RW, et al. Combined liver-total bowel transplantation has no immunologic advantage over total bowel transplantation alone. A prospective study in a porcine model. *Arch Surg*132:1077-85, 1997.
19. Gurakar A, et al. Is rejection a diffuse or localized process in small-bowel transplantation? *Surg Endosc* 8:762-4, 1994.
20. Kato T, et al. Intestinal transplantation for children at the University of Miami- seven years experience. XIX Congress of the Transplantation Society, 2002.
21. Kato T, et al. Improved rejection surveillance in intestinal transplant recipients with frequent use of zoom video endoscopy. *Transplant Proc.* 32:1200, 2000.
22. Kato T, et al. Inclusion of entire pancreas in the composite liver and intestinal graft in pediatric intestinal transplantation. *Pediatr Transplant.* 3:210-4, 1999.
23. Kato T, et al. Intestinal and multivisceral transplantation. *World J Surg* 26:226-37, 2002.
24. Kaufman SS. Small bowel transplantation: selection criteria, operative techniques, advances in specific immunosuppression, prognosis. *Curr Opin Pediatr* 13:425-8, 2001.
25. Lillehei RC, et al. Transplantation of gastrointestinal organs, including small intestine and stomach. *Gastroenterology* 51:936-48, 1966.
26. McGhee W, et al. Rituximab in the treatment of pediatric small bowel transplant patients with posttransplant lymphoproliferative disorder unresponsive to standard treatment. *Transplant Proc* 34:955-6, 2002.
27. Misiakos EP, et al. Recurrence of desmoid tumor in a multivisceral transplant patient with Gardner's syndrome. *Transplantation* 67:1197-9, 1999.
28. Misiakos EP, et al. Clinical outcome of intestinal transplantation at the University of Miami. *Transplant Proc* 31:569-71, 1999.
29. Mittal N and T Kato. Current indications for intestinal transplantation. *Curr Opin Organ Transplant* 5: 279-283, 2000.
30. Murase N, et al. Comparison of the small intestine after multivisceral transplantation with the small intestines transplanted with portal or caval drainage. *Transplant Proc* 24:1143-4, 1992.
31. Nishida S, et al.Fifty-eight cases of adult intestinal transplantation. XIX Congress of the Transplantation Society, 2002.
32. Nowak-Gottl U, et al. Factor V Leiden, protein C, and lipoprotein(a) in catheter-related thrombosis in childhood: a prospective study. *J Pediatr* 131:608-12, 1997.
33. Pappas PA, et al.Serum citrulline and rejection in small bowel transplantation: a preliminary report. *Transplantation* 72:1212-6, 2001.

34. Pappas PA, et al. Sirolimus in pediatric gastrointestinal transplantation: the use of sirolimus for pediatric transplant patients with tacrolimus-related cardiomyopathy. *Pediatr Transplant* 4:45-9, 2000.
35. Pinna AD, et al. Intestinal transplantation at the University of Miami — five years of experience. *Transplant Proc* 32:1226-7, 2000.
36. Pinna AD, et al. Induction therapy for clinical intestinal transplantation: comparison of four different regimens. *Transplant Proc* 32:1193-4, 2000.
37. Reyes J, et al.Current status of intestinal transplantation in children. *J Pediatr Surg* 33:243-54, 1998.
38. Reyes J, et al. Epstein Barr virus associated posttransplant lymphoproliferative disease after intestinal transplantation. *Transplant Proc* 28:2768-9, 1996.
39. Reyes J, et al. Pediatric intestinal transplantation historical notes, principles and controversies. *Pediatr Transplant* 6:193-207, 2002.
40. Sondheimer JM, et al. Predicting the duration of dependence on parenteral nutrition after neonatal intestinal resection. *J Pediatr* 132:80-4, 1998.
41. Starzl TE, et al. The many faces of multivisceral transplantation. *Surg Gynecol Obstet* 172:335-44, 1991.
42. Todo S, et al. Single-center experience with primary orthotopic liver transplantation with FK 506 immunosuppression. *Ann Surg* 220:297-308; discussion 308-9, 1994.
43. Todo S, et al. Current status of intestinal transplantation. *Adv Surg* 27:295-316, 1994.
44. Todo S, et al. Intestinal transplantation in humans under FK 506.Transplant Proc.25:1198-9, 1993.
45. Todo S, et al. Cadaveric small bowel and small bowel-liver transplantation in humans.Transplantation.53:369-76, 1992.
46. Todo S, et al. Intestinal transplantation in composite visceral grafts or alone. *Ann Surg* 216:223-33; discussion 233-4, 1992.
47. Tzakis A, et al. Evolution of surgical techniques in clinical intestinal transplantation. *Transplant Proc* 26:1407-8, 1994.
48. Tzakis AG. Cytomegalovirus prophylaxis with ganciclovir and cytomegalovirus immune globulin in liver and intestinal transplantation. *Transpl Infect Dis* 3 Suppl 2:35-9, 2001.
49. Tzakis AG, et al. Campath-1H in intestinal and multivisceral transplantation: preliminary data. *Transplant Proc* 34:937, 2002.
50. Tzakis AG, et al. Evolution of gastrointestinal transplantation at the University of Miami. *Transplant Proc* 33:1545-9, 2001.
51. Tzakis AG, et al. New immunosuppressive regimens in clinical intestinal transplantation. *Transplant Proc* 29:683-5, 1997.
52. Tzakis AG, et al. Intestinal transplantation in children under FK 506 immunosuppression. *J Pediatr Surg* 28:1040-3, 1993.
53. Tzakis AG, et al. Piggyback orthotopic intestinal transplantation. *Surg Gynecol Obstet* 176:297-8, 1993.
54. Tzakis AG, et al. Mycophenolate mofetil as primary and rescue therapy in intestinal transplantation. *Transplant Proc* 30:2677-9, 1998.
55. Wurzel CL, et al. Infection rates of Broviac-Hickman catheters and implantable venous devices. *Am J Dis Child* 142 536-40, 1988.

PARTE 6

APÊNDICE, INTESTINO GROSSO E ÂNUS

834

Anatomia e Fisiologia do Intestino Grosso e do Ânus

CAPÍTULO 63

José Márcio Neves Jorge
Steven D. Wexner

INTRODUÇÃO

A importância de um conhecimento mais detalhado da anatomia do cólon, reto, ânus e assoalho pélvico foi apontada já em 1543 por Andreas Vesalius. Na área de fisiologia desse segmento intestinal, o interesse se faz crescente, graças à alta incidência dos distúrbios funcionais e ao progresso tecnológico. Novos métodos funcionais e de imagem, sobretudo da região anorretal, têm propiciado melhor compreensão da anatomia e fisiologia dessa região, e conseqüentemente, aperfeiçoado condutas diagnóstica e terapêutica[4,17,27,40,60,62]. Este fato, associado ao avanço das técnicas cirúrgicas, tem renovado o interesse pelo conhecimento mais aprofundado da anatomia[9]. Como o progresso na compreensão dos aspectos anatômicos e funcionais é mais notável no que se refere ao *anorectum*, esse aspecto será discutido em maior detalhe neste capítulo.

EMBRIOLOGIA

No início da terceira semana de desenvolvimento, o tubo digestivo primitivo, que se desenvolve do endoderma do teto do saco vitelino, encontra-se já demarcado em três regiões: o intestino anterior na curvatura cefálica, o intestino posterior, com seu divertículo anterior (o alantóide), na pequena curvatura caudal e o intestino médio, entre essas duas porções, que, nesse estágio, se abre ventralmente no saco vitelino (Fig. 63.1).

Após os estágios de herniação, "retorno para o abdômen" e fixação, o intestino médio vai originar, junto com a porção do intestino delgado abaixo da papila de Vater, o cólon ascendente e os 2/3 proximais do cólon transverso (Fig. 63.1). Esse segmento é suprido pela artéria do intestino médio (artéria mesentérica superior) e correspondente drenagem venosa e linfática. A inervação simpática do intestino médio, assim como o intestino posterior, origina-se de T8-L2, via nervos es-

plâncnicos e plexos abdominopélvicos autônomos. O suprimento parassimpático do intestino médio, entretanto, diferentemente do intestino posterior, é derivado do 10º par craniano (nervo vago) com corpos celulares prganglionares no tronco cerebral.

O cólon distal (a partir do terço distal do cólon transverso), o reto e o canal anal proximal à linha pectínea derivam do intestino posterior. Esse segmento, portanto, é suprido pela artéria do intestino posterior (artéria mesentérica inferior), com drenagem venosa e linfática correspondente. O suprimento simpático do intestino posterior é semelhante ao do intestino médio. O suprimento parassimpático origina-se de S2,S3 e S4, via nervos esplâncnicos.

A linha denteada ou pectínea marca a fusão entre os tubos endodérmico e ectodérmico, onde a porção terminal do intestino posterior, ou cloaca, se funde com o proctódio, uma invaginação da fossa anal. A cloaca origina a porção do reto abaixo da linha pubococcígea, enquanto o intestino posterior origina a porção do reto proximal àquela linha (Fig. 63.1). Antes da 5ª semana de desenvolvimento, os tratos urogenital e intestinal terminam em comum na cloaca, e na 6ª semana, o septo urorretal migra caudalmente, separando os tratos. A parte cloacal do canal anal, a qual contém elementos endodérmico e ectodérmico, forma, após ruptura da membrana anal no decorrer da 8ª semana, a zona transicional do canal anal[54]. Durante a 10ª semana, os tubérculos anais, um par de intumescências ao redor da depressão anal, fundem-se na região posterior, formando estrutura semelhante a uma ferradura, e anteriormente unem-se com o restante do corpo perineal. O esfíncter cloacal é separado pelo corpo perineal em partes urogenital e anal (esfíncter anal externo). O esfíncter interno do ânus é formado posteriormente, através da migração cranial de fibras musculares espessadas da camada circular do reto.

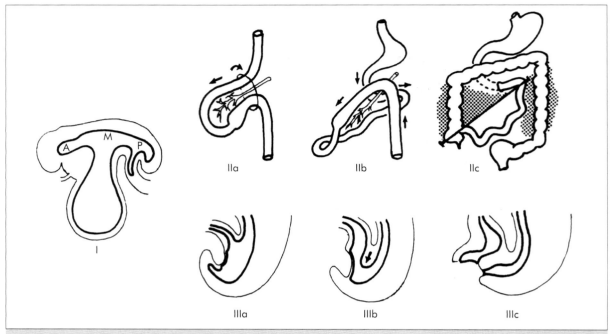

Fig. 63.1 — Embriologia do intestino grosso. I: na terceira semana de desenvolvimento, o tubo digestivo pode ser dividido em intestinos anterior (A), médio (M) e posterior (P). II: Fases de desenvolvimento do intestino médio: herniação fisiológica (IIa), retorno para o abdômen (IIb) e fixação (IIc). IIIa-c: Fases de desenvolvimento do intestino posterior; na sexta semana, a migração caudal do septo urorretal divide os tratos urogenital e intestinal.

ANATOMIA

Cólon: Generalidades, Definições e Divisões

O intestino grosso, descrevendo em seu curso um arco de aproximadamente 150 centímetros que circunda as alças de intestino delgado, estende-se do íleo terminal ao ânus. Compreende o ceco, com seu apêndice vermiforme, os cólons ascendente, transverso, descendente e sigmóide, o reto e o canal anal e ânus. O cólon também pode ser dividido em cólons direito e esquerdo, sendo considerado como limite o ponto médio do transverso. O termo hemicolectomia significa ressecção de uma dessas porções.

O comprimento do cólon corresponde aproximadamente a 1/4 do comprimento do intestino delgado. Seu diâmetro, o qual pode ser substancialmente aumentado por distensão, diminui gradualmente de 7,5 centímetros, ao nível do ceco, para 2,5 centímetros, ao nível do sigmóide. O cólon pode ser macroscopicamente diferenciado do intestino delgado pela sua posição, seu maior calibre e a presença de três características anatômicas: as tênias, as haustrações e os apêndices epiplóicos[23]. As três tênias, anterior (tênia líbera), póstero-medial (tênia mesocólica) e póstero-lateral (tênia omental), representam bandas da camada muscular longitudinal que percorrem o cólon desde a base do apêndice vermiforme até a junção retossigmóide, onde elas confluem para formar a contínua camada longitudinal do reto. As haustrações ou haustros são "saculações" da parede intestinal entre as tênias; são atribuídas ao relativo encurtamento das tênias em relação ao comprimento do restante da parede intestinal. As haustrações são separadas por pregas semilunares da parede intestinal, as quais dão ao cólon seu característico aspecto radiológico, quando preenchido por ar ou bário. Os apêndices epiplóicos são pequenas protrusões de tecido adiposo a partir da superfície serosa do cólon.

Ceco

O ceco é o segmento do intestino grosso que se projeta como uma bolsa em fundo-cego (latim *cecus* = cego) abaixo da entrada do íleo. Habitualmente situado na fossa ilíaca direita, o ceco é um órgão sacular de 6-8 centímetros de comprimento e largura, e, apesar de inteiramente revestido por peritônio, apresenta mobilidade em geral limitada por um pequeno mesoceco[7]. Em cerca de 5% dos indivíduos, o envoltório peritoneal é ausente posteriormente, e o ceco repousa diretamente sobre os músculos ilíaco e psoas maior[19].

O íleo termina na parede póstero-medial do ceco, em uma abertura em fenda situada transversalmente, a válvula ileocecal (válvula de Bauhin). Esta válvula é formada por dois lábios semilunares proeminentes, que se fundem em cada extremidade e se continuam como um frênulo único ou uma estreita prega de mucosa. O es-

Anatomia e Fisiologia do Intestino Grosso e do Ânus

fíncter ileocecal, um espessamento da musculatura circular do íleo terminal, está implicado na prevenção de refluxo colônico para o íleo, e, quando competente, pode causar, em casos de obstrução do cólon, mais comumente por neoplasia, a chamada "obstrução em alça fechada". Entretanto, a competência da válvula ileocecal não é sempre demonstrada em enemas baritados. Mais provavelmente, essa válvula é importante no controle do esvaziamento ileal, uma vez que o esfíncter ileocecal parece relaxar-se em resposta à entrada de alimento no estômago.

O apêndice vermiforme é um divertículo alongado que se origina na face póstero-medial do ceco, cerca de 3 centímetros abaixo da junção íleocecal. Seu comprimento varia de 2 a 20 centímetros (média 8-10), e seu diâmetro é de cerca de 0,5 centímetro. A base do apêndice pode ser encontrada seguindo-se a confluência das três tênias. Devido à sua grande mobilidade, entretanto, o apêndice pode ocupar uma variedade de posições: retrocecal (63%), pélvico (31%), subcecal (2,3%), pré-ileal (1,0%) e pós-ileal (0,4%)[59]. O mesoapêndice, que consiste em uma prega triangular originada do folheto posterior do mesentério do íleo terminal, contém, próximo à sua margem livre, os vasos apendiculares.

Cólon Ascendente

O cólon ascendente, estendendo-se do nível da junção ileocecal à flexura cólica direita ou flexura hepática, mede cerca de 15 centímetros. Encontra-se localizado na região lombar direita, lateralmente ao músculo psoas maior e anteriormente ao ilíaco, quadrado lombar e pólo inferior do rim direito. O cólon ascendente é recoberto por peritônio anteriormente e em ambos os lados. Sua superfície posterior é desprovida de peritônio e está separada da parede posterior do abdômen por tecido areolar frouxo resultante de processo embriológico de coalescência (fáscia de Toldt). O ureter direito encontra-se localizado sobre o músculo psoas, lateralmente à veia cava inferior, e é cruzado anteriormente pelos vasos gonadais, cólicos direitos e ileocólicos, raiz do mesentério e íleo terminal. Em ressecções dos cólons direito e esquerdo, a identificação dos ureteres é etapa primordial para evitar lesão de suas porções abdominal ou pélvica. Próximo à superfície visceral do fígado, o cólon ascendente angula-se abruptamente em direção medial e ligeiramente nos sentidos caudal e ventral, formando a flexura cólica direita. Esta flexura é suspensa pelo ligamento frenocólico, e está localizada imediatamente anterior ao polo inferior do rim direito e à porção descendente do duodeno.

Cólon Transverso

O cólon transverso, em seus 45 centímetros de extensão, atravessa o andar superior do abdômen, formando da flexura cólica direita à esquerda uma curvatura localizada imediatamente abaixo da grande curvatura do estômago. O cólon transverso é relativamente fixo em cada flexura, e entre elas é completamente revestido por peritônio e suspenso por um mesocólon, o qual provê mobilidade variável, podendo o ápice do cólon transverso atingir o hipogástrio. A flexura cólica esquerda (flexura esplênica) está situada imediatamente inferior ao baço, encontra-se aderida ao diafragma pelo ligamento frenocólico e, quando comparada à flexura hepática, é mais aguda, mais alta e mais profunda.

Cólon Descendente

Esse segmento, de aproximadamente 25 centímetros de comprimento, apresenta, da flexura esplênica à borda superior da pelve verdadeira, um curso descendente. O segmento de cólon descendente, entre a crista ilíaca e a borda da pelve verdadeira, tem sido, por alguns autores, denominado cólon ilíaco[19]. O cólon descendente é recoberto por peritônio em suas faces anterior, lateral e medial. Sua face posterior, similarmente ao cólon ascendente, é desprovida de peritônio, e entra em contato diretamente com o rim esquerdo e os músculos quadrado lombar e transverso do abdômen. Entretanto, o cólon descendente é de menor calibre e mais dorsalmente situado do que o cólon ascendente.

Cólon Sigmóide

O cólon sigmóide apresenta comprimento muito variável (16-60, média 38 centímetros) e estende-se da margem superior da pelve ao limite superior do reto, o qual tem sido considerado como o promontório sacral por cirurgiões e S3 por anatomistas. O cólon sigmóide, uma alça em forma de ômega, por ser completamente revestido por peritônio e possuir um meso bem-definido, possui grande mobilidade. A raiz do meso sigmóide encontra-se fixada em forma de V invertido à parede abdominopélvica posterior, originando um recesso conhecido como fossa intersigmóidea. O ureter esquerdo, durante as ressecções de cólon esquerdo, pode ser reconhecido subjacente a essa fossa, em seu curso ínfero-medial, sendo cruzado anteriormente pelos vasos espermáticos, cólicos esquerdos e sigmóideos.

Reto

Existe controvérsia com relação aos limites do reto. Conforme mencionado anteriormente o limite proximal pode ser considerado o promontório por cirurgiões, ou S3, por anatomistas. Da mesma forma, o limite distal é definido como sendo o anel muscular anorretal, pelos cirurgiões, e a linha pectínea, pelos anatomistas.

A junção retossigmóidea, externamente, não é uma região bem-definida; caracteriza-se pela fusão gradual das três tênias, as quais circundam o reto como uma única camada muscular longitudinal. Além disso, o reto não possui apêndices epiplóicos, haustrações ou um meso bem-definido. Para a maioria dos cirurgiões, a junção retossigmóidea compreende os últimos 5-8 centímetros do cólon sigmóide e os 5 centímetros proximais do reto[19]. No entanto, a junção retossigmoidiana encontra-se mais bem caracterizada, do ponto de vista endoscópico, como um segmento agudamente angulado, e de calibre reduzido, representando o segmento do intestino grosso de menor calibre. Stoss[55], em estudo de microdissecção em cadáveres, observou que a junção retossigmóidea encontra-se situada 6-7 centímetros abaixo do promontório sacral. Esse segmento é caracterizado por um delicado sincício de fibras musculares lisas encurvadas que conectam as camadas musculares longitudinal e circular, permitindo uma ação sinergística entre essas duas camadas. Assim, segundo esse autor, embora o retossigmóide não possua um esfíncter "anatômico", do ponto de vista funcional, os mecanismos de dilatação ativa e oclusão passiva existentes nesse segmento o caracterizam como um esfíncter funcional.

O reto segue a concavidade do sacro por uma distância de 12-15 centímetros e termina 2-3 centímetros antero-inferiormente à extremidade do cóccix, angulando-se agudamente para atrás para atravessar o músculo elevador do ânus e continuar-se como canal anal. Anteriormente, o reto está relacionado, na mulher, com a parede posterior da vagina, e no homem, com a próstata, vesículas seminais, ductos deferentes e bexiga. Posteriormente, o reto se relaciona com o sacro, o cóccix, o músculo elevador do ânus, os vasos sacrais medianos e as raízes do plexo sacral. O reto apresenta ainda curvaturas laterais, as quais correspondem, em seu aspecto intraluminal, às pregas ou válvulas de Houston. Existem usualmente três válvulas: duas à esquerda (a 7-8 e a 12-13 centímetros da linha pectínea) e uma à direita (a 9-11 centímetros da linha pectínea). A válvula média é a mais constante (válvula de Kohlrausch) e corresponde ao nível da reflexão peritoneal anterior (Figs. 63.2 e 63.3). As válvulas retais não têm todas as camadas musculares do reto e não possuem função conhecida; após ressecção do reto, essas válvulas desaparecem, o que pode estar relacionado ao ganho em extensão do espécimen após a mobilização do reto. Do ponto de vista clínico, entretanto, as válvulas retais representam local adequado para a realização de biópsia retal, por representarem área de fácil acesso e pelo menor risco de perfuração.

O terço superior do reto é revestido anterior e lateralmente por peritônio; mais distalmente, o peritônio cobre o reto somente em seu aspecto anterior; finalmente, o terço inferior do reto é inteiramente extraperitoneal, uma vez que a reflexão peritoneal se dá a 9-7 centímetros da borda anal. Conforme mencionado anteriormente, o reto caracteriza-se pela ausência de tênias, haustros, apêndices epiplóicos e um meso bem-definido. Normalmente o reto é inteiramente desprovido de peritônio em seu aspecto posterior, e portanto o termo mesorreto não é correto do ponto de vista anatômico[9]. Entretanto, o termo "mesorreto" tem recebido grande aceitação entre

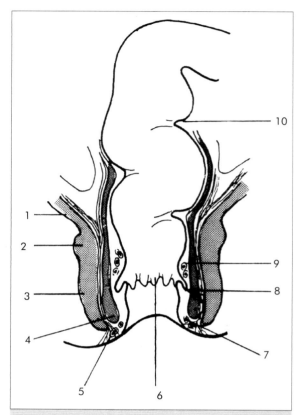

Fig. 63.2 — Corte coronal do anurectum. (1) músculo elevador do ânus; (2) músculo puborretal; (3) esfíncter externo do ânus; (4) esfíncter interno do ânus; (5) músculo longitudinal conjunto; (6) linha pectínea e colunas de Morgagni; (7) plexo hemorroidário externo; (8) cripta e glândula anais; (9) plexo hemorroidário interno; (10) válvula de Houston.

cirurgiões colorretais para definir o tecido areolar contendo ramos terminais da artéria mesentérica inferior e envolvido pela fáscia própria. Isso se deve à recente evidência de ser o mesorreto sítio potencial para metástases de câncer do reto, enfatizando assim a importância de sua completa excisão para reduzir o índice de recidiva[25].

O reto possui luz ampla e facilmente distensível, sua mucosa é lisa, de cor rósea e transparente, de forma a permitir a visualização de pequenos e grandes vasos submucosos. Esse característico padrão vascular da mucosa retal encontra-se comprometido em casos de doença inflamatória e melanose colônica.

Relações Fasciais do Reto

A fáscia própria do reto é contínua com a fáscia pélvica visceral e reveste os vasos na porção posterior extraperitoneal do reto. Condensações distais dessa fáscia formam os ligamentos ou asas laterais do reto, que podem conter ramos acessórios dos vasos hemorroidários médios. Esses ligamentos sustentam o reto extraperitoneal, fixando-o às paredes pélvicas laterais e,

Anatomia e Fisiologia do Intestino Grosso e do Ânus

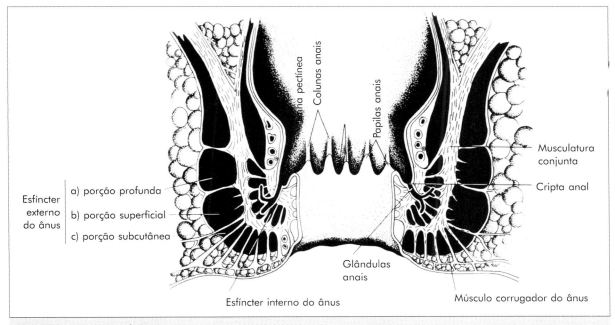

Fig. 63.5 — *Anatomia do ânus.*

mina um pouco mais distal em relação ao término do esfíncter interno. O esfíncter externo do ânus tem sido considerado um único e contínuo folheto muscular ou um sistema de tripla alça[20,44,52,53]. Nessa última concepção, as três divisões do esfíncter externo são subcutânea, superficial e profunda. A parte mais profunda do esfíncter externo está intimamente relacionada ao músculo puborretal, o qual é considerado atualmente um componente de ambos os grupos musculares, elevador do ânus e esfíncter externo do ânus.

Elevador do Ânus

O músculo elevador do ânus ou diafragma pélvico é o principal componente do assoalho pélvico; esse músculo é descontínuo na linha mediana para dar passagem ao canal anal, à vagina e à uretra, estando intimamente relacionado à musculatura estriada relacionadas a essas vísceras. O elevador do ânus é um par de folhetos musculares amplos e simétricos, constituído por três músculos: ileococcígeo, pubococcígeo e puborretal (Fig. 63.6). As fibras do ileococcígeo originam-se da tuberosidade isquiática e porção posterior da fáscia obturatória e dirigem-se inferior e medialmente para se inserir na face lateral das terceira e quarta vértebras sacrais e na rafe anococcígea. O pubococcígeo se origina da face posterior do púbis e da parte anterior da fáscia obturatória, dirige-se posteriormente, ladeando a junção anorretal, para se fundir com fibras do lado oposto na rafe anococcígea e se inserir na face anterior das vértebras quarta sacral e primeira coccígea.

O músculo puborretal é uma forte alça de músculo estriado esquelético que fixa a junção anorretal à face

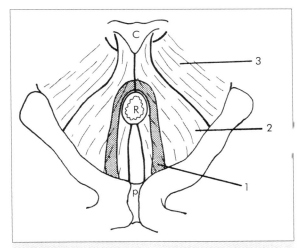

Fig. 63.6 — *Esquema ilustrando os componentes dos músculos elevadores do ânus: puborretal (1), pubococcígeo (2) e ileococcígeo (3).*

posterior do púbis (Figs. 63.7 e 63.8). O puborretal está situado imediatamente acima do componente profundo do esfíncter externo, e a junção entre esses dois músculos é indistinta. Embora ainda seja controverso, o puborretal parece pertencer a ambos os grupos musculares, esfíncter externo e elevador do ânus.

Alguns autores sugerem um quarto componente do elevador do ânus, o músculo isquiococcígeo ou coccígeo, que, no entanto, no homem é em geral rudimentar e representado por poucas fibras musculares na superfície do ligamento sacroespinhoso[63].

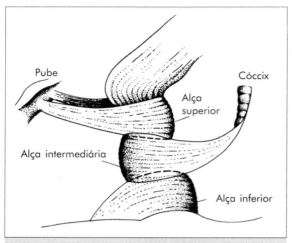

Fig. 63.7 — Anatomia do esfíncter externo do ânus.

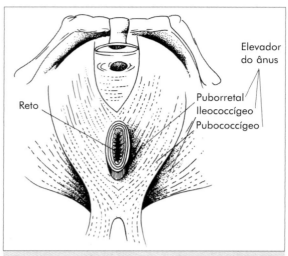

Fig. 63.8 — Diafragma pélvico.

ESPAÇOS PARAANAIS E PARARRETAIS

A região anorretal inclui oito espaços de potencial significado clínico: isquiorretal, perianal, interesfinctérico, submucoso, pós-anal superficial, pós-anal profundo, supra-elevador e retrorretal (Fig. 63.4).

A fossa isquiorretal é subdividida por uma fina fáscia horizontal em dois espaços, perianal e isquiorretal. O espaço isquiorretal representa os 2/3 superiores da fossa isquiorretal. Esse espaço, em forma de pirâmide, está situado, em ambos os lados, entre o canal anal e a parte baixa do reto medialmente e a parede lateral da pelve lateralmente. O ápice está na origem dos elevadores a partir da fáscia obturatória e a base é representada pelo espaço perianal. Anteriormente, a fossa é limitada pelo diafragma urogenital e pelo músculo transverso do períneo. Posteriormente à fossa isquiorretal estão o ligamento sacrotuberoso e a borda inferior do glúteo máximo. O nervo pudendo e os vasos pudendos internos correm no canal pudendo (canal de Alcock), localizado na parede súpero-lateral do espaço isquiorretal. O conteúdo da fossa isquiorretal inclui os nervos e vasos hemorroidários inferiores e gordura.

O espaço perianal circunda a porção inferior do canal anal, é contínuo com a gordura subcutânea das nádegas lateralmente e estende-se para o espaço interesfincteriano medialmente. O plexo hemorroidário externo está situado nesse espaço e comunica-se com o plexo hemorroidário interno ao nível da linha pectínea. Esse espaço é tipicamente sítio de hematomas, abscessos e fístulas perianais. O espaço perianal também inclui a porção subcutânea do esfíncter externo do ânus, o extremo inferior do esfíncter interno do ânus e fibras do músculo longitudinal.

O espaço virtual entre os esfíncteres interno e externo do ânus é denominado espaço interesfincteriano. Sua importância está na gênese dos abscessos perianais, já que as glândulas anais terminam nesse espaço.

O espaço submucoso está situado entre o esfíncter interno do ânus e o revestimento mucocutâneo do canal anal. Esse espaço contém o plexo hemorroidário interno e a muscular da submucosa. Acima, o espaço submucoso é contínuo com a camada submucosa do reto, e inferiormente termina na altura da linha pectínea.

Interposto entre o ligamento anococcígeo e a pele suprajacente está o espaço pós-anal superficial. O espaço pós-anal profundo está situado entre o ligamento anococcígeo e a rafe anococcígea. Ambos os espaços pós-anais se comunicam posteriormente com a fossa isquiorretal e são freqüentemente sítios de abscessos "em ferradura".

Os espaços supra-elevadores estão situados bilateralmente entre o peritônio, superiormente, e o elevador do ânus, inferiormente. Medialmente, esses espaços relacionam-se com o reto e, lateralmente, com a fáscia obturatória.

O espaço retrorretal está localizado entre a fáscia própria do reto anteriormente e a fáscia pré-sacral posteriormente. Lateralmente estão os ligamentos retais laterais, inferiormente está o ligamento retossacral e acima o espaço retrorretal é contínuo com o retroperitônio.

SUPRIMENTO ARTERIAL

Duas das três maiores artérias do trato digestivo, as mesentéricas superior e inferior, nutrem inteiramente o intestino grosso (Figs. 63.9 e 63.10). O limite entre os dois territórios está na junção entre os 2/3 proximais e o terço distal do cólon transverso, que representa a divisão embriológica entre o intestino médio e o intestino posterior. A circulação colateral entre essas duas artérias é formada por uma única artéria comunicante ao longo da borda mesentérica do cólon, a artéria marginal, a partir da qual os vasos retais se distribuem diretamente ao cólon. Entretanto, pode existir descontinuidade da artéria marginal, particularmente em três pontos: na porção inferior do cólon ascendente, na flexura cólica esquerda e no cólon sigmóide; é necessário atenção para essa particularidade anatômica durante a ressecção do cólon[63]. O *anorectum* é também suprido pela artéria ilíaca interna e ocasionalmente pela artéria sacral mediana.

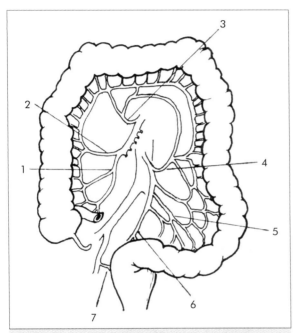

Fig. 63.9 — *Esquema demonstrando a irrigação do cólon e reto: (1) artéria ileocólica; (2) artéria cólica direita; (3) artéria cólica média; (4) artéria cólica esquerda; (5) artérias sigmóideas; (6) artéria retal superior; (7) artéria retal média.*

Artéria Mesentérica Superior

A artéria mesentérica superior origina-se da aorta ao nível da borda superior do pâncreas (correspondente ao nível da primeira vértebra lombar) e supre o ceco, apêndice, cólon ascendente e a maior parte do cólon transverso. Adicionalmente, essa artéria supre todo o intestino delgado, o pâncreas e ocasionalmente o fígado. Após passar posteriormente ao colo do pâncreas e junto ao processo uncinado, a artéria mesentérica superior cruza a terceira parte do duodeno e continua inferiormente e para a direita ao longo da raiz do mesentério. Do seu lado esquerdo surgem 12 a 20 ramos jejunais e ileais e do seu lado direito surgem os ramos cólicos: artérias cólica média, cólica direita e ileocólica. A ileocólica é o ramo mais constante; bifurca-se em um ramo superior ou ascendente, que se anastomosa com o ramo descendente da artéria cólica direita, e um ramo descendente ou inferior, o qual origina os ramos cecais anterior e posterior e o ramo apendicular, e continua-se como ramo ileal. A artéria cólica direita supre o cólon ascendente e a flexura hepática através de seus ramos ascendente e descendente, ambos se anastomosando com ramos vizinhos para formar a artéria marginal. A artéria cólica média é o mais cefálico dos três ramos cólicos da artéria mesentérica superior, seu ramo direito supre a porção direita do cólon transverso e a flexura hepática, anastomosando-se com o ramo ascendente da artéria cólica direita, e seu ramo esquerdo supre a metade distal do cólon transverso. A flexura esplênica é o limite entre os suprimentos sangüíneos do intestino posterior e médio; a magnitude dessa anastomose (arcada de Riolan) é variável, e esse segmento é freqüentemente afetado por colite isquêmica, aguda ou crônica.

Artéria Mesentérica Inferior

A artéria mesentérica inferior origina-se da aorta logo acima de sua bifurcação (terceira vértebra lombar) e dirige-se para baixo e para a esquerda, cruzando os vasos ilíacos esquerdos, para entrar na pelve. Dentro do abdômen, a artéria mesentérica inferior se ramifica em artéria cólica esquerda e duas a três artérias sigmóideas; abaixo do estreito superior da pelve ela se continua como artéria retal superior. A artéria cólica esquerda, o ramo mais alto da artéria mesentérica inferior, se bifurca em um ramo ascendente, para a flexura esplênica, contribuindo para a arcada de Riolan, e um ramo descendente que supre a maior parte do cólon descendente. As artérias sigmóideas formam arcadas dentro do mesocólon sigmóide, de forma a lembrar a vascularização do intestino delgado, e anastomosam-se com ramos da artéria cólica esquerda, proximalmente, e com a artéria retal superior, distalmente. A artéria marginal termina em meio às arcadas das artérias sigmoidianas. A artéria retal superior (artéria hemorroidária superior), continuação na pelve da artéria mesentérica inferior, desce no mesocólon sigmóide até o nível da terceira vértebra sacral, e atingindo a face posterior do reto, se bifurca em ramos direito e esquerdo, e subseqüentemente em ramos anterior e posterior. Estes ramos, uma vez dentro da submucosa do reto, correm em direção inferior para suprir a porção mais inferior do reto e o canal anal. Aproximadamente cinco ramos atingem o nível das colunas de Morgagni em plexos capilares conglomerados nas posições póstero-direita, ântero-direita e lateral esquerda.

As artérias retais superior e inferior representam o principal suprimento sangüíneo do *anorectum*. A contribuição da artéria retal média varia inversamente com a magnitude da artéria retal superior. A artéria retal média (artéria hemorroidária média), que pode estar ausente em aproximadamente 40% dos casos, origina-se mais comumente da divisão anterior da artéria ilíaca interna ou artéria pudenda interna e atinge o reto próximo ao nível do assoalho pélvico, profundamente com relação à fáscia do músculo elevador[13]. A artéria não atravessa os ligamentos laterais do reto, mas envia ramos secundários

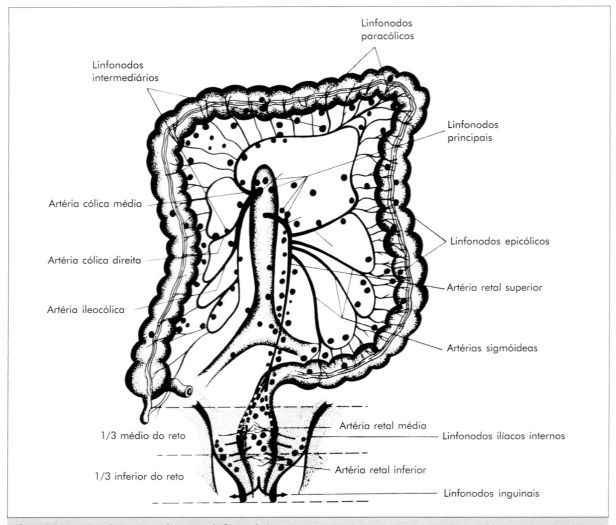

Fig. 63.10 — *Vascularização e drenagem linfática do intestino grosso e ânus.*

para esses ligamentos em 25% dos casos, explicando então o eventual sangramento durante a secção dos mesmos[5]. Entretanto, do ponto de vista prático, as asas laterais do reto raramente requerem ligadura; a eletrocauterização é suficiente na imensa maioria dos casos. Além disso, a ligadura das asas laterais do reto implica a permanência de tecido no mesorreto, o que pode comprometer a radicalidade oncológica da ressecção[8,25,47]. A artéria retal inferior (artéria hemorroidária inferior) é, de cada lado, ramo da artéria pudenda interna, a qual é um ramo da artéria ilíaca interna. A artéria retal inferior tem sua origem dentro do canal pudendo, atravessa a fáscia obturatória, a fossa isquiorretal e o esfíncter externo do ânus para alcançar a submucosa do canal anal e finalmente ascende nesse plano. Embora as anastomoses extramurais sejam escassas, o *anorectum* tem uma rede anastomótica intramural profusa, a qual provavelmente é responsável pela viabilidade do reto após ligadura cirúrgica das artérias retais superior e média.

Drenagem Venosa

A drenagem venosa do intestino grosso basicamente segue o seu suprimento arterial. O sangue proveniente do cólon direito, via veia mesentérica superior, e do cólon esquerdo, via veia mesentérica inferior, atinge o leito capilar intra-hepático através da veia porta (Fig. 63.11). O *anorectum* também drena, via veias retais média e inferior, para a veia ilíaca interna e então para a veia cava inferior.

As veias retais média e inferior, de cada lado, e a veia retal superior, única, originam-se de três plexos anorretais arteriovenosos. O plexo retal externo, situado subcutaneamente ao redor do canal anal abaixo da linha denteada, constitui, quando dilatado, as hemorróidas externas. O plexo retal interno é situado na submucosa ao redor da porção superior do canal anal, acima da linha pectínea. As hemorróidas internas se originam desse plexo. O plexo perirretal, ou plexo perimuscular retal, drena para as veias retais média e inferior.

Drenagem Linfática

A linfa drenada de qualquer parte do cólon segue seu suprimento vascular (Figs. 63.10 e 63.11). As camadas submucosa e subserosa do cólon e do reto possuem uma rica rede de plexos linfáticos, os quais drenam para um sistema extramural de canais linfáticos e linfonodos. Existem quatro grupos de linfonodos: epicólico, contíguos à parede do cólon, paracólicos, ao longo da artéria marginal, intermediários, nos principais vasos cólicos, e linfonodos principais, nos vasos mesentéricos superior e inferior. A linfa é então drenada para a cisterna do quilo, através da cadeia paraaórtica de linfonodos. Muitos sistemas de estagiamento de carcinomas colorretais são baseados no envolvimento desses vários grupos de linfonodos por neoplasias.

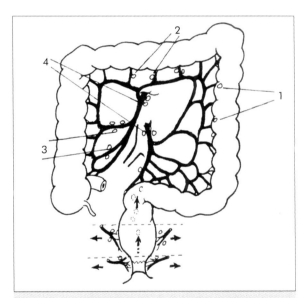

Fig. 63.11 — Drenagem venosa e linfática do intestino grosso. 1- linfonodos epicólicos, 2- linfonodos paracólicos, 3- linfonodos intermediários, 4- linfonodos principais. As setas apontam a direção da drenagem linfática do reto e do canal anal.

A linfa dos 2/3 superiores do reto drena exclusivamente para acima, via vasos retais superiores, para os linfonodos mesentéricos inferiores e linfonodos paraaórticos. A drenagem linfática do terço inferior do reto segue não somente os linfonodos retal superior e mesentérico, mas também lateralmente, ao longo dos vasos retais médios para os linfonodos ilíacos internos. No canal anal, a linha pectínea é o limite para os dois sistemas de drenagem: acima dessa, para os linfonodos ilíaco interno e mesentérico inferior; e, abaixo, para os linfonodos inguinal e perianal, ou, eventualmente, ao longo da artéria retal inferior. A drenagem linfática do reto, na mulher, também pode se dar para o fundo-de-saco, ovário, útero e parede da vagina[43].

INERVAÇÃO

Os componentes simpático e parassimpático da inervação autonômica do intestino grosso seguem intimamente o suprimento sangüíneo.

Cólon Direito

O suprimento simpático origina-se dos seis segmentos torácicos inferiores. Essas fibras, os nervos esplâncnicos torácicos, atingem os gânglios celíaco, pré-aórtico e mesentérico superior, onde efetuam a sinapse. As fibras pós-ganglionares seguem ao longo da artéria mesentérica superior para o intestino delgado e cólon direito. O suprimento parassimpático origina-se do nervo vago direito (posterior) e plexo celíaco; as fibras acompanham a artéria mesentérica superior, e finalmente conectam-se por sinapse ao plexo autonômico da parede intestinal.

Cólon Esquerdo e Reto

O suprimento simpático origina-se de L1, L2 e L3. As fibras pré-ganglionares, através dos nervos simpáticos lombares, fazem sinapse no plexo pré-aórtico, e as fibras pós-ganglionares seguem os ramos da artérias mesentérica inferior e retal superior para o cólon esquerdo e reto alto. O reto baixo é inervado pelos plexos pré-sacrais, que são formados pela fusão dos plexo aórtico e nervos esplâncnicos lombares. Abaixo do promontório, os nervos pré-sacrais se bifurcam para formar os nervos hipogástricos direito e esquerdo, os quais formam mais distalmente, próximo às asas laterais do reto, os plexos pélvicos (ou hipogástricos inferiores) direito e esquerdo.

O suprimento parassimpático se origina de S2, S3 e S4 e constitui os nervos erigentes. Eles passam lateralmente, para diante e para cima, para se unirem aos nervos hipogástricos simpáticos no plexo pélvico. A partir do plexo pélvico, fibras parassimpáticas pós-ganglionares são distribuídas para o cólon esquerdo e reto superior via plexo mesentérico inferior, e diretamente à porção distal do reto, à porção proximal do canal anal e aos órgãos genitais.

Canal Anal

Os componentes simpático (L5) e parassimpático (S2, S3, S4) da inervação motora do esfíncter interno do ânus seguem a mesma rota dos nervos para o reto. O elevador do ânus é inervado por raízes sacrais (S2, S3 e S4) em sua superfície pélvica, e pelo ramo perineal do nervo pudendo, em sua face inferior. O puborretal recebe inervação adicional pelos nervos retais inferiores. O esfíncter externo do ânus é inervado, em cada lado, pelo ramo retal inferior (S2 e S3) do nervo pudendo e pelo ramo perineal de S4. Apesar de alguma diferença na inervação, os músculos puborretal e esfíncter externo parecem atuar como uma só unidade[52]. O cruzamento de fibras ao nível da coluna é responsável pela manutenção da função do esfíncter externo após transecção unilateral do nervo pudendo.

O canal anal é rico em terminações nervosas livres e organizadas, principalmente na vizinhança das válvulas anais[14]. Essas terminações nervosas organizadas incluem os corpúsculos de Meissner (tato), os bulbos de Krause (frio), os corpúsculos de Golgi-Mazzoni (pressão) e os corpúsculos genitais (fricção). A sensibilidade anal é carreada pelo ramo retal inferior do nervo pudendo e é parte integrante do mecanismo de continência anal.

FISIOLOGIA

Historicamente, a fisiologia do intestino grosso, sobretudo a do cólon, tem sido pouco estudada. Isso se deve, em parte, à relativa inacessibilidade do cólon para estudos funcionais, e também à sua participação no processo de digestão, considerada secundária, quando comparado ao estômago e intestino delgado. Entretanto, com a experiência adquirida com pacientes submetidos a colectomias totais, e poucos estudos experimentais, a importante participação do intestino grosso na manutenção da homeostase tem se tornado mais clara[1,35,37]. As funções primárias do intestino grosso incluem a degradação de materiais ingeridos pela microflora bacteriana, absorção de água e eletrólitos, secreção de eletrólitos e muco, armazenamento de matéria fecal semi-sólida e propulsão das fezes para o reto. Essas funções são importantes para a regulação do volume de líquido intraluminal e o balanço eletrolítico sérico e na produção de material fecal adequado para a defecação.

Em contraposição, os mecanismos responsáveis pela defecação e continência fecal têm recebido atenção especial da literatura. São mecanismos complexos e interligados que, uma vez alterados, determinam distúrbios de grande impacto físico, psíquico e social, como ocorre com a incontinência fecal e a constipação intestinal. Para avaliar essas diferentes facetas da fisiologia do reto e do ânus, métodos como o tempo de trânsito colônico, manometria anorretal, defecografia, eletromiografia e tempo de latência do nervo pudendo adquiriram grande popularidade[29,60]. Esses métodos permitem melhor compreensão da fisiologia anorretal normal e alterada, e, assim, distúrbios potencialmente incapacitantes e de elevada prevalência, como a incontinência fecal e a constipação idiopática, podem ser estratificados em vários distúrbios de natureza e abordagem terapêutica distintas[31, 60].

FATORES QUE ATUAM NA CONTINÊNCIA FECAL

A continência fecal é uma função complexa, mantida pela interação de múltiplos mecanismos, incluindo consistência das fezes, motilidade colônica, capacidade e complacência retais, sensibilidade do reto e do canal anal, e a função do aparelho esfincteriano e dos músculos e nervos do assoalho pélvico[31].

Atividades Contrátil e Mioelétrica e Movimentos do Cólon

Os estudos de motilidade colônica são de uso limitado devido à relativa inacessibilidade do cólon proximal. Inicialmente, três tipos principais de contrações colônicas foram observados no homem[1]. As contrações do tipo I são ondas monofásicas simples, de curta duração (5-10 segundos), de freqüência de 8-12/minuto e que geram pressões de 5-10 cm H_2O. As contrações do tipo II ocorrem em surtos de 2/minuto, são de amplitude mais elevada (15-30 cm H_2O), duração mais longa (25-30 segundos) e representam aproximadamente 90% da atividade registrada em estudos eletromanométricos de indivíduos normais. As ondas do tipo II correspondem provavelmente a movimentos de contração e relaxamento dos haustros, estando então envolvidas na mistura do bolo fecal. As contrações do tipo III representam uma alteração da pressão basal, geralmente de amplitude menor que 10 cm H_2O, e que sobrepõem às ondas dos tipos I e II. Ondas maiores, denominadas do tipo IV, foram subseqüentemente observadas, principalmente em pacientes com retocolite ulcerativa e diarréia. Baseando-se ainda em achados manométricos do cólon, dois fenômenos foram subseqüentemente descritos: contrações motoras gigantes e complexos motores migratórios[35]. Contrações motoras gigantes são ondas de contração de alta amplitude e rápida propagação e que são geralmente observadas durante a deambulação e após as refeições. Freqüentemente se acompanham de urgência para defecar. O complexo motor migratório é uma atividade motora periódica, representada por surtos rítmicos de atividade com migração caudal. Essa atividade foi observada inicialmente em cães; no homem essa atividade já foi comprovada no estômago e intestino delgado[50].

Estudos eletromiográficos do cólon têm também demonstrado dois tipos principais de atividade: ondas lentas rítmicas e potenciais de ação spike bursts[43]. As ondas lentas se originam da camada muscular circular do cólon e representam a atividade elétrica basal. Esses eventos são de baixa freqüência, variando de 11 ciclos/min no cólon proximal para 6 ciclos/min no sigmóide. No reto, a freqüência de ondas lentas é de 20 ciclos/min e esse gradiente distal pode estar envolvido na inibição do fluxo distal. Potenciais de ação estão associados a contrações longas e curtas, que duram 3-4 segundos e cerca de 10-11 segundos, respectivamente.

A atividade de potenciais de ação de longa duração encontra-se aumentada por 2 horas após cada refeição e está significativamente reduzida durante o sono. Entretanto, até o momento, a atividade mioelétrica colônica não tem sido claramente correlacionada com movimentos organizados do cólon.

Embora o reto possua grande capacidade e complacência, a introdução de pasta baritada de consistência similar a das fezes no reto durante defecografia é seguida de refluxo de conteúdo retal para o cólon sigmóide. Adicionalmente, observa-se geralmente durante a defecação um padrão de esvaziamento em duas etapas: primeiro o sigmóide esvazia-se no reto e depois o reto se esvazia. Esses fatos têm sugerido um papel ativo do sigmóide no mecanismo de continência fecal, como reservatório e/ou como um esfíncter funcional. Uma área de elevada pressão e alta freqüência de contração fásica foi descrita no retossigmóide; embora esse segmento não represente, do ponto de vista anatômico, um esfíncter, funcionalmente ele tem sido considerado como tal[55].

O método mais simples e prático de avaliação do trânsito colônico requer a ingestão de marcadores radiopacos e a quantificação desses marcadores em radiografias abdominais (Fig. 63.12). Os valores médios para o tempo de trânsito colônico total são de cerca de 32 e 41 horas para homens e mulheres, respectivamente[26]. O tempo de trânsito segmentar médio é de 12, 14 e 11 horas para o cólon direito, cólon esquerdo e reto sigmóide, respectivamente. O tempo de trânsito colônico está relacionado a três tipos de movimento do cólon: segmentação, movimentos em "massa" e movimentos retrógrados[35]. Os movimentos de segmentação (não-propulsivos, de mistura ou haustrações) são constrições circulares de cerca de 30 segundos de duração, com intervalos de 60 segundos. A contração combinada das camadas circular e longitudinal leva à expansão de curto segmento intestinal não-estimulado, e o bolo fecal é conduzido lentamente, através de movimentos retrógrados e anterógrados. Esse tipo de movimento permite exposição gradual do bolo fecal à superfície do intestino grosso, e presumivelmente aumenta a capacidade de absorção do cólon. Movimentos "em massa" ou propulsivos são responsáveis pela propagação de fezes em longos segmentos de cólon. A partir de um anel de constrição em um ponto distendido ou irritado no cólon, ocorre a contração "em massa" de um segmento igual ou maior do que 20 centímetros, o que força o bolo fecal distalmente no interior desse segmento. Durante o movimento "em massa", as haustrações desaparecem completamente. Esse tipo de movimento ocorre somente algumas vezes ao dia, sendo mais freqüentemente visto nos cólons transverso, descendente e sigmóide, os quais podem se esvaziar juntos no reto para deflagrar a defecação. Finalmente, os movimentos retrógrados podem ocorrer, particularmente no segmento transverso-ascendente, e estão relacionados à progressão distal do bolo fecal.

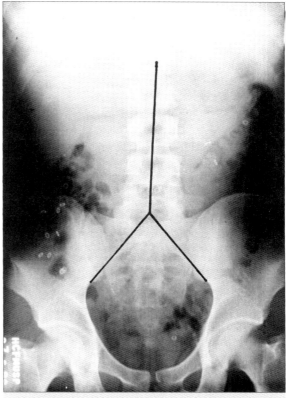

Fig. 63.12 — Estudo do tempo de trânsito colônico total e segmentar através da ingestão de marcadores radiopacos. Os marcadores podem ser quantificados no cólon direito, esquerdo e retossigmóide.

ABSORÇÃO DO CÓLON, VOLUME E CONSISTÊNCIA DO BOLO FECAL

O cólon absorve água, sódio e cloro, e secreta potássio e bicarbonato. Em condições normais, a absorção de água no cólon reduz para 100-150 ml o total de 1.000-1.500 ml de líquido que entra diariamente no ceco[45]. Os mecanismos de continência são destinados a controlar a eliminação desse volume diário sob a forma de fezes formadas. As fezes líquidas são rapidamente conduzidas ao reto, resultando em grande sobrecarga para os esfíncteres, e, mesmo no indivíduo normal, o fluxo fásico de fezes líquidas pode eventualmente causar urgência e incontinência.

CAPACIDADE E COMPLACÊNCIA RETAIS

Caso a defecação necessite ser postergada, o conteúdo fecal precisa ser acomodado no interior do reto. Esse retardo na chamada à defecação é possível através do mecanismo da complacência retal. Em condições normais, o reto possui complacência elevada, graças às suas propriedades elásticas, isto é, um grande volume pode ser introduzido em seu interior sem alteração significativa das pressões intraluminais, com o objetivo de não sobrecarregar o aparelho esfincteriano. Adicionalmente, tem se sugerido que a distensão do reto retarda o esvaziamento do estômago e o trânsito duodenocecal[34]. Discute-se se a redução da complacência retal, freqüentemente observada em pacientes incontinentes, pode ser causa ou conseqüência da incontinência. A ausência de diferença significativa na complacência retal entre pacientes com incontinência causada por trauma esfincteriano e os com incontinência idiopática sugere que a complacência reduzida é, mais provavelmente, a conseqüência de um esfíncter anal incompetente[48]. No entanto, é provável que, ocorrendo deterioração da complacência do reto, pequenos volumes de fezes resultem em pressões intra-retais mais elevadas, causando urgência e incontinência. Esse mecanismo foi inicialmente descrito em pacientes com retocolite ulcerativa e retite actínica[12,58]. Da mesma forma, ressecções anteriores baixas podem-se associar com incontinência, e a perda do reservatório retal parece ser o principal mecanismo envolvido.

MOTILIDADE DO RETO E DO CANAL ANAL

O reto possui pressões baixas, de aproximadamente 5 mmHg, com contrações pequenas e infreqüentes (5-10 ciclos/min). Entretanto, contrações de alta amplitude (até 100 cm H_2O) e de baixa freqüência têm sido também demonstradas, e algumas delas parecem ter propagação efetiva[51].

O canal anal tipicamente exibe sobreposição de um tônus de repouso com pequenas oscilações de pressão, com frequência de cerca de 15 ciclos/min e amplitude de 10 cm H_2O. A pressão do canal anal é cerca de 10-14 vezes maior do que no reto, mas esta diferença é minimizada intermitentemente durante a ativação do mecanismo de amostragem. Ondas lentas são ocasionalmente observadas no canal anal, com uma freqüência mais elevada distalmente[24]. Esse gradiente, por propelir retrogradamente o conteúdo para o reto e manter o canal anal vazio, participa do mecanismo de continência.

SENSIBILIDADE RETAL

A sensibilidade do reto envolve diferentes e complexos mecanismos. O reto propriamente dito é desprovido de receptores; os proprioceptores estão provavelmente localizados nos músculos elevadores, puborretal e esfíncteres[41]. Os músculos liso autônomo e estriado voluntário são acionados através de mecanismos diferentes com limiares distintos. Distúrbios mentais (encefalopatia, demência, acidentes vasculares cerebrais) e neuropatias (diabetes) podem reduzir seletivamente a sensação e a consciência da plenitude retal. Embora esses pacientes não reconheçam ou respondam às ameaças à continência, as vias autonômicas que medeiam o reflexo inibitório retoanal podem estar intactas, e, portanto, a presença do bolo fecal no reto determinará relaxamento reflexo do esfíncter interno do ânus. Uma vez que o relaxamento do esfíncter interno do ânus antecede a sensação de distensão retal, impactação fecal e incontinência paradoxal podem sobrevir. Alto limiar de sensibilidade retal tem sido observado em pacientes com incontinência fecal, provavelmente representando a causa primária da incontinência em 28% dos casos[6]. Entretanto, na grande maioria dos pacientes, distúrbios motor esfincteriano e de sensibilidade coexistem e interagem.

REFLEXO INIBITÓRIO RETOANAL E SENSIBILIDADE ANAL

A resposta à distensão retal, caracterizada por relaxamento transitório do esfíncter externo do ânus e pronunciado relaxamento do esfíncter interno do ânus, foi inicialmente descrita por Gowers em 1877[21] (Fig. 63.13). O reflexo inibitório retoanal permite que o conteúdo retal entre em contato com o epitélio altamente sensível do canal anal proximal, o que, através da distinção entre gases e fezes, permite o controle mais sutil da continência (mecanismo de *sampling* ou de amostragem).

O reflexo inibitório está ausente em doenças que se caracterizam por ausência ou destruição dos plexos mioentérico e submucoso, como as doenças de Hirschsprung e de Chagas[22]. Além disso, o mecanismo de *sampling*, considerado do ponto de vista manométrico como o ponto de equalização entre as pressões intra-retais e as da porção superior do canal anal, encontra-se significativamente deficiente em pacientes incontinentes[38]. A sensibilidade anal e o mecanismo de amostragem, quando alterados, podem tornar completamente imperceptível para o indivíduo a iminência de um episódio de incontinência, e portanto parecem ser importantes fatores na patogenia da incontinência fecal. A redução da sensibilidade anal tem sido associada a parto vaginal[10], síndrome do períneo descido[32,39] e mucosectomia transanal[33].

ESFÍNCTER INTERNO DO ÂNUS

O esfíncter interno do ânus é um músculo liso em estado de contração máxima contínua[30]. Esse tônus, que mantém uma barreira involuntária à perda involuntária de fezes, é determinado por propriedades miogênica intrínseca e neurogênica autônoma extrínseca. Através dessas propriedades, demonstradas por meio de paralisação do esfíncter externo do ânus por bloqueio pudendo bilateral ou através de curarização, o esfíncter interno gera 50% a 85% das pressões de repouso[16,36]. O esfíncter externo é responsável por 25% a 30% das pressões máximas de repouso, e os 15% remanescentes são atribuídos à pressão dos plexos hemorroidários[18,36].

848

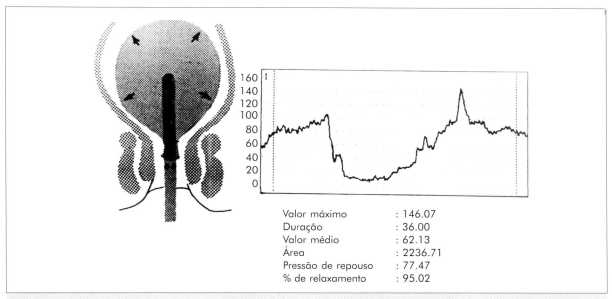

Fig. 63.13 — *Reflexo inibitório retoanal. Observa-se relaxamento transitório pronunciado e transitório do esfíncter interno do ânus após a insuflação de balão intrarretal.*

Embora o esfíncter interno do ânus relaxe em resposta à distensão do reto, o músculo readquire gradualmente seu tônus à medida que a distensão retal é acomodada. A redução isolada das pressões do esfíncter interno é observada em pelo menos 25% dos pacientes com incontinência fecal idiopática[56]. Um distúrbio caracterizado por relaxamento espontâneo do esfíncter interno sem aumento compensatório da atividade do esfíncter externo também pode estar envolvido na gênese da incontinência fecal[56].

ATIVIDADE MUSCULAR ESTRIADA: ESFÍNCTER EXTERNO DO ÂNUS E PUBORRETAL

O esfíncter externo do ânus e os músculos do assoalho pélvico, ao contrário dos demais músculos esqueléticos, apresentam tônus elétrico contínuo de repouso, determinado por um arco reflexo no nível de cauda eqüina[61]. Estudos histológicos têm demonstrado que o esfíncter externo, o puborretal e o elevador do ânus possuem predominância de fibras do tipo I, o que é uma peculiaridade dos músculos esqueléticos de atividade contrátil tônica[57]. A contração reflexa ou voluntária do esfíncter externo e do puborretal ocorre em resposta às condições de ameaça à continência, tais como aumento da pressão intra-abdominal ou distensão retal a fim de evitar a perda de conteúdo retal (Fig. 63.14)[44]. O papel do complexo esfincteriano na continência é então representado por um mecanismo automático, composto pelo tônus basal do canal anal, mantido pelo esfíncter interno do ânus, corroborado pelo gradiente extra de pressão gerado pela contração reflexa do esfíncter externo do ânus. Dessa maneira, a necessidade de atenção voluntária contínua para os esfíncteres é minimizada.

As pressões intra-anais durante a contração voluntária do esfíncter externo do ânus atingem duas a três vezes o valor da pressão intra-anal de repouso[30]. Entretanto, essa contração máxima voluntária pode ser mantida por um máximo de 40-60 segundos, devido à fadiga muscular. O índice de fadiga esfincteriana tem sido mais recentemente considerado um parâmetro importante na avaliação manométrica do canal anal. Em alguns pacientes com incontinência anal, apesar das pressões de contração voluntária inicialmente normais, a sustentação da contração encontra-se comprometida, e portanto o índice de fadiga esfincteriano pode representar uma alteração mais precoce na fisiopatologia da incontinência. Outro parâmetro manométrico recentemente estudado é o índice de assimetria esfincteriana[27]. Devido à assimetria anatômica do canal anal, determinada sobretudo pelos três feixes musculares do esfíncter externo do ânus, subcutâneo, superficial e profundo, um certo grau de assimetria no perfil pressórico, de até 10%, é esperado. Valores de índice de assimetria maiores indicam a presença de defeito muscular ou lesão esfincteriana.

MÚSCULO PUBORRETAL E ÂNGULO ANORRETAL

O ângulo anorretal é a configuração anatômica resultante da alça em U que o músculo puborretal faz ao circundar a junção anorretal (Figs. 63.15 e 63.16). Enquanto os esfíncteres são responsáveis pela oclusão mais completa do canal anal a fim de reter gases e fezes líquidas, o músculo puborretal e o ângulo anorretal mantêm

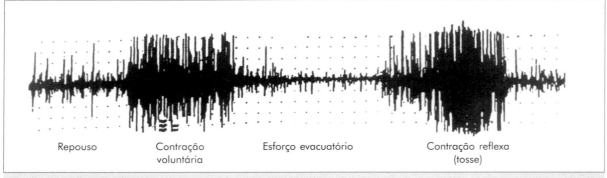

Fig. 63.14 — *Registro eletromiográfico do esfíncter externo do ânus demostrando aumento do recrutamento de unidades motoras durante as contrações voluntária e reflexa e diminuição das mesmas durante o esforço evacuatório.*

a continência mais grosseira a fezes sólidas. Para explicar o papel do puborretal e do ângulo anorretal na manutenção da continência fecal, Parks *et al.* propuseram a teoria valvular, em que o aumento da pressão intra-abdominal força a parede anterior do reto para baixo, ocluindo em "selo" a porção mais cranial do canal anal[42]. Subseqüentemente demonstrou-se, através de estudos defecográfico e manométrico, que, em vez do mecanismo valvular proposto por Parks, o que ocorre é uma atividade esfincteriana contínua oclusiva, exercida pelo puborretal[2,3].

DEFECAÇÃO

A defecação envolve a integração de vários mecanismos complexos e sob o controle do sistema nervoso central[35,43]. A defecação é deflagrada pelo enchimento do reto pelo conteúdo do sigmóide. A distensão do reto é percebida conscientemente como desejo de defecar, através de receptores de estiramento localizados nos músculos do assoalho pélvico. A distensão retal também ativa o reflexo inibitório retoanal. O relaxamento do esfíncter interno do ânus, através da abertura do canal anal superior, expõe o conteúdo retal à mucosa altamente sensitiva do canal anal, e então a diferenciação entre gases e fezes pode ser feita. Esse mecanismo de amostragem determina a urgência da defecação. Enquanto isso, a contração reflexa simultânea do esfíncter externo do ânus mantém a continência. Se a defecação for postergada, a contração consciente do esfíncter externo, auxiliada pelo mecanismo de complacência retal, permite a recuperação da função do esfíncter interno.

Se a chamada à defecação for atendida, a posição sentada ou de cócoras é assumida, e com isso o ângulo anorretal tende à retificação. A elevação das pressões intra-retal e intra-abdominal resulta em relaxamento reflexo dos esfíncteres interno e externo e músculo puborretal, e nesse momento a defecação pode ocorrer sem esforço. Entretanto, algum grau de esforço é em geral necessário para iniciar a evacuação do reto. O esforço leva a um relaxamento ainda maior dos esfíncteres e do puborretal, e o ângulo anorretal se torna ainda mais ob-

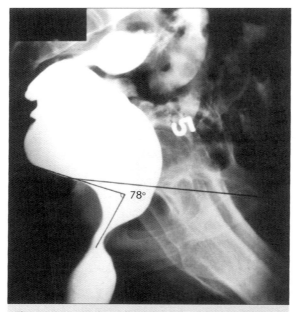

Fig. 63.15 — *Radiografia realizada durante estudo cindefecográfico, evidenciando o ângulo anorretal.*

tuso. Conseqüentemente ocorrem descida e afunilamento do assoalho pélvico, e o conteúdo retal é expelido por transmissão direta da pressão intra-abdominal, então aumentada, ao assoalho pélvico relaxado. A consistência das fezes irá determinar um esvaziamento peristáltico "em massa" do cólon esquerdo ou passagem intermitente de fezes. Completada a evacuação do reto, a contração transitória do esfíncter externo do ânus e do puborretal, o chamado "reflexo oclusivo", restaura o tônus do esfíncter interno e fecha o canal anal.

FUNÇÃO METABÓLICA DO CÓLON

A função metabólica do cólon encontra-se diretamente relacionada à sua população bacteriana. O cólon

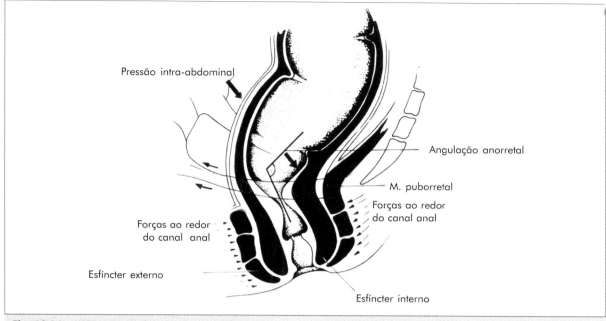

Fig. 63.16 — *Mecanismos de continência anal.*

é o reservatório de 99% da microflora bacteriana gastrointestinal, consistindo em aproximadamente 400 espécies diferentes, com o predomínio de anaeróbios[15]. Alguns autores estimam que coletivamente o número de bactérias ultrapassa o número de células do próprio indivíduo[37]. A degradação de carboidratos exógenos, que escapam à digestão e chegam até o cólon (até 20%), e endógenos (muco) por bactérias intestinais leva à produção de ácidos graxos de cadeia curta, sobretudo acetato, butirato e propronato[11]. Os ácidos graxos de cadeia curta são rapidamente absorvidos, e seus efeitos locais, no trofismo da mucosa do intestino delgado e do cólon, e sistêmicos têm sido motivo de inúmeros estudos[11,37]. Assim, o cólon atuando na conservação de nitrogênio tem efeito metabólico, e sua capacidade de absorção de nutrientes é estimada como equivalente a de 50 cm de jejuno[37]. Essas observações se contrapõem aos ensinos ortodoxos de que o cólon absorve apenas água e eletrólitos. Porém as conseqüências metabólicas da remoção de parte ou de todo o cólon, assim como o papel de sua microflora e dos produtos de fermentação, na saúde e na doença, ainda são pouco conhecidos e provavelmente subestimadas.

REFERÊNCIAS BIBLIOGRÁFICAS

1. Adler HF, Atkinson AJ, Ivy AC. Supplementary and synergistic action of stimulating drugs on motility of human colon. *Surg Gynecol Obstet* 74:809-13, 1942.
2. Bannister JJ, Gibbons C, Read NW. Preservation of faecal continence during rises in intra-abdominal pressure: is there a role for the flap valve? *Gut* 28:1242-5, 1987.
3. Bartolo DCC, Roe AM, Locke-Edmunds JC, Virjee J, Mortensen NJMcC. Flap-valve theory of anorectal continence. *Br J Surg* 73:1012-4, 1986.
4. Bollard RC, Gardiner A, Lindow S, Phillips K, Duthie GS. Normal female anal sphincter: difficulties in interpretation explained. *Dis Colon Rectum* 45:172-5, 2002.
5. Boxall TA, Smart PJG, Griffiths JD. The blood-supply of the distal segment of the rectum in anterior resection. *Br J Surg* 50:399-404, 1963.
6. Buser WD, Miner PBJr. Delayed rectal sensation with fecal incontinence. *Dis Colon Rectum* 34:744-7, 1991.
7. Campos FG, Habr-Gama A. Embriologia e anatomia cirúrgica do cólon. In: Pinotti HW. *Tratado de clínica cirúrgica do aparelho digestivo*. São Paulo: Livraria Atheneu Editora, pp. 1059-63, 1994.
8. Cawthorn SJ, Parums DV, Gibbs NM, A'Hern RP, Caffarey SM, Broughton CIM, Marks CG. Extent of mesorectal spread and involvement of lateral resection margin as prognostic factors after surgery for rectal cancer. *Lancet* 335:1055-59, 1990.
9. Chapuis P, Bokey L, Fahrer M, Sinclair G, Bogduk N. Mobilization of the rectum: anatomic concepts and the bookshelf revisited. *Dis Colon Rectum* 45:1-8, 2002.
10. Cornes H, Bartolo DCC, Stirra. Changes in anal canal sensation after childbirth. *Br J Surg* 78:74-7, 1991.
11. Cummings JH, Macfarlane GT. The control and consequences of bacterial fermentation in the human colon. *J Appl Bacteriol* 443-447, 1991.
12. Denis Ph, Colin R, Galmiche JP, Geffroy Y, Hecketsweiler Ph, Lefrançois R, Pasquis P. Elastic properties of the rectal wall in normal adults and in patients with ulcerative colitis. *Gastroenterology* 77:45-8, 1979.
13. Didio LJA, Diaz-Franco C, Schemainda R, Bezerra AJC. Morphology of the middle rectal arteries: a study of 30 cadaveric dissections. *Surg Radiol Anat* 8:229-36, 1985.
14. Duthie HL, Gairns FW. Sensory nerve endings and sensation in the anal region in man. *Br J Surg* 47:585-95, 1960.
15. Finegold SM, Sutter VL, Mathisen GE. Normal indigenous intestinal flora. In: Hentges DJ, ed. *Human intestinal microflora in health and disease*. London: Academic Press, 1983: 3.

16. Frenckner B, Euler CHRV. Influence of pudendal block on the function of the anal sphincters. *Gut* 16:482-9, 1975.

17. Fritsch H, Brenner E, Lienemann A, Ludowikowski B. Anal sphincter complex: reinterpreted morphology and its clinical relevance. *Dis Colon Rectum* 45: 188-94, 2002.

18. Gibbons CP, Trowbridge EA, Bannister JJ, Read NW. Role of anal cushions in maintaining continence. *Lancet* 1:886-7, 1986.

19. Goligher J. Surgery of the anus, rectum and colon. Eastbourne: BailliereTindale, pp.1-47, 1984.

20. Goligher JC, Leacock AG, Brossy JJ. The surgical anatomy of the anal canal. *Br J Surg* 43:51-61, 1955.

21. Gowers WR. The automatic action of the sphincter ani. *Proc R Soc Lond* 26:77-84, 1877.

22. Habr-Gama A, Raia A, Correa-Neto A. Motility of the sigmoid colon and rectum. Contribution to the physiopathology of megacolon in Chagas disease. *Dis Colon Rectum* 14:291-304, 1971.

23. Habr-Gama A, Silva e Souza Jr AH. Embriologia e anatomia cirúrgica do intestino grosso. In: Raia AA, Zerbini EJ. Clínica cirúrgica Alípio Corrêa Netto, pp. 453-63, 1988.

24. Hancock BD. Measurement of anal pressure and motility. *Gut*; 17:645-51, 1976.

25. Heald RJ, Husband EM, Ryall RD. The mesorectum in rectal cancer surgery — the clue to pelvic recurrence? *Br J Surg* 69:613-6, 1982.

26. Jorge JMN, Habr-Gama A. Tempo de trânsito colônico total e segmentar: análise crítica dos métodos e estudo em indivíduos normais com marcadores radiopacos. *Rev Bras Colo-Proct* 11:55-60., 1991

27. Jorge JMN, Habr-Gama A. The value of sphincter asymmetry index in anal incontinence. *Int J Colorectal Dis* 15(5-6):303-10, 2000.

28. Jorge JMN, Habr-Gama A, Souza Jr AHS, Kiss DR, Nahas P, Pinotti HW. Rectal surgery complicated by massive presacral hemorrhage. *Arq Bras Cir Dig* 5:92-5, 1990.

29. Jorge JMN, Wexner SD. — A practical guide to basic anorectal physiology. *Contemp Surg* 43:214, 1993.

30. Jorge JMN, Wexner SD. Anorectal manometry: techniques and clinical applications. *South Med J* 86:924, 1993.

31. Jorge JMN, Wexner SD. Etiology and management of fecal incontinence. *Dis Colon Rectum* 36:77-97, 1993.

32. Jorge JMN, Wexner SD, Ehrenpreis ED, Nogueras JJ, Jagelman DG. Does perineal descent correlate with pudendal neuropathy? *Dis Colon Rectum* 36:475-83, 1993.

33. Keighley MRB. Abdominal mucosectomy reduces the incidence of soiling and sphincter damage after restorative proctocolectomy and J-pouch. *Dis Colon Rectum* 39:386-90, 1987.

34. Kellow JE, Gill RC, Wingate DL. Modulation of human upper gastrointestinal motility by rectal distension. *Gut* 28:864-8, 1987.

35. Kumar D, Wingate DL. Colorectal motility. In: Henry MM, Swash M. *Coloproctology and the pelvic floor.* Oxford: Butterworth-Heinemann Ltd. pp. 72-85, 1992.

36. Lestar B, Penninckx F, Kerremans R. The composition of anal basal pressure. An *in vivo* and *in vitro* study in man. *Int J Colorect Dis* 4:118-22, 1989.

37. Moran BJ, Jackson AA. Function of the human colon. *Br J Surg* 79:1132-1137, 1992.

38. Miller R, Bartolo DCC, Cervero F, Mortensen NJMcC. Anorectal sampling: a comparison of normal and incontinent patients. *Br J Surg* 75:44-7, 1988.

39. Miller R, Bartolo DCC, Cervero F, Mortensen NJMcC. Differences in anal sensation in continent and incontinent patients with perineal descent. *Int J Colorect Dis* 4:45-9, 1989.

40. Nano M, Dal Corso HM, Lanfranco G, Ferronato M, Hornung JP. Contribution to the surgical anatomy of the ligaments of the rectum. *Dis Colon Rectum* 43:1592-1597, 2000.

41. Parks AG. Anorectal incontinence. *J R Soc Med* 68:681-90, 1975.

42. Parks AG, Porter NH, Hardcastle J.. The syndrome of the descending perineum. *Proc R Soc Med* 59:477-82, 1966.

43. Pemberton JH. Anatomy and physiology of the anus and rectum. In: Zuidema GD. Shackelford's Surgery of the alimentary tract. Philadelphia: W.B. Saunders Company, pp. 242-73, 1991.

44. Phillips SF, Edwards DAW. Some aspects of anal continence and defaecation. *Gut* 6:396-406, 1965.

45. Phillips SF, Giller J. The contribution of the colon to the electrolyte and water absorption in man. *J Lab Clin Med* 81:733-46, 1973.

46. Quinyao W, Weijin S, Youren Z, Wenqing Z, Zhengrui H. New concepts in severe presacral hemorrhage during protectomy. *Arch Surg* 120:1013-1020, 1985.

47. Quirke P, Durdey P, Dixon MF, Williams NS. Local recurrence of rectal adenocarcinoma due to inadequate surgical resection. Histopathological study of lateral tumour spread and surgical excision. *Lancet* 1:996-8, 1986.

48. Rasmussen O, Christiensen B, Sorensen M, Tetzchner T, Christiansen J. Rectal compliance in the assessment of patients with fecal incontinence. *Dis Colon Rectum* 33:650-3, 1990.

49. Russell KP. Anatomy of the pelvic floor, rectum and anal canal. In: Smith LE. Practical guide to anorectal testing. New York:Ygaku-Shoin Medical Publishers, Inc., pp. 744-7, 1991.

50. Sarna SK, Condon R, Cowles V. Colonic migrating and non-migrating motor complexes in dogs. *Am J Physiol* 246: G355-60, 1984.

51. Scharli AF, Kiesewetter WB. Defecation and continence: some new concepts. *Dis Colon Rectum* 13:81-107, 1970.

52. Shafik A. A concept of the anatomy of the anal sphincter mechanism and the physiology of defecation. *Dis. Colon Rectum* 30:970-82, 1987.

53. Shafik A. A new concept of the anatomy of the anal sphincter mechanism and the physiology of defecation II. Anatomy of the levator ani muscle with special reference to puborectalis. *Invest Urol* 13:175-82, 1975.

54. Skandalakis JE, Gray SW, Ricketts R. The colon and rectum. In: Skandalakis JE, Gray SW. *Embriology for surgeons. The embriological basis for the treatment of congenital anomalies.* Baltimore:Williams & Wilkins, pp. 242-81, 1994.

55. Stoss F. Investigations of the muscular architecture of the rectosigmoid junction in humans. *Dis Colon Rectum* 33:378-83, 1990.

56. Sun WM, Read NW, Donnelly TC. Impaired internal anal sphincter in a subgroup of patients with idiopathic fecal incontinence. *Gastroenterology* 97:130-5, 1989.

57. Swash M. Histopathology of pelvic floor muscles in pelvic floor disorders. In: Henry MM, Swash M, eds. *Coloproctology and the pelvic floor.* London: Butterworth-Heinemann Ltd., pp.173-83, 1992.

58. Varma JS, Smith AN, Busuttil A. Correlation of clinical and manometric abnormalities of rectal function following chronic radiation injury. *Br J Surg* 72:875-8, 1985.

59. Wakeley CPG. The position of the vermiform appendix as ascertained by na analysis of 10,000 cases. *J Anat* 67:277-83, 1983.

60. Wexner SD, Jorge JMN. Physiological assessment of colorectal functional disorders: use or abuse of technology? *Eur J Surg* 160:167-74, 1994.

61. Wexner SD, Marchetti F, Salanga VD, Corredor C, Jagelman DG. Neurophysiologic assessment of the anal sphincters. *Dis Colon Rectum* 34:60, 1991.

62. Williams AB, Bartram CI, Halligan S, Marshall MM, Nicholls RJ, Kmiot WA. Endosonographic anatomy of the normal anal canal compared with endocoil magnetic resonance imaging. *Dis Colon Rectum* 45:176-83, 2002.

63. Williamson RCN, Mortensen NJMcC. Anatomy of the large intestine. In: Kirsner JB, Shorter RG, eds. Diseases of the colon, rectum and anal canal. Rochester, Minnesota: Williams & Wilkins, pp.1-22, 1987.

64

CAPÍTULO

Avaliação do Paciente com Doença do Intestino Grosso e do Ânus

Antonio Sérgio Brenner
Sérgio Brenner

O diagnóstico dos pacientes com afecções do intestino grosso e do ânus depende, fundamentalmente, dos cuidados com que são obtidos os dados da anamnese e do exame físico geral. Por outro lado, a avaliação do paciente com doença colorretal sofreu, recentemente, notável desenvolvimento. Novos métodos endoscópicos, radiológicos, testes fisiológicos e exames complementares possibilitaram maior precisão diagnóstica, impactando o tipo de tratamento oferecido.

HISTÓRIA CLÍNICA

Como na avaliação de qualquer afecção, a história clínica e o exame físico formam a base para o diagnóstico das doenças do intestino grosso e do ânus. Ainda, orientam o médico na solicitação do exame complementar ideal, reduzindo custos e minimizando a manipulação do paciente.

Os sintomas das afecções colônicas e anorretais são variáveis, e é fundamental a correlação do exame físico com o complementar. Relacionamos a seguir, os sinais e sintomas mais comuns em coloproctologia.

- **Dor abdominal:** quando decorrente de distensão do intestino grosso ou de peristaltismo colônico exacerbado, a dor abdominal de origem colônica é geralmente em cólica. A dor é do tipo contínua ou em pontada quando provocada por irritação do peritônio visceral.

- **Dor anorretal ou proctalgia:** quando ocorre durante a defecação, está freqüentemente associada à fissura anal. A proctalgia dos abscessos anorretais é contínua, de forte intensidade, exacerbando-se quando há aumento de pressão intra-abdominal. A dor referida na região sacrococcígea, de origem proctológica, é rara e geralmente é ocasionada por inflamação ligamentar ou do periósteo do cóccix.

- **Prurido anal:** sintoma muito comum, tem etiologia variável, que inclui higiene precária, dermatite de con-

tato alérgica (produtos de higiene pessoal), irritante primário (detergentes), afecções dermatológicas do períneo (psoríase, fungos dermatófitos e leveduras), neoplasias do ânus ou do canal anal e infestações parasitárias como as por *Enterobius vermicularis*. Pode estar associado à mucorréia, ao sangramento ou a ulcerações do anoderma.

- **Tenesmo:** o tenesmo (esforço evacuatório inefetivo, longo e doloroso) é um desconforto freqüente, decorrente de doenças inflamatórias, infecciosas ou neoplásicas dos segmentos anorretais.

- **Alteração do hábito intestinal (constipação e/ou diarréia):** qualquer alteração do hábito intestinal, principalmente em pacientes acima de 40 anos, requer investigação colônica. Alteração do hábito intestinal, emagrecimento, anemia e massa palpável sugerem carcinoma do cólon. Os pacientes com carcinomas colorretais distais ou anais podem apresentar fezes em fita, puxo e tenesmo[2,16,17].

- **Incontinência:** é a incapacidade de controlar fezes e flatos, que indica a ausência de integridade da musculatura e/ou da inervação esfincteriana.

- **Prolapso mucoso:** é a exteriorização da mucosa e submucosa e deve ser diferenciado da procidência, em que todas as camadas do reto são exteriorizadas. Em geral associado à doença hemorroidária, papilas anais hipertróficas ou pólipos, o prolapso mucoso pode ou não ocorrer durante a evacuação e reduzir-se de forma espontânea ou manual.

- **Sangramento:** as hemorragias do intestino grosso podem apresentar-se como melena ou enterorragia (hematoquezia), dependendo da intensidade e do local de sangramento. Uma perda de 50 ml de sangue no trato gastrointestinal superior é suficiente para ocasionar melena. A hemorragia digestiva alta geralmente produz melena, mas hemorragias maciças do trato gastrointestinal alto ou do intestino delgado podem

853

exteriorizar-se como enterorragia. A presença de sangue "vivo", eliminado conjuntamente com as fezes, na superfície externa destas, é geralmente originária de lesões anorretais distais[2,16,17,25]. Assim, são importantes a sondagem nasogástrica e a aspiração do conteúdo gástrico em pacientes com enterorragia intensa.

• **Evacuação de muco:** a produção de muco, associada ou não ao sangramento, geralmente relaciona-se a doenças inflamatórias do intestino grosso ou ao adenoma viloso do cólon ou reto.

EXAME FÍSICO

No exame abdominal, deve-se observar a presença de distensão, peristaltismo visível ou ascite. Procura-se palpar massas em topografia colônica, identificar a presença de hepatomegalia, esplenomegalia e linfadenomegalia inguinal[16,17].

O exame proctológico inicia-se com a inspeção da região perineal. Normalmente o períneo apresenta simetria e o orifício anal como fenda longitudinal. A simples inspeção pode trazer informações importantes sobre o anoderma e doenças anorretais como fístulas, fissuras, abscessos e hemorróidas.

O segundo tempo de um exame proctológico deve ser obrigatoriamente o toque retal, que também deve preceder todos os métodos endoscópicos. Cerca de 60 a 70% dos cânceres do reto e de 25% de todas as neoplasias malignas do intestino grosso são sentidos no exame retal. Deve-se sentir a tonicidade dos esfíncteres, em repouso e por contrações voluntárias, estreitamentos anulares ou tubulares e a sensibilidade dolorosa (presente nas fissuras, abscessos, criptites e ulcerações). As paredes retais são de consistência mole, lisa e depressível. A presença de sangue macroscópico ou oculto deve ser determinada. Os carcinomas colorretais apresentam-se como lesões vegetantes, ulceradas e de consistência dura, sem limites precisos[2,16,20]. Ainda pelo toque retal, podem-se avaliar a próstata, as vesículas seminais, o útero, os paramétrios e o fundo-de-saco de Douglas.

A anuscopia possibilita a avaliação do canal anal e faz parte do exame proctológico de rotina. Avaliam-se a presença de doença hemorroidária interna, fissura, papilas anais hipertróficas e carcinoma. Existem inúmeros modelos de anuscópicos, sendo que alguns, com iluminação própria, permitem a realização de pequenos procedimentos. A ligadura elástica de mamilos hemorroidários internos ou a esfincterotomia para o tratamento cirúrgico da fissura anal são procedimentos preferencialmente ambulatoriais.

EXAME COPROLÓGICO

Macroscopia

• *Volume:* O volume das fezes é variável, dependendo do conteúdo de fibras vegetais ingerida e da concentração de água das fezes. Em uma dieta hospitalar habitual, o volume diário de fezes situa-se entre 100 e 200 ml[25]. Entretanto, nas síndromes diarréicas, como na doença celíaca e na insuficiência pancreática exocrina, o volume fecal pode elevar-se para 1 a 2 litros por dia. Em pacientes com síndrome da cólera pancreática, secundária a uma neoplasia endócrina do pâncreas, o volume líquido perdido com as evacuações pode alcançar 10 litros por dia[25].

• *Consistência:* Existe uma ampla variação da consistência normal das fezes. O estado físico depende da dieta, principalmente da quantidade de fibra ingerida, sendo mais pastosa quanto maior a ingestão de vegetais.

• *Cor:* A cor normal das fezes deriva principalmente dos pigmentos biliares e varia normalmente do marrom-claro ao escuro. A dieta pode alterar a coloração das fezes. A ingestão de grandes quantidades de leite ou laticínios empresta tonalidade clara às fezes, confundindo com a acolia das hepatopatias colestáticas. Alimentos ricos em ferro tingem as fezes de negro e necessitam ser diferenciadas de melena.

Nas insuficiências pancreáticas exócrinas há um aumento dos triglicerídeos nas fezes, que adquirem manchas amareladas. As fezes flutuam e aderem-se à parede do receptáculo.

• *Odor:* O indol e o escatol, derivados da descarboxilação do triptofano pela ação bacteriana, são responsáveis pelo odor característico das fezes numa dieta equilibrada. Nas dietas hiperprotéicas, o odor é mais marcante devido à produção de mercaptanos, ácido sulfúrico, e ao metabolismo putrefativo das proteínas. Por outro lado, numa dieta rica em carboidratos ou láctea, as fezes são quase inodoras. A administração de antibióticos reduz o odor fecal pela diminuição da flora bacteriana entérica.

Bacterioscopia

É utilizada na investigação de diarréias infecciosas. Pode existir um grande numero de espécies bacterianas nas fezes. A flora colônica é constituída principalmente por anaeróbios (bacteróides, enterococos e clostrídeos). As enterobacteriáceas compreendem a flora bacteriana aeróbica (coliformes e os *Proteus* sp). Cerca de 10^{10} bactérias por grama de fezes são normalmente encontradas[20].

Os germes patogênicos que podem ser encontrados nas fezes incluem, entre outros, os gêneros *Shigella e Salmonella, o* vibrião colérico, *o Mycobacterium tuberculosis,* os estafilococos patogênicos e os coliformes enteropatogênicos.

Sangue Oculto

É a presença de sangue não-perceptível nas fezes. O Hemocult II é o mais comumente utilizado no rastreamento do câncer colorretal. Novos testes como o Hemocult II SENSA (baseado no guáiaco) e o teste imunoquímico HemeSelect e FlexSure melhoram a precisão no rastreamento do câncer.

Os reativos diferem entre si, principalmente quanto à sua sensibilidade. Em estudo recente, Greenberg et al.[19] avaliaram quatro testes em uso isolado e a associação de dois testes (associação de testes imunoquímicos com os baseados no guáiaco). Comprovaram que testes modernos de pesquisa do sangue oculto melhoram a sensibilidade no rastreamento do câncer colorretal, enquanto o uso de dois testes melhora a especificidade.

Devido à alta sensibilidade dos métodos para detecção de sangue oculto nas fezes, é importante salientar que a perda de 1 ml de sangue por dia, distribuído em 150 g de fezes, resulta numa concentração de 1 mg de hemoglobina por grama de fezes, podendo positivar o exame para sangue oculto em 11% das vezes[2]. Normalmente há perdas de 2 a 3 mg de hemoglobina por grama de fezes por dia no trato gastrointestinal, podendo ocasionar resultados falso-positivos[2]. É importante observar que, quando ocorre melena ou hematêmese persistente por 3 a 5 dias, o teste com o guáiaco pode permanecer positivo por 2 a 3 semanas[16,17]. Um teste positivo em três amostras de fezes obriga a investigação endoscópica ou radiológica do intestino grosso[2,22,29].

Cinco estudos controlados demonstraram que pacientes assintomáticos, fora de grupo de risco para câncer colorretal, com idade acima de 50 anos e exame positivo na pesquisa de sangue oculto, tiveram uma prevalência de câncer colorretal ou pólipo adenomatoso de 39% em média (variando de 22% a 58%)[7]. Com o objetivo de determinar métodos de rastreamento do câncer colorretal, uma meta-análise foi realizada por Towler et al.[33]. Foi observado que um total de 10.000 pacientes submetidos a exame do Hemocult resultaria em 2.800 colonoscopias e na prevenção de 8,5 mortes num período de 10 anos.

Conteúdo Eletrolítico das Fezes

O cólon normal absorve água, sódio e cloro e secreta potássio, bicarbonato e muco[23].

A avaliação das perdas eletrolíticas das fezes é importante para o estudo da função intestinal e para o diagnóstico da cólera pancreática, adenoma viloso e cloridrorréia congênita[17].

As enfermidades diarréicas apresentam em geral uma perda acentuada de sódio pelas fezes, que segue proporção direta com à gravidade do quadro. Na síndrome da cólera pancreático e nos grandes adenomas vilosos, a perda de potássio é muito significativa e pode proporcionar uma hipopotassemia intensa.

DOENÇAS SEXUALMENTE TRANSMISSÍVEIS

Embora a maioria dos portadores do vírus da imunodeficiência humana (HIV) seja inicialmente assinto-

mática, as manifestações gastrointestinais são as complicações mais comuns e debilitantes apresentadas por esses pacientes. Existe um vasto número de doenças coloproctológicas agudas e crônicas na síndrome da imunodeficiência adquirida. A incidência de patologias colônicas e anorretais em portadores de HIV varia para pacientes homossexuais (34%)[2] e heterossexuais (4%)[21]. Cerca de 50% dos pacientes necessitam de algum tipo de tratamento cirúrgico[3,21]. As doenças mais comumente encontradas são: traumas anorretais; patologias anorretais comuns (fissura, fístula, abscessos e hemorróidas), doenças venéreas recorrentes; colites por fungos, protozoários, bactérias e vírus; hemorragia; carcinomas; linfomas e o sarcoma de Kaposi.

Para o diagnóstico da *proctite gonocócica*, as secreções devem ser enviadas para estudo bacteriológico pelo método de Gram ou cultivo das mesmas em meio de cultura próprio — como os de Thayer-Martin ou Stuart. Na *sífilis anal*, pesquisa-se o anticorpo anticardiolipina através do VDRL (utilizado para rastreamento e resposta ao tratamento). O teste da imunofluorescência FTA-ABS detecta antígenos específicos do *Treponema pallidum* e confirma o diagnóstico da doença.

EXAMES ENDOSCÓPICOS

Retossigmoidoscopia Rígida e Flexível

A retossigmoidoscopia faz parte do exame proctológico rotineiro. Pode ser realizada com instrumentos rígidos (aparelhos de 25 cm) ou flexíveis (aparelhos de 60 cm) com baixo custo e fácil execução.

A retossigmoidoscopia é muito segura quando realizada cuidadosamente. Não há contra-indicação absoluta para a realização da retossigmoidoscopia, mas uma contra-indicação relativa é a suspeita de perfuração intestinal[2,8]. Outra controvérsia é a realização da retossigmoidoscopia em pacientes com diverticulite do sigmóide, pela possibilidade de iatrogenia (perfuração). A perfuração é a complicação mais temível, particularmente quando acima da reflexão peritoneal. Borseh et al. descreveram apenas cinco casos de perfuração em 172.351 pacientes submetidos à retossigmoidoscopia[8].

Aproximadamente 40% e 60% dos carcinomas do intestino grosso podem ser diagnosticados através da retossigmoidoscopia rígida e da flexível, respectivamente. O exame possibilita a realização de biópsias, exérese de pólipos, esclerose ou coagulação de vasos sangrantes[8].

Colonoscopia Endoscópica

Com o desenvolvimento da fibrocolonoscopia, em 1957, proposta por Kanazana e Tanaka, houve um marcante desenvolvimento nos equipamentos até os sofisticados videocolonoscópios hoje utilizados. Os colonoscópios são flexíveis e variam de 85 a 185 cm de comprimento. Através da colonoscopia são possíveis o diagnóstico e a ressecção de pólipos colônicos. A primeira ressecção colonoscópica de polipos foi realizada por Deyle e colaboradores, em 1971[8,16,17].

A colonoscopia é um excelente método diagnóstico das afecções do intestino grosso, apresentando sensibilidade e, quando realizada sob condições ideais, especificidade próxima a 100%. Quando realizada por endoscopistas experientes, a freqüência de colonoscopia total (intubação cecal) varia entre 91% a 99% em vários estudos publicados. Estudos recentes reportam taxas de complicações variando de 0,2% a 1,0% para sangramento importante, de 0,0% a 0,2% para perfuração e de 0,0% a 0,06% para mortalidade[26].

As soluções orais para limpeza colônica mais comumente utilizadas são o polietileno glicol (PEG), a solução de fosfato de sódio e, no Brasil, a solução de manitol a 10%. Apesar de obrigar o paciente a ingerir um grande volume líquido, as vantagens do PEG são as de uma solução osmoticamente balanceada (uma solução eletrolítica não-absorvida), que limpa o intestino por simples lavagem e não promove trocas significativas de água e eletrólitos. A solução de fosfato de sódio e o manitol são preparados hiperosmóticos que promovem a secreção de fluídos na luz para estimular a evacuação. Apresentam grande tolerabilidade, mas alteram os níveis de eletrólitos e podem causar depleção do volume intravascular. O manitol e a solução fosfatada estão contra-indicados em pacientes com insuficiência renal, cardiopatia congestiva ou isquêmica e ascite. Os esquemas de preparo podem ser alterados (como nos casos de retocolite ulcerativa) ou até mesmo contra-indicados (como na suboclusão intestinal)[26].

Uma série recente compara a colonoscopia com o enema opaco. Quinhentos e oitenta pacientes foram avaliados em 862 exames. A colonoscopia foi, em média, realizada 16 dias após o enema opaco. O exame endoscópico detectou mais pólipos. Em torno de 20% dos adenomas não foram identificados no enema opaco[34].

EXAMES RADIOLÓGICOS

Exploração Radiológica do Cólon

A radiografia simples do abdômen obtém informações genéricas das doenças colônicas. O RX simples do abdômen deve ser realizado obrigatoriamente como primeiro filme em qualquer estudo contrastado do intestino e fornece informações valiosas nas obstruções, dilatações (do ceco ou megacólons), vólvulos e perfurações do colón. Avalia-se o tamanho relativo dos órgãos abdominais, a distribuição de gás no trato intestinal, a presença de massas, calcificações e bário residual de exames anteriores.

Radiografias Contrastadas do Cólon (enema opaco)

O cólon é rotineiramente avaliado com o uso de contraste administrado via retal. O uso do contraste oral pode auxiliar na demonstração de fistulas não-visualizadas pelo enema e é reservado à exploração do íleo terminal, da válvula ileocecal e do cólon direito como em pacientes com doença de Crohn do ceco e do íleo terminal, carcinoma da válvula ileocecal e polipos do ceco[22].

Para que a efetividade diagnóstica do enema opaco seja máxima, é necessário um bom preparo de cólon. O cólon deve estar limpo não só das fezes como também das secreções mucosas. Normalmente, os esquemas de preparo para os enemas são realizados com uma dieta líquida isenta de resíduos e ingerida nas 24 horas que antecedem o exame.

A técnica de duplo contraste, introduzida em 1921 por Hugolawell na Suécia, consiste na administração de ar e contraste via retal. O enema com duplo contraste é mais preciso que o convencional, principalmente na pesquisa de lesões pequenas como pólipos. O enema de duplo contraste detecta 87% dos pólipos, comparados com 59% obtidos com o enema simples. Essa diferença é mais acentuada nos pólipos menores que 1 cm, em que o enema simples detecta apenas 33% dos pólipos[2,16,17]. Em séries recentes, o enema opaco detecta 50-90% dos pólipos enquanto a colonoscopia fornece 85% a 95% de resultados positivos[11]. Portanto, mesmo utilizando-se o duplo contraste, o exame falha na detecção de até 20% dos pólipos acima de 10 mm[13,18].

O enema opaco está contra-indicado na suspeita de perfuração colônica como na diverticulite aguda[8,9], após a realização de biópsias, polipectomias e anastomoses[9]. Nos pacientes com fístulas internas ou externas do cólon, deve-se optar pelo uso de contrastes hidrossolúveis (HYPAQUE®), apesar da qualidade inferior das imagens obtidas[16,17].

O uso do enema opaco associado à retossigmoidoscopia compartilha a boa sensibilidade do enema na investigação do cólon direito com a alta freqüência das lesões do cólon esquerdo diagnosticadas pela retossigmoidoscopia. Somente 40 a 50% das lesões estão fora do alcance do sigmoidoscópio flexível[23].

As limitações do enema opaco são a impossibilidade de biópsias ou ressecções endoscópicas, o que obriga a realização posterior da colonoscopia. As vantagens do enema opaco incluem a possibilidade de avaliação de todo o cólon; o menor tempo de exame; a maior tolerância do paciente e o fato de ser um exame mais econômico quando comparado à colonoscopia

Colonoscopia Virtual

Descrito inicialmente por Vining *et al.* em 1994, a técnica partiu da necessidade de um método não-invasivo para o rastreamento da neoplasia colorretal. A análise tridimensional do cólon e reto é realizada por tomógrafos helicoidais em cortes transversais finos[18]. Vantagens em relação a tomógrafos não-helicoidais com cortes mais espessos devem sobrepor-se à significância em detectar-se pólipos menores que 10 mm e à maior exposição à radiação (Fig. 64.1).

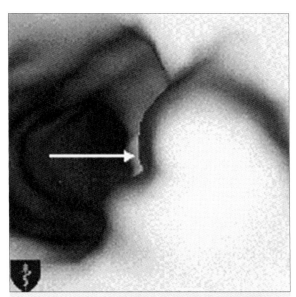

Fig. 64.1 — *Colonoscopia virtual mostra lesão tumoral do cólon. (Cortesia do Dr. Guilherme Bertoldi.)*

A colonoscopia virtual, quando comparada à colonoscopia endoscópica, apresenta as vantagens de evitar as complicações da sedação e os riscos de perfuração e sangramento. Ainda, localiza mais precisamente a lesão e possibilita a investigação extracolônica pela própria tomografia abdominal. Por outro lado, um número elevado de resultados falso-positivos indicaria colonoscopias desnecessárias. A todo estudo anormal segue-se uma colonoscopia endoscópica. Outras limitações do método são a inabilidade em realizar biópsias e ressecções e a dificuldade de identificação de adenomas planos, que, com freqüência, apresentam displasia de alto grau[13,18].

Estudos recentes em colonoscopia virtual utilizam a endoscopia como parâmetro comparativo. Em populações de riscos variados, a colonoscopia virtual aponta sensibilidade de 83% a 100% e especificidade de 93% a 100% para pólipos maiores que 10 mm. Yee *et al.*[35] avaliaram 300 pacientes (203 sintomáticos) com sensibilidade de 100% para pólipos maiores que 10 mm; 93% para pólipos entre 5,0 e 9,9 mm e de 82% para pólipos menores que 5 mm. A detecção de pólipos tem ultrapassado as taxas reportadas para o enema opaco com duplo contraste, apesar de os estudos atuais compararem a colonoscopia virtual com a endoscopia. Gluecker e Fletcher[15], revisando estudos recentemente publicados, observaram taxas de sensibilidade e especificidade da colonoscopia virtual entre 80 e 96%. Não há estudo formal comparativo entre enema opaco e CT virtual[10,13,14].

As indicações do método são o rastreamento do câncer ou pólipos (principalmente nos pacientes de risco), a colonoscopia incompleta por dificuldade técnica, lesões obstrutivas do cólon esquerdo e as contra-indicações à colonoscopia endoscópica.

A colonoscopia virtual hoje parece competir mais acirradamente com o enema opaco. O exame sem preparo, com subtração eletrônica das fezes, ou o uso de contrastes orais que diferencie resíduo fecal de lesões elevadas são futuras evoluções que o exame deve oferecer[13,18].

Angiografia

Desde a sua introdução clínica no início da década de 1960, o emprego diagnóstico e terapêutico da angiografia seletiva das artérias mesentéricas vem aumentando. Sua aplicabilidade nas neoplasias ainda é pequena, mas seu emprego no diagnóstico e na terapêutica da isquemia e hemorragia colônica é de importância fundamental. Pelo cateter angiográfico, além do contraste, podem ser inoculados fármacos vasoativos, microêmbolos e outras drogas com o objetivo de estancar a hemorragia ou promover a vasodilatação[5].

As complicações mais comuns são as reações alérgicas ao contraste, insuficiência renal, hemorragia e trombose. A hemorragia e a trombose ocorrem em 2% dos pacientes normotensos e 5% dos hipertensos[5].

Uma das mais valiosas aplicações da arteriografia encontra-se no paciente com hemorragia colorretal aguda. O enema opaco não demonstra a causa das hemorragias colônicas em aproximadamente 20% dos pacientes, e, por vezes, a lesão verificada não é a verdadeira causa da hemorragia. Na colonoscopia, a presença de hemorragia maciça dificulta o diagnóstico[16,17]. Esse problema é ainda mais complicado quando o enema opaco ou a colonoscopia demonstram mais de uma lesão que, isoladamente, pode ser fonte de sangramento.

A angiografia somente é capaz de demonstrar hemorragia digestiva quando o volume de sangramento for igual ou superior a 0,5 ml por minuto[5].

A opacificação das veias, após as fases arterial e capilar, desempenha importância fundamental no diagnóstico das enfermidades colônicas. O aspecto angiográfico da angiodisplasia consiste na presença de ramos da artéria mesentérica dilatados e tortuosos, habitualmente no cólon direito, com densa opacificação capilar do segmento afetado e de uma fase venosa precoce.

Os achados angiográficos das colites agudas, independentemente da etiologia, são lesões hipervasculares associadas a uma tortuosidade, aumento do calibre e do número dos vasos capilares na parede do cólon e uma fase venosa precoce. O achado mais característico é o aspecto fusiforme dos vasos retos que se dirigem ao cólon nas faces mesentéricas e antimesentéricas. Durante a fase capilar aparece uma opacificação intensa, que corresponde à zona de inflamação máxima.

Cintilografia

A cintilografia do intestino grosso permite-nos estudar a velocidade de trânsito do material radioativo no cólon. A obtenção de imagens necessita da introdução do material radioativo no cólon via anterógrada ou retrógrada e do registro das imagens por intermédio de uma gama-câmera ao longo do tempo.

A melhor indicação seria na avaliação do esvaziamento colônico em pacientes constipados. Pacientes com constipação em geral têm trânsito colônico lento[6]. Em um estudo recente utilizando a lavagem retrógrada com tecnécio, observou-se melhor esvaziamento em pacientes com lesão da coluna vertebral e incontinência idiopática do que na constipação idiopática[9].

A cintilografia também tem valor diagnóstico na hemorragia colônica de localização indefinida. Utilizando a cintilografia, Rosenkilde et al. obtiveram localização correta do ponto de sangramento em 7 de 8 pacientes com sangue macroscópico nas fezes. No mesmo estudo, em 11 pacientes com história de sangramento recente mas sem sangue observável nas fezes, 8 não tiveram sangramento cintilográfico. Portanto, o exame normal somente exclui sangramento ativo no momento do exame. É um método não-invasivo que deve ser realizado antes da angiografia abdominal.

Tempo de Trânsito Colônico

A velocidade do trânsito colônico pode ser avaliada através da ingesta de uma cápsula com 24 marcadores radiopacos (SITZMARZ®), que são seguidos por radiografias simples ou pela radioscopia. A duração do trânsito da boca ao ânus normal é de 1 a 3 dias, sendo no intestino delgado de até 6 horas[29]. O trânsito colônico é considerado lento quando, depois de 4 dias, ainda restaram no cólon cerca de quatro ou mais marcadores radiopacos ingeridos[29,31]. O tempo de trânsito colônico está indicado no estudo das constipações intestinais e diarréias.

Proctografia Evacuatória (Defecografia)

A defecografia é uma técnica radiográfica contrastada e dinâmica utilizada para o estudo da evacuação. O exame consiste na ingesta de 300 ml de solução diluída de bário e na realização do enema de uma pasta de bário no momento do exame. Com o paciente sentado, tomam-se imagens radiográficas com o paciente em repouso, quando contrai vigorosamente o ânus (continência voluntária) e durante a defecação propriamente dita[4,29]. Medições são realizadas ao repouso, durante a evacuação, e o tempo da evacuação é controlado (que pode ser parcial ou completa). Os seguintes parâmetros são analisados: ângulo anorretal, alterações anatômicas durante a continência e a defecação, comprimento e calibre do canal anal e porcentagem de expulsão do material contrastado[4]. Algumas patologias podem ser suspeitadas ou confirmadas com a proctografia evacuatória como a retocele, o anismo, a intussuscepção e o prolapso[4] (Fig. 64.2).

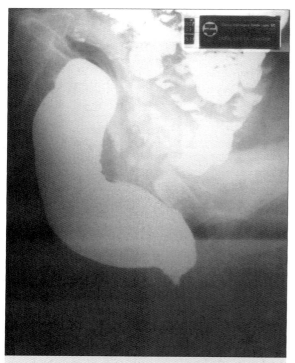

Fig. 64.2 — Defecografia normal. (Cortesia do Dr. Galvão Lopes.)

Ultra-Sonografia Intra-Retal

É a interpretação ultra-sonográfica de quatro camadas básicas da parede e tecidos do reto e do canal anal: a submucosa, o esfíncter anal interno, a camada longitudinal e o esfíncter anal externo. É um exame pouco disponível no Brasil mas não expõe o doente a radiações ionizantes. Sua principal limitação é a estenose da luz retal menor do que 2 cm (o que impossibilita a introdução do transdutor).

O exame é realizado com a introdução endorretal do transdutor do aparelho ultra-sonográfico. Estudam-se 360° de toda a parede retal e as estruturas pélvicas adjacentes. Nas mulheres, também podem ser adquiridas imagens com o transdutor introduzido via vaginal.

A ultra-sonografia intra-retal é muito utilizada na avaliação de possíveis lesões traumáticas dos esfíncteres. Também é um método útil para o estagiamento das neoplasias do reto, da invasão dos órgãos adjacentes e linfonodos comprometidos. Pode auxiliar, portanto, na determinação do procedimento cirúrgico a ser empregado[24].

A correlação histopatológica do grau de infiltração neoplásica da parede intestinal (estagiamento T) varia entre 80% a 95% quando comparado com 65% a 75% da tomografia e 75% a 85% da ressonância magnética. Em estudos recentes, a precisão do ultra-som na detecção de linfonodos perirretais comprometidos tem sido desapontadora. Resultados demonstram precisão aproximada entre 70% a 75% para a ultra-sonografia, comparada com 55% a 65% da tomografia e 60 a 65% da ressonância magnética[28]. O exame ultra-sonográfico é operador-dependente, e estudos demonstrando baixa correlação histopatológica não são uma surpresa, já que 20% dos linfonodos comprometidos são menores que 5mm[28].

Outras aplicações da ultra-sonografia intra-retal são o seguimento pós-operatório do câncer, objetivando a detecção precoce de recidivas locais e regionais, é a avaliação da fístula perianal, da dor anal de etiologia desconhecida ou abscessos[28].

Ressonância Magnética

A ressonância magnética (RM) oferece imagens de alta resolução sem a exposição do paciente à radiação ionizante. Detalhamento mais preciso é obtido quando se utiliza uma sonda retal. Comparativamente ao ultra-som, a RM apresenta resultados similares. Segundo Bartram[4], o esfíncter interno é visto com maior clareza no ultrasom, enquanto o esfíncter externo o é na RM. A fibrose é distinguida da musculatura com maior clareza no US.

AVALIAÇÃO DA FISIOLOGIA ANORRETAL

É importante enfatizar que exames de fisiologia anal são complementares, e somente a integração dos resultados com a clínica irá direcionar o médico ao diagnóstico correto[1].

A verdadeira significância de testes fisiológicos permanece um desafio. Um exame anormal pode corresponder a um paciente assintomático, e valores normais são também obtidos nos sintomáticos. Uma explicação seria a multifatoriedade de certas patologias e sintomas, que podem ocorrer somente quando múltiplos parâmetros são afetados[1].

Manometria Anal

A manometria anorretal é utilizada para avaliar a função motora e sensória do sistema evacuatório. Quantifica o tônus esfincteriano e avalia a resposta sensória anorretal, o reflexo retoanal e a complacência retal[1,32] (Fig. 64.3).

Atualmente, vários tipos de cateteres e equipamentos estão disponíveis. O cateter com perfusão a água é o mais utilizado, pois oferece medições fidedignas a um baixo custo. O cateter sólido é mais frágil e caro, mas apresenta maior acurácia. O cateter-balão é hoje menos utilizado, pela possibilidade de seu próprio volume induzir a contração esfincteriana.

Pressão de Repouso

A pressão anal basal aumentada está relacionada à fissura ou à dor anal. Duas técnicas são hoje utilizadas

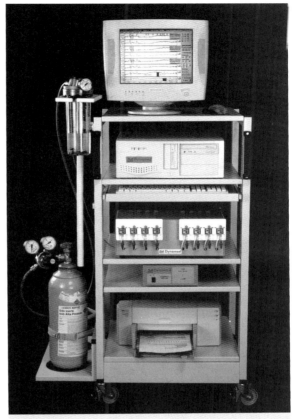

Fig. 64.3 — *Equipamento de manometria. (Cortesia de Dynamed®.)*

nas medições: a técnica por tração, em que o sensor mais distal é posicionado 5 cm acima da margem anal e o cateter é tracionado 0,5 cm a cada 30 segundos. Outro método é o estacionário, em que o cateter é posicionado no canal anal. A maior pressão esfincteriana observada por qualquer dos métodos é aceita como a pressão máxima de repouso, que, quando baixa, se relaciona à incontinência fecal. O comprimento do canal anal também é avaliado na manometria. Um canal anal curto é observado em pacientes com lesões traumáticas ou pós-cirúrgicas[1].

Pressão de Contração Máxima

Contrações voluntárias são medidas como forma de avaliar funcionalmente o esfíncter anal externo. Pacientes com pressão à contração diminuída devem avaliar a etiologia da incontinência (por lesão neural ou traumática). Utiliza-se a ultra-sonografia endorretal e a eletromiografia para diferenciar a integridade muscular da nervosa[1].

Reflexo Inibitório Retoanal

O reflexo inibitório retoanal também é determinado na manometria. A distensão retal induz relaxamento reflexo do esfíncter anal interno. O grau de distensão da ampola retal é proporcional à amplitude e à duração do relaxamento esfincteriano. Sua presença indica a funcionalidade do plexo mioentérico, e a ausência pode sugerir doença de Chagas ou de Hirschsprung, mas também é observado em pacientes submetidos a secção do reto com anastomose término-terminal[32].

Tempo de Latência do Nervo Pudendo

É a mensuração da resposta mais rápida à inervação do esfíncter anal externo pelo nervo pudendo. Permite a avaliação da função neuromuscular do esfíncter anal. Entretanto, um tempo de latência normal não afasta lesão nervosa, e resultados anormais não indicam função muscular anormal. O tempo de latência deve ser utilizado em conjunto com a manometria e a eletromiografia (que quantifica a lesão nervosa).

As indicações seriam definir o componente neuromuscular em pacientes com incontinência, avaliar o dano neurológico ao nervo pudendo e ao esfíncter anal durante o parto e predizer sua função após reconstrução esfincteriana[30]. Entretanto, como reflete somente a atividade da fibra nervosa mais rápida e como dado isolado, não oferece uma avaliação confiável do dano nervoso[1].

Eletromiografia

Essa técnica permite-nos avaliar as condições das células musculares lisas e estriadas, devido às diferenças de potencial das membranas celulares, denominadas potencias de ação e captadas através de eletrodos por intermédio de polígrafos.

A eletromiografia da musculatura lisa do intestino grosso e do ânus ainda não tem uso clínico definido. Por outro lado, a eletromiografia da musculatura estriada do assoalho pélvico permite o diagnóstico diferencial entre as incontinências fecais miogênicas, neurogênicas e idiopáticas. Nessa técnica, os eletrodos podem estar colocados externamente sobre a pele ou implantados dentro dos músculos do esfíncter anal externo ou puborretal[12].

A eletromiografia é dolorosa e gradualmente tem sido substituída pela ultra-sonografia endorretal, como ferramenta de avaliação do esfíncter anal. O ultra-som também colocou em dúvida se a denervação tem realmente papel fundamental na continência[1].

REFERÊNCIAS BIBLIOGRÁFICAS

1. Azpiroz F, Enck P, Whitehead WE. Anorectal funtional testing: review of collective experience. *Am J Gastroenterol* 97:232-40, 2002.
2. Bader JP. Screening of colorectal cancer. *Dig Dis Scie.* 31 (Suppl):43-46, 1986.
3. Barone JE, Wolkomir AF, Mukkassa FF, Fares II LG. Abdominal pains and anorectal disease in AIDS. *Gastroenterol Clin N Am* 17:631-8, 1988.
4. Bartram C. Radiologic evaluation of anorectal disorders. *Gastroenterol Clin N Am* 30:55-75, 2001.
5. Baum S, Athanasoulis CA. In: Bockus HL, Berk JE, Haubrish, WS. Gastroenterology. 3ª ed. Philadelphia. W.B. Saunders Company 886-8, 1981.
6. Bonapace ES, Maurer AH, Davidoff S, Krevsky B, Fisher RS, Parkman HP. Whole gut transit scintigraphy in the clinical evaluation of patients with upper and lower gastrointestinal symptoms. *Am J Gastroenterol* 95:2838-47, 2000.
7. Bond JH. Is referral for colonoscopy underutilized by primary care physicians? *Gastrointest Endosc* 52:693-6, 2000.
8. Borsch G, Schmodt G. Endoscopy of the terminal ileum: Diagnostic yield in 400 consecutive examinations. *Dis Col Rect* 28:499-501, 1985.
9. Christensen P, Olsen N, Krogh K, Bacher T, Laurberg S. Scintigraphic assessment of retrograde colonic washout in fecal incontinence and constipation. *Dis Colon Rectum* 46:68-76, 2003.
10. Durkalski VL, Palesch YY, Pineau BC, Vining DJ, Cotton PB. The virtual colonoscopy study: a large multicentric clinical trial designed to compare two diagnostic screening procedures. *Controlled Clinical Trials* 23:570-583, 2002.
11. Elmas N, Killi RM, Sever, A. Colorectal carcinoma: radiological diagnosis and staging. *Eur J Radiol* 42:206-223, 2002.
12. Farouk R, Bartolo DC. The clinical contribution of integrated laboratory and ambulatory anorectal physiology assessment in faecal incontinence. *Int J Colorectal Dis* 8:60-5, 1993.
13. Fenlon HM. Virtual colonoscopy. *Br J Surg.* 89:1-3, 2002.
14. Gluecker T, Dorta G, Keller W, Jornod P, Meuli R, Schnyder P. Performance of multidetector computed tomography colonography compared with conventional colonoscopy. *Gut* 51:207-211, 2002.
15. Gluecker TM, Fletcher JG. CT Colonography (virtual colonoscopy) for the detection of colorectal polyps and neoplasms: current status and future developments. *Eur J Cancer* 38:2070-78, 2002.
16. Goldberg SM, Gordon PH, Nivatvongs S. Diagnosisof anorectal disease. In: Goldberg SM, Gordon PH, Nivatvongs S. Essential of anorectal surgery. 1ª ed., Philadelphia, J.B. Lippincott Company: 34-47, 1980.
17. Goligher J, Duthie H, Nixon H. Diagnosis of diseases of the anus, rectum and colon. In: Goligher J, Duthie H, Nixon H. Surgery of the anus, rectum and colon. 5ª ed., London, Baillère Tindall: 48-83, 1984.
18. Gollub MJ. Virtual colonoscopy. *Lancet* 360:964, 2002.
19. Greenberg PD, Bertario L, Gnauck R, Kronborg O, Hardcastle JD, Epstein MS, Sadowski D, Sudduth R, Zuckerman GR, Rockey DC. Modern fecal occult blood test improve sensitivity of colorectal cancer screening while combined immunochemical an guaiac-based tests improve specificity. *Am J Gastroenterol* 95:1331-1338, 2000.
20. Hildebrandt V, Feigel G. Preoperative staging of rectal cancer by intrarectal ultrasound. *Dis Col Rect* 28:42-6, 1986.
21. Janoff EN, Smith PP. Perpectives on gastrointestinal infections in AIDS. *Gastroenterol Clin N Am* 17:451-64, 1988.
22. Kelvin FM. Radiologic approach to the detection of colorectal neoplasia. *Radiol Clin N Am* 20:743-57, 1982.
23. Kodner, IJ, Fry RD, Fleshman JW, Birnbaum EH. Colon, rectum and anus. In: Schwartz SI, Shires TG, Spencer FC. Principles of Surgery 6ª ed, New York, Mcgraw-Hill: 1191-1306, 1994.
24. Konish F, Muto T, Takahashi H et al. Transrectal ultrasonography for assessment of invasion of rectal carcinoma. *Dis Col Rect* 28:648-50, 1985.

25. Monroe LS. Examination of fezes. In: Bockus HL, Berk JE, Haubrich WS et al. Gastroenterology. 3ª ed. Philadelphia. W.B. Saunders Company: 826-35, 1981.

26. Nelson D. Colonoscopy and polypectomy. *Hematol Oncol Clin North Am* 16:867-74, 2002.

27. Rosenkilde OP, Nielsen L, Dyrbye M, Klud HL. Colorectal bleeding localized with gamma camera. *Acta Chir Scand* 149:793-5, 1983.

28. Schwartz DA, Harewood GC, Wiersema MJ. EUS for rectal disease. *Gastroint Endosc* 56:100-109, 2002.

29. Shi-Qin Z. Screening and prevention jof colorectal cancer in Haining country. *Dis Col Rect* 28:300-4, 1985.

30. Snooks SJ, Swash M. Nerve stimulation techniques. In Henry MM, Swash M: Coloproctology and the Pelvic Floor: Pathophysiology and Management, Chap 7. London, Butterworths, 1985.

31. Stivland TA, Vassallo M, Camileri M et al. Regional transit in the gut of patients with idiopathic constipation. *Gastroenterology* 660-8, 1990.

32. Sun WM, Rao SSC. Manometric assessment of anorectal function. *Gastroenterol Clin N Am* 30:15-32, 2001.

33. Towler BP, Irwig L, Glasziou P, Weller D, Kewenter J. Screening for colorectal cancer using the faecal occult blood test, hemoccult. *Cochrane Database Syst Rev* (2):CD001216, 2000.

34. Winawer SJ, Stewart ET, Zauber AG, Bond JH, Ansel H, Waye JD, Hall D, Hamlin JÁ, Schapiro M, O'Brien MJ, Sternberg SS, Gottlieb LS. A comparison of colonoscopy and double-contrast barium enema for surveillance after polypectomy. *N Engl J Med* 342:1766-1772, 2000.

35. Yee J. Virtual colonoscopy (CT and MR colonography). *Gastrointest Endosc* 55:S25-S32, 2002.

CAPÍTULO

65

Apendicite Aguda*

Thomas P. Rüedi

INTRODUÇÃO

Apendicite aguda é a causa mais comum de abdômen agudo. O apêndice vermiforme contém tecido linfóide, que aumenta gradualmente de poucos folículos ao nascimento até um máximo de aproximadamente 200 folículos na segunda década de vida e, posteriormente, se reduz, de modo que após os 60 anos de idade o apêndice está praticamente destituído de tecido linfóide e substituído por fibrose. A maior alteração do apêndice vermiforme é a sua inflamação, ainda hoje causa de elevada morbidade.

INCIDÊNCIA

A apendicite aguda é a causa mais comum de abdômen agudo na criança, no adolescente e no adulto jovem. O risco de um indivíduo apresentar apendicite aguda durante a vida inteira é de 7%. Ocorre em todas as idades, com um pico na 2ª década de vida. Existe uma correlação entre a incidência de apendicite aguda e a quantidade de tecido linfóide no apêndice, ocorrendo o pico de ambos na metade da 2ª década de vida. Sua distribuição é similar entre os sexos.

A incidência da apendicite aguda reduziu-se nas últimas décadas. As razões desse declínio ainda não estão esclarecidas, tendo sido atribuídas a mudanças nos hábitos dietéticos e na flora intestinal, melhora da nutrição, maior ingesta de vitaminas, uso de antibióticos e outras. A redução de apendicectomia por erro diagnóstico (apêndice normal), de 40-50% na década de 1940 para 10-15% atualmente, também contribuiu para esse declínio.

*Capítulo traduzido pelos Drs. Carolina Gomes Gonçalves e Aissar E. Nassif.

ETIOLOGIA E PATOGENIA

A obstrução da luz do apêndice é o fator iniciante principal da apendicite aguda na grande maioria dos casos. As causas mais freqüentes de obstrução são hiperplasia do tecido linfóide apendicular, fecalitos (fezes endurecidas), corpos estranhos (sementes, fibras vegetais, bário, projétil de arma de fogo), vermes (*Enterobius vermicularis, Ascaris lumbricoides, Taenia* sp.) e neoplasias (do apêndice vermiforme, ceco ou metastática).

A hiperplasia do tecido linfóide é a causa mais comum nas crianças, podendo ser observada nas infecções virais ou bacterianas como infecções respiratórias, sarampo, gastroenterites agudas, mononucleose infecciosa e em várias outras condições. No adulto, a causa mais freqüente são os fecalitos.

A teoria obstrutiva não explica todos os casos de apendicite aguda, pois alguns pacientes com inflamação do apêndice não apresentam obstrução significativa da sua luz. Alguns desses casos são devidos à infecção bacteriana primária do apêndice.

Com a obstrução da luz do apêndice e a manutenção da secreção de muco pela mucosa apendicular, ocorrem distensão do apêndice e aumento da pressão intraluminar, o que ocasiona obstrução linfática e venosa. Em seguida, aparece edema. A proliferação das bactérias residentes no apêndice aumenta ainda mais a distensão e a pressão intraluminar, começando a aparecer ulcerações da mucosa. O apêndice nessas condições encontra-se na fase de *apendicite aguda catarral*.

O processo inflamatório e a proliferação bacteriana estendem-se através da parede do apêndice até a serosa. Esse estágio é denominado *apendicite aguda supurativa*.

Com o aumento mais acentuado da pressão intraluminar ocorre trombose venosa, e, quando esta ultrapassa a pressão arteriolar, observa-se isquemia do apêndice. A isquemia é inicialmente mais freqüente na porção antimesentérica do apêndice, região menos vascularizada, mas, posteriormente, torna-se difusa. Ocorre, então, infarto do apêndice, estágio chamado de *apendicite aguda gangrenosa*.

A presença de necrose tecidual associada à hipertensão intraluminar ocasiona perfuração do apêndice e extravasamento de pus, que é geralmente bloqueado pelo epíploon e por tecidos vizinhos (95%) e forma um abscesso periapendicular. A perfuração pode ocasionalmente ser para peritônio livre (5%), principalmente em crianças abaixo de 2 anos de idade e idosos acima de 65 anos. Nos casos de perfuração não-bloqueada, o acúmulo de pus ocorre preferencialmente na região pélvica e no espaço subepático direito. A perfuração é mais freqüente na borda antimesentérica do apêndice, local mais comum de isquemia. Esse estágio é denominado *apendicite aguda perfurativa*. Raramente ocorre extravasamento de fezes, pois a obstrução que iniciou a apendicite impede a passagem de fezes para o apêndice e deste para a cavidade abdominal.

O intervalo de tempo entre a obstrução da luz e a perfuração do apêndice é variável e depende do local da obstrução. É mais precoce nas obstruções distais (próximas à ponta) do que nas proximais à base do apêndice. A ocorrência de gangrena e perfuração também tem relação com a causa da obstrução. Fecalitos são observados em 40% dos casos de apendicite aguda simples, em 65% das apendicites gangrenosas sem perfuração e em 90% das apendicites com perfuração.

Raramente ocorre desobstrução espontânea da luz pela eliminação do fecalito ou diminuição da hiperplasia linfóide, e, nesses casos, pode haver regressão do processo inflamatório. Como essa regressão é rara e como não há meio de determinar em quais pacientes ocorrerá, a apendicectomia deve ser indicada em todos os casos de apendicite.

QUADRO CLÍNICO

A dor abdominal é o sintoma mais importante e o mais freqüente da apendicite aguda. A apresentação típica caracteriza-se por dor contínua, inicialmente de intensidade moderada, localizada na região periumbilical ou epigástrica do abdômen. Após um período que varia de 1 a 12 horas, a dor localiza-se no quadrante inferior direito, geralmente no ou próximo ao ponto de McBurney (junção do 1/3 médio com o 1/3 lateral de uma linha imaginária entre a espinha ilíaca ântero-superior direita e o umbigo). Essa mudança clássica da localização da dor ocorre em 2/3 dos pacientes com apendicite aguda e pode ser observada raramente em outras afecções intra-abdominais. Em 1/4 dos pacientes a dor se inicia e permanece no quadrante inferior direito. A localização inicial deve-se à distensão do apêndice, que estimula as terminações nervosas viscerais aferentes, que têm a mesma origem das do intestino delgado e, portanto, são referidas no epigástrio e na região periumbilical

(dor visceral). Posteriormente, quando o apêndice inflamado entra em contato com o peritônio parietal, ocorre estimulação das terminações nervosas somáticas, que são capazes de precisar o local da inflamação, e a dor torna-se localizada no quadrante inferior direito (dor somática).

A dor da apendicite pode ocasionalmente ser referida em outros locais, dependendo da localização da ponta do apêndice inflamado. Apesar de a relação da base do apêndice com o ceco ser constante (junção das tênias colônicas), a sua ponta é variável. O mais freqüente é a localização retrocecal intraperitoneal, que ocorre em 2/3 das pessoas; a segunda posição mais comum (1/4 dos casos) é a ponta do apêndice na borda da pelve. O apêndice pélvico ocasiona dor suprapúbica e disúria. Em aproximadamente 5% dos casos, a ponta do apêndice é retroperitoneal atrás do ceco e cólon ascendente e, quando inflamada, ocasiona dor lombar ou no flanco e alterações urinárias. Pode também causar dor testicular, possivelmente secundária à irritação da artéria espermática e do ureter. Raramente, a ponta do apêndice pode ser longa e localizar-se no quadrante inferior esquerdo, e, nesses casos, sua inflamação ocasiona dor nesta região. A localização da dor é bastante anômala na presença da má rotação intestinal e *situs inversus*. Na má rotação intestinal, o apêndice pode ser encontrado em qualquer lugar entre a região infra-esplênica e a fossa ilíaca direita. Nos casos de *situs inversus*, o apêndice é encontrado no lado esquerdo, nas várias posições simétricas (*em espelho*) à posição normal.

A anorexia está quase sempre presente, apesar de nas crianças poder estar ausente ou ser de difícil avaliação. Com exceção das crianças, o diagnóstico de apendicite aguda deve ser questionado, mas não excluído, se o paciente não apresentar anorexia[17]. Náuseas ocorrem em 90% dos pacientes, e vômito, em aproximadamente 50%. O vômito não é persistente ou prolongado, e a maioria dos pacientes que apresentam esse sintoma o faz somente uma ou duas vezes. O vômito ocorre após o início da dor, e, se esse preceder o início da dor, o diagnóstico de apendicite aguda deve ser questionado. O hábito intestinal é de pouco valor para o diagnóstico. Geralmente é normal, mas diarréia e constipação intestinal podem ocorrer. Da mesma forma que o vômito, quando ocorrem alterações do hábito intestinal, estas são observadas após o início da dor. Em crianças de baixa idade, a diarréia pode ser a manifestação principal[15].

As alterações de exame físico são importantes para se estabelecer o diagnóstico. Nas apendicites não-complicadas, a temperatura corporal raramente se eleva acima de 38°C. Temperaturas superiores indicam complicação (gangrena ou perfuração) ou que outro diagnóstico deve ser considerado, como pielonefrite aguda. Portanto, temperatura inicial acima de 38°C sugere outro diagnóstico. A temperatura pode ser normal, mesmo com apendicite complicada, principalmente em idosos. O pulso e a respiração alteram-se pouco nas apendicites não-complicadas.

As alterações no exame físico do abdômen dependem da localização do apêndice e da presença de complicações, sendo geralmente mais intensas no local da ponta do apêndice, ou seja, geralmente, mas não sempre, no ponto de McBurney. Dor à palpação abdominal é o achado mais freqüente. Descompressão brusca dolorosa obtida pela retirada rápida da mão que comprime o abdômen indica irritação do peritônio parietal (*sinal de Blumberg*). Mais precisa do que a descompressão brusca dolorosa é a dor desencadeada pela percussão abdominal ou a referida quando se solicita ao paciente que tussa (*sinal de Dumphy*). Defesa voluntária ou rigidez involuntária muscular são achados freqüentes, sendo diferenciados pela palpação do abdômen durante a respiração. Durante a expiração, a contração muscular relaxa um pouco na defesa voluntária e se mantém constante na rigidez involuntária. A palpação do quadrante inferior esquerdo do abdômen pode desencadear dor no quadrante inferior direito (*sinal de Rovsing*) devido ao deslocamento de ar do cólon esquerdo para o direito e, conseqüentemente, movimento do apêndice inflamado.

Hiperestesia cutânea é achado freqüente que ocasionalmente pode ser precoce. O paciente refere um aumento da sensibilidade no quadrante inferior direito quando comparado com o lado esquerdo, que pode ser pesquisado com uma agulha, espátula ou pelo pinçamento leve da pele entre os dedos indicador e polegar.

Os sinais do psoas e do obturador são achados relativamente tardios de apendicite aguda, e, quando presentes, o paciente quase sempre apresenta outros sintomas e sinais sugestivos de apendicite aguda. O *sinal do psoas* ocorre quando o apêndice inflamado está em contato com o músculo psoas e é determinado pela presença de dor na flexão ativa da coxa direita contra uma resistência ou extensão passiva da coxa direita, com o paciente deitado sobre o seu lado esquerdo. O *sinal do obturador* é observado nos casos em que o apêndice inflamado está na pelve em contato com o músculo obturador interno e é determinado pela presença de dor durante a rotação interna passiva da coxa direita flexionada.

O toque retal e o exame ginecológico são essenciais para o diagnóstico diferencial, principalmente para excluir doenças pélvicas. Ocasionalmente, na presença de apendicite pélvica, os achados abdominais podem ser normais, e o diagnóstico é estabelecido somente pelas alterações encontradas nesses exames. A presença de massa pélvica e a diferença de sensibilidade entre os lados direito e esquerdo devem ser avaliadas pelo toque retal e exame ginecológico. Secreção vaginal/cervical deve ser obtida para exame microscópico.

Na presença de complicações, os achados de exame físico mudam e geralmente se tornam mais evidentes. O achado de uma massa ou *plastrão* indica a presença de omento e alças intestinais bloqueando o apêndice inflamado, podendo conter uma coleção purulenta. Nos casos de perfuração em peritônio livre, as alterações podem ser difusas como distensão abdominal, íleo paralítico e dor em todo o abdômen. Estado tóxico, febre elevada e calafrios, dor no quadrante superior direito e icterícia são sugestivos de pileflebite (infecção da veia porta) e abscesso hepático (ver Capítulo115). Abscessos em outros locais, como no rim ou na bolsa escrotal, têm sido descritos.

DIAGNÓSTICO

O diagnóstico de apendicite aguda continua a ser um dos mais difíceis de serem estabelecidos e é baseado principalmente nos dados de história e exame físico. É importante saber que 1/4 a metade dos pacientes não apresenta um quadro clínico típico, e nenhum dado de história ou exame físico é infalível para confirmar ou excluir apendicite aguda.

Na presença de um quadro clínico típico não há necessidade de realizar exames complementares para confirmar o diagnóstico. Entretanto, nos casos duvidosos, tanto os exames laboratoriais como os de imagem podem ser úteis no diagnóstico diferencial. Os exames de laboratório não são fundamentais para fazer o diagnóstico de apendicite aguda, mas devem ser solicitados principalmente para fornecer suporte secundário ao diagnóstico e para excluir outras doenças. A maioria dos pacientes apresenta uma leucocitose moderada de 10.000 a 18.000 leucócitos/mm^3 com uma predominância de neutrófilos e um desvio nuclear à esquerda. Um número de leucócitos acima de 18.000/mm^3 sugere apendicite complicada ou outra doença. É importante observar que o número de leucócitos é normal em até 1/3 dos pacientes, principalmente nos idosos e negros. Entretanto, mesmo nos pacientes com uma contagem de leucócitos normal, é quase sempre observado um desvio nuclear à esquerda. Portanto, o desvio nuclear à esquerda é mais importante do que a contagem de leucócitos. Somente 4% dos pacientes apresentam leucograma normal, ou seja, tanto o número total de leucócitos como a contagem diferencial são normais.

A urinálise é geralmente normal, mas nos casos em que o apêndice inflamado estiver próximo do ureter podem ser observados albuminúria discreta, alguns leucócitos, hemácias e bacteriúria. Entretanto, alterações acentuadas na urinálise sugerem mais anormalidades do trato urinário do que apendicite aguda. A bacilúria observada em alguns casos de apendicite aguda desaparece no pós-operatório, possivelmente devido à administração de antibióticos no tratamento da apendicite.

A radiologia simples do abdômen é primariamente solicitada para o diagnóstico diferencial e raramente fornece dados positivos nas apendicites não-complicadas. A presença de fecalito no exame radiológico é achado patognomônico de apendicite aguda, mas só é observada raramente. Nas fases avançadas podem ser reconhecidos gás na luz do apêndice, massa extrínseca comprimindo o ceco, distensão de alças intestinais no quadrante inferior direito ou ausência de gás nessa região com presença abundante em outras regiões do abdômen, escoliose, desaparecimento da sombra do psoas e da gordura pré-peritoneal e edema da parede abdominal. A presença de gás no apêndice não é um sinal específico de apendicite aguda e não é mandatória para realizar laparotomia. Pneumoperitônio ocorre em somente 1 a 2% dos casos de apendicite perfurativa, e sua presença sugere outras causas de perfuração do trato gastrointestinal, como úlcera péptica perfurada ou perfuração do intestino grosso. A radiografia simples do tórax pode ser útil para excluir doenças broncopulmonares.

O enema opaco pode ser útil nos casos atípicos com elevado risco cirúrgico. Deve ser realizado sem preparo do cólon e com pouca pressão na injeção do material de contraste. A visualização do apêndice com ausência de lesões da sua mucosa e da região ileocecal exclui o diagnóstico de apendicite aguda. Entretanto, a taxa de falso-negativo pode ser de até 10%, porque é difícil determinar se toda a extensão da luz do apêndice foi preenchida com contraste. A ausência de enchimento do apêndice, efeito de massa nas bordas inferior e medial do ceco e mais raramente extravasamento de contraste são indicativos de apendicite aguda. Atualmente, com a disponibilidade de ultra-sonografia e tomografia, o enema opaco é pouco utilizado.

A laparoscopia pode ser útil no diagnóstico diferencial, particularmente em mulheres jovens com dor na fossa ilíaca direita. A visualização de apêndice inflamado confirma o diagnóstico, e a de um normal o exclui. A presença de massa inflamatória na região é bastante sugestiva de apendicite aguda.

Alguns autores propuseram o emprego da cintilografia com imunoglobulina G ou leucócitos marcados com radioisótopos (tecnécio) no diagnóstico de apendicite aguda. Esse exame, além de necessitar de 1 a 3 horas para ser realizado, não é disponível na maioria dos hospitais[16]. Além disso, a sua sensibilidade, especificidade e precisão não são superiores às da tomografia ou da ultra-sonografia.

A ultra-sonografia pode ser útil nos casos de dúvida diagnóstica ou nas mulheres para auxiliar no diagnóstico diferencial de doenças pélvicas. Os achados ultra-sonográficos de apendicite aguda incluem a demonstração do apêndice distendido (diâmetro superior a 6 mm) e não-compressível, a presença de fecalito no apêndice, a interrupção da continuidade da submucosa ecogênica e líquido ou massa periapendicular[6,24]. A presença de fecalito no apêndice com dor à compressão pelo transdutor do ultra-som é altamente sugestiva de apendicite aguda. Para excluir o diagnóstico de apendicite aguda, é necessário visualizar todo o apêndice, sem evidências de distensão, espessamento ou outras alterações sonográficas. Vários autores obtiveram sensibilidade superior a 85% e especificidade superior a 90% para o diagnóstico de apendicite aguda.

Os avanços tecnológicos permitiram melhora na sensibilidade (90 a 100%) e especificidade (95 a 97%) da tomografia computadorizada no diagnóstico de apen-

dicite aguda[2]. Entretanto, pelo elevado custo, esse método é utilizado somente em casos selecionados. Os achados tomográficos de apendicite aguda incluem: (1) dilatação do apêndice (> 6 mm de diâmetro); (2) inflamação periapendicular, tais como massa inflamatória, coleção de líquido ou edema; (3) espessamento do ápice do ceco; e (4) presença de fecalito no apêndice.

O emprego de sistemas de pontos, com ou sem computador, também está atualmente sendo avaliado, mas o número de resultados falso-positivos e falso-negativos ainda é considerável.

O diagnóstico diferencial da apendicite aguda é extenso, muitas vezes difícil, devendo ser feito com todas as doenças que causam abdômen agudo (ver Capítulo 11 para o diagnóstico diferencial).

TRATAMENTO

O tratamento de escolha da apendicite aguda é a apendicectomia. A operação deve ser realizada o mais breve possível, mas é preferível operar o paciente após 3-4 horas de preparo quando houver comprometimento do estado geral, como nas perfurações com peritonite difusa.

O tratamento de pacientes com apendicite aguda que se apresentam com massa palpável na fossa ilíaca direita (cerca de 5% dos casos de apendicite aguda) é controverso. Apesar de muitos cirurgiões optarem pelo tratamento cirúrgico imediato, a tendência atual em muitos serviços consiste em tratamento inicial conservador (antibioticoterapia de largo espectro) nos casos em que o paciente apresenta uma massa periapendicular, mas com temperatura inferior a 39°C e com manifestações clínicas em regressão. Deve-se realizar ultra-sonografia ou tomografia, e, na presença de abscesso periapendicular, este deve ser drenado percutaneamente através de um cateter guiado por um desses dois exames de imagem. A apendicectomia deve ser realizada 2-3 meses após, porque a recidiva é elevada[7,10].

Além de seguro e eficaz, esse método de tratamento evita a operação precoce, quando a possibilidade de lesão do intestino delgado ou grosso adjacente é expressiva pela presença de aderências firmes. Dessa maneira, evita-se a formação de fístula intestinal ou a realização de procedimentos maiores, como enterorrafias, enterectomias, colorrafias, colostomias e colectomias.

A flora bacteriana encontrada no apêndice é similar à colônica. Assim, antibióticos contra bactérias aeróbicas (gram-positivas e negativas) e anaeróbicas devem ser iniciados no pré-operatório. Se a apendicite não for complicada, os antibióticos são utilizados em dose única ou no máximo por 24 horas. Se a apendicite for complicada (gangrenosa ou perfurativa), o antibiótico deve ser empregado até o paciente permanecer afebril por 48 horas, com um mínimo de 5 dias. Ainda existe uma grande controvérsia sobre a seleção de antibióticos. Os esquemas mais empregados são: (1) somente cefoxitina para as apendicites não-complicadas; e (2) combinação de cefalosporina de 3ª geração e metronidazol para as apendicites complicadas. Muitos autores usam o esquema tríplice (ampicilina, aminoglicosídeo e metronidazol ou clindamicina) para as apendicites complicadas.

A utilidade de culturas de rotina em pacientes com apendicite perfurada tem sido questionada[3]. A flora é conhecida, o resultado das culturas demora alguns dias, e, na maioria dos pacientes o esquema de antibióticos não é alterado após a obtenção do resultado das culturas.

Ato Operatório

A apendicectomia pode ser facilmente realizada tanto pela via laparoscópica como pela via tradicional ou a céu aberto. As vantagens da apendicectomia laparoscópica em relação à via tradicional ou a céu aberto são recuperação mais rápida e cicatriz e dor menores. O custo também é menor se instrumentos descartáveis não forem usados, principalmente se forem considerados os custos indiretos como retorno ao trabalho. A taxa de infecção em feridas pequenas (5 ou 10 mm) é baixa e o tratamento é fácil com curativos locais, geralmente feitos pelo próprio paciente[11,13,14].

Uma outra importante vantagem da via laparoscópica é nos casos de erro diagnóstico, em que a causa da dor abdominal não era apendicite aguda. Essa situação ocorre mais freqüentemente em mulheres jovens, em que outras condições pélvicas, como doença inflamatória pélvica, gravidez ectópica, endometriose, rotura ou torção de cisto ovariano, são erroneamente diagnosticadas como apendicite aguda. Nessas condições, a laparoscopia pode não só estabelecer o diagnóstico correto mas também tratar algumas dessas condições, como úlcera duodenal perfurada, colecistite aguda e diverticulite de Meckel.

Vários autores demonstraram que o pneumoperitônio é seguro na presença de infecção e, ao contrário do que se especulava na década passada, não ajuda na disseminação de infecção intraperitoneal.

A seguir são discutidos alguns aspectos da apendicectomia a céu aberto (tradicional).

A incisão de McBurney (incisão oblíqua na fossa ilíaca direita) ou de Rockey-Davis (incisão transversa na fossa ilíaca direita) é geralmente utilizada. Alguns autores utilizam essas incisões somente quando existe certeza do diagnóstico de apendicite aguda e preferem a laparotomia paramediana direita ou mediana se houver dúvida no diagnóstico, particularmente no sexo feminino. Atualmente, se houver dúvida diagnóstica, deve-se utilizar a laparoscopia. A desvantagem da incisão paramediana ou mediana é a contaminação da cavidade abdominal, se houver apendicite complicada. Se a suspeita pré-operatória for de abscesso periapendicular, a incisão paramediana ou mediana é contra-indicada.

O apêndice é identificado seguindo-se a *taenia* anterior. O mesoapêndice é ligado, sendo a base do apên-

dice seccionada entre duas pinças de Kelly. O coto apendicular pode ser tratado de três maneiras diferentes: (1) simples ligadura; (2) invaginação e (3) ligadura seguida de invaginação. A última maneira tem o inconveniente de criar condições para o desenvolvimento (muito raro) de um abscesso intramural ou mucocele.

Se houver dificuldade de localizar o apêndice pela presença de intensa inflamação, é preferível drenar a região e realizar a apendicectomia 2-3 meses após.

Se em vez de apendicite aguda o achado for de tumor carcinóide ou mucocele simples, a apendicectomia simples com 2 cm de margem de segurança é suficiente. Se o carcinóide ultrapassar 2 cm de diâmetro, ou se o tumor for adenocarcinoma, está indicada a hemicolectomia direita.

Na presença de apêndice normal, o ceco, as demais partes do intestino grosso e o intestino delgado devem ser examinados para identificar neoplasias, doença de Crohn, diverticulite de Meckel ou outras doenças. Os órgãos pélvicos, seguidos do fígado, vias biliares, estômago e duodeno, devem ser cuidadosamente avaliados. Amostras de qualquer coleção ou de linfonodos devem ser obtidas e examinadas. A exploração do abdômen não deve cessar até a causa da dor abdominal ter sido identificada ou o cirurgião certificar-se de que não há lesão cirurgicamente tratável no abdômen. De qualquer maneira, o apêndice deve ser retirado para evitar problemas diagnósticos futuros.

Na presença de coleção purulenta localizada, um dreno de Penrose deve ser colocado e retirado pela incisão de McBurney ou por contra-incisão. Na presença de peritonite difusa ou apendicite sem coleção purulenta localizada, não está indicada a colocação de drenos. Na presença de pus, a pele e o tecido celular subcutâneo são deixados abertos com fio de mononáilon passado na pele. Se não ocorrer infecção até 72 horas após, os pontos são aproximados (fechamento primário retardado). O fechamento de todos os planos da incisão está indicado nos casos em que não houver pus na cavidade.

COMPLICAÇÕES

A mortalidade das apendicectomias reduziu-se muito nas últimas décadas. É inferior a 0,1% nas apendicites não-complicadas, 0,5% nas gangrenosas e 3-5% nas perfuradas. A mortalidade é mais elevada nas crianças e nos idosos. A causa mais freqüente de óbito é infecção incontrolável, geralmente peritonite, abscesso intra-abdominal e septicemia, que pode evoluir para síndrome de disfunção (falência) de múltiplos órgãos e sistemas.

Apesar de a mortalidade da apendicite aguda ser baixa atualmente, a sua morbidade permanece elevada. A incidência geral de complicações é de cerca de 10%. A presença de gangrena e perfuração aumenta a incidência de complicações em 5 e 10 vezes, respectivamente.

A complicação mais observada é a infecção de parede abdominal, e as bactérias envolvidas são provenientes da flora mista colônica. Abscesso abdominal é a segunda complicação mais freqüente, ocorrendo em até 20% dos pacientes com perfuração do apêndice. Pileflebite e abscessos hepáticos são complicações mais raras atualmente (ver Capítulo 115).

Fístula fecal é uma complicação incomum e pode ser devida à necrose e perfuração da parede do ceco pelo fio de sutura apertado, desprendimento do fio de sutura, não-reconhecimento de uma neoplasia, necrose associada a um abscesso periapendicular e doença de Crohn. A maioria das fístulas fecais fecha espontaneamente se a região da fístula estiver adequadamente drenada. Deve-se suspeitar de doença de Crohn, neoplasia, obstrução do intestino distal à fístula e presença de corpo estranho se a fístula não fechar espontaneamente.

APENDICITE NA CRIANÇA

A apendicite aguda é incomum em crianças com menos de 2 anos de idade, possivelmente em razão de o apêndice possuir forma cônica e apresentar base larga, que dificultam sua obstrução. A apendicite aguda em crianças com menos de 1 mês de idade é freqüentemente associada à doença de Hirschsprung.

As manifestações clínicas de apendicite aguda em crianças incluem vômito, irritabilidade, febre, flexão da coxa direita e diarréia[15]. O diagnóstico deve ser considerado em todas as crianças com diarréia cujo primeiro sintoma tenha sido dor abdominal[15]. A febre é freqüentemente mais elevada, e o vômito é mais intenso. O achado de exame físico mais característico é a distensão abdominal.

A apendicite aguda é uma doença grave em crianças, porque as manifestações clínicas são muitas vezes incaracterísticas e os médicos normalmente não consideram o diagnóstico em uma fase precoce[10,15,17]. As crianças pequenas não fornecem história clínica adequada. A incidência de perfuração apendicular é muito elevada em crianças, quase 100% em menores de 1 ano de idade e acima de 50% em crianças de 1 a 5 anos[17]. A incidência de peritonite difusa é elevada nesse grupo, devido à ausência de desenvolvimento completo do omento e ao retardo do diagnóstico. Conseqüentemente, as taxas de morbidade e mortalidade são elevadas nas crianças[10,17].

APENDICITE NA GRAVIDEZ

A incidência de apendicite aguda na gravidez é de aproximadamente 1 em cada 2.000 gravidezes e é similar à observada nas mulheres não-grávidas de mesma idade. A inflamação aguda do apêndice é a indicação extra-uterina mais comum de laparotomia na gravidez.

As manifestações clínicas dependem da localização do apêndice. Na primeira metade da gravidez, o apêndice não está deslocado e os sinais e sintomas de apendicite aguda são similares aos das mulheres não-grávidas. Na segunda metade da gravidez, o ceco e o apêndice são deslocados superior e lateralmente; portanto, a dor da apendicite aguda na gestante é mais acima e lateral do que na não-gestante. Além disso, sintomas de apendicite aguda como dor abdominal, náuseas e vômitos são freqüentes na gravidez. Leucocitose, com contagem até 15.000/mm³, é normal na gravidez. Entretanto, desvio nuclear à esquerda não ocorre na gravidez normal. A laparoscopia e a ultra-sonografia podem ser úteis no diagnóstico diferencial[12].

A indicação de apendicectomia durante a gravidez deve ser a mesma que para uma mulher não-grávida. As complicações materna e fetal são muito mais elevadas após a perfuração; portanto, a operação deve ser indicada precocemente. A apendicite é mais grave no 3º trimestre de gravidez porque o omento freqüentemente não consegue alcançar o apêndice inflamado para ajudar a conter a inflamação. Trabalho de parto prematuro ocorre em aproximadamente metade das gestantes de 3º trimestre com apendicite, dependendo o prognóstico do feto de sua maturidade. Cesariana é indicada na presença de peritonite difusa. Se a apendicectomia for realizada em gestantes nos 1º e 2º trimestres, antes da perfuração do apêndice, possivelmente a gestação não será alterada. A apendicectomia laparoscópica pode ser usada com sucesso nos 1º e 2º trimestres da gravidez e parece não aumentar as taxas de morbidade e mortalidade materna e fetal. No 3º trimestre, a realização de apendicectomia por via laparoscópica é muito difícil, devido ao tamanho do útero, e portanto a via aberta é a melhor.

APENDICITE NO IDOSO

Apesar de a incidência total de apendicite aguda estar diminuindo, sua incidência nos pacientes acima de 65 anos de idade parece estar crescendo, possivelmente devido ao aumento de longevidade da população. A apendicite aguda é bastante grave no idoso, e 50-90% apresentam perfuração do apêndice quando o tratamento cirúrgico é realizado. A mortalidade elevada é devida à dificuldade de fazer o diagnóstico precoce, à insuficiência vascular que predispõe à perfuração, à elevada incidência de doenças concomitantes e à ocorrência usual de infecção grave. A dificuldade de fazer o diagnóstico precoce é devido ao retardo do paciente em procurar o médico e do retardo do médico em fazer o diagnóstico.

Os sintomas típicos, como dor, anorexia e náuseas, estão geralmente presentes nos idosos, mas são freqüentemente menos acentuados. A dor é comumente discreta e difusa no quadrante inferior direito. As alterações de exame físico são geralmente mínimas na fase inicial, sendo a dor à palpação do quadrante inferior direito o sinal mais comum. Distensão abdominal é sinal freqüente. Manifestações sugestivas de obstrução intestinal parcial não são incomuns. Febre e leucocitose estão freqüentemente ausentes.

APENDICITE CRÔNICA OU RECORRENTE

Muito raramente, um episódio de apendicite aguda pode regredir espontaneamente e, posteriormente, o paciente apresentar surtos repetidos de dor na fossa ilíaca direita.[9] Entre os episódios, o paciente é assintomático e o exame físico é normal. A presença de fecalito ou a falta de enchimento do apêndice no enema opaco sugerem apendicite e constituem indicação de apendicectomia. Os achados tomográficos de apendicite crônica ou recorrente são similares ao de apendicite aguda.[22] A indicação de apendicectomia baseada somente na história de repetidos episódios de dor na fossa ilíaca direita deve ser feita muito judiciosamente, porque o apêndice será normal na maioria dos pacientes nesses casos. O diagnóstico de apendicite crônica deve ser confirmado pelo exame anatomopatológico do apêndice que mostra fibrose da parede, obstrução parcial ou completa do lúmen, ulceração da mucosa e infiltrado inflamatório crônico.

APENDICECTOMIA INCIDENTAL

A realização de apendicectomia em paciente com apêndice normal que esteja sendo submetido a operação abdominal, como colecistectomia, é ainda controversa. Alguns autores relataram aumento na taxa de infecção da parede abdominal quando a apendicectomia incidental é realizada. Outros não observaram aumento na taxa de infecção de parede e argumentam que, mesmo se houver aumento, as complicações da apendicectomia incidental em pacientes jovens são menores do que os riscos de o paciente desenvolver apendicite aguda futura. Este argumento é menos válido em pacientes com mais de 50 anos de idade, nos quais a incidência de apendicite é pequena. Um outro fator que deve ser considerado é a função imunológica do apêndice. Entretanto, não há evidência de que a exérese do apêndice resulte em qualquer déficit imunológico. O argumento de que a apendicectomia aumenta o risco de desenvolvimento de câncer não é mais aceito.

A apendicectomia deve ser sempre realizada quando o paciente foi operado com o diagnóstico de apendicite aguda, e durante a operação o apêndice se apresenta normal. O principal objetivo é evitar confusão diagnóstica futura.

REFERÊNCIAS BIBLIOGRÁFICAS

1. Adams ML. The medical management of acute appendicitis in a nonsurgical environment. A retrospective case review. *Mil Med* 155:345-47, 1990.
2. Balthazar EJ, Rofsky NM, Zucker R. Appendicitis: The impact of computed tomography imaging on negative appendectomy and perforation rates. *Am J Gastroenterol* 93:768-71, 1998.
3. Bilik R, Burnweit C, Shandling B. Is abdominal cavity culture of any value in appendicitis? *Am J Surg* 175:267-70, 1998.
4. Blomqvist P, Ljung H, Nyrén O, Ekbom A. Appendectomy in Sweden 1989-1993 assessed by the Inpatient Registry. *J Clin Epidemiol* 51:859-65, 1998.
5. Brasel KJ, Burgstrom DC, Weigelt JA. Cost-utility analysis of contaminated appendectomy wounds. *J Am Coll Surg* 184:23-30, 1997.
6. Chen SC, Chem KM, Wong SM, Chang KJ. Abdominal sonography screening of clinically diagnosed suspected appendicitis before surgery. *World J Surg* 22:449-52, 1998.
7. Ein SH, Shandling B. Is interval appendectomy necessary after rupture of an appendiceal mass? *J Pediatr Surg* 31:849-59, 1996.
8. Eriksson S, Granstrom L. Randomized controlled trial of appendicectomy versus antibiotic therapy for acute appendicitis. *Br J Surg* 82:166-69, 1995.
9. Fayez JA, Toy NJ, Flanagan TM. The appendix as the cause of chronic lower abdominal pain. *Am J Obstet Gynecol* 172:122-23, 1995.
10. Gahukamble DB, Gahukamble LD. Surgical and pathological basis for interval appendicectomy after resolution of appendicular mass in children. *J Pediatr Surg* 35:424-27, 2000.
11. Garbutt JM, Soper NJ, Shannon WD et al. Meta-analysis of randomized controlled trials comparing laparoscopic and open appendectomy. *Surg Laparosc Endosc* 9:17-26, 1999.
12. Gurbuz AT, Peetz ME. The acute abdomen in the pregnant patient: Is there a role for laparoscopy? *Surg Endosc* 11:98-102, 1997.
13. Hale DA, Molloy M, Pearl RH, et al. Appendectomy — A contemporary appraisal. *Ann Surg* 225:252-61, 1997.
14. Horwitz JR, Custer D, Mehall J, Lally KP. Should laparoscopic appendectomy be avoided for complicated appendicitis in children? *J Pediatr Surg* 32:1601-03, 1997.
15. Horwitz JR, Gursoy MF, Jaksic T, Lally KP. Importance of diarrhea as a presenting symptom of appendicitis in very young children. *Am J Surg* 173:80-82, 1997.
16. Kipper SL, Rypins EB, Evans DG et al. Neutrophil-specific ^{99m}Tc-labeled anti-CD15 monoclonal antibody imaging for diagnosis of equivocal appendicitis. *J Nucl Med* 41:449-55, 2000.
17. Kokoska ER, Silen ML, Tracy TF Jr, Dillon PA, Cradock TV, Weber TR. Perforated appendicitis in children: risk factors for the development of complications. *Surgery* 124:619-25, 1998.
18. Körner H, Söndenaa K, Söreide JA, Andersen E, Nysted A, Lende TH, Kjellevold KH. Incidence of acute nonperforated and perforated appendicitis: age-specific and sex-specific analysis. *World J Surg* 21:313-7, 1997.
19. Kukowski ZH, Irwin ST, Denholm S, Matheson NA. Preventing wound infection after appendectomy. A review. *Br J Surg* 75:1023-33, 1998.
20. Langenscheidt P, Lang C, Püschel W, Feifel G. High rates of appendicectomy in a developing country: an attempt to contribute to a more rational use of surgical resources. *Eur J Surg* 165:248-52, 1999.
21. Mazziotti MV, Marley EF, Winthrop AL, et al. Histopathologic analysis of interval appendectomy specimens: A support for the role of interval appendectomy. *J Pediatr Surg* 32:806-9, 1997.
22. Rao PM, Rhea JT, Novelline RA, McCabe CJ. The computed tomography appearance of recurrent and chronic appendicitis. *Am Emerg Med* 15:26-33, 1998.
23. Rao PM, Rhea JT, Rattner DW, et al. Introduction of appendiceal CT: Impact on negative appendectomy and appendiceal perforation rates. *Am J Surg* 229:344-49, 1999.
24. Urban BA, Fishman EK. Targeted helical CT of the acute abdomen: appendicitis, diverticulitis, and small bowel obstruction. *Semin Ultrasound CT MR* 21:30-39, 2000.

Tumores do Apêndice e Mucocele*

C A P Í T U L O **66**

Kunio Tsukada
Yoshio Mishima

Mais de 500.000 apendicectomias são realizadas anualmente nos Estados Unidos, e aproximadamente 0,9 a 1,4% dos apêndices retirados apresentam tumores[23]. A grande maioria dos tumores do apêndice é constituída pelos carcinóides e mucoceles. As neoplasias do apêndice podem ser classificadas em quatro categorias principais: tumor carcinóide puro, adenocarcinoma do tipo colônico, mucocele maligna e tumor adenocarcinóide.

O adenocarcinóide é raro e apresenta dois componentes tumorais celulares — carcinóide e adenocarcinoma. O prognóstico do adenocarcinóide é intermediário entre o adenocarcinoma e o carcinóide maligno.[12]

Os tumores do apêndice são incomuns e raramente suspeitados antes da operação. O diagnóstico pré-operatório é importante porque pode influenciar não apenas no acesso cirúrgico (via laparoscópica ou aberta), mas também no procedimento apropriado (apendicectomia ou colectomia direita).

Os pacientes com tumor do apêndice, independente do tipo histológico, apresentam uma incidência aumentada de neoplasias metacrônicas ou sincrônicas, principalmente relacionadas ao trato gastrointestinal, devendo ser investigados e acompanhados apropriadamente.

Neste capítulo, os principais tumores do apêndice, carcinóide, mucocele e adenocarcinoma — serão descritos. A rara doença de Crohn do apêndice também será mencionada.

TUMOR CARCINÓIDE

Tumores carcinóides derivam de células neuroendócrinas. Em 1907, o termo *Karzinoid* foi utilizado pela

primeira vez[28]. Critérios histopatológicos incluem um arranjo endócrino de células argentafins com núcleos pequenos, claros. Os carcinóides do apêndice raramente causam a síndrome carcinóide (rubor cutâneo e eritema, broncoespasmo, diarréia, doença valvular cardíaca direita) (ver Capítulo 61).

Incidência

O tumor carcinóide é a neoplasia mais freqüente do apêndice (50-77%), e o apêndice é o segundo local mais freqüente de tumor carcinóide gastrointestinal. O local mais comum de tumor carcinóide é o intestino delgado principalmente o íleo. Aproximadamente 20% dos carcinóides do trato gastrointestinal ocorrem no apêndice. A incidência de carcinóide do apêndice é de 0,3-0,7% dos pacientes submetidos a apendicectomia[32].

A maioria dos tumores carcinóides do apêndice é menor do que 1 cm, e poucos são maiores do que 2 cm. Carcinóides do apêndice quase sempre são benignos, e metástases ocorrem em menos de 2% dos tumores. Metástases podem ocorrer em tumores maiores que 2 cm de diâmetro e praticamente inexistem nos menores do que 2 cm[38]. A ocorrência de metástases está relacionada ao tamanho do tumor, e não com as características histológicas. O exame histológico não permite diferenciar tumores benignos de malignos. Quando o carcinóide do apêndice é maior do que 2 cm, o risco de metástase é de 30% a 60%, comparado com 86% a 95% no caso de carcinóide do intestino delgado e 80% a 100% dos tumores carcinóides do reto. Assim, tumores carcinóides do apêndice têm melhor prognóstico do que aqueles originários de outra localização.

Pacientes do sexo feminino apresentam uma incidência duas vezes maior[35]. Essa predominância no sexo feminino é também observada em carcinóides de outros locais, como intestino grosso, estômago e pulmão, su-

---

Capítulo traduzido pelos Drs. Christiano M. P. Claus e Márcio André Sartor.

gerindo a possibilidade de uma predisposição genética na mulher[25,35]. Carcinóides do apêndice ocorrem em qualquer idade, e a idade média do diagnóstico é de 40 anos[23,35].

Quadro Clínico e Diagnóstico

A maioria dos casos é assintomática, e são achados incidentais durante apendicectomias ou outras operações abdominais. Raramente causam apendicite aguda devido à sua localização mais freqüente na ponta do apêndice ou ao seu tamanho pequeno, insuficiente para obstruir a luz do apêndice quando localizado na sua base.

A síndrome carcinóide é raramente observada nos tumores carcinóides do apêndice (ver Capítulo 61). Quando se manifesta, está geralmente associada à disseminação metastática do tumor, predominantemente para o fígado e linfonodos regionais.

Tratamento e Prognóstico

Metástases em pacientes com tumor carcinóide menores que 2 cm praticamente inexistem. Em uma revisão da literatura com 1.000 tumores carcinóides, apenas 2 casos apresentaram recidiva após somente apendicectomia[5]. Entretanto, recorrência do tumor ocorre em 80% dos pacientes com lesões maiores que 2 cm de diâmetro[26].

A apendicectomia é o tratamento de escolha para carcinóide do apêndice menor do que 1 cm. A colectomia direita é indicada para os tumores com mais de 2 cm de diâmetro. O tratamento de carcinóides entre 1 e 2 cm é controverso, e a decisão deve ser baseada na localização. A grande maioria dos tumores com esse tamanho necessita somente de apendicectomia. Entretanto, na presença de invasão do mesoapêndice e de tumores localizados na base do apêndice (fatores de risco para metástase), está indicada a colectomia direita. A sobrevida em 5 anos é de 86%, superior à do tumor carcinóide dos demais locais do trato gastrointestinal (54%)[35].

MUCOCELE E PSEUDOMIXOMA PERITONEAL

Mucocele do apêndice é o acúmulo anormal de muco na luz do apêndice, que se distende, independentemente da causa. Pseudomixoma peritoneal é o implante de epitélio mucinoso na superfície peritoneal, produzindo acúmulo de muco dentro da cavidade peritoneal (ascite gelatinosa), com conseqüente fibrose e obstrução intestinal[29].

A mucocele foi primeiro descrita por Rokitansky em 1842 e foi formalmente denominada por Fere em 1876. Em 1896, Berry produziu mucocele experimentalmente em coelhos por ligadura proximal do apêndice. São sugeridos três fatores necessários para a produção de mucocele do apêndice: obstrução crônica da luz, esterilidade de seu conteúdo e atividade secretória continua do epitélio. As causas de obstrução podem ser as seguintes: estenose inflamatória, hiperplasia de mucosa, carcinóide, carcinoma do apêndice, carcinoma cecal, adenoma viloso, fecalito do apêndice, septo de mucosa, endometriose e compressão extrínseca[6]. Em 1940, Woodruff e MacDonald classificaram a mucocele de apêndice em um tipo benigno, representando a mucocele causada por obstrução da luz do apêndice e um tipo maligno, representando um adenocarcinoma secretante de mucina.

A mucocele pode ser classificada em três entidades clinicopatológicas diferentes:

1. Mucocele ou cisto de retenção, formada pela simples obstrução da luz do apêndice, com resultante acúmulo de muco produzido pelo epitélio do apêndice. Ao exame, é observada hiperplasia focal ou difusa da mucosa, sem atipia epitelial e distensão média da luz. Ela nunca está associada com implantes peritoneais, e é considerada uma lesão benigna.

2. Cistadenoma mucinoso, que é um tumor benigno cístico parcial ou totalmente recoberto por epitélio neoplásico, semelhante ao encontrado no adenoma viloso do cólon. Constitui a maioria dos casos de mucocele do apêndice. Exibe algum grau de atipia epitelial e marcada distensão da luz. A ressecção simples da lesão é curativa em todos os casos. Em um cistadenoma mucinoso rompido, o muco não apresenta células epiteliais ao exame microscópico.

3. O cistadenocarcinoma mucinoso é distinguido dos tipos anteriores pela presença de invasão do estroma por glândulas e/ou células epiteliais nos implantes peritoneais. É um tumor maligno cístico parcial ou totalmente recoberto por epitélio semelhante ao adenocarcinoma do cólon. O cistadenocarcinoma mostra uma ou ambas as seguintes características: (1) invasão da parede do apêndice por glândulas neoplásicas; (2) presença de células epiteliais claramente identificáveis no material mucinoso.

As mucoceles secundárias aos cistadenomas e cistadenocarcinomas devem-se à produção abundante de muco por essas neoplasias. Muitos autores preferem reservar o termo mucocele somente para as mucoceles de retenção e denominar as mucoceles neoplásicas de cistadenoma ou cistadenocarcinoma do apêndice.

O pseudomixoma peritoneal é caracterizado por ascite mucinosa e implantes por toda a cavidade peritoneal. O acúmulo de muco na cavidade peritoneal resulta em adesão e obstrução intestinal. O pseudomixoma peritoneal foi assim denominado porque o material não é composto por verdadeira mucina. Existe potencial maligno somente quando células epiteliais ocorrem dentro do material peritoneal gelatinoso em associação com cistadenocarcinoma mucinoso.

Incidência

A mucocele do apêndice é observada em 0,2% a 0,4% das apendicectomias[1,19]. A idade média de diagnóstico é 55 anos, 20 anos mais tardio que o tumor carcinóide do apêndice[1]. A relação masculino para feminino foi relatada como sendo desde igual até quatro vezes mais predominante em mulheres[1,6]. A mucocele varia na aparência de um apêndice aparentemente normal até uma massa de 9,5 cm de diâmetro[6]. O pseudomixoma peritoneal é 3 vezes mais comum na mulher, e o local mais comum de origem do tumor são os ovários e o apêndice.

Quadro Clínico

Mucoceles do apêndice com diâmetros de 2 cm ou mais são mais propensas a serem sintomáticas, com dor no quadrante inferior direito e/ou massa palpável. Cerca de 25% a 50% dos casos são encontrados incidentalmente na cirurgia[1]. O mecanismo de produção dos sintomas pode ser relacionado com a pressão resultante da dilatação da luz ou a ulceração e atrofia da mucosa do apêndice. Ocasionalmente, os pacientes apresentam intussuscepção total ou parcial dentro do ceco[1].

Outros sintomas são diarréia, sangramento retal, melena, hematoquezia, fraqueza ou distensão abdominal. A torção do apêndice com mucocele pode causar dor abdominal aguda. A rotura da mucocele neoplásica, mas não a de retenção, na cavidade abdominal leva a pseudomixoma peritoneal. Essa condição caracteriza-se por acúmulo de muco na cavidade peritoneal com implantes epiteliais na sua superfície, acompanhada de reação inflamatória crônica e tecido de granulação. A ascite mucinosa recorrente com obstrução intestinal é a maior causa de morbidade no pseudomixona peritoneal.

Os pacientes com pseudomixoma peritoneal apresentam dor abdominal, massa palpável, distensão abdominal, diminuição do calibre das fezes e anemia. Os dados de laboratório não são confiáveis nem específicos, porém foram descritos nível de antígeno carcinoembriogênico elevado, nível de leucócitos elevado e aumento da velocidade de hemossedimentação (VHS).

Diagnóstico de Mucocele

O diagnóstico de mucocele do apêndice é raramente estabelecido antes da cirurgia; 23-50% são achados incidentais da operação[6]. O diagnóstico preciso é importante, pois algumas dessas lesões são malignas e a identificação precoce pode reduzir a incidência de pseudomixoma peritoneal. O diagnóstico pré-operatório correto ou a suspeita de mucocele ajudam o cirurgião, permitindo a mobilização cuidadosa, particularmente de grandes lesões, o que pode reduzir a possibilidade de rotura e contaminação peritoneal. Se o diagnóstico de mucocele do apêndice é suspeitado, a aspiração percutânea e a drenagem são contra-indicadas, pela possibilidade de extravasamento de conteúdo mucinoso e formação de pseudomixoma peritoneal. Entretanto, a paracentese tem sido utilizada ocasionalmente para o diagnóstico de pseudomixoma peritoneal.

Os critérios diagnósticos são os seguintes (Fig. 66.1):

a) uma massa de tecido bem-definido, circunscrito, globular ou riniforme, com mobilidade considerável, porém firmemente aderida ao ceco;

b) descolamento medial do ceco por um tumor extrínseco ou submucosa, com integridade da mucosa cecal;

c) calcificação da parede ou da massa da mucocele[6,21];

d) ausência de enchimento do apêndice por substância de contraste no enema opaco;

e) imagem de anel concêntrico das pregas da mucosa cecal, que podem expressar graus mínimos de intussuscepção da mucocele no ceco.

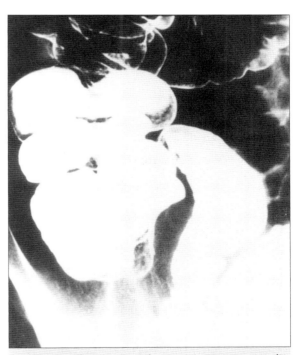

Fig. 66.1 — *Enema opaco de um paciente com mucocele evidenciando um defeito côncavo na porção ínfero-medial do ceco. O apêndice não foi contrastado.*

A ultra-sonografia comumente mostra uma estrutura cística com parede fina e ecos no seu interior. Calcificações e septações podem ser demonstradas (Fig. 66.2). Lesões polipóides podem ser vistas projetadas intraluminalmente da parede, provavelmente representando proliferação de epitélio hiperplásico. A falta do espessamento da parede do apêndice maior que 6 mm pode ser utilizada para diagnóstico diferencial de apendicite aguda.

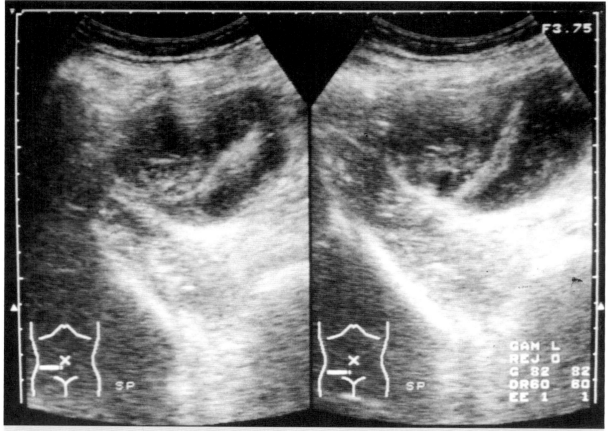

Fig. 66.2 — Ultra-sonografia de um paciente com mucocele evidenciando uma estrutura cística com septações e ecos internos. A intensa ecogenicidade da parede é devida à calcificação.

Entre as técnicas disponíveis, a tomografia computadorizada é a que mais facilmente demonstra a anatomia e exibe sinais típicos de mucocele do apêndice. A mucocele é de relativa baixa atenuação, e uma massa homogênea, bem encapsulada, com paredes regulares e lisas, com ou sem septação ou calcificação, é observada no quadrante inferior esquerdo (Fig. 66.3)[3,6,24]. O grau de atenuação varia de densidade próxima à da água e de tecidos moles, conforme a quantidade de mucina na massa.

A diferenciação entre apendicite e mucocele é baseada no tamanho, na espessura da parede do apêndice e na presença ou ausência de inflamação ou abscesso periapendicular[3]. Algumas vezes, uma alça de íleo terminal contendo líquido pode ser confundida com mucocele de apêndice[24]. Pequenas áreas focais de calcificação na parede do cisto são típicas de mucocele. A calcificação é devida à resposta distrófica à inflamação crônica causada pela presença do muco na parede do apêndice cecal[6,24]. O tipo de calcificação auxilia no diagnóstico diferencial. A calcificação intraluminal pode ser observada na apendicite, calcificações de borda curvilíneas na mucocele e calcificações amorfas no carcinoma do apêndice[3].

A colonoscopia pode evidenciar elevação localizada com mucosa normal circundando o orifício apendicular ou o sinal de "vulcão" (massa submucosa).

A angiografia mostra deslocamento da artéria apendicular sem neovascularização. A captação do gálio-67 pode ocorrer na mucocele do apêndice, apesar da ausência de grande número de células inflamatórias nos cortes histológicos[11]. A angiografia e a captação do gálio não são nem específicas e nem tem elevada precisão para o diagnóstico de mucocele.

Diagnósticos diferenciais incluem neoplasias benignas do apêndice (leiomioma, fibroma, neuroma, lipoma, neurofibroma etc.), endometriose e adenocarcinoma do apêndice. A intussuscepção, pólipos do apêndice e a presença de coto apendicular após inversão também devem ser considerados.

O diagnóstico diferencial das massas intraperitoneais incluem cistos de ovário e tumores, cistos de duplicação, cistos mesentéricos e omentais, hematoma ou tumor mesentérico e abscesso abdominal. O diagnóstico diferencial de massa retroperitoneal como inflamação, tumor e hemorragia retroperitoneais, cisto renal ou pseudocisto pancreático poderia ser realizado com relativa facilidade.

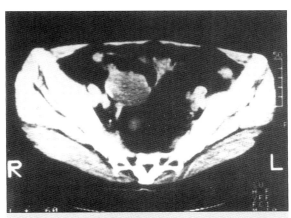

Fig. 66.3 — Tomografia computadorizada de um paciente com mucocele evidenciando uma massa com pouca atenuação, calcificação curvilínea na face lateral e o intestino delgado aderido.

Diagnóstico do Pseudomixoma Peritoneal

A radiografia simples ocasionalmente mostra separação de alças intestinais com ou sem calcificação na parede da mucocele. Compressão e encarceramento do intestino delgado e estenose do cólon sigmóide são demonstrados pelo exame contrastado do intestino delgado e enema opaco, respectivamente. O efeito de massa extrínseca no ceco é freqüentemente demonstrado no enema opaco. Massa hipo- ou anecóica, algumas vezes com septações, é específica de pseudomixoma peritoneal na ultra-sonografia. A tomografia computadorizada revela ascite septada e rebordo do fígado e baço em forma de concha[6,21,28,36,39]. A existência de uma calcificação pélvica curvilínea sugere que a mucocele do apêndice rota pode ser a causa do pseudomixoma peritoneal.

Tratamento e Prognóstico

Pelo fato de metástases regionais para linfonodos nunca terem sido reportadas com essa patologia, mesmo quando existe evidência histológica de cistadenocarcinoma, a apendicectomia simples é efetiva para mucocele não-complicada e íntegra[19]. Durante a ressecção, a mobilização cuidadosa, particularmente de grandes lesões, pode reduzir a possibilidade de rotura e contaminação da cavidade pelo conteúdo da mucocele. Ressecção parcial do ceco ou hemicolectomia direta pode ser necessária somente por motivos técnicos em situações em que há aderência ou invasão local do íleo ou ceco pela mucocele[1,19].

Quando a exploração cirúrgica revela que a ruptura da mucocele ocorreu e o muco, com ou sem elementos epiteliais, é encontrado no abdômen, a apendicectomia e remoção dos cistos mucosos devem ser realizadas[19]. O tumor raramente metastatiza via linfática ou hematogênica. Mesmo quando o tumor já está perfurado e se apresenta como pseudomixoma peritoneal, o paciente ainda apresenta sobrevida de muitos anos[33]. O objetivo da intervenção cirúrgica para o pseudomixoma peritoneal é a redução do tumor (citorredução tumoral)[33].

É recomendada a realização de apendicectomia, omentectomia e também ooforectomia bilateral em mulheres, isto porque a mucocele do apêndice e o cistadenocarcinoma do ovário são encontrados simultaneamente em 18% dos pacientes que se apresentam com pseudomixoma peritoneal[21]. A omentectomia é realizada por dois motivos: (1) o omento é em geral difusamente envolvido no processo tumoral, e essa remoção faz parte da cirurgia citorredutora; (2) esses pacientes freqüentemente requerem procedimentos citorredutores múltiplos, e uma omentectomia facilita os procedimentos subseqüentes[37].

Tem sido recomendado a eletrocoagulação do tumor na superfície de todas as estruturas intra-abdominais, usando a ponta arredondada do aparelho de eletrocautério[36]. No caso de recidiva, os pacientes devem ser submetidos a uma segunda laparotomia, com ressecção da maior quantidade possível do tumor[36].

A instilação intraperitoneal de 5-fluorouracil tem sido recomendada, porém nenhuma melhora na sobrevida tem sido documentada[36]. A tomografia computadorizada é um excelente método de seguimento para avaliar a resposta à quimioterapia ou detectar recorrência[36]. A dosagem do nível do antígeno carcinoembriogênico é útil em algumas situações para a detecção precoce de recorrência[21].

O óbito geralmente ocorre quando o implante mucinoso atinge grandes dimensões e envolve o intestino, causando obstrução intestinal. As taxas de sobrevida em 5 e 10 anos do pseudomixoma peritoneal são de 75% e 60%, respectivamente. Não há diferença significativa na sobrevida de acordo com a idade ou o sexo do paciente[36]. Embora o tumor possa se espalhar por toda a cavidade peritoneal, a invasão visceral é rara, e a disseminação metastática hematogênica ou linfática não ocorre[9,36,37]. Procedimentos citorredutores e relaparotomias com ressecções agressivas não devem ser adiados.

Mucoceles do apêndice freqüentemente se acompanham de tumores sincrônicos do intestino grosso, encontrados em 20% dos pacientes[21]. Na cirurgia, deve-se sempre pesquisar a presença de tumores coexistentes do ovário e trato gastrointestinal, especialmente do cólon[19].

Mixoglobulose

Mixoglobulose é uma variação morfológica da mucocele do apêndice caracterizada pela presença de glóbulos de mucina na luz do apêndice. A incidência de mixoglobulose é de 0,35-8% das mucoceles do apêndice.

ADENOCARCINOMA DO APÊNDICE

Existe uma diferença significativa na história natural e no prognóstico entre a mucocele maligna (cistadenocarcinoma) e o adenocarcinoma do tipo colônico. O adenocarcinoma do apêndice foi primeiramente descrito por Beger em 1882. McGregor *et al.* observaram que a mucocele maligna raramente metastatiza via linfática ou hematogênica e pode ser adequadamente tratada por uma apendicectomia simples. O adenocarcinoma do tipo colônico pode apresentar invasão por extensão direta e invasão de linfáticos e vasos, e a colectomia direita é recomendada como tratamento de escolha. O cistadenocarcinoma foi discutido anteriormente junto com as mucoceles, e aqui será discutido somente o adenocarcinoma tipo colônico.

Incidência

A vasta maioria dos tumores do apêndice é carcinóide, e a relação entre tumores carcinóides e adenocarcinoma é de aproximadamente de 10:1[7]. A incidência de adenocarcinoma apendicular é de 0,08% a 0,2% dos apêndices removidos, representando 0,2% a 0,5% de todos os tumores do trato gastrointestinal[14].

A maioria dos carcinomas está localizada na porção proximal do apêndice, enquanto a maioria dos tumores carcinóides do apêndice está localizada na ponta. A incidência em pacientes do sexo masculino é um pouco maior que nos do sexo feminino. A maior incidência é em torno de 60 anos de idade. Os adenocarcinomas do apêndice são encontrados em pacientes aproximadamente 20 anos mais velhos do que os casos com mucocele.

O comportamento biológico e a aparência macroscópica e microscópica são bastante similares aos do carcinoma colônico.

Quadro Clínico

Em uma revisão de 145 casos da literatura, 65% dos pacientes apresentaram apendicite aguda por obstrução da luz do apêndice, 13% com uma massa, 3% com íleo paralítico e 7% foram achados incidentalmente. Pode-se suspeitar de tumor do apêndice no pré-operatório quando o paciente apresenta sintomas de apendicite recorrente. Algumas apresentações incomuns incluem fístulas, como apendicovesical[31].

Diagnóstico

O enema opaco pode evidenciar presença de tumor comprimindo ou invadindo o ceco (Fig. 66.4).

A tomografia tem uma sensibilidade de 90-95% para o diagnóstico do adenocarcinoma do apêndice, e a principal característica é a presença de dilatação cística, simples ou multiloculada, do apêndice, com elementos sólidos irregulares ou uma massa sólida na região do apêndice[3,22]. Apêndice com diâmetro superior a 15 mm é sugestivo de neoplasia. Diâmetro do apêndice maior do que 6-7 mm é diagnóstico de apendicite, mas nessa doença o diâmetro raramente excede 15 mm[30]. O tipo de calcificação ajuda no diagnóstico diferencial. Calcificação intraluminal pode ser observada na apendicite, calcificação riniforme na mucocele e calcificação amorfa no carcinoma do apêndice[3]. Quando o adenocarcinoma do apêndice está perfurado e associado com uma inflamação periapendicular, pode ser impossível a diferenciação do adenocarcinoma da apendicite aguda. A colonoscopia pode demonstrar o tumor quando este invade o ceco (Fig. 66.5).

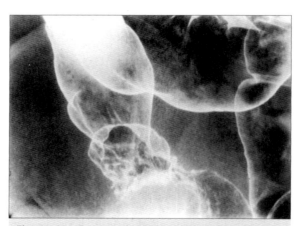

Fig. 66.4 — *Enema opaco evidenciando adenocarcinoma do apêndice. Uma massa no local do apêndice, íleo terminal e ceco pode ser observada. O diagnóstico diferencial deve ser feito com doença de Crohn, tuberculose e infecção por fungo.*

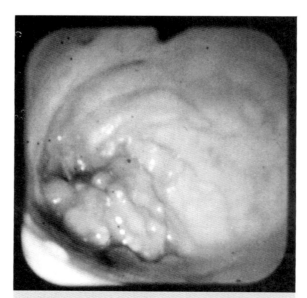

Fig. 66.5 — *Colonoscopia evidenciando adenocarcinoma do apêndice. Uma massa polipóide envolvendo o orifício do apêndice pode ser observada.*

Tratamento e Prognóstico

O adenocarcinoma do apêndice dissemina-se por extensão direta e invade linfáticos e veias, como o adenocarcinoma do cólon. Quando o adenocarcinoma apendicular é diagnosticado, 10% a 30% dos pacientes já apresentam metástases. O grau de diferenciação do tumor é o único fator que se correlaciona com a ressecabilidade: 73% em tumores bem diferenciados e 30% nos tumores indiferenciados.

A sobrevida em 5 anos dos pacientes submetidos a apendicectomia simples foi de 20%. Entretanto, quando a colectomia direita foi incluída, a sobrevida em 5 anos aumentou para 63%[10,18]. Com base na anatomia peculiar do apêndice e na significativa melhora da sobrevida relatada acima, a hemicolectomia direita é recomendada para todos os casos de adenocarcinomas do apêndice. Isso se aplica também a lesões limitadas à mucosa e às que mostram margem livre após apendicectomia simples. Se o diagnóstico for estabelecido somente no pós-operatório, a hemicolectomia deve ser indicada no pós-operatório.

O papel da quimioterapia sistêmica ainda não está determinado pelo número limitado de casos para se realizar um estudo adequado. Entretanto, da mesma forma que os adenocarcinomas colônicos, os do apêndice podem se beneficiar da quimioterapia. A radioterapia tem sido pouco utilizada.

Cerca de 30% dos casos de adenocarcinomas do apêndice apresentam carcinomas colônicos e tumores malignos de muitos outros órgãos sincrônicos e/ou metacrônicos[10]. Uma pesquisa cuidadosa para uma segunda neoplasia primária é de grande valor em pacientes com adenocarcinoma do apêndice, durante a operação e no período de seguimento após a ressecção. A taxa de recorrência após ressecção curativa do adenocarcinoma apendicular é de 4,3%.

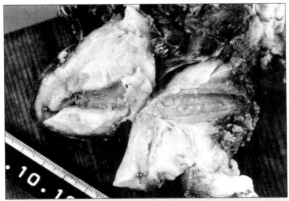

Fig. 66.6 — *Espécimen do apêndice com doença de Crohn mostrando apêndice aumentado e paredes bastante espessas.*

DOENÇA DE CROHN DO APÊNDICE

O apêndice está envolvido em aproximadamente um quarto dos casos de doença de Crohn do íleo terminal. Porém, doença de Crohn isolada do apêndice é rara, com somente cerca de uma centena de casos descritos na literatura (Fig. 66.6)[2]. As características da doença de Crohn do apêndice são diferentes das da doença de Crohn em outras localizações. O comportamento da doença de Crohn do apêndice é lento e silencioso. A taxa de recorrência é muito baixa, de aproximadamente 7,0%[2].

REFERÊNCIAS BIBLIOGRÁFICAS

1. Aho AJ, Heinonen R, Lauren P. Benign and malignant mucocele of the appendix. *Acta Chir Scand* 139:392-400, 1973.
2. Ariel I, Vinograd I, Hershlag A, Olsha O, et al. Crohn's disease isolated to the appendix: truths and fallacies. *Hum Pathol* 17:1116-21, 1986.
3. Balthazar EJ, Megibow AJ, Gordon RB, Whelan CA. Computed tomography of the abnormal appendix. *J Comput Assist Tomogr* 12:595-601, 1988.
4. Cerame MA. A 25-year review of adenocarcinoma of the appendix. A frequently perforating carcinoma. *Dis Colon Rectum* 31:145-50, 1988.
5. Connor SJ, Hanna GB, Frizelle FA. Appendiceal tumors: retrospective clinicopathologic analysis of appendiceal tumors from 7,970 appendectomies. *Dis Colon Rectum* 41:75-80, 1998.
6. Dachman AH, Lichtenstein JE, Friedman AC. Mucocele of the appendix and pseudomyxoma peritonei. *AJR* 144:923-9, 1985.
7. Doede T, Foss HD, Waldschmidt J. Carcinoid tumors of the appendix in children — epidemiology, clinical aspects and procedure. *Eur J Pediatr Surg* 10:372-7, 2000.
8. Esquivel J, Sugarbaker PH. Clinical presentation of the pseudomyxoma peritonei syndrome. *Br J Surg* 87:1414-8, 2000.
9. Esquivel J, Sugarbaker PH. Second-look surgery in patients with peritoneal dissemination from appendiceal malignancy: analysis of prognostic factors 98 patients. *Ann Surg* 234:198-205, 2001.
10. Ferro M, Anthony PP, Path FRC. Adenocarcinoma of the appendix. *Dis Colon Rectum* 28:457-9, 1985.
11. Friedman R, Alpert L. Gallium scintigraphy demonstration of an appendiceal mucocele: a proposed mechanism of uptake. *Clin Nucl Med* 6:378-9, 1981.
12. Garin L, Corbinais S, Boucher E, Blanchot J, Le Guilcher P, Raoul JL. Adenocarcinoid of the appendix vermiformis: complete and persistent remission after chemotherapy (folfox) of a metastatic case. *Dig Dis Sci* 47:2760-2, 2002.
13. Hamilton DL, Stormont JM. The volcano sign of appendiceal mucocele. *Gastrointest Endosc* 35:453-6, 1989.
14. Hananel N, Powsner E, Wolloch Y. Adenocarcinoma of the appendix: an unusual disease. *Eur J Surg* 164:859-62, 1998.
15. Hata K, Tanaka N, Nomura Y, Wada I, Nagawa H. Early appendiceal adenocarcinoma. A review of the literature with special reference to optimal surgical procedures. *J Gastroenterol* 37:210-4, 2002.
16. Hatch KF, Blanchard DK, Hatch GF 3rd, Wertheimer-Hatch L, Dav GB, Foster RS Jr, Skandalakis JE. Tumors of the appendix and colon. *World J Surg* 24:430-6, 2000.
17. Haritopoulos KN, Brown DC, Lewis P, Mansour F, Eltayar AR, Labruzzo C, Hakim NS. Appendiceal mucocoele: a case report and review of the literature. *Int Surg* 86:259-62 2001.
18. Hesketh KT. The management of primary adenocarcinoma of the vermiform appendix. *Gut* 4:158-68, 1963.
19. Kahn M, Friedman IH. Mucocele of the appendix; diagnosis and surgical management. *Dis Colon Rectum* 22:267-9, 1979.

20. Kulke MH, Meyer RJ. Carcinoid tumors. *N Engl J Med* 340:858-68, 1999.

21. Landen S, Bertrand C, Maddern GJ, et al. Appendiceal mucoceles and pseudomyxoma peritonei. Surg Gynecol Obstet 175:401-4, 1992.

22. Lim HK, Lee WJ, Kim SH, Kim B, Cho JM, Byun JY. Primary mucinous cystadenocarcinoma of the appendix: CT findings. *AJR Am J Roentgenol* 173:1071-4, 1999.

23. Madwed D, Mindelzun R, Jeffrey RB Jr. Mucocele of the appendix: imaging findings. *AJR* 159:69-72, 1992.

24. McCusker ME, Coté TR, Clegg LX, Sobin LH. Primary malignant neoplasms of the appendix: a population-based study from the surveillance, epidemiology and end-results program, 1973-1998. *Cancer* 94:3307-12, 2002.

25. Modlin IM, Sandor A. An analysis of 8305 cases of carcinoid tumors. *Cancer* 79:813-29, 1997.

26. Moertel CG. Treatment of the carcinoid tumor and the malignant carcinoid syndrome. *J Clin Oncol* 1:727-40, 1983.

27. Nitechi SS, Wolff BG, Schlinkert R, Sarr MG. The natural history of surgically treated primary adenocarcinoma of the appendix. *Ann Surg* 219:51-7, 1996.

28. Oberndofer S. Karzinoide: tumoren des dünndarmes. *Frankf Z Pathol* 1:426-32, 1907.

29. O'Connell JT, Tomlinson JS, Roberts AA, McGonigle KF, Barsky SH. Pseudomyxoma peritonei is a disease of MUC2-expressing goblet cells. *Am J Pathol* 161:551-64, 2002.

30. Pickhardt PJ, Levy AD, Rohrmann CA, Kende AI. Primary neoplasms of the appendix manifesting as acute appendicitis: CT findings with pathologic comparison. *Radiology* 224:775-81, 2002.

31. Rahman SI, Matthews LK, Townell NH. Appendicular adenocarcinoma leading to appendico-vesical fistula. *Br J Urol* 78:305-6, 1996.

32. Roggo A, Wood WC, Ottinger LW. 390 carcinoid tumors of the appendix. *Ann Surg* 217:385, 1993.

33. Ronnett BM, Yan H, Kurman RJ, Shmookler BM, Wu L, Sugarbaker PH. Patients with pseudomyxoma peritonei associated with disseminated peritoneal adenomucinosis have a significantly more favorable prognosis than patients with peritoneal mucinous carcinomatosis. *Cancer* 92:85-91, 2001.

34. Roth T, Zimmer G, Tschantz P. Maladie de Crohn appendiculaire. *Ann Chir* 125:665-7, 2000.

35. Sandor A, Modlin IM. A retrospective analysis of 1570 appendiceal carcinoids. *Am J Gastroenterol* 93:422-8, 1998.

36. Smith JW, Kemeny N, Caldwell C, et al. Pseudomyxoma peritonei of appendiceal origin. *Cancer* 70:396-401, 1992.

37. Sugarbaker PH. Cytoreduction including total gastrectomy for pseudomyxoma peritonei. *Br J Surg* 89:208-12, 2002.

38. Thirlby RC, Kasper CS, Jones RC. Metastatic carcinoid tumor of the appendix: report of a case and review of the literature. *Dis Colon Rectum* 27:42-6, 1984.

39. Yeh H, Shafir MK, Slater G, et al. Ultrasonography and computed tomography in paeudomyxoma peritonei. *Radiology* 153:507-10, 1984.

Anomalias Congênitas do Intestino Grosso e do Ânus*

CAPÍTULO 67

David C. Hitch
Antônio Carlos Ligocki Campos

INTRODUÇÃO

Anomalias congênitas do cólon, reto e ânus ocorrem com freqüência de aproximadamente 1:5.000 nascimentos vivos, sendo as mais freqüentes a doença de Hirschsprung e o ânus imperfurado[27,96]. Para o atendimento desses pacientes, o cirurgião deve possuir conhecimentos básicos do desenvolvimento embriológico (ver Capítulo 63) e estar familiarizado com as manifestações clínicas, as opções cirúrgicas que melhor se adaptem a cada caso e as dificuldades potenciais que podem ocorrer, tanto para a criança como para a família.

MEGACÓLON CONGÊNITO (DOENÇA DE HIRSCHSPRUNG)

Harald Hirschsprung, nascido em Copenhague, relatou em 1886 e publicou em 1887 os casos de duas crianças que apresentavam constipação intercalada com diarréia e que, ao morrerem, apresentavam o cólon bastante distendido e o reto de calibre normal[35]. Essa descrição inicial referia-se principalmente aos aspectos clínicos da doença que hoje é conhecida pelo seu nome. A descrição inicial detalhada da doença de Hirschsprung é atribuída a Frederick Ruysch em 1691[81]. Em 1901, Tittle descreveu a ausência de gânglios retais em uma criança acometida por essa doença, porém apenas em 1939 Robertson associou a obstrução intestinal com a ausência de gânglios intestinais[79,107]. Em 1940, Tiffin sugeriu que a base fisiopatológica da doença era um distúrbio do peristaltismo, ocasionado pela ausência de plexos mioentéricos no intestino distal[106]. Em 1948, Swenson e Bill descreveram a remoção do segmento aganglionar como terapêutico no tratamento dos portadores de megacólon congênito[98].

A doença de Hirschsprung caracteriza-se pela ausência de inervação parassimpática do intestino distal. Os gânglios mioentéricos migram da crista neural em sentido caudal, iniciando-se próximo ao canal intestinal e acompanhando o nervo vago distalmente. A migração inicia-se na 6ª semana gestacional, atinge o cólon transverso na 8ª semana e o cólon distal por volta da 12ª semana. Os gânglios nervosos estão localizados nos plexos de Auerbach, Meissner e Henle. Os gânglios contêm células neurais com diferentes graus de maturidade. A maturidade completa das células ganglionares só ocorre no 2º ano de vida.[71,88] No reto, próximo à linha pectínea, a distribuição dos plexos é normalmente escassa no primeiro centímetro, porém consistentemente abundante acima desse nível em todas as crianças, incluindo as prematuras[3]. A ausência de células ganglionares no cólon distal é bem definida na doença de Hirschsprung, porém a exata fisiopatologia da doença permanece obscura. Apesar de haverem sido identificadas fibras não-colinérgicas excitatórias e não-adrenérgicas inibitórias na submucosa do reto, as quais são capazes de modificar as respostas excitatórias colinérgicas e inibitórias adrenérgicas, a base da motilidade retal normal parece ser a célula ganglionar[71].

A incidência da doença de Hirschsprung é de 0,02% (1:5.000 nascimentos vivos). Passarge estudou o padrão hereditário da doença, e em análise de 440 pacientes definiu a predominância masculina da doença (78%) e o padrão hereditário multifatorial[66]. A incidência em irmãos de pacientes femininos com a doença é de 10,4%, muito superior à incidência de irmãs afetadas de pacientes masculinos (2,01%), e nos casos de Hirschsprung de segmento longo a incidência em irmãos de pacientes femininos afetados aumenta para 24%. A incidência de síndrome de Down nos pacientes com doença de Hirschsprung é de cerca de 4 a 16%, sendo o prognóstico desses pacientes pior[67]. Outras condições associadas in-

---

* *Capítulo traduzido pelo Drs. Ayrton Alves Aranha Jr. e Carolina Gomes Gonçalves.*

cluem a síndrome de Waardenburg, a braquidactilia, a síndrome de von Recklinghausen, a síndrome de Smith-Lemli-Opitz, a síndrome de Goldberg-Shprintzen e a atresia de cólon[2,71,117].

Diagnóstico

A ausência de passagem espontânea de mecônio nas primeiras 24 horas de vida é o primeiro sintoma da doença e ocorre em 94% dos casos[93]. Apenas cerca de 5% das crianças normais não evacuam mecônio nas primeiras 24 horas de vida. Apesar de a sintomatologia variar bastante, a maioria dos pacientes apresenta sintomas desde o nascimento. Atualmente o diagnóstico é estabelecido muito mais precocemente. No presente, cerca de 90% dos casos de megacólon congênito são diagnosticados no período neonatal. Existe um padrão progressivo de obstipação intercalada com episódios de diarréia ou enterocolite. Constipação está quase sempre presente no primeiro ano de vida. Os sintomas mais freqüentes incluem, além da obstipação, distensão abdominal, vômitos, diarréia e retardo do desenvolvimento. Podem ocorrer episódios de ampola retal vazia, de impactação fecal ou de desidratação.[43]

A origem da enterocolite que ocorre na doença de Hirschsprung é pouco conhecida, e sua etiologia não é bem definida[104]. A teoria mais aceita relaciona esta complicação ao supercrescimento bacteriano com invasão da mucosa e assim desencadeamento do processo inflamatório.

A incidência de enterocolite pode chegar a 54% dos casos, e a mortalidade da enterocolite da doença de Hirschsprung é de 4,7%[42,105]. Na maioria dos doentes ocorrem alterações histológicas do tipo inflamatórias e não-específicas. Alguns autores procuraram associar *Clostridium difficile* com os episódios diarréicos[14,105]. As manifestações clínicas da enterocolite incluem distensão abdominal importante, vômitos, diarréia e perda maciça de fluidos. O achado mais característico na radiografia simples de abdômen é o sinal de amputação (*cut-off sign*), apresentando uma sensibilidade de 74% e especificidade de 86%. A terapia inclui descompressão colônica e tratamento do *Clostridium difficile,* quando presente.

Entre os estudos radiológicos para o diagnóstico de doença de Hirschsprung, o enema opaco é o mais utilizado, devendo sempre ser realizada inicialmente a radiografia simples de abdômen para excluir perfuração intestinal espontânea. O enema baritado realizado sem preparo e sem evidências de enterocolite ou peritonite pode ser bem sugestivo do diagnóstico na abordagem inicial do paciente, porém somente a biópsia retal estabelece o diagnóstico definitivo. No enema opaco, observa-se um afunilamento do sigmóide distal e do reto proximal em 75% dos casos. Uma vez visualizada a área de transição, não há necessidade de se prosseguir o exame, devido à potencial dificuldade em se esvaziar o cólon posteriormente (Fig. 67.1).

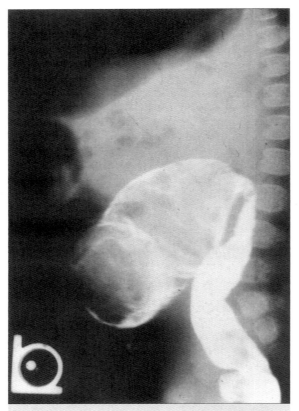

Fig. 67.1 — *Enema opaco de uma paciente com megacólon congênito. (Fotografia gentilmente fornecida pelo Dr. Jean Vanhoutte.)*

A biópsia é o único exame capaz de confirmar a suspeita clínica ou radiológica de doença de Hirschsprung. Atualmente, há três maneiras gerais de se obter biópsia retal. A menos invasiva é a biópsia capsular ou por sucção. A especificidade do diagnóstico com esse método aumentou bastante com o advento da imuno-histoquímica enzimática (acetilcolinesterase) e da imuno-histoquímica com anticorpos monoclonais (anticorpo monoclonal D_7)[72]. Uma técnica de biópsia retal intermediária é aquela realizada com pinça de biópsia[86]. Essa técnica permite obter-se amostra de tecido, que é suficiente para o patologista que esteja familiarizado com o diagnóstico microscópico da doença de Hirschsprung. Os plexos de Meissner e de Henle devem ser visualizados rotineiramente na biópsia retal normal. Os plexos de Auerbach também são freqüentemente visualizados. Por fim, a biópsia clássica é aquela que interessa a todas as camadas do reto. Apenas esta última necessita de anestesia geral, porém é a mais confiável, porque é a única que obtém tecido que provavelmente teria plexos de Auerbach (Fig. 67.2). Adicionalmente, é possível constatar-se hipertrofia de nervos nas áreas de aganglionose. É importante salientar-se que, independentemente da técnica utilizada, a biópsia deverá ser feita acima da área onde normalmente os plexos são diminuídos (primeiro centímetro acima da linha pectínea) e deverá ser feita posteriormente, de forma a evitar lesão do trato genitourinário. A precisão da biópsia é bastante elevada quando realizada por patologistas experientes. As complicações mais importantes são perfuração e sangramento, ocorrendo em aproximadamente 0,2% dos casos.

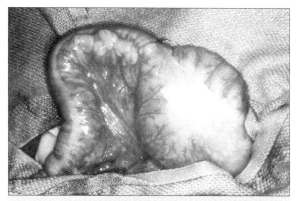

Fig. 67.2 — Aspecto macroscópico de um megacólon congênito (doença de Hirschsprung). O local da biópsia é marcado por um fio de sutura.

Um outro método diagnóstico que pode ser empregado é a manometria anal. Normalmente, deve ocorrer relaxamento do esfíncter interno do ânus quando o reto é distendido, mesmo no período neonatal[13,80,103]. Esse reflexo está abolido na doença de Hirschsprung.

Aganglionose de todo o cólon é rara e ocorre em apenas 2,5 a 5% dos casos[46,94]. Da mesma forma, doença de Hirschsprung de segmento curto (menor de 5 cm), também conhecida como acalasia anorretal, ocorre em apenas 5% dos casos[87,99]. A imensa maioria dos doentes apresentará segmento aganglionar maior do que 5 cm, porém sem atingir todo o cólon.

O diagnóstico diferencial principal é com crianças em fase de treinamento esfincteriano durante a retirada das fraldas.

Tratamento

Na fase inicial de vida, quando o diagnóstico é estabelecido, normalmente se recomenda colostomia, para descomprimir o cólon e permitir o desenvolvimento normal da criança. Em geral, a colostomia é realizada na zona de transição entre intestino normal e aganglionar, a qual é confirmada durante a operação através de biópsia de congelação. Alguns cirurgiões preferem realizar a colostomia na flexura hepática do cólon. A operação definitiva é realizada quando a criança é capaz de tolerar procedimento cirúrgico mais agressivo, em geral após o sexto mês de vida. Entretanto, tanto So como Carcassone recomendam a operação nos primeiros dois meses de vida, sem a necessidade de se realizar colostomia prévia[18,91]. Esse procedimento é empregado principalmente nos pacientes que não apresentam dilatação muito importante dos cólons.

Os princípios cirúrgicos inicialmente propostos por Swenson para o tratamento da doença de Hirschsprung são ainda válidos e devem ser seguidos independentemente da técnica cirúrgica a ser empregada: remoção ou desvio do segmento aganglionar e abaixamento do cólon com gânglios até a linha pectínea[98]. Atualmente, três técnicas cirúrgicas são utilizadas no tratamento da doença de Hirschsprung: as de Swenson, Duhamel e Soave.

O primeiro procedimento descrito foi o de Swenson, tendo sido utilizado por um longo período de tempo, embora atualmente seja pouco utilizado devido à sua agressividade, com lesão de nervos erigentes e da inervação vesical. Além disso, os resultados não foram satisfatórios[98]. A operação inicia-se por identificação do intestino distal normal através de biópsias colônicas extramucosas. O segmento aganglionar é removido até cerca de 2 cm da linha pectínea. Durante toda a dissecção retal, o cirurgião deve manter-se o mais próximo possível do reto, a fim de evitar lesão dos nervos erigentes. O coto retal remanescente é evertido, a mucosa ressecada e o intestino normal abaixado por via transanal. A anastomose é feita obliquamente término-terminal entre o cólon abaixado e a túnica muscular retal entre 0,5 e 1,0 cm da linha pectínea posteriormente e entre 1,0 e 1,5 cm da linha pectínea anteriormente. O maior inconveniente da técnica de Swenson é a lesão dos nervos erigentes e o conseqüente comprometimento da inervação vesical e genital.

A técnica de Duhamel é funcionalmente uma reconstituição término-lateral do reto. O objetivo da técnica, segundo o próprio Duhamel, é "excluir o reto malformado e não o ressecar, evitando-se a dissecção pélvica"[26]. A técnica original foi modificada por diversos autores e consiste na ressecção da maior parte do segmento aganglionar até o nível da reflexão peritoneal e no fechamento do coto retal tipo Hartmann[53,54,64,94,101]. O cólon é abaixado posteriormente ao reto, evitando-se toda a dissecção pélvica anterior. A anastomose término-lateral é feita ao nível da linha pectínea posteriormente (ver Capítulo 70). As principais variantes da técnica original referem-se à forma de realização da anastomose colorretal, desde o uso de clampes intestinais que esmaguem as bordas a serem anastomosadas até o uso de aparelhos de anastomose mecânica. No entanto, o principal inconveniente da técnica, a estase fecal no coto retal remanescente, não parece estar solucionado, a despeito das modificações da técnica original[23].

Uma terceira técnica utilizada é o procedimento de Soave[92]. Essa operação é baseada em um procedimento inicialmente descrito por Ravitch e Sabiston e propõe-se a ressecar o segmento aganglionar sem comprometimento dos nervos erigentes[75]. Na técnica descrita inicialmente, o segmento aganglionar é identificado através de biópsias de congelação realizadas no peroperatório. No ponto de transição, o cólon é seccionado e procede-se à ressecção da mucosa retal até a linha pectínea. Completada a ressecção da mucosa, o cólon é abaixado por dentro da túnica muscular retal e é suturado término-terminalmente ao nível da linha pectínea. A sutura direta do cólon abaixado à linha pectínea é uma modificação proposta por Boley[11]. O manguito muscular retal, apesar de aganglionar, não representa obstáculo ao trânsito colônico. A continuidade intestinal é assegurada por essa técnica, sem o inconveniente da dissecção dos nervos erigentes. O maior inconveniente dessa técnica é o desenvolvimento de hematomas ou abscessos entre o manguito retal e o cólon abaixado.

Em geral, a despeito da técnica empregada, os resultados com o tratamento cirúrgico da doença de Hirschsprung são satisfatórios. Em um seguimento de 25 anos, Swenson relatou que 90% de seus pacientes tinham hábito intestinal normal e que não havia casos de impotência ou incontinência urinária no seguimento tardio[100]. Soave, analisando sua experiência em um seguimento de mais de 15 anos, referiu igualmente hábito intestinal normal na maioria dos doentes e ausência de impotência ou de incontinência a longo prazo[93]. Já com o procedimento de Duhamel, apesar de não haver problemas com impotência ou alterações urinárias, são relativamente freqüentes os casos de esvaziamento incompleto da ampola retal, com conseqüente estase fecal a esse nível[23]. As várias modificações do procedimento inicial não foram capazes de evitar esse inconveniente da operação de Duhamel[71].

Nos últimos anos, a videocirurgia tem sido utilizada com sucesso no tratamento do megacólon congênito.

A doença de Hirschsprung com segmento curto (menor do que 5 cm), apesar de infreqüente (2-5%), pode ser tratada apenas com miomectomia posterior tanto através da parede retal na linha pectínea como através de acesso transacral, com bons resultados[4,87]. Ambas as técnicas preconizam a ressecção de uma fita muscular longitudinal de 1 cm x 4,5 cm na parede muscular posterior, na zona aganglionar, incluindo o esfíncter interno do ânus. A doença de Hirschsprung de segmento longo também é infreqüente, porém nesta os resultados cirúrgicos são decepcionantes. Martin descreveu uma anastomose ileocolônica descendente látero-lateral, enquanto Shandling modificou essa técnica fazendo uma anastomose ileoanal e realizando a anastomose ileocolônica 10 cm anteriormente à anastomose anal[52,85]. Applebaum descreveu um procedimento similar ao descrito por Shandling, enquanto Stringel modificou o procedimento de Shandling incorporando o segmento aganglionar ileal distal, a válvula ileocecal e o cólon na anastomose ileocolônica. Ziegler realizou uma miomectomia de 50 cm em segmento aganglionar de intestino delgado proximal em um caso extremo de agenesia ganglionar total[5,97,119].

Fishbein e Wheatley descreveram a doença de Hirschsprung manifestando-se na idade adulta.[28,114] Nessas situações, o diagnóstico diferencial deve ser feito com constipação ou com enterocolite.

MALFORMAÇÕES ANORRETAIS

A anomalia ânus imperfurado é conhecida há mais de 1.300 anos, desde a criação de uma fístula retoperineal por Paulus Aegineta no ano 650 a.C.[96]. No século XVIII, utilizavam-se incisões na linha média perineal com um trocarte para criar a fístula retoperineal, a qual necessitava de dilatações de repetição. Em 1835, Amussat suturou a mucosa intestinal à pele perineal, procedimento que foi rotineiramente utilizado até o início do século. Nessa época, começou a ser utilizada a cirurgia em dois tempos, realizando-se inicialmente uma colostomia, seguida de abaixamento do cólon. Esse procedimento foi adequadamente padronizado em 1934 por Ladd e Gross[46]. A importância do músculo puborretal na correção dessas anomalias foi ressaltada por Stephens em 1953[95]. Rehbein descreveu a associação de ressecção da mucosa retal em 1967; Keisewetter em 1967, combinou os procedimentos de Stephens e Rehbein[32,64]. Em 1980 e 1982, Pena descreveu o acesso sagital posterior e a reconstrução anatômica do ânus imperfurado, o qual rapidamente se tornou o procedimento de escolha no tratamento das imperfurações intestinais altas[68].

O ânus imperfurado e as anomalias da cloaca são as principais anomalias do intestino inferior e ocorrem uma vez a cada 5.000 nascimentos[30,47,96]. As anomalias anorretais são mais prevalentes em meninas, sendo também importantes as associações com síndrome de Down. Na 4ª semana de gestação, o embrião desenvolve a cloaca interna através da membrana cloacal. Inicialmente a cloaca interna é dividida em duas partes pela descida caudal do septo urogenital, conhecido como prega de Rathke. Esse septo é formado ao redor da 7ª semana gestacional. Concomitantemente, a membrana cloacal migra dorsalmente. Quando a membrana cloacal e a membrana urogenital se encontram, a membrana cloacal atrofia-se, estabelecendo a patência do ânus. A porção anterior da cloaca interna dá origem à uretra no homem e à uretra e à vagina na mulher. A cloaca externa, formada pela porção anterior, dobra-se na linha média no homem para formar a uretra distal na 11ª semana. O ânus é a porção ectodérmica do canal anal e é externo em relação à membrana cloacal. O reto, os músculos elevadores do ânus e o esfíncter externo unem-se para formar o complexo muscular estriado[67].

A inervação autonômica para os músculos elevadores do ânus origina-se dos ramos nervosos sacrais e do nervo pudendo[106]. Os nervos atravessam a face lateral do reto obliquamente. Os nervos somáticos encontram-se abaixo da fáscia e originam-se dos segmentos sacrais 3, 4 e 5. Os músculos voluntários anais são inervados pelos nervos pudendos e perineais, os quais atravessam a parede média da fossa isquiorretal.

Diagnóstico

O ânus imperfurado caracteriza-se por obstrução intestinal distal com ou sem fístula para o períneo ou a uretra. Ocasionalmente, a fístula pode fazer-se para a vagina, útero ou bexiga (Fig. 67.3). Se não for tratada, a anomalia é geralmente fatal. Anomalias associadas são freqüentes (61%), sendo as mais comumente encontradas as anomalias genitourinárias[96]. A síndrome mais comum é a síndrome de VATER (Vertebral defects; Anal atresia; Tracheoesophageal fistula with Esophageal atresia; Radial and renal dysplasia), na qual 35% dos casos vão apresentar defeitos vertebrais e 70% atresia esofagiana[73]. Podem ser encontradas anomalias cardíacas. Dois terços dos portadores de ânus imperfurado são do sexo masculino[96]. O diagnóstico inicial de ânus imperfurado é geralmente feito por inspeção. Atresia retal pura com membrana anal imperfurada é rara. O objetivo da avaliação inicial é definir o nível da atresia. A terapia primária tem como objetivo aliviar a obstrução intestinal. A maioria dos pacientes do sexo masculino (54%) apresenta anomalias altas, ou seja, acima dos elevadores, com fístula para a uretra bulbar, enquanto a maioria dos pacientes do sexo feminino (70%) apresenta anomalias baixas, com a fístula retovestibular.

O invertograma lateral de Wangensteen e Rice é útil em identificar a posição do reto, através da linha pubococcígea[110]. A visão lateral *cross-table* ou a linha médio-isquial também pode ser utilizada[62,96]. Tanto resultados falso-positivos como falso-negativos podem ocorrer com esses exames. A ultra-sonografia não se mostrou útil na avaliação das anomalias anorretais. A tomografia computadorizada e a ressonância magnética podem ser úteis na avaliação dos pacientes[70,102].

O exame físico e a inspeção do períneo são valiosíssimos na avaliação desses pacientes. A presença de fístula na fúrcula vaginal posterior no sexo feminino ou de anomalia em alça de balde no homem geralmente indicam a presença de anomalia baixa. Presença de ar na bexiga à radiografia simples indica fístula com a bexiga. Presença de mecônio na urina é diagnóstico de fístula com o trato urinário e estabelece o diagnóstico de anomalia alta. Presença de mecônio ou descamação em *pérola* na rafe mediana no sexo masculino indica anomalia baixa. No sexo feminino, fístula na fúrcula vaginal posterior indica anomalia baixa, enquanto fístula na vagina acima do hímen indica anomalia alta[6].

Vários autores tentaram classificar as anomalias anorretais. A classificação internacional, proposta em 1970, apesar de muito detalhada, pode ser utilizada na prática. Entretanto, essa classificação tem sido mais utilizada nos estudos científicos. Na prática, é mais conveniente utilizar-se a divisão simples das anomalias em altas e baixas. Nas anomalias altas, a atresia encontra-se acima dos músculos elevadores do ânus, enquanto nas anomalias baixas a atresia encontra-se abaixo e anterior em relação ao feixe puborretal dos elevadores.

Tratamento

O tratamento inicial imediato é a hidratação e a descompressão gastrointestinal, enquanto se determina o tipo de anomalia. Quando a atresia é alta, está indicada colostomia, enquanto nas anomalias baixas pode-se indicar imediatamente a reconstrução perineal. Nas atresias ditas intermediárias, a conduta é semelhante àquela das anomalias altas[29]. Essas condutas baseiam-se no princípio de que, enquanto as anomalias baixas podem ser corrigidas no período neonatal, a correção das anomalias altas exige dissecções extensas e deve ser retardada até que a criança esteja em condições para suportar tais procedimentos reconstrutivos, geralmente com 4 e 6 meses. Se persistirem dúvidas quanto ao nível da anomalia, esta deverá ser tratada como anomalia alta, uma colostomia deverá ser confeccionada e o seu tratamento definitivo postergado.

O tratamento cirúrgico das anomalias baixas consiste em descobrir-se o ânus através de procedimento tipo *cut-back*, com ou sem rotação de retalhos de pele, suturando-se a mucosa retal à pele perineal[15,90]. Dilatação da fístula e posterior reposicionamento retal têm sido empregados em alguns centros.

Nas anomalias altas, o procedimento cirúrgico inicial é a colostomia. A localização da colostomia dependerá do tipo de tratamento definitivo previsto para o paciente, principalmente nos casos de extrofia cloacal, quando é necessário laparotomia para mobilização dos

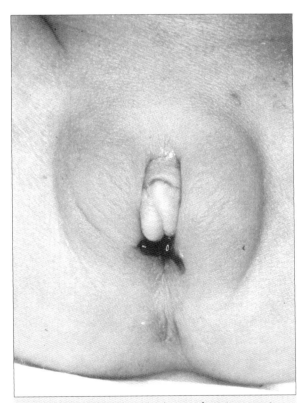

Fig. 67.3 — *Recém-nascido do sexo feminino com ânus imperfurado baixo. O mecônio está sendo eliminado pela vagina através de uma fístula retovaginal.*

cólons. Se optar pela mobilização abdominal do cólon, a transversostomia no ângulo hepático é preferível em relação à sigmoidostomia. Entretanto, pode ocorrer refluxo de urina no cólon, o que pode ocasionar acidose hiperclorêmica em pacientes submetidos a transversostomia no ângulo hepático. Entre a colostomia inicial descompressiva e a operação definitiva, a criança deverá ser avaliada cuidadosamente quanto à presença de anomalias associadas, especialmente aquelas de coração, trato gastrointestinal e trato genitourinário. A sensibilidade ao nível do períneo e o desenvolvimento sacral deverão ser avaliados para auxiliar na formulação do prognóstico do caso.

Atualmente há três técnicas mais freqüentemente empregadas na reconstrução das anomalias anorretais altas. Stephens descreveu o acesso posterior transacral, através do qual o reto é mobilizado, a fístula retouretral é ressecada e o reto é reposicionado anteriormente em relação ao músculo puborretal, com anastomose retoperineal na área onde provavelmente se encontra o ânus[95]. O acesso descrito por Stephens foi modificado por Smith, o qual incorporou sugestões propostas no procedimento de Pena[89]. Stephens enfatiza a importância dos músculos puborretais na continência fecal. Kiesewetter combinou o acesso de Stephens com aqueles propostos por Rhoads e por Rehbein nas operações de abaixamento abdominossacroperineal do cólon[40,41,76,78]. A essência do procedimento de Kiesewetter é a identificação precisa e a ressecção da fístula retouretral com adequada mobilização do reto e seu reposicionamento. Essa operação é especialmente útil nos pacientes com anomalias muito altas ou com fístula para a bexiga ou útero.

Foi Pena quem primeiro descreveu o acesso sagital posterior para o tratamento de anomalias altas. Esse procedimento difere dos demais por incluir secção proposital dos músculos puborretais na linha média[25]. Pena também enfatiza a necessidade de correta identificação e preservação do esfíncter externo do ânus. O esfíncter externo normalmente está presente, apesar de atrofiado. Ele pode ser identificado através de estimulação local. A descrição original foi seguida de descrições mais detalhadas da técnica, e foi empregada em abaixamentos tanto primários como secundários[67,68]. O consenso é de que o procedimento de Pena é um avanço nas técnicas de reconstrução das imperfurações anais altas[16]. O reto terminal pode ser adequado aos elevadores, em especial ao puborretal e aos esfíncteres estriados de forma mais aprovada do que aquela obtida com as outras técnicas. Essa técnica continua a ser refinada, e suas limitações testadas[32,59,60]. Além de todas as alterações anatômicas ao nível do reto e dos esfíncteres, atenção especial deve ser dada às anomalias do sacro e do cóccix, que parecem ter participação determinante no mecanismo de continência. Laberge descreveu uma quarta técnica, na qual se utiliza acesso anterior para anomalias altas e combina-se dissecção abdominal e perineal[45,116].

Para o sucesso de todos esses procedimentos, são importantes a presença de um canal anal longo, o posi-

cionamento do reto anteriormente ao músculo puborretal e anastomose retoperineal adequada. É essencial a dilatação da anastomose após a cirurgia. O prolapso da mucosa retal continua a ser um problema sério. Anoplastias com rotação de retalhos de pele podem ser utilizadas no tratamento dos prolapsos mucosos[17,58]. Estase retal, constipação, incontinência fecal e síndromes espinhais disráficas são os principais inconvenientes das correções das anomalias altas, independentemente da técnica utilizada[8,15,36,82,83,108]. Foi relatada a formação de mucocele originada a partir de mucosa retal retida após a correção de ânus imperfurado[36].

A anomalia mais grave do intestino posterior é extrofia cloacal. Milderberger descreveu detalhadamente as alterações embriológicas implicadas na origem dessa alteração[57]. O tratamento inicial consiste em ileostomia derivativa e correção da onfalocele, caso esta esteja presente. Subseqüentemente, a bexiga é corrigida, e a reconstrução do reto e mesmo a da bexiga podem ser tentadas[33,34]. O procedimento de Pena pode ser empregado com vantagens na reconstrução dessas anomalias complexas[49,61].

DUPLICAÇÃO E ATRESIA PRIMÁRIA DO CÓLON

A duplicação do cólon é rara. Gross relatou 13 pacientes com duplicação do cólon e/ou reto, representando 19% de todas as duplicações entéricas[31]. As duplicações podem ser classificadas em císticas e tubulares. As duplicações geralmente dependem do mesentério e do suprimento vascular do intestino normal. Quando a duplicação é tubular, ela pode ser completa, terminando no períneo ou no trato genitourinário[112]. Anomalias associadas dos tratos genitourinário ou gastrointestinal podem ser encontradas em até um terço dos pacientes[38]. Tecido ectópico, especialmente mucosa gástrica, pode estar presente em até 38% dos casos[38]. As manifestações clínicas normalmente resultam de obstrução intestinal, intussuscepção ou sangramento do segmento duplicado. Ocasionalmente é possível diagnosticar-se uma duplicação de cólon assintomática. A cintilografia com tecnécio-99 pode ajudar no diagnóstico devido à alta incidência de mucosa gástrica ectópica[37].

O tratamento cirúrgico das duplicações colônicas ou retais é baseado no tipo de duplicação e na quantidade de intestino duplicado a ser removido. O intestino duplicado pode ser removido total ou parcialmente. A ressecção da mucosa do segmento duplicado também é efetiva[7]. Fístulas com o trato genitourinário ou com o períneo devem ser corrigidas.

Atresia colônica é rara. Boles descreveu 11 casos, e metade desses pacientes apresentava anomalias associadas, sendo a mais comum a gastrosquise[10]. Quando não-associada com gastrosquise, o paciente apresentará obstrução intestinal baixa. O enema baritado é diagnóstico, sendo geralmente realizado após a radiografia simples de abdômen (Fig. 67.4). A etiologia parece estar relacionada com fatores isquêmicos do segmento colônico, devido à gastrosquise ou a oclusões vasculares primárias[50]. O estabelecimento da continuidade digestiva, com ou sem colostomia prévia, é curativo[22]. A maioria dos recém-natos é submetida a colostomia para posterior correção pela técnica de Swenson ou abaixamento endoanal.

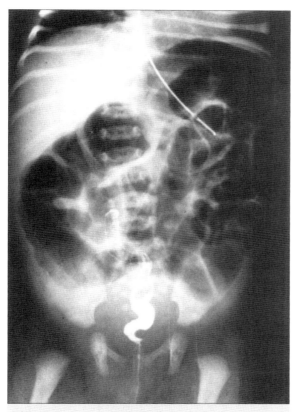

Fig. 67.4 — *Enema opaco evidenciando atresia colônica. É evidente a dilatação dos intestinos delgado e grosso proximal.*

REFERÊNCIAS BIBLIOGRÁFICAS

1. Aggarwal SK, Yadav S, Goel D, Sengar M. Combined abdominal and posterior sagittal for redo pull-through operation in Hirschsprung's disease. *J Pediatr Surg* 37:1156-9, 2002.
2. Akgur FM, Buyukpamucku N, Hicsonmez A. Colonic atresia and Hirschsprung's disease association shows further evidence for migration of enteric neurons. *J Pediatr Surg* 28:635-6, 1993.
3. Aldridge RT, Campbell PE. Ganglion cell distribution in the normal rectum and anal canal — A basis for the diagnosis of Hirschsprung's disease by anorectal biopsy. *J Pediatr Surg* 3:475-90, 1968.
4. Alexander JL, Aston SJ. A Technique for posterior myectomy and internal sphincterotomy in short-segment Hirschsprung's disease. *J Pediatr Surg* 9:170, 1974.
5. Applebaum H, Richardson RJ, Wilkinson GA, Warden MJ. Alternative operative procedure for total colonic aganglionosis. *J Pediatr Surg* 23:49-51, 1988.
6. Bill AH, Hall DG, Johson RJ. Position of rectal fistula in relation to the hymen in 46 girls with imperforate anus. *J Pediatr Surg* 10:361-5, 1975.
7. Bishop HC, Koop CE. Surgical management of duplications of the alimentary tract. *Am J Surg* 107:434-42, 1964.
8. Blair GK, Djonlic K, Frase GC, Arnold WD, Murphy JJ, Irwin B. The bowel management tube: An effective means for controlling fecal incontinence. *J Pediatr Surg* 27:1269-72, 1992.
9. Blair GK, Jamieson DH. Colon atresia — type III. *J Pediatr Surg* 36:530-1, 2001.
10. Boles ET, Vassy LE, Ralston M. Atresia of the colon. *J Pediatr Surg* 11:69-75, 1976.
11. Boley S J. New modification of the surgical treatment of Hirschsprung's disease. *Surgery* 56:1015-17, 1964.
12. Bonnard A, De Lagausie P, Leclair MD, Marwan K, Languepin J, Bruneau B et al. Definitive treatment of extended Hirschsprung's disease or total colonic form. *Surg Endosc* 15:1301-4, 2001.
13. Boston V, Scott J. Anorectal manometry as a diagnostic method in the neonatal period. *J Pediatr Surg* 11:9-16, 1976.
14. Brearly S, Armstrong GR, Nairn R, Gornall P, Currie ABM, Buick RG, Corkery JJ. Pseudomembranous colitis: A lethal complication of Hirschsprung's disease unrelated to antibiotic usage. *J Pediatr Surg* 22:257-9, 1987.
15. Browne D. Some congenical deformities of the rectum, anus, vagina and urethra. *Ann R Coll Surg Engl* 8:173, 1951.
16. Cahill JL, Christie DL. Results after posterior sagital anorectoplasty: A new approach to high imperforate anus. *Am J Surg* 149:629-31, 1985.
17. Casouette-Laberge L, Yazbeck S, Laberge LM, Ducharme JC. Multiple-flap anoplasty in the treatment of rectal prolapse after pull-though operations for imperforate anus. *J Pediatr Surg* 22:65-7, 1987.
18. Carcassone M, Morisson-Lacombe G, Letourneau JN. Primary corrective operation without decompression in infants less than three months of age with Hirschsprung's disease. *J Pediatr Surg* 17:241-3, 1982.
19. Carson JA, Barnes PD, Tunell WP, Smith I, Jolley SG. Imperforate anus: The neurologic implication of sacral abnormalities. *J Pediatr Surg* 19:838-42, 1984.
20. Chadha R, Bagga D, Gupta S, Prasad A. Congenital pouch colon: massive redilatation of the tubularized colonic pouch after pull-through surgery. *J Pediatr Surg* 37:1376-9, 2002.
21. Cogbill TH. Acquired aganglionosis after Soave's procedure for Hirschsprung's disease. *Arch Surg* 117:1346-7, 1982.
22. Davenport M, Bianchi A, Doig CM, Gough DCS. Colonic atresia: current results of treatment. *J R Coll Surg Edin* 35:25-8, 1990.
23. Vavies MRQ, Cywes S. Inadequate pouch emptying following Martin's pull-through procedure for intestinal aganglionosis. *J Pediatr Surg* 18:14-20, 1983.
24. De Caluwe D, Yoneda A, Aki U, Puri P. Internal anal sphincter achalasia: outcome after internal sphincter myectomy. *J Pediatr Surg* 36:736-8, 2001.
25. Devries PA, Pena A. Posterior sagital anorectoplasty. *J Pediatr Surg* 17:638-43, 1982.
26. Duhamel B. A new operation for the treatment of Hirschsprung's disease. *Arch Dis Chil* 35:38-9, 1960.
27. Ehrenpreis T. *Hirschsprung's disease*. Chicago, Year Book Medical Plublishers Co, pp. 1-175, 1970.
28. Fishbein RH, Handelsman JC, Schuster MM. Surgical treatment of Hirschsprung's disease in adults. *Surg Gynecol Obstet* 163:458-64, 1986.
29. Glasier CM, Seibert JJ, Golladay ES. Intermediate imperforate anus: clinical and radiographic implications. *J Pediatr Surg* 22:351-2, 1987.
30. Gray SW, Skandalakis JE. *Embriology for surgeons — the embryological basis for the treatment of congenital defects*. Philadelphia W B Saunders. pp. 1-918, 1972.
31. Gross RE. *The surgery of infancy and childhood — its principles and techniques*. Philadelphia W B Saunders, pp. 1-100, 1953.

32. Hedlund H, Pena A, Rodriguez G, Maza L. Long-term anorectal function in imperforate anus treated by a posterior sagital anorestoplasty: Manometric investigation. *J Pediatr Surg* 27:906-9, 1992.

33. Hendren WH. Repair of cloacal anomalies: current techniques. *J Pediatr Surg* 21:1159-76, 1986.

34. Hendren WH. Cloacal malformations: experience with 105 cases. *J Pediatr Surg* 27:890-901, 1992.

35. Hirschsprung H. Stuhltragheit neugeborener in Folge von dilatation und hypertrophie des Colons. *Jahrb F Kinderh* 27:1-7, 1887.

36. Hitch DC, Patil UB, Panicek DM. Mucocele after endorectal pull-through for imperforate anus. *J Pediatr Surg* 157-60, 1987.

37. Hitch DC, Shandling B, Gilday DL. Tubular duplication of the bowel- Use of technetium 99m pertechnetate in diagnosis. *Arch Dis Child* 53:178-9, 1978.

38. Ildstad ST, Tollerud DJ, Weiss RG, Ryan DP, McGowan MA, Martin LW. Duplications of the alimentary tract-clinical characteristics, preferred treatment, and associated malformations. *Ann Surg* 208:184-9, 1988.

39. Kamak I, Cifti AO, Senocak ME, Tanyel FC, Buyukpamukcu N. Colonic atresia: surgical management and outcome. *Pediatr Surg Int* 17:631-5, 2001.

40. Kiesewetter WB. Imperforate anus II. The rationale and technique of the sacroabdominoperineal operation. *J Pediatr Surg* 2:106-10, 1967.

41. Kiesewetter WB, Nixon HH. Imperforate anus I. Its surgical anatomy. *J Pediatr Surg* 2:60-8, 1967.

42. Kleinhaus S, Boley SJ, Sheran M, Sieber WK. Hirschsprung's disease- A survey of the members of the surgical section of the American Academy of Pediatrics. *J Pediatr Surg* 14:588-97, 1979.

43. Kosloske AM, Goldthorn JF. Early diagnosis and treatment of Hirschsprung's disease in New Mexico. *Surg Gynecol Obstet* 158:233-7, 1984.

44. Kubota M, Suita S, Kamimura T, Ito Y, Szurszegwski JH. Electrophysiological properties of the aganglionic segment in Hirschspring's disease. *Surgery* 131: (suppl 1)5288-93, 2002.

45. Laberge JM, Bosc O, Yazeck S, Youssef S, Ducharme JC, Guttman FM, N'Guyen LT. The anterior perineal approach for pull-through operations in high imperforate anus. *J Pediatr Surg* 18:774-7, 1983.

46. Ladd WE, Gross RE. Congenital malformations of anus and rectum. *Am J Surg* 23:167, 1934.

47. Langman J. Medical embryology: human development — normal and abnormal. Baltimore Williams and Wilkins Co, pp.1-335, 1963.

48. Liloku RB, Mure PY, Braga L, Basset T, Mouriquand PD. The left Monti-Malone procedure: preliminary results in seven cases. *J Pediatr Surg* 37:228-31, 2001.

49. Lobe TE. Fecal continence following an anterior-sagital anoenteroplasty in a patient with cloacal exstrophy. *J Pediatr Surg* 19:843-5, 1984.

50. Louw JH, Barnard CN. congenital intestinal atresia — observations on its origin. *Lancet* 2:1065-7, 1955.

51. Marshall DG, Meier-Rnge WA, Chakravarti A, Langer JC. Chronic constipation due to Hirschsprung's disease and desmosis coli in a family. *Pediatr Surg Int* 18:110-4, 2002.

52. Martin LW. Surgical management of total colonic aganglionosis. *Ann Surg* 176:343-6, 1972.

53. Martin LW, Altemeier W A. Clinical experience with a new operation (modified Duhamel procedure) for Hirschsprung's disease. *Ann Surg* 156:678-81, 1962.

54. Martin LW, Caudill DR. A method for elimination of the blind rectal pouch in the Duhamel for Hirschsprung's diseases. *Surgery* 62:951-3, 1967.

55. Mazziotti MV, Langer JC. Laparoscopic full-thickness intestinal biopsies in children. *J Pediatr Gastroenterol Nutr* 34:240, 2002.

56. Meyrat BJ, Lesbros Y, Laurini RN. Assessment of the colon innervation with serial biopsies above the aganglionic zone before pull-through procedure in Hirschsprung's disease. *Pediatr Surg Int* 17:129-35, 2001.

57. Mildenberger H, Kluth D, Dziuba M. embriology of blador exstrophy. *J Pediatr Surg* 23:166-70, 1988.

58. Millard RD, Rowe MI. Plastic surgical principles in high imperforate anus. *Reconstr Surg* 69:399-411, 1982.

59. Moore TC. Advantages of performing the sagital anoplasty operation for imperforate anus at birth. *J Pediatr Surg* 25:276-7, 1990.

60. Nakayama DK, Templeton JM, Ziegler MM, O'Neill JA, Walker AB. Complications of posterior sagital anorectoplasty. *J Pediatr Surg* 21:488-92, 1986.

61. Nakayama DK, Snyder HM, Schnaufer L, Ziegler MM, Templeton JM Jr, Duckett JW Jr. Posterior sagital exposure for reconstructive surgery for cloacal anomalies. *J Pediatr. Surg* 22:588-592, 1987.

62. Narasimharao KL, Prasad GR, Katariya S, Yadav K, Mitra SK, Pathak IC. Prone cross-table lateral view: An alternative to the invertogram in imperforate anus. *AJR* 140:227-9, 1983.

63. Nogueira A, Campos M, Soares-Oliveira M, Estevão-Costa J, Silva P, Carneiro F, Carvalho JL. Histochemical and immunohistochemical study of the intrinsic innervation in colonic dysganglionosis. *Pediatr Surg Int* 17:144-51, 2001.

64. Okamato, E., Ohashi, S. Simple modification of Duhamel's operation for the treatment of Hirschsprung's disease — 11 year results. *Am J Surg* 142:302-304, 1981.

65. Passarge E. The genetics of Hirschsprung's disease — Evidence for heterogenous etiology and a study of sixty-three families. *N Engl J Med* 276:138-43, 1967.

66. Passarge E. Genetic heterogeneity and recurrence risk of congenital intestinal aganglionosis. *Birth Defects* 8:63-7, 1972.

67. Pena A. Posterior sagittal anorectoplasty as a secondary operation for the treatment of fecal incontinence. *J Pediatr Surg* 18:762-73, 1983.

68. Pena A, Devries PA. Posterior sagittal anorectoplasty: important technical considerations and new applications. *J Pediatr Surg* 17:796-811, 1982.

69. Powell RW, Sherman JO, Raffensperger JG. Megarectum: A rare complication of imperforate anus repair and its surgical correction by endorectal pull-through. *J Pediatr Surg* 17:786-95, 1982.

70. Pringle KC, Sato Y, Soper RT. Magnetic resonance imaging as an adjunct to planning an anorectal pull-through. *J Pediatr Surg* 22:571-4, 1987.

71. Puri P. Hirschsprung's disease: Clinical and experimental observations. *World J Surg* 17:374-84, 1993.

72. Puri P, Fujimoto T. Diagnosis of allied functional bowel disorders using monoclonal antibodies and electronmicroscopy. *J Pediatr Surg* 23:546-54, 1988.

73. Quan L, Smith DW. The VATER Association — vertebral defects, anal atresia, T-E fistula with esophageal atresia, radial and renal dysplasia: A spectrum of associated defects. *J Pediatr* 82:104-7, 1973.

74. Raffensperger JR. The Swenson abdominal perineal pull-through. *Surgical Rounds* 11:17-27, 1988.

75. Ravitch MM, Sabiston DC Jr. Anal ileostomy with preservation of the sphincter — A proposed operation in patients requiring total colectomy for benign lesions. *Surg Gynecol Obstet* 84:1095-9, 1947.

76. Rehbein F. Imperforate anus: experiences with abdomino-perineal and abdomino-sacro-perineal pull-through procedures. *J Pediatr Surg* 2:99-105, 1967.

77. Rescorla FJ, Morrison AM, Engles D, West KW, Grosfeld JL. Hirschprung's disease — Evaluation of mortality and long-term function in 260 cases. *Arch Surg* 127:934-42, 1992.

78. Rhoads JE, Pipes RL, Randall JP. A simultaneous abdominal and perineal approach in operations for imperforate anus with atresia of the rectum and rectosigmoid. *Ann Surg* 127:552-6, 1948.

79. Robertson HE, Kernohan JW. The myenteric plexus in congenital megacolon. *Mayo Clin Proc* 13:123-5, 1938.

80. Rosenberg AJ, Vela AR. A new simplified technique for pediatric anorectal manometry. *Pediatrics* 71:240-5, 1983.

81. Ruysch F. *Observationum Anatomiae-chirurgicarum Centuria*. Amsterdam, 1961.

82. Sarahan T, Weintraub WH, Coran AG, Wesley JR. The successful management of chronic constipation in infants and children. *J Pediatr Surg* 17:171-4, 1982.

83. Sato S, Shirane R, Yoshimoto T. Evaluation of tethered cord syndrome associated with anorectal malformations. *Neurosurgery* 32:1025-8, 1993.

84. Shafik A. A new concept of the anatomy of the anal sphincter mechanism and the physiology of defecation. XIV. Anal canal. A fallacious embriological and anatomical entity. *Am J Proctology Gastroenterol Colon Rect Surg* 33:1-10, 1982.

85. Shandling B. Total colon aganglionosis — A new operation. *J Pediatri Surg* 19:503-5, 1984.

86. Shandling B, Audist AW. Punch biopsy of the rectum for the diagnosis of Hirschsprung's disease. *J Pediatr Surg* 7:546-52, 1972.

87. Shermeta DW, Nilprabhassorn P. Posterior myectomy for primary and secondary short segment aganglionosis. *Am J Surg* 133:39-41, 1977.

88. Smith B. Pre-and postnatal development of the ganglion cells of the rectum and its surgical implications. *J Pediatr Surg* 3:386-91, 1968.

89. Smith ED. The bath water needs changing, but don't throw out the baby: An overview of anorectal anomalies. *J Pediatr Surg* 22:335-48, 1987.

90. Smith EI, Tunell WP, Willians GR. A clinical evaluation of the surgical treatment of anorectal malformations (imperforate anus). *Ann Surg* 187:583-92, 1978.

91. So HB, Schwartz DL, Becker JM, Daum F, Schneider KM. Endorectal "pull-through" without preliminary colostomy in neonates with Hirschsprung's disease. *J Pediatr Surg* 15:470-1, 1980.

92. Soave F. A new surgical technique for treatment of Hirschsprung's disease. *Surgery* 56:1007-14, 1964.

93. Soave F. Endorectal pull-through: 20 years experience. Address of the guest speaker, APSA, 1984. *J Pediatr Surg* 20:568-79, 1985.

94. Steichen FM, Talbert JL, Ravitch MM. Primary side-to-side colorectal anastomosis in the Duhamel operation for Hirschsprung's disease. *Surgery* 64:475-83, 1968.

95. Stephens FD. Imperforate rectum: A new surgical technique. *M J Australia* 1:202-3, 1953.

96. Stephens FD, Smith ED. Ano-rectal malformations in children. Chicago, Year Book Medical Publishers Inc, pp.1-411, 1971.

97. Stringel G. Extensive intestinal aganglionosis including the ileum: A new surgical technique. *J Pediatr Surg* 21:667-70, 1986.

98. Swenson O, Bill AH, Jr. Resection rectum and rectosigmoid with preservation of the sphincter for benign spastic lesions producing megacolon. An experimental study. *Surgery* 24:212-20, 1948.

99. Swenson O, Sherman JO, Fisher JH. Diagnosis of congenital megacolon: An analysis of 501 patients. *J Pediatr Surg* 8:587-94, 1973.

100. Swenson O, Sherman JO, Fisher JH, Cohen E. The treatment and postoperative complications of congenital megacolon: A 25 year follow-up. *Ann Surg* 182:266-73, 1975.

101. Talbert JL, Searshore JH, Ravitch MM. Evaluation of a modified Duhamel operation for correction of Hirschsprung's disease. *Ann Surg* 179:671-5, 1974.

102. Tam PKH, Chan FL Saing H. Direct sagittal CT scan: A new diagnostic approach for surgical neonates. *J Pediatr Surg* 22:397-400, 1987.

103. Tamate S, Shiokawa C, Yamad C, Takeuchi S, Nakashira M, Kadowaki H. Manometric diagnosis of Hirschsprung's disease in the neonatal period. *J Pediatr Surg* 19:285-8, 1984.

104. Teitelbaum DH, Qualman SJ, Caniano DA. Hirschsprung's disease. Identification of risk factors for enterocolitis. *Ann Surg* 207:240-4, 1988.

105. Thomas DFM, Fernie DS, Bayston R, Spitz L, Nixon HH. Enterocolitis in Hirschsprung's disease: A controlled study of the etiologic role of *Clostridium difficile*. *J Pediatr Surg* 21:22-5, 1986.

106. Tiffin ME, Chandler LR, Faber HK. Localized absence of the ganglion cells of the myenteric plexus in congenital megacolon. *Am J Dis Child* 59:1071-82, 1940.

107. Tittel K. Ubereine Angeborene Missibildung des Dickdrmes. Wein Klin. Wochenschur, 14:903, 1901.

108. Tunell WP, Austin JC, Barnes PD, Reynolds A. Neuroradiologic evaluation of sacral abormalities in imperforate anus complex. *J Pediatr Surg* 22:58-61, 1987.

109. Wagner ML, Harberg FJ, Kumar APM, Singleton EB. The evaluation of imperforate anus utilizing percutaneous injection of water-solube iodide contrast material. *Pediatr Radiol* 1:34-40, 1973.

110. Wangesteen O, Rice CO. Imperforate anus. *Ann Surg* 92:77, 1930.

111. Weinberg RJ, Klish WJ, Smalley JR, Brow MR, Putnam TC. Acquired distal aganglionosis of the colon. *J Pediatr* 101:406-9, 1982.

112. Welch KJ, Randolph JG, Ravitch MM, O'neill JA Jr, Rowe MIE. *Pediatric surgery*. Chicago, Year Book Medical Publishers, pp.1-1547, 1986.

113. West KW, Grosfeld JL, Rescorla FJ, Vane DW. Acquired aganglionosis: A rare occurrence following pull-through procedures for Hirschsprung's disease. *J Pediatr Surg* 25:104-9, 1990.

114. Wheatley MJ, Wesley JR, Coran AG, Polley TZ Jr. Hirschsprung's disease in adolescents and adults. *Dis Colon Rectum* 90:622-9, 1990.

115. Wiener ES, Kiesewetter WB. Urobiologic abnormal ties associated with imperforate anus. *J Pediatr Surg* 8:151-7, 1973.

116. Yazbeck S, Luks FI, St Vil D. Anterior perineal approach and three-flap anoplasty for imperforate anus: optimal reconstruction with minimal destruction. *J Pediatr Surg* 27:190-5, 1992.

117. Yomo A, Taira T, Kondo I. Goldberg-Shpritzen syndrome Hirschsprung disease, hypotonia, and ptosis in sibs. *Am J Med Genet* 41:188-91, 1991.

118. Ziegler MM, Ross AJ, Bishop HC. Total intestinal aganglionosis: A new technique for prolonged survival. *J Pediatr Surg* 22:82-3, 1987.

CAPÍTULO 68

Distúrbios da Motilidade do Intestino Grosso e Síndrome do Intestino Irritável

James Christensen
Júlio Cezar Uili Coelho
Carolina Gomes Gonçalves
Anne Karoline Groth

DISTÚRBIOS DA MOTILIDADE DO INTESTINO GROSSO

INTRODUÇÃO

As contrações do cólon, em contraste com as do intestino delgado, movem o conteúdo luminal lentamente e o comprimem por longo período. Essas características dos movimentos colônicos permitem ao cólon extrair água do seu conteúdo de modo eficiente. Essas características também permitem o desenvolvimento de microrganismos que participam na lise dos nutrientes do conteúdo colônico que não foram digeridos no intestino delgado.

A defecação, ao contrário da motilidade do intestino delgado, está parcialmente sob controle voluntário. Essa característica permite o controle do tempo e o local da deposição fecal.

O conhecimento geral da motilidade colônica foi adquirido lentamente devido à lentidão dos eventos motores do cólon, a suas diferenças daqueles do intestino delgado, à sua complexidade, à inacessibilidade do órgão e à natureza não-atrativa do órgão e ao seu conteúdo.

ANATOMIA

Estrutura e Músculos do Cólon

O cólon humano tem 1,5 m de extensão em cadáveres, mas é menor em vida, e constitui uma série de regiões separadas por marcas anatômicas (Fig. 68.1). A junção ileocólica separa o ceco do cólon ascendente. A flexura hepática separa o cólon ascendente do cólon transverso.

A flexura esplênica separa o cólon transverso do cólon descendente (e sigmóide). O ângulo retossigmóide separa o cólon sigmóide do reto. E o ângulo anorretal separa o reto do canal anal.

Um mesentério de extensão variável suspende o cólon da parede posterior da cavidade abdominal. O estreitamento do mesentério no ceco normalmente permite menor mobilidade cecal, mas alargamentos incomuns do mesentério cecal podem permitir vólvulos cecais. Pequenos feixes de musculatura lisa são encontrados no mesentério, porém sua função é desconhecida. A maior parte do reto encontra-se fora da cavidade peritoneal.

Uma configuração irregular ou saculada caracteriza o cólon humano por toda sua extensão, em contraste ao tubo uniforme que constitui o intestino delgado. Apenas o reto e o canal anal, as regiões do cólon distal ao ângulo retossigmóide, formam um tubo liso e uniforme como o intestino delgado.

A saculação do cólon remanescente inicia-se de duas características anatômicas do cólon (Fig. 68.2). Primeiro, a camada longitudinal muscular externa forma três bandas espessas, as tênias do cólon. Essa camada muscular é muito delgada e incompleta entre as tênias. Uma tênia estende-se ao longo da inserção mesentérica, enquanto as outras duas situam-se eqüidistantemente uma da outra e da tênia mesentérica. Segundo, bandas de contração da camada muscular circular interna, espaçadas de maneira uniforme, interrompem as paredes do cólon, fazendo protrusão entre as tênias para produzir uma seqüência de haustrações. As bandas de contração da musculatura circular, as haustrações, aparecem e desaparecem em longos intervalos de tempo, indicando sua origem na contração da camada muscular circular, mais do que nas fibroses, como era pensado anteriormente.

Distúrbios da Motilidade do Intestino Grosso e Síndrome do Intestino Irritável

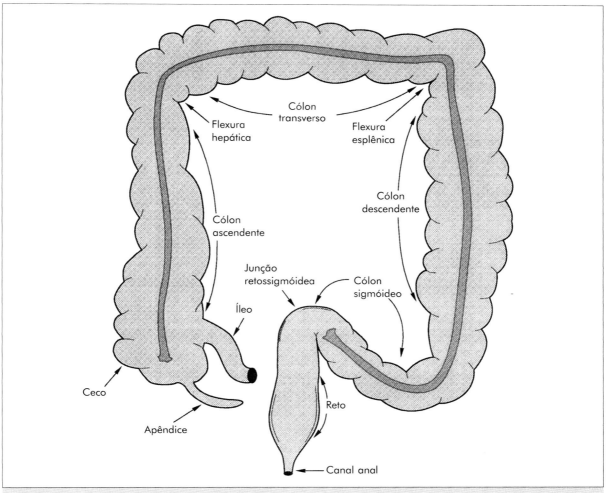

Fig. 68.1 — *Anatômia e nomenclatura do intestino grosso.*

As três tênias alargam-se e fundem-se na junção retossigmóide para formar uma camada muscular longitudinal uniformemente espessa por todo o reto. Esta camada desaparece ao nível do esfíncter anal externo (musculatura estriada). A camada muscular circular interna torna-se mais espessa nesse nível para formar o esfíncter anal interno.

Inervação Colônica[7-9]

Os nervos para o cólon, claramente importantes no controle da função motora colônica, constituem o sistema nervoso intrínseco ou entérico (os plexos intramurais) e os nervos extrínsecos, que unem o sistema nervoso entérico ao sistema nervoso central.

Sistema Nervoso Entérico

O sistema nervoso entérico do cólon, bem como do intestino delgado, é formado por dois plexos grandes de estruturas celulares nervosas (agrupadas em gânglios) e fibras, e outros plexos menores derivados dos plexos maiores, compostos apenas de fibras nervosas. Um dos plexos grandes, o plexo ganglionado mioentérico (plexo de Auerbach), ocupa o estreito espaço intermuscular entre as camadas musculares longitudinal e circular. O outro plexo grande, o plexo ganglionado submucoso (plexo de Meissner), localiza-se na submucosa, uma região espessa entre a camada muscular circular (a camada mais interna da muscular própria) e a muscular da mucosa (a camada mais externa da mucosa). Os plexos menores, contendo apenas fibras nervosas, encontram-se abaixo da serosa, na lâmina própria logo abaixo do epitélio, e sobre a superfície submucosa da camada muscular circular (plexo de Stach).

O plexo mioentérico da maior parte do cólon assemelha-se ao plexo de qualquer parte do intestino delgado, com gânglios grandes dispostos regularmente e interligados por feixes de processos nervosos (fascículos interganglionares). Essa estrutura cria a aparência

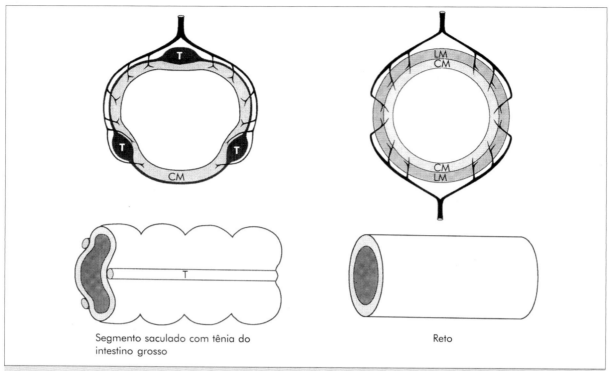

Fig. 68.2 — *Diferenças na estrutura e contornos entre as partes saculadas e não-saculadas do intestino grosso.*

de uma rede bidimensional de polígonos irregulares, o gânglio formando os nódulos da rede. A densidade desse plexo varia ao longo do cólon, com grande abundância de células nervosas no cólon transverso, poucas no ceco e muito poucas no reto.

O plexo mioentérico da parte distal do cólon também contém outras estruturas neurais chamadas de nervos ascendentes do cólon, ou de fascículos derivantes colônicos (*colonic shunt fascicles*). Essas extensões intramurais de nervos extrínsecos para o cólon projetam-se em ambas as direções da junção retossigmóide, ao nível onde os ramos colônicos do plexo pélvico penetram na camada muscular longitudinal externa. Esses fascículos derivantes que passam caudalmente alcançam o esfíncter anal interno. Aqueles que passam cefalicamente estendem-se provavelmente até pelo menos 1/3 da distância ao ceco. Essas extensões intramurais dos nervos colônicos extrínsecos originam ramos para os gânglios do plexo mioentérico e constituem um modo para os nervos extrínsecos regularem simultaneamente as atividades das células do plexo mioentérico por uma distância longa. Eles também fornecem caminhos para os reflexos colocolônicos.

O plexo submucoso no cólon varia um pouco na estrutura comparado ao intestino delgado. O plexo submucoso do cólon contém poucas células nervosas em relação àquele do intestino delgado. Localiza-se em duas camadas de gânglios interconectadas, uma arranjada logo abaixo da mucosa e a outra próxima à superfície submucosa da camada muscular circular. A primeira camada de gânglios origina a inervação mucosa, incluindo o plexo de fibras nervosas na lâmina própria, enquanto a última camada ganglionar origina o plexo de Stach, processos nervosos que se ramificam sobre a superfície adjacente da camada muscular circular (Fig. 68.3).

O plexo de Stach contém, além dos processos nervosos, abundantes células intersticiais de Cajal, células mesenquimais que se assemelham às células musculares lisas em alguns aspectos e fibroblastos em outros. Elas constituem células marca-passos, que regulam o ritmo das contrações da camada muscular circular adjacente. Desse modo, as fibras nervosas do plexo de Stach parecem regular especialmente essa função de marca-passo das células intersticiais.

Sistema Nervoso Extrínseco (Fig. 68.4)

Como indicado anteriormente, o plexo mioentérico contém extensões da inervação extrínseca, ramificações intramurais dos nervos colônicos chamados fascículos derivantes ou nervos ascendentes do cólon. Esses nervos colônicos originam-se do plexo pélvico, um plexo grosseiro que se localiza profundamente na pelve, o qual também supre os órgãos urogenitais adjacentes. O plexo pélvico contém fibras originadas através dos nervos pélvicos da medula espinhal, seg-

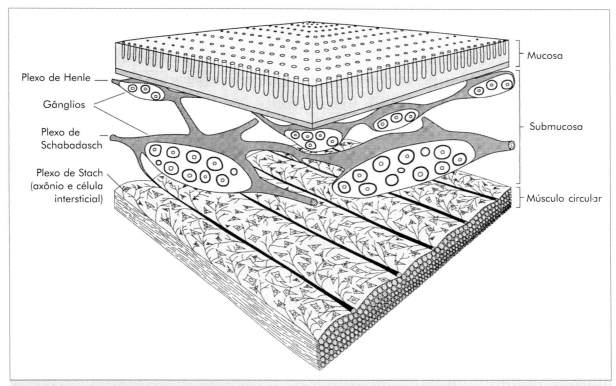

Fig. 68.3 — *Estruturas neurais da submucosa do intestino grosso. O plexo submucoso é formado por duas camadas de gânglios, uma próxima à mucosa (plexo de Henle) e outra mais próxima da camada muscular circular (plexo de Schabadasch). Os últimos gânglios suplem o plexo de Stach.*

mentos S2-S5. As células das colunas motoras espinhais a esses níveis constituem um centro integrado, o núcleo de Onuf. O plexo pélvico contém pequenos gânglios, os quais podem também fornecer centros integrados para reflexos. O plexo pélvico também contém nervos simpáticos (toracolombares) passando pelo nervo mesentérico inferior originado do gânglio paravertebral. O gânglio mesentérico inferior é o maior local de integração neural simpático para o cólon distal.

MÉTODOS CLÍNICOS PARA ESTUDO DA MOTILIDADE COLÔNICA[7,9,22]

Os movimentos do cólon não podem ser avaliados completamente por qualquer técnica. Existem métodos que permitem apenas estudos restritos ou parciais da motilidade, mas eles se complementam uns com outros. As técnicas atuais mais freqüentemente utilizadas na clínica são os métodos radiográficos e manométricos.

A radiologia fornece boas evidências sobre a motilidade colônica com o uso de materiais radiopacos (enema baritado). Métodos mais modernos, tais como cintilografia e filmes seriados para investigar os movimentos de marcadores sólidos radiopacos ingeridos em longos intervalos, também fornecem informações valiosas. Tais métodos proporcionam mais informações sobre o fluxo ou trânsito do conteúdo luminal do que sobre os próprios movimentos da parede do cólon que geram tais fluxos. Tais métodos têm limitações de estudo quanto ao tempo, pois o material contrastado é eliminado após um período de tempo limitado.

Métodos manométricos medem a pressão gerada por contrações originadas de balões ou de cateteres de irrigação colocados no intestino. Tais métodos não apresentam limitações quanto ao tempo, mas sim quanto ao espaço, uma vez que as posições ou localizações dos sensores são de difícil controle e porque apenas uma parte do cólon pode ser estudada em uma sessão do exame. Entretanto, esses métodos podem ser empregados por períodos longos de tempo, uma vez que não dependem da excreção de materiais de contraste.

Muitos outros métodos, aplicados principalmente para animais, têm fornecido informações valiosas. Tais métodos incluem eletromiografia (registro dos sinais elétricos gerados pelas estruturas na parede colônica), observação radiológica prolongada e a observação direta do cólon exposto durante cirurgia. Tais técnicas têm pouca aplicação clínica.

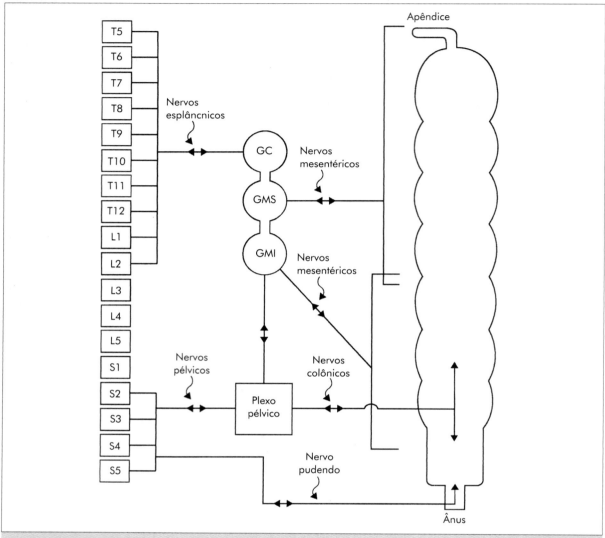

Fig. 68.4 — Inervação extrínseca do intestino grosso. Os segmentos da corda espinhal de T5 a S5 aparecem à esquerda, e o cólon aparece à direita. GC = gânglio celíaco; GMS = gânglio mesentérico superior; GMI = gânglio mesentérico inferior.

Padrões Gerais de Contração e Fluxo no Cólon[7,9,11,22]

Partes Funcionais do Cólon

As subdivisões anatômicas do cólon, resumidas anteriormente, têm pequena importância funcional. O cólon pode ser subdividido, de acordo com distinções funcionais, em três regiões: o cólon proximal, o cólon médio e o cólon distal.

O Cólon Proximal

Em estudos anteriores dos movimentos do cólon proximal em animais *in vivo* por observação direta e radiológica, observou-se um ritmo antiperistáltico de ondas de contrações movendo-se em direção ao ceco. Tal peristalse retrógrada move o conteúdo luminal em direção ao ceco. Estudos posteriores do cólon humano por métodos radiológicos falharam em mostrar a antiperistalse nessa região, e estudos diagnósticos de rotina desenvolvidos nos últimos 75 anos não revelaram a antiperistalse no cólon direito do homem. Mas outras observações comuns sugerem a sua existência. Observações radiográficas do conteúdo fecal em humanos demonstraram a sua permanência prolongada no ceco e no cólon ascendente. Na colonoscopia, comumente encontram-se fezes acima da flexura hepática enquanto o resto do cólon está limpo. Estudos de trânsito com marcadores radiopacos indicam que o cólon proximal é o maior local de retardo no trânsito da boca ao ânus. Tais evidências sugerem a existência de algum mecanismo que diminui o trânsito nessa parte do cólon do ho-

DISTÚRBIOS DA MOTILIDADE DO INTESTINO GROSSO
E SÍNDROME DO INTESTINO IRRITÁVEL

mem, possivelmente a antiperistalse. O fenômeno pode simplesmente não aparecer em condições comuns de estudo de enema baritado. O movimento nessa parte do cólon humano vista no enema baritado constitui anéis de contrações tônicos estacionários, chamados de marcas haustrais, os quais se formam e desaparecem em intervalos longos e imprevisíveis.

O Cólon Médio

O segmento médio do cólon apresenta peristalse anterógrada. São descritos anéis de contrações rítmicas que movimentam o conteúdo colônico caudalmente. A freqüência de tais contrações, seis ciclos por minuto, é similar à antiperistalse do cólon proximal. Esse padrão de motilidade não foi observado no cólon humano, mas isso pode apenas refletir a possibilidade de que tal padrão de contrações e fluxo simplesmente não aparece sob condições de estudo de enema baritado e outros métodos de estudo possíveis no homem.

O principal movimento dessa parte do cólon observada no homem com enema baritado constitui as marcas haustrais tônicas e estacionárias, que se formam e desaparecem imprevisivelmente. Outro fenômeno motor observado no cólon médio é o movimento de contração de massa. Também denominado contração migratória gigante ou episódio de potenciais de ação migratório repentino (devido à sua aparência na eletromiografia), este movimento de contração de massa ocorre raramente no cólon proximal, mas ocorre principalmente nos segmentos colônicos médio e distal. Inicia-se repentinamente como um anel de contração poderoso, o qual move rapidamente todo o bolo fecal por vários centímetros para a frente e após termina abruptamente. As marcas haustrais desaparecem momentos antes do seu início e reaparecem logo após o seu término. Tais contrações de movimento de massa ocorrem imprevisivelmente em intervalos de muitas horas.

O Cólon Distal

O reto do ser humano apresenta pequena ritmicidade de contrações ou anéis de contrações tônicos, mas apresenta uma contração única e forte no ato da defecação (movimento de contração de massa). Em intervalos de 60-90 minutos, o reto também demonstra pequenos (3-10 min) episódios de contrações rítmicas fracas denominadas complexo motor retal. Nenhuma sensação as acompanha. Contrações retais prolongadas, porém mais fracas (10-20 s), espaçadas em intervalos de tempo longos, também ocorrem.

Resumo dos Padrões de Contração Colônica

Os padrões de contração colônica descritos na camada muscular circular constituem peristalse rítmica

(tanto retrógrado como ortógrado), contrações haustrais (anéis de contrações tônicos e estacionários) e movimento de contração de massa.

A maioria da propulsão anterógrada no cólon humano reflete o movimento de contração de massa. Esse potente e oclusivo anel de contração move a massa fecal a relativamente longas distâncias caudalmente em intervalos de muitas horas. A alimentação tende a precipitá-lo. Ocorre principalmente nas partes média e distal do cólon.

Contrações segmentares rítmicas (transitória) e tônicas (de longa permanência) formam as marcas haustrais, indentações que caracterizam todas as partes do cólon exceto o reto. Provavelmente servem sobretudo para moldar o bolo fecal, de modo a otimizar a extração de água.

A peristalse rítmica, anéis de contração temporários que se movem retrogradamente no cólon proximal e anterogradamente em outros segmentos, pode ocorrer no homem. A ausência da visualização da peristalse rítmica nos estudos radiológicos ou colonoscópicos pode ser devido à sua inconstância ou ao seu desaparecimento sob condições de estudos realizadas no ser humano.

ORIGEM DOS PRINCIPAIS PADRÕES DE CONTRAÇÃO COLÔNICA[7,9,11]

Contrações Rítmicas

A ritmicidade nas contrações do estômago e intestino delgado é devida à atividade de marca-passos elétricos. Atividade similar também existe no cólon de todos os mamíferos estudados, incluindo o homem. Os sinais do marca-passo, chamados de ondas elétricas lentas, ocorrem em freqüência mais baixa (aproximadamente 3 a 6 ciclos por minuto) do que no intestino delgado e espalham-se na mesma direção que as contrações peristálticas rítmicas que elas modulam, retrógrada no cólon proximal e anterógrada em outras regiões do cólon. A estrutura geradora desses sinais de marca-passo, o aparelho de marca-passo, é formado pelo plexo de células intersticiais de Cajal, no plexo de Stach, na superfície submucosa da camada muscular circular, descrita anteriormente. Os sinais do marca-passo gerados no cólon variam em freqüência e direção de propagação mais do que aqueles do intestino delgado. Essas e outras evidências sugerem que nervos podem regular a freqüência e a direção da propagação da peristalse rítmica no cólon.

O Movimento de Contração de Massa

O movimento de contração de massa, responsável principalmente pelo fluxo anterógrado no cólon, origina-se de alguns mecanismos independentes dos sinais de marca-passo que controlam as contrações rítmicas. Sua infreqüência no cólon *in vivo* contrasta com sua freqüente aparência no cólon *in vivo*. Assim, pode ser visto como um padrão de contração intrínseco do cólon, o qual é suprimido ou restringido por nervos intrínsecos do cólon. Os processos intrínsecos na parede colônica que geram o movimento de massa precisam ser mais bem estudados. Possivelmente, os nervos ascendentes do cólon, os quais ocupam o plexo mioentérico apenas nos segmentos colônicos médio e distal, podem estar envolvidos na gênese e na propagação das contrações de movimento de massa. Não existe evidência sobre os fatores que controlam os locais de início e término das contrações de movimento de massa.

Contrações Tônicas

A capacidade de contração tônica é uma característica de algumas fibras musculares lisas intestinais, mas não de todas. Por exemplo, o tônus é proeminente nos esfíncteres e no fundo gástrico, mas é fraco ou ausente no corpo esofágico e no intestino delgado. No cólon, as indentações haustrais parecem ser tônicas. O tônus também caracteriza o músculo do esfíncter anal interno e, em menor extensão, do reto. A origem do tônus na musculatura intestinal lisa ainda não foi determinada. Provavelmente origina-se na própria musculatura, refletindo uma propriedade do músculo.

INTEGRAÇÃO DAS ATIVIDADES MOTORAS COLÔNICAS

As três divisões funcionais do cólon devem trabalhar juntas. Além disso, suas funções juntas devem ser coordenadas com as funções motoras do intestino delgado e com as atividades gerais do organismo, como dormir, despertar e comer. Essas funções são realizadas por reflexos colocolônicos (participação de fibras intramurais), outros reflexos (participação de fibras extramurais) e influências neurais e hormonais de origem distante do cólon que afetam os movimentos do organismo como um todo.

Reflexos Colocolônicos

O reflexo colônico mais bem estudado é o do relaxamento do esfíncter anal interno, devido à distensão do reto por um balão. Esse reflexo é parte essencial da defecação. Esse reflexo inibitório retoanal pode ser também obtido pela distensão de um balão no cólon esquerdo, portanto o nome mais apropriado é reflexo coloanal, e não retoanal. Outros reflexos colocolônicos, reflexo peristáltico como os do intestino delgado, certamente existem, mas sua importância fisiológica ainda não foi estabelecida. Na maioria de tais reflexos, a natureza das estruturas sensórias e fibras envolvidas permanece desconhecida.

Nervos Extrínsecos e Motilidade Colônica

Os nervos parassimpáticos e simpáticos do cólon estabelecem ligações através das quais o sistema nervoso central pode influenciar a função motora colônica. Experiências comuns sugerem que os centros cerebrais superiores influenciam a motilidade colônica. Por exemplo, a ansiedade aguda pode causar diarréia e a viagem, mesmo sendo breve e pequena, pode induzir à constipação. Assim, emoções fortes afetam as funções motoras do cólon. Embora existam vias neurais apropriadas, os efeitos podem ser hormonais. E as vias neurais podem transmitir impulsos gerados pela atividade de outros segmentos do trato gastrointestinal e não no sistema nervoso central, como reflexos gastrocólico ou enterocólico. Esse assunto ainda permanece pouco estudado.

Efeitos Hormonais na Função Colônica

Muitos peptídeos passam do intestino para a circulação geral em resposta à alimentação. Esses hormônios entéricos podem ou não agir no controle normal da função de outros segmentos gastrointestinais. Por exemplo, a colecistoquinina liberada após uma refeição aumenta a atividade motora do cólon.

ATIVIDADES MOTORAS INTEGRADAS DO CÓLON[7,9]

A Resposta do Cólon à Alimentação

A alimentação afeta a motilidade colônica, como demonstrado pela observação de que a defecação ocorre freqüentemente após a alimentação, mesmo que pequena (reflexo gastrocólico).

A resposta do cólon à alimentação inclui aumento nas contrações do movimento de massa. O aumento pode ser de várias características do movimento de massa, incluindo sua incidência, força, duração e velocidade. Métodos de estudo não permitem uma percepção fácil de tais detalhes, mas permitem apenas a demonstração de um aumento na quantidade de contrações. Assim, a resposta pode incluir aumento na peristalse rítmica ou na segmentação.

A alimentação pode influenciar receptores em um ou vários locais do intestino. A evidência para a "fase cefálica", uma resposta à visão ou ao odor da comida, é fraca. Similarmente, o estômago não parece ser um local importante de receptores. Em contraste, o intestino delgado claramente contém receptores, provavelmente quimiorreceptores, que excitam as contrações colônicas. Assim, o intestino delgado inicia a resposta colônica à alimentação, provavelmente através da excitação dos quimiorreceptores.

DISTÚRBIOS DA MOTILIDADE DO INTESTINO GROSSO E SÍNDROME DO INTESTINO IRRITÁVEL

O mecanismo de transmissão dos estímulos pode incluir reflexos e hormônios. Existem evidências para a participação neural, bem como evidência para a liberação hormonal. A colecistoquinina desempenha importante função como mediador da resposta motora colônica à alimentação.

O Cólon no Jejum

No intestino delgado, o padrão de contrações no jejum difere daquele no período pós-prandial. No jejum, as contrações intestinais variam em amplitude e incidência contínua e regularmente com um ciclo de cerca de uma hora ou pouco mais. O cólon exibe um ciclo similar de atividade motora no jejum, mas o ciclo não é coordenado com o do intestino delgado e é menor, cerca de 30 minutos de duração no cão.

O Cólon Durante o Sono

O sono deprime a motilidade colônica, mas isso pode apenas refletir a ausência de estímulos diurnos, tal como a alimentação. Em qualquer caso, o estímulo para defecar quase nunca ocorre durante o sono e a defecação noturna significa doença na maioria das pessoas.

Defecação

A defecação envolve vários processos: o enchimento do reto, mecanismos para a continência fecal, os estágios preparatórios da defecação e o fenômeno do ato propriamente dito.

O reto vazio enche-se lentamente. Os movimentos de contração de massa do lado esquerdo do cólon tendem a encher o reto, mas muitas resistências retardam o fluxo fecal ortógrado. Essas resistências incluem contrações segmentares (anéis de contrações tônicos) do cólon sigmóide, a angulação retossigmóide e as válvulas de Houston no reto. O reto enche-se sem um aumento correspondente na pressão intra-retal até um limite máximo, quando então a pressão aumenta abruptamente. Esse processo sugere que o reto possui um mecanismo reflexo de relaxamento receptivo como aquele do fundo gástrico.

A continência retal é devida à contração dos dois esfíncteres anais. O esfíncter anal interno involuntário mantém uma contração tônica durante o repouso, promovendo a maior parte da força que oclui o canal anal. Essa contração é devida à qualidade especial do próprio músculo e não ao suprimento nervoso do esfíncter. O esfíncter externo, um músculo, voluntário, promove uma pequena força de oclusão durante o repouso, mas, quando a defecação é iminente, porém inconveniente, a contração voluntária desse músculo auxilia na manutenção da continência.

No estágio preparatório da defecação, o reto primeiro enche-se até um ponto em que sua plenitude é sentida e a contração tônica do esfíncter anal interno é abolida pelo reflexo inibitório retoanal. Os nervos sensitivos conectados ao sistema nervoso central medeiam a sensibilidade retal, enquanto os nervos sensitivos conectados aos nervos motores inibitórios do esfíncter medeiam o reflexo inibitório retoanal. Os nervos sensitivos responsáveis pela sensação e pelo reflexo são diferentes desde que os limiares para a sensação e para o reflexo sejam diferentes. Receptores de estiramento na parede do reto podem iniciar esses efeitos, mas os receptores intramucosos abundantes próximos à linha pectínea podem também fazê-lo. O estímulo pode ser mecanorreceptivo e/ou quimirreceptivo. A sensação da plenitude retal aciona a necessidade para assumir a postura corporal apropriada (agachar) e para fazer os esforços que iniciam a defecação (manobra de Valsalva). Quando o momento para a defecação não for apropriado, essas ações voluntárias podem ser suprimidas com a contração voluntária do esfíncter anal externo.

A posição de agachar ou sentar retifica o ângulo anorretal, enquanto o aumento da pressão intra-abdominal e o relaxamento do esfíncter anal externo facilitam a entrada do conteúdo retal no canal anal. A manobra de Valsalva causa a descida do assoalho pélvico, um movimento facilitado pelo relaxamento voluntário dos músculos do assoalho pélvico e do esfíncter anal externo. Quando o bolo fecal inicialmente entra no canal anal, ele excita os mecanorreceptores e/ou quimiorreceptores localizados na mucosa e/ou nas camadas profundas da parede do esfíncter. Esses receptores iniciam uma contração peristáltica do cólon, provavelmente um movimento de contração de massa, o qual esvazia o cólon acima do reto. Essa contração peristáltica pode começar tão acima quanto na flexura esplênica ou pode esvaziar apenas o reto.

DISTÚRBIOS DA FUNÇÃO MOTORA DO CÓLON[7,9,22,24,48]

Disfunção Anorretal: Defecação Difícil e Incontinência Fecal[11,24,48]

Um grupo de procedimentos, coletivamente chamados de manometria anorretal ou testes anorretais, permite a discriminação de muitas anormalidades, anteriormente obscuras, as quais causam constipação, dificuldade na defecação ou incontinência fecal. Assim, pode-se agora objetivamente demonstrar a integridade do reflexo inibitório retoanal, determinar o limiar para a sensação de plenitude retal, medir a capacidade retal, observar mudanças no ângulo anorretal (representando a função puborretal), testar o controle voluntário do esfíncter anal externo e observar os resultados simulados de defecação usando balões inflados no reto ou pasta radiopaca injetada no reto. A maioria dessas anormalidades reveladas por tais testes parece refletir doença neu-

893

ral ou disfunção perceptiva. As doenças neurais responsáveis por anormalidades dos tipos que são encontradas incluem neuropatias metabólicas tais como diabetes e neuropatias traumáticas como aquelas produzidas por parto difícil ou antecedente de cirurgia pélvica. Disfunções perceptivas, geralmente resultado do aprendizado incorreto, hábitos intestinais incorretos ou deterioração das funções mentais podem algumas vezes ser revertidas no todo ou em parte pelo processo de *biofeedback*. A habilidade para analisar a função anorretal por esses testes melhorou o tratamento da constipação devido à defecação difícil e da incontinência fecal.

Dietético, Obstrutivo e Constipação por Trânsito Lento[11,24]

A constipação, na ausência de tumores ou outras obstruções mecânicas, significa disfunção motora colônica. Muitos casos refletem uma dieta que produz uma massa fecal que é anormal nas propriedades fluido-mecânicas. Dietas ricas em fibras e a ingestão de laxativos formadores de volume freqüentemente resolvem esse problema.

Outros casos, entretanto, representam uma disfunção motora colônica primária. Em alguns, o problema é uma disfunção anorretal, e os testes anorretais revelam a causa, tal como sensação retal diminuída. Isso é chamado de constipação obstrutiva.

Constipação severa sem função anorretal anormal pode refletir disfunção motora do cólon mais proximal. Tal constipação por trânsito lento pode ser demonstrada na clínica com estudos com marcadores. O paciente ingere um número padronizado de marcadores radiopacos. Radiografias simples de abdômen permitem observar a progressão dos marcadores. Um retardo maior no trânsito apóia o conceito de que o trânsito colônico anormal, mais do que a disfunção anorretal, é responsável pela constipação.

Megacólon Neuropático Congênito (Doença de Hirschsprung)[39]

Muitos mas nem todos os casos de megacólon encontrados em recém-natos ou crianças representam um defeito no desenvolvido da inervação do cólon distal. O defeito deve-se à alteração na maturação das células nervosas primitivas que migraram precocemente na embriogênese da crista neural para o cólon. Essas células maturaram normalmente em outros níveis do trato gastrointestinal. O segmento afetado, marcado pela ausência de células ganglionares, apresenta-se como um tubo tonicamente contraído. A extensão do segmento afetado varia desde poucos centímetros até mais de 1/3 do total do comprimento colônico. O cólon acima torna-se dilatado devido à obstrução. Por isso, o termo megacólon

congênito não é adequado, porque a parte doente é o segmento fechado, e não aquele dilatado.

A razão para o defeito na maturação das células nervosas no segmento distal do cólon permanece desconhecida. A predileção da doença por crianças do sexo masculino é similarmente desconhecida. Uma doença bastante similar ocorre como um defeito autossômico recessivo em uma espécie de camundongos.

Megacólon Congênito Miopático[39]

Raros casos de megacólon em crianças e adultos jovens representam miopatias viscerais hereditárias ou congênitas. A maioria das miopatias viscerais difere uma da outra nos padrões de herança e nos padrões de envolvimento visceral. Quando afetam o cólon, o aspecto do cólon difere daquele do megacólon neuropático congênito em que apenas uma parte do cólon pode ser dilatada e um segmento fechado ou contraído está ausente. Tais miopatias viscerais raramente afetam apenas o cólon. O esôfago, estômago ou intestino delgado disfuncional geralmente chamam mais a atenção em tais casos.

Megacólon Adquirido — Doença e Drogas[39]

Certas doenças sistêmicas e uma variedade de drogas podem produzir o megacólon adquirido, o qual é geralmente visto em adultos. A anormalidade no megacólon adquirido geralmente afeta grande extensão do cólon, além do canal anal.

As doenças sistêmicas que podem produzir esse quadro são as doenças do tecido conjuntivo, especialmente a forma de esclerodermia chamada de síndrome CREST, doença isquêmica envolvendo o cólon e doença inflamatória aguda envolvendo a mucosa do cólon (o "megacólon tóxico" da doença inflamatória intestinal).

Muitos tipos de drogas podem produzir megacólon, incluindo anticolinérgicos, opiáceos, fenotiazinas, antidepressivos tricíclicos e alguns anti-hipertensivos. As drogas neurotrópicas afetam todas as funções neurais em algum grau em todo o intestino. A razão de essas drogas afetarem especialmente o cólon, produzindo o megacólon, não está clara. Em alguns casos, mas não em todos, o efeito é dose-dependente. Em outros casos, a coexistência de doença inflamatória colônica aumenta a predileção de efeito das drogas no cólon.

Disfunção Motora Colônica na Colite Ulcerativa e Outros Tipos de Inflamação Aguda da Mucosa

Estudos sobre a motilidade colônica na inflamação aguda do cólon demonstraram a ausência de contrações segmentares. A presença de tubo liso, sem haustrações, é uma manifestação familiar da pancolite observada tanto pelo radiologista como pelo colonoscopista. A resposta motora normal à alimentação está ausente na colite ulcerativa. Animais com colite experimental mostram um grande aumento no número de contrações espontâneas de movimento de massa. Apesar de a inflamação ser restrita à mucosa na colite ulcerativa (não envolve as camadas profundas da parede do cólon), o epitélio afetado torna-se livremente permeável às toxinas bacterianas e a anaeróbios. Assim, eles podem invadir toda a espessura da parede colônica e alterar as funções muscular e neural do cólon.

Diverticulose do Cólon[47]

A alta incidência de diverticulose do cólon e a gravidade das suas complicações, hemorragia e infecção fazem da diverticulose um dos maiores problemas da cirurgia gastrointestinal, pelo menos na Europa e nos Estados Unidos. Muitas teorias sobre a sua origem na última metade do século enfatizaram as alterações degenerativas no cólon. Recentemente, evidências sobre um defeito na função motora foram relatadas. Tem sido sugerido que uma dieta pobre em fibras causa disfunção motora, a qual causa a formação de divertículos.

O fato de os divertículos se formarem nos pontos de fraqueza da parede colônica, locais onde os vasos penetram na camada muscular circular, indica que a pressão intracolônica aumentada é importante na patogenia dos divertículos. A hipótese anterior sugeria que a fraqueza anormal nesses pontos constituía a origem do problema, entretanto, a teoria mais recente enfatiza a alta pressão intraluminal normal. Estudos manométricos da região afetada, o cólon sigmóide, mostram pressões muito altas com contrações rítmicas. Além disso, a hipertrofia da camada muscular circular encontrada nos segmentos relacionados ao divertículo explica essa alta pressão de contração. Tanto a hipertrofia como a pressão elevada no cólon sigmóide provavelmente precedem o desenvolvimento do divertículo. Ocorrem em áreas do sigmóide que estão sem a presença de divertículo e encontram-se adjacentes aos segmentos com divertículos. Essa idéia levou no passado os cirurgiões a tratar os divertículos sintomáticos por miotomia longitudinal do cólon afetado.

A hipertrofia muscular e o aumento na pressão intraluminal não podem explicar todas as causas dos divertículos do cólon. A associação é mais conspícua no cólon sigmóide, mas nem todos os divertículos ocorrem nesse segmento. O divertículo pode encontrar-se em outras partes do cólon, bem como sem a hipertrofia muscular. Os divertículos do cólon direito, sem divertículos do cólon esquerdo, são o tipo mais freqüente de diverticulose de certas populações asiáticas. Esses achados sugerem que outros fatores causais além da hipertrofia muscular e do aumento da pressão intraluminal possam predispor à formação de divertículos.

SÍNDROME DO INTESTINO IRRITÁVEL

Júlio Cezar Uili Coelho
Carolina Gomes Gonçalves
Anne Karoline Groth

INTRODUÇÃO

A síndrome do intestino irritável é a condição mais comum da gastroenterologia e caracteriza-se pela ocorrência de dor abdominal, distensão abdominal e alterações do hábito intestinal, que podem ser diarréia, constipação ou alternância do hábito intestinal[13]. Um painel de especialistas multinacionais a definiu recentemente como uma desordem intestinal funcional crônica, na qual dor ou desconforto abdominal é associado com alteração do hábito intestinal ou da defecação e distensão abdominal[12]. Essa condição era denominada no passado síndrome do cólon irritável, cólon espástico, síndrome do ângulo esplênico, entre outras.

EPIDEMIOLOGIA

A verdadeira prevalência da síndrome do intestino irritável não é conhecida, pois não existem métodos diagnósticos precisos. Dependendo dos critérios empregados, a prevalência em uma amostra da população varia de 2,9% a 20% nos diversos estudos epidemiológicos publicados[13,44,45,51]. É a condição mais freqüente no consultório do gastroenterologista, responsável por cerca da metade das consultas desse especialista[14]. Estima-se que os custos diretos com essa doença nos Estados Unidos tenham sido de 1,6 bilhão de dólares em 1998[49]. É duas vezes mais comum nas mulheres[4,28]. O pico de incidência é entre 20 e 50 anos de idade, com prevalência pouco menor em idosos.

FISIOPATOLOGIA

Apesar de as manifestações clínicas da síndrome do intestino irritável terem uma base fisiológica, nenhum mecanismo fisiopatológico único esclarece todos os casos. A síndrome do intestino irritável é considerada uma desordem biopsicossocial resultante da combinação de três mecanismos interligados: fatores psicossociais, motilidade intestinal alterada e aumento da sensibilidade (percepção) visceral. A seguir são discutidos os principais mecanismos que parecem contribuir para a fisiopatologia dessa síndrome.

Alteração na Motilidade Colônica

Vários autores falharam em demonstrar alterações consistentes e específicas na motilidade intestinal em pacientes com síndrome do intestino irritável. Não há evidências convincentes de que um único distúrbio motor do cólon cause essa condição. As alterações do hábito intestinal (diarréia, constipação intestinal e alternância do hábito intestinal) devidas à dismotilidade intestinal parecem ser secundárias, e não a causa desta síndrome[41].

Alimentação

Mais da metade dos pacientes com síndrome do intestino irritável refere piora dos sintomas após a ingestão de alimentos, especialmente alguns tipos, que variam de paciente a paciente. A ingestão de alimentos é um dos maiores estímulos à motilidade do intestino grosso. Especula-se que no paciente com síndrome do intestino irritável exista uma desarmonia nas contrações intestinais propulsivas e nas de mistura do seu conteúdo. Nos pacientes com diarréia, as contrações propulsivas são exageradas após a ingestão de alimentos. Ao contrário, nos pacientes com constipação essas contrações são diminuídas.

Alguns pacientes com síndrome do intestino irritável apresentam uma forma discreta de intolerância a glúten, caracterizada por vilos intestinais normais, mas aumento dos linfócitos intra-epiteliais[53].

Produção e/ou Eliminação Anormal de Gás

Distensão abdominal por gases é uma das queixas mais freqüentes e que mais incomodam os pacientes com síndrome do intestino irritável. Confirmando os relatos clínicos desses pacientes, a determinação da circunferência abdominal por pletismografia evidenciou que a circunferência abdominal aumenta durante o dia, atingindo o máximo à noite, e posteriormente se reduz rapidamente enquanto o paciente dorme[30]. Em alguns desses pacientes a fermentação colônica é aumentada, ocasionando produção excessiva de hidrogênio[26]. Esse achado justifica por que a exclusão de carboidrato pouco absorvível pode reduzir as manifestações clínicas. Entretanto, outros autores não evidenciaram aumento de produção de gases, mas sim trânsito lento de gases através do intestino de alguns pacientes com essa síndrome, sugerindo dismotilidade intestinal. O trânsito colônico e a motilidade intestinal são normais na maioria dos pacientes com síndrome do intestino irritável.

Hipersensibilidade Visceral

Somente cerca de 60% dos pacientes com síndrome do intestino irritável apresentam hipersensibilidade (dor abdominal) à distensão retal por um balão[34]. Essa hipersensibilidade ou redução do limiar à dor é devido: (1) hipersensibilidade verdadeira devido ao aumento da percepção de estímulos do trato gastrointestinal; ou (2) hipervigilância ou atenção excessiva a estímulos nervosos habituais ou normais do trato gastrointestinal.

Ativação Cerebral Anormal

Exames de imagem funcionais do cérebro, como tomografia com emissão de pósitrons e ressonância magnética funcional, evidenciam aumento do fluxo sangüíneo cerebral na circunvolução calosa anterior do córtex durante antecipação ou ocorrência do próprio estímulo colônico em pacientes com síndrome do intestino irritável[33,42,46]. Achados similares têm sido observados com estímulos dolorosos de outras regiões, como face e coração, injeção subcutânea de álcool, distensão gástrica ou esofágica e *angina pectoris*. Especula-se se o sistema antinociceptivo descendente (*descending antinociceptive system*), que inibe a transmissão da dor, pode estar alterado na síndrome do intestino irritável[35]. Os antidepressivos, que são efetivos no tratamento dessa síndrome, podem agir pela ativação do sistema antinociceptivo descendente.

Teoria Infecciosa

Alguns autores observaram aumento na concentração de células enteroendócrinas que contêm serotonina em pacientes com síndrome do intestino irritável após infecção intestinal com *Campylobacter enteritis* e outras bactérias. Esses achados podem explicar o aumento da liberação pós-prandial de serotonina e as manifestações clínicas de alguns pacientes com essa síndrome[50,51].

Alteração da flora bacteriana colônica pode aumentar a fermentação. Esse achado tem sido relatado em pacientes com síndrome de intestino irritável[36]. A administração de lactobacilos pode reduzir a flatulência e a dor abdominal de alguns desses pacientes[36].

Estresse

A maioria dos pacientes com síndrome do intestino irritável refere que o estresse agrava ou desencadeia os seus sintomas. Alguns autores sugerem que o estresse crônico ou persistente, como separação ou perda, tem um papel mais importante do que o estresse agudo[2].

Alterações Psicológicas

Apesar de terem sido realizados vários estudos avaliando a relação entre síndrome do intestino irritável e alterações psicológicas, inclusive abuso sexual, físico e emocional, os resultados são controversos[1].

Alterações Genéticas

A síndrome do intestino irritável é mais comum em algumas famílias e duas vezes mais comum em gêmeos univitelinos do que nos bivitelineos[29,31]. Entretanto, esse aumento da incidência pode ser secundário a fatores ambientais, e não a alterações genéticas.

QUADRO CLÍNICO

As manifestações clínicas mais comuns são dor ou desconforto abdominal, distensão abdominal e alteração do hábito intestinal.

Dor Abdominal

A dor abdominal é geralmente em cólica ou contínua, de intensidade variável, e pode ser difusa ou em qualquer lugar do abdômen, mas com predominância no quadrante inferior esquerdo. A melhora da dor com a eliminação de flatos ou a evacuação é muito sugestiva. É muito comum o relato de piora após a ingestão de alimentos.

Distensão Abdominal

Caracteristicamente, a distensão abdominal aumenta durante o dia. Freqüentemente, o paciente refere ausência de distensão ao levantar e que no decorrer do dia, principalmente com a ingestão de alimentos, esse sintoma se agrava. Essa alteração é freqüentemente comprovada objetivamente pela determinação da circunferência abdominal por pletismografia[30]. A intensidade da distensão abdominal referida pelo paciente freqüentemente não é proporcional ao achado pelo médico no exame físico.

Alteração do Hábito Intestinal

Cerca de 1/3 dos pacientes com síndrome do intestino irritável apresenta diarréia, 1/3 constipação intestinal e 1/3, diarréia alternada com constipação. Em qualquer dos três grupos, o paciente apresenta períodos de evacuações normais, sem desconforto.

Os que apresentam diarréia geralmente referem que a primeira evacuação é normal, mas que posteriormente as fezes tornam-se amolecidas ou líquidas. As evacuações caracteristicamente ocorrem após a ingestão de alimentos e podem ser acompanhadas com urgência e ser explosivas. Elas não ocorrem à noite, quando o paciente está dormindo. Caso aconteça, outro diagnóstico deve ser suspeitado.

Os pacientes com a forma de constipação referem que as evacuações são difíceis, com eliminação de fezes duras e de pequeno volume. Referem sensação de evacuação incompleta.

Alguns pacientes referem eliminação de muco. Entretanto, a presença de sangue ou anemia sugere outro diagnóstico.

Os sintomas tipicamente flutuam, podendo apresentar períodos variáveis em que o paciente é totalmente assintomático. No estudo de Hahn et al. [18], observou-se que em um período de 12 semanas os sintomas apareciam em uma média de 12 vezes, com duração máxima de 5 dias. Os pacientes eram afetados por cerca de 50%

dos dias[18]. Os sintomas desaparecem completamente em poucos pacientes, sendo que a maioria permanece com as manifestações por toda a vida[23].

As manifestações clínicas podem ser muito vagas. Distensão e dor abdominal e diarréia ou constipação intestinal podem ser observadas em inúmeras doenças. A tentativa de excluir todos os diagnósticos através da realização de exames complementares pode conduzir à realização de inúmeros exames, que, além de caros, podem levar a longa perda de tempo e gerar ansiedade e desconforto ao paciente. Assim, uma história cuidadosamente obtida é chave para o diagnóstico.

O exame físico é normal, exceto pela distensão abdominal observada em alguns pacientes. Maior sensibilidade à palpação abdominal sob o intestino grosso é referida por alguns pacientes.

DIAGNÓSTICO

O diagnóstico de síndrome do intestino irritável é baseado nas manifestações clínicas[15]. Não existe nenhum exame complementar (marcador biológico) que permita estabelecer o diagnóstico. Anteriormente, o diagnóstico só poderia ser estabelecido após a exclusão de várias doenças orgânicas, através da realização de vários exames complementares. Essa conduta, além de aumentar excessivamente o custo médico, provou ser desnecessária se critérios médicos forem observados.

Os Critérios de Manning foram os primeiros a serem empregados por vários serviços[32]. Estes foram posteriormente modificados por um painel de especialistas reunidos em Roma, que ficaram conhecidos como Critérios de Roma. Mais recentemente, a partir de uma reunião de consenso com vários especialistas internacionais, foram estabelecidos os Critérios de Roma II[12] (Tabela 68.1). A utilização desses critérios tem a vantagem adicional de padronizar internacionalmente o diagnóstico e permitir a comparação dos estudos realizados por pesquisadores de diferentes instituições.

A especificidade desses critérios é baixa para excluir doenças orgânicas. Assim, foram incluídos indicadores de alarme que aumentam a especificidade (Tabela 68.2). A ausência desses indicadores de alarme aumenta a especificidade dos Critérios de Roma para quase 100%, apesar de a sensibilidade ser baixa[52].

Com a utilização adequada desses critérios, vários autores têm demonstrado que o diagnóstico de síndrome de intestino irritável pode ser estabelecido com segurança. No seguimento em longo prazo desses pacientes, raramente observa-se que o diagnóstico inicial dessa síndrome estava errado e que na verdade se tratava de outra doença orgânica grave[38]. As manifestações clínicas geralmente flutuam, de modo que os pacientes não raramente procuram outros médicos para opiniões. A realização de exames complementares de repetição ou adicionais é desnecessária e só serve para aumentar a ansiedade do paciente. Ao contrário, é importante que

Tabela 68.1
Critérios de Roma II para o Diagnóstico da Síndrome de Intestino Irritável*

- Desconforto ou dor abdominal de pelo menos 12 semanas de duração, que não precisam ser consecutivas, nos últimos 12 meses, que tenha 2 das 3 características seguintes:
  — Melhora com a defecação
  — Início associado com alteração na freqüência da evacuação
  — Início associado com alteração na forma (aparência) das fezes

- Sintomas que acumulativamente suportam o diagnóstico desta síndrome:
  — Freqüência anormal de evacuações (> 3 evacuações/dia ou < 3 evacuações por semana)
  — Forma anormal das fezes (caprinas/duras ou moles/líquidas)
  — Eliminação anormal das fezes (força excessiva, urgência ou sensação de evacuação incompleta)
  — Eliminação de muco
  — Sensação ou presença de distensão abdominal

*De Drossman et al.[12]

sintomas diferentes dos especificados nos Critérios de Roma sejam avaliados e não devem ser atribuídos indevidamente como pertencentes a essa síndrome. Por exemplo, o aparecimento de sangramento anal ou de anemia deve ser avaliado.

Os pacientes com síndrome do intestino irritável, por erro diagnóstico, são freqüentemente submetidos indevidamente a procedimentos cirúrgicos, como histerectomia, colecistectomia etc.[25]. As mulheres com síndrome do intestino irritável tiveram mais histerectomia do que as sem essa condição, indicando diagnóstico errôneo da dor pélvica[25].

TRATAMENTO

A resposta terapêutica, apesar dos avanços ocorridos nos últimos anos, permanece insatisfatória para a maioria dos pacientes. A seguir são discutidas as principais medidas terapêuticas utilizadas no tratamento da síndrome do intestino irritável.

Medidas de Suporte e Educativas

Medidas de suporte e educativas são essenciais para um relacionamento médico–paciente adequado no tratamento dessa síndrome, que quase sempre é uma condição que dura toda a vida do paciente[3]. O esclarecimento das possíveis causas, das manifestações clínicas, da resposta terapêutica e principalmente do excelente prognóstico quanto à gravidade é essencial. É fundamental esclarecer para o paciente que essa condição não é pré-

maligna. Aulas educativas e reuniões entre pacientes com essa síndrome podem ser bastante valiosas[10].

Dieta

As fibras são freqüentemente prescritas para o tratamento da síndrome do intestino irritável com a finalidade de reduzir a pressão intracolônica e conseqüentemente reduzir a dor abdominal. Entretanto, a ingestão regular de fibras não melhora as manifestações clínicas dessa síndrome. Jailwala *et al.*, em um estudo de meta-análise das avaliações randomizadas e controladas publicadas na literatura, concluíram que suplemento de fibras não é superior ao placebo no controle dos sintomas da síndrome do intestino irritável[21]. Além do mais, as fibras podem aumentar a produção de gás e a distensão abdominal devido ao aumento do resíduo fecal e à fermentação bacteriana causada pelas fibras[17,19]. Dieta rica em fibras ou suplementos de fibras devem ser orientados para os pacientes com síndrome do intestino irritável que apresentem constipação intestinal.

Antiespasmódicos e Anticolinérgicos

Vários estudos demonstram que antiespasmódicos e anticolinérgicos podem ser eficazes na redução da dor abdominal de muitos pacientes com síndrome do intestino irritável[40]. Em um estudo de meta-análise realizado por Poynard *et al.*[40], 5 antiespasmódicos e anticolinérgicos foram mais eficazes do que placebo: (1) trimebutina (Debridat® 1 cápsula de 200 mg 2 a 3 vezes ao dia) (antagonista opióide periférico, que tem ação moduladora da motilidade e sensorial do trato gastrointestinal); (2) brometo de pinavério (Dicetel® 1 comprimido de 100 mg 2 vezes ao dia ou 1 comprimido de 50 mg 3 a 4 vezes ao dia) (antagonista do cálcio de ação exclusiva na musculatura lisa do trato gastrointestinal); (3) brometo de otilínio ou octilônio (antagonista do cálcio); (4) brometo de cimetrópio (antimuscarínico); (5) cloridrato de mepeverina (Duspatalin® 1 comprimido de 200 mg 2 vezes ao dia) (derivado da β-feniletilamina que tem atividade colinérgica antimuscarínica, diminuindo os espasmos da musculatura lisa do trato gastrointestinal, sem modificar a sua motilidade).

Medicações Anti-diarréicas

A loperamida (Closecs®; Diafuran®; Diarresec®; Diasec®; Imosec®, 1 ou 2 comprimidos de 2 mg até 4 vezes ao dia) é a medicação desse grupo mais freqüentemente utilizada em pacientes com síndrome do intestino irritável que apresentem diarréia. A loperamida é um opióide sintético que diminui o trânsito intestinal, aumenta a absorção de água e eletrólitos e aumenta o tônus do esfíncter anal em repouso, justificando assim a melhora da diarréia, urgência e *fecal soiling*, que alguns pacientes com síndrome do intestino irritável apresentam[4].

O difenoxilato (Colestase®; Lomotil®), apesar de ser um bom antidiarréico, tem o inconveniente de estar associado à atropina e assim poder apresentar alguns efeitos colaterais, como disfunção da bexiga, glaucoma e taquicardia. A colestiramina (Questran®), um quelante de sais biliares, é utilizada somente em pacientes resistentes às medicações anteriores.

Laxantes

O valor dos laxantes é duvidoso. Vários deles causam cólicas abdominais, e os laxantes osmóticos podem causar dor e distensão abdominal por gases.

Antidepressivos

Desse grupo, os agentes tricíclicos (amitriptilina; imipramina, doxepina) são os mais empregados para tratar os pacientes com síndrome do intestino irritável, principalmente os que apresentam sintomas mais intensos ou refratários. Esses medicamentos têm propriedades neuromoduladoras e analgésicas, além dos efeitos psicotrópicos, e devem ser usados continuamente, e não quando necessário. Para melhor avaliar o seu efeito, é necessário utilizá-los por 2 a 3 meses.

Os antidepressivos diminuem dor abdominal, náusea, depressão e diarréia. São considerados um dos ou o grupo de medicamentos mais efetivos no tratamento da síndrome do intestino irritável com predomínio de diarréia[4,50]. Mais recentemente, os antidepressivos que inibem a recaptação da serotonina, por aumentarem a motilidade gastrointestinal, têm sido empregados com sucesso em pacientes com síndrome do intestino irritável com constipação intestinal.

A dose dos antidepressivos utilizados para tratar a síndrome do intestino irritável é menor do que a empregada para outras finalidades. Doses menores são eficazes e têm início de ação precoce.

Agonistas do Receptor da Serotonina

Tegaserode (Zelmac® — 1 comprimido de 6 mg duas vezes ao dia) é um agonista parcial altamente seletivo dos receptores $5\text{-}HT_4$ que tem os seguintes efeitos: estimula a motilidade do trato gastrointestinal; modula a sensibilidade visceral, diminuindo estímulos sensitivos aferentes; estimula a secreção de água e cloreto pelas criptas [27]. Por aumentar a motilidade intestinal, o tegaserode pode causar diarréia. Essa medicação têm sido empregada com sucesso em pacientes com síndrome do intestino irritável que não apresentem diarréia.

Outros agonistas e antagonistas da serotonina, como cilansetron (antagonista $5HT_3$), estão sendo avaliados. Alguns, como a prucaloprida (agonista $5HT_4$) e o alosetron (antagonista $5HT_3$), já foram suspensos por apresentarem efeitos colaterais importantes.

Hipnose e Psicoterapia

Os pacientes com síndrome do intestino irritável que mais respondem a essas alternativas de terapia são os que apresentam sintomas psiquiátricos associados e dor abdominal exacerbada pelo estresse[14]. Essas terapias são inadequadas para os pacientes com dor abdominal freqüente[4].

Acupuntura

Em estudo duplo-cego controlado, a acupuntura não apresentou benefício terapêutico[16].

Tabela 68.2
Indicadores de Alarme que Sugerem que Doença Orgânica É mais Provável do que Síndrome do Intestino Irritável

- Idade de início acima dos 50 anos
- Sintomas progressivos ou muito intenso ou não-flutuante
- Sintomas noturnos que acordam o pacientes (como diarréia e dor)
- Diarréia diária persistente
- Sangramento retal ou presença de anemia
- Perda de peso inexplicada
- Vômitos recorrentes
- Sinais de má absorção intestinal
- História familiar de câncer do intestino grosso
- Febre
- Exame físico anormal (exceto sensibilidade abdominal leve), como erupção cutânea, artrite, úlceras de boca, tumor retal, dor ou contratura dos músculos abdominais

De Talley NJ & Spiller R.

REFERÊNCIAS BIBLIOGRÁFICAS

1. Ali A, Toner BB, Stuckless N. Emotional abuse, self-blame, and self silencing in women with irritable bowel syndrome. *Psychosom Med* 62:76-82, 2000.
2. Bennett EJ, Tennant CC, Piesse C, Badcock CA, Kellow JE. Level of chronic life stress predicts clinical outcome in irritable bowel syndrome. *Gut* 43:256-61, 1998.
3. Bertram S, Kurland M, Lydick E, Locke GR III, Yawn BP. The patient's perspective of irritable bowel syndrome. *J Fam Pract* 50:521-5, 2001.
4. Camilleri M. Management of the irritable bowel syndrome. *Gastroenterology* 120:652-68, 2001.

5. Cash BD, Schoenfeld P, Chey WD. The utility of diagnostic tests in irritable bowel syndrome patients: a systematic review. *Am J Gastroenterol* 97:2812-9, 2002.

6. Christensen J. Gross and microscopic anatomy of the large intestine. In: *The large intestine: physiology, pathophysiology, and disease*. Phillips, Pemberton, and Shorter (Eds.), Raven Press, New York, Chapter 2, pp. 13-36, 1991.

7. Christensen J. The motility of the large intestine. In: *Textbook of gastroenterology*. Yamada, Alpers, Owyang, Powell, Silverstein (Eds.), Lippincott, Philadelphia, Chapter 10, pp 180-195, 1991,

8. Christensen J. The enteric nervous system. In: *An illustrated guide to gastrointestinal motility*. Kumar D and Wingate D. (Eds.), 2nd Ed., Churchill Livingstone, Edinburgh, Chapter 2, pp. 10-31, 1993.

9. Christensen J. Motility of the colon. In: *Physiology of the gastrointestinal tract*. Johnson, Christensen, Alpers, Jacobsen, and Walsh (Eds.), 3rd Ed., New York, 1993.

10. Colwell LJ, Prather CM, Phillips SF, Zinsmeister AR. Effects of an irritable bowel syndrome educational class on health-promoting behaviors and symptoms. *Am J Gastroenterol* 93:901-5, 1998.

11. Devroede G. Functions of the anorectum: defecation and continence. In: *The large intestine, physiology, pathophysiology, and disease*. Phillips, Pemberton, and Shorter (Eds.), Raven Press, New York, Chapter 6, pp. 115-140, 1991.

12. Drossman DA, Corazziari E, Talley NJ, Thompson WG, Whitehead WE. Rome II: a multinational consensus document on functional gastrointestinal disorders. *Gut* 45 (suppl II):1-81, 1999.

13. Drossman DA, Li Z, Andruzzi E, Temple RD, Talley NJ, Thompson WG, et al. U.S. householder survey of functional gastrointestinal disorders. *Dig Dis Sci* 38:1569-80, 1993.

14. Drossman DA, Whitehead WE, Camilleri M. Irritable bowel syndrome: A technical review for practice guideline development. *Gastroenterology* 112:2120-37, 1997.

15. Fass R, Longstreth GF, Pimentel M. Evidence — and consensus — based practice guidelines for the diagnosis of irritable bowel syndrome. *Arch Intern Med* 161:2081-8, 2001.

16. Fireman Z, Segal A, Kopelman Y, Sternberg A, Carasso R. Acupuncture treatment for irritable bowel syndrome: a double-blind controlled study. *Digestion* 64:100-3, 2001.

17. Haderstorfer B, Psycholgin D, Whitehead WE, Schuster MM. Intestinal gas production from bacterial fermentation of undigested carbohydrate in irritable bowel syndrome. *Am J Gastroenterol* 84:375-8, 1989.

18. Hahn B, Watson M, Yan S, Ganput D, Heuijerjans J. Irritable bowel syndrome symptom patterns: frequency, duration, and severity. *Dig Dis Sci* 43:2715-18, 1998.

19. Hebden JM, Blackshaw E, D'Amato M, Perkins AC, Spiller RC. Abnormalities of GI transit in bloated irritable bowel syndrome: effect of bran on transit and symptoms. *Am J Gastroenterol* 97:2315-20, 2002.

20. Jackson JL, O'Malley PG, Tomkins G, Balden E, Santoro J, Kroenke K. Treatment of functional gastrointestinal disorders with antidepressant medications: a meta-analysis. *Am J Med* 108:65-72, 2000.

21. Jailwala J, Imperiale TF, Kroenke K. Pharmacologic treatment of the irritable bowel syndrome: a systematic review of randomized controlled trials. *Ann Inter Med* 133:136-47, 2000.

22. Jameson JS, Misiewicz JJ. Colonic motility: practice or research? *Gut* 34: 1009-1012, 1993.

23. Janssen HA, Muris JW, Knotterus JA. The clinical course and prognostic determinants of the irritable bowel syndrome: a literature review. *Scand J Gastroenterol* 33:561-7, 1998.

24. Kamm MA. Pathophysiology of constipation. In: *The large intestine: physiology, pathophysiology, and disease*. Phillips, Pemberton, and Shorter (Eds.), Raven Press, New York, Chapter 35, pp. 709-726, 1991.

25. Kennedy TM, Jones RH. The epidemiology of cholecystectomy and irritable bowel syndrome in a UK population. *Br J Surg* 87:1658-63, 2000.

26. King TS, Elia M, Hunter JO. Abnormal colonic fermentation in irritable bowel syndrome. *Lancet* 352:1187-9, 1998.

27. Lacy BE, Yu S. Tegaserod: a new 5-HT4 agonist. *J Clin Gastroenterol* 34:27-33, 2002.

28. Lee OY, Mayer EA, Schmulson M, Chang L, Naliboff N. Gender-related differences in IBS symptoms. *Am J Gastroenterol* 96:2184-93, 2001.

29. Levy RL, Jones KR, Whitehead WE, Feld SI, Talley NJ, Corey LA. Irritable bowel syndrome in twins: heredity and social learning both contribute to etiology. *Gastroenterology* 121:799-804, 2001.

30. Lewis MJ, Reilly B, Houghton LA, Whorwell PJ. Ambulatory abdominal inductance plethysmography: towards objective assessment of abdominal distension in irritable bowel syndrome. *Gut* 48:216-20, 2001.

31. Locke GR III, Zinxmeister AR, Talley NJ, Fett SL, Melton LJ III. Familial association in adults with functional gastrointestinal disorders. *Mayo Clin Proc* 75:907-12, 2000.

32. Manning AP, Thompson WG, Heaton KW, Morris AF. Towards a positive diagnosis of the irritable bowel syndrome. *BMJ* 2:653-4, 1978.

33. Mertz H, Morgan V, Tanner G. Regional cerebral activation in irritable bowel syndrome and control subjects with painful and nonpainful rectal distention. *Gastroenterology* 118:842-8, 2000.

34. Mertz H, Naliboff B, Munakata J, Niazi N, Mayer EA. Altered rectal perception is a biological marker of patients with irritable bowel syndrome. *Gastroenterology* 109:40-52, 1995.

35. Naliboff BD, Derbyshire SW, Munakata J. Cerebral activation in patients with irritable bowel syndrome and control subjects during rectosigmoid stimulation. *Psycholsom Med* 63:365-75, 2001.

36. Nobaek S, Johansson ML, Molin G, Ahrne S, Jeppsson B. Alteration of intestinal microflora is associated with reduction in abdominal bloating and pain in patients with irritable bowel syndrome. *Am J Gastroenterol* 95:1231-8, 2000.

37. Olden KW. Diagnosis of irritable bowel syndrome. *Gastroenterology* 122:1701-14, 2002.

38. Owens DM, Nelson DK, Talley NJ. The irritable bowel syndrome: long-term prognosis and the physician-patient interaction. *Ann Intern Med* 122:107-112, 1995.

39. Phillips SF. Megacolon. In: *The large intestine: physiology, patho- physiology, and disease*. Phillips, Pemberton, and Shorter (Eds.), Raven Press, New York, Chapter 28, pp. 579-592, 1991.

40. Poynard T, Regimbeau C, Benhamou Y. Meta-analysis of smooth muscle relaxants in the treatment of irritable bowel syndrome. *Aliment Pharm Ther* 15:355-61, 2001.

41. Ragnarsson G, Bodemar G. Division of the irritable bowel syndrome into subgroups on the basis of daily recorded symptoms in two outpatients samples. *Scand J Gastroenterol* 34:993-1000, 1999.

42. Rainville P, Duncan GH, Price DD, Carrier B, Bushnell MC. Pain affect encoded in human anterior cingulated but not somatosensory cortex. *Science* 277:968-71, 1997.

43. Saito YA, Locke GR, Talley NJ, Zinsmeister AR, Fett SL, Melton LJ III. A comparison of the Rome and Manning criteria for case identification in epidemiological investigation of irritable bowel syndrome. *Am J Gastroenterol* 95:2816-24, 2000.

44. Saito YA, Schoenfeld P, Locke GR 3rd. The epidemiology of irritable bowel syndrome in North America: a systematic review. *Am J Gastroenterol* 97:1910-5, 2002.

45. Sandler RS. Epidemiology of irritable bowel syndrome in the United States. *Gastroenterology* 99:409-15, 1990.

46. Silverman DH, Munakta JA, Ennes H, Mandelkern MA, Hoh CK, Mayer EA. Regional cerebral activity in normal and pathological perception of visceral pain. *Gastroenterology* 112:64-72, 1997.

47. Smith AN. Diverticular disease of the colon. In: *The large intestine: physiology, pathophysiology and disease*. Phillips, Pemberton, and Shorter (Eds.), Raven Press, New York, chapter 27, pp. 549-578, 1991.

48. Swash M. pathophysiology of Incontinence. In: *The large intestine: physiology, pathophysiology, and disease.* Phillips, Pemberton, and Shorter (Eds.), Raven Press, New York, Chapter 34, pp. 697-708, 1991.

49. Talley NJ, Gabriel SE, Harmsen WS. Medical costs in community subjects with irritable bowel syndrome. *Gastroenterology* 109:1736-41, 1995.

50. Talley NJ, Spiller R. Irritable bowel syndrome: a little understood organic bowel disease? *Lancet* 360:555-64, 2002.

51. Talley NY, Zinsmeister AR, Melton LJ. Irritable bowel syndrome in a community: symptom subgroups, risk factors and health care utilization. *Am J Epidemiol* 142:76-83, 1995.

52. Vanner SJ, Depew WT, Paterson WG. Predictive value of the Rome Criteria for diagnosing the irritable bowel syndrome. *Am J Gastroenterol* 94:2912-7, 1999.

53. Wahnschaffe U, Ullrich R, Riecken EO, Schulzke JD. Celiac disease-like abnormalities in a subgroup of patients with irritable bowel syndrome. *Gastroenterology* 121:1329-38, 2001.

CAPÍTULO 69

Constipação Intestinal*

G. E. Coremans

INTRODUÇÃO

A constipação intestinal é um sintoma muito comum e a queixa gastrointestinal mais comum. Dados epidemiológicos exatos, no entanto, são insuficientes, principalmente devido à diferença entre a definição pessoal e a científica da constipação. Pacientes portadores de constipação representam um grupo muito heterogêneo cujo trânsito intestinal pode ser mais ou menos retardado e o mecanismo defecatório mais ou menos alterado, como resultado de uma variedade de anormalidades funcionais e morfológicas. Como um tratamento definitivo não pode ser sempre oferecido, o uso de laxativos é enorme. Drogas procinéticas com efeito específico no cólon são esperadas. Terapia com *biofeedback* pode ser oferecida como uma nova e promissora abordagem para essa condição. O tratamento cirúrgico parece ser apenas uma parte pequena da abordagem dos pacientes com sintomas intratáveis. Técnicas mais seguras para estudar a fisiologia colônica e anorretal estão sendo desenvolvidas, abrindo novos horizontes para tratamento clínico, comportamental e cirúrgico dirigidos para cada paciente individualmente.

DEFINIÇÃO

Constipação é um sintoma que pode ser indicativo de muitas doenças. Pode ser definida com base em diferentes parâmetros fisiológicos de defecação, incluindo a freqüência das evacuações, o peso das fezes, o tempo de trânsito, o conteúdo de água das fezes e o esvaziamento retal. Clinicamente, o sintoma da constipação na maioria das vezes significa menos que 3 evacuações por semana com sintomas ou dificuldade no esvaziamento retal. Entretanto, o peso individual das fezes correlaciona-se melhor com o tempo de trânsito do que com a freqüên-

cia das evacuações, e muitos pacientes mesmo com queixas intensas de constipação têm um trânsito global do intestino grosso normal[64]. Constipação também pode ser diagnosticada em pacientes que retêm 8 ou mais marcadores por três dias após a ingestão de 20 marcadores[11]. Os valores de tempo de um trânsito colônico total normal e os tempos de trânsito segmentares colônicos, no entanto, podem variar consideravelmente com a população estudada e a modalidade do marcador ingerido (Tabela 69.1).

A constipação está freqüentemente associada com a diminuição do conteúdo de água nas fezes. Fezes contendo menos que 75% de água são endurecidas e não-moldáveis, até o ponto de se fragmentarem. São difíceis de serem expelidas, resultando em queixas de esforço aumentado ou em uma sensação de esvaziamento incompleto. Claramente, há muito desentendimento entre o médico e o paciente sobre o que constitui constipação. O médico, em contraste com o paciente, define a constipação com base em parâmetros objetivos. Ao contrário, o paciente baseia-se na apreciação subjetiva da sua função intestinal. Essa apreciação subjetiva é grandemente influenciada por emoções, fatores educacionais e culturais.

Entidades Clínicas

A constipação é mais comum na mulher do que no homem. É também mais comum no idoso do que no jovem, possivelmente pelas seguintes explicações: redução da ingestão de alimentos, redução da atividade física, diminuição da força muscular abdominal e pélvica, doenças crônicas associadas, fatores psicológicos e ingestão de medicamentos, como analgésicos opióides.

Subgrupos clínicos de pacientes com queixas de constipação podem ser definidos em base no enema opaco e em estudos de trânsito segmentares. Indivíduos com constipação intensa podem ter um diâmetro normal do

---

* Capítulo traduzido pelos Drs. Cesar G. Conte e Bárbara D´Agnoluzzo Moreira.

**Tabela 69.1
Tempo de Trânsito Máximo "Normal" no Cólon e no Reto**

Segmento Colônico	Ingestão Múltipla		Ingestão Única		Bouchoucha
Direito	24	32	24	38	37
Esquerdo	30	39	32	37	26
Retossigmóide	44	36	45	34	41
Cólon e reto	67	68	76	93	88

Bouchoucha M et al.[11]

cólon ou um megarreto ou megacólon. Pacientes com constipação intensa e duradoura ocorrendo durante a adolescência e com um diâmetro de cólon normal são em sua maioria mulheres. Eles têm freqüentemente menos de 1 evacuação por semana ou por 2 semanas, ou até mesmo nenhum movimento espontâneo intestinal no todo e não têm causas óbvias secundárias da sua constipação. Pacientes constipados com cólon ou retossigmóide grosseiramente dilatados podem ter doença de Hirschsprung, megacólon ou megarreto idiopático, uma desordem neurológica, ou sofrer de uma pseudo-obstrução intestinal crônica (Fig. 69.1).

Os padrões de trânsito colônico que são identificados em pacientes com queixas intensas de constipação por meio de marcadores radiopacos e radiografias simples de abdômen ou técnicas cintilográficas incluem: trânsito normal, inércia colônica e lentidão colônica distal causada por disfunção intestinal distal ou obstrução à passagem[11,69]. Pacientes com inércia colônica têm um trânsito grosseiramente lento nos diferentes segmentos colônicos, particularmente no cólon transverso e na flexura esplênica (Fig. 69.2). Em contraste, nos pacientes com disfunção do retossigmóide ou desordem na função do assoalho pélvico, podem ser observados os marcadores no cólon descendente e retossigmóide. Os padrões de retardo no trânsito colônico, no entanto, podem ser influenciados por graus diferentes de esvaziamento prévio ao estudo do trânsito[8]. Obstrução intensa e estase das fezes no cólon retossigmóide podem causar um acúmulo de fezes no cólon mais proximal, resultando num padrão de retardo no trânsito similar àquele visto na inércia colônica. Tempos estimados de trânsito dos segmentos colônicos também são afetados pela densidade das partículas (Tabela 69.2)[88]. Trânsito combinado através do cólon ascendente e transverso é consideravelmente mais lento pela técnica de marcadores radiopacos do que com a técnica de radiocintilografia usando pequenas esferas marcadas com In[111]. Pacientes com queixas de constipação e com trânsito colônico normal ou próximo do normal representam um subgrupo particular. Eles não têm necessariamente um tempo de trânsito colônico normal, particularmente no cólon esquerdo e no reto[55].

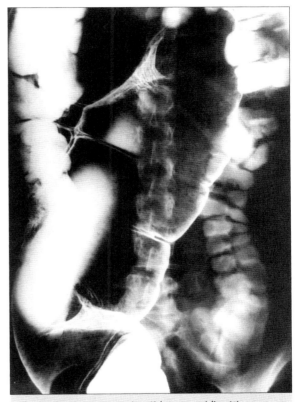

Fig. 69.1 — Megarretossigmóide enorme idiopático em uma jovem de 18 anos de idade com sintomas crônicos de constipação intestinal, distensão e dor abdominal.

ETIOLOGIA

Ocasionalmente a constipação crônica é causada por doenças orgânicas congênitas ou adquiridas (Tabela 69.3). Freqüentemente a causa exata da constipação permanece totalmente desconhecida. Anormalidades orgânicas ou bioquímicas não podem ser demonstradas. Esse tipo é denominado constipação crônica idiopática.

Um aporte calórico insuficiente ou fibras insuficientes na dieta podem predispor à constipação, bem como treina-

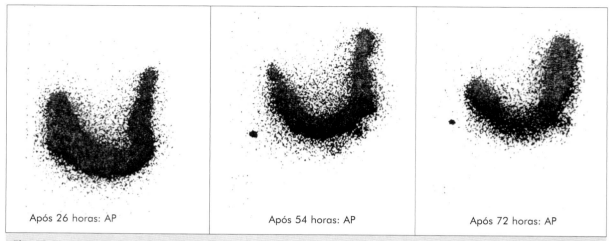

Fig. 69.2 — *Cintilografia colônica, 26, 54 e 72 horas após a ingestão de uma refeição contendo DTPA-In^{111}, mostrando retardo no trânsito no cólon transverso em uma mulher jovem também com retardo no esvaziamento gástrico (t/2: 94 min).*

Tabela 69.2
Comparação do Tempo de Trânsito Combinado do Cólon Ascendente e Transverso, Medidos pela Técnica de Marcadores Radiopacos e Esferas Radiocintilográficas

Paciente	Marcador Radiopaco[a] (h)	Esferas Radiocintilográficas[b] (h)
1	31	62
2	60	>72
3	28	>72
4	8	30
5	47	59
6	28	28
7	18	34
8	44	70
Média	33	53,4[c]
SE[d]	5,9	6,9

[a] Média do tempo de trânsito segmentar; [b] t 50% para esvaziamento do marcador cintilográfico; [c] P = 0,0004 pelo teste t de Student. SE[d] = erro padrão; h = hora. Stivland T et al.[74]

Tabela 69.3
Causas Secundárias de Constipação Crônica

Fatores dietéticos

Treinamento e postura impróprios durante a defecação

Supressão voluntária da vontade de defecar

Drogas

Intoxicação metálica: chumbo, arsênio e mercúrio

Desordens metabólicas e endócrinas

Diminuição da força expulsiva

Imobilização

Lesões intrínsecas do cólon, ânus e reto

Desordens neurogênicas

---

mento impróprio, supressão voluntária do estímulo para defecar, imobilização, posição inadequada para defecar e diminuição da força de expulsão. Além disso, muitas drogas e a intoxicação metálica induzem à constipação crônica (Tabela 69.4). A constipação pode ser um dos muitos sintomas nos pacientes com uma variedade de desordens metabólicas e endócrinas. Também ocorre freqüentemente durante a gravidez (Tabela 69.5). Um grande número de lesões do intestino grosso, reto, ânus e assoalho pélvico pode resultar em constipação (Tabela 69.6). Além disso, constipação está freqüentemente associada a doenças do sistema nervoso central e periférico (Tabela 69.7).

PATOGENIA

A base fisiopatológica da constipação crônica idiopática com trânsito lento permanece obscura. Nos últimos anos, no entanto, várias anormalidades morfológicas e fisiológicas extracolônicas e colônicas têm sido relatadas nessa enigmática desordem (Tabela 69.8).

CONSTIPAÇÃO INTESTINAL

Tabela 69.4
Drogas Indutoras da Constipação

Anticolinérgicos

Antidepressivos

Antiepilépticos

Compostos de cálcio e alumínio

Diuréticos

Dopamina

Bloqueadores ganglionares

Ferro e bismuto

Opióides

Drogas psicotrópicas

Tabela 69.5
Desordens Metabólicas e Endócrinas Indutoras da Constipação

Desordens metabólicas
- Hipercalcemia
- Hipopotassemia, hipofosfatemia
- Porfiria
- Amiloidose
- Uremia

Desordens endócrinas
- Hipotireoidismo
- Acromegalia
- *Diabetes Mellitus*
- Feocromocitoma
- Glucagonoma

Tabela 69.6
Lesões do Intestino Grosso, Reto e Ânus que Podem Estar Associadas à Constipação

Estenoses (tumor, diverticulite, isquemia, endometriose)

Compressão extrínseca

Pseudo-obstrução (miopatia familiar, distrofia muscular, esclerose sistêmica)

Intussuscepção retal

Retocele

Degeneração difusa neuromuscular do assoalho pélvico

Síndrome da úlcera retal solitária

Condições proctológicas dolorosas

Ânus ectópico anterior

Proctite por supositório

Iatrogênica (retopexia, estenose)

Tabela 69.7
Doenças do Sistema Nervoso Central Associadas com a Constipação

Doença de Parkinson

Acidente cerebrovascular

Tabes dorsalis

Esclerose múltipla

Meningocele

Síndrome da cauda eqüina

Lesões dos nervos erigentes

Trauma da medula espinhal

Ganglioneuromatose

Neuropatia autonômica

Doença de Chagas

Conteúdo Colônico

O cólon humano funciona como uma câmara de fermentação microbiana dos componentes da dieta que escapam da digestão do hospedeiro[32]. Os maiores produtos dessa fermentação são os ácidos graxos de cadeia curta, os quais podem atuar como um estímulo químico na motilidade colônica. Os ácidos graxos de cadeia curta diminuem o pH na luz do cólon direito no homem, e estudos no rato demonstraram que eles induzem a contrações na musculatura lisa do cólon, provavelmente via um reflexo entérico envolvendo a sensibilidade local e nervos colinérgicos[35].

A constipação crônica é ainda vista por muitos como o resultado da deficiência de fibras. Essa crença é primariamente baseada em estudos epidemiológicos mostrando uma correlação positiva entre a ingesta de dieta rica em fibras e a evacuação de fezes em pessoas sadias. No entanto, vários estudos indicam que o padrão calórico nutricional e a ingesta total de fibras em pacientes constipados não diferem daqueles dos indivíduos sadios[18]. Além disso, o sucesso da dieta rica em fibras para a constipação crônica não tem sido inequivocamente provado.

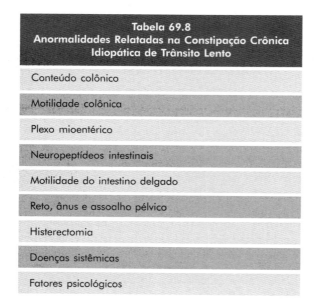

Tabela 69.8
Anormalidades Relatadas na Constipação Crônica Idiopática de Trânsito Lento

- Conteúdo colônico
- Motilidade colônica
- Plexo mioentérico
- Neuropeptídeos intestinais
- Motilidade do intestino delgado
- Reto, ânus e assoalho pélvico
- Histerectomia
- Doenças sistêmicas
- Fatores psicológicos

Motilidade Colônica

Diferentes tipos de anormalidades motoras colônicas têm sido observadas em pacientes com constipação crônica idiopática[5,8,42]. Bassotti et al. observaram um reduzido período contrátil pós-prandial de atividade colônica e um reduzido número de contrações de alta amplitude propagadas, as quais são consideradas como sendo movimentos de massa[5]. Um reduzido número de movimentos de massa ou a ausência de atividade propulsiva vigorosa circadiana no cólon pode ser uma das importantes anormalidades funcionais relacionada à retenção prolongada de fezes no cólon transverso dos pacientes com inércia colônica.

Estudos de cintilografia e radiológicos com marcadores evidenciam que o trânsito do conteúdo colônico é mais lento nos pacientes com constipação intestinal. As anormalidades motoras relacionadas com a lentidão colônica distal são menos entendidas. A maioria dos estudos de eletromiografia e manometria aponta em direção a uma exagerada atividade motora não-propulsiva no cólon distal, resultando em obstrução funcional[36].

O trânsito reduzido de fezes do cólon para o reto e a contratilidade retal reduzida que foram demonstradas por Waldron et al. podem ser importantes mecanismos da constipação intensa de trânsito lento em mulheres com retardo predominantemente em retossigmóide e com função normal do assoalho pélvico[86].

Anormalidades no Plexo Colônico Mioentérico

Nos pacientes com inércia colônica, Krisnamurthy et al.[54] relataram uma variedade de anormalidades de neurônios argirófilos específicos no plexo mioentérico.

Em contraste, alterações nas células ganglionares e feixes nervosos intergangliônicos são observadas apenas esporadicamente na superfície de secções Ach-esterase (Fig. 69.3).

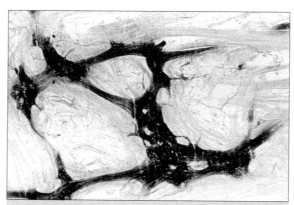

Fig. 69.3 — Espécimen cirúrgico preparado da musculatura colônica própria e do plexo mioentérico de uma mulher de 52 anos de idade com constipação intestinal crônica intratável que foi submetida a colectomia. Secções coradas com acetilcolinesterase-NADH-diaforase mostram aumento no número de células ganglionares e feixes nervosos interganglionares hipertróficos entre as células musculares lisas normais.

Neuropeptídeos Intestinais

Concentrações no tecido colônico dos mais conhecidos neuropeptídeos e transmissores no paciente constipado não diferem daquelas dos controles normais. No entanto, há indicações para os níveis alterados de peptídeos vasoativos intestinais (VIP) e serotonina no cólon dos pacientes com constipação intensa idiopática. Koch et al. encontraram uma concentração aumentada de VIP nas fibras nervosas do cólon descendente, uma anormalidade que poderia resultar em trânsito retardado[50]. Além disso, Lincoln et al. encontraram níveis elevados de serotonina e de indóis totais na mucosa da camada circular do sigmóide, anormalidade que poderia contribuir para a disfunção do cólon[58].

Motilidade do Intestino Delgado

A constipação intensa não parece ser uma doença apenas do intestino grosso, mas de todo o trato gastrointestinal, pelo menos em alguns subgrupos de pacientes. O esvaziamento gástrico retardado e o tempo de trânsito orocecal aumentado têm sido observados em pacientes com inércia colônica[20]. Além disso, a motilidade do intestino delgado parece estar mais alterada em pacientes severamente constipados do que nos controles sadios[5] (Fig. 69.4).

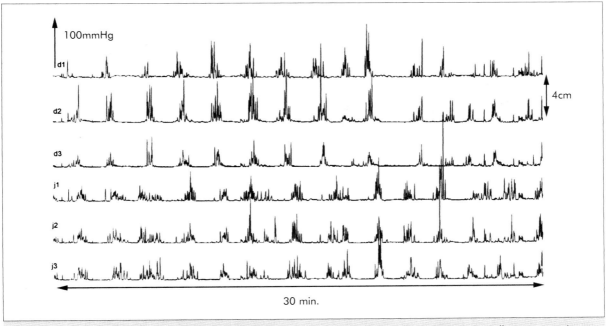

Fig. 69.4 — *Contrações agrupadas ocorrendo continuamente no intestino delgado proximal em uma mulher com constipação intestinal idiopática intensa, após uma refeição. (eletrodos d_1 a d_3 localizados no duodeno e J_1 a J_3 localizados no jejuno).*

Disfunção Anorretal e do Assoalho Pélvico

Um subgrupo de pacientes com constipação por trânsito lento tem um retardo predominante no trânsito retossigmóide que pode ser o resultado não apenas de uma sensação retal diminuída, complacência retal aumentada e atividade motora retal reduzida mas também de uma obstrução ao esvaziamento causada pelo não-relaxamento da musculatura estriada do assoalho pélvico durante a tentativa de defecação. A necessidade de volumes aumentados para provocar a defecação ou a micção, na ausência de outras alterações sensoriais, pode ser observada em alguns pacientes com constipação crônica idiopática. A natureza altamente seletiva dessas alterações sensoriais sugere um mecanismo de inibição supra-espinhal da função normal da medula espinhal, possivelmente via uma resposta subconsciente compreendida ou uma rotura da transmissão dos sinais neurais ao nível do *conus medullaris*. Essa rotura pode ser causada por uma neuropatia oculta da medula sacral envolvendo as conexões intramurais para o núcleo de Olnuf ou por uma disrafia oculta espinhal baixa que é mais comum, ambas em pacientes com disfunção da bexiga urinária e em pacientes com constipação crônica[68]. A manometria anorretal ambulatorial de 24 horas permitiu demonstrar uma significativa redução na amplitude das contrações repetitivas, representando complexos motores retais, bem como uma reduzida incidência de respostas do ânus, que representam relaxamentos espontâneos do esfíncter intestinal na resposta à chegada das fezes no reto[86].

Anormalidades funcionais do assoalho pélvico e prejuízo da evacuação retal são comuns na constipação crônica idiopática[42,64]. A importância etiológica da contração paradoxal do músculo puborretal e do esfíncter anal externo durante a tentativa da defecação permanece obscura. A contração paradoxal e a inabilidade para expelir um balão do reto são observações relativamente inespecíficas, já que ocorrem tanto em pacientes com a função defecatória normal quanto em pacientes com a defecação obstruída. A significância da freqüente associação observada entre a dificuldade no relaxamento da musculatura estriada do assoalho pélvico e o desejo para defecar é também obscura. O desejo para defecar pode não ser acompanhado do relaxamento do assoalho pélvico em pacientes com constipação crônica. Nesses pacientes pode ocorrer contração paradoxal dos músculos do assoalho pélvico durante o esforço da defecação. Esses pacientes devem ter uma excessiva modulação do estímulo aferente na medula sacral e uma subseqüente falha de coordenação entre a motilidade colorretal e a atividade dos músculos do assoalho pélvico[68].

Histerectomia

Foi relatado que algumas mulheres desenvolvem constipação por trânsito lento após histerectomia. Varma e Gurman *et al.* observaram complacência retal aumentada, sensação retal reduzida e hipomotilidade de sigmóide em pacientes com esse tipo de constipação[96,97]. Em contraste, Roe *et al.* relataram que as anormalidades vistas nas mulheres com constipação de trânsito lento são similares em mulheres com ou sem histerectomia prévia[82]. Dolk *et al.* relataram anormalidades motoras e sensórias similares no reto e no sigmóide de pacientes que desenvolvem constipação por trânsito lento intratável após a retopexia de Ripstein[25].

Doenças Sistêmicas

A constipação intestinal é muito comum em pacientes com hipotireoidismo, possivelmente devido ao trânsito gastrointestinal lento. A infiltração de material mixematoso nas camadas musculares intestinais é observada, e alguns pacientes chegam a desenvolver megacólon.

Os pacientes com *diabetes mellitus* também apresentam freqüentemente constipação devido à neuropatia.

Doenças que causam hipercalcemia, como hiperparatireoidismo, sardoidose e tumores primários ou secundários ósseos, podem causar constipação intestinal.

Fatores Psicológicos

Nos últimos anos, tem se tornado óbvio que a disfunção psicológica pode ter um papel importante na gênese da constipação profunda na mulher. Esses pontos de estresse psicológico, ansiedade, hipocondríase e histeria excedem a média da normalidade, e elas foram mais freqüentemente vítimas de abuso sexual prolongado durante a infância[22,26]. Além disso, Devroede *et al.* demonstraram que há uma correlação positiva entre o trânsito retardado no cólon direito e níveis de ansiedade nessas pacientes[22].

Alguns pacientes com queixas intratáveis de constipação com características de evacuação retal laboriosa têm um tempo de trânsito total normal[55]. Retoceles e prolapsos retais ocultos durante o esforço na defecografia são observações freqüentes nesses pacientes (Fig. 69.5).

Megacólon ou megarretossigmóide crônico não-Hirschsprung, ocorrendo como uma entidade isolada, pode ser considerado uma forma de pseudo-obstrução colônica crônica idiopática. A anormalidade primária é desconhecida. A morfologia da camada muscular lisa e dos plexos parece ser normal, com exceção do agrupamento de gânglios que são secundários à sua própria dilatação (Fig. 69.6).

DIAGNÓSTICO

Técnicas para investigar pacientes com constipação crônica intensa devem incluir bioquímica, enema opaco e medidas dos tempos de trânsito total e segmentares do cólon, usando marcadores radiopacos, ou radiografias simples de abdômen, ou cintilografia com líquido isótopo, usualmente o In [111], incorporados ou não num teste alimentar, ou partículas de marcadores sólidos que são liberados na região ileocecal[12,52]. Técnicas cintilográfi-

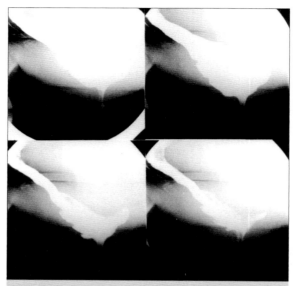

Fig. 69.5 — *Intussuscepção retal e retocele demonstradas por defecografia em visão lateral de um paciente com defecação obstruída. As imagens devem ser observadas da esquerda para a direita.*

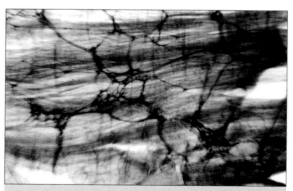

Fig. 69.6 — *Espécimen cirúrgico do plexo mioentérico de um homem com megassigmóide idiopático que foi submetido a ressecção colônica. Secções coradas com acetilcolinesterase-NADH-diaforase mostram células musculares lisas normais e plexos neurais. Observar o "empacotamento" (parcelling) dos gânglios secundários à dilatação extrema do segmento colônico.*

cas têm vantagens quando comparadas com técnicas com marcadores radiopacos. Radioisótopos são mais bem transportados com o conteúdo de modo mais fisiológico, permitem uma melhor localização dos diferentes segmentos colônicos e um acesso mais freqüente da progressão do sinal, sem aumentar a carga de radiação. A vantagem das pequenas partículas radiomarcadas, tais como resinas de 1 mm de diâmetro liberadas na região ileocecal, quando comparadas aos métodos orais com líquidos isótopos, é provavelmente mínima. As curvas de esvaziamento de marcadores sólidos e líquidos no cólon direito não diferem uma da outra, e, em condições com trânsito colônico prolongado, o tempo de chegada de marcadores no cólon não é usualmente crítico[66].

Outras possibilidades de investigação incluem manometria ambulatorial de 24 horas do intestino delgado, defecografia, estudos de função anorretal e histoquímica com biópsias a fresco de congelação retal.

A defecografia é um exame radiológico que permite o estudo dinâmico da evacuação voluntária do reto[2]. O exame inclui a estimativa do ângulo anorretal no repouso e durante o esforço, a descida perineal, a abertura e dilatação do canal anal durante a tentativa de defecação, a capacidade retal, o grau de esvaziamento do reto e anormalidades morfológicas do ânus e reto e sua fixação. A permanente protuberância do músculo puborretal durante a tentativa de defecação é indicativa do não-relaxamento do músculo puborretal[1,2,77].

A mamometria tem se tornado uma técnica básica para avaliar a função anorretal e registros simultâneos de pressão no reto e em diferentes níveis do canal anal[33]. A pressão gerada pelos esfíncteres pode ser registrada com uma série de cateteres pneumo-hidráulicos perfundidos, microbalões cheios de água ou ar, ou ainda com transdutores de micropressão. Uma avaliação manométrica completa deve incluir um ponto de referência de abaixamento, a determinação de diferentes sensações retais e o reflexo manométrico do balão. O ponto de referência de abaixamento permite determinar a média de pressão esfincteriana durante o repouso e a pressão de compressão máxima voluntária. Níveis de sensibilidade retal são geralmente determinados durante a distensão do balão pelo uso de um balão tipo preservativo conectado a um cateter, o qual é inserido no reto. O limiar de sensibilidade consciente retal pode ser quantificado pela distensão retal intermitente com incremento constante de volumes e intervalos, ou durante a distensão retal contínua usando uma bomba peristáltica. Limiares sensórios satisfatórios incluem a sensação constante de plenitude, a urgência para defecar e o máximo volume tolerável. O reflexo inibitório anorretal é estudado com os sensores na zona de alta pressão durante uma série de distensões com incrementos de 10 ml. Parâmetros importantes desse reflexo do esfíncter interno são: o volume dependente da amplitude de relaxamento, o volume limiar e o volume de relaxamento completo.

Atualmente não existe um único teste objetivo que possa ser considerado definitivo para o músculo puborretal anormal e para o relaxamento do esfíncter anal externo durante a tentativa de defecação nos pacientes com esvaziamento retal laborioso. A eletromiografia da atividade do músculo puborretal não é um meio seguro para se determinar relaxamentos, já que a presença de uma agulha no músculo pode por si só causar a contração muscular. O estudo dos padrões manométricos durante o esforço na presença da distensão retal contínua pode contribuir para o diagnóstico dessa condição obscura.

Padrões observados são relaxamentos acompanhados de uma elevação inicial pequena de pressão, relaxamento incompleto superposto por consecutivas contrações ou não e um aumento paradoxal da pressão no canal anal (Fig. 69.7). Um proctograma permite o cálculo da complacência retal e é um método confiável e reproduzível para a medida da distensibilidade retal[80]. O teste é realizado através de distensões progressivas contínuas do reto usando um balão de alta complacência e uma bomba infusora, até o volume máximo alcançado. As pressões intrabalão são simultaneamente medidas através de um cateter capilar cheio de água. A complacência retal é calculada como volume/pressão e expressa em ml/mmHg (Fig. 69.8). Valores normais variam entre 2,5 e 10 ml/mmHg. O teste é útil em pacientes constipados com suspeita de doença de Hirschsprung ou megarreto funcional e em pacientes com ausência de um reflexo inibitório preciso. Nos pacientes com doença de Hirschsprung, a complacência é inferior ao normal, ao nível do segmento colônico espástico. Em contraste, nos pacientes com megarreto funcional a complacência é consideravelmente maior que o normal[83]. Nos pacientes com constipação crônica nos quais o relaxamento do esfíncter anal interno não pode ser obtido com um volume de distensão retal amplo, testes de enzimas histoquímicas e imuno-histoquímicas de biópsias da mucosa do cólon e reto também são muito úteis no diagnóstico, e determinam a extensão da doença de Hirschsprung. Essas biópsias podem conter submucosa, permitindo investigar o plexo de Meissner e a muscular da mucosa. Enzimas histoquímicas localizam proteínas neurais tais como a colinesterase por meio da atividade específica da enzima. A imuno-histoquímica localiza substâncias neurais tais como peptídeos e neurofilamentos pela sua atividade antigênica[48]. A doença de Hirschsprung é caracterizada por feixes de axônios colinesterase-positivos ao nível do epitélio retal e pela ausência de gânglios no plexo submucoso. Na presença de hipoganglionose fisiológica nos 3 cm distais no reto do adulto, biópsias devem ser obtidas acima desse nível. Essa técnica também permite diagnosticar a dismaturidade ou a degeneração do plexo nervoso submucoso.

Tratamento

Preferivelmente, o tratamento da constipação deve ser do agente etiológico. No entanto, como as causas exatas e os mecanismos fisiopatológicos dessa condição são freqüentemente de difícil verificação, o tratamento é na maioria das vezes empírico e paliativo. A grande maioria desses pacientes é tratada conservadoramente; no entanto, com sucesso incerto. À minoria dos casos intratáveis pode ser oferecida a cirurgia, também com sucesso incerto. Medidas dietéticas, laxativos, medicamentos procinéticos e treinamento com *biofeedback* têm sido utilizados no tratamento. O tratamento cirúrgico proposto inclui colectomia subtotal, reparo de uma retocele e secção parcial do músculo puborretal.

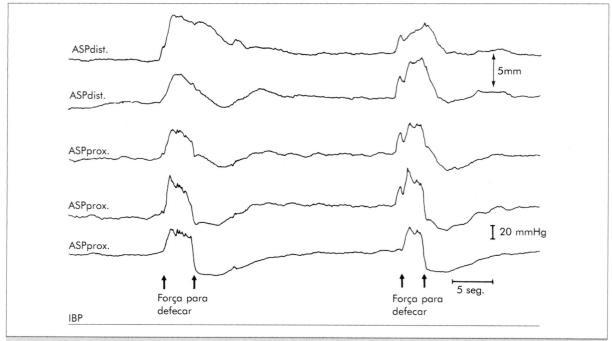

Fig. 69.7 — Registros manométricos mostrando ausência de relaxamento anal durante a tentativa de defecação. A distância entre os eletrodos é 5 mm. ASP_{prox} = pressão do esfíncter anal proximal; ASP_{dist}: pressão do esfíncter anal distal.

Manipulações Dietéticas

Casos brandos de constipação crônica idiopática podem responder parcialmente a medidas dietéticas, tais como adaptação do padrão calórico nutricional e aumento da ingesta de fibras de composição mista de 30 a 40 g/dia[75]. A proporção de pacientes com constipação crônica que pode se beneficiar com a ingestão adequada de fibras não é conhecida, e nem todos os sintomas são igualmente influenciados por essa medida.

A eficácia da suplementação com farelo de trigo nos pacientes com constipação crônica é assunto de debate, mas notavelmente poucos indivíduos constipados fazendo uso de farelo têm sido estudados. De uma recente meta-análise de 20 trabalhos originais por Müller-Lissner, tornou-se claro que a suplementação com 20 g de farelo ao dia pode aumentar a produção de fezes e diminuir o tempo de trânsito tanto em controles saudáveis como em pacientes constipados, mas o farelo não é capaz de fazer com que esses parâmetros fiquem normais nos pacientes com constipação[60].

Nos pacientes constipados, a produção de fezes permanece baixa e o trânsito lento, caso o farelo seja ou não ingerido. O estudo de French demonstrou que a taxa de resposta terapêutica ao farelo está altamente correlacionada com o tipo de desordem da motilidade que causa a constipação. Pacientes com atonia colônica direita respondem ao farelo em menos de 10% dos casos. Nos pacientes com alteração do mecanismo defecatório, o farelo não resulta em qualquer melhora significativa subjetiva. Taxas de sucesso da adição de farelo à ingesta da dieta basal nos pacientes com cólon esquerdo lento, no entanto, foram de 60%[13]. O mecanismo exato da ação laxativa lenta do trigo comum ainda não está estabelecido. Mecanismos possíveis são: absorção de água, mudanças da flora bacteriana, estimulação de receptores multimodais da mucosa, aumento da atividade propulsiva pela geração de ácidos graxos de cadeia curta e facilitação da defecação, tornando o conteúdo retal mais volumoso. Em estudos de curta duração com farelo de trigo, pectina e suplementos de goma, estes não tiveram efeito sobre a flora bacteriana fecal em voluntários saudáveis.

Os efeitos dos polissacarídeos viscosos do *psyllium* (*ispaghula*), uma outra fonte de fibra natural, e da metilcelulose, um componente sintético com alta capacidade de reter água que é relativamente resistente à degradação bacteriana, são similares aos do farelo. Eles aumentam significativamente o número de deposições por semana nos pacientes constipados e a evacuação torna-se normal. Também não aumentam o peso individual das evacuações[39].

O aumento de fibras na dieta e a suplementação com farelo de trigo podem não apenas falhar na melhora da constipação mas podem também agravar os sintomas, particularmente dor abdominal e distensão, nos pacientes com inércia colônica ou contração paradoxal dos músculos do assoalho pélvico durante a tentativa de defecação[65,76]. Além disso, a não-aderência ao farelo de trigo no tratamento da constipação é surpreendentemente

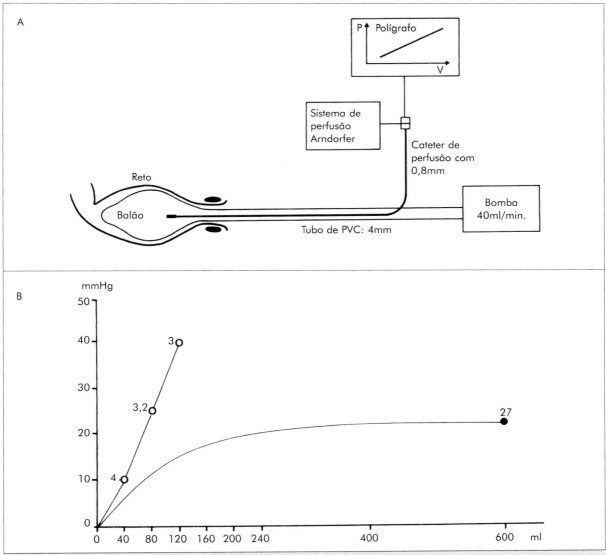

Fig. 69.8 — A. Equipamento que permite a determinação da complacência retal. B. Características do volume-pressão de proctometrogramas de um indivíduo normal (círculos abertos) e de um paciente com megarreto idiopático (círculos fechados). Volume/pressão expressos em ml/mmHg são indicados para três níveis consecutivos de sensação (volume da primeira sensação; volume da sensação constante e volume de tolerância máxima). Em um paciente com megarreto e alteração importante na urgência para defecar, somente o volume tolerável máximo pode ser determinado.

alta. Um total de 25% dos pacientes recusou a ingestão de farelo no início, e outros 33% pararam a ingestão de farelo, na sua grande maioria por achá-lo desagradável.

Desses dados, pode parecer que, apesar de a dieta rica em fibras não ser uma panacéia no tratamento da constipação, um teste com grande quantidade de fibras é justificado em todos os pacientes com constipação idiopática. Como a composição química das fibras varia consideravelmente e não são conhecidos os tipos de fibras mais efetivos no tratamento da constipação, uma dieta rica em cereais, frutas e vegetais parece ser mais apropriada do que a suplementação com farelo de trigo ou a prescrição de agentes formadores de volume. Esforços pelo médico e nutricionistas para fazer um regime agradável e psicologicamente aceitável podem contribuir para o sucesso do tratamento a longo prazo. Além disso, pode ser importante explicar aos pacientes que nem todos os sintomas serão igualmente influenciados pelo aumento de fibras na dieta.

Laxativos

Não há dúvida de que os laxativos constituem o tratamento mais popular da constipação. Laxativos irritantes tais como antranóides, difenilmetanos, resinas, óleo de rícino, óleo de parafina e docusato são largamente utilizados (ver Capítulo 5).

Os laxantes antranóides como o sene, aloé, cáscara e frangula são derivados de plantas. Não são absorvidos no intestino delgado e, ao alcançarem o intestino grosso, são hidrolisados por enzimas bacterianas (glicosidases) e transformam-se em substâncias ativas. São eficazes na constipação leve e moderada, e o seu uso crônico não parece causar alterações funcionais ou estruturais no cólon. Laxativos não-irritantes são os dissacarídeos semi-sintéticos não-absorvíveis, incluindo lactulose e lactitol.

Laxativos estimulantes promovem a defecação por provocarem a secreção de fluido e pela estimulação da atividade motora do cólon. Embora possam tratar geralmente todos os tipos de constipação crônica intensa, certos pacientes tornam-se resistentes ao seu efeito ou não conseguem ter uma evacuação de fezes semi-sólidas. Além disso, eles têm efeitos colaterais potencialmente prejudiciais, algumas vezes desastrosos.

Em contraste aos laxativos irritantes, os dissacarídeos semi-sintéticos são seguros até em idosos e pacientes constipados que não conseguem deambular. Eles aceleram o trânsito intestinal por diferentes mecanismos e provaram ser clinicamente efetivos na promoção da defecação[9,69]. Dissacarídeos semi-sintéticos consistem em galactose ligada à frutose e ao sorbitol. Eles não são absorvidos no intestino delgado, onde são osmoticamente ativos e passam íntegros para o cólon, onde são metabolizados por bactérias a dióxido de carbono, hidrogênio e ácidos graxos de cadeia curta. Estes ácidos de baixo peso molecular causam um efeito osmótico realçando a hidratação das fezes, diminuindo o pH intracolônico e estimulando a propulsão. Estudos de Florent *et al.* mostram que, após a ingestão de 20 g de lactulose, o pH do fluido cecal baixa rapidamente de 7 para 5 durante o tratamento crônico[35]. O efeito dos dissacarídeos não-naturais pode ser sinérgico à dieta rica em fibras. Ambos escapam do processo digestivo do hospedeiro e são metabolizados no cólon em ácidos graxos de cadeia curta que influenciam o pH e pode induzir a contrações propulsivas.

Polietileno Glicol

Essa substância é quase que totalmente não-absorvível pelo intestino e é excretada nas fezes sem alterações. A pressão osmótica do polietileno glicol no intestino grosso diminui a absorção de água pelo intestino, resultando em fezes mais volumosas e com mais água. Essa substância tem sido utilizada com sucesso por muitos anos no preparo do cólon. A eficácia do tratamento da constipação intestinal com o polietileno glicol tem sido documentada em vários estudos[24].

Drogas procinéticas

Drogas procinéticas tais como betanecol e metoclopramida em geral falham na melhora da constipação gra-

ve idiopática. A cisaprida, um derivado da benzamida, é potencialmente útil no tratamento da constipação devido à diminuição da complacência retal nos pacientes com megarreto funcional e acelera o trânsito no cólon direito dos pacientes com inércia colônica[17,52]. Muitos estudos que avaliam o efeito da cisaprida na constipação crônica mostraram resultados favoráveis, enquanto poucos estudos não demonstraram benefício. Num grande estudo multicêntrico alemão incluindo 120 pacientes com constipação moderada, a cisaprida 20 mg utilizada oralmente duas vezes ao dia, comparada ao placebo, aumentou significativamente a freqüência das evacuações na média de 1,1 para 3 vezes por semana após 8 semanas de tratamento[60]. Entretanto, a cisaprida não deve ser mais utilizada com essa finalidade devido à possibilidade de causar arritmias cardíacas graves.

A prucaloprida, um agonista da serotonina 4, que facilita a transmissão tanto colinérgica como não-colinérgica e não-adrenérgica, aumenta o trânsito intestinal alto e baixo. Alguns estudos demonstraram aumento na freqüência das evacuações e no trânsito intestinal[31].

O tegaserode (Zelmac®), um agonista seletivo do receptor da serotonina (5 HT4), melhora os sintomas da constipação intestinal[63].

Biofeedback

O tratamento farmacológico e cirúrgico da constipação intensa devido à contração paradoxal do músculo puborretal permanece um problema difícil[27]. Os resultados da miectomia anorretal são pouco aceitáveis, com um risco significativo de incontinência. Em contraste, o *biofeedback* do assoalho pélvico pode se tornar uma alternativa terapêutica válida em pacientes selecionados, tanto adultos como crianças. Esse tratamento é livre de efeitos colaterais e morbidade, e merece uma seleção dos pacientes com condição diferentemente intratável, nos quais é ocasionalmente efetivo. O treinamento com *biofeedback*, para ensinar o paciente normal a relaxar o músculo durante o esforço, pode ser aplicado ao paciente por meio de eletromiografia com *plugs* anais ou manometria. A taxa de sucesso relatada nos adultos varia entre 23 a 100%[10,21,46,51,55]. Os resultados publicados precisam ser interpretados com cautela, uma vez que o número de pacientes tratados é pequeno. Além disso, o critério de seleção, bem como a anormalidade fisiológica tratada e as características da técnica usada, variam consideravelmente de uma série para outra. Finalmente, o critério para a realização por diferentes investigadores é inconsistente, variando os parâmetros subjetivos, tais como sensação de menor esforço a aumento no número de evacuações espontâneas ou realização de uma defecação normal.

O tratamento é baseado no distúrbio inibitório do reflexo retoanal ou na contração paradoxal dos músculos estriados do assoalho pélvico. Alguns grupos trataram seus pacientes no hospital por muitas semanas, enquanto outros obtiveram resultados encorajadores com

CONSTIPAÇÃO INTESTINAL

biofeedback domiciliar ou mesmo com apenas poucas sessões de treino[34]. Em crianças com constipação e encoprese, as taxas de sucesso são ligeiramente superiores do que nos adultos, 50 a 75%[85,87].

Até recentemente acreditava-se que um trânsito lento fazia o paciente menos elegível para o treinamento com *biofeedback*. Em alguns pacientes com trânsito lento, no entanto, o *biofeedback* resulta não apenas no esvaziamento retal mais efetivo mas também na diminuição do tempo total de trânsito colônico. É também um achado notável nas crianças, em que o *biofeedback* foi efetivo num número substancial de pacientes, a despeito do reaprendizado do relaxamento dos músculos do assoalho pélvico[59]. Parece que a complacência retal, mais do que o relaxamento do puborretal anormal, determinou o resultado do tratamento. Estudos adicionais são necessários para dar início a um critério apropriado de seleção para o treinamento com *biofeedback*, uma tarefa difícil, da mesma forma que o diagnóstico da constipação causada por obstrução permanece um problema. A melhor técnica de treino precisa ser determinada, bem como os componentes do *biofeedback* que tornam a técnica aplicável.

Tratamento Cirúrgico

Uma minoria dos pacientes com constipação idiopática pode se tornar intratável clinicamente, resultando numa condição incapacitante física e socialmente. A esses pacientes pode ser oferecido o tratamento cirúrgico, com sucesso incerto a longo prazo e com morbidade significativa.

A colectomia total com ileorretoanastomose deve ser considerada nos pacientes com inércia colônica e sintomas incapacitantes que são refratários a todos os tratamentos conservadores e com um reto normal ou apenas moderadamente dilatado. A razão desse procedimento é que o trânsito é retardado na maioria dos segmentos colônicos e a colectomia resulta num conteúdo mais líquido, tornando possível superar as conseqüências das anormalidades associadas da função retal e do assoalho pélvico. Os resultados a longo prazo da colectomia total são encorajadores e geralmente mais aceitáveis para os pacientes do que os resultados ruins do tratamento conservador (Tabela 69.9). Esse tipo de cirurgia, no entanto, traz riscos óbvios, tais como uma inoportuna e persistente diarréia, incontinência e particularmente obstruções de intestino delgado por aderências, ocorrendo em 30-50% dos pacientes[19,37,82,88]. Nos pacientes com trânsito normal e uma retocele ou proeminente queda perineal com evidência de obstrução à defecação que são refratários ao tratamento conservador adicional, o tratamento cirúrgico da retocele deve ser realizado, mas esse tipo de cirurgia está longe de ser bem sucedido[19]. Os procedimentos cirúrgicos para tratar seguramente a queda do períneo não são bons.

Pacientes sintomáticos com invaginação retorretal demonstrada por defecograma devem ser tratados conservadoramente, uma vez que os resultados da correção cirúrgica são ruins. Uma retopexia abdominal traz o risco de agravar a constipação, ao ponto de tornar-se intratável[25].

Pacientes com um retardo de radioisótopos ou dos marcadores no cólon esquerdo e com relaxamento normal dos músculos do assoalho pélvico que são refratários ao aumento da dieta rica em fibras raramente melhoram sintomaticamente com uma ressecção segmentar do sigmóide não-dilatado, um procedimento que deixa o reto intacto. Uma hemicolectomia esquerda com excisão retal foi proposta como uma alternativa aceitável em pacientes selecionados, mas essa cirurgia é ainda considerada um procedimento experimental[45].

Pacientes com um grande megarreto e um cólon proximal normal apresentando sintomas refratários ao esvaziamento intestinal inicial e ao retreinamento do assoalho pélvico representam um problema difícil. Eles eram tratados pela operação de Duhamel, plicatura do reto e anastomose coloanal, todas com sucesso incerto e limitado[72,84]. Também aos pacientes com um megacólon podem ser apenas oferecidas uma colectomia e bolsa ileal e anastomose anal como uma alternativa para um estoma permanente. No entanto, as taxas de complicações são altas, e o resultado funcional é geralmente pobre[41].

A contração inapropriada do músculo puborretal e dos músculos do esfíncter anal externo durante o esforço é atualmente aceito amplamente como causa do trân-

Tabela 69.9 Resultados da Colectomia Total com Ileorretoanastomose Empregada no Tratamento da Constipação Idiopática Intratável		
Autor	Nº de Pacientes	Percentagem de Sucesso
Hughes et al.[19]	10	80
Preston et al.[19]	8	63
Gilbert et al.[37]	6	100
Roe et al.[19]	7	71
Beck et al.[19]	14	100
Vasilevsky et al.[82]	52	79
Kamm et al.[45]	44	50
Akervall et al.[19]	12	58
Coremans et al.[19]	10	50
Zenilman et al.[91]	12	100
Wexner et al.[88]	16	94

913

sito lento. Alguns autores propuseram a secção do músculo puborretal para essa desordem angustiante. Os relatos encorajadores iniciais contrastam com relatos mais recentes, com resultados inaceitavelmente pobres, indicando que nas mulheres com constipação crônica severa esse procedimento parece modificar apenas uma das anormalidades causadora dos sintomas[44].

REFERÊNCIAS BIBLIOGRÁFICAS

1. Bartolo DCC, Roe AM, Virjee J, Mortensen NJMcC. Evacuation proctography in obstructed defaecation and rectal intussusception. *Br J Surg* 72:S111-6, 1985.
2. Bartram CI, Turnbull GK, Lennard-Jones JE. Evacuation proctography: an investigation of rectal expulsion in 20 subjects without defecatory disturbance. *Gastrointest Radiol* 13:72-80, 1988.
3. Bassotti G, Gaburri M, Clausi GG, et al. Can idiopathic megacolon cause functional motor abnormalities in the upper gastrointestinal tract? *Hepatogastroenterology* 34:186-9, 1987.
4. Bassoti G, Gaburri M, Imbunbo BP, et al. Colonic mass movements in idiophatic chronic constipation. *Gut* 29:1.173-9, 1988.
5. Bassotti G, Ianyorno G, Fiorella S, et al. Colonic motility in man: Features in normal subjects and in patients with chronic idiopathic constipation. *Am J Gastroenterol* 94:1760, 1999.
6. Bazzocchi G, Ellias J, Villanueva-Meyer J. Postprandial colonic transit and motor activity in chronic constipation. *Gastroenterology* 98:686-93, 1990.
7. Bennett EJ, Evans P, Scott AM, et al. Psychological and sex features of delayed gut transit in functional gastrointestinal disorders. *Gut* 46:83, 2000.
8. Bergin AJ, Read NW. The effect of preliminary bowel preparation on a simple test of colonic transit in constipated subjects. *Int J Coloret Dis* 8:75-7, 1993.
9. Binder HJ. Pharmacology of laxatives. *Annu Rev Pharmacol Toxicol* 355-67, 1977.
10. Bleijenberg G, Kuijpers HC. Treatment of the spastic pelvic floor syndrome with biofeedback. *Dis Colon Rectum* 30:108-11, 1987.
11. Bouchoucha M, Devroede G, Arhan P, et al. What is the meaning of colorectal transit times measurements? *Dis Colon Rectum* 35:773-82, 1992.
12. Chacko A, Szaz KF, Howard J, Cummings JH. Noninvasive method for delivery of tracer substance or small quantities of other materials in the colon. *Gut* 31:106-10, 1990.
13. Chaussade S, Khyari A, Roche B, et al. Determination of total and segmental colonic transit time in constipated patients. Results of 91 patients with a new simplified method. *Dig Dis Sci* 34:1168-72, 1989.
14. Chiarioni G, Bassotti G, Monsignori A, Menegotti M, et al. Anorectal dysfunction in constipated women with anorexia nervosa. *Mayo Clin Proc* 75:1015, 2000.
15. Chiotakakou-Faliakou E, Kamm MA, Roy AJ, et al. Biofeedback provides long-term benefit for patients with intractable, slow and normal transit constipation. *Gut* 42:517, 1998.
16. Chong-Liang HE, Burgart L, Wang L et al. Decreased interstitial cell of Cajal volume in patients with slow-transit constipation. *Gastroenterology* 118:14, 2000.
17. Coremans G, Tack J, Vantrappen G, Coulie B. Cisapride decreases rectal compliance in patients with idiopathic megarectum. *Gastroenterology* 96:A100, 1989.
18. Coremans G, Vande Kerckuhove K, Muls E, Vantrapend G. Is the diet of patients with chronic constipation different of that of subjects with normal bowel habits? (Abstract) *Gastroenterology* 98:A339, 1990.
19. Coremans GE, Surgical aspects of severe chronic non-Hirschsprung constipation. *Hepato-Gastroenterology* 6:588-94, 1990.
20. Coremans G, Vergauwe P, Vantrappen G, Van Cutsem E. Is severe chronic idiopathic constipation part of the clinical spectrum of chronic intestinal pseudo-obstruction? *Gastroenterology* 100(5-2):A433(Abstract), 1991.
21. Dahl J, Lindqvist BL, Tysk C, et al. Behavioral medicine treatment in chronic constipation with paradoxical anal sphincter contraction. *Dis Colon Rectum* 34:769-76, 1991.
22. Devroede G, Girard G, Bouchoucha M, et al. Idiopathic constipation by colonic dysfunction. Relationship with personality and anxiety. *Dig Dis Sci* 9:1428-33, 1989.
23. Diamant NE, Kamm MA Wald A, Whitehead WE. American Gastroenterology Association medical position statement on anorectal testing techniques. *Gastroenterology* 116:732, 1999.
24. DiPalma JA, DeRidder PH, Orlando RC, et al. A randomized, placebo-controlled, multicenter study of the safety and efficacy of a new polyethylene glycol laxative. *Am J Gastroenterol* 95:446, 2000.
25. Dolk A, Broden G, Holmstrom B et al. Slow transit of the colon associated with severe constipation after a Ripstein operation. A clinical and physiologic study. *Dis Col & Rect* 33:786-90, 1990.
26. Drossman DA, Leserman J, Nachman G, Li Z, et al. Sexual and physical abuse in women with functional or organic gastrointestinal disorders. *Ann Intern Med* 113:828-33, 1990.
27. Editorial: Anismus and biofeedback. *Lancet* 339:217-8, 1992.
28. Emmanuel AV, Kamm MA. Laser Doppler flowmetry as a measure of extrinsic colonic innervation in functional bowel disease. *Gut* 46:212, 2000.
29. Emmanuel AV, Kamm MA. Response to a behavioral treatment, biofeedback in constipated patients is associated with improved gut transit and autonomic innervation. *Gut* 49:214, 2001.
30. Emmanuel AV, Mason HJ, Kamm MA. Relationship between psychological state and level of activity of extrinsic gut innervation in patients with a functional gut disorder. *Gut* 49:209, 2001.
31. Emmanuel AV, Nicholls T, Roy AJ, et al.Prucalopride (PRU) improves colonic transit and stool frequency in patients (PTS) with slow and normal transit constipation. *Gastroenterology* 118:A846, 2000.
32. Englyst HN, Cummings JH. Digestion of polysaccharides of some cereal foods in the human small intestine. *Am J Clin Nutr* 42:778-87, 1985.
33. Felt-Bersma RJ, Klinkenberg-Knol EC, Meeuwissen SG. Investigation of anorectal function. *Br J Surg* 75:53-5, 1988.
34. Fleshman JW, Dreznik Z, Meyer K, et al. Outpatient protocol for biofeedback therapy of pelvic floor outlet obstruction. *Dis Colon Rectum* 35:1-7, 1992.
35. Florent C, Flourie B, Leblond A, et al. Influence of chronic lactulose ingestion on the colonic metabolism of lactulose in man. An in vivo study. *J Clin Invest* 75:608-13, 1985.
36. Frieri G, Paresi Fr, Corazziari E, Caprilli E. Colonic electromyography in chronic constipation. *Gastroenterology* 84:737-40, 1983.
37. Gilbert KP, Lewis FG, Billingham RP, Sanderson. Surgical treatment of constipation. *West J Med* 140:569-72, 1984.
38. Gutierrez C, Marco A, Nogales A, Tebar R. Total and segmental colonic transit time and anorectal manometry in children with chronic idiopathic constipation. *J Pediatr Gastroenterol Nutr* 35:31-8, 2002.
39. Hamilton JW, Wagener J, Burdick BB, Bass P, Clinical evaluation of methyl cellulose as a bulk laxative. *Dig Dis Sci* 33:993-8, 1988.
40. Heymen S, Wexner SD, Vickers D, et al. Prospective, randomized trial comparing four biofeedback technique for patients with constipation. *Dis Colon Rectum* 42:1388, 1999.
41. Hosie KB, Kmiot WA, Keighley MRB. Constipation: another indication for restorative proctolectomy. *Br J Sur* 77:801-2, 1990.
42. Jones PN, Lubrowski DZ, Henry MM, Swash M. Is paradoxical contraction of puborectalis muscle of functional importance? *Dis colon Rectun* 30:667-70, 1987.

CONSTIPAÇÃO INTESTINAL

43. Jones MP, Talley NJ, Nuyts G, Dubois D. Lack of objective evidence of efficacy of laxatives in chronic constipation. *Dig Sci* 47:2222-30, 2002.

44. Kamm MA, Hawley PR, Lennard-Jones JE. Lateral division of the puborectalis muscle in the management of severe constipation. *Br J Surg* 75:661-3, 1988.

45. Kamm Ma, Van der Syp JRM, Hawley PR, et al. Left hemicolectomy with rectal excision for severe idiopathic constipation. *J Colorectal Dis* 6:49-51, 1991.

46. Kawimbe BM, Papachrysostomou M, Binnie NR, et al. Outlet obstruction constipation (Anismus) managed by biofeedback. *Gut* 32:1175-9, 1991.

47. Keren S, Wagner Y, Heldenberg D, Golan M. Studies of manometric abnormalities of the rectoanal region during defaecation in constipated and soiling children: modification through biofeedback therapy. *Am J Gastroenterol* 83:827-31, 1988.

48. Kluck P, Van Muijen GMP, Van Der Kamp AWM, et al. Hirschsprung's disease studies with monoclonal antineurofilament antibodies on tissue sections. *Lancet* I:652-4, 1984.

49. Knowles CH, Scott M, Lunniss PJ. Outcome of colectomy for slow-transit constipation. *Ann Surg* 230:627, 1999.

50. Koch TR, Carney JA, Go L, Go VLW. Idiopathic chronic constipation is associated with increased colonic vasoactive instestinal peptide. *Gastroenterology* 94:300-10, 1988.

51. Koutsomanis D, Lemieux MC, Lennard-Jones JE, et al. Symptomatic and objective benefits with biofeedback for intractable constipation. *Gut* 33(suppl 1):S66, 1992.

52. Krevsky B, Malmud LS, D'Ercole F, et al. Colonic transit scintigraphy. A physiological approach to the quantitative measurement of colonic transit in humans. *Gastroenteroloy* 91:1102-12, 1986.

53. Krevsky B, Malmud LS, Maurer AM, et al. The effect of oral cisapride on colonic transit. *Aliment Pharmacol Ther* 1:293-304, 1987.

54. Krishnamurthy S, Schuffler MD, Rohrman CA Pope CE II. Severe idiopathic constipation is associated with a distinctive abnormality of the colonic myenteric plexus. *Gastroenterology* 88:26-34, 1985.

55. Kuypers HC. Application of the colorectal laboratory in diagnosis and treatment of functional constipation. *Dis Col Rect* 33:35-9, 1990.

56. Lau CW, Heymen S, Alabaz O et al. Prognostic significance of rectocele, intussusception, and abnormal perineal descent in biofeedback treatment for constipated patients with paradoxical puborectalis contraction. *Dis Colon Rectum* 43:478, 2000.

57. Lestar B, Penninckx F, Kerremans R. Biofeedback defaecation training of anismus. *Int J Colorect Dis* 6:202-7, 1991.

58. Lincoln J, Crowe R, Kamm MA, et al. Serotonin and 5-hydroxyindoleacetic acid are increased in the sigmoid colon in severe idiopathic constipation. *Gastroenterology* 1219-25, 1990.

59. Loening-Baucke V. Persistence of chronic constipation in children after biofeedback treatment. *Dig Dis Sci* 36:153-60, 1991.

60. Muller-Lissner SA and the Bavarian Constipation Study Group. Treatment of chronic constipation with cisapride and placebo. *Gut* 28:1033-8, 1987.

61. Muller-Lissner SA. Effect of wheat bran on weight of stool and gastrointestinal transit: a meta-analysis. *Br Med J* 296:615-7, 1988.

62. Nyam DC, Pemberton JH, Ilstrup DM, Rath DM. Long-term results of surgery for constipation. *Dis Colon Rectum* 40:273, 1997.

63. Prather CM, Camilleri M, Zinsmeister AR, et al. Tegaserod accelerates orocecal transit in patients with constipation-predominant irritable bowel syndrome. *Gastroenterology* 118:463, 2000.

64. Preston DM, Lennard-Jones JE. Anismus in chronic constipation. *Dig Dis Sci* 30:413-8, 1985.

65. Preston DM, Lennard-Jones JE. Severe chronic constipation of young women: idiopathic slow transit constipation. *Gut* 27:41-8, 1986.

66. Proano M, Carmilleri M, Phillips SF, et al. Transit of solids through the human colon; regional quantification in unprepared bowel. *Am J Physiol* 258:G856-G862, 1990.

67. Rao SS, Welcher KD, Leistikow JS. Obstructive defecation: A failure of rectoanal coordination. *Am J Gastroente-ol* 93:1042, 1998.

68. Read NW, Timms JM, Barfield LJ, et al. Impaired defacation in young womem with severe constipation. *Gastroenterology* 90:53-60, 1986.

69. Roberts JP, Newell MS, Deeks JJ et al. Oral (111In) DTPA scintigraphic assessment of colonic transit in constipated subjects. *Dis Dis Sci* 38:1032-9, 1993.

70. Roe AM, Bartolo DCC, Mortensen NJ McC. Slow transit constipation. Comparison between patients with and without previous hysterectomy. *Dig Dis Sci* 33:1159-63, 1998.

71. Roy AJ, Emmanuel AV, Storrie JB, et al. Behavioural treatment (biofeedback) for constipation following hysterectomy. *Br J Surg* 87:100, 2000.

72. Stabile G, Kamm MA, Hawley PR, Lennard-Jones JE. Results of Duhamel operation on the treatment of idiopathic megarectum and megacolon. *Br J Surg* 78:661-3, 1991.

73. Staumont G, Fioramonti J, Frexinos J, Bueno L. Changes in colonic motility induced by sennosides in dogs: Evidence of a prostaglandin mediation. *Gut* 29:1180-7, 1988.

74. Stivland T, Camilleri M, Vassallo M, et al. Scintigraphic measurement of regional gut transit in idiopathic constipation. *Gastroenteroloy* 101:107-15, 1991.

75. Tomlin J, Read NW. The relation between bacterial degradation of viscous polysaccharides and stool output in human beings. *Br J Nutr* 60:467-75, 1988.

76. Turnbull GK, Lennard-Jones JE, Bartran CI. Failure of rectal expulsion as a cause of constipation: why fibre and laxatives sometimes fail. *Lancet* 2:767-9, 1986.

77. Turnbull Gk, Bartram CI, Lennard-Jones JE. Radiologic studies of rectal evaluation in adults with idiopathic constipation. *Dis Colon Rectum* 31:190-7, 1988.

78. Turnbull GK, Ritvo PG. Anal sphincter biofeedback relaxation treatment for women with intractable constipation symptoms. *Dis Colon Rectum* 35:530-6, 1992.

79. Van Laarhoven CJHM, Kamm MA, Bartram CI, et al. Relationship between anatomic and symptomatic long-term results after rectocele repair for impaired defecation. *Dis Colon Rectum* 42:204, 1999.

80. Varma JS, Smith AH. Reproducibility of the proctometrogram. *Gut* 87:288-92, 1986.

81. Varma JS, Smith NA. Neurophysiological dysfunction in young women with intractable constipation. *Gut* 29:963-8, 1988.

82. Vasilevsky CA, Nemer FD, Balcos EG, et al. Is subtotal colectomy a viable option in the management of chronic constipation? *Dis Colon Rectum* 31:679-81, 1988.

83. Verduron A, Devroede G, Bouchoucha M et al. Megarectum. *Dig Dis Sci* 33:1164-74, 1988.

84. Vernava AM, Robbins PL, Brabbe GW. Restorative resection coloanal anastomosis for benign and malignant disease. *Dis Col Rect* 32(8):690-3, 1989.

85. Wald A, Chaudra R, Gabel S, Chiponis D. Evaluation of biofeedback in childhood encopresis. *J Pediatr Gastroenerol Nutr* 6:554-8, 1987.

86. Waldron DJ, Kumar D, Hallan RI, et al. Evidence for motor neuropathy and reduced rectal filling of the rectum in chronic intractable constipation. *Gut* 31:1284-8, 1990.

87. Weber J, Ducrottle P, Touchais JJ, et al. Biofeedback training for constipation in adults and children. *Dis Colon Rectum* 30:844-6, 1987.

88. Wexner SD, Daniel N, Jagelman DG, Colectomy for constipation: physiologic investigation is the key to success. *Dis Colon Rectum* 34:851-6, 1991.

89. Wexner SD, Cheape JD, Jorge JMN, et al. Prospective assessment of biofeedback for the treatment of paradoxical puborectalis contractions. *Dis Col Rec* 35:145-50, 1992.

90. Wiesel PH, Norton C, Roy AJ, et al. Gut-behavioural treatment (biofeedback) for constipation and faecal incontinence in multiple sclerosis. *J Neurol Neurosurg Psychiatry* 69:240, 2000.

91. Zenilman ME, Dunnegan DL, Super NJ, Becker JM. Successful surgical treatment of idiopathic colonic dysmotility. *Arch Surg* 124:947-51, 1989.

70

CAPÍTULO

Megacólon Chagásico

Raul Cutait
José Hyppolito da Silva

INTRODUÇÃO

O megacólon é uma das principais manifestações da moléstia de Chagas, doença tropical de alta prevalência encontrada principalmente na América do Sul e, em especial, no Brasil. Além do sofrimento que causa, o impacto econômico da doença de Chagas é bastante alto no nosso meio, uma vez que até o início da década de 1990 estimavam-se 75.000 casos anuais de cardiopatias, 45.000 casos anuais de megaesôfago e 30.000 casos anuais de megacólon[41]. Felizmente, o número de casos em nosso país vem diminuindo gradativamente, graças a um intenso programa de controle da doença iniciado em 1975, que tem por estratégia utilizar inseticidas nas casas de áreas rurais de alto risco. Paralelamente, o êxodo rural para a cidade diminuiu o número de pessoas expostas ao barbeiro, triatomídeo transmissor do agente etiológico, o *Trypanosoma cruzi*. Assim, no Brasil, a prevalência de infecção pelo *T. cruzi* na faixa etária de 0-7 anos de idade caiu de 5% no início dos anos 1980 para 0,28% no fim dos anos 1990[2]. No presente, oito estados brasileiros já receberam o certificado de interrupção da transmissão vetorial pelo *Triatoma infestans*, e outros cinco estão a ponto de receber esse certificado[3].

ETIOLOGIA

A doença de Chagas é causada pelo *Trypanosoma cruzi*, um protozoário flagelado transmitido por triatomídeos, insetos hematófagos conhecidos popularmente como "barbeiro", "chupão", "bicudo", "fincão" ou "procotó" e que são encontrados em casas de pau-a-pique, ainda comuns em áreas rurais. A contaminação ocorre pela deposição de fezes infectadas pelo *T. cruzi* na pele ou na mucosa do homem, por ocasião da picada do barbeiro. Uma vez inoculadas no hospedeiro, as formas flageladas apresentam um tropismo especial para o tecido muscular, onde se transformam em leishmânias, que se agrupam em ninhos ou cistos. A exposição de proteínas estranhas ao organismo, possivelmente uma neurotoxina[29], decorrente da ruptura dos cistos ou, então, a ação direta do *T. cruzi* seriam as responsáveis pelo processo degenerativo do plexo de Auerbach[34], com conseqüente diminuição de neurônios com atuação na função motora do intestino.

PATOGENIA

A destruição das células ganglionares acarreta perturbações da motricidade intestinal, mais evidentes no segmento distal e, sobretudo, no reto. A sincronia dos movimentos peristálticos dos indivíduos não-acometidos pela doença é substituída por incoordenação da atividade motora entre o cólon sigmóide e o reto, interferindo no trânsito fecal. Em conseqüência, o intestino grosso distal responde com hipertrofia das camadas musculares, que se segue por estase e dilatação cólica. Dessa forma, aceita-se que o megacólon chagásico seja decorrente de uma discinesia do intestino distal, que atuaria como fator de obstáculo à progressão do bolo fecal.

PATOLOGIA

Embora o megacólon possa envolver todos os segmentos do intestino grosso, caracterizando o megacólon total, na grande maioria dos casos sua localização preferencial é o sigmóide (Figs. 70.1 e 70.2). Esse segmento, além de dilatado, comumente está alongado, justificando a denominação de dolicossigmóide. Em cerca de 80% dos pacientes, o reto também apresenta algum grau de dilatação.

Macroscopicamente, a parede intestinal mostra espessamento da camada muscular, sendo que a mucosa tem seu pregueado apagado e, eventualmente, com úlceras ou exulcerações decorrentes da ação traumática de fecalomas. Microscopicamente, observa-se o despovoamento neuronal do plexo mioentérico de Auerbach. As células ganglionares podem estar ausentes ou exibir alterações degenerativas, enquanto na periferia dos plexos existe um infiltrado inflamatório mononuclear que permeia a camada muscular, caracterizando a miosite. O mesmo infiltrado acomete a *submucosa* e a *lâmina própria*. São evidentes ainda a hipertrofia da *muscular* da mucosa e da camada muscular.

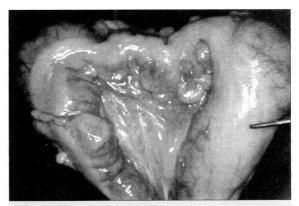

Fig. 70.2 — *Megacólon chagásico: intra-operatório.*

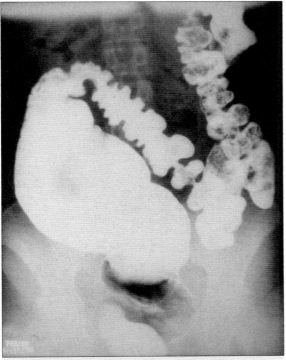

Fig. 70.1 — *Megacólon chagásico: enema opaco.*

À microscopia eletrônica, identificam-se alterações estruturais focais na musculatura da parede intestinal, caracterizadas por aumento do número de pontos de contato entre células musculares lisas, dilatação do retículo endoplasmático, vacuolização citoplasmática e desorganização miofibrilar[28].

QUADRO CLÍNICO

A obstipação constitui-se na principal manifestação clínica do megacólon. Instala-se insidiosamente e tem, via de regra, caráter progressivo. O paciente pode ficar dias ou semanas, excepcionalmente meses, sem exonerações. Outro sintoma importante é o meteorismo. A eliminação de gases é às vezes difícil, mas pode ser facilitada por manobras especiais executadas pelos próprios pacientes, tais como compressão ou massagens do abdômen, ou posicionamento em decúbito ventral ou lateral. Cólicas podem também ser referidas, sendo de intensidade variável e eventualmente acompanhadas de náuseas e vômitos.

O fecaloma ocorre em quase metade dos casos e é observado em pacientes com longa história de obstipação. Já o vólvulo de sigmóide é identificado em cerca de 15% dos pacientes e pode levar à necrose da alça intestinal, com conseqüente quadro de toxemia.

Em um elevado número de casos, existe concomitância de sintomas digestivos altos, devida ao megaesôfago associado, e/ou cardíacos, devido à miocardiopatia chagásica que compromete significativo número desses pacientes.

DIAGNÓSTICO

O diagnóstico é orientado pela história clínica e pela origem de zona endêmica do paciente. O exame físico mostra abdômen distendido, com timpanismo evidente e às vezes fecaloma, identificado pelo sinal da compressão digital. Ao exame proctológico, evidenciam-se dilatação do reto, fezes na ampola ou mesmo fecaloma. Eventualmente, pequenas exulcerações da mucosa são visualizadas.

A radiografia simples de abdômen revela com nitidez a ectasia e o alongamento do cólon; em numerosos casos, é possível identificar-se a dilatação do reto. O enema baritado realça o aspecto de ectasia do sigmóide e, quando presente, também do reto. A eletromanometria, por sua vez, mostra a falta de abertura do esfíncter interno do ânus ao estímulo retal, caracterizando a acalasia, assim como o considerável aumento do limiar de sensibilidade da mucosa retal à insuflação[21,33].

A reação de Machado-Guerreiro deve ser realizada de rotina e é positiva em mais de 80% dos casos[20]. Na experiência de nosso grupo, a positividade dessa reação foi de 93,5%[14].

DIAGNÓSTICO DIFERENCIAL

O diagnóstico diferencial do megacólon chagásico deve ser feito inicialmente com quadros de obstipação não-decorrentes da etiologia chagásica, tais como obstipação crônica e megacólon congênito. Outro possível diagnóstico diferencial é o de câncer obstrutivo do sigmóide ou do reto. Entretanto, a história clínica e os exames endoscópicos e de imagem esclarecem facilmente o diagnóstico dessas entidades clínicas na totalidade dos casos.

TRATAMENTO

O tratamento do megacólon chagásico pode ser clínico na fase incipiente da ectasia ou, então, para pacientes que não apresentam condições cirúrgicas, consistindo fundamentalmente em dieta laxativa, medicação laxativa e clisteres evacuadores. Entretanto, o megacólon é uma afecção de tratamento eminentemente cirúrgico.

Ao longo do tempo, diversas técnicas foram empregadas. Em todas elas, procurou-se avaliar não só os resultados funcionais mas também os índices de complicações precoces ou tardias e de recidivas, que validaram ou diminuíram o emprego de algumas das técnicas descritas. Um dos problemas na análise de algumas operações é a limitação de resultados tardios, dificultando sua correta interpretação. O fato é que, até o momento, nenhuma cirurgia preenche todos os quesitos para ser considerada padrão ouro no tratamento do megacólon chagásico. A seguir, serão apresentadas as técnicas mais relevantes empregadas ao longo das últimas décadas.

Cirurgias por Via Abdominal

Sigmoidectomia

A sigmoidectomia consiste na exérese do cólon sigmóide, com restabelecimento do trânsito intestinal por meio de anastomose intraperitoneal entre o sigmóide proximal ou o descendente distal com a área retossigmóide (Fig. 70.3). Essa operação é tecnicamente a mais fácil entre todas as empregadas no tratamento do megacólon e apresenta baixos índices de complicações, sendo talvez por isso a preferida de numerosos cirurgiões.

Comentários

a) Apesar de execução técnica relativamente fácil, essa cirurgia não pode ser considerada a melhor para o tratamento do megacólon chagásico, uma vez que o reto discinético é mantido, causando altos índices de recidiva dos sintomas[19,27], experiência não compartilhada por alguns autores[1,17].

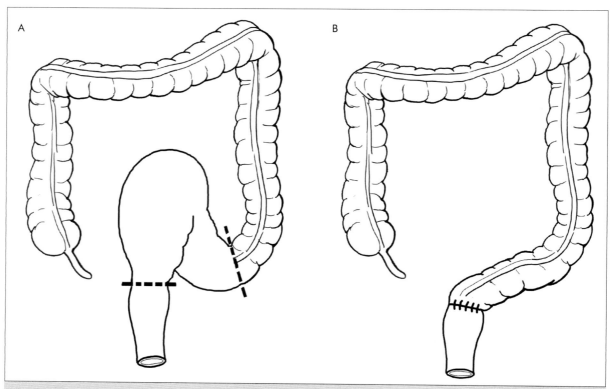

Fig. 70.3 — *Sigmoidectomia com anastomose colorretal ao nível da reflexão.*

b) A associação da anorretomiotomia[6] à sigmoidectomia, proposta por Hyppolito da Silva[25], apresentou resultados iniciais satisfatórios. Contudo, com seguimento de 3 a 12 anos, observaram-se recidiva da obstipação em 25% dos pacientes, embora de forma mais leve que a anterior à cirurgia, e dilatação radiológica do cólon a montante em 30% dos casos reestudados. Quanto à função esfincteriana, 18% dos pacientes reavaliados referiram algum grau de alteração. Mendes *et al.*[31], por sua vez, descreveram 7,7% de deiscência da anastomose colorretal e 1,5% de incontinência. Esses autores não apresentam resultados a longo prazo.

Hemicolectomia Esquerda

Nessa operação, descrita por Capelhuchnik e Silva Prado em 1970[4], é executada a ressecção do hemicólon esquerdo e restabelecida a continuidade intestinal por meio de anastomose do cólon transverso com o reto alto (Fig. 70.4). A proposta da cirurgia é facilitar as exonerações fecais por meio do encurtamento do cólon e da menor consistência do bolo fecal e da ressecção parcial do reto discinético. As complicações mais expressivas relatadas para essa cirurgia foram fístulas em 11% dos casos e obstrução de delgado em 6%[5].

Comentário

A recidiva foi relatada como sendo muito baixa, mas os autores não definem tempo de seguimento nem o número de casos avaliados tardiamente[5].

Retossigmoidectomia com Anastomose Manual

Consiste na ressecção do cólon ectasiado e de um segmento de extensão variável do reto, com restabelecimento do trânsito por meio de anastomose colorretal imediata (Fig. 70.5).

Comentário

Essa cirurgia era seguida de deiscência da anastomose em cerca de 30% dos casos, mesmo quando se efetuava a colostomia de proteção[12,35]. Assim, o descontentamento com esses elevados índices de deiscência levou ao desenvolvimento das cirurgias de abaixamento, descritas mais adiante.

Colectomia Total

Consiste na remoção de todo o cólon e na execução da anastomose ileorretal intra-abdominal (Fig. 70.6).

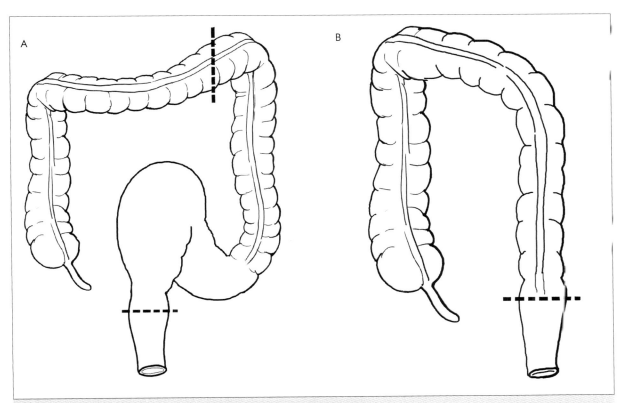

Fig. 70.4 — *Hemicolectomia esquerda com anastomose colorretal.*

Essa cirurgia, no entanto, foi logo abandonada pelo fato de muitos pacientes evoluírem com ectasia do íleo distal e até mesmo com retorno dos sintomas, uma vez que o reto discinético era mantido [14,32].

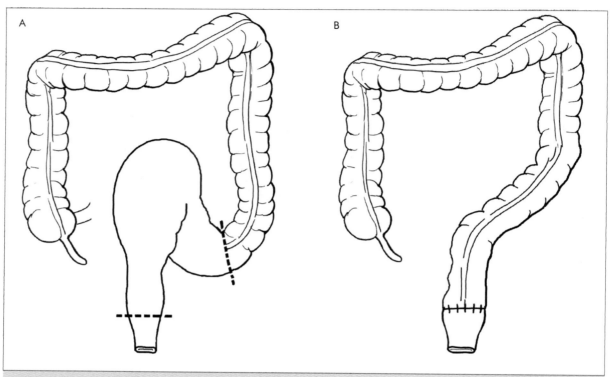

Fig. 70.5 — Retossigmoidectomia com anastomose colorretal extraperitoneal.

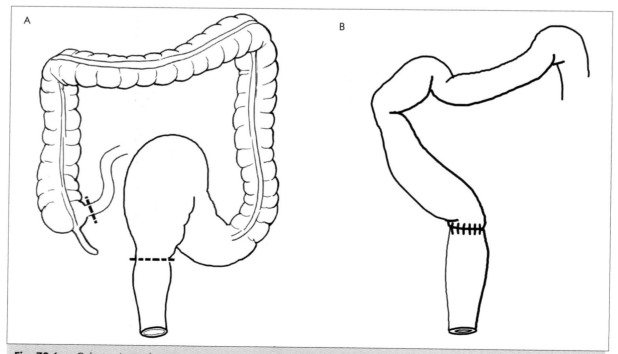

Fig. 70.6 — Colectomia total com anastomose colorretal intraperitoneal.

Cirurgias por Via Abdominoperineal: Operações de Abaixamento

O objetivo dessas cirurgias é o de excluir o reto do trânsito intestinal, através de procedimentos em que a continuidade intestinal é feita por via perineal. A contribuição da escola brasileira foi decisiva para a evolução dessas cirurgias, que durante décadas foram as de eleição na maioria dos centros universitários latino-americanos.

Retossigmoidectomia Abdominoperineal com Anastomose Colorretal Retardada (Operação de Cutait)

Em 1960, Cutait propôs a cirurgia que leva seu nome[7,8,9,13], realizada em dois tempos, com o intuito de evitar a complicação da deiscência da anastomose colorretal baixa. Essa técnica consiste na ressecção do sigmóide e do reto até cerca de 3 cm da linha pectínea, promovendo-se o abaixamento do cólon através do reto evertido. Após 1 semana, ocorre o acolamento tardio entre a camada muscular dos 3 cm distais do reto evertido e a serosa do cólon abaixado e resseca-se o excedente do cólon abaixado (Figs. 70.7 e 70.8).

Comentários

a) Com essa técnica, o índice de deiscência da anastomose colorretal baixou para 2%[10].

b) Os distúrbios de continência anal foram comuns no pós-operatório imediato, mas tenderam a se resolver espontaneamente em torno de 2 a 3 semanas. Em alguns casos observou-se persistência da incontinência a gases e eventualmente a fezes líquidas

c) Pelo fato de se dissecar amplamente o reto, haver a a possibilidade de se causar impotência aos pacientes. Na técnica proposta, a dissecção do reto deve sempre ser próxima à sua parede, a fim de se preservar a inervação autônoma pélvica. A potência sexual pré- e pós-operatória nunca foi estudada prospectivamente, e a impressão de Cutait[15] era de que esse evento era pouco freqüente, principalmente com técnica operatória apurada.

Retossigmoidectomia Abdominoperineal com Anastomose Coloanal Retardada (Operação de Simonsen)

Essa técnica, descrita por Simonsen *et al.*[37,38] em 1960, é semelhante à anterior, diferenciando-se pela secção do reto logo acima da linha pectínea. O cólon abai-

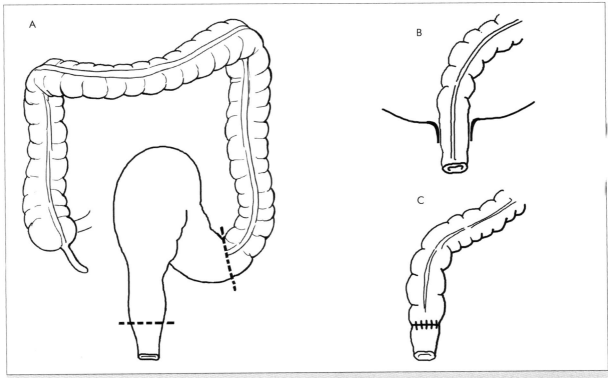

Fig. 70.7 — *Abaixamento de cólon (Cutait).*

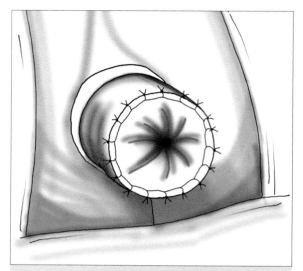

Fig. 70.8 — *Abaixamento de colo (Cutait): anastomose colorretal extraperineal.*

xado é ressecado após 2 semanas, sendo esse tempo considerado suficiente para se processar a coalescência do cólon abaixado ao canal anal (Fig. 70.9).

Comentário

As críticas que se fazem a esse procedimento relacionam-se com as alterações da esfera sexual e da continência. Assim como para a cirurgia de Cutait, não existem estudos prospectivos avaliando esses dois aspectos.

Retossigmoidectomia Abdominoperineal com Anastomose Colorretal Posterior Baixa Retardada (Operação de Duhamel-Haddad)

Nessa técnica, descrita originalmente por Duhamel em 1956[18] e modificada por Haddad em 1965[24], o cólon é abaixado através de abertura posterior no reto, logo acima da linha pectínea, e fixado nessa posição. O reto é comumente seccionado na altura da reflexão peritoneal. O segundo tempo é executado 10 a 15 dias após, sendo realizada a ressecção do cólon excedente e de parte do septo retocólico (Figs. 70.10 e 70.11).

Comentários

a) As principais complicações relacionadas com essa técnica operatória são da ordem de 23% dos casos, em especial a deiscência da anastomose colorretal em 5,5% dos pacientes e o fecaloma de coto retal em 6,5% dos casos[22].

b) A incontinência descrita com essa técnica foi, como nas outras, transitória, sendo referida urgência evacuatória em 4,5% dos casos[22].

c) Uma das vantagens atribuídas a essa técnica é de que as funções sexuais são melhor preservadas do

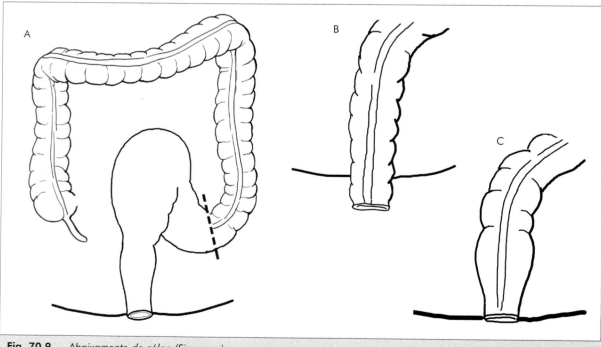

Fig. 70.9 — *Abaixamento de cólon (Simonsen).*

MEGACÓLON CHAGÁSICO

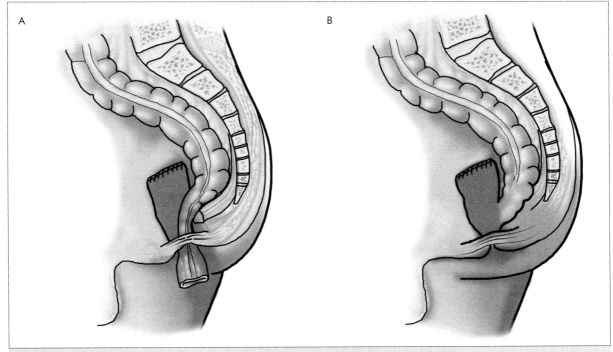

Fig. 70.10 — *Abaixamento de cólon (Duhamel-Haddad).*

que com outras técnicas de abaixamento descritas, uma vez que o reto é dissecado apenas posteriormente e, com isso, se estaria preservando a inervação autônoma. Mais uma vez, a literatura não apresenta estudos prospectivos que avaliem de maneira plena essa questão.

Complicações das Operações de Abaixamento

Existem complicações inerentes às cirurgias de abaixamento, e que serão apresentadas conjuntamente[11,16].

a) *Necrose do cólon abaixado.* Esse evento é descrito em cerca de 2% dos casos, e na quase totalidade das vezes pode ser atribuído à falha técnica: tensão do cólon abaixado e/ou suplência sangüínea inadequada.

b) *Deiscência de anastomoses pélvicas.* Ocorrem em torno de 5% dos casos e são responsáveis por infecções pélvicas e fístulas colorretoperineais, que na grande maioria dos pacientes são de resolução clínica.

c) *Infecção pélvica.* Decorrente de deiscência de anastomose, contaminação local ou hematoma infectado por hemostasia inadequada, tem tratamento essencialmente clínico, à base de antibióticos e, excepcionalmente, drenagem por punção ou cirurgia.

d) *Estenose da anastomose.* É mais freqüente quando ocorre deiscência da anastomose, mesmo sem sintomas importantes presentes.

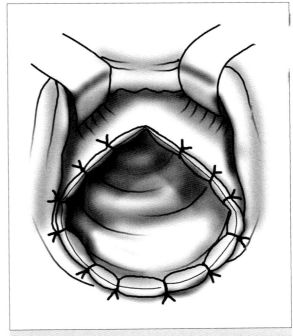

Fig. 70.11 — *Abaixamento de cólon (Duhamel-Haddad): anastomose colorretal.*

e) *Mortalidade.* As séries publicadas são, em sua maioria, das décadas de 1970 e 80 e apresentam índices de mortalidade de cerca de 1% a 3%.

923

Operações por Via Abdominoperineal: Operações com Anastomoses Mecânicas

Retossigmoidectomia com Anastomose Mecânica Término-Terminal

Nessa operação, executa-se a anastomose do cólon com o terço distal do reto, a 3 ou 4 cm da linha pectínea, por meio de grampeadores circulares (Fig. 70.12). Embora nossa experiência tenha sido limitada, a impressão é de que se associa a um maior índice de deiscências do que com a cirurgia clássica. Isso pode ser explicado pela maior espessura da parede retal, comum no megacólon chagásico, que impede os grampos de promoverem uma anastomose englobando plenamente as paredes do cólon e do reto.

Retossigmoidectomia com Anastomose Colorretal Mecânica Término-Lateral

Essa cirurgia é uma variante da cirurgia de Duhamel. A técnica possibilita, em um só tempo cirúrgico, a ressecção do segmento dilatado, o sepultamento do coto retal e a anastomose colorretal término-lateral, retrorretal[26,30,36,39,40]. A anastomose é realizada habitualmente entre 3 e 5 cm acima da linha pectínea (Fig. 70.13).

Comentários

a) Essa técnica tem sido atualmente empregada por vários grupos, com pequenas diferenças, com resultados iniciais satisfatórios em relação aos baixos índices de complicações.

b) Quanto ao tempo de seguimento, não há ainda relatos para avaliar essa cirurgia do ponto de vista funcional em longo prazo, embora a impressão inicial seja bastante favorável.

c) A via laparoscópica tem sido amplamente empregada para a execução dessa operação.

TRATAMENTO DAS COMPLICAÇÕES

As principais complicações do megacólon são o fecaloma e o vólvulo de sigmóide.

Fecaloma

A maneira mais eficiente de se abordar o fecaloma é por exérese digital, sob máscara laríngea. Após sua fragmentação, promove-se sua remoção digital, ainda que em partes, seguida de lavagens intestinais com soro fisiológico. Existem situações, no entanto, em que essa abordagem é ineficiente, podendo-se executar a cirurgia definitiva incluindo-se o fecaloma no espécime cirúrgico. Nos fecalomas de localização alta, indica-se às vezes

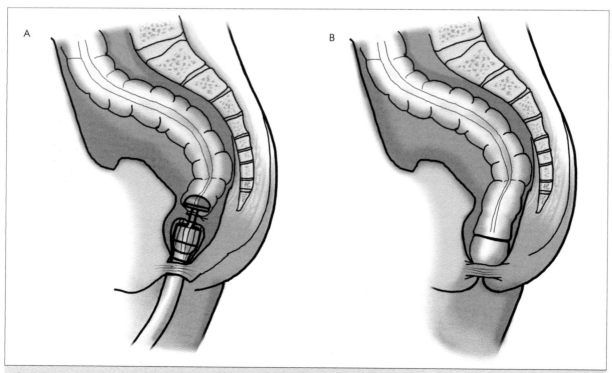

Fig. 70.12 — *Retossigmoidectomia com anastomose colorretal mecânica extraperitoneal.*

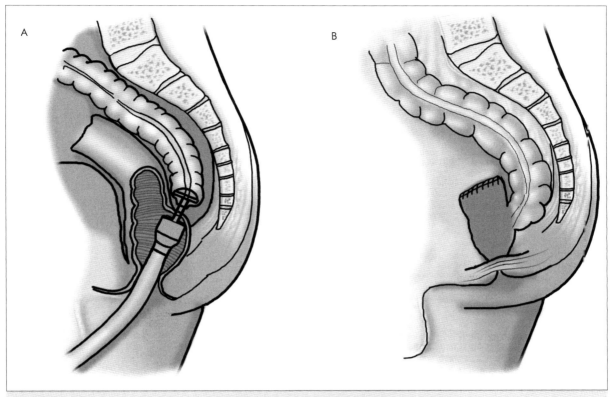

Fig. 70.13 — *Retossigmoidectomia com anastomose colorretal mecânica término-lateral.*

a alternativa cirúrgica, por laparotomia ou laparoscopia, para fragmentá-lo.

Vólvulo

O tratamento é realizado através da distorção com o auxílio de um retossigmoidoscópio rígido e colocação de sonda de Levine na luz intestinal para completar o esvaziamento do cólon, em geral cheio de ar. Em alguns casos em que o eixo de torção é mais alto, pode-se tentar desfazer o vólvulo com o auxílio do colonoscópio[16]. Em casos de exceção, em que não se consegue desfazer o vólvulo, indica-se a cirurgia, se possível já se realizando a definitiva.

Quando se faz o diagnóstico de necrose do cólon torcido, impõem-se a laparotomia de urgência e a ressecção do segmento comprometido, sendo a cirurgia de Hartmann a de eleição nesses casos.

ANÁLISE CRÍTICA SOBRE AS TÉCNICAS OPERATÓRIAS

Finalizando este capítulo, os autores permitem-se fazer uma análise crítica das técnicas operatórias empregadas no tratamento do megacólon chagásico.

1. Embora a experiência brasileira seja bastante extensa, a literatura é relativamente escassa quando analisa as diversas técnicas utilizadas no tratamento do megacólon chagásico, principalmente no que diz respeito às complicações e ao seguimento tardio dos pacientes. A quase totalidade das séries publicadas é retrospectiva, antiga e com número limitado de pacientes. Algumas das principais complicações são abordadas de maneira inconsistente, assim como o seguimento a longo prazo. Dessa forma, pode-se dizer que existe carência de estudos com grau de evidência A e B, o que limita a fidedignidade de algumas impressões e conclusões, amplamente divulgadas de maneira verbal. Para um futuro próximo, é desejável que as condutas hoje mais aceitas passem pelo crivo de estudos prospectivos, conduzidos por uma ou várias instituições.

2. A via laparoscópica tem sido bastante atraente no tratamento de portadores de megacólon chagásico. Entretanto, é preciso reconhecer que esses pacientes dispõem de poucos recursos econômicos e são tratados em centros que nem sempre disponibilizam os materiais para a cirurgia laparoscópica. Assim, devido aos custos diretos, pode ser necessário abdicar da via laparoscópica. Por outro lado, é preciso lembrar que a laparoscopia exige cirurgiões treinados, nem sempre disponíveis nas instituições onde são tratados os enfermos com megacólon chagásico.

> Os autores prestam sua homenagem ao Prof. Daher Cutait, que muito contribuiu para o desenvolvimento da cirurgia do megacólon chagásico e que foi o primeiro autor deste capítulo nas 1ª e 2ª edições deste livro.

REFERÊNCIAS BIBLIOGRÁFICAS

1. Almeida AD. A sigmoidectomia abdominal no tratamento do megacólon. *Rev Paul Med* 62;349-360, 1963.
2. Brasil. Ministério da Saúde. Relatório à 9ª Comissão Intergovernamental, 2000.
3. Brasil. Ministério da Saúde. Fundação Nacional de Saúde. Doença de Chagas: epidemiologia. Acessado em: 02/04/2003. Disponível em: http://www.funasa.gov.br/guia_epi/htm/doencas/doencadechagas/index.htm
4. Capelhuchnik P, Prado WS. Hemicolectomia esquerda no tratamento do megacólon — resultados em 57 casos. Congresso ISUCRS, São Paulo, 1970.
5. Capelhuchnik P, Prado WS. Hemicolectomia esquerda. In: Raia AA. *Manifestações digestivas da moléstia de chagas*. Sarvier, São Paulo, pp. 234-244, 1983.
6. Celso NM. Tratamento do megacólon adquirido pela anorretomiectomia. *Rev Ass Med Minas Gerais* 13;139, 1962.
7. Cutait DE. Megacólon. Nova técnica de retossigmoidectomia abdominoperineal sem colostomia. *Anais do I Congresso Latinoamericano de Proctologia* 2:831-846, 1960.
8. Cutait DE, Figliolini FJ. A new method of colorectal anastomosis in abdominoperineal resection. *Dis Colon Rect* 4;335-342, 1961.
9. Cutait DE. Technic of retosigmoidectomy for megacolon: report of 425 resections. *Dis Colon Rect* 8:107-114, 1965.
10. Cutait DE. Prevention of pelvic complications in pull-through operations for câncer and benign diseases. *Proc R Soc Med* 63(S);121-128, 1970.
11. Cutait DE. Retossigmoidectomia abdominopeineal com anastomose colorretal retardada. In: Raia AA. Manifestações Digestivas da Moléstia de Chagas. Sarvier, São Paulo, pp. 259-266, 1983.
12. Cutait DE, Cutait R, Ioshimoto M, et al. Abdominoperineal endoanal pull-through resection. A comparative study between immediate and delayed anastomosis. *Dis Colon Rect* 28:294-299, 1985.
13. Cutait DE, Cutait R. Surgery of chagasic megacolon. *World J Surg* 15;188-197, 1991.
14. Cutait DE, Cutait R. Megacólon. In: Coelho JC. *Aparelho digestivo — Clínica e cirurgia*. Rio, MEDSI, 2ª edição, 1996. pp. 665-680, 1990.
15. Cutait DE. Comunicação pessoal, 2000.
16. Cutait R. Endoscopia Digestiva Baixa. In: Coelho JC. *Aparelho Digestivo — Clínica e cirurgia*. Rio, MEDSI, 2ª edição, 1996. pp. 1629-1640, 1990.
17. Doria ODS, Centola C. Tratamento do megacólon (Considerações gerais e relato de nossos primeiros dez casos tratados pela colectomia). *Rev Bras Gastroenterol* 2:131-180, 1950.
18. Duhamel B. Une nouvelle operation de megacolon congenital. *Presse Med* 64:2249-2250, 1956.
19. Finochietto R. Megasigmoideum — resultados alejados de la sigmidectomia. *Rev Cir B Aires* 12:712, 1927.

20. Freitas JLP. Reação de fixação do complemento para diagnóstico da moléstia de Chagas pela técnica quantitativa. *Folia Clin e Biol* 16;192-198, 1950.
21. Habr-Gama A. Motilidade do cólon sigmóide e do reto. Contribuição à fisiopatologia do megacólon chagásico. Tese Fac Med Univ São Paulo, 1967.
22. Habr-Gama A, Raia AA. Operação de Duhamel modificada. In: Raia AA. Manifestações Digestivas da Moléstia de Chagas. Sarvier, São Paulo pp. 245-257, 1983.
23. Habr-Gama A, Kiss DR, Bocchini SF, et al. Megacólon chagásico. Tratamento pela retossigmoidectomia abdominal com anastomose mecânica colorretal término-lateral. Resultados preliminares. *Rev Hosp Clin Fac Med S Paulo*, 49:199-203, 1994.
24. Haddad J, Raia A, Correa Netto A. Abaixamento retrorretal do cólon com colostomia perineal no tratamento do megacólon adquirido. Operação de Duhamel modificada. *Rev Ass Med Bras* 11:83-88, 1965.
25. Hyppolito da Silva J. Sigmoidectomia associada à anorretomiectomia. In Raia AA. *Manifestações digestivas da moléstia de Chagas*. Sarvier, São Paulo, pp. 229-234, 1983.
26. Hyppolito da Silva J, Sodré LA, Matheus CO, Formiga GJS. Tratamento cirúrgico do megacólon chagásico. Retocolectomia abdominal com anastomose colorretal mecânica término-terminal. *Rev Col Bras Cir* 26:285-289, 1999.
27. Introzzi AS. El tratamiento quirúrgico del megacolon. *Semana Med* 44:1316-1328, 1937.
28. Kiss DR. An electron microscope study of the smooth muscle cell in acquired and congenital megacolon. *Rev Inst Med Trop S Paulo* 14:178-190, 1972.
29. Koberle F, Nador E. Etiologia e patogênese do megaesôfago no Brasil. *Rev Paul Méd* 47:643-661, 1955.
30. Lins Neto MAF. Operação de Duhamel modificada com anastomose colorretal imediata para o tratamento do megacólon chagásico. Técnica e resultados. *Rev Bras Colo-Proct* 19:263-266, 1999.
31. Mendes MBVP, Rezende MS, Oliveira EJM, et al. Sigmoidectomia e anorretomiectomia no tratamento do megacólon chagásico. *Rev Bras Colo-Proct* 12:9-13, 1992.
32. Mirizzi PL. Total colectomy as a treatment of the megasigmoid; end-to-side anastomosis. *Arch Surg* 13:837-845, 1926.
33. Moreira H. Bases fisiopatológicas para o tratamento do megacólon chagásico. *Rev Goiana Med* 32:73-78, 1986.
34. Okumura M, Correa Netto A. Produção experimental de "megas" em animais inoculados com *T. cruzi*. *Rev Hosp Clin* 16:338-341, 1961.
35. Raia A, Campos OM. O tratamento do megacólon. Estudo do *follow-up* de várias técnicas adotadas. *Rev Med Cir S Paulo* 8;287-291, 1948.
36. Reis Neto JA, Quilici FA. Suturas mecânicas em cirurgia videolaparoscópica colorretal. In Margarido NF, Saad Jr. R, Cecconello I, Martins JL, Paula Ra, Soares LA. *Videocirurgia*. Robe, São Paulo, pp. 393-411, 1994.
37. Simonsen O, Habr AK, Gazal P. Retossigmoidectomia endoanal com ressecção da mucosa retal. *Anais do I Congresso Latino-americano de Proctologia* 2:855-856, 1960.
38. Simonsen O, Habr AK, Gazal P. Retossigmoidectomia endoanal com ressecção da mucosa retal. *Rev Paul Med* 57:116-118, 1960.
39. Souza JS, Martins FA, Carmel APW. Tratamento cirúrgico do megacólon chagásico por videolaparoscopia. In: Ramos JR, Regadas FSP, Souza JS. *Cirurgia colorretal por videolaparoscopia*. Revinter, Rio de Janeiro, pp. 131-135, 1997.
40. Souza JVS, CArmel AP, Martins FA, Santos FA. Surgical treatment for chagasic megacolon: video endoscopy approach. *Surg Laparosc Endosc* 7:166-170, 1997.
41. *Weekly Epidemiological Record* 19:153-160, 2000.

Obstrução do Intestino Grosso

José Alfredo dos Reis Neto
José Alfredo dos Reis Júnior

INTRODUÇÃO

Desde a época de Hipócrates a obstrução intestinal tem atraído a atenção dos médicos. Hipócrates, Galeno e Celsius descreveram casos de obstrução intestinal, sem atentar para a fisiopatologia da enfermidade.

Durante centenas de anos não houve progresso algum devido à dificuldade de se estudar a moléstia, visto que os estudos patológicos não existiam. Ambroise Paré, Paracelso e Talpio nos séculos XVII e XVIII, iniciaram os estudos de uma nova ciência, a Anatomia Patológica, o que permitiu determinar alguns aspectos particulares da obstrução: a dilatação da alça obstruída, a perfuração e a peritonite.

Apesar das numerosas contribuições no terreno da Fisiologia, da Bioquímica, da Cirurgia Experimental e do nítido aperfeiçoamento nos métodos de pesquisa, permanecem ainda controversos vários aspectos da fisiopatologia da obstrução intestinal e continuam em debate questões de ordem prática, referentes ao diagnóstico e ao tratamento.

DEFINIÇÃO

A obstrução intestinal pode ser definida como um estado mórbido caracterizado pela parada, em geral súbita e permanente, do conteúdo intestinal em seu percurso aboral, provocado tanto por enfermidades próprias do tubo digestivo quanto por outras doenças de distintos órgãos e sistemas que mantêm relação de função com o intestino. Na realidade, a obstrução intestinal é muito mais uma síndrome — síndrome obstrutiva —, com uma variedade de causas, mas que termina por envolver todo o organismo em uma rápida progressão de alterações irreversíveis da homeostase, culminando com a morte. Esta pode ocorrer de duas formas:

- Por um grave desequilíbrio hidroeletrolítico, levando o paciente ao choque hipovolêmico.

- Por toxemia oriunda de necrose isquêmica da parede intestinal e contaminação da cavidade peritoneal pelo conteúdo intestinal, terminando em um choque séptico.

Quando a obstrução intestinal se efetua nos cólons, ocorrem alterações anatomopatológicas específicas, dependentes da anatomia e da função, características do intestino grosso, e que elevam significativamente a morbimortalidade. Essas alterações se caracterizam por:

1. *Sepse:* a sepse constitui o grande fator complicador das obstruções cólicas devido à alta concentração de bactérias nas fezes (cerca de 10% do peso das fezes é constituído por bactérias, vivas e/ou mortas). A contaminação da cavidade abdominal pelo conteúdo cólico decorre da perfuração da parede intestinal devido, na maior parte das vezes, à necrose isquêmica parietal com a perda de sua função de proteção. A necrose decorre do elevado grau de distensão intestinal e do conseqüente aumento da pressão intraluminal, e é tanto mais freqüente quanto maior for o tempo decorrido da obstrução. A infecção tem relação direta com o tempo de evolução da obstrução: é tanto mais grave quanto maior o tempo decorrido entre diagnóstico e tratamento.

2. *Obstrução em alça fechada:* além do fator distal que determina a obstrução, existe um mecanismo em situação proximal que não permite o refluxo do conteúdo intestinal, dessa maneira diminuindo o segmento de colo obstruído com um aumento rápido e progressivo da pressão intraluminal, com os riscos de perfuração ou necrose isquêmica precoces, e que pode determinar a sepse em um curto período de tempo. Esse mecanismo é representado pela existência da válvula ileocecal que, quando competente, transforma toda obstrução cólica em uma síndrome obstrutiva dita em alça fechada. Convém, no entanto, salientar que em aproximadamente um quarto dos

pacientes obstruídos a válvula ileocecal apresenta-se incontinente.

3. *Desequilíbrio hidroeletrolítico:* esta é uma alteração observada essencialmente nas obstruções em que a válvula ileocecal é incontinente e permite um grande seqüestro de líquido, distribuído entre o colo e o delgado. Entretanto, por sua função preferencial de armazenamento, com absorção e secreção inferiores às observadas em outros segmentos do aparelho digestivo, o volume de líquido seqüestrado em uma obstrução cólica tem pouca representatividade para a manutenção da homeostase. É importante ressaltar que dois terços das síndromes obstrutivas cólicas apresentam uma válvula ileocecal competente, e que o rápido aumento da distensão e da pressão intraluminal é muito mais a conseqüência da retenção de gases e de fezes, sem grande volume líquido seqüestrado. Esse fato traduz a pouca expressividade da presença de um quadro clínico com grave distúrbio hidroeletrolítico na grande maioria dos pacientes com obstrução cólica em contraste com a alta percentagem de distúrbios hemodinâmicos de origem séptica.

É por essas razões que, de um modo geral e muito particular, as obstruções de intestino grosso apresentam em sua fase inicial um quadro clínico pouco expressivo do ponto de vista da homeostase; esse fato é uma das causas do retardo no diagnóstico da obstrução. As manifestações hemodinâmicas observadas são decorrência da sepse e ocorrem em uma fase mais avançada da síndrome obstrutiva, por isso mesmo elevando a possibilidade de infecção, intra- e/ou pós-operatória, com aumento do índice de morbimortalidade.

ETIOLOGIA

A obstrução cólica pode decorrer de um elevado número de enfermidades, com sintomatologia pregressa variada, peculiar a cada caso e dependente da etiologia, requerendo medidas terapêuticas específicas.

A obstrução tanto pode se originar de doenças que bloqueiam efetivamente a luz intestinal quanto daquelas que atuam diretamente sobre a capacidade propulsiva intestinal. Dessa forma, as síndromes obstrutivas cólicas podem ser enquadradas em três tipos fundamentais (Fig. 71.1):

1. obstrução funcional
2. obstrução mecânica
3. obstrução vascular

Embora em todas essas eventualidades o denominador comum seja a parada de eliminação de gases e/ou fezes acompanhada da distensão abdominal, o quadro clínico e a orientação terapêutica podem ser distintos.

Obstrução Funcional (Íleo)

Quando a causa da obstrução reside em alterações neuronais ou musculares que impedem um mecanismo propulsor adequado (alterações do estímulo neuromuscular de propulsão).

Pode ocorrer de duas formas distintas:

1. *Íleo espástico:* quando existe uma hipercontratilidade da fibra muscular lisa e na qual o intestino se apresenta espástico, com a luz desaparecendo pela intensidade da contração muscular. Essa forma é menos freqüente e pode ser observada em pacientes portadores de disrritmia temporal esquerda (síndrome de Moore).

2. *Íleo paralítico:* uma verdadeira aperistalse, em que a paralisia é decorrente de uma excitação das fibras inibitórias parassimpáticas ou do efeito farmacodinâmico inibitório de determinadas substâncias.

Obstrução Mecânica

Quando existe um bloqueio físico atuando diretamente sobre a luz intestinal e que impede a progressão do bolo fecal. É a causa mais freqüente de obstrução intestinal.

Quanto ao fenômeno físico que obstrui a luz intestinal, as obstruções mecânicas podem ser provocadas de três formas:

1. *Estenose:* quando a obstrução depende de uma enfermidade própria da parede intestinal para efetuar

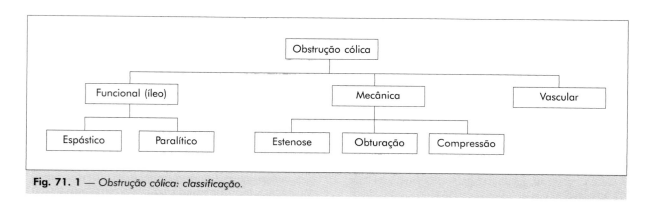

Fig. 71.1 — *Obstrução cólica: classificação.*

esse bloqueio. O câncer de cólon é um exemplo deste tipo de oclusão intestinal.

2. *Compressão:* quando o mecanismo de obstrução se dá por colabamento da parede intestinal ocasionada por enfermidades das vísceras contíguas. Os tumores pélvicos, de origem genitourinária, por crescerem dentro de um espaço osteoligamentar extremamente limitado, são as causas mais freqüentes desse tipo de obstrução.

3. *Obturação:* quando a síndrome oclusiva é provocada por um corpo localizado na luz intestinal e que bloqueia por completo a circunferência da alça. O fecaloma é um exemplo típico desse tipo de obstrução mecânica.

Quanto à enfermidade causal, as obstruções mecânicas podem ser enquadradas em (Fig. 71. 2):

1. *Aderências:* estas podem ser de origem inflamatória, congênita, traumática ou tumoral.
2. *Hérnias:* internas ou externas.
3. *Vólvulo:* representa a torção da alça sobre o seu próprio eixo. O fator inicial é a rotação mesenterial da alça; para cada grau de rotação sobre o meso ocorrem dois graus de torção sobre seu próprio eixo.
4. *Invaginação (ou intussuscepção):* ocorre quando um segmento de colo adentra o segmento a jusante. Em geral, o que ocorre é que uma alça de menor diâmetro é impulsionada para o interior do segmento seguinte, tracionada por uma tumoração que cresceu para o interior de sua luz e que é empurrada pelo próprio movimento de contração dos cólons.

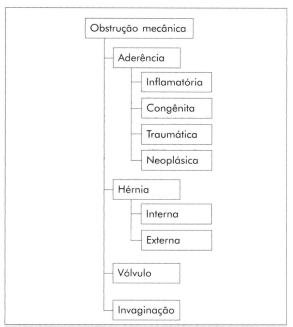

Fig. 71.2 — *Classificação da obstrução mecânica do intestino grosso.*

Obstrução Vascular

Nesses casos a interrupção do trânsito é devida às alterações vasculares da parede intestinal, que terminam por provocar a paralisia muscular isquêmica. A embolia da artéria mesentérica inferior (após cirurgias de aneurisma da aorta abdominal) é um exemplo característico. Nesse grupo não devem ser incluídas as alterações decorrentes de complicações vasculares secundárias, como as observadas no vólvulo e na invaginação.

INCIDÊNCIA

Existe muita dificuldade em se reunir uma estatística definitiva sobre as obstruções de origem colônica; algumas séries publicadas são demasiado limitadas, e a maior parte dos trabalhos estatísticos se refere a instituições onde não existe a doença de Chagas (norte-americanas ou européias).

O câncer estenosante, anelar ou cirroso, em particular o do cólon esquerdo, é a causa mais freqüente de obstrução do intestino grosso (44%).

Três são os fatores que contribuem para essa alta incidência:

1. *Características anatômicas:* o cólon esquerdo é o segmento cólico que tem o menor diâmetro e a musculatura mais espessa.
2. *Características funcionais:* por ter uma função de retenção (estocagem), a matéria fecal em seu interior é mais sólida, consistente, visto que grande parte do volume líquido já foi absorvida no cólon direito.
3. *Características tumorais:* além de ser mais freqüente na parte distal dos cólons, o câncer (adenocarcinoma) evolui para um crescimento de tipo anelar ou infiltrativo (cirroso).

No Brasil, o megacólon adquirido, de origem chagásica, representa a segunda grande causa de obstrução cólica. O fecaloma (30%) e o vólvulo de sigmóide (5%), são as complicações do megacólon responsáveis por essa alta incidência. Segundo a região do Brasil, esses dados podem variar significativamente.

A obstrução por enfermidade diverticular hipertônica do sigmóide, embora seja complicação relativamente freqüente na Europa e América do Norte (9,3%), é ocorrência pouco habitual em nosso meio.

A intussuscepção ileocólica, por tumores do íleo terminal ou da válvula ileocecal, é de incidência rara (1,4%). É mais comumente observada na infância, em decorrência de processos inflamatórios do íleo terminal.

Muito embora as hérnias sejam a causa mais freqüente de obstrução intestinal, em uma estatística geral, a presença do cólon nas obstruções herniárias é ocasional (0,7%). Isso se deve à relativa imobilidade dos cólons na cavidade abdominal, em virtude de um meso curto e fixo à parede abdominal posterior. O colo sigmóide, especialmente se há um dólico, é o segmento cólico que com mais freqüência pode ser encontrado em um saco herniário, principalmente nas hérnias inguinal ou crural.

As alterações vasculares isquêmicas, especialmente de mesentérica inferior, em conseqüência de cirurgias para ressecção de aneurismas da aorta abdominal, abaixo das renais, correspondem às obstruções de origem vascular mais freqüente dos cólons (estatísticas consideram que 5,8% dos pacientes assim operados podem desenvolver complicações isquêmicas intestinais). Todavia, os infartos de comprometimento cólico puro são raros (correspondem a 4,9% do total de oclusões vasculares intestinais). Esses tipos de obstruções não são freqüentes, especialmente as de cólon. Segundo Reisfferscheid, de 220.926 internações hospitalares apenas 130 (0,059%) correspondiam a obstruções intestinais de origem vascular.

O íleo paralítico cólico reflexo em decorrência de uma pneumonia de base pode ser observado em pacientes idosos submetidos às grandes cirurgias abdominais.

A torção de um apêndice epiplóico originando íleo paralítico reflexo é acontecimento fortuito.

Muito embora a síndrome de Moore (disritmia temporal esquerda/direita) seja de observação menos rara na clínica diária, o aparecimento de um "grande mal abdominal", ocasionando obstrução intestinal, é exceção (0,1%). As pseudo-obstruções cólicas (síndrome de Ogilvie) serão estudadas em capítulo à parte.

A Fig. 71.3 permite observar a freqüência das causas de obstrução colônica, que ocorreram no Departamento de Cirurgia do Hospital das Clínicas de Campinas, no período de 1991 a 1992.

CLASSIFICAÇÃO

Existem dois tipos fundamentais de obstrução cólica:

1. *Obstrução em Alça Fechada:* quando o conteúdo fecal não pode movimentar-se em quaisquer dos sentidos, seja aboral ou anooral, em virtude da existência de dois pontos de obstrução, um distal e um proximal. A obstrução proximal pode decorrer da presença de um elemento anatômico, como a válvula ileocecal. Nas obstruções com válvula continente, o refluxo do conteúdo cólico para o delgado não ocorre. Em outros casos (como no vólvulo), a obstrução proximal é dependente da causa primária da própria obstrução.

   Nas obstruções em alça fechada, as variações da pressão intraluminal se fazem com muita rapidez, e a probabilidade de ocorrer uma isquemia parietal e conseqüente necrose é muito grande.

   É importante diferenciar a necrose observada na obstrução em alça fechada daquela em que as lesões vasculares ocorrem primariamente (trombose ou infarto) ou concomitantemente (estrangulamento). Neste último caso, a mesma afecção que ocasionou a obstrução origina a deficiência circulatória. O estrangulamento ocorre com relativa freqüência nos encarceramentos herniários.

2. *Obstrução em Alça Simples:* quando ocorre única e exclusivamente o bloqueio no sentido aboral de esvaziamento intestinal.

PATOGENIA

Existem inúmeros fenômenos comuns no estudo da patogenia das obstruções cólicas. Todavia, ocorre uma inconstância na evolução clínica de cada paciente, decorrente da variação da etiologia, razão pela qual existe a necessidade do estudo individualizado de determinadas enfermidades.

Do ponto de vista genérico, convém estudar as oclusões cólicas sob dois aspectos básicos:

• Alterações locais da parede cólica.

• Repercussões gerais da obstrução cólica sobre o organismo.

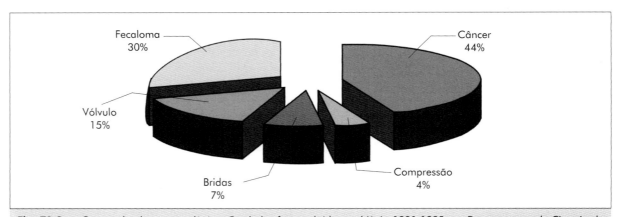

Fig. 71.3 — *Causas de obstrução colônica. Os dados foram obtidos no biênio 1991-1992, no Departamento de Cirurgia da PUCCAMP.*

Alterações Locais da Parede Cólica

A distensão representa o fator primário e fundamental na patogenia dos fenômenos desencadeados na parede intestinal cólica. Ela ocorre, inicialmente, no segmento colônico situado imediatamente antes da obstrução e logo se difunde por todo o cólon a montante. A distensão é seguida por um aumento do diâmetro do cólon, tanto mais intenso quanto mais abrupta for a obstrução e quanto mais longo for o tempo decorrido desde o seu estabelecimento.

A distensão da alça a montante obedece à lei dos gases de Laplace e aos princípios dos vasos comunicantes, de tal modo que ela será tanto maior quanto mais curto for o segmento de cólon a montante e quanto mais competente for a válvula ileocecal. O aumento da pressão intraluminal ocorre concomitantemente à progressão da distensão. É, na realidade, esse aumento da pressão intraluminal que provoca a elevação da tensão sobre a parede cólica, acentuando o grau de distensão; forma-se, dessa maneira, um círculo vicioso que progride de forma rápida e inexorável.

A progressiva distensão cólica acentua-se no cólon direito, e, no caso de existir uma válvula ileocecal competente, a tensão pode chegar a níveis suficientes para provocar a ruptura da parede cecal. Isso ocorre devido ao fato de o ceco apresentar, anatomicamente, um diâmetro superior ao dos outros segmentos cólicos e, conseqüentemente, sofrer um aumento superior da tensão (lei de Laplace):

> Tensão = pressão x diâmetro x π

Dessa forma, como o diâmetro normal do ceco é o dobro do observado no hemicólon esquerdo, a tensão sobre a parede cecal será sempre mais elevada.

Quanto mais competente for a válvula ileocecal, não havendo refluxo para o delgado, maior a tendência de elevação da pressão intraluminal, e ela será tanto mais elevada quanto maior for o tempo decorrido de obstrução.

A variação da pressão intraluminal irá depender do comprimento do segmento de cólon a montante: quanto mais distal a obstrução, maior será o tempo necessário para que a pressão intraluminal alcance valores suficientes para ocasionar uma tensão de ruptura da parede cecal.

Subindo a pressão intraluminal e aumentando o diâmetro do cólon, a parede intestinal sofre um adelgaçamento, diminuindo a sua espessura. Quanto maior o tempo decorrido de obstrução, mais elevadas a pressão intraluminal e a tensão, menor a espessura da parede, maior a probabilidade de perfuração ou ruptura. Ou seja, a espessura da parede cólica é inversamente proporcional ao tempo decorrido de obstrução (postulado de Van Beuren).

Nos cânceres anelares e ulcerados, a distensão e o adelgaçamento contínuo do cólon podem ocasionar a ruptura do segmento justatumoral: a parede se distende e afina de tal modo que a ulceração carcinomatosa perfura antes mesmo de se produzir uma tensão suficiente para romper a parede cecal.

A distensão progressiva das paredes colônicas acarreta alterações circulatórias intramurais:

- Em uma primeira fase, o aumento de diâmetro cólico origina alongamento e estiramento dos vasos intramurais. Essas alterações ocasionam uma deficiência circulatória na parede intestinal, inicialmente representada por uma diminuição do fluxo sangüíneo de retorno, em virtude da dificuldade de fluxo venoso, com conseqüente estase e hipoxemia. O estiramento das arteríolas produz uma resposta vasomotora inicial de vasoespasmo, seguida de diminuição do fluxo arteriolar, tanto mais importante quanto maior for a pressão intraluminal.

- Em uma fase mais avançada da síndrome obstrutiva, o nível de pressão intraluminal aumenta continuamente e pode se igualar ao da pressão arterial; nesse momento irá ocorrer um bloqueio completo da circulação intramural, cognominado estrangulamento intramural de Ochsner. Essa interrupção da circulação na parede colônica termina por acarretar a necrose isquêmica do segmento cólico, a montante.

Esses fenômenos circulatórios são observados com maior intensidade nas obstruções em alça fechada, em especial quando a válvula ileocecal é competente, ou nos vólvulos, ocasião em que a pressão intraluminal e a tensão aumentam de forma geométrica.

Nas obstruções com válvula ileocecal incompetente, ou obstrução em alça simples, o aumento gradativo e persistente da pressão intraluminal determina o refluxo de gás ou líquido para o delgado (refluxo coloileal). Inicialmente ocorre o refluxo para o íleo terminal; porém, com o correr do tempo, o conteúdo intestinal ascende para os segmentos mais altos do tubo digestivo (princípio dos vasos comunicantes). É evidente que, dessa forma, a pressão intraluminal intracólica dificilmente atingirá os limites necessários para determinar uma oclusão vascular intraparietal. No entanto, esse tipo de obstrução tem como conseqüência a retenção de um grande volume de líquido seqüestrado, principalmente no nível do intestino delgado. Esse volume líquido assim retido, por não ser reaproveitado para a economia (homeostase), acaba por acarretar desequilíbrio hidroeletrolítico e ácido-básico.

O volume líquido seqüestrado é diretamente proporcional ao tempo de duração da obstrução: quanto maior o tempo em que o paciente estiver obstruído maior o volume líquido acumulado no interior das alças e maiores as chances de comprometimento hidroeletrolítico e ácido-básico do paciente. O choque hipovolêmico é o resultado final desse tipo de seqüestro líquido e o grande responsável pela alta taxa de mortalidade.

A distensão colônica a montante, ao mesmo tempo que provoca esses fenômenos circulatórios intramurais, ocasiona, também, alterações da fibra muscular lisa intestinal. Em uma primeira fase existe um estiramento da fibra muscular circular que reage se contraindo: é a fase de resposta contrátil ativa.

Essa contração se contrapõe à força de distensão, evitando a dilatação súbita do cólon. Ao mesmo tempo, procura evitar o rápido aumento de diâmetro da luz intestinal e tende a diminuir a tensão sobre a parede.

Com a evolução da obstrução e o aumento gradativo da pressão intraluminal e da tensão, a fibra muscular é sujeita a esforços compensatórios cada vez mais elevados, até que termina por ceder e relaxar. De início ocorre um relaxamento ativo da fibra muscular, porém, com o evoluir da obstrução, esse relaxamento passa a ser passivo.

Essa fase de relaxamento passivo corresponde à fase final da obstrução, e, mesmo que o fator obstrutivo ceda, a fibra muscular não mais se recupera. Nessa ocasião pode sobrevir a ruptura da fibra muscular: relaxada, hipoxêmica e sujeita à tensão de nível elevado.

O aumento gradativo da pressão intraluminal determina, por outro lado, a excitação dos plexos submucosos com liberação de 5-hidroxitriptamina e prostaglandinas. Estas acarretam a contração da fibra muscular lisa cólica, favorecendo a reação inicial de contraposição ao aumento de diâmetro do segmento obstruído.

O aumento permanente da tensão e da pressão intraluminal, com a excitação contínua plexular, acaba em exaustão dos pressorreceptores e cessa a liberação de 5-hidroxitriptamina. Nessa ocasião a fibra muscular intestinal já se encontra em fase de relaxamento passivo.

A liberação aumentada de prostaglandinas, na fase inicial da obstrução, acarreta a diminuição da capacidade absortiva intestinal e aumenta o volume de secreção; estas são consideradas as causas determinantes da perda de líquido intravascular e do conseqüente aumento de volume intraluminal. O volume passa do sistema circulatório para o intestinal, onde não é reaproveitado.

Simultaneamente, a parede cólica sujeita ao colapso circulatório perde a sua propriedade de impermeabilidade. Isso determina a passagem de líquido do interior da alça para a cavidade peritoneal. De início, esse líquido é estéril e não-tóxico. Progredindo a obstrução, ocorrendo a isquemia parietal, há o fenômeno de transudação bacteriana e a conseqüente contaminação do líquido peritoneal. Aliás, isso pode ocorrer mesmo que a parede esteja macroscopicamente indene. Na fase terminal da obstrução cólica ocorrem microzonas de necrose parietal, incremento da transudação bacteriana, confluência das micronecroses e esfacelo extenso da parede.

Em resumo, a seqüência final é: peritonite generalizada, toxemia, choque toxêmico e morte.

É importante ressaltar que o mecanismo de morte difere em se tratando de uma obstrução simples ou fechada. Enquanto na obstrução em alça fechada a necrose parietal por obstrução vascular intramural é uma constante, na alça simples o fenômeno desequilibrante é a intensidade de volume líquido seqüestrado. Na alça fechada sobrevêm com facilidade a necrose localizada, a perfuração parietal, a peritonite generalizada e a toxemia. Na obstrução em alça simples o fator determinante da morte é o choque hipovolêmico.

Repercussões Gerais sobre o Organismo

A presença de um fator obstrutivo provoca a contração da alça a montante, contração esta que se transmite a todos os segmentos intestinais (lei de Starling). Essa contração determina o hiperperistaltismo a montante, que se traduz clinicamente por cólicas, tanto mais intensas quanto maior o tempo de duração da obstrução. Essas cólicas persistem até a fase final da obstrução.

A peristalse aumentada impõe um aumento do conteúdo intestinal no local da obstrução, o que determina a rápida evolução da pressão intraluminal, principalmente no segmento suprajacente à obstrução.

Todos esses fenômenos da alça a montante se fazem única e exclusivamente por via reflexa. Os vômitos precoces decorrem da hipermotilidade da alça a montante. Na alça a jusante também ocorrem fenômenos reflexos de contração (reflexo intestino-intestinal de Harrington). Essa contração determina o esvaziamento do conteúdo distal dos cólons e provoca uma "pseudodiarréia".

Todos esses fenômenos são traduzidos, clinicamente, por um aumento de diâmetro do cólon a montante e por um colabamento do segmento a jusante. Somando-se a esses fatos as alterações circulatórias ocorridas na alça a montante, torna-se fácil a individualização do local de obstrução. O cólon a montante se encontra distendido, de coloração vinhosa e de paredes delgadas, com um grande volume gasoso e fecal em seu interior. O cólon a jusante se apresenta fino, de coloração e de paredes normais, em geral vazio.

Nas obstruções em alça simples o volume líquido seqüestrado determina hipovolemia e conseqüente hipotensão, taquicardia, taquisfigmia e oligúria. A estimulação dos osmorreceptores (núcleos paraventriculares) provoca sede e libera hormônio antidiurético.

Como grande parte do volume seqüestrado se constitui de secreção entérica, alcalina e com alto teor de sódio, ocorre uma hiponatremia. A liberação de hormônio antidiurético e a hiponatremia acentuam a oligúria, aumentando a permeabilidade celular à água, que é reabsorvida passivamente na segunda porção do tubo contornado distal. O potássio orgânico migra para fora do meio interno, e seu nível intravascular cai e agrava a fadiga da fibra muscular em luta contra a distensão.

A persistência do desequilíbrio provoca um colapso da função renal: sobem os níveis plasmáticos de uréia. A

OBSTRUÇÃO DO INTESTINO GROSSO

elevação da uréia é tanto maior quanto mais tempo o paciente estiver obstruído. Hiponatremia, hiperazotemia e aumento do hormônio antidiurético terminam por levar à lesão renal com anúria. A acidose metabólica decorre das perdas de secreção alcalina (seqüestrada ou vomitada).

Nos casos tardios, depara-se com perdas agudas de proteínas com hematócrito baixo e grave acidose metabólica.

A distensão intestinal aumenta a pressão intra-abdominal e determina a elevação das cúpulas diafragmáticas. A mecânica respiratória se altera. Ocorre taquipnéia e elimina-se CO_2, caindo em conseqüência o nível do CO_2 alveolar. Na fase final existe uma dispnéia intensa com parada das trocas gasosas.

No choque séptico primário, por estrangulamento cólico, a dispnéia pode ocorrer precocemente, como resultante do maior consumo de oxigênio. O vômito, inicialmente reflexo e aquoso, passa a fecalóide no final da obstrução, como conseqüência do refluxo intestinal para o estômago.

Vólvulo e Doença de Chagas

A doença de Chagas acarreta alterações estruturais dos cólons, as quais são determinantes de modificações da seqüência dos fenômenos observados em uma obstrução. Apesar de se constituir em uma obstrução em alça fechada, com aumento rápido e progressivo da pressão intraluminal, no paciente portador de megacólon chagásico, que apresente vólvulo de sigmóide, ocorre um processo de retardamento da obliteração vascular intraparietal, retardando a necrose parietal e diminuindo a intensidade de manifestação dos sintomas gerais.

Tais fatores, por retardarem a seqüência de alterações anatomopatológicas que determinariam a causa de morte do paciente, são denominados "fatores de resistência". Estes fatores são:

1. *Hipertrofia Muscular da Parede Cólica:* considerando-se o fato de que nos cólons os vasos retos intramurais têm um percurso subseroso, somente penetrando a capa muscular na borda antimesentérica, a hipertrofia muscular atua como um fator de proteção contra o aumento da tensão. Dessa forma, somente níveis muito elevados da pressão intraluminal poderiam acarretar interrupção do fluxo vascular intraparietal.

2. *Aumento do Calibre do Cólon, em Especial do Sigmóide:* por se apresentar com um diâmetro bem maior que o normal (megassigmóide), o aumento de pressão intraluminal pode se elevar a valores muito maiores dos que os suportados por um cólon de calibre normal, levando o cólon a grandes distensões sem modificações importantes da tensão.

3. *Desnervação Cólica:* em virtude da destruição dos plexos mioentéricos, não ocorre a estimulação dos pressorreceptores intestinais para o desencadeamento dos reflexos adrenérgicos intestinais.

A existência desses fatores têm como conseqüência:

a) que a pressão intraluminal pode atingir valores elevados sem que ocorra necrose parietal da alça volvulada;

b) que o relaxamento ativo da fibra muscular lisa permite um maior diâmetro do cólon, sem grande variação da tensão;

c) que a repercussão clínica geral é mascarada pela ausência dos fenômenos reflexos primários da mucosa e dos pressorreceptores cólicos;

d) que todo o quadro clínico observado decorre da enorme distensão abdominal.

Entretanto, é importante ressaltar que a necrose observada em alguns casos de vólvulo de sigmóide é sempre conseqüência do estrangulamento intramural de Ochsner, e não por estrangulamento da artéria mesentérica inferior.

QUADRO CLÍNICO

A primeira manifestação de uma obstrução colônica é a distensão abdominal. Esta pode ser localizada, nos casos de uma obstrução em alça fechada, ou difusa, nos casos de uma obstrução em alça simples.

Ao aparecimento da distensão segue-se a dor, de tipo cólica, de caráter vago e difuso. Em geral, as dores se situam no mesogástrio e hipogástrio, irradiando-se para os flancos e as fossas ilíacas. O tenesmo é um sintoma característico das obstruções baixas, do retossigmóide ou do reto.

Acompanhando a dor há o aumento do borborigmo intestinal: em determinados casos, pode-se ouvir os ruídos hidroaéreos sem o auxílio de estetoscópio. Nos pacientes idosos, com parede abdominal flácida, as contrações dos cólons, com a finalidade de vencer o fator obstrutivo, podem ser vistas na superfície parietal abdominal.

A incapacidade de eliminar fezes ou gases surge de imediato. Vale ressaltar que alguns pacientes apresentam uma pseudodiarréia (reflexo de Harrington) e tenesmo persistente. A presença de sangue ou muco nesse material é sinal de obstrução produzida por um tumor de localização baixa.

A mudança de características da dor revela o aparecimento de complicações: perfuração, necrose e peritonite. A dor tipo contínua, surda, generalizada, substitui a dor espasmódica (cólicas).

Os vômitos iniciais são reflexos e aquosos. Cedem após algumas horas do seu aparecimento. O reaparecimento dos vômitos são conseqüência ou de irritação peritoneal ou de estase prolongada. No primeiro caso, denotam a existência de peritonite e necrose isquêmica.

No segundo, de uma obstrução em alça simples de longa duração com acúmulo de secreção entérica seqüestrada e regurgitamento para o estômago. Nesses casos, o vômito é de coloração escura, espesso e malcheiroso: é o vômito fecalóide.

A percussão abdominal revela um timpanismo generalizado, em especial de hipocôndrios e mesogástrio. Nas obstruções em alça fechada, o timpanismo é localizado. A ausculta permite observar o aumento dos ruídos hidroaéreos. Quando o cólon transverso está distendido, os batimentos cardíacos podem ser ouvidos no epigástrio.

DIAGNÓSTICO

A anamnese é importante para o diagnóstico da afecção causal da obstrução. Emagrecimento progressivo, anemia persistente, astenia e alterações do hábito intestinal são sinais de crescimento neoplásico. Antecedentes de zona endêmica, disfagia, dispnéia e constipação indicam doença de Chagas e, por conseqüente, vólvulo ou fecaloma. Cirurgias anteriores, massa em parede abdominal e região inguinal, palpitação, tratamentos cardíacos, cirurgias arteriais podem sugerir o diagnóstico de bridas, hérnias ou embolias, respectivamente.

A simples inspeção abdominal pode revelar assimetria do abdômen, peristaltismo visível ou a presença de abaulamentos localizados e cicatrizes.

A percussão e a palpação permitem diagnosticar a presença de reação peritoneal, localizada ou difusa: a percussão dolorosa ou a dor que se segue a uma descompressão brusca são indicativos de irritação peritoneal (sinal de Blumberg).

Nas oclusões em alça fechada, a percussão irá revelar a presença de distensões localizadas ou a presença de um som timpânico, metálico, característico (sinal de Kiwul). A palpação de um tumor duro, móvel, na cavidade possibilita suspeitar de invaginação ileocecal. A compressão de uma massa endurecida e a retirada lenta dos dedos podem revelar uma sensação de despegamento (separação) pela penetração de ar entre o tumor e a parede intestinal e servem para diagnosticar um fecaloma (sinal de Gersuny).

O toque retal pode revelar o tumor obstruindo o reto, sangue nas luvas ou o fecaloma retal. Ainda irá permitir avaliar o fundo-de-saco de Douglas e a possibilidade de compressões extrínsecas.

A ausculta permite estabelecer o diagnóstico diferencial entre obstrução mecânica e íleo adinâmico: enquanto na primeira existe uma exacerbação dos movimentos intestinais, na segunda o abdômen é silencioso.

A ausculta de batimentos cardíacos no epigástrio é característica de uma obstrução cólica em alça fechada, com distensão do transverso (sinal de Bailey).

Os exames laboratoriais são importantes para a análise do estado geral do paciente. A dosagem eletrolítica

(sódio, potássio, cloro) permite avaliar o distúrbio hidroeletrolítico. A uréia é relevante para análise da função renal.

De extrema importância nas obstruções em alça simples o estudo ácido-básico (pH, pCO_2, BE), principalmente nas obstruções de diagnóstico retardado.

A contagem leucocitária é útil para diferenciar alguns tipos de complicações: a) leucocitose acima de 15.000, com desvio à esquerda sugere sofrimento de alça; b) valores superiores a 40.000 são indicativos de oclusão do tipo vascular.

Nas obstruções por câncer as taxas de hemoglobina, hematócrito e proteínas estão reduzidas pela própria evolução da enfermidade. Obstruções de 3 a 4 dias de evolução irão apresentar as taxas de hematócrito baixas, por perda protéica abrupta.

Exame Radiológico

Quando realizado adequadamente, representa o recurso mais valioso para se confirmar o diagnóstico de uma obstrução intestinal.

A radiografia simples do abdômen, sem contraste, deverá ser realizada com o paciente em decúbito dorsal e lateral esquerdo ou direito, em ortostática, e complementada pelo exame do tórax e das cúpulas frênicas. Permite individualizar as alças distendidas, as características haustrações cólicas, o conteúdo gasoso ou sólido e a sua localização no abdômen. A presença de níveis hidroaéreos distribuídos no mesogástrio revela a existência de uma obstrução com válvula ileocecal incontinente, com refluxo coloileal (Fig. 71.4).

Nas obstruções em alça fechada, por válvula ileocecal competente, todo o cólon a montante aparece distendido por gás, suas paredes perfeitamente identificáveis, podendo-se medir o diâmetro de distensão do ceco. Distensões cecais superiores a 10 cm representam perigo iminente de ruptura, pelo comprometimento da viabilidade muscular e vascular (Fig. 71.5).

A radiografia ortostática é importante na determinação do ponto de obstrução: permite identificar a partir da topografia do abdômen o local presumível da obstrução (principalmente se no hemicólon esquerdo ou direito) (Fig. 71.6).

No vólvulo de sigmóide, a radiografia simples visualiza uma imagem gasosa, em duplo cano, deslocando a bolha gástrica e o diafragma, o edema das paredes intestinais e um sinal patognomônico em Y, representado pelo acolamento das serosas peritoneais espessadas (alça de Von Wahl) (Fig. 71.7).

O exame contrastado, enema opaco, pode ser realizado para localizar o nível de obstrução. Nesses casos deverá ser realizado com uma coluna baritada introduzida lentamente e com pouca pressão, sem duplo contraste. A coluna dará a parada característica ao nível da obstrução. Em casos de vólvulo, a introdução do con-

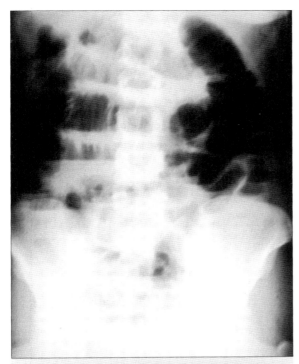

Fig. 71.4 — *Obstrução por câncer de cólon esquerdo com válvula ileocecal incontinente. O exame radiológico, sem contraste, em decúbito ventral, revela a presença de inúmeras alças delgadas distendidas (presença das válvulas coniventes) ocupando mesogástrio e flanco esquerdo. O cólon encontra-se distendido (presença de haustrações), principalmente em fossa ilíaca direita.*

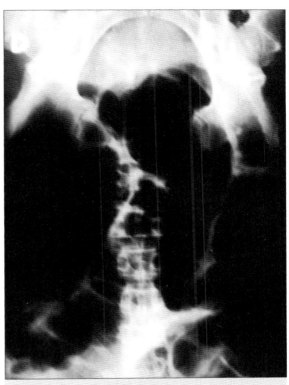

Fig. 71.5 — *Obstrução por câncer de cólon esquerdo com válvula ileocecal continente. Paciente em decúbito ventral. O cólon distendido ocupa todo o abdômen. O diâmetro cecal ultrapassa os 12 cm. À cirurgia já existia um esgarçamento da parede do ceco.*

traste pelo reto permite individualizar uma imagem peculiar, que se afila lentamente e de forma angulada, denominada em bico de pássaro" (Fig. 71.8).

Ultra-Sonografia

Embora não tenha a mesma capacidade de diagnóstico do exame radiológico, a ultra-sonografia pode identificar alças dilatadas e o conteúdo líquido em seu interior. Existem dificuldades quanto a interpretar e a distinguir entre as distensões oriundas de alças cólicas e as de intestino delgado.

Nos casos de tumores infiltrativos, a ecografia permite a mensuração do tumor e a avaliação do grau de espessamento das paredes cólicas.

Existe a possibilidade de identificação de líquido intra-abdominal, de seu volume e aspecto, servindo como orientação no diagnóstico de peritonites generalizadas.

O *Doppler* pode ser utilizado na observação da viabilidade das paredes cólicas, em especial nas embolias das grandes artérias mesentéricas, inferior ou superior.

Endoscopia

A retossigmoidoscopia pode diagnosticar tumores baixos ou a presença de vólvulo de sigmóide: imagem de mucosa em espiral, confluindo para uma zona de estenose. Permitirá, ainda, avaliar as condições de viabilidade da mucosa colônica. A coloroscopia na obstrução não tem sido de muita valia. Nos casos de vólvulos de ceco ou de sigmóide alto, poderá permitir, todavia, o diagnóstico e o tratamento descompressivo, simultaneamente.

DIAGNÓSTICO ETIOLÓGICO
Câncer de Colo

Queda do estado geral, em dependência do crescimento tumoral, astenia, anemia e emagrecimento. Mudança da forma e das características de evacuação, fezes em fita e tenesmo. Retorragia ou enterorragia. Meteorismo pregresso. Os vômitos são, em geral, de aparecimento tardio. Mesogástrio distendido; as obstruções são mais comuns no cólon esquerdo, de tal forma que há distensão do transverso e do cólon direito. Sinal de Bailey presente. Se a válvula ileocecal é continente, o cólon direito e o transverso sobressaem distendidos no relevo

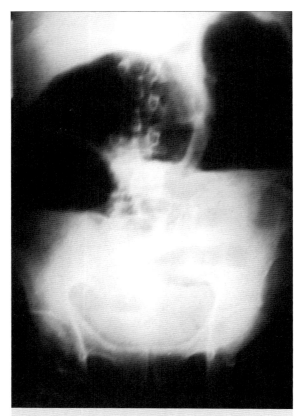

Fig. 71.6 — *Obstrução por câncer de cólon esquerdo com válvula ileocecal continente. Paciente em posição ortostática. Presença de dois níveis gasosos na porção superior do abdômen (hipocôndrios direito e esquerdo): a presença das haustrações confirma tratar-se de cólon. Abdômen inferior e cavidade pélvica sem alterações.*

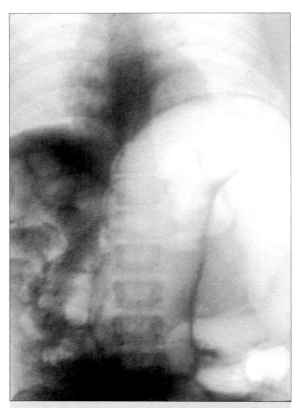

Fig. 71.7 — *Vólvulo de sigmóide. O exame radiológico, sem contraste, revela uma imagem gasosa no hipocôndrio esquerdo e um espessamento peritoneal dividindo a imagem em 2. O sinal de duplo cano (sinal de Von Wahl) é patognomônico de vólvulo. Nesta radiografia pode ser observado o sinal em Y, formado pelo espessamento peritoneal e angulação da alça sigmóidea.*

da parede abdominal (sinal de Bouveret). O enema com coluna baritada revela o nível da obstrução.

Vólvulo de Sigmóide (Megacólon Chagásico)

Procedência de zona endêmica. Disfagia, alterações cardíacas, constipação de longa duração, abdômen distendido assimetricamente. Distensão, palpação de bolha de consistência elástica (sinal de Von Wahl) e que à percussão produz um som metálico (sinal de Kiwul). A radiografia simples revela a imagem de duplo cano (alça de von Wahl) e a coluna baritada uma imagem "em bico de pássaro".

Fecaloma (Megacólon Chagásico)

Procedência de zona endêmica. Disfagia, alterações cardíacas, constipação crônica. O toque retal esclarece o diagnóstico de se o fecaloma é de ampola retal. Os sinais de Gersuny e de Finochietto permitem diagnosticar o fecaloma de colo sigmóide. O sinal de Finochietto corresponde à ausculta do som de despegamento da parede intestinal da superfície do fecaloma, quando o mesmo é pressionado e a seguir a mão é retirada rapidamente.

Enfermidade Diverticular do Sigmóide (Enfermidade Diverticular Hipertônica em Forma Obstrutiva)

A moléstia tem uma evolução crônica e o paciente apresenta antecedentes de dor abdominal em cólicas, principalmente de fossa ilíaca esquerda, irregularidades do hábito intestinal, por vezes sintomas urinários e um tumor palpável de fossa ilíaca esquerda. O estado geral está conservado, exceto quando existe uma perissigmoidite concomitante, quando então o leucograma revela leucocitose, com linfocitose absoluta e relativa. O enema contrastado, sem duplo contraste e sem pressão (coluna baritada), é de grande valia, pois permite avaliar o re-

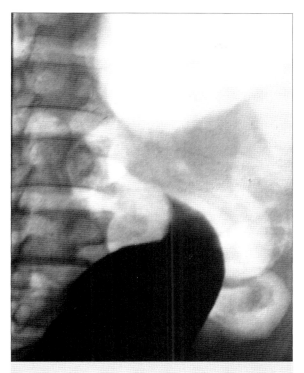

Fig. 71.8 — *Vólvulo de sigmóide. O exame contrastado mostra a zona de torção do sigmóide: o colo contrastado termina por se afilar abruptamente, e a coluna baritada sofre uma interrupção. Esta imagem é denominada de "em bico de pássaro".*

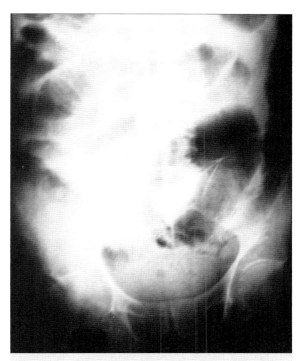

Fig. 71.9 — *Embolia da artéria mesentérica inferior. O exame radiológico, sem contraste, demonstra um cólon esquerdo "liso", sem haustrações, e de paredes edemaciadas. Várias alças delgadas (presença das válvulas coniventes) estão próximas à imagem distendida do colo, sugerindo um bloqueio.*

tossigmóide e a parte proximal do sigmóide e encontrar as formações diverticulares.

Vale a pena ressaltar que o encontro de formações diverticulares proximais ao local de obstrução não é sinal conclusivo de que a mesma seja de origem diverticular; pode existir neoplasia concomitante. Entretanto, as zonas de estenose por enfermidade diverticular são, em geral, mais longas e há um processo inflamatório importante circundando a zona obstruída. A ultra-sonografia abdominal é de grande valia no diagnóstico desse tumor inflamatório em expansão na fossa ilíaca esquerda. A tomografia computadorizada abdominal representa o recurso ideal para diagnóstico diferencial da perissigmoidite obstrutiva de origem diverticular: permite a identificação de um processo inflamatório perissigmóideo e dos divertículos. Entretanto, convém realçar que em determinados casos de obstrução do colo sigmóide podem existir dúvidas quanto à etiologia, se inflamatória ou neoplásica, em face da extensão do tumor inflamatório sem a ocorrência de pus.

Embolia

Antecedentes de enfermidade arterial generalizada ou cirurgia arterial prévia. Arritmias cardíacas e endocardite. A distensão é difusa e o abdômen está silencioso. A leucocitose é superior a 40.000. A radiografia simples de abdômen revela distensão cólica (de acordo com o segmento arterial afetado), há espessamento e edema das paredes, cujos contornos são lisos com desaparecimento das haustrações (Fig. 71.9). O *Doppler* abdominal ajuda na identificação do segmento arterial lesionado e da viabilidade intestinal.

Aderências

Existência de laparotomia anterior, estado geral pouco alterado. Início súbito sem sinais pregressos.

Hérnias Encarceradas

Presença de tumor duro e doloroso em região inguinal ou crural. Dor abdominal em cólicas e cor pulsátil localizada na tumoração (se houver necrose intestinal associada).

Evolução

A obstrução cólica pode evoluir de uma forma aguda ou crônica.

Na aguda, o quadro clínico é mais expressivo e as complicações aparecem com maior freqüência; em geral o tempo de evolução é inferior a 24 horas.

Na crônica, há uma progressividade de sintomas, o paciente passando por uma fase suboclusiva, em que a luz intestinal se encontra de início apenas parcialmente ocluída, de tal modo que o trânsito é lento e difícil.

Quanto mais sólido for o conteúdo fecal, maior a probabilidade de a obstrução evoluir em menor período de tempo. Portanto, a evolução da oclusão está diretamente ligada à causa da mesma e à sua localização nos cólons.

TRATAMENTO

Os objetivos terapêuticos básicos são:

1. Reposição hidroeletrolítica.
2. Rerapia antibiótica.
3. Descompressão da alça a montante.
4. Eliminação do fator obstrutivo.

Tratamento Geral

Conduta cirúrgica alguma deverá ser tomada em face de uma obstrução com desequilíbrio hidroeletrolítico sem que medidas preventivas e curativas tenham sido tomadas com a finalidade precípua de reidratação. É de primordial importância avaliar o grau e o tipo de desequilíbrio e o estado ácido-básico. Nas obstruções em alça simples com evolução superior a 3 ou 4 dias, a hipovolemia e a acidose metabólica deverão ser corrigidas. Os exames laboratoriais irão ditar as necessidades específicas para cada paciente.

Os pacientes somente deverão ser levados à cirurgia após o reinício da diurese.

Nas obstruções em alça fechada, o tempo de preparo pré-operatório deve ser reduzido, pois há o risco, sempre iminente, de perfuração e necrose da parede cólica.

Em ambos os casos, alguns cuidados médicos primários devem ser tomados:

a) sondagem vesical, para avaliação da diurese;

b) cateterização de veia periférica para a reposição hidroeletrolítica e ácido-básica e para a coleta dos exames laboratoriais;

c) profilaxia antibiótica. Um esquema efetivo é a combinação de metronidazol e cefalosporina de segunda geração. O uso do antibiótico, se profilática ou terapeuticamente, dependerá da gravidade do caso e da existência ou não de sepse.

d) sondagem nasogástrica, com a finalidade de aliviar a distensão da alça a montante, de medir o volume líquido aspirado e de impedir o vômito e a aspiração brônquica do líquido de estase;

e) os pacientes com quadro toxêmico ou grave distúrbio da homeostase devem ser monitorizados: pressão venosa central, monitorização cardíaca e assistência ventilatória e circulatória.

TRATAMENTO ESPECÍFICO

Obstrução por Câncer de Cólon Esquerdo

Válvula Ileocecal Competente

Nesta situação, a reposição volêmica pode ser efetuada de maneira rápida, visto que o volume líquido seqüestrado não é o primordial problema do paciente.

Duas possibilidades podem se apresentar:

• O ceco está distendido, porém sem sinais de perfuração. A cirurgia preconizada é a colectomia total com ileorretoanastomose término-terminal. Os resultados a longo prazo têm demonstrado que a sobrevida pós-operatória e o espaço livre de câncer são melhores na ressecção primária. Como a válvula está continente, o íleo não está distendido e a população bacteriana é mínima. Da mesma forma, o sigmóide ou reto distal se encontram limpos, pelo esvaziamento da alça a jusante. Na cirurgia, deve-se proceder ao clampeamento do segmento distal do cólon e à sua limpeza com povidina antes de se realizar a anastomose.

• Existe perfuração cecal e o paciente apresenta peritonite de tipo estercoral. O tratamento consta dos seguintes objetivos principais:

— combater a sepse;

— desobstruir o paciente;

— corrigir o distúrbio da homeostase (hidroeletrolítico e ácido-básico);

— prevenir as complicações infecciosas.

Quanto menor for a agressão cirúrgica e quanto melhor se puder lavar e drenar a cavidade, maior a chance de sobrevida. A descompressão pode ser conseguida através de cecostomia, realizada no próprio local da ruptura, exteriorizando-se o cólon direito. É imperativa a coleta de material para cultivo bacteriano, incluindo a pesquisa de anaeróbios. A cavidade deve ser lavada, e há indicação primária para laparostomia. A cavidade deve ser revista a cada 24/48 horas, sob anestesia geral.

Válvula Ileocecal Incontinente

O primeiro aspecto a ser cuidado é o da reposição adequada da volemia. Do ponto de vista cirúrgico, existem várias possibilidades terapêuticas:

1. *Cirurgia em três tempos:* colostomia transversa derivativa, ressecção do cólon e fechamento da colostomia. Este procedimento é o que apresenta maiores índices de complicações, tanto a curto quanto a longo prazo. É comum realizar-se a colectomia, no segundo tempo cirúrgico, três semanas após a colostomia derivativa e encontrar-se a cavidade com implantes metastáticos peritoneais. Existe um elevado índice de complicações observadas quando do

Obstrução do Intestino Grosso

fechamento da colostomia, 3 a 4 meses após a primeira cirurgia. O paciente permanece meses sob cuidados médicos.

2. *Cirurgia em dois tempos:* ressecção primária da zona obstruída: colectomia segmentar, com fechamento da ampola retal acima da reflexão peritoneal e colostomia terminal (do cólon proximal). Após 4 a 6 semanas, fechamento da colostomia com anastomose colorretal. Essa cirurgia tem a preferência da grande maioria dos autores, por resolver ao mesmo tempo a obstrução e a sua causa. Os resultados oncológicos observados a longo prazo são melhores que os obtidos nas ressecções em três tempos. Atualmente a segunda fase da cirurgia poderá ser realizada por via laparoscópica, com mínimos traumas ao paciente.

3. *Cirurgia em um tempo:* colectomia segmentar com anastomose colorretal primária. Nesse caso, o cirurgião poderá optar por uma das duas alternativas: (a) pela limpeza dos cólons durante a cirurgia; (b) por realizar a anastomose pela *técnica de Biaggio Ravo* — proteção da linha de anastomose com dreno intraluminal. A lavagem dos cólons intra-operatoriamente requer o manuseio de um cólon contaminado com o abdômen aberto; alguns cirurgiões propõem a introdução de uma sonda no coto do apêndice vermiforme (a apendicectomia é realizada) ou no íleo terminal, que irá servir para a introdução do líquido de limpeza, e conectar o cólon transverso em um aspirador de grande capacidade de sucção, com a finalidade de aspirar a matéria fecal mais consistente. A técnica de anastomose idealizada por Ravo tem o inconveniente do preço do dreno a ser utilizado. Alguns cirurgiões propuseram substituir o dreno de Ravo por um dreno de Penrose mais largo. Resultados definitivos ainda não estão disponíveis.

Vólvulo de Sigmóide

Existem duas hipóteses a serem consideradas:

A Alça Sigmóide não Está Necrosada

A intubação retossigmoidiana descompressiva resolve o problema obstrutivo sem maiores complicações ou conseqüências para o paciente.

O paciente é colocado em decúbito lateral esquerdo ou em posição genupeitoral; não há necessidade de anestesia ou sedação. Por intermédio de um retossigmoidoscópio, se introduz, sob visão direta, uma sonda gástrica (14 ou 18) que deve tornar pérvia a zona de estenose. Devidamente vaselinada a sonda passa esta zona sem maiores complicações. Ultrapassada a zona de obstrução o gás sob pressão é eliminado e a alça sigmóide "murcha". A sonda deve ser mantida por 24 a 48 horas para impedir recidiva.

A grande maioria dos pacientes (93%) não requer nova sondagem. Reduzindo a pressão, o cólon tende a

distorcer. Após 7 a 10 dias o paciente é adequadamente preparado, do ponto de vista metabólico e de cirurgia dos cólons: limpeza mecânica com profilaxia antibiótica concomitante. A operação proposta para tratamento do megacólon adquirido é a operação de Duhamel, convencional ou por via laparoscópica.

A Alça Sigmóide Está Necrosada

Monitorização do paciente, reposição volêmica e antibioticoterapia.

A melhor opção é a cirúrgica com ressecção da alça gangrenada, fechamento da ampola retal logo acima da reflexão peritoneal e colostomia terminal proximal. Deve-se dilatar o canal anal e colocar um dreno intra-retal para evitar a deiscência do coto retal fechado.

Em um segundo tempo (8 semanas após), fechamento da colostomia com anastomose colorretal término-terminal. Atualmente essa segunda fase pode ser realizada por via laparoscópica, diminuindo a agressão cirúrgica.

Fecaloma (Paciente com Megacólon Chagásico)

Se o fecaloma é de ampola retal, enemas repetidos, ou o esvaziamento manual, sob anestesia, devem ser realizadas. A retirada manual do fecaloma deve ser efetuada com cuidados para evitar a ruptura da parede retal posterior; em geral nessa área existe uma úlcera de decúbito proveniente da compressão da parede retal entre o fecaloma e o sacro.

No caso de o fecaloma se situar no cotovelo do sigmóide, manobra alguma de esvaziamento manual deverá ser tentada. A melhor conduta é a ressecção primária do sigmóide e do fecaloma nele contido.

PROGNÓSTICO

O prognóstico está na dependência direta de uma série de fatores:

- Tempo de evolução da obstrução.
- Enfermidade causal da obstrução.
- Idade do paciente.
- Presença de necrose intestinal.
- Presença de sepse.
- Grau de alterações da homeostase (desequilíbrio hidroeletrolítico, ácido-básico e metabólico).
- Presença de enfermidades metabólicas concomitantes.
- Experiência do cirurgião.

O aforisma de Van Beuren e Smith define, em poucas palavras, a sobrevida do paciente: ' Quanto mais tempo vive um paciente com uma obstrução intestinal antes da operação, mais cedo morre depois de operado."

REFERÊNCIAS BIBLIOGRÁFICAS

1. Bockus HL. Gastroenterologia. Tomo II: *Intestino delgado. Absorcion colon. Peritoneo. Mesenterio y Epiplon.* Salvat Edit. SA, Barcelona, 1965.
2. Browse NL. *Propedêutica cirúrgica básica.* Livraria Atheneu Ltda. Rio de Janeiro, 1980.
3. Corman ML. *Colon and rectal surgery.* J.B. Lippincott Co., Third Edit., Philadelphia, 1993.
4. Couto Jr, D. & Aldrovando J. *Distúrbios do metabolismo hidrossalino em cirurgia.* Livraria Atheneu S.A. Rio de Janeiro, 1972.
5. Cruz GMG. & Miranda SML. — Large Bowel Obstruction, cap. 4-1, 91-134. In: Reis Neto JA, *New Trends in Coloproctology,* Ed. Revinter, 2000.
6. Demling L. Gastroenterologia clínica. Tomo I: *Diagnóstico, cavidad bucal y faringe, esofago, estomago, intestino.* Edit. Toray, S.A. Barcelona, 1975.
7. Gorsch RV. *Proctology anatomy.* Second Edit., The Williams & Wilkins Co. Baltimore, 1955.
8. Meyer C, Iderne A & Rohrs. Malignant intestinal obstruction secondary to Colon Cancer. cap. 4-2, 135-142. In: Reis Neto, JA. *New Trends in Coloproctology,* Ed. Revinter, 2000.
9. Praite F, Giraud D & Dupret S. Práctica anatomoquirúrgica ilustrada. Fascículo II: *Región abdominal media y recto.* Salvat Edt. SA, Barcelona, 1937.
10. Reifferscheid M. *Cirugía del intestino. Clínica, indicaciones, técnica y prognóstico.* Edit. Labor SA, Barcelona, 1965.
11. Reis Neto JA. Intubação Retossigmoidiana Descompressiva. Tratamento do volvo sigmóide. *Rev Ass Med Bras,* 17: 201-208, 1971.
12. Reis Neto JA. New Trends in Coloproctrology, Ed. Revinter, 2000.
13. Spiro, H.M. *Clinical gastroenterology.* Second Edit. Macmillan Publishing Co. Inc., New York, 1970.

Doenças Inflamatórias Inespecíficas do Intestino Grosso*

CAPÍTULO 72

Ian C. Lavery

COLITE ULCERATIVA

A colite ulcerativa é uma doença crônica de etiologia desconhecida que se caracteriza por inflamação da mucosa e da submucosa do intestino grosso, sendo também denominada colite ulcerativa mucosa e retocolite ulcerativa.

EPIDEMIOLOGIA

Apesar das numerosas tentativas para se determinar a incidência e a prevalência da colite ulcerativa, sua real incidência ainda é desconhecida, porque os dados obtidos não são precisos, já que não levam em consideração a incidência de colite ulcerativa em pacientes assintomáticos na população geral. A maioria dos dados com relação à incidência é proveniente de grandes instituições de referência terciária, que observam apenas uma pequena porcentagem do número total de pacientes da comunidade. Países de alta incidência incluem os Estados Unidos, Israel, Reino Unido, Suécia e outros países da Europa Ocidental. A incidência na população branca desses países varia de 3 a 15 casos por 100.000 pessoas, com uma prevalência de 80 a 120 por 100.000. Países de baixa incidência incluem os da Ásia e os da América do Sul. Ao contrário da doença de Crohn, cuja incidência aumentou até 6 vezes em três décadas, a incidência da colite ulcerativa permaneceu estável.

A mais alta incidência é encontrada em pacientes entre as terceira e sexta décadas de vida, com taxas de incidência bastante baixas em pacientes com menos de 20 anos, mas pode ser observada em crianças com menos de 1 ano de idade até idosos com mais de 80 anos[12,14,30,36,37,62]. A incidência entre pacientes não-bran-

cos é mais baixa do que entre os caucasianos. Estudos iniciais sugeriam uma incidência mais alta entre os judeus, mas trabalhos recentes não confirmaram esse achado. Existe diferença entre taxas de prevalência entre israelitas nascidos na Europa e Estados Unidos e aqueles nascidos na Ásia e na África. A incidência é mais baixa na Europa Ocidental, e a doença é incomum na América do Sul. Está bem estabelecido que a incidência da colite ulcerativa entre negros e orientais é desproporcionalmente baixa; parece não haver diferença na incidência entre habitantes urbanos e rurais, e a situação econômica do paciente não parece modificar a incidência.

PADRÕES DA DOENÇA

Existem três distribuições predominantes comuns da doença: (1) doença de todo o cólon; (2) colite localizada predominantemente no lado esquerdo; e (3) doença envolvendo o cólon sigmóide e o reto. Farmer[27] relatou que 23% de 1.498 pacientes vistos na Cleveland Clinic tinham proctite ou proctossigmoidite. Os pacientes com proctossigmoidite tiveram resolução completa dos sintomas em 75% dos casos, 15% apresentaram exacerbações e remissões com sangramento retal intermitente por um longo período de tempo e 10% desenvolveram colite ulcerativa de todo o cólon.

ETIOLOGIA E PATOGENIA

Várias teorias têm sido propostas para a etiologia da colite ulcerativa, incluindo a infecciosa, alérgica, auto-imune, psicossomática, alimentar, vascular e neuromotora. A popularidade de uma hipótese sobre a outra tem variado com o passar dos anos à medida que diferentes hipóteses são propostas e "aprovadas" ou "desaprovadas".

---

* Capítulo traduzido pelos Drs. Leandro Coelho e César G. Conti.

Agentes Infecciosos

Devido às suas sintomatologia e similaridade com a gastroenterite bacteriana clássica, foi proposta a ação de um agente infeccioso, mas até agora nenhum microorganismo foi consistentemente isolado para ser considerado o agente etiológico. Exaustivas investigações sorológicas foram levadas a efeito para determinar se existem títulos elevados de anticorpos contra um agente específico. Monteiro et al.[63] encontraram anticorpos mucosos colônicos produzidos localmente contra *Clostridium* sp. na colite ulcerativa e sugeriram que complexos de anticorpos bacterianos e a própria bactéria podem produzir uma resposta inflamatória local. Estudos recentes sugerem que a *Escherichia coli*, suas enzimas ou outros produtos podem desempenhar um papel importante na patogenia da retocolite ulcerativa[74,78].

Agentes virais foram postulados como agentes etiológicos por muitos anos, mas tal fato nunca foi provado.

Não existem evidências convincentes de que um agente infeccioso seja, direta ou indiretamente, responsável pelo processo inflamatório crônico. Trabalhos adicionais precisam ser realizados, já que a falha em se isolar um agente infeccioso não é prova de que ele não faça parte do processo.

Fatores Imunológicos

Uma hipótese imunológica foi proposta inicialmente, já que várias doenças auto-imunes estão associadas à colite ulcerativa, incluindo lúpus eritematoso sistêmico, anemia hemolítica, hepatite crônica ativa, tireoidite de Hashimoto e *miastenia gravis*.

Foi proposta a sensibilização da flora bacteriana, considerando-se que a flora enterobacteriácea normal pudesse estar relacionada à patogenia. Foi demonstrado que pacientes com doença inflamatória intestinal apresentavam reatividade imune tanto humoral quanto celular contra o seu próprio tecido intestinal, sendo proposto que a antigenicidade cruzada contra o seu próprio cólon é a ação subjacente que promove a ação contra o cólon, causando lesão tecidual. Essa hipótese não obteve sustentação, e a sensibilização sistêmica contra componentes da flora intestinal ocorre em pacientes que não têm doença inflamatória intestinal, sugerindo que esta não é uma reação específica, mas um fenômeno secundário.

Complexos imunes

A detecção de imunocomplexos é indireta, e a presença de antígenos e anticorpos no cólon humano não está provada. Nenhum efeito citotóxico foi demonstrado. As técnicas disponíveis para a determinação de complexos imunes são rudimentares, e o papel destes precisa ser ainda provado.

Linfocitotoxina

Korsmeyer et al.[52] encontraram anticorpos, tanto na colite ulcerativa quanto na doença de Crohn, quando estavam estudando seus pacientes e membros de suas famílias. As linfocitotoxinas estão mais elevadas do que o esperado nos contatos familiares, e são consideradas indicativas de exposição a um agente ambiental comum. Considerava-se que as linfocitotoxinas pudessem representar um marcador de um agente infeccioso, sendo transmitidas dos pacientes para os contatos próximos que não desenvolviam nenhuma manifestação clínica. A importância desses achados ainda é indeterminada.

Células inflamatórias na mucosa intestinal

A abordagem recente desse problema envolve o processo de determinação *in vitro* das características morfológicas, fenotípicas e funcionais de imunócitos isolados da mucosa intestinal. Novas técnicas permitem a recuperação de células viáveis para estudo. Até agora não foram reconhecidas diferenças significativas entre a colite ulcerativa, doença de Crohn e grupos-controle[8,23,34].

Fatores Alimentares

Uma das teorias iniciais para explicar a etiologia da colite ulcerativa foi a da alergia alimentar, e o leite de vaca foi considerado o responsável desde 1925[2]. Estudos clínicos e de anticorpos sustentavam essa teoria, porém pesquisas subseqüentes a desaprovaram, e o leite de vaca não é mais considerado um agente causal no desenvolvimento da colite ulcerativa.

Fatores Psicológicos

Diversas teorias controversas afirmavam que a colite ulcerativa representa alteração psicossomática, baseadas na impressionante coincidência entre o surto agudo da doença e a ocorrência de eventos psicossomáticos. Entretanto, está bem estabelecido que a colite ulcerativa não é uma doença emocional causada por problemas da personalidade ou estresse. A presença de sintomas crônicos, como diarréia, cólica abdominal e medo de câncer, pode influenciar a parte emocional do paciente. A terapia para essas situações pode melhorar a situação emocional e reduzir os sintomas durante o curso da doença, mas não é curativa.

Fatores Familiares

Farmer et al.[32] estudaram as famílias de 316 pacientes, dois quais 29% tinham história familiar positiva para doença inflamatória intestinal; múltiplos membros de uma família apresentavam doença inflamatória intestinal em 6,6% dos casos. Membros familiares imediatos foram acometidos por doença inflamatória intestinal em 16% dos pacientes com colite ulcerativa, e a incidência foi mais comum em irmãos (6%). Não está claro se a alta taxa de ocorrência em algumas famílias é devida ou não a alguma predisposição ambiental ou genética.

PATOLOGIA

A colite ulcerativa mucosa é um processo patológico de natureza inespecífica, mas seus achados patológicos são característicos e podem ser distinguidos de outros tipos de doença inflamatória intestinal, como doença de Crohn, colite transmural e colite indeterminada.

A proctoscopia da mucosa do reto mostra aumento da vascularização, associado à friabilidade e ao sangramento ao contato. A mucosa tem aparência granular e pode estar ulcerada; as úlceras são pequenas erosões puntiformes ou, se a doença for intensa, toda a espessura da mucosa pode estar necrosada. Se a mucosa estiver necrosada, a muscular da mucosa é evidente em sua base; essas úlceras mais profundas são distribuídas ao acaso, e a mucosa entre elas é difusamente inflamada, não existindo evidência de algum segmento em particular do intestino sem envolvimento mucoso. Dependendo da extensão do intestino envolvido, o processo pode se limitar a uma proctite, uma proctossigmoidite ou pancolite. Não é incomum que as alterações macroscópicas cessem na região da flexura hepática do cólon (Fig. 72.1).

Se o processo for quiescente, na operação podem existir mínimas alterações na visualização da serosa do cólon. Como este é um processo mucoso, freqüentemente existem pouca fibrose e ausência de deposição anormal de gordura.

Na fase ativa a serosa é, no máximo, hiperêmica devido ao aumento do suprimento sangüíneo; esta alteração não é geralmente significativa. Na presença de toxicidade aguda ou dilatação tóxica do cólon, existem serosite e hiperemia significativas secundárias ao aumento da vascularização do processo patológico. Se a perfuração for iminente, freqüentemente existe edema considerável do plano subseroso do intestino. A parede intestinal comumente é normal à palpação, mas em casos de longa evolução pode existir encurtamento do cólon com ausência das flexuras hepática e esplênica, como aparece nas radiografias de colite ulcerativa crônica. Se existirem alterações na parede intestinal, como alguma rigidez devida à fibrose secundária e à cronicidade da doença, seus efeitos são mais notados no cólon distal do que no proximal.

Com a abertura do cólon após a sua remoção, em casos de doença ativa, a mucosa está difusamente friável e hemorrágica, com coloração violácea. A aparência da mucosa varia desde um sangramento difuso cor de ameixa até casos em que existem grandes ulcerações envolvendo toda a espessura mucosa. Se o processo patológico for quiescente e a colectomia estiver sendo realizada devido à displasia, por exemplo, a mucosa pode estar lisa e atrófica, com perda do padrão de haustrações e das estruturas vasculares submucosas. As ulcerações geralmente estão ausentes, mas o padrão encontrado é difuso e se estende desde a linha denteada com disseminação proximal. Se o processo patológico envolve todo o cólon, ele termina na válvula ileocecal, embora possa ocorrer inflamação do íleo terminal (ileíte de "refluxo") em um pequeno número de pacientes.

À medida que o processo se torna mais crônico, desenvolvem-se os pseudopólipos ou pólipos inflamatórios, que são ilhas de mucosa inflamada envoltas por áreas de mucosa desnuda (úlceras) (Fig. 72.2). Os pseudopólipos são produzidos pela regeneração da mucosa ulcerada, que produz granulação seguida de reepitelização. O número de pólipos varia de poucos até a um envolvimento difuso ocupando toda a mucosa do cólon.

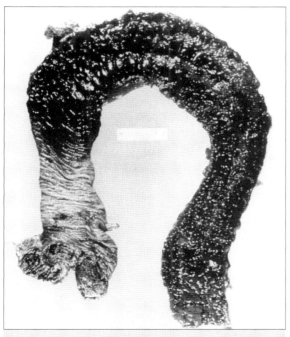

Fig. 72.1 — *As alterações macroscópicas da colite ulcerativa cessam ao nível da flexura hepática. Clinicamente esta é considerada uma doença colônica distal.*

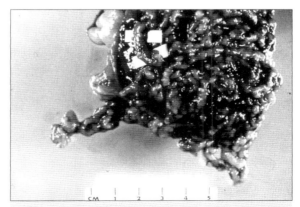

Fig. 72.2 — *Pólipos inflamatórios com projeções e pontes mucosas na colite ulcerativa crônica.*

Na doença quiescente, os linfonodos do mesocólon são basicamente normais; eles podem tornar-se aumentados e edemaciados nas formas mais ativas. Não existem alterações do mesentério, e não ocorre o envolvimento do cólon por gordura, como na doença de Crohn.

Histopatologia

O aspecto histológico varia com o estágio da doença, mas em todos os casos as lesões tendem a ser limitadas à mucosa e camadas superficiais da submucosa. Na colite ulcerativa ativa a mucosa é infiltrada por linfócitos, células plasmáticas, eosinófilos e mastócitos. A superfície é irregular e congesta. Existem neutrófilos coletados no interior da cripta de Lieberkühn (criptite), que podem dar origem a abscessos crípticos; estes são vistos mais comumente na colite ulcerativa mucosa ativa, porém não são patognomônicos dessa doença.

A mucosa na colite ulcerativa crônica, ou doença quiescente, demonstra perda das criptas. O número de células caliciformes, que está diminuído na fase ativa, pode aumentar novamente, mas as criptas tornam-se distorcidas, e agregados linfóides são caracteristicamente observados na fase crônica. A muscular da mucosa torna-se hipertrófica, com fibras individuais tornando-se mais espessadas.

A parede intestinal geralmente se apresenta inalterada, mas pode estar levemente espessada em casos de longa evolução. Se houver espessamento, este é mais comumente verificado no cólon distal, e é devido ao espessamento da *muscularis* própria. Pode existir fibrose submucosa, mas é incomum a formação de estenoses verdadeiras.

Displasia e Carcinoma

A colite ulcerativa crônica é considerada uma doença pré-maligna. Morson e Pang[65] descreveram alterações displásicas na mucosa, que na realidade são alterações neoplásicas intra-epiteliais. A displasia está freqüentemente associada ao carcinoma, e, devido ao seu aspecto microscópico de pleomorfismo, hipercromasia nuclear com aumento do número de núcleos e figuras mitóticas com uma alta proporção núcleo/citoplasma, considera-se que ela possa progredir para o carcinoma invasivo. O diagnóstico de displasia e sua distinção de alterações regenerativas são difíceis de se estabelecer, e necessitam de um patologista experiente e interessado para realmente fazer essa distinção.

A obtenção de biópsias para avaliação da displasia é melhor obtida longe das úlceras ou de reações inflamatórias, reduzindo-se a quantidade de tecido inflamatório nos fragmentos de biópsia. Devido à grande associação entre carcinoma e displasia intensa, o seguimento colonoscópico com múltiplas biópsias é recomendado para monitorar os pacientes com displasia. As recomendações para o manejo dos pacientes baseado nas biópsias colonoscópicas são: (1) se a biópsia for negativa para displasia, deve-se proceder ao seguimento regular do paciente. Sob circunstâncias normais, o seguimento colonoscópico com biópsias múltiplas deve ser realizado anualmente nos pacientes com doença com mais de 8 a 10 anos: (2) se existir dúvida quanto à presença de displasia, o seguimento colonoscópico deve ser realizado em intervalo de tempo menor. Se existir displasia, a colectomia deve ser levada em consideração. É importante salientar que há dificuldade por muitos patologistas em interpretar as alterações displásicas.

QUADRO CLÍNICO

O aparecimento dos sintomas da colite ulcerativa pode ser muito lento, quase irreconhecível, ou extremamente agudo, sob a forma de colite aguda fulminante com sintomas severos. O ataque pode ser indolor e crônico, levando a uma doença crônica debilitante. Os indicadores terapêuticos e prognósticos relacionam-se com a gravidade da doença. Edward e Truelove[27,28] concluíram que o prognóstico a longo prazo da colite ulcerativa pode ser correlacionado com a extensão inicial da doença. Watts *et al.*[89] concluíram que o resultado final era determinado pela extensão da gravidade da colite por ocasião do ataque inicial. Ritchie[75] concluiu que os pacientes com colite extensa na apresentação necessitavam de operação de urgência em 27% dos casos no primeiro ano. Dos 269 pacientes estudados, 75 necessitaram de internamento para tratamento; o restante foi tratado ambulatorialmente

Sintomas

A diarréia sanguinolenta de longa duração geralmente é o sintoma mais comum do paciente com colite ulcerativa. Os sintomas caracterizam-se por exacerbações e remissões. Durante os períodos de remissão, as funções intestinais são normais; durante as exacerbações existem urgência e aumento da freqüência intestinal, quando, então, pode ocorrer incontinência fecal intensa.

A perda de apetite e de peso é comum durante os períodos de exacerbação, e está associada à dor abdominal tipo cólica, que melhora com a evacuação; perda de peso e anemia contribuem para a fadiga; pode ocorrer febrícula.

A intensidade do sangramento pode variar com a extensão da doença, e pacientes portadores de proctite ou proctossigmoidite podem apresentar apenas pequeno sangramento, sem qualquer outro sintoma constitucional. Esse tipo de apresentação pode erroneamente ser interpretado como hemorróidas. Nesse caso, a eliminação de muco com sangue torna o diagnóstico de hemorróidas pouco provável. Quando o processo inflamatório se estende acima do reto, o sangue é geralmente misturado nas fezes. Por vezes, o sangramento pode ser intenso.

Exame Físico

Os achados de exame físico da colite ulcerativa não são patognomônicos, e podem ser dependentes da cronicidade e gravidade da doença, variando desde alterações mínimas até perda de peso acentuada, desidratação, anemia e sinais tóxicos nos pacientes extremamente enfermos. Febre baixa e taquicardia são indicativos de doença mais severa.

Em casos leves, o exame abdominal pode ser normal, mas em casos com dilatação tóxica o abdômen pode estar distendido, timpânico e doloroso.

O exame retal pode ser bastante doloroso devido à diarréia que os pacientes apresentam; o exame endoscópico mostra a mucosa retal edemaciada, granular, sangrante ao toque do aparelho, com grande quantidade de secreção piossanguinolenta na luz intestinal. Como resultado da diarréia, podem advir hemorróidas, fissuras, abscessos e fístulas, mas se estas forem de evolução arrastada e de localização ectópica, ou se existir fístula retovaginal, deve ser aventada a possibilidade de doença de Crohn.

Manifestações Extracolônicas

As manifestações extracolônicas sugerem que a colite ulcerativa seja uma doença sistêmica. Elas podem preceder, acompanhar ou se seguir à colite, sugerindo que essas manifestações foram iniciadas por um mecanismo patogênico subjacente. As manifestações extra-intestinais primariamente envolvem a pele, articulações, olhos e boca.

As principais manifestações cutâneas são o eritema nodoso e o pioderma gangrenoso. O pioderma gangrenoso classicamente é encontrado em 5% dos pacientes com colite ulcerativa e caracteriza-se por lesão que se inicia com o aspecto de um furúnculo e posteriormente se torna úlcera profunda escavada. O eritema nodoso é caracterizado pela presença de nódulos elevados, vermelhos e dolorosos, localizados geralmente na face anterior das pernas; as manifestações articulares ocorrem em 25% dos pacientes e se apresentam como poliartrites, sendo a espondilite anquilosante um achado ocasional. A atividade da artrite não está correlacionada com a atividade da colite.

As complicações oculares associadas com a colite ulcerativa consistem em conjuntivite, episclerite recorrente e uveíte; sua incidência é baixa, entretanto apenas um pequeno número de pacientes é submetido a um exame ocular completo para se determinar a verdadeira incidência desses problemas associados.

As lesões orais ocorrem em aproximadamente 10% dos pacientes; estas lesões incluem úlceras aftosas, pioestomatite vegetante, estomatite angular e irritação da língua e ocorrem em pacientes com doença intestinal ativa. Sua presença está relacionada à gravidade do surto.

Existem alterações hepáticas associadas à colite ulcerativa; sua verdadeira incidência é desconhecida pelo fato de a biópsia hepática não ser realizada rotineiramente em pacientes portadores de colite ulcerativa. Edwards e Truelove[28] e Greenstein[40] relataram incidências de 4,8% para as alterações hepáticas em pacientes com colite ulcerativa. Em pacientes submetidos a laparotomia, Eade[25] encontrou incidência de 94% de anormalidades hepáticas à biópsia; esse grupo de pacientes obviamente era selecionado. As alterações hepáticas mais comuns são colangite primária em 3% (ver Capítulo 109) e esteatose.

Outras doenças associadas incluem tromboembolismo, pericardite e amiloidose.

Em crianças, uma das manifestações extra-intestinais encontradas é o retardo do crescimento, que ocorre em aproximadamente 20% dos pacientes.

DIAGNÓSTICO

Uma história clássica pode alertar para a possibilidade do diagnóstico de colite ulcerativa, mas os achados endoscópicos são os indicativos mais confiáveis para se estabelecer o diagnóstico. Eritema difuso com ausência do padrão vascular submucoso normal é a alteração mais precoce da colite ulcerativa. À medida que a doença progride, a superfície mucosa torna-se mais granular e sangra mais facilmente ao toque de um instrumento. Se a doença for mais severa, o sangramento da mucosa pode ocorrer sem qualquer evidência de contato instrumental. O edema do intestino aumenta com gravidade da doença, e esta alteração pode ser observada facilmente no exame das haustrações ou válvulas retais. Úlceras de tamanhos variados podem ser evidentes, podendo também existir exsudato purulento saindo da mucosa.

Exames Laboratoriais

As alterações são inespecíficas e incluem aumento da proteína C reativa, plaquetas, VHS, redução do hematócrito e leucocitose com desvio nuclear à esquerda.

Exames Radiográficos

Pela disponibilidade e precisão da colonoscopia, o enema opaco é menos utilizado do que anteriormente para o diagnóstico da colite ulcerativa. O enema opaco com duplo contraste é um método seguro e efetivo de demonstrar alterações mucosas mínimas em pacientes com colite ulcerativa.

Geralmente não é necessário grande preparo para o exame, pois o paciente freqüentemente está em jejum e possui o cólon vazio devido à diarréia. Devem ser tomados cuidados se o paciente estiver mostrando sinais tóxicos, pois os agentes purgativos, enemas e o próprio exame podem precipitar a exacerbação dos sintomas. Existem evidências circunstanciais de que o enema opaco pode levar à dilatação tóxica, embora isso nunca tenha sido demonstrado conclusivamente. Se o megacólon

945

tóxico ou dilatação tóxica estiver presente, os estudos contrastados estão absolutamente contra-indicados. Em muitos casos, uma radiografia simples do abdômen fornecerá dados a respeito da gravidade do processo, podendo-se observar a delimitação da mucosa de um segmento colônico pelo ar, que freqüentemente apresenta uma superfície irregular com ulcerações ou edema e projeções polipóides (Fig. 72.3). A parede intestinal pode ser especialmente avaliada se existirem encurtamento e perda das haustrações do cólon.

O sinal mais precoce da alteração se traduz em uma aparência finamente granular que, na colite ulcerativa, tem distribuição uniforme. Freqüentemente existem considerável espasmo e irrritabilidade do cólon durante esses procedimentos, particularmente quando da insuflação de ar.

A colite mais severa caracteriza-se por ulcerações intestinais; elas variam desde pequenas e rasas até úlceras profundamente penetrantes ou abscessos em "botão de colarinho". Pseudopólipos associados com grandes áreas de ulcerações confluentes dão a aparência de múltiplos pólipos e pontes mucosas.

Cronicamente, o cólon torna-se encurtado e rígido como um tubo (Fig. 72.4). A inflamação crônica perirretal com deposição de gordura e fibrose causa um aumento do espaço pré-sacral na radiografia de incidência lateral; a distância normal entre a face anterior do sacro e o reto é de menos de 2 cm.

A ileíte de "refluxo" pode ser vista em aproximadamente 20% dos pacientes; ela se manifesta como alterações inflamatórias superficiais da mucosa do íleo terminal. Ela pode ser distinguida da doença de Crohn, pois na colite ulcerativa a válvula ileocecal é permeável e o intestino delgado envolvido está dilatado. Na doença de Crohn, o íleo terminal torna-se estenosado.

O processo patológico é geralmente mais evidente no cólon esquerdo do que no direito, mesmo em situações de acometimento de todo o cólon. Isso é útil na diferenciação entre colite ulcerativa e doença de Crohn que tem apresentação segmentar (ver Capítulo 57).

Em situações crônicas em que existe a possibilidade de transformação maligna, a radiografia é de valor questionável, já que as imagens características de neoplasia são incomuns em pacientes com colite ulcerativa. As estenoses são visualizadas, mas elas são alongadas com terminações em forma de cone, em vez de em prateleira, podendo ser confundidas com estenoses inflamatórias de configuração idêntica. Esse fato é importante quando se reconhecem clinicamente as alterações mucosas displásicas. As lesões são pequenas, planas, com eleva-

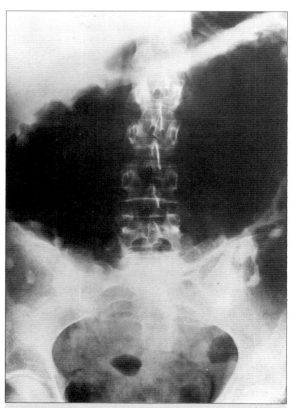

Fig. 72.3 — Dilatação tóxica do cólon com edema da parede intestinal. O contraste da parede intestinal com o ar no cólon demonstra parede espessada e pseudopólipos.

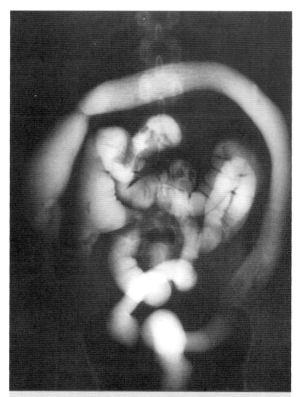

Fig. 72.4 — Colite ulcerativa crônica vista radiologicamente mostra encurtamento do cólon com ausência das flexuras hepática e esplênica. Existe perda do padrão de haustrações normais tanto do cólon quanto do reto.

DOENÇAS INFLAMATÓRIAS INESPECÍFICAS DO INTESTINO GROSSO

ções vilosas ou nodulares, e o carcinoma tende a ser endofítico com considerável extensão submucosa, em vez de exofítico. A utilização de radiografias para o seguimento a longo prazo não é confiável, e o seguimento colonoscópico é melhor. Mesmo o seguimento colonoscópico pode ser limitado na presença de lesões malignas precoces.

TRATAMENTO CLÍNICO

O objetivo do tratamento clínico é a indução da remissão da fase aguda e sua manutenção, para prevenir complicações tanto agudas quanto crônicas da doença. Medidas específicas são indicadas para os casos de exacerbação e para a manutenção do tratamento. A colite tóxica deve ser considerada emergência médica e deve ser tratada concomitantemente por um cirurgião e por um clínico.

Medidas Gerais

A diarréia e o sangramento são os sintomas mais comuns na fase aguda. A diarréia persistente leva à desidratação, associada com distúrbios hidroeletrolíticos que necessitam de reposição adequada. A perda sangüínea pode ser severa e prolongada ou ser mais gradual e tornar o paciente anêmico. A perda sangüínea crônica pode ser tratada com suplementação de ferro, mas casos de hemorragia aguda necessitam de transfusão.

A desidratação que ocorre em pacientes com colite aguda é acompanhada por perda de potássio, que por sua vez piora com o uso de esteróides. A hipopotassemia pode estar associada a arritmias cardíacas e pode predispor ao desenvolvimento de dilatação tóxica do cólon. Ocorrem também desequilíbrios ácido-básicos, que necessitam de administração vigorosa de líquidos com monitorização contínua.

Nos casos de doença crônica com atividade contínua ou com exacerbação leve, o tratamento dietético do paciente é importante. Não existem evidências de que alergia alimentar seja responsável pela etiologia da colite ulcerativa. Entretanto, existe uma alta incidência de intolerância à lactose e a derivados do leite na fase aguda, que portanto devem ser abolidos. Devem ser evitados outros alimentos que produzam alterações gastrointestinais. Em casos de períodos prolongados de anorexia e atividade da doença, pode ser necessária a utilização de nutrição parenteral total.

Fase Aguda

Truelove[83] e Lennard-Jones[55] demonstraram que os corticosteróides são muito efetivos na indução da remissão durante a exacerbação da colite ulcerativa. Experimentos subseqüentes mostraram que o tratamento contínuo com esteróides não oferece benefício a longo prazo e predispõe o paciente a osteoporose, úlcera péptica e síndrome de Cushing. Os corticosteróides são usados para induzir a remissão e tratar as complicações da colite ulcerativa, quando então a dose deve ser reduzida. A dose de prednisona varia de acordo com a gravidade da doença, 40-60 mg a 60-80 mg/dia na dilatação tóxica. Na doença menos intensa, 20-40 mg são adequados. A dose total é fracionada para que se obtenha uma elevação mais prolongada dos níveis sangüíneos. Se houver apenas proctossigmoidite, o esteróide deve ser administrado sob a forma de enema de retenção. O uso de corticóides requer monitorização cuidadosa tanto na fase aguda quanto na crônica. Na doença aguda severa, deve-se fazer observação cuidadosa e considerar o tratamento cirúrgico se houver ausência de melhora ou ocorrer piora clínica.

A beclometasona e o metassulfabenzoato de prednisolona, quando usados na forma de enema de retenção, são efetivos no tratamento da colite distal ativa, e têm a vantagem de apresentar menos efeitos colaterais sistêmicos.

Fase Crônica

Depois que a remissão da fase aguda é obtida, inicia-se a redução dos corticóides. Freqüentemente, muitos pacientes podem ser controlados com doses diárias de 10 a 15 mg, porém reduções adicionais podem resultar em novo surto dos sintomas. Para aqueles pacientes para os quais a dose pode ser reduzida ainda mais, como 10 mg/dia ou menos, é questionável se os esteróides são benéficos. Se o paciente suportar a retirada total dos esteróides, essa conduta é preferível. Se forem necessárias baixas doses de prednisona por longo tempo, então sérias considerações devem ser tomadas a respeito da intervenção cirúrgica, já que pode ser uma indicação da natureza refratária da doença ao tratamento clínico.

Outra medicação usada a longo prazo em pacientes com colite ulcerativa é a sulfassalazina, cuja eficácia foi primeiramente documentada por Baron et al.[6] A sulfassalazina não é tão eficaz quanto a prednisona na redução da severidade do ataque agudo; seu principal papel é na manutenção da remissão. Lennard-Jones et al.[55] relataram que a manutenção dos pacientes com sulfassalazina tem um efeito benéfico prolongado.

A sulfassalazina consiste em um salicilato e em uma sulfa, a sulfapiridina, que é metabolizada no intestino grosso. O salicilato tem uma ação antiinflamatória e é importante na manutenção da remissão, tendo sido postulado que ele também possui um efeito antiprostaglandínico. A sulfapiridina não tem nenhum efeito sobre a doença, sendo usada apenas como meio de transporte do salicilato. A sulfassalazina tem efeitos colaterais que incluem náuseas, vômitos, desconforto abdominal e cefaléia. Se ocorrerem efeitos colaterais importantes, pode ser benéfico iniciar o tratamento com uma dose baixa (500 mg duas vezes ao dia), aumentando gradualmente a dose até 3 a 4 g ao dia. Outras reações idiossincrásicas como erupções cutâneas, anemia hemolítica e anemia

947

aplástica, são mais sérias e necessitam da suspensão imediata do uso da droga. O uso da sulfassalazina deve ser continuado por 3 a 4 anos após o último surto. Disanayake e Truelove[22] em um estudo controlado demonstraram que a sulfassalazina reduz a recidiva dos episódios de colite aguda.

O 5-ASA (ácido 5-aminossalicílico) é a parte ativa da sulfassalazina[3,16,17]. A mesalazina é o nome genérico da 5-ASA que apresenta revestimento ou liberação lenta, de modo que grande parte do produto é liberada no cólon. Como a maioria dos efeitos colaterais da sulfassalazina é devida à sulfa, foram fabricadas preparações de 5-ASA puro na forma de enema de retenção, supositórios ou comprimidos de liberação lenta. Sutherland et al.[82] demonstraram a eficácia dos enemas de 5-ASA no tratamento da colite ulcerativa do cólon distal, com melhora significativa do sangramento retal, e boa tolerância. Os enemas podem ser obtidos tanto com doses de 2 quanto de 4 gramas de 5-ASA; o 5-ASA também é disponível sob a forma em que é liberado no cólon. Vários estudos demonstram que o 5-ASA, tanto por via oral como por supositório ou enema, é efetivo no tratamento da colite ulcerativa ativa e principalmente na manutenção da remissão[18]. Além disso, foi mostrado por Dew[18] e Campieri[14] que a maioria dos pacientes que eram intolerantes à sulfassalazina apresentou boa tolerância ao 5-ASA. Parece que o uso do 5-ASA oral isolado ou através de enemas é bem tolerado e deve substituir a sulfassalazina.

Medicações Imunossupressivas

A azatioprina e a 6-mercaptopurina são utilizadas no tratamento da fase crônica da retocolite ulcerativa e para manutenção da remissão, com o objetivo de reduzir o uso de corticóides. A última indicação é realizada em pacientes que apresentam recidivas repetidas da doença, quando então se suspende o corticóide.

A ciclosporina na dose de 4 mg/kg por via endovenosa tem sido usada com sucesso nos pacientes com retocolite ulcerativa grave que não respondem a corticóide.

Outras Medicações

As medicações designadas para o controle de sintomas específicos também são usadas em conjunto com a prednisona e a sulfassalazina. Medicações antidiarréicas como loperamida e difenoxilato devem ser utilizadas judiciosamente, pois possuem potencial aditivo, muito embora este possa ser bastante lento. Ambas ajudam a controlar a diarréia do paciente, mas o tenesmo e a urgência podem persistir. O uso de enemas de cortisona ou beladona e de supositórios de ópio ajuda a aliviar alguns desses sintomas. No processo agudo intenso, o uso de medicações antidiarréicas e de narcóticos deve ser ainda mais judicioso, visto existirem evidências de que elas podem precipitar a dilatação tóxica do cólon. Se na colite ulcerativa as fezes continuarem líquidas,

agentes formadores de massa, como o psyllium, ajudam o paciente a controlar melhor a evacuação.

Em resumo, a remissão da fase aguda é geralmente obtida com esteróides, e a manutenção da remissão é obtida com o uso de sulfassalazina ou 5-ASA. As exacerbações são tratadas individualmente com monitorização cuidadosa e correção do estado nutricional e de quaisquer manifestações extracolônicas da doença. O tratamento cirúrgico deve ser considerado quando a doença permanece refratária à terapia intensiva na fase aguda, ou se as exacerbações forem freqüentes e as remissões de curta duração.

CONSIDERAÇÕES ESPECIAIS

Colite Ulcerativa Colônica Distal

Para pacientes com colite ulcerativa colônica distal, um problema de certa importância é o prognóstico e a possibilidade de extensão mais proximal da doença. Foram coletadas evidências que indicam que o prognóstico do paciente com colite ulcerativa do cólon esquerdo é mais favorável do que o de pacientes com pancolite[31,70]. O potencial para a extensão mais proximal parece ser de 10% após 10 anos de doença distal.

Desde que a colonoscopia e a sigmoidoscopia flexível tornaram-se mais prontamente disponíveis, passou a ser possível determinar a extensão proximal de muitos casos de colite ulcerativa. Esses exames permitiram estabelecer mais freqüentemente o diagnóstico da forma distal da doença. Antes do uso do colonoscópio, a definição exata da extensão proximal da doença não era precisa e freqüentemente era impossível de ser determinada. Apesar de o prognóstico continuar sendo bom, é importante o seguimento dos pacientes pela possibilidade de recorrências e pelo potencial de extensão proximal e de degeneração maligna.

Colangite Esclerosante

Com o advento da colangiografia endoscópica retrógrada, sabe-se hoje que a colangite esclerosante é a manifestação hepatobiliar mais comum da colite ulcerativa[79]. As características clínicas predominantes da colangite esclerosante incluem elevação da fosfatase alcalina, prurido, febre, dor abdominal, icterícia e imagem radiográfica típica (ver Capítulo 109). A colangiorressonância ou a colangiografia endoscópica retrógrada mostram as estenoses múltiplas características e as dilatações do sistema biliar extra-hepático. A colangite esclerosante parece ser uma das mais importantes manifestações a longo prazo da colite ulcerativa. Sivak et al.[79] descreveram que a colite não parece ser afetada pela presença da colangite esclerosante. Seu prognóstico pode ser relativamente benigno e não ocasiona necessariamente cirrose biliar secundária[79]. Existe um aumento na incidência de carcinoma dos ductos biliares em pacientes com colangite esclerosante[15].

Colite Ulcerativa na Criança

A colite ulcerativa na criança tem características similares à do adulto. Entretanto, existem características peculiares a esse grupo etário que precisam ser reconhecidas. Surgem dois problemas: retardo no crescimento devido à presença de doença crônica e o risco de subseqüente desenvolvimento de câncer de cólon. Pode ocorrer um impacto psicológico significativo nessas crianças, que pode interferir em sua educação e na sua posterior independência econômica.

Colite Ulcerativa na Gestante

Com base em uma estatística nacional[61] em que foram avaliadas 531 gestações, concluiu-se que a colite ulcerativa não exerce efeitos adversos sobre a evolução de gestação concomitante. Nesse estudo, os corticosteróides e a sulfassalazina provavelmente não aumentaram a morbidade e a mortalidade fetais, e, portanto, o seu uso isolado ou associado está indicado quando necessário. A gestação deve ser tratada como se a colite ulcerativa não estivesse presente, e a colite ulcerativa, como se a gestação não existisse.

Risco de Câncer

A colite ulcerativa é inequivocamente identificada como uma doença que predispõe ao carcinoma de cólon[7,16,21]. O risco de câncer é reconhecido depois que a doença está presente por 10 anos e aumenta com o passar do tempo. A prevalência relatada do carcinoma na colite ulcerativa varia dependendo da duração da colite e varia também com o método de coleta de dados para a análise estatística. Keventer *et al.*[43] calcularam uma incidência acumulativa de carcinoma de 34% depois de 25 anos do início da colite, e de 43% se a colite se iniciou em pacientes com menos de 25 anos de idade. O perigo de desenvolvimento de câncer parece maior quando a colite se desenvolve antes que o paciente tenha 20 anos de idade. Os pacientes com envolvimento total ou quase total do cólon apresentam um risco maior. Nos pacientes com apenas proctite, o risco de câncer não parece ser aumentado, e naqueles com doença limitada ao lado esquerdo do cólon o aumento é pequeno.

O prognóstico do câncer na colite ulcerativa geralmente tem sido considerado ruim[59,80]. Entretanto, a sobrevida geral é baixa devido ao estado avançado da doença em um grande número de pacientes. Van Heerden e Beart[88], em um estudo da Mayo Clinic, encontraram uma taxa de sobrevida de 5 anos de 41,7% em pacientes com colite ulcerativa que desenvolveram câncer. Eles compararam esses dados com uma população sem colite mas com câncer, e não encontraram diferença estatisticamente significativa para a sobrevida em 5 anos. Na Cleveland Clinic, Lavery *et al.*[53] compararam 79 pacientes portadores de carcinoma colônico e colite ulcerativa com pacientes portadores de carcinoma colônico sem colite ulcerativa. Os pacientes foram submetidos a tratamento cirúrgico e agrupados pela classificação de Dukes ampliada. Não houve diferença estatística na taxa de sobrevida entre os pacientes dos dois grupos no mesmo estágio. Entretanto, a sobrevida total foi pior no grupo com colite ulcerativa devido à alta porcentagem de pacientes com doença incurável no momento da operação. Isso sugere que, com a melhora do seguimento e dos métodos de detecção das alterações pré-malignas e com o diagnóstico mais precoce das neoplasias, o prognóstico será muito mais favorável, e a necessidade de proctocolectomia profilática deverá diminuir ou tornar-se desnecessária. Um seguimento proposto para os pacientes com risco de desenvolver câncer consiste em colonoscopia anual com múltiplas biópsias da mucosa colônica. Se não for encontrada displasia, o exame deve ser repetido em um ano. Se for encontrada displasia acentuada, sérias considerações devem ser feitas com relação à excisão cirúrgica do cólon. Com essa conduta, a necessidade de excisão colônica é baseada em critérios histológicos estabelecidos e, com a freqüência preconizada de exames, o risco de desenvolvimento de malignidade incurável é minimizado.

Colite Fulminante

A colite fulminante, associada ou não à dilatação do cólon, é considerada uma complicação potencialmente letal tanto da colite ulcerativa como da colite de Crohn. Originalmente pensava-se que a dilatação tóxica ocorria apenas na colite ulcerativa, mas atualmente sabe-se que ela também ocorre na colite de Crohn. Em uma série de pacientes com dilatações tóxicas do colon da Cleveland Clinic, 54 pacientes tinham colite ulcerativa e 50 pacientes tinham colite de Crohn. Em quatro pacientes não foi possível fazer a diferenciação histológica. Os resultados do tratamento da colite fulminante ainda são desapontadores, embora a mortalidade e a morbidade tenham diminuído na última década. O tratamento intensivo com esteróides, suporte nutricional, antibióticos e reposição hidroeletrolítica contribuiu para essa melhora. Os tratamentos clínico e cirúrgico desses pacientes extremamente graves ainda apresentam problemas. A colite fulminante associada com dilatação do cólon, também denominada "megacólon tóxico" ou "dilatação tóxica", não deve ser vista como sinônimo de colite aguda fulminante sem megacólon, quando se discute o tratamento cirúrgico. Em geral a colite tóxica sem dilatação é adequadamente tratada pela colectomia e ileostomia, enquanto na presença de dilatação significativa as tentativas para realizar a colectomia resultarão em contaminação fecal da cavidade peritoneal. Uma ileostomia associada a colostomia descompressiva é o procedimento de escolha nesses casos em que o cólon está dilatado.

Quadro Clínico

A colite fulminante geralmente ocorre vários meses ou anos após o diagnóstico de retocolite ulcerativa, mas pode ocorrer dentro dos primeiros dois a três meses após o início dos sintomas. Na série de 115 pacientes da Cleveland Clinic, 26% tinham sintomas de colite por menos de três meses. Os pacientes apresentam-se extremamente enfermos, com diarréia sanguinolenta profusa, edema, anemia e alterações do sensório variando desde ansiedade e histeria até extrema apatia. Pode ocorrer perda de peso de 18-25 kg em algumas semanas, em associação com importante declínio do estado geral. A dor abdominal torna-se mais intensa e contínua à medida que se instala o quadro tóxico. Nesses casos, a diminuição das evacuações é um sinal ruim e o médico não deve se enganar, interpretando esse dado erroneamente como melhora da situação. Febre de 38,8°C ou mais e taquicardia acompanham o quadro clínico.

O paciente parece estar gravemente enfermo. A situação é geralmente logo reconhecida e inconfundível. O abdômen é doloroso à palpação, e pode ocorrer dor à sua descompressão brusca. Se a dilatação tóxica estiver presente, a distensão abdominal também é visível. O exame do reto mostra mucosa edemaciada com sangramento difuso, e podem existir pseudopólipos. Não devem ser realizadas biópsias do reto nessa fase aguda porque o risco de perfuração é grande e a interpretação da biópsia não é confiável. Além disso, essa informação não influencia o tratamento.

Diagnóstico

O diagnóstico de colite fulminante geralmente é estabelecido com base nos achados clínicos, mas uma radiografia simples do abdômen na posição supina é o único método confiável para confirmar a presença de dilatação do cólon; ela também pode revelar algumas complicações. Se existir suspeita de perfuração devem ser tiradas radiografias em posição ortostática e em decúbito lateral. O enema opaco não deve ser realizado na fase aguda da colite; a dilatação tóxica se seguiu a exames baritados em um número suficiente de casos para sugerir que a dilatação foi, na realidade, precipitada pelo exame.

Tratamento

A colite fulminante deve ser tratada em conjunto por um clínico e um cirurgião. O objetivo primordial do tratamento é controlar a colite, prevenir o desenvolvimento de complicações como a dilatação tóxica e perfuração e permitir a cicatrização da mucosa. Se isso não for possível, o paciente deve ser preparado para minimizar as potenciais complicações cirúrgicas se uma operação for necessária. Na colite fulminante não existem regras, e o tratamento de cada paciente deve ser individualizado. Essa situação potencialmente fatal requer rápida e cuidadosa supervisão de todos os detalhes do tratamento para controlar os sintomas e sua remissão. Uma exacerbação aguda da colite deve ser tratada em ambiente hospitalar, preferencialmente por profissionais experimentados. A deterioração pode ocorrer muito rapidamente, e essa situação pode ser catastrófica; qualquer sinal de deterioração enquanto sob tratamento clínico ótimo deve influir decisivamente na indicação da intervenção cirúrgica. Enquanto o paciente estiver exibindo sinais tóxicos, deve ser realizada uma radiografia simples de abdômen diariamente ou com mais freqüência, se necessário. Ela irá mostrar qualquer mudança da extensão da dilatação do cólon, que pode ocorrer a qualquer momento. A avaliação clínica do abdômen não é totalmente confiável devido à dor generalizada. A perfuração pode ocorrer com mudanças muito pequenas nos achados clínicos, exceto pela deterioração do estado geral. A radiografia simples do abdômen pode mostrar uma grande quantidade de ar intraperitoneal com pequenas mudanças nos achados clínicos (Fig. 72.5).

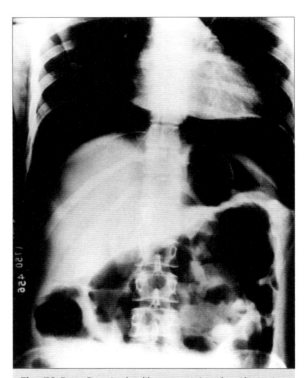

Fig. 72.5 — Depois da dilatação tóxica do cólon existe uma grande quantidade de gás intraperitoneal, surpreendentemente com poucas mudanças dos achados clínicos devido, em grande parte, às altas doses de esteróides utilizadas.

A anemia é corrigida por meio de transfusões sangüíneas, e o tempo de protrombina é corrigido com a administração de vitamina K.

A hiperalimentação deve ser administrada precocemente no curso do tratamento clínico, já que os pacientes são incapazes de comer e estão perdendo proteínas pelo intestino. Eles estão sépticos e rapidamente tornam-se desnutridos. Níveis baixos de sódio, potássio e cloro devem ser corrigidos e mantidos pela infusão de glicose a 5% e solução salina isotônica em volumes suficientes para manter hidratação normal. Medicações antidiarréicas ou narcóticos e analgésicos tipo morfina não devem ser usados; pacientes com colite fulminante reagem excessivamente a essas medicações e podem precipitar a dilatação tóxica do cólon.

Medicações Antibacterianas

Existe extensa ulceração do cólon na colite fulminante, que está associada à perfuração ou eminência de perfuração e com bacteremia comprovada por hemoculturas. Nosso esquema antibiótico consiste no uso de um aminoglicosídeo e clindamicina até que estejam disponíveis hemoculturas e antibiogramas. Outros esquemas antibióticos usando um aminoglicosídeo e um antibiótico como o metronidazol ou cefalosporinas com cobertura contra anaeróbios também são efetivos.

Adrenocorticosteróides

Existem evidências conflitantes e uma extrema variedade de opiniões a respeito da eficácia dos corticosteróides na indução da remissão de uma exacerbação aguda da colite. A maioria dos pacientes que evoluem para colite fulminante está em uso de esteróides como terapia convencional para suas exacerbações antes de serem vistos pelo cirurgião. Quando o paciente está fazendo uso de esteróides em doses terapêuticas, o estímulo normal do estresse sobre a secreção de hormônios adrenocorticais está diminuído. Com o estresse da colite fulminante pode ocorrer colapso circulatório ou morte devido à insuficiência adrenocortical. Em estados tóxicos agudos, os pacientes não estão recebendo líquidos ou alimentos via oral, daí a necessidade de administrar os esteróides parenteralmente em doses de 100 mg de hidrocortisona a cada 6 horas, ou doses equivalentes de outros esteróides. A administração de esteróides via retal é de pouco valor porque os pacientes apresentam dificuldade em reter os enemas no interior do reto.

Durante o curso da doença, certas situações são indicativas de cirurgia: (1) deterioração evidente do estado geral; (2) presença de choque endotóxico; (3) dor abdominal severa localizada; (4) perfuração livre ou peritonite generalizada; e (5) estado tóxico associado com hemorragia maciça.

Nas situações em que não existe indicação absoluta de cirurgia, como acima, a observação e o tratamento clínico contínuos são apropriados enquanto o paciente estiver apresentando melhora. Blinder et al., em uma revisão da literatura, constataram que no megacólon tóxico 29% de 388 pacientes foram tratados clinicamente. Entretanto, Almy e Lewis[1] mostraram que a incidência de surtos subseqüentes de colite aguda era alta. Na ausência de alterações clínicas (melhora ou piora), o período de tratamento clínico deve ser limitado para evitar complicações. Parece razoável o limite de tempo de 3 a 4 dias proposto por Goligher et al.[38]

TRATAMENTO CIRÚRGICO

A colite ulcerativa afeta o reto e o cólon em extensão variável. Quanto menos cólon for afetado, maior será a tendência de o tratamento clínico ser efetivo. A operação ideal para o tratamento cirúrgico da colite ulcerativa é a que remove toda a doença, permite ao paciente ter função intestinal continente e normal e deve ter pouca ou nenhuma morbidade operatória. Após o procedimento, o paciente não deveria precisar de medicação, e deveria estar livre do risco de desenvolver carcinoma. É suficiente dizer que até agora não existe operação ideal para a colite ulcerativa. Existem opções, cada uma delas com suas próprias vantagens e desvantagens. Se uma operação é adequada para um paciente, pode não ser para outro. O conhecimento das vantagens e desvantagens de cada operação permite a discussão com o paciente, e o procedimento pode ser adaptado para a doença e o estilo de vida de cada um. As alternativas disponíveis incluem: (1) proctocolectomia com ileostomia terminal permanente; (2) proctocolectomia com ileostomia continente; (3) colectomia com anastomose ileorretal; e (4) proctocolectomia com reservatório pélvico e anastomose ileoanal.

Indicações de Cirurgia

Falta de Resposta ao Tratamento Clínico

A indicação mais comum é para pacientes refratários ao tratamento clínico. Os pacientes são freqüentemente desnutridos, apresentam efeitos colaterais das medicações e não conseguem ter uma vida satisfatória. De modo geral, tiveram um surto inicial severo de colite ulcerativa e responderam ao tratamento inicial, mas posteriormente novas recidivas tornaram-se freqüentes e refratárias ao tratamento clínico. Em crianças, o retardo do crescimento é uma manifestação dessa situação, e apenas a cirurgia antes da puberdade permitirá que a criança atinja estatura normal. Um crescimento rápido pós-operatório pode ser esperado em crianças com colite ulcerativa. Isso nem sempre se aplica a pacientes com doença de Crohn.

Hemorragia

Quando o sangramento é uma indicação para cirurgia, ele geralmente está associado a outras manifestações da doença que não responderam às medidas convencionais. Muitos pacientes receberam transfusões sangüíneas por um certo período de tempo, mas hemorragias severas são freqüentemente acompanhadas por colite fulminante, que é uma indicação importante para cirurgia.

Carcinoma ou Displasia

Na presença de carcinoma ou displasia está indicado o tratamento cirúrgico.

951

Manifestações Extra-Intestinais

As manifestações extra-intestinais geralmente são paralelas à atividade da colite e são tratadas com tratamento clínico convencional. Não é comum que as manifestações extra-intestinais sejam determinantes da indicação de cirurgia, mas podem ser quando forem severas. A artrite é aliviada pela proctocolectomia. O pioderma gangrenoso, que pode ser refratário ao tratamento clínico, melhora com a colectomia, e as complicações que ocorrem no sistema hepatobiliar nem sempre respondem à proctocolectomia. A colangite esclerosante e o carcinoma de ductos biliares não parecem ser influenciados pela proctocolectomia.

Colite Fulminante

Essa forma grave pode necessitar de tratamento cirúrgico de urgência, sendo as principais indicações: deterioração importante do estado geral, choque endotóxico, perfuração colônica e sangramento colônico maciço.

Preparo Pré-Operatório

Marcação do Estoma

Todo paciente a ser submetido a cirurgia por colite ulcerativa tem a possibilidade de ser necessária a realização de uma ileostomia, senão permanente, ao menos como derivação temporária. Até muito recentemente, a maioria dos pacientes era submetida a uma ileostomia permanente, mas as recentes inovações técnicas e o desenvolvimento de procedimentos de preservação do esfíncter anal para a colite ulcerativa resultaram em menos ileostomias permanentes e em mais ileostomias temporárias. Para a reabilitação pós-operatória satisfatória é essencial que a ileostomia seja capaz de ser manejada satisfatoriamente; isso implica que o estoma deve ser colocado e construído corretamente. Para se conseguir isso, a localização ideal do estoma deve ser selecionada pré-operatoriamente com o paciente na posição supina e na posição sentada. Geralmente a localização do estoma é abaixo do umbigo, através do músculo reto, no ápice da proeminência adiposa subumbilical. Se existirem cicatrizes de operações anteriores ou grandes dobras de pele em pacientes obesos, pode ser necessária a colocação do estoma em outra posição, para que a pele ao redor da ileostomia seja plana, permitindo assim adesão satisfatória das bolsas coletoras. Uma visita a um terapeuta de estomas, ou a paciente com estoma, pode ajudar na preparação do paciente para o procedimento operatório.

Preparo Intestinal

Se o paciente estiver sendo operado devido a exacerbação da colite, estiver apresentando evacuações líquidas sanguinolentas freqüentes, o uso de catárticos está contra-indicado. Se, por outro lado, o paciente estiver sendo operado de forma eletiva estiver apresentando ritmo intestinal essencialmente normal, está indicado o preparo intestinal formal com polietileno glicol. O preparo intestinal é administrado no dia que antecede a cirurgia. No dia da cirurgia, o paciente recebe dieta líquida. No dia que antecede a cirurgia o paciente recebe 1 g de base de eritromicina e 1 g de neomicina, às 12, 13 e 22 horas. Nessa forma de preparo não são utilizados enemas. O reto é lavado depois que o paciente foi anestesiado para remover quaisquer partículas residuais, quando então são instilados 150 ml de povidina (povidona-iodo) via retal por 3 a 4 minutos. Um antibiótico de largo espectro é administrado por via endovenosa junto com a medicação pré-anestésica e é continuado, geralmente, por mais três doses no período pós-operatório. Doses apropriadas de esteróides devem ser administradas.

Procedimentos Cirúrgicos

Proctocolectomia e Ileostomia

A exérese de todo o cólon e reto com a confecção de uma ileostomia cura a doença. Todos os sintomas irão cessar, o risco de câncer é eliminado e a saúde do paciente é restabelecida. A maior desvantagem desse procedimento é a necessidade do uso de uma bolsa coletora externa. Se o paciente não está agudamente enfermo e apresenta boas condições nutricionais, a proctocolectomia e ileostomia podem ser realizadas em um só tempo cirúrgico. Porém, se o paciente estiver tóxico e sem condições cirúrgicas para uma operação de maior porte, podem-se realizar uma colectomia segmentar e ileostomia para permitir a recuperação do paciente, para que mais tarde possa ser realizada a proctectomia complementar. Essa conduta permite a opção de realização tanto de uma anastomose ileorretal quanto de um reservatório pélvico com anastomose ileoanal quando o paciente estiver recuperado.

Disfunção Sexual após Proctectomia

A lesão dos nervos pélvicos autônomos pode resultar em disfunção sexual. Isso é inevitável quando da realização de proctectomia para algumas neoplasias malignas do reto, já que os nervos pélvicos autônomos são sacrificados para que se obtenha margem de segurança satisfatória. Entretanto, quando a proctectomia está sendo realizada por doença benigna, a incidência de disfunção sexual deve ser mínima. Os locais de lesão do sistema de nervos pélvicos autônomos ocorrem no promontório sacral, nas asas laterais do reto, na face posterior da próstata e ao nível do nervo pudendo na dissecção perineal. Visto que não existe necessidade de realizar uma dissecção ampla do reto na ausência de malignidade, devem ser feitos todos os esforços para evitar as áreas onde as lesões ocorrem com maior freqüência. A dissecção posterior é efetuada anteriormente ao promontório sacral por dentro do mesorreto, as asas laterais são seccionadas na parede retal, e a dissecção anterior é realizada posteriormente à fáscia de Denonvillier. A dissecção perineal deve ser interesfincteriana, entre os esfíncteres interno e externo e por dentro da porção pubococcígea do músculo elevador do ânus, distante do nervo pudendo, que dá sensação à glande peniana. O risco de disfunção sexual durante a proctectomia é a maior razão para se evitar a proctectomia em pacientes com doença fulminante. Uma colectomia subtotal permite que o paciente se recupere de uma doença muito séria, e que o processo inflamatório do reto diminua, permitindo uma proctectomia eletiva segura em lugar de realizar uma operação difícil freqüentemente no meio da noite. A incidência relatada de disfunção sexual após proctectomia varia de 5-15%[13,62,89].

Se após uma colectomia subtotal e ileostomia o reto permanecer por muito tempo, a persistência da inflamação com resultantes fibrose e cicatrização pode tornar a proctectomia difícil e predispor a dificuldades na dissecção, com risco potencial de lesão dos nervos pélvicos autônomos. Existe também o risco de desenvolvimento de carcinoma no reto excluído[67]. Portanto, o procedimento definitivo, após colectomia e ileostomia, deve ser realizado dentro de um período de 6 meses a 1 ano.

Colectomia Subtotal e Ileostomia

Esse procedimento geralmente é realizado em pacientes com colite fulminante, em que a proctocolectomia pode ser perigosa em virtude do fato de a remoção do reto não apenas predispor a lesão dos nervos pélvicos autônomos mas também aumentar a magnitude da operação, quantidade de anestésicos e potencial de sepse pélvica. A colectomia subtotal permite que o paciente se recupere consideravelmente, com a realização de proctectomia em um momento mais oportuno. Existem debates a respeito dessa filosofia quando o estado tóxico está associado à hemorragia colônica maciça, mas é nossa experiência que a remoção da maior parte do cólon ulcerado é suficiente para cessar a hemorragia, visto que o sangramento do reto é mínimo. Sob circunstâncias extremamente raras, o sangramento do reto persiste, tornando necessária a reintervenção cirúrgica, porém o paciente já se encontra melhor e a proctectomia secundária pode ser realizada com mais segurança do que quando da colectomia.

O cólon distal pode ser tratado de diversas formas. Na colite fulminante, o cólon — geralmente o sigmóide distal — está espessado e friável pelo edema, podendo não reter suturas. Se a boca distal for fechada e mantida no interior da cavidade abdominal, pode ocorrer deiscência de sutura, permitindo o desenvolvimento de abscesso pélvico e peritonite decorrente do extravasamento de secreção fecal purulenta do intestino distal excluído. Mesmo se o sigmóide distal tiver condições de reter suturas, o procedimento mais seguro é fixar a boca fechada do intestino distal à fáscia da porção inferior da incisão da parede abdominal (Fig. 72.6). Nessa situação, se as suturas se romperem, o conteúdo do reto será eliminado através da pele, sem resultar em peritonite generalizada. Caso haja dúvida a respeito da segurança da sutura da boca distal, é preferível envolver o coto distal em um rolo de gaze para permitir que o intestino se torne fixo secundariamente à pele e plano aponeurótico (Fig. 72.7). O coto exteriorizado é então amputado entre o sétimo e o décimo dia pós-operatório, quando a maioria do processo inflamatório já se resolveu. Uma fístula mucosa é então criada sob anestesia local (Fig. 72.8). Se for possível fechar o intestino nesse momento, previne-se a eliminação de material piossanguinolento sobre a parede abdominal, que pode dificultar a fixação da bolsa coletora na ileostomia.

Ileostomia e Colostomia Descompressiva

A morbidade e a mortalidade relacionadas com a cirurgia por megacólon tóxico são devidas principalmente à sepse, que pode ser decorrente da perfuração intesti-

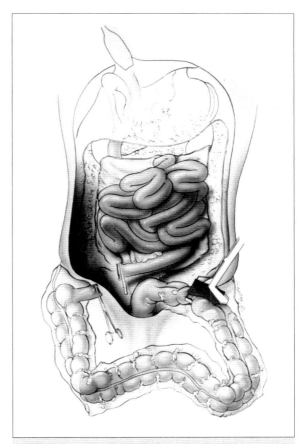

Fig. 72.6 — *Quando o cólon não está muito edemaciado, ele pode ser fechado com grampeador. Comprimento de intestino suficiente é deixado para ser fixado à aponeurose da porção inferior da incisão abdominal.*

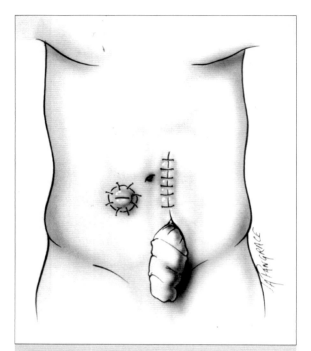

Fig. 72.7 — *Quando o intestino está muito edemaciado, o segmento distal é trazido para fora da porção inferior da incisão abdominal e é envolvido com um rolo de gase para prevenir a retração para a cavidade pélvica.*

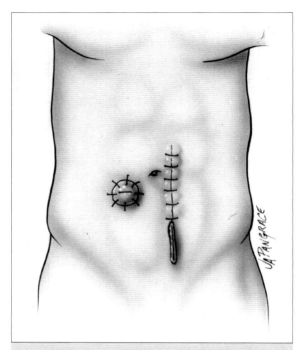

Fig. 72.8 — *O segmento distal exteriorizado do intestino é amputado sob anestesia local e tanto pode ser fechado quanto pode ser feita uma fístula mucosa. O fechamento é preferível se puder ser feito com segurança, já que previne o extravasamento de seu conteúdo sobre a parede abdominal.*

nal. Ninguém questiona que, se a perfuração já ocorreu no momento da operação, o intestino perfurado precisa ser removido, realizando-se uma colectomia subtotal. Porém, em muitos casos de dilatação tóxica do cólon, a perfuração ainda não ocorreu no momento da operação. A maioria das perfurações ocorre durante a realização do procedimento, devido à liberação de aderências que bloqueavam as perfurações ou devido às lesões ocasionadas pelo cirurgião em um cólon muito inflamado. Para prevenir sua ocorrência, Turnbull[85] e, mais tarde, Frye e Atkinson[35] propuseram um procedimento que não implica em nenhuma manipulação do cólon. Eles recomendam a construção de uma ileostomia em alça e uma colostomia descompressiva (*blow-hole colostomy*). A vantagem desse procedimento é que evita a ocorrência de peritonite generalizada por perfurações iatrogênicas e permite rápida melhora do estado geral do paciente. O procedimento é simples, com tempo anestésico curto, e resulta em menores morbidade e mortalidade em pacientes extremamente enfermos. Como já mencionado, se a perfuração livre estiver presente quando o abdômen for aberto, esse procedimento está contra-indicado. A hemorragia maciça associada ao megacólon tóxico também é uma contra-indicação relativa.

Colectomia e Anastomose Ileorretal

Como a colite ulcerativa se inicia no reto e no cólon esquerdo, o reto está geralmente envolvido nos pacientes que são submetidos a cirurgia. Apesar disso existe um pequeno número de pacientes com envolvimento mínimo do reto, quando então seu uso em uma anastomose ileorretal é uma alternativa satisfatória em relação à ileostomia permanente. A anastomose ileorretal é factível em pacientes que não possuam ulceração mucosa extensa e nos retos distensíveis para que eles possam atuar como reservatórios em vez de condutos. A presença de doença perianal ou fístula retovaginal é uma contra-indicação relativa; se elas existirem, deve-se pensar na possibilidade de doença de Crohn. Pelo risco tardio de desenvolvimento de câncer de reto, o paciente deve ser preparado para seguimento pós-operatório. O aspecto da mucosa do reto guarda pouca relação com sua função; de maior importância é sua distensibilidade. O procedimento pode tanto ser realizado primária quanto secundariamente a uma colectomia e ileostomia nos pacientes que apresentem exacerbação aguda. O procedimento em dois tempos também pode ser realizado construindo-se uma anastomose com uma ileostomia em alça temporária nos pacientes portadores de reto agudamente inflamado.

Entre 1960-1982, 145 pacientes foram submetidos a anastomose ileorretal por colite ulcerativa na Cleveland Clinic. Eles representaram 26% de 555 pacientes que foram operados por colite ulcerativa naquele período de tempo. Desse grupo, 14 pacientes necessitaram

DOENÇAS INFLAMATÓRIAS INESPECÍFICAS DO INTESTINO GROSSO

de proctectomia e três foram submetidos a derivação proximal por doença persistente[68]. A freqüência com que a anastomose ileorretal foi realizada diminuiu nos últimos anos devido ao desenvolvimento dos reservatórios pélvicos. Apesar disso, esta é uma alternativa viável em pacientes com envolvimento mínimo do reto em que existem dúvidas quanto ao diagnóstico de colite ulcerativa ou doença de Crohn, já que os resultados funcionais são tão bons quanto ou até melhores do que aqueles relatados para o reservatório pélvico.

A anastomose ileorretal é tecnicamente mais fácil e está associada a poucas complicações pós-operatórias. Watts e Hughes[90] determinaram os resultados funcionais de 81 pacientes submetidos a anastomose ileorretal tanto por colite ulcerativa quanto por doença de Crohn. Resultados satisfatórios foram obtidos em 61% dos pacientes segundo suas próprias interpretações, e em 51% dos pacientes segundo a interpretação dos entrevistadores. Existiram algumas reservas sobre os resultados em 23% dos casos segundo os pacientes e em 28% segundo os entrevistadores. Grundfest et al.[35] encontraram uma taxa geral de incidência de câncer em anastomoses ileorretais de 4,8%, em um estudo de 20 anos. O risco acumulado de desenvolvimento de câncer retal foi de 12,9% ± 8,3% após 25 anos. A realização de anastomose ileorretal não é recomendada em pacientes que tiveram câncer de cólon ou quando existir displasia severa. Após uma anastomose ileorretal, é importante que os pacientes sejam submetidos a um seguimento proctoscópico anual com biópsias para se detectar displasia. A anastomose ileorretal em pacientes com reto satisfatório permite que o paciente fique livre da ileostomia permanente e das complicações potenciais da proctectomia. Se essa operação não tiver sucesso, ainda existe a possibilidade da proctectomia com ou sem construção do reservatório pélvico.

Ileostomia Continente

Esse procedimento foi popularizado por Kock[51]. Ele descreveu a construção de um reservatório com válvula protuberante (como um mamilo) criado a partir do intestino delgado, sendo esse reservatório interno esvaziado por intubação. Isso permite ao paciente permanecer continente sem a necessidade de bolsa coletora externa. Foram observadas numerosas complicações. A mais comum, e essencialmente o fator limitante, era a disfunção do mamilo, levando à incontinência ou dificuldade em se esvaziar o reservatório. Outras complicações, como fístula intestinal, obstrução intestinal, abscesso intra-abdominal e inflamação do reservatório, também ocorrem. Devido à disfunção do mamilo, ao longo dos anos foram desenvolvidas numerosas técnicas na tentativa de manter sua posição e sustentar sua continência, mas nenhuma delas apresentou sucesso uniforme. Com o desenvolvimento dos reservatórios pélvicos, a construção de ileostomias continentes atualmente é menos empregada nos pacientes submetidos a proctectomia com ileostomia permanente.

Reservatório Pélvico e Anastomose Ileoanal

O uso de reservatório pélvico e anastomose ileoanal é a última tentativa adotada para se obter continência com uma via normal de evacuação após proctocolectomia. Originalmente a anastomose ileoanal era realizada sem reservatório pélvico, como descrito por Nissen[66] e Ravitch[71-73]. Os resultados funcionais desse procedimento inicial foram insatisfatórios com relação à qualidade de vida, o que fez com que a anastomose ileoanal sem reservatório fosse abandonada. A adição de reservatório pélvico fez com que ressurgisse o interesse pelo procedimento.

Indicações e Contra-Indicações

A colite ulcerativa e a polipose são duas condições nas quais esse procedimento está sendo realizado. Na colite ulcerativa, é importante se assegurar de que a avaliação patológica é precisa, porque esse procedimento está contra-indicado na colite de Crohn. Demonstramos[46] numa revisão de 362 pacientes consecutivos submetidos ao reservatório pélvico e anastomose ileoanal que em 25 pacientes com o diagnóstico pré-operatório de colite ulcerativa provou-se subseqüentemente terem doença de Crohn. A média de seguimento foi de 38,1 meses. Dezesseis pacientes tinham um reservatório funcionando. Sete tinham tido o reservatório removido, um estava desviado e um tinha morrido. Somente um dos nove com características clínicas pré-operatórias sugestivas de doença de Crohn tinha um reservatório funcionando. Quinze dos dezesseis pacientes sem características pré-operatórias de doença de Crohn tiveram mantido seu reservatório. Pacientes sem qualquer característica clínica de doença de Crohn a despeito do diagnóstico histopatológico de colite de Crohn tiveram um bom resultado com o reservatório pélvico e anastomose ileoanal até o presente. Atentos a isso, pacientes em que foram diagnosticadas doença de Crohn no reservatório pélvico e anastomose ileoanal devem ser aconselhados sobre as potenciais implicações do reservatório baixo.

Um bom esfíncter é essencial porque as fezes são líquidas; pacientes com ânus relaxado devido à idade ou a cirurgia passada não devem ser submetidos a esse procedimento. Se possível, todos os pacientes, antes de serem submetidos a reservatório e a anastomose ileoanal, devem ser avaliados com manometria anal para determinar a função esfincteriana. O procedimento não deve ser realizado em apenas um tempo cirúrgico em pacientes agudamente enfermos ou que estejam desnutridos, situações geralmente associadas à administração de altas doses de esteróides. Sob essas circunstâncias, é preferível realizar o procedimento em dois tempos. Se existirem dúvidas quanto ao diagnóstico, é prudente realizar uma colectomia subtotal e uma ileostomia antes de realizar a proctectomia. Surgem dificuldades para se

955

fazer um diagnóstico definitivo em aproximadamente 10-15% dos pacientes — geralmente quando o cólon é removido devido a colite fulminante.

Técnica

A técnica da anastomose ileoanal ainda está sendo desenvolvida. Se a proctocolectomia tiver que ser realizada em um tempo único, é necessário o preparo intestinal convencional.

Existe uma variedade de configurações de reservatórios pélvicos descritas, e até o momento os reservatórios tipo "J" e "S" são os mais populares. Inicialmente pensava-se que era importante a retirada completa da mucosa anal e do reto inferior até a linha denteada devido ao risco de câncer retal na pequena porção de mucosa retida. Estudos recentes em nosso departamento[54,82] sugeriram que a retirada da mucosa resulta em um decréscimo significativo da função do esfíncter anal e contribui de forma marcante para as queixas de incontinência anal. A incontinência anal é a queixa isolada mais comum dos pacientes com reservatório pélvico e a mais incômoda. O extravasamento pode ser praticamente abolido deixando-se a mucosa e a musculatura anal intactas pela não-realização de qualquer dilatação e dissecção mucosa. Quando se comparou um grupo de pacientes submetidos a dissecção mucosa, a média da pressão máxima de repouso do grupo de anastomose mecânica foi de 81,3 mmHg, e a do grupo com dissecção mucosa foi 50,0 mmHg. Nenhum paciente submetido a anastomose mecânica experimentou extravasamento, ou usou forro, enquanto no grupo de dissecção mucosa 14% dos pacientes apresentaram extravasamento durante o dia e 28% durante a noite.

A proctocolectomia é realizada com o paciente na posição de litotomia-Trendelenburg usando os estribos de Lloyd-Davies para dar acesso simultaneamente por vias abdominal e perineal. Após a realização da laparotomia, procede-se à proctocolectomia convencional para doença benigna. O íleo terminal é seccionado na altura da válvula ileocecal, sendo preservado o ramo ileal da artéria ileocólica. O reto é seccionado imediatamente proximal à borda superior do músculo elevador. Utilizando-se um grampeador, realiza-se a anastomose no nível superior do canal anal, deixando-se aproximadamente 1,5 a 2 cm de mucosa a partir da linha denteada para serem incluídos na anastomose. O intestino delgado é preparado para a tração pélvica dividindo-se suas conexões mesentéricas completamente, quando é passada uma fita cardíaca através do mesentério até o ápice de uma alça de íleo distal em linha com a continuação da artéria mesentérica superior. O tamanho da artéria mesentérica superior é fator técnico crítico. O reservatório deve alcançar o topo do canal anal sem tensão e com um bom suprimento sangüíneo. Utsunomiya *et al.* [66] descreveram o reservatório em "J", e os resultados mostraram-se similares aos do reservatório em "S" descrito por

Parks[54]. O reservatório em "J" pode ser feito rapidamente e com segurança com instrumentos grampeadores. Com o Cortador Linear 3M ILA-100, a capacidade do reservatório é a mesma daquele em "S" suturado manualmente. O ápice de um reservatório em "J" pode ser feito para se atingir o ápice do canal anal, se necessário, pela secção da artéria mesentérica superior abaixo da origem dos vasos ileocólicos. Uma vez que se tenha assegurado que o ápice da alça alcança a linha denteada satisfatoriamente, o reservatório é construído. Ele é convenientemente construído com duas aplicações de um Cortador Linear 3M ILA-100 grampeador, ou com quatro aplicações de instrumentos de 5 cm, o que é mais rápido que a sutura manual. A anastomose é então realizada com um grampeador circular passado através do ânus, com a construção de uma ileostomia em alça como derivação temporária; drenos de sump são colocados na pelve para irrigação e aspiração contínuas pós-operatórias.

A ileostomia é situada mais proximalmente no intestino delgado do que o normal devido a considerações anatômicas na obtenção de uma alça de intestino delgado, através da parede abdominal após a anastomose ileoanal. A ileostomia em alça é construída da mesma forma, mas os pacientes podem necessitar de mais medicação antidiarréica, já que o estoma é mais proximal no intestino. O estoma é fechado 10 a 12 semanas mais tarde, após controle clínico e radiológico da integridade do reservatório.

Resultados

A sepse é a complicação pós-operatória mais comum e a incidência e os tipos variam com as diversas séries. Em aproximadamente 15% dos procedimentos é necessária intervenção cirúrgica para correção da complicação, e a formação de estenose na anastomose ileoanal ocorre em 7 a 10% dos pacientes.

O canal anal é preservado durante a proctocolectomia restaurativa para prevenir incontinência. Há condições a longo prazo que necessitam ser consideradas com respeito à mucosa retida, i.e., anusite e displasia ou câncer da mucosa retida. Observamos que a anusite sintomática ocorreu em 32 de 217 pacientes (14,7%). Nove tiveram anusite e 23 tiveram anusite com inflamação do reservatório. A necessidade de tratamento estava presente em 28 (12,9%). Cinco (2,3%) com anusite somente e 23 (10,6%) com anusite e inflamação do reservatório.

Em seguimento de 254 pacientes com reservatório pélvico e anastomose ileoanal para colite ulcerativa, todos tinham biópsias anuais da zona de transição anal. Displasia de baixo grau foi encontrada em oito pacientes (3,1%), 16 meses após a cirurgia (mediana) — variando de 6-56 meses. Biópsias repetidas revelaram displasia em dois dos 8 pacientes. Uma mucosectomia foi então realizada. O risco de displasia na zona de transição anal está presente, mas é muito baixa; contudo, aconselhamos exame regular e biópsia da zona de transição anal. Se for detectada displasia persistente, a mucosectomia da zona de transição anal deverá ser executada.

Os relatos a respeito da função intestinal variam de acordo com os vários métodos. Diversos fatores são conhecidos: (1) os resultados funcionais do reservatório são mais satisfatórios do que na anastomose ileoanal simples; (2) à medida que a técnica se desenvolve, parece que a preservação da integridade do canal anal fornece um benefício mensurável com respeito à continência, e parece que existem menos complicações sépticas do que quando era realizada a dissecção mucosa. O procedimento é um método satisfatório para evitar a inconveniência de uma ileostomia terminal permanente.

DOENÇA DE CROHN DO CÓLON

Ver Capítulo 57.

REFERÊNCIAS BIBLIOGRÁFICAS

1. Almy TP, Lewis CM. Ulcerative colitis: a report of progress based upon the recent literature. *Gastroenterology* 45:515, 1963.
2. Andressen AFR. Gastrointestinal manifestation of food allergy. *Med J Rec Suppl* 122:271, 1925.
3. Ardizzone S, Molteni P, Imbesi V, et al. Azathioprine in steroid-resistant and steroid-dependent ulcerative colitis. *J Clin Gastroenterol* 25:330-3, 1997.
4. Azad Kahan KA, Piris J, Treulove SC. An experiment to determine the active therapeutic moiety of sulphasalazine. *Lancet* October, 892, 1977.
5. Baert F, Rutgeerts P. Immunomodulator therapy of inflammatory bowel disease. *Acta Clin Belg* 52:251-7, 1997.
6. Baran JH, Connel AM, Lennard-Jones JE, Jones FA. Sulfasalazine and salicylazosulphadimidine in ulcerative colitis. *Lancet* L:1962, 1094.
7. Bargen JA, Sauer WG, Sloan WP, Gage RP. The development of cancer in chronic ulcerative colitis. *Gastroenterology* 26:32, 1954.
8. Bartnik W, Remine SG, Chiba M, et al. Isolation and characterization of colonic intra-epithelial and lamina propria lymphocytes. *Gastroenterology* 78:985, 1980.
9. Beahrs OH, Sanfelippo PM. Factors in prognosis of colon and rectal cancer. *Cancer* 28:213, 1971.
10. Binder SC, Patterson JF, Glotzer DJ. Toxic megacolon in ulcerative colitis. *Gastroenterology* 66:909, 1974.
11. Bonnevie O, Riis P, Anthonisen P. Epidemiologic study ulcerative colitis in Coppenhagen County. *Scandinavian Journal Gastroenterology* 3:432, 1968.
12. Brahme F, Lindstrom C, Wecnkert A. Crohn's disease in a defined population. *Gastroenterology* 69:342, 1975.
13. Burnham WR, Lennard-Jones JE, Brooke BN. Sexual problems amongst married ileostomists. *Gut* 18:673, 1977.
14. Campieri N, Lanfranchi G, Brignola C, Bazzocchi C, Minguzzi M. Calari: 5-aminosalicylic acid as rectal enema in ulcerative colitis patients unable to take sulfasalazine. *Lancet* I:403, 1984.
15. Chapman RWG, Arbrorgh BAM, Rhodes JM, Sommerfield JA, Sheuer PJ, Sherlock S. Primary esclerosing colangitis. A review of its clinical features. Cholangiografy and hepatic histology. *Gut* 21:870, 1980.
16. Counsell PB, Dukes CE. The association of chronic ulcerative colitis and carcinoma of the rectum and colon. *Br J Surg* 39:485, 1952.
17. Dehni N, Schlegel RD, Cunningham C, et al. Influence of a defunctioning stoma on leakage rates after low colorectal anastomosis and colonic J pouch-anal anastomosis. *Br J Surg* 85:1114-7, 1998.

18. Dew MJ, Harries AD, Evan BK, Rhodes J. Treatment of ulcerative colitis with oral 5-aminosalicylic acid in patients unable to take sulfasalazine. *Lancet* I :801, 1981.
19. Dew MJ, Hughes P, Harries AD, Williams G, Evans BK, Rhodes J. Maintenance of remission in ulcerative colilts with oral preparation of 5-aminosalicylic acid. *Brit Med J* 285:105, 1982.
20. Dew MJ, Ryder RKJ, Evans BK, Rhodes J. Colonic release of 5-aminosalicylic acid from an oral preparation in active ulcerative colitis. *Brit J Clin Pharm* 16:185, 1983.
21. Diaz RJ, Farmer RG, Brown CH. Carcinoma of the colon in ulcerative colitis. *Am J Dig Dis* 10:643, 1965.
22. Dissanayake AS, Truelove SC A controlled therapeutic trial of long term maintenance treatment of ulcerative colitis with sulfasalazine. *Gut* 14:923, 1973.
23. Eade NM. Liver disease in ulcerative colitis. 1. Analysis of operative liver biopsy in 138 consecutive patients having colectomy. *Ann Int Med* 72:489, 1970.
24. Eaden J, Abrams K, Ekbom A, et al. Colorectal cancer prevention in ulcerative colitis: A case-control study. *Aliment Pharmacol* Ther 14:145, 2000.
25. Eade OE, St Andre-Ellkena S, Moutor C, et al. Lymphocyte subpopulation of intestinal mucosa in inflamatory bowel disease. *Gut* 21:675, 1980.
26. Editorial: The risk of cancer in ulcerative colitis. *N Eng J Med* 278:907, 1968.
27. Edwards FC, Truelove SC. The course and prognosis of ulcerative colitis. *Gut* 4:299, 1963.
28. Edwards FC, Truelove SC. The course and prognosis of ulcerative colitis, Part III. Complications. *Gut* 5:1, 1964.
29. Edwards FC, Truelove SC. The course and prognosis of ulcerative colitis, Part IV. Carcinoma of the colon. Gut 5:15, 1964.
30. Evans JG, Acheson ED. Epidemiologic study of ulcerative colitis and regional enteritis in the Oxford area. *Gut* 6:311, 1975.
31. Farmer RG. Long term prognosis for patients with ulcerative proctossigmoiditis (ulcerative colitis confined to the rectum and sigmoid colon). *J Clin Gastroenterology* 1:47, 1979.
32. Farmer RG, Michener WM, Mortimer EA. Studies of family history among patients with inflamatory bowel disease. *Clin Gastroenterology* 9:271, 1980.
33. Fellermann K, Ludwig D, Stah M, et a . Steroid-unresponsive acute attacks of inflammatory bowel disease: Immunomodulation by tacrolimus (FK506). *Am J Gastroenterol* 93:1860-6, 1998.
34. Fiocchi C, Youngman KR, Farmer RG. Immunoregulatory function of human intestinal mucosa lymphoid cells; Evidence of enhanced suppressor cel activity in inflamatory bowel disease. *Gut* 24:692, 1983.
35. Frye PD, Atkinson KG. Current surgical approach to toxic megacolon. *Surg Obst Gyn* 143-26, 1976.
36. Garland CF, Lilienfeld AM, Mendelof AI, et al. Incidence rates of ulcerative colitis in Crohn's disease in fifteen areas of the United States. *Gastroenterology* 81:1115, 1981.
37. Gilat T, Riback J, Benaroy J, et al. Ulcerative colitis in the Jewish population in Tel-Aviv-Jafo. *Gastroenterology* 66:335, 1974.
38. Goligher JC, Hoffman DC, Dedombal FT. Surgical treatment of severe attacks of ulcerative colitis with special reference to the advantage of early operation. *Br Med J* 4:703, 1970.
39. Green JT, Rhodes J, Ragunath K, et al. Clinical status of ulcerative colitis in patients who smoke. *Am J Gastroenterol* 93:1463-7, 1998.
40. Greenstein AJ, Jarowitz HD, Sachar DB. Extra intestinal complications of Crohn's disease and ulcerative colitis. Study of 700 patients. *Medicine* 55:401 1976.
41. Grundfest S, Fazio VW, Weiss RA, et al. The risk of cancer following colectomy and ileorectal anastomosis for extensive mucosal ulcerative colitis. *Ann Surg* 193:19, 1981.
42. Hanauer SB. Dose-ranging study of mesalamine (PENTASA) enemas in the treatment of acute ulcerative proctosigmoiditis: Results of a multicentered placebo-controlled trial. The U.S. PENTASA Enema Study Group. *Inflammatory Bowel Dis* 4:79-83, 1998.

43. Hulten L. Proctocolectomy and ileostomy to pouch surgery for ulcerative colitis. *World J Surg* 22:335-41, 1998.

44. Hyde GM, Jewell DP. Review article: The management of severe ulcerative colitis. *Aliment Pharmacol Ther* 11:419-24, 1997.

45. Hyde GM, Thillainayagam AV, Jewell DP. Intravenous cyclosporin as rescue therapy in severe ulcerative colitis: Time for a reappraisal? *Eur J Gastroenterol Hepatol* 10:411-13, 1998.

46. Hyman NH, Fazio VW, Tuckson WB, Lavery IC. Consequences of ileal pouch-anal anastomosis for Crohn's colitis. *Dis Col Rectum* 34:8, 653-7, 1991.

47. Kashimura H, Hassan M, Shibahara K, et al. Steroid-refractory severe ulcerative colitis responding to cyclosporine and long-term follow-up. J Gastroenterol 33:566-70, 1998.

48. Keranen U, Luukkonen P, Jarvinen H. Functional results after restorative proctocolectomy complicated by pouchitis. *Dis Colon Rectum* 40:764-9, 1997.

49. Keventer J, Ahlman H, Hulten L. Cancer risk in extensive ulcerative colitis. Ann Surg 188:824, 1978.

50. Kleer CG, Appelman HD. Ulcerative colitis: patterns of involvement in colorectal biopsies and changes with time. *Am J Surg Pathol* 22:983-9, 1998.

51. Kock NG. Intra-abdominal "reservoir" in patients with permanent ileostomy. Preliminary observations on a procedure resulting in fecal "continence" in five ileostomy patients. *Arch Surg* 99:223, 1969.

52. Korsmeyer SJ, Williams RC, Wilson ID, Strickland RG. Lymphocytotoxic antibody in inflammatory bowel disease. A family study. *New Engl J Med* 293:1117, 1975.

53. Lavery IC, Chilulli RA, Jagelman DG, Fazio VW, Weakley FL. Survival with carcinoma arising in mucosal ulcerative Colitis. *Ann Surg* 195:508, 1982.

54. Lavery IC, Tuckson WB, Fazio VW, et al. Pouch surgery — the importance of the transitional zone. *Can J Gastro* 7:428-431, 1990.

55. Lennard-Jones JE, Connel AM, Baran JH, Jones FA. Control trial of sulfasalazine in maintenance therapy for ulcerative colitis. *Lancet* 1:185, 1965.

56. Lennard-Jones JE, Misiewicz JJ, Connel AM, et al. Prednisone as a maintenance treatment for ulcerative colitis in remission. *Lancet* 1:188, 1965.

57. Meagher AP, Farouk R, Dozois RR, et al. J ileal pouch-anal anastomosis for chronic ulcerative colitis: Complications and long-term outcome in 1310 patients. *Br J Surg* 85:800-3, 1998.

58. Michener WM, Farmer RG, Mortimer EA. Long term prognosis of ulcerative colitis with onset in childhood or adolescence. *J Clinical Gastroenterology* 1:301, 1979.

59. Michener WM, Gage RP, Sauer WG, Stickler GB. The prognosis of chronic ulcerative colitis in children. *N Engl J Med* 265:1075, 1961.

60. Mirza MM, Lee J, Teare D, et al. Evidence of linkage of the inflammatory bowel disease susceptibility locus on chromosome 16 (IBD1) to ulcerative colitis. *J Med Genet* 35:218-21, 1998.

61. Mogadam M, Dobbins WD, Coroletz BI, Ahmed SW. Pregnancy in inflammatory bowel disease: Effect of sulfasalazine and corticosteroids on fetal outcome. *Gastroenterology* 80:72, 1981.

62. Monk M, Mendeloff AL, Siegel CL, et al. Epidemiologic study of ulcerative colitis and regional enteritis among adults in Baltimore, Part 1 Hospital incidence and prevalence, 1960-1963. *Gastro* 53:198, 1967.

63. Monteiro E, Fossey Shiner M, et al. Antibacterial antibodies in rectal and colonic mucosa in ulcerative colitis. Lancet 1:249, 1971.

64. Morson BC. Cancer in ulcerative colitis. *Gut* 7:425, 1966.

65. Morson BC, Pang LSC. Rectal biopsy as an aid to cancer control in ulcerative colitis. *Gut* 8:423, 1967.

66. Nissen R. Meeting of Berlin Surgical Society. *Zentralbl F Chir* 15:888, 1933.

67. Oakley JR, Jagelman DG, Fazio VW, Lavery IC, Weakley FL. Complication and quality of life after ileorectal anastomosis for ulcerative colitis. *Am J Surg* 149:23, 1985.

68. Oakley JR, Lavery IC, Jagelman DG, Weakley FL. The fate of rectal stump after subtotal colectomy for ulcerative colitis. *Dis Colon Rect* 28:6, 1985.

69. Parks AG, Nicholas RJ. Proctocolectomy without ileostomy for ulcerative colitis. *Brit Med J* 285, 1978.

70. Powell-Tuck J, Ritchie JK, Lennard-Jones JE. The prognosis of idiopathic proctitis. *Scan J Gastroenterology* 12:727, 1977.

71. Ravitch MM. Anal ileostomy with sphincter preservation in patients requiring total colectomy for benign condition. Surg 1948;24:170.

72. Ravitch MM, Handelsman JC. One stage resection of entire colon and rectum for ulcerative colitis and polypoid adenomatosis. *Bull. John Hopkins Hosp* 88:59, 1951.

73. Ravitch MM, Sabiston DC. Anal ileostomy with preservation of the sphincter. *Surg Gynecol Obstet* 84:1095, 1947.

74. Rembacken BJ, Snelling AM, Hawkey PM, et al. Non-pathogenic Escherichia coli versus mesalazine for the treatment of ulcerative colitis: A randomized trial. *Lancet* 354:635, 1999.

75. Ritchie JK, Powell-Tuck J, Lennard-Jones JE, et al. Clinical outcome of the first ten years of ulcerative colitis and proctitis. *Lancet* 1:1140, 1978.

76. Ruemmele FM, Targan SR, Levy G, et al. Diagnostic accuracy of serological assays in pediatric inflammatory bowel disease. *Gastroenterology* 115:822-9, 1998.

77. Saiki T, Mitsuyama K, Toyonaga A, et al. Detection of pro- and anti-inflammatory cytokines in stools of patients with inflammatory bowel disease. *Scand J Gastroenterol* 33:616-22, 1998.

78. Shanahan F. Probiotics and inflammatory bowel disease: Is there a scientific rationale? *Inflamm Bowel Dis* 6:107, 2000.

79. Sivak Jr MJ, Farmer RG, Lalli AF. Sclerosing cholangites increasing frequency of recognition and association with ulcerative colitis. *J Clin Gastroenterology* 3:261, 1981.

80. Slaney G, Brooke BN. Cancer in ulcerative colitis. *Lancet* II:694, 1959.

81. Suzuki K, Muto T, Shinozaki M, et al. Differential diagnosis of dysplasia-associated lesion or mass and coincidental adenoma in ulcerative colitis. *Dis Colon Rectum* 41:322-7, 1998.

82. Sutherland LR, Martin F, Greer S, et al. 5-aminosalicylic acid enema in the treatment of distal ulcerative colitis, proctosigmoiditis and proctitis. *Gastro* 92:1894, 1987.

83. Truelove SC, Witts LJ. Cortisone and corticotropin in ulcerative colitis. *Brit. Med J* 1:387, 1959.

84. Tuckson WB, Lavery IC, Fazio VW, Oakley JR, Chruch J, Milsom J. Manometrie and functional comparison of ileal pouch anal anastomosis with and without anal manipulation. *Am J Surg* 161:90-96, 1991.

85. Turnbull RB Jr, Hawk WA, Weakley FL. Surgical treatment of toxic megacolon. Ileostomy and colostomy to prepare patients for colectomy. *Am Surg* 122:325, 1971.

86. Utsunomiya J, Iwama T, Imajo M, et al. Total colectomy mucosal proctectomy and ileoanal anastomosis. *Dis Colon Rectum* 23:459, 1980.

87. van Heel DA, Satsangi J, Carey AH, Jewell DP. Inflammatory bowel disease: Progress toward a gene. *Can J Gastroenterol* 14:207, 2000.

88. van Heerden JA, Beart RW. Carcinoma of the colon and rectum, complicating chronic ulcerative colitis. *Dis Colon Rectum* 23:155, 1980.

89. Watts JM, Dedombal FT, Goligher JC. Long term complication and prognosis following major surgery for ulcerative colitis. *Br J Surg* 53:1014, 1966.

90. Watts JM, Dedombal FT, Watkinson G, Goligher JC. Early course of ulcerative colitis. *Gut* 7:16, 1966.

91. Watts JM, Hughes ESR. Ulcerative colitis in Crohn's disease: results after colectomy and ileorectal anastomosis. *Br J Surg* 64:77, 1977.

92. Wiesner Rh, Larusso NF. Clinicopathologic features of the syndrome of primary esclerosing colangitis. *Gastroenterology* 79:200, 1980.

93. Wood RAB, Cuschieri A. Is sclerosing cholangitis complicating ulcerative colitis a reversible condition? *Lancet* 2:716, 1980.

CAPÍTULO 73

Doenças Infecciosas e Parasitárias do Intestino Grosso*

Fidel Ruiz Moreno
Bernardo Gutiérrez Cuevas
Raúl Humberto Felix Camacho

INTRODUÇÃO

Existem inúmeras enfermidades infecciosas e parasitárias que acometem o cólon. As várias formas de colite podem apresentar uma ampla variedade de manifestações clínicas, endoscópicas e histopatológicas. Com a experiência clínica, pode-se observar que essas infecções e infestações podem ser desde leves, autolimitadas, até infecções severas, produzindo quadros como megacólon tóxico e até mesmo óbito.

Grande parte das colites infecciosas e parasitárias é transmitida devido aos hábitos higiênicos e dietéticos precários. Entretanto, existe um número crescente de pacientes imunocomprometidos que apresentam risco aumentado para essas enfermidades. Essa população inclui idosos, indivíduos em uso crônico de esteróides ou agentes imunossupressivos e indivíduos HIV-positivos.

A maioria dos episódios de diarréia é causada por infecções que são adquiridas pela ingestão de água ou alimentos contaminados. A *Escherichia coli* é o patógeno mais comum; entretanto, muitas outras bactérias, vírus, protozoários e até mesmo fungos podem estar envolvidos.

O conhecimento das várias proctocolites é essencial para a prática cirúrgica. A prevalência crescente dessas doenças impõe a necessidade de um conhecimento adequado sobre o diagnóstico e o tratamento dessas enfermidades.

Apesar de alguns dos micro- e macroorganismos também acometerem outras partes do trato gastrointestinal, o objetivo deste capítulo é relatar principalmente as manifestações colônicas de potencial interesse para o cirurgião, com ênfase na apresentação clínica, no diagnóstico e no tratamento.

DOENÇAS PARASITÁRIAS

As infestações parasitárias mais comuns que acometem o cólon incluem amebíase, balantidíase, doença de Chagas, esquistossomose e trichuríase. Os protozoários (*Entamoeba histolytica, Balantidium coli e Trypanosoma cruzi*), os trematodas (*Schistosoma mansoni*) e os nematodas (*Trichuris trichiura*) podem, em determinadas fases de seu ciclo de vida, tanto dentro como fora do hospedeiro humano, infestá-lo. A amebíase é a doença mais comum nos Estados Unidos. Neste país, cerca de 5% da população é portador assintomático ou não desse protozoário, com maiores índices na população homossexual.

AMEBÍASE

A amebíase é uma doença infecciosa, endêmica, causada pelo protozoário *Entamoeba histolytica*. Embora existam outras amebas que parasitam o homem, a *Entamoeba histolytica* é o principal patógeno. O cólon é geralmente o local onde se inicia a infecção[52]. Apesar de a forma mais freqüente de amebíase ser a forma intestinal, podem ocorrer lesões extracolôricas, sendo a principal delas o abscesso amebiano (ver Capítulo 115).

Epidemiologia

De acordo com a Organização Mundial da Saúde, a amebíase encontra-se em todo o mundo, embora fosse considerada anteriormente uma doença tropical. Sua freqüência é mais elevada em países com clima úmido e

---

* Capítulo traduzido pelos Drs. Carolina Gomes Gonçalves e Gustavo Justo Schulz.

quente. Estima-se que cerca de 20% da população mundial, ou seja, aproximadamente 800 milhões de pessoas, é portadora de *Entamoeba histolytica*. A população mais afetada encontra-se na África, com cerca de 38% da população, e na América Latina a incidência é de cerca de 20%, sendo maior em classes socioeconômicas mais baixas. A amebíase é 27 vezes mais freqüente em homossexuais e constitui um problema de saúde pública nesse grupo (ver Cap. 91).

A análise de isoenzimas características permitiu a classificação das amebas em mais de 20 grupos (chamados zimodemes), dos quais menos da metade está associada com ulceração intestinal ou formação de abscessos hepáticos[19].

Ciclo Evolutivo

A *E. histolytica* existe no cólon humano em duas formas: trofozoítos móveis e cistos não-móveis. O cisto é a forma infectante, que pode ser ingerido resultando na colonização do hospedeiro. As formas císticas predominam nas fezes de pessoas que são portadoras assintomáticas ou naquelas que apresentam apenas uma forma leve da infecção. Os cistos podem sobreviver no meio ambiente por dias a semanas se forem mantidos úmidos e sob temperaturas amenas. A infecção ocorre quando são ingeridos alimentos ou água contaminados com fezes apresentando cistos de *Entamoeba histolytica*.

Uma vez no intestino ocorre uma divisão nesse cisto, que resulta na formação de oito trofozoítos a partir de um único cisto. Depois de rompida a parede do cisto, os trofozoítos são liberados e adquirem sua forma móvel, ativa, potencialmente patogênica, que pode ocasionar a colite amebiana.

A presença de trofozoítos com hemáceas intracitoplasmáticas é sinal patognomônico da infecção por *E. histolytica* e diferencia a forma patogênica das formas não-patogênicas de amebas.

A divisão binária produz as formas pré-císticas, as quais se desenvolvem para cistos completamente maduros em poucas horas dentro da luz intestinal. Em seguida, esses são eliminados pelas fezes e ingeridos por um novo hospedeiro, reiniciando o ciclo.

Modo de Transmissão

A *Entamoeba histolytica* se transmite por ingestão de cistos encontrados em águas e alimentos contaminados com matéria fecal, sem a necessidade de um desenvolvimento no solo. Também pode ser transmitida em certas atividades sexuais, sendo elevada a prevalência entre homossexuais. Após sua ingestão, as paredes dos cistos se rompem através da ação de enzimas do trato gastrointestinal, aparecendo então os trofozoítos, que invadem as paredes do cólon.

O mecanismo de invasão ainda não está totalmente esclarecido. Mas pesquisas avançadas na área de biolo-

gia celular estão promovendo novos esclarecimentos a respeito da invasão do epitélio intestinal[74].

Foi postulado que produtos tóxicos são liberados pelas amebas tanto pela liberação de vesículas lisossomais como pela ruptura da própria ameba. A secreção de enzimas líticas dos trofozoítos e a dieta rica em colesterol e amido favorecem o seu implante na mucosa (colite amebiana), podendo ainda invadir outros órgãos, seja por contigüidade ou por via hematogênica. A ameba, depois de destruir a mucosa, invade a submucosa intestinal, causando edema, necrose e lesões ulceradas, sendo que essas lesões confundem-se facilmente com aquelas causadas pelo *Balantidium coli*. A confluência de várias úlceras pode causar grandes necroses na parede do cólon. As lesões localizam-se mais comumente no ceco e na região retossigmóide, podendo causar perfuração, peritonite e fístulas para outros órgãos vizinhos. Podem ainda, em alguns casos, fazer uma intensa reação inflamatória do tipo granulomatosa, que se manifesta como um tumor que é denominado lesão hiperplásica amebiana ou ameboma, ou, ainda, granuloma amebiano (ver seção correspondente neste capítulo). Os trofozoítos podem ainda invadir a circulação portal e ser disseminados para a circulação sistêmica.

Alguns trofozoítos evoluem para sua forma cística e, ao chegar ao reto, são eliminados para completar o ciclo evolutivo. Os cistos, devido à sua dupla membrana, são resistentes ao suco gástrico e ao meio ambiente e podem sobreviver por um mês à temperatura de 10°C. Por outro lado, os trofozoítos são desprovidos de membrana dupla e, conseqüentemente, são destruídos rapidamente no meio ambiente ou pelo suco gástrico. Portanto, ao contrário dos cistos, os trofozoítos não são infectantes.

Patogenia

As lesões mais freqüentemente descritas são úlceras, inicialmente cobertas por exsudato. Essas úlceras são mais comuns no ceco e cólon ascendente, seguidos pelo cólon descendente, sigmóide, reto e flexura hepática. Em casos raros, a doença pode envolver o íleo terminal.

À medida que a doença progride, o tamanho das úlceras pode crescer até cerca de 15 cm ou mais de diâmetro. O envolvimento de vasos sanguíneos na base da úlcera pode ocasionalmente causar hemorragia maciça. Ao contrário do que ocorre em pacientes com disenteria bacteriana ou com retocolite ulcerativa, nos pacientes com infecção por *E. histolytica* a mucosa presente entre as úlceras pode estar relativamente normal.

Quadro Clínico

As manifestações clínicas dependem da gravidade das lesões. A grande maioria dos pacientes infectados por *Entamoeba histolytica* é assintomática. Uma minoria apresenta manifestações de colite amebiana, que po-

DOENÇAS INFECCIOSAS E PARASITÁRIAS DO INTESTINO GROSSO

dem ser mínimas ou intensas e variam de diarréia aquosa a disenteria fulminante com sangue. Os sintomas de dor abdominal, diarréia intermitente, anorexia e mal-estar são freqüentes. O número de evacuações pode variar de 7 a 10 em 24 horas. Podem ocorrer períodos de remissão intercalados com exacerbações de durações variadas. No caso de colite fulminante, as lesões ulceradas e necróticas se estendem em grande parte ou na totalidade do intestino grosso, causar do sintomatologia correspondente a uma síndrome disenteriforme grave com febre elevada, queda do estado geral, estado clínico infeccioso e abdômen doloroso e distendido. Se não-tratado, o paciente pode desenvolver dilatação importante do cólon, acompanhada por febre, desidratação intensa, vômito e choque, quadro semelhante ao megacólon tóxico da retocolite ulcerativa. Uma das complicações mais graves dessa condição é a perfuração, levando a peritonite, sepse e óbito.

A fase aguda da amebíase sem tratamento pode evoluir para uma forma crônica. A fase crônica é mais freqüente em adolescentes e adultos jovens; os sinais e sintomas comuns são: diarréia acompanhada de muco e sangue, alternada com períodos de constipação, dor abdominal difusa ou na fossa ilíaca direita, meteorismo, flatulência, borborigmo, tenesmo, palidez, náuseas, cefaléia e irritabilidade. Pode haver períodos assintomáticos, e o portador assintomático ou com sintomas mínimos continua expulsando cistos que podem contaminar outras pessoas. Pode ocorrer disseminação extracolônica por via sangüínea com formação de abscessos hepáticos (ver Cap. 104), pulmonares, pericárdicos, esplênicos e no sistema nervoso central. Podem ocorrer ainda lesões anogenitais, que podem ser confundidas com carcinoma do reto, pênis ou cérvice uterina (ver seção correspondente neste capítulo).

As complicações da infecção amebiana são perfuração, hemorragia maciça, formação de ameboma, que pode causar obstrução ou intussuscepção em qualquer parte do cólon e formação de estenoses cicatriciais.

Diagnóstico

O diagnóstico é estabelecido mediante a identificação de cisto ou trofozoíto de *Entamoeba histolytica* em exame a fresco de fezes, com solução salina; o exame parasitológico de fezes seriado em três amostras em dias alternados tem uma positividade de 90%, e com nove amostras a positividade sobe para 99%. O exame do raspado da mucosa retossigmóidea, obtido através da retossigmoisdoscopia, pode ser utilizado.

A retossigmoidoscopia ajuda no diagnóstico de alguns pacientes; entretanto, o reto é muito menos freqüentemente envolvido que o ceco. A retossigmoidoscopia, contudo, pode evidenciar imagens sugestivas da doença, como úlceras e amebomas.

O enema com duplo contraste pode mostrar lesões hiperplásicas (amebomas), ulcerações ou megacólon tó-

xico. Como essas lesões são inespecíficas, a identificação do parasita é necessária para confirmar o diagnóstico.

As características radiográficas da amebíase intestinal são várias e nenhuma é específica. O ceco está envolvido em 90% dos casos de amebíase crônica e pode ficar estreitado concentricamente. Qualquer porção do cólon, inclusive o apêndice, pode estar acometido. Os amebomas aparecem como lesões do tipo massa, sendo impossíveis de diferenciar de neoplasias.

A resposta imunológica do hospedeiro, estudada através dos testes da hemaglutinação indireta ou ELISA, pode ser utilizada para o diagnóstico[63]. Entretanto nenhuma dessas provas é superior ao exame microscópico das fezes. Geralmente é necessário um período de 2-4 semanas para que ocorra desenvolvimento de anticorpos e os exames imunológicos possam ser empregados. A prova de fixação do complemento apresenta resultados muito variáveis, havendo ainda resultados falso-positivos e falso-negativos. A reação de hemaglutinação é positiva em mais de 80% dos pacientes com doença intestinal e acima de 95% nos casos de amebíase extracolônica. Os títulos permanecem elevados por muitos anos, porém em indivíduos assintomáticos essas provas têm baixa sensibilidade. Os anticorpos fluorescentes permanecem positivos por um período prolongado mesmo após o tratamento efetivo, portanto não têm valor na determinação da cura do paciente.

O uso de métodos diagnósticos mais específicos e sensíveis, como ELISA ou análise de isoenzimas, é essencial para o diagnóstico diferencial entre as várias espécies de *Entamoeba*[39,73].

Tratamento

Atualmente dispõe-se de um grande número de medicamentos para tratamento de amebíase e os de maior eficácia são:

1. Metronidazol e seus derivados (750 mg VO 3 vezes ao dia por 10 dias). Atuam na luz da parede do cólon e ao nível extra-intestinal e são atualmente as drogas de escolha para infecções leves a moderadas. Nos casos de infecção grave, deve-se complementar o tratamento com 20 dias de Iodoquinol 650 mg 3 vezes ao dia. São mais efetivos contra organismos presentes dentro dos tecidos do que contra aqueles presentes na luz intestinal. Esses medicamentos produzem reações indesejáveis quando se ingere álcool durante o período de tratamento. Outros efeitos colaterais incluem convulsões, neuropatia periférica, náuseas, vômitos, anorexia, diarréia, dor abdominal, cefaléia e gosto metálico.

2. Quinoleínas e derivados são medicamentos efetivos que atuam na luz intestinal. Iodoquinol, 650 mg 3 vezes ao dia por 20 dias geralmente é o tratamento preconizado para pacientes com infecção assintomática[32,41]. Existem relatos de atrofia óptica com seu uso.

961

3. Emetina e seus derivados (1-1,5 mg/kg/dia por 10 dias IM ou subcutâneo): A ação é sobre a parede intestinal e tecidos extra-intestinais. A emetina é relativamente tóxica e produz vômito, diarréia, cólica abdominal, fraqueza, dor muscular, taquicardia, hipotensão, dor precordial e alterações eletrocardiográficas (cardiotóxico).

4. Cloroquinas (1,0 g/dia por 2 dias + 500 mg/dia por 4 semanas): esse medicamento tem ação e concentração fundamentalmente no fígado. Nos pacientes com episódios intensos de disenteria ou com terapia imunossupressora pode-se associar metronidazol com tetraciclina em uma dose de 250 mg a cada 6 horas, por 10 dias. Para o portador, administra-se furoato de diloxanida na dose de 500 mg 3 vezes ao dia, por 10 dias. São usadas no tratamento de amebíase hepática.

5. Paromomicina é um aminoglicosídeo não-absorvível que é amebicida tanto *in vivo* como *in vitro*. Age diretamente nas amebas, sendo efetivo como monoterapia com baixa toxicidade nos casos leves a moderados de disenteria amebiana[13,100].

Profilaxia

Preconiza-se higiene adequada para evitar ingestão de alimentos ou líquidos contaminados com cistos de *Entamoeba histolytica*. Os cistos são destruídos quando os alimentos são cozidos, e, portanto, em regiões endêmicas deve-se ingerir somente alimentos cozidos.

LESÕES AMEBIANAS DO CÓLON, RETO E ÂNUS QUE SE CONFUNDEM COM CÂNCER

Os tumores inflamatórios do cólon foram descritos desde 1853 por Virchow, e apenas em 1875 puderam ser relacionados a uma etiologia parasitária quando Losch, em São Petersburgo, na Rússia, descobriu a *Entamoeba histolytica*.

As lesões hiperplásicas amebianas, também conhecidas como granulomas amebianos ou amebomas, são espessamento da mucosa do reto e do cólon produzidos pela *Entamoeba histolytica* e secundários a uma colite amebiana. Os termos granuloma amebiano e ameboma são inadequados, uma vez que, do ponto de vista histológico, o termo granuloma significa uma lesão inflamatória crônica com formação de nódulos de diferentes tamanhos constituídos principalmente por células epitelióides e gigantes, e ameboma implica a existência de neoplasia. Entretanto, as lesões não são tumores.

Patogenia

Habitualmente, na colite amebiana esses organismos invadem a submucosa e se estendem lateralmente, formando pequenas úlceras de morfologia característica. No granuloma amebiano, a patologia está relacionada a um crescimento exagerado da lesão; as amebas penetram mais profundamente, causando uma grande proliferação fibroblástica que é responsável pelo espessamento da parede intestinal, e existe ainda uma infiltração de eosinófilos, linfócitos e células redondas na submucosa e na camada muscular, levando conseqüentemente a edema. A localização mais freqüente do granuloma é no ceco (40%) e no reto (26%). A lesão perianal é uma necrose da pele e dos tecidos subcutâneos; as bordas podem ser irregulares, endurecidas ou suaves. Em alguns casos, quando essa lesão se contamina com bactérias, torna-se granulomatosa, formando uma massa irregular, e em outros casos a lesão pode adquirir o aspecto ulcerativo fungoso.

Quadro Clínico

Os sintomas são variáveis. Nas lesões de cólon freqüentemente há uma história prévia de colite amebiana, dor abdominal, alteração do hábito intestinal, podendo ocorrer ainda diarréia intermitente, às vezes sanguinolenta, e em alguns casos pode ocorrer constipação intestinal. Nas lesões do ceco, é freqüente o achado de uma massa palpável dolorosa no quadrante inferior direito do abdômen, que não pode ser distinguida clinicamente de outros processos inflamatórios, como abscessos periapendiculares ou mesmo neoplasia do ceco.

Diagnóstico

O carcinoma do cólon é a lesão mais importante a ser diferenciada do granuloma amebiano, e deve-se lembrar que pode existir associação de amebíase e carcinoma do cólon. A colonoscopia com biópsia é um procedimento muito útil no diagnóstico diferencial entre carcinoma e lesão hiperplásica amebiana no cólon.

Na retossigmoidoscopia, o granuloma amebiano do reto e sigmóide tem o aspecto de um tumor elevado e ulcerado com bordas irregulares, friáveis e sangrantes, cobertas por um exsudato amarelado semelhante a um carcinoma. O diagnóstico diferencial se faz pelo achado de trofozoítos no raspado ou na biópsia da lesão. Através de um toque retal não é possível a diferenciação entre ameboma e carcinoma dessa região.

Encontra-se *Entamoeba histolytica* no exame parasitológico de fezes na grande maioria dos pacientes com granuloma amebiano. No entanto, quando não se encontra *Entamoeba histolytica* no exame de fezes, não se pode excluir o diagnóstico de amebíase, pois trofozoítos podem estar ausentes durante vários dias e reaparecerem posteriormente. Além disso, a presença de amebas nas fezes não exclui carcinoma de cólon.

O enema opaco pode evidenciar: (1) massa tumoral (ameboma) que geralmente compromete uma superfície mais extensa quando comparada ao carcinoma,

DOENÇAS INFECCIOSAS E PARASITÁRIAS DO INTESTINO GROSSO

embora as duas lesões não possam ser diferenciadas radiologicamente; (2) a estenose de vários graus produzida pelo granuloma apresenta uma transição gradual da mucosa normal para a região com o ameboma; (3) podem-se identificar algumas pregas mucosas no ameboma.

As lesões perianais iniciam-se normalmente com prurido anal que precede a formação de pequenas ulcerações do tipo confluente. Essas lesões são dolorosas e apresentam secreção seropurulenta ou hemática; em alguns casos, têm tendência a aumentar para formar um tumor granulomatoso, úmido, de crescimento rápido na região perianal. A amebíase da pele da região perianal pode ser confundida com linfogranuloma venéreo, úlcera anal simples sifilítica ou tuberculosa, condiloma, micose, leishmaniose ou carcinoma basocelular. O diagnóstico definitivo dessa lesão se faz com o achado de trofozoítos de ameba no exame a fresco do raspado da ulceração ou no exame histopatológico da lesão.

Tratamento

É fundamental a diferenciação entre ameboma e carcinoma do cólon, uma vez que os amebomas inicialmente devem ser tratados apenas clinicamente. O tratamento cirúrgico dos granulomas amebianos está indicado somente nos casos de emergência como: perfuração, abscessos, megacólon tóxico, obstrução ou invaginação intestinal. A operação deve ser conservadora, instituindo-se imediatamente uma terapêutica antiamebiana agressiva por períodos prolongados até o completo desaparecimento da lesão.

O tratamento cirúrgico do megacólon tóxico amebiano consiste em colectomia total com ileostomia terminal, que é um procedimento de alta mortalidade.

Em casos em que há a necessidade do tratamento cirúrgico por hemorragia, infecção ou perfuração, a ressecção do cólon envolvido deve ser realizada. As indicações de cirurgia incluem as seguintes: 1) perfuração, 2) abscessos localizados que não respondem ao tratamento clínico, 3) persistência de distensão abdominal e sensibilidade aumentada apesar do tratamento clínico correto, 4) persistência de diarréia intensa após 5 dias de tratamento com antibióticos e 5) sintomas de colite pós-amebiana, com anemia e hipoproteinemia persistentes.

BALANTIDÍASE

A balantidíase é causada pelo maior protozoário que infesta o ser humano, o *Balantidium coli*. A doença é adquirida pela ingestão de alimentos contaminados com os cistos. Os cistos dão origem aos trofozoítos, que se multiplicam e habitam o cólon. Apesar de a balantidíase ser rara em humanos, é importante seu reconhecimento porque é uma doença curável que pode produzir sinto-

mas intestinais graves e até mesmo óbito. É um protozoário que geralmente não é patogênico para os homens, apesar de epidemias terem sido descritas em áreas tropicais. Afetam principalmente o cólon e a apresentação clínica varia de formas assintomáticas a síndromes disenteriformes intensas.

O *Balantidium coli* é o único protozoário membro da classe *Ciliata* que infecta humanos[63]. O organismo é coberto por cílios que facilitam a sua locomoção. O cisto, que é sua forma infectiva, desenvolve-se quando o organismo é exteriorizado através das fezes e é exposto ao ambiente externo[29].

Suínos e outros animais podem ser portadores desse protozoário e podem ser importantes na disseminação da doença.

Patogenia

A infecção se inicia quando o cisto é ingerido. A parede do cisto é clivada pelas enzimas digestivas no intestino delgado e os novos trofozoítos passam para o cólon, onde penetram pelo epitélio mucoso. A aparência macroscópica da infecção pelo *B. coli* é semelhante à da amebíase, consistindo em múltiplas úlceras superficiais com base necrótica e margens indeterminadas. Geralmente apenas o cólon é envolvido[43].

Quadro Clínico

A grande maioria das pessoas infectadas é assintomática. Alguns pacientes apresentam manifestações clínicas similares à amebíase, devido à penetração do protozoário na mucosa colônica com formação de úlceras profundas. As manifestações incluem diarréia de intensidade variável, ocasionalmente sanguinolenta, e mais raramente pode haver até perfuração do cólon. Migração extra-intestinal do protozoário para o fígado, pulmão, pleura e vagina ocorre com muito pouca freqüência.

Na sua forma grave, a doença é intensa e fulminante, com enterorragia maciça acompanhada por desidratação importante e febre, que leva a um quadro de choque e óbito em poucos dias.

Diagnóstico

O diagnóstico é estabelecido pela demonstração do trofozoíto nas fezes ou raspado da úlcera obtido por retossigmoidoscopia ou colonoscopia. O exame de fezes a fresco faz o diagnóstico na maior parte dos casos.

A retossigmoidoscopia ou a colonoscopia dificilmente conseguem diferenciar um quadro agudo de amebíase ou disenteria infecciosa do quadro da balantidíase. À colonoscopia, podem-se observar úlceras rasas e aftóides ou profundas e coalescentes com mucosa normal entre as úlceras[22].

963

Tratamento

O tratamento consiste em tetraciclina, 500 mg quatro vezes ao dia por 10 dias. Metronidazol, 250 mg quatro vezes ao dia por 7 dias ou Iodoquinol 650 mg três vezes ao dia por 20 dias são alternativas.

ESQUISTOSSOMOSE DO INTESTINO GROSSO

A esquistossomose é uma doença produzida por trematodas da família *Schistosomatidae*. O *Schistomosa mansoni* é prevalente na África, na península arábica, no Brasil e em Porto Rico.

O homem adquire a infecção através da ingestão de água contaminada com as formas cercárias do organismo (ver também Cap. 110). A cercária invade a pele, perde sua cauda e entra nas veias subcutâneas do hospedeiro. Acabam por se alojar na circulação portal, onde crescem, se alimentam e se diferenciam em formas masculinas e femininas. Após a fertilização, os parasitas migram para as vênulas mesentéricas, onde as fêmeas depositam os ovos fertilizados. Estes ovos possuem substâncias líticas que permitem sua migração até os tecidos vizinhos, a luz intestinal e as fezes. O *S. mansoni* geralmente invade as veias mesentéricas inferiores, perfurando-as até chegar no cólon descendente.

A intensidade da doença pode variar consideravelmente de país para país. Isso pode refletir a virulência do organismo ou fatores como nutrição, estado imunológico do hospedeiro, entre outros.

Patogenia

A esquistossomose resulta da reação imune do hospedeiro contra os ovos do esquistossomo e da reação granulomatosa evocada por antígenos secretados por esses patógenos. A intensidade e a duração da infecção determinam a quantidade de antígeno liberado e, conseqüentemente, a gravidade da doença fibrótica e obstrutiva crônica[15,85]. A maioria dos granulomas se desenvolve nos locais onde ocorre o maior acúmulo dos ovos — intestinos e fígado.

As alterações patológicas colônicas decorrem da deposição de grande número de ovos na submucosa, os quais induzem inflamação, hiperplasia, ulceração, formação de microabscessos e poliposes[25].

Quadro Clínico

Muito raramente o *Schistosoma mansoni* pode causar alterações crônicas do intestino grosso, sendo as principais: proctocolite, pólipos, estenose, granulomas, fístulas anorretais e até mesmo intussuscepção e prolapso retal. Nas formas tardias da doença, papilomas e pólipos podem se desenvolver. Estes são freqüentemente múltiplos e mais comuns no reto e sigmóide; entretanto,

também podem ser encontrados no cólon proximal. Esses pólipos podem estar associados com perda sangüínea crônica e enteropatia perdedora de proteína[53].

Foi sugerido que a esquistossomose colônica crônica aumenta o risco de carcinoma de cólon. Mais da metade dos pacientes com esquistossomose do cólon, sem evidência de carcinoma, apresenta displasia leve a intensa. Entretanto, o risco é relativamente pequeno[69,117].

Diagnóstico

O diagnóstico é confirmado pela identificação de ovos do *Schistosoma mansoni* nas fezes (exame a fresco) e no tecido obtido para exame. A biópsia retal geralmente revela a presença de ovos na mucosa ou submucosa.

A colonoscopia com biópsia confirma o diagnóstico, principalmente quando os ovos estão presentes. Pólipos não são incomuns.

A detecção de anticorpos é útil em circunstâncias específicas, mas seu uso é limitado porque os anticorpos persistem após a cura patológica[105]. Testes mais modernos como o ensaio com immunoblot (*immunoblot assay*) para a pesquisa de antígenos do verme adulto têm sido reportados com ótimos resultados, alcançando uma sensibilidade e especificidade de 95% e 100%, respectivamente[108].

Achados laboratoriais indicativos de esquistossomose incluem eosinofilia, anemia (por deficiência de ferro), hipoalbuminemia, níveis elevados de uréia e creatinina e hipergamaglobulinemia.

Tratamento

O tratamento é realizado com oxamniquina ou praziquantel para todos os tipos de infecção por *S. mansoni*. O tratamento cirúrgico pode ser considerado para casos avançados com estenose de segmentos colônicos (ver Capítulo 110).

Estudos atuais têm tentado desenvolver vacinas através de antígenos do esquistossoma, entretanto, essas vacinas vão ser apenas um dos componentes do programa de controle da esquistossomose, ressaltando ainda a necessidade da modificação dos hábitos higieno-dietéticos e o uso de agentes farmacológicos para o controle dos moluscos que propagam a infecção[66].

TRIQUIURÍASE

É causada pelo parasita *Trichuris trichiura*, que pertence ao grupo *Nematoda*. Vermes adultos medem de 3 a 5 cm.

Patogenia

A infestação ocorre pela ingestão de alimentos ou água contaminada com ovos do parasita. Estes são di-

DOENÇAS INFECCIOSAS E PARASITÁRIAS DO INTESTINO GROSSO

geridos pelo suco gástrico, liberando as larvas no intestino delgado. As larvas residem por 3 a 10 dias na mucosa do intestino delgado e depois disso se transportam até o ceco, onde ocorre sua maturação num período de 30 a 90 dias. O ovo maduro pode sobreviver nesse local por vários anos. Em infestações maciças, toda a extensão do cólon pode estar acometida.

Quadro Clínico

Os pacientes podem ser assintomáticos ou apresentarem sintomas como dor abdominal, náusea, diarréia e sangramento retal. A síndrome de disenteria por *Trichuris* é associada à infestação maciça por *T. trichiura*, que inclui disenteria crônica, prolapso retal, anemia, retardo no crescimento e dedos em "baqueta de tambor", e se constitui num grave problema de saúde pública[40,96]. A infestação pelo *T. trichiura* pode causar complicações como apendicite ou prolapso retal, quando presente em grande quantidade no ceco e na mucosa retal, respectivamente. A infestação maciça pode causar anemia.

Diagnóstico

O diagnóstico é confirmado pela identificação dos ovos nas fezes. O enema baritado com duplo contraste pode demonstrar as alterações colônicas. Em infestações intensas, os vermes podem ser visualizados na mucosa retal durante a retossigmoidoscopia.

Tratamento

O tratamento é realizado com mebendazol (100 mg 2 vezes ao dia durante 3 dias)[32,41]. Os índices de cura são de 60 a 80%; entretanto, o retratamento é freqüentemente necessário[96]. O mebendazol é contra-indicado durante a gravidez e não é recomendado para crianças abaixo de 2 anos de idade. Albendazol também é efetivo, na dose de 400 mg ao dia por 3 dias.

COLITES CAUSADAS POR BACTÉRIAS

As principais colites bacterianas são: Shigelose, colite por *Escherichia coli*, enterocolite por *Yersinia*, colite por *Campylobacter*, actinomicose, proctite gonocócica, tuberculose do cólon, reto e ânus, proctite sifilítica e colite tifóide.

SHIGELOSE

A disenteria bacilar ou shigelose é uma colite bacteriana aguda, predominantemente do retossigmóide, que é causada pelo gênero *Shigella*, que pertence à família Enterobacteriaceae.

As mais importantes espécies são: *Shigella dysenteriae*, *Shigella flexneri*, *Shigella boydii*, *Shigella sonnei*. A *Shigella dysenteriae* produz uma exotoxina muito potente que é responsável pela forma mais grave de shigelose. A *Shigella sonnei* é responsável por mais da metade dos casos de shigelose; é a espécie predominante nos países desenvolvidos. Essas bactérias lesam o trato gastrointestinal, sobretudo a porção distal do cólon e o reto e, em alguns casos, o íleo, e são transmitidas via fecal-oral. Higiene inadequada, água não-tratada e falta de esgoto contribuem para o risco da infecção.

A *Shigella* causa um amplo espectro de doenças gastrintestinais, variando de diarréia leve a disenteria intensa que pode evoluir para óbito. Complicações graves são relativamente comuns e incluem perfuração intestinal, megacólon, choque séptico, síndrome hemolítico-urêmica, desidratação profunda, hipoglicemia, hiponatremia, convulsões e encefalopatia.

A incidência é maior em crianças de 1 a 4 anos de idade e em pessoas que vivem em instituições para deficientes mentais. A incidência é também maior em homossexuais[38].

Patogenia

Após a sua ingestão, as *Shigella* passam pelo intestino delgado e penetram nas células epiteliais colônicas, onde se multiplicam e produzem toxinas, causando os sintomas da doença. São excretadas em altas concentrações nas fezes. O período de incubação é de 1 a 3 dias; a doença é altamente contagiosa através de objetos contaminados e através de portadores humanos que trabalham com alimentos, sendo estes últimos os mais importantes focos de disseminação.

Durante o período das manifestações clínicas e por até 6 semanas após a recuperação, *Shigella* sp. podem ser excretadas nas fezes. A *Shigella*, após ter sido ingerida e atravessar o intestino delgado, multiplica-se rapidamente nas células da mucosa colônica, causando lise das células, congestão, edema, hemorragia e ulcerações superficiais da mucosa, que podem penetrar até a muscular da mucosa. Inicialmente a inflamação é observada na mucosa do cólon sigmóide e do reto, mas em poucos dias pode se estender para todo o cólon e, em alguns casos, até mesmo o íleo terminal. A patogenicidade da *Shigella* está na sua habilidade em invadir o epitélio do cólon, onde induz uma inflamação intensa da mucosa[77]. Colite do tipo pseudomembranosa, assim como megacólon tóxico e perfuração colônica, podem ocorrer.

Citocinas proinflamatórias apresentam-se elevadas nas fezes e no plasma dos pacientes com shigelose e seus níveis estão correlacionados com a intensidade da doença[79]. A diarréia é resultante da deficiência de absorção de água pela mucosa colônica inflamada[20]. A intensidade da diarréia provavelmente está relacionada com a extensão das lesões inflamatórias no cólon[20]. O envolvimento do cólon ocorre principalmente na área retossigmóidea; entretanto pode acometer o cólon proximal numa extensão variável, sendo a pancolite pouco freqüente[95].

Quadro Clínico

A maioria dos pacientes apresenta sintomas prodrômicos inespecíficos que incluem febre elevada (39-40°C), calafrios, mialgia, anorexia, náuseas e vômitos. Posteriormente iniciam-se os sintomas intestinais de dor abdominal em cólica e diarréia, que inicialmente pode ser aquosa, mas em 1 a 3 dias torna-se mucopiossanguinolenta (disenteria). As evacuações podem ocorrer até 20-40 vezes ao dia, acompanhadas de puxo e tenesmo. Dor abdominal à palpação na região do cólon sigmóide ou mesmo generalizada e ruídos hidroaéreos exacerbados são achados freqüentes. Podem ocorrer vômitos e dor abdominal intensa, que podem se confundir com abdômen agudo. Em casos de disenteria pode haver colapso vascular e desequilíbrio hidroeletrolítico que pode levar à insuficiência renal e choque severo. Outras complicações incluem megacólon tóxico, perfuração do cólon e peritonite, convulsões, septicemia, reação leucemóide, síndrome hemolítico-urêmica e íleo paralítico. Uma a três semanas após a resolução da disenteria, podem ocorrer artrite e síndrome de Reiter (artrite, uretrite e conjuntivite).

Quadro clínico mais leve com somente diarréia aquosa, sem disenteria, pode ocorrer. Obstrução intestinal e megacólon tóxico são incomuns em países desenvolvidos; entretanto, em países subdesenvolvidos ocorrem com certa freqüência[1].

As manifestações clínicas melhoram espontaneamente em 1 a 2 semanas na maioria dos casos não-tratados.

Diagnóstico

O fator epidemiológico é muito importante para o diagnóstico. A shigelose deve ser considerada em qualquer paciente com início agudo de febre e diarréia. O exame a fresco das fezes é essencial para a identificação de leucócitos. O diagnóstico é comprovado por coproculturas[1].

A retossigmoidoscopia revela mucosa hiperemiada geralmente com exsudato hematopurulento e ulcerações rasas e pequenas de 3 a 7 mm de diâmetro. O diagnóstico depende da identificação da *Shigella* na cultura de fezes recém-eliminadas ou de várias amostras obtidas diretamente através da retossigmoidoscopia. Cultura negativa de uma única amostra de fezes não exclui o diagnóstico. Por isso, são recomendadas culturas de fezes obtidas em 3 dias consecutivos. As culturas estão positivas geralmente dentro de 24 horas do início dos sintomas e permanecem positivas por várias semanas na ausência de antibioticoterapia.

A sorologia possui valor limitado. O número de leucócitos no sangue varia de 3.000 a mais de 15.000/mm³

e, portanto, tem pouco valor diagnóstico. O diagnóstico diferencial deve ser feito com outras colites infecciosas ou parasitárias e com a retocolite ulcerativa.

Tratamento

Como em qualquer síndrome diarréica, a reposição de volume é o primeiro passo para o tratamento. Devido à fácil transmissibilidade e à propensão de causar enfermidade severa, o tratamento com antibióticos é sempre indicado na shigelose.

Antibioticoterapia específica tem demonstrado diminuição da mortalidade e da duração da doença. Os antibióticos sugeridos incluem trimetoprima-sulfametoxazol[115], ciprofloxacina[7], e as novas fluorquinolonas[89]. Ampicilina (500 mg, 4 vezes ao dia) e trimetoprima-sulfametoxazol ainda são utilizados em crianças, mesmo com a ocorrência aumentada de resistência; entretanto, atualmente tem se considerado o uso de azitromicina ou quinolonas de curta duração nos casos de doença grave[1,4]. Devido à resistência a antibióticos desenvolvida pelas *Shigella*, é importante fazer o antibiograma[4]. Em adultos, ciprofloxacina na dose de 500 mg via oral 2 vezes ao dia por 5 dias ou 1 g como dose única é o tratamento de escolha quando a susceptibilidade da cepa não é conhecida[70]. O tratamento de suporte com administração de eletrólitos e líquidos é da maior importância[56].

Profilaxia

A prevenção da shigelose é importante. Educação sanitária pode reduzir a transmissão de pessoa para pessoa[111]. A *Shigella* pode ser transmitida por moscas das fezes para os alimentos e o controle de moscas demonstrou reduzir a incidência da infecção[60]. Existem estudos atuais para o desenvolvimento de vacinas contra a shigelose, com cepas vivas atenuadas. Entretanto, é improvável que vacinas seguras, baratas e efetivas estejam disponíveis num futuro próximo[47].

COLITE POR *ESCHERICHIA COLI*

A *Escherichia coli* geralmente provoca diarréia por lesão no intestino delgado (ver Capítulo 55). Entretanto, alguns sorogrupos da *Escherichia coli* podem invadir e multiplicarem-se nas células epiteliais do cólon e causar colite inflamatória; entre elas estão as *E. coli* ênterohemorrágicas e as *E. coli* enteroinvasivas.

Patogenia

Escherichia Coli Enteroinvasiva

A patogenia da *Escherichia coli* enteroinvasiva (ECEI) é praticamente idêntica à da *Shigella*, mas a in-

DOENÇAS INFECCIOSAS E PARASITÁRIAS DO INTESTINO GROSSO

fectividade da ECEI é cerca de 1.000 vezes maior. Ambas invadem o epitélio colônico e produzem toxinas que são responsáveis pelo quadro clínico da enfermidade[68].

Após a invasão celular, as cepas de ECEI provocam uma resposta inflamatória intensa que está associada com a destruição da mucosa intestinal. O quadro clínico é semelhante ao de todas as disenterias bacterianas, com alta incidência de febre e diarréia sanguinolenta com muitos leucócitos nas fezes. A capacidade de invasão celular é codificada geneticamente por um grande plasmídeo e o fenótipo pode ser confirmado pelo teste de Sereny. Entretanto, o mecanismo pelo qual as *E. coli* enteroinvasivas produzem a diarréia não está completamente elucidado. Trabalhos recentes indicam que uma alteração nas propriedades de transporte e barreira do epitélio intestinal pode ser responsável pela diarréia nessas infecções[82].

Escherichia Coli Entero-Hemorrágica

A *E. coli* entero-hemorrágica geralmente pertence ao serotipo O157:H7. Ao contrário das disenterias clássicas e da *E. coli* enteroinvasiva, não há invasão celular da mucosa. Essas cepas de bactérias produzem uma toxina semelhante àquela produzida pela *Shigella* que são citotóxicas para as células verointestinais, sendo responsáveis pela diarréia sanguinolenta.

O reconhecimento da *E. coli* entero-hemorrágica como uma classe patogênica distinta resultou de estudos epidemiológicos relatados por Riley *et al.* e mais tarde por Wells *et al.*[84,111], que investigaram surtos de enfermidades gastrintestinais caracterizadas por cólicas abdominais e diarréia aquosa, seguidas por diarréia sanguinolenta maciça na ausência de febre. A doença foi subseqüentemente denominada colite hemorrágica. A *Escherichia coli* O157:H7 produz verotoxina e causa colite hemorrágica aguda, podendo também causar síndrome hemolítica urêmica e púrpura trombocitopênica trombótica. Os achados endoscópicos típicos da *E. coli* entero-hemorrágica são edema difuso, ulcerações, eritema marcante e sangramento. O cólon ascendente é mais comumente envolvido[45,99]. A mucosa e submucosa do cólon apresentam alterações inflamatórias agudas com áreas de desnudamento do epitélio.

Apesar de a *E. coli* O157:H7 permanecer o serotipo mais reconhecido, mais de 100 cepas diferentes da *E. coli* produzindo citotoxinas semelhantes já foram isoladas nas fezes de pacientes com diarréia[12,30,61].

Quadro Clínico

Na infecção por *E. coli* enteroinvasiva o paciente apresenta um quadro clínico similar à shigelose, com dor abdominal, febre elevada, tenesmo e disenteria com sangue, muco e leucócitos. O período de incubação é de 1 a 3 dias e a doença é autolimitada em 7 a 10 dias. Já nos pacientes infectados pelas *E. coli* entero-hemorrágicas

(ou *E. coli* O157:H7), o quadro geralmente cursa também com diarréia sanguinolenta, porém na maior parte dos casos não há presença de febre. Nos idosos, a colite por *E. coli* entero-hemorrágica pode ser confundida com colite isquêmica e pode causar o óbito do paciente[101]. Estão descritos casos de síndrome hemolítico-urêmica em pacientes infectados por *E. coli* O157:H7 ou outras cepas entero-hemorrágicas[8].

Diagnóstico

O diagnóstico é confirmado por cultura das fezes para *Escherichia coli*. Entretanto, para a diferenciação das cepas de *E. coli* é necessária a realização de estudos específicos, como testes sorológicos[26].

O achado colonoscópico característico na maioria dos pacientes com colite hemorrágica pela infecção por *E. coli* O157:H7 é caracterizado pela presença de inflamação intensa, predominantemente no cólon direito, e aparecimento de lesões longitudinais semelhantes a úlceras[92].

Tratamento

O tratamento inicial consiste em reposição hidroeletrolítica e dieta sem resíduos.

Nos casos de infecção por *E. coli* enteroinvasiva, o tratamento pode ser realizado com os mesmos antibióticos utilizados contra a *Shigella*. A resistência à ampicilina e sulfametoxazol + trimetoprima é comum, enquanto a resistência às quinolonas é baixa.

Nas infecções por *E. coli* entero-hemorrágica o papel de antibióticos é discutível até o momento e devido aos dados contraditórios dos vários estudos, o seu uso deve ser evitado. Um trabalho recente relatou aumento do risco de síndrome hemolítico-urêmica nos pacientes que receberam antibióticos para o tratamento da *E. coli* O157:H7[17,116].

ENTEROCOLITE POR *YERSINIA* (Ver também Capítulo 47)

A enterocolite por *Yersinia* é uma infecção causada por um bacilo gram-negativo que é encontrado com freqüência nos pássaros, lebres, cabritos, porcos, gatos e cachorros. Existem 4 espécies de *Yersinia: Y. frederiksenii, Y. kristensenii, Y. intermédia* e *Y. enterocolitica.*

Seu modo de transmissão é pelo contato direto com os animais ou pela ingestão de alimentos e água contaminados. Geralmente é transmitida pelo consumo de alimentos derivados do porco, pouco cozidos. Seu período de incubação é de 4 a 10 dias. A duração da doença é em média de 14 dias e pode ser complicada pela síndrome "pseudo-apendicular", com ileíte terminal e linfadenite mesentérica marcante. Sua distribuição é mundial, ocorrendo mais freqüentemente em épocas de baixas temperaturas e em crianças menores de 4 anos de idade[107].

967

As bactérias proliferam no intestino delgado, principalmente no íleo. O cólon é lesado menos freqüentemente. Quando o cólon é comprometido, o lado direito é o local mais comum e pode apresentar úlceras aftóides e colite hemorrágica. As alterações patológicas mais freqüentes são ileíte terminal e linfadenite mesentérica[27].

Quadro Clínico

A apresentação clínica mais comum é uma gastroenterite que se manifesta com febre contínua de 38,5 a 40°C, vômitos, dor abdominal e diarréia, que varia de fezes aquosas a evacuações com muco e algumas vezes com sangue. A bactéria pode produzir uma adenite mesentérica, principalmente na região ileocecal. Nesse caso, o quadro clínico é similar ao de apendicite aguda (40% dos pacientes apresentam-se com sintomas sugestivos de apendicite)[27,107]. Em pacientes com lúpus eritematoso sistêmico ou leucemia pode ocasionar quadro semelhante àquele encontrado na febre tifóide. Septicemia, artralgias e artrite, eritema nodoso, pneumonia, faringite e meningite são complicações raras[34].

Diagnóstico

O diagnóstico é estabelecido pela identificação de *Yersinia* nas fezes, sangue, espécimes cirúrgicos ou líquido cefalorraquidiano. O leucograma revela leucocitose com neutrofilia. A sorologia (aumento da aglutinina) possui valor diagnóstico, porém a cultura permanece como o diagnóstico definitivo[16].

Em pacientes que foram submetidos a laparotomia com diagnóstico de apendicite aguda e em que o apêndice se apresentava normal, é importante para o cirurgião realizar a biópsia de um linfonodo mesentérico que esteja aumentado, para isolar a *Yersinia enterocolitica*.

Os testes radiológicos podem ajudar, entretanto os achados podem variar consideravelmente de paciente para paciente. As anormalidades mais encontradas no enema com bário são alterações no pregueamento mucoso. Outras alterações incluem ulcerações, dilatação, hipercontratilidade, compressão extrínseca e espessamento da parede do intestino[107].

A colonoscopia pode mostrar desde um aspecto normal até alterações difusas com edema, eritema e friabilidade da mucosa, sendo importante o diagnóstico diferencial com as colites inflamatórias[106].

Tratamento

A grande maioria dos casos é autolimitada. A antibioticoterapia deve ser reservada para pacientes com enterite prolongada, manifestações extra-intestinais ou risco aumentado de septicemia. A *Yersinia enterocolitica* é sensível aos antibióticos do grupo dos aminoglicosídeos, tetraciclina, cloranfenicol, sulfametoxazol-trime-

toprima e fluoroquinolonas[50,76]. As recomendações atuais incluem o uso dessas medicações assim como de ciprofloxacina para o tratamento de enterite por *Yersinia*, adenite mesentérica, eritema nodoso e artrite[50].

ACTINOMICOSE

Esta é uma infecção bacteriana granulomatosa supurativa crônica não muito freqüente, que pode afetar o cólon desde a válvula ileocecal até o reto e o ânus. É causada pelo *Actinomyces* sp., bactéria gram-positiva, anaeróbica ou microaeróbica. A espécie mais freqüente é *Actinomyces israelii*. A incidência de actinomicose pélvica é maior nos pacientes que usam DIU (dispositivo intra-uterino).

Os *Actinomyces* sp. são comensais da boca, do tubo digestivo e dos pulmões do ser humano. A infecção se inicia após lesão da mucosa ou aspiração da bactéria. No trato gastrointestinal, o local mais acometido é o apêndice vermiforme e a região ileocecal[80].

Patogenia

O *Actinomyces* produz uma infecção granulomatosa, supurativa, com propensão para a formação de fístulas e com secreção de grânulos sulfúricos.

A presença de fístula, geralmente semanas após o início das manifestações clínicas, sugere o diagnóstico. Alguns pacientes apresentam abscesso perirretal ou fístula perianal. A actinomicose colônica confunde-se com o carcinoma dessa região.

O paciente pode apresentar febre, anemia, perda de peso, leucocitose e massa abdominal palpável.

Diagnóstico

O diagnóstico é feito pelo exame histopatológico e bacteriológico das amostras obtidas através da retossigmoidoscopia ou colonoscopia, ou através do achado de *Actinomyces* na secreção purulenta de algum abscesso drenado.

O diagnóstico deve ser suspeitado nos casos de abscessos e fístulas pós-apendicectomias, em que a bactéria pode passar da luz intestinal para a cavidade abdominal; nesses casos a evolução pós-operatória pode ser normal até a segunda ou terceira semana, quando aparece uma tumoração dura, indolor, na fossa ilíaca direita ou ao redor do local de drenagem da ferida operatória.

A actinomicose retal pode apresentar-se como um abscesso anorretal crônico, confundir-se com doença de Crohn, retocolite ulcerativa, tuberculose ou com carcinoma de reto infectado, ou ainda ser secundária a lesões primárias localizadas em outras regiões do tubo digestivo. Deve-se suspeitar de actinomicose na presença de uma estenose submucosa do reto no enema ou retossig-

DOENÇAS INFECCIOSAS E PARASITÁRIAS DO INTESTINO GROSSO

moidoscopia ou quando o toque retal evidenciar uma massa dura e lisa.

Tratamento

O tratamento é feito com penicilina cristalina em altas doses e por tempo prolongado. Geralmente são administradas 10 a 20 milhões de unidades de penicilina cristalina por via endovenosa por dia por 4 a 6 semanas, seguidas de fenoximetil penicilina, 2 a 5 milhões via oral (VO) por 12 a 18 meses.

PROCTITE GONOCÓCICA
(Ver também Capítulo 91)

É uma doença de transmissão sexual cujo agente etiológico é a *Neisseria gonorrhoeae*, um diplococo gram-negativo. Essa infecção aparece em regra geral dentro de 5 a 7 dias após o contágio. É mais comum em mulheres e em homens homossexuais. Cerca de 31 a 35% das mulheres com vulvovaginite gonocócica apresentam também proctite gonocócica, sendo que nessas pacientes a infecção retal pode ser devida à passagem do gonococo da vagina para o reto.

Em homens homossexuais com infecção gonocócica, a infecção anorretal ocorre em 45% dos casos[57]. A porta de entrada do gonococo é o epitélio colunar do reto e o envolvimento do tecido conjuntivo subepitelial é secundário.

Quadro Clínico

A proctite gonocócica pode passar despercebida, sendo assintomática na maioria dos casos ou com sintomas leves como ânus úmido e prurido anal. Quando a infecção é maior, ocorrem dor à evacuação, tenesmo, ardor e sensação de queimadura anal. A proctite gonocócica deve ser suspeitada quando há qualquer secreção ou escoriação anal. Apesar de apenas 5% dos pacientes se queixarem de secreção purulenta anal, existem eritema e edema das criptas anais e pus é secretado com a expressão das criptas em 63% dos pacientes. Geralmente os sintomas são resolvidos rapidamente e os pacientes tornam-se portadores assintomáticos[57].

Podem ocorrer complicações com a gonorréia anorretal, as quais eram mais comuns antes do uso de antibióticos. As complicações locais mais sérias são a formação de estenoses retais. Outras complicações são fístulas, fissuras, abscesso perianal e, mais raramente, fístulas retovaginais.

Diagnóstico

O diagnóstico é estabelecido com a retossigmoidoscopia, sendo as alterações geralmente limitadas ao reto e canal anal[78]. Nos casos mais agudos, a mucosa apresenta-se friável, congesta, edemaciada, porém sem ulceração e parcialmente coberta por um exsudato purulento, sobretudo no reto inferior e nas válvulas.

O diagnóstico definitivo se faz com o achado do gonococo na cultura de secreção retal e perianal. Cultura e antibiograma dessas secreções devem ser realizados para determinar a sensibilidade aos antibacterianos.

O enema opaco pode ser normal ou mostrar granularidade da mucosa. Em casos mais graves, ulcerações difusas, espasmos e alargamento do espaço pré-sacral podem ser vistos[93]. O uso de anticorpos antigonococos conjugados com fluoresceína é um exame mais sensível e rápido do que as técnicas de culturas convencionais isoladas[57].

Tratamento

De modo geral administra-se: (1) dose única de 4,8 milhões de unidades de penicilina procainada IM associada a 1,0 g de probenecida VO; ou (2) 1,0 g de espectinomicina IM em cada região glútea em dose única (total de 2 g); ou (3) dose única de ampicilina 3,5 g VO associada a 1 g de probenecida VO.

Atualmente, ceftriaxona em dose única é recomendada, sendo altamente eficaz para infecções anogenitais não-complicadas[32].

O tratamento adequado do parceiro é muito importante. A confirmação da cura é feita com retossigmoidoscopia em intervalos regulares e com amostras das secreções para estudo laboratorial. Em alguns pacientes, exames sorológicos para sífilis e para AIDS devem ser realizados, pela possível associação dessas doenças, sobretudo nos homossexuais.

Para o seguimento, deve ser realizada cultura 10 dias após o tratamento, para documentar a cura.

TUBERCULOSE DO CÓLON E DO RETO

É uma doença infectocontagiosa, podendo ser produzida pelo *Mycobacterium tuberculosis* ou pelo *Mycobacterium bovis*, que são bacilos álcool-ácido-resistentes gram-positivos[91]. É mais freqüente dos 20 aos 40 anos de idade. Raramente encontra-se o foco primário no cólon, reto ou ânus, sendo geralmente secundário a uma infecção pulmonar primária. A tuberculose intestinal pode ocorrer (1) pela deglutição do escarro infectado com o *Mycobacterium*; (2) pela ingestão de leite contaminado (no caso de infecção pelo *M. bovis* — raro atualmente devido à pasteurização do leite); (3) através da disseminação hematogênica a partir de tuberculose pulmonar ativa, tuberculose miliar ou bacteremia silenciosa durante a primeira fase da tuberculose; ou então; (4) pela extensão direta de órgãos adjacentes (rara)[64]. É mais freqüente nas mulheres devido à maior dificuldade de eliminação de escarro. Pode ser primária quando os bacilos são ingeridos em alimentos contaminados.

969

A lesão tuberculosa do cólon pode ser de difícil diferenciação da doença de Crohn e do câncer dessa região. Essa doença causa lesões polipóides e úlceras como resultado de estenoses fibrosas e espessamentos da parede do segmento colônico afetado, devido a uma infiltração granulomatosa e caseificação da submucosa, de tal maneira que se forma uma grande massa e a luz intestinal sofre redução. A região ileocecal é a mais freqüentemente atingida.

Quadro Clínico

Os sinais e sintomas não são específicos. Dor abdominal ocorre em 85% dos casos, diarréia em 20%, perda de peso, em 66% dos pacientes, e febre, em 35 a 50% dos casos[64]. O sintoma predominante na grande maioria dos casos é dor abdominal, geralmente acompanhada de diarréia, constipação ou períodos alternados dos dois sintomas. Em alguns casos pode haver eliminação de muco e sangue nas fezes. Perda de peso é muito comum. Massa palpável em qualquer região do abdômen, mas principalmente na fossa ilíaca direita, é freqüente. Manifestações de tuberculose em outras regiões do abdômen e pelve são comuns. O quadro clínico é geralmente sugestivo de doença de Crohn ou carcinoma do cólon direito.

Diagnóstico

Antecedentes de tuberculose pulmonar ou familiar são dados orientadores, assim como estado socioeconômico e hábitos higienodietéticos. Na fase inicial pode ser confundida com qualquer doença do cólon. A palpação abdominal nas etapas intermediárias da evolução pode revelar uma massa abdominal, a qual pode ser confundida com carcinoma, doença de Crohn, lesão hiperplásica amebiana ou uma massa decorrente de uma diverticulite.

A cultura de amostras de fezes (pelo menos 6 amostras) para o *Mycobacterium tuberculosis* pode confirmar o diagnóstico se o paciente não tiver tuberculose pulmonar concomitante.

A radiografia de tórax com achados positivos para tuberculose pulmonar pode ser útil para estabelecer a etiologia do processo colônico, que se confirmará com o resultado do estudo histopatológico.

A retossigmoidoscopia, a colonoscopia e o enema opaco são procedimentos muito úteis para o diagnóstico e a obtenção de biópsias.

O enema opaco com duplo contraste com controle fluoroscópico e com posições oblíquas revelará, de acordo com a etapa de evolução da doença, imagens diversas, que podem ser: lesão ulcerativa, regiões estenóticas, imagens polipóides, presença de massa irregular, borramento de ceco e encurtamento do cólon ascendente. Lesões saltadas e múltiplas úlceras com alinhamento

transverso ou circunferencial são geralmente os principais achados[48].

Os principais achados colonoscópicos da tuberculose são úlceras transversas e lineares (com bases hemorrágicas e necróticas e bordas edemaciadas), pólipos inflamatórios, mucosa nodular, válvula ileocecal deformada e também bandas fibrosas[94].

Quando não são possíveis a realização de colonoscopia e a obtenção de biópsias do cólon, reto e ânus em pacientes com lesão suspeita, a pesquisa de BAAR nas fezes pode ser útil. A laparoscopia pode ser útil para o diagnóstico, principalmente nos casos com peritonite concomitante.

As lesões anais e perianais podem manifestar-se por abscessos, que, quando drenam, formam uma fístula ou lesões granulomatosas nessa área.

Tratamento

O tratamento é feito com quimioterapia habitual (isoniazida, rifampicina, pirazinamida e etambutol ou estreptomicina). O tratamento cirúrgico é reservado aos casos em que existe massa ou estenose do cólon ou reto que não cede ao tratamento clínico convencional e geralmente consiste em colectomia direita com ileotransversoanastomose. Se a lesão estiver em outro segmento do cólon, deve-se proceder a uma colectomia limitada à região comprometida.

COLITE TIFÓIDE
(Ver também Capítulo 55)

A colite tifóide é causada por um bacilo gram-negativo que pertence à família das Enterobacteriaceae, a *Salmonella typhi*. O bacilo é transmitido por alimentos, água e objetos contaminados por material fecal. Geralmente a infecção alimentar é o resultado das endotoxinas da *Salmonella* menos virulenta (*Salmonella typhi, Salmonella schott-müller, Salmonella paratyphii*). Essas bactérias produzem invasão epitelial extensa ao longo do intestino delgado e cólon, porém não causam destruição da mucosa intestinal. A endotoxina é produzida a partir da autólise da célula bacteriana. É uma doença endêmica em países subdesenvolvidos.

Quadro Clínico

O período de incubação é de 8 a 24 horas, e a intensidade das manifestações é variável, assim como a duração da doença na sua evolução natural: pode durar de 2 a 6 semanas. A febre é o sintoma mais comum e é acompanhada de calafrios, mal-estar geral, mialgias, constipação, náuseas e vômitos. As complicações gastrointestinais mais freqüentes são hemorragia e perfuração no íleo, que ocorrem durante o curso da terceira semana de evolução da doença. A perda de sangue ocul-

970

DOENÇAS INFECCIOSAS E PARASITÁRIAS DO INTESTINO GROSSO

to nas fezes pode ser uma causa freqüente de anemia, podendo ocorrer ainda sangramento maciço que mais freqüentemente se origina no íleo e mais raramente no intestino grosso. O diagnóstico de localização da hemorragia maciça é feito com arteriografia mesentérica seletiva. Outras complicações incluem pneumonia, miocardite, colecistite aguda e meningite aguda.

A salmonelose pode causar colecistite aguda, que pode evoluir para gangrena e perfuração. Megacólon tóxico e perfuração intestinal também podem ocorrer, e, em raras ocasiões, hemorragia digestiva baixa maciça.

O processo é geralmente limitado aos 70 cm terminais do íleo e ao cólon proximal.

Diagnóstico

O diagnóstico deve ser clínico em primeiro lugar. Os exames laboratoriais são de grande valor para complementar ou auxiliar no diagnóstico. O hemograma é normal ou mostra leucopenia com neutrofilia relativa. As culturas são os testes diagnósticos específicos para isolar a bactéria. A cultura da medula óssea do esterno é geralmente (90%) positiva na primeira semana de evolução. Na segunda semana, a hemocultura revela crescimento do agente causador da doença, e, na terceira semana, a cultura de fezes e urina é positiva para *Salmonella*. A reação de Widal para aglutininas específicas contra antígenos somáticos (O) e flagelar (H) revela positividade depois da primeira semana de evolução e títulos superiores a 1:160 do antígeno O, com quadro clínico sugestivo, confirmam o diagnóstico. A elevação da aglutinina H é mais inespecífica. O estudo histopatológico dos espécimes cirúrgicos obtidos de pacientes com doença complicada demonstra múltiplas úlceras pequenas e irregulares e grandes áreas necróticas ao nível do ceco.

Tratamento

O tratamento antibiótico para a febre tifóide tem sido dificultado devido à emergência mundial de *S. typhi* resistentes aos três antimicrobianos preconizados para a doença: ampicilina, trimetoprina-sulfametoxazol e cloranfenicol. As quinolonas (ciprofloxacina e ofloxacina) e as cefalosporinas de terceira geração (ceftriaxona e cefixima) demonstraram ser efetivas contra as *S. typhi* multirresistentes. As doses recomendadas são as seguintes: ciprofloxacina (500 mg 2 vezes ao dia por 7 a 10 dias), ceftriaxona 1 a 3 g intravenoso por dia por 3 a 10 dias e Cefixima 400 mg via oral 2 vezes ao dia por 10 dias[10].

As quinolonas geralmente produzem uma resolução mais rápida da febre do que as cefalosporinas[70].

Prevenção

Várias medidas devem ser tomadas como: saneamento do meio ambiente, adequada eliminação de ex-
cretas, introdução de água potável, melhoria na elaboração dos alimentos, campanhas contra moscas e baratas, pasteurização do leite, além de todas as outras medidas sanitárias.

COLITE POR *CAMPYLOBACTER*

Campylobacter é a bactéria mais freqüentemente identificada como causa de diarréia nos Estados Unidos. Quase todos os casos relatados são causados pela espécie *C. jejuni*. São mais comuns durante o verão e início do outono. A incidência anual de *C. jejuni* é de 1.000:100.000 habitantes. Infecções por *Campylobacter* são duas vezes mais comuns que *Salmonella* e sete vezes mais comuns que *Shigella*.

A transmissão ocorre pela ingestão de água ou alimentos contaminados com o *C. jejuni*. A maioria das infecções por *C. jejuni* em humanos é adquirida através do preparo e ingesta de carne de frango.

Quadro Clínico

O quadro clínico pode variar de assintomático a sepse fulminante e morte. A manifestação mais comum é a diarréia. Febre, dor abdominal e náuseas também são freqüentes. Os sintomas geralmente cedem em 1 semana, sem a necessidade de antibióticos[3]. Há presença de sangue oculto nas fezes em 50% dos casos e leucócitos nas fezes em 75%.

A infecção por *Campylobacter* pode ser confundida com o diagnóstico de apendicite aguda ou doença inflamatória intestinal.

Diagnóstico

O exame de fezes a fresco através de campo escuro pode identificar o organismo. A presença de leucócitos nas fezes não é incomum, mas não é patognomônica dessa condição[2].

O aspecto colonoscópico é de úlceras, mucosa edematosa e exsudativa com sangramento espontâneo ou ao contato. O estudo anatomopatológico é semelhante ao das colites inflamatórias. O enema contrastado pode demonstrar úlceras aftóides em cólon[62]. Foram relatados casos de megacólon tóxico.

Tratamento

Geralmente a infecção é autolimitada, com resolução espontânea em 1 semana. O tratamento com antibiótico deve ser realizado nos pacientes que apresentam sintomas por mais de uma semana ou piora clínica, com sintomas sistêmicos, pacientes imunodeprimidos e disenteria severa.

Nos pacientes com indicação de tratamento existem duas opções de antibióticos aceitos atualmente:

971

macrolídeos (eritromicina, azitromicina) ou quinolona (ciprofloxacina). A vantagem da eritromicina é o espectro dirigido, baixo custo e alto índice de erradicação do organismo nas fezes. Ciprofloxacina (dose de 250 a 500 mg 4 vezes ao dia por 7 dias) diminui o tempo da doença para menos de 2 dias comparado a 5 dias num grupo controle com placebo. Porém, vários estudos já demonstram índices consideráveis de resistência à ciprofloxacina. A azitromicina parece ser mais efetiva que as quinolonas para a erradicação do estado de portador[3,32,59].

SÍFILIS DO RETO OU PROCTITE SIFILÍTICA

A infecção anorretal pelo *Treponema pallidum* é um diagnóstico extremamente difícil, sendo muitas vezes confundida com outras patologias, como úlceras anais idiopáticas, criptites anais, lesões traumáticas, pólipos e até mesmo carcinoma[78].

Patogenia

Cancros anorretais são formados após o contato sexual e têm um período de incubação de 2 a 8 semanas[78]. A característica mais comum é a ulceração, causando prurido, irritação e secreção fétida. Essas úlceras cicatrizam espontaneamente em 3 a 4 semanas[90] Outras lesões associadas com sífilis anorretal precoce incluem pólipos, massas lobuladas, ulcerações na mucosa anal ou retal e friabilidade ou edema da mucosa. A sífilis secundária pode se manifestar na forma de condiloma acuminado.

A anatomia patológica da proctite sifilítica mostra infiltrado linfocitário e plasmocítico e uma vasculite granulomatosa.

Quadro Clínico

Na maioria dos casos, a sífilis anorretal é assintomática. Quando presentes, os sintomas mais comuns são dor retal, prurido, sangramento, secreção mucosa anal, constipação e tenesmo[78]. Não se sabe ao certo, entretanto, se esses sintomas não estão mais relacionados com infecções concomitantes com outros patógenos e com traumatismos locais do que com a própria infecção pelo *Treponema pallidum*.

Diagnóstico

O exame microscópico em campo escuro é muito útil para a detecção dos treponemas móveis das lesões anais e perianais, porém não é um exame muito específico para os casos de lesões retais, uma vez que treponemas não-patogênicos podem estar presentes nessa região.

Os testes de imunofluorescência direta para sífilis são altamente sensíveis[78].

O exame retossigmoidoscópico pode revelar massas ou lesões ulcerativas que sugerem o diagnóstico de carcinoma. Nesses casos, a realização de biópsias é obrigatória; entretanto, elas não ajudam no diagnóstico da doença.

Tratamento

Penicilina benzatina (2.400.000 unidades) é a medicação recomendada para o tratamento de sífilis precoce em pacientes não-alérgicos à penicilina. Penicilina G procaína parenteral permanece a droga de escolha para o tratamento da sífilis em qualquer dos seus estágios[51]. Outros antibióticos como a azitromicina e a ceftriaxona vêm sendo cada vez mais utilizados com sucesso no tratamento da sífilis. O tratamento com azitromicina (2 g) via oral em dose única é uma alternativa promissora para o tratamento e deve ser avaliada em estudos futuros[5].

INFECÇÕES CAUSADAS POR FUNGOS

Geralmente encontradas em indivíduos imunodeprimidos. Etiologias possíveis incluem *Candida* spp. e *Histoplasma capsulatum*.

CANDIDÍASE COLÔNICA

A candidíase pode afetar todo o cólon em pacientes imunodeprimidos, com doença grave debilitante, naqueles em uso crônico de esteróides e após administração prolongada de antibióticos de amplo espectro.

O quadro clínico da candidíase colônica é caracterizado por diarréia e dor abdominal leve. Em casos mais graves, pode ocorrer o desenvolvimento de fístulas.

O diagnóstico é estabelecido pela identificação de leveduras, esporos ou pseudomicélias no exame microscópico das fezes. A biópsia das lesões pode demonstrar as características pseudo-hifas.

O tratamento pode ser realizado com nistatina (500.000 a 1.000.000 de unidades) via oral, 4 vezes ao dia. Drogas alternativas são cetoconazol (200 a 400 mg, uma vez ao dia) ou anfotericina B intravenosa (0,3 a 0,6mg/kg ao dia)[91].

HISTOPLASMOSE COLÔNICA

É causada por um fungo dimórfico, o *Histoplasma capsulatum*. É uma infecção subclínica em indivíduos saudáveis, porém em pacientes imunossuprimidos pode ocorrer doença disseminada.

Os pulmões são os órgãos mais acometidos, mas pode afetar todo o trato gastrintestinal, principalmente o íleo terminal e o cólon proximal[98].

DOENÇAS INFECCIOSAS E PARASITÁRIAS DO INTESTINO GROSSO

Quando envolve o cólon, pode causar sangramento, estenose, e até mesmo perfuração já foi relatada, podendo ser confundida com carcinoma.

O exame colonoscópico pode mostrar áreas de inflamação com placas, úlceras e pseudopólipos.

O diagnóstico pode ser confirmado por cultura ou biópsia. A biópsia pode demonstrar as leveduras ovais intracelulares características dentro da mucosa. Títulos sorológicos de fixação de complemento maiores que 1:8 são sugestivos da doença.

Cetoconazol é a medicação recomendada para os pacientes hígidos com comprometimento apenas pulmonar; entretanto, em pacientes imunodeprimidos com disseminação sistêmica e gastrointestinal é recomendado o uso de anfotericina B.

O tratamento cirúrgico está indicado nos casos de estenose ou perfuração[44].

COLITES VIRAIS

Infecções virais que acometem especificamente o cólon ou o reto são extremamente raras, porém têm sido vistas com maior frequência. Os agentes etiológicos incluem o citomegalovírus e o *Herpes simplex*. Apesar de a colite viral ser primariamente uma doença de imunodeprimidos, a colite por citomegalovírus já foi relatada em indivíduos imunocompetentes.

PROCTITE POR *HERPES SIMPLEX*

Infecções herpéticas gastrointestinais são enfermidades bem reconhecidas. O esôfago, a região perianal e o reto são os locais mais envolvidos, porém, o envolvimento do cólon é bastante raro[26,35]. É a proctite não-gonocócica mais comum em homens homossexuais sexualmente ativos. Sintomas comumente presentes são: tenesmo, dor anorretal, constipação e ulceração perianal. Há casos relatados de perfuração intestinal em pacientes com infecção intestinal por herpes[109].

A retossigmoidoscopia revela proctite aguda. O diagnóstico é confirmado pelo exame de imunoensaio do anticorpo contra o vírus, ou pela cultura de *swabs* retais ou biópsia.

O tratamento é realizado com aciclovir (400 mg 3 vezes ao dia por 7 dias), endovenoso ou por via oral. Em casos mais graves, podem ser necessários antivirais mais modernos como o fanciclovir e o valaciclovir.

COLITE POR CITOMEGALOVÍRUS

O citomegalovírus (CMV) é um vírus endêmico na população humana e pode causar doença severa em adultos imunodeprimidos. O CMV pode afetar qualquer região do trato gastrointestinal; entretanto, o cólon é o local mais comumente acometido.

A infecção colônica por CMV em indivíduos imunocompetentes é rara e, quando ocorre geralmente está associada a uma quebra da integridade da barreira mucosa do cólon devido a várias causas como cirurgias abdominais, doenças inflamatórias intestinais, entre outras[2,75].

O quadro clínico clássico em imunodeprimidos é diarréia crônica e dor abdominal[114].

O achado colonoscópico mais comum é de uma colite distal com eritema associado com ulcerações, que variam de pequenas e rasas a largas e profundas. Hemorragia subepitelial é também um achado importante na colite por CMV.

O tratamento inclui medidas de suporte e agentes antivirais. Agentes de escolha para o CMV são o ganciclovir e o foscarnet. O tratamento cirúrgico é necessário nas complicações como sangramento ou perfuração. Devido à natureza difusa da doença e ao estado imunodeprimido da maioria dos pacientes com colite por CMV, a cirurgia mais preconizada é a colectomia subtotal com ileostomia terminal[112].

COLITE PSEUDOMEMBRANOSA

Ver Capítulo 74.

REFERÊNCIAS BIBLIOGRÁFICAS

1. Acheson D, Keusch G. Shigella and enteroinvasive *Escherichia coli*. In: Blaser M, Smith P, Ravdim J, et al. (eds). *Infections of the gastrointestinal tract*. New York, Raven Press, p. 763, 1995.
2. al Mahdy H. Cytomegalovirus colitis in immunocompetent individual. *J Clin Pathol* 51:475-6, 1998.
3. Allos BM, Blaser MJ. *Campylobacter jejuni* and the expanding spectrum of related infections. *Clin Infect Dis* 20:1092, 1995.
4. Anh NT, Cam PD, Dalsgaard A. Ant microbial resistance of Shigella spp isolated from diarrheal patients between 1989 and 1998 in Vietnam. *Southeast Asian J Trop Med Public Health* 32:856-62, 2001.
5. Augenbraun MH. Treatment of syphilis 2001: nonpregnant adults. *Clin Infect Dis* 15:35:S187-90, 2002.
6. Bartlett JG, et al. Symptomatic relapse after oral vancomycin therapy of antibiotic associated pseudomembranous colitis. *Gastroenterol* 78:431-4, 1980.
7. Bennish ML, Salam MA, Haider R, et al: Therapy for shigellosis: II. Randomized, double-blind comparison of ciprofloxacin and ampicillin. *J Infect Dis* 162 711, 1990.
8. Besser RE, Lett SM, Weber JT, et al. An outbreak of diarrhea and hemolytic uremic syndrome from *Escherichia coli* O157:H7 in fresh-pressed apple cider. *JAMA*. 269:2217-2220, 1993.
9. Bhargava DK & Tandon HD Ileocecal tuberculosis diagnosed by colonoscopy and biopsy. *Aust N Z J Surg* 50:583-5, 1980.
10. Bhutta Z, Khan I, Molla A. Therapy of multidrug-resistant typhoid fever with oral cefixime vs. Intravenous ceftriaxone. *Pediatr Infect Dis J* 13:990, 1994.
11. Biagi. Enfermedades parasitarias. *La Prensa Médica Mexicana* 81-123, 1988.
12. Bitzan M, Karch H, Mass MG, et al. Clinical and genetic aspects of Shiga-like toxin production in traditional EPEC. *Int J of Medical Microbiology* 274:496-506, 1991.
13. Blessman, J, Tannich E. Treatment of asymptomatic intestinal Entamoeba histolytica. *N Engl J Med* 24:347:1384, 2002.

14. Blumencranz H, Kansen L, Romeo J, Wayne JD & Leleiko NS. The role of endoscopy in suspected amebiasis. *Am J Gastroenterol* 78:15-8, 1983.

15. Boros DL, Warren KS. Delayed hypersensitivity-type granuloma formation and derma reaction induced and elicited by a soluble factor isolated from *Schistosoma mansoni* eggs. *J Exp Med* 132:488-507, 1970.

16. Bottone EJ, Sheehan DJ. *Yersinia enterocolitica*: Guidelines for serologic diagnosis of human infections. *Rev Infect Dis* 5:898, 1983.

17. Boyce T, Swerdlow D, Griffin P. *Escherichia coli* O157:H7 and the hemolytic-uremic syndrome. *N Engl J Med* 333:364, 1995.

18. Brandt H & Pérez TR. Amibiasis. *Prensa Médica Mexicana*, México, 1970.

19. Bruckner DA. Amebiasis. *Clin Micróbio Rev* 5:356, 1992.

20. Butler T, Speelman P, Kabir I, et al. Colonic dysfunction during shigellosis. *J Infect Dis* 154:817, 1986.

21. Calderon JE. *Infecciones gastrointestinales: Conceptos clínicos de infectología*. Editorial Francisco Méndez Cervantes. México, 1981.

22. Castro J, Vazquez-Iglesias JL, Arnal-Monreal F. Dysentery caused by *Balantidium coli* — Report of two cases. *Endoscopy* 15:272, 1983.

23. Castro J, Vazquez-Iglesias JL, Arnal-Monreal F. Dysentery caused by *Balantidium coli* — Report of two cases. *Endoscopy* 15:272, 1983.

24. Chart H, Jenkins C. The serodiagnosis of infections caused by Verocytotoxin-producing Escherichia coli. *J Appl Microbiol* 86:731-40, 1999.

25. Chen MC, Wang SC, Chang PY, et al. Granulomatous disease of the large intestine secondary to schistosome infestation: a study of 229 cases. *Chin Med J (Engl)*:4:371-8, 1978.

26. Colemont LJ, Pen JH, Pelckmans PA, Degryse HR, Pattyn SR, Van Maercke YM. Herpes simplex virus type 1 colitis: an unusual cause of diarrhea. *Am J Gastroenterol* 85:1182-5, 1990.

27. Cover T. *Yersinia enterocolitica* and *Yersinia pseudotuberculosis*. *In:* Blaser M, Smith P, Ravdin J, et al. (eds). *Infections of the gastrintestinal tract*. New York, Raven Press, p. 811, 1995.

28. Cover TL, Aber RC. *Yersinia enterocolitica*. *N Engl J Med* 321:16, 1989.

29. Curtis KJ, Sleisenger MH. Infectious and parasitic diseases. In: Sleisenger MH, Fordtran JS, eds. *Gastrintestinal disease*. 2a. ed. Philadelphia WB Saunders, p. 1679, 1978.

30. Dom CR, Scotland SM, Smith HR, et al. Properties of Verocytotoxin-producing *Escherichia coli* of human and animal origin belonging to serotypes other than O157:h7. *Epidemiol Infect* 103:83-95, 1989.

31. Donta ST, Lamps GM, Summers RW & Wilkins TD. Cephalosporin associated colitis and *Clostridium difficile*. *Arch Intern Med* 140:574-6, 1980.

32. Drugs for parasitic diseases. *Med Lett* 37:99, 1995.

33. Dryden M, Gabb R, Wrigth S. Empirical treatment of severe acute community-acquired gastroenteritis with ciprofloxacin. *Clin Infect Dis* 22:1019, 1996.

34. Elkina IB, Riazantseva TA, Borovik VZ. Approach to evaluation of the indications of *Yersinia* infections in reactive and rheumatoid arthritis. *Reumatologia* 2:19-26, 1991.

35. el-Serag HB, Zwas FR, Cirillo NW, Eisen RN. Fulminant herpes colitis in a patient with Crohn's disease. *J Clin Gastroenterol* 22:220-3, 1996.

36. Fekety R. Vancomycin. *Med Clin North Am* 66:175-81, 1982.

37. Friedrich IA, Korsten MA, Gotfried EB. Necrotizin amebic colitis with pseudomembrane formation. *Am J Gastroenterol* 74:529-31, 1980.

38. From the Centers for Disease Control and Prevention. Shigella sonnei outbreak among men who have sex with men — San Francisco, California, 2000-2001. *JAMA* 2:287:37-8, 2002.

39. Gatti S, Swierczynski G, Robinson F, Anselmi M, Corrales J, Moreira J, Montalvo G, Bruno A, Maserati R, Bisoffi Z, Scaglia M. Amebic infections due to the Entamoeba histolytica — Entamoeba dispar complex: a study of the incidence in a remote rural area of Ecuador. *Am J Trop Med Hyg* 67:123-7, 2002.

40. Gilman RH, Chong UH, Davis C, et al. The adverse consequences of heavy Trichuris infection. *Trans R Soc Trop Med Hyg* 77:432-438, 1983.

41. Goldsmith RS. Antiprotozoal drugs. In: Katzung BG (ed). *Basic and clinical pharmacology*. 6th ed. Norwalk, CT, Appleton & Lange, p. 180, 1995.

42. Goligher J. *Surgery of the anus rectum and colon*. Baillière Tindall, London, 5 ed., 1984.

43. Gonzalez de Canales Simon P, del Olmo Martinez L, Cortejoso Hernandez A, Arranz Santos T. *Colonic balantidiasis Gastroenterol Hepatol* 23:129-31, 2000.

44. Graham BD, McKinsey DS, Driks MR, Smith DL. Colonic histoplasmosis in acquired immunodeficiency syndrome. *Dis Colon Rectum* 34:185, 1991.

45. Griffin PM, Olmstead LC, Petras RE. *Escherichia coli* O157:H7- associated colitis. A clinical and histological study of 11 cases. *Gastroenterology* 99:142-9, 1990.

46. Gross MH. Management of antibiotic associated pseudomembranous colitis. *Clin Pharmacol* 4:304-10, 1985.

47. Hale TL, Kern DF. Pathogenesis and immunology in shigellosis: Applications for vaccine development. In: Sansonetti PJ (ed). *Pathogenesis of shigellosis*. Berlin, Springer-Verlag, pp. 117, 1992.

48. Han JK, Kim SH, Choi BI, et al. Tuberculous colitis. Findings at double-contrast barium enema examination. *Dis Colon Rectum* 39:1204, 1996.

49. Homan WP, Grafe WR & Dineen P. A 44 years experience with tuberculous enterocolitis. *World J Surg* 1:245-50, 1977.

50. Hoogkamp-Korstanje JAA. Antibiotics in *Yersinia enterocolitica* infections. *J Antimicrob Chemother* 20:123, 1987.

51. Hook EW, 3rd, Martin DH, Stephens J, Smith BS, Smith K. A randomized, comparative pilot study of azithromycin versus benzathine penicillin G for treatment of early syphilis. *Sex Transm Dis* 29:486-90, 2002.

52. Huges MA, Petri WA Jr. Amebic liver abscess. *Infect Dis Clin North Am* 14:565-82, 2000.

53. Hussein A, Medany S, Abou el Magd AM, Sherif SM, Williams CB. Multiple endoscopic polypectomies for schistosomal polyposis of the colon. *Lancet* 1:673-4, 1983.

54. Karachalios GN. Medical management of antimicrobial associated pseudomembranous colitis: a survey. *Coloproctology* 6:226-31, 1986.

55. Keighley MRB. Antibiotic associated pseudomembranous colitis. Pathogenesis y management. *Drugs* 20:49-56, 1980.

56. Khan WA, Seas C, Dhar U, et al. Treatment of shigellosis: V. Comparison of azithromycin and ciprofloxacin. *Ann Intern Med* 126:697, 1997.

57. Klein EJ, Fisher LS, Chow AW, et al. Anorectal gonococcal infection. *Ann Intern Med* 86:340, 1977.

58. Koo J, Ho J, Ong GB. The value of colonoscopy in the diagnosis of ileocecal tuberculosis. *Endoscopy* 14:48-50, 1982.

59. LaMont J. *Campylobacter* infections. In: LaMont J (ed). *Gastrintestinal infections: diagnosis and management*. New York, Marcel Dekker, pp. 247, 1997.

60. Levine OS, Levine MM: Houseflies (*Musca domestica*) as mechanical vectors of shigellosis. *Rev Infect Dis* 13:688, 1991.

61. Lopez EL, Prado-Jimenez V, O'Ryan-Gallardo M, Contrini MM. Shigella and Siga toxin-producing *Escherichia coli* causing bloody diarrhea in Latin America. *Inf Dis Clin of Nort Am* 14:41, 2000.

62. Loss RW Jr, Mangla JC, Pereira M. *Campylobacter* colitis presenting as inflammatory bowel disease with segmental colonic ulcerations. *Gastroenterology* 79:138, 1980.

63. Markell EK, Voge M, John DT. *Medical parasitology*, 7th ed. Philadelphia, WB Saunders, 1992.

64. Marshall JB. Tuberculosis of the gastrointestinal tract and peritoneum. *Am J Gastroenterology* 88:989, 1993.

65. McGovern VJ, Slavutin LJ. Pathology of salmonella colitis. *Am J Surg Pathol* 3:483-90, 1979.

66. McManus DP. The search for a vaccine against schistosomiasis — a difficult path but an achievable goal. *Immunol Rev* 171:149-61, 1999.

DOENÇAS INFECCIOSAS E PARASITÁRIAS DO INTESTINO GROSSO

67. Murphy TF, Gorbach SL. Salmonella colitis. *N Y State J Med* 82:1236-8, 1982.

68. Nataro JP, Kaper JB. Diarrheagenic *Escherichia coli*. *Clin Microbiol Rev* 11:142, 1998.

69. Ojo OS, Odesanmi WO, Akinoa OO. The surgical pathology of colorectal carcinomas in Nigerians. *Trop Gastroenterol* 13:64-9, 1992.

70. Oldfield EC, Wallace MR. The role of antibiotics in the treatment of infectious diarrhea. *Gastroenterol Clin North Am* 30:817-36, 2001.

71. Orr D, Hedderwick S. Shigella flexneri bacteraemia in an immunocompetent male treated with oral ciprofloxacin. *J Infect* 45:275, 2002.

72. Park SJ, Han JK, Kim TK, et al. Tuberculous colitis: Radiologic-colonoscopic correlation. *AJR AM J Roentgenol* 175:121, 2000.

73. Paugam A, Tourte-Schaefer C, Lousset JJ. What tests are needed to diagnosis amebiasis? *Presse Med* 31(31):1482-3, 2002.

74. Petri WA Jr. Pathogenesis of amebiasis. *Current Opin Microbiol* 5:443-7, 2002.

75. Pfau P, Kochman ML, Furth EE, Lichtenstein GR. Cytomegalovirus colitis complicating ulcerative colitis in the steroid-native patient. *Am J Gastroenterol* 96:895-9, 2001.

76. Pham J, Bell S, Lanzarone J. Biotype and antibiotic sensivity of 100 clinical isolates of *Yersinia enterocolitica*. *J Antimicrob Chemother* 28:13, 1991.

77. Philpott DJ, Edgeworth JD, Sansonetti PJ. The pathogenesis of Shigella flexneri infection: lessons from in vitro and in vivo studies. *Philos Trans R Soc Lond B Biol Sci* 29;355(1397):575-86, 2000.

78. Quinn TC, Lukehart SA, Goodel S, et al. Rectal mass caused by *Treponema pallidum*: Confirmation by immunofluorescent staining. *Gastroenterology* 82:135, 1982.

79. Raqib R, Wretlind B, Anderson J, et al. Cytokine secretion in acute shigellosis is correlated to disease activity and directed more to stool than to plasma. *J Infect Dis* 171:376, 1995.

80. Ratliff H, Carr N, Cochrane JPS. Rectal stricture due to actinomycosis. *Br J Surg* 73:589, 1986.

81. Read L, Cove SJR. Pseudomembranous colitis complicating ampicilin therapy. *Postgrad Med J* 53:324-6, 1977.

82. Resta-Lenert S, Barret KE. Enteroinvasive bacteria alter barrier and transport properties of human intestinal epithelium: role of iNOS and COX-2. *Gastroenterology* 122:1070-87, 2002.

83. Reys E, Hernández J, Gonzáles A. Typhoid colitis with massive lower gastrointestinal bleeding *Dis Col Rectum* 29:511-14, 1986.

84. Riley LW, Remis RS, Helgerson SD, et al. Hemorrhagic colitis associated with a rare *Escherichia coli* serotype. *N Engl J Med* 308:681-685, 1983.

85. Ross AGP, Bartley PB, Sleigh AC, Olds GR, LI Y, Williams GM McManus DP. Schistosomiasis. *N Engl J Med* 346:1212-20, 2002.

86. Rozen P, Baratz M, Rattan J. Rectal bleeding due to amebic colitis diagnosed by multiple endoscopy biopsies: report of two cases. *Dis Col Rectum* 24:127-9, 1981.

87. Ruiz-Moreno F. Granuloma amibiano de colon, recto y ano. *Cirug y Ciruj* 32:53, 1964.

88. Ruiz-Moreno F. Perianal skin amebiasis. *Dis Col Rectum* 10:65-9, 1967.

89. Salam MA, Bennish ML. Antimicrobial therapy of shigellosis. *Rev Infect Dis* 13:S332, 1991.

90. Samenius B. Primary syphilis of the anorectal region. *Dis Col Rectum* 11:462, 1968.

91. Schimitt SL, Wexner SD. Bacterial, fungal, parasitic, and viral colitis. *Surg Clin Nort Am* 75:1055-61, 1993.

92. Shigeno T, Akamatsu T, Fujimori K, Nakatsuji Y, Nagata A. The clinical significance of colonoscopy in hemorrhagic colitis due to enterohemorrhagic *Escherichia coli* O157:H7 infection. *Endoscopy* 34:311-4, 2002.

93. Sider L, Mintzer RA, Mendelson EB et al. Radiographic findings of infectious proctitis in homosexual men. *AJR Am J Roentgenol* 139:667, 1982.

94. Singh V, Kumar P, Kamal J, Prakash V et al. Clinicocolonoscopic profile of colonic tuberculosis. *Am J Gastroent* 91:565-8, 1996.

95. Speelman P, Kabir I, Islam M. Distribution and spread of colonic lesions in shigellosis: A colonoscopic study. *J Infect Dis* 150:899, 1984.

96. Stephenson LS, Holland CV, Cooper ES. The public health significance of Trichuris trichiura. *Parasitology* 121:S73-95, 2000.

97. Strickland GT. *Hunter's tropical medicine*, 7th Ed. Philadelphia, WB Saunders, 1991.

98. Sturin HS, Kouchoukos NT, Ahlvin RC. Gastrintestinal manifestations of disseminated histoplasmosis. *Am J Surg* 110:435, 1965.

99. Su C, Brandt LJ. *Escherichia coli* O157:H7 infections in humans. *Ann Intern Med* 123:698-714, 1995.

100. Sullam PM, Slutkin G, Gottlieb AB, et al. Paromomycin therapy of endemic amebiasis in homosexual men. *Sex Transm Dis* 13:151, 1986.

101. Tarr PI. Escherichia coli O157:H7 clinical, diagnostic, and epidemiological aspects of human infection. *Clin Infect Dis* 20:1-8, 1995.

102. Tedesco F, Markan R, et al. Oral vancomycin antibiotic-associated pseudomembranous colitis. *Lancet* 2:226-8, 1978.

103. Thomson J, Nicholls RJ, Williams CH. *Dis Col Rectum* 188-190, 1981.

104. Thomson J, Nicholls RJ, Williams CH. *Colorectal disease*. Appleton Century-Crofts, New York, 1931.

105. Tsang VC, Wilkins PP. Immunodiagnosis of schistosomiasis. *Immunol Invest* 26:175-88, 1997.

106. Tuohy AM, O'Gorman M, Byington C, Reid B, Jackson WD. Yersinia enterocolitis mimicking Crohn's disease in a toddler. *Pediatrics* 104:36, 1999.

107. Vantrappen G, Agg HO, Porette E, et al. *Yersinia* enteritis and enterocolitis: Gastroenterological aspects. *Gastroenterology* 72:220, 1977.

108. Wang X, Li S, Zhou Z. A rapid one-step method of EIA for detection of circulating antigen of *Schistosoma japonicum*. *Chin Med J (Engl)* 112:124-8, 1999.

109. Wasselle JA, Sedgwick JH, Dawson PJ, Fabri PJ. Intestinal herpes simplex infection presenting with intestinal perforation. *Am J Gastroenterol* 87:1475, 1992.

110. Weir E. Shigella: wash your hands of the whole dirty business. *CMAJ* 6:167:281, 2002.

111. Wells JG, Davis BR, Wachsmuth IK, et al. Laboratory investigation of hemorrhagic colitis outbreaks associated with a rare *Escherichia coli* serotype. *J Clin Microbiol* 18:512-520, 1983.

112. Wexner SD. AIDS: What the colorectal surgeon needs do know. *Perspect Colon Rectal Surg* 2:19-54, 1989.

113. Wig JD, Malik AK, Khanna SK, et al. Massive lower gastrointestinal bleeding in patients with typhoid fever. *Am J Gastroenterol* 75:445-8, 1981.

114. Wilcox CM, Chalasani N, Lazenby A, Schwartz DA. Cytomegalovirus colitis in acquired immunodeficiendy syndrome: a clinical and endoscopic study. *Gastrintest Endosc* 48:39-43, 1998.

115. Wolf DC, Giannela RA. Antibiotic therapy for bacterial enterocolitis: A comprehensive review. *Am J Gastroenterol* 88:1667, 1993.

116. Wong C, Jehac S, Habeeb, et al. The risk of hemolytic uremic syndrome after antibiotic treatment of *Escherichia coli* O157:H7 infections. *N Engl J Med* 342:1930, 2000.

117. Yu X, Chen P, Xu J, Shiao S, et al. Histological classification of schistosomal egg induced polyps of colon and their clinical significance: an analysis of 272 cases. *Chin Med J (Engl)* 104:64-70, 1991.

CAPÍTULO 74

Enterocolite Pseudomembranosa

Flávio Antonio Quilici
Fernando Cordeiro
Marco Aurélio D'Assunção
Vanise DallaVecchia D'Assunção

INTRODUÇÃO

A enterocolite pseudomembranosa é uma doença inflamatória do trato intestinal associada ao uso de antibióticos. Caracteriza-se por ser causada por microorganismo específico e na maioria das vezes ficar restrita ao cólon e reto[14].

A incidência de diarréia em pacientes recebendo antibióticos varia de 5 a 20%, nos quais se identifica a enterocolite pseudomembranosa em até 10% dos casos[3].

Essa infecção é uma complicação do uso de qualquer antibiótico, em especial os de amplo espectro. As maiores incidências, contudo, são relatadas com o uso de clindamicina, ampicilina e cefalosporinas. As cefalosporinas de 3ª geração parecem predispor mais a doença associada ao *Clostridium difficile* do que às penicilinas de curto espectro e às penicilinas-lactamases estáveis[3,4,6,8,9,10,11,19,21,22,23].

A via de administração pode ser oral ou intravenosa, e a doença pode ser desencadeada depois de uma simples dose, ou até 6 a 10 semanas após o término do tratamento.

Paradoxalmente, a principal característica patológica da enterocolite associada ao uso de antimicrobianos, a formação de pseudomembranas sobre a mucosa intestinal, foi descrita inicialmente na era pré-antibiótica, mais de 40 anos antes da sua utilização. O relato do primeiro caso de enterocolite pseudomembranosa foi o de uma mulher jovem que evoluiu com diarréia hemorrágica, iniciada 10 dias após uma cirurgia gástrica, cuja autópsia revelou "enterocolite diftérica". Ele ilustra a importância da cirurgia abdominal, da hospitalização e da diminuição da motilidade intestinal na patogenia da doença.

A enterocolite pseudomembranosa causa um quadro clínico exuberante que vai desde a presença de diarréia moderada e transitória a uma enterocolite grave. É decorrente do crescimento exagerado de microorganismos intestinais e do conseqüente aumento da produção de suas toxinas. A presença de megacólon tóxico pode ocorrer em sua evolução. Episódios de intensidade moderada podem dificultar sua diferenciação de outras doenças inflamatórias intestinais, porém a história do uso de antibióticos e a presença de toxinas nas fezes permitem seu diagnóstico[14].

A enterocolite pseudomembranosa é causada pelo *Clostridium difficile* em mais de 90% dos casos[3].

ETIOFISIOPATOLOGIA

O *Clostridium difficile* é um bacilo gram-positivo e anaeróbico, produtor de esporos e de toxinas, descrito por Hall e O'Toole em 1935 como um organismo comensal na flora fecal de recém-nascidos saudáveis. Sua denominação foi pelo lento e difícil crescimento nos meios de cultura. Após sua descoberta, o *Clostridium difficile* passou relativamente obscuro até a década de 70, quando a enterocolite pseudomembranosa associada ao uso de antibióticos apresentou prevalência importante[13].

Calcula-se que o *Clostridium difficile* está presente no trato digestivo em 3 a 8% dos adultos saudáveis. Nos pacientes hospitalizados estima-se sua presença em até 20%, principalmente entre aqueles que usam antimicrobianos[3,5,12,14].

Os mecanismos básicos da patogenia da doença pelo *Clostridium difficile* (Tabela 74.1) se iniciam pela alteração da microbiota intestinal normal, seja pelo uso de

976

ENTEROCOLITE PSEUDOMEMBRANOSA

antimicrobianos ou antineoplásicos ou pela redução da mobilidade intestinal (causada por operações ou medicamentos antiperistálticas)[15].

Tabela 74.1
Fatores de Risco Associados ao *Clostridium difficile*
• Uso de medicamentos que alteram a microbiota intestinal
• Idade avançada
• Doenças sistêmicas graves
• Alteração da motilidade intestinal: *enemas, estimulantes gastrointestinais* etc.
• Operações gastrintestinais
• Uremia
• Queimaduras graves
• Neoplasias hematológicas
• Infecção pelo HIV

A infecção pelo HIV isoladamente não predispõe à doença por *Clostridium difflcile*. Na realidade, pacientes com baixas contagens de linfócitos CD$_4$ têm uma grande exposição a antimicrobianos.

Após a colonização pelo *Clostridium difficile,* ele produz as seguintes toxinas[13,14,15]:

* toxina A ou enterotoxina, que induz inflamação intestinal e até alterações no transporte de água na mucosa;

* toxina B ou citotoxina, que provoca efeito citopático em várias culturas de tecido e morte celular;

* outras duas toxinas interferem na atividade mioelétrica e na peristalse intestinal.

A enterocolite pseudomembranosa decorre, provavelmente, da interação dessas toxinas, com conseqüente lesão da mucosa intestinal, sem invasão direta do *Clostridium difficile*.

Apesar de tradicionalmente relacionada ao uso de antimicrobianos, a doença provocada pelo *Clostridium difficile* pode ocorrer sem a exposição a agentes que reconhecidamente alteram a microbiota intestinal. A principal origem do bacilo está relacionada a fontes exógenas. O *Clostridium difficile* tem a característica singular de apresentar grande sobrevivência em meio inanimado, resistindo à dessecação por longos períodos, o que facilita sua transmissão entre pacientes e a ocorrência de surtos[13].

Outras etiologias não-relacionadas ao *Clostridium difficile* não estão bem esclarecidas, como *S. aureus* e os mais recentemente investigados *Candida* spp., *C. perfringens* enterotoxigênico e *Salmonella* spp. Causas não-infecciosas, como alterações no metabolismo de carboidratos e ácidos graxos de cadeia curta, também podem ter um papel nos casos de diarréia associada a antimicrobianos[16].

Além dos antibióticos, outras drogas e situações clínicas já foram implicadas como precipitadoras da doença. As mais importantes estão descritas na Tabela 74.2.

Tabela 74.2
Outros Fatores Relacionados à Enterocolite Pseudomembranosa
• Medicamentos — Quimioterápicos: *metotrexato, fluorouracil* — Agentes antiperistálticos e — Corticóides
• Outras Situações — *Diabetes mellitus* insulino-dependente — Insuficiência hepática — Desnutrição — Fibrose cística — Cirurgia gastrointestina — Isquemia intestinal e — Preparo mecânico do colon

Sua fisiopatogenia envolve graus variados de destruição da mucosa, desde edema e infiltrado inflamatório, nos casos mais leves, à formação de pseudomembranas, nos mais graves. O grau da lesão parietal depende não só da virulência do agente infeccioso, muito variável mesmo entre diferentes cepas de uma mesma espécie, bem como da imunidade geral do hospedeiro, imunidade específica por exposição prévia a agentes modificadores do ambiente intra-intestinal.

PATOLOGIA

A característica anatomopatológica é a formação de pseudomembranas, que correspondem a placas amarelo-esbranquiçadas de 2 a 5 mm, intercaladas por áreas de mucosa normal ou eritematosa e friável. Eventualmente, as placas podem convergir, cobrindo extensas áreas de mucosa, em especial do cólon. Essas placas correspondem a leucócitos degenerados, bactérias, epitélio necrótico e exsudato fibrinoso (Fig. 74.1).

Na maioria dos enfermos o reto e/ou cólon esquerdo encontram-se envolvidos. Entretanto, em cerca de 10% dos casos a doença restringe-se ao cólon direito.

QUADRO CLÍNICO

O principal sintoma da doença é a diarréia, presente em 90 a 95% dos casos. Ela se inicia, em geral, entre

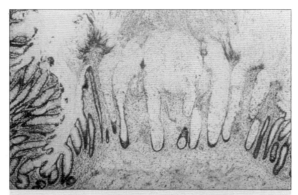

Fig. 74.1 — *Aspecto histopatológico de biópsia de cólon em paciente com enterocolite pseudomembranosa, evidenciando a destruição de várias glândulas da mucosa pela toxina do Clostridium difficile, formando resíduos de fibrina e inflamação que originam as placas pseudomembranosas. As mucosas marginais, em ambos os lados, estão relativamente normais.*

o quinto e o décimo dia de uso do antibiótico. A diarréia é aquosa, normalmente com muco, sendo raro haver períodos de um a dois dias de evacuações normais[14].

Podem ocorrer outros sintomas, tais como, dor abdominal (presente em 20 a 33% dos casos), febre (em 30 a 50%) e leucocitose (50 a 60%).

As manifestações clínicas variam desde portadores assintomáticos, quadros diarréicos moderados, a formas extremamente graves, com alta mortalidade. Nesses, ascite e hipoalbuminemia são freqüentes. Esses casos mais graves podem evoluir com complicações como sepse, distúrbios hidroeletrolíticos decorrentes da diarréia profusa, isquemia intestinal, megacólon tóxico e perfuração intestinal.

Na maioria dos enfermos a diarréia é de 10 a 20 evacuações aquosas ao dia. A melhora da diarréia ocorre após 5 a 10 dias do início da administração dos antibióticos.

Um terço ou mais dos pacientes podem não ter mudança na consistência das fezes nem na freqüência das evacuações, até várias semanas após a parada do uso da droga desencadeante da enterocolite (antibiótico). É comum o intervalo de 4 a 6 semanas até o aparecimento dos sintomas.

A febre pode ocorrer, mas em geral não ultrapassa os 40ºC. O leucograma pode apresentar leucocitose entre 10.000 a 20.000/mm^3.

Os pacientes que apresentam sintomas precoces durante o uso do antibiótico e aqueles com os sintomas tardios (após a parada do antibiótico) têm apresentado evoluções distintas quanto à gravidade e ao prognóstico da doença. Os primeiros costumam responder prontamente ao tratamento da enterocolite. Já os com sintomas tardios tendem a apresentar um curso de doença arrastada, com perdas eletrolíticas e protéicas importantes.

O uso de narcóticos e outras drogas antiperistálticas está relacionado a maior risco de megacólon tóxico.

Essas manifestações dependem da intensidade das lesões intestinais produzidas e da quantidade de produção e da agressão das toxinas específicas.

A enterocolite pseudomembranosa apresenta, com freqüência, tendência à cronicidade, podendo evoluir por semanas e mesmo meses, com graus variados de diarréia.

Recorrências podem ocorrer em até 50% dos enfermos.

Raramente surgem lesões fora do intestino, tendo sido descritos casos de bacteremias, relacionadas, no entanto, a outras bactérias da microbiota intestinal.

DIAGNÓSTICO

O diagnóstico de enterocolite pseudomembranosa é feito por meio de:

Detecção de Toxina nas Fezes

A toxina A pode ser detectada pelo teste ELISA, com sensibilidade de 85 a 95% e especificidade de 99 a 100%. As vantagens desse teste em relação ao exame da toxina B são: menor custo, maior rapidez e o fato de não exigir pessoal especializado de laboratório.

A toxina B pode ser identificada por meio da demonstração do seu efeito citopático em culturas de tecido. Sua sensibilidade é de 94 a 100%, e a especificidade, de 99%.

As culturas de secreção retal (*swabbs* retais) não são adequados para a realização dos métodos, devendo ser sempre colhidas as fezes líquidas. Resultados falso-negativos estão relacionados à grande presença de muco no material colhido, estando indicada a repetição do exame com a finalidade de aumento de sua sensibilidade.

Coprocultura

Por causa do tempo necessário para o resultado, do seu maior custo e do fato de que a presença do *Clostridium difficile* não significa, necessariamente, que haja produção de toxinas, além de que a cultura não é capaz de diferenciar as cepas enteropatogênicas das não-patogênicas, esse método é mais utilizado em pesquisas epidemiológicas que na prática clínica.

Endoscopia

A visão direta da mucosa colorretal constitui bom método de diagnóstico para a enterocolite pseudomembranosa, sempre associado à realização de biópsias da sua mucosa. Em fases precoces, ela pode apresentar pequenas lesões aftosas que podem ser confundidas com a doença de Crohn.

Como na maior parte dos pacientes, o reto e o cólon esquerdo estão afetados, a retossigmoidoscopia deve ser realizada, sempre que possível.

No entanto, a colonoscopia completa aumenta a sensibilidade do método, em especial para os casos nos quais há lesões apenas no cólon direito. Os achados colonoscópicos são característicos, identificando-se elevações da mucosa, as pseudomembranas, arredondadas, amareladas, de 1 a 2 mm, com áreas subjacentes de mucosa intestinal normal. Com a progressão da doença, as placas aumentam, podendo confluir, distribuindo-se de forma homogênea por todo o cólon (Fig. 74.2)[2,17,18,24].

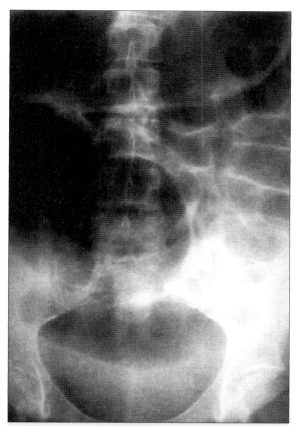

Fig. 74.3 — *Radiografia simples de abdome de paciente com enterocolite pseudomembranosa evidenciando a presença de íleo adinâmico e dilatação tóxica do cólon ascendente e transverso causada pelo Clostridium difficile.*

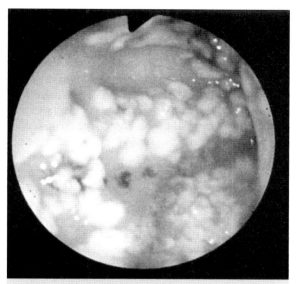

Fig. 74.2 — *Visão à colonoscopia das placas pseudomembranosas recobrindo a superfície da mucosa inflamada.*

Como em alguns pacientes as pseudomembranas podem não estar presentes, recomenda-se a realização de biópsias em todos os casos suspeitos da doença.

Os pacientes diagnosticados pela endoscopia apresentam coprocultura positiva para o *Clostridium difficile* em mais de 95%.

A colonoscopia está contra-indicada somente nos casos suspeitos de megacólon tóxico e de perfuração intestinal.

Exames de Imagem

A radiologia simples do abdome poderá ser normal ou evidenciar sinais inespecíficos como dilatação do cólon e/ou intestino delgado (Fig. 74.3). Seu achado mais específico é o espessamento nodular das haustrações colônicas.

A ultra-sonografia e a tomografia computadorizada podem evidenciar espessamento da parede intestinal e, eventualmente, ascite. A presença de estrias de contraste que penetram entre as áreas de espessamento parietal do cólon, chamadas de "sinal do acordeão", é o achado tomográfico mais sugestivo da enterocolite pseudomembranosa. No entanto, também só está presente nos casos mais graves.

Na Tabela 74.3 estão resumidos os principais métodos diagnósticos da doença.

O diagnóstico diferencial da enterocolite pseudomembranosa deve ser feito com outras enterocolites infecciosas, em especial as salmoneloses, doença inflamatória intestinal, colite isquêmica e abdome agudo inflamatório (sepse abdominal).

TRATAMENTO

O tratamento da enterocolite pseudomembranosa pelo *Clostridium difficile* é variável, na dependência da sua apresentação clínica. Medidas gerais, como a suspensão ou, pelo menos, a substituição do agente causal (antibiótico desencadeante) e de suporte clínico como hidratação, podem ser eficazes, sem a necessidade de tratamento específico[14].

Tabela 74.3			
Métodos Diagnósticos da Enterocolite Pseudomembranosa pelo _Clostridium difficile_			
Teste Diagnóstico	Sensibilidade (%)	Especificidade (%)	Indicação
ELISA	63-99	75-100	É o mais usado. Faz o diagnóstico associado ao quadro clínico
Retossigmoidoscopia e/ou colonoscopia	51	100	Importante nos casos duvidosos pela presença das placas amarelo-esbranquiçadas
Cultura para o Clostridium difficile	89-100	84-99	Indicado para detecção de surtos
Cultura de células teste de citotoxicidade	67-100	85-100	Custo elevado
Detecção do gene produtor de toxina	?	?	Utilizado somente em pesquisa

Os pacientes mais afetados requerem medidas de suporte, como a reposição de eletrólitos, repouso intestinal e, nos casos de perda protéica importante, a hiperalimentação.

A terapia específica é baseada em três fases que se complementam[1]:

1. uso de antibióticos específicos contra o _Clostridium difficile_;

2. eliminação da sua toxina da luz intestinal com resinas de troca aniônica;

3. restabelecimento da flora colônica normal.

O tratamento de escolha utiliza o metronidazol, na dose de 250 a 400 mg de 6/6 horas por 10 a 14 dias, para formas leves e os quadros de recorrências. Essa medida visa, principalmente, evitar o uso da vancomicina no sentido de prevenir a resistência de enterococos (VRE) e estafilococos (GISA), associados com o seu uso indiscriminado.

Em casos graves, a vancomicina é a droga de escolha, por apresentar resposta mais rápida e índice de cura mais favorável. A vancomicina também deve ser usada nos enfermos que não respondem ao metronidazol, ou são resistentes a ele, ou que não o toleram ou mesmo quando deve ser evitado, como durante a gravidez.

Como a vancomicina administrada por via intravenosa não atinge excreção intestinal em nível terapêutico, essa via não deve ser utilizada no tratamento da enterocolite pseudomembranosa. Por não existir a apresentação oral da vancomicina no Brasil, habitualmente utiliza-se a apresentação injetável por via oral, na dose de 500 mg a cada 12 horas[14]. Nos pacientes em que a administração oral não é possível como, por exemplo, nos casos de íleo paralítico ou obstrução intestinal, admite-se sua administração por enema de retenção associado ao metronidazol por via intravenosa.

Com o tratamento adequado, observa-se melhora do quadro em até 78 a 92h. Entretanto, a recidiva pode ocorrer em cerca de 10 a 20% dos casos tratados (em geral, 1 a 4 semanas após o tratamento). Na Tabela 74.4 encontra-se o tratamento inicial e os vários esquemas propostos para as recidivas.

Tabela 74.4
Esquema para o Tratamento Primário e da Recidiva da Enterocolite Pseudomembranosa pelo _Clostridium difficile_

• Primário
  — Vancomicina: 125mg, oral, 4 x/dia, por 10-14 dias
  — Metronidazol 250/500mg, EV, 3-4 x/dia, por 10-14 dias

• Recidiva
  — Repetir esquema primário
  — Alternar esquema primário (vancomicina/metronidazol)
  — Uso prolongado de vancomicina: doses decrescentes de 500-125mg por 5 a 6 semanas
  — Vancomicina 500mg, oral, 4 x/dia + rifampicina 600 mg, 2 x/dia, por 14 dias.

Nos enfermos em que não se pode utilizar a via oral, outros esquemas alternativos devem ser empregados:

1. Vancomicina ou metronidazol por sonda nasogástrica.

2. Vancomicina por enema de retenção: vancomicina 500 mg em um litro de solução salina, 3 x/dia.

3. Metronidazol 500 mg por via endovenosa, 3 x/dia.

Shetler _et al._, da Universidade de Stanford (EUA) referem-se à possibilidade de utilizar a descompressão cólica por meio da colonoscopia associada à administração da vancomicina intracólica na terapêutica da enterocolite pseudomembranosa aguda e grave, associada com íleo adinâmico e megacólon tóxico[20]. Apresentaram resultados entre 57% e 71% de melhora efetiva.

Na terapia dirigida à eliminação das toxinas do *Clostridium difficile* pela sua ligação a resinas, utiliza-se a colestiramina. No entanto, esses agentes são considerados menos efetivos que os antibióticos, e, mesmo nos casos mais brandos, somente 50% dos pacientes têm resposta satisfatória[1].

Os probióticos têm sido utilizados com algum sucesso, por meio da via oral ou de enemas retais com *Lactobacillus* ou *Saccharomyces boulardii*.

Nos pacientes com quadros de megacólon tóxico não-responsivo ao tratamento clínico, ou na presença de perfuração intestinal, está indicado o tratamento cirúrgico, sendo a colectomia total com ileostomia e o fechamento do reto ao nível da reflexão peritoneal.

PREVENÇÃO E CONTROLE

Uma das melhores estratégias de prevenção e controle da enterocolite pseudomembranosa é a utilização racional e cuidadosa dos antimicrobianos, em especial os de amplo espectro. Nos pacientes cirúrgicos, há que se ter criteriosa indicação de seu uso profilático, evitando sua utilização por mais de 24 horas.

Os pacientes com diagnóstico de doença por *Clostridium difficile* devem permanecer em isolamento parcial, com precauções de contato, o que inclui o uso de luvas e avental durante qualquer manipulação do paciente, por todos os profissionais que o atendam, bem como por seus acompanhantes e visitantes.

Estudos sobre a colonização das mãos de profissionais de saúde que cuidam de pacientes com infecção por *Clostridium difficile* evidenciaram a presença do bacilo em até mais da metade deles. A lavagem de mãos é básica e fundamental, devendo ser realizada com solução degermante (PVPI ou clorexidina). O piso e as superfícies horizontais (mesas, cadeiras, camas) do quarto do enfermo devem ser submetidos à desinfecção diária, principalmente em pacientes com incontinência para fezes, que devem permanecer em quarto individual e isolado.

REFERÊNCIAS BIBLIOGRÁFICAS

1. Ariano RE, Zhanel GG, Godfrey KM, et al. The role of anion-exchange resins in the treatment of antibiotic-associated pseudomembranous colitis. *Can Med Assoc J* 142:1049-1051, 1990.
2. Arruda-Alves PR. Colites Específicas Em: Quilici FA. *Colonoscopia*. Lemos, São Paulo, pp. 185-189, 2000.
3. Barbut F, Petit JC. Epidemiology of *Clostridium difficile*-associated infections. *Clin Microb & Infect* 7(8):405-10, 2001.
4. Bartlett JG. Atibiotic-associated colitis. *Dis Mon* 30:1-54, 1984.
5. Bowden TA, Mansberger AR, Lykins LE. Pseudomembranous enterolitis: mechanism for restoring normal flora homeostasis. *AM Surg* 47:178-183, 1981.
6. Church JM. *Endoscopy of the colon, rectum and anus*. Igaku-Shoin ed., New York, 1995.
7. Cruz GMG. *Coloproctologia, propedêutica geral*. Rio de Janeiro, Revinter, 1999.
8. Denis J. *Practical proctology*. Paris, Daniel-Brunet, 1994.
9. Gordon PH & Nivatvongs S *Principles and practice of surgery for the colon, rectum and anus*. QMP, St. Louis, 2nd ed, 1999.
10. Habr-Gama A, Baroni B. *Atualização em coloproctologia*. ALA-CP-SBCP, 1995.
11. Hurley BW, Nguyen CC. The spectrum of pseudomembranous enterocolitis and antibiotic-associated diarrhea. *Arch Int Med* 162:2177-84, 2002.
12. Kyne L, Kelly CP. Recurrent *Clostridium dificille* diarrhoea. *Gut* 49:152-153, 2001.
13. Lamont JT. How bacterial enterotoxins work: insights from in vivo studies. *American Clin Associat* 113:167-80, 2002.
14. Moraes Filho JPP, Borges DR. *Manual de gastroenterologia*. Roca, São Paulo, 2ª ed, 2000.
15. Murray P, Baron E, Pfaller M, Tenover F, Yolken R. *Manual of clinical microbiology*. ASM, Philadephia, 6th edition, 1995.
16. Olson MM, Shanholtzer CJ, Lee JT, Gerding DN. Ten years of prospective Clostridium difficile-associated disease surveillance and treatment. *Epidemiol* 15(2):371-381, 1994.
17. Quilici FA. *Colonoscopia*. In: *Endoscopia digestiva* — SOBED. MEDSI, Rio de Janeiro, 1999.
18. Quilici FA. *Colonoscopia*. Lemos Ed., São Paulo, 2000.
19. Reis Neto JA. *New trends in coloproctology*. Rio de Janeiro, Revinter, 2000.
20. Shetler K, Nieuwenhuis R, Wren SM. Decompressive colonoscopy with intracolonic vancomycin administration for the treatment of severe pseudomembranous colitis. *Surg Endosc* 15:653-9, 2001.
21. Souza VCT. *Coloproctologia*. Rio de Janeiro, MEDSI, 4ª ed, 1999.
22. Stein E. *Proktologie. Lehrbuch und Atlas*. Berlin, Springer-Verlag, 1990.
23. Surawicz CM, McFarland LV. Pseudomembranous colitis: causes and cures. *Digestion* 60:91-100, 1999.
24. Tytgat GNJ, Silverstein FE. *Gastrointestinal endoscopy*. Mosby-Wolfe, 3rd ed, London, 1997.

CAPÍTULO

75

Enterite Pós-Irradiação*

Alvaro Zúniga Díaz

INTRODUÇÃO

A aplicação da radioterapia no tratamento de pacientes com câncer do aparelho genital feminino, da próstata, bexiga ou reto tem causado benefício para muitos pacientes em termos de paliação ou cura de sua enfermidade. Porém, alguns desses pacientes desenvolvem complicações intestinais devidas à irradiação do intestino previamente normal, incluído no campo de radiação. As graves conseqüências do dano actínico (pós-irradiação) do intestino (fístulas, abscessos, comprometimento do estado nutricional, obstrução e hemorragias recorrentes) e o mau resultado do tratamento cirúrgico dessas lesões fizeram com que até o começo da década de 1980, a atitude diante desses pacientes fosse extremamente conservadora. Neste capítulo, veremos como um melhor conhecimento da patogenia e a história natural da enterite actínica conseguiram, durante os últimos quinze anos, desenvolver métodos de tratamento médico e cirúrgico que têm permitido a muitos pacientes desfrutar da cura de seu câncer.

PATOGENIA

A administração da dose de uma radiação terapêutica está muitas vezes limitada pela tolerância dos tecidos normais mais sensíveis incluídos no campo de radioterapia. No abdômen e na pelve, o intestino delgado é o órgão que limita a dose. Como a radioterapia é empregada mais freqüentemente no tratamento de tumores pélvicos, os segmentos de intestino mais expostos e que portanto sofrem lesão actínica com maior freqüência são o íleo, reto e sigmóide. As lesões actínicas do intestino delgado ocorrem em duas fases distintas. A primeira, aguda, ocorre enquanto o indivíduo está sen-

do submetido à radioterapia e afeta especialmente a mucosa. A segunda aparece habitualmente meses ou anos mais tarde e se caracteriza pelo comprometimento de todas as camadas do segmento intestinal afetado.

A lesão que se observa na etapa aguda se deve ao fato de que a radiação transforma a água intracelular em radicais livres (ionizados), que por sua vez afetam seriamente a estrutura do DNA (ácido desoxirribonucléico) e do RNA (ácido ribonucléico) e das membranas intracelulares[5,16]. Radical livre é uma partícula carregada que possui um elétron não-pareado na porção externa do átomo. Como a célula é rica em água, o radical livre produzido com mais abundância é o radical hidroxila (OH^-). Os radicais livres lesam uma ou as duas hélices do DNA. Se ocorrer lesão de uma única hélice do DNA, ele pode ser reparado. Entretanto, se ocorrer lesão das duas hélices, a célula morre. Esse é o principal mecanismo de morte celular causado por radioterapia. Lesão da membrana celular também pode ser importante no mecanismo de morte celular.

O DNA é a estrutura intracelular mais radiossensível. A alteração de sua estrutura interfere com as funções metabólicas e reprodutivas das células. Portanto, os tecidos que contêm células de alta atividade metabólica e reprodutiva como o intestino, gônadas, tecido linfático e medula óssea são os mais sensíveis à radiação. Nessa etapa, a mucosa intestinal é a estrutura mais danificada. A radiação interrompe a atividade mitótica no fundo das criptas e ocorre uma redução de células que migram para repor aquelas células diferenciadas, que, uma vez cumprido seu ciclo, se descamam. Produzem-se assim microulcerações da mucosa que se tornam visíveis quando coalescem. Essa grave alteração da barreira mucosa intestinal produz perda de proteínas e líquido para a luz intestinal e permite a infecção por microorganismos oportunistas com uma reação inflamatória secundária e pequenas hemorragias. Uma vez suspensa a radioterapia, essas lesões regridem; elas são reversíveis.

---

* Capítulo traduzido pelos Drs. Carolina Gomes Gonçalves e Edimar Leandro Toderke.

A fase subaguda ou crônica se deve ao efeito da radiação sobre a parede das arteríolas da parede intestinal. Inicialmente há um aumento do volume das células endoteliais e edema do músculo liso. Logo se observam proliferação endotelial e depósito de material hialino na parede da arteríola. Essa verdadeira endoarterite obliterante, lenta e progressiva, produz finalmente o fenômeno central dessa fase da lesão actínica que é a isquemia. Ademais, observam-se engrossamento e hialinização do estroma. A isquemia secundária à endoarterite obliterativa das arteríolas intestinais produz lesão tissular variável que vai desde a ulceração à franca necrose da parede intestinal, podendo essas graves alterações manifestar-se como abscessos e/ou fístulas. Estas últimas ocorrem em segmentos de intestino com marcada fibrose da parede e obstrução da luz. Porém, o mais freqüente é observar pacientes que desenvolvem fibrose da parede intestinal com obstrução intestinal, sem fístula nem abscessos. Em nossa experiência dos últimos 12 anos, foram praticadas 31 operações em 24 enfermos por enterite actínica. As indicações operatórias mais freqüentes foram a obstrução intestinal por fibrose e estreitamento da luz em 18 pacientes; fístula retovaginal em 6 e estenose retal em outros 6. As lesões encontradas foram estenose do íleo em 19 pacientes, com fístula enterocutânea em um caso; fístula retovaginal e/ou estenose retal em 12 pacientes e estenose retossigmóidea em 3, com perfuração e abscesso em um deles (Fig. 75.1). Houve pacientes que apresentavam simultaneamente mais de uma lesão (lesões sincrônicas).

FATORES PREDISPONENTES E INCIDÊNCIA

Um dos fatores que mais influenciam a produção da lesão actínica é a dose e a técnica de irradiação. Em geral, praticamente todos os pacientes sofrem o efeito agudo da radiação sobre o intestino no curso da radioterapia, porém somente uma fração desses desenvolve posteriormente lesões crônicas de repercussão clínica. Em nossa série de pacientes que necessitaram de tratamento cirúrgico da lesão actínica do intestino, um grupo importante deles recebeu doses superiores a 6.000 rads. Em outros ainda, que receberam doses inferiores, a administração foi no pós-operatório. Na experiência da Clínica Cleveland, estima-se que mais de 75% dos pacientes que apresentaram lesão actínica transmural do intestino receberam doses superiores a 6.000 rads[1]. A incidência de lesões actínicas do reto aumentam bruscamente de 4,2 para 15,3% quando a dose total excede os 6.000 rads. No Chile, dados de um centro de referência para o tratamento do câncer do colo uterino mostraram que, de 22 pacientes com lesões actínicas graves do reto, todos os pacientes receberam uma dose média de 5.500 rads, em forma de radiação externa. Ademais, 14 deles receberam radioterapia intracavitária[24]. Este último feito é um fator de difícil quantificação, já que freqüentemente ocorre associado à produção de lesão actínica do reto. A experiência também demonstra que as lesões por

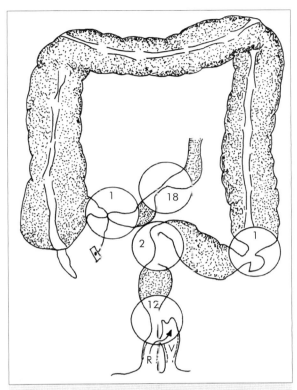

Fig. 75.1 — Tipo e localização de 34 lesões entéricas por radiação (a seta mostra uma fístula retovaginal).

radiação podem ocorrer com doses inferiores a 6.000 rads. Isso significa que o aparecimento de complicações não é somente em função da dose e da técnica de administração, mas há outros fatores predisponentes.

Vários fatores que são independentes da dose e da técnica de administração da radiação têm sido identificados como facilitadores da lesão actínica intestinal. As intervenções cirúrgicas prévias sobre o abdômen inferior e a pelve aumentam a possibilidade de lesão actínica do intestino, já que as alças ficam fixas por aderências e recebem, assim, maior radiação em um mesmo segmento. Vários autores estimam que cerca de 20 a 30% dos pacientes com enterite actínica apresentam antecedentes de cirurgia abdominal prévia[1,19,22]. Os processos sépticos pelvianos prévios ocasionam efeito similar por fixarem as alças na pelve. Outras enfermidades como hipertensão arterial, diabetes e doenças do colágeno, que afetam a parede arterial dos pequenos vasos, também facilitam o dano actínico[1]. Também existe alguma evidência clínica e experimental de que os pacientes magros, especialmente mulheres e aqueles submetidos a quimioterapia e a radioterapia combinada, teriam maior risco de desenvolver lesões. Idade avançada é também um fator predisponente. A influência variável dos distintos fatores predisponentes apresentados faz com que a incidência de lesões actínicas do intestino, após a radioterapia sobre a pelve, varie entre 0,5% a 11%. Somente ao redor de 5% desses requerem tratamento cirúrgico[1,8,9].

Quadro Clínico

As manifestações clínicas da enterite por radiação dependem da fase em que se encontra a lesão actínica do intestino. Durante a radioterapia, pelo menos 75% dos pacientes apresentam os efeitos agudos da lesão actínica[14]. Estes se caracterizam por náuseas, vômitos, diarréia, dor abdominal em cólica, astenia e anorexia. Como o dano agudo é reversível, essas manifestações regridem e desaparecem em um prazo variável de 2 a 8 semanas, após suspensa a radioterapia.

Quando o quadro clínico é secundário à lesão actínica tardia crônica, em que a isquemia é o fenômeno central, as manifestações são devidas a fibrose, obstrução, ulceração e necrose de um segmento da parede intestinal. Essas lesões tardias se manifestam com períodos de latência variável que vão desde 3 meses a mais de 15 anos, com uma média de 2 anos[1,11,12]. Complicações como perfuração, hemorragia e fístulas ocorrem habitualmente dentro dos primeiros 2 anos[12]. Porém, apesar de a maioria das estenoses do intestino ocorrer também dentro desse período, existe um número importante de pacientes em que a obstrução se manifesta até mais de 10 anos depois de terminada a radioterapia[1,11,12].

O desenvolvimento de fibrose e estreitamento da luz, de forma geral, produz, em forma progressiva, distensão, dor abdominal em cólica, limitação da ingesta alimentar e hipoalbuminemia. Essas manifestações iniciais intermitentes são devidas à obstrução intestinal incompleta que com freqüência se torna total. Essa é a forma clínica mais comum observada na lesão actínica do intestino delgado.

Nessa localização, hemorragia, perfuração, abscessos e fístulas são manifestações menos freqüentes. A perfuração para a cavidade abdominal é a mais precoce das lesões tardias. Habitualmente ocorre durante ou pouco depois (semanas ou meses) de terminada a radioterapia e obedece a radionecrose. Não é possível precisar em que momento se produz a perfuração que leva a um abscesso e, eventualmente, a uma fístula, porém pode-se supor que essas lesões são secundárias à isquemia progressiva das alças aderidas entre si, o que produz uma perfuração bloqueada que pode ser a origem de um abscesso e/ou fístula.

Em nossa experiência, do total de 19 pacientes que foram operados por uma lesão actínica do intestino delgado, a indicação operatória foi a obstrução intestinal, parcial ou completa. Em somente um paciente havia também uma fístula enterocutânea. Achados similares têm sido descritos por outros autores[12].

Quando a lesão actínica se localiza no reto, sintomas como puxo, tenesmo, urgência retal e retorragia são freqüentes. Ao se examinar o reto endoscopicamente, a lesão mais comum é a proctite hemorrágica. Esta se caracteriza na fase inicial pela presença de edema, eritema, telangiectasias, aspecto granular e fragilidade da mucosa, com sangramento fácil. Alguns pacientes apresentam concomitantemente ulcerações das paredes do reto, estenose retal ou fístulas para vagina, bexiga, ou ambas. Esses pacientes habitualmente têm anemia, hipoalbuminemia e comprometimento do estado nutricional. A lesão actínica simultânea do intestino delgado pode contribuir para o aparecimento dessas manifestações. Em nossa série, lesão sincrônica do íleo foi detectada em 7 pacientes, dois deles com fístulas retovaginais. Em revisão da literatura, nota-se que aproximadamente 10 a 20% dos pacientes com lesão actínica do reto que requerem tratamento cirúrgico apresentam lesão actínica simultânea do intestino delgado, habitualmente do íleo[1,9,12,15]. As lesões metacrônicas se observam aparentemente com menor freqüência. Em nossa experiência, 7 de 24 pacientes (29%) operados por lesões actínicas necessitaram de uma segunda intervenção para o tratamento de uma lesão metacrônica. Na experiência de Galland e Spencer, 27 pacientes apresentaram uma segunda lesão intestinal[11]. As lesões metacrônicas ocorreram em 90% dos pacientes cuja lesão primária havia sido uma perfuração ou fístula, somente em 33% daqueles em que a lesão inicial foi um estreitamento e em nenhum dos pacientes em que a manifestação inicial foi a hemorragia.

Entre as lesões retais tardias que requerem tratamento cirúrgico, a fístula retovaginal e a estenose retal, e freqüentemente ambas, têm sido em nossa experiência a indicação cirúrgica mais freqüente. Dos 15 pacientes que foram operados por uma lesão actínica retal, 6 tinham uma fístula retovaginal com estenose retal associada e outros 6 estenose sem fístula. Outros autores em séries mais numerosas têm descrito achados similares[8,9]. Assim, por mais que a proctite actínica seja a lesão mais freqüente e a retorragia sua manifestação mais característica, ambas raras vezes constituem uma indicação cirúrgica. A retorragia é freqüente e recorrente com cada evacuação, porém habitualmente escassa, o que permite o tratamento conservador dos pacientes na grande maioria dos casos. A maior incidência de sangramento ocorre com uma latência ao redor de 1 ano depois da radioterapia e habitualmente regride 6 a 12 meses depois[1]. Nesses pacientes, podem ser necessários o uso de transfusões e a administração de ferro de forma permanente. O sangramento maciço é excepcional.

Esses feitos da evolução natural da enfermidade permitem concluir que no espectro da lesão actínica retal por radiação, a hemorragia e a fístula representam os extremos e a estenose se encontra em uma posição intermediária. Aparentemente, quando a lesão é fundamentalmente da mucosa, a principal manifestação é o sangramento, habitualmente de bom prognóstico. Quando a lesão compromete toda a parede intestinal (transmural), se produz estenose ou perfuração, e a enfermidade torna-se mais agressiva, em cujo tratamento a cirurgia desempenha um papel importante.

Com a radioterapia sobre a pelve, outros órgãos além do intestino podem ser levados. A cistite actínica é a lesão mais freqüente e se observa mais ou menos em 10 a 15% dos pacientes[1,8,9]. Dois de nossos 24 pacientes apresentaram fístula vesicovaginal. Ambos tinham uma fístula retovaginal. Ademais, um desses desenvolveu mais tarde uma enfermidade obliterativa dos vasos femorais de origem actínica que necessitou de tratamento cirúrgico.

DIAGNÓSTICO

O diagnóstico de enterite actínica não oferece maiores dificuldades se com os sintomas intestinais o paciente apresenta o antecedente de radioterapia. Quando se suspeita de uma lesão de jejuno ou íleo, a radiografia contrastada do intestino delgado é o exame de eleição. Porém, na prática, poucas vezes há oportunidade de solicitá-la porque a maioria dos pacientes se apresenta com uma obstrução intestinal avançada. Radiologicamente, as lesões se encontram de preferência no íleo e se caracterizam por estenose de intensidade e extensão variáveis; perda da distensibilidade e do relevo mucoso da alça comprometida; irregularidades da mucosa, como ulcerações lineares menores que dão um aspecto de borda cerrada; ocasionalmente, pseudopólipos e dilatação das alças proximais. Essas lesões podem, às vezes, ser indistinguíveis de uma doença de Crohn ou de uma estenose de origem isquêmica. Trajetos fistulosos ou extravasamento do meio de contraste para um abscesso ou cavidade vizinha ao intestino ocorrem com menor freqüência (Fig. 75.2).

Quando a lesão compromete o reto, o diagnóstico se faz por meio da retossigmoidoscopia. O reto apresenta aspecto tubular, e a mucosa aparece com eritema, edema e aspecto granular e frágil. O sangramento é o sinal mais freqüente e, às vezes, ocorre somente com a distensão do reto com ar. Em casos de estenose ou de fístula retovaginal em que o reto tenha sido disfuncionalizado por uma colostomia prévia, a mucosa aparece atrófica, pálida, granular e fixa, com menor tendência ao sangramento. A biópsia retal é de pouco valor diagnóstico porque as alterações inflamatórias da mucosa são inespecíficas. Pode ser de utilidade para confirmar ou excluir infiltração tumoral, especialmente nas bordas das fístulas com vagina ou bexiga.

A tomografia computadorizada não é útil para estabelecer o diagnóstico de enterite por irradiação, mas pode ser importante para diagnosticar as suas complicações, como abscesso intra-abdominal, estenose, oclusão e fístula intestinal[3,4].

TRATAMENTO

O tratamento de pacientes com enterite actínica na fase aguda é somente sintomático e consiste no uso de medicamentos antidiarréicos e dieta pobre em gorduras e lactose. A octreotida, análogo de ação prolongada da somatostatina, pode ser útil em alguns pacientes[31]. Raras vezes as manifestações agudas não respondem ao tratamento clínico e existe necessidade de suspender a radioterapia.

Nas lesões tardias, o tratamento é mais complexo porque não há tratamento clínico específico que detenha a progressão da enfermidade e os esforços devem centralizar-se no tratamento das complicações relacionadas à grave alteração do segmento do tubo digestivo. Quando o segmento danificado é o intestino delgado, a obstrução parcial intermitente ou completa é a manifestação mais freqüente[1,12,14]. A obstrução parcial pode responder ao uso de medidas clínicas que incluem a manipulação da dieta e a administração de antibióticos para modificar a flora do segmento proximal à obstrução, em que pode ter ocorrido proliferação bacteriana.

O uso de oxigênio hiperbárico (câmara hiperbárica) está atualmente sendo avaliado, com expectativas bastante positivas. O gradiente de oxigênio que ocorre no tecido hipóxico durante o tratamento com oxigênio hiperbárico estimula a formação de novos vasos. A neoangiogênese melhora o suprimento sangüíneo e reduz a isquemia e a necrose, que é responsável pelas complicações intestinais, como fístula e estenose[21].

Os pacientes que habitualmente respondem ao tratamento clínico freqüentemente têm um segmento longo do intestino delgado lesado sem uma estenose importante. Esse segmento longo é geralmente tubular, rígido, sem motilidade, o que produz episódios de obstrução parcial. Quando apesar do tratamento clínico os episódios de obstrução parcial são freqüentes, quando ocorre comprometimento do estado nutricional ou quando a obstrução é total, a indicação cirúrgica é clara. Nos casos de desnutrição importante, o paciente deve receber suporte nutricional antes da operação.

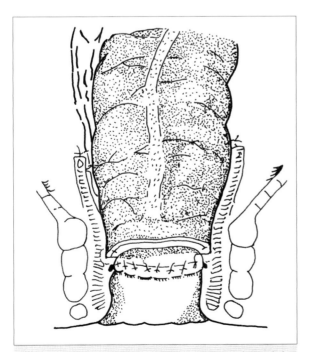

Fig. 75.2 — *Estágio final do abaixamento endorretal do cólon esquerdo e anastomose coloanal na linha pectínea.*

Existe um certo receio de indicar laparotomia em pacientes com enterite actínica, devido à possibilidade de lesão intestinal durante a liberação de aderências de alças intestinais e ao fato de freqüentemente ocorrer fístula após o reparo da parede intestinal lesada. A laparotomia ampla, boa exposição das alças intestinais e cuidadoso manejo delas permitem localizar a lesão intestinal e considerar duas alternativas: exclusão ou ressecção. A exclusão é simples, de menor morbidade e mortalidade, porém significa deixar *in situ* o intestino lesado, que, dado o caráter progressivo do dano actínico, pode posteriormente levar à perfuração, à fístula ou a abscesso. Ainda que com essa desvantagem, a exclusão é recomendada por alguns autores. Outros aconselham evitá-la[14].

Nós favorecemos a ressecção sempre que seja possível. Um dos requisitos fundamentais para a ressecção é que uma das extremidades a anastomosar esteja livre de dano por radiação. Na decisão, deve-se levar em conta o tempo estimado de sobrevida do paciente e a ausência ou presença de tumor primitivo; o estado geral e nutricional e a possibilidade de lesão nas manobras de ressecção do reto, bexiga ou via urinária. Considerando esses fatores, estima-se que a incidência de fístulas após a ressecção de um segmento de intestino delgado é de 10% e a mortalidade, 1%[12]. Essas cifras se comparam favoravelmente com outras descritas previamente, que eram ao redor de 50 e 25%, respectivamente[12]. Há 10 anos, quando a operação de eleição era a exclusão, a incidência de fístulas era inferior a 10%, e a mortalidade tinha uma cifra similar. É fácil compreender então por que se favorecia calorosamente essa operação e se condenava a ressecção. Em nossa série, foram praticadas 11 ressecções de intestino delgado e 6 exclusões, sem a ocorrência de fístulas nem de mortalidade. Nos pacientes submetidos a exclusão, não se têm detectado problemas do segmento de intestino excluído[12,14]. O transplante intestinal deve ser considerado nos pacientes com síndrome do intestino curto secundário a ressecções intestinais extensas ou múltiplas.

Nos pacientes com retite actínica, a retorragia é o sintoma mais freqüente. Apesar disso, a magnitude do sangramento raras vezes constitui uma indicação operatória. Nos pacientes em que o sangramento recorrente não pode ser tratado clinicamente, a desfuncionalização do reto por meio de uma colostomia consegue diminuir a hemorragia ou suprimi-la na metade dos casos[1]. Naqueles que têm uma evolução favorável, pode se realizar posteriormente o fechamento da colostomia, se a lesão não houver progredido para uma estenose ou fístula[1]. Em nossa série, há uma paciente que necessitou de ressecção abdominoperineal do reto por sangramento persistente que necessitava de transfusões semanais. Porém, a lesão actínica retal que com maior freqüência requer tratamento cirúrgico é a fístula retovaginal. Nesse caso, a colostomia é uma solução parcial, especialmente deprimente ao se levar em conta que muitos desses pacientes são mulheres jovens que poderiam ter curado seu tumor primitivo.

Ainda com o reto desfuncionalizado, a intenção de reparação local não tem dado bons resultados, basicamente porque em sua correção se emprega tecido com dano actínico tanto na parede retal como vaginal. Aliás, com freqüência, isso não é exeqüível, porque a fístula se associa à estenose retal. Tampouco parece atrativo deixar *in situ* o reto danificado com a possibilidade de desenvolver outras complicações como sangramento, estenose ou mais raramente câncer do reto[12]. Por essas razões, preferimos a ressecção com conservação dos esfíncteres, o que permite o restabelecimento da continuidade do tubo digestivo, evitando assim uma colostomia definitiva.

A ressecção anterior baixa, clássica, com anastomose colorretal por via abdominal, pode ser útil em alguns casos selecionados em que a fístula se encontre acima dos 8 centímetros da margem anal e a mucosa e o reto distal à lesão não tenham um dano actínico significativo. Essa operação implica praticar uma anastomose baixa de êxito duvidoso porque emprega parede retal com lesão actínica em circunstâncias que se poderia empregar a parede retal mais distal e em melhores condições de se associar a algum método de anastomose por via anal. Por essa razão, é racional e adequada a técnica descrita por Parks *et al.* que basicamente consiste em praticar uma ressecção anterior baixa, seccionando o reto a 6 ou 7 centímetros da margem anal, deixando a fístula *in situ*. Então, por via endoanal se resseca a mucosa do segmento retal remanescente conservando toda a sua parede muscular, e logo se desce por via endoanal o cólon esquerdo mobilizado para praticar por via endoanal uma anastomose coloanal no nível da linha pectínea (Fig. 75.3). Dessa forma, se consegue, com menor dificuldade, praticar uma anastomose entre o ponto mais distal do reto e mais distante da zona de irradiação (linha pectínea), e o cólon esquerdo livre do dano actínico. Os detalhes dessa técnica foram descritos previamente[8,9]. Essa operação permite tratar de forma adequada, por meio de ressecção de grande parte do reto e da totalidade de sua mucosa, todo o espectro da retite actínica grave porque se pode empregar em casos em que a indicação operatória seja a hemorragia, fístula, obstrução ou combinações dessas.

Em nossa experiência, esse procedimento foi empregado com êxito em 7 de 8 pacientes com fístula retovaginal. Resultados de séries mais numerosas evidenciam mortalidade operatória nula e êxito em 90% dos casos[8,9]. Os resultados funcionais são satisfatórios. Aproximadamente 75% dos pacientes são continentes, 15% manifestam continência parcial e 10%, incontinência[9]. A qualidade da continência no pós-operatório parece estar relacionada à altura da fístula retovaginal. Quanto mais baixa ou próxima ao ânus se localiza a fístula, maiores são as possibilidades de continência incompleta, provavelmente porque os esfíncteres do canal anal sofrem também dano pela radiação. Outros procedimentos, como a ressecção anterior com abaixamento endoanal e eversão (*pull-through*), têm tido pouco êxito porque têm que mobilizar amplamente todo o reto rodeado de

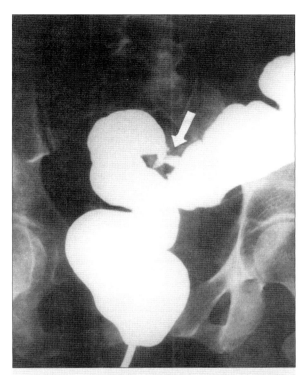

Fig. 75.3 — *Estenose e extravasamento de bário no sigmóide de um paciente que teve radioterapia externa por carcinoma de cérvice.*

tecido fibroso induzido pela radioterapia, para poder logo após evertê-lo. Essas manobras sem dúvida causam maior lesão aos mecanismos da continência já previamente alterados pela radioterapia[9]. Isto poderia explicar a alta incidência de incontinência que se tem descrito em relação a esse procedimento. A técnica descrita por Bricker[7], que emprega uma parte de cólon sadio sobre o reto danificado para reparar a fístula ou ampliar a luz em caso de estenose, além de tecnicamente complexa, não é útil em casos de hemorragia recorrente e deixa parede retal lesada *in situ*. Em outras palavras, não cobre todo o espectro da lesão actínica retal.

Após analisar os graves problemas que pode gerar a enterite actínica e reconhecer as importantes limitações do tratamento clínico e cirúrgico, pode-se concluir que a prevenção da lesão actínica é particularmente importante no momento da administração da radiação. Além de ter presentes os fatores que facilitam a lesão actínica, a liberação do intestino do campo de radiação também contribuiria para uma radioterapia mais segura[29]. A colocação de telas absorvíveis de ácido poliglicólico ou de poliglactina na cavidade abdominal para retirar o intestino delgado da pelve parece ser promissora para prevenir lesões actínica do intestino delgado[2,18,23,28]. Esse procedimento teria indicação nos pacientes que por alguma razão necessitariam de radioterapia pélvica em altas doses e, portanto, têm alto risco de desenvolver lesão actínica do intestino delgado[29]. Estudos de seguimento de até 6 anos nesses pacientes têm demonstrado uma importante redução da incidência de enterite actínica. Métodos radiológicos têm demonstrado que, 5 ou 6 meses após, o intestino volta à sua posição normal.

A amifastina é um composto sulfidril, que é convertida, dentro da célula, em um metabólito ativo denominado WR-1065 e que posteriormente se liga a radicais livres e assim protege a célula contra lesões por radioterapia[10]. A amifastina reduz os efeitos agudos da radioterapia sem alterar a eficácia do tratamento.

PROGNÓSTICO

É difícil precisar dados sobre o prognóstico dos pacientes com enterite actínica. Alguns morrem pela progressão de seu tumor primário; outros, pelas complicações das irradiação e pelas complicações devidas às operações com o intuito de curar a lesão actínica intestinal. Em geral, o prognóstico dos pacientes com lesões do intestino delgado e grosso é pior do que o daqueles com lesão restrita ao reto ou cólon sigmóide[1]. A mortalidade global varia entre 25 e 50%. Aproximadamente a metade das mortes se deve à progressão do tumor primário, e uma porção semelhante ou menor vai a óbito por causas diretamente relacionadas com a enterite actínica[1,11]. A mortalidade pós-operatória da enterocolite actínica varia entre 10 e 25%, e as cifras de morbidade são superiores[1,11,12]. Cerca de metade das mortes é devida à deiscência das anastomoses. Esses dados demonstram que a cirurgia da enterite actínica constitui um risco significativo para os pacientes, o que obriga a uma cuidadosa seleção desses e das técnicas operatórias.

REFERÊNCIAS BIBLIOGRÁFICAS

1. Anseline PF, Lavery IC, Fazio VW, et al. Radiation injury of the rectum. *Ann Surg* 194:716-24, 1981.
2. Arndt M, Pelster FW, Potter F. Reversible fixation of the small intestine for minimizing radiation damage with polyglycolic acid mesh, initial experience. *Zentralbr-Chir* 117:595-8, 1992.
3. Bender GN, Maglinte DDT, Kloppel VR, et al. CT enteroclysis: a superfluous diagnostic procedure or valuable when investigating small-bowel disease? *AJR Am J Roentgenol* 172:373, 1999.
4. Bender GN, Timmons JH, Williard WC, et al. Computed tomographic enteroclysis: one methodology. *Invest Radiol* 31:43, 1996.
5. Bernhard EJ, McKenna WG, Muschel RJ. Radiosensitivity and the cell cycle. *Cancer J Sci Am* 5:194 1999.
6. Bismar MM, Sinicrope FA. Radiation enteritis. *Curr Gastroenterol Rep* 4:361-5, 2002.
7. Bricker EM, Kraybill MJ, et al. Functional results after post irradiation rectal reconstruction. *World J Surg* 10:249-58, 1986.
8. Cooke SAR, De Moor NG. The surgical treatment of the radiation damaged rectum. *Br J Surg* 68:488-92, 1981.
9. Cooke SAR, Wellsted MD. The radiation damaged rectum: resection with coloanal anastomosis using the endoanal technique. *World J Surg* 10: 220-7, 1986.
10. Door RT. Radioprotectants: pharmacology and clinical applications of amifostine. *Semin Radiat Oncol* 8:10, 1998.

11. Galland RB, Spencer J. The natural history of clinically established radiation enteritis. *Lancet* 1:1257-8, 1985.
12. Galland RB, Spencer J. Surgical management of radiation enteritis. *Surgery* 9:133-8, 1986.
13. Girvent M, Carlson GL, Anderson I, et al. Intestinal failure after surgery for complicated radiation enteritis. *Ann R Coll Surg Engl* 82:198, 2000.
14. Hatcher PA, Thompson HJ. Surgical aspects of intestinal injury due to pelvic radiotherapy. *Ann Surg* 201:470-5, 1985.
15. Jain G, Scolapio J, Wasserman E, Floch MH. Chronic radiation enteritis: a ten-year follow-up. *J Clin Gastroenterol* 35:214-7, 2002.
16. Leadon SA. Repair of DNA damage produced by ionizing radiation: a minireview. *Semin Radiat Oncol* 6:295, 1996.
17. McNaughton WK. Review article: new insights into the pathogenesis of radiation induced intestinal dysfunction. *Aliment Pharmacol Ther* 14:523, 2000.
18. Meric F, Hirschl RB, Womer RB, et al. Prevention of radiation enteritis in children, using a pelvic mesh sling. *J Pediatr Surg* 29:917, 1994.
19. Nakashima H, Ueo H, Shibuta K, et al. Surgical management of patients with radiation enteritis. *Int Surg* 81:415, 1996.
20. Neurath MF, Branbrink A, Meyer K, et al. A new treatment for severe malabsorption due to radiation enteritis. *Lancet* 347:1302, 1996.
21. Nguyen NP, Antoine JE, Dutta S, Karlsson U, Sallah S. Current concepts in radiation enteritis and implications for future clinical trials. *Cancer* 95:1151-63, 2002.
22. Regimbeau JM, Panis Y, Gouzi JL, Fagniez PL, French University Association for Surgical Research. Operative and long term results after surgery for chronic radiation enteritis. *Am J Surg* 182:237-42, 2001.
23. Rodier JF, Janser JC, Rodier D, Kauffmann P, Le Bouedec G, Giraud B, Lorimier G. Prevention of radiation enteritis by an absorbable polyglycolic acid mesh sling. A 60-case multicentric study. *Cancer* 68:2545-9, 1991.
24. San Martin RS. Tratamiento quirúrgico de la rectítis actínica grave. *Rev Chil Cirugía* 40:310-5, 1988.
25. Sandler SR, Sandler PD. Radiation induced cancers of the colon and rectum. Gastroenterology 84:51-7, 1983.
26. Scolapio JS, Ukleja A, Burnes JU, Kelly DG. Outcome of patients with radiation enteritis treated with home parenteral nutrition. *Am J Gastroenterol* 97:662-6, 2002.
27. Smedh K, Moran BJ, Heald RJ. Fixed rectal cancer at laparotomy: a simple operation to protect the small bowel from radiation enteritis. *Eur J Surg* 163:547, 1997.
28. Thom A, Baumann J, Chandler JJ, Devereux DF. Experience with high-dose radiation therapy and the intestinal sling procedure in patients with rectal carcinoma. *Cancer* 70:581-4, 1992.
29. Waddell BE, Rodriguez MA, Lee RJ, et al. Prevention of chronic radiation enteritis. *J Am Coll Surg* 189:611, 1999.
30. Willis JR, Chokshi HR, Zuckeman GR, et al. Enteroscopy-enteroclysis: experience with a combined endoscopic-radiographic technique. *Gastrointest Endosc* 45:163, 1997.
31. Yavuz MN, Yavuz AA, Aydin F, Can G, Kavgaci H. The efficacy of octreotide in the therapy of acute radiation-induced diarrhea: a randomized controlled study. *Int J Radiat Oncol Biol Phys* 54:195-202, 2002.

Doenças Vasculares do Intestino Grosso

CAPÍTULO 76

Angelita Habr-Gama
Paulo Roberto Arruda Alves

INTRODUÇÃO E CLASSIFICAÇÃO

Apesar de as doenças vasculares do intestino serem muito freqüentes, sua importância tem sido subestimada porque elas podem evoluir sem manifestações evidentes por longos períodos.

Os hemangiomas colorretais são alterações vasculares primeiramente reconhecidas e estudadas por acarretarem grandes hemorragias cujo tratamento impunha, na maior parte das vezes, dificuldades técnicas e altas morbidade e mortalidade. A partir de 1966, as alterações vasculares do intestino que levaram à isquemia e a abdômen agudo passaram a ser valorizadas quer como causa de colites crônicas com alteração do hábito intestinal e estenoses, quer como etiologia de sangramento de origem colônica[21].

O conhecimento das alterações congênitas, das alterações degenerativas e da vascularização do intestino acrescentou uma nova frente ao estudo, já complexo, dessas afecções. Do ponto de vista clínico, as doenças vasculares colorretais podem ser divididas em dois grandes grupos: as doenças isquêmicas e as doenças hemorrágicas, ressalvando, é claro, que as doenças isquêmicas podem também cursar com sangramento digestivo e que as doenças hemorrágicas manifestam-se senão esporadicamente, respeitando longos períodos assintomáticos.

Há uma grande variedade de doenças, síndromes e condições associadas às lesões vasculares do intestino grosso, que foram classificadas por Brandt[9] em lesões vasculares primárias — incluindo as malformações vasculares congênitas, as ectasias vasculares, a flebectasia venosa, as lesões de Dieulafoy, os hemangiomas, a hemangiomatose, o hemangiopericitoma, o tumor do *glomus*, o hemagioendotelioma, o nevo azul *rubber bleb*, o sarcoma de Kaposi, dilatações aneurismáticas dos vasos do cólon e a doença hemorroidária —, doenças e síndromes com lesões vasculares — incluindo a telangiec-

tasia familiar, a síndrome de Ehler-Danlos, o pseudoxantoma elástico, a síndrome de Marfan, a doença de Von Willebrand, o escleroderma, a síndrome de Turner, as angiectasias distróficas, a síndrome de Klippel-Trenaunay, a doença de Kohmeir-Degos e o escorbuto — e as doenças sistêmicas associadas a lesões vasculares, incluindo a hipertensão portal, a insuficiência renal, as vasculites, as doenças inflamatórias intestinais e as proctocolites actínicas.

Neste capítulo serão abordadas apenas as alterações vasculares primárias mais freqüentes, não sendo levadas em consideração as alterações secundárias a processos obstrutivos (ver Capítulo 71), a colite actínica (ver Capítulo 75), a retocolite ulcerativa (ver Capítulo 72) e a colite granulomatosa (ver Capítulo 73).

Entre as diversas classificações usadas para as doenças vasculares, adaptamos a que se encontra na Tabela 76.1.

DEFINIÇÃO

A despeito da variedade das lesões vasculares do cólon e do reto, apenas esporadicamente estas comparecem como causa dos sangramentos. É bastante provável que sejam diagnosticadas com menos freqüência do que ocorrem na realidade e que a inexistência de uma padronização terminológica não tenha, até o presente, permitido uma avaliação adequada de sua participação na gênese dos sangramentos digestivos baixos.

Os termos hemangioma, angiodisplasia e ectasia vascular têm sido utilizados de modo confuso e indiscriminado, ainda que já de longa data existam classificações bastante completas das lesões vasculares não-isquêmicas do cólon[6].

A denominação hemangioma, com suas variedades capilar, cavernosa e mista, reserva-se às lesões verda-

989

APARELHO DIGESTIVO. CLÍNICA E CIRURGIA

Tabela 76.1
Classificação das Doenças Vasculares

A. Doenças Vasculares Hemorrágicas

	Tipo Histológico	Forma Clínica e Apresentação	Característica Endoscópica
• Neoplásicas			
— Hemangiomas	Capilar	Hemangioma isolado	Lesão em samambaia
	cavernoso	Hemangiomatose	Pólipo
	Misto	Flebectasias múltiplas	Flebectasia
— Anormalidades do desenvolvimento mesodérmico (associam-se aos hemangiomas outras malformações)	Hemangioma variado	Hemangiomatose congênita	Variado
		Doença de Klippel-Trenaunay[2]	Varizes
	Hemangioma cavernoso	Síndrome do nevo celular azul[25]	Lesões em samambaia ou polipóides

	Tipo Etiopatogênico	Classificação de Moore[21]	Característica Endoscópica
• Não-Neoplásicas			
— Ectasias vasculares	Telangiectasia familiar	Tipo 3	Telangiectasias (usualmente de localização jejunal — não-visualizadas)
	Ectasias congênitas ou angiodisplasias	Tipo 2	
	Ectasias adquiridas	Tipo 1	Máculas Difusas/erosivas

B. Doenças Vasculares Isquêmicas

• Isquemia mesentérica maciça	
• Colite isquêmica segmentar	Aguda
	Subaguda
	Crônica (estenose)

deiramente neoplásicas, ou que apresentem pelo menos potencial regenerativo.

O termo ectasia vascular aplica-se às lesões em que ocorre dilatação de vasos preexistentes, e a denominação de angiodisplasia, àquelas lesões em que os vasos sofreram perturbações na sua gênese, correspondendo às malformações vasculares.

No entanto, do ponto de vista de clareza, parecenos interessante separar as lesões neoplásicas de um lado, denominando-as hemangiomas, e de outro lado as não-neoplásicas, denominando-as ectasias vasculares, sem considerar em que momento ocorre o processo de alteração do vaso, ainda porque tal fato não está perfeitamente estabelecido.

HEMANGIOMAS

Há dois tipos de hemangiomas do ponto de vista histológico: os hemangiomas capilares e os cavernosos.

Os hemangiomas capilares são constituídos de vasos neoformados de dimensões próximas às dos capilares normais. São assintomáticos e correspondem a cerca de 10% dos hemangiomas colorretais.

Os hemangiomas cavernosos representam a maioria dos hemangiomas colorretais, cerca de 90% constituindo-se de vasos grandes de paredes delgadas, limitadas a uma pequena região da parede visceral, ou extensos, com caráter infiltrativo ou polipóide. Cerca de 70% se localizam no reto ou retossigmóide. Cerca de 5% dos hemangiomas são do tipo misto, e, quando um grande número de hemangiomas cavernosos compromete um segmento do aparelho digestivo, caracterizam a condição denominada flebectasia múltipla.

Os hemangiomas do aparelho digestivo, principalmente quando múltiplos, freqüentemente associam-se a lesões cutâneas de mesma natureza. O inverso ocorre raramente, associando-se hemangiomas cutâneos a lesões digestivas em menos de 10% dos casos[18].

Patogenia

A etiologia dos hemangiomas é desconhecida, existindo, no entanto, uma tendência familiar em alguns casos sugerindo de herança autossômica dominante.

990

Os hemangiomas capilares praticamente não produzem manifestações, quer de sangramento, quer por efeito tumoral, pois geralmente não atingem mais que alguns milímetros de diâmetro. Apresentam-se à retossigmoidoscopia e à colonoscopia como máculas vermelho-vivas.

Os hemangiomas cavernosos produzem manifestações clínicas através de diferentes mecanismos.

Sangramento

É a manifestação mais freqüente. Inicia-se na infância, com gravidade progressiva, sem manifestações dolorosas e com períodos totalmente assintomáticos entre os sangramentos. O sangramento nos hemangiomas pode ser de pequena monta, insidioso, manifestando-se através de enterorragia, melena ou anemia. Em alguns casos o sangramento é abrupto, podendo ser fatal. O sangramento nos hemangiomas ocorreria não só pela natureza dos vasos tumorais de paredes delgadas como pelo consumo de fatores de coagulação no tumor. Observam-se nas plaquetopenia, hipofibrinogenemia ou afibrinogenemia e queda dos fatores V e VIII. As coagulopatias dos hemangiomas são dependentes de fatores puramente hemodinâmicos (circulação lenta pelo leito hemangiomatoso) ou associadas a aumento dos fatores tromboplásicos do endotélio. O emprego de heparina ou a ressecção do tumor revertem essas coagulopatias. A associação de trombocitopenia, hemangioma e diátese hemorrágica recebeu a denominação de síndrome de Kasabach-Merritt[18].

Obstrução Intestinal

A obstrução intestinal pode ocorrer em 17% dos hemangiomas; pode resultar de invaginação intestinal por hemangioma polipóide ou de estenose por infiltração do tumor. Ambas as eventualidades são causas muito raras de obstrução intestinal.

Fístula Retovaginal

As fístulas retovaginais podem ser produzidas por erosão do hemangioma na parede vaginal ou após medidas de ressecção ou coagulação de hemangiomas retais.

Diagnóstico

O exame físico pode detectar hemangiomas cutaneomucosos. Na radiografia simples de abdômen, em 50% dos casos há flebolitos na área hemangiomatosa. O enema opaco pode detectar lesões polipóides e áreas estenosadas pelo hemangioma.

Ao estudo endoscópico podem ser observadas lesões polipóides e as denominadas em padrão samambaia, nas quais são observadas ramificações grosseiras, regulares, de coloração vinhosa escura na submucosa nos hemangiomas infiltrativos. Na flebectasia intestinal observam-se lesões múltiplas azuladas plano-elevadas de 2 a 3 mm de diâmetro.

Tratamento

Os hemangiomas raramente requerem tratamento. Muitas modalidades de tratamento foram propostas por via endoscópica esclerosante ou por via angiográfica, mas o tratamento cirúrgico de ressecção permanece a alternativa que oferece controle permanente dos sintomas, sendo indicado quando a intensidade destes o justifica. A localização usual com comprometimento retal e suas implicações em relação à conservação esfincteriana aumentam as dificuldades de tratamento cirúrgico[12,29].

ECTASIAS VASCULARES

As ectasias vasculares ou lesões não-neoplásicas são caracterizadas pela dilatação de vasos preexistentes, sem caráter proliferativo ou regenerativo. Podem ser representadas pelas telangiectasias familiar e pelas angiodisplasias do tipo congênito ou adquirido.

Telangiectasia Familiar

As telangiectasias, quando comprometem todo o aparelho digestivo e são de caráter hereditário, constituem a síndrome de Rendu-Osler-Weber (1901).O sangramento ocorre mais freqüentemente na 5ª década de vida. É uma afecção bastante rara. Nessa patologia, é nítido o caráter familiar associado à distribuição do tipo autossômico dominante.

Angiodisplasia

As ectasias vasculares congênitas ou angiodisplasias são lesões extensas que comprometem geralmente o jejuno proximal; são constituídas de vasos dilatados, com paredes delgadas, sem atividade proliferativa ou regenerativa. São raras e ainda que congênitas produzem sangramento na 5ª década de vida. Os sangramentos são muito profusos, e quando se suspeita de sua presença, o diagnóstico arteriográfico é bastante preciso. O tratamento consiste na ressecção do segmento afetado, facilmente reconhecível no intra-operatório, pela presença de vasos dilatados na superfície serosa da víscera e em seu meso correspondente. Essas ectasias congênitas do jejuno foram designadas por Moore como do tipo 2[22].

Ectasias Vasculares do Cólon

As ectasias vasculares do cólon são adquiridas, ocorrem predominantemente em indivíduos idosos e foram classificadas por Moore no tipo 1.

991

Inicialmente, o sangramento desse tipo de ectasia foi associado à presença de estenose aórtica, tendo sido proposto o tratamento das hemorragias dos portadores de estenose aórtica através de uma colectomia direita "cega", porque não se conhecia ainda a lesão do cólon que produzia o sangramento [17, 27, 30]. Com o desenvolvimento da arteriografia seletiva, de início intra-operatória, a seguir no pré-operatório, foi possível precisar o ponto de sangramento e estudar a vascularização do cólon em doentes com estenose aórtica e sangramento repetido, até então inexplicado [20,23,24]. Uma veia de drenagem precoce na arteriografia, ou seja, que aparecia antes do tempo venoso, simultaneamente ao tempo arterial e capilar, levou à identificação de uma fístula arteriovenosa angiográfica que se associava a úlceras com sangramento no cólon direito, equimoses e erosões na macroscopia e ectasias vasculares na microscopia[6,8,13,14].

À medida que a angiografia se tornava mais precisa pelas técnicas de ampliação e insuflação do cólon, foi possível reconhecer os sinais angiográficos e a estrutura das lesões vasculares associados ao sangramento digestivo baixo dos portadores de estenose aórtica e de pacientes idosos, mesmo sem lesão aórtica[3,5,7,10,15]. A descrição cumulativa de casos tornou evidente que as lesões vasculares como causas de sangramento digestivo baixo, inicialmente consideradas raras, eram relativamente freqüentes e respondiam por grande parte dos sangramentos dos idosos.

Patogenia

As ectasias vasculares adquiridas são resultados da dilatação das veias da submucosa, produzidas por dificuldade de fluxo através da parede muscular. As veias dilatam-se retrogradamente, produzindo dilatação do anel capilar da mucosa, dos aferentes arteriolares e dos esfíncteres que controlam o fluxo através da mucosa, resultando por fim na formação da fístula arteriovenosa.

Do ponto de vista histopatológico, produz-se uma dilatação de capilares agrupados em torno de uma veia dilatada, cuja drenagem está prejudicada, assumindo a conformação que lembra um rochedo de coral, e cuja ulceração expõe uma rede capilar que pode sangrar abundantemente[7].

As ectasias vasculares respondem por 4% dos sangramentos encaminhados para investigação, evoluindo desde sangramento oculto com anemia, até grandes sangramentos[1]. Pode ocorrer enterorragia ou melena de forma intermitente com longos períodos assintomáticos. A ocorrência simultânea de doença cardíaca pode levar a manifestações que se agravam pela anemia resultante do sangramento. A freqüência das ectasias aumenta progressivamente com a idade, o que está aparentemente de acordo com uma etiologia degenerativa, havendo uma tendência a ocorrer mais no cólon direito, porém não exclusivamente, como se supunha de início[1].

Diagnóstico

O diagnóstico das ectasias vasculares faz-se essencialmente através da colonoscopia. Identificam-se lesões musculares, telangiectásicas ou erosivas, que podem ser acompanhadas de vasos dilatados na submucosa, ou, mais freqüentemente, nas vizinhanças de uma lesão do tipo macular. A mácula é uma lesão de limites nítidos e circunscritos, de coloração vermelho-viva ou vinhosa, não atingindo mais que 5 mm e apresentando uma textura da superfície desde absolutamente uniforme até nitidamente alveolar (Fig. 76.1). A telangiectasia é caracterizada por vasos delgados de disposição radiada, isolados e agrupados, em geral comprometendo um segmento extenso com número considerável de lesões. As lesões difusas ou erosivas são mais extensas que as máculas, estão associadas a grandes sangramentos e não apresentam a nitidez de limites das máculas. As veias dilatadas da submucosa nem sempre são claramente visíveis, dependendo da sua visualização nítida da transparência da mucosa e da ausência de edema.

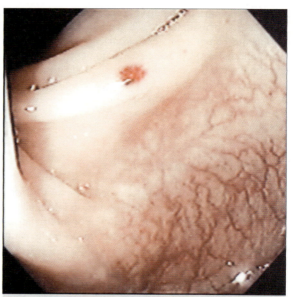

Fig. 76.1 — *Achados endoscópicos de angiodisplasia colônica.*

A angiografia que serviu de base para a identificação inicial dessa patologia tem seu uso hoje reservado à investigação de pacientes na vigência do sangramento profuso e essencialmente como caráter diferencial do sangramento de origem diverticular.

Nas ectasias vasculares a angiografia pode demonstrar: (a) veia dilatada e de drenagem lenta (75%), o sinal mais freqüente e mais precoce na evolução das ectasias; (b) tufos arteriais e contrastação capilar intensa (75%), representação angiográfica da lesão capilar da mucosa, o 2º em freqüência e em ordem de aparecimento; c) veia de enchimento precoce (50%), resultado do desenvolvimento de uma fístula arteriovenosa na altura da lesão da mucosa; d) extravasamento de contraste (8%) (Fig. 76.2). O extravasamento de contraste é importante no diagnóstico diferencial com doença vascular hemorrágica, porque é o único achado angiográfico dessa afecção.

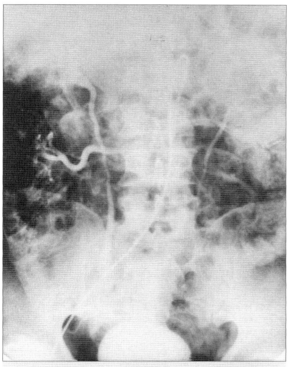

Fig. 76.2 — *Achados angiográficos fundamentais na ectasia vascular do cólon: a) veia dilatada da submucosa; b) capilares da mucosa com aspecto de borda em escova; c) veia de enchimento precoce.*

Tratamento

Identificada a ectasia vascular, existem duas condutas que podem ser adotadas: expectante, considerando que pelo menos 50% das ectasias não voltam a manifestar-se mesmo sem tratamento, e a intervencionista. O tratamento radical dessas lesões é obtido pela ressecção do segmento acometido, porém o tratamento por via endoscópica vem merecendo atenção, dadas a natureza benigna das lesões e a idade, em geral avançada, dos portadores de ectasias vasculares. O tratamento por via endoscópica é obtido pela cauterização da lesão mucosa com pinça de *hot biopsy*. Entretanto, os resultados quanto ao controle do sangramento, obtido em 68% dos casos, ainda estão próximos da resolução espontânea do quadro[28]. A cirurgia controla 80% dos casos, e a mortalidade geral para os casos tratados ativamente ou mantidos sob observação está em torno de 10%.

COLOPATIAS ISQUÊMICAS

As alterações isquêmicas do cólon são o grupo menos freqüente de alterações vasculares colorretais, a ponto de a experiência individual dificilmente permitir traçar um quadro mais preciso da patologia ou aconselhar condutas terapêuticas com base objetiva.

As alterações isquêmicas do cólon podem ser de ocorrência espontânea ou se seguir a reconstruções, *bypass* ou aneurismectomias aórticas.

Isquemia Mesentérica Maciça

As isquemias de ocorrência espontânea que vêm a acometer o cólon direito em continuidade com as necroses do delgado são dependentes de embolias da artéria mesentérica superior ou tromboses da veia mesentérica superior (ver Capítulo 66). Em ambos os casos usualmente há uma doença cardíaca de base, com predominância nítida de arritmias nas embolias mesentéricas. Raramente o diagnóstico é suficientemente precoce a ponto de permitir a reconstrução ou desobstrução vascular com o intestino delgado viável, e a mortalidade está próxima de 80%.

Colite Isquêmica Segmentar

Patogenia

Em relação às alterações isquêmicas próprias do intestino grosso, a grande maioria é decorrente da ligadura da mesentérica inferior prévia em cirurgias sobre a aorta abdominal. Ocorre em 1% dos pacientes submetidos a cirurgia da aorta, com mortalidade de 75% dos casos. A isquemia é resultado não só da ligadura da artéria mesentérica inferior, mas também da hipotensão que ocorre na revascularização no momento em que a aorta é desclampeada. O quadro de isquemia pode, eventualmente, ser reconhecido já no transoperatório, caracterizando-se pela cianose do cólon esquerdo. O diagnóstico no pós-operatório é bastante difícil, uma vez que a sintomatologia dolorosa dificilmente chega a ser valorizada. Em praticamente 100% dos casos o diagnóstico só é estabelecido após a perfuração do cólon isquêmico por necrose transmural, quadro séptico e pneumoperitônio[26].

Do ponto de vista de tratamento, quando a isquemia é reconhecida no transoperatório, pode ser tentada a revascularização da mesentérica inferior com enxerto de veia, porém 3/4 dos casos evoluem para a necrose do cólon apesar da reconstrução, em um quadro de microembolização do cólon. A conduta mais segura, tanto no diagnóstico por ocasião da ligadura da mesentérica inferior quanto no diagnóstico pós-operatório, é a ressecção do cólon, comprometido com colostomia e sepultamento do reto (operação de Hartman)

Nas isquemias cólicas de ocorrência espontânea, o quadro extremo de necrose transmural do segmento comprometido é mais raro. A lesão isquêmica vai desde um grau mínimo com isquemia da submucosa, em que se formam hematomas na submucosa, a um grau mais intenso, em que ocorre necrose e ulceração da mucosa e da submucosa. A necrose pode se estender à muscular própria quando a isquemia é mais grave para no grau máximo produzir a necrose transmural. Cessado o quadro agudo, pode haver recuperação completa ou graus variados de seqüela com fibrose e estenose.

A etiologia da isquemia espontânea é multifatorial. Existe uma redução da perfusão de base, resultado de lesões arterioscleróticas. Sobre as lesões de base concorrem outros fatores que reduzem a circulação e que incluem: (a) redução do débito cardíaco, por patologias próprias do coração ou por desidratação de qualquer causa; (b) aumento de viscosidade sangüínea (hiperglobulia); (c) ativação do sistema renina–angiotensiva com vasoconstrição esplâncnica; (d) emprego de drogas vasoativas com objetivo terapêutico, inclusive digitálicos; (e) emprego de drogas (cocaína); (f) ativação da coagulação (anticoncepcionais). Algumas patologias predispõem à ocorrência de isquemia intestinal pela ocorrência de vasculites, como artrite reumatóide, lúpus eritematoso; pela proliferação de fibras elásticas dos vasos, na síndrome de carcinóide ou por produzirem arteriopatia progressiva, como o diabetes.

Diagnóstico

Usualmente as manifestações clínicas são muito insidiosas. As mais freqüentes são dor abdominal associada à diarréia mucossanguinolenta, que persiste nos casos em que não há recuperação do segmento afetado. Nos casos em que se desenvolve estenose, a sintomatologia pode ser dominada por alterações do hábito intestinal e por cólicas.

Os achados laboratoriais são pobres. Leucocitose discreta, elevação transitória dos níveis séricos de fosfato nos quadros mais extensos e graves e trombocitopenia.

Na radiografia simples de abdômen das colites agudas, pode haver dilatação intensa do cólon ou pneumoperitônio. No enema opaco realizado sem pressão, evidencia-se na fase aguda o quadro característico de impressões digitais, progressivamente substituído por espasmo e ulcerações (Figs. 76.3, 76.4 e 76.5).

Havendo evolução favorável, há retorno do enema opaco à normalidade (Fig. 76.6) ou pode persistir segmento estenótico (Fig. 76.7) de extensão variada.

Nos casos de necrose transmural pode ocorrer perfuração com os sinais clínicos e radiológicos de abdomen agudo.

O estudo colonoscópico, que apresentava contra-indicação relativa na suspeita de colopatia isquêmica, passou a ser indicado, não só para fins de diagnóstico do processo isquêmico como também para estabelecer sua gravidade, conduta e prognóstico.

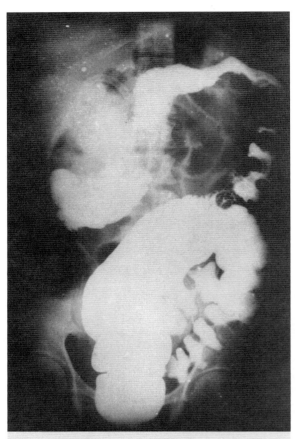

Fig. 76.3 — Colite isquêmica em fase aguda. Enema opaco. Observam-se as impressões digitiformes na parede colônica que correspondem aos hematomas e ao edema da submucosa.

O método mais simples de avaliar a gravidade da isquemia do cólon é o método proposto por Church, baseado na coloração da superfície mucosa[10]. De acordo com esse autor, os aspectos encontrados seriam: (1) Vermelho, associado a bom prognóstico, devendo ser reexaminado em 4 a 5 dias, teria seu aspecto atribuído à cicatrização e formação de tecido de granulação; (2) Amarelo, resultante da necrose da mucosa e submucosa, também apresenta bom prognóstico, com provável recuperação completa, devendo ser mais avaliado em 2 a 3 dias; (3) Verde, com prognóstico mais sombrio, já que estaria associado à necrose parcial da muscular própria, podendo evoluir para necrose transmural ou com seqüelas de estenose, devendo ser reavaliado endoscopicamente em 24 horas; (4) Cinza, representaria o aspecto da necrose quase completa da muscular própria, requerendo avaliação em 12 horas e eventual tratamento cirúrgico; (5) Preto, associado à necrose completa da parede do cólon, exigindo tratamento cirúrgico imediato.

Usualmente, dada a própria heterogeneidade do processo isquêmico, é possível encontrar diferentes aspectos ao longo do exame, porém, quando se identifica área de cor preta, não se deve prosseguir no exame, deve-se

Doenças Vasculares do Intestino Grosso

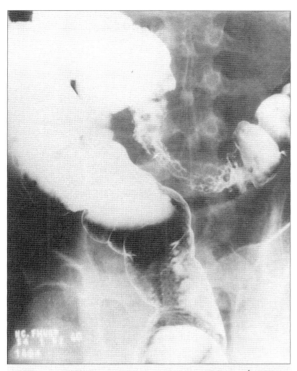

Fig. 76.4 — Colite isquêmica. Enema opaco. Área de diminuição de calibre no cólon esquerdo, de limites de transição progressivos, alterações no contorno, espiralações.

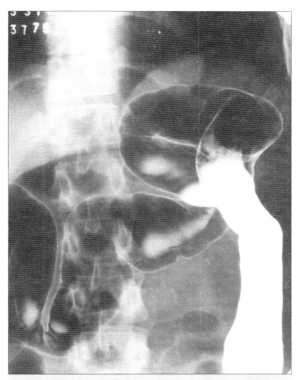

Fig. 76.5 — Enema opaco. Irregularidade de calibre do ângulo esplênico em doente com colite isquêmica, fase aguda.

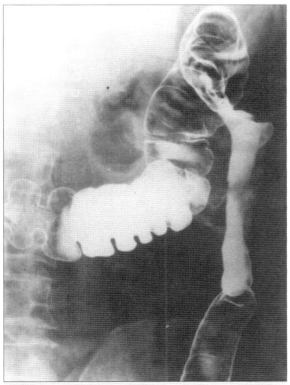

Fig. 76.6 — Mesmo doente da figura anterior, 3 meses depois. Aspecto normal do cólon.

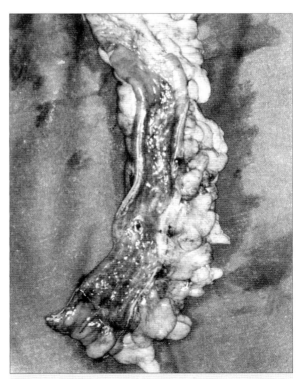

Fig. 76.7 — Peça operatória. Cólon sigmóide diminuído de calibre, com ulcerações distribuídas uniformemente. Colite isquêmica, forma crônica.

995

retirar o aparelho e procurar o tratamento cirúrgico imediato, uma vez que a insuflação de ar na colonoscopia precipitará a perfuração e agravará suas conseqüências.

O estudo colonoscópico pode confirmar o diagnóstico na fase aguda e, nos casos de evolução crônica, é essencial para afastar a presença de um tumor, quer pela sintomatologia, quer pela presença de uma estenose radiológica do cólon.

O tratamento, na grande maioria dos casos, é clínico e tem como objetivo corrigir os fatores desencadeantes do quadro: restabelecimento das condições hemodinâmicas do paciente, hidratação adequada e antibioticoterapia.

O emprego de bloqueadores do sistema renina-angiotensina como o captopril tem sido tentado experimentalmente, com a finalidade de reduzir a vasoconstrição esplâncnica. A patologia de base, quando passível de tratamento, também merece atenção como a correção do diabetes. As drogas que potencialmente podem ter desencadeado o quadro devem ser suspensas como os anticoncepcionais, os betabloqueadores, os adrenérgicos, uso de cocaína[4].

Quando o quadro agudo progride para a necrose, o tratamento é cirúrgico, procedendo-se à ressecção do segmento comprometido com reconstrução imediata ou no 2º tempo. Em relação às estenoses isquêmicas, deve ser excluída a presença de tumor através de colonoscopia. Quando a constipação intestinal ou a dificuldade para evacuar forem importantes, deve ser indicada a ressecção segmentar do segmento lesado, com anastomose imediata.

REFERÊNCIAS BIBLIOGRÁFICAS

1. Alves PRA. *Ectasia vascular do cólon. Contribuição do estudo colonoscópico*. São Paulo, 1984. (Dissertação de Mestrado. Faculdade de Medicina da Universidade de São Paulo.)
2. Azizkhan RG. Life threatening hematochezia from a rectosigmoid vascular malformation in Klippel-Trenaunay syndrome: long-term palliation using an argon laser. *J Pediatr Surg* 26:1125, 1991.
3. Baer JW, Ryan S. Analysis of cecal vasculature in the search for vascular malformations. *Am J Roentgenol* 126:394, 1976.
4. Bailey RW, Hamilton SR, Morris JB, Bulkley GB, Smith GW. Pathogenesis of nonoclusive ischemic colitis. *Ann Surg* 203:590, 1986.
5. Baum S, Athanasoulis CA, Waltomas AC et al. Angiodisplasia of the right colon: a cause of gastrointestinal bleeding. *Amer J Roentgenol* 129:789, 1977.
6. Boijsem W, Reuter SR. Angiography in the diagnosis of chronic unexplained melena. *Radiology* 89:413, 1967.
7. Boley SJ, Sammartano R, Adams A, Dibiase A, Kleinhaus S, Sprayregen S. On the nature and etiology of vascular extasias of the colon: Degenerative lesions of aging. *Gastroenterology* 72:650, 1977.

8. Boss EG & Rosembaum JM. Bleeding from the right colon associated with aortic stenosis. *Dig Dis* 16:269, 1971.
9. Brandt LJ. Vascular lesions of the GI tract. In Syllabus. 15th Interin Postgraduate Course of the American Society for Gastrointestinal Endoscopy, New York, USA, 1999.
10. Casarella WT, Galloway SJ, Taxin RN, Follett DA, Pollock EJ & Seamon WB. "Lower" gastrointestinal tract hemorrhage: new concepts based on arteriography. *Amer J Roentgenol* 121:357, 1974.
11. Church JM. Inflammatory bowel disease. In *Endoscopy of the colon, rectum and anus*. pp. 289-345 Nova Iorque, EUA, 1995.
12. Coppa GF, Eng K & Localio SA. Surgical management of diffuse cavernous hemangioma of the colon, rectum and anus. *Surg Gynecol Obstet* 159:17, 1984.
13. Corry RJ, Rartlett MK & Cohen RB. Erosions of the cecum: a cause of massive hemorrhage. *Amer J Surg* 119:106, 1970.
14. Edie RN & Brennan Jr JT. Colonic hemorrhage from arteriovenous anastomosis. Report of a case. *Arch Surg* 99:674, 1969.
15. Galloway SJ, Casarella WJ & Shimkin PM. Vascular malformations of the right colon as a cause of bleeding in patients with aortic stenosis. *Diagnostic Radiology* 113:11, 1974.
16. Gentry RW, Dockerty MB & Clagett OT. Collective review of vascular tumors of the gastrointestinal tract. *Int Abstr Surg* 88:281, 1949.
17. Heyde EC. Gastrointestinal bleeding in aortic stenosis (correspondence). *N Engl J Med* 259:196, 1958.
18. Kasabach HH & Merritt KK. Capillary hemangioma with extensive purpura. *Am J Dis Child* 59:1063, 1940.
19. Lyon DT & Mantia AG. Large bowel hemangiomas. *Dis Colon Rectum* 27:404, 1984.
20. Margulis AR, Heinbecker P & Bernard HR. Operative mesenteric arteriography in the search for the site of bleeding in unexplained gastrointestinal hemorrhage. *Surgery* 48:534, 1960.
21. Marston A, Pheils MT, Thomas ML & Morson BC. Ischemic colitis. *Gut* 7:1, 1966.
22. Moore JD, Thompson NW, Appelman HD & Foley D. Arteriovenous malformations of the gastrointestinal tract. *Arch Surg* 111:381, 1976.
23. Nusbaum M, Baum S & Blakemore WS. Clinical experience with the diagnosis and management of gastrointestinal hemorrhage by selective mesenteric catheterization. *Ann Surg* 170:506, 1969.
24. Nusbaum M & Baum S. Radiographic demonstration of unknown sites of gastrointestinal bleeding. *Surg Forum* 14:374, 1963.
25. Rossler L & Lamesch A. Le blue rubber bleb nevus ou naevus bleu cellulaire ou syndrome de Bean. Un cas rare d'anemie ferriprive. *Phlebologie* 45:471, 1992.
26. Schroeder T, Christoferssen JK, Andersen J, Soren B, Gravgaard E, Kimose HH, Lorentzen J, Ostri P & Mansen MJB. Ischemic colitis complication reconstruction of the abdominal aorta. *Surg Gynecol Obstet* 160:299, 1985.
27. Schwartz BM. Additional note on bleeding in aortic stenosis (correspondence). *N Engl J Med* 259:456, 1958.
28. Trudel JL, Fazio V & Sivak MV. Colonoscopic diagnosis and treatment of arteriovenous malformations in chronic lower gastrointestinal bleeding: Clinical accuracy and efficacy. *Dis Colon Rectum* 31:107, 1988.
29. Wang CW. Sphincter saving procedure for treatment of diffuse cavernous hemangioma of the rectum and sigmoid colon. *Dis Colon Rectum* 28: 604, 1985.
30. Williams RC. Aortic stenosis and unexplained gastrointestinal bleeding. *Arch Intern Med* 108:859, 1961.

Divertículos do Intestino Grosso

Júlio Cezar Uili Coelho
Antonio Carlos Ligocki Campos

O vocábulo divertículo é derivado da palavra latina *diverticulum*, que significa um pequeno desvio da via normal. Os divertículos do cólon podem ser divididos em falsos ou verdadeiros. Os divertículos falsos constituem a quase totalidade dos divertículos do intestino grosso e consistem em herniação da mucosa e submucosa através da camada muscular do intestino e são revestidos pela serosa. Os divertículos verdadeiros são raros e consistem na herniação de todas as camadas do intestino. Portanto, os divertículos falsos não contêm camada muscular, enquanto esta está presente nos divertículos verdadeiros. Pela sua raridade, os divertículos verdadeiros são discutidos brevemente no final deste capítulo.

Diverticulose indica somente a presença de divertículo, e doença diverticular indica a presença de divertículo, sintomático ou não. Os divertículos sintomáticos podem apresentar sangramento, inflamação (diverticulite) ou outros sintomas abdominais. A doença diverticular é muito comum em países industrializados e pode se manifestar de várias maneiras, desde doença assintomática até o aparecimento de sintomas e complicações potencialmente letais.

EPIDEMIOLOGIA

A prevalência da doença diverticular do intestino grosso aumentou acentuadamente no último século, devido ao aumento da longevidade da população e à redução das fibras alimentares na nossa dieta. Essa alteração na dieta iniciou em 1880, com a introdução dos moinhos que retiraram as fibras da farinha, e se acentuou nas décadas seguintes, com outras mudanças alimentares que reduziram ainda mais as fibras na dieta. Vários trabalhos epidemiológicos fornecem fortes evidências da importância das fibras na patogenia da doença diverticular, que são reforçadas pelo fato de a doença diverticular ser menos comum em vegetarianos (prevalência de 12%), que ingerem maiores quantidades de fibras, do que em não-vegetarianos (prevalência de 33%)[39].

Desde os primeiros estudos epidemiológicos sobre doença diverticular, há evidências da relativa raridade da doença nas áreas rurais da África e Ásia, contrastando com a elevada prevalência nos Estados Unidos, Europa e Austrália.

A prevalência estimada de doença diverticular do intestino grosso por estudos radiológicos e de necropsia é de aproximadamente 10% da população dos Estados Unidos, Reino Unido, Austrália e outros países desenvolvidos. A prevalência é menor em países em desenvolvimento, sendo rara em alguns países onde o consumo de fibras é elevado[120]. A prevalência em alguns países da África e Ásia[62,70] é inferior a 0,2%. No Japão e em outros países asiáticos, a prevalência está aumentando, possivelmente devido à mudança alimentar para uma dieta com menos fibras. O número de pacientes com divertículos do cólon direito é superior ao do esquerdo em vários países asiáticos[55]. Esses indivíduos, quando migram de área de baixa para área de elevada prevalência, a incidência de doença diverticular aumenta, mas a doença permanece sendo predominante no lado direito, sugerindo uma possível relação genética[83,86,111]. A prevalência em países "ocidentalizados" varia de 5 a 45%, dependendo do método diagnóstico e da idade da população estudada[105].

A doença diverticular é incomum antes dos 40 anos de idade e aumenta de uma freqüência de 5% na 5ª década de vida para mais de 50% na 9ª década. Com o envelhecimento, ocorre uma diminuição da força tênsil das fibras colágenas e musculares do cólon. Na diverticulose ocorrem alterações semelhantes, porém mais acentuadas do que as observadas com o envelhecimento isoladamente.

Estudos preliminares sugeriam uma maior incidência de doença diverticular no sexo masculino, mas estudos mais recentes mostraram uma distribuição semelhante em ambos os sexos[35,94]. Em pacientes abaixo de 40 anos, entretanto, os casos de diverticulite sintomática chegam a ser até 3 vezes mais comuns em homens[105].

Algumas doenças hereditárias como doença policística renal ou síndrome de Marfan ou Ehlers-Danlos estão associadas com um aumento da incidência de doença diverticular, uma vez que essas doenças causam alterações na força da camada submucosa do cólon; nesses pacientes, a doença diverticular pode se desenvolver numa idade mais precoce[59].

Estudos epidemiológicos recentes sugerem uma relação entre o uso de antiinflamatórios não-hormonais e a ocorrência de hemorragia ou perfuração diverticular; a patogenia ainda não está esclarecida, porém sabe-se que é multifatorial e está relacionada à inibição da síntese de prostaglandinas[1,48]. O tabagismo está relacionado a um risco aumentado de complicações na doença diverticular[92].

A prevalência mundial da doença diverticular vem crescendo progressivamente, sobretudo devido à ocidentalização e ao "envelhecimento" da população. Além disso, relatos atuais demonstram aumento das formas complicadas de diverticulose, como perfuração diverticular[74,110].

PATOGENIA

Apesar de amplamente estudada, a patogenia da doença diverticular do cólon ainda não está completamente esclarecida, existindo várias teorias e possíveis mecanismos. Apesar de não existirem trabalhos conclusivos, a relação inversa entre a ingestão de fibras e a incidência de doença diverticular é o principal fator etiológico conhecido. A celulose parece ser particularmente protetora, uma vez que a parede celular das plantas se combina com a água e os sais dentro da luz colônica, levando à formação de fezes mais consistentes e volumosas, prevenindo a hipersegmentação colônica[114,117].

A anormalidade muscular é a característica mais marcante e consistente. Sabe-se que o mecanismo patogênico primário não é apenas uma protrusão da mucosa, mas sim uma anormalidade da camada muscular própria, levando a um espessamento característico dessa camada. Uma teoria sugere que o espasmo muscular prolongado, como resultado da baixa quantidade de resíduos e volume fecal, com conseqüente hipersegmentação, leva ao aumento da pressão intraluminar do cólon. Essa pressão intraluminar aumentada causa a herniação da mucosa e da submucosa através das áreas de fraqueza inerentes do cólon. Evidência contra essa teoria é o fato de que a pressão intraluminar pode ser normal no cólon de pacientes com doença diverticular comprovada, o que faz com que a presença de um espasmo prolongado como único fator etiológico seja pouco provável.

Uma segunda teoria propõe o encurtamento da parede colônica como evento inicial na patogenia da doen-

ça diverticular. No cólon normal, as tênias agem como suportes externos para a contração dos músculos lisos da camada muscular circular. Estudos da ultra-estrutura da parede do cólon sigmóide em pacientes com doença diverticular demonstraram que as células musculares são normais; entretanto, há um aumento da quantidade de elastina nas tênias, em alguns casos níveis até duas vezes maiores que o normal[129]. A presença da elastose explica por que a doença diverticular não pode ser completamente revertida pela dieta rica em fibras, uma vez que a elastose em si é irreversível. Entretanto, não se sabe se a elastose é um evento primário ou uma conseqüência da doença diverticular. Sugere-se que a distensão intermitente da camada muscular lisa do cólon pode estimular a captação de substâncias presentes na parede colônica, como a prolina, que poderia levar à elastose[80].

A herniação da mucosa e da submucosa através da camada muscular que ocorre em pontos de fraqueza na parede colônica é dependente do aumento do gradiente de pressão entre a luz do cólon e a cavidade peritoneal (Fig. 77.1). Os principais pontos de fraqueza na parede colônica são os locais de penetração das artérias na camada muscular circular para serem distribuídas na submucosa, que são entre as tênias lateral e mesentérica. Os divertículos não se desenvolvem no reto, provavelmente porque nessa região ocorrem a coalescência das tênias e a formação de uma camada muscular longitudinal única.

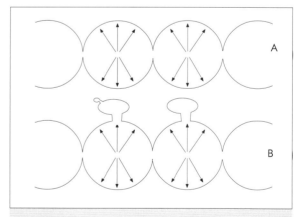

Fig. 77.1 — *Desenho esquemático ilustrando o papel da segmentação do cólon na formação dos divertículos colônicos. As contrações intensas do cólon formam segmentos colônicos fechados de elevada pressão (A) que formam herniação da mucosa e submucosa através da camada muscular (divertículos) (B).*

Paralelamente ao aumento na freqüência de diverticulose com a idade, existe um acúmulo de colágeno, elastina e tecido reticular na camada muscular colônica. Essas alterações estruturais resultam em redução na força da camada muscular[129]. Essa hipótese é apoiada pelo desenvolvimento precoce de doença diverticular do intestino grosso em pessoas jovens com doenças do tecido conjuntivo, como nas síndromes de Marfan, Ehlers-Danlos e de Williams *"elfins facies"*[9,27].

O gradiente de pressão entre a luz do intestino e a cavidade peritoneal pode ser devido a contrações da musculatura colônica e/ou à distensão do cólon por gases. O paciente com doença diverticular apresenta alterações na motilidade do cólon, como aumento exagerado da pressão intraluminar em resposta a certas drogas e alimentos e alterações na atividade eletromiográfica do cólon. Painter sugeriu que a segmentação exagerada do cólon devido a contrações colônicas não-propulsivas desempenha papel fundamental na patogenia dos divertículos (Fig. 77.1)[90,91]. Dessa forma, durante períodos de segmentação, os anéis de contração formariam segmentos colônicos fechados de elevada pressão que predisporiam a herniação da mucosa e submucosa através da muscular. Essas herniações ocorrem em pontos de fraqueza da parede muscular, ou seja, no local de penetração dos vasos sangüíneos na camada muscular, como já foi mencionado. Essas alterações ocorrem principalmente no cólon sigmóide, a porção mais estreita do cólon, o que pode ser explicado pela lei de Laplace. Esta lei é representada pela fórmula $P=KT/R$ e explica que a pressão intraluminar (P) é proporcional à tensão da parede (T) e inversamente proporcional ao raio (diâmetro) do cólon (R). K é um fator de conversão. Dessa forma, o segmento colônico com menor diâmetro (cólon sigmóide) apresenta a maior pressão intraluminar.

A maioria dos pacientes com doença diverticular apresenta espessamento da camada muscular do cólon, conhecida como miocose (*"myochosis"*), que não é nem hipertrofia e nem hiperplasia. Sua etiologia não é conhecida, e sua aparência espessada é possivelmente devida ao encurtamento das tênias, causado por aumento de elastina na superfície dessas, ao espessamento da camada muscular circular e ao estreitamento da luz intestinal[129]. A elastina é depositada entre as células musculares, e o padrão fascicular normal das tênias torna-se distorcido. Essa alteração é, provavelmente, uma das causas do aumento da pressão intraluminar. Outras mudanças estruturais vistas na diverticulose são o espessamento das camadas musculares longitudinal e circular do cólon e um aumento progressivo de componentes do tecido conjuntivo da parede colônica, como colágeno tipo III e a própria elastina, já mencionada[14,122].

Uma dieta rica em fibras aumenta o peso e o diâmetro das fezes e reduz as contrações musculares e a pressão intraluminar do intestino grosso. Esses achados apóiam a hipótese de que alterações na motilidade e na pressão intraluminar são importantes na patogenia da doença diverticular e são confirmados experimentalmente em coelhos e ratos alimentados com dieta pobre em fibras[50]. Além disso, a importância das fibras na dieta para reduzir a prevalência de doença diverticular tem sido confirmada em estudos clínicos entre populações vegetarianas e não-vegetarianas[39]. Indivíduos vegetarianos têm uma prevalência menor de doença diverticular do que não-vegetarianos da mesma região e grupo racial.

Estudos recentes de Tjiang *et al.* relatam uma possível participação do óxido nítrico na patogenia da doença diverticular. Foi demonstrado que a complacência da musculatura circular em pacientes com diverticulose é menor do que a dos controles. Além disso, um inibidor do óxido nítrico não afetou a complacência nos pacientes com doença diverticular, enquanto a inibiu nos controles. O óxido nítrico, um relaxante potente da musculatura lisa, pode ser responsável pela segmentação da parede colônica na diverticulose[124].

Relatos atuais sugerem que alterações na estrutura e na natureza do colágeno podem ter papel importante na patogenia da diverticulose. Metaloproteinases da matriz extracelular podem ser importantes nesse processo, uma vez que podem degradar colágenos, elastina e glicoproteínas. Alterações na atividade de metaloproteinases e seus inibidores podem ser pontos importantes para o encontro do caminho final pelo qual as alterações na dieta e na flora entérica resultam numa alteração na estrutura e na função da parede colônica[80].

PATOLOGIA

O cólon é o local mais comum de formação diverticular do trato digestivo. A quase totalidade dos divertículos é falsa (pseudodivertículos) e se forma no local em que as artérias perfuram a camada muscular circular para alcançarem a submucosa. Os divertículos quase sempre se localizam entre as tênias lateral e mesentérica. Variam em número de um a centenas, e o seu tamanho varia de 1 mm a mais de 1 cm de diâmetro. O maior divertículo descrito tinha 27 cm[38]. O número e o tamanho dos divertículos freqüentemente aumentam com o tempo[93,94].

A distribuição dos divertículos no intestino grosso difere conforme o segmento. O local mais comum dos divertículos é o cólon sigmóide, o qual está envolvido em 95% dos casos. Os divertículos podem ser classificados conforme a sua localização em quatro categorias: divertículos limitados ao cólon sigmóide (65%), divertículos envolvendo o cólon sigmóide e outros segmentos colônicos (24%), divertículos dispersos em todos os segmentos colônicos (7%) e divertículos limitados a segmentos proximais ao cólon sigmóide (4%)[93].

Por motivos não conhecidos, em vários países asiáticos, inclusive Japão, Cingapura, Coréia e Tailândia, a incidência de divertículos do cólon direito é maior do que de divertículos do cólon esquerdo[55,83,127]. Os divertículos de reto são raros. Divertículos do apêndice vermiforme ocorrem em aproximadamente 1,4% das apendicectomias[26].

Geralmente existe um excesso de tecido adiposo ao redor do segmento afetado do cólon; isso pode ser observado durante o procedimento cirúrgico, com a presença do mesocólon bastante espessado, na maioria das vezes.

A doença diverticular do cólon pode ser associada a cólon espástico (hipertônica) ou não (não-hipertônica).

Na doença diverticular hipertônica, os divertículos são geralmente limitados ao cólon sigmóide ou ao cólon sigmóide e cólon descendente. Essa é a forma mais comum de doença diverticular, ocorrendo em 70% dos pacientes. Os pacientes apresentam espessamento da camada muscular circular, encurtamento da tênia e estreitamento da luz. Essas alterações são denominadas miocose (*myochosis*). As contrações musculares podem dividir o cólon em câmaras fechadas com hipertensão no seu interior. A diverticulite aguda está freqüentemente associada a essa forma de doença diverticular.

A doença diverticular não-hipertônica é menos comum (30% dos casos) e se caracteriza pela presença de inúmeros divertículos no cólon sigmóide e em outros segmentos mais proximais do cólon. Ocasionalmente todo o cólon é acometido. Não ocorre espessamento da camada muscular ou hipertensão na luz colônica. A hemorragia está mais freqüentemente associada a esse tipo de divertículo do que a doença diverticular hipertônica.

É importante o diagnóstico diferencial de diverticulite e adenocarcinomas de cólon. Com a inflamação aguda da diverticulite, a formação de abscessos e a conseqüente inflamação crônica, a parede colônica torna-se espessada, endurecida, sendo difícil a sua diferenciação macroscópica de carcinoma[72].

QUADRO CLÍNICO

A maioria dos pacientes com doença diverticular (70%) é assintomática. Uma pequena percentagem dos pacientes (10%) com diverticulose não complicada apresenta sintomas inespecíficos como dor abdominal intermitente, freqüentemente associada à distensão abdominal, excesso de gás, flatulência, timpanismo e defecação irregular. A causa desses sintomas não está determinada, mas é possivelmente devida à presença simultânea da síndrome do cólon irritável (ver Capítulo 69)[123].

De 15-30% dos pacientes com divertículos no cólon apresentam doença diverticular complicada: diverticulite (10-25%) e hemorragia diverticular (5%).

Diverticulite

Diverticulite é a complicação mais freqüente da doença diverticular. Estima-se que 10-20% das pessoas com doença diverticular desenvolvem diverticulite durante suas vidas[5,52]. A probabilidade de desenvolver diverticulite é maior nas pessoas com divertículos em maior número, com distribuição mais ampla no cólon e aparecimento com menor idade. Pode variar de uma leve inflamação peridiverticular até uma peritonite fecal secundária à perfuração do divertículo.

Quando tratada clinicamente, a diverticulite recidiva em um terço dos casos, sendo que 90% das recidivas ocorrem em 5 anos[5]. Diverticulite simples, ou não-complicada, ocorre em 75% dos casos; os outros 25% são casos de diverticulite complicada, incluindo perfuração, abscesso, fístula ou estenose[132]. Apenas 22% dos pacientes com diverticulite perfurada apresentam história prévia de doença diverticular[48].

O início da inflamação é quase sempre na ponta do divertículo e se deve a obstrução por material fecal no seu interior. Posteriormente ocorrem acúmulo de secreção mucosa e o crescimento de bactérias colônicas dentro do divertículo. O suprimento sangüíneo fica comprometido, e o divertículo, que possui paredes delgadas, sofre necrose e perfuração, com ocorrência de periverticulite. Nesse ponto, o processo inflamatório pode regredir espontaneamente ou com tratamento clínico ou então evoluir para uma complicação: abscesso ou fístula. As manifestações clínicas são freqüentemente similares a uma apendicite, e por isso a diverticulite é referida como apendicite do lado esquerdo.

O sintoma mais freqüente é dor abdominal, que é geralmente contínua e de intensidade moderada ou intensa. Devido ao fato de a diverticulite apresentar-se quase sempre no cólon sigmóide ou descendente, a dor é quase sempre localizada no quadrante inferior esquerdo. Entretanto, pode ser localizada na região suprapúbica ou no quadrante inferior direito se o cólon sigmóide for redundante ou se o paciente tiver divertículos do cólon direito. Essa última localização é a forma mais comum em asiáticos.

A febre é o segundo sintoma mais freqüente e geralmente é moderada (menor que 38,5°C), mas pode ser elevada, principalmente na presença de complicação. Outras manifestações clínicas, freqüentemente presentes, são náuseas e vômitos, anorexia e alteração no hábito intestinal, geralmente constipação intestinal, e mais raramente diarréia. Disúria pode também ocorrer, indicando envolvimento da bexiga.

No exame físico, é freqüentemente observada dor à palpação na fossa ilíaca esquerda, que pode estar associada à contratura muscular e massa palpável. O abdômen apresenta-se distendido e timpânico. Os ruídos hidroaéreos são geralmente normais na diverticulite não-complicada, diminuídos quando a inflamação é mais intensa ou na presença de complicação, e aumentados na presença de oclusão intestinal. O toque retal pode revelar a presença de uma massa dolorosa.

Raramente o paciente pode apresentar evidências de complicações como disúria, piúria, pneumatúria, eliminação de gases e fezes pela vagina (fístulas colovesical ou colovaginal) ou peritonite difusa (perfuração para abdômen livre).

Hemorragia Diverticular

A hemorragia diverticular ocorre mais em pessoas idosas e se caracteriza pela evacuação de sangue vivo ou em coágulos (enterorragia) em moderada ou grande quantidade ou, mais raramente, de fezes escuras (melena). O risco de sangramento colônico agudo está associado com idade avançada, com o sexo masculino e com o uso crônico de antiinflamatórios não-esteroidais[48].

A hemorragia diverticular é responsável por 40% de todos os casos de hemorragia digestiva baixa. Dos pacientes com hemorragia, apenas 1/3 apresenta sangramento maciço[132]. Pacientes admitidos com hemorragia diverticular tendem a ser mais idosos do que aqueles admitidos por outras complicações de doença diverticular[104]. A hemorragia diverticular ocorre mais comumente de divertículos do lado direito, apesar da maior incidência de divertículos no cólon sigmóide nos países ocidentais; estima-se que cerca de 80% dos divertículos que sangram são do lado direito[15,121].

A intensidade do sangramento é variável, mas na maioria das vezes é moderada ou intensa e é acompanhada de taquicardia, sudorese, hipotensão e mesmo choque hipovolêmico. A maioria dos casos de sangramento diverticular é autolimitada; entretanto, a recidiva do sangramento pode variar de cerca de 25% a 40% e geralmente ocorre no primeiro ano após o episódio inicial de hemorragia[78,87]. Um terceiro episódio de sangramento ocorre em 50% dos pacientes que apresentaram 2 episódios[71,87]. É muito rara a concomitância de sangramento por divertículos e diverticulite.

DIAGNÓSTICO

A maioria dos pacientes com doença diverticular é assintomática, e o diagnóstico é estabelecido com enema opaco ou exame endoscópico do cólon de rotina ou realizado para avaliar manifestações clínicas sugestivas de doenças do intestino grosso. O diagnóstico de diverticulite e hemorragia diverticular é geralmente suspeitado pelas manifestações clínicas, que são geralmente sugestivas e confirmadas por exames complementares, discutidos a seguir.

Diverticulite

Exames Laboratoriais

O hemograma geralmente revela leucocitose com desvio nuclear à esquerda. Muitos pacientes com diverticulite aguda apresentam hemograma normal ou com alterações mínimas. A urinálise freqüentemente mostra aumento do número de leucócitos e hemácias devido a irritação ou comprometimento do ureter ou da bexiga pelo processo inflamatório.

Radiografia Simples do Abdômen

Pacientes com diverticulite freqüentemente apresentam íleo localizado na região do processo inflamatório e evidência de graus variados de obstrução colônica. Si-

nais de peritonite e pneumoperitônio são observados nos casos de perfuração. O pneumoperitônio é melhor observado na radiografia ântero-posterior do tórax. Coleção líquida no quadrante inferior esquerdo e presença de ar fora de alça intestinal são sugestivas de abscesso.

Enema Opaco

O enema opaco é o melhor método para demonstrar a presença e a extensão dos divertículos, mas é de valor limitado para determinar a extensão e a gravidade do processo inflamatório. Os melhores resultados são obtidos com o uso de duplo contraste e com o cólon preparado, o que não pode ser realizado no caso de inflamação aguda. A indicação de enema opaco no paciente com diverticulite aguda é controvertida. Os autores que não são favoráveis argumentam que existe a possibilidade de perfuração colônica com extravasamento de contraste e que atualmente existem métodos mais precisos e seguros para o diagnóstico de diverticulite aguda. Entretanto, outros autores argumentam que o risco de perfuração é pequeno se o exame for realizado cuidadosamente. Esses autores empregam o enema opaco no caso de dúvida diagnóstica, de preferência com contraste hidrossolúvel. Quando não houver dúvida diagnóstica, não existe indicação para a realização de enema opaco. Nesses casos, a conduta mais aceita é tratar clinicamente o paciente e realizar o enema opaco algumas semanas após a resolução do processo inflamatório.

Os sinais radiológicos de diverticulite no enema opaco incluem estreitamento do cólon, geralmente do sigmóide, massa na região inflamatória e extravasamento de contraste. Esses sinais podem estar ausentes no paciente com diverticulite aguda, mesmo nos complicados[46]. Somente a presença de divertículos indica diverticulose e não diverticulite. Uma vez que diverticulite é essencialmente uma doença extramural, o enema opaco pode subestimar a extensão da doença[17].

Estudos com contraste hidrossolúvel. São mais úteis para o diagnóstico nos casos de diverticulite. São tecnicamente mais fáceis, uma vez que não é necessário preparo do cólon e o contraste usado é muito menos viscoso do que o bário. É claro que os detalhes da mucosa são muito inferiores do que no estudo com bário; entretanto, nos casos de inflamação aguda, o único objetivo do exame é a confirmação de um segmento afetado por doença diverticular e/ou, talvez, a demonstração de complicações[17].

Ultra-Sonografia

Devido à sua ampla disponibilidade, a ultra-sonografia é freqüentemente o primeiro exame de imagem empregado para a avaliação de uma suspeita de diverticulite. Esse exame pode apresentar uma elevada precisão no diagnóstico de diverticulite aguda quando realizado por ultra-sonografistas experientes. Os sinais ultra-sonográficos sugestivos de diverticulite incluem dor abdominal à compressão durante a visualização de um segmento colônico, o qual apresenta espessamento hipoecogênico da parede, estreitamento ou obstrução completa da luz, região de hiperecogenicidade envolvendo o processo inflamatório (gordura pericólica e omento-inflamação pericólica), diminuição da motilidade intestinal, hipertrofia da musculatura lisa, aparência de "alvo" no corte transverso (devido a alterações inflamatórias e espessamento muscular), abscesso e sinais de compressão do ureter (hidronefrose unilateral, quase sempre à esquerda)[109]. As primeiras alterações são da ecogenicidade do tecido adiposo e a não-compressibilidade dos tecidos envolvidos. Uma desvantagem da ultra-sonografia é que o espessamento intestinal, a anormalidade ultra-sonográfica mais comum na diverticulite aguda, é um achado inespecífico que ocorre em doença diverticular, carcinoma e metástases[79]. A imagem ultra-sonográfica de abscesso varia de coleções líquidas quase sem ecos a lesões similares a sólidos que podem conter gás. Ao contrário de líquido em peritônio livre, os abscessos não mudam de forma ou localização com a compressão externa ou alteração da posição do paciente. O abscesso é limitado por um halo hiperecogênico e freqüentemente por parede espessada de alças intestinais.

A associação da ultra-sonografia transabdominal à ultra-sonografia transretal aumenta a sensibilidade desse método para o diagnóstico especialmente de diverticulite de sigmóide[51].

Tomografia Computadorizada

A tomografia computadorizada é um método valioso para a avaliação da diverticulite aguda. Apresenta sensibilidade e especificidade superiores a 90%, variando de 85% a 97%. Não existe necessidade de realizar tomografia computadorizada na maioria dos pacientes com diverticulite não-complicada. Suas principais indicações são: (1) dúvida diagnóstica; (2) suspeita de complicação, como abscesso e fístula; (3) não-melhora do paciente com o tratamento clínico; (4) paciente imunodeprimido, como o paciente com AIDS ou que toma corticóide, porque a avaliação clínica pode não indicar com precisão o estado do paciente. Entretanto, a tomografia computadorizada vem sendo utilizada cada vez mais para determinar fatores prognósticos, pois estudos prospectivos recentes demonstraram que a tomografia computadorizada tem a especificidade de 98% a 100% no diagnóstico de diverticulite aguda[6,98].

Apesar de contrastes orais serem úteis, eles atrasam o exame em 60 a 90 minutos. Como alternativa, podem ser usados materiais de contraste positivos via retal para opacificar os cólons sigmóide e descendente. O uso de contraste endovenoso é realizado rotineiramente em pacientes com suspeita de diverticulite, uma vez que ajuda na avaliação das complicações como o abscesso diverticular. O achado mais importante no diagnóstico diferencial de diverticulite de outros processos inflamatórios colônicos é a presença de divertículos no segmento envolvido.

Quando a diverticulite ocorre no cólon direito, pode simular um quadro de apendicite aguda. Nesses casos, são necessárias uma avaliação cuidadosa e a procura exaustiva de divertículos[53]. Os principais sinais tomográficos de diverticulite são: (1) diverticulite não-complicada — espessamento da parede colônica e inflamação da gordura pericólica; (2) fístula — inferida pela presença de contraste na vagina e contraste e/ou ar intravesical ou cavidade abdominal; (3) abscesso — presença de massa com sinais inflamatórios ao redor, podendo conter gás; (4) peritonite — íleo paralítico, alterações inflamatórias difusas, líquido livre na cavidade e extravasamento de contraste; (5) obstrução colônica — distensão do cólon e às vezes do intestino delgado; (6) compressão do ureter — hidronefrose unilateral; (7) trombose séptica de veia portal; nesses casos, a tomografia mostra com clareza ar nas veias mesentéricas e trombos nas veias porta e mesentérica[46].

Além de permitir estabelecer o diagnóstico e a gravidade da diverticulite aguda com elevada precisão, a tomografia computadorizada pode ser útil para guiar a colocação de cateteres para a drenagem percutânea dos abscessos. A drenagem percutânea é geralmente um procedimento simples, que pode ser realizada com anestesia local, com sedação leve. Os cateteres de drenagem podem ser colocados através de trocartes, ou pela da técnica de Seldinger, com a passagem de um fio-guia, dilatadores e então a introdução do cateter[47].

Estudos virtuais ("Colonoscopia virtual") estão ficando cada vez mais populares e imagens intraluminares de segmentos colônicos com divertículos são demonstradas. Entretanto, a maioria dos estudos que têm analisado essa técnica tem dado ênfase à detecção de pólipos colônicos e neoplasias. E a indicação do uso da colonoscopia virtual para a doença diverticular ainda precisa ser definida. Em termos práticos, qualquer informação adicional àquelas obtidas pela TC bidimensional parece ser limitada[47].

Endoscopia

A endoscopia do intestino grosso (retossigmoidoscopia e colonoscopia) é raramente indicada na presença de diverticulite devida à possibilidade de perfurar o cólon, à dificuldade ou impossibilidade de ultrapassar a região do retossigmóide pela presença da inflamação e por ser de pouca utilidade para estabelecer o diagnóstico e a avaliação da gravidade da diverticulite. Entretanto, a retossigmoidoscopia com insuflação mínima de ar está indicada quando houver dúvida diagnóstica e necessidade de excluir neoplasias ou doenças inflamatórias do intestino.

Hemorragia Diverticular

Os divertículos desenvolvem-se adjacentes aos vasos sangüíneos, quando penetram na camada muscular da parede colônica. Os vasos retos presentes no colo dos divertículos estão sujeitos a forças degenerativas e traumáticas que enfraquecem a parede arterial e predispõem a ruptura[132].

Quase sempre o paciente não apresenta dados de história e exame clínico sugestivos de que a causa do sangramento seja a doença diverticular. Por isso, é importante confirmar a origem do sangramento. Como o paciente com hemorragia digestiva tanto alta quanto baixa pode apresentar enterorragia e melena, a primeira conduta é excluir hemorragia digestiva alta, o que pode ser feito com a passagem de uma sonda nasogástrica e/ou pela endoscopia digestiva alta (ver Capítulo 7). Se o aspirado pela sonda nasogástrica contiver bile, mas não sangue, o diagnóstico de hemorragia digestiva alta se torna pouco provável. Entretanto, se o aspirado não contiver bile, o diagnóstico de hemorragia digestiva alta não pode ser excluído, mesmo sem a presença de sangue no aspirado. Nesta última hipótese, o sangramento pode ser duodenal. A endoscopia digestiva alta é mais precisa do que a colocação de sonda nasogástrica para excluir hemorragia digestiva alta.

O próximo exame a ser realizado é a retossigmoidoscopia flexível ou, na sua impossibilidade, a rígida, para excluir outras causas de hemorragia digestiva baixa, como doença inflamatória intestinal e neoplasia do reto e do cólon sigmóide. Se esse exame for negativo, a investigação a ser realizada depende da intensidade do sangramento.

Se o sangramento for pequeno ou se ele já parou, a seqüência de exames a ser solicitada é colonoscopia, enema opaco, estudo contrastado do intestino delgado, arteriografia para excluir malformações vasculares e cintilografia para excluir divertículo de Meckel. Se o sangramento persiste intenso, os exames a serem solicitados são arteriografia e cintilografia. A arteriografia permite identificar 60-90% das causas de hemorragia digestiva baixa intensa. Ao contrário da diverticulite, que é quase sempre no lado esquerdo, 70 a 80% das hemorragias diverticulares são do lado direito. Presença de material de contraste da arteriografia em um divertículo ou na luz colônica, na ausência de outras alterações arteriográficas, é bastante sugestiva de hemorragia diverticular. Alguns autores preferem inicialmente solicitar a cintilografia com hemácias marcadas com tecnécio, pois esse exame permite identificar o local do sangramento quando a intensidade do sangramento é menor. Para identificar o local de sangramento pela cintilografia é necessário velocidade de sangramento superior a 0,1 ml/min e pela arteriografia, velocidade acima de 0,5-0,9 ml/min. Entretanto, a cintilografia muito raramente fornece informações sobre a causa do sangramento.

O enema opaco não identifica as anomalias vasculares e nem identifica qual das várias lesões demonstradas no exame é a causa do sangramento. Além disso, a presença de contraste pode dificultar a interpretação da arteriografia, caso ela seja necessária posteriormente. A colonoscopia tem aplicação limitada na presença de hemorragia intensa, pois a presença de sangue e coágulos impede a visualização adequada.

COMPLICAÇÕES

Câncer do Intestino Grosso

Alguns autores observaram aumento na incidência de câncer do intestino grosso com doença diverticular. São três as hipóteses que tentam explicar esse achado: (1) etiologia comum. A falta de fibras na dieta predisporia tanto à doença diverticular como ao câncer do intestino grosso; (2) os carcinogênios, normalmente produzidos por bactérias colônicas, ficariam retidos por maior tempo nos divertículos e assim manteriam contato por tempo mais prolongado com a mucosa colônica; e (3) o DNA das células da mucosa se tornaria mais susceptível a lesão e transformação maligna como conseqüência do aumento da multiplicação celular provocada pela inflamação crônica dos divertículos. Essa teoria é a mesma que tenta explicar o aumento da incidência de carcinoma em pacientes com retocolite ulcerativa e doença de Crohn.

Stefansson *et al.* observaram um aumento de duas vezes na incidência de câncer do cólon esquerdo durante o seguimento de pacientes com doença diverticular[120]. Não houve aumento na incidência de câncer de cólon direito ou de reto nesse grupo.

Divertículo Colônico Gigante

Trata-se de uma complicação muito rara da doença diverticular do cólon, na qual um divertículo forma uma massa cística unilocular cheia de gás[3]. Geralmente ocorre em pacientes acima de 50 anos e tem um diâmetro médio de 13 cm[38]. A revisão da literatura mostra 103 casos relatados. Existem dois tipos de divertículo colônico gigante; o tipo 1 (87%) é um pseudodivertículo, talvez relacionado a doença diverticular convencional; o tipo 2 (13% dos casos) é um divertículo verdadeiro, provavelmente constituindo um tipo de duplicação cística congênita.

O cisto geralmente localiza-se na borda antimesentérica do cólon sigmóide (local mais freqüente de divertículos [93% dos casos]), mede 6 a 27 cm de diâmetro e contém gás devido à comunicação com o cólon. A apresentação clínica mais comum é de tumor ou dor abdominal, mas melena e diarréia podem ser observadas. O tratamento consiste em ressecção isolada do cisto com ou sem segmento colônico adjacente. Na presença de doença diverticular convencional, a ressecção de cólon sigmóide anterior com anastomose término-terminal é melhor do que a diverticulectomia simples, uma vez que

1003

na maioria das vezes a base desses divertículos gigantes está inflamada. Entretanto, nos casos de diverticulose verdadeira, a diverticulectomia deve ser considerada[24].

Complicações da Diverticulite

A evolução da diverticulite depende do processo inflamatório local e das condições gerais do paciente, i.e., da sua idade e da presença de doenças sistêmicas associadas. Apesar de a maioria dos pacientes apresentar evolução para cura, muitos apresentam complicações.

a) *Abscesso*. Ocorre em aproximadamente 8-14% das diverticulites agudas e em 30-55% dos pacientes com diverticulite submetidos à cirurgia[7]. Os abscessos geralmente se localizam próximos ao cólon, mas podem ser pélvicos ou em qualquer lugar na cavidade abdominal. O diagnóstico é suspeitado pela persistência de febre elevada, leucocitose e presença de massa no exame físico ou no toque retal ou vaginal. O diagnóstico é confirmado pela ultra-sonografia ou pela tomografia computadorizada.

b) *Fístula*. A fístula mais comum é entre o cólon e a bexiga urinária, mas pode ser com a vagina, pele, intestino delgado, ureter, sistema venoso porta e vias biliares. A suspeita diagnóstica se faz pela presença de infecções de repetição do trato urinário, pneumatúria, fecalúria, eliminação de fezes pela vagina ou pele. O diagnóstico é confirmado por enema opaco, fistulografia, retossigmoidoscopia, cistografia ou pielografia endovenosa. Mais recentemente, a tomografia computadorizada com triplo contraste vem se mostrando menos invasiva e mais efetiva, com diagnóstico em mais de 90% dos casos[41].

c) *Obstrução intestinal*. Pode ser tanto do intestino delgado, por envolvimento inflamatório e aderências do intestino subjacente, como do intestino grosso, por compressão e envolvimento do cólon pela massa inflamatória. As manifestações clínicas e o diagnóstico são semelhantes às outras causas de obstrução intestinal (ver Capítulos 59 e 71).

d) *Peritonite difusa*. É uma complicação infreqüente. Pode ser devida à perfuração direta de um divertículo ou pode ser conseqüente à ruptura de um abscesso peridiverticular (ver Capítulos 149 e 150 para as manifestações clínicas e diagnóstico).

Complicações da Hemorragia Diverticular

O sangramento cessa espontaneamente em 80% dos pacientes. As complicações relacionadas com a hemorragia diverticular são relacionadas com a hipovolemia e o colapso cardiovascular. Assim, podem ocorrer insuficiência cardíaca, insuficiência renal, acidente vascular cerebral, choque, síndrome da angústia respiratória do adulto e síndrome de disfunção de múltiplos órgãos e sistemas.

TRATAMENTO

O tratamento da doença diverticular inclui o manejo clínico nas formas não-complicadas e o tratamento cirúrgico eletivo e de emergência nas complicações.

Tratamento Clínico

A base do tratamento clínico da doença diverticular não-complicada é o aumento de fibras na dieta. As fibras aumentam o peso das fezes, diminuem o tempo de trânsito intestinal e diminuem a pressão intracolônica, principalmente pelo desvio de água que proporcionam para dentro da luz intestinal[102]. Os cereais são a melhor fonte de fibras naturais, seguidos de frutas e verduras, especialmente as leguminosas. Carne, galinha, peixe, leite e derivados, ovos, gordura e refrigerantes não contêm fibras. A falta de fibra luminal reduz o volume das fezes e necessita de mais segmentação colônica para propelir o conteúdo intestinal[90]. Para aquelas pessoas que não toleram aumentar a ingestão de fibras existe a possibilidade do uso crônico de laxantes formadores do bolo fecal, como aqueles à base de *psyllium*.

Quando o paciente apresenta surtos de diverticulite, o tratamento vai variar da dependência da gravidade dos sintomas, duração da doença, presença de co-morbidades e competência imunológica do paciente. Muitos episódios de diverticulite são de gravidade leve ou moderada, em geral sem a formação de abscessos ou fístulas. Nessas condições, em pacientes sem outros comprometimentos orgânicos, o tratamento pode se limitar a uma dieta líquida e antibióticos orais (cefalosporina, sulfa ou metronidazol), mesmo em nível ambulatorial (ciprofloxacina ou amoxacilina/clavulanato são possíveis opções de antibioticoterapia via oral)[65,106]. Por outro lado, na presença de distensão abdominal importante, vômitos ou febre, o paciente deve ser internado, permanecer em jejum e com hidratação e antibióticos endovenosos. As cefalosporinas isoladamente são tão efetivas quanto a associação de aminoglicosídeos com clindamicina[61]. Em geral sonda nasogástrica não é necessária, a menos que o paciente apresente oclusão intestinal evidente ou esteja vomitando. Anticolinérgicos podem ser eventualmente empregados em pacientes muito sintomáticos devido à hipermotilidade do cólon. Os antibióticos mais empregados são as cefalosporinas ou combinação de aminoglicosídeos com anaerobicidas[61].

Em geral o tratamento proporciona alívio rápido dos sintomas, com diminuição da febre, da leucocitose e da dor e distensão abdominal. Cerca de 20% dos pacientes com diverticulite aguda não melhoram com esse tratamento e vão necessitar de cirurgia[22].

Tratamento Cirúrgico

Com as medidas clínicas anteriores instituídas, o processo inflamatório regride e a maioria dos pacientes

DIVERTÍCULOS DO INTESTINO GROSSO

normaliza a função intestinal em poucos dias. Entretanto, nos pacientes que continuam a apresentar febre, leucocitose e distensão abdominal deve-se suspeitar da presença de abscesso e o tratamento cirúrgico deve ser considerado. Em pacientes mais jovens tem sido descrita incidência maior de complicações associadas à diverticulite aguda. Em um estudo recente foi demonstrada uma incidência sete vezes maior de fístula entérica complicando a diverticulite em pacientes obesos com menos de 40 anos em relação à população mais idosa[131]. Obviamente, na presença de pneumoperitônio com peritonite generalizada a operação de emergência é mandatória. Pacientes com vários episódios de diverticulite têm maior chance de desenvolver complicações, e apresentam taxas maiores de morbimortalidade[115]. Episódios recorrentes após o episódio inicial são considerados indicações de cirurgia eletiva, pois a morbimortalidade de um novo episódio de diverticulite aguda poderá ser bastante acentuada, como será visto mais adiante. As indicações cirúrgicas na diverticulite podem ser divididas em eletivas e de emergência. As principais indicações cirúrgicas de emergência na diverticulite aguda estão relatadas na Tabela 77.1.

Tabela 77.1
Indicações Cirúrgicas de Emergência na Diverticulite Aguda

Absolutas
- Complicações da doença
  - abscesso
  - perfuração livre
  - fístula
  - obstrução
- Doença recorrente
- Piora clínica a despeito do tratamento
- Impossibilidade de se excluir carcinoma

Relativas
- Estreitamento colônico
- Idade abaixo de 55 anos
- Uso de esteróides ou imunossupressores
- Divertículos do lado direito

Há várias opções cirúrgicas para o tratamento cirúrgico da diverticulite aguda complicada, e a escolha de uma delas vai depender das condições gerais do paciente, da intensidade do processo inflamatório local, da presença ou não de abscesso e da experiência do cirurgião. Classicamente, a operação empregada era realizada em três estágios: drenagem do abscesso com transversostomia protetora, sigmoidectomia com anastomose e fechamento da colostomia. Esse procedimento tem a vantagem de drenar o foco infeccioso e desviar o trânsito fecal. Entretanto, o processo infeccioso pode persistir por semanas ou meses devido à persistência do orifício colônico, com a presença de fístula. Em geral deve-se aguardar um período mínimo de 6 semanas antes da sigmoidectomia.

Os resultados desse procedimento revelam índices elevados de morbimortalidade. Em um trabalho de revisão, observaram-se morbidade de 45% e mortalidade de até 22%[2]. Recentemente Kronborg relatou resultados superiores com colostomia de transverso e sutura da perfuração aos com a ressecção primária e colostomia[69]. Neste estudo, a mortalidade após ressecção com colostomia foi de 6 em 25 casos (24%) enquanto nenhum paciente foi a óbito entre os 21 tratados com colostomia e sutura. Em um extenso trabalho de revisão, Greif et al. coletaram mais de 1.300 casos de diverticulite aguda perfurada, dos quais mais de 800 foram tratados cirurgicamente[44]. A mortalidade dos pacientes tratados inicialmente com colostomia e drenagem foi 29%, enquanto nos pacientes submetidos a ressecção na primeira operação a mortalidade foi de 12%. Esses resultados sugerem que a colostomia com drenagem não deve ser o procedimento de rotina no tratamento da diverticulite perfurada. Um estudo prospectivo recente confirma a superioridade da ressecção primária no tratamento da peritonite generalizada[133]. Entretanto, quando o cirurgião não tiver experiência adequada com a colectomia ou em situações de pacientes instáveis o procedimento pode ser uma alternativa válida.

Geralmente admite-se que a remoção da fonte de infecção na primeira operação é o melhor tratamento. Entretanto, o processo inflamatório local e a falta de preparo do cólon contra-indicam a anastomose primária. Após a ressecção, as duas opções cirúrgicas mais empregadas são a colostomia terminal com fechamento do coto distal, conhecida como operação de Hartmann, ou a anastomose primária protegida por colostomia em alça do cólon transverso.

A operação de Hartmann é o procedimento mais empregado no tratamento da diverticulite aguda perfurada. A operação remove a fonte de infecção, proporciona uma colostomia satisfatória e evita o risco de uma anastomose em meio infectado. Sua maior desvantagem é requerer uma nova laparotomia para o fechamento da colostomia. Atualmente, com o uso de grampeadores mecânicos, o trânsito intestinal pode ser facilmente restabelecido. Eventualmente, alguns pacientes idosos ou portadores de co-morbidades não completam o segundo tempo da operação e permanecem com colostomia definitiva. Quanto aos resultados, esse método apresenta vantagens em relação ao método em três estágios, principalmente pela remoção do foco infeccioso já no procedimento inicial.

Outra possibilidade de tratamento da diverticulite aguda perfurada é a ressecção com anastomose primária e transversostomia. A vantagem desse procedimento em relação à operação de Hartmann é que o fechamento da colostomia em alça é bem mais fácil e com menos riscos do que o reestabelecimento do trânsito após a operação de Hartmann. A ressecção e a anastomose são semelhantes ao procedimento eletivo, e a colostomia protetora é localizada no cólon transverso. Em geral a colostomia deve permanecer funcionante por um período

1005

mínimo de 6 semanas antes do seu fechamento. Deve ser realizado estudo radiológico antes do fechamento da colostomia para assegurar-se da ausência de fístula ou de estenose da anastomose. A incidência de estenose da anastomose é aparentemente maior do que após anastomose eletiva, provavelmente pelo fato de o cólon permanecer desfuncionalizado por semanas ou meses.

Alguns autores recomendam a secção completa do cólon no local da colostomia pela possibilidade de passagem de fezes através da colostomia em alça para o cólon distal. Entretanto, a maioria dos autores acredita que uma colostomia bem-feita não deve retrair e, portanto, não há o risco de passagem de fezes para o cólon distal. A vantagem da não-secção completa do cólon é a maior facilidade no momento do fechamento da colostomia.

Em algumas circunstâncias em que o cólon se encontra relativamente limpo, o que ocorre com certa freqüência em pacientes hospitalizados por dias recebendo apenas dieta líquida, ou na presença de processo inflamatório pequeno, alguns autores realizam a ressecção do intestino grosso comprometido com anastomose primária sem a colostomia protetora, com ou sem preparo peroperatório do cólon. Entretanto, se houver obstrução, peritonite, ou se o intestino não estiver limpo, deve-se proceder à operação de Hartmann ou à ressecção e anastomose primária com colostomia protetora.

Uma alternativa técnica relativamente recente e que evita a colostomia temporária é o chamado *bypass* intra-colônico[99]. O método consiste no implante de uma prótese maleável de silicone na luz intestinal, a qual conduz o fluxo fecal para o cólon distal, evitando o contato direto das fezes com a anastomose. O método foi utilizado com sucesso mesmo em presença de contaminação intensa da cavidade e com o cólon não-preparado[60].

Em um grupo de 19 pacientes com abscesso para-cólico ou pélvico, Stabile *et al.* realizaram apenas a drenagem percutânea do abscesso no primeiro tempo[119]. O processo infeccioso regrediu em todos os casos, sendo a maioria nos primeiros três dias após a drenagem. Nove pacientes evoluíram com fístula colônica, a maioria de baixo débito. Quatorze pacientes foram submetidos posteriormente a colectomia em tempo único, com resolução do quadro. Os autores concluem que o método permite evitar a colostomia prévia, com o procedimento sendo realizado em um tempo único. Dessa maneira transforma-se um tratamento de emergência em tratamento eletivo, o que permite reduzir de maneira significativa a incidência de complicações pós-operatórias[103].

Tratamento Específico

Abscesso

Abscessos pequenos não requerem drenagem, e a maioria deles regride com antibioticoterapia. Sua evolução favorável é devida à fístula persistente entre o abs-

cesso e o cólon, permitindo a drenagem interna espontânea. Abscessos peridiverticulares maiores que 5 cm requerem drenagem, a qual é realizada por via percutânea, guiada por tomografia computadorizada. Com a drenagem e a antibioticoterapia adequada a melhora da dor abdominal e o desaparecimento da febre ocorrem em menos de 72 horas[119].

O tratamento cirúrgico inicial é necessário em 20-25% dos pacientes, nos quais o abscesso é multiloculado, inacessível anatomicamente para drenagem percutânea ou que não respondem à drenagem. Nesses casos pode ser realizado ressecção do segmento comprometido com anastomose primária ou o procedimento de Hartmann.

Perfuração

É uma emergência cirúrgica e requer ressuscitação imediata e tratamento cirúrgico. As opções cirúrgicas já foram discutidas previamente, sendo o procedimento de Hartmann ainda um dos mais empregados nos casos de perfuração. Entretanto, anastomose primária após ressecção do cólon comprometido é utilizada em vários serviços, mostrando índices de morbidade e mortalidade semelhantes aos da cirurgia de Hartmann em pacientes com peritonite purulenta ou fecal[107,128].

Fístula

A incidência relatada de fístulas é de apenas 2% em pacientes com diverticulite e é indicação de cirurgia em 17-27%[25]. As fístulas colovesicais são as mais comuns, e vem ocorrendo um aumento da incidência de fístulas colovaginais, possivelmente devido ao maior índice de histerectomias nos últimos anos. A cistoscopia foi o método diagnóstico de escolha; entretanto, a tomografia computadorizada com triplo contraste parece ser superior porque é menos invasiva e faz o diagnóstico de fístula colovesical em mais de 90% dos pacientes[41]. As opções cirúrgicas incluem: (1) fechamento primário da fístula, colostomia protetora isolada ou como parte de um procedimento em 2 ou 3 estágios; (2) fechamento da fístula com ressecção e anastomose primária; e (3) fechamento da fístula e procedimento de Hartmann. Geralmente as cirurgias para correção de fístulas são eletivas, e o procedimento em estágio único com ressecção e anastomose primária pode ser realizado com segurança em mais de 75% dos casos[77]. A sondagem vesical no pós-operatório é mantida por pelo menos sete dias.

Estenose

A diverticulite é causa de pelo menos 10% de todos os casos de obstrução intestinal. As opções cirúrgicas já foram discutidas previamente, mas em geral, uma vez que o cólon está bastante dilatado ou preenchido por fezes, a não ser que seja realizada lavagem intra-opera-

Diverticulite em Imunodeprimidos

Pacientes imunodeprimidos, seja por diabetes, insuficiência renal, desnutrição, AIDS, uso prolongado de corticóides ou por terapia imunossupressiva, apresentam risco aumentado de perfuração diverticular quando comparados aos pacientes imunocompetentes. Naqueles pacientes, os sinais e sintomas são menos pronunciados, mesmo na presença de peritonite difusa, atrasando o diagnóstico. O tratamento clínico tem menores índices de sucesso, e os índices de morbimortalidade pós-operatórios são mais elevados. A recomendação é que nos pacientes imunodeprimidos com diverticulite a ressecção cirúrgica não deve ser postergada, uma vez que o tratamento clínico tem altos índices de falha[95,126].

Diverticulite em Pacientes Jovens

O tratamento atual consiste em ressecção cirúrgica eletiva após a resolução do primeiro episódio de diverticulite. Essa conduta é justificável pelo elevado risco de recidiva de novos episódios de diverticulite pela expectativa de longa vida. É questionável se a diverticulite é mais agressiva nos jovens, com maior possibilidade de complicações, como perfuração, fístula e obstrução. Alguns autores sugerem que a diverticulite não é mais agressiva nesse grupo e sim que a maioria dos casos não é reconhecida, e que são diagnosticadas somente as formas mais graves e evidentes[81].

Ressecção Eletiva

Não existe consenso na literatura com relação à indicação cirúrgica na doença diverticular do cólon não-complicada. Deve-se evitar atribuir sintomas inespecíficos como cólica, distensão abdominal e obstipação à presença dos divertículos, e tais sintomas em geral podem ser atribuídos a doenças funcionais do intestino grosso. Rennie *et al.* realizaram ressecção eletiva em 88 pacientes com diverticulite não complicada e que apresentavam esses sintomas, e 86% deles permaneceram sintomáticos após a ressecção[101].

Em pacientes com história pregressa de episódios de diverticulite, a ressecção eletiva deve ser considerada, pois, como foi visto, a cirurgia na diverticulite complicada está associada a índices elevados de morbimortalidade. Os resultados da operação eletiva são bastante superiores quando comparados com a cirurgia de emergência. Em um estudo incluindo 100 pacientes submetidos a colectomia eletiva por doença diverticular não houve nenhum óbito e 94% dos pacientes melhoraram dos sintomas[18]. Se a avaliação endoscópica e radiológica do cólon após o episódio agudo revelar zonas de estreitamento, edema ou deformidade, a cirurgia tem maior chance de aliviar os sintomas. Segundo Corman[28], os resultados acima sugerem que a ressecção eletiva deva ser indicada em pacientes que já apresentaram complicações da doença diverticular, como um ou mais episódios de dor em fossa ilíaca esquerda acompanhada de leucocitose, febre e evidências de diverticulite, especialmente se os pacientes tiverem menos de 55 anos, se houver sintomas urinários associados ou se os exames radiológicos demonstrarem obstrução ou extravasamento de contraste. Outra indicação é quando os exames endoscópicos e radiológicos não conseguem excluir a possibilidade de câncer.

Pacientes imunodeprimidos, obesos ou com menos de 40 anos de idade são considerados um grupo de "alto risco" para complicações associadas à diverticulite[68,118]. Entretanto, a indicação de ressecção eletiva após um primeiro episódio resolvido com tratamento clínico ainda é motivo de debate. A tomografia computadorizada (TC) pode predizer o risco secundário de complicações, uma vez que pacientes com inflamação severa na TC mostram um índice aumentado de complicações recorrentes[7,8]. Chautems *et al.*, em estudo recente, propuseram que a colectomia eletiva deve ser recomendada para pacientes jovens (abaixo de 50 anos) após um primeiro episódio de diverticulite tratada não-cirurgicamente, cujos sinais tomográficos demonstram diverticulite intensa[23]. O Comitê do American College of Gastroenterology sugere que a cirurgia eletiva é justificada em pacientes jovens após uma crise de diverticulite[121].

Para a doença sintomática, não-complicada, há um consenso de que apenas o segmento mais comprometido, geralmente o cólon sigmóide, deve ser ressecado. Não é necessário remover todos os divertículos[130].

Quando a ressecção eletiva é realizada, é importante que a anastomose seja feita com o reto superior, pois se o sigmóide distal for mantido pode persistir uma zona de hiperpressão que pode ser responsável por recidiva. Essas observações foram confirmadas por um estudo que demonstrou diferença significativa quando a anastomose foi realizada no sigmóide distal, onde a recidiva foi de 12,5%, comparada a 6,7% quando ela foi realizada no reto superior[11].

Cirurgia Laparoscópica

A cirurgia laparoscópica do cólon foi descrita pela primeira vez por Redwine e Sharpe em 1991[100]. Desde então, a colectomia laparoscópica tem se tornado um dos procedimentos laparoscópicos minimamente invasivos mais populares[115]. Tanto sua aplicabilidade como reprodutibilidade já estão estabelecidas[20,73,115,125]. As vantagens incluem menor trauma intra-operatório, redução no índice de aderências pós-operatórias, diminuição da dor e do íleo pós-operatórios, além de alta e retorno precoces ao trabalho[33,65].

A colectomia laparoscópica (sigmoidectomia) para diverticulite envolve uma dissecção mesocólica e pericólica extensa, com ligação de vários vasos calibrosos e remoção do cólon comprometido com a realização de anastomose, a qual na maioria das vezes é realizada através de grampeadores (anastomose mecânica). A ressecção da peça pode ser realizada pela via totalmente laparoscópica, com remoção através do reto ou da vagina ou através de minilaparotomia[30,63]. O método totalmente laparoscópico tem a vantagem de não realizar nenhuma incisão além de 1,5 cm de extensão; entretanto pode ocasionar traumatismos de reto ou vagina. Além disso, o custo é mais elevado. A incisão da minilaparotomia é um procedimento mais seguro e pode ser realizada na fossa ilíaca esquerda, de forma que a peça pode ser retirada e a anastomose manual ou mecânica realizada. A anastomose mecânica é a mais preconizada, através da colocação de um grampeador endoluminal pela via transanal[20].

Não existem contra-indicações absolutas para a cirurgia laparoscópica de lesões benignas do cólon, a não ser as relativas à anestesia geral. A presença de cirurgia colônica prévia é uma contra-indicação relativa. Entretanto, três parâmetros limitantes devem ser avaliados antes da realização da cirurgia laparoscópica: o biotipo do paciente, os antecedentes cirúrgicos e as seqüelas anatômicas da inflamação diverticular. A obesidade, a presença de aderências intensas e inflamação colônica importante aparecem como os principais fatores de conversão[16,31].

Estudos recentes têm avaliado a viabilidade econômica da realização da cirurgia laparoscópica. Apesar dos elevados gastos com materiais, a cirurgia de cólon laparoscópica resulta num menor período de internamento e retorno ao trabalho, tendo custos finais menores do que os custos no procedimento convencional[112].

Hemorragia Digestiva Baixa por Doença Diverticular

A hemorragia digestiva baixa origina-se com freqüência de divertículos colônicos[40]. Como os divertículos resultam da fraqueza da camada muscular colônica junto à entrada dos vasos, os vasos dessa região podem romper-se próximo ao ápice ou junto ao colo do divertículo. Apesar de os divertículos de cólon serem mais comuns à esquerda, a hemorragia colônica ocorre mais freqüentemente no cólon direito. Esse fato explica-se pela demonstração de malformações arteriovenosas no cólon direito, associadas ou não aos divertículos. A arteriografia permite que se demonstre, em algumas ocasiões, a presença de angiodisplasia associada com divertículos, mesmo no cólon esquerdo.

Em geral a hemorragia ocorre sem sintomas prévios e normalmente não se acompanha de dor abdominal. Pode ocorrer hipotensão nos casos de hemorragia intensa. Entretanto, normalmente o paciente apresenta-se relativamente estável, e freqüentemente a hemorragia cessa espontaneamente. A avaliação inicial do paciente

com hemorragia digestiva baixa deve procurar a causa e a localização do sangramento. A avaliação deve começar pelo exame proctológico, incluindo o toque retal, a anuscopia e a retossigmoidoscopia. Quando estes exames não conseguirem detectar a causa do sangramento, deve-se dar preferência à colonoscopia, pois o enema opaco pode impossibilitar a realização subseqüente de uma arteriografia pela permanência do contraste na luz colônica. Além disso, a demonstração de divertículos pelo enema opaco não permite se concluir que esse seja a origem do sangramento. A colonoscopia pode ser útil em detectar a origem do sangramento quando este não for muito intenso, pois em casos de hemorragia maciça esta impede a visualização.

A arteriografia deve ser solicitada sempre que a origem da hemorragia não tiver sido demonstrada pelos exames discutidos acima. A injeção de contraste pode ser seletiva nas artérias mesentéricas superior e inferior. As hemorragias originárias do cólon direito são demonstradas pela injeção de contraste na artéria mesentérica superior. As anormalidades mais encontradas são extravasamento de contraste para a luz intestinal, malformações arteriovenosas e enchimento venoso precoce[4].

Depois de identificada a origem do sangramento, é possível o controle da hemorragia, temporário ou definitivo, através da embolização arterial ou da injeção de vasopressina. A infusão intra-arterial de vasopressina de 0,2 a 0,4 unidade por minuto pode ser utilizada. A vasopressina é efetiva em coibir a hemorragia[19], porém pode causar efeitos colaterais, como hipertensão e arritmia, especialmente em pacientes idosos. Se o sangramento for controlado com a angiografia, a infusão de vasopressina deve ser mantida por 12 a 24 horas, e então deve-se descontinuá-la gradativamente. A infusão de azul-demetileno pode também ser utilizada para facilitar a identificação do local de sangramento e a limitação da extensão da ressecção cirúrgica. Outra possibilidade é a embolização arterial, normalmente realizada com Gelfoam[76]. O risco maior do procedimento é o desenvolvimento de isquemia intestinal ou mesmo infarto, necessitando de cirurgia de emergência. A embolização superseletiva vem sendo utilizada, com menores índices de complicação[37].

Eventualmente, é possível empregar-se métodos terapêuticos através da colonoscopia, como escleroterapia, eletrocoagulação ou laser[13,56,96].

Se o local da hemorragia for identificado por radiologia, endoscopia ou arteriografia, o tratamento será instituído na dependência da etiologia e das condições clínicas do paciente. Entretanto, em 10-20% dos casos a origem da hemorragia não é identificada. Nesses casos, se o paciente permanece sangrando, a laparotomia está indicada; porém, não existe consenso na literatura sobre qual o procedimento cirúrgico mais adequado nessas condições.

As indicações de cirurgia de emergência para hemorragia digestiva baixa são: (1) instabilidade hemodinâmica; (2) transfusão sangüínea maior que 2.000 ml em 24 horas; e (3) hemorragia maciça recorrente. A operação pode ser tanto segmentar ou subtotal, dependendo da existência ou não de métodos de localização do sangramento pré-operatórios.

Os métodos cirúrgicos classicamente descritos incluíam a realização de colotomias múltiplas à procura da origem do sangramento ou colectomias às cegas à direita ou à esquerda. Atualmente, em casos de dúvida, o procedimento mais aceito é a colectomia total com anastomose ileorretal, pois o risco de ressangramento dos pacientes submetidos a colectomias segmentares é maior do que a colectomia total. Entretanto, alguns autores acreditam que a colectomia total seja um método muito agressivo de tratamento[10]. Eventualmente pode se utilizar a colonoscopia peroperatória. Nesses casos, a visualização endoscópica é suplementada com o exame do intestino transiluminado[36].

PROGNÓSTICO

Poucos trabalhos na literatura avaliaram a evolução natural dos pacientes com doença diverticular dos cólons. Parks e Connell avaliaram a evolução de 455 pacientes que foram internados para o tratamento da doença diverticular[93]. Desses, cerca de 70% receberam apenas tratamento clínico, enquanto 30% necessitaram de cirurgia. A evolução em longo prazo desse grupo de pacientes revelou necessidade de reinternação em 25% dos doentes. Entre os pacientes tratados de início clinicamente, os sintomas persistiram em 43% deles, enquanto entre os submetidos a cirurgia houve reincidência dos sintomas em 33% dos casos.

DIVERTÍCULO VERDADEIRO DO INTESTINO GROSSO

Divertículos do ceco e do cólon direito podem ser únicos ou múltiplos. Devem ser diferenciados da doença diverticular difusa, que apresenta divertículos tanto no cólon direito como no esquerdo. Os divertículos do ceco são considerados classicamente verdadeiros por conterem todas as camadas da parede intestinal e, portanto, congênitos. Entretanto, alguns autores contestam essa teoria. Murayama *et al.* mediram a espessura da parede do cólon direito e contaram as haustrações do cólon, concluindo que a doença é semelhante à doença diverticular da esquerda[84]. Entretanto, os divertículos do ceco costumam ter base mais larga.

Divertículos do cólon direito geralmente são solitários nas populações ocidentais e múltiplos nas populações asiáticas. A diverticulite no cólon direito ocorre em média aos 40 anos de idade, enquanto a diverticulite de sigmóide ocorre em média aos 59 anos. Essa observação sugere que há uma base genética para o desenvolvimento de diverticulose adquirida na população asiática.

Quando ocorre diverticulite à direita, os sintomas são indistinguíveis da apendicite aguda. Da mesma forma, as alterações laboratoriais e os exames radiológicos apresentam-se semelhantes aos encontrados na apendicite aguda. Em pacientes já apendicectomizados, ou em pacientes idosos e com sintomas atípicos de apendicite aguda, a tomografia computadorizada pode revelar espessamento da parede do ceco e inflamação pericolônica que sugiram o diagnóstico de diverticulite[29]. Em presença de abscesso, a tomografia computadorizada pode também ser útil para guiar a punção percutânea.

Mesmo durante a cirurgia por diverticulite aguda com grande processo inflamatório local o diagnóstico diferencial com apendicite aguda pode ser difícil. O tratamento ideal é a ressecção do divertículo. Porém, em presença de processo inflamatório intenso ou quando houver suspeita de carcinoma de ceco perfurado recomenda-se a hemicolectomia direita com anastomose ileocólica. Em um estudo de 14 pacientes com diverticulite de ceco, Gouge *et al.* observaram oito casos com perfuração e abscesso. Todos foram tratados com ressecção e anastomose primária, sem complicações[43].

A escolha da operação geralmente é feita com base nos achados operatórios, exceto nos casos em que foi feito diagnóstico pré-operatório, quando é possível realizar o preparo do cólon e o procedimento realizado eletivamente. Se a diverticulite de cólon direito for diagnosticada no momento da operação, as opções são: (1) tratamento conservador (que inclui apenas a apendicectomia e drenagem com antibioticoterapia pós-operatória); (2) apendicectomia e diverticulectomia (apenas se a base do divertículo não estiver inflamada); ou (3) hemicolectomia direita. Uma vez que a hemicolectomia direita, mesmo num cólon não-preparado, é um procedimento de baixa morbidade e mortalidade, este parece ser o procedimento de escolha nessas situações[89].

REFERÊNCIAS BIBLIOGRÁFICAS

1. Aldoori WH, Giovannucci EL, Rimm EB, et al. Use of nonsteroidal anti-inflammatory drugs: a prospective study and the risk of symptomatic diverticular disease in men. *Arch Fam Med* 7:255-60, 1998.
2. Alexander-Williams J. Management of the acute complications of diverticula disease: the dangers of colostomy. *Dis Colon Rectum* 19:289, 1976.
3. Al-Jurf AS, Foucar E. Uncommon features of giant colonic diverticula. *Dis Colon Rectum* 26:803-813, 1983.
4. Allison DJ, Hemingway AP, Cunningham DA. Angiography in gastrointestinal bleeding. *Lancet* 2: 30, 1982.
5. Almy TP, Howell DA. Diverticular disease of the colon. *N Engl J Med* 302:324-331, 1980.
6. Ambrosetti P, Jenny A, Becker C, Terrier F, Morel P. Acute left colonic diverticulitis: compared performance of computed tomography and water-soluble contrast enema. Prospective evaluation of 420 patients. *Dis Colon Rectum* 43:1363-7, 2000.
7. Ambrosetti P, Robert J, Witzig JA, et al. Incidence, outcome, and proposed management of isolated abscesses complicating acute left sided colonic diverticulitis. A prospective study of 140 patients *Dis Colon Rectum* 35:1072-1076, 1992.
8. Ambrosetti P, Robert J, Witzig JA, et al. Prognostic factors from computed tomography in acute left colonic diverticulitis. *Br J Surg* 79:117-19, 1992.

9. Beighton PH, Murdoch JL, Votteler T. Gastrointestinal complications of the Ehlers-Danlos syndrome. *Gut* 10:1004-1008, 1969.

10. Bender JS, Wiencek RJ, Bouwman DL. Morbidity and mortality following total abdominal colectomy for massive lower gastrointestinal bleeding. *Am Surg* 57: 536, 1991.

11. Benn PL, Wolff BG, Ilstrup DM. Level of anastomosis and recurrent colonic diverticulitis. *Am J Surg* 151:269, 1986.

12. Blanco-Benavides R, Rodriguez-Jerkov J. Sigmoid-biliary fistula: a rare complication of colonic diverticulitis. *Am J Gastroenterol* 87:810-811, 1992.

13. Bloomfeld RS, Rockey DC, Shetzline MA. Endoscopic therapy of acute diverticular hemorrhage. *Am J Gastroenterol* 96:2367-72, 2001.

14. Bode MK, Karttunen TJ, Makela J, et al. Type I and III collagens in human colon cancer and diverticulosis. *Scand J Gastroenterol* 35:747-52, 2000.

15. Boley SJ, DiBiase A, Brandt LJ, Sammartano RJ. Lower intestinal bleeding in the elderly. *Am J Surg* 137:57-63, 1979.

16. Bouillot JL, Berthou JC, Champault G, Meyer C, et al. Elective laparoscopic colonic resection for diverticular disease: results of a multicenter study in 179 patients. *Surg Endosc Sept*; 16:1320-3, 2002.

17. Boulos PB. Complicated diverticulosis. *Best Pract Res Gastroenterol* 16:649-62, 2002.

18. Breen RE, Corman ML, Robertson WG, Prager ED. Are we really operating on diverticulitits? *Dis Colon Rectum* 29:154, 1986.

19. Browder W, Cerise EJ, Litwin MS. Impact of emergency angiography in massive lower gastrointestinal henorrhage. *Ann Surg* 204: 530, 1986.

20. Burgel JS, Navarro F, Lemoine MC, Michel J, Carabalona JP, Fabre JM, Domerge J. Colectomie elective laparoscopique pour sigmoïdite diverticulaire. Étude prospective de 56 cas. *Ann Chir* 125:231-7, 2000.

21. Campbell K, Steele RJS. Non-steroidal antiinflammatory drugs and complicated diverticular disease. A case-control study. *Br J Surg* 78: 190, 1991.

22. Chappuis CW, Cohn IJr. Acute colonic diverticulitis. *Surg Clin North Am* 68:301-13, 1988.

23. Chautems RC, Ambrosetti P, Ludwig A, Mermillod B, Mores Ph, Soravia MD. Long-term follow-up after first acute episode of sigmoid diverticulitis: Is surgery mandatory? *Dis Colon Rectum* 45:962-6, 2002.

24. Choong CK, Frizelle FA. Giant colonic diverticulum: report of four cases and review of the literature. *Dis Colon Rectum* 41:1178-85, 1998.

25. Colcock BP, Stalmann FD. Fistulas complicating diverticular disease of the sigmoide colon. *Ann Surg* 175:838-46, 1972.

26. Collins DC. A study of 50.000 specimens of the human vermiform appendix. *Surg Gynecol Obstet* 101:437-45, 1955.

27. Cook JM. Spontaneous perforation of the colon: report of two cases in a family exhibiting Marfan Stigmata. *Ohio Med J* 64:73, 1968.

28. Corman ML. Diverticular disease. Solitary cecal ulcer in: Corman ML (ed.) *Colon & rectal surgery*, Philadelphia, J.B. Lippincott, 817-59, 1993.

29. Crist DW, Fishman EK, Scatarige JC, Cameron JC. Acute diverticulitis of the cecum and ascending colon diagnosed by computed tomography. *Surg Gynecol Obstet* 166: 99, 1988.

30. Darzi A, Super P, Guillou PJ, Monson JRT. Laparoscopic sigmoid colectomy: total laparoscopic approach. *Dis Colon Rectum* 37:268-71, 1994.

31. Dean PA, Beart RWJr, Nelson H, Elftamann TD, Schlinkert RT. Laparoscopic-assisted segmental colectomy: early Mayo Clinic experience. *Mayo Clinic Proc* 69:834-40, 1994.

32. Doringer E. Computerized tomography of colonic diverticulitis. *Crit Rev Diagn Imaging* 33:421-35, 1992.

33. Dwived A, Chahin F, Agrawal S, Chau WY, Tootla A, Tootla F, Silva YJ. Laparoscopic colectomy vs. open colectomy for sigmoid diverticular disease. *Dis Colon Rectum* 45:1309-15, 2002.

34. Falk PM, Beart RWJr, Wexner SD, et al. Laparoscopic colectomy: a critical appraisal. *Dis Colon Rectum* 36:28-34, 1993.

35. Fearnhead NS, Mortensen NJ. Clinical features and differential diagnosis of diverticular disease. *Best Pract Res Clin Gastroenterol* 16:577-93, 2002.

36. Flickinger EG, Stanforth AC, Sinar DR, et al. Intraoperative video panendoscopy for diagnosing sites of chronic intestinal bleeding. *Am J Surg* 157:137, 1989.

37. Funaki B, Kostelic JK, Lorenz J, Ha TV, et al. Superselective microcoil embolization of colonic hemorrhage. *ARJ Am J Roentgenol* 177:829-36, 2001.

38. Gallagher JJ, Welch JP. Giant diverticula of the sigmoid colon: a review of differential diagnosis and operative management. *Arch Surg* 114:1079-83, 1979.

39. Gear JS, Ware A, Fursdon P, et al. Symptomless diverticular disease and intake of dietary fibre. *Lancet* 1:511-14, 1979.

40. Gennaro AR, Rosemond GP. Colonic diverticula and hemorrhage. *Dis Colon Rectum* 16:409, 1973.

41. Goldman SM, Fishman EK, Gatewood DMB, et al. CT in the diagnosis of enterovesical fistulas. *AJR Am J Roentgenol* 144:1229-33, 1985.

42. Gorey TF, O'Connell PR, Waldron D, et al. Laparoscopically assisted reversal of Hartmann's procedure. *Br J Surg* 80:109, 1993.

43. Gouge TH, Coppa GF, Eng K, et al. Management of diverticulitis of the ascending colon. *Am J Surg* 145: 387, 1983.

44. Greif JM, Fried G, McSherry CK. Surgical treatment of perforated diverticulitis of the sigmoid colon. *Dis Colon Rectum* 23:483, 1980.

45. Grissom R, Snyder TE. Colovaginal fistula secondary to diverticular disease. *Dis Colon Rectum* 34:1043-49, 1991.

46. Hachigian MP, Honickman S, Eisenstat TE, Rubin RJ, Salvati EP. Computed tomography in the initial management of acute left-sided diverticulitis. *Dis Colon Rectum* 35:1123-29, 1992.

47. Halligan S, Saunders B. Imaging diverticular disease. *Best Pract Res Clin Gastroenterol* 16:563-76, 2002.

48. Hart AR, Kennedy HJ, Stebling WS, Day NE. How frequently do large bowel diverticula perforate? An incidence and cross-sectional study. *Eur J Gastroenterol Hepatol* 12:661-5, 2000.

49. Hinchley EJ, Schaal PGH, Richards GK. Treatment of diverticular disease of the colon. *Arch Surg* 12:85-109, 1978.

50. Hodgson J. Animals models in the study of diverticular disease I. Aetiology and treatment. *Clin Gastroenterol* 4:201-19, 1975.

51. Hollerweger A, Rettenbacher T, Macheiner P, et al. Sigmoid diverticulitis, value of transrectal sonography in addition to transabdominal sonography. *AJR Am J Roentgenol* 175:1155-60, 2000.

52. Horner JL. Natural history of diverticulosis of the colon. *Am J Dig Dis* 3:343-50, 1958.

53. Horton KM, Corl FM, Fishman EK. CT Evaluation of the colon: inflammatory disease. *RadioGraphics* 20:399-418, 2000.

54. Howe HJ, Casali RE, Westbrook KC, et al. Acute perforations of the sigmoid colon secondary to diverticulitis. *Am J Surg* 137:184, 1979.

55. Hughes LE. Postmortem survey of diverticular disease of the colon. *Gut* 10:336-44, 1969.

56. Hunter JG, Bowers JH, Burt RW, et al. Lasers in endoscopic gastrointestinal surgery. *Am J Surg* 148: 736, 1984.

57. Ihekwaba FN. Diverticular disease of the colon in black Africa. *J R Coll Surg Edinb* 37:107-9, 1992.

58. Jones DJ. ABC of colorectal diseases. Diverticular disease. *BMJ* 304:1435-37, 1992.

59. Jun S, Stollman N. Epidemiology of diverticular disease. *Best Pract Res Clin Gastroenterol* 16:529-42, 2002.

60. Keane PF, Ohri SK, Wood CB, Sackier JM. Management of the obstructed left colon by the one-stage intracolonic bypass procedure. *Dis Colon Rectum* 31:948, 1988.

61. Kellum JM, Sugerman HJ. Randomized, prospective comparison of cefoxitin and gentamicin-clindamycin in the treatment of acute colonic diverticulosis. *Clin Ther* 14:376-84, 1992.

62. Kim EH. Hiatus hernia and diverticulum of the colon. Their low incidence in Korea. *N Engl J Med* 271:764-68, 1964.

63. Kim J, Shim M, Kwun K. Laparoscopic-assisted transvaginal resection of the rectum. *Dis Colon Rectum* 39:582-3, 1996.

64. Koep LJ, Peters TG, Starzl TE. Major colonic complications of hepatic transplantation. *Dis Colon Rectum* 22: 218, 1979.

65. Köhler L, Rixen D, Troidl H. Laparoscopic colorectal resection for diverticulitis. *Int J Colorectal Dis* 13:43-7, 1998.

66. Köhler L, Sauerland S, Neugebauer E. Diagnosis and treatment of diverticular disease. Results of a consensus development conference. *Surg Endosc* 13:430-6, 1999.

67. Koneu B, Selbey R, O'Hair DP, et al. Nonobstructing colonic dilatation and colon perforation following renal transplantation. *Arch Surg* 125: 610, 1990.

68. Kovolinka CW. Acute diverticuli is under age forty. *Am J Surg* 167:562-5, 1994.

69. Kronborg O. Treatment of perforated sigmoid diverticulitis: a prospective randomized trial. *Br J Surg* 80:505-7, 1993.

70. Kyle J, Adesola AO, Tinckler LF, et al. Incidence of diverticulitis. *Scand J Gastroenterol* 2:75-80, 1967.

71. Longstreth GF. Epidemiology and outcome of patients hospitalized with acute lower gastrointestinal hemorrhage: a populational based study. *Am J Gastroent* 92:419-24, 1997.

72. Ludeman L, Warren BF, Shepherd NA. The pathology of diverticular disease. *Best Pract Res Clin Gastroenterol* 16:543-62, 2002.

73. Lumley JW, Fielding GA, Rhodes M, Nathanson LK, Siu S, Stitz RW. Laparoscopic-assisted colorectal surgery: lessons learned from 240 consecutive patients. *Dis Colon Rectum* 39:155-9, 1996.

74. Mäkelä J, Kiviniemi H, Laitinen S. Prevalence of perforated sigmoid diverticulitis is increasing. *Dis Colon Rectum* 45:955-61, 2002.

75. Markham NI, Li AKC. Diverticulitis of the right colon. Experience from Hong Kong. *Gut* 3:547-9, 1992.

76. Matulo NM, Link DP. Selective embolization for control of gastrointestinal hemorrhage. *Am J Surg* 138: 840, 1979.

77. McBeath RB, Schiff M, Allen V, et al. A 12 year experience with enterovesical fistula. *Urology* 44:661-5, 1994.

78. McGuire HH. Bleeding colonic diverticula: a reappraisal of natural history and management. *Ann of Surg* 220:653-6, 1994.

79. McKee RF, Deignan RW, Krukowski ZH. Radiological investigation in acute diverticulitis. *Br J Surg* 80:560-5, 1993.

80. Mimura T, Emanuel A, Kamm MA. Pathophysiology of diverticular disease. *Best Pract Res Clin Gastroenterol* 16:563-76, 2002.

81. Minardi AJ, Johnson LW, Sehom JK, et al. Diverticulitis in the young patient. *Am Surg* 67:458-61, 2001.

82. Ming SC. Diverticular disease of the colon. In Ming SC & Goldman H (eds) *Patology of the gastrointestinal tract*, pp. 801-17. Baltimore, Williams & Wilkins, 1998.

83. Miura S, Kodaira S, Shatari T, et al. Recent trends in diverticulosis of the right colon in Japan. *Dis Colon Rectum* 43:383-9, 2000.

84. Murayama N, Baba S, Abe O. An etiological study of diverticulosis of the right colon. *Austr NZ J Surg* 51: 420, 1981.

85. Murray JJ, Schoetz Jr DJ, Coller JA, Roberts PL, Veidenheimer MC. Intraoperative colonic lavage and primary anastomosis in nonelective colon resection. *Dis Colon Rectum* 34:527-31, 1991.

86. Nakata I, Ubukata H, Goto Y, et al. Diverticular disease of colon at a regional general hospital in Japan. *Dis Colon Rectum* 38:755-9, 1995.

87. Nath RL, Sequeira JC, Weitzman AF, Birkett DH, Willians LF. Lower gastrointestinal bleeding. *Am J Surg* 141:478-81, 1981.

88. Ngoi SS, Chia J, Goh MY, et al. Surgical management of right colon diverticulitis. *Dis Colon Rectum* 35:799-802, 1992.

89. Nirula R, Greaney G. Right-sided diverticulitis: a difficult diagnosis. *Am Sur* 63:871-3, 1997.

90. Painter NS. Diverticular disease of the colon. *Br Med J* 475-79, 1968.

91. Painter NS. The etiology of diverticulosis of the colon with special reference to the action of certain drugs on the behavior of the colon. *Ann R Coll Surg Engl* 34:98-119, 1964.

92. Papagrigoriadis S, Macey L, Fourantas N, Rennie JA. Smoking may be associated with complications in diverticular disease. *Br J Surg* 86:923-6, 1999.

93. Parks TG, Connel AM. The outcome of 455 patients admitted for treatment of diverticular disease of the colon. *Br Med J* 2: 136, 1970.

94. Parks TG. Natural history of diverticular disease of the colon. *Clin Gastroenterol* 4:53-69, 1975.

95. Perkins JD, Shield CF, Chang FC, Farha GJ. Comparison of treatment in immunocompromised and nonimmunocompromised patients. *Am J Surg* 148:745-8, 1984.

96. Petrini JL. Endoscopic therapy for gastrointestinla bleeding. *Postgrad Med* 84: 239-44, 1988.

97. Pletman SI, Dunbar JS. Colon diverticular in William's elfin-facies syndrome. *Radiology* 137:869-70, 1980.

98. Rao PM, Rhea JT, Novelline RA, et al. Helical CT with only colonic contrast material for diagnosing diverticulitis: prospective evaluation of 150 patients. *AJR Am J Roentgenol* 170:1445-9, 1998.

99. Ravo B, Mishrick A, Addei K, et al. The treatment of perforated diverticulitis by one-stage intracolonic bypass procedure. *Surgery* 102:771, 1987.

100. Redwine D, Sharpe D. Laparoscopic segmental resection of the sigmoid colon for endometriosis. *J Laparoendosc Surg* 1:217-20, 1991.

101. Rennie JA, Charnock MC, Wellwood JM, et al. Results of resection for diverticular disease and its complications. *Proc R Soc Med* 68:575, 1975.

102. Reve RV, Nahrwold DL. Diverticular disease. *Curr Prob Surg* 26:136, 1989.

103. Rothenberger DA, Wiltz O. Surgery for complicated diverticulitis. *Surg Clin N Am* 73: 975-92, 1993.

104. Ryan P. Two kinds of diverticular disease. *Ann R Coll Surg Engl* 73:73-9, 1991.

105. Schauer PR, Ramos R, Ghiatas AA, Sirinek KR. Virulent diverticular disease in young obese men. *Am J Surg* 164: 443-6, 1992.

106. Schechter S, Mulvey J, Eisenstat TE. Management of uncomplicated acute diverticulitis: results of a survey. *Dis Colon Rectum* 42:470-5, 1999.

107. Schilling MK, Maurer CA, Kollmar O, Buchler MW. Primary vs secondary anastomosis after sigmoid colon resection for perforated diverticulitis (Hinchley Stage III and IV): a prospective outcome and cost analysis. *Dis Colon Rectum* 44:699-703, 2001.

108. Schoetz DJ Jr. Uncomplicated diverticulitis — indications for surgery and surgical management. *Surg Clin North Am* 73:965-74, 1993.

109. Schwerk WB, Schwarz S, Rothmund M. Sonography in acute colonic diverticulitis. A prospective study. *Dis Colon Rectum* 35:1077-84, 1992.

110. Schwesinger WH, Page CP, Gaskill HV III, et al. Operative management of diverticular emergencies: strategies and outcomes. *Arch Surg* 125:558-63, 2000

111. Segal I, Solomon A, Hunt JA. Emergency of diverticular disease in the urban South African back. *Gastroenterology* 72:215-19, 1977.

112. Senagore AJ, Duepree HJ, Delaney CP, Dissanaike S, Brady KM, Fazio VW. Cost structure of laparoscopic and open sigmoid colectomy for diverticular disease: similarities and differences. *Dis Colon Rectum* 45:485-90, 2002.

113. Shauer P, Ramos P, Ghiatas A, Sirinek K. Virulent diverticular disease in young obese men. *Am J Surg* 164:443-8, 1992.

114. Simpson J, Scholefield JH, Spiller RC. Pathogenesis of colonic diverticula. *Br J Surg* 89:546-54, 2002.

115. Siriser F. Laparoscopic-assisted colectomy for diverticular sigmoiditis. A single-surgeon prospective study of 65 patients. *Surg Endosc* 13:811-3, 1999.

116. Smirniotis V. Perforated diverticulitis: a surgical dilemma. *Int Surg* 77:44-7, 1992.

117. Smith AN. Colonic muscle in diverticular disease. *Clin Gastroenterol* 15:917-35, 1986.
118. Spirak H, Weinrauch S, Harvey JC, et al. Acute colonic diverticulitis in the young. *Dis Colon Rectum* 40:570-74, 1997.
119. Stabile BE, Paccio E, Van Sonnenberg E, Neff CC. Prospective percutaneous drainage of diverticular abscesses. *Am J Surg* 159:99-105, 1990.
120. Stefánsson T, Ekbon A, Sparèn P, Pahlman L. Increased risk of left sided colon cancer in patient with diverticular disease. *Gut* 34:499-502, 1993.
121. Stollman NH, Raskin JB. Diagnosis and management of diverticular disease of the colon in adults. *Am J Gastroenterol* 94:3110-21, 1999.
122. Stumpf M, Cao W, Klinge U, Klosterhalfen B, Kasperk R, Shumpelick V. Increased distribution of collagen type III and reduced expression of matrix metalloproteinase 1 in patients with diverticular disease. *Int J Colorectal Dis* 16:271-75, 2001.
123. Thompson WG. Do colonic diverticula cause symptoms? *Gastroenterology* 81:613-4, 1986.
124. Tjiang E, Raja M, Hoyle C, et al. The role of nitric oxide in colonic compliance in diverticular disease. *Gut* 42(S1):A95, 1998.

125. Trebuchet G, Lechaux D, Lecalve JL. Laparoscopic left colon resection for diverticular disease. *Surg Endosc* 16:18-21, 2002.
126. Tyau ES. Prystowsky JB, Joehl RJ, Nahrwold DL. Acute diverticulitis: a complicated problem in the immunocompromised patient. *Arch Surg* 126:855-8, 1991.
127. Vajrabukka T, Saksornchai K, Jimakorn P. Diverticular disease of the colon in a Far Eastern community. *Dis Colon Rectum* 23:151-4, 1980.
128. Wedell J, Banzhaf G, Chaoui R, et al. Surgical management of complicated colonic diverticulitis. *Br J Surg* 84:380-3, 1997.
129. Whiteway J, Morson BC. Elastosis in diverticular disease of the sigmoid colon. *Gut* 26:258-66, 1985.
130. Wolff BG, Ready RL, MacCarty RL, Dozois RR, Beart RW. Influence of sigmoid resection on progression of diverticular disease of the colon. *Dis Colon Rectum* 27:645-47, 1984.
131. Woods RJ, Lavery IC, Fazio VW, et al. Internal fistulas in diverticular disease. *Dis Colon Rectum* 31:591-6, 1988.
132. Young-Fadok TM, Roberts PL, Spencer MP, Wolf BG. Colonic diverticular disease. *Curr Probl Surg* 37:457-514, 2000.
133. Zeiton G, Laurent A, Rouffet F, et al. Multicentre randomized clinical trial of primary versus secondary sigmoid resection in generalized peritonitis complicating sigmoid diverticulitis. *Br J Surg* 87:1366-74, 2000.

Endometriose Intestinal

CAPÍTULO 78

Virgínio Cândido Tosta de Souza
Mário Benedito Costa Magalhães
Beatriz Deoti Silva Rodrigues

INTRODUÇÃO

A endometriose pode ser definida como a presença ectópica de tecido funcional e histologicamente semelhante ao endométrio[70]. Tomando por base a topografia do endométrio ectópico, a endometriose pode apresentar-se sob duas formas: (1) endometriose interna, uterina, ou adenomiose, na qual o endométrio ectópico encontra-se localizado na própria musculatura uterina; (2) endometriose externa ou extra-uterina, na qual a heterotopia endometrial envolve estruturas que não o miométrio, inclusive o peritônio do útero.

A endometriose externa pode ser dividida em intraperitoneal, na qual as lesões estão situadas na cavidade peritoneal (retossigmóide, apêndice cecal, jejuno, íleo, fundo-de-saco, ovários, bexiga, ureter etc.), e extraperitoneal, na qual as lesões têm localização extracelomática (umbigo, cicatriz de laparotomias, pulmões, vagina, vulva, septo retovaginal etc.).

PATOGENIA

Várias teorias são propostas para explicar a patogenia da endometriose, que ainda não é conhecida, sendo as principais:

Teoria da Metaplasia Serosa ou Celômica ou a Teoria de Iwanoff-Meyer-Novax

Segundo esta teoria, os tecidos originários de um mesmo epitélio embrionário manter-se-iam correlatos em épocas posteriores da vida. Os epitélios que revestem os órgãos derivados dos canais de Müller (trompas, útero,

porção superior da vagina, epitélio germinativo do ovário, epitélio folicular e mesotélio peritoneal) apresentariam origem embriológica comum e estariam intimamente relacionados entre si. Dessa forma, as células mesoteliais do peritônio sob a ação de estímulos inflamatórios ou hormonais poderiam, por metaplasia, originar um tecido histologicamente idêntico ao endométrio[35].

Teoria da Regurgitação Transtubária do Sangue Menstrual ou Teoria de Sampson

Esta teoria sugere que pode ocorrer menstruação retrógrada, em que partículas do endométrio passariam à cavidade peritoneal através das trompas. Essas partículas alojar-se-iam na serosa e nas vísceras da cavidade pélvica, sendo *a posteriori* estimuladas por hormônios ovarianos, e entrariam em atividade, apresentando as mesmas alterações do ciclo menstrual. A cada ciclo, o sangue seria coletado em cavidades fechadas, e, após repetidas hemorragias acompanhadas de descamação celular, essas cavidades apresentariam hematomas que, a longo prazo, aumentariam de tamanho, adquirindo aspecto de verdadeiros cistos endometriais. À medida que a coleção sangüínea periódica fosse se sucedendo, a pressão intracística aumentaria, até chegar ao ponto de rompimento. Em conseqüência, partículas de endometriose seriam disseminadas por toda a cavidade pélvica, com capacidade de implantar-se e crescer na serosa das várias estruturas situadas na pelve. Apresentam acentuado poder irritativo, produzindo aderências entre as estruturas onde ocorreu perfuração e também em outras áreas da cavidade pélvica, especialmente no fundo-de-saco de Douglas[55].

1013

Teoria Embólica — Disseminação Metastática Linfática, Histeroadenose Metastática ou Teoria de Halban

A camada basal do endométrio cresceria em sentido endofítico, isto é, em direção à musculatura uterina, onde invadiria os interstícios musculares e espaços linfáticos. As partículas do endométrio seriam transportadas pelos linfáticos, sob a forma de pequenos êmbolos, à cavidade e regiões extraperitoneais, onde implantar-se-iam, dando origem à endometriose. O uso de pessários e traumas operatórios predisporiam à migração das partículas endometriais pelos linfáticos[34].

Disseminação Metastática Hematogênica ou Teoria de Sampson

O exame de úteros removidos durante a fase menstrual revelou a presença de partículas de endométrio, dotadas de vitalidade, no interior dos seios venosos, que podem ser disseminadas, justificando, dessa forma, localizações extragenitais e distantes[35,68].

Teoria Mesenquimal ou Teoria de Heim

O endométrio ectópico desenvolver-se-ia sob a ação de estímulos hormonais ou irritativos, a partir de restos mesenquimatosos que teriam permanecido nas porções caudais das paredes celômicas. Essa teoria explicaria o caso raro de endometriose de antebraço[70].

Teoria Imunológica

Toma por base o conceito de que o surgimento da endometriose estaria associado a uma função imunológica anormal. Não se sabe se esse fator imunológico é independente ou está associado a algum dos fatores já descritos. As evidências iniciais para apoio a essa teoria surgiram em estudos com macacos Rhesus nos quais foi suprimido o sistema imune, e nesse grupo a endometriose foi mais freqüente que no grupo controle[75]. Outras evidências foram obtidas em estudos que analisaram a presença do componente C3 do complemento, anticorpos antiendométrio, presença de macrófagos ativados, maior produção de fibronectina pelos fibroblastos e ação defeituosa dos linfócitos[19,45].

Os fatores de crescimento, EGF (fator de crescimento epidérmico), FGF (fator de crescimento dos fibroblastos), VEGF (fator de crescimento do epitélio vascular), TNF-α e TNF-β (fatores de necrose tumoral alfa e beta), encontram-se, também, com valores alterados em pacientes endometrióticas, o que poderia explicar a etiologia e os diversos estágios, na medida em que se responsabilizam pelo aparecimento das fibroses e auxiliam na pre-

sença da dor, nem sempre associada à intensidade das lesões observadas. Estudos minuciosos devem ser realizados para correlacionar essas importantes alterações, presentes nessas pacientes com etiologia e sintomatologia da endometriose[9,10,11,15].

PATOLOGIA

A endometriose caracteriza-se pela presença de glândulas endometriais ou de estroma endometrial ou de ambos, em localizações anormais. A expressão endometriose refere-se à endometriose externa ou indireta; e endometriose interna ou intramural, ao crescimento anormal do endométrio, descoberta em 10% a 50% dos úteros, durante necropsia[52].

A endometriose intestinal é encontrada com maior freqüência na porção proximal do reto e no cólon sigmóide, seguido pelo apêndice vermiforme e íleo[2,4,15,56].

É mais freqüente em pacientes de clínica particular do que nos de enfermaria. Isso seria devido ao fato de esses últimos contraírem matrimônio mais precocemente e terem, assim, maior número de filhos. Durante a gestação, há uma grande concentração de progesterona, e a baixa fertilidade do grupo de endometriose sugere transtornos ovulatórios e defeitos na formação de corpos amarelos.

A endometriose colônica exclusiva é de incidência rara. Seu aparecimento, geralmente, é conseqüência da propagação de tecido endometrial através do fundo-de-saco de Douglas. A transformação maligna da endometriose tem sido relatada muito raramente[57].

Macroscopia

A endometriose intestinal apresenta-se sob a forma de infiltração superficial, de lesão estenosante (localizada e anular) ou tumoração polipóide.

Na infitração superficial, a lesão apresenta-se sob a forma de pequenos nódulos azulados na superfície serosa, equimóticos ou arroxeados, com dimensão variável, desde o tamanho de uma cabeça de alfinete até 1 cm a 2 cm de diâmetro. Esses nódulos têm aspecto de um líquido viscoso achocolatado, sujeito à influência hormonal ovariana.

Na forma estenosante, os nódulos evoluem, com o tempo, para uma proliferação fibroblástica intensa, devido à reação provocada pelo sangue. Os nódulos medem de 8 cm a 10 cm de diâmetro, adquirindo o aspecto de um cisto. Este pode invadir a camada muscular, a submucosa e, raramente, a mucosa, determinando estenose localizada (endometrioma) (Fig. 78.1).

Ocasionalmente, a quantidade de sangue no centro dos nódulos (cavidades fechadas) é volumosa. Os nódulos podem romper-se e formar aderências com os tecidos vizinhos, determinando, assim, o bloqueio do fundo-de-saco de Douglas. Estabelecem-se deformação, por fibrose, das trompas e ovários e, às vezes, compres-

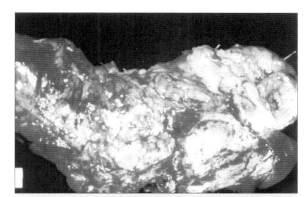

Fig. 78.1 — *Tumoração com aspecto de cisto achocolatado, encontrada no sigmóide (porção infralateral direita).*

são dos ureteres. A parede do retossigmóide pode ser atingida em toda a extensão de sua superfície peritoneal, adquirindo a forma de um pseudotumor, quase sempre anular. A pelve pode adquirir o aspecto de pelve congelada. Na forma polipóide encontramos mucosa com aspecto polipóide e, às vezes, pontos equimóticos[62].

Microscopia

As ilhotas endometriais encontram-se, de modo geral, na serosa, muscular, submucosa e, mais raramente, na mucosa.

Nas ilhotas endometriais encontramos elementos glandulares com células cilíndricas altas, podendo apresentar sinais de proliferação ou de atividade secretora. As glândulas são dilatadas cisticamente, podendo conter sangue em via de desintegração. Pode-se encontrar estroma rico em células, com numerosos capilares ou feixes musculares lisos, do tipo micmetrial (Fig. 78.2).

INCIDÊNCIA

A endometriose é diagnosticada quase exclusivamente na mulher em idade reprodutiva, principalmente entre as idades de 20 a 40 anos. Casos isolados têm sido descritos em homens com câncer prostático recebendo estrogênio[10,11,12,20,66,67].

A incidência da endometriose é desconhecida, mas varia de 10% a 28% nas mulheres no período de vida sexual ativa, sendo que 16% a 40% dessas apresentam envolvimento intestinal. A endometriose é mais comum nas pacientes que já tinham sido submetidas a operações ginecológicas, principalmente curetagem uterina[2,4,17,24,28,38,47]. É elevada a incidência de esterilidade e de pequeno número de gestações em pacientes portadoras de endometriose[21,22,27,35].

QUADRO CLÍNICO

Dismenorréia e sintomas relacionados com endometriose extra-intestinal são freqüentes. Dor em cólica

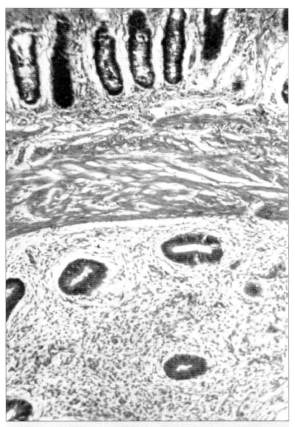

Fig. 78.2 — *Exame microscópico de um segmento do cólon com endometriose, mostrando glândulas e estroma endometriais na submucosa. A muscular da mucosa e a mucosa são normais.*

no abdômen inferior, constipação e diarréia ocorrem em quase todos os pacientes com endometriose intestinal. Outros sintomas incluem tenesmo, alterações cíclicas do hábito intestinal com defecação dolorosa, enterorragia, sintomas de oclusão intestinal parcial ou total e dispareunia. Os sintomas são geralmente mais intensos no período menstrual. A endometriose apendicular deverá ser suspeitada em pacientes que apresentam quadro característico de apendicite aguda no primeiro dia antes da menstruação[76].

Ao toque retal ou vaginal, podem-se palpar um ou mais nódulos na região pélvica, o que é muito sugestivo de endometriose.

DIAGNÓSTICO

Tanto a laparoscopia como a colposcopia podem ser valiosas para estabelecer o diagnóstico de endometriose pélvica. Pelo toque retal, pode-se detectar massa, porém o diagnóstico diferencial com neoplasia é difícil, principalmente quando a mucosa está comprometida. A retossigmoidoscopia pode demonstrar massa submucosa, e a mucosa apresenta-se intacta na maioria dos pacientes. Deve-se tentar obter material de biópsia, o que nem sempre é possível, porque a lesão é submucosa. Ocasionalmente, a mucosa está ulcerada e vegetante, com aspecto de carcinoma. O enema opaco é valioso para demonstrar a lesão, que é caracteristicamente submucosa e deve ser diferente de carcinoma, diverticulite, tumores e massas inflamatórias pélvicas que envolvem o cólon, como ameboma, retocolite ulcerativa e doença de Crohn (Figs. 78.3 e 78.4).

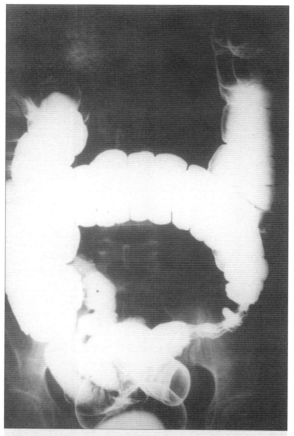

Fig. 78.3 — Enema opaco de uma paciente com endometriose cólica. Lesão estenosante de 5 cm de extensão na junção do cólon sigmóide com o descendente.

A ultra-sonografia revela formações císticas, que podem ser de diagnóstico diferencial difícil com as neoplasias.

A dosagem do antígeno CA 125 e proteína amilóide, ultra-sonografia transvaginal com preparo do reto e eventualmente a ressonância magnética são excelentes meios diagnósticos para endometriose que oblitera o fundo-de-saco de Douglas. Em lesões suspeitas, que têm um diâmetro superior à 2 cm, sentidas pelo toque retal, deve-se solicitar a urografia excretora ou tomografia computadorizada com o intuito de identificar o trajeto ureteral para um possível planejamento operatório[15,50].

TRATAMENTO

Não existe conduta terapêutica uniforme para os casos de endometriose, devendo cada caso ser considerado individualmente. A conduta depende da idade da paciente, da extensão e da localização das lesões, do desejo da paciente de preservar a função reprodutiva, da intensidade da sintomatologia e das características do material examinado, descartando fundamentalmente a doença maligna[26,67].

Os objetivos da farmacoterapia são reduzir a morbidade e prevenir complicações. Poderá ser a única escolha, preceder ou complementar um tratamento cirúrgico[26].

Para o tratamento clínico, as drogas mais utilizadas são: contraceptivos hormonais orais, agentes progestagênicos, danazol, gestrinona, agonista do GnRH[18,26].

Contraceptivos Hormonais (CH)

Os CH, contínuos, não-cíclicos, agem por supressão ovariana.

Inicialmente adota-se a administração contínua ou cíclica por 3 meses.

Se a dor é aliviada, esse tratamento continua por um período de 6-12 meses. Em 1959, Kistner introduziu o regime de pseudogravidez pela administração ininterrupta de contraceptivo oral combinado, por 6 a 9 meses. A pseudogravidez melhora a dismenorréia e a dor pélvica em mais de 80% das pacientes, porém freqüentemente é transitória. Contudo, as taxas de gravidez após a suspensão do uso da pílula são de 40% a 50%. Esse esquema é usado em mulheres que sofrem de infertilidade e têm graus variados de endometriose na superfície ovariana. Deve-se evitar essa terapêutica quando existem anexos com leiomiomas[18,26].

Agentes Progesterogênios

A terapêutica hormonal com progesterogênios proporciona melhora às pacientes devido aos seguintes fatores: anovulação e amenorréia, transformação decidual do tecido endometriótico funcionante, necrose e reabsorção decidual, ou seja, decidualização e acentuada atrofia. Acredita-se que o efeito benéfico seja devido a uma ação direta sobre as áreas de endometriose. Altas doses inibem a ovulação e originam uma involução e supressão do crescimento folicular, porém quantidades que excedem 300 mg ao mês podem ocasionar sintomas de virilização[18,26].

Também tem sido usada progesterona na forma de acetato de medroxiprogesterona. A dose é de 100 mg, de

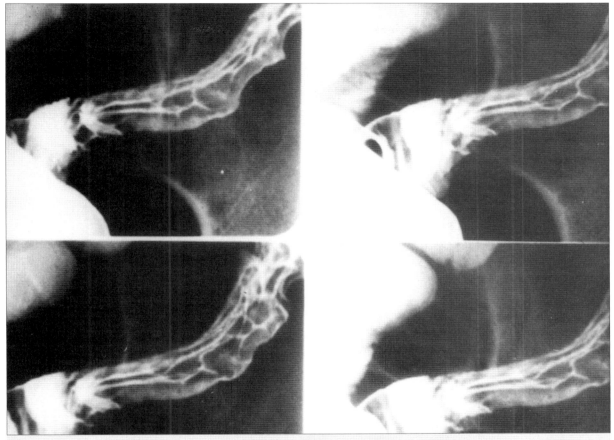

Fig. 78.4 — *Enema opaco de uma paciente com endometriose do cólon sigmóide, o qual está fixo e apresenta defeitos de enchimento sugestivos de lesão parietal extrínseca.*

15/15 dias, por 3 meses, ou de 200 mg/mês, sendo que o tempo mínimo de uso é de 6 meses.

Caso ocorra hemorragia intercorrente, acrescentar, de maneira contínua, 0,625 mg de estrogênios conjugados[18,26].

DANAZOL

É o 2-3-D-isoxazol derivado de 17-alfa-etiniltestosterona. Tem se tornado a principal opção hormonal, efetiva, contra a endometriose. É um esteróide heterocíclico relacionado quimicamente à 17-alfa-etiniltestosterona, que é capaz de produzir menopausa hormonal graças a seus efeitos antigonadotrópicos, nos quais se baseia o tratamento da endometriose. Embora introduzida na literatura por Greenblatt *et al.* (1971), até a última década não se conhecia a intricada farmacologia da droga. Os efeitos do danazol estabelecem "pseudomenopausa", por criar um envolvimento endócrino que inibe o crescimento do tecido endometrial, Barbieri & Ryan (1981) estabelecem, pelo menos, quatro ações principais:

a) supressão da secreção do LH-RH e/ou das gonadotropinas;

b) interação direta com receptores de estrógenos e progesterona;

c) inibição direta da esteroidogênese ovariana;

d) aumento do *clearance* metabólico do 17-beta-estradiol e da progesterona.

Estas propriedades, estabelecendo condições endócrinas estranhas, inibiriam o crescimento da mucosa endometrial ectópica, levando-a a atrofia. Além disso, alterando a maturação das unidades tecafoliculares, seriam também responsáveis pelos estados de hipofunção ovariana.

Para avaliar o efeito direto do danazol na endometriose, Dmowski & Cohen (1975) trabalharam com um grupo de pacientes com diagnóstico laparoscópico. As pacientes foram novamente submetidas à laparoscopia, no final do 3º ao 11º mês de tratamento. Aproximadamente 59% dessas mulheres não tinham evidência da doença, 26% tinham aderências peritoneais e depósitos de hemossiderina sem ação da doença e 15% tinham endometriose residual, grosseiramente identificada com glândulas inativas e estroma somente.

Em um estudo clínico mais amplo, os mesmos autores, em 1978, seguiram 99 mulheres que foram diagnosticadas por laparoscopia ou laparotomia.

Com base na classificação proposta por Acosta *et al.* (1973), as pacientes foram tratadas com uma dose de 800 mg/dia de danazol durante um período de 3 a 18 meses. Após um tempo médio de 37 meses, elas foram clinicamente reavaliadas, e observou-se que a melhora sintomática e clínica ocorreu em 46%, sendo a maioria dentro dos 6 primeiros meses de tratamento.

Os aspectos benéficos do danazol foram contrabalançados pela taxa de recorrência de 20% no primeiro ano e de 5% por ano após o tratamento.

Numa revisão, a dose do danazol utilizada, na maioria, foi de 800 mg/dia, variando de 3 a 18 meses o tempo de tratamento.

As taxas de gravidez variaram de 30,9% a 52,6% na endometriose leve e de 23,1% a 50% na moderada. A taxa de sucesso estimada na doença severa foi considerada baixa, talvez devido ao pequeno número de pacientes. Um dos aspectos mais frustrantes do tratamento da endometriose tem sido a taxa de recorrência, que varia de 7,1% a 28,6%[18,26].

A dose recomendada é de 600 a 800 mg/d. Entretanto, doses menores têm sido usadas com sucesso[26].

Os efeitos colaterais que mais se observam com o uso do danazol são: aumento de peso, edema, diminuição do tamanho das mamas, aparecimento de acne e hirsutismo (somente na pele) e engrossamento da voz. Entre os efeitos menos freqüentes, são citados: menorragia, vaginite, diminuição da libido, cefaléia, ondas de calor, náusea, fadiga, cãibras musculares, erupções cutâneas, mudanças no comportamento e transpiração[18,26].

Gestrinona

A gestrinona é um esteróide que tem atividade antiprogesterona sobre o útero e que inibe a síntese e/ou a liberação das gonadotrofinas hipofisárias. É empregada na dose de 2,5mg, 2 vezes por semana. Pequena dose de anticoncepcional pode ser dada por 21 dias nos 28 dias correspondentes ao ciclo menstrual. O uso prolongado, por 6 a 9 meses, inibe a possível estimulação do tecido endometrial residual, especialmente quando esse tratamento é subseqüente à terapia acima mencionada.

Analgésicos e antiinflamatórios não-esteróides podem ser necessários para aliviar a sintomatologia dolorosa.

Os efeitos colaterais relatados com a gestrinona são: ganho de peso, hirsutismo, acne, seborréia e edema. Com o uso dessa droga, tem sido relatado menor índice de recidiva do que com o danazol. As contra-indicações são as mesmas do uso do danazol: gravidez e amamentação[18].

Agonistas do GnRH

O uso do GnRH oferece a mais recente opção no tratamento hormonal da endometriose. Essa "ooforectomia medicamentosa" permite a supressão temporária da função ovariana sem o estímulo transitório de substâncias estrogênicas ou os inconvenientes de androgênios.

Um estudo piloto com 5 mulheres com endometriose comprovada, tratadas diariamente com doses subcutâneas de um potente agonista GnRH, mostrou que ocorre a supressão dos estrogênios ovarianos e dos androgênios da mesma maneira que em mulheres ooforectomizadas. Em 6 mulheres, incluindo 4 em que o Danazol falhou, foi administrado diariamente, durante 6 meses, um análogo do GnRH de longa ação, com injeções subcutâneas, produzindo, após um mês de terapia, melhora subjetiva, mas acompanhada por ondas de calor. A laparoscopia foi repetida, e 5 mulheres tinham endometriose peritoneal histologicamente inativa, e uma mostrou doença ovariana ativa. Os autores admitem que, além dos efeitos do tratamento sobre os níveis de estrogênios associados com regressão das lesões, sintomas menopáusicos, secura vaginal e aumento da excreção do cálcio foram observados.

A perda da densidade óssea causada pelo GnRH é restaurada em 2 anos após o término da terapia[26].

A terapia com GnRH tem mostrado ser eficaz nos casos de dor e sangramento associados com endometriose extrapélvica distante[18,26].

Nos casos em que não há melhora clínica significativa, o tratamento cirúrgico está indicado, podendo ser conservador ou radical.

O tratamento conservador é indicado principalmente em pacientes com menos de 40 anos de idade, com sintomatologia branda e que desejam ter filhos. Consiste na exérese da lesão intestinal, de cistos, focos localizados do tecido endometrial ectópico e lise de aderências. A ooforectomia parcial deve ser realizada quando necessário.

A neurectomia pré-sacral tem sido indicada como tratamento conservador nos casos de dismenorréia severa. Os ramos nervosos são isolados ao nível da terceira vértebra sacra e os ramos distais ligados. Uma complicação a ser considerada é o sangramento devido à lesão da artéria e veia sacral média, e alguns autores recomendam uma ligadura prévia. A constipação é outra complicação que pode ocorrer a longo prazo (94% dos casos).

O tratamento radical é indicado em pacientes com mais de 40 anos de idade ou mesmo em pacientes jovens em que o tratamento medicamentoso ou cirúrgico conservador falhou e que apresentam severa sintomatologia. Consiste em ooforectomia bilateral e histerectomia, uma vez que o acesso à alça intestinal é quase impossível. O retossigmóide é comprometido em 76% dos casos, tornando-se necessária a ressecção segmentar em bloco[44]. Recomenda-se no pré-operatório uma avaliação criteriosa no fluxo urinário com o intuito de verificar o trajeto ureteral, não raro envolvido pela lesão retossigmoidiana ou pela obliteração dc fundo-de-saco de Douglas[6].

Na urgência, caracterizada por obstrução retossigmoidiana, a colostomia descompressiva mais biópsia da massa tumoral se impõem como melhor conduta, pois inexistem o preparo mecânico prévio e antibioticoterapia profilática.

Quando o apêndice é envolvido pela endometriose pélvica, a apendicectomia associada à salpingooforectomia é o tratamento de escolha.

Nos dias atuais, são inegáveis as vantagens da videolaparoscopia sobre os métodos convencionais (laparotomia). É fundamental no entanto que as indicações sejam selecionadas, e o profissional tenha um treinamento adequado em centros de referência nacional e internacional. A menor dor pós-operatória, menor morbidade, melhor resultado estético e o retorno precoce às atividades habituais caracterizam os fatores de preferência dessa nova via de acesso[49].

No envolvimento retossigmoidiano, acompanhado de pelve congelada, o diagnóstico diferencial com neoplasia maligna deve ser considerado.

As medidas pré-operatórias indicadas para cirurgia convencional aqui permanecem, acrescentando-se, no transoperatório, um cuidado com o ureter, pela possibilidade de envolvimento do mesmo.

No setor de endometriose do Hospital das Clínicas da Faculdade de Medicina da Universidade de São Paulo (FMUSP), especial atenção tem sido dada à endometriose pélvica com obliteração do fundo-de-saco de Douglas com comprometimento do septo retovaginal. O tratamento consiste em excisão laparoscópica de toda a endometriose, com obliteração completa do fundo-de-saco por ressecção em bloco, incluindo ressecção intestinal, quando necessário. Essa terapêutica é complementada com o uso de antiestrogenoterapia para minimizar os altos índices de persistência e recidiva[6,50].

O método radioterápico consiste no bloqueio provisório ou definitivo da secreção hormonal ovariana através do uso de radiações ionizantes. Doses altas, de 1.500 rads a 2.000 rads, provocam castração radioterápica, com supressão definitiva da função ovariana. Doses fracas, de 150 rads a 1.000 rads, provocam esterilidade provisória, isto é, supressão passageira da maturação dos folículos. Seu emprego é limitado, uma vez que pode provocar lesões cromossômicas transmissíveis, carcinogênese e aparecimento da menopausa artificial. Pequenos focos de endometriose podem ser tratados por laparoscopia ou vaporização a *laser*. Após a ooforectomia e a histerectomia, está indicada a terapia hormonal de reposição com estrógenos.

REFERÊNCIAS BIBLIOGRÁFICAS

1. Castleman B, McNeely BU. Presentation of case (case 43-1969). Massachussets General Hospital. *New Engl J Med* 281: 952-6, 1969.
2. Cattel RB. Endometriosis of the colon and rectum with intestinal obstruction. *New Engl J Med* 217:9, 1937.
3. Chalmers JA. Conservative management of endometriosis. *Proc Roy Soc Med* 61:360-2, 1968.
4. Colcock BP, Lamphier TA. Endometriosis of the large and small intestine. *Surgery* 28:997, 1950.
5. Collins DC. Endometriosis of the vermiform appendix. *Arch Surg* 63:617, 1951.
6. Coronado C, Franklin RR, Bailey HR, Valdes CT. Surgical treatment of syntomatic colorectal endometriosis. *Fertil Steril* 53:411, 1990.
7. Costa V, et al. Endometriose do *cecum* simulando apendicite aguda. *R Bra Cir* 39:486-9, 1960.
8. Counseller V. Endometriosis. *Am J Obst Gynaecol* 17:806, 1929.
9. Gramer JK. Endometriosis of the colon (sigmoid, rectosigmoid and rectovaginal septum). *Southern Med J* 58: 807-9, 1986.
10. Culver GJ, et al. Radiographic features of rectosigmoid endometriosis. *Am J Obst Gynaecol* 76:1176-84, 1958.
11. Davis Jr C, et al. Surgical management of endometrioma of the colon. *Am J Obst Gynaecol* 89:453-67, 1964.
12. Derryberry WE, et al. Pelvic endometriosis in a 15 years old. Report of a case. *Obs Gynaecol* 27:558-61, 1966.
13. Falk E. Endometriose genital: Associação cirúrgica medicamentosa é o melhor tratamento. *Ars Curandi* 4:25-30, 1969.
14. Feari CL. Endometriosis. Will conservative surgery increase fertility? *Western J Surg* 70:95-9, 1962.
15. Ferreira CA, Camargos AF. Endometriose: uma visão atualizada. *Rev Med. Minas Gerais* 5 (Supl.1):50-52, 1995.
16. Fievez M, et al. L'endométriose digestive. *Ann Anat Path* 10:249-56, 1965.
17. Gray LA. The management of endometriosis involving the bowel. *Clin Obst Gynaecol* 9 309-30, 1966.
18. Halbe HW. *Tratado de ginecologia*. São Paulo, Roca, 1990.
19. Halme J. Becker S. Haskill S Altered maturation and function of peritoneal macrophages possible role in pathogenesis of endometriosis. *Am J Obstet Gynecol* 156:783-789, 1987.
20. Hanton EM, et al. Endometriosis in young women. *Am J Obst Gynaecol* 98:116-20, 1967.
21. Hauck AE. Endometriosis of the colon. *Ann Surg* 151:896-902, 1960.
22. Hawkins Jr MC. Endometriosis. *Ann Surg* 25:146-50, 1959.
23. Hawthorne HR, et al. Concomitant endometriosis and carcinoma of the rectosigmoid. *Am J Obst Gynaecol* 62:681, 1951.
24. Jenkinson EI, Brown WH. Endometriosis: a study of one hundred and seventeen cases with special reference to constricting lesions of the rectum and sigmoid colon. *JAMA* 122:349, 1943.
25. Jones RC. The effect of a lutenizing hormone (LRH) agonista (WY-40, 972), levonorgestrel, danazol and ovariectomy on experimental endometriosis in the rat. *Acta Endocrinol (Copenh)* 106(2):232-8, 1984.
26. Kapoor D, Davila W. Endometriosis. Disponível em: <http: www.emedicine.com|med|gastroenterology.htm>
27. Kistner RW. Estado actual del tratamiento hormonal de la endometriosis. *Clin Obs Gynecol* 271-91, 1966.
28. Kratzer GL, Salvati EP. Collective review of endometriosis of the colon. *Am J Surg* 90:866, 1955.
29. Kratzer GL, et al. The problem of endometriosis of the colon. *Am J Surg* 100:381-3, 1960.
30. Lesh RE, Hathcock AH. Endometriosis of rectum: report of a case confused with carcinoma. *Obst Gynecol* 5:320, 1955.
31. Levy S. Barros P. Endometriose do aparelho genital interno com propagação aos intestinos, peritônio e umbigo, ocasionando obstrução intestinal aguda tratada clinicamente. *B Cent Est HSE* 7:21, 1955.

32. Lewis MI, Rio R. Colonic endometriosis: report of a case. *Dis Colon Rectum* 12:137-41, 1969.

33. De Lima F° OA. Adenomiose e endometriose pélvica. *An Bras-Ginecol* 28: 89-164, 28:203-80, 1949.

34. De Lima F° OA. Endometriose. An *Clin Ginecol Fac Méd Univ S. Paulo,* 4:297-334, 1950/1951.

35. De Lima F° OA. Endometriose pélvica. *Hospital* 52: 245-50, 1957.

36. Lloyd FP. Endometriosis in the negro woman: a five year study. *Am J Obst Gynaecol* 89: 468-9, 1964.

37. De Lorenzo J. Endometriose intestinal obstrutiva. *R Cir S Paulo* 15:63-79, 1949.

38. McGuff P, et al. Endometriosis as a cause of intestinal obstruction. *Surg Gynaecol Obst* 86:273-88, 1949.

39. Machado LM, Costa F° R. Endometriose perfurante do fundo-de-saco posterior. *R Obst Ginecol S Paulo* 7:365-70, 1946.

40. Machado LM, Werneck JF. Endometriose: casuística e etiologia. *An Bras Ginecol* 23:16-9, 1947.

41. Margulis AK, Burhenne HJ. *Alimentary tract roentgenology.* Saint Louis, C.V. Mosby, p. 12, 1967.

42. Marshak RH, Friedman AI. Endometriosis of the large bowel treated with testosterone. *Gastroenterology* 14: 756, 1950.

43. Melody GH. Endometriosis causing obstruction of the ileum. *Obst Gynecol* 8:468, 1956.

44. Nezhat F, Nezhat C, Pennington E, Ambroze W. Laparoscopic segmental resection of the sigmoid and rectosigmoid colon for endometriosis. *Surg Lap Endoscopy* 2:212-6, 1992.

45. Oosterlynck DI, Vandeputte M, Cornillie FJ, Konickx PR, Waer M. Women with endometriosis show a defect in natural killer activity resulting in a decreased cytotoxicity to autologous endometrium. *Fertil Steril* 56:45-51, 1991.

46. Pereira D, De Albuquerque N. Endometriose simulando câncer do reto. *Trib Méd* 362:55-6, 1967.

47. Pessel JF. *In:* Bockus HL. (ed.) Intestinal Endometriosis. Gastroenterology. Philadelphia, Saunders, pp. 1068-74, 1966.

48. Pratt JH. Endometriosis. Conservative surgical treatment and bowel complications. *Texas J Med* 61:596-601, 1965.

49. Ramos JR, Regadas FS, Souza JS. *Cirurgia colorretal por videolaparoscopia.* Rio de Janeiro, Revinter, 1997.

50. Redwine DB, Wriht JT. Laparoscopia treatment of complete obliteration of the cul –the sac obliteration associated with endometriosis: long term follow-up of the bloc resection. *Fertil Steril* 76:358-62, 2001.

51. Rencoret R, Vargas L. Persistent obstructive and recurrent intestinal endometriosis: regression by prolonged treatment with testosterone; report of a case. *Obst Gynecol* 4:142, 1954.

52. Robbins LS. *Tratado de patologia.* México, Interamericana, 1025, 1968.

53. Rogers HL. The management of endometriosis of the colon. *Am Surg* 25:654-6, 1959.

54. Salgado C. Em torno de quatro casos de endometriose. *R Obs Ginecol São Paulo* 6:229-41, 1943.

55. Sampson JA. The development of the implantation theory for the origin of peritoneal endometriosis. *Am J Gynaecol* 40:549, 1940.

56. Sampson JA. Pelvic endometriosis and tubal fimbrae. *Am J Obst Gynaecol* 24:497, 1932.

57. Scully RE, et al. The development of malignancy in endometriosis. *Clin Obst Gynecol* 9:384-409, 1948.

58. Shelmit P. Endometrioma of the caecum causing mucocele of the appendix. *Br. J Surg* 37:118, 1949.

59. Sibilly A, et al. L'endométriose intestinale. *Sem Hop Paris* 44:2310-5, 1968.

60. Simons CA. Some peculiarities of endometriosis. *Proc Roy Soc Med* 61: 357-8, 1968.

61. Snaith L. The treatment of endometriosis by oral progestogens. *Proc Roy Soc Med* 61: 358-9, 1968.

62. Solow A, Ciampa F. Endometriosis in colproctology. *Am J Procto* 9:372-5, 1958.

63. Start GC. Therapeutic use of contraceptive steroids. *J Farm Pract* 19:315-21, 1984.

64. Stout AP. Intestinal endometriosis. In: Turell, R. (ed.). Diseases of the colon and anorrectum. Philadelphia, Saunders, 300, 1959.

65. Suteler MR. Endometriosis of the intestinal tract. *Surgery* 22:801, 1947.

66. Tagart RE. Endometriosis of the large intestine. *Br J Surg* 47:27-34, 1959.

67. Tosta de Souza VC. *Endometriose cólica: Diagnóstico e tratamento,* Tese. Rio de Janeiro, 1970.

68. Townell NH, et al. Intestinal endometriosis: diagnosis and management. *Br J Surg* 71:629-30, 1984.

69. Whalley RC. Endometriosis of the colon. *Br J Surg* 54:805-6, 1967.

70. Wolff Netto A. *Endometriose.* Rio de Janeiro. Freitas Bastos. Tese. 1942.

71. Wolff Netto A. Endometriose. *An Clin Ginecol Fac Méd Univ São Paulo* 1:162-203, 1947.

72. Wolff Netto A, Lessa ZT. Considerações sobre a roentgenterapia na endometriose. *Mater Inf* 2:164-7, 1946.

73. Wolff Netto A, Muller F. Contribuição para o estudo da endometriose. *Rev Obst Ginecol São Paulo* 7:53-92, 1947.

74. Wolff Netto A, et al. Endometriose interna. *An Clin Ginecol Fac Med Univ São Paulo* 4:277-82, 1950/1951.

75. Wood DG, Yochmovitz MH, Salmon YL, Eason RL, Boster RA. Proton irradiation and endometriosis. *Aviat Space Environ Med* 54:718-24, 1983.

76. Zwas FR, Lion DT. Endometriosis. An important condition in clinical gastroenterology. *Dig Dis Scie* 36:353-64, 1991.

79

CAPÍTULO

Corpo Estranho no Intestino Grosso e Ânus

Francisco Sérgio Pinheiro Regadas
Sthela Maria Murad Regadas

INTRODUÇÃO

A presença de corpo estranho localizado no canal anal e/ou reto não é freqüentemente observada nos ambulatórios de coloproctologia. E, quando ocorre, deve-se procurar determinar o tipo e a localização precisa com a maior brevidade no sentido de planejar o tratamento. Este deve ser instituído logo que possível para evitar complicações infecciosas e funcionais provocadas por perfuração de parede intestinal e/ou de músculos esfincterianos.

VIAS DE ACESSO E TIPOS DE CORPO ESTRANHO

Os corpos estranhos são mais freqüentemente ingeridos por via oral (67 a 80%[1,2]), ou introduzidos através do ânus[2-5]. Quando por via oral, ocorrem normalmente de maneira inadvertida, através dos alimentos. Os mais freqüentes são palitos, osso de galinha, espinha de peixe e pedaços de arame (Fig. 79.1). Mais raramente, têm sido descritos outros objetos, como a deglutição de prótese dentária ou migração de prótese esofágica[6].

Os corpos estranhos podem ser introduzidos pelo ânus com os seguintes objetivos: (1) introdução deliberada como auto-erotismo. Esse tipo de introdução ocorre mais freqüentemente no homem (99%); (2) introdução deliberada para aliviar sintomas anorretais, como inserção de pedaços de madeira para reduzir prolapso hemorroidário ou aliviar prurido; (3) diagnóstica ou terapêutica, como termômetros e sondas para realização de clister; (4) manobra criminosa ou sádica; (5) acidental, tipo queda sobre um objeto.

Os instrumentos introduzidos no canal anal podem inadvertidamente deslizar para o reto ou o sigmóide. Os principais objetos utilizados com finalidade erótica são garrafa[8], copo de plástico[3], lâmpada, vários tipos de frutas, objetos com forma fálica, como vibradores, tubo de desodorante, recipiente para charuto[9], e vários outros de plástico ou látex (Figs. 79.2 a 79.4).

Ocasionalmente, os corpos estranhos observados no intestino grosso são secundários à migração transmural da cavidade abdominal para a luz do intestino grosso.

QUADRO CLÍNICO E DIAGNÓSTICO

Nas situações em que ocorre introdução do corpo estranho pelo ânus, o diagnóstico é geralmente fácil, pois baseia-se exclusivamente na história clínica. No entanto, como é compreensível, os pacientes sentem-se, na maioria das vezes, constrangidos e/ou culpados, e referem queixas clínicas vagas, não mencionando a introdução do corpo estranho. Às vezes, esse fato resulta no retardo do diagnóstico e na conseqüente evolução com complicação local.

Quando se trata de corpo estranho deglutido, a queixa inicial é de dor anal, geralmente intensa e que aumenta quando da contração esfincteriana simulando abscesso anorretal[1,4,5,10] Nessa situação, o diagnóstico dependerá dos exames físicos e complementares.

Desconforto abdominal e anorretal é o sintoma de apresentação mais comum. Sangramento retal, perfuração do cólon e do reto e laceração anal ocorrem menos freqüentemente.

Exame Físico

A inspeção do períneo apresenta-se normal na grande maioria das vezes, ao contrário dos sinais inflamatórios presentes no abscesso. O toque retal define o diagnóstico, e deve ser realizado cuidadosamente, pois o corpo estranho, principalmente quando se tratar de espinha de peixe, palito ou osso de galinha, encontra-se freqüentemente em posição transversa no canal anal,

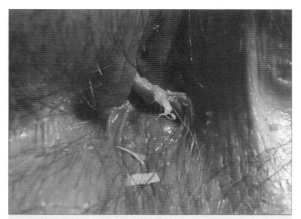

Fig. 79.1 — *Palito.*

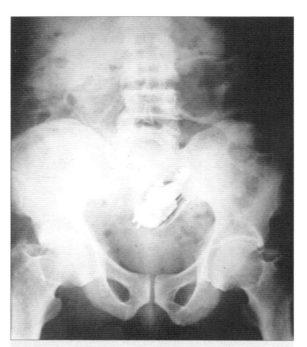

Fig. 79.3 — *Lâmpada. (Fonte: Proctosite. Dr. Mauro Pinho).*

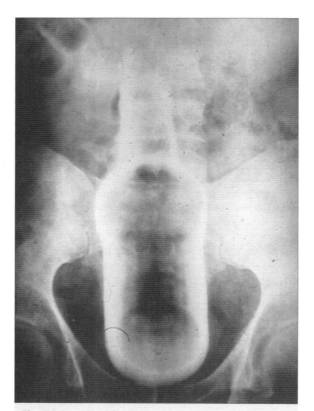

Fig. 79.2 — *Garrafa. (Fonte: Proctosite. Dr. Mauro Pinho).*

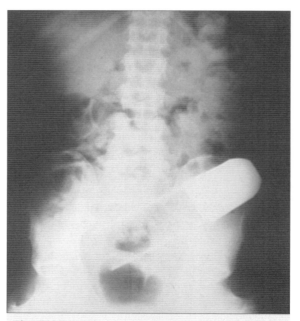

Fig. 79.4 — *Tubo de desodorante. (Fonte: Proctosite. Dr. Reinan Ramos).*

perfurando o revestimento. Nas situações em que o objeto se encontre além do alcance do dedo, estão indicadas a retoscopia rígida ou flexível e a palpação abdominal baixa da pelve.

Exames Complementares

Quando o corpo estranho é radiopaco e posicionado no reto e/ou no sigmóide, realiza-se radiografia simples do abdome e da pelve em PA e perfil para determinar o tipo, o tamanho e a localização exata do corpo estranho[3,4]. Pode ser também utilizado o exame ultra-sonográfico[3].

Se o paciente se queixa de dor abdominal intensa, especialmente associada a sinal de irritação peritoneal, deve ser considerada a possibilidade de lesão retal ou colônica intraperitoneal, e a avaliação deve progredir com ultra-som ou tomografia computadorizada abdominopélvica.

COMPLICAÇÕES

As complicações são raras, e as principais são perfuração intestinal, abscesso e fístulas internas ou perianais. A perfuração pode ser para peritônio livre, órgãos vizinhos e região perineal. A fístula perianal ocorre sobretudo quando da impactação e perfuração do canal anal com espinha de peixe, osso de galinha ou outros objetos perfurantes, principalmente quando ocorre retardo no diagnóstico e tratamento.

A perfuração do reto é mais freqüente no trauma, seguida de empalação com objeto perfurocontuso. No entanto, pode ocorrer ainda devido à compressão prolongada das paredes do reto por objetos volumosos, produzindo necrose isquêmica ou rotura inadvertida da parede intestinal durante o procedimento de retirada do corpo estranho. As fístulas internas são raras, e o tipo mais freqüente é a sigmóide-vesical; são normalmente produzidas por impactação de objetos perfurantes no cólon sem manifestação clínica[7].

TRATAMENTO

A medida inicial consiste em avaliar o tipo, o tamanho e a localização do corpo estranho para se planejar a terapêutica, pois embora a retirada do objeto seja facilmente realizada, na maioria das vezes pode tornar-se complicada devido a má escolha da opção terapêutica ou por retardo em sua indicação.

De acordo com o tipo, o tamanho e a localização do objeto, podem ser adotadas as seguintes opções de tratamento:

Tratamento Ambulatorial sem Anestesia

Os pequenos corpos estranhos localizados no canal anal, como palitos, osso de galinha ou espinha de peixe, podem ser retirados delicadamente através de manipulação digital. Inicialmente procura-se desencravá-lo do revestimento do canal anal, deslizando-o para a ampola retal. Em seguida, utilizando retoscópio, o objeto é apreendido com pinça e retirado[8].

Tratamento sob Anestesia Geral ou Bloqueio Regional

Indicado em todos os objetos encravados no canal anal não-retirados sem anestesia e todos os outros localizados no reto. Com o paciente em posição de litotomia, o canal anal deve ser dilatado manualmente, colocado afastador anal, e, utilizando-se pinças de preensão ou fórceps, apreende-se o objeto, retirando-o através do canal anal abundantemente lubrificado (Fig. 79.5). Se o objeto se encontrar ao nível do reto superior ou sigmóide, a tração deve ser complementada com compressão abdominal baixa.

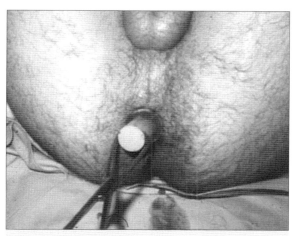

Fig. 79.5 — Retirada de tubo de desodorante (Fonte: Proctosite. Dr. Mauro Pinho).

Laparotomia

É indicada quando as técnicas anteriores forem ineficazes ou quando houver perfuração de todas as camadas do reto ou sigmóide. Inicialmente, procura-se ordenhar o objeto para o reto associando-se à tração transanal sem abertura do cólon[3]. Se não for possível ou se houver lesão inadvertida do intestino, o objeto pode ser retirado por via abdominal, seguido de rafia da parede do cólon ou, mais raramente, utilizando-se rafia com colostomia proximal em alça. Havendo perda de parede intestinal ou necrose, é indicada a ressecção intestinal com colostomia à Hartmann. Também tem sido proposto combinar o acesso laparoscópico com o anal ao retirar um recipiente de charuto que migrou do reto para o sigmóide[1].

Deve ser tomado cuidado especial ao manipular os objetos, evitando quebrá-los no interior do reto ou do cólon, complicando uma situação simples[2]. A incontinência fecal não tem sido descrita após a retirada de corpo estranho[1,2,4].

PENETRAÇÃO TRANSMURAL DE CORPOS ESTRANHOS NO TRATO GASTROINTESTINAL

Ocasionalmente, corpos estranhos, principalmente compressas, gazes, instrumentos cirúrgicos e projétil de arma de fogo, localizados na cavidade abdominal, podem penetrar em qualquer segmento do trato gastrointestinal. O organismo tenta expulsar esses objetos por meio da produção de uma reação inflamatória que os envolve, seguida de pressão, erosão e penetração do corpo estranho em um segmento do trato gastrointestinal. Como a entrada dos objetos é feita lentamente com a produção de reação inflamatória fibrótica de encapsulamento, não há extravasamento do conteúdo gastrointestinal na cavidade abdominal. Uma vez no trato gastrointestinal, os corpos estranhos são transportados para os segmentos mais distais através de contrações peristálticas, podendo ser eliminados espontaneamente ou causar oclusão intestinal, principalmente se forem grandes e houver aderências intestinais. Têm sido descritos casos de eliminação de compressas pelo ânus de 2 semanas a 5 anos após a laparotomia. Raramente, o corpo estranho pode obstruir o apêndice vermiforme e ocasionar apendicite aguda.

As manifestações clínicas são variáveis e dependem da natureza do corpo estranho e da ocorrência de complicações do tipo ulceração, perfuração, peritonite, hemorragia. Uma massa abdominal normalmente é palpável. A radiografia simples e a contrastada são os métodos mais úteis para confirmar o diagnóstico. O diagnóstico diferencial clínico e radiológico com neoplasia é muitas vezes difícil. O tratamento consiste na retirada cirúrgica do corpo estranho. As complicações, se presentes também devem ser tratadas.

REFERÊNCIAS BIBLIOGRÁFICAS

1. Ooi BS, Ho YH, Eu KW, Nyam D, Leong A, Seow-Choen F. Management of anorectal foreign bodies: a cause of obscure anal pain. *Aust N Z J Surg* 68:852-5, 1998.
2. Batho G, Szanto L. Foreign bodies in the rectum at our department during the last ten years. *Magy Seb* 53:180-2, 2000.
3. Rispoli G, Espósito C, Monachese TD, Armellino M. Removal of a foreign body from the distal colon using a combined laparoscopic and endoanal approach: report of a case. *Dis Colon Rectum* 43:1632-4, 2000.
4. Ruiz des Castillo J, Selle Dechent R, Millan Scheiding M, Zumarraga Navas P, Asencio Arana F. Colorectal trauma caused by foreign bodies introduced during sexual activity: diagnosis and management. *Rev Esp Enferm Dig* 93:631-4, 2001.
5. Fry RD. Anorectal trauma and foreign bodies. In: Levien DH. *The surgical clinic of North America*. 1ª ed., Philadelphia, W.B. Saunders Company: 1491-1505, 1994.
6. Bastos I, Gomes D, Gregório C, Baranda J, Gouveia H, Donato A, de Freitas D. An unusual foreign body in the rectum. *Hepatogastroenterology* 45:1587-8, 1998.
7. Biriukov lu V, Volkov OV, Na VK, Borisov Elu, Dodina AN. Treatment of patients with foreign bodies in rectum. *Khirurgiia (Mosk)* 7:41-3, 2000.
8. Szuper L. Removal of a bottle from the rectum. *Orv Hetil* 143:307-8, 2002.
9. Obrador A, Barranco C, Reyes J, Gaya J. Traumatismos colorrectales por cuerpos extranos. *Rev Esp Enferm Dig* 94:109-10, 2002.
10. Profeta da Luz, MM. Doenças anorretoperineais incomuns. In: Cruz GMG. *Coloproctologia terapêutica*, vol. III, 1ª ed., Rio de Janeiro, Editora Revinter: 2276-85, 2000.
11. Garritano A, Ceraudo E, Mônaco M. Fistola entero-vesicale da corpo estraneo. *Minerva Urol Nefrol* 51:125-7, 1999.

Fístula Retovaginal

CAPÍTULO 80

Júlio Cezar Uili Coelho
Renato Valmassoni Pinho

Fístula retovaginal é uma comunicação anormal, revestida por epitélio, entre o reto e a vagina. Apesar de incomum, é causa de grande transtorno psicológico e social para a paciente.

ETIOLOGIA

A causa mais comum de fístula retovaginal é trauma obstétrico, que corresponde de 50 a 90% dos casos relatados na literatura[10-14,19,25]. Geralmente ocorre após laceração perineal pós-parto de 4º grau por sutura inadequada ou por deiscência desta sutura por infecção. Outras causas menos comuns de trauma são introdução de instrumentos (corpos estranhos) com finalidades sexuais ou penetração acidental de instrumentos no reto ou na vagina. Trauma cirúrgico secundário a operações retais, vaginais ou uterinas pode causar fístula retovaginal[18]. A Tabela 80.1 mostra os fatores etiológicos da fístula retovaginal.

As doenças inflamatórias intestinais, doença de Crohn e retocolite ulcerativa, constituem a segunda causa mais comum[6]. A doença de Crohn é causa mais freqüente desse tipo de fístula do que a retocolite ulcerativa, por apresentar inflamação transmural[12,13,16,17].

Tabela 80.1
Causas de Fístula Retovaginal

- Anomalias congênitas

- Causas adquiridas
  - — Trauma
  - — Doença inflamatória intestinal
  - — Neoplasias
  - — Lesão actínica (pós-radioterapia)
  - — Infecção

As neoplasias que mais freqüentemente causam fístula retovaginal são as do colo ou corpo uterino, da vagina e do reto. A radioterapia pode ser causa desse tipo de fístula, mesmo anos após o seu término. Pacientes que apresentam fístula pós-radioterapia devem ser submetidos a biópsia do trajeto fistuloso para excluir recidiva da neoplasia[19].

Processos infecciosos como abscesso perianal, abscesso da glândula de Bartolin, diverticulite, pelviperitonite ou qualquer outra causa de abscesso pélvico podem causar fístula retovaginal.

CLASSIFICAÇÃO

Existem inúmeras classificações de fístulas retovaginais, e uma das mais simples e mais usadas é a que as divide em baixa, média e alta. Na baixa, a abertura retal localiza-se na ou distalmente à linha pectínea (denteada) e à abertura vaginal no seu intróito. Apesar de essa fístula ser mais precisamente uma fístula anovaginal, ela é geralmente agrupada junto com as retovaginais. Na fístula retovaginal média, a abertura vaginal fica entre o colo uterino e o intróito vaginal, e na alta, a abertura vaginal fica atrás do colo uterino.

QUADRO CLÍNICO

As manifestações clínicas mais comuns são eliminação de gases e de fezes pela vagina. Muitos pacientes, principalmente aqueles com fístula de baixo débito, referem eliminação de secreção purulenta fétida pela vagina. Vaginite crônica ou recorrente é observada em quase todas as pacientes.

Incontinência anal é freqüentemente relatada, e é devido à lesão concomitante do esfíncter anal, como por exemplo por trauma obstétrico. Em uma revisão recente

1025

de Tsang *et al.* da Universidade de Minnesota, a incidência de incontinência anal foi de 48% em pacientes com fístula retovaginal secundária a trauma obstétrico[24].

O exame físico pode confirmar o diagnóstico e determinar a localização e o tamanho da fístula. O exame digital retal e vaginal pode identificar o local da fístula.

DIAGNÓSTICO

A retossigmoidoscopia e o exame especular vaginal podem fornecer informações valiosas de localização, tamanho e etiologia da fístula. A presença de fissura ou de fístulas perianais múltiplas sugere o diagnóstico de doença de Crohn. O enema opaco pode ser extremamente útil para demonstrar o local da fístula.

Dois testes simples podem ser realizados nas pacientes em que o diagnóstico não pode ser confirmado pelos exames anteriores. O primeiro teste consiste em instilar no reto cerca de 30 ml de azul-de-metileno diluído e solicitar à paciente para não evacuar. Um tampão vaginal colocado previamente na vagina é retirado uma hora após. A coloração do tampão com azul-de-metileno confirma o diagnóstico. Um outro teste consiste em colocar a paciente em posição de Trendelenburg, encher a vagina com água morna e instilar ar no reto através de um anoscópio. Se bolhas de ar forem identificadas na vagina, o diagnóstico de fístula retovaginal é confirmado.

A endossonografia (ultra-sonografia endoluminal) anorrectal com ou sem contraste de ar e a ressonância magnética podem ser valiosas para determinar a localização da fístula[21,22,28]. A endossonografia com contraste consiste em realizar a ultra-sonografia após injetar água oxigenada no orifício externo da fístula. O oxigênio da água oxigenada serve como contraste para o ultra-som devido à reflexão total do som pelo ar e permite localizar o trajeto fistuloso e o orifício interno na maioria das pacientes[22].

TRATAMENTO

Tratamento Clínico

Algumas fístulas de aparecimento recente podem fechar espontaneamente e portanto não devem ser operadas precocemente. Um período de 3 a 6 meses deve ser aguardado antes de se prosseguir com o tratamento cirúrgico.

Cola de Fibrina

Consiste na administração de cola de fibrina no trajeto fistuloso após a sua curetagem. O resultado é controverso. Alguns autores relatam taxa de sucesso de até 75%, enquanto outros reportam resultados ruins na quase totalidade dos casos[1,24].

Infliximab

O infliximab (Remicade®) é um anticorpo quimérico monoclonal antifator necrose tumoral que apresenta elevada taxa de fechamento de fístulas secundárias à doença de Crohn. Geralmente são administradas 3 doses de 5 mg/kg na semanas 0, 2 e 6. Fechamento da fístula tem sido observado em até 80% dos casos, mas a maioria dos trabalhos refere-se a número pequeno de casos e com pouco tempo de seguimento[17].

Outras Medicações

O uso de outras medicações nas fístulas secundárias da doença de Crohn, como ciclosporina, 6-mercatopurina e metronidazol, parece ser pouco efetivo.

Dispositivos

Dispositivos que ocluem a fístula têm sido usados, mas o seu valor real ainda necessita de avaliação[11].

Tratamento Cirúrgico

O tratamento da fístula retovaginal depende da sua localização e etiologia[10]. Várias técnicas cirúrgicas são utilizadas no tratamento da fístula retovaginal, as quais são listadas na Tabela 80.2. Os princípios do tratamento cirúrgico são excisão da fístula, com desbridamento do tecido ao redor e fechamento sem tensão das aberturas da mucosa retal e/ou vaginal, de preferência com interposição de tecido viável entre o reto e a vagina[23]. É im-

---

Tabela 80.2
Procedimentos Cirúrgicos Utilizados no Tratamento da Fístula Retovaginal

- Via Abdominal
  - Sutura dos orifícios fistulosos com interposição de tecido
  - Ressecção anterior do reto
  - Anastomose coloanal
  - Ressecção abdominoperineal do reto
  - Colostomia
- Via Transanal
  - Mobilização de retalho
  - Fechamento em camadas
- Via Vaginal
  - Inversão da fístula
  - Fechamento em camadas
- Via Perineal
  - Fistulotomia
  - Perineoproctotomia com fechamento em camadas
  - Esfincteroplasia

portante que a inflamação dos tecidos vizinhos tenha sido completamente tratada antes do procedimento cirúrgico. Se a paciente apresentar também incontinência anal, é aconselhável a esfincteroplastia anal associada[9,24].

Fístula Alta

As fístulas retovaginais altas são geralmente operadas por via abdominal, e o tratamento consiste na dissecção do septo retovaginal, secção da fístula, desbridamento dos orifícios da fístula e fechamento da abertura retal e vaginal. Um pedículo de tecido viável, geralmente o omento, deve ser interposto entre as paredes retal e vaginal suturadas.

Quando o reto for envolvido por lesão actínica (pós-radioterapia), neoplasia ou a causa for doença inflamatória intestinal, está indicada a ressecção do reto, sempre que possível com preservação do esfíncter anal. As técnicas mais usadas nessas situações são a ressecção anterior baixa do reto com anastomose mecânica com grampeador ou anastomose coloanal com abaixamento. Quando a causa da fístula for tumoral, quase sempre está indicada a ressecção abdominoperineal do reto.

Em pacientes com condições precárias para suportar um tratamento cirúrgico maior ou com neoplasia maligna avançada com fístula de alto débito, está indicada a colostomia, cujos cuidados são mais fáceis do que aqueles com eliminação de fezes pela vagina.

Fístula Média ou Baixa

Mobilização de Retalho do Reto

Os princípios dessa técnica foram descritos inicialmente por Noble em 1902, e é uma das técnicas mais

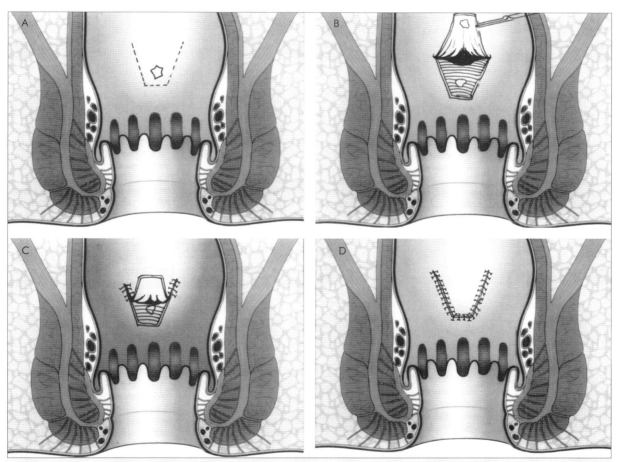

Fig. 80.1 — Técnica de mobilização de um retalho da parede anterior do reto. A figura A evidencia a fístula retovaginal média. A linha tracejada delimita o retalho em forma de trapézio de cerca de 5 cm de comprimento, cuja base é duas vezes maior do que o ápice. O retalho é composto de mucosa e submucosa. A figura B mostra o retalho dissecado. O trajeto fistuloso é desbridado. O esfíncter anal interno é aproximado com fios separados de polivicril 3-0, de modo a ficar interposto entre as paredes vaginal e retal. A parede da vagina é deixada aberta para permitir drenagem de secreção serossanguinolenta. A figura C evidencia o retalho mobilizado. Sua borda inferior, que contém o orifício fistuloso e tecido fibrótico adjacente, é excisada. O retalho é suturado com polivicril 3-0 com pontos separados. A figura D mostra o aspecto final da operação.

utilizadas atualmente[13,14,26]. Consiste na mobilização de um retalho da parede anterior do reto.

O paciente é submetido a preparo do cólon-padrão no dia anterior à operação. Antibióticos são administrados conforme a rotina de preparo do cólon do serviço. Sob anestesia peridural, o paciente é posicionado em decúbito ventral, com as nádegas afastadas com esparadrapo, de modo a expor adequadamente o ânus (posição "em canivete"). Após a introdução do anuscópio, a fístula é identificada. Um retalho composto de mucosa e submucosa (alguns autores incluem também o esfíncter anal interno), em forma de trapézio, é obtido em volta da fístula. O retalho é deslizado distalmente de modo a obstruir a fístula. A Fig. 80.1 mostra as etapas desse procedimento.

Sutura em Camadas

Esse procedimento pode ser realizado por via tanto retal como vaginal, e consiste em realizar uma excisão elíptica transversa com remoção de todo o trajeto fistuloso. A mucosa retal é dissecada por 2 cm. O defeito na mucosa não é suturado para permitir drenagem local. O septo retovaginal é suturado em pelo menos dois planos com pontos separados. A mucosa retal também é fechada com pontos separados.

Inversão da Fístula

Essa técnica é geralmente realizada por via vaginal, e consiste em excisar circunferencialmente a mucosa vaginal em volta da fístula. O trajeto fistuloso é excisado, e uma sutura em bolsa é realizada no septo retovaginal ao redor da abertura da fístula. Ao aproximar o fio da sutura, a fístula é invertida para dentro do reto. A camada muscular e a mucosa vaginal são suturadas com pontos separados.

Fistulotomia

A fistulotomia deve ser utilizada somente em casos muito selecionados para evitar incontinência anal[12]. Especificamente, só deve ser realizada em pacientes com fístulas baixas (anovaginais) e com envolvimento pequeno da musculatura anal, e esta deve ter boa tonicidade (força muscular anal normal). É aconselhável realizar manometria anal pré-operatória para certificar-se de que a força muscular anal é normal[12].

REFERÊNCIAS BIBLIOGRÁFICAS

1. Abel ME, Chiu TS, Russell TR, Volpe PA. Autologous fibrin glue in the treatment of rectovaginal and complex fistulas. *Dis Colon Rectum* 36:447-9, 1993.
2. Baig MK, Zhao RH, Yuen CH, Nogueras JJ, Singh JJ, Weiss EG, Wexner SD. Simple rectovaginal fistulas. *Int J Colorectal Dis* 15:323-7, 2000.
3. Berman IR. Sleeve advancement anorectoplasty for complicated anorectal/vaginal fistula. *Dis Colon Rectum* 34:1032-7, 1991.

4. Dushnitsky T, Ziv Y, Peer A, Halevy A. Embolization — an optional treatment for intractable hemorrhage from a malignant rectovaginal fistula: report of a case. *Dis Colon Rectum* 42:271-3, 1999.
5. Elkins TE, DeLancey JO, McGuire EJ. The use of modified Martius graft as an adjunctive technique in vesicovaginal and rectovaginal fistula repair. *Obstet Gynecol* 75:727-33, 1990.
6. Froines EJ, Palmer DL. Surgical for rectovaginal fistulas in ulcerative colitis. *Dis Colon Rectum* 34:925-30, 1991.
7. Halverson AL, Hull TL, Fazio VW, Church J, Hammel J, Floruta C. Repair of recurrent rectovaginal fistulas. *Surgery* 130:753-8, 2001.
8. Hyman N. Endoanal advancement flap repair for complex anorectal fistulas. *Am J Surg* 178:337-40, 1999.
9. Khanduja KS, Padmanabhan A, Kerner BA, Wise WE, Aguilar PS. Reconstruction of rectovaginal fistula with sphincter disruption by combining rectal mucosal advancement flap and anal sphincteroplasty. *Dis Colon Rectum* 42:1432-7, 1999.
10. Kodner IJ, Mazor A, Shemesh EI, Fry RD, Fleshman JW, Birnbaum EH. Endorectal advancement flap repair of rectovaginal and other complicated anorectal fistulas. *Surgery* 114:682-9; discussion 689-90, 1993.
11. Lee BH, Choe DH, Lee JH, Kim KH, Hwang DY, Park SY et al. Device for occlusion of rectovaginal fistula: clinical trials. *Radiology* 203:65-9, 1997.
12. MacRae HM, McLeod RS, Cohen Z, Stern H, Reznick R. Treatment of rectovaginal fistulas that has failed previous repair attempts. *Dis Colon Rectum* 38:921-5, 1995.
13. Mazier WP, Senagore AJ, Schiesel EC. Operative repair of anovaginal and rectovaginal fistulas. *Dis Colon Rectum* 38:4-6, 1995.
14. Ozuner G, Hull TL, Cartmill J, Fazio VW. Long-term analysis of the use of transanal rectal advancement flaps for complicated anorectal/vaginal fistulas. *Dis Colon Rectum* 39:10-4, 1996.
15. Pelosi MA 3rd, Pelosi MA. Transvaginal repair of recurrent rectovaginal fistula with laparoscopic-assisted rectovaginal mobilization. *J Laparoendosc Adv Surg Tech A* 7:379-83, 1997.
16. Penninckx F, D'Hoore A, Filez L. Advancement flap plasty for the closure of anal and recto-vaginal fistulas in Crohn's disease. *Acta Gastroenterol Belg* 64:223-6, 2001.
17. Poritz LS, Rowe WA, Koltun WA. Remicade does not abolish the need for surgery in fistulizing Crohn's disease. *Dis Colon Rectum* 45:771-5, 2002.
18. Rex JC Jr, Khubchandani IT. Rectovaginal fistula: complication of low anterior resection. *Dis Colon Rectum* 35:354-6, 1992.
19. Sacclarides TJ. Rectovaginal fistula. *Surg Clin North Am* 82:1261-72, 2002.
20. Sonoda T, Hull T, Piedmonte MR, Fazio VW. Outcomes of primary repair of anorectal and rectovaginal fistulas using the endorectal advancement flap. *Dis Colon Rectum* 45:1622-8, 2002.
21. Stoker J, Rociu E, Schouten WR, Lameris JS. Anovaginal and rectovaginal fistulas: endoluminal sonography versus endoluminal MR imaging. *AJR Am J Roentgenol* 178:737-41, 2002.
22. Suldol-Szopinska I, Jakubowski W, Szczepkowski M. Contrast-enhanced endosonography for the diagnosis of anal and anovaginal fistulas. *J Clin Ultrasound* 30:145-50, 2002.
23. Tran KT, Kuijpers HC, van Nieuwenhoven EJ, van Goor H, Spauwen PH. Transposition of the rectus abdominis muscle for complicated pouch and rectal fistulas. *Dis Colon Rectum* 42:486-9, 1999.
24. Tsang CB, Madoff RD, Wong WD, Rothenberger DA, Finne CO, Singer D, Lowry AC. Anal sphincter integrity and function influences outcome in rectovaginal fistula repair. *Dis Colon Rectum* 41:1141-6, 1998.
25. Tsang CB, Rothenberge DA. Rectovaginal fistulas. Therapeutic options. *Surg Clin North Am* 77:95-114, 1997.
26. Veronikis DK, Nichols DH, Spino C. The Noble-Mengert-Fish operation revisited: a composite approach for persistent rectovaginal fistulas and complex perineal defects. *Am J Obstet Gynecol* 179:1411-6; discussion 1416-7, 1998.
27. Wiskind AK, Thompson JD. Transperineal repair of rectovaginal fistulas in the lower vagina. *Am J Obstet Gynecol* 167:694-9, 1992.
28. Yee LF, Birnbaum EH, Read TE, Kodner IJ, Fleshman JW. Use of endoanal ultrasound in patients with rectovaginal fistulas. *Dis Colon Rectum* 42:1057-64, 1999.

81

CAPÍTULO

Traumatismo de Intestino Grosso e Ânus

Nicolau Gregori Czeczko
Maria de Lourdes P. Biondo-Simões
Roberto da Silveira Moraes
Ulrich Andréas Dietz
Ronaldo Máfia Cuenca

INTRODUÇÃO

A crescente violência da vida contemporânea, com o uso indiscriminado de armas de fogo e armas brancas, bem como as altas velocidades desenvolvidas no trânsito, as agressões e a prática de aberrações sexuais, tem aumentado a freqüência e a gravidade das lesões do cólon, do reto e do ânus.

No trauma abdominal aberto, o cólon é o segundo órgão mais atingido em feridas por arma de fogo e o terceiro nas feridas por arma branca. Isso ocasiona uma morbidade de 25-35% e uma mortalidade de 3-12%[39]. No trauma abdominal fechado, a incidência de comprometimento do intestino grosso é de aproximadamente 5%[14], sendo o cólon transverso o atingido em 42,7%[65]. Assim sendo, o diagnóstico precoce dessas lesões, bem como o tratamento, pode constituir um problema de difícil solução[25]; dessa forma, o uso apropriado de antibióticos e o conhecimento dos princípios fundamentais da anatomia e da técnica cirúrgica são decisivos para o seu tratamento adequado.

HISTÓRICO

Uma das principais referências conhecidas sobre o trauma de intestino grosso é citada no livro *De Medicina*, de Celsus (57 a.C.): "Os intestinos grossos podem ser suturados; seus ferimentos, contudo, nem sempre se curam; como, porém, isso pode por vezes suceder, melhor será tentar a cura do que abandonar o doente à morte certa[51]".

A cirurgia do trauma intestinal e a história das técnicas de suturas gastrointestinais emergem de um período comum. Assim, com a progressão dos conhecimentos das técnicas de sutura, houve uma melhora proporcional nos resultados da cirurgia do trauma intestinal. A mortalidade dessas lesões era de aproximadamente 90% durante a Guerra da Secessão Norte-Americana (1861/65), reduzindo-se para 60% durante a Primeira Guerra Mundial (1914/18). A experiência cirúrgica britânica na campanha do deserto do Norte da África na Segunda Guerra Mundial introduziu a utilização da colostomia no tratamento das lesões de cólon e reto, reduzindo a taxa de mortalidade para 30% e atingindo uma incidência de aproximadamente 5% na atualidade[37,50]. No período entre as duas grandes guerras mundiais, a mortalidade dos pacientes com ferimentos de cólon e reto, no Brasil, alcançava 80%[18].

A descoberta de novos antibióticos, a metodização do transporte dos feridos, as novas técnicas de abordagem do paciente politraumatizado e o aprimoramento metodológico da cirurgia do trauma diminuíram a mortalidade das lesões colônicas e definiram os cuidados e normas para a sua abordagem.

ETIOLOGIA

As lesões abdominoperineais que podem cursar com ferimentos de cólon e reto são ferimentos penetrantes por arma de fogo e arma branca, contusões abdominopélvicas com trauma fechado, ferimentos por empalamento, ferimentos causados por agressões sexuais, perfurações tardias pós-trauma e lesões iatrogênicas (laparoscopia, colonoscopia, punção hepática percutânea, lavagem peritoneal, enema e lavagem intestinal).

Os ferimentos por arma de fogo devem ser diferenciados entre os causados por armas militares e os causados por armas civis. Os projéteis militares apresentam uma alta energia cinética, levando à destruição extensa de órgãos abdominais e à desvitalização extensa de tecidos vizinhos. Os projéteis civis possuem uma velocidade muito menor, e freqüentemente não ocasionam orifícios de saída, permanecendo alojados nos tecidos[52]. Como os projéteis podem descrever trajeto oblíquo, é freqüente observar-se mais de uma lesão em cólon ou reto. Numa série de 727 pacientes com trauma de cólon, observa-se que 62,2% foram causados por arma de fogo[13]. Lesões associadas de órgãos abdominais e pélvicos variam de 22,5 a 87%[2].

Os ferimentos por arma branca são responsáveis por 24% das feridas traumáticas do cólon. As lesões de reto por arma branca são menos freqüentes, situando-se entre 2,5 e 7,7% dos casos[1,38,61,66].

Os traumatismos fechados de abdômen apresentam uma incidência de lesões de cólon e de reto de 3 a 5% dos casos. Estes são causados principalmente nos traumas abdominais em que ocorre transferência de grande quantidade de energia[20], como nos acidentes automobilísticos, quedas de nível, prensamentos e explosões. Nos acidentes automobilísticos, a compressão do volante na parte superior do abdômen pode lesar o cólon, prensando-o de encontro à coluna vertebral[5,13,36].

Os ferimentos por empalamento ou por corpos estranhos introduzidos no reto são mais freqüentes por colocação deliberada, como a utilizada em manobras eróticas. Contribuem com 19,5-40% das lesões do reto e do ânus[1,12,61]. O empalamento acidental não é comum. A utilização de objetos bizarros, como lâmpadas, frutas, cabos de vassoura, garrafas e tubos de desodorante, pode causar lesões do reto e do canal anal. Objetos irregulares e pontiagudos podem causar lesões na sua introdução e, mais comumente, na tentativa de retirá-los. Os ferimentos anorretais relatados em crianças, em sua maioria vítimas de sodomia, vão de eritema a lacerações extensas[44].

As lesões do canal anal causadas por queimaduras apresentam morbimortalidade elevada devido à possibilidade de necrose do canal anal. Entre as queimaduras, a causada por corrente elétrica é a mais temida, quando comparada à queimadura térmica ou química[70]. O local da queimadura será decisivo para definir o tratamento e o prognóstico[47].

Uma lesão seromuscular ou um hematoma subseroso traumático pode evoluir para um quadro de perfuração colônica alguns dias após um trauma fechado, sendo a perfuração a maior causa de morbimortalidade[20]. A formação de uma fístula estercoral ou de uma estenose intestinal progressiva pós-traumática é incomum, podendo ocorrer semanas ou meses após a lesão inicial[5].

As lesões iatrogênicas podem ser causadas por perfuração retocolônica durante a realização de enema baritado, pela sonda ou pelo aumento da pressão no cólon[30].

Os traumatismos durante as ressecções endoscópicas baixas ocorrem principalmente pela utilização do termocautério, como nas polipectomias[49]. Durante o parto vaginal podem ocorrer lacerações do canal anal[19,45], sendo o esfíncter anal o segmento mais comprometido, com grande repercussão clínica no futuro, inclusive com incontinência anal de difícil solução[41,48]. Sultan e Thakar relatam em seu trabalho que o trauma obstétrico é a maior causa de incontinência anal[63]. Podem ainda ocorrer lesões iatrogênicas colorretais durante operações eletivas, ginecológicas e urológicas[10]. Analisando 2.084 cirurgias laparoscópicas ginecológicas, os autores encontraram 2,9/1000 lesões do intestino grosso[59].

Com a utilização cada vez mais freqüente das suturas mecânicas nas operações colorretais, observaram-se diminuição da pressão esfincteriana e perda de fezes involuntária nos pacientes submetidos a anastomose intestinal com grampeadores intraluminais através do canal anal, quando estudados 6 meses após o procedimento[33]. Ho *et al.*, em trabalho randomizado comparando dois grupos de pacientes que foram submetidos a anastomose colorretal, um grupo utilizando anel biofragmentado e outro grampeadores, concluíram que o grupo que utilizou grampeadores apresentou mais lesões do esfíncter anal[32].

A utilização dos grampeadores para tratamento da doença hemorroidária, que utiliza grandes dilatadores circulares também provoca trauma ao nível do canal anal e aumenta o risco de lesão esfincteriana.

QUADRO CLÍNICO

Todos os pacientes com feridas abdominais penetrantes por arma de fogo têm indicação de laparotomia exploradora. Nesses casos, o diagnóstico da lesão visceral é intra-operatório, e o cirurgião estabelece a conduta, ou seja, não temos nenhum método diagnóstico complementar que seja altamente específico para definir a existência de lesão do intestino grosso antes da realização da laparotomia[25]. Também nos traumatismos abdominais fechados, quando o paciente se apresenta em choque hipovolêmico (pressão sistólica menor do que 80 mmHg), há indicação cirúrgica precoce.

Em 30% das feridas por arma branca com penetração peritoneal não ocorre lesão visceral; esse diagnóstico pode ser estabelecido pela investigação metodizada do abdômen e pela observação clínica intensiva do paciente em uma unidade especializada.

As perfurações colônicas por arma branca produzem um quadro clínico típico das lesões gastrointestinais. O extravasamento fecal causa irritação peritoneal importante e desencadeia dor abdominal. A contaminação progressiva pelo extravasamento de conteúdo intestinal determina a instalação de peritonite fecal. O diagnóstico deve ser estabelecido precocemente para a rápida programação do tratamento. As lesões extraperitoneais dos cólons ascendente e descendente são de diagnóstico mais difícil e ocorrem com maior freqüência nas feridas lombares. Nesses casos a exploração cirúrgica do trajeto da ferida é fundamental, pois a eclosão dos sintomas pode ocorrer tardiamente.

Os ferimentos do reto extraperitoneal são mais comuns (54-75%) do que as feridas retais intraperitoneais[1,14,61]. O diagnóstico das lesões intraperitoneais é mais fácil, pelo aparecimento dos sinais clássicos de perfuração visceral. As lesões extraperitoneais podem não apresentar sinais ou sintomas, só se manifestando tardiamente pela infecção pélvica. Para auxiliar o diagnóstico, deve-se considerar o agente causal, o toque retal, a retoscopia e a radiologia. A trajetória transpélvica de projéteis, o orifício de entrada na nádega, períneo ou região pélvica, lesões da bexiga e fraturas pélvicas devem alertar para investigação da possibilidade de lesão do reto. A presença de sangue no toque retal ocorre em 51-92% dos ferimentos extraperitoneais[1,11,12,14,66]. A utilização da retoscopia pode melhorar o índice de diagnóstico das lesões estabelecidas, o local e o tamanho da lesão[14]. A uretrocistografia, a urografia excretora, o exame especular e as radiografias especiais estão indicados quando existir suspeita de lesões associadas.

O paciente com contusão abdominal com explosão do cólon apresenta sinais e sintomas semelhantes aos de perfuração por arma branca. A presença de fezes no lavado peritoneal e/ou a hemorragia intraperitoneal definem o diagnóstico de abdômen agudo em mais de 95% dos pacientes e indicam o tratamento cirúrgico.

A perfuração colônica tardia pós-trauma precipita uma mudança abrupta do quadro clínico evolutivo do paciente, com início agudo de uma dor abdominal difusa intensa. O desaparecimento da macicez hepática à percussão abdominal (sinal de Jobert) sugere a presença de pneumoperitônio, o qual deve ser investigado pela radiografia simples de abdômen na posição ortostática, com visualização das cúpulas diafragmáticas. O pneumoperitônio geralmente é franco, sendo, na maioria das vezes, o mais expressivo quando comparado com as perfurações do estômago e do intestino delgado. Ocorrem rigidez da parede abdominal, náuseas, diminuição ou abolição de ruídos hidroaéreos e aparecimento de febre. O diagnóstico anatômico da lesão será realizado no intra-operatório, porém o acompanhamento diligente do paciente traumatizado permite ao médico a suspeita precoce do diagnóstico sindrômico.

Quando o paciente admite o empalamento e há sinais e sintomas de perfuração retocólica associados, a conduta cirúrgica é definida precocemente. O exame do ânus e do períneo, o toque retal e a retoscopia sob sedação estabelecem a lesão e o tratamento cirúrgico. Porém, em alguns casos, o paciente não relata ao médico o fato pregresso de empalamento, seja ele acidental, voluntário ou por trauma induzido. Ao esconder o fato, protela-se o diagnóstico, e o quadro clínico de empalamento e perfuração intestinal evolui para uma peritonite, cuja causa é determinada na laparotomia. A infecção continua a ser causa de mortalidade tardia dos pacientes que sofrem traumatismos retais. Ferimentos potencial-

mente letais podem passar despercebidos, especialmente em pacientes hemodinamicamente instáveis e com outros ferimentos associados[42].

A videolaparoscopia diagnóstica é um procedimento seguro e eficiente, porém ainda faltam dados na literatura médica quanto à sua eficiência e à relação custo-benefício[7,23]. Havendo uma equipe treinada e disponível 24 horas por dia, pode estar indicada em quase 80% dos pacientes com trauma abdominal ou abdômen agudo.

DIAGNÓSTICO

Para auxiliar o diagnóstico, devem se considerar a anamnese e o exame físico, com avaliação criteriosa de eventuais lesões penetrantes, o toque retal (que pode demonstrar sangue e lesão esfincteriana), a presença de pneumoperitônio à avaliação radiológica, a presença de sangue ou conteúdo intestinal no lavado peritoneal, a retoscopia e a laparoscopia. A Tabela 81.1 explicita a seqüência para o diagnóstico.

Tabela 81.1
Rotina para Estabelecer o Diagnóstico
1. Anamnese e exame físico
2. Exame da(s) ferida(s) abdominal (is), lombar ou perineal
3. Toque retal
4. Radiografia simples de abdômen em pé e com visualização das cúpulas diafragmáticas
5. Lavagem peritoneal
6. Retoscopia
7. Laparoscopia

Os ferimentos do reto são classificados em intraperitoneais e extraperitoneais. O diagnóstico das lesões intraperitoneais de cólon e reto é relativamente fácil quando do aparecimento dos sinais clássicos de perfuração visceral, com pneumoperitônio ao exame radiológico[54]. As lesões extraperitoneais do reto podem oferecer mais dificuldades para o diagnóstico, porque muitas vezes o paciente chega ao serviço de emergência com alterações hemodinamicamente graves. Outras vezes, esses pacientes podem não apresentar sinais ou sintomas, os quais só se manifestarão tardiamente pela infecção pélvica.

A ultra-sonografia transanal é método diagnóstico que pode ser utilizado na determinação de lesão do esfíncter anal, principalmente nas lesões provocadas pelo trauma obstétrico e empalamento[28,63,69].

TRATAMENTO

No tratamento das lesões de cólon, reto e ânus, serão abordados inicialmente normas gerais e os prováveis fatores de risco. Em seguida, serão discutidas as formas de tratamento das lesões, individualmente.

Normas Gerais

O primeiro procedimento em pacientes que apresentam um quadro de abdômen agudo é a reposição adequada de volume intravascular, com solução de Ringer com lactato ou, se necessário, com sangue total.

Uma vez levantada a suspeita de provável lesão colorretal, deve-se iniciar imediatamente a administração de antibiótico de amplo espectro, efetivo contra bactérias coliformes, incluindo *Bacteroides*. Utiliza-se como antibiótico profilático a cefoxitina sódica. Confirmada perioperatoriamente a lesão colorretal e tratando-se de uma cirurgia prolongada, administra-se uma segunda dose de antibiótico 3 horas após a primeira. No pós-operatório de pacientes que apresentavam contaminação fecal, mas sem peritonite instalada, mantém-se a administração do antibiótico em caráter profilático por 24-48 horas. Os pacientes com peritonite fecal instalada devem receber antibióticos em esquema terapêutico e ter estabelecida a sensibilidade da flora colonizadora mediante culturas. Antes do resultado das culturas, podem ser utilizados os seguintes esquemas terapêuticos: penicilina cristalina + gentamicina + metronizadol; cloranfenicol + gentamicina; gentamicina + clindamicina ou imipenem.

A utilização pré-operatória da sonda vesical, tipo Foley nº 14, é rotineira no paciente com trauma abdominoperineal grave e com exclusão prévia de lesão uretral. A sondagem nasogástrica com sonda de Levine nº 18 é utilizada para o esvaziamento gástrico pré-anestésico, evitando-se o vômito e a possível broncoaspiração na indução da anestesia.

O acesso cirúrgico deverá ser feito mediante ampla laparotomia, geralmente mediana, permitindo uma exploração segura da cavidade e a abordagem de todos os demais órgãos abdominais. O uso excessivo do eletrocautério, suturas hemostáticas em massa e a manipulação grosseira e intempestiva dos tecidos devem ser evitados[2]. A hemostasia precoce, dirigida e meticulosa, mediante ligaduras vasculares, poupa perda sangüínea intra-operatória no paciente. O desbridamento dos tecidos desvitalizados é importante, pois estes favorecem a instalação de infecção. Antes do reparo do intestino, deve-se clampear a(s) ferida(s) colorretal(is), evitando um maior extravasamento de fezes. Realiza-se, a seguir, uma lavagem exaustiva da cavidade abdominal, removendo mecanicamente todo o conteúdo fecal extravasado. Para tanto, utilizam-se de 5 a 10 litros de solução salina pré-aquecida. O uso concomitante de antibióticos durante a última lavagem abdominal é recomendado por alguns autores, apesar de não haver evidências favoráveis quanto

a isso[2,13,27,37]. A eficiência de substâncias que atuam no sentido de reduzir a aderência ao peritônio das bactérias remanescentes após a lavagem abundante da cavidade, como a taurolidina, permanece por ser demonstrada[8].

Identificadas as lesões abdominais, estas devem ser classificadas conforme sistemas de graduação de gravidade, a fim de oferecer subsídios quanto ao grau de comprometimento do órgão e permitir uma avaliação comparativa de eficiência da técnica operatória empregada. Os sistemas mais utilizados no trauma colorretal são o Índice do Traumatismo Abdominal Penetrante (ITAP) e o Escore de Gravidade de Flint. O ITAP é um índice detalhado que considera todos os órgãos comprometidos e sugere um aumento na morbidade e na mortalidade de pacientes com pontuação acima de 25[46]. Ele também possui um subitem que se refere exclusivamente às lesões de cólon, o chamado Escore de Gravidade da Lesão (Tabela 81.2).

Tabela 81.2 Escore de Gravidade da Lesão
I. Lesão serosa
II. Lesão isolada de apenas uma parede colônica
III. Menos de 25% da parede lesada
IV. Mais de 25% da parede lesada
V. Lesão de parede colônica e comprometimento da vascularização

O Escore de Gravidade de Flint divide as lesões colônicas em graus progressivos de gravidade (Tabela 81.3)[26].

Tabela 81.3 Escore de Gravidade de Flint	
Grau 1	Contaminação mínima, ausência de lesões associadas, choque mínimo, demora mínima entre a lesão e o tratamento
Grau 2	Perfuração transfixante, lacerações, lesões associadas
Grau 3	Perda tecidual maciça, desvascularização, contaminação abundante, choque profundo

Drenos abdominais serão úteis em casos de lesões associadas de pâncreas, fígado e desvitalizações de amplas áreas de tecidos moles. A tendência atual é de que a drenagem rotineira do reparo das lesões de cólon não

Traumatismo de Intestino Grosso e Ânus

deva ser adotada, por favorecer o surgimento de fístulas e complicações infecciosas intra-abdominais[2,13,17,37]. O fechamento da parede abdominal deverá ser feito mediante sutura com fio monofilamentar (polipropileno ou poligliconato) e na maioria dos pacientes é realizado de forma primária[2,17,27]. Por definição, as lesões colorretais são contaminadas; assim, alguns autores preconizam o fechamento tardio da pele em casos selecionados, e outros, o uso de drenos com pressão negativa de sucção em tecido celular subcutâneo, principalmente em pacientes obesos.[2,13,17,37] A peritoniostomia deve ser utilizada apenas em pacientes com peritonite fecal instalada e nos quais haja o plano de relaparotomia programada[17]. Outra maneira de tratamento cirúrgico das lesões colônicas quando associadas a lesões de outros órgãos com comprometimento do estado geral é a laparotomia abreviada, em que se trata as lesões em dois tempos. Aproximadamente um terço dos pacientes submetidos a relaparotomia programada é beneficiado pela identificação precoce de complicações e pelo seu tratamento[9].

A literatura concernente à limpeza mecânica intra-operatória do material fecal contido nos cólons refere-se principalmente aos casos de neoplasias obstrutivas[53]. Sua utilidade nos casos de trauma de cólon e de reto e sua relação com taxas de complicações pós-operatórias não estão demonstradas.

Fatores de Risco

Durante as últimas décadas foram propostos vários fatores de risco que provavelmente apresentam influência sobre o surgimento de complicações pós-operatórias e um aumento na mortalidade nos pacientes com trauma colorretal (Tabela 81.4). Apesar de esses fatores terem orientado o tratamento cirúrgico em passado recente, sua importância está por ser redefinida. Nos pacientes que apresentam uma peritonite fecal já instalada por ocasião de sua chegada à unidade de emergência, a resolução e o tratamento do foco durante a primeira cirurgia são os principais fatores prognósticos[6]. Nesses pacientes, a idade passa a ser um fator prognóstico importante[67].

LESÕES DO CÓLON

Há três técnicas principais para o reparo das lesões de cólon: o reparo primário, a colostomia e o reparo exteriorizado.

Reparo Primário do Cólon

O reparo primário da ferida colônica é atualmente a técnica preferencial para tratamento das lesões colônicas selecionadas. A ausência de choque e de perda sangüínea significativa e a presença de contaminação mínima e de poucas lesões orgânicas favorecem o reparo primário, com menos complicações sépticas que o método al-

Tabela 81.4
Fatores de Risco no Trauma Colorretal
• Paciente idoso
• Choque hipovolêmico (PA sistólica < 80 mmHg)
• Transfusões sangüíneas
• Mecanismo da lesão
• Tempo decorrido entre o trauma e a cirurgia
• Localização anatômica da lesão
• Tamanho da lesão colorretal
• Lesões de outros órgãos
• Grau de contaminação fecal
• Experiência do cirurgião
• Drenagem profilática da ferida colônica

ternativo. Pode ser de duas formas. A primeira consiste no desbridamento e no reavivamento das bordas da ferida, com sutura simples das perfurações. A segunda consiste na ressecção de um segmento e na imediata anastomose das extremidades, nos casos em que estiver presente uma lesão muito extensa ou uma área ampla de desvascularização. Geralmente o reparo é feito mediante sutura manual, em plano único extra-mucoso ou total, utilizando-se fios de ácido poliglicólico (Dexon®) ou de poligalactina (Poly-Vicryl®) na espessura de 3/0 USP ou fios de poligliconato (Maxon®) ou de polidioxanona (PDS®) na espessura de 4/0 USP[43]. Praticamente todos os relatos de técnica operatória de séries históricas, todavia, descrevem a sutura em dois planos, e apenas raros autores referem-se ao uso de sutura mecânica[13,17,27].

O reparo primário é utilizado indistintamente nos cólons direito e esquerdo. Em estudos prospectivos de pacientes com trauma de cólon, a taxa de infecção da ferida cirúrgica e a taxa de infecção intra-abdominal foram menores nos pacientes com reparo primário quando comparadas às de pacientes nos quais se realizou colostomia[2,13,17,27,62].

Em estudo realizado em 102 pacientes não-selecionados, com lesões colônicas intraperitoneais penetrantes, a presença de infecção intra-abdominal não precipitou deiscência do reparo primário[27].

O reparo das lesões colônicas apresenta uma taxa de mortalidade sensivelmente menor se comparada à do tratamento pela colostomia. A mortalidade dos pacientes tratados com reparo primário do cólon varia de zero a 3,5%[13,17,27,64]. Conseqüentemente, reparo primário ou ressecção e anastomose são aconselhados para quase todas as lesões colônicas[27].

1033

A utilização do reparo primário nas lesões do cólon deve ser orientada pelo bom senso que norteia os atos médicos.

Colostomia

A colostomia pode ser realizada de três maneiras principais: colostomia utilizando-se da própria lesão colônica para sua exteriorização; colostomia para descompressão proximal de lesão tratada por reparo primário; e colostomia em duas bocas ou fechamento da extremidade distal (procedimento de Hartmann), com ou sem ressecção do segmento intestinal comprometido.

A vantagem potencial da colostomia sobre o reparo primário é o princípio teórico de evitar-se o risco de uma deiscência da sutura ou de uma infecção intra-abdominal. Todavia, estudos históricos e prospectivos indeferem essa hipótese[2,13,17,27,64].

A colostomia pode ser realizada por laparoscopia, apresentando algumas vantagens em relação às técnicas cirúrgicas convencionais como o tempo operatório e tempo de íleo paralítico menores. Essa técnica pode ser empregada nos casos em que não há necessidade de laparotomia para estudo da cavidade abdominal[22].

A postulação do uso obrigatório de uma colostomia proximal em todas as lesões do intestino grosso não é tratamento mandatório[21].

As principais complicações relacionadas à colostomia são a necrose de estoma, a evisceração, o abscesso periestomático e a obstrução. Em um relato de Burch *et al.*, essas complicações ocorreram em 13 (6,2%) pacientes, de um total de 209, havendo a necessidade de reoperação em 8 deles (61,5%)[13].

A grande maioria dos pacientes submetidos à colostomia é posteriormente submetida a nova intervenção cirúrgica para a reconstituição do trânsito intestinal. A decolostomia, como procedimento eletivo, possui riscos e alta taxa de morbidade. Em um grupo de 110 pacientes submetidos a fechamento de colostomia após trauma de cólon, Theri *et al.* observaram a ocorrência de 9,1% de complicações intra-abdominais (deiscência, abscesso, obstrução e fístula da anastomose) e 3,6% de infecção da ferida cirúrgica[64]. Torre *et al.* analisando 129 pacientes com trauma de intestino grosso, encontraram 8,4% de infecção de ferida operatória, sendo que 53,8% dos pacientes foram tratados com reparo primário do cólon[65]. Outros autores relatam resultados semelhantes[31,56]. Essa taxa de complicação está acima das observadas em ressecções colônicas eletivas[57]. George *et al.* ressaltam os elevados custos sociais e econômicos relacionados à colostomia[27]. Seu uso como forma de tratamento primário para lesões de cólon está relacionado a uma mortalidade de 6,4 a 9,2% dos casos, independentemente da gravidade da lesão[13,27]. Considerando-se esses tópicos, a colostomia permanece como uma opção cirúrgica conservadora na abordagem das lesões do intestino grosso.

Reparo Exteriorizado

Há uma tendência em abandonar-se o uso do reparo exteriorizado de uma lesão ou sutura colônica como técnica de escolha no tratamento do trauma do intestino grosso.

LESÕES DO RETO

O tratamento das feridas retais depende de sua localização intra ou extraperitoneal, da extensão do ferimento e do tempo decorrido entre a lesão e o tratamento.

As feridas intraperitoneais do reto são tratadas com reparo primário associado à colostomia. Havendo dúvidas, devem-se programar dois acessos cirúrgicos: um abdominal, para exploração da cavidade, lavagem exaustiva de eventual conteúdo intestinal intra-abdominal, reparo primário da lesão e construção de uma colostomia para derivação do conteúdo fecal; o segundo acesso é o perineal, para exploração de eventual lesão extraperitoneal associada ou drenagem pré-sacral[1].

No tratamento dos ferimentos retais extraperitoneais, quatro princípios devem ser observados: o desbridamento e o fechamento da lesão, o desvio fecal através de colostomia, a irrigação do coto retal e a drenagem pré-sacral por contra-incisão.

O reparo primário deve ser realizado, sempre que possível, mediante desbridamento e sutura da lesão. Quando não é realizado o reparo primário de uma lesão de reto extraperitoneal, a taxa de complicações infecciosas, como abscessos pélvicos, pode chegar a índices de 40 a 100%[1,3,29,61]. Todavia, em certos casos, pode haver dificuldades técnicas de acesso para realização de sutura. Tuggle *et al.*, não conseguiram realizar o reparo da lesão em 59,6% dos seus pacientes[66].

Um conceito amplamente aceito no tratamento das lesões retais extraperitoneais é a derivação do trânsito fecal através de colostomia, terminal ou em alça. A colostomia pode estar associada ao reparo primário da lesão ou ser a forma isolada de tratamento, com cicatrização do ferimento retal por segunda intenção. A colostomia, segundo Hartmann, tem sido empregada nas lesões com destruição do aparelho esfincteriano, que obrigam a realização de amputação abdominoperineal do reto[14]. Segundo Renz *et al.*, a colostomia pode ser desfeita ainda durante o primeiro internamento, 10 dias após a lesão, reduzindo a morbidade e sem aumento nas complicações relacionadas à cicatrização da ferida[16,55]. Carpenter *et al.* e Falcone *et al.*, relatam o tratamento de ferimentos retais com a utilização de protetor intraluminal intra-retal, com baixa incidência de complicações[15,24].

A limpeza do segmento intestinal que envolve a lesão retal, suturada ou não, distal à colostomia, é controversa e foi introduzida no tratamento dos ferimentos de guerra, com redução da morbidade nesse grupo de pacientes de 72 para 10%[40]. O procedimento consiste em dilatação anal, seguida de lavagem retrógrada do coto

1034

intestinal com solução fisiológica até o refluxo de solução límpida.

Shannon *et al.*, estudaram comparativamente os resultados obtidos em pacientes submetidos à limpeza de cólon distal com os de pacientes em que os cotos não foram lavados: entre os primeiros, encontraram 8% de abscessos e fistulas, entre os segundos houve 46% de abscessos e 23% de fístulas[58]. Quando o cirurgião optar por não suturar uma lesão de reto, a limpeza do coto retal deve ser realizada com critérios redobrados, evitando-se uma maior contaminação dos tecidos perirretais por extravasamento de matéria fecal e aumento da infecção.

Em associação à colostomia e ao reparo da lesão, pode-se realizar a drenagem pré-sacral, com ou sem coccigectomia, para prevenir a formação de abscesso pélvico. Embora essa tática não seja sempre empregada, a maioria dos cirurgiões a utiliza e a considera importante para a cicatrização harmoniosa do ferimento[11,12,14,38,55,58,66].

As complicações das lesões retais são, na sua maioria, de natureza infecciosa. A septicemia decorre principalmente da infecção pélvica, a qual pode evoluir até gangrena perineal. A freqüência das complicações é proporcional à gravidade da lesão ou à presença de lesões associadas. Fístulas mucosas podem ser tratadas conservadoramente. A freqüência relatada de abscesso pélvico é de até 48%; a mortalidade tambem é alta, chegando a 20%[1,3,11,12,14,38,58,61,66].

LESÕES DO ÂNUS

A causa mais freqüente de lesões do canal anal e do aparelho esfincteriano está associada ao parto vaginal[63]. Essas pacientes podem apresentar incontinência para gases ou mesmo líquidos, mesmo com tratamento conservador, incluindo medicações e *biofeedback* anorretal. São pacientes que necessitam do tratamento cirúrgico para correção das lesões do aparelho esfincteriano.

Segundo Crawford *et al.*, o grau de incontinência é proporcional ao grau da laceração perineal[19]. Com relação às lesões traumáticas abertas de períneo, a tendência atual é pela reconstrução cirúrgico-anatômica do assoalho pélvico e do aparelho esfincteriano já durante a primeira intervenção, associando-se sempre o desvio do trânsito intestinal por intermédio de uma colostomia abdominal.

REFERÊNCIAS BIBLIOGRÁFICAS

1. Accetta I, Accetta P, Queiroz Filho CC, *et al*. Feridas do reto (revisão de 40 casos). *Rev Col Bras Cir* 77:301-5, 1987.
2. Adkins RB, Zirkle PK, Waterhouse G. Penetrating colon trauma. *J Trauma* 24:491-9, 1984.
3. Armstrong RG, Schmitt HJ, Paterson LT. Combat wounds of the extraperiotoneal rectum. *Surgery* 74:570-4, 1973.
4. Azolas SC, Contador BJ, Pereso G, Garrido CR. Traumatismos anorrectoperineales. *Rev Argent Coloproctología* 2:112-22, 1988.

5. Bakonyi Neto A, Calache Neto JE. Lesões traumáticas de intestino delgado, cólon e reto. *JBM* 49:119-24, 1985.
6. Barthlen W, Bartels H, Burch R, Siewert JR. Prognosefaktoren bei der peritonitis. *Langenbecks Arch Chir* 377:89-93, 1992.
7. Berci G, Sackier JM, Pas-Parshow M. Emergency Laparoscopy. *Am J Surg* 191:332-6 1991.
8. Billing A, Frohlich D, Ruschdeschel G. Der Einfl B von Taurolin auf die korpereigene Abwehr und die kiemelimination bei der menschlichen peritonitis. *Langenbecks Arch Chir* 377:180-5 1992.
9. Billing A, Frohlich D, Mialkoowskyj O et al. Peritonitisbehandlung mit der Ettapenlavage (EL) Prognosekriterien und Behandlungsverlauf. *Langenbecks Arch Chir* 377:305-13, 1992.
10. Borland RN, Walsh PC. The management of rectal injury during radical retropubic prostatectomy *J Urol* 147:905-7, 1992.
11. Bostick PJ, Johnson DA, Heard JF *et al*. Management of extraperitoneal rectal injuries. *J Natl Med Assoc* 85:460-3, 1993.
12. Brunner RG, Shatney CH. Diagnostic and therapeutic aspects of rectal trauma. Blunt versus penetrating. *Am Surg* 53:215-9, 1986.
13. Burch JM, Brock JC, Gevirtzman L. The injured colon. *Ann Surg* 203:701-11, 1986.
14. Burch JM, Feliciano DV, Mattox KL. Colostomy and drainage for civilian rectal injuries: Is that all? *Ann Surg* 209:600-11, 1989.
15. Carpenter D, Bello J, Sokol TP, et al. The intracolonic bypass tube left colon and rectal trauma. The avoidance of a colostomy. *Am Surg* 56:769-73, 1990.
16. Carreiro PRL, Silva AL, Abrantes WL. Fechamento precoce das colostomias em pacientes com trauma do reto: um estudo prospectivo e casualizado. *Rev Col Bras Cir* 27:298-304, 2000.
17. Chappuis CW, Frey DJ, Dietzen CD, et al. Management of penetrating colon injuries. A prospective randomized trial. *Ann Surg* 213:492-8, 1991.
18. Correia Netto A, Etzel E, Cerrutti F. Cirurgia de guerra no Hospital de Sangue de Cruzeiro. *An Fac Med Univ de São Paulo* 10:59-111, 1934.
19. Crawford LA, Quint EH, Pearl ML, DeLancey JO. Incontinence following rupture of the anal sphincter during delivery. *Obstet Gynecol* 82:527-31, 1993.
20. Cripps NP, Cooper GJ. Intestinal injury mechanisms after blunt abdominal impact. *Ann R Coll Surg Engl* 79:115-20, 1997.
21. Davis JD. Management of injuries to the urinary and gastrointestinal tract during cesarean section. *Obstet Gynecol Clin North Am* 26:469-80, 1999.
22. Decanini-Terán C, Belmonte-Montes C, Cabello-Pasini R. Laparoscopically created stomas. *Rev Gastroenterol Mex* 65:163-5, 2000.
23. Eypasch E, Mennigen R, Spangemberger W, Troidl H. Laparoskopie beim akuten. Abdomen. *Langenbecks Arch Chir Suppl (Kongressbericht)*, 1993.
24. Falcone RE, Wanamaker SR, Santanello SA, Carey LC. Colorectal trauma: primary repairs or anastomosis with intracolonic bypass vs cstomy. *Dis Colon Rectum* 35:957-63, 1992.
25. Ferrari L, Ottonello J, Florez NF, Chércoles R. Manejo de la ruptura de víscera hueca secundaria a traumatismo cerrado de abdomen. *Rev Argent Cir* 81:117-121, 2001.
26. Flint LM, Vitale GC, Richardson JD, Polk HC. The injuried colon: relationship of management to complications. *Ann Surg* 193:619-23, 1981.
27. George SM, Fabian TC, Voeller GR et al. Primary repair of colon wounds. A prospective trial in nonselected patients. *Ann Surg* 209:728-33, 1989.
28. Gold DM, Bartram CI, Halligan S, Humphries KN, Kamn MA, Kmiot WA. Three-dimensional endoanal sonography in assessing anal canal injury. *Br J Surg* 86:365-70, 1999.
29. Grassberger RC, Hirch EF. Rectal trauma — A retrospective analysis and guidelines for therapy. *Am J Surg* 145:795-9, 1983.
30. Hakin NS, Sarr MG, Bender CE, Nivatvongs S. Management of barium enema-induced colorectal perforation. *Am Surg* 58:673-6 1992.

31. Hermanek Jr P, Hohenberger W, Mewes R, Gall FP. Die Diskontinuitatseresektion des Colons. Indikation uns Ergebnisse. *Chirurg* 61:49-52, 1990.

32. Ho YH, Tan M, Leong A, Eu KW, Nyam D, Seow-Choen F. Anal pressures impaired by stapler insertion during colorectal anastomosis: a randomized, controlled trial. *Dis Colon Rectum* 42:89-95, 1999.

33. Ho YH, Tsang CL, Tang CL, Nyam D, Eu KW, Seow-Choen F. Anal sphincter injuries from stapling instruments introduced transanally: randomized, controlled study with endoanal ultrasound and anorrectal manometry. *Dis Colon Rectum* 43:169-73, 2000.

34. Ho YH. Postanal sphincter repair for anterior resection anal sphincter injuries: report of three cases. *Dis Colon Rectum* 44:1218-20, 2001.

35. Ho YH, Seow-Choen F, Tsang C, Eu KW. Randomized trial assessing anal sphincter injuries after stapled haemorrhoidectomy. *Br J Surg* 88:1449-55, 2001.

36. Howel HS, Bartizal JF, Freeark RJ. Blunt trauma involving the colon and rectum. *J Trauma* 15:624-32, 1976.

37. Huber PJ, Thal ER. Tratamento das lesões colônicas. *Clin Cir Am Norte* 3:579-93, 1990.

38. Invatury RR, Licata J, Gunduz Y, et al. Management Options in penetrating rectal injuries. *Am Surg* 57:50-5, 1991.

39. Jurokovich GJ, Carrico CJ. Trauma — conduta nas lesões agudas. In: Sabiston Jr DC. *Tratado de cirurgia.* 14 ed., Rio de Janeiro,Guanabara Koogan 256, 1993.

40. Lavenson GS, Coheh A. Management of rectal injuries. *Am Surg* 122:225-30, 1971.

41. Leeuw JW, Vierhout ME, Struijk PC, Auwerda HJ, Bac DJ, Wallenburg HC. Anal sphincter damage after vaginal delivery: relationship of anal endosonography and manometry to anorrectal complaints. *Dis Colon Rectum* 45:1004-10, 2002.

42. Lung JA, Turk RP, Muller RE. Wounds of rectum. *Ann Surg* 172:985-90, 1970.

43. Lünstedt B, Debus S. Wundheilungsdauer und Gewebwiederstand als wichtige Kriterien für die Wahl des Nahtmaterials in der Colonchirurgie. *Chirurg* 61:717-9, 1990.

44. Mccann J, Voris J. Perianal injuries resulting from sexual abuse: a longitudinal study. *Pediatrics* 91:390-3, 1993.

45. Moller BK, Laurbergs S. Intervention during labor risk factor associated with complete tear of the anal sphincter. *Acta Obstest Gynecol Scand* 71:520-4, 1992.

46. Moore EE, Dunn EL, Moore JB, Thompson JS. Penetrating abdominal trauma index. *J Trauma* 21:438-45, 1981.

47. Musilová A, Zajicek R, Broz L, Königová R. Burns of the perineum and anus. *Acta Chir Plast* 43:91-4, 2001.

48. Nazir M, Carlsen E, Nesheim BI. Do occult anal sphincter injuries, vector volume manometry and delivery variables have any predictive value for bowel symptoms after first time vaginal delivery without third and fourth degree rupture? A prospective study. *Acta Obstet Gynecol Scand* 81:720-6, 2002.

49. Nguyen BD, Beckman I. Silent rectal perforation after endoscopic polypectomy: CT features. *Gastrointest Radiol* 17:271-3, 1992.

50. Ogilvie WH. Abdominal wounds in the Western desert. *Surg Gynecol Obstet* 78:225-38, 1944.

51. Oliveira AB, Evolução das suturas gastrointestinais. *Anais Paul Med Cir* 95:139-55, 1966.

52. Parks TG. Surgical management of injuries of the large intestine. *Br J Surg* 68:725-8, 1981.

53. Radcliffe AG, Dudley HAF. Intraoperative anterograde irrigation of the large intestine. *Surg Gynecol Obstet* 156:721-3, 1983.

54. Ramos JR, Valory EA, Pinho M, et al. Enfisema retroperitoneal conseqüente à perfuração iatrogênica do reto. *Rev Col Bras Cir* 12:165-8, 1985.

55. Renz BM, Feliciano DV, Sherman R. Same admission colostomy closure. A new approach to rectal wounds: a prospective study. *Ann Surg* 218:279-92, 1993.

56. Röher HD, Stahlknecht CD, Hesterberg R. Ist die protektive Colostomie bei linksseitigen Resektionen am Colon-Rectum notwending? *Langenb Arch Chir* 367:21-6, 1985.

57. Schrock TR, Deveney CW, Dunphy JE. Factors contributing to leakage of colonic anatomoses. *Ann Surg* 177:513-8, 1973.

58. Shannon FL, Moore EE, Moore FA, McCroskey BL. Value of distal colon washout in civilian rectal trauma — Reducing gut bacterial translocation. *J Trauma* 28:989-94, 1988.

59. Shen CC, Lu HM, Chang SY. Characteristics and management of large bowel injury in laparoscopic-assisted vaginal hysterectomy. *J Am Assoc Gynecol Laparosc* 9:35-9, 2002.

60. Shobeiri SA, Nolan TE, Yordan-Jovet R, Echols KT, Chesson RR. Digital examination compared to trans-perineal ultrasound for the evaluation of anal sphincter repair. *Int J Gynaecol Obstet* 78:31-6, 2002.

61. Steiman E, Cunha JC, Branco PD, et al. Ferimentos traumáticos de reto. *Arq Gastrenterol São Paulo* 27:120-5, 1990.

62. Stone HH, Fabian TC. Management of perforating colon trauma. *Ann Surg* 190:430-6, 1979.

63. Sultan AH, Thakar R. Lower genital tract and anal sphincter trauma. *Best Pract Res Clin Obstet Gynaecol* 16:99-115, 2002.

64. Taheri PA, Ferrara JJ, Johnson CE, et al. A convincing case for primary repair of penetrating colon injuries. *Am J Surg* 166:39-44, 1993.

65. Torres OJM, Macedo EL, Melo TCM, Cintra JCA, Carneiro WS, Nogueira LR. Tratamento cirúrgico dos traumatismos do intestino grosso. *Rev Col Bras Cir* 87:245-8, 1997.

66. Tuggle D, Huber Jr PJ. Management of rectal trauma. *Am J Surg* 148:806-8, 1984.

67. Wahl W, Minkus A, Junginger Th. Prognostisch relevante faktoren bei der intraabdominalen infection. *Langenbecks Arch Chir* 377:237-43, 1992.

68. Williams AB, Bartram CI, Halligan S, Spencer JA, Nicholls RJ, Kmiot WA. Anal sphincter damage after vaginal delivery using three-dimensional endosonography. *Obstet Gynecol* 97:770-5, 2001.

69. Williams AB, Spencer JA, Bartram CI. Assessment of third degree tears using three-dimensional anal endosonography with combined anal manometry: a novel technique. *BJOG* 109:833-5, 2002.

70. Yildirgan MI, Basoglu M, Balik AA, Aydinli B. Anal canal amputation and necrosis of the anal sphincter due to electric current injury. *Int J Clin Pract* 56:405-6, 2002.

Pólipos Intestinais

CAPÍTULO 82

Giovani A. Bemvenuti
João Carlos Prolla

Os pólipos do intestino grosso são lesões que têm globalmente elevada incidência, e a sua maior importância reside no fato de que pelo menos um dos tipos — o adenoma — tem vínculo com malignidade, na qualidade de precursor do carcinoma colorretal. Por esses motivos, os pólipos detêm notoriedade e despertam curiosidade: quem são eles? O que representam? Qual a sua natureza? Como lidar com eles?

Conceitualmente, pólipo é uma estrutura tecidual que se expressa na forma de uma proeminência circunscrita que aflora na luz intestinal. O termo pólipo é genérico e designativo de uma alteração essencialmente morfológica em nível macroscópico. A configuração visual dos pólipos colorretais se caracteriza por duas formas básicas: a séssil e a pediculada (Fig. 82.1), de acordo com o tipo de implantação na superfície mucosa. Intermediariamente existe uma forma denominada subpediculada. A extremidade de um pólipo, em geral, tem uma conformação globosa, e a superfície costuma ter coloração avermelhada com bocelações e sulcos, por vezes um depósito de muco. Por outro lado, as dimensões dos pólipos são muito variáveis, podendo ser diminutas, a partir de 1 a 2 mm, até bastante extensas e alcançar vários centímetros.

A origem dos pólipos é simplesmente uma expansão anormal da celularidade de variadas naturezas, muitas vezes, se não em todas, devido a modificações no padrão genômico de uma célula que, em decorrência, desencadeia um fenômeno monoclonal ou não de proliferação celular. O resultado disso é uma expressão fenotípica, os pólipos. A célula originária é que define a natureza histológica das lesões, é ela, em última análise, quem lhes confere a real significação clínica. De fato, a natureza histológica é a base das regras da nomenclatura e, sob o manto de publicações da Organização Mundial da Saúde, surgiram variadas classificações que buscam padronizar o entendimento sobre os tumores do cólon e do reto[8]. Os pólipos podem exprimir lesões ma-

lignas e benignas e o grupo principal engloba aqueles de natureza neoplásica (Tabela 82.1). Os demais se aglutinam em três outros grupos: os pólipos hiperplásicos, os hamartomatosos e os reacionais, de que são exemplos os pólipos inflamatórios e linfóides.

Os pólipos neoplásicos se subdividem em dois grupos (Tabela 82.2): os de origem epitelial que são denominados adenomas, e os de origem não-epitelial, que são representados pelos tumores ou pólipos submucosos, entre os quais estão os miomas, lipomas e outros mais raros. Os adenomas são provenientes da proliferação, mais ou menos desorganizada, de células epiteliais e, de um modo geral, têm maior incidência do que todos os demais. Entre as demais lesões, os pólipos hiperplásicos ou hiperplásticos têm maior freqüência, e a sua projeção na luz intestinal decorre do aumento do volume das células epiteliais, que podem demonstrar até um franjamento citoplasmático. Já os hamartomas se definem como lesões originadas da proliferação de células normais de variadas naturezas, incluindo tecido epitelial e conjuntivo, e provocam o acúmulo de variadas estruturas, como células do estroma, leucócitos, cistos glandulares, muco e outras. O representante mais típico é denominado pólipo juvenil ou de retenção, havendo ainda as lesões intestinais que compõem a síndrome de Peutz-Jeghers, em que as células que se proliferam são originárias da muscular da mucosa, resultando em ramificações delgadas de músculo liso recobertas por epitélio de aparência normal. Os pólipos reacionais são encontrados em doenças inflamatórias intestinais crônicas como a retocolite ulcerativa inespecífica, doença de Crohn e outras, até mesmo nas colites específicas, como a esquistossomose e outras de natureza microbiana.

Deve-se dar atenção especial à categoria das lesões mistas. Um mesmo pólipo pode albergar, por exemplo, glândulas adenomatosas em conjunto com tecido hamartomatoso, ou ainda em meio a estruturas tipicamente hiperplásicas. Neste último grupo se encontra o adenoma serrado[10], uma variação fenotípica dos próprios adenomas.

1037

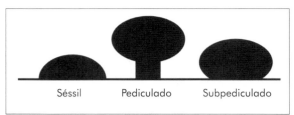

Fig. 82.1 — Conformação macroscópica dos pólipos intestinais.

Tabela 82.1
Classificação dos Pólipos do Intestino Grosso

- Pólipos malignos
  — Carcinomatosos
  — Carcinóides e outros

- Pólipos benignos
  — Neoplásicos
  — Hiperplásicos
  — Hamartomatosos
  — Reacionais

Tabela 82.2
Subclassificações dos Pólipos Colorretais Neoplásicos

Origem epitelial: adenomas
- Diferenciação histológica
  — Tubular
  — Viloso
  — Tubuloviloso

- Diferenciação citológica
  — Displasia de baixo grau
  — Displasia de alto grau
  ou
  — Atipia leve
  — Atipia moderada
  — Atipia grave ou acentuada

Origem não-epitelial: lipomas, leiomiomas e outros

Os adenomas se subdividem em três tipos segundo uma diferenciação histológica, os quais se denominam tubulares, vilosos e uma forma mista, os tubulovilosos (Tabela 82.2). Quanto às características citológicas, igualmente os adenomas podem estratificar-se em distintos graus de atipia celular ou displasia que são designadas em três níveis e chamadas de atipia mínima, moderada e acentuada ou, simplesmente, displasia de baixo grau e de alto grau.

Uma lesão polipóide pode ter natureza maligna, que é representada pelo pólipo carcinomatoso. O tumor carcinóide pode também apresentar uma conformação polipóide.

SEQÜÊNCIA ADENOMA–CARCINOMA

No âmbito do cólon e reto, o fenômeno biológico da progressão a partir de uma neoplasia benigna, o adenoma, até uma condição maligna, o carcinoma, tem sido sugerido desde longa data. Uma visão macroscópica da evolução de um pólipo até carcinoma foi demonstrada em um relato de J. Waye e referido em estudos gerados no Hospital St. Marks de Londres[15], em que adenomas foram acompanhados por radiologia e retossigmoidoscopia ao longo de alguns anos e alguns deles gradualmente foram apresentando uma transformação desde a sua singela configuração benigna até um tumor com características de malignidade. Estima-se que o processo dessa progressão pode delongar-se por 5 anos ou mais.

A transformação para a malignidade é caracterizada por alterações histológicas a partir de um clone celular em uma glândula na superfície do adenoma. O padrão citológico passa a demonstrar um grau de displasia acentuada, acompanhado de distorção glandular. Enquanto essas modificações se restringem à lâmina própria, a estrutura é denominada simplesmente displasia ou carcinoma in situ ou intra-epitelial pelos pesquisadores ocidentais[15], também denominada carcinoma precoce ou superficial pelos pesquisadores japoneses[9]. À medida que essa estrutura com características displásicas permeia a lâmina própria e alcança a submucosa, a lesão demonstra que adquiriu uma nova condição, qual seja, a capacidade de invadir outros tecidos. Este é um momento crucial, pois ao nível da submucosa se situam vasos sangüíneos e linfáticos que propiciam a formação de metástases locais e depois regionais e, mais adiante, a distância. Nessas circunstâncias, a lesão se qualifica no conceito clínico e biológico de malignidade, pois passa a se constituir em ameaça à vida de seu hospedeiro.

Sob o ponto de vista morfológico, o risco de uma lesão adenomatosa transformar-se em carcinoma é maior na presença de certos fatores como: (1) pólipos de dimensões maiores, notadamente com diâmetro acima de 2 cm; (2) existência de componente viloso; e (3) presença de displasia de alto grau, ou seja, atipias celulares acentuadas nas glândulas adenomatosas.

ESCALADA DA BIOLOGIA MOLECULAR

A biologia molecular tem trazido muitos avanços no entendimento dos fenômenos neoplásicos, porquanto revela que essas modificações no nível celular são decorrentes de alterações genéticas[11,18]. Mutações e deleções modificam as estruturas das cadeias dos genes e provocam alterações, na forma de supressão ou estimulação excessiva das funções que lhes são atribuídas. Na atualidade, esses genes estão sendo identificados, assim como a sua participação na evolução de algumas neoplasias. Exemplo dos mecanismos que levam ao descontrole do comportamento celular e à ocorrência de tumores é a alteração de genes que estimulam a proliferação celular, os quais são denominados oncogenes. Entre eles, o K-ras, localizado no braço curto do cromossoma 21, é um exemplo muito importante. Por outro lado, as alterações genéticas podem ocorrer em genes que controlam e suprimem a proliferação celular, os chamados genes supressores de tumores, dos quais são exemplos o gene p53, situado no *locus* 13 do braço curto do cromossoma 17, e o gene APC, localizado no *locus* 21 do braço longo do cromossoma 5. Um terceiro mecanismo corresponde àquele que envolve os genes encarregados da reparação dos erros do pareamento das cadeias do DNA — o RER — por ocasião da sua replicação, o que dá oportunidade ao surgimento e à persistência de genes defeituosos. Esta função foi identificada em vários genes, entre os quais têm particular importância o hMSH2 no cromossoma 2 e o hMLH1 no cromossoma 3, por estarem envolvidos na condição denominada HNPCC, o câncer colorretal hereditário não-relacionado à polipose, da qual fazem parte as síndromes de Lynch[16]. Um quarto mecanismo, ainda pouco estudado, seria a hipometilação de certas áreas do DNA, envolvidas na ativação dos genes acima descritos, os assim chamados fatores de transcrição.

Um exemplo de uma seqüência que levaria uma célula normal a sofrer alterações sucessivas até chegar ao câncer foi descrito por Vogelstein *et al.*[18] e, por isso, tem sido chamada de vogelgrama (Fig. 82.2). A primeira etapa da transformação da célula epitelial normal para um adenoma simples ocorre pela mutação ou perda do sistema gene supressor APC/betacatenina. Segundo a opinião clássica, essa alteração acontece em células situadas nas bases das criptas, as quais num ato contínuo vão migrando para a superfície ou segmento luminal das mesmas, o que dá origem ao adenoma simples, sem atipias. Num momento seguinte ocorre o fenômeno da desmetilação do DNA, e, logo após, esta célula assim modificada sofre a ativação do oncogene K-ras, e a estrutura adenomatosa simples passa a uma condição evolutiva intermediária que apresenta atipias celulares ou o componente viloso. Logo adiante, por uma mutação ou perda do gene DCC surge o adenoma, que demonstra definida displasia. E, finalmente, numa fase mais avançada entra em jogo a mutação ou perda do gene p53, com profundas conseqüências no controle e na expressão gênica e que acarreta a formação do carcinoma invasor. Esta é denominada a morfogênese de baixo para cima, da seqüência adenoma-carcinoma. Em trabalho recente, o grupo de Vogelstein propôs uma hipótese alternativa: as células displásicas representam um clone mutante que surge na superfície do adenoma e que é geneticamente independente das células da base das criptas e, portanto, não-relacionado com elas. É o modelo de morfogênese de cima para baixo (*top-down morphogenesis*) dos tumores colorretais, um conceito de certo modo revolucionário, mas muito bem documentado[17].

Deve-se ainda esclarecer que a cascata de eventos que dá origem à transformação gradativa da célula epi-

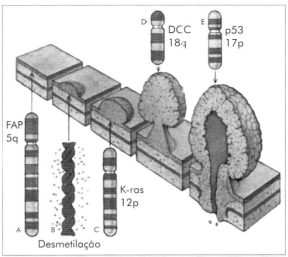

Fig. 82.2 — *"Vogelgrama": a inativação seqüencial de vários genes supressores (FAP, DCC, p53 e outros), mutações do oncogene K-ras e a desmetilação do DNA formam uma "cascata" de eventos gênicos que compõem a seqüência adenoma–carcinoma. O acúmulo das mutações é mais importante do que a ordem em que ocorrem. (Modificado de Vogelstein e Kinzler.)*

telial pode vir a ser parcial ou incompleta, isto é, interromper-se em alguma das etapas. Isso explica por que necessariamente nem todos os adenomas vão alcançar a condição de carcinoma. Contudo, estudos epidemiológicos demonstram que existe uma grande chance de isso acontecer, porquanto os indivíduos portadores de adenomas têm uma tendência até 10 vezes maior do que os indivíduos que não os possuem de virem a ter carcinoma colorretal.

É oportuno registrar que nem sempre o carcinoma intestinal tem origem num pólipo, e a literatura tem referido a existência de uma estrutura plana ou pouco elevada, em platô, cuja celularidade corresponde a um adenoma e que teria potencialidade igual ou maior de malignização, ou de demonstrar características de um carcinoma desde os seus primórdios, o chamado carcinoma de novo[9]. Nestes casos, a alteração genotípica alberga um mecanismo capaz de provocar uma proliferação mais acelerada das células, sem os intervalos de diferenciação gradativa. Nesses casos, a partir de etapas muito iniciais, já existe uma tendência a malignidade, o que provoca um crescimento predominantemente lateral, sem haver tempo para que as lesões se tornem elevadas, isto é, evidenciando a expressão estrutural polipóide.

PÓLIPOS ÚNICOS E MÚLTIPLOS, POLIPOSES E SÍNDROMES

Uma característica constante em todas as categorias de pólipos é a sua variação numérica. Mais comum é o achado de uma lesão única, implantada isoladamente na superfície da mucosa colorretal. Todavia, os pólipos podem pluralizar-se, tornando-se múltiplos, e não é rara a ocorrência simultânea de várias lesões, de até 10 pólipos. Em situações menos usuais, a quantidade de lesões pode alcançar cifras que chegam às centenas e até mais de um milhar, como ocorre na polipose adenomatosa familiar (FAP). A adenomatose cólica, em que se encontra um número inferior a 100 pólipos, por sua vez, pode estar expressando a forma atenuada da mesma alteração genética, a qual se chama polipose colônica adenomatosa atenuada (AAPC). A nomenclatura oficial sugere que seja usada a denominação pólipos múltiplos, quando o número de lesões é inferior a 100, ficando o termo polipose reservado para os casos de mais de uma centena de pólipos.

A multiplicidade de lesões poliposas está associada a fenômenos clínicos correlatos. Chama a atenção, que o grande número de adenomas pode extrapolar até exponencialmente o potencial de risco que cada uma de suas unidades representa, multiplicando-se assim a ocorrência de carcinoma. Por exemplo, na polipose adenomatosa familiar a incidência de carcinoma intestinal é muito elevada já a partir da 3ª década de vida e, após a 5ª década alcança quase a totalidade dos indivíduos afetados. Mais ainda, a condição representada por pólipos múltiplos e as poliposes estão associadas a entidades sindrômicas clássicas. Entre os pólipos neoplásicos benignos de origem epitelial, os adenomas, além da polipose adenomatosa familiar e a sua forma atenuada, destacamse a síndrome de Gardner, a síndrome de Turcot, as síndromes de Lynch e outras. Igualmente os hamartomas podem ser múltiplos e dar origem a uma polipose juvenil ou, em certas circunstâncias, dar lugar à síndrome da polipose juvenil que, além dos pólipos múltiplos, se manifesta por anemia, edema e hipoalbuminemia, tendo em vista tratar-se de uma doença secretora de proteínas. Registre-se que a polipose juvenil possui um pequeno mas definido risco de malignização, o que tem início a partir da ocorrência de áreas adenomatosas na intimidade do tecido hamartomatoso. Ainda pela presença de hamartomas múltiplos, existem a Síndrome de Peutz-Jeghers, a síndrome de Cowden e a síndrome de Cronkhite-Canada. Por sua vez, também os pólipos hiperplásicos podem ser múltiplos e configurar a polipose hiperplásica. Quando localizada nas porções proximais do cólon, tipicamente os pólipos são de maior tamanho do que aqueles isolados, e alguns apresentam a morfologia microscópica do tipo adenoma serrado e demonstram agregação familiar[7]. A referência ocasional de malignização desses pólipos mistos seria um exemplo de seqüência pólipo hiperplásico–adenoma–carcinoma.

Manifestações Clínicas

As manifestações clínicas dos pólipos intestinais comumente são pouco expressivas, por vezes sutis (Tabela 82.3). A eliminação de sangue pelo ânus é a evidência mais conspícua e pode ocorrer na forma de he-

matoquezia ou enterorragia, quase sempre pouco volumosa, ou então como perda oculta de sangue. A dor abdominal referente a uma lesão polipóide não costuma ser marcante e, quando surge, assume a forma de cólicas que são incaracterísticas. Mudança no hábito intestinal igualmente pode ocorrer, porém evacuação diarréica rica em muco sugere a existência de adenoma viloso. Tenesmo e prolapso retal são evidências de lesões vizinhas do canal anal, enquanto intussuscepção aparece por vezes em pólipos do intestino delgado. Um fato relevante, é que algumas vezes os pólipos integram afecções sindrômicas que, por sua vez, se expressam através de distintos e intricados quadros clínicos, inclusive com manifestações sistêmicas e que requerem a mais apurada perspicácia clínica para serem identificadas.

Tabela 82.3
Manifestações Clínicas dos Pólipos do Intestino Grosso
Sintomas (em geral escassos, por vezes sutis)
• hemorragia digestiva baixa
— enterorragia
— hematoquezia
• dor abdominal – cólicas
• alteração do hábito intestinal
— evacuações diarréicas
— mucorréia
— tenesmo
• prolapso
• intussuscepção
Sintomas e sinais como parte de quadros sindrômicos

Outra característica clínico-epidemiológica expressiva em neoplasias colorretais, particularmente naqueles de origem epitelial, é a hereditariedade. Cerca de 30% dos indivíduos com adenomas possuem história familiar de neoplasias intestinais, enquanto o restante tem incidência esporádica de pólipos. Nos casos de síndromes poliposas, poliposes e pólipos múltiplos, a agregação familiar aumenta substancialmente. Por outro lado, olhando sob outro prisma, está comprovado que indivíduos com história familiar de pólipos, particularmente adenomas, têm maior risco de neoplasias do intestino grosso, tanto de adenomas como de carcinoma.

Hereditariedade

O primeiro registro de hereditariedade na doença poliposa dos intestinos foi consignado em relação à polipose adenomatosa familiar[5]. A tendência de gerar numerosos adenomas desde tenra idade é uma herança autossômica dominante, e o gene que enseja o desenvolvimento dos pólipos nessa entidade foi denominado APC, o qual está localizado no braço longo do cromossoma 5[3]. Em certas situações, acredita-se que pólipos múlti-

1040

PÓLIPOS INTESTINAIS

plos sejam um apanágio de agregação familiar, e o exemplo dessa condição ficou bem ilustrado a partir dos trabalhos clássicos de Henry Lynch e de muitos outros que o seguiram.

Nas últimas décadas emergiram os resultados dos estudos de biologia molecular e das alterações nos genes, em decorrência de mutações ou deleções, através de distintos mecanismos, que foram sendo correlacionadas com os achados fenotípicos. Já foi referido acima o "vogelgrama", que especifica as alterações gênicas que ocorrem na via adenoma–carcinoma clássica. Além disso, os estudos das síndromes de Lynch[13] têm evidenciado que os genes ditos de controle da qualidade, isto é, do reparo do DNA alterado, seja por erro interno na sua síntese, seja por ação externa de agentes mutagênicos, sofreram mutações, e, portanto, apresentam a sua proteína efetora com ação defeituosa. A principal alteração genética relevante como biomarcador é a presença da instabilidade dos microssatélites, que são as pequenas seqüências repetidas de DNA não-codificante. Sua presença indica mutações em algum dos cinco genes do reparo dos danos ao DNA quando ocorre erro no pareamento das bases, denominados MSH2, MLH1, PMS1, PMS2 e MSH6.

Diagnóstico

O diagnóstico de pólipos no intestino grosso, na maioria das vezes, é fruto de achado incidental durante a investigação do reto e cólon por método de imagem na busca de afecções, até porque as manifestações clínicas são muito pouco expressivas, como já foi visto. Idealmente, como as lesões polipóides podem representar uma condição precursora de carcinoma, é desejável que elas sejam detectadas em fases precoces de sua evolução, no caso, através do rastreamento de neoplasia colorretal em indivíduos assintomáticos.

Considerando-se que sinais clínicos de pólipos intestinais são eventuais e incertos, a busca de evidências indiretas e premonitórias de sua presença pode ser realizada pela pesquisa do sangue oculto nas fezes[12]. A vantagem desse método é ter um custo pouco significativo e ser facilmente realizável e reprodutível até em vastas populações em investigação. No entanto, estudos realizados demonstraram que a adesão da massa de indivíduos ao processo não é encorajadora e, por seu lado, o teste revelou-se útil apenas na vigilância de indivíduos de risco, isto é, no seguimento de casos de carcinoma colorretal. Especificamente, na busca de adenomas o método nem sempre ensejou o retorno almejado[19].

Na atualidade, os recursos de exame direto e objetivo do intestino grosso (Tabela 82.4) representam os melhores instrumentos para o diagnóstico dos pólipos colorretais e para a identificação de suas características morfológicas. Entre eles, a retossigmoidoscopia tem se demonstrado bastante apropriada para a detecção de pólipos[14], embora restrita ao limite natural e óbvio de

---

Tabela 82.4
Métodos Diagnósticos para a Busca de Pólipos Colorretais

Pesquisa de sangue oculto nas fezes:
- Indicada no rastreamento em populações de risco e no acompanhamento de indivíduos portadores de risco moderado (p. ex., diagnóstico prévio de pólipos), intercalada com exames endoscópicos

Exames radiológicos:
- indicados em investigação de casos suspeitos, mas com resultados limitados
  — enema baritado simples
  — enema por duplo contraste

Exames endoscópicos:
- indicados no rastreamento, na investigação de casos clínicos suspeitos e no seguimento de pacientes portadores de condições de risco
  — retossigmoidoscopia flexível
  — colonoscopia

Exame anatomopatológico:
- complemento imperativo após o achado de pólipos, para avaliar diagnóstico definitivo, prognóstico e planejar o seguimento

Procedimentos para o futuro:
- para o diagnóstico do risco de indivíduos e no rastreamento
  — testes genéticos
  — colonoscopia virtual

---

sua potencialidade, porquanto ela não alcança toda a extensão dos segmentos colônicos. O que a torna um método quase rotineiro e de ampla aplicação é que a sua execução é bastante simples, pois o procedimento pode ser realizado em ambiente de consultório ou de ambulatório geral, inclusive por profissionais da saúde não-especializados e até mesmo sem preparo especial para limpeza dos intestinos. Vários estudos foram realizados com instrumento flexível, e, exceto pela impossibilidade de se examinar toda a extensão dos cólons, os resultados foram de nível muito bom, especialmente no rastreamento de indivíduos assintomáticos com risco de neoplasia, como também no seguimento de pacientes portadores de neoplasias intestinais prévias[6-14].

Com a introdução e o desenvolvimento tecnológico dos métodos modernos de registro de imagens que permitem a inspeção de toda a extensão dos cólons, tais como a radiologia e particularmente a colonoscopia, o diagnóstico dos pólipos do intestino grosso tornou-se mais consistente. Acrescenta-se a isso, no caso dos procedimentos endoscópicos, a possibilidade de realizar amostragem de espécimes para o diagnóstico definitivo através de exame anatomopatológico.

A investigação radiológica convencional do intestino grosso pode ser realizada por enema baritado simples ou pelo enema de duplo contraste. Ambos são

1041

utilizados extensamente, em virtude de sua disponibilidade quase universal, embora revelem algumas limitações. Publicações sobre a precisão da radiologia no diagnóstico de pólipos colorretais demonstraram índices de 85% a 90% no estudo por enema de duplo contraste, enquanto o enema opaco simples ficou em níveis de 42% a 80% em diferentes estudos[1,6]. Felizmente, a maior omissão do diagnóstico ocorreu em relação a pólipos pequenos, menores de 1 cm de diâmetro, os quais têm risco quase desprezível de malignidade.

Nas últimas décadas, a colonoscopia por fibra óptica e atualmente a videocolonoscopia se projetaram como os métodos ideais para o diagnóstico dos pólipos colorretais. A excelência das imagens se traduz em índices de acerto diagnóstico que se aproximam dos 100%, e a informação diagnóstica tem sido ampliada pela associação de técnicas como a cromoscopia e a magnificação das imagens. Além da inspeção endoscópica de toda a extensão dos cólons através de imagens com impressionante nitidez e detalhamento, estão a amostragem de espécimes por biópsias e a terapêutica endoscópica mediante ressecção de lesões polipóides — a polipectomia — que concede uma dimensão de excelência ao método na solução do problema dos pólipos intestinais[20].

A questão fundamental e decisiva no diagnóstico global da condição clínica ditada pela presença de pólipos intestinais é oferecida pelo diagnóstico histológico das lesões, idealmente ressecadas por inteiro. Todas as decisões sobrevêm após se conhecer a natureza histológica dos pólipos, assim como a qualificação de agravantes patológicos, tais como a presença de componente viloso e a superveniência de displasia de alto grau ou atipia acentuada na superfície epitelial. Mais ainda, como ilustração do problema, não raro em um pólipo com a aparência de uma singela lesão benigna pode ser encontrada uma transformação carcinomatosa, focal ou infiltrada, com características definitivas de malignidade. Portanto, somente de posse da informação anatomopatológica se pode imprimir a conduta adequada e definir o prognóstico em cada situação.

Numa visão do futuro, possivelmente muito próximo, já se descortina a utilização de tecnologia mais avançada em que se anuncia a consolidação da colonoscopia virtual, empregando a composição da imagem pela tomografia computadorizada helicoidal ou por ressonância magnética no diagnóstico de lesões polipóides do intestino grosso. Esses métodos ainda não demonstram benefícios consistentes, mas representam um forte apelo para aplicação em rastreamentos e seguimento de pacientes sob risco de neoplasia colorretal. Por outro lado, uma nova dimensão quanto ao diagnóstico dos riscos dos indivíduos sobrevirá com a utilização de estudos genéticos capazes de revelar os defeitos determinantes das condições neoplásicas.

Condutas

A polipectomia endoscópica é o método aplicável incontinente quando os pólipos são detectados e remo-

vidos no curso do próprio procedimento colonoscópico de sua descoberta, sempre que possível e observados os critérios de segurança. Para isso, devem estar disponíveis os equipamentos apropriados, bem como o endoscopista deve possuir experiência e dominar a técnica da polipectomia em todas as suas variantes. Entre as distintas técnicas que podem ser empregadas para a polipectomia, a utilização da corrente elétrica de coagulação para excisão de pequenos pólipos mediante o fórceps diatérmico ou o emprego de corrente com freqüência mais alta para ressecção mediante corte dos tecidos por um fio em forma de alça no caso de lesões maiores são os mais freqüentes. A ressecção por alça diatérmica é particularmente apropriada para os pólipos pediculados; no caso de lesões sésseis de dimensões maiores, quando a base de implantação ultrapassar o limite de 2 cm, devem ser usadas variantes como a ressecção por fatiamento e em etapas sucessivas. Atente-se que uma polipectomia pode desencadear complicações temíveis como sangramentos e perfuração da parede intestinal, o que pode e deve ser evitado desde que sejam observadas as regras de indicação das polipectomias, bem como os limites técnicos do procedimento, porquanto é inaceitável que o paciente seja colocado em situação de risco excessivo e desnecessário.

No que diz respeito ao resultado clínico da polipectomia, a ressecção das lesões de natureza inteiramente benigna é suficiente e curativa, o que igualmente é aplicável mesmo nas lesões que tenham características citohistológicas focais de malignidade, ou seja, displasia de alto grau limitada às camadas superficiais da mucosa, sem invasão da muscular da mucosa e submucosa. No entanto, se for constatada invasão dessas camadas mais profundas, faz-se necessário um estagiamento na busca de metástases regionais e a distância, assim como deve ser realizada a verificação da dosagem de um marcador tumoral, como o antígeno carcinoembrionário. Em seguida deverá ser considerada a indicação de intervenção cirúrgica no cólon, quando então devem ser levados em conta os fatores agravantes — clínicos, epidemiológicos e histológicos — como a história familiar, a idade do paciente, a multiplicidade de adenomas e a extensão e o grau de gravidade dos achados histológicos. Em certos casos deverá ser indicada a complementação cirúrgica com ressecção do segmento colônico envolvido e exploração intracavitária.

Os Pólipos e o Risco de Câncer Colorretal: Prevenção e Controle

Na atualidade, a prevenção e o controle do câncer em geral são uma medida altamente desejável e recomendável. No intestino grosso, a possibilidade de prevenir e controlar as neoplasias está plenamente certificada, com base nas peculiaridades do comportamento biológico das lesões precursoras. Entre estas, os pólipos tem o destaque, uma vez que a sua ressecção represente a cura e o controle da condição. Mais ainda, mesmo na-

PÓLIPOS INTESTINAIS

quelas lesões que já incorporam características de malignidade, desde que em estágios iniciais, igualmente a sua erradicação vai representar a cura do processo.

O diagnóstico precoce compreende o achado de entidades precursoras, bem como de lesões neoplásicas em fases iniciais, através da abordagem diagnóstica em indivíduos assintomáticos. Considerando que é impraticável executar o rastreamento na população por inteiro, na atualidade elege-se a aplicação de métodos de rastreamento em indivíduos sob risco. Exatamente, no caso do câncer intestinal, é do entendimento geral de que existem segmentos da população que têm maior risco. O grau de risco está estratificado em três níveis[4]: o risco básico, o risco moderado e o risco avançado (Tabela 82.5). Numa perspectiva geral, mas muito realista, todos os indivíduos, pelo simples fato de alcançarem a idade de 50 anos, particularmente em populações com elevada incidência de neoplasia colorretal, são qualificados como portadores do risco da média da população (average-risk), o que se denomina risco básico.

No nível seguinte, deve-se considerar que uma das características clínicas da neoplasia intestinal é que ela está estigmatizada pelo fenômeno do metacronismo, isto é, tanto pólipos adenomatosos como o carcinoma colorretal guardam uma elevada incidência de recidiva das lesões. Portanto, qualquer indivíduo que alguma vez tenha apresentado uma lesão neoplásica passa à categoria de risco de recidiva e, conseqüentemente, de desenvolver um câncer intestinal, pois esses indivíduos são rotulados com portadores do denominado risco moderado, o qual aumenta se os adenomas apresentarem agravantes patológicos, se houver história familiar de neoplasia colorretal, particularmente em parentes de 1º grau, assim como de tumores de outros sistemas, como o carcinoma de mama e de útero, e também de doenças infla-

matórias intestinais crônicas inespecíficas de longa duração, tais como a retocolite ulcerativa inespecífica e doença de Crohn.

Os casos que compreendem o alto risco são os pacientes portadores de polipose adenomatosa familiar e outras adenomatoses colônicas, assim como aqueles que se enquadram nas síndromes de Lynch, que compreendem o câncer colorretal hereditário não-relacionado a poliposes.

Exatamente nessas situações se justifica a prática dos programas de prevenção e controle do câncer colorretal e que são indicados em cada grupo de risco, segundo a melhor cobertura de proteção de que cada condição necessita. Segundo princípios determinados por esses programas, o rastreamento é o método de prevenção em que se faz a investigação em indivíduos assintomáticos, enquanto o seguimento se aplica nos pacientes que já tiveram lesão neoplásica intestinal. Os programas de prevenção e controle do câncer empregam regras estabelecidas em investigações de grande repercussão, como o Estudo Nacional dos Pólipos[20] e outros. Um exemplo compreende os programas de vigilância para a prevenção do câncer colorretal, que recomendam revisões por colonoscopia total a cada 3 anos quando foram identificados fatores agravantes ou a cada 5 anos nos demais.

Por último, tem havido numerosas publicações postulando a alternativa da quimioprevenção, que envolve o emprego de substâncias redutoras e outros mecanismos em pacientes que tiveram o diagnóstico de síndromes poliposas. Tem sido utilizado o ácido acetilsalicílico, bem como elementos da dieta denominados antioxidantes, antiinflamatórios não-esteróides como o Sulindac, os inibidores específicos da COX-2 e vários outros produtos mencionados na literatura[2]. Muitos desses agentes têm provocado a redução do número de lesões polipói-

Tabela 82.5
Níveis de Risco do Câncer Colorretal e Condutas

Grau de risco	Qualificação do caso	Prevenção e controle do CCR
Risco básico	A partir dos 50 anos de idade	Inicia rastreamento aos 50 anos
Risco moderado	História de adenomas isolados (ver agravantes patológicos)	Pesquisa de sangue oculto anual e colonoscopia em 3 ou 5 anos, de acordo com os achados em cada avaliação
	História familiar de parentesco em 1º grau com neoplasia intestinal	Rastreamento por colonoscopia; inicia-se com 5 anos a menos que a idade do familiar envolvido
	Retocolite ulcerativa inespecífica ou doença de Crohn de longa duração	Colonoscopia a cada 2 anos, a partir de 8 a 10 anos de doença
Alto risco	Polipose adenomatosa familiar e outras adenomatoses	Retossigmoidoscopia flexível na adolescência
	Síndromes de Lynch (HNPCC)	Colonoscopia na 3ª ou 4ª década de vida, repetida a cada 2 anos

1043

des em animais de laboratório e em pacientes portadores de poliposes, porém falta ainda uma comprovação consistente da eficácia em termos de aproveitamento clínico. Por exemplo, em estudos com o Sulindac, após uma dramática redução do número de pólipos, ao ser interrompido o uso da droga, houve reaparecimento das lesões. Como igualmente não ficou comprovada uma mudança no ritmo de proliferação celular, a desejada proteção que se esperava com o uso desses agentes não foi considerada definitiva, nem eficaz[4], e mais estudos clínicos controlados se fazem necessários.

REFERÊNCIAS BIBLIOGRÁFICAS

1. Aldridge MC, Sim AJW. Colonoscopy findings in symptomatic patients without X-ray evidence of colonic neoplasms. *Lancet* 2:833-4, 1986.
2. Barnes CJ, Lee M. Chemoprevention of spontaneous intestinal adenomas in the adenomatous polyposis coli Min mouse model with aspirin. *Gastroenterology* 114:873-7, 1998.
3. Bodmer WF, Bailey CJ, Bodmer J, et al. Localization of the gene for familial adenomatous polyposis on chromosome 5. *Nature* 328:614-6, 1987.
4. Boland CR, Sinicrope FA, Brenner DE e Carethers JH. Colorectal cancer prevention and treatment. *Gastroenterology* 118:S115-S128, 2000.
5. Bussey HJR, Veale AMO, Morson BC. Genetics of gastrointestinal polyposis. *Gastroenterology* 74:1325-30, 1978
6. Fork FT. Double contrast enema and colonoscopy in polyps detection. *Gut* 22:971-9, 1981.
7. Hamilton SR. Origin of colorectal cancers in hyperplastic polyps and serrated adenomas. *Editorial. JNCI* 93:1282-3, 2001.
8. Hamilton S.R., Vogelstein B., Kudo S., et al. WHO histological classification of tumours of the colon and rectum. In: Hamilton SR and Aaltonen LA. *Pathology and genetics — tumors of the digestive system*. WHO Classification of Tumors. IARC Press, Lyon, France, pp. 104-136, 2000.
9. Hayakawa M, Shimokawa K, Kusugami K, et al. Clinicopathological features of superficial depressed-type colorectal neoplastic lesions. *Am J Gastroenterol*, 94:944-9, 1999.
10. Iino H, Jass JR, Simms LA, et al. DNA microsatellite instability in hyperplastic polyps, serrated-adenomas, and mixed polyps: a mild mutator pathway for colorectal cancer? *J Clin Pathol*, 52:5-9, 1999.
11. Kinzler KW, Vogelstein B. — Lessons from hereditary colorectal cancer. *Cell*, 87:159-170, 1996.
12. Kronborg O. Polyps of the colon and rectum: approach to prophylaxis in colorrectal cancer. *Scand J Gastroenterol*, 15:1-5, 1980.
13. Lynch HT, Smyrk T, Lynch JF. Molecular genetics and clinicalpathology features of Hereditary Nonpolyposis Colorectal Carcinoma (Lynch Syndrome). *Oncology* 55:103-8, 1998.
14. Mullins RJ, Withworth PW, Polk Jr HC. Screening before surgery for colon neoplasms with a flexible sigmoidoscope by surgical residents. *Ann Surg* 205:659-64, 1987.
15. Muto T, Bussey HJR, Morson BC. The evolution of cancer of the colon and rectum. *Cancer* 36:251-70, 1975
16. Prolla TA. DNA mismatch repair and cancer. *Curr Opin Cell Biol* 10:311-316, 1998.
17. Shih IM, Wang T-L, Traverso G, et al. Top-down morphogenesis of colorectal tumors. *PNAS* 98:2640-2645, 2001.
18. Vogelstein B, Fearon ER, Hamilton SR, et al. Genetic alterations during colorectal-tumor development. *New Engl J Med* 319:525-532, 1988.
19. Winawer SJ, Schottenfield D, Fletcher RH. Colorectal cancer screening. *JNCI* 83:243-53, 1991.
20. Winawer SJ, Zauber AG, Ho MN, The National Polyp Study Workgroup. Prevention of colorectal cancer by colonoscopic polypectomy. *New Engl J Med* 329:1977-81, 1993.

Tumores do Intestino Grosso*

CAPÍTULO 83

Júlio Ricardo Torres Bermudez
Gerhard F. Buess

INTRODUÇÃO

O câncer do cólon e do reto é a 4ª neoplasia maligna visceral mais comum nos Estados Unidos, depois do câncer de pulmão, mama e próstata. Entretanto, é a 2ª neoplasia em mortalidade, depois do câncer do pulmão. Estimam-se 145.000 casos novos e 57.000 mortes de câncer de cólon e reto em 2001 nos Estados Unidos. Ainda que apenas 65.000 casos de câncer colorretal tenham ocorrido nos Estados Unidos em 1965, na realidade sua incidência ajustada à idade aumentou apenas ligeiramente. O grande aumento do número de casos pode ser explicado inicialmente pelo aumento da população idosa dos Estados Unidos. O câncer colorretal ocorre principalmente na idade avançada, e é uma doença importante na crescente população geriátrica deste país. Apenas o câncer de pulmão causa mais mortes do que o câncer colorretal. Sua distribuição é similar em ambos os sexos. Nos Estados Unidos, o risco de se adquirir carcinoma colorretal durante a vida é de 6% (duas vezes mais provável que apendicite aguda e igual à prevalência de hemorróidas), sendo que 2,5% da população morrerá desse câncer.

O câncer de reto já foi a forma dominante da doença, tanto assim que era concepção popular de que a colostomia era um requerimento indispensável para o tratamento do câncer colorretal. Dessa forma, o medo de estomas intestinais retardou a procura de muitos pacientes por cuidado médico, até que sua doença estivesse avançada e incurável. Pensava-se que a metade de todos os cânceres colorretais poderia ser atingida pelo dedo do examinador durante o toque retal, e que 2/3 deles poderiam ser alcançados com um retossigmoidoscópio rígido de 25 cm. Nos últimos 30 anos ocorreu uma grande mudança no padrão do câncer colorretal na

* Capítulo traduzido pelo Drs. Matheus Neves Ribeiro Silva, César Giovani Conte e Roberto da Silveira Moraes.

América do Norte. À medida que a incidência de câncer retal caiu rapidamente, houve um aumento concomitante da freqüência de câncer de cólon sigmóide e cólon direito. Essa mudança de padrão teve um grande impacto sobre as medidas de triagem e tratamento cirúrgico. Menos de 10% dos pacientes com câncer colorretal necessitam atualmente de colostomia permanente. Menos de 2/3 de todos os tumores colorretais estão ao alcance do retossigmoidoscópio flexível de 60 cm, e mais de 30% deles são proximais à flexura esplênica do cólon.

A incidência do câncer de cólon e reto varia entre diferentes países, aparecendo com maior freqüência nos países industrializados e na zona urbana, o que sugere indiretamente a importância de fatores ambientais na origem da doença. Este fato também é demonstrado pelo aumento na freqüência do câncer entre os grupos populacionais que migram de áreas de baixa incidência para regiões de alta incidência, uma vez que adquirem os mesmos hábitos e costumes.

ETIOLOGIA

Devido à ampla variação da incidência mundial do câncer colorretal, alguns investigadores têm procurado intensamente por fatores que diferenciam essas populações, com o objetivo de determinar sua etiologia. Entre os primeiros desses estudos estavam as observações de Dennis Burkitt na África Central, que percebeu uma incidência bastante baixa de câncer colorretal na população negra nativa. Ele observou que, comparado ao de brancos europeus, o consumo de fibras cereais cruas era muito mais alto nos africanos, e que o consumo de carne e de gordura era muito mais baixo. Aventou então a hipótese de que o aumento do consumo de fibras aumentava o peso e o volume das fezes e diminuía o tempo de trânsito intestinal, reduzindo desta maneira a exposição da mucosa colônica aos carcinogênicos da dieta, quando comparado ao dos brancos ocidentais. Outros investigadores sugeriram que diferenças genéticas entre populações pudessem explicar o risco diferencial. Entretanto, os estudos de migrações japonesas no Havaí, por Haenszel, forneceram evidências contra essa hipótese. Observou-se que japoneses no Japão têm um risco bastante baixo de desenvolver câncer colorretal, e que japoneses no Havaí, durante o período de uma geração, adquiriram um padrão ocidental de risco de câncer colorretal, apesar de não ter havido alterações do material genético. Isso pareceu ser evidência conclusiva de que um fator ambiental, possivelmente na dieta, era responsável pelo risco determinante de câncer colorretal.

A etiologia do câncer de cólon e reto, segundo demonstram os diferentes estudos epidemiológicos, está vinculada a fatores ambientais, particularmente os hábitos dietéticos da população, unidos à presença de alterações genéticas (Tabela 83.1).

Fatores Dietéticos

Tem sido evidenciado que a ingestão de gordura e de carne constitui o fator fundamental dentro da dieta associado positivamente à incidência de câncer de cólon, enquanto a ingestão de fibras vegetais parece desempenhar um papel protetor contra essa doença[13,84,85].

A gordura dentro da luz colônica e os produtos de sua oxidação pela degradação bacteriana promovem a proliferação celular do epitélio e aumentam a multiplicação celular das criptas. A gordura animal poliinsaturada e rica em colesterol parece ter maior influência, já que foi encontrada uma correlação entre os pacientes com câncer e a quantidade de colesterol nas fezes. Acredita-se que a ação mais importante da dieta rica em gordura na promoção do câncer de cólon é através da estimulação da secreção de bile, o que incrementa a concentração de ácidos biliares, que, ao serem metabolizados pelas bactérias, se convertem em ácidos biliares secundários (litocólico e desoxicólico), os quais são considerados poderosos mutagênicos. Por esse mesmo motivo, alguns autores sugerem um aumento na incidência de câncer, especificamente do cólon direito, nos pacientes colecistectomizados ou com ressecções gástricas.

A ingestão abundante de proteínas desempenha importante papel dietético no aparecimento do câncer de cólon, uma vez que as proteínas, ao serem digeridas, se convertem em pequenos peptídeos ou em aminoácidos que através da degradação bacteriana produzem compostos como as N-nitrosaminas, com um potencial efeito carcinogênico.

As fibras vegetais são um conjunto de carboidratos solúveis (pectina, hemicelulose) e não-solúveis (celulose) que não são digeridos na luz intestinal. Essas substâncias realizam uma ação protetora contra o câncer através da combinação de vários fatores. Essas fibras não-digeríveis incrementam o volume do bolo fecal principalmente pela retenção de água, aumentando a velocidade do trânsito intestinal. Além disso, essas fibras dissolvem e absorvem as diferentes toxinas presentes na luz intestinal, resultando em menor contato dessas substâncias carcinogênicas com o epitélio colônico.

Outros constituintes da dieta atuam como inibidores da carcinogênese. Esses incluem o selênio, as vitaminas C e E e os betacarotenos. As dietas pobres em vitamina C e betacaroteno tendem também a ter baixa

Tabela 83.1	
Fatores que Interferem na Gênese do Câncer de Cólon	
Promotores	*Inibidores*
• Dieta: — Gorduras (insaturadas, colesterol, ácidos biliares) — Proteínas (N-nitrosaminas)	• Dieta: — Fibra vegetal — Selênio — Vitaminsa C e E — Betacaroteno
• Genéticos: — Mutação no protooncogene K-ras — Síndrome da polipose múltipla familiar — Síndrome do câncer familiar não-polipóide — Polipose juvenil	
• Doenças inflamatórias intestinais: — Colite ulcerativa idiopática — Doença de Crohn	
• Cirurgia: — Colecistectomia — Operações gástricas — Ureterossigmoidostomia	

Tumores do Intestino Grosso

quantidade de fibra vegetal. O selênio é um elemento que experimentalmente demonstrou inibir a carcinogênese em ratos, enquanto sua deficiência endêmica, presente em algumas regiões como a Nova Zelândia, tem sido associada à alta incidência de câncer de cólon e reto[41].

Fatores Genéticos

Como têm demonstrado os estudos moleculares, os fatores ambientais não atuam isoladamente na gênese do carcinoma de cólon, definindo-se algumas alterações genéticas específicas associadas ao seu aparecimento.

A perda do códon 12 do protooncogene K-ras foi demonstrada em metade de todos os casos de carcinoma de cólon e reto, e em igual percentagem nos adenomas maiores que 1 cm, contrastando com sua perda em apenas 10% dos adenomas menores que 1 cm. O gene K-ras é um gene normalmente presente na célula e encarregado da produção de proteínas G. Estas proteínas normalmente intervêm na inativação de fatores vinculados ao crescimento e diferenciação celulares através de um efeito modulador sobre a enzima adenilciclase. Quando ocorre uma mutação no gene, se obtém uma proteína G anormal que perdeu sua capacidade para inativar o crescimento e a diferenciação celulares, resultando em um processo contínuo e autônomo[6,13,22].

A perda de regiões específicas nos cromossomos está associada ao desenvolvimento de câncer de cólon em uma grande percentagem dos casos. Essas regiões dos cromossomos têm sido interpretadas como portadoras de genes supressores tumorais, cujo produto atua de forma negativa sobre o crescimento e diferenciação celulares. A perda do cromossomo 5q está presente em todos os pacientes com a síndrome de polipose múltipla hereditária familiar e em 20% a 50% dos pacientes com câncer que não apresentam a síndrome.

A síndrome da polipose múltipla hereditária familiar é a mais significativa de todas as síndromes de polipose familiar. Esta doença tem um traço autossômico dominante com penetrância de 90%, e aproximadamente metade dos filhos do caso afetado apresentará essa condição. As pessoas afetadas desenvolvem numerosos pólipos ao longo de todo o cólon e reto entre 15 e 25 anos de idade, e a menos que se realize uma protocolectomia em uma idade mais precoce, todos os pacientes virtualmente desenvolverão câncer até os 55 anos[13].

A forma mais freqüente da síndrome não tende a apresentar alterações extra-intestinais, mas existem outras variantes em que estas podem ocorrer. A síndrome de Gardner com osteomas, tumores desmóides, hamartomas gástricos e tendência a desenvolver tumores de estômago, pâncreas e intestino delgado, constitui a forma mais grave da doença. Outras variantes incluem a síndrome de Turcot associada a neurinomas e tumores intracranianos e a síndrome de Oldfield associada com cistos sebáceos. A síndrome de Peutz-Jeghers e a polipose juvenil são doenças poliposas que não apresentam a mesma alteração genética que a síndrome de polipose familiar, e se caracterizam pela presença de hamartomas, que algumas vezes exibem alterações adenomatosas ao seu redor e que podem predispor ao aparecimento de câncer[41].

A síndrome do câncer familiar não-polipóide é outra forma genética em que se desenvolve o câncer de cólon. Essa síndrome é mais freqüente que a síndrome de polipose familiar, porém menos óbvia, e se associa à perda de uma porção no cromossomo 17q(p53) ou no 18q. O câncer tende a aparecer em idades mais precoces que nos pacientes com câncer associado a uma origem genética, e se reconhecem dois subtipos: um subtipo (Lynch 1) em que os indivíduos de uma família são suscetíveis a apresentar o câncer de cólon mas não câncer em outras localizações e outro subtipo (Lynch 2) em que os membros femininos da família tendem a apresentar câncer de mama, útero ou cólon indistintamente[7,48].

Outros Fatores de Risco

Existe associação importante entre o câncer de cólon e as doenças inflamatórias intestinais. O risco de desenvolver câncer de cólon nos pacientes com colite ulcerativa idiopática aumenta quase que exponencialmente a partir de 10 anos do início da doença, sobretudo naqueles com colite total, com um ataque primário grave ou naqueles com a doença com freqüentes recidivas. A doença de Crohn também apresenta risco aumentado de desenvolvimento de câncer de cólon e de outras partes afetadas do tubo digestivo, porém este risco é muito menor[20,29].

Outra associação importante do câncer de cólon é com os pólipos colônicos, a ponto de se estimar que a maioria dos carcinomas se origina de um adenoma. A probabilidade de aparecimento de câncer de cólon é duas a cinco vezes maior nos pacientes com adenomas, sendo ainda duas vezes maior se estes são múltiplos. Estima-se que a transformação maligna de um adenoma demore ao redor de 5 anos, já que a idade em que se diagnostica a maioria dos pólipos é precisamente 5 anos antes do que nos pacientes com câncer. Os pólipos adenomatosos podem ser divididos em tubulares, que são os mais freqüentes e constituem 75%, tubulovilosos, que representam 15%, e adenomas puramente vilosos, que constituem 10%, mas com uma maior tendência ao desenvolvimento de câncer (40% apresentam transformação maligna). Todos podem apresentar displasia que vai de leve a intensa. O risco de aparecimento do carcinoma depende também do grau de displasia e do tamanho do pólipo[11].

A teoria da seqüência adenoma–carcinoma tem muitas evidências indiretas que a sustentam. Populações de alto risco para o carcinoma também têm uma alta incidência de adenomas. A distribuição anatômica dos adenomas e carcinomas dentro do cólon é semelhante. A síndrome da adenomatose familiar está firmemente

1047

ligada ao carcinoma do cólon. A identificação histológica de cânceres dentro de pólipos e elementos polipóides dentro de cânceres é freqüentemente observada. Evidências diretas da seqüência adenoma–carcinoma têm sido demonstradas em vários estudos em que a polipectomia diminui o risco de carcinoma colorretal.

Existem ainda outros fatores de risco a serem considerados. Pacientes com mais de 40 anos de idade apresentam maior risco de desenvolver câncer colorretal, que aumenta proporcionalmente até a oitava década de vida. Além disso, a presença de ureterossigmoidostomia, irradiação prévia por câncer ginecológico e ressecção colorretal por neoplasia aumenta o risco de câncer do intestino grosso, e nos dois últimos o risco é duas a três vezes maior[41].

PATOLOGIA

O adenocarcinoma do cólon é a neoplasia maligna mais freqüente (acima de 95%) do intestino grosso (Fig. 83.1). Outras neoplasias mais raras incluem carcinóide, linfoma, leiomiossarcoma, rabdomiossarcoma, fibrossarcoma, hemangiopericitoma, angiossarcoma e outras. A maioria dos adenocarcinomas de cólon é moderadamente ou bem diferenciada, e cerca de 20% são pouco diferenciados ou indiferenciados (carcinoma de pequenas células) e alguns (10% a 20%) tendem a produzir mucina[41]. Acredita-se que a vasta maioria dos cânceres colorretais origina-se de adenomas preexistentes.

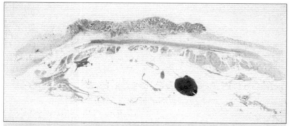

Fig. 83.1 — Amostra histológica de adenocarcinoma do reto (T2) com infiltração metastática de um gânglio linfático.

Características Patológicas

Os cânceres colônicos estabelecidos podem tomar as seguintes formas: (1) lesões polipóides ou exofíticas na mucosa colônica; (2) lesões ulceradas; (3) lesões estenosantes esquirrosas; (4) carcinomas infiltrativos difusos (linite plástica); e (5) carcinomas colóides secretores de mucina. As lesões exofíticas são identificadas mais comumente no cólon direito, enquanto as lesões esquirrosas são observadas mais comumente no cólon esquerdo e estão associadas mais freqüentemente com obstrução intestinal. Os carcinomas colóides e a linite são identificados mais freqüentemente nos pacientes com colite.

As características microscópicas do adenocarcinoma incluem, em lesões bem diferenciadas, a formação de glândulas que se infiltram por baixo da membrana basal e para o interior da submucosa e evidências celulares de displasia (que o diferencia da colite cística profunda). A graduação histológica dos tumores colorretais depende do grau de diferenciação celular e da maturação destes tumores. Os tumores grau I são lesões bem diferenciadas, como descrito anteriormente; os tumores grau II mostram maior celularidade dentro dos elementos glandulares que se infiltram por baixo da muscular da mucosa com figuras mitóticas mais irregulares e freqüentes; os tumores grau III são menos diferenciados, com acúmulo de células dentro dos elementos glandulares e arranjo irregular das estruturas glandulares. Os tumores grau IV são tumores totalmente anaplásicos, sem formação de glândulas e com infiltração de células isoladas através de toda a parede do cólon. A linite plástica representa a forma extrema desse tipo mais indiferenciado de lesão. Os tumores colóides são associados com a secreção de lagos de mucina ao redor de células tumorais. Como a diferenciação histológica desses tumores varia consideravelmente, eles são freqüentemente classificados em separado.

BIOLOGIA TUMORAL

O comportamento biológico dos tumores mucosos do cólon pode ser determinado pelo estabelecimento de fatores que predizem a sobrevida. A partir de uma revisão de 2.518 casos coletados no Projeto Britânico do Câncer do Intestino Grosso, as seguintes características do câncer colorretal foram consideradas preditoras significativas de sobrevida em cinco anos.

Nível da Invasão

Usando a modificação de Astler-Coller da classificação de Dukes, os pacientes com tumores do estágio A tiveram melhor taxa de sobrevida do que os pacientes com tumores B1, que por sua vez tiveram sobrevida maior do que os pacientes com tumores B2 (para definição da classificação, veja adiante).

Grau de Diferenciação Celular do Tumor

Tumores bem e moderadamente diferenciados apresentam melhor sobrevida do que os tumores pouco diferenciados.

Presença de Invasão Vascular por Células Tumorais no Espécime Ressecado

A presença de células tumorais na luz de vasos sangüíneos de espécimes ressecados é associada a mau prognóstico.

Presença de Câncer Metastático em Linfonodos Ressecados

Não apenas linfonodos metastáticos positivos indicam mau prognóstico, mas nas lesões Dukes C o nível de invasão do tumor primário também prediz a sobrevida em 5 anos. Pacientes com lesões Dukes C-alfa, que são tumores B1 com linfonodos positivos, apresentam melhor taxa de sobrevida do que aqueles pacientes com lesões C-beta, que são lesões B2 com linfonodos positivos. O número de linfonodos positivos no espécime ressecado também é um preditor significativo de sobrevida; pacientes com mais de quatro linfonodos positivos têm uma taxa de sobrevida em 5 anos muito mais baixa do que os pacientes com quatro ou menos linfonodos positivos. Finalmente, se o linfonodo mais alto do pedículo vascular do espécime ressecado apresentar câncer metastático (lesões C2), isso indica um sinal de muito mau prognóstico.

Esses dados demonstram que o câncer colorretal progride e finalmente se metastatiza de uma maneira ordenada. Embora existam relatos de grupo de linfonodos não-acometidos e de metástases precoces a distância, esses são exceções ao padrão normal de disseminação. Os princípios do tratamento de câncer colorretal são dependentes de seu padrão ordenado de progressão.

PADRÕES DE DISSEMINAÇÃO DO CÂNCER COLORRETAL

O câncer colorretal tanto pode se disseminar por invasão direta da parede intestinal e por invasão dos linfonodos mesentéricos como pode progredir por invasão direta de órgãos adjacentes ao tumor primário. Os órgãos comumente associados a esse tipo de disseminação incluem útero, bexiga e intestino delgado. A invasão de estruturas adjacentes não é particularmente um sinal de mau prognóstico do câncer colorretal. Pacientes com tumores B3, que são pacientes com linfonodos negativos, mas com invasão direta de órgãos, apresentaram uma taxa de 67% de sobrevida em 5 anos quando a estrutura adjacente é ressecada em bloco com o tumor primário. Pacientes com tumores C3 (lesões B3 com linfonodos positivos) possuem uma taxa de sobrevida de 22% em 5 anos, quando são realizadas ressecções em bloco.

O planejamento pré-operatório de todos os pacientes deve incluir o delineamento de quais órgãos podem estar envolvidos, para que possa ser obtido o consentimento cirúrgico adequado do paciente. O exame patológico cuidadoso de aderências aparentemente benignas entre o tumor primário e um órgão adjacente tem demonstrado freqüentemente células tumorais nessas aderências. No mesmo relato citado acima, todos os pacientes nos quais as aderências foram seccionadas morreram de câncer.

Também pode ocorrer a disseminação hematogênica do câncer colorretal, predominantemente através do sistema portal do fígado. Mais da metade de todos os pacientes que morrem de câncer colorretal apresenta metástases hepáticas. Embora as metástases hepáticas fossem consideradas no passado um sinal prognóstico terminal, atualmente as hepatectomias para as metástases únicas ou múltiplas resultam em cura em até 30 a 40% dos pacientes. Embora as células tumorais tenham sido detectadas no sangue periférico de pacientes com câncer colorretal, particularmente durante a manipulação operatória do tumor, esse achado não tem correlação com a sobrevida em 5 anos.

Finalmente, os tumores podem se disseminar através da cavidade abdominal para superfícies peritoneais distantes do tumor primário. Um local comum de metástases de qualquer carcinoma intraperitoneal, particularmente o câncer colorretal, é o ovário. Embora se achasse que a presença de metástases ovarianas torna-se a paciente incurável, existem dados de que a ooforectomia bilateral em pacientes com metástases ovarianas resulta em raros casos de cura. Em todas as outras situações de metástases transperitoneais, existe pouco benefício na realização de ressecções dessas metástases, exceto como medida paliativa quando elas estão causando sintomas como obstrução intestinal.

ESTAGIAMENTO DOS TUMORES COLORRETAIS

Os três estadiamentos do câncer colorretal mais utilizados são os de Broder (da Clínica Mayo, EUA) Dukes (do Hospital de São Marcos, Inglaterra) e o da União Internacional contra o Câncer e do Comitê Americano de Câncer (UICC/AJCC).

Classificação de Broders

A classificação de Broders fornece o grau de diferenciação histológica do tumor, e é baseada na hipótese de que a taxa de crescimento do carcinoma é determinada pelo grau de diferenciação celular. Tumores bem diferenciados crescem lentamente e tumores pouco diferenciados crescem rapidamente.

As características microscópicas do adenocarcinoma incluem, em lesões bem diferenciadas, formação glandular que infiltra abaixo da membrana basal e dentro da lâmina própria, a submucosa, muscular própria e além, e evidências celulares de displasia (o que o diferencia da colite cística profunda).

A graduação histológica de tumores colorretais depende do grau de diferenciação celular e maturação dessas glândulas, como observado em espécimes ressecados ou em biópsias pré-operatórias. Os critérios básicos usados para resumo da diferenciação celular são:

• *Grau I:* Os tumores são lesões bem diferenciadas, como descrito anteriormente.

- *Grau II:* Os tumores mostram-se mais agrupados dentro de elementos glandulares que infiltram abaixo da muscular da mucosa, com figuras mitóticas mais irregulares e freqüentes.
- *Grau III:* Os tumores são menos diferenciados com empilhados de células dentro de elementos glandulares e arranjo irregular das estruturas glandulares.
- *Grau IV:* Os tumores são totalmente anaplásicos, sem formação glandular e infiltração de células únicas por toda a parede do cólon. A linite plástica representa a forma extrema dessa lesão mais indiferenciada.

Tumores colóides são tumores associados com secreção de lagos de mucina nos arredores de células tumorais, e podem apresentar-se como um abscesso perirretal quando localizado no reto. Como a diferenciação histológica desses tumores varia consideravelmente, eles são muitas vezes classificados separadamente.

Ainda que excelente correlação tenha sido obtida entre a classe I e IV de Broders e a sobrevida final, na prática clínica da vasta maioria dos tumores são Broders classe II. Assim, para a maioria dos pacientes, as diferenças de prognóstico e resultados de diferentes tratamentos podem não ser comparadas porque caem dentro de uma única classe histológica.

Sistema de Dukes

O sistema de Dukes é baseado na observação de que a profundidade de invasão do carcinoma relaciona-se com a sobrevida. Foi Dukes, juntamente com Lockhart-Mummery, quem propôs pela primeira vez a seqüência adenoma–carcinoma. Dukes relatou que todos os carcinomas se originavam e progrediam de um modo ordenado desde a malignidade *in situ* em adenomas, até lesões metastáticas. Existe uma grande confusão a respeito do uso preciso do sistema de Dukes, devido, em grande parte, a muitas modificações que recebeu desde o seu desenvolvimento. O próprio Dukes modificou esse sistema de classificação três vezes em 10 anos; desde então, foram publicadas grandes modificações por Simpson, Kirklin, Astler e Coller, Turnbull *et al.*, Gunderson e Sosin; além disso, grandes esforços nacionais foram feitos, particularmente na Austrália e Estados Unidos, para reorganizar os sistemas de classificação. A modificação mais utilizada do sistema de Dukes é a descrita por Gunderson e Sosin (Tabela 83.2).

Pelo fato de Broder e Dukes serem patologistas, seus sistemas de estagiamento foram derivados de espécimes que chegavam em seus laboratórios; eles nunca conheceram os pacientes dos quais eles foram obtidos. Como resultado, certos aspectos clínicos desses pacientes nunca foram incluídos nesses sistemas de classificação, nem foi definida sua importância em relação ao prognóstico. A classificação de Dukes pode ser obtida apenas a partir de espécimes ressecados, e por isso não pode ser utilizada prospectivamente para determinar a terapia. Embora a classificação de Broder possa ser obtida através de biópsia pré-operatória, isso implica um risco de erro significativo, pois os graus de malignidade histológica podem freqüentemente variar em um mesmo tumor. Nos dados do Projeto Britânico do Câncer do Intestino Grosso mostrados anteriormente, Fielding encontrou que, da mesma forma que o grau histológico e a profundidade de invasão, certos fatores clínicos também foram preditores significativos da sobrevida, particularmente obstrução intestinal e mobilidade do tumor. Até agora

---

Tabela 83.2
Estagiamento Patológico de Dukes do Câncer Colorretal. Modificação de Gunderson e Sosin

A: Lesões limitadas à mucosa, linfonodos negativos.

B1: Extensão através da mucosa, mas dentro da parede intestinal, linfonodos negativos.

B2: Extensão através da parede intestinal, linfonodos negativos.
B2m: Extensão somente microscópica através da parede intestinal.

B3: Tumores que estão aderidos e/ou invadem estruturas adjacentes, submetidos com o espécime patológico; linfonodos negativos.

C1: B1 com linfonodos positivos.

C2: B2 com linfonodos positivos.
C2m: B2m com linfonodos positivos.

C3: B3 com linfonodos positivos.

Adendo:
1. *Estágio D de Turnbull: Tumores com metástases hepáticas, pulmonares, ósseas, implantes peritoneais ou tumor irressecável devido à invasão parietal; invasão de órgãos adjacentes.*
2. *Características clínicas preditoras de recorrência local do Projeto Britânico do Câncer do Intestino Grosso: fixação do tumor, obstrução do intestino grosso e perfuração do tumor.*

nenhuma classificação de estagiamento patológico levou esses fatores em consideração.

Classificação da União Internacional contra o Câncer e do Comitê Americano de Câncer(UICC/AJCC)

A classificação para estagiar o câncer colorretal mais aceita universalmente é a baseada na classificação TNM da União Internacional contra o Câncer (UICC). O Comitê Americano de Câncer (AJCC), com base na classificação da UICC, propôs um sistema de estagiamento que contempla também o carcinoma *in situ* e permite a estratificação de acordo com o número de linfonodos positivos (Tabela 83.3)[13].

FATORES PROGNÓSTICOS

Dos dados acima pode-se concluir que existem fatores clínicos e patológicos que se correlacionam e estão associados com a sobrevida dos pacientes com câncer de cólon (Tabela 83.4). O comportamento biológico do tumor é o fator que determina a tendência de um tumor disseminar-se tanto localmente como a distância, sendo em última instância fator determinante do prognóstico. O grau de diferenciação do tumor é uma das características que deve ser analisada. Quanto mais indiferenciado for o tumor, maior o risco de disseminação metastática, o que é próprio do adenocarcinoma de cólon de pequenas células e do adenocarcinoma de células em anel de sinete. A produção de mucina tende a piorar o prognóstico, já que esses tendem a recidivar localmente. A invasão de vasos sangüíneos, linfáticos e perineural constitui fatores desfavoráveis. Ao contrário, a presença de infiltração linfocítica do tumor e a reação de histiócitos nos gânglios linfáticos regionais fazem o prognóstico ser menos desfavorável. Geralmente os tumores exofíticos estão associados a um estágio mais precoce de doença que os tumores ulcerados.

O estudo da biologia molecular do tumor não se realiza de forma rotineira, mas em um futuro próximo trará maiores conhecimentos prognósticos. O estudo do conteúdo do DNA da célula através da citometria de fluxo constitui indicador prognóstico significativo, já que permite categorizar se os tumores são diplóides (conteúdo de DNA similar ao da célula humana normal) ou aneuplóides (conteúdo de DNA anormal) que tendem a recidivar com maior freqüência que os primeiros[13,41]. O estudo de alguns antígenos presentes na superfície celular do tumor, especificamente do antígeno carcinoembrionário, se constitui em índice prognóstico. A elevação de suas cifras acima do normal é característica que indica mau prognóstico[13,41].

A forma de aparecimento dos sintomas é um importante fator prognóstico. Tumores com um curto período de sintomas no momento do diagnóstico são tumores com crescimento muito rápido e portanto de pior prognóstico. Os tumores de reto e retossigmóide parecem ter piores índices de sobrevida que os tumores localizados no resto do cólon, mas tendem a ser diagnosticados em estágios mais precoces que os tumores do cólon direito porque produzem sintomas precocemente e são mais acessíveis. A idade geralmente não constitui um fator que determine o comportamento biológico do câncer de cólon e reto. No entanto, câncer colorretal em pessoas com menos de 40 anos de idade reflete particularmente um mau prognóstico. Outros fa-

Tabela 83.3 Classificação TNM dos Cânceres de Cólon e Reto (AJCC/UICC)	
Estágio 0	Tx
	T0
	Tis
Estágio I	T1
	T2
Estágio II	T3
	T4
Estágio III	Qualquer T com N1-N3
Estágio IV	Qualquer T, qualquer N, na presença de metástase (M1)

Tumor primário (T)
- Tx: Tumor primário não-demonstrável
- T0: Não se evidencia o tumor na peça ressecada (polipectomia)
- Tis: Carcinoma *in situ*
- T1: Invade a submucosa
- T2: Invade até a muscular própria
- T3/T4: Depende da localização do tumor e se existe ou não a serosa

Se a serosa está presente
- T3: Atravessa a muscular própria até a subserosa ou chega à serosa mas não a ultrapassa
- T4: Atravessa a serosa em direção à cavidade abdominal ou a um órgão contíguo

Se a serosa não está presente (os 2/3 distais do reto e a parede posterior do cólon direito e esquerdo)
- T3: Atravessa a muscular própria
- T4: Invade um órgão vizinho (vagina, próstata, ureter, rim)

Nódulos linfáticos regionais (N)
- Nx: Os nódulos linfáticos não podem ser avaliados (ressecção local do tumor)
- N0: Não há invasão dos nódulos regionais
- N1: 1-3 nodos positivos
- N2: 4 ou mais nodos positivos
- N3: Invasão dos nodos linfáticos centrais

Metástase a distância (M)
- Mx: A presença de metástase não pode ser demonstrada
- M0: Não há metástase a distância
- M1: Presença de metástase a distância

1051

Tabela 83.4	
Fatores Prognósticos do Câncer Colorretal	
Fator	*Associação*
Histopatológicos:	
Grau de diferenciação tumoral	Tumores indiferenciados têm pior prognóstico
Produção de mucina	Tumores produtores de mucina tendem a recidivar localmente
Invasão de vasos sangüíneos, linfáticos e perineural	Prognóstico desfavorável
Infiltração linfocítica do tumor e de histiócitos nos gânglios linfáticos regionais	Prognóstico menos desfavorável
Formato do tumor	Tumores ulcerados têm um prognóstico pior que os tumores com crescimento exofítico
Biomoleculares:	
Conteúdo de DNA celular	A presença de aneuploidia é fator de mau prognóstico
Antígeno carcinoembrionário	Cifras elevadas são índice de mau prognóstico
Clínicos:	
Idade	Nos pacientes < 40 anos, o câncer se apresenta de uma forma mais avançada e a evolução é mais rápida
Forma de aparecimento dos sintomas	Pacientes com sintomas precoces têm pior prognóstico
Localização do tumor	Os tumores de reto e retossigmóide têm menor índice de sobrevida
Obstrução e perfuração	Prognóstico desfavorável
Necessidade de transfusão durante a operação	Prognóstico desfavorável

tores que tornam o prognóstico consideravelmente mais sombrio é a presença de obstrução, perfuração ou a necessidade de transfusão peroperatória.

QUADRO CLÍNICO

As manifestações clínicas do câncer colorretal dependem da localização anatômica do tumor, seu tamanho, extensão, de suas características morfológicas e da presença de complicações como obstrução, hemorragia e perfuração (Tabela 83.5).

Os tumores do cólon direito freqüentemente causam dor contínua leve ou moderada no quadrante inferior direito do abdômen, e sintomas de anemia que incluem palidez, cansaço, astenia, tontura, dispnéia e palpitação cardíaca. Perda de peso é comum, e massa palpável pode ser observada na metade dos pacientes. Apesar de o sangramento ser oculto na maioria dos pacientes com câncer do cólon direito, 1/4 dos pacientes relata presença de sangue nas fezes.

As neoplasias malignas do cólon esquerdo estão geralmente associadas com alterações do hábito intestinal.

Constipação intestinal, redução do calibre das fezes e dor abdominal são queixas freqüentes. Diarréia, alternada ou não com constipação intestinal, ocorre em alguns pacientes. Apesar de a presença de sangue e muco ser comum nas fezes, a ocorrência de anemia intensa é infreqüente no câncer do cólon esquerdo. Sintomas de obstrução colônica são incomuns, mas ocorrem principalmente nas lesões da flexura esplênica. Esses sintomas são raros nos tumores do cólon direito devido ao conteúdo líquido das fezes nessa região e ao grande diâmetro do ceco e cólon ascendente, duas vezes e meia maior que o cólon esquerdo.

A eliminação de sangue vivo pelas fezes é o sintoma mais freqüente do câncer do reto. Muitas vezes esse sintoma é único e com freqüência é indevidamente atribuído pelo médico e paciente como hemorróida. Dor abdominal baixa ocorre em 1/4 dos pacientes. Perda de peso e anemia também podem ser relatadas.

O exame físico pode evidenciar massa palpável, hepatomegalia, ascite e icterícia. O tumor do reto pode ser determinado pelo toque retal. Metástases para o fundo-de-saco (prateleira de Blumer) podem também ser palpadas pelo toque retal. Exame ginecológico completo

TUMORES DO INTESTINO GROSSO

Tabela 83.5 Formas Clínicas de Apresentação dos Tumores de Cólon e Reto	
Sintomas gerais	Se manifestam igualmente em todas as localizações
Forma anêmica	Mais freqüente nos tumores do cólon direito
Forma hemorrágica	Mais freqüente do lado esquerdo e se manifesta de forma aguda com enterorragia
Forma oclusiva	Mais freqüente nos tumores do lado esquerdo
Forma tumoral	Mais freqüente nos tumores do lado direito
Forma dispéptica	Característico dos tumores do lado direito

deve ser sempre realizado para avaliar o comprometimento do útero, da vagina e anexos.

DIAGNÓSTICO

Detecção por Triagem do Câncer Colorretal

A detecção de sangue oculto nas fezes não é um procedimento diagnóstico. Os resultados desse procedimento de triagem devem ser utilizados exclusivamente para determinar quais pacientes assintomáticos necessitarão de avaliação diagnóstica completa do cólon. Existem pacientes, como os com síndromes familiar de câncer de cólon e aqueles com sintomas de câncer de cólon, nos quais os riscos de adquirir câncer colorretal são tais, que a avaliação diagnóstica completa-padrão do cólon se faz necessária.

O princípio da técnica de triagem de indivíduos assintomáticos com risco de câncer de cólon é detecção de sangue oculto nas fezes. A precisão desse teste é dependente da quantidade de sangue extravasada de neoplasias colônicas tanto benignas quanto malignas. Como se sabe que os tumores sangram apenas intermitentemente, é necessário realizar esse teste em várias amostras de fezes. Certos elementos da dieta podem causar resultados falso-positivos, como a carne vermelha, rabanete, nabo, beterraba, brócolis e melão. Certos medicamentos também podem causar resultados falso-positivos como a aspirina, antinflamatórios não-esteróides, anticoagulantes e ferro. A ingestão de ácido ascórbico pode causar resultado falso-negativo. Após a eliminação desses itens por três dias, os pacientes devem submeter suas fezes a exame. Este exame deve ser realizado anualmente em todos os indivíduos acima de 50 anos de idade.

Estudos envolvendo triagem com sangue oculto mostraram que 1% a 3% da população assintomática apresentam resultados positivos e, desses, aproximadamente a metade apresentava neoplasia de cólon. Setenta por cento dos carcinomas descobertos por esse método de triagem são lesões Dukes A; isso é comparável favoravelmente com a incidência de lesões avançadas encontradas em pacientes sintomáticos independentemente da intensidade de seus sintomas, que é de 70%. Entretanto, cerca de dois terços de todos os adenomas e um terço dos carcinomas são negativos ao teste para sangue oculto nas fezes.

Exames de Imagem

Anteriormente, descrevia-se que a metade de todos os tumores colorretais podia ser detectada no exame digital do reto e dois terços deles eram visíveis à retossigmoidoscopia rígida de 25 cm. Entretanto, nas últimas décadas houve uma mudança marcante da localização dos tumores colorretais, de tal forma que a proporção de câncer retal está agora declinando rapidamente, ao mesmo tempo em que está aumentando a incidência de tumores do cólon direito. Essa mudança tem um grande impacto na natureza dos estudos diagnósticos a serem realizados no cólon.

Embora o exame digital do reto ainda seja útil na obtenção de material para o teste para sangue oculto nas fezes e para afastar a presença de câncer do reto distal, a retossigmoidoscopia rígida atualmente é útil sobretudo para o diagnóstico de doenças inflamatórias intestinais. Esse instrumento foi substituído pela retossigmoidoscopia flexível de 60 cm, pelo enema opaco de duplo contraste e pela colonoscopia. Aproximadamente dois terços das neoplasias colorretais ocorrem nos 60 cm distais do intestino grosso, sendo assim detectáveis com a retossigmoidoscopia flexível. A técnica de duplo contraste aumentou de forma bastante importante a precisão e a utilidade do enema opaco no diagnóstico de neoplasias colorretais precoces. O enema opaco com contraste simples, embora ainda seja útil nos casos de emergência para avaliar pacientes com obstrução intestinal, pode não evidenciar mais da metade dos tumores colorretais Dukes A e B, tornando-se predominantemente útil apenas no diagnóstico do câncer incurável do cólon.

A colonoscopia deve ser realizada em todos os pacientes com enema opaco anormal, deve ser parte da avaliação pré-operatória de todos os pacientes com tumores de cólon e reto, deve ser realizada em todos os pacientes portadores de pólipos de cólon e reto e em qualquer paciente com suspeita de neoplasia de cólon e reto, mesmo com enema de duplo contraste negativo. A colonoscopia é um exame caro que deve ser realizado por um profissional com treinamento especializado e, além disso, tem a mais alta taxa de risco para o paciente entre todas as modalidades de exame do cólon. Aproximadamente um em cada 400 pacientes apresentará perfuração do cólon, que necessitará de reparo cirúrgico de emergência. Além disso, com o uso da colonoscopia, tumores benignos e malignos do cólon podem ser removidos, fragmentos de tecidos podem ser retirados para exame em qualquer local dentro do cólon, e lesões sincrônicas podem ser identificadas em pacientes com neoplasias colorretais, redefinindo a extensão da ressecção nesses pacientes. A colonoscopia também tem grande potencial diagnóstico e terapêutico em doenças não-malignas do cólon, como no diagnóstico de doenças inflamatórias intestinais. A colonoscopia está contra-indicada em pacientes com suspeita de perfuração do cólon, pacientes com colite aguda fulminante e em pacientes com megacólon tóxico.

Existem, entretanto, fatores que limitam a precisão e o potencial terapêutico da colonoscopia. O primeiro deles é que fatores técnicos impedem a passagem do aparelho até o ceco em até 20% dos exames, e nesses casos está indicado o enema opaco com duplo contraste para avaliar o segmento restante do cólon. Existem também locais no cólon que são de difícil visualização completa com o colonoscópio, como as duas flexuras colônicas e porções do cólon sigmóide. Essas áreas são geralmente mais bem examinadas pelo enema opaco. Finalmente, a colonoscopia não pode ser realizada em pacientes agudamente enfermos que não possam ser submetidos a um preparo adequado do cólon; nesses casos, o enema opaco é o melhor exame para a avaliação do cólon. Como a colonoscopia, o enema opaco está contra-indicado em pacientes com colite aguda fulminante e megacólon tóxico, bem como em pacientes em que se suspeita de perfuração livre do cólon.

O enema opaco com duplo contraste é mais barato e mais amplamente disponível do que a colonoscopia; também é consideravelmente mais seguro do que a colonoscopia. As perfurações ocorrem em aproximadamente 1 em 6.000 exames, mas, ao contrário das associadas à colonoscopia, as perfurações causadas pelo enema opaco são freqüentemente fatais.

A realização do ultra-som transretal complementa a retossigmoidoscopia nos tumores de reto, uma vez que permite verificar o grau de invasão tumoral da parede, a presença de gânglios metastáticos ou a invasão de estruturas vizinhas como vagina ou próstata (Fig. 83.2).

Uma vez realizado o diagnóstico do tumor primário, são necessários outros estudos que ajudem a determinar o estágio em que se encontra a doença e a definir qual a conduta a ser seguida. Esses exames são dirigidos fundamentalmente à busca de metástases. O fígado é o local mais freqüente de metástases de tumores colorre-

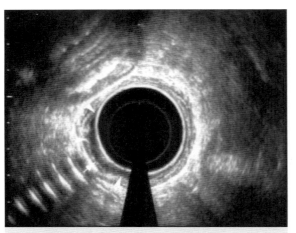

Fig. 83.2 — *Ultra-sonografia transretal que mostra um câncer de reto (T1) entre as 7 e as 10 horas. O tumor invade até a submucosa (segunda linha ecogênica interrompida).*

tais, seguido pelos pulmões, retroperitônio, ovários, cavidade peritoneal, corpos vertebrais e raramente glândulas supra-renais.

Para estudo das metástases intra-abdominais se utiliza rotineiramente a ultra-sonografia abdominal, embora a sensibilidade aumente com a realização de tomografia axial computadorizada convencional ou helicoidal, e com a ressonância nuclear magnética, definindo-se lesões menores que 0,5 cm. Esses exames ajudam não só a localizar as metástases, mas também avaliam a possibilidade de comprometimento ureteral e renal. Outro que deve ser realizado de rotina é a radiografia simples de tórax na busca de metástases pulmonares. A radiografia de coluna lombossacra é realizada na suspeita de lesões metastáticas a esse nível.

Uma urografia excretora é realizada para avaliar a bilateralidade da função renal e determinar a anatomia dos ureteres; em pacientes com sintomas urinários significativos ou urinálise anormal e tumores pélvicos do cólon e reto, deve ser realizada também uma cistoscopia. Se o tumor é grande, se a urografia excretora mostrar desvio ureteral significativo ou se o paciente foi submetido a cirurgia pélvica prévia ou radioterapia, está indicada a colocação de moldes ureterais bilateralmente antes da laparotomia. Esses moldes facilitarão a localização dos ureteres durante a operação.

Marcadores Tumorais

Os marcadores tumorais mais utilizados são o antígeno carcinoembrionário e a alfa-fetoproteína. Estes apresentam pouco valor diagnóstico, mas têm demonstrado importante valor prognóstico[41]. O teste sangüíneo que é mais freqüentemente relacionado ao câncer colorretal é o nível sérico do antígeno carcinoembriônico (CEA). Entretanto, elevações substanciais do CEA sérico só têm sido observadas em casos de doença avança-

TUMORES DO INTESTINO GROSSO

da, nos quais a sobrevida é limitada. A maioria dos carcinomas precoces está associada a níveis normais de CEA e elevações do CEA têm sido encontradas em doenças não-malignas do cólon como a colite e em algumas condições extracolônicas, incluindo doenças da vesícula biliar e mama, e em fumantes de cigarros. A principal utilidade do CEA tem sido no segmento de pacientes após ressecções de câncer colorretal. Sua elevação no pós-operatório após a ressecção do tumor indica recidiva da neoplasia.

TRATAMENTO

Cuidados Pré-Operatórios

A preparação do paciente para tratamento cirúrgico do câncer colorretal deve incluir a consideração de três fatores especiais, além das variáveis específicas ao tumor descritas anteriormente. Elas são: (1) avaliação e terapia nutricional; (2) profilaxia do embolismo/tromboembolismo pulmonar; (3) preparo mecânico e antibiótico do cólon para prevenir a infecção pós-operatória.

A incidência de trombose venosa profunda após procedimentos de cirurgia geral varia de 16% a 30%, dependendo do grupo etário estudado e do método diagnóstico empregado (captação do fibrinogênio e venografia). Sete por cento dos coágulos irão se estender proximalmente ao joelho, e o embolismo pulmonar significativo irá ocorrer em 1,6% da população cirúrgica geral; a morte por embolia pulmonar irá ocorrer em quase 1% desses pacientes. A modalidade de profilaxia mais extensamente empregada é a administração de heparina de baixo peso molecular subcutânea, iniciando-se 2 horas antes da operação e continuando-se a cada 8 ou 12 horas até que o paciente esteja deambulando plenamente. Dessa forma, a incidência de trombose venosa profunda é reduzida em 60%, de 25% para 10%. Os resultados globais dos estudos sobre a heparina também revelam que a chance de um coágulo se propagar acima dos joelhos é reduzida à metade, como também o é a incidência de embolia pulmonar; o risco de embolia pulmonar fatal é reduzido de 0,7 para 0,2% com o pré-tratamento com heparina. A compressão pneumática das coxas e uso de meias de compressão também são importantes em alguns casos.

O preparo mecânico do cólon pode ser realizado pela administração de manitol a 10% (ingestão de 2.000 ml em três horas), ou através de enemas. A administração de manitol por via oral é contra-indicada nas oclusões e suboclusões intestinais. O preparo mecânico isolado é considerado eficaz na diminuição do bolo fecal, porém não altera a concentração de bactérias intraluminais e, isoladamente, não altera as taxas de infecção cirúrgica.

Atualmente está estabelecido que alguma forma de profilaxia antibiótica é mandatória na cirurgia colorretal, e um grande número de antibióticos, isolados ou em combinação, tem sido empregado. A administração pode ser por via oral ou parenteral. Os esquemas mais usados são: (1) combinação de neomicina e eritromicina-base,

administrada em doses de 1 g cada, às 13, 14 e 23 h do dia que antecede a operação; (2) devido à incidência de náuseas e vômitos (maior que 6%), associados com eritromicina, alguns autores substituíram-na por tetraciclina ou metronidazol, com bons resultados; (3) administração parenteral de cefalosporina de 3ª geração com metronidazol; e 4) aminoglicosídeos associados com o metronidazol por via parenteral.

Procedimento Cirúrgico

A ressecção do câncer colorretal deve incluir o tumor e segmentos colônicos contíguos na distribuição do suprimento sangüíneo arterial e venoso e a drenagem linfática primária em continuidade. Os tumores malignos do apêndice vermiforme, ceco, cólon ascendente, flexura hepática e cólon transverso direito são tratados com hemicolectomia direita e reconstituição com ileotransversostomia término-terminal ou término-lateral. As neoplasias do cólon transverso médio são tratadas com ressecção de todo o cólon transverso, cólon ascendente distal e cólon descendente proximal. Os tumores do cólon transverso esquerdo, flexura esplênica, cólon descendente proximal e sigmóide superior são submetidos a colectomia esquerda clássica. As neoplasias do sigmóide distal e reto superior são tratadas por ressecção anterior, ou seja, ressecção do cólon sigmóide e do reto (com margem de segurança de 5 cm). O reto pode ser dividido em três partes. A superior ou proximal se estende da sua junção com o cólon sigmóide na reflexão peritoneal posterior (15 a 16 cm da linha pectínea) até 11 cm da linha pectínea. O reto médio se estende de 11 cm da linha pectínea até a porção mais inferior da reflexão peritoneal anterior, também denominada fundo-de-saco de Douglas (6 a 7 cm da linha pectínea na mulher e 7 a 8 cm no homem). O reto distal inferior se estende da reflexão peritoneal anterior à linha pectínea e é totalmente extraperitoneal. As neoplasias malignas do terço distal do reto são tratadas pela ressecção abdominoperineal ou operação de Miles. Muitos tumores malignos do terço médio podem ser tratados com ressecção anterior com o uso de grampeadores mecânicos (*stapler*). O tratamento do carcinoma do reto é discutido adiante com mais detalhes.

A extensão da margem distal de segurança ao tumor primário é determinada pela probabilidade da disseminação intramural do tumor. A disseminação submucosa raramente excede 4 cm, mesmo nos casos mais desfavoráveis. Estudos recentes sugerem que, em lesões bem diferenciadas, uma margem de segurança distal de pelo menos 2 cm de intestino macroscopicamente normal durante a ressecção para o carcinoma colorretal é suficiente, porque 98% de tais lesões disseminam por menos do que 2 cm. Esta margem de segurança de 2 cm é adequada somente para os tumores bem diferenciados. A margem proximal de ressecção é determinada pelo nível da ligadura vascular e deve ser de preferência superior a 5 cm e nunca inferior a 2 cm.

Ooforectomia

Os ovários são tidos como um local particularmente fértil para a implantação de células tumorais, com metástases sendo observadas em aproximadamente 5% das mulheres com câncer colorretal em período pós-menopausa e em 25% em período pré-menopausa. Por causa disso, a ooforectomia tem sido recomendada profilaticamente por alguns autores no tratamento do câncer colorretal. A ooforectomia tem a vantagem adicional de fazer a profilaxia contra o carcinoma ovariano primário em 4% a 6% das mulheres nas quais essa doença pode se desenvolver. Contudo, somente poucas pacientes com câncer colorretal e metástases ovarianas apresentaram sobrevida de 5 anos, isto é, a ooforectomia, quando realizada, foi sempre desnecessária.

Pólipos e Carcinoma Associados

O exame colonoscópico pré-operatório do cólon é absolutamente necessário em pacientes com câncer colorretal, pois 3% a 5% deles apresentam cânceres sincrônicos e mais de 30% têm adenomas benignos em algum lugar do cólon; esses adenomas muito freqüentemente estão localizados fora do que normalmente seria a extensão normal de ressecção de câncer isolado. Nesses casos, a extensão da ressecção colônica deve ser ampliada para incluir toda a doença neoplásica.

Excisão de metástases

Linfáticas

Os pacientes portadores de metástases linfáticas de câncer de cólon que podem ter uma razoável expectativa de que a ressecção dessas metástases resulte em cura são apenas aqueles em que as metástases linfonodais estão confinadas aos linfonodos epicólicos e pericólicos adjacentes ao câncer. Uma vez que a doença metastática tenha alcançado o ápice do nível da ligadura vascular, e particularmente se a doença metastática tiver se estendido aos linfonodos periaórticos, ilíacos internos e periportais, a chance de cura é nula. Quando estas metástases estão presentes, a ressecção deve ser paliativa e limitada ao tumor primário.

Peritoneais

A disseminação transperitoneal do câncer colorretal está quase que uniformemente associada com incurabilidade e morte precoce em decorrência da doença. Assim, a ressecção de implantes múltiplos está contra-indicada. A única exceção pode ser a implantação de metástases em ovários, tópico que foi discutido anteriormente.

Hepáticas

Mais de 20% dos pacientes que se apresentam com câncer colorretal primário têm metástases hepáticas encontradas no momento de sua operação, e eventualmente outros 50% irão desenvolver esse tipo de metástases. A insuficiência hepática a partir de metástases localizadas no fígado permanece a causa mais comum de morte em pacientes com carcinoma colorretal. Os pacientes com metástases hepáticas não-tratadas têm um tempo médio de sobrevida de apenas 9 meses. É extremamente raro que um paciente com metástases hepáticas não-tratadas sobreviva mais que 60 meses. A abordagem não-cirúrgica (quimioterapia sistêmica e a infusão regional de quimioterápicos) para o tratamento de metástases hepáticas tem sido quase que exclusivamente paliativa e não resulta em cura ou prolongamento significativo da sobrevida. Vários estudos demonstram que a ressecção hepática permite a cura de 25% a 40% de pacientes com uma a três metástases hepáticas. Em muitos casos em que a cura não é possível, observa-se aumento significativo da sobrevida.

Pulmonares

A presença de metástases pulmonares na ausência de metástases hepáticas é rara; elas são secundárias principalmente ao câncer retal, em que as células tumorais passam para a circulação vertebral sem passar pela circulação portal. Dessa forma, a experiência na ressecção de metástases pulmonares é limitada e está geralmente associada à baixa sobrevida.

Operações de Emergência

Quando a operação é realizada com o cólon não-preparado devido à obstrução, hemorragia ou perfuração ou achado inesperado durante uma laparotomia, a maioria dos cirurgiões prossegue com a operação definitiva e anastomose primária para as lesões do cólon direito. Poucos cirurgiões prosseguem com a operação definitiva para as lesões do cólon esquerdo; a maioria prefere a ressecção da neoplasia e fazer uma colostomia em duas bocas ou à Hartmann se o segmento distal for curto para ser exteriorizado. A reconstituição do trânsito é feita 6 a 8 semanas após.

Quimioterapia e Radioterapia

Numerosos protocolos têm sido desenvolvidos tanto para radioterapia quanto para quimioterapia pré e pós-operatória, que permite reduzir o estagiamento do câncer colorretal e melhorar a sobrevida. Entretanto, os resultados desses estudos são geralmente desapontadores. O carcinoma do ânus é uma exceção. A grande maioria dos pacientes com esse tumor está sendo curada com protocolos de quimioterapia e radioterapia utilizando 5-fluorouracil e mitomicina, sem a realização de proctectomia. Esse mesmo protocolo foi recentemente ampliado para o carcinoma de reto, com alguns resultados precoces promissores. Apesar disso, a cura do câncer retal ainda é geralmente baseada exclusivamente na téc-

TUMORES DO INTESTINO GROSSO

nica cirúrgica adequada. A quimioterapia e a radioterapia são discutidas no Capítulo 6.

Tratamento Laparoscópico

Contra-Indicações para o Tratamento Laparoscópico dos Cânceres de Cólon e Reto

Em geral, são poucas as contra-indicações para a abordagem laparoscópica na cirurgia colorretal, e atualmente dependem da experiência, da habilidade e dos recursos da equipe cirúrgica (Tabela 83.6). No consenso da Associação Européia de Cirurgiões Endoscópicos (EAES) sobre a ressecção laparoscópica do câncer de cólon no ano de 2002, baseando-se na revisão sistemática da literatura por parte dos especialistas e em meta-análise dos dados de pacientes obtidos dos grandes estudos realizados, foram abordados importantes aspectos relacionados com as contra-indicações (Tabela 83.6)[76].

Idade

Os especialistas concordam que a idade não constitui contra-indicação para essa cirurgia, apoiados em uma análise de uma série de Delgado et al.[19] que relata uma diminuição significativa da mortalidade na ressecção laparoscópica comparada com a ressecção aberta em pacientes maiores de 70 anos. No estudo da série de Schwandner[68] não houve diferença estatisticamente significativa entre os pacientes jovens, de meia-idade e os idosos, levando em conta o índice de complicações maiores (4,6% vs. 10,1% vs. 9,5%, respectivamente). No entanto, a duração da cirurgia, a permanência na unidade de terapia intensiva e a estada pós-operatória foram significativamente maiores nos pacientes com mais de 70 anos.

Estado do Aparelho Cardiorrespiratório

Apesar do efeito adverso do pneumoperitônio, a insuficiência cardiorrespiratória não deve ser considerada contra-indicação absoluta para a cirurgia laparoscópica de cólon e reto. Os efeitos do pneumoperitônio com CO_2 sobre o aparelho cardiovascular ocorrem freqüentemente durante a indução ou quando a pressão inicial é aumentada pela introdução dos trocartes. O aumento da pressão intra-abdominal e a posição de Trendelenburg necessária nessa cirurgia tendem a diminuir a adaptabilidade pulmonar (complacência), provocando transtornos da ventilação–perfusão que podem levar à hipercapnia e à acidose respiratória. Em pacientes ASA I-II, os efeitos hemodinâmicos provocados pelo pneumoperitônio não são clinicamente relevantes. No entanto, em pacientes ASA III-IV que têm uma reserva pulmonar limitada, o risco de retenção de CO_2 é maior, especialmente no período pós-operatório, sendo necessária a máxima atenção nas medidas anestésicas estabelecidas para essa cirurgia. Finalmente, foi demonstrado clinicamente que a cirurgia laparoscópica preserva melhor a função respiratória no período pós-operatório que a cirurgia convencional[57].

Características do Tumor

É consenso que pacientes com tumores volumosos não devem ser operados por via laparoscópica. Em primeiro lugar, a retração laparoscópica do cólon é mais difícil, comprometendo a manipulação atraumática do

Tabela 83.6 Contra-Indicações para a Cirurgia Laparoscópica de Cólon e Reto	
Relativas	Absolutas
Insuficiência cardiorrespiratória	Choque séptico por peritonite difusa
Transtornos de coagulação	Instabilidade hemodinâmica
Cirrose hepática	Obstrução intestinal aguda
Obesidade mórbida	Tumores muito volumosos
Gravidez	Invasão tumoral de outros órgãos abdominais
Operações abdominais prévias	
Aneurisma intra-abdominal volumoso	
Abscesso intra-abdominal volumoso	
Outras contra-indicações médicas	

tumor, condição indispensável para que se consiga uma ressecção radical[56]. Em segundo lugar, seria necessária uma ampliação da incisão para extração da peça cirúrgica, perdendo-se o princípio de acesso mínimo. Além disso, a maioria dos especialistas considera a invasão tumoral de estruturas vizinhas (T4), como a bexiga, vagina, ureter, parede abdominal, intestino delgado ou outras vísceras, contra-indicação absoluta para a cirurgia laparoscópica. Entretanto, em alguns pacientes pode-se obter uma ressecção em bloco do tumor junto com uma parte da víscera afetada. Adicionalmente, consideram-se contra-indicações obstrução intestinal aguda, perfuração, peritonite ou abscesso. A cirurgia laparoscópica pode ser útil nas ressecções paliativas e não necessariamente contra-indicada na carcinomatose peritoneal.

Localização do Tumor

Quando o câncer se encontra localizado no cólon transverso e na flexura esplênica, alguns especialistas não recomendam o acesso laparoscópico porque o omento gastrocólico tende a tornar mais difícil a dissecção do cólon transverso e a mobilização do ângulo esplênico demanda maiores habilidade e experiência[78].

Aderências Secundárias a Operações Prévias

As aderências intra-abdominais produzidas por operações prévias tendem a tornar mais difícil e demorada a cirurgia e contribuem em 17% para o índice de conversões[62]. No entanto, em algumas séries, os índices de conversões e complicações não diferem entre os pacientes que tiveram operações prévias dos que não tiveram[30]. Portanto, esse fator não deve ser considerado uma contra-indicação, mas sim valorizado de acordo com a experiência da equipe cirúrgica.

Obesidade

A ventilação intra-operatória dos pacientes obesos é mais problemática. Nos obesos, a adaptabilidade pulmonar é 30% menor e a resistência inspiratória 68% maior que nos pacientes com peso normal[72]. Desse modo, a reserva respiratória dos pacientes obesos é reduzida, com uma tendência à hipercapnia e à acidose respiratória.

A obesidade reduz a facilidade do acesso laparoscópico, uma vez que a compreensão da anatomia é menos clara, tornando mais difícil a dissecção e prolongando o tempo cirúrgico. Essa dificuldade é demonstrada em alguns estudos em que a taxa de conversão foi maior nos pacientes com índice de massa corporal superior a 30 devido a dificuldades técnicas[62-65]. Por essa mesma causa, considera-se o acesso laparoscópico mais fácil no sexo feminino, no qual a gordura tende a se depositar fundamentalmente na parede abdominal, ao contrário do sexo masculino, no qual a gordura se deposita principalmente no interior da cavidade abdominal e nos omentos, mesentério e retroperitônio.

Outros Fatores

Outros fatores a serem considerados como contra-indicação são os transtornos da coagulação e a gravidez. Os transtornos da coagulação tornam mais difíceis os esforços para uma boa hemostasia, o que exige que a aspiração de coágulos e a lavagem da cavidade abdominal se realizem com maior freqüência, fazendo com que o sangue escureça a imagem na tela do monitor, tornando mais longa e cansativa a operação. Quanto à gravidez, recomenda-se que qualquer procedimento laparoscópico seja realizado no segundo trimestre[57], quando existe menor probabilidade de efeito teratogênico no feto e o útero ainda não ocupa todo o abdômen. Contudo, na cirurgia laparoscópica colorretal, o crescimento uterino mesmo nessa fase da gravidez tende a obstruir a imagem laparoscópica e o acesso à área cirúrgica, especialmente na região pélvica, o que deve fazer com que os riscos e benefícios sejam considerados.

Outras doenças associadas devem ser consideradas antes de se decidir pelo acesso laparoscópico[3].

Manejo Pré-Operatório

A avaliação e a preparação do paciente com câncer colorretal que será operado por via laparoscópica constam das mesmas medidas que na técnica convencional. Uma vez confirmada a presença do câncer através da biópsia, devem ser realizados os diferentes exames de imagem para avaliar o tamanho, a localização e a presença ou não de metástases. Eles permitirão avaliar se o paciente pode ou não ser operado por essa via.

Rotineiramente se realizam exames de sangue (hemoglobina, hematócrito, glicemia, proteínas totais e albumina e coagulograma completo) junto com as provas de análise da função renal, como uréia, creatinina e ácido úrico sérico. Além disso, se realizam eletrocardiograma e radiografia simples de tórax para avaliar o aparelho cardiorrespiratório. Todos esses exames complementares, junto com uma avaliação exaustiva do anestesiologista, permitem determinar o risco cirúrgico.

O paciente deve assinar um termo de consentimento informado que inclui os riscos e benefícios, as possibilidades de complicações, a possibilidade de que o procedimento laparoscópico possa ser convertido a uma laparotomia, a possibilidade de que se realize uma colonoscopia caso o tumor não seja localizado e a possibilidade de colostomia.

Toda cirurgia eletiva deve ser precedida de preparo, com o objetivo de reduzir o número de colônias bacterianas dentro da luz colônica, prevenindo deiscência de anastomose, sepses intra-abdominal e infecção de ferida cirúrgica. O modo mais amplamente aceito é a lim-

Tumores do Intestino Grosso

peza mecânica por meio da ingestão de aproximadamente 4 litros de uma solução de polietileno glicol (Golytely) nas 24 horas prévias à operação, ou a ingestão de 4 litros de solução salina, embora esta tenda a produzir náuseas, motivo pelo qual a solução pode ser administrada através de uma sonda nasogástrica. Também se recomenda antibioticoprofilaxia sistêmica de amplo espectro, que tem revolucionado a cirurgia colorretal pela diminuição de infecção de ferida de 20% para 10% e de infecção intra-abdominal de 20% para índices menores que 5%. Para obter o efeito profilático é necessário que existam altos níveis de antibiótico nos tecidos no momento da operação. Uma combinação bastante utilizada é uma cefalosporina de segunda ou terceira geração, por exemplo a cefuroxima 1,5 grama endovenosa com ação contra os germes aeróbicos gram-negativos, e o metronidazol 1 grama endovenoso com ação contra os germes anaeróbicos, em uma única dose, no momento da indução da anestesia. Se a cirurgia durar mais que 3 a 4 horas, deve-se repetir a dose para manter os níveis tissulares dos antibióticos[41].

É importante a localização pré-operatória do tumor, pois os tumores que não são visíveis, por não alcançarem a serosa, são praticamente impossíveis de serem localizados durante a laparoscopia, já que não podem ser palpados. Os riscos de uma localização incorreta incluem a ressecção de um segmento equivocado do cólon ou uma ressecção não-radical devido a margens distais ou proximais insuficientes.

A localização por meio de um enema opaco é útil mas não suficientemente precisa. Os procedimentos mais utilizados são a marcação do local do tumor com *clipe* metálico ou tatuagem, ambos realizados por meio de colonoscopia. Durante a cirurgia, os *clipes* são identificados por meio de ultra-som ou fluoroscopia, porém uma radiografia simples de abdômen prévia à cirurgia deve ser realizada para excluir a migração dos mesmos[8,15,31,43,44, 49,53,61,75].

A tatuagem do tumor se realiza injetando azul-de-metileno ou tinta índia com agulha de escleroterapia em todos os quadrantes da luz colônica para prevenir a sua não-visualização caso o paciente tenha um omento muito grosso ou caso a injeção tenha sido realizada na zona do mesocólon. A injeção da tinta índia tem a vantagem de que pode ser realizada desde a primeira colonoscopia, já que permanece no local por várias semanas, enquanto o azul-de-metileno desaparece rapidamente ou tende a se espalhar difusamente na parede do cólon[8,24].

Princípios Específicos na Cirurgia Laparoscópica do Câncer de Cólon e Reto

O êxito do tratamento cirúrgico do câncer de cólon e reto pela via laparoscópica assim como pela via convencional depende do seguimento rígido dos princípios oncológicos. Isso significa dizer que deve existir um com-

promisso tanto na obtenção de margens adequadas na ressecção do cólon como na exérese da drenagem linfática regional.

Tem sido proposta uma margem mínima de 5 cm proximais e distais ao tumor. Contudo, nos tumores de reto baixo, uma margem de 2 cm pode ser suficiente ao se demonstrar que não existe disseminação microscópica do tumor maior que essa distância, a menos que este seja altamente indiferenciado[41,81]. Com o objetivo de prevenir a recorrência metastática, é necessária a exérese ampla dos gânglios linfáticos extramurais através da ligadura alta dos vasos sangüíneos principais (perto de sua origem) que irrigam o território do cólon onde se assenta o tumor.

Segundo relatos de alguns estudos comparativos, as margens de segurança não representam um tema de discussão porque tem sido possível a obtenção de margens-padrão nas ressecções de cólon direito, esquerdo e reto realizadas por via laparoscópica, sem mostrar diferenças com a via convencional[18,26,67,88], sucedendo-se o mesmo com o número de gânglios ressecados junto à peça cirúrgica[8,38].

O principal ponto de debate sobre a efetividade da abordagem laparoscópica no tratamento do câncer de cólon e reto está na possibilidade de recorrência metastática nos portais de entrada (trocartes). Esses implantes tumorais têm sido descritos não só no câncer de cólon como também após procedimento laparoscópico realizado por câncer do estômago, vesícula biliar, pâncreas e ovários[12,14,25,34,51,55,69]. Os relatos iniciais de uma incidência de até 21% causaram grande alarme e colocaram em dúvida o futuro dessa abordagem no tratamento do câncer colorretal[5]. Gradualmente, o temor foi desaparecendo após se demonstrar que esse não é um fenômeno novo e próprio apenas da laparoscopia, já que em 1928 Sistrunk relatou a primeira recorrência em uma laparotomia após a extirpação do câncer de cólon[71].

Atualmente, a incidência de metástases nos portais de entrada (trocartes) oscila entre 1% e 6%, similar à incidência após a ressecção pela técnica convencional, que é de 1%, o que faz pensar que os valores iniciais se deviam à falta de experiência e a erros técnicos[82].

Diferentes fatores na origem dessa complicação têm sido estudados, e as maiores possibilidades podem ser divididas em fatores técnicos, fatores locais e o efeito do pneumoperitônio. Os fatores técnicos parecem estar implicados quando a recorrência ocorre precocemente ou após a extirpação de um câncer em estágio não muito avançado[45]. A influência desses fatores pode ser explicadas pela manipulação não cuidadosa do segmento do cólon onde se localiza o tumor, o que pode provocar a ocorrência de microperfurações na serosa ou a contaminação dos instrumentos com células malignas viáveis e sua posterior implantação no sítio de entrada[39].

Os fatores locais interferem no aparecimento da recorrência metastática pelo fato de as feridas cirúrgicas constituírem um meio fértil onde as células tumorais podem se aderir, sobretudo na existência de áreas de isquemia onde a defesa está diminuída[27].

A pressão positiva do pneumoperitônio seria responsável pela aerolização de células malignas e sua deposição nas feridas, embora estudos experimentais tenham demonstrado que isso somente é possível na existência de um grande número de células tumorais dentro da cavidade abdominal[87,83]. Outros resultados de estudos experimentais parecem controversos. Por exemplo, Bouvy et al.[9] e Watson et al.[79] relataram uma significativa diminuição na ocorrência de metástase nas portas de entrada quando utilizaram a laparoscopia sem gás em um modelo animal, porém Gutt et al.[28] e Iwanaka et al.[35] não puderam confirmar essas observações. Wittich et al.[86], em um estudo experimental, observaram que o crescimento tumoral foi proporcional ao nível da pressão de insuflação. Finalmente, segundo demonstram Neuhaus e Jacobi[58] em estudos experimentais com animais, o pneumoperitônio com dióxido de carbono atenua a resposta imunológica local do peritônio e pode aumentar o risco de implantação tumoral nos tecidos traumatizados, enquanto a incidência diminui quando se utiliza o hélio como gás para o pneumoperitônio.

Medidas para Prevenir as Metástases nas Portas de Entrada dos Trocartes

O conhecimento do risco potencial dessa complicação é o ponto mais importante em sua prevenção, e todos os passos na técnica cirúrgica devem estar dirigidos para evitá-la.

1. *Pneumoperitônio:* deve-se trabalhar com pressões de insuflação de CO_2 baixas (10-12 mmHg) ou utilizar a laparoscopia sem gás. A implicação clínica do uso do hélio como gás na laparoscopia não tem sido avaliada totalmente nos humanos.

2. *Inserção dos trocartes:* as cânulas de trabalho devem ser introduzidas através de pequenas incisões e fixadas na parede de maneira que não existam espaços onde possa existir vazamento de gás com a respectiva implantação de células no tecido celular subcutâneo (efeito chaminé).

3. *Técnica cirúrgica:* deve-se evitar ao máximo comprimir, traumatizar e inclusive manipular o tumor durante qualquer fase do procedimento, e, quando um instrumento estiver contaminado com células tumorais, deve ser substituído.

4. *Extração da peça cirúrgica:* a minilaparotomia deve ser suficientemente ampla para permitir a extração sem dificuldades do segmento colônico com o tumor, e as demais feridas devem ser protegidas para evitar a sua contaminação com células tumorais. O uso de endobolsas plásticas para a extração da peça cirúrgica é questionável e não evita o implante tumoral[79].

5. *Irrigação da cavidade peritoneal e das portas de entrada dos trocartes:* depois de uma cuidadosa aspiração dos restos de sangue e líquidos contidos na cavidade abdominal, é importante realizar uma irrigação do local da anastomose, do leito cirúrgico, da face peritoneal da minilaparotomia e das demais feridas. Estudos em animais têm demonstrado que a lavagem peritoneal com substâncias como beta-isodana, heparina, metotrexato, ciclofosfamida e taurolidina reduz o crescimento tumoral e as metástases nas portas de entrada. Na área clínica, a maioria dos especialistas utiliza o lavado com beta-isodana, água destilada ou taurolidina[10,36,37,46,59,60].

6. *Retirada dos trocartes:* tradicionalmente em qualquer procedimento de cirurgia laparoscópica por doença benigna, os trocartes são retirados sob visão endoscópica, com o cuidado de se observar se existe algum sangramento ou hematoma. No tratamento laparoscópico do câncer, ao contrário, aconselha-se a desinsuflação de toda a cavidade antes da extração dos trocartes.

Técnica Cirúrgica

Posição do Paciente

Para qualquer ressecção laparoscópica de cólon, o paciente é colocado em posição de litotomia modificada, com os joelhos e os quadris ligeiramente flexionados (15° no máximo). Essa posição permite o acesso ao ânus caso uma colonoscopia transoperatória seja necessária ou para a introdução do grampeador mecânico na realização da anastomose colorretal. É obrigatório o enfaixamento prévio dos membros inferiores ou o uso de meias elásticas em todos os pacientes, além da administração subcutânea de heparina, como profilaxia de tromboembolismo pulmonar. Em todos os pacientes devem ser inseridas uma sonda nasogástrica e uma sonda vesical para evitar lesão do estômago e da bexiga, respectivamente, durante a inserção dos trocartes. Emprega-se rotineiramente a anestesia geral endotraqueal com ou sem analgesia peridural.

Posição da Equipe Cirúrgica

A posição do cirurgião, de seus assistentes, da instrumentadora e dos equipamentos e instrumentos depende da técnica cirúrgica, do tamanho do paciente e da preferência do cirurgião. De forma geral, o cirurgião se situa sempre ao lado contrário da lesão, trocando a posição se a dissecção for realizada em diferentes quadrantes do abdômen. São necessários monitores de alta resolução que devem ser situados sempre de maneira que os olhos e as mãos do cirurgião trabalhem na mesma direção.

Tipos de Ressecção

As diferentes opções na ressecção dependem da localização do tumor primário, tendo como principal objetivo uma ressecção com margens de segurança adequadas proximal e distal junto com a exérese da drenagem linfática regional. O procedimento de eleição para os tumores de ceco e cólon ascendente é a hemicolectomia direita (Fig. 83.3a), a ressecção de cólon transverso para os tumores localizados nesse segmento (Fig. 83.3b) e a hemicolectomia esquerda para os tumores do cólon descendente e sigmóide (Fig. 83.3c). Nos tumores localizados no terço superior do reto (12-16 cm da borda anal) e no terço médio (8-12 cm da borda anal), a técnica-padrão é a ressecção anterior do reto com anastomose primária (Fig. 83.3d). O procedimento de eleição para os tumores do terço inferior do reto e ânus é a ressecção abdominoperineal do reto com conservação ou não de esfíncteres dependendo da distância da borda anal (< 4 cm ou > 4 cm), do grau de invasão da parede e do estado funcional do aparelho esfincteriano.

Hemicolectomia direita

Nessa técnica, o cirurgião se coloca à esquerda do paciente, assim como o assistente da câmera. Os monitores se colocam à direita do paciente, um ao nível do

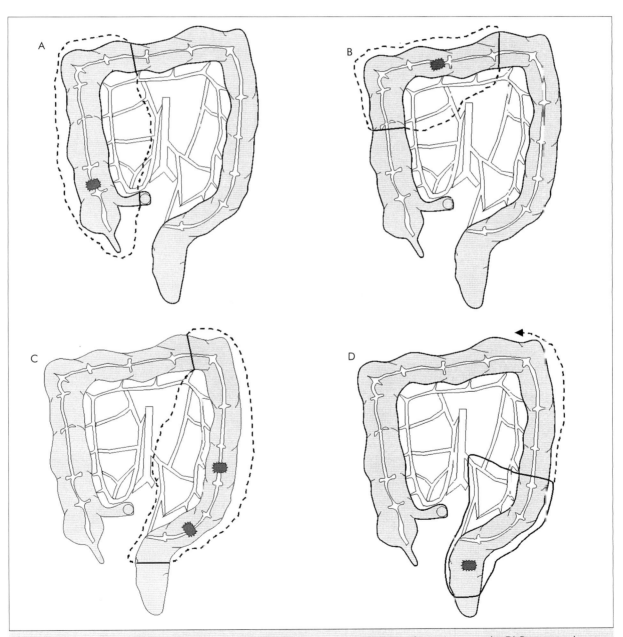

Fig. 83.3 — A) Hemicolectomia direita. B) Ressecção do cólon transverso. C) Hemicolectomia esquerda. D) Ressecção do reto.

abdômen e outro próximo à cabeça. Após a anti-sepsia da pele do abdômen e a colocação de campos estéreis, realiza-se o pneumoperitônio pela técnica-padrão com a utilização da agulha de Veress e se mantém uma pressão entre 10 e 12 mmHg. O pneumoperitônio é realizado através de uma incisão de 3 ou 4 cm acima do umbigo, a nível da linha pararretal esquerda, onde posteriormente se introduz uma cânula de 10 mm para a colocação de um laparoscópio de 30 graus. Essa posição da ótica é preferível, já que permite trabalhar a uma maior distância da origem dos vasos mesentéricos superiores, possibilitando ainda um bom acesso para a mobilização da flexura esplênica do cólon. Sob visão endoscópica se introduzem dois trocartes adicionais, um de 10 mm para o uso da mão direita do cirurgião, no nível do umbigo na linha pararretal esquerda, e outro na mesma linha, um pouco mais abaixo, ao nível da espinha ilíaca ântero-superior, que é utilizado para a retração do cólon (Fig. 83.4).

Realiza-se uma inspeção minuciosa de toda a cavidade abdominal em busca de alguma doença associada, analisando-se especialmente ambas as faces do fígado para excluir a presença de metástases. O tumor é localizado e se começa a mobilizar o cólon, seccionando o peritônio do espaço parietocólico direito no nível do ceco (Fig. 83.5). A mobilização do ceco deve incluir o segmento distal do íleo terminal, permitindo a identificação do ureter direito. Posteriormente, deve-se mobilizar a flexura hepática do cólon através da secção do ligamento hepatocólico e da secção de vários centímetros do ligamento gastrocólico (Fig. 83.6). Então, procede-se à ligadura e à secção dos vasos cólicos direitos, que geralmente é realizada com o uso de endogrampeadores lineares (Fig. 83.7), junto à ligadura e à secção do ramo direito da cólica média e dos vasos ileocecoapendicocólicos através do uso de clipes ou endoligaduras.

A ressecção intestinal é feita de forma extracorpórea, realizando-se uma minilaparotomia de 4 a 5 cm na linha pararretal direita no nível do umbigo por onde se extrai o cólon mobilizado. Devem ser ressecados 10 a 15 cm de íleo terminal (ressecções maiores que 50 cm comprometem a absorção da vitamina B_{12}), junto com o ceco, cólon ascendente e porção direita do cólon transverso. A ileotranversoanastomose é efetuada por meio de sutura mecânica ou manual, sendo levada novamente à cavidade abdominal. Realizam-se lavagem e aspiração da cavidade, retiram-se os trocartes e a ferida cirúrgica é fechada.

Ressecção do cólon transverso

Nessa operação, o cirurgião se coloca entre as pernas do paciente e coloca o monitor na cabeça do paciente. O pneumoperitônio é efetuado através de uma incisão subumbilical, que será utilizada como porta de entrada para a ótica. Posteriormente se realiza uma incisão nas linhas pararretais de cada lado, 1 a 2 cm abaixo do umbigo (Fig. 83.8).

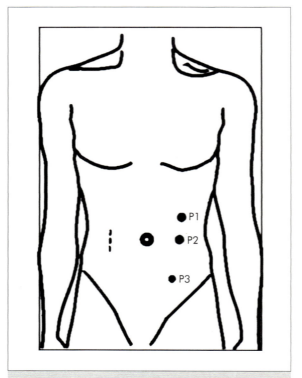

Fig. 83.4 — *Posição dos trocartes na hemicolectomia direita. P1 (porta de entrada para a ótica), P2 (portal de entrada para as tesouras, aspiração, lavagem e endogrampeadores), P3 (porta de entrada para a pinça na mão esquerda do cirurgião).*

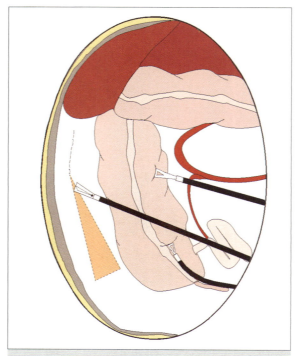

Fig. 83.5 — *Mobilização do ceco e do cólon ascendente.*

Tumores do Intestino Grosso

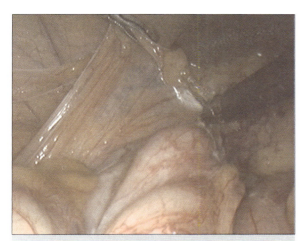

Fig. 83.6 — Mobilização da flexura hepática do cólon.

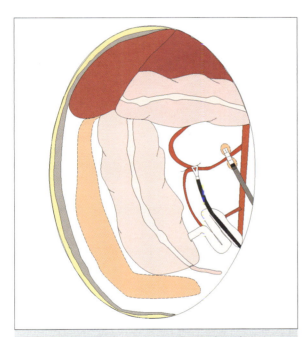

Fig. 83.7 — Transecção da artéria cólica direita com endogrampeadores lineares.

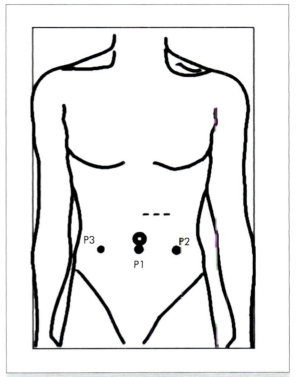

Fig. 83.8 — Posição dos trocartes na ressecção laparoscópica do cólon transverso. P1 (porta de entrada para a ótica), P2 (porta de entrada para as tesouras), P3 (porta de entrada para a pinça auxiliar na mão esquerda do cirurgião).

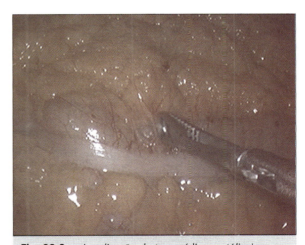

Fig. 83.9 — Localização do tumor (clipe metálico).

Localiza-se o tumor (Fig. 83.9), e o cólon transverso é mobilizado pela secção de suas aderências ao epíploo gastrocólico, com o uso de tesouras monopolares, bipolares ou bisturi ultra-sônico (Fig. 83.10). A ligadura e a secção dos vasos cólicos médios podem ser realizadas de forma extracorpórea, quando o cólon é extraído através de uma minilaparotomia supra-umbilical de aproximadamente 4 cm (Figs. 83.11 e 83.12). A anastomose é feita manualmente e é reintroduzida na cavidade abdominal. Fecham-se as feridas depois da lavagem e aspiração da cavidade, esvaziamento do pneumoperitônio e extração dos trocartes.

Hemicolectomia Esquerda e Ressecção do Reto

Tanto na hemicolectomia como na ressecção do reto, utiliza-se a mesma via de abordagem. O cirurgião e o assistente da câmera se colocam à direita do paciente e

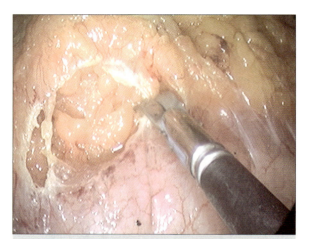

Fig. 83.10 — *Separação do epíploo gastrocólico ao longo de um plano avascular entre este e o cólon transverso.*

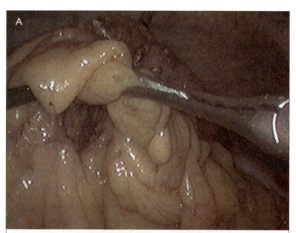

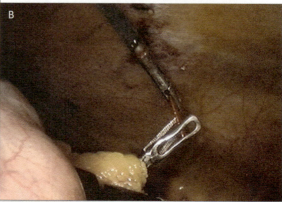

Fig. 83.11A e B — *Introduz-se uma pinça curva através de um orifício no mesocólon transverso para alcançar uma sonda de borracha que foi introduzida através de uma pequena ferida para a extração do cólon após este ter sido liberado.*

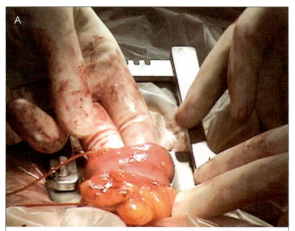

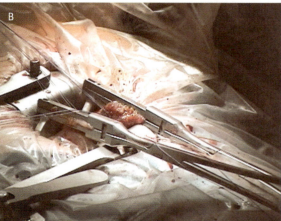

Fig. 83.12A e B — *Realiza-se uma minilaparotomia no quadrante superior esquerdo do abdômen, protege-se a ferida com um plástico e se coloca um afastador. O cólon é extraído com a ajuda da sonda de borracha, e após o colon é seccionado. A anastomose término-terminal do cólon é realizada manualmente.*

os monitores à esquerda. Realiza-se o pneumoperitônio através de uma incisão de 3 a 4 cm acima do umbigo e 2 cm à direita da linha média, que será a porta de entrada para a ótica. Efetuam-se outra incisão de 5 mm na linha pararretal direita no nível do umbigo e outra de 10 mm na mesma linha pararretal direita, mas na altura da espinha ilíaca ântero-superior. Adicionalmente, efetua-se uma quarta incisão na linha pararretal esquerda no nível do umbigo para o uso de um instrumento de retração (Fig. 83.13).

O paciente é colocado na posição de Trendelenburg e rodado para o lado direito, o que permite deslocar as alças do intestino delgado da área cirúrgica e a mobilização lateral do cólon, que começa com a secção do peritônio que fixa o cólon sigmóide ao retroperitônio e continua proximalmente ao longo da linha de Toldt. O cólon descendente e o sigmóide são tracionados medialmente para ajudar na separação do mesocólon das estruturas retroperitoneais, onde a identificação do ureter é obrigatória (Fig. 83.14A e B). A mobilização do cólon continua cefalicamente até a flexura esplênica, cuja mobilização é indispensável para garantir uma anastomose

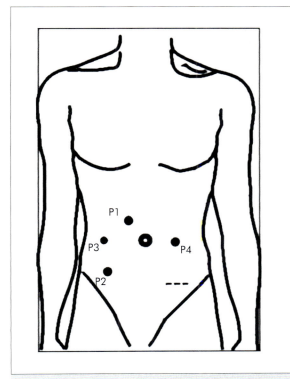

Fig. 83.13 — *P1 (porta de entrada para a ótica). P2 (porta de entrada para as tesouras, aspiração e grampeador linear). P3 (porta de entrada para a pinça auxiliar da mão esquerda do cirurgião). P4 (porta de entrada para a retração do cólon).*

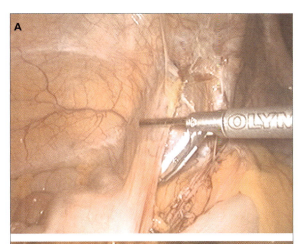

Fig. 83.14 — *A) Mobilização lateral do cólon descendente seguindo a linha branca de Toldt. B) O ureter esquerdo (U) é identificado ao cruzar por cima dos vasos ilíacos.*

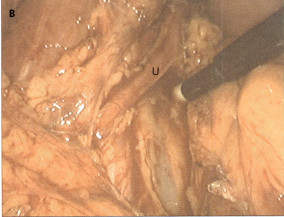

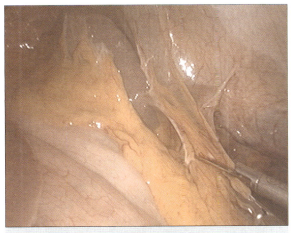

Fig. 83.15 — *Secção do ligamento esplenocólico para mobilizar a flexura esplênica do cólon.*

sem tensão. Para isso, inverte-se a posição de Trendelenburg e se traciona a flexura esplênica medial e caudalmente. O ligamento esplenocólico é seccionado, e se separam as aderências do mesocólon da gordura perirrenal de Gerota (Fig. 83.15).

Uma vez concluída a mobilização lateral do cólon, se procede à mobilização do reto, que não precisa necessariamente ser tão baixa nas lesões de cólon descendente ou sigmóide. Nessa etapa da operação, é novamente necessária a posição de Trendelenburg, devendo a união retossigmoidiana ser tracionada em sentido cefálico, lateral e anterior. A mobilização é obtida seccionando-se o peritônio da linha média ao nível do promontório sacro. Seguindo um plano avascular, é possível separar o mesorreto da fáscia pré-sacra de Waldeyer, cuidando-se para não lesionar os plexos nervosos hipogástricos superior e inferior responsáveis pela ereção, pela ejaculação e pela continência vesical (Fig. 83.16A, B e C). A dissecção do reto continua anteriormente ao se seccionar o peritônio do fundo-de-saco de Douglas até unir-se com a linha da secção lateral.

Em seguida, procede-se à ligadura e à secção da artéria mesentérica inferior na sua saída da aorta e da veia mesentérica inferior com o uso de grampeador mecânico linear vascular de 3 a 4,5 cm, ou por meio de endoligaduras ou clipes (Fig. 83.17A e B).

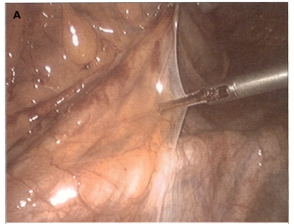
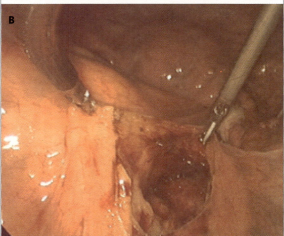
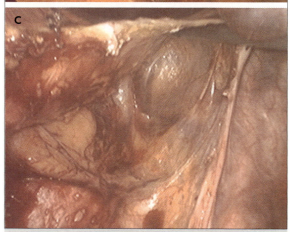

Fig. 83.16 — *Mobilização do reto. A) Secção do peritônio pélvico no nível do promontório. B e C) O reto é separado da fáscia pré-sacra de Waldeyer.*

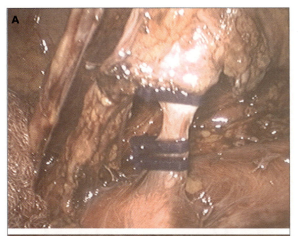
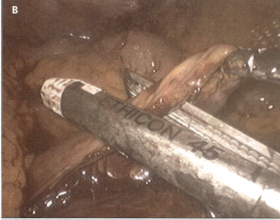

Fig. 83.17 — *A) Ligadura da artéria mesentérica inferior com clipes de polipropileno. B) Transecção da veia mesentérica inferior por meio de um grampeador linear vascular.*

Quando o cólon já foi liberado, procede-se à transecção do reto, que pode ser mais ou menos baixa, de acordo com a altura da lesão. Para isso, substitui-se o trocarte de 10 mm do lado direito por uma cânula de 12 mm, através da qual se introduz o grampeador mecânico linear de 6,0 mm (Fig. 83.18), obtendo-se a secção do reto entre as linhas duplas de *clipes* metálicos. O segmento distal de cólon é extraído através de uma minilaparotomia de aproximadamente 5 cm na região suprapúbica ou na fossa ilíaca esquerda. O cólon é seccionado com uma boa margem de segurança proximal do tumor.

A anastomose pode ser efetuada manualmente, cuja técnica é bastante segura e econômica quando o tumor não está localizado tão baixo e o coto retal é suficiente para uma anastomose sem tensão. Caso contrário, a anastomose término-terminal do cólon descendente e do reto é realizada de forma mecânica, com o emprego de grampeadores circulares de 29, 31 ou 33 mm, dependendo do diâmetro do cólon e do reto do paciente. O uso dos grampeadores encarece a operação mas facilita enormemente a anastomose.

A porção proximal destacável do grampeador mecânico é introduzida no cólon proximal e fixada através de uma sutura em bolsa. O cólon é introduzido nova-

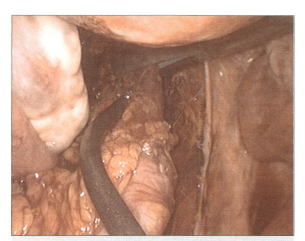

Fig. 83.18 — *Transecção do reto com grampeador mecânico linear.*

mente na cavidade abdominal, fecha-se a ferida da minilaparotomia e o pneumoperitônio é restabelecido. O grampeador circular é introduzido pelo ânus, e a seguir o coto retal é perfurado com a ponta do grampeador. Sob visão endoscópica, a ponta do grampeador é acoplada à porção proximal descartável e ambos os segmentos se aproximam. O grampeador é acionado, completando a anastomose (Fig. 83.19A, B e C). A segurança da sutura é verificada depois que o grampeador foi retirado, por meio de injeção de azul-de-metileno com o uso de uma sonda retal. O sangue é aspirado, a cavidade é lavada com iodo-povidina, e um dreno é deixado no fundo de saco de Douglas.

A introdução dos grampeadores na cirurgia colorretal incrementou o número de ressecções baixas do reto com conservação dos esfíncteres. Nessa técnica, o reto é mobilizado junto com toda a gordura mesorretal por via laparoscópica até a visualização das asas do músculo elevador do ânus, sendo seccionado tão baixo quanto for possível. Com os objetivos de garantir uma adequada irrigação e prevenir a deiscência anastomótica, a artéria mesentérica inferior deve ser ligada o mais alto possível e a artéria retal superior não deve ser lesada. A anastomose é realizada da forma descrita anteriormente.

Se o tumor se encontra abaixo dos 4 cm da borda anal, ou se é um tumor do terço inferior mas em estágio T3 ou T4, a ressecção abdominoperineal do reto é a técnica-padrão. Por meio da abordagem laparoscópica, a dissecção do reto chega até os músculos elevadores do ânus. Em seguida começa o tempo perineal, com uma incisão elíptica ao redor do ânus, aprofundando-se através da fossa isquiorretal. O ligamento anococcígeo é seccionado igual aos diferentes fascículos do músculo. Na face anterior do reto é necessário extremo cuidado para não lesar a uretra, a próstata e as vesículas seminais. Na mulher, esse passo é mais fácil, já que a parede posterior da vagina pode ser extirpada em bloco com o reto se essa se encontrar infiltrada. Para finalizar, o cólon é sec-

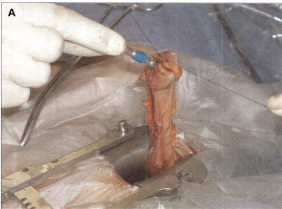
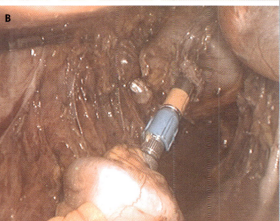
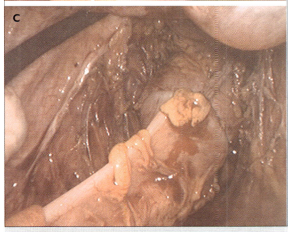

Fig. 83.19 — *Anastomose colorretal término-terminal por sutura mecânica. A) A porção proximal descartável do grampeador do suturador é fixada no cólon proximal com uma sutura em bolsa. B) Conexão da porção proximal descartável com o resto do grampeador introduzido no reto. C) Anastomose finalizada depois do acionamento do grampeador.*

cionado com adequada margem proximal ao tumor e, em seguida, exteriorizado através de uma pequena incisão na fossa ilíaca esquerda, onde se constrói a colostomia permanente. O fechamento do peritônio pélvico é opcional, e alguns cirurgiões o fazem para excluir as alças do intestino delgado em caso de uma futura radioterapia. Na ferida perineal é feito tamponamento compressivo, ocorrendo a cicatrização por segunda intenção, embora alguns cirurgiões realizem fechamento primário após uma cuidadosa hemostasia e colocação de drenos.

REFERÊNCIAS BIBLIOGRÁFICAS

1. Allendorf JD, Bessler M, Whelan RL, et al. Better preservation of inmune function after laparoscopic assisted vs. open bowel resection in a murine model. *Dis Colon Rectum* 39(Suppl):567-572, 1996.
2. Baker SJ, Markowitz S, Fearon ER, et al. Suppression of human colorectal carcinoma cell growth by wild-type p53. *Science* 249:912-915, 1990.
3. Ballantyne GH. Laparoscopic colorectal surgery: A review of results in 752 patients. *Gastroenterologist* 3:75-89, 1995.
4. Begos DG, Arsena J, Ballantyne GH. Laparoscopic colon and rectal surgery at a VA hospital. Analysis of the first 50 cases. *Surg Endosc* 10:1050-1056, 1996.
5. Berends FJ; Kazemier G, Bonjer HJ, et al. Subcutaneous metastases after laparoscopic colectomy. *Lancet* 81:31, 1994.
6. Bos JL, Fearon ER, Hamilton SR, et al. Prevalence of ras gene mutations in human colorectal cancers. *Nature* 327:293-297, 1987.
7. Boland CR, Troncale FJ. Familial colonic cancer without antecedent polyposis. *Ann Intern Med* 100:700, 1984.
8. Botoman VA, Pietro M, and Thirlby RC. Localization of colonic lesions with endoscopic tattoo. *Dis Colon Rectum* 37:775-776, 1994.
9. Bouvy, ND, et al. Impact of gas less laparoscopy and laparotomy on peritoneal tumor growth and abdominal wall metastases. *Ann Surg* 224:694-701, 1996.
10. Braumann C, et al. Influence of intraperitoneal and systemic application of taurolidine and taurolidine/heparine during laparoscopy on intraperitoneal and subcutaneous tumour growth in rats. *Clin Exp Metastasis* 18:547-552, 2000.
11. Cannon- Albright LA, Skolnick MH, Bishop T, et al. Common inheritance of susceptibility to colonic adenomatous polyps and associated colorectal cancers. *N Engl J Med* 319:533-537, 1988.
12. Cava A, Roman J et al. Subcutaneous metastases following laparoscopy in gastric carcinoma. *Eur J Surg Oncol* 16:63-67, 1990.
13. Chang A. *Colorectal cancer. Surgery. Scientific principles and practice.* 1014-1031, 1993.
14. Clair DG, Lautz DB et al. Rapid development of umbilical metastases after laparoscopic cholecystectomy for unsuspected gallbladder carcinoma. *Surgery* 113:355-358, 1993.
15. Comman E, et al.: Fat necrosis and inflammatory pseudotumor due to endoscopic tattooing of the colon with india ink. *Gastrointest Endosc* 37:65-68, 1991.
16. Corbitt JD Jr. Preliminary experience with laparoscopic guided colectomy. *Surg Laparosc Endosc* 2:79-81, 1992.
17. Dean PA, Beart RW Jr, Nelson H, Elftmann TD, Schlinkert RT. Laparoscopic assisted segmental colectomy: early Mayo Clinic experience. *Mayo Clinic Proc* 69:834-840, 1994.
18. Decanini C, Milson JW, Bohm B, Fazio VW. Laparoscopic oncologic abdominoperineal resection. *Dis Colon Rectum* 37:552-553, 1999.
19. Delgado, S, et al. Could age be an indication for laparoscopic colectomy in colorectal cancer? *Surg Endosc* 14(1):22-26, 2000.
20. Devroede GJ, Taylor WF, Sauer WG, et al. Cancer risk and life expectancy of children with ulcerative colitis. *N Engl J Med* 285:17, 1979.

21. Fearon ER, Cho KR, Nigro JM, et al. Identification of a chromosome 18q gene that is altered in colorectal cancers. *Science* 249:912-915, 1990.
22. Fearon ER; Vogelstein B. A genetic model for colorectal tumorigenesis. *Cell* 61:759-767, 1990.
23. Franklin ME, Rosenthal D, Albrego-Medina D, et al: Prospective comparison of open vs. laparoscopic colon surgery for carcinoma. Five- year results. *Dis Colon Rectum* 39:535-546, 1996.
24. Fu KI, et al.: A new endoscopic tattooing technique for identifying the location of colonic lesions during laparoscopic surgery: a comparison with the conventional technique. *Endoscopy* 3:687-691, 2001.
25. Gleeson NC, Nicosia SV et al.: Abdominal wall metastases from ovarian cancer after laparoscopy. *Am J Obstet Gynecol* 169:522-523, 1993.
26. Goh YC, Eu KW, Seow-Choen F. Early postoperative results of a prospective series of laparoscopic versus open anterior resection for rectosigmoid cancer. *Dis Colon Rectum* 4:776-780, 1997.
27. Goldstein DS, Lu ML, Tomotaka H, et al. Inhibition of peritoneal tumor cell implantation: model for laparoscopic cancer surgery. *J Endocrinol* 7:237-241, 1993.
28. Gutt CN, et al. Impact of laparoscopic colonic resection on tumour growth and spread in an experimental model. *Br J Surg* 86:1180-1184, 1999.
29. Gyde SN, Prior, Thompson H, et al. Survival of patients with colorectal cancer complicating ulcerative colitis. *Gut* 25:228, 1984.
30. Hamel, CT, et al. Do prior abdominal operations alter the outcome of lapasoscopically assisted right hemicolectomy? *Surg Endosc* 14:853-857, 2000.
31. Hammond DC, et al. Endoscopic tattooing of the colon. An experimental study. *Am Surg* 55:457-461, 1989.
32. Harmon GD, Senagore AJ, Kilbride MJ, Warzynski MJ. Interleukin-6 response to laparoscopic and open colectomy. *Dis Colon Rectum* 37:754-759, 1994.
33. Hoffman GC, Baker JW, Fitchett CW, Vansant JH. Laparoscopic assisted colectomy: initial experience. *Ann Surg* 219:732-743, 1994.
34. Hsiu J, Fred T et al. Tumor implantation after diagnostic laparoscopic biopsy of serous ovarian tumors of low malignant potential. *Obstet Ginecol* 68:90, 1996.
35. Iwanaka T, Ayra G, Ziegler MM. Mechanism and prevention of port site tumor recurrence after laparoscopy in a murine model. *J Pediatr Surg* 33:457-461, 1998.
36. Jacobi CA, et al. Influence of different gases and intraperitoneal instilation of antiadherent or cytotoxic agents on peritoneal tumor cell growth and implantation with laparoscopic surgery in a rat model. *Surg Endosc* 13:1021-1025, 1999.
37. Jacobi CA, et al. New therapeutic strategies to avoid intra and extraperitoneal metastases during laparoscopy: results of a tumor model in the rat. *Dig Surg* 16:393-399, 1999.
38. Jacobs M, Verdeja JC, Goldstein HS. Minimally invasive colon resection(laparoscopic colectomy). *Surg Laparosc Endosc* 1:144-150, 1991.
39. Jacobs M. Laparoscopic colon resection: The Miami experience. In: *Laparoscopic colon and rectal seminar syllybus*. Cincinnati, OH: Ethicon Endosurgery. 1992.
40. Jones DB, Guo LW, Reinhold MD, et al. Impact of pneumoperitoneum on trocar site implantation of colon cancer in a hamster model. *Dis Colon Rectum* 38:1182-1188, 1995.
41. Kettlewell MGW. Colorectal cancer and benign tumours of the colon. *Oxford textbook of surgery.* Vol 1:1060-1084, 1994.
42. Kokal WA, Gardine RL, Sheibani K, et al. Tumor DNA content in resectable, primary colorectal carcinoma. *Ann Surg* 209:188-193, 1989.
43. Lacy AM, et al. Is laparoscopic colectomy a safe procedure in synchronous colorectal carcinoma? Report of a case. *Surg Laparosc Endosc* 5:75-76, 1995.
44. Larach SW, et al. Complications of laparoscopic colorectal surgery. Analysis and comparison of early vs. latter experience. *Dis Colon Rectum* 40:592-596, 1997.

45. Lauroy J, Champault G, Risk N, et al. Metastatic recurrence at the cannula site: should digestive carcinoma still be managed by laparoscopy? *Br J Surg* 81(Suppl):31, 1994.

46. Lee SW, et al. Peritoneal irrigation with povidone-iodine solution after laparoscopic-assisted splenectomy significantly decreases port-tumor recurrence in a murine model. *Dis Colon Rectum* 42:319-326, 1999.

47. Linotti G, Tamborrino E. Laparoscopic surgery for colorectal cancer. *Sem Surg Oncol* 16:332-336, 1999.

48. Lynch HT, Harris RE, Bardawil WA, et al. Management of hereditary site-specific colon cancer. *Arch Surg* 112:170, 1970.

49. Mc Dermoth JP, Devereaux DA, and Caushaj PF. Pitfall of laparoscopic colectomy. An unrecognized synchronous cancer. *Dis Colon Rectum* 37:602-603, 1994.

50. Milsom JW, Lavery IC, Bohm B, Fazio VW. Laparoscopically assisted ileocolectomy in Crohn´s disease. *Surg Laparosc Endosc* 3:77-80, 1993.

51. Miralles RM, Petit J et al. Metastatic cancer spread at the laparoscopic puncture site. Report of a case in a patient with carcinoma of the ovary. *Eur J Ginecol Oncol* 6:442-444, 1989.

52. Monson JRT, Darzi A, Carey PD, Guillou PJ. Prospective evaluation of laparoscopic assisted colectomy in an unselected group of patients. *Lancet* 340:831-833, 1992.

53. Montorsi M, et al. Original technique for small colorectal tumor localization during laparoscopic surgery. *Dis Colon Rectum* 42:819-822, 1999.

54. Musser DJ, Boorse RC, Madera F, Reed JF III: Laparoscopic colectomy: at what cost? *Surg Laparosc Endosc* 4:1-5, 1994.

55. Nduca CC, Monson JRT, Menzies- Gow, Darzi A Abdominal wall metastases following laparoscopy. *Br J Surg* 81:648- 652, 1994.

56. Nelson H, Weeks JC, Wirand HS. Proposed phase III trial comparing laparoscopic-assisted colectomy versus open colectomy for colon cancer. *J Natl Cancer Inst Monogr* 19:51-56, 1995.

57. Neudecker J, Sauerland S, Neugebauer E. The EAES clinical practice guideline on the pneumoperitoneum for laparoscopic surgery. Online publication, 2001. http://www.eaes-eur.org/consstatem/pneumoshort.html

58. Neuhaus SJ, et al. Tumor implantation following laparoscopy using different insufflation gases. *Surg Endosc* 12(11):1300-1302, 1998.

59. Neuhaus SJ, et al. Influence of cytotoxic agents on intraperitoneal tumor implantation after laparoscopy. *Dis Colon Rectum* 42:10-15, 1999.

60. Neuhaus SJ, et al. Experimental study of the effect of intraperitoneal heparin on tumour implantation following laparoscopy. *Br J Surg* 86:400-404, 1999.

61. Ohdaira T, et al. Intraoperative localization of colorectal tumors in the early stages using a marking clip detector system. *Dis Colon Rectum* 42:1353-1355, 1999.

62. Pandya S, et al. Laparoscopic colectomy: indications for conversion to laparotomy. *Arch Surg* 134:471-475, 1999.

63. Peters WR, Bartel TL. Minimall invasive colectomy: are the potential benefits realized? *Dis Colon Rectum* 36:751-756, 1993.

64. Phillips EH, Franklin M, Carroll BJ, Fallas MJ, Ramos R, Rosenthal D. Laparoscopic colectomy. *Am Surg* 216:703-707, 1992.

65. Pikarsky AJ, et al. Is obesity a high risk factor for laparoscopic colorectal surgery? *Surg Endosc* 16:855-858, 2002.

66. Puente I, Sosa JL, Sleeman D, Desai U, Tranakas N, Hartmann R. Laparoscopic assisted colorectal surgery. *J Laparoendoscopic Surg* 4:1-7, 1994.

67. Rhodes M, Rudd M, Nathanson L, et al. Laparoscopic anterior resection: a consecutive series of 84 patients. *Surg Laparosc Endosc* 6:213-217, 1996.

68. Schwandner O., Schiedeck TH, Bruch HP. Advanced age indication or contraindication for laparoscopic colorectal surgery? *Dis Colon Rectum* 42:356-362, 1999.

69. Senagore AJ, Luchtefeld MA, Mackeigan JM, Mazier WP. Open colectomy versus laparoscopic colectomy: are there differences. *Amer Surg* 59:549-554, 1993.

70. Sgambati SA, Ballantyne GH. Minimally invasive surgery for diseases of the colon and rectum: The legacy of an ancient tradition. Laparoscopic colectomy. Churchill and Livingstone. *New York* 13-23, 1995.

71. Sistrunk WE. Mikulicz operation for resection of the colon. Its advantages and dangers. *Ann Surg* 88:597-606, 1928.

72. Slim K, Pezet D, Stencl J Jr, Lagha L, Le Roux S, Lechner C, Chipponi J. Prospective analysis of 40 initial laparoscopic colorectal resections: a plea for a randomized trial. *J Laparoendoscopic Surg* 4:241-245, 1994.

73. Sprung J, et al.: The impact of morbid obesity, pneumoperitoneum, and posture on respiratory system mechanics and oxygenation during laparoscopy. *Anesth Analg* 94: 1345-1350, 2002.

74. Tabibian N, et al.: Use of an endoscopically placed clip can avoid diagnostic errors in colonoscopy. *Gastrointes Endosc* 34:262-264, 1988.

75. Tate JJT, Dawson JW, Lau WY, Li AKC. Prospective comparison of laparoscopic and conventional anterior resection. *Br J Surg* 80:1396-1398, 1993.

76. Vara-Thorbeck C, Garcia-Caballero M, Salvi M, Gutsein D, Toscano R, Gomez A, Vara-Thorbeck D. Indications and advantages of laparoscopy assisted colon resection for carcinoma in elderly patients. *Surg Laparosc Endosc* 4:110-118, 1994.

77. Van Ye TM, Cattey RP, Henry LG. Laparoscopically assisted colon resections compare favorably with oper technique. *Surg Laparosc Endosc* 4:25-31, 1994.

78. Veldcamp R, Manouchehr Gholghesaei, et al.: Laparoscopic resection of colonic carcinoma. EAES Consensus Proceedings. *Lisbon* 1-39, 2002.

79. Watson DI, et al. Gasless laparoscopy may reduce the risk of port site metastases following laparoscopic tumor surgery. *Arch Surg* 132:166-169, 1997.

80. Weiss EG, Singh JJ, Wexner SD. Colon carcinoma. *Laparoscopic colorectal surgery* 53-94, 1999.

81. Wexner SD, Cohen SM; Johansen OB, et al. Laparoscopic colorectal surgery: a prospective assessment and current perspective. *Br J Surg* 80:1502-1605, 1993.

82. Wexner SD, Cohen SM. Port site recurrence after laparoscopic surgery for cure of malignancy. *Br J Surg* 82:295-298, 1995.

83. Whelan RL, et al. Trocar site recurrence is unlikely to result from aerosolization of tumor cells. *Dis Colon Rectum* 39(10 Suppl):7-13, 1996.

84. Willett W. The search for the causes of breast and colon cancer. *Nature* 338:389-394, 1989.

85. Willet WC, MacMahon B. Diet and cancer: an overview. *N Engl J Med* 310:697-703, 1984.

86. Wittich P, et al. Intraperitoneal tumor growth is influenced by pressure of carbon dioxide pneumoperitoneum. *Surg Endosc* 14:817-819, 2000.

87. Wittich P, et al. Port site metastases after CO2 laparoscopy. Is aerosolization of tumor cells a pivotal factor? *Surg Endosc* 14:189-192, 2000.

88. Wu JS, Birnbaum EH, Fleshman JW. Early experience with laparoscopic abdominoperineal resection. *Surg Endosc* 11:449-445, 1997.

CAPÍTULO 84

Hemorróidas

Marvin L. Corman
Renato Araújo Bonardi
Olival de Oliveira Jr.
Marcos de Abreu Bonardi

INTRODUÇÃO

A doença hemorroidária está presente no ser humano há milhares de anos, desde que assumimos a posição ereta. Hemorróidas são essencialmente estruturas normais da anatomia humana, e as sintomáticas, ou seja, a doença hemorroidária, são uma das principais queixas da civilização ocidental. Os sintomas podem ocorrer em qualquer idade e em ambos os sexos. Já foi estimado que cerca de 50% dos indivíduos acima de 50 anos de idade têm alguma forma de hemorróidas sintomáticas.

ETIOLOGIA E ANATOMIA

Em 1975, Thomson publicou seu magnífico trabalho baseado em estudos radiológicos e anatômicos e introduziu o termo "coxins vasculares".[38] De acordo com a sua teoria, a submucosa não forma um anel espesso no canal anal, mas sim uma série de coxins descontínuos; os três principais coxins são encontrados nas posições lateral esquerda, direita anterior e direita posterior (Fig. 84.1). A camada submucosa de cada uma dessas porções espessadas é rica de vasos sangüíneos e fibras musculares, conhecidas como muscular da mucosa (Fig. 84.2)[31,41]. Essas fibras originam-se do esfíncter interno e do músculo longitudinal conjunto, e são importantes por manterem a aderência da mucosa e da submucosa ao esfíncter interno e por darem apoio aos vasos da submucosa. Foi postulado que os coxins vasculares enchem-se de sangue no momento da defecação, protegendo o canal de um eventual trauma. A muscular da submucosa e as fibras do tecido conjuntivo retornam ao canal anal, para sua posição inicial, após o deslocamento temporário que ocorre no momento da evacuação.

Os coxins vasculares recebem seu suprimento sangüíneo primariamente dos ramos terminais da artéria hemorroidária superior (ou artéria retal superior) e uma menor quantidade de sangue das artérias hemorroidárias médias[4,31]. Esses ramos se comunicam entre si e com ramos das artérias hemorroidárias inferiores, que irrigam a porção inferior ou distal do canal anal. As veias hemorroidárias superiores, médias e inferiores, que fazem a drenagem sangüínea dos tecidos do canal anal, correspondem a cada uma das artérias hemorroidárias[4,18,31]. Os estudos anatômicos realizados por Haas *et al.* demonstraram que o ancoramento e o suporte dos tecidos do canal anal se deterioram com a idade, e esse fenômeno se torna mais aparente na terceira década de vida[16]. Disso resultam uma distensão venosa, erosão, sangramento e trombose.

As teorias mais aceitas na etiologia das hemorróidas são: (1) dilatação anormal das veias do plexo hemorroidário interno, uma trama de tributárias das veias hemorroidárias médias e superiores[9,30]; (2) dilatação anormal das anastomoses arteriovenosas, que se encontram na mesma localização dos coxins vasculares[18]; (3) deslocamento para baixo ou prolapso dos coxins vasculares[38]; (4) destruição do tecido conjuntivo de sustentação (estroma de sustentação)[16].

Outras teorias têm sido propostas para explicar a distensão anormal dos vasos hemorroidários. Por exemplo, as hemorróidas podem ser causadas por um refluxo de sangue venoso que se estabelece de maneira transitória por um aumento da pressão intra-abdominal. Essa observação e a relativamente baixa incidência das hemorróidas na África rural fizeram com que Burkitt e Graham-Stewart defendessem a importância de fibras na dieta, evitando dessa forma o esforço da evacuação[9].

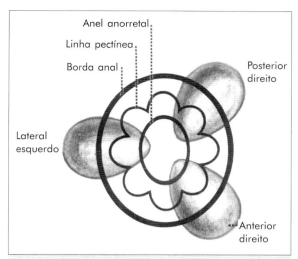

Fig. 84.1 — *Distribuição habitual dos três grupos hemorroidários. (Corman ML. Colon and rectal surgery, 2ª edição. Philadelphia, J.B. Lippincott, 1989, com permissão.)*

mento pode ser o resultado de um defeito na drenagem venosa, que, por sua vez, pode ser causado por uma falha de relaxamento do esfíncter interno durante a defecação. A distensão vascular também pode ser causada por um aumento do fluxo arterial, isso poderia explicar por que algumas pessoas sentem um desconforto anal após uma refeição copiosa — um grande volume de sangue é carreado para a circulação esplâncnica pelas artérias mesentéricas, das quais as artérias hemorroidárias são ramos diretos[35]. Entretanto, hemorróidas não são veias varicosas. Elas são estruturas anatomicamente normais que só apresentam sintomas quando há destruição do suporte fibromuscular dos coxins vasculares[5]. Isso faz com que os referidos coxins deslizem, ingurgitem, prolabem e sangrem.

As hemorróidas podem ser causadas por mais de um fator. Embora haja alguma evidência de que as hemorróidas possam ser familiares, ainda não é conhecido se há um fator hereditário (vaso de parede mais fraca, atróficos ou com suporte fibrocolagenoso defeituoso) ou se ocorrem por fatores ambientais (membros de uma

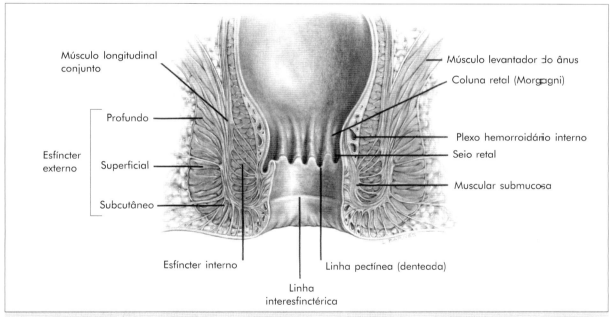

Fig. 84.2 — *Anatomia da região anal. (Corman ML. Colon and rectal surgery, 2ª edição. Philadelphia, J.B. Lippincott, 1989, com permissão.)*

Esses autores sugerem que Napoleão Bonaparte foi acometido de uma crise hemorroidária na batalha de Waterloo, e, portanto, o curso da história poderia ter sido mudado com alguns gramas de fibra vegetal. Entretanto, outros acham que a relação entre constipação e hemorróidas é meramente casual[23].

A pressão exercida sobre as veias hemorroidárias por um útero gravídico explica a exacerbação da condição em mulheres no período de gestação[26,32]. O ingurgita-

mesma família podem ter o mesmo hábito alimentar ou intestinal).

Hipertensão Portal e Varizes Retais

A manifestação hemorrágica mais comum em pacientes com doença hepática é a do sistema digestório alto. Uma série de estudos conseguiu demonstrar uma maior incidência de hemorróidas em pacientes com hipertensão portal. Entretanto, nesses pacientes varizes retais podem ser vistas como colaterais ingurgitadas do sistema porta. Essa circulação colateral da veia porta passa para a circulação sistêmica pelas veias hemorroidárias médias e inferiores[39]. Portanto, hemorróidas e varizes retais devem ser reconhecidas como duas entidades diferentes. Hosking et al. estudaram 100 pacientes consecutivos com cirrose e notaram que 44% apresentavam varizes anorretais[21]. Goenka et al. realizaram um estudo prospectivo em 75 pacientes com hipertensão portal conhecida, para avaliar esse achado[15]. Sessenta e sete pacientes (89,3%) apresentavam varizes do sistema digestório baixo, sendo o reto o local mais comum. Não houve correlação entre essas varizes e a severidade das alterações da mucosa esofagogástrica da hipertensão portal. O estudo mostrou ainda hemorróidas em 41,3% dos pacientes, uma incidência comparável à da população geral.

O sangramento dessas varizes pode ser controlado por sutura transanal, por embolização da veia mesentérica inferior ou por um dos métodos de descompressão por derivação portossistêmica[22,29,39].

FISIOLOGIA

O esfíncter anal de vários pacientes com hemorróidas mostra um ritmo anormal de contração e exerce uma maior força de contração do que em indivíduos assintomáticos. Se essa anormalidade esfincteriana é causa ou efeito das hemorróidas ainda não se sabe, porém pode estar relacionada com qualquer das hipóteses antes referidas na etiologia das hemorróidas. Um esfíncter hiperativo pode contribuir para uma congestão venosa, expor os coxins vasculares a um maior esforço ou fazer as duas coisas com uma constrição do canal anal[1,17]. Estudos manométricos anorretais têm demonstrado aumento de pressão do canal anal em pacientes com hemorróidas sintomáticas, quando comparados com controles[13,19,36]. *Essa pressão elevada geralmente retorna ao normal após hemorroidectomia.*

A hipótese de que as hemorróidas resultam de constipação crônica foi investigada por Gibbons et al., que estudaram o hábito intestinal, o perfil da pressão anal e a complacência anal[14]. As hemorróidas estavam associadas a zonas de alta pressão, significativamente maiores no canal anal, e a pressão anal de repouso, também acentuadamente maior em todos os níveis da distensão anal. Entretanto, mulheres com constipação intestinal apresentam pressão anal normal. O estudo afirma que pacientes com hipertonia anal não são necessariamente portadores de hemorróidas, e que indivíduos com constipação intestinal crônica não necessariamente têm hemorróidas.

CLASSIFICAÇÃO

As hemorróidas são classificadas, por sua localização, em externas, internas ou mistas; ou, por seu grau

de evolução, em de primeiro, segundo, terceiro e quarto graus. As *hemorróidas externas* originam-se do plexo hemorroidário inferior e são recobertas por epitélio escamoso modificado. Elas ocorrem abaixo da linha pectínea e podem trombosar ou ulcerar. As *hemorróidas internas* originam-se acima da linha pectínea, do plexo hemorroidário superior, e são recobertas por mucosa. *Hemorróidas mistas* (externas e internas) podem apresentar-se com prolapso, trombose ou ulceração. Originam-se dos plexos hemorroidários superior e inferior com comunicação entre si e através de um plexo intermediário virtual.

Nas *hemorróidas de primeiro grau*, as veias do canal anal estão aumentadas em número e volume, podendo eventualmente sangrar durante a evacuação. Elas não apresentam prolapso, mas se projetam para dentro da luz do canal anal. As *hemorróidas de segundo grau* exteriorizam-se durante a evacuação, retornando espontaneamente para dentro do canal anal, onde permanecem. *Hemorróidas de terceiro grau* exteriorizam-se com os esforços e necessitam de redução manual. *Hemorróidas de quarto grau* são irredutíveis e permanecem exteriorizadas.

QUADRO CLÍNICO

A queixa mais comum dos pacientes portadores de hemorróidas é o *sangramento*. Este ocorre geralmente durante ou imediatamente após a evacuação, exacerbando-se com o esforço ou evacuações freqüentes. O sangramento pode ser visível no papel, no vaso sanitário ou em ambos. Ocasionalmente, a perda sangüínea pode ser acentuada a ponto de provocar uma anemia profunda. Dor não é um sintoma comum às hemorróidas, a menos que haja trombose, ulceração ou necrose. A causa mais comum da dor é a fissura anal. *Prolapso* com redução espontânea ou necessitando de redução manual é uma forma comum de apresentação das hemorróidas, mas em algumas ocasiões elas são irredutíveis. *Prurido anal* é com freqüência atribuído às hemorróidas, mas na maior parte das vezes as hemorróidas mostram-se de volume médio ou pequeno. Isso explica por que, infelizmente, pacientes que tenham sido submetidos a hemorroidectomia descobrem que os seus sintomas pregressos persistem após a operação. O prurido anal é uma afecção de tratamento clínico, incluindo orientação dietética, hábito intestinal, higiene anal e ocasionalmente medicação.

Constipação não é um sintoma das hemorróidas, mas a evacuação pode ser dificultada quando existem trombose ou gangrena com muita dor. Os pacientes evitam o uso de toalete quando os sintomas hemorroidários são exacerbados pela evacuação, e isso pode resultar em constipação intestinal.

DIAGNÓSTICO

O exame físico deve incluir a anoscopia e a retossigmoidoscopia. Tanto o enema opaco como a colonoscopia podem ser realizados nos pacientes com queixas de sangramento retal, nos quais a fonte de sangramento não pode ser diagnosticada com os dois primeiros exames.

TRATAMENTO

Princípios Gerais do Tratamento

Sangramento

Se ocasional e relacionado ao esforço de evacuação ou diarréia, deve ser tratado clinicamente, e este dirigido à causa do sangramento. Constipação intestinal deve ser tratada com dieta apropriada, rica em fibras, eventualmente laxativos. Se o sangramento persistir apesar das medidas terapêuticas citadas, alguma forma de terapêutica intervencionista deverá ser utilizada. Se o paciente acha que o sangramento é secundário à hemorróida e não procura recursos médicos, ou se o médico aceita esse diagnóstico sem uma investigação mais profunda, corre-se o risco de não se fazer o diagnóstico de uma eventual neoplasia. Essa situação tira as oportunidades de diagnóstico precoce e de tratamento adequado.

Prolapso

Prolapso de hemorróidas, que se reduz espontaneamente ou que necessita de redução manual, pode freqüentemente ser tratado por métodos alternativos em caráter ambulatorial, os quais serão discutidos mais adiante. Se o prolapso é irredutível, ou o componente externo é muito exuberante, a ressecção radical é o tratamento cirúrgico de eleição.

Dor

Como já foi mencionado, a dor é geralmente secundária a trombose hemorroidária acompanhada de edema, ulceração ou necrose, e melhora espontaneamente quando o trombo é expelido devido à necrose. Nessa situação, o paciente pode ser tratado cirurgicamente de modo definitivo, com uma ressecção radical de todos os mamilos hemorroidários, ou clinicamente, de modo paliativo, com a utilização de calor local sob a forma de banhos, um creme heparinóide tópico e antiinflamatório não-hormonal por via sistêmica, deixando o tratamento cirúrgico radical definitivo para uma outra ocasião. No caso de uma trombose única, deve-se evitar a simples trombectomia, mas realizar, se a opção for cirúrgica, a ressecção de todo o mamilo trombosado.

Quando a dor se associa a uma fissura anal, a hemorroidectomia deve ser realizada, complementando-se o ato cirúrgico com uma *esfincterotomia interna lateral parcial*.

Tratamento Ambulatorial

Escleroterapia

A primeira tentativa de esclerosar hemorróidas por meio de injeções foi comunicada em 1869 por John Morgan, da Inglaterra, usando persulfato de ferro para tratar hemorróidas externas, veias varicosas e lesões vasculares. Em 1871, essa forma de terapêutica, usando o fenol e outros agentes químicos, foi introduzida nos Estados Unidos. Ela foi anunciada como a "cura indolor das hemorróidas sem cirurgia". Kelsey, nos Estados Unidos, e Edwards, na Inglaterra, reconheceram que esse método era benéfico e substituíram o agente esclerosante por uma solução fraca de ácido carbólico de 5% a 7,5% em glicerina e água, o que resultou em menor necrose[11,24]. Atualmente, uma solução de fenol a 5% em óleo de amêndoa é ainda o principal agente esclerosante na Inglaterra; cerca de 3 ml dessa solução são injetados em cada mamilo hemorroidário interno.

A combinação de quinina e de hidrocloreto de uréia, largamente utilizada como anestésico local antes da introdução da procaína, causa desenvolvimento de um tecido fibroso no local da injeção. Terrel, em 1913, foi quem primeiro utilizou essa substância no tratamento esclerosante das hemorróidas internas com resultados considerados dramáticos, concluindo que uma solução a 5% é satisfatória do ponto de vista de resultados e de segurança para o paciente[37].

Indicações e Contra-Indicações

Hemorróidas internas sangrantes sem prolapso constituem-se na melhor indicação para o tratamento esclerosante. Algumas vezes um mamilo interno um pouco mais volumoso até com um prolapso discreto pode ser tratado dessa forma. Quando as hemorróidas são muito volumosas, esse tipo de tratamento só oferece alívio temporário do sangramento, persistindo o prolapso e outras sensações desconfortáveis. As hemorróidas externas nunca devem ser tratadas por esclerose. Plicomas exuberantes, fístulas, fissuras e tumores são afecções que, quando associadas às hemorróidas, contra-indicam o tratamento por injeções esclerosantes.

Técnica

Com o paciente na posição de canivete ou em decúbito lateral esquerdo (posição de Sims), o canal anal é examinado com o auxílio de um anoscópio (Fig. 84.3). Toda a região é inspecionada de forma a que um diagrama do canal anal possa ser desenhado no prontuário do paciente. Esse detalhe é importante, principalmente quando ocorrem longos intervalos entre as injeções. O ponto da injeção, a quantidade, o tipo da solução utilizada e a data do tratamento devem ser anotados detalhadamente.

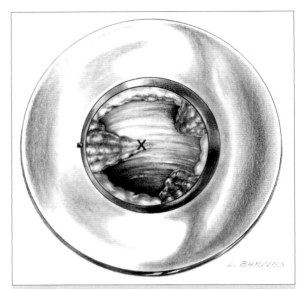

Fig. 84.3 — Localização habitual das hemorróidas no canal anal, vista através do anoscópio. O X indica o ponto para a infiltração da hemorróida lateral esquerda (numa área insensível do canal anal). (Corman ML. Colon and rectal surgery, 2ª edição. Philadelphia, J.B. Lippincott, 1989, com permissão.)

A Fig. 84.4 mostra o instrumental utilizado — uma seringa de 10 cc e uma agulha angulada na ponta. A agulha é introduzida no centro do tufo venoso, tomando-se o cuidado de não injetar na luz das veias (Fig. 84.5). Não há necessidade do uso de anti-sépticos. Faz-se a introdução da agulha acima da linha pectínea para evitar a dor.

Com a agulha em posição adequada, injeta-se a solução esclerosante, num volume máximo de 3 ml para cada mamilo interno. Observa-se a formação de um halo esbranquiçado, que representa a solução esclerosante, causando compressão sobre as veias. Todas as hemorróidas internas devem ser tratadas de uma só vez.

Ligadura Elástica

Em 1954, Blaisdell descreveu um instrumento para a ligadura das hemorróidas internas como um procedimento ambulatorial.[6] Em 1962, Barron modificou esse instrumento e apresentou duas séries com excelentes resultados[3]. Os resultados dessa técnica foram tão bons que ela tem substituído largamente outras técnicas de ressecção. Qualquer paciente que tenha hemorróidas internas que se manifestem por sangramento e com prolapso por excesso de mucosa tem indicação de tratamento por ligadura elástica. Não há necessidade de anestesia, porém os anéis elásticos devem ser colocados em uma área insensível, geralmente acima da linha pectínea. Plicomas perianais, hemorróidas externas ou papilas hipertróficas não podem ser tratados por ligadura elástica devido à dor intensa.

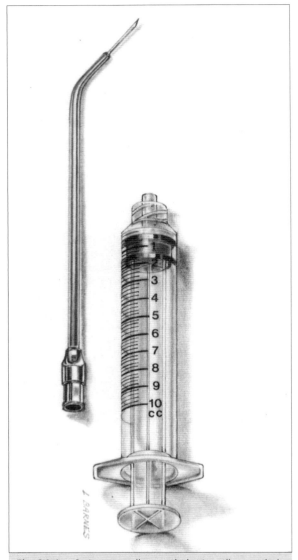

Fig. 84.4 — Seringa e agulha angulada. A agulha angulada permite uma melhor visualização do que a agulha reta durante a injeção esclerosante. (Corman ML. Colon and Rectal Surgery, 2ª edição. Philadelphia, J.B. Lippincott, 1989, com permissão.)

Técnica

Após o exame proctológico completo, eliminando-se outras causas de sangramento, a ligadura elástica pode ser realizada com segurança. Com o paciente em posição de decúbito lateral esquerdo, após um enema evacuador, realiza-se a anoscopia, de preferência com anoscópio de abertura frontal e não-biselado ou fenestrado. Os mamilos internos são identificados. Várias ligaduras podem ser necessárias, sendo realizadas a intervalos de 1 a 4 semanas. Não se recomenda a ligadura de múltiplos mamilos em uma mesma sessão.

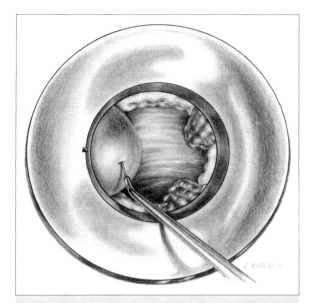

Fig. 84.5 — *Escleroterapia. Caso não haja a formação de um halo esbranquiçado, é porque a injeção está muito profunda e a agulha deve ser retirada um pouco. Uma injeção muito superficial produz necrose da mucosa do canal anal. (Corman ML. Colon and rectal surgery, 2ª edição, Philadelphia, J.B. Lippincott, 1989, com permissão.)*

Uma sensação moderada de desconforto ou pressão no reto pode ocorrer por uns poucos dias que se seguem à ligadura, mas as queixas são geralmente discretas e se aliviam com calor local (banhos de assento em água morna) e analgésicos comuns.

A Fig. 84.6 mostra o aparelho de ligadura elástica e a pinça de preensão devidamente colocados no canal anal. A hemorróida maior deve ser tratada primeiro. Ela é presa pela pinça e tracionada para dentro do tambor do aparelho (Fig. 84.7A e B). Caso haja dor, procura-se um ponto um pouco mais acima. Se o paciente se queixa sempre de muita dor, é melhor abandonar esse método de tratamento e indicar outro procedimento. Com o tecido tracionado para dentro do tambor, o gatilho é acionado, e o anel elástico expelido (Fig. 84.7C). Geralmente se utilizam dois anéis elásticos, pois um deles pode-se romper e também devido à variação considerável de forma e tensão dos anéis elásticos existentes no mercado. Quando os anéis estão em posição, o anuscópio é retirado (Fig. 84.7D).

O paciente raramente tem dor intensa que necessite da retirada do anel elástico. Se isso for necessário, o anel pode ser cortado ou retirado com uma agulha de crochê fina. A retirada do anel elástico só pode ser realizada minutos após a sua colocação, porque o edema que se instala mais tardiamente não permite mais essa manobra.

Uma das grandes vantagens da ligadura elástica é o fator tempo. Os pacientes não precisam retornar para novas ligaduras a intervalos fixos, podendo fazê-lo mais livremente quando os sintomas (sangramento, prolap-

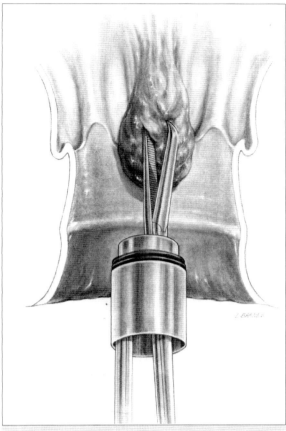

Fig. 84.6 — *Ligadura elástica. Uma pinça é passada pelo tambor do aparelho de ligadura e apreende o mamilo hemorroidário interno. (Corman ML. Colon and rectal surgery, 2ª edição. Philadelphia, J.B. Lippincott 1989, com permissão.)*

so) voltarem a incomodar. Não há necessidade da ligadura de todos os mamilos internos. Caso o paciente apresente alívio completo da sua sintomatologia após a primeira ou a segunda ligadura, não é preciso continuar o tratamento.

TRATAMENTO DE HEMORRÓIDAS TROMBOSADAS

Externas

O paciente com trombose hemorroidária externa tem como queixa principal a dor anal e a presença de massa dolorosa no ânus. Geralmente procura recurso dois a três dias após o início da sintomatologia, quando o desconforto já começou a diminuir; nessa circunstância, devemos instituir um tratamento médico com calor local (banhos de assento em água morna), melhorar o hábito intestinal com formadores da massa analgésicos, antiinflamatório não-hormonal por via sistêmica, que tem uma ação preponderante nessa fase, e um creme hepa-

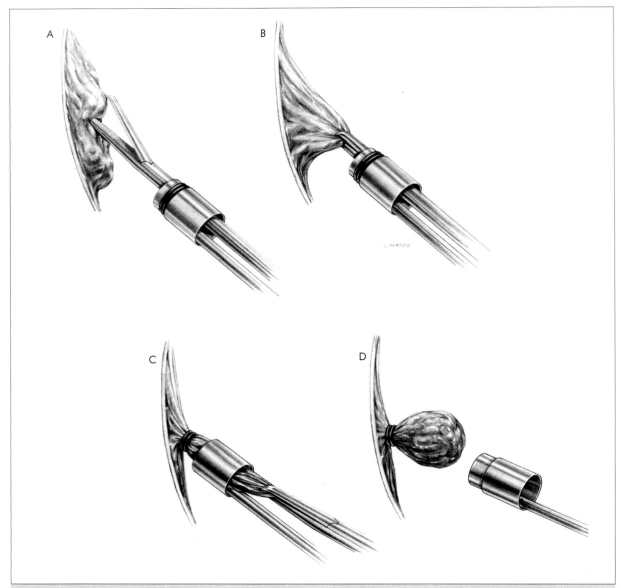

Fig. 84.7 — *Ligadura elástica – A e B. A hemorróida é firmemente apreendida. C e D. O tecido hemorroidário é puxado para dentro do tambor e os dois anéis elásticos são liberados do aparelho. Se o paciente tolera bem esse procedimento, múltiplas ligaduras podem ser realizadas com desconforto mínimo. (Corman ML. Colon and rectal surgery, 2ª edição. Philadelphia, J.B. Lippincott, 1989, com permissão.)*

rinóide local. A tumoração anal vai apresentar uma sensível diminuição em 1 semana a 10 dias.

O paciente freqüentemente refere o aparecimento do tumor anal doloroso após um episódio diarréico ou de constipação. Se a ocorrência desses fenômenos for constante, então eles devem ser investigados como causa básica. Caso haja o prolapso de um mamilo interno, este pode ser tratado com uma ligadura elástica após a resolução da trombose externa. Um fator importante que predispõe ao desenvolvimento de tromboses de repetição é o hábito de ficar muito tempo sentado para evacuar. O aconselhamento adequado, principalmente com relação ao hábito da leitura no banheiro, deve ser discutido com o paciente.

Caso o paciente seja visto dentro das primeiras 24 a 48 horas da ocorrência da trombose externa, esta poderá ser ressecada, porém nunca incisada para a retirada do trombo. A incisão freqüentemente causa hemorragia no tecido subcutâneo e formação de novo trombo. A Fig. 84.8 mostra a técnica mais apropriada para esse procedimento. A região é infiltrada com anestésico local da preferência do cirurgião (por exemplo, solução a 0,5%

de bupivacaína com 1:200.000 U de epinefrina). A hemorróida trombosada é ressecada com uma pequena borda de pele. O sangramento é controlado por compressão ou cauterização e ao final utiliza-se um pequeno curativo. O paciente é orientado para manter o curativo no local por algumas horas; em seguida este é removido, e iniciam-se os banhos em água morna. Caso haja algum sangramento, este é facilmente controlado com um curativo local. A ferida geralmente cicatriza em 7 a 10 dias.

Internas

Além das causas das tromboses hemorroidárias externas já mencionadas, a trombose das hemorróidas internas pode ser secundária ao prolapso sem redução adequada. Como resultado ocorre estase na veia com conseqüente trombose.

O tratamento da trombose das hemorróidas internas não é tão satisfatório como o das externas. Felizmente, no entanto, dor não é uma queixa freqüente porque elas estão localizadas acima da linha pectínea. A excisão da hemorróida interna requer uma instrumentação maior, bem como uma infiltração local mais adequada além da hemostasia completa por sutura, uma vez que compressão local não pode ser exercida nessa região.

Recomendam-se banhos em água morna no pós-operatório, associados a um analgésico por via sistêmica, e eventualmente um creme anestésico, bem como agentes formadores de massa, para que as evacuações sejam mais fáceis.

Caso o paciente apresente outras patologias associadas, como fissuras, plicomas exuberantes, papilas hipertróficas etc., recomenda-se uma cirurgia radical em ambiente hospitalar.

TRATAMENTO DAS HEMORRÓIDAS GANGRENADAS

O paciente que se apresenta com hemorróidas gangrenadas, com dor anal severa e debilitante, necessita de

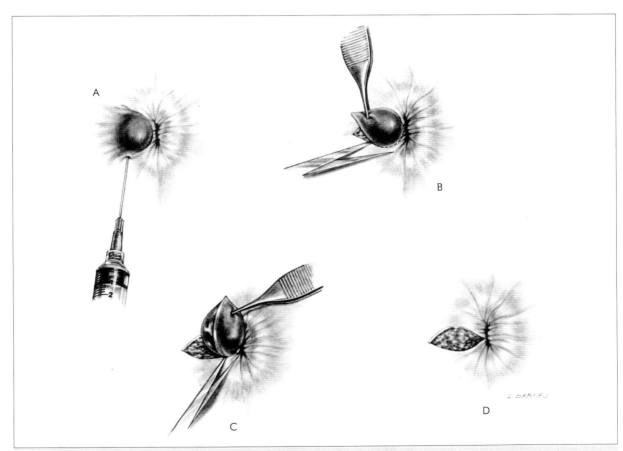

Fig. 84.8 — *Ressecção de uma hemorróida trombosada. A. A região é infiltrada com solução anestésica de bupivacaína a 0,5% com 1:200.000 U de adrenalina. B e C. A hemorróida trombosada é ressecada com uma margem de pele. D. As bordas da ferida ficam suficientemente separadas, permitindo uma drenagem adequada e evitando a formação de um novo coágulo. (Corman ML. Colon and rectal surgery, 2ª edição, Philadelphia, J.B. Lippincott, 1989, com permissão.)*

tratamento médico de urgência, e se possível da hemorroidectomia nas primeiras 24 horas. Os sintomas mais comuns são: dor, edema, sangramento, secreção fétida e dificuldade para evacuar. Antes da crise hemorroidária é comum a história de prolapso recorrente. O exame proctológico com anuscopia e retossigmoidoscopia mostra hemorróidas edemaciadas, trombosadas e irredutíveis (Fig. 84.9).

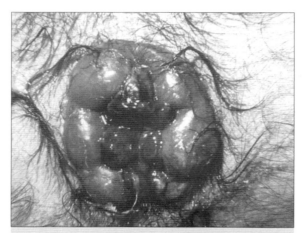

Fig. 84.9 — *Hemorróidas trombosadas com prolapso. São irredutíveis e apresentam um elemento de prolapso mucoso. (Corman M.L. Colon and rectum surgery, 2ª edição. Philadelphia, J.B. Lippincott, 1989, com permissão.)*

Quando no ambulatório ou consultório o paciente pode ser submetido a uma anestesia perianal com uma solução a 0,5% de bupivacaína (marcaína) com 1:200.000 U de adrenalina, adicionando-se 200 a 400 NF unidades de hialuronidase. Fazem-se uma infiltração subcutânea circunferencial do ânus e quatro infiltrações profundas no espaço interesfincteriano em cada quadrante, complementando-se com uma anestesia perianal total. Durante as infiltrações profundas, deve-se introduzir um dedo no reto para evitar perfurações com a agulha para a luz do intestino. Deve-se também ter o cuidado para não haver perfurações para a vagina, próstata ou uretra durante a infiltração do quadrante anterior. Após alguns minutos, quando o anestésico já tiver feito efeito, realiza-se leve massagem sobre as hemorróidas gangrenadas, obtendo-se uma redução dos mamilos. As nádegas são aproximadas com esparadrapo, e o paciente tem um alívio da sintomatologia, devendo então ser encaminhado ao hospital para uma hemorroidectomia radical definitiva no próximo dia.

Einsenstat *et al.*, visando a esse bloqueio perianal, realizaram múltiplas ligaduras elásticas das hemorróidas internas e excisão das tromboses externas com resultados bastante gratificantes e sem complicações significativas[12].

TRATAMENTO CIRÚRGICO – HEMORROIDECTOMIA

A hemorroidectomia deve ser indicada quando a arquitetura anorretal foi severa e irreversivelmente comprometida com a presença de hemorróidas externas e internas, ulcerações, tromboses, plicomas e papilas hipertróficas e o paciente não é candidato a um tratamento cirúrgico alternativo. A finalidade da operação é a ressecção de modo radical de todas as hemorróidas, necessitando para isso de um tempo de hospitalização que varia em média de 2 a 6 dias. Infelizmente esse objetivo nem sempre é alcançado, principalmente pelo fato de as operações sobre o ânus e o canal anal não serem prioritárias em qualquer serviço de cirurgia geral; muitas vezes são realizadas por aqueles com menor experiência e relegadas a um segundo plano.

A hemorroidectomia deve basicamente ser planejada na mesa de operações, de acordo com o caso em questão. A introdução e a retirada de uma gaze seca no reto são um meio simples de demonstrar os tecidos hemorroidários, plicomas, papilas e a extensão da mucosa redundante. Nem todos os pacientes apresentam as hemorróidas distribuídas regularmente em três quadrantes, como descrito habitualmente nos textos, e o cirurgião deve estar preparado para a ressecção de todo o tecido hemorroidário e da mucosa redundante, deixando pontes cutaneomucosas entre as áreas de ressecção para evitar a estenose cicatricial no pós-operatório. Esse detalhe é muito importante, principalmente quando se estão operando pacientes com hemorróidas gangrenadas.

Técnica

Várias técnicas têm sido utilizadas para o tratamento cirúrgico das hemorróidas, e receberam o nome dos seus autores, como Buie, Fauster, Ferguson, Milligan-Morgan, Parks, Salmon, Whitehead e muitos outros. Elas podem ser *abertas* ou *fechadas*. A técnica fechada de Ferguson e as abertas de Milligan-Morgan e Buie serão descritas a seguir.

Preparo Pré-Operatório

Uma das medidas pré-operatórias mais importantes é a limpeza do reto com um enema evacuador na noite anterior ou na manhã da operação. A limpeza vigorosa de todo o cólon está totalmente contra-indicada. O paciente deve estar apto a evacuar o mais breve possível no pós-operatório. Não há indicação para o uso de antibióticos, exceto nos pacientes portadores de lesões cardíacas orovalvulares ou com antecedentes de endocardite. A hemorroidectomia eletiva faz uma bacteremia transitória nas primeiras 6 horas do pós-operatório[7].

A hidratação parenteral deve ser restrita ao mínimo possível para evitar retenção urinária no pós-operatório. A tricotomia deve ser limitada ao local da operação.

Hemorroidectomia pela Técnica de Ferguson (Fechada)

O paciente é colocado na posição de canivete com as nádegas afastadas por tiras de esparadrapo. A posição de litotomia para essa técnica não é adequada nem para o cirurgião nem para o auxiliar. Os cirurgiões na Inglaterra, entretanto, preferem essa última posição; e na Ferguson Clinic, onde a técnica se originou, utiliza-se a posição de decúbito lateral esquerdo (posição de Sims).

A região anal é infiltrada com uma solução de bupivacaína a 0,5% com 1:200.000 U de adrenalina num volume aproximado de 15 a 20 ml. A infiltração local diminui o sangramento no peroperatório, e os planos cirúrgicos entre o tecido hemorroidário e o esfíncter interno ficam bem delineados. A utilização de anestesia local em bloqueio perianal, como já foi previamente descrito, pode ser associada a uma sedação do paciente ou a uma anestesia epidural.

Um afastador de Hill-Ferguson introduzido no canal anal mostra a extensão das hemorróidas. Outros afastadores ou espéculos anais podem ser utilizados para esse fim, dependendo da preferência do cirurgião. De um modo geral a cirurgia deve começar pelo maior mamilo ou pelo mamilo mais difícil. Pode-se colocar um ponto de sutura ancorado na base do mamilo ao nível do seu pedículo, ou fazer a preensão do mamilo com uma pinça hemostática (Fig. 84.10). A ressecção pode ser feita tanto com o bisturi de lâmina branca quanto com tesoura. É importante que a incisão se estenda além da margem anal, e com a ressecção dos plexos externo e interno cuidadosamente se afastam os músculos esfíncteres externo e interno. Entre o tecido hemorroidário e o esfíncter interno existe um plano de clivagem avascular que facilita a dissecção. Quando todo o mamilo hemorroidário é dissecado e o seu pedículo mobilizado, procede-se à sua ligadura por transfixação com fio de sutura absorvível (categute, ácido poliglicólico) (Fig. 84.11). Hemorróidas residuais pequenas, tanto internas quanto externas, podem ser removidas com uma tesoura pequena. Isso evita sintomas de hemorróidas que foram deixadas para trás. A hemostasia pode ser feita com o eletrocautério ou por ligaduras apoiadas.

A ferida operatória é fechada completamente por meio de uma sutura contínua utilizando-se o mesmo fio com que foi ligado o pedículo (Fig. 84.12). Quando a junção mucocutânea é atingida, a pele é fechada com pontos subcuticulares ou por uma sutura contínua simples. Da mesma forma, hemorróidas residuais são ressecadas e suturadas. Além da aparência cosmética das feridas operatórias, o fato de, com todas as feridas suturadas, o afastador se manter no mesmo local indica que a abertura do canal é adequada, sem a preocupação do desenvolvimento de estenoses tardias.

Caso haja uma fissura concomitante (geralmente na linha média posterior), realiza-se uma esfincterotomia ao nível do mamilo lateral esquerdo, seccionando-se o terço distal do esfíncter interno. A esfincterotomia não deve ser realizada rotineiramente na cirurgia das hemorróidas.

As feridas são limpas com uma solução iodada (povidina), e um pequeno curativo compressivo é colocado.

Deve-se evitar a compressão por grandes curativos, bem como a utilização de tampões.

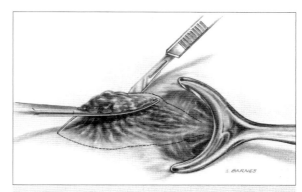

Fig. 84.10 — Hemorroidectomia. O mamilo hemorroidário é identificado e apreendido por uma pinça. A área da incisão é mostrada por uma linha pontilhada. (Corman ML. Colon and rectum surgery, 2ª edição. Philadelphia, J.B. Lippincott, 1989, com permissão.)

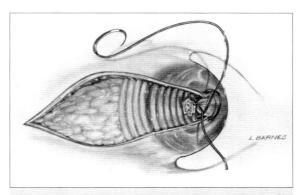

Fig. 84.11 — Ferida aberta após a ressecção da hemorróida. (Corman ML. Colon and rectum surgery, 2ª edição. Philadelphia, J.B. Lippincontt, 1989, com permissão).

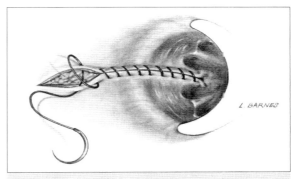

Fig. 84.12 — A ferida é suturada. (Corman M.L. Colon and rectum surgery, 2ª edição. Philadelphia, J.E. Lippincontt, 1989, com permissão).

Hemorroidectomia Aberta (Fig. 86.13)

Modificações da hemorroidectomia aberta são as mais variadas possíveis.

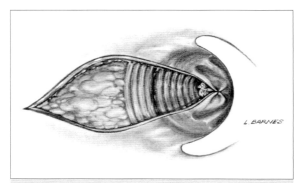

Fig. 84.13 — *Hemorroidectomia aberta completada. A sutura parcial da anoderme até a junção mucocutânea é outra opção. (Corman ML. Colon and rectum surgery, 2ª edição. Philadelphia, J.B. Lippincott, 1989, com permissão.)*

Técnica de Milligan-Morgan

O paciente pode ser colocado tanto na posição de litotomia quanto na de canivete; as nádegas são afastadas por tiras de esparadrapo[28]. As hemorróidas são expostas, um afastador de Hill-Ferguson é introduzido e os mamilos hemorroidários internos e externos são individualizados. Inicia-se pela ligadura do pedículo do mamilo interno por transfixação com fio absorvível de categute ou ácido poliglicólico (Vycril®) nº 0 ou 00. Procede-se a uma incisão mucocutânea em raquete, estendendo-se além do esfíncter externo e englobando todo o tecido hemorroidário. O coxim vascular é dissecado dos esfíncteres externo e interno com o auxílio de uma tesoura de ponta romba até o nível da ligadura. Utilizando-se o mesmo fio, faz-se uma nova ligadura do pedículo por transfixação, e o tecido hemorroidário é ressecado, seccionando-se abaixo da ligadura prévia. O mesmo procedimento é feito para os demais mamilos, tendo-se o cuidado de deixar uma ponte cutaneomucosa adequada entre as áreas de dissecção. A hemostasia complementar pode ser feita com pontos apoiados ou eletrocauterização. Ao término da cirurgia um curativo leve é colocado sobre a ferida, conforme já descrito.

Técnica de Buie

Para essa técnica a posição adequada é a de canivete. Procede-se à infiltração local já descrita. Com o auxílio de um afastador de Hill-Ferguson ou de Smith (auto-estático) os mamilos hemorroidários são expostos. Os localizados à direita são agrupados em uma única ressecção e os da esquerda em outra, de tal forma que existam somente duas áreas de dissecção[8]. Realizam-se a incisão mucocutânea e a dissecção do tecido hemorroidário dos esfíncteres externo e interno, até o nível do pedículo, que é ligado por transfixação com fio absorvível de categute nº 00 e seccionado abaixo da ligadura. A anoderme é dissecada em ambos os lados da ferida, sendo retirados os vasos submucosos. Com o mesmo fio da ligadura do pedículo, faz-se uma sutura contínua da borda da anoderme à borda inferior do esfíncter interno ou próximo a ela. A hemostasia complementar é feita com cautério ou por ligaduras apoiadas. Uma variedade dessa técnica é feita realizando-se as dissecções ao nível da linha média anterior e posterior, obtendo-se também dessa forma um bom resultado com pontes cutaneomucosas amplas.

Anopexia Anorretal (Hemorroidectomia por Grampeamento)

Nos últimos anos foi criada uma alternativa cirúrgica à hemorroidectomia convencional com o intuito de reduzir a principal queixa pós-operatória, a dor; foi primeiramente descrita por Pescatori, e posteriormente Longo apresentou a técnica com bons resultados[25,27,34].

A hemorroidectomia por grampeamento baseia-se na ressecção do excesso de mucosa redundante, diminuição do fluxo sangüíneo e fixação mucosa na sua posição de origem; essa mesma teoria é seguida em alguns métodos acima descritos. Porém a diferença dessa técnica é que isso se faz de forma circunferencial, ou seja, 360 graus.

A anopexia anorretal é feita acima da linha pectínea ou denteada, o que teoricamente proporciona menos dor pós-operatória.

Técnica da Anopexia anorretal (Fig. 84.14)

O preparo pré-operatório é idêntico ao das outras técnicas; normalmente o procedimento é feito com anestesia peridural, podendo ser realizado com anestesia local e/ou sedação. A posição do paciente pode ser tanto ginecológica quanto a posição de canivete, dependendo da preferência do cirurgião. Após uma avaliação do ânus e do canal anal, coloca-se o afastador perianal do próprio aparelho, retirando-se o mandril; com isso as hemorróidas são comprimidas no canal anal e o prolapso da mucosa fica acima do afastador. Pontos simples de algodão 2-0 devem ser colocados para fixar o afastador à pele. Após fixado o afastador, faz-se uma sutura em bolsa com fio prolene 2-0 pelo menos 5 cm acima da linha pectínea. Essa sutura deve aprofundar através somente da mucosa e submucosa, pois após terminada a sutura em bolsa de tabaco o grampeador PPH 33mm deve ser introduzido aberto para que a ogiva ultrapasse a linha de sutura e seja fixada acima desta. Os cotos do

HEMORRÓIDAS

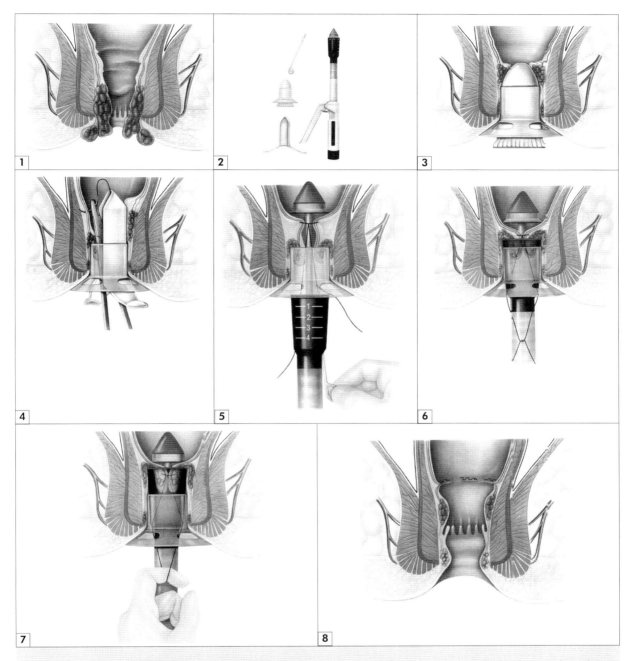

Fig. 84.14 — *Técnica de anopexia anorretal (hemorroidectomia por grampeamento). 1. Aspecto característico de prolapso mucoso e hemorroidário. 2. Grampeador circular hemorroidário de 33 mm (HCS33), passa-fios (ST100), dilatador anal circular (CAD33) e anuscópio para sutura em bolsa (PSA33) da Ethicon Endo-Surgery®. 3. Introdução do dilatador anal circular; 4. Anoscópio para sutura em bolsa é introduzido através do dilatador anal. É realizado uma sutura em bolsa envolvendo toda a circunferência da mucosa retal pelo menos 5 cm distalmente da linha denteada (linha pectínea). 5. Introdução do grampeador circular aberto em sua posição máxima. A ogiva é introduzida e posicionada proximalmente à sutura em bolsa. A sutura é então aproximada com um nó. Com a ajuda do passa-fios, as extremidades dos fios são puxadas através dos orifícios laterais do grampeador. 6. As extremidades dos fios são unidas com um nó ou fixadas com pinça. A bainha do grampeador é introduzida totalmente no canal anal, até o último marcador de centímetros. Durante a inserção, é aconselhável apertar parcialmente o grampeador. 7. Tração moderada da sutura em bolsa para que a mucosa prolapsada caia no interior da cavidade do grampeador. O grampeador é então totalmente apertado e após 20 segundos mantido nessa posição para permitir hemostasia, o grampeador é totalmente aberto e removido cuidadosamente. 8. Aspecto final. (De: Longo A. Procedimento para prolapso e hemorróidas. Técnica Longo, Ehicon Endo-Surgery®.)*

fio prolene 2-0 são então passados através das canaletas existentes no grampeador para que a mucosa possa ser tracionada para dentro desse. Essa tração deve ser firme até o fechamento completo do aparelho, quando aguardamos 2 minutos para hemostasia. Um lembrete importante é que nas mulheres, durante o fechamento do aparelho, deve ser realizado um toque vaginal para evitar que a parede vaginal posterior seja tracionada em bloco com a parede do reto, principalmente se houver algum grau de retocele. Libera-se a trava e dispara-se o grampeador para uma sutura em um dos planos e corte da mucosa redundante prolapsada, que se encontra dentro do aparelho. O grampeador é aberto e retirado, e deve conter em seu interior uma faixa circular de mucosa e submucosa retal com alguns mamilos hemorroidários.

A linha de sutura tem na maior parte dos casos pequenas áreas de sangramento que deve ser contido com pontos de categute 2-0.

CUIDADOS NO PÓS-OPERATÓRIO

O curativo é removido na noite do dia da operação ou no máximo na manhã seguinte. Iniciam-se banhos de assento em água morna com 20 minutos de duração, 3 a 4 vezes ao dia, o que dará ao paciente um maior conforto no pós-operatório. Esses banhos têm a finalidade de manter a ferida operatória limpa, evitando a formação de tecido de granulação em excesso (nas hemorroidectomias abertas) e facilitando a epitelização, e ainda diminuem o espasmo do esfíncter interno que é responsável pelo maior contingente de dor. Um creme tópico anestésico pode ser utilizado para maior conforto, e a ferida é coberta com algodão, evitando-se curativos volumosos.

O paciente recebe alta do hospital em cerca de 2 dias, depois da primeira evacuação e com micção normal. Os medicamentos utilizados no pós-operatório são analgésicos, formadores de massa (fibras) e cremes para curativo.

O paciente deve ser visto regularmente até que a ferida esteja completamente cicatrizada. Uma cirurgia bem executada não leva à formação de estenose cicatricial, e, portanto, toques retais com a finalidade de dilatação são desnecessários e contribuem somente para exacerbar o desconforto do paciente[28].

REFERÊNCIAS BIBLIOGRÁFICAS

1. Arabi Y, Alexander-Williams J, Keighley MRB. Anal pressure in hemorrhoids and anal fissure. *Am J Surg* 134:608, 1977.
2. Armstrong DN, Ambroze WL, Schertzer ME, Orangio GR. Harmonic Scapel® *vs.* electrocautery hemorroidectomy: a prospective evaluation. *Dis Colon Rectum* 44:558-64, 2001.
3. Barron J. Office ligation or internal hemorrhoids. *Am J Surg* 105:563-70, 1963.
4. Bernard A, Parnaud E, Guntz M, et al. Radioanatomie normal du réseau vasculaire hémorrhoidel. (note préatable à propôs d'une étude portant sur 15 cas.) *Ann Radiol* (Paris) 20:483-9, 1977.

5. Bernstein WC. What are hemorrhoids and What is their relationship to the portal venous system. (Guest editorial.) *Dis Colon Rectum* 26:829, 1983.
6. Blaisdell PC. Prevention of massive hemorrhage secondary to hemorrhoidectomy. *Surg Gynecol Obstet* 106:485-8, 1958.
7. Bonardi RA, Rosin JD, Stoneisifer Jr GI, Bauert FW. Bacteremias associated with routine hemorrhoidectomies. *Dis Colon Rectum* 19:233-6, 1976.
8. Buie LA. *Practical proctology*. Philadelphia, WB Saunders, 1937.
9. Chung Y-C, Wu H-J. Clinical experience of sutureless closed hemorrhoidectomy with LigaSure. *Dis Colon Rectum* 46:87-92, 2003.
10. Corman ML, Veidenheimer MC. The new hemorrhoidectomy. *Surg Clin North Am* 53:417-22, 1973.
11. Edwards FS. The treatment of piles by injection. *Br Med J* 2:815-6, 1888.
12. Eisentat T, Salvati EP, Rubin RJ. The outpatient management of acute hemorrhoidal disease. *Dis Colon Rectum* 22:315-7, 1979.
13. El-Gendi MA, Abdel-Baky N. Anorectal pressure in patients with symptomatic hemorrhoids. *Dis Colon Rectum* 29:388, 1986.
14. Gibbons CP, Bannster JJ, Read NW. Role of constipation and anal hypertonia in the pathogeneseis of hemorrhoid. *Br J Surg* 75:656, 1988.
15. Goenka M, Kochhar R, Nagi B, Mehta SK. Rectosigmoid varices and other mucosal changes in patients with portal hypertension. *Am J Gastroenterol* 86:1185, 1991.
16. Haas Pa, Fox Jr TA, Haas GP. The pathogenesis of hemorrhoids. *Dis Colon Rectum* 27:442-50, 1948.
17. Hancock BD. Internal sphincter and the nature of hemorrhoids. *Gut* 18:651, 1977.
18. Hansen NH. Neue Aspekte zur Pathogeneses und Therapie des Hemorrhoidalleidns. *Deutsche Mezinische Wochenschrift* 102:1244-8, 1977.
19. Hiltunen KM, Matikainen M. Anal manometric findings in symptomatic hemorrhoids. *Dis Colon Rectum* 28:807, 1985.
20. Ho YK, Cheong WK, Tsang C et al. Stapled hemorrhoidectomy — cost effectiveness, randomized, controlled trial including incontinence scoring, anorectal manometry, and endoanal ultrasound assessments at up to three months. *Dis Colon Rectum* 43: 1666-1675, 2000.
21. Hosking SW, Smart HL, Johnson AG, Triger DR. Anorectal varices, haemorrhoids and portal hypertension. *Lancet* 1:349, 1989.
22. Hsieh JS, Huang CJ, Huang YS, Huang TJ. Demonstration of rectal varices by transhepatic inferior mesenteric venography. *Dis Colon Rectum* 29:459, 1986.
23. Johanson JF, Sonnenberg A. The prevalence of hemorrhoids and chronic constipation. An epidemiologic study. *Gastroenterology* 98:380, 1990.
24. Kairaluoma M, Nuorva K, Kellokumpu I. Day-case stapled (circular) vs. diathermy hemorrhoidectomy. A randomized, controlled trial evaluating surgical and functional outcome. *Dis Colon Rectum* 46:93-99, 2003.
25. Longo A. *Treatment of haemorrhoidal disease by reduction of mucosa and haemorrhoidal prolapse with a circular stapling device: a new procedure. 6th World Congress of Endoscopic Surgery.* Mundozzi Editore 777-84, 1998.
26. Lurz KH, Göltner E. Hamorrhoiden in Schwanger-schaft und Wochenbett. *Münch Med Woch* 19:1551, 1977.
27. Mehigan BJ, Monson JR, Hartley JE. Stapling procedure for haemorrhoids versus Miligan-Morgan haemorrhoidectomy: randomized controlled trial. *Lancet* 355: 782-5, 2000.
28. Milligan ETC, Morgan CN, Jones LE, et al. Surgical anatomy of the anal canal and operative treatment of haemorrhoids. *Lancet* 2:1119-24, 1937.
29. Nivatvongs S. Suture of massive hemorrhoidal bleeding in portal hypertension. *Dis Colon Rectum* 28:878, 1985.
30. Parks Agl. Hemorrhoidectomy. *Adv Surg* 5:1, 1971.

HEMORRÓIDAS

31. Parnaud E, Guntz M Bernard A, et al. Anatomie normal macroscopique et microscopique du réseau vasculaire hémorrhoidal. *Archives Françaises des Maladies de l'Appareil Digestif* 65:501-14, 1976.

32. Pernice LM, Bartalucci B, Bencini L, Forri A, Catarzi S, Kroning K. Early and late (ten years) experience with circular stapler hemorrhoidectomy. *Dis Colon Rectum* 44:836-41, 2001.

33. Pescatori M, Favetta U, Dedola S, Orsini S. Trans anal stapled excision of rectal mucosal prolapse. *Coloproct* 96-98, 1997.

34. Rowsell M, Bello M, Hemingway DM. Circumferential mucosectomy (stapled haemorrhoidectomy) versus conventional haemorrhoidectomy: randomized controlled trial. *Lancet* 355: 779-781, 2000.

35. Sardinha TC, Corman ML. Hemorrhoids. *Surg Clin North Am* 82:1153-67, 2002.

36. Sun WM, Read NW, Shordouse AJ Hypertensive anal cushions as a cause of high anal canal pressures in patients with hemorrhoids. *Br J Surg* 77:458, 1990.

37. Terrel EH. The treatment of hemorrhoids by a new method. *Trans American Proctologic Society* 65-73, 1916.

38. Thomson WHF. The nature of haemorrhoids. *Br J Surg* 65:542-52, 1975.

39. Weinshel E, Chen W Falkenstein DB et al. Hemorrhoids or rectal varices: defining the cause of massive rectal hemorrhage in patiens with portal hypertension. *Gastroenterology* 90:744, 1986.

40. Wexner SID. The quest for painless surgica treatment of hemorrhoids continues. *J Am Coll Surg* 193:174-8, 2001.

41. Wilson PM. Anorectal closing mechanisms. *S Afr Med J* 51:802-8, 1977.

85

CAPÍTULO

Abscessos e Fístulas Anais

Hélio Moreira
José Paulo Teixeira Moreira
Hélio Moreira Júnior

INTRODUÇÃO

Os abscessos e as fístulas anais podem ser considerados dois estágios diferentes de uma mesma doença no que concerne à sua etiologia; na maioria das vezes, a fístula é conseqüência de um abscesso, e este se origina no canal anal, mais precisamente em uma cripta anal.

A história da fístula anal coincide com a história da medicina na civilização humana. Papiros do Egito datados de 2.500 a.C. e arquivados no Museu Britânico são provas evidentes dessa afirmativa, pois ali são descritos instrumentos utilizados por possíveis cirurgiões para o seu tratamento.

Susruta, que viveu na Índia no 4º século a.C., descreve técnicas de incisão e cauterização para o tratamento dessa entidade e ilustra-as com belas figuras, aduzindo que esses ensinamentos foram herdados de conhecimentos provenientes de 30 a 40 séculos a.C.

Hipócrates (460-365 a.C.), no seu tratado *De fístulis*, define alguns parâmetros a serem seguidos no manuseio dos abscessos e das fístulas: "Abscessos devem ser drenados, fístulas que não tenham comunicação devem ser incisadas, depois de estudadas com um estilete, e depois cauterizadas."

O quadro clínico dessas duas condições sempre tem sido motivo de preocupação, não só pelas possíveis dificuldades técnicas de seu tratamento como principalmente pela possibilidade de surgimento de seqüelas (incontinência fecal) ocasionadas por falhas na condução da técnica cirúrgica ou pela impossibilidade, em alguns casos, de se evitar essa ocorrência, devido à alta complexidade das lesões.

Apenas para registro histórico e também para reforçar essas afirmativas, foi fundado em 1835, na cidade de Londres, um hospital em cujo frontispício na entrada foi definida com muita clareza a sua especialidade "Hospital for fistulae — Saint Mark Hospital".

Atualmente, apesar de se conhecer com mais detalhes a anatomia e a fisiologia do canal anal, o tratamento da fístula anal continua sendo um desafio para o cirurgião e motivo de sofrimento para muitos pacientes, pois os resultados estão longe de ser satisfatórios em um percentual preocupante de casos.

ABSCESSO PERIANAL

Etiologia e Patogenia

A grande maioria dos abscessos é devida à infecção nas glândulas anais, as quais se localizam nas criptas anais (teoria criptoglandular). A obstrução dos ductos dessas glândulas por fezes, corpos estranhos ou trauma (edema) resulta em estase e infecção. Estudos anatômicos clássicos evidenciaram a presença de 6 a 10 glândulas no canal anal, sendo que cada uma delas desemboca em uma cripta, podendo haver duas glândulas para uma cripta[2-4].

Parks e Morson[4], estudando espécimes de trajetos fistulosos, observaram que algumas dessas glândulas apresentavam uma cavidade cística e que, ao penetrarem no corpo do músculo esfincteriano, não apresentavam evidências de infecção; porém, as citadas cavidades císticas estavam geralmente preenchidas por pus. Isso apóia a teoria de que as glândulas se infectam pela entrada de material fecal no seu interior.

Causas específicas de abscesso anal incluem doença de Crohn, retocolite ulcerativa, tuberculose, actinomicose, corpo estranho, carcinoma, linfogranuloma venéreo, inflamação pélvica, trauma, radiação, leucemia e linfoma. As discussões deste capítulo serão limitadas aos abscessos e às fístulas de origem inespecífica (teoria criptoglandular).

Embora muitos microorganismos possam estar presentes, a bactéria mais comumente encontrada nessas infecções é a *Escherichia coli*, mostrando a provável comunicação do trajeto fistuloso com o canal anal ou a ampola retal[5,6].

No passado, cogitava-se que a causa dos abscessos anais era devida à contaminação provocada pelas fezes em pequenas feridas traumáticas no canal anal ou mesmo na pele perianal; no entanto, sabe-se hoje que as feridas nessas regiões são, ao contrário do que se imaginava, bastante resistentes à infecção e esta teoria não explica a grande maioria dos abscessos.

As glândulas anais, que sempre se originam das criptas que estão localizadas na linha pectínea (ver Capítulo 63), penetram na região perianal por distâncias variadas. Em dois terços dos indivíduos, a glândula penetra no esfíncter interno, e em 50% continua mais profundamente até o plano interesfincteriano. Assim, quando ocorre infecção da glândula, a infecção pode atingir locais variados dos espaços ao redor do ânus. A infecção, atingindo um ou mais desses espaços, resultará em abscessos que levarão o nome dos espaços comprometidos (ver classificação a seguir).

Toda vez que se drena um abscesso, a tendência evolutiva normal é a cura do processo; no entanto, na região anorretal isso nem sempre acontece. Em 30% a 40% dos pacientes submetidos a uma drenagem de abscesso, ocorre cronicidade do processo, com a formação de uma fístula anal[9]. Esse achado sugere que deve existir uma infecção crônica persistente localizada profundamente e que deve ser o fator de manutenção do processo.

Classificação

Os abscessos são classificados de acordo com a sua localização nos espaços anorretais. De acordo com a classificação de Eisenhammer[7] e modificada por McElwain et al.[8], os abscessos são divididos em perianais, submucosos, interesfincterianos altos, interesfincterianos baixos e isquiorretais (Fig. 85.1). Os abscessos retrorretais e pararretais são extensão dos interesfincterianos altos. O abscesso mais comum é o perianal.

Nem sempre é possível, mesmo no ato cirúrgico, enquadrar um abscesso em uma localização anatômica especificada na classificação anterior. Freqüentemente, o processo supurativo já se espalhou para outros compartimentos ou espaços perirretais, configurando, por conseguinte, um quadro de abscesso de localização mista.

Incidência

A maior incidência é no grupo etário entre 30 e 50 anos de idade, com predominância no sexo masculino, provavelmente pelos melhores cuidados higiênicos utilizados pela população feminina e maior atividade física dos homens.

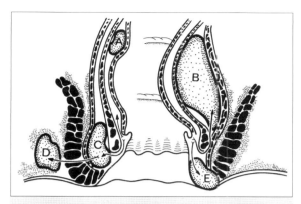

Fig. 85.1 — Classificação de abscessos anorretais de acordo com McElwein: A) Submucoso; B) Interesfincteriano alto; C) Interesfincteriano baixo; D) Isquiorretal; E) Perianal.

Quadro Clínico

O sintoma inicial e principal de um abscesso anal é o quadro doloroso localizado na região perianal, que se inicia abruptamente e piora com a movimentação do paciente, ou com o simples fato de tossir, assoar o nariz, sentar-se ou tentar o esforço defecatório.

A febre geralmente está ausente, pelo menos na fase inicial do processo, com exceção daqueles casos de abscessos muito volumosos.

Existe dificuldade para o diagnóstico clínico dos casos de abscessos de localização muito alta, como o pelvirretal. Nesse tipo de abscesso, o quadro doloroso nem sempre é importante, referindo os pacientes mais um "mal-estar anal" maldefinido.

Edema, endurecimento ("massa ou tumor") e rubor podem ocorrer nos abscessos superficiais. Nos profundos, como nos intermusculares e submucosos, o endurecimento poderá ser percebido pelo toque retal.

Diagnóstico

O diagnóstico de certeza é obtido, na maioria das vezes, pelo exame físico, que evidencia uma tumoração geralmente avermelhada, dolorosa ao contato manual e com consistência macia. Nas fases mais adiantadas do processo, podem-se observar mudanças na coloração da pele que recobre a lesão, adquirindo, muitas vezes, aspecto mais escurecido, algumas vezes podendo-se observar o início de drenagem espontânea de pus.

Se houver possibilidade, dependendo do quadro doloroso, o exame digital do canal anal irá mostrar que a tumoração visualizada externamente na pele progride para dentro do canal anal, provocando, com essa manobra, quadro agudo de dor na região.

Tratamento

Diante de um quadro instalado de abscesso anal não existe alternativa a não ser drenar a lesão; medidas paliativas como a tentativa de "esfriar" o processo, com o uso de compressas quentes e antibióticos, só levam ao agravamento do quadro por serem ineficazes. Para ser adequada, a drenagem deve ser ampla podendo ser realizada sob anestesia local. A preferência dos autores é realizá-la sob anestesia geral ou um bloqueio raquimedular.

Com o paciente na posição de litotomia, que permite uma boa exposição da região a ser manuseada, o cirurgião fará uma incisão em cruz sobre a lesão, lembrando que essa incisão deverá ser feita o mais próximo possível do orifício anal, e em seguida são ressecados os retalhos, de modo a dar à ferida o formato circular (Fig. 85.2).

Essa característica da ferida irá retardar a cicatrização do orifício de drenagem, possibilitando, por conseguinte, drenagem mais eficiente e duradoura; essa conduta irá aumentar as chances de se resolver definitivamente o quadro, diminuindo a possibilidade de aparecimento de fístulas no futuro. Deve-se deixar um dreno no interior da ferida, de preferência o de Penrose. O dreno deve ser fixado na borda da ferida, com o objetivo de facilitar a sua mobilização diária.

O material drenado deve ser enviado para cultura com antibiograma. O uso de antibiótico depende do local (superficial ou profundo) do abscesso e da imunidade do paciente. Os autores preferem usar antibióticos rotineiramente.

Toda vez que o paciente é submetido a drenagem de abscesso anal, é importante alertá-lo sobre a possibilidade de aparecimento de fístula no futuro.

FÍSTULA ANAL

Fístula é um pertuito com infecção crônica, ligando duas superfícies com revestimento epitelial (pele ou mucosa). Na fístula anal, o orifício interno ou primário localiza-se sempre na linha pectínea (denteada), e o externo, na pele perianal ou, muito raramente, no reto.

Etiologia

A grande maioria das fístulas é secundária a infecção criptoglandular, como explicado anteriormente. Raramente podem ser associadas a doenças específicas como neoplasias, doença de Crohn, retocolite ulcerativa, tuberculose, actinomicose e linfogranuloma venéreo. Fístulas anais congênitas são excepcionais.

Patogenia

O mecanismo de formação da fístula anal é igual ao do abscesso anal. A fístula é uma manifestação crônica,

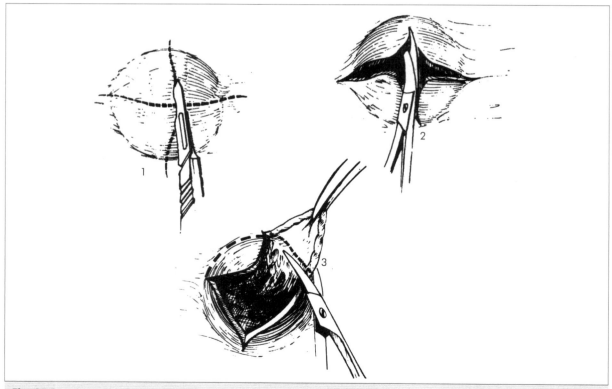

Fig. 85.2 — Seqüência da técnica cirúrgica de drenagem de abscesso anorretal.

e o abscesso, uma manifestação aguda da mesma condição. No caso da fístula, a cronicidade do processo é possívelmente devida à persistência do epitélio da glândula anal em parte do trajeto fistuloso, que impede a cicatrização.

Quadro Clínico e Diagnóstico

O paciente refere secreção anal crônica, que pode ser purulenta, serosa ou mesmo sanguinolenta, que suja as roupas íntimas; em alguns casos o paciente refere eliminação de gases pelo orifício externo e raramente fezes líquidas.

Além disso, é comum a referência a ardor, eventualmente prurido na região anal, e, principalmente, a dificuldade para se promover uma higiene adequada da região; muitos pacientes referem terem sido submetidos a mais de uma drenagem de abscesso anteriormente, ou mesmo terem sido submetidos a tratamento cirúrgico de uma fístula nessa mesma localização anatômica.

O exame físico da região perianal irá mostrar a presença de um orifício externo, facilmente identificável por sua semelhança com uma lentilha, ou então de um orifício oblíquo, com tecido de granulação no seu interior (Fig. 85.3). Algumas vezes esses orifícios são múltiplos. Pode-se observar a saída espontânea de pus, ou então após a compressão com delicadeza do trajeto fistuloso.

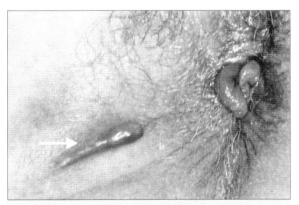

Fig. 85.3 — Orifício externo de fístula anal.

É freqüente a presença de cicatrizes na pele perianal, algumas vezes provocando deformação da região, denunciando as tentativas malsucedidas de tratamento.

Com manobras palpatórias, tanto do canal anal como da região da pele perianal, pode-se sentir um endurecimento linear que se estende desde o orifício externo em direção ao canal anal, indicando o seu provável trajeto (Fig. 85.4).

Deve ser realizada no pré-operatório uma retossigmoidoscopia para excluir doenças associadas, como re-

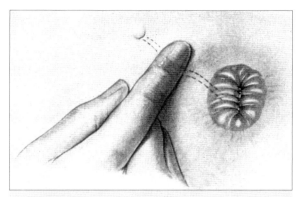

Fig. 85.4 — Palpação do trajeto fistuloso.

tocolite ulcerativa. Eventualmente, de acordo com o quadro clínico, está indicada a colonoscopia. Definida a presença do trajeto fistuloso, muitos autores realizam no pré-operatório exame radiológico da fístula, quer seja utilizando a fistulografia com o uso da radiografia tradicional ou, mais recentemente, com a tomografia; em ambas as modalidades de exames, injeta-se no orifício externo da fístula uma solução contrastante hidrossolúvel (Fig. 85.5).

Classificação

Em 1976, Parks et al.[18] publicaram uma classificação que vem tendo aceitação cada vez maior, por descrever corretamente todas as modalidades de fístulas, além de levar em consideração a anatomia das fístulas mais complexas. De acordo com essa classificação, as fístulas são divididas em quatro grupos de fístulas: interesfincteriana, transesfincteriana, supra-esfincteriana e extra-esfincteriana (Fig. 85.6).

O interessante dessa classificação é o fato de ela levar em consideração as relações anatômicas das partes específicas dos músculos esfinctéricos envolvidos; as fístulas submucosas e as subcutâneas são excluídas dessa classificação, por se considerar que, na maioria dos casos, elas são apêndices de algum outro tipo de fístula, especialmente tipo interesfincteriana.

A desvantagem dessa classificação reside no fato de que ela não fornece informações a respeito da expansão espacial da fístula.

As fístulas dos tipos interesfincteriana e transesfincteriana constituem a imensa maioria dos casos (65% e 30% respectivamente)[18].

As fístulas interesfincterianas iniciam-se na cripta anal (orifício interno), atravessam o esfíncter interno e alcançam o espaço compreendido entre o esfíncter interno e o externo, e dali dirigem-se para a pele, onde constituem o orifício externo.

A fístula transesfincteriana inicia-se na cripta anal e atravessa os dois esfíncteres antes de alcançar a pele.

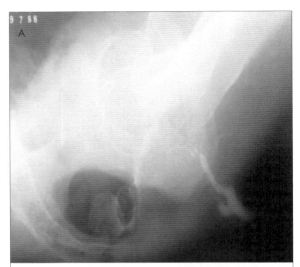
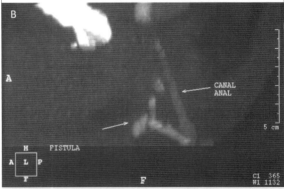

Fig. 85.5 — *(A) Fistulografia com radiografia convencional. (B) Fistulografia com imagem tomográfica.*

A fístula supra-esfincteriana inicia-se na cripta anal, atravessa o esfíncter interno, atinge o espaço interesfincteriano e daí progride cefalicamente, passando pelo ápice do puborretal, descendo pela fossa isquiorretal até atingir a pele.

A fístula extra-esfincteriana não surge obrigatoriamente da cripta anal; muitas vezes origina-se da parede do reto, atravessa o músculo elevador do ânus e se dirige para a pele, atravessando nesse percurso o espaço isquiorretal; é grave, com alta incidência e maus resultados no seu tratamento, porém, ainda segundo Parks et al.[18], felizmente, é muito rara, com menos de 2% de incidência.

O assoalho pélvico é constituído por um conjunto de estruturas, compostas por musculatura estriada, fáscias e tendões; entre todas elas, o músculo elevador do ânus é o de maior importância.

Anatomicamente, esse músculo está dividido em três porções, intimamente relacionadas entre si: isquiococcígeo, pubococcígeo e puborretal.

Das três, a puborretal é a mais importante, pois participa, de forma efetiva, no mecanismo da continência

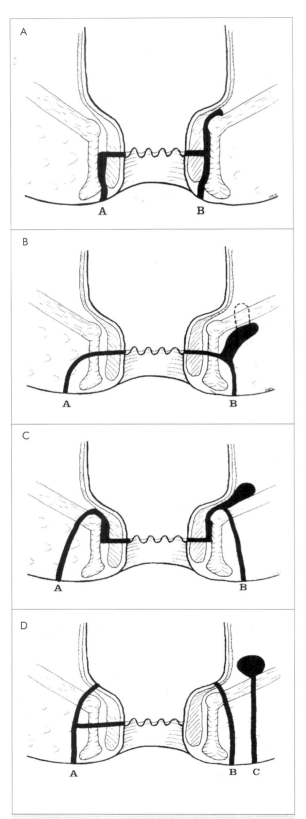

Fig. 85.6 — *Classificação das fístulas anais segundo Parks: A) Interesfincteriana; B)Transesfincteriana; C) Supraesfincteriana; D)Extra-esfincteriana.*

fecal, por ser a responsável pela angulação anorretal; anteriormente ela se insere no púbis e posteriormente envolve a parede do reto no seu terço inferior.

O exame ultra-sonográfico do canal anal permite a visualização do seu terço superior, com o aparecimento de uma imagem em forma de V, predominantemente hiperecogênica (Figs. 85.7 e 85.8).

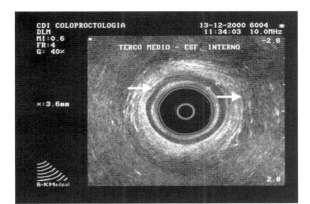

Fig. 85.7 — *Ultra-sonografia de terço médio do canal anal. Observam-se camadas circulares hipo e hiperecóicas, correspondendo ao esfíncter interno e externo, respectivamente*

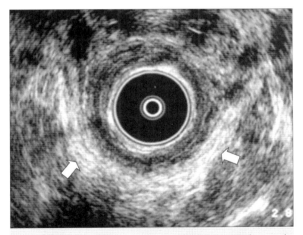

Fig. 85.8 — *Ultra-sonografia do terço superior do canal anal. Observa-se faixa hiperecóica posterior ao canal anal, correspondendo ao músculo puborretal.*

O anel esfincteriano anorretal é constituído por um conjunto de musculatura lisa e estriada que envolve completamente o canal anal e é constituído por dois músculos, o esfíncter interno e o esfíncter externo.

O esfíncter interno corresponde ao espessamento da camada muscular circular da parede do reto, sendo, portanto, constituído de musculatura lisa; seu limite superior está situado mais ou menos 2 cm acima da linha pectínea, apresentando uma extensão total de 2,5 a 4 cm e uma espessura que varia de 2-3 mm.

Possui contração involuntária e é responsável, provavelmente, por 70% da pressão de repouso do canal anal.

O esfíncter externo é formado por musculatura estriada e está intimamente ligado ao esfíncter interno; possui inserção no corpo perineal no seu segmento anterior e no ligamento anococcígeo posteriormente.

É consensual a sua divisão em três porções: subcutânea, superficial e profunda; esta última porção faz confluência com fibras do músculo puborretal; saliente-se que a esse nível o esfíncter interno ainda não está presente, já a sua porção superficial apresenta íntima relação com aquele músculo.

Finalmente, já localizada no terço inferior do canal anal, onde não mais observamos a presença do esfíncter interno, encontra-se a sua porção subcutânea, cuja espessura varia de 8 a 12 mm.

Tratamento

O tratamento é cirúrgico e exige que o cirurgião se prepare adequadamente para a sua realização, com o estudo das condições clínicas do paciente, os necessários exames complementares, e principalmente que haja discutido com o mesmo, com a clareza possível e sempre na presença de algum parente, sobre as expectativas de resultados e as reais possibilidades de haver algum grau de incontinência fecal no pós-operatório.

Embora não seja um exame de rotina, pode-se, em casos selecionados, principalmente em mulheres idosas e multíparas e nas reoperações, indicar um estudo manométrico anorretal no pré-operatório, com o intuito de documentação e para acautelar-se de possíveis litígios futuros, uma vez que nesses casos existe maior possibilidade de surgir incontinência fecal pós-operatória[19,20].

O procedimento é realizado sob anestesia raquimedular, por proporcionar um bom relaxamento da região anorretal, e a posição do paciente na mesa cirúrgica é a de litotomia.

O tratamento consiste na abertura de todo o trajeto fistuloso, da cripta ao orifício externo. Essa incisão deverá incluir todos os planos, inclusive muscular. Se a massa esfincteriana for pequena, poderá ser seccionada ao mesmo tempo que os outros planos. A cirurgia será então realizada em um só tempo. Quando a massa esfincteriana for grande, a secção deverá ser feita em um segundo tempo, pois há risco de incontinência, devido ao afastamento das extremidades dos músculos seccionados.

O sucesso do procedimento depende de localizar o orifício interno. A localização do orifício externo já é um indicativo, não um determinante, de onde deverá se localizar o orifício interno, segundo a regra de Goodsall[17]. É importante salientar que a lei de Goodsall não se aplica nos casos em que o orifício externo esteja situado a mais de 5 cm da borda anal.

O orifício interno das fístulas anais pode ser determinado pela aplicação da regra de Goodsall (Fig. 85.9). Esta regra tem o objetivo de localizar o orifício interno (sempre localizado na linha pectínea) de acordo com a localização do orifício externo. Em 1900, esse autor dividiu o orifício anal, por uma linha transversal imaginária, em duas metades, uma anterior e outra posterior. De acordo com esse esquema, todo orifício fistuloso externo que estiver situado na metade anterior do ânus corresponde a uma fístula retilínea, com orifício interno na linha pectínea, no mesmo raio do externo. Todo orifício externo que se localiza na metade posterior do ânus (mais de 80% das fístulas) corresponde a uma fístula cujo orifício interno localiza-se na cripta anal (linha pectínea) da linha média posterior. Exceção a essa regra são os orifícios externos localizados na metade posterior do ânus, a mais de 3 cm do canal anal. Nesses casos, o orifício interno localiza-se na linha pectínea no mesmo raio do externo, com um trajeto retilíneo. Orifícios externos situados muito distantes do orifício anal (mais de 4-5 cm) provavelmente correspondem a fístulas em conexão com o aparelho urogenital, com um cisto pilonidal ou com uma fístula pelvirretal.

Com o espéculo colocado em posição adequada, abertura dirigida para o lado da localização da possível cripta envolvida, injeta-se no orifício externo, com o auxílio de uma seringa, pequena quantidade de água oxigenada, que irá borbulhar dentro do canal anal, denunciando a localização do orifício interno.

Definido o trajeto fistuloso, introduz-se o estilete no orifício externo, dirigindo-o com o auxílio do dedo indicador, com manobras delicadas a fim de se evitar a formação de falso trajeto, se possível sem limpar o local onde saiu a água oxigenada, que será o ponto onde deverá emergir a ponta do citado estilete.

Na maioria absoluta das vezes a cirurgia se resumirá na abertura do trajeto, envolvendo nessa abertura somente pequenas porções dos esfíncteres interno ou ambos (interno e externo), iniciando-se a incisão pelo orifício externo até alcançar o interno, utilizando-se para esse fim o bisturi frio, aproveitando a ranhura do estilete como guia da incisão; é a chamada fistulotomia (Fig. 85.10).

Depois de aberto o trajeto fistuloso, o cirurgião, utilizando-se de uma cureta, deve promover a remoção de todo o tecido de granulação presente no seu leito; a ferida deve permanecer aberta para cicatrização por segunda intenção, e o cirurgião deve acompanhar no ambulatório essa cicatrização, cauterizando a ferida, quando necessário, com nitrato de prata em bastão, a fim de evitar a formação de tecido de granulação exuberante.

É oportuno salientar que a extensão de esfíncter a ser seccionado nessas oportunidades não trará alterações importantes na continência fecal pós-operatória, a não ser um eventual escape de gases ou alguma dificuldade para controlar evacuações diarréicas, assim mesmo com tendência a serem superados com o tempo.

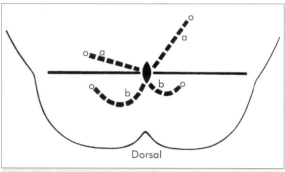

Fig. 85.9 — *Regra de Goodsall.*

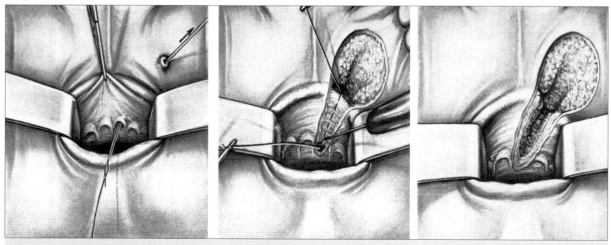

Fig. 85.10 — *Fistulotomia — seqüência operatória.*

O sentido que o estilete segue ao ser introduzido no orifício externo já é um indicativo das possíveis dificuldades que iremos encontrar na cirurgia; se a direção for no sentido do canal anal, será um indicativo de que estamos diante de um caso de fistula interesfincteriana com trajeto baixo simples ou transesfincteriana, também com trajeto baixo simples, e o procedimento será, na maioria das vezes, mais simples, como foi descrito anteriormente, e os resultados serão seguramente adequados.

Se, ao se introduzir o estilete no orifício externo, observar que ele em vez de se dirigir para o canal anal percorre um trajeto paralelo ao mesmo, estaremos seguramente diante de um caso mais complicado, provavelmente uma fistula de incidência menos comum, das variedades supra- ou extra-esfincterianas, ou mesmo uma interesfincteriana alta ou então uma transesfincteriana, embora com trajeto baixo e aparentemente simples, porém com extensão atingindo o espaço supra-elevador.

Felizmente, como mencionado anteriormente, esses tipos de fistulas são pouco comuns, porque o seu tratamento costuma ser motivo freqüente de frustração para o cirurgião, pela possibilidade sempre presente de maus resultados, no que diz respeito às recidivas, e, principalmente, porque pode resultar em algum grau de incontinência fecal pós-operatória[21, 22, 23, 24, 25].

A cirurgia desses casos, quase sempre, deve ser feita em dois tempos. Na maioria das vezes, o cirurgião descobre a necessidade de fazer o procedimento em dois tempos somente no ato operatório. Portanto, é sempre importante alertar o paciente no pré-operatório sobre essa possibilidade.

Essa técnica em dois tempos, utilizando-se do seton para reparar o trajeto fistuloso, está bem estabelecida para o tratamento de fistulas complexas, devido aos bons resultados[26]. Na dúvida não seccionar, reparar!

O seton tem sido cada vez mais utilizado, quer como a primeira escolha no tratamento de fistulas anais complexas ou para aqueles casos que necessitem de drenagem de longa duração, devido à dificuldade de cicatrização da ferida (pacientes imunodeprimidos como os aidéticos e os portadores de doença de Crohn).

Têm sido utilizados vários materiais como setons, destacando-se entre eles o fio de algodão[27], dreno de Penrose[28], náilon[29] etc.

Por ter indicação principalmente nos casos mais graves, a literatura mostra um índice variável de recidivas das lesões tratadas por esse método, algumas vezes com cifras preocupantes, como na série de Kennedy et al.[30], que relatam a ocorrência dessa complicação em 22% dos casos.

A questão da incontinência fecal pós-operatória também, pelos mesmos motivos citados, pode ser alta. Algumas séries mostram índices de até 44% de lesões definitivas[31], outras com lesões temporárias em 100% dos casos, porém quase todas recuperáveis no pós-operatório imediato ou tardio[32].

A técnica em si não traz dificuldades para a sua realização; a seqüência operatória é a mesma das fistulas simples: injeção de água oxigenada no orifício externo, localização do local do orifício interno e introdução do estilete no orifício externo, sempre guiado com o auxílio do dedo indicador no canal anal.

Lembrar que, se estamos diante de uma fistula complexa, devemos utilizar um estilete curvo, de modo a acompanhar a direção curvilínea do trajeto, que além disso será mais longo; o cirurgião precisa ter muita paciência e principalmente delicadeza no manuseio desse instrumento. Existe a possibilidade real de se fazer um falso trajeto, levando-nos ao insucesso.

Sempre que preciso, repetir as injeções de água oxigenada, porém com cautela no que diz respeito ao volume a ser utilizado.

Muitas vezes, por maior experiência que o cirurgião tenha acumulado, não se consegue, com essas manobras, definir o local do orifício interno. Nesses casos, nossa sugestão é no sentido de se utilizar o orifício externo como guia, introduzindo o estilete em uma extensão que julgamos segura, com o mesmo deslizando facilmente por um pequeno percurso; feito isso, abre-se essa extensão, utilizando-se da ranhura do estilete como ponto de apoio.

Novamente injeta-se água oxigenada a esse nível e faz-se nova observação no canal anal para observar se foi possível a comunicação; algumas vezes somos surpreendidos pelo aparecimento no local onde paramos com a incisão provisória de uma ramificação do trajeto, geralmente no sentido cranial, denotando a complexidade da entidade (Fig. 85.11).

Fazem-se novas tentativas de se introduzir o estilete nesse novo trajeto, seguindo a sua trajetória, muitas vezes rumo ao músculo elevador do ânus, como acontece

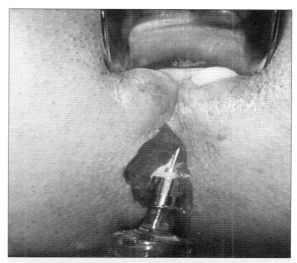

Fig. 85.11 — *Identificação do orifício interno da fistula anal pós-fistulotomia parcial a partir do orifício externo.*

com as fístulas supra e extra-esfincterianas, sempre contando com o auxílio da injeção de pequenas quantidades de água oxigenada. Após definir todo o trajeto fistuloso, orifícios externo e interno, utiliza-se o estilete como guia para passar e reparar todo o trajeto com um fio de algodão grosso (seton).

Antes de amarrar as duas pontas do fio, incisa-se todo o tecido que recobre os esfíncteres reparados (pele e mucosa do canal anal), de modo a deixá-los completamente expostos; embora alguns cirurgiões não vejam necessidade disso, preferimos não só reparar os citados esfíncteres como também fixá-los realmente, com vários nós seqüenciais (Fig. 85.12).

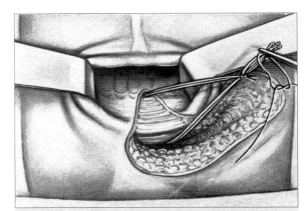

Fig. 85.12 — *Reparação da musculatura esfincteriana com seton.*

Essa conduta evita o dissabor de que o fio se solte alguns dias após a cirurgia e não cumpra a sua função precípua, qual seja, formar, por ser um corpo estranho, uma fibrose ao redor dos esfíncteres, impedindo-os de recuar seus cabos quando forem seccionados na segunda etapa da cirurgia, algumas semanas após, como também permitir a drenagem contínua das secreções, impedindo a formação de novo abscesso.

Essas fístulas, com uma incidência que varia entre 8% a 18%[33], apresentam algumas características que as diferenciam das outras modalidades:

a) em quase todos os pacientes o orifício interno está localizado em uma das criptas da linha média posterior do canal anal;

b) apresentam, como o nome está dizendo, um formato que lembra uma ferradura; seu trajeto, que se origina na cripta, caminha inicialmente no sentido posterior, em uma extensão variável, normalmente 2 a 3 cm, como se estivesse dirigindo para o cóccix, e daí divide-se em dois braços, um para a esquerda e outro para a direita, emergindo como dois orifícios externos em cada lado das nádegas;

c) normalmente são transesfincterianas, raramente com extensão do trajeto para o músculo supra-elevador.

Embora seja motivo de preocupação, seu tratamento, na maioria das vezes, não traz muita dificuldade, com a única recomendação de que a cirurgia deva ser feita em dois tempos, com o uso do reparo do esfíncter em quase todos os casos.

A seqüência operatória é um pouco diferente da que fazemos para os outros tipos de fístulas: injetamos água oxigenada em um dos orifícios externos e observamos se há saída no orifício contralateral da nádega; em seguida obstruímos esse segundo orifício com a ponta do dedo e aumentamos a pressão da seringa, de modo que a água oxigenada agora irá migrar para o orifício interno, onde deverá borbulhar.

Definidos os trajetos, introduz-se o estilete em um dos orifícios externos e abre-se até a linha média, possível ponto de interseção com o trajeto que está se dirigindo para o canal anal; repete-se a manobra a partir do segundo orifício externo, em seguida introduz-se o estilete no ponto onde houve a interseção dos dois braços, agora abertos, e este deverá se dirigir e sair na cripta. Eventualmente, para que não haja nenhuma dúvida, injeta-se novamente água oxigenada no ponto onde iremos introduzir o estilete, para verificar se a mesma está saindo no orifício interno.

A seguir, passa-se, guiada pelo estilete, a linha de algodão que irá reparar o esfíncter, com os mesmos cuidados descritos anteriormente; 3 a 4 semanas depois, secciona-se o esfíncter no local onde foi reparado (Fig. 85.13).

A causa mais comum de recidiva da fístula após tratamento cirúrgico é a não-identificação e o tratamento inadequado do orifício interno primário da fístula.

O tratamento das fístulas específicas é o da causa básica. Quando indicado o tratamento cirúrgico para as secundárias à doença de Crohn e retocolite ulcerativa, devem ser evitadas secções extensas, pois a cicatrização secundária nesses casos é geralmente ruim. Por vezes, o único tratamento possível nas fístulas complicadas dessa etiologia é a ressecção abdominoperineal do reto e do ânus.

Avanço de um *Flap* (Retalho) de Mucosa

Noble[34] propôs em 1902 uma técnica para tratamento da fístula retovaginal que alguns cirurgiões a estenderam para o tratamento da fístula anal.

A técnica original consiste, segundo aquele autor, em avançar um *flap* (retalho) de pele da região perianal para o interior do canal anal, de modo a recobrir o orifício retal da citada fístula.

Elting[35] aproveitou a idéia e passou a utilizá-la no tratamento da fístula anal; muitos autores contemporâneos adquiriram experiência com essa técnica, com resultados satisfatórios[36,37,38], porém com o indicativo de que a mesma estaria reservada somente para casos de fístulas mais complexas, como as supra-esfincterianas.

A técnica consiste em abrir e curetar o trajeto fistuloso a partir do seu orifício externo até as imediações da musculatura esfincteriana; em seguida, faz-se uma incisão transversa no anoderma, de aproximadamente 2 cm de largura, logo abaixo do orifício interno.

Estende-se a incisão obliquamente no sentido cefálico, a partir das suas duas extremidades, em uma extensão de mais ou menos 4 cm, de modo que a base do retalho tenha pelo menos duas vezes a largura do seu ápice.

A extremidade caudal do retalho (*flap*) é fixada com uma pinça, e em seguida disseca-se, por debaixo do retalho, no sentido cefálico, até atingir o limite definido pela incisão oblíqua.

É interessante incluir nesse retalho não só a mucosa mas também a submucosa e uma pequena extensão das fibras circulares do reto; traciona-se o retalho até ultrapassar o orifício interno, e faz-se uma sutura com pontos separados, ancorando-o no leito de onde foi levantado o retalho; igual procedimento é feito nas suas laterais (Fig. 85.14).

Cola de Fibrina

Em 1990, Lange *et al.* apresentaram a experiência inicial com o uso da cola de fibrina para tratamento de fístulas gastrointestinais[39], com resultados iniciais não muito satisfatórios. Em 1991, Hjortrup *et al.*[40], usaram a cola de fibrina em oito pacientes portadores de fístulas anais e obtiveram 75% de bons resultados e sem nenhum efeito colateral; a partir de então, vários autores têm reportado seus resultados com o uso dessa substância[41, 42].

A técnica baseia-se, inicialmente, na curetagem do trajeto fistuloso; em seguida, utilizando-se uma solução de soro fisiológico e antibiótico, faz-se, com o auxílio de uma seringa, uma adequada irrigação do mesmo.

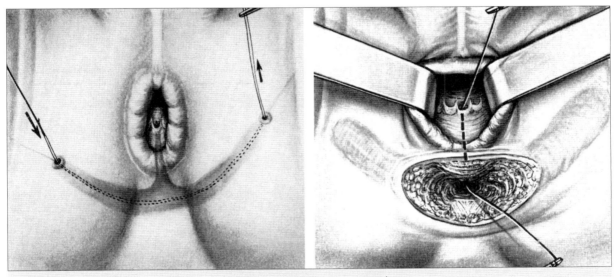

Fig. 85.13 — *Fístula em ferradura. Seqüência operatória com posicionamento de seton.*

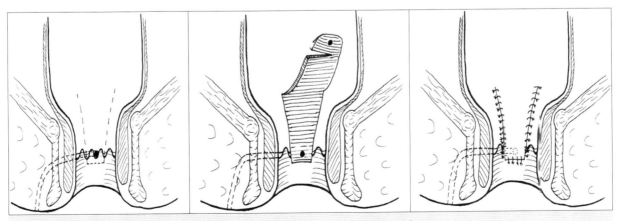

Fig. 85.14 — *Detalhes técnicos do avanço de retalho mucoso — seqüência operatória.*

Após repetir esse procedimento por 3 dias consecutivos, o trajeto está em condições de receber a solução de cola de fibrina, geralmente no volume de 2 a 4 ml, o que irá promover a sua completa obstrução[40].

Considerando-se o fato de que o preço dessa substância ainda é elevado, mesmo para os padrões de países desenvolvidos, sua indicação deverá ser restrita para casos de fístulas complexas, quando a equação custo–benefício tende a ser satisfatória.

REFERÊNCIAS BIBLIOGRÁFICAS

1. Chiari, H. *Uber die nalen divertikel der rectumschleimhaut und lhre beziehung zu den anal fisteln.* Wien Medical Press, 19, 1482, 1878.
2. Lockhart-Mummery JP. Discussion on fistula-in-ano. *Proc R Soc Méd* 22:1331, 1929.
3. Parks AG. Pathogenesis and treatment of fistula-in-ano. *Brit Med J* 1, 463, 1961.
4. Parks AG. Morson BC. Fístula anal. *Proc Roy Soc Med* 55, 751, 1962.
5. Grace RH, Harper IA, Thompson RG. Anorectal sepsis, microbiology in relation to fistula-in-ano. *Br J Surg* 69: 401-403, 1982.
6. Carmel, APW, Souza JVS, Tourinho G, Silva PA. Abscesso anorretal, estudo da flora microbiana. *Coloproctologia*, Vol. 14, 1:16-18, 1994.
7. Eisenhammer, S. The final evaluation and classification of the surgical treatment of the primary anorectal cryptoglandular intermuscular (intersphincteric) fistulous abscess and fistula. *Dis. Colon and Rectum* 21:237, 1978.
8. Mc Elwain JW, MacLean MD, Alexander RM, Hoexter B, Guthrie JF. Experience with primary fistulectomy for anorectal abscess, a report of 1000 cases, *Dis Colon Rectum* 18: 646-651, 1975.
9. Schouten, W.R.; Van Vrookrishnan, T.J.M.V. Treatment of anorectal abscess with or without primary fistulectomy: results of a prospective randomized trial. *Dis Col Rect* 34:60-63, 1991.
10. Read DR, Abcarian H. A prospective survey of 474 patients with anorectal abscess. *Dis Colon Rectum* 22:566-568, 1979.
11. Ramanujam PS, Prasad ML, Abcarian H, Tan AB. Perianal abscess in the fistulas: A study of 1.023 patients. *Dis Col Rectum* 27:593-597, 1984.
12. Sainio P. Fistula-in-ano in a defined population. Incidence and epidemiological aspects. *Ann Chir Gynaec* 73:219-224, 1984.
13. Costa LDB, Mendes MBP, Tamura S, Almeida Filho EC. Drenagem e fistulotomia no tratamento do abscesso anorretal. *Coloproctologia*, Vol.12, 1:14-16, 1992.
14. Weisman RI, Orsay CP, Pearl RK, Abcarian H. The role of fistulografy in fistula-in-ano. *Dis Col Rect* 34:181-184, 1991.
15. Kuijpers HC, Shulpen T. Fistulography for fistula-in-ano, is it useful? *Dis Colon Rectum* 28:103-104, 1985.
16. Moreira H. *Fistulografia na fístula anal. Experiência com a radiologia convencional e a tomografia.* No prelo.
17. Goodsall DH, Miles WE. *Diseases of the anus and rectum.* London, L. Longmans, 1900.
18. Parks AG, Gordon PH, Hardcastle JD. A classification of fistula in ano. *Br J Surg* 63:1-12, 1976.
19. Sainio, P, Husa, A, A prospective maedy of the effect of anal fistula surgery on anorectal function. *Acta Chir Scand* 151:279-288, 1985.
20. Mussnich, JFX, Controvérsias: Fistulectomia anal – 1 ou 2 tempos. In: *Atualização em coloproctologia*, Edt. Habr Gama, A, Barone B. São Paulo, julho 1995, pp. 216-218.
21. Parks AG, Stitz RW. The treatment of high fistula-in-ano. *Dis Col Rect* 19:487-490, 1976.
22. Kuypers HC. Use of the seton in the treatment of extra-sphincteric anal fistula. *Dis Col Rectum* 27:109-110, 1984.
23. Ramanujam PS, Prasad ML, Abcarian H. The role of seton in fistulotomy of the anus. *SurgGynecol Obstet* 157:419-422, 1983.
24. Garcia-Aguilar J, Belmonte C, Wong WD. Anal fistula surgery: factors associated with recurrence and incontinence. *Dis Col Rectum* 39: 723, 1996.
25. Misici R. Conduta nas recidivas das fístulas anorretais. In: *Atualização em coloproctologia*, Ed. Moreira, H. Ed. Escaleno, Goiânia pp. 67-75, 1992.
26. Pennington JR. Technique of operations on the rectum and anus. In Pennington R, ed. A. *Treatise on the diseases and injuries of the rectum, anus, and pelvic colon.* Philadelphia: P. Blakiston's Son and Co, pp. 619-626, 1923.
27. Williams JG, Macleod CA, Rothenberger DA, Goldberg AM. Seton treatment of high anal fistulae. *Br J Surg* 78:1159-1161, 1991.
28. Culp C. Use of Penrose drains to treat certain anal fistulas: A primary operative seton. *Mayo Clin Proc* 59:613-617, 1984.
29. Thompson JE, Bennion RS, Hiliard G. Adjustable seton in the management of complex anal fistula. *Surg Gynecol Obstet*, 169:551-552, 1989.
30. Kennedy HL, Zegara JP. Fistulotomy without external sphincter division of high anal fistulae. *Br J Surg* 77:898-901, 1990.
31. Graf W, Pahlman L, Ejerblad S. Functional results after seton treatment of high transsphincteric anal fistulas. *Eur J Surg* 161:289-291, 1995.
32. Ramanujam PS, Prasad ML, Abcarian H. The role of seton in fistulotomy of the anus. *Surg Gynecol Obstret* 157:419-422, 1983.
33. Vasilevsky CA, Gordon PH. Results of treatment of fistula-in-ano. *Dis Col Rectum* 28:225-231, 1984.
34. Noble GH. New operation for complete laceration of the perineum designed for the purpose of eliminating danger of infection from the rectum. *Transc Am Gynecol Soc* 27:363, 1902.
35. Elting AW. The treatment of fistula-in-ano. *Ann Surg* 56:744-752, 1912.
36. Fazio VW. Complex anal fistulae. *Gastroenterology Clinic of North America* 16:93-114, 1987.
37. Reznick RK, Bailey HR. Closure of the internal opening for treatment of complex fistula-in-ano. *Dis Col Rectum* 13:116-118, 1988.
38. Sokol S. Mucosal flap advancement in the treatment of fistulae, in *Atualização em coloproctologia*, Edit. Livraria e Editora Escaleno Ltda-Goiânia (Moreira H), pp. 99-101, 1992.
39. Lange V, MeyerG, Wenk H. Fistuloscopy – an adjuvant technique for healing gastrointestinal fistulae. *Surg Endosc* 4:212-216, 1990.
40. Hjortrup AQ, Moesgaard J. Fibrin adhesive in the treatment of perineal fistulas. *Dis Colon Rectum* 34:752-754, 1991.
41. Abel ME, Chiu YSY, Russell TR, Volpe PA. Autologous fibrin Glue in the treatment of rectovaginal and complex fistulas. *Dis Colon Rectum* 36:447-449, 1993.
42. Chiu YSY. Long-term follow-up of fibrin repair of complex anal fistulas. *Perspectives in colon and rectal surgery*, Vol. 10, nº 1, Edit. Thieme, N.York - USA, pp. 83-88, 1997.

Fissura Anal

CAPÍTULO **86**

Renato Valmassoni Pinho

INTRODUÇÃO

Fissura anal é uma laceração da pele que recobre o canal anal e que se estende da linha pectínea até a anocutânea. É caracterizada por dor severa, sangramento vivo, e atinge igualmente ambos os sexos, em especial os adultos jovens. Desde que não tratada adequadamente, alcançará uma forma crônica associada a um desconforto evacuacional desproporcional ao tamanho da lesão.

Vários autores citam Hipócrates (460 a.C.) como precursor dos relatos acerca dessa patologia. Desde então, os estudos têm se aprofundado progressivamente, indicando que o esfíncter anal interno relaxa com a distensão do reto, na dependência de neurotransmissores que produzem o óxido nítrico, bem como pela entrada de cálcio na célula, fato este alterado na presença de fissura anal, ocorrendo importante hipertonia desse complexo muscular. Sua localização mais freqüente é a linha média posterior (80%), a linha média anterior nas mulheres (10%), lesões anteriores e posteriores (5%) e as paredes laterais (4%), quando devemos investigar doenças intestinais inflamatórias, fissuras residuais pós-operatórias ou trauma por sexo anal receptivo. A linha média anterior nos homens representa apenas 1% dos pacientes[10,14].

PATOGENIA

A compreensão acerca do aparecimento da lesão inicial, seguida da sua cronificação, continua em discussão, sem consenso entre os pesquisadores. Várias teorias são aventadas, permanecendo o trauma como fator desencadeante principal. A localização preferencial das fissuras é explicada por estudos demonstrando a irrigação sangüínea do canal anal e a disposição das fibras musculares esfincterianas. A manutenção das lacerações do canal anal tem nos estudos eletromanométricos o seu principal suporte, indicando a presença de hipertonia do esfíncter interno[2,3,11,12,16].

Fator Desencadeante

O trauma do canal anal permanece como a principal ocorrência desencadeante das fissuras anais.

A formação de uma fissura anal aguda, uma laceração superficial do canal anal, geralmente se inicia pela eliminação forçada de fezes endurecidas e de calibre aumentado. A dor intensa despertada por essa pequena lesão leva muitos pacientes a manter o quadro de obstipação, com progressiva dificuldade de evacuação. As fissuras anais agudas podem ter evolução favorável, em especial com a correção da dieta e das medidas higiênicas. Ocorrem com certa freqüência em lactentes e crianças, representando a causa mais comum de sangramento digestivo baixo nessa faixa etária. À medida que existe persistência da fissura, alterações das suas margens e aprofundamento da lesão levam ao estado de cronicidade, em que os sintomas permanecem muito severos, as fibras do músculo esfíncter interno representam o fundo da ulceração e pode ocorrer uma elevação da pele do anoderma, conhecida como plicoma sentinela. Na linha pectínea, a papila anal correspondente poderá se hipertrofiar, para então constituir a tríade da fissura anal crônica (fissura-plicoma-hipertrofia da papila anal).

Acredita-se que o ciclo "dor – espasmo do esfíncter anal interno – dor " seja o mecanismo mais importante na manutenção da fissura crônica[10,9,24]. Vários autores demonstraram a presença de espasmo do esfíncter interno através da eletromiografia e de estudos manométricos, sugerindo que a dor é diretamente proporcional ao grau de hipertonia[9,15,17]. O relaxamento esfinctecteriano é também significativamente reduzido durante as manobras de distensão da ampola retal, sendo responsável pela dificuldade desses pacientes de iniciarem a evacuação. A pressão de repouso do esfíncter interno acha-se muito elevada, sendo secundária à dor e contribuindo para a sua manutenção. A pressão de repouso retorna ao normal após o tratamento bem-sucedido da fissura.

Fatores Predisponentes

A distribuição anatômica das fibras musculares dos esfíncteres interno e externo, por meio de estudos publicados por Lockhart-Mummery no início do século XX, confirmados por Blaisdell e Goligher, predispõe à localização preferencial das fissuras nas linhas médias, em especial a posterior. A disposição elíptica do esfíncter externo com a confluência das fibras do interno resulta em área triangular de menor resistência na linha média posterior, suscetível às lacerações quando do esforço evacuacional. Na mulher, há também zona de maior fraqueza na linha média anterior[6,14,21].

A menor irrigação da linha média posterior foi estudada e comprovada por Klosterhalfen, por meio de dissecções anatômicas da artéria retal inferior e angiografias cadavéricas na presença de fissuras anais primárias associadas à hipertonia do esfíncter anal interno[20].

Schouten et al. relacionaram a pressão anal de repouso ao fluxo sangüíneo do anoderma, apontando a natureza isquêmica na gênese das fissuras anais da linha média posterior. Os estudos com ecodoppler a *laser* na região demonstraram significativa diminuição da irrigação arterial, presente nas fissuras associadas à hipertonia do esfíncter interno, e sua importante melhora obtida com a cura da lesão, apoiando a teoria da isquemia na origem das fissuras da linha média posterior[29].

Quadro Clínico

A dor é o principal sintoma, sempre de grande intensidade, aguda no momento da evacuação, podendo permanecer por minutos ou horas. A dor que se mantém após a evacuação tem uma característica latejante ou ardente, levando muitos pacientes a um desconforto desproporcional ao tamanho da lesão.

A presença de sangramento anal vivo, produzido pelo trauma da lesão durante a passagem das fezes, é demonstrada por meio de algumas gotas no vaso sanitário ou pela cor avermelhada presente no papel higiênico.

Raramente é de grande intensidade, mas, associada à dor costuma levar os pacientes a um consultório médico.

A infecção secundária das fissuras promove a drenagem de secreção anal, que poderá ser causa desencadeante de prurido ou ardência da pele perianal. A criptite e a infecção da glândula de Chiari correspondente poderão originar o aparecimento de pequeno abscesso local, que normalmente drena espontaneamente, provocando o aparecimento de fístula anal em linha média posterior, com aumento da drenagem purulenta.

A obstipação intestinal está freqüentemente associada à fissura anal, e, pelo medo da dor, muitos pacientes evitam voluntariamente o ato da defecação, provocando eventualmente a formação de fecalomas.

Sintomas urinários estão raramente relacionados à fissura anal.

Diagnóstico

A história clínica geralmente é suficiente para estabelecer o diagnóstico. A inspeção do ânus, com afastamento gentil das nádegas, normalmente demonstra a parte distal da fissura. Quando presente, o plicoma anal sentinela é facilmente visualizado. Toque retal, com ou sem anuscopia associada, é manobra relegada para após a melhora dos sintomas. No entanto, se realizados, irão demonstrar hipertonia esfincteriana, presença de úlcera linear e de uma papila hipertrófica na altura da linha pectínea em uma boa parte dos casos de fissura crônica, caracterizando a tríade da fissura anal crônica (Fig. 86.1)[14].

O sangramento anal, mesmo na presença de fissura, deverá ser investigado adequadamente, pela possibilidade de associação dessa patologia com os tumores colorretais, que apresentam maior incidência a partir das quarta e quinta décadas.

O diagnóstico diferencial deverá ser feito com outras entidades nosológicas capazes de causar ulcerações dolorosas do canal anal. A presença de fissuras que não se encontram nas linhas médias, de bordas exuberantes, invadindo a pele perianal, com intensa drenagem puru-

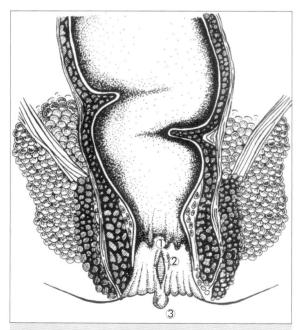

Fig. 86.1 — *Tríade da fissura anal crônica: (1) papilite hipertrófica; (2) fissura; (3) plicoma. O fundo da fissura é formado pelo esfíncter anal.*

FISSURA ANAL

lenta, sem hipertonia esfincteriana e sem dor lancinante ao evacuar, nos indica a necessidade de investigação em relação às doenças inflamatórias intestinais, como doença de Crohn e retocolite ulcerativa, doenças sexualmente transmitidas como sífilis e linfogranuloma venéreo, neoplasias como carcinoma epidermóide e adenocarcinomas e doenças infectocontagiosas, como tuberculose e blastomicose sul-americana. Nesses casos, além da investigação peculiar, a cada doença se faz necessário um diagnóstico sorológico e anatomopatológico.

TRATAMENTO

Na sua fase aguda, as fissuras geralmente cicatrizam com tratamento clínico ou medidas conservadoras, cujo objetivo é a eliminação do trauma à evacuação, determinado pela passagem de fezes endurecidas e aumentadas de calibre. Para esse fim, utilizam-se dieta rica em fibras vegetais e que não contenham irritantes do canal anal, como bebidas alcoólicas e condimentos, higiene anal após as evacuações com banhos mornos de assento, evitando-se o papel higiênico, e o uso de laxativos que desencadeiem a presença de fezes explosivas.

O uso de fibras, com destaque para os produtos obtidos do grão de trigo, de *Plantago ovata* e da aveia, é, entre outras medidas, efetivo na melhora da consistência das fezes.

O emprego de analgésicos alivia os sintomas dolorosos, e a utilização de cremes e supositórios contendo anestésicos locais e substâncias antiinflamatórias tem o seu efeito discutível.

A dilatação anal forçada, utilizada inicialmente por Récamier em 1838, é uma fórmula ainda usada por alguns autores, com resultados comparáveis a outros métodos[25,29]. Cauterizações e o uso de nitrato de prata têm sido abandonados pela ineficácia associada à exacerbação dos sintomas dolorosos.

Nas fissuras anais crônicas, além de todas as medidas já citadas, o tratamento cirúrgico é responsável pela cura de mais de 90% de pacientes, mas com risco de aparecimento de incontinência anal. Óxido nítrico é atualmente reconhecido como o principal inibidor da neurotransmissão no esfíncter anal interno, bloqueando dessa forma, a hipertonia esfincteriana associada às fissuras anais crônicas. O uso do óxido nítrico no tratamento das fissuras anais ficou conhecido como esfincterotomia química. O uso de substâncias precursoras do óxido nítrico como a nitroglicerina e a isossorbida em forma de creme leva a um índice de cura que supera os 2/3 dos casos. A utilização de gliceriltrinitrato a 0,2% de 12/12 horas, por um período de 6 semanas, aplicada digitalmente, é reconhecidamente a medicação tópica de escolha, obtendo excelentes resultados e podendo ser utilizada como droga de primeira linha. A inconveniência do método é representada pela alta incidência de cefaléia que só desaparece com a interrupção do tratamento[7,13,22]. Efeitos e resultados semelhantes são

obtidos com o dinitrato de isossorbida a 2%[28,30]. A nifedipina, substância que age como bloqueadora da entrada de cálcio na célula muscular, atua da mesma forma, obtendo importante relaxamento da musculatura esfincteriana interna, e é utilizada na formulação de creme a 0,2% ou 20 mg por via oral a cada 12 horas por um período de 8 semanas.

Observa-se a acentuada diminuição da dor após 5 minutos da aplicação dos cremes que produzem a esfincterotomia farmacológica.

Vários autores têm utilizado a toxina botulínica aplicada em injeções intramusculares na concentração de 50 U/ml, em aplicações de 0,2 ml ou 10 U em cada lado da fissura, obtendo os mesmos índices de cura que se aproximam de 70%. A toxina age rapidamente e previne a liberação de acetilcolina pelos terminais nervosos présinápticos. Incontinência anal passageira é evidenciada em cerca de 20% dos pacientes e desaparece de forma definitiva após a cicatrização da lesão[7]. O uso de nitroglicerina local, nos casos resistentes a toxina botulínica, adiciona mais uma importante percentagem de cura, segundo Brisinda *et al.*[7].

Mais recentemente, relatos acerca do uso de diltiazem, um bloqueador do canal de cálcio amplamente usado como droga anti-hipertensiva e antianginosa, com poucos efeitos colaterais, têm demonstrado seu efeito baixando a pressão de repouso do esfíncter anal interno em aplicações locais ou ingestão por via oral. Os índices de cura com a aplicação local de gel a 2% de diltiazem atingem aproximadamente 60% dos casos em comparação aos 38% obtidos com o uso oral na dose de 60 mg, ambos por um período de 8 semanas. De qualquer forma, a esfincterotomia química passa a ser importante arma no tratamento da fissura associada à hipertonia do esfíncter anal interno, com várias outras drogas sendo testadas em diferentes países, apesar de os índices de recidiva atingirem 27%.

O tratamento cirúrgico das fissuras anais é baseado na secção das fibras do esfíncter interno e leva a índices de cura que atingem 90% a 98%[4,5]. O resultado é imediato, ao contrário da esfincterotomia química, que necessita de 6 a 8 semanas para obter índices de cura em torno de 65%. Em 1951, Eisenhammer efetuou a secção do esfíncter interno na linha média posterior, obtendo excelentes resultados, com baixos índices de recidivas.

Pela ocorrência de uma deformidade anal conhecida como ânus em buraco de fechadura, que era associada à passagem de resíduos fecais e muco pelo local, esse autor modificou a sua técnica, passando a realizar a esfincterotomia lateral interna aberta, sob visão direta, com melhores resultados publicados em 1957 (Fig. 86.2)[11,12].

Em 1968, Notaras publicou a sua experiência com a utilização da técnica fechada ou subcutânea, em que, através de pequena incisão cutânea lateral esquerda, in-

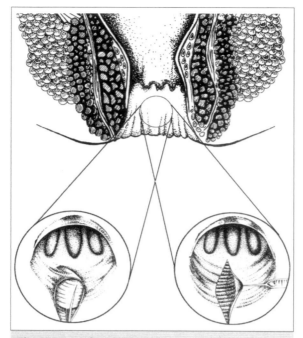

Fig. 86.2 — *Esfincterotomia lateral esquerda aberta. Parte inferior esquerda evidenciando o esfíncter anal interno íntegro e parte inferior direita mostrando o esfíncter após a secção.*

troduzia um bisturi de lâmina estreita e seccionava a porção distal do músculo interno, obtendo dessa forma mínima incidência de dor e de complicações, apenas com anestesia local e de forma ambulatorial (Fig. 86.3)[23,24]. Milton César Ribeiro, autor nacional, já havia publicado sua experiência com este tipo de procedimento em 1958 e republicado a sua experiência em 1967[26,27].

A remoção do leito da fissura não é necessária, mas recomenda-se a ressecção do plicoma sentinela e da papila anal hipertrófica, desde que sintomáticos. Se optarmos pela ressecção da tríade fissurária, recomenda-se o fechamento da ferida operatória, associada à esfincterotomia lateral.

A freqüência de complicações pós-operatórias é pequena e comparável entre os diversos métodos, incluindo a formação de abscessos, fístulas e sangramento. Baixos índices de incontinência a gases ocorrem em cerca de 1% a 6% dos pacientes, e a fezes, em cerca de 0% a 1%. Os índices de insucesso na cicatrização atingem cerca de 5% dos casos, e as recidivas ocorrem, de acordo com diferentes autores, de 0% a 10%, com uma média de 4%.

Os cuidados pós-operatórios são simples, incluindo higiene local e analgésicos, com uma dor tolerável e muitas vezes menor que aquela despertada pela fissura anal.

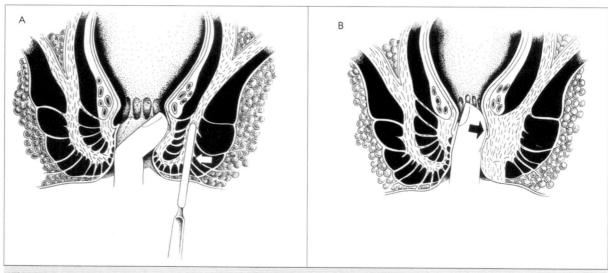

Fig. 86.3 — *Esfincterotomia subcutânea lateral esquerda, A) evidenciando o esfíncter anal interno íntegro e B) mostrando o esfíncter após a secção.*

REFERÊNCIAS BIBLIOGRÁFICAS

1. Antropoli C, Perrotti P, Rubino M, Martino A, De Stefano G, Migliore G, Antropoli M, Piazza P. Nifedipine for local use in conservative treatment of anal fissures: preliminary results of a multicenter study. *Dis Colon Rectum* 42:1011-5, 1999.
2. Arabi Y, Alexander-Willians J, Keighley MRB. Anal pressures. In: hemorroids and anal fissure. *Am J Surg* 134:608-10, 1977.
3. Aprilli F. Fissura anal. *Rev Br Coloproct* 2:25-8, 1982.
4. Barone B, Matos D. Esfincterotomia lateral subcutânea, modificação da técnica operatória original. *Rev Br Coloproct* 7:74-5, 1987.
5. Bennett RC, Goligher JC. Results on internal anal sphincterotomy for anal fissure. *Brit Med* 2:1500-3, 1962.

6. Blaisdell PC. Pathogenesis of anal fissure and implicatios as to treatment. *Surg Gynecol Obstet* 65:672-7, 1937.

7. Brisinda G, Maria G, Bentivoglic AR, Cassetta E, Albanese A. A comparison of injections of botulinum toxin and topical nitroglycerin ointment for the treatment of chronic anal fissure. *N Engl J Med* 341:65-9, 1999.

8. Carapeti EA, Kamm MA, Phillips RK. Topical diltiazem and bethanecol decrease anal sphincter pressure and heal anal fissures without side effects. *Dis Colon Rectum* 43:1359-62, 2000.

9. Cerdán FJ, Ruiz De Leon A, Azproz F et al. Anal sphincteric pressure in fissure-in-ano before and after lateral internal sphincterotomy. *Dis Colon Rectum* 25:198-201, 1982.

10. Corman ML, Long term results of open and closed sphincterotomy for anal fissure. *Dis Color Rectum* 31:368-71, 1988.

11. Eisenhammer S. The surgical correction of chronic anal (sphincteric) contrature. *S Afr Med J* 25:486-9, 1951.

12. Eisenhammer S. The evaluation of internal anal sphincterotomy operation with special reference to anal fissure. *Surg Gynecol Obstet* 109:583-90, 1959.

13. Evans J, Luck A, Hewett P. Glyceril trinitrate vs. lateral sphincterotomy for chronic anal fissure. *Dis Colon Rectum* 44:93-7, 2001.

14. Goligher JC. Surgery of the Anus, Rectum and Colon. 5 ed., London, Baillire Tindall, 156-66, 1984.

15. Hancock BD. Measurement of ana pressure and motility. *Gut* 17:645-51, 1976.

16. Hancock BD. The internal sphincter and anal fissure. *Br J Surg* 64: 92-5, 1977.

17. Hawley PR. The treatment of chronic fissure-in-ano; a trial of methods. *Br J Surg* 56:915-8, 1969.

18. Jonas M, Neal KR, Abercrombie JF Scholefield JH. A randomized trial of oral vs. topical diltiazem for chronic anal fissures. *Dis Colon Rectum* 44:1074-8, 2001.

19. Kortbeek JB, Langevin JM, Khoo REH, Heine JA. Chronic fissure-in-ano: a random study comparing open and subcutaneous lateral internal sphincterotomy. *Dis Col Rectum* 35:835-7, 1992.

20. Klosterhalfen B, Vogel P, Rixen H, Mittermayer C. Topography of the inferior rectal artery: a possible cause of chronic, primary anal fissure. Dis Colon Rectum 32:43-52, 1989.

21. Lockhart-Mummery P. *Diseases of the rectum and anus.* New York, Williams Wood, 1914.

22. Lund J, Scholefield JH. A randomized, prospective, double blind, placebo-controlled trial of glyceril trinitrate ointment in treatment of anal fissure. *Lancet* 349:11-14, 1997.

23. Notaras MJ. Lateral subcutaneous sphincterotomy for anal fissure — a new technique. *Proc R Soc Med* 62:713-18, 1969.

24. Notaras MJ. Anal fissure and stenosis. *Surg Clin North Am* 68:1427-41, 1988.

25. Récamier JCA. Extension, massage et percussion cadencee dans le traitment des contratures musculaires. *Revue Medicale* 1:74-89, 1838.

26. Ribeiro MC. Esfincterotomia subcutaneomucosa no tratamento da fissura anal: técnica original. *Rev Méd Cir* 18:399-416, 1958.

27. Ribeiro MC. Importância do esfíncter interno do ânus. Técnica original para a esfincterotomia no tratamento da fissura anal (398 casos). *Trib Méd* 9:64-74, 1967.

28. Schouten WR, Briel JW, Boerma MO, Auwerda JJA. Pathophysiological aspects and clinical outcome of intra-anal application of isossorbide-dinitrate in patients with chronic anal fissures. *Dis Colon Rectum* 38:1449-55, 1995.

29. Schouten WR, Briel JW, Auwerda JJ, deGraaf EJ. Ischaemic nature of anal fissure. *Br J Surg* 83:63-5, 1996.

30. Weaver RM, Ambrose NS, Alexander-Willians J, Keighley MRB. Manual dilatation of the anus vs lateral subcutaneous sphincterotomy in the treatment of chronic fissure-in-ano. Results of a prospective, randomized, clinical trial. *Dis Col Rectum* 30:420-3, 1987.

31. Werre AJ, Palamba HW, Bilgen EJ, Eggink WF. Isossorbide dinitrate in the treatment of anal fissure: a randomized, prospective, double blind, placebo-controlled study. *Eur J Surg* 167:382-5, 2001.

CAPÍTULO 87

Cisto Pilonidal

José Hyppolito da Silva

INTRODUÇÃO

Embora muitos autores atribuam a Anderson[3] a primeira referência à doença, a descrição inicial é creditada a Mayo[47] em 1833. Warren[74,75] conceituou o pêlo como o agente etiológico da enfermidade e a definiu como resultante da inversão da polaridade de crescimento dos mesmos. Hodges[30-32] propôs o termo pilonidal (do latim: pilus = pêlo; nidus = ninho).

No final do século XIX e no começo do XX, a doença foi estudada em bases embriológicas por muitos autores que a consideraram de origem congênita e formularam várias teorias para sua explicação. A excisão da lesão foi considerada fundamental para remover todos os remanescentes embriológicos.

Durante a Segunda Guerra Mundial, a doença adquiriu grande importância prática, devido ao fato de ter acometido muitos combatentes, jovens na sua maioria, requerendo a utilização de grande número de leitos para hospitalização.

De acordo com publicação das Forças Armadas dos Estados Unidos[16], 78.924 pacientes foram admitidos e tratados nos hospitais do exército no período de 1941 a 1945. O alto número de casos obrigou as autoridades médicas a limitar as indicações de cirurgia para a doença. Nesse período, muitos trabalhos apareceram na literatura médica, nos quais vários métodos de tratamento cirúrgico foram propostos, todos visando à redução do tempo de hospitalização e da cicatrização e conseqüentemente a uma rápida reintegração dos soldados às suas obrigações.

Patey e Scarf[57,58], logo após o fim da guerra, admitiram a hipótese de que a doença fosse adquirida e devida à penetração do pêlo no tecido subcutâneo com conseqüente reação granulomatosa. Eles introduziram o conceito baseados na alta incidência de recidivas e na ocorrência da doença em outras partes do organismo.

Outros autores[33,17,12,28,23,55] enfatizaram a importância do pêlo na origem da doença.

Alguns autores[26,43,59,60,61,77], baseados nessa teoria, propuseram a incisão e curetagem como método de tratamento da doença. A operação consiste na exérese do tecido granulomatoso que contém o pêlo responsável pela reação mencionada acima.

INCIDÊNCIA

O cisto pilonidal ocorre predominantemente no sexo masculino na proporção de cerca de 3 a 4 para 1 no sexo feminino. A lesão manifesta-se clinicamente perto do fim da segunda década de vida. Os pacientes são freqüentemente peludos e muitas vezes desconhecem a presença do cisto. Predominam em caucasianos; são raros na raça negra e praticamente inexistem nos orientais.

PATOGENIA

Durante a segunda metade do século XIX, grande atenção foi dada ao estudo da embriologia humana, e muitos trabalhos foram publicados tentando explicar a origem da doença. Por muitos anos a etiologia tornou-se fonte de debate. O tratamento foi baseado na crença da origem embriológica da supuração.

Várias teorias foram formuladas para explicar a etiologia da doença.

Vestígios do Canal Medular

Através de secções seriadas, foram encontrados vestígios do canal medular no tecido subcutâneo da região sacrococcígea de embriões humanos[72]. Essa parte do tubo neural normalmente desaparece no fim do quinto mês de vida fetal. Acreditava-se que o cisto fosse resultante da persistência do canal neural que permanece aderido à superfície cutânea, determinando assim o aparecimento de um *sinus* coberto com epitélio escamoso estratificado com estruturas dérmicas, tais como folículos pilosos e glândulas.

A presença de um canal revestido com epitélio foi também encontrada após exame de sete fetos de 3 a 6 meses de vida. Concluiu-se que o cisto fosse resultante de uma obliteração parcial da parte central do canal medular.

A doença foi também classificada em quatro graus de sínus[25:] (a) fosseta sacrococcígea; (b) *sinus* pilonidal verdadeiro; (c) *sinus* estendendo-se para baixo entre o sacro e o cóccix e penetrando no canal sacral, alcançando a dura; (d) *sinus* comunicando com o canal central da medula espinhal.

Estudos histológicos da região sacral do embrião humano[39] confirmam os achados dos primeiros autores. Resquícios do canal medular recobrindo o cóccix sofrem um processo natural de degeneração e formam cistos revestidos com epitélio lembrando o epêndima. Esses cistos normalmente degeneram e desaparecem durante a segunda metade da vida fetal. Os cistos em questão são revestidos com epitélio cubóide semelhante ao epêndima e não com pele.

Tração Dermóide

A falta de desenvolvimento do apêndice caudal foi considerada causa do cisto pilonidal [42]. A falta de cicatrização da espinha bífida, por ocasião do desaparecimento embrionário da cauda humana, determinaria o aparecimento de uma fosseta coccígea. Nos embriões, a pele é bastante aderente ao cóccix[41]. O tecido mesoblástico adjacente usualmente aumenta sua espessura no desenvolvimento embrionário, determinando uma retração na pele, dessa maneira formando uma fosseta ao nível da pele, a qual, quando exagerada, tornava-se um cisto. Uma tração de variável intensidade feita pelo ligamento caudal, que adere à pele, produz uma depressão na região onde o cisto aparece[54].

Por outro lado, acredita-se que o broto caudal dê origem, na sua involução, a uma tração, formando um *sinus* que está presente ao nascimento[52].

Um estudo examinando 500 crianças concluiu que os cistos pilonidais são *sinus* dérmicos hereditários formados por invaginação da pele no momento da separação do tubo neural do ectoderma[29]. Estudos por ultra-som[76] de seis fetos ao redor das 14ª-16ª semanas de gestação encontraram uma protrusão ecogênica na região lombossacral sugestiva de uma cauda humana. Esses achados desapareceram em todos os casos na 22ª-23ª semanas. Anormalidades dérmicas, tais como *sinus* pilonidais, fossetas profundas e tecidos cicatriciais foram encontradas em todos os recém-nascidos. De acordo com os autores, é possível que a regressão tardia da cauda humana tenha sido a causa desses achados dérmicos.

Inclusão Dermóide

A falta de coalescência das porções superficiais das dobras do canal neural, no início da vida embrionária, foi admitida como causa do cisto sacrococcígeo[21], e a doença foi considerada conseqüência de seqüestro de células dermóides[9]. A doença também foi atribuída ao deslocamento de células dérmicas do ectoderma ao tecido subcutâneo antes da fusão das dobras do canal neural[11].

Glândulas Uropígeas

Com base em estudos filogenéticos, o cisto foi comparado às glândulas uropígeas, normalmente encontradas no tecido subcutâneo da região próxima ao ânus, na maioria dos pássaros e em alguns répteis e mamíferos[70,71]. Essas glândulas são multilobuladas, com túbulos que convergem e se esvaziam através de um duto no epitélio na pele da região posterior.

Através de secções seriadas da região sacrococcígea, foram mostrados vários graus de invaginação, os quais começam no centro de crescimento da camada basal do ectoderma e estão localizados no tecido subcutâneo. Essas estruturas foram comparadas às glândulas aromáticas dos pássaros e amniotas[22].

Foi também admitido que glândulas sexuais secundárias são deixadas na região e são ativadas na adolescência por hormônios que são responsáveis pelos caracteres sexuais secundários[34].

Essas teorias sugerem que trajetos epitelizados encontrados em adultos se originem como anormalidades congênitas. Se essa teoria for verdadeira, então a remoção de todo trajeto epitelizado deve ser curativa. Entretanto, uma alta taxa de recidiva atesta existência de outros fatores como sendo a causa da doença pilonidal.

Teoria Adquirida

Patey e Scarff[57,58], impressionados com a freqüente falta de sucesso dos métodos cirúrgicos de excisão e com o fato de que não existem folículos pilosos e glândulas na parede do cisto, propuseram a hipótese de que a doença resulte da sucção do pêlo da pele circunjacente. Descreveram uma lesão similar na mão dos barbeiros e concluíram que a lesão é adquirida, infecciosa na sua natureza e patologicamente um granuloma de corpo estranho.

Admite-se que o cisto pilonidal é uma doença crônica de corpo estranho devida à penetração de pêlos no tecido subcutâneo[33]. Folículos pilosos alargados na região constituem a porta de entrada para os pêlos. A progressão da doença ocorre por uma infecção de baixo grau. Essa doença deve ser distinguida das raras anormalidades de desenvolvimento vistas na extremidade distal da coluna espinhal.

A presença de pêlos profundamente inseridos nos *sinus*, livres e imersos no tecido de granulação, ou, ainda, no tecido cicatricial, foi vista em 463 casos de cisto pilonidal[17]. Eles podem estar circundados por células gigantes de corpo estranho. Folículos pilosos nunca são encontrados na parede dos cistos. Esses fatos indicam que os pêlos são introduzidos de fora. Tais pêlos podem ser de origem local, do dorso ou da região glútea.

Os pêlos da região puncionam a pele, iniciam o *sinus* e formam um curto trajeto enquanto ainda presos às suas raízes. Depois, quando seccionados, são aspirados e, posteriormente, localizados no interior do cisto. Para explicar como esses pêlos penetram nos tecidos, foi sugerido que um movimento de rolamento, que normalmente acontece entre as superfícies contíguas das nádegas, pode fazer com que o pêlo ainda preso à pele seja torcido em um feixe, o qual permanece ao longo do sulco mediano e, sucessivamente, penetra obliquamente em direção cefálica através da pele. Uma vez tendo sido puncionada, a penetração pode ser devida a mecanismo de sucção. Separação das nádegas nos movimentos de sentar e levantar acarreta a criação de pressão negativa no tecido subcutâneo. O pêlo que perde a sua fixação e torna-se livre penetra no orifício e fica dentro do cisto[12].

A doença pilonidal é o resultado da dilatação adquirida dos orifícios dos folículos pilosos, sebáceos e glândulas sudoríparas, presentes na linha média da região sacrococcígea. A dilatação acontece somente na adolescência e é o resultado do estiramento da pele causado pelo potente músculo glúteo e ligamentos, mais a insinuação de pêlos soltos e outras substâncias, tais como células descamadas, material fecal, restos de tecidos[56].

Patey[59-62], em comunicações posteriores, tentou demonstrar a natureza adquirida da lesão e sua história natural. De acordo com o autor, inicialmente haveria uma foliculite na região sacrococcígea, seguida pelo desprendimento dos pêlos e a formação de um pequeno orifício revestido com epitélio. Corpos estranhos e outras substâncias coletadas poderiam causar um abscesso que eventualmente teria uma drenagem espontânea. Como conseqüência, um orifício externo comunicaria com uma cavidade, com os pêlos sendo propelidos por movimentos para o interior.

A drenagem inadequada levaria a uma abertura secundária, usualmente mais proeminente de um lado, devido à tendência de os tufos de pêlos tomarem a forma de uma curva semilunar. O curso clínico subseqüente é de um granuloma de corpo estranho maldrenado. Fragmentos de pêlos são encontrados ao exame microscópico, e, quando ausentes, pode ocorrer completa absorção.

Recentemente[6], os orifícios medianos foram examinados microscopicamente, e foi concluído que se tratava de folículos pilosos alargados e distorcidos. Evidência da história natural da doença usando conceitos anteriormente formulados foi considerada[12, 28,55].

Três principais fatores tomando parte no processo de inserção dos pêlos foram apontados: "(i) o invasor, consistindo de pêlos soltos; (ii) alguma força, que causa a inserção do pêlo; e (iii) a vulnerabilidade da pele"[36].

O efeito mais claro da teoria adquirida na prática cirúrgica tem sido a aceitação geral da importância dos pêlos em determinar um granuloma de corpo estranho. A remoção do pêlo parece essencial.

PATOLOGIA

Patologicamente, o *sinus* no local da penetração dos pêlos é revestido por epitélio escamoso estratificado com discreta cornificação. O *sinus* usualmente se estende na direção cefálica por uma pequena abertura mediana e pode terminar cegamente ou em uma cavidade cística. *Sinus* adicionais são freqüentes e têm orifícios laterais usualmente no lado esquerdo[12]. Cavidades císticas são revestidas com tecido de granulação maduro e podem conter pêlos, resíduos epiteliais e tecido de granulação jovem. Apêndices cutâneos como glândulas sudoríparas e sebáceas, folículos pilosos e músculo eretor dos pêlos nunca são vistos na parede do cisto[57,58]. Infecção e inflamação fazem parte dos aspectos patológicos. Infiltração celular consiste em polimorfonucleares leucócitos, linfócitos e células plasmáticas em variadas proporções[17,12,28,23]. Células gigantes de corpo estranho em associação com pêlos mortos são achados freqüentes[17]. Fagócitos mononucleares podem ser encontrados contendo pigmento sangüíneo. Ocasionalmente, não têm orifício visível, ou têm somente uma depressão.

QUADRO CLÍNICO

Clinicamente, a lesão é assintomática até que se torne infectada. O diagnóstico é feito pelo encontro de um ou mais pequenos orifícios na linha mediana da região sacrococcígea a cerca de 3,5 a 5 cm do orifício anal. Um tufo de pêlos pode ser encontrado exteriorizando-se pelo orifício. Infecção pode ocorrer devido à proximidade da região anal. Um cisto infectado de maneira subaguda ou crônica pode estar associado a desconforto e dolorimento, usualmente com a saída de pus, que pode variar de mínima drenagem de material mucóide a profusa quantidade de fluido purulento. Os sintomas de abscesso são clássicos. Trauma precedendo o início dos sintomas tem sido relatado.

Às vezes, casos clínicos são encontrados, nos quais um *sinus* é visto na região sacrococcígea, com um trajeto estendendo-se para dentro, entre o sacro e o cóccix, e ao longo do canal sacral, tornando-se contínuo com o canal central da medula espinhal e drenando líquido cerebroespinhal. O orifício externo usualmente encontra-se em nível mais alto daquele do cisto pilonidal, geralmente na região sacral superior. Esses *sinus* são revestidos com pele e não contêm pêlos. Invariavelmente, eles estão presentes desde o nascimento e são vistos em crianças. Espinha bífida está presente algumas vezes[39]. Outras vezes, os cistos são revestidos com epitélio cubóide, lembrando epêndima, e não pele[39]. É evidente que essas lesões não podem ser consideradas cistos pilonidais.

1102

CISTO PILONIDAL

TRATAMENTO

A cura espontânea de pequenos *sinus* após drenagem do conteúdo pode ocorrer, embora seja rara. O mesmo acontece em casos em que seja possível a remoção de pêlos que se exteriorizam, seguida de meticulosa higiene e depilação local. A injeção de fenol a 5% no trajeto fistular foi citada como medida curativa, havendo relato de 48 casos tratados com fenol a 80% com sucesso em mais de 90% dos casos. O uso de cremes depilatórios e métodos de abrasão também são descritos. A irradiação local com finalidade depilatória é injustificável[66].

TRATAMENTO CIRÚRGICO

Ainda há grande diversidade de opinião sobre qual o melhor método de tratamento. Resultados finais insatisfatórios devido à cicatrização retardada e recidiva permanecem um problema.

A possibilidade de união imperfeita da pele na linha mediana, associações com espinha bífida e vestígios do canal neural, vestígios glandulares e tração dermóide na região sacrococcígea foram argumentos invocados pelos autores para explicar a origem congênita do cisto pilonidal; entretanto, tais afirmações não resistem às críticas quando são observadas à luz do fator idade, sexo e distribuição, à rara associação com defeitos congênitos, às recidivas após excisões amplas e à ausência de folículos pilosos e outros componentes da pele na parede do cisto.

A despeito de a teoria congênita ter sido abandonada, a remoção radical da lesão ainda é o método de escolha para tratar a doença.

Vários métodos de excisão da lesão foram propostos.

Excisão (Método Aberto)

A excisão pelo método aberto, no qual a ferida cicatriza por segunda intenção, é a mais utilizada[1,51,67,68,69,50]

(Tabela 87.1). Apesar de proporcionar resultados satisfatórios, é motivo de restrições da parte dos pacientes e dos cirurgiões, em virtude do longo tempo requerido para a cicatrização da ferida[8], a qual demanda a feitura de prolongados e cansativos curativos diários, e porque o índice de recidiva não é baixo[1,68,69].

Excisão, deixando a ferida aberta para granular, não pode nunca ser justificada, desde que não haja vantagem teórica ou prática.

Excisão (Método Fechado)

Com a finalidade de reduzir o tempo de cicatrização, alguns autores propuseram o fechamento primário da ferida[1,69,40,9,37] (Tabela 87.2).

A ferida freqüentemente cicatriza dentro de duas semanas[1,69,40].

Muitas objeções, contudo, foram feitas ao método em apreço; a primeira, à possibilidade de deiscência da sutura, pela contínua tensão que esta sofre nos movimentos de sentar e levantar. Quando a deiscência ocorre, o número de casos não-cicatrizados em 2 meses é alto[9]; a segunda, à ocorrência de infecção, seja pela formação de um " espaço morto ", seja pela proximidade da ferida à região anal; a terceira, ao desconforto e dor resultante da tensão na ferida; a quarta, à recidiva em grande número de casos[1,40,9].

Excisão (Procedimentos Plásticos)

Alguns autores descreveram procedimentos plásticos para facilitar a aproximação dos planos de sutura, ou para recobrir, parcial ou totalmente, com retalhos cutâneos, as áreas correspondentes à excisão do cisto[46,27,5] (Tabela 87.3). Contudo, não obstante a multiplicidade de técnicas, os resultados freqüentemente deixavam a desejar; além disso, na ocorrência de deiscência de sutura, o tempo de cicatrização aumenta consideravelmente.

Tabela 87.1 **Excisão (Método Aberto)**						
Autor	Ano	Número de Casos	Número de Casos Seguidos	Tempo de Seguimento	Tempo de Cicatrização	Recidiva
Al-Hassan et al.[1]	1990	50	42	13 sem	25 m	12 %
Morell et al.[51]	1991	28	28	21 sem	0-6 a	3,5 %
Sondenna et al.[67]	1992	60	59	12,2 sem	1 a	2 %
Sondenna et al.[68]	1996	60	59	12,2 sem	4,2 a	5 %
Spivak et al.[69]	1996	47	47	8 sem	2,6 a	13 %

d = dia(s); sem = semana(s); m = mês(es); a = ano(s).

1103

APARELHO DIGESTIVO. CLÍNICA E CIRURGIA

Tabela 87.2
Excisão (Método Fechado)

Autor	Ano	Número de Casos	Número de Casos Seguidos	Tempo de Seguimento	Tempo de Cicatrização	Recidiva
Kronborg et al.[40]	1985	29	42	14 d	3 a	25 %
Bisset, Isbister[9]	1987	57	40	47 sem	5-8 a	28,5 %
Al Hassan et al.[1] 1990	46	45	10 d	4m – 3ª	0 %	
Khaira e Brown[37]	1995	46	40	17,5%		
Spivak et al.[69]	1996	56	56	2 sem	3,3 a	11,0%

d = dia(s); sem = semana(s); m = mês(es); a = ano(s)

Com o intuito de diminuir o longo tempo de cicatrização dos métodos abertos e eliminar as complicações do método fechado, os autores propuseram métodos semifechados[53,24], de resultados nem sempre satisfatórios[48].

Duas técnicas, ambas de grande simplicidade, têm sido utilizadas com o objetivo de simples retirada do pêlo e do tecido de granulação que o circunda:

Marsupialização

Incisa-se a pele, cureta-se o tecido de granulação e aproximam-se as bordas da ferida cutânea às do cisto (marsupialização) [69,49,73] (Tabela 87.4).

A primeira operação de marsupialização foi realizada por Buie[13], sem o conhecimento da teoria adquirida.

Em comunicações posteriores[13,14], esse autor deu ênfase às vantagens do método. Muitos autores acreditam que não é necessária a complementação da operação com a marsupialização, porque requer mais tempo para ser executada e porque nem sempre é factível.

Incisão e Curetagem

Nessa técnica, somente incisão e curetagem são realizadas[52,59,65,66] (Tabela 87.5)

Tabela 87.3
Excisão (Procedimentos Plásticos)

Autor	Ano	Número de Casos	Número de Casos Seguidos	Tempo de Seguimento	Tempo de Cicatrização	Recidiva
Mansoory Dickson[46]	1982	120	120	7-8 d	1-9 a	1,7%
Guyuron et al.[27]	1983	78	58	9,8 d	1-10 a	5,1 %
Azab et al.[5]	1984	30	30	10 d	3 a	3,3%

d = dia(s); sem = semana(s); m = mês(es); a = ano(s)

Tabela 87.4
Marsupialização

Autor	Ano	Número de Casos	Número de Casos Seguidos	Tempo de Seguimento	Tempo de Cicatrização	Recidiva
Meban e Hunter[49]	1982	31	31	29 d	1-4 a	3,3 %
Vaula et al.[73]	1986	79	79	20-25 d	0-6 a	1,2 %
Spivak et al.[69]	1996	26	26	5 sem	3,3 a	4 %

d=dia(s); sem=semana(s); m=mês(es); a=ano(s).

1104

Cisto Pilonidal

Tabela 87.5
Incisão e Curetagem

Autor	Ano	Número de Casos	Número de Casos Seguidos	Tempo de Seguimento	Tempo de Cicatrização	Recidiva
Silva[64]	1972	80	64	27,2 d	3m-3a	1,25 %
Edwards[19]	1977	120	102	39 d	5 a	4,4 %
McLaren[46]	1984	18	18	6 sem	20 a	10 %
Bisset e Isbister[9]	1987	55	46	6,9 sem	5-8 a	19,5 %

d = dia(s); sem = semana(s); m = mês(es); a = ano(s).

Incisão e curetagem tem sido usada por muitos cirurgiões, mas a operação tornou-se mais conhecida após os trabalhos pioneiros de Patey e Scarff[57,58].

Com base em achados histológicos[57,58,17,23,64] de que o cisto pilonidal é basicamente um processo inflamatório granulomatoso, devido à presença de corpos estranhos (pêlos) no tecido subcutâneo e que eles só podem vir de fora, porque não existem folículos pilosos na parede do cisto, a técnica da incisão e curetagem é plenamente justificada.

Dois procedimentos são considerados dispensáveis: retirar a pele ao redor, com o objetivo de tornar a ferida plana, e excisar parte da parede do cisto. Somente a área que corresponde ao orifício doente é removida[64].

Os achados histológicos, a simplicidade da operação e a prévia experiência de muitos autores permitem a extensão dessa técnica para casos agudos que estejam abscedados em vez do uso de simples drenagem[65].

Os resultados foram considerados satisfatórios pelos autores, devido ao relativo tempo curto para cicatrizar e ao baixo índice de recidiva.

Esses dois métodos apresentam as seguintes vantagens: são indicados em todos os casos, mesmo os complicados; dispensam cuidados pré-operatórios especiais; são técnicas de fácil execução, não exigindo atuação sobre a fáscia sacral ou o periósteo; poupam tecido normal; resultam em feridas de pequenas dimensões; acarretam desconforto pós-operatório mínimo; dispensam dietas especiais e constipantes intestinais; exigem curta permanência no leito; proporcionam cicatrização relativamente rápida da ferida operatória; produzem cicatriz não-dolorosa ou fixa e levam à mínima incidência de recidivas.

Tratamento ambulatorial por essa técnica é factível. A dispensa da hospitalização pode ser medida de economia. O preparo pré-operatório é muito simples e consiste em tricotomia da área e limpeza intestinal.

Anestesia pode ser por infiltração local, com excelentes resultados.

A cirurgia é muito simples. Corantes não são usados, pois podem corar tecidos normais, simulando a presença de trajetos fistulosos e requerendo extensa curetagem. Esse fato foi observado por Rogers e Hall[64], ao usar uma suspensão de tinta-da-Índia. Fox[22], após injetar azul-de-metileno em um paciente, verificou envolvimento do cóccix e praticou a excisão, e a peça do osso revelou-se normal. Achados similares foram descritos por Felmus et al.[20] em três casos. Goodall[26,] cita freqüentes recidivas em casos em que usou azul-de-metileno. A despeito de tais observações, muitos autores defendem seu uso[39,18,4].

A prática de não usar fios, mesmo para hemostasia, torna a cicatrização rápida e fisiológica, porque atuam como granuloma de corpo estranho.

Técnica da Incisão e Curetagem

Pré-Operatório

Faz-se uma avaliação das condições clínicas do paciente, que em geral são excelentes, por se tratar, em sua imensa maioria, de jovens. O coagulograma e a dosagem da hemoglobina são analisados. O preparo consiste em tricotomia da região e em limpeza intestinal.

Anestesia

Pode ser utilizada a anestesia local, mesmo nos abscessos, ou o bloqueio raquidiano ou peridural.

Técnica Cirúrgica

Pode ser empregada para todos os casos, inclusive para os abscedados. Consiste na identificação do trajeto fistular, incisão da pele, curetagem da lesão, pesquisa de eventuais trajetos secundários, revisão da ferida, tamponamento com gaze e curativo compressivo.

1. O paciente é colocado em decúbito ventral com a região sacrococcígea ligeiramente proeminente. A exposição da região é facilitada pela tração lateral das nádegas com tiras largas de esparadrapo.
2. Anti-sepsia da região e colocação de campos.
3. Inspeção e palpação da região e identificação do orifício primário e secundário(s), se presente(s).
4. Introdução de estilete ou tentacânula através do trajeto fistular, quando presente (Fig. 87.1).

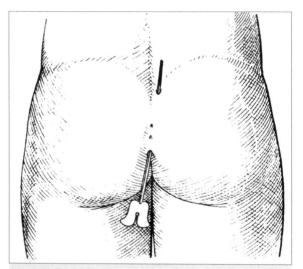

Fig. 87.1 — *Técnica de incisão e curetagem do cisto pilonidal. Introdução do estilete ou da tentacânula através do orifício primário.*

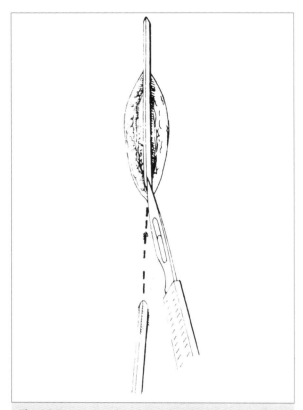

Fig. 87.2 — Incisão da pele com bisturi ao longo do trajeto inicial.

5. Incisão da pele com bisturi ao longo do trajeto principal e eventuais trajetos secundários identificados e reparados com estilete ou tentacânula, ou sobre a tumoração na ausência de trajeto (Fig. 87.2).
6. Curetagem de todo o tecido granulomatoso (Fig. 87.3), até exposição da parede do cisto (Fig. 87.4).
7. Ressecção da pele, com tesoura, em mínima extensão, dos pontos correspondentes aos orifícios fistulares. Tamponamento da ferida com gaze e curativo compressivo.

Como particularidade, deve ser mencionada a desnecessidade do uso de substâncias corantes para identificação do trajeto fistular. Não são utilizados antibióticos.

Pós-Operatório

Dieta geral, movimentação livre e deambulação imediata, respeitadas as restrições impostas pela anestesia. Sedação e sondagem vesical se necessária. Alta hospitalar no primeiro dia pós-operatório.

Os curativos são realizados diariamente e consistem em limpeza da ferida e proteção com gaze seca. Em

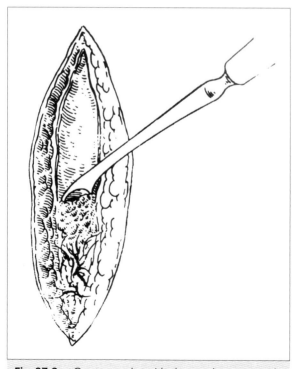

Fig. 87.3 — Curetagem do tecido de granulação contendo pêlos.

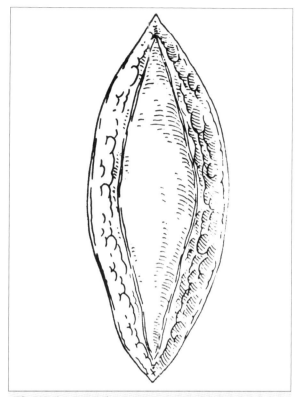

Fig. 87.4 — Leito do cisto após curetagem.

alguns casos, faz-se a curetagem do tecido de granulação para facilitar a cicatrização. A tricotomia dos pêlos da região é realizada periodicamente até a cicatrização total da ferida.

A técnica de se fazer os curativos é considerada importante, especialmente em casos de cicatrização lenta da extremidade caudal da ferida. O processo de cicatrização é acelerado pela compactação de gaze na ferida, objetivando alargar o sulco interglúteo, para evitar fricção e absorver a umidade excessiva da região.

Pacientes que haviam sido submetidos a intervenções cirúrgicas prévias com outros tipos de técnicas destacaram, em relação à dor, nítida diferença, sob esse aspecto, em favor da operação descrita[65].

A possibilidade de sangramento pode ser prevenida pelo tamponamento compressivo da ferida.

A totalidade dos pacientes pode reassumir suas atividades habituais antes da cicatrização definitiva da ferida.

A cicatrização da ferida ocorre ao redor da segunda ou terceira semana.

O índice de cura é de 100% A mortalidade é nula.

No que tange aos resultados cinco aspectos devem ser analisados: morbidade, cicatrização, recidiva, curabilidade e mortalidade. A morbidade é mínima, pois a dor é bem tolerada e a hemorragia é rara. A cicatrização processa-se em tempo médio de 2 a 3 semanas, período esse considerado mais curto que aquele verificado com o método aberto da excisão. A recidiva é rara, a curabilidade, total. A mortalidade é nula, considerando que a operação é simples de ser executada.

Outros Métodos

Mais recentemente, duas outras técnicas (Tabela 87.6) foram propostas: na primeira, faz-se uma excisão semilateral do cisto[36,38,45], isto é, resseca-se a lesão fazendo-se uma incisão mediana longitudinal e outra lateral semicircular, de maneira que a ferida adquira a forma de um "D". A pele do lado mediano da ferida é mobilizada como um retalho e suturada à outra da porção lateral e transfixada à fáscia sacrococcígea. O objetivo desse método é a remoção da rafe e o posicionamento lateral da linha de aproximação cutânea, resultando em uma pele sã e intacta na linha mediana; na segunda, procede-se à excisão e sutura dos orifícios medianos (folículos alargados e perfurados)[6,7] e à incisão lateral por onde se esvazia o conteúdo do cisto.

Tabela 87.6 Outros Métodos						
Autor	Ano	Número de Casos	Número de Casos Seguidos	Tempo de Seguimento	Tempo de Cicatrização	Recidiva
Bascon[6]	1980	50	44	3 sem	24 m	8 %
Bascon[7]	1983	161	149	3 sem	3,5 a	16 %
Mann e Springall[45]	1987	30	30	16 c	13 sem	20%
Karydakis[36]	1992	7471	6545	9 d	2-20 a	1 %
Kitchen[38]	1996	141	114	10 d	1-108 m	4 %

d = dia(s); sem = semana(s); m = mês(es); a = ano(s).

APARELHO DIGESTIVO. CLÍNICA E CIRURGIA

Os resultados desses procedimentos sugerem um tempo de cicatrização e um índice de insucesso semelhantes aos do fechamento primário da ferida.

Para finalizarmos, não consideramos essencial a excisão do cisto, nem tampouco a marsupialização. A incisão e a curetagem constituem o tratamento de escolha para o cisto pilonidal sacrococcígeo.

REFERÊNCIAS BIBLIOGRÁFICAS

1. Al Hassan HK, Francis IM, Neglén P. Primary closure or secondary granulation after excision of pilonidal sinus? *Acta Chir Scand* 156:695-9, 1990.
2. Allen-Mersh TG. Pilonidal sinus: finding the right track for treatment. *Br J Surg* 77:123-132, 1990.
3. Anderson AW. Hair extracted from an ulcer. *Boston Med Surg J* 36:74, 1847.
4. Andruet JL, Vivenza CM, Baistrocchi J. Enfermedad pilonidal. *Prensa Med Argent* 56:573-5, 1969.
5. Azab ASG, Kamal MS, Saad RA, et al. Radical cure of pilonidal sinus by a transposition rhomboid flap. *Brit J Surg* 71:154-5, 1984.
6. Bascon J. Pilonidal disease: Origin from follicles of hairs and results of follicle removal as treatment. *Surgery* 87:567-72, 1980.
7. Bascon J. Pilonidal disease: long term results of follicle removal. *Dis Colon Rectum* 26:800-7, 1983.
8. Berry DP; Harding KG; Stanton MR, et al. Human wound contraction: collagen, organization, fibroblasts and myofibroblasts. *Plast Reconstr Surg* 102:124-31, 1998.
9. Bisset IP, Isbister WH. The management of patients with pilonidal disease — a comparative study. *Aust N Z J Surg* 57:939-42, 1987.
10. Bland-Sutton J. *Tumeurs, innocent and malignant; their clinical features and appropriate treatment.* 3. ed Chicago: W.T. Keener & Co., 556, 1903.
11. Bookman MR. Treatment of the sacrococcygeal sinus (pilonidal sinus). *N Y State J Med* 24:204, 1924.
12. Brearley R. Pilonidal sinus. A new theory of origin. *Brit J Surg* 43:455-62, 1955.
13. Buie LA. *Practical proctology*, Philadelphia: W. B. Saunders Co.,1937.
14. Buie LA. Jeep disease (pilonidal disease of mechanized warfare). *South Med J* 37:103-9, 1944.
15. Buie LA,; Curtiss RK. Pilonidal disease. *Surg Clin N Amer* 32:1247-59, 1952.
16. Casberg MA. Infected pilonidal cysts and sinuses.*Bull US Army Med Dept* 9:493-6, 1949.
17. Davage ON. The origin of sacrococcygeal pilonidal sinuses; based on an analysis of four hundred sixty-three cases. *Am J Path* 30:1191-205, 1954.
18. Drogowski MJ. Sacrococcygeal tumors, cysts and sinuses. *Amer J Proctol* 17:146-52, 1966.
19. Edwards MH. Pilonidal sinus: a 5-year appraisal of the Millar-Lord treatment. *Br J Surg* 64:867-8, 1977.
20. Felmus LB, Woods CC, Sprong DH. Pilonidal cysts. *Arch Surg* 49:316-20, 1946.
21. Féré C. Cloisonement de la cavité pelvienne; uterus et vagina doubles; infundibulum cutané de la région sacro-coccygienne. *Bull Soc Anat de Paris* 3:309-12, 1878.
22. Fox SL. The origin of pilonidal sinus; with an analysis of its comparative anatomy and histogenesis. *Surg Gynec Obstet* 60:137-49, 1935.
23. Franckowiak JJ, Jackman RJ. The etiology of pilonidal sinus. *Dis Colon Rectum* 5:28-36, 1962.
24. Füzün M, Bakir H, Soylu M, et al. Which technique for treatment of pilonidal sinus — open or closed? *Dis Colon Rectum* 37:1148-50, 1994.
25. Gage M. Pilonidal sinus: an explanation of its embryologic development. *Arch Surg* 31:175-89, 1935.
26. Goodall P. The aetiology and treatment of pilonidal sinus. A review of 163 patients. *Brit J Surg* 49:212-8, 1961.
27. Guyuron B, Dinner MI, Dowden RV. Excision and grafting in treatment of recurrent pilonidal disease. *Surg Gynec Obstet* 156:201-4, 1983.
28. Hardaway RM. Pilonidal cyst-neither pilonidal nor cyst. *Arch Surg* 76:143-7, 1958.
29. Haworth JC, Zachary RB. Congenital dermal sinuses in children; their relation to pilonidal sinuses. *Lancet* 2:10-4, 1955.
30. Hodges RM. Pilonidal sinus. *Boston Med Surg J* 103:485-6, 1880.
31. Hodges RM. Pilonidal sinus. *Boston Med Surg J* 103:493, 1880.
32. Hodges RM. Pilonidal sinus. *Boston Med Surg J* 103;544, 1880.
33. Hueston JT. The aetiology of pilonidal sinuses. *Brit J Surg* 41:307-11, 1953.
34. Kallet HI. Pilonidal sinus. The factor of adolescence. *Trans Am Proctol Soc* 37:163-5, 1936.
35. Karydakis GE. New approach to the problem of pilonidal sinus. *Lancet* 2:1414-5, 1973.
36. Karydakis GE. Easy and successful treatment of pilonidal sinus after explanation of its causative process. *Aust N Z J Surg* 62:385-9, 1992.
37. Khaira HS, Brown JH. Excision and primary suture of pilonidal sinus. *Ann R Coll Surg Engl* 77:242-4, 1995.
38. Kitchen PR. Pilonidal sinus: experience with the Karydakis flap.*Br J Surg* 83:1452-5, 1996.
39. Kooistra HP. Pilonidal sinuses; review of the literature and report of three hundred fifty cases. *Ann Surg* 55:3-17, 1942.
40. Kronborg O, Christensen K, Zimmermann-Nielsen C. Chronic pilonidal disease: a randomized trial with a complete 3-year follow-up. *Br J Surg* 303-4, 1985.
41. Lannelongue O. Memoire sur les fistules et les depressions cutannes congenitales inférieures. Observation d'un kyste dermoide de la region sacro-coccygiene. *Bull Soc Chir Paris* 8:185-94, 1882.
42. Lawson-Tait (1877). Congrès pour l'avancement des sciences (Dublin). Apud Torneaux F, Hermann G (1887).
43. Lord PH, Millar DM. Pilonidal sinus: a simple treatment. *Brit J Surg* 52:298-300, 1965.
44. Mallory FB. Sacro-coccygeal dimples, sinuses, and cysts. *Amer J Med Sci* 103:263-77, 1892.
45. Mann CV, Springall R. "D" excision for sacrococcygeal pilonidal sinus disease. *J Royal Soc Med* 80:292-5, 1987.
46. Mansoory A, Dickson D. Z-plasty for treatment of disease of pilonidal sinus. Surg Gynec Obstet 155:409-11, 1982.
47. Mayo H. Observations on injuries and diseases of the rectum. London: Burgess and Hill, 1833: 45-6, 1982.
48. McLaren CA. Partial closure and other techniques in pilonidal surgery: an assesment of 157 cases. *Br J Surg* 71:561-2, 1984.
49. Meban S, Hunter E. Outpatient treatment of pilonidal disease. *Can Med Ass J* 126:941-49, 1982.
50. Menzel T, Dörner A, Cramer J. Excision and open wound treatment of pilonidal sinus. Rate of recurrence and duration of work incapacity. *Dtsch Med Wochenschr* 122:1447-51, 1997.
51. Morell V, Charlton BL. Surgical treatment of pilonidal disease: comparison of three different methods in fifty-nine cases. Mil Med 16:144-6, 1991.
52. Newell RL. Coccygeal sinus. *Brit J Surg* 21:218-28, 1933.
53. Obeid SAF. A new technique for treatment of pilonidal sinus. *Dis Colon Rectum* 31:879-85, 1988.
54. Oehlecker F. Sakralabszesse bei kongenitalen Hautverlagerungen (bei sogennanten Dermoidfisteln, bei Foveae sacrococcygeae, Eckerschen Fisteln oder kaudalen Rückenmarksresten). *Deutsche Ztschr F Chir* 197:262-79, 1926.
55. Page BH. The entry of hair into pilonidal sinus. *Brit J Surg* 56:32, 1969.

CISTO PILONIDAL

56. Palmer WH. Pilonidal disease; a new concept of pathogenesis. *Dis Colon Rectum* 2:303-7, 1959.
57. Patey DH, Scarff RW. Pathology of postanal pilonidal sinus: its bearing on treatment. *Lancet* 2:484-6, 1946.
58. Patey DH, Scarff RW. Pilonidal sinus in a barber's hand: with observations on post anal sinus. *Lancet* 2:13-4, 1948.
59. Patey DH. A reappraisal of the acquired theory of sacrococcygeal pilonidal sinus and an assessment of its influence on surgical practice. *Brit J Surg* 56:463-6, 1969.
60. Patey DH. The principles of treatment of sacrococcygeal pilonidal sinus. *Proc Roy Soc Med* 63:939-40, 1970.
61. Patey DH. Pilonidal sinus: a postscript. *Lancet* 1:245, 1971.
62. Patey DH. The hair of pilonidal sinus. *Lancet* 1:772-3, 1955.
63. Rogers H, Hall MG. Pilonidal sinus; surgical treatment and pathologic structure. *Arch Surg* 31:742-66, 1935.
64. Silva JH. Cisto pilonidal sacrococcígeo. Contribuição ao tratamento cirúrgico pela técnica da incisão e curetagem. Tese. Faculdade de Medicina da Universidade de São Paulo, 1972.
65. Silva JH. Tratamento cirúrgico do cisto pilonidal pelo método da incisão e curetagem. *Rev Hosp Clin Fac Med S Paulo* 29:199-203, 1974.
66. Silva JH. Pilonidal Cyst. Cause and Treatment. *Dis Colon Rectum* 1146-1156, 2000.
67. Sondenaa K, Andersen E, Soreide JA. Morbidity and short term results in a randomised trial of open compared with closed treatment of chronic pilonidal sinus. *Eur J Surg* 158:351-5, 1992.
68. Sondenaa K, Nesvik I, Andersen E, Soreide JA. Recurrent pilonidal sinus after excision with closed or open treatment: final result of a randomised trial. *Eur J Surg* 162:237-40, 1996.
69. Spivak H, Brooks Vl, Nussbaum M, et al. Treatment of chronic pilonidal disease. *Dis Colon Rectum* 39:1136-9, 1996.
70. Stone HB. Pilonidal sinus (coccygeal fistula). *Ann Surg* 79:410-4, 1924.
71. Stone HB. The origin of pilonidal sinus (coccygeal fistula). Ann Surg 94:317-20, 1931.
72. Torneaux F, Hermann G. Sur la persistance de vestiges medulaires coccygiens pendant tout le periode foetale chez l'homme et sur role de ces vestiges dans la production des tumeurs sacro-coccygiennes congenitales. *J Anat (Paris)* 23:498-529, 1887.
73. Vaula JL, Badaro JA, Nacusse E, et al. Enfermedad pilonidal sacrococcigea. *Prensa Med Argent* 73:489-91, 1986.
74. Warren JM. Abscess, containing hair, on the nates. *Am J Med Sci* 28:113, 1854.
75. Warren JM. Fistulous opening near the base of the coccyx containing hair. *Boston Med Surg J* 96:328, 1877.
76. Zimmer EZ, Bronstein M. Early sonographic findings suggestive of the human fetal tail *Prenat Diagn* 16:360-2, 1996.
77. Zimmerman K. Pilonidal disease. *Dis Colon Rectum* 13:330-2, 1970.

CAPÍTULO 88

Prurido Anal

Fernando Hintz Greca

Prurido anal é um sintoma caracterizado pela necessidade imperiosa de coçar-se, a fim de obter um alívio, muitas vezes momentâneo e passageiro. Algumas vezes está acompanhado de irritação e sensação de queimação perianal.

Ao considerarmos apenas um sintoma, seu significado não difere muito de outros sintomas proctológicos, tais como a dor ou a irritação, o que necessariamente implica na pesquisa de inúmeras causas e diversos tratamentos. Se o considerarmos uma verdadeira entidade nosológica, deparamo-nos com uma doença ambígua, com inúmeros fatores envolvidos e de difícil explicação fisiopatológica.

O prurido anal atinge 5% da população geral, sendo mais comum nos homens que nas mulheres, uma proporção de 3,7/1.[27]

ETIOLOGIA

Aproximadamente 50% dos casos de prurido anal são idiopáticos, não se evidenciando, portanto, qualquer agente causal[4,17].

Dentre os fatores etiológicos responsáveis pelo prurido denominado secundário, podemos citar: a dieta, a higiene, afecções dermatológicas, proctológicas e ginecológicas, infecções, obesidade e gravidez, doenças sistêmicas, drogas, radiação e alterações psicológicas.

Fatores Higienodietéticos

A higiene precária, principalmente em pacientes excessivamente obesos ou hirsutos, com ânus infundibuliforme, pode ocasionar o prurido anal, principalmente se plicomas perianais estiverem presentes, tornando a limpeza ainda mais difícil. É um fator importante também em pacientes idosos ou portadores de doenças incapacitantes.

Mais comum que a higiene anal deficiente é a higiene excessiva ou até mesmo compulsiva, que leva o paciente a esfregar vigorosamente a região anal e perianal com esponjas e sabonetes anti-sépticos com o propósito de eliminar o sintoma. Isso, todavia, torna o problema mais grave, pelo aumento do trauma cutâneo e pela perda da oleosidade natural da pele.

O excesso de deposições diárias pode induzir ao prurido anal devido a uma mudança físico-química das fezes ou ainda devido ao trauma constante no sentido de obter uma higiene anal satisfatória.

Entre os alimentos comumente implicados na etiologia do prurido anal podemos citar: café, chá, refrigerantes como Coca-Cola ou Pepsi-Cola, chocolate, castanhas, pipoca, frutas cítricas, tomate e derivados, condimentos, *ketchup* e bebidas alcoólicas, especialmente a cerveja. Estudos manométricos realizados após a ingestão de café demonstraram uma diminuição das pressões endoanais quando comparadas com aquelas registradas antes da ingestão do mesmo[25]. Os indivíduos que ingerem uma grande quantidade de leite podem apresentar fezes endurecidas ou às vezes pastosas que não são completamente exoneradas, propiciando uma drenagem de secreções intestinais[26]. O fumo está também relacionado entre os agentes etiológicos do prurido.

Causas Dermatológicas

Dermatite de Contato

Esse tipo de lesão eczematosa tem como causa básica inúmeros alérgenos, entre os quais se podem citar tecidos sintéticos, papel higiênico, sabonetes, desodorantes íntimos e amaciantes de roupas.

O uso de cremes para o tratamento do prurido à base de lanolina, xilocaína, neomicina ou o bálsamo-do-Peru pode de algum modo estar envolvido na continuidade dos sintomas[12]. O creme de trinitroglicerina, usado

1110

no tratamento da fissura anal, também tem sido implicado na etiologia do prurido anal.

O uso abusivo de cremes à base de corticosteróides induz a uma fragilidade do anoderma, inclusive com invasão secundária de fungos perpetuando o prurido, mesmo que o agente que motivou seu uso tenha desaparecido.

Dermatite de contato tem sido observada com produtos higiênicos ou cosméticos que contenham substâncias preservativas contra a ação de bactérias, tais como o formaldeído e o Kathon CG 9[18.] Num artigo recente, Dasan *et al.* evidenciaram que as fragrâncias, os preservativos e os antibióticos tópicos foram os alérgenos responsáveis pela positividade da maioria dos testes de contato[6].

Psoríase

A região perianal pode também ser afetada pela psoríase. De etiologia desconhecida, essa lesão se apresenta sob a forma de placas vermelhas, bem demarcadas, espessadas, algumas vezes maceradas e freqüentemente associadas a lesões em outras regiões do corpo. A umidade da região pode torná-la mais pálida, menos definida, sem os aspectos peculiares. O diagnóstico definitivo é realizado através da biópsia cutânea[4,13.]

Líquen

A liquenificação é um espessamento de todas as camadas da epiderme. O líquen plano comumente aparece na região perineal, espalhando-se para outras áreas mais tardiamente. As lesões são brilhantes e apresentam-se sob a forma pigmentada. Algumas vezes aparecem como pápulas hexagonais. O líquen escleroatrófico é encontrado em mulheres de idade avançada. Aparece sob a forma de manchas brancas, brilhantes e fissuradas. Afetam ao mesmo tampo a vulva, demonstrando assim a clássica configuração em "8" das lesões[4,13.]

Causas Proctológicas

Afecções Anorretais Benignas

A umidade excessiva na região perianal pode ser causa de prurido. A hiperidrose tem sido considerada causa de prurido, principalmente nos dias quentes e úmidos do verão ou com o uso de calças apertadas e confeccionadas com tecidos grossos que mantêm a temperatura.

Supurações perianais, tais como fístula e abscessos, cisto pilonidal, tuberculose, sífilis e doenças inflamatórias intestinais como a doença de Crohn podem ser responsáveis pelo prurido anal.

As doenças proctológicas que cursam com ânus úmido, resultado da saída de secreções intestinais, podem ocasionar prurido. Assim tem-se as grandes hemor-

róidas com prolapso mucoso, procedência do reto, adenomas vilosos do canal anal, que produzem excesso de muco, ou ainda os distúrbios de continência anal, que, além de propiciarem a drenagem constante de secreções intestinais, não permitem uma higiene adequada.

Alterações anatômicas do ânus resultantes de trauma ou cirurgia, bem como alterações esfincterianas decorrentes da idade, podem alterar a continência, permitindo a saída de conteúdo intestinal.

Estudos de manometria anorretal demonstraram que a drenagem de secreções intestinais é mais comum nos pacientes que apresentam o prurido como um dos sintomas, independentemente de se são ou não portadores de doenças proctológicas[2,10.]

Afecções Anorretais Malignas

Daniel *et al.*, num estudo sobre causas de prurido, refere a participação de doenças malignas do cólon, reto e ânus em 23% dos pacientes[5].

A doença de Bowen e o carcinoma invasivo de células escamosas, bem como a doença de Paget, podem manifestar-se com prurido anal[23.]

Causas Ginecológicas

As patologias ginecológicas que se manifestam com corrimento vaginal podem propiciar uma excessiva umidade perianal, com o aparecimento de prurido.

As alterações hormonais da gravidez e as modificações no epitélio vaginal podem induzir a um aumento das secreções vaginais e ao conseqüente aparecimento de prurido anal[12].

Causas Infecciosas

Parasitas

Entre as parasitoses que podem causar prurido, podem-se citar as infestações pelo oxiúro (*Enterobius vermicularis*), principalmente em crianças, a escabiose e a filaríase. Apesar de a oxiuríase ser freqüentemente associada ao prurido anal, raramente é encontrada na prática médica diária, mesmo em pacientes de baixo nível socioeconômico, cujas condições higienodietéticas são precárias.

Vírus

A infecção viral mais comum na região perianal é o condiloma acuminado, causado por um papilomavírus, que, por ser uma lesão vegetante, não permite uma higiene adequada da região e, devido à umidade, favorece a maceração cutânea. As lesões herpéticas, bem mais raras, também podem cursar com prurido anal.

Bactérias

O eritrasma causado pelo *Corynebacterium minutissimum* pode ocorrer nas regiões perianais e axiliares, sendo porém mais comum entre os dedos do pé. A mancha, inicialmente rosada e irregular e posteriormente amarronzada, pode ser facilmente diagnosticada sob a luz ultravioleta, que projeta uma imagem fluorescente, devido à produção de porfirina pela bactéria[13].

A tuberculose perianal, que pode se apresentar sob diversas formas, com ulcerações, *sinus* ou fístulas, que drenam secreções purulentas, pode ser outra causa de prurido. As doenças sexualmente transmissíveis, como a sífilis primária ou secundária, a clamidíase ou a gonorréia, que produz abundante drenagem de secreções através do ânus, podem ter o prurido como um de seus sintomas.

A flora intestinal por si só não parece estar relacionada com a etiologia do prurido. Em estudos em que foi comparada a flora de voluntários com pacientes portadores de prurido anal não se evidenciou diferença quanto ao número ou à espécie de microorganismos envolvidos[24].

Fungos

A candidíase e a epidermofitose (*Candida albicans*, *Trichophyton* sp.) podem ser causas primárias de prurido. Envolvem concomitantemente o escroto, a vulva, a axila e os pés. História de diabetes e o uso prolongado de antibióticos, esteróides ou drogas imunossupressoras estão relacionados com a candidíase.

A epidermofitose apresenta lesão nítida, com bordas circinadas. É comum encontrar-se lesão concomitante entre os dedos dos pés. Num estudo realizado em pacientes com ou sem patologia anorretal, com ou sem prurido anal, verificou-se que a incidência de fungos foi significativamente maior nos pacientes com prurido anal independentemente de serem portadores ou não de doenças proctológicas[5].

Drogas

Os antibióticos podem causar reações alérgicas ou alterar a flora intestinal, vulvar ou cutânea, permitindo que cepas diferentes de bactérias ou que fungos se assentem. A tetraciclina tem sido particularmente incriminada nesse aspecto[14]. A colchicina, a quinidina, as drogas antineoplásicas e os óleos minerais também são apontados como causa de prurido.

Causas Diversas

As doenças sistêmicas como diabetes, doenças mieloproliferativas, hipotireoidismo, hiperbilirrubinemia e uremia podem ser causa de prurido anal[21].

Causas psicológicas podem estar envolvidas. Assim, o prurido pode ser a expressão de estresse ou depressão.

PATOGENIA E ASPECTOS CLÍNICOS

A área perianal é rica em terminações nervosas, que conduzem os estímulos dolorosos ou do prurido para os cornos posteriores da medula, através de fibras mielínicas do tipo A (prurido mais localizado) ou do tipo C (prurido mais difuso). As terminações nervosas tornam-se ainda mais sensíveis quando a pele escoriada entra em contato com a sudorese excessiva, irritantes fecais, produtos alimentares, agentes químicos locais e sistêmicos ou com as próprias exotoxinas bacterianas e lisoenzimas intestinais[20,22,28].

Geralmente a quebra das barreiras cutâneas ocorre após o ato de coçar-se ou após a fricção traumática do papel higiênico grosseiro para alívio do sintoma ou pela obsessão pela higiene anal. Isso se observa principalmente nos indivíduos hirsutos ou com ânus infundibuliforme. Com o trauma, a pele fica mais exposta aos agentes químicos diversos, aumentando o processo inflamatório e propiciando a liberação de substâncias ainda mais nocivas à pele. A infecção secundária que pode assentar-se na pele já inflamada torna-a mais sensível e de higiene mais difícil, o que resulta em maior prurido, reiniciando assim o ciclo vicioso.

O estresse emocional pode acentuar a percepção do prurido, assim como os esteróides e anestésicos tópicos podem diminuir a resistência cutânea ao trauma e à infecção secundária.

Abordagem Diagnóstica

O prurido anal geralmente ocorre de maneira insidiosa. É mais evidente em dias úmidos e quentes e ocorre principalmente à noite, quando o indivíduo se recolhe ao leito. À medida que o prurido aumenta, outros sintomas aparecem, como a queimação perianal e dor.

Causas potenciais do prurido devem ser avaliadas pela história clínica, tais como higiene, continência, dieta, vida sexual, medicações em uso (tópicas ou sistêmicas), alergias, intolerância à lactose, estresse e doenças associadas.

O exame proctológico é essencial para determinar possíveis causas como hemorróidas, fístulas e fissuras.

As lesões iniciais do prurido revelam escoriações cutâneas e um eritema incaracterístico, simétrico, lembrando o das dermatites amoniacais. Com a evolução do processo, a pele torna-se firme, friável e algumas vezes ulcerada.

Em estágios mais avançados, verifica-se a liquenificação cutânea, quando a pele fica áspera, empalidecida e espessada, tornando inclusive mais acentuados e evidentes os sulcos perianais.

Lesões persistentes, focais e unilaterais, ou melhor, suspeitas de neoplasia, devem ser biopsiadas. Estados diarréicos devem ser investigados. A glicemia é importante para excluir-se o diabetes. Fita gomada para a pesquisa de oxiúros ou curetagem da pele para pesquisa de fungos são algumas vezes necessárias.

TRATAMENTO

O sucesso do tratamento do prurido anal reside primeiramente na conscientização do paciente quanto às dificuldades diagnósticas, aos inúmeros fatores envolvidos, bem como na sua cooperação para se obter o êxito esperado.

O tratamento inicial geralmente faz-se sem medicamentos, e os medicamentos em uso devem, sempre que possível, ser suspensos, principalmente no que concerne aos cremes à base de xilocaína ou corticosteróides.

Os prováveis tratamentos cirúrgicos das afecções anorretais devem ser postergados a não ser aqueles cuja indicação seja indiscutível. Assim, as recomendações iniciais são:

a) manter a região perianal limpa, livre de qualquer resíduo fecal. A melhor maneira de se alcançar este objetivo é com os banhos de assento após as evacuações, evitando o uso de papel higiênico. Caso a limpeza com água e sabão não seja possível, recomenda-se o uso de lenços de papel umedecidos, os mesmos usados para a higiene dos bebês. Evitar a fricção de sabonetes. Lembrar que tanto os sabonetes quanto os lenços podem conter substâncias alergênicas;

b) manter a região seca. É importante que a secagem da região após a higiene seja feita com toalha macia, evitando a fricção. Às vezes é recomendável o uso de secador de cabelo, abolindo assim o trauma que agravará ainda mais o prurido. Algodão, compressa de gaze ou até talco ajudam a manter a pele seca;

c) usar sempre que possível roupas íntimas frouxas, bem ventiladas e de algodão. Evitar sempre que possível os tecidos sintéticos e as lãs, bem como o uso de calças apertadas. Para as mulheres, os vestidos são recomendáveis;

d) evitar o uso de medicamentos ou alimentos que possam estar relacionados com a etiologia do prurido.

Algumas vezes consegue-se um alívio do prurido anal com soluções de verde-malaquita, azul-de-metileno ou mercurocromo, no sentido de diminuir a umidade perianal. As lesões da fase aguda podem ser tratadas com solução aquosa de nitrato de prata a 0,5/1% ou com banhos de assento com solução de permanganato de potássio a 1/20.000.

Alguns autores recomendam um curso rápido de 2 ou 3 semanas de tratamento com corticosteróide tópico como creme de hidrocortisona a 1% 3 vezes ao dia. Cremes fungicidas devem ser usados quando houver suspeita de infecção secundária.

Sedativos e anti-histamínicos raramente são usados. Umidificadores de fezes como o psilium ajudam a esvaziar o reto, promovendo uma evacuação completa. A loperamida aumenta a pressão anal de repouso e pode desempenhar um papel importante em casos selecionados. Os anestésicos tópicos devem ser eliminados[20,22,28].

Devemos ter em mente que os estados diarréicos devem ser tratados, bem como as doenças causadas por vírus, bactérias, fungos ou parasitas. As patologias dermatológicas tais como os liquens ou a psoríase devem ser seguidas por dermatologistas.

As doenças proctológicas devem sempre ser tratadas, principalmente aquelas que por alterações anatômicas ou funcionais propiciem maior umidade da região ou que afetem a continência. Menos de 15% delas exigem tratamento cirúrgico.

Raramente as hemorróidas são causa de prurido, a não ser que estejam prolapsadas, permitindo a saída de muco e secreções intestinais. Pacientes portadores de fístulas, procidências de reto, hemorróidas prolapsadas, tumores vilosos e condilomas devem ser tratados de imediato. Pacientes com plicomas anais, hemorróidas, papilite e criptite, devem ter uma conduta expectante. Em estudo randomizado em pacientes portadores de prurido anal, verificou-se que a exérese de papila hipertrófica produziu a mesma eficácia que a conduta expectante no tratamento do prurido[16].

Em casos intratáveis, inclusive naqueles em que uma possível causa psicológica já tenha sido excluída, alguns autores recomendam um tratamento, inicialmente preconizado pelos russos, que consiste na injeção intracutânea de azul-de-metileno. Apesar de considerável incidência de abscessos e ulcerações perianais, esse método se mostrou eficaz no controle do prurido incurável. O mecanismo de ação do azul-de-metileno consiste na destruição das terminações nervosas da pele[9].

REFERÊNCIAS BIBLIOGRÁFICAS

1. Alexander-Williams J. Pruritus ani-what to do, what not do to control this infernal itch. *Postgrad Med* 77:56-65, 1985.
2. Allan A, Ambrose NS, Silverman S, Keighley MRB. Physiological study of pruritus ani. *Br J Surg* 74:576-579, 1987.
3. Aucoin EJ. *Pruritus ani Postgrad Med* 82:76-80, 1987.
4. Beani JC & Imbert R. Le prurit anal: une nouvelle approache. *Ann. Dermatol. Venereol* 116: 57-7, 1989.
5. Daniel GL, Longo WE, Vernava AM. Pruritus ani: causes and concerns. *Dis Colon Rectum* 37 670-674, 1994.
6. Dasan S, Neil SM, Donaldson DR, Scott H.J. Treatment of persistent pruritus ani in a combined colorectal and dermatological clinic. *Br J Surg* 86:1337-13349, 1999.
7. Dodi G, Pirone E, Bettin A, Veler C, Infantino A, Pianon P, Montellaro LM, Lise M. The mycotic flora in proctological patients with and without pruritus ani. *Br J Surg* 72:967-969, 1985.
8. Doucet, P. Pruritus ani. *Int J Psycho-anal* 69:409-417, 1988.
9. Eusebio BE, Graham J, Mody N. Treatment of intractable pruritus ani. *Dis Colon Rectum*, 33:770-772, 1990.
10. Eyers AA & Thomson JP. Pruritus ani: is anal sphincter dysfunction important in aetiology? *Br Med J* 2:1549-1551, 1979.
11. Friend WG. The cause and treatment of idiopathic pruritus ani. *Dis Colon Rectum*, 20:40-42, 1977.

12. Giordano M, Rebesco B, Torelli I, Cattarini G. Pruritus ani. *Minerva Chir* 54: 885-891, 1999.
13. Goldberg SM, Gordon PH, Nivatvongs S. Perianal Dermatology. In: Goldberg SM, Gordon PH, Nivatvongs S. *Essentials of anorectal surgery*. Philadelphia, J.B. *Lippincott Company*, pp.134-141, 1980.
14. Goligher JC. Surgery of the anus, rectum and colon, 5th ed., Londres, *Ballère Tindall*, pp. 215-223, 1984.
15. Harrington CI, Lewis FM, Mcdonagh AJ, Gawkrodger DJ. Dermatological causes of pruritus ani (letter; coment). *BMJ*, 305:955, 1992.
16. Jensen SL. A randomized trial of simple excision of non-specific hypertrophied anal papillae versus expectant management in patients with chronic pruritus ani. *Ann R Coll Surg Eng* 70:348-349, 1988.
17. Jones, D.J. Pruritus ani. *Br Med J* 305:575-577, 1992.
18. Lucker GPH, Hulsmans RFHJ, van der Kley AMJ, van der Staak WJBM. Evaluation of the frequency of contact allergic reactions to Kathon CG in the maastricht area. *Dermatology*, 184:90-93, 1992.
19. Magni G, Pirone E, Dodi G. Deux observations de prurit anal psychogène dans la même famille. *Ann Gastroentérol Hépatol* 23:233-234, 1987.
20. Mazier WP. Hemorhoids, fissures, and pruritus ani. *Surg.Clin. North Am.*, 74: 1277-1292, 1994.
21. Pecorella G, Pepe G, Pepe F, Gula A, Cannamela G, Calabrese C, Pecorella S. Attuali orientamenti di diagnosi e terapia del prurito anale. *Min Med* 76:1221-1226, 1985.
22. Pfenninger JL, Zainea GG. Common anorectal conditions: part I. Symptons and Complaints. *Am Fam Physician* 63:2391-2398, 2001.
23. Powell FC & Perry HO. Pruritus ani: could it be malignant? *Geriatrics*, 40:89-91.
24. Silverman SH, Youngs DJ, Allan A, Ambrose NS, Keighley MRB. The fecal microflora in pruritus ani. *Dis Colon Rectum*, 32:466-468, 1989.
25. Smith LE, Henrichs D, Mccullah RD. Prospective studeis on the etiology and treatment of pruritus ani. *Dis Colon Rectum* 25:358-363, 1982.
26. Sullivan ES & Garnjobst WM. Pruritus ani: practical approach. *Surg. Clin. North Am.*, 58:505-512, 1978.
27. Verbov J. Pruritus ani and its management: a study and repraisal. *Clin Exp Dermatol* 9:46-52, 1984.
28. Vincent C. Anorectal pain and irritation: anal fissure, levator syndrome, proctalgia fugax, and pruritus ani. *PrimCare* 26:53-68, 1999.

89

CAPÍTULO

Incontinência Anal e Prolapso Retal*

Michael R. B. Keighley

INCONTINÊNCIA ANAL

A incontinência anal ou fecal é um problema comum, principalmente na população idosa[8] e no sexo feminino[25], porém sua real incidência não é conhecida [22,86,87]. Estima-se que 2,2% da população geral sofra de incontinência fecal[59], sendo que 30% desses pacientes estão acima de 65 anos e 63% são mulheres[59]. A despeito das importantes limitações sociais, poucos pacientes admitem o problema e procuram ajuda médica. Mais apropriadamente denominada incontinência anal, o termo refere-se à inabilidade de controlar a passagem de gases, líquidos ou fezes formadas, levando a uma série de complicações e restrições no estilo de vida desses pacientes, tais como isolamento social, baixa auto-estima e disfunções sexuais, além da possibilidade de infecções urinárias de repetição e dermatites perianais.

CLASSIFICAÇÃO

A incontinência pode ser classificada em: sensorial, que resulta na passagem de fezes sem a consciência do paciente. Esse tipo de incontinência é característico dos distúrbios neuropáticos ou associado ao prolapso retal. Também pode ser motora, que é caracterizada por pacientes conscientes, porém incapazes de controlar a defecação. Esse tipo de incontinência é típico de pacientes com distúrbios do assoalho pélvico ou do esfíncter com inervação neuromuscular normal.

Urgência é um termo que refere à necessidade de defecar imediatamente, caso contrário ocorre incontinência. É típica de pacientes com reto estenosado ou inflamado, como nas doenças inflamatórias intestinais ou na proctite actínica. O ato de sujar as roupas íntimas

ou a região perianal (soiling) deve ser distinguido da incontinência fecal. Soiling usualmente indica que o canal anal está deformado, em decorrência de cicatrizes, ou que há uma impactação fecal no reto. Esses pacientes são continentes, porém há um pequeno escape de conteúdo fecal (líquido e gases) que causa escoriações e desconforto perianal. Quanto à consistência das fezes, a incontinência também pode ser classificada em: fezes sólidas, fezes líquidas ou gases. O grau da incontinência (fezes sólidas, fezes líquidas ou gases), a freqüência de episódios e seus efeitos sobre a qualidade de vida dos pacientes devem ser documentados e analisados com o objetivo de se estabelecer terapias mais ou menos agressivas.

ANATOMIA E FISIOLOGIA

A continência anal depende, fundamentalmente, da interação entre a função do assoalho pélvico e um esfíncter anal normal; complacência retal e sensibilidade; trânsito colônico e consistência fecal; e funcionamento do sistema nervoso central. Uma alteração em um ou mais desses fatores pode levar a efeitos positivos ou negativos sobre a continência.

Assoalho Pélvico e Complexo Esfincteriano

Consiste no elevador do ânus (ileococcígeo e pubococcígeo), puborretal e esfínter anal interno e externo.

Elevador do Ânus

Origina-se da fáscia obturatória, pube e espinha de isquio. Suas fibras transitam posterior e inferiormente até se entrelaçarem, media mente, com as fibras do lado oposto, formando a rafe anococcígea, que se insere no

---

* Capítulo traduzido pelos Drs. Gustavo Justo Schulz e Carolina Gomes Gonçalves.

1115

cóccix e sacro baixo. Medialmente ao elevador do ânus e anteriormente à rafe anococcígea está o hiato do elevador, por onde transitam o reto baixo, a vagina e a uretra. Durante a defecação, o elevador se contrai e causa um efeito dilatador na víscera pélvica[79].

Músculo Puborretal

Forma o componente interno do elevador do ânus, continuando-se posteriormente com as fibras do esfíncter externo. Origina-se da pube e corre posteriormente formando um anel em forma de "U" em torno do reto. Através da contração tônica, o puborretal angula a junção anorretal até aproximadamente 90 graus, no mínimo, permitindo a passagem das fezes durante a defecação por ocasião de seu relaxamento[51]. É considerado crucial para a continência, por manter um ângulo entre o reto e o canal anal (Fig. 89.1). A importância do ângulo anorretal vem sendo desconsiderada nas últimas décadas: (1) por estar a porção anterior do reto raramente em aposição com o canal anal; (2) por ângulo anorretal tornar-se mais obtuso pela retopexia e, assim, a continência geralmente é mantida; (3) devido ao reparo anal posterior geralmente restaurar a continência sem qualquer influência do ângulo anorretal. O elevador do ânus e o puborretal recebem inervação superiormente dos nervos sacrais S2-4[53]. Ao longo de sua porção inferior, o puborretal pode também receber ramos do nervo pudendo[72].

Esfíncter Anal Interno

É uma expansão do segmento distal da camada muscular circular do intestino. É menor em comprimento que o esfíncter anal externo, terminando cerca de 8 a 12 mm abaixo da linha denteada[35]. É responsável por 80% do tônus esfincteriano, e o componente mais importante da pressão anal de repouso[30]. Um esfíncter anal interno normal irá relaxar em resposta à distensão retal (reflexo inibitório retoanal), retomando o tônus, subseqüentemente, durante a acomodação retal[70]. Existe, portanto, uma atividade contínua desse músculo, que está sob controle autonômico, recebendo tanto inervação simpática do plexo hipogástrico como parassimpática, S1-3[35,50,75]. Há uma queda progressiva na pressão anal de repouso após os 60 anos de idade, indicando uma degeneração da função do esfíncter com a idade; além disso, lesões do esfíncter anal interno têm sido observadas com o uso da ultra-sonografia endoanal em portadores de incontinência.

Esfíncter Anal Externo

É formado por fibras de musculatura estriada ao redor do esfíncter anal interno, contribuindo para o restante do tônus esfincteriano[45]. Por meio de um reflexo involuntário, o esfíncter anal externo contrai-se em resposta a distensão retal ou aumento da pressão intra-abdominal. A contração voluntária pode ser realizada por cerca de 40 a 60 segundos, obtendo-se altas pressões

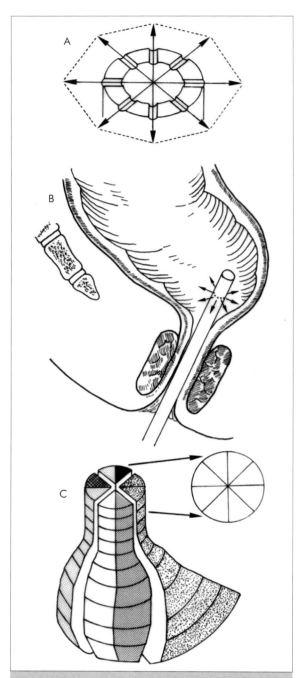

Fig. 89.1A-C — *Diagrama vetorial das pressões anais.* **A)** *A vigia do cateter e o diagrama vetorial de pressões de oito aberturas laterais, localizadas em uma distância específica da margem anal. A, anterior; P, posterior; L, esquerda; R, direito.* **B)** *O dispositivo parte com a sonda de manometria anal colocado no reto, com os oito orifícios laterais ilustrados.* **C)** *Em oito cunhas quadráticas do vetorgrama pressórico. A área do polígono é um reflexo da pressão colhida em um nível específico no canal anal. O volume do vetor pressórico em um nível específico é a área multiplicada pela distância entre as posições. O comprimento de cada seta representa a magnitude da pressão. (Com permissão de Keighley MRB. Surgery of the anus, rectum and colon. Baillière Tindall Limited, 1993.)*

em condições normais, quando ocorre a fadiga[78]. No entanto, ele proporciona um mecanismo final de controle, caso o conteúdo fecal entre no canal anal superior. O esfíncter anal externo é inervado pelo nervo pudendo[72], e, juntamente com o músculo puborretal, é responsável pelo controle voluntário da continência.

Complacência e Sensibilidade Retal

Mudanças na complacência e sensibilidade retais podem, também, afetar a continência. A complacência retal é capaz de manter baixas pressões intraluminais apesar do aumento do volume fecal[2]. Essa elasticidade normal pode ser perdida em pacientes com colite ulcerativa e proctite actínica, por exemplo, levando a aumento da pressão intraluminal, urgência e incontinência[10,17,89]. Apesar de a mucosa retal ser insensível aos estímulos dolorosos, a distensão não é tolerada. O menor volume reconhecido pelo paciente está entre 20 e 40 ml. Volumes maiores desencadeiam desejo de defecação transitório que progride até urgência, seguida de desejo constante de defecação. Essa sensação de distensão é mediada por receptores nos músculos puborretal e elevador do ânus[66].

Trânsito Colônico e Consistência Fecal

Finalmente, condições que levem a um aumento do volume fecal, que ultrapasse a capacidade de armazenamento do sigmóide e reto, podem levar à incontinência. Fezes líquidas podem ser resultantes de má absorção, colite infecciosa ou inflamatória e síndrome do intestino irritável. De fato, a consistência fecal pode ser o fator mais importante a influenciar na ocorrência de incontinência[19].

ETIOLOGIA

A incontinência fecal geralmente é multifatorial (Tabela 89.1). O trauma obstétrico é um dos fatores identificados mais comuns[42], e geralmente há história de parto vaginal difícil, desproporção cefalopélvica, uso de fórceps ou rotura perineal. Acredita-se que a causa da incontinência fecal idiopática na maioria das mulheres, seja de origem obstétrica. A introdução da ultra-sonografia endoanal demonstrou imagens precisas e enfatizou a importância do trauma do complexo esfincteriano causando defeitos estruturais[44]. Em um estudo prospectivo com mulheres primíparas, evidências ultra-sonográficas revelaram 35% de trauma esfincteriano após parto vaginal[83]. Incontinência iatrogênica pode resultar da cirurgia anorretal, em particular hemorroidectomia, fistulectomia e esfincterotomia.

Cirurgia anorretal é o fator mais comum identificado em homens com incontinência fecal. Dilatação anal ou esfincterotomia lateral[81] podem resultar em incontinência permanente, como resultado da rotura ou divisão do esfíncter anal interno[82]. O esfíncter anal interno pode ser inadvertidamente lesado durante a hemorroidectomia[1].

Quando defeitos estruturais são excluídos, a principal causa da incontinência é a disfunção do esfíncter anal interno, que pode ser resultado de uma miopatia primária ou, mais raramente, de uma doença do tecido conjuntivo, como a esclerose sistêmica[88].

O prolapso retal pode estar associado com incontinência fecal em 88% dos casos. Isso resulta da inibição do reflexo retoanal causado pela intussuscepção dentro do reto alto, causando relaxamento crônico do esfíncter anal interno e queda nas pressões anais[26].

Tabela 89.1 Causas de Incontinência Fecal	
Fator Causal	**Exemplos**
Congênito	Malformações anorretais
	Espinha bífida
	Doença de Hirschsprung
Trauma Esfincteriano	Rotura de períneo de terceiro grau
	Parto prolongado
	Iatrogênico
	— fistulectomia
	— hemorroidectomia
	— esfincterotomia lateral
	— dilatação anal
	— trauma acidental
	— empalamento
	— fratura pélvica
Perda da Complacência Retal	Proctite
	Colite Ulcerativa
	Doença de Crohn
	Proctite actínica
	Ressecção anterior
	Bolsa ileoanal
Doença do Esfíncter Anal Interno	Degeneração primária
	Esclerose sistêmica
	Radioterapia
Desnervação do Esfíncter Externo	Neuropatia do nervo pudendo
	Neuropatia diabética
Doença Retal Intrínseca	Adenoma viloso
	Carcinoma retal
	Prolapso retal
Redução da Consistência das Fezes	Gastroenterite
	Doença inflamatória intestinal
	Má absorção
Doenças Neurológicas	Esclerose múltipla
	Trauma medular
	Hérnia de disco
Perda das Funções Neurológicas Centrais	Demência
	Esclerose múltipla

1117

Anomalias congênitas, embora raras (1 em cada 5.000 nascidos vivos), freqüentemente estão associadas com incontinência, apesar da cirurgia reconstrutora, como ocorre, por exemplo, nos pacientes operados por doença de Hirschsprung[21].

Outras causas de incontinência podem ser citadas: distúrbios neurológicos (incomuns), impactação fecal (pacientes geriátricos ou jovens com megarreto), diminuição da complacência retal (colite actínica, colites inflamatórias), senilidade. Existem dois grupos de pacientes geriátricos: os com impactação fecal, já considerados, e aqueles que possuem um reto limpo e um ânus dilatado. A prevalência de incontinência fecal na população geriátrica é de pelo menos 10%. Em muitos pacientes com incontinência fecal, é difícil o diagnóstico etiológico preciso. Geralmente são mulheres e multíparas, muitas com história de trabalho de parto prolongado, parto vaginal difícil e rotura perineal. Normalmente queixam-se de dificuldade e esforço para evacuar.

O exame clínico geralmente falha para demonstrar outros fatores predisponentes. Nesses casos, é difícil determinar se a causa é obstétrica, e, portanto, prefere-se usar o termo idiopático ou neurogênico. No entanto, em muitas dessas pacientes a causa é uma combinação de trauma obstétrico e prolapso perineal. Atualmente há evidências substanciais de que um defeito de condução na porção terminal do nervo pudendo com perda dos axônios condutores, nos casos de incontinência idiopática, seja devido à lesão desse nervo. Isso pode ocorrer tanto distalmente como no prolapso perineal por estiramento das fibras nervosas, como proximalmente, devido à estenose na medula espinhal (espondilose ou lesão discal), causando defeito na raiz do nervo.

DIAGNÓSTICO E INVESTIGAÇÃO

Uma anamnese e um exame físico detalhados freqüentemente revelam a etiologia e a gravidade da incon-

tinência. Os testes fisiológicos anorretais e exames de imagem podem confirmar o julgamento clínico ou demonstrar déficits não-suspeitados, porém não são sempre necessários para a decisão quanto à forma mais apropriada de tratamento cirúrgico; são porém desejáveis se a causa da incontinência precisa ser estabelecida com precisão. Em suma, os três níveis de informação (clínica, funcional e estrutural) são complementares. O principal é se estabelecer a severidade dos sintomas e sua influência na qualidade de vida dos pacientes.

Anamnese

Uma história detalhada do hábito intestinal é fundamental. A freqüência e o grau da incontinência (fezes sólidas, fezes líquidas ou gases) precisam ser determinados, procurando-se distinguir entre o *soiling* passivo (perda involuntária de fezes sem consciência), geralmente associado a disfunções do esfíncter interno[23]; urgência-incontinência (perda involuntária de fezes apesar da ativação dos mecanismos para inibir a defecação), que reflete alterações do esfíncter externo[23,33]; e *soiling* pós-defecação (perda involuntária de fezes imediatamente após a defecação, com continência normal em outras oportunidades), que pode refletir esvaziamento retal incompleto, doença perianal ou fraqueza e/ou lesão do esfíncter interno. Uma história obstétrica detalhada pode sugerir a possível causa, em particular, o uso de fórceps, apresentação fetal, peso do recém-nato, parto vaginal difícil. Detalhar as cirurgias abdominais, anorretais e ginecológicas prévias. O questionamento sobre sangramento retal, dor abdominal, tenesmo e prolapso pode sugerir patologia gastrointestinal. A duração dos sintomas e os fatores precipitantes precisam ser estabelecidos. Jorge e Wexner [91]estabeleceram um sistema de pontuação, para medir, de forma objetiva, os sintomas extremamente subjetivos dos pacientes que acaba sendo extremamente útil no acompanhamento das mudanças pós-operatórias desses pacientes (Tabela 89.2).

Tabela 89.2 Sistema de Pontuação de Incontinência					
Tipo de Incontinência	Freqüência				
	Nunca	Raramente	Algumas Vezes	Usualmente	Sempre
Fezes sólidas	0	1	2	3	4
Fezes líquidas	0	1	2	3	4
Gases	0	1	2	3	4
Roupa íntima suja	0	1	2	3	4
Alteração do estilo de vida	0	1	2	3	4

NOTA. O sistema de pontuação de incontinência é determinado pela adição dos pontos retirados da tabela.
Nunca = 0 (nunca); Raramente = < 1/mês; Algumas Vezes = < 1/semana > 1/mês; Usualmente = < 1 dia, > 1/semana; Sempre = > 1/dia; 0 = continência perfeita; 20 = incontinência completa.

Exame Físico

O exame dirigido é realizado não somente para se identificar os defeitos óbvios, mas também para diferenciar a incontinência do *soiling*, a falta de higiene, prolapso ou fístulas. A inspeção da região perianal pode revelar escoriações, cicatrizes de cirurgias prévias ou episiotomia, roturas perineais e até cloacas evidentes. O "ânus em fechadura" é uma deformidade resultante de esfincterotomia mediana posterior ou fistulotomia que pode causar *soiling* ou incontinência verdadeira.

No toque retal deve-se afastar a possibilidade de massas ou defeitos palpáveis e estabelecer-se, subjetivamente, o tônus esfincteriano. Um exame bidigital pode ser realizado para avaliação da musculatura perineal ou para detectar fístulas retovaginais.

A anuscopia pode revelar hemorróidas ou fístulas, e a sigmoidoscopia flexível pode excluir a presença de massas ou doença inflamatória intestinal que podem levar à incontinência. A colonoscopia deve ser considerada para os pacientes que relatam mudança do hábito intestinal ou sangramento digestivo. Se o diagnóstico da incontinência é duvidoso, a habilidade do paciente em reter 100 ml de água através de um enema pode ser facilmente testada no consultório.

Testes Fisiológicos Anorretais

Nem todos os pacientes requerem investigações especiais da continência, visto que aqueles que apresentam alteração do hábito intestinal ou incontinência de graus menores podem responder bem ao tratamento medicamentoso, sem a necessidade de cirurgia. Esses testes são importantes para se estabelecer um diagnóstico preciso e, principalmente, na avaliação da resposta ao tratamento cirúrgico ou conservador das incontinências verdadeiras[63].

Manometria Anal

Quantifica os déficits funcionais dos esfíncteres interno e externo e testa os reflexos anorretais normais. As pressões anais podem ser medidas usando-se microtransdutores sólidos, cateteres com abertura terminal continuamente perfundidos ou sondas com balões de ar ou água. Em quase todos os grupos de pacientes com incontinência, as pressões de repouso e esforço são significativamente menores do que em pacientes normais[16], principalmente em mulheres com idade avançada[48,49,55]. No entanto, a manometria não é capaz de diferenciar um trauma esfincteriano de um déficit neurológico[56].

Teste de Sensibilidade Retal

São medidas volumétricas da primeira sensação detectável, sensação de plenitude retal e volume máximo tolerado por insuflação de um balão no reto. Hipersensibilidade pode ser vista nas doenças inflamatórias do reto. Sensação de plenitude retal é encontrada em pacientes com diabetes[90], esclerose múltipla[11] e megarreto[18].

Latência Terminal Motora do Nervo Pudendo

O nervo pudendo, formado por fibras dos nervos sacrais S2-4, provê inervação motora para o esfíncter externo e leva informações sensoriais do períneo. Esse exame mede o tempo de condução para contração do esfíncter externo após estimulação nervosa ao nível da espinha do ísquio. Tempo prolongado de latência pode ser visto nos traumas obstétricos prolapso perineal e neuropatias. Neuropatia do pudendo é observada em 70% dos pacientes com incontinência fecal em mais de 50% dos pacientes com trauma esfincteriano[71].

Eletromiografia

A eletromiografia em pacientes incontinentes pode ser usada de cinco maneiras[91]. A primeira é para registrar a atividade elétrica nos músculos da continência durante uma variedade de eventos, como a videoproctografia[93]. A segunda função é para determinar se há alguma evidência eletromiográfica de contração inapropriada do puborretal durante tentativas de defecação ou evidência de desnervação. A terceira função é a de mapeamento do esfíncter. Esta é útil em pacientes com ânus ectópico, anomalias congênitas e rupturas do esfíncter após trauma obstétrico de terceiro grau ou fistulectomias. O mapeamento do esfíncter no caso de muitos tecidos cicatriciais, entretanto, pode ser doloroso. A quarta função é que a eletromiografia pode ser usada para se medir o grau de desnervação e evidências de defeitos de condução. Finalmente, a eletromiografia de superfície pode fornecer uma medida da função da musculatura estriada que pode ser usada em treinamento (*biofeedback*) para se obter continência.

Exames de Imagem

Defecografia. Avalia o esvaziamento retal do contraste com fluoroscopia. Os pacientes incontinentes geralmente apresentam um ângulo anorretal mais obtuso[4]. Este exame pode revelar um prolapso não visto ao exame ou retocele com esvaziamento retal incompleto levando a incontinência.

Ultra-Sonografia Endoanal

Quando realizado por pessoas experientes pode aproximar-se a 100% de sensibilidade e especificidade para identificar defeitos do esfíncter externo ou interno[83,84]. Um transdutor de 15 mm com um transdutor de 10 MHz e 360 graus de rotação é usado. O esfíncter interno aparece como um anel hipoecóico próximo ao transdutor, circundado por um anel hiperecóico, que é o esfíncter externo. Nos casos de traumatismos locais (cirúrgicos ou não) o grau de separação muscular ("falha") pode ser medido. Anormalidades esfincterianas podem ser vistas em mais de 90% de mulheres, cujo único fator de risco para incontinência é o trauma obstétrico[15,62]. É bastante útil também para demonstrar os resultados do reparo esfincteriano[61]. Pode-se dizer que tem substituído a eletromiografia, mais invasiva, na análise e no planejamento cirúrgico dos traumas esfincterianos.

Ressonância Nuclear Magnética

Apesar de tecnicamente possível, a ressonância nuclear magnética não demonstrou ser melhor que a ultra-sonografia endoanal, além de ser mais cara. Futhermore e Schaffer[74] mostraram que a ressonância apresenta uma precisão menor que a ultra-sonografia endoanal. A ressonância convencional (body coil) é excelente para o diagnóstico de sepse perianal, porém tem valor limitado para definição da morfologia esfincteriana. Mais modernamente, o desenvolvimento da ressonância nuclear magnética com transdutores tipo endocoil aumentou a resolução do método, podendo inclusive superar a ultra-sonografia endoanal no estudo da morfologia esfincteriana.

Um estudo feito por Libermann et al.[47] demonstrou que os testes fisiológicos alteram a conduta no tratamento da incontinência em apenas 10% dos casos; e que a ultra-sonografia endoanal foi o exame que mais alterou o plano inicial de tratamento por revelar lesões esfincterianas não-suspeitadas em pacientes com incontinência idiopática.

TRATAMENTO

Tratamento Conservador

Muitos pacientes com incontinência fecal se beneficiam de uma abordagem clínica inicial. Apesar da etiologia, pacientes com sintomas leves ou moderados podem não necessitar de uma abordagem cirúrgica, e pacientes com sintomas severos podem melhorar a qualidade de vida enquanto aguardam o término da investigação e o procedimento cirúrgico.

Medidas Dietéticas

Consistem em evitar alimentos indutores de diarréia, respeitando as tolerâncias individuais, e em adicionar agentes formadores de massa à dieta. Alimentos associados com diarréia incluem: álcool, cafeína, feijão, brócolis, couve-flor e outros. Já as fibras (agentes formadores de massa) devem ser acrescentadas lentamente à dieta, procurando-se uma ingesta mínima de 20 a 25 g por dia idealmente 30 g por dia. São eles os derivados da metilcelulose e o psyllium[6].

Antidiarréicos

Os mais utilizados são os adsorventes (pectinatos) e os derivados opióides (loperamida/codeína). Baixas doses de amitriptilina (20 mg/d), um antidepressivo tricíclico com propriedades anticolinérgicas e serotoninérgicas, também podem melhorar os sintomas, porém não está claro se por diminuírem o trânsito colônico ou por alterarem a contração motora retal[73]. A loperamida é o único antidiarréico que age como um agonista esfincteriano, aumentando a pressão anal[70]. O melhor uso desses agentes é profilaticamente, visando evitar os episódios de incontinência. Outra droga que vem sendo utilizada, principalmente em pacientes com síndrome do intestino irritável predominantemente com diarréia, são os antagonistas dos receptores da serotonina, embora existam relatos recentes associando-os ao desenvolvimento de colite isquêmica[46]. Uma recente área de interesse são os agentes tópicos, como a fenilefrina, para aumentar a contração e o tônus basal do esfíncter interno[5]. Embora em 10% dos casos não se tenha conseguido sucesso, em séries controladas e randomizadas, o uso de agentes tópicos tem se mostrado um campo bastante promissor.

Manutenção da Limpeza Retal

Manter o reto vazio é uma maneira eficaz de se evitar a incontinência, e para esse fim pode-se lançar mão de supositórios, laxativos e enemas. Esse tipo de abordagem é utilizado, comumente, para pacientes com trauma raquimedular, esclerose múltipla, neuropatia diabética e desordens congênitas (espinha bífida, por exemplo).

"Biofeedback"

É mais bem aplicado para pacientes com alguma habilidade de contração do esfíncter anal externo, quando o músculo é parcialmente lesado e a sensação retal está intacta. São exercícios para fortalecimento do assoalho pélvico, em que os pacientes são instruídos a contrair o esfíncter anal externo e o músculo elevador do ânus em resposta à distensão anal por um balão colocado no reto. Esse programa de retreinamento é denominado biofeedback (Fig. 89.2). A cooperação do paciente melhora com a sua admissão por 48 horas para um período de treinamento intensivo. O balão retal é insuflado até a percepção da sensibilidade retal e a observação do reflexo inibitório retoanal pelo paciente. O procedimento é repetido com valores menores visando à redução do limiar sensorial. Quando este for inferior a 20 ml, os resultados são considerados excelentes. Visando reforçar os exercícios do assoalho pélvico, pode-se associar a eletromiografia e a manometria no sentido de otimizar os resultados. Resultados satisfatórios são relatados em 64 a 89% dos casos[38,40], podendo-se somar na melhora da função após esfincteroplastia.

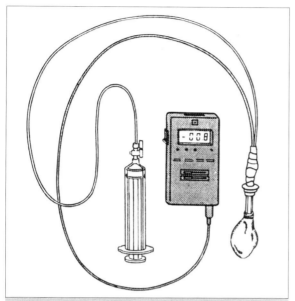

Fig. 89.2 — *O aparelho de biofeedback. Um dispositivo simples para o retrainamento do assoalho pélvico e exercícios de fortalecimento esfincteriano. Uma sonda contendo um balão é colocada no reto. A sonda também contém uma superfície com EMG, a qual se encontra no interior do canal anal. O EMG é conectado a uma unidade de exposição digital. O balão é conectado a uma seringa de 50 ml. Ao inflar o balão, devem se seguir a contração do assoalho pélvico e o aumento da atividade elétrica sobre o EMG de exposição visual. (Com permissão de Keighley MRB. Surgery of the Anus, rectum and colon. Baillière Tindall Limited, 1993.)*

Tratamento Cirúrgico

O tratamento cirúrgico deve ser considerado para pacientes com anormalidades anatômicas ou com incontinência severa refratária ao tratamento conservador. Alterações coexistentes, tais como hemorróidas, fístulas e prolapso retal, devem ser apropriadamente tratadas como descrito neste livro, em outros capítulos.

Reparo Esfincteriano

É reservado para pacientes com defeito esfincteriano isolado porém com manutenção da habilidade de contração usualmente. Existem três abordagens para o reparo esfincteriano: aposição, plicatura ou *overlapping*.

Aposição Direta

Envolve a mobilização do esfíncter anal externo, excisão de qualquer tecido cicatricial e sutura do músculo lesado término-terminal, ou seja, em aposição direta. O sucesso dessa técnica varia na literatura de 33,5 a 77,5%[3]. É usada quando há lesão esfincteriana identificada.

Plicatura

Plicatura Posterior (Reparo Pós-Anal ou Cirurgia de Parks)

Inicialmente descrita por Nesselrod[60] e posteriormente modificada por Parks[66], é geralmente utilizada no tratamento da incontinência idiopática ou neurogênica, principalmente quando associada ao prolapso retal. Visa à restauração do ângulo anorretal e à melhoria do comprimento funcional do canal anal. Atualmente é realizada exclusivamente por via perineal. Muitos estudos falharam em demonstrar qualquer correlação entre o sucesso dessa cirurgia e a redução do ângulo anorretal[64,94]. Parks[66] relata 81% de sucesso, percentagem não-reprodutível em outras séries[9,25,28,36]. Os benefícios dessa técnica diminuem com o tempo. Jameson et al.[39] estudaram 36 pacientes submetidos a reparo pós-anal e verificaram 83% de sucesso em 6 meses contra apenas 53% a longo prazo.

Técnica

A cirurgia é realizada sob anestesia geral, com o paciente na posição de litotomia em Trendelenburg. Um coxim deve ser posicionado abaixo dos quadris para permitir uma palpação adequada do cóccix (Fig. 89.3a). Preparo mecânico do intestino deve ser realizado no pré-operatório, assim como cobertura com antibióticos. A bexiga é cateterizada.

Uma incisão curva posterior é utilizada aproximadamente 4 cm abaixo da borda anal. Um retalho fino de pele é descolado anteriormente, usando-se um fórceps até as fibras posteriores do esfíncter anal externo serem visualizadas (Fig. 89.3b). As fibras internas do esfíncter anal externo são identificadas e afastadas posteriormente. A próxima etapa é a dissecção interesfincteriana afastando-se anteriormente o reto assim que o plano se torne cada vez mais profundo. De início é difícil o posicionamento do afastador largo anterior ao reto, porém, assim que o plano se torne mais profundo e a face perineal do músculo elevador se torne visível, um afastador de Kocher pode ser posicionado. O reto é afastado anteriormente e a fáscia de Waldeyer é seccionada transversalmente (Fig. 89.3c). Caso a fáscia não seja completamente seccionada, o reto não pode ser adequadamente mobilizado do sacro e o músculo elevador não será totalmente exposto. Entretanto, ainda não haverá espaço suficiente entre as duas camadas do músculo puborretal para proporcionar um reparo adequado. O reparo pode ser realizado em dois planos, ou através de um fechamento em massa. No fechamento em planos, inicialmente o puborretal é suturado e, em uma segunda camada, os músculos isquiorretal e pubococcígeo. Preferimos a técnica de fechamento em um plano englobando todas as camadas do diafragma pélvico. Todos os pontos são passados e reparados antes que o nó seja realizado (Fig. 89.3d). Utilizamos prolene 0, iniciando-se a sutura posteriomente no esfíncter dirigindo-se anteriormente. Os nós são dados no plano profundo do reparo, e através de movimentos de rotação do afastador de Kocher é possível obter-se porções dos músculos do assoalho pélvico ao lado do reto. É impossível a sutura das porções mais anteriores caso o afastador de Kocher não seja mobilizado, e nesse caso deve ser substituído por fórceps curvos (Fig. 89.3e). Um segundo plano deve ser realizado para apoiar a camada mais profunda.

A cirurgia é completada pela drenagem de sucção no espaço retrorretal. A pele é fechada transversalmente com prolene.

Plicatura Anterior

Como conseqüência dos resultados relativamente ruins do reparo pós-anal e da observação de retocele durante a defecografia em 70-90% dos pacientes com incontinência fecal idiopática, alguns cirurgiões desenvolveram um reparo anterior do assoalho pélvico[7]. Segundo Mieller et al.[57], a continência a sólidos e líquidos foi obtida em 71% dos pacientes com rotura de 3º grau e em 62% dos pacientes com incontinência idiopática. É freqüentemente utilizada em combinação com outros procedimentos.

Técnica

Após preparo intestinal e cobertura antibiótica, o paciente é anestesiado e colocado em posição de litotomia. É aconselhada a utilização de foco frontal com sondagem vesical. Uma incisão transversa curva é realizada atrás do intróito (Fig. 89.4a). O septo retovaginal é dissecado até o nível do fórnix posterior mantendo-se imediatamente atrás do epitélio vaginal. Há sempre sangramento considerável das veias vaginais, que devem ser controladas por cauterização. A pele do corpo perineal e

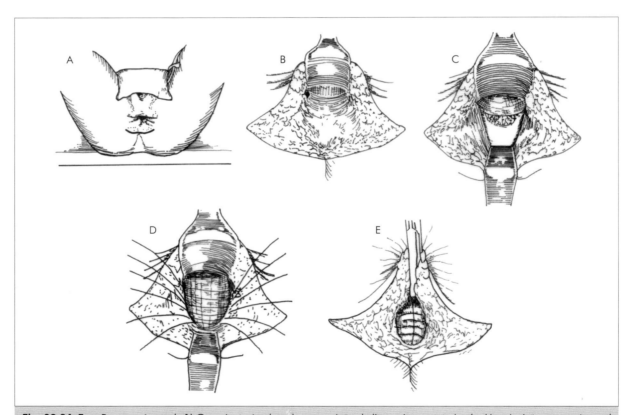

Fig. 89.3A-E — *Reparo pós-anal.* **A)** *O paciente é colocado em posição de litotomia e cateterizado. Uma incisão curva pós-anal é feita 3 cm atrás da margem anal, ao nível da ponta do cóccix.* **B)** *A margem de pele anterior é levantada, e o músculo esfíncter anal externo pode ser visto adjacente à margem anal. O esfíncter anal externo é dissecado do esfíncter interno, e o plano interesfincteriano é aberto.* **C)** *Com um afastador anterior, que desloca o reto anteriormente, e um afastador posterior dentro do esfíncter externo, a fáscia de Waldeyer pode ser visualizada e incisada transversalmente. O reto pode então ser suavemente mobilizado pela dissecção digital do sacro, e o afastador anterior é recolocado para levantar o reto longe dos músculo do assoalho pélvico.* **D)** *O reparo. Várias suturas são colocadas através de toda a borda medial do puborretal e isquiococcígeo. Nenhuma das suturas é amarrada até que o afastador anterior seja removido.* **E)** *O afastador anterior é recolocado por um fórceps curvo arterial para manter a pele longe dos músculos e as suturas são amarradas. (Com permissão de Keighley MRB. Surgery of the Anus, rectum and colon. Baillière Tindall Limited, 1993.)*

margem anal é pinçada para se dissecar o esfíncter externo, e uma fita é passada abaixo do músculo (Fig. 89.4b). As duas extremidades do músculo elevador são identificadas na frente do esfíncter, e uma série de pontos de prolene é colocada da porção anterior para a posterior (Fig. 89.4c) para plicar o esfíncter externo (Fig. 89.4d) e as fibras anteriores do músculo elevador (Fig. 89.4e). Os pontos são passados e não são amarrados até que o reparo esteja completo, e os nós são dados profundamente ao músculo. Dois drenos de sucção são deixados em frente ao reparo. Este reparo permite aproximação dos músculos do assoalho pélvico na linha mediana sem tensão quando os afastadores são removidos (Fig. 83.4f). Uma ostomia de proteção não é necessária, a não ser que o reto seja danificado.

Reparo Total do Assoalho Pélvico

Consiste na combinação da plastia do músculo elevador do ânus com plicatura do esfíncter e reparo pós-anal. Foi proposta por Keighley[43] para pacientes com resultados desapontadores com o reparo pós-anal. Um estudo randomizado[43], comparando o reparo pós-anal e a plastia anterior do músculo elevador com plicatura do esfíncter e reparo total do assoalho pélvico, mostrou que este é significativamente mais efetivo na restauração da continência, bem como na melhoria da qualidade de vida e do bem-estar social.

Técnica

O procedimento começa como um reparo pós-anal seguido por uma dissecção anterior do septo retovaginal. As suturas devem ser retardadas até a mobilização estar completa. O reparo se inicia posteriormente e termina com a plicatura anterior do esfíncter e plastia do músculo elevador. O objetivo da cirurgia é reparar a hérnia no músculo elevador, fechar e alongar o canal anal superior e proporcionar um suporte anterior que corrija a retocele que possa estar presente (Fig. 89.5).

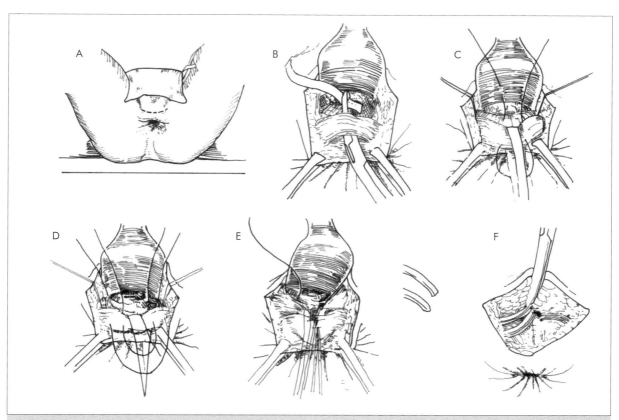

Fig. 89.4A-F — Plastia anterior do elevador do ânus. **A)** O paciente é colocado em posição de litotomia e cateterizado. Uma incisão transversa é feita 2 cm em frente da margem anal anterior, entre o ânus e a fúrcula vaginal posterior **B)** O esfíncter anal externo é dissecado do esfíncter anal interno, e uma fita é colocada embaixo dele para retração posterior. **C)** Todo o septo retovaginal é aberto, de modo que os músculos elevadores possam ser vistos em qualquer dos lados do reto e da vagina. Uma série de suturas interrompidas é colocada pelo esfíncter anal externo para pregueá-lo. **D)** A plicatura do esfíncter anal externo está completa. **E)** Pela rotação do afastador anterior, as fibras anteriores do puborretal podem ser identificadas. Estas são então pregueadas a fim de contrapor o assoalho pélvico na linha média anteriormente. **F)** O afastador anterior é removido. Um fórceps arterial curvo é colocado anteriormente para retrair a pele. Dois drenos Redivac são colocados no septo retovaginal, e as suturas são amarradas. (Com permissão de Keighley MRB. Surgery of the Anus, rectum and colon. Baillière Tindall Limited, 1993.)

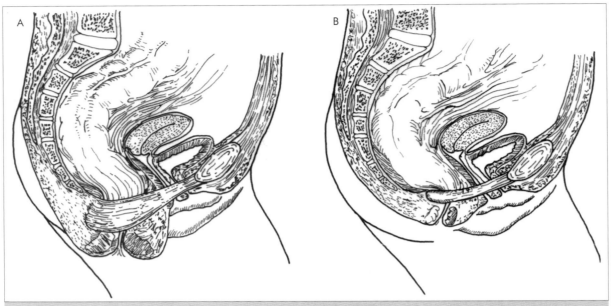

Fig. 89.5A-B — A influência do reparo total do assoalho pélvico sobre a anatomia pélvica. **A)** Uma secção sagital em um paciente com incontinência fecal. Note o músculo puborretal relaxado, o descenso perineal, o ângulo anorretal obtuso e o canal anal curto. **B)** Os resultados do reparo total do assoalho pélvico. O ângulo anorretal foi restaurado. O comprimento do canal anal foi alongado. O aspecto anterior do assoalho pélvico foi reparado para atuar como um suporte contra o reparo pós-anal. (Com permissão de Keighley MRB. Surgery of the anus, rectum and colon. Baillière Tindall Limited, 1993.)

Reparo Esfincteriano em Jaquetão (Overlapping)

É o procedimento de escolha quando um defeito esfincteriano é identificado, com melhores resultados que a aposição direta[12], conforme também estabelecido por Parks e McPatlin[65]. Slade et al.[80] modificaram a técnica, apregoando a não-retirada do tecido cicatricial, que segundo eles poderia manter a sutura no lugar. Resultados preliminares mostraram vantagens com essa modificação (scar-over-scar overlap)[58]. Essa técnica é geralmente executada sem estomas. A necessidade de colostomias ou ileostomias em alça é reservada para pacientes com alto risco de sepse (nas reoperações múltiplas, por exemplo). Os resultados são mostrados na Tabela 89.3. No caso de um corpo perineal deficiente, alguma forma de rotação de retalho de pele deve ser realizada. O grupo da Clínica Lahey realiza uma incisão em forma de cruz sobre o corpo perineal, que é reconstruído por uma zetaplastia dupla (Fig. 89.6). Pelo menos dois terços dos pacientes se tornaram continentes a sólidos e líquidos após a cirurgia e em somente 2 de 286 pacientes não houve melhora[29,67].

Técnica

São realizados antibioticoprofilaxia e preparo intestinal mecânico. Os pacientes são cateterizados, e a cirurgia é realizada sob anestesia geral. A posição do paciente depende do local da lesão do esfíncter. Para roturas nas fibras posteriores ou póstero-laterais do esfíncter, preferimos uma posição de canivete, com afastamento das nádegas. A incisão é realizada em um lado da linha mediana evitando-se a extremidade do cóccix. Para um acesso melhor, as fibras inferiores do músculo grande glúteo são divididas e um afastador autostático é posicionado. Não é necessária a abertura do anorreto, e a mucosa anal deve ser preservada. O assoalho pélvico pode permanecer intacto ou ser reparado ao mesmo tempo.

Para traumas anteriores ou ântero-laterais, a posição de litotomia é a preferida pelos cirurgiões do Reino Unido. No entanto, nos Estados Unidos muitos preferem a posição de canivete para lesões anteriores e posteriores. Independentemente da posição do paciente, um reparo dos lábios da ferida utilizando-se um segmento do esfíncter é atualmente preconizado por quase todos os cirurgiões.

O procedimento se inicia por uma dissecção cuidadosa da mucosa do canal anal desde a porção interna do esfíncter, através de uma incisão circundando o ânus (Fig. 89.7). A mucosa é sustentada inadequadamente nesse ponto e pode existir algum grau de prolapso retal. A mucosa é freqüentemente aderida ao tecido cicatricial subjacente e deve ser completamente liberada do esfíncter interno e dos tecidos fibrosados ao seu redor. Levantando-se a pele perianal, a porção intacta do esfíncter é identificada lateralmente à cicatriz que deve ser dissecada. Uma fita é passada pelo esfíncter anal externo no local do segmento danificado. Deve se ter cuidado para não se estender lateralmente, pois o nervo do esfíncter externo penetra no músculo nesse ponto.

Tabela 89.3
Resultados após Esfincteroplastia em Jaquetão (*overlapping*)

Autor	Ano	Pacientes (n)	Mulheres (%)	Obstétricas (%)	Colostomia (%)	B/E Resultados
Fang[i]	1984	79	78	88	0	89
Laurberg	1988	19	100	100	—	47
Yoshioka	1989	27	52	70	37	74
Wexner	1991	16	100	90	0	76
Fleshman	1991	28	100	100	0	75
Engel	1994	55	100	84	0	71
Simmang	1994	14	100	79	0	93
Londono-Schimmer	1994	128	78	64	15	50
Oliveira	1996	55	100	84	0	71
Felt-Bersma	1996	18	61	39	0	72
Nikiteas	1996	42	76	26	14	67
Sitzler	1996	31	87	64	80	74
Roche	1997	150	92	70		
Ternent	1997	16	100	100	—	62
Gilliland	1997	77	—	69	—	55
Kammerer-Doak	1998	16	100	94	—	80
Sayole-Collet	1999	31	93	—	—	68

B = bom; E = excelente.

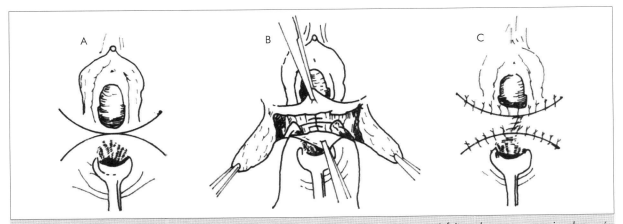

Fig. 89.6A-C — *Dupla plastia em Z para o reparo do esfíncter.* **A)** *Uma incisão em cruz é feita sobre o corpo perineal, que é grosseiramente deficiente.* **B)** *As margens de pele anterior e posterior são levantadas, e os braços laterais da incisão em cruz são também elevados. O esfíncter anal externo é identificado, e o tecido marcado é seccionado. O aspecto anterior do elevador do ânus é também identificado e reparado além da linha média. O esfíncter externo é então reparado com um reparo de dupla camada das bordas musculares.* **C)** *A operação é completada com alongamento da pele sobre o corpo perineal (Fig. 89.7). (Com permissão de Keighley MRB. Surgery of the Anus, rectum and colon. Baillière Tindall Limited, 1993.)*

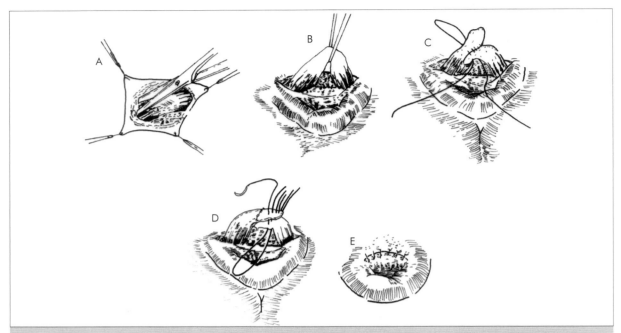

Fig. 89.7A-E — **A)** Os componentes laterais do esfíncter anal externo são meticulosamente dissecados. **B)** O esfíncter anal externo é elevado e a porção lesada é dividida. **C)** Início do reparo. **D)** Um reparo de dupla camada das bordas do músculo é executado. **E)** Reparo completo com restauração da mucosa anal. (Com permissão de: Keighley, M.R.B. Surgery of the Anus, rectum and colon. Baillière Tindall Limited, 1993.)

Um estimulador nervoso pode ser usado para identificar a porção terminal do nervo pudendo se uma dissecção lateral excessiva for necessária.

Assim que a mucosa estiver completamente dissecada do tecido cicatricial, o remanescente fibroso do esfíncter é seccionado. Em nossa experiência, as lesões do esfíncter geralmente se restringem a um terço ou um quarto de sua circunferência. Assim que a cicatriz for seccionada, a porção lateral do músculo sadio é dissecada para permitir uma sobreposição de aproximadamente 1,5 cm. O reparo é confeccionado por duas camadas de sutura contínua com prolene 2-0. A porção final profunda seccionada da cicatriz é suturada à porção profunda do músculo e a porção superficial da cicatriz à porção superficial do músculo. Nenhuma das suturas é amarrada até que todos os pontos estejam passados. Quando o reparo do esfíncter está completo, a mucosa é suturada com categute à borda de pele sobre o reparo para evitar retração da mucosa anal. A porção central da ferida deve ser deixada aberta para drenagem. Se existe risco de sepse, uma colostomia em alça é realizada na fossa ilíaca esquerda. Em uma lesão anterior do esfíncter, onde o corpo perineal está deficiente, o reparo deve incluir uma plastia anterior do músculo elevador, e o defeito na pele deve ser fechado longitudinalmente ou por uma zetaplastia bilateral.

Procedimentos de Cerclagem

Transposição de Músculos

Vários músculos têm sido utilizados para substituir o esfíncter anal, como: colar livre de músculo liso do sigmóide após cirurgias de abaixamento, grande glúteo, fáscia lata, sartório, adutor longo e grácil. A transposição do músculo grácil é a mais utilizada.

Transposição do Músculo Grácil

É o músculo adutor mais superficial na parte medial da coxa. Pickrell et al.[68] foram os primeiros a descrever essa técnica para tratamento da incontinência fecal em crianças com anormalidades neurológicas ou congênitas. O conceito básico dessa técnica é criar uma barreira natural, com tecido autólogo viável, à passagem de fezes. Os resultados são bastante variáveis, conforme demonstrado na Tabela 89.4. A maior série na literatura foi apresentada por Faucheron et al.[27]. Na gracioplastia convencional é necessário se realizar uma cerclagem "apertada" para se obter continência, pois funciona como uma oclusão estática à passagem de fezes. A principal indicação são aqueles pacientes portadores de incontinência em que todos os outros métodos falharam ou o esfíncter foi destruído por trauma ou gangrena. Os melhores resultados são obtidos nos pacientes que sofreram trauma perineal extenso ou naqueles portadores de anomalias congênitas, e os piores, naqueles que sofreram trauma obstétrico ou incontinência iatrogênica após operações anais.

Técnica

São essenciais um bom preparo mecânico e antibioticoprofilaxia no pré-operatório. A bexiga é cateterizada,

INCONTINÊNCIA ANAL E PROLAPSO RETAL

e o paciente é colocado na posição de litotomia para uma melhor exposição do ânus. Duas ou três incisões mediais são necessárias para mobilizar o músculo grácil. Uma incisão proximal é usada para expor o feixe neurovascular que está perto da sua origem na porção medial do músculo (Fig. 89.8a). Uma fita é passada ao redor do músculo para se evitar danos às fibras terminais do feixe anterior do nervo obturador que supre o músculo grácil. O músculo deve ser inteiramente descolado na sua porção distal através de uma dissecção na porção interna de sua fáscia. O tendão do músculo grácil só é visualizado após a retração no sentido superior do músculo sartório até sua inserção na porção superior e medial da tíbia. O tendão do grácil é então dividido o mais próximo possível de sua inserção, e o músculo, após sua completa mobilização, é passado através da incisão mais proximal localizada na coxa. As duas incisões distais devem então ser fechadas (Fig. 89.8b). Duas pequenas incisões transversas são realizadas anterior e posteriormente ao ânus, a aproximadamente 1 cm da margem anal. Essas incisões não devem dividir as rafes anococcígea e anoperineal anterior e posterior, pois é preferível a confecção de um túnel por baixo desses dois anéis fibrosos superficiais, assegurando assim que o músculo seja posicionado profundamente no períneo ao redor do esfíncter externo deficiente. Um túnel largo é confeccionado entre a incisão proximal na coxa e a incisão na região perianal anterior para passar o músculo para a região perianal (Fig. 89.8c). Dois outros túneis são confeccionados ao redor do esfíncter anal externo em ambos os lados do canal anal por baixo da rafe anterior e posterior entre as duas incisões perineais. O tendão do grácil é então passado no sentido horário se o músculo direito é utilizado e no sentido anti-horário no caso do músculo grácil esquerdo. O tendão e o músculo são passados por baixo da rafe anterior e posteriormente ao redor do ânus e ao redor do seu eixo anteriormente antes de ser fixado

na tuberosidade do ísquio (Fig. 89.8d). Recentemente experimentamos a plastia do músculo grácil, que proporciona um suporte de músculo viável ao redor do ânus, sem a necessidade de se suturar o tendão à tuberosidade do ísquio. O músculo grácil e seu tendão em ambos os lados são mobilizados como descrito. Os dois tendões são posicionados ao redor do ânus por baixo da rafe anterior e posterior (Fig. 89.8e) e suturados um ao outro anteriormente. Na nossa opinião, esse parece ser um método mais seguro de fixação em relação à fixação à tuberosidade do ísquio. Os resultados precoces dessa modificação são encorajadores.

Estimulação Elétrica do Músculo Grácil no Neoesfíncter Anal

Foi reportada pela primeira vez em 1968 por Dikson e Nixon[20]. William *et al.*[92,93] realizaram essa técnica em 23 pacientes portadores de incontinência fecal, assim como em 10 pacientes que sofreram uma reconstrução total após excisão abdominoperineal do reto. Dezesseis dos 23 pacientes apresentavam o neoesfíncter funcionando, e todos tiveram melhora e continência aceitável, embora não perfeita. Outros resultados são apresentados na Tabela 89.5. Essa técnica é reservada para pacientes cuja cirurgia convencional falhou, era contra-indicada, ou quando uma colostomia era a única opção[93].

Técnica

O primeiro estágio é a mobilização do músculo grácil, realizado para proporcionar um suprimento sanguíneo adequado para a metade distal do músculo grácil quando ele é transposto para o períneo.

Tabela 89.4 Resultados da Transposição de Músculo Grácil Convencional					
Autor	Ano	Nº de Pacientes	Continente para Sólidos/Líquidos	Continente para Sólidos Apenas	Sem Melhora
Leguit	1985	10	4	5	1
Corman	1985	22	8	10	4
Simonson	1976	22	17	2	3
Yoshioka	1989	6	0	0	6
Wang	1988	5	4	0	1
Christiansen	1990	13	6	4	2
Faucheron	1994	22	1	18	3
Sielezneff	1996	8	5	3	0

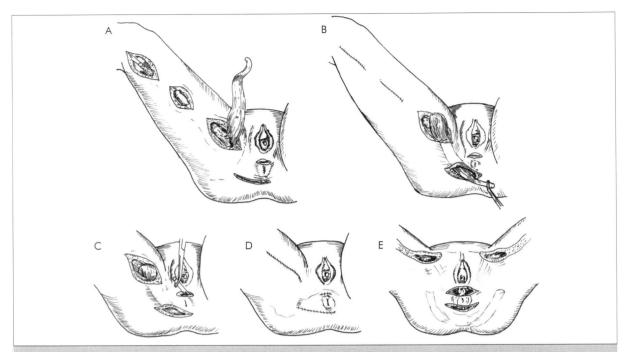

Fig. 89.8A-E — *Plastia do músculo grácil. **A**) Uma série de incisões na coxa é usada para identificar e mobilizar o músculo grácil. Grande cuidado deve ser tomado proximalmente, para não lesar o feixe neurovascular que penetra no aspecto profundo do músculo, no terço proximal da coxa. A inserção do tendão no aspecto medial da tíbia é dividida. **B**) Um túnel é desenvolvido ao redor do canal anal, e o tendão do músculo grácil é gentilmente liberado ao redor do canal anal para criar um infundíbulo posterior. **C**) O músculo grácil foi enviado por detrás do esfíncter. **D**) O tendão do grácil é suturado na tuberosidade isquiádica com ethibond, e as suturas da pele são fechadas. **E**) Dupla plastia do grácil: ambos os tendões são enviados ao redor do ânus e suturados um no outro. (Com permissão de Keighley MRB. Surgery of the anus, rectum and colon. Baillière Tindall Limited, 1993.)*

O paciente é colocado na posição de Lloyd-Davies modificada, e, se o estoma estiver localizado no lado direito do abdome do paciente, o músculo grácil do lado esquerdo é escolhido para mobilização. Uma incisão longitudinal de 10 cm é realizada na face interna da coxa sobre uma linha que vai do côndilo femoral medial até o ramo inferior do púbis, iniciando-se 2 cm proximais do côndilo femoral. O músculo grácil é mobilizado em sua metade distal por secção e ligadura de dois ou três vasos que suprem sua superfície lateral. O tecido areolar frouxo ao redor é dissecado, porém nesse estágio o tendão não é seccionado e a ferida é então fechada.

O segundo estágio é a transposição do músculo grácil com implantação do eletrodo e neuroestimulador e confecção do estoma de proteção. Esse estágio é realizado aproximadamente 4-6 semanas após o primeiro. A incisão primária na coxa é estendida proximalmente. O tendão do músculo grácil é tracionado inferiormente à sua inserção na tíbia após secção de aderências ou tecidos fibrosos que se desenvolveram desde o último procedimento. O tendão é seccionado o mais próximo possível de sua inserção, e ainda é necessária a separação do tendão do músculo grácil do músculo sartório.

Uma vez seccionado, o tendão é clampeado com um fórceps arterial pequeno, o qual é utilizado como um afastador. Com tração no sentido proximal, o músculo pode ser mobilizado para cima, em direção ao pedículo vascular principal. Qualquer vaso periférico que não foi seccionado durante o último procedimento é agora ligado e seccionado. Todo tecido areolar frouxo ao redor é dissecado. O pedículo vascular principal é identificado penetrando na borda lateral do músculo grácil, geralmente na junção do terço proximal com os dois terços distais do músculo. O pedículo consiste em uma artéria e duas veias. Uma vez identificado, o pedículo vascular é dissecado do tecido areolar circunjacente e liberado superiormente até sua origem por baixo do músculo adutor longo. Os ramos periféricos do nervo para o músculo grácil estão sobre o pedículo vascular principal, podendo ser identificados com um neuroestimulador e, assim, ser preservados.

A mobilização do músculo continua proximalmente pela divisão do tecido areolar frouxo sobre a face medial do terço superior acima de sua origem, desde a metade inferior do corpo e do ramo inferior da pube. O nervo principal do músculo grácil é então identificado dissecando-se o plano entre o adutor longo e o curto aproximadamente 3 cm proximal ao pedículo vascular principal. Esse nervo é continuação do ramo anterior do nervo obturador.

INCONTINÊNCIA ANAL E PROLAPSO RETAL

Tabela 89.5
Resultados após Gracioplastia Estimulada

Autor	Ano	Nº Pacientes	Seguimento (Meses)	Continência Índice de Sucesso (%)
Kosten	1993	26	—	65
Seccia	1994	11	—	83
Baeten	1995	52	4-89	38
Kumar	1995	10	6-40	90
Kennedy	1996	12	—	58
Gonzalez	1996	17	—	60
Geerdes	1996	67	—	78
Mander,	1997	55	2-45	77
Christiansen,	1998	13	7-27	46
Mavrantonis,	1999	30	1-23	69

O tecido ao redor do nervo não é dissecado, e o local de implante do eletrodo é escolhido distalmente ao ramo para o adutor curto, porém proximalmente à divisão principal do nervo. Uma incisão de 2 cm é realizada aproximadamente 5 cm acima do ponto inguinal medial ao lado de onde o músculo foi mobilizado. Um fórceps arterial longo (tipo Lloyd-Davies) é passado abaixo do adutor, longo entre este e o músculo adutor curto, e tunelizado pelo tecido subcutâneo até a incisão na pele acima do ligamento inguinal onde o trajeto é então alargado. A ponta do eletrodo para o músculo grácil (Neuromed Inc., Ft. Lauderdale, EUA) é pinçada pelo fórceps arterial e gentilmente trazida pelo túnel subcutâneo, emergindo paralelamente ao nervo principal.

Uma incisão transversa de aproximadamente 5 cm de extensão é realizada sobre as costelas inferiores anteriormente, na linha hemiclavicular, na posição previamente identificada. Essa incisão é aprofundada para criar uma loja no tecido subcutâneo, grande o suficiente para receber o implante (NICE Device, Neuromed Inc., Ft. Lauderdale, Flórida, EUA).

O tunelizador com o trocarte *in situ* é introduzido pela incisão inferior sobre a região inguinal e avança no plano subcutâneo até a incisão superior. O trocarte é removido do tubo plástico, e a porção proximal dos cabos com os conectores para o implante é passada através do tubo até a incisão superior. O tubo de plástico é então retirado pela incisão superior, deixando o cabo pronto para conexão com o implante.

A porção conectora do cabo é então passada através da bota de silicone, que é evertida. O conector é inserido no orifício na superfície superior do implante após apertar os quatro parafusos em cada ponto conector. É es-

sencial se certificar de que a porção conectora do cabo está totalmente introduzida no orifício do implante. Somente após a fixação, os quatro parafusos são apertados. A bota de silicone é levada até a porção superior do implante e presa utilizando-se um fixador. O implante é programado em 1 volt e 9 Hz (pulso com largura de 210 milissegundos) utilizando-se a unidade programadora de radiotelemetria. O eletrodo então é suturado sobre o nervo principal no seu plano longitudinal. A placa na extremidade possui orifícios para fixação de suturas não-absorvíveis. Os pontos devem ser passados antes de os nós serem apertados. Seis pontos de fio de seda não-absorvível com agulha curva são utilizados. Cada ponto atravessa o orifício na placa do eletrodo através do músculo adutor curto, cuidando-se para não danificar o nervo, e retorna à placa, ficando o nó na superfície da placa. De tempos em tempos o implante é ligado utilizando-se o magneto para se assegurar de que o eletrodo está no nervo principal, e uma contração em massa do músculo grácil é obtida. Estando o eletrodo na posição correta, os nós são amarrados.

O implante é desligado com o magneto, e é colocado na bolsa subcutânea, assegurando-se de que algum cabo redundante seja colocado atrás do implante. A incisão transversa na pele é fechada com prolene subcuticular.

A transposição do músculo grácil ao redor do canal anal é obtida através de duas incisões curvas de aproximadamente 1 cm da margem direita para a esquerda da borda anal. Um túnel subcutâneo superficial é confeccionado ao redor do canal anal e externamente a qualquer remanescente do esfíncter externo.

1129

Com dissecção com tesoura, o plano é aberto o suficiente para permitir a inserção de um cateter de Jacques, que deve ser usado para retrair inferiormente o anorreto e permitir uma dissecção do plano sob visão direta.

Com um afastador de Roberts na porção livre do tendão do músculo grácil, ele é trazido para o períneo através do túnel, garantindo-se que o músculo não seja danificado.

O músculo deve ser colocado ao redor do canal anal. Uma pequena incisão é feita sobre a tuberosidade do ísquio contralateral, aprofundada até o osso, e três pontos contínuos de Ethibond 0 são passados. O músculo grácil é passado no sentido horário ou anti-horário, dependendo do lado utilizado, e seu tendão é passado para fora através da incisão na tuberosidade do ísquio.

O tendão do músculo grácil é suturado na tuberosidade do ísquio. Uma vez posicionado, o estimulador é ligado com o magneto para garantir a contração do músculo grácil com oclusão do orifício anal.

Regime Pós-Operatório

O paciente é mantido com as pernas juntas durante os três primeiros dias e então é encorajado a se movimentar. Dieta líquida é iniciada após o término do íleo. A estimulação elétrica é iniciada no 10º pós-operatório, quando a ferida já está cicatrizando adequadamente. O estimulador é programado com uma unidade específica para esse fim. O protocolo de treinamento é o seguinte:

Semanas	1&2	3&4	5&6	7&8	>8
Pulso (segundos)	210	210	210	210	210
Freqüência (Hz)	12	12	12	12	12
Ligar (segundos)	2	2	2	2	4
Desligar (segundos)	6	4	2	1	1

Após 8 semanas, uma conversão de contração muscular rápida para lenta pode ocorrer, o que pode ser mostrado pela manometria anorretal com microtransdutor. Com a sonda posicionada no canal anal na região do neoesfíncter, a freqüência de estimulação pode ser gradualmente aumentada até se obter uma contração (fundida) suave. A freqüência mínima para produzir essa contração tetânica é conhecida como freqüência tetânica de fusão (TFF). Imediatamente, no pós-operatório, a TFF é de 25 pulsos por segundo.

Após 8 semanas, ela invariavelmente diminui para 10-15 pulsos por segundo. Quando essa redução ocorre, o tempo de desligado pode ser reduzido para zero; então o estimulador está trabalhando de modo contínuo, e o neoesfíncter está se contraindo de maneira contínua, ocluindo o canal anal.

Nesse ponto, o paciente é admitido para o terceiro estágio, o fechamento do estoma de proteção. Após o fechamento do estoma, o paciente deve ser instruído a desligar o estimulador utilizando-se do magneto.

Material Sintético

Essa técnica foi descrita originalmente para tratamento do prolapso retal (ver adiante), até Gabriel[32] recomendar sua aplicação na incontinência fecal. Ele reportou bons resultados em 11 pacientes. Atualmente tem sido utilizado um anel de Silastic envolvendo o ânus, com resultados aceitáveis[13,34,37,52,54].

Esfíncter Anal Artificial
(ABS — *artificial bowel sphincter*)

Inicialmente utilizava-se o esfíncter artificial no tratamento da incontinência urinária, até que se passou a utilizá-lo no controle da incontinência fecal, colocando-se um manguito inflável ao redor do ânus com um balão próximo à bexiga, extraperitonealmente, e um controlador na bolsa escrotal. Christiansen e Spaso[14] realizaram a operação em 12 pacientes. Em 7 houve recuperação total da continência, e 3 apresentaram incontinência episódica a gases ou líquidos. Os resultados dessa técnica são mostrados na Tabela 89.6.

Tabela 89.6 Resultados com Esfíncter Anal Artificial			
Autor	Ano	Nº de Pacientes	Índice de Sucesso (%)
Christiansen	1987	2	—
Christiansen	1992	12	50
Lehur	1996	13	70
Wong	1996	12	75
Vaizey	1998	7	71

PROLAPSO RETAL

INTRODUÇÃO

O prolapso retal é relativamente incomum. Uma revisão, com 800 pacientes submetidos à avaliação radiológica para disfunções intestinais diversas, revelou que menos de 10% dessa população sintomática tinha prolapso retal[2]. Contudo, a apresentação dramática do prolapso retal torna essa entidade relativamente fácil de se identificar. Pode estar associada à incontinência fecal em até 50-70% dos pacientes, sendo esta particularmente prevalente em idosos. O prolapso retal é socialmente embaraçador, determinando um impacto importante na

INCONTINÊNCIA ANAL E PROLAPSO RETAL

qualidade de vida desses pacientes. As mulheres são mais afetadas, e, quando os homens desenvolvem prolapso, geralmente existe um fator predisponente subjacente. Em geral, os pacientes mais jovens referem uma história de esforço nas evacuações por muitos anos.O prolapso retal parece ser uma verdadeira intussuscepção do reto através dos esfíncteres. Isso está associado com um saco peritoneal retovaginal ou retovesical profundo, relaxamento do ligamento lateral e perda da fixação do reto para o sacro por causa de uma deficiência da fáscia endopélvica; conseqüentemente, o prolapso genital é comum, e a incontinência urinária pode coexistir. Há marcante descida peritoneal, e o ânus pode estar distendido. O assoalho pélvico torna-se esticado, e uma tração neuropática freqüentemente afeta o nervo pudendo.

INCIDÊNCIA

Há um aumento na incidência do prolapso em mulheres (Tabela 89.7), particularmente correlacionado com a idade. Desse modo, mais de 50% das pacientes femininas estão acima da idade de 70 anos. O prolapso retal não está limitado à multiparidade; um terço das pacientes mais idosas com prolapso é solteira e não tinha tido filho algum.

Intussuscepção

Baseados em estudos de videodefecografia, Broden e Snellman[8] deduziram que o prolapso era uma progressão de uma intussuscepção interna do reto. Essa teoria explica a razão pela qual a retopexia é um tratamento com tanto sucesso quando comparada com a retossigmoidectomia, já que o reto, uma vez fixado no sacro, não pode fazer intussuscepção extensa. Recentemente, Mellgren et al.[35] mostraram que pacientes com intussuscepção raramente desenvolviam prolapso quando submetidos a seguimentos não inferiores a 1 ano.

Hérnia de Deslizamento

Moschowitz[36] teorizou que o prolapso retal seria uma verdadeira hérnia de deslizamento permitindo ao reto prolapsar através de uma fraqueza do assoalho pélvico como conseqüência de uma reflexão peritoneal anterior longa e móvel.

Deficiência do Assoalho Pélvico

A maioria dos pacientes, particularmente os idosos, com prolapso retal completo apresenta fraqueza do as-

| Tabela 89.7 |||||||
| Pacientes Femininas Tratadas no Birmingham General Hospital entre 1976 e 1934 |||||||
Idade (anos)	Nº Total	Nº com Incontinência	Nulíparas	Nº com Incontinência	Multíparas	Nº com Incontinência
Total	120	77 (64%)	40	9 (22%)	80	68 (85%)
10-19	1	0	1	0	0	0
20-29	4	3	1	0	3	3
30-39	2	0	0	-	2	0
40-49	7	4	1	0	6	4
50-59	17	10	2	0	15	10
60-69	26	19	8	1	18	18
70-79	38	24	14	3	24	21
80-89	24	17	12	5	12	12
90-100	1	0	1	0	0	0

ETIOLOGIA

Há algumas controvérsias quanto à causa precisa do prolapso retal que precisam ser elucidadas. As principais teorias que procuram explicar a origem do prolapso retal são: intussuscepção, hérnia de deslizamento ou deficiência do assoalho pélvico.

soalho pélvico. Parks[41] demonstrou uma diminuição do tônus basal do ânus e uma disfunção do esfíncter anal interno em pacientes com prolapso retal; contudo, não está claro se essas alterações são causa ou conseqüência do prolapso. Por outro lado, existem também pacientes com prolapso retal cuja avaliação do assoalho pélvico é normal[29,54].

1131

FATORES PREDISPONENTES

Demência Senil

Habitualmente é relatado que muitos pacientes com prolapso retal eram deficientes mentais ou senis. Vrongrangnak et al.[51] relatam que 53% dos pacientes com prolapso retal tinham uma doença mental. Nós concordamos que muitos pacientes são bastante senis, mas a demência senil verdadeira era evidente em somente 2 dos 187 pacientes. Não podemos, portanto, sustentar a noção de que isso seja um fator de predisposição.

Esforços

Em alguns pacientes masculinos e muitas mulheres mais jovens há, freqüentemente, uma longa história de esforço para defecar, e alguns têm uma úlcera retal solitária associada. De fato, 5 de 11 homens na série de Birmingham tinham uma úlcera solitária, bem como o prolapso.

Esquistossomose e Amebíase

Esses distúrbios podem coexistir com o prolapso retal.

Desordens Neurológicas

As desordens neurológicas podem predispor ao prolapso retal em ambos os sexos. Embora o prolapso retal seja raro em desordens desmielinizantes e doenças do neurônio motor superior, o prolapso é um problema em algumas lesões da cauda eqüina, particularmente em algumas crianças com espinha bífida. Nessas circunstâncias, há, freqüentemente, prolapso uterino, bem como desordem da motilidade colônica e inércia retal.

Parto Vaginal

A maioria das pacientes nulíparas que desenvolvem um prolapso retal tem um assoalho pélvico normal e o prolapso é uma verdadeira intussuscepção[38]. Ao contrário, pacientes multíparas têm uma alta incidência de incontinência e um assoalho pélvico frouxo, bem como uma intussuscepção[6].

Constipação

Alguns pacientes com prolapso retal apresentam uma história de constipação. Estes são principalmente indivíduos mais jovens que não têm história associada de incontinência. Esses pacientes, de modo diferente dos indivíduos com uma úlcera retal solitária ou uma intussuscepção incompleta, usualmente têm um esvaziamento retal normal[60]. O trânsito colônico é muitas vezes retardado no prolapso retal, e acreditamos que há um grupo distinto nos quais o prolapso é secundário a uma inércia colônica grosseira.

INVESTIGAÇÃO

Exame Físico

Nos estágios iniciais, o diagnóstico do prolapso retal pode ser difícil, já que pode ocorrer apenas com o paciente sentado no banheiro, sendo de difícil reprodução durante o exame em consultório. No caso de prolapsos mais avançados, é possível a identificação de uma massa vermelha com pregas concêntricas no ânus. Esse aspecto circunferencial é o que diferencia o prolapso de hemorróidas, por exemplo, já que estas se caracterizam por uma aspecto radial (raios de uma roda). O toque retal usualmente revela um decréscimo do tônus esfincteriano. A inspeção perineal e o toque bimanual, nas mulheres, podem detectar prolapso uterino, cistocele e/ou enterocele.

Avaliação Colorretal

A avaliação colorretal é importante, principalmente na consideração do tratamento a ser empregado. Causas anatômicas de constipação, como câncer, pólipos ou estenoses, podem determinar um maior esforço evacuatório e predispor ao desenvolvimento do prolapso. Rashid e Bassan[46] revisaram 70 casos de pacientes com prolapso e encontraram 5-7% de carcinoma retossigmóideo contra 1-4% dos controles. Por essas razões, o rastreamento do cólon é considerado mandatório por alguns autores[11]. Essa avaliação pode ser feita com enema opaco, sigmoidoscopia ou colonoscopia. A avaliação completa é particularmente útil nos pacientes com anormalidades à sigmoidoscopia, anemia inexplicada ou elevado risco de carcinoma colorretal.

Estudos do Assoalho Pélvico

Manometria Anal

A pressão de repouso anal e a pressão de compressão máxima (Tabela 89.8) são muito baixas em pacientes com prolapso que também sofrem de incontinência. O esfíncter anal interno bem como o músculo estriado estão enfraquecidos no prolapso retal (Fig. 89.9). Adicionalmente, a pressão anal pré-operatória é de valor preditivo na identificação de pacientes que são candidatos a permanecer com incontinência após a retopexia (Tabela 89.9).

Sensação Retal e Complacência

Os valores máximos tolerados tendem a ser baixos em pacientes que são também incontinentes. A complacência retal está também reduzida no prolapso.

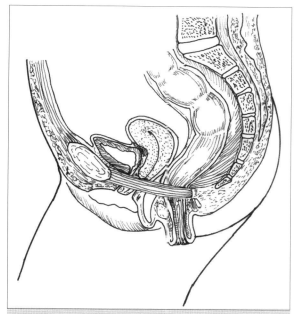

Fig. 89.9 — Anormalidades fisiopatológicas no prolapso retal. Um corte sagital da pelve, indicando o defeito anatômico grosseiro no prolapso retal. Note um longo saco retovaginal, descenso uterino e vaginal, relaxamento do assoalho pélvico, ligamentos laterais atenuados, ângulo anorretal obtuso e o esfíncter anal externo fraco. (Com permissão de Keighley MRB. Surgery of the Anus, rectum and colon. Baillière Tindall Limited, 1993.)

Eletromiografia e Condução Nervosa

A eletromiografia com fibra única do esfíncter externo e puborretal, em pacientes incontinentes, é típica de dano nervoso e tentativa de reinervação, como evidenciado pelo aumento da densidade da fibra. A latência motora terminal do nervo pudendo é prolongada particularmente em pacientes incontinentes[29].

Ultra-Sonografia Endorretal e Ressonância Nuclear Magnética

Permitem uma avaliação anatômica e funcional precisa do assoalho pélvico, sendo importantes, principalmente, na avaliação de pacientes com grandes fraquezas do assoalho pélvico, os quais geralmente apresentam prolapsos genitais, cistoceles e/ou enteroceles associadas[40,56].

Estudos Colônicos Funcionais

O tempo de trânsito colônico, avaliado com isótopos ou marcadores radiopacos, indica que em indivíduos constipados com prolapso retal o tempo de trânsito pode ser muito prolongado. Em todos os outros grupos o trânsito colônico é normal.

Videodefecografia

Realizada através de observação fluoroscópica da defecação após administração de uma pasta de bário com consistência semelhante a fezes normais por via retal; avalia anatomicamente a função coordenada das estruturas do assoalho pélvico.

TRATAMENTO

Conduta Conservadora

O tratamento clínico é raramente bem-sucedido, a ponto de considerarmos o prolapso retal um problema

Tabela 89.8 Pressões do Canal Anal Pré-Operatórias em 98 Pacientes com Prolapso Retal (Dados do Birmingham General Hospital)			
	Continentes (N = 38)	Incontinentes (N = 60)	Controles (N = 40)
Pressão Basal Máxima (cm H_2O)	63,7 ± 21 p < 0,01	28,3 ± 11 p < 0,01	78,3 ± 28
Pressão de Compressão Máxima	159 ± 43 p < 0,01	78,4 ± 24 p < 0,001	179 ± 39

Tabela 89.9 Valor Preditivo das Pressões Pré-Operatórias em 60 Pacientes Incontinentes com Prolapso Retal (Dados do Birmingham General Hospital)		
	Ficaram Continentes	Permaneceram Incontinentes
Pressão Basal Máxima (cm H_2O)	38,2 ± 14	19,8 ± 9 p < 0,05
Pressão de Compressão Máxima	89,3 ± 31	65,2 = 22 p < 0,05

eminentemente cirúrgico. É uma anormalidade anatômica que requer uma correção anatômica e que não responde a medidas farmacológicas.

Conduta Cirúrgica

Princípios

Acredita-se que o principal objetivo da operação seria o controle do prolapso; entretanto, evidências atuais sugerem que a correção de algum distúrbio intestinal funcional associado é igualmente importante para pacientes na sua reabilitação para um estilo de vida normal[31]. O objetivo do tratamento é duplo: primeiro, controlar o prolapso e, segundo, restaurar a continência ou prevenir a constipação e diminuir as evacuações. O cirurgião pode, em primeiro lugar, selecionar uma operação de acordo com a idade do paciente e a enfermidade, a qual está associada com morbidade e mortalidade mínimas, tendo em mente a idade dos pacientes e a enfermidade, as quais irão garantir que o prolapso possa ser controlado. Secundariamente o cirurgião deve levar em consideração a expectativa do paciente em relação ao resultado funcional esperado. Desde que uma retossigmoidectomia perineal possa ser mais apropriada para um paciente mais idoso, cujo interesse principal é o prolapso, uma retopexia combinada com um reparo do assoalho pélvico pode ser desejável em pacientes incontinentes mais jovens, ao passo que uma retopexia e colectomia parcial ou subtotal pode ser apropriada em pacientes nos quais está estabelecida a constipação com trânsito lento. Basicamente, podemos subdividir a conduta cirúrgica em duas formas de abordagem: operações transabdominais e operações perineais ou transretais. Geralmente a abordagem transabdominal apresenta um menor índice de recorrência, porém uma maior morbidade quando comparada ao acesso perineal.

Operações Perineais

Cerclagem

Foi primeiramente descrita por Thiersch[10] um século atrás. Pode ser realizada com anestesia local e de maneira rápida, porém com risco de complicações, tais como infecção, erosão da sutura e impactação fecal. Essas complicações podem atingir índices de até 50% dos casos[14]. Esse procedimento deve ser considerado apenas em pacientes idosos com co-morbidades graves ou pacientes acamados (vítimas de traumatismo raquimedular, por exemplo), e atualmente é pouco utilizado. O interesse das técnicas de sutura perineal ou colocação de suportes de colares inertes ao redor do ânus é que o procedimento não tem risco de vida, pode ser repetido, e uma operação maior é evitada. Se esses procedimentos tivessem sido de sucesso no controle do prolapso, ninguém teria explorado as operações abdominais. Os principais dispositivos envoltórios que têm sido utilizados incluem arame, bandas de Silastic, colares implantáveis de silicone ou músculo. Muitos procedimentos que usam material sintético são raramente empregados pelos modernos cirurgiões colorretais, e estão incluídos aqui por motivo de complementação. A exceção é a transposição do músculo grácil, que, no Royal London Hospital, é usada em conjunto com estímulo elétrico para formar um neoesfíncter, o que parece ser muito promissor na correção da incontinência associada.

Procedimento de Delorme

Diferentemente da operação de plicatura abdominal, a plicatura perineal de um prolapso retal, freqüentemente conhecida como procedimento de Delorme, tem ganho popularidade, particularmente para pacientes idosos de alto risco com outras doenças coexistentes. As vantagens dessa operação são que não envolve uma ressecção intestinal, é executada inteiramente pelo períneo sem ter sido relatada mortalidade, e a taxa de recorrência é moderadamente baixa (Tabela 89.10)[1,38]. A operação de Delorme remove somente a mucosa retal redundante, deixando a parede muscular do reto intacta (muscular própria). A ressecção completa da parede do reto (mucosa e muscular própria), com anastomose do reto remanescente, é conhecida como procedimento de Altemeier, que inclusive pode ser realizada com a utilização de sutura mecânica (*stappler* circular[22]). A recorrência é da ordem de 15% ou menos em séries recentes e a morbidade em torno de 5%[24,45]. Já a operação de Altemeyer tem morbidade semelhante, porém com índice de recorrência menor[3,19].

Procedimento Cirúrgico

O paciente é colocado em posição de litotomia com um declive acentuado em Trendelenburg ou em posição inclinada em canivete, e é cateterizado por causa do risco de incontinência ou dificuldade de evacuar após a operação. O intestino é prolapsado para sua extensão máxima, como na retossigmoidectomia. Uma solução 1:300.000 de adrenalina é infiltrada no plano submucoso para facilitar a excisão mucosa e reduzir a quantidade de sangramento. A mucosa é dividida circunferencialmente ao redor do prolapso apenas além da prega anal, usando uma incisão diatérmica e assegurando os numerosos vasos submucosos, ambos por ligadura ou diatermia (Fig. 89.10a). A mucosa é descoberta do músculo subjacente para o ápice do prolapso e é então excisada do interior do prolapso tanto quanto possível. Uma série de PDS colocados longitudinalmente e suturas de vicryl ou prolene são usados para abrir a mucosa do canal anal e plicatura do prolapso, tomando-se aproximadamente quatro pedaços do músculo retal do intestino prolapsado e incluindo o corte da margem distal da submucosa (Fig. 89.10b). Quando todas as 4-6 suturas longitudinais tiverem sido colocadas, elas são ligadas. Esse procedimento fecha o defeito da mucosa e pregueia o reto. A mucosa residual é, então, recolocada dentro do canal anal.

1134

Incontinência Anal e Prolapso Retal

Tabela 89.10
Resultados do Tratamento com Plicatura Perineal (Procedimento de Delorme)

Autores	Nº	Mortalidade	Recorrência do Prolapso	Comentários
Nay e Blair (1972)	30	0	3 (10%)	
Uhlig e Sullivan (1979)	44	0	3 (7%)	
Christiansen e Kirkegaard (1981)	30	0	2 (6%)	
Gundersen et al. (1985)	18	0	1 (5%)	Hemorragia (2)
Monson et al. (1986)	27	0	2 (7%)	
Houry et al. (1987)	18	0	3 (16%)	Estenose Retal (1)
Abulafi et al. (1990)	22	0	1 (5%)	

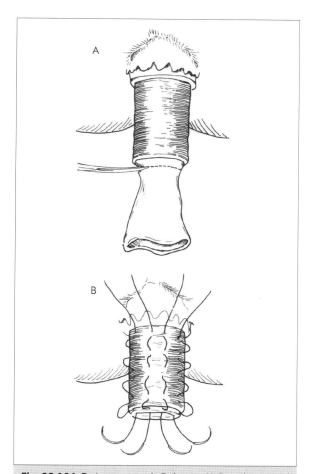

Fig. 89.10A-B. A operação de Delorme. **A)** O prolapso retal é liberado dentro do períneo. A mucosa do prolapso retal é dissecada da linha denteada para o ápice do prolapso e daí para dentro do prolapso retal. **B)** Uma série de suturas é localizada através do revestimento da musculatura circular do prolapso retal, em sua parede externa e interna, corrigindo desse modo o prolapso antes de ele ser reduzido dentro do canal anal. (Com permissão de Keighley MRB. Surgery of the Anus, Rrectum and colon. Baillière Tindall Limited, 1993.)

Retossigmoidectomia Perineal ou Procedimento de Altemeier

O problema com as cirurgias que envolvem a ressecção intestinal intra-abdominal para o tratamento de prolapso retal é o risco de deiscência da anastomose. Contudo, se a ressecção pode ser concluída por via perineal, esse risco é muito baixo.

Por isso a retossigmoidectomia tem sido usada extensamente, tanto para excisar o prolapso, obliterar o saco peritoneal profundo e, quando necessário, reparar os músculos do assoalho pélvico em pacientes idosos considerados inadequados para um procedimento abdominal maior. A operação está associada à baixa morbidade e providencia acesso para o reparo sincrônico do assoalho pélvico. As taxas de recorrência são da ordem de 10%, mas a incontinência pode persistir devido parcialmente à perda do reservatório retal.

Procedimento Cirúrgico

A operação de retossigmoidectomia pode ser executada tanto na posição de litotomia exagerada ou na posição inclinada em canivete, freqüentemente sob anestesia geral. Alguns cirurgiões preferem anestesia espinhal ou epidural, enquanto outros preferem ter o paciente inteiramente relaxado e adormecido. O paciente deve ser cateterizado. O prolapso pode ser evertido dentro do períneo pela compressão do reto através do canal anal com três pares de pinças teciduais de Allis (Fig. 89.11a). Uma incisão é, então, feita com um corte diatérmico usual para excisar o aspecto anterior do prolapso (Fig. 89.11b), dividindo a camada muscular do reto em um local mais periférico do que a mucosa (Fig. 89.11c). Os vasos da submucosa devem ser ligados ou assegurados por diatermia. Duas suturas de suporte podem ser colocadas sobre o aspecto lateral da margem incisada do reto para prevenir que escorreguem para dentro do canal anal e para agir como marcadores. A próxima fase é retirar o reto tanto quanto possível de dentro do períneo (Fig. 89.11d). O saco peritoneal retovaginal anterior é então visto, e o peritônio é dividido sobre os aspectos anterior e lateral do prolapso (Fig. 89.11e), e sua margem proximal comprimida com duas finas suturas de suporte (Fig. 89.11b). Com isso, deverá ser, então, possível retirar o reto inteiro e a maior parte do cólon sigmóide através do saco peritoneal da hérnia de deslizamento (Fig. 89.11f, g). O mesentério do sigmóide é dividido entre grampos e os vasos ligados por sutura transfixante (Fig. 89.11h, i). O aspecto anterior do assoalho pélvico pode também ser exposto e pregueado neste estágio (Fig. 89.11j). O sigmóide é agora transseccionado com diatermia e o sigmóide distal pode ser fechado com grampos (Fig. 89.11k). O prolapso é então levantado para expor o componente posterior, e a junção anorretal é dividida usando-se a diatermia (Fig. 89.11l). A parede retal inteira é dividida, e a fáscia de Waldeyer é transeccionada como na dissecção para o reparo pós-anal para expor o puborretal e elevadores, os quais podem então ser pregueados (Fig. 89.11m). O mesorreto é então dividido de tal modo que o prolapso e o cólon sigmóide podem ser removidos (Fig. 89.11n). A operação é completada pela anastomose do cólon sigmóide proximal com o canal anal como uma anastomose coloanal intra-anal (Fig. 89.11o). Isso é importante para não obstruir o intestino pela colocação também de muitas suturas obliquamente ao assoalho pélvico; um espaço suficiente pode ser levado para acomodar o intestino acima da anastomose coloanal. A operação de retossigmoidectomia era executada raramente, uma vez que a recorrência do prolapso era considerada alta

(Tabela 89.11)[43,44,58]. A despeito do desapontamento expressado por muitos cirurgiões, que têm comprovado os maus resultados do procedimento, Altemeier et al.[5], Gopal et al.[18] e Prasad et al. relataram excelentes resultados quando a operação é combinada com reparo do assoalho pélvico. A melhora na continência foi espetacular quando o assoalho pélvico era também reparado.

Procedimentos Abdominais

Os resultados de operações abdominais são geralmente superiores quando comparados aos procedimentos perineais em pacientes jovens com prolapso retal. A via de acesso abdominal é mais lógica se se acredita que o prolapso retal é devido a um suporte retal pobre, o qual hernia através do assoalho pélvico. Através da via abdominal, o reto pode ser completamente mobilizado e fixado em uma via que não permitirá que a intussuscepção ocorra, simultaneamente, a hérnia peritoneal de deslizamento pode ser obliterada, o assoalho pélvico reparado e alguma ressecção coexistente pode ser executada se indicado. Os defeitos anatômicos podem também ser corrigidos.

Retopexia

Atualmente, a maioria dos cirurgiões acredita que a retopexia tornou-se a operação de escolha para o alívio do prolapso retal, mesmo em pacientes mais idosos. Se se acredita que o prolapso retal é devido a uma intussus-

Tabela 89.11 Resultados do Tratamento: Retossigmoidectomia					
Autores	Procedimento Adicional	Nº	Mortalidade	Recorrência do Prolapso	Comentários
Porter (1962)		110	1	64 (58%)	
Altemeier et al. (1971)	Reparo do assoalho pélvico anterior	106	0	3 (3%)	Abscessos 4
Friedmant et al. (1983)	Reparo do assoalho pélvico anterior	27	0	12 (44%)	
Gopal et al. (1984)	Reparo do assoalho pélvico anterior	18	0	1 (5%)	Prolapso mucoso 2
Thauerkauf et al. (1983)	Reparo do assoalho pélvico	34	0	13 (38%)	
Finlay et al. (1986)	Reparo do assoalho pélvico	17	1	1 (5%)	Pacientes idosos (todos)
Prasad et al. (1986)	Retopexia + reparo do assoalho pélvico anterior e posterior; 4 anastomoses coloanais	25	0	NC*	Função precária do reservatório 3

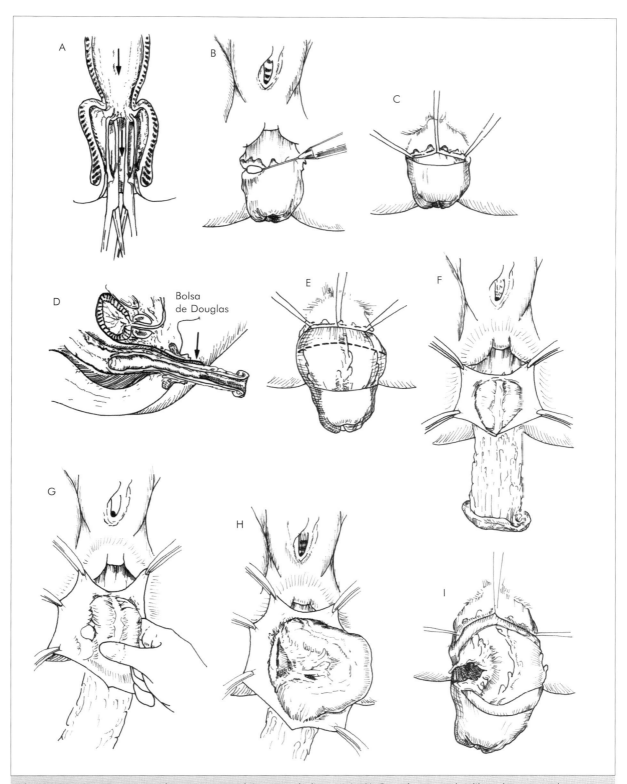

Fig. 89.11A-I — *Retossigmoidectomia perineal (posição de litotomia).* **A**) O prolapso retal é liberado através do períneo. **B**) A incisão transversa é feita anteriormente para dividir a mucosa na linha denteada. **C**) A parede anterior do prolapso retal é também dividida. **D**) Desde que a parede anterior tenha sido dividida, o saco retovaginal será visto facilmente. **E**) O revestimento peritoneal deverá ser aberto transversalmente. **F**) O cólon sigmóide é agora exposto. **G**) O cólon sigmóide pode agora ser puxado para baixo através do saco peritoneal dividido. **H**) Os vasos no mesentério do sigmóide são individualizados e ligados. **I**) A mesma aparência em um prolapso pequeno.

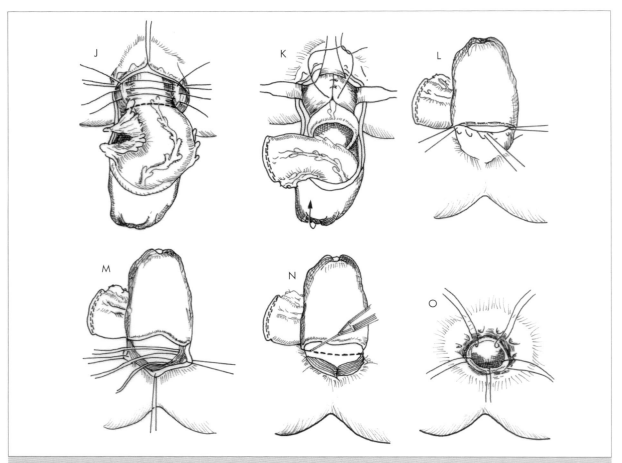

Fig. 89.11J-O — *J) Enquanto o cólon sigmóide é puxado em uma direção descendente, as fibras anteriores do elevador do ânus podem com freqüência ser facilmente identificadas e plicadas. A extremidade proximal do cólon sigmóide é então seccionada, ambos entre clampes intestinais ou usando-se um grampeador linear.* **K)** *Finalização da plastia anterior do elevador do ânus, enquanto o cólon sigmóide proximal é dividido.* **L)** *O prolapso retal é agora elevado para cima, dessa forma expondo o aspecto posterior do prolapso. A parede mucosa e retal do componente posterior do prolapso é então dividida.* **M)** *O mesorreto é então exposto, e o componente posterior do puborretal suspenso pode ser visto situado totalmente superficialmente, podendo ser reparado.* **N)** *O mesorreto é então dividido e ligado entre clampes arteriais, e o prolapso retal inteiro com o cólon sigmóide é excisado.* **O)** *As duas extremidades divididas do intestino são agora anastomosadas usando-se uma técnica de sutura. (Com permissão de Keighley MRB. Surgery of the Anus, rectum and colon. Baillière Tindall Limited, 1993.)*

cepção, essa fixação na pelve deverá resolver o problema. Esse conceito parece ser sustentado pela literatura desde que a taxa de recorrência seguida de retopexia, independentemente do método de fixação, é freqüentemente menor do que 2%[6]. Além disso, incontinência é restaurada em 60-80% dos pacientes tratados pela retopexia somente, e isso está associado a um aumento significativo nas pressões anais. No entanto, as questões que precisam ser respondidas são: Como deverá ser fixado o reto?; Qual via de acesso (abdominal ou perineal) oferece melhores resultados e morbidade mais baixa?; Quando a operação deverá ser combinada com ressecção colônica ou reparo do assoalho pélvico?

Devemos salientar que, recentemente, com a introdução da videocirurgia (ver Capítulo 10), tornou-se possível a execução da retopexia por via laparoscópica (com uso ou não de material protético) com todas as vantagens inerentes a esse procedimento já descritas em outro capítulo deste livro e revelando os mesmos resultados obtidos com a via laparotômica[33]. Isso vem credenciando a via laparoscópica como a operação de escolha para o tratamento do prolapso retal.

Retopexia Anterior

A operação de Ripstein foi um dos métodos mais antigos de retopexia. O princípio da operação é fixar o reto ao promontório sacral utilizando-se material sintético (polipropileno, Teflon ou mesmo fáscia), de modo que o reto é fixado anterior e lateralmente ao sacro. O problema com a fixação anterior é que o reto é circundado pela tela de polipropileno com risco de estenose se uma reação fibrótica intensa se desenvolver, o que pode levar a uma constipação incapacitante, algumas vezes necessitando de reoperação.

Retopexia Posterior

A grande vantagem da retopexia posterior é que somente a parede posterior do reto é fixada ao sacro, usualmente por meio de uma tela sintética. A tela é fixada ao sacro e posteriormente na face lateral do reto; por meio de sutura, a fixação lateral é dividida do reto para os lados da tela, sobrando um espaço posteriormente. Esse procedimento não causa uma restrição anterior e permite a distensão retal durante a defecação. Alguns cirurgiões têm dispensado o uso da tela e meramente suturam o mesorreto à fáscia pré-sacral.

O material protético utilizado, por ser um corpo estranho, pode aumentar o risco de infecção[32], migrar, fistulizar ou erosar dentro de estruturas adjacentes. O envolvimento circunferencial do reto pode causar estenose ou obstrução[21]. Em uma grande série estudada, as complicações relacionadas à tela foram da ordem de 16%.

Procedimento Cirúrgico: Retopexia Abdominal Somente. Uma incisão mediana infra-umbilical foi previamente usada, mas nossa política agora, particularmente em mulheres mais jovens, é expor o abdômen através de uma incisão transversa. O intestino delgado é recolhido da pelve e retido no abdômen superior por meio de compressas. O paciente é colocado em declive baixo exagerado de Trendelenburg. O reto é mobilizado pela divisão do peritônio pélvico sob ambos os lados do reto. Como essas pacientes têm um saco retovaginal e retovesical longos, a divisão do peritônio anterior não é considerada necessária (Fig. 89.12a). O espaço pré-sacral é aberto imediatamente por detrás dos vasos hemorroidários superiores e o reto é mobilizado posteriormente até a ponta do cóccix; o ligamento lateral atenuado é então dividido (Fig. 89.12b). O reto é puxado diretamente e fixado tanto por sutura em um pedaço retangular de tela de Marlex (polipropileno) fixado no sacro (Fig. 89.12c) quanto por sutura interrompida somente na fáscia pré-sacral. Na retopexia com Marlex, 4 amarras interrompidas com sutura de náilon por meio de uma agulha em forma de J são inseridas na linha média sobre e abaixo do promontório sacral (Fig. 89.12d) e através da tela de polipropileno, sobrando duas margens livres (Fig. 89.12e). As margens livres são suturadas aos ligamentos laterais divididos do reto. A tela não deve nunca envolver completamente o reto, e pelo menos a metade anterior da circunferência retal deve permanecer livre. Na retopexia suturada, as amarras de suturas de náilon são meramente colocadas através da fáscia pré-sacral, como descrito, e, então, através do mesorreto na linha média (Fig. 89.13a). Acreditamos que isso seja suficiente para colocar as suturas na linha média, já que há menos risco para as veias pré-sacrais ou dano para os nervos pélvicos (Fig. 89.13b).

Há dois problemas reais após a retopexia abdominal: o primeiro é a incontinência persistente a despeito do sucesso no controle do prolapso e o segundo é a constipação persistente adquirida. Yoshioka et al.[60] verificaram que dos 95 pacientes (58%) que eram incontinentes antes da operação 21 (16%) permaneceram incontinentes, a despeito do sucesso no controle do prolapso. Em alguns pacientes, a incontinência persistente não tem sido suficientemente incômoda para justificar um procedimento cirúrgico adicional. Em pacientes mais jovens, o uso de um coxim não é aceitável, e um reparo do assoalho pélvico subseqüente agora é executado em alguns desses pacientes; contudo, os resultados do reparo do assoalho pélvico secundário após retopexia são geralmente desapontadores. A constipação estava presente em 40 pacientes antes da retopexia (24%), ao passo que a incidência após retopexia elevou-se para 44%. Por essa razão, temos adotado uma política de ressecção sincrônica de sigmóide ou colônica subtotal em pacientes com prolapso que são constipados, com a extensão da ressecção dependente da severidade da constipação; essa técnica também é factível por via laparoscópica (hand-assisted).

Ressecção Somente

Talvez o mais controverso método de tratamento do prolapso retal envolvendo uma laparotomia é o da sigmoidectomia ou ressecção retal parcial somente, sem retopexia concomitante. Na Clínica Mayo usa-se a ressecção anterior alta há pelo menos uma década, e continua-se a acreditar que é a via ideal, a despeito da popularidade da retopexia em outras partes[52]. Muir[37] foi o protagonista original, e não relatou recorrências em 50 pacientes que tinham uma ressecção anterior. Theukerkauf et al.[58] relataram 3 recorrências em 62 pacientes e em sua revisão da literatura encontraram uma mortalidade de 3,5% e uma taxa de recorrência de 2%. O risco da ressecção isolada é o da deiscência da anastomose e o receio de que alguns pacientes possam desenvolver incontinência.

Ressecção e Retopexia

O conceito de retopexia combinada à ressecção do sigmóide não é novo (Fig. 89.14A, B) e foi inicialmente relatado por Frykman e Goldberg[16]. Quando Watts et al.[59] revisaram seus resultados de cirurgia para prolapso retal na Universidade de Minnesota, 138 tinham tido o procedimento de Frykman-Goldberg. Cinco deiscências anastomóticas foram relatadas (4%), com recorrência do prolapso em somente 2 (1,5%). A continência foi melhorada em todos, exceto em um paciente. Da mesma forma, houve melhora da constipação em 56%.

Escolha Racional da Terapia Cirúrgica

Acreditamos que o procedimento cirúrgico ideal para o prolapso retal deve levar em conta a idade e o estado geral dos pacientes, bem como algum distúrbio intestinal funcional coexistente ou que pode se desenvolver após a operação.

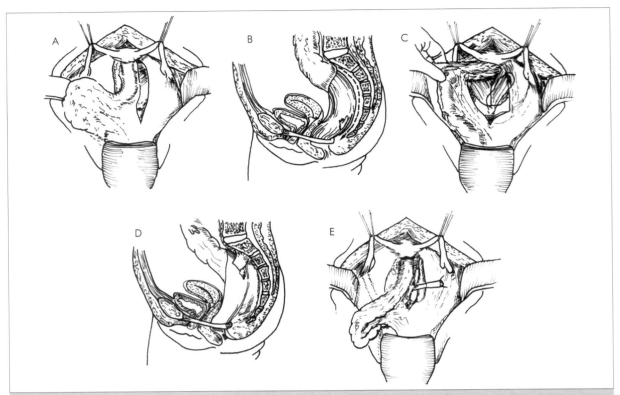

Fig. 89.12A-E — *Retopexia posterior com polipropileno.* **A)** *É feita uma incisão na linha média. O peritônio sobre o aspecto lateral do sigmóide é mobilizado. O peritônio sobre o aspecto lateral do reto é dividido, mas o peritônio anterior no saco retovaginal não é dividido. Uma dissecção retrorretal é feita por detrás dos vasos hemorroidários superiores para a ponta do cóccix, e os ligamentos laterais são divididos.* **B)** *A extensão da dissecção posterior e os ligamentos laterais divididos.* **C)** *Um pedaço retangular de malha de polipropileno medindo 3,5 x 2,0 cm é cortado. Três suturas interrompidas de prolene garantindo o centro da malha de polipropileno na fáscia pré-sacral. É essencial que essas suturas sejam colocadas na linha média, de outro modo as veias pré-sacrais podem ser lesadas.* **D)** *Essa visão sagital mostra o reto amplamente mobilizado e a malha de polipropileno suturada na fáscia pré-sacral, com o aspecto lateral da malha fixada nos ligamentos laterais divididos.* **E)** *A retopexia posterior é completada. Note que as bordas laterais da malha de polipropileno situam-se folgadamente fixadas nos ligamentos laterais divididos e o aspecto anterior do reto está livre. (Com permissão de Keighley MRB. Surgery of the Anus, rectum and colon. Baillière Tindall Limited, 1993.)*

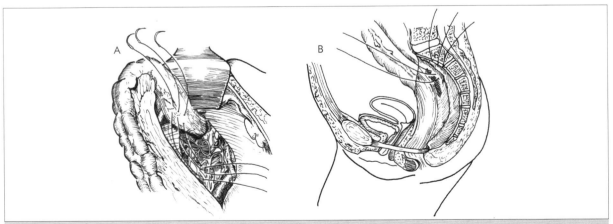

Fig. 89.13A-B — *Retopexia suturada. (a) O reto é amplamente mobilizado para baixo para a ponta do cóccix, e os ligamentos laterais, divididos. Uma série de três suturas interrompidas é colocada entre a fáscia pré-sacral e o mesorreto, com o reto forçadamente retraído para cima e para fora da pelve. (b) Um corte sagital do reto mobilizado sendo fixado na fáscia pré-sacral por uma série de suturas interrompidas. (Com permissão de Keighley MRB. Surgery of the Anus, rectum and colon. Baillière Tindall Limited, 1993.)*

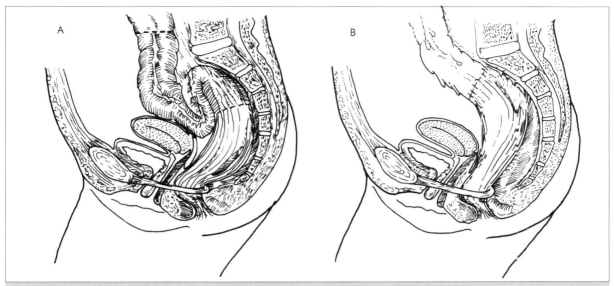

Fig. 89.14A-B — Retopexia e sigmoidectomia. **A)** No término de uma retopexia pode haver um segmento redundante longo de cólon sigmóide, o qual pode angular dentro da pelve do local de retopexia. Atualmente nossa pratica é excisar esse cólon sigmóide redundante durante a retopexia. Os locais de secção do sigmóide são mostrados. **B)** A retopexia suturada completa e a anastomose suturada após sigmoidectomia. (Com permissão de Keighley MRB. Surgery of the Anus, rectum and colon. Baillière Tindall Limited, 1993).

Em pacientes mais idosos, com co-morbidades que o impossibilitem de resistir a um procedimento abdominal maior, acreditamos que a retossigmoidectomia com reparo do assoalho pélvico e retopexia, executada via perineal, ou o procedimento de Delorme, é o tratamento cirúrgico mais apropriado.

Em pacientes não-constipados e com condições clínicas para resistir a uma laparotomia, nós acreditamos que a retopexia posterior é o tratamento ideal para o controle do prolapso, sendo atualmente realizada preferencialmente por via laparoscópica. Em muitos pacientes, preferimos combinar a retopexia com uma ressecção do sigmóide. Em pacientes jovens com constipação severa, a colectomia subtotal pode, em certas circunstâncias, ser combinada com a retopexia. Muitos dos pacientes com incontinência irão melhorar pela retopexia somente, mas aqueles com um canal anal curto e distendido e um ângulo anorretal muito obtuso com marcante descida perineal merecem retopexia combinada com reparo do assoalho pélvico.

REFERÊNCIAS BIBLIOGRÁFICAS

Incontinência Anal

1. Abbasakoor F, Nelson M. Anal endosonography in patients with anorectal symptoms after haemorrhoidectomy. Br J Surg 85:1522-24, 1998.
2. Arhan P, Faverdin C, Persoz B, et al. Relationship between viscoelastic properties of the rectum and anal pressure in man. J Appl Physiol 41(5 Pt. 1):677-82, 1976.
3. Arnaud A, Sarles JC, Sielzneff I, et al Sphincter repair without overlapping for fecal incontinence. Dis Colon Rectum 34:744-747, 1991.
4. Bartolo DC, Jarratt JA, Read MG, et al. The role of partial denervation of the puborectalis in idiopathic faecal incontinence. Br J Surg 70:664-7, 1983.
5. Beck IT. Possible mechanisms for ischemic colitis during alosetron therapy. Gastroenterology 121:231-2, 2001.
6. Bliss DZ, Jung HJ, Savik K, et al. Supplementation with dietary fiber improves fecal incontinence. Nurs Res 50:203-13, 2001.
7. Blaisdell PC. Repair of the incontinent sphincter ani. Surg Gynecol Obstet 70:692-697, 1940.
8. Brockelhurst JC. Management of anal incontinence. Clin Gastroenterol 4:479-487, 1975.
9. Browning GG, Parks AG. Postanal repair for neurophasic faecal incontinence: Correlation of clinical results and anal canal pressures. Br J Surg 70:101-104, 1983.
10. Carmona JA, Ortiz H, Perez-Cabanas I. Alterations in anorectal function after anterior resection for cancer of the rectum. Int J Colorectal Dis 6:108-10, 1991.
11. Caruana BJ, Wald A, Hinds JP, et al. Anorectal sensory and motor function in neurogenic fecal incontinence. Comparison between multiple sclerosis and diabetes mellitus. Gastroenterology 100:465-70, 1991.
12. Cherry DA, Greenwald ML: Anal incontinence. In: Beck DE, Wexner SD (eds). Fundamentals of anorectal surgery. New York, McGraw-Hill, pp 104-130, 1992
13. Christiansen J, Rasmussen OO, Lindorf-Larsen K. Dynamic graciloplasty for severe anal incontinence. Br J Surg 85:88-91, 1998.
14. Christiansen J, Sparso B: Treatment of anal incontinence by an implantable prosthetic anal sphincter. Ann Surg 214:383-386, 1992.
15. Deen KI, Kumar D, Williams JG, et al. The prevalence of anal sphincter defects in faecal incontinence: a prospective endosonic study. Gut 34:685-8, 1993.
16. Delechenaut P. Relationship between clinical symptoms of anal incontinence and the results of anal manometry. Dis Colon Rectum 27:720-2, 1984.

17. Denis P, Colin R, Galmiche JP, et al. Elastic properties of the rectal wall in normal adults and in the patients with ulcerative colitis. *Gastroenterology* 77:45-8, 1979.

18. De Medici A, Badiali D, Corazziari E, et al. Rectal sensitivity in chronic constipation. *Dig Dis Sci* 34:747-53, 1989.

19. Devroede G, Arhan P, Schang JC. Orderly and disorderly fecal continence. In: KodnerI, FryRD, RoeJP (editors). *Colon, rectal, and anal surgery* St. Louis: CV Mosby pp. 40-62, 1985.

20. Dikson AS, Nixon HH. Control by electronic stimulator of incontinence after operation for anorectal agenesis. *J Pediatr Surg* 3:696-701, 1968

21. Diseth TH, Novik TS. Bowel function, mental health, and psychosocial function in adolescents with Hirschsprung's disease. *Arch Dis Child* 76: 100-6, 1997.

22. Enck P, Bielefeldt K, Rathamann W, et al. Epidemiology of faecal incontinence in selected patients groups. *Int J Colorectal Dis* 6:143-146, 1991.

23. Engel AF, van Baal SJ, Brummelkamp WH. Late result of postanal repair for idiopathic faecal incontinence. *Eur J Surg* 160:637-640, 1994.

24. Engel AF, Kamm MA. Relationships of symptoms in faecal incontinence to specific sphincter abnormalities. *Int J Colorectal Dis* 10:152-5, 1995.

25. Fang DT, Nivatvongs S, Vermeulen FD, et al. Overlapping sphincteroplasty for acquired anal incontinence. *Dis Colon Rectum* 27:720-722, 1984.

26. Farouk R, Duthie GS. Rectoanal inhibition and incontinence in patients with rectal prolapse. *Br J Surg* 81:743-6, 1994.

27. Faucheron JL, Hannoun L, Thome C, et al. Is fecal continence improved by nonstimulated gracilis muscle transposition? *Dis Colon Rectum* 37:979-983, 1994.

28. Ferguson EF. Puborectalis sphincteroplasty for anal incontinence. *South Med J* 77:423-425, 1984.

29. Fleshman JW. Anal sphincter repair for obstetric injury: manometric evaluation of functional results. *Dis Colon Rectum* 34:1061-7, 1991.

30. Frenckner B, Euler CV. Influence of pudendal block on the function of the anal sphincters. *Gut* 16:482-9, 1975.

31. Frenckner B, Ihre T. Influence of autonomic nerves on the internal and sphincter in man. *Gut* 17:306-12, 1976.

32. Gabriel WB. *The principles and practice of rectal surgery*, 5 ed. London, HK Lewis & Co, p. 106, 1963.

33. Gee AS, Durdey P. Urge incontinence of faeces is a marker of severe external anal sphincter dysfunction. *Br J Surg* 82:1179-82, 1995.

34. Geerdes BP, Heineman E, Konsten J, et al. Dynamic graciloplasty: Complications and management. *Dis Colon Rectum* 39:912-917, 1996.

35. Goligher JC, Leacock AG, Brossy J-J. The surgical anatomy of the anal canal. *Br J Surg* 43:51-61, 1955.

36. Habr-Gama A, Alves PA, da Silva e Souza AH, et al: Treatment of fecal incontinence by post anal repair. *Coloproctology* 8:244-246, 1986.

37. Hallan RI, Williams NS, Hutton MR, et al. Electrically stimulated sartorius neosphincter: Canine model of activation and skeletal muscle transformation. *Br J Surg* 77:208-213, 1990.

38. Heymen S, Jones KR, Ringel Y, et al. Biofeedback treatment of fecal incontinence: a critical review. Dis Colon Rectum 44:728-36, 2001.

39. Jameson JS, Speakman CT, Dazi A, et al. Audit of postanal repair in the treatment of fecal incontinence. *Dis Colon Rectum* 37:369-372, 1994.

40. Jensen LL, Lowry AC. *Biofeedback* improves functional outcome after sphincteroplasty. *Dis Colon Rectum* 40:197-200, 1997.

41. Jorge JMN, Wexner SD: Etiology and management of fecal incontinence. *Dis Colon Rectum* 36:77-97, 1993.

42. Kamm MA. Obstetric damage and faecal incontinence. *Lancet* 344:730-3,1994.

43. Keighley MR. Results of surgery in idiopathic faecal incontinence. *S Afr J Surg* 29:87-93, 1991.

44. Law PJ. Anal endosonography: Technique and normal anatomy. *Gastrointest Radiol* 14:349-53, 1989.

45. Lestar B, Penninckx F, Kerremans R. The composition of anal basal pressure. An in vivo and in vitro study in man. *Int J Colorectal Dis* 4:118-22, 1989.

46. Lembo T, Wright RA, Bagby B, et al. Alosetron controls bowel urgency and provides global symptom improvement in women with diarrhea-predominant irritable bowel syndrome. *Am J Gastroenterol* 96:2662-70, 2001.

47. Liberman H, Faria J, Ternent CA, et al. A prospective evaluation of the value of anorectal physiology in the management of fecal incontinence. *Dis Colon Rectum* 44:1567-74, 2001.

48. Loening-Baucke V, Anuras S. Anorectal manometry in healthy elderly subjects. *J Am Geriatr Soc* 32:636-9, 1984.

49. Loening-Baucke V, Anuras S. Effects of age and sex on anorectal manometry. *Am J Gastroenterol* 80:50-3, 1985.

50. Lubowski DZ, Nicholls RJ, Swash M, et al. Neural control of internal anal sphincter function. *Br J Surg* 74:668-70, 1987.

51. Mahieu P, Pringot J, Bodart P. Defecography: I. description of a new procedure and results in normal patients. *Gastrointest Radiol* 9:247-51, 1984.

52. Mander BJ, Wexner SD, Williams NS, et al. The electrically stimulated gracilis neoanal sphincter: Preliminary results of a multicentre trial. *Br J Surg* 84:39, 1997.

53. Matzel KE, Schmidt RA, Tanagho EA. Neuroanatomy of the striated muscular anal continence mechanism. Implications for the use of neurostimulation. *Dis Colon Rectum* 33:666-73, 1990.

54. Mavrantonis C, Lee B, Wexner SD. Stimulated graciloplasty for treatment of intractable fecal incontinence: Critical influence of the method the stimulation. *Dis Colon Rectum* 42:497-504, 1999.

55. McHugh SM, Diamant NE. Effect of age, gender, and parity on anal canal pressures. Contribution of impaired anal sphincter function to fecal incontinence. *Dig Dis Sci* 32:726-36, 1987.

56. Meshkinpour H, Movahedi H, Welgan P. Clinical value of anorectal manometry index in neurogenic fecal incontinence. *Dis Colon Rectum* 40:457-61, 1997.

57. Miller R. Anterior sphincter plication and levatorplasty in the treatment of faecal incontinence. *Br J Surg* 76:1058-60,1989.

58. Moscovitz I, Rotholtz NA, Wexner SD, et al. Overlapping sphincteroplasty: Does preservation of the scar influence the immediate outcome [abstract]? *Dis Colon Rectum* 43:A11, 2000.

59. Nelson R, Norton N, Cautley E, et al. Community based prevalence of anal incontinence. *JAMA* 274:559-561, 1995.

60. Nesselrod JP. *Proctology in general practice*. Philadelphia, WB Saunders, 1950.

61. Nielsen MB, Hauge C, Rasmussen OO, et al. Anal endosonography findings in the follow-up of primarily sutured sphincter ruptures. *Br J Surg* 79:104-106, 1992.

62. Nielson MB, Hauge C, Pederson JF, et al. Endosonographic evaluation of patients with anal incontinence: findings and influence on surgical management. *AJR* 80:392-4, 1993.

63. O'Kelly TJ. Tests of anorectal function. *Br J Surg* 79:998-9,1992.

64. Orrom WJ, Miller R, Cornes H, et al. Comparison of anterior sphincteroplasty and postanal repair in the treatment of idiopathic fecal incontinence. *Dis Colon Rectum* 34:305-310, 1991.

65. Parks AG, McPartlin JF. Late repair of injuries of the anal sphincter. *Proc R Soc Med* 64:1187-1189, 1971.

66. Parks AG. Anorectal incontinence. *J R Soc Med* 68:681-690, 1975.

67. Pezim ME. Sphincter repair for faecal incontinence after obstetrical or iatrogenic injury. *Dis Colon Rectum* 30:521-5, 1987.

68. Pickrell KL, Broadbent TR, Masters FW, et al. Construction of rectal sphincter and restoration of anal continence by transplanting the gracilis muscle: Report of a 4 cases in children. *Ann Surg* 135:853-862, 1952.

69. Read NW, Haynes WG, Bartolo DC, et al. Use of anorectal manometry during rectal infusion of saline to investigate sphincter function in incontinent patients. *Gastroenterology* 85:105-13, 1983.

70. Read M, Read NW, Barber DC, et al. Effects of loperamide on anal sphincter function in patients complaining of chronic diarrhea with fecal incontinence and urgency. *Dig Dis Sci* 27:807-14, 1982.

71. Roig JV, Villoslada C, Lledo S, et al. Prevalence of pudendal neuropathy in fecal incontinence. Results of a prospective study. *Dis Colon Rectum* 38:952-8, 1995.

72. Sagar PM, Pemberton JH. The assessment and treatment of anorectal incontinence. *Adv Surg* 30:1-20, 1996.

73. Santoro GA, Eitan BZ, Pryde A, et al. Open study of low-dose amitriptyline in the treatment of patients with idiopathic fecal incontinence. *Dis Colon Rectum* 43:1681-2, 2000.

74. Schafer A, Enck P, Furst G, et al. Anatomy of the anal sphincters: Comparison of the anal endosonography to magnetic resonance imaging. *Dis Colon Rectum* 37:777-781, 1994.

75. Schuster MM. Motor action of rectum and anal sphincters in continence and defecation. In: Code CF (editor). *Handbook of physiology*, vol. 4. Section 6: Alimentary canal, Washington DC: American Physiological Society, pp. 2121-40, 1968.

76. Schuster MM. The riddle of the sphincters. *Gastroenterology* 69:249-62, 1975.

77. Schuster MM, Mendeloff AI. Characteristics of rectosigmoid motor function: their relationship to continence, defecation and disease. In: Glass GBJ (editors). New York: Grune and Stratton, pp. 200-5, 1970.

78. Schuster MM, Hookman P, Hendrix TR, et al. Simultaneous manometric recording to internal and external anal sphincter reflexes. *Bull Johns Hopkins Hosp* 116:79-88, 1965.

79. Shafik A. New concept of the anatomy of the anal sphincter mechanism and the physiology of defecation. Ii. Anatomy of the levator ani muscle with special reference to puborectalis. *Invest Urol* 13:175-82, 1975.

80. Slade MS, Golberg SM, Schottler JL, et al. Sphincteroplasty for acquired anal incontinence. *Dis Colon Rectum* 20:33-35, 1977.

81. Snooks S. Faecal incontinence after anal dilatation. *Br J Surg* 71:617-8, 1984.

82. Speakman CT. Sphincter injury after anal dilatation demonstrated by anal endosonography. *Br J Surg* 78:1429-30, 1991.

83. Sultan AH, Kamm MA, Talbot IC, et al. Anal endosonography for identifying external sphincter defects confirmed histologically. *Br J Surg* 81:463-5, 1994.

84. Sultan AH, Nicholls RJ, Kamm MA. et al. Anal endosonography and correlation with in vitro and in vivo anatomy. *Br J Surg* 80:508-11, 1993.

85. Sultan AH. Anal-sphincter disruption during vaginal delivery. *N Engl J Med* 329: 1905-11, 1993.

86. Thomas TM, Egan M, Meade TW. The prevalence and implications of faecal (and double) incontinence. *Br J Surg* 72(Suppl): S141, 1985.

87. Thomas TM, Egan M, Walgrave A. et al. The prevalence of faecal incontinence and double incontinence. *Community Med* 6:216-220, 1984.

88. Vaizey CJ. Primary degeneration of the internal anal sphincter as a cause of passive faecal incontinence. *Lancet* 349: 612-5, 1997.

89. Varma JS, Smith AN, Busuttil A. Correlation of clinical and manometric abnormalities of rectal function following chronic radiation injury. *Br J Surg* 72:875-8, 1985.

90. Wald A, Tunuguntla AK. Anorectal sensorimotor dysfunction in fecal incontinence and diabetes mellitus. Modification with biofeedback therapy. *N Engl J Méd* 310:1282-7, 1984.

91. Wexner SD. Neurophisiologic assessment of the anal sphincters. *Dis Colon Rectum* 34:606-12, 1991.

92. Williams L, Hallan RI, Koeze TH, et al. Construction of a neoanal sphincter by transposition of the gracilis muscle and prolonged neuromuscular stimulation for the treatment of fecal incontinence. *Ann R Coll Surg Engl* 72:108, 1990.

93. Williams NS. Anorectal reconstruction. *Br J Surg* 79:733-734, 1992.

94. Womack NR, Morrison JFB, Williams NS. Prospective study of the effects of postanal repair in neurogenic faecal incontinence. *Br J Surg* 75:48-52, 1988.

Prolapso Retal

1. Abulafi AM, Sherman IW. Delorme's operation for rectal prolapse. *Ann R Coll Surg Engl* 72:382-5, 990.

2. Agachan F, Pfeifer J, Wexner SD. Defecography and proctography. Results of 744 patients. *Dis Colon Rectum* 39:899-905, 1996.

3. Agachan F, Reissman P, Pfeifer J, et al. Comparison of three perineal procedures for the treatment of rectal prolapse. *South Med J* 90:925-932, 1997.

4. Alexander A, Liu J, Merton D, Nagle D. Fecal incontinence: Transvaginal US evaluation of anatomic causes. *Radiology* 199:529-532, 1996.

5. Altemeier WA. Nineteen years experience with the one stage perineal repair of rectal prolapse. *Ann Surg* 6:993-1001, 1971.

6. Anderson JR, Smith AR. Polyvinyl alcohol sponge rectopexy for complete rectal prolapse. *J Roy Coll Surg* 26:292-4, 1981.

7. Birnbaum E, Stamm L, Rafferty J, et al. Pudendal nerve terminal motor latency influences surgical outcome in treatment of rectal prolapse. *Dis Colon Rectum* 39:1215-1221, 1996.

8. Broden B, Snellman B. Procidencia of the rectum studied with cine-radiography. A contribution to the discussion of the causative mechanism. *Dis Colon Rectum* 11:330-347, 1968.

9. Cook T, Mortensen N. Management of faecal incontinence following obstetric injury. *Br J Surg* 85:293-299, 1998.

10. Corman ML. Classic articles in colonic and rectal surgery. Carl Thiersch 1822-1895. *Dis Colon Rectum* 31:154-155, 1988.

11. Corman, ML. *Colon and rectal surgery*, ed 3. Philadelphia, J. B. Lippincott Company, 1993.

12. Crawford L, Quint E, Pearl M, DeLancey J. Incontinence following rupture of the anal sphincter during delivery. *Obstet Gynecol* 82:527-531, 1993.

13. Donnelly V, O'Connell PR, O'Herlihy C. The influence of estrogen replacement on faecal incontinence in postmenopausal women. *Br J Obstet Gynaecol* 104:311-315, 1997.

14. Eu KW, Seow-Choen F. Functional problems in adult rectal prolapse and controversies in surgical treatment. *Br J Surg* 84:904-911, 1997.

15. Fengler SA, Pearl RK, Prasad ML, et al. Management of recurrent rectal prolapse. *Dis Colon Rectum* 40:832-834, 1997.

16. Frykman HM. The surgical treatment of rectal procidentia. *Surg Gynecol Obstet* 129:225-30, 1969.

17. Goligher JC. *Surgery of the anus, rectum and colon*, ed 5. London, Bailliere Tindall, 1984.

18. Gopal KA. Rectal prolapse in elderly and debilitated patients: experience with the Altemeier procedure. *Dis Colon Rectum* 27:376-81, 1984.

19. Gordon PH, Hoexter B. Complications of Ripstein procedure. *Dis Colon Rectum* 17:89-90, 1974.

20. Gordon PH, Nivatvongs S. *Principles and practice of surgery for the colon, rectum, and anus*. St. Louis, Quality Medical Publishing, Inc., 1992.

21. Hallgren T, Fasth S, Delbro D, et al. Loperamide improves anal sphincter function and continence after restorative proctocolectomy. *Dig Dis Sci* 39:2612-2618, 1994.

22. Hayashi S, Masuda H. Simple technique for repair of complete rectal prolapse using a circular stapler with Thiersch procedure. *Eur J Surg* 168:124-7, 2002.

23. Hool GR, Hull TL, Fazio VW. Surgical treatment of recurrent complete rectal prolapse: A thirty-year experience. *Dis Colon Rectum* 40:270-272, 1997.

24. Houry S, Lechaux J, Hugier M, Molkhou J. Treatment of rectal prolapse by Delorme's operation. *Int J Colorectal Dis* 2:1249-1252, 1987.

25. Huber FT, Stein H, Siewert JR. Functional results after treatment of rectal prolapse with rectopexy and sigmoid resection. *World J Surg* 19:138-143, 1995.

26. Jensen L, Lowry A. Biofeedback improves functional outcome after sphincteroplasty. *Dis Colon Rectum* 40:197-200, 1997.

27. Johanson J, Irizarry F, Doughty A. Risk factors for fecal incontinence in a nursing home population. *J Clin Gastroenterol* 24:156-160, 1997.

28. Jurgeleit HC, Corman ML, Coller JA, et al. Procidentia of the rectum: Teflon sling repair of rectal prolapse. Lahey Clinic experience. *Dis Colon Rectum* 18:464, 1975.

29. Keighley MRB, Shouler PJ. Abnormalities of colonic function in patients with rectal prolapse and faecal incontinence. *Br J Surg* 71:892-5, 1984.

30. Ko C, Tong J, Lehman R, et al. Biofeedback is effective therapy for fecal incontinence and constipation. *Arch Surg* 132:829-834, 1997.

31. Kuijpers HC. Treatment of complete rectal prolapse: to narrow, to wrap, to suspend, to fix, to encircle, to plicate or to resect? *World J Surg* 16:826-30, 1992.

32. Kupfer CA, Goligher JC: One hundred consecutive cases of complete prolapse of the rectum treated by operation. *Br J Surg* 57:482-487, 1970.

33. Madbouly KM, Senagore AJ. Clinically based management of rectal prolapse. *Surg Endosc* 17:99-103, 2003.

34. Mellgren A, Jensen L, Zetterstrom J, et al. Long-term cost of fecal incontinence secondary to obstetric injuries. Presented at American Society of Colon and Rectal Surgeons Annual Scientific Meeting, 1998.

35. Mellgren A, Schultz I, Johansson C, Dolk A. Internal rectal intussusception seldom develops into total rectal prolapse. *Dis Colon Rectum* 40:817-20, 1997.

36. Moschowitz AV. The pathogenesis, anatomy and cure of prolapse of the rectum. *Surg Gynecol Obstet* 15:7-21, 1912.

37. Muir EG. The surgical treatment ofrectal prolapse in the adult. *Proc Roy Soc Med* 55:105-9, 1962.

38. Nay HR, Blair CR. Perineal surgical repair of rectal prolapse. *Am J Surg* 123:577-9, 1972.

39. Nelson R, Norton N, Cautley E, Furner S. Community-based prevalence of anal incontinence. *JAMA* 274:559-561, 1995.

40. Pannu HK. Magnetic resonance imaging of pelvic organs prolapse. *Abdom Imaging* 27: 660-73, 2002.

41. Parks AG, Swash M, Urich H. Sphincter denervation in anorectal incontinence and rectal prolapse. *Gut* 18:656-665, 1977.

42. Patankar SK, Ferrara A, Levy JR, et al. Biofeedback in colorectal practice: A multicenter, statewide, three-year experience. *Dis Colon Rectum* 40:827-831, 1997.

43. Porter NH. Collective results of operation for rectal prolapse. *Proc Roy Soc Med* 55:1087-91, 1962.

44. Prasad ML. Perineal proctectomy, posterior rectopexy and postanal levator repair for the treatment of rectal prolapse. *Dis Colon Rectum* 29:541-52, 1986.

45. Ramanujam P, Venkatesh K, Fietz M. Perineal excision of rectal procidentia in elderly high-risk patients: A 10-year experience. *Dis Colon Rectum* 37:1027-1030, 1994.

46. Rashid Z, Basson MD. Association of rectal prolapse with colorectal cancer. *Surgery* 119:51-55, 1996.

47. Rieger N, Sarre R, Accone G, et al. Correlation of pudendal nerve terminal motor latency with the results of anal manometry. *Int J Colorectal Dis* 12:303-307, 1997.

48. Roberts PL, Schoetz DJ, Jr, Coller JA, Veidenheimer MD. Ripstein procedure. Lahey Clinic experience: 1963-1985. *Arch Surg* 123:554-557, 1988.

49. Ryhammer A, Bek K, Laurberg S. Multiple vaginal deliveries increase the risk of permanent incontinence of flatus and urine in normal premenopausal women. *Dis Colon Rectum* 38:1206-1209, 1995.

50. Sangalli M, Marti M. Results of sphincter repair in postobstetric fecal incontinence. *J Am Coll Surg* 179:583-586, 1994.

51. Sangwan Y, Coller J, Barrett R, et al. Can manometric parameters predict response to biofeedback therapy in fecal incontinence? *Dis Colon Rectum* 38:1021-1025, 1995.

52. Schilinkert RT, Beart RW. Anterior resection for complete rectal prolapse. *Dis Colon Rectum* 28:409-12, 1985.

53. Sentovich S, Blatchford G, Rivela L, et al. Diagnosing anal sphincter injury with transanal ultrasound and manometry. *Dis Colon Rectum* 40:1430-1434, 1997.

54. Snooks SJ. Electrophysiological and manometric assessment of the pelvic floor in the solitary rectal ulcer syndrome. *Br J Surg* 72:131-3, 1985.

55. Spencer M, Wong W, Congliosi S, et al. Artificial anal sphincter: Preliminary results of a multicenter prospective trial. Presented at American Society of Colon and Rectal Surgeons Annual Scientific Meeting, 1998.

56. Stoher J. Imaging of the posterior pelvic floor. *Eur Radiol* 12:779-88, 2002.

57. Sun W, Read N, Verlinden M. Effects of loperamide oxide on gastrointestinal transit time and anorectal function in patients with chronic diarrhea and faecal incontinence. *Scand J Gastroenterol* 32:34-38, 1997.

58. Thauerkauf FJ. Rectal prolapse: causation and surgical treatment. *Ann Surg* 171:819-35, 1970.

59. Watts JD, Buls JG. The management of procidentia: 30 years experience. *Dis Colon Rectum* 28:96-102, 1985.

60. Yoshioka K, Keighley MRB. Anorectal function after abdominal rectopexy: parameters of predictive value in identifying return of continence. *Br J Surg* 76:64-8, 1989.

Estenose Anal*

CAPÍTULO 90

Sérgio W. Larach
Cary Gentry

Os objetivos deste capítulo são identificar a etiologia da estenose anal, compreender as opções cirúrgicas e indicar as diretrizes do seu tratamento clínico.

CONCEITO

Estenose anal é definida como uma abertura estreita e não-elástica do ânus, caracterizada por dor, dificuldade de evacuação e sofrimento do paciente. É uma condição incapacitante, que afeta pacientes de todas as idades. É uma condição incomum, porém em número suficiente para exigir um entendimento completo da sua patogênese e seu tratamento.

ETIOLOGIA

A estenose anal é classificada em congênita, primária e secundária. Pode também ser classificada em congênita ou adquirida. Na forma de estenose congênita, o paciente pode nascer sem a abertura do canal anal ou somente a fosseta primordial do ânus. Essa forma de estenose pode apresentar-se como atresia anal completa ou como a condição denominada ânus imperfurado. Alguns pacientes podem ter a doença de Hirschsprung dentro do canal anal, resultando assim em estreitamento do canal.

Em adultos que apresentam diarréia crônica ou em uso abusivo de laxantes, o canal anal pode desenvolver a condição conhecida como "ânus parafinado"[12]. A anoderma e o esfíncter interno costumam ser mais afetados do que o esfíncter externo, porém todos demonstram um estado de fadiga. Após um longo período de tempo com essa condição, a aparência do ânus pode ser hipotrófica e estenótica.

A forma adquirida é a mais comum, sendo a estenose anal após procedimentos cirúrgicos anorretais a mais freqüente. Essa forma pode ser secundária a hemorroidectomia, doença de Crohn perianal ou processos neoplásicos. No caso de trauma secundário a hemorroidectomia, a perda da derme e mucosa anal eva à fibrose e à estenose. Pacientes que recebem radioterapia, seja por neoplasias retais, prostáticas ou ginecológicas, podem apresentar alta incidência de fibrose dentro do canal anal.

QUADRO CLÍNICO

Os sintomas da estenose anal são variáveis. Alguns pacientes podem viver com mínimo desconforto. No entanto, a maioria desses pacientes acere a laxantes, enemas e supositórios a fim de facilitar a evacuação e estimular o peristaltismo intestinal. A maioria queixa-se de algum grau de obstipação e ainda de diminuição do calibre das fezes, tenesmo ou dor proveniente da formação de fissuras. É importante investigar qualquer história de processos inflamatórios, como doença de Crohn, retocolite ulcerativa, linfogranuloma venéreo, sífilis e actinomicose.

DIAGNÓSTICO

O diagnóstico de estenose anal é freqüentemente confirmado pela incapacidade de passagem de um dedo do examinador durante exame retal, podendo ser extremamente doloroso, inclusive pela passagem de fezes, devido à presença de fissuras. Alguns pacientes podem exibir um canal anal liso e fino, resultante do uso crônico de laxantes e óleos minerais. Outros pacientes somente podem ser examinados no centro cirúrgico, após anestesia local profunda ou mesmo geral

TRATAMENTO

As diretrizes para o tratamento da estenose anal são variáveis. As opções incluem tratamento clínico conser-

---

* Capítulo traduzido pelos Drs. Julio Japisassu e Izara Castro de Souza.

1145

vador, dilatação manual e intervenção cirúrgica. O tratamento clínico inclui fezes macias, agentes formadores de massa, enema e dilatação anal freqüente, que pode ser realizada pelo próprio paciente. Essa forma de tratamento pode ser útil em alguns pacientes; no entanto, o sucesso em longo prazo é variável. MacDonald et al.[6] avaliaram 100 pacientes submetidos a dilatação manual do ânus. Sete desses pacientes apresentavam estenose anal. Todos os pacientes foram tratados somente com dilatação anal, e ao final do estudo todos os 7 pacientes tinham alguma forma de incontinência. A conclusão dessa revisão foi de que a dilatação manual como tratamento isolado para estenose anal resulta em alta taxa de incontinência. Ademais, a dilatação manual aumenta o desconforto do paciente e leva à morbidade desnecessária. No entanto, a dilatação pode ser efetiva como adjuvante no pós-operatório do tratamento cirúrgico de estenose anal.

Existem muitos procedimentos cirúrgicos diferentes para o tratamento da estenose anal, que incluem anotomia, esfincterotomia interna, enxertos pediculados de mucosa, rotação de enxertos e várias técnicas reconstrutoras[1,3,7,9,-11]. Não existe um consenso quanto ao melhor procedimento cirúrgico, nem há uma classificação universal quanto aos graus de estenose anal. Milson classificou a estenose anal com base na localização e na gravidade da estenose anal[8]. Esse autor definiu a localização da estenose de acordo com sua relação anatômica com a linha denteada.

O tratamento da estenose é baseado na localização e na gravidade, classificada em leve, moderada ou severa. Milson concluiu que, segundo essa classificação, a maioria (65%) das estenoses é abaixo (ou caudais) de linha denteada. A maior parte (80%) é tratada com uma ou duas esfincterotomias internas laterais, com alta taxa de sucesso. Os pacientes tratados com anoplastia também apresentam excelentes resultados para estenoses anais baixas (90%). Para aqueles com estenose anal grave, o uso de rotação de enxertos pediculados em S foi mais bem-sucedido. A recomendação para pacientes com doença inflamatória intestinal é a de que devem ser tratados conservadoramente.

Outros autores têm recomendado o uso de várias técnicas de anoplastia. Caplin e Kodner utilizam a técnica de anoplastia V-Y para tratar a estenose anal e o ectrópio de mucosa com excelentes resultados. Essa técnica envolve a criação de retalho em forma hexagonal (diamante) de pele perineal, que é mobilizado e avançado em direção ao canal anal, ao nível da linha pectínea (Fig. 90.1)[2]. Sentovich et al. revisaram a experiência do grupo com o uso da anoplastia (House advancement flap)[12]. Os autores relatam 21 casos de estenose anal tratados com essa técnica, com taxas de 90% de satisfação. A complicação mais importante foi a deiscência do sítio doador, que foi usualmente pequena e estava completamente cicatrizada dentro de 2 semanas. Gonzalez e Wexner compararam a técnica House flap[3] com a rotação em S para estenose grave e encontraram alta percentagem de sucesso no grupo da técnica em S[4], atribuída à grande quantidade de tecido mobilizada na plastia em S nos casos de estenose grave. As complicações mais importantes são infecção e deiscência de ferida. Portanto, os pacientes devem ser informados dessas complicações, assim como outras em potencial, como incontinência.

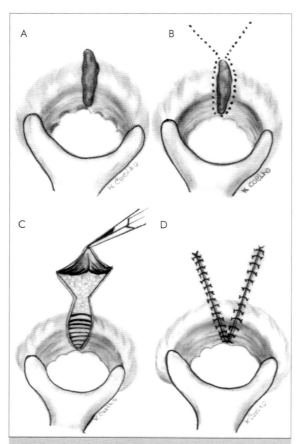

Fig. 90.1 — Técnica de anoplastia em V-Y. A figura A evidencia a área de fibrose responsável pela estenose. A figura B evidencia o local da incisão, evidenciada com linha pontilhada; a incisão engloba a área de fibrose (a qual deve ser removida) e deve continuar lateralmente para os dois lados distalmente ao ânus em forma de V. A figura C evidencia as incisões terminadas (forma de Y) e a base do retalho elevada por uma pinça. O retalho é obtido por dissecção profunda para assegurar que o tecido adiposo subcutâneo seja elevado com ele. O retalho de pele e tecido subcutâneo deve ser avançado até a linha pectínea sem tensão. A figura D mostra a sutura do retalho com o tecido ao lado do defeito terminada, que apresenta a forma de V.

O risco de incontinência no tratamento cirúrgico de estenose anal é pequeno. No entanto, com o uso de esfincterotomia interna lateral por vários autores, essa complicação potencial deve ser incluída em qualquer discussão quando parte do esfíncter é seccionado. Muitos pacientes já apresentam mais de um procedimento anorretal quando finalmente são encaminhados a um coloproctologista. Nesses casos, o estudo com testes fisiológicos se torna importante. Gonzalez e Wexner[4] e Sentovich[12] avaliaram o uso de testes fisiológicos pré-operatórios em dois estudos independentes sobre estenose de canal anal. A conclusão foi de que a maioria dos pacientes não suporta os testes devido à dor. Porém, para aqueles com história de procedimentos anorretais prévios ou lesão neurológica potencial, os testes de fisiologia podem ser úteis. Sentovich descreve o uso da manometria e da ultra-sonografia anal para avaliação de mulheres que requerem múltiplos enxertos pediculados. Sua amostra foi pequena, porém observou bons resultados com respeito à continência no pós-operatório e à ausência de complicações de ferida operatória.

Kodner tem recomendado vários métodos para ajudar a manter a integridade do reparo cirúrgico, diminuir as complicações da ferida e auxiliar o paciente no retorno à atividade normal do intestino após a correção cirúrgica da estenose anal[2]. O autor recomenda manter o paciente em dieta líquida no primeiro dia de pós-operatório. Medicações obstipantes são iniciadas no pós-operatório e continuadas por 3 dias. Após 3 dias, o paciente recebe óleo mineral e metilcelulose e o regime obstipante é descontinuado. Não se permite que o paciente se sente por 5 dias. Nem todos os cirurgiões que realizam anoplastias prescrevem o regime "obstipante". Até o momento, não existem bons estudos randomizados que comparem regimes sem agentes obstipantes. Portanto, o pós-operatório continua variável, mas importantes conceitos, como redução da pressão na área cirúrgica e higiene anorretal adequada, devem ser adotados.

CONCLUSÃO

O melhor meio de prevenção da estenose anal é evitar a remoção excessiva de anoderma durante procedimentos anorretais, como hemorroidectomia. O tratamento da estenose anal pode ser cirúrgico ou conservador. É importante definir as causas etiológicas e o grau de estenose. Os retalhos pediculados e as esfincterotomias são as técnicas mais comumente empregadas e apresentam boas taxas de sucesso na maioria de pacientes selecionados. As complicações de infecção e deiscência de ferida da região doadora do retalho são as dificuldades mais comumente enfrentadas.

REFERÊNCIAS BIBLIOGRÁFICAS

1. Angelchik P, Harms B, Starling J. Repair of the anal stricture and mucosal ectropion with Y√ pedicle flap anoplasty. *Am J Surg* 166:55-59, 1993.
2. Caplin D, Kodner I. Repair of anal stricture and mucosal ectropian by simple flap procedures. *Dis Colon Rectum* 29:92-294, 1996.
3. Christensen M, Pitsch R, Cali R, et al. "House" advancement pedicle flap for anal stenosis. *Dis Color Rectum* 35:201-203, 1992.
4. Gonzalez A, De Oliveira D, Verzarao R, et al. Anoplasty for stenosis and other anorectal defects. *Am Surg* 6:526-529, 1995.
5. Khubchandani I. Anal sterosis. *Surg Clin North Am* 74:1353-1360, 1994.
6. MacDonald A, Smith A, McNeil A, et al. Manual dilation of the anus. *Br J Surg* 79:1381-1382, 1992.
7. Maria G, Brisinda G, Civello I. Anoplasty for the treatment of anal stenosis. *Am J Surg* 175:158-163, 1998.
8. Milsom J, Mazier P. Classification and Management of post-surgical anal stenosis. *Surg Gynec and Obs* 163:60-64, 1986.
9. Oh C, Zinberg J. Anoplasty for anal stricture. *Dis Colon Rectum* 25:809-910, 1982.
10. Pidala M, Slezak F, Porter J. Island flap anoplasty for anal canal stenosis and mucosal ectropian. *Am Surg* 60:194-196, 1994.
11. Sarner J. Plastic relief of anal stenosis. *Dis Colon Rectum* 12:277-80, 1969.
12. Sentovich S, Falk M, Christensen A, et al. Operative results of House advancement anoplasty. *Br J Surg* 83:1242-1244, 1996.

91

CAPÍTULO

Doenças Anorretais Sexualmente Transmissíveis*

Giovanna M. da Silva
Eric G. Weiss
Steven D. Wexner

INTRODUÇÃO

Nos Estados Unidos, as doenças sexualmente transmissíveis (DST) constituem uma epidemia de grande magnitude, com uma estimativa de que, atualmente, existem mais de 65 milhões de pessoas com DST incurável e 15 milhões de pessoas contraem anualmente uma nova DST[1]. A relação sexual anal receptiva sabidamente aumenta o risco de transmissão quando comparada à relação sexual vaginal. Apesar do aumento abrupto das DST e da transmissão de HIV, um recente inquérito americano demonstra um aumento significativo nas taxas de relação sexual anal receptiva e relação sexual anal sem proteção entre homens homossexuais nos últimos anos[2]. Esse aumento das práticas sexuais sem proteção parece estar associado à maior disponibilidade e ao aumento do uso da terapia anti-retroviral (HAART), que confere uma falsa sensação de proteção[3].

Evidências recentes demonstram que as DST facilitam a transmissão do HIV[4]. Doenças anorretais são comuns em pacientes HIV-positivos e são freqüentemente o primeiro sintoma que leva à consulta médica[5]. Além disso, é importante estar atento para as manifestações clínicas da AIDS, assim como dos pacientes de alto risco. A infecção por HIV e a gravidade da doença influenciam na susceptibilidade, na transmissão, na patogenia e nas opções de tratamento para outras DST associadas.

O termo "gay bowel syndrome" é geralmente usado para descrever uma variedade de DST no cólon, reto e ânus em homens homossexuais; entretanto, essa infecção pode ocorrer em mulheres que praticam relação sexual anal receptiva. Neste capítulo discutiremos DST anorretais mais comuns, incluindo gonorréia, linfogranuloma venéreo (infecção por clamídia), herpes, sífilis e condiloma acuminado. Do mesmo modo, manifestações anorretais características da infecção pelo HIV, como citomegalovírus (CMV), complexo *Micobacterium avium* (MAC), câncer anorretal e úlceras relacionadas ao HIV, também serão descritas. A Tabela 91.1 resume as manifestações clínicas, exame físico, métodos diagnósticos e tratamento das infecções anorretais.

Independentemente do tipo de DST, a investigação de todos os parceiros sexuais é um fator essencial para o sucesso do tratamento. Além disso, os pacientes e seus parceiros devem permanecer abstinentes até que eles estejam curados. Finalmente, em relação à transmissão do HIV e de uma variedade de outros patógenos, o uso de preservativo é recomendado para todos os pacientes de alto risco, especialmente na população homossexual.

GONORRÉIA

A gonorréia é causada pela *Neisseria gonorrhoeae*, um diplococo intracelular gram-negativo. Homens homossexuais são responsáveis pelo aumento da infecção gonocócica nos últimos anos[8]. Em 40 a 50% desses pacientes, o reto é o único órgão afetado. A transmissão ocorre principalmente após relação sexual anal receptiva ou oroanal com parceiro infectado com uretrite gonocócica ou com infecção de orofaringe. Assim, todos os parceiros sexuais de pacientes com gonorréia devem ser investigados para gonorréia retal, uretral ou de faringe[10]. Mulheres podem ser infectadas do mesmo modo ou através da auto-inoculação de gonorréia vaginal para o reto.

O período de incubação é geralmente entre 5 e 7 dias após a exposição; entretanto, a maioria dos pacientes permanece assintomática. Se existem sintomas, são, na maioria das vezes, inespecíficos.

A proctite gonocócica é um processo inflamatório não-ulcerado. O diagnóstico é realizado através de re-

---

* *Capítulo traduzido pelos Drs. Carolina Gomes Gonçalves, Guataçara Salles Jr. e Leandro Coelho.*

DOENÇAS ANORRETAIS SEXUALMENTE TRANSMISSÍVEIS

Tabela 91.1
Doenças Anorretais Sexualmente Transmissíveis

Doença	Sintomas	Anoscopia e Retoscopia	Exames Laboratoriais	Tratamento Recomendado e Alternativo
Gonorréia	Drenagem de secreção retal	Secreção mucopurulenta	Cultura em meio de Thayer-Martin	Ceftriaxona 125 mg IM, Dose Única (DU) ou Cefixima 400 mg, VO, DU ou Ciprofloxacin 500 mg, VO ou Ofloxacin 400 mg VO, ou Levofloxacina 250 mg VO, ou Tratar clamídia se esta não puder ser descartada
Linfogranuloma venéreo (LGV)	Tenesmo	Mucosa retal friável	Títulos de anticorpos, biópsia para cultura	Azitromicina 1 g, VO, dose única ou Doxiciclina 100 mg, VO 2 x/dia por 7 dias
Vírus herpes simples	Dor anorretal e prurido	Eritema perianal, vesículas, úlceras, mucosa friável	Citologia, preparo de Tzanck, cultura viral	Lesões perianais primárias: tratamento por 7-10 dias Aciclovir 400 mg 3 x/dia ou Aciclovir 200 mg 5 x/dia ou Faniciclovir 250 mg 3 x/dia ou Valaciclovir 1g VO 2 x/dia Proctite primária: As doses são duplicadas (400 mg /VO 5 x/dia) Recorrente: 5 dias de tratamento Aciclovir 400 mg VO, 3 x/dia ou Aciclovir 200 mg VO, 5 x/dia ou Aciclovir 800 mg VO, 2 x/dia ou Fanciclovir 125 mg VO 2 x/dia ou Valaciclovir 500 mg VO, 2 x/dia Supressão: indefinidamente Aciclovir 400 mg 2 x/dia ou Aciclovir 200 mg 2 x/dia ou Fanciclovir 500 mg VO 1 x/dia ou Valaciclovir 1,0 g VO 1 x/dia HIV-positivo: 5-10 dias de tratamento Aciclovir 400mg VO 3 x/dia ou Aciclovir 200 mg 5 x/dia ou Fanciclovir 500 mg VO 2 x/dia ou Valaciclovir 1 g mg VO 2x/dia
Sífilis	Dor retal	Úlcera anal dolorosa	Exame das espiroquetas em campo escuro	1º e 2º: Penicilina benzatina G 2,4 milhões U IM, dose única 3º ou sífilis latente: Penicilina benzatina G 2,4 milhões de U IM uma vez por semana/ por 3 semanas sucessivas. Neurossífilis: Penicilina aquosa cristalina G 3-4 milhões de unidades IV cada 4 horas ou infusão contínua por 10-14 dias ou penicilina procaína 2,4 milhões U IM 1x/dia + Probenecida 500 mg VO 4 vezes/dia por 10-14 dias.
Condiloma acuminado	Prurido, drenagem de secreção, massa	Verrugas perianais ou no canal anal	Biópsia excisional	Tópico, ablação física, imunoterapia. (Ver texto)
Citomegalovírus*	Diarréia, emagrecimento, anemia, melena	Lesões submucosas hemorrágicas, eritema, edema, úlceras	Cultura viral do tecido	Ganciclovir 5 mg/kg IV cada 12 horas por 14 dias (indução); 5 mg/kg IV/dia (manutenção) Foscarnet 60 mg/kg IV cada 8 horas por 14 dias (indução); 90-120 mg/kg IV/dia (manutenção)
Mycobacterium *avium intracellulare*	Diarréia aquosa	Mucosa friável, ulceração	Coloração para bacilos álcool-ácido resistentes, biópsia por endoscopia	Claritromicina 500mg VO, 2 vezes/dia ou Azitromicina 500mg/dia e ethambutol 15m/kg VO/dia

Modificado de: CDC. Guidelines for treatment of sexually transmitted diseases 2002
*De: Lord RVN. Anorectal surgery in patients infected with the Human Immunodeficiency Virus. Ann Surg 226:92-99, 1997.

tossigmoidoscopia, na qual o achado de secreção muco-purulenta, amarela e espessa é altamente sugestivo de gonorréia. Se houver proctite associada à secreção purulenta, o diagnóstico de proctite gonocócica é praticamente certo. O reto aparece friável, com eritema, edema, mas muito raramente está ulcerado. Um achado clássico é o aparecimento de secreção mucopurulenta após pressão externa sobre as criptas anais com o anuscópio. A avaliação com a retossigmoidoscopia deve ser realizada usando apenas água como lubrificante para evitar resultados falso-negativos, uma vez que muitos lubrificantes contêm agentes antibacterianos que podem interferir na identificação dos microorganismos pela cultura. Os pacientes podem apresentar tenesmo severo, prurido e corrimento retal mucoso ou sanguinolento. Em casos raros, a doença não-tratada pode evoluir para doença disseminada, que inclui artrite gonocócica, peri-hepatite, meningite, endocardite e pericardite.

Apesar de os achados acima serem compatíveis com proctite gonocócica, o diagnóstico é confirmado pela coloração de Gram e cultura em meio de Thayer-Martin de material colhido do reto com *swab*. A coloração de Gram apresenta baixa sensibilidade diagnóstica quando comparada à cultura. O gonococo aparece nos esfregaços como um diplococo gram-negativo intracelular.

O tratamento empírico pode ser iniciado com base na suspeita clínica independentemente do resultado da cultura. O tratamento presuntivo para clamídia deve ser considerado devido à alta taxa de infecção por clamídia concomitante à infecção gonocócica, sendo usada habitualmente a doxiciclina. Ceftriaxona é eficaz em 99% das infecções anorretais não-complicadas. Cefixima tem uma eficácia de 97,4% e pode ser administrada por via oral[6]. Devido à grande disseminação de *N. gonorrhoeae* resistente a quinolonas, esta opção não é mais recomendada para o tratamento da gonorréia em regiões geográficas como partes da Ásia e o Pacífico, incluindo o Havaí[11]. A doença disseminada deve ser tratada por 7 a 10 dias com antibióticos IV ou uma combinação de terapia IV e oral.

Assim como nos condilomas, é essencial tratar todos os contatos sexuais para prevenir a recorrência.

LINFOGRANULOMA VENÉREO (LGV) E OUTRAS INFECÇÕES POR CHLAMÍDIA

A infecção por *Chlamidia trachomatis* é atualmente a DST mais relatada nos EUA.[12] A prevalência de infecção anorretal por clamídia entre homens que praticam sexo com mulheres tem aumentado drasticamente nos últimos 3 anos[13]. A proctite por *C. trachomatis* ocorre dentro de 10 dias após o contato sexual oroanal ou anal, com grande número de infecções assintomáticas; em mulheres, a auto-inoculação da vagina para o reto pode ocorrer. Existem múltiplos sorotipos da clamídia, como os sorotipos D a K, que produzem uma proctite mode-

rada não-granulomatosa, ou os sorotipos L1, L2 e L3, que causam uma forma mais severa da doença, o linfogranuloma venéreo. Em geral os sorotipos D a K causam uma proctite menos grave que os sorotipos do linfogranuloma venéreo.

Após um período de incubação de 3 dias, aparecem pequenas pápulas indolores, que podem tornar-se ulceradas. Essa lesão é autolimitada e esporádica, e, mesmo quando presente, pode passar despercebida. A linfadenopatia ocorre muitas semanas após a lesão primária e é um achado característico da doença. Os linfonodos são em geral firmes e podem aumentar e formar abscessos que podem coalescer e romper para formar *sinus* com drenagem purulenta para a pele. As virilhas podem tornar-se eritematosas e dolorosas.

Os principais sintomas da proctite causada pela *C. trachomatis* são dor, tenesmo e secreção mucóide ou sanguinolenta e são acompanhados por alterações sistêmicas, como febre, calafrios e perda de peso. A retossigmoidoscopia revela proctite grave com mucosa friável e ulcerada, semelhante à doença de Crohn. Se não for tratada pode tornar-se ulcerada, formando fístulas e abscessos. Estenose retal é uma condição mais rara; entretanto, deve-se dar atenção a esse tipo de apresentação, que pode ser única ou múltipla, curta ou longa, e pode produzir sintomas de diarréia crônica, dor abdominal e perda de peso; tais sintomas podem ser confundidos com os sintomas de adenocarcinoma.

O diagnóstico é geralmente feito pela sorologia, através de testes de fixação de complemento que detectam anticorpos contra a *Chlamidia trachomatis*. O LGV apresenta altos níveis de anticorpos; um título menor que 1:32 exclui a doença, exceto em infecção muito recente[14]. Infelizmente, pelo menos um mês de infecção é necessário para que ocorra a elevação dos títulos de anticorpos. Os testes de imunofluorescências são os mais sensíveis para o diagnóstico; entretanto, não são universalmente disponíveis. Cultura de clamídia retal não tem sido útil para o diagnóstico devido à natureza de patógeno intracelular obrigatório. Muitos médicos preferem utilizar para cultura a biópsia da área retal inflamada, entretanto esse processo é caro e demorado. Os testes de amplificação de DNA como reação em cadeia da ligase (LCR) e a reação em cadeia da polimerase (PCR) podem auxiliar na confirmação do diagnóstico[15].

O tratamento consiste em antibioticoterapia com azitromicina, doxiciclina ou tetraciclina. A doença anogenital aguda geralmente responde ao tratamento com antibiótico. As estenoses são primariamente tratadas com essas medicações. Em casos nos quais não há melhora dos sintomas, a cirurgia pode estar indicada.

HERPES

Noventa a 95% dos homens que praticam intercurso anal receptivo são soropositivos para HSV-2[16]. A infecção por herpes é adquirida através da inoculação direta durante relação sexual anal receptiva e é muito mais freqüentemente sintomática que outras infecções anorretais, tendo um período de incubação de 4 a 21 dias. A infecção pelo herpes simples tipo 1 responde por aproximadamente 10% das infecções anais, e a pelo herpes tipo 2, por quase todo o restante; a variedade *varicela-zoster* é ocasionalmente encontrada.

Na infecção primária há o aparecimento de lesões ulceradas perianais, caracteristicamente acompanhadas de dor constante e severa. A proctite herpética manifesta-se com dor intensa, tenesmo, secreção mucupurulenta e prurido tipicamente por 7 a 10 dias. A dor pode tornar-se tão intensa que pode causar retenção urinária ou constipação psicogênica. Menos comumente, podem ocorrer manifestações sistêmicas que incluem febre e mal-estar geral; a adenopatia inguinal é rara. Seqüelas neurológicas, especialmente a radiculopatia lombossacral, podem ocorrer em mais de 50% dos pacientes infectados e freqüentemente persistem após a infecção clinicamente ativa. Sintomas incluem disfunção urinária, parestesia sacral, impotência e dor na porção inferior de abdômen e no dorso, bem como nas nádegas.

O exame físico revela vesículas e úlceras e a sua realização pode ser difícil na fase aguda pela dor anorretal intensa; anestesia tópica ou regional pode ser necessária. As lesões perianais variam desde pequenas vesículas a grandes vesículas rotas, que se unem formando ulceras aftóides que muitas vezes adentram o canal anal (Fig. 91.1). O envolvimento retal é geralmente limitado aos 10 cm distais do reto. Os achados podem incluir mucosa friável, ulceração difusa, vesículas e pústulas. As ulcerações do canal anal podem tornar-se secundariamente infectadas e aparecer como criptas cinzentas com bordas eritematosas. A formação de crostas nas lesões é seguida de cicatrização em torno de 2 semanas. Pacientes HIV-positivos podem ter dor prolongada e severa em um curso atípico e mais duradouro da infecção perianal pelo HSV. É comum uma evolução crônica recidivante com índices de recorrência de 40%. As parestesias sacrais e a dor intensa perianal e em nádegas freqüentemente precedem a recorrência de vesículas por vários dias.

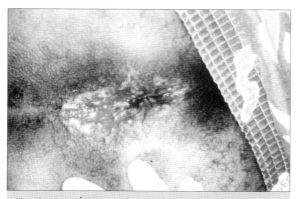

Fig. 91.1 — *Úlceras perianais causadas pelo vírus herpes simples.*

O diagnóstico é confirmado pela cultura de vesículas suspeitas. Uma alternativa é o raspado de vesículas corado com Giemsa que pode revelar células gigantes multinucleadas características do herpes. Uma biópsia direta de uma úlcera pode revelar essas células gigantes ou corpúsculos de inclusão intranuclear (Fig. 91.2). Também são meios diagnósticos a cultura do vírus e a imunofluorescência direta do fluido vesicular.

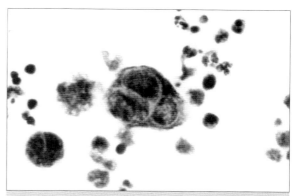

Fig. 91.2 — *Microscopia do vírus herpes simples II (célula gigante multinucleada).*

A doença herpética é altamente contagiosa desde a primeira aparição das vesículas até a completa reepitelização da pele. Na população infectada pelo HSV-2, 80% experimenta recorrência, esse número aproxima-se dos 100% nos pacientes HIV-positivos. Não há cura efetiva ou vacina para a infecção herpética. O tratamento dos sintomas da fase aguda se faz com analgesia, banhos de assento e uso de alimentos e laxativos que deixem as fezes mais macias.

O tratamento está indicado para a doença primária e recorrente. Aciclovir oral ou intravenoso (doença severa) torna mais curto o período doloroso, a transmissibilidade e os sintomas sistêmicos. Doses elevadas de aciclovir foram usadas no tratamento do primeiro episódio da proctite herpética; entretanto, estudos comparativos não têm sido feitos para comprovar sua maior eficácia em relação à dose usual do aciclovir. A terapia antiviral oral é freqüentemente benéfica em pacientes HIV-positivos. Terapias alternativas incluem agentes como fanciclovir e valaciclovir. Infecções por HSV-2 resistentes ao aciclovir têm sido identificadas em pacientes HIV-positivos, nesses casos, fanciclovir pode ser utilizado.

SÍFILIS

A sífilis é causada pelo organismo *Treponema pallidum*. A sífilis anal primária é característica de homens homossexuais. Nos EUA, após ter declinado nos últimos 10 anos, o número de casos relatados de sífilis primária e secundária cresceu significativamente em 2002[18].

Sífilis anal ocorre mais freqüentemente em pacientes HIV-positivos, surgindo 2 a 6 semanas após relação sexual anal receptiva.

A lesão primária geralmente manifesta-se como lesões ulceradas não-dolorosas, que podem ser múltiplas, irregulares e excentricamente localizadas. Pode ocorrer dor extremamente forte nos casos em que o cancro está localizado no canal anal, sendo freqüentemente confundido com fissura anal (Fig. 91.3). Além disso, podem existir duas úlceras diametralmente opostas, configurando uma *imagem especular*. Adenopatia inguinal é freqüentemente encontrada, assim como tenesmo, secreção mucóide e dor retal. A sífilis retal com adenopatia inguinal tem sido confundida com linfoma, uma vez que ambas as doenças podem apresentar-se com linfadenopatia inguinal bilateral, indolor e de consistência similar à borracha. Na maioria das vezes os cancros são assintomáticos e desaparecem espontaneamente após 3 a 4 semanas. Nos casos não-tratados, as lesões podem evoluir para um segundo estágio, 2 a 3 meses após a infecção primária. As lesões secundárias aparecem como erupções maculopapulares que chegam a envolver a palma das mãos e a planta dos pés. Uma lesão verrucosa que varia do amarronzado ao róseo, chamada *condiloma latum*, é a manifestação anal mais significativa da sífilis secundária. O *condiloma latum* tende a secretar muco e está associado a prurido e odor desagradável; esse é um achado comum entre pacientes HIV-positivos.

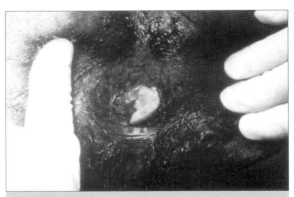

Fig. 91.3 — *Úlcera sifilítica perianal.*

Um terço dos pacientes não-tratados com sífilis anal progride para cura espontânea, 1/3 mantém infecção latente e 1/3 progride para a sífilis terciária. A sífilis terciária pode ocorrer mais de um ano após a infecção primária pela sífilis, manifestando-se com sintomas neurológicos, cardiovasculares, renais, hepáticos e nas mucosas. A *tabes dorsalis*, apesar de extremamente rara atualmente, pode produzir paralisia esfincteriana anal e dor perianal intensa; e a goma retal sifilítica pode ser confundida com neoplasias malignas.

O diagnóstico da sífilis anal nem sempre é óbvio. Úlceras suspeitas devem ser biopsiadas e examinadas em um microscópio de campo escuro; testes sorológicos também devem ser realizados. As lesões precoces são abundantes em espiroquetas. A microscopia em campo escuro dos raspados dos cancros e do *condiloma latum* pode revelar as espiroquetas fluorescentes característicos. Os testes sorológicos incluem o anticorpo treponemal fluorescente (FTA), pesquisa laboratorial para doença venérea (VDRL — *veneral disease research laboratory*) e os testes reagínicos de recuperação plasmática rápida (RPR). O FTA reage antes dos outros testes. O VDRL pode dar resultado falso-positivo em pacientes com desordens auto-imunes e em HIV-positivos. Na sífilis primária não-tratada, o VDRL é positivo em cerca de 75% dos casos; na sífilis latente precoce, em aproximadamente 95% dos casos; e no estágio secundário, a positividade deve ser de 100%.

Penicilina G parenteral continua sendo o tratamento de escolha de todos os estágios da sífilis. Pode ser realizado o tratamento com penicilina G benzatina, 2,4 milhões de unidades intramusculares. Em pacientes alérgicos à penicilina pode-se usar doxiciclina ou eritromicina. Pacientes HIV-positivos são tratados da mesma forma. Alguns especialistas recomendam o mesmo tratamento para a sífilis terciária, entretanto, tal questão ainda é controversa.

CONDILOMA ACUMINADO

O condiloma acuminado ou verruga anal é causado pelo papilomavírus humano (HPV) e é uma das doenças sexualmente transmissíveis mais comuns. No Brasil, a incidência de condilomatose tem aumentado, especialmente após a introdução dos inibidores da protease usados no tratamento de pacientes HIV-positivos[19]. Apesar de 70 a 80% dos pacientes com condiloma anal apresentarem lesões no canal anal e ao longo da margem anal, 10% terão lesões exclusivamente no canal anal. Da mesma forma, somente 6% de pacientes homossexuais têm lesões confinadas à região perineal, enquanto 84% têm lesões perineais e intra-anais.

As verrugas anais podem ser facilmente identificadas por seu aspecto típico de lesão elevada, branca ou pigmentada, com superfície granular e aparência de "couve-flor". Podem existir poucas ou várias lesões, com tamanho variável, desde pequenas verrugas até grandes massas confluentes que envolvem toda a região perianal. Quanto ao padrão de crescimento, os condilomas podem ser pedunculados ou podem crescer ao redor do orifício anal. No canal anal, os condilomas podem se estender até 2 cm acima da linha denteada.

Os condilomas anais podem causar prurido ou dor leve. Verrugas internas estão presentes em 78% dos pacientes e são freqüentemente assintomáticas, mas podem causar sangramento ou drenagem de secreção anal. O diagnóstico é feito, na maioria das vezes, somente pela aparência macroscópica, embora o ácido acético possa ser usado como um método auxiliar. Quando o ácido acético é aplicado sobre o tecido suspeito, o epitélio in-

DOENÇAS ANORRETAIS SEXUALMENTE TRANSMISSÍVEIS

fectado pelo HPV torna-se aceto-branco. A anuscopia auxilia na detecção de lesões internas.

A Tabela 91.2 mostra as vantagens e desvantagens dos tratamentos mais comuns, bem como as taxas de recorrência associadas a cada método. Os métodos terapêuticos atuais podem ser divididos em vários grupos[6,20]. São eles: ablação física, agentes cáusticos tópicos e imunoterapia; alguns desses são usados em combinação. A escolha do método ideal depende da preferência do paciente, da habilidade e da experiência do médico, da extensão e da localização da doença, e se o condiloma é primário ou recorrente. As opções de tratamento para pacientes HIV-positivos não diferem das da população geral, embora as falhas sejam mais freqüentes.

Ablação Física

O tratamento ablativo tem os maiores índices de sucesso e as menores taxas de recorrência no tratamento dos condilomas anais. O índice de cura inicial varia de 60% a 90%[21]. Os métodos de ablação física incluem crioterapia, excisão cirúrgica, eletrocauterização e tratamento a *laser*. Eles são particularmente úteis no tratamento de doença moderada a grave e condilomas recorrentes, e todos podem ser utilizados no canal anal.

A crioterapia com nitrogênio líquido destrói as verrugas por indução de citólise térmica. O nitrogênio deve ser aplicado até que toda a superfície da lesão se torne branca. A anestesia local pode ser usada para facilitar o procedimento. Essa aplicação é feita semanalmente até a completa resolução da doença. A profundidade e a extensão da aplicação devem ser observadas rigorosamente, já que a aplicação inadequada ou excessiva pode resultar no tratamento ineficaz ou em complicações. Geralmente, ocorre dor acentuada após a aplicação, que é seguida de necrose e formação de bolhas. As taxas de recorrência da crioterapia e do uso de ácido tricloroacético são semelhantes[21].

Os métodos mais confiáveis para a erradicação de todos os condilomas são a excisão cirúrgica por eletro-

Tabela 91.2
Métodoso de Tratamento do Condiloma Acuminado

Tratamento	Vantagens	Desvantagens	Resultado/Recorrência
Podofilina	Fácil aplicação Não requer anestesia, Barato	Queimaduras e irritação, não pode ser usada no canal anal, requer múltiplas aplicações, displasia com uso crônico Toxicidade sistêmica, não fornece tecido para estudo AP	30-65% de recorrência
Ácido bicloroacético	Fácil aplicação Não requer anestesia. Pode ser usado no canal anal. Barato	Queimaduras e irritação, requer múltiplas aplicações Não fornece tecido para estudo AP	25%
Eletrocoagulação	Sessão única para tratamento efetivo no canal anal	Requer anestesia. Dor pós-operatória. Queimaduras de 3° grau	9-42%
Crioterapia	Sessão única para tratamento. Pode ser usado no canal anal	Requer equipamento caro. Pode necessitar anestesia. Secreção fétida. Não fornece tecido para estudo	24-37%
Excisão cirúrgica	Remoção precisa. Fornece tecido para estudo	Requer anestesia Dor pós-operatória	9-42%
Terapia com *laser*		Requer equipamento caro Requer anestesia Requer treinamento especial Não fornece tecido para estudo	3-14%
Imunoterapia	Efetivo em vegetações extensas Efetivo em recorrência Efetivo nas vegetações do canal anal	Necessita de grandes vegetações para o preparo da vacina Repetidas visitas para vacinas Não fornece tecido para estudo	5-20%

coagulação, que tem a vantagem de eliminar os condilomas em uma única ocasião. A excisão das verrugas permite a análise histopatológica. A eletrocoagulação é realizada através da realização de queimaduras de primeiro e segundo graus nos condilomas, usando um eletrodo diatérmico. Com ambas as técnicas, o comprometimento do tecido anodérmico sadio pode ser minimizado. Contudo, essas técnicas continuam sendo evitadas, dando-se preferência aos métodos não-cirúrgicos devido à dor excessiva e ao custo da anestesia.

O advento da cirurgia a *laser* e sua aplicação na erradicação do condiloma têm proporcionado taxas de sucesso similares àquelas da excisão cirúrgica tradicional[22]. Contudo, esse método pode estar associado a altas taxas de recorrência[23]. Por isso, devido ao custo do equipamento e à falta de vantagem clínica, o uso do *laser* no tratamento do condiloma tem sido limitado.

Agentes Tópicos

A resina de podofilina é um agente citotóxico para os condilomas e muito irritante para a pele normal. Em geral é disponível em parafina líquida ou misturada com tintura de benzoína 10 a 25%, a qual permite melhor aderência às verrugas. A solução é aplicada diretamente sobre os condilomas com cotonetes ou espátulas de madeira delicadas, sendo as lesões expostas ao ar ambiente. As nádegas são mantidas afastadas por 5 a 10 minutos, e pó de talco pode ser aplicado na pele circunjacente. O paciente é então orientado a limpar a região 6 a 8 horas após. Se necessário, o tratamento pode ser repetido semanalmente ou a cada 15 dias. Deve-se tomar cuidado para evitar a aplicação dessa solução sobre a pele normal. Freqüentemente a aplicação causa leve irritação no anoderma normal ao redor da lesão, com relatos de toxicidade local e sistêmica, bem como potencial oncogênico. Entre as complicações da aplicação da podofilina podemos citar: formação de cicatrizes perineais, dermatites e fístulas perianais. A aplicação em grandes quantidades pode resultar em toxicidade para o sistema nervoso central, sistema gastrointestinal, fígado, rim, aparelho respiratório e sistema hematopoiético. Esses fatores limitam seu uso em condilomas do canal anal. Como agente único, a podofilina é efetiva em apenas 20 a 50%[24], além de ser menos efetiva para o tratamento de condilomas recorrentes. Na suspeita de lesões malignas, deve-se evitar o uso da podofilina, uma vez que as alterações histológicas no epitélio normal podem dificultar a distinção do carcinoma *in situ*.

A solução ou gel de Podofilox a 0,5% é um agente antimitótico que destrói os condilomas, e é o único aprovado para uso domiciliar. A solução deve ser aplicada com um cotonete, e o gel pode ser aplicado diretamente com o dedo, sobre as lesões visíveis, 2 vezes ao dia, por 3 dias, seguido por 4 dias sem tratamento. Se necessário, esse ciclo pode ser repetido até 4 vezes. Sabe-se que Podofilox é mais eficaz que a podofilina.

Os ácidos tricloroacético (ATA) e bicloroacético (ABA), a 80-90%, são agentes cáusticos que podem ser usados no períneo e no interior do canal anal. Uma pequena quantidade deve ser aplicada sobre as verrugas, e a seguir deve-se deixar secar, até que uma fina camada esbranquiçada "congelada" apareça. Se for aplicada uma quantidade excessiva de ácido, deve ser colocado talco, bicarbonato de sódio ou sabonete líquido sobre a área tratada. Esses agentes são aplicados semanalmente, geralmente requerem menos aplicações que a podofilina e têm menor taxa de recorrência[21].

O 5-fluorouracil é um quimioterápico antimetabólico usado no tratamento de condilomas anais com algum sucesso. O tratamento tópico por 3 a 7 dias erradica as verrugas em quase 60% dos casos[21], porém pode freqüentemente causar desconforto intolerável aos pacientes. Sendo assim, esse tratamento deve ser reservado para condilomas refratários a outros métodos.

Imunoterapia

A imunoterapia é o método mais atual para o tratamento das verrugas anais. O aspecto promissor dessa terapia baseia-se no seu potencial antiviral. Entretanto, seu alto custo e seus efeitos colaterais significativos limitam-lhe o uso. As opções atuais de imunoterapia incluem o imiquimod, o interferon e as vacinas. Imiquimod a 5% creme (Aldara) é o mais novo agente da classe de drogas conhecidas como imunomoduladores. É um amplificador tópico da resposta imune que estimula a produção de interferon e outras citocinas[25]. Reações inflamatórias locais leves a moderadas são comuns com o uso de imiquimod. Entretanto, esse agente é efetivo na prevenção de recorrência após cirurgia ablativa para doença anal[26] e no tratamento de lesões anorretais pré-cancerosas quando combinado com outros agentes como o 5-fluorouracil[27].

O interferon é usado intralesionalmente como antiviral e/ou como imunoestimulante, mostrando-se efetivo na redução do tamanho do condiloma genital e na redução da recorrência pós-operatória[28].

Atualmente, estão sendo conduzidos estudos para testar a eficácia preventiva e terapêutica das vacinas de HPV através de técnicas de auto-inoculação, que aumentam a imunidade celular. Esse método tem se mostrado efetivo na diminuição da recorrência[29]. Um estudo prévio relatou sua eficácia em reduzir o tamanho de lesões extensas, diminuindo o procedimento necessário para a ablação completa[30].

Tumor de Buschke-Löwenstein (Condiloma Gigante)

O condiloma gigante é uma doença rara causada pelo HPV, com uma evolução potencialmente fatal. As lesões são geralmente grandes áreas confluentes de tecido exofítico semelhantes a vegetações. Existe uma relação homem–mulher de 2,7:1, com uma tendência a manifestar-se em jovens[31]. Os sintomas mais comuns são massa perianal, dor, abscesso ou fístula e sangramento. A massa tem uma aparência de "couve-flor", com consistência macia mas firme (Fig. 91.4). Pode se apresentar na pele perianal, canal anal e reto distal, e freqüentemente é indistinguível da sua forma benigna correspondente. O condiloma gigante pode infiltrar e destruir os tecidos adjacentes. Focos de carcinoma invasivo podem ser encontrados em 50% dos casos, e existe um alto risco de recorrência local.

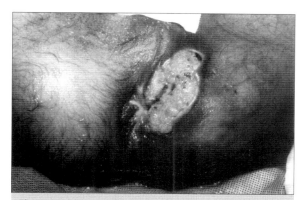

Fig. 91.4 — Doença de Buschke-Löwenstein em um paciente com AIDS.

Microscopicamente, essas lesões possuem uma semelhança notável com suas formas correspondentes benignas. A lesão exibe a proliferação papilar de um epitélio escamoso bem diferenciado e maduro, que mostra acantose extensa, paraceratose e vacuolização das camadas superficiais.

O tratamento é basicamente cirúrgico, e a extensão da ressecção depende do tamanho e da agressividade da lesão e do estado imunológico do paciente. A maioria dos autores recomenda excisão local ampliada ou ressecção abdominoperineal, além da quimioterapia adjuvante ou neoadjuvante. Sobrado *et al.*[32] relataram um caso de regressão total de um condiloma gigante recorrente apenas com radioterapia.

MOLUSCO CONTAGIOSO

Molusco contagioso é uma doença causada por um vírus pox. As pápulas iniciais podem desenvolver umbilicação central. O foco inicial de envolvimento pode ser virilha, coxa, abdômen, genitália e, no homem homossexual, as regiões perianal e glútea. Apesar de alguns doentes serem assintomáticos, outros desenvolvem prurido.

A histopatologia mostra uma proliferação característica em paliçada e desenvolvimento de um tecido conjuntivo ao redor. Encontram-se *corpos molusculares* no citoplasma das células da camada malpighiana. As poucas lesões que não cicatrizam espontaneamente podem ser tratadas com nitrogênio líquido, eletrocoagulação, coagulação por *laser* ou congelação por cloreto etílico seguida por curetagem.

TRAUMA

Tem-se observado trauma anorretal como resultado de erotismo anal com freqüência crescente. Ulcerações anais dolorosas podem ocorrer como resultado de relação sexual anal receptiva. Além disso, existem muitos relatos descrevendo uma ampla variedade de corpos estranhos introduzidos dentro do reto de homens homossexuais, num esforço para conseguir gratificação sexual.

Os objetos mais usados são os punhos, copos, bolas, garrafas e potes plásticos ou de vidro, lâmpadas elétricas, vibradores, objetos com forma de pênis, frutas e vegetais. As complicações desse tipo de comportamento incluem retenção do corpo estranho no reto, laceração retal, perfuração e hemorragia. A retenção é causada pelo efeito de vácuo no reto e pelo alojamento do objeto dentro da concavidade sacral.

O cirurgião deve determinar, por história, exame físico e radiografias, o tamanho, a natureza e a posição do corpo estranho. Sinais de peritonite ou ar livre nas radiografias de abdômen requerem laparotomia exploradora de emergência. Sangramento retal ou queda do hematócrito devem ser avaliados por retossigmoidoscopia imediata com anestesia geral. Pode ser necessária uma laparotomia, dependendo dos achados. Na ausência desses achados, estão justificadas uma ou duas tentativas de remoção transanal na sala de emergência. Contudo, se a extração não for prontamente efetuada, a remoção deve ser realizada na sala de operação. Então, sob anestesia geral e antes da incisão, o paciente é colocado em posição de litotomia. Nesta posição, a maioria dos objetos pode ser removida através do ânus. É útil que o primeiro auxiliar aplique gentilmente pressão no abdômen inferior sobre o objeto, enquanto o cirurgião fixa o objeto com a mão ou um instrumento. Após a remoção do corpo estranho, deve-se realizar retossigmoidoscopia rígida para se assegurar de que não tenha ocorrido qualquer laceração ou perfuração e para se certificar da remoção completa do objeto. Se houver suspeita de laceração ou perfuração, deve ser realizado enema com gastrografina.

Existem três indicações absolutas para laparotomia de emergência. A primeira é o insucesso na remoção transanal. Nessa circunstância, o objeto pode freqüentemente ser manipulado durante a laparotomia, de modo a empurrá-lo para fora do reto. A colotomia é raramente necessária. A segunda indicação para laparotomia é o achado de uma laceração ou perfuração retal, quer na retossigmoidoscopia ou no enema com contraste hidrossolúvel realizados após a retirada do objeto. A terceira indicação para laparotomia é, como já mencionado, a presença de peritonite no exame físico ou pneumoperitônio na radiografia abdominal.

Os princípios da cirurgia do trauma aplicam-se às lacerações colorretais. Uma laceração pequena do reto intraperitoneal ou cólon sigmóide com contaminação mínima e nenhum outro órgão lesado, ocorrida menos de 6 horas antes da cirurgia, pode ser passível de simples desbridamento e fechamento primário. Toda perfuração retal extraperitoneal, entretanto, deve ser tratada por lavagem retal e drenagem pré-sacral associada à derivação e à sutura da laceração ou perfuração. O tratamento dos pacientes com lacerações isoladas do esfíncter inclui esfincteroplastia imediata, colostomia derivativa, esfincteroplastia retardada ou tratamento conservador.

INFECÇÕES PARASITÁRIAS E BACTERIANAS

Existem muitas infestações parasitárias retais que eram consideradas raras no ambiente urbano e que estão sendo observadas atualmente com uma regularidade impressionante na população masculina homo- e bissexual. Essas doenças incluem amebíase, giardíase e infecções por *Enterobius vermicularis* e outros helmintos. Quarenta por cento de todos os homens homossexuais assintomáticos portam pelo menos um patógeno colônico. Cerca de 25 a 70% da população homossexual afetada é portadora de um ou mais protozoários nas suas fezes. Uma vez que este capítulo é dedicado às doenças sexualmente transmissíveis do anorreto, é importante discutir brevemente os parasitas proctídeos mais prevalentes. Como os sintomas são freqüentemente similares e muitos dos homens homossexuais possuem simultaneamente múltiplas doenças sexualmente transmissíveis, torna-se crucial exame proctoscópico com culturas e biópsias apropriadas.

AMEBÍASE

A taxa de prevalência por infecção com *E. histolytica* entre homens homo- e bissexuais é de 20% a 32%. Os pacientes podem ser assintomáticos ou ter uma constelação de sintomas, incluindo dor retal, febre, fezes amolecidas e com sangue, tenesmo e mal-estar. Os exames ano- e sigmoidoscópico podem ser normais ou revelar graus variáveis de eritema, edema, mucosa friável ou úlceras típicas em "vidro de relógio" com muitos trofozoítas. O diagnóstico é mais bem realizado pelo exame de fezes obtidas após a ingestão de um laxante, lembrando que óleo mineral, tetraciclina e resíduos de bário podem dar resultados falso-negativos. O tratamento para aqueles com proctite ou franca disenteria é metronidazol via oral, 750 mg 3 vezes ao dia, por 10 dias, com diiodoidroxiquina via oral 650 mg 3 vezes ao dia por 3 semanas. Portadores assintomáticos precisam receber apenas a última porção do esquema terapêutico.

GIARDÍASE

A incidência de giardíase entre os homens homossexuais é provavelmente de 4 a 18%. É o único organismo protozoário infeccioso que tem uma correlação significativa com enterite sintomática. Os sintomas variam de cólicas moderadas a intensas, distensão, anorexia e perda de peso acompanhada de eliminação freqüente de fezes gordurosas e fétidas. Uma vez que o organismo tem predileção pelo intestino delgado proximal, os achados retossigmoidoscópicos são geralmente normais. O diagnóstico é feito através da identificação de trofozoítas ou cistos nas fezes. Se o diagnóstico não puder ser feito após três tentativas de identificação do parasita nas fezes, podem tornar-se necessários aspirado duodenal e biópsia. O tratamento recomendado é o metronidazol, 750 mg via oral, 3 vezes ao dia por 7 dias.

SHIGELOSE

A shigelose foi relatada como infecção homossexual comum nas grandes cidades americanas pela primeira vez em 1974. A incidência real de *S. flexneri* na população homossexual é desconhecida. A transmissão sexual é por contaminação fecal-oral direta ou indireta, a qual é um modo bastante eficiente de disseminação; a infecção pode ser causada por até dez organismos.

Shigelose geralmente causa os sintomas de náuseas com início abrupto, cólicas, febre e diarréia sanguinolenta. A retossigmoidoscopia demonstra mucosa friável, hiperemiada e com ulcerações. A coloração de Gram revela muitos leucócitos polimorfonucleares, sendo o diagnóstico confirmado pela cultura. O tratamento inclui hidratação endovenosa e evitar antidiarréicos anticolinérgicos, os quais podem exacerbar as cólicas, prolongar a eliminação do organismo ou potencializar o megacólon tóxico. O tratamento é realizado com trimetoprima-sulfametoxazol, dose dupla, administrada duas vezes ao dia, via oral, por sete dias.

CAMPYLOBACTER

Apesar de não haver prova de que exista transmissão venérea, *Campylobacter jejuni*, *C. fetus* e *C. intestinalis* são vistos mais freqüentemente em homens homossexuais do que em controles heterossexuais. Sintomas incluem diarréia, distensão e descarga retal mucopurulenta. Também têm sido relatadas artralgias, febre e hepatoesplenomegalia dolorosa. Os achados retossigmoidoscópicos são similares àqueles descritos para a shigelose, e podem também incluir abscessos crípticos. A coloração de Gram revela múltiplos leucócitos polimorfonucleares. A maioria dos casos de colite e enterite por *Campylobacter* resolve-se espontaneamente dentro de cerca de 7 dias. Pacientes com sintomas intensos devem ser tratados com eritromicina, 500 mg, via oral, 4 vezes ao dia por 7 dias.

1156

Doenças Anorretais Características de Pacientes Infectados por HIV

A razão para o risco aumentado de doenças colorretais em homens homossexuais e bissexuais com AIDS ainda é desconhecida. Sabe-se que a mucosa intestinal desses pacientes tem um número diminuído de células CD4 e um número aumentado de células T supressoras (CD8). Além disso, algumas evidências indicam que alo-antígenos do sêmen são a causa direta para essa disfunção imune. Dessa forma, a relação sexual anal receptiva predispõe não apenas à infecção pelo HIV mas também às manifestações colorretais da AIDS. Entre as doenças com íntima relação com a infecção pelo HIV podemos citar: citomegalovírus, complexo *Mycobacterium avium*, neoplasias intra-epiteliais anais (NIAs), linfoma não-Hodgkin, sarcoma de Kaposi, úlceras anais idiopáticas, entre muitas outras condições clínicas que têm sua infecção facilitada pela presença da síndrome da imunodeficiência adquirida (AIDS).

Citomegalovírus (CMV)

CMV pode ser encontrado em mais de 95% dos indivíduos infectados por HIV, em contraste com a prevalência de apenas 34% na população em geral[33]. Apenas 7 a 10% dos pacientes HIV-positivos desenvolvem doença por CMV clinicamente significativa, e esta geralmente ocorre quando os níveis de CD4 caem abaixo de 100 células/mm^3. O CMV pode promover doença em qualquer lugar do trato gastrointestinal, resultando em esofagite, gastrite, enterite, colite ou ulcerações anorretais que podem se assemelhar às lesões herpéticas. A ileocolite sintomática é a manifestação mais comum do CMV nos pacientes com AIDS. Os sintomas incluem perda de peso, diarréia e, ocasionalmente, melena ou hematoquezia; também pode ocorrer megacólon tóxico ou perfuração. O exame endoscópico com biópsia pode confirmar o diagnóstico; os achados variam desde eritema disforme, com ou sem úlceras rasas, a múltiplas úlceras profundas (Fig. 91.5). Esses achados podem mimetizar as alterações da mucosa encontradas na retocolite ulcerativa. A fim de facilitar o diagnóstico, as biópsias devem ser obtidas de vários locais, uma vez que a doença é multifocal. Os achados histológicos patognomônicos são grandes corpúsculos de inclusão intranucleares basofílicos cercados por células inflamatórias agudas ou crônicas e inclusões intracitoplasmáticas associadas (Fig. 91.6).

A confirmação do diagnóstico pode ser obtida através da cultura viral das amostras de biópsia ou através de ensaios com antígenos de lavados retirados das úlceras.

Foscarnet e ganciclovir são as opções terapêuticas antivirais. Ganciclovir, entretanto, tem menos efeitos colaterais que o foscarnet. Outra opção de tratamento é cidofovir. Nesses pacientes, é necessária terapia por toda a vida, devido aos altos índices de recorrência.

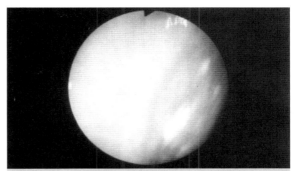

Fig. 91.5 — Vista endoscópica das úlceras pelo vírus citomegálico.

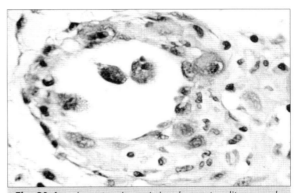

Fig. 91.6 — Aspecto microscópico da proctocolite causada pelo vírus citomegálico (inclusões intranucleares).

Complexo *Mycobacterium avium* (MAC)

O MAC é um patógeno microbiano oportunista que causa infecção grave amplamente disseminada em pacientes imunocomprometidos[24]. Assim como o CMV, MAC é uma infecção característica e muito freqüente em pacientes com AIDS. Alguns pacientes podem permanecer apenas como portadores assintomáticos. A infecção disseminada está presente em 15% a 24% dos pacientes e está associada à contagem de células CD4 inferior a 100 células/mm^3. Dessa forma, a profilaxia para MAC está recomendada nesses estágios da doença. Os sintomas incluem dor abdominal, emagrecimento, febre e sudorese. O envolvimento colorretal pode ocorrer, resultando em diarréia aquosa. A retossigmoidoscopia revela mucosa edematosa, eritematosa e friável, com ulcerações. Hepatoesplenomegalia é também comum. O diagnóstico é feito através da cultura, de amostras de fezes com coloração álcool-ácido resistentes negativas, além de biópsia tecidual. As complicações da infecção colônica pelo MAC incluem obstrução, perfuração, sangramento e fístula.

Na infecção por MAC não-tratada, a sobrevida é menor que seis meses. O tratamento, entretanto, estende a sobrevida para um ano ou mais e requer pelo menos duas drogas. A terapia de primeira linha é realizada com claritromicina ou pela combinação de azitromicina com etambutol.

NEOPLASIA

Neoplasia Intra-Epitelial Anal (NIA)

A infecção pelo HPV (papilomavírus humano), particularmente os serotipos 16 e 18, tem sido associada à infecção pelo HIV, assim como a um aumento das NIA, as quais são consideradas precursoras de cânceres anais[33]. Entretanto, apesar dos altos níveis de lesões intra-epiteliais anais escamosas, até agora não tem sido relatado um aumento significativo dos casos relatados de câncer anogenital invasivo nos indivíduos HIV-positivos.

Assim como na atipia cervical, na NIA a graduação patológica vai de NIA I a NIA III (carcinoma *in situ*). Carcinoma invasivo é definido como aquele em que ocorre penetração da membrana basal. Os pacientes podem queixar-se de dor retal, urgência ou massa. Os achados do exame físico incluem ulceração anal, leucoplasia ou placas pigmentadas no canal anal.

Estão surgindo estudos de rastreamento (*screening*) para NIA em pacientes assintomáticos infectados pelo HIV. Citologia anal de rotina tem sido usada para identificar indivíduos com NIA[35]. Entretanto, o objetivo do rastreamento permanece não-definido até que mais dados estejam disponíveis. Por muitos anos, o tratamento das NIA foi a excisão local ampliada após mapeamento cuidadoso da região perianal e intra-anal para determinar a extensão da doença em atividade. Apesar da excisão completa aparente, há um risco significativo de excisão incompleta e altos índices de recorrência.

O tratamento da NIA I é controverso e pouco provavelmente progride para malignidade. Dessa forma, em alguns casos, nenhum tratamento é recomendado. Por outro lado, a anoscopia ambulatorial é recomendado a cada 6 a 12 meses, com o uso de agentes tópicos mais agressivos nas lesões visíveis sem magnificação.

O tratamento clínico para NIA é limitado. O uso de 5-fluorouracil para a doença de Bowen é seguro e efetivo a longo prazo[36]. Dados recentes sugerem tratamento bem-sucedido para NIA e carcinoma de células escamosas com o uso de imiquimod isolado ou em combinação com outros agentes[27]. Câncer invasivo deve ser tratado com quimiorradioterapia combinada.

LINFOMA NÃO-HODGKIN

A incidência de linfoma não-Hodgkin (LNH) na população geral está gradualmente aumentando. Entretanto, há um excesso de casos esperados, acima de 200 vezes, em indivíduos com AIDS, que respondem por 10% de todos os casos de LNH[38]. Esse tumor tende a ocorrer em casos de AIDS avançada, com contagens de CD4 inferiores a 50 células/mm³. Existem dois tipos de vírus que podem promover o LNH, que são o vírus de Epstein-Barr e os vírus herpes humano tipo 8.

O reto é o segundo órgão gastrointestinal envolvido, e o estômago é o primeiro. Uma vez que o LNH é uma doença sistêmica, os sintomas iniciais incluem sudorese, febre e emagrecimento, os quais também são comuns para muitas doenças relacionadas ao HIV. A identificação do linfoma anorretal é difícil, uma vez que, na sua maioria, é extraluminal. Os sintomas mais comuns são dor, sangramento ou obstipação. LNH anal pode apresentar-se como uma úlcera, fístula ou massa firme, ou com infecção semelhante a um abscesso. O diagnóstico é feito através da biópsia, na qual é identificada a configuração imunoblástica típica das células B do linfoma extranodal. LNH no indivíduo com HIV é geralmente agressivo, e o tratamento consiste na quimioterapia. Vários regimes quimioterápicos são disponíveis; entretanto, o regime de escolha ainda está por ser determinado. A cirurgia está indicada nos casos de doença localizada se nenhum outro local for detectado após avaliação rigorosa.

SARCOMA DE KAPOSI (SK)

No início da década de 1980, a prevalência de sarcoma de Kaposi começou a aumentar significativamente, e logo tornou-se a doença maligna mais comum nos pacientes com AIDS, especialmente homens homossexuais. Está associada ao vírus herpes humano tipo 8. Com o uso da terapia anti-retroviral altamente efetiva (*HAART*), associada com inibidores da protease, houve uma redução marcante da prevalência de sarcoma de Kaposi em pacientes com AIDS nos países ocidentais, mas como 99% dos pacientes com AIDS não têm acesso a essas medicações, o sarcoma de Kaposi permanece um problema bastante comum[39].

As lesões aparecem como telangiectasias pequenas ou como nódulos avermelhados profundos e sésseis, os quais são localizados na submucosa e são freqüentemente assintomáticos. Esses nódulos afetam predominantemente a pele, mucosa oral e víscera, variando da cor rosa-claro ao escuro (Fig. 91.7). Essas lesões podem ser descobertas acidentalmente ao exame endoscópico ou à biópsia retal. O sarcoma de Kaposi anal raramente é sin-

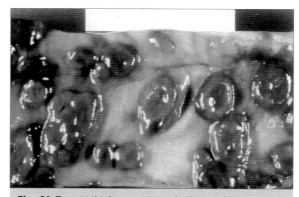

Fig. 91.7 — *Múltiplos sarcomas de Kaposi do reto.*

tomático, mas pode ocasionar sangramento menor. Uma biópsia profunda é necessária para obter tecido adequado. O tratamento é paliativo e inclui medicações anti-retrovirais e injeções intralesionais de agentes quimioterápicos, se indicados. É também suscetível à quimioterapia com vincristina e vimblastina. As lesões devem ser ressecadas se houver sangramento excessivo ou ocorrer obstipação.

ÚLCERAS ANAIS IDIOPÁTICAS

Úlceras anorretais são a segunda lesão anorretal mais comum na população infectada pelo HIV. Como as fissuras, as úlceras anais tendem a ocorrer na linha média posterior; entretanto, elas estão localizadas mais proximalmente, não possuem plicoma sentinela e podem diminuir o tônus do esfíncter. Geralmente possuem base larga e são erosivas, aumentando o risco de abscesso e sepse subseqüente. Os sintomas incluem dor intensa, drenagem de secreção mucóide anal, sangramento, tenesmo e incontinência. O diagnóstico é realizado pela biópsia, que é corada com Gram e levada para cultura de HSV, CMV, MAC, gonorréia, clamídia, sífilis, fungos e câncer. Uma vez identificada a causa, o tratamento apropriado pode ser iniciado, entretanto, apesar de todos os esforços para uma investigação completa, uma causa específica raramente é encontrada.

O tratamento das úlceras idiopáticas nos pacientes infectados pelo HIV é geralmente cirúrgico. O desbridamento ou a excisão completa da lesão geralmente resulta em melhora clínica dos sintomas ou em cura. Um estudo do Instituto Emílio Ribas mostrou uma melhora significativa da dor no pós-operatório imediato após excisão da úlcera, incluindo suas margens porém não a base, e a drenagem do abscesso[40]. Entretanto, a cirurgia pode ter como complicação a cicatrização demorada ou incompleta. Os pacientes devem ser avaliados individualmente quanto à indicação de tratamento cirúrgico. Uma situação especial é a úlcera de linha média posterior, que deve ser tratada, preferencialmente, de forma conservadora, com suplementos de fibras, banhos de assento e analgesia local.

O IMPACTO DOS INIBIDORES DA TRANSCRIPTASE REVERSA

Desde 1995, houve uma diminuição dramática da morbidade e mortalidade entre indivíduos infectados com HIV como resultado da *HAART* (terapia anti-retroviral altamente ativa)[41], a qual consiste em um regime de múltiplos, geralmente três ou mais, agentes anti-retrovirais. Um dos primeiros e mais amplamente usados regimes de HAART consistia em dois análogos nucleosídeos, zidovudina (AZT ou ZDV) e 3TC (Lamivudina), assim como o inibidor da protease indinavir. Evidências indiretas sugerem que o uso de HAART pelos indivíduos infectados pelo HIV diminui a transmissão sexual do HIV

para pessoas não-infectadas[42]. O tratamento anti-retroviral especificamente diminui a carga viral no soro[43] e nas secreções genitais, freqüentemente a níveis abaixo dos detectados pelos testes de PCR (reação em cadeia da polimerase). Sabe-se que a terapia anti-retroviral (HAART) também diminuiu a transmissão perinatal do HIV[45] e baixou os índices de transmissão heterossexual[6]. Além disso, foi sugerido que o uso da HAART em pacientes com câncer anal e infectados pelo HIV, antes do início da radioterapia e da quimioterapia, pode diminuir a toxicidade e aumentar a sobrevida[47].

Por outro lado, a viabilidade da HAART aumentou, paradoxalmente, a prática de sexo inseguro, como foi demonstrado por estudos comunitários[48] e populacionais[3]; homens HIV-negativos que praticam relação sexual anal receptiva estão menos preocupados em contrair HIV, e homens HIV-positivos não têm se preocupado com a possibilidade de transmitir o vírus. Nadal et al.[9] compararam a incidência de doenças anorretais em pacientes HIV-positivos antes e depois do advento da HAART e encontraram uma diminuição da sepse neonatal, mas um aumento na incidência de condiloma acuminado. Uma vez que a HAART diminui a mortalidade e melhora a qualidade de vida em pacientes com AIDS, está havendo um aumento do número de pacientes infectados com HIV que praticam relações sexuais.

CONCLUSÃO

A prática de relação sexual anal levou a um aumento das doenças sexualmente transmissíveis na região anorretal, com um aumento subseqüente da transmissão do HIV. As doenças sexualmente transmissíveis têm uma grande variedade de manifestações clínicas, que vão de lesões assintomáticas a proctite grave. O clínico que trata doenças anorretais e intestinais deve ter conhecimento da apresentação de doenças comuns, assim como deve ter a habilidade de identificar e rastrear pacientes de alto risco para doenças sexualmente transmissíveis e HIV, pois várias infecções que permanecem assintomáticas são potencialmente contagiosas.

REFERÊNCIAS BIBLIOGRÁFICAS

1. Workowski KA, Levine CW, Wasserfelt JN. US Centers for Disease Control and Prevention Guidelines for the Treatment of Sexually Transmitted Diseases: An opportunity to unify clinical and public health practice. *Ann Intern Med* 137:255-262, 2002.
2. CDC. Continuing increases in sexual risk behavior and sexually transmitted diseases among men who have sex with men: San Franciso, Calif, 1999-2001. *MMWR* 92:1387, 2002.
3. Katz M, Schwartz S, Kellog TA, Klausner JD, Dilley JW, Gibson S, McFarland W. Impact of highly active antiretroviral treatment on HIV seroincidence among men who have sex with men: San Francisco. *Am J Publc Health* 92; 388-394, 2002.
4. Fleming DT, Wasserheit JN. From epidemiological synergy to public health policy and practice: the contribution of other sexually transmitted diseases to sexual transmission of HIV infection. *Sex Transm Infect* 75:3-17, 1999.

5. Nadal SR, Menzione CR, Galvão VdM et al. Perianal diseases in HIV positive patients compared with a seronegative population. *Dis Colon Rectum* 42:649-654, 1999.

6. CDC. Guidelines for treatment of sexually transmitted diseases 2002. MMWR 60, 2002.

7. Lord RVN. Anorectal surgery in patients infected with Human Immunodeficiency Virus. *Ann Surg* 226:92-99, 1997.

8. Fox KK, del Rio C, Holmes KK, Hook EW 3rd, Judson FN, Knapp JS, Procop GW, Wang SA, Whittington WL, Levine WC. Gonorrhea in the HIV era: a revearsal in trends among men who have sex with men. *Am J Public Health* 91:959-964, 2001.

9. Baker M, Peppercorn MA. Gastrointestinal aliments of homosexual men. *Medicine* 61:390-405, 1982.

10. McMillan A, Young H, Moyes A. Rectal gonorrhea in homosexual men: source of infection. *Int J of STD & AIDS* 11:284-287, 2000.

11. CDC. Increases in Fluoroquinolone resistant *Neisseria gonorrhoeae* — Hawaii and California, 2001. *MMWR* 51:1041-1044, 2002.

12. Shafer MAB, Tebb KPT, Pantell RH, Wibbelsman CJ et al. Effect of a clinical practice improvement intervention on chlamydial screening among adolescent girls. *JAMA* 288:2846-2851, 2002.

13. Geisler WM, Whittington WL, Suchland RJ, Stamm WE. Epidemiology of anorectal chlamydial and gonococcal infections among men having sex with men in Seattle: utilizing serovar and auxotype strain typing. *Sex Transm Dis* Apr;29(4):189-95, 2002.

14. Van Dyck E, Meheus AZ, Piot P. *Laboratory diagnosis of sexually transmitted diseases.* Geneva: World Health Organization, 1999.

15. Quinn TC, Welsh L, Lentz A et al. Diagnosis by Amplicor PCR of Chlamydia trachomatis infection in urine smaples from women and men attending sexually transmitted diseases clinics. *J Clin Micro* 34:1401-1406, 1996.

16. Nerukar L, Goedert J, Allen W et al. Study of antiviral antibodies in sera of homosexual men. *Fed Proc* 42:6109, 1983.

17. Reyes M, Nazerah S, Shaik MPH, Graber JM, et al. Acyclovir-resistant genital herpes among persons attending sexually transmitted disease and human imunnodeficiency virus clinics. *Arch Intern Med* 163:76-80, 2003.

18. CDC. Primary and secondary syphilis-United States, 2000-2001. *MMWR* 51:1041-1044, 2002.

19. Nadal SR, Manzione CR, Horta SHC, Galvão VM. Comparação das doenças perianais nos doentes HIV+ antes e depois da introdução dos inibidores da protease. *Rev Bras Coloproct* 21:5-8, 2001.

20. El-Attar SM, Evans, DV. Office management of common anorectal problems. Anal warts, sexually transmitted disease, and anorectal conditions associated with human immunodeficiency virus. *Prim Care* 26 (1) 81-100, 1999.

21. Congilosi SM, Madoff RD. Current therapy for recurrent and extensive anal warts. *Dis Colon Rectum* 38:1101-1107, 1995.

22. Billingham RP, Lewis FG. Laser ersus electrical cautery in the treatment of condylomata acuminatum of the anus. *Surg Gynecol Obstetr* 248:425-427, 1982.

23. Billingham RP. Condylomata acuminata In Mazier WP, Levien DH, Luchtefeld MA, Senegore AJ (eds). *Surgery of the colon, rectum and anus.* Philadelphia, WB. Saunders 313-321, 1995.

24. Gregory A, Gottesman L. Sexually trasnmitted and Infectious diseases. In: Beck D, S Wexner (eds). *Fundamentals of anorectal surgery.* 2nd ed, WB Saunders 415-431, 1998.

25. Slade HB. Cytokine induction and modifying the immune response to human papilloma virus with imiquimod. *Eur J Dermatol* 8;13-16, 1998.

26. Kaspari M, Gutzmer R, Kaspari T, Kapp A, Brodersen JP. Application of imiquimod by suppositories (anal tampons) efficiently prevents recurrence after ablation of anal canal condyloma. *Br J Dermatol* 4:757-759, 2002.

27. Pehoushek MAJJ, Smith KJ. Imiquimod and 5% Fluoracil therapy for anal and perianal squamous cell carcinoma in situ in an HIV-1-positive man. *Arch Dermatol* 137:14-16, 2001.

28. Bornstein J, Pascal B, Zarfati D, Goldshmid N, Abramovici H. Recombinant human interferon-beta for condylomata acuminata: a randomized, double-blind, placebo-controlled study of intralesional therapy. *Int J STD AIDS* 8:614-621, 1997.

29. Usman N, Udayashankar K, Subramanian S, Thyagarajan SP. Autoimplantation technique in the treatment of anogenital warts: a clinico-immunological study. *Int Journal* 7: 55-57, 1996.

30. Godstone SE, Plefsky JM, Winnett MT, Neefe JR. Activity of HspE7, a novel immunotherapy in patients with anogenital warts. *Dis Colon Rectum* 45: 502-507, 2002.

31. Tombetta LJ. Place RJ. Giant condyloma acuminatum of the anorectum: trend in epidemiology and management: report of a case and review of the literature. *Dis Colon Rectum* 44:1878-1886, 2001.

32. Sobrado CW, Mester M, Nadalin W, Nahas SC, Bocchini SF, Habr-Gama A. Radiation-induced total regression of a high ly recurrent giant perianal condyloma: report of case. *Dis Colon Rectum* 43:257-260, 2000.

33. Wexner SD. Cytomegalovirus ileocolitis and Kaposi's sarcoma. In Fazio VW (ed.) AIDS. Current therapy in colon and rectal surgery. Toronto: BC. Decker 217-221, 1990.

34. Sobhani I, Vuagnat A, Walker F, Vissuzaine C, Mirin B, Hervatin F et al. Prevalence of high-grade dysplasia and cancer in the anal canal in uman papillomavirus-infected individuals. Gastroenterology 120:857-866, 2001.

35. Lacey HB, Wilson GE, Tilston P, Wilkins EG, Bailey AS, Corbitt G, Green PM. A study of anal intraepithelial neoplasia in HIV positive homosexual men. *Sex Transm Infect* 75:172-177, 1999.

36. Bargman H, Hochman J. Topical treatment of Bowen's disease with 5-fluoracil. *J Cutan Med Surg* 27 (epub ahead of print), 2002.

37. Cleator S, Fife K, Nelson M, Gazzard B, Phillips R, Bower M. Treatment of HIV-associated invasive anal cancer with combined chemoradiation. *Eur J Câncer* 36: 754-758, 2000.

38. Brar HS, Gottesman L, Surawicz C. Anorectal pathology in AIDS. *Gastrointestinal End Clin N Am* 8:913-931, 1998.

39. Geraminejad P, Memar O, Aronson I, Rady PL, Hengge U, Tyring S. Kaposi's sarcoma and other manifestations of human herpesvirus 8. *J Amer Acad of Derm* 47:641-658, 2002.

40. Nadal Sr, Manzione CR, Horta SH, Galvão V. Management of idiopathic ulcer of the anal canal by excision in HIV-positive patients. *Dis Colon and Rectum* 42:1598-1601, 1999.

41. Detels R, Munoz A, Mc Falarne G et al. Effectiveness of potent antiretroviral therapy on time to AIDS and death in men with known HIV infection duration. *JAMA* 280:1947-1503, 1998.

42. Vernazza PL, Eron JJ, Fiscus SA, Cohen MS. Sexual transmission of HIV: infectiousness and prevention. *AIDS* 13:133-1666, 1999.

43. Hammer SM, Squires KE, Huges MD et al. A controlled trial of two nucleoside analogues plus indinavir in persons with human immunodeficiency virus infection and CD 4 cell counts of 200 per cubic millimiter or less. *N Engl J Med* 337:725-733, 1997.

44. Vernazza PL, Troiani L, Flepp MJ et al. Potent antiretroviral treatment of HIV-infection results in suppression of the seminal shedding of HIV. *AIDS* 14:117-121, 2000.

45. Connor EM, Sperling RS, Gelber R, et al. Reduction of maternal-infant transmission of human immunodeficiency virus type 1 with zidovudine treatment. *N Engl J Med* 331:1173, 1994.

46. Musicco A, Lazzarin A, Nicolosi M et al. Antiretroviral treatment of men infected with human immunodeficiency virus type 1 reduces the incidence of heterosexual transmission. *Arch Intern Med* 154:1971-1976, 1994.

47. Place RJ, Gregorcyk SG, Huber PJ, Simmang CL. Outcome analysis of HIV-positive patients with anal squamous cell carcinoma. *Dis Colon Rectum* 44:506-12, 2001.

48. Vanable PA, Ostrow DG, McFirnan DJ, Taywaditep KJ, Hope BA. Impact of combination therapies on HIV risk perceptions and sexual risk among HIV-positive and HIV-negative gay and bisexual men. *Health Psychol* 19:134-145, 2000.

92

CAPÍTULO

Outras Doenças Anorretais

Joaquim José Ferreira

CRIPTITE E PAPILITE

Criptite é a inflamação e/ou infecção das criptas de Morgagni. Imediatamente acima da linha denteada ou pectínea, a mucosa retal assume o aspecto pregueado, formando as colunas de Morgagni. Ao nível dessa linha encontram-se pequenas dobras do revestimento anal, entre cada coluna, chamadas válvulas semilunares, e por detrás dessas válvulas a mucosa projeta-se para baixo, formando bolsas: as criptas de Morgagni. A criptite desempenha importante papel na patologia inflamatória e/ou infecciosa do canal anal, principalmente na origem dos abscessos e das fístulas. As papilas são pequenas projeções situadas na base das colunas de Morgagni, ao nível da linha pectínea, e vistas em cerca de 50% dos pacientes examinados[15]. Geralmente são pequenas, com proeminência suficiente para dar à linha pectínea aspecto serrilhado. Em certos indivíduos, elas se apresentam aumentadas de tamanho, com aspecto triangular de base alargada e rosada e ápice esbranquiçado; outras vezes, se hipertrofiam e assumem aparência alongada e fibrosada.

A causa desses processos inflamatórios e/ou infecciosos é primordialmente traumática; a constipação e/ou a diarréia freqüentemente são os principais fatores, lesando a área mais frágil do canal anal — a linha pectínea. As criptas anais, situadas como um funil de bojo para cima, funcionam como uma porta de entrada para bactérias, que tanto podem estacionar em nível críptico quanto podem atingir as papilas anais, determinando as papilites[6].

Na criptite, os sintomas principais são desde discreto ardor até dor, por vezes intensa na região anal, podendo ser acompanhada de eliminação de secreção perianal de muco ou pus, sensação de peso, evacuação incompleta e prurido[39]. Na papilite a dor é rara, mas o paciente refere desconforto, sensação de evacuação incompleta e, às vezes, protrusão. O diagnóstico é feito pelo toque retal e anuscopia. Em geral a cripta comprometida permite a introdução da ponta de um estilete curvo, que se dirige para baixo, estendendo-se às vezes até quase a margem anal. É freqüente observar-se drenagem de secreção pela cripta. Na maioria das vezes, essas criptas estão na porção posterior do canal anal. Nos casos da papila hipertrófica o diagnóstico diferencial deve ser feito com o pólipo retal. A diferenciação se faz pelo aspecto característico das papilas e sua localização no canal anal, junto às bordas das criptas e nas bases das colunas de Morgagni[39].

O tratamento deve ser orientado no sentido da redução do atrito, normalizando-se a função intestinal, abolindo-se o uso do papel higiênico e prescrevendo, se necessário, banhos de assento em água morna, analgésicos, anestésicos locais ou antiinflamatórios. Na criptite com processo de infecção e trajeto longo, pela possibilidade de formação de abscesso e fístula, recomenda-se a criptectomia. Na papilite hipertrófica sintomática, indica-se papilectomia.

PLICOMA PERIANAL

Plicoma (do latim *plica*, prega)[42] origina-se da hipertrofia de uma ou mais pregas do tegumento cutâneo perianal, e compõe-se de pele, tecido conjuntivo subcutâneo e pequenos vasos. Geralmente é seqüela de trombo ou hematoma perianal prévios, ou conseqüência de defeito na cicatrização de cirurgia anal.

Assintomático, pode no entanto dificultar a higiene, e o atrito ou traumatismo local resultar no aparecimento de processo inflamatório e/ou prurido. A inspeção mostra a região perianal saliente, enrugada ou intumescida, em vez do pregueado normal, facilitando o diagnóstico. O diagnóstico diferencial deve ser feito com mamilo "sentinela" da fissura anal, orifício secundário de fístula, condiloma, lues e carcinoma.

Quando assintomático, não requer tratamento; recomenda-se maior cuidado com a higiene local. No paciente com sintomas, geralmente decorrente do processo inflamatório, indica-se excisão, sob anestesia local, com feridas no sentido radial, deixando-se abertas ou suturadas com fio fino absorvível.

PROCTALGIA FUGAZ

Síndrome dolorosa aguda, intensa, intermitente e de curta duração, de localização retal profunda, descrita pela primeira vez por Thaysen em 1935. É relativamente freqüente, porém, em face de sua curta duração, ausência de seqüelas e reaparecimento quase sempre a longos intervalos, raramente o enfermo procura o médico para esclarecimento do problema. É mais comum nas mulheres — cerca de dois terços dos casos — na meia-idade (40 a 50 anos).

A etiologia ainda é desconhecida. Várias teorias são propostas: transtorno neuropsíquico em pacientes ansiosos, hiperemotivos, instáveis; colopatias funcionais ou inflamatórias; afecção osteoarticular ou urogenital; espasmo vascular; espasmo do músculo elevador do ânus. A contratura dos elevadores do ânus parece ser a hipótese mais satisfatória para explicar esse tipo de dor[6].

Clinicamente, a dor é, em geral, de aparecimento súbito, sem pródromos, noturna, muitas vezes acordando o paciente, durando de alguns segundos a poucos minutos. A localização é intra-retal, acima do ânus, na maioria das vezes do tipo câimbra, contratura ou tenesmo. É imprevisível a repetição das crises, mas raramente é superior a 4 ou 5 ao ano[10]. O exame proctológico é negativo. Duhamel, examinando um paciente no momento de crise, encontrou presença de dor, lateralmente, sobre os músculos elevadores.

O diagnóstico diferencial deverá ser feito com doenças do trato digestivo baixo (cólon sigmóide, reto e ânus), do aparelho urogenital, lesões osteoarticulares da pelve e com outras algias funcionais[35].

Sendo curta a duração da dor, e imprevisível o seu aparecimento, raramente qualquer medida terapêutica poderá ser tomada a tempo de um efeito eficaz. Nos casos de dor muito intensa e duração mais prolongada, têm sido recomendados banho de assento em água morna, massagens sobre os músculos elevadores do ânus, miorrelaxantes, nitrito de amilo sublingual e analgésicos. Quanto ao prognóstico, a tendência é de as crises se espaçarem com a idade, desaparecendo na velhice.

Aos pacientes deve ser assegurado que eles não são portadores de doença maligna, pois a cancerofobia é freqüente nos portadores de algias pélvicas.

Alguns estudos, utilizando a ultra-sonografia endoanal, e outros métodos para análise da fisiologia anorretal, ou biópsias dos esfíncteres, não têm mostrado resultados elucidativos para explicar a etiologia dessa síndrome. Assim, a terapia ainda é de caráter experimental.

Como ocorre em outras síndromes dolorosas devido à distonia muscular, alguns pacientes podem se beneficiar com injeção de botulina ou *biofeedback*[5].

COCCIGODINIA

Consiste em sintomas de dor, pressão ou desconforto ao nível do cóccix e do sacro, freqüentemente estendendo-se às regiões glúteas e aos membros inferiores. A síndrome afeta com mais freqüência o sexo feminino, na proporção de 4:1, entre os 30 e os 50 anos[7]. Os sintomas são agravados pelo movimento de sentar.

Usualmente, nenhum fator etiológico é encontrado na história para explicar os sintomas. Alguns pacientes referem trauma recente na região ou cirurgia anorretal prévia. Outros associam o início dos sintomas ao período pós-parto ou perineoplastia. Tem sido considerada como causada por espasmo dos elevadores do ânus [17,43] e também como dor de origem psíquica em estados depressivos [28].

Clinicamente, a dor apresenta-se de forma contínua ou intermitente, aparecendo com mais freqüência no final do dia, após tempo prolongado na posição sentada, às vezes relacionando-se também com a evacuação. É localizada no cóccix, no sacro e também no reto, podendo irradiar-se para as regiões glúteas, o períneo, os órgãos genitais e membros inferiores. O diagnóstico é feito pelo achado, ao exame, de dor e espasmo afetando os músculos elevadores, principalmente do lado esquerdo. Durante o exame, o cóccix deve ser palpado e mobilizado entre os dedos polegar e indicador. Alguns pacientes referem dor à mobilização do cóccix. A radiografia do cóccix e do sacro, de frente e perfil, é quase sempre normal. O diagnóstico diferencial deve ser feito com fissura anal, abscesso, prolapso retal, lesões ósseas e neurológicas.

O tratamento recomendado consiste em massagem dos músculos elevadores do ânus através do dedo introduzido no reto, banhos de assento mornos e miorrelaxantes. Nos pacientes que não respondem à massagem, tem sido utilizada a estimulação eletrogalvânica dos músculos elevadores [40].

A coccigectomia, total ou parcial, segundo propõe Postacchini[38], seria indicada nos casos que não respondem ao tratamento conservador. As injeções anestésicas são contra-indicadas.

PNEUMATOSIS COLI

Pneumatosis coli é uma condição benigna relativamente rara que afeta o intestino grosso, caracterizada pela presença de múltiplos cistos gasosos na parede intestinal; é também denominada *pneumatosis cystoides intestinales*, termo mais abrangente, pois as lesões podem ser encontradas no intestino delgado. Gruemberg[18], numa revisão de 27 casos do Henry Ford Hospital, encontrou 21 localizadas no cólon, 3 no intestino delgado e 3 com múltiplas localizações. Os cistos podem ser de pequeno ou grande porte, geralmente múltiplos e localizados na subserosa, encontrados mais comumente em uma forma assintomática.

A etiologia ainda é desconhecida, porém das teorias propostas para explicar a causa da doença — nutricional, química, neoplásica, mecânica e bacteriana — a mecânica e a bacteriana são atualmente as mais aceitas[12]. De acordo com a teoria mecânica, o gás penetra na parede intestinal por um dos seguintes mecanismos: (1) aumento da pressão pulmonar com ruptura alveolar e dissecção do gás através do mediastino, retroperitônio, mesentério e parede intestinal; (2) trauma direto da parede intestinal durante manobras tais como endoscopia e colocação de tubo entérico[24]; (3) ruptura da mucosa, incluindo ulcerações, feridas, anastomoses; e (4) aumento da pressão intraluminar no intestino, associada com aumento da peristalse e/ou obstrução. A teoria bacteriana é baseada em estudos mostrando que o gás dos cistos contém quantidade significativa de hidrogênio, o qual é um produto do metabolismo bacteriano. Alguns trabalhos experimentais em animais têm mostrado que a *pneumatosis cystoides intestinales* pode ser induzida pela injeção intramural, intraluminar ou intraperitoneal de *Clostridium perfringens*[48]. Sendo assim, é provável que a origem bacteriana seja também possível no homem.

A doença pulmonar obstrutiva crônica pode estar associada à *pneumatosis cystoides*, e nesses casos o envolvimento é limitado ao cólon[18]; colopatias são pouco comuns nos pacientes com envolvimento colônico, mas a literatura relata associação com doença de Crohn[12] e câncer. A *pneumatosis cystoides intestinales*, além de classificada em forma infantil e do adulto, pode, neste último, ser classificada como primária (idiopática) ou secundária, esta associada à lesão gastrointestinal ou à doença pulmonar obstrutiva crônica. A infantil tem evolução fulminante sob forma de enterocolite necrosante, com mau prognóstico[24]. A doença de localização do cólon esquerdo é geralmente primária, e a localizada no intestino delgado e no cólon direito é usualmente secundária.

Nos últimos anos têm sido descritos vários casos associados aos transplantes de órgãos, em que os fatores determinantes, diversos dos já enunciados, têm sido vinculados à quimioterapia e radioterapia pós-transplante, à imunossupressão, à rejeição e à infecção por citomegalovírus[41].

Sintomas tais como diarréia geralmente aparecem se as lesões estão localizadas no íleo terminal ou no cólon. Outros sintomas incluem constipação, sangramento retal, muco, dor abdominal, tenesmo, flatulência. Complicações podem ocorrer em cerca de 3% dos casos[13]: vólvulo, perfuração com ou sem pneumoperitônio, hemorragia, invaginação, obstrução. No adulto a forma com evolução grave, fulminante, é rara. O diagnóstico é estabelecido quase sempre pelo exame radiológico simples do abdômen, que mostra imagem gasosa na parede intestinal. Alguns casos são diagnosticados por sigmoidoscopia ou colonoscopia, outros por achado em laparoscopia. A ultra-sonografia e a tomografia computadorizada também têm sido descritas como mais sensíveis do que a radiografia simples na detecção do gás intramural[24]. Os cistos subserosos estão geralmente próximos à borda mesentérica, mas alguns podem ser encontrados em localização antimesentérica e ter o tamanho de alguns milímetros a vários centímetros, únicos ou múltiplos. Os submucosos são invisíveis, mas dão ao intestino a consistência esponjosa. O diagnóstico diferencial deve ser feito com outros processos abdominais dolorosos (p. ex., apendicite aguda) ou causadores de sangramento retal (p. ex., câncer) ou, no exame radiológico, com polipose, colite cística profunda e lipoma.

O tratamento é sintomático, e pode haver recidiva. Vários métodos terapêuticos têm sido prescritos, como oxigenioterapia por alguns dias[27], dieta elementar por duas semanas[12], antibióticos, metronidazol[18]. A cirurgia é indicada somente em casos de evolução fulminante, em crianças e adultos, em que a espera pode levar à necrose de alça. Complicações, tais como vólvulo, obstrução ou hemorragia, podem também requerer tratamento cirúrgico.

MELANOSIS COLI

É uma pigmentação acastanhada ou enegrecida do cólon, associada à ingestão continuada de laxativos contendo compostos antracênicos — sena, cáscara sagrada, ruibarbo, aloés. A coloração da mucosa colônica é devida ao acúmulo de macrófagos contendo pigmentos acastanhados semelhantes à lipofucsina na lâmina própria[2]. A origem e a composição desses pigmentos ainda não estão bem esclarecidas [6]. Alguns estudos sugerem que o pigmento pode ser produto da degradação dos laxativos antracênicos ingeridos. Trabalhos mais recentes com microscopia eletrônica indicam que o pigmento seria de origem endógena, e derivado da degeneração de organelas intracitoplasmáticas, tais como mitocôndria e/ou lisossoma de célula mononuclear da lâmina própria ou de células epiteliais[1]. Trabalhos experimentais têm revelado que a *melanosis coli* aparece aproximadamente com 1 ano de uso das drogas antracênicas e desaparece cerca de 6 a 11 meses após a suspensão do medicamento. Estudo feito em 45 portadores do processo mostrou anormalidades nas células absortivas da mucosa colônica e, na lâmina própria, um acúmulo de macrófagos pigmentados, discreta inflamação de células plasmáticas e alterações do plexo nervoso. Alterações nervosas parecem estar relacionadas com distúrbios do cólon[2]. À retossigmoidoscopia a pigmentação é vista com aspecto acastanhado, às vezes disposta em mosaico, aparecendo em cerca de 10% dos pacientes constipados que fazem uso prolongado de antracênicos. A biópsia da mucosa tem mostrado que a pigmentação aparece em torno de 50% desses pacientes. A endoscopia é, assim, menos precisa do que a histopatologia na detecção da presença de *melanosis coli*.

Pelos conhecimentos atuais, essa condição é assintomática ou oligossintomática, e não tem maior significância clínica.

Quanto ao tratamento, recomenda-se a suspensão dos laxativos contendo derivados antracênicos.

OLEOGRANULOMA

Também conhecido por parafinoma, é raramente encontrado no trato gastrointestinal, e os poucos casos relatados geralmente estão localizados no terço inferior do reto, próximo à linha pectínea. No reto, a lesão é intramural, mais comumente da submucosa, desenvolvendo uma reação granulomatosa tipo corpo estranho, e conseqüente à injeção de substância mineral ou vegetal, como veículo de medicamento para tratamento esclerosante de hemorróidas[31]. No local da injeção pode-se encontrar um ou mais nódulos irregulares, duros, às vezes ulcerados. A lesão pode aparecer também após ingestão oral ou uso de enema contendo substâncias oleosas. Ocasionalmente, a lesão encontrada pode ser cística.

Na localização anorretal os sintomas mais freqüentes são dor anal, tenesmo, dificuldade para a expulsão do bolo fecal. Alguns casos aparecem associados à trombose hemorroidária. Erros de diagnóstico podem ser evitados, pela biópsia, com outras patologias, como carcinóide, linfoma, leiomioma e trombo hemorroidário. As lesões pequenas podem ser tratadas por excisão e sutura primária, e as lesões mais extensas respondem a tratamento clínico sintomático.

HIDROADENITE SUPURATIVA

É uma doença supurativa crônica de áreas cutâneas onde existem glândulas sudoríparas apócrinas, principalmente nas regiões axilares e anogenital. Sua origem apócrina foi reconhecida por Verneuil em 1854. As lesões apresentam-se em todas as raças e em ambos os sexos, mas na sua localização perineal é mais comum no homem, não sendo encontrada antes da puberdade. O clima tropical, a obesidade e a tendência familiar para a acne são fatores predisponentes. As lesões iniciam-se a partir de infecção bacteriana dos ductos e das glândulas apócrinas[20]. A obstrução e a subseqüente ruptura dos ductos das glândulas infectadas disseminam o processo a glândulas vizinhas, formando abscessos. Como o processo se repete, a tendência é para o desenvolvimento de *sinus*, fístulas cutâneas e intensa formação de cicatrizes e fibrose, com comprometimento regional para áreas onde existam as glândulas. No início vê-se geralmente pequena pápula com eritema, na área apócrina, formando pequenos abscessos profundos, isolados, que podem ser confundidos com cistos sebáceos.

Em poucos dias evoluem para abscessos maiores, confluentes, que tendem a drenar secreção purulenta. O processo não tem tendência à cura espontânea, e na sua fase crônica aparecem *sinus*, espessamento cutâneo, cicatrizes e aberturas com drenagem de secreção. Na região anogenital as lesões podem envolver ânus e canal anal[7] e estender-se ao pênis, à bolsa escrotal, à vulva, às regiões glúteas e inguinais e ao períneo. A flora bacteriana encontrada é mista, revelando *Staphilococcus, Streptococcus, Escherichia coli, Proteus, Pseudomonas* e anaeróbios.

A hidroadenite supurativa deve ser lembrada em todo adulto jovem que mostre presença de pequenos abscessos nas regiões de glândula apócrina e apresente quadro inflamatório com *sinus* e fibrose profunda. Nenhuma outra afecção compromete as áreas de glândulas apócrinas dessa maneira, mas, para diagnóstico diferencial, devem ser excluídos tuberculose, actinomicose, linfogranuloma venéreo, granuloma inguinal, doença de Crohn e colite ulcerativa, assim como fístula anal e cisto pilonidal.

O tratamento nas fases inicial e aguda deve ser dirigido para o uso apropriado de antibacterianos sistêmicos e locais, orientado pela cultura e pelo antibiograma das secreções. Recomendam-se cuidados na higiene local e compressas úmidas e/ou banhos com soluções antisépticas. Nos casos avançados e crônicos, a cirurgia é indicada e deve ser dirigida para dissecção e exteriorização completa das áreas comprometidas, seguidas de curetagem do tecido de granulação. Atualmente, nos casos de lesões muito extensas, a maioria dos cirurgiões aconselha a excisão ablativa ampla de toda a área afetada[11,33,46]. Após a excisão, a maioria prefere deixar a ferida aberta, e alguns autores recomendam sutura primária ou enxerto. Colostomia derivativa deve ser realizada quando o aparelho esfincteriano estiver muito comprometido, levando à incontinência fecal, ou quando a ressecção for extensa, principalmente em regiões perianal e glútea, dificultando o controle da infecção local pela contaminação fecal persistente[11].

A ocorrência de carcinoma de células escamosas nas lesões fistulosas cronicamente infectadas tem sido relatada. Outros trabalhos assinalam a possibilidade de infecção necrosante por anaeróbios como complicação potencialmente letal.

SÍNDROME DA ÚLCERA RETAL SOLITÁRIA

Condição benigna incomum que atinge o reto, principalmente do adulto jovem. Devido à sua variada manifestação, é freqüente o erro no seu diagnóstico. Historicamente, a primeira citação dessa condição é atribuída a Cruveilhier, em 1842[27]. Em 1930, Lloyd Davis introduziu o termo úlcera solitária do reto. Madigan, em 1964, relatou o primeiro caso bem-documentado, e, finalmente, em 1969, Madigan & Morson, numa revisão de 68 casos, estabeleceram o critério histológico para o diagnóstico: (1) obliteração fibromuscular da lâmina própria (raramente completa); (2) hipertrofia da muscular da mucosa; (3) deslocamento de glândulas profundas para a muscular da mucosa. Martin, numa revisão de 51 casos (18 homens e 33 mulheres) com média de idade de 24 e 34 anos, respectivamente, encontrou úlcera presente em 57% dos casos (35% únicas e 22 % múltiplas); nos outros 43% notou a presença de lesão polipóide ou de mucosa granulosa hiperemiada. Em 91% dos casos havia a presença de prolapso mucoso completo ou parcial[29]. Verifica-se assim que nem sempre a úlcera é solitária, e nem sempre existe ulceração, confirmando relatos de outros autores.

A síndrome da úlcera retal solitária tem uma etiologia conhecida, e a maioria dos estudos atuais vem mostrando como causa a existência do prolapso retal associado a uma disfunção do esfíncter anal ao nível do músculo puborretal[51], impedindo o seu relaxamento normal no ato da evacuação. A combinação do aumento da pressão intra-retal e o prolapso durante o esforço da evacuação seria a causa responsável, ao projetar o segmento prolabado, pela contração do músculo puborretal, de encontro ao anel esfincteriano. Outros fatores etiológicos citados incluem doença inflamatória intestinal localizada, trauma e infecção viral. Alguns pacientes com essa síndrome possuem distúrbios de personalidade, enquanto outros podem apresentar uma história de trauma sexual, abuso na infância e pais dominadores. Muitos são introspectivos ou neuróticos. A maioria dos pacientes é obsessiva em relação a seus intestinos[28].

A síndrome tem sido freqüentemente confundida com proctite idiopática e com doença de Crohn, causando retardo do diagnóstico definitivo, às vezes por anos. Infelizmente, tem havido confusão também com carcinoma invasivo, quando cistos contendo mucina são vistos à biópsia, levando a intervenções cirúrgicas desnecessárias[26].

A maioria dos pacientes apresenta-se com sangramento retal, perda de muco, tenesmo e desconforto retal. A constipação intestinal e a sensação de evacuação incompleta são queixas freqüentes.

Podem-se observar também queixa de evacuação dolorosa, incontinência, pressão perineal ou vaginal e necessidade de auxílio digital para esvaziamento do reto. Nem todos apresentam uma úlcera bem-estabelecida; alguns mostram uma mucosa hiperemiada ou lesão polipóide na parede anterior do reto, quase sempre entre 7 e 10 cm da margem do ânus. A úlcera é geralmente rasa, circundada por mucosa hiperemiada, de tamanho variável de poucos milímetros a alguns centímetros. Às vezes as úlceras são múltiplas e podem envolver o reto circunferencialmente[36]. A retossigmoidoscopia, feita simultaneamente com a manobra de Valsalva, pode mostrar prolapso anterior do reto[36]. O diagnóstico é feito pelo exame proctológico, incluindo toque retal, retossigmoidoscopia e biópsia. A hipótese de que a síndrome da úlcera retal solitária e a colite cística profunda sejam síndromes análogas é defendida por vários autores, pela similaridade nas apresentações clínica e histológica[26,37]. O exame radiológico do cólon deverá ser completado com o defecograma para diagnóstico de prolapso oculto ou incompleto.

O tratamento é difícil, e deve ser conservador tanto quanto possível[34]. Nos pacientes assintomáticos ou oligossintomáticos, o tratamento é clínico e orientado no sentido de induzi-los a evitar o esforço exagerado à evacuação, reeducar o hábito intestinal com dieta rica em fibras, laxativos e/ou supositórios e enemas[52]. O *biofeedback* pode ter seu lugar no tratamento se houver uma defecação obstruída[28]. O controle medicamentoso deve ser continuado e a cirurgia somente indicada em pacientes selecionados nos quais o quadro neuropsíquico não seja predominante[34]. Na ausência de resposta ao tratamento conservador ou naqueles casos com prolapso retal evidente, recomenda-se o tratamento cirúrgico, com retopexia por via abdominal[19,44].

COLITE CÍSTICA PROFUNDA

Trata-se de doença benigna não-neoplásica do cólon, rara, usualmente confinada ao sigmóide e ao reto e caracterizada pela presença de cistos localizados na submucosa, revestidos por epitélio colunar simples, contendo muco[47]. A etiologia ainda é desconhecida. Wayte & Helwig dividiram a colite cística profunda em dois grupos: o tipo localizado, no qual os cistos estão confinados ao reto, e o difuso, quando disseminados por áreas mais extensas do cólon[49]. Alguns autores admitem que os dois tipos possam ter etiologia e comportamento clínico diferentes. A ocorrência em adultos jovens, a ausência de fatores predisponentes e a falta de resposta à antibioticoterapia e ao uso de corticóides reforçam a hipótese de origem congênita das formas localizadas. Ao contrário, no tipo difuso é comum a associação com doença inflamatória intestinal, boa resposta ao tratamento clínico e à derivação intestinal, o que favorece a hipótese de tratar-se de doença adquirida. Nesta última condição, a maioria dos autores aceita a doença como secundária a processo inflamatório, trauma[37] ou prolapso da mucosa retal.

A sintomatologia é diversa, mas as queixas mais freqüentes são de sangramento retal, perda de muco, diarréia e dor perineal ou abdominal. Em aproximadamente 10% dos casos a doença é assintomática, e encontrada casualmente em exame de rotina[49]. A maioria das lesões é vista à endoscopia como uma formação nodular dura, recoberta por mucosa hiperemiada, às vezes ulcerada, situada até 15 cm acima da linha pectínea, na parede anterior do reto. Como os sintomas e sinais são semelhantes aos de outras patologias benignas ou malignas do reto, a história não é suficiente para o diagnóstico. A biópsia deve ser suficientemente profunda para se ter um diagnóstico histopatológico conclusivo. Prefere-se a excisão completa da lesão[30]. No enema opaco, a imagem é semelhante à de um tumor polipóide séssil ou mostra um espessamento em placa que não ultrapassa 3 cm de diâmetro, no tipo localizado; na lesão difusa, o aspecto lembra o da colite ulcerativa ou da polipose colônica, ao nível de sigmóide e descendente[47]. O diagnóstico diferencial deve ser feito com outras patologias, como carcinoma, adenomas, carcinóide, endometriose, lipoma.

O tratamento da lesão localizada é cirúrgico, e consiste na excisão local. Em certos casos recomenda-se a ressecção segmentar. Deve-se evitar cirurgias mais radicais, pois a derivação intestinal poderá trazer remissão dos cistos no tipo difuso da doença.

REFERÊNCIAS BIBLIOGRÁFICAS

1. Badiali D, et al. Melanosis of the rectum in patients with chronic constipation. *Dis Colon Rectum* 28:2411-5, 1985.
2. Balazs M. Melanosis coli. Ultrastructural study of 45 patients. *Dis Colon Rectum* 29:839-44, 1986.
3. Banerjee AK. Surgical treatment of perineal hidradenitis suppurativa. *Br J Surg* 79:863-6, 1992.
4. Brown SCW, et al. Surgical treatment of hidradenitis suppurativa with special reference to recognition of the perineal form. *Br J Surg* 73:978-80, 1986.
5. Christiansen J., et al. Chronic idiopathic anal pain. *Dis Colon Rectum* 44:5.661-665, 2001.
6. Corman ML. Proctalgia fugax (levator spasm). In: Cormam ML (ed). Colon and rectal surgery. Philadelphia, J.B. Lippincott Company: 733-4, 1984.
7. Culp CE. Chronic hidradenitis suppurativa of the anal canal. A surgical skin disease. *Dis Colon Rectum* 26:669-79, 1983.
8. Cruz GMG. Papilites e criptites anais. In: Cruz GMG (ed). *Coloproctologia. Propedêutica nosológica*. Rio, Revinter, II:1183-6, 2000.
9. Donsky HJ, Mendelson CG. Squamous cell carcinoma as a complication of hidradenitis suppurativa. *Arch Dermatol* 90:488-90, 1964.
10. Duhamel J. Algias anorrectales esenciales. In: Duhamel J (ed) *Proctologia*. Barcelona, Salvat Editores: 259-64,1974.
11. Formiga, GJS, et al. Hidradenite supurativa perianal. *Rev Bras Coloproct* 17-2:101-4, 1997.
12. Galundiuk S, et al. Pneumatosis cystoides intestinales in Crohn's disease. Report of two cases. *Dis Colon Rectum* 28:951-6, 1985.
13. Galundiuk S, Fazio VW. Pneumatosis cystoides intestinales. A review of the literature. *Dis Colon Rectum* 29:58-63,1986.
14. Ger GC, et al. Evaluation and treatment of chronic intractable rectal-pain, a frustarting endeavor. *Dis Colon Rectum* 36:139-45, 1993.
15. Goligher JC. Haemorrhoids or piles. In: Goligher JC (ed) *Surgery of the anus, rectum and colon*. 3 ed., London, Baillière Tindall: 165-7, 1975.
16. Goligher JC. Melanosis coli. In: Goligher JC (ed). *Surgery of the anus, rectum and colon*. 3 ed., London, Baillière Tindall: 1138-9, 1975.
17. Grant SR, et al. Levator syndrome. An analisis of 316 cases. *Dis Colon Rectum* 18:161-3, 1975.
18. Gruemberg JC, Grodsinsky MD, Ponka JL. Pneumatosis intestinalis. A clinical classification. *Dis Colon Rectum* 22:5-9, 1979.
19. Himal HS, Mc Lean APH, Duff JH. Gas gangrene of the scrotum and perineum. *Surg Gynecol Obst* 139:176-8, 1974.
20. Hurley HJ. Hidradenitis suppurativa. In: Moschella SL, Hurley HJ (eds). *Dermatology*. 2 ed., Philadelphia, W.B. Saunders Company: 1336-41,1985.
21. Jauhonen P, Lehtolu J, Karttunen T. Treatment of pneumatosis coli with metronidazole. Endoscopia follow-up of one case. *Dis Colon Rectum* 30:800-1, 1987.
22. Karulf RE. Hidradenitis suppurativa and pilonidal disease. In: Beck DE, Wexner SD (eds). *Fundamentals of anorectal surgery*. New York, McGraw-Hill, Inc.: 183-91, 1992.
23. Keighley MRB, Achouler P. Clinical and manometric features of the solitary rectal ulcer syndrome. *Dis Colon Rectum* 27:507-12, 1984.
24. Keighley, MRB, Williams, NS. Pneumatosis cystoids intestinalis. In: Keighley MRB (ed) *Cirurgia do ânus, reto e colo*. Editora Manole, S. Paulo: 1:374, 1998.

25. Keighley MRB. Síndrome da úlcera retal solitária. In: Keighley MRB (ed). *Cirurgia do ânus, reto e colo*. Editora Manole Ltda, São Paulo: 1:690-705, 1998.
26. Levine DS. " Solitary" rectal ulcer syndrome. Are "solitary" rectal ulcer syndrome and "localized" colitis cystica profunda analogous syndromes caused by rectal prolapse? *Gastroenterology* 92:243-53, 1987.
27. Mackle EJ, Parks TG. The pathogenesis and pathophysiology of rectal prolapse and solitary rectal ulcer syndrome clinics. *Gastroenterology* 15:985-1002, 1986.
28. Maroy B. Spontaneous and evoked coccigeal pain in depression. *Dis Colon Rectum* 31:210-5, 1988.
29. Martin CJ, Parks TG, Biggart JD. Solitary rectal ulcer syndrome in Northern Ireland. 1971-1980. *Br J Surg* 68:744-7, 1981.
30. Martin Jr JK, Culp CE, Weiland LH. Colitis cystica profunda. *Dis Colon Rectum* 23:488-91, 1980.
31. Mazier WP, Dun KM, Robertson WG. Oil-induced granuloma (eleoma) of the rectum. Report of four cases. *Dis Colon Rectum* 21:292-4, 1978.
32. Miralbés M, Hinojosa J, Alonso J, Berenguer J. Oxygen therapy in pneumatosis coli. What is the minimum oxygen requirement? *Dis Colon Rectum* 26:458-60, 1983.
33. Nasser Jr, A, et al. Exérese ablativa ampla na hidradenite supurativa perineal. *Rev Bras Coloproct* supl. 1, 21:65, 2001.
34. Nicholls RJ & Dozois RR. Solitary rectal ulcer syndrome. In: Nicholls RJ (ed). *Surgery of the colon and rectum*. Churchill Livingstone, New York: 725-731, 1997.
35. Oliver GC. Proctalgia fugax, levator syndrome and pelvic pain. In: Beck DE, Wexner CD (eds). *Fundamentals of anorectal surgery*. New York, McGraw-Hill, Inc.: 215-21, 1992.
36. Parks A, Rutter, KRP. Solitary ulcer syndrome. In: Thomson JPS, Nicholls RJ (eds). Colorectal Disease. *An introduction for surgeons and physicians*. London, W.H. Medical Books Limited: 111-3, 1981.
37. Peterkin III, GA, et al. Proctitis cystica profunda in paraplegics. Report of three cases. *Dis Colon Rectum* 35:1174-6, 1992.
38. Postacchini F, Massobrio M, Idiophatic coccigodynia. *J Bone and Joint Surg* 65-A:1116-24, 1983.
39. Quilici FA. Processos infecciosos. In: Quilici FA (ed). *Doenças anorretais*. São Paulo, Lemos Editorial: 95-121, 2002.
40. Salvati EP. The elevator syndrome and its variant. *Gastroenterology Clin North Am* 16:71-8, 1987.
41. Santos Jr, JCM. Pneumatose cistóide intestinal. *Rev Bras Coloproct* 18-4:262-4, 1998.
42. Santos RP. Etiopatogenia das hemorróidas. Anais do 8º Congresso Brasileiro de Proctologia. Rio de Janeiro: 42-59, 1958.
43. Thiele GH. Coccigodynia and pain in the superior gluteal region. *JAMA* 109:1271-5, 1937.
44. Tjandra JJ, et al. Clinical conundrum of solitary rectal ulcer. *Dis Colon Rectum* 35:227-34, 1992.
45. Thompson WG. Proctalgia fugax. *Dig Dis Sci* 26:1121-4, 1981.
46. Thornton JP, Abacarian H. Surgical treatment of perianal and perineal hidradenitis suppurativa. *Dis Colon Rectum* 21:573-7, 1978.
47. Tourinho OB, Azevedo JRS, Silva LF. Colite cística profunda localizada. *Medicina de Hoje* 3:758-60, 1977.
48. Yale CE. Etiology of pneumatosis cystoides intestinales. *Surg Clin North Am* 55:1297-302, 1975.
49. Wayte DM, Helwig EB. Colitis cystica profunda. *Am J Clin Pathol* 48:159-69, 1967.
50. Whelan RL. Other Proctitidis. In: Beck DE, Wexner CD (eds). *Fundamentals of anorectal surgery*. New York, McGraw-Hill, Inc.: 477-500, 1992.
51. Womack NR, et al. Pressure and prolapse — the cause of solitary rectal ulceration. *Gut* 28:228-33, 1987.
52. Zargar AS, et al. Sucralfate retention enemas in solitary rectal ulcer. *Dis Colon Rectum* 34:455-7, 1991.

93

CAPÍTULO

Tumores da Região Anal

Sergio W. Larach
David K. A. Magee

INTRODUÇÃO

Tumores do canal anal e da região perianal são patologias incomuns cujo entendimento depende do conhecimento detalhado da anatomia, embriologia e histologia do canal anal e dos tecidos perianais. A histologia variada do canal anal e da região perianal pode dar origem a uma grande variedade de patologias malignas e pré-malignas. O tratamento dos tumores de canal anal e região perianal apresentou um importante avanço com o advento da terapia combinada, entretanto, muitos desses tumores ainda possuem morbimortalidade significativa.

ANATOMIA E HISTOLOGIA

A região anal é dividida, para propósitos terapêuticos, em região perianal e canal anal. Carcinomas nessas duas regiões possuem características clínicas e biológicas distintas.

Classicamente, o canal anal é a região que se estende do anel anorretal (limite proximal) à margem anal (limite distal). Esta corresponde à transição entre o epitélio do canal que não contém folículos pilosos e a pele perianal com folículos pilosos. A Organização Mundial da Saúde, a fim de padronizar os relatos de neoplasias anais, definiu canal anal como a região que se estende do limite superior ao limite inferior do esfíncter anal interno, o que se aproxima da definição clínica acima relatada[18,44,90].

Ao longo desse segmento de apenas 4 a 5 cm, o revestimento epitelial sofre várias transformações. No seu nível superior (região proximal), o canal anal é re-vestido por epitélio simples colunar, enquanto inferiormente (região distal) trata-se de um epitélio escamoso poliestratificado queratinizado. A passagem de um epitélio a outro se faz progressivamente ao longo de uma região de transição de 6 a 12 mm, localizada imediatamente acima da linha denteada ou pectínea.

O anel anorretal é uma banda muscular palpável, formada pela junção da porção superior do esfíncter interno, da porção profunda do esfíncter externo, do músculo puborretal e da camada muscular longitudinal do reto.

As colunas anais são pregas de membrana mucosa revestidas por epitélio colunar que se estendem do anel anorretal até a linha denteada. A região de transição, 6 a 12 mm acima da linha denteada, também denominada zona de transição, é derivada da cloaca embrionária e contém epitélio semelhante ao da uretra; entretanto, existe muita variabilidade nessa região, podendo ser encontrados epitélio colunar, cubóide, transicional e inclusive nichos de epitélio escamoso e melanócitos, o que explica a instabilidade celular local e propicia o aparecimento de vários tipos histológicos de neoplasias. As glândulas anais, em número médio de 6, também estão presentes nessa região.

A linha denteada (pectínea) tem histologia mista e separa o epitélio colunar do canal anal proximal do epitélio escamoso estratificado mais distal. Este epitélio escamoso estratificado reveste o canal anal da linha denteada até a borda anal.

A borda anal é a junção do canal anal com a pele perianal, onde o epitélio escamoso queratinizado contém folículos pilosos. Tumores que se localizam na região perianal são neoplasias da margem anal, as quais são geralmente tratadas como neoplasias de pele.

Tumores perianais envolvem o epitélio escamoso estratificado, hiperpigmentado, queratinizado, pilificado, caudal à borda anal dentro de um raio de 5 cm. Essa

---

* Capítulo traduzido pelos Drs. Guataçara S. Salles Jr., César G. Conte e Carolina G. Gonçalves.

definição de 5 cm é um delineamento arbitrário da pele perianal, sendo que muitos tumores nessa área comportam-se como lesões cutâneas típicas.

Tumores do canal anal surgem cefalicamente à borda anal e estendem-se até o anel anorretal. O canal anal mede cerca de 4 a 5 cm, sendo seu epitélio escamoso ou transicional. No seu nível superior, o canal anal é revestido por epitélio simples colunar, enquanto inferiormente trata-se de um epitélio escamoso estratificado.

A linha denteada ou pectínea é um parâmetro anatômico importante em termos de vascularização e drenagem linfática para essa região[94]. Acima da linha denteada, o suprimento sangüíneo é realizado pelas artérias retal superior e média, a partir das artérias mesentérica inferior e hipogástrica, respectivamente. Abaixo da linha pectínea, as artérias retais média e inferior dão origem à vascularização do canal anal distal. A drenagem venosa acima da linha denteada é através do sistema porta, a partir da veia retal superior, enquanto a drenagem abaixo da linha denteada é sistêmica, através da veia retal inferior.

A drenagem linfática é baseada na localização da lesão. Tumores abaixo da borda anal drenam para os linfonodos inguinais e femorais, enquanto metástases em linfonodos obturadores ou ilíacos são menos comuns. A drenagem dos tumores acima da linha pectínea é primariamente cefálica, através dos vasos linfáticos retais superiores, para os linfonodos mesentéricos inferiores, e também para linfonodos retais e paravertebrais. Tumores localizados entre a margem anal e a linha pectínea apresentam drenagem predominantemente para os linfonodos inguinais. Pode ocorrer drenagem secundária para linfonodos ilíacos internos e isquioanais, através de linfáticos retais inferiores[42,68].

Entre os tipos de tumores de canal anal podem-se citar: carcinoma de células escamosas (epidermóide), cloacogênico (transicional), mucoepidermóide, células pequenas e adenocarcinoma. Entre os tumores perianais estão o carcinoma de células escamosas, o basocelular, a doença de Bowen (carcinoma de células escamosas *in situ*) e a doença de Paget (adenocarcinoma *in situ*). Tumores anais raros incluem melanoma, linfoma e leucemia. O tumor perianal mais comum é o carcinoma de células escamosas ou epidermóide.

INCIDÊNCIA E EPIDEMIOLOGIA

Os tumores da região anal representam 1 a 2% de todas as neoplasias malignas colorretais e 4% de todas as lesões malignas anorretais. A incidência global é de 0,6 para 100.000. Esses tumores são mais prevalentes na sexta e sétima décadas de vida. Tumores de canal anal são mais comuns em mulheres (5:1), enquanto tumores da margem anal são mais comuns em homens (4:1) [84,97]. O carcinoma de canal anal é três vezes mais comum que o carcinoma de região perianal[69].

O câncer do canal anal ocorre mais freqüentemente entre 30 e 80 anos, com a maioria dos casos se apresentando entre 58 e 64 anos.

Inicialmente acreditava-se que a irritação local crônica por condições como fissuras e hemorróidas eram fatores predisponentes para o surgimento de neoplasias anais. Entretanto, o resultado de uma série de estudos recentes tem demonstrado que a grande maioria dos cânceres anais em ambos os sexos é devida à infecção pelo papilomavírus humano (HPV). Esses estudos demonstraram risco aumentado de câncer em homens homossexuais, assim como em homens e mulheres com múltiplos parceiros sexuais ou com história de doenças sexualmente transmissíveis, como condilomas e gonorréia. Além disso, mulheres com neoplasia cervical, que está intimamente relacionada com a infecção pelo HPV, também apresentam maior probabilidade de desenvolver neoplasias anais[27-32,47,62,63,86].

Estudos recentes estabeleceram uma forte correlação entre homossexualismo masculino e câncer anal[21,89,90]. Uma incidência seis vezes maior de câncer anal é observada em homens solteiros, se comparada à de homens casados[84]. Uma história de relação sexual anal receptiva antes dos 30 anos de idade ou com múltiplos parceiros também está associada a aumento do risco de câncer anal[32].

ETIOLOGIA E PATOGENIA

Papilomavírus humano (HPV)

O HPV (papilomavírus humano) parece exercer um importante papel etiológico, uma vez que o vírus tem sido detectado em neoplasias malignas anais e pela existência de associação do condiloma acuminado com o carcinoma de células escamosas. O HPV tipo 16 está presente em 30 a 75% dos casos de câncer anal[27,33,66].

Assim como na neoplasia intra-epitelial cervical, a infecção pelo HPV pode causar neoplasia intra-epitelial anal, que pode progredir de baixo para alto grau e ser encontrada em áreas adjacentes a carcinomas de células escamosas. O mecanismo pelo qual o HPV induz a neoplasia anal parece ser pela integração do vírus ao DNA do hospedeiro e/ou pela inibição da expressão do gene p53[96]. Os tipos 16 e 18 trazem um alto risco, enquanto os tipos 6 e 11 estão associados a lesões benignas como condilomas e neoplasias intra-epiteliais anais. Isto pode ser explicado pelo fato de os tipos 6 e 11 serem encontrados em epissomos extracromossomais, enquanto os tipos 16 e 18 estão integrados ao DNA do hospedeiro. A presença ou ausência de HPV detectável em pacientes com câncer anal, porém, não está relacionada ao prognóstico[26,76,109]. Em mulheres, a história de verrugas ou condilomas genitais e a seropositividade para *Chlamydia trachomatis* ou herpes simples tipo 2 está associada a risco aumentado para o desenvolvimento de câncer anal[21].

Imunossupressão

Pacientes imunossuprimidos, tanto transplantados como pacientes HIV-positivos, têm uma incidência maior de tumores anais, especialmente tumores de células escamosas[9]. Pacientes HIV-positivos, independentemente das práticas sexuais, demonstram risco aumentado para infecção por HPV. As lesões associadas à imunossupressão ocorrem em idade jovem, tendem a ser multifocais, são recorrentes e progridem de forma mais rápida. O risco de cânceres de vulva e anal em pacientes submetidos a transplante renal é 100 vezes maior que o risco na população geral[83]. O aumento da expectativa de vida da população HIV-positiva, com o desenvolvimento de medicamentos anti-retrovirais efetivos, pode estar contribuindo para o aumento da incidência de câncer anal nessa população[33,63].

Outros fatores de risco associados com câncer anal incluem relação sexual anal receptiva, exposição prévia a radiação ionizante, tabagismo, fissuras e fístulas crônicas, linfogranuloma venéreo, infecções por herpes simples e leucoplasia. As doenças inflamatórias crônicas não predispõem ao desenvolvimento de câncer anal; da mesma forma, não foi relatada nenhuma associação evidente de câncer anal com historia prévia de hemorróidas[29,31]. O tabagismo, entretanto, foi reconhecido com o fator etiológico de câncer anogenital. Vários estudos demonstraram que o tabagismo aumenta o risco de câncer anal por um fator de 2 para 5, independentemente da prática sexual. A associação entre câncer anal e tabagismo parece ser maior em mulheres pré-menopausa[20,28,32,48].

Os adenocarcinomas mucinosos do canal anal têm sido relacionados às fístulas anais e a outras condições benignas como linfogranuloma venéreo e leucoplasia.

APRESENTAÇÃO E DIAGNÓSTICO

Os pacientes podem apresentar sangramento anal, dor, prurido e massa perineal. O sintoma de apresentação mais comum é o sangramento anal, ocorrendo em cerca de 50% dos casos[97]. Atraso no diagnóstico é comum porque os sintomas são freqüentemente atribuídos a patologias anorretais benignas. Uma história clínica detalhada incluindo os diversos fatores de risco é especialmente importante. O achado de linfadenopatia inguinal ou femoral, a qual geralmente não está associada a neoplasias gastrointestinais mais proximais, impõe a realização de uma avaliação cuidadosa da região anal. A investigação inicial inclui exames digital e endoscópico.

Tumores perianais podem ser biopsiados no consultório, mas tumores do canal anal podem necessitar de exame sob anestesia e biópsia. As biópsias não devem comprometer o esfíncter anal. Os linfonodos inguinais devem ser palpados, e qualquer suspeita deve ser submetida à biópsia de aspiração com agulha. Linfadenopatia é clinicamente evidente em 20% dos casos na apresentação. A avaliação de metástases deve incluir hemograma completo, provas de função hepática, radio-

grafia de tórax, tomografia computadorizada de abdome e pelve. Metástases viscerais estão presentes em 10% dos pacientes no momento da apresentação, e os locais mais comuns são pulmão e fígado[19,66,71]. A ultra-sonografia transanal é útil para determinar a profundidade da invasão tumoral, definir a relação com o esfíncter anal e avaliar os linfonodos perirretais[38,57,88,98].

A ressonância nuclear magnética endoanal pode proporcionar as mesmas informações, porém não é amplamente disponível e é mais dispendiosa[49].

RASTREAMENTO

O rastreamento (*screening*) para câncer anal está se tornando cada vez mais comum, sendo muito similar ao usado para o câncer cervical. O rastreamento deve ser considerado para os grupos de alto risco, devendo ser especialmente recomendado para os seguintes pacientes:

1. homens HIV-negativos que pratiquem relação sexual anal receptiva;

2. homens HIV-positivos com níveis de $CD^4 < 500$ mm^3;

3. mulheres com displasia cervical de alto grau; e

4. mulheres HIV-positivas com níveis de $CD^4 < 500$ mm^3.

Não existem dados ou consensos relativos a programas de rastreamento, embora o rastreamento anual parece ser aconselhável nos grupos de alto risco.

Os testes citológicos têm uma sensibilidade moderada (80% a 85%). O teste é realizado através da obtenção de *swab* do canal anal e confecção de lâmina a fresco. O esfregaço é então submetido à coloração de Papanicolaou. Pacientes com resultados anormais devem ser prontamente submetidos à anuscopia com magnificação e aplicação de ácido acético, devendo-se biopsiar qualquer irregularidade. Se a biópsia for positiva, lesões de alto grau como NIA (neoplasia intra-epitelial anal) 2 ou 3 devem ser tratadas, enquanto lesões NIA 1 devem ser seguidas com biópsias seriadas. Testes com a coloração de Papanicolaou devem ser repetidos a cada 3 meses ou 12 meses, dependendo da gravidade da lesão anal[23,39,54,60].

PATOLOGIA

A maioria das neoplasias de canal anal é originada de células escamosas. Tumores localizados distalmente à linha denteada são geralmente do subtipo de células escamosas queratinizadas, respondendo por aproximadamente 50% de todas as neoplasias do canal anal[111]. Dos tumores proximais à linha denteada, o tipo de células escamosas não-queratinizadas é o mais comumente encontrado, cerca de 25% dos tumores de canal anal. Essas lesões também são chamadas de tumores transicionais ou cloacogênicos, devido à semelhança com a mucosa urogenital. Outros subgrupos patológicos de câncer anal, como melanomas e adenocarcinomas, são raros.

ESTAGIAMENTO, CLASSIFICAÇÃO E PROGNÓSTICO

Tumores de canal anal e tumores perianais são estagiados separadamente pelo Comitê Americano de Câncer (*American Joint Committee on Cancer* — AJCC). Com o advento da terapia combinada, o estágio T é definido pelo tamanho da lesão, e não pela profundidade da invasão ou invasão de orgãos adjacentes; linfonodos regionais (estágio N) incluem os linfonodos perirretais, ilíacos internos e inguinais (superficiais e profundos); todos os outros grupos linfonodais e outros órgãos são considerados como metástases a distância (M) (Tabela 93.1). Os tumores perianais se comportam como tumores de pele e têm um estagiamento TNM similar.

O tamanho do tumor é o principal fator prognóstico para pacientes com tumores do canal anal. Lesões móveis com menos de 2 cm podem ser curadas em aproximadamente 80% dos casos, enquanto tumores maiores que 5 cm podem ser curados em menos de 50% dos casos. Além disso, a probabilidade de envolvimento linfonodal está diretamente relacionada com o tamanho do tumor. O prognóstico é melhor em mulheres do que em homens. Por outro lado, sabe-se que tumores que se originam no canal anal são mais agressivos que tumores com origem na pele da margem anal[19]. Os carcinomas epidermóides têm melhor prognóstico que os adenocarcinomas[70,71].

A Organização Mundial da Saúde elaborou um esquema para a classificação do carcinoma de ânus (Tabela 93.2).

NEOPLASIAS PERIANAIS

Carcinoma de Células Escamosas

O carcinoma de células escamosas assemelha-se àqueles que ocorrem na pele de qualquer outro local, e correspondem a menos de 15% dos câncer anais. As lesões possuem bordas evertidas e ulceração central. Qualquer úlcera crônica que não cicatrize deve ser considerada um carcinoma de células escamosas até prova em contrário[3,42]. Os carcinomas de células escamosas variam de menos de 1 cm até lesões grandes que obstruem completamente o canal anal. A idade média dos pacientes varia de 62 a 70 anos, sendo ambos os sexos igualmente afetados. Os tumores têm comumente diagnóstico tardio devido à confusão com as lesões benignas da região anal.

Tabela 93.1 Estagiamento TNM do Carcinoma Anal (AJCC Manual for Staging of Cancer. 5th Edition, Philapelphia. Lippincott Raven; 1997. p. 91-3)			
Tumor Primário (T)	Linfonodos (N)	Metástases a Distância (M)	Grupos de Estagiamento
Tx — Tumor primário não pode ser acessado	Nx — Linfonodos regionais não podem ser acessados	Mx — Metástase a distância não pode ser acessada	Estágio 0 — Tis N0 M0
Tis — Sem evidências de tumor primário	N0 — Ausência de metástase para linfonodos regionais	M0 — Ausências de metástase a distância	Estágio I — T1 N0 M0
T0 — Carcinoma *in situ*	N1 — Metástase para linfonodos perirretais	M1 — Metástase a distância	Estágio I — T2 N0 M0 T3 N0 M0
T1 — Tumor ≤ 2 cm em sua maior dimensão	N2 — Metástase para linfonodos ilíacos internos unilaterais ou linfonodos inguinais		Estágio IIIA — T1 N1 M0 T2 N1 M0 T3 N1 M0 T4 N0 M0
T2 — Tumor > 2 cm e < 5 cm em sua maior dimensão	N3 — Metástase para linfonodos perirretais ou inguinais; e/ou ilíacos internos bilateralmente; e/ou inguinais bilateralmente		Estágio IIIB — T4 N1 M0 Qualquer (q)T N2 M0 Qualquer (q)T N3 M0
T3 — Tumor > 5 cm em sua maior dimensão			Estágio IV — q T q N M1
T4 — Tumor de qualquer tamanho que invade órgãos adjacentes; ex: vagina, uretra, bexiga (o envolvimento isolado do músculo esfincteriano não é considerado T4)			

Tumores da Região Anal

> **Tabela 93.2**
> **Classificação dos Carcinomas de Ânus**
> **— Organização Mundial da Saúde**
>
> **Canal Anal**
> - Tumores epiteliais malignos
>   - Carcinoma de células escamosas (cloacogênicos)
>   - Queratinizante de grandes células
>   - Não-queratinizante (transicional) de grandes células
>   - Basalóide
>   - Adenocarcinoma
>   - Tipo Retal
>   - Tipo Glândulas Anais
>   - Associado com Fístulas Anais
>   - Carcinoma de Pequenas Células
>   - Indiferenciado
>
> **Margem Anal**
> - Tumores epiteliais malignos
>   - Carcinoma de células escamosas
>   - Condiloma gigante (Carcinoma verrucoso)
>   - Carcinoma de células basais
>   - Outros
> - Doença de Bowen
> - Doença de Paget

De: Moore HG, Guillem JG[68].

Os pacientes se apresentam com massa, sangramento, dor, eliminação de muco e prurido, podendo raramente o tumor se apresentar como abscesso perianal. O carcinoma de células escamosas é usualmente bem diferenciado, com um bom padrão de queratinização. Invasão local ocorre, mas é tipicamente de crescimento lento. O carcinoma de células escamosas perianal é cinco vezes menos comum do que o carcinoma de células escamosas do canal anal[11,79].

A excisão local ampliada é a base do tratamento, mas apenas em pacientes bem selecionados. Para lesões *in situ* ou microinvasivas, a excisão local ampliada tem uma taxa de cura de 100%. Para carcinomas superficiais bem ou moderadamente bem diferenciados com até 3 a 4 cm de tamanho, a opção é a excisão com uma margem de pelo menos 1 cm, enxerto ou retalho pode ser necessário para a reconstrução.

Se a função esfincteriana puder ser comprometida ou para lesões menos favoráveis (T2-4 ou N1), radioterapia primária com ou sem quimiorradioterapia deve ser considerada. Carcinoma residual ou recorrente pode ser tratado com excisão local ampla ou amputação abdominoperineal. Radioterapia profilática da região inguinal é recomendada para lesões T2, T3 e T4[4,36,82]. Pappilon e Chasard[79] relataram sobrevida em 5 anos de 80% com radioterapia com ou sem quimioterapia. Para esse tipo de terapia, o tamanho do tumor é o determinante mais importante da sobrevida, sendo raras as complicações da radioterapia.

Carcinoma Basocelular

Carcinomas basocelulares correspondem a 0,2% das neoplasias anorretais. Ocorrem com maior freqüência em homens, comumente na sexta década de vida. Os tumores têm usualmente 1 a 2 cm; entretanto, lesões maiores, de até 10 cm, podem ocorrer[80]. Carcinomas basocelulares perianais são semelhantes a outros carcinomas basocelulares cutâneos, apresentando ulceração central e bordas elevadas, além de histologia similar. Permanecem superficiais e raramente metastatizam. A confirmação histológica é importante a fim de distinguir tumores basocelulares verdadeiros da variante basalóide (carcinomas cloacogênicos) do carcinoma de células escamosas, que requer tratamento muito mais agressivo[22].

Da mesma forma que o carcinoma de células escamosas, carcinomas basocelulares podem ser confundidos com lesões benignas como hemorróidas e fissuras, com um tempo médio de 8 meses de atraso no tratamento por demora no diagnóstico.

A excisão local ampliada com margens macroscópicas livres é o tratamento de escolha, sendo a radioterapia reservada para lesões grandes. Enxertos de pele total podem ser necessários para lesões maiores. Recorrências podem ser tratadas com nova excisão local ou amputação do reto. Nielsen e Jensen (1981) relataram uma sobrevida em 5 anos de 73%. Entretanto, nenhum desses pacientes morreu pelo carcinoma basocelular.

Doença de Bowen

Doença de Bowen é um raro carcinoma de células escamosas intra-epitelial (*in situ*) de crescimento lento; provavelmente corresponde ao grau mais avançado das neoplasias intra-epiteliais anais (NIA). Enquanto as NIAs geralmente se referem às alterações displásicas do epitélio do canal anal, o termo doença de Bowen refere-se ao envolvimento da pele perianal[14]. O papilomavírus humano é considerado um agente etiológico em potencial, sendo o HPV tipo 16 encontrado em 60 a 80% dos pacientes com doença de Bowen perianal.

Entre 1939 e 1995, apenas 102 casos foram relatados. A doença de Bowen ocorre mais comumente na sexta década. Estima-se que a doença de Bowen pode progredir para carcinoma de células escamosas invasivo em aproximadamente 2 a 5% dos casos[59]. Relatos iniciais sugeriam uma associação importante entre doença de Bowen e neoplasias internas (viscerais)[45]; entretanto, estudos mais recentes não confirmaram essa associação[13,59,92]. Dez por cento dos pacientes vão desenvolver invasão a partir da lesão intra-epitelial. Até 70 a 80% dos pacientes terão uma segunda neoplasia entre o diagnóstico dessa lesão e a sua morte. Tumores secundários se desenvolvem comumente nos tratos respiratório, gastrointestinal e genitourinário e no sistema reticuloendo-

1171

telial. O diagnóstico é feito pela biópsia, e o diagnóstico diferencial com outras doenças perianais como a doença de Paget, melanoma e outras dermatoses é muito importante.

As lesões aparecem como discretas placas eritematosas, escamosas, crostosas, podendo ser pigmentadas. Focos de ulceração indicam que ocorreu invasão. Os pacientes podem se queixar de prurido, queimação ou sangramento em pequena quantidade; por outro lado, a doença de Bowen pode ser um achado incidental de uma hemorroidectomia. Microscopicamente, células bowenóides podem ser vistas como células gigantes multinucleadas com alguma vacuolização, resultando em um efeito de halo.

O tratamento de escolha é a excisão local ampliada com o objetivo de obter margens microscópicas negativas. A excisão local ampliada é definida como a excisão baseada no mapeamento pré-operatório da doença com avaliação de biópsias por congelação, obtendo margens microscópicas livres maiores que 1 cm nos quatro quadrantes. Algumas vezes, o tumor pode se estender até o canal anal, requerendo ressecção do anoderma. Após a excisão local ampliada, defeitos pequenos podem ser fechados primariamente ou cobertos por enxertos de pele total. Defeitos maiores podem necessitar de retalhos V-Y, em S ou anoplastia[17]. O seguimento deve ser realizado por pelo menos 5 anos, uma vez que a recorrência local já foi relatada até 111 meses após cirurgia[14].

Doença de Paget

A doença de Paget é um adenocarcinoma *in situ* que se inicia como uma entidade benigna, podendo eventualmente se tornar invasiva e se transformar em um adenocarcinoma. A célula de origem exata não está definida, porém os tumores parecem crescer de elementos glandulares ou apócrinos[65]. A doença de Paget é relativamente incomum, e a idade média de apresentação é de 66 anos. A incidência de carcinomas viscerais sincrônicos foi relatada como sendo de aproximadamente 50%, e é importante uma avaliação cuidadosa de todo o intestino grosso, inclusive o canal anal, em qualquer paciente com doença de Paget[91].

Clinicamente as lesões aparecem como erupções cutâneas eritematosas, eczematosas, bem demarcadas e de crescimento lento. Os pacientes freqüentemente se queixam de prurido, ocorrendo novamente a confusão desses tumores com lesões benignas, como prurido anal idiopático, hidradenite supurativa e doença de Crohn perianal.

Células típicas da doença de Paget podem ser vistas através de biópsia (células redondas grandes e pálidas com citoplasma vacuolado e núcleo reticular). Recentemente, a citoqueratina 7 emergiu como um corante imuno-histoquímico importante para a doença de Paget[17]. Doença de Paget não deve ser confundida com extensão caudal de um adenocarcinoma retal em anel de sinete. A

colonoscopia é importante para a exclusão de tumores sincrônicos.

Na ausência de invasão, o tratamento é feito com ampla excisão local. Como na doença de Bowen, a excisão local ampliada, com mapeamento pré-operatório dos quatro quadrantes, é o tratamento de escolha. Os quatro quadrantes da borda da lesão, incluindo a borda anal, a linha denteada e o períneo, devem ser biopsiados. Enxertos ou retalhos podem ser necessários para a reconstrução.

Radioterapia com ou sem quimioterapia para lesões grandes tem apresentado resultados inconclusivos. Se um carcinoma subjacente estiver presente, a amputação abdominoperineal do reto se faz necessária. Linfonodos inguinais positivos requerem uma linfadenectomia formal. Ao diagnóstico, 25% dos pacientes apresentarão alguma forma de metástase, sendo que os locais mais comuns incluem os linfonodos inguinais e pélvicos, fígado, ossos, pulmões, cérebro, bexiga, próstata e adrenais.

A doença de Paget não-invasiva tem um bom prognóstico, sendo essencial um seguimento cuidadoso para detectar qualquer recorrência local ou carcinoma subjacente. A doença de Paget invasiva tem um prognóstico ruim apesar da amputação do reto, uma vez que muitos pacientes têm metástases ao diagnóstico.

Carcinoma Verrucoso

O carcinoma verrucoso é também denominado condiloma acuminado gigante ou tumor de Buschke-Löwenstein. Pode variar de 1,5 a 30 cm de extensão[100]. Esses tumores se apresentam grandes, dolorosos e de crescimento lento, assemelhando-se a couve-flor. Podem se originar na região perianal, no canal anal ou no reto distal. As lesões parecem histologicamente benignas, mas têm um comportamento clínico maligno, se expandindo extensamente e causando erosão dos tecidos circunvizinhos. Podem ser vistos trajetos fistulosos extensos, resultando em infecção e sangramento. A tomografia computadorizada é útil para definir a extensão total de envolvimento tumoral.

À histologia, esses tumores se mostram similares ao condiloma acuminado. Não há relatos de metástases. O tratamento básico é através da excisão local ampliada com 1 cm de margem, se for tecnicamente possível. Se o esfíncter anal estiver envolvido, a amputação abdominoperineal do reto deve ser realizada. O uso de terapia combinada (quimioterapia e radioterapia) não foi relatado, mas pode evitar a necessidade de cirurgia radical.

NEOPLASIAS DE CANAL ANAL

Carcinoma de Células Escamosas

O carcinoma de células escamosas inclui vários tipos microscópicos: carcinoma queratinizante de células

Tumores da Região Anal

grandes, carcinoma não-queratinizante de células grandes (transicional) e o basalóide. O carcinoma "cloacogênico" inclui as formas transicional e basalóide do carcinoma de células escamosas. As formas queratinizantes são raras acima da linha denteada. O carcinoma mucoepidermóide é extremamente raro. Se múltiplos tipos estiverem presentes no mesmo tumor, este deve ser classificado de acordo com o tipo celular predominante. Entretanto, todos os tipos celulares têm uma razoável similaridade na resposta ao tratamento.

Pacientes com carcinoma de células escamosas geralmente se apresentam com uma longa história de problemas perianais. Sangramento ocorre em mais de 50% dos pacientes. Outros sinais e sintomas incluem prurido, alteração do hábito intestinal, eliminação de muco, dor e a presença de massa anal endurada. Eliminação de muco, incontinência, mudança de hábito intestinal ou fístula anovaginal sugerem lesões avançadas com envolvimento esfincteriano[97].

O exame de toque retal é o passo inicial na investigação. O tamanho, a consistência e a fixação do tumor devem ser notados. O envolvimento de linfonodos perirretais pode freqüentemente ser observado. A anuscopia permite que se realize biópsia e se delineie a extensão proximal do tumor. Colonoscopia é feita para excluir qualquer lesão proximal. A ultra-sonografia transretal pode ajudar a determinar a profundidade da invasão do tumor e o envolvimento de órgãos adjacentes. Linfonodos inguinais suspeitos podem ser biopsiados com agulha, mas biópsia aberta pode ser necessária. Infelizmente, esses tumores raramente têm diagnóstico precoce, e em 50% dos casos o tumor já invadiu a parede intestinal ou a pele perianal.

O diagnóstico definitivo de uma lesão suspeita deve ser realizado com biópsia incisional. A excisão local de uma massa suspeita deve ser realizada com cuidado, e apenas quando a lesão é pequena (menor que 2 cm) e superficial.

A drenagem linfática depende da localização: tumores acima da linha denteada drenam ao longo dos vasos retais superiores; tumores da linha denteada drenam para linfonodos pudendos internos, hipogástricos e obturadores; e tumores abaixo da linha denteada drenam para linfonodos inguinais. Cummings[19] encontrou metástases inguinais em 15 a 20% dos pacientes no momento do diagnóstico. O risco de metástases está relacionado à profundidade da invasão, ao tamanho tumoral e ao grau histológico do tumor. Metástases são encontradas em 30% dos tumores invadindo músculo liso e em 58% dos tumores que se estendem além dos esfíncteres. Boman et al.[6] encontraram envolvimento nodal em apenas 3% dos tumores menores que 2 cm, enquanto nos tumores maiores o envolvimento foi de 25 a 35%. Carcinomas de alto grau têm uma taxa de metástases de 35 a 50%.

Doença disseminada a distância é incomum no momento do diagnóstico, mas metástases subseqüentes são comuns. Quarenta por cento das mortes relacionadas a esses carcinomas são devidas a doença fora da pelve.

A excisão local ampla pode ser usada para lesões bem diferenciadas que sejam confinadas à submucosa. As recorrências oscilam de 20 a 78%, e a sobrevida em 5 anos é de 45 a 85%. Entretanto, se os pacientes forem apropriadamente selecionados (lesões menores de 2 cm em tamanho e superficiais), a sobrevida se aproxima de 100%. A amputação abdominoperineal foi usada no passado com a excisão radical do tecido local. Entretanto, as taxas de recorrência eram 27 a 50% com uma sobrevida em 5 anos de 40 a 70%[3,6,95]. Além disso, a mortalidade perioperatória oscilava de 2 a 6%. Desta forma, a amputação do reto é agora usada para as falhas de tratamento ou para aqueles pacientes que não podem tolerar quimioterapia e radioterapia.

O mais profundo avanço no tratamento do carcinoma de células escamosas de canal anal foi o desenvolvimento da combinação de quimioterapia e radioterapia por Nigro. Ele aplicou um protocolo originalmente usado para adenocarcinoma colorretal e observou que tanto as taxas de sobrevida quanto de recorrência foram substancialmente melhoradas. A classe de drogas conhecida como fluoropirimidinas potencializa o efeito terapêutico da radioterapia nos cânceres do trato gastrintestinal[12]. Os agentes mitomicina, com ação antitumoral conhecida em tumores de células escamosas, e 5-fluorouracil foram usados associados à radioterapia no protocolo inicial de Nigro.

Estudos clínicos randomizados recentes de fases II e III estabeleceram a superioridade da quimioterapia associada à radioterapia (terapia combinada) em comparação com a radioterapia isolada no tratamento de carcinoma de células escamosas do canal anal, com melhores resultados no controle local e reduzindo a necessidade de colostomia[2,102]. A terapia combinada tornou-se o tratamento de escolha para o carcinoma de células escamosas do canal anal. Myerson et al.[71] relataram os melhores resultados a longo prazo para tumores T1-3 N0: a sobrevida em 5 e 10 anos foi de 88% ± 7%, e para lesões T1-3 N+, de 52% ± 23%.

Bleomicina e cisplatina têm também sido testadas, mas devem ser usadas somente no contexto de pesquisas clínicas. Pacientes que requerem amputação abdominoperineal após quimioterapia e radioterapia têm complicações substanciais, especialmente obstrução de intestino delgado.

Os fatores prognósticos negativos incluem a presença de envolvimento linfonodal e lesões T4. Lesões T4 têm uma taxa muito alta de recorrência local, apesar da quimioterapia e radioterapia. Esses pacientes também têm um maior risco para desenvolver neoplasias malignas em outros locais, incluindo pele, órgãos ginecológicos, próstata, bexiga e cabeça e pescoço. Desta forma, o acompanhamento criterioso dos pacientes é obviamente importante. As complicações da quimioterapia e radioterapia incluem dermatite, proctite, diarréia, incontinência, cistite, obstrução do intestino delgado, depressão da medula óssea e estenose arterial.

O local habitual de falha da quimioterapia e da radioterapia é a pelve, tanto na área anal como nos linfonodos regionais. Recorrências locais podem ser tratadas com amputação abdominoperineal de salvamento com ou sem aplicação de radioterapia, com índices de cura de aproximadamente 50%[1,75,85,103]. Se a lesão está fixa no momento da recorrência, o prognóstico é ruim, enquanto lesões móveis que são ressecáveis têm uma sobrevida em 5 anos de 47%. As linfadenectomias profiláticas não aumentam a sobrevida. Metástases linfonodais no momento do diagnóstico tornam o prognóstico sombrio, enquanto metástases linfonodais metacrônicas têm uma melhor perspectiva, de maneira que mais de 75% dos pacientes podem sobreviver 5 anos após o tratamento para metástases linfonodais metacrônicas.

As recorrências linfonodais devem ser tratadas com uma linfadenectomia limitada, seguida por radioterapia. A radiação profilática dos linfonodos inguinais é controversa.

Metástases viscerais ocorrem para o fígado, pulmão, ossos e tecido subcutâneo. O fígado é o local mais comum de metástases a distância. O uso de combinações de 5-fluorouracil e cisplatina para metástases tem sido relatado em séries pequenas, com resultados conflitantes, porém com relatos de sobrevida a longo prazo ocasional[50]. O prognóstico nessas situações é ruim, com uma sobrevida média de aproximadamente 9 meses. Regimes de quimioterapia múltipla têm sido empregados, mas resultam somente em respostas parciais. Pacientes com metástases a distância devem ser encorajados a participar de estudos clínicos.

O seguimento em pacientes com carcinoma do canal anal é essencial. Uma vez que o tratamento cirúrgico ou conservador tem índices de cura significativos para a recorrência local, devem ser realizados exames clínico e físico periódicos, com toque retal e anuscopia a cada 3 meses nos primeiros 3 anos de tratamento[11,68].

Adenocarcinoma

Adenocarcinoma surgindo do canal anal é muito raro, e compreende 3 a 19% de todos os carcinomas anais[3,53,56]. A Organização Mundial da Saúde classifica os adenocarcinomas anais em três tipos, com base na sua presumida origem: tipo retal, tipo glândulas anais e aqueles que crescem em fístulas anorretais crônicas[25]. O tipo retal se origina no epitélio colunar superior do canal anal. Ele é essencialmente indistinguível do adenocarcinoma de reto baixo, e sua histologia é semelhante à das neoplasias de cólon. O adenocarcinoma que se origina primariamente das glândulas anais é um segundo tipo de adenocarcinoma do canal anal, extremamente raro. O carcinoma de glândulas anais pode ter um aspecto histológico de adenocarcinoma ou carcinoma mucoepidermóide. Tipicamente, apresenta-se como pequenos

ácinos e túbulos originando-se a partir de ductos que se abrem na superfície mucosa e infiltram tecidos vizinhos, sem necessariamente causar ulcerações. É um adenocarcinoma extramucoso sem envolvimento do epitélio superficial, exceto quando a lesão é avançada. As glândulas são positivas para o corante imuno-histoquímico citoqueratina 7[46,93]. O terceiro tipo de adenocarcinoma anal se desenvolve em uma fístula perianal, freqüentemente antiga, entretanto, acredita-se que a origem desses tumores também seja a partir das glândulas anais. Geralmente são adenocarcinomas mucinosos bem diferenciados[37,51].

Os pacientes geralmente queixam-se de dor anal. Podem ser observados massa extra-anorretal, induração perianal ou abscesso perianal. Os tumores geralmente são detectados tardiamente. A duração média de sintomas que precedem o diagnóstico é de 18 meses[51], sendo também freqüentemente confundidos com lesões benignas. Sessenta e dois por cento dos pacientes no estudo de Jensen et al. tinham metástases regionais ou a distância ao diagnóstico.

Lesões pequenas e superficiais podem ser tratadas com excisão local ampla, mas para doença local avançada a amputação abdominoperineal do reto permanece como o tratamento de escolha[15,53]. O protocolo de Nigro está em fase investigacional nesses tumores, mas provavelmente poderá obter bons resultados[52].

Carcinoma de Pequenas Células

O carcinoma de pequenas células do canal anal é muito raro. Ele é similar ao carcinoma de pequenas células do pulmão em histologia, comportamento e histoquímica. O carcinoma de pequenas células é freqüentemente disseminado no momento do diagnóstico, e seu tratamento é similar ao dos adenocarcinomas, embora seu prognóstico seja ruim[42].

Carcinoma Indiferenciado

O carcinoma indiferenciado do canal anal é muito raro. Nenhuma estrutura glandular ou outras características são vistas nesses tumores. Carcinoma pouco diferenciado, carcinoma de pequenas células, linfoma e infiltração leucêmica geralmente podem ser diferenciados por colorações especiais. O tratamento é o mesmo dos adenocarcinomas. O prognóstico geralmente é ruim.

Melanoma

O melanoma é um tumor razoavelmente raro no canal anal. Os melanomas de canal anal constituem 0,4 a 3% de todos os melanomas e menos de 1% de todas as neoplasias anais e colorretais[8,58,99,101,110]. O canal anal é o terceiro lugar mais comum de melanoma, depois da pele e dos olhos. A razão de mulheres para homens é de 2:1, e a média da idade de apresentação é de aproxima-

TUMORES DA REGIÃO ANAL

damente 60 anos (variando de 27 a 85 anos)[7]. O melanoma se origina dos melanócitos normais presentes na mucosa anal. Os tumores se apresentam com sangramento retal, massa no canal anal e dor anorretal[107]. Somente 25% dos pacientes têm tumores menores de 1 cm em diâmetro, sendo que a média é de 4 cm. Perda de peso também é comumente observada.

Melanomas podem aparecer como uma lesão polipóide pigmentada, mas a maioria é levemente pigmentada ou não-pigmentada. Eles podem ser confundidos com hemorróidas trombosadas[24]. Se o tumor é amelanótico, o que ocorre em 30% a 70% dos casos, camadas de células anaplásicas podem ser vistas à histologia, podendo ocorrer confusão com carcinoma indiferenciado de células escamosas. As células tumorais se espalham pela submucosa ao longo do reto e raramente invadem estruturas adjacentes. Cooper et al.[16] demonstraram que 38% dos pacientes tinham metástases no momento do diagnóstico. As metástases tendem a ser largamente disseminadas e precoces, comumente se espalhando para linfonodos, fígado, pulmão e ossos[99,107]. A ultra-sonografia endoanal é um bom método para a determinação da profundidade da invasão.

O tratamento para os melanomas anorretais é primariamente cirúrgico, uma vez que os melanomas são radiorresistentes e não respondem à quimioterapia ou à imunoterapia. Tanto a amputação abdominoperineal do reto quanto excisão local ampliada levam a uma sobrevida em 5 anos entre 0% e 22%. A excisão local deve ser primeiramente executada, se margens puderem ser obtidas e se a continência não for comprometida. A amputação abdominoperineal do reto deve ser reservada para casos nos quais o controle local não é possível com a excisão local ampliada, ou em casos selecionados em pacientes com recorrência[99]. A recorrência local é alta tanto em pacientes submetidos à excisão local ampliada como em pacientes submetidos à amputação abdominoperineal do reto. Existem relatos de pacientes com sobrevida por longo tempo e referem-se a pequenos tumores tratados com amputação do reto. Um estudo recente, entretanto, relata um caso com sobrevida de 10 anos após excisão local ampliada de um melanona de cerca de 6 mm de espessura[58].

RESUMO

Tumores perianais e do canal anal são relativamente incomuns. É muito importante ter um alto índice de suspeita, uma vez que esses tumores freqüentemente mimetizam lesões benignas. A distinção entre os tumores de canal anal e tumores perianais é importante no tratamento dessas diferentes lesões, uma vez que apresentam características clínicas e histológicas bastante distintas. A excisão local ampliada geralmente é a melhor opção cirúrgica, sendo a amputação abdominoperineal do reto reservada para tumores grandes, falhas no tratamento ou complicações. O protocolo de Nigro notadamente tem melhorado o prognóstico para esses tumores, principal-

mente para os carcinomas de células escamosas do canal anal, mas avanços adicionais no tratamento são necessários.

REFERÊNCIAS BIBLIOGRÁFICAS

1. Allal AS, Laurecent FM, Reymond MA et al. Effectiveness of surgical salvage therapy for patients with locally uncontrolled anal carcinoma after sphincter-conserving treatment. *Cancer* 86:405-9, 1999.
2. Bartelink H, Roelofsen F, Eschwege F et al. Concomitant radiotherapy and chemotherapy is superior to radiotherapy alone in the treatment of locally advanced anal cancer: results of a phase III randomized trial of the European Organization for Research and Treatment of Cancer Radiotherapy and Gastrointestinal Cooperative Groups. *J Clin Oncol* 15:2040-9, 1997.
3. Behars OH, Wilson SM. Carcinoma of the anus. *Ann Surg* 184:422-8, 1976.
4. Bieri S, Allal AS, Kurtz JM. Sphircter-conserving treatment of carcinoma of the anal margin. *Acta Oncol* 40:29-33, 2001.
5. Bjorge T, Engeland A, Luostarinen T et a. Human papillomavirus as a risk factor for anal and perianal skin cancer in a prospective study. *Br J Cancer* 87:51-4, 2002.
6. Boman BM, Moertel CG, O'Connell MJ, et al. Carcinoma of the anal canal. *Arch Surg* 75:352, 1957.
7. Brady MS, Kavolius JP, Quan SH. Anorectal melanoma: a 64-year experience at Memorial Sloan-Kettering Cancer Center. *Dis Colon Rectum* 38: 146-51, 1995.
8. Cagir B, Whitefold MH, Topham A, et al. Changing epidemiology of anorectal melanoma. *Dis Colon Rectum* 42:1203-8, 1999.
9. Caussy D, Goedert JJ, Palefsky J et al. Interaction of human immunodeficiency and papilloma viruses: association with anal epithelial abnormality in homosexual men. *Int J Cancer* 46:214-9, 1990.
10. Chaos A, Garrido H, Fernandez-Vlloria JM. Carcinoma associated with fistula in ano. Int Surg 58:497-9, 1973.
11. Chawla AK, Willett CG. Squamous cell carcinoma of the anal canal and anal margin. *Hematol Oncol Clin North* 15:321-44, 2001.
12. Childs DS Jr, Moertel CG, Holbrook MA et al. Treatment of unresectable adenocarcinoma of the stomach with a combination of 5-fluorouracil and radiation. *Am J Roentgenol Radium Ther Nucl Med* Mar; 102:541-4, 1965.
13. Chute CG, Chuang TY, Bergstralh EJ et al. The subsequent risk of internal cancer with Bowen's disease. A population-based study. *JAMA* 266:816-9, 1991.
14. Cleary RK, Schaldenbrand JD, Fowler JJ et al. Perianal Bowen's disease and anal intraepithelial neoplasia: review of the literature. *Dis Colon Rectum* 42:945-51, 1999.
15. Cola B, Ismail I, Montanari-Reggiani F et al. Cancer of the anus. Current role of surgery. *Chirurgie* 116:89-97, 1990.
16. Cooper PH, Mills SE, Allen MS Jr. Malignant melanoma of the anus: report of 12 patients and analysis of 225 additional cases. *Dis Colon Rectum* 25:693-70, 1982.
17. Core GB, Bite U, Pemberton JH et al. Sliding V-Y perineal island flaps for large perianal defects. *Ann Plast Surg* 32:328-31, 1994.
18. Corman ML. Malignant tumors of the anal canal. In Corman ML. *Colon and rectal surgery.* 4 ed Philadelphia, Lippincott-Raven pp 863-83, 1998.
19. Cummings BJ. Anal cancer. In: Perez CA, Brady LJ, eds. *Principles and practice of radiation oncology*, Third Edition. Philadelphia: Lippincott-Raven, 1511-1524, 1998.
20. Daling JR, Sherman KJ, Hislop TG et al. Cigarette smoking and the risk of anogenital cancer. *Am J Epidemiol* 135:180-9, 1992.
21. Daling JR, Weiss NS, Hislop G et al. Sexual practices, sexually transmitted diseases and the incidence of anal cancer. *N Engl J Med* 317:973-7, 1987.

1175

22. Damin DC, Rosito MA, Gus P, et al. Perianal basal cell carcinoma. *J Cutan Med Surg* 6:26-8, 2002.

23. de Sanjose S, Palefsky J. Cervical and anal HPV infections in HIV positive women and men. *Virus Res* 89:201-11, 2002.

24. Felz MW, Winburn GB, Kallab AM, et al. Anal melanoma: an aggressive malignancy masquerading as hemorrhoids. *South Med J* 94:880-5, 2001.

25. Fenger C, Frisch M, Marti MC, Parc R. Tumors of the anal canal. In: Hamilton SR, Aaltonen LA, editors. *World Health Organization classification of tumors. Pathology and genetics of tumors of the digestive system*. Lyon: IARC Press. 147-55, 2000.

26. Fenger C. Anal neoplasia and its precursors: facts and controversies. *Semin Diagn Pathol* 8:190-201, 1991.

27. Frisch M, Fenger C, van den Brule AJC, et al. Variants of squamous cell carcinoma of the anal canal and perianal skin and their relation to human papillomaviruses. *Cancer Res* 59:753–757, 1999.

28. Frisch M, Glimelius B, Wohlfahrt J, et al. Tobacco smoking as a risk factor in anal carcinoma: an antiestrogenic mechanism? *J Natl Cancer Inst* 91:708-715, 1999.

29. Frisch M, Johansen C. Anal carcinoma in inflammatory bowel disease. *Br J Cancer* 83:89-90, 2000.

30. Frisch M, Melgye M, Miller H. Trends in incidence of anal cancer in Denmark. *BMJ* 306:419-22, 1993.

31. Frisch M, Olsen JH, Bautz A, et al. Benign anal lesions and the risk of anal cancer. *N Engl J Med* 331:300-2, 1994.

32. Frisch M. On the etiology of anal squamous carcinoma. *Dan Med Bull* 49:149-209, 2002.

33. Frish M, Glimelius B, van der Brule AJ, et al. Sexually transmitted infections as a cause of anal cancer. *N Engl J Med* 337:1350-8, 1997.

34. Frish M, Olsen JH, Bautz A, et al. Benign anal lesions and the risk of anal cancer. *N Engl J Med* 331:300-2, 1994.

35. Frish M, Olsen JH. Malignancies that occur before and after anal cancer: clues to their etiology. *Am J Epidemiol* 140:12-9, 1994.

36. Fuchshuber PR, Rodriguez-Bigas M, Weber T, et al. Anal canal and perianal epidermoid cancers. *J Am Coll Surg* 185:494-505, 1997.

37. Gets Jr SB, Ough YD, Patterson RB, et al. Mucinous adenocarcinoma developing in chronic anal fistula: report of two cases and review of the literature. *Dis Colon Rectum* 24:562-6, 1981.

38. Giovannini M, Bardou VJ, Barclay R, et al. Anal carcinoma: prognostic value of endorectal ultrasound (ERUS). Results of a prospective multicenter study. *Endoscopy* 33:231-6, 2001.

39. Goldie SJ, Kuntz KM, Weintstein MC, et al. The clinical effectiveness and cost-effectiveness of screening for anal squamous intraepithelial lesions in homosexual and bisexual HIV-positive men. *JAMA* 281:1822-9, 1999.

40. Goldman S, Auer G, Erhardt K, et al. Prognostic significance of clinical stage, histologic grade, and nuclear DNA content in squamous-cell carcinoma of the anus. *Dis Colon Rectum* 30:444-50, 1987.

41. Goldstone SE, Winkler B, Ufford LJ, et al. High prevalence of anal squamous intraepithelial lesions and squamous-cell carcinoma in men who have sex with men as seen in surgical practice. *Dis Colon Rectum* 44:690-8, 2001.

42. Gordon PH, Nivatvongs S. *Principles and practice of surgery for the colon, rectum, and anus*. 2nd ed St. Louis: Quality Medical Publishing; p. 3-39, 1999.

43. Graham JH, Helwig EB. Bowen's disease and its relationship with systemic cancer. *Arch Dermatol* 83:315-26, 1961.

44. Greenall MJ, Quan SHQ, Urmacher C, DeCosse JJ. Treatment of epidermoid carcinoma of the anal canal. *Surg Gynecol Obstet* 161:509, 1985.

45. Hassan I, Horgan AF, Nivatvongs S. V-Y island flaps for repair of large perianal defects. *Am J Surg* 181: 363-5, 2001.

46. Hobbs CM, Lowry MA, Owen D, et al. Anal gland carcinoma. *Cancer* 92:2045-9, 2001.

47. Holly EA, Whitemore AS, Aston DA, et al. Anal cancer incidence: genital warts, anal fissure or fistula, hemorrhoids, and smoking. *J Nath Cancer Inst* 81:1726-31, 1989.

48. Holmes F, Borek D, Owen-Kummer M, et al. Anal cancer in women. *Gastroenterology* 95:107-11, 1988.

49. Indinnimeo M, Cicchini C, Stazi A, et al. Magnetic resonance imaging using endoanal coil in anal canal tumors after radiochemotherapy or local excision. *Int Surg* 85:143-6, 2000.

50. Jaiyesimi IA, Pazdur R. Cisplatin and 5-fluorouracil as salvage therapy for recurrent metastatic squamous cell carcinoma of the anal canal. *Am J Clin Oncol* 16:536-40, 1993.

51. Jensen SL, Shokouh-Amiri MH, Hagen K, et al. Adenocarcinoma of the anal ducts. A series of 21 cases. *Dis Colon Rectum* 31:268-72, 1988.

52. Joon DL, Chao MW, Ngan SY, et al. Primary adenocarcinoma of the anus: a retrospective analysis. *Int J Radiat Oncol Biol Phys* 45:1199-205, 1999.

53. Klas JV, Rothenberger DA, Wong WD, et al. Malignant tumors of the anal canal: the spectrum of disease, treatment, and outcomes. *Cancer* 85:1686-93, 1999.

54. Kotlarewsky M, Freeman JB, Cameron W, Grimard LJ. Anal intraepithelial dysplasia and squamous carcinoma in immunosuppressed patients. *Can J Surg* 44:450-4, 2001.

55. Kuehn PG, Eisenberg H, Reed JF. Epidermoid carcinoma of the perianal skin and anal canal. *Cancer* 22:932-8, 1968.

56. Longo WE, Vernava 3rd AM, Wade TP, et al. Rare anal canal cancers in the U.S. veteran: patterns of disease and results of treatment. *Am Surg* 61:495-500, 1995.

57. Mackay SG, Pager CK, Joseph D, et al. Assessment of the accuracy of transrectal ultrasonography in anorectal neoplasia. *Br J Surg* 90:346-50, 2003.

58. Malik A, Hull TL, Milsom J. Long-term survivor of anorectal melanoma: report of a case. *Dis Colon Rectum* 45:1412-5, 2002.

59. Marchesa P, Fazio VW, Oliart S, et al. Perianal Bowen's disease: a clinicopathologic study of 47 patients. *Dis Colon Rectum* 40:1286-93, 1997.

60. Martin F, Bower M. Anal intraepithelial neoplasia in HIV positive people. *Sex Transm Infect* 77:327-31, 2001.

61. Matczak E. Human papillomavirus infection: an emerging problem in anal and other squamous cell cancers. *Gastroenterology* 120:1046-8, 2001.

62. Melbey M, Cote TR, West D, et al. High incidence of anal cancer among AIDS patients. The AIDS/Cancer Working Group. *Lancet* 343:636-9, 1994.

63. Melbye M, Rabkin C, Frish M, et al. Changing patterns of anal cancer incidence in the United States, 1940-1989. *Am J Epidemiol* 139:772-80, 1994.

64. Melbye M, Sprogel P. Aetiological parallel between anal cancer and cervical cancer. *Lancet* 338:657-9, 1991.

65. Miller LR, McCunniff AJ, Randall ME. An immunohistochemical study of perianal Paget's disease. Possible origins and clinical implications. *Cancer* 69:2166-71, 1992.

66. Minsky BD, Hoffman JP, Kelsen DP. Cancer of the anal region. In: DeVita Jr VT, Hellman S, Rosenberg SA, eds. *Cancer: Principles & practice of oncology*, Sixth Edition. Philadelphia: Lippincott-Williams & Wilkins 1319-1342, 2001.

67. Moertel CG, Childs DS, Reitemeier RJ, et al. Combined 5-fluorouracil and supervoltage radiation therapy of locally unresectable gastrointestinal cancer. *Lancet* 2:865-7, 1969.

68. Moore HG, Guillem JG. Anal neoplasms. *Surg Clin North Am* 82:1233-51, 2002.

69. Morson BC, Pang LSC. Pathology of anal cancer. *Proc R Soc Med* 61:623, 1968.

70. Myerson RJ, Karnell LH, Menck HR. The National Cancer Data Base report on carcinoma of the anus. *Cancer* 80:805-815, 1997.

71. Myerson RJ, Shapiro SJ, Lacey D, et al. Carcinoma of the anal canal. *Am J Clin Oncol* 18:32-9, 1995.

72. Nielsen OV, Jensen SL. Basal cell carcinoma of the anus-a clinical study of 34 cases. *Br J Surg* 68:856-7, 1981.

73. Nigro ND, Vaitkevicius VK, Considine B Jr. Combined therapy for cancer of the anal canal: A preliminary report. *Dis Colon Rectum* 17:354-56, 1974.

74. Nigro ND. Multidisciplinary management of cancer of the anus. *World J Surg* 11:446-51, 1987.

TUMORES DA REGIÃO ANAL

75. Nilson PJ, Svensson C, Goldman S et al. Salvage abdomino-perineal resection in anal epidermoid cancer. *Br J Surg* 89:1425-9, 2002.

76. Noffsinger A, Witte D, Fenoglio-Preiser CM. The relationship of human papillomaviruses to anorectal neoplasia. *Cancer* 70(S5):1276-87, 1992.

77. Ohnishi T, Watanabe S. The use of cytokeratins 7 and 20 in the diagnosis of primary and secondary extrammamary Paget's disease. *Br J Dermatol* 142:243-7, 2000.

78. Palefsky JM, Gonzalez J, Greenbalt RM et al. Anal intra-epithelial neoplasia and anal papillomavirus infection among homosexual males with group IV HIV disease. *JAMA* 263:2911-3, 1990.

79. Papillon J, Chassard JL. Respective roles of radiotherapy and surgery in the management of epidermoid carcinoma of the anal margin: Series of 57 patients. *Dis Colon Rectum* 35:422-9, 1992.

80. Paterson CA, Young-Fadok TM, Dozois RR. Basal cell carcinoma of the perianal region: 20-year experience. *Dis Colon Rectum* 42:1200-2, 1999.

81. Peiffert D, Bey P, Pernot M et al. Conservative treatment by irradiation of epidermoid cancers of the anal canal: prognostic factors of tumoral control and complications. *Int J Radiat Oncol Biol Phys* 37:313-324, 1997.

82. Peiffert D, Bey P, Pernot M et al. Conservative treatment by irradiation of epidermoid carcinomas of the anal margin. *Int J Radiat Oncol Biol Phys* 39:57-66, 1997.

83. Penn I. Cancers of the anogenital region in renal transplant recipients: Analysis of 65 cases. *Cancer* 58:611, 1986.

84. Peters RK, Mack TM. Patterns of anal carcinoma by gender and marital status in Los Angeles county. *Br J Cancer* 48:629-36, 1983.

85. Pocard M, Tiret E, Nugent K et al. Results of salvage abdominoperineal resection for anal cancer after radiotherapy. *Dis Colon Rectum* 41:1488-93, 1998.

86. Rabkin CS, Biggar RJ, Melbey M et al. Second primary cancers following anal and cervical carcinoma: evidence of shared etiologic factors. *Am J Epidemiol* 136:54-8, 1992.

87. Rainey R. The association of lymphogranuloma inguinale and cancer. Surgery 35:221-35, 1954.

88. Roseau G, Palazzo L, Colardelle P et al. Endoscopic ultrasonography in the staging and follow-up of epidermoid carcinoma of the anal canal. *Gastrointest Endosc* 40:447–50, 1994.

89. Ryan DP, Compton CC, Mayer RJ. Carcinoma of the anal canal. *N Engl J Med* 16:792-800, 2000.

90. Ryan DP, Mayer RJ. Anal carcinoma: histology, staging, epidemiology, treatment. *Curr Opin Oncol* 12:345-52, 2000.

91. Sarmiento JM, Wolff BG, Burgart LJ et al. Paget's disease of the perianal region-an aggressive disease? *Dis Colon Rectum* 40:1187-94, 1997.

92. Sarmiento JM, Wolff BG, Burgart LJ et al. Perianal Bowen's disease: associated tumors, human papillomavirus, surgery, and other controversies. *Dis Colon Rectum* 40:912-8, 1997.

93. Seow-Choen F, HO JM. Histoanatomy of anal glands. *Dis Colon Rectum* 37:1215-8, 1994.

94. Shank B, Cunningham JD, Kelsen DP et al. Cancer of the anal region. In Devita VT, Hellman S, Rosenberg SA (eds). *Cancer: Principles and practice of oncology*, ed 5. Philadelphia, Lippincott-Raven, pp. 1234-51, 1997.

95. Singh R, Nime F, Mittelman A. Malignant epithelial tumors of the anal canal. *Cancer* 48:411-5, 1981.

96. Sobhani I, Vuagnat A, Walker F et al. Prevalence of high-grade dysplasia and cancer in the anal canal in human papillomavirus-infected individuals *Gastroenterology* 120:857-66, 2001.

97. Stearns Jr MW, Urmacher C, Sternberg SS et al. Cancer of the anal canal. *Curr Probl Cancer* 4:1-44, 1980.

98. Tarantino D, Bernstein MA. Endoanal ultrasound in the staging and management of squamous-cell carcinoma of the anal canal: potent implications of a new ultrasound staging system. *Dis Colon Rectum* 45:16-22, 2002.

99. Thibault C, Sagar P, Nivatvorgs S et al. Anorectal melanoma-an incurable disease? *Dis Colon Rectum* 40:661-8, 1997.

100. Trombetta LJ, Place RJ. Giant condyloma acuminatum of the anorectum: trends in epidemiology and management: report of a case and review of the literature. *Dis Colon Rectum* 44:1878-86, 2001.

101. Tsigris C, Pikoulis E, Bramis J, Leppaniemi A, Alexiou D, Bastounis E. Malignant melanoma of the anorectal area. Report of two cases. *Dig Surg* 17:194-5, 2000.

102. UKCCCR. Epidermoid anal cancer: results from UKCCCR randomised trial of radiotherapy alone versus radiotherapy, 5-fluorouracil, and mitomycin. UKCCCR Anal Cancer Trial Working Party. UK Coordinating Committee on Cancer Research. *Lancet* 348:1049-54, 1996.

103. van der Wal BC, Cleffken BI, Gulec B et al. Results of salvage abdominoperineal resection for recurrent anal carcinoma following combined chemoradiation therapy. *J Gastrointest Surg* 5:383-7, 2001.

104. Vatra B, Sobhani I, Aparicio T et al. Anal canal squamous-cell carcinoma in HIV positive patients: clinical features, treatments and prognosis. *Gastroenterol Clin Biol* 26:150-6, 2002.

105. Voldberding P. Looking behind: time for anal cancer screening. *Am J Med* 108:674-5, 2000.

106. Wanebo HJ, Woodruff JM, Farr GH et al. Anorectal melanoma. *Cancer* 47:1891-900, 1981

107. Ward MW, Romano G, Nicholls RJ. The surgical treatment of anorectal malignant melanoma. *Br J Surg* 73:68-9, 1986.

108. Weinstock MA. Epidemiology and prognosis of anorectal melanoma. *Gastroenterology* 104:174-8, 1993.

109. Williams GR, Lu QL, Love SE et al. Properties of HPV-positive and HPV-negative anal carcinomas. *J Pathol* 180:378-82, 1996.

110. Whooley BP, Shaw P, Astrow AB, Toth IR, Wallack MK. Long term survival after locally aggressive anorectal melanoma. *Am Surg* 64: 245-51, 1998.

111. Young JL, Percy CL, Asire AJ. Surveillance, epidemiology, and end results: Incidence and mortality data, 1973-77. *Natl Cancer Inst Monogr* 57, 1981.

112. Zbar AP, Fenger C, Efron J et al. The pathology and molecular biology of anal intraepithelial neoplasia: comparison with cervical and vulvar intraepithelial carcinoma. *Int J Colorectal Dis* 17:203-15, 2002.

CAPÍTULO 94

Tumores Retrorretais

Jorge Eduardo Fouto Matias
Henri Joyeux

INTRODUÇÃO

O retroperitônio pélvico (espaço retrorretal ou região pré-sacral) é um espaço virtual delimitado anteriormente pela fáscia própria do reto, posteriormente pela fáscia pré-sacral, superiormente pela reflexão peritoneal, inferiormente pelos músculos elevadores do ânus e coccígeo, tendo como limites laterais os vasos ilíacos e ureteres. Seu conteúdo resume-se a tecido conjuntivo frouxo, ramos do plexo sacral e de nervos simpáticos, além de vasos sangüíneos e linfáticos[4,7,15,18] (Fig. 94.1).

Podemos classificar as lesões neoplásicas desse espaço, de acordo com sua origem, em congênitas, neurogênicas, ósseas, vasculares e linfáticas, mesenquimais (ou de partes moles) e metastáticas (Tabela 94.1). Agrupados nessas classes, os tumores congênitos perfazem mais da metade dos casos. Aproximadamente ¼ de todas essas neoplasias pode ser classificado como de origem mesenquimal (grupo bastante heterogêneo), seguidas pelas neurogênicas, com cerca de 10% dos casos.

PATOLOGIA

Os tumores retrorretais apresentam características histológicas e potenciais de malignidade muito distintos, porém com semelhanças relevantes quando agrupados na classificação acima apresentada.

Quase todos os tumores pré-sacrais de origem congênita representam um desenvolvimento anormal de remanescentes de tecidos fetais[2,16]. Os mais comuns entre eles são o cisto dermóide e o teratoma. O cisto dermóide costuma ser multiloculado, envolto por camada epitelial densa e lisa apresentando reação fibrótica em seu contorno. Caracteristicamente, os teratomas apresentam elementos derivados do ectoderma e mesoderma, podendo portanto trazer estruturas altamente organizadas e complexas em seu interior, tais como dedos, pele, cabelos, dentes etc. (Fig. 94.2). O cordoma é a neoplasia maligna mais preponderante no retroperitônio pélvico[3,16]. Na maioria das vezes é localizado na região sacrococcígea, de crescimento lento, invade as estruturas vizinhas como o cóccix e/ou outras vértebras sacrais baixas além de ramos nervosos (Fig. 94.3).

Como classe bem constituída, os tumores neurogênicos representam outro grupo de tumores que aparecem com freqüência no espaço retrorretal. Tais tumores se originam das células que compõem as estruturas

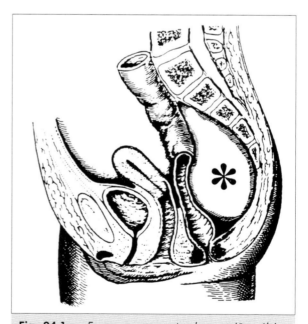

Fig. 94.1 — Esquema representando a região pélvica retroperitoneal (* = espaço retrorretal ou região pré-sacral), que, quando ocupada por massa tumoral, passa de um espaço quase virtual para uma área de grandes dimensões, adquirindo relações anatômicas próximas com vários órgãos e estruturas da pelve.

1178

TUMORES RETRORRETAIS

**Tabela 94.1
Classificação das Neoplasias
do Retroperitônio Pélvico**

A — Congênitas
- Teratomas (benigno e maligno)
- Cordoma
- Cisto dermóide e epidermóide

B — Neurogênicas
- Neurofibroma
- Ependimoma
- Neurilemoma
- Glioma de células ependimais
- Ganglioneuroma
- Neurofibrossarcoma

C — Ósseas
- Osteoma
- Condroma
- Sarcoma osteogênico
- Osteocondroma
- Condrossarcoma
- Tumor de células gigantes
- Sarcoma de Ewing
- Plasmocitoma

D — Vasculares e linfáticas
- Angioendotelioma
- Hemangiopericitoma
- Linfangioma
- Hemangioma
- Linfossarcoma
- Linfoma de Hodgkin
- Reticulossarcoma

E — Mesenquimais (Partes moles)
- Fibroma
- Lipoma
- Mioma
- Sarcomas (Fibro, Rabdomio e Leiomiossarcomas)

F — Metastáticas

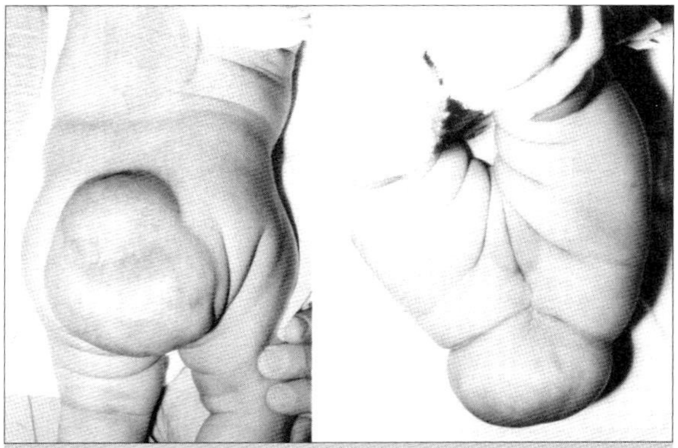

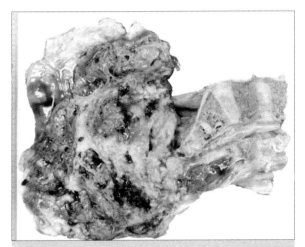

Fig. 94.2 — *Teratoma sacrococcígeo com invasão do períneo e da região glútea. (De: Gentil FC, Lopes A. Tumores retrorretais. In: Coelho JCU. Aparelho Digestivo. Clínica e Cirurgia. Medsi, Rio de Janeiro, 1996.)*

Fig. 94.3 — *Peça de cordoma sacrococcígeo, mostrando destruição óssea e infiltração das estruturas adjacentes. (De: Gentil FC, Lopes A. Tumores retrorretais. In: Coelho JCU. Aparelho Digestivo. Clínica e Cirurgia. Medsi, Rio de Janeiro, 1996.)*

dos nervos periféricos de raízes nervosas (células de Schwann, fibroblastos do epineuro e endoneuro e células perineurais). Portanto, schwannomas podem ocorrer em qualquer nervo ou fibra nervosa de qualquer localização, inclusive do peritônio pélvico[17]. Aceita-se atualmente que schwannomas possam malignizar-se, mas isto requer um diagnóstico histológico preciso e inequívoco. Mesmo em variantes malignas, as metástases são raras e a malignidade se registra pela recidiva e infiltração locais.

QUADRO CLÍNICO

Os tumores que se desenvolvem no retroperitônio pélvico levam ao aparecimento de sinais e sintomas dependentes da localização da massa tumoral, sua extensão e presença ou não de invasão de órgãos vizinhos, razão pela qual existe uma nítida diferença na freqüência de sinais e sintomas apresentados pelos tumores com características malignas e benignas[8,11]. Portadores de neoplasias retrorretais benignas são muito freqüentemente assintomáticos, podendo apresentar dor pélvica, dificuldade à evacuação, plenitude retal e sensação de esvaziamento retal incompleto apenas quando a massa tumoral apresenta grandes proporções volumétricas. Já as manifestações clínicas desenvolvidas por portadores de lesões malignas pré-sacrais estarão relacionadas às estruturas e aos órgãos locais envolvidos pelo tumor. Nesses pacientes, os sintomas mais comuns são dor pélvica, obstipação, urgência miccional e/ou incontinência urinária, obstrução intestinal e fístula perineal[3,12]. Existem com maior freqüência sintomas neurológicos em casos de tumores malignos, mesmo que estes não sejam da classe dos neurogênicos.

DIAGNÓSTICO

A abordagem diagnóstica dessas neoplasias deve levar em consideração idade, sexo, sinais e sintomas, achados de exame físico e exames complementares[20]. A diferenciação entre variedades benigna e maligna deve requerer exame anatomopatológico.

Tumores de grandes dimensões podem fazer protrusão perineal, sacral, glútea e mesmo hipogástrica[3,4,12]. Determinados exames complementares são de grande auxílio diagnóstico, ao mesmo tempo em que ajudam o planejamento terapêutico. O comprometimento ósseo pode ser analisado pelas radiografias simples e planigrafia da coluna lombossacra e ossos da bacia. Buscam-se nesses casos sinais de osteólise, insuflação óssea, calcificação e presença de espinha bífida. Enquanto o enema opaco pode evidenciar alargamento do espaço retrorretal e desvio e/ou retificação do retossigmóide anteriormente e/ou lateralmente, a retossigmoidoscopia pode ajudar a esclarecer a origem de lesões da mucosa retal (tumor primitivo retal ou invasão da mucosa retal por massa pré-sacral). Não é incomum, principalmente em lesões benignas, que a ultra-sonografia realizada para outras finalidades acabe evidenciando uma massa assintomática ocupando o espaço retrorretal. Ultra-sonografia, tomografia computadorizada e ressonância magnética são os exames de imagem que fornecem informações sobre tamanho, localização, relação com estruturas e órgãos pélvicos, além da natureza cística, sólida ou mista, parâmetros importantes tanto no raciocínio etiológico como no planejamento terapêutico (acesso cirúrgico).

Na presença de sintomas neurológicos, comuns entre lesões neurogênicas, a mielografia poderia ser utilizada para caracterizar compressão e fístulas ao nível da massa. Entretanto, os mesmos achados podem ser evidenciados através de ressonância magnética, exame menos invasivo.

O diagnóstico diferencial pré-operatório entre lesão maligna e benigna, apesar de importante para o planejamento cirúrgico, não é tarefa facilmente realizável. Biópsias por agulha, mesmo com material adequado, podem não levar ao diagnóstico histopatológico definitivo em todos os casos. As dificuldades de interpretação de biópsias de congelação fazem com que seja necessário biópsia cirúrgica a céu aberto para o esclarecimento diagnóstico. Uma vez que a ressecção cirúrgica está indicada mesmo nas lesões comprovadamente benignas (pela possibilidade de compressão de órgãos e estruturas adjacentes), alguns autores interrogam a necessidade da elucidação diagnóstica por biópsia a céu aberto em todos os casos.

TRATAMENTO

A opção de escolha para o tratamento adequado dos tumores do espaço retrorretal, de maneira geral, é o tratamento cirúrgico, mesmo em lesões comprovadamente benignas, pelo potencial de compressão e comprometimento funcional de estruturas e órgãos adjacentes[8,11,21]. As lesões de caráter maligno do retroperitônio pélvico são, em sua maior parte, não sensíveis às outras modalidades terapêuticas anticâncer — radioterapia e quimioterapia. A radioterapia bem como a quimioterapia para lesões malignas da região pré-sacral só devem ser utilizadas, isoladamente ou em conjunto, sem o concurso da cirurgia, em tumores reconhecidamente irressecáveis ou em pacientes considerados inoperáveis por outras razões não-oncológicas. Em situações escolhidas, a rádio e/ou a quimioterapia poderão ser utilizadas de maneira pré-operatória com a finalidade de redução do tamanho tumoral. Outra eventualidade de uso de quimioterapia pré-operatória são os tumores malignos ósseos da região (osteossarcoma e sarcoma de Ewing).

Várias possibilidades de acessos cirúrgicos a essas massas são preconizadas por diferentes autores[1,5,6,8,11,13,19]. O melhor acesso estará sempre na dependência do tamanho, localização, natureza e extensão precisos, determinados no pré-operatório. Lesões pequenas e de localização inferior nesse espaço poderão ser abordadas completamente através de acesso transperineal ou transcoccígeo[5,6,11,16]. Quando utilizadas exclusivamente, tais vias de acesso apresentam a dificuldade adicional de não permitirem um fácil controle do sangramento intra-operatório[13,14,18]. As massas tumorais de grandes volumes, em geral, necessitarão de acessos combinados abdominoperineal ou abdominossacral, iniciando-se pelo acesso superior, o que permite melhor avaliação das características macroscópicas da lesão, bem como as relações que guarda com as estruturas e órgãos da vizinhança (Fig. 94.4)[1,3,13,19]. Os acessos combinados podem ser realizados de maneira simultânea, adotando-se posição do paciente na mesa que permita, e proporcionando, dessa forma, fácil controle sobre a hemorragia e ampla exposição que proporciona ressecção oncológica segura com proteção adequada às estruturas da região[13].

As dificuldades de acesso e de manuseio dos tumores do espaço retrorretal são responsáveis por um risco aumentado de lesões em órgãos locais, tais como reto, bexiga e grandes vasos pélvicos. Também podem aparecer seqüelas neurológicas após ressecções de tumores originados de raízes nervosas (neurogênicos) ou que as tenham invadido na sua evolução.

Os pacientes podem apresentar como seqüela disfunção erétil nos homens, disfunção vesical e/ou anorretal, além de alterações da marcha. Para minimizar as potenciais seqüelas, é recomendável que se façam esforços no sentido de preservar-se as vértebras sacrais superiores (S1 e S2), além das raízes nervosas de S1, S2 e

S3 de ambos os lados. Ressecções que atinjam bilateralmente o nível das raízes S2 estão associadas a um risco maior de seqüelas neurológicas permanentes[10]. Os pacientes com maior risco de seqüelas neurológicas permanentes são aqueles já com disfunção vesical e/ou anorretal detectáveis no período pré-operatório, uma vez que tal comprometimento pode indicar invasão tumoral. Como tática cirúrgica aconselha-se sempre identificar os troncos das raízes ciáticas de ambos os lados antes de qualquer dissecção sacral mais extensa, possibilitando maior precisão no nível de secção das vértebras sacrais.

O sacrifício, deliberado ou não, de raízes nervosas demanda freqüentemente programas de reabilitação no período pós-operatório para atender aos diferentes graus das diferentes disfunções que possam se apresentar.

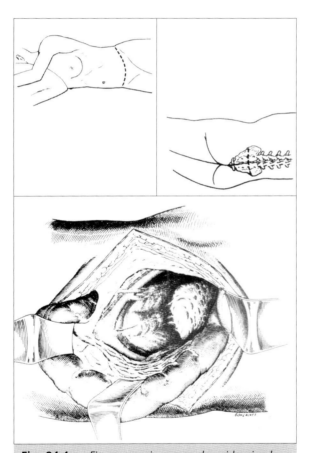

Fig. 94.4 — *Figura superior esquerda evidenciando o paciente em decúbito lateral direito e linha tracejada representando uma incisão para o acesso à via abdominal. Figura superior direita mostrando a incisão transversa na pele da região sacral que será usada para o acesso à via sacral. Figura inferior mostrando a cavidade abdominal aberta, sigmóide e reto afastados. Os vasos ilíacos, sacrais médios e uma parte do tumor interposta entre o sacro e o reto podem ser observados. (De: Gentil FC, Lopes A. Tumores retrorretais. In: Coelho JCU. Aparelho Digestivo. Clínica e Cirurgia. Medsi, Rio de Janeiro, 1996.)*

PROGNÓSTICO

Apesar de atualmente, na maioria dos casos, ser possível a realização de um procedimento cirúrgico de ressecção oncologicamente executado, realizado por uma via de acesso ampla e segura, os índices de recidivas locais dos tumores dessa região mantêm-se elevados. Além disso, como fatores agravantes a essa situação temos a pouca sensibilidade rádio e quimioterápica da maioria das lesões e o fato da grande dificuldade técnica para ressecção adequada numa reintervenção cirúrgica por recidiva local nessa região. Esse último fato faz com que alguns serviços questionem a utilidade e o verdadeiro benefício das reintervenções por recidivas[2,3]. Entretanto, para uma minoria de casos, a reoperação pode ser executável ainda com morbidade aceitável, visando à ressecção completa da lesão recidivada. Uma outra corrente defende reoperações mesmo para executar ressecções parciais de caráter eminentemente paliativo com o objetivo de minimizar sintomas e melhorar a qualidade de vida[8,12].

Nessa heterogeneidade e multiplicidade de tipos histológicos dos tumores retrorretais, torna-se particularmente difícil interpretar os índices de sobrevida relatados na literatura. A sobrevida tem demonstrado correlação inversamente proporcional ao tamanho da massa tumoral. Pacientes com tumores malignos menores do que 8 cm têm maior chance de sobreviver períodos de mais de 5 anos[3]. Entre os tipos histológicos malignos, o cordoma parece ter as melhores taxas de sobrevida em 5 anos[12].

REFERÊNCIAS BIBLIOGRÁFICAS

1. Bellotti C, Capponi MG, Rivolta R, Scicchitano F, Cancrini G, Cancrini A. Abdominal approach to the treatment of the vestigial retrorectal tumors: our experience. *G Chir* 23:157-161, 2002.
2. Bellotti C, Montori J, Capponi MG, Cancrini G, Cancrini A. The management of retrorectal congenital tumors. *Hepatogastroenterology* 49:687-690, 2002.
3. Cody HS, Marcove RC, Quan SC. Malignant retrorectal tumors: 28 years experience at Memorial Sloan-Kettering Cancer Center. *Dis Colon Rectum* 24:501-506, 1981.
4. Christensen MA, Blatchford GJ. Presacral tumors in adults. In Beck DE, Wexner SD. *Fundamentals in anorectal surgery*. 2 ed., Boston, McGraw Hill: 386-401, 1992.
5. Freier DT, Stanley JC, Thompson NW. Retrorectal tumors in adults. *Surg Gynecol Obstet* 132:681-686, 1971.
6. Geelghoed GW, Kotz HL. A posterior approach to the presacral mass. *World J Surg* 7:620-628, 1983.
7. Goldemberg SW, Gordan GH, Nivatvungs S. *Essentials of anorectal surgery*. 1 ed., Philadelphia Lippincott, 1980.
8. Gorski T, Khubchandani IT, Stasik J, Riether R. Retrorectal carcinoid tumor. *South Med J* 92:417-420, 1999.
9. Guillem P, Ernst O, Herjean M, Triboulet JP. Retrorectal tumors: an assessment of the abdominal approach. *Ann Chir* 126:138-142, 2001.
10. Gutemberg B, Kewenter J, Petersen I, Stener B. Anorectal function after major ressections of the sacrum with bilateral sacrifice of sacral nerves. *Br J Surg* 63:546-554, 1976.
11. Hannon J, Subramony C, Scott-Conner CE. Benign retrorectal tumors in adults: the choice of operative approach. *Am Surg* 60:267-272, 1994.

12. Jao S, Bert R, Spenser RJ. Retrorectal tumors: Mayo Clinic experience 1960-1979. *Dis Colon Rectum* 28:644-652, 1983.

13. Localio SA, Eng K, Ranson JHC. Abdominosacral approach for the retrorectal tumors. *Ann Surg* 191:555-560, 1980.

14. McUne WS. Management of sacrococcygeal tumors. *Ann Surg* 159:911-918, 1964.

15. Migliorelli F, Cooper P, McElhinney J. An usual presacrococcygeal cystic tumors. *Am J Surg* 113:777-782, 1967.

16. Shakckeford RT, Rhode CM. Sacrococcygeal chordoma. *Trans South Surg Assoc* 66:411-414, 1954.

17. Turk PS, Peters N, Libbey NP, Wanebo HJ. Diagnosis and management of giant intrasacral Schwannoma. *Cancer* 70:2650-2657, 1992.

18. Uhlig BE, Johnson RL. Presacral tumors and cysts in adults. *Dis Colon Rectum* 18:581-596, 1992.

19. Wanebo HJ, Whitehill R, Gaker D. Composite pelvic resection: an approach to advanced pelvic cancer. *Arch Surg* 122:1401-1406, 1987.

20. Whittaker LD, Pemberton JD. Tumors ventral to the sacrum. *Ann Surg* 107:96-106, 1938.

21. Wolpert A, Beer-Gabel M, Lifschitz O, Zbar AP. The management of presacral masses in the adult. *Tech Coloproctol* 6:43-49, 2002.

ÍNDICE REMISSIVO

A

AB1, 1510
Abdômen agudo, 192-207
  alterações sistêmicas no, 199
  exames complementares, 201
  hemorrágico, 198
  mecanismos da dor abdominal, 193
  outros exames, 203
  perfurativo, 196
  tratamento, 204
  vascular, 198
Abscesso(s), 1004
  e fístulas anais, 1084-1094
  hepático, 1470-1481
    actinomicótico, 1479
    amebiano, 1475
    ascaridiano, 1479
    piogênico, 1470
  intra-abdominais, 1929-1939
    anatomia dos espaços intra-abdominais, 1929
    aspectos metabólicos e fisopatológicos, 1931
    diagnóstico, 1933
    exame físico, 1933
    exames complementares, 1934
    história clínica, 1933
    patogenia, 1930
    tratamento, 1935
  perianal, 1084
Absorção
  eletrogênica de sódio, 670
  eletroneutra de cloreto de sódio, 670
Acalasia, 313, 335
  do esfíncter inferior do esôfago, 343
Acantose *nigricans*, 609
Acetaminofen, intoxicação por, 1575
Acetato de megestrol, 97
Aciclovir, 400
Acidez gástrica, drogas que reduzem a, 536
Ácido(s)
  ascórbico, 54
  biliares, 1608
    função dos, 1609
  clorídrico, 523
    secreção de, 459

graxos, 47
  de cadeia longa, 41
  essenciais, 42
  ômega, 75
  poliinsaturados, 53
  nucléicos, análise de, 9
  ricinoléico, 90
  tranexâmico, 735
  ursodesoxicólico, 1374
Acidose D-láctica, 788
Acloridria, 29
Acolia, 1229
  fecal, 1194
Actinomicose, 968
  gástrica, 576
Actinomyces israeli, 1479
Acupuntura, 899
Adaptação intestinal, 66
Addison, doença de, 718
Adefovir, 1428
Adenina, 4
Adenocarcinoma, 436, 81⁴, 117⁴
  do apêndice, 873
  do cólon, 1048
  gástrico, 20, 603
Adenoma, 811
  hepático, 1326
  hepatocelular, 1530
Adenomiomatose da vesícula biliar, 1659
Aedes aegypti, 1297
Aerofagia, 504
Afecções anorretais
  benignas, 1111
  malignas, 1111
Aflatoxinas, 1506
Aftas, 289
Aganglionose do intestino grosso, 879
Agentes
  com ação intracelular, 109
  gastroprotetores, 118
    bismuto, 118
    carbenoxolona, 118
    prostaglandinas, 119
    subcitrato de bismuto coloidal, 118
    subsalicilato de bismuto, 118

i1

APARELHO DIGESTIVO. CLÍNICA E CIRURGIA

sucralfato, 119
pró-cinéticos, 499
procinéticos, 90
progesterogênicos, 1016
que modificam o meio intragástrico, 97
químicos e medicamentos, doenças hepáticas
    causadas por, 1310-1329
Aglicogenose, 1414
Agonista(s)
    do GnRH, 1018
    seletivo dos receptores 5-HT, 899
Agulha de Chiba, 1740
AIDS, 293, 397
Akiyama, operação de, 445
Albumina, 1230
Álcool, 1807
Alcoolismo, 1196
Alcoolização de tumor de esôfago, 450
Aldosterona, 1238
Alergia alimentar, 737-749
Alexandre, procedimento de, 1959
Alfa-1-antitripsina, determinação de, 694
Alfafetoproteína, 1515
Alimentação, resposta do cólon à, 892
Alimento(s)
    carcinogênicos, 604
    reação adversa a, 737
Alimetação oral, 788
Alosetron, 507
Altemeier, procedimento de, 1135
Alterações
    benignas da língua, 288
    cardiopulmonares e pulmonares, 273
    da libido, 1196
    da motilidade gástrica duodenal, 505
    dos dentes, 294
    hepáticas decorrentes da insuficiência
      cardiocirculatória, 1491
    metabólicas no paciente com câncer, 74
      metabolismo, 74
        dos carboidratos, 74
        lipídico, 75
        protéico, 74
    vasculares, 183
Alumínio, hidróxido de, 99
Amebíase, 182, 959, 1156
Ameboma, 962
Amenorréia, 1196
Amido, intolerância a, 739
Amiloidose
    hepática, 1408
    primária, 338
Aminoácidos
    de cadeia aromática, 61
    de cadeia ramificada, 61, 64
    essenciais, 51
    semi-essenciais, 51
Aminotransferases, 1229
Amônia, 61, 1256
Análise química fecal, 739

Anastomose
    esplenorrenal, 1287
      central, 1288
      distal, 1287
    mesentérico-cava, 1288
    portocava, 1285
Anatomia e fisiologia
    do estômago e do duodeno, 455-461
    do fígado, 1185-1192
    do intestino delgado, 635-640
    do pâncreas, 1771-1780
Ancilostomíase, 755
Anel
    de Kayser-Flieischer, 1200
    de Schatzki, 381
Anemia, 568
    falciforme, 1666
    megaloblástica, 770
Aneurisma da artéria hepática, 1496
Anfotericina B, 398
Angiodisplasia, 183, 989, 991
Angiografia, 155, 857, 1970
Angioplastia transluminal percutânea, 1487
Angiossarcoma, 816, 1327, 1527
Ângulo
    anorretal, 849
    de Killian, 410
Anomalias congênitas
    do esôfago, 321-332
      atresia de esôfago, 321
      cisto neuroentérico, 331
      duplicação do esôfago, 331
      estenose congênita doesôfago, 330
    do estômago e do duodeno, 478-489
    do intestino
      delgado, 653-662
        divertículo de Meckel, 657
        duplicação do trato alimentar, 659
        íleo meconial, 660
        má rotação intestinal, 655
        obstrução intestinal, 653
        peritonite meconial, 661
      grosso e do ânus, 877-885
        duplicação e atresia primária do cólon, 882
        megacólon congênito, 877
    do peritônio e da parede abdominal, 1907-1913
      anomalias do ducto onfalomesentérico, 1911
      gastrosquise, 1910
      hérnia, 1911
        inguinal, 1911
        umbilical, 1911
      onfalocele, 1907
Anopexia anorretal, 1080
Anoplastia V-Y, 1146
Anorexia, 72, 1195
    nervosa, 590
Anoscopia, 174
Antagonista(s)
    da serotonina, 899
    do receptor 5-HT3, 96

i2

ÍNDICE REMISSIVO

do receptor D_2, 93
seletivo da serotonina, 507
Antagonistas dos receptores H_2 da histamina, 103
absorção e distribuição, 106
efeitos no sistema, 109
imune, 109
nervoso central 109
estrutura, 106
excreção renal, 108
interações, 109
metabolismo hepático, 108
tolerância, 109
Antiácidos, 97, 537
medicamentos que interagem com os, 100
Antibióticos, 237
Anticolinérgicos, 96
seletivos e não-seletivos, 102
Anticorpo(s)
anticélulas parietais, 473
anticitocromo P-450, 1314
antiendomísio, 678, 694, 714
antifator intrínseco, 474
antigliadina, 678, 694, 714
antilinfocitários, 827, 1586
antimitocondrial, 1371
antinúcleo, 1441
antitransglutaminase, 714
determinação sorológica de, 714
monoclonal(is), 1587
anti-CD3, 1897
anti-IL-2, 829
anti-TNF-α, 777
SC-1 no tratamento do câncer gástrico, 21
Antidepressivos, 507, 899
tricíclicos, 121
Antidiarréicos, 85
fármacos, 85
adsorventes, 86
antimotilidade, 85
anti-secretores, 86
hidrofílicos, 86
na diarréia, 86
crônica, 87
Antieméticos, 91
Antígeno
carcinoembrionário, 18, 610
carcinoembriônico, 474, 1054
sulfoglicoproteína fetal, 474
Anti-histamínicos, 96
Antiinflamatórios não-esteróides, 511
Antimuscarínico, 898
Antineoplásicos, 133
Antiulcerosos, 97
agentes com ação central, 121
antidepressivos tricíclicos, 121
agentes com ação intracelular, 109
inibidores, 109
da anidrase carbônica na secreção ácida
gástrica, 109
da H^+/K^+ ATPase, 112

agentes gastroprotetores, 113
bismuto, 118
carbenoxolona, 118
prostaglandinas, 119
subcitrato de bismuto coloidal, 118
subsalicilato de bismuto, 118
sucralfato, 119
agentes que age nos receptores, 102
antagonistas dos receptores H_2 da histamina, 103
anticolinérgicos seletivos e não-seletivos, 102
agentes que modificam o meio intragástrico, 97
antiácidos, 97
classificação, 97
Antrectomia, 517, 547
Antro, 455
Ânus
e intestino grosso, 835
anatomia e fisiologia de, 835-852
anomalias congênitas do, 877-885
em buraco de fechadura, 1057
imperfurado, 880
APACHE II, 1783, 1822
APACHE III, 1822
Aparelho digestivo, 15
farmacologia clínica do, 85-130
marcadores tumorais do, 15-23
tratamento adjuvante das neoplasias do, 131-144
Apêndice
e mucocele, tumores do, 869-876
epiplóico, 836
vermiforme, 837
Apendicectomia incidental, 868
Apendicite aguda, 862-868
apendicectomia incidental, 868
complicações, 866
diagnóstico, 844
etiologia, 862
incidência, 862
na criança, 867
na gravidez, 867
no idoso, 867
quadro clínico, 863
tratamento, 865
Aprotinina, 1818
APUD, 25
Aranhas vasculares, 1198
Arbovirose, 1297
Arcada de Riolano, 800
Arginina, 52
Arsênico, 1528
Artéria(s)
gástrica direita, 457
gastroepiplóica direita, 457
hemorroidária superior, 843
hepática, 1187
aneurisma da, 1496
estenose da, 1499
oclusão da, 1497
pseudo-aneurisma da, 1499
mesentérica, 843

i3

inferior, 843
superior, 843
retais, 843
inferior, 844
superior, 843
Arteriografia, 695
Articulações, radiografia de, 695
Árvore biliar extra-hepática, doenças da, avaliação dos
pacientes com, 1611-1623
5-ASA, 777, 848
Ascaridíase, 755, 1305
Ascaris lumbricoides, 1479
Ascite, 1194, 1199, 1238-1245
neutrofílica, 1248
pancreática, 1863
por hipertensão portal, 1202
quilosa, 733
pancreática, 1865
Asma, 369
Assoalho pélvico, 1115
Astenia, 1195
Asterixis, 1278
Atresia
antral e pilórica, 480
colônica, 882
das vias biliares, 1623
de esôfago, 321
de veia porta, 1186
do intestino delgado, 653
duodenal, 484
Atrofia hepática, 1199
Atropina, 26, 102
Auerbach, plexo de, 458, 635
mioentérico de, 25
Avaliação global subjetiva, 44
Azatioprina, 1584
Azigografia, 442

B

Baço, lesões do, 221
Bacterascite, 1248
Bactérias, 573
colites causadas por, 965
gastrites infecciosas por, 573
Bacterioascite, 1365
Bailey, sinal de, 934
Balanço de gordura nas fezes, 691
Balantidíase, 963
Balantidium coli, 183
Balão
de Sengstaken-Blakemore, 1283
intragástrico, 623
Banda(s)
gástrica, 62, 625
ajustável, 560
de Ladd, 653, 656

Barreira
hemoliquórica, 61
muco-bicarbonato, 524
Barrett, esôfago de, 365
Basiliximab, 1587, 1897
Bassini, procedimento de, 1959
Beckwith-Wiedemann, síndrome de, 1907
Belsey Mark IV, fundoplicatura parcial à, 376
Benzodiazepínicos, 97
Berger, operação de, 1837
Bexiga, lesões da, 226
Bezoar, 595-599
Bile
litogênica, 1663
refluxo de, 363, 1811
Bilirrubina, 1202
metabolismo da, 1207
Bilitec, 517
Biofeedback, 909
Biologia molecular, 3-14, 1038
cromossomo humano, 4
DNA humano, 4
e doenças do aparelho digestivo, 11
expressão gênica, 8
gene: estrutura e organização, 7
introdução, 3
síntese protéica, 5
transcrição, 5
translação, 6
técnicas em biologia, 8
terapia gênica, 13
Biópsia
do intestino delgado, 648
hepática, 1204, 1232, 1359
pancreática, 1869
peroral do intestino delgado, 695
retal, 1389
transendoscópica, 695
Bismuto, 118
subsalicilato de, 86
Bissegmentectomia central, 1540
Blastomicose, 182
sul-americana, 1299
Bloqueador(es)
dos canais de cálcio, 342, 1097
H_2, 103, 536
Blumberg, sinal de, 934
Blumer, prateleira de, 609
Boerhaave, síndrome de, 430
Bolo fecal, 847
Bombesina, 26, 529, 639
Borda anal, 1167
Bouveret
sinal de, 936
síndrome de, 1707
Bowen, doença de, 1168, 1171
Brequinar sódico, 1586
Brometo de pinavério, 898
Brunner, glândulas de, 28, 457
Budd-Chiari, doença de, 1326, 1483
Buie, técnica de, 1080

i4

ÍNDICE REMISSIVO

Bulimia, 26
nervosa, 590
Burkitt, tumor de, 291
Butirofenonas, 93

C

CA 19-9, 610, 1870
CA72-4, 610
Cabeça de medusa, 1276
Calazar, 1303
Cálculos
biliares, 55
classificação dos, 1662
intra-hepáticos, 1731
primários dos ductos biliares e cálculos recorrentes, 769
renais, 788
residuais, 1704
Calicreína, 1813
Calmodulina, 85
Calot, triângulo de, 1188, 1604
Câmara hiperbárica, 985
Campath-1H, 1587
Campylobacter, 183, 1156
colite por, 971
Canal
anal, 845
manometria do, 849
motilidade do, 848
neoplasias de, 1172
trauma do, 1030
onfalomesentérico, 766
Câncer
colorretal, 138
hereditário, 187
não-relacionado a pólipos, 1039
metastático, 138
das vias biliares, 141
de esôfago 136
do corpo e da cauda do pâncreas, 1872
do fígado, 140
do intestino grosso, 1003
gástrico, 137, 166, 464
pancreático, 141
Candidíase, 290, 397
colônica, 972
Cantlie, linha de, 1188
Cantrell, pentalogia de, 1907
Caolim, 86
Cápsula endoscópica, 650
Carbenoxolona, 118
Carboidratos, 52
intolerância à, 737
metabolismo dos, 74
Carcinoma
anal, 1155
basocelular, 1171
colorretal, 18, 1551

da língua, 291
da mucosa bucal 291
de células escamosas, 1170
de mama, 1552
de pâncreas, 1552
de pequenas células, 1174
de vesícula biliar, 1553, 1672
do esôfago, 389
do estômago, 603
do pâncreas, 19, 1867
epidermóide, 436
gástrico, 1552
hepatocelular, 19, 1327, 1502
in situ, 1038
indiferenciado, 1174
periampulares, 1764
verrucoso, 1172
Cardiomiotomia, 351
Cardite, 362
Cárie dental, 295
Caroli, doença de, 1466, 1758
Cáscara, 89
Casoni, reação de, 1461
Cavidade oral, doenças da, 288-297
CD 117, 22
Ceco, 836
Cecostomia percutânea, 186
Célula(s)
argentafins, 636
beta, 1880
caliciformes, 365
D, 35, 456
de Kipffer, 1190
de Paneth, 636
G, 26, 455, 529
K, 29
LE, 1439
parietal, 26, 456
aumento da sensibilidade da, 528
PP, 31
principal, 456
S, 27
Células-tronco, 13
Centro emético, 91
Cerclagem dentária, 623
Ceruloplasmina, 1404
Cetoconazol 398
Chagas, doença de, 346, 933
Charcot, tríade de, 1726
Charcot-Leyden, cristais de, 748
CHARGE, 322
Chiba, agulha de, 1740
Child, operação de, 1837
Chlamydia trachomatis, 1150
Chonorchis sinensis, 1527
Ciclizina, 96
Ciclosporina, 1585
Cimetidina, 105, 536
Cintigrafia hepática, 1517
Cintilografia, 155, 857

i5

do esvaziamento gástrico, 498
hepatobiliar, 1714
Circulação colateral portossistêmica, 1276
Circunferência muscular do braço, 43
Ciromegalovírus, 1157
Cirrose
  alcoólica, 1332
  biliar primária, 1371-1374, 1573
  congestiva, 1348
  hepática, 1344-1370, 1665
  infantil, 1350
Cirurgia
  anti-refluxo, 371
  bariátrica, 62
  laparoscópica anti-refluxo, 375
  paliativa, 613
  radical curativa, 444
Cisaprida, 90, 499
Cisplatina, 132
Cisto(s)
  de colédoco, 1758
  de retenção do pâncreas, 1848
  dermóides, 289
  do retroperitônio, mesentério e omento, 1969-1974
  dos tecidos moles da cavidade oral, 289
  esofágicos, 433
  gengivais, 289
  hepáticos, 12, 1459-1469
    não-parasitários, 1462
    parasitários, 1459
  hidático do pâncreas, 1848
  neuroentérico, 331
  pilonidal, 1100-1109, 1914
Cistoadenocarcinoma
  hepático, 1468
  mucinoso do apêndice, 870
Cistoadenoma(s)
  do pâncreas, 1849
  hepático, 1467
  mucinoso do apêndice, 870
  seroso, 1876
Citocinas, 46
Citocromo P-450, 536
Citomegalovírus, 183, 400, 520, 576, 1590
Citosina, 4
Citotoxina vacuolizante, 513
Citrato de magnésio, 89
Classificação
  de Child, 1346
  de Dukes, 1048
  de Marselha-Roma, 1825
Clearance de α-1-antitripsina, 733
Clipes, 149
Clofibrato, 1665
Cloreto de vinila, 1528
Cloridrato de mepeverina, 898
Cloroquina, 1303, 1478
Clorpromazina, 93
Clostridium difficile, 760

Coagulação
  a laser, 148
  por calor, 148
  térmica, 148
Cobre, 1351, 1404
Coccigodinia, 1162
Codeína, 85
Códons, 7
Cola de fibrina, 149, 1026, 1093
Colágeno, doenças do, 338
Colangiocarcinoma, 1327, 1377, 1526
Colangiografia, 1201
  endovenosa, 1615
  percutânea transepática, 1619
Colangiopancreatografia endoscópica, 168
  retrógrada, 1620, 1869
Colangite(s), 1722-1733
  auto-imune, 1449
  bacteriana aguda, 1722
  esclerosante, 948
    iatrogênica, 1323
    primária, 1375-1378, 1526
  piogênica recorrente, 1728
  riptogênica, 1728
Colapso cardiovascular, 273
Colchicina, 1336
Colecistectomia, 1673
  subtotal, 1691
Colecistite
  acalculosa, 1684-1687
  aguda, 55
    calculosa, 1679-1683
  em condições especiais, 1688-1692
    cirrose hepática, 1690
    diabetes mellitus, 1690
    gravidez, 1688
    na criança, 1689
    no idoso, 1689
    nutrição parenteral total, 1689
Colecistocinina, 639
Colecistografia oral, 1614
Colecistoquinina, 25
  ações, 26
  distribuição, 25
  estrutura, 25
  liberação, 25
Colecistostomia, 1682
Colectomia, 919
  e anastomose ileorretal, 954
  subtotal e ileostomia, 953
  total, 919
Colédoco, exploração transduodenal do, 1703
Coledocolitíase, 1693-1705
Coledocotomia laparoscópica, 1702
Colelitíase, 566, 787
Colestase, 1202, 1320
  colangiodestrutiva, 1323
  intra-hepática, 1222
Colesterol
  biliar, 1608

i6

cálculo de, 1662
Colesterolose, 1656
Colestiramina, 86, 517, 899, 1374
Cólica biliar, 1612, 1694
Colite(s)
  causadas por bactérias, 965
  cística profunda, 1165
  fulminante, 774, 949
  induzida por proteína alimentar, 748
  isquêmica, 184
    segmentar, 993
  por *Campylobacter*, 971
  por *Escherichia coli*, 966
  pseudomembranosa, 182
  tifóide, 970
  ulcerativa, 941
    na criança, 949
    na gestante, 949
  virais, 973
Collis, gastroplastia à, 376
Cólon, 787, 836
  adenocarcinoma do, 1048
  ascendente, 837
  carcinoma de, 18
  direito, 845
  distal, 891
  diverticulose do, 895
  duplicação do, 882
  esquerdo, 845
  função metabólica do, 850
  lesões do, 223, 1033
  médio, 891
  músculos do, 886
  no jejum, 893
  proximal, 890
  radiografias contrastadas do, 856
  sigmóide, 837
  transverso, 837
Colonoscopia, 176
  terapêutica, 185
  virtual, 1002
Colopatias isquêmicas, 993
Colostomia, 1034
Colunas retais, 840
Colúria, 1194, 1227
Complexo(s)
  de Romana, 348
  de Von Meyenburg, 1466
  dodenopancreático, lesões do, 217
  motor migratório, 491, 638, 1712
  Mycobacterium avium, 1157
  Mycobacterium avium-intracellulare, 402
Composição corporal e avaliação nutricional, 42
Condiloma
  acuminado, 292, 1152
  anal, 1152
Consenso de Roma II, 503
Consistência fecal, 1117
Constipação, 87
  intestinal, 902-915

Continência fecal, 846
Contraceptivos hormonais, 1016
Controle de danos, 212
Cooper, ligamento de, 1955
Coprocultura, 978
Cordoma, 1178
Corpo estranho
  de umbigo, 1915
  do esôfago, 415-420
  no intestino grosso e ânus, 1021-1024
  retal, 1155
  retirada de, 164
Corpúsculos de Mallory, 1332, 1339
Corticóides, 1584
Corticosteróides, 96
Courvoisier, sinal de, 1863
Coxins vasculares hemorroidários, 1070
Crigler-Najjar
  tipo I, 1219
  tipo II, 1219
Crioterapia, 1153
Cripstosporidiose, 755
Cripta de Morgagni 840
Criptite, 1161
Cristais de Charcot-Leyden, 748
Critérios
  de Glasgow, 1783
  de Ranson, 1783
  de Roma, 897
Crohn, doença de, 67, 187, 577, 772-785, 1665
Cromatina, 4
Cromossomo humano, 4
Cronkhite-Canada, síndrome de, 585
Cruveilhier-Baumgarten, síndrome de, 1277
Cryptosporidium, 755
Cullen, sinal de, 1813, 1945
Curling, úlcera de, 510
Curvoisier-Terrier, sinal de, 1613
Cushing, úlcera de, 510
Cutait, operação de, 921

D

Daclizumab, 827, 1897
Danazol, 1017
Defecação, 850, 893
Defecografia, 858, 909
Defeito molecular, 1222
Deficiência
  de ácidos graxos essenciais, 55
  de alfa-1-antitripsina, 1349
  de ferro, 568
  de lactase, 648
  de vitamina, 54
    B_{12}, 568
    do complexo B, 54
    K, 54
  de α-1 antitripsina, 12

APARELHO DIGESTIVO. CLÍNICA E CIRURGIA

do assoalho pélvico, 1131
Degeneração hepatolenticular, 1348, 1404
Deglutição, 305
Demência senil, 1132
Dennonvilliers, fáscia de, 839
Densitometria óssea, 695
Dentes, alterações dos, 294
Derivação(ões)
  biliodigestiva, 1704
  biliopancreáticas, 63, 628
    com desvio duodenal, 628
    com gastrectomia distal, 628
    com preservação gástrica distal por via
      laparoscópica, 629
    gástricas restritivas com derivação intestinal em Y
      de Roux, 627
    portossistêmica intra-hepática, 1282
Derivados
  da antraquinona, 89
  difenilmetânicos, 89
Dermatite
  cercariana, 1381
  de contato, 1110
Dermatomiosite, 314, 338
Dermatoses com manifestação oral, 293
Derrame(s)
  cavitários, 1862
    agudos, 1862
    pancreáticos, 1862
  pericárdico pancreático, 1863
  pleural pancreático, 1863
Descontaminação intestinal, 1819
  seletiva, 828
Desidroemetina, 1478
Desnutrição, 67
  protéica e deficiência vitamínicas, 569
  proteicocalórica, 1800
Desordens
  miopáticas, 665
  neuropáticas, 666
Desvascularização esôfago-gástrica, 1289
Dextrina, 41
Diabetes mellitus, 1665
Diafragma pélvico, 841
Diarréia, 86, 668-682, 1884
  abordagem do paciente com, 674
  avaliação complementar, 676
  crônica com síndrome de má absorção, 643
  fisiopatologia, 668
  osmótica, 673
  pós-vagotomia, 564
  secretora, 674
  tratamento, 679
Dietas
  artesanais, 48
  específicas, 49
  modulares, 49
  oligo/monoméricas, 49
  ploméricas, 49
Dieulafoy, lesão de, 151

Difenidramina, 96
Difenoxilato, 85
Digestão e absorção normal dos nutrientes, 40
Dilatação
  aguda do estômago, 590
  da cárdia, 350
  gástrica, 381
Dilatador de Savary-Gilliard, 164
Dilaurato, teste do, 1831
Diltiazem, 342
Dioctilsulfossuccinato, 88
Dióxido de tório, 1327, 1526
Dipeptídeos, 51
Disabsorção, 683
Discinesia do esfíncter de Oddi, 1714
Disfagia, 340, 364, 380, 437
  pós-vagotomia, 564
Disfunção(ões)
  anorretal, 907
  do esfíncter, 342
    de Oddi, 1710-1721
    superior do esôfago e da faringe, 342
  hepatocelular, 1267
  motora(s), 337
    em gastroparesias, 495
    não-específica, 337
  pancreática, 1798
Dismotilidade da vesícula biliar, 1718
Dispepsia, 503-508
  não-ulcerosa, 463
Displasia de grandes células, 1512
Dissacaridases, determinação da atividade das, 693
Dissacarídeos, 693
  intolerância a, 740
  provas de sobrecarga com, 693
Dissecção hiatal, 372
Distensão abdominal, 712
Distorção do volvo de sigmóide, 186
Distúrbios
  da função motora do cólon, 893
  da motilidade do esôfago, 333-345
    classificação das disfunções motoras do esôfago, 333
    disfunções do esfíncter superior do esôfago e da
      faringe, 342
    motilidade normal do esôfago, 333
  da motilidade do intestino, 663-667
    grosso e síndrome do intestino irritável, 886-901
    íleo paralítico, 663
    obstrução do intestino delgado, 663
    outras dismotilidades, 665
    pseudo-obstrução intestinal crônica, 664
    síndrome, 664
      de estase do Y de Roux, 665
      do intestino curto, 664
      do intestino irritável, 665
  da motilidade gástrica, 490-502
  gastrointestinais funcionais, 503
  primários, 1797
  psicoafetivos, 712
  psicológicos, 339

ÍNDICE REMISSIVO

Diuréticos, 734
Diverticulite em imunodeprimidos, 1007
Divertículo(s)
 colônico gigante, 1003
 de Meckel, 657
 de Zenker, 343
 do esôfago, 409-414
  complicações, 411
  diagnóstico, 410
  do esôfago médio, 412
  epifrênico, 412
  faringoesofágico, 409
  patogenia, 409
  pseudodiverticulose intramural esofágica, 413
  quadro clínico, 410
  tratamento, 411
   cirúrgico, 412
   endoscópico, 411
 do intestino
  delgado, 766-771
   adquirido, 767
   congênitos, 766
   de Meckel, 766
   duodenais adquiridos, 767
   jejunais e ileais adquiridos, 769
   justapapilares, 767
  grosso, 997-1012
   diagnóstico, 1001
   epidemiologia, 997
   patogenia, 998
   patologia, 999
   quadro clínico, 1000
   tratamento, 1004
 gástricos, 587
Diverticulose do cólon, 895
DNA, 3
 humano, 4
Docusato, 88
Doença(s)
 adquiridas do umbigo, 1914-1916
  cisto pilonidal, 1914
  corpo estranho de umbigo, 1915
  endometriose, 1915
  granuloma umbilical 1914
  hérnia umbilical adquirida, 1914
  onfalite, 1914
  tumores umbilicais, 1915
 anorretais sexualmente transmissíveis, 1148-1160
 auto-imunes, 293
 celíaca, 703-724, 1666
  considerações gerais sobre cereais e suas relações
   taxonômicas, 704
  detecção de outros auto-anticorpos, 719
  diagnóstico, 713
   diferencial, 717
  doenças associadas, 717
  evolução e prognóstico, 721
  fatores genéticos, 703
  fisiopatologia, 709
  patologia, 706

 quadro clínico, 711
 tratamento, 719
colônica, 782
com alteração da drenagem linfática intestinal, 732
da árvore biliar extra-hepática, avaliação dos
 pacientes com, 1611-1623
da cavidade oral, 288-297
 alterações, 288
  benignas da língua, 288
  dos dentes, 294
 cárie dental, 295
 cistos dos tecidos moles, 289
 doença(s), 292
  periodontal, 296
  virais com manifestação oral, 292
 glândulas sebáceas heterotópicas, 288
 hiperplasias circunscritas, 291
 lesões, 289
  brancas da mucosa oral, 290
  erosivas da mucosa oral, 289
 manifestações orais de doenças sistêmicas, 293
 pigmentação da mucosa oral, 294
 tumores, 291
  benignos, 291
  malignos, 291
da plava mioneural, 343
das vias biliares extra-hepáticas na infância, 1623-1642
de Addison, 718
de Andersen, 1415
de Bowen, 1168, 1171
de Caroli, 1466, 1758
de Chagas, 346, 933
de Crohn, 67, 187, 577, 772-785, 1665
 características clínicas, 774
 diagnóstico, 776
 do apêndice, 875
 epidemiologia, 772
 etiopatogenia, 772
 fístulas jejunoileais na, 261
 terapia nutricional, 778
 tratamento, 776
  cirúrgico, 779
  clínico, 776
de Forbes, 1415
de Gaucher, 1416
de Hers, 1415
de Hirschsprung, 877
de Ménétrier, 520, 605, 731
de Niemann-Pick, 1416
de Paget, 1168, 1172
de Pompe, 1415
de Von Gierke, 1414
de Whipple, 753
de Wilson, 1348, 1578
do colágeno, 338
do enxerto *versus* hospedeiro, 828
do esôfago, avaliação do paciente com, 310-320
do estômago e do duodeno, avaliação do paciente
 com, 462-477
do intestino delgado, 641-652

i9

APARELHO DIGESTIVO. CLÍNICA E CIRURGIA

do intestino grosso e do ânus, avaliação do paciente
com, 853-861
avaliação da fisiologia anorretal, 859
doenças sexualmente transmissíveis, 855
exame(s), 854
coprológico, 854
endoscópicos, 855
físico, 854
radiológicos, 856
história clínica, 853
do refluxo
gastroesofágico, 314, 360-380, 560
tratamento endoscópico da, 164
do sistema nervoso entérico, 338
do tecido conjuntivo, 338, 343
granulomatosas gástricas, 577
hepática(s)
alcoólica, 1330-1337
avaliação do paciente com, 1193-1205
causadas por medicamentos e agentes químicos,
1310-1329
colestática, 822
esquistossomótica, 1379-1396
gordurosa não-alcoólica, 1338-1343
metabólicas e infiltrativas, 1397-1419
ileal ou ileocecal, 780
infecciosas
e granulomatosas do estômago, 573-583
e parasitárias, 750
do fígado, 1294-1309
do intestino delgado, 750-765
do intestino grosso, 959-975
inflamatórias
da parede abdominal, 1940-1942
infecção da ferida operatória, 1940
infecção necrotizante de tecidos moles, 1941
inespecíficas do intestino grosso, 941-958
intestinais, 67
linfoproliferativa pós-transplante, 828
metabólica, 284
óssea, 55
musculares, 338
neurológicas, 343
otorrinolaringológicas, 284
pancreática, 1781
na infância, 1795-1805
avaliação do paciente com, 1781-1794
parasitária intestinal, 759
perianal, 782
periodontal, 296
policística, 1463
na criança, 1464
no adulto, 1464
vasculares, 800
do fígado, 1325
do intestino, 800
delgado, 800-810
grosso, 989-996
hepáticas, 1482-1501
venooclusiva, 1275, 1326

hepática, 1489
virais com manifestação oral, 292
Doentes imunodeprimidos, infecções intestinais em, 763
Domperidona, 96, 499
Dor
abdominal, 712, 835
mecanismos da, 193
articulares, 1196
esofágica, 341
pós-operatória no ombro, 274
Dosagem
de α-1-antitripsina, 646
de eletrólitos, 645
de gordura fecal, 645
de proteínas, 690
do H_2 expirado após ingestão de lactose, 648
Down, síndrome de, 877
Drenagem
biliar, 1738-1752, 1871
venosa do intestino grosso, 844
Drenos, uso de, 1926
Drogas, 284
formadoras do bolo fecal, 87
procinéticas, 912
que fortalecem a defesa da mucosa, 537
que reduzem a acidez gástrica, 536
bloqueadores H_2, 536
inibidores da bomba de prótons, 537
Droperidol, 93
Drummond, 800
Dubin-Johnson, síndrome de, 1221
Ducto(s)
biliar(es), 271
intra-hepáticos, 1188
lesão dos, 271
proximal, 1603
onfalomesentérico, anomalias do, 1911
pancreático principal, 1771
torácico, 301
vitelino, 766
Duhamel-Haddad, operação de, 922
Dukes, classificação de, 1048
Duodeno
e estômago, pólipos de, 584-587
lesões do, 217
radiografia do, 470
Duplicação
do esôfago, 331
do trato alimentar, 659
e atresia primária do cólon, 882
gástrica e duodenal, 480
DuVal, operação de, 1835
D-xilose, 646

E

Ecografia fetal, 324
Ectasia vascular, 990

ÍNDICE REMISSIVO

de antro gástrico, 152
Edema cerebral, 1267
Edrofônio, teste do, 318
Elastase, 1813
Elastase-1, determinação da, 691
Eletrofulguração, 185
Eletrólitos, 53
  determinação de, 690
  dosagem de, 645
  suplementares, 789
Eletromiografia, 860
  do esfíncter anal, 849
  do intestino grosso, 846
Emagrecimento, 712
Embolia
  arterial, 802
  gasosa, 269
Embolização arterial, 1736
Empalamento, 1030
Empiema
  bacteriano espontâneo, 1247
  da vesícula biliar, 1682
Emulsões lipídicas, 64
Encefalopatia hepática, 61, 1195, 1254-1263, 1355
  fisiopatologia, 1254
  manifestações clínicas, 1258
  tratamento, 1260
Endometriose, 1915
  intestinal, 1013-1020
Endoscopia digestiva, 610, 695
  alta, 161-173, 468
    colangiopancreatografia endoscópica, 168
    e colonoscopia, 649
    esofagoscopia, 161
      complicações, 162
      em situações clínicas especiais, 162
      indicações, 162
      terapêutica, 163
    gastroduodenoscopia, 164
    papiloesfincterotomia endoscópica, 170
    tratamento endoscópico das varizes de esôfago, 163
  baixa, 174-191
    anoscopia, 174
    colonoscopia, 176
      terapêutica, 185
    ecoendoscopia, 188
    retossigmoidoscopia, 175
      flexível, 176
Enema opaco, 1001
Enfisema, 269
Entamoeba histolytica, 1470
Entecavir, 1428
Entercolite, 878
Enterite pós-irradiação 982-988
Enterobius vermicularis, 1111
Enterócito, 42
Enterocolite
  induzida por proteína alimentar, 747
  por *Yersinia*, 967
  pseudomembranosa, 976-981
Enterogastrona, 29, 33

Enteroglucagons, 30, 639
Enteropatia perdedora de proteína, 732
Enteroplastia, 781
Enteroscopia e cápsula endoscópica, 650
Enterostatina, 37
Enzimas
  lipolíticas, 1813
  pancreáticas, 1812
    dosagem de, 1830
    secreção de, 26
  proteolíticas, 1812
Epidermólise bolhosa, 293
Epitélio de Barrett displásico, 367
Epstein, pérolas de, 289
Epstein-Barr, 401
Equimoses, 1198
Equinococose hidática hepática, 1459
Eritema
  migratório necrolítico, 1887
  multiforme, 293
  nodoso, 845
Eritrocitose, 1514
Eritromicina, 97, 499
Eritropoese ineficaz, 1218
Eritropoetina, 1514
Erosões dentárias, 365
Escherichia coli, colite por, 966
Esclerose sistêmica progressiva, 314
Escleroterapia, 154
Escopolamina, 96
Escorbuto, 54
Esficterotomia lateral interna, 1097
Esfíncter
  anal, 1116
    artificial, 1130
    externo, 1116
    interno, 1116
  de Oddi, 26, 1609
    disfunção do, 1710-1721
  esofágico, 302
    inferior, 303
    superior, 302
  externo do ânus, 840
  inferior hipertenso, 337
  interno do ânus, 840, 848
Esfincterotomia endoscópica, 1696, 1716
Esofagectomia, 392, 424
  sem toracotomia, 357
  subtotal, 355
  transmediastinal sem toracotomia, 445
Esofagite, 163
  eosinofílica alérgica, 747
  herpética, 399
  infecciosa e granulomatosa, 396-405
    apresentação clínica, 397
    doença de Crohn, 402
    esofagite bacteriana, 401
    fatores de risco para o desenvolvimento das, 396
    infecções, 397
      fúngicas, 397
      virais, 398

iII

APARELHO DIGESTIVO. CLÍNICA E CIRURGIA

Esôfago
  abdominal, 424
    lesões do, 216
  anomalias congênitas do, 321-332
    atresia de esôfago, 321
    cisto neuroentérico, 331
    duplicação do esôfago, 331
    estenose congênita do esôfago, 330
  avaliação do paciente com doença do, 310-320
    avaliação das doenças esofágicas malignas, 319
    endoscopia digestiva alta, 310
    manometria esofágica estática e de retirada lenta
      monitorizada do cateter, 310
    testes, 310
      de motilidade esofágica, 310
      esofágicos provocativos, 318
  cervical, 440
  corpo estranho do, 415-420
  de Barrett, 365
  divertículos do, 409-414
  em quebra-nozes, 313
  fístulas de, 245
  intratorácico, 440
  radiografia do, 470
  tumores do, 433-452
Esôfago, anatomia e fisiologia do, 301-309
  anatomia, 301
    inervação, 304
    relações anatômicas, 302
    vascularização, 303
      arterial, 303
      linfática, 304
      venosa, 303
  fisiologia, 304
    atividade motora, 305
    deglutição, 305
Esofagograma, 317
Esofagoscopia, 161
  complicações, 162
  em situações clínicas especiais, 162
  indicações, 162
  terapêutica, 163
Esofagostroplastia cervical, 355
Esomeprazol, 117, 537
Espaço(s)
  paraanais e pararretais, 842
  retrorretal, 1178
Espasmo
  difuso do esôfago, 337
  esofágico difuso e segmentar, 313
Esplenomegalia, 1199, 1225
Esplenoportografia, 1280
Espru tropical, 725-730
  diagnóstico, 728
  etiologia e patogenia, 726
  nomenclatura e história, 725
  patologia, 727
  quadro clínico, 728
  tratamento, 729
Esquistossomia, 1389
Esquistossomose, 182

do intestino grosso, 964
hepatoesplênica, 1383
Estase
  antral, 531
  biliar, 55
  do Y deRoux, síndrome da, 567
Esteatócrito, 691
Esteato-hepatite, 1324, 1338
  não-alcoólica, 1506
Esteatorréia, 63, 65, 770
Esteatose, 1324, 1338
  hepática, 1330
Estenose(s), 163
  anal, 1145-1147
  benignas da via biliar principal, 1643-1655
    iatrogênicas, 1643
  congênita doesôfago, 330
  da artéria hepática, 1499
  do intestino delgado, 653
  duodenal, 484
  hipertrófica do piloro, 329, 481
Estereoscopia, 697
Esteróides anabolizantes, 1528
Estimulador elétrico do estômago, 626
Estômago
  condições pré-cancerosas do, 469
  dilatação aguda, ruptura e vólculo do, 590-594
  doenças infecciosas e granuomatosas do, 573-583
  e duodeno, 455
    anatomia e fisiologia de, 455-461
    doença do, avaliação do paciente com, 462-477
    pólipos de, 584-587
  estimulador elétrico do, 626
  lesões do, 216
  tumores, 601
    benignos do, 601
    malignos do, 603
Estomatite aftóide, 725
Estreptozotocina, 1883
Estresse, 339, 896
  úlcera de, 510
Estrogênios, 1665
Estudo contrastado do estômago, 734
Esvaziamento gástrico, 26, 491, 786
  cintilografia do, 498
Etanol, 1505, 1562
Etanolamida, 163
Etilismo, 526
Exame(s)
  anatomopatológico, 648
  parasitológicos de fezes, 690
Excreção de albumina marcada, 646
Expressão gênica, 8

F

Falência
  de múltiplos órgãos, 1268

ÍNDICE REMISSIVO

hepática fulminante, 1574
Famciclovir, 1428
Família dos peptídeos liberadores da gastrina/
    bombesina, 30
  ações, 31
  distribuição, 30
Famotidina, 105, 536
Farelos, 87
Farmacologia clínica do aparelho digestivo, 85-130
  antagonistas do receptor 5-HT3, 96
  anticolinérgicos, 96
  antidiarréicos, 85
    fármacos, 85
      adsorventes, 86
      antimotilidade, 85
      anti-secretores, 86
      hidrofílicos, 86
    na diarréia, 86
      crônica, 87
  antieméticos, 91
  anti-histamínicos, 96
  antiulcerosos, 97
    agentes com ação central, 121
      antidepressivos tricíclicos, 121
    agentes com ação intracelular, 109
      inibidores da anidrase carbônica na secreção
        ácida gástrica, 109
      inibidores da H^+/K^+ ATPase, 112
    agentes gastroprotetores, 118
      bismuto, 118
      carbenoxolona, 118
      prostaglandinas, 119
      subcitrato de bismuto coloidal, 118
      subsalicilato de bismuto, 118
      sucralfato, 119
    agentes que age nos receptores, 102
      antagonistas dos receptores H_2 da histamina, 103
      anticolinérgicos seletivos e não-seletivos, 102
    agentes que modificam o meio intragástrico, 97
      antiácidos, 97
    classificação, 97
    seleção de pacientes, drogas e regime de
      tratamento, 121
    tratamento de manutenção, 122
  domperidona, 96
  drogas diversas, 96
  fenotiazinas e butirofenonas, 93
  laxativos, 87
    causas, 87
    classificação, 87
      agentes procinéticos, 90
      derivados
        da antraquinona, 89
        difenilmetânicos, 89
      docusato, 88
      drogas formadoras do bolo fecal, 87
      lactulose, 88
      laxantes osmóticos, 89
      óleo de rícino, 90
      óleo mineral, 89
      picossulfato, 89

tegaserode, 90
  contra-indicações ao uso de laxantes, 91
  escolha de laxantes, 90
  metoclopramida, 95
Farnesil, 133
Fáscia
  de Dennonvilliers, 839
  de Toldt, 837
  de Waldeyer, 839
  pré-sacral, 839
  retossacral, 839
Fasciite necrotizante, 1941
Fator
  de ativação plaquetária, 47
  de indução de proteólise, 74
  de necrose tumoral, 46 773, 1334
  induzido por hipoxia, 74
  inibidor da liberação de somatotropina, 35
Febre amarela, 1297
Fecaloma, 917, 924
Fedotozina, 507
Fenilalanina, 61
Fenotiazinas, 93
Feocromocitoma, 26
Ferguson, técnica de, 1079
Feridas
  contaminadas, 1940
  infectadas, 1940
  limpas, 1940
Ferimento por arma
  branca, 1029
  de fogo, 1020
Ferritina, 690
Ferro
  deficiências de, 54, 568
  sérico, 690
Ferrtitina, 1398
Fetor hepaticus, 283
Fezes, 690
  balanço de gordura nas, 691
  detecção de toxina nas, 978
  exames parasitológicos de, 690
Fibra vegetal, 87
Fibrina, cola de, 149
Fibromas, 291, 813
Fibromatose gengival, 291
Fibrose
  cística, 660
    do pâncreas, 1349, 1797
  de Symmers, 1275
  hepática congênita, 1275, 1465
  perissinusoidal, 1325
  retroperitoneal, 1984
Fígado
  anatomia e fisiologia do, 1185-1192
  doenças infecciosas e parasitárias do, 1294-1309
  e metabolismo dos medicamentos, 1314
  lesões do, 219
Finochietto
  operação de, 1461

i13

APARELHO DIGESTIVO. CLÍNICA E CIRURGIA

sinal de, 936
Fissura anal, 1095-1100
Fístula(s), 1004
  anal, 1086
  aortoduodenal, 152
  aortoesofágica, 389
  arterioportal hepática, 1497
  biliar, 1675, 1706
    externa, 1707
    interna, 1706
  digestivas, 232-266
    avaliação inicial, 234
    biliares, 248
    colônicas, 247
    controle, 234
      da infecção, 236
      do débito da, 234
    de esôfago, 245
    duodenais, 246
    estudo anatômico, 236
    gástricas, 246
    jejunoileais, 248
      condução da terapia nutricional, 256
      externas, 249
      fatores limitantes do fechamento espontâneo, 258
      fechamento espontâneo, 257
      internas, 260
      momentos operatórios, 258
      na doença de Crohn, 261
      repercussões das fístulas de alto débito, 251
      resultados do tratamento, 260
      tempo de tratamento conservador, 258
      terapia nutricional enteral ou parenteral, 256
      tratamento do paciente, 252
    manejo das, de acordo com o local de origem, 245
    pancreáticas, 248
    prognóstico, 244
    proteção da pele, 234
    terapia nutricional, 237
    tratamento cirúrgico, 239
      de emergência ou auxiliares, 239
      operações definitivas, 242
  esofágica(s), 425
    raras, 427
  esofagopleurais, 427
  esofagorrespiratórias malignas, 425
  pancreática externa, 1860
  retouretral, 882
  retovaginal, 881, 991, 1025-1028
  retovestibular, 881
  traqueoesofágica sem atresia, 327
Fistulotomia, 1028
Fitobezoar, 595
Flapping, 1200, 1278
Flebotomia, 1403
Flexura cólica, 837
Flora microbacteriana, alteração da, 396
Floxuridine, 141
Fluconazol, 398
Fluidos intravenosos, 788

Flumazenil, 1262
Fluorouracil, 131
Fluxo sangüíneo hepatopetal, controle de, 1543
Fordyce, pontos de, 288
Fórmula de Harris-Benedict, 48
Formulações utilizadas em nutrição parenteral, 51
Fosfato de sódio, 90
Fosfolipase A, 1813
Fosfolipídios biliares, 1608
Fosfolipidose, 1325
Fossa isquiorretal, 839, 842
Frantz, tumor de, 1851
Frey operação de, 1836
Função endócrina, 638
Função motora
  gástrica normal, 490
  gastroduodenal, 472
Fundo gástrico, mobilização do 374
Fundoplicatura
  completa *versus* parcial, 371
  geometria da, 374
  laparoscópica à Nissen, 372
  parcial à Belsey Mark IV, 376

G

Gabexato, 1819
Galactosemia, 1349, 1411
Galanina, 37
Ganciclovir, 400
Gangrena, 1941
  da vesícula biliar, 1682
Gap osmótico fecal, 673
Gardner, síndrome de, 585, 1047
Gastrectomia, 604, 612
Gastrina, 26, 103, 460, 639
  sérica, determinação da, 466
Gastrinemia, 529
Gastrinoma, 21, 524, 1018, 1883
Gastrite(s), 509-521, 532
  aguda(s), 509
    hemorrágica, 510
      por *Helicobacter pylori*, 509
  causadas por parasitas, 577
  crônica(s), 463, 511
    associada a *Helicobacter pylori*, 513
    auto-imune, 515
  de refluxo alcalino, 560
  doença de Crohn, 518
  enfisematosa, 576
  eosinofílica, 519
    alérgica, 747
  erosiva, 151
  flegmonosa, 575
    aguda, 510, 510
  granulomatosas não-infecciosas, 528
  herpética, 576
  hipertrófica, 731

i14

ÍNDICE REMISSIVO

infecciosa(s)
 por bactérias, 573
 por fungos, 577
 por vírus, 576
 linfocítica, 518
 pós-gastrectomia, 166
 químicas, 517
  associada ao refluxo biliar, 517
Gastroduodenoscopia, 164
Gastroenterite eosinofílica, 748
 alérgica, 747
Gastroenterologia, terapia nutricional em, 55
Gastroenteropatia alérgica, 732
Gastroenterostomia, 547
Gastroparesia, 97
 crônica, 494
Gastropatia hipertrófica, 520
 hipersecretória, 731
Gastroplastia, 624
 à Collis, 376
Gastrosquise, 1910
Gastrostomia, 49
Gaucher, doença de, 1416
Gay bowel syndrome, 1148
Gencitabina, 141, 1875
Gene, 7
 APC, 12, 1039
 cagA, 513
 CFTR, 13
 estrutura e organização, 7
 vacA, 513
Gengivite, 296
Genoma, 3
Geometria da fundoplicatura, 374
Giardíase, 754, 1156
Gilbert, síndrome de, 1219
GIP, 459
GIST, 22
Glândula(s)
 antral, hiperplasia da, 585
 de Brunner, 28, 457
 gástricas 456
 parótida, hipertrofia da, 348
 pilóricas, 26
 sebáceas heterotópicas, 288
 uropígeas, 1101
Glasgow, critérios de, 1783
Gliadinas, 704
Glicentina, 30
Glicerol, 42
Glicogenoses, 1349, 1411
Glicose, intolerância à, 55
Glipressina, 154
Globus histericus, 343
Glossite, 727
 rombóide mediana, 288
GLP-2, 67
Glucagon, 45, 417, 1779
Glucagonoma, 1887
Glutamina, 52, 61, 789

Glúten, 704
 reteste com, 716
Gonorréia, 1148
Gordura fecal, 645
 dosagem de, 645
 pesquisa de, 690
Granisetron, 96
Granuloma
 amebiano, 962
 hepático, 1409
 umbilical 1914
Granulomatose, 1323
Gravidez e hepatite auto-imune, 1453
Gray-Turner, sinal de, 1813, 1945
Guanina, 4

H

Halban, teoria de, 1014
Hálito hepático, 1258
Halitose, 283-287, 437, 597
 causas, 284
 diagnóstico, 285
 fisiopatologia, 283
 significado clínico, 284
 tratamento, 286
Haloperidol, 93
Hamartoma, 813
 mesenquimatoso, 1468
Harrington, reflexo de, 933
Harris-Benedict, fórmula de 48
Hasselbach, triângulo de, 1955
Haustrações, 836
Heim, teoria de, 1014
Helicobacter pylori, 360, 471
 gastrite por, 509
 infecção por, 506
Heller-Pinotti, técnica de, 352
Helmintos, 755, 1305
Hemangioendotelioma epitelóide, 1528
Hemangioma(s), 184, 813, 990
 cavernoso, 1529
Hematêmese, 145, 380, 430
Hematoma(s)
 da bainha do músculo reto abdominal, 1943-1946
 do retroperitônio, 1981-1934
 retroperitoneais, 215
Hemicolectomia
 direita, 1061
 esquerda, 919
Hemobilia, 152, 1733-1737
Hemoclipes, 149
Hemocromatose, 1348, 1506, 1578
 genética, 1447
Hemograma, 690
Hemólise, 1217, 1405
 crônica, 1666
Hemoperfusão com carvão, 1271

i15

APARELHO DIGESTIVO. CLÍNICA E CIRURGIA

Hemorragia, 533
  diverticular, 1000, 1003
  intra-abdominal, 1587
Hemorragia digestiva, 145-160
  alta, 145, 1195, 1359
    fisiopatologia, 146
    investigação, 147
    manejo inicial, 146
    manifestações clínicas, 145
    tratamento, 147
      cirúrgico, 149
      clínico e endoscópico, 147
  baixa, 154
    por doença diverticular, 1008
  oculta, 156
Hemorróidas, 1070-1083
Hemorroidectomia, 1078
  aberta, 1080
  por grampeamento, 1081
Hemostasia
  endoscópica, 148
  por noradrenalina e álcool, 149
Hepaticojejunostomia, 1731
Hepatite
  aguda(s), 1201
    medicamentosa, 1318
  alcoólica, 1332
  alérgica, 1317
  auto-imune, 1439-1458
    e gravidez, 1453
  colestática, 1321
  crônica(s), 1201
    ativa auto-imune, 1348
    criptogênica, 1450
  isquêmica, 1492
  lupóide, 1439
  medicamentosa, 1313
  por vírus, 1200
  tóxica, 1313
  viral, 1420-1438
Hepatoblastoma, 1526
Hepatocarcinoma, tratamento cirúrgico do, 1537
  carcinoma hepatocelular recorrente, 1547
  embolização de ramos portais no hepatocarcinoma, 1542
  fatores prognósticos, 1538-1549
  morbimortalidade operatória, 1546
  peculiaridades das ressecções hepáticas, 1538
  prevenção, 1543
    da recorrência tumoral, 1547
    do sangramento intra-operatório, 1543
  recorrência tumoral, 1546
  ressecção do hepatocarcinoma que invade a veia
    cava inferior, 1541
  tipos de ressecções hepáticas, 1539
Hepatojejunostomia, 1652
Hepatomegalia, 1199
Hepatopatias não-virais, 1201
Hepatotoxicidade induzida por ferro, 1400
Hepatotoxinas, 1315

Hérnia(s)
  abdominais, 1951-1965
    ciática, 1953
    da região inguinal, 1954
    de Cooper, 1953
    de Grynfeltt, 1953
    de Littre, 766, 1952
    de Petit, 1953
    de Richter, 1952
    de Spiegel, 1953
    definições, 1952
    diagnóstico, 1954
    em Pantaleão, 1953
    epidemiologia, 1953
    epigástrica, 1962
    etiopatogenia, 1953
    incisional, 1962
    obturadora, 1953
    perineal, 1953
    técnicas de reparo cirúrgico das hérnias
      inguinais, 1958
    tipos e classificação, 1952
  de deslizamento, 1131
  de hiato, 593
    e esofagite, 162
  diafragmáticas, 380-382, 593
    diagnóstico, 381
    etiologia, 380
    fisiopatologia, 381
    manifestações clínicas, 380
    tratamento, 382
  encarceradas, 937
  incisional, 272
  inguinal, 1911
  umbilical, 1911
    adquirida, 1914
Herniografia, 1957
Hernioplastia laparoscópica, 1960
Herpangina, 292
Herpes, 1150
  anal, 1150
  simples, 292, 398
  simplex, proctite por, 973
Hess e Marceau, técnica de, 628
Hiato esofágico longo, 328
Hidroadenite supurativa, 1164
Hidrogênio expirado, prova de, 693
Hidróxido
  de alumínio, 99
  de magnésio, 99
  de sódio, 386
Hiperamilasemia, 1814
Hipercalcemia, 1808
Hiperesplenismo, 1278
Hiperestesia cutânea, 864
Hipergastrinemia, 26, 460, 516, 1885
Hiperglicemia, 46
Hiperlipidemia, 1666
Hiperlipoproteinemia, 1807
Hiperobesidade, 622

i16

ÍNDICE REMISSIVO

Hiperparatireoidismo, 1808, 1826
Hiperpepsinogenemia, 467
Hiperplasia(s), 1880
  adenomatosa, 1512
  circunscritas, 291
  da glândula antral, 585
  do tecido linfóide, 862
  foveolar, 585
  gengival focal, 292
  nodular, 1275
    focal, 1531
    regenerativa, 1275
Hipersecreção
  ácida, 1884
  ácido-gástrica, 505
  gástrica, 787
Hipersensibilidade
  gastrointestinal imediata, 746
  visceral, 506, 896
Hipertensão portal, 1274-1293
Hipertrofia da glândula parótida, 348
Hipervitaminose A, 1350
Hipnose, 899
Hipocalcemia, 1815
Hipocalemia, 29
Hipocloridria, 515, 520
Hipoglicemia, 26
Hipotireoidismo, 338
Hipóxia
  fator induzido por, 74
  tissular, 1268
Hirschsprung, doença de, 877
Histamina, 103
Histerectomia, 907
Histiocitoma fibroso maligno, 291
Histoplasmose, 183, 398
  colônica, 972
HIV, 397, 402
  pacientes infectados por, 1157
Hormônio(s)
  gastrointestinais, 24-39
    colecistoquinina, 25
    enteroglucagons, 30
    família dos peptídeos liberadores da gastrina/
      bombesina, 30
    gastrina, 26
    outros peptídeos gastrointestinais, 33
      enterostatina, 37
      galanina, 37
      motilina, 36
      neurotensina, 33
      pancreastatina, 36
      peptídeo gene-relacionado à calcitonina, 34
      polipeptídeo amilóide das Ilhotas, 37
      somatostatina, 35
      substância P, 36
    peptídeo, 28
      ativador da adenilato-ciclase pituitária, 29
      histidina-isoleucina, 29
      intestinal vasoativo, 28

polipeptídeo, 29
  inibidor gástrico, 29
  pancreático, peptídeo YY e família de
    neuropeptídeos protuberantes, 31
secretina, 27
natriurético, 1239
Houston, válvulas de, 838
HPV, 1168
Hymenolepis nana, 757

I

Icterícia, 1206-1237
  aumento da produção, 1217
  classificação, 1216
  hemolítica, 1201
  obstrutiva, 1613
Ileíte de refluxo, 946
Íleo
  biliar, 1707
  funções únicas do, 786
  meconial, 660
  paralítico, 663
Ileostomia
  continente, 955
  e colostomia descompressiva, 953
Ilhotas de Langerhans, 1778
Imiquimod, 1154
Impedância bioelétrica, 44
Imunoglobulina
  anti-CMV, 829
  antivírus B, 1575
Imunomoduladores, 1154
Imunonutrição, 59
Imunossupressão 927
Imunossupressores, 777
Incontinência anal, 1115-1130
Índice(s)
  de Atividade da Doença de Crohn, 775
  de fadiga esfincteriana, 849
  de massa corporal, 62, 622
  de risco do NNIS, 1940
  nutricionais, 44
Inervação
  colônica, 887
  do esôfago, 304
  do intestino delgado, 637
Infância, doença(s)
  das vias biliares extra-hepáticas na, 1623-1642
  pancreática na, 1795-1805
Infarto hepático, 1467
Infecção(ões)
  causadas por fungos, 972
  do sítio cirúrgico, 1940
  necrotizante de tecidos moles, 1941
  pancreática, 1785
  por *Helicobacter pylori*, 506
Infliximab, 1026

APARELHO DIGESTIVO. CLÍNICA E CIRURGIA

Ingestão
de medicamentos, 394
de pilhas, 393
de substâncias cáusticas, 386
complicações, 388
diagnóstico, 388
etiologia, 386
patogenia, 387
quadro clínico, 387
tratamento, 389
Inibidores
da angiogênese, 133
da anidrase carbônica na secreção ácida gástrica, 109
da bomba de prótons, 113, 537
da H⁺/K⁺ ATPase, 112
enzimáticos, 109
Inibitor da tirosinaquimose, 22
Injeção percutânea de etanol, 1562
Inseticidas, 1528
Insuficiência
de múltiplos órgãos e sistemas, 1923
hepática fulminante, 1264-1273, 1485
apresentação clínica, 1266
definição, 1264
diagnóstico, 1268
etiologia, 1264
patogenia, 1266
patologia, 1266
tratamento, 1270
intestinal, 821
pancreática, 1797
na fibrose cística, 1798
Insulina, 45, 1779
Insulinoma, 21, 1879
Interferon, 1154, 1427
peguilado, 1432
Interferon-α, 1432
Interleucina-1, 46
Interleucinas, 46
Intestino delgado
anatomia e fisiologia do, 635-640
embriologia, 637
fisiologia, 637
inervação, 637
vascularização, 636
anomalias congênitas do, 653-662
divertículos do, 766-771
doença(s) do, 641-652
diarréia, 642
crônica com síndrome de má absorção, 643
dor, 641
exame(s), 643
complementares, 644
físico, 643
sangramento, 642
vasculares do, 800-810
isquemia intestinal crônica, 806
isquemia mesentérica aguda, 801
métodos de imagem da circulação mesentérica, 800
síndrome da artéria mesentérica superior, 808

síndrome da compressão do tronco celíaco 808
trombose venosa mesentérica, 806
e multivisceral, transplante de, 821-831
lesões do, 222
obstrução do, 794-799
aguda no pós-operatório, 798
diagnóstico, 796
etiologia, 794
fisiopatologia, 795
quadro clínico, 795
recorrente, 798
tratamento, 797
tumores do, 811-820
benignos, 811
carcinóides, 816
malignos, 814
Intestino grosso
divertículo do, 997-1012
doenças, 941
infecciosas e parasitárias do, 959-975
inflamatórias inespecíficas do, 941-958
vasculares do, 989-996
e ânus, 835
anatomia e fisiologia de, 835-852
anomalias congênitas do, 877-885
corpo estranho no, 1021-1024
traumatismo de, 1029-1036
obstrução do, 927-940
tumores do, 1045-1069
Intolerância
a carboidratos e proteínas, 737-749
à glicose, 55
à lactose, 65
hereditária à frutose, 1349
Intoxicação por acetaminofen, 1575
Intussuscepção, 660, 794
Irinotecan, 133
Irmã Mary Joseph, nódulo da, 609
Isoleucina, 61
Isospora, 755
Isquemia
intestinal crônica, 806
mesentérica, 801
aguda, 801
maciça, 993
não-oclusiva, 802
Iwanoff-Meyer-Novax, teoria de, 1013

J

Jejum prolongado, resposta metabólica ao, 45
Jejunoileíte, 781
Jejunostomia(s), 49
por punção com agulha, 49
tipo Witzel, 49
Jeune, síndrome de, 1800
Johanson Blizzard, síndrome de, 1800
Junção colédoco-duodenal, 768

i18

K

Kaposi, sarcoma de, 1158
Kayser-Flieischer, anel de, 1200
Kerckring, válvulas de, 635
Kernicterus, 1206
Killian, ângulo de, 410
Kiwul, sinal de, 934, 936
Krukemberg, tumor de, 609
Kupffer, células de, 1190
Kveim, teste de, 519

L

Lactase, deficiência de, 648
Lactose, intolerância à, 65, 740
 congênita, 740
 ontogenética, 741
 secundária à, 742
Lactulose, 88, 1261
Ladd, 653
 bandas de, 653, 656
 operação de, 657
Lagos biliares, 1636
Lama biliar, 1669, 1684
Lamivudina, 1428
Langerhans, ilhotas de, 1778
 transplante de, 1900
Lanzoprazol, 116, 537
Laparoscopia, 203, 1870
Laparotomia, 1023, 1871
 diagnóstica, 1820
Laringite de refluxo, 365
Laser em tumor de esôfago, 450
Latarjet, nervo de, 458
Lavagem peritoneal, 203, 210, 1822
Laxantes, 899
 osmóticos, 89
Laxativos, 87, 911
 agentes procinéticos, 90
 causas, 87
 classificação, 87
 contra-indicações ao uso de laxantes, 91
 derivados
  da antraquinona, 89
  difenilmetânicos, 89
 docusato, 88
 drogas formadoras do bolo fecal, 87
 escolha de laxantes, 90
 lactulose, 88
 laxantes osmóticos, 89
 óleo, 89
  de rícino, 90
  mineral, 89
 picossulfato, 89
 tegaserode, 90
Leiomioma(s), 433, 602, 812
Leiomiossarcoma, 816

Leite de magnésia, 89
Leptospirose, 1298
Lesão(ões)
 aguda da mucosa gastroduodenal, 510
 amebianas do cólon, reto e ânus que se confundem
  com câncer, 962
 brancas da mucosa oral, 290
 císticas do pâncreas, 1841-1852
 corrosivas do trato gastrointestinal, 386-395
  ingestão, 386
   de medicamentos, 394
   de pilhas, 393
   de substâncias cáusticas, 386
 da artéria hepática após transplante de fígado, 1498
 da transição toracoabdominal, 213
 das regiões glútea e lombar, 214
 de Dieulafoy, 151
 de rins, vias urinárias e bexiga, 226
 do baço, 221
 do cólon, 1033
  e do reto, 223
 do duodeno, do pâncreas e do complexo
  dodenopancreático, 217
 do esôfago abdominal e do estômago, 216
 do fígado, 219
 do intestino delgado, 222
 do reto, 1034
 dos ductos biliares, 271
 em casca de cebola, 1376
 erosivas da mucosa oral, 289
 granulomatosas do fígado, 1296
 iatrogênica do intestino grosso, 1030
 pelviperineais, 214
 pseudo-alcoólicas, 1325
Leucina, 61
Leucoplasia, 290
 pilosa, 292
Leucotrienos, 53
Leucovorim, 139
Libido, alterações da, 1196
Lichtenstein, técnica de, 1959
Ligadura
 elástica, 1074
 endoscópica, 154
Ligamento(s)
 de Cooper, 1955
 hepáticos, 1185
  coronariano, 1185
  falciforme, 1185
  gastro-hepático, 1185
  hepatoduodenal, 1185
  redondo, 1185
Ligninas, 87
Limpeza intestinal, 1261
Linfangiectasia primária intestinal, 733
Linfangiografia bipedal, 734
Linfangioma(s), 291, 813, 1970
Linfoadenomegalia, 1200
Linfócitos intra-epiteliais, 698, 704
Linfocitotoxina, 942

APARELHO DIGESTIVO. CLÍNICA E CIRURGIA

Linfogranuloma venéreo, 150
Linfoma(s), 722, 817
  maligno, 615
  MALT, 616
  não-Hodgkin, 1158
  primitivo do fígado, 1529
Linfonodo de Virchow, 1868
Língua
  alterações benignas da, 288
  carcinoma da, 291
  fissurada, 288
  saburrosa, 289
  velosa, 289
Linha
  de Cantlie, 1188
  denteada, 1168
  pectínea, 835
  Z, 302
Linite gástrica, 605
Lipase, 1813
  sérica, 1781
Lipídios, 53
Lipidoses, 1416
Lipólise, 47
Lipomas, 291, 813
Lipossarcoma, 816, 1976
Líquen, 1111
  plano, 290
Litíase
  biliar, 768
    tratamento da, 1820
  vesicular e colecistite crônica calculosa, 1662-1678
Litostatina, 1828
Litotripsia, 1700
  extracorpórea, 1700
  mecânica, 1702
Littre, hérnia de, 766
Lobo
  caudado, 1188
  de Riedel, 1185
Loperamida, 85
Lúpus eritematoso, 293
  sistêmico, 732, 1447

M

Má rotação intestinal, 485, 655
Má-absorção de vitamina B_{12}, 770
Machado-Guerreiro, reação de, 917
Macroamilasemia, 1814
Macrolídeos, 97
Magnésio
  citrato de, 89
  deficiência de, 54
  hidróxido de, 99
  sulfato de, 89
Malabsorção intestinal, 63
Malária, 1300

Malformação(ões)
  anorretais, 880
  arteriovenosas gastroduodenais, 152
  de placa ductal, 1463
Mallory, corpúsculos de, 1332, 1339
Mallory-Weiss, síndrome de, 151, 429
Maltose, 41
Manitol, 90
Manobra de Pringle, 1544
Manometria
  anal, 859, 1119
  do intestino grosso, 909
  endoscópica, 1712
  esofágica estática e de retirada lenta monitorizada
    do cateter, 310
Marcadores tumorais, 1054
  determinação de, 474
  do aparelho digestivo, 15-23
    AFP, 19
    CA 19-9, 19
    CA 72-4, 20
    CEA, 18
    celulares e genéticos, 21
    critérios de validade estatística, 16
    hormônios e produtos do metabolismo, 15
    indicações diagnósticas, 16
    para tumores neuroendócrinos, 21
    SCCA, 20
Marca-passo gástrico, 626
Marcy, operação de, 1958
Marselha-Roma, classificação de, 1825
Marsupialização, 1104
Mason, operação de, 625
Mastocitose sistêmica familiar, 525
Mayo, veia de, 455
McBurney, ponto de, 863
Mecanismos da dor abdominal, 193
Meckel, divertículo de, 657
Mediador da motilidade intestinal, 29
Mediastinite, 423
Medicamentos e agentes químicos, doenças hepáticas
  causadas por, 1310-1329
Medição do peso e da altura, 43
Medida(s)
  antropométricas, 42
  de permeabilidade intestinal, 649
  dietéticas, 734
  do trânsito oral-cecal, 649
Megacólon
  adquirido, 894
  chagásico, 916-926
  congênito, 877
  tóxico, 782
Megaesôfago chagásico, 346-359
  anatomia patológica, 347
  classificação, 349
  diagnóstico, 348
    diferencial, 349
  distribuição geográfica, 346
  etiologia, 346

i20

evolução e complicações, 350
fisiopatologia, 347
patogenia, 347
quadro clínico, 348
tratamento, 350
Meissner, plexo de, 458, 635
submucoso de, 25
Melanoma(s), 1174, 1553
malignos, 294
Melanosis coli, 1163
MELD, 1571
Melena, 145, 430
Membrana(s)
e anéis esofágicos, 406-408
diagnóstico, 407
diferencial, 407
etiologia, 406
patogênese, 406
quadro clínico, 406
tratamento, 407
frenoesofágica, 302
Ménétrier, doença de, 520, 605, 731
Mesalazina, 777, 948
Mesentério, 636
tumores do, 1979
Mesorreto, 838
Mesotelioma peritoneal, 1947
Metabolismo
da bilirrubina, 1207
dos carboidratos, 74
lipídico, 75
protéico, 74
Metaplasia intestinal, 365
Metoclopramida, 95, 499
Métodos
alternativos para o tratamento das metástases
hepáticas, 1561
clínicos para estudo da motilidade colônica, 889
de imagem da circulação mesentérica, 800
Metotrimeprazina, 93
Metronidazol, 1478
Micela, 1668
Micofenolato mofetil, 1586, 1898
Micotoxinas, 1350
Microarray ou geneChip, 11
Microcolites, 183
Microgastria, 481
Milligan-Morgan, técnica de, 1080
Miocose, 999
Mionecrose, 1941
Miopatia visceral familiar, 338
Miotomia extramucosa do esfíncter pilórico, 482
Mirizzi, síndrome de, 1653
Misoprostol, 119
Mitomicina, 132
Mixoglobulose, 873
Mobilização do fundo gástrico, 374
Moléstia diverticular, 185
Molusco contagioso, 1155
Moniliase oral, 397

Monossacarídeos, intolerância secundária aos, 744
Morruato de sódio, 163
Morte encefálica, 1569
Motilidade
colônica, 906
do intestino delgado, 906
gástrica, distúrbios da, 490-502
gastrointestinal, 637
Motilina, 36, 639
Muco, secreção de, 460
Mucoceles, 289
Mucosa
bucal, carcinoma da, 291
gástrica ectópica, 659
jejunal, demonstração de atividade enzimática na, 739
oral, 289
lesões, 289
brancas da, 290
erosivas da, 289
pigmentação da, 294
retal, 711
Mucoviscidose, 1797
Murphy, sinal de, 1613, 1680
Musculatura do assoalho pélvico e
aparelho esfincteriano, 840
Músculo(s)
cricofaríngeo, 302
do cólon, 886
elevador do ânus, 841, 1115
grácil, transposição do, 1126
isquiccoccígeo, 841
puborretal, 841, 1116
reto abdominal, hematoma da bainha do, 1943-1946
Mycobacterium tuberculosis, 401

N

N-acetil-cisteína, 1271
Nafamostat, 1819
Náuseas, 91, 275, 712
Necrose
e abscesso do pâncreas, 1853-1859
pancreática, 1853
estéril, 1857
Nefropatia diabética, 1899
Neoplasia
cística mucinosa, 1876
endócrina múltipla, 524, 1884
intra-epitelial anal, 1158
mucinosa papilar intraductal, 1877
Neoplasias do aparelho digestivo, tratamento
adjuvante das, 131-144
princípios da quimioterapia, 131
cisplatina, 132
drogas não-citotóxicas, 133
fluorouracil, 131
irinotecan, 133
mitomicina, 132

i21

paclitaxel, 132
princípios da radioterapia, 134
  aspectos da radioterapia pré-operatória, 134
tratamento adjuvante dos tumores gastrointestinais, 135
  câncer, 136
    colorretal metastático, 138
    das vias biliares, 141
    de esôfago 136
    do fígado, 140
    gástrico, 137
    pancreático, 141
Nervo(s)
  de Latarjet, 458
  extrínsecos e motilidade colônica, 892
  laríngeos recorrentes, 301
  pudendo, 842
    tempo de latência do, 860
  vago, 301, 458, 547
Nesidioblastose, 1803, 1880
Neurofibrossarcoma, 816
Neuropatia do pudendo, 1119
Neuropeptídeo(s), 24
  entérico, 31
  intestinais, 906
  NPY, 31
  Y, 640
Neurotensina, 33, 639
Neurotensinoma, 1890
Nicola Scopinaro, técnica de, 628
Niemann-Pick, doença de, 1416
Nifedipina, 342, 1717
Nissen, fundoplicatura laparoscópica à, 372
Nitroglicerina, 342
Nizatidina, 105
Nódulo
  da Irmã Mary Joseph, 609, 1915
  de Virchow, 609
Northern blotting, 10
Nozatidina, 536
Nutrição, 40-48
  parenteral, 789
    total, 719
    e enteral, 720
    por via oral, 720
Nutrição, bases da terapia nutricional, 40
  composição corporal e avaliação nutricional, 42
  digestão e absorção normal dos nutrientes, 40
  enteral, 48
  indicações de terapia nutricional, 47
  parenteral, 50
    formulações utilizadas em nutrição parenteral, 51
    proteínas, 51
    técnica, 50
      de dissecção da veia jugular externa e jugular
        interna, 51
      de punção infraclavicular da veia subclávia, 50
      via de acesso venoso, 50
  resposta metabólica, 45
    ao jejum prolongado, 45
    ao trauma, 45

Nutrição, terapia nutricional em câncer do aparelho
  digestório, 72
  alterações metabólicas no paciente com câncer, 74
    metabolismo, 74
      dos carboidratos, 74
      lipídico, 75
      protéico, 74
  nutrientes imunomoduladores no câncer, 75
Nutrição, terapia nutricional em gastroenterologia, 55
  na insuficiência hepática, 61
  na obesidade mórbida e cirurgia bariátrica, 62
    associação de restrição gástrica, 63
      com anastomose gastrojejunal, 63
      com malabsorção intestinal, 63
    restrição gástrica, 62
  na síndrome do intestino curto, 65
    adaptação intestinal, 66
    fisiologia, 65
    má absorção, 65
    manejo, 66
  nas doenças inflamatórias intestinais, 67
    desnutrição , 67
    nutrição, 69
      enteral, 70
      parenteral, 69
    suplementos dietéticos, 71
    terapia nutricional domiciliar, 70
  nas pancreatites, 59
  nos pacientes hipercatabólicos, 63
  pré e pós-operatória, 55
Nutrientes imunomoduladores no câncer, 75

O

Obesidade mórbida, 1665
  e cirurgia bariátrica, 62
    associação de restrição gástrica, 63
      com anastomose gastrojejunal, 63
      com malabsorção intestinal, 63
    restrição gástrica, 62
  tratamento cirúrgico da, 622-632
    métodos, 623
      disarbsortivos, 627
      mistos, 627
      restritivos, 623
Obstrução
  da drenagem venosa hepática, 1482
  do intestino
    delgado 663, 794-799
    grosso, 927-940
      classificação, 930
      em alça fechada, 927
      incidência, 929
      patogenia, 930
      quadro clínico, 933
  gástrica, 381
  pilórica, 550
Octreotida, 500, 734, 1281, 1666, 1883

Oddi, esfíncter de, 26, 1609
Ogilvie, síndrome de, 186
OKT-3, 1586
Oldfield, síndrome de, 1047
Óleo
  de rícino, 90
  mineral, 89
Oleogranuloma, 1164
Oligonucleotídeo alelo específico, 10
Omento
  cistos do, 1970
  tumores do, 1979
Omeprazol, 537
  mecanismo de ação do, 112
Oncogenes, 12
Ondansetron, 96
Onfalite, 1914
Onfalito, 1915
Onfalocele, 1907
Operação(ões)
  bariátricas, 1673
  de Akiyama, 445
  de Berger, 1837
  de Child, 1837
  de Cutait, 921
  de Duhamel, 879
  de Duhamel-Haddad, 922
  de DuVal, 1835
  de Finochietto, 1461
  de Frey, 1836
  de Ladd, 657
  de Marcy, 1958
  de Mason, 625
  de Ripstein, 1138
  de Serra Doria, 357
  de Simonsen, 921
  de Soave, 879
  de Sugiura-Futagawa, 1289
  de Swenson, 879
  de Whipple, 1836, 1872
  eletiva para úlcera gástrica tipo I, 549
Opióides, 85
Osteomalacia, 569
Osteoporose, 569
Oxamníquina, 1391
Óxido nítrico, 47, 1097, 1239
Oxigênio hiperbárico, 985
Oxintomodulina, 30
Oxiuríase, 1111

P

Paclitaxel, 132
Paget, doença de, 1168, 1172
Pâncreas
  aberrante, 603
  anular, 485, 1795
Pancreas divisum, 1772, 1826

Pâncreas
  anatomia e fisiologia do, 1771-1780
  ectópico 587
  lesões, 217
    císticas do, 1841-1852
  necrose e abscesso do, 1853-1859
  transplante de, 1893-1903
  tumor(es), 13
    endócrinos do, 1879-1892
    exócrinos do, 1867-1878
Pancreastatina, 36
Pancreatectomia, 1837
  distal, 1837
  total, 1837
Pancreatite(s), 59, 768
  aguda, 59, 1781, 1806-1824
    gravidade da, 1823
  biliar, 1694
  crônica, 1652, 1786, 1825-1840
    calcificante, 1825
    hereditária, 1829
    inflamatória, 1826
    obstrutiva, 1825
    tropical, 1826
  hereditária familiar, 1801
  pós-endoscópica, 1698
  pós-operatória, 1809
  tropical, 1803
Pancreatoduodenectomia, 1836
  com preservação do piloro, 1836
Pancreatojejunostomia, 1835
  longitudinal, 1835
  técnica da, 1838
Pancreatorressonância, 1864
Pancrelauril, teste do, 1788
Paneth, células de, 636
Pantoprazol, 117, 537
Papila de Vater, 478
Papilite, 1161
  hipertrófica, 1096
Papiloesfincterotomia endoscópica, 170
Papilomas, 291
Papilomavírus, 402
  humano, 1168
Papilotomia endoscópica, 1697
Papilótomo, 1697
Paracentese diagnóstica, 1240
Paracoccidioidomicose, 1299
Parede abdominal, doenças inflamatórias da, 1940-1942
Parto vaginal 1132
PCR, 10
Pearson, síndrome de, 1800
Pectina, 86
Peliose, 1326
  hepática, 1276, 1496
Pênfigo *vulgaris*, 293
Penicilamina, 1405
Pêntade de Reynolds, 1726
Pentalogia de Cantrell, 1907

Pepsina, 524, 529
Pepsinogênio, 516, 530
   secreção de, 460
Peptídeo(s)
   ativador da adenilato-ciclase pituitária, 29
   endócrinos, 24
   gene-relacionado à calcitonina, 34
   histidina-isoleucina, 29
   intestinal(is), 24
      vasoativo, 28, 639, 1778
   liberador de gastrina, 639
   natriuréticos, 1239
   parácrinos, 24
   YY, 639
Perda
   de peso, 568, 643
   protéica gastrointestinal, 731-736
      doenças, 731
         com alteração da drenagem linfática intestinal, 732
         que cursam com erosões e ulcerações da
            mucosa, 732
         que cursam com lesão da mucosa, porém sem
            ulcerações, 731
Perfuração, 269
   da vesícula biliar, 1676
   do esôfago, 377, 388
   e fístula do esôfago, 421-428
   gástrica, 377
      espontânea do recém-nato, 479
Perfusão extracorpórea do fígado, 1271
Peritônio, tumores do, e da parede abdominal, 1947-1950
Peritoniostomia, 1033, 1927
Peritonite, 46, 1917-1928
   bacteriana
      espontânea, 1353, 1360
      primária, 1246-1253
         diagnóstico, 1248
         diagnóstico diferencial, 1248
         etiologia, 1247
         fisiopatologia, 1247
         incidência, 1246
         profilaxia, 1249
         prognóstico, 1249
         quadro clínico, 1247
         tratamento, 1250
   classificação, 1917
   difusa, 1004
   fecal, 1033
   fisiopatologia, 1920
   manifestações clínicas, 1921
   meconial, 661
   química, 196
   tratamento, 1924
Pérolas de Epstein, 289
Pesquisa
   de gordura fecal, 690
   de substâncias redutoras, 692
Peutz-Jeghers, síndrome de, 585, 1047
pH fecal, determinação do, 692
pHmetria de 24 horas, 316

Picossulfato, 89
Pigmentação da mucosa oral, 294
Pilares diafragmáticos, 302
   fechamento dos, 374
Piloro, 455
   estenose hipertrófica do, 329, 481
Piloroplastia, 547
Pioderma gangrenoso, 945
Pirenzipina, 103
Pirose, 364
Placa mioneural, doença da, 343
Plasmodium, 1300
Plexo
   colônico mioentérico, anormalidades do, 906
   de Auerbach, 25, 458, 635
   de Meissner, 25, 458, 635
   hemorroidário externo, 842
   mioentérico, 25
   submucoso, 25
Plicatura, 1121
Plicoma perianal, 1161
Plummer-Vinson, síndrome de, 406
Pneumatosis coli, 1162
Pneumomediastino, 269, 377
Pneumoperitônio, 202, 269, 1922
Pneumotórax, 50, 269, 377
Podofilina, 1154
Podofilox, 1154
Policitemia, 1514
Polietileno glicol, 856, 912
Poliidrâmnio, 324, 478
Polimiosite, 314
Polipectomias, 185
Polipeptídeo
   amilóide das ilhotas, 37
   inibidor gástrico, 29, 639, 1891
   pancreático, 639, 1890
      humano, 1778
      peptídeo YY e família de neuropeptídeos
         protuberantes, 31
         ações, 32
         distribuição, 31
         liberação, 31
Pólipo(s)
   da vesícula biliar, 1656
   do estômago e do duodeno, 584-587
      de glândulas fúndicas, 585
      de retenção, 585
      diagnóstico, 586
      hamartomatosos, 585
      hiperplásicos, 585
      patogenia, 584
      quadro clínico, 585
      tratamento, 586
   hiperplásicos, 602
   intestinais, 1037-1044
Polipose
   adenomatosa familiar, 187, 1040
   colônica adenomatosa atenuada, 1040
   familiar do códon, 12

ÍNDICE REMISSIVO

juvenil, 585, 1040
múltipla hereditária familiar, 1047
Ponto(s)
  de Fordyce, 288
  de McBurney, 863
Porfirias, 1406, 1666
Portoenterostomia, 1630
Prateleira de Blumer, 609
Praziquantel, 1391
Prega(s)
  cutânea tricipital, 43
  semilunares, 836
Presbiesôfago, 339
Pringle, manobra de, 1544
Probióticos, 762
Procedimento
  de Altemeier, 1135
  de Sugiura-Futagawa, 1289
Proclorperazina, 93
Proctalgia fugaz, 1162
Proctite
  gonocócica, 969, 1148
  por *Chlamydia trachomatis*, 1150
  por *Herpes simplex*, 973
  sifilítica, 972
Proctografia evacuatória, 858
Prolapso
  de hemorróida, 1073
  retal, 1130
Proliferação bacteriana exagerada do intestino
  delgado, 770
Propranolol, 1281
Prostaglandinas, 53, 119, 461, 524, 537
  endógenas, 511
Proteína(s), 51, 1202
  carreadora de retinol, 75
  dosagem de, 690
  enteropatia perdedora de, 732
  intolerância a, 745
  litiásica pancreática, 1828
  plasmáticas, 43
Proteólise, fator de indução de, 74
Prótese pancreática, 1865
Protocolo de Nigro, 1173
Proto-oncogenes, 21
Protozoários, 754
Prova(s)
  de absorção intestinal, 714
  de D-xilose, 692
  de função, 1226
    hepática, 1226
    parenquimatosa, 1229
  de hidrogênio expirado, 693
  de permeabilidade biliar, 1230
  de sobrecarga, 693
    com dissacarídios, 693
    oral com dosagem de H_2 expirado, 739
  diretas de capacidade secretora, 1830
Prucaloprida, 899
Prurido, 1194

anal, 1110-1114
Pseudo-acalásia, 339
Pseudo-aneurisma da artéria hepática, 1499
Pseudocisto(s), 1802
  do pâncreas, 1841
Pseudodiverticulose intramural esofágica, 413
Pseudolinfoma maligno, 615
Pseudomixoma peritoneal, 870, 1948
Pseudo-obstrução, 196
  intestinal crônica, 664
Psicoterapia, 507, 899
Psoríase, 1111
Psyllium, 86
Pucaloprida, 912
Punção abdominal, 203

Q

Queda de pêlos, 1198
Quilomícrons, 42
Quimioembolização da artéria hepática, 1562
Quimioterapia
  de tumor do esôfago, 449
  intra-arterial, 1561
  princípios da, 131
    cisplatina, 132
    drogas não-citotóxicas, 133
    fluorouracil, 131
    irinotecan, 133
    mitomicina, 132
    paclitaxel, 132
Quimioterápicos, 133
Quimiotripsina, 1813
  fecal, 1788, 1831

R

Rabeprazol, 117, 537
Racecadotril, 86
Radical livre, 982
Radiografia
  contrastada do esôfago, estômago e duodeno, 610
  contrastadas do cólon, 856
  de articulações, 695
  de tórax, 695
  do esôfago, 470
  simples do abdômen, 694
Radioterapia, 134
  de tumor do esôfago, 449
  princípios da, 134
Raltitrexato, 140
Ranitidina, 105, 536
Ranson, critérios de, 1783
Rapamicina, 827, 1586
Rapunzel, síndrome de, 595
Reação
  adversa a alimento, 737

APARELHO DIGESTIVO. CLÍNICA E CIRURGIA

de Casoni, 1461
de Machado-Guerreiro, 917
em cadeia da polimerase (v. PCR)
Receptores
D₂ dopaminérgicos, 92
da 5-hidrocitriptamina, 92
GABA, 1257
muscarínicos, 102
tipo 4 da serotonina, 90
Reflexo(s)
colônicos, 892
de Harrington, 933
esofagossalivar, 348
inibitório, 848
anorretal, 909
retoanal e sensibilidade anal, 848
Refluxo
de bile, 363, 1811
do conteúdo duodenal, 1811
duodenogástrico, 532
gastroesofágico, doença do, 560
Regeneração hepática, 1192, 1335
Regulação do transporte intestinal de eletrólitos, 671
Regurgitação, 364
Relaparotomia programada, 1033
Renina, 1238
Reparo
esfincteriano, 1121
em jaquetão, 1124
total do assoalho pélvico, 1123
Reposição eletrolítica, 1819
Resistência insulínica, 46
Resposta
ao estímulo vagal, 428
inflamatória, 47
Ressecção
do câncer pancreático, 1872
do cólon transverso, 1062
intestinal, efeitos da, 787
pancreática, 1821
Reteste com glúten, 716
Retinol, proteína carreadora de, 75
Retinopatia diabética, 1899
Retite actínica, 986
Reto, 837
corpo estranho no, 1030
lesões do, 223
motilidade do, 848
Retocolite
actínica, 184
ulcerativa, 187
idiopática, 67
Retopexia, 1136
Retossigmoidectomia, 919
abdominoperineal com anastomose colorretal retardada, 921
com anastomose manual, 919
Retossigmoidoscopia, 175
flexível, 176
Retroperitônio, 1972

cisto do, 1972
hematoma do, 1984
tumores do, 1975
Reynolds, pêntade de, 1726
Riedel, lobo de, 1185
Rim
lesões dos, 226
policístico, 12
transplante combinado de pâncreas e, 1899
Riolano, arcada de, 800
Ripstein, operação de, 1138
Rives, procedimento de, 1959
RNA, 4
Roma, critérios de, 897
Romana, complexo de, 348
Rotavírus, 752
Rotor, síndrome de, 1222
Rouquidão, 365
Ruptura
das varizes esofagianas, 152, 1278
do esôfago, 430
do estômago, 591

S

Sacarose, intolerância à, 743
Sacarose-isomaltose, intolerância primária à, 742
Saciedade, 26
Sais
biliares, 1191, 1667
de bismuto coloidal, 537
Saliva, 284
Salmonelose, 182
Sampson, teoria de, 1013
Sangramento digestivo, 145
Sangue oculto, 854
Sarcoidose, 519, 579, 1350
Sarcoma(s), 816
da cavidade oral, 291
de Kaposi, 1158
Savary-Gilliard, dilatador de, 164
Schatzki, anel de, 381
Schilling, teste de, para função ileal, 647
Schistosoma mansoni, 1379
Schwannoma, 816
Secreção, 671
ácida gástrica, papel da anidrase carbônica na, 109
de ácido clorídrico, 459
de K⁺, 671
de muco, 460
de pepsinogênio, 460
gástrica, 26
pancreática, 27
Secretina, 27, 638, 1778
teste da, 1788
Sengstaken-Blakemore, balão de, 1283
Senna, 89

ÍNDICE REMISSIVO

Sensibilidade
  anal, 848
  retal, 848, 1117
Sepse intra-abdominal, 237
Seqüenciamento do DNA, 11
Serotonina, 21
Serra Doria, operação de, 357
Shigelose, 182, 965, 1156
Shouldice, técnica de, 1959
Shwachman-Diamond, síndrome de, 1799
Sialorréia, 348, 437
Sífilis, 520, 1349
  anal, 1151
  do reto, 972
  gástrica, 574
Sigmoidectomia, 918
Simonsen, operação de, 921
Sinal
  da dupla bolha, 654
  da tripla bolha, 654
  das múltiplas bolhas, 654
  de Bailey, 934
  de Blumberg, 864, 934
  de Bouveret, 936
  de Courvoisier, 1868
  de Cullen, 1813, 1945
  de Curvoisier-Terrier, 1613
  de Dumphy, 864
  de Finochietto, 936
  de Fothergill, 1944
  de Gray-Turner, 1813, 1945
  de Kiwul, 934, 936
  de Murphy, 1613, 1680
  de psoas, 864
  de Rosving, 864
  de Trousseau, 609
  de Von Wahl, 936
  do obturador, 864
Síndrome(s)
  carcinóide, 817, 1890
  da alça cega, 790
  da alergia oral, 747
  da artéria mesentérica superior, 808
  da compressão do tronco celíaco 808
  da linha média, 484
  da obstrução sinusoidal, 1489
  da poliesplenia, 1624
  da resposta inflamatória sistêmica, 1927
  da úlcera retal solitária, 1164
  de Beckwith-Wiedemann, 1907
  de Boerhaave, 430
  de Bouveret, 1707
  de Budd-Chiari, 1326, 1483
  de Cronkhite-Canada, 585
  de Cruveilhier-Baumgarten, 1277
  de diarréia aquosa, 29
  de disfunção de múltiplos órgãos e sistemas, 47
  de Down, 877
  de Dubin-Johnson, 1221
  de *dumping*, 499
  de estase do Y de Roux, 665

de Gardner, 585, 1047
de Gilbert, 1219
de Jeune, 1800
de Johanson Blizzard, 1800
de má absorção intestinal, 683-702
  conduta e tratamento, 699
  diagnóstico, 688
  exame físico, 689
  testes laboratoriais, 690
de Mallory-Weiss, 151, 429
de Mirizzi, 1653
de Ogilvie, 186
de Oldfield, 1047
de Pearson, 1800
de Peutz-Jeghers, 585, 1047
de Plummer-Vinson, 406
de Rapunzel, 595
de resposta inflamatória sistêmica, 52
de Rotor, 1222
de Shwachman-Diamond, 1799
de Turcot, 1047
de VATER, 881
de Verner-Morrison, 1888
de Von Hipple-Lindau, 1850
de Werner, 1881
de Zollinger-Ellison, 27, 467, 1883
do câncer, 12
  colônico, 12
  familiar não-polipóide, 1047
do desaparecimento dos ductos biliares, 1323
do intestino
  curto, 65, 664, 786-790, 821
    adaptação intestinal, 66
    fisiologia, 65
    má absorção, 65
    manejo, 66
  irritável, 665, 895-899
hepatorrenal, 1355
neoplásica endócrina múltipla, 1880
Outlier, 1449
pós-gastrectomias, 556-576
  alterações nutricionais, 568
    anemia, 568
    desnutrição protéica e deficiência vitamínicas, 569
    osteomalacia, 569
    osteoporose, 569
    perda de peso, 568
  colelitíase, 566
  da alça aferente, 562
    aguda, 563
    crônica, 563
  da alça eferente, 563
  da estase do Y de Roux, 567
  diarréia pós-vagotomia, 564
  disfagia pós-vagotomia, 564
  do esvaziamento gástrico, 557
    precoce, 557
    tardia, 559
  doença do refluxo gastroesofágico, 560
  gastrite de refluxo alcalino, 560

APARELHO DIGESTIVO. CLÍNICA E CIRURGIA

úlcera péptica pós-operatória, 565
Síntese protéica, 5
  transcrição, 5
  translação, 6
Sirolimus, 1898
Sistema
  complemento, ativação do, 1812
  nervoso, 887
    entérico, 887
    exrínseco, 888
    portal, visualização do, 1279
Soda cáustica, 386
Sódio
  fosfato de, 90
  hidróxido de, 386
  morruato de, 163
Solução(ões)
  com polietilenoglicol, 90
  comerciais de aminoácidos, 51
Somatostatina, 27, 60, 639, 1281, 1779, 1818
  análogos da, 789
Somatostatinoma, 1889
Sorbitol, 90
Southern blotting, 10
Strongyloides stercoralis, 756
Subcitrato de bismuto coloidal, 118
Subsalicilato de bismuto, 86, 118
Substância(s)
  cáusticas, ingestão de, 386
  P, 36, 639
  surfactantes, 524
Sucralfato, 119, 537
Sugiura-Futagawa, operação de, 1289
Suicídio, tentativa de, 387
Sulfassalazina, 776, 947
Sulfato de magnésio, 89
Sumatriptano, 507
Supercrescimento bacteriano do intestino delgado, 647
Superobesos, 63
Suplementação vitamínica, 789
Suplementos dietéticos, 71
Suporte nutricional, 1820
  das fístulas digestivas, 233
Symmers, fibrose de, 1275

T

Tabagismo, 1196
Tacrolimus, 827, 1585
Taquioddia, 1716
Tecido pancreático ectópico, 814
Técnica(s)
  da colangiografia peroperatória, 1695
  da esfincterotomia endoscópica, 1696
  de Buie, 1080
  de dissecção da veia jugular externa e jugular
    interna, 51
  de Ferguson, 1079

de Heller-Pinotti, 352
de Hepp-Couinaud, 1647
de Hess e Marceau, 628
de Lichtenstein, 1959
de Milligan-Morgan, 1080
de Nicola Scopinaro, 628
de punção infraclavicular da veia subclávia, 50
de reparo cirúrgico das hérnias inguinais, 1958
de Shouldice, 1959
do silo para gastrosquise, 1911
em biologia, 8
Tegaserode, 90, 507, 899, 912
Telangiectasia, 991
  familiar, 991
  hemorrágica, 1349
Telenzepina, 103
Tempo
  de atividade de protrombina, 690
  de latência do nervo pudendo, 860
  de transito colônico, 858
Tendão conjunto, 1955
Tenesmo, 853
Teníase, 756
Tenofovir, 1428
Teoria
  de Halban, 1014
  de Heim, 1014
  de Iwanoff-Meyer-Novax, 1013
  de Sampson, 1013
  do *overflow*, 1239
  do *underfilling*, 1239
Terapia
  fotodinâmica de tumor de esôfago, 450
  gênica, 13
  nutricional domiciliar, 70
Terapia nutricional, bases da, 40
  composição corporal e avaliação nutricional, 42
  digestão e absorção normal dos nutrientes, 40
  enteral, 48
    complicações, 50
  indicações de terapia nutricional, 47
  parenteral, 50
    formulações utilizadas em nutrição parenteral, 51
    proteínas, 51
    técnica, 50
      de dissecção da veia jugular externa e jugular
        interna, 51
      de punção infraclavicular da veia subclávia, 50
    via de acesso venoso, 50
  resposta metabólica, 45
    ao jejum prolongado, 45
    ao trauma, 45
Terapia nutricional em câncer do aparelho digestório, 72
  alterações metabólicas no paciente com câncer, 74
    metabolismo, 74
      dos carboidratos, 74
      lipídico, 75
      protéico, 74
    nutrientes imunomoduladores no câncer, 75
Terapia nutriconal em gastroenterologia, 55

na insuficiência hepática, 61
na obesidade mórbida e cirurgia bariátrica, 62
  associação de restrição gástrica, 63
    com anastomose gastrojejunal, 63
    com malabsorção intestinal, 63
  restrição gástrica, 62
na síndrome do intestino curto, 65
  adaptação intestinal, 66
  fisiologia, 65
  má absorção, 65
  manejo, 66
nas doenças inflamatórias intestinais, 67
  desnutrição, 67
  nutrição, 69
    enteral, 70
    parenteral, 69
    suplementos dietéticos, 71
    terapia nutricional domiciliar, 70
nas pancreatites, 59
nos pacientes hipercatabólicos, 63
pré e pós-operatória, 55
Teratomas, 1468
Terlipressina, 154, 1280
Teste(s)
cutâneos, 44
da apnéia, 1569
da insuflação do balão esofágico, 319
da integridade da mucosa intestinal, 646
da perfusão ácida, 318
da respiração radioisotópica, 498
da secretina, 1788
da secretina-colecistoquinina, 28
da tolbutamina, 1882
de coagulação, 1202
de função pancreática exócrina, 1830
de jejum-dosagem de glicemia, 1881
de Kveim, 519
de motilidade esofágica, 310
de Schilling para função ileal, 647
de secreção gástrica, 466
de sensibilidade, 44
  cutânea retardada, 44
  retal, 1119
de sobrecarga com lactose, 648
do dilaurato, 1831
do edrofônio, 318
do pancrelauril, 1788
imunológicos, 44, 472
para absorção, 647
  de carboidratos, 647
  de proteínas, 648
para diarréia de origem pancreática, 647
relacionados à absorção de carboidratos, 692
respiratórios, 472, 691
  com D-xilose, 692
Tietilperazina, 93
Timina, 4
Tintura de ópio, 85
TIPS, 1290, 1487
Tireóide lingual, 289

Tirosinemia hereditária, 1349
Toldt, fáscia de, 837
Tomografia de emissão de pósitron, 1869
Tonsilas linguais, 289
Toracotomia, 424
  e drenagem ampla, 424
  e esofagectomia, 424
Tórax, radiografia de 695
Torotraste, 1526
Toxicomania, 1196
Toxina botulínica, 342, 1097
Tração dermóide, 110;
Transferrina, 1398
Transição toracoabdominal, lesões da, 213
Trânsito
colônico, 1117
  avaliação do, 847
intestinal, 694
Transplante
de intestino delgado e multivisceral, 821-831
de pâncreas, 1893-1903
  complicações pós-operatórias, 1898
  contra-indicações, 1895
  imunossupressão 1897
  modalidades e indicações, 1893
  procedimento, 1897
    na mesa auxiliar, 1897
    no recpetor, 1897
  procedimeto do doador, 1896
  rejeição, 1898
  sobrevida, 1900
  transplante de ilhotas de Langerhans, 1900
hepático, 1271, 1568-1599
  doenças hepáticas específicas, 1573
  indicações gerais, 1571
  legislação brasileira, 1568
  seleção de pacientes, 1569
intestinal, 789
Transporte de água e de eletrólitos, 669
Trato
biliar, motilidade do, 1609
iliopúbico, 1955
Trauma, 46
anorretal, 1155
do canal anal, 1030
hepático, 1733
pancreático, 1810
resposta metabólica ao, 45
Trauma abdominal, 208-231, 1029
complicações, 227
diagnóstico clínico, 209
etiopatogenia e mecanismos de, 208
exames complementares, 210
exploração da cavidade abdominal e de seu
  conteúdo, 213
fatores prognósticos no, 227
tratamento das lesões, 213
  hematomas retroperitoneais, 215
  lesões, 213
    da transição toracoabdominal, 213

das regiões glútea e lombar, 214
do baço, 221
do cólon e do reto, 223
do duodeno, do pâncreas e do complexo dodenopancreático, 217
do esôfago abdominal e do estômago, 216
do fígado, 219
do intestino delgado, 222
pelviperineais, 214
rins, vias urinárias e bexiga, 226
vasos abdominais, 224
Traumatismo de intestino grosso e ânus, 1029-1036
Tríade
de Charcot, 1726
de Whipple, 1881
Triângulo
de Calot, 1188, 1604
de Hasselbach, 1955
dos gastrinomas, 1884
hepatocístico, 1604
Tricobezoar, 595
Tricofagia, 595
Tricotilomania, 595
Triglicerídeos de cadeia, 42
longa, 53
média, 42, 53
Trimebutina, 898
Tripsina, 25, 1812
Triptofano, 61
Triquiuríase, 964
Trissilicato de alumínio magnésio, 99
Tromboembolismo, 275
Trombose
arterial, 802
da(s) veia(s), 1485
esplênica, 1833
hepáticas, 1485
porta, 1493
venosa mesentérica, 806
Tromboxanos, 53
Trousseau, sinal de, 609
Trypanossoma cruzi, 346
Tuberculose, 182, 519
do cólon e do reto, 969
gástrica, 573
Tubos gástricos, 392
Tumor(es)
benignos, 291
do estômago, 601
carcinóides gástricos, 517
da região anal, 1167-1177
de Burkitt, 291
de esôfago, 20
de Frantz, 1851
de Krukemberg, 609
de pâncreas, 13
do apêndice e mucocele, 869-876
adenocarcinoma do apêndice, 873
carcinóide, 869
doença de Crohn do apêndice, 875

mucocele e pseudomixoma peritoneal, 870
do esôfago, 433-452
benignos e cistos esofágicos, 433
malignos, 435
do estômago e do duodeno, 600-621
do intestino
delgado, 811-820
grosso, 1045-1069
do peritônio e da parede abdominal, 1947-1950
mesotelioma peritoneal, 1947
pseudomixoma peritoneal, 1948
tumor desmóide da parede abdominal, 1949
do retroperitônio, mesentério e omento, 1975-1980
do mesentério, 1979
do omento, 1979
retroperitoneais, 1975
do trato biliar extra-hepático, 1753-1767
endócrinos do pâncreas, 1879-1892
classificação, 1879
gastrinoma, 1883
glucagonoma, 1887
insulinoma, 1879
neurotensinoma, 1890
polipeptídeo, 1890
inibidor gástrico, 1891
pancreático, 1890
síndrome carcinóide, 1890
somatostatinoma, 1889
vipoma, 1888
exócrinos do pâncreas, 1867-1878
gástricos, 21
benignos freqüentes, 602
gastrointestinais, tratamento adjuvante dos, 135
câncer, 136
colorretal metastático, 138
das vias biliares, 141
de esôfago 136
do fígado, 140
gástrico, 137
pancreático, 141
hepáticos primários, 1502-1536
angiossarcoma, 1527
benignos, 1529
carcinoma hepatocelular, 1502
colangiocarcinoma, 1526
hemangioendotelioma epitelóide, 1528
hepatoblastoma, 1526
linfoma primitivo do fígado, 1529
hepáticos secundários, tratamento cirúrgico dos, 1549
carcinoma, 1551
colorretal, 1551
de mama, 1552
de pâncreas, 1552
de vesícula biliar, 1553
gástrico, 1552
melanomas, 1553
neuroendócrinos, 1550
malignos, 291
do estômago, 603
metastáticos, 818

ÍNDICE REMISSIVO

neuroendócrinos, 818
pancreáticos, 1796
retrorretais, 1178-1182
umbilicais, 1915
Tunelização esofágica, 446
complicações, 448
por via endoscópica, 449
videoassistida, 449
Turcot, síndrome de, 1047

U

Úlcera(s)
aftosa recorrente, 289
anais idiopáticas, 1159
de Cushing, 510
de estresse, 510
duodenal, 150, 164
gástrica(s), 150, 165
e duodenais, 462
sifilítica perianal, 1152
Úlcera péptica, 149, 522-543, 787
diagnóstico, 534
diferencial entre lesão ulcerada gástrica benigna e
maligna, 534
duodenal, 528
epidemiologia, 522
etiologia, 524
etiopatogenia, 525
fisiologia, 523
fisiopatologia, 528
gástrica, 531
pós-operatória, 565
quadro clínico, 533
tratamento cirúrgico da, 544-555
operações eletivas, 544
úlcera
duodenal, 544
gástrica, 549
tratamento das complicações, 550
hemorragia, 552
obstrução pilórica, 550
perfuração, 551
úlcera recidivada, 553
tratamento, 535
Ultra-sonografia, 443
endoscópica, 734, 1869
intra-retal, 858
transretal, 1054
Umbigo, doenças adquiridas do, 1914-1928
Uracila, 5
Ureterossigmoidoscopia, 187

V

Vacina(s) para hepatite
A, 1424

B, 1427
VACTERL, 322
Vagotomia, 26, 548
gástrica proximal, 548
troncular, 547, 1665
Valina, 61
Válvula(s)
anais, 840
de Heister, 1604
de Houston, 838
de Kerckring, 635
ileocecal, 836
competente, 938
incontinente, 938
Vancomicina, 980
Varizes, 163
esofágicas, 1278
hemorragia por, 151
retais, 1071
Vascularização
arterial do pâncreas, 1772
do intestino delgado, 636
arterial, 636
linfática, 637
venosa, 637
Vasopressina, 1280
Vasos
abdominais, 224
curtos do estômago, 457
Vater, papila de, 478
VATER, síndrome de, 881
Veia(s)
abdominais dilatadas, 1198
cava inferior, obstrução primária da, 1488
hepáticas, 1187
trombose das, 1485
pilórica, 455
porta, 1186
atresia de, 1186
pré-duodenal, 1186
trombose da, 1493
Velocidade de hemossedimentação, 690
Veneno de escorpião, 1808
Verner-Morrison, síndrome de, 1838
Verruga(s)
anais, 1152
vulgar, 292
Vesícula biliar, 1603
adenomiomatose da, 1659
cálculos da, 1662
carcinoma de, 1753
empiema da, 1682
perfuração da, 1676
pólipo da, 1656
Vias
biliares extra-hepáticas, 1603
anatomia e fisiologia das, 1603-1610
doenças das, a infância, 1623-1642
urinárias, lesões das, 226
Vibrio cholerae, 751

i31

Videocirurgia, 267-279
  complicações, 267
    relacionadas, 267
      a grupos especiais de pacientes, 276
      à produção de pneumoperitônio, 273
      aos instrumentos de, 274
      com a inserção de agulha de pneumoperitônio
        e trocarte, 268
      com pré-medicação e com a anestesia, 267
      outras complicações, 275
    vantagens, 267
Videodefecografia, 1133
Videolaparoscopia, 1926
VIP, 459, 1888
Vipoma, 1888
Virchow
  linfonodo de, 1868
  nódulo de, 609
Vírus
  da hepatite, 1111, 1423
    A, 1423
    B, 1424
    C, 1429
    delta, 1433
    E, 1433
  papiloma humano, 292
  SEM, 1433
  TT, 1433
  varicela-zoster, 292, 401
Vitamina(s), 54
  A, 44
  B$_{12}$, 568
    deficiência de, 568
    má-absorção de, 770
  do complexo B, deficiência de, 54
  K, deficiência de, 54
Volvo de sigmóide, distorção do, 186
Vólvulo, 925
  do estômago, 592
  e doença de Chagas, 933
  gástrico, 480
Vômito(s), 91, 275, 712
  funcional, 504

neonatal, 478
persistentes, 429
Von Hipple-Lindau, síndrome de, 1850
Von Meyenburg, complexos de, 1466
Von Wahl, sinal de, 936

W

Waldeyer, fáscia de, 839
Werner, síndrome de, 1881
Western blotting, 10
Whipple
  doença de, 753
  operação de, 1836, 1872
  tríade de, 1881
Wilson, doença de, 1348, 1578
Wirsung, ducto de, 1771
Witzel, jejunostomia tipo, 49

X

Xantelasmas, 1197
Xantomas, 1197
Xerostomia, 284

Y

Yersinia, 182
  enterocolite por, 967

Z

Zenker, divertículo de, 343
Zinco, deficiência de, 54
Zollinger-Ellison, síndrome de, 27, 467, 1883
Zoonose, 1298, 1303

Fone/Fax: *(54) 520-5000*
Impresso em Sistema CTP

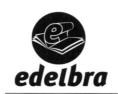

Impressão e Acabamento
E-mail: *edelbra@edelbra.com.br*
Fone/Fax: *(54) 520-5000*
Impresso em Sistema CTP